“十四五”国家重点出版物出版规划项目

中华健康管理学

第 2 版

名誉主编　白书忠　中国健康促进基金会

主　　编　武留信　中关村新智源健康管理研究院

曾　强　中国人民解放军总医院第二医学中心

组织编写　中国健康促进基金会

人民卫生出版社

·北　京·

图书在版编目（CIP）数据

中华健康管理学 / 中国健康促进基金会组织编写 . 2 版 . -- 北京 ：人民卫生出版社，2025. 1. -- ISBN 978-7-117-37662-4

Ⅰ. R19

中国国家版本馆 CIP 数据核字第 2025MM2241 号

中华健康管理学

Zhonghua Jiankang Guanlixue

第 2 版

组织编写：中国健康促进基金会
出版发行：人民卫生出版社（中继线 010-59780011）
地　　址：北京市朝阳区潘家园南里 19 号
邮　　编：100021
E - mail：pmph @ pmph.com
购书热线：010-59787592　010-59787584　010-65264830
印　　刷：北京华联印刷有限公司
经　　销：新华书店
开　　本：889 × 1194　1/16　　**印张：**83
字　　数：2454 千字
版　　次：2016 年 8 月第 1 版　　2025 年 1 月第 2 版
印　　次：2025 年 3 月第 1 次印刷
标准书号：ISBN 978-7-117-37662-4
定　　价：398.00 元
打击盗版举报电话：010-59787491　E-mail：WQ @ pmph.com
质量问题联系电话：010-59787234　E-mail：zhiliang @ pmph.com
数字融合服务电话：4001118166　E-mail：zengzhi @ pmph.com

编委会及编写人员

名誉主编

白书忠　中国健康促进基金会

主编

武留信　中关村新智源健康管理研究院
曾　强　中国人民解放军总医院第二医学中心

副主编

郭　清　浙江中医药大学
刘玉萍　四川省医学科学院·四川省人民医院
唐世琪　武汉大学人民医院
宋震亚　浙江大学医学院附属第二医院
张　群　江苏省人民医院
李景波　深圳大学总医院
李　静　上海长海医院
朱　玲　中关村新智源健康管理研究院
王培玉　北京大学医学部
李文源　南方医科大学南方医院
徐勇勇　西北大学
唐四元　中南大学湘雅护理学院
徐志坚　中国医学科学院肿瘤医院
韩　萍　中国健康促进基金会
陈志恒　中南大学湘雅三医院

执行秘书

高向阳　中国健康促进基金会

秘书组(按姓氏汉语拼音排序)

楚俊杰　中国健康促进基金会
邓淑文　中南大学湘雅三医院
高向阳　中国健康促进基金会
李　力　杭州师范大学
谭雨倩　江苏省人民医院
林　任　武汉大学人民医院
强东昌　中国健康促进基金会
宋晓琴　郑州大学第一附属医院
田利源　中关村新智源健康管理研究院
王　娴　四川省医学科学院·四川省人民医院
吴　非　中国健康促进基金会
夏远亲　中南大学湘雅三医院
杨赛琪　中南大学湘雅三医院
张学伟　中南大学湘雅医院
赵　琳　中南大学湘雅三医院

编者(按姓氏汉语拼音排序)

白书忠　中国健康促进基金会
鲍　勇　上海交通大学
曹　霞　中南大学湘雅三医院
曹素艳　北京医院
曹文君　长治医学院
常　春　北京大学公共卫生学院
陈　炼　广东省人民医院
陈　苒　中国人民解放军南部战区总医院
陈　燕　杭州师范大学
陈东宁　首都医科大学附属北京同仁医院
陈露诗　佛山市第一人民医院
陈洛夫　海南医科大学
陈庆瑜　中山大学孙逸仙纪念医院
陈瑞芳　广州中医药大学第一附属医院
陈向大　中国人民解放军国防科技大学医院
陈晓荣　中国疾病预防控制中心
陈志恒　中南大学湘雅三医院
陈宗涛　陆军军医大学西南医院
成　敬　武汉大学人民医院
楚俊杰　中国健康促进基金会
褚　熙　首都医科大学宣武医院
邓笑伟　中国人民解放军总医院第三医学中心
丁金锋　中南大学湘雅护理学院
范竹萍　上海交通大学医学院附属仁济医院
冯志成　海南医科大学

高向阳　中国健康促进基金会
耿庆山　深圳市人民医院
郭　清　浙江中医药大学
郭启勇　中国医科大学附属盛京医院
郭智萍　阜外华中心血管病医院
韩　刚　国家卫生健康委人才交流服务中心
韩　露　中国医科大学附属盛京医院
韩　萍　中国健康促进基金会
何　丽　中国疾病预防控制中心
何庆南　中南大学湘雅三医院
贺京军　广东省第二人民医院
洪海鸥　安徽省立医院
胡　荣　首都医科大学附属北京安贞医院
胡小璞　南方医科大学第三附属医院
胡兆霆　广东省人民医院
黄海溶　海南医科大学
黄红卫　南昌大学第二附属医院
黄守清　福能健康体检中心
黄小玲　海南医科大学
江孙芳　复旦大学附属中山医院
金国强　南昌大学第一附属医院
李　斌　重庆市老年病医院
李　红　中国人民解放军总医院第二医学中心
李　静　第二军医大学附属长海医院
李　力　杭州师范大学
李　蓉　北京大学第三医院
李　巍　首都医科大学附属北京友谊医院
李　莹　中南大学湘雅三医院
李灿东　福建中医药大学
李光明　上海交通大学公共卫生学院
李怀波　厦门大学附属中山医院
李景波　深圳大学总医院
李景南　北京协和医院
李文敏　湖北大学
李文涛　复旦大学附属肿瘤医院
李文源　南方医科大学南方医院
李新华　人民卫生出版社
李永丽　河南省人民医院
李永奇　空军军医大学西京医院
李宇欣　中国人民解放军总医院第二医学中心
李浴峰　中国人民武装警察部队后勤学院
李增宁　河北医科大学第一医院
梁　嵘　北京中医药大学
林松柏　北京协和医院
林卫红　温州医科大学附属第一医院
刘爱萍　北京大学医学部
刘华磊　中国人民武装警察部队后勤学院
刘民辉　中南大学湘雅护理学院
刘绍辉　中南大学湘雅医院
刘玉萍　四川省医学科学院·四川省人民医院
吕永曼　华中科技大学同济医学院附属同济医院
罗　毅　空军杭州特勤疗养中心
骆大胜　北京大学公共卫生学院
马　骁　中日友好医院
马　辛　首都医科大学附属北京安定医院
马　跃　中国医科大学附属盛京医院
马学华　中国人民解放军总医院第四医学中心
梅　英　重庆医科大学附属第二医院
孟凡莉　海南医学院第一附属医院
莫穗林　中山大学附属第一医院
欧阳平　南方医科大学南方医院
裴冬梅　中国医科大学附属盛京医院
彭　洁　中南大学湘雅三医院
彭　凯　岳阳市中心医院
祁　英　中国医科大学附属盛京医院
强东昌　中国健康促进基金会
秦春香　中南大学湘雅三医院
师绿江　中国人民解放军空军航空医学研究所
施长春　杭州师范大学附属医院
石　喻　中国医科大学附属盛京医院
帅　平　四川省医学科学院·四川省人民医院
宋晓琴　郑州大学第一附属医院
宋震亚　浙江大学医学院附属第二医院
苏成铭　中国人民解放军空军特色医学中心
孙　虹　中南大学湘雅医院
孙　鹂　杭州师范大学
孙金海　海军军医大学健康管理学院教研室
孙昕霙　北京大学医学部
谭晓东　武汉大学公共卫生学院
唐世琪　武汉大学人民医院
唐四元　中南大学湘雅护理学院
滕军燕　河南省洛阳正骨医院（河南省骨科医院）
田京发　中国人民解放军总医院第四医学中心
田利源　中关村新智源健康管理研究院
汪　菲　中国人民解放军总医院第二医学中心
王　鹏　北京大学第三医院
王　琦　北京中医药大学
王　巍　中国医科大学附属第一医院

王　霞　中国人民解放军空军军医大学
王成增　郑州大学第一附属医院
王大辉　杭州师范大学
王慧颖　中国医科大学附属盛京医院
王建东　首都医科大学附属北京妇产医院
王建刚　中南大学湘雅三医院
王培玉　珠海科技学院
王维民　中国人民解放军总医院第二医学中心
王秀莉　安诺优达基因科技（北京）有限公司
王旭东　河南省职工医院
王彦平　中南大学湘雅医院
王永红　重庆医科大学附属第一医院
王勇建　中关村卓益慢病防治科技创新研究院
吴　非　中国健康促进基金会
吴春维　贵州医科大学附属医院
吴伟晴　深圳市人民医院
武留信　中关村新智源健康管理研究院
肖锦南　中南大学湘雅护理学院
肖渊茗　中南大学湘雅三医院
邢玉荣　郑州大学第一附属医院
徐洪玉　山东省交通医院
徐丽娟　武汉大学人民医院
徐三平　华中科技大学同济医学院附属协和医院
徐晓洲　中国医学科学院肿瘤医院
徐勇勇　西北大学
徐志坚　中国医学科学院肿瘤医院
薛　愉　复旦大学附属华山医院
闫　焱　北京电力医院
杨　帆　湖北省中医院
杨　磊　杭州师范大学
杨　鹏　中国人民解放军空军军医大学
杨娉婷　中南大学湘雅三医院
杨志敏　广东省中医院
姚　华　新疆医科大学第一附属医院
叶　艺　湖北省直属机关医院（湖北省康复医院）
岳红文　海南博鳌一龄心血管代谢医学中心
曾　强　中国人民解放军总医院第二医学中心
詹何庆　海南医科大学
张　晗　北京航天总医院
张　晋　中国中医科学院西苑医院
张　凯　中国医学科学院肿瘤医院
张　青　北京协和医院
张　卿　天津医科大学总医院
张　群　江苏省人民医院
张　伟　中国医科大学附属盛京医院
张婷婷　中国医学科学院阜外医院
张永亮　中国科学技术大学附属第一医院
（安徽省立医院）
赵小兰　泰康仙林鼓楼医院
郑红英　宁夏医科大学总医院
郑延松　中国人民解放军总医院第二医学中心
钟　勇　中国人民解放军东部战区总医院
周光清　南方医科大学南方医院
朱　玲　中关村新智源健康管理研究院
朱小伶　中南大学湘雅三医院
朱珍民　中国科学院计算技术研究所
朱振玲　中国人民武装警察部队后勤学院

参编人员（按姓氏汉语拼音排序）

曹春霞　中国人民武装警察部队后勤学院
常少琼　广州中医药大学第一附属医院
陈　盔　中南大学湘雅三医院
陈　滋　中南大学湘雅三医院
陈德臻　佛山市第一人民医院
陈佳睿　中南大学湘雅护理学院
陈梦圆　广东省人民医院
陈琦蓉　中南大学湘雅护理学院
程　凡　河南省职工医院
戴红梅　中南大学湘雅三医院
邓玉玲　中南大学湘雅三医院
董　霞　佛山市第一人民医院
董贤慧　杭州师范大学
谷云鹏　河南中医药大学
何　慧　深圳市人民医院
何　璐　武汉大学人民医院
何芳杰　佛山市第一人民医院
何思涵　湖南中医药高等专科学校
胡向东　首都医科大学附属北京友谊医院
黄　宣　浙江大学医学院附属第二医院
黄晓婷　中南大学湘雅护理学院
黄重梅　中南大学湘雅护理学院
赖晓英　南方医科大学南方医院
李　晶　山东省交通医院
李　楠　长江航运总医院
李　茜　湖南中医药高等专科学校附属第一医院
（湖南省直中医医院）
李　艳　中南大学湘雅三医院
李小溪　南方医科大学南方医院

李亚培　中南大学湘雅三医院
李彦秋　中南大学湘雅三医院
林　任　武汉大学人民医院
刘　聪　武汉大学人民医院
刘　郸　中南大学湘雅三医院
刘　伟　中南大学湘雅护理学院
刘安楠　北京医院
刘寒英　中南大学湘雅三医院
刘淑聪　杭州师范大学
刘松兰　华中科技大学同济医学院附属同济医院
刘雪莲　中南大学湘雅三医院
刘奕珊　中山大学附属第一医院
马　鑫　中南大学湘雅三医院
闵鹤葳　北京大学医学部
覃岳香　中南大学湘雅三医院
邱　氟　中南大学湘雅三医院
孙　菁　中国人民解放军总医院第二医学中心
王　娴　中南大学湘雅三医院
王　洋　福建中医药大学
王桂莲　中南大学湘雅三医院
王美玲　北京电力医院
王晓明　中国医科大学附属盛京医院
王雅琴　中南大学湘雅三医院
王媛媛　北京大学第三医院
吴　霞　南昌大学第一附属医院
夏洪淼　武汉大学人民医院
肖　叶　中国人民解放军陆军军医大学西南医院
徐顺霖　北京大学第三医院
徐微娜　中国医科大学附属盛京医院
薛红妹　河北医科大学第一医院
杨　勇　安诺优达基因科技（北京）有限公司
叶明珠　中南大学湘雅三医院
叶培汉　江西中医药大学
于炳新　首都医科大学宣武医院
袁　磊　中国人民解放军海军军医大学
袁　挺　中南大学湘雅三医院
张　玲　武汉大学公共卫生学院
张　琼　山东省交通医院
张　蓉　中国人民解放军南部战区总医院
张文婧　南方医科大学第三附属医院
张亚兰　中国人民解放军陆军军医大学西南医院
赵　莉　深圳市人民医院
赵　威　北京大学第三医院
赵发林　杭州师范大学
赵琳琳　中南大学湘雅三医院

名誉主编简介

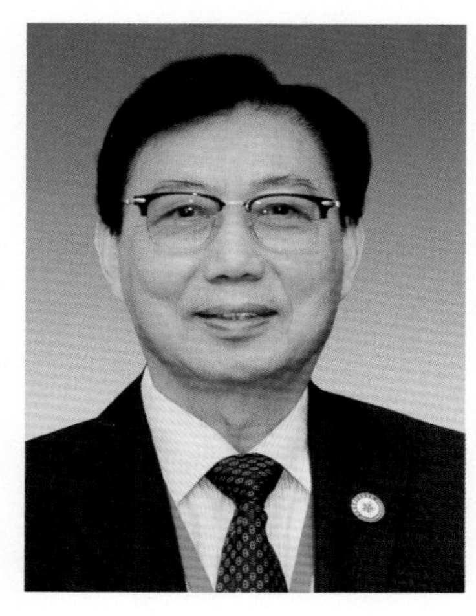

白书忠，中国健康促进基金会创会理事长、中华医学会健康管理学分会终身荣誉主任委员、《中华健康管理学杂志》荣誉总编辑、中华医学会原副会长。

历任中国人民解放军第三军医大学第一附属医院（西南医院）政委、院长；中国人民解放军第三军医大学副校长；中国人民解放军第一军医大学（现南方医科大学）校长；中国人民解放军总后勤部卫生部副部长、部长等职，中国人民解放军少将军衔。

长期致力于推动我国健康管理学科与行业的发展。经其不懈努力，成立了中华医学会健康管理学分会，使健康管理行业有了自己的学术组织；创刊了《中华健康管理学杂志》，为健康管理提供了学术交流平台；倡导和发起成立了中国健康促进基金会，为健康管理与促进相关公益活动的开展提供了有力支持。

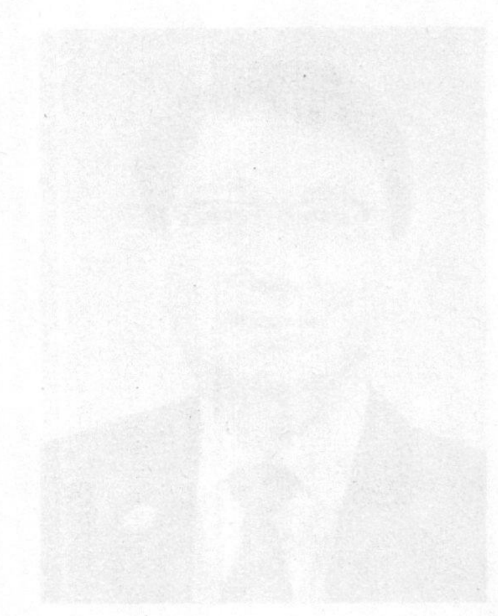

主 编 简 介

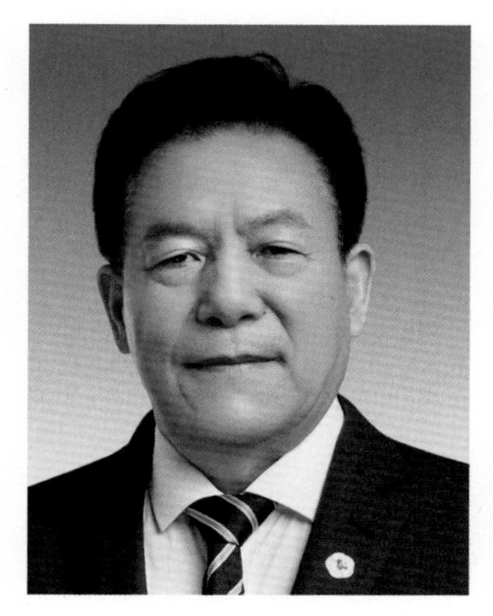

武留信,原中国人民解放军空军航空医学研究所研究员 / 飞行人员健康鉴定与健康管理中心主任。主要从事心血管病临床、飞行人员(航天员)医学选拔与健康鉴定、健康管理(体检)学术理论与健康产业政策等研究。现为中关村新智源健康管理研究院院长。受聘于中南大学和杭州师范大学等医学院校,作为兼职教授和博士研究生导师。担任中南大学健康管理研究中心主任、移动健康管理系统教育部工程研究中心技术委员会主任;中华医学会健康管理学分会主要发起专家和第三届委员会主任委员、名誉主任委员;中国服务贸易协会健康管理与健康产业分会会长;中国老年保健协会专家委员会主席团执行主席等。作为首席科学家领衔承担或参与完成国家及军队科研课题 20 余项,主持完成多项健康管理(体检)国家团体标准或规范。荣获军队科技进步奖二等奖 3 项,发表论文 150 余篇;多次担任科学技术部科技评审专家及项目评审专家组组长。主持起草了具有里程碑意义的《健康管理概念与学科体系的中国专家初步共识》《慢性病健康管理中国专家共识》《健康体检血压管理中国专家共识》等 10 余项健康管理(体检)相关专家共识或指南。主编《中华健康管理学》《亚健康学》《健康管理蓝皮书:中国健康管理与健康产业发展报告》和健康管理师社区、军队及体检方向等国家职业技能培训教材等。先后在人民大会堂和全国政协礼堂及各省市进行健康科普讲座数百场,出版健康科普著作 6 部。参与筹划人民卫生出版社“相约健康百科丛书”,并担任《十万个健康为什么丛书——健康每一天》和《相约健康百科丛书——定期体检为健康加分》分册主编。

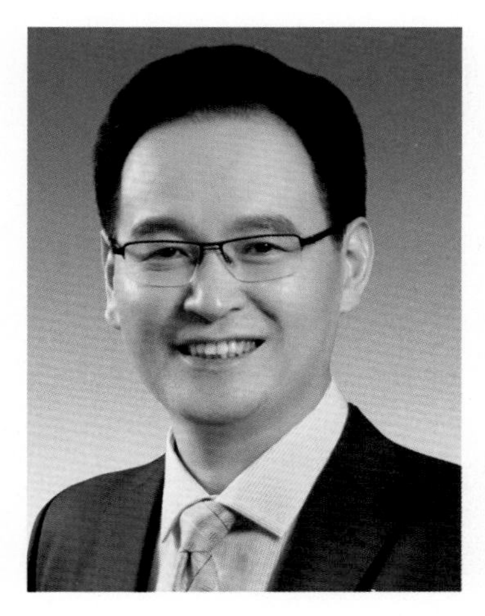

曾 强,老年心血管内科专业医学博士,教授,博士研究生导师,老年医学、健康管理专家。中国人民解放军总医院第二医学中心健康管理研究院主任,国家老年疾病临床医学研究中心副主任,中国健康管理协会副会长,中华医学会健康管理学分会前任主任委员,联合国教科文组织生命技术研究院(亚洲区)副主席,《中华健康管理学杂志》总编辑。长期从事心脑血管疾病的基础和临床研究。在国内外期刊发表论文 300 余篇,其中 SCI 论文 150 余篇,并荣获 7 项国家和军队科技进步奖。2023、2024 年度连续入选全球前 2% 顶尖科学家榜单。自 2005 年以来,潜心研究健康体检和健康管理问题,先率先提出并积极实践体检中心的三个战略转变——“由单纯经营型向学科建设型转变,由单纯体检向健康管理转变,由单纯疾病检查向整体健康评估转变”。作为原卫生部“体检管理办法”起草委员会的专家组成员,参与了原卫生部《体检机构管理暂行办法》和《健康体检项目》的编写和制定工作。2013 年荣获中华医学会健康管理学分会授予的“健康管理杰出贡献奖”并被《健康报》评为“中国健康管理十大风云人物”,荣获首届“国之名医·卓越建树”荣誉称号。是我国健康管理学科的创立者之一,也是我国健康管理行业的积极推动者和实践者。

序　言

时光如梭，日新月异。自 2016 年《中华健康管理学》正式出版发行以来，国内外卫生健康和生命科学领域发生了前所未有之变化与变革。作为以人的健康为中心，以主动健康理念为核心，以零级预防和预防前移为重心，以重大慢性病防控为重点，提供全人群、全生命周期健康维护的健康管理学科与健康服务迎来了难得的发展机遇与挑战。在习近平总书记关于健康中国及健康管理一系列论述的指引下，伴随着健康中国建设和中国式现代化前进的步伐，我国健康管理在学术理论研究与学科建设实践、慢性病健康管理科技创新与成果转化应用、健康管理医学教育与专业 / 职业人才培养、健康管理（体检）质量控制、健康管理科普创作与传播、健康管理与健康产业高质量发展等方面均取得了新的发展与进步。为了全面深入总结分析健康管理在我国的创新性研究与创造性实践，特别是 2016 年以来的研究成果与实践经验，进一步完善中国特色健康管理学科理论体系、科技创新体系、医学服务体系与人才培养体系，丰富健康管理创新理论与实践内涵，用以引领、指导我国当前和今后一个时期健康管理学术理论研究与实践，中国健康促进基金会组织全国 20 余所医学院校和近百家三级甲等医院健康管理医学科（中心）的 200 余位从事健康管理学术理论研究与实践的专家，在武留信教授、曾强教授两位主编的带领和全体编委及编者的共同努力下，经过近 3 年的深入调研、充分研讨、精心设计与认真组织，使得《中华健康管理学（第 2 版）》学术专著终于在我国"十四五"收官之年和即将迎来"十五五"开局之年的号角中出版了。作为我国乃至世界上第一部健康管理学术专著的再版，具有重要的理论价值与实践意义。该著作是指导、引领我国健康管理学科理论研究与学科建设，加强重大慢性病健康管理科技创新与服务实践，加快健康管理医学教育与人才培养步伐，提高健康管理学术质量与科普水平的重要参考书，对深入推动健康管理服务、健康中国建设和推进中国式现代化具有重要的现实及深远意义。

该书由全国健康管理专家和临床医学、公共卫生等相关学科专家共同参与修改或撰写，共包括 14 篇 130 章，内容除涉及健康管理创新理论、学科基础、技术方法、健康体检、信息技术、慢性病筛查与风险管理、癌症筛查与风险管理、职业健康、中医特色健康管理等原有内容，新增加了老年健康管理、护理健康管理、生活方式健康管理、健康干预技术应用等。充分体现了"海纳百川、融合创新"的著书理念和"坚持基本、创新发展"的基本原则。

作为这本学术专著的发起者和名誉主编，我全程参与了该书再版的策划与重要章节的审稿工作。该书较第 1 版有以下创新与进步：一是充分体现了党和政府对发展我国健康管理学科的高度重视与大力推动。习近平总书记自 2016 年以来多次讲到健康管理，党的二十大报告中强调要加强重大慢性病健康管理，提高基层防病治病和健康管理能力；《健康中国行动（2019—2030 年）》与《"十四五"国民健康规划》中均将健康管理作为重要内容和重点工作进行部署。二是充分体现了我国健康管理学术理论研究与学科建设的最新成果及经验。三是充分体现了慢性病健康管理科技进步与实践发展。四是充分体现了健康管理医学服务实践进步与经验总结。五是充分体现了我国健康管理职业教育与专业人才培养方面的进步。六是充分体现了健康管理在服务健康中国和有效防控慢性病、积极应对人口老龄化中的地位与作用。

回顾健康管理在我国近二十年的发展历程，我亲临和见证了健康管理从最初的一个理念发展为现代医学新的学科理论体系；从单纯的健康体检发展为一个新的医学学科和健康服务新业态，从健康管理师职业技能培训发展为健康管理医学教育新专业与新职业；从健康管理科研项目发展成为我国现代医学创新体系之一的全过程。希望《中华健康管理学（第 2 版）》的出版，能为我国广大健康管理研究者与从业者以及广大读者提供一本专业、权威的参考书。作为全球首部健康管理学术专著，希望它能在国际上产生积极的学术影响。

尽管编者均付出了艰辛的努力，但书中仍难免有错误或不当之处，敬请广大读者提出批评指正。我们坚信，以该专著再版为契机和新的开端，我国健康管理将进入高质量发展新阶段，将会迎来更加辉煌的明天。

白书忠

2025 年 2 月

前　言

《中华健康管理学(第 2 版)》的出版是我国现代医学创新研究和新的医学学科建设与健康服务实践领域具有里程碑意义的大事。《中华健康管理学》自 2016 年由人民卫生出版社正式出版以来,在推动我国健康管理事业和服务健康中国建设中产生了广泛的学术影响与实践引领作用。随着 2016 年全国卫生与健康大会的召开和新时代党的卫生与健康工作方针的贯彻,特别是 2017 年党的十九大将健康中国建设上升为国家战略,健康管理在服务健康中国,有效防控慢性病,积极应对人口老龄化和保障重点人群健康福祉中的作用进一步凸显与加强。在习近平总书记关于发展健康管理一系列重要论述的指引下,在《健康中国行动(2019—2030 年)》与《"十四五"国民健康规划》的指导推动下,我国健康管理在理论研究、学科建设、科技创新、服务实践等方面均取得了新的发展与进步。为了系统梳理和全面总结 2016 年以来我国健康管理研究与实践方面的新成果及新经验,进一步丰富和发展中国特色健康管理创理论和实践内涵,在中国健康促进基金会组织的支持下,在中国健康促进基金会创会理事长、中华医学会健康管理分会终身荣誉主任委员白书忠教授的亲自策划与指导下,经过全国 20 余所医学院校和近百家三级医院 200 余位健康管理专家三年多的齐心协力与辛勤付出,《中华健康管理学(第 2 版)》终于出版了。本书的出版恰逢我国"十四五"规划收官和"十五五"规划制定之年,因此,对我国健康管理学术理论研究与实践创新发展具有承上启下的重要意义。

本书在修改编写过程中,始终坚持"坚持基本、创新发展"的原则。所谓坚持"坚持基本",是指坚持第 1 版中提出或形成的健康管理基本概念及相关概念、健康管理学概念与内涵、健康管理学科理论体系与实践范畴、健康管理学科基础与研究实施重点等内容基本不修改;所谓坚持"创新发展",是指重点总结 2016 年以来我国健康管理创新研究与实践发展的新成果新经验,并使之上升成为中国特色健康管理理论体系的重要组成部分与实践成果,写入书中。据此,《中华健康管理学(第 2 版)》坚持和修改或增加的主要内容包括:在第一篇(学科理论)中除了进一步明确论述了健康管理与健康管理学及相关概念外,着重增加了自 2016 年以来我国健康管理取得的新成果与新进步,以及慢性病健康管理、重大慢性病健康管理、生活方式健康管理等新的重要概念和慢性病健康管理、健康素养与健康管理等新章节。在第二篇至第十篇中,重点更新了相关数据,完善了相关论述,补充了相关重要概念及内涵,精简或合并了相关章节,增加了健康管理医学研究新成果与实践发展新进步。如健康体检循证研究与质量管理、心血管代谢疾病筛查与健康管理、癌症筛查新技术与应用、健康管理信息技术与智能化应用等。新增加的四篇分别为老年健康管理、护理健康管理、生活方式健康管理和健康干预技术应用。这四篇内容全面系统梳理总结了主动健康管理积极应对我国人口老龄化理论研究与实践成果、护理健康管理概念内涵与实践经验、生活方式医学与生活方式健康管理理论及实践、健康干预新技术 / 产品及应用实践等,体现了《中华健康管理学(第 2 版)》的创新发展理念与内容。

回顾总结我国健康管理二十多年的发展历程和取得的创新学术理论成果与实践进步,特别是回顾将这些发展历程、创新成果和实践进步汇集凝练形成的《中华健康管理学》(2016 年出版)和《中华健康管理学(第 2 版)》(2025 年出版)的整个编写及出版过程,作为该专著的主编,我们深感使命光荣和责任重大,不敢有半点懈怠,唯有全身心投入和全过程付出,才能不负重托,完成使命。在这里,我们首先要衷心感谢我国健康管理的开创者与引领者白书忠教授对本书的鼎力支持与指导以及作出的突出贡献;其次要着重感谢全体编委会委员和参与编写或承担学术秘书工作的青年才俊们;最后还要感谢人民卫生出版社的编辑们,大家的学术智慧与辛勤付出将被载入我国健康管理发展史册。

我们希望《中华健康管理学(第2版)》能为“十五五”卫生健康规划和医学科技规划的制定提供咨询与参考;为我国健康管理学科建设与“医、教、研”实践提供理论指导或指引;为我国健康管理研究者与实践者提供专业理论知识与实践技能;为广大热爱和关注健康管理的读者及相关企事业人员提供知识学习与信息参考。

尽管我们对本书的编写和出版做了大量工作,但书中仍然有这样或那样的问题及不足。真诚欢迎健康管理同仁或广大读者批评指正!

武留信　曾　强

2025年2月

目 录

第一篇 学科理论

第二篇 学科基础

第三篇 技术方法

第四篇　健康管理服务

第五篇　健康管理信息技术

第六篇 健 康 体 检

第七篇 常见慢性病早期筛查与管理

第八篇 癌症风险管理

第九篇　职业与特殊人群健康管理

第十篇 中医健康管理

第十一篇 健康管理干预技术及应用

第十二篇　生活方式健康管理

第十三篇　健康管理护理篇

第十四篇　老年健康管理

第一篇 学科理论

健康管理学作为一门新兴的综合性学科，博采医学、管理学、生物学、信息学等众多领域的学科精华。其深入挖掘并传承了传统中医治未病思想，同时借鉴现代医学科学的创新成果，逐步形成了独具一格的学科体系与理论框架。该学科致力于维护和促进人类健康，通过对个体及群体的健康状况实施全面、系统、连续的检测、评估与干预，有效实现健康风险的预防与控制。在基础理论层面，健康管理学将中医的深厚底蕴与现代健康观念相融合，汲取了零级预防与治未病的先进理念。在实践应用上，健康管理学不仅在医疗服务中发挥着日益凸显的重要作用，显著提升了医疗服务的效率与质量，更在非医学领域，如健康管理咨询、健康保险、健康促进等方面展现出巨大潜力，为健康服务的优化与健康产业的繁荣发展注入了强劲动力，彰显了其跨领域、跨行业的广泛影响与价值。展望未来，健康管理学将继续深化理论研究，不断拓宽实践应用领域，加强与其他学科的交叉融合，为构建人类卫生健康共同体、实现全民健康覆盖的伟大目标贡献更多智慧与力量。

（武留信）

第一章 健康管理在我国的兴起与发展

健康管理在我国经历了二十多年的发展历程，在学术理论研究、学科建设、人才培养、健康体检筛查、慢性病健康管理、群体健康管理和相关产业方面均取得明显的发展与进步，在服务健康中国和有效防治慢性病等方面发挥着越来越重要的作用。健康管理服务已成为健康服务的新业态与新产业。

第一节 健康管理在我国兴起的背景与意义

健康管理在我国的兴起与发展一方面是改革开放以来我国社会经济高速发展，国民生活水平显著提高，多层次、多样化的健康需求迅猛增长，国家卫生事业与健康服务产业在迅速发展的大背景下应运而生；另一方面，也是国际生命科学与生物技术和医疗健康产业快速发展的必然结果。特别是随着我国城镇化速度加快，人口老龄化提速，疾病谱明显改变，不良生活方式导致心脑血管疾病、癌症、糖尿病、慢性阻塞性肺疾病等重大慢性非传染性疾病流行，成为我国居民健康与寿命的首要威胁和主要疾病负担。如何通过健康管理来有效控制全人群健康风险和慢性病的主要危险因素是摆在医学科学界与卫生健康行业领域的重要任务及紧迫需求。经过健康管理理念传播与学术理论研究、学科建设探索与医学服务实践、科技创新与人才培养、政策规范引领与产业行业发展，当今健康管理学已经成为我国医学科学创新发展的重要标志和全新的医学科学知识体系。健康管理与促进服务已经成为我国健康服务业发展的新业态和医疗健康服务供给的重点，是深入推进健康中国建设，坚持预防为主方针，有效防控重大慢性病，积极应对人口老龄化，提高我国国民健康水平，扩大内需，拉动消费，促进社会经济可持续发展的重大举措和有效途径。加强健康管理学科建设和发展高质量、高水平健康管理服务是新时代我国发展新质生产力、促进大健康产业发展的必然要求，对我国如期实现健康中国和中国式现代化有着十分重要的现实与长远意义。

一、健康管理在我国兴起的背景

健康管理最早出现在美国，最初由全科医师和健康保险业以及健康体检共同衍生而来，特别是后来由于健康保险的积极参与，从根本上解决了健康管理的付费问题，再加上健康信息技术的支持，健康管理得以快速发展和壮大。随后英国、德国、法国和日本等发达国家也积极效仿和实施健康管理。健康管理研究与服务内容也由最初单一的健康体检与生活方式指导，扩展到目前的制定国家或国际组织的全民健康促进战略规划、个体或群体全面的健康检测、健康风险或慢性病危险评估与主动健康干预及控制管理。进入21世纪后，健康管理开始在发展中国家逐渐兴起与发展。健康管理目前在众多国家快速兴起与发展的主要原因是近几十年以来世界范围内城镇化速度加快，人口老龄化加速，疾病谱变化明显(感染性疾病与母婴疾病发病率的减少、慢性非传染性疾病死亡人数占总死亡人数的比例持续上升，成为威胁人类健康的主要问题)。慢性非传染性疾病与不良行为、生活方式密切相关。传统的临床医疗模式(诊断、药物和手术)和传统的预防医学(预防接种和母婴保健)都难以解决和控制慢性非传染性疾病的上升。因此出现了以健康教育与咨询、健康危险因素监测与控制、健康体检与评估以及不良行为干预为主要内容的综合健康服务行业，并以此催生和带动了健康管理新兴学科与相关产业 / 行业的发展及进步。

欧美发达国家健康管理始于20世纪30~50年代的商业健康保险。我国健康管理真正兴起于2003年前后。从国际上传入的先进的健康管理理念，与我国传统的中医治未病思想十分相近，从而促进了健康管理理念在国内的迅速传播，并催生了以健康体检为主要业态的健康管理服务。特别是在2003年之后，伴随公众健康意识和健康素养的大幅提升，健康需求的快速增长，促进了健康管理（体检）行业的兴起与发展。

二、健康管理在我国兴起的意义

健康管理在我国兴起的重要意义在于：一方面顺应了21世纪国际健康医学与健康产业发展趋势；另一方面也是紧跟国际生命科学与人类健康研究前沿的重要标志。发展健康管理学科并推动其在医学实践中的应用是21世纪发展健康医学的必然要求和对现代医学的重要创新；是推动现代医学模式转变和现代健康观、医学观与医事观的重要体现。开展健康管理研究与实践是有效防控慢性非传染性疾病及其风险因素流行的重大举措；是提高国民健康素养和保护劳动力资源与发展健康生产力的基本策略；是积极应对人口老龄化和延长健康寿命的有效途径。总之，发展健康管理新兴学科与相关健康服务新业态，对于创新驱动和引领健康服务业与大健康产业可持续发展，助力健康中国建设，实现中国式现代化和中华民族伟大复兴的中国梦，具有重要的历史及现实意义。

第二节　健康管理在我国的发展历程

健康管理在我国有二十多年的发展历程，大体经历了三个重要的发展阶段。

一、第一发展阶段：理念传播与健康体检兴起

20世纪90年代末到21世纪初，随着医学目的和医学模式的转变，以及健康医学、亚健康学、中医未病学和集预防、促进、参与和个性化健康一体的“4P医学”等新的医学思想与概念开始纷纷出现，健康管理的概念也随之在我国开始传播。1994年由苏太洋主编的《健康医学》一书，由中国科学技术出版社出版，书中提出了健康管理的概念：“健康管理是运用管理科学的理论和方法，通过有目的、有计划、有组织的管理手段，调动全社会各种组织和每个成员的积极性，对群体和个体健康进行有效的干预，达到维护、巩固、促进群体和个体健康的目的。”尽管这一概念在现在看来尚不完善，只是强调了运用管理科学的方法与手段有效干预群体或个体健康，在二十年前首次提出实属不易。特别是2003年以后，随着我国政府对公共卫生与国民健康重视程度的提升，以及广大民众健康意识和健康素养的进一步提高，健康体检行业快速兴起，健康管理的概念和理念开始受到医学界的广泛关注，并赢得了百姓的青睐。“健康体检、健康评估、健康干预”和“了解你的健康、评估你的健康、改善和促进你的健康”等健康管理理念开始广泛传播。2004年由中华医学会发起和主办的首届“中国健康产业论坛”，首次将健康体检纳入健康管理与健康产业学术交流平台，有力推动了健康管理概念在医学界与体检行业及广大民众中的传播，进而引领和带动以健康体检为主要形式的健康管理服务行业的兴起和发展。通过这一阶段健康管理及其相关理念的传播，为中国特色健康管理创新理论的形成起到了舆论准备作用。

二、第二发展阶段：学术理论创新与机构规范发展

在健康管理及其相关理念或概念的广泛传播和健康体检行业快速兴起的共同推动下，自2005年起，全国卫生健康领域有关学会、协会相继申请并成立了健康管理相关的学术组织或机构。2006年12月，中国健康促进基金会成立，并将健康管理学术理论研究与学科建设及医学服务实践作为主要公益支持项目。2007年7月28日，中华医学会正式成立了健康管理学分会，同年10月《中华健康管理学杂志》创刊。中华预防医学会、中国医师协会、中国医院协会同期也成立了相关组织。各省区市也纷纷成立了健康管理学术或行业组织。中华医学会健康管理学分会的成立和《中华健康管理学杂志》创刊，标志着我国健康管理作为一个学科，开始步入了规范有序的发展轨道。

2007年10月，在《中华健康管理学杂志》创刊号上开宗明义地发表关于中国特色健康管理学术理论与学科建设的系统论述，包括中国发展健康管理的五大需求与五大挑战、十个方面的研究内容与范畴、十六个方面组成的健康管理学科体系基本架构以及开展健康管理研究与实践的基本原则和策略等。它成为后续形成“健康管理概念与学科

体系的中国专家初步共识”和“健康管理医学创新体系”的主要学术思想基础。

在健康管理学术研究和学术成果的推动下，2008年健康管理学科得到了科学技术部的高度重视和支持，专门设立了相关支持政策，提出了“三蓝”（蓝卡、蓝屋、蓝车）计划。随着第一个健康管理方面国家“十一五”支撑计划课题——“中国人个人健康管理信息系统的构建与应用”的实施，标志着健康管理研究开始进入国家科技规划。2009年4月，由中华医学会健康管理学分会和《中华健康管理学杂志》共同组织专家反复研讨形成的《健康管理概念与学科体系的中国专家初步共识》得以发表，这一共识对于统一思想、正确引领健康管理研究与实践具有里程碑式的意义。同年，由科学技术部生物技术发展中心组织编写的《现代医学创新能力国际比较》，将健康管理学与基础医学、预防医学、临床医学、特种医学（航空、航天医学及法医学等）并列作为现代医学五大创新体系，并在国家“十二五”医学科技规划中将健康管理作为国家重点支撑领域和优先发展方向。

在中华医学会健康管理学分会和《中华健康管理学杂志》等专业学术组织与学术交流平台的引领下，在国家“十一五”科技规划的推动下，经过我国健康管理学界专家的共同努力，创新形成了《健康管理概念与学科体系的中国专家初步共识》和“健康管理现代医学创新体系”及相关产业发展目标，标志着中国特色健康管理创新理论及医学创新体系初步形成。

自2010年起，围绕健康管理（体检）机构内涵建设与学科发展的紧迫需求，中华医学会健康管理学分会和中国健康促进基金会联合组织开展了全国健康管理示范基地评选活动、全国健康管理（体检）机构与行业现状调查，并召开了两届“全国健康管理（体检）机构建设与发展大会”和三次“全国健康管理示范基地研讨会”，有力推动了我国健康管理（体检）机构的快速发展和进步。

2010年10月，在“第七届中国健康产业论坛暨中华医学会第四次健康管理学学术会议”上，时任中华健康管理学分会主任委员、《中华健康管理学》杂志总编辑白书忠教授发表主旨报告——《健康管理医学服务内涵与实践》，提出了健康管理医学服务的概念、涉及范围，并系统论述了健康管理医学服务的目标任务、模式路径、技术规范和服务资质要求等。2013年10月，在“第二届中国健康管理机构与行业发展高峰论坛”上，白书忠教授发表主旨报告——《中国特色健康管理创新理论与实践》，在全面系统地总结我国开展健康管理理论成果与实践经验的基础上，深刻精辟地阐述了中国特色健康管理创新理论的基本概念、学科基础、理论观点、方法技术、专业特色、职业技能等，并明确提出了健康管理学未来的发展目标、重点任务、推进策略和实现途径。这标志着中国特色健康管理创新理论与学科体系的基本形成。

2013年9月28日，国务院印发《关于促进健康服务业发展的若干意见》正式发布，健康管理与促进服务正式成为国家大力发展健康服务业的重要体系之一和重点发展方向；健康管理服务成为现代服务业和健康服务行业中最具发展潜力的新兴业态，为我国继续深入开展健康管理研究与实践指明了方向，提供了政策支持与制度保障。在我国各级政府一系列政策支持与相关社会组织的积极推动下，健康管理学科与相关产业开始步入协同快速发展的轨道。为了规范健康管理（体检）机构的服务行为，提高其服务质量和水平，中华医学会健康管理学分会和《中华健康管理学杂志》编委会于2014年4月联合发布了《健康体检基本项目专家共识》。该共识成为我国各级各类健康管理（体检）机构和人员的基本学术遵循及行为指南。为了贯彻落实国家卫生和计划生育委员会关于《心血管疾病高危人群早期筛查和综合干预项目管理办法（试行）》，2015年8月和12月，中华医学会健康管理学分会和《中华健康管理学杂志》编委会联合中华医学会心血管病学分会与中华医学会超声医学分会，先后发布了《中国健康体检人群颈动脉超声检查规范》和《中国体检人群心血管病危险因素筛查与管理专家共识》，标志着我国健康管理（体检）服务开始由一般性的年度全面体检向专业化慢性病早期筛查和慢性病健康管理服务转变。健康管理创新理论研究与实践更加成熟，开始向学科专业深度及服务新业态研究方向迈进。

截至2015年12月，全国已有30个省、自治区、直辖市相继成立了健康管理学术组织，其中北京、天津、河南、湖南、湖北、安徽、山东等地成立了省一级健康管理学术机构。代表中国健康服务业与健康管理学科及相关产业发展动态的权威品牌会议——中国健康服务业大会暨中华医学会健康管理学学术会议已经成功举办了九届，会议规模由最初的百余人发展到三千多人，论文数量和学术质量逐年攀升。目前,《中华健康管理学杂志》已出刊18卷,122期,共计近50余万册,刊登论文2 200余篇。国内健康管理(体检)机构已发展到万余家,从业人员达到数十万,健康管理(体检)服务覆盖人群近5亿,10年预计服务共计覆盖人群近30亿人次。

由于中华医学会健康管理学分会在推动和引领中国健康管理学术理论研究与学术组织创新活动方面的突出贡献,该分会在2015年中华医学会庆祝百年华诞盛典活动中被评为"中华医学会优秀专科分会"。

三、第三发展阶段:学科内涵建设与服务健康中国

2016年8月召开的全国卫生与健康大会明确提出:面对我国工业化、城镇化、人口老龄化提速;疾病谱、生态环境、生活方式不断变化,多重疾病威胁并存、多种健康影响因素交织的复杂局面,要把人民健康放在优先发展的战略地位,以普及健康生活、优化健康服务、完善健康保障、建设健康环境、发展健康产业为重点,加快推进健康中国建设,努力全方位、全周期保障人民健康。要坚持"以基层为重点,以改革创新为动力,预防为主,中西医并重,将健康融入所有政策,人民共建共享"的新时代卫生与健康工作方针。2017年10月,党的十九大报告中将实施"健康中国"上升为国家战略,把发展"全生命周期健康服务"和"有效防治慢性病"作为全面实施健康中国战略的基本方略。以癌症、高血压、糖尿病等重点疾病为突破口,加强综合防控,强化早期筛查和早期发现,推进早诊早治工作,促进疾病治疗向健康管理的转变。重视重点人群健康,特别是保障妇幼健康,为老年人提供连续的健康管理服务。这些均为我国新时代健康管理发展指明了方向,同时标志着我国健康管理进入了服务健康中国和慢性病健康管理阶段。

2016年10月,在西安召开的"第十届中国健康服务业大会暨中华医学会第八届全国健康管理学术会议"上,由中华医学会健康管理学分会第一届委员会主任委员和终身名誉主任委员白书忠教授担任主审,中华医学会健康管理学分会第三届委员会主任委员武留信教授、候任主任委员曾强教授担任主编的全球第一本健康管理学术巨著《中华健康管理学》由人民卫生出版社正式出版发行。该著作汇集了我国医学院校、科研与健康管理(体检)机构等200多名专家学者及高学历青年骨干的学术成果和专业智慧,形成了具有中国特色的健康管理创新理论、学科知识体系、独特技术模式、创新实践规范与研究发展方向。成为新时代服务健康中国和高质量发展健康管理的基本学术参考书及"专业知识箱"。中华医学会健康管理学分会第一届委员会主任委员白书忠教授荣获"中华医学会健康管理学终身成就奖";时任中华医学会健康管理学分会第三届委员会主任委员、《中华健康管理学》主编武留信教授和时任中华医学会健康管理学分会第三届委员会候任主任委员、《中华健康管理学》主编曾强教授等15位我国健康管理领域著名专家荣获"中华医学会首批健康管理专家会员"。从此开启了我国健康管理发展新阶段。

2020—2022年,中华医学会健康管理学分会、中国健康促进基金会、《中华健康管理学杂志》、中关村新智源健康管理研究院等机构在北京联合成立了"健康管理研究与培训中心",以健康管理学科建设和医学服务创新为主线,以"三个面向"为研究与实践工作重点及发展方向,即面向我国重大慢性病健康管理、面向老年人健康管理、面向基层医疗卫生机构健康管理能力提升。以《中华健康管理学》再版,"全国三级医院健康管理医学科创建""三高共管心脑血管疾病健康管理""健康老龄化与老年营养健康管理""癌症筛查与康复健康管理"等重点研究培训项目为抓手,着力提升我国健康管理学科理论水平,创建一批健康管理医学科,推动首批重大慢性病健康管理项目落地实施,加强优质健康管理服务供给与服务能力提升。经过近三年的不懈努力,取得了明显成效,实现了预期目标。

2023—2024年,为了贯彻落实党的二十大关于"坚持预防为主,加强重大慢性病健康管理,提高基层防病治病和健康管理能力"精神和习近平总书记关于健康管理一系列重要论述,《"十四五"国民健康规划》和国家有关部委规划均将发展健康管理和慢性病健康管理作为重点方向或主要任务。这标志着我国健康管理进入到全面高质量发展的新阶段。在全国健康管理同仁们的共同努力和团结奋斗下,我国健康管理在理论政策研究、学科创建示范、标准规范制订、医学服务质量与能力提升等方面均取得了新的发展与进步。

第三节　健康管理在我国取得的主要进步与成果

经过二十多年的发展，健康管理在我国取得了明显进步和成果。

一、主要发展与进步

（一）健康管理受到党和国家高度重视与大力推动

党的十八大以来，以习近平同志为核心的党中央将人民健康放在优先发展的战略高度，将发展全人群全生命周期健康管理、重点人群健康管理和重大慢性病健康管理作为实施健康中国战略，提高国民健康水平，推进中国式现代化的重点任务与重大举措。

1. 健康管理受到习近平总书记的重视与倡导。2012年以来，习近平总书记在卫生健康一系列论述中多次强调要做好健康管理。强调做好健康管理要推动“两个转变”，即“推动疾病治疗向健康管理转变”和“推动从环境卫生治理向全面社会健康管理转变”；要树立并贯穿“一个理念”，即“树立全面全社会健康管理理念”，要“把全生命周期健康管理理念贯穿城市规划、建设、管理全过程各环节”；要突出“三个重点”，即“加强重大慢性病健康管理”“提升基层防病治病和健康管理能力”“为老年人提供连续的健康管理服务”。

2. 健康管理首次写入中国共产党全国代表大会报告。在党的二十大报告中明确提出：“要坚持预防为主，加强重大慢性病健康管理，提高基层防病治病和健康管理能力。”这是健康管理在我国发展的重要里程碑，是指引和推动我国健康管理全面高质量发展的根本遵循。健康管理首次写入中国共产党全国代表大会报告，具有重大的现实意义与长远战略意义。

3. 健康管理成为健康中国战略的重要理念与重大举措。在《“健康中国2030”规划纲要》中，十分强调要树立“全人群全生命周期健康管理”理念和慢性病危险因素干预策略；强调做好老年人、妇女、儿童等重点人群健康管理；强调通过实施健康管理有效防控高血压、脑卒中、冠心病、糖尿病、慢性阻塞性肺疾病、癌症等慢性非传染性疾病；强调普及健康知识和提高自我健康管理能力的重要性及基础意义。

4. 健康管理成为《“十四五”国民健康规划》的重点任务和重要抓手。在2022年5月国务院发布的《“十四五”国民健康规划》中，共有14处强调或布局了健康管理。主要内容包括慢性病健康管理体系与制度、健康管理能力提升、重点人群健康管理、商业保险健康管理队伍建设与产品供给、健康管理科技创新与产业化等。健康管理是有效防控慢性病和积极应对人口老龄化的重要举措与路径，是我国未来五年发展健康管理的基本遵循与目标。

（二）健康管理在我国形成学术共识与广泛学术组织

在健康管理学术理论研究方面形成的共识如下。一是统一了健康管理概念及相关概念，包括健康管理、慢性病健康管理、健康管理学的概念与内涵，以及健康/亚健康、健康风险/慢性病危险、健康生活方式及生活方式病、健康保险与健康信息技术等。二是统一了健康管理学科定位与学科知识体系，明确健康管理学是新的医学学科和知识体系。三是统一了健康管理服务的界定与分类表述，包括健康管理医学服务及其供给，以及健康管理非医学服务与服务供给的界定及分类。四是统一了健康管理学医学专业与职业教育体系，包括健康管理医学学科专业学历教育、职业专业教育、健康管理师职业技能培训及健康管理继续医学教育等。健康管理相关学术组织与学术交流活动遍布全国。在中华医学会健康管理学分会成立与全国性学术会议举办的引领及带动下，中华预防医学会、中华中医药学会、中国医师协会、中国医院协会等全国性学会（协会）先后成立了健康管理分支机构，各省市相关学会（协会）也纷纷成立了健康管理分支机构。北京市、湖北省、河南省、湖南省、安徽省等省市先后成立了健康管理学会（协会）。2016年，中国健康管理协会成立。截至2024年，31个省市医学会均成立了健康管理学分会或专业委员会，实现了健康管理学术组织与学术活动全国覆盖。

（三）形成了中国特色健康管理学科知识体系与教育体系

在健康管理学科知识体系研究发展方面，2009年由中华医学会健康管理学分会、《中华健康管理学杂志》发布了《健康管理概念与学科体系的中国专家初步共识》；2016年由白书忠教授担任主审、武留信教授和曾强教授担任主编的《中华健康管理学》由人民卫生出版社的出版发行，标志着中国特色健康管理学科知识体系基本形成。自2016年以来，随着党和国家对健康管理的重视与推动，以及健康中国建设的深入引领与带动，我国健康管理学科的创新理论与学科知识体系得到了进一步完善。突出表现在健康管理学科定位与学科发展目标更加明确，学科优势与专业设置更加科学合理，学科带头人与学科团队作用凸显，学科创建标准研究与试行取得了新突破，学科建设进入部分省市卫生健康委员会的建设规划。健康管理医学专业/职业教育体系更加完善。自2008年以来，健康管理师国家职业设立与技能培训认定、2012年杭州师范大学获教育部批准设立我国第一个中医治未病与健康管理博士培养项目、2015年海南医学院获准设立全国第一个健康管理医学本科教育专业，先后开启了我国健康管理医学专业及职业教育发展历程。2016年健康管理研究生教育（硕士、博士专业学位研究生教育）及博士后教育在部分医学高等院校逐步开展起来。2018年，以健康管理为核心教学内容的“健康服务与管理”获准进入国家职业专业本科教育目录，截至2022年，全国共有139所医学院校开展了健康服务与管理本科职业教育。2021年健康管理获准正式进入国家职业教育专业目录。健康管理医学专业与职业教育的探索实践，进一步完善了我国健康管理医学体系。至此，我国健康管理医学专业与职业技能教育体系基本形成。

（四）健康科普教育广泛开展，健康管理理念深入人心

在2008年“十一五”科技支撑计划中首次设立健康管理重点项目——“中国人个人健康管理信息系统的构建与应用”和2009年科学技术部正式将健康管理与基础医学、预防医学、临床医学和特种医学共同纳入我国现代医学创新体系，将健康管理科学研究作为《医学科技发展“十二五”规划》的重点研发领域与方向以来，我国健康管理科研与科技创新能力不断提升，取得了一系列重要成果与成效。成果主要集中在重大慢性病防治、主动健康与人口老龄化科技应对等国家科技重点研发领域，对我国健康管理学科发展与实践进步起到了核心支撑作用。同时，作为科技强国的另一翼和科学普及与科技创新同等重要理念的进一步强化，主动健康与自我健康管理科学普及工作获得了快速发展与进步。

自2008年起，由中华医学会、中华医学会健康管理学分会组织，中国健康促进基金会支持的“中华医学会健康大讲堂”在北京人民大会堂和全国政协礼堂连续举办7年（每年4次），数十位来自我国卫生健康领域的两院院士和著名健康科普专家，为首都各界代表宣讲了健康科普知识与技能。

2013年由钟南山院士领衔编写了《全民健康十万个为什么》健康科普丛书。该套丛书结合了我国公民面临的主要健康问题，把最有用的健康常识、权威的医学解释以及前沿的研究成果融为一体。先后荣获“2013年全国优秀科普作品”“2014年公众喜爱的科普作品”“2016年度国家科技进步奖二等奖”等奖项。2022年11月，由人民卫生出版社联合中华预防医学会、中国健康促进基金会、中关村新智源健康管理研究院等共同发起的“相约健康百科丛书”大型系列科普图书正式启动。目前已经完成了“健康一生系列”等五个系列的编写与出版工作，产生了广泛的社会影响。

（五）健康管理成为健康服务与健康产业新业态

自2013年国务院发布《关于促进健康服务业发展的若干意见》，首次将健康管理与促进服务作为健康服务业的三大体系之一和主要发展目标后，健康管理（体检）服务作为健康服务业的新业态受到了广泛关注，得以快速发展。一是健康体检覆盖人群持续扩大，体检服务质量不断提升。二是体检筛查重大慢性病与风险管理逐步开展，并取得初步成效，如体检筛查高血压、糖尿病、肺癌、乳腺癌、结直肠癌等。三是第三方智能医学影像与医学检验技术（含智能或数字影像与医学检验技术）产品快速发展和在体检筛查中得到应用。四是检后健康管理门诊与数字健康监测开始受到青睐。五是商业健康保险与重大慢性病健康管理融合发展呈现良好势头。

（六）健康管理相关法律法规与标准规范相继出台

1. 我国首部卫生健康法——《中华人民共

和国基本医疗卫生与健康促进法》强调，公民是自己健康的第一责任人，国家保障和促进“职业健康管理”“老年人健康管理”“全科慢性病健康管理”“主动自我健康管理”发展。

2. 国家卫生健康相关部门出台了一系列规范和促进健康管理（体检）行业发展的政策法规，如2009年原国家卫生部发布的《健康体检管理暂行规定》，以及近几年发布的相关政策与管理办法。

3. 制定发布了《健康体检项目目录》《健康体检自测问卷》《健康体检报告首页》《体检颈动脉超声检查》首批四项健康管理（体检）卫生信息国家团体标准，填补了健康管理（体检）行业卫生信息团体标准空白，促进了健康体检信息的规范利用与大数据发展。

4. 相关学会/协会和智库平台发布了十余个健康管理/慢性病健康管理专家共识与指南，如《健康体检人群心血管病风险筛查与管理专家共识（2015）》《健康体检质量控制指南》《慢病健康管理中国专家共识》等。

二、主要成果与作用

（一）健康管理新理念与智库研究成果

中国健康促进基金会白书忠教授及其团队创新性提出了“防大病、管慢病、促健康”和构建健康管理联合体的重要理念与体制机制政策构想，并推动其在全国健康管理学科建设与医学服务创新实践示范活动中落地，取得了明显的成效与成功。截至2020年底，中国健康促进基金会与中华医学会健康管理学分会共同指导构建了400多个“健康管理医学学科建设与医学服务创新示范基地”。对促进健康管理学科建设和健康管理医学服务落地实施起到了重要作用。

中关村新智源健康管理研究院、中南大学健康管理研究中心联合全国十余所著名医学院校、医院和近30名专家研创的《中国健康管理与健康产业发展报告（健康管理蓝皮书）》，由武留信教授担任主编，社会科学文献出版社出版。自2018年以来，已经连续出版了6部，收录了130余篇有关我国健康管理与健康产业发展年度进展报告。作为正式列入“十三五”和“十四五”国家重点出版物专项规划项目的唯一年度健康管理智库报告，形成了“聚焦健康、独立观察、数说变化、预测未来”健康管理蓝皮书特色与品牌优势，在我国及国际上产生了积极影响，并荣获了第十二届“优秀皮书报告奖”二等奖和第十三届“优秀皮书奖”一等奖。

（二）标准研发与质量提升

在团体标准研发领域，2016年由中华医学会健康管理学分会和中关村新智源健康管理研究院获准立项了四项健康管理（体检）卫生信息团体标准，包括健康体检基本项目、健康体检报告首页、健康体检问卷及健康体检颈动脉超声检查。经过组织全国二十余个健康管理（体检）机构、四十余位专家及十个相关企业的共同努力，这些标准于2018年由中国卫生信息与健康医疗大数据学会组织评审并通过，并正式在国家团体标准网上发布。这成为我国卫生健康领域首批健康管理（体检）信息团体标准，对规范我国健康管理（体检）服务、促进我国健康管理（体检）大数据发展起到了积极作用。

2016年10月，由中华医学会健康管理学分会与《中华健康管理学杂志》编委会组织制定发布了我国第一个健康体检质量控制指南，后续又相继制定和发布了一系列健康体检质量控制专项共识。在国家卫生健康委员会医疗管理中心的统一指导和各省市卫健委医管部门的支持下，在相关学术组织的推动下，我国健康管理（体检）质量控制中心与监管网络平台基本建立。2023年《国家健康体检与管理专业医疗质量控制指标》发布，同时“国家健康体检与管理专业医疗质量控制规划研究”等课题启动。通过组织全国及省市或区域健康体检学术交流与规范培训和循证研究及持续改进，我国健康体检质量有所提高，健康体检服务能力持续提升。

（三）科技进步与人才培养

在国家重点研发计划“重大慢性非传染性疾病防控研究”和“主动健康与老龄化科技应对”中均将健康管理及慢性病健康管理作为主要研发任务进行了部署。在国家自然科学基金“健康服务与管理”中，健康管理也被列入其中。全国部分健康管理（体检）机构及专家成功申报并获批立项，承担或参与了上述两项国家重点研发计划和一项国家自然科学基金，并取得了一批高质量的研发成果。其中有些成果在健康体检与慢性病筛查实践中得到转化应用，这对全国健康管理创新发展与技术进步起到了关键推动作用。

2021年教育部正式将健康管理列入我国职业教育专业目录。从职业中专、大专至本科均设置了健康管理专业课程。在2022年国家新修订公布的职业大典中，健康管理师、社群健康助理员、公共营养师、老年照护师等成为当前和未来一个时期国家重点发展的职业与技能。围绕健康管理相关专业技术方面的继续医学教育项目与培训呈现多样化发展态势。其中，基于《主检医师岗位能力提升培训教材》开展的主检医师岗位能力提升培训，以及体检筛查高血压与检后管理、体检筛查糖尿病与检后管理、体检筛查血脂异常与检后管理、体检筛查高尿酸与检后管理等在线继续医学教育课程很受欢迎。除了健康管理师国家职业培训外，健康管理与服务正式列入教育部职业本科教育目录，136 所院校开设了健康服务与管理本科教育，其中健康管理是课程主要内容。在健康管理职业教育逐步开展的同时，全国部分高等医学院校与科研院所开始探索设置健康管理研究生教育，包括硕士、博士教育。解放军总医院健康管理研究院等还开设了健康管理博士后教育。

（四）学术交流与学术活动

在《中华健康管理学杂志》《中华健康管理学》《健康管理蓝皮书》等学术交流阵地或学术研究成果的引领与推动下，全国健康管理学术交流与学术会议持续蓬勃发展。相关新共识、新指南不断形成，学术会议数量与规模不断攀升，有力促进了健康管理学科建设与实践高质量发展。据不完全统计，自 2016 年以来，每年举办的全国性 / 区域性或领域性健康管理相关学术会议近百场，其中 500 人以上的健康管理及相关产业学术会议三十余场，1 000 人以上的健康管理相关学术会议十余场。形成了以中华医学会健康管理学术年会为规模展示，以中国慢性病健康管理与大健康产业峰会（五湖健康大会）为学术引领，以全国健康管理（体检）机构建设与医学服务创新大会以及“301 论健”“西湖论健”“天府论健”“金陵论健”等为行业或区域品牌的我国健康管理学术会议方阵和促进相关学界与业界交流共享的重要阵地。

健康管理在我国取得的主要进步和成果对健康中国建设、慢性病防控、人才培养和积极应对人口老龄化，推动大健康产业的快速发展，起到积极的推动作用。

（武留信　白书忠　强东昌）

参考文献

1. 武留信. 加快健康管理学术理论研究和学科建设 [J]. 中华健康管理学杂志, 2007, 1 (1): 4-7.
2. 中国生物技术发展中心. 中国现代医学科技创新能力国际比较 [M]. 北京: 中国医药科技出版社, 2009.
3. 中华医学会健康管理学分会, 中华健康管理学杂志编委会. 健康管理概念与学科体系的中国专家初步共识 [J]. 中华健康管理学杂志, 2009, 3 (3): 141-147.
4. 白书忠, 武留信, 陈刚. 健康管理医学服务内涵与实践 [J]. 中华健康管理学杂志. 2010, 4 (6): 321-325.
5. 白书忠, 武留信, 陈刚. 健康管理机构内涵建设与发展 [J]. 中华健康管理学杂志. 2012, 6: 3-5.
6. 白书忠, 武留信, 陈刚, 等. 加强学科建设引领健康管理机构与产业发展 [J]. 中华健康管理学杂志, 2013, 7 (2): 73-75.
7. 白书忠, 武留信. 中国健康管理创新理论实践 [J]. 中华健康管理学杂志, 2014, 8: 75-78.
8. 彭仕芳, 孙虹. 我国健康管理学科发展之路思考 [J]. 中华健康管理学杂志, 2014, 8 (1): 4-5.
9. 中华医学会健康管理学分会, 中华健康管理学杂志编委会. 健康体检基本项目专家共识 [J]. 中华健康管理学杂志. 2014, 8: 81-90.
10. 曾强. 中国健康管理科研与学科建设的发展及展望 [J]. 中华健康管理学杂志, 2015, 9: 157-160.

第二章 中国特色健康管理学科理论创新与实践运用

健康管理在我国兴起与发展过程中，形成的学科理论和学科知识体系具有很强的理论创新性及实践运用价值，体现了中国特色与世界引领性。中国特色健康管理学科理论与学科体系的主要创新体现在以下几个方面：对健康管理概念内涵的深化、学科基础的构建、学科理论的创新、研究方法的拓展、专业技术的提升、职业技能的规范、学科体系架构的完善等。中国特色健康管理创新理论的实践运用主要体现在健康体检、慢性病健康管理、重点人群健康管理、中医特色健康管理、生活方式健康管理、护理健康管理、健康服务与健康保险等方面。

第一节 健康管理基本概念与相关概念的创新

健康管理虽然在国际上已出现五十余年，在我国也传播了二十余年，但在 2009 年以前还没有一个公认和统一的定义、概念及内涵表述。健康管理学在国内外也还没有形成完整的学科概念与学科体系表述。因此，提出构建健康管理创新理论与学科体系必须首先明确对健康管理基本概念的认识，一方面要从理论与实践相结合上统一健康管理的基本概念和内涵。另一方面对健康管理涉及的相关概念，如健康、医学、管理学及生物信息学等也应该做出正确选择和梳理，使之融合为一个全新的健康管理相关概念体系。经过文献回顾和专家反复研讨后认为，健康管理概念应该包括基本概念和相关概念两个部分。

一、健康管理基本概念与创新

（一）健康管理概念内涵的创新

“健康管理是以现代健康概念和新的医学模式以及中医治未病为指导，通过采用现代医学、生物信息学和现代管理学的理论、技术、方法和手段，对个体或群体健康状况及其影响健康的危险因素进行全面检测、评估、有效干预与连续跟踪的健康服务行为过程。其目的是以最小的投入获取最大的健康效益。”这一概念体现了四个方面的创新，一是明确了开展健康管理的理论指导思想，是现代健康概念、医学模式和中医治未病思想，体现了指导思想的创新。二是将医学、生物信息学和管理科学的技术、方法和手段进行融合，用以发现、评估和解决个体或群体的健康问题，体现了多学科与技术的融合与创新。三是规范提出了实施健康管理的四个基本环节或步骤（检查、评估、干预与跟踪），体现了实施过程的创新。四是强调以人的健康为中心、以健康风险或慢性病危险因素管理为重点，以最小的投入获取最大的健康效益作为健康管理的核心理念与实施目标，体现了健康服务理念的创新。

（二）统一健康管理相关概念的创新

健康管理相关概念包括健康与亚健康概念、健康决定因素或 / 和影响因素（包括健康的促进因素或保护与健康风险因素或疾病危险因素）、健康素养与健康科普、健康教育与健康促进、医学与医学服务、健康行为和生活方式、健康体检与疾病筛查、健康风险评估与健康干预、慢性病健康管理、生活方式健康管理、主动健康与健康老龄化、数字医疗与数字健康、生物信息学与管理科学、健康保险与健康服务业等。其中最重要的是健康与医学的相关概念、生物信息学与管理学的相关概念。对这些健康管理相关概念的规范性表述与融合、集成运用本身就是一种创新，由此创新提出了健康管理学是集医学、生物信息学和管理科学于一体的一门相对独立的医学综合学科。

健康管理实施必须以个体或群体的健康为中心，以健康风险或慢性病危险因素预防管理为重点，以提高个体或群体的健康素养和自主健康管理能力为切入点，以全面健康检测（发现健康问题）、科学健康评估（评价健康状况和疾病风险）、有效健康干预（解决健康问题）、全生命周期健康跟踪管理（预防监管健康问题）为基本环节，以促进健康或延长健康寿命为最终目的。健康管理服务的目标人群是健康及亚健康人群(包括职业与健康生产力管理人群)、慢性病高危人群和慢性病早期人群以及养老康复人群等。健康管理的实施策略是全人群健康教育与健康促进、慢性病全程危险因素预防、重点人群全面体检与早期筛查、全方位健康评估与干预、全生命周期健康监测与跟踪管理;进而首次提出了慢性病健康管理概念和“病前主动防、病后科学管、跟踪服务不间断”的一体化慢性病健康管理模式。

慢性病健康管理是指通过运用健康管理学的理论、技术和手段对个体或群体的慢性病危险因素实施筛查、评估、干预和动态跟踪;针对全人群全生命周期开展的慢性病危险因素预防和慢性病高危人群及患者的综合管理;是健康管理在慢性病防治中的具体应用。

重大慢性病健康管理是指针对我国主要重大慢性病(心脑血管疾病和常见癌症等)的高危人群或个体和具有明确危险因素者实施的健康管理。由此可见,健康管理理论与实践研究必须与时俱进,既要充分考虑到健康与医学多维度、多学科交互的内在规律,又要体现健康管理学的学科融合性、专业包容性、技术集成性、技能职业性和服务连续性的特点。

二、健康管理学概念与创新

健康管理学是研究人的健康与影响健康的因素,以及健康管理相关理论、方法和技术的新兴医学学科;是对健康管理医学服务实践的概括和总结,是健康医学的重要组成部分,是对现代医学的重要创新;是一门相对独立的医学科学知识体系。尽管国际上提出过各种有关健康管理的概念或定义,但从未有人提出过健康管理学的概念,因此关于健康管理学的这一概念或学科知识体系,在国际上是由中国首次提出的。其创新点如下。

1. 开宗明义地将健康管理学作为全新的医学学科知识体系进行研究,将研究人的健康和影响健康的因素作为健康管理学研究的核心内容,这在医学及其各分支学科的概念或定义中从未涉及过。特别是自 1948 年世界卫生组织明确提出“健康不仅仅是没有疾病或虚弱,而是在生理、心理和社会适应能力方面的完美状态”“四位一体”的健康概念后,从未有哪个学科对人的健康及其影响因素进行过全面系统的研究。在健康管理学的概念中首次将研究人的健康及其影响因素作为主要或核心研究内涵,不能不说是一个重要创新。

2. 明确了健康管理学是专门研究健康管理相关理论、方法和技术的新兴医学学科或知识体系,既有别于其他医学学科,又是医学的一个新的分支学科,是医学发展新常态的体现与创新。

3. 进一步明确了健康管理学理论内涵来源于健康管理医学服务实践,是对健康管理学科建设、科学科研与服务实践的概况及总结,是在实践经验基础上的理论升华及研究提升。

4. 明确提出健康管理学是“一门相对独立的医学科学知识体系”,即一门新的医学学科和学科体系,是对现代健康学、健康医学与医学科学的创新及发展。

第二节　健康管理学科基础理论创新

健康管理学作为一门相对独立的知识体系和新的医学学科,是建立在坚实的学科基础之上的。健康管理学的学科基础涉及健康与医学发展观、医学科学(传统医学和现代医学)与医学创新体系、管理科学和生物信息学等,构成了一个完整的学科基础体系,其创新主要体现在以下方面。

一、传统中医治未病思想与零级预防理念是健康管理学创新理论形成的重要思想源泉

传统中医强调“天人合一”观念,将人置于自然规律之中,注重人与自然、人与社会的和谐。整体观使中医关注人体内外相互关系,将健康视为整体平衡的结果。平衡观强调阴阳、五行的平衡,引导人们调适生活、调整饮食以保持健康。养生保健强调预防为主,强调调整饮食、起居、情志等生活方式以维护健康,这些思想都与现代健康中的零级预防高度契合,都注重在疾病出现前通过调理身体、防范危险因素,预防疾病的发生。这些理念为健康管理学创新理论提供了重要思想源泉。

二、现代健康与医学发展观是健康管理学创新理论形成的重要学术指导思想及学科理论基础

健康管理学的重要学科基础是现代健康观与医学观："四位一体"的现代健康观念（无病无弱、身心健全、社会适应、环境和谐）和亚健康状态（介于健康与疾病之间的心身不适状态），"五位一体"的医学服务内涵（预防、诊治、缓解疾病、康复、维护健康），"五位一体"现代医学模式与中医治未病养生保健观念（无病重防，养生调摄；潜病辨识，防其发展；欲病早治，防微杜渐；已病早治，防其传变。）等。这些重要的观念不仅体现了人们对自身健康与医学发展认识的升华，而且对形成健康管理概念与创新理论产生了重要影响，是健康管理创新理论与学科体系形成的重要指导思想和学科理论基础。

三、现代医学科学与医学科技创新体系是健康管理学创新理论形成的学科源头和科学体系支撑

现代医学包括现代西医和现代中医。现代西医涵盖基础医学、预防医学、临床医学、康复医学、特种（特因）医学、健康管理学、转化医学与精准医学等；现代中医涵盖中医未病学与养生学、中医临床医学、中医康复医学、中医亚健康学等。现代医学创新体系包括基础医学创新体系、预防医学创新体系、临床医学创新体系、特种医学创新体系和健康管理学创新体系。一方面，健康管理学充分吸纳融合了现代医学科学及其创新体系的相关先进理念、基本观点、技术方法与基本流程规范，充分体现了继承、融合与创新的特点。另一方面，现代医学科学及其创新体系是健康管理学创新理论与学科体系形成的基本学科基础及学科体系支撑。健康管理学的创建不但学科基础牢靠，而且创新动力和发展潜力巨大，是现代医学和健康服务业创新发展的重要标志。

四、管理科学和生物信息学是健康管理学创新理论与学科体系形成的重要专业技术基础

管理科学是以问题为导向，通过计划、组织、指挥、协调与控制五个要素或环节进行的组织行为过程，旨在节约资源、节省时间，并充分利用、发挥现有设备技术的作用和人的积极性，以最小的投入获取最大的效益。生物信息学是研究生物信息的采集、处理、存储、传播、分析、解释和利用等方面，伴随着生命科学和计算机科学的迅猛发展而融合形成的一门新学科。它通过综合现代科学与生物学，计算机科学和信息技术而揭示大量而复杂的生物数据（大数据）所赋予的生物学奥秘。一方面，管理科学和生物信息学是健康管理学的两个重要基础支撑体系和学科专业内涵。另一方面，将管理科学、生物信息学与医学科学融合为一体，形成一个全新学科与服务业态本身就是一种理论及实践的创新。随着人工智能、大模型时代的到来，管理科学数字化和生物信息智能化已成为引领推动健康管理学科理论与技术创新的源泉及驱动力。

第三节 健康管理学科理论体系创新

健康管理学科理论体系涵盖基本概念、学科基础、学科分支与专业、方法与技术、职业技能与业态、政策与法规、模式与路径等多个方面，构成了一个完整的体系，其创新主要体现在以下方面。

1. 首次提出和统一了健康管理学基本概念与学科体系。统一了健康管理的基本概念与健康管理学以及健康管理医学服务的基本概念与内涵，并在此基础上创新提出了具有中国特色的健康管理学科体系。这一体系不仅明确了健康管理的理论基础、学科定位与实践内涵，还强调了健康管理是集成运用医学、管理科学、生物信息学的技术方法和手段研究解决个体或群体的健康问题。健康管理学是融合多学科的相关理论与实践元素形成的一门新兴医学学科或知识体系。健康管理医学服务是现代医学实践的新常态和加强重大慢性病防控，积极应对人口老年化和满足全人群全生命周期多样化、差异化、个性化健康需求的重大策略与有效举措。健康管理学科体系是现代医学创新体系的重要组成部分等。这些系统论述均集中体现了学科理论研究的原始创新。

2. 首次综合运用现代医学、管理科学与生物信息学及中医治未病理论和思想，将基础医学、临床医学、预防医学、康复医学中的相关专业或专科要素进行有机结合与利用，形成了具有鲜明学术思想和学科专业特色的健康管理学科理论体系，包括健康管理学基础、学科专业及学科分支、学科优势与专业/职业特点、学科方法学与评价指标体系、学科实践内涵与学科人才建设等。这些充分体现了学科理论研究的整合、融合与创新。

3. 首次将医学相关技术方法与实践经验、管理学理念与手段、生物信息技术等集成为一个相对完整的健康管理适宜技术体系和干预方法。这一技术体系将基础医学、预防医学、临床医学、康复医学、循证医学、转化医学、精准医学、中医养生保健等方面的研究与实践方法进行优化集成，形成了健康检测、评估、干预、跟踪监测四个基本环节和技术应用体系，体现了学科技术与方法学的集成创新。

第四节　健康管理专业分支与职业技能的创新

健康管理专业分支涉及健康体检、慢性病健康管理、生活方式健康管理、中医健康管理、老年健康管理、职业与重点人群健康管理、家庭/社区健康管理、护理健康管理、互联网与数字健康管理、健康管理信息技术与大数据等。健康管理职业与技能方面，除了国家职业标准中的健康管理师外，还涉及健康体检咨询与报告解读、健康状态与亚健康调理、营养与运动健康指导、心理与睡眠健康管理、中医特色健康管理、重大慢性病保险与工作场所健康管理等职业。涉及的职业或岗位技能主要包括健康信息采集与健康咨询，健康信息分析与健康风险评估、健康干预方案或处方制订与健康指导、健康监测与跟踪管理以及体检后健康管理门诊等。其创新主要体现在以下方面。

1. 在健康管理学科专业设置方面体现了健康管理学科概念的内涵要求、实践特点、实施基本环节与路径；体现了“防大病、管慢病、促健康”的创新学术思想；突出了以促进和维护人的健康为中心，以健康风险或慢性病危险因素管理为要点，以慢性病早筛和早期康复为重点，以健康检测、健康评估、健康干预与健康跟踪为基本环节，以健康信息标准与健康大数据为支撑，以预防病伤、延缓衰老、提高企业健康生产效率和全民健康水平为目标，形成与疾病医学既有联系又有区别的健康管理学科与专业优势，体现了现代医学科学的继承与发展创新。

2. 在健康管理师等职业与技能设置方面，既体现了《中华人民共和国职业分类大典》的一般要求，又体现了健康管理作为一种特殊职业与技能的专门要求；与之相适应的职业技能设置既体现了健康管理学科专业技术的内涵要求，又体现了健康管理新职业技能的特殊要求，是对我国大健康产业职业与技能发展的体系创新。

第五节　健康管理服务体系与健康服务业态创新

健康管理服务体系主要由医学服务、非医学服务和综合式健康服务三大模块组成。其服务链包括健康教育与咨询、健康检测与评估、健康干预与指导、慢性病筛查与早期康复、主动健康与康养康复及健康照护服务等内容。健康管理与促进服务业态涉及除传统医疗服务以外的所有健康服务新兴业态，是大健康产业的重要组成部分和现代健康服务业态的重要内容。其创新主要体现在以下方面。

1. 健康管理服务体系与传统医疗服务体系有着明显的差异。传统医疗服务体系是以疾病或患者为中心，以疾病检查、诊断、治疗、康复为服务链，其产品和技术涉及医疗诊治器械、药品、康复器具、疫苗与耗材等，服务涉及临床医疗服务和医药服务两个部分。健康管理服务体系则紧紧围绕人的健康维护和促进展开，强调以个体或群体健康为中心，以健康检测、健康评估、健康干预和健康跟踪为服务链，服务产品和技术涉及健康信息采集仪器设备、生物技术及方法、健康评估模型或工具、健康干预技术及产品、健康监测与移动可穿戴技术产品，以及营养、运动、心理、睡眠、旅游、文化等生活方式健康需求与消费产品。服务涉及医学服务、非医学服务和综合式健康管理服务三种模式。健康管理服务体系一方面补充、完善和丰富了医学服务体系的内涵与服务链，另一方面充分体现了现代产业、服务业及健康服务业的多重属性与特点，是对现代健康产业与健康服务业体系的创新发展和提升。

2. 健康管理服务作为健康服务的新业态与以往传染病防控和慢性病临床诊治的常态有明显的区别。传染病防控一般遵循传染病病因、发病规律及特点，采用疫苗接种人群隔离等常规方法。慢性病临床诊治一般依据导致某一类慢性病发生的主要危险因素和发病机制与临床特点，采取药物、手术治疗、介入治疗、护理及康复器具等技术方法及手段，提供临床路径式常态服务。而健康管理一般采用以健康问卷调查、健康体检检查、健康信息分析评估、健康非药物干预为主的方法和连续跟踪监测技术与管理手段，提供全程、全方位、全生命周期和多层次及多样化的服务。这种体现医学、管理学和生物信息学“三位一体”的服务方式或服务业态是以往传统医疗服务所没有的，因此是一种全新的服务方式或健康服务业态。

第六节 健康管理学创新理论在我国的运用实践

健康管理学创新理论一方面源于健康管理服务实践及经验总结，另一方面又必须回到健康管理服务实践中去运用和检验，以及不断发展。回顾我国健康管理学创新理论的运用实践，主要分为健康管理医学服务和非医学服务两大领域。

一、在健康管理医学服务中的运用实践

健康管理学创新理论在医学服务中的应用主要体现在健康体检与慢性病风险筛查、社区健康管理、预防保健与老年健康管理、护理健康管理、中医治未病健康管理等方面。其中运用最广泛和取得学术成果及经验最多的是健康体检与慢性病健康管理服务。

（一）在健康体检服务中的运用实践

健康管理创新理论成果在健康体检机构建设和健康体检服务实施过程中的运用主要体现如下。

1. 成功运用健康管理理念，引导和指导了我国健康体检服务的三大转变：健康体检服务由套餐体检向个性化体检筛查转变；由单纯的健康体检服务向慢性病筛查健康管理服务转变；由传统年度体检向智能化体检后健康管理服务转变。

2. 在健康管理创新理论和学科体系指导下，针对健康管理（体检）机构的质量目标要求和服务品质提升的实践需求，由中华医学会健康管理学分会、《中华健康管理学杂志》编委会共同组织全国数百名专家历时两年，制定了《健康体检基本项目专家共识(2014)》(以下简称“《共识》”)。该《共识》是《健康体检管理暂行规定》的重要配套文件和全国各级各类健康管理（体检）机构规范有序开展健康体检服务的基本学术遵循。该《共识》对提高我国健康体检服务的质量与品质，规范健康体检从业人员服务行为和提升健康体检质量发挥了积极的作用。

3. 运用健康管理学理论与健康管理医学服务体系成功组织开展全国健康管理学科创建与医学服务创新示范建设，取得了明显的成效。该项工作开展十余年来，共在全国近 10 000 家健康管理（体检）机构中评选出 400 余家共创共建机构和 114 家健康管理学科创建与医学服务创新单位，对推动和引领我国健康管理学科进步与健康体检服务业发展发挥了重要作用。

（二）在慢性病健康管理中的运用实践

针对我国慢性病高发及危险因素流行的严峻形势，运用慢性病风险管理和零级预防理念，开展无症状或高危人群常见慢性病及其危险因素筛查与管理，取得了显著的学术成果和实践成效。

在中国健康促进基金会的支持下，2012—2016年，中华医学会健康管理学分会、心血管病学分会、超声医学分会和《中华健康管理学杂志》编委会等先后制定了《健康体检人群心血管病危险因素筛查与管理中国专家共识》和《中国健康体检人群颈动脉超声检查规范》等，对引领和推动全国健康管理（体检）机构实施慢性病危险因素管理和有效防控慢性病具有重要意义。2017 年，中华医学会健

康管理学分会、《中华健康管理学杂志》、中关村新智源健康管理研究院组织开展了以“三高共管”心脑血管疾病防治优质健康管理服务体系与服务包研究与实践，并在中南大学湘雅三医院、重庆医科大学附属第一医院、江苏省太湖疗养院等三十余家机构推广实施，开启了我国重大慢性病健康管理的创新征程。

2019 年，由中关村新智源健康管理研究院、中南大学健康管理研究中心、中国卫生信息与医疗健康大数据学会慢性病健康管理专委会等在《健康管理蓝皮书：中国健康管理与健康产业发展报告》中发布了首个《慢病健康管理中国专家共识》，随后 2020 年、2021 年由国家心血管病中心和国家糖尿病防治办公室组织专家编写发布了《中国高血压健康管理规范(2019)》和《中国糖尿病健康管理规范》。2024 年，由中国高血压联盟、上海市高血压研究所、中关村新智源健康管理研究院等共同组织专家在《中华高血压杂志》发布了《健康体检血压管理中国专家共识》，上述共识和规范已成为指导我国慢性病健康管理工作重要的学术成果与实践遵循。

（三）在社区健康管理中的运用实践及成效

为了贯彻落实预防为主、重心下移的策略，提升基层防病治病和健康管理服务能力，自 2012 年以来，中华医学会健康管理学分会和中国健康促进基金会通过组织编写社区健康管理师培训教材和组织开展社区高血压、糖尿病健康管理和职业 / 工作场所健康管理项目，取得了显著成效，使健康管理创新理论真正与社区及工作场所健康服务实践紧密结合，并在实践中不断得到完善和进步。

（四）在其他健康管理医学服务方面的运用实践

这部分的运用实践主要包括预防保健与老年人健康管理、疗养康复健康管理、中医治未病健康管理和护理健康管理。

1. 在预防保健与老年人健康管理中的运用实践　随着临床保健模式开始向预防保健和健康管理模式的转变以及人口老龄化的提速，预防保健与老年人健康管理成为健康管理学科创新理论与技术及服务模式运用实践的重点领域之一。其运用实践的着眼点有以下三点。①引导和指导我国干部年度保健体检的项目设置，适当减少一般性的和每年重复检查的项目，增加心血管疾病、糖尿病和癌症等慢性病早期风险筛查项目，建立和实施预防保健与健康管理一体化服务体系。②针对老年人的主要健康问题与健康管理需求，研究并构建老年人慢性病康复与健康管理服务的综合模式及路径。③积极贯彻国家大力发展养老产业的相关政策，研究探索基于医养结合的老年人健康管理与长期照护的新业态。

2. 在疗养康复健康管理中的运用实践　由于疗养院具有优越的地理位置、自然疗养因子和环境优势，独特的健康服务系统、方法手段、模式、路径与评价体系，因此，疗养院不但能够提供健康管理医学服务，同时也能开展健康管理非医学服务，即疗养院是运用健康管理学创新理论与适宜技术开展整合式健康管理服务，构建疗养康复健康管理服务体系的主要代表机构。疗养院开展健康管理服务的人群对象主要包括疗养体检人群、慢性病疗养康复人群、休闲疗养人群、特殊职业疗养人群(包括军事特勤人员、竞技体育获奖人员等)。针对不同的疗养对象及健康需求提供差异化与个性化健康管理服务是疗养康复健康管理的特色与亮点。因此，疗养院实施健康管理除了按照“健康检测、评估、干预、跟踪”四项基本服务流程外，应该着重研究并构建疗养康复健康管理服务体系，集成研发形成疗养康复健康管理特色技术与手段，创新疗养康复健康管理服务模式，提供针对不同疗养群体或个体的差异化、个性化服务及产品，并建立统一规范的疗养康复健康管理效果评价体系和基于互联网的健康信息服务管理平台。

3. 在中医治未病健康管理中的运用实践　中医治未病思想不但是我国健康管理学创新理论与实践发展的重要医学文化溯源，而且是我国开展中医健康服务与中医养生保健体系构建的重要内容。在中医健康服务中，研究总结了健康管理学在中医健康服务中的运用实践，并从理论与实践的结合上予以凝练和概括，形成了中医治未病健康管理的主要学科内涵，具体包括中医治未病与健康管理学之间的关系以及在健康管理研究和实践中的意义；中医特色技术与方法，包括中医“四诊”、中医体质辨识、中医经络与身体健康状态测评、中医药调理及养生技术在健康管理服务实践中的运用，以及中医治未病健康管理体系构建与应用实践等。

4. 在护理健康管理实践中的运用　护理学以自然科学及社会科学为基础，研究如何提高及维护人类身心健康的护理理论、知识及发展规律。护理学涉及影响人类健康的生物、社会心理、文化及精神等各个方面因素，其基本任务是维护健康、预防疾病、恢复健康及减轻病痛。研究总结健康管理学在护理服务中的运用实践，特别是在健康检测、健康评估、健康干预和健康监测四个健康管理环节中的应用，并将“健康评估”“护理教育学”“护理管理学”“护理信息学”等护理学知识与技能融入到全人群、全过程健康管理实践中，进而总结形成护理健康管理专业或职业知识体系，完成由传统临床被动疾病护理向主动健康管理护理的转变，以实现“早预防、早护理、早康复”的目的。护理健康管理学的主要任务是研究探讨护理健康管理的相关理论与体系、科技创新与科普传播、实践模式与路径、实施技术与技能、相关标准与规范、人才培养与评价等。

二、在健康管理非医学服务中的运用

健康管理非医学服务是健康管理学实施的重要内容与健康管理服务体系的不可或缺的组成部分。健康管理非医学服务主要涉及生活方式健康管理服务、健康休闲与健康消费服务、健康旅游与健康文化服务、健康保险与健康金融服务等。需要强调的是，提供上述健康管理非医学服务的机构与人员必须具备相应的资质和职业技能，且不能从事健康管理医学服务。

（一）在生活方式健康管理服务中的运用

由于生活方式与行为是健康的重要决定因素和健康素养构成的主要内涵，健康生活方式是健康的主要保护与促进因素，不良生活方式是健康的危害因素，是导致心脑血管疾病、糖尿病、部分癌症（如肺癌、结直肠癌等）等重大慢性病发生发展的可改变危险因素。实施全人群全生命周期健康管理的首要任务就是做好生活方式健康管理。尽管生活方式医学在国际上已经兴起发展了近 30 年，但关于生活方式健康管理的概念与内涵迄今没有形成统一认识。我们认为，生活方式健康管理是指在生活方式医学指导下，通过运用健康管理的理论、技术、方法与手段，对个体或群体的不良生活方式与行为习惯及危害进行调查 / 监测、评估、干预及跟踪管理的程序或过程，以达到预防疾病、促进健康之目的。主要内容包括饮食营养、身体活动与运动、心理健康与压力、生活作息与睡眠、体质与体重健康管理或不良行为与习惯（吸烟、过量饮酒、熬夜及疲劳驾驶等）改善管理等。随着健康中国战略的深入实施和国民健康素养的持续提升，加之国际生活方式医学兴起发展对我国健康管理服务的影响，我国生活方式健康管理迎来了前所未有的发展机遇。生活方式健康管理的主要内容涉及相关概念与内涵、理论基础与研究方向、技术方法与手段、实施模式与路径探索等。

（二）体育锻炼与体育消费服务

体育锻炼是指运用各种身体练习方法（包括徒手或器械），以强身健体、调节心理为主要目的，并达到一定强度的身体活动。主要内容包括运动健身健美运动、娱乐休闲体育、民族传统体育等。体育消费是指用于购买运动服装、体育器材，订阅体育书刊，支付锻炼的场租和聘请教练以及观看体育比赛费用等消费行为的总称。体育锻炼与体育消费服务是我国健康服务业和健康管理与促进服务的重要组成部分，是我国经济发展进入新常态和国家推进供给侧改革过程中重点扶持和大力发展的业态之一。发展体育事业和体育产业及体育消费服务业是提高中华民族身体素质和健康水平的必然要求，是健康管理学创新理论与实施策略成功运用的重要标志之一。据《2020 年全民健身活动状况调查公报》显示，全国参加体育锻炼人数比例持续增长，城乡和地区间的差异也在逐步缩小。据数据统计，2020 年我国 7 岁及以上居民中经常参加体育锻炼人数比例为 37.2%，比 2014 年增加了 3.3%。体育消费显著增加，消费结构也在不断优化升级。数据统计，2020 年成年人的人均体育消费为 1 758.2 元，老年人为 1 092.2 元，较 2014 年分别增加 789.8 元和 588.2 元。消费类型方面，2020 年成年人与老年人实物性消费在体育消费中占比为 53.7%，与 2014 年相比下降 25.3%；参与型消费和观赏型消费占比分别为 20.6% 和 7.7%，与 2014 年相比分别提高了 13.7% 和 2.5%。近年来结合健康体检结果进行有计划、有处方的运动健康管理或“医体”融合健康管理模式正在逐步建立起来。以健康管理学创新理论为指导，研究并构建适用不同人群（竞技体育人群、健身防病人群、慢性病康复人群），不同需求、不同年龄与性别及不同地域或民族特点的体育锻炼与运动健康管理体系及模式，已经取得了明显的进步。

（三）健康 / 医疗旅游与休闲养生服务

健康 / 医疗旅游服务是结合外出旅游进行的健康查体、医疗美容、抗衰老、补充或替代医学（自然养生服务）等服务的总称。休闲养生服务是利用休闲度假开展的自然养生和非医学健康管理服务。随着人民生活水平的提高、健康意识增强与健康观念的转变，传统单纯提供的旅游消费服务已经不能适应和满足人民日益增长的医疗健康需求，结合外出旅游体验自然养生、获得健康管理服务，进而改善或促进身心健康已经受到国内外越来越多人的追捧，成为现代人们日益增长的健康消费新需求与健康服务业发展新潜力。

（四）在商业健康保险和养老健康服务中的运用实践及成效

商业健康保险服务既是健康服务业的重要组成部分，也是健康管理服务的重要支撑体系之一；而养老健康服务业则是我国政府积极应对人口老龄化，大力发展大健康产业与新兴业态的重要方面。健康管理学创新理论与技术及模式在这两个服务业中的运用实践，一方面会创新驱动健康管理和养老健康服务业的协同发展，另一方面更会丰富和完善健康管理的实践内涵，主要体现在以下方面。

1. 在商业健康保险服务中的运用实践　商业健康保险是由商业保险机构对因健康或健康风险原因和医疗行为导致的损失赔付保险金的保险及服务，是对公共健康保险或基本医疗保险的重要补充，是我国当前和今后一个时期重点发展的健康服务业态。由于国外健康管理一直得益于商业健康保险的推动而不断发展，因此，通过引入健康管理的先进理念和创新理论，创新商业健康保险的服务模式与路径，科学设置基于健康风险早期筛查与管理的险种及赔付机制，构建商业健康保险与健康管理服务新体系及新模式，是引导和推动健康管理与商业健康保险融合、协同发展的关键所在。其运用实践主要包括研究开发与健康管理服务相关的健康保险产品；开展预防性健康体检与健康风险评估和干预；提供疾病预防（特别是常见重大慢性病预防）与慢性病早期筛查、健康咨询与健康指导、健康维护与健康促进、慢性病康复与跟踪管理、生活方式改善与养生保健等服务；加快中医药养生保健、“治未病”理念相关的健康管理保险产品的开发，以满足国民对中医药保健服务多元化、多层次的需求；积极开发满足老年人保障需求的健康养老与健康管理产品，实现医疗、护理、康复、养老等保障与服务的有机结合。

2. 在养老健康服务中的运用实践　随着我国经济社会平稳高质量发展，人民生活水平显著提升和人口老龄化提速，养老健康服务需求快速释放。自 2012 年以来，健康养老事业和养老服务产业在国家一系列政策的鼓励与支持下，得到了明显的发展与进步。这为健康管理学创新理论与技术的运用实践提供了难得的机遇与空间。其运用实践主要体现在以下几个方面：一是以健康管理学创新理论为引导，进一步优化和完善养老健康服务体系结构，建立覆盖老年人全周期、内涵更加丰富、结构更为合理的养老健康管理服务体系。二是集成运用健康管理相关适宜技术与手段，创新开发健康养老服务特色技术产品与路径，包括健康养老知识或素养产品（健康文化产品）、用于健康养老的可穿戴技术与产品、智能化养老康复技术及产品、居家养老服务系列产品、老年健康旅游包等。三是结合老年人健康素养教育与培训，开展健康自我健康管理技能训练、指导、咨询与健康改善效果评价服务。

第七节　未来十年我国健康管理重点研究领域与发展方向

回顾我国健康管理二十余年的发展历程与进步，我们总结形成了中国特色健康管理创新理论与实践经验，丰富了现代健康学、健康医学和医学学科理论体系与实践内涵，拓展了我国重大慢性病防控、积极应对人口老龄化和提升人民健康水平的研究视野和动能，为我国健康管理和健康产业的高质量发展打下了坚实的基础。根据党的第二十次全国代表大会描绘的中国式现代化发展蓝图和深入推进健康中国战略规划，未来十年将是健康管理高质量创新发展的关键时期。在此期间，我国健康管理主要研究方向与重点任务主要包括健康管理创新理论与政策研究；健康管理相关基础研究；循证健康体检医疗质量研究；健康管理与商保融合研究；重点人群健康管理研究；健康管理学科建设与学历教育研究；健康管理医学服务体系与健康产业创新发展研究；中医药健康管理研究；新质生产力与数字化智能化健康管理应用研究；职业健康管理研究；健康管理科技创新与科普传播研究；主动健康与生活方式健康管理研究等。

（武留信　白书忠　强东昌）

参考文献

1. 武留信. 加快健康管理学术理论研究和学科建设 [J]. 中华健康管理学杂志, 2007, 1 (1): 4-7.
2. 中华医学会健康管理学分会, 中华健康管理学杂志编委会. 健康管理概念与学科体系的中国专家初步共识 [J]. 中华健康管理学杂志, 2009, 3 (3): 141-147.
3. 白书忠, 武留信, 陈刚. 健康管理医学服务内涵与实践 [J]. 中华健康管理学杂志. 2010, 4 (6): 321-325.
4. 白书忠, 武留信, 陈刚. 健康管理机构内涵建设与发展 [J]. 中华健康管理学杂志. 2012, 6: 3-5.
5. 白书忠, 武留信, 陈刚, 等. 加强学科建设引领健康管理机构与产业发展 [J]. 中华健康管理学杂志, 2013, 7 (02): 73-75.
6. 白书忠, 武留信. 中国健康管理创新理论实践 [J]. 中华健康管理学杂志, 2014, 8: 75-78.
7. 中华医学会健康管理学分会, 中华健康管理学杂志编委会. 健康体检基本项目专家共识 [J]. 中华健康管理学杂志. 2014, 8: 81-90.
8. 曾强. 中国健康管理科研与学科建设的发展及展望 [J]. 中华健康管理学杂志, 2015, 9: 157-160.
9. 王培玉. 健康管理理论与实践的现状、问题与展望 [J]. 中华健康管理学杂志, 2015, 9: 2-6.
10. 武留信, 强东昌, 师绿江, 等. 研究医学与健康发展新常态, 创新健康管理学术理论与实践研究 [J]. 中华健康管理学杂志, 2016, 10 (1): 7-11.

第三章 健康管理学的形成

第一节 健康管理基本概念与发展理念的形成

健康管理在国际上已有数十年的发展历史，在我国也经历了二十余年的艰辛探索与实践，但在2009年以前尚未形成公认和统一的定义、概念及内涵表述，健康管理学在国内外并未形成完整的学科概念与学科体系表述。因此，构建健康管理创新理论与学科体系必须首先研究解决对健康管理基本概念的认识，一方面要从理论与实践相结合上统一健康管理的基本概念和内涵；另一方面对健康管理涉及的相关概念，如健康、医学、管理学及生物信息学等，也应该做出正确选择和梳理，使之融合成为一个全新的健康管理相关概念体系。健康管理概念应包括基本概念和相关概念两个部分。

一、健康管理基本概念的形成

中华医学会健康管理学分会和《中华健康管理学杂志》自创建伊始，一直致力于学科概念的统一。2008年底至2009年5月，组织来自全国20多个省市的200余名跨学科领域专家，历时半年打磨，在《中华健康管理学杂志》正式发表《健康管理概念与学科体系中国专家初步共识》，在业内首次实现了健康管理的学术认同，概括性总结了我国探索健康管理学术理论研究与实践以来的宝贵经验，填补了相关理论研究空白，成为我国健康管理创新理论与学科体系概念初步形成的里程碑。《中华健康管理学》中有关健康管理和健康管理学的基本概念及相关概念，仍然采用《健康管理概念与学科体系中国专家初步共识》中的表述。

"健康管理是以现代健康概念和新的医学模式以及中医'治未病'为指导，通过采用现代医学和现代管理学的理论、技术、方法和手段，对个体或群体健康状况及其影响健康的危险因素进行全面检测、评估、有效干预与连续跟踪服务的医学行为及过程。其目的是以最小的投入获取最大的健康效益。"这一概念的创新体现在四个方面：一是明确了开展健康管理的理论指导思想是现代"四位一体"的健康概念（无病无弱、身心健全、社会适应、环境和谐），"五位一体"的现代医学模式和中医治未病思想，这体现了指导思想创新；二是将医学、生物信息学和管理科学的技术、方法和手段集成融合，用以发现、评估和解决个体或群体的健康问题，这体现了多学科与技术的融合与创新；三是规定了实施健康管理的四个基本环节或步骤（检测、评估、干预、跟踪），这体现了实施过程创新；四是强调以人的健康为中心、以健康或疾病风险管理为重点、以最小的投入获取最大的健康效益作为健康管理的核心理念与实践特色，这体现了服务理念的创新。

二、健康管理发展理念的形成

健康管理的实施以个体或群体的健康为中心，以健康或疾病风险因素预防控制为重点，以提高个体或群体的健康素养为切入点，以全面健康检测（发现健康问题）、科学健康评估（评价健康状况和疾病风险）、有效健康干预（解决健康问题）、全生命周期健康跟踪管理（预防监管健康问题）为基本环节，以促进健康或延长健康寿命为最终目的。健康管理服务的目标人群是健康及亚健康人群（包括职业与健康生产力管理人群）、慢性病高风险人群和慢性病早期人群以及养老康复人群等。健康管理的实施策略是全人群健康教育与健康促进、全疾病谱风险因素预防或"零级预防"、全面体检与慢性病早期筛查、全方位健康评估与干预、全生命周期健康监测与跟踪管理。健康管理理论与实践研究既要充分考虑到健康与医学多维度、多学科交互的内在规律，又要体现健康管理学的学科融合性、专业包容性、技术集成性和服务不间断性的特点。

国民健康是国家可持续发展能力的重要标志，健康日益成为国际社会的重要议题。党的十八大以来，以习近平同志为核心的党中央把全民健康作为全面小康的重要基础，强调把人民健康放在优先发展的战略位置，从经济社会发展全局统筹谋划，加快推进健康中国建设。从十八届五中全会作出

“推进健康中国建设”的重大决策，到隆重召开的新世纪第一次全国卫生与健康大会，开启健康中国建设新征程；从印发建设健康中国的行动纲领——《“健康中国2030”规划纲要》，到党的十九大提出“实施健康中国战略”，以人民为中心加快健康中国建设的指导思想、顶层设计和实施路径一步步深化、系统化、具体化。

“大卫生、大健康”理念是实施健康中国战略的行动引领。党的十八大以来，党中央从健康影响因素的广泛性、社会性、整体性出发，强调树立“大卫生、大健康”理念，致力于全方位、全周期地保障人民健康。这既是对世界健康发展趋势的主动顺应，也是对健康发展内在规律的深刻揭示，体现了一种新健康观。这一新健康观大大超越了传统的疾病防治范畴，强调把健康融入所有政策，推动健康战略从“以治病为中心”向“以人民健康为中心”转变，将健康作为制定实施各项公共政策的重要考量因素，力求将各种健康危害因素降到最低。

三、健康管理相关概念的形成

健康管理基本概念与内涵的形成涉及对一些相关重要概念认识的统一。或者说，健康管理基本概念的形成是在对现代健康概念、医学模式概念、生活方式概念、中医“治未病”概念等重要概念统一认识及规范表述基础上形成的。因此，除了明确统一健康管理的概念与表述外，同时也要统一健康管理相关概念与内涵的表述。

（一）健康的概念与内涵表述

1948年，世界卫生组织宪章中首次提出三维的健康概念：“健康不仅仅是没有疾病和虚弱，而是一种心理、躯体、社会康宁的完美状态。”1978年，世界卫生组织在召开的国际卫生保健大会上通过的《阿拉木图宣言》中重申了健康概念的内涵，指出：“健康不仅仅是没有疾病和痛苦，而是包括身体、心理和社会功能各方面的完好状态。”此外，《渥太华宪章》也强调：“良好的健康是社会、经济和个人发展的重要资源。”

（二）亚健康的概念与内涵表述

亚健康是指个体处于健康和疾病之间的一种状态。处于亚健康状态者，不能达到健康的标准，表现为一定时间内的活力降低、功能和适应能力减退的症状，但不符合现代医学有关疾病的临床或亚临床诊断标准。尽管部分专家对亚健康的概念有不同看法，但作为一种医学与健康新概念及健康状态理念，其理论研究与实践意义不容置疑。

（三）中医“治未病”的概念与内涵表述

疾病早期预防的“治未病”原则，即“上医治未病，中医治欲病，下医治已病”的“治未病”思想和“未病养生，欲病先防，已病防变，瘥后防复”的四项原则。经过继承与传承、研究与发展，现在“治未病”思想与原则已广泛涵盖养生保健、疾病预防、疾病早诊早治以及全生命周期健康管理等多个方面，贯穿于中医诊疗与中医健康服务的全过程。

（四）医学与医学模式的概念及内涵表述

根据牛津英文字典的定义：“医学是治愈、缓解、预防疾病，恢复和维护健康的一门科学与艺术。”医学是人类长期与自身疾病或危害健康的各种因素斗争而逐步形成的一门科学与艺术，是开展疾病预防、诊疗、康复和维护健康的实践经验总结。医学的内涵十分丰富，一是医学的思想、观念、理论、方法、技术与手段是科学的；二是医学的操作技术与技能必须体现人文精神，即医学操作技术与技能必须精准、精湛，就像一门高超的艺术一样；三是医学的实践内涵或服务内涵原本就是多维度的，包括病伤的救治、疾病的预防、身心病伤的康复、全生命周期健康的维护等，而不仅仅是诊治疾病。

（五）健康学与健康医学的概念及表述

健康学是研究人的所有健康问题的理论、实践总结及概况，是关于人的生理、心理、社会适应性与环境和谐等方面健康内涵与相互关系的知识体系，是对人的健康内在规律与外在表现以及影响因素的总认识，是人类自然科学与社会科学研究与实践的重要组成部分。研究范畴涉及生理健康学、心理（精神）健康学、环境健康学、社会健康学、行为与生活方式健康学、生物（生命）健康学、医学健康学（健康医学）、文化健康学、信息健康学、互联网健康学、职业健康学、人口健康学与管理健康学或健康管理学等。而健康医学则是关于运用医学理论、方法、技术或手段研究或解决健康问题的理论与实践概括，它是一门研究人类健康的科学认识论与方法学，是健康学的重要组成部分，是研究健康与医学之间关系及相互影响的知识体系。

（六）健康教育与健康促进的概念及表述

健康教育是通过教育培训方法技能和信息传播手段宣传、传播健康理念、知识、技能的理论与实践概括，其目的是提高公众健康素养与自我保健能力及水平。健康促进"是促使人们维护和提高自身健康的全过程，是协调人类与环境的战略，它规定了个人与社会对健康各自所负的责任。"

（七）健康体检的概念与内涵表述

健康体检或称健康检查是指对无症状个体和群体的健康状况进行医学检查与评价的医学服务行为及过程，其重点是对慢性非传染性疾病及其风险因素进行筛查与风险甄别评估，并提供健康指导建议及健康干预方案。健康体检是实施疾病早期预防和开展健康管理的基本途径及有效手段之一。

（八）管理的基本概念与内涵表述

管理是指包括制订战略计划和目标、管理资源、使用完成目标所需要的人力和财务资本以及衡量结果的组织过程。其目的是节约资源，节省时间，充分利用、发挥现有设备技术的作用和人的积极性，以最小的投入获取最大的效益。管理包括传统管理（组织或雇主与管理者于一体的经验管理），科学管理（严格按照计划、组织、指挥、协调与控制五个管理要素进行管理）与现代管理（强调以人为本、科学决策与调动人的内在活力及创造力）。

（九）健康危险因素的概念与内涵表述

广义的健康危险因素是指对人的健康造成危害或不良影响，进而导致诸多疾病（主要是慢性非传染性疾病）或伤残的因素。这些因素包括生物、化学、物理、心理、社会环境及不良生活方式与习惯等。而慢性非传染性疾病的危险因素，则是指对非传染性疾病的发病率和死亡率具有重要的归因作用，通过基本的健康干预手段能够改变，并且在人群中比较容易测量的因素。健康危险因素具有遗传性、潜在性、可变性、聚集性（多种危险因素共存）以及可测可控性等特点。

（十）健康评估的概念与内涵表述

健康评估是指对所收集到的个体、群体健康或疾病相关信息进行系统、综合、连续的科学分析与评价过程。其目的是为诊治疾病、维护、促进和改善健康，管理和控制健康风险提供科学依据。健康评估通常分为一般性健康状况或状态评估和健康风险评估两类。

（十一）健康风险评估的概念与内涵表述

健康风险评估用于分析测算某一个体或群体未来发生某种疾病或损伤以及因此造成的不良后果的可能性大小，是一种对个体未来健康趋势及疾病/伤残甚至死亡危险性的预测。它以风险因子调查、检测/监测所获取的信息分析为基础，以循证医学为主要依据，结合评估者的直接观察和经验，对个体当前和未来疾病发生风险进行客观量化的评估与分层，为个体健康解决方案的制订和健康风险的控制管理服务。

（十二）生活方式及生活方式病的概念与内涵表述

生活方式是一个内容丰富、内涵涉及广泛的概念，有狭义和广义两种解释。狭义上，生活方式指人们在日常工作与生活中衣、食、住、行、玩的方式。或者说，是人们对生活资料的支配或消费方式。广义上，生活方式是人们的生活水平、生活习惯和爱好，以及生活的目的、对生活的态度的总和。概括地讲，生活方式就是指人们在日常生活中形成的相对固定的行为举止和思维定式及习惯，包括生活节奏、饮食与运动、睡眠及处事方式等。由于物质资料的生产活动是人类最基本的实践活动，是决定其他一切活动的，所以生产方式从根本上决定了生活方式。生活方式一旦形成，就有一定的稳定性和相对独立性。生活方式对健康的影响具有双重、双向性。良好的生活方式对健康具有维护、改善与促进作用，从而能有效减少或延缓疾病的发生。而不良生活方式（即对健康有害的生活方式）对健康的负面影响是多方面的。包括加重人的精神心理负担；长期摄入或受到有害物质的影响，会对人体产生慢性的、潜在的，甚至是不可逆的损害；影响人的社会地位和社会适应性；增加个体和某一群体对致病因素的敏感性。

生活方式病是指由于人们不良的生活方式，以及社会的、经济的、精神的、文化的等多方面不良因素共同作用所导致的躯体和心理疾病。由于生活方式病是现代文明的负面产物，故又称为"现代文明病"。众多研究已经证明，积极倡导健康的生活方式，以及改变不良生活方式，对于有效预防生活方式病和其他慢性非传染性疾病具有不可替代的重要作用。

（十三）行为的概念与内涵表述

行为通常指可以被观察到的人体反应或个体赖以适应环境的一切活动的总称，包括摄食、防御、劳动、求偶等活动。行为具有三层科学内涵：其一，行为表示一种活动过程；其二，行为表示一个人当时所处的状态；其三，行为代表一个人所具有的某种活动特征或特性。人的行为除了受遗传因素影响外，还受后天所处的环境因素、学习因素、文化与教育、经济与社会因素的影响。与生活方式相类同，人的行为对健康的影响也是双向性的。不良行为对健康具有负面及危害作用（包括对自我健康的不利影响、对他人健康的不利影响以及对环境健康的不良影响等）。而文明的行为对健康具有促进、维护和改善作用（包括促进生理、心理及社会适应性健康，延缓和减少疾病发生，有利于疾病的治疗和康复，防止疾病的复发与恶化）。

（十四）健康干预的概念与内涵表述

健康干预是指对影响健康的不良行为、不良生活方式及习惯等危险因素以及导致的不良健康状态进行综合处置的医学措施与手段，包括健康咨询与健康教育、营养与运动干预、心理与精神干预、健康风险控制与管理以及就医指导等。健康干预是健康管理的关键所在，是社区慢性非传染性疾病综合防治的重点。由于健康危险因素的规范性、复杂性与聚集性，因此健康干预一般采取综合干预的策略。

（十五）健康信息技术的概念及内涵表述

健康信息技术是指用于支持健康信息的采集、存储、和交换的软件、硬件和基础设施的产品和系统，并构成规范化、自动化和智能化的支撑平台的信息技术应用的总称，其目的是提升质量、减少差错和提高效率，从而改善人类健康的医学服务供给。健康信息技术是信息技术在健康管理实施中的应用与提升，是开展健康管理研究与实践的重要支撑条件。而"互联网 + 医疗健康"则是以互联网为载体、以信息技术为手段，包括通信（移动）技术、云计算、物联网、大数据等，与传统医疗健康服务深度融合而形成的一种新型医疗健康服务业态的总称。

（十六）健康保险的概念及内涵表述

健康保险是用于抵御个体或群体疾病、伤残、意外伤害风险以及由此导致的经济、精神损失的一种保护性机制或保障性服务。其基本要素包括补偿被保险者因治疗疾病和伤害的费用以及由此造成的财产损失。健康保险的主要类型包括疾病保险、医疗保险、失能收入损失保险等。

（十七）健康服务概念及内涵表述

根据世界卫生组织的报告，健康服务涉及疾病诊断和治疗、预防、健康促进、健康维护与康复的所有服务，包括针对个体和非个体的健康服务。健康服务对象是指人的个体和群体，服务范畴包括疾病诊治、预防、健康促进、健康维护和康复；服务供给是全人群覆盖、全服务链实施、全过程保障。

（十八）健康服务业概念与内涵

根据国务院关于促进健康服务业发展的若干意见（国发〔2013〕40 号），"健康服务业是以维护和促进人民群众身心健康为目标，主要包括医疗服务、健康管理与促进、健康保险以及相关服务，涉及药品、医疗器械、保健用品、保健食品、健身产品等相关支撑产业"。健康服务业的属性是现代服务业，其目标是维护和促进人民群众身心健康，主体或业态体系包括医疗服务、健康管理与促进服务和健康保险服务，主要产品包括医疗、康复、药品、医疗器械、保健用品、保健食品、健身产品等。

（十九）健康管理医学服务概念与内涵表述

健康管理医学服务是在健康管理创新理论指导下，由具有医疗服务资质的机构和医务工作者提供的服务。服务的主体是健康管理医务工作者；服务的客体是健康、亚健康、慢性病早期或康复期人群；服务的重点内容是通过"零级预防"和中医"治未病"的理念与手段对健康人群及慢性病高风险因素人群实施检测、评估和有效干预，对慢性病实施规范管理和控制。健康管理服务的两大支撑点是健康管理信息技术和相关适宜技术及产品的集成运用。

（二十）"零级预防"与四级疾病预防体系的概念及内涵表述

"零级预防"或初始预防（primordial prevention）是 1978 年由美国学者 Strasser 提出的一个预防医学概念，它是指通过全人群健康干预，全面预防疾病危险因素在整个社会流行，从而提高人群的健康水平。简言之，"零级预防"是指针对全人群、全生命周期的健康或疾病风险因素的预防；强调以人的健康为中心，以健康或疾病风险因素发生前的防控为重点，强调从"新的生命出生之前""风险未出现时""病变未发生时"和"身体未衰老时"的初始预防与健康促进。四级疾病预防体系，是指在传统三级疾病预防体系（一级预防是防疾病发生，二级预防是防疾病发展，三级预防是防疾病导致的死亡或残疾）基础上，更加强调预防前移和全人群及全生命周期风险因素的预防，即传统三级预防 + "零级预防"构成新的四级疾病预防体系。

（二十一）健康和生产力管理概念与内涵表述

健康和生产力管理（health and productivity management，HMP）是对围绕雇员健康的所有方面而设计的多种不同类型服务项目的协同管理。HMP不仅涵盖了疾病预防的服务项目，还包括当员工患病、受伤以及处理工作生活关系时而需要的服务项目。这些服务项目包括医疗优惠、残疾和员工补贴项目、带薪病假、健康促进和职业安全项目。HMP亦指为提高积极性、减少人员流动及提高岗位效率而开展的活动。企业通过对劳动者群体实施有效的健康管理，能以较小的投入显著改善劳动者的健康状况，从而为企业生产力的发展和竞争力的提升创造有利条件。

（二十二）大健康产业的概念与范畴

大健康产业是指以维护和促进人民群众身心健康为目标的医疗健康服务业与相关支持产业的总称。它涵盖了医疗、医药、养生保健与健康管理等多个方面，涉及药品、医疗器械、保健用品、保健食品、健身产品和健康知识与文化产品等的研发、生产、制造、加工、销售、技术产品服务等。大健康产业是同时兼顾三个产业属性的跨行业、跨领域、跨地域、跨时空的新兴产业集群。

（二十三）慢性病健康管理的概念与范畴

慢性病健康管理即运用健康管理学的理论、技术和手段对个体或群体的慢性病风险实施筛查、评估、干预和动态跟踪；针对全人群开展全生命周期的慢性病危险因素预防和慢性病高危人群及患者的管理。其理念是“病前主动防，病后科学管，跟踪服务不间断”。主体是经过规范化的医学教育或培训并取得相应资质的医务工作者，客体是一般人群、慢性病高危人群及慢性病患者；核心是在健康管理医学理论指导下的医学服务，重点是健康危险因素的干预和慢性病的管理；慢性病健康管理是健康管理的服务实践的核心内容和慢性病防控的有效途径。

（二十四）智慧健康管理的概念与范畴

“智慧健康管理”这一名词在健康管理领域广泛传播始于2016年，白书忠教授在《中华健康管理学杂志》上提出健康管理要实现三个转变，其中之一即“从‘健康管理+信息化’向‘互联网+健康管理’转变，实现智慧健康管理”。智慧健康管理是运用新一代信息、通信、人工智能、生物信息学等技术手段，感测、分析、整合健康检测、健康评估、健康干预三个关键环节的各项信息，从而对个体或群体的健康需求作出智能响应的新模式。

（二十五）精准医学的概念与范畴

精准医学（precision medicine）是整合应用现代科技手段与传统医学方法，科学认知人体机能与疾病本质，系统优化人类疾病防治和健康促进的原理和实践，以高效、安全、经济的健康医疗服务获取个体和社会最大化健康效益的新型健康医疗服务模式。精准医学是以传统经验医学的精髓为根基，整合了循证医学、基因组医学、数字医学、基于数据的医疗、整合式医疗、个体化医疗等诸多先进医学元素，显著提升疾病预测、防控、诊断和治疗等医疗实践过程的确定性、预见性和可控性。

（二十六）生活方式医学的概念与范畴

生活方式是基于个体认知、价值观和信念所形成的一整套与其当下生活相匹配的日常生活起居习惯、工作习惯等，乃至行为及处事方式。近年来，在严谨、科学的循证医学体系内，逐渐形成了一个新的医学学科——生活方式医学（lifestyle medicine）。它是在“生物-心理-社会”新医学模式下，融合了营养医学、运动医学、心理及行为医学、临床医学等，在身、心、灵三个层面，针对慢性病的病因给予个性化的生活方式医学治疗。其是针对目前疾病谱及慢性病流行现状，基于循证医学的科学成果，利用或强化健康生活方式治疗技术，教育与培训患者自我管理与自身修复的方法，在治疗慢性病病因的同时，也提高机体自身内在修复能力，去预防、逆转或治疗慢性病的新医学专科。

（二十七）数字疗法的概念与范畴

数字疗法（digital therapeutics，DTx）是由软件程序驱动，以循证医学为基础的干预方案，用以治疗、管理或预防疾病。它可以单独使用，也可以与药物、医疗器械或其他疗法配合使用。数字疗法通过数字化手段将现有的医学原理、医学指南或者标准治疗方案转化成以应用软件为驱动的干预措施，可有效提高患者慢性病管理的依从性和可及性，是突破传统药物治疗的局限性的创新方法。数字疗法与数字健康和数字医疗不同。数字健康包括干预消费者生活方式、健康状况和其他与健康相关的技术、平台和系统。数字医疗是具有循证依据基础的，适用于医疗流程的技术、平台或者产品，包括数字化诊断、数字化生命标志物、远程监控等产品。相较于数字医疗，数字疗法的核心功能是由软件驱动的，服务对象更强调着眼于患者，是对患者特定疾病提供的预防、管理、治疗等干预措施。

第二节 健康管理学科基础理论的形成

中国健康管理学科概念及学科理论体系的提出，是基于对世界健康学和健康医学研究成果的学习借鉴，对我国中医“治未病”与预防保健思想和经验的继承，对我国近二十年来健康管理创新理论研究与实践探索的深刻认识，以及对健康管理学科与行业发展趋势的把握，而形成的初步理论概括。深入研究我国健康管理学科创新理论体系，对丰富完善健康医学和现代医学创新体系、指导我国健康管理学科建设、推动健康管理行业和相关产业可持续发展具有重大的理论和实践意义。

健康管理学科基础理论是形成健康管理学的重要基石与架构，是健康管理学科建设的主要内容和研究方向，包括健康学与健康医学理论、健康发展观与医学模式转变理论、中医“治未病”与疾病“零级预防”理论、健康管理医学服务与健康服务新业态理论、多学科（医学与管理学及生物信息学）融合创新等理论。

一、健康学与健康医学理论的形成

1948 年世界卫生组织宪章中明确提出“健康是人的基本权利”“健康不仅仅是没有疾病和虚弱，而是在生理、心理或社会适应能力上的完美状态。”这不仅从社会学角度和整体、系统、多维度诠释了人的健康的概念与内涵，而且把人类对自身健康问题的认识提高到前所未有的高度，引导人们走出传统消极的“生物医学”健康观，树立科学正确的健康观念。进入 21 世纪以来，伴随着人类生产、生活观念改变和医学目的和医学模式的转变，促进人类健康进一步上升为联合国及世界各国的战略目标。健康不仅仅是人的一种基本权利和生存目标，更是社会经济发展和人类文明进步的重要标志，是各项政策制定和体制设计、安排及评价的重要体现。

医学概念的内涵中包含了疾病医学和健康医学两大方面。在过去很长一段时期内，我们过于重视疾病医学，而相对忽视了健康医学。1996 年，世界卫生组织在题为《迎接 21 世纪的挑战》的报告中指出，21 世纪的医学将从“疾病医学”向“健康医学”模式转变，医学将不再仅仅以疾病为主要研究对象，而是以人的健康为研究对象与实践目标，健康医学将是未来医学发展的方向。因此健康医学是伴随 21 世纪医学目的和医学模式转变，相对于疾病医学兴起的一门新的综合医学学科，它是以人的健康为中心，围绕维护和促进人的健康为根本目的而开展的系列理论和实践活动的概括，包括健康的标准和影响健康的危险因素，维护和提高健康的技术、方法、手段、措施和途径等一系列实践概括和总结。健康医学的学科范畴包括：健康学与健康管理学；功能医学与抗衰老；基因组学与再生医学；运动营养学；健康预测、预警与个体化干预；“治未病”与中医预防保健；补充和替代医学等。

二、健康发展观与医学模式理论的形成

健康发展观是关于人类健康发展思想、理念、观念、方法等方面的总认识或总看法，是对人的健康学理论与实践发展基本观点的概括。人类健康发展观经历了远古时期消极的神灵主义健康发展观、近代被动式生物医学健康发展观、现代的社会学健康发展观与系统论健康发展观。进入 21 世纪，随着科学技术日新月异的进步，经济社会快速发展，人类精神和物质得到极大满足，但随之而来的环境污染、食品安全、人口老龄化、职业竞争与精神压力、生活方式改变与慢性病及其风险因素流行飙升等影响国民健康的问题日益突出，人类健康发展面临新的严峻挑战。因此，联合国及世界各国均明确提出了新世纪健康发展观及健康发展战略规划，如美国的全人群健康保障发展观与实施的“健康人民（health people）2010”规划、欧盟的公共健康发展观与实施的欧盟成员国“国家公共健康促进行动规划”、日本的健康寿命发展观念和“健康日本 21 世纪（healthy Japan 21）”和我国的全民健康科学发展观和“健康中国 2030”战略规划。由此可见，人类健康观发展到今天，不但成为丰富完善的理论观念，而且成为世界各国的国家健康行动规划与国民的生活目标；研究和运用健康发展观不但是健康管理学的基本任务，也是健康管理学的重要理论之一。

医学模式是医学研究与实践的基本遵循。伴

随人类健康观的发展，医学模式也由最初单一的“生物医学模式”发展或转化到今天的“生物 - 社会 - 心理 - 生理 - 工程”五位一体的医学模式。这一全新医学模式不但反映了现代健康概念的内涵要求和健康发展观的最新进展，而且体现了医疗健康领域的发展动态与发展趋势，是健康管理学新学科和健康服务业新业态形成的重要理论基础与实践导向。总之，现代医学目的与医学模式的转变催生了世界范围内的健康医学和健康管理学新生与发展。中国特色健康管理的理论体系的构建，一方面要充分体现现代医学目的和医学模式的转变的趋势要求，另一方面也将成为现代医学目的和医学模式转变的重要标志。

三、零级预防与治未病理论的形成

中医学理论奠基之作《黄帝内经》最早提出了“治未病”，经过历代医家的不断充实和完善，“治未病”逐步形成了具有深刻内涵的理论体系，包含了“未病先防”“既病防变”“瘥后防复”三种境界。中医预防保健（治未病）是指在中医治未病为核心理念指导下预防疾病、养生保健的理论认识和技术方法，是中医药学的重要组成部分，也是中华民族独特的健康文化。“治未病”与中医预防保健理论是创新健康管理理论体系的重要思想渊源和组成部分，是构成中国特色健康管理理论体系的重要内涵，也是当今我国构建中医预防保健新体系和发展中医健康服务新业态的基本理论遵循与实践指南。

“零级预防”的理念与我国传统中医“治未病”的思想异曲同工，均是健康医学的重要体现，是研究并构建健康管理创新理论，指导健康管理医学服务实践的重要指导思想。

四、医学学科融合交叉理论的形成

健康管理学是现代医学（包括中医药学）、管理学和生物信息学融合与创新的结果。卫生事业管理学作为管理学的分支，是研究卫生事业发展规律和宏观卫生发展规划，寻求最佳卫生服务，科学合理地配置和使用卫生资源，最大限度满足人们对医疗预防保健需求的一门学科。在健康管理的理论研究和实践中，需要借鉴管理学和卫生事业管理学的理论、方法和手段，丰富和完善健康管理的理论基础。生物信息学是生命科学的研究中，以计算机为工具对生物信息进行储存、检索和分析的学科。它是当今生命科学和自然科学的重大前沿领域之一。其研究重点主要体现在基因组学和蛋白质组学两个方面，具体说就是从核酸和蛋白质序列中解析出所表达的结构功能的生物信息。现代信息技术是一个内容十分广泛的技术群，包括微电子技术、光电子技术、通信技术、网络技术、感测技术、控制技术、显示技术等。生物信息学和现代信息技术的结合，为健康管理提供了更加丰富的手段和工具。

总之，现代医学相关理论、技术、方法、模式与路径，为健康管理学的形成与发展提供基础和经验；现代管理学的基本理论、方法、手段和核心理念，为健康管理学提出和形成提供了重要科学支撑和实践借鉴；生物信息学的融入，更为健康管理学的形成增添了新的思维、新的方法和新的手段。因此，将这三大学科的相关专业或学科优势元素进行融合创新，便形成了健康管理学的多学科创新理论，该理论是健康管理学的基本理论之一。

第三节　健康管理学科创新理论的形成

健康管理学科创新理论的形成主要体现在以下四个方面：①将研究人的健康和影响因素作为健康管理学研究的核心内容，这在医学及其分支学科概念或定义中从未涉及过；②明确了健康管理学是聚焦健康管理相关理论、方法和技术的新兴医学学科，体现了医学发展新常态；③进一步明确了健康管理学理论的实践内容来源于健康管理医学服务实践；④明确提出健康管理学是“一门相对独立的医学科学知识体系”，即一门新的医学综合学科和学科体系，是对现代健康学和医学科学的创新及发展。

一、健康管理学科体系框架的形成

从学科体系总体分类角度，健康管理学的学科体系涉及宏观健康管理学科体系和微观健康管理学科体系。宏观健康管理学科体系主要研究国家政府和社会、环境层面的健康管理的理论与宏观政策问题，包括国家健康立法、公共健康与健康管理政策及策略、公共和/或公益性健康管理与卫生服务机构、机制与模式以及相关法律法规及规范的研究制定等。微观健康管理学科体系主要研究个体或群体(包括家庭)的健康管理与健康维护及改善问题，主要包括健康测量方法与评价指标体系及标准；健康检测/监测、健康评估、健康干预与健康跟踪技术与路径；健康行为与生活方式管理；健康素质/素养与健康自我管理；健康体适能监测与运动健康管理，职业健康与生产力管理；营养与生长发育健康管理；心身整合或整体心理、生理及社会适应性健康管理等。

从健康管理学科知识体系看，健康管理学的学科知识体系包括以下内容。

(一) 健康管理学学科基础体系

该体系涉及健康学和健康医学、基础医学、预防医学、临床医学、康复医学、中医药学、特种医学(航空、航天与航海医学、法医等)等学科的相关理论、专业技术、研究方法与实施路径等。

(二) 健康管理学的学科支撑体系

该体系包括医学科学支撑体系、现代管理科学支撑体系、生物信息学与现代信息技术支撑体系。

(三) 健康管理学的学科基本理论体系

该体系包括健康学与健康医学理论体系、健康发展观与医学模式转变理论体系、中医"治未病"与疾病"零级预防"理论体系、健康管理医学服务与健康服务新业态理论体系、多学科(医学与管理学及生物信息学)融合与创新理论体系等。

(四) 健康管理学学科方法学体系

该体系是通过对医学、管理学和生物信息技术相关的研究及应用方法的集成与融合创新形成的学科方法学体系。其主要涉及临床检查方法与分析诊断方法、流行病学调查与比较研究法、信息采集与数据定量和定性研究法、人群队列研究法、案例研究法等。

(五) 健康管理科学专业与分支学科

主要包括健康体检与评估、慢性病风险筛查和管理、中医健康管理、慢性病康复健康管理、社区健康管理、职业健康与工作场所健康管理、护理与健康照护健康管理、心理及心身整合健康管理、生活方式与行为健康管理、环境健康管理、健康管理信息技术等。

(六) 健康管理学科技术体系

健康管理关键技术体系，涉及基因与分子检测技术、生物医学影像技术、蛋白组学、代谢组学及生物大数据技术等；健康管理通用技术体系，涉及健康问诊问卷、体格检查、常规医学检验技术、放射医学影像与超声医学影像技术、血压与心电图检查技术等；健康管理公益技术体系，涉及移动健康自测自评技术、健康体适能与运动监测技术、健康咨询与健康指导、自我生活方式与行为改善技术、健康教育与健康培训或训练、心理压力缓解、营养处方推荐等。

(七) 健康管理职业与技能体系

健康管理职业主要包括健康管理师、公众营养师、心理咨询师、运动指导教练、中医养生师、健康照护师和健康信息管理员等；健康管理职业技能包括健康调查与健康信息采集、健康信息分析与评估、健康管理解决方案制定与健康干预指导、健康监测与健康跟踪等。

(八) 健康管理学科人才培养体系

包括健康管理学学历教育体系、健康管理职业教育与职业技能培训体系、健康管理服务岗位能力与继续教育培训体系、健康管理科普与健康素养教育体系等。

二、健康管理学科专业内涵的形成

健康管理学是研究人的健康与影响健康的因素，以及健康管理相关理论、方法和技术的新兴医学学科，是对健康管理医学服务实践的概括和总结，是健康医学的重要组成部分，是对现代医学的重要创新，是一门相对独立的医学科学知识体系。其专业内涵主要包括：①研究个体或群体的健康与影响健康的因素，即研究人的健康概念、健康理念、健康观念、健康测量维度、健康评价指标体系与评价标准、健康影响因素(包括有害因素和有利因素)；②研究健康管理相关理论，包括健康测量学、健康行为学、健康信息学、中医"治未病"管理理论，预防保健与健康管理理论，健康管理理论，健康评估学、生理健康管理、心理健康管理、社会适应性健康管理、职业与环境健康管理、"零级预防"与慢性病风险管理理论等；③健康管理适宜技术与方法，包括健康信息采集与分析技术、整体健康状况与疾病或损伤风险评估技术、健康干预与健康跟踪技术等，健康管理研究方法包括健康自测自评方法、健康维度测量评价方法、健康状态辨识评价方法、健康信息分析与建模方法、健康调查与随访方法、健康实验或试验评价方法、健康管理路径与路线图方法、健康干预方案或处方设计方法、健康改善效果或健康管理效益评价方法；④概括和总结了健康管理创新成果和实践经验，确立了健康管理相对独立的医学学科和知识体系；⑤明确了健康管理学的学科定位，是健康医学的重要组成部分和对现代医学的发展和创新。

三、健康管理学科教育体系的形成

健康管理学科包括健康管理学科目录、相关医学科学（临床医学、预防医学或公共卫生学、护理学和中医学等）的健康管理专业方向体系研究；健康管理学历与研究生教育体系研究；健康管理职业与技能培训体系研究；健康管理服务机构岗位能力与继续教育培训体系研究；面向公众的健康教育与健康素养培训体系研究等。健康管理（体检）科进入复旦大学医院研究所“中国医院专科声誉综合排行榜”，极大地推动和鼓舞了健康管理学科建设。

四、健康管理学科研究方法的形成

健康管理学研究方法是支持健康管理学发生、发展的必要条件，也是其逐渐成熟的重要标志。健康管理学研究方法和方法学是多学科研究方法的集成与创新。健康管理相关学科研究方法主要包括卫生统计学、流行病学、社会学、管理学、心理学、营养学、信息学、循证医学等研究方法；健康管理研究方法主要包括相对危险量化评估方法、绝对危险量化评估方法，以及中医辨证施治方法等。健康管理学研究方法之间相互联系、相互作用、相互制约，共同构成了一个有机整体，包括健康管理研究方法与相关学科研究方法两大基本类型。

第四节　健康管理医学服务理论的形成

一、健康管理医学服务概念的形成

健康管理医学服务是我国学者首次提出并融入健康管理创新理论体系之中的一个全新医学概念与理论。该理论强调健康管理服务必须以现代健康概念、健康发展观和健康医学理论为指导；必须以提高人的健康素养和自我保健能力为目标，积极贯彻疾病“预防前移”和实施“重心下移”的方针；必须把服务的重点放在通过“零级预防”和中医“治未病”的理念与手段，对健康人群及慢性病高风险因素人群实施检测、评估和有效干预，对慢性病实施规范管理和控制上。同时指出，健康管理服务分为医学服务和非医学服务。医学服务的主体是经过系统医学教育培训并取得资质者；服务的客体是健康、亚健康、慢性病早期或康复期人群。健康管理服务的两大支撑点是健康管理信息技术和相关适宜技术及产品的集成运用。因此健康管理医学服务理论是健康管理学的基本理论之一。

二、健康管理医学服务体系的形成

健康管理医学服务是在健康管理新医学概念与学科体系框架下的一种特色医学服务，主要涉及健康检测、评估干预、促进以及健康教育咨询指导等。它与传统的医疗保健服务以及健康管理非医学服务无论在服务理念、服务方法与手段、服务模式与路径、评价标准等方面均有很大的区别，是医学服务理念与模式的创新。其内涵特点是以健康为中心、以健康和慢性病早期或康复期人群为服务对象、以健康检测与健康自测所获得的健康状态与疾病预测预警信息为管理依据，以健康风险评估与非药物干预和生活方式改善作为主要手段，提供全程、连续与主动性的医学专业特色服务。

三、健康体检服务实践理论的形成

健康体检服务实践理论在健康体检机构建设和健康体检服务实施过程中的运用主要体现如下。一是成功运用健康管理概念和“健康检测、健康评估、健康干预和健康跟踪”这四项健康管理基本环节，引导和指导我国健康体检服务实现了三大转变，即由单一被动的辨病体检向全面的健康检测和健康评估转变；健康体检机构由专门体检服务向健康管理学科建设转变；健康体检服务项目组合由千篇一律的价格套餐开始向专业化与个性化方向转变。二是在健康管理创新理论和学科体系指导下，针对健康管理（体检）机构的质量目标要求和服务品质提升的实践需求，中华医学会健康管理学分会、中华健康管理学杂志编委会等行业学术组织相继发布了《健康管理概念与学科体系的中国专家初步共识》《健康体检基本项目专家共识》《中国健康体检质量控制指南》《首批健康管理信息团体标准》以及由其他医学领域的专家团队相继出台了一系列旨在指导我国医务工作者和大众科学规范防治慢性病及其危险因素的实践指南与专家共识，成为推进全国各级各类健康管理（体检）机构规范有序开展健康体检服务的基本学术遵循；对提高我国健康体检服务的质量与品质，规范健康体检从业人员服务行为与专业技术发挥了积极的作用。三是持续开展的“健康管理学科建设与科技创新中心”（原称“健康管理示范基地”）建设和学术交流，对推动和引领我国健康管理学科创新发展和健康管理适宜技术的推广应用，以及健康管理服务能力提升和行业进步发挥了重要作用。

四、慢性病健康管理实践理论的形成

鉴于目前我国在慢性病防控的落地实施过程中，健康管理只停留于理论传播和学术交流层面，健康管理与促进服务仅局限于“只检不管”的单一服务状态，慢性病关注的重心仍聚焦在“重治轻防”和“以疾病为中心”的传统医疗服务方式上，而慢性病防控的“预防前移，重心下移”的方针并未取得显著成效。因此，相关研创团队历时两年，在广泛征询政府相关部门、疾病预防控制中心、健康管理（体检）机构、公共卫生和临床相关学科的基础上形成了具有中国国情特色的慢性病健康管理专家共识，用于指导我国慢性病健康管理的理论研究与实践。其主要内容包括：慢性病健康管理概念与实施意义、慢性病健康管理实施策略、慢性病健康管理方法与技术工具、慢性病健康管理服务体系与实施场所、慢性病健康管理实施主体与人员职责、慢性病健康管理主要面临的学科问题与展望六个部分。

五、中医健康管理实践理论的形成

2009 年 7 月 27 日“中医健康管理工程”对中医健康管理有明确的定义：依据人的不同体质，进行有效防治、调理的全过程，即根据不同的体质来调动人这一复杂、开放系统的自我管理。中医健康管理将中医学理论的“整体观”“辨证论治”理论与健康管理结合，以治未病为核心思想，通过全面收集信息、检测、分析、评估、干预以促进健康。其理论研究包括中医健康状态理论研究、中医体质学其他民族医药体质学的理论研究、中医及其他民族医药亚健康学理论研究等，其服务实践研究涉及中医健康管理服务政策与服务体系、服务业态与服务链、服务包与服务供给、服务政策与支付、服务机构与人员等。

六、健康管理服务业态理论的形成

健康管理服务新业态是指由健康管理服务实践所形成的新服务业态。它是适应社会经济发展新常态，相对于医疗健康服务领域的过去态（旧态）、现状态（常态）而提出的一种新概念。随着我国大力发展健康服务业及大健康产业，健康管理作为一种全新的健康服务内涵与业态越来越受到政府政策的支持和学界及业界的关注。一方面健康管理与促进服务已经成为现代健康服务业的重要组成部分及三大体系之一，是健康管理服务实践的主要表现形式与业态呈现；另一方面，研究和发展健康管理服务新业态，可极大地丰富健康管理学的实践内涵与实际意义。健康管理服务新业态的主要内涵包括预防性健康体检与慢性病早期筛查服务、营养与运动健身健康管理服务、生活方式与行为健康管理服务、慢性病早期康复与抗衰老服务、职业与工作场所健康和生产力管理服务、心理压力与心身健康风险管理服务、健康管理信息技术与智慧健康管理服务等。通过研究和发展健康管理服务新业态，为健康中国建设和医疗健康领域的供给侧结构性改革提供学理支持及产业支撑。

（曹 霞）

参考文献

1. 中华医学会健康管理学分会, 中华健康管理学杂志编委会. 健康管理概念与学科体系的中国专家初步共识 [J]. 中华健康管理学杂志, 2009, 3 (3): 141-147.
2. 曾强, 高向阳, 白书忠. 智慧健康管理的理论与实践 [J]. 中华健康管理学杂志, 2022, 16 (1): 3-6.
3. 董家鸿. 构建精准医学体系, 实现最佳健康效益 [J]. 中华医学杂志, 2015. 95 (31): 2497-2499.

第四章 健康管理学的基本内容

第一节 健康管理学的研究对象

一、研究对象

健康管理学的研究对象是人，关注人从出生到死亡的全生命周期中所涉及的一系列健康问题。健康管理学研究对象有以下四种。①不同健康状态人群，包括健康、亚健康、亚临床和疾病状态人群。②全生命周期不同阶段及不同性别人群，包括婴幼儿、儿童、青年、中年和老年以及不同性别人群。③不同种族和职业人群，包括不同肤色、不同长期固定职业人群及特殊职业人群。④不同慢性病风险层级及特定慢性病发展阶段人群，包括处于慢性病低风险、中度风险、高风险状态人群，以及处于慢性病早期、中期、晚期及康复期人群。

二、健康管理学是探索与应对人类健康问题的综合策略

健康管理学研究认识人的内在活动规律与外在健康表现，特别是研究个体或群体健康问题（包括疾病或损伤）的发现、解决与预防。人体的内在健康运作机制涵盖了生理与心理的双重活动规律，具体体现在分子、细胞、组织、器官乃至系统层面的正常结构与功能运作上。此外，它还涉及身体内环境的动态变化及其精细的调节机制，以及机体所具备的生理自我平衡、组织自我修复和疾病或损伤后的自我康复能力等多方面。外在健康表现包括身体形态或形体、五官与毛发、肌肉骨骼与关节、皮肤与气色或气质、力量与耐力、健康行为与生活方式、饮食与运动、精神心理状态与社会适应性、工作与生活能力等。个体或群体健康问题主要包括生理健康问题、心理健康问题、社会适应性健康问题、环境健康问题，特别是个体或群体慢性非传染性疾病及其危险因素的预防与管理问题及延缓人体衰老问题等。现代管理学的核心理念是问题导向，追求以最小的投入获取最大的效益和效果。因此，将现代管理学、医学和生物信息学相结合，用以解决人的健康问题，是对现代医学科学和管理科学的创新及发展。

健康管理学研究对人的群体来讲，主要是发现健康问题、解决健康问题和预防健康问题；对人的个体来讲主要是了解健康（检测 / 监测），评估健康（健康状态、状况与疾病风险评估），干预健康（健康管理处方的制订与实施），改善或促进健康（健康跟踪与健康效果评价）。针对研究不同对象和不同健康问题提供个体化解决方案及路径。

三、健康管理学研究维度和层次

健康管理学是集医学科学、管理科学与信息科学于一体的新兴医学学科，主要研究范围包括与健康管理相关的概念、理论、方法、技术、模式及路径等。涉及研究健康的概念与内涵、健康影响或决定因素、健康测量的指标体系与评价标准；健康状态辨识与评价、健康风险因素检测与评估、监测与控制，健康干预方法与手段；健康管理服务模式与实施路径；中医养生保健与健康管理、慢性病康复管理、信息技术在健康管理中的应用等。

1. 健康管理学研究维度　生理健康管理学、心理健康管理学、社会适应性健康管理学、环境健康管理学等。

2. 健康管理学研究层次　宏观健康管理，包括健康管理宏观理论体系与政策研究；微观健康管理，包括健康测量与健康检查、健康问题与疾病风险评估、健康干预方法与手段、健康监测与跟踪、健康管理信息标准与大数据、健康管理实施模式与路径等。

第二节 健康管理学的研究范围

依据健康管理的基本概念和健康管理学的内涵与学科及相关产业体系，健康管理学的研究范围如下。

一、健康管理学学科基础研究

相关基础研究涵盖了探究健康和健康管理的基本概念与内涵，分析决定或影响健康的各种要素，明确健康评估的多元维度以及相应的评价方法与标准体系，同时还包括健康管理中涉及的医学、生物信息及管理学的基本原理、理论框架与实践方法。

二、健康管理学的学科与专业方向研究

深入研究健康管理学基础理论、学科内涵、系统方法与内在发展规律，进一步完善创新理论与学科体系；研究学科专业体系构架与学科目录；相关医学学科的健康管理专业方向研究，包括临床医学、预防医学、护理学和中医学等的健康管理专业方向。

三、健康管理学研究方法、技术、模式及应用研究

健康管理学研究方法包括健康测量和检测方法、健康评估和评价方法、健康干预管理方法、健康监测跟踪方法等。健康管理学技术包括健康检测技术、评价技术、干预技术、跟踪技术等。健康管理特色模式包括服务机构模式、实施场所模式、医学专业领域模式和服务供给模式。涉及相关医学与管理学技术的应用研究，包括转化医学、精准医学、基因与分子诊断学、生物信息学等。

四、健康管理学的实践与服务实施研究

针对国民面临的主要健康问题，通过运用健康管理学的理论技术和方法研究解决包括国民健康素养与生活方式的调查、测量、促进与管理；职业与环境健康管理的理论方法与实践；慢性病风险因素的早期筛查与管理；慢性病或损伤的康复与健康管理问题；预防保健与老年健康管理问题、儿童和生殖健康管理问题等健康管理实施与实践问题。

五、健康管理服务和相关产业问题研究

健康管理服务问题包括健康管理的概念内涵、服务体系和标准规范、服务模式和服务供给、相关政策与法规等。健康管理相关产业问题包括健康管理服务与医疗服务、健康保险服务之间的协同发展问题；健康服务涉及的相关医疗、保健、康复、体检、养生等技术产品的集成应用问题。

六、健康管理宏观政策与行业规范问题研究

研究推动学科与发展的宏观政策与配套法规制度，为学科与产业发展提供保障。健康管理宏观政策包括健康管理的机构与人员的资质准入政策、健康管理服务的收费政策、健康管理的人力资源保障政策、健康管理的科研与科技成果转化政策等。健康管理行业规范包括健康信息服务与大数据标准、健康管理技术质量与管理标准等。

第三节 健康管理学的研究重点

一、健康管理学的主要研究目标

健康管理学的研究目标是以个体或群体为研究对象，以研究人的健康为中心，以研究如何提高个体或群体健康素养，改进健康生活方式及行为，改善不良健康状态，有效控制健康及疾病危险因素，遏制慢性病的发生与发展，减轻医疗负担，提高生命质量和延长健康寿命，助力健康中国建设，引领推动健康服务业与大健康产业发展为目标。

二、健康管理学的主要研究方向

一是研究人类健康管理的宏观理论与国家政

策，涉及人类健康观发展与大健康保障体系研究、健康学与健康医学理论研究、健康服务业与大健康产业体系及政策研究、健康立法与全生命周期健康管理保障研究等；二是研究健康管理学科建设，包括健康管理学科体系建设、科研条件建设、科研成果转化、人才培养等重大理论与实践问题；三是研究健康管理的实施与服务实践问题，涉及健康管理实施目标、实施策略、实施手段和健康管理服务体系、服务模式、服务链与服务供给等一系列实践问题。

第四节　健康管理学的主要任务

根据健康管理学的研究目标和研究方向，健康管理学的主要研究任务如下。

一、健康管理创新理论与学科体系层次

健康管理创新理论与学科体系包括基于健康学和健康医学与现代医学创新体系的五大学科理论及学科体系研究。一要深入研究探讨健康的人本特征、健康学和健康医学的概念与内涵，使之成为健康管理学的理论基础与学科体系的重要支撑。二要创新研究人的健康概念与内涵、健康测量维度与健康评价指标体系、健康决定因素与健康风险因素、健康管理方法学，使之成为健康管理学基本概念与基本理论的基础与前提。三要深入研究和发展健康管理学的学科基本理论，使之成为健康管理创新理论与学科体系的理论基石及实践指南。四要研究并构建具有中国特色的健康管理学科与新业态体系，旨在为我国健康管理服务与大健康产业发展提供坚实的学术理论支撑和明确的方向性指引。

二、健康管理学科与健康管理服务相关政策研究

健康管理学科发展相关政策研究包括研究健康管理学科相关的教育培训政策、科研政策、人才与人力资源保障政策、科技成果转化与国家合作政策。

健康管理服务相关政策研究包括国民健康和健康管理相关法规研究、支持健康管理服务新业态发展的相关政策研究，主要涉及健康管理服务（体检）机构和从业人员的准入与监管政策、服务质量与服务安全监督政策、服务技术考评与效果评价政策、服务支付与保险政策以及支持社会力量和多元化主体参与健康管理服务的政策等研究。

三、健康管理服务模式与路径研究

健康管理服务模式涉及公立医院健康管理服务模式、各种独立或连锁健康管理（体检）机构健康管理服务模式、基层或社区健康管理服务模式、职业或工作场所健康管理服务模式以及特殊职业人群（如军事特勤人员、竞技体育运动员及特殊职业或环境作业人员等）健康管理服务等研究。健康管理服务路径的研究涉及健康管理基本路径；慢性病风险与早期筛查路径（如心血管病风险与早期筛查路径，糖尿病风险与早期筛查路径，慢性阻塞性肺疾病风险与早期筛查路径，肺癌、乳腺癌、胃癌、结肠直肠癌等风险与早期筛查路径研究）；营养与生活方式健康管理路径、心理健康管理路径等研究。

四、健康决定因素或健康影响因素研究

该系列研究涵盖了健康保护或促进因素以及健康风险因素的分析，同时还涉及其他对健康产生显著影响的因素研究。健康保护或促进因素研究着重研究对健康状况有益的遗传与环境条件、良好的生活方式与行为习惯、支持性的政策与法规框架、均衡的食品与营养摄入、规律的运动与体力活动参与、有利的社会经济与文化背景、创新的技术应用与心理健康促进策略等。而健康风险因素研究聚焦于识别并管理那些可能损害健康的因素，包括有害的环境与职业暴露风险、疾病遗传的家族倾向性、不良的生活方式与行为习惯、持续的精神紧张与心理压力状态、吸烟与过量饮酒的负面影响、慢性疲劳或炎症的长期存在、不恰当的医疗行为选择、健康素养的缺失与自我健康管理能力的薄弱、运动或体力活动的严重不足、不利的经济与文化环境制约，以及诸如体重超重或肥胖、血脂异常、血压升高与空腹血糖升高等有害健康的生物学指标的预防与控制策略等。

五、慢性病风险因素与慢性病康复健康管理研究

一是针对引起心血管病、糖尿病、慢性阻塞性肺疾病和癌症等慢性病主要风险因素以及引发疾病与损伤的关键环节，研究如何采用健康管理的方法和手段进行防控。二是针对已经患有或者已明确诊断的常见慢性病，研究如何结合健康管理的方法与管理路径进行早期康复干预和全程健康风险跟踪管理。其中最重要的是如何将中医“治未病”思想和零级预防与全生命周期健康管理的理念，成功运用于全人群慢性病风险因素预防与所有慢性病早期康复健康管理服务实践中去，研究并构建新的慢性病风险因素与慢性病早期康复健康管理科学体系。

六、健康管理信息标准与健康大数据研究

一方面，要依据世界卫生组织和我国医疗卫生信息的总体框架与标准，研究并制定适合我国国情、适应我国健康服务业发展新常态与大健康产业发展需求、体现健康管理学科与相关产业发展内在规律的健康管理信息标准体系及标准。另一方面，要研究基于我国医疗卫生信息标准及健康管理信息标准体系框架下的健康管理大数据，涉及健康问卷调查、健康体检与慢性病早期筛查、健康评估与健康干预、健康监测可穿戴技术与健康跟踪以及移动互联网医疗研究健康大数据等。

七、健康管理教育培训体系

为了系统地提升健康管理的专业水平和公众的健康素养，需要进一步构建全面且多层次的健康管理教育培训体系。这一体系首先涉及健康管理学科目录的梳理与完善，以及深入探索相关医学科学领域(如临床医学、预防医学或公共卫生学、护理学以及中医学等)中的健康管理专业方向。在此基础上，进一步开展健康管理学历与研究生教育体系的深入研究。同时，针对健康管理职业发展的实际需求，构建科学合理的职业与技能培训体系。此外，还需要关注健康管理服务机构内部岗位能力的建设与提升，研究制订继续教育培训计划。而面向公众层面，也需要开展旨在构建完善健康教育与健康素养培训体系的研究。

八、中医健康管理研究

中医健康管理研究包括中医健康管理创新理论研究和中医健康管理服务实践研究。中医健康管理创新理论研究涉及中医“治未病”健康管理概念与内涵、观念与理念、方法学与学科体系、模式与路径等。中医健康管理服务实践研究涉及中医健康管理服务政策与服务体系、服务业态与服务链、服务包与服务供给、服务政策与支付、服务机构与人员等。

九、特殊人群(老年人、女性、儿童)健康管理研究

鉴于老年人、女性和儿童各自独特的生理特性和所面临的特定健康问题，他们构成了健康管理研究中不可或缺的特殊群体，需要给予特别的关注与差异化的管理策略。在老年人健康管理研究中，应着重于如何有效延缓其身体组织器官的老化进程及心理认知功能的衰退，有效防控健康风险的累积与疾病因素的增加，并针对多种慢性病或损伤并存的复杂状况实施科学的康复管理。同时，针对老年人群体中常见的孤独感、跌倒风险及药物依赖等突出问题，也需要开展针对性的研究。女性健康管理研究则聚焦于生殖健康、围产期保健及更年期管理的特殊需求，深入探讨这些关键时期女性所面临的健康挑战，并提供个性化的健康管理方案。儿童健康管理研究主要围绕其生长发育的规律性、心理行为的健康发展、视听及其他感官功能的保护、体质与肥胖的科学管理、脊柱及骨骼的健康维护，以及营养与运动的合理搭配等核心议题展开。

十、职业健康与健康生产力管理研究

在职业健康领域，有必要针对不同职业所特有的环境暴露和身心应激特点开展系统性研究，旨在探索如何有效减少有害环境的侵袭或职业暴露的风险，同时寻求途径以减轻职业压力。与此同时，随着我国经济发展步入新常态，供给侧结构性改革对员工的健康生产力管理提出了全新的需求。在此背景下，相关研究需要紧密围绕如何通过健康管理的先进技术手段、严谨科学方法以及创新服务模式，来应对企业所面临的群体健康问题。这些问题涵盖了职业损伤的预防、慢性病风险的降低，以及慢性病康复管理的优化等多个层面。

十一、健康管理服务与大健康产业新业态研究

健康管理服务研究的重点是健康管理医学服务，涉及服务内涵与范畴、服务体系与服务链、服务技术与标准、服务供给与服务包等。大健康产业新业态研究的重点是其范畴与属性、特点与优势、业态体系与供给链、支撑技术与发展路线图等。

（曹　霞）

参考文献

1. 王陇德. 健康管理学 [M]. 北京: 人民卫生出版社, 2020.
2. 刘克俭, 孙晓武. 职业健康与生产力促进 [M]. 北京: 人民卫生出版社, 2018.
3. 张伟, 李萍. 健康管理学的研究对象与研究范畴探讨 [J]. 中国健康教育, 2022, 38 (6): 563-566.
4. 赵敏, 王晓燕. 健康管理服务模式与实施路径研究 [J]. 中国公共卫生管理, 2021, 37 (5): 728-731.
5. 李华, 张强. 慢性病风险因素与慢性病康复健康管理研究进展 [J]. 中国慢性病预防与控制, 2023, 21 (2): 158-162.
6. 王芳, 李明. 健康管理信息标准与健康大数据研究现状 [J]. 中华医学图书情报杂志, 2022, 21 (10): 14-19.
7. 刘阳, 孙浩. 特殊人群健康管理研究进展 [J]. 中国全科医学, 2021, 24 (32): 4077-4082.
8. 陈华, 张丽. 中医健康管理研究进展与实践应用 [J]. 中医杂志, 2020, 61 (23): 2041-2045.
9. 张静, 李晓红. 健康管理教育培训体系构建研究 [J]. 中国健康教育, 2022, 38 (10): 934-937.

第五章 健康素养与健康管理

健康是人类的基本需求。每个人都是自身健康的第一责任人，同时也有责任维护和增进他人健康。然而，由于健康信息和服务种类繁多且专业性较强，人们在进行健康信息选择和相关决策时往往面临困难。即使受过良好教育的人，在陌生的医疗、保健情境中做决策时也会感到无所适从。对于文化程度较低者更是如此。由于缺乏对健康信息的有效获取和利用，往往导致人们的自我保健能力不足，无法合理、有效地利用卫生服务管理慢性病，进而需要更多的住院和急诊医疗服务，这直接影响了人们的健康水平和生活质量。

健康素养（health literacy）指的是个人获取、理解、评估和使用健康信息和服务并做出正确决策，以维护和促进自身和他人健康的能力。健康素养是评价一个国家公众健康素质高低的重要指标之一，同时影响人民整体健康状况和国家卫生系统效率。提升公众健康素养可有效减少健康不公平，显著降低社会健康成本。因此，该概念被提出后，日益受到国际社会的重视。第六届世界健康促进大会通过的《关于全球化世界中健康促进的曼谷宪章》把提高人群健康素养作为健康促进的重要行动和目标。世界卫生组织认为，通过健康教育有效提高公民的健康素养，是实现降低产妇、儿童死亡率，防治艾滋病，改善营养状况，加强烟草控制和改变不健康的饮食习惯等千年发展目标的重要策略。第九届全球健康促进大会《上海宣言》将提高公众健康素养作为全球可持续发展目标实现的重要策略之一，指出健康素养是健康不可或缺的决定因素，健康素养的作用不仅在于改善个体健康，还包括让环境变得更有利于群体健康，并通过促进个人和社区赋权消除健康不公平现象。

我国政府高度重视健康素养促进工作。虽然健康素养的概念引入国内较晚，但发展快、应用广。2008 年 1 月，卫生部向社会发布了《中国公民健康素养——基本知识与技能（试行）》（简称"《健康素养 66 条》"），形成了中国公民健康素养的基本内容。这是我国健康教育领域发布的第一个政府公告，也是世界上第一份界定公民健康素养的政府文件，为全国健康教育与健康促进工作确定了工作重点，得到各领域的关注。同年，卫生部还组织开展了第一次全国居民健康素养调查，发布首次中国居民健康素养调查结果，被评为"2009 年度十大卫生新闻之一"，并从 2012 年起进行连续监测，为健康教育与健康促进政策的制定提供证据。2009 年，健康素养被列入国家基本公共卫生服务健康教育项目的主要内容。2012 年，"居民健康素养水平"被纳入《国家基本公共服务体系"十二五"规划》（国发〔2012〕29 号）和《卫生事业发展"十二五"规划》（国发〔2012〕57 号），成为衡量国家基本公共卫生服务水平和人民健康水平的重要指标之一。2016 年，习近平总书记在全国卫生与健康大会讲话中指出，提升居民健康素养是提升全民健康水平的最根本、最经济、最有效的措施之一。同年颁布的《"健康中国 2030"规划纲要》也把"居民健康素养水平提升至 30%"列为规划目标。2019 年，《国务院关于实施健康中国行动的意见》（国发〔2019〕13 号）在基本原则中提出把提升健康素养作为增进全民健康的前提。之后通过的《中华人民共和国基本医疗卫生与健康促进法》则在第一章第四条中明确提出："国家建立健康教育制度，保障公民获得健康教育的权利，提高公民的健康素养"，从法律的层面确立了健康素养促进工作的重要地位。

第一节 基本概念

一、健康素养概念的提出和演进

健康素养这一概念最早出现于 20 世纪 70 年代。起初，国外学者在移民社会多元文化背景下，从临床视角出发，关注医疗情境中患者的阅读、理解、计算能力对医患沟通以及患者对医嘱理解和执行的影响，并将低素养（literacy）水平视为影响患者遵循医嘱和管理疾病的风险因素。1995 年，美国国家健康教育标准中首次提出明确的健康素养定义，认为健康素养是个人获取、解读和理解基本健康信息和服务，并能够运用这些信息和服务提高健康水平的能力。之后，美国国家医学图书馆将健康素养定义为"个人获得、处理和理解健康信息和服务以做出合适的健康决策的能力。"该定义被用于美国政府发布的"健康人民 2010"行动规划，以及 2003 年进行的美国全国成年人素养评估。

同时，人们逐渐意识到健康素养在公共卫生视角下的重要性，即健康素养不仅是个人进行自主健康决策的重要基础，还可能影响个体对健康风险因素的规避和对健康促进环境的构建。因此，越来越多相关研究开始将临床视角和公共卫生视角结合起来。世界卫生组织在其 1998 年发布的《健康促进词汇》一书中，将健康素养定义为"个体的认知和社会技能，这些技能决定个人获得、理解和使用健康信息以促进和维持健康的动机和能力。"欧洲健康素养联盟则采用了 Kristine Sørensen 在 2013 年回顾相关文献后得出的综合定义："健康素养包含人们获取、理解、评价和应用健康信息的知识、动机和能力，帮助人们在日常生活中做出有关卫生保健、疾病预防和健康促进的判断和决策，以在整个生命周期中维持或提高生活质量。"该定义为欧洲健康素养调查以及相关政策和项目提供了理论依据，并被世界卫生组织欧洲区域办事处采纳。

由此可见，在全球范围内，尽管对健康素养定义的描述不尽相同，但各定义包含的核心元素却高度一致，即个人能够获得、理解、甄别和使用信息进行决策和采取行动以改善健康的能力，这其中包括与受教育程度密切相关的读写和计算技能等。

二、健康素养的内涵和测量

当前全球范围内对健康素养内涵有高度的共识，认为人们需要具备的能力已超出了医疗情境下的术语识读、图表理解和计算能力等功能性素养的范畴，还包括使人们能自主决策，对健康的社会决定因素发挥影响的意识和能力。可见，健康素养是一个多层次、融合多种素养技能的内涵体系。Don Nutbeam 等将健康素养分为三个层次：功能性健康素养（functional health literacy）、互动性健康素养（interactive health literacy）和批判性健康素养（critical health literacy），体现了技能层面的差异对健康相关决策和行为的影响。

功能性健康素养是指个人获取健康信息（如关于健康风险因素和卫生服务利用的信息等）并应用这些信息以完成特定目标任务的能力，主要包括个人基本的阅读、写作和计算能力等。具备功能性健康素养的人能够有效参与具有明确任务指向的健康教育活动，实现诸如遵守医嘱、参加免疫接种和疾病筛查、响应公共卫生行动和倡导健康行为等目的。互动性健康素养涉及更高级的认知技能，结合社交技能，能够使个人从不同形式的交流中提取或推导信息，将新信息应用于不同场景，并在与他人的互动中不断扩充信息，并做出最佳决策。批判性健康素养涉及最高级别的认知技能，侧重对不同来源的、关于健康决定因素的大量信息进行批判性分析，通过获取和应用这些信息，个人能够更好地控制影响健康的事件和环境。这具体体现在甄别个人健康风险因素，理解社会、经济、环境方面的健康决定因素，并参与或组织针对社会和环境问题的集体行动等。

在以上三个层次中，个人作决策的自主性（autonomy）以及被赋权（empowerment）的程度逐级增加，健康受益范围也从个体更多地扩展到群体。功能性健康素养与传统临床视角下定义的健康素养的意义相近。在这一视角下，健康素养不足被视为一种相对稳定的患者特征，是一种在卫生服务提供过程中需要关注的风险因素。互动性和批判性健康素养则更符合当下健康促进的理念。在公共卫生的视角下，健康素养被视为个人和群体的"资产"，它赋予人们在做健康决策时更强的自主性和控制力，并且这种"资产"可以通过学习与实践不断积累和提升。

随着健康素养内涵的不断发展，针对不同测量维度、应用情境、语言文化等开发的健康素养测评工具层出不穷。目前，国际上最常用的为 20 世纪 90 年代开发的成人医学素养快速评估量表（rapid estimate of adult literacy in medicine，REALM）和成人功能性健康素养测试量表（test of functional health literacy in adults，TOFHLA），主要用于在临床情境中对患者的功能性健康素养进行评估。2003 年美国国家成年人素养评估（national assessment of adult literacy，NAAL）健康素养分量表（health literacy component，HLC）的测量内容则超出临床范畴，还包括与日常生活相关的医药信息、健康保险、预防保健等方面。应用较广的还有 2009 年欧洲健康素养调查问卷（HLS-EU-Q），其涵盖了卫生保健、疾病预防、健康促进三个维度，各维度又包括信息获取、理解、评价和应用能力四个方面，对功能性、沟通性和批判性健康素养进行综合测评。该测量工具后经多次改版，应用于多个国家和地区的健康素养调查。

很多国家和地区利用各类测量工具开展了多项大规模健康素养调查。例如，2003 年，美国 NAAL 首次在全国范围内开展关于健康素养的人群调查。2009—2012 年，欧盟在奥地利、保加利亚、德国、希腊、爱尔兰、荷兰、波兰和西班牙八国开展综合健康素养调查。我国于 2008 年开发研制了本土健康素养测量工具并不断完善，从 2012 起连续在全国范围内开展中国居民健康素养监测。数据显示，无论是发达国家还是发展中国家，人群健康素养水平都亟待提高，且存在较大地区差异。

第二节　健康素养的作用

国内外学者就健康素养与健康的关系开展了大量研究，发现健康素养是健康的重要影响因素，是群体健康状况的一项较强的预测指标。研究显示，在糖尿病、高血压、哮喘、艾滋病等疾病患者中，低健康素养者的病情控制通常比高健康素养者差；在一般人群中，低健康素养者的疾病发病率和患病率更高，所需住院和急诊服务更多，自评健康状况也较差。进一步分析发现，健康素养对健康的影响还存在一系列中介因素。健康素养主要通过影响人们的自我保健、卫生服务利用行为及其与卫生服务提供者的互动交流等，进而影响健康，如图 1-5-1。低健康素养者往往不能有效地利用公共卫生和医疗服务，较少采纳健康的生活方式，治疗依从性差，导致其健康水平和生活质量相对较低。

现代公共卫生理论认为，除了个人遗传和行为因素，健康还受物质环境、教育、职业、收入等社会因素影响。健康促进致力于通过影响广泛的健康决定因素来维持和改善人群健康。根据健康促进产出模型，健康促进活动主要包括个人层面的健康教育和健康信息传播、家庭和社区层面的参与和动员以及政府层面的政策制定等。基于各类场所开展健康教育的直接产出为个人健康素养的提高；社会动员可促使人群承担健康责任，形成有益于健康的社会氛围（如社会规范、公众舆论等）和支持性环境条件；政府则将健康融入所有政策、优化资源配置并提供组织保障。

最常见的逻辑路径是个人通过健康教育提高健康素养，进行合理健康决策，形成健康的生活方式并有效利用卫生服务，进而维持和增进健康，提高生活质量。具备交互性和批判性健康素养的个人还能够主动参与社会活动，影响他人的健康决策，并基于对健康社会决定因素的认识进一步影响相关健康政策的制定，推动营造支持性的社会和政策环境，如图 1-5-2。

此外，健康素养水平在人群中呈现出明显的社会梯度（social gradient），社会经济状况较差的人往往健康素养水平也较低，而他们对卫生服务的需求又往往较高，即需要卫生服务的人群常常缺乏利用卫生系统的能力。由于健康的社会决定因素受权力、资源和机会分配等深层次因素影响，难以在短期内改变，因此，提高健康素养可作为缓解由社会经济条件差异所致健康不公平的“中游”干预策略，具有很强的现实意义。可见，健康素养也是反映经济社会发展水平的一项综合评价指标。

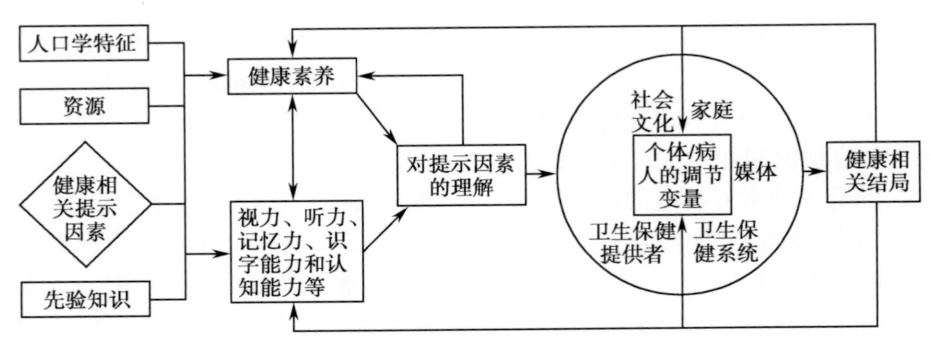

图 1-5-1　健康素养影响健康的机制

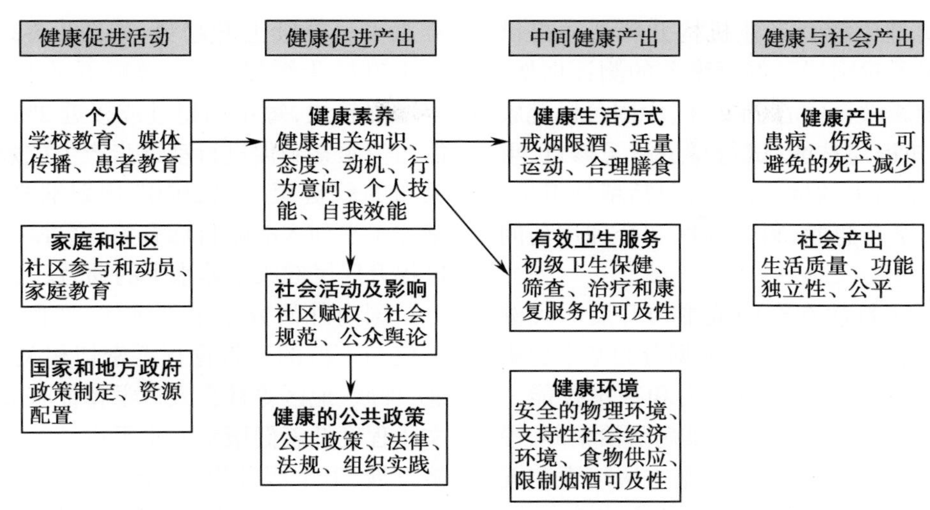

图 1-5-2　健康促进产出模型

基于临床和公共卫生视角，健康素养具有个人和群体健康“风险”和“资产”的双重特点。对于健康素养的干预主要致力于两个方面：一是管控“风险”，降低健康素养对健康的负面影响，应对策略主要为提高临床工作者与低健康素养患者的沟通能力，降低医疗卫生机构内信息和服务利用的复杂程度及其对患者相关技能的要求。二是增加“资产”，提高人群的健康素养水平，相应的健康教育在内容上不仅要关注个人生活方式和卫生服务利用，还应唤起人们对健康的社会决定因素的意识，培养个人和群体收集、理解、甄别和利用相关信息进行知情决策等技能，进而对这些决定因素进行改进。在方法上，除了知识传播外，还应引入交互式、参与式、批判分析式的教育模式。

第三节　健康素养在中国的发展和实践

一、国内健康素养相关工作进展

鉴于提高健康素养在促进国民健康和降低健康不公平方面所具有的积极意义，全球多个国家都从国家层面出台了相关的政策、策略和计划。例如澳大利亚制定了针对医疗卫生机构的指南和标准；美国出台了提高健康素养的整体行动计划。我国健康素养研究和促进行动虽然起步较晚，但很快便在全国范围内开展了更为具体的行动和实践，包括进行健康素养监测、推广具体干预措施、加强专项资金支持等，取得了显著成果，并得到国际社会的广泛认可。2009 年 4 月，联合国经济及社会理事会亚太部长级年度会议在北京召开，会议主题为“提高健康素养”。同年 10 月，第七届全球健康促进大会在非洲肯尼亚召开，“健康素养”为会议五大专题之一。在这两个国际大会上，我国都应邀介绍了“中国公民健康素养促进行动实践”，与会各国代表反响强烈。第七届全球健康促进大会还首次将健康素养写入大会文件。2016 年，第九届全球健康促进大会在上海召开，我国再次分享了健康素养监测与健康素养促进实践经验；世界卫生组织已经将《上海宣言》达成的共识进行了进一步推进，把提升人群健康素养列为 2030 年之前全球健康促进的三个优先工作领域之一，同时强调健康素养是健康不可或缺的决定因素。

我国政府在 2007 年正式启动健康素养促进工作。根据国情，医疗卫生系统各领域专家经过多次研讨，提出了现阶段我国公民应具备的健康素养的基本内容。2008 年，我国发布《中国公民健康素养——基本知识与技能(试行)》，正式界定了公民健康素养的 66 条基本知识与技能，其中包括基本知识和理念 25 条、健康生活方式与行为 34 条、基本技能 7 条，明确我国居民需要具备的健康素养内涵，为各地健康教育专业机构开展活动提供依据，同时确定了我国居民健康素养的测评框架。2015 年，中国健康教育中心牵头对《中国公民健康素养——基本知识与技能(试行)》进行了修订，重点增加了新凸显出来的健康问题，包括精神卫生、慢性病防治、安全与急救、科学就医和合理用药问题等。

2008 年，我国首次在全国范围内开展居民健康素养监测，测评工具将健康素养划分为基本健康知识和理念、健康生活方式与行为和基本技能三个方面，以及科学健康观素养、传染病防治素养、慢性病防治素养、安全与急救素养、基本医疗素养五类健康问题素养，并在 2012 年纳入健康信息素养。以考察总体或某方面健康素养或某类健康问题素养所有题目的分值之和为总分，实际得分达到该总分 80% 及以上者，被判定具备总体或该方面健康素养或该类健康问题素养。通过计算具备总体健康素养、各方面健康素养、各类健康问题素养的调查对象占全部调查对象的比例来确定人群健康素养水平。自 2012 年起，我国每年都在全国范围内开展居民健康素养监测，各年度的样本量计算方法、监测点抽样方法、个体具备健康素养的界定标准及群体健康素养水平的计算方法等均保持一致，从而确保了不同年份居民健康素养监测数据的连续性和可比性，这些数据已成为政府公共健康决策的重要依据。

二、中国居民健康素养水平变化情况

历年健康素养监测数据显示，我国居民健康素养水平呈持续上升趋势，如图 1-5-3。2012—2015 年上升较为缓慢，每年增幅不足 1%；2016—2023 年增加较快，每年都超过或接近 2%。上述结果可能与健康素养促进行动逐步产生成效以及 2016 年颁布的《"健康中国 2030" 规划纲要》将居民健康素养水平列入战略目标有关，这进一步激发了各地区提升居民健康素养水平的动力。

国内外研究结果都证实，居民健康素养水平不仅与人群的受教育程度密切相关，也与收入、职业、种族、地区等社会人口学特征有关。通常来讲，文化程度低者健康素养水平也较低。此外，社会经济发展、卫生服务提供、健康促进行动也会影响居民健康素养水平，从而呈现出农村居民健康素养水平低于城市居民、经济欠发达地区居民健康素养水平低于经济发达地区居民的特点。监测结果显示，2023 年全国城市居民健康素养水平为 33.25%，农村居民为 26.23%；东部地区、中部地区、西部地区居民健康素养水平分别为 33.30%、28.85% 和 24.44%。

调查还发现，在健康素养的三个方面，基本技能素养、健康生活方式与行为素养始终处于较低水平；而在六类健康问题素养中，传染病预防素养、基本医疗素养、慢性病防治素养增加缓慢。2023 年监测结果显示，健康生活方式与行为素养水平为 32.21%，基本技能素养水平为 26.76%，明显低于基本知识与理念素养水平的 42.00%，如图 1-5-4；传染病防治素养、基本医疗素养、慢性病防治素养水平分别为 28.02%、28.84% 和 30.43%，相比安全与急救、科学健康观、健康信息素养更低，如图 1-5-5。

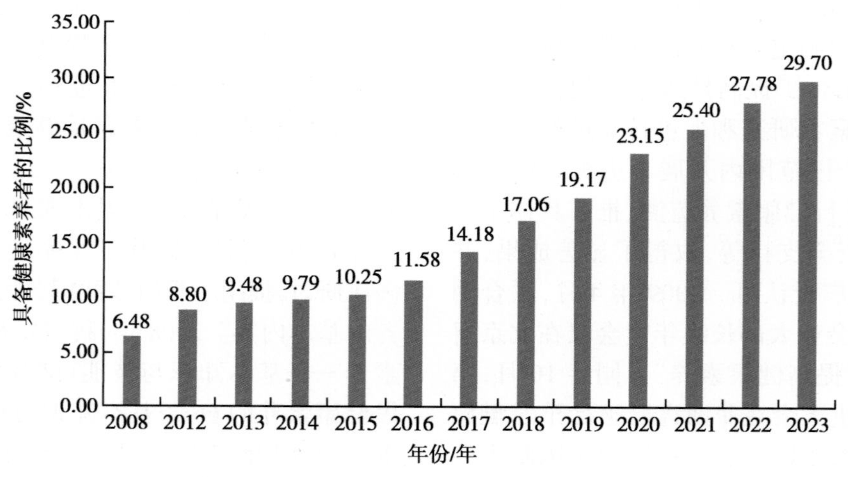

图 1-5-3　2008—2023 年中国居民健康素养水平

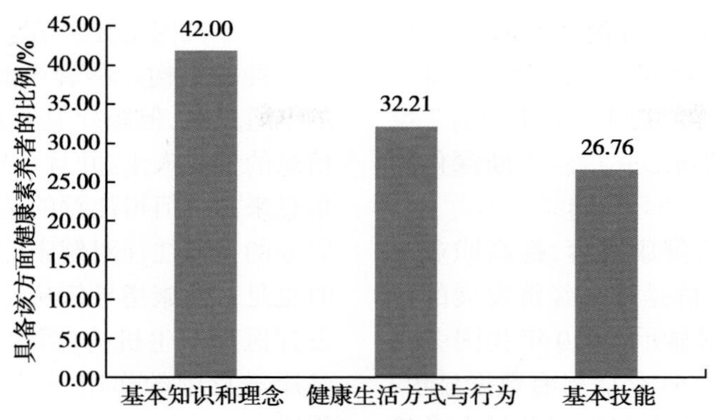

图 1-5-4 2023 年中国居民三个方面健康素养水平

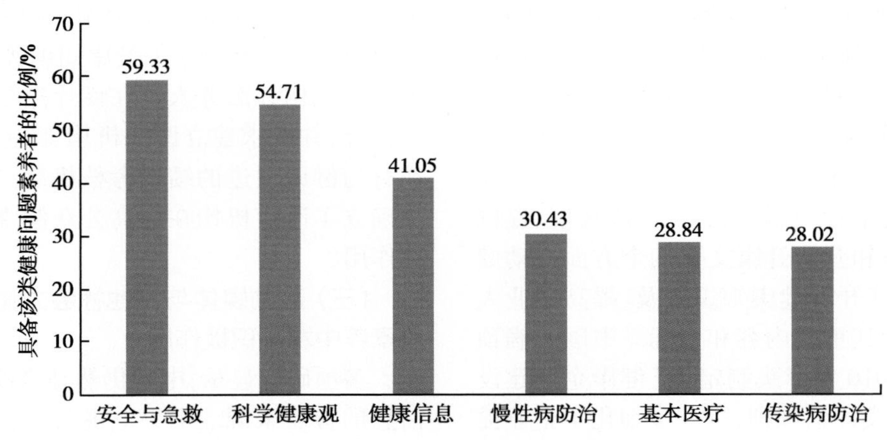

图 1-5-5 2023 年中国居民六类健康问题素养水平

《"健康中国 2030"规划纲要》提出明确目标：到 2030 年中国居民健康素养水平需要达到 30%。国家卫生和计划生育委员会从 2012 年开始将"健康素养促进行动"纳入中央补助地方项目，2014 年又制定了《全民健康素养促进行动规划（2014—2020 年）》。2017 年，"健康素养促进行动"被列入国家基本公共卫生服务项目，明确了经费投入机制，并将其纳入项目考核。上述举措，必将对进一步提高我国居民健康素养水平发挥积极作用。

三、中国健康素养提升策略

基于长期的健康教育实践和移动互联网、数字技术的快速发展，我国的健康素养促进与提升已经形成了具有本土特色的干预策略。

（一）基于场所开展全民健康教育与健康促进

基于场所开展健康教育与健康促进，是最能体现全方位、全生命周期向广大人民群众提供的健康促进服务策略。它能够在不同场所内部针对性地制定促进健康的公共政策、创造支持性环境、开展人群健康教育、调整卫生服务方向等，是提高全人群健康素养的重要保障性策略。具体措施包括以下内容。

1. 大力开展学校健康教育，提高儿童青少年健康素养水平。儿童青少年时期是个人行为习惯的养成阶段。开展学校健康教育，能使儿童青少年从生命早期树立正确的价值观、健康观，学习健康知识，掌握健康技能，从小形成有益于健康的行为习惯。这不仅能有效预防和控制儿童青少年时期的健康问题，如超重和肥胖、视力不良、口腔健康问题、心理健康问题等，也对预防成人期健康问题有重要意义。

2021 年教育部等五部委颁布的关于全面加强和改进新时代学校卫生与健康教育工作的意见，要求把全面提升学生健康素养纳入高质量教育体系，建立以课堂教学为主渠道、以主题教育为重要载体，以日常教育为基础的学校健康教育推进机制，并在每学期的体育与健康课程总课时中安排不少于4学时健康教育课；“互联网＋健康教育”也将作为学校健康教育的创新形式得到不断深化和发展。

2. 积极推进工作场所健康教育，提高职业人群健康素养水平。职业人群是社会经济发展的中坚力量。国家统计局数据显示，2020年我国劳动力人口7.84亿，就业人员7.51亿。另有数据显示，职业人群超重、肥胖、高血脂等健康问题呈上升趋势，缺乏运动、不合理膳食、吸烟等慢性病危险因素普遍存在。开展基于工作场所的职业人群健康教育，不仅有益于职业人群自身健康，实现慢性病防控关口前移，也是保护劳动生产力、节省企事业单位和国家医疗支出的必要手段。2019年，全国爱国卫生运动委员会办公室下发《关于推进健康企业建设的通知》和《健康企业建设规范（试行）》，要求企业从建立安全管理制度、建设健康环境、提供健康管理与服务和营造健康文化四个方面推动健康企业建设，广泛开展健康知识普及、提高职业人群健康素养成为其重要内容和目标。中国疾病预防控制中心于2010年牵头制定了《健康企业建设评估技术指南》及评估细则，进一步细化了企业提高员工健康素养的内容和策略。工作场所应根据行业性质和员工特点，将健康教育内容纳入岗前、岗位培训，并充分发挥移动互联网、新媒体技术的优势，为员工提供沉浸式健康教育，提高健康教育效果和效率。

3. 有效落实社区健康教育，提高城乡老年人健康素养水平。社区健康教育的主要服务对象是老年人。我国人口老龄化快速发展。国家统计局资料显示，2021年我国65岁及以上老年人口达2.01亿，占总人口的14.20%。国家基本公共卫生服务健康教育项目将健康素养提升作为核心内容，要求社区卫生服务机构以讲座、义诊、健康教育材料、宣传栏、个体化健康教育等形式服务辖区常住居民。此外，老年人还是慢性病患者健康管理项目、65岁及以上老年人健康管理项目的主要受益者。项目在政策、资金保障、服务内容、服务提供者等方面，有效保障了老年人对服务的可及性。

（二）医疗卫生人员主动开展健康教育，提高全民健康素养

医疗卫生机构的职能是疾病预防、治疗与康复，维护和增进居民健康，保护劳动生产力。医疗卫生服务机构是健康信息与服务方面最专业、最具权威性的机构。尽管当前居民获得健康相关信息的渠道众多，但医疗卫生人员仍然是拥有权威健康信息的专业人士，并且是广大民众最为信任的健康信息来源。值得注意的是，前往医疗卫生机构寻求服务的人群往往对健康信息有着最迫切的需求，同时也是对健康指导依从性最好的人群。因此，充分发挥医疗卫生机构、医疗卫生人员，特别是医生在健康教育中的作用，是提高居民健康素养的重要策略。

在国家基本公共卫生服务健康教育项目中，社区卫生服务机构已被确立为居民健康教育服务的重要提供者。同时，《健康中国行动（2019—2030年）》15个重大行动中的健康知识普及行动，明确要求医疗机构和医务人员在诊疗过程中主动提供健康指导，并要求建立医疗机构、医务人员开展健康教育与健康促进的绩效考核机制。上述策略进一步确立了医疗机构在提高公众健康素养中的主力军作用。

（三）鼓励媒体与其他社会力量在提升居民健康素养中发挥积极作用

多项研究显示，电视仍然是当前居民获取健康信息的首要来源。中央电视台及各地卫视基本设有健康类节目，其中一些健康类节目得到了广大观众的认可。随着互联网、移动互联网和数字技术的发展，门户网站、自媒体（如官方微博、微信公众号）以及移动应用程序也成为居民寻求和获得健康信息的重要途径。中国互联网络信息中心发布第50次《中国互联网络发展状况统计报告》显示，截至2022年6月，我国网民规模为10.51亿，互联网普及率达74.4%；农村地区互联网普及率达58.8%；网民使用手机上网的比例达99.6%。值得注意的是，传统传媒行业大力发展融媒体，与新媒体共同形成了多元健康信息更为丰富可及的媒体渠道和网络，也成为各年龄层公众获取健康知识与技能的主要来源。可见，有效发挥媒体的作用，是提升国民健康素养的必要策略。

蓬勃发展的健康产业在公众健康素养提升中的作用也值得关注。尽管当前对医药企业、健康管理公司及其他业态的健康产业在传播健康信息及对公众健康素养影响的研究较少，但充分发挥健康产业自身特点，鼓励其开展针对特定问题的健康信息传播，可以更好地满足公众差异化健康信息需求，全方位提高公众健康素养。

四、健康素养相关行动与实践

（一）全民健康素养促进行动

为推进公民健康素养促进行动在全国范围内开展，卫生部办公厅于2008年8月印发了《中国公民健康素养促进行动工作方案(2008—2010年)》，旨在建立卫生部门牵头、多部门合作、全社会参与的“健康素养促进行动”工作网络，并围绕《中国公民健康素养——基本知识与技能(试行)》开展传播活动，提高居民健康素养。具体工作任务包括建立健全工作网络、加强能力建设、传播健康素养66条、定期开展监测、注重典型引导。该方案具体依托“全国亿万农民健康促进行动”和全国“相约健康社区行”领导小组及其办公室，由健康教育专业机构和社区卫生服务中心(乡镇卫生院)执行。“健康素养促进行动”工作经费纳入卫生部门年度预算。

2012年，中央补助地方健康素养促进行动项目开始设立，项目整合了原烟草控制项目和各疾病预防控制重大专项中的健康教育活动，重点开展公益广告、健康巡讲、健康素养和烟草流行监测、创建无烟医疗卫生机构、食品安全健康教育、疾病预防控制健康教育六项工作任务。活动计划从2013年9月至2016年8月，每年选择一个严重威胁群众健康的公共卫生问题作为主题，围绕活动主题开展健康促进和科普宣传活动，2013年活动主题为“合理用药”，2014年活动的主题为“科学就医”。项目的实施提高了城乡居民健康素养水平，创新了健康教育管理体制，提升了健康教育工作水平和队伍能力，丰富了健康传播技术手段。

2014年，国家卫生和计划生育委员会印发了《全民健康素养促进行动规划(2014—2020年)》的通知，计划通过大力开展健康素养宣传推广，启动健康促进县(区)、健康促进场所和健康家庭建设活动，推进控烟履约工作以及健全健康素养监测系统来提高居民基本医疗素养、慢性病防治素养、传染病防治素养、妇幼健康素养、中医养生保健素养。

自2017年起，健康素养促进行动被单独纳入国家基本公共卫生服务项目。我国从2009年开始实施的国家基本公共卫生服务由中央财政和地方财政提供经费保障，由基层医疗卫生机构(乡镇卫生院、村卫生室、社区卫生服务中心/站)免费向辖区居民提供服务，健康教育是其中的第二项服务项目。健康教育服务规范要求开展合理膳食、控制体重等健康生活方式教育；高血压、糖尿病等重点疾病健康教育；食品安全、职业卫生、学校卫生等公共卫生问题健康教育；防灾减灾、家庭急救等突发公共卫生事件健康教育；以及宣传普及医疗卫生法律法规及相关政策。

健康教育形式丰富多样，包括讲座、义诊与咨询、发放印刷类和电子类健康教育材料、设置健康教育宣传栏以及提供个体化健康教育服务。在国家基本公共卫生服务项目中，除了健康教育项目外，其他项目(尤其是针对重点人群以及重点疾病的健康管理服务)也包含健康教育相关要求和服务。

健康素养促进行动被纳入国家基本公共卫生服务项目后，国家基本公共卫生服务有健康教育、健康素养促进行动两个独立项目，进一步体现了我国政府对健康促进与健康教育工作的重视。政府的投入力度也不断加大，2023年人均基本公共卫生服务经费补助标准已经从2009年的15元提高至89元，为扩大基本公共卫生服务项目的覆盖面和提高服务质量提供了经费保障。

（二）健康城市建设

随着城市化进程的不断加快，贫富差距扩大、交通拥堵加剧、环境污染严重等社会、经济、环境、生态问题逐渐成为威胁人类健康的重要因素。健康城市建设(healthy city initiatives)项目是世界卫生组织为应对快速城市化进程而提出的一项全球性战略行动，旨在通过提高人们的认识，动员市民与地方政府、社会机构合作，以此形成有效的环境支持和健康服务，从而改善环境和健康状况。世界卫生组织对健康城市(healthy city)的定义：“一个不断开发、发展自然和社会环境，并不断扩大社会资源，使人们在享受生命和充分发挥潜能方面能够互相支持的城市”，并且概括总结了健康城市项目发展的20个基本步骤，包括启动阶段的7个步骤(组建支持系统、理解健康城市理念、了解城市概况、募集项目资金、确定组织架构、准备项目提案、获得政府承诺)，组织阶段的7个步骤(成立项目工作委员会、分析项目环境、制订项目计划、组建项目办公室、制订项目战略、提升项目能力、建立责任机制)和实施阶段的6个步骤(提高公众健康意识、宣传项目计划、动员部门合作、鼓励社区参与、促进变革、确保健康的公共政策)。从20世纪80年代末开始，美国、加拿大以及欧洲、西太平洋地区国家已有几百个城市开展了健康城市建设工作，形成区域健康城市联盟。

中国于1993年引入健康城市的概念，并与世界卫生组织合作开展了相关培训。1994年，世界卫生组织与卫生部合作，率先在北京市东城区、上海市嘉定区启动健康城市项目试点工作，这标志着中国正式加入了世界性的健康城市运动。2007年，全国爱国卫生运动委员会办公室在全国范围内正式启动了建设健康城市、区(镇)活动，并确定上海市、杭州市、苏州市等10个市(区、镇)为全国第一批建设健康城市试点单位。截至2014年，已有7个省、直辖市34个地级市启动了健康城市的建设工作。近年来，我国政府高度重视健康城市建设，将其视为卫生城市的“升级版”，组织开展了相关研究工作。2016年11月，在上海召开的第九届全球健康促进大会上，组织了健康城市市长论坛，推动健康城市建设成为世界卫生组织全球健康促进三大主要工作领域之一。

进一步推动我国健康城市建设工作，2018年，全国爱国卫生运动委员会印发《全国健康城市评价指标体系(2018版)》，包括5个一级指标，从健康环境、健康社会、健康服务、健康人群、健康文化等维度衡量各地健康城市建设情况，健康素养水平是健康人群的二级指标之一。全国爱国卫生运动委员会办公室根据上述指标体系开展考核评估，推选出一批健康城市建设样板城市。截至2023年，全国已有40个城市被命名为健康城市建设样板市。值得注意的是，指标体系也可以成为各地推进本地健康城市建设的重要参考依据。健康城市建设不仅将提高公众健康素养水平作为重要内容，健康环境、健康服务、健康文化建设，也为健康素养提升提供了重要的外部环境支持。

五、建议与展望

大力开展健康知识普及行动，强化基于场所的健康教育，是提升公众健康素养水平的必由之路，也是科普工作的重要组成部分。2022年，中共中央办公厅、国务院办公厅联合印发了《关于新时代进一步加强科学技术普及工作的意见》，提出到2025年科普服务创新发展的作用显著提升的目标，形成科学普及与科技创新具有同等重要的制度安排；指出科学技术普及(以下简称“科普”)是国家和社会普及科学技术知识、弘扬科学精神、传播科学思想、倡导科学方法的活动，是实现创新发展的重要基础性工作，充分肯定了包括健康科普在内的科普工作的社会价值。医疗卫生专业人员、社会各界都需要强化健康科普责任，提高健康科普能力，营造关注健康的社会氛围，促进科普与科技创新协同发展，为推进健康中国建设，建设世界科技强国作出贡献。

(一) 加强政策研究，完善政策实施机制，实现健康教育全民覆盖

健康中国战略的实施和《“健康中国2030”规划纲要》《健康中国行动(2019—2030年)》、国家基本公共卫生服务项目等政策，为开展健康素养监测、研究，全面提高公众健康素养水平提供政策依据和实施策略。《“十四五”全民健康信息化规划》的实施也将进一步提高公众健康信息的可及性，为健康信息全民覆盖提供了环境支持。但在实践中，我们仍面临很多挑战，例如如何确保中小学健康教育课时及高质量师资；如何全面落实工作场所在新时代提高员工健康素养、保护员工健康的主体责任；如何将医疗机构和医务人员开展健康教育纳入绩效考核；如何在鼓励媒体及社会力量开展健康信息传播的同时加强监管等。

因此，需要进一步开展政策及机制的研究和探索，基于“将健康融入所有政策”理论与目标，探讨多部门合作的有效模式、工作机制及考核要求，促使卫生、教育、体育、劳动保障、安全监察等部门以及媒体承担起各自的健康责任，加强健康教育专业机构以及基层健康教育网络的能力建设，完善健康教育实施体系，真正实现健康教育覆盖全民。

(二) 研发具有科技创新的健康教育方法，总结推广新时代适宜技术

互联网、数字技术、人工智能、大数据的快速发展，不仅改变了人们获取信息的模式，也深刻影响了包括健康教育在内的卫生健康服务的提供模式。我国各地经济社会发展水平仍存在差异，传统的健康教育、信息提供方式面临挑战，而科技进步也为健康教育方法创新提供了巨大的机遇。

卫生健康部门、健康教育专业机构应充分利用数字化手段，强化场景化应用，以科普图书在线创作为契机，运用知识图谱技术等，推进在线健康问答知识库建设，进而推进不同应用场景应用的健康教育适宜技术的研发和推广，全面提高健康教育方法的科技含量，适应不同人群学习和应用特点，有针对性满足不同人群的需求，努力探索克服健康科普“知易行难”这一最大难题，提高公众健康素养，促进健康行为生活方式的普及。

（三）创新规范全媒体健康信息生产和发布，提高健康信息质量

随着经济社会的发展和人民生活水平的提高，公众的健康信息需求日益增加，对健康信息的需求也呈现出多元和针对性的特点。

同时，全球范围内新的健康问题不断出现，而医疗卫生技术与方法也在快速更新。在此背景下，健康信息的提供者和公众都面临着海量信息选择困难、难以甄别真伪的问题。此外，健康相关信息质量参差不齐、谣言频发的现象也屡见不鲜。为此，需要研究健康科普信息质量评价标准和健康科普材料生成规范和评价标准，规范健康信息的生产和健康科普材料的生产。

国家卫生健康委员会于2022年发布了《关于建立健全全媒体健康科普知识发布和传播机制的指导意见》，我们应以此为政策依据，充分发挥健康科普资源库、专家库的作用，充分发挥医疗卫生机构和专业人员的作用，引入区块链技术实现版权的精准确权；创新健康信息的发布传播机制，鼓励媒体主动承担健康责任，开展健康信息传播。加强对媒体发布健康信息的监督管理机制，规范健康信息传播市场；建立跨部门健康教育服务信息共享机制，完善信息共享交互平台建设，实现安全规范共享。

（四）加强对医务人员开展健康教育的激励与考核，充分发挥医疗卫生机构在提高公众健康素养中的主力军职能

《健康中国行动（2019—2030年）》和国家基本公共卫生服务分项目别对各级医疗机构要承担健康教育工作方面提出了要求。在现实中，各级医疗机构、广大医务人员也以多种形式开展了健康教育活动，这些活动对于提高公众健康素养发挥着不可替代的作用。然而，当前还存在着医疗机构和医务人员开展健康教育缺乏激励与考核机制，基于医疗机构的健康教育资源不足、技术落后等问题，需要创新管理和激励机制，更好发挥医疗卫生机构在提升居民健康素养中的作用。因此，一方面可以在基层医疗卫生机构中，将基本公共卫生服务健康教育工作与纳入家庭医生签约服务的内容；另一方面，将健康素养纳入医疗机构的患者安全和服务质量改善制度建设，提高医务人员对低健康素养患者的识别和服务能力，使健康教育内容和方法符合当前患者的理解和应用能力，提高医疗卫生服务效率。此外，更需要基于医疗机构信息化，研发健康教育工具与材料，贯彻落实《“十四五”全民健康信息化规划》，使健康教育和患者健康管理成为“互联网+医疗健康”服务体系的组成部分，为医务人员开展健康教育提供技术支撑，也成为将健康教育纳入医疗机构和医务人员绩效考核的依据。

（骆大胜　常 春　李新华）

参考文献

1. WHO. The Bangkok Charter for Health Promotion in a Globalized World [J]. Health Promotion International, 2007, 21 (S1): 10-14.
2. 李新华.《中国公民健康素养——基本知识与技能》的界定和宣传推广简介 [J]. 中国健康教育, 2008, 24 (5): 385-388.
3. NUTBEAM D. The evolving concept of health literacy [J]. Social Science & Medicine, 2008, 67 (12): 2072-2078.
4. NUTBEAM D, MUSCAT D M. Health promotion glossary 2021 [J]. Health Promotion International, 2021, 36 (6): 1578-1598.
5. SØRENSEN K, VAN DE BROUCKE S, FULLAM J, et al. Health literacy and public health: A systematic review and integration of definitions and models [J]. BMC Public Health, 2012, 12: 80.
6. 曾庆奇, 蒋莹, 袁雁飞, 等. 糖尿病患者健康素养与健康管理的关系 [J]. 中华预防医学, 2014, 48 (8): 715-719.
7. 温秀芹, 韩铮铮, 赵洁, 等. 糖尿病患者健康素养与基本公共卫生服务利用的关系研究 [J]. 中国健康教育, 2015, 31 (5): 456-459.
8. 曾庆奇, 常春, 蒋莹. 健康素养与高血压健康管理的关系 [J]. 北京大学学报 (医学版), 2014, 46 (3): 492-497.
9. 曾庆奇, 常春, 蒋莹, 等. 健康素养与老年居民基本公共卫生服务利用的关系研究 [J]. 中国健康教育, 2014, 30 (9): 771-776.
10. 蒋莹, 常春. 国内外健康城市建设实践 [J]. 中华预防医学杂志, 2012, 46 (8): 754-756.

第六章　慢性病健康管理内涵与实践发展

当前我国正处于经济社会转型期，慢性非传染性疾病（以下简称“慢性病”）步入高负担期，具有“患病人数多、疾病负担高、服务需求大”的特点，已成为经济社会发展的重大公共卫生问题和社会问题。为此，从国家层面，党的二十大报告、全国卫生与健康大会、《“健康中国2030”规划纲要》、《中国防治慢性病中长期规划（2017—2025年）》等均将慢性病防控作为重要工作目标和战略任务，强调健康中国的重中之重在于慢性病的有效防控。从学术层面，健康医疗行业相继发布《中国高血压健康管理规范（2019）》《中国糖尿病健康管理规范（2020）》《中国心血管病一级预防指南》等行业规范和指南。2024年五湖健康大会上也发布了《2024慢病健康管理杭州主张》，该主张积极倡导每人负起自己的健康责任，养成主动健康意识与行动，筑牢全民慢性病预防的自我防线。综上，我国慢性病健康管理将迈入新发展阶段，迎来前所未有的新机遇。

第一节　慢性病健康管理服务概念与内涵

一、慢性病健康管理概念与内涵

2009年在《中国慢性非传染性疾病管理的目标与对策》中，首次提出“慢性病健康管理”概念。慢性病健康管理指针对慢性病及其危险因素进行定期检查、连续监测、评估与综合干预管理的医学行为及过程，是健康管理医学服务的重要内容，其目的是以最小的投入获取最大的慢性病防治效果。2019年，《健康管理蓝皮书：中国健康管理与健康产业发展报告No.2（2019）》中发布《慢性病健康管理中国专家共识》，形成慢性病健康管理概念的共识。慢性病健康管理是指运用健康管理学的理论、技术和手段对个体或群体的慢性病危险因素实施筛查、评估、干预和动态跟踪；针对全人群全生命周期开展的慢性病危险因素预防和慢性病高危人群及患者的综合管理，是健康管理在慢性病防治中的具体应用。而重大慢性病健康管理是指针对我国主要重大慢性病（心脑血管疾病和常见癌症等）的高危人群或个体，针对其明确的危险因素所实施的健康管理。

二、慢性病健康管理与疾病管理的比较

慢性病健康管理与传统的疾病管理有明显的不同。疾病管理指针对疾病发生发展的各个阶段采取以临床诊治为主的管理措施，提供不同服务，也就是对疾病采取“全诊治过程管理”。其特点是以疾病发生发展的自然过程为基础，重心是患病后的临床诊治、康复、并发症的预防与治疗等。慢性病健康管理和疾病管理两者比较，如表1-6-1。

表1-6-1　慢性病健康管理与疾病管理比较

	慢性病健康管理	疾病管理
管理重点范畴	零级预防和一级预防	二级预防和三级预防
管理核心	以人为中心	以疾病为中心
管理广度	针对慢性病及相关危险因素的整体综合管理	专病专项的慢性病诊治管理
管理深度	生命全周期、疾病全过程	疾病临床诊治阶段的管理
管理目标	提升健康素养，预防慢性病风险因素流行和慢性病的发生发展	提高慢性病患者生存质量，降低慢性病并发症、致残率和致死率

第二节　慢性病健康管理循证研究与实践

一、国外慢性病健康管理循证医学证据

（一）弗莱明翰心脏研究

弗莱明翰心脏研究（framingham heart study）的重点是心血管病病因及其危险因素，观察内容涵盖生物因素与环境因素。目前共将三代人群纳入研究。其中第一代 Cohort 研究（1948—2010 年），包括 1948 年时全镇无心血管及其他重大疾病的 5 209 名 30~60 岁居民，每 2 年随访一次。第二代 Offspring 研究（1971—2007 年），对象是第一代 Cohort 之子女及其配偶，共 5 124 人，每 3 年随访一次；第三代 Gen3cohort（2002 年至今），对象为入选第一代 Cohort 的孙辈，共 3 500 人。研究发现一系列重大成果，如首次提出“心血管病危险因素”概念；发现高血压及高胆固醇血症可增加心血管病发病风险，体力活动可减少心血管疾病发病风险，房颤可增加脑卒中发病风险，高同型半胱氨酸为心血管病危险因素等；证实吸烟可增加心血管疾病发病风险、高血压可增加脑卒中发病风险、绝经可增加女性心血管疾病发病风险、高密度脂蛋白可降低心血管疾病发病风险等。弗莱明翰心脏研究是迄今世界上观察时间最长、内容最多的医学研究。在 20 世纪 100 个重要的医学进展中排名第 4，其成果已经转换为全球心血管病预防实践，也为实施慢性病健康管理提供重要的循证证据。

（二）芬兰北卡慢性病健康管理研究

20 世纪 70 年代，芬兰逐步探索出了一种创造健康支持性环境、改变群体生活方式和充分发挥基层社区卫生服务组织的慢性病健康管理模式。特点为坚持零级预防和一级预防，运用社区干预的方式去改变整个地区人群的风险因素状况，如胆固醇项目、高血压项目、无烟运动、学校健康项目、工作场所项目，改变不健康的生活方式项目等。研究取得显著成效，三十余年间，北卡的慢性病死亡率显著下降，其中男性冠心病死亡率下降了 85%，脑卒中死亡率下降了 69%，癌症死亡率下降了 67%，同时危险因素减少，健康行为增加。芬兰北卡慢性病健康管理研究从源头上降低全人群心血管病危险因素水平，充分体现了对慢性病健康管理的综合途径，该项目也因此被誉为心血管病干预成功的经典案例。

二、国内慢性病健康管理循证医学证据

（一）大庆糖尿病预防研究

大庆是我国最大的陆上油田和石油化工基地，居住人员相对固定，人均收入较高，生活水平相对较好，但生活方式欠佳，因此糖尿病发病率远超全国平均水平。为探索糖尿病预防干预模式，研究以 1986 年从 33 家医疗机构中筛查的 577 例糖耐量受损个体为研究对象，随机将其分为干预组 439 例和对照组 138 例。干预措施包括运动干预组、饮食干预组、运动和饮食综合干预组。在研究期间，每隔两年进行一次糖尿病筛查。1986—1992 年，干预组发生糖尿病的风险减少一半；1986—2006 年，干预组发生糖尿病的风险减少 43%，比对照组人群平均晚发生糖尿病 3.6 年。大庆糖尿病预防研究首次以糖耐量受损这一重要的糖尿病高危人群为干预对象，通过生活方式干预，有效延缓和降低了糖尿病的发生，验证一级预防是预防糖尿病的重要手段。同时，研究发现长期的生活方式干预可以产生行为记忆，使已养成的健康生活习惯在干预结束以后仍能坚持良好的生活方式，并从中持续受益，干预效果持续长达 17 年之久。

（二）首钢心血管疾病干预研究

首都钢铁公司（简称“首钢”）属于大型国有企业集团，企业经济效益较好并有可观稳定的职工数量。由中国医学科学院北京协和医科大学、中国医学科学院阜外医院和首钢联合组织的心血管疾病综合干预研究在首钢试点。干预措施以健康教育和健康促进为基础，同时，实施以减盐、减重、戒烟、限酒等改变不良生活方式结合定期对高血压进行筛查、随访和干预管理。8 年（1987—1995 年）干预管理后，加强干预组较一般干预组，职工平均收缩压净下降 2.5mmHg，舒张压净下降 2.2mmHg，健康素养水平明显提高。24 年（1974—1998 年）来职工脑卒中发病率和死亡率分别下降 54.7% 和 74.3%。首钢心血管疾病干预试验的成功，证实了改善生活方式可以有效降低心血管疾病的发病风险。其成

功推广的经验在于企业领导层的介入和支持，为健康管理的落地实施提供了强有力的保障。

（三）开滦高血压管理研究

开滦集团是中国特大型煤炭企业，配套有丰富的医疗资源，包括1所三级甲等医院、10所二级甲等医院及30所企业内部保健站。开滦集团自2006年起，每两年出资3 400多万元对在职及离退休的所有职工（约15万人）进行定期健康体检，并开展规范化高血压管理。措施包括健康宣教、生活方式干预、药物干预，并以一定的行政干预为辅，如对坚持血压测量、按时服药及血压控制达标的员工，给予一定的物质和精神奖励。实施规范化干预后成效显著，血压的治疗率由干预前的12.8%提高到干预后的100%；血压达标率由干预前的0.6%上升到干预后的52%。同时，员工猝死和心脑血管疾病的发生率均出现明显下降拐点。该高血压管理模式创建了"开滦慢性病健康管理模式"。中国医师协会已委托其撰写《功能社区高血压管理模式方案》，卫生管理部门以最佳案例向全国推广。

三、国内慢性病健康管理成功案例与实践

（一）河北省邯郸市健康小屋建设承载健康中国梦

2014—2016年邯郸市政府提出"健康小屋"建设提升的任务目标，并将其作为"全面健康工程"项目来推进，制定建设标准，并根据社区和乡镇人口数量，各县基层医疗卫生机构数量、市县二级及以上医院医师资源三个要素，对健康小屋数量和布点进行合理配置。健康小屋屋主由二级以上医院的主任医师、副主任医师和主治医生担任，并在此基础上，形成"3+2+1"医疗联合体服务模式，即1家三级医院联合若干二级医院和广大社区卫生服务中心（站），乡镇卫生院组成非独立法人的医联体。在医生层面上建立"师带徒"帮扶关系，居民层面上建立"契约式"服务关系。经过三年努力，成效显著。举办健康教育讲座3.48万余次，提供健康管理服务100万余人，发放健康宣传资料400多万份。多次受到国家卫生和计划生育委员会以及政府领导的肯定及媒体报道，形成"专家下基层，基层能力提升，群众方便实惠，基层首诊有突破"的良性状态。该案例充分立足"未病先防，既病防变，防治结合"的理念，形成由政府搭台子，纳入市政府重点改革举措，将大医院医生带到基层，形成"专家引领、基层获益"的生动模式。案例展示了发动医疗资源丰富的大医院和广大临床医生投入预防康复和慢性病管理，弥合临床医学和公共卫生的裂痕，积极应对慢性病的严峻挑战。

（二）上海市慢性病综合防控显成效

政策先行，政府履职，建立机制，如上海市2000年全国第一个出台省级慢性病防控规划，2009年通过《公共场所控制吸烟条例》，2012年实施市民体育健身条例。其次，上下联动，通过国家慢性病综合防控示范区，推行示范先行。再者，2021年出台《上海市全民健身实施计划（2021—2025年）》，提出要推进体医养融合，积极打造"体医融合"示范区、"体医融合"运动促进健康中心。市政府加大慢性病防控投入力度，保障和强化公共卫生体系，提升核心能力。同时，深化医改，推进基层首诊和分级诊疗，发挥社区网底功能，建立电子健康档案和电子病历，整合大数据，提升居民获得感。上海市慢性病综合防控成效彰显，居民的健身意识，全市高血压、糖尿病知晓率上升，年龄标化死亡率下降。该案例体现"寓健康于万策"，积极践行慢性病防控工作，坚持政府主导，各相关部门通力合作，全方位上下联动，信息共享程度高，防治结合，开展全程健康管理。"寓健康于百姓生活"通过健康支持性环境建设，充分调动全社会参与，形成全民参与的良好氛围，最终形成"政府主导，部门协作、社会动员、全民参与"的慢性病防控工作机制。

（三）浙江省宁波市鄞州区信息化助力慢性病健康管理

宁波市鄞州区在政府主导和经济保障下，从整体设计入手并逐步完善，通过专业支持，克服重重困难，打造了政府、疾控、医院、社区四位一体的区域性公共卫生服务平台。从慢性病风险预测，从干预措施落实到效果评价，通过信息技术步步贯通，将慢性病管理与信息平台有机结合，创建新的服务模式，使基于循证的科学决策机制得以实现，促进高危人群管理，提高管理效率和服务水平。该案例提示信息化是实现全生命周期健康服务的基础设施，也是突破部门壁垒的利剑。信息化建设永远在路上，既需要技术上的不断提高与完善，更需要政府有力的长期政策保障。

（四）湖北省武汉市黄陂区以政策促进慢性病健康管理

通过新型农村合作医疗"总额预付、超支分担、结余有奖"倒逼结算支付政策实施机制创新，

让患者看得起病；促进医疗卫生机构向以健康管理为中心转型。围绕健康目标，将一级预防、二级预防、三级预防的策略和措施，按医院、基层医疗卫生机构、疾控机构，将政府、社会、个人的责任融入各领域、各层面，各负其责，综合防控的局面。同时，坚持以问题为导向，针对健康、高危、患者、老年等不同人群，不同生命过程的健康问题按类提供对应的衔接服务与健康管理，形成"一个机制、四方管理、五项服务"的慢性病管理工作模式。该案例提示，任何改革和探索都应以百姓受益为硬道理。黄陂区从健康管理服务提供的方方面面，如获得服务的便捷程度、服务态度、需要程度、改善效果及人均费用等，切切实实以"是否惠及百姓"为衡量尺度，真心实意为百姓办事，赢得良好口碑。

（五）我国慢性病综合防控示范区建设成功案例

2010年我国启动慢性病综合防控示范区建设，覆盖范围广泛。旨在通过示范区的建设形成典范，产生带动效应，进而推动全国慢性病预防控制工作的深入开展。

1. 政府主导是关键——江苏省无锡市崇安区和江西省南昌市新建区。江苏省无锡市崇安区依托"德政工程、民心工程"重点打造"生活品质之城"，体现了"以人为本，以民为先"的执政理念。通过"三大战略"和"三大作用"部署慢性病综合防控，使城市发展与市民健康生活紧密相连。江西省南昌市新建区将慢性病综合防控示范区建设工作列入政府的民心工程，将慢性病健康管理工作纳入国民经济和社会发展"十二五"规划纲要，并将经费列入政府预算且逐年递增。以上表明，政府将慢性病健康管理作为一项重要职责，作为民生工作来落实，并将政府承诺转化为政府行动。如成立专门的领导小组，将慢性病防控工作纳入经济社会发展规划，将工作经费纳入当地政府财政预算，在政策上给予有效倾斜，从而保证慢性病健康管理工作的保障机制不断健全和完善。

2. 部门协作是基础——浙江省杭州市下城区建立各职能部门协调制度和联络员制度，定期检查并通报工作进展情况，督促部门落实职责，统筹解决工作中的瓶颈问题和困难。同时，建立"多元化，广覆盖、互补性"的工作网络，为部门协作提供执行保障。以上案例表明，将慢性病健康管理工作融入各部门公共政策和日常工作，如成立多部门合作的示范区建设领导小组，各成员部门明确职责，认真履职等，实现慢性病健康管理工作的常态化。

3. 技术和队伍支撑是保障——宁波市和深圳市龙华区慢性病健康管理示范区深化医防整合实现慢性病防治网络重构。宁波市成立慢性病信息管理平台，组建多个慢性病健康管理指导中心，如宁波市心脑血管疾病、宁波市糖尿病、宁波市口腔疾病、宁波市精神疾病和宁波市肿瘤防治指导中心；实现市县级医院、卫生局、社区卫生服务中心及疾病预防控制中心信息协同，市县数据互联互通。各大指导中心分别成立专家组，由专家指导基层医生培训，以强化队伍建设。同时，建立慢性病健康管理工作例会制度和慢性病防治机构考核制度，通过建章立制，完善慢性病防治机构常态工作。深圳市龙华区慢性病健康管理示范区，连续三年将示范区建设规划写入政府工作报告，同时出台一系列支撑构建与居民健康需求相适应的整合型慢性病防控体系配套文件，加强慢性病健康管理人才建设。2017年试点实行公卫医师到社区健康服务中心驻点工作制，指导并参与社区慢性病服务。以上案例表明，示范区建设应始终坚持用"正确的技术路线，科学防控慢性病"，如发挥社区服务的中坚力量，建立和完善慢性病健康管理监测网络，找准慢性病健康管理干预目标人群和关键环节，制定针对性策略和措施，建立慢性病防治结合的专业体系。

第三节　慢性病健康管理服务体系与规范

一、慢性病健康管理服务体系

（一）基于城市医联体的慢性病健康管理服务体系

城市医联体主要以三级公立医院或者业务能力较强的牵头综合医院为主体，功能定位为慢性病患者危急重症治疗及疑难疾病的诊疗，而联合的社区卫生服务机构、护理院、专业康复机构等将医院的慢性病健康管理服务范畴加以延伸，承担后续的治疗、康复、护理服务。该服务体系有效推进慢性病治疗与健康管理相结合，在慢性病患者的“一体化”管理和连续性诊疗服务中发挥重要作用。成功案例以深圳市罗湖医院集团、江苏康复医疗集团（镇江市第一人民医院为牵头单位）为代表。

（二）基于县域医共体的慢性病健康管理服务体系

县域医共体是农村医联体的主要形式，以县级、乡镇卫生院、村卫生室三级联动医疗服务体系为支撑，功能定位以基本公共卫生服务为重点，借助家庭医生签约制度，做好慢性病预防控制工作，并为诊断明确、病情稳定的慢性病患者、康复期患者、老年病患者等提供了健康管理服务。例如，目前县域慢性病健康管理服务体系的构建与认证项目，以及以安徽省天长市县域医共体为代表的成功案例。

（三）基于跨区域专科联盟的慢性病健康管理服务体系

跨区域专科联盟以不同区域的专科医院和医疗机构的特色专科为依托，联合国家级医学中心及临床医学研究中心，形成补位发展的区域特色专科联盟，突出慢性病专科特色，达到提升重大慢性病的预防能力、救治能力和科研支撑能力。成功案例以中国胸痛中心、中国高血压联盟、北京市儿童医院儿科专科联盟为代表。

（四）基于“互联网＋慢性病健康管理服务”体系

“互联网＋慢性病健康管理服务”指通过信息化手段和智能化工具，实现慢性病精准风险评估，并结合移动可穿戴设备和智慧健康线上服务实现全方位慢性病动态管理，为慢性病高危人群及患者提供全面、连续、主动管理的一种新型慢性病健康管理服务体系。同时，通过远程医疗服务网络向基层、边远和欠发达地区进行慢性病的技术普及和人才培养，以提升区域的慢性病服务能力和健康扶贫效果。成功案例以宁夏回族自治区“互联网＋医疗健康”、中日友好医院远程医疗协作网为代表。

（五）基于健康管理（体检）机构的慢性病健康管理服务体系

健康管理（体检）机构的慢性病健康管理服务体系涵盖各级医疗机构中的健康管理（体检）中心、独立的健康管理（体检）机构，依托新型农村合作医疗、城市社区卫生服务中心和功能社区卫生机构的健康管理（体检）机构。功能定位为慢性病的早期筛查、风险评估和随访干预指导，针对全人群及慢性病高风险人群进行健康教育和健康促进，针对慢性病患者进行追踪管理和康复服务。此举旨在从根本上改变健康管理（体检）停留在理论的被动局面，推动健康体检服务向慢性病健康管理服务转型与跨越。成功案例以中南大学湘雅三医院健康管理中心的慢性病分层分级健康管理、江苏省太湖干部疗养院的疗养康复管理、浙江大学医学院附属第二医院国际保健中心的基于全科医学与健康管理融合的慢性病健康管理为代表。

二、慢性病健康管理服务规范

（一）常见心血管病和癌症风险因素健康管理规范

1. 心血管疾病危险因素及管理　根据《中国心血管病风险评估和管理指南（2019）》《中国心血管病一级预防指南》《中国体检人群心血管病危险因素筛查与管理专家共识》等规范性文件，确认目前公认的八项可改变的心血管代谢疾病传统危险因素，包括吸烟、腹型肥胖、缺乏运动、饮食蔬菜水果摄入不足、精神紧张、血脂异常、糖尿病、高血压。针对这些传统危险因素的干预策略重点在于全人群及慢性病高危人群的零级预防和一级预防。通过改变不健康的生活行为方式，例如戒烟、增加体力活动、控制体重、合理膳食、减少钠盐摄入量、限制有害使用酒精等，同时配合药物控制代谢性危险因素（血压、血脂及血糖异常）的水平及预防用药（低剂量抗血小板聚集或抗凝药物）等措施，目的是提高全民健康素养，保持理想的心血管健康状态，预防心血管疾病风险因素的流行，从而减少心血管病的发生。

2. 常见癌症危险因素及管理　根据2018年美国癌症协会发布的《癌症一级预防计划》，权威证据证实与癌症有关的可预防性危险因素包括烟草及烟草制品（包括主动吸烟及二手烟暴露）、含酒精饮品、体脂水平超标，不良饮食方式（蔬菜水果摄入不足、摄入过多加工肉制品或红肉、全谷物或膳食纤维摄入不足等），体力活动不足、感染性病原体（幽门螺杆菌、乙型肝炎病毒、丙型肝炎病毒、人乳头状瘤病毒、嗜淋巴细胞性疱疹病毒、人类免疫缺陷病毒、卡波西肉瘤相关疱疹病毒、人类T淋巴细胞白血病病毒Ⅰ型），紫外线照射、医用电离辐射和室内氡暴露浓度增高。癌症危险因素的干预策略：重点在于全人群的科学防治癌症知识宣传教育，针对感染性病原体进行疫苗接种、防致癌病原体传播和扩散，同时增强健康支持性环境建设，如健康城镇、提高食物和饮料安全、规范食品标签标示内容、提高烟草消费税等；高危人群加强早期筛查和预防性治疗。目的是降低癌症的发病率。

（二）常见慢性病健康管理规范

1. 心血管代谢疾病早期筛查及管理策略　根据国内外高血压、糖尿病、血脂异常、脑卒中等心血管代谢疾病的相关权威指南共识，进行早期筛查和管理。目标是早期发现、规范管理高风险人群和慢性病患者。筛查策略如下。①根据诊断标准，通过有计划地筛查管辖区成年人。②在日常诊疗过程中检测发现异常者。③在各种公共活动场所，如老年活动站、单位医务室、居委会等进行检测。④通过各类从业人员健康体检、进行基线调查等机会筛查途径进行早期筛查。管理策略如下。①对被检出的高危人群或慢性病前期人群开展各种方式的健康教育和健康促进，以非药物治疗为主，通过有效管理来降低其转变为慢性病患者的风险。②对被检出的确诊患者，纳入规范化管理，有效控制相关危险因素和慢性病指标，如血糖、血压、体重等，以预防和减少并发症的发生。③同时组织慢性病患者建立自我管理小组，提高自我管理效能，促进管理效果。

2. 常见癌症早期筛查与管理策略　根据国内外肺癌、胃癌、食管癌、结直肠癌、肝癌等高发癌症的权威筛查防治指南共识，按照规范化筛查流程进行早期筛查和管理。以早诊早治为载体，提高常见癌症的早期诊断率、早期治疗率和五年生存率。筛查策略如下。①各地卫生行政部门根据当地癌症流行特点，科学确定优先开展早诊早治的肿瘤种类。②结合本地区卫生资源状况，组织制订适合本地情况的早诊早治工作计划和具体实施方案，包括确定人群范围、技术指导及工作承担单位。③建立健全包括流行病学、临床检查及组织病理诊断等多学科协作的早诊早治技术队伍。④规范早诊早治工作流程。管理策略如下。①对筛查出的高危人群及时进行预防性干预，降低癌症的发病率。②对于确诊的癌症患者，落实规范化诊疗，切实保证有效的早诊早治，提高治疗效果和生存质量。

3. 慢性阻塞性肺疾病早期筛查与管理策略　根据《慢性阻塞性肺疾病全球倡议》《慢性阻塞性肺疾病基层诊疗指南(2018 年)》等进行慢性阻塞性肺疾病的早期筛查和管理。目标是加强慢性阻塞性肺疾病高危人群的识别和患者的整体评估，规范慢性阻塞性疾病的诊治，有效减轻患者的病痛，提高生命质量，降低病死率。筛查策略：慢性阻塞性肺疾病具有高致残、高发病率、低知晓率的特点，且临床起病隐匿，往往出现延迟诊断现象。因此提高早期筛查率，首先要加强公众和医务人员（特别是基层医务工作者）对慢性阻塞性肺疾病的认识，充分利用筛查问卷和肺功能检查进行慢性阻塞性疾病高危人群的识别和患者早期诊断。管理策略如下。①针对我国慢性阻塞性肺疾病发病的地域特点，采取综合防控措施。②针对慢性阻塞性肺疾病可改变的危险因素，如吸烟、空气污染、职业性粉尘和化学物质、生物燃料烟雾、呼吸道感染进行健康宣教和行为模式改变，及流感疫苗和肺炎球菌疫苗接种。③针对慢性阻塞性肺疾病高危人群采取重点干预策略。④针对患者通过肺康复、患者健康教育、自我管理、结合疫苗接种、营养支持、个体化药物综合治疗和呼吸支持治疗，改善患者的身体和精神状态，提高生存率。

4. 精神心理疾病早期筛查与管理策略　根据国内外焦虑、抑郁、认知功能障碍、失眠等相关精神心理疾病的筛查和管理指南或共识，进行早期筛查和管理。目标是早期预防、早期干预、全程治疗、促进功能康复，减轻或缓解症状强度或频率，减轻照料者负担和改善患者生活质量。筛查策略：规范精神分裂症、抑郁症、焦虑症、阿尔茨海默病等主要致残性精神心理疾病的筛查识别，结合临床症状评估、量表评估和客观测评评估。管理策略如下。重点做好妇女、儿童、青少年、老年人、残疾人等群体的心理健康服务。对于高危人群积极开展精神心理健康促进工作，加强精神心理健康知识和疾病科普工作，规范发展心理治疗、心理咨询等心理健康服务。对精神疾病患者，做好综合管理工作和治疗康复，强调人性化的非药物干预，结合药物治疗，督导服药，注意药物的安全性、疗效和耐受性，防止药物成瘾和复发，同时加强严重精神障碍患者救治救助工作，注重精神卫生、用药和家庭护理等方面的信息宣教和指导，提供专业照护与照护者支持。

第四节 慢性病健康管理服务模式与路径

一、慢性病健康管理“四级预防”模式

慢性病“四级预防”指针对慢性病危险因素出现前的全人群、慢性病高风险人群、慢性病早期人群和慢性病中晚期人群，四个不同慢性病发生发展阶段的个体和群体，分别采取差异化的预防干预策略，旨在防止慢性病发生或延缓其进展，如表1-6-2。强调预防前移或零级预防，突出以人的健康为中心，以健康或疾病风险因素发生前的防控为重点，强调从“新的生命出生之前”“风险未出现时”“病变未发生时”“身体未衰老时”的全生命周期健康维护，构建以全人群慢性病风险因素预防或零级预防为核心的“四级预防”慢性病健康管理新体系。

表1-6-2 慢性病健康管理“四级预防”体系

	零级预防	一级预防	二级预防	三级预防
病程阶段	风险因素预防	疾病发生预防	疾病早期诊治	疾病中晚期诊治
目标人群	全人群	慢性病高风险人群	慢性病早期人群	慢性病中晚期人群
预防目标	改变危险因素赖以产生和发展的自然和社会环境，从而避免或限制慢性病危险因素发生及流行	针对已形成的慢性病危险因素以及慢性病高危人群采取针对性的干预控制措施	早期发现和及时治疗，延缓慢性病发展进程和阻止相关并发症的发生	防止慢性病伤残、促进功能恢复，提高生存质量
核心内容	理想健康状态、环境健康、生殖健康、行为健康、心理健康、儿童健康等	阳性家族史、不良环境暴露、阳性生物学指标、不良精神行为因素等	早期疾病筛查与诊断、早期治疗及病程进展控制	防疾病复发，防临床事件，防早残、早亡
主要措施	政府层面制定相关政策法规，社会及行业组织协同参与，提高国民健康素养和普及健康生活等	普及慢性病预防知识，提高慢性病风险因素知晓率和自我健康管理能力，形成有利于慢性病预防的环境等	开展慢性病精准筛查、突破关键技术发展适宜技术，建立慢性病防治标准规范等	提高慢性病综合诊治水平、规范临床诊疗路径，发展康复智能辅助器具

二、慢性病健康管理人群分层模式

（一）全人群

全人群策略是针对预防慢性病风险因素在全人群流行所采取的综合健康管理策略，主要强调慢性病的零级预防，以健康融入所有政策为核心，以普及健康文明生活方式为导向，发展健康文化，优化健康服务，不断提升全民健康意识和行为能力。以建设健康支持性环境为重点，以建设“健康细胞工程”为抓手，持续推进健康城市、健康乡村，健康社区、健康学校、健康企业和健康家庭建设，达到健康中国目标的实现。

（二）高风险人群

高风险人群策略是针对已明确的慢性病风险因素和慢性病高风险人群开展的综合健康管理策略。主要强调慢性病的一级预防。针对单一危险因素，采取专项防治行动，如“三减三健”（减盐、减油、减糖、健康口腔、健康体重、健康骨骼）行动；针对多个危险因素聚集的个体或群体，开展慢性病危险人群筛查、慢性病危险评估和慢性病分层管理，以达到预防或推迟慢性病发生的目的。

（三）慢性病患者

慢性病患者管理策略是针对已明确诊断的慢性病患者所采取的综合健康管理策略，主要对应慢性病的二级预防和三级预防。其包括以强化不良生活方式改善为核心的慢性病危险因素干预策略，和以早期精准诊断、优化诊疗流程、规范治疗策略、提高诊疗服务质量、加强智慧康复为重点的慢性病

患者管理策略，达到延缓病情进展，防止并发症的发生，降低慢性病导致的致残和过早死亡。

（四）特殊人群

针对儿童、青少年、妇女、老年人群开展的综合健康管理策略。以国家基本公共卫生服务项目为导向，针对特殊人群实施精准慢性病健康管理策略。针对儿童青少年主要通过健康教育，提高健康素养；促进健康生活方式，确保营养平衡，适度开发儿童青少年体格机能，提高心理健康和社会适应能力，预防代谢性疾病的发生，减少成年后心脑血管疾病风险。妇女慢性病健康管理主要围绕女性癌症、生殖内分泌系统疾病、妊娠期高血压和妊娠期糖尿病、骨质疏松症等重点疾病，开展孕产期、更年期、绝经后等特殊时期慢性病预警及干预管理。针对老年人慢性病危险因素聚集、慢性病多发、身体器官功能退化的特点和我国养老的模式特点，实施以家庭主动慢性病健康管理、社区辅助慢性病健康管理、养老机构医养结合的慢性病健康管理的综合策略。通过运用适龄化的老年智能或智慧慢性病健康管理技术和产品，达到普及老年人慢性病危险因素监测管理和提高老年人生存质量的目的。

三、慢性病健康管理服务路径

（一）信息采集与建档

慢性病相关信息主要来源于各种医疗卫生服务过程中的记录、健康体检记录、专题健康记录、疾病调查记录等。采集方式有访谈法、问卷法、实地观察法等。慢性病信息通过电子建档和区域信息平台整合，实现互联互通。

（二）风险评估

慢性病风险评估是指根据采集或收集到的慢性病信息，进行综合分析与分层分类评价，以评估当前个体的健康状态，识别现存的健康问题，并寻找潜在的健康风险或重大疾病线索，同时预测在未来一定时间内发生某种慢性病或因为某种特定慢性病死亡的可能性的过程。慢性病风险评估包括健康状态等级评估、慢性病风险的分层评估等。

（三）风险干预

慢性病干预是指根据慢性病风险评估结果，制订干预计划和方案，有针对性地帮助个体或群体采取有效行动、纠正不良的生活方式，消除或减轻影响慢性病的危险因素，实现健康管理计划目标的过程。健康干预涵盖生活方式及环境健康指导、营养干预指导、心理干预指导、康复指导、慢性病预防指导、慢性病自我管理指导和就医诊疗指导等。

（四）监测随访

慢性病监测随访是指动态连续记录追踪管理者健康状况的演变过程，及对健康干预内容的执行情况和效果进行动态跟踪评价的过程。慢性病监测随访不同于单一专病的临床随访，强调全生命周期全程的慢性病风险跟踪与综合健康管理。倡导采用智能化健康监测技术产品和智慧化的服务模式及流程。

（五）效果评价

效果评价主要是针对健康教育和干预管理的作用和效果进行评估。通常，在健康教育计划活动实施后，较早出现变化的是知识水平的提高和态度、信念的转变，随后才是行为的改变，而疾病和健康状况的变化则是远期效应。因此，健康教育的效果评价又可分为近期、中期和远期效果评价。近期和中期评价又称效应评价。远期评价又称“结局评价”。

第五节 慢性病健康管理服务场景与供给

一、慢性病健康管理服务场景

（一）家庭

家庭是实施慢性病主动健康管理的基本单元，是落实家庭医生签约和开展慢性病健康管理服务的基础。依托城市社区卫生服务中心、乡镇卫生院、村卫生室，以全科医生、家庭医生为实施主体，开展家庭慢性病健康管理服务。服务内容包括：基于家庭的健康咨询、健康教育和健康指导；通过建立家庭智能化慢性病健康管理单元，对家庭成员实施慢性病风险监测服务，对已患慢性病的家庭成员实施慢性病就医指导和康复管理。

（二）城市社区

城市社区是慢性病风险因素流行和慢性病康复人群的集聚地，是各级各类医疗卫生机构开展慢性病健康管理的主战场。依托城市医联体、疾病预防质控中心及健康管理(体检)机构,以医院临床医生、社区全科医生、家庭医生为实施主体,对社区所辖人群开展慢性病风险因素监测、评估、跟踪干预;对慢性病患者开展规范性综合诊疗和健康管理服务;并充分应用智能可穿戴技术和互联网＋慢性病健康管理模式,提高辖区慢性病健康管理服务有效性和可及性。

（三）农村和乡镇

农村和乡镇是慢性病风险较高、患者数量较多的区域,是开展慢性病健康管理和健康扶贫的主阵地。依托县域医共体、疾病预防控质中心及健康管理(体检)机构,以乡村医生、家庭医生为实施主体,对所在县域乡镇的慢性病风险因素进行监测,对常见慢性病稳定期患者进行规范治疗和管理;通过建立慢性病健康管理县域协作网提升慢性病健康管理的服务水平和服务能力。

（四）工作场所

工作场所是开展健康与生产力管理的重要场所,也是预防职业伤害和开展群体慢性病健康管理的重要阵地。以职工医院、城市医院、健康管理(体检)机构为依托,以企业门诊部或医务室为实施主体,开展职业健康风险和慢性病风险因素监测和管理,对慢性职业病伤和慢性病患者进行规范化诊治和管理。通过改善职业环境和实施群体运动、营养、心理等综合干预措施提高工作场所慢性病健康管理的依从性、有效性和实施效果。

二、慢性病健康管理服务供给

（一）卫生行政部门

各级卫生行政部门是开展慢性病健康管理的领导及管理部门,主要负责慢性病健康管理与政策规划的制定,创造慢性病健康管理支持性环境,组织建立慢性病相关制度和机制,并协同相关社会组织和第三方机构制定慢性病健康管理认证评价体系,组织开展慢性病健康管理实施效果评价,依法依规检查督促慢性病健康管理各实施主体职责和任务的落实。

（二）疾病预防控制机构

各级疾病预防控制机构是开展慢性病防控和慢性病健康管理的牵头和协调部门,在卫生行政部门的领导下,主要负责全国和区域慢性病监测网络的建设和慢性病健康管理综合示范区的建设,具体负责组织全国和区域慢性病危险因素的流行病学调查,并推动公共慢性病健康管理服务项目的落实,为各级各类慢性病健康管理实施机构和场所提供专业指导和人员培训,并协助卫生行政部门制定颁布慢性病健康管理相关法律、法规和技术标准及规范。

（三）综合医院和专科医院

综合医院是所在区域或医联体开展慢性病健康管理专业技术依托单位;专科医院是开展专病专项慢性病健康管理专业技术力量依托单位;县医院或医共体是县域开展慢性病健康管理的组织者和专业技术依靠单位。依据医联体、医共体、专科联盟不同的服务体系和服务模式,组织开展慢性病健康管理服务,通过强化医院慢性病健康管理服务意识和对基层医疗机构及全科医生、家庭医生的教育培训和专业指导,提高所在区域慢性病健康管理服务水平。

（四）基层医疗卫生机构和健康管理(体检)机构

各级各类基层医疗卫生机构和健康管理(体检)机构是开展慢性病健康管理的主体,依托所在区域的综合医院和专科医院、国家或区域临床医学中心,开展综合或专项慢性病健康管理。借助互联网＋慢性病健康管理模式和智能化慢性病监测评估技术实施分类分层的健康管理服务,发挥全科医生、家庭医生、健康管理师、营养师、康复师及护理人员等主体责任,推进国家基本公共卫生服务项目和基层慢性病健康管理任务的落实。

当前我国慢性病健康管理面临诸多挑战,慢性病健康管理的国情教育与国民的慢性病管理素养亟待提升。慢性病健康管理的基础研究及其转化应用亟待加强。常见慢性病早期精准筛查与干预关键技术的研发与创新亟待推进。慢性病健康管理的专职专技职业教育有待完善。但随着慢性病防控理念的更新和健康管理实践的进步,我国慢性病健康管理支撑政策和服务体系将更加完善,慢性病健康管理的技术产品将更加丰富、服务模式将更加创新、服务路径将更加清晰、标准规范将更加系统,有利于慢性病健康管理的数字化智能技术将更加优良。重大慢性病健康管理的科研投入和高质量成果产出将更加丰硕,慢性病健康管理专业人员的数量和质量将更加优化。

（王雅琴　朱　玲）

参考文献

1. 白书忠, 陈刚, 武留信. 中国慢性非传染性疾病管理的目标与对策 [J]. 中华健康管理学杂志, 2009, 3 (6): 323-328.
2. 曾光. 论零级预防 [J]. 中华预防医学杂志, 2008, 42 (5): 296-297.
3. 吕筠李. 高危人群策略与全人群策略解读 [J]. 中华流行病学杂志, 2010, 31 (2): 231-232.
4. 王蕾张, 齐高, 韩王. 医疗联合体国内外研究现状及发展动态 [J]. 中国医院管理, 2017, 37 (7): 21-23.
5. 孟群, 尹新, 陈禹. 互联网 + 慢性病管理的研究与实践 [J]. 中国卫生信息管理杂志, 2016, 13 (2): 119-123.
6. 杨添安, 黎彬. 我国工作场所慢性非传染性疾病防控研究 [J]. 医学与社会, 2011, 24 (3): 59-67.

第七章 健康管理学研究方法

健康管理学研究方法，是支持健康管理学发生、发展的必要条件，也是其逐渐成熟的重要标志。健康管理学作为一门涉及医学、管理学等多领域的交叉学科，其研究方法与相关学科存在相似性。健康管理是对健康危险因素进行全面检测、评估和干预的活动过程，又使健康管理在这些方面具有自己独特的研究方法。因此，健康管理学研究方法和方法学是多学科研究方法的集成与创新。

本章重点介绍健康管理学及其相关学科的研究方法，健康管理相关学科的研究方法主要包括卫生统计学、流行病学、社会学、管理学、心理学、营养学、信息学、循证医学等；健康管理研究方法主要包括相对危险量化评估方法、绝对危险量化评估方法和中医辨证施治方法。

第一节 概 述

一、研究方法

（一）基本概念

研究方法是指在研究中发现新现象、新事物，或提出新理论、新观点，揭示事物内在规律的工具和手段。研究方法是人们在从事科学研究过程中，不断总结、提炼出来的。

（二）特点及原则

任何一项研究都离不开方法的支撑，不存在没有采用研究方法的科学研究。做好研究工作，取得一定研究成果，就必须使用一定的研究方法。研究方法具有多样性、科学性和实用性等特点。在一般研究中有以下要求。

1. 明确研究方法　在研究计划、研究报告、学位论文等研究成果中，明确提出自己的研究方法，一是可以增加成果的可信度和可行性，利于读者审核、检验。二是为以后做相关课题或项目的研究人员提供参考，进而有利于研究工作的可持续发展。

2. 采用合适的研究方法　从方法论的角度来看，方法是有层次性的，不同层次的方法有其特定的应用范围和应用对象。选择研究方法时，要充分考虑各种研究方法的不同特点和功能。在从事具体的科学研究时，研究人员首先要了解所在学科及研究课题的特点、性质和研究对象，然后有针对性地选择合适的研究方法。

3. 研究方法应与研究内容紧密结合　研究方法是从大量的认识和实践活动中形成的，通常要与一定的研究内容相适应，即需要与研究内容有一致性。研究方法与研究内容的关系可以比拟成主观与客观的关系，研究方法是人们在实践的基础上形成的主观意识，而研究内容是客观存在的。在一种具体方法使用的过程中，研究者既要对研究方法的特点与要求有充分的认识，也要对研究内容的特点有所把握，以避免研究方法与研究内容不匹配。

（三）地位与作用

1. 有利于推进社会进步与发展　随着时代的进步，其中一个显著变化就是科学研究方法的革新，科学研究方法的革新成为道德、政治、科学技术、器物等领域的进步的基础。科学研究方法不仅是一种纯粹的理性思维，而且有利于科学进步，有利于国计民生。

2. 有利于各门学科的可持续发展　研究方法的多寡优劣及其应用水平，直接影响着科学研究的效果、效率和效能。有科学家认为，一切理论探讨都可以归结为对其研究方法的科学探讨。特定学科研究方法的完善，一定程度上表征着该学科的成熟与发展水平。随着现代科学的发展，学科间的交叉与整合日益加强，其中一个重要的方面就是研究方法的相互利用、相互促进。研究方法的创新，将为各学科的理论发展提供有力保障，同时也依赖于理论的指导。

3. 有利于学术规范的形成　研究方法是人们解决科学问题时所采取的一些基本手段、途径和规则，它对于学术规范的形成和完善有很重要的意义。学术规范是研究者在从事科学研究过程中，所要遵循的一些基本程序、基本方法和要求。它在人们长期从事科学活动过程中形成，且在动态实践的过程中不断完善。自然科学研究方法中的实验方法、归纳方法、实证方法都要求有严密的论证过程和对结论的检验，是对自然规律的正确解释，这要求研究人员有求真与平等精神。

二、健康管理学研究方法体系

（一）基本概念

健康管理学研究方法体系，是指健康管理学的研究主体为实现特定的研究目的，在研究健康管理的本质、揭示其规律的过程中，所采用的一系列相互联系、相互作用、相互制约的特定研究方法。这些方法共同构成了一个有机的研究方法体系。

健康管理学研究方法包括健康管理研究方法与相关学科研究方法两大基本类型。

（二）特点

1. 动态性 随着人们对健康本质认识的不断深入，以及科学知识更新速度的加快，健康管理学科研究内容和结构不断丰富，新的问题、新的观点、新的技术不断出现，决定了健康管理学研究方法体系也需要随之改变，才能适应健康管理学需求发展的要求，以及科学研究与实践管理进步的要求。

2. 层次性 健康管理学研究方法体系中，第一层次是方法论，从本质上揭示了健康管理学研究的特质。第二层次是健康管理学研究的一般方法，它是研究主体进行健康管理学研究的基本思维原理和分析方法。第三层次是健康管理学研究的具体方法，即与健康管理学的研究特点和研究对象紧密相联的方法。

3. 多维性 健康管理研究主体是人的健康，而健康的内涵包括了生理、心理、社会因素等多个维度的内容，需要运用不同学科知识对人的健康进行研究，多角度、多维度对健康管理的基本理念、基本解释和研究内容等理论进行研究和管理。进行健康管理学研究，需要不同的研究方法相互配合、相互支持。

4. 综合性 健康管理学的学科研究不仅有赖于其他学科的研究方法，同时也丰富了其他学科的研究内容，涉及流行病学、临床医学、心理学、营养学等多个学科领域。如疾病预警预测与综合评价指标体系研究、个体化移动健康管理研究、个人心理咨询和膳食指导等方面，应用了跨学科的综合研究方法，从而扩展了健康管理学的理论和实践内容。

5. 创新性 健康管理学是多学科融合与先进适宜技术集成创新实践的平台。运用不断创新的研究方法，围绕健康管理的理论与实践广泛开展研究，如大数据、云平台等的运用，才能促进健康管理理论与实践不断深入。健康管理学科不断融入新的研究方法，是推动健康管理学持续创新发展的必要条件。

（三）内容

健康管理学研究方法体系具有鲜明的层次性特征。第一层次的是健康管理学哲学层次方法，即方法论层次的方法。它是研究主体认识和研究健康管理的根本方法，从本质上揭示了健康管理学研究方法的特质。第二层次的是健康管理学通用研究方法，它是研究主体进行健康管理学研究的基本的思维原理和分析方法。第三层次的是健康管理学研究的具体方法，每一学科都有自身的特点和研究对象，否则该门学科就难以独立存在，而与健康管理学的研究特点和研究对象紧密相连的方法，就是健康管理学研究的具体方法。

三、健康管理学方法的作用

（一）特点

健康管理学是涉及医学、管理学等的交叉学科，其性质和特点，决定了研究方法与相关学科具有相似性和共同性。健康管理是对健康危险因素进行全面检测、评估和干预的活动过程，又使得健康管理在这些方面具有自己独特的研究方法。

（二）地位

健康管理学研究方法是为了高效有序进行群体和个体健康管理研究与实践，提供科学的研究方法和正确的理论指导。通过理论性和基础性研究，获得有关健康管理的基本知识；通过针对群体或个体的实际健康问题而进行具体研究，为解决这些问题提供思路与方法。在研究中，理论研究与实际研究必不可少。健康管理学方法为健康管理理论研究和实践研究提供了相应的方法支持，从而指导健康管理学的创新与持续发展。

（三）应用

1. 管理实践 健康管理学研究方法体系在实践中指导健康管理实际应用。通过社会学、信息学等学科的研究方法，运用调查问卷和健康体检收集健康信息，从中找到健康危险因素。运用卫生统计学、流行病学等研究方法，根据所收集的个人健康信息，对个人的目前健康状况开展评估，同时用数学模型对未来患病或死亡的危险性进行预测，帮助个体综合认识健康危险，提出个性化的健康干预措施并对其效果进行评估和再干预，纠正不良的生活方式和习惯，控制健康危险因素，实现个人健康计划的目标。

2. 科学研究　健康管理学科的发展离不开研究方法的支持。利用健康管理学各类研究方法，通过分析、研究、整合大量健康数据与实例，从中探索健康管理规律特点，指导和促进健康管理科学研究。健康管理学学科体系构架庞大，包括研究宏观健康促进与健康管理问题、研究个体或群体的健康促进与健康管理问题、健康危险控制管理、健康信息技术、健康教育与技能培训和中医治未病与特色养生保健等，需要运用各类学科研究方法进行研究分析和总结。

3. 教学培训　健康管理学的发展离不开人才队伍建设，必须依托教育。在健康管理教学培训过程中，有机结合传统的教学方法内容与科学准确的研究方法，纳入新兴医学教育理念与教学方法，不断进行健康管理培训实习和教学效果评价，更好地使学生全面理解掌握所学的理论知识，并提高学生掌握研究方法的能力，有效增强实际操作技能，才能培养出符合专业需要和时代要求的健康管理人才。

四、健康管理学方法发展趋势

随着信息技术的飞速发展，物联网、智能传感器以及可穿戴设备等技术的应用，降低了健康管理信息数据收集的难度，一定程度实现了数据共享与分析，推动了健康管理学科科学研究发展，健康管理学科呈现融合发展的趋势。

一是学科交叉趋势明显，与经济学、理学、工学及基础医学等学科联系日渐紧密，学科相互融合趋势更加明显，当前采用的很多研究方法、研究理论都与这些学科息息相关，如健康大数据、健康云计算等。二是逐步重视定量研究，相比传统健康管理学科以定性研究为主，目前研究重点突出循证依据，遵循“数据说话定律”。三是以点向线拓展，重视跟踪性队列研究，比起以往的横断面“点”性调查，目前研究更加注重建立大型跟踪队列，重点观察不同健康危险因素对健康结局的影响，更加关注现象背后的因果论证，并有助于验证不同干预效果实施后的改善结局。四是多种实体装备将健康管理学科研究推向新的高度，智能可穿戴设备利用其电容传感器和摄像头可完成生命体征实时监测和评估，通过信息技术将数据发送至后端实时储备，大量的信息数据将助力健康管理学科建立更加精准的、可靠的、有效的健康风险评估模型。这些集易携带、低耗能、智能化、融合化等特点于一身的可穿戴设备，已经在健康管理领域得到迅速应用，更好地助力健康管理学科发展。

第二节　相关学科的研究方法

一、卫生统计学方法

（一）基本概念

统计学通常被定义为“关于数据收集、表达和分析的普遍原理和方法”。卫生统计学是应用统计学的基本原理和方法，研究医学数据收集、表达和分析的一门应用学科。

（二）基本内容

1. 研究对象　医学统计学的研究对象是医学数据。其基本的研究方法是通过收集大量资料，在健康管理中通常涉及人的各种测量值，进而发现其中蕴含的统计学规律。

2. 主要内容

（1）统计设计：包括调查设计和实验设计。由于统计设计关系到数据收集和实验顺序的正确性，一旦出现设计上的失误和缺陷，有可能导致研究的错误和失败。因此，统计设计是整个研究项目的基础，是项目能否成功的第一步。

（2）统计描述：对原始数据进行归纳整理，用相应的统计指标，表示出研究对象最鲜明的数量特征，必要时需采用统计表或统计图。

（3）统计推断：在统计描述的基础上，对统计指标的差别和关联性进行分析和推断。

3. 资料类型

(1) 计量资料：亦称数值变量，通常用专用仪器测量，有计量单位，如身高(cm)，即对每一观察对象用定量的方法，测定某项指标所得的资料。计量资料有连续性的特点，如身高可以是165cm、165.1cm、165.11cm等。

(2) 计数资料：亦称"分类变量"，对观察对象按属性或类型分组计数所得的资料，是定性观察的结果。每个对象之间没有量的差异，只有质的不同。有二分类和多分类两种情况，二分类结果只有两种相互对立的属性，多分类定性结果有两种以上互不包含的属性。

(3) 等级资料：亦称"有序分类资料"，介于定量测量和定性观察之间的半定性观察结果，对象按属性或类型分组计数，如病情分为无病、轻度、中度和重度，若干个观察结果在研究背景意义上含有程度或等级上的差别。

在许多研究中可根据需要对变量进行变换。一般而言，计量资料可以转换为有序分类资料，有序分类资料可以转换为二分类资料。但二分类资料不能转换为有序分类资料，有序分类资料也不能转化为计量资料。

4. 医学统计工作的基本步骤

(1) 研究设计(design)：根据研究者是否能够人为地设置处理因素，可以将研究设计分为调查研究设计和实验研究设计两类。调查研究主要是以真实、客观的观察为依据，对观察结果进行描述和对比分析，在调查设计中研究者根据研究问题制定方案，确定观察指标和抽样人群。实验研究是根据研究目的人为制定对实验单位实施干预措施的研究方案。无论是调查研究设计，还是实验设计均包括专业设计和统计学设计两个方面。专业设计是运用专业理论技术知识进行设计，统计学设计是运用统计学知识和方法进行设计。两者应相互结合，缺一不可。

(2) 收集资料(collection of data)

1) 统计资料的来源可分为以下两种。①经常性资料。一般指医疗卫生工作中的原始记录。如医疗卫生工作记录和报告单(卡)、医院各科门诊病历、住院病历、健康检查记录等。②一时性资料。根据专题调查或实验研究的需要而临时设计的调查表或调查问卷，如临床试验的病历报告单、动物实验的数据记录等。

2) 统计资料的要求：原始资料是统计工作的基本依据，把好收集资料这一关，要求做到：①资料必须完整、正确和及时；②要有足够的数量；③注意资料的代表性和可比性。

(3) 整理资料(sorting data)：任务是整理原始资料数据，使其系统化、条理化，以便进一步计算指标和分析。

1) 原始数据的检查与核对：检查核对原始数据是否有误，以及数据间的相互关系是否合乎逻辑，并予以必要的补充、修正与合理剔除。对原始记录的检查核对，应在调查现场完成，而整理资料过程则是从不同角度、用不同方法进一步净化数据。①统计数据的常规检查。如检查原始记录的数据有无错误和遗漏；调查项目是否按要求或填表说明填写等。②数据的取值范围检错。可利用频数分布表之间是否有异常值出现进行。③数据间的逻辑关系检错。逻辑检查是为了查明资料项目之间是否有矛盾。

2) 数据的分组设计和归纳汇总。按资料的性质和数量特征分组，以反映事物的特点。常用的分组方法有以下两类。①质量分组：按事物的性质或类型分组，此方法多适用于分类变量资料或等级资料；根据研究需要，有时也可将计量资料转换成计数资料或等级资料，进行质量分组。②数量分组：按观察值的大小进行分组，这种方法适用于数值变量的资料；分多少组要根据研究内容的特点和分析目的来定。

(4) 分析资料(analyzing data)：任务是按研究设计的要求，结合资料的类型计算有关指标，阐明事物的内在联系和规律。主要包括：①用一些统计指标、统计图表等方式表达和描述资料的数量特征和分布规律，不涉及由样本推论总体的问题；②对样本统计指标作参数估计和假设检验，并结合专业知识解释分析结果，目的是用样本信息推断总体特征。

5. 统计学的重要概念

(1) 同质与变异。同质是指一个总体中有许多个体，其所以共同成为人们研究的对象，必定存在共性；论述一些个体处于同一总体，就是指他们大同小异，具有同质性。变异是指在自然状态下，个体间测量结果的差异称为变异(variation)。变异是生物医学研究领域普遍存在的现象。严格来说，在自然状态下，任何两个患者或研究群体间都存在差异，表现为各种生理测量值的差异。

(2) 总体与样本。总体(population)是根据研究目的确定的所有同质个体某指标实际值的集合。总体可分为有限总体和无限总体。总体中的所有单位都能够标识为有限总体，反之为无限总体。从总体中随机抽取部分观察单位，其测量结果的集合称为样本(sample)。样本应具有代表性。有代表性的样本，是指用随机抽样方法获得的样本。

(3)参数与统计量：参数(parameter)是指总体的统计指标，如总体均数、总体率等。总体参数是固定的常数。多数情况下，总体参数不易知道，但可通过随机抽样抽取有代表性的样本，用算得的样本统计量估计未知的总体参数。统计量(statistic)是指样本的统计指标，如样本均数、样本率等。样本统计量可用来估计总体参数。总体参数是固定的常数，统计量是在总体参数附近波动的随机变量。

(4)抽样误差：由于个体变异和随机抽样的原因，用样本统计量估计总体参数往往存在误差，称样本统计量与总体参数之间的差异为抽样误差(sampling error)。

(三)统计描述与统计图表

统计描述主要包括资料的分布、平均水平和离散程度。这里主要介绍定量资料和分类资料的统计描述和统计图表。

1. 数值变量资料的统计描述

(1)频数表：频数(frequency)是指某数值在数据组中出现的次数。将所有观察结果的频数按一定顺序排列在一起便是频数表(frequency table)。编制频数表的主要目的，一是简化数据，二是便于考察观察结果的分布特征。定量测量结果通常不一一列出各测量值的频数。此时，应求全距，即求一组资料中最大值与最小值的差值，用 R 表示。将所有测量值中最小值与最大值之间的范围划分成若干等长度的组段，以各个组段内的变量个数作为频数。由于样本量有限，段数不宜过多或过少，通常取10个左右，组段长度(组距)的选取以方便阅读为原则，实际工作中常用(R/预计组段数)估计组距的大致值。除最后一个组段为闭区间外，其他每个组段的下限和上限构成一个左闭右开的区间。起始组段的下限和最后一组的上限应分别包含最小值和最大值。

(2)频数分布图：为了直观显示数据的分布规律，通常根据频数分布表，在平面坐标上采用直方图的形式表示频数分布。要求所有组段的组距是相等的，以横轴表示所考察的数据变量，并标出各组段的组中值，以纵轴表示频数，以该区间上的频数为高画一个长方形。

(3)描述集中趋势的统计指标：描述一组变量值的集中趋势或平均水平的指标有算术均数、几何均数、中位数等。

1)算术均数(arithmetic mean)：简称“均数”(mean)，是一组已知同质的数值之和除以数值个数所得的商。通常适用于频数分布对称的数据。习惯上用 μ 表示总体均数，用 X 表示样本均数。在实际工作中，总体均数 μ 经常是未知的，多数情况下需要计算样本均数 X。

2)几何均数(geometry mean)：常用 G 表示，等于一个变量的所有 n 个观察值乘积的 n 次方根。是描述偏态分布资料的集中趋势的另一种重要指标，但仅适用于右偏态分布数据，不适用于左偏态分布数据。它尤其适用于描述以下两类资料的集中趋势：一是等比资料，如医学上血清抗体滴度、人口几何级增长资料等；二是对数正态分布资料(有些正偏态分布的资料，原始数据经过对数转换后服从正态分布)，如正常成人血铅值或某些疾病的潜伏期等。若数据中存在等于0的数据或同时存在大于0或小于0的数据，不能使用几何均数。

3)中位数(median)：常用 M 表示，是一个平均水平的指标，指一组由小到大顺序排列的观测值中位次居中的那个观测值。全部观测值中大于和小于中位数的观测值的个数相等，各占总例数的50%。中位数广泛适用于任何分布的定量资料，还可用于开口资料(无确定最大值和/或无确切最小值的资料)，当资料呈对称分布时，理论上中位数与算术均数相等，对于在对数变换下的对称分布资料，理论上中位数与几何均数相等。

(4)描述离散趋势的统计指标。

1)方差与标准差：是描述对称分布资料离散趋势的重要指标。方差与标准差可以全面考虑每个观察值之间的离散情况，数值越大，说明观测值的变异度越大，即离散程度越大，此时的数据就会越分散，均数的代表性越差。

2)极差：亦称“全距”(range)，用符号 R 表示，是一组观察值中最大值与最小值之差，对于同单位的变量，极差越大，变量的观察值就越发散，即变异越大。极差的一个优点是数据排序后，计算非常容易。它的缺点一是除最大值和最小值外，不能反映组内其他数据的变异度。因此用它来粗略描述资料的离散趋势；二是易受个别特大值、特小值的影响，不够稳定。

3）变异系数（coefficient of variation）：用符号 CV 表示，即用百分位数表示标准差 S 与均数 X 之比，可以用来比较几个不同测量单位的指标变量之间离散程度的大小，也可用来比较测量单位相同但均数相差悬殊的几个变量之间离散程度的大小。公式为：$CV=(S/X)\times 100\%$

2. 分类资料的统计描述

（1）频数表：如前所述，分类资料的变量值是定性的，表现为互不相容的属性或类别。在一个样本中，相同情形出现的次数称为频数，将互不相容的各情形的频数用统计表的形式列出就是频数表。定性观察结果通常能明确划分出二分类或多分类的类别。

（2）相对数：包括比（ratio）、比例（proportion）和率（rate）。

3. 统计表和统计图

（1）统计表：统计表是将统计资料或统计指标及其取值以特定表格的形式列出，表达被研究对象的特征、内部构成及研究项目分组之间的数量关系。统计表有标题、标目、线条、数字等部分，必要时添加备注。制表原则和要求：制表原则为重点突出，简单明了。一张表只有一个中心内容，明确显示需要说明的问题。主谓分明，层次清楚。制表的基本要求如下。

1）标题：概括说明表的内容。位于表的上方，内容简明扼要。

2）标目：用以指明表内数字含义，标目包括横标目和纵标目，横标目说明横行数字的属性，位于表格的左侧。纵标目说明每一列数字的属性，位于表格的第一横行。编制合理的统计表，横标目与纵标目通常是主语和谓语，连起来是一句通顺的话。

3）线条：除必需的顶线、底线、标目线以外，应尽量减少其他不必要的线条，不使用竖线、斜线。

4）数字：一律使用阿拉伯数字，应准确无误；同一指标的数字的小数位应一致，位次对齐。无数字用“-”表示，数字缺失用“……”表示。

5）备注：在表内需说明处用“*”标记，并在表的下方备注说明。

（2）统计图：统计图是通过点的位置、线段的升降、直线的长短和面积的大小来反映分析事物的数量关系、分布情况、发展变化趋势等特征。其特点是直观、形象、利于对比等。制图的基本要求如下。①根据资料的性质和分析目的，选择合适的图形。②统计图要有标题，位于图下方的中央位置。③绘制有坐标轴的图形，纵、横坐标要有标目，标注原点、尺度、单位等，纵横轴的比例以 5∶7 为宜。④同一张图内比较不同事物时，须用不同颜色或样式的线条区别表示。并附图说明。常用统计图的类型为直条图、直方图、圆图、百分条图和点图等。近年来茎叶图、箱式图和含误差的统计图等应用也越来越多。

（四）统计推断

统计推断是用样本信息推断总体特征和性质，包括总体参数的估计和假设检验，它是统计学的核心内容。数值变量资料的统计推断主要包括总体均数估计、t 检验、方差分析以及数值变量资料的秩和检验；分类变量资料的统计推断包括总体率的估计以及分类变量的 Z 检验、χ^2 检验和秩和检验。这里仅简要介绍假设检验的基本原理、基本步骤、注意事项和几个典型检验方法的原理，其具体的检验方法（如 χ^2 检验、t 检验、方差分析和秩和检验等）和相关的统计表格（t 界值表和 χ^2 界值表等）可参见相关医学统计学专著。

1. 假设检验的基本原理　假设检验（hypothesis text），亦称显著性检验（significance text），是统计推断的核心，也是实际应用最广的内容。通常把需要判断的总体特征叫作统计假设，简称“假设”。利用样本信息判断样本所代表的总体与某特定总体是否相等做出推断性结论称为假设检验。假定总体分布类型已知，对其参数进行假设检验称为参数检验，如假定总体服从正态分布，对总体均数进行 Z 检验、t 检验、方差分析等；若总体分布类型未知，或资料为偏态分布，此时对总体分布类型不进行任何假设，其假设检验不是对总体参数进行检验，称为非参数假设检验，如秩和检验等。

2. 假设检验的基本步骤

（1）建立检验假设，确定检验水准：根据统计推断目的提出对总体特征的假设，检验假设有两种。①无效假设，又称零假设，用 H_0 表示。它是计算检验统计量的基础。②备择假设，用 H_1 表示。H_1 是与 H_0 相对立的假设，当 H_0 被拒绝时，则接受 H_1。H_0 与 H_1 是互斥的。③确定检验水准：检验水准，也称为显著性水准，符号为 α，是事先确定的允许犯Ⅰ类错误的概率，也是在概率意义下拒绝 H_0 的最大允许误差。通常把 α 取为小概率事件界值，如 $\alpha=0.05$ 或 $\alpha=0.01$。研究者可以根据研究目的规定 α 的大小，一些探索性研究的 α 可取 0.10 或更高。

(2) 选定检验方法,计算检验统计量:检验统计量是衡量样本与已知总体间的差别或偏离程度的一个统计指标。要根据统计推断的目的、研究设计的类型和样本量的大小等条件,选用不同的检验方法和计算相应的统计量。实际应用时,应注意各种检验方法的适用条件。检验统计量是在 H_0 假设的条件下计算出来,其抽样分布在统计推断中十分重要。不同检验方法要用不同的公式计算现有样本的统计量值(如 χ^2 值、t 值、F 值等)。

(3) 确定 P 值,做出推断结论:P 值的含义是指从 H_0 作规定的总体中做随机抽样,获得等于及大于(或等于及小于)现有样本的检验统计量值的概率。然后将概率 P 与检验水准 α 比较。从而得出结论。当 $\leqslant \alpha$ 时,按所取检验水准 α,拒绝 H_0,接受 H_1,可以认为差异有统计学意义,两总体均数不相等;当 $P>\alpha$ 时,按所取检验水准 α,不拒绝 H_0,差异无统计学意义,即不能认为两总体均数不相等。然后结合实际资料做出专业结论。

综上所述,假设检验的基本思想是首先针对研究总体建立假设,在假设成立的前提下,通过计算样本统计量判断抽到目前样本的可能性是否为小概率事件,若为小概率事件,则拒绝 H_0;否则,不拒绝 H_0。

3. 假设检验的注意事项

(1) 检验方法的正确选择:每种检验方法有其适用的条件,应根据研究目的、设计方案、研究变量的类型、资料的分布、样本大小等进行选择。

(2) 结果的解释:正确解释"差异有统计学意义"的含义。一般情况,假设检验中 $P \leqslant 0.05$,称为差异有统计学意义。此时由于样本信息不支持 H_0,因此"拒绝 H_0,接受 H_1",可以认为两个总体均数不同。α 愈小,拒绝 H_0 时犯Ⅰ类错误的概率越小,越有理由相信 H_0 不真,但这不意味着两个总体均数相差很大,差别的大小及差别有无实际意义应根据专业知识来确定。当"不拒绝 H_0"时,称为差异无统计学意义,不能认为两个总体均数相差不大,或一定相等。应同时考虑其统计学意义与实际意义。

4. 常用检验方法

(1) t 检验:t 检验适用于计量资料,用于推论两个样本所代表的总体均数是否相同,或样本所代表的总体均数与已知的总体均数是否相同。其应用条件是:样本来自正态总体;两样本比较时尚需它们的总体方差相等即方差齐性。

(2) 方差分析:方差分析是把全部观察值间的变异(即总变异),按设计和研究需要分解成两个或多个部分,除随机误差外,其余每个部分的变异都可由某个因素的作用加以解释,通过比较不同变异来源的均方,借助 F 分布做出统计推断,以判断某因素是否有效应。

(3) 卡方检验:卡方检验的基本思想是:在 H_0 成立的条件下,两独立样本的总体率 π_1、π_2 可以看作来自总体参数为 π 的同一总体。在此条件下,经从同一总体随机抽样所得的两个样本率在一般情况下应相差不大,两独立样本所对应的四格表实际频数和理论频数(AT)在一般的情况下相差也不大。卡方值反映了理论频数和实际频数的吻合程度。

(4) 非参数检验:非参数检验不考虑总体的参数和分布类型,而是对样本所代表的总体的分布或分布位置进行假设检验。由于这类方法不受总体参数的限制,故称非参数检验。其中最典型的为秩和检验。

(五) 在健康管理中的作用

医学统计学是一项基本方法,在健康管理研究中应用广泛。在健康管理科研设计的各个环节中,对数据的收集、描述、结果分析和评价等,都需用到医学统计学。典型代表是在疾病危险性评估中的运用,如多因素模型法,建立在多因素数理分析基础上的,采用统计学概率理论的方法得出患病危险性与危险因素之间的关系模型。健康管理采用的统计方法,常见的有多元回归分析(Logistic 回归和 Cox 回归)、基于模糊数学的神经网络方法,以及基于 Monte Carlo 的模型等。如国家"十五"攻关"冠心病、脑卒中综合危险度评估及干预方案的研究"采用 Cox 比例危险模型等。

二、流行病学方法

(一) 基本概念

流行病学是研究人群中疾病与健康状况的分布及其影响因素,并研究防治疾病及促进健康的策略和措施的科学。

(二) 基本内容

1. 现况研究　也称"横断面调查",是指在某一特定时间对某一定范围的人群,以个人为单位收集和描述人群的特征以及疾病或健康状态的分布。特定时间一般指在某一较短的时间内或某一特定的时点上。

(1) 特点：①现况调查在短时间内所揭示的人群疾病或健康状态的分布特征，是一个横断面的情况；②调查收集的是当时的信息，一般只能确定是否患病，用患病率作为分析指标；③无法区分暴露和疾病的时间先后顺序；④现况研究反映的是直到调查时该人群某疾病和健康状态的累积数量。现况研究的方法包括普查和抽样调查两种。

(2) 用途：①描述疾病或健康状态或暴露因素的分布情况，通过对某一地区或人群的调查，获得某种疾病或健康状态或暴露因素在人群间、时间和地区间的分布资料，可评价一个地区的健康水平，找出该地区危害人群健康和生命的主要问题，确定该地区疾病控制或健康管理工作的重点问题和重点人群；②描述某些因素或特征与疾病或健康状态的联系，为病因学研究提供线索和假说；③评价防治措施的效果，在采取预防和控制措施前后分别进行现况调查，将结果进行比较，从而判断出防治措施及其效果的好坏；④用于疾病的二级预防，通过普查，可达到在人群中"早发现、早诊断和早治疗"某种疾病的目的；⑤为疾病监测或其他流行病学研究提供基础资料。

2. 病例对照研究　其基本原理是以患有某疾病的患者作为病例组，以不患该病者作为对照组，通过询问、实验室检查或复查病史等，调查、了解两组人群既往暴露史，并进行比较。若两组研究因素暴露比例的差异有统计学意义，则可认为该因素与疾病之间存在着一定的关联，并可进一步估计关联强度。

(1) 特点：①属于观察性研究，研究者只是客观地收集研究对象既往对研究因素的暴露情况，并不施加任何干预措施；②设立对照组进行比较；③纵向的、回顾性的、由果及因的研究方法；④一般不能确证暴露与疾病是否存在因果关系。

(2) 用途：①探索病因与检验病因假设；②研究药物毒副作用；③研究影响疾病或健康的预后因素。

3. 队列研究　亦称"定群研究"。研究开始时已经掌握各研究对象中某研究因素的情况，随访一定时期，在此期间或之后，通过检查或监测，了解疾病或死亡的发生情况。队列研究可以是完全前瞻性、回顾性或双向性的。前瞻性队列是观察性研究中最类似实验性研究的，一般用以推断病因。回顾性队列对研究职业病、罕见病或长潜伏期疾病较为方便。这类研究主要依赖于可靠的有关人群既往的暴露和疾病资料。

(1) 特点：①属于观察法，队列研究中的暴露不是人为给予的，而是在研究之前已客观存在的；②队列研究必须设立对照组以便比较，对照组可与暴露组来自同一人群，也可以来自不同的人群；③由"因"及"果"，队列研究是在疾病发生之前先确立研究对象的暴露状况，再观察疾病的发生，从而探求暴露因素与疾病的关系；④能确证暴露与结局的因果联系。

(2) 用途：①检验病因假设；②评价预防效果；③研究疾病自然史。

4. 实验性研究　实验性研究(experimental study)是以一定的假设为基础，通过一个或多个变量的变化来观察这些变量对另一个或一些变量产生的效应的一种研究方法。实验主要目的是建立变量之间的因果关系。

其特点如下。①属于前瞻性研究：实验性研究必须是干预在前，效应在后，所以是前瞻性研究。②随机分组：严格的实验流行病学研究应采用随机方法把研究对象分配到实验组或对照组，以控制研究中的偏移和混杂，如果条件受限不能采用随机分组方法，两组基本特征应该均衡可比。③设立对照组：实验组和对照组应来自同一个总体，其基本特征、自然暴露因素等应相似。在一些研究中，由于实际条件所限，无法进行随机分组或设立平行的对照组，这类研究被称为"类实验"或"准实验"。④有干预措施：这是与观察性研究的主要区别。由于干预措施是研究者为了实现研究目的而施加于研究对象的。因此容易产生伦理学问题。

根据不同的研究目的和研究对象等，实验性研究可分为临床试验和社区试验。

(1) 临床试验(clinical trial)：是在临床上评价新药、新疗法疗效的一种试验。是临床治疗措施在正式应用之前的最后人体应用试验。它是运用随机分配的原则将试验对象(患者)分为实验组和对照组，给前者某种治疗措施，不给后者这种措施或给予安慰剂，经过一段时间后评价该措施的效果与价值的一种前瞻性研究。临床试验的目的是观察和论证某个或某些研究因素对研究对象产生的效应或影响(具体参照后文循证医学)。

(2) 社区试验(community trial)：也有人称生活方式干预试验(lifestyle intervention trial)，是以尚未患所研究疾病的人群作为整体进行试验观察，常用于对某种预防措施或方法进行考核或评价。社区试验接受干预的基本单位是整个社区，有时也可以是某一人群的各个亚群，如某学校的班级。如果某种疾病的危险因子分布广泛，不易确定高危人群时，也需要采用社区试验。

5. 诊断试验 诊断试验（diagnostic test）是对疾病进行诊断的试验方法。它包括各种实验室检查、病史检查所获得的临床资料、超声诊断等各种公认的诊断标准，并利用这些资料和技术标准对疾病和健康状况得出确切的结论。

（1）诊断指标：①客观指标，即能用客观仪器测定的指标，很少依赖诊断者的主观判断和被诊断者的主诉，如用体温计测定体温、用X线片观察肺部或骨骼病变等；②主观指标，即完全根据被诊断者的主诉来决定，如疼痛、乏力、食欲缺乏等；③半客观指标，即根据诊断者的主观感知判断，如肿物的硬度、大小等。

（2）评价指标

1）真实性（validity）：又称"有效性"，是指筛检试验或诊断试验所获得的测量值与实际情况的符合程度。评价真实性的指标有以下几种。

A. 灵敏度（sensitivity，Se）：又称"真阳性率"，即实际有病且按该诊断试验被正确地判为有病的概率。灵敏度只与病例组有关，理想的试验灵敏度应为100%。

B. 特异度（specificity，Sp）：又称"真阴性率"，即实际无病按该诊断试验被正确地判为无病的概率。特异度只与非病例组有关，理想的试验特异度为100%。

C. 假阴性率（false negative rate）：又称"漏诊率"或"第二类错误（β）"，即实际有病但根据该诊断试验被定为非病者的概率。灵敏度越高，漏诊越少，理想的试验假阴性率应为0。

D. 假阳性率（false positive fate）：又称"误诊率"或"第一类错误（α）"，即实际无病但根据诊断试验被定为有病的概率。特异度越高，误诊越少，理想的试验假阳性率应为0。

E. 似然比（likelihood ratio，LR）：即患者中出现某种试验结果的概率与非患者中出现相应结果的概率之比，说明患者出现该结果的机会是非患者的多少倍。阳性似然比是指真阳性率与假阳性率之比，说明患者中某种试验出现阳性结果的机会是非患者的多少倍；阴性似然比是指假阴性率与真阴性率之比，说明患者中某种试验出现阴性结果的机会是非患者的多少倍。

F. 正确诊断指数（Youden's index）：又称"约登指数"，是指灵敏度和特异度之和减去1，正确诊断指数可用于两个诊断方法的比较。

2）可靠性（reliability）：又称"信度"，指相同条件下同一试验对相同人群重复试验获得相同结果的稳定程度。其评价指标有以下几种。

A. 变异系数（coefficient of variance，*CV*）：当某试验室做定量测定时，可用变异系数来表示可靠性。即所测平均数的标准差与测定的均数之比。

B. 符合率（agreement rate）：又称"准确度"，当某试验做定性测定时，同一批研究对象两次诊断结果均为阳性与均为阴性的人数之和占所有进行诊断试验人数的比率。

C. 一致性分析：若衡量临床医生的诊断水平如何，他们之间对同一人群的诊断结果是否存在差异，可采用Kappa分析。Kappa分析所得值，是评价不同地点或不同操作者对同一试验结果一致性的指标。该值考虑了机遇因素对一致性的影响并加以矫正，从而提高了判断的有效性。

3）收益：诊断试验的收益评价可通过预测值这个更为客观的指标来完成。包括阳性预测值和阴性预测值。阳性预测值（positive predictive value，PPV）是指试验阳性结果中真正患病的比例，患病率相同时，特异度越高，阳性预测值越高，医生越有理由判断阳性结果为患者。阴性预测值（negative predictive value，NPV）是指试验阴性结果中真正未患病的比例，患病率相同时，灵敏度越高，阴性预测值越高，医生越有理由判断阴性结果为非患者。

（三）在健康管理中的作用

流行病学的研究结果是健康管理的重要依据之一，其研究方法也是健康管理的重要手段。流行病学理论和方法贯穿于健康管理的全过程：资料收集——健康危险评估——健康干预——效果评价。如在资料收集过程中，可以采用现况研究进行调查，收集个体或群体的健康影响因素的现状，为健康管理提供依据。在健康危险评估过程中，为了确定危险因素与疾病和健康状况之间的关联，需要运用病例对照研究或队列研究，判断因果关系，并计算相对危险度、归因危险度等指标，从而得出疾病与危险因素的关联强度。在健康干预和效果评价中可以采用干预性研究，对研究对象实施某种干预，随访并比较两组人群的发病情况或健康状况有无差别及差别大小，从而判断干预有无作用、效果大小。

三、社会学研究方法

（一）基本概念

社会学是一门具有多重研究方式的学科。主要有科学主义实证论的定量方法和人文主义的理解方法，它们相互对立、相互联系，发展及完善一套有关人类社会结构及活动的知识体系，并以运用这些知识去寻求或改善社会福利为主要目标。

（二）基本内容

1. 文献研究法　文献研究是一种利用已有的研究资料进行研究的方法。它通过期刊、档案、统计报表、著作以及其他历史资料等信息渠道收集研究所必需的资料，并对这些资料进行综合整理、分析、归纳和总结。有关文献研究的方法发展较快。如荟萃分析（Meta analysis）是一种对具有相同研究目的、相互独立的多个研究结果加以汇总、综合，再进行定量分析的研究方法，其目的是将某一完成的研究结果以综合定量的形式反映出来，其优点是减少各种原因所致的统计效能不佳和单个研究容易出现的系统误差等，从而有效提高文献资料的利用率及提升文献研究结果的价值。

2. 比较研究法　又称“类比分析法”，是指对两个或两个以上的事物或对象加以对比，以找出它们之间的相似性与差异性的一种分析方法。它是人们认识事物的一种基本方法。在运用比较研究法时，要符合可比性原则、横向比较与纵向比较相结合原则、相同性比较与相异性比较相结合的原则。

3. 实地研究法　是指不带有理论假设而直接深入到社会生活中，采用观察、访问等方法去收集基本信息或原始资料，然后依靠研究者本人的理解和抽象概况，从第一手资料中得出特殊性结论的方法。实地研究法是处于方法论和具体的方法技术之间的一种基本研究方法，它规定了资料的类型，既包括收集资料的途径和方法，又包括分析资料的手段和技术。

4. 访问研究法　又称“访谈法”，就是访问者通过口头交谈等方式向被访问者了解社会事实情况的方法。访问的过程实际上是访问者与被访问者面对面的社会互动过程，这个过程决定了这一方法的主要特点，即其互动性和灵活性。

5. 调查研究法　现场调研是健康管理常见的研究方法之一，一般分为描述性研究和分析性研究。前者是关于描述现有各种变量分布的一种研究，不涉及因果关系或其他假设，如现况调查。后者通常用于评价或测量危险因素或某特殊暴露对健康的影响，可检验假设，多用于病因学研究，如病例对照研究和队列研究。

6. 社会学实验研究法　又称“实验调查法”，是实验者有目的、有意识地通过改变某些社会环境的实践活动来认识实验对象的本质及其发展规律的方法。它同时是一种旨在揭示自变量与因变量之间因果关系的可控制的研究方法。

（三）调查研究

健康管理研究的基本程序相同，一般分为五个阶段，即准备阶段、调查设计阶段、调查实施阶段、分析阶段和总结阶段。

1. 准备阶段

（1）选题：确定研究题目是研究工作者面临的首要任务，课题选择是否得当，常常决定该研究的质量与成败。一般来说选题应遵循三个基本原则：实用性、创造性和可行性。

（2）明确研究目的和内容：通过查阅文献、咨询专家和实地考察等方法了解研究内容，明确研究目的。

2. 调查设计阶段　调查设计阶段的任务是要确定解答问题的途径、策略、手段和方案，即进行调查的技术设计，包括制订调查计划与资料整理分析计划。调查计划是整个调查活动的总体规划，包括调查目的和意义、调查对象和范围、抽样方案、调查内容和项目、调查方式和预调查等；资料整理分析计划包括设计分组、设计整理表格、归组方法和统计分析方法等。

3. 调查实施阶段　调查实施阶段的主要任务就是利用各种方法，收集或积累有关资料。这是一项十分严谨而又复杂的工作，及时、准确、客观的资料是研究课题成功的基本保证。实施调查前要对调查人员进行培训，尽量对偏倚进行控制。进行调查时可以采用面谈法、信函调查法、电话调查法等方法实施调查。

4. 分析阶段　其任务是运用统计学的方法和手段，对收集到的样本数据进行整理和分析，以推论总体的特征和规律。首先，经过复核的资料，要按统一方法进行编码，并输入计算机，以建立资料库。然后，列出分析提纲，明确所要分析的内容及所涉及的变量，拟出将形成的统计图表形式，根据设计时确定选用的统计方法，选择适当的软件进行统计分析，再综合分析数据所说明的问题，并进行解释，总结调查研究所达到的目的。

5. 总结阶段 包括研究工作的总结、论文及研究报告的撰写等。在书写研究报告时，还要将研究结果与理论假设相互验证，根据研究结果对理论假设进行修正，甚至提出新的理论假设。在健康管理研究中，许多研究课题与健康服务理论与实践密切相关，研究成果可能转化为政策或管理措施。加强研究成果的转化工作，对于健康管理研究工作很有必要。

（四）问卷设计

问卷（questionnaires）是健康管理调查中用来收集资料的一种测量工具，由几个或多个问题构成，其用途是用来测量和收集人们的知识、态度、信念、行为、社会特征等与疾病和健康相关的各种信息资料。问卷内容包括封面信、指导语、调查项目、问题、答案和编码、结尾与备查项目等。

1. 设计步骤

(1) 明确研究目的：设计问卷时，必须紧扣研究目的，尽量使问卷内容能够覆盖实现研究目的所需的信息。例如，要测量某种疾病患者的生命质量，根据该疾病特点及生命质量的定义，问卷应涵盖生理状态、心理状态、社会生活状态等方面的内容。

(2) 建立问题库：广泛收集有关资料、信息，成立专题小组，采用头脑风暴法列出大量问题，形成问题库；也可以借用其他问卷的条目，重新组合新问卷，但需要检验信度和效度。

(3) 设计问卷初稿：根据研究目的和调查对象的特点，将问题库进行归类、合并等处理，去除无关紧要及重复的问题，按照逻辑顺序排列，形成问卷初稿。

(4) 初稿试用和修改：问卷初稿设计后，不能直接用于正式调查，必须进行试用和修改。这一步在问卷设计的过程中至关重要。主要方法有两种：一是客观检验法，即采用非随机抽样的方法选取小样本，用问卷初稿进行预调查，最后认真检查和分析调查结果，从中发现问题和缺陷并进行修改；二是主观评价法，即将设计好的问卷初稿分别送给该领域的有关专家、研究人员及典型调查者，请其直接阅读和分析，并根据其经验和认识对问卷进行评论，提出修改意见。

2. 问卷信度和效度 问卷调查是通过询问（面对面、电话或邮寄）的方式，了解调查对象的属性、具备的知识、对某些问题的态度及行为的一种工具。和其他测量工具一样，也需要对其可靠性和真实性（即信度和效度）进行验证。

(1) 信度（reliability）：指测量工具的稳定性或一致性，表示通过测量手段所获资料的可靠程度。信度指标多以相关系数表示，具体大致可分三类：稳定系数（跨时间的一致性）、等值系数（跨形式的一致性）和内在一致性系数（跨项目的一致性）。

(2) 效度（validity）：是指测量结果与试图要达到的目标之间的接近程度，评价的是偏倚问题，通常用效度系数来评价。效度系数可解释为问卷测量与随机判断相比，能减少多少判断或预测误差。误差减少率等于效度系数的平方。例如，效度系数为 0.6 的问卷，能减少 36% 的判断或预测误差。

(3) 信度与效度的关系：好的测量工具首先必须具备很高的信度。如果信度不高，那么效度也就无从谈起。由于效度系数受信度系数的限制，最高只能达到信度系数的平方根，通常可以通过提高问卷的信度来相应地提升其效度。尽管高信度是高效度的基础，但信度高并不能保证效度就一定高。有的测量工具的测量结果很稳定，但可能与测量目标偏离很远。犹如打靶，成绩虽然稳定，但每次都是 1 环，离靶心（10 环）还相差甚远。

3. 常用研究方法

(1) 专题组讨论：专题组讨论（focus group discussion）是一种应用于社会调查研究的定性研究方法。其基本形式是：讨论参加者形成若干个专题小组，每组由 6~12 人组成，在讨论主持人的引导下，就所研究或调查的问题广泛、深入、自由地交换意见和观点，研究者依此进行归纳、分析、总结。专题组讨论在深入了解调查对象（讨论参加者）的思想、意识、信仰、行为处事态度等方面能获得满意的效果。因此，在健康管理研究中，它对于探讨行为心理、文化教育等因素与疾病和健康之间的关系，以及分析社会因素对疾病防治措施所产生的影响，具有广泛的应用前景。专题组讨论所获得的资料为定性资料，除可采用常规定性资料分析方法外，还可采用问题解释、分析树、表格等方法分析结果。问题解释是专题组讨论结果分析的主要方法，可根据调查表设计的问题及讨论信息，阐述观点，归纳结果。专题组讨论在讨论过程中能校正某些个人的偏见，这一特点是以个案调查为主的定量研究所不具备的。这也是专题组讨论法越来越受重视的原因之一。

(2) 选题组讨论：选题组讨论（nominal group discussion）是一种程序化的小组讨论，其目的是把发现的问题按其重要程度排出顺序来。选题小组一般由6~10人组成，在讨论主持人列出问题清单后，每位讨论参加者根据自己的观点按优先顺序对问题进行排列，主持人按讨论参加者的意见（分值）汇总，再反馈给讨论参加者，讨论参加者若有不同意见，即不同意新的问题清单顺序，可提出书面意见或现场讨论，直至达成一致意见（问题排列顺序）。选题组讨论的组织工作要点与专题组讨论相似。选题组讨论常常用于确定问题的严重程度及工作的优先顺序等，主要的优点是每位讨论参加者都有平等、独立表达自己意见的机会，受其他人的影响较小，并且每次讨论都有一个肯定的结果；缺点是要求讨论参加者具备一定的文化知识，讨论内容受参与者文化水平的制约。

(3) 观察法：观察法（observation）是通过直接观察研究对象的行为及行为痕迹，进行资料收集、结果分析的研究方法。观察研究属于现场研究的范畴，分为参与观察法（亦称“直接观察法”）和非参与观察法（亦称“间接观察法”）两种类型。参与观察法的基本思想是，观察者深入观察对象的生活社区，观察后者的行为及变化，记录、积累资料，然后进行分析，得出结论。非参与观察法是指观察者不参与观察对象的组群活动，通过观察观察对象的行为痕迹，如文字、作品、产品、弃物等，进行研究分析。对研究人的行为与疾病和健康的关系，观察法有着独特的应用价值。随着疾病谱的改变，行为因素对健康和疾病的影响越来越突出，在致病因素及疾病防治方法研究中，观察法将有着广泛的应用前景。

(4) 德尔菲法：德尔菲法（Delphi）在专家会议预测法的基础上发展形成，其核心是通过几轮函询征求专家们的意见，并对每一轮的意见都进行汇总整理，作为参考资料再寄发给每位专家，供专家们分析判断，提出新的意见，如此多次反复，意见逐步趋于一致，得到一个比较一致的且可靠性较大的结论或方案。

（五）在健康管理中的作用

在健康管理研究中，社会学有非常广泛的应用。从理论支持到实际应用，到处都有社会学的身影。社会学研究方法为健康管理研究提供了最基础的研究方法，其定性研究方法成为了定量研究的有效补充手段。影响健康的社会因素众多，包括经济、人口、文化与生产和生活环境、卫生条件等。这些因素既可以促进人群健康，又可以导致疾病。社会学调查研究从社会的角度来分析疾病的发生和发展，从更大的视角、更多的维度揭示健康的规律。

四、管理学研究方法

（一）基本概念

管理学是一门横跨社会科学、自然科学和技术科学的交叉学科，是系统研究管理活动基本规律和一般方法的科学。

（二）基本内容

1. 历史研究方法　历史研究方法是运用管理理论与实践的历史文献，全面考察管理的历史演变、重要的管理思想和流派，从中找出规律性的内容，并寻求对现在仍有指导意义的管理原则、方式和方法。任何管理现象都不是孤立的，都有它产生的历史背景及其发生、发展过程。因此，对管理学中的某一种管理理论、某一个定义、某一个规律的研究，都应放在一定历史条件下，从其发生和发展的过程中去考察，全面、发展地看待一切管理实践、管理思想和管理理论。

2. 比较研究方法　比较研究方法是科学研究中较常用的一种研究方法。它把不同或相似的事物放在一起比较，用以鉴别事物之间的异同，分辨出一般性和特殊性，从而得出可以借鉴的规律和应该抛弃的内容。

3. 案例分析方法　案例分析法是指在学习研究管理学的过程中，通过对典型案例的分析，从中总结出管理的经验、方法。实践证明，案例分析法对于管理学的研究是行之有效的。这种方法的最大优点是能体现理论联系实际的原则，使一般管理原理的抽象建立在大量实际案例分析的基础上。

（三）在健康管理中的作用

健康管理就是将管理学的理念应用于健康维护、疾病预防、临床治疗及康复领域，是管理学、临床医学等学科结合与提炼后形成的一门交叉学科。健康管理学强调采用管理学系统体系，在综合全面管理个体和群体的健康，进行健康监测、评估和干预等方面，成为寻找、维护健康的一般规律和基本方法。

五、心理学研究方法

（一）基本概念

运用心理学的理论和多种方法，对个体或群体心理现象做出全面、系统和深入的研究。

（二）基本内容

1. 心理评估的常用方法

(1) 观察法：对可观察行为表现进行有目的、有计划地观察和记录且进行评估。可分为直接观察法和间接观察法，也可分为自然观察和标准情景观察法。

(2)调查法：是通过晤谈、访问、座谈或问卷、调查表等方式获得资料，了解被评估者的心理特征，并加以分析研究。

(3)会谈法：是评估者与被评估者以面对面的谈话方式进行的评估。会谈法可分为自由式(非结构式)会谈法和结构式会谈法。

(4)作品分析法："作品"是指被评估者在日常生活中创作的日记、书信、图画、手工艺品等，也包括生活和劳动中所做的事情和生产的其他物品。被评估者的作品反映了他(她)的心理发展水平、心理特征、行为模式以及当时的心理状态等方面的内容。通过分析这些作品，可以对被评估者的这些方面做出有效评估。被评估者的作品也可以作为一种客观依据加以保存。

(5)心理测验法：心理测验是在实验心理学的基础上形成和发展起来的一种测量工具。在心理评估领域，心理测验占据着重要地位。心理测验是对心理现象的某些特定方面进行系统的评估。由于心理测验通常采用标准化、数量化的原则，所得结果可以参照常模进行解释。因此可以减少主观因素的影响。

2. 心理测验的常用方法

(1)问卷法：测验多采用问题方式，让受试者以"是""否"或在有限的几种选择上做出回答。这种方式的结果易于评分和统一处理。

(2)操作法：让受试者实际操作。多用于测量感知觉和运动等操作能力。

(3)投射法：测验材料没有明确的结构和固定的意义，如一些意义不明的图片、一片模糊的墨迹或依据不完整的句子等。要求被试者根据自己的理解和感受随意做出回答，借以诱导出受试者的经验、情绪或内心冲突。

(三) 在健康管理中的作用

心理健康是现代人健康的重要方面，也是健康管理的核心内容之一。1946年，第三届国际心理卫生大会对此定义：心理健康，是指在身体、智力以及情感上与他人的心理健康不相矛盾的范围内，将个人心境发展成最佳状态。心理学研究方法能够对人的心理进行评估、检测，并对其进行治疗，使人的心理功能正常，妥善处理人与人、人与环境的关系，有效地、有建设性地发展完善个人生活，维护个人处在健康状态，是健康管理的基本支持方法。

六、营养学研究方法

(一) 基本概念

营养学研究方法是通过人体组成分析、人体测量、生化检验、临床症状、群体检测、营养信息收集等多项营养测定方法，判定个人或群体营养状况，确定营养不良类型及程度，估计预后，并监测营养支持疗效的方法。

(二) 基本内容

1. 人体营养调查　包括居民营养状况调查与监测、社会营养监测、膳食结构的调查等。

2. 人体营养状况评价　包括人体测量、生化及实验室检查、临床检查等。

(三) 在健康管理中的作用

合理营养是健康的基础，膳食和营养是人体生长发育的关键要素，也是健康管理的重要内容之一。为了获得维持健康所需要的各种营养素，膳食搭配是否合理、营养是否均衡非常关键。营养学研究方法为健康管理研究提供了营养方面的研究方法，在指导健康饮食、营养均衡方面具有重大意义。

七、信息管理学研究方法

(一) 基本概念

信息管理学是一门建立在数学、管理科学、信息科学与技术的基础上，涉及多个学科和多领域的综合性学科。宏观全面地了解人类社会信息管理活动的客观规律，掌握信息管理的基本理论和方法。

(二) 基本内容

1. 实验研究方法　研究者通过一定手段来改变观察环境中的某个或某几个变量，观察某个或某几个变量对其他变量的影响，以确定变量间相互关系的研究方法。

实验研究的目的是确认独立变量与从属变量间的因果关系，从而解释客观事物间的关系，解释客观现象，是解释性研究方法，其效度标准主要是看其是否能够准确地确定变量间的因果关系，即内在效度。

实验研究的基本过程如下。①确定独立变量和从属变量，建立关于两变量的假设。②确定实验环境。③确定或选择实验对象。④建立若干控制机制来排除对内在效度的各种可能威胁。⑤建立测量独立变量和从属变量变化的观察手段。⑥安排独立变量发生变化。⑦在独立变量发生变化时或变化后，观察测量从属变量的变化。⑧验证两变量因果关系的有效性，即验证所观察到两变量关系是否可靠地说明或否认它们间的因果关系。

2. 社会调查方法　目的是对客观情况进行真实描述，即描述某个或某些变量的特征分布或变化状态，而表示解释变量的相互关系或确认因果关系。社会调查被用来发现和确立变量间的关联关系。

(1) 调查范围：①对人们或社会群体基本状况的了解；②对人们有关态度的调查；③对人们的价值观念、兴趣爱好、行为倾向等调查；④对人们行为方式调查；⑤发现变量关联程度；⑥作为社会性实验的测量手段。

(2) 调查过程：①确定调查研究目的；②确定调查研究范围；③确定调查方式；④确定抽样方式；⑤设计调查测量工具（如调查表）；⑥实施抽样；⑦实施调查；⑧整理和统计调查结果；⑨分析和验证结果；⑩对调查结果进行讨论。

3. 观察研究方法　是指对人们的自然行为进行科学研究以揭示这些行为的客观规律的研究方法。观察方式包括：直接观察和间接观察、参与观察与不参与观察、结构化观察与非结构化观察、自然环境观察和实验自然环境观察等。

4. 大数据研究方法　随着物联网、云计算、移动互联网等新兴技术的兴起，以及微处理器和传感器的广泛存在，人类社会的数据种类和总量正以几何级数的形式爆发，大数据时代已经来临。我国《促进大数据发展行动纲要》指出，大数据是以容量大、类型多、存取速度快、应用价值高为主要特征的数据集合。大数据具备公认的“4V”特征：Volume（规模性）、Velocity（高速性）、Variety（多样性）和 Value（价值性）。

大数据技术方法包括：基础架构支持，数据采集，数据存储（存储方案有关系型数据库、非关系型数据库、实时数据库和列式数据库等），数据处理、数据挖掘、数据展示与交互等。健康管理离不开大数据支持，通过对体检数据分析和挖掘，可得出不同地区、人群（如按年龄段或按慢性病种分群）的健康差异，并以此构建个性化、地区化的健康评估模型，制定科学的防病、治病方法以及预后标准。

（三）在健康管理中的作用

健康信息的采集是健康管理的关键步骤之一。健康管理的相关信息一般来源于各类卫生服务记录，如诊疗过程中的服务记录等。在信息的录入、清理、传递和保存中，也大量运用了信息学的研究方法。随着云平台、大数据等技术方法的应用，信息管理学的一些方法在健康管理实践与研究中逐步应用和完善，并逐渐成为健康管理学研究的重要方法。信息管理学作为健康管理学的重要研究方法，保证采集的内容客观反映服务对象的实际情况，不断适应信息化条件下健康管理需求，丰富健康管理的研究手段与管理方法，成为促进健康管理发展的重要形式。

八、循证医学研究方法

（一）基本概念

循证医学（evidence based medicine，EBM）是 20 世纪 90 年代迅速兴起的一门新兴学科。循证医学是指遵循证据的医学，是指医疗决策应综合考虑个人的临床专业知识、现有的最佳研究证据以及患者的选择，从而做出最佳的医疗决策。

（二）基本内容

1. 基本步骤

(1) 提出明确的临床问题：临床实践中常需要了解有关特定患者诊断、预后及处理方面的新信息以帮助科学决策。由于时间有限，要求医师快速形成恰当的问题，以便在短时间内完成证据检索。好的临床问题应包含四部分内容：患者问题（patient problem）、干预措施（intervention）、对照干预措施（comparison intervention）及结局指标（outcome），即“PICO 原则”。只有明确了临床问题，才能更好地进行证据的检索和做出临床决策，这是最基本但很重要的一步。

(2) 搜索相关文献，寻找最佳证据：根据特定的临床问题，确定恰当的研究类型，再根据相应证据的分级选择恰当的数据库，制定检索策略进行检索。首选二次文献数据库，看该问题是否解决，如果没有再看原始文献数据库，按证据分级逐级降低的顺序检索，直到满足要求。

(3) 对证据进行严格的评价：在将检索到的证据应用于个体患者前，需要对收集的证据的真实性、可靠性及与该患者的相关性进行评价。根据证据所属的研究类型，循证医学将临床文献依据科学性和可靠程度分为五级。

一级：按照特定病种的特定疗法收集的质量可靠的随机对照试验的评价资料。如由多个研究中心联合统一规划的完全随机病例对照研究（RCT），可以在短期内完成大量病例的RCT汇总分析。

二级：单个大样本队列研究试验和不严格的RCT试验，即某一个临床研究机构单独进行的单个大样本的随机对照研究结果，达到一定水平，有一定的学术价值。

三级：未采用随机方法进行对照分组的队列研究，即研究尚未达到随机抽样的要求，影响观察群体的可靠性。

四级：无对照或低质量的临床病例分析。没有对照无法进行统计学检验。

五级：个人经验性意见，无专家组讨论。这主要是个人在工作中的经验总结，没有经过严格的试验验证。对这种经验总结应该予以尊重，但不能代替科学根据。

(4)应用证据进行临床实践：证据有助于患者获得更好的诊治，降低不良反应的发生，但必须注意“临床决策不能单纯依靠证据”，还必须综合考虑医生经验判断、患者所处的临床环境和患者本人的意愿。真实可靠且具有临床价值的研究证据并不一定能直接应用于每一位患者。医务人员必须结合自己的临床专业知识经验、患者的具体情况、患者的选择，进行综合考虑，并作出相应的调整。

(5)评估实践后的效果和效率，便于改进提高：在应用最佳证据对患者的临床实践中，必定有成功或不成功的经验或教训。临床医生应进行具体分析和评价，达到改进、增进学术水平和提高医疗质量的目的。事实上，任何临床处理都应该通过一定的监督机制进行随访，这是一种连续的证据累加过程，在临床实践中，医生应该考虑如何增加自己的知识来提高诊治技术，特别是如何利用大量高质量事先经过消化的信息来指导临床实践。

2. 证据来源　可供医学研究证据查询的数据来源，包括数据库(互联网在线数据库、公开发行的数据库光盘、循证医学中心数据库等)、杂志、指南等。

(1)原始证据：也称“一次文献”，是作者根据自己的工作实践经验和科研成果写成的原始论文，主要涉及病因、诊断、治疗和预后，即原始论著，分为试验性研究和观察性研究。

原始证据来源主要有以下五种。① Medline美国国立医学图书馆研制的生物医学数据库。② Embase数据库。③ CBM中国生物医学文献数据库。④ CEBM/CCD中国循证医学/Cochrane中心数据库。⑤ NRR英国国家研究注册数据库。

(2)二次研究证据：也称“二次文献”，是对一次文献的系统阅读、综合分析、加工提炼而成，包括Meta分析、系统评价、综述、评论、述评、实践指南、决策分析和经济学分析等。来源可分为数据库、期刊和指南三种。

1)数据库：大致分为五种。① Cochrane图书馆(cochrane library，CL)。② EBMR循证医学数据库。③评价与传播中心数据库。④英国CE临床证据(clinical evidence)数据库。⑤美国国家卫生研究院卫生技术评估与导向发布数据库(NIHCS & TAS)。

2)期刊：包括循证医学杂志、*Bandolier*单月刊、《循证护理杂志》(*Evidence-based Nursing*)。我国也有相关的杂志，如《中国循证医学杂志》，内容包括循证医学、临床流行病学、卫生技术评估、随机对照试验、卫生经济研究、循证实践、循证决策、系统评价摘要、Cochrane系统评价和卫生技术评估摘要。

3)指南：包括美国国立指南库(national guideline clearinghouse，NGC)。

3. Meta分析方法　Meta分析中文译名有荟萃分析、二次分析、汇总分析、集成分析等，广义上是指一个科学的临床研究活动，指全面收集所有相关研究并逐个进行严格评价和分析，再用定量合成的方法对资料进行统计学处理得出综合结论的整个过程。狭义的概念仅仅是一种单纯的定量合成的统计学方法。Meta分析比较不同研究特点下的分析结果，回答一些独立研究并未提出的问题并为未来的研究指明道路。

(1)Meta分析的基本步骤如下。①明确简洁地提出需要解决的问题。②制订检索策略，全面广泛地收集RCT。③确定纳入和排除标准，剔除不符合要求的文献。④资料选择和提取。⑤各试验的质量评估和特征描述。⑥统计学处理：异质性检验(齐性检验)；统计合并效应量(加权合并，计算效应尺度及95%的置信区间)并进行统计推断；图示单个试验的结果和合并的结果；敏感性分析；通过“失安全数”的计算或采用“倒漏斗图”了解潜在的发表偏倚。⑦结果解释、做出结论及评论。⑧维护和更新资料。

(2)Meta分析常用效应指标：Meta分析利用各项研究报告已有的统计结果，分析者首先考虑选择哪些结局作为效应指标。以资料类型分为两类：一是计数资料如暴露与否、生存和死亡、有效和无效、治愈和未治愈等这些二分类数据用*OR*、*RR*、*RD*、

HR 表示干预的结果，计算中要求列出各组发生该结局或事件的人数和总人数。二是计量资料，如原始研究报告的结局变量为均数，则以均数之差（如WMD）作为效应值，但有些研究目的虽然相同但观察指标往往采用不同的检测方法而使各项研究结果无法进行直接比较，这些效应指标需要通过标化后（如SMD）才有可能进行比较和Meta分析。此外，有的研究仅给出假设检验结果如 *t* 值、*P* 值，可以将这些统计量转换为效应指标进行较为粗糙的Meta分析。

(3) Meta分析的报告规范：为了提高RCT进行Meta分析的报告质量，有研究于1996年制定并在1999年发表了QUOROM（the quality of reporting of Meta analysis）声明，包括QUOROM清单与流程图，并于2005年进行修订，在制定RCT的Meta分析方案时，可参照本表执行。

（三）在健康管理中的作用

循证医学就是要为临床决策和健康决策找出科学的、现有的最佳证据，是建立在全面、系统的对文献研究质量评价的基础上，对某一问题得出综合的结论。有关健康管理的研究结论与成果非常多，要将其中有关的文献进行分析整理得出正确结论，需要依靠循证医学的方法。在健康管理研究和实践过程中，循证医学在科学研究成果的探寻、评价、发掘等方面已经得到广泛应用。

九、大数据方法

（一）基本概念

大数据是指在可接受的时间范围内，对相关信息或数据进行捕获、存储、搜索、共享、传输、分析和可视化的大型数据集，它是信息技术达到一定高度条件下产生的事物。随着数据量的不断增加，需要用一种方法来对数据进行组织，使个人或组织将其作为信息来源使用，这正是体现大数据价值的地方。

随着健康可穿戴设备的快速普及，以及医疗卫生信息系统数据的大量产生，如果对这些不断产生的大量的数据进行合理分析，可能会产生巨大的科学价值，得出更多的人群健康关键信息证据，有助于政策制定者得到更丰富、更全面的数据，从而制定更加科学可靠的卫生政策。因此，大数据分析是指通过检查大量的数据来获取充分信息的过程。

（二）基本内容

大数据分析主要依靠机器学习和大规模计算，机器学习包括监督学习、非监督学习、强化学习等，其主要的数据算法包括朴素贝叶斯算法（naïve Bayes）、支持向量机（support vector machine，SVM）、随机森林算法（random forest）、人工神经网络（artificial neural network）等。后续章节有对相关健康大数据方法的详细介绍，本部分不作重复阐述。

（三）在健康管理中的作用

尽管我国卫生信息领域存在大量的信息孤岛现象，但是国家正在不断调整医疗信息接口，不同地区的医疗数据正逐步实现互联互通。我国健康医疗大数据呈现全样本、深入关联、注重相关性等优势，可以帮助提升医务工作人员、医学科研工作者、卫生领导者和社会公众等应对疾病的洞察力和统筹规划能力。这将进一步优化健康管理资源配置，提升健康和卫生医疗服务能力，提高公众应对重大疾病的风险能力，降低疾病诊疗成本，也将促进健康管理学科迈向精准医学、实现个性化防控。

第三节 健康管理学研究方法及应用

健康管理学综合运用了各学科的研究方法，同时针对自身学科的研究特点，突出了本学科的特色研究方法。较为重要的健康管理学研究方法，主要有相对危险量化评估方法、绝对危险量化评估方法、中医辨证施治方法。

一、相对危险量化评估方法

（一）相对危险量化评估理论

相对危险性反映的是个体相对于一般人群危险度的增减量。相对危险度表示的是与人群平均水平相比，个体危险度的升高或降低。人群平均危险度可以来自一个国家或一个地区的按照年龄和性别统计的死亡率表。

弗雷明汉（Framingham）在1961年首先提出了危险因素与心血管疾病关系学说，认定了三大危险因素：高血压、高血清总胆固醇和吸烟与心血管疾病有明显因果关系，证实了可以根据健康和非健康人群存在危险因素的严重程度，来估计慢性病发生及死亡的可能概率。

在进行评价时，不可缺少的是按年龄、性别分组的各组疾病的危险分数表。生物统计学家 Harvey Geller 和健康保险学家 Norman Gesner 进行了这项工作，根据各种危险因素与慢性病之间联系的密切程度，采用多种方法，以每 5 岁为一年龄组，把男性和女性 10~74 岁各年龄组的前 10 位死亡原因的危险因素转换成危险分数，制成 Geller Gesner 表，以便直接将被调查者存在的危险因素转换为危险分数，计算各项疾病组合危险分数及疾病死亡危险，总计死亡危险值后，再与当地平均死亡水平相比较，给出个体的健康评价年龄。并通过模拟消除可改变危险因素，计算增长年龄。

在我国，由龚幼龙教授首次介绍和使用该评价方法。但我国目前尚无适合国内具体情况的危险分数转换表，故在进行个体健康危险因素评价时，需要参照 Geller Gesner 表将危险因素转换为危险分数。

（二）相对危险量化评估方法

1. 健康危险因素评价所需资料

(1) 当地性别年龄别的疾病死亡率：可以通过死因登记报告、疾病检测等途径获得，也可通过回顾性调查获得。相对危险评价要阐述疾病的危险因素与发病率及死亡率间的数量联系，选择疾病及有关的危险因素作为研究对象，对取得结论及合理解释非常重要。

(2) 个人健康危险因素：需要收集有关个人的危险因素，可以分成下列 5 类。①行为生活方式：吸烟、饮酒、体力活动和使用安全带等。②环境因素：经济收入、居住条件、家庭关系、生产环境、心理刺激和工作紧张程度等。③生物遗传因素：年龄、性别、种族、疾病遗传史、身高、体重等。④医疗卫生服务：是否定期体格检查、X 线检查、直肠镜检查、乳房检查和阴道涂片检查等。⑤疾病史：应详细了解个人的患病史、症状、体征及相应检查结果，包括个人疾病史，婚姻与生育状况（初婚年龄、妊娠年龄、生育胎数等），家庭疾病史（家庭中是否有人患冠心病、糖尿病、乳腺癌、直肠癌、自杀和高血压等）。

2. 计算危险分数的有关资料　将危险因素转换为危险分数是评价危险因素的关键步骤，只有通过这种转换才能对危险因素进行定量分析。危险分数是根据人群的流行病学调查资料，如各危险因素的相对危险度（*RR*）和各种危险因素在人群中的发生率（*P*），应用一定数理统计模型，如 logistic 回归模型、综合危险因素模型等计算得到。还可以采用经验评估方法，邀请不同专业的专家，参照目前病因学与流行病学研究结论，对危险因素与死亡率之间联系的密切程度，提出将不同水平的疾病存在危险因素转换成各个危险分数的指标。

3. 健康危险因素评价具体步骤

(1) 收集个人危险因素资料：一般采用自填式问卷调查法，并辅以一般体格检查、实验室检查等手段。需要收集的危险因素资料，除个人行为生活方式、环境因素、生物遗传因素和卫生保健方面的信息以外，还应调查个人的原有疾病史、家族史、婚姻生育史等。

(2) 收集当地年龄别、性别、疾病别死亡率资料：可通过死因登记报告、疾病监测或死亡回顾调查获得。该资料作为同年龄别、同性别死亡率的平均水平，在评价时作为比较的标准。

(3) 将危险因素转换成危险分数：这是进行危险因素评价的关键步骤。当危险因素相当于平均水平时，危险分数等于 1，也即危险分数为 1 时，个人发生某病死亡的概率大致相当于当地死亡率的平均水平；危险分数大于 1，危险因素超过平均危险水平，危险分数越大，个人死于某病的概率也越大。反之，危险因素低于平均水平，危险分数小于 1，个人死于某病的概率则小于当地平均死亡率。

危险分数的换算一般采用两种方法：一是根据危险因素与死亡率间存在着的函数关系，用多元回归分析法计算出两者间的相关值。二是邀请专家，确定经验指标和评分。

(4) 计算组合危险分数：与死亡原因有关的危险因素只有一项时，组合危险分数即是该危险因素的危险分数。当危险因素有多项时，其计算方法如下。①将危险分数大于 1 的各项分别减去 1 后剩下的数值作为相加项分别相加。②小于或等于 1 的各项危险分数值作为相乘项分别相乘。③将上述两数值相加即得到该死亡原因的组合危险分数。

(5) 存在死亡危险：存在死亡危险说明在某一种组合危险分数下，死于某病的可能危险性，其值为平均死亡概率与组合危险分数之乘积。

(6) 计算评价年龄：评价年龄是根据年龄与死亡率之间的函数关系，按个体所存在的危险因素，计算被评价者总的死亡危险，通过查阅健康评价年龄表，所得出的年龄。

(7) 计算增长年龄：增长年龄是针对个体已存

在的危险因素，提出消除危险因素的有关措施后，该个体可能达到的年龄。

(8) 计算危险降低程度：危险降低程度所表明的是，若按医生建议消除了目前所存在的危险因素后，危险可以降低的程度。

(三) 意义

相对危险评价能够为每个人提供有针对性的健康危险评价。在了解人们的年龄、性别、健康状况和其他健康相关信息后，健康危险因素评价能够对健康危险因素的危害程度进行量化分析，找出危险因素，并为人们提供去除危险因素后可能获得的健康年龄。这有助于人们清楚地了解到自身健康状况，特别是对于一部分评价年龄大于实际年龄的个体，根据文化、习惯、职业以及具体的情况，由浅入深地进行疾病预防、保健、医疗卫生知识等教育，使健康教育更具有针对性，从而有效推动对健康危险行为的矫治。

二、绝对危险量化评估方法

绝对危险评估以队列研究为基础构建，主要运用流行病学研究方法估计未来若干年内个体患某种疾病的可能性，用来评估多个危险因素对疾病的效应。

目前，国外研究者已经将疾病防治转向在疾病绝对危险基础上搭建新的疾病危险沟通工具。如Grover 等建立了评估患者“心血管年龄”的新的危险沟通工具，该模型以每年致死性脑卒中、冠心病和非心血管疾病的死亡危险为基础评估个体的期望寿命，并与同性别、同年龄个体的平均期望寿命进行比较，计算出与期望寿命的差值，称之为年龄裂痕(age gap)，实际年龄加上或减去该年龄差就得到“血管年龄”。

(一) 概率评估法

概率评估法是以某事故发生概率计算为基础的方法。如事故数和事件数的评估方法。

(二) 数学模型计算评估

数学模型计算评估主要是应用软件来实现，如Grover 等建立了评估患者“心血管年龄”的新的危险沟通工具。

三、中医辨证施治方法

(一) 中医治未病基本理论

对疾病危险因素的干预策略和对疾病发生、发展过程的掌控，是健康管理的基础。现代医学认为，人从健康到疾病包括健康、亚健康和疾病三个过程，而中医学则将其分为未病、欲病和已病三个阶段。中医的“治未病”体系则针对这些阶段分别提出了“未病先防”“既病防变”和“瘥后防复”的理论与实践，从而实现增进与维护健康、提高生命质量的目的。

1. 未病先防　是指在未病之前积极采取各种措施，增强机体的正气，提高其抵御邪气的能力，防止疾病的发生。中医理论认为，疾病的产生与人体正气(机体抵抗力)和致病邪气(致病因子)两方面的因素有关，其中邪气是外因，正气才是决定是否发病的内在基础。可见，中医学尤其重视维护人体正气在疾病防治中的主导作用。同时，中医学在长期实践中提出了“和于阴阳”“法于术数”“食饮有节”“起居有常”“不妄作劳”“虚邪贼风，避之有时”等预防原则。如《黄帝内经素问·上古天真论篇》中的“上古之人，其知道者，法于阴阳，和于术数，食饮有节，起居有常，不妄作劳，故能形与神俱，而尽终其天年，度百岁乃去”，就是对未病先防的精辟诠释。在诸多的预防原则中，“法于阴阳”是最基本的指导原则，是在“天人相应”指导下提出的整体调护的原则与朴素的辩证思维模式。“法于阴阳”要求我们要根据自然界阴阳变化规律、个人体质的阴阳特征、地域气候的阴阳属性来调整我们的起居、饮食、运动，使人与自然界处于一种和谐的状态，使机体正气处于一种充盛的状态，进而达到维持机体健康的目的。

2. 既病防变　是指在治疗过程中，把握有利时机，早诊断早治疗，防止疾病向严重复杂的方向发展。《黄帝内经素问·八正神明论篇》中说：“上工救其萌芽”，是指疾病虽然已出现某些先兆，但尚处于萌芽阶段，此时病邪较轻、病位较浅、邪类较单纯，正气尚足、修复能力较强，病邪易于速去，是治疗的最佳时机，应积极地采取各种措施，促使疾病早期治愈，从而防止病情的进一步发展。《黄帝内经素问·阴阳应象大论篇》中就有“见微得过，用之不殆”的论述，其目的就在于防止疾病的传变与加重，以减少患者的痛苦，缩短疾病的疗程。《金匮要略·脏腑经络先后病脉证第一》中也指出：“适中经络，未流传脏腑，即医治之。四肢才觉重滞，即导引、吐纳、针灸、膏摩，勿令九窍闭塞。”说明在疾病早期，邪气仅仅侵犯肌表经络，尚未传里，及时采用有针对性的治疗方法，则有利于疾病向痊愈的方向发展，这突出了疾病早期治疗的重要性。在诊治疾病时，中医认为需根据疾病发展变化的规律，准确预测病邪的转变趋向，并对可能被影响的部位，采取预防措施，以阻止疾病传至该处，终止其发展、传变。《金匮要略·脏腑经络先后病脉证第一》中就有“见肝之病，知肝传脾，当先实脾”的论述。因肝属木，脾属土，肝木容易克伐脾土，随着疾病的发展往往侵犯到脾，从而出现脾胃的病变。高明的医生在治疗疾病时，就应当根据疾病的发展规律，预先采取健脾的方法，杜绝疾病的进一步加重，促进疾病痊愈。

3. 瘥后防复　疾病初愈，虽然症状消失，但此时邪气未尽，正气未复，气血未定，阴阳未平，若调摄不当，则可助邪伤正，使正气更虚，余邪复盛，引起疾病复发或留有后遗症。如《黄帝内经素问·热论篇》中“诸遗者，热甚而强食之，故有所遗也，……病热少愈，食肉则复，多食则遗”等论述，就体现了瘥后防复的重视。因此，治未病还应包括愈后调摄，采取各种措施防止疾病的复发。

中医学治未病理论，强调从整体上把握生命与健康，重视未病先防，既病防变，瘥后防复，既符合人的生命活动规律，也是降低目前占主导地位疾病发病率的重要方法。这恰恰与现代医学健康管理的模式相互融合。

（二）中医体质类型

健康管理学的一大特色就是运用中医理论使人达到平衡的状态，从而促进健康。阴阳匀平是中医对健康的高度概况，在中医理论体系中，阴阳涵盖了身体、心理、自然环境及社会关系等多方面因素，这与健康管理追求的健康理念相一致。

中医早在《黄帝内经》时代，就已经意识到体质差异是生命多样性的内在基础，而通过深化对体质的理解，可以增进对生命与疾病规律的认知。《黄帝内经》中不仅注意到个体体质的差异性，而且在多个篇章中，从不同角度对体质进行了翔实、细致、严谨、生动的划分，为后世医家辨识体质、进行分类甚至指导治疗提供了重要的思路和指导。《黄帝内经》中的相关篇章，不仅从不同角度介绍了各种体质的类型与分类方法，指出了个体及不同群体的体质特征、差异规律，还对体质的形成与变异规律，体质与疾病的发生、发展规律，体质与疾病的诊断、辨证与治法用药规律，以及体质与预防、养生等方面均有所论述，形成了比较系统的中医体质理论，奠定了中医体质学的基础。

近些年来，随着人们物质与精神文明水平的提高，体质这一与性格、健康、疾病及预防密切相关的概念也日益为普通大众所接受和认可。北京中医药大学的王琦教授，经过多年的理论研究和临床观察，结合古今体质分类的相关认识，将中医体质分为九种基本类型，包括平和质、气虚质、阳虚质、阴虚质、痰湿质、湿热质、瘀血质、气郁质、特禀质。

（三）中医特色养生方法

中医学在长期的医疗实践中，不仅积累了丰富的养生、防病和保健经验。健康调护，古称“养生”或“摄生”，是在中医理论的指导下，采取规律起居、静心守神、服食药饵、吐纳导引等多种方法，使机体处于一种阴平阳秘、气血充足的平衡状态。

1. 生活起居调护　起居涉及日常生活中衣食住行等多个方面，其重点是通过对日常生活中各方面的合理安排，做到起居有常、劳逸适度、衣着合宜等，使身心处于协调的和谐状态，从而达到强身防病的目的。

2. 饮食调护　指按照中医基本理论，平衡、合理地安排饮食，以保证营养、减少疾病、增进健康、益寿延年的一种调护方法。食物的滋养作用是身体健康的重要保证，合理地安排饮食，使机体获得充足的营养供应，可保证气血充足、脏腑功能旺盛，从而提高机体的正气，增强御邪抗病的能力，从而达到祛病健身的目的。饮食养生，并不是一味地补充营养，而是要遵循一定的原则和方法，概括而言，主要有平衡膳食、饮食有节、饮食卫生几方面。

3. 运动调护　运用传统或现代的体育运动方式进行锻炼，以活动筋骨、调节气息、静心宁神，实现气血流通、经络畅达、脏腑调和，达到增强体质的目的，称为运动调护法。讲求“动静结合、动而中节、贵在坚持”的原则。

4. 精神调护　精神养生是在“天人相应”整体观念的指导下，通过怡养心神、调摄情志、调剂生活等方法，保护和增强人的心理健康，达到形神高度统一、提高健康水平，历来被认为是防病治病之良药。讲求“清静养神、七情调和、养性怡神”的原则。

5. 针灸按摩调护　针、灸、按摩方法不同，但都是以中医经络学说为基础，运用针刺、艾灸或手法作用于机体经络腧穴系统，以刺激俞穴、调整经络为基本手段，激发营卫气血的运行，从而起到和阴阳、养脏腑的作用。

6. 药物调护　是利用某些补益药物来调整机体状态，以增进健康、延缓衰老的调护方法。中医认为，健康长寿全赖机体阴阳气血的平衡。运用药物调护，其根本即在于燮理阴阳，调整五脏气血阴阳的偏盛偏衰，使其恢复“阴平阳秘”的平衡状态。

四、健康管理方法学应用

（一）在健康管理学理论与政策研究中的应用

健康管理学的相关研究方法，在指导国家宏观理论政策的制定和完善过程中发挥越来越重要的作用。健康管理学科的理论、方法和技术，以及近年来预防医学和流行病学关于健康风险、循证医学及健康干预的大量研究，为健康管理的发展提供了理论和实践基础，大数据、云技术、健康风险评估预测和干预等技术，逐渐指导并运用于政策的制定与执行。

2008 年，为积极应对我国主要健康问题和挑战，原国家卫生部启动了“健康中国 2020”战略研究，2012 年《“健康中国 2020”战略研究报告》首次对外公布，2013 年国务院印发《关于促进健康服务业发展的若干意见》，2016 年制定《“健康中国 2030”规划纲要》，要大幅提升全民健康素养水平，加快推广健康生活方式，有效控制居民主要健康影响因素，遏制重大慢性病发病率上升趋势及过早死亡率，显著改善重点人群健康状况，提高人均健康预期寿命，使居民主要健康指标进入高收入国家行列，健康公平基本实现。

（二）在健康管理科研实践中的应用

健康管理科研实践的进步离不开基本研究方法的指导。2010 年科学技术部第一批健康管理医学科研支撑计划课题《中国人个人健康管理信息系统的构建与应用》的顺利实施，和中华医学会健康管理学分会首批“健康管理示范基地”的构建，极大地推动健康体检向健康管理学科的跨越。健康信息系统的构建离不开健康信息管理学。健康信息管理学主要研究健康信息的采集（包括收集、调查、检测、监测等）、注册，健康信息的分析评估，健康信息库管理与健康信息系统跟踪管理服务等。健康信息管理学是研究现代信息技术在健康管理理论与实践中如何有效应用的一门学科，其目的是提高健康管理的科学性及工作效率。

（三）在健康管理医学服务实践的应用

1. 运用基本管理方法解决实践问题　如 PDCA 循环是全面质量管理体系运转的基本方法，在健康管理服务实践中起到了重要指导作用。开展健康咨询与指导时，要按照 PDCA 循环的要求，进行有计划地干预、管理健康，控制健康危险因素。健康干预要求动态追踪、评估效果，不断改进干预方法；开展有效的健康干预，需要运用 PDCA 行为改变理论，通过咨询→计划→决策→实施→检查→评价六步完整的抽象思维过程，实现有效提高自我管理水平和健康干预效果。

2. 开展健康管理一体化管理　健康管理一体化是全方位、多层次覆盖，旨在为不同人群提供内容丰富、形式多样的健康管理服务。其实践过程几乎包含所有健康管理相关学科研究方法和具体研究方法，而且健康管理一体化服务内容的开展必须有合适的健康管理软件系统支撑，涉及计算机系统、大数据运用、云技术等电子计算机方法。原第二军医大学研发的区域一体化保障健康管理信息系统，实现了健康管理信息采集、健康管理内容、健康管理机构业务指导一体化的目标。

3. 全国健康管理示范基地建设　为推动健康管理（体检）机构的规范建设与发展，中华医学会健康管理学分会和中国健康促进基金会已联合举办了六届健康管理示范基地评选，加强了健康管理理论研究与创新，集成创新健康管理适宜技术和产品，构建健康管理医学服务新模式。全国健康管理示范基地促进健康管理学科建设中逐步实现三个转变：从单一的套餐体检向个体化的深度体检转变；从单纯体检服务向检后评估、干预、健康监测与健康促进系统服务转变；从编制外体检中心向健康管理学科转变。

（四）在健康管理服务新业态与发展大健康产业中的应用

老年人的健康管理已成为一项重要的新兴产业。当前火热的“智慧养老”概念是健康养老的新方向。在“互联网 +”技术下，智慧养老运用信息管理学及大数据技术，发展健康云平台，通过智能穿戴系统与智能家居医疗设备，定期为每一位老人进行体检，让每一位老人都能及时准确地了解自己的身体状况。同时，老人还可通过语音、短信、电话等通信手段，了解自己的服药时间、未来的天气状况以及保健护理、疾病预防等方面的知识。

互联网健康管理与穿戴式健康管理终端已成为一项新兴行业。在信息学和大数据技术的指导下，互联网、物联网的出现为健康管理的发展提供了便利条件。近年来，很多小型、可携带、可穿戴的仪器被开发出来，如动态的血压监测、体成分测量仪、睡眠监测设备、手链式的脉搏、心率体温、体力活动能量消耗记录器等，这些设备将大大增强健康管理人员的实操能力。管理人员与服务对象的互动也可以通过互联网的服务平台及相应的用户端计算机系统来帮助实施，也可通过手机、新媒体等现代通信手段来实现。

（五）在中医健康管理中的应用

在中国传统理论基础上形成的体质理论，已经形成了较为完善的中医健康管理体系。在中医体质理论的指导下，对诊所收集到的资料进行综合分析，辨别其体质类型，制定相应的健康管理措施，采取起居、饮食、药物、运动、针灸等多种调护方法，使其偏颇的体质趋于平和，对改善个体健康状态，实现健康管理的最终目标具有重要意义。

在中医健康管理研究与应用方面，也取得了较大成绩。如广州药科大学荣获国家科技进步奖二等奖的"调肝启枢化浊法防治糖脂代谢紊乱性疾病基础与应用研究"，运用中医药学研究方法，突破防治糖脂代谢病单病种治疗、中药物质基础不清、机制不明的制约，发现肝在糖脂代谢病发病中的关键作用，提出"调肝启枢化浊"法，并研制系列兼具降糖、降脂、抗炎、保护内皮等综合调控作用，成分与机制明确的创新中药。

（孙金海　袁 磊）

参考文献

1. 孙金海, 刘斌. 军队健康管理学 [M]. 上海: 第二军医大学出版社, 2022.
2. 叶心明, 陈立富. 健康管理理论与实践 [M]. 上海: 华东理工大学出版社, 2021.
3. 毛群安, 李长宁. 健康教育与健康促进基本理论与实践 [M]. 北京: 人民卫生出版社, 2016.
4. 王陇德. 健康管理师基础知识 [M]. 2 版. 北京: 人民卫生出版社, 2019.
5. 王陇德. 健康管理师国家职业资格三级 [M]. 2 版. 北京: 人民卫生出版社, 2019.
6. 孙金海, 向月应, 白晓忠. 健康管理学概论 [M]. 上海: 第二军医大学出版社, 2014.

第八章 健康管理学的学科建设

学科建设是健康管理医学服务机构的核心驱动力和可持续发展的关键，也是运用健康管理学创新理论指导健康服务新业态发展的重大战略举措。对于技术密集型组织或机构，其发展核心竞争力的支撑都是学科及其专业技术水平。在评价开展健康管理服务的医疗机构，尤其是高校附属医疗机构或医院时，除了健康服务能力和学术水平是核心指标外，学科建设无疑成为了关注的焦点。然而，一提到健康管理的学科建设，人们更多的关注点却常常落在建筑、购买设备和建设实验室等硬件方面，却不同程度地忽略了一个重要的理念：学科建设是涵盖面非常广泛的系统工程，其核心内容是学科人才队伍建设、日常业务能力和科研能力建设，以及学科专业与职业技能体系建设。

长期以来，多数健康管理机构主要是以临床医师为主，以多学科合作的形式开展工作，尚未形成独立的学科体系，缺乏以独立的学科体系为纽带的相对独立的专业化队伍。这种状况制约了健康管理学的健康发展，尤其不利于建设健全的专业化的健康管理学术和技术队伍。我国健康管理事业从20世纪90年代中期起步到现在，历经二十余年的发展，目前我国各级各类健康管理（体检）机构近万家，但整体服务能力和服务水平不高，欠缺高度专业化的强大的学科作为技术支撑。所以，在健康管理创新理论指导下，用临床医学学科建设的理念和方法搭建健康管理学的学科体系，培养高水平的健康管理学术团队和专业技术队伍，是使我国健康管理事业走上健康发展之路的关键。本章着重阐述学科的概念与内涵、健康管理学科建设的主要内容与特点以及加快健康管理学科建设的对策与建议。

第一节 学科的概念

一、学科的定义与内涵

（一）学科的定义

1. 学科的定义与分类　学科是指以知识分类为依据的一定科学领域内相对独立的知识体系或某一分支，如管理学或管理学内的社会医学与卫生事业管理学；如临床医学或其包含的内科学、外科学、耳鼻咽喉科学等。随着现代科学技术的发展和人类社会生产实践的需要，原有学科不断分化、交叉、融合，新兴学科不断涌现，其学科规模有大有小，大学科内可包含多个分支学科。同时，学科不单是知识的分类，也是高校进行教学、科研和学术服务等活动的专业分类或功能划分的基础，由此形成了院、系、研究所和不同的课程。

教育部颁布的《普通高等学校本科专业目录（2020年）》在《普通高等学校本科专业目录（2012年）》基础上，增补了近年来批准增设的目录外新专业，取消了“军事学”和“交叉学科”。新目录共包含703个专业，涵盖了哲学、经济学、法学、教育学、文学、历史学、理学、工学、农学、医学、管理学和艺术学12个学科门类。自2020年发布以来，教育部在2021年和2022年对目录又进行了多次更新，公布了列入普通高等学校本科专业目录的新专业名单。这些更新支持了急需紧缺和新兴专业的设置，包括网络空间安全、集成电路设计与集成系统、人工智能、数据科学与大数据技术等专业。

目前，在国内外一流大学中，院、系、所等传统学科组织仍然是其学科组织的主体。在我国，高校院、系、所的大学科下面一般还包含了多个相对独立的学科，如医学院中有临床医学、基础医学、中医学与中药学、预防医学与卫生学、军事医学与特种医学等不同的一级学科；综合医院有内、外、妇、儿、眼、耳鼻咽喉、口腔、皮肤、急诊医学、神经病学、精神病学和临床诊断学等二级学科。学科是可以根据知识分类而细分的，在二级学科下还可分为三级甚至更细的学科，如目前医院临床专科下设的亚专科。

2. 科室与学科的区别　科室是指同一学科或多个学科领域内的专家、学者、学生和其他工作人员共同工作的组织结构或工作单元。在一个组织中，一个学科可以包含多个科室，也可能只有一个科室；一个科室通常只隶属于一个学科，但也可能由多个学科领域的专家和专业技术人员组成一个综合性科室，健康管理领域内的科室多为后一种情况。可见，科室是学科的依托和组织形式，但并不等同于学科的概念。我们应明了两者之间的共性和区别，有时候是不能混用的。

（二）学科内涵

学科内涵包括学科的名称、目标与任务、学科体系、学科人才体系、学科平台、学术信息等要素。不同的学科，其学科要素的具体内容各有特点。从以下七个方面对某学科进行描述，就能让人对其有一个系统而全面的了解。

1. 学科的名称、目标与任务　学科的名称是对学科所包含的科学领域最精简的概括，如"耳鼻咽喉头颈外科学"已将其学科领域概括无遗。学科的目标与任务，是描述该学科的研究内容及其研究目的，如耳鼻咽喉头颈外科学是研究人类耳、鼻、咽、喉和头颈部（除眼、口腔、大脑、小脑和脊髓）正常解剖、生理、病理和疾病的科学，其目的是不断加深人类对这些部位的认识，预防和治疗相应部位的疾病，并促进对疾病的康复。

2. 学科体系　指某一特定学科所覆盖范围内的既相对独立又互相联系的不同学科（专科）形成的一个完整体系。它体现了学科的内容与性质特征，其核心部分是学科的理论体系。随着学科的发展、细分、融合和演变，学科体系也会发生相应的变化。学科体系一般可用树状结构图表示，以耳鼻咽喉头颈外科学的学科体系为例，如图 1-8-1。

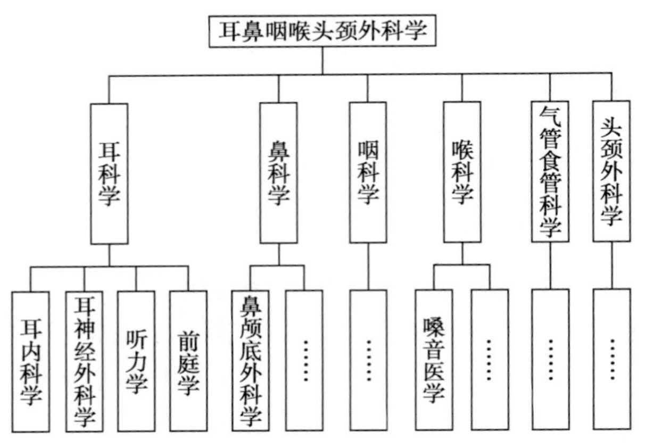

图 1-8-1　耳鼻咽喉头颈外科学的学科体系

3. 学科人才体系　科学和学科是在人类认识自然、适应自然和改造自然的过程中产生和发展的，因此，人是主导学科产生、发展与演变的最根本和最活跃的因素。在学科人才体系中，可分为学科领军人才（引领学科发展一般不限制从属单位）、学科带头人（一般在所属单位）、学科骨干和一般成员，一般呈"金字塔"形人才梯队。领军人才是学科的灵魂，他们把握大局，引领学科前进的方向，学科带头人是学科体系中各分支学科或专业的领导者和指挥员，是学科体系的支柱。有时候，人们将学科领军人才和学科带头人看作同一层级人才。学科骨干是学科体系内各专业的重要成员，他们是日常科研、教学和专业事务（如医疗服务）的主力，具有承上启下的关键作用。一方面，学科骨干是学科内下级成员的老师或指导者；另一方面，经过培养和历练，他们有可能成长为学科带头人或领军人物。所以，衡量一个学科是否有后劲，学科骨干的数量和水平是核心指标。一般成员指年资较低的、刚进入学科或科室工作的青年学者或较低层级的专业技术人员。他们一般从事大量的日常工作，或执行上级交给的教学、科研任务，并在工作中学习、提高。不要忽视了对一般成员的培养和关注，他们是学科发展的后备力量。

4. 学科平台　学科平台至少有两层含义。一是指容纳学科的建筑（科研、教学和其他工作用房），以及完成教学、科研和日常专业工作（如医疗）所需的设备、器材。二是指政府、高校或行业指定、认定或委托建设的各级各类教研室、实验室和工程中心等研究机构（或平台），如国家实验室、国防科技重点实验室、大科学中心；国家重点实验室、国防科技重点实验室、国家工程实验室；国家工程技术研究中心、国家工程研究中心、国防重点学科实验室；教育部重点实验室、其他省部级重点实验室、研究中心和工程中心；高校的研究所和研究中心；医院的研究所、研究中心或实验室等。房屋设备体现学科的装备水平；学科所依托的实验室类别或层级，则在很大程度上是该学科的学科水平、综合实力以及在国计民生和科技界重要性的标志。

5. 学术信息　这里说的学术信息包括学科在教学、科研和日常专业工作中积累的以任何媒介记录和保存的信息，包括医教研工作的技术数据和工作记录、国内外与该学科相关或潜在相关的文献资料、政策法规和其他文书档案等信息。在当今社会中，信息是最重要的资源。谁拥有大量有用的信息或数据，谁就能最先掌握重要的最新信息，抓住先机和制胜的机会。

二、学科诸要素间的相互联系

前已述及，学科诸要素中最关键、最活跃的因素是人，即掌握了相关学科专业理论和专业技能的学者和专业技术人员。他们的知识水平、眼界和能力决定了学科的兴衰和发展方向。

学科平台是学科赖以生存和发展的基本条件，是学科建设的物质基础，不可或缺，尤其当今医学与生命科学技术高速发展，研究设备和技术方法有时候决定或制约着科学研究的成果和水平，加强学科平台建设尤为重要。

学科体系是学科结构的系统化表现。完整、系统地了解学科体系，有利于形成对该学科正确的总体认识，有利于认识该学科与其他相关学科、周边学科和上下游学科的有机联系、相互影响和相互依存的关系，进而有利于构建学科建设和发展的战略思路与发展路线。

学术信息是一切学术研究和学术思考的依据和源泉。系统收集、整理和分析学科相关数据，寻找相关规律，可提炼出新的学科理论。所以，学术信息是任何学科无形的、最珍贵的宝库。

总之，学科各要素之间相互依存和相互联系，缺一不可。考察学科内涵的要素及其相互关系，可帮助我们更深刻地认识学科存在和发展的内在规律，更合理地制定学科建设和发展规划，对学科做出更客观的评价。

第二节　健康管理学科体系基本架构与特点

一、健康管理学科体系的基本构架

健康管理学是集成医学、管理学和生物信息学于一体的一门新综合医学学科体系。作为以临床医学为核心理论和技术支撑，涉及或涵盖预防医学、传统中医学、生物信息学和管理科学等多个学科领域的高度综合性的新兴学科，其学科内涵与这些关联学科高度交叉融合，又具有自身特性。其学科体系构建，既需要遵循学科体系构建的基本原则与结构层次，又要突出健康管理学的学科内涵与特点。为了适应健康管理学科与相关产业发展需要，健康管理学科体系涵盖面比任何单一学科更广、更复杂，需要更多跨学科多专业融合形成综合性的学科结构系统，其学科体系构建的难度也更大。

根据健康管理的定义和任务，健康管理学的学科体系可用图 1-8-2 表示。

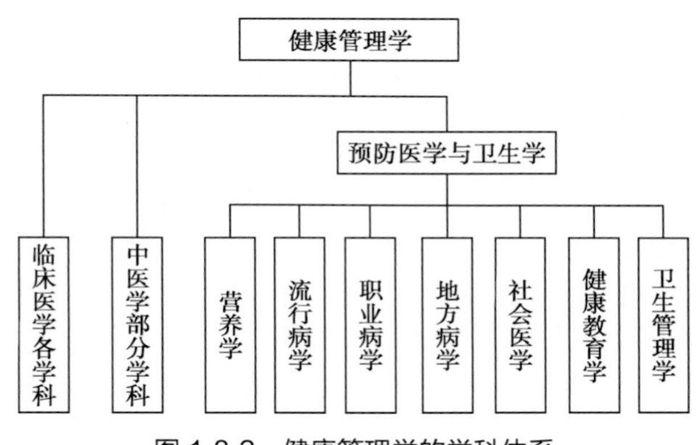

图 1-8-2　健康管理学的学科体系

关于“健康管理学的学科体系”树形图的说明。

1. 健康管理学学科体系的树形图仅显示健康管理学作为一个学科必须涉及的直接理论体系；而信息技术、医疗保险、客户服务和市场营销等专业虽然在健康管理的日常业务中十分重要，但并非与健康管理的理论和技术直接相关，故不属于健康管理的学科体系，正如这些学科不属于医院各类临床专业的学科体系一样。

2. 营养学、流行病学、职业病学、社会医学、健康教育学等均属“预防医学与卫生学”（一级学科）内的二级学科。这些学科不同于预防医学与卫生学的其他学科，与健康管理的联系十分密切，故单独列出作为健康管理学学科体系中的独立单元。

3. 临床医学的绝大多数学科均需要纳入健康管理学的学科体系并作为其独立的学科单元，但因其数目繁多且为多数读者所熟知，故仅以“临床医学各学科”形式列出（教育部《中华人民共和国国家标准学科分类与代码》中，临床医学包括了精神病学、康复医学、口腔医学和护理学）；中医学是“中医与中药学”一级学科下的二级学科，同理，由于中医学下有关的三级学科较多，在健康管理学科体系的树形图中仅以“中医学部分学科”形式列出。

中医学与健康管理学关系密切的三级学科有中医诊断学、中医内科学、中医老年病学、针灸学、按摩推拿学、中医养生康复学、中医食疗学、方剂学和民族医学。

4. 护理与康复医学中的相关专业或分支学科也是健康管理学科体系的重要内容。因为，无论健康管理服务体系和/或全生命周期健康管理服务链中均离不开健康照护和康复服务，特别是慢性病康复和健康维护以及老年人健康管理均需要护理和康复专业技术人才与技术的参与。

5. 心理与心身医学也应该作为健康管理学科体系中的一部分。因为健康是包括心理精神良好和心身和谐的多维度状态，而不仅仅是没有疾病或各种生理指标正常。特别是在当前我国精神卫生问题突出，心身疾病风险不断加剧的情况下，心理健康管理和心身医学健康管理研究已成为紧迫任务。

6. 健康管理学的学科体系虽然需要纳入多个学科作为它的组成部分，但并不需要包括这些学科知识或学科体系的全部，而只是包括这些学科中与健康管理业务密切相关的部分。

二、健康管理学科体系的特点

从健康管理学学科体系的基本构架可以看出，健康管理学的学科体系与现有的大多数临床医学学科相比，具有如下的特点。

1. 健康管理学是以临床医学为主体，主要采用了中医与中药学、预防医学与卫生学中的部分学科知识和技术而形成的新的集成融合的综合学科体系。

2. 健康管理学虽然通过集成融合其他多个学科体系中现有学科或专业的知识和技术形成自己新的学科体系，但限于健康管理的业务范围，并不是所有这些学科的简单相加，不可能涵盖这些学科中关于疾病治疗、疑难和急危重症患者处理、传染病防治等方面的内容。换言之，健康管理学的学科体系主要包含被集成的各临床学科中与健康信息采集、症状与体格检查、健康评价与健康风险评估、健康危险因素的干预与健康促进，以及中医治未病等业务活动有关的医学和医学相关学科的知识和技术。

3. 纵观人类科学技术的发展历史及其客观规律，传统的学科体系通常随着原有学科的发展而不断细分，形成二级、三级甚至更多层级的分支学科或亚专科，成为由一支变多支的树形结构；同时，随着科技进步的进程，各个亚专科之间，甚至医学与其他非医学学科之间又形成广泛的交叉和融合，不断演化出新的交叉学科，而健康管理学科体系包含的学科间呈现更多更明显的并行和交集关系。所以，专科细分和融合是人类科学技术发展的总趋势。健康管理学融合了多种完全不同的理论体系，如临床医学（西医）、中医与中药学、预防医学与卫生学、护理与康复、心身医学等。这一特性决定了从事健康管理工作的人才的理论知识体系应更为全面系统，其培养成本更大，周期更长，所以，健全健康管理学人才培养和行业管理体系具有现实的必要性。

目前，国内高等院校健康服务与管理本科专业使用的教材是2020年出版的由人民卫生出版社组织行业专家学者编写的全国第一轮16部规划教材，包括《健康服务与管理导论》《健康管理学》《健康经济学》《健康保障》《健康信息管理》《健康心理学》《健康运动学》《健康营养学》《健康养生学》《健康教育与健康促进》《职业健康服务与管理》《老年健康服务与管理》《社区健康服务与管理》《健康服务与管理技能》《健康企业管理》《健康旅游学》。

第三节　健康管理学的学科建设策略及建议

一、我国健康管理学的学科建设成绩、机遇与突出问题

1. 健康管理学的学科建设成绩　经过二十几年的发展，健康管理学科理论建设、人才培养以及科研工作均取得了巨大进步和丰硕成绩，为新时期的创新发展打下了坚实基础，共同推动了我国健康管理学科建设的跨越式发展。

2009年发布的《健康管理概念与学科体系的中国专家共识》、2016年出版的《中华健康管理学》，以及其他健康管理相关专家共识、指南、规章制度的陆续发布，标志着中国特色健康管理创新理

论体系的初步形成。健康管理学与基础医学、预防医学、临床医学、特种医学并列为现代医学五大创新体系之一。2017 年，健康管理（体检）科进入复旦大学医院管理研究所“中国医院专科声誉综合排行榜”，使得健康管理科在医院中的地位与声誉得到提升。持续开展的“健康管理学科建设与科技创新中心”（原称“健康管理示范基地”）建设和学术交流，推动了健康管理学科创新发展和健康管理适宜技术的推广应用，促进了健康管理服务能力提升和行业进步。截至 2021 年，国内设立健康服务与管理本科专业的院校达到 123 所，各类院校的课程体系涵盖了管理学、基础医学概论等 13 门核心课程。2022 年，浙江中医药大学“健康服务与管理”本科专业开创性地被教育部评为该专业唯一的国家一流本科专业建设点。

健康管理机构的人才队伍不断壮大，人才结构也发生了根本性变化。获评“健康管理学科建设与科技创新中心”的机构，其平均医护人员人数已由 2010 年的 28 人增加到 2019 年的 66 人，其中拥有高级职称的人员平均达到 12 人。在创建过程中涌现出一批健康管理学科带头人、专业骨干及职业技术人才。

健康管理科学研究取得了丰硕成绩。10 年来，中国健康促进基金会和中华医学会健康管理学分会共同组织了 30 多项健康管理适宜技术多中心应用研究，各中心累计发表了论文 200 多篇。部分中心凭借所开展的多中心课题项目，成功申请到了省市级科研基金的支持。在多中心应用研究课题的示范和带动下，各中心的科研能力和水平都有较大的提升。十年来，各中心平均承担科研课题数量由 0.44 项上升为 3 项，平均发表健康管理领域相关科研论文数量由 1.58 篇增加到了 6 篇。2019 年 384 家中心共参与开展国家级科研课题项目 204 项，其中包括科学技术部的重点支撑课题、国家自然科学基金课题。

2. 新时期健康管理学科发展的重要机遇　随着“十四五”国家进入高质量发展新阶段和健康中国建设深入广泛开展，我国健康管理进入新的发展时期。新时期是我国健康管理发展的重要机遇期。

党中央、国务院和各级政府更加重视和支持健康管理发展，同时对健康管理提出新的更高的要求，赋予更深远的历史重任。在我国政府关于医疗卫生的多个文件中，数次提到并肯定健康管理的作用，明确提出了实施健康管理的要求与希望。发展健康管理，发挥健康管理医疗服务在防治慢性病、提高国民健康水平中的作用，是历史赋予我们新的发展阶段的重任。《国务院关于促进健康服务业发展的若干意见》《“健康中国 2030”规划纲要》《国务院关于实施健康中国行动的意见》《中华人民共和国基本医疗卫生与健康促进法》等一系列文件颁布，吹响了以提高人民健康为核心、全方位全周期保障人民健康的战斗号角，开启了健康中国建设的新纪元。以大卫生观、大健康观为指导，坚持预防为主，努力实现医学目的和医学服务模式转变的新局面将逐渐涌现。这些都为健康管理大发展提供了政策支撑。

国民健康需求持续增长和我国慢性病高发、人口老龄化以及新增传染病的威胁，推动和促进健康管理医学服务的快速发展。以防治慢性病为突破口，构建预防、治疗、康复一体化的健康管理服务体系将逐步建立。以疾病为中心的医学模式将向以老年人需求为核心的综合关怀模式转变，老年健康管理必将快速兴起和大发展。

现代信息技术高速发展，物联网、互联网、大数据、云计算、人工智能开始进入各行各业。现代信息技术与健康管理相融合的智慧健康管理将成为健康管理医学服务的重要支撑。

3. 健康管理学科建设的突出问题　当前健康管理发展中存在着以下几方面的突出问题。①健康管理学理论研究滞后，学科建设缺乏标准与规范，导致目前健康管理学科建设缺乏具体的方向和依据。②健康管理学历教育虽然从“健康服务与管理”专业开始进入众多高等院校，但由于属于“管理学”的范畴，未纳入临床医学教育体系，培养的人才无法从事健康管理医学服务。③在医院中已建立的健康管理中心 / 科，因健康管理学科未进入国家临床一级学科或二级学科目录，无法得到医院的全面支持，发展受很大限制。④已建立的健康管理（体检）机构，绝大多数的单位仍停留在单一体检服务，能够开展完整意义上的健康管理医学服务的单位较少。⑤已建立的很多健康管理（体检）机构，缺乏称职的健康管理学科带头人，健康管理的学术团队不健全。⑥目前，智慧健康管理刚刚起步，其完善与优化需要多学科知识的融合、持续地研发与创新。

二、健康管理学学科建设的对策与建议

1. 加强健康管理学科理论体系建设　健康管

理学学科理论体系架构中直接或间接使用其他现有学科的知识和技术，形成了包含其他多个学科体系中现有学科或专业的集成式的新的学科体系。我们需要加强健康管理学理论研究，指导健康管理学科的建立与发展。将健康管理学所需要的医学、社会学、管理学和信息学方面的知识和技术按照健康管理的目的、任务和内涵逐步分类和提炼，形成既能够体现健康管理学内涵与特点，又能够集中反映健康管理实施与实践经验的，有专用学科名称的独立的新学科理论体系，这是健康管理学术理论研究与学科建设的努力方向。中国健康促进基金会、中华医学会健康管理学分会和《中华健康管理学杂志》等六家单位，已共同筹建了健康管理研究与培训中心，团结全国热爱健康管理的专家学者和从业人员，加强健康管理理论研究与科技创新，组织专家研究制订健康管理学科建设标准与规范，特别是“健康管理学科建设与科技创新中心”，按照该标准与规范，建立健康管理科，先行先试不断总结经验；待条件成熟，再向国家相关部门申报，将健康管理科列为医院中新的医学学科。

2. 加强健康管理学科人才队伍建设　为健康管理学建立专门的课程体系以及大学教育和职业教育体系，最终形成和临床医学、预防医学、中医学等现行医学和医学相关学科类似的独立的包括学历教育的人才培养体系、职称体系和行业管理机制势在必行。已开展“健康服务与管理”学历教育的院校，可以创造合适条件，将健康管理学历教育纳入医学教育体系。在《国务院办公厅关于加快医学教育创新发展的指导意见》文件中，提出“优化学科专业结构，体现‘大健康’理念和新科技革命内涵，对现有专业建设提出理念内容、方法技术、标准评价的新要求，建设一批新的医学相关专业，强力推进医科与多学科深度交叉融合。”把握文件精神，医学院校应积极探索并创建健康管理医学学历教育体系，在临床医学和预防医学的研究生、博士生的学历教育中，可以增设健康管理学方向。

加强和推动健康管理（体检）机构实现“三个转变”：即从单纯体检服务向健康管理服务转变，从一般性健康管理服务向智慧健康管理服务转变，从单位孤立建设向体系化建设转变，建立健康管理联合体。健康管理（体检）机构可以充分发挥机构优势，开展慢性病人群的健康管理，积极探索健康管理的服务路径与模式。

坚持创新驱动发展之路，坚持产学研用相结合，持续开展健康管理适宜技术与产品多中心应用研究，并适时形成专家共识或指南，促进健康管理医学技术推广应用。特别是加强大数据、人工智能在健康管理中的利用，推动智慧健康管理的尽快实现。

学科建设是高度综合性的系统工程，包括了学科赖以生存和发展的方方面面。既相对独立又相互联系，在实施学科建设的过程中，决策者需要统筹兼顾，形成互相支撑、协调发展的科技创新体系和学科发展环境，加快完善学科体系与相关学科配套体系是健康管理学科建设的中心任务与目标。

三、未来健康管理在我国的发展展望

未来我国健康管理学科将展示出独特而广阔的发展前景，在健康中国建设中发挥不可替代的重要作用。健康管理学历教育将从当前“健康服务与管理”这一非医学教育转为临床医学教育，进入国家临床医学教育体系，成为健康管理医学服务人才的重要来源。随着健康管理学理论研究与实践创新发展，将涌现一大批健康管理人才。

医院的健康管理科将逐渐成为医院的核心科室与平台枢纽。未来，健康管理科将进入国家医疗机构学科目录，成为医院中重要的综合性医学学科。该科室包括健康教育中心、标化的健康体检中心和慢性病健康管理中心。它将是医院互联网+医疗健康服务平台的主要实施单位；是医院向下连接社区卫生服务中心，院内连接各临床科室的平台枢纽；是医院构建预防、诊疗、康复一体化服务的重要科室；是医院参与医疗服务与公共卫生服务协同融合发展的主要科室；在医院领导大力支持下，将成为“上规模、上档次、上水平”的优秀科室之一，也是实现经济效益、社会效益双赢的科室。在健康管理科建设中，部分单位将成为“国家区域健康管理医学中心”。健康管理科通过实施“防大病、管慢病、促健康”医学服务，构建健康管理联合体，使医院实现全方位、全周期的健康服务。

各级政府和卫生主管部门将会积极推动健康管理医学服务在基层医疗机构落地实施。在医联体建设的基础上，建设健康管理联合体，最终形成医疗健康联合体，即“医健体”，真正发挥基层医疗机构健康守门人的作用。

要想实现健康管理的大发展，健康管理学科建设是基础，人才与技术是关键，服务水平是标志。在当前“十四五”和未来“十五五”高质量发展新阶段，全国热爱健康管理的专家、学者和从业人员，要紧紧抓住学科建设这个纲，团结一心，坚定不移，砥砺前行，坚持走创新驱动发展之路，我国健康管理事业一定能更好更快地发展，也一定能在健康中国建设中发挥更大的作用。

（孙　虹　刘绍辉）

参考文献

1. 武留信. 加快健康管理学术理论研究和学科建设 [J]. 中华健康管理学杂志, 2007, 1 (1): 4-7.
2. 中华医学会健康管理学分会, 中华健康管理学杂志编委会. 健康管理概念与学科体系的中国专家初步共识 [J]. 中华健康管理学杂志, 2009, 3 (3): 141-147.
3. 白书忠, 武留信, 陈刚, 等. 加强学科建设引领健康管理机构与产业发展 [J]. 中华健康管理学杂志. 2013, 7 (2): 73-75.
4. 白书忠, 武留信, 陈刚. 健康管理医学服务内涵与实践 [J]. 中华健康管理学杂志. 2010, 4 (6): 321-325.
5. 彭仕芳, 孙虹. 我国健康管理学科发展之路思考 [J]. 中华健康管理学杂志, 2014, 8 (1): 4-5.
6. 王培玉. 健康管理理论与实践的现状、问题与展望 [J]. 中华健康管理学杂志, 2015, 9 (1): 2-6.
7. 曾强. 中国健康管理学科研与学科建设的发展及展望 [J]. 中华健康管理学杂志, 2015, 9 (3): 157-160.
8. 武留信, 强东昌, 师绿江, 等. 研究医学与健康发展新常态, 创新健康管理学术理论与实践研究 [J]. 中华健康管理学杂志, 2016, 10 (1): 7-11.
9. 白书忠, 武留信, 吴非, 等. “十四五”时期我国健康管理发展面临的形势与任务 [J]. 中华健康管理学杂志, 2021, 15 (1): 3-6.
10. 徐卸古, 白书忠, 高向阳. 聚焦学科建设 砥砺科技创新 推动健康管理机构高质量发展 [J]. 中华健康管理学杂志, 2021, 15 (1): 7-10.

第九章　健康管理医学学历教育与人才培养

随着全球健康观念的不断深化，健康管理作为提升全民健康水平、优化医疗资源配置及推动健康产业发展的重要手段，正受到社会各界的广泛关注。在“新医科”的发展背景下，加强健康管理医学学历教育与人才培养，对于提升我国健康管理服务的专业化、规范化水平，加速健康中国战略的实施进程，具有至关重要的意义。本章将围绕健康管理医学学科教育体系、学历教育、人才培养展开深入探讨，分析当前我国健康管理教育的现状与挑战，提出针对性的改进措施和发展建议。

第一节　健康管理医学学科教育体系与学科目录

一、学科教育体系与学科目录的概念

学科体系是由某一学科的内在逻辑结构、理论框架、学科范围及各分支学科组成的有机联系整体，包含学科布局、学科建设、学科平台、人才队伍、机制等要素。教育体系指教育大系统中专业布局、教学建设、实践教学平台、教师队伍、机制等相互关联或作用的各要素的有序组合。学科体系与教育体系的相关要素联系十分紧密，因此，学科体系与教育体系可以融合为学科教育体系，为学科建设、人才培养和科研实践的相互渗透与促进提供新思路。

学科目录是高等院校学科建设、院系设置、教学培养等工作的指导性和基础性内容，我国高等院校学科专业目录按照学科属性和研究领域主要分为三个层次：《普通高等学校高等职业教育（专科）专业目录（2021 年）》《普通高等学校本科专业目录（2022 年）》及适用于硕、博士研究生层次的《学位授予和人才培养学科目录（2020 年）》。在教育部的学科划分中，学科门是最高级别的学科，我国目前共设 14 个学科门；学科类是比学科门低一级的学科，一级学科共有 113 个；专业是比学科类再低一级的学科，本科专业约 380 个（不包含学校自设二级学科）。

二、健康管理医学学科教育体系与学科目录的设置现状

健康管理医学是以“人的健康”为中心，通过采用现代医学和现代管理学的理论、技术、方法和手段，对个体或群体的整体健康状况及其影响健康的危险因素进行全面检测 / 监测、评估、有效干预与连续跟踪服务的医学行为及过程，是一门综合的新兴临床医学交叉学科。从 21 世纪初至今，我国健康管理作为新兴的医学学科，坚持以“整合、规范、提升”为主题，在理念认知、人才培养、实践成果等方面取得了长足进步，已初步确立了学科范畴、学科分类，并形成《健康管理概念与学科体系的中国专家初步共识》（以下简称“《共识》”），大大丰富了学科内涵。共识指出，中国特色健康管理学科体系构架包括以下几个方面：宏观健康管理医学学科与服务体系、微观健康管理医学学科与服务体系、健康风险控制管理学科与服务体系、健康信息技术学科体系、健康教育培训学科体系、中医治未病与特色养生保健学科与服务体系等。中国特色健康管理学学科分类按照研究维度、研究层次、研究内容、研究对象分为不同类别。

在医学领域，我国高等职业教育（专科）专业目录设置了医药卫生大类，包括临床医学类、护理类、健康管理与促进类等 8 个一级学科。但我国本科专业目录和硕、博士研究生专业目录设置的医学门类，包括基础医学、临床医学、口腔医学、公共卫生与预防医学、中医学、中西医结合、药学、中药学、特种医学、医学技术、护理学等 11 个一级学科，临床医学下设内科学、外科学、儿科学、妇产科学、精神病与精神卫生学、皮肤病与性病学、影像医学与核医学、临床检验诊断学等二级学科，但未包含健康管理医学学科。2016 年教育部正式在“新增备案本科专业名单”中设立健康服务与管理本科专业，

但健康管理医学专业目前还未正式纳入教育部专业目录内，各院校仍将其作为管理类特设专业进行招生。

三、中国健康管理医学学科教育体系与学科目录设置存在的问题

（一）现有医学专业设置内容与数量相对滞后

现代医学迅猛发展，学科分类不断衍生扩展，学科的交叉与融合已成为科学发展的主流，生物医学模式逐渐转变为生物 - 心理 - 社会模式。随着新健康观念的引领与疾病谱的改变，《“健康中国 2030”规划纲要》和《中国防治慢性病中长期规划（2017—2025 年）》均强调坚持预防为主，加强行为和环境危险因素控制，强化慢性病早筛查和早发现，推动医疗模式由“治病为中心”开始向“人民健康为中心”转变。这些新变化、新特点对医学生的专业知识提出了新要求，除掌握临床诊疗专业知识技能之外，还应关注生活行为方式与疾病的关系。在我国医学领域现有的本科专业目录中，关于现代医学的前沿性、医学模式转变等内容都未能得到及时充分的体现，健康管理医学专业的增设未得到重视与普及，尚未进入学科中心和区域中心建设规划，一定程度上影响了现代医学的发展与人才的培养。

（二）健康管理医学学科名称与内涵尚未统一

健康管理专业在国际上出现已有四十余年，但尚未形成公认的、统一的学科名称和概念表述，不同领域的专家对该学科的内涵及外延存在多种理解与认识。健康管理医学作为一门年轻的学科形成于我国，多位学者从不同专业视角对学科的理论研究和实践研究进行了艰辛探索，但目前学科的名称不统一，如健康管理医学学科、健康管理科、健康体检科等，这种现状不仅导致了学术研究的碎片化，也影响了教育实践的一致性和行业标准的统一。该学科集预防医学、临床医学与现代管理学于一体，其边界范畴和专业定位仍存在着很多不清晰的认识，姓“医”还是姓“管”存在争议。据统计，70% 以上的健康管理机构隶属于医院，服务内容属于医疗服务范畴，与疾病健康管理之间的互动关系越来越密切。从知识体系与服务实践来看，健康管理学科应属于临床医学二级学科。但部分学者认为，健康管理不仅涉及医疗体系对疾病的诊治、预防与控制，还涉及保健机构、保险公司对健康的评估和管理，健康管理学的管理属性与因素影响鲜明，应属于管理学科门类。

（三）健康管理医学学科体系与分支不够清晰

国际上健康管理学还没有形成完整的学科体系，各国的职业范畴和服务模式也不尽相同。我国健康管理医学在特定的医疗卫生服务需求的背景下不断探索，学科内容逐渐丰富，涉及的领域日益广泛，包括营养学、运动学、心理学、医学等多个专业领域，这些领域在健康管理实践中都有各自的应用和贡献，但它们的界限并不明确。因此，在学术研究、教育实践以及实际应用中，很难准确界定和划分各个分支学科的范畴和职责，导致了学科内部的交叉和重叠，使研究人员和实践者难以明确自己的研究方向和实践领域。由于健康管理学科分支不够清晰，现有的学科体系缺乏系统性和完整性。各个分支学科之间缺乏明确的联系和整合，难以形成统一的理论框架和方法论体系。这导致健康管理学科在整体上缺乏统一性和连贯性，从而难以形成具有影响力的学科品牌和学术声誉。

四、关于健康管理医学学科教育体系与学科目录的建议

（一）更新临床医学专业设置

为了缓解医疗市场对健康管理专业人才的需求，促进医学教育事业可持续发展，针对我国医学领域学科专业设置内容与数量相对滞后的问题，建议立足国情，在国家普通高等教育的总体规划和布局指导下，增强经济、社会发展与医学领域发展的协调性，借鉴国际有益做法和经验，补充完善医学专业目录。在《学位授予和人才培养学科目录》的临床医学类中纳入健康管理医学专业，明确其学科定位，制定相应的亚专科和分支学科，以逐步与现代医学创新体系相匹配、能够适应和满足我国健康管理及相关产业发展需求。

（二）进一步明确学科名称与内涵

初级阶段健康管理医学学科的特点给健康管理人的主观能动性留下了巨大的发展空间。新时期推动健康管理学科发展，一方面要溯源、梳理学科相关的理论与实践，基于国民实际健康需求与行业的发展趋势，系统分析学科边界危机的根源与关键问题，合理有效地扩大学科的内外边界，确定统一的学科名称，保证学科独立的身份与特征。另一方面，借鉴、融合先进的国际健康管理相关学科的理论研究与实践经验，进一步明确中国特色的健康管理医学学科中所涵盖的相关概念、独特的研究领域及未来的发展方向，厘清与相近学科理论的关

系，以确定学科的合理定位。

（三）日臻完善学科创新体系与分支

构建合理的学科体系是学科建设的基础，也是学科发展的基石。健康管理医学学科理论与方法体系的发展与《“健康中国 2030”规划纲要》关系密切。因此，应在规划纲要的指导下不断推进和完善学科创新体系建设，使其沿着正确的方向运行，构建多学科协同的理论体系。同时，应继承我国中医治未病与预防保健思想和经验，借鉴现代健康管理的经验，构建较为系统的中国特色健康管理医学理论体系框架，为健康管理医学服务体系的具体实践奠定理论基础。同时，倡导更多健康管理研究领域的专家与学者、健康管理服务的一线实践者共同努力，加强学科研究和建设，明确各个分支学科的范畴和职责，形成统一的理论框架和方法论体系，最大限度地发挥健康管理医学服务的功能与作用，发挥其对经济、社会所起的作用，为健康中国建设提供有力的支撑。

第二节　健康管理医学学科学历教育与专业训练

一、健康管理医学学科学历教育与专业训练的概念

健康管理医学的学科建设指运用学科建设的思想、方法和手段，对健康管理医学进行全面系统的建设，旨在推动学科发展，提高学科水平，使其具有明显特色、多科融合和领先优势，成为医院健康管理医学服务、教学、科研、科普职能所依托的优质平台。培养人才与师资队伍是健康管理医学学科建设的主要任务之一，学历教育与专业训练是培养人才与师资队伍的基石。学历教育包括专科教育、本科教育、研究生教育等多个层次，专业训练主要包括基于岗位胜任力的健康管理师、主检医师培训等培训项目。

二、健康管理医学学科学历教育与专业训练的发展现状

健康管理专业在专业学科领域的地位逐渐获得了教育部门认可，教育部印发的《职业教育专业目录（2021 年）》中提到，要加强布局养老服务、健康管理等大健康相关专业。教育部等五部门联合发布的《关于全面加强和改进新时代学校卫生与健康教育工作的意见》再次指出，鼓励具备条件的高校开设健康教育等相关专业，支持高校设立健康教育学院，培养健康教育师资。在国家利好政策支持下，我国高校机构形成了健康管理“专业热”，当前我国已有一百多所高校开设“健康服务与管理”本科专业，浙江中医药大学、新疆医科大学和海南医学院等医学类都开设了健康管理相关专业，积极探索专业人才培养。此外，还有少数高校设置了健康管理专业博、硕士点等，如电子科技大学、重庆医科大学、大连医科大学等。

在健康管理理论研究与实践过程中，人才规范培养是学科建设的重要环节，专业训练是健康管理人才成长的必经途径。我国已经探索了多种类型职业培训，健康管理师是国家的新增职业，得到了市场认可，报考人数飞速增长。健康管理医师和护师的继续教育培训，主检医师和体检中心主任的职业岗位培训、基层健康管理中心的指导培训都得到广泛开展。我国正形成以学历教育为主、专业训练为支撑的模式，为健康管理产业源源不断地输送专业人才及师资队伍。

三、健康管理医学学科学历教育与专业训练存在的问题

（一）教育特色不鲜明，就业要求不符

我国各层次健康管理医学学历教育仍处于初级探索阶段，人才培养相关政策支持不够。目前，学历教育仍以职业教育和本科教育为主，研究生教育发展缓慢。大部分开设健康管理与服务专业的院校专业定位欠准确，培养目标缺乏知识结构、基本能力和就业方向的特色定位，教育模式缺乏统一标准，未形成独特的专业特色。而且，目前开设健康管理与服务专业的院校背景涉及医学、管理学、理工学、体育学等，医学类背景院校的本专业挂靠于护理学、康复医学等一级学科，管理学、体育学背景院校的本专业多隶属于管理学。健康管理与服务专业的毕业生均被授予管理学学士，无法报考执业医师资格证或护士资格证，更不能提供执业医师

或护士相关医疗服务。目前,健康管理医学学科需要大量具备交叉学科知识结构的执业医师或护士去开展特色健康医防融合工作,但现有的培养模式多侧重于数量上的突破,人才质量和人才特色难以满足当前“健康中国”战略和“预防优先”方针的需求。

（二）课程设置差异大,师资力量薄弱

各院校结合自身优势领域培养健康管理人才,培养模式未考虑不同背景院校的共性与特性,导致课程设置存在较大差异,尤其是交叉学科课程设置与健康管理医学学科内涵不匹配。而且,我国高等院校设置的健康服务与管理专业课程都不同程度存在着“重理论、轻实践”的现象,缺乏综合实践教学平台、教研创新平台,健康管理实训室等。在专业学习中,健康管理系统的统编教材和适宜的教学设施设备建设属于初期,目前只有一套人民卫生出版社的统编教材,本专业的学生和想要从事健康管理工作的人员无法获得更丰富的理论指导,容易造成从业人员知识结构发展不均衡。健康管理医学学科作为新兴学科,尚未完全独立形成系统的师资力量,师资多源于公共卫生专业、临床医学、管理学等不同领域,缺少全科医疗实践。政府、学术机构、高校等尚未进行集约式有序整合,也极少开展规范的师资培训,导致师资多停留在原专业领域,很大程度上制约了健康管理医学的学科建设与发展。

（三）规培路径缺乏,培训效果欠佳

专科医师规范化培训是在住院医师规范化培训基础上,培养能够独立、规范地从事疾病专科诊疗工作临床医师的可靠途径,主要培训模式是“5+3+X”,即在 5 年医学类专业本科教育和进行了 3 年住院医师规范化培训后,再依据各专科培训标准与要求进行 2~4 年的专科医师规范化培训,成为有良好的医疗保健通识素养,扎实的专业素质能力、基本的专科特长和相应科研教学能力的临床医师。《专科医师规范化培训专科目录(2019 年)》在 34 个住院医师规范化培训专业基础上设置了 120 个专科,但不涵盖健康管理医学科。护士规范化培训主要有理论学习、实践培训和最终考核三个阶段,护理医学生通过系统化、规范化培训,上岗前完成岗前考核。与临床医学生和护理医学生相比,高等院校健康服务与管理专业毕业的学生没有经历临床医学相关系统规范化实践的培养,缺乏健康服务与管理的实践能力,出现无法胜任岗位工作的现象。

基于“人口老龄化 + 人才缺口大”等现实背景和“薪水提升 + 考试补贴”等物质吸引,我国健康管理专业的职业技能培训出现了报考热的现象。究其原因,一方面,国家卫生健康委未启动一级(高级技师)、二级(技师)健康管理师鉴定;另一方面,三级(高级工)健康管理师报考门槛低,最高条件仅是具有医药卫生专业大学专科以上学历证书。然而,社会机构自主招生培训质量低,培训效果差,取得健康管理师资格证后相关知识和技能仍薄弱,难以满足人民群众日益增长的健康需求。

四、健康管理医学学科学历教育与专业训练的展望

（一）突出学科特色,与就业岗位接轨

为了解决我国健康管理人才学历普遍偏低的问题,借助健康管理医学学科建设的良好契机,应鼓励更多高校设立健康管理医学系,有条件的大学附属医院设立健康管理医学教研室与硕士、博士点,扩大招生规模,加快发展本科教育和研究生教育的进程。同时,健康管理医学学历教育应结合我国基本国情与院校自身实际,坚持特色,发扬优势,准确把握专业人才、知识结构、基本素质、基本能力,就业领域等方面的定位,切实制定明确的培养目标,从当前非医学教育转为临床医学教育,建立“本科 - 硕士 - 博士”三级人才培养体系,培养健康管理医学专业人才,推动健康管理医学的可持续发展。

（二）优化课程设置,加强师资整合

教学是实现健康管理人才培养目标的主要手段,课程则是教学内容和实施过程的统一,课程设置的合理性、质量水平、运用效率都直接关系到健康管理医学人才的培养质量。培养新型的健康管理人才,应严格参照《“健康中国 2030”规划纲要》与《健康管理师国家职业标准(试行)》的要求,至少涵盖公共基础、医学基础、专业基础以及专业特色四部分,构建科学合理的课程体系(包括理论与实践),合理分配课程,注重理论实践并重,紧跟行业前沿,从岗位实际需求出发,逐步建立并完善标准化、系统化的应用型健康管理人才培养模式,以满足市场的不同层次需求。此外,传统健康管理师资模式已不能适应新形势下的人才培养要求,相关部门机构集约整合医学、管理学、运动学、营养学、信息学及其他相关领域师资力量,构建集约式健康

管理师资体系，带动学科学历教育与专业训练的进步。

（三）探索规培模式，强化培训效果

培养健康管理医学学科特色人才的重要支撑是规范化的培训管理。健康管理医学是一门集医学科学、管理科学与信息科学等于一体的交叉学科，传统的人才培训模式已不能适应新形势下的人才培养要求。因此，教育主管部门、人力资源管理部门、高校及其他培训机构要重视健康管理教育培训，探索健康管理医学专科培训模式，制定标准规范的培训管理制度，健全健康管理学历教育与职业培训体系。虽然当前我国健康管理服务业的需求紧迫，但不能降低培训报考的专业门槛，更不能牺牲培训质量，应注重培训效果，推进健康管理医师、主检医师、健康管理质控人员的职业岗位继续教育培训。

第三节 健康管理医学学科人才培养与团队建设

学科建设是人才培养的基础，培养人才质量的高低，又是衡量学科水平的重要标志，优秀的学科领军人才以及人才团队是推动学科发展的重要资源。人才可以为学科建设与发展带来源源不断的活力，在学术引领、科研创新、质量控制等方面发挥重要作用。以临床重点专科建设为例，目前湖南、四川等省份已成功将健康管理医学科纳入临床重点专科建设目录，建设标准中均纳入了对于人才培养与人才梯队建设的评价，这从侧面反映了健康管理医学学科领军人才和学科梯队人才的培养对于学科发展的重要性。

一、健康管理医学学科人才培养与团队建设的现状

近二十年来，随着我国健康管理行业的不断发展，学科人才培养效果初显，学科领军人才培养以及人才梯队建设已经取得一定成绩，涌现了一批优秀的健康管理学科领军人才及专业骨干人才。这些专家在健康管理医学学科理论研究、制定专家共识与学术规范、发展适宜技术等方面作出了重要贡献，极大地推动了学科发展。此外，硕、博士等高学历人才的不断加入为学科注入了更多助燃剂，很大程度上完善了学科团队。2018年，中华健康管理博士联盟成立，来自全国各地的近200名博士加入，这是我国首个健康管理医学领域的高水平交流平台。在学科人才培养实践中，我们也摸索出一些成功经验，形成了具有学科特色的培养模式，如体检中心主任岗位能力培训、主检医师岗位能力培训、健康管理医师和健康管理护师的继续教育培训以及基层健康管理中心的指导培训等。

二、健康管理医学学科人才培养与团队建设的问题

（一）学科领军人才能力不足

学科领军人才对于学科的发展具有重要的引领作用，但因为健康管理医学为一个新兴学科，目前健康管理医学学科领军人才多为其他临床专科高年资专家“转行”而来，这导致这些学科领军人才对于学科的认识不足，仍然以传统临床医学的思维看待这一新兴学科，甚至单纯将健康管理医学科作为一个健康体检中心，忽视了学科内涵，无法顺应时代发展，一定程度上阻碍了学科进步。

（二）专业骨干人才晋升通道不明晰

健康管理领域的中青年人才，尤其是硕、博士人才是健康管理医学学科发展的中坚力量，也是未来学科领军人才的储备军，但目前绝大部分健康管理医学科从业人员的职业晋升要求仍按照传统临床医学的模式，以手术量、病例数等指标进行考核，这样的晋升机制不符合健康管理医学的学科特色。职称晋升困难，一方面限制了更多健康管理领域的人才的加入，另一方面也给健康管理医学科从业人员的职业发展带来了挑战。

（三）职业技能人才培养机制不完善

在健康管理领域新生力量岗位能力培训上，缺乏完善的培训机制。目前我国在传统临床医学领域，已建立了标准的全国住院医师规范化培训体系，专科医师规范化培训工作也在稳步推进，在极大程度上推动了年轻医技护士以及基层从业人员的能力培训。然而与传统临床医学学科相比，健康管理医学学科一方面缺乏统一的培训大纲、培训教材等，另一方面缺乏完善的岗位能力培训体系，培

训平台少，导致各健康管理机构从业人员在岗位能力上参差不齐，发展受限。

三、推动健康管理医学学科人才培养与团队建设的建议

（一）完善学科领军人才的职业岗位培训体系

学科领军人才对于学科发展至关重要，因此应重视学科领军人才培养工作。一方面，应积极引进高水平人才，如从事心血管内科、内分泌科工作的高级职称专家，发挥其原专业优势；另一方面，应完善健康管理中心主任的职业岗位培训体系，做好职业岗位培训工作，提升岗位能力。

（二）完善健康管理医学学科人才晋升通道

目前，绝大部分院校健康管理学科从业人员的晋升通道不明，阻碍了专业骨干人才培养以及团队建设。应创新性制定符合健康管理医学学科特色的职称晋升体系：健康管理医学工作内容涉及检前评估、健康体检、检后管理等，侧重对慢性病的随访与管理，因此健康管理学科的职称评级标准应与这些指标相关。

（三）完善职业技能人才培养机制

国家住院医师规范化培训对于培养临床医学人才发挥了重要作用。我们应借鉴其经验，积极完善具有健康管理医学学科特色的毕业后规范化培养体系（包括住院医师和专科医师），做好健康管理从业人员的毕业后教育；同时，积极开展主检医师岗位能力培训、健康管理医师和健康管理护师的继续教育培训等职业技能培训，提升新生力量的实践技能。

小结与展望

学历教育与人才培养是健康管理医学学科发展过程中需要解决的重要问题，同时也是推动学科持续发展的关键因素。未来，该领域仍有诸多问题亟待解决。为了推动健康管理医学学科的深入发展，应进一步统一学科名称与内涵、更新临床医学学科设置、开展更具学科特色的学历教育、解决学科人才培养与团队建设的诸多阻碍，最终形成具有健康管理医学学科特色的学历教育以及人才培养模式。

（何庆南　王建刚　覃岳香　李彦秋）

参考文献

1. 武留信, 中国健康管理与健康产业发展报告 (健康管理蓝皮书) No. 4 (2021)[M]. 社会科学文献出版社, 2021.
2. 白书忠, 武留信, 陈刚, 等. 加强学科建设 引领健康管理机构与产业发展 [J]. 中华健康管理学杂志, 2013, 7 (2): 73-75.
3. 徐卸古, 白书忠, 高向阳. 聚焦学科建设 砥砺科技创新 推动健康管理机构高质量发展 [J]. 中华健康管理学杂志, 2021, 15 (1): 7-10.
4.《中华健康管理学杂志》编辑委员会, 中华医学会健康管理学分会, 全国脑血管病防治研究办公室. 脑血管健康管理与脑卒中早期预防专家共识 [J]. 中华健康管理学杂志, 2017, 11 (5): 397-407.
5. 中国医师协会内镜医师分会消化内镜专业委员会, 中国医师协会内镜医师分会消化内镜健康管理与体检专业委员会, 中华医学会消化内镜分会胶囊内镜协作组, 等. 中国磁控胶囊胃镜临床应用专家共识 [J]. 中华健康管理学杂志, 2017, 11 (6): 487-496.

第十章　健康管理师职业

自2005年原国家劳动和社会保障部发布健康管理师为卫生行业特有国家职业以来，经过十余年的发展，健康管理师职业与职业技能培训取得了明显的进步，职业评价和培训教材体系日趋完善。健康管理师职业与职业技能的发展有力推动了健康管理学科及相关产业的进步，未来将在助推健康中国建设和发展健康服务新兴业态中发挥重要作用。

第一节　健康管理师职业的设立与发展

一、健康管理师职业的设立

卫生人才队伍主要由卫生管理人才、专业技术人才、卫生行业技能人才三部分组成。随着我国社会经济的快速发展，人民生活水平逐步提高，人民群众对卫生行业技能人才服务的需求也日益增强，卫生行业技能人才队伍已经成为卫生人才队伍中极具发展潜力和活力的一支。因此，加强卫生行业技能人才的培训考核工作，推进卫生行业技能人才的职业化进程，对于促进卫生工作的发展有重要意义。为了加强卫生行业技能人才的培训考核工作，卫生部于1996年7月与劳动部共同颁发了《中华人民共和国卫生行业工人技术等级标准》，规范了全国卫生行业技能人才等级考核标准。2000年，卫生部成立卫生部职业技能鉴定指导中心，负责职业技能鉴定相关的管理工作，其办事机构设在卫生部人才交流服务中心。

2003年之后，国民健康意识日益提高，现有的医疗卫生服务模式已经不能满足国民日益提高的健康需求。在这样的形势下，卫生部职业技能鉴定指导中心于2004年组织有关专家探讨是否有必要设立一种新职业来满足社会健康管理的大量需求。

2005年，卫生部职业技能鉴定指导中心组织开展了健康管理师新职业的申报工作。2005年10月25日，劳动和社会保障部正式发布了第四批包括健康管理师在内的11个新职业。2005年11月29日，劳动和社会保障部办公厅函复卫生部办公厅《关于同意将医疗救护员等2个新职业纳入卫生行业特有职业范围的函》(劳社厅函〔2005〕425号)中指出："同意将医疗救护员、健康管理师2个职业纳入卫生行业特有职业范围"。

卫生职业技能鉴定部门将开展这2个职业的鉴定工作，经培训考试合格者可以获得国家职业资格证书。因此，卫生部职业技能鉴定指导中心是健康管理师国家职业的唯一国家鉴定考核机构，负责健康管理师的国家职业资格认证工作。

二、健康管理师职业培训工作

《健康管理师国家职业标准》发布之后，鉴定培训工作随之迅速展开。然而，受2007年国务院办公厅下发的《关于清理规范各类职业资格相关活动的通知》的影响，健康管理师培训鉴定工作在2007—2009年间进展缓慢。自2010年后，卫生部职业技能鉴定指导中心开始接受全国各培训机构的试点申请，通过多种培养和用人模式，鉴定规模不断扩大，鉴定人数不断增长。2017版《国家职业资格目录》公布之后，健康管理师的培训工作得到了空前的发展。2021年以后，健康管理师评价方式调整，健康管理师作为水平评价类技能人才职业须通过职业技能等级认定工作获得相应证书，培训市场逐渐回归理性。

在此期间，原卫生部职业技能鉴定指导中心(现国家卫生健康委人才交流服务中心)先后成立了两届健康管理师国家职业专家委员会，通过健康管理师职业标准、教材、题库的开发，开展职业技能鉴定考试、考评技术与方法的研究和试验，开展健康管理师学术理论研究、交流和宣传活动等工作，对健康管理师职业培训、鉴定实施单位的工作进行指导和评估，极大地规范和促进了健康管理师职业的培训和鉴定工作。

三、健康管理师教材编写工作

（一）第 1 版健康管理师国家职业培训教材

2006 年 12 月，由陈君石、黄建始主编《健康管理师》职业技能培训教材由中国协和医科大学出版社出版发行。该教材结构参照《健康管理师国家职业标准》编写而成，主要由上、中、下三篇组成。上篇分八章，涵盖了每个职业等级的健康管理师都必须掌握的专业知识内容。中篇分十二章，涵盖了健康管理师在工作时应该具备的相关学科知识，包括临床医学基础、预防医学基础、初级（基本）卫生保健、流行病学和医学统计学基础、主要慢性非传染性疾病、循证医学基础、中医药学基础、医学信息学基础、营养与食品卫生基础、身体活动和心理健康。下篇分四章，着重于健康管理师的实际职业能力与操作技能训练，包括基本体格测量简介、职业能力与操作技能概述、进行基本操作技能训练的十九个实习计划和进行综合技能训练的五个实习计划。

（二）第 2 版健康管理师国家职业培训教材

2013 年，第 2 版健康管理师国家职业培训教材由人民卫生出版社出版。第 2 版国家职业培训教材由六本书组成。

1.《健康管理师基础知识》分册主要参照《健康管理师国家职业标准》的职业基本要求部分。

2.《健康管理师国家职业资格三级》《健康管理师国家职业资格二级》《健康管理师国家职业资格一级》对应《健康管理师国家职业标准》的职业要求部分。

3.《健康管理师健康体检分册》主要针对健康体检从业人员的健康管理知识。

4.《健康管理师社区管理分册》主要面向向社区居民提供健康管理服务的健康管理师。

四、健康管理师职业定义和工作任务

健康管理师在《中华人民共和国国家职业分类大典（2022 年版）》中，职业编码为 4-14-02-02，属于第四大类中的“健康、体育和休闲服务人员”中类，“健康咨询服务人员”小类。其职业定义为从事个人或群体健康状况监测、分析、评估，以及健康咨询指导和健康危险因素干预等工作的人员。

主要工作任务包括以下内容。

1. 采集和管理个人或群体的健康信息。
2. 运用健康风险识别和风险分析等方法，评估个人或群体的健康危害和疾病发生的风险。
3. 对需求者进行个人或群体的健康咨询与指导。
4. 制订个体或群体的健康促进和非医疗性疾病管理计划。
5. 对个人或群体进行健康维护和非医疗性疾病管理。
6. 对个人或群体进行健康教育和适宜技术推广。
7. 进行健康管理技术的研究、开发与推广。
8. 进行健康管理技术应用的成效评估。

第二节　健康管理师职业标准介绍

《健康管理师国家职业标准》于 2007 年初正式发布，根据国家职业标准设置要求，包括职业概况、基本要求、工作要求和比重表四个部分。

一、健康管理师职业定义

《健康管理师国家职业标准》将健康管理师职业定义为：从事个体或群体健康的监测、分析、评估以及健康咨询、指导和危险因素干预等工作的专业人员。

二、健康管理师职业等级

根据健康管理师的职业属性，本职业共设三个职业等级。其中，国家职业资格三级健康管理为职业的起点职业等级，国家职业资格一级为最高职业等级。考虑到健康管理师对知识技能的要求较高，未设置国家职业资格四级和五级。

三、健康管理师申报条件

考虑到市场需求和本职业的现状，健康管理师的基本文化程度（最低文化程度）要求是高中毕业（或同等学历）。然而，在健康管理师的职业资格认证条件中又对申报人的专业背景、培训期限和考核鉴定方式做了具体的规定。这样既保证了健康管理师的来源有广泛的基础，又反映了健康管理师准入的高质量、高层次、规范化职业要求。

1. 要获得健康管理师三级国家职业资格证书，必须满足两个条件。

(1)符合申报条件。

(2)理论知识考试和专业能力考核合格。

2. 要获得健康管理师二级或者一级国家职业资格证书，必须满足三个条件。

(1)符合申报条件。

(2)理论知识考试和专业能力考核合格。

(3)综合评审合格。

3. 申报条件(申请参加本职业相应等级职业技能鉴定的人员必须具备的学历、培训经历和工作经历等)。

(1)符合以下三个条件之一者可以申报健康管理师三级。

1)具有医药卫生专业大学专科以上学历证书。

2)具有非医药卫生专业大学专科以上学历证书，连续从事本职业或相关职业工作2年以上，经健康管理师三级正规培训达规定标准学时数，并取得结业证书。

3)具有医药卫生中等专科以上学历证书，连续从事本职业或相关职业工作3年以上，经健康管理师三级正规培训达规定标准学时数，并取得结业证书。

(2)符合以下六个条件之一者可以申报健康管理师二级。

1)取得健康管理师三级职业资格证书后，连续从事本职业工作5年以上。

2)取得健康管理师三级职业资格证书后，连续从事职业工作4年以上，经健康管理师二级正规培训达规定标准学时数，并取得结业证书。

3)具有医药卫生专业本科学历证书，取得健康管理师三级职业资格证书后，连续从事本专业工作4年以上。

4)具有医药卫生专业本科学历证书，取得健康管理师三级职业资格证书后，连续从事本职业工作3年以上，经健康管理师二级正规培训达规定标准学时数，并取得结业证书。

5)取得医药卫生专业中级及以上专业技术职务任职资格后，经健康管理师二级正规培训达规定标准学时数，并取得结业证书。

6)具有医药卫生专业硕士研究生及以上学历证书，连续从事本职业或相关职业工作2年以上。

(3)符合以下五个条件之一者可以申报健康管理师一级。

1)取得健康管理师二级职业资格证书后，连续从事本职业工作4年以上。

2)取得健康管理师二级职业资格证书后，连续从事本职业工作3年以上，经健康管理师一级正规培训达规定标准学时数，并取得结业证书。

3)具有本专业或相关专业大学本科学历证书，连续从事本专业或相关职业工作13年以上。

4)取得医药卫生专业副高级及以上专业技术职务任职资格，经健康管理师一级正规培训达规定标准学时数，并取得结业证书。

5)具有医药卫生专业硕士、博士研究生学历证书，连续从事本职业或相关职业工作10年以上。

四、健康管理师职业功能

职业功能是指本职业所要实现的工作目标或本职业活动的主要方面。健康管理师共有五项职业功能。

1. 健康监测。
2. 健康风险评估和分析。
3. 健康指导。
4. 健康危险因素干预。
5. 指导、培训与研究。

健康管理师三级具有1~4项职业功能；健康管理师二级具有除“研究”外的所有五项功能；健康管理师一级具有上述所有五项功能。各职业功能简述如下。

五、健康管理师职业基本要求和职业工作要求

不同级别的健康管理师都应满足相同的职业基本要求，不同级别的健康管理师需要满足不同的职业工作要求，依次递进，高级别涵盖低级别内容。

(一) 职业基本要求

职业基本要求包括职业道德和基础知识两部分。

职业道德是指从事本职业工作应具备的基本观念、意识、品质和行为要求。健康管理师的职业道德部分包括职业道德基本知识，职业守则，礼仪和礼貌语言知识三个单元的内容。

基础知识是指本职业各等级人员都必须掌握的通用基础知识，包括与本职业密切相关并贯穿于整个职业的基本理论知识、有关法律知识和安全卫生知识等。健康管理师的基础知识包括健康管理

基本知识，健康保险相关知识，医学基础知识，其他相关知识，相关法律、法规知识五个单元的内容。

（二）职业工作要求

根据职业活动范围的宽窄，工作责任的大小，工作难度的高低，不同级别的健康管理师有不同的职业要求，高级别涵盖低级别的要求。职业工作要求包括职业功能、工作内容、能力要求和相关知识四部分。健康管理师的职业功能和工作内容已在本章第一节中介绍，不再重复。

能力要求是指完成每一项工作内容应达到的结果或应具备的能力。健康管理师三级应具备21种能力，健康管理师二级应在具备健康管理师三级21种能力的基础上再增加27种能力，健康管理师一级应在具备健康管理师二级48种能力的基础上再增加31种能力。

相关知识是指要达到每项能力要求必备的知识，是除了基础知识之外还需要学习的知识。健康管理师三级应具备17种相关知识，健康管理师二级应在具备健康管理师三级17种相关知识的基础上再增加32种相关知识，健康管理师一级应在具备健康管理师二级49种相关知识的基础上再增加20种相关知识。

六、健康管理师鉴定方式

健康管理师分为理论知识考试和专业能力考核。理论知识考试和专业能力考核均采用闭卷考试方式。理论知识考试和专业能力考核合格者通过鉴定，取得证书。健康管理师和高级健康管理师还须通过综合评审。理论知识考试时间不超过120分钟；专业能力考核时间不少于30分钟；综合评审时间不少于15分钟。

健康管理近年来学科发展迅速，学科内涵不断扩展，操作技能逐步更新，观点理念持续丰富，《健康管理师职业标准》亟待更新。

第三节　健康管理师职业评价工作

健康管理师职业自2005年设立以来，特别是2007年职业标准发布之后，主要经历了三个阶段。

第一阶段：健康管理师职业技能鉴定探索和试点阶段（2007—2016年）。健康管理师属于《中华人民共和国职业分类大典》第四大类社会生产服务和生活服务人员，属于卫生健康行业特有职业，由行业主管单位开展职业技能鉴定　实施人才评价工作（职业技能鉴定管理工作归口原劳动部，实行分类分级管理的原则，在确立和发展阶段采取条块结合的方式，即社会通用职业技能鉴定工作由各省、自治区、直辖市劳动保障行政部门综合管理；行业特有职业技能鉴定工作由国务院行业主管部门在原劳动保障部业务指导下进行综合管理）。

按此要求，原卫生部职业技能鉴定指导中心负责卫生行业职业技能鉴定工作的组织实施，印发了行业特有工种职业技能鉴定实施办法，正式开展相关工作。卫生行业特有职业技能鉴定工作由原卫生部人事司综合管理和指导，职业技能鉴定指导中心挂靠在原卫生部人才交流服务中心（现国家卫生健康委人才交流服务中心），负责行业职业技能鉴定工作的组织实施。

原卫生部人才交流服务中心以健康管理师职业鉴定为抓手，与四川、上海、重庆、新疆、宁夏、苏州等地区卫生行政部门合作，共同开展健康管理师在社区卫生服务中心的培养、使用、评价和管理模式试点，促进中西部和东部基层卫生人才队伍建设。

第二阶段：健康管理师职业技能鉴定快速发展阶段（2017—2020年）。2017年9月，《国家职业资格目录》正式发布，卫生健康行业相关的技能人员职业资格减至4个，健康管理师是其中之一。

职业技能鉴定机构的管理由政府批准转为备案管理，国家卫生计生委人才交流服务中心（原卫生部人才交流服务中心，现国家卫生健康委人才交流服务中心）负责健康管理师的鉴定考核工作，人才中心搭建并形成三级化的管理模式，共设立28家卫生健康行业职业技能鉴定省级鉴定指导中心，在2017年版《国家职业资格目录》实施期间有效保障了考试的安全实施。通过过程控制和系统管理，从职业分类质量、职业技能标准质量、命题质量、考评质量、考务管理规范化、证书核发规范化，实现鉴定工作全过程的质量管理，保证了健康管理师职业技能鉴定质量。2017—2020年，卫生健康行业技能鉴定工作覆盖的范围、参加的人次均有大幅提升，根据统计，全国共有六十余万人通过了健康管理师职业技能鉴定考核，取得健康管理师职业资格证书。

第三阶段：健康管理师职业技能等级认定阶段(2021年至今)。2021年12月，人力资源和社会保障部公布了2021版《国家职业资格目录》，健康管理师作为水平评价类技能人员职业资格退出《国家职业资格目录》，实行职业技能等级认定。

人力资源和社会保障部门退出技能人员职业资格的具体实施工作。政府或其授权的单位不再参与水平评价类技能人员职业资格认定发证的具体实施工作，技能等级认定由人力资源和社会保障部门备案的用人单位和第三方社会培训评价组织实施。技能人才评价工作进入了一个新的发展阶段。

根据相关要求，用人单位、职业院校（含技工院校）以及已脱钩的社会组织可向人力资源社会保障部门申请开展职业技能等级认定工作。

（武留信　韩　刚）

参考文献

1. 劳动和社会保障部培训就业司. 国家职业技能鉴定教程 [M]. 北京: 中国出版集团, 2009.
2. 黄建始. 什么是健康管理师 [J]. 中华健康管理学杂志. 2007, 1 (2): 117-119.
3. 陈君石, 黄建始. 健康管理师 [M]. 北京: 中国协和医科大学出版社, 2006.
4. 王陇德. 卫生行业职业培训教程: 健康管理师基础知识 [M]. 北京: 人民卫生出版社, 2012.
5. 中华医学会健康管理学分会, 中华健康管理学杂志编委会. 讲管理概念与学科体系的中国专家初步共识 [J]. 中华健康管理学杂志, 2009, 3: 141-147.
6. 白书忠, 武留信. 中国健康管理创新理论实践 [J]. 中华健康管理学杂志, 2014, 8: 75-78.
7. 王培玉. 健康管理理论与实践的现状、问题与展望 [J]. 中华健康管理学杂志, 2015, 9: 2-6.
8. 国家职业分类大典修订工作委员会. 中华人民共和国职业分类大典 (2022 版)[M]. 北京: 中国人力资源和社会保障出版集团, 2022.

第二篇　学科基础

学科基础既是一门学科形成与发展的根基，也是学科研究的重要内容。健康管理学的学科基础涉及医学、管理学与生物信息学等多个领域，是相关学科专业基础知识在健康管理理论研究和实践中的应用概括。

本篇作为《中华健康管理学(第 2 版)》的学科基础篇，思维方式超越临床医学和预防医学，在跨学科的视角下，以现代健康理念和现代医学模式为指导，共有十三章内容。每一章均是作为独立学科整体的健康管理学研究范畴的"知识纤维"或"理论板块"，主要涉及现代健康的概念、影响因素及健康标准，零级预防的内容及其在健康管理中的应用，临床医学与健康管理学，中医治未病体系，健康教育的发展与内容，流行病学、循证医学、转化医学与健康管理，亚健康体系，以及整合医学、精准医学、现代管理学与现代生物信息学在健康管理领域的运用等。各章内容作为健康管理学学科的基本架构，反映了健康管理学内部分支学科的关联逻辑。

健康的概念、影响健康的因素及健康标准等，在不同的历史时期、文化背景、社会经济及科技发展水平下存在差异。零级预防通过全人群健康干预，全面预防疾病危险因素在整个社会流行，是现代医学为人们提供的健康保障。临床医学是健康管理学的重要学科基础及专业技术支撑，将两者结合可以实现更全面、个体化和综合性的医疗、健康管理服务。中医治未病所倡导的"未病先防、既病防变、已病早治"的理念与现代健康管理理念不谋而合，在建立有中国特色的健康管理系统中发挥着重要作用。健康教育是提高个体健康素养、提升自我健康管理能力的基础性工作，是健康管理的适宜工具。

流行病学与循证医学作为方法学基础，其理论和方法为科学、规范、有序地开展健康管理提供指导。转化医学在健康产业中的重要性不断提升，已成为推动个性化医疗的重要驱动力。亚健康状态人群是健康管理的主要目标人群，亚健康状态的检查、评估与干预离不开健康管理的理论及技术。

整合医学的核心思想或理念与健康管理学的基本理念十分接近，强调从整体、多维度、系统、全面的角度研究人的健康与医学服务。因此，将整体医学概念与思想方法应用到健康管理中，对健康管理学基础研究与整体医学的发展均有益处。

精准医学系统整合现代科技与传统医学方法，通过优化健康促进与疾病防治的策略、路径、手段，旨在以有限的卫生资源实现最大的群体健康效应。

随着信息时代的到来和数据技术的迅猛发展，中国正迈入医疗健康大数据的新纪元。在此背景之下，大数据驱动的健康管理逐渐崭露头角。通过对海量生物信息数据的深入分析与研究，我们有望在更广阔的领域和更深层次上，为提升人类健康水平做出更显著的贡献。

现代管理学在学科体系和具体内容方面，渗透着系统分析的观点或方法，为健康管理学的产生发展提供了基本理论和方法指导。

本篇系统地梳理了健康管理学的学科基础以及各学科的基本理论和基本知识，为理解后续各篇章内容奠定了一定的理论基础，积极引领和大力推动了健康管理从实践探索向学术理论研究的转变，促进了我国健康管理实践和理论的全面深入研究及规范、有序发展。

需要指出的是，由于健康管理的相关技术方法还不够成熟，完整的学科理论体系尚未形成，本篇内容的深度和广度有待进一步拓展。相信随着健康管理理论框架的日益成熟和科学实践的不断发展，健康管理学科的基础将变得更加坚实和完善，从而为健康管理学的发展和学科壮大提供基础支撑，并对医学、管理学和生物信息学等相关学科的发展产生巨大的推动作用。

（曾　渝）

第一章　健康及其影响因素

当今社会快速发展变化，经济迅猛增长、工农业现代化进程加快，大量各类产品的生产和使用，极大地满足了人们的生活需求，提高了人们的生活质量。在全球范围内流动的物品、信息、人口，以及各国经济文化的高度融合和相互依赖，为人类文明带来了巨大的进步。然而，这些发展也带来了一系列问题，如环境污染、生活方式变化、新型病原体出现、健康服务资源短缺、心理压力增加等，给人类的生存和健康造成了威胁。为了消除或减少这些威胁，有效维护大众的身心健康，健康管理应运而生。开展健康管理，首先需要了解健康概念、影响健康的因素以及健康标准。

第一节　健康概念的形成与发展

一、健康概念的提出与沿革

健康概念的提出和表述，在不同的历史时期、文化背景、社会经济及科技发展水平下有着很大不同，人类对健康的认识与研究大体经历了初始期、初始发展期、成熟发展期、创新发展期四个历史阶段。

1. 初始期　由于社会生产力水平低，物资匮乏，医学不发达，人们的思想受到神学及朴素唯物主义的影响。在这个时期，人们将生命理解为神灵所赐。由于生存环境恶劣，人们首先追求和渴望的是保全个体生命，健康只是一个笼统而模糊的概念。当时普遍的健康观念认为，健康是生命存在的一种状态，它源自体液的平衡。

2. 初始发展期　随着人类对自然界认识的不断加深以及医学科学的兴起与进步，人们开始意识到病原微生物和各种意外伤害对健康和生存有着显著影响。在这个时期，无论医生或大众普遍认为“没有疾病就是健康”，即将健康定义为能够正常工作与生活或没有明显疾病的状态，形成了一种机械唯物论的健康观。

3. 成熟发展期　科学技术的进步使得20世纪的人们面临激烈的竞争。在生活节奏加快，心理压力增加的背景下，人们开始尝试以一种崭新、多元的视角来理解健康，生物医学模式逐渐向“生物-心理-社会”医学模式转变。1948年世界卫生组织在《世界卫生组织宪章》中明确提出了三维健康概念：“健康乃是一种在身体、心理和社会三个方面的完美状态，而不仅仅是没有疾病和虚弱。”这一概念强调健康不仅是身体健康，也包括心理和社会层面的健康。随着时间的推移和社会的发展，健康的概念再次演变并赋予了新的内涵。1999年，世界卫生组织提出“道德健康观”，最新的健康观念变成了包含生理健康、心理健康、道德健康以及社会健康在内的“四维健康”。然而，“道德健康”更多地属于社会学范畴，因此，医学及健康领域的多数学者仍习惯使用“三维健康观”。

4. 创新发展期　随着全球化进程加速和各国经济快速发展，人口剧增、环境污染、气候变暖、生态破坏、能源耗竭等问题使人和环境的矛盾空前激化。在此背景下，健康的内涵进一步扩大，人们开始提出生态健康的概念。生态健康是一个涉及社会、经济、自然复合生态系统层面的功能概念，它从人及其赖以生存的生态系统相互影响的角度来定义健康，认为完整的健康不仅包括个体的生理和心理健康，还包括人居物理环境、生物环境和代谢环境的健康，以及产业、城市和区域生态系统的健康。生态健康的观念充分体现了人与环境的和谐统一关系，它关注人对环境的影响以及环境对人类健康的影响，并强调人与环境之间的相互作用。

因此，随着人类文明的进步，健康的概念在不断地丰富和发展，经历了多个阶段的演变。从最初的“有生命就是健康”到“没有疾病即是健康”，再到“生理、心理的健全就是健康”，进一步发展为“生理、心理健全和社会适应良好、道德健康”，最后演变为“生理、心理健全、与社会适应良好、道德健康、与四时气候相适应方能称为真正的健康”。人类对健康的追求从低层次、单维度的生理健全逐步上升到“生理、心理、社会、自然”高层次、多维度的要求上来。我们应该不断提高健康意识，积极采取措施促进全面的健康发展，以实现个体和社会的繁荣与幸福。

二、健康概念形成及内涵

健康是完全身体、心理和社会福祉的状态，而不仅仅是没有疾病或残疾。它强调的是身体、心理和社会的完善与平衡，个体在多个层面的功能和满意度的综合表现，包括生物医学健康概念、整体健康概念、完美健康状态概念、环境健康概念和平衡健康概念。

（一）生物医学健康概念和内涵

生物医学健康是个体在生物学层面上的健康状态，指的是个体的生物学、解剖学和生理学功能正常。可以通过生物学指标、医学检查和诊断来确定个体的健康状况，明确是否存在疾病或疾病风险。

生物医学健康概念以传统生物医学模式的思维定式来研究和评价健康，忽略了疾病发生的心理、社会等因素。随着医学模式的转变，生物医学健康概念逐渐不再被广泛采用。

（二）整体健康概念和内涵

整体健康是一个多维度的概念，它不仅是没有疾病或虚弱感，还是身体的、精神的和社会的完好状态。它涵盖了以下要素：感觉没有疾病；通过检查排除疾病；具备身体资源储备；表现出良好的行为；展现出良好的身体适应能力；具有旺盛的活力或生命力；拥有良好的社会关系；具备身体的综合功能；达到心理社会的完美状态。与生物医学健康概念相比，整体健康概念更加强调积极向上和追求幸福感的生活态度和能力。在评估和促进健康时，需要综合考虑个体在生物、心理、社会和环境层面上的健康状况，以实现全面的健康促进和预防策略。

（三）完美健康状态概念和内涵

完美健康状态是指一种优于正常的健康状态，即主观感觉精力充沛、思维活跃、心理健康，个体处于一种平衡完整的“最佳状态”或健康的“完美状态”。该概念更强调身体的舒适、活力和潜能，更突出身体与情感、环境、社会之间的平衡状态。完美健康状态是一个理想化的概念。实际上，每个人的健康状况都会有所差异，重要的是通过积极的生活方式、健康管理和综合的健康策略，尽可能地达到个体的最佳健康状态。

（四）环境健康概念和内涵

环境健康指的是个体所处的物理和社会环境对其健康的影响，是一个涉及社会、经济、自然复合生态系统的功能概念。具体而言，它综合考虑了各种环境因素对人类健康的影响，如社会文化环境、自然生态环境、人居物理环境等。环境健康的概念充分体现了人与环境的紧密关联，强调建立健康和谐的人与自然的关系的重要性。

（五）平衡健康概念和内涵

健康的本质，是人与环境的一种平衡关系。其中，“人”包括个体和群体；“环境”包括内环境（生理环境、心理环境）、外环境（社会环境、自然环境）和交互环境（生活方式、行为方式）；“关系”包括天与人、身与心、内与外、人与我、我与理这五种关系。因此，平衡健康主要指这五对关系在发展中相互依存，平衡协调的状态，即“和而生物”。实际上，平衡健康概念并不常被使用，它主要从医学模型与环境模型的结合上来评价健康，在健康的各个维度中寻求平衡。

在上述五种健康概念中，最重要且最具代表性的是生物医学健康概念和整体健康概念。目前，人们对健康内涵的理解是基于生物学意义、心理意义、人格意义和人生意义的。健康成为一门新的科学体系，即健康科学。

健康是人类生命存在的正常状态，它是一个相对的、动态的概念。从理想健康、健康、亚健康、疾病到生命终结，健康是逐渐变化的连续过程。人们只有不断地主动协调机体与环境的关系，按照自然规律科学地生活，摒弃一切不良生活方式和行为，最大限度地保持人与自然环境、社会环境的统一，才能把握健康、拥有健康。

三、中国传统文化对健康的认识与中医健康观

（一）中国传统文化对健康的认识

中国古代有许多关于“健康”和“生命”的认识。在生命起源方面，《庄子·达生》载有：“天地者，万物之父母也。合则成体，散则成始。”守道、顺应，是庄子的健康观。

同一时期，杨朱的理论学说在战国的百家争鸣中独树一帜，有显著影响力。杨朱对生命价值的认

识极其深刻，达到了前所未有的制高点。他从重视个人生命的角度出发，形成了“贵己”“为我”“全生”的独特生命观点。《淮南子·泛论训》曰：“全性保真，不以物累形，杨子之所立也。”所谓全性，是要顺应自然之性，不要贪得无厌，更不要为外物所伤生。所谓保真，是要保持自然赋予人身的真性，保持和顺应自然之性，自己主宰自己的命运。人要实现“全性保真”，就必须要抛却私心杂念，但这并不现实，因此人类要“贵己”“重生”“适欲从性”。适欲从性，是杨朱“全性保真，不以物累形”的真谛所在。

儒家礼学的生命精神在于尊重生命和顺应天命。《尚书·泰誓上》中提到：“惟天地万物父母，惟人万物之灵。”而《尚书·大禹谟》中云：“与其杀不辜，宁失不经，好生之德，洽于民心。”此外，《礼记·礼运》中云：“人者，天地之心”，可以说是古代最早的健康观，也是古人首次从心身角度来认识健康。

（二）中医健康观

在对生命健康的认识过程中，中医学汲取了诸子百家的精华。中医学有多种与健康相关的观点，如“天人合一”“形神合一”“阴平阳秘”“和”等健康观。中医理论从藏象、经络，到病因、病机、诊法、辨证，再到养生防治等方面的内容，几乎都围绕着中医学对健康观念的认识而展开。

1. “天人合一”的健康观 这一观点注重的是人与自然的关系。中医学认为，人有自身的生命活动规律，与自然有相通相应的联系。《黄帝内经灵枢·岁露篇》云：“人与天地相参也，与日月相应也”，不论是日月运行、地理环境还是四时气候、昼夜晨昏，都会对人的生理、病理产生影响。在这种思想指导下，中医学认为人类必须掌握和了解四时气候变化规律和不同自然环境的特点，顺应自然。正如《黄帝内经素问·四气调神大论篇》中提出的春夏秋冬的养生原则：“夫四时阴阳者，万物之根本也，所以圣人春夏养阳，秋冬养阴，以从其根，故与万物沉浮于生长万方之门。”只有保持人与自然环境的协调统一，方能维护健康。

2. “形神合一”的健康观 形与神是标志人的形体与精神之间相互关系的一对范畴。其中，形是指躯体、身体；神是指精神、意识、思维。从生命起源来看，是形具而神生，即先有生命、形体，然后才有心理活动的产生。中医学提出的“形神合一”，正是强调形与神的密切联系。形是神的物质基础，神是形的机能和作用。形与神始终相互依存、相互为用。正如张景岳在注解《黄帝内经素问·八正神明论篇》中所言：“形者神之质，神者形之用，无形则神无以生，无神则形无以活”。只有当人的身体与精神紧密结合，即形与神俱、形神合一，达到形神共建的状态，才能更好地维持和促进健康。

3. “阴平阳秘”的健康观 《黄帝内经素问·生气通天论篇》曰：“阴平阳秘，精神乃治；阴阳离决，精气乃绝。”这是中医学运用阴阳学说来概括人体生理状态。“阴平阳秘”为阴气平和，阳气固密，是人健康状态的表征，反映着阴与阳的相互关系，是阴阳关系的最佳状态。阴阳之间既各自处于正常状态，也具有相互协调、配合关系。如此，则身体健康，精神愉快。“阴平阳秘”反映了人的有序稳态，是人的生命活动中物质、能量、信息流变的平衡与非平衡的全部复杂情况的体现。如若阴阳之间的关系遭到破坏，就会导致“孤阴不生，独阳不长”，甚至“阴阳离决，精气乃绝”。

4. “和”的健康观 《内经》关于“和”的健康观可解读为“气血和”“志意和”“寒温和”等方面。诚如《黄帝内经灵枢·本藏篇》所说：“是故血和则经脉流行，营复阴阳，筋骨劲强，关节清利矣；卫气和则分肉解利，皮肤调柔，腠理致密矣；志意和则精神专直，魂魄不散，悔怒不起，五脏不受邪矣；寒温和则六腑化谷，风痹不作，经脉通利，肢节得安矣，此人之常平也。”这里的“和”字描述了人体各个方面的和谐状态。其中，“血和”“卫气和”，为气血运行和畅；“志意和”，为精神情志活动的正常；“寒温和”，为机体能较好地适应外界环境。因此，和谐是健康的本质，健康就是维护人与自然、心与身、气与血的和谐。

第二节 影响健康的因素

健康是机体内在环境与外界环境的整体统一，是涉及身体、心理和社会层面等多方面的概念。从预防医学的角度出发，自20世纪70年代以来，学者们将影响健康的因素概括为环境因素、生物遗传因素、行为和生活方式因素，以及卫生服务因素四大类。根据世界卫生组织对“健康”及现代医学模式内涵的理解，影响健康的因素可划分为以下六大类。

一、行为和生活方式因素

行为和生活方式因素在维持和改善健康方面有重要作用。行为和生活方式是指人们日常生活中所采取的一系列行动和决策，包括饮食、运动、睡眠和压力应对等，受到文化、民族、经济、社会、家庭影响。尽管人类早就认识到行为和生活方式对健康的影响，但并未重视。然而，随着生活水平提高和社会进步，人们逐渐意识到行为和生活方式在健康和死亡中的重要性。我国对部分城市的抽样调查结果显示，行为和生活方式因素导致的死亡，在八类主要疾病的死因分析中排在首位。

不良的行为和生活方式，如饮食不合理、缺乏运动、生活不规律、吸烟、酗酒、药物滥用、吸毒、性滥交等，会增加罹患多种慢性病和心理障碍的风险。健康的生活方式可以降低心脑血管疾病、糖尿病、肥胖、癌症等多种慢性病的风险。例如，美国通过 30 年的努力，使心血管病的死亡率下降 50%，其中行为和生活方式的改善发挥了 2/3 的作用。

1992 年国际心脏保健会议提出的《维多利亚心脏健康宣言》，强调健康的四大基石是合理膳食，戒烟限酒，适量运动，心理平衡。如果人们能实施这四个原则，就能显著降低高血压、脑卒中、糖尿病、肿瘤、脂肪代谢性疾病的风险，并延长 10 年以上寿命，生命质量明显提高。慢性病是全球主要的健康问题之一，目前认为，抽烟、酗酒、不健康饮食、缺乏锻炼是慢性病的主要危险因素。通过有效的防控措施，可以减轻个人、家庭和社会的健康负担，提高整体的健康水平。健康的行为和生活方式，有助于预防慢性病的发生，减缓慢性病的进展，并减少并发症的产生，从而降低医疗费用和成本，提高医疗资源的利用效率，为实现健康目标作出贡献。

社会经济因素包括个体的社会地位、经济状况、教育水平等，在行为和生活方式中扮演重要角色，影响着人们的生活条件、行为习惯以及健康服务的可及性等。首先，较高的社会经济水平可以提供高质量的医疗服务、良好的工作生活环境、健康的食物选择和充足的营养等，有助于维持身体和心理健康。其次，经济社会地位与教育水平、社会支持网络和社交联系、职业的安全稳定性息息相关。教育可以提供健康知识和技能，良好的社交网络和社会支持系统可以提供情感上的支持、缓解焦虑抑郁情绪等问题，稳定而高薪的工作可以提供更好的收入和福利，有助于人们采取积极的健康行为、做出明智的健康决策，以及有效地应对生活压力等。因此，解决社会经济不平等、提高教育水平、改善就业和工作环境、加强社会支持等措施，能提供更加充足的健康机会和资源，有助于改善整体人口的健康水平。

二、心理因素

随着社会的发展和科学技术的进步，社会整体运转加速，人类面临的竞争和生存压力增加，相关的心理问题或精神疾病也越来越严重地威胁着人类健康。

我国心理卫生服务发展较晚，面临着比发达国家更为严峻的挑战，心理健康已经成为政府、社会和家庭必须关注和面对的紧迫问题。

心理健康是“三维健康”的重要组成部分，心理平衡的作用在健康方面超过了所有保健措施的综合效果，被视为健康的金钥匙。心理平衡失调对健康产生不良影响，轻则出现心理问题，重则发展为心理疾病，甚至导致自杀、他杀的过激行为或其他破坏性行为。心理因素与身体疾病密切相关，消极情绪如焦虑、怨恨、悲伤、恐惧、愤怒等可使人体各系统功能失调，导致失眠、心动过速、血压升高、食欲减退、月经失调等身体疾病，而积极、乐观的情绪能经得起各种应激的考验。总之，心理状态是社会环境与生活环境的反映，是影响健康的重要因素，管理者和医务工作者应高度重视。然而，也需要注意避免将心理问题“泛化”或“被心理问题”“被精神病”现象的发生。

将“心理因素”从传统的“生物因素”里提出来，其理论依据是“三维健康观”和现代“生物 - 心理 - 社会”医学模式。这使得心理因素在健康观和现代医学模式的逻辑关系更为清晰，有助于更好地理解和应对心理问题，有利于实践层面的工作开展。

三、环境因素

环境因素是指人类所处的外部世界，包括自然环境和社会环境。人类不仅生活在自然界，具有生物属性；人类也生活在关系复杂的社会中，具有社会属性。健康不仅立足于身体和精神健康，也强调人体与自然、社会环境的统一，还注重环境与人类发展的协调。

自然环境包括阳光、空气、水、气候、地理等，是人类赖以生存和发展的物质基础。近年来，全球气候环境恶化、大气污染日益严重，与此相关的疾病如癌症、心脑血管疾病、肺部疾病、精神心理障碍、先天畸形、阿尔茨海默病等发生率逐年升高。全球饮水质量恶化的问题也备受关注，其中有毒工业、农业和生活废弃物对地表和地下水资源的污染正在加剧，水污染亦被称作“世界头号杀手”。同样严重威胁人类健康的还有垃圾、噪声、光、城市热岛等环境污染。因此，保护环境，保持自然环境与人类的和谐，对维护健康和促进健康有着十分重要而深远的意义。

社会环境因素对健康的影响更为复杂和广泛，包括战争、社会制度、公共政策、经济状况、文化教育、法治建设、风俗习惯、人口增长、社会保障、食品安全、工作环境、家庭环境、人际关系等多个方面，其中社会地位和经济水平直接或间接地影响着疾病的发生、发展和转归。社会环境因素既具有广泛性、重叠性、恒常性、积累性及因果关系的多元性，又具有交互作用，详细介绍可以参考《社会医学》等专业著作。

四、生物学因素

影响人类健康的生物因素大致有以下三类。

（一）生物性致病因素

生物性致病因素主要指那些能够引起疾病的病原体和有害生物，包括病原微生物、寄生虫及某些有害动植物。病原微生物包括细菌、病毒、真菌、螺旋体、立克次氏体、衣原体这六大类，它们曾是人类疾病与死亡的主要原因，并且至今仍是新型传染病的源头。寄生虫包括原虫、蠕虫，以及蚊、蝇、蟑螂等可传播疾病的媒介生物。有害动物指对人类健康构成威胁的动物，如大型捕食性动物狮、虎、豹，或是曾给人类造成历史性灾难的老鼠。有害植物指含有毒素的野生植物和因保存管理不善而产生毒素的农作物，如毒蘑菇、发芽的马铃薯等。因此，生物致病性因素涵盖了广泛的生物种类，它们通过不同的途径影响人类健康。

（二）遗传因素

遗传因素可以决定个体的生理特征、疾病易感性以及对某些环境因素的反应，是影响健康的重要因素。某些遗传病是直接由遗传因素引起的，如镰状细胞性贫血和亨廷顿病由特定的基因突变导致。许多常见疾病是基因突变和环境因素共同作用的结果，如高血压、糖尿病等疾病风险可能因遗传背景而异。此外，个体对药物的反应、对病原体的免疫反应、对疾病进展和严重程度的反应、与环境的相互作用等都受到遗传因素的影响。因此，遗传因素对健康的影响是多方面的，了解遗传因素如何影响健康有助于我们更好地预防和管理疾病。

（三）个人的生物学特征

个人的生物学特征包括年龄、性别、形态、生长发育、衰老状况等。也就是说，一个人的健康状况与自己的生物学特征有关。

五、卫生保健服务因素

卫生保健（health care）服务，又称“健康服务”，指卫生系统应用卫生资源和医疗防疫手段，向个体、群体和社会提供的服务活动。世界卫生组织把卫生保健服务分为初级、二级和三级。初级（基本）卫生保健主要指社区卫生服务中心和乡镇卫生院等基层卫生服务机构，其关注重点是预防工作和基本医疗，是政府、卫生机构提供给人群的最基本的卫生服务。实现初级卫生保健是世界各国的共同目标。第二级和第三级卫生保健主要是指医院和医疗网络，以疑难疾病诊治和专科医疗为主。卫生保健服务关系到人类生命周期中与健康相关的各个阶段。因此，卫生保健服务质量，以及医疗机构、人员、资源（经费与设施）的分配，对个体和群体的健康有重大影响。

卫生保健服务包括预防服务、医疗服务和康复服务。然而在实施过程中，存在医疗水平低、医疗机构管理不善、卫生技术人员不足、初级卫生保健不完善、卫生经费过少、卫生资源分配不合理、重治轻防、卫生保健服务利用率低等问题。

六、伤害和自然灾害

（一）伤害

伤害就是在不可预见的情况下对人造成的损害，其对人类健康的危害日益受到关注。伤害的主要类型有车祸、飞机失事、沉船、恐怖事件、火灾、火器伤、一氧化碳中毒、电击伤、矿难、碰伤、摔伤、坠落伤、烧烫伤、溺水、动物伤害、中毒、气管异物等，国际疾病分类（ICD-10）将伤害单独列为一类疾病。大量实例表明，伤害事故的原因主要源于家庭和社会的安全意识淡薄，缺乏必要的安全教育和训练。

而伤害事故造成的死伤，则与现场防护不当、急救不及时密切相关。

（二）自然灾害

自然灾害通常指自然事件（如地震、台风、洪水）及其引发的破坏效应。我国各种自然灾害种类多、分布广、频率高、损失大，是世界上遭受自然灾害较严重的国家之一。近年来，冷冻雪灾、地震、洪涝、泥石流、台风等灾害对受灾群体的健康和生命造成了巨大的影响和损失。突发的自然灾害不仅导致大量伤亡，还可能引发不同程度的社会动荡、传染病流行及饥荒等问题，幸存者在一段时间内需要依赖外界救助来维持生存。因此，自然灾害对生命和健康有显著影响。

上述六类因素常以交叉作用的方式影响人类健康，换言之，个人的健康、亚健康、疾病往往同时受到两种及以上因素的影响。健康管理工作者应正确理解影响人类健康的因素，并通过教育引导帮助人们认识并尽量避免有害因素的影响，维护好自身健康。

第三节　健 康 标 准

一、世界卫生组织提出的健康标准

1946 年世界卫生组织在纽约召开的第一届国际学术会议上对健康的描述或界定为：“健康乃是一种身体上、精神上和社会上的完好状态，以及良好的适应能力，而不仅没有疾病和衰弱状态。”1948 年在《世界卫生组织宪章》中规定：“健康不仅是免于疾病和衰弱，而且是保持在身体上、精神上和社会适应方面的完好状态。”1978 年世界卫生组织在《阿拉木图宣言》中又重申了这一观点，继续指出：“健康不仅是疾病与体弱的匿迹，而且是身心健全、社会幸福的完美状态。”

20 世纪 40 年代，世界卫生组织首先改变了人类对健康的认识，将健康理解为躯体的、精神的和社会的完善程度。到了 20 世纪 80 年代末，世界卫生组织根据认识、理解水平的提高和实际需要，又把道德健康纳入并作为其内涵，将不同版本最终归纳为：“健康是身体、心理、社会适应性和道德的完好状态。”这一新的阐释除了在内容上有所增加外，总的思维模式和表述形式同以前的各种版本在实质上并没有任何区别，前后仍然保持了完整的一致性。

此外，世界卫生组织还提出了“健康”应具备的标准，包括：①有足够充沛的精力，能从容不迫地应对日常生活和工作压力，而不感到过分紧张；②处世乐观，态度积极，乐于承担责任，不挑剔事物的巨细；③善于休息，睡眠良好；④应变力强，能适应环境的变化；⑤能抵抗一般性感冒和传染病；⑥体重得当，身材匀称，站立时，头、肩、臀位置协调；⑦眼睛明亮，反应敏锐，眼睑不发炎；⑧牙齿清洁，无空洞，无痛感，齿龈颜色正常，无出血现象；⑨头发有光泽，无头屑；⑩肌肉、皮肤富有弹性，走路轻松。

1999 年世界卫生组织制定的健康标准为“躯体五快”，即吃得快，走得快，说得快，睡得快，便得快。心理“三良好”，即良好的个性，良好的处世能力，良好的人际关系。良好的个性是指性格温和，意志坚定，感情丰富，胸怀坦荡，豁达乐观；良好的处事能力，包括观察问题客观实在，能适应复杂的社会环境，具有较好的自控能力；良好的人际关系，包括在人际交往和待人接物时，能助人为乐，与人为善，对人充满热情。

二、中国提出的健康标准

我国 1999 年版的《辞海》中关于健康的概念：“人体各器官系统发育良好、功能正常、体质健壮、精力充沛并具有良好劳动效能的状态。通常用人体（体适能）测量和体格检查及生理指标来衡量。”目前，我国健康体适能测量采用国家体育总局研制的《国民体质检测标准》（以下简称“《标准》”），该《标准》按年龄分为幼儿、青少年、成年人、老年人四部分，测试指标包括形态、技能、素质三部分，包含了心肺耐力、肌肉力量、耐力素质、柔韧性和灵敏度。除此以外，还有《国民体育锻炼标准》《国家学生体质健康标准（2014 年修订）》《军人体能标准》等。体格检查及生理指标则按照体检机构、医疗机构的医学标准进行。

在心理健康标准方面，近年来中国心理卫生

协会在全国范围内组织190多名业内专家，通过文献调研、专家调查和反复研讨，历经3年的努力，最终制定了《中国人心理健康标准》。它的意义在于为评价心理健康提供理论依据和便于操作的评估工具，为维护和促进公众心理健康发挥积极作用。《中国人心理健康标准》可简要表述为三个层面，即自我和谐（自我意识，生活和学习能力，情绪健康）；人际和谐（人际关系和谐良好）；社会和谐（角色功能，环境适应）。具体来看，《中国人心理健康标准》详细的条目包括：①认识自我，接纳自我（自我意识）；②自我学习，独立生活（生活和学习能力）；③情绪稳定，有安全感（情绪健康）；④人际关系和谐良好（人际关系）；⑤角色功能协调统一（角色功能）；⑥适应环境，应对挫折（环境适应）。

三、中医健康标准

在临床上，西医依靠各项化验和检查结果的量化指标来评价一个人的健康状况，而与之不同的是，中医有自己独特的一套判断健康的标准。《黄帝内经》中对健康的认识，指导中医几千年来的养生和对疾病治疗的基本方向。正如《黄帝内经素问·上古天真论篇》中的描述，健康就应该如“上古之人”能够做到“春秋皆度百岁，而动作不衰”，既要长寿又要有较高的生活质量。中医认为，健康的人应符合以下十个标准。

1. 双目有神 《黄帝内经》中说：“五脏六腑之精气，皆上注于目而为之精。”意思是说，眼睛是人体脏腑精气的汇聚之所。古人将眼睛的不同部位分属五脏，认为整个眼窝能体现出全身精气的充足与否，其中肾精的充足与否体现在瞳孔，肝精的充足与否体现在黑眼球，心精的充足与否体现在眼睛的血络之上，肺精的充足与否体现在白眼球，脾精的充足与否体现在整个眼睑部位。由此可见，眼睛的神态与脏腑精气的盛衰息息相关。

2. 面色红润 一个人的面色红黄隐隐，明润含蓄，说明其气血充足、体力充沛。古代医家认为：“十二经脉，三百六十五络，其血气皆上于面。”因此，面色是人体气血盛衰的“晴雨表”。一个人的气血充足，脏腑功能良好则面色红润，气血亏虚则面容枯槁，没有光泽。

3. 声音洪亮 中医认为，肺主气，肺气足，则声音洪亮。反之，肺气虚，则声音低弱无力。因此，一个人语声的高低是其肺气充足与否的体现。

4. 呼吸匀畅 《难经》指出：“呼出心与肺，吸入肝与肾”，可见人的呼吸状态与心、肺、肝、肾的关系极为密切。只有呼吸不急不缓、从容不迫，才能证明脏腑功能的良好。

5. 牙齿坚固 中医认为，“肾主骨”“齿为骨之余”。意思是说牙齿是骨的一部分，与骨同源。因此，牙齿也依赖肾脏之精气的充养。若人的肾精充足，则牙齿坚固齐全，不会发生龋齿和其他口腔疾病；若肾精不足，则牙齿容易松动，甚至脱落。

6. 头发润泽 中医认为，“肾者，其华在发”“发为血之余”。头发的生长与脱落、润泽与枯槁，不仅依赖于肾脏精气的充养，还有赖于血液的濡养。一个人若精血充盈，其头发必然光滑润泽；反之，若精血亏虚，则头发就很容易变白脱落。

7. 腰腿灵便 中医认为，“腰为肾之府，肾虚则腰酸乏力。膝为筋之府，肝主筋，肝血不足，筋脉失于濡养，则四肢屈伸不利”。可见，腰腿部的灵活度和从容的步伐是一个人肾精充足、肝血旺盛的表现。

8. 形体适宜 形体适宜是指体形匀称，不胖不瘦。中医认为，胖人多气虚、多痰湿，而瘦人多阴虚、多火旺。可见，过瘦或过胖都是一种病态反应，甚至是某些疾病的前兆。

9. 记忆力好 中医认为，“脑为元神之府”“脑为髓之海”“肾主骨生髓”。意思是说，大脑是精髓和神明高度汇聚之处，人的思维和记忆全部依赖于大脑的正常运转。因此，若一个人的肾脏精气充盈，则髓海得养，大脑的功能就强，其记忆力和理解能力就会非常优秀。

10. 情绪稳定 中医认为，喜、怒、忧、思、悲、恐、惊这七种情绪的变化，可反映出人体的健康状态。若一个人的七情能够正常表达，则说明其身体健康；若七情过度表达，则会直接对其五脏造成损伤：过怒伤肝，过喜伤心，过度思虑伤脾，过度悲忧伤肺，过度惊恐伤肾。因此，善于调节、正确对待日常生活中产生的各种情绪，才是一个人身心健康的表现。

四、群体健康标准与个体健康标准

（一）群体健康标准

群体健康标准是指对于一个国家或某一地区的群体健康水平的评价标准。群体健康的测量可掌握人群健康的分布特征以及监测人群健康水平的变化趋势，为制定卫生政策、配置卫生资源提供决策依据。随着人群疾病谱的变化和医学模式的转变，群体健康标准也发生了深刻变化。在以传染病为主要疾病负担的时代，群体健康标准主要采用以平均期望寿命、患病率、死亡率等为代表的客观指标，进入以非传染性慢性病为主要疾病负担的时代，群体健康标准更加关注与生命质量和生命完好状态有关的主观指标，如健康相关生命质量。

1. 平均期望寿命（life expectancy） 是对人的生命一种有根据的预测，即预测年龄某岁的人今后尚能生存的平均寿命。平均期望寿命是根据各个年龄死亡率计算出来的一项重要指标，可以综合表达各个年龄的死亡率水平，反映某一地区每一成员未来存活年龄的平均值。通过平均期望寿命的比较分析，可以衡量出该国家（或地区）人们的健康水平。

2. 患病率（morbidity rate） 是反映人群中现患病频度的指标，是指某特定时间内总人口中某病新旧病例所占比例。患病率包括两周患病率、慢性病患病率等指标。2012 年中国慢性病及其危险因素监测流动人口专题调查中对居民患病的概念作出如下定义。①自觉身体不适，去医疗卫生单位就诊、治疗。②自觉身体不适，未去医疗卫生单位就诊治疗，但采取了自我医疗，如自服药物或采用推拿、按摩、热敷等一些辅助疗法。③自觉身体不适，未去就诊治疗，也未采取任何方式的自我医疗，但因身体不适休工、休学在家或卧床一天及以上者。上述三种有其一者，应认为“患病”。

3. 死亡率（death rate） 是用来衡量一部分人口中、一定规模的人口大小、每单位时间的死亡数目（整体或归因于指定因素）。19 世纪中叶以前，在较长一段时间，死亡资料是唯一较易获取的有效地反映群体健康状况的指标，卫生工作者可以运用死亡率描绘人群的健康状况。在死亡率的基础上，学者们相继提出了死因别死亡率、年龄别死亡率、标化死亡率等指标开展定量化健康测量并且用于不同地区的健康状况比较。

4. 健康相关生命质量（health-related quality of life，HRQOL） 世界卫生组织生命质量研究组将 HRQOL 定义为个体在不同文化和价值体系中，经历的与其目标、期望、标准相关的生命质量体验。具体来说，HRQOL 评价包括生理功能、心理功能、角色活动、社会适应能力和对健康状况的总体感受等，反映了个体在健康方面的综合体验和生活质量。生理功能反映的是个体活动能力和体力，心理功能主要是指情绪反应和认知功能，角色活动是指疾病给患者造成工作、学习或家务活动的影响，出现工作能力下降甚至停止工作或学习退步等。社会适应能力主要体现在个人社会关系网的质量和数量，如与家人、亲朋好友进行接触的频率和接触的密切程度。健康状况的总体感受是由患者对自身的健康状况满意度作出自我评价，体现了患者对自身生活状况的主观感受。

（二）个体健康标准

个体健康标准主要看个人各主要系统、器官功能是否正常，有无疾病，体质状况和体力水平等。根据现代生物、心理、社会医学模式，世界卫生组织确定了个体健康的十项标准，也是目前应用最广的个体健康标准。在实践工作中，个人健康的十项标准常常简化为以下指标。①体温正常低于 37℃。②成人脉搏每分钟 60~100 次。③呼吸每分钟 15 次左右。④成人血压不超过 140/80mmHg。⑤体重长期稳定。⑥成人饮食每日不超过 500g。⑦每日或隔日排便一次。⑧每隔 2~4 小时排尿一次（白天）。⑨每日睡眠 6~8 小时。⑩精神饱满。

以上内容都从不同角度具体阐述了健康的定义，涵盖了生理、心理和社会等多方面内容，是大众化的健康标准。当然，衡量一个人健康与否，除了一般标准以外，还有一些职业、年龄等特殊要求标准。可见，健康是许多综合指标的体现，很难有绝对统一的要求和标准。

（李文敏　刘华磊　王　娴）

参考文献

1. INTERNATIONAL HEALTH CONFERENCE. Constitution of the World Health Organization. 1946 [J]. Bull World Health Organ, 2002, 80 (12): 983-984.
2. 兰亚佳, 邓茜. 生态健康的观念与方法 [J]. 现代预防医学, 2009, 36 (2): 298-299.
3. MANDERSEHEID R W. Definitions of Mental Illness and Wellness [J]. Prey Chronic Dis, 2010, 7: 19.
4. BLAXTER M. Health and Lifestyles [M]. London: Taylor Francis, 2003.
5. 倪红梅, 何裕民, 吴艳萍等. 中西方健康概念演变史的探析及启示 [J]. 南京中医药大学学报 (社会科学版), 2014, 15 (2): 81.
6. 武留信, 强东昌, 师绿江. 人体健康测量与指标体系 [J]. 中华健康管理学杂志, 2010, 4 (6): 326.

7. 曾渝. 健康管理学 [M]. 北京: 人民卫生出版社, 2013.
8. U. S. ENVIRONMENTAL PROTECTION AGENCY. Guide for Carcinogen Risk Assessment [M]. Washington: Risk Assessment Forum, 2005.
9. 刘宗祥, 刘东海, 桂兰, 等. 对世界卫生组织的健康描述或界定无实践性成因的哲学探析 [J]. 内蒙古民族大学学报(社会科学版), 2013,(7): 75.
10. 曾承志. 健康概念的历史演进及其解读 [J]. 北京体育大学学报, 2007, 30 (5): 618-619.

第二章　零级预防及其运用

第一节　零级预防概念的形成与发展

一、零级预防的提出

零级预防概念的形成起源于对心血管疾病的预防研究。由于大部分的心血管疾病都起始于血管的动脉粥样硬化，因此对动脉粥样硬化机制和影响因素的研究早就非常深入。目前研究证实，动脉粥样硬化开始于儿童时期。此外，体重指数、血压高值、血脂异常等心血管传统危险因素与动脉斑块的出现和严重程度显著相关，多种危险因素的联合出现将使血管面临更高的动脉粥样硬化风险。

除了动脉粥样硬化，人们对其他心血管疾病发生、发展过程的研究和认识也越来越深入。研究人员对心血管疾病的预防策略提出了很多针对性的防控措施。例如对高血压患者积极治疗，如果能够有效控制血压水平，就可以有效预防冠心病和脑卒中的发生，这是冠心病和脑卒中的一级预防措施。另外还有对这些疾病的早期发现、早期治疗等二级预防措施，预防并发症发生等三级预防措施。这些预防措施的实施，减少了很多心血管疾病及其并发症的发生，节约了大量的医疗费用，具有非常好的效果。

但是，上述预防措施都是在个体具有心血管疾病的风险因素后或已经患了疾病后才采取的。是否可以在风险因素出现之前就采取干预措施，从而防止风险因素的出现呢？因为如果个体有了风险因素，肯定会对健康有一些影响。如果避免风险因素的出现，可以更大程度地保护健康并免受潜在损害。遵循这一思想，国外学者 Toma Strasser 于 1978 年提出预防心血管疾病不应局限于一级预防，还要采取行动阻止风险因素的出现从而预防风险因素在人群中的流行。他将这种预防措施命名为心血管疾病的零级预防(primordial prevention)。

二、零级预防的发展

零级预防概念提出后，这一理念逐步被传播，并获得了相关学术组织的支持。1982 年世界卫生组织在其报告中提到并介绍了零级预防的概念，使这一理念传播得更加广泛。很多基于零级预防思想的心血管疾病实例研究，使这一理念得以实践，并取得了很好的效果，让更多心血管专家认识和接受了这一思想。

1998 年在新加坡召开的第三届国际心脏健康大会的主题为“预防心脏健康风险，从子宫到坟墓”，强调心血管疾病的预防应包含全生命周期。这一主题的制定吸收了零级预防的理念，即心血管疾病的防控措施要更早实施，并进一步丰富了零级预防的理念，提出防控措施需要覆盖生命全过程。

目前，美国心脏病学学会和疾病预防控制中心已将零级预防理念纳入其研究和制定的“健康人民行动规划”和“促进心血管健康国家战略目标”的重要指导思想中。2010 年，美国心脏病学学会提出促进心血管健康的 2020 战略目标，倡导实施心血管病的零级预防，旨在从根本上控制心血管疾病的发生。这标志着零级预防的理念已被心血管领域主流专家完全接受，并被用于指导国家层面心血管疾病防控策略的制定。

第二节　零级预防的主要内容

一、零级预防的概念与内涵

目前，国际上还没有公认的零级预防定义。随着零级预防理念的传播，不同的学者对其概念有不同的界定。

1. 定义一　零级预防指相关的行动和措施，

它们可以阻止环境、经济、社会状况和行为、生活文化模式等增加疾病风险的因素的出现和形成。

2. 定义二 做好零级预防，需要在公众教育、媒体、立法和政府政策等方面努力。它需要对全人群进行健康生活方式的促进，鼓励人们利用健康的产品，并使健康产品更容易获得。

3. 定义三 零级预防是以人群为基础的公共卫生预防策略。这种方法旨在从全社会角度预防引发疾病的致病因素。

虽然内容不太一致，但几个概念的核心理念还是 TomaStrasser 提出的采取行动阻止风险因素的出现。

零级预防这一概念被国内的心血管病学者引入国内之后，刚开始也局限于心血管领域。随着健康管理的兴起和发展，国内健康管理学者吸收了零级预防的理念，除对其内涵进行了丰富和完善外，还将其应用范围外延至其他疾病，而不仅局限于心血管疾病。目前，我国健康管理学术界定义零级预防为通过全人群健康干预，全面预防疾病危险因素在整个社会流行，从而提高人群的健康水平。

零级预防强调以人的健康为中心，以健康或疾病风险因素发生前的防控为重点，强调从"新的生命出生之前""风险未出现时""病变未发生时"和"身体未衰老时"的全生命周期健康管理。

我国传统中医"治未病"理念强调未病先防，顺四时、调情志、节饮食、慎用药，依靠自身的能力来抵御疾病、恢复健康。零级预防的理念与我国传统中医"治未病"的思想异曲同工。

零级预防是健康医学的重要体现，是研究构建健康管理创新理论、指导健康管理医学服务实践的重要指导思想。

二、零级预防与三级预防

（一）三级预防的概念及意义

目前的三级预防措施是预防和控制疾病的三道防线，不仅预防疾病的发生，还包括疾病发生后阻止其发展和疾病治疗过程中的康复防残，最大限度地减少疾病造成的危害。

一级预防（primary prevention）又称"病因预防"，是在疾病尚未发生时针对致病因素（或危险因素）采取措施。开展一级预防常采用双向策略，即把对整个人群的普遍预防和高危人群的重点预防结合起来。前者称为全人群策略，旨在降低整个人群对疾病危险因素的暴露水平；后者称为高危人群策略，旨在消除具有某些疾病的危险因素人群的特殊暴露。

二级预防（secondary prevention）又称"'三早'预防"，即对疾病早发现、早诊断、早治疗，是防止和减缓疾病发展而采取的措施。

三级预防（tertiary prevention）又称"临床预防"。三级预防可以防止伤残和促进功能恢复，提高生存质量，延长寿命，降低病死率。主要是针对治疗和康复治疗措施。

（二）零级预防与一级预防的区别和联系

由于二级预防和三级预防的措施，主要针对疾病及其并发症；而零级预防和一级预防的干预措施，主要针对疾病的风险因素。从干预对象上，很容易搞清楚零级预防和二级预防、三级预防的区别，如表 2-2-1。容易混淆的，是零级预防和一级预防。

表 2-2-1 零级预防和三级预防的区别与联系

项目	零级预防	一级预防	二级预防	三级预防
干预时间	获得疾病风险因素之前	获得风险因素之后，疾病发生之前	疾病发生之后，治疗之前	疾病治疗中及治疗后
干预理念	健康维护与促进	预防疾病	疾病的早期正确治疗	早期康复
干预内容	导致风险因素的潜在状态	风险因素	疾病	病后康复
干预目的	预防危险因素的发生	预防危险因素导致的发病	早期发现和治疗疾病	防止伤残，促进功能恢复
干预措施	积极开展健康教育和健康促进活动、培养儿童良好生活习惯、预防接种、改善环境卫生、颁布有益于健康的法律和政策	戒烟限酒、控制肥胖和超重、改善营养失衡和营养不良、减少体力活动不足	定期开展健康体检、疾病普查、疾病筛查	心理康复、功能性康复等

零级预防和一级预防相比，在干预时间上更早一些。一级预防是在具有危险因素之后进行干预，而零级预防则是在风险因素获得之前就进行干预。时间上的提前，将使被干预对象获得更多的健康效益。例如，我们知道吸烟是肺癌的危险因素，对已经吸烟的个体进行戒烟干预是一级预防。但是，研究发现戒烟者患肺癌的风险仍远高于从未吸烟者。也就是说只要“吸烟”这一危险因素在个体上存在过，那么个体患肺癌的风险就将升高。通过零级预防，使未吸烟的个体真正意识到烟草的危害，并且主动避免烟草接触，从而最大限度地保护健康。

在预防理念上，一级预防更多地体现了疾病医学的思想，而零级预防则体现了从健康医学的角度进行的思考。相比对疾病的预防，零级预防将重点放在了对健康的维护和促进上。

尽管我们需要转变理念，将阻止危险因素的发生放在第一位，实施零级预防，但对于已经存在的风险因素，还需要开展一级预防进行控制。只有将零级预防与现有三级预防体系相结合，才能打造更全面的疾病防控体系。

三、实施零级预防的成本效益分析

传统的三级预防措施和零级预防措施都具有较高的成本效益，其中零级预防和一级预防的成本效益分析，如表 2-2-2。

表 2-2-2　零级预防和一级预防的成本效益分析

干预措施	预防类别	价值
综合干预		
增加体力活动，加强营养，保持良好的生活方式	零级	5 年内每投入 1 美元，投资回报 5.6 美元
办公场所综合干预项目	零级	在头 12 个月到 18 个月之内，每投入 1 美元，医疗支出减少约 3.27 美元，缺勤损失减少 2.73 美元
学校综合干预项目	零级	成本效益分析结果为每增加 1 个 QALY（生活质量调整年）的费用是 900~4 305 美元
体力活动		
建造自行车和步行小道	零级和一级	每花费 1 美元建造小道，医疗费用节约大约 3 美元
体力活动干预	零级和一级	与非干预组比较，每增加 1 个 QALY，需要花费 14 000~69 000 美元，特别是对于高危人群
饮食 / 营养		
减少食物中钠的含量	零级和一级	估计如果人群钠摄入量减少到 1 500mg/d，美国每年的医疗费用将减少 262 亿美元
肥胖干预		
肥胖管理项目	一级	1 年的干预显示，减轻体重与不良饮食和运动习惯，每投入 1 美元，收入 1.17 美元
烟草控制和预防		
公共场合禁烟法规	零级	减少二手烟的暴露，每年会节约大约 100 亿美元的直接和间接医疗费用
烟草消费税	一级	加税使烟草价格增加 40%，到 2025 年吸烟率将降至 15.2%，累计寿命年将增加 700 万，健康寿命年增加 1 300 万，总费用节约将达 6 820 亿美元
戒烟项目	一级	每增加一个 QALY，费用为几百美元到几千美元
孕妇戒烟	母亲一级 胎儿零级	项目的成本项目比为 3∶1（每投入 1 美元于戒烟项目中，健康相关费用节约 3 美元）
糖尿病干预		
糖尿病专项筛查	零级	相比常规筛查（每 QALY 需要花费 70 100~98 200 美元），按年龄和风险因素筛查 2 型糖尿病可以获得更多的成本效益（每 QALY 需要花费 46 800~70 500 美元）
生活方式干预	一级	生活方式改变使糖尿病发病率降低 58%，二甲双胍治疗降低 31% 的风险。对于糖耐量受损人群，强化生活方式的一级预防，每获得 1 个 QALY，花费费用的中位数是 1 500 美元

四、四级预防体系的构建

通过零级预防与一级预防的比较，我们可以看到它们既有联系又有区别。零级预防是原有三级预防的补充，是防控措施的前移。将零级预防与三级预防体系有机结合，将初步构建覆盖全生命周期的四级疾病预防控制体系。即零级预防是预防疾病风险因素，一级预防是预防发病，二级预防是预防疾病复发或出现靶器官损害，三级预防是预防死亡或伤残。由于目前四级疾病防控体系还没有可借鉴的成熟研究实例和模式，它的建立和完善，还需要大量的实践研究与探索。

第三节 零级预防在健康管理中的应用

随着零级预防理念的传播，其逐渐形成的四级预防体系越来越多地运用于健康领域，相关的干预研究也越来越多。目前，主要用于心血管疾病等慢性病防控，在儿童健康、环境与健康等领域也有一些实践探索。

一、在重大慢性病防控中的应用

在重大慢性病健康管理中，采取积极的零级预防策略，倡导科学合理的运动和饮食习惯，可以显著降低2型糖尿病、慢性阻塞性肺疾病的患病风险。

预防2型糖尿病，科学合理的运动是糖尿病零级预防的关键。通过运动，可以减少糖化血红蛋白及空腹胰岛素敏感性，来改善葡萄糖代谢，避免糖耐量受损造成的内皮功能障碍。此外，在饮食干预方面，用奶酪、酸奶、坚果或谷物代替红肉和加工肉类，可以降低2型糖尿病的发病率。基于地中海模式的饮食可被用于长期预防糖尿病。

二、在心血管疾病防控中的应用

（一）血脂异常的零级预防

血脂异常是心血管疾病的重要危险因素，减少和控制血脂异常是预防心血管疾病的关键环节。很多研究已经证实，减少饮食中饱和脂肪酸和胆固醇的摄入与较低的总胆固醇和低密度脂蛋白胆固醇水平相关。控制总热量和糖添加是高脂血症的重要预防措施。因此，饮食干预是血脂异常零级预防的关键内容。为了更明确地验证饮食干预对血脂的影响，研究者在芬兰进行了心血管风险因素干预项目（special turku coronary risk factor intervention project，STRIP）。

STRIP采用的是前瞻性随机对照研究。研究对象被随机分为干预组和对照组，入组时均为7个月大的婴儿。研究的主要措施是进行饮食干预。在整个研究过程中，干预组接受专业营养师提供的饮食干预建议，旨在让干预组保持脂肪摄入量占每天能量总量的30%~35%，饱和脂肪酸和不饱和脂肪酸（包括单不饱和脂肪酸和多不饱和脂肪酸）比例为1∶2，胆固醇摄入量<200mg/d。对两组研究对象均鼓励在第一年内进行母乳喂养。对于干预组，当研究对象1岁时，鼓励饮用脱脂牛奶；建议研究对象的父母在饮食中增加水果、蔬菜和全谷物食物摄入。研究对象7岁之前，相关的饮食建议给其父母；研究对象7岁之后，饮食建议直接给研究对象。对照组接受标准的健康教育，12个月时，按照美国家庭常用建议，即推荐每日饮食中加入1.9%脂肪含量的牛奶。等到研究对象14岁时，发现干预组儿童的总胆固醇和低密度脂蛋白胆固醇比对照组显著降低，而高密度脂蛋白胆固醇两组无差异。同时，体重指数、青春期发育、女孩初潮年龄等反应生长的指标，两组无差异。这证明了从7个月到14岁的STRIP饮食干预是有效且安全的。

（二）高血压的零级预防

饮食干预有助于降低血压，可以采取的干预措施包括减少钠盐摄入、增加钾盐摄入、适量摄入富含钙镁的食物、减少脂肪摄入、补充适量优质蛋白质、多吃新鲜的蔬菜水果、限制饮酒、不吸烟等。大量研究证实，改变生活方式可以有效降低血压，如表2-2-3。

三、在儿童健康中的应用

尽管生命可以划分为几个阶段，但每个阶段都会对生命周期中接下来的其他阶段产生影响。例如，大部分心血管疾病都发生在中年和老年人群中，但是其危险因素却往往根植于儿童时期形成的生活方式。因此，在生命的任何阶段采取的疾病预

表 2-2-3　改变生活方式以预防和管理高血压

生活方式干预	建议	收缩压降低值
减重	维持正常的体重指数（18.5~24.9kg/m^2）	5~20mmHg/10kg
采用预防高血压饮食计划	饮食包含丰富水果、蔬菜、低脂奶制品，维持低含量的饱和脂肪酸和总脂肪量摄入	8~14mmHg
低钠饮食	钠摄入量减少至每日不超过 100mmol（食盐 6g）	2~8mmHg
体力活动	规律有氧运动，如快走（每周 5 天，每天不少于 30 分钟）	4~9mmHg
适量饮酒	大部分男性每天不超过 2 标准杯酒，女性和低体重男性不超过 1 标准杯酒（啤酒：360mL，葡萄酒：150mL，白酒：30mL）	2~4mmHg

防措施，不仅可能影响个体的一生，还可能对下一代产生积极的影响。例如，对孕妇实施的戒烟项目不但会对孕妇健康产生影响，还会对胎儿及婴幼儿、儿童健康产生影响，可减少其耳感染、哮喘、婴儿猝死综合征、呼吸性感染等疾病的发生率。

在胎儿时期，对孕产妇及围产期健康危险因素进行全面监测和跟踪管理至关重要。这种做法有两方面的好处：首先，它能有效预防和控制妊娠期糖尿病、高血压等孕产妇常见疾病；其次，通过实施零级预防措施，可以有效地预防出生缺陷和由胎源性机制引起的慢性病。

由于婴幼儿期和儿童期、青少年期是人成长发育和生活习惯养成的重要阶段，因此在这些阶段实施健康管理需要重点关注：①营养充足、均衡，保证生长发育所需营养；②通过教育和成年人的示范效应，培养孩子良好的生活方式和健康习惯；③做好保护，使孩子远离影响健康危险因素，如被动吸烟、意外伤害等。

四、在环境与健康领域的应用

人体时刻都在与周围的环境接触，环境的好坏对人体的健康有着重要影响。清洁无污染的空气、干净卫生的水是人体健康的必需品。相反，垃圾遍地、污水横流的景观严重影响身心健康。保护环境就是保护自身健康。零级预防在环境与健康领域，主要侧重保护有益健康的良好环境，尽量避免不益健康的有害环境。例如空气污染的零级预防策略。空气污染对人类健康的影响已经非常明确，它是很多疾病特别是呼吸系统疾病的危险因素。如何开展空气污染的零级预防，从政府和社会的角度，应该加强政府监管和社会监督，减少工厂、汽车等空气污染源的排放。开展社会运动，节能减排、倡导清洁能源的使用，以及加强对公众健康教育，及时对公众发布空气污染的预警与提示。对于个人来说，从自身做起，低碳绿色出行、节约用水用电，身体力行地保护环境。如果出现空气污染情况时，尽量采取措施，避免呼吸污染的空气，如及时佩戴口罩，尽量避免户外活动、家庭安装空气净化装置等。

五、零级预防的应用前景

作为健康管理的核心学术思想之一，零级预防在健康管理中具有广阔的应用空间和前景。实现医学目的“三个转变”（由疾病医学转向健康医学，由关注人的疾病转向关注人的健康，在重视高科技的同时更加重视人文关怀），大力开展健康管理医学服务，就必须实践对慢性病危险因素的零级预防和早期干预。

零级预防将改变传统临床保健模式，将零级预防和慢性病危险因素管理运用到预防保健和职业健康管理中，强调对服务对象进行健康素养和自我健康保健能力的教育培养，形成良好的生活方式和习惯，适时缓解紧张压力，改善睡眠，缓解疲劳，从源头上筑牢心血管疾病、糖尿病、癌症等慢性病的综合防线，提高服务对象的医学保健能力和水平。

零级预防是一种超前、新颖的预防理念。零级预防理念的实施和落地，将促进健康观念的转变，推动健康良好的行为生活方式；可以更加健全预防保健体系，引领疾病防控战略前移；保护和改善生活环境，提升全民健康水平。

（高向阳　张永亮　武留信）

参考文献

1. BEAGLEHOLE R, BONITA R, KIELLSTROM T. Basic

epidemiology [M]. 2nd ed. Geneva: World Health Organization, 2006.
2. PAIS P S. Early intervention and prevention of myocardial infarction [J]. J Hypertens Suppl, 2006, 24 (2): S25-30.
3. FARQUHAR J W. Primordial prevention: the path from Victoria to Catalonia [J]. Prev Med, 1999, 29: S3-8.
4. WEINTUAUB W S, DANIELS S R, BURKE L E, et al. Value of primordial and primary prevention for cardiovascular diease: a policy statement from the american heart association [J]. Circulation, 2011, 124: 01-25.
5. NIINIKOSKI H, LAGSTROM H, JOKINEN E, et al. Impact of repeated dietary counseling between infancy and 14 years of age on dietary intakes and serum lipids and lipoproteins: the STRIP study [J]. Circulation, 2007, 116 (9): 1032-1040.
6. CHOBANIAN A V, BAKRIS G L, BLACK H R, et al. Seventh report of the Joint National Committee on Prevention, Detection, Evaluation, and Treatment of High Blood Pressure [J]. Hypertension, 2003, 42: 1206-1252.

第三章　临床医学及其运用

临床医学是健康管理学的重要学科基础及专业技术支撑，是通过预防和治疗促进身体健康的医学科学。20 世纪 30 年代，随着现代医学的发展，临床医学逐渐崛起，并在 21 世纪取得了显著发展。随着新的医学理论、概念和技术的不断涌现，临床医学由宏观层面转向微观层面、从细胞医学发展到分子医学，诊疗手段不断更新，基因检测技术已经逐渐融入人们的生活。运用分子生物学理论与技术，深入揭示疾病的发生、发展和转归，提高对某些重大疾病的诊治水平，已成为当今临床医学的主要特征之一。随着疾病谱的不断变化，慢性病成为临床医学的主要工作和研究内容之一，"生物 - 心理 - 社会"医学模式正在运用到临床实践中，经验医学转向循证医学，极大地提高了临床诊治水平。临床医学呈现出更加专业化、融合化的趋势，这有力地促进了临床医学的发展。本章将分别阐述临床医学的概念与发展、主要内容以及其在健康管理中的运用。

第一节　临床医学概念与发展

一、临床医学概念

临床医学是研究疾病的病因、诊断、治疗和预后的应用性医学学科。临床医生根据患者的临床表现，从整体出发，结合疾病的病因、发病机理和病理过程，确定诊断手段，通过预防和治疗疾病，最大限度地减轻患者痛苦，恢复健康。临床医学是一门实践性很强的应用科学，其重点在诊断与治疗疾病。

二、临床医学发展

（一）古代

在史前时期，人类就开始积累治疗疾病的经验，形成了临床医学的雏形。甲骨文中记载了部分疾病和治疗方法。八千多年前，跨湖桥先民就已运用原始针灸技术。春秋战国出现了解剖和医学分科的概念。西汉时期，人们开始用阴阳五行解释人体生理，并出现了"医工"。东汉时期，张仲景总结了中医治疗八法，包括汗法、吐法、下法、和法、温法、清法、消法、补法；华佗精通外科手术和麻醉，创立了五禽戏。唐代的孙思邈收集 5 000 多个药方，完成了世界上第一部国家药典《唐新本草》。中医学派，如河间学派、易水学派等，极大地丰富了中医学的理论。明朝后期，李时珍完成的《本草纲目》是对中药药理学的重要总结，为医学和自然科学作出了重要贡献。

埃及医学在古代享有盛誉，且古埃及人对治疗各种疾病的药方，包括药名、服药剂量和服用方法等有很详细的记载。目前流传下来的"埃伯斯纸草卷""史密斯纸草卷""柏林纸草卷"等，介绍了外科学的浅表肿块切除、脓肿切开、包皮环切等手术，内科学的发汗、吐、泄、利尿、灌肠等疗法，涵盖二百余种疾病。

印度传统医学阿育吠陀，具有超过六千年的历史，其详细记载了大量药物和治疗经验，并首次将医学分为八科。阿育吠陀的内科学记载于《阇罗加集》，外科学则记载于《妙闻集》。

古希腊的《希波克拉底文集》详细记载了外科学关于骨折、脱臼、头部损伤的治疗方法。希波克拉底还提出"体液学说"，认为人体由血液、黏液、黄胆和黑胆四种体液组成，人们的体质差异源于这四种体液在人体内的比例差异。他认为疾病是动态发展的，医师不仅要关注疾病的治疗，还应该关注患者的个性特征、环境因素和生活方式对疾病的影响，要重视卫生及饮食疗法，但也不忽视药物治疗。

古罗马时期的盖伦在《论解剖过程》和《论身体各部器官功能》等著作中，阐述了许多解剖学、生理学、病理学及医疗学方面的新发现。他的药物学著作中记载 540 种植物药、180 种动物药物、100 种矿物药物，在药物的研究上也卓有成效。

综上所述，在人类文明的早期，许多医学知识体系都具有比当今医学更为宽泛的内涵与外延。例如，在中国最早的书籍中，将医学的"经典"和"药方"与求长生不老"神仙方术"等，都归类为医药的技术和知识，通称"方技"。又如，在希腊语中，"治疗"一词的原意是"侍奉"，既包括以植物治疗疾病的知识，也包括营养学方面的知识。此外，印度传统医学阿育吠陀提出，所谓健康，并非仅仅是远离疾病，而是达到肉体、精神、灵魂的幸福与充实的状态。阿育吠陀更加广泛地关注人类与自然、家族、朋友、职业、理念、习惯、真理、神灵等与自我之间的关系协调。

（二）近代

16 世纪文艺复兴时期产生了人体解剖学，17 世纪形成了生理学，18 世纪建立了病理解剖学，19 世纪细胞学和细菌学获得长足发展。临床医学和基础医学逐渐成为独立的学科，数学、物理学、化学、生物学等方面的巨大进步为现代临床医学的产生奠定了坚实基础。17 世纪被誉为"临床医学之父"的西登哈姆（Sydenham T，1624—1689 年）医生提出，医生的主要职责是帮助患者解除疾病痛苦，而后进行解剖、生理等知识的研究。

18 世纪，临床教学兴起，荷兰莱顿大学在医院设立了专门用于临床教学的病床，临床医学家布尔哈夫实施床边教学，并开创了临床病理讨论会。这一时期逐渐形成了生物医学模式，将健康看作人体、环境和病因之间的平衡。每种疾病都能从器官、细胞、生物大分子上找到可测量的形态和 / 或化学变化，确定生物和 / 或物理的病因，从而进行治疗。

（三）现代

20 世纪 30 年代，得益于现代科学的迅猛发展，现代临床医学应运而生。这一时期的医学经历了三次革命，第一次革命发生在 20 世纪 30~50 年代，以磺胺类药物和抗生素的发现、青霉素的大规模生产使用为标志。第二次革命发生在 20 世纪 70 年代，以计算机断层摄影（computed tomography，CT）以及磁共振（magnetic resonance imaging，MRI）的发明和应用为标志。第三次革命发生在 20 世纪 70 年代后期，以利用遗传工程生产的生物制品（如生长抑素、胰岛素、干扰素、乙肝疫苗等）为标志。

随着时间的推移，"生物医学模式"逐渐过渡到"生物 - 心理 - 社会医学模式"，从生物学、心理和社会三个因素综合看待健康与疾病，从多个方面实施综合治疗。而医学影像学、医学遗传学、分子生物学、免疫学、药物学和器官移植技术等学科不断发展，使现代临床医学形成了分科专业化、技术现代化、学科相互渗透交叉、发展国际化等鲜明特点，并成为人类与疾病抗争的重要武器。

三、临床医学现状

近年来，随着社会的进步、科学的发展和医疗技术的更新，临床医学面临着广阔的发展机遇和挑战。

在信息化时代，大数据驱动医疗决策的背景下，临床医学迎来新的发展机遇。通过整合和分析不同来源的数据，如临床试验数据、医学影像、基因组信息等，临床医师能够获得更为全面、准确的医疗信息，从而制订更加个体化的治疗方案，提高治疗效果，并增加患者的满意度。临床医学的研究模式也发生了重大变化。通过整合大规模的病例数据和基因组数据，有助于识别潜在的风险因素和疾病发生发展过程，为临床医生进行早期预测和预防疾病提供依据，为新药的研发和创新奠定基础。

科学的进步也推动着临床诊疗技术的更新。医疗诊断技术，如核医学检查、基因测序、血管造影等应用于临床实践，可以提供更为准确的诊断结果，帮助临床医生更好地了解患者的遗传风险、疾病进程和预后判断等；而分子生物学、分子遗传学、生物信息学等技术在临床中的应用，有助于揭示疾病的病理生理机制和潜在的治疗靶点。临床治疗技术，如介入治疗、内镜治疗、放射治疗和微创手术等应用于临床，使手术操作更加精确、患者所需恢复时间更短，伴随的创伤和疼痛更少，且新的技术手段使某些疾病的治愈率明显升高。

多学科合作在现今的临床疾病诊断中扮演着重要角色。不同学科，如生物学、工程学、计算机科学、临床医学、基础医学的专家，将各自的专业知识和技术应用于诊疗技术的创新和开发。在这种合作过程中，不同专业背景的专家共享自己的专业知识，分享自己的研究成果和临床经验，既可以促进学科之间的交流合作，又可以提高整体的临床诊断水平。

大数据和人工智能的结合有助于优化和管理临床医疗资源，提高诊治效率。在疾病的机制研究、诊治过程中，人工智能可以提供辅助诊断、个性化治疗、患者监测和药物研发等方面的支持。例如：深度机器学习可以自动识别和标记影像中的病变；通过大量分析医学文献和临床试验数据，人工智能可以提供实时监测和预警。然而，我们也不能忽视实际应用中面临的挑战，如数据隐私和安全性，算法的透明性和可解释性等。

随着人们对疾病和健康认识的不断深入，越来越多的疾病被人类所克服，也有越来越多的疾病被发现。将人工智能、大数据分析和临床专业知识、临床经验相结合，对于有效提高医疗效率和准确性、推动远程医疗和健康监测、提升医疗质量和安全水平、促进医学研究和创新等，具有重要意义，是临床医学未来发展的重要方向。

第二节 临床医学主要内容

一、学科分类

临床医学包含内科学、外科学、妇产科学、输血医学、儿科学、眼科学、耳鼻咽喉科学、口腔医学、皮肤病学、性医学、神经病学、精神病学、重症医学、急诊医学、核医学、全科医学、肿瘤学、护理学、临床诊断学、保健医学、理疗学、麻醉学、临床医学及其他学科等。

二、主要研究内容与方法

（一）主要研究内容

1. 内科学　在临床医学中占有极其重要的位置，内科学与外科学一起并称为临床医学的两大支柱学科。主要研究内容包括疾病的定义、病因、机制、流行病学、症状、体征、实验检查、影像学检查、诊断、鉴别诊断、治疗、预后等。包括呼吸病学、循环病学、消化病学、泌尿系统疾病学、血液病学、内分泌代谢病学、风湿免疫病学及中毒等部分。内科学是临床医学的基础学科，涉及面广、整体性强，所阐述的内容在临床医学的理论和实践中具有普遍意义，是学习和掌握其他临床学科的重要基础。

2. 外科学　主要研究如何利用外科手术方法医治或诊断疾病，如去除病变组织、修复损伤、移植器官、改善机体的功能和形态等。临床外科学根据治疗目标的不同，可分为普通外科（腹腔、乳房、甲状腺及简单的皮肤外科等），心脏外科，胸腔外科，血管外科，神经外科，头颈外科，泌尿外科，整形外科，矫形外科，小儿外科，移植外科等。外科学更加重视手术的适应证、术前诊断、手术方案、术后护理、手术并发症与预后等与外科手术相关的问题。

3. 妇产科学　是一门专门研究妇女特有的生理和病理的学科，包括产科学和妇科学两大部分。产科学是主要研究妇女妊娠、分娩、产褥全过程，并对该过程中发生的一切生理、病理、心理变化进行诊断、处理。妇科学是研究女性在非孕期生殖系统（如子宫、卵巢、输卵管或阴道等）的生理病理变化，并对其进行诊断和处理。

4. 儿科学　是研究从胎儿期至青少年时期，小儿发育、保健及疾病防治的临床学科。主要研究内容包括儿童生长发育规律，预防保健措施和各类儿科常见疾病和急危重症疾病的临床诊断、治疗和预防。

5. 老年医学　是一个涵盖广泛的领域，包括老年基础医学、老年临床医学、老年流行病学、老年预防医学（包括老年保健）及老年社会医学等。老年基础医学主要研究老年人各器官系统的组织形态、生理生化功能和免疫功能等，探索衰老的机制及延缓衰老的方法。老年临床医学主要研究老年人常见病和多发病的病因、病理和临床特点，寻找有效的诊疗和防治方法。

6. 神经病学　是研究中枢神经系统、周围神经系统及骨骼肌疾病的病因、发病机制、病理、临床表现、诊断、治疗及预防的一门临床医学学科。神经病学研究范围包括神经内科各种疾病，如血管性疾病。神经病学与心血管系统、呼吸系统、消化系统、内分泌系统等疾病密切相关，这些系统的疾病均可出现神经病学问题。诊治范围包括神经内科各种疾病，如血管性疾病（脑出血、脑梗死、蛛网膜下腔出血、颈动脉狭窄、颅内动脉狭窄等），中枢神经系统感染、肿瘤、外伤、代谢障碍性疾病及各种神经内科疑难杂症等。

7. 精神病与精神卫生学　是研究各种精神障碍的病因、发病机制、临床表现、发展规律、治疗以及康复的一门临床医学。主要研究内容包括生物学研究和社会学研究，如生物遗传学、神经化学、电生理学、精神药理学、脑影像学以及流行病学调查、社区康复技术等。重点研究领域为常见精神障碍，如精神分裂症和情感障碍的基础和临床研究，如老年和儿童精神障碍、物质滥用和精神障碍的心理治疗等。

8. 肿瘤学　肿瘤是指机体在各种致瘤因子作用下，局部组织细胞增生所形成的新生物，这种新生物多呈占位性块状突起。根据新生物的细胞特性及对机体的危害程度，肿瘤分为良性肿瘤和恶性肿瘤两大类。肿瘤学是研究肿瘤的发生、发展和防治的学科，包括肿瘤流行病学、肿瘤病因学、肿瘤发病学、肿瘤生物学、肿瘤病理学、临床肿瘤学、肿瘤放射学、社会肿瘤学等。近年来对恶性肿瘤的研究进展迅速，包括肿瘤的病因学、遗传基因、分子流行病学，以及临床方面对传统手术、放射治疗、化学治疗方法的改进，特别是多学科综合治疗概念的提出和应用，新的治疗手段和途径的发明和成功的临床实践。

9. 康复医学与理疗学　康复医学是一门新兴的学科，是出现于20世纪中期的一个新概念。它是一门以消除和减轻人的功能障碍，弥补和重建人的功能缺失，以改善和提高人各方面功能为目的的医学学科，主要研究人体功能障碍的预防、诊断、评估、治疗、训练和处理。理疗学是研究应用物理因子作用人体，以提高健康水平、保健、预防和治疗疾病，促进病后机体康复，延缓衰老的专门学科。

10. 护理学　是以自然科学和社会科学理论为基础，研究维护、促进、恢复人类健康的护理理论、知识、技能及其发展规律的综合性应用科学。护理学包含了自然科学，如生物学、物理学、化学、解剖学、生理学等知识。

（二）研究方法

1. 基本流程　对患者进行病史采集、体格检查和有选择性地进行辅助检查，尽可能真实、全面地收集患者疾病及相关信息；对获得的资料进行综合分析，形成诊断，确定治疗方案或相应结论。根据所获得的数据确定患者的治疗目标，选择适宜治疗方案和手段，优先处理对患者生命和健康影响最大的疾病，清楚各种治疗手段的局限性、可能的并发症及其应对措施，明确治疗方案的卫生经济学评价等。

2. 思维方法

(1) 顺向思维法：是以患者的典型病史、体征及实验室检查为依据，直接做出诊断。如有人因饮食不当，出现呕吐、腹痛、腹泻等症状时，考虑为“急性胃肠炎”，是对于比较典型疾病的常用方法。

(2) 逆向思维：是对习以为常的事物进行反向思维，从而得出新的思考结果。此种思维方法是对较疑难病例的常用方法。逆向思维主要有三种方式，即“逆向反转”“悖逆常规”和“重点转移”。例如，英国细菌学家弗来明在研究葡萄球菌的过程中，意外发现了青霉素。他的实验原本是为了研究葡萄球菌的特性，但在实验过程中，他注意到培养的葡萄球菌常受到青霉孢子的污染，而这会导致葡萄球菌被杀伤，导致培养失败。面对这一现象，弗莱明及时转移方向，开始研究青霉孢子杀伤葡萄球菌的机理，最终首次发现了抗生素。

(3) 肯定之否定：对某些疑似诊断，假设为某种疾病，以此来解释全部病史和体征，发现矛盾问题，从而否定该诊断。

(4) 否定之否定：否定之否定规律是临床思维活动的核心部分，在临床思维活动中始终贯穿着这个规律。一般来说医生对复杂疾病的诊断思维过程可分为三个阶段，即最初印象、初步诊断和最后确诊。最初印象是在接触患者之时形成的一种对疾病的模糊认识，然后经过系统询问病史、体格检查以及相关的实验室检查，提出初步诊断。在此基础上，进行一系列的检查和治疗，并在整个治疗过程中密切观察病情变化以确定最后诊断。由此可见，临床诊断不是一次完成的，往往要经过多次的反复否定与肯定，并在不断否定中完善自己的认识，而获得正确的诊断。

(5) 差异法：是在临床思维中，随时注意不同种类疾病的差异，不同患者的特点，找到差异，抓住其特殊性。它是其他各种思维方法的基础，贯穿于整个思维过程。

总之，以上种种思维方法在使用过程中往往是综合交替使用。

三、基本特点和原则

（一）基本特点

1. 对象的复杂性　临床服务的对象是人，人体是复杂的有机整体，而疾病是极其复杂多样的，加上个体间的差异，使得病理变化、临床表现千变万化。因此，临床医生在临床思维和诊断过程中，要使自己的思维尽量符合患者的客观表现才能得出正确的诊断。

2. 时间的紧迫性　在多数情况下，诊断和治疗时间是非常紧迫的，尤其是在危重急诊中，必须在很短的时间内做出诊断和及时治疗，否则将危及患者生命。这就要求临床医生在最短的时间内对疾病做出较正确的诊断和及时合理的治疗。

3. 资料的不完整性　虽然疾病是一个有特点的自然过程，但临床上不可能等待这一历程全部充分表现，因而决定了临床诊断和治疗常常需要在资料不充分的基础上做出。

（二）基本原则

1. 整体原则　从整体的观点出发，着重了解机体与环境、局部与整体、结构与功能以及精神与机体的相互联系、相互作用、相互制约的关系，综合准确地考察疾病的发生发展规律，只有这样，才能得出较正确的诊断。

2. 具体原则　着眼于机体和疾病的特点，对于个体的差异性和发病情况做具体分析，针对其特点进行诊断，拟定相应的治疗方案，采取相应的治疗措施，努力防止千篇一律的教条化、公式化的倾向。

3. 动态原则　一方面，生命活动在运动中才能显示出来，疾病是人体生命活动中的一个方面，也有一个发生发展和变化的过程。另一方面，临床诊断也要不断验证，随着病程的发展和治疗、疗效的变化，重新认识，甚至更改或增加诊断。

4. 安全原则　包括优先考虑常见病、多发病，较少考虑罕见病；尽可能选择单一诊断，而不用多个诊断分别解释每个不同的症状；诊断功能性疾病之前必须肯定排除器质性疾病；尽量少用试验性治疗等。

四、主要应用技术

（一）诊断方法和技术

1. 问诊　是医师通过对受检者或陪诊人员进行系统询问不适症状、基本健康状况等信息，经过综合分析而做出的临床判断的一种诊断方法。主要包括以下内容。

(1) 一般情况：包括姓名、性别、年龄、民族、婚姻、地址、籍贯、工作单位、职业等。

(2) 主诉：是患者感受最主要的痛苦，就诊最主要的原因或最明显的症状和 / 或体征、性质以及持续时间。

(3) 现病史：是记述患者病后的全过程，包括疾病发生、发展、演变和诊治经过。

(4) 既往史：又称“过去病史”，是患者就医时医生向患者询问的既往健康状况和过去曾经患过的疾病等方面的问题，包括外科手术史、预防注射史、过敏史等。

(5) 个人史和家族史：女性包括月经史和生育史，个人史重点是职业暴露史，习惯与嗜好，精神状况等。

2. 体格检查　是医生运用自己的感官或借助传统简便工具，如体温计、血压计、听诊器等，客观了解和评估患者身体情况的一系列基本方法。基本包括以下内容。

(1) 视诊：是医师用眼睛观察体检者全身或局部表现的诊断方法，包括全身视诊和局部视诊。可用于全身一般状态和许多体征的检查，如年龄、发育、营养、意识状态和皮肤、黏膜、眼、耳、鼻等。

(2) 触诊：是医师通过手接触被检查部位时的感觉来进行判断的一种方法，它可以进一步检查视诊发现的异常征象，如体温、湿度、震颤、波动、压痛等，可分为浅部触诊法和深部触诊法。

(3) 叩诊：是用手指叩击身体表面某一部位，使之震动而产生音响，根据震动和声响的特点来判断被检查部位的脏器状态有无异常的一种方法。叩诊多用于确定肺尖宽度、肺下缘位置、胸膜病变、胸膜腔中液体多少或气体有无、心界大小与形状、肝脾的边界、腹水有无与多少等情况。

(4) 听诊：是医师根据体检者身体各部分活动时发出的声音判断正常与否的一种诊断方法。医师将耳直接贴附于患者的体壁上进行听诊，为直接听诊法，用听诊器进行听诊为间接听诊法，是心肺疾病诊断的重要手段。

(5) 嗅诊：是通过嗅觉来判断发自患者的异常气味与疾病之间关系的一种方法。

3. 医学检验学检查　是运用物理学、化学、生物学、生物化学、遗传学、免疫学等技术和方法，对人体血液、体液、排泄物、分泌物及组织细胞等检验，从而进行医学诊断的一门学科。临床上常用的检查包括血常规、尿常规、便常规、血气分析、血电解质（钾、钠、氯、钙等）、肝功能、肾功能、血脂、心肌酶、甲状腺功能及血糖等，用于检查相关疾病，如感染、糖尿病、肝炎、肾脏疾病及血液病等，指导临床治疗。

4. 医学影像学检查　是研究借助于某种介质（如 X 射线、电磁场、超声波等）与人体相互作用，将人体内部组织器官结构、密度以影像方式表现出来，从而对人体健康状况进行评价，为医生临床诊断提供影像依据的一门科学。主要包括 X 线成像仪器，CT（普通 CT、螺旋 CT），正电子发射体层成像

(positron emission tomography，PET)，超声(B超、彩色多普勒超声、三维彩超)，磁共振成像(MRI)等。

5. 其他临床辅助检查

(1) 心电图：是利用心电图机从体表记录心脏每一心动周期所产生的电活动变化图形的技术。普通心电图主要用于心律失常和传导障碍、心肌梗死、房室肌大、心肌炎、心肌病、冠状动脉供血不足和心包炎的诊断等。24小时动态心电图适用于检查一过性心律失常和心肌缺血，以及心律失常的定性、定量诊断等。

(2) 内窥镜：是一种常用的医疗器械设备，使用时将内窥镜导入预检查的器官，可直接窥视有关部位的变化，如食道、胃肠、气管、肺，甚至大脑等组织。微型内窥镜可导入胆管、胰管等难以达到的器官和组织。一些内窥镜，除了可以检查疾病，还可以用于治疗，如阴道镜，除了可以检查妇科疾病外，还可作结扎、避孕等外科手术。

(二) 治疗方法和技术

1. 药物治疗　是目前临床上最常用和最主要的治疗方法。《中华人民共和国药品管理法》定义：药品是指用于预防、治疗、诊断人的疾病，有目的地调节人的生理机能并规定有适应证或者功能主治、用法和用量的物质，包括中药材、中药饮片、中成药、化学原料药及其制剂、抗生素、生化药品、放射性药品、血清、疫苗、血液制品和诊断药品等。根据药物的性质、剂型、组织对药物的吸收和治疗情况，可以多种途径给药，包括但不限于以下几种方式：口服、静脉注射、舌下含化、吸入、皮下注射和直肠给药等。

2. 手术治疗　是医生用医疗器械，如刀、剪、针等，对患者身体进行局部操作，包括切除、缝合等，以去除病变组织、修复损伤、移植器官、改善机体功能和形态等，目的是医治或诊断疾病。手术可分为普通外科手术、骨科手术、胸科手术、心血管手术、脑神经手术、妇产科手术、泌尿系手术、眼科手术、耳鼻喉科手术及整形外科手术等。由于外科系统科学的不断发展，分工更精细，手术种类也更多且专门化。例如，在普通外科中又分头颈部、腹部、肿瘤、烧伤和器官移植等手术；整形外科手术也分为以功能为主的整形手术和以美容为主的整容手术，甚至以鼻、眼、乳腺等器官划分专一的手术。另外，随着外科学的发展，手术领域不断扩大，已能在人体任何部位进行。应用的器械也在不断更新，如手术刀有电刀、微波刀、超声波刀及激光刀等。

3. 介入治疗　介入放射学又称“介入治疗学”，是一门融合了影像诊断和临床治疗的新兴学科。它是指在医学影像或内镜的引导和监视下，利用经皮穿刺针和导管及其他介入器材，通过药物、物理、化学等手段，直接消除或减轻病变，从而达到治疗的目的。介入治疗具有微创、定位准确、重复性强等特点，已成为一些疾病的首选治疗方法。介入治疗可以分为血管性介入技术和非血管介入技术。急性心肌梗死的冠状动脉造影、溶栓和支架置入是血管性介入治疗技术，而肝癌、肺癌等肿瘤的经皮穿刺活检、射频消融、氩氦刀、放射性粒子植入等是非血管介入技术。

4. 放射治疗　是利用放射线做局部治疗的一种方法。放射线包括放射性同位素产生的α、β、γ射线和各类X射线治疗机或加速器产生的X射线、电子线、质子束及其他粒子束等。放射治疗的疗效取决于放射敏感性，不同组织器官以及各种肿瘤组织对射线的敏感性不同，这种敏感性与肿瘤细胞的增殖周期和病理分级有关。此外，肿瘤细胞的氧含量直接影响放射敏感性，如早期肿瘤体积小、血运好，乏氧细胞少时疗效好。放射治疗在肿瘤治疗中的作用和地位日益突出，已成为治疗癌症的主要手段之一。

5. 物理疗法　简称“理疗”，是利用人工或自然界物理因素作用于人体，并使人体产生有利反应，达到预防、治疗疾病和康复的方法，包括电疗、磁疗、光疗、超声疗法、生物反馈、音乐疗法、高压氧疗法等。

第三节　临床医学在健康管理中的应用

一、临床医学与健康管理学的区别与关系

临床医学是健康管理学的学科基础，健康管理学是临床医学的学科延伸。临床医学和健康管理学都是认识人体生命活动、发现其中规律、维护和促进健康的学科。然而，临床医学和健康管理学之

间也存在差异，临床医学的服务对象主要是住院患者，健康管理学的服务对象是医院外的健康、亚健康和疾病康复人群；临床医学的主要任务是研究疾病的病因、诊断和治疗，健康管理学的主要任务是研究健康及其相关危险因素，以推动健康的维护和促进；临床医学的主要服务模式集中在诊断和治疗疾病上，健康管理学的服务模式则包括对健康状况及其危险因素的检测、评估、干预与连续跟踪服务。因此，临床医学和健康管理学在学科基础与延伸上存在着联系和区别，将两者结合可以实现更全面、个体化和综合性的医疗、健康管理服务。

二、临床医学在健康管理中的作用与应用

（一）临床医学的问诊和病史采集方法是健康管理的重要技术基础

问诊是临床医生对患者进行疾病相关问题的询问，以了解疾病的发生发展过程。通过问诊，健康管理从业人员能够与健康管理对象进行深入交流，完成健康调查问卷、问诊及病史采集等，旨在了解其生活习惯、健康素养、健康状况和疾病史等信息，以便对其开展有针对性的健康风险评估与健康干预。

（二）临床医学的体格检查、实验室检查和辅助检查技术方法是健康管理信息采集的基本手段及技术支撑

临床医生利用自己的感官或传统的辅助器械对患者进行系统的体格检查，利用实验室检测方法对患者的血液、体液、排泄物、分泌物和组织标本等进行检验，利用辅助检查技术设备，如心电图对身体功能进行评估，从而揭示患者机体正常和异常征象。这些检测技术方法既是临床医学重要的诊断手段，也是健康管理学获取健康信息的基本方式和环节。健康管理从业人员通过体格检查、实验室检查和辅助检查等技术方法，能够对健康管理对象的健康状况进行监测，及时发现潜在的健康问题，评估健康风险，为其提供健康解决方案和健康管理处方。

（三）临床医学的非药物干预方式在健康管理实践中的指导和应用

临床非药物干预方式是指针对特定疾病的风险因素进行干预的技术和方法，旨在通过营养、运动、心理及生活方式的改善，尤其是身心整体平衡状态的调整，激活人体免疫功能，进而提升整体健康水平。这些非药物干预包括针灸、推拿、康复理疗、热敷等方式，被综合运用在健康管理实践中，对慢性病的早期康复、亚健康状态和疲劳症状等的改善具有良好的促进作用。

（四）临床疾病诊疗指南对健康管理实施规范与路径的制定具有参考价值

慢性病是全球主要的公共卫生问题。慢性病临床指南是改善我国慢性病防控现状的关键措施，是临床医生诊治慢性病的指导性文件，帮助临床医师做出合理的诊治决策。同样地，慢性病临床指南也是健康管理从业人员在医院外和社区进行慢性病健康管理的重要参考文件。健康管理从业人员根据慢性病临床指南，对慢性病患者群进行健康管理工作，如对吸烟、过量饮酒、活动不足等生活方式的管理，对糖尿病、高血压、血脂异常等慢性病的管理等。因此，慢性病临床诊疗指南对健康管理实施规范和路径制定，具有重要的参考作用。

（五）临床思维对健康管理有一定的借鉴作用

临床思维是临床医生根据患者情况进行正确决策的能力。在健康管理工作中，也要用临床思维的方法，对健康管理的对象进行准确的健康风险评估、干预和管理。例如，临床思维的主体和客体相互作用，健康管理从业人员要注意到健康管理对象的主观能动性、他们对疾病风险的认识，以及他们改变不良生活方式的意愿，这对于个性化健康管理方案的制定至关重要，也是提高健康管理实施效果的最终保证。恰当地应用临床思维，在复杂的环境中做出明智和审慎的决策，才能为健康管理对象提供科学有效的健康管理服务。

（六）临床医学的进步推动健康管理学发展

随着临床医学的不断进步，新的疾病诊断方法、治疗技术和药物研发层出不穷，为健康管理学的发展提供了更多的工具和手段。

数字化医疗在健康管理学中有广泛的应用前景。大量的健康数据，如电子病历、实时监测数据和遗传信息等得以收集和存储，可促进医疗协作和医疗决策等。健康管理学借助大数据分析和机器学习技术，对个人医疗数据进行整合和共享，可以更好地评估和预测疾病风险，提供更为准确、个性化的健康管理服务。在慢性病（如高血压、糖尿病、高脂血症等）的健康管理中，通过视频通话、在线咨询和远程监测的数字化技术，健康管理医师可以远程诊治，提供便利的医疗服务、健康教育和预防措施等，向人们传递健康知识。

医疗检查手段的不断更新为健康管理策略的

制定提供支持。高分辨率医学影像技术,如放射性核素扫描,可以提供更为准确的解剖和病变信息;生物传感技术,如可穿戴设备、生物传感器等可使长期的健康监测和追踪成为现实,帮助人们更好地了解自己的健康情况;智能化辅助诊断技术结合人工智能和机器学习算法,能够协助临床操作,自动分析医学影像、实验室结果和临床数据等,进而提高健康管理效率,支撑健康管理策略的制定。

临床治疗技术的突破会推动全面、综合的健康管理服务。随着医疗技术的进步,个体化治疗越来越重要,健康管理学也将关注点从一般性的健康促进和疾病预防扩展到更为精细化的治疗和护理。在制定和实施综合性健康管理方案时,健康管理学需要考虑医疗技术的临床疗效、安全性、费用和患者满意度等因素,更加注重多学科的团队合作。

总之,在"生物 - 心理 - 社会 - 环境 - 工程"为导向的新医学模式下,临床医学在疾病医学转向健康医学的深刻变革中发挥着重要作用。在健康管理的研究和实践中,充分认识和发挥临床医学的作用,具有重大意义。

(刘玉萍　师绿江　王　娴)

参考文献

1. 文历阳. 医学导论 [M]. 2 版. 北京: 人民卫生出版社, 2005.
2. 高润霖, 冷希圣. 临床医学分册 [M]. 北京: 人民军医出版社, 2009.
3. 杜治政. 21 世纪医学发展的若干问题 [J]. 中华医学杂志, 1999, 79 (1): 7-9.
4. 白书忠, 武留信, 陈刚, 等. 中国健康管理创新理论与实践 [J]. 中华健康管理学杂志, 2014, 8 (2): 75-78.
5. 武留信, 强东昌, 师绿江, 等. 研究医学与健康发展新常态 [J]. 创新健康管理学术理论与实践研究, 中华健康管理学杂志, 2016, 10 (1): 7-11.
6. 周同甫. 临床思维与临床决策 [M]. 成都: 四川大学出版社, 2011.
7. 国家卫生和计划生育委员会统计中心. 2015 中国卫生和计划生育统计年鉴 [M]. 北京: 中国协和医科大学出版社, 2015.

第四章　中医治未病及其运用

中医药学凝聚着中华民族几千年的健康养生理念及其实践经验。治未病理念源远流长，是中医学理论体系中独具影响的理论之一。随着现代社会的快速发展，亚健康和慢性病人群愈加庞大，医学模式在逐步向“防-治-养一体化”的现代健康医疗模式转变。在这种背景下，重视疾病预防和自我保健的中医治未病理念具有先进性和科学性的特点。治未病采取预防和治疗手段，防止疾病的发生、发展，是中医基础理论的主要内容，也是中医预防保健的重要理论基础和准则。我国医疗体系的一大特点是除了现代医学外，尚有拥有广泛群众基础的中国传统医学体系，两者相结合，取长补短，在防病治病、提高人民健康水准上显示出独特优势。中医治未病融入了健康管理的观念；而中医治未病的理念、技术和方法又都融入到健康管理中。重视预防，强调治未病与现代健康管理的理念不谋而合，可以在建立有中国特色的健康管理系统中发挥重要作用。

第一节　中医治未病思想的形成与发展

中医学历来重视疾病的预防。《黄帝内经》首先提出治未病的概念。《黄帝内经素问·四气调神大论篇》提出：“是故圣人不治已病治未病，不治已乱治未乱，此之谓也。夫病已成而后药之，乱已成而后治之，譬犹渴而穿井，斗而铸锥，不亦晚乎”，生动地指出了治未病的重要意义。《黄帝内经素问·刺热篇》说：“肝热病者左颊先赤，心热病者颜先赤，脾热病者鼻先赤，肺热病者右颊先赤，肾热病者颐先赤。病虽未发，见赤色者刺之，名曰治未病。”此处“病虽未发”，指机体已受邪但尚处于无症状或症状尚较少、较轻的阶段。这种潜病态可发展成为某种具有明显症状和体征的疾病。因而，这治未病，是指通过一定的防治手段以阻断其发展，从而使这种潜病状态向健康方向转化，属于早期治疗的范围。《黄帝内经灵枢·逆顺篇》说：“上工，刺其未生者也。其次，刺其未盛者也。其次，刺其已衰者也……上工治未病，不治已病。”此处治未病对医生的治疗水平提出了要求，要想成为一名高明的医生，要善于预防疾病，防患于未然。

《难经·第七十七难》认为：“所谓治未病者，见肝之病，则知肝当传之与脾，故先实其脾气，无令得受肝之邪，故曰治未病焉。中工者，见肝之病，不晓相传，但一心治肝，故曰治已病也。”这是运用五行乘侮规律得出的治病防变的措施，是治未病思想既病防变的具体体现。如果不懂预防，医生见肝之病专治肝而肝邪入脾，则脾又病，正所谓“故病未已，新病复起”。

医圣张仲景秉《黄帝内经》《难经》之旨，在临床医学实践中贯彻“治未病”思想，他在《金匮要略·脏腑经络先后病脉证第一》提出：“若人能养慎，不令邪风干忤经络，适中经络，未流传脏腑，即医治之；四肢才觉重滞，即导引、吐纳、针灸、膏摩，勿令九窍闭塞；更能无犯王法，禽兽灾伤，房室勿令竭乏，服食节其冷热苦酸辛甘，不遗形体有衰，病则无由入其腠理。”

唐代医家孙思邈提出了“上医医未病之病，中医医欲病之病，下医医已病之病”，将疾病分为“未病”“欲病”“已病”三个层次。在《备急千金要方》中提出用针刺预防中风的具体方法：“惟风宜防耳，针耳前动脉及风府神良。”

元代朱丹溪指出：“与其救疗于有疾之后，不若摄养于无疾之先。盖疾成而后药者，徒劳而已。是故已病而不治，所以为医家之法，未病而先治，所以明摄生之理。夫如是，则思患而预防之者，何患之有哉？”提出了预防与养生的重要性。

明代杨继洲《针灸大成》中有艾灸预防中风的详细记载：“但未中风时，一两月前，或三四月前，不时足胫发酸发重，良久方解，此将中风之候也，便宜急灸三里、绝骨四处，各三壮……如春交夏时，夏交秋时，俱宜灸，常令二足有灸疮妙。”

清代温病学家叶天士根据温病的发展规律和温邪易伤津耗液的特点，提出对于肾水素虚的患者应防病邪乘虚深入下焦，损及肾阴，在治疗上主张在甘寒养胃同时加入咸寒滋肾之品，以“先安未受邪之地”，是既病防变法则的典范。

近年来，党和政府高度重视中医药工作，指示我们要发展中医药，注重用现代科学解读中医药学原理，走中西医结合的道路。2022年政府工作报告中指出：坚持中西医并重，加大中医药振兴发展支持力度，推进中医药综合改革。2007年全国中医药工作会议建议，把治未病作为一个课题来研究，并选几家中医院进行试点。此后国家中医药管理局强调，开展中医治未病是继承发展中医药学术的重要内涵，符合现代的医学发展需要，是服务我国经济社会发展大局的需要，是满足广大人民群众对中医药服务的需要，是适应医学模式转变的需要，是中医药自身发展的需要。2008年，国务院启动“治未病健康工程”，专门研究中医学治未病理念。2015年，《中医药健康服务发展规划(2015—2020年)》(国发办〔2015〕32号)中明确提出，要坚持中医药原创思维，积极应用现代技术方法，以治未病理念为核心，探索融健康文化、健康管理、健康保险为一体的中医健康保障模式。2016年，《中医药发展战略规划纲要(2016—2030)》(国发〔2016〕15号)明确指出，要让中医药健康服务能力显著增强，在治未病中的主导作用、在重大疾病治疗中的协同作用、在疾病康复中的核心作用得到充分发挥。2016年，《“健康中国2030”规划纲要》提出，实施中医治未病健康工程，将中医药优势与健康管理结合，探索融健康文化、健康管理、健康保险为一体的中医健康保障模式。2019年，中共中央、国务院印发的《关于促进中医药传承创新发展的意见》中明确指出，结合实施健康中国行动，促进中医治未病健康工程升级。

在实际工作中，2010年，由国家中医药管理局发起组建的治未病战略联盟上海分中心正式独立运作。治未病战略联盟上海分中心由上海市卫生局以创建全国中医药特色社区卫生服务示范区为契机设立在中华经络堂，旨在为上海市民提供专业的中医特色预防保健服务。之后，其他各省、自治区、直辖市陆续建立治未病健康管理基地。

2011年8月26日，山东首个健康管理基地成立，基地加强社区卫生服务机构预防保健方面的职能，由单一开展“治已病”向“治未病”转变。对社区高危人群和重点慢性病进行定期筛查，进行分类监测、登记、建档、定期抽样调查，做好慢性病体检和防治管理工作，为已确诊的慢性病患者建立健康档案。实验基地还将实行健康管理，针对不同人群开展健康咨询及危险因素干预活动，如举办慢性病防治知识讲座等，引导居民树立健康生活理念，养成健康生活习惯。

国家中医药管理局的“中医药治未病健康工程”明确要求二级以上中医医院均要设立治未病科，要求该科和医院的体检中心合二为一，体检指标偏高的亚健康人群将由治未病科以中医理念对其采取干预措施。

至此，根据中医治未病的思想，采用中医中药的方法，对于疾病的预防与已病防变等方面逐渐形成了体系，治未病理论逐渐丰富并得到应用与推广。

第二节 中医治未病的主要内容

治未病理论主张人们的阴阳平衡通过饮食、运动、精神调摄等来维系，以达到维护“精神内守，真气从之”的健康状态，以及“正气存内，邪不可干”的疾病预防目的。同时还强调了对人的体质状态进行辨识，做出诊断，进行调理，以求恢复其正常生理状态。治未病理论根据人体的健康状况和生命信息把握疾病动态变化，通过辨证论治因人施治、个体化诊疗，运用中药、针灸、推拿、食疗等方法调节机体状态，扶助正气，帮助人体实现阴阳平衡。

一、治未病的基本原则

“治未病”是采取预防或治疗手段，防止疾病发生、发展的方法。“治未病”包含三个含义：第一，防病于未然，强调摄生，预防疾病的发生。第二，既病之后防其传变，强调早期诊断和早期治疗，及时控制疾病的发展演变。第三，防止疾病的复发及治愈后遗症。其基本原则有以下几个方面：第一，摄生防病，即按照“内养外防”的基本要旨，通过采取各种综合内养的措施以保持正气充沛旺盛；通过采取综合外防措施达到长期保持“正气存内，邪不可干”的健康状态。第二，将病先防，按照“邪伏防发”的基本宗旨，通过机体微显的症状、体征表现，辨明机体实际状况，以养生调摄为主，以一定的治疗手段为辅，消除未起之患的始动、促发因素，及时调摄、恢复机体的失谐状态，从而有效恢复并保持机体阴平阳秘、身心和谐的健康状态。第三，既病防变，疾病发生后，必须认识疾病的原因和机理，掌握疾病由表入里，由浅入深，由简单到复杂的发展变化规律，争取治疗的主动权，以防止其传变。第四，病后防复，按照“调摄为主、治疗为辅”的基本宗旨，采取各种相应措施，着力祛除留滞未尽之余邪，恢复机体气血精神、脏腑功能，促使机体完全恢复健康状态。

二、治未病的主要内容

（一）调摄精神

中医强调“形神合一”，重视精神因素在疾病发生、发展、传变、预后等方面所起的作用。《黄帝内经素问·上古天真论篇》指出：“恬淡虚无，真气从之，精神内守，病安从来。”即指思想上安定清净，使真气和顺，精神内守，无从得病。所以，调摄精神，可以增强正气抗邪能力，预防疾病。

（二）加强锻炼

恰当的锻炼对于抵御病邪的入侵具有重要意义。华佗创造的五禽戏，后世发展的太极拳、八段锦、易筋经等多种健身方法，不仅能增强体质，提高健康水平，预防疾病的发生，而且还对多种慢性病的防治有一定的作用。当然，中医强调运动，但又反对剧烈运动，正如孙思邈所说“养生之道，常于小劳，但莫大疲及强所不能堪耳。”

（三）顺应四时

《黄帝内经素问·四气调神大论篇》指出：“四时阴阳者，万物之根本也”“阴阳四时者，万物之终始也，死生之本也。逆之则灾害生，从之则苛疾不起，是谓得道”，充分体现了天地人相应的整体观念。强调个体必须适应自然气候变化，才能够避免疾病发生。

（四）生活起居应有规律

《黄帝内经素问·上古天真论篇》指出：“上古之人，其知道者，法于阴阳，和于术数，食饮有节，起居有常，不妄作劳，故能形与神俱，而尽终其天年，度百岁乃去。”指出要保持身体健康，精力充沛，益寿延年，就应该懂得自然变化规律，适应自然环境的变化，对饮食起居、劳逸等有适当的节制和安排。

（五）药物预防

中医药调治亚健康的优势在于根据个体的不同情况辨证施治，综合调理。调治的关键在于理气健脾、滋阴补肾，以及疏肝解郁、养心安神等。

（六）针灸推拿

运用针刺、艾灸、推拿手法作用于相应的穴位和皮肤、肌肉等处，以调整阴阳，疏通经络，运行气血，从而调整脏腑功能，沟通内外上下，使人体恢复阴平阳秘、脏腑功能活动协调和谐的状态。

三、健康管理与治未病

与治未病相结合的健康管理模式以传统中医药深厚的文化底蕴为理论基础，是具有中国特色的健康管理模式。中医治未病思想在慢性病的生活方式干预中具有独特优势，如糖尿病、高血压、脂肪肝等。收集中医四诊（望、闻、问、切）资料，同时结合西医体格检查和辅助检查以明确诊断，进行中医证型和体质辨识，根据健康管理需求找出相关危险因素、伴发或并发症，并通过调查问卷了解患者对疾病的认识和健康需求，从而建立健康档案数据库，将其分类纳入健康、亚健康、患者人群中，制定分层管理策略和具有中医特色的健康宣教、干预体系。通过健康管理筛查，突出中医治未病的优势，在注重调节人体整体机能的基础上，更加重视个体体质及个体之间的差异性，对服务对象采取合理有效的咨询指导和干预，阻断疾病的发生与发展，达到帮助民众不生病、少生病、晚生病的目的。

第三节　中医治未病在健康管理中的应用

中医认为，健康的本质是和谐，《黄帝内经灵枢·本脏篇》指出：“是故血和则经脉流行，营复阴阳，筋骨劲强，关节清利矣。卫气和则分肉解利，皮肤调柔，腠理致密矣。志意和则精神专直，魂魄不散，悔怒不起，五脏不受邪矣。寒温和则六腑化谷，风痹不作，经脉通利，肢节得安矣。”此“气血和”

即人体气血运行和畅；“志意和”即精神活动正常；“寒温和”即能适应外界寒温环境。可见，中医认为，“和”的内涵是多元的统一、动态的协调、变化的适度。因此，中医治未病需要以维护和谐及恢复和谐为宗旨。中医治未病理论和实践充分体现预防为主的思想，是具有中国特色的健康管理。中医体质辨识是实践治未病的方法。治未病在健康管理中的运用，主要体现在体质辨识及调理和特殊人群的调理等。

一、体质辨识

（一）体质的基本概念

体质是指人体禀赋于先天，受后天多种因素影响，在其生长发育和衰老过程中，所形成的形态上和心理、生理功能上相对稳定的特征，这种特性往往决定着机体对某些致病因素的易感性和病变过程的倾向性。

中医的体质概念与人们常说的气质不同。所谓气质，是指个体在心理和行为上的特质，它描述了一个人的情绪反应、活动水平、社交倾向等心理特征。而体质是生理和心理特征的综合反映。因此，两者有着不可分割的内在联系，但体质可以包括气质，气质不等于体质。

（二）体质学说与养生的关系

中医一贯重视对体质的研究，在《黄帝内经》里，就对体质学说进行了多方面的探讨，不仅注意到个体差异性，并从不同角度对人的体质作了若干分类。如《黄帝内经灵枢》中的《阴阳二十五人篇》和《通天篇》，就提出了五行和阴阳两种分类方法。在《黄帝内经素问·异法方宜论篇》里还指出，东南西北中五方由于地域环境气候不同，居民生活习惯不同，所以形成不同的体质，易患不同的病症，因此防治方法也要随之而异。后世医家在《黄帝内经》有关体质学说的基础上续有发挥，如朱丹溪《格致余论》说：“肥人多湿，瘦人多火，白者肺气虚，黑者肾不足。形色既殊，脏腑亦异，外证虽同，治法迥别也。”叶天士研究了体质与发病的关系，在《外感湿热篇》中说：“吾吴湿邪害人最广，如面色白者，须要顾其阳气……面色苍者，须要顾其津液……”强调了治法须顾及体质。吴德汉在《医理辑要·锦囊觉后篇》中说：“要知易风为病者，表气素虚；易寒为病者，阳气素弱；易热为病者，阴气素衰；易伤食者，脾胃必亏，易劳伤者，中气必损。”说明了不良体质是发病的内因，体质决定着对某些致病因素的易感性。这就为因人摄生提供了重要的理论根据。

人们在实践中认识到，体质不是固定不变的，外界环境和发育条件、生活条件的影响，都有可能使体质发生改变。因此，对于不良体质，可以给予健康管理，通过有计划地改变周围环境、改善劳动、生活条件和饮食营养，以及加强体育锻炼等积极的养生措施，提高其对疾病的抵抗力，纠正其体质上的偏颇，从而达到防病延年之目的。

（三）体质的分类

中医对体质的分类，主要有阴阳五行分类、阴阳太少分类、禀性勇怯分类、体型肥瘦分类等。

随着中医临床医学的发展，为了更好地与临床辨证用药相结合，现代中医常用的体质分类法着眼于阴阳气血津液的虚实盛衰，把人体分为正常体质和不良体质两大类。凡体力强壮、面色润泽、眠食均佳、二便通调，脉象正常、无明显阴阳气血偏盛偏衰倾向者，为正常体质。不良体质多分为阴虚、阳虚、气虚、血虚、阳盛、痰湿、血瘀、气郁等类型。

（四）不良体质的健康计划

对于中医之阴虚、阳虚、气虚、血虚、阳盛、痰湿、血瘀、气郁等不良体质，采取中医养生的方法，根据不同体质，分别选择进行精神调养、起居调摄、体育锻炼、食药调养等健康计划。

1. 阴虚体质　体质特点是形体消瘦，午后潮热颧红、口咽干燥，心中时烦，手足心热，少眠，便干，尿黄，不耐春夏，多喜冷饮，脉细数，舌红少苔。

(1) 精神调养：阴虚体质之人性情急躁、常常心烦易怒，这是阴虚火旺、火扰神明之故，故应遵循《内经》中的“恬淡虚无”“精神内守”之养神大法。平素加强自我涵养，自觉地养成冷静、沉着的习惯。在生活和工作中，对非原则性问题，少与人争，以减少激怒，并适当节制性生活。

(2) 起居调摄：在炎热的夏季，应注意避暑。“秋冬养阴”对阴虚体质之人更为重要，特别是秋季气候干燥，更易伤阴。居室环境应安静。

(3) 饮食调养：饮食调理的原则是育阴潜阳，宜芝麻、糯米、蜂蜜、乳品、甘蔗、蔬菜、水果、豆腐、鱼类等清淡食物，可食用沙参粥、百合粥、枸杞粥、山药粥。条件许可者，可食用燕窝、银耳、海参、龟肉、蟹肉、冬虫夏草等。少吃葱、姜、蒜、韭、椒等辛辣燥烈之品。

(4) 体育锻炼：不宜过激运动，着重调养肝肾功能,太极拳、八段锦、内养操等较为适合。

(5)药物养生:可选用滋阴清热、滋养肝肾之品,如女贞子、山茱萸、五味子、旱莲草、麦门冬、天门冬、黄精、玉竹、枸杞子、龟板等药。常用中成药有六味地黄丸、大补阴丸等。还可根据阴虚体质的不同部位而区别应用,如肺阴虚,宜服百合固金汤;心阴虚,宜服天王补心丸;肾阴虚,宜服六味地黄丸;肝阴虚,宜服一贯煎。

2. 阳虚体质　体质特点是形体白胖,或面色淡白,平素怕寒喜暖、手足欠温,小便清长,大便时溏,唇淡口和,常自汗出,脉沉弱,舌淡胖。

(1)精神调养:阳气不足的人常表现出情绪不佳,如肝阳虚者善恐、心阳虚者善悲。因此,要善于调节自己的感情,消除或减少不良情绪的影响。

(2)起居调摄:因适应寒暑变化能力较差,稍微转凉,即觉冷不可受。因此,在严寒的冬季,要"避寒就温",在春夏之季,要注意培补阳气。

(3)体育锻炼:因"动则生阳",故阳虚体质之人,要加强体育锻炼。春夏秋冬,坚持不懈。具体项目,因体力强弱而定,如散步、慢跑、太极拳、五禽戏、八段锦及适当的球类活动和各种舞蹈等,亦可常作日光浴、空气浴,强壮卫阳。

(4)饮食调养:应多食有壮阳作用的食品,如羊肉、狗肉、鹿肉等。也可根据"春夏养阳"的法则,夏日三伏,每伏可食附子粥或羊肉附子汤一次,配合天地阳旺之时,以壮人体之阳。

(5)药物养生:可选用补阳祛寒、温养肝肾之品,常用药物有鹿茸、蛤蚧、冬虫夏草、巴戟天、淫羊藿、仙茅、肉苁蓉、补骨脂、杜仲、续断、菟丝子等,成药可选用金匮肾气丸、右归丸。

3. 气虚体质　体质特点是形体消瘦或偏胖,面色㿠白,语声低怯,常自汗出,动则尤甚,体倦健忘,舌淡苔白,脉虚弱。

(1)饮食调养:可常食粳米、糯米、小米、大麦、山药、大枣、胡萝卜、香菇、鸡肉、鹅肉、兔肉、鹌鹑、牛肉等。若气虚甚,可选用人参莲肉汤补养。

(2)药物养生:平素气虚之人宜常服金匮薯蓣丸。脾气虚,宜选四君子汤,或参苓白术散;肺气虚,宜选补肺汤;肾气虚,多服肾气丸。

4. 血虚体质　体质特点是面色苍白无华或萎黄,唇色淡白,不耐劳作,易失眠,舌质淡,脉细无力。

(1)起居调摄:要谨防久视伤血,不可劳心过度。

(2)饮食调养:选用荔枝、黑木耳、菠菜、胡萝卜、猪肉、羊肉、牛肝、羊肝、甲鱼、海参等有补血养血作用的食物。

(3)药物养生:可常服当归补血汤、四物汤或归脾汤。若气血两虚,则须气血双补,选八珍汤、十全大补汤或人参养荣汤。

5. 阳盛体质　体质特点是形体壮实、面赤、声高气粗、喜凉怕热、喜冷饮、小便热赤,大便熏臭等。

(1)精神调养:阳盛之人好动易怒,故平日要培养良好的性格,有意识地控制自己的情绪,遇到可怒之事,用理性克服情感上的冲动。

(2)体育锻炼:积极参加体育活动,让多余阳气散发出来。可根据爱好选择游泳、跑步、武术、球类等运动。

(3)饮食调理:忌辛辣燥烈食物,如辣椒、姜、葱等,对于牛肉、狗肉、鸡肉、鹿肉等温阳食物宜少食用。可多食水果、蔬菜,如西瓜、苦瓜、番茄、丝瓜等。酒性辛热上行,阳盛之人切忌酗酒。

(4)药物调养:可常用菊花、苦丁茶沸水泡服。大便干燥者,用麻子仁丸,或润肠丸;口干舌燥者,用麦门冬汤;心烦易怒者,可服丹栀逍遥散。

6. 血瘀体质　体质特点是面色晦滞,口唇色暗,眼眶暗黑,肌肤干燥,舌紫暗或有瘀点,脉细涩。

(1)精神调养:血瘀体质在精神调养上,要培养乐观的情绪。精神愉快则气血和畅,营卫流通,有利血瘀体质的改善。反之,苦闷、忧郁则可加重血瘀倾向。

(2)体育锻炼:多做有益于心脏血脉的活动,如各种舞蹈、太极拳、八段锦、保健按摩术,均可实施,以助气血运行为原则。

(3)饮食调理:可常食桃仁、油菜、黑豆等具有活血祛瘀作用的食物,酒可少量常饮,醋可多吃,也可食用山楂粥、花生粥。

(4)药物养生:可选用活血养血之品,如地黄、丹参、川芎、当归、五加皮、续断等。

7. 痰湿体质　体质特点是形体肥胖,肌肉松弛,嗜食肥甘,神倦身重,懒动嗜睡,口中黏腻,或便溏,舌体胖,苔滑腻,脉濡而滑。

(1)起居调摄:不宜居住在潮湿的环境里;在阴雨季节,要注意防止湿邪的侵袭。

(2)饮食调理:少食肥甘厚味,酒类也不宜多饮,食勿过饱。可多食一些具有健脾利湿,化痰祛湿的食物,如白萝卜、紫菜、海蜇、洋葱、枇杷、白果、扁豆、薏苡仁、蚕豆、包菜等。

(3) 体育锻炼：痰湿之体质，多形体肥胖，身重易倦，故应长期坚持体育锻炼，散步、慢跑、球类、武术、八段锦、五禽戏，以及各种舞蹈，均可选择。

(4) 药物养生：痰湿之生与肺脾肾三脏关系最为密切，故重点在于调理肺脾肾三脏。若因肺失宣降，津失输布，液聚生痰者，当宣肺化痰，方选二陈汤；若因脾不健运，湿聚成痰者，当健脾化痰，方选六君子汤，或香砂六君子汤；若肾虚不能制水，水泛为痰者，当温阳化痰，方选金匮肾气丸。

8. 气郁体质　体质特点是形体消瘦或偏胖，面色苍暗或萎黄，时或性情急躁易怒，易于激动，时或忧郁寡欢，胸闷不舒，时欲太息，舌淡红苔白、脉弦。

(1) 精神调摄：气郁体质之人，性格内向，神情常处于抑郁状态，根据《黄帝内经》"喜胜忧"的原则，应多参加社会活动，集体文娱活动，常看喜剧、滑稽剧、听相声，以及励志类型的电影、电视。多听轻松、开朗、激动的音乐，以提高情志。多读积极的、有趣的、展现美好生活的书籍，以培养开朗、豁达的性格。

(2) 体育锻炼：多运动、多旅行，因体育和旅行均能活动身体，流通气血。既欣赏了自然美景，调剂了精神，呼吸了新鲜空气，又能沐浴阳光，增强体质。

(3) 饮食调养：可少量饮酒，以活动血脉，提高情绪。多食一些行气的食物，如橙子、柑皮、韭菜、大蒜、高粱、刀豆等。

(4) 药物养生：常以香附、乌药、川楝子、小茴香、青皮、郁金等善于疏肝理气解郁的药为主组成方剂，如越鞠丸等。若气郁引起血瘀，又当配伍活血化瘀药。

二、特殊人群的健康计划

中医强调"因人制宜"，对不同特征人群，宜采取不同健康计划进行中医健康指导。

(一) 0~6 岁儿童中医健康指导

对 0~6 岁儿童，通过中医食疗、中医小儿推拿等常见方法，既可起到防病治病的作用，又解决了小儿服药难的问题。应广泛普及中医关于儿童的日常保健知识，加强儿童保健，倡导科学育儿，以降低儿童多发病、常见病的发病率，提高疾病的防治水平。

(二) 孕产妇中医健康指导

中医在女性养生中有丰富的经验和简、便、廉、验的特点，在孕产妇健康管理中充分发挥中医优势，广泛推广常见中医保健适宜技术，对于孕产妇健康管理具有重要的意义。

中医在孕期保健方面有诸多论述，例如《医学研悦·辄嗣全书》曰："求嗣五禁：一曰寡欲，二曰节劳，三曰息怒，四曰戒酒，五曰薄味。"《万氏妇人科》曰："妇人受胎之后，所当戒者，曰房事，曰饮食，曰七情，曰起居，曰禁忌，曰医药。须预先调养，不可少犯，以致伤胎难产，且子多疾，悔之及。"

产后由于产时用力汗出和产创出血，阴血骤虚，卫表不固，抵抗力下降；恶露排出，血室已开，胞脉空虚，此时若护理不当，将息失宜，每易引起疾病。"伤胎难产，且子多疾，悔之无及。"故产妇卧室要清洁明亮空气新鲜，冬要保暖，夏要通风，但需要避风寒。为了补充分娩的消耗，产后必须增加营养。亦可每日用鲫鱼煮汤饮食之以促进乳法分泌。《医学心悟》指出："至半月后，可食鸡子，亦须打开煮之。方能养胃。满月之后，再食羊肉、猪蹄少许"。

(三) 老年人中医健康指导

老年人体质特点是多虚、多瘀、多痰。对老年人进行传统中医保健可以有效地预防疾病的发生，促进疾病康复，提高生活质量。人到老年，机体的器官组织形态和功能都发生了退行性变化，脏腑气血生理机能自然衰退，阴阳失衡；同时随着社会角色和地位的改变，会带来心理上的变化，易出现孤独寂寞、忧郁多疑、烦躁易怒、失落等心理状态。因此，对于老年人的养生保健应从心理调摄、饮食调养、起居调摄、运动保健等多方面进行。

对老年人，可以每年进行一次中医健康状态评估，结合其中医体质特点和健康状态给予中医保健的处方和健康教育指导，并对其进行定期随访。

中医治未病理论及实践在历史的长河中，为中华民族的繁衍昌盛作出了巨大贡献。随着医学发展模式的转变，医学关注的对象逐渐由"已患者群"向"未患者群"转变，医学干预的切入点正在逐步前移，医学研究的重心也从治疗疾病逐渐转向维护健康状态。作为中医重要组成部分的治未病理论，体现出中医防重于治的医学思维，符合医学发展的趋势。走进新时代，中医治未病必将为提高全民健康素质和慢性病防治、康复养老水平作出卓越的业绩。

(冯志成)

参考文献

1. 郑洪新, 杨柱. 中医基础理论 [M]. 北京: 中国中医药出版社, 2021.
2. 李灿东, 方朝义. 中医诊断学 [M]. 北京: 中国中医药出版社, 2021.
3. 马烈光, 章德林. 中医养生学 [M]. 北京: 中国中医药出版社, 2021.
4. 王培玉. 健康管理学 [M]. 北京: 北京大学医学出版社, 2012.
5. 王琦. 9 种基本中医体质类型的分类及其诊断表述依据 [J]. 北京中医药大学学报, 2015, 28 (4): 18.
6. 赵文, 李思汉, 李灿东. 基于健康状态探讨治未病现代发展 [J]. 中华中医药杂志, 2019, 34 (7): 2845-2848.
7. 方旖旎, 王琦, 张国辉, 等. 中医体质学在"治未病"中的应用研究 [J]. 中医杂志, 2020, 61 (7): 581-585.
8. 师建平, 张志芳. 米子良运用治未病思想论治痛风经验 [J]. 中华中医药杂志, 2020, 35 (10): 5042-5045.
9. 陈靖, 刘晓丹, 张好. 中医治未病内涵解析及新时期发展策略探究 [J]. 时珍国医国药, 2021, 32 (7): 1701-1703.

第五章 健康教育学及其应用

健康教育理论与实践与健康管理有着密切的联系。首先,两者的目的都是维护大众健康。其次,两者的基本思路一致。最后,两者的基本方法和技术相通。尽管健康管理更加注重管理学、风险评估和信息技术,但健康教育的方法的确是健康管理必不可少的基本方法,且渗透到健康管理的各主要环节。因此,健康教育的基本理论和方法对于健康管理具有重要意义。

第一节 健康教育概述与发展

健康教育长期以来在维护大众健康的过程中发挥着积极作用,应该说它是各类维护健康专业工作的基础性工作。本节简要介绍其定义、原则、理论与方法。

一、健康教育概述

(一) 健康教育的定义

健康教育至今尚无一致公认的标准定义。我国学者认为,健康教育是以传播、教育、干预为手段,帮助个体和群体改变不健康行为和建立健康行为为目标,以促进健康为目的所进行的系列活动及其过程。

以上定义强调了健康教育的主要方法是传播、教育、干预,重点是人群及其健康相关行为。其目标是鼓励大众养成健康的生活方式,合理地利用现有卫生服务设施,改善生活环境,提高生活质量。其任务包括了疾病的预防控制、帮助患者更好地治疗和康复、帮助普通人群主动提高健康水平。国内也有学者把健康教育概括为"知、信、行",即健康教育是为协助人们自愿采纳有益于健康行为所设计的各种学习活动。

(二) 健康教育作用与原则

1. 健康教育的作用

(1) 实现初级卫生保健的先导:《阿拉木图宣言》把健康教育列为初级卫生保健各项任务之首,并指出健康教育是所有卫生问题、预防方法及控制措施中最为重要的,是能否实现初级卫生保健任务的关键。第36届世界卫生大会(world health assembly,WHA)和世界卫生组织第68次会议根据初级卫生保健原则重新确定了健康教育的作用,提出了"初级卫生保健中的健康教育新策略",强调了健康教育是策略而不是工具。

(2) 卫生事业发展的战略举措:这一点已经得到全世界的公认。多数国家和我国的疾病谱和死亡谱发生了根本性的变化,主要死因已不再是传染病和营养不良,而被慢性非传染性疾病所取代,这些疾病多与不良的生活方式与行为(占60%),职业和环境因素有关。只能通过健康教育促使人们自愿地采纳健康的生活方式与行为,降低致病的危险因素,预防疾病,促进健康。正如前世界卫生组织总干事中岛宏博士在第13届世界健康教育大会开幕式上说:"我代表世界卫生组织向大家保证,健康教育的极端重要性将得到承认。我向大家保证,我们将对这一领域给予优先考虑,其理由是十分充分的,而且也是全世界迫切需要的。"

(3) 一项低投入、高效益的保健措施:健康教育可以改变人们不良的生活方式与行为,降低自身制造疾病的危险性,是一项一本万利的措施。美国疾病预防控制中心的一项研究表明,如果美国男性公民不吸烟,不过量饮酒,采纳合理饮食和进行经常性锻炼,其寿命可望延长10年,而美国用于提高临床医疗技术的投资,每年数千亿计,却难以使全国人口期望寿命增加1年。显然,2亿多美国人民只要适当改变行为,将会大幅度降低有关疾病的发病率和死亡率,并减少医疗费用。世界卫生组织调查显示,预防是最符合成本效益的干预措施,即在预防上多投入1元,治疗费就可减少8.5元,并可省下100元的抢救费。

(4) 提高国民健康素养,动员自我健康管理的有效途径:自我保健是保健模式从"依赖型"向

“自助型”发展的体现，它要求个人具备一定的健康素养并发挥主观能动性。世界各国开展了大型健康教育活动，包括美国的“健康的国民”，英国的“预防和健康，人人有责任”，加拿大的“健康影响模式”，澳大利亚的“健康的澳洲人”，日本的“国民健康生活方式”“健康的钥匙在您手中”以及我国的“中国公民健康素养66条”“全民健康生活方式行动”等。这些健康教育项目不仅注重提高国民健康素养，更着眼于动员民众的自我健康管理，激发人们对健康的责任感。只有通过健康教育才能提高自我健康管理意识和相关能力，增强自觉性和主动性，促使人们实行躯体上的自我保护、心理上的自我调节、行为与生活方式上的自我控制和人际关系上的自我调整，从而提高人口的健康水平。

(5) 解决看病难，缓解医患矛盾的措施之一：健康教育可以提高公众的健康素养水平，增强保健意识，知信行基本统一，养成健康的生活方式和行为，实现少得病、晚得病，不得大病的目标，看病难的问题也就能逐渐缓解。健康教育还可以使公众了解疾病的发生发展规律和医学服务的局限性，理解有许多病是治不好的，有一些抢救也不一定能成功。健康教育可使医患之间的信息基本对等，有利于双方沟通并促进医患关系和谐，逐渐缓解医患矛盾。

2. 健康教育的原则　为了教育效果，不论何种形式的健康教育及传播材料制作，都应遵循以下基本原则。

(1) 思想性：健康教育可能会涉及政治问题，因此，一定要在思想上与党中央保持一致，要注意环境与场所，需要谨慎用词并掌握好度，不能出现不利于团结、不利于大局治理的观点，本着“帮忙不添乱”的原则，为国家健康治理作贡献。特别是当心理健康教育涉及人生观、价值观和世界观时，要恰当地与政治思想教育相结合，互相渗透，不能有杂音。

(2) 科学性：健康教育的生命力在于科学性，背离科学性就会误导公众，直接后果就是不但不能保健还会损害健康。所以，需要筛选、甄别健康教育的内容，保证信息科学真实且查有出处，切忌道听途说，避免说过头、片面、绝对的内容，不准确、不确定、没把握的话宁愿不讲。

(3) 针对性：有针对性的健康教育是取得良好效果的保证。不同年龄、性别、学历、职业、成长环境、收入、健康状况的群体或个体对健康教育的内容、形式需求各不相同。另外，在开展健康教育时，还应考虑政策、民族、文化、地域、经济等社会因素的差异性，否则难以达到预期效果。对于一些具有时效性的热点健康问题，应注意及时更新数据，掌握最新的知识与技能。

(4) 通俗性：健康教育内容一定要经过加工，达到通俗易懂的水平，否则，目标人群听不懂，就谈不上教育效果。学医深入难，浅出更难，根据教育对象把信息加工到他们能听懂、看懂的水平不是一件容易的事，需要借助科普创作的基本功来实现。

(5) 实用性：健康教育的最终目的是让目标人群学了能用，因此，教育时必定要考虑所选内容对目标人群是否有用，且实用核心信息应占教育时间的一半以上，同时要考虑可操作性。

(6) 趣味性：健康教育和其他教育一样，本身是枯燥的，要让目标人群愿意听、愿意看且乐于接受，那就必须在趣味性、艺术性上下功夫，力争做到形式多样，寓教于乐，取得最佳效果。

(7) 经常性：健康教育伴随着人的一生，除了通用的基础健康教育内容外，不同的年龄阶段有特定的保健知识和技能需求。特别是对已经形成不良生活方式和行为的个体，一次教育未必有效，应当反复多次强化。因此，健康教育是一项经常性的工作。

(三) 健康相关行为改变理论

在实际工作中并非所有的健康教育干预都能取得成功，只有当对目标行为及其影响因素有了明确认识时，健康教育活动才有可能达到预期目的。近几十年来，行为科学理论发展迅速，涉及健康相关行为发生发展的动力、过程以及内外部影响因素的作用机制等理论，这些理论对解释和预测健康相关行为并指导健康教育项目设计、实施和评价具有重要作用。本节着重介绍健康教育领域两个应用较多的理论模式。

1. “知-信-行”模式的概念与理论框架　“知-信-行”模式(knowledge-attitude-belief-practice，KABP或KAP)是西方学者于20世纪60年代提出的行为理论模式。这一理论将人们行为的改变分为获取知识、产生信念及形成行为三个连续过程。“知-信-行”模式是认知理论和动机理论等在健康教育中的应用，是有关行为改变的较成熟的理论模式。该理论认为，卫生保健知识和信息是建立积极、正确的信念与态度，进而改变健康相关行为的基础，而信念和态度则是行为改变的动力。只有当人们了解了有关的健康知识，建立起积极、正确的信念与态度，才有可能主动地形成有益于健康的行为，进而改变危害健康的行为。

2. 健康信念模式的概念与理论框架　健康信念模式（health belief model，HBM）是 20 世纪 50 年代由美国公共卫生领域的社会心理学家提出的，它不但被用于解释行为的发生、维持和改变，而且也被用来指导行为干预。HBM 的核心是相关疾病威胁知觉和行为评估，前者依赖于对疾病易感性和疾病后果严重性的认识，后者包括行为改变的有效性，行为改变的投入和收益，以及行动实施的障碍等评估。

（四）健康传播理论

1. 健康传播　健康传播是传播学的一个分支，是健康教育的重要手段和策略。健康传播就是有效地传递那些与健康有关的、影响人们态度和行为方式改变的知识，从而有效地预防疾病、提高国民生活质量和健康水准。按照传播的规模，可将人类传播活动分为五种类型：自我传播、人际传播、群体传播、组织传播和大众传播。在大众媒介高度发达的今天，人际传播和群体传播依然是人们最基本、最常用和最灵活的传播手段。在健康教育社会动员中，组织传播发挥着重要作用。国内外实践表明，多种传播手段的综合运用，是健康教育有效的干预策略之一。

2. 拉斯韦尔传播模式　著名的拉斯韦尔模式或称“5W”传播模式抓住了传播的主要方面，把繁杂的传播现象用 5 个要素概括，具有综合、简洁明了的特点，它不但提出了一个完整的传播结构，还提出了对应的 5 个方面的研究范围和内容，从而形成了传播学研究的 5 大领域，为传播学研究奠定了基础，如图 2-5-1。

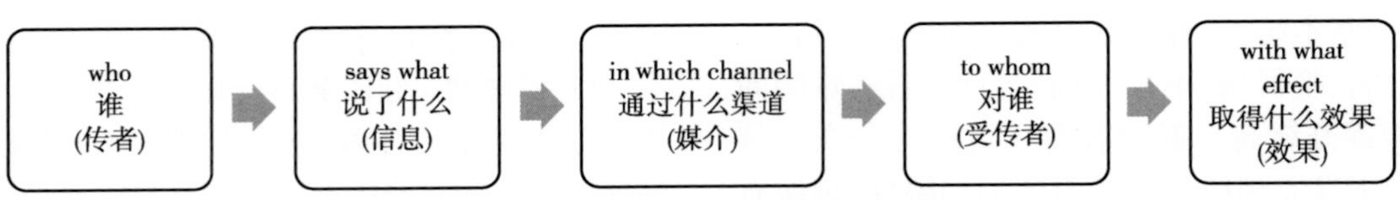

图 2-5-1　拉斯韦尔五因素传播模式

（五）健康教育方法与技能

健康教育是健康管理的基本策略，健康管理人员不仅要具备基本的健康教育理论知识，更要了解和掌握常用的健康教育操作技能。健康教育实用方法与技能主要包括健康科普信息的收集与加工、科普讲座的方法与技巧、健康教育传播材料制作与使用、健康教育活动策划、场所和专题健康教育、团体行为训练，及健康教育项目设计、实施与评价等。

二、国际健康教育兴起与发展

健康教育的发展有着悠久的历史及自身特点，了解历史发展的脉络可以以史为鉴汲取经验与教训并展望未来。

健康教育的发展离不开国际组织的指导与协调。国际健康教育组织主要有两个：一是世界卫生组织公共卫生信息与健康教育司。世界卫生组织建立（1948 年）伊始，就在总部设立健康教育组，1977 年制定了“健康为人人”的政策框架，并于 1978 年召开了国际初级卫生保健大会，发表了《阿拉木图宣言》，这是人人健康运动过程中的重要里程碑，也是健康促进发展的雏形。1989 年又设立公共信息与健康教育司，并在各地区均设有健康教育机构。二是 1951 年成立于法国巴黎的国际健康教育联盟，它的宗旨是通过健康促进与健康教育来提高人们的健康水平，1994 年更名为国际健康促进与健康教育联盟，是唯一的全球性健康促进与健康教育工作者的非政府机构，每三年组织 1 次。

全球健康教育工作总体形势不错，但各国发展不平衡，其中，发达国家比较重视，建立健全了国家和地区级的健康教育机构。措施包括：实施人才战略，重视健康教育专业教育与人才培养，在医学类和师范类院校设置教研室，美国 96% 以上的医学院校均开设有健康教育课程；健康教育扎实，发达国家幼儿园、中小学、大学都开设有健康教育课程；重视经费的筹措，经费来源多样化。

三、国内健康教育的兴起与发展

中国健康教育的发展经历了兴起期（1912—1949 年）、发展期（1950—1959 年）、低谷期（1960—1976 年）、复兴期（1977—1982 年）、转型期（1983—1989 年），自 20 世纪 90 年代以来，中国健康教育进入了兴盛发展时期。

目前，健康教育网络已经形成，从中央到地方，从专业机构到基层组织都陆续建立和健全起来。除中国健康教育中心外，全国省、市、县都建有健康教育职能机构。学科建设有进展，十多所院校设置了健康教育教研室，将健康教育列为部分专业的必修课或者选修课，有不同层次、不同专业的规划教材。

现阶段我国健康教育工作体系由三个层次组成，即管理层、支撑层与实施层。管理层由国家卫生健康委员会宣传司健康促进处负责，主要制定健康教育与健康促进的目标、规划、政策和规范；支撑层主要由中国健康教育中心、省级健康教育机构和院校负责，主要研究解决健康教育工作环节的各种问题和研究各类健康干预技术方法并指导、服务基层；实施层是基层健康教育专业人员（专职、兼职）和医务人员，具体完成各项健康教育工作。

在信息化时代，我国健康教育可以借助现代化技术和数字化平台更加广泛地开展。通过机器学习和数据分析技术对大规模的健康数据和个人特征进行处理，生成个体化的健康信息，人们可以获得定制化的健康建议和健康教育内容。通过结合虚拟现实和增强现实技术，并开发聊天机器人和虚拟助手，人们可以参与互动式的健康教育活动，模拟真实场景，获得更为直观、生动的学习体验。随着健康教育学术团体的不断壮大，每个团体都在各自的专业及活动范围内做了大量的实践与推广工作。相关专题工作会议和学术会议逐年增多，内容新颖，为健康教育工作者提供了很多学习和交流的平台。

第二节　健康教育的主要方法与技能

健康教育既是卫生工作的一部分，也是一种方法。基于传播、教育和行为理论，健康教育工作者探索了许多行之有效的健康教育方法和技能。

一、健康教育活动策划

随着社会经济的快速发展，各种以传播健康信息、倡导健康生活方式、营造良好社会氛围为主要目的的义诊、健康咨询、科普讲座和健康展览等活动逐渐引起社会各界的关注，各种群体性健康教育活动也越来越多地出现在健康管理领域，并逐渐显示出其重要作用。

（一）健康教育活动策划的定义

健康教育活动是指有目的、有计划、有步骤地组织众多机构和人员参与的活动，更加注重群体效应和创设舆论导向，其紧紧围绕提高群体保健知识水平、确立健康观念、养成健康行为、促进健康社会环境和政策而进行。策划是健康教育活动成功的关键，也是开展一项活动必须有的过程。

活动策划是指有关人员根据活动的目的要求，在历史及现状调查的基础上，根据掌握的各种信息，分析现有条件，设计切实可行的行动方案的过程，属于活动的设计阶段。

策划内容主要包括活动名称、举办机构、举办地点、举办时间、活动规模、活动定位、邀请专家事宜、活动进度计划、现场管理计划和相关活动计划等。

（二）健康教育活动策划的特点

活动策划是一项综合性工作，是发现问题、分析问题、解决问题的过程。健康教育活动具有一定的目的性，是基于对现实情况的了解、研究和分析的过程，同时也是制订行动方案的过程。

（三）健康教育活动策划的原则

健康教育活动策划要遵循以下基本原则。

1. 社会性原则　强调全社会参与、多部门协调。

2. 创新性与可操作性相结合的原则　千篇一律是活动策划的大忌，只有创新性的策划才具有生命力。尤其是周期性活动，创新性显得格外重要。在注重创新性的同时，还要考虑可操作性。

3. 可持续性原则　活动的策划还必须考虑健康教育的后续影响。

（四）健康教育活动策划的步骤

健康教育活动策划主要包括五个步骤，即调查了解需求、可行性分析、协调沟通、方案撰写、论证及审批。

1. 调查了解需求　调查是指在一定环境下，系统地搜集、分析和报告有关活动信息的过程，是做好策划活动的第一项工作。调查的内容可包括法律法规和相关政策、历史资料、社会热点、市场调查、时间、场地、目标人群健康需求等。

2. 可行性分析　是为了取得最佳效果，策划者要对策划的可靠性、实施的可操作性和活动的综合效益进行全面、系统的分析和科学论证，并为决策者提供决策参考意见。可行性分析包括环境、财力、物力、场地、设备物资、预测效益、应急措施等。

3. 协调沟通 在调查和论证的基础上，策划者对整项活动有了初步的掌握，为了使活动成功策划与实施，还需要积极与各级领导和相关部门事先进行沟通，争取政策、空间、人力、物力等资源的支持。

4. 撰写方案 在取得上级领导和相关部门的支持后，策划者就要着重进行策划方案的设计与撰写。

5. 方案论证及报批 基本成型的活动策划方案经内部论证及报批，并根据多方建议及领导的批示意见进行修改，最终定稿。

（五）健康教育活动的实施

策划方案被批准后，要制订行动计划表，由主管领导组织召开方案协调会，按计划落实任务到具体组织或人，之后按计划实施。

二、健康传播材料制作与使用

（一）健康传播材料的概念

健康传播材料是指为配合健康教育活动而制作和使用的辅助材料，是健康教育信息的有效载体，合理使用健康传播材料不仅可以丰富传播活动的内容与形式，也能增加受众对健康传播活动的兴趣，更能增强受众对传播信息的理解，深化健康传播的效果。因此，要求健康教育工作者在健康传播过程中，要以受众为中心，加强受众研究，制订适宜的传播策略，从而研制实用的传播材料。

（二）健康传播材料的分类

在日常生活中，传播材料多种多样。报纸、杂志、橱窗海报、电视节目、广播、电影等都是常见的传播材料形式。常见的分类方式有以下几种：①根据传播关系，可分为人际传播材料、组织传播材料、大众传播材料和分众传播材料；②根据健康信息载体，可分为纸质材料（书籍、报纸、杂志、折页、小册子、海报、传单等），声像材料（录音带、录像带、VCD、DVD 等）及电子类材料；③根据健康信息表现形式，可分为文字图片类、声音类、影像类、电子技术类和新媒体类等。

虽然，上述健康传播材料表现形式各有不同，但不论哪种形式，都应具备传播速度快、作用范围广、针对性强、信息影响力强，同时内容遵循医学规律等特点。

（三）健康保健信息的获取

健康知识必须经过具有相关医学背景的专业人员作为“把关人”进行编写和审核，不可断章取义、以偏概全。健康信息的科学性很重要。

互联网为我们提供了海量的、良莠不齐的健康科普信息，但是要从中选取较为可靠、科学、实用的健康传播材料却并非易事。目前，最为有效的方式是通过鉴别健康传播材料的制作者或发布机构进行筛选。

此外，报刊也是获取健康知识和健康传播材料的途径，因为报刊内容是经过编辑二次加工的，有些内容可以直接使用。有关健康科普书籍的选择原则与报刊类似，也要考察作者和出版社。

（四）健康传播材料的制作

健康传播材料一定要满足特定的需求，若无现成材料可用，就得花时间、下功夫自己制作。健康传播材料制作要遵循一定的制作原则和程序。

1. 健康传播材料的制作原则 制作健康传播材料除了要遵循思想性、科学性、针对性、实用性、通俗性、趣味性、经常性七项原则外，还应考虑以下原则。

(1) 可及性：根据传播者的能力，受众的使用习惯和媒介偏好来选择传播材料。

(2) 及时性：力求将健康信息以最快、最通畅的渠道传递给目标人群。一般情况下，电视、广播、网络媒介是新闻传递最快的渠道。

(3) 经济性：传播材料制作必然存在经费问题，要注意在选择传播材料之初便要考虑可支配经费情况。

2. 健康传播材料的制作程序

(1) 了解分析实际需求：了解受众知、信、行基线水平，收集受众的主观知识需求与喜好形式，依此分析初步确定传播材料的内容与形式。

(2) 收集筛选信息，提出制作计划：根据传播目的、传播主题、传播对象的特点等对所收集的内容进行筛选，对不同内容的信息进行认真分析，从而确定传播的核心信息和纲目。然后，根据传播者（机构）自身条件，将传播受众的需求与现有制作条件相结合，提出详细的制作计划。制作计划应考虑使用传播材料的目标人群、材料种类、使用范围、使用办法、发放渠道、如何进行预试验、确定数量、如何评价和经费使用等。

(3) 信息加工，制作初稿：由于医学信息专业性很强，原始信息较难被非医学专业人群所接受。因此，所有医学知识制作为健康传播材料时都要进行科普化的信息加工。信息加工技巧如下。

1）专业术语转换。对于深奥、复杂的专业术语，要用容易被理解的普通词语替代。

2）避免说教，不能用“高对低”的姿态对待受众，要保持中立的态度，客观分析，讲清道理。

3）使用一些通俗、生动的加工技巧。常见的有顺口溜、讲故事、列数据等，也可运用比喻、排比、拟人等修辞方法。

（4）编排和设计：不管是哪一类传播材料，都要考虑美术设计和排版艺术，图文并茂给予读者或观众视觉冲击。

（5）预试验：是指在传播材料还没有正式制作前，应用设计初稿在一定数量的目标人群中进行传播，结合相应指标对目标人群进行调查，了解目标人群对信息的理解程度和表达方式的满意程度。主要目的是了解传播材料是否满足受众的需要，其针对性与适应性如何，受众有什么要求，材料中还存在哪些不足等，为传播材料的进一步完善提供依据。

（6）修改设计稿：预试验后，设计者根据预试验中发现的问题以及受众的意见对初稿进行修改。

（7）制作成品：制作过程中，要注意与编辑和厂家反复沟通，把好质量关。

三、健康教育知信行问卷

拟定调查问卷是进行健康教育的一种基本技能和现场调查的基本手段。健康教育知信行问卷一般用于了解目标人群的卫生保健知识、态度、信念及行为现状和评价健康教育的效果，了解受众对健康教育的主观要求，对健康教育方法的接受程度等多方面信息，是健康教育研究最常用的一种收集资料的工具。

在实践中，依据问卷答案的形式，健康教育知信行问卷的设计一般采用封闭式与开放式问题相结合的形式。

（一）健康教育知信行问卷编制的原则

健康教育知信行问卷在编制时，应注意其合理性、普适性、逻辑性、明确性，避免心理诱导倾向，涉及政策、伦理、社会规范、个人隐私等敏感问题时应注意保密，同时问题编制应便于整理与分析。

（二）健康教育知信行问卷编制的步骤

1. 初步罗列调查条目。可以由研究工作组成员根据调查目的和内容，结合自己专业知识和个人经验等提出调查条目，也可以借用已有的同类调查表的条目，形成调查条目池。对调查对象的特征分析是拟定调查表的基础，包括分析调查对象的社会阶层、社会环境、文化程度、理解能力等社会文化特征。

2. 条目筛选。对提出的调查项目进行分析和筛选，以便精简调查条目。可采用专家咨询法或专题小组讨论。

3. 确定每个调查条目的提问形式和类型。

4. 确定每个条目的回答选项，回答的选项与条目的提问方式和类型有关。

5. 预调查及评价。将筛选出的调查条目按一定的逻辑顺序排列，形成初步的调查表，可采用专家评价和小组讨论等方法进行初步评价，修改完善后进行小范围的预调查，对调查表的信度、效度等特性进行评价。

6. 修改完善。在上述基础上进一步完善内容，形成最终的调查表。

（三）健康教育知信行问卷的一般格式

1. 说明部分与指导语说明部分可置于问卷的开头，文字要简洁、平易近人，使调查对象感到亲切。指导语用于解释如何填写问卷，或解释某些调查项目的含义。

2. 资料登录部分可分为三部分：①用于区分资料，如问卷编号、调查对象姓名、住址等。②用于核实资料，如调查日期、审核日期、调查员姓名。③用于分析资料，如备选答案编码。

3. 问卷主体即研究中所需要测量的变量和问题，是问卷中的主体部分。一般包括以下内容。

（1）个人基本情况：如姓名、性别、受教育程度、职业、婚姻状况、经济收入等。

（2）卫生保健知识：指与研究问题有关的知识。

（3）信念与态度：对所研究问题有关的信念和态度。

（4）行为：调查对象与所研究问题有关的行为。

（四）健康教育知信行问卷的问题设计

1. 确定变量类型　变量有两种类型分别为数值变量和分类变量。前者用来收集计量资料（如身高、体重、血压等），后者用来收集计数资料。分类变量又可分为无序分类变量（如血型、是否知道某项知识等）和等级分类（如对某种现象的态度可分为非常赞同、赞同、一般、不赞同、非常不赞同）。

2. 问题和答案形式的设计　问题形式的设计有填空式、是否式、多项选择式、表格式、矩阵式等，答案依据问题形式进行相应的设计。

3. 问题数量和顺序的设计　一份问卷应该包括多少个问题，取决于调查内容、样本性质、分析方法、拥有的人力、财力和时间等各种因素。一般来说，问卷不宜太长，通常应答者在 20 分钟以内完成为宜。

（五）预调查、调查问卷的修改和定稿

初步完成调查问卷设计和确定调查方法后，先由经过培训的调查员在小范围内作预调查，以检验调查问卷的可行性，以及设计的问卷是否与研究目的相符合。

预调查是问卷设计的一个重要步骤。即使是经验丰富的设计者经过深思熟虑后设计出的调查问卷，也会有需要进一步修改和完善的内容。只有当完成预调查并进一步修改调查问卷后，才能进行正式调查。

（六）评价与使用

编制的知信行问卷应进行分析与评价，分析和评价的内容包括知识题目的难度和区分度分析，信度和效度分析。

从问卷的使用角度讲，问卷可分为自填式问卷和访谈式问卷两类。自填式问卷可通过邮寄调查或当面调查来完成，而访谈式问卷则通过直接访谈或电话访谈来完成。以不同的方式使用问卷收集资料时，问卷在设计上略有不同，使用问卷的技巧也各有侧重。问卷调查后的资料，需要进一步规范和整理。资料整理主要包括资料的审核、资料的编码与录入、统计表与统计图的制作等三个方面的内容。

四、健康教育讲座技能

健康教育讲座是健康信息传播最常用的方法，也是一种艺术。健康教育讲座对讲座者的要求较高，除了具备丰富的健康教育专业知识（临床医学、预防医学、健康教育学、心理学、教育学、健康教育学相关学科等）和较强的综合能力（开发领导、组织协调、现场组织和实践工作等）外，还要懂得人际传播和演讲技巧，并具备良好的心理和身体素质。不管现代教育技术怎么发展，健康教育讲座都是最有效的健康信息传播方法。“讲”的能力是健康教育的基本功，可以利用现代教育技术使讲座效果更好，但条件不具备时同样可以讲出效果。因此，健康教育和健康管理工作者必须练好“讲”的基本功。

（一）健康教育讲座的定位

健康教育讲座是一种科普授课方式，既不同于正规刻板的专业理论授课，也不是夸张极具感染性的演讲，但这种科普授课方式要借鉴两者的精华。

（二）健康教育讲座技能

讲座过程一般可分为三个阶段：准备阶段、讲座阶段和答疑阶段。每个阶段的具体内容及原则概述如下。

1. 准备阶段　主要解决“讲什么”的问题，包括讲稿和 PPT 课件两方面的准备。

（1）讲稿准备：讲稿主要围绕“给谁讲”“讲什么”进行准备。一般来讲，讲稿包括前言、主体和结论三个部分，基本要达到主题突出、针对性强、条理清晰、简明实用等文稿要求。

（2）PPT 课件准备：科普讲座多借助 PPT，制作时应注意以下几点：①选择明亮的模板。②色彩选择应考虑投影仪播放效果。③字体选择粗体类，标题字号不小于 48 号，正文字号不小于 28 号。④单张幻灯片一般控制在 5~6 行，每行 10~15 字。⑤加图恰当，不能喧宾夺主。⑥幻灯片适当留白。

2. 讲座阶段　主要解决“怎么讲”的问题。讲座阶段是观点、知识点的表达，是一种语言展示。核心技能是表达技巧和控场技巧。

（1）入场：入场形式视大小场所、人群多少、听课对象不同而不同，灵活掌握。

（2）讲座开场：开场从形式到内容都要有新意，要有独创性。讲座开场有很多形式，如正统式、自我介绍式、轻松幽默式、聊天式、调查式、问题式、展览式、视频式等。一般 1 分钟左右即可。

（3）语言表达技巧：科普讲座语言表达是决定因素。语言表达技巧主要包括语言规范、得体，表达生动、通俗，有适当互动和反馈。

1）语言规范、得体：主要包括语言和体语表达的技巧及其规律。语言表达包括速度、语调、音量、吐字清晰、停顿；体语表达包括姿势、活动、手势、眼神及服装。整场讲座中，要注意每 10~15 分钟有明显变化。①语速：讲座者要能够控制说话速度，防止过快或过慢。②语调：语调要富于变化，以强调重点、变换语言刺激。③音量：声音要洪亮，讲话要让所有的听众听到，但不能喊话。④吐字清晰：讲座者的口齿要清楚，不要含糊不清，不要吞音。⑤停顿：讲座者要学会控制讲座的节奏，以节奏的变化表现不同的情感变化，必要时停顿。⑥克服习惯性口语：语言流畅，切忌语句中间出现“啊”“这个”等习惯性口语。⑦姿势：放松，自然站立，且重心要稳，切忌双脚交叉、双手托桌或单肘撑桌。⑧走动：可以略微走动，一是作为语言的补充，二是增强受众的参与性。走动要稳健，快慢合适，不能过于频繁。⑨手势：在讲座中，往往用手势来强调或描述某个观点或某种事物，但手势一定要用得合适，用得自然，切忌把手势始终固定在某个位置上，也要避免连续、过度使用手势。⑩眼神与表情：表情要自然、适度，要与内容贴切。还要随时与听众保持目光接触，关注各个方位的反应，切忌望天、望地、望黑板而忽视了听众的存在。⑪着装：讲座者的着装一定要得体、大方，一般着正装。

2）表达生动、通俗：科普讲座要做到表达生动、通俗，可以通过许多手段、方法和技巧来实现，如借用合适的道具、故事讲解、数据列举等。

3）适当互动：互动的目的是调动听众的参与意识。一般来讲互动分为声音互动和肢体互动。每场讲座可根据听众特点、场合大小、讲座内容设计几次互动。

（4）控场技巧：包括临场技巧、约束技巧、调动技巧和应对技巧。常见的需要适当控制的场景有怯场、乱场、冷场和闹场。不管是哪种情况，都应沉着、淡定，积极应对。如面对怯场时，要学会自我控制，调整情绪。具体方法：在讲座前通过深呼吸、活动四肢的方法来控制情绪，讲座开始时将注意力集中于受众，不要过分关注自我。另外，在控场方面，还要注意把握讲座时间，健康教育科普讲座一般为1~1.5小时，讲座者应对讲座内容非常熟悉，根据规定时间灵活掌握、收放自如。

（5）结尾：成功的结尾可以加深认识，揭示题旨。结尾部分的关键在于进一步总结自己的观点，再一次强调讲座的重点，使受众进一步加深对讲座主题的理解。结尾要简明扼要，不宜过多、过泛，要起到画龙点睛的作用。

3. 答疑阶段　讲座之后，讲座的内容若能引起听众的兴趣，答疑也是可以的，但需要结合现场实际情况而定。一般来讲，听众超过100人时不宜进行。

总之，把已经按照原则、信息加工的知识、技能通过语言更有感染力地传达给听众应是健康教育工作者的基本功。

五、其他形式的健康教育

随着科技的发展和生活方式的改变，实施健康教育的方式更加灵活多变。建立在线健康教育平台，提供丰富的健康教育内容和资源，使人们能够随时随地获取健康教育信息。利用多媒体技术和远程通信技术，可以提供生动、有趣的健康教育素材，并将教育资源更广泛地传播到偏远地区和医疗资源有限的地方。

此外，开发健康教育应用程序，人们借助社交平台和在线社区可以分享健康知识、经验和建议等。此外，跨学科合作可以为健康教育提供更为深入和全面的视角，将医学、心理学、社会学、教育学和信息技术等领域的知识结合起来，有助于提高教育内容的质量和效果。因此，探索健康教育的方法、工具和策略，可以促进健康教育的优化和实践，在预防疾病、提高健康素养、推动优化公共健康政策方面发挥着重要作用。

第三节　健康教育在健康管理中的应用

健康教育是提高个体健康素养、提升自我健康管理能力的基础性工作。因此，无论是个体健康管理还是群体健康管理都需要应用健康教育。

一、健康教育与健康管理的关系

（一）健康教育是健康管理的适宜工具

在健康管理的三个步骤中，每一步都或多或少应用到健康教育的一些具体技能。

1. 在个体健康管理中的作用　针对个体，健康信息收集问卷的设计原理与健康教育常用的知信行问卷相似，内容中所包含的行为和生活方式相关问题以及健康教育需求等问题在健康教育问卷中也常涉及。在对个体进行健康教育干预时，要应用健康教育中常用的人际传播和行为干预策略。因此，熟悉和掌握健康教育理论和技能是实现有效的个体健康管理的基础。

2. 在群体健康管理中的作用　在健康管理领域，健康管理师除了要做个体化的健康管理外，还面临着社区、企事业单位、学校等以人群为基础的群体健康干预。健康教育是群体健康管理的重要工具、方法和策略。健康教育计划设计、实施和评价的基本步骤与健康管理的信息收集、健康风险评估、教育干预、效果评价基本一致。与个体信息收集相类似，群体信息收集的问卷内容也与健康教育 KABP 问卷相近。相较于个体，健康管理师在群体健康干预中要运用更加全方位、多样化的手段，创造有利于健康的社会/社区环境以及工作和家庭氛围，包括社会动员策略、群体行为干预的理论与方法、大众传播和人际沟通的技巧和方法等。

（二）健康管理是实现健康教育效果评价的有效途径

传统健康教育效果评价存在以下几个方面的问题。

1. 评价指标确立较为困难　健康教育的评价指标主要是相关的健康知识、生活方式、行为和生活质量。这些指标相对来说是无形的、潜在的，确立明确标准有一定困难。

2. 结局评价困难　健康教育的最终目的是改善人们健康状况和生活质量，而这些结局难以做到全面实现，由于观察时间长，造成结局评价的困难。

3. 评价指标难以量化　健康教育评价指标较难确定特异性的标准，有时难以量化，评价时难以避免主观偏好。

由于健康管理具有信息化、标准化、系统化、量化的特点，因此可以解决健康教育评价中指标确立和指标定量的问题。健康管理的电子档案可以长期留存，一定程度上解决了健康教育中结局评价困难的问题。当然，要使评价结果更具科学性，更有说服力，评价设计的标准就要更高，在实际工作中常采用对照的方法。

此外，由于针对个体的健康管理还具有个性化的特点，所以针对每名个体的健康教育也需要个性化。这种个性化的健康教育，其效果比针对群体的健康教育效果要好。例如，对常规健康教育和基于健康管理模式开展健康教育的两组产妇进行复查情况及并发症发生情况的比较，结果显示，运用健康管理模式实施健康教育可以更好地改善产妇产后复查情况，从而减少产后并发症的发生，提高健康教育的效果。

二、健康教育在健康管理环节中的应用

（一）体检、健康管理前的教育与动员

在大众健康素养普遍偏低并缺乏保健意识的情况下，较新的理念及健康管理服务需要通过健康教育来实现。体检、健康管理前教育与动员相当于公关和服务营销，可以提高被管理率及被管理者的依从性。只有动员被管理者主动积极参与，健康管理才能更有效。因此，对群体和个体健康管理前的健康教育很重要。具体来讲，体检及建立健康档案以及后续的健康指导和促进健康等工作，需要用到健康教育中的讲座、咨询、劝服等技能。

（二）体检与信息收集中的教育与指导

健康管理作为医学服务的一种，应该尽量体现其服务属性。所以，在体检过程中给予教育和指导，对于建立完整的健康档案、提高服务质量、建立融洽的服务关系很有必要。体检过程中的健康教育体现在以下几个环节。

1. 耐心介绍填写生活方式及相关信息问卷的重要性。

2. 介绍体检须知、体检环境设施、体检流程、体检项目。

3. 制订体检指引单，包括各科室楼层指导、空腹体检项目、饮水体检项目等。

4. 说明抽血、测血压等各项检查的注意事项。

在此过程中，用到的健康教育技能有沟通、咨询、劝服等，也就是说，所有与服务对象解释的内容都要按照健康教育专业的要求去加工处理，达到“科学合理、通俗易懂、简便易行、有趣愿听”的效果。

（三）健康评估及商定健康管理方案

根据体检数据和问卷信息进行健康评估的结果包括两方面内容：一是现有健康问题，包括不良的生活方式与行为，二是未来的健康风险。前者一般人能理解也好接受，后者一般人不易理解也不易相信，这就需要健康管理工作人员做一些科普的解释。健康风险是人的常见风险之一，它是指在人的生命过程中，环境、社会等外部环境和人自身的内部因素威胁或损害健康的各种可能性。健康风险评估的数学模型原理对于普通公众来讲可能难懂，而将专业知识进行科学普及，将为他们提供更多听得懂的信息，帮助人们对自身健康做出明智的决策并控制健康风险。

（四）健康管理方案实施过程中的指导和干预

根据每个人评估的结果，健康管理服务可分为生活方式管理和疾病管理，其管理过程中都要用到健康教育的诸多技能。

生活方式管理包括营养指导、体力活动指导、控烟指导、情绪调节等。根据每个人的具体情况开出不同的“处方”，除了要达到“科学合理、通俗易懂、简便易行、有趣愿接受”的水准，更要考虑被管理者的工作环境、工作性质和实际生活中的可行性、可操作性。目标制定要适当，过高则不可及，过低则效果差。

疾病管理是一项专业性很强的工作，需要由医生来执行。然而，在院外进行慢性非传染性疾病的管理时，医生不仅要从“单纯治病”的固定思维中跳出来，还要结合健康管理的理念和方法，为被管理者提供个体化、人性化的指导，延缓疾病发生发展。

纵观健康管理服务全程，健康教育贯穿于绝大多数工作环节。所以，健康管理工作者应重视健康教育技能的学习与提高，使这些技能在健康管理工作中发挥积极作用。同时，要深刻认识健康教育的难度和复杂性，给予被管理者更多的人文关怀，真诚、耐心地对待每一位被管理者，让他们感到较高的服务品质。

（曹春霞　李浴峰）

参考文献

1. 陆江, 李浴峰. 中国健康教育史略 [M]. 北京: 人民军医出版社, 2009.
2. 马骁. 健康教育学 [M]. 2 版. 北京: 人民卫生出版社, 2010.
3. 黄敬亨, 邢育健. 健康教育学 [M]. 5 版. 上海: 复旦大学出版社, 2011.
4. 李浴峰, 李玉明. 武警健康教育学 [M]. 2 版, 北京: 人民军医出版社, 2013.
5. 杨廷忠. 健康行为理论与研究 [M]. 北京: 人民卫生出版社, 2007.
6. 张立强, 李文芳, 张璇. 健康传播实用技能 [M]. 北京: 北京大学医学出版社, 2009.
7. 田本淳. 健康教育与健康促进实用方法 [M]. 北京: 北京大学医学出版社, 2007.
8. KAREN G, BARBARA K, VISWANATH K. Health Behavior and health education: Theory, research and practice [M]. 4th ed. San Francisco: Jossey-Bass, 2008.
9. GREEN LW, KREUTER MW. Health Promotion Planning: An Educational and Ecological Approach [M]. 3rd ed. CA: Mayfield Publishing Company, 1999.

第六章 流行病学及其运用

流行病学是人类在与传染病的抗争中随着社会发展的需要而产生的。作为一门方法学及应用学科，它始于观察，经过实践，上升为理论，最终以防控疾病、促进健康为目的。流行病学不仅是预防医学的骨干学科，随着流行病学研究方法的不断完善，应用领域的不断扩展，目前已成为现代医学的基础学科之一。了解流行病学首先要理解其概念及内涵，熟悉其发展史，掌握其基本原理及主要的研究方法，最后才能在实践中得以科学灵活运用。

第一节 流行病学的概念与发展

一、流行病学的概念

流行病学（epidemiology）一词来源于希腊语，其意是研究“在人群中发生的（问题）”的学问。作为一门学科，流行病学的定义随着时代的发展及医学模式的转变而逐渐发展，至今为止，大约有二十多个流行病学定义。我国目前的流行病学定义为流行病学是研究人群中疾病与健康状况的分布及其影响因素，并研究防治疾病及促进健康的策略和措施，以及对策略和措施进行评价的科学。可以从以下几方面理解其内涵。

1. 流行病学的研究对象　流行病学的研究对象是人群，是从人群的角度研究疾病和健康状况，因此区别于临床的个体诊断而被称为群体诊断。

2. 流行病学研究内容　流行病学最初是以传染病研究为主的，目前已逐渐扩大到研究所有的疾病和健康状况，可分为疾病、伤害和健康三个层次。疾病包括传染病、寄生虫病、地方病和非传染性疾病等所有疾病。伤害包括意外、残疾、智障和身心损害等。健康状况包括身体生理生化及心理、精神和社会适应各方面的功能状态、疾病前状态和长寿等。

3. 流行病学的任务　流行病学的任务可分为三个阶段，第一阶段是揭示现象，即揭示流行（主要是传染病）或分布（其他疾病、伤害与健康）的现象，对现象作初步分析，提供病因线索。第二阶段为找出原因，即从现象分析入手找出流行与分布的规律和原因，验证第一阶段提出的病因假说。第三阶段为提供措施，即运用流行病学的原理和方法，结合实际情况，研究如何预防和控制疾病，促进人群健康，这是流行病学的目的所在。一般来说，这三个阶段的工作是由浅入深、循序渐进的，在科研工作中尤其如此，只有这样才有认识和解决问题的足够说服力。但在实际工作中，常常是根据具体条件和情况有重点的或集中进行某阶段的工作。

二、流行病学的发展史

流行病学思想早在两千多年前就萌芽了，流行病学学科的出现是历史发展的需要与必然，了解流行病学的发展史，可以帮助我们更好地了解流行病学的学科特点及其在历史上的地位和作用，促进我们更好地应用流行病学。流行病学学科发展历程可以分为三个时期。

（一）学科形成前期

自有人类文明史至18世纪，被认为是学科形成前期。在这一时期，流行病学相关的观点、概念及采取的相应措施已呈现出了流行病学学科的萌芽。

全世界最早的关于自然环境与健康和疾病关系的描述出自古希腊著名的医师希波克拉底（Hippocrates，公元前460—377年）的著名的《空气、水及地点》著作。流行（epidemic）一词也是这时期出现在他的著作中。最早的防控实践，即在15世纪中叶，如意大利威尼斯采取的外来船只必须先在港外停留40天才能进港的规定，以及我国隋朝开设的“疠人坊”以隔离麻风患者的措施。

（二）学科形成期

18世纪末至20世纪初（大约200年的时间）

为学科形成期。西方工业革命的出现为传染病的流行提供了温床，传染病的肆虐催使流行病学学科的诞生。

1747 年，英国海军外科医生 James Lind 通过观察对比干预试验，证实坏血病是由于缺乏新鲜水果和蔬菜引起的，开创了流行病学临床试验的先河。1796 年，英国医生 Edward Jenner 应用牛痘接种，使烈性传染病天花得到了有效控制，开创了主动免疫的先河。

18 世纪，法国 Pierre Charles Alexandre Louis 被誉为现代流行病学的先驱之一。他的贡献在于将统计学应用于流行病学中，提出了许多流行病学的重要概念，如标化死亡率、人年、剂量反应关系等，为流行病学的定量研究、对比研究打下了坚实的理论基础。

1850 年，全世界第一个流行病学学会——英国伦敦流行病学学会成立，同年，伦敦流行病学中心成立，负责霍乱流行的医学信息发布，学会及中心的成立也标志着以传染病控制为主的流行病学学科诞生了。

1848—1854 年，英国著名内科医生 John Snow 在调查分析伦敦宽街的霍乱流行及不同供水区居民霍乱的死亡率时，创造性地使用了病例分布的标点地图法，并首次提出"霍乱是经水传播"的著名科学论断，成为流行病学现场调查、分析与控制的经典实例。

19 世纪末英国的流行病学研究进入了低谷时期，美国的流行病学研究充分利用新的细菌学知识和方法开展了环境中微生物的调查及移民筛查，于 1887 年建立了国立卫生研究所的前身——卫生实验室，在传染病的控制方面作了大量工作。20 世纪 50 年代，美国成立流行病学情报所（epidemiological intelligence service，EIS），开始系统培训流行病学现场工作者。

（三）学科发展期

学科发展期是指从 20 世纪四五十年代起至今，也被称为现代流行病学时期。在这一时期，流行病学学科的主要特点可以归纳为四点。①研究内容的扩展，从研究传染病扩大为研究所有疾病和健康问题。②研究方法的完善，由传统的调查分析完善为定量与定性相结合、宏观与微观相结合。③研究病因观，由单因素扩展到多因素，动静结合。④研究应用领域向广深发展。

现代流行病学时期可具体分为三个阶段。

1. 第一阶段　20 世纪 40—50 年代，该阶段创造了慢性非传染性疾病的研究方法。如英国的 Richard Doll 和 Austin Bradford Hill 关于吸烟与肺癌关系的研究当属代表性的经典实例，该研究证实了吸烟是肺癌的主要危险因素，提出了生活方式与慢性病关系的研究观点。其次就是美国的弗明汉心血管病研究，通过对同一批人群的长期随访观察，确定了心脏病、脑卒中和其他疾病的重要危险因素，改变了医学界和公众对疾病起源的认识，带来了预防医学的革命。

2. 第二阶段　20 世纪 60—80 年代，此阶段是流行病学分析方法得以发展的时期，包括混杂、交互作用以及病例对照研究设计的实用性发展。1979 年，Sackett 对分析性研究中可能发生的 35 种偏倚进行了总结，1985 年 Miettinen 提出了偏倚分类，Jerome Cornfield 在弗明汉心血管病研究中建立第一个多变量模型，Logistic 回归模型成为流行病学主要的分析手段。

3. 第三阶段　20 世纪 90 年代至今是流行病学与其他学科交叉融合、更新理念和模式、不断推出新的分支学科、扩大应用领域的时期。

在信息化时代下，人工智能为流行病学的发展提供了新的机会和工具，有助于提高流行病学调查的效率、准确性和实时性。通过处理大规模的流行病学数据，人工智能可以自动识别模式、关联风险因素，有助于预测疾病的传播趋势和潜在暴发。通过监测社交媒体、搜索引擎查询、传感器数据等信息，结合实时数据监测和分析，人工智能可以迅速发现异常事件，提供及时的预警和决策支持。

此外，利用流行病学数据和人群行为模型，人工智能可以进行疫情模拟和干预策略优化，帮助决策者评估和选择最佳的公共卫生干预策略，以控制疾病的传播。通过自动化的特征提取和数据挖掘技术，人工智能可以识别风险因素、人群、病毒变异等关键信息，为流行病学研究提供新的见解和理解。在个性化预防和干预方面，人工智能通过整合个人健康数据、基因组信息和流行病学数据库，评估个体的风险暴露和疾病易感性，可以为个体提供定制化的健康建议。尽管人工智能在流行病学领域具有较好的前景，但也面临一些挑战和限制，如数据质量和可用性、隐私和伦理问题、数据偏见和不平衡以及人工智能模型的泛化能力等。要解决这些挑战需要跨学科合作，包括流行病学专家、数据科学家、计算机科学家和决策者之间的合作等。

三、中国流行病学的成就

伍连德博士（1879—1960年）堪称我国流行病学的先驱者和奠基人，不仅在鼠疫防控方面作出了巨大贡献，而且是20世纪初期我国霍乱防控工作的卓越领导者和组织者。

中华人民共和国成立后，在全国范围内先后成立了各级卫生防疫、寄生虫病防治、地方病防治等机构；建立了流行病学的研究机构，并相应地在医学院校设立了卫生系，大力培养各级流行病学专业人才；整顿发展了生物制品研究机构，不断扩大疫苗使用种类；颁布了相关的法律法规。经过几年努力，基本消除和控制了血吸虫病等五大寄生虫病。之后又消灭了天花和古典型霍乱，控制了人间鼠疫。大力提倡新法接生，新生儿破伤风的发病率显著降低。在此后的二三十年里，在流行病学专家和广大防疫人员的辛勤努力和艰苦奋斗下，麻疹、脊髓灰质炎、白喉、百日咳、流行性脑脊髓膜炎、流行性乙型脑炎、病毒性肝炎、肾综合征出血热、伤寒等疾病防控也取得了显著的成绩。

苏德隆教授（1906—1985年）和何观清教授（1911—1995年）均是我国流行病学的先驱者和奠基人。苏德隆教授积极参与了国家对血吸虫病和霍乱的防治研究，在血吸虫病等方面贡献卓著。1972年春，他亲自率队查明了上海一起不明原因的皮炎大流行是由桑毛虫引起的。晚年，他提出肝癌很可能与饮用水质有关的学术观点，引起人们的关注。何观清教授早年通过调查发现中华白蛉是我国黑热病的传播媒介，之后在否定痢疾噬菌体对痢疾的预防作用、证明鼠脑制成的乙型脑炎疫苗有严重不良反应，以及20世纪70年代在卫生部领导下率先建立以急性传染病为主的全国疾病监测网等工作中，作出了卓越贡献。

20世纪70年代后，我国加强了国际合作与学术交流，吸收了先进的流行病学知识和方法，流行病学研究呈现了前所未有的发展。近三十年以来，我国对多种慢性病及其危险因素开展了大规模的调查，如肿瘤、糖尿病、高血压、超重肥胖、结核病、神经精神疾病，以及吸烟、膳食营养等，取得了可观的基线资料。在此基础上，又开展了胃癌、食管癌、肝癌、宫颈癌和高血压等疾病的病因和防治研究，也取得了一定成绩，得到了国际上的重视与好评。特别是始于1993年，每五年开展一次的国家卫生服务调查，是我国政府掌握城乡居民健康状况、卫生服务利用、医疗保健费用及负担等信息的重要途径。国家卫生服务调查结果对政府制定卫生政策和卫生事业发展规划、有效调控卫生服务供求关系、提高卫生管理水平、促进我国卫生改革与发展产生了重要影响。

全国人大常委会于2004年8月28日修订、颁布了《中华人民共和国传染病防治法》，将防疫工作法治化。20世纪80年代初，卫生部与联合国儿童基金会合作，参加了免疫扩大规划，不断扩大免疫覆盖率及接种疫苗种类，使我国的免疫预防工作提高到一个崭新阶段。2003年5月9日，我国公布施行了《突发公共卫生事件应急条例》，标志着我国突发公共卫生事件的应急处理工作也纳入了法治化轨道。

第二节 流行病学的主要内容

一、流行病学的基本原理

（一）疾病分布

研究疾病在人群中的表现形式及在不同时间、不同地区和不同人群中的分布，根据分布特点，探讨疾病发生或流行的规律，为疾病的预防、控制或制定措施提供依据，是流行病学的基本原理之一。

1.“疾病”的扩展　疾病扩展至健康及与健康有关的卫生事件。疾病包括所有的疾病，即传染性疾病和非传染性疾病。健康状况除是否罹患疾病外，尚包括精神状况、心理状况、行为问题以及环境适应等。与健康有关的卫生事件，如灾害、伤害、环境以及医疗、卫生服务等事件。

2.“分布”的延伸　分布所涉及的内涵已从疾病的流行、暴发延伸至少数病例。任何一种疾病在人群中发生时，病例数量的多少是一个随时间变动的动态表现，有时表现为病例数较多的流行状态，有时则表现为病例数很少的非流行状态，两者相互衔接形成一个连续过程。分布一词既包含流行状态，也包含了非流行状态相对静止状态。

(二) 多病因论与因果推断

1. 多病因论　多病因论与医学模式的转变是一致的,任何疾病的病因都不是单一的,而是多种因素综合作用的结果,是遗传因素与环境因素及其相互作用的结果。其对疾病病因的流行病学研究,特别是对一些病因复杂疾病的病因研究、探讨及其干预提供理论依据。

2. 因果推断　因果推断的标准有时间顺序、关联强度、关联的可重复性、分布的一致性、剂量反应关系、生物学的合理性、实验证据等。满足上述标准越多,因果关系的可能性越大,若能完全满足则因果关系的可能性极大,即使不能完全满足,也不能否定因果联系的存在,尚需进一步考证。

(三) 疾病防控与促进健康的策略

控制传染源、切断传播途径、保护易感人群是针对传染性疾病的重要防控对策。在对慢性非传染性疾病发生、流行及其控制的研究、探讨中,逐渐形成并完善了三级预防的概念。

二、流行病学的研究方法

20 世纪 70—80 年代,以 MacMahon、Lilienfeld 和 Rothman 等为代表的流行病学学者,出版了许多经典的流行病学专著,全面介绍了流行病学研究设计和分析方法,从而使学科理论框架得到了系统的总结和完善。现代流行病学研究方法在近几十年里也取得显著的进步。

流行病学既是应用学科,也是逻辑性很强的方法学科。由于流行病学方法的发展和自身学科特点的需要,目前比较公认的分类方法,一是按流行病学研究设计分类,二是按流行病学实际工作性质分类。下面主要介绍按研究设计分类的各方法。

流行病学基本研究方法有观察法、实验法和数理法,又以观察法和实验法为主。通过观察和调查等手段获得目标人群中的疾病和健康状况,描述分布,提出假设,进而应用分析性研究检验假说,最终通过实验研究来证实。在弄清疾病的发生规律之后,还可以上升到理论高度,用数学模型预测疾病。其分类框架,如图 2-6-1。

(一) 观察法

观察法又称"观察性研究""观察流行病学"。其主要特点是顺其自然,研究的暴露因素是在自然条件下客观存在的,没有人为施加的因素,只是观察事物在自然状态下的发展。研究对象的分组也是自然存在的,不能将研究对象按随机分配原则分为试验组和对照组。具体方法又分为两大类:描述性研究和分析性研究。

- 观察法
  - 描述性研究(产生假设)
    - 历史常规资料分析
    - 现况研究(横断面研究)
    - 纵向研究(包括疾病监测、随访研究)
    - 生态学研究
  - 分析性研究(检验假设)
    - 病例对照研究
    - 队列研究
- 实验法(证实假设)
  - 临床试验
  - 现场和社区干预试验

图 2-6-1　流行病学研究方法分类

1. 描述性研究(descriptive study)　又称"描述流行病学",属于流行病学研究的基础阶段,对疾病、健康状态或卫生事件与其他各种因素的分布特征进行描述,可为形成病因假设提供线索。为了达到不同的研究目的,描述性研究可以采用不同的方法和手段。目前,应用较多的有以下几种。

(1) 现况研究:又称"横断面研究(cross sectional study)",是描述性研究常用的方法,研究在特定时间与特定范围内人群中的有关因素与疾病或健康状况的关系,因为研究时疾病和有关因素是同时存在的,故不能进行时间上的因果关系分析与判断。其特征是所获得的描述性资料是在某一个时点或在一个短暂的时间内收集的,故称横断面研究;另又因收集的资料是调查人群中个体患病和暴露的当前情况,故又称为现况研究。

(2) 生态学研究(ecologic study):是在群体水平上研究因素与疾病之间的关系。从医学角度上看,主要是研究人群的生活方式与生存条件对健康(疾病)的影响。如研究食盐与高血压之间的关系就是采用这种方法。

(3) 疾病监测:在现况调查的基础上,研究者常感到某些重要疾病或指标需进行长期、系统、连续的观察,从而对一定的地区和人群进行某些内容的随访观察、资料收集,进而发现疾病的发展趋势和分布的变化,并及时采取有效措施。当前,公共卫生监测已在全世界得到了普遍重视和应用。

2. 分析性研究(analysis study)　又称"分析流行病学",是在描述性研究的基础上,分析疾病或健康状态与可能的致病因素之间的关系,从而进行致病因素的筛选并形成和检验病因假设。它与描述性研究不同的特征是在研究设计时设立了有可比性的对照组。分析性研究具体又可分为病例对照研究和队列研究。

(1)病例对照研究(case control study):是指选定一组患有要研究的病例和一组没有该疾病的但其他重要特征与病例组有可比性的人作对照组,采用询问、实验室检查或复查病史等方法收集病例和对照过去各种可疑致病因素的暴露史,然后比较各因素的暴露比例,以推断可能的致病因素或验证病因假设。它是一种由果推因的回顾性研究方法。目前,为了减少选择偏倚,越来越多的研究倾向于基于一般人群的病例对照研究来取代基于医院的病例对照研究。

(2)队列研究(cohort study):是指将未患所研究疾病的人群根据是否暴露某种研究因素分两组,采取追踪(随访)两组人群发生的结局,然后比较两组结局事件发生率的差异,从而判定暴露因素与结局有无联系及联系强度。这是从因推果的一种前瞻性研究方法。由于队列研究能很好地避免回忆偏倚和选择偏倚,目前国内外纷纷加大研究投入,开展大规模人群的队列研究,并进行长期的随访。在此基础上,流行病学研究者结合病例对照研究,提出了许多新的衍生设计,如单纯病例研究、巢式病例对照研究、病例队列研究等。

(二) 实验法

实验法又称流行病学实验研究或干预实验。其基本特点:①前瞻性,需要随访观察结局;②有干预措施;③随机抽样分组;④有平行的实验组和对照组。实验法具体分下列三种方法。

1. 临床试验(clinical trial) 是以医疗机构为基础的,受试对象是患者群,其目的是考核、评价新药疗效或新的治疗手段的效果。

2. 现场试验(field trial) 这种试验性研究以一般人群为研究对象,受试者一般为未患某病的人。常用于生物制品的效果评价。

3. 社区干预试验(community-based intervention program) 这是一种选择不同社区,分别施以不同干预措施的试验。与现场试验不同的是,社区干预试验不针对个人,不对受试社区中的人随机分组,只对受试社区分组。例如,为预防和控制获得性免疫缺陷综合征,在不同社区开展旨在改变人群不良行为的干预试验。

(三) 理论法

理论性研究(theoretical study)又称"理论流行病学""数理流行病学""流行病学数学模型"。这种研究方法是将流行病学调查来的资料加以抽象概括,用数学符号代表因素,用数学模型来反映疾病在人群中发生、发展的规律,定量反映各种因素与疾病的关系。

观察法作为流行病学最基本、应用最广泛的一大类研究方法,容易受各种偏倚的影响。而实验法被认为是具有较高证据强度的研究设计。但是大规模的随机对照试验通常较难开展,需要的经费较多,不可能随时随地开展。对于某个暴露因素的观察性研究和临床试验,如果其研究人群具有可比性,通过两者联合分析能直接评价研究设计中的残余混杂,为大规模观察性研究(如大人群的长期随访研究)的设计和分析提供参考。因此,实验研究和观察性研究的结合将是接下来几十年的流行病学研究设计和分析方法的新趋势。

三、流行病学的观点

流行病学作为一门基础医学学科和方法应用学科,在其学术体系中具有如下一些观点。

(一) 群体观

群体诊断是流行病学区别其他学科最显著的特点。流行病学是研究人群中的疾病现象与健康状态,即从人群的各种分布现象入手,而不仅是考虑个人的患病与治疗问题。

(二) 对比观

对比是流行病学研究方法的核心,只有通过对比调查、对比分析,才能从中发现疾病发生的原因或线索。

(三) 概率论观

流行病学多使用频率指标表示各种分布情况,极少用绝对数,因为绝对数不能显示人群中发病的强度或死亡的危险度。频率实际上就是一种概率,流行病学强调的是概率。

(四) 多病因论观

病因学研究不仅是一个涉及生物、环境与社会的科学问题,而且在一定程度上要受到哲学与社会伦理等方面的制约。在研究疾病的决定因素时,我们应从研究对象的生物、心理和社会生活状况三维或多维的思维方式去观察、解决人类的健康问题。

(五) 预防为主观

作为公共卫生和预防医学的一门主干学科,流行病学始终坚持预防为主的方针并以此作为学科的研究目的。

（六）发展观

流行病学从萌芽到现在，它的定义、任务在不断发展，研究方法也在不断完善，并且它还不断和其他学科交叉融合，形成新的分支学科，扩大其应用领域。

第三节　流行病学在健康管理中的运用

流行病学是应用广泛的方法学，是研究疾病在人群中传播和影响的科学领域，涉及自然科学、社会科学和医学科学等多个学科，通过收集、整理和分析大量的健康和疾病相关数据来揭示疾病的模式和趋势，为制定和改进健康政策和干预措施提供科学依据。健康管理是一门管理和组织健康服务系统以促进健康的学科，其关注的是疾病预防、健康促进、诊断治疗和康复等方面，并提供有针对性的健康咨询和指导服务，对各种健康危险因素进行系统干预。流行病学的理论和方法在健康管理的各个环节都很重要，它为健康数据的收集、健康政策的制定、健康管理的实施等提供必要的支持和指导。以下是流行病学方法在健康管理相关环节中的简要介绍。

一、描述性研究与健康监测

监测是流行病学观察法中的描述性研究方法，健康状况的监测就是长期不断地收集、核查、分析健康状况的动态分布及其影响因素的资料，并将有关信息及时传达给有关的单位和个人，以便采取适宜的干预措施。根据监测目的及内容具体有营养监测、免疫预防监测、环境健康监测、遗传因素监测、职业性疾病监测及精神障碍监测等。

对人群营养进行监测，能评估饮食及其行为习惯与人群健康和疾病的关系，从而制定健康管理方案对营养摄取要求的相关指标，为人群饮食的健康管理提供相应的依据。

免疫预防监测包括预防接种和计划免疫等方面的监测，其目的在于提高个体或群体的免疫水平，从而预防、控制疫苗针对传染病的发生和流行，乃至最终将其消灭。它其实是一门以预防为主，从源头保护人群健康的措施。

环境与人类健康息息相关，对于人群健康来说，环境监测是监测的重中之重。

遗传病对人类健康有很大危害，而且会严重影响人口素质，降低人口质量，通过遗传因素监测研究与遗传有关的疾病在人群中的分布、发生的原因，并且制订相关的防控措施，遗传因素的检测是从源头对人群健康进行管理，从而从基因水平解决人类健康的根本问题。

近些年来，职业性疾病，如尘肺、颈腰关节疾病等对人类健康的影响逐渐加大，对职业性疾病的监测、评价有害因素的危险度及制订预防措施是改善劳动条件、减少职业性疾病的发病率的关键措施。

随着社会压力的增加，心理疾病的患病率呈逐年上升趋势，对人群进行监测，探讨精神障碍状况，制订相关预防措施，结合药物治疗已成为当前针对精神心理疾病患者管理的主要方式。

随着现代科技的进步，如人工智能、大数据分析等，为描述性研究提供了更为强大的数据处理和分析能力，实现大规模数据的自动收集、整理和分析，自动识别和监测疾病的暴发和传播，这有助于对人群健康状况如疾病的分布、风险因素的关联等进行准确的描述。此外，人工智能可以结合多源数据进行跨领域的综合分析，为健康管理和健康监测提供更为全面的视角。

二、分析性研究与健康风险评估

健康风险评估（health risk appraisal，HRA）是一种方法或工具，用于描述和评估某一个体未来发生某种特定疾病或因为某种特定疾病导致死亡的可能性，是对个人的健康状况及未来患病 / 死亡危险性的量化评估，目前健康风险评估已逐步扩展到了以疾病为基础的危险性评价。通过分析流行病学数据、基因组学数据、生活方式数据以及其他相关因素等，结合预测模型和机器学习算法，可以获取更为准确和精细的健康风险评估。

疾病危险性评价及预测一般有两种方法，一种是以单一因素及该病发病率为基础，用相对危险度这个指标来表示该单一因素与发病率的关系强度，最后得出各相关因素的加权分数即为患该病的危险性。该方法简单实用，是健康管理发展早期的分析评价方法。另一种方法的典型代表是美国Framingham冠心病模型，以多因素数理分析为基础，采用统计学概率理论方法得出多因素与患病危险性关系的评价模型，该方法目前被广泛应用。

在健康管理中，健康风险评估可分为个体评价和群体评价。个体评价主要通过比较个体的实际年龄、评价年龄和增长年龄三者的差异，分析危险因素对寿命可能影响的程度，及降低危险因素后寿命可能增长的程度。群体评价是在个体评价的基础上，从人群的危险程度、危险因素可变性大小、危险因素对人群健康影响的大小等方面进行综合评价，根据结果制订出有针对性的健康管理策略和措施。

三、干预研究与健康行为干预

健康管理的基本策略之一就是生活方式管理策略，预防是生活方式管理的核心，其含义不仅是预防疾病的发生，还在于逆转或延缓疾病的发展历程，其中尤以一级预防最为重要。

健康管理的核心是提供有针对性的健康咨询和指导服务，并对各种健康危险因素进行系统干预，其中行为干预是重要组成部分。采取何种干预策略和措施决定了健康管理的效益。如何研究并提出防控疾病、促进健康的策略和措施是流行病学的宗旨。流行病学实验研究，也称“干预研究”，主要评价的是各种防控措施效果，以及卫生管理、保健措施和保健工作等的效果。行为干预研究分为行为评估、制订干预计划、干预实施、干预效果评价这四个基本步骤。其基本原则就是将干预对象随机分为干预组和对照组，进行前瞻性随访观察，并比较各组的结局，评价干预措施的效果。

行为干预的效果评价主要从两个方面进行，一是评价行为改善效应，即健康相关行为的变化；二是评价健康改善效应，即人群疾病状况、生活质量及健康水平的改善。在健康管理中，对个体或群体进行健康行为干预要经历较长的时期，行为转变后的维持甚为重要，且健康效应的出现还有一个滞后期。因此，在健康管理中开展和实施行为干预任重而道远。当然，互联网技术、行为经济学、社交支持、社区干预等的快速发展为个体提供了实时的健康信息和反馈，为健康行为干预带来了积极的影响，有助于提高个体和人群的健康行为和健康管理水平，促进健康管理的可持续性发展。

流行病学在不断发展，通过调查和监测大规模的健康数据，研究者可以制订针对性的预防措施和干预策略，评估这些个性化的健康干预措施的有效性和可行性，为决策者提供科学的数据和建议，评估人群的健康状况和特定群体的风险水平，为健康管理提供依据，提高公众的健康意识和认知，引导人们养成健康的行为和生活方式。

（黄海溶　王　娴）

参考文献

1. 詹思延. 流行病学 [M]. 8 版. 北京: 人民卫生出版社, 2017.
2. 李立明, 余灿清, 吕筠. 现代流行病学的发展与展望 [J]. 中华疾病控制杂志, 2010, 14 (1): 1-4.
3. RESTIF O. Evolutionary epidemiology 20 years on: challenges and prospects [J]. Infect Genet Evol, 2009, 9 (1): 108-123.
4. LAPANE K, WEINSTOCK MA. The power and limitations of pharma-cogenetic epidemiology [J]. J Invest Dermatol, 2007, 127 (8): 1851-1852.
5. ELLIOTT P, WARTENBERG D. Spatial epidemiology: current approaches and future challenges [J]. Environ Health Perspect, 2004, 112 (9): 998-1006.
6. 胡浩, 姜宝法, 高琦, 等. 流行病学研究设计进展 [J]. 中国公共卫生, 2008, 24 (7): 879-881.
7. PRENTICE R. Epidemiologic methods developments: a look forward to the year 2032 [J]. Ann Epidemiol, 2007, 17 (11): 906-910.
8. 涂晓玲. 引入健康管理元素, 完善我国公共卫生体系建设 [J]. 预防医学情报杂志, 2009, 08: 658-660.
9. 李立明. 流行病学 [M]. 3 版. 北京: 人民卫生出版社, 2015.

第七章 循证医学及其运用

在医疗资源有限且分布不均的挑战下，随着疾病谱、医疗模式的改变，以及临床流行病学等方法学和信息技术的快速发展，20世纪末期诞生了一门新兴学科，即循证医学。循证医学是遵循科学证据，进行科学决策的一门学科，它的核心就是利用最佳证据进行决策。循证理念目前已逐渐深入到所有医药卫生及其他领域。我们要学习循证医学，首先要理解它的概念及其要素，知道它的发展史、目前的挑战及展望，掌握它的实践步骤及主要的研究方法。本章分别就循证医学的概念与发展、主要内容、在健康管理中的运用进行阐述。

第一节 循证医学的概念与发展

一、循证医学的概念

循证医学（evidence based medicine，EBM）的主要创始人、国际著名临床流行病学家David Sackett最早于1992年定义循证医学为"慎重、准确、明智地应用当前所能获得的最佳研究证据来确定患者治疗措施"。根据这一定义，循证医学要求临床医师认真、明确和合理应用现有最好的证据来决定具体病人的医疗处理，作出准确的诊断，选择最佳的治疗方法，争取最好的效果和预后。其定义在实践中不断完善，2000年Sackett教授又修正了循证医学的定义，使之更为全面，更令人信服。即"谨慎、准确和明智地应用目前所能获得的最佳的研究证据，同时结合医师个人专业技能和多年临床经验，考虑病人的意愿和价值，将三者完美地结合起来制定出病人的处理方案"。显然，现代循证医学要求临床医师既要努力寻找和获取最佳的研究证据，又要结合个人的专业知识包括疾病发生和演变的病理、生理学理论以及个人的临床工作经验，结合他人（包括专家）的意见和研究结果；既要遵循医疗实践的规律和需要，又要根据"患者至上"的原则，尊重患者的个人意愿和实际可能性，最后再作出诊断和治疗的决策。据此定义，循证医学的核心思想是在医疗决策中将临床证据、个人经验与患者的实际状况和意愿三者相结合。

下面具体来理解循证医学概念的三要素。

（一）最佳最新的证据

最佳的研究证据是指以人为中心的研究，应用流行病学的原则和方法以及有关质量评价的标准，经过认真分析与评价获得最真实可靠且有重要应用价值的研究成果或称证据。如有严格的科学设计、偏倚控制、严格实施和客观分析。最佳的临床研究主要包括三个方面：准确的诊断性临床试验研究（包括临床检查），高联系强度的预后研究，治疗、康复、预防措施的有效性和安全性研究。

随着条件改变、人群更迭、实践模式和方法改变，新证据也日新月异地在不断产生。新证据不仅可以否定曾经已被接受的旧证据，也可能随时被更强、更准确、更有效和更安全的新证据取代。

（二）专业技能和经验

循证医学提倡将医学实践经验（内部证据）与当前可得最佳证据（外部证据）结合。如进行循证临床实践，临床医生是实践的主体，这就需要有高素质的临床医生，首先必须具备崇高的医德和全心全意为病人服务的精神。另外医生的水平，包括医学理论知识以及临床经验非常重要，而且还必须不断更新和丰富自己的新理论和新方法。

（三）用户的意愿或选择

即使有了最新最佳的证据，也不一定得到落实。如在临床实践中，证据在用于每一个具体个案时，必须因人而异，根据其临床、病理特点、人种、人口特点、社会经济特点和试验措施应用的可行性等灵活运用，从患者角度出发去了解病人患病的过程及感受，以病人认为的重要结局指标作为疗效判断的重要指标，最后做出最佳决策。在卫生决策领域中，同样也需要充分考虑政策利益相关者的选择。

二、循证医学发展史

(一) 循证医学思想的萌芽

循证医学思想可上溯自 1789 年后法国的巴黎学派。以 Pierre Louis 为代表的医生们认为仅仅根据中世纪以来的古典理论就对患者做出决策是错误的做法。Louis 认为对患者诊断而言,重要的是应在对患者全面观察的基础上,运用医学的“系统性规律”来对这些观察结果作出结论。这些规律将通过采用他所称的“数值方法”而得以累积,正是这种数值方法将统计学观念引入了临床医学;他的更具有革命性意义的观念在于,一切临床结论的依据应该来源于临床观察事实,而不应当盲从于任何权威和理论。

中世纪的“医学教皇”盖伦对放血疗法的推崇,其在《治愈的方法》等著作里阐明了这样的观点:放血疗法几乎可以适用于任何一种疾病,包括出血和虚弱的人。Louis 率先将“对照”的观念引入临床试验中,他通过有对照的临床研究,提出了伤寒病人静脉放血疗法是无效的观点。Louis 的这些思想和实践深刻影响了当时及以后临床医学的发展,某种意义上可以认为是现代循证医学思想的萌芽。

(二) 循证医学的产生

20 世纪 70 年代,加拿大 McMaster 大学率先提出并成功推广的以问题为基础的医学教育模式(problem based curriculum),已体现了循证医学思想的全部内涵,即以临床问题为中心,提出问题、制定检索策略、做出临床决策。同时期,英国著名流行病学家和内科医生 Archie Cochrane 提出医学界应该思考如何最有效地使用卫生资源,并使临床知识的不断更新同临床研究和实践同步。他认为由于资源有限,应该使用已经证明确实有效的医疗措施,而随机对照试验(randomized controlled trial, RCT)提供的证据相较于其他证据更为可靠。

临床流行病学以随机对照试验作为主要研究方法带动临床研究方法学的全面发展,为循证医学提供了其发展所必需的统计学、证据评价方法学、临床研究方法学等技术支撑。临床流行病学在经过五十余年的发展后,于 1982 年成立了国际临床流行病学网(International Clinical Epidemiology, INCLNE),并相继在全球建立了多个地区性临床流行病学资源和培训中心。自 20 世纪 80 年代以来,Meta 分析作为一种有效合成和处理数据的手段,开始得到越来越多的临床医师和研究者的重视,在各领域专家的共同努力下,这一方法逐渐完善,为循证医学的产生提供了条件。

20 世纪下半叶,电子计算机技术、信息通信技术、互联网技术及数据处理和统计学软件开发,使医学信息和证据的产生、使用和传播以前所未有的速度发展和更新,极大地提高了海量信息的发现、采集、筛选、挖掘和加工整合能力,为科学证据的生产、共享、使用和传播提供了有效的手段和良好的载体。

1990 年,JAMA 开辟了“临床决策——从理论到实践”专栏,邀请 David Eddy 撰写临床决策系列文章开展讨论。David Eddy 在“Practice policies: where do they come from”文章中首次提出“evidence based”,并指出“医疗决策要以证据为基础,且要对相关证据进行甄别、描述和分析”。同年,Gordon Guyatt 在 David Sackett 指导下,将经严格评价后的文献知识用于帮助住院医生做出临床决策,产生了有别于传统临床决策模式的新模式,应用“evidence based medicine”描述其特点。该词首先于 1990 年出现在 McMaster 大学非正式的住院医师培训教材中,接着于 1991 年正式发表在《美国内科医生协会杂志俱乐部》,并沿用至今,且很快应用到临床各领域。

1992 年 McMaster 大学的 GordonGuyatt、Brian Haynes、David Sackett 等人联合美国的一些医生成立了循证医学工作组,并在《美国医学会杂志》上发表了标志循证医学正式诞生的宣言文章——《循证医学:医学实践教学新模式》,首次提出了“evidence based medicine”的概念,第一次就如何将这一观念引入临床教学,如何在证据基础上实践循证医学进行了探讨。同年,在英国内科医生 Iain Chalmers 的推动和领导之下,由英国国家卫生服务部支持成立了世界上第一个循证医学实践机构——英国循证医学中心,为了纪念循证医学思想的先驱、已故的 Archie Cochrane,中心以他的名字命名。目前已经在全球建立了包括中国在内的 13 个 Cochrane 中心,并由这些中心作为地区性协调组织,为所在地的相关研究人员提供培训及技术支持。

(三) 循证医学的发展

1993 年国际性的非盈利民间学术团体 Cochrane 协作网(cochrane collaboration)在英国建立。旨在通过制作、保存、传播和更新系统评价提高医疗保健干预措施的效率,帮助人们制定遵循证据的医疗决策。现今已公认为有关临床疗效证据最好的二次加工信息源，是循证医学实践的可靠证据来源之一。从 1998 年起，Cochrane 协作网同时更加深入地进行方法学研究，以提高研究证据的质量。自从循证医学问世以来，其证据质量先后经历了“老五级”“新五级”“新九级”和“GRADE（grading of recommendations assessment、development、and evaluation）”四个阶段。每个阶段都将循证医学推向了一个新的台阶，趋于更加严谨，更加细致，也使得其提供的证据更加有信服力。GRADE 是在 2004 年，包括世界卫生组织在内的 19 个国家和国际组织的 67 名专家工作组，推出的国际统一的证据质量和推荐强度分级系统，并于 2011 年进行更新。目前，包括世界卫生组织和 Cochrane 协作网等在内的 28 个国际组织、协会已采纳 GRADE 标准，GRADE 同样适用于制作系统评价、卫生技术评估及指南等。

循证医学产生至今其循证理念实现了三次拓展。① 1992 年前后发展起来的循证理念主要关注临床治疗、预防、诊断、预后等临床医学领域的问题；② 1997 年前后循证理念主要关注公共体系、公共产品、公共服务等公共卫生领域的问题；③ 2004 年前后，循证理念在诸多非医学领域内流行，可以概括为循证科学（evidence based science，EBS），主要关注决策的科学性和成本效果，重视第三方对决策质量和效果的循证权威评价。

第二节　循证医学的主要内容

一、循证医学实践的五步骤

（一）循证构建问题

循证构建问题包括临床问题、卫生政策问题等，通常遵循 PICO 原则进行构建。在不同的研究问题，如观察性研究、实验性研究、卫生管理研究等中 PICO 含义有所差异，具体解释可查阅相关书籍。下面以如何构建可回答临床治疗问题为例介绍 PICO 的含义。

1. P（population/patients/participants）　指研究对象的类型、特征、所患疾病类型等。

2. I（intervention）　指干预措施。

3. C（comparison）　指对照措施。

4. O（outcomes）　指结局指标。

（二）全面检索文献查找证据

循证医学证据检索的步骤有：①明确临床问题及其类型；②选择适用的数据库；③根据所选数据库制定检索策略；④评估检索结果，调整检索策略；⑤证据应用及管理。

在循证医学证据资源检索中，一般遵循“6S”模型中的等级结构，即优先选择 systems 类数据库，再依次逐级选择 summaries、synopses of syntheses、syntheses、synopses of studies 和 studies。但在实际的检索应用中，“6S”模型中的 systems 极少也不够完善，故通常在其他“5S”模型中进行检索。summaries 通常是高度整合的循证医学知识库，有专家的意见，证据的质量级别及推荐强度，可以独立检索，如 UpToDate、美国国立指南库等；其他的“4S”模型中所包含的内容往往零散地发表在期刊上，被收录在如 SUMSearch、PubMed、CDSR、CENTRAL、EMbase、CBM 等数据库。

（三）严格评价，获得最佳证据

参考证据分级标准，如 GRADE，根据国际前沿、权威的各研究评价标准，对研究证据的真实性、重要性、适用性分别进行评价。评价标准因研究问题及设计类型不同而异，如对病因研究、诊断性研究、治疗性研究、预后研究、不良反应研究、临床经济学研究、系统评价或 Meta 分析、临床实践指南等都有不同标准。

（四）应用证据指导实践

将通过严格评价获得的当前最佳证据用于实践中，指导临床方案的决策、卫生政策的制定等。

（五）循证实践的后效评价

不能止于应用当前最佳证据，还需当前最佳证据在实践后评价其效果如何。若达到预期效果，可进一步指导实践；反之，应具体分析原因，找出存在的问题，再针对问题进行新的循证研究和实践，止于至善。

需要注意的是循证实践包含两个方面，一是查证用证，二是创证。从宏观上来说查证用证和创证的步骤是一致的，其细节有所区别，主要是检索文献查找证据这一步骤，对查证用证来说先找高度整合的 Summaries 类证据，对创证而言主要是全面查找原始研究证据。

二、循证医学的研究方法

（一）原始研究方法

原始研究证据是指直接在人群中收集的、单个的有关病因、诊断、防治、预后等问题研究的第一手资料，进行统计学处理，分析总结后所获得的结论。应根据不同研究问题进行恰当的研究设计。

1. 病因及危险因素研究　病因（cause of disease，causality）、危险因素（risk factor）与决定因素（determinant）是流行病学病因研究中常用的 3 个概念。

“流行病学病因”观是 Lilienfeld 提出的，他认为：那些使人们发病率增加的因子，就可以认为有病因关系存在，当其中一个或多个不存在时，疾病频率就下降。根据医学主题词表中将危险因素定义为基于流行病学证据得出的与健康状况有关而且可能具有重要预防作用的一些因素，如个体的行为特征或生活方式、环境暴露、先天的遗传特征等。世界卫生组织将决定因素定义为对个体或群体健康状况起决定作用的范畴——个体、社会、经济和环境等方面的因素。

病因或危险因素或决定因素的研究目的均是弄清楚疾病发生的原因，为疾病防控、促进健康提出策略和措施。病因学研究常用的设计方案有病例对照研究和队列研究，病例对照研究可行性稍好，队列研究的论证强度要高些。

2. 诊断性试验研究　是诊断疾病的试验方法，包括实验室检查、各种影像诊断，如 X 线诊断、CT、磁共振（MRI）、超声波诊断等诊断方法。临床诊断性试验研究的步骤：选择适宜的金标准做比较、选择具有代表性的合适数量的研究对象、盲法同步收集试验检查结果资料、评价分析诊断试验的真实性、可靠性及收益。待评价试验的判断界值常用 ROC 曲线法确定，评价真实性的指标常用灵敏度和特异度，可靠性评价指标常用符合率、Kappa 值，收益评价常用预测值。

3. 防治性试验研究　目的主要是评价防治性措施的疗效和安全性，亦称为“干预性研究”，具体可分为临床试验、现场试验和社区干预试验，其中临床试验是临床科研中最活跃的领域，论文几乎占医学期刊发表论文的 40%。临床试验一般要遵循四个原则，即随机分组原则、平行对照原则、盲法原则和重复原则，根据原则遵循情况设计方案具体还要分为随机对照试验（RCT）、非随机同期对照试验、自身前后对照研究、交叉试验等。临床流行病学对干预性研究的设计及其方法学已形成国际规范化的研究模式，其精髓已被国际顶级杂志和刊物接受并作为证据质量及循证研究质量的评价标准。

4. 预后研究　预后（prognosis）是指疾病发生后，对将来发展为各种不同后果（痊愈、复发、恶化、伤残、并发症或死亡等）的预测或估计，通常以概率表示，如治愈率、复发率、5 年生存率等。预后研究就是关于疾病发生后出现各种结局的概率及其影响因素的研究，分析方法常用生存分析、单因素分析、多元线性回归、多因素 Logistic 回归分析。预后研究常用的设计方案包括描述性研究、病例对照研究、队列研究、随机对照试验等。

5. 临床经济学研究　是运用卫生经济学的基本原理和方法，研究临床诊治康复技术或措施的成本和结果，优选出最佳方案，旨在使有限资源发挥尽可能大的社会效益。常用方法有最小成本分析、成本 - 效果分析、成本 - 效用分析、成本 - 效益分析、产业经济分析和预算影响分析。

（二）二次研究方法

二次研究证据是将某一问题的原始研究证据尽可能地全面收集，进行严格评价、整合处理、分析总结后所获得的结论，是对多个原始研究证据进行再加工后得到的更高质量的证据。目前主要的研究方法就是系统评价、系统评价再评价。

1. 系统评价与 Meta 分析　系统评价（systematic review，SR）是以某一具体临床问题为基础，系统、全面地收集全世界所有已发表或未发表的临床研究结果，采用临床流行病学严格评价文献的原则和方法，筛选出符合质量标准的文献，进行定性或定量合成，得出综合可靠的结论，并随着新的临床研究的出现及时更新。它与传统综述最大的区别在于：①系统检索，按照确定的流程尽可能找出此前所有相关文献；②严格评价，按照事先制定的标准和流程评价文献质量。系统评价是从海量同类信息中筛选、整合最佳信息的方法与手段，不仅可用于临床研究，而且也可用于基础研究、经济学研究、政策理论等其他领域。

系统评价的定量合成即 Meta 分析，其本质只是一种统计学方法，主要取决于纳入研究的数量和同质性。Meta 分析有很多种，如常规 Meta 分析、单组比较的 Meta 分析、Meta 回归分析、累积 Meta

分析、网状 Meta 分析、诊断性试验 Meta 分析、个体数据 Meta 分析和前瞻性 Meta 分析等。

Cochrane 系统评价（cochrane systematic reviews, CSR）主要针对医疗卫生领域的干预措施进行研究，其目的在于帮助人们循证解决临床问题，做出临床最佳决策。Cochrane 系统评价有非常严格的制作程序，系统评价的作者必须接受严格的培训，培训教材的内容全球统一。系统评价的研究计划书和系统评价初稿须经 2~3 个同行专家和用户评审。最后，经各相关专业组复审合格后才能发表；发表后，用户可自由评论并提出意见。此后每年或每两年，作者将根据反馈意见和新的临床研究结果修改或更新评价。由于有严格周密的质量保障制度和体系，Cochrane 系统评价被公认为全世界最高级别的证据，已被广泛地用于临床指南和卫生政策的制定。

系统评价的过程与步骤包括：①确立题目；②收集文献；③选择文献；④评价文献；⑤收集数据；⑥分析数据；⑦解释结果；⑧更新系统评价。

2. 系统评价再评价　由于大量的系统评价的产生，系统评价再评价应运而生。2000 年，第八届国际 Cochrane 年会中正式提出 Overviews of reviews 的概念，最初 Cochrane 急性呼吸道感染组、精神分裂症组和戒烟组，分别对普通感冒的预防措施、精神分裂症的药物治疗和与戒烟有关的系统评价进行了再评价。2004 年，Cochrane 协作网成立 Overviews 工作组，开展 Overviews 的方法学研究。2008 年 9 月，Overviews 被写入第 5 版 Cochrane 系统评价手册，并在 RevMan5.0 软件中增加了相关模块。

系统评价再评价（overviews of reviews, Overviews）是基于系统评价的综合研究，即针对同一临床问题不同干预措施的相关系统评价进行再评价，或对某一干预措施相关的多个系统评价进行再评价，或针对相关系统评价中不同指标进行再评价，甚从更广的范围对某一领域的相关系统评价进行概述。

与系统评价相似，Overviews 的制作流程也包括选题、制定纳入和排除标准、检索、筛选文献、提取资料、质量评价和资料分析等步骤。目前大部分 Overviews 使用的是描述性分析，运用统计学方法进行资料分析的较少。

（三）转化研究方法

转化研究（translational study or translational research）是指将基础研究与解决患者实际问题结合起来，将基础研究的成果“转化”为实际患者的疾病预防、诊断和治疗及预后评估措施。转化研究的实质是理论与实际相结合，是基础与临床的整合。其基本特征就是多学科交叉合作，针对临床提出的问题，深入开展基础研究，研究成果得到快速应用。倡导从实验室与临床研究的双向转化模式（bench to bedside, B to B）。转化研究现将从概念转化为一个热门的研究模式。该模式理念应用于循证医学领域，即制定临床实践指南及其应用、临床决策分析、卫生技术评估及卫生决策研究等。下面重点介绍临床实践指南的制定。

临床实践指南（clinical practice guidelines, CPGs）是针对特定临床问题，经系统研究后制定发布，用于帮助临床医生和患者做出恰当决策的指导性文件。循证临床实践指南不同于原始研究证据、系统评价或 Meta 分析，它是多学科专家参与，还要考虑相关患者代表的参与，针对具体临床问题，综合分析评价最新最佳研究证据后制定的，其主要步骤如下。

1. 规划指南　规划的第一步也是最重要的一步，即是否真的需要制定指南，明确制定指南的重要性、目的和适用范围等。

2. 成立指南制定小组　指南制定小组由外部专家组成，主要任务是提出循证的推荐意见。小组成员应该是多学科的，如相关的技术专业人员、指南实施者如项目管理者和卫生专业人员、受指南影响最大的代表团体如患者、方法学专家如卫生经济学家、临床流行病学与统计学专家。还需要确定一名执笔人，执笔人需要参与整个计划和制定阶段。通常指南制定小组由 10~20 人组成。

3. 构建问题和选择结局指标　选择指南所要解决的问题会对最终的推荐意见产生巨大影响，因此这一步的正确性至关重要。PICO 是一种有效的构建问题的方式，包括四项元素：人群、干预、对照和结局。任何推荐意见的目的都在于取得一个理想的效果或结局。结局指标应由包含指南制定小组、外部评审小组和利益相关者按照重要性进行分级。

4. 证据检索和综合　文献检索要反复进行，应仔细分析每次检索的结果，检索思路是首先检索已有的指南及系统评价。若有相关的系统评价，需评价这些系统评价的相关性、时效性和质量。若有多篇系统评价，则推荐使用最新的高质量系统评价。若无相关的系统评价，则需要委托制作一篇新的系统评价。

5. 评价证据、总结结果 证据质量被定义为"对正确估计效果或相关性的把握度"。常运用GRADE方法评价证据体的质量，它被国际公认为制定透明推荐意见的标准。GRADE将证据质量分为高、中、低、极低四级。在结果总结中，常包含研究的患者数量、效应量、证据质量、结局指标的重要性等信息。评价证据并形成总结是一项专门的工作，最好由方法学专家来完成，由方法学专家报告包含证据评价和结果总结的GRADE证据概要表。

6. 形成推荐意见 在GRADE方法中，证据质量与利弊平衡决定了是支持还是反对此推荐意见。对效应估计的信心程度首要考虑的因素就是证据质量，证据质量越高越适合做强推荐。在考虑利弊平衡时，应考虑效应量的大小和结局的重要性，如果利明显大于弊，更可能形成强推荐，如果利弊平衡不确定更可能形成弱推荐。

7. 指南形成和发表 指南在制定过程中及方案确定发表之前都应进行同行评审。所有的指南都应有执行小结、主体和附录。在指南制作早期需确定一名执笔人，还需要一名编辑和一名校对人员。当指南经过最终编辑申请，最终许可后就可以进行排版和印刷了。在规划指南传播时可考虑多样选择，如在线出版、翻译、期刊及其他传播形式。指南须定期回顾并更新，需要发布一个"复核"日期，说明推荐意见的有效期，有效期的期限没有绝对的标准。

第三节 循证医学在健康管理中的运用

循证医学的理念就是遵循科学证据进行科学决策并产生最大最好效益，它的理念目前已逐渐深入到所有医药卫生及其他领域，如管理、教育、经济、法律和基础研究等领域，更不用说健康管理。要科学、规范、有序地开展健康管理，研究在实践中如何用科学的证据支持健康管理的工作，就必须运用循证医学的方法。下面简要介绍循证医学方法在健康管理实践中的运用。

一、循证筛检与健康体检

健康体检是指通过医学手段和方法对受检者进行身体检查，了解受检者健康状况、早期发现疾病线索和健康隐患的诊疗行为。其中医学手段和方法包括临床各科室的基本检查，包括超声、心电、放射等医疗设备检查，还包括围绕人体的血液、尿便的化验检查、目前备受关注的基因检测等。体检是获取健康数据、建立健康档案、进行健康管理的一个重要内容。针对不同个体、不同群体、不同疾病等进行体检项目的选择、体检手段的确定等，须依据循证理念，了解筛检研究证据质量分级，掌握对筛检研究证据进行评价的原则，为服务对象做出科学决策，产生最大效益，避免过度体检，降低体检假阳性结果，提升健康管理水平。

健康筛检问题的循证按如下五个步骤实践。①根据服务对象的实际情况构建循证筛检问题。②检索相关研究文献。③根据筛检试验真实性、重要性、适用性的相关标准进行评价。真实性评价标准有样本的代表性，"金标准"试验是否恰当，该筛检试验是否与"金标准"进行了独立、盲法比较，该筛检试验的精确性如何；重要性评价标准主要是该筛检试验的准确性和临床应用价值；适用性标准是判断该试验能否用于自己所管理的对象、管理对象的价值观及意愿如何、检查结果能否改变对服务对象的处理。④根据评价结果做出筛检决策。⑤循证筛检实践后效评估，与时俱进。

二、循证病因与健康风险评估

自从2000年开始，国内陆续从国外引进了健康风险评估系统。因为在人种、流行病学、经济、社会环境等各方面存在着差异，国内研究者依据循证理念，在国外评估系统基础上开发了本地版本。健康风险评估的目的就是将健康数据转化为健康信息，为帮助个体综合认识健康危险因素、鼓励和帮助人们修正不健康的行为、制订个性化的健康干预措施、评价干预措施的有效性、进行健康管理人群分类等提供证据，其中健康危险因素的确定是前提。如何获得真实的、重要的、有用的病因信息，只有基于循证的方法，才能获得高质量级别的病因研究证据，在此基础上做出的风险报告结果才真实可信。

病因问题的循证实践步骤如下：①根据 PICO 原则即研究对象、暴露因素、未暴露该因素、疾病结局构建循证病因问题。②确定关键词、制订检索策略检索相关研究文献，以系统评价、队列研究、病例对照研究设计的证据论证强度高、可行性好。③从真实性、重要性、适用性三方面的相关标准进行证据评价。真实性评价标准主要研究组间除暴露因素不同其他重要特征是否可比，组间对于暴露因素的确定和结局的测量方法是否一致(是否客观或采用了盲法)，如有随访，时间是否足够长，是否随访了所有纳入的研究对象，研究结果是否符合病因的条件，重要性评价标准有暴露因素与结局之间的关联强度如何，多发生一例不良反应所需要治疗的患者数，暴露因素与结局之间关联强度的精确度如何，适用性主要是结合管理对象的特点、就医环境、价值观、卫生资源情况综合判断。④根据评价结果做出循证决策。⑤循证病因实践后效评估，随访结果是否如预期所料。

三、循证干预与健康干预决策

健康管理过程中，在明确管理对象存在的健康问题及其危险因素以及危险因素产生可能的风险后，下一步就是进行干预。干预措施具体的又可分预防保健、治疗康复等。干预的目的即预防疾病的发生、治愈或根治疾病、减缓疾病进程、改善脏器的功能状态、提高生命质量、延长寿命等。同时还要考虑干预措施的安全性、可接受性和经济效益等因素。因此，要发挥健康管理最大效益，做出健康干预决策须遵循循证理念进行循证干预实践。

循证干预实践即首先提出循证干预问题，借助 DynaMed、UpToDate、Best Practice、Clinical Evidence、循证临床指南等循证医学数据库资源，查找最新最佳证据，结合健康管理专业人员的理论知识和专业技能，参考干预对象的意愿及选择，最后为健康管理服务对象制定诸如亚健康、高血压、冠心病等常见多发病和严重危害健康疾病的预防保健治疗方案，落实干预决策，并通过干预后效评价不断更新。如何界定是否是最佳证据，主要从证据的真实性、重要性、适用性三方面进行评价。针对干预研究证据，真实性标准如下：是否采用随机分配的方法分配研究对象；随机分组方法是否隐匿；组间的基线情况是否一致；是否随访了纳入研究的所有研究对象，观察期是否足够长？统计分析是否按最初的分组进行；是否采用盲法；除了干预措施外组间其他措施是否一致；重要性标准有干预效果的大小及准确度；适用性主要从对象特征的相似性、证据的可行性、干预措施的潜在利弊及管理对象对欲采用的干预措施的意愿来判断。

（黄海溶）

参考文献

1. 杨克虎. 世界卫生组织指南制定手册 [M]. 兰州: 兰州大学出版社, 2013.
2. 李幼平. 循证医学 [M]. 北京: 人民卫生出版社, 2014.
3. 李幼平. 循证医学 [M]. 3 版. 北京: 高等教育出版社, 2013.
4. SACKETT D L, STRAUS S E, RICHARDSON WS, et al. Evidence based medicine: how to practice and teach EBM [M]. 2d ed. Edinburgh: Churchill Livingstone, 2000.
5. 张鸣明, 李幼平. 循证医学的起源和基本概念 [J]. 辽宁医学杂志, 2001, 15 (5): 225-227.
6. 杨克虎, 刘雅莉, 袁金秋, 等. 发展和完善中的系统评价再评价 [J]. 中国循证儿科杂志, 2011, 6 (1): 54-57.
7. 刘雅莉, 袁金秋, 杨克虎, 等. 系统评价再评价的制作方法简介及相关资料分析 [J]. 中国循证儿科杂志, 2011, 6 (1): 58-64.
8. GUYATT G, OXMAN A D. AKL E, et al. GRADE 指南: 导论——GRADE 证据概要表和结果总结表 [J]. 中国循证医学杂志, 2011, 11 (4): 437-445.
9. 李立明. 对循证医学与循证健康管理的思考 [J]. 中华健康管理学杂志, 2011, 5 (2): 70-71.
10. 杨克虎. 循证医学 [M]. 2 版. 北京: 人民卫生出版社, 2013.

第八章 转化医学及其运用

20世纪后半期，随着科技的进步，生物医学领域取得了一系列重大的研究成果和突破，如基因治疗、人类基因组计划、干细胞研究等，但由于临床的复杂性，随之出现了基础研究与临床实践脱节现象日益突出等严重问题，亦称“死亡之谷”，即基础研究和临床实践之间的缺口越来越大。基础研究的成果，不知如何解决临床遇到的实际问题；而临床中遇到实际问题和困难，亦不知如何利用已有的基础研究成果来帮助解决。有鉴于此，如何促进科学创新的技术与成果越过“死亡之谷”，激励研发更为安全、有效的医学技术和治疗方法，加快新药的科学审评与上市进程，重点解决困扰人类健康的重大疾病与罕见疑难疾病的多学科合作与联合研究等问题成为人们关注的焦点。

转化医学（translational medicine）是近十几年来国际生物医学领域出现的新概念和重点研究方向，同时也是将基础医学研究和临床治疗连接起来的一种新的医学研究、开发及疾病治疗的创新模式，旨在将基础研究与解决患者实际问题有效地结合起来，将基础研究的成果转化为疾病预防、诊断和治疗及预后评估，从而给实验室研究提出新的研究思路，其实质是倡导实验室与临床研究双向转化的良性循环模式。

此外，药物研究也同样是转化医学的重要内容，转化医学研究成果也可以成为新药研发的引擎。因此，转化医学概念一经提出，就引起基础医学、临床医学、预防医学和生物制药、医学科技规划与管理等领域的极大关注。但由于面临来自科学、监管、政策等方面的转化障碍，目前基础医学研究成果成功转化比例仍然较低。

第一节 转化医学的形成与发展

一、转化医学的概念及其内涵

（一）转化医学的概念

一直以来，转化医学的概念存在较大的分歧，原因是转化医学涉及研究人员、临床医生、商业人士、监管者、政策制定者、患者及其家庭和公众等不同主体，其角度和侧重点存在较大差异。

1. 从企业的角度　转化医学被定义为实验室 - 病床（bench to bedside）的研究，目的是将基础医学研究应用于新药和医疗设备的生产以及患者的治疗方法等方面，其重点在于如何将新的治疗方法或技术转化为产品，以用于临床或商业等用途，亦称为“走向市场（brought to market）”。在将基础研究的新知识、新技术有效转化为新的疾病预防、诊断、治疗方法过程中，企业发挥着至关重要的作用。

2. 从卫生服务和公共卫生研究者的角度　转化医学是指将基础医学的实验室研究成功转化为临床和公共卫生方面的疾病预防和治疗方法，并正确地运用到患者或人群身上，包括新药的应用。可见，新药的生产是临床运用的一个起点。此外，患者在医院或者社区医疗机构治疗中的信息反馈对从临床到基础的双向转化也至关重要。

近年来，转化医学的概念更加广泛，倡导以患者为中心，从临床工作中发现问题，提出问题；由基础研究人员进行深入研究，分析问题；将基础研究成果快速转向临床应用，解决问题；再将临床反馈到实验室，实现实验室 - 床边 - 实验室的连续、双向、开放的循环研究过程。其中，从临床到实验室的再次转化是当今转化医学的重要内涵。

从医学发展的新模式来看，转化医学不应局限于“bench to beside”或者“beside to bench”的生命科学与医学的交叉领域，而是以社会人口健康状况为结局指标、促进实践创新的一个多学科交叉、渗透、转化以及多部门合作、开发、应用的全新模式。此外，还应以发展的眼光看待基础研究和临床实践之间的动态变化关系。

（二）转化医学的内涵

《转化医学杂志》编辑委员会委员 Mario Sznol

认为,转化医学作为一门学科应该包括以下几个要点。

1. 有关人类疾病治疗的生物学效应的基础科学研究。

2. 从以人为中心的生物疾病研究中探索新的或改进的治疗方法。

3. 非人类或非临床研究,旨在提高诊疗技术应用于人类疾病的治疗。

4. 基于上述研究之上的任何临床治疗试验研究,以毒性和 / 或效果研究为目的。

此外,在监管领域,转化研究可被定义为以临床应用为目的的不同临床试验阶段的产品开发。

二、转化医学的形成与发展

(一) 转化医学产生的动因

1. 科学研究的需要 随着科学技术的发展,基础医学和临床医学在各自领域都取得了很大的进展,但是,两者之间的鸿沟却越来越难以逾越,脱节现象较为严重。此外,由于新技术的复杂性以及交叉学科合作研究的后续需要,人们对转化医学的研究兴趣愈加浓厚,许多人认为转化医学能够促进新工具、新技术在疾病研究方面的成功运用。以肿瘤研究为例,虽然分子机制研究进步很快,但肿瘤患者的长期生存率并未得到明显提高,生存率的提高主要依赖于肿瘤的早发现、早诊断和早治疗,因而后续的人类基因组测序等研究就应运而生了。

2. 商业的需要 随着科学技术的发展,人们在解决人类健康问题上取得了很大进步,但科研领域人力、物力的投入与问题解决之间并不对应,投入大产出少。以制药行业为例,传统的研发模式面临诸多挑战,如新的化合物在Ⅱ期临床试验存在较高的消耗率;新药发明和开发的鸿沟阻碍了制药行业的创新及其发展速度等。企业希望研究人员能够进一步挖掘生命科学的潜能,并对药物对目标适应证患者的安全性和治疗效果做出评价。因此,转化医学对制药企业意义重大,有些大型制药企业不断积极地与转化医学中心等机构开展多种方式的合作,以期降低新药的研发成本并缩短其研发周期。

3. 社会或制度的需要 监管者及公众所关心的主要问题是新的治疗产品的成本、安全性和有效性。许多以基因组学为基础的新技术不仅有助于发现新的化合物并提高其安全性和有效性,而且有助于提高化合物的靶向传递。

基础医学与临床实践在研发早期阶段的融合和转化,能较好地符合监管方面的要求和社会的期望。特别是,由于转化医学临床前就较好了解有关疾病的知识、药物化合物(drug compounds)及其可能的疗效,为临床试验的成功打下坚实的基础,从而能够促进研究设计的科学性和实用性。

(二) 转化医学的历史沿革

1. 20 世纪 60 年代末至 90 年代初 这个时期是转化医学的萌芽阶段。20 世纪 70 年代,随着科学技术的进步,分子生物学对生物医学的实验室及临床研究产生了重要影响。但在随后的几十年内,即 20 世纪 70—90 年代初,人们对于如何理顺实验室和临床的关系一直存在分歧。此外,这个问题也一直被卫生政策层面所忽视。虽然如此,在这一阶段,仍有一些转化医学的学术著作发表,资金投入也不断增加。

(1)学术著作:1968 年,《新英格兰医学杂志》的一篇文章提出了“bench-beside interface”的研究模式。这一时期美国的肿瘤研究者发表了与肿瘤相关的 156 万篇医学研究论文。1986 年,诺贝尔奖得主 Renato Dulbee 在 *Science* 上撰文,认为对肿瘤等重大疾病通过零打碎敲的研究是解决不了问题的,要治愈人类重大疾病必须通过破译基因组后才能实现。经过学术界 4 年多的争论,美国终于在 1990 年 10 月启动人类基因组计划(humangenome project,HGP),并于 2003 年 4 月完成人类基因组测序,迈出了极其重要的第一步,但是,生物体是一个复杂体,基础科学研究与实际脱节明显存在,两者之间存有壁垒。如何促进基础研究与临床应用之间的结合是这一时期学者们关注的焦点。

(2)资金投入:这个时期对于生物医学研究的投资处于持续增长阶段。如美国国立卫生研究院(National Institutes of Health,NIH)于 1990 年承诺对人类基因组项目(the human genome project,HGP)给予 30 亿美元的资助。从 20 世纪 60 年代末到 90 年代初的 30 年来,美国动用 2 000 多亿美元的科研经费和大量的人力用于肿瘤的研究,然而,长久以来悬而未决的实验室和临床应用脱节等问题仍处于制度上的政策真空期,严重制约了生物医学企业的发展。

2. 20 世纪 90 年代 这一时期是转化医学的初步发展阶段,也是转化医学发展中的一个特殊时期。在这个时期里,不同领域或不同利益相关者的观点相互碰撞交集，实验室和临床应用之间衔接的缺口无论在深度还是广度上都在逐渐加大，已成为生物医学创新的瓶颈，在一定程度上动摇了政府对转化医学机制的改革并阻碍了政府资金对生物医学研究特别是人类基因组项目的投入。为此，“实验室和临床应用之间的关系”这一难题再次被提出。此外，“实验室和临床应用脱节已经成为生物医学创新的阻碍”观点得到广泛关注，也引起了政策制定层面的热烈讨论。如何实现实验室和临床应用之间的有效沟通和衔接以促进生物医学的发展和创新成为人们关注的焦点。正是在这个政策讨论框架内，“转化”的概念被赋予新的内涵，即在实验室和临床应用之间搭建起的一座桥梁并致力于探索缩小实验室和临床两者缺口的方法。这一时期的学术论文也体现了转化医学这一新的内涵。1992 年 *Science* 杂志首先提出了“从实验室到病床（bench to bedside，B to B)”的概念，意思是从实验室的研究发现转化成临床应用的诊疗技术和方法。1994 年，Morrow 和 Bellg 在 *Cancer* 上提出用转化型研究的概念来指导癌症的防控，使转化医学的理念逐渐被理解和接受。1996 年，*The Lancet* 第一次出现了“转化医学”这个新名词，Geraghty 提出“B to B”是双向的，即“从实验室到临床和临床到实验室”的连续、双向、开放的循环研究过程，也就是“bench to bedside to bench”的过程。研究者明确提出，转化医学的理念是双向、开放、循环的转化医学体系和模式，即倡导以患者为中心，临床工作中发现和提出的问题通过基础研究人员进行深入研究和分析后将研究成果快速应用于临床，其核心是在基础研究与临床应用之间建立转化通道，实现两者之间的双向快速转化或多次转化。

3. 21 世纪　这一时期是转化医学的发展时期。进入 21 世纪，转化医学研究成为一个新兴的医学概念，已从单纯的理念转化为一个热门的研究模式。转化所包含的转化医学、转化研究、转化科学强调了生物医学创新的不同方面，其意义和价值已引起了全球范围的高度重视，各国开始制定政策，鼓励转化医学的发展。因此，这一时期呈现出发展迅速、资助较多、合作广泛等特点，研究机构逐渐增多，学术论文和资金投入也不断增加。虽然如此，这一时期的转化医学研究依旧面临如何缩小基础研究和临床实践缺口的挑战。

(1) 研究机构

1) 美国：2011 年，美国在大学和医学研究机构的基础上成立了 60 个临床与转化科学中心（clinical and translational science centers，CTSCs)，其中，2011 年底美国 NIH 在原设立的 CTSA 资助转化医学中心的基础上，成立转化医学的指导机构——美国国立转化医学促进中心（National Center for Advancing Translational Sciences，NCATS)，其职能是对全国转化科学发展进行统一规划和统一部署，并以此为中心形成转化医学研究全国网络。

2) 欧洲：欧洲于 2007 年提出了“欧盟第七框架计划（the seventh framework program，FP7)”，就如何对资助转化医学研究的系统性和可持续性做出了有关规定。其中，英国于 2004 年推出“2004—2014 年科学和创新投资框架（science and innovation investment framework 2004—2014)”，确立国家科学与创新的研究目标与投资框架，初步体现转化医学研究的理念。2007 年英国健康研究战略协调办公室（The Office for Strategic Coordination of Heath Research，OSCHR)，医学研究理事会（Medical Research council，MRC）和国家健康研究所（National Institute for Health Research，NIHR）共同提出，基础研究需要将新发现转化为服务于临床实践的新的治疗方法。2006 年 5 月初，苏格兰与惠氏制药公司合作，成立世界第一个转化医学合作研究中心，该项目投资近 5 000 万英镑。

3) 亚洲：2008 年，新加坡国立大学依托其附属医疗机构，在亚洲建立第一个转化医学中心，到 2010 年，罗氏、葛兰素史克、宝洁等公司陆续在新加坡开设转化医学研究机构。韩国健康、福利和家庭事务部（Korean Ministry of Health，welfare & family affairs）推出以疾病为导向的基础设施开发研究：医疗集群（infrastructure development for disease oriented research：Medical Cluster)、韩国国家临床试验研究（Korea National Enterprise for Clinical Trials）等疾病预防研发计划以及创新研究所计划（innovative research institute program)。日本政府在 2007 年推出转化研究推进支持计划（translational research promotion program support)。

(2) 学术著作：2003 年，美国国立卫生研究院（National Institutes of Health，IH）董事 Elias Zerhouni 在 *Science* 发表题为 *The NIH Roadmap* 的文章，总结 NIH 在转化医学方面所作的贡献，并对未来转化医学研究方向及创新、科研团队构成及其特点、临床研究服务的重构等方面作出了展望，从而引领全世界的研究人员把目光聚焦在转化医学。这一时期，*Journal of Translational Medicine*，*Translational Research*，*Science* 子刊 *Translational Medicine* 等期刊陆续创立，专注于发表转化医学领域的相关论文。此外，转化医学的专业期刊 *The Journal of Translational Medicine* 于 2003 年创立，其办刊宗旨是为基础生物学家与临床医学家构建一个桥梁，以加速科学思想转化为潜在临床治疗方案与药物的研究过程。该杂志还设立了“The Excellence in Translational Medicine Award”等转化医学奖项，鼓励为转化医学做出突出贡献的研究人员。

（3）资金投入：这期间，欧洲、美洲、亚洲等国家均加大了对转化医学研究的投入。2003 年，NIH 宣布了发展生物医学的长期计划，2004 年初步投入 1.25 亿美元，到 2009 年总额达到 20 亿美元，其重点投入领域是培养不同学科且能在基础科研和临床工作间互相协作研究的团队（包括培养面向转化研究的临床工作者）。2006 年，NIH 设置临床与转化科学基金（clinical and translational science award，CTAS），每年度资助转化研究专项经费约 5 亿美元。此外，韩国的创新研究所计划对 6 家转化医学研究中心以每年 40 亿韩元（约 350 万美元）的资助力度进行为期 5 年的连续资助。

4. 转化医学在中国的发展　虽然转化医学在我国起步较晚（目前处于起步和探索阶段），但其已经成为国家在生物医学领域的一项重要政策，“十二五”以来，政府陆续出台了有关政策以扶持转化医学在中国的研究和发展。近年来，我国转化医学的研究机构、学术著作、资金投入均有较大程度的增加，但目前仍存在转化医学研究缺乏统一的规划和部署、转化医学中心缺乏完善的审批制度和经费保障等诸多问题，从而导致转化医学研究的开展和转化中心的建设存在水平参差不齐、平台难以整合、资源难以共享等现象，难以实质性地推动转化医学的发展。

（1）政策方面：2010 年 10 月，中共中央《关于制定国民经济和社会发展第十二个五年规划的建议》辅导读本中指出：“以转化医学为核心，大力提升医学科技水平，强化医药卫生重点学科建设”。2011 年 7 月，《国家“十二五”科技发展规划》提出了“以人类发病率高、死亡率高的重大疾病为研究重点，依托优势临床单位开展多学科交叉临床和转化医学研究，建立临床试验基地网络和临床研究技术支持和服务平台，开发评价和验证疾病发病机制、流行病学、早期诊治、药物治疗、个体化治疗等技术和方法，大幅提升我国临床医学水平和转化研究能力。”2011 年 11 月，《医学科技发展“十二五”规划》明确提出“医学科技的根本落脚点是有效解决临床实际问题和切实提高公众健康水平。当前，基础医学、前沿技术的快速发展与实际应用脱节的问题非常突出。有效解决基础研究、临床应用、产业发展之间缺乏有效合作机制等问题，在基础研究与临床应用之间建立更直接的联系，缩短从科学发现到技术应用的时间，尽快将研究成果快速转化为可应用的技术、产品、方法、方案或指南并应用到临床实践，大力推进转化医学的发展已成为医学科技自身发展的一个重大方向。”此外，在该规划的能力目标中，提出在“十二五”期间建立心血管疾病、脑血管疾病、癌症、糖尿病等代谢性疾病、精神心理疾患、呼吸系统疾病、出生缺陷等 30~50 个临床转化医学研究中心。

（2）研究机构：我国于 2010 年 9 月 16 日成立“协和转化医学中心”。近几年来，我国依托医院、高等医科院校、研究院所等建立了一批以转化医学研究为主旨的研究中心。截至 2012 年底，我国共成立 75 家转化医学研究中心，主要集中在上海、北京、江苏和广东，而其他地区发展相对缓慢。其中以医院、高等医科院校、研究院所及企业为依托的转化医学研究中心分别占 41%、31%、22% 和 6%，6 所是 2012 年新成立的转化医学研究中心。

（3）学术著作：据有关对转化医学领域 3 本权威期刊（*Science Translational Medicine*，*Journal of Translational Medicine*，*Translational Research*）2011 年 1 月 1 日—2013 年 12 月 31 日所发表的 1513 篇论文进行统计分析，中国（不含台湾地区）发表的转化医学研究论文数量为 259 篇，约占这一时期转化医学论文总数的 11.85%，仅次于美国。

（4）资金投入：自“十一五”以来，我国对转化医学研究的资金投入持续增加，如“973 计划”“863 计划”等重大计划均体现出对国际上转化医学研究热点领域的重视。

1）2006—2010 年，国家高技术研究发展计划（“863 计划”）投资 2 亿元支持重大疾病的分子分型和个体化治疗的研究，该项目以心血管疾病、肿瘤、老年神经退行性病、精神疾病、糖尿病和慢性肝病等 6 种慢性病为研究对象，交叉运用现代生物技术与临床研究的理论和技术方法，在“十一五”建立的基因组、蛋白质组、转录组和生物芯片等技术平台基础上，建立重大疾病临床标本库、资料库和临床试验网络，研究开发特异性分子标记物，建立疾病分子分型标准，并研究制定可用于指导临床实践的规范化、个性化和综合治疗的关键技术与方案。

2）2010—2014 年，国家重点基础研究发展计划（“973 计划”）对“基于系统生物医学基础的白血病临床转化研究项目”予以资助，开展基于白血病系统生物医学理论的药物靶标鉴定、药理作用机制诠释、新型治疗药物发现、治疗方案设计及临床转化研究。

3）2011—2015 年，生物与制药领域的主题项目“干细胞治疗技术临床转化及应用研究”，获得“863 计划”1.3 亿元的研究经费，主要研究缺血性心脏病、终末期肝病、恶性血液病放化疗后造血损伤、再生修复治疗、帕金森病等神经退行性疾病及中枢神经系统损伤等疾病的再生修复治疗，目标是突破有关的关键技术、开发相关产品，推动干细胞的临床应用及产业化发展。

5. 转化医学在信息化时代中的发展　在大数据和人工智能时代，医学领域产生了大量多源、多维度的数据，如基因组学、生物信息学、临床数据、影像数据等，规模庞大而复杂，对转化医学的处理分析提出了新的挑战。人工智能技术，如机器学习和深度学习，可以处理大规模的数据，并从中发现模式和关联，为转化医学研究提供了更多的机会，加速了研究成果向临床实践的转化速度。通过分析个体的基因组信息、生活方式和临床数据等，可以实现对患者的个性化诊断、治疗和预防，有助于提高治疗效果、减少不必要的医疗干预。此外，转化医学在信息化时代中，需要更加紧密的跨学科合作，整合各个领域的知识和技术，以实现更好地转化医学成果。当然，在处理和分析大规模的医学数据时，涉及患者的隐私保护、数据安全和道德问题，需要制定相应的政策和规范，确保数据的可靠性和保密性。

第二节　转化医学的主要内容

随着疾病谱的变化，目前最为严重的疾病主要有癌症、心血管疾病、慢性肝病、各种传染病以及精神类疾病等，这些疾病的特点是疾病发生机制极其复杂。根据不同利益相关者关注的问题以及不同层面的需求，转化医学的内容主要包括基础医学的转化研究、药物研发的转化研究和转化医学的效果评价研究等。

一、基础医学的转化研究

基础医学的转化研究主要是基于实验室到临床治疗方案的转化研究，其中心环节是生物标志物（biomarker）的研究。所谓生物标志物，一般是指可供客观测定和评价的一个普通生理或病理或治疗过程中的某种特征性的生化指标，了解机体当前所处的生物学进程，揭示其发病机制以利于疾病的诊断和预测，以期从中发现新的预防和治疗方法，其研究重点是分子标志物的鉴定和应用，具体如下。①运用各种组学方法进行个体疾病敏感性预测，即疾病的早期诊断和预测等。②评估药物疗效、患者预后的生物标志物和药物靶标等。靶标的确立有助于针对性地探索新的药物和治疗方法，提高药物筛选的成功率，并缩短药物研究从实验到临床应用阶段的时间，提高研究效率。这些标志物的开发应用将对疾病预防和诊断及治疗发挥有效的指导作用。

二、药物研发的转化研究

随着人类基因组学和药物基因组学研究的发展，药物基因组学在药物研发及个性化用药（personalized medicine）过程中发挥着越来越重要的作用。在临床实践中，临床医生逐渐认识到不同个体对相同剂量药物的药效反应是存在差异的，这将可能导致药物对部分个体缺乏疗效甚至引起药品不良反应（adverse drug reaction，ADR），其主要原因是遗传因素和基因的多态性。据统计，绝大多数药物在约 1/3 的使用者中不能取得满意疗效，约 1/6 的使用者发生不同程度的毒副反应。2005—2011 年，美国食品药品监督管理局（Food and Drug Administration，FDA），日本厚生劳动省（Ministry of Health，Labour and Welfare，MHLW），加拿大卫生机构（Health Canada），欧洲药监局（European Medicines Agency，EMA）等国家和地区的药品监管部门陆续发布了药物基因组学的规范。如建议新药申报时需提供药物基因组学数据、将遗传药理学方法应用于新药的药代动力学评价等，以达到高效率、低成本、低风险的治疗效果。

三、转化医学效果评价研究

近十几年来，人们对转化医学研究的认可度不断提高，对转化医学研究的项目资助也日益加大。但是，科研成果如何快速转化为临床或公共卫生领域实用且具有成本效益的诊疗技术方案或干预手段是值得我们关注或解决的问题，主要原因如下。

1. 由于卫生资源的有限性，对转化医学项目的投入需要寻求具有成本效益的项目。

2. 药品费用的快速增长要求新药研发时在注重安全、疗效的同时也要考虑疾病负担的问题。

3. 药品注册也需要对新药的安全性、疗效和成本效果进行评价，其核心问题是对转化医学项目所获得的价值予以评价，研究方法主要是评价模型的建立与应用。以美国为例，其评价内容主要以资助者和研究者的多重目标为基础，并以此建立评价模型。首先是对结果的评价，主要包括最终效益或结果，即患者受益增加、健康状况改善、新药研发加速、给制药企业乃至整个社会带来的经济效益等。其次是对研究团队在认知方面的评价，主要包括如何组合一个高效的研究团队、如何快速将新技能应用于临床实践、对未知领域或难题是否具有创新性思维等。第三是对各利益相关者的态度和理解方面的评价，如对转化医学研究的实际预期、可行性目标的制定、资助者对于转化医学的标准有清楚的认识、申请人充分了解基础医学向临床实践转化所面临的促进因素和制约因素等。

此外，上述效果评价结果不仅可以为公共政策决策提供科学依据，而且为转化医学成果顺利进入政府有关的规划打下坚实的基础。

第三节 转化医学在健康管理中的运用

一、转化医学与亚健康人群的疾病风险预防

“亚健康”是20世纪末医学界提出的一个新概念。亚健康状态是处于健康和疾病之间的健康低质量状态及其体验，会直接导致慢性病发病率的增加、生产力损失以及医疗负担的加重。中国保健科技学会公布的调查结果显示，在我国16个百万人口以上的城市调查中，在北京生活的人，处于亚健康状态的比例是75.3%，在上海生活的人是73.49%，在广东生活的人是73.41%。因此，结合精准医学，将其转化为对亚健康人群进行系统的疾病精准预防管理极其重要。如目前北京某著名三甲医院已率先在国内开展疾病易感基因检测，通过应用现代遗传学技术、分子影像技术、生物信息技术，结合患者生活环境、生活方式和临床数据，实现精准的疾病风险评估、诊断，并制订具有针对性的、个性化的疾病预防和治疗方案，从而实现对亚健康人群的分子水平精准预警及零级预防。在大数据和人工智能技术的帮助下，通过自动化的算法和机器学习模型，可以实现更早期、更准确的疾病诊断，为亚健康人群提供更好的预防和干预策略。

二、转化医学与慢性病的个性化健康服务与管理

慢性非传染性疾病（简称“慢性病”）是一大类疾病的总称，特点为发病隐匿、潜伏期长且发病后不能自愈或很难治愈。慢性病是世界范围内重要的公共卫生问题，因慢性病死亡人数占全球预计死亡总人数的60%，给各国造成巨大的疾病负担。所谓个性化健康服务（personalized healthcare，PHC）是指综合考虑人类个体的基因构成和表达等遗传相关因素以及性别、年龄、种族和生活方式等环境相关因素，从而产生一系列为个人量身打造的健康服务与管理方式，其内涵是综合评估遗传和环境因素作用，在适当的时间将适当的干预措施给予适当的人群。

慢性病的发生和发展受遗传因素、环境因素和两者交互作用的共同影响，因此研究遗传易感性，发现慢性病发病进展的个体差异，并将其转化为慢性病的个性化治疗和康复方案，不仅能大大提高慢性病防控的效果，而且还能实现更为经济的疾病防治目标。如近年来，复杂性疾病的全基因组关联研究（genome wide association study，GWAS）取得较

大进展，以 2 型糖尿病为例，截至目前，GWAS 研究发现了 11 个有统计学意义的染色体区域，据此制订糖尿病患者的个性化干预措施或实施指南，指导糖尿病患者的个性化健康服务。此外，还需要对干预的效果进行跟踪评价，为调整干预措施提供证据支持。目前，医疗服务模式已从过去的“以疾病为中心”的服务模式向“以患者为中心”的团队式服务模式转变，从而能够保证慢性病个性化健康服务与管理的顺利开展。而人工智能技术可以通过远程监测设备和智能传感器，实时监测患者的生理指标、活动水平和健康状况等，有助于实时监测慢性病患者的生理指标、活动水平和健康状况等。

三、转化医学与健康管理一体化服务体系构建

在我国，转化医学的研究大多以重大疾病治疗方法为研究目标，研究成果较多应用于数量较少但拥有优质卫生资源的三级医院等卫生机构中。然而，我国作为人口大国，转化医学的研究成果如何服务于全体人民，转化成为人民群众的健康效益是摆在我们面前的一个极大挑战。此外，由于健康和疾病具有连续性的特点，人们不仅需要得到连续性的医疗服务，还需要得到集预防、治疗、康复为一体的连续、完整的健康管理服务体系，即健康管理一体化服务体系。因此加强学术性科研成果转化为不同类别及不同级别医疗机构的预防、治疗、康复一体化实用性技术和方法尤为重要，如公共卫生的科研成果如何更好地指导社区健康教育和健康促进等。其中，人工智能可以实时监测流行病学数据和公共卫生信息，快速发现和预测疾病的暴发和传播趋势，有助于提前采取预防措施、制订应急计划和优化资源分配等，维持人们的身心健康。

（黄小玲　王　娴）

参考文献

1. KREEGER K. From bench to bedside [J]. Nature, 2003, 424: 1090-1091.
2. 任成山, 徐剑铖. 转化医学的概念、研究热点及其前景 [J]. 中华肺部疾病杂志, 2010, 3 (6): 456-461.
3. 王敏, 刘妮波, 张燕舞等. 从文献分析角度聚焦国际转化医学研究发展及现状 [J]. 基础医学与临床, 2011, 31 (10): 1168-1175.
4. 方莲花, 杜冠华. 药理学是转化医学研究的重要领域 [J]. 转化医学研究 (电子版), 2014, 4 (1): 1-20.
5. JAMES M, CHRISTOPHER P M. Translational Medicine: The Future of Therapy [M]. Singapore: Pan Stanford Publishing Pte. Ltd, 2013.
6. ELIAS ZERHOUNI. The NIH Roadmap [J]. SCIENCE, 2003, 10 (302): 63-64, 72.
7. 温家根, 周宏灏, 张伟. 药物基因组学在药物研发中的转化与应用 [J]. 中国药理学通报, 2013, 29 (4): 445-449.

第九章　亚健康学及其运用

第一节　亚健康学的形成与发展

亚健康状态是20世纪后期国际医学界的医学新视角，是人们在身心、情感方面处于健康与疾病之间的状态与体验，又称“次健康”“病前状态”“亚临床状态”“第三状态”“灰色状态”，是非器质性改变或未确诊为某种疾病，但身体出现功能改变的状态。

20世纪80年代中期，苏联学者N·布赫曼教授通过研究发现，人体除了健康状态与疾病状态以外，还存在着一种非健康非疾病的中间状态，又称为“第三状态”“灰色状态”。美国专家当时称之为“雅皮士流感”，日本学者称之“不定陈述综合征”，而我国学者王育学则于1996年首次提出“亚健康状态”。对于“第三状态”，目前国际上有各种不同名称，“病前状态”“临床前沿状态”“临床前态”“潜临床状态(潜病状态)”“亚疾病状态”等。在2001年的第八届亚健康学术研讨会上，正式确立亚健康的英文名为“subhealth”，此后广泛用于社会各领域的研究。

20世纪以前，人们认为无病即健康，随着医学模式从单纯的生物医学模式向“生物—心理—社会医学模式”的转变，人们也开始探索健康的本质和内涵。1984年，《世界卫生组织宪章》中提出著名的健康新概念：“健康不仅仅是没有疾病和虚弱，而是在躯体、精神和社会交往上的完美状态。”1990年，在以上三方面内容的基础上，世界卫生组织又增加了道德健康，按照社会认可的道德行为准则约束、支配自己的言谈举止，不损害他人利益来满足个人需要。此后，健康的概念在不断丰富和发展，健康的定义从医学范畴拓展到了心理学、社会学范畴，人们健康意识在提高，对健康的追求逐步上升为生物、心理、社会、自然等方面都具备良好状态。

21世纪的健康定义已不仅仅是简单的生物学上所指的人体生理功能正常，它包括躯体、心理和社会适应力的完好状态。临床上存在有一组以疲乏无力、精力不够、肌肉关节酸痛、心悸胸闷、头晕头痛、记忆力下降、学习困难、睡眠异常、情绪低落、烦躁不安、人际关系紧张、社会交往困难等种种躯体或心理不适为主诉来就诊的人群，通过运用现代化的仪器或方法检测却未发现阳性指标，或者虽有部分指标的改变，但尚未达到西医学疾病的诊断标准。这种处于健康和疾病之间的状态，自20世纪80年代被苏联学者称为“第三状态”以来，得到国内越来越多学者的认同与重视，并将其称之为亚健康状态。亚健康概念的提出为学科的诞生与后续的发展开启了全新的大门。

1997年，在北京召开的首届亚健康学术研讨会提出亚健康状态，是指无临床特异症状和体征，或出现非特异性主观感觉，而无临床检查证据，但已有潜在发病倾向信息的一种机体结构退化和生理功能减退的体质与心理失衡的状态。

2004年，国家中医药管理局正式对中医学亚健康标准研究课题立项，并委托中华中医药学会负责承担该项目。中华中医药学会亚健康分会成立了专门的课题组和《亚健康中医临床指南》起草小组，经过国内百余名专家论证，形成了中医学亚健康评价标准与分类的征求意见稿。在此基础上，以书面形式征求了国内近20位知名专家的意见，在综合专家意见的基础上，经进一步讨论、修订，又征求了国家标准化管理委员会专家的意见，最后由《亚健康中医临床指南》审定组验收通过。

《亚健康中医临床指南》(*Clinical Guidelines of Chinese Medicine on Sub health*)是我国第一部指导和规范亚健康研究及干预的文件。它将亚健康概念统一界定为健康与疾病之间的一种状态。处于亚健康状态者，不能达到健康的标准，表现为一定时间内的活力降低、功能和适应能力减退的症状，但不符合现代医学有关疾病的临床和亚临床诊断标准。人体从健康状态发展到疾病状态是由量变到质变的动态过程，亚健康状态可以认为是两者间的过渡期，是一个特殊的、短暂的阶段，此时的患者没有现代医学疾病的临床或者亚临床的诊断依据，但却感觉到了身体的各种不适，如一定时间内的活力下降、功能和适应能力减退、心理痛苦等。亚健康状态属于一个中间的不稳定状态，时间可长可短，可以发展为各种疾病，也可以因为处理得当而恢复到健康状态。因此，在此阶段进行科学的干预，对于今后人们健康水平的提高意义重大。《亚健康中医临床指南》适用于亚健康状态的评定和干预。其编写和发布，对于规范亚健康的概念及其相关诊断方法与手段、规范亚健康的干预方法及其市场有重要的指导意义。

2007年，由孙涛、王天芳和武留信主编的《亚健康学》由中国中医药出版社出版，这是中国第一部亚健康学科专著。此著作在对亚健康概念进行全面科学定义的基础上，初步构建了亚健康的理论体系，并对未来亚健康研究的重点和方向进行了深入的探索和展望。这些学术平台和专家队伍的成型、标准的建立、专著的出版都为中医亚健康的学科建立奠定了坚实的基础。

2008年1月，国家中医药管理局下发文件，委托湖南中医药大学开展亚健康系列教材编纂，并探索研究亚健康学科体系。2008年10月9日，何清湖教授在《中国中医药报》发表文章《突出中医特色，科学构建亚健康学科体系》，标志着中医亚健康学的学科构建正式开始。湖南中医药大学与中华中医药学会亚健康分会的专家团队合作，第一批系列教材出版了包括基础理论类、桥梁课程类以及应用课程类的10本教材，如《亚健康学基础》《亚健康诊疗技能》；第二批教材在此基础上不断完善应用课程的建设，陆续出版了包括《亚健康刮痧调理》《亚健康经络调理》《亚健康芳香调理》等8本教材；在前两批共18本教材基础上，第三批教材陆续出版，主要涉及亚健康学与其他学科形成的交叉学科以及亚健康学的临床运用，如《皮肤亚健康学》《儿童亚健康学》《睡眠亚健康学》《中医蜂疗与亚健康》《亚健康感红外热成像测评》《陈皮黑茶与健康》等。教材体系的完善为专业人才的培养提供了必要的基础条件。2012年，湖南中医药大学经由教育部批准，设立中医亚健康学硕士点与博士点，并于次年招生。目前，已形成较为成熟的博士后 - 博士 - 硕士不同梯队的高层次人才培养体系，并不断加强人才队伍建设。

2014年3月29日，“全国亚健康产业大学生就业创业工程”项目正式启动，标志着亚健康专业技术型人才以中医药专科学历层次为主的培养模式正式启动。专科学历层次的人才培养弥补了非医疗亚健康专业调理机构实用型人才严重匮乏的问题。自此，中医亚健康学在教材体系和人才培养体系方面基本成熟。

2020年1月，《中医亚健康状态分类指南》由世界中医药学会联合会亚健康专业委员会正式发布，通过“型态 - 证 - 体质”三位一体的方法来对中医亚健康状态进行分类，将亚健康状态具体分为活动 - 休息型态亚健康、营养 - 代谢型态亚健康、排泄型态亚健康、感知型态亚健康、性 - 生殖型态亚健康和认知 - 应对 - 关系型态亚健康六种型态。《中医亚健康状态分类指南》主要适用于对18岁以上具有亚健康表现的人群进行亚健康分类和判定，从而为从事中医亚健康一线工作人员及研究者提供参考，以便更加精准地把握中医亚健康状态类型，制订针对性的调理方案，达到最佳的调养效果。

第二节 亚健康学的主要内容

一、亚健康的概念与范畴

亚健康的涵盖范围较为广泛，初步认为其涉及的范围主要有以下几方面。

1. 身心的不适应感觉所反映出来的种种症状，如疲劳、虚弱、情绪改变等，其状况在相当时期内难以明确。

2. 与年龄不相适应的组织结构或生理功能减退所导致的各种虚弱表现。

3. 微生态失衡状态。

4. 某些疾病病前的生理病理学改变。但具体来说，其内涵和外延还有待进一步探索。如亚健康状态与健康状态的界定，亚健康状态与亚临床、临床前状态的关系及界定，亚健康状态与一些综合征之间的关系，亚健康状态的严重程度等。

二、亚健康的病因与发病机制

亚健康的研究兴起于20世纪末。迄今为止，亚健康仍没有确切清楚的病因。目前，关于亚健康病因的探讨，主要有以下几个方面。

（一）行为生活方式因素

生活习惯包括饮食、作息、情绪管理、吸烟饮酒史等，而不良的生活习惯是导致亚健康状态的最常见病因。

（二）社会、心理因素

社会因素（竞争、冲击、压力等）也是亚健康状态的主要病因，如人际关系不良、不能摆正自己的位置等。社会因素性的疾病病理过程可以分为三个阶段：动员阶段、抵抗阶段、衰竭阶段。前两个阶段主要是一些反射性的心理生理变化和最大适应性的机体心理变化，其变化是疾病的先兆，此时人处在亚健康阶段，而衰竭阶段则指进入了疾病阶段。

（三）环境污染因素

人类社会的发展在某种程度上是以牺牲环境为代价的，环境污染也是导致亚健康的病因之一。噪声、紫外线、霓虹灯、电磁波等对人体的心血管和神经系统都会产生一些不良影响。

（四）遗传因素

近几年分子生物学发展迅速，尤其是通过人类基因组计划的研究，人们对疾病与基因关系的认识有了前所未有的突破。遗传因素与其他因素相比，占亚健康病因比例较小，但亲代遗传的体形特征、生理特征、行为本能等能影响疾病和性格的形成。如带有遗传性疾病的患者，在未发病之前无任何临床症状也可认为是处于亚健康状态；体质较弱的人往往也与先天因素有关，与体质好的人相比，更容易患病，也可认为是亚健康状态。

目前，亚健康的发生机制为机体在生活过程中，受到心理、社会、生物等多种内外因素干扰，从而打乱机体所维持的正常稳态，出现潜在的病理信息。19 世纪由伯尔纳和坎纳提出的“自身稳态学说”认为机体作为一个开放的系统，与外界时刻进行着物质、能量和信息交换，以保持稳态。现代科学证实，人体是一个多因素相互协调、相互制约的有机平衡体。由于这个大平衡系统中的个别或若干子平衡的稳态调节发生或出现障碍，影响了人体大平衡稳态的自我调节或相互调节功能，而降低其协调能力，使人体对内、外环境变化的适应性降低而出现亚健康状态。但在这个阶段，人体的大平衡稳态尚未被破坏，只是处于临界水平，故偏离了健康状态仍未到达疾病状态。而稳态的破坏可以体现为机体神经 - 内分泌 - 免疫网络功能紊乱以及氧化应激损伤而引起的基因表达紊乱，其中机体免疫系统的紊乱被认为是亚健康发生的重要环节。综上所述，亚健康是由于心理、生理、社会三方面因素导致机体的神经系统、内分泌系统、免疫系统整体协调失调、功能紊乱而致，有待进一步研究。

三、亚健康的常见临床表现与分类

亚健康状态的表现是多种多样的，躯体方面可表现有疲乏无力、肌肉及关节酸痛、头昏头痛、心悸胸闷、睡眠紊乱、食欲缺乏、脘腹不适、便溏便秘、性功能减退、怕冷怕热、易于感冒、眼部干涩等。心理方面可表现为情绪低落、心烦意乱、焦躁不安、急躁易怒、恐惧胆怯、记忆力下降、注意力不能集中、精力不足、反应迟钝等。社会交往方面可表现为不能较好地承担相应的社会角色，工作、学习出现困难，不能正常地处理好人际关系、家庭关系，难以进行正常的社会交往等。

根据亚健康状态的临床表现，可以将其分为以下几类。

1. 以疲劳或睡眠紊乱或疼痛等躯体症状表现为主。

2. 以郁郁寡欢或焦躁不安、急躁易怒或恐惧胆怯或短期记忆力下降、注意力不能集中等精神心理症状表现为主。

3. 以人际交往频率降低，或人际关系紧张等社会适应能力下降表现为主。

上述三条中的任何一条持续发作 3 个月以上，并且经系统检查排除可能导致上述表现的疾病者，可分别被判断为处于躯体亚健康、心理亚健康、社会交往亚健康状态，在临床上上述三种亚健康表现常常相兼出现。

四、亚健康的判定与测评

在亚健康的判定（或者更多地说是疾病的排除诊断）过程中，可利用现有的医学诊断方法（如病史采集、神经精神状况和整体功能的评定、影像与实验室检查等），同时可结合一些新的技术和手段，为判断是否存在亚健康及亚健康的分类提供依据。对于亚健康的判定与测评，可遵循以下几个基本原则。

（一）人体健康检测与评估是亚健康检测评估的前提

健康检测、预测、预警技术与指标体系是研究人体亚健康状态、评价体系的前提条件，因为只有研究清楚了人体健康的检测与评估标准，并以此作为参照，才有可能对亚健康状态的检测、分析与评估做出科学的结论。

(二) 中医四诊和辨证的分类方法是亚健康辨识评估中的重要内容

亚健康虽属当代新概念，但它的理念与中医学“治未病”的思想不谋而合。因此，以“整体观念”，“辨证论治”及“因人、因时、因地制宜”等为特色，且已有两千多年积淀的中医学在亚健康状态的诊察与辨识方面具有很大优势。如中医的望、闻、问、切四诊，可通过观测个体外部的宏观信息(症状、体征)推断机体内部的变化；通过辨证分析，以证的模式识别不同亚健康状态，为临床干预提供依据等，因此，中医的四诊和辨证系统将对最终建立起有中国特色的亚健康检测与评估体系发挥重要作用。

(三) 量表和问卷测量是亚健康状态评估中必不可少的方法

由于亚健康状态者多表现为“有症无据”，因此对亚健康人群的主观感受，采用相关的问卷或量表进行评定是亚健康检测、评估的基础内容和重要方面。《亚健康中医临床指南》中指出可采用公认的量表，如疲劳、睡眠质量、心理情绪等方面的评定量表，进一步评定亚健康的症状特点。

(四) 现代医学检测技术和设备是亚健康检测评估的重要技术支撑

现代医学科学技术的发展与应用，不但为疾病临床和亚临床诊治提供了新的技术支撑和实践保障，而且为亚健康状态的检测与动态监测提供了科学基础与信息支持。因此，所有用于疾病早期筛查和亚临床诊断的设备、仪器和技术，同样可以用于亚健康检测与评估。如近年研发并投入使用的心理及压力测定仪、热断层检测仪、“鹰眼”疾病早期诊断系统、超倍生物显微系统、脉搏波检测、心脏负荷测定系统、量子共振检测及食物不耐受检测等。这些检测仪器和项目是对传统医学检测方法和手段的补充，可全面了解机体的健康状况。不过，这些检测手段提供的多是一种对身体整体或局部功能的评估和疾病早期的提示，而不是诊断结论，不可一概否定，也不可盲目扩大其功效。

近些年才发展起来的新兴学科——功能医学，擅长使用亚健康检测评估手段。功能医学是以人的基因、环境、饮食、生活形态、心理等共同组合成的独特体质作为治疗的指标，而不只是治疗疾病的症状的医学。它采用先进的检查技术评估器官功能，然后再根据检测结果结合个人生活形态与饮食习惯，制订个性化健康管理方案，通过非药物方式补充营养与能量并排出毒素，修复受损细胞和提升器官功能，达到获得健康的目的。

总的来说，亚健康检测与评估必须体现方法和指标的综合性、系统性和统一性。亚健康状态的表现具有多样性、复杂性和非特异性的特点，因此检测方法和技术应该建立在多学科、多途径、多层次的基础上，特别是中西医结合综合优势的发挥是亚健康检测和评估的重要前提和特色所在。

五、亚健康状态的干预与疗效评价

(一) 中医理论指导下的亚健康干预

孙涛、王天芳等认为亚健康属于中医治未病的范畴，因其所反映的理念早在中医黄帝内经时期的治未病思想中就有体现。亚健康状态的范畴不等同于中医广义治未病中的未病，但属于中医治未病的范畴，与中医所言欲病的状态最为接近，还可能包括一部分已病的内容。

治未病思想指导下的亚健康状态综合辨证调摄包括两层含义：从健康到亚健康的预防和从亚健康到疾病的预防，主要干预手段有未病养生、防病于先；欲病救萌、防微杜渐；瘥后调摄、防其复发。目的是干预亚健康状态，恢复健康状态。

“未病养生、防病于先”，指未患病之前要注意养生，预防疾病发生是根本。包括祛除影响健康的因素和主动养生、锻炼。影响健康的因素包括外因和内因。外因包括环境、工作压力、人际关系、家庭或社会负担等；内因包括自身抗病能力、健康意识(主动和不主动)、不良生活方式、感情挫折等。通过各种养生保健手段是可以起到“未病先防”的作用。

“欲病救萌、防微杜渐”，指在无明显症状之前，就要采取措施，治病于初始，避免症状越来越多，也指亚健康状态发展到接近疾病的阶段。这一阶段好比植物将要萌芽，疾病就像毒苗即将破土一样，要破坏它生长的土壤、抑制它的萌生。如目前严重威胁人类健康的慢性病，处于亚健康状态的人有相当一部分是发生该病的高危人群。破坏其生长的土壤，方法就是综合干预，将异常状态调整到正常状态，这符合当前重大疾病防治重心前移的战略要求。再如各种精神的轻度失调，主要表现为焦虑、抑郁、失眠、烦躁、梦魇或咽中如有异物等。按亚健康状态采用中医辨治，从郁、痰或痰火论治多能取得较好的效果。

“瘥后调摄、防其复发”是指在疾病康复期出现亚健康的表现，如临床上有些患者在感冒愈后一段时间内仍有轻度头痛、乏力、食欲缺乏、全身不适，对此可运用中医四诊八纲察色按脉，区分阴阳，给出证候的定位、定性诊断，用中医药加以干预。

中医“治未病”思想为亚健康的调理提供了可靠的思路和方法，其理论体系可指导亚健康的临床辨识及干预，优势如下。

1. 中医天人相应、形神合一等整体观的思想为亚健康的辨识与干预提供了理论依据。整体观念是中医学关于人体自身的完整性及人与自然、社会环境统一性的认识，其主要体现于人体自身的整体性和人与自然、社会环境的统一性三个方面。人体是形神统一的整体，形是神的载体，神为形的主宰，两者相互依存、不可分割。形与神的平衡统一是人体健康的前提。在亚健康干预方面，要做到饮食有节，起居有常，加强体育锻炼，以养其形，使形健而神旺，又要恬淡虚无，调畅情致以养其神，使神清而形健。

2. 中医三因制宜的思想为亚健康人群的个体化诊疗提供了基本原则。三因制宜，即因时、因地和因人制宜。中医学认为，疾病的发生、发展与转归受多方面因素的影响，如时令气候、地理环境、体质强弱、男女老幼等。因而在治疗上需要依据疾病与气候、地理、患者三者之间的关系，制订相适宜的治疗方法，才能取得预期的治疗效果。因此，在对亚健康进行干预时，也必须根据这些具体因素制订出适宜的干预方法。

3. 中医四诊合参的诊察手段，有利于对亚健康状态的早期诊察。望、闻、问、切四诊，是调查了解疾病不同的四种诊断方法，各有其独特的作用，不应相互取代，只能互相结合、取长补短。四诊之间是相互联系、不可分割的，因此在临床运用时，必须将它们有机地结合起来，也就是要“四诊合参”。四诊合参可确保全面而系统地把握亚健康状态，做到早期诊察。

4. 中医体质学说与辨证理论有利于对亚健康状态的辨识与分类。中医体质是指人体生命过程中，在先天禀赋和后天获得的基础上所形成的形态结构、生理功能和心理状态方面综合的、相对稳定的固有特质。是人类在生长、发育过程中所形成的与自然、社会环境相适应的人体个性特征。不同的偏颇体质对不同的外感邪气有不同的易感性，且不同偏颇体质有不同的寒热“从化”的倾向。如阳虚体质者易感寒邪湿邪为病，且易从阴化寒。因此，在中医体质学说指导下，针对不同的偏颇体质特点，可灵活地采取不同的亚健康干预措施。

5. 中医科学的养生理念及丰富的保健手段可运用于亚健康的干预。《黄帝内经素问·四气调神大论篇》指出圣人不治已病治未病的预防医学思想，强调防病于未然，应做到“虚邪贼风，避之有时”“法于阴阳，和于术数，食饮有节，起居有常，不妄作劳”的预防和养生观点。在生活中顺应四时、合理饮食、保精全神、淡泊名利、调畅情志，使正气存内，邪不可干。

《亚健康中医临床指南》认为亚健康状态的发生是由于先天不足、劳逸失调、起居失常、饮食不当、情志不遂、居处不慎、年老体衰等因素，引起机体阴阳失衡、气血失调、脏腑功能失和所致。亚健康的中医常见证候有肝气郁结、肝郁脾虚、心脾两虚、肝肾阴虚、肺脾气虚、脾虚湿阻、肝郁化火、痰热内扰等八个证型。

肝气郁结证表现为胸胁满闷，善太息，周身窜通不适，时发时止，情绪低落和/或急躁易怒，咽喉部异物感，月经不调，痛经，舌苔薄白，脉弦。临床应以疏肝解郁为治疗原则，药多用柴胡、木香、枳壳、陈皮、香附等舒肝理气制品，方剂多以柴胡疏肝散或逍遥散加减治疗。

肝郁脾虚证表现为胸胁满闷，善太息，周身窜通不适，时发时止，情绪低落和/或急躁易怒，咽喉部异物感，周身倦怠，神疲乏力，食欲缺乏，脘腹胀满，便溏不爽，或大便秘结，舌淡红或黯，苔白或腻，脉弦细或脉缓。临床应以健脾疏肝为治疗原则，方剂可选痛泻要方加味，药多用白术、白芍、陈皮、防风、柴胡、木香、枳壳、砂仁、云苓、山药等。

心脾两虚表现为心悸胸闷，气短乏力，自汗，头晕头昏，失眠多梦，食欲缺乏，脘腹胀满，便溏，舌淡苔白，脉细或弱。临床应以补益心脾为主，方剂可用归脾汤加减治疗。

肝肾阴虚表现为腰膝酸软，疲乏无力，眩晕耳鸣，失眠多梦，烘热汗出，潮热盗汗，月经不调，遗精早泄，舌红少苔，或有裂纹，脉细数。选药可用熟地黄、山茱萸、山药、茯苓、丹皮、泽泻、女贞子、墨旱莲等，临床应以滋补肝肾为治疗原则，方剂可用六味地黄丸、二至丸、一贯煎加减。

肺脾气虚表现为胸闷气短，疲乏无力，自汗畏风，易于感冒，食欲缺乏，腹胀便溏，舌淡苔白，脉细或弱。治疗应以益气补肺健脾为治疗原则，方剂可选六君子汤、参苓白术散加减。

脾虚湿阻表现为神疲乏力，四肢困重，困倦多寐，食欲缺乏，腹胀便溏，面色萎黄或淡白，舌淡苔白腻，脉沉细或缓。临床应以健脾化湿为治疗原则，选药可用薏苡仁、白术、砂仁、白豆蔻、藿香、厚朴、陈皮、茯苓、姜半夏等，方剂可用二陈汤、参苓白术散等。

肝郁化火表现为头胀头痛，眩晕耳鸣，胸胁胀满，口苦咽干，失眠多梦，急躁易怒，舌红苔黄，脉弦数。临床应以疏肝解郁、滋阴降火为治疗原则。方剂可用丹栀逍遥丸加减。

痰热内扰表现为心悸心烦，呕恶吐痰，焦虑不安，性情急躁，心烦头痛，失眠多梦，便秘，舌红苔黄腻，脉滑数。临床应以清热涤痰定惊为治疗原则，方剂可用礞石滚痰丸加减。

若有较明显实验指标异常，亚健康状态的干预可以适当加用西药，但大多非西药适应证，以中医的方法综合辨证调摄是最佳选择。一般多首选中医的非药物疗法，再选中药外用或内服。非药物疗法有饮食、针灸、推拿、按摩、气功、导引、武术、音乐治疗、保健等，其中针灸和推拿按摩调理亚健康状态的报道居多，用以调节体内阴阳气血，疏通经络，强筋健骨，调节情志，缓解精神压力等。药物疗法多以植物的根、茎、花、叶，动物骨、矿物质等天然药材为主，利用其四气五味归经调整人体阴阳气血的偏胜偏衰和正邪的消长。只要辨证准确，用药精当、无毒副作用，对亚健康阶段的调整是十分适合的。

但目前中医对亚健康状态的研究还处于比较初级的阶段，如何进一步完善和发展中医亚健康理论，规范中医干预亚健康状态是今后研究的重要问题之一。

（二）亚健康状态的疗效评价

由于亚健康状态涉及的范围很广，其发生机理在短期内难以明确，因此临床上缺乏相应的干预方法和手段。中医学在长期的临床实践中，形成了中药、针灸、推拿按摩等多种调治方法及科学的养生思想与丰富的保健手段，为亚健康状态的预防和调摄提供了良好的基础。

针对亚健康状态不同具体情况，我们应该通过一些可靠的研究方法，对一些有较好前期工作基础的方法或方案进行评价，从而提出系统有效及安全、经济的干预方法、手段或方案（包括主动与被动干预）。同时，应针对不同亚健康状态的特殊性，建立一系列与国际接轨的用于评价亚健康干预效果的方法、指标体系及标准，不仅有利于提高研究结果的被认可程度，而且可为今后亚健康的干预研究提供方法学基础。

第三节 亚健康在健康管理中的运用

亚健康理念与国际倡导的“预防为主”的健康管理理念异曲同工。“不治已病治未病”，亚健康的研究对象是存在于“未病”和“已病”之间的“欲病”这一环节。近年来，亚健康已经成为我国医学研究的热点领域之一，结合健康管理新概念，发挥中医特色是亚健康临床应用的研究课题。

一、亚健康理念在健康管理中的运用

首先，生命过程从出生到死亡必须经历健康态 - 亚健康态 - 亚临床态 - 临床疾病态四个过程，健康管理就是要研究生命全过程中的健康风险与管理控制问题。因此，它是一项系统管理、过程管理的工程，其目的是维护健康状态、改善亚健康状态、诊治亚临床和临床疾病态，使健康人群基数增大、亚健康向健康状态转化，使早期亚临床状态得到有效治疗，并最大限度地降低疾病亚临床期向临床期的转化风险。

目前，全球的卫生服务体系是一种急性保健模式，这样的服务模式不仅会导致卫生费用不断增加，而且人群的健康状况也不一定得到改善，因此应该建立以预防为主的长期管理机制。不论是从人群身心健康的受益水平，还是医学经济学的角度来讲，通过健康管理来预防疾病获得的收益远远大于发病后的临床诊疗。

亚健康管理具有中国特色，属于中医治未病的范畴，强调越早治疗越好。亚健康具有独特的防治策略，针对“未病”和“欲病”有不同的防治策略，可以通过亚健康的测评手段在人群中进行筛查，从而对“欲病”人群进行有针对性的健康管理。

健康管理流程主要由健康信息采集、健康评

估、健康跟踪干预这三个基本过程组成。在传统的健康管理实施过程中，健康信息采集的信息内容主要来自居民的健康体检和疾病就诊记录，采集手段单一、获得的信息内容少。如果能够充分利用移动医疗技术的优势，通过使用移动APP、可穿戴医疗设备，可为健康信息采集的手段及信息量带来很大的突破。另外，传统的健康评估体系都基于小规模的测量数据或有限的专家知识建立，已经不太符合近年居民健康变化的趋势和特点。随着居民健康信息库内数据量的不断扩充，利用大数据挖掘分析、机器学习等手段可以建立一套智能的、动态的健康评估体系，以实现更精准的健康评估。

在信息采集方面，除获取个人健康信息外，可通过可穿戴设备、移动APP、健康网站等手段完成个人健康信息记录。利用移动医疗技术产品，居民可记录自己的生活方式，如饮食、睡眠、运动、摄入烟酒等；也可记录体征情况，如身高、体重、腰围、体温、血压、血糖等，这些信息可为后续的健康评估和干预提供真实有效的数据。

在健康评估阶段，借助智能健康评估、智能疾病预警、智能健康干预、数据挖掘、大数据等技术，可以为居民个人健康状况提供科学、有效的分析评估，并为后续的健康干预奠定基础。因为相关研究投入高、技术性强、涉及面广，所以也是最需要由社会资本介入、有实力的技术公司参与的环节。

在健康干预阶段，结合健康评估结果，对健康、亚健康、疾病人群分别提供健康生活指导方案，对突发健康危险因素或疾病，提供有针对性的干预方案，并据此提供相关的健康指导服务、疾病就诊服务和慢性病管理服务。这个阶段主要由医疗机构提供疾病诊疗服务，家庭医生提供健康指导、慢性病管理、健康计划跟踪等服务，居民配合专业人士的指导，开展自我健康干预。

经过一定的周期后，继续开始健康信息采集 - 健康评估 - 健康干预的自我健康管理循环。

二、亚健康的测评方法技术在健康管理实施中的应用

（一）在心血管健康状态检测与评价中的应用

2010年，美国心脏协会首次提出并应用心血管健康状态的概念及评价方法全面促进心血管健康水平的提高，经过2011年、2012年全民心血管状态健康管理规划的实施，取得了明显的效果。心血管健康状态改善管理的核心内容包括一个概念，即将心血管健康状态划分为“理想状态”“一般状态”“差的状态”3个状态；有7个评价指标，其中4个为心血管健康行为学指标，包括健康饮食、零吸烟和零烟草暴露、体力活动或运动、无肥胖或超重，其余3个为心血管健康生物学指标，包括血压、空腹血糖、血脂。这与我国学者提出的亚健康状态的概念与判别方法十分接近。因此，应用亚健康测评技术测量评估心血管健康状态，不但可信，而且可行。

（二）在慢性病风险筛查与管理中的应用

运用亚健康相关测评量表与测量技术，如应用《疲劳型亚健康评价量表》和《心血管亚健康量表》不但可以测量评价人的身心健康状态，而且可以评价和预测慢性风险及风险度。特别是许多慢性病风险筛查的“中间值”或“中间值状态”，如“高值血压”“高值血糖”“高值尿酸”“体重超重”“血小板计数偏低”等，均是慢性病风险监测的状态关注点。

（三）在心理及心身疾病健康管理中的应用

亚健康状态不仅包括躯体的不适，也包括不良的心理与社会适应能力。如焦虑与抑郁情绪是亚健康状态的常见表现，运用相关测评量表如《焦虑自评量表》和《抑郁自评量表》等不仅可以帮助评定者了解被评定者的负性情绪状态及程度，也可以作为鉴别心身疾病或精神性疾病的参考工具。

（四）在中医“治未病”健康管理中的应用

中医在历年的养生实践中总结了诸多养生保健方法，在顾护正气、促进疾病痊愈方面发挥了很大的作用。在健康管理过程中的应用包括检测与评估、干预和跟踪随访几个方面。

1. 检测与评估——中医体质辨识　在健康管理检测与评估技术中加入中医体质辨识，可以从整体上把握一个人的身体、心理状态及社会适应性。体质是指人类个体在生命过程中，由遗传性和获得性因素所决定的表现在形态结构、生理机能和心理活动上综合的相对稳定的固有特性，它是人类在生理共性的基础上，不同个体所具有的生理特殊性。

先天因素是体质形成的基础，是人体体质强弱的前提条件。如父母身体的强弱、肥瘦、肤色，父母的性格、气质都会对子女产生很大影响，而父母的先天性生理缺陷和遗传性疾病，如癫痫、哮喘、艾滋病等，也很有可能传给后代。先天因素所形成的体质，并非一成不变的，在后天因素的综合影响下将逐步发展变化。饮食偏嗜、生活起居、自然环境、心

理状态、社会环境，都能影响人的体质。

体质分为正常体质（平和质）和异常体质（偏颇体质）。正常体质表现为健康状态，异常体质表现为亚健康状态。异常体质具有发生相关疾病的倾向性，也在一定程度上决定了疾病的发展与转归。根据中华中医药学会2009年4月9日在北京正式发布的我国第一部《中医体质分类与判定》标准，建立了9种中医基本体质类型的判定规范，设计《中医基本体质采集表》，进行中医望、闻、问、切四诊信息的采集，辨别体质类型。

2. 干预　采用体质三级预防，针对评估结果的不同制订相应的预防保健措施。

（1）一级预防：个体体质的特殊性，往往导致机体对某种致病因子的易感性。对有偏颇体质而未发病的人群，采取相应措施避免致病因子对人体的侵袭，积极改善偏颇体质，增强自身的抵抗力，阻止相关疾病的发生。

（2）二级预防：即在疾病的临床前期、亚临床期做好早期发现、早期诊断、早期治疗的"三早"预防措施。改善体质的同时进行病因或危险因素预防，将疾病消除在萌芽状态。如超重或肥胖是心脑血管疾病的病因或危险因素，通过制订干预方案，包括生活、药物、药膳、针灸、推拿等调理、改善体质，可以使体重恢复正常，预防心脑血管疾病。

（3）三级预防：对已患某些疾病者，及时治疗，防止恶化。关注患者的体质差异有利于确定证候的变化趋向。随着疾病的发展，证候始终不会脱离体质这根轴线，终归受体质制约。在治疗中注意积极改善患者的病理性体质，可以从根本上改善证候，治愈疾病，并预防疾病的复发。个体化的预防保健措施有饮食调理、运动调摄、心理疏导、四季调养、经络调理、药物调理等多个方面。可制订"辨体施养方案""亚健康状态调理方案""慢性病防治与调摄方案"等，同时提供相应的咨询、指导和诊疗相关服务等。

3. 跟踪随访　根据管理对象的健康状况，每3~6个月进行一次电话或网络随访，针对症状的好转情况或新发症状进行总结，评价健康管理手段的效果。"治未病"原则尤其强调：中医治疗的本质特征是着眼于人，而不是病，是以人的健康为宗旨，以培养及调动自身能力为主要目的。

综上，从亚健康状态概念的提出到《亚健康中医临床指南》《中医亚健康状态分类指南》的发布，对亚健康的研究越来越多，干预手段和方法也越来越丰富，但目前对亚健康的评价仍缺乏统一公认的标准。在评价上，应该重视患者的主观感受，在排除疾病诊断的基础上，从多学科、多途径、多层次进行综合评估，以全面客观地评价亚健康状态。

同时，应加强亚健康的基础研究，如亚健康的发生机制，仍有待进一步研究。另外，应积极探索亚健康管理的服务模式。从具体操作层面上讲，健康管理是一个由采集信息到健康分析评估，到做出健康促进报告，到跟踪管理服务、督导，到信息反馈，再到信息采集的一个不断循环的动态过程。亚健康管理模式及流程不是独立静止，而是相互联系、相互衔接，又各有侧重的。如何建立具备稳定结构、普适意义及可持续的管理模式，还有待于进一步挖掘。

（李　力　叶培汉　武留信）

参考文献

1. 中华中医药学会. 亚健康中医临床指南 [M]. 北京: 中国中医药出版社, 2006.
2. 郑秋甫, 段留法. 亚健康研究现状 [J]. 解放军保健医学杂志, 2003, 5 (2): 67-70.
3. 朱嵘.《亚健康中医临床指南》解读 [J]. 中国中医药现代远程教育, 2009, 7 (2): 79-80.
4. 张冀东, 王丹, 何清湖, 等. 中医亚健康学学科内涵与外延的探讨 [J]. 中华中医药杂志, 2021, 36 (7): 3777-3781.
5. 施展, 胡镜清, 彭锦. 亚健康人群的健康管理模式初探. 现代预防医学 [J], 2012, 39 (16): 4152-4153.
6. 王天芳, 孙涛. 亚健康与"治未病"的概念、范畴及其相互关系的探讨 [J]. 中国中西医结合杂志, 2009, 29 (10): 929-933.
7. 李力, 薛晓琳, 徐雯洁, 等. "治未病"思想在亚健康防治中的应用 [J]. 北京中医药, 2008, 27 (1): 76-77.
8. 张毅, 付均如, 宋石林. 中医疗法在亚健康状态中的运用 [J]. 河北中医, 2009, 31 (5): 693-694.
9. 王琦, 董静, 吴宏东, 等. 发挥中医药"治未病"的特色优势实践健康促进 [J]. 中医药通报, 2006, 5 (3): 1-4.
10. 王琦. 中医体质学 [M]. 北京: 人民卫生出版社, 2005.
11. 张冀东, 王丹, 马继, 等. 中医亚健康学学科发展背景与历史沿革的思考 [J]. 中华中医药杂志, 2021, 36 (4): 2165-2168.
12. 张冀东, 叶培汉, 马继, 等. 论中成药干预亚健康的传承与创新 [J]. 中华中医药杂志, 2021, 36 (3): 1278-1281.
13. 张冀东, 王丹, 何清湖, 等. 中医亚健康学相关标准的研究现状与分析 [J]. 中华中医药杂志, 2022, 37 (9): 5265-5269.

第十章　整合医学及其运用

整合医学是健康管理学的重要前沿支撑学科之一，学习应用整合医学的思想、理念与方法指导和促进健康管理学科及相关服务业的发展是健康管理学研究的新课题。当今医学从不同的角度维护着人类的健康，无论是传统医学还是专业化分科越来越细的现代医学，在临床实践中都存在着不同程度的局限性，因此走向整合是一个必然的过程。

整合医学作为一种新兴的医学体系，关注医学各个领域的交叉融合，如同各医学门类的管理者，统筹安排各方面优势资源，最大限度地发挥它们的作用，为人类的健康和疾病治疗服务。整合医学是将多种学科的知识和经验进行整合，不单以疾病治疗为核心，而是以健康为核心的学科，其理念与健康管理有着很深的契合点。本章分别以整合医学的概念与发展、主要内容及其在健康管理中的运用进行阐述。

第一节　整合医学的概念与发展

一、整合医学的概念

整合医学（integrated medicine）最早在20世纪80年代由美国学者首先提出，其初衷是感慨于现代医学对一些复杂疾病的无能为力，试图通过将传统医学的精髓——草药、心理疏导与营养运动疗法等“自然疗法”或“补充医学”整合到现代医学中来，形成一个医学服务整体。整合医学就是将医学各领域最先进的知识理论和临床各专科最有效的实践经验分别加以有机整合，并根据社会、环境、心理的现实，以人体全身状况为根本，进行修整、调整，使之成为更加符合、更加适合人体健康和疾病治疗的新的医学体系。整，即整理的整，是方法，是手段，是过程；合，即适合的合，是要求，是标准，是结果。

二、整合医学的发展

事物发展多数都表现为“分久必合，合久必分”之现象，通常都按照“螺旋上升，波浪前行”之方式，从来都遵从“否定之否定，对立又统一”之规律，充满了既一分为二，又合二为一之哲学思想。合太久，合太紧，僵硬难变，新物难生，发展受阻；分太多，分太频，万物争生，杂乱无章，形不成合力，找不到规律，无前进动力，无前行合力。大千世界，历来如此，无不如此。医学发展是世界事物的一部分，其轨迹离不开上述规律。

（一）我国医学“合”“分”发展史

在人类发展早期，医学发展初期，人类靠低级的社会活动、落后的生产力在漫长的岁月中探索未知领域，包括与自身生命和健康的相关现象，没有多少实践经验和知识积累。人们逐渐地把分散、零星且私有的经验做法集聚起来，写成书，按师传徒并强调单传的方式逐渐下传。这段时期的特点是以合为主，不断地合二为一。如中国的中医最后形成了相当于基础医学的《黄帝内经》、临床医学的《伤寒杂病论》和药学的《神农本草经》。医学先驱们的这些早期实践，初步建构了中医学的早期框架。在中医知识体系里，渗透着“天人合一”的理念，即人为天的一部分，天有人的一部分。在经验收集和知识积累过程中，也成就或推出了数位名医大家，如扁鹊、华佗、张仲景等。据传，扁鹊活了三百多岁，写成了《扁鹊内经》和《扁鹊外经》。其实，扁鹊并没活到三百多岁，是人们把三百多年中所有医学学者的贡献都集中到了他个人身上，这就是医学发展早期以合为主、合二为一的显著特征。与整合医学有些相似，或称原始的整合医学。

后来经验越集越精到，知识越集越丰富，有绝技绝活的名医越来越多，形成了较为系统的传统中医学，成为中国医药学的知识宝库。但从秦朝开始，整合医学逐渐向专科医学发展。到汉唐时期更为明显，逐渐从医学中分出内、外、妇、儿等专科。随着药物种类认识的增多、药物性质及疗效认识的增加，药学也从少数药方形成了“百病可治”的《千金方》，到唐朝还颁布了世界第一部药典《新修本草》。

（二）现代医学以“分”为主

事本一体，道分双途。在西医方面，也遵循这种变化方式发展，但速度及程度更为明显，这源于中西哲学本源的差异。西洋医学更加强调就事论事、实证测量，注重从微观上定性定量，与原始中医的总体把握、系统平衡互为区别，成为世界医学的“双璧”。自17世纪列文虎克发明显微镜后，医学从宏观向微观迅猛发展。很快将医学分为基础医学、临床医学、预防医学等。基础医学先把人分成多个系统，每个系统又分成多个器官，每个器官再分成若干种组织，组织又分成细胞、亚细胞、分子（蛋白质、DNA、RNA）等。临床医学先分成内科、外科、专科，继之再细分成消化内科、血液科、心脏内科、骨科、普通外科、泌尿外科等，也就是我们现在的三级学科。

随近些年的发展，很多三级学科再次细分，比如骨科再分为脊柱、关节、四肢等学科；消化内科再分为胃肠、肝病、肛肠、胰病等学科。医学分科越来越细，对于医疗技术的发展确实也带来了前所未有的进步，同时也促进了医生水平的提高，疾病的诊疗水平和人类的平均寿命也有显著提高。但随着生活方式的改变和疾病谱的变化，“分”已经到了尽头，依靠无限的“分”已经解决不了部分已存在的医疗现实问题。

尽管随着现代科学技术的发展，对生命探索和疾病诊治越来越深入和分化，甚至到了分子和基因水平，但这种趋势也带来了诸多弊端。主要表现为重专科诊治轻整体调理、重临床轻预防、重躯体治疗轻心理疏导、重药片器械手术刀轻健康教育和健康管理。整合医学是传统医学观念的创新和革命，是医学发展历程中从专科化向整体化发展的新阶段。这种观念的变革不能简单地视为一种回归或复旧，而是一种发展和进步。目前，整合医学虽然还未得到全面认同，但它必将成为世界趋势、国际前沿。

第二节 整合医学的主要内容

医学需要整合，整合的结果就是整合医学，整合医学不仅仅是将现存与生命相关各领域最先进的医学发现加以整合到达“A+B+C的和”，而且强调的是将各种最先进知识理论和有效实践经验有机地、科学地整合到达“A×B×C的积”。前者是数的增加，系常人能为；而后者是质的飞跃，需能人所负。这样做顺应历史潮流、顺乎科学规律、顺合社会民意，有其历史和哲学的根据。

一、整合医学学科与服务体系构建

进入21世纪以后，心脑血管病等慢性病成为人类健康的主要“杀手”。慢性病与很多危险因素有着密切的关系，如原发性高血压、自身免疫性疾病，到目前为止我们都无法确定其真正的病因，这些疾病都是多种危险因素联合作用的结果。临床中即便是单一的外伤，也会牵涉人体多个系统、多个器官。因此，仅靠目前精细划分的单一专科和高精尖的技术是远远不够的，必须运用整合的思维和整合调节的治疗方法才能综合控制多种危险因素、顾及人体的全身系统，才能有效防治临床中的各种急、慢性病。

另外，整合医学是以调整医学发展方向为契机的医学发展思维创新，可为卫生医疗体系改革提供理论导向和支撑，与我国的医药卫生改革具有异曲同工之妙。因此，可以说时代需要整合医学。

整合医学的理论研究与学科构建必须整合多学科的优势元素，融合创新成为一个新的医学体系；必须创新实践模式与实施路径；必须以健康医学和整体医学观为指导，大力推进整合医学研究与实践转化，构建现代整合医学的学科及服务体系。

二、整合医学的研究方向与目标

整合医学不仅要求我们把现在已知各生物因素加以整合，还要将心理因素、社会因素和环境因素也加以整合。不仅需要我们将现存与生命相关各领域最先进的医学发现加以整合，还要求我们将现存与医疗相关各专科最有效的临床经验加以整合。不仅要以呈线性表现的自然科学的单元思维考虑问题，还要以呈非线性表现的哲学的多元思维来分析问题，通过这种单元思维向多元思维的提升，通过这四个整合的再整合，从而构建更全面、更系统、更科学、更符合自然规律、更适合人体健康维护和疾病诊断、治疗和预防的新的医学知识体系，这就是整合的统一。其研究方向与目标如下。

（一）研究健康医学与疾病医学整合

由于医学内涵包括疾病预防、诊断、治疗、康复和健康维护与管理等多项内涵，即医学包括疾病医学与健康医学两大体系。因此，研究整合医学首先要将健康医学与疾病医学的理念、观念、方法与技术进行整合，使其回顾医学多维度内涵的原本，通过实施全人群健康风险因素管理及或零级预防，建立全生命周期、全风险覆盖、全疾病过程和全方位提供的预防保健新模式，努力实现预防疾病、延缓衰老、提高生命质量的目的。

（二）研究传统中医与西医整合

由于传统中医天人合一的思想和整体医学的观念、理念十分接近，因此通过将传统中医与现代西医进行整合，就能克服现代西医学科和专业越分越细、技术和方法越来越碎片化带来的弊端，实现优势互补、特色并重、成效更加明显的目的。

（三）研究预防医学和临床医学的整合

长期以来，预防医学只关注于疾病的防控，而临床医学则主要关注于疾病的诊治。尽管在许多临床诊治指南中也提到预防问题，但没有真正得到实施，因此将预防医学的思想观念、方法技术与临床医学的疾病诊治和康复进行有机整合，使之成为一个全新的“预防、治疗、康复、养生”医学研究实践新体系，实现防治结合、身心一体的全面医疗健康服务之目的。

（四）研究健康医学与基础医学的整合

健康医学是随着 21 世纪医学目的和医学模式的转变而兴起的一种新的医学观念和服务模式。强调以人的健康为中心，以延长人的健康寿命、提高人群的生命质量为目标。而基础医学主要研究医学相关的基本理论、生物学方法与技术。特别是人类基因组计划的完成和蛋白组学、基因组学、干细胞及再生医学关键技术的突破，人类进入了生物大健康医学时代。实时将基础医学研究的成果运用于健康医学服务实践，使之成为一个全新的整合式转化与精准医学新体系，实现健康医学理论指导和基础医学有机结合转化应用之目的。

三、整合医学的应用领域及前景

整合医学的应用领域及前景主要包括整合医学在临床医学、预防医学、中医学、基础医学、特种医学和健康管理学等领域，其研究应用具有现实紧迫性和广阔的应用前景。

（一）在临床医学中的应用

整合医学首先是要对临床过于专业化和碎片化的思维定式与技术服务进行转变、整合。如临床各专业、各科室以及各辅助科室与临床科室之间必须进行系统整合和一体化服务，以节约医疗成本，实现临床医疗效益效果的最大化。

（二）在预防医学中的应用

在预防医学领域要积极引入整合医学的思想和观念，将预防医学领域内的各专业技术与方法进行有机整合，建立疾病风险调查、筛查、风险评估与干预一体化新体系，即疾病“四级预防”新体系。

（三）在中医学中的应用

重点研究如何将中医整体观与整合医学理念进行融合，构建集中医“治未病”思想与整体疾病预防理念相结合、中医体质辨识与亚健康状态辨识技术相结合、中医辨证施治与西医诊断治疗相结合、中医养生保健与西医心身健康综合康复相结合的中西医整体预防保健新体系。

（四）在基础医学中的应用

应用整体医学的观念和思想理论、整合基础医学相关专业技术和方法，如基因或分子筛查预警技术与临床疾病诊断技术整合、干细胞与再生医学技术与临床治疗技术的整合，有望提高重大疾病的预测预警能力和诊治水平，具有广阔的应用前景。

（五）在特种医学中的应用

将整合医学的理念与方法运用到航天、航空、航海和法医等特种医学领域，有望提升上述特种医学领域各学科的研究水平与服务能力，拓展特种医学研究的新思路和新领域。

第三节　整合医学在健康管理中的应用

整合医学与健康管理相结合，是从医学整体观上思索和看待健康管理，跳出极端专业化的医学思维桎梏，全方位地看待我们的健康，是一个更完整的健康管理过程。

一、整合医学思想对健康管理整合实施的指导意义

健康管理的概念与学科内涵充分体现整合思想和整体医学观。整合医学、整体医学和健康管理学的研究和实践一方面要充分满足人体健康多维度、多系统的整体要求；另一方面也要遵循生命从孕育、发育、成长、成熟、衰老到死亡的自然规律。主要体现在健康管理强调以个体或群体健康状况为中心，实施“零级预防”和全生命周期健康管理；制订的群体和个体的健康管理解决方案必须是整合一致的；强调健康体检项目的整合设计与一体化整合实施；强调健康信息数据的整合性和完整性；强调健康风险评估的全面性和整体性；强调健康干预的针对性和心身一体性；强调健康监测跟踪的连续性与综合性。

二、整合医学方法在健康管理技术体系构建与服务实施中的应用

（一）在健康管理技术体系构建中的应用

健康管理的技术体系构建要素包括健康检测、健康评估、健康干预与健康跟踪等，在研究管理健康管理技术体系中，要充分应用整合医学的方法，集成健康管理的适宜技术，进行融合创新，使之成为一个完整的健康管理适宜技术体系，这样既节约资源和成本，又提高技术（设备）的使用率和技术产出效益。

（二）在健康管理医学服务中的应用

健康管理医学服务是通过具有医学服务资质的机构或人员提供的健康服务。主要包括健康体检服务、慢性病风险管理服务和老年医养康复服务等。学习应用整合医学的理念与方法，将健康管理医学服务的相关技术进行整合或一体化设计，提供一站式或全服务链式健康服务，同样可以提高服务供给能力和水平，解决当前健康管理（体检）服务项目重复、服务内容碎片化、信息或数据孤岛、服务链不完整等突出问题。

（三）在健康管理非医学服务中的应用

健康管理非医学服务是通过非医学资质机构或人员提供的健康服务。主要包括自我养生保健、运动健身、生活美容与按摩、营养指导、健康旅游、养老与健康照护等服务。值得指出的是，健康管理非医学服务资质的机构和人员不能提供健康管理医学服务，而具有健康管理医学服务资质的机构和人员可以提供健康管理非医学服务。学习应用整合医学的思想、理念与思维方法，整合健康管理非医学服务的手段与模式，同样可以提高服务的效果与效益。

总之，整合医学思想与健康管理创新理论的结合，不但可以优势互补或相得益彰，而且可以从理论和实践的结合上推动两个新学科协同发展、共同进步。

（李景波 帅 平）

参考文献

1. 暴洁，俞郦，潘卫东. 整合医学的理念与模式思考 [J]. 世界中西医结合杂志, 2013, 8 (11): 1164-1167.
2. 樊代明. 整合医学初探 [J]. 医学争鸣, 2012,(2): 3-12.
3. 樊星，杨志平，樊代明. 整合医学再探 [J]. 医学与哲学，人文社会医学版, 2013,(3): 6-11.
4. 樊代明. 整合医学纵论 [J]. 重庆医学, 2014, 43 (29): 3841-3849.
5. 胡大一. 医学整合全程关爱 [J]. 中国实用内科杂志, 2014, 34 (1): 1-5.

第十一章 精准医学及其运用

第一节 精准医学的概念与发展

精准医学是健康管理学新的重要前沿支撑学科之一，学习应用整合医学的科学原理、技术方法与手段，用以解决当前我国健康管理医学服务面临的“服务对象选择不准、服务重点不突出、服务技术或手段不适宜、服务效果或效益不理想”等问题，研究建立精准健康管理技术体系与服务模式是健康管理学研究的一项新课题。

一、精准医学的概念

随着人类基因组计划（human genome project，HGP）的完成以及第二代基因测序技术的兴起，蛋白组学、代谢组学、基因组学及转录组学得到快速发展，使生物信息学数据量急剧扩增。然而，编译、组织和应用这些数据并未能保持同步进展，从而导致大量信息闲置堆积。同时，伴随着医学影像技术、临床诊断技术以及大数据工具的日趋成熟，如何利用生物数据和技术有效提取真实反映生物过程的数据，洞察人类健康和疾病机理，进而优化健康促进与疾病防治的策略、路径和方法成为亟待解决的问题，由此，精准医学（precision medicine）应运而生。

精准医学是将个体疾病的遗传学信息用于指导其诊断或治疗的医学。本质上是通过基因组、蛋白质组、微生物组、转录组、表观遗传、代谢组、免疫组等组学技术和医学前沿技术，对大样本人群与特定疾病进行生物标志物的分析与鉴定、验证与应用，从而精确寻找到疾病的原因和治疗靶点，并对一种疾病不同状态和过程进行精确亚分类，最终实现对于疾病和特定患者进行个性化精准治疗的目的，提高疾病诊治与预防的效益。

二、精准医学的发展

精准医学的出现，最早是在2004年《新英格兰医学杂志》发表的一篇论文里。该论文首次采用基因测序的方法找出癌症患者突变的靶标，然后使用针对性的化疗药物代替常规的放疗、化疗和手术方法治疗小细胞肺癌，最终有效提高了治疗效率，降低了患者痛苦程度和经济负担。2011年，美国医学研究院发表《迈向精准医学》报告，指出精准医学是以创建生物医学的知识网络和新的疾病分类分型为基础，是对疾病进行重新“分类”基础上的“对症用药”。2015年1月，前任美国总统奥巴马在国情咨文演讲中宣布启动精准医学计划（precision medicine initiative），指出精准医学项目的短期目标是为癌症治疗找到更多更好的治疗手段，长期目标则是为实现多种疾病的个性化治疗提供有价值的信息，标志着精准医学的概念被正式提出。

《迈向精准医学》的发表，掀起了国际上对精准医学的高度重视。截至2022年3月10日，在pubmed中检索题目中含有“precision medicine”的论文共4 312篇，其中*Nature* 8篇、*The Journal of the American Medical Association* 9篇、*The New England Journal of Medicine* 13篇、*Cancer Discovery* 28篇。2004年发表论文13篇，2014年上升至104篇，2021年则高达782篇，研究成果逐年上升。研究领域涉及药理学、内科学、遗传学、分子生物学、肿瘤学及数学等多种学科。

2015年3月，我国成立了由19位专家组成的国家精准医疗战略专家组，同时组建了精准医学研究中心和精准医学论坛。同年4月，清华大学精准医学论坛在北京顺利召开，围绕精准医学的发展方向和战略，对精准医学理论和技术体系的构建进行了深入探讨。随后，国家卫生和计划生育委员会批准了12家首批肿瘤基因测序临床应用试点单位。2015年12月，精准医学被纳入国家“十三五”重大科技专项。2017年、2018年也陆续开展了关于“从大数据获取到临床诊疗应用”的精准医学全过程研究以及生命组学技术研发、精准医学大数据和疾病精准防诊治方案研究等精准医学研究。截至2018年6月，国家发展改革委已经在全国建立了30个基因检测技术应用示范中心。同年8月，中国批准了Illumina的新一代测序（next generation sequencing，NGS）系统，意味着基因组学在临床工作中的进一步深入应用。传统的医疗模式正在历经全新的变革，精准医学将给医学发展和健康产业带来一场革命性的改变。

第二节　精准医学的主要内容

精准医学是一项系统工程，通过整合人类基因组学及技术、计算机生物学、医学信息学、临床信息学、疾病特异性动态标志物，从而精准促进个体健康。其内容主要包括：①建立数据库，收集多组学数据及相关信息，推断致病因素、危险因素、生物标志物和治疗靶点；②癌症的早期诊断与治疗，寻找引发癌症的遗传因素，便于癌症的早期诊断与治疗；③基因检测技术的发展与应用。

一、建立数据库，收集多组学数据及相关信息

随着组学和信息技术的发展，生物医学领域早已进入了大数据时代。一方面，医疗领域每天都在产生大量的诊断报告、影像图像、检验报告等数据；另一方面，人类基因组计划（human genome project，HGP）、国际人类基因组单体型图计划（the international hapmap project）和全基因组关联分析（genome-wide association study，GWAS）等项目的顺利完成，产生了大量的生物数据。对数据的获取、管理及分析等工作是精准医学研究的重要内容。

（一）分子诊断

分子标志物是生物过程的指示物，可指示判断生物过程、发病过程以及治疗过程中药理反应。目前主要应用于临床肿瘤诊断及其预后。随着基因组、蛋白质组、微生物组、转录组、表观遗传、代谢组、免疫组等技术的发展，生物数据不断积累，寻找合适的分子标志物，为患者进行早期的分子诊断、风险评估与健康干预提供了重要的理论依据，使精准的健康评估和健康干预成为可能。自HGP和GWAS顺利完成以来，各种肿瘤分子标志物陆续被发现，其中酪氨酸激酶、细胞生长因子受体、磷脂酰肌醇-3-激酶、人表皮生长因子受体-2等成为肿瘤治疗的研究热点。此外，在肿瘤以外的心血管领域，通过检测代谢基因的多态性，可准确预测个体对药物的反应，减少用药风险降低不良反应发生率。随着基因组学和计算机技术的发展，海量未知的分子标志物会陆续被挖掘，将加速精准医学发展进程，丰富其内容。

1. 基因组学　是对生物体所有基因进行集体表征、定量研究及不同基因组比较研究的一门交叉生物学学科。基因组学主要研究基因组的结构、功能、进化、定位和编辑等，以及它们对生物体的影响。基因组学的部分研究成果已成功应用于临床，对临床工作起着指导作用。研究证实，HLA-B*5801等位基因已表明与使用别嘌醇发生严重超敏综合征的风险增加有关，汉族人群携带该基因型的频率高达10%~20%。因此，对亚裔人群使用别嘌醇之前可以进行HLA-B*5801基因检测。但许多疾病，如心血管疾病、糖尿病、肥胖、癌症的发病与数百个基因变异相关，对于相关基因研究结果如何解读，如何与其他分子标志物、临床检查结果、生活方式相结合，指导临床实践，需要进一步探索。

2. 蛋白质组学　是以蛋白质组为研究对象，研究细胞、组织或生物体蛋白质组成及其变化规律的科学。蛋白质组学本质上指的是在大规模水平上研究蛋白质的特征，包括蛋白质的表达水平，翻译后的修饰，蛋白与蛋白相互作用等，由此获得蛋白质水平上的关于疾病发生，细胞代谢等过程的整体而全面的认识。2001年，多国科学家共同发起成立人类蛋白质组组织（human proteome organization，HUPO），讨论启动人类蛋白质组计划（human proteome project，HPP），其中包括我国牵头的人类肝脏蛋白质组计划。2014年我国启动了“中国人类蛋白质组计划（Chinese human proteome project，CNHPP）”，2018年，我们发表了弥漫型胃癌的蛋白质组全景图，建立了首个与预后相关的蛋白质组分子分型。2019年，我国率先在*Nature*公布了早期肝细胞癌的蛋白质组分子分型并发现新的治疗靶标。

3. 微生物组学（microbiomics）　是研究特殊生存环境下微生物群体的组成、代谢及其对生存微环

境影响的学科，人类微生物组是人出生以后才进入人体与人类共生的位于身体不同部位的完整的人类微生物菌群基因组信息的总和。微生物组的基因组测序数据揭示了微生物群体的组成、代谢等对机体的影响，许多慢性病，如肥胖症、糖尿病、炎症性肠道疾病、心血管疾病、多种癌症等均与人体的微生物群系高度相关。

4. 转录组学　是利用转录组测序技术研究组织或细胞中基因转录水平及潜在的转录后修饰变化。转录组是指在某种生理或病理条件下，细胞内全部转录产物的集合，包括信使核糖核酸(messenger ribonucleic acid，mRNA)，转运核糖核酸(transfer ribonucleic acid，tRNA)，核糖体核糖核酸(ribosome ribonucleic acid，rRNA)及非编码核糖核酸(noncoding ribonucleic acid，ncRNA)。最初的研究主要集中在编码RNA，随着基因微阵列及深度测序技术的发展，越来越多研究者开始探索ncRNA的研究，如长链非编码RNA(longnon-coding RNA，lncRNA)。许多研究表明，lncRNA在肝癌组织中的多种生物学行为，如发生、发展、转移及侵袭中发挥重要作用，而肿瘤组织中表达失调的lncRNA往往与这些过程有关。

5. 表观遗传学　研究DNA序列之外可遗传的变化特征。表观遗传学主要研究DNA甲基化、组蛋白修饰、染色质重塑以及非编码RNA等超越DNA序列的基因调控机制。表观遗传修饰，如DNA甲基化、乙酰化、组蛋白修饰等受基因组序列、环境暴露、生活方式和其他因素的共同调控，是基因和环境等因素共同作用的结果。表观遗传图谱的紊乱可能干扰正常基因的表达和功能，进而诱导癌症等疾病的发生。许多肥胖易感基因被GWAS鉴定为导致人类肥胖发展的重要原因。此外，环境因素与生活方式能够调节肥胖基因的表达来影响肥胖的发展。目前，发现参与肥胖的表观遗传机制主要分为三类，一是通过DNA甲基化来调节基因表达而不改变基因序列，从而阻断肥胖基因转录；二是通过对组蛋白尾部特异性位点进行甲基化、乙酰化或磷酸化等修饰，从而调节基因转录；三是通过微小RNA(microRNA，miRNA)的干预作用达到其效果。

6. 代谢组学　是对生物体内所有代谢物进行定量分析，并寻找代谢物与生理病理变化的相对关系的研究方式。代谢产物是生物学过程的最终下游产物，是机体在个体基因组学与外界环境的相互作用下的产物输出，揭示人体在内在和外在因素影响下代谢整体的变化情况。在癌症研究方面，研究者对机体的糖类代谢、氨基酸代谢、脂质代谢、核苷酸代谢、微生物代谢等代谢过程进行了检测，分析差异代谢产物，筛选癌症特异性标志物。但目前对于癌症或者其他代谢性疾病尚未发现适用于临床普遍推广的特异性的标志物，需要界定代谢产物的标准化检测方法或技术以及判定标准，整个病程的变化特点需要动态监测，有助于寻找特异性的标志物或建立预测模型。

7. 免疫组学　是免疫学的前沿分支学科，研究免疫相关的全部分子及其靶点的结构、功能及其在生理和病理状态下的变化。免疫组学研究技术同时融合了基因、转录产物、蛋白质、代谢物等不同物质的组学研究技术和分析方法。其中，肿瘤免疫组学是重要的研究方向之一，主要是利用基因组学、转录组学及蛋白质组学等相关的高通量技术开展肿瘤抗原谱及免疫应答分子谱的研究。美国食品药品监督管理局与中国国家药品监督管理局相继于2015年和2018年批准首个免疫检查点抑制剂用于肺癌治疗。利用类似的免疫组学技术，还可对自身免疫病、感染性疾病、变态反应等免疫相关疾病进行研究，为这些疾病的诊断、预防和治疗提供新的靶点。

(二) 分子病理

我国最早的分子病理技术起源于20世纪80年代原位核酸分子杂交。分子病理是在蛋白质和核酸层面，研究生命现象的分子基础，探索疾病状态及转归过程中出现的细胞分子生物学现象，最终揭示疾病发生的根本机制。分子病理属于分子生物学、分子遗传学及表观遗传学等多学科融合的转化医学范畴。分子病理具有高灵敏度和高特异性的优点。目前，分子病理较为广泛应用的领域是遗传性疾病的诊断(如产前诊断)、肿瘤诊断与精准靶向治疗。在精准医疗的新时代，疾病靶向治疗的前提是准确的病理诊断。随着分子病理诊断技术的发展和应用，病理诊断"金标准"的传统概念和内涵将会越来越丰富。

(三) 分子影像

分子影像(molecular imaging)的概念是美国哈佛医学院Weissleder在1999年第一次提出，包括有光学和光声分子影像技术、磁共振分子影像技术和正电子发射断层扫描(PET)分子影像技术等，其发展取决于高度特异性成像剂及高敏感度成像技术的研发。

分子影像可用于疾病精准诊断，用于指导针对同一靶点的放射性核素治疗、靶向药物治疗、免疫治疗、术中光成像精准手术。分子影像是先进“活体”诊断技术的典型代表。近年来，新一代人工智能技术发展与分子影像的结合，出现许多新兴分子影像仪器和提高图像分辨率的迭代重建算法，实现了微小病变的精确量化，将进一步推动分子影像在精准医学领域的发展。

二、癌症的早期诊断与治疗

癌症是全球致死率高的疾病之一，研究发现许多分子病变是驱动癌症的诱因。2005 年国际癌症基因组联盟（international cancer genome consortium，ICGC）宣布启动癌症基因组图谱（the cancer genome altas，TCGA）计划，主要目的是试图发现用于解码肿瘤细胞分子结构所需的信息和技术工具，增强人类对癌症遗传基础的认识，提高人类诊断、治疗及预防肿瘤的能力。2013 年，来自 16 个国家的科学家共同完成了此项目，绘制出上万个肿瘤基因组图谱信息。精准医学以 DNA 和人类基因组计划为主线，整合癌症现有的相关研究成果，包括蛋白质组、微生物组、转录组、表观遗传、代谢组、免疫组等，为癌症的早期诊断和治疗提供理论依据和技术手段。

（一）癌症早期诊断

近 20 年来我国癌症呈现年轻化的趋势，发病率和死亡率均逐渐升高。治疗肿瘤关键是早发现、早治疗。

基因、蛋白和代谢产物的改变要远远早于临床病理的改变。目前，用于肿瘤早期诊断的遗传性研究包括基因表达谱改变、突变谱、单核苷酸的多态性（single nucleotide polymorphisms，SNP）、甲基化、蛋白表达、蛋白酶的活性等，从遗传异常改变、表观遗传改变、代谢异常改变的角度，利用生物芯片技术与质谱技术进行检测分析。

我国上海市肝病研究所、复旦大学附属中山医院实验室针对乙型肝炎病毒相关性肝癌诊断的血浆 miRNA 指标进行研究，在国内外首次发现血浆 miRNA 及分泌蛋白 DKK1 等新型肝癌早期诊断分子标记物，揭示了肝炎、肝硬化到肝癌发病过程的特异表达 miRNA。

（二）癌症精准治疗实例

2015 年，加州希望健康中心的内德·贾瓦迪教授（Nader Javadi），为一位有 30 多处转移病灶的胰腺癌晚期患者进行了精准治疗。中心首先为患者进行了肿瘤基因检测，通过对检测结果的详细分析，最终制订了靶向治疗 + 免疫治疗 + 化疗的联合用药方案。三个月后，PET/CT 扫描结果显示，患者肝脏的 30 多处转移灶消失，同时胰腺肿瘤萎缩近 75%。除此之外，Javadi 教授对其他 24 个不同癌症的晚期患者也进行了精准治疗，利用“未来基因测序”技术对肿瘤标本 100 余种的癌症相关基因进行了分析，通过基因突变信息，同时结合患者自身癌细胞独特的基因特征进行确诊，并选定对患者最有效的用药方案。三个月后，大部分患者的癌细胞消失了 40%~60%，个别患者的癌细胞消失了 90%，所有患者的生存时间都高于预期。

乳腺癌是女性常见的癌症，居女性癌症的第一位，已成为当今社会的重大公共卫生问题。HER2 过表达型乳腺癌是乳腺癌中的一种，其恶性程度较高，复发、转移较早，预后较差，耐药性强。曲妥珠单抗（赫赛汀）是一种人源化单克隆抗体靶向治疗药物，通过与 HER2 受体结合，干扰后者自身磷酸化及阻碍异源二聚体形成，抑制信号传导系统的激活，从而抑制肿瘤细胞的增殖。赫赛汀可使早期乳腺癌患者复发风险降低 36%~52%，死亡风险降低 33%，治疗效果显著高于传统治疗方法。随着基因检测技术和数据分析技术的发展，越来越多的治疗靶点及靶向药物将被运用于肿瘤预防及治疗中，将有效降低肿瘤发生率，同时减缓癌症病变进程。

三、基因检测技术的发展与应用

（一）基因检测技术的发展

基因检测技术是精准医学的主要内容之一。从以 Sanger 测序为代表的直接检测技术到 NGS、全基因组测序（whole genome sequencing，WGS）、全外显子组测序（whole exome sequencing，WES）和目标区域测序（targeted regions sequencing，TRS）的相继出现，基因测序技术已具备高通量、高精度、高信息量和高效率等优点。2010 年，NGS 外显子测序技术，被 *Science* 评为“十大科学进展”之一，标志着基因检测技术进入了新的纪元，基因检测已经从单一的遗传疾病扩展到多基因遗传疾病和个体化用药等方面。随着人类健康意识的增强及蛋白组学技术和大数据分析工具的发展，将对基因测序技术提出新的要求，我们必须顺应并满足这些要求，以保障精准医学的实施和发展。

（二）基因检测技术的应用

阿尔茨海默病（alzheimer disease，AD）俗称“老年痴呆症”，是一种多发于老年人的中枢神经系统退行性疾病。目前，治疗AD的药物主要有多奈哌齐、加兰他敏、卡巴拉汀和美金刚。其中多奈哌齐和加兰他敏主要通过肝脏P450酶系（CYP2D6家族）进行代谢，CYP2D6等P450酶系根据基因遗传多态性可分成四种类型：①正常代谢型，具有标准的药效浓度反应；②活性缺乏型，容易导致体内毒素堆积，需要减少药物使用剂量；③中间代谢型，使用药物剂量略低于平均标准剂量；④超速代谢型，需要增加药物剂量才能获得相应的疗效。因此，在使用上述药物对AD进行治疗时，需要先对患者的CYP2D6基因进行检测，根据不同的代谢类型合理使用药物剂量，以获得最佳治疗效果。

近年来，随着基因测序技术的不断发展，基因治疗也广泛应用于AD的临床研究中。淀粉样前体蛋白（amyloid precursor protein，APP）基因位于人类21号染色体长臂上，经过β分泌酶和γ分泌酶切割生成Aβ。

随着组学技术的发展，多组学的综合分析成为精准治疗的重要手段。组学研究与人工智能领域的融合创新，解决了数据庞大、计算密集程度过高等问题，有利于综合性组学分析与精准治疗的发展。多组学数据分析，以基因组测序为基础，结合蛋白质组、微生物组、转录组、代谢组、免疫组、表观遗传组、分子病理及分子影像等多技术联合应用，探索疾病不同发展阶段、不同状态下的生物学特性，为发现新型生物标志物、研究癌症等疾病的致病机制、寻找精准治疗靶点、研究疾病耐药性发生机制等提供有效手段。

四、其他

精准医学涵盖基因组学、蛋白组学、临床研究、药物研发等领域，涉及政府机构、科研机构与医药企业等单位。如何使其更好地协同发挥作用，促进精准医学的发展，同时平衡好患者的利益与精准医学研究的需求，需要从国家层面进行顶层设计、总体布局，建立相关政策和标准，前瞻性地处理好上述问题，切实落实并推动精准医学的顺利发展。

1979年由美国国家保护生物医学和行为研究人类受试者委员会编写的《贝尔蒙报告》，是目前广泛使用的用以规范涉及人体受试者的生物医学与行为研究应当遵循的基本伦理道德准则。然而，针对精准医学的相关政策和标准尚在建立中，2015年3月，我国科学技术部宣布拨款600亿元用于精准医学领域，其中一部分资金被用于建立精准医学相关的制度条例，将成为个体化用药、严重药物不良反应风险评估、新药研发与评价等方面的重要保障。2015年，我国提出精准医疗战略，并于2016年成立精准医疗战略专家组。国家卫生健康委员会和科学技术部论证、启动精准医疗计划，旨在筹建中国人群全基因组数据库和样本库，为精准医疗奠定基础。在国际上，美国、印度、迪拜、以色列等国家也逐步开展大样本人群的基因测序工作，为实现居民疾病预防与精准医疗服务。2017年，由中国联和健康产业集团牵头，广东省民政厅批准成立广东省精准医学应用学会。2022年，在国家卫生健康委员会、科学技术部和中华医学会的指导下，由上海医学创新发展基金会、清华大学医院管理研究院组织发起《数字化转型时代的精准医学创新研究和产业发展》课题，16位院士和学者亲自领衔、132位研究人员参与，完成了《数字化转型时代：中国精准医学创新研究与产业发展报告》，进一步推动了我国医学科技创新发展，为政策制定、学科创新和产业发展提供了重要的循证依据。

第三节　精准医学在健康管理中的应用

早在1 000多年前，中国传统医学已提出“辨证施治”“上医治未病”的观念，现代精准健康管理传承了我国古老的医疗保健思想。我国健康管理经过十余年的发展，博采各学科之长，提出了全人全程全方位的健康管理方针，建立了针对国内高发病、多发病的健康管理适宜技术和工作规范，逐渐形成具有我国特色的健康管理模式。精准医学与健康管理密切结合，是在健康管理中针对健康的未病人群，做到精准预测和精准调理；面对欲病人群，做到精准预警和精准干预；面对疾病人群，做到精准诊断和精准治疗。

一、精准健康管理体系团体标准的构建

2020年5月20日,广东省精准医学应用学会发布《精准健康管理体系》(T/GDPMAA 0002—2020),是国内首个精准健康管理相关团体标准。其中指出,精准健康管理(precision health management)是指在健康管理服务过程中,基于生物组学、大数据、人工智能及物联网等先进技术,结合个人遗传和生活、环境因素,通过精准采集和智能输出,对个体和群体健康风险进行建模、评估、预测和干预,为健康管理对象提供全生命周期的精确、准时、共享、个性化的健康服务,实现健康投入-产出效益最大化。精准健康管理主要包含精准健康信息采集、精准健康风险评估、精准健康干预及精准健康监测。

精准健康管理的实现需要依托生物组学技术、物联网信息技术、大数据技术、人工智能应用技术和现代中医药技术五大核心技术。《精准健康管理体系》为引领、规范、促进精准健康管理发展奠定了标准框架,为各从业人员和单位机构开展精准健康管理的研究和应用提供有益参考。

二、精准医学在先天性遗传性疾病早期筛查中的应用

2012年卫生部发布的《中国出生缺陷防治报告》显示,我国出生缺陷总发病率约为5.6%,以全国年出生率1 600万计算,每年新增出生缺陷约90万例。染色体疾病与单基因病是导致婴幼儿出生缺陷和死亡的重要因素。

(一)唐氏综合征

唐氏综合征(Down's syndrome,DS或DNS),又称"21三体综合征"。是由于21号染色体全部或部分拷贝数为3的异常所引起的一种先天性遗传性疾病,在新生儿当中发病率为1/600~1/800。在孕早期、孕中期可以通过多种检测手段进行预知,用以减少缺陷儿的出生。常规的产前诊断技术需要通过穿刺(绒毛穿刺、羊膜腔穿刺及脐静脉穿刺)的方法取得胎儿的组织进行遗传学检测,这类检测方式属于侵入性操作,增加了孕妇的焦虑,具有导致胎儿宫内感染及1%~3%的流产风险。

无创产前基因检测技术是指通过扩增孕妇血中游离胎儿DNA片段,采用高通量测序技术对其进行测序和计数,通过生物信息技术的处理,来判断胎儿是否存在染色体异常。

随着其检测样本的增加和技术的改进,无创产前基因检测技术的敏感性和准确性不断提升,与染色体核型分析技术具有高度的一致性,这项技术具有无创、快速、准确的特点,可以帮助减少胎儿出生缺陷。

(二)耳聋

遗传性耳聋是单基因病,遗传异质性强。

全球发病率为1/100,我国每年约新增16万单基因病患儿。常见分子遗传学检测技术虽准确度高,但通量低,只能对有限、已知的致病变异进行检测,因此总体检出率低。多重连接探针扩增技术(multiplex ligation dependent probe amplification,MLPA)作为新一代高通量测序技术,通量高、准确性高,不仅可用于筛查已知突变,还可发现新的致病基因和突变。

此外,染色体微阵列分析技术(chro-mosomal microarray analysis,CMA)、NGS也实现了大幅提高基因组检测的能力。近年来发现拷贝数变异(copy number variations,CNVs)也是遗传性耳聋的一个重要原因,占所有非综合征性耳聋分子病因的五分之一。

(三)苯丙酮尿症

苯丙酮尿症(phenylketonuria,PKU)是一种常染色体隐性遗传氨基酸代谢病。因苯丙氨酸羟化酶(phenylalanine hydroxylase,PAH)基因突变导致PAH活性降低或丧失,苯丙氨酸(phenylalanine,Phe)在肝中代谢紊乱所致。PKU的发病率随种族而异,我国平均发病率约为1/11 000。PKU新生儿筛查目前筛查覆盖率达98%,大多数确诊患儿均获得了症状前治疗。

在新生儿期通过足跟血干滤纸法进行Phe定量分析,几乎可以诊断所有的高苯丙氨酸血症(hyperphenylalaninemia,HPA)。当四氢生物蝶呤(tetrahydrobiopterin,BH4)辅酶代谢正常,但新生儿有以下症状时可诊断为PAH缺乏症:血浆Phe浓度持续>120μmol/L(2mg/dL)、Phe/Tyr比值>2、和/或基因检测发现两个PAH等位基因均存在致病变异。基因诊断的主要方法是PAH基因突变分析。

孕期可以通过基因突变检测对高危家庭进行产前诊断,对高风险夫妇的胎儿样品进行PAH突变分析,确定胎儿是否携带与先证者相同的基因型。胎儿样品来源可以是绒毛、羊水,以绒毛为首选。常规是联合应用基因突变的直接检测和

PAH 基因内及上下游的短串联重复（short tandem repeat，STR）位点多态性连锁分析。

（四）杜氏进行性肌营养不良

杜氏进行性肌营养不良（duchenne muscular dystrophy，DMD）是常见的 X 连锁隐性遗传性肌肉变性疾病，主要为男性患病，在男性新生儿中的发病率约为 1/3 500，女性携带者大多表型正常。DMD 是由于 Xp21.2 区的抗肌萎缩蛋白基因（dystrophin，DMD）突变所致，以外显子缺失 / 重复为主，其次是基因内部外显子及侧翼区域的点突变。

若基因检测能够发现致病变异，可以不做肌肉活检。针对外显子缺失 / 重复，首选多重连接探针扩增（multiplex ligation-dependent amplification，MLPA），也可选择高分辨比较基因组微阵列杂交（array comparative genome hybridization，aCGH）；针对基因内部外显子及侧翼区域点突变，常用 Sanger 测序，也可考虑采用靶向捕获测序的方法。通常将根据家系中患者或携带者已检测到的致病变异，采用合适的方法对绒毛、羊水、脐带血等胎儿样本检测进行产前诊断，之后结合性别信息来判断胎儿是否患病。

（五）地中海贫血

地中海贫血（thalassemia）又称“海洋性贫血”，是一种遗传性血红蛋白病，是由于调控珠蛋白合成的基因缺失或突变、导致构成血红蛋白的 α- 珠蛋白和 β- 珠蛋白的合成比例失衡，红细胞寿命缩短的一种溶血性贫血。根据基因缺陷的分类，临床上地中海贫血主要分为 α- 地中海贫血及 β- 地中海贫血。α- 地中海贫血基因位于 16p13.3，β- 地中海贫血基因位于 11p15.5。

对于携带地中海贫血基因的夫妇，建议进行遗传咨询，了解生育风险；若计划怀孕，应进行产前诊断，采集胎儿的样本，用上述分子诊断技术进行地中海贫血的基因型分析。对于地中海贫血基因突变携带率较高的地区，应实施大规模的人群筛查。

第四节　精准医学在慢性病风险筛查中的应用

慢性病在中国人口老龄化的社会背景下，发病率和患病率居高不下，传统的防治模式收效甚微。根据《中国心血管健康与疾病报告 2021》推算，中国心血管病现患人数 3.3 亿，其中脑卒中 1 300 万，冠心病 1 139 万。未来，我国以心脑血管疾病、肿瘤及糖尿病为主的慢性病的发病率、死亡率仍然呈上升趋势。精准医学的发展推动慢性病防控从群体水平转向个体化及分子水平，将有助于实现慢性病对因防控与精准诊治。

一、冠心病

血浆同型半胱氨酸水平升高已被认为是冠心病的独立危险因素。亚甲基四氢叶酸还原酶（5，10-Methylenetetrahydrofolate Reductase，MTHFR）是同型半胱氨酸代谢途径中的一个关键酶，该酶活性受辅酶叶酸、维生素 B_{12} 的影响。MTHFR 基因位于 lp3613，该基因第 677 位存在一个 C 到 T 的突变。人群中存在 3 种基因型 CC 型、CT 型、TT 型，CC 型是野生型。MTHFR 基因的突变会导致其编码的丙氨酸（GCU）被缬氨酸（GUU）所取代，从而影响 MTHFR 的活性，导致 MTHFR 的活性下降而引起血浆中同型半胱氨酸水平轻到中度升高。

国内外学者通过大量临床试验观察到 MTHFR 基因多态性与冠心病密切相关。荟萃分析（Meta 分析）显示，MTHFR-T 等位基因变异在亚洲人群中与冠心病风险增加相关，提示 MTHFR 多态性 T 等位基因是冠心病的危险因素。国外学者针对心血管疾病的危险因子观察 MTHFR 基因不同基因型与血浆中同型半胱氨酸水平和叶酸水平。CT 型、TT 型的同型半胱氨酸水平升高，而其叶酸水平降低。国内解放军总医院进行了基因与饮食营养素之间的关联研究。研究分析表明，经过跟踪观察，MTHFR 不同基因型的人群，只吃鱼肉的人群，同型半胱氨酸水平不会受影响；吃猪肉、牛肉等红肉的人群，MTHFR 不同基因型的结果不相同，CC 型人群血浆同型半胱氨酸水平不受影响，CT 型、TT 型人群，影响逐渐加大。

国内外研究充分说明与代谢酶相关的基因型将影响饮食营养的代谢能力，改变身体内的营养成分，从而影响人体的健康状况。

二、糖尿病

糖尿病是一种具有明显遗传异质性的多基因

疾病。其发病受到遗传与环境的共同作用，可影响全身多系统代谢，主要特点是糖代谢受损和胰岛素抵抗。根据国际糖尿病联盟（International Diabetes Federation，IDF）于2021年发布的第10版全球糖尿病地图显示，全球大概有5.37亿成年人（20~79岁）患有糖尿病。预计到2030年，糖尿病患者总数将增加至6.43亿，到2040年将增加至7.83亿。超过120万儿童青少年（0~19岁）患有1型糖尿病。六分之一的活产婴儿（2 100万）在怀孕期间受到糖尿病的影响。

目前，糖尿病主要分为1型糖尿病、2型糖尿病、特殊类型糖尿病与妊娠糖尿病。糖尿病的正确分型有利于精准治疗策略的研究和应用，进一步改善糖尿病患者的临床结局。

早期常用的糖尿病监测生物标志物主要是空腹血糖（fasting blood glucose，FBG），餐后2小时血糖（2-hour postprandial blood glucose，2hPG）和糖化血红蛋白（HbA1c）。此外，脂肪因子、胰岛素样生长因子、炎症和内皮功能障碍的生物标志物也被列为糖尿病相关的生物标志物。检测2型糖尿病的分子标志物主要集中于微小型RNA，miR-375在血糖升高和糖尿病发病期间显著升高，miR-23a、miR-126在2型糖尿病患者中表达显著减少。预测1型糖尿病的经典生物标志物是血清胰岛细胞自身抗体（islet cell autoantibody，ICA）、胰岛素抗体（anti-insulin autoantibody，AA）、谷氨酸脱羧酶抗体（glutamic acid decarboxylase antibody，GADA）、酪氨酸磷酸酶抗体（ayrosine phosphatase antibody-2A，IA-2A）和锌转运蛋白8抗体（zinc transporter 8 antibody，ZnT8）。随着基因技术与各类组学技术的发展，逐渐发现多种T细胞生物标志物、核酸生物标志物、蛋白质组和代谢组学生物标志物可用于预测1型糖尿病的发生。对于妊娠期糖尿病（胎盘起源的糖尿病），目前尚未有临床公认的生物标志物，外血小板溶素1和RAS癌基因家族成员RAB3B可能作为妊娠期糖尿病的候选生物标志物。

三、脑卒中

脑卒中（stroke）是突然起病的脑部血液循环障碍性疾病。据世界脑卒中组织报道，脑卒中已成为全球人口死亡和致残的主要原因。全球疾病负担研究（global burden of disease study，GBD）数据显示，2007—2017年我国脑卒中总体发病率（年龄标化）由2007年的221/10万上升到2011年的234/10万，历经3年的平台期后逐渐降低，2017年降低为226/10万，10年平均发病率为230/10万。据第六次人口普查数据推算，我国每年新发脑卒中患者约300余万，平均10秒钟就有1人发生脑卒中。《中国卫生健康统计年鉴（2018）》数据显示，2017年我国脑血管疾病死亡构成比例超过20%，意味着我国居民平均每5位死者中就有1人是死于脑卒中。脑卒中是我国成年人致死、致残的首位病因，具有发病率高、死亡率高和致残率高的特点。

四、肿瘤

中医体质学说认为，国人亿万众生，体质九分。肿瘤细胞也存在异质性，每一位患者都存在个体差异。现有的研究分析不能保证为每一位患者打造最优化和完美的治疗方案，需要针对每一位患者提供个体化的医疗服务，针对这一个体的肿瘤分子分型及危险因素制订相应的治疗方案。肿瘤的形成与遗传和环境密切相关，而药物的安全性和有效性也受基因组、蛋白质组、微生物组、转录组、表观遗传、代谢组、免疫组等个体的遗传特征与吸烟、饮食、药物剂量、伴随药物等环境因素影响，这成为个性化治疗的科学依据。从国外行业报告来看，抗肿瘤药物的平均药效率为25%，开展个体化治疗成为临床需求。同样的组织类型和临床分期，经过分子分型，分子分期，选择高效低毒、低成本的用药，进一步开展差异化的个性化治疗方案，提高临床患者的理想疗效。

肿瘤的靶向治疗对靶向药物提出了新的挑战。在选择合理药物治疗方面，精准治疗的思维模式是通过对患者肿瘤基因序列的分析，绘制每一位患者的基因分子图谱，更加准确地判断个体患者致病的分子、基因类型，从而实施更加精确的治疗行为。目前，常用作肿瘤个体化靶向治疗标记的驱动突变有*EGFR*突变、*KRAS*突变、*PIK3CA*突变、*EML4-ALK*基因融合。其中，*EGFR*突变主要在东亚人群非小细胞肺癌（NSCLC）中最多见，外显子18和21为突变热点，临床上为治疗靶点和预后标记，靶向治疗药物有erlotinib、gefitinib、afatinib、co 1686、cetuximab和panitumumab；*KRAS*突变在大肠癌和肺腺癌中最多见，密码子12和13为突变热点，为抗EGFR治疗不敏感的预测标记；*PIK3CA*突变在乳腺癌、大肠癌和肺癌等肿瘤中多见，密码子542、545和1047为突变热点，为抗EGFR治疗和抗HER2治疗不敏感的预测标记；*EML4*、*ALK*基因融合为非吸烟 NSCLC 中最多见，临床上为治疗靶点和预后标记，靶向治疗药物有 crizotinib、ch5424802 和 ap26113。此外，*BRCA1*/*BRCA2* 基因突变乳腺癌由于同源重组修复功能缺陷，可能对铂类药物或 PARP 抑制剂等致 DNA 损伤药物更为敏感。对于伴有 *BRCA1*/*BRCA2* 基因胚系突变或体细胞突变的晚期或复发转移性乳腺癌患者，制订化疗方案时可以优先考虑铂类药物，也可选择 PARP 抑制剂（如奥拉帕尼）作为化学治疗的替代药物。由于正常细胞在向肿瘤细胞转化过程中会有癌症驱动基因的参与，通过精准治疗的思维模式，采用深度基因检测技术，找到靶向癌症的驱动基因来抑制癌基因，使肿瘤缩小。

精准医学的出现顺应了当今医学个性化、精确化和微创化发展的趋势，是时代和科技发展的必然产物，是对医学研究进行系统整合的一项复杂工程，将会引领一场新的医学革命。为了保障精准医学的顺利实施，还需考虑以下几个方面：①亟待整合科研体系。合理的科研体系是国家科技战略的核心内容，是提升科技创新能力的重要保障。大量的研究院所彼此分散进行科学研究，"信息孤岛"现象普遍存在，难以进行整合利用发挥其综合优势。应基于多维度大数据建立全国统一的、标准化、结构化的数据共享系统。②培养人才。培养具有国际竞争力和科学素养的综合人才是推动精准医学发展的重要保障。应重视基础教育，以素质教育为本形成创新人才梯队的培养体系。③健全法规政策。精准医学是多学科、多技术融合的体系，涉及伦理、道德等多方面的问题，应开展监管机制和政策法规研究，健全的规章制度及严格的质量控制体系是其顺利实施的基础条件。④发展精准健康管理与精准健康干预。基于人工智能技术与"互联网＋"的精准管理与精准健康干预，可实现不同人群的"个性化"干预，在提高人群整体健康水平的同时促进健康产业繁荣发展。

期待未来随着精准健康管理理念的深入，多组学技术的发展和普及，能够为我国公众的体质分型、健康预测、预警、早期诊断提供更为个体化的技术和工具，能够进行差异化区分，为健康管理提供更加精准个性化的调理、干预、治疗的方案，减少不必要的保健品和药物的应用，从而达到更好的健康状态。

（欧阳平　赵小兰　李小溪　赖晓英）

参考文献

1. 中华医学会内分泌学分会. 中国高尿酸血症与痛风诊疗指南 (2019)[J]. 中华内分泌代谢杂志, 2020, 036 (001): 1-13.
2. LEE C J, SEARS C L, MARUTHUR N. Gut microbiome and its role in obesity and insulin resistance [J]. Ann N Y Acad Sci, 2020, 1461 (1): 37-52.
3. VilA A V, COLLIJ V, SANNA S, et al. Impact of commonly used drugs on the composition and metabolic function of the gut microbiota [J]. Nat Commun, 2020, 11 (1): 362.
4. 詹启敏. 精准医学总论 [M]. 上海: 上海交通大学出版社, 2017, 12.
5. 陈大方. 精准健康管理 [M]. 北京: 北京大学医学出版社, 2020, 9.
6. 中华医学会医学遗传学分会遗传病临床实践指南撰写组. α- 地中海贫血的临床实践指南 [J]. 中华医学遗传学杂志, 2020, 37 (3): 235-242.
7. 于瑜, 王钟兴. 基于生物信息学途径筛选缺血性脑卒中关键基因及药物预测 [J]. 中山大学学报 (医学科学版), 2021, 42 (1): 42-50.
8. 林盼盼, 贾岩龙, 黄淮栋, 等. 分子影像学: 前沿技术及应用研究 [J]. 分子影像学杂志, 2021, 44 (4): 710-713.
9. 中国耳聋基因筛查与诊断临床多中心研究协作组, 全国防聋治聋技术指导组. 遗传性耳聋基因筛查规范 [J]. 中华医学杂志, 2021, 101 (2): 97-102.
10. 中国抗癌协会乳腺癌专业委员会. 中国抗癌协会乳腺癌诊治指南与规范 (2019 年版)[J]. 中国癌症杂志, 2019, 29 (8): 609-679.
11. ZHENG RS, ZHANG SW, ZENG HM, et al. Cancer incidenceand mortality in China, 2016 [J]. J Natl Cancer Cent, 2022, 2 (1): 1-9.
12. 国家心血管病中心. 中国心血管健康与疾病报告 2021 [M]. 北京: 科学出版社, 2022, 110.

第十二章　现代生物信息学及其运用

随着信息时代的来临和数据技术的高速发展，中国正在步入医疗健康大数据时代，大数据模式下的健康管理也在慢慢崛起。在医疗健康大数据中，有一类较为特殊的大数据，称之为生物信息大数据。这类数据具有很强的生物专业性，来源于人体生物标本，关系到临床的个性化医疗（personalized medicine）和 / 或精准医疗（precision medicine）。生物信息学利用计算机技术对生物信息进行储存、检索和分析，是一门前沿性的交叉学科。现代生物信息学所面临的重要任务，是基于海量生物信息大数据开展分析与研究，以在更宽的范围和更深入的水平上，对人类健康水平的提升做出更大的贡献。本章将从现代生物信息学的形成与发展、现代生物信息学的主要内容，以及现代生物信息学在健康管理中的运用这三个方面展开论述。

第一节　现代生物信息学的形成与发展

一、生物信息大数据

21 世纪以来，随着计算技术与生物分析技术的迅猛发展，生命科学领域的数据量也在急速增长。生物信息大数据来源于人体生物标本，蕴含了丰富的生命科学信息，与个性化医疗和精准医疗的发展息息相关。现有的生物信息大数据种类繁多，除传统的基因组、转录组和蛋白质组数据以外，还包括微生物群落数据、单细胞表型数据和生物医学图像数据等。

生物信息大数据与其他科学大数据一样，具有典型的“5V”和“3H”特点。“5V”即数据体量大（volume）、数据结构多样化（variety）、数据增长速度快（velocity）、数据价值高（value），以及数据具有真实性（veracity）。“3H”即高维度（high dimension）、高复杂性（high complexity）、高度不确定性（high uncertainty）。

现代生物信息学面临的重要课题，就是充分利用和分析海量的生物信息大数据，研究其中蕴含的生命奥秘。

二、现代生物信息学的形成与发展

生物信息学的诞生最早可以追溯到 20 世纪 60 年代。鲍林（Linus Carl Pauling）分子进化学说（molecular evolution）的提出，预示着生物信息学的来临。在其发展过程中，曾先后使用过计算生物学（computational biology）、计算分子生物学（computational molecular biology）和生物分子信息学（biomolecular informatics）等名称，最终命名为生物信息学（bioinformatics）。现代生物信息学所关注的是生物信息大数据，对其加以整合和解构，以分析细胞表型、致病基因、代谢过程等生物学上的规律和意义。

纵观生物信息学的发展历史可将其分为三个阶段，即萌芽期（20 世纪 50—70 年代）、形成期（20 世纪 80 年代）和全面发展期（20 世纪 90 年代至今），如表 2-12-1。生物信息学经历了长足的发展，成为举世瞩目的热点学科。

表 2-12-1　生物信息学发展大事记

年份	大事记
1956 年	美国田纳西州首次召开“生物学中的信息理论研讨会”
1962 年	Zucherkandl 和 Pauling 提出分子进化学说
1967 年	Dayhoff 研制出蛋白质序列图集
1970 年	Needleman 和 Wunsch 提出著名的序列比对算法 Gibbs 和 McIntyre 发表著名的矩阵打点作图法

续表

年份	大事记
1977 年	Staden 利用计算机软件分析 DNA 序列
1978 年	Gingeras 等人研制了核酸序列中酶切位点识别程序
1981 年	Smith 和 Waterman 提出著名的公共子序列识别算法 Doolittle 提出关于序列模式的概念
1982 年	GenBank 第 3 版本（Release 3）正式发行 λ- 噬菌体基因组被测序
1983 年	Wilbur 和 Lipman 发表数据库相似序列搜索算法
1985 年	快速序列相似性搜索程度 FASTP/FASTN 面市
1986 年	日本核酸序列数据库 DDBJ 诞生 蛋白质数据库 Swiss-Prot 诞生
1988 年	美国国家生物技术信息中心 NCBI 创立 欧洲分子生物学网络 EMBNet 创立 EMBL 数据库诞生 Person 和 Lipman 发表了著名的序列比较算法 FASTA
1990 年	快速相似性序列搜索算法 BLAST 问世
1991 年	表达序列标签（EST）概念被提出，从此开创 EST 测序
1995 年	第一个细菌基因组测序完成
1996 年	酶母基因组测序完成 Affymetrix 生产出第 1 块 DNA 芯片
1998 年	PhilGreen 等人研制的自动测序组装系统 Phred-Phrap-Consed 系统正式发布 多细胞线虫基因组测序完成
1999 年	果蝇基因组测序完成
2000 年	人类基因组测序基本完成
2001 年	人类基因组初步分析结果公布
2008 年	第一个亚洲人基因组图谱完成
2010 年	微生物基因组测序完成、外显子测序
2014 年	1 000 美元个人基因组实现
2018 年	蛋白质组分析技术诊断胃癌
2020 年	新冠病毒蛋白质三维空间结构被解析

第二节　现代生物信息学的主要内容

现代生物信息学的研究内容与生物信息大数据是息息相关的。研究热点包括基因组学、转录组学、蛋白质组学、宏基因组学、单细胞测序、生物医学影像数据分析以及生物芯片等内容。近年来，人工智能技术特别是机器学习和深度学习的发展，在生物医学大数据的分析过程中发挥了重要的作用。

一、生物信息数据库

现有的生物信息数据库种类繁多，可分为一级数据库和二级数据库，如表 2-12-2。这些数据库囊括了生物信息学的基本数据资源，除提供基本数据之外，还包括大量的信息链接、功能注释等信息。

表 2-12-2 通用生物信息数据库

一级数据库	核酸序列数据库	GenBank	美国最主要的核酸序列数据库
		EMBL	The European Molecular Biology Laboratory，欧洲最主要的核酸序列数据库
		DDBJ	DNA Data Bank of Japan，日本最主要的核酸序列数据库
		HIV Database	Human Immunodeficiency Virus Database，人类免疫缺陷病毒序列数据库
		EPD	Eukaryotic Promoter Database，真核启动子数据库
		dbEST	Expressed Sequences Tags，序列表达标记数据库
	蛋白质序列数据库	UniProt	Universal Protein，全球蛋白资源数据库，整合了 Swiss-Prot、TrEMBL 和 PIR-PSD 三大数据库
		Swiss-Prot	瑞士生物信息学研究所的蛋白质序列数据库
		TrEMBL	Translation of EMBL，蛋白质序列数据库
		PIR	Protein Information Resource，蛋白质信息数据库
		ENZYME	Enzyme Nomenclature Database，蛋白酶数据库
		BLOCKS	Protein Blocks Database，蛋白质序列块数据库
	生物大分子结构数据库	PDB	Protein Data Bank，蛋白质序列三维立体结构数据库
	基因组数据库	Ensembl	综合基因组数据库
		GDB	Genome Database，人类基因组数据库
		AceDB	A Caenorhabditis Elegans Database，秀丽线虫基因组数据库
		SGD	Saccharomyces Genome Database，酵母菌基因组数据库
		FlyBase	Database of Drosophila Genes & Genomes，果蝇基因组数据库
二级数据库	蛋白质二级数据库	Prosite	Database of Protein Domains，Families and Functional Sites，蛋白质域、家族及功能位点数据库
		Prints	A Compendium of Protein Fingerprints 蛋白质指纹数据库
		Pfam	Pfam Database，同源蛋白家族数据库
		Blocks	同源蛋白结构域数据库
		Kabat	Kabat Antibody Sequence Database，免疫球蛋白数据库
		PKinase	Protein Kinases，蛋白激酶数据库
		DSSP	Definition of Secondary Structure of Proteins，蛋白质二级结构构象参数数据库
		FSSP	Families of Structurally Similar Proteins，已知空间结构的蛋白质家族数据库
		HSSP	Homology-derived Secondary Structure of Proteins Database，蛋白质同源二级结构数据库
	基因组二级数据库	OMIM	Online Mendelian Inheritance in Man，人类孟德尔遗传学数据库
		TCGA	The Cancer Genome Atlas，癌症组学数据库
		ECO2DBASE	The Gene-protein Database of Escherichia Coli，大肠杆菌基因蛋白数据库
		TransFac	Transcription Factor Database，转录因子数据库
		EPD	Eukaryotic Promoter Database，真核生物启动子数据库
		Vector	Vector NTI Database，克隆载体数据库
		CUTG	Codon Usage Tabulated from GenBank，密码子使用表数据库
	文献数据库及软件目录数据库	IUBio	生物学软件档案
		Biocatalog	软件目录
	生物信息数据库集成系统	SRS	Sequence Retrieval System，序列检索系统
		Entrez	核酸蛋白数据库检索系统

（一）一级数据库

1. 核酸序列数据库　GenBank、EMBL和DDBJ是世界三大公共数据库，储存着大量的核酸序列。其中，Genbank是由NCBI维护的核酸序列数据库，汇集并注释了所有公开的DNA序列。EMBL是由欧洲生物信息研究所（European Bioinformatics Institute，EBI）维护的核酸序列数据库，提供多种生物计算、数据库服务和序列分析服务等。DDBJ是由日本国立遗传学研究所遗传信息中心维护的核酸序列数据库，数据格式与Genbank一致，提供数据库检索、数据提交和数据分析等功能。1988年，这三大数据库之间建立了合作关系，成立了国际核酸序列联合数据库中心，实现了序列数据的同步更新和共享。

2. 蛋白质序列数据库　除了核酸序列数据库以外，还有一类数据库专门收集蛋白质的序列信息，称为蛋白质序列数据库。其中，Universal Protein（UniProt）是目前为止收集蛋白质序列目录最广泛的一个数据库，它由整合Swiss-Prot、TrEMBL和PIR-PSD三大数据库的数据而成。除UniProt外，Protein Information Resource（PIR）也是一个全面的、非冗余的、经过注释的蛋白质序列数据库，由美国生物医学研究基金会、慕尼黑蛋白质序列信息中心和日本国际蛋白质序列库共同维护。PIR包含了来自几十个完整基因组的蛋白质序列，可提供按同源性和分类学组织的综合性数据库。

3. 生物大分子结构数据库　生物大分子主要包括蛋白质、核酸和多糖。目前，Protein Data Bank（PDB）是最主要的蛋白质三维结构数据库，是生物大分子结构数据库的重要组成部分。其由美国结构生物信息学合作研究协会（research collaboratory for structural bioinformatics，RCSB）维护，收集并整合来自基因本体、酶学委员会和NCBI的数据资源，以显示蛋白质分子的全部结构信息。

4. 基因组数据库　作为分子生物信息数据库的另一个重要成员，收集了人、小鼠、大鼠、线虫、果蝇、酵母等基因组数据，内容丰富、格式不一。基因组数据库的主体是模式生物基因组数据库，此外还包括染色体、基因突变、遗传疾病、比较基因组、基因调控和表达、放射杂交、基因图谱等各种数据库。

5. Ensembl　是一个综合基因组数据库，由EBI和英国韦尔科姆基金会桑格研究所（wellcome trust sanger institute）共同协作运营，对真核生物基因组进行自动诠释并加以维护，如人类基因组、黑猩猩基因组、小鼠基因组等。Genome Database（GDB）是重要的人类基因组数据库，用表格方式给出基因组结构数据，可显示基因组图谱，并给出等位基因等基因多态性数据库。其他基因组数据库还包括秀丽线虫基因组数据库（a caenorhabditis elegans database，AceDB），酵母菌基因组数据库（saccharomyces genome database，SGD）和果蝇基因组数据库（database of drosophila genes & genomes，FlyBase）等。

（二）二级数据库

1. 蛋白质二级数据库　主要的蛋白质二级数据库包括蛋白质域、家族及功能位点数据库（database of protein domains families and functional sites，Prosite），蛋白质指纹数据库（a compendium of protein fingerprints，Prints），同源蛋白家族数据库（pfam database，Pfam），同源蛋白结构域数据库Blocks、免疫球蛋白数据库（kabat antibody sequence database，Kabat），蛋白激酶数据库（protein kinases，PKinase），蛋白质二级结构构象参数数据库（definition of secondary structure of proteins，DSSP），已知空间结构的蛋白质家族数据库（families of structurally similar proteins，FSSP）和已知空间结构的蛋白质及其同源蛋白数据库（homology-derived secondary structure of proteins database，HSSP）等。

2. 基因组二级数据库　主要的基因组二级数据库包括人类基因和遗传紊乱的数据库（online mendelian inheritance in man，OMIM），癌症组学数据库（the cancer genome atlas，TCGA），法国巴斯德研究所构建的大肠杆菌基因组数据库（the gene-protein database of escherichia coli，ECO2DBASE），德国生物工程研究所开发的真核生物基因调控转录因子数据库（transcription factor database，TransFac），真核生物启动子数据库（eukaryotic promoter database，EPD），克隆载体数据库（vector NTI database，Vector），密码子使用表数据库（codon usage tabulated from genBank，CUTG）等。

3. 文献数据库及软件目录数据库　主要的文献数据库及软件目录数据库包括美国印第安纳大学的IUBio生物学软件档案和欧洲生物信息研究所建立的Biocatalog软件目录等。

4. 生物信息数据库集成系统　目前，开发多功能集成开放的新型数据库系统是生物信息数据库设计的新潮流，此类数据库可以集成多种图谱和数据，其自身可与数据分析软件整合。例如EBI/

EMBL开发的序列检索系统(sequence retrieval system,SRS)和NCBI提供的核酸蛋白数据库检索系统Entrez,都属于生物信息数据库集成系统。

二、基因组学、转录组学和蛋白质组学

生物学的中心法则是指贮存在核酸中的遗传信息通过转录翻译成为蛋白质,从而体现出丰富多彩的生物界。在生物信息学的研究中,对基因组、转录组和蛋白质组的研究一直是重中之重。

(一)基因组学

基因组学(genomics)是研究生物基因组的组成、内部结构、相互关系及表达调控的科学,包括以全基因组测序为目标的结构基因组学、以基因功能鉴定为目标的功能基因组学,以及以表观遗传修饰为目标的表观基因组学。其中,结构基因组学是以全基因组测序为目标,确定基因组的组织结构、基因组成及基因定位,以建立具有高分辨率的生物体基因组的遗传图谱、物理图谱及转录图谱并研究蛋白质组成和结构的科学。功能基因组学是从基因组信息与外界环境相互作用的层面,阐明基因组的功能。其主要研究内容包括基因组注释、进化论和比较基因组学。表观基因组学是在基因组的水平上研究表观遗传修饰的学科。表观遗传修饰是对细胞DNA或组蛋白的可逆修饰,在不改变DNA序列的情况下影响基因表达。

(二)转录组学

与基因组相比,转录组具有时空性,同一细胞或组织在不同生长阶段和生长环境下会有不同的转录组。转录组学(transcriptomics)研究的是单个细胞或一个细胞群的特定细胞类型内的mRNA分子,其通过基于基因表达谱的分子标签,可以辨别细胞的表型归属,还可以用于疾病诊断和药物研究。目前,转录组学的主要研究方法包括基于杂交技术的芯片(如cDNA芯片、寡聚核苷酸芯片),基于序列分析的基因表达系列分析(serial analysis of gene expression,SAGE),表达序列标签技术(expression sequence tags technology,EST),大规模平行信号测序系统(massively parallel signature sequencing,MPSS)和RNA测序技术(RNA sequencing,RNA-seq)等。

(三)蛋白质组学

随着基因组学的不断发展,人类对基因组的研究重心由结构转向了功能层面,基因组学由此迈入了“后基因组时代”。在这一时期,人们提出了蛋白质组(proteome)和蛋白质组学(proteomics)的概念。蛋白质组指的是一种基因组所表达的全套蛋白质。蛋白质组学集中于动态描述基因调节,对基因表达的蛋白质水平进行定量的测定,鉴定疾病、药物对生命过程的影响,以及解释基因表达调控的机制,其研究内容主要包括结构蛋白质组学和功能蛋白质组学。

在后基因组时代,蛋白质组学发展迅速。2014年,Kim和Wilhelm两个团队分别发表了人类蛋白质组草图,在此后的几年中,人类体液、肝脏、脑、肾脏、心血管、干细胞生物、染色体、糖蛋白质组计划相继开展。2020年,Mergner等发表了基于质谱的拟南芥蛋白质组草图,Luck等完成了蛋白质互作图的绘制。更值得一提的是,2020年,中国科学院科学家团队率先在国际上成功解析新型冠状病毒关键药物靶点——主蛋白酶(M pro)的高分辨率三维空间结构,并综合利用三种不同的药物发现策略,找到针对新冠病毒的抑制剂。

(四)基因组、转录组和蛋白质组研究中的生物信息学

由于基因组和蛋白质组的生物数据量非常庞大,如何获取、处理、存储、分配、分析和解释这些数据是现代生物信息学的重要研究内容。

目前,基因组大数据主要通过新一代测序技术获取,如454、PacBio、Illumina等,相关大数据的数量级远超过太字节(terabyte,TB)级别。随着新一代测序技术的引入和推广,以及高通量数据分析算法的开发,基因组数据分析向着更加细致深入的层面发展。同时,一些系统化分析流程的出现,如SOAP系列、Tophat-Bowtie-Cufflink系列和CLCBio系列等,将基因组的数据分析、数据挖掘与可视化分析整合起来,极大地推动了生物系统的快速和标准化的研究。

蛋白质组大数据主要通过液相串联质谱技术获取。早期的液相串联质谱采用数据依赖型获取(data dependent acquisition,DDA)的方式生成数据,该方法可以同时获得被测肽段离子的一级质谱和碎片信息,根据预先设定的条件筛选母离子进行二级质谱扫描,以此鉴定多肽及蛋白质信息,其局限性在于信息易丢失、重现性不佳以及准确性不高。数据独立型获取(data independent acquisition,DIA)则有效解决了DDA的问题,作为近年来兴起的一种质谱数据产生方式,其代表技术是sequential window acquisition of all theoretical mass spectra(SWATH)方法。因为DIA对一级质谱的多肽离

子不做筛选，所以不会遗漏数据，其包含的数据量更大，信息更复杂。基于高分辨质谱分析技术，海量一维质谱和二维质谱数据收集完成，相关大数据的数量级也超过了 TB 级别。对 DIA 数据的分析可基于曲线拟合、数据库匹配以及线性解卷积等方法，如 Skyline、Group-DIA 等。在仪器平台和技术不断进步的基础上，蛋白质组学的研究向着更全面和更深入的层面推进。

三、宏基因组学

宏基因组学（metagenomics）又称“生态基因组学（ecogenomics）”“环境基因组学（environmental genomics）”“群落基因组学（community genomics）”，起初是将环境中的基因在某种程度上当作一个单基因组进行研究分析。后来被定义为使用现代基因组学的技术直接研究自然状态下的微生物的有机群落，而不需要在实验室中分离单一的菌株的科学。宏基因组学的研究对象是特定环境中的总 DNA，不是某个特定的微生物或其细胞中的总 DNA，不需要对微生物进行分离培养和纯化。

目前，宏基因组学的研究重心是人体微生物群落。在人的皮肤、血液、消化道中，存在着大量与人体共生的微生物群落，对人的生理健康有着深远的影响。在人体内外，分布着大约 100 万亿个细菌，其携带的基因数目约为人类的 1 000 倍。其中，有益菌能够促进食物消化、强化免疫系统、预防潜在病变、保卫人体健康；条件性有害菌、致病菌或菌群失调则会引发一些感染和疾病。在一些肠道疾病、糖尿病和精神类疾病患者中，都能观察到人体微生物群落发生了变化。大量的研究成果都证明，微生物与人体之间的共生关系发生变化时，会对人体产生各类影响，甚至引发疾病，如微生物菌群可帮助母体在妊娠期吸收营养并降低对葡萄糖的耐受度、影响人体的初始 T 细胞群，微生物种类下降可能引发肥胖等。

作为生物信息大数据的其中一种，微生物群落大数据的数量级已超过 TB 级别，与此相关的宏基因组项目也超过了一万项。对这类大数据进行数据分析和挖掘，是现代生物信息学的另一重要研究内容。目前，一些微生物群落大型研究平台正高速发展，如 NextSeq 系列可应用于小型全基因组测序和靶向基因测序；HiSeq 系列可应用于外显子测序和全转录组测序；NovaSeq 系列可应用于大型全基因组测序、外显子测序、全转录组测序及甲基化测序等。目前，高通量测序技术可应用于所有基因组类型，其中 16S rRNA 扩增子测序可用于微生物群落多样性和分布规律的研究，全宏基因组测序可用于全面揭示微生物的物种、基因组成和微生物的功能。

四、单细胞测序

单细胞测序是针对单个细胞的 DNA 或 RNA 测序，能够准确测出单个细胞的基因结构和表达状态，从而分析相同表型细胞的异质性。该方法可以弥补传统混合细胞测序无法解决的细胞异质性的问题，主要包括单细胞基因组测序（single cell DNA sequencing，scDNA-seq），单细胞转录组测序（single cell RNA sequencing，scRNA-seq），单细胞表观组测序（single cell epigenome sequencing）和单细胞多组学测序（single cell multiomics sequencing）等。

单细胞基因组测序技术的原理是将分离的单个细胞的微量全基因组 DNA 进行扩增以获得高覆盖率的完整的基因组，通过高通量测序以揭示细胞的群体差异和进化关系，包括单细胞全基因组测序和以单细胞和微量细胞为材料的全基因组范围内的基因功能研究。在单细胞基因组测序前先要进行单细胞分离。单细胞分离大多借助荧光染料和流式细胞仪、微流体设备，单细胞基因组测序通常使用全基因组扩增（whole genome amplification，WGA）技术，包括简并寡核苷酸引物 PCR（degenerate oligonucleotide primed polymerase chain reaction，DOP-PCR），多位点置换扩增（multiple displacement amplification，MDA）以及多重退火和环状循环扩增（multiple annealing and looping-based amplification cycles，MALBAC）等。

与单细胞基因组测序的作用类似，单细胞转录组测序同样可以弥补传统转录组测序难以反映细胞异质性的问题，可在单细胞水平揭示全基因组范围内所有基因的表达情况，其通过对 RNA 逆转录以收集 cRNA 产物，再进行高通量测序。单细胞转录组测序的方法众多，依据测序捕获的转录本序列范围可划分为：测全长的转录本（full-length transcript sequencing）技术（如 Smart-seq2、MATQ-seq 和 SUPeR-seq 等），以及仅测转录本 3’ 或 5’ 端的（3’ 或 5’-End Sequencing）技术（如 Drop-seq、Seq-Well、MARS-seq、DroNC-seq 和 STRT-seq 等）。

单细胞表观组测序结合了单细胞基因组测序和表观组高通量测序方法，从单细胞水平上获得甲基化信息，从而分析表观遗传学层面细胞的异质性，以及在分子水平解析表观遗传学的精细调控机制，从而达到分子解码的目的。该方向的主要技术包括检测单细胞水平染色质可及性和组蛋白修饰的 scDNase-seq、scATAC-seq 和 scCHIP-seq 等。

近年来，单细胞多组学技术取得了长足的发展，不仅能够对单个细胞的基因组、转录组及表观组进行单独分析，也能够同时对这些不同组学层面进行并行分析，以加深人们对于细胞调控网络的连接特性和运作规律的理解。根据通量的高低，该技术可分为两类。第一类具有较低的通量，每次对单个细胞的多个组学层面进行检测和分析，进而勾勒出单个细胞中调控网络的"全貌"（如 DR-seq、scMT-seq、scCOOL-seq、scNMT-seq 和 scCAT-seq 等）。第二类具有较高的通量，能够同时对数千个乃至上百万个细胞进行分析（如 Perturb-seq、CITE-seq 和 Perturb-ATAC 等）。

目前，单细胞数据的分析方法主要有基因表达、可变剪切、T 细胞受体谱或 B 细胞受体谱、细胞聚类、拟时序分析等。此外，单细胞分离和标记平台也不断涌现，如 Chromium 系统、BD Rhapsody 单细胞分析系统、Illumina Bio-Rad 单细胞测序解决方案、ICELL8 单细胞系统和 C1 单细胞全自动制备系统等。

五、生物医学图像数据分析

在现代高通量与定量生物学研究中，细胞生物学图像、生物医学图像数据分析和可视化是必不可少的研究内容。随着生物成像技术的进步，现代细胞生物学研究越来越依赖图像对细胞和分子机制做出解释，该领域的数据量也呈指数级增长。细胞生物学图像分析主要针对细胞机制进行观察分析，以揭示健康和疾病细胞的发生发展和转化规律，包括细胞检测（如细胞形态检测、细胞结构检测等）和细胞有丝分裂检测等。此外，生物医学图像数据的采集呈现高维化趋势，采集对象扩展到多种不同器官、解剖形态、功能过程的图像。医学图像分析方法包括图像重建、病变分割、疾病诊断、多模态和时序的影像配准、三维可视化等。近年来，随着医学设备成像速度的飞跃，医学图像分析也由图像处理范畴的图像分割、配准技术，向以医学图像为媒介，定量分析器官的动态生理过程转变。

随着细胞生物学图像和医学影像数据的海量化趋势加剧，近年来基于机器学习和深度学习的计算机辅助图像分析已成为研究热点。未来的医学图像分析应注重将影像设备成像的物理过程与图像智能分析算法紧密结合，同时应建立和完善医学图像标准数据集和评估方法，以验证医学图像分析新算法和软件系统的性能。

六、生物芯片

生物芯片（biochip）的概念源自计算机芯片，是将生物活性大分子（核酸和蛋白质）或细胞、组织等密集有序地固定在固相载体（硅片、玻片、聚丙烯酰胺凝胶、尼龙膜等）上所构建的微型生物化学分析系统，主要包括基因芯片、蛋白质芯片、微流控芯片及器官芯片等。

基因芯片又名"DNA 芯片"，是在固相载体上原位合成寡核苷酸或将大量 DNA 探针以点涂的方式有序固化，再与标记的样品杂交以获取样品分子的数量和序列信息。目前，已广泛用于基因测序、基因表达与诊断、病原体诊断及检测、药物研究等方面。蛋白质芯片是在固相载体上将大量蛋白探针（酶、抗原、抗体、受体、配体、细胞因子等）固化，与待测蛋白（存在于体液、细胞溶解液、血清、血浆等）进行孵育反应，经洗涤、纯化，对蛋白质进行功能分析。目前，应用于生物标志物研究、新药研发、蛋白质表达谱、蛋白功能谱和生物医学研究等领域。微流控芯片又名"芯片实验"室，是指把生物和化学等领域中所涉及的样品制备、生物与化学反应、分离检测等基本操作单位集成或基本集成于一块几平方厘米的芯片上，用以完成不同的生物或化学反应过程，并对其产物进行分析的一种技术。目前，在体外诊断、物理 / 化学和生物分析、医药和环境监测等领域中有广阔的应用前景。器官芯片集成了微流控芯片技术和三维细胞培育技术，能够精确地控制多个系统参数（如化学浓度梯度、流体剪切力等），可实时检测生物标志物，也可构建三维人体器官的复杂结构、微环境和生理学功能。

目前，生物芯片产业在我国实现了跨越式的发展，形成了以北京、上海两个国家工程研究中心为龙头，天津、西安、南京、深圳、哈尔滨等地多家生物芯片研发机构和多家生物芯片企业蓬勃发展的局面，成为世界生物芯片领域一股强大的力量。生物芯片技术包括芯片图像分析、数据提取和分析、数据库积累和管理等，这些都与芯片数据的采集、提取和分析密切相关，都属于生物信息学的研究领域。未来，生物信息学和生物芯片技术的相互渗透和结合，必将为人类健康和生物学研究作出巨大贡献。

七、机器学习与深度学习

机器学习（machine learning，ML）和深度学习（deep learning，DL）是人工智能（artificial intelligence，AI）领域的核心技术。其中，机器学习的研究内容是使计算机模拟或实现人类的学习行为，以获取新的知识或技能，重新组织已有的知识结构以不断改善自身的性能。其主要方法包括监督式学习（决策树、支持向量机等），无监督学习（聚类、降维等），半监督学习（自我训练、基于图的半监督算法、半监督支持向量机等）和神经网络等。深度学习是机器学习的延伸，通过建立和模拟人脑神经网络对数据进行分析和学习。深度学习的基本架构为多层非线性人工神经网络，包括深度神经网络、卷积神经网络、递归神经网络和新型架构等。

目前，机器学习与深度学习在生物信息学领域应用广泛。例如，构建基于决策树的算法用于测序数据的变异检测以及 miRNA 靶蛋白的预测；开发基于支持向量机的模型用于预测蛋白质结构问题；在单细胞测序中使用聚类算法确定细胞类型；对数据进行降维处理以使聚类结果更加准确；使用自我训练算法用于基因预测及定位蛋白质修饰位点；设计半监督算法探寻 miRNA 和疾病的关联性；构建各类神经网络用于预测蛋白质结构并解释生物医学影像信息等。

未来，人工智能技术将与生物信息技术深度融合，在生物实验过程和生物数据处理中发挥巨大的作用。

第三节　现代生物信息学在健康管理中的运用

健康管理是对个人或人群的健康危险因素进行全面管理的过程，其宗旨是调动个人、集体和社会的积极性，有效地利用有限的资源来达到最大的健康效果。随着大数据时代的到来，健康信息的数量、生成速度都呈现出爆发式的增长。在医疗健康大数据中，有一类非常重要的大数据，即生物信息大数据，它包含了人体所有的遗传信息以及与人类共生的微生物群落等信息。对这类数据进行分析利用，可以提升医疗价值，改善居民健康。现代生物信息学正是研究生物信息大数据的采集、处理、存储、传播、分析和解释的科学，涉及基因、蛋白质、微生物群落和环境等大数据的研究，对改进和完善健康管理体系意义重大。本节将从个人基因组与个性化医疗、生物传感器与个人健康管理、大数据生态系统与公共健康管理三个方面介绍现代生物信息学在健康管理中发挥的作用。

一、个人基因组与个性化医疗

在临床和公众健康管理工作中，我们常会抱有疑问，如为什么某些人患某种疾病的概率很大，为什么同一种病在不同人身上表现不同，如何在身体里找到点用于疾病的早期诊断和预防……随着人类基因组计划的顺利实施，人们开始从基因和蛋白质的层面去审视这些问题。

众所周知，蛋白质是构成生命的物质基础，DNA 含有人体遗传信息，两者相互作用，影响着基因所发挥的作用，从而决定人体的生理状态。目前，已有研究表明，身高、血压、血糖、胆固醇水平、糖尿病、视网膜黄斑变性、癌症、冠心病、精神病、炎症性肠病等均与基因有关。因此，如果我们能采集基因数据并破解其中蕴含的生物信息，就意味着能够做到“未病先防”和“已病早治”。在这种理念的推动下，健康服务模式开始由传统的单向被动服务模式向着互动的主动服务模式转变。其中，个性化医疗服务在主动健康服务体系中扮演了重要的角色。

个性化医疗是以个人基因组信息为基础，结合蛋白质组、代谢组等相关内环境信息，为患者量身定制最佳治疗方案，以期达到治疗效果最大化和副作用最小化的一种定制医疗模式。21 世纪是个性化医疗的时代，个人基因组是实现个性化医疗的基础。随着首个亚洲人基因组图谱的完成和 1 000 美元个人基因组的实现，以及全基因组芯片的成功研制，可以预见在未来的医学诊断和治疗中，医生可以根据患者的个人基因组图谱为其提供更精确合适的治疗，并设计出个性化药物以达到更好的疗效，甚至在发病前进行干预。除了基因组信息之外，个性化医疗还需要收集转录组、蛋白质组、代谢组、微生物组、环境组等各类组学信息，以对人体健康状况有全局的了解。Snyder 等通过采集各类组学信息并计算分析，提出了“综合个人组学图谱”的概念，得出了组学信息与人体生理状态密切相关的结论。

未来的个性化医疗意味着需要收集每个人的组学数据，并对其进行定期检测和计算分析。因此，如何有效地整合、利用、安全储存这些海量的高通量组学数据，并开发出更强劲的计算分析平台，是现代生物信息学和健康管理所面临的巨大挑战。

二、生物传感器与个人健康管理

在健康管理领域中，最关注的问题是如何帮助人们及时发现身体的健康异常以及为重大疾病提供预警。对这一问题，传统的解决方法是实行年度体检，但由于体检时间跨度大、体检的地域覆盖率低、公众对体检重要性的认识不足等原因，使得很多疾病不能及时被发现和治疗。现代健康管理通过建立各类平台，如微软的 Health Vault、Google Health 等，基于大数据技术对个人健康实行生命全周期管理。为了将公众的个人健康数据实时上传到健康管理系统，智能化可穿戴设备应运而生。这些设备可连接手机及各类终端，通过软件支持和数据交互、云端交互实现其强大的功能，包括手腕类（手表、腕带），下肢类（鞋、袜子及其他产品），头部类（眼镜、头盔、头带），以及智能服装、书包、拐杖、配饰等。虽然可穿戴设备种类繁多，其基本原理都是通过各类传感器监测人体体征数据以实现个人健康管理。生物传感器就是其中一类重要的传感器，是由固化的生物敏感材料（包括酶、抗体、抗原、微生物、细胞、组织、核酸等生物活性物质）作为识别元件、适当的理化换能器（如氧电极、光敏管、场效应管、压电晶体等）及信号放大装置构成的分析工具或系统，是一种对生物物质敏感并将其浓度转换为电信号进行检测的仪器，可用于心电与脑电数据采集、体脂含量测算、血糖检测等。

21 世纪以来，纳米技术广泛应用于生物传感器领域。由于纳米材料有着独特的化学和物理性质，如表面效应、微尺寸效应、量子效应和宏观量子隧道效应等，能呈现出常规材料不具备的优越性能，因而被广泛用于设计高灵敏度的生物传感器，即纳米生物传感器（nanobiosensor）。根据纳米材料的结构，纳米生物传感器可分为基于纳米粒子（胶体金、硅纳米颗粒），纳米线（碳纳米管），纳米微管及多孔纳米结构（纳米多孔硅），光纤纳米和纳米级微加工技术（薄膜生长 / 沉积、离子注入等）这五类。纳米生物传感器具有体积小、灵敏度高、响应迅速、抗干扰性强、功耗小及无需参比器件等优点，可用于生物活性分子或细胞内活性物质的分析和测定。

当传感器测得生物数据后，将数据通过可穿戴设备在线传递到健康管理系统，将数据与用户的电子健康档案相关联，利用大数据技术对所有数据进行分析，对用户做出健康风险评估，为用户提供有关睡眠、饮食、运动和用药的个性化建议，以保证用户的身体维持在健康状态。

三、大数据生态系统与公共健康管理

健康管理旨在对个人或人群的健康危险因素进行检测、分析、评估和干预的全面管理。影响人体健康的因素除了人体自身的生理状态之外，还包括与人类共生的微生物群落的状态。这些微生物广泛存在于人体内外和公共卫生环境中，对人群的健康有重要影响。

生物信息学中的宏基因组学，其研究对象就是人体与环境中的微生物群落。通过宏基因组的分析方法，配合高灵敏度的检测手段，能够建立健全病原菌数据库，有助于人体内外病原菌的检测，对疾病进行治疗和干预；能够发现并改造有益菌，将其送入人体以提高人体免疫力；能够检测出公共卫生环境中的有害菌，帮助指导预防方案；能够快速发现细菌武器的致病菌，做好应对恐怖主义袭击的预案。

未来，各类生物信息大数据将和人体饮食、环境等元数据一起，构成大数据生态系统，共同服务于公共健康和公共安全研究，而其中所涉及的大数据整合、数据建模、数据实时分析和临床处理、数据预测和安全保存等问题，也将是现代生物信息学的重要研究内容。

（詹何庆　陈洛夫）

参考文献

1. AYYILDIZ D, PIAZZA S. Introduction to Bioinformatics [J]. Methods Mol Biol, 2019, 1986: 1-15.
2. 宁康, 陈挺. 生物医学大数据的现状与展望 [J]. 科学通报, 2015, 60 (5-6): 534-546.
3. 谭聃, 欧铜. 第三代测序技术的研究进展与临床应用 [J].

生物工程学报, 1-13.
4. 陈厚凯, 郝瑞, 田瑞军. 蛋白质测序技术进展 [J]. 科学通报, 2021, 66 (25): 3309-3317.
5. 马骏骏, 王旭初, 聂小军. 生物信息学在蛋白质组学研究中的应用进展 [J]. 生物信息学, 2021, 19 (2): 7.
6. 操利超, 巴颖, 张核子. 单细胞测序方法研究进展 [J]. 生物信息学, 2022, 20 (02): 91-99.
7. 陈弘扬, 高敬阳, 赵地, 等. 深度学习与生物医学图像分析 2020 年综述 [J]. 中国图象图形学报, 2021, 26 (03): 475-486.
8. AUSLANDER N, GUSSOW AB, KOONIN EV. Incorporating Machine Learning into Established Bio-informatics Frameworks [J]. International Journal of Molecular Sciences, 2021, 22 (6): 2903.
9. 汤胜男, 辛学刚. 机器学习在生物信息学领域的应用与研究进展 [J]. 人工智能, 2020 (01): 84-93.

第十三章　现代管理学及其运用

管理学是健康管理学的三大支柱学科之一，学习和了解管理学的基本理论与方法并将其运用到健康管理的理论和实践中，可以从管理层面提高健康管理的效率和效益。

第一节　现代管理学概述与发展

现代社会中，管理是人类最重要的活动之一，存在于工作和生活的方方面面。现代管理学为健康管理提供了有效的组织和管理框架，推动了健康机构和健康服务的运营。同时，健康管理领域的发展也依赖于管理学的支持，以提高医疗服务的质量、适应性和竞争力。

一、管理与管理者

（一）管理概述

1. 管理的内涵　管理是组织社会劳动不可缺少的过程，也是协作劳动的必然产物。近年来，工作质量、服务质量、生活质量的提升越来越依赖管理水平的提高，管理、科学和教育，共同构成了当代社会进步和文明的三大支柱。目前对管理的定义尚无一致公认的标准。我国学者认为，管理是在特定环境下，通过计划、组织、领导、控制等行为活动，对组织的资源进行有效整合，以实现组织目标的过程。而著名管理学家斯蒂芬·罗宾斯则认为，管理是通过与其他人共同努力，既有效率又有效果地完成工作的过程。在管理中，效率和效果是关键要素，效率强调正确地做事，用一定投入获得最大的产出，或用最小的投入获得一定的产出；效果强调做正确的事，通过完成工作任务帮助组织达到既定目标。有效的管理常常要兼顾达到目标（效果）并尽可能提高效率。

2. 管理的科学性与艺术性　管理的科学性揭示了管理活动的规律，反映了管理的共性；管理的艺术性强调管理的多样性、不确定性、创造性和灵活性，揭示了管理的个性。在学习和从事管理工作中，我们既要注重对管理理论和方法的学习，又不能忽视实践中的灵活运用。

3. 管理的职能　管理职能是对管理职责与功能的简要概括。由一系列相互关联、连续进行的基本工作职能组成，包括计划、组织、领导和控制。计划职能是管理的首要职能，包括设定组织目标、确定战略，以及制定计划等，以确保组织能实现预期的结果。组织职能是根据计划对组织结构进行安排和设计。领导职能通过指导、协调、沟通和激励等，促使成员努力实现组织目标。控制职能是根据计划要求监督、比较、纠偏和评估等，保证计划与实际运行相适应。

（二）管理者

1. 管理者与非管理类成员的区别　组织内成员可分为两类：非管理类成员和管理者。非管理类成员直接从事某项工作或任务，无须监督他人，如健康管理中心的引导护士或负责某项检查的医生。管理者通过协调和监管其他人的活动以实现组织目标。在某些组织中，管理者除监督他人工作外，还需承担部分具体任务。

2. 管理者的分类　根据管理者在组织中的层次，可分为高层、中层和基层管理者三类。高层管理者位于组织顶层或接近于顶层，负责整体综合管理并承担全面责任，如医院院长、疾控中心主任等。中层管理者处于组织中间层次，直接管理或协助基层管理人员及其工作，如医院健康管理中心主任、行政职能科室的科长等。基层管理者直接负责非管理类成员，管理基层组织的日常活动，如企业的作业班长、临床科室的医疗小组长等。

尽管三个管理层次的工作都包含计划、组织、领导和控制等基本职能，但各自的侧重点不同。高层管理者关注的是规划和控制，中层管理者负责组织和协调，基层管理者则侧重于执行和实施。

3. 管理者应具备的技能　首先是政治技能，即建立权力基础并建构合适的社会关系的能力，管理者需要了解组织内外的政治动态，能够处理利益关系和权力关系，以有效推动组织目标的实现。其次是理念技能，即分析和判断复杂形势，抓住问题实质，做出正确决策的能力，要求管理者具备全面的知识储备、逻辑思维和创新能力。再次是技术技能，即管理者在特定技术领域完成工作所需的能力，一般来说，底层管理者对技术技能的精通程度要求更高，管理中需要不断学习和更新专业知识，以在具体工作中发挥指导作用。最后是人际关系技能，即管理者与各类人员协作、沟通和交流的能力。对高层管理者而言，政治技能和理念技能更为重要；对基层管理者来讲技术技能更重要；而人际关系技能，对任何管理者都非常重要。

二、管理环境

管理活动总是在特定的环境中进行。管理环境是组织内部和外部的、影响管理实施和管理功效的各种力量、条件和因素。

（一）外部环境

外部环境是指政治与法律、经济、文化、科技、教育、行业和国际化等因素对组织产生的影响，往往具有不确定性和复杂性。不确定性指环境的不可预测性，复杂性指环境受多种因素的影响程度。

（二）组织文化

组织文化是指影响成员行为的共同价值观和行为准则，逐渐形成并渗透于组织活动中，在很大程度上决定了组织成员做事的方式。组织文化貌似不可捉摸，但实际上在组织内部无处不在。近年来，组织文化一直是管理实践和管理学研究的热点。

随着大数据和数据分析技术快速发展，现代管理学面临着新的挑战和机遇。首先是数据驱动的管理决策，数据分析可以帮助管理者了解市场趋势、客户需求、组织绩效等信息，从而进行战略规划和资源配置，以更好地应对市场变化和竞争压力。其次是技术驱动的管理创新，如机器学习、人工智能等技术正逐渐应用于管理领域，提高管理效能和创新能力。此外，互联网和社交媒体的兴起促使信息快速传播，而用户的即时反馈使得市场环境变得更加动态，管理者需要学会适应这种快速变化和不确定性的挑战，构建灵活、适应性强的组织结构和文化。此外，现代管理学也越来越关注如何将可持续性原则融入组织和业务模式中，努力在经济、社会和环境中找到平衡、推动可持续发展。

第二节　现代管理学的主要内容

除了经典的计划、组织、领导和控制四大管理职能外，管理学内容还包括人力资源管理、激励、沟通等具体管理技能。

一、计划

（一）计划知识概述

1. 计划定义　计划是管理的首要职能，是组织、领导、控制的基础。它包括定义组织的目标、制订实现目标的方案途径。它既涉及目标（做什么）也涉及手段（怎么做）。

2. 制订计划的必要性　古人讲："凡事预则立，不预则废。"一切有组织的活动，不管大小、重要与否，无论是整体性还是局部性的，都必须有计划。

（1）指明方向，提供指导：计划使工作有了明确的目标和具体步骤。当组织中所有成员都知道组织的目标，并且明确自己的工作内容时，就可以协调大家行动，增强工作的主动性，减少盲目性。反之，计划工作的缺失会导致各组织成员之间信息不清，甚至对立，影响组织目标的实现。

（2）预测未来，减少不确定性：未来是不断变化的，计划是预测变化并消除其对组织的不良影响的有效手段。通过执行切实可行的方案，可大大提高成功完成预期目标的可能性。

（3）提高效率，减少重复和浪费：制订计划时，通过各种方案的分析和事前协调，可以及时发现浪费和重复，使有限的资源得到合理配置。而且，当手段和目标都非常清晰时，效率低下部分就会显现出来。

（4）有利于进行控制：计划所设立的目标、标准、责任人、时限等十分有利于管理中的控制，对执行者有较强的约束和督促作用。因此，计划是控制的基础，为有效控制提供了标准和尺度。

（二）如何设定目标和制订计划

计划工作包括目标和计划两个方面。目标指

期望达到的结果或产出；计划是关于目标如何实现的书面表达，一般包括资源分配、预算、进度安排和其他实现目标必需的行动。

1. 如何设定目标

(1)传统的目标设定法：总目标确定后，被逐级分解，自上而下一直传递到基层组织。计划结束时，评估各层级目标的完成情况。

(2)目标管理法：目标管理是通过设定共同认可的目标，并以实现这些目标为评价成员绩效的过程。除了制定目标以确保组织成员完成任务外，目标管理可用来激励组织成员，提高绩效和工作效率。

2. 计划的制订

(1)制订计划的原则：关注核心要素；辅以备用计划；做好细节工作。

(2)制订计划的步骤

1)目标分解：根据目标的时间跨度和范围不同，将目标进行分解。长期目标分成若干个短期目标；大的团队目标分解成小的个人目标。

2)事项/任务排序：每项目标都对应着具体的工作事项或任务。将任务按轻重缓急程度排序，要事第一，同时综合统筹安排。

3)确定方案：对每个事项拟定具体、清晰的行动方案。行动方案的七大要素为“5W2H”，一般可以采用《××行动方案表》的方式简要描述，如表 2-13-1。

What——做什么？事项清单？

Why——为什么做？目的是？

Who——谁去做？联系谁？

Where——何地做？

When——何时做？何时完成？

How——怎样做？实施战术？

How much——所需资源？需多大代价？

表 2-13-1 《××行动方案表》

序号	事项名称(what)	目的(why)	相关人员(who)	地点(where)	完成时限(when)	怎样做(how)	所需资源(how much)	备注

● 撰写计划书——根据需要撰写计划书。例如简单的计划书，只需要上述表格即可，而正规计划书，通常都包括三部分：标题、正文、落款。

二、组织

(一)组织与组织职能

1. 组织　指人们为了实现某种目标，按一定规则和程序形成，具有不同层次、明确隶属关系的权责分配体系的人的有序集合，如工厂、医院、学校等。

2. 组织职能　就是通过建立合理的组织结构，规定职务或职位，明确责权关系，以使组织中的成员互相协作配合、共同劳动，有效实现组织目标的过程。

(二)组织结构设计相关概念

1. 职权和职责　职权即职务范围内的权力。职权与人们在组织中担任的职位有关，而与管理者个人无关。在授予组织成员职权时，任职者必须同时承担相应的责任。

2. 管理幅度与组织层次　管理幅度指管理者能够直接有效地指挥下属的数量。组织层次指组织内部所划分的管理层级数。在同样的组织规模下，层次与幅度成反比，即管理幅度越小，层次越多；管理幅度越大，层次越少。高耸型组织偏重于内部的控制和效率，但整体上较僵硬；扁平型结构较灵活，环境适应性较好。在当今竞争激烈的环境下，组织的快速、灵活和创新越来越重要，扁平化的结构更容易实现这些特征。当然，也不能一味地追求扁平化，管理幅度和层次的设定还受成员工作能力、地域条件、工作复杂程度等多种因素的影响。

(三)常见的组织结构类型

1. 直线型　组织中各职务按垂直系统直线排列，各级主管对下属拥有直接领导权，每个职位只能向一个直线上级汇报。直线型组织结构的优点是权力集中、权责分明、命令统一、行动快捷。这种结构适用于没有实行专业化管理的小型组织，如图 2-13-1。

2. 直线-职能参谋型　直线指挥部门在自己职责范围内有指挥和决定权；职能部门是直线的参谋，给下级直线部门提供建议和业务指导，没有命令和指挥权。这种组织形式不仅保持了直线制集中统一指挥的优点，又具有职能分工专业化的长处。独立运营的中等规模的健康管理(体检)中心可采用，如图 2-13-2。

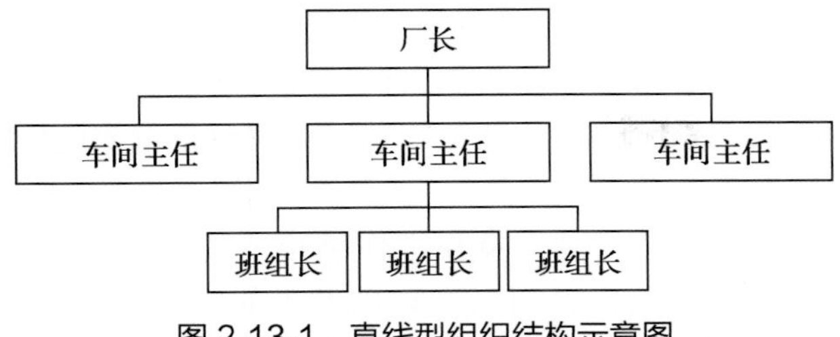

图 2-13-1　直线型组织结构示意图

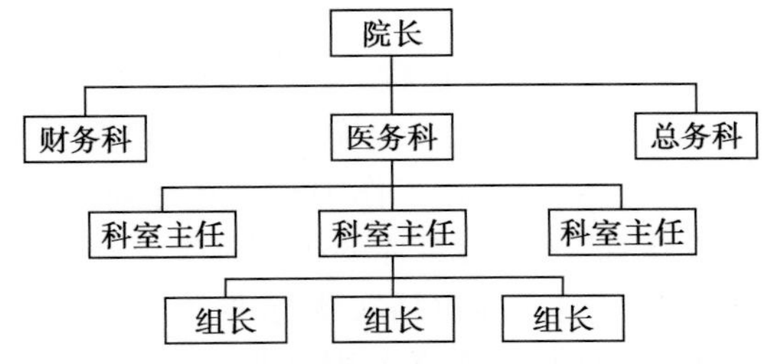

图 2-13-2　直线 - 职能参谋型组织结构示意图

3. 事业部型　在总公司下按产品或地区设立独立核算、自主经营的多个事业部或分公司。实行独立经营、单独核算，有较大的自主权和独立性。特点是集中决策、分散经营。这种结构有利于发挥事业部积极性，更好地适应市场。公司高层精力得到解放，能够集中思考战略问题。缺点是机构设置重叠，一些资源不能充分共享，造成浪费；各事业部之间往往存在竞争，甚至发生内耗。规模较大、业务领域多样的大规模健康管理机构可采用，如图 2-13-3。

（四）岗位设计

岗位是指组织中为完成某项任务而设立的工作职位，是组织的基本单位。定岗定编是确定岗位和确定岗位编制的合称，前者是设计组织中承担具体工作的岗位，而后者是编制从事某个岗位的人数。

1. 岗位设计（定岗）　岗位设计的过程就是定岗的过程，是指根据组织业务目标的需要，规定某个岗位的任务、责任、权力以及在组织中与其他岗位关系的过程。

（1）岗位设计的原则：因事设岗原则、最少岗位数原则、责权统一原则、专业分工原则。

（2）岗位设计的依据：主要工作内容、所需的资源和条件、能力要求（任职资格）、业绩考核、职权关系、工作量。

2. 定编（包括定员）　是对确定的岗位进行各类人员的数量及素质配备。

（1）定编的原则：以组织的发展目标为中心，充分考虑计划期内的组织目标业务量和各类人员的工作效率。定编是一项专业性、技术性强的工作，涉及业务技术和管理的方方面面。

（2）定编的方法：根据各组织机构实际情况对人员进行定编，可以是多种方法综合运用的结果。

三、领导

好的计划和高效的组织结构并不能确保既定目标的实现。如何让成员按照组织的要求，步调一致地向着目标努力，领导职能也是关键因素。

（一）领导概述

1. 领导的概念　“领导”的本义就是带领大家朝着既定方向前进的行为，而领导的目的在于为实现组织的目标而努力。领导是拥有权力的个人或集团运用权力和影响力率领和引导他人为实现组织目标而作出努力与贡献的过程。

2. 领导权力　指领导者有目的地影响下属心理与行为的能力。领导的权力包括法定权力和自身影响力。法定权是组织赋予领导者的岗位权力，包括决策权、组织权、指挥权、人事权和奖惩权，因岗位变动而变动。自身影响力由领导者的品德修养、知识技能、实际业绩和个性魅力形成的。

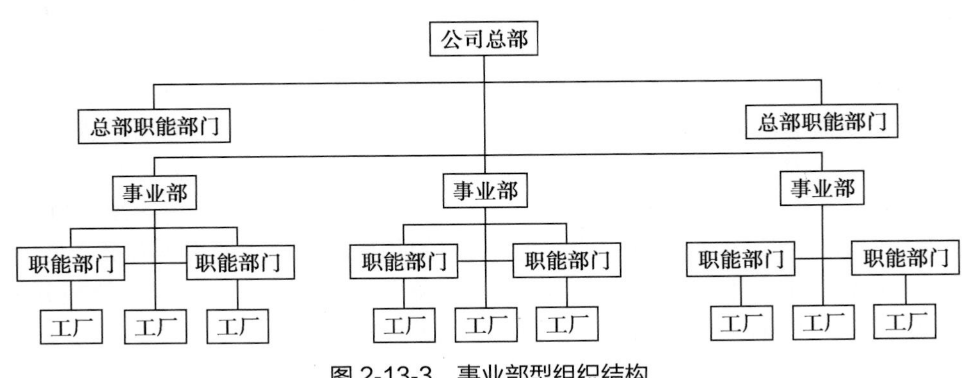

图 2-13-3　事业部型组织结构

3. 领导者与管理者的区别　被誉为“领导力第一大师”的哈佛商学院教授约翰·科特说：“管理者试图控制事物，甚至控制人，但领导人却努力解放人与能量。”管理者的工作是计划与预算、组织及配置人员、控制并解决问题，实现战略目标；领导者的工作是确定方向、制订战略、激励和鼓舞员工，并带领全体组织成员创造更大的成绩。

在接下来的阐述中，领导者指那些能够影响他人并拥有管理权力的人。

（二）领导力

领导力是号令组织成员行动并全力以赴的技能，是能让别人心甘情愿地完成目标的能力。这种能力是影响力而非操纵力、控制力，其提升要从以下两个方面入手。

1. 从权力要素进行分析，提升领导力意味着避免滥用权力，并善于授权。授权可以使领导者集中力量处理更重要的决策问题，激励、培养下属，提高效率，确保组织的灵活机动性。

2. 从自身影响力进行分析，提升领导力意味着提高个人的品德修养、专业技能、实际业绩和个人魅力。领导者要能够激励下属去自动自发、心甘情愿地完成目标，而不是依托权力的压制。

四、控制

控制指管理人员为了保证目标实现，对下属工作人员的实际工作进行测量、衡量和评价，并采取相应措施纠正各种偏差的过程。如果没有良好的控制，计划制订得再周密，组织结构设计得再合理，组织成员积极性调动得再高，也很难保证目标的实现。控制是管理过程的最后一个环节，正确的控制能帮助管理者找到绩效差异和可改进的方向。

（一）控制的类型

管理者可以在活动开始前、进行过程中或完成后实施控制。

1. 前馈控制　在实际活动开始前，管理人员运用最新信息，预测和估计工作中可能产生的偏差，对各种影响因素进行控制，以避免预期问题出现。医疗卫生服务关系到居民的健康和生命安全，多采用前馈控制，如准入制度、诊疗规范、操作规程、治疗方案等。

2. 现场控制　是在工作进行的过程中所实施的控制，可以及时发现并纠正偏差，避免在后续环节中不断放大，尽可能减少偏差带来的损失。现场控制具有监督和指导两项职能。监督是按照预定的标准检查正在进行的工作，指导是管理者针对工作中出现的问题，根据自己的知识、经验，指导帮助下属改进工作，或与下属共同商讨纠正偏差的措施，如医生每日查房等。

3. 反馈控制　指在工作结束或行为发生后，通过总结和评价工作，发现已发生的偏差，采取相应的纠偏措施。因为反馈控制难以消除已经产生的偏差，其着眼点应是消除原有偏差的持续作用，即反馈控制的主要目的是“惩前毖后”。

（二）控制工作的过程

1. 确定控制标准　明确完整的计划提供了最基本的标准，但在实际工作中需要将计划细化，根据组织实际情况制定具体的控制标准。在卫生领域，常用的控制标准包括实物标准（门诊 / 住院人次数、年 / 月体检人数等）；财务标准（人均卫生事业费、人均住院费用等）；时间标准（如平均住院日等）；质量标准（如治愈率、病死率等）。

2. 衡量工作成效　将组织运行、工作进展的实际情况和预设的标准相比较，以了解偏差是否产生及其严重程度。通过选择合理的项目、方法、频率与主体，可以及时准确地判断工作成效。在实际工作中，可以通过亲自观察、分析报表资料、抽样调查、召开会议、口头汇报和书面汇报等方法来收集所需信息。

3. 纠正偏差　将实际工作成效与标准进行比较，如果存在较大偏差，则要分析原因并采取矫正措施；如果没有偏差，则首先分析控制标准的先进性，将其视为成功经验并分析总结，以供今后或其他工作参考。在纠偏的过程中，管理者应及时向具体工作人员提供反馈和必要的奖励，以激励员工继续努力。

（三）控制的方法

1. 预算控制　对于预算执行情况的审核，有助于掌握既定计划的执行及组织目标的实现情况。预算控制的重点在于可量化，尤其是以货币形式呈现的业务活动，但这可能会导致管理者忽视非量化或非货币因素对组织目标的影响，且过细的预算和苛求执行也可能导致管理者失去自主权和灵活性。

2. 财务控制　主要的工具是财务报表，用以了解组织运行状况、组织业绩和实力，以及同其他组织相比较。常用的报表有资产负债表、利润及利润分配表、比率分析法、经营效率分析比率和盈利能力分析比率。

3. 审计控制　审计的本质是监督，审计控制就是对组织的经营活动和财务纪律进行检查、检查和审核，以保证组织预定范围内运行并朝着预期方向发展。

五、人力资源管理

在知识经济时代，竞争的本质是人才竞争。组织的绩效在很大程度上取决于员工的素质和能力。

（一）制订人事需求计划、招聘及甄选

1. 制订人事需求计划

（1）人力资源现状评估：评估现有人力资源的情况，包括总人数，各类人员数量，教育程度、培训和工作经历、工作能力等，评估后对比找出缺编岗位。

（2）工作分析：评估机构中每个工作岗位所需技能、知识和能力，并制订工作规范书，描述完成该项工作所需的基本资格。

2. 招聘　是指确定、发现和吸引有能力的应聘者的过程，可通过机构内部搜寻、招聘广告、员工推荐、学校招聘等渠道进行。

3. 甄选　是发现候选者中谁最能胜任所要求的工作，是一项需尽可能提高准确率的预测行动。如果招聘人员不合适会明显增加组织成本，如培训成本、利润损失等。常用的甄选方法有笔试、岗位技能测试、模拟测试以及面试。

（二）持续培训和培养

完成招聘后，组织就获得了一支职业素养较好的员工队伍，但尚不能有序、高效地开展工作。通过培训，可以使员工与组织的目标相一致，并使员工适应组织的文化和职业能力要求。

1. 新员工培训　通过培训减轻新员工的焦虑和陌生感，助其从“外部人”转为“内部人”。内容包括组织的发展目标、经营理念、规章制度、工作时间、薪酬制度、加班要求、福利待遇等，并应组织员工参观组织机构，熟悉工作流程和自己的岗位等。

2. 持续人才培养　通过人才培养以改善员工的工作能力，包括提高员工的通识技能和专业技能，以及改变工作方式或人际沟通能力等。在内外环境变化、绩效下降、开发新服务项目等阶段需要进行员工培训。除专业技能培训外，核心价值观和组织文化的通识能力培训必须受到重视。

3. 留住优秀人才　优秀人才是组织高效运转与高速发展的保证。管理员工绩效和制订合适的薪酬福利方案对留住优秀员工有重要的作用。如果员工未达到绩效要求，管理者必须找出问题所在。若因制度、岗位匹配错误或没有接受适当的培训等问题，应对症解决。若因工作态度问题，则需要提出警告、扣减工资奖金、停职甚至辞退。工作类型是决定薪酬的首要因素，对技能、知识和能力的要求越高，职责和职权越大，薪资水平也就越高。当然，也可以根据绩效确定员工薪酬。此外，员工福利也需要引起关注，如法定社会保险、公积金和带薪休假等。

六、有效激励

激励是指通过调动人的积极性，使其充分发挥潜能。从心理学角度讲，激励是激发人的内在动机，鼓励其朝着目标行动的过程。松下幸之助曾言：“管理的最高境界是让人拼命工作而无怨无悔。”真正的管理，其本质是管理员工的原动力，这是员工努力工作的动机，而形成动机的根本原因是内在的需求。因此，激励的本质是满足需求。

（一）激励理论

许多心理学家、社会学家和管理学家从不同角度对激励进行探讨，提出了不同的激励理论，以下简要介绍具有代表性的四种理论。

1. 需要层次论　美国社会心理学家马斯洛将人们复杂多样的需要归纳为以下五种，如图 2-13-4。

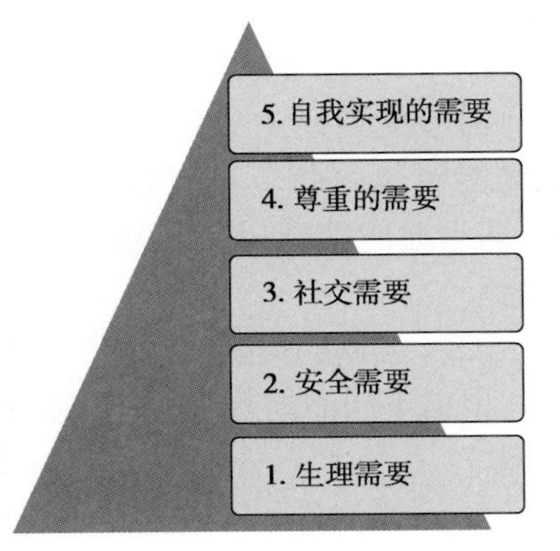

指充分发挥潜能、实现理想、成就事业等的需要。

指自尊、自信、认可、尊重、地位、权利等需要。

指归属、友谊、爱情等方面的需要。

指免受身体伤害和感情伤害方面的需要。

指维持生命所必需的衣食住行方面的基本需要。

图 2-13-4　马斯洛需要层次图

五种需要像阶梯一样逐层上升，当低层次需要相对满足后，个体会追求更高层次的需要。已满足的需要不再具有激励作用，因此激励应符合员工目前所处的需要层次。

2. 双因素理论 美国心理学家赫茨伯格发现，引起人们工作满意与工作不满的是截然不同的两类因素。首先，与工作条件、环境相关的因素被称为保健因素，不具备会引起不满，但具备也无法调动强烈的积极性。其次，与工作性质有关的因素被称为激励因素，不具备并不会引起太多不满，但具备则会调动起强烈的积极性，如表 2-13-2。

表 2-13-2 赫茨伯格的双因素理论

激励因素	保健因素
成就感	监督
认同感	制度
工作本身	工作条件
责任	薪酬
晋升	与同事关系
成长	地位
……	安全保障
	……

该理论提示我们，保健因素对于减少员工的不满情绪是必不可少的，但只有激励因素才会真正激发员工的内在动力，增加员工的工作满意度。

3. 期望理论 著名行为科学家维克托·弗鲁姆认为，某个人是否作出某个行为，既要考虑该行为可以带来多大的好处，也要考虑这种结果实现的可能性。前者称为效价，后者称为期望值。个体受激励的程度，是效价和期望值共同作用的结果，用公式表示：动力 = 效价 × 期望值。

该理论提示我们，要对人们进行有效激励，既需要组织提供与个人需要相匹配的奖励，又需要组织根据个体能力合理指派工作和设定目标，促使个体形成高期望值，即通过个人努力就能够达到预定结果。

4. 公平理论 美国管理心理学家亚当斯提出，员工的工作动机受到其所得绝对报酬和相对报酬的影响。人们会把自己的付出和所得与他人进行比较，当个体有了不公平感，将会影响到他以后付出努力的程度，严重影响组织目标的实现。

(二) 具体方法和理念

激励方法的使用，与机构特点、组织形态、产品 / 服务类型、领导者风格、下属人员特点等因素有关，不能硬性规定，但可遵循以下理念。

1. 每个人都可以被激励，关键是要找到个人的真正需要。

2. 充分利用榜样的力量。榜样的力量在于行动，行动比语言更能说服人，给员工的激励是一种潜移默化的影响。

3. 给员工创造一个自我激励的理由。领导者不仅要激励下属，还要教会下属自我激励，更要尽力创造自我激励的环境。

4. 激励的方向应与组织目标吻合，不要南辕北辙。不能因为激励措施不妥当而引起员工的行为与组织目标背道而驰。

5. 激励下属必须及时，尽量避免拖延滞后。研究表明，及时激励的有效率为 80%，滞后激励的有效率为 7%。实践证明，应该表扬的行为未得到及时鼓励，会使人气馁，丧失积极性；错误的行为未受到及时惩罚，会使错误行为更加泛滥，造成积重难返的局面。

6. 激励要持续进行。任何激励手段的作用都有时间限度，超过时限就会失效。因此，激励需要持续进行。

7. 激励要公平。当一个人做出了成绩并取得报酬以后，他不仅关心报酬的绝对量，也关心报酬的相对量，相对量将直接影响工作的积极性。

8. 物质激励与精神激励相结合。物质激励是基础，精神激励才是根本。改变一个人要花费太多的时间和精力，而激励一个人有时候也许只需要一句话。

七、沟通

在组织运行过程中，组织成员的分工与合作起着重要作用。健康管理中心是多部门协调运转的综合体，各部门、上下游之间的流程衔接需要良好的沟通合作，进而保证健康管理工作圆满完成。

(一) 沟通的内涵

沟通的内涵主要包括三个要素：沟通的主体必须涉及至少两个人；沟通必须有一定的沟通客体，即沟通的信息；沟通必须具有一定的信息传递渠道。

(二) 沟通的类型

根据不同的划分标准，可以把沟通分为不同的类型。

1. 语言沟通和非语言沟通 语言沟通是指用语言符号进行的信息交流，如口头和书面沟通。非语言沟通是指用非语言符号进行的信息交流，如神态、表情、姿势等。

2. 正式沟通和非正式沟通　正式沟通是指通过组织机构规定的途径所进行的沟通，如会议，谈话等。非正式沟通指在正式渠道之外的沟通活动，如各种各样的社会交往活动。

3. 单向沟通和双向沟通　单向沟通是指一方是传递者，而另外一方是接受者，不存在信息反馈，如报告、演讲、发布命令等。双向沟通是指双方互为信息的传递者和接受者，如讨论、谈判或谈话等。

4. 上行、下行、平行和斜向沟通　上行沟通指下级向上级传递信息，如向上级汇报工作。下行沟通指上级向下级传递信息，如向下级传达政策目标。平行沟通指组织或群体中的同级机构或同级成员之间的信息传递。斜向沟通指非上下级、非平级的沟通，通常具有协商性和主动性。

另外，信息技术的发展丰富了沟通方式，使沟通变得可以随时进行，如电子邮件、视频会议、QQ、微信等。

（三）沟通的过程

从图 2-13-5 中我们看到，沟通过程包含七个要素，信息源或发送者、编码、信息、渠道、解码、接收者、反馈。在信息传递的过程中，任何环节出现障碍，都会导致沟通无法有效进行。

（四）有效沟通的障碍

1. 语言、年龄、受教育程度、专业背景等因素　对人们的语言风格、词汇理解和界定等有重要影响。例如，患者常常不能完全理解医生使用的专业术语含义。

2. 过滤　常见于发送者，如下级对上级的汇报存在报喜不报忧的现象。组织的层次越多，信息越有可能被过滤。此外，组织的奖励越注重形式和外表，人们就越会有意识地调整和改变信息。

3. 选择性知觉　在沟通过程中，接收者会根据自己的需要、动机、经验、背景及个人特征，选择性地接收信息。

4. 情绪　接收者的情绪会影响他对信息的理解，极端情绪下人们无法进行客观而理性的思考和判断，没有情绪干扰才能使信息真实传递。

5. 文化　文化差异会影响沟通方式，如西方人更偏重于正式的沟通，而东方人更倾向于非正式的、私下的沟通。如果没有充分认识和考虑这些差异，可能导致有效沟通障碍。

6. 非言语提示　非言语沟通也会影响信息传递，当其与语言沟通信息不一致时，接收者会感到迷茫，信息的清晰度也会受到影响。如医生当着患者的面跟第三方耳语，会引起患者胡思乱想。

（五）如何克服沟通障碍

1. 运用反馈　很多沟通问题都源于理解不充分或者误解，而反馈可以有效避免这些问题。在沟通过程中，发送者让接收者对信息进行描述或复述，这就是反馈。如健康管理中心的交班制度就可以运用反馈，有问题及时沟通解决。

2. 简化语言　为了确保信息传递得清晰明确，需要注意说话的措辞和逻辑，避免句子过长、术语和行话过多、过度倾向于书面语或车轱辘话等，尽可能用最简单的、对方能听懂的话来表达意思。

3. 抑制情绪　为了减少情绪对信息传递的干扰和扭曲作用，需要调节和控制情绪，力求保持平和的状态。当情绪不稳定时，可以暂时停止沟通，等待自己平静下来。

4. 积极倾听　积极倾听是指以开放的态度接收完整信息，避免先入为主的判断或解释，要求听者全神贯注。积极倾听者可能表现出目光接触、赞许性的点头和恰当的面部表情等行为。

此外，在需要多部门协调或统一全体人员思想时，可以采用会议沟通的方式，应注意开短会以提高效率、注重效果。只有加强部门间的沟通，提高各环节的服务质量，才能确保各项工作有序进行，给客户带来优质服务。

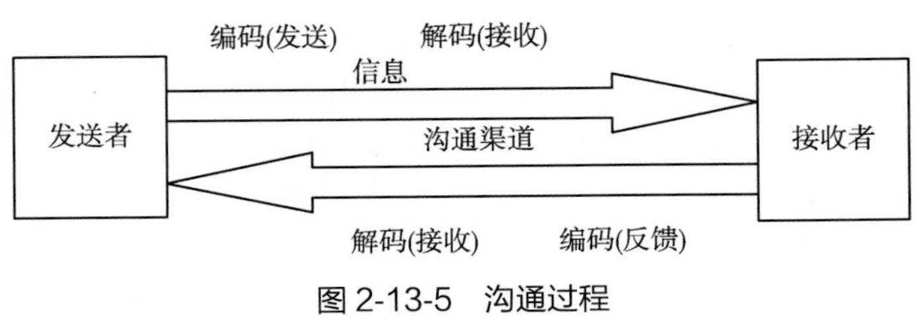

图 2-13-5　沟通过程

八、组织文化培育

在激烈的竞争环境下，机构要实现长远发展，就必须有人才、技术、信息和资源作支撑，其中人才素质对组织发展具有巨大的影响。培育组织文化，有助于增强成员的凝聚力和向心力，引导成员自觉做符合组织文化的行为，形成机构独特的竞争力。

（一）培育组织文化的原因

1. 组织文化对制度具有补充作用。在没有监督或制度覆盖不到的时候，组织成员在文化的指引下可以妥善处理问题，使自己的行为更加符合组织文化。

2. 组织成员在文化指引下，逐渐形成的习惯性工作方式或问题解决办法，组织还可以将其形成制度。

3. 文化还可以形成无为而治的局面，大大降低管理成本。

4. 组织文化形成的竞争力是独特的、难以模仿的，是组织持续竞争优势的重要来源。

（二）组织文化建设

1. 培育信守承诺、言而有信的契约精神 如“尊重客户，理解客户，持续提供超越客户期望的产品和服务，引导积极、健康的现代生活方式”，就可以作为健康管理机构的组织文化内涵之一。

2. 不能忽略以人为本 坚持人性化管理，即重视人、尊重人、关心人，注重感情投资，倡导平等沟通，鼓励民主参与，确保利益公平，营造平等、尊重、信任的团队氛围。在利益分配上，适度提升员工利益的分配额度，找到促进组织竞争力提升、有利于组织发展的最佳平衡点。

3. 促进组织竞争力的提升 建设文化的目的主要是为了让群体更有竞争力，因此，组织文化建设要围绕组织竞争力的提升来开展，如用文化建设来提升健康管理机构的竞争力。

4. 组织优秀的传统文化需要挖掘和发扬 组织的传统文化受创办者的影响是最大的，这些是组织最宝贵的精神财富，应该继承和发扬。

5. 组织价值观和员工价值观的和谐统一 对于任何一个组织而言，只有当组织内绝大部分员工的个人价值观趋同时，整个组织的价值观才可能形成，而组织价值观是全体或多数员工一致赞同的共同理念。

（三）培育组织文化的方法

可以采用组织普通员工一起讨论、确定组织文化，编撰组织文化手册、组织文化故事集；通过平面、视频、网络等多种渠道宣传，组织会议宣导，新入职员工培训；建立组织内部行为标准、考核评价办法和奖惩制度；对标杆人物进行持续宣传，现身说法；在入职仪式和集会时集体朗诵组织愿景、使命和核心价值观；组织文化征文活动、建立微信平台，举办文化大家谈等方法。通过一系列活动和举措，不断培育和加强组织文化。

第三节 现代管理学在健康管理中的应用

管理学在健康管理中的具体应用主要体现于两个方面，一是机构领导和中层管理者在工作中的应用，二是所有人员运用管理学的理论和方法不断优化和完善健康管理的各工作环节，提高效率和效益。

一、管理者在工作中的应用

在一个机构的建设与管理中，很多工作都可以应用管理学理论与方法。如组建健康管理中心，就可以用到第二节中讲到的组织结构设计理论设计部门及各部门所需岗位。又比如计划、组织、领导和控制职能贯穿于机构运行始终，每个职能中又包含若干理论和方法。再比如在领导过程中，需要用到激励、沟通等技能。

（一）管理者角色转变

健康管理是新兴产业，许多健康管理（体检）机构的管理者都是抱着对健康管理的极大热情从临床或护理岗位转来，从专业人员转到管理岗位后，面临着角色转换的问题。要解决这些问题，就要对自己的角色有个明确的认知，角色认知决定了管理者的工作成效。

1. 角色转变 从专业人员转为管理者之后，在专业广度上要从专才过渡为通才；从专业精英转变为管理人才；从工作依靠个人努力转变为依靠团队建立工作网络，用集体的共同努力去实现组织目标；从善做具体业务工作转变为做管理、领导工作，具体业务工作投入时间逐渐减少；从对原有职业的认同转变为对管理职业的认同。

2. 角色认知　就任机构领导之后，管理者必须要全身心地进入管理角色，进入角色的前提就是角色认知。其实，管理者是个综合性名称，他应该是个多面手，剖析开来，需要承担以下角色。

(1) 规划者：无论机构怎样发展，事先都应有打算和安排。管理者要有能力制定发展规划。

(2) 执行者：把机构的管理理念、发展规划，把一些具体的方案和方法真实、准确地传递给每一个员工；明确团队及各岗员工的职责，严格执行工作标准，认真履行岗位职责。

(3) 模范者：做好自我管理，使得个人成长的速度跟上组织进步的速度；通过良好的自我管理为下属树立榜样。

(4) 绩效伙伴：与下属是绩效共同体，互相依存；通过平等对话指导和帮助下属，而不是通过指责、批评帮助下属；力求从下属的角度考虑问题，及时帮助下属制定绩效改进计划，提升能力。

(5) 监督 / 控制者：一个成功的组织，离不开科学的预测、正确的决策、严格的管理和有效的监督。员工不会做你希望他做的，只会做你检查的；如果你强调什么就要去检查什么，你不检查就等于不重视。

(6) 领导者：领导者的风格决定团队的风格；领导者的思维决定团队的思维；领导进步则团队进步；领导改变则团队改变。

(7) 教练员：对下属有教育、引导、规范和提高的责任。

(8) 内部客户：顾客的第一层含义是购买我们产品或服务的人；顾客的第二层含义是与之打交道的人。因此，机构内部门之间、同事之间，也就是互为彼此的客户，叫做“内部客户”。工作中，除了让外部客户满意外，也要注意内部客户的满意程度。

对每一位机构管理者来讲，都需要认清管理者的角色内涵，尽快完成角色转变，逐渐提升管理能力。

(二) 管理者需要具备的管理技能

作为一名管理者，需要通过学习和实践不断提高自己的管理能力。以下分别从自我管理和团队管理两方面列出了需要学习提高的多方面技能，供各级管理者参考。

1. 自我管理

(1) 沟通管理：沟通基本步骤、面谈技能、演讲技巧、书面沟通、电话沟通、会议沟通、非语言沟通。

(2) 时间管理：树立正确的时间观念、区分轻重缓急、合理安排工作时间、形成有条理的工作作风、克服内因和外因引起的时间浪费。

(3) 压力管理：压力与压力环境识别、压力的协调与应对、合理利用压力的管理艺术。

2. 团队管理

(1) 有效授权：认识授权、选择授权对象、授权应遵循的原则、正确的授权方式、授权后的监督与控制。

(2) 员工激励：激励原理、激励理论、组织环境和文化激励、绩效考评和薪酬激励、职业生涯规划和培训激励、团队管理和榜样激励等。

(3) 建设高绩效团队：高绩效团队目标的制订、团队成员的训练、团队内部沟通、团队精神的培养、团队绩效的评估。

(4) 提升执行力：培养有执行力的员工、构建合理的组织结构、执行可行的战略规划和实施计划、建立完善的控制体系、打造全新执行力文化。

(三) 组织机构管理——流程管理

现有健康管理机构主要包括隶属于医院的健康管理(体检)中心和独立法人的健康管理机构。不管是哪类机构，在管理上有许多相通之处，方法也很多。本部分选取流程管理内容介绍，更贴合健康管理的系统化、科学化、流程化特点。

1. 流程管理的目的　一是流程清晰化。清晰地界定哪个部门或岗位应该做什么，通俗地讲就是进行清晰的责任划分；二是流程优化。流程管理的真正目的是为客户提供更好更快的服务。流程并不是越多越好，也不是越少越好，恰当的做法是要既能很好地控制责任风险，又能大幅度地减少过程。一般来说，组织规模越小，流程要越简化，这是为了加快响应速度；组织规模越大，流程要越规范，这是为控制风险，加强监督。

2. 流程管理的原则　树立以客户为中心的理念；明确流程的目的是什么；编制流程就是要将复杂的事情简单化；所有环节都可以编制在流程中，执行就是走流程；要根据流程制作配套工具用表，有利于执行；流程不能一成不变，要根据组织内外环境的变化及时进行升级更新。

3. 流程编制的程序

(1) 组织流程调研：分解组织的各项任务，明确职能、职责。

(2) 确定流程梳理范围：如检前准备模块、临床检查模块、体检报告处理模块等，每个模块内又可分为多项任务。

(3) 流程描述：明确目标及关键成功因素；画出流程图；描述各环节规范。

(4) 流程收集成册，作为日常工作的指导依据。

流程管理是保证工作效率提高的关键，组织管理者只有将流程中的各个节点把握好，才可以让各项工作流畅进行，使工作人员的效率迅速提高。

二、健康管理工作者在专业工作中的应用

目前，从事健康管理的工作者大多是从临床、护理或医技专业转岗过来，在角色转变中，有两个方面需要注意。一是注意主动学习吸收管理学知识，在管好自己的同时配合好同事工作及组织运行的各个环节，在工作中不断实践应用；二是理念转变，尝试用管理学的理论与方法做好群体、个体的健康管理工作。

（一）应用管理学的核心理论和方法管好自己

自我管理也叫自我控制，学习管理学一个非常重要的目的就是管理自己。每个人自己构成了一个微型的管理环境，自我管理是指个体对自己的目标、思想、心理和行为等方面进行的管理。管理好自己，才能成为组织中最好的成员。想要更好地管理自己，需要不断学习实践以下六个方面的主要技能：①人生规划技能，认真思考，列出自己的人生规划；②时间管理技能，通过自律和对时间的妥善安排以确保人生规划的实施；③健康自我管理技能，管理好自我人生的载体，包括身体管理和心理管理；④个人品牌管理技能，是实现自我竞争力提升的关键；⑤个人知识管理技能，不断充实、完善自己，不断积累知识和提升能力；⑥人际关系管理技能，人不能脱离群体而独立存在，每个人都是人际关系大网中的一个节点，管理好人际关系，有利于生活和工作的顺利开展。

管理自己，使自己更好地配合组织和同事有序开展工作。大多数人，一毕业进入工作单位开始自己的职业生涯，先被人管理，后可能管理他人。通过学习管理学，可使个人对组织各个方面有更深入的洞察，更易于理解机构的运行模式、领导的管理模式，知道怎样去配合组织整体和其他同事的工作。当然，对于想要未来走上管理岗位的人来说，对管理的了解构成了他们掌握管理技能的基础。

（二）不断提高健康管理业务工作的效率和效益

健康对于每个人、每个家庭来说，都是一笔财富，是一种资源。但任何资源都是有限的，健康同样也是极其有限、不可再造的资源。既然是资源，就需要管理。在健康管理的工作环节中，自觉学习和探索运用管理学的理论和方法，研究有效的健康干预手段、自我管理等方法，不断锻炼岗位技能，提高健康资源管理的效率和效益。

以下列举健康管理机构常见岗位所需要的主要岗位技能。

1. 前台及导诊　熟悉本机构的所有业务，具有良好的客户沟通能力，具备一定内部协调能力，熟悉健康管理相关软件、办公软件、智能排队软件等现代信息化技术的使用。

2. 体检各业务科室医生　按照健康体检的标准熟练掌握本科室负责业务，学会将业务进行流程化管理，会应用体检软件，能用科普的语言与客户沟通，具有良好的沟通能力等。

3. 健康管理师　会运用现代化设备采集健康信息，运用风险评估软件进行健康风险评估，会解读风险评估报告，进行个体或群体健康咨询、健康教育，制定健康指导方案，具有良好的客户沟通能力，时间管理能力，熟悉可穿戴设备等监测设备，能督促、协调和反馈客户方案执行情况等。

4. 外联部人员 / 市场专员　具备良好的沟通协调能力、推广宣传能力、开发潜在客户的能力，会市场调研、事务性工作处理等。

以上仅列举了几个健康管理机构常见岗位所需要的主要技能，还有许多岗位没有一一列举，请各从业者根据岗位特性不断学习、补充和完善。

健康管理机构属于服务型组织，服务型组织对客户服务的要求更高。了解顾客的需求，并采取措施使之满足，确保顾客满意。例如，在某体检中心，中心不仅提供已经规范的体检套餐，还会根据客户身体、年龄情况，结合客户需求调整体检方案，使之成为个性化的专属体检套餐。沟通技能就在顾客个性化服务中起到了非常重要的作用。

（三）健康管理对医疗卫生进展的影响

现代管理学的战略管理理论和实践可应用于健康管理中，涉及制订和实施战略计划，明确机构的使命和愿景，并与外部环境的变化相适应。健康管理机构可以使用战略管理来确定其长期目标、发展方向和市场定位，使用管理学中的质量管理和绩

效管理来改善医疗服务质量，提高医疗机构的整体绩效。在不断变化的医疗环境中，创新和变革管理是至关重要的。现代管理学中的创新管理理论和变革管理原则可被应用于健康管理中，促进医疗机构的创新能力和变革能力等。

健康管理学强调有效的组织和管理，以提升医疗服务的效率和质量。通过合理的资源分配、流程优化和质量控制，健康管理学可以帮助医疗机构提高工作效率，减少浪费，并提供更好的医疗质量和安全保障。健康管理学强调以患者为中心的关怀和服务，通过建立良好的沟通机制、关注患者需求和提供个性化的医疗护理，健康管理学可以促进医患关系的改善，提高患者的满意程度和治疗效果。健康管理学推动了创新技术和数字化工具在医疗卫生领域的应用，健康监测设备、移动健康应用等技术工具可以提供更为便捷、高效的医疗服务，改善医疗体验和治疗结果。此外，健康管理学不仅关注治疗和康复，还强调疾病预防和健康促进。通过健康教育、生活方式干预和社区健康计划等手段，健康管理学促进了人们对健康的关注和自我管理能力的提升，从而减少疾病的发生和提高整体健康水平。通过研究和实践，健康管理学提供了管理和决策的框架，帮助医疗机构和政府部门制定更加有效的政策，提高医疗系统的效率和可持续性。

总之，管理无处不在，不管是对于机构管理，还是对于客户健康管理的具体工作，都能在不同层面或环节应用到管理学的相关理论和技能，需要管理者和全体员工共同探索和研究，找到最适合本机构或本工作环节的知识点，在实践中不断加以应用和完善。

（朱振玲 刘华磊 王 娴）

参考文献

1. 周三多. 管理学 [M]. 上海: 高等教育出版社, 2008.
2. 冯占春, 吕军. 管理学基础 [M]. 北京: 人民卫生出版社, 2014.
3. 李中斌, 杨成国, 胡三嫚, 等. 组织行为学 [M]. 北京: 中国社会科学出版社, 2010.
4. 刘毅. 管理心理学 [M]. 2 版. 成都: 四川大学出版社, 2008.
5. 焦叔斌. 管理的 12 个问题——大道至简的管理学读本 [M]. 北京: 中国人民大学出版社, 2009.
6. 符力. 健康管理 (体检) 中心配置及流程再造 [M]. 石家庄: 河北科学技术出版社, 2015.

第三篇　技术方法

健康管理常用技术与方法是健康管理学研究的主要内容，也是开展健康管理医学服务的基本手段和工具。由于健康管理是一门新兴的综合医学学科，其技术方法主要依赖于传统医学以及相关学科技术方法的集成与应用。本篇包括八章，分别为健康测量和监测、健康评估、科学运动、营养干预、心理健康管理、成瘾行为、延缓衰老以及功能医学技术方法。

健康测量指标的选择依据循证医学研究结果与大量的流行病学调查数据，评价指标体系更加完善。健康监测获取的健康危险因素，为健康风险评价提供了基础数据和科学依据。健康风险评估对个体未来健康走向及疾病、伤残，甚至死亡危险性进行了量化估测并进行了客观的危险分级，为个体和群体制订分层健康管理解决方案提供了依据。健康干预主要针对影响健康的不良生活行为方式等危险因素进行综合处置，包括运动、营养与心理干预等。运动干预通过对个体进行运动能力评估之后，制订了个体化运动处方，有针对性地改善了个体的机体功能状态。膳食干预针对人们在日常饮食中摄入的主要食物种类以及数量的相对构成进行指导，以促进膳食模式更加科学合理。心理健康干预是指为个体或群体提供心理健康训练、调适、促进、咨询、积极心理开发等，使个体或群体能够达到和保持良好的心理状态。此外，针对成瘾行为，如吸烟、长期反复酗酒、药物成瘾等进行干预以减轻或避免其对躯体和精神的严重损害。功能医学和抗衰老医学技术，注重研究机体功能与环境、疾病的相互作用，利用各种特殊功能性检查仪监测机体功能在不同环境、生活方式和疾病条件下的动态变化，探测发现与人体老化相关的潜在疾病，结合不同体质的独特性，设计个性化的干预方案，以实现亚临床人群机体机能调理、慢性病防治、延缓机体衰老，以及提高生命质量等功效。

秉承“关口前移”、三级预防的理念，健康管理技术方法以健康检测、监测，健康风险评估和非药物干预为基本方法和手段，并集成创新了健康管理医学独特优势的技术方法。但是，由于健康管理学发展时间尚短，缺乏独立的技术方法，技术体系不够完善，还需要关注现代“4P”医学新理念、新知识与新技术的研究与进步，积极引导和推动现代功能影像、分子影像和生物影像技术等在健康管理（体检）实践中的转化应用及循证实践。此外，健康管理在技术方面还需要明确风险筛查适宜技术与路径选择的重要性；综合风险评估及工具的集成应用以及风险筛查项目优化和阶梯式筛查流程的建立；强调专项筛查路径的连续性和与临床路径对接以及适宜干预技术应用的集成创新。

第一章　健康测量与监测

健康是促进人类全面发展的必然要求，是经济社会发展的基础条件。随着“生物 - 医学模式”向“生物 - 心理 - 社会医学模式”的逐步转变，人们对健康的认识逐步从负向转向正向，从单一疾病扩大到对健康状况的关注，对健康的综合测量与监测得到了重视和发展。健康状况的科学度量、量化分析、综合监测和评估是由疾病管理转变为健康管理的先决条件。当前，随着我国人口老龄化速度的加快和健康模式的转变，疾病谱和死亡谱兼具发达国家和发展中国家的特点，其中蕴藏着庞大且复杂的人群和个人健康安全风险，给健康领域，特别是公共卫生体系带来巨大挑战。而从健康管理的角度来看，运用科学的理念和适宜的技术，开展“以人为本”和“以健康为中心”的安全、可及、可持续的健康测量和监测，有助于为人群或个人疾病防控和健康维护提供即时、全面、可量化的信息。

健康测量与监测通过衡量人群健康状况、健康决定因素以及健康变化趋势，协助规划、监测和评估国家或各地区卫生行动方案，从而为健康信息的比较、卫生政策的制定提供基础数据。健康测量与监测是健康管理“检测 - 评估 - 干预 - 评价”中的关键步骤，其依托的科技和软硬件也是打造健康闭环生态的核心部件。近年来，随着人群疾病谱的变化、医学模式的转变和新兴科技的发展，健康测量与监测的范畴、内容、方法及指标也发生了深刻的变化。本章将从健康测量与监测理论发展、健康测量与监测指标、新兴科技在健康测量与监测中的应用方面，从个体、群体及健康政策等角度，梳理和介绍健康管理领域中健康测量与监测的有关进展。

第一节　健康测量与监测的概念与范畴

随着现代社会的发展、医学模式的转变，以及疾病谱的改变，健康的观念也在更新，由简单的“生物 - 医学模式”转变为“生物 - 心理 - 社会医学模式”；由狭义的健康观转变为广义的健康观；由医疗服务转变成健康服务；由单纯医疗效果评价转变为健康综合评价。健康已不再是简单的没有疾病或虚弱状态，而是身体上、精神上和社会活动的完好状态。将健康的多维内涵转化为可操作化的定量指标表达出来，从而进行不同地区、不同人群间的比较，同时为卫生政策的制定提供依据，是健康测量与监测的出发点和落脚点。

一、健康测量与监测的理论

（一）健康测量的内涵与界定

健康测量是指通过对健康概念进行分解、量化，运用特定的测定工具或其他医学检测手段，收集研究对象的有关数据资料，描述其健康状况分布特征。健康评价则是通过采用健康测量这一主要手段，对相关对象的健康状况及特征进行描述，判断成果达到预期目标的程度。由于健康概念内涵涉及多种维度、不同模式、复杂的指标体系及判别标准，因此健康测量一般采用主观量表与客观医学设备检查相结合的综合方法及手段。

（二）健康监测的内涵与界定

健康管理领域中的健康监测指对特定目标人群或个人的健康危险因素进行定期和不间断地观察，以掌握其健康及疾病状况。健康监测可采用日常健康监测、健康调查和专项调查的形式。健康监测是获取健康相关信息的主要途径，可为健康风险评价提供基础数据和科学依据。因而，健康监测是健康管理的工作基础，对健康危险因素的早期干预和疾病早期发现具有重要意义。

二、健康测量与监测的对象

在健康管理中，健康测量与监测的对象主要分为个体和群体。个体健康主要通过三方面，即个体生活行为方式及相关的生理指标、健康体检资料、疾病史，这也是健康测量与监测的主要内容。

群体健康是指整个人群的健康水平，可用死亡率、发病率、患病率以及生活质量有关的指标来反映，因此，对群体的健康测量与监测指标需要涵盖健康影响因素（环境因素、个人行为、医疗资源及服务），健康与疾病状况（发病率、患病率、死亡率）等方面。

三、健康测量与监测的理论发展

健康测量与监测基于四个基本前提：健康的“质”是客观存在的；健康在“量”上是相对稳定和可测的；不同个体健康的“量”存在差异，并在一定范围变化；测量主体（实施测量的人）能够发展（设计、开发、不断完善）针对健康的测量方法、工具和技术。随着健康问题的不断提出，健康测量呈现多源、多维、多尺度、多对象等发展趋势。从多源角度来说，相较于传统实验室检测、身体测量等以被动测量方式为主的资料收集模式和测量技术，当下以新兴技术为载体的主动健康测量模式方兴未艾。从多维角度来说，健康测量范畴从传统疾病和死亡统计指标扩大到心理、行为、生活方式、社会功能、生理功能、生长发育、营养状况、智力等多个维度。从多尺度角度来说，健康测量从负向健康向正向健康扩大、从客观测量向主观测量扩大、从数量测量向质量测量扩大、健康终点事件由死亡到功能状态等。从多对象角度来说，健康测量从传统对个体测量指标的汇总分析，发展至对人群、城市乃至国家指标整体度量。

四、健康测量与检测的技术发展

随着人口老龄化及慢性病的增长，对于健康测量与监测的需求已不局限于医院或其他医疗机构中，不受地域、时间、专业性限制的监测需求日益凸显。而5G通信技术、云计算、移动物联网、人工智能、区块链、生物信息学等关键技术的突破与应用为健康测量与监测技术迈向数字化、网络化、智能化和标准化提供了坚实技术支撑。

（一）数字化

在以人工智能、大数据、云计算、物联网、5G通信技术以及智能可穿戴等为核心特征的新兴科技浪潮下，数字化技术逐渐赋能健康测量与监测领域。在医疗服务场景下，智能物联网设备、可穿戴快检设备等智能化产品，集成即时检验数据、可穿戴设备数据、健康问卷数据，联通监管端、家庭医生端和公众用户端构建健康管理数字化平台，进而实现集动态监测数据收集、健康风险评估、风险等级可视化、不同人群精准健康干预等为一体的全程健康管理模式。在居家生活场景下，智能可穿戴设备为慢性病管理、健康监测提供了一条便捷可行的数字化路径。电子血压计、心率血氧探测仪、血糖监测仪、体温监测仪、心电监护服、心电监测器及呼吸暂停监测器等可穿戴医疗设备和即时检验设备均已广泛用于家庭健康监测。以上数字化转型促进了健康测量与监测的场景迁移，包括从院内转向院外，从中心化模式转向去中心化模式，从线下转向线上等。

（二）网络化

通过智能传感器、云计算、人工智能等技术，实现对人体健康状况的实时、全面、准确检测、监测和管理，可广泛应用于多个领域和场景（如医疗健康监测、老年人健康监测、体育健身监测等），为不同人群提供个性化的健康监测和服务。其中物联网设备，可以监测人体生理指标、身体姿态、体位、运动状态等多种信息，包括医疗健康检测仪器、手环、手表、智能衣物、床垫、座椅等不同形态的设备。这些设备采集到的数据，可以通过云计算等技术进行存储、分析和处理，从而获得更准确、全面的健康监测结果，并为用户提供远程、精准的健康指导建议。而手机、平板电脑、电视等各种智能终端设备则可以通过各种应用程序，与物联网设备、云计算平台进行互动，实现对健康监测数据的实时查询、分析和处理，并提供针对性的健康建议和指导。

（三）智能化

智能化健康检测与监测是融合了新一代信息技术、通信技术、人工智能以及生物信息学等的先进成果，通过精密的传感器与检测技术捕捉数据，运用深度分析算法解析信息，并综合健康检测、全面评估及个性化干预三大核心环节的各类数据，实现对个体或群体健康需求的智能化、精准化响应与服务。例如，健康体检机构检前问诊信息的采集已从传统纸质问卷向信息化、智能化的问诊方式转变，可自动生成受检者的个体化健康体检方案。人工智能影像学技术可实现肺结节、乳腺癌、糖尿病性视网膜病变等的智能判别。磁控胶囊机器人、智能语音随访系统等的应用，帮助健康检测与监测初步实现了流程自动化、操作智能化、诊断精准化。

（四）标准化

健康测量与监测标准化是维护和促进身体健康和生命安全的技术保障，也是加强全民健康信息标准化体系建设的重要前提。相关标准化的实现可保证健康信息在不同时期、不同地区、不同情境下的可比性,并推进互联网、大数据、人工智能等新兴技术与医疗健康行业的创新融合发展。但当前尚有几个关键问题亟待突破:健康测量与监测技术和数据的质量控制;评价方法的稳健性;描述健康各维度数据的标准化;产生标准化健康信息文档的标准化;健康数据共享中的一致性和稳定性等。

五、健康测量与监测的基本内容

(一)健康测量的基本方法

健康测量是健康信息采集过程,分为主观采集法和客观采集法。

1. 主观采集法　包括健康调查问卷、健康咨询交流和访谈等。健康调查问卷是一种以书面形式获得健康资料和信息的载体,是健康调查中的收集数据的方法和手段,通过问卷调查对目标人群健康问题进行分析和总结。健康咨询是健康咨询师运用营养学、医学以及相关学科的专业知识,遵循健康科学原则,通过健康咨询的技术与方法,为求助者解决健康问题提供咨询服务。主观测量的内容主要包括居民健康调查问卷、生活质量评估量表SF-36、心理健康量表、亚健康调查表等。

2. 客观采集法　是借助于客观检测设备、仪器与技术进行健康信息的采集与收集。仪器设备检测技术包括心理健康检测技术、生理信号检测技术、社会适应性检测技术、健康风险因子检测评估技术、身心负荷状态检测技术、中医健康辨识技术等。客观测量的内容主要包括体格检查、医学检验、心电图检查、X射线检查、超声检查、CT检查和磁共振检查等。

(二)健康监测的基本内容

1 建立健康记录　个人健康记录的建立应该符合卫生行政主管部门的规范要求,应包括个人信息,个人健康信息,疾病家族史(如有可能包含个人或家族的疾病基因组和疾病易感性信息),个人疾病相关信息(就诊、检查、诊断等),生活方式相关信息(膳食、运动、饮酒、吸烟等)等内容。

2. 动态健康监测　通过健康体检和健康咨询等多种健康管理服务形式或通过在健康管理服务机构指导下的健康自我管理,对健康状态进行动态监测,并保证健康管理服务机构和管理对象之间健康相关信息及疾病相关信息的及时、有效沟通;做到全面掌握健康状况,及时干预健康危险因素和控制疾病进展。

3. 干预效果评价　健康管理的健康监测、风险评估和健康干预是一个周而复始的动态连续过程,上一个周期的健康管理过程中的干预措施及健康指导计划的实际效果如何,可以通过健康监测的相关数据来验证,使健康指导计划不断得到改善。

4. 专项健康管理和疾病管理服务的健康监测　健康监测也可用于专项健康管理和疾病管理服务,与常规健康监测有所不同,监测对象是特殊群体或患者群体,监测指标依据专项内容或特定疾病的特点来设计,监测频率和形式也应根据管理需要来决定。除了健康管理机构提供的管理服务外,自我管理、群组管理和管理手册也是有益的健康监测和健康管理手段。

第二节　健康测量与监测的主要指标与作用意义

健康是一个复杂发展的生物学和社会学现象,涉及人的生理、心理和社会生活等多个方面,其内涵抽象、外延广泛。随着社会进步和医学模式发展,健康定义和内涵在不断发展;随着人类对健康和健康维度的认识逐步深入,健康测量与监测的内容和方法也随之得到相应发展,逐步形成一个涵盖社会经济文化、卫生政策、生态环境、生物因素、健康行为、医疗服务水平的综合统一体系。

一、健康指标的定义与分类

(一)健康指标的定义

所谓指标,就是将具有原则性、概括性和抽象性特征的评价指标,逐渐分解,使之最终成为具体的、行为化的和可测量的目标,这些分解后可测量的分目标便称为指标。或者说,指标就是具体测量与评价的目标。健康管理中狭义的健康指标能够直接反映个体或群体健康状况,如心率、血压、体重、患病率等；广义的健康指标还包括与健康状况有关的人口学指标和社会学指标等。

（二）健康指标的分类

将健康指标进行分类的目的并不是非要将某个指标归入某一类，主要是为了更清楚地了解各类健康指标的功能及健康指标之间的联系和区别，以便更合理、更有效地选择和使用健康指标。在实际工作中，常根据需要和可能将多种分类结合起来，以不同的组合形式加以归纳和应用，如表 3-1-1。

二、健康测量与监测的指标体系

（一）健康测量与监测指标体系的构建要求

就健康管理而言，其测量与监测指标越多，反映身体健康问题越全面，但指标过多，采集与收集信息困难，误差也随之增加。因此，无论是群体监测指标还是个体健康监测指标，均需要进行筛选，原则上应当以适中的指标，尽可能全面地反映相关方面问题为最佳。

（二）健康测量与监测指标体系的构建原则

健康监测指标和健康监测指标体系能预测和评价国家、地区及人群的健康状况。没有科学可靠的指标和系统完整的指标体系，预测和评价就无法进行。为了使指标体系符合全面性、客观性、科学性、实用性、简便性、合理性的要求，在建立指标体系时应遵循以下基本原则。

1. 目标导向性原则　一般来说，健康监测指标应具有一定的指导性意义。要充分认识到健康监测指标体系的目标导向性作用。

2. 系统整体性原则　健康监测指标体系是健康指标的有机集合，具有其自身的系统性。健康监测指标体系不仅要包括体检的生理指标，还要包括环境、心理、健康素养等指标，才能全面反映健康状况。

表 3-1-1　健康测量与监测指标分类

分类原则	分类指标	内涵	示例
健康测量与监测的对象	直接指标	可以直接测量个体或群体健康状况的健康指标	生长发育指标、营养状况指标、症状和功能指标、疾病指标、残疾指标、死亡指标、心理指标及行为指标
	间接指标	通过对人生活环境和人口学特征的测量间接反映健康状况的健康指标	反映人口学特征的指标（如性别构成、年龄构成、职业构成、文化构成等）和反映环境的指标（如国民生产总值、人均国民生产总值、识字率、人均收入、人均住房面积、安全饮水普及率、每千人口医生数、每千人口床位数等）
健康测量与监测的内容	生理学指标	主要反映人的生物学特征的指标	体温、心率、血压、肺活量等
	心理学指标	反映个人心理健康水平的指标，主要通过量表获得	焦虑自评量表、艾森克人格问卷、Beck 抑郁问卷等
	社会学指标	反映个人的社会网络与社会关系、社会交往等的指标	人际关系、社会支持、行为模式等
健康测量与监测的方式	客观指标	通过物理检查和实验室检测等手段获得的生理、生化等方面的指标，以及其他客观存在着的指标	身高、体重、血红蛋白浓度等
	主观指标	通过自我报告的形式来反映人们在健康方面的主观感受、心理活动等指标，它可以弥补客观指标在健康测量中的不足	自评健康、主观幸福感、主观睡眠质量等
健康测量与监测指标本身的性质	指标	对健康现象的具体测量与监测，它能够从某一方面或某一侧面来反映健康状况	出生率、婴儿死亡率、总死亡率、发病率、患病率、期望寿命等
	指数	指数是指由多个指标通过某种方法或法则构成的综合指标或量表得分，它更能全面地反映健康现象	发育状况指数、心血管健康指数、心理健康指数等

3. 客观可信性原则 健康监测指标是质与量的统一，没有具体、准确的量的规定性，也就不能称其为指标。没有经过调查研究，不进行咨询，仅凭主观臆想建立指标体系，必然导致研究缺乏可信性。

4. 科学性原则 主要指一方面选择的健康监测指标必须要科学地反映目前我国群体和个体的健康状况水平。另一方面，指标的设计在名称、解释、单位等方面明确无歧义，以减少指标数据收集和统计工作中的登记性误差。

5. 可操作性原则 健康监测指标的测量及其数据来源应简便可行，并且在健康评价的过程中，指标应容易获取并较易于评价。

6. 可比性原则 健康监测指标只有具备可比性，才能体现指标选择的初衷，也才能更好地执行其进一步的评价功能。一方面指标应体现横向和纵向的可比性，使其既能反映个人实际健康情况，又便于比较健康状况的优势和劣势；另一方面指标要在时间和空间上有可比性。

7. 定性、定量相结合的原则 健康监测指标体系应当满足定性与定量相结合的原则，也就是在定性分析的基础上进行量化分析比较。

（三）健康测量与监测指标体系分类

健康测量与监测指标体系可分为：①健康状况的个体和群体指标体系（个体指标分为定性和定量指标，群体指标分为定性、定质和定量指标）；②生物 - 心理 - 社会学指标体系；③直接、间接指标体系；④综合性指标体系（生活方式和行为指标、环境指标、生物学指标、保健服务指标、生活质量指标）。

三、健康测量与监测的主要指标与作用意义

（一）健康维度测量与指标体系的形成

健康测量与监测维度伴随着健康概念研究的不断深入、健康模式的不断转变而变化及进步，包括最初的单维健康。1986 年，首届国际健康促进大会通过的《渥太华宣言》指出：应该将健康看作是日常生活的资源，而不是生活的目的。健康是社会和个人的资源，也是身体状况的一种体现。因此，健康测量应该包括社会、心理和身体三个方面，后来又有一些学者提出了更多维度的健康测量。

1. 单维健康 是建立在传统生物医学模式基础上的健康观与思维定式。健康就是没有疾病或经过医学检查没有发现疾病。这是典型的健康单元论，是形而上学健康观的集中体现。可悲的是直到今天仍然有不少人持这种观点。

2. 三维健康 1948 年《世界卫生组织宪章》中首次从生理、心理和社会适应能力三个方面全面表述了健康的多维度概念，即健康不再是没有疾病和虚弱，还应包含生理、心理和社会适应三个维度内涵，这一概念不但较单维健康维度概念有了历史性的突破与发展，而且符合现代生物 - 社会 - 心理医学模式的要求，是半个世纪以来最具代表性和影响力的主流健康概念与健康维度。

3. 多维健康 1998 年哈恩提出了健康的七维理论，包括健康的生理维度、健康的情绪维度、健康的社会维度、健康的智力维度、健康的精神维度、健康的职业维度、健康的环境维度。2007 年，Vuorisalmi M 又研究提出了老年健康自测的七个维度，包括以下七条内容。①日常活动：具备日常活动的基本能力运动和出行能力对日常生活设施设备的利用和使用能力或主动参与社会活动的能力。②心理健康功能：良好的认知功能；是否存在精神心理异常表现。③社会心理功能：社会文化背景下的良好情感状态。④身体健康功能：自我感知的健康状况、身体症状和疾病诊断、健康维护设施的利用、能力丧失程度的测量。⑤社会资源：能够获得家庭与社会支持的能力；个体获取需求社会资源的能力。⑥经济资源：个人收入水平。⑦环境资源：适宜的生活与居住环境、居住的地点便于交通、购物及公共服务。

（二）健康维度测量与评价指标体系的应用

健康维度测量与评价指标体系的应用伴随着人们对健康概念认识的不断升华，对健康测量方法的不断创新与完善，对健康评价标准的不断统一与规范而得以逐步深入和普及的。其实际应用主要在以下几个方面。

1. 宏观健康调查与群体健康评价研究 包括世界卫生组织健康调查、各个国家或地区的居民健康状况调查均采用了健康维度测量技术与指标体系。如加拿大于 2007—2009 年全民健康状况调查采用的五个健康维度指标体系：非医学健康维度指标体系；系统健康机能维度指标体系；公共卫生和健康系统特征维度指标体系；健康公平维度。具体指标包括以下内容，身体基础测量指标：人体尺寸测量（身高、坐高、体重、腰围、臀围、皮肤皱褶）；心血管适应性（血压、改良的有氧耐力测试）；肌肉骨骼适应性（握力、坐位体前屈、引体向上）：体力活动

（加速度测量）；肺功能（肺活量测定）；口腔健康（口腔门诊检查）；血液测量指标：营养状态（叶酸与微量元素等）；代谢综合征（糖尿病前期指标等）；心血管疾病（血脂指标等）；环境暴露（铅与汞等）；感染性疾病标志物（肝炎感染指标等）；尿液测量指标：肾脏疾病指标（尿微量白蛋白、肌酐等）；环境暴露（可替宁、杀虫剂等）；营养标志物（碘等）。

2. 多维度健康自测技术与指标体系应用研究　健康自测技术与指标体系已成为世界卫生组织和诸多发达国家开展健康调查与健康信息管理的主要方法与手段。如世界卫生组织、美国、加拿大、欧盟等均采用健康自测技术与手段开展健康状况调查、群体与个体健康状态及影响因素研究。健康自测作为老年人或退休人员健康状态评价与健康风险预测的重要工具，研究初步证明，采用建立在老年人健康七维度基础上的自测量表，能较好地预测与评价老年人当前的健康状况及未来 5 年发生慢性病与伤残的风险，其预测价值高于健康体检获取的客观生物学指标。一项关于 IT 与传媒行业采用健康自测进行职业健康评价与健康风险预测的研究再一次验证了健康自测对于健康管理的实际价值。国内专家许军等人于 2000 年率先发表了“自测健康评定量表的研制与考评（SRHMS）”的研究结果，可反映不同人群、不同年龄、不同家庭人均收入、不同文化程度、不同职业和不同住地评价者间的自测健康差异，并具有较好的可靠性、有效性与灵敏度，但由于该量表只采用了生理、心理与社会适应性三个维度，没有考虑健康史、生活方式与身体不适的系统问卷排查，因此限制了实际应用。

（三）健康测量与监测的常用指标

1. 生理健康测量指标　年龄、性别、生长发育、遗传、代谢等，主要反映人的生物学方面特性的指标，也是医学研究最早的一部分指标。

2. 心理健康测量指标　气质、性格、情绪、智力、心理年龄等，反映人的心理学特点的指标。

3. 健康结果指标　发病率、罹患率、患病率、时点患病率、期间患病率、死亡率、围生期死亡率、新生儿死亡率、婴儿死亡率、3 岁以下儿童死亡率、孕产妇死亡率、病死率、期望寿命等，反映人的健康结局的指标。

4. 社会健康测量指标　行为模式、生活方式、人际关系等指标。

5. 生活质量评价指标　生活适应度、生活满意度、失能（伤残）调整寿命年（disability adjusted life year，DALY），无残疾期望寿命（disability-free life expectancy，DFLE），质量调整生命年（quality-adjusted life year，QALY），活动期望寿命（activity life expectancy，ALE）等主要反映人群生活质量变化的指标。

6. 卫生政策指标　国家和地方政府对卫生事业的重视程度、卫生资源的分配情况、社区参与改善卫生状况的程度、卫生组织机构和管理体制的完善程度等。

7. 社会经济测量指标　国民生产总值、人均国民生产总值、人均居民收入、人均住房面积和热量摄入量、劳动人口的就业率和失业（待业）率、15 岁以上成人识字率、人口自然增长率、安全饮水普及率等。

8. 卫生服务测量指标　医疗卫生服务需要量指标（两周患病率、两周患病疾病构成、慢性病患病率、慢性病构成），医疗卫生服务利用指标（两周就诊率、两周就诊疾病构成、住院率、住院疾病构成），卫生资源指标（每千人口医生数、每千人口护士数等），卫生服务费用指标等。

9. 健康行为测量指标　吸烟率、人均烟草消耗量、饮酒率、人均酒精消耗量等。

10. 健康环境监测指标　城市空气质量指数、生活饮用水水质达标率、城市人均公用绿地、城市区域环境噪声等。

（四）具体示例

由于可纳入的健康测量与监测指标多且十分复杂，在本章难以一一列举，特借鉴已有的中国人个体及群体健康评价指标的设计原则，分别从生理健康、心理健康、社会健康和行为健康四个方面列出少量健康测量与监测指标示例。

1. 生理健康测量与监测指标，如表 3-1-2。

2. 心理健康监测指标，如表 3-1-3。

3. 社会健康监测指标，如表 3-1-4。

4. 行为健康监测指标，如表 3-1-5。

四、健康监测的主要方法和适宜技术

（一）健康监测的方式与方法

1. 健康监测的方式

（1）主动监测：是受检者积极关注并管理自身健康状态的关键手段。通过自行测量各项生理指标（如血压、血糖等），或定期前往健康管理中心、医疗机构、社区卫生服务站等机构进行复查，受检者能够获取准确的监测资料，并主动将这些健康监测结果反馈给相关机构以便进行进一步的分析与管理。

表 3-1-2 生理健康测量与监测指标

指标	内容
体重指数	体重指数(BMI)= 体重(kg)/ 身高 ^{2}(m^2)。它反映体重、身高与人体内含有脂肪多少的关系,用来界定肥胖、超重、正常与体重过轻
血压	血压过低或过高(低血压、高血压)都会造成严重后果,血压消失是死亡的前兆,这都说明血压有极其重要的生物学意义
脉搏	脉搏即动脉搏动,随着心脏节律性的收缩和舒张,动脉管壁相应的出现扩张和回缩,在表浅动脉上可触到搏动
肺活量	肺活量代表一个人潜在的呼吸能力的大小,在某种程度上可以反映一个人的呼吸功能和健康状况
体温	机体内深部的平均温度,通常测量腋下温度。体温的升高程度表示个体受感染的情况
心率	是指心脏每分钟跳动的次数。非生理性的心率过缓和 / 或过速都表明心脏有疾患
血脂	血浆中所含的脂类统称为血脂。血脂含量可以反映体内脂类代谢的情况。血脂异常,尤其是高血脂,是诱发心脑血管疾病的一个重要因素
血糖	血液中的糖分统称为血糖,绝大多数情况下都是葡萄糖。体内各组织细胞活动所需的能量大部分来自葡萄糖,所以血糖必须保持一定的水平才能维持体内各器官和组织的需要
肝功能	肝功能包含肝脏酶学、胆红素及蛋白方面的检测,能够反映肝脏有无疾病、肝脏损害程度以及查明肝病原因、判断预后和鉴别发生黄疸的病因等
肾功能	肾功能主要包含尿素氮、肌酐、尿酸,能够衡量肾功能的变化
红细胞数	正常情况下,红细胞的生成和破坏处于动态平衡,因而血液中红细胞的数量及质量保持相对稳定。无论何种原因造成的红细胞生成与破坏的失常,都会引起红细胞在数量上或质量上的改变,从而导致疾病的发生
白细胞数	指计数单位体积血液中所含的白细胞数目,旧称"白血球",是机体防御系统的重要组成部分。白细胞数目减少见于某些病毒、部分细菌等的感染,增加见于急性炎症、化脓性感染、白血病、恶性肿瘤等
尿液分析	能够监测尿液中的红细胞、白细胞、管型、上皮细胞、细菌等,有助于尿路感染、肾盂肾炎、肾小球肾炎等疾病诊断
大便分析	便常规包括检验粪便中有无红细胞和白细胞、细菌敏感试验、潜血试验以及查虫卵等。用于了解消化道有无细菌、病毒及寄生虫感染,及早发现胃肠炎、肝病,还可作为消化道肿瘤的诊断筛查
骨密度	它是骨质量的一个重要标志,反映骨质疏松程度,是预测骨折危险性的重要依据

表 3-1-3 心理健康监测指标

指标	内容
环境适应力	反映生活环境变化后对个体的影响情况
心理耐受力	反映能否坦然面对长时间的生活压力能力
心理自控力	反映对个体情绪、情感和思维活动以及言行举止的自我控制能力
心理自信力	即自信心,反映面对生活事件个体处理的信心和勇气
心理恢复力	反映重大精神创伤后个体的自我恢复能力
心理创造力	创造力指一个人对实现自身天生潜能的追求,通常可以通过人的创造力的发挥程度和成就感的高低来衡量
反应力	外界的刺激必然要引起个体的反应,但这种反应必须是适度的,既不过分敏感,也不极为迟钝
思维的品质	反映个体思维活动的现实性和逻辑性
注意集中度	是指心理活动对一定对象的指向和集中,是心理活动的特性,是判断心理健康与否的一个有效指标

表 3-1-4　社会健康监测指标

指标	内容
交往能力	指主动与他人交流、交往的能力，交往能力强，会拥有良好的人际关系，能获得较多的社会支持
合作能力	指个体与他人或群体为达到一定目的彼此配合的能力
竞争意识	指压倒或胜过对方的一种心理状态，这种心态能使人精神振奋、努力进取、促进事业的发展，是现代社会个人发展道路上不可或缺的心态
决策能力	指对某件事拿主意、作决断的能力
沟通能力	是指与他人在思想、信念、观点等方面交流的能力

表 3-1-5　行为健康监测指标

指标	内容
体能活动	衡量个体在日常生活中参与体育锻炼或其他体力活动的频率、强度及持续时间
蔬菜与水果的摄入量	评估个体每日摄入的蔬菜与水果的总量，以反映膳食中营养素的均衡情况
饮酒行为	定义为一次饮用 5 瓶或更多啤酒，或血液中酒精浓度达到或超过 0.08g/dL，视为过量饮酒（酗酒）
吸烟习惯	指个体每日吸烟数量达到或超过 5 支，并持续多年，作为评估烟草依赖及潜在健康风险的重要指标

（2）被动监测：由健康管理实施小组通过对所管辖的受检者进行积极测量和检测，收集受检者各个监测指标的变化程度。

2. 健康监测主要方法

（1）传统随访监测：根据随访路径和频率，随访人员利用传统的随访方式（上门、电话、短信平台、微信、微博等），对被管理人员进行教育随访、定期健康监测，并对互动内容、监测指标情况和生活方式改善情况等进行详细记录。

（2）功能社区健康监测：功能社区是个体和群体整合的载体，有共同的环境和文化背景及可利用的资源，以社区为背景进行健康监测，充分利用社区资源，便于对社区共同的健康危险因素进行综合干预。功能社区医疗数字化健康监测系统的典型代表为“健康小屋”，是将信息系统与自助健康监测设备、网络技术进行整合为一体的健康管理服务系统。具有普惠性、规范性、专业性、公益性和便民性原则。服务内容针对心血管疾病、脑血管疾病、癌症、呼吸系统疾病、精神疾病等，目的是提高居民对疾病的发病机制、临床表现、防治措施、危险因素等知识的了解，增强居民的自我保健意识，引导居民改善生活方式。健康小屋的一大优势在于其全面配置了各类医疗器械及健康自评问卷，旨在鼓励居民积极参与自我健康监测与管理。通过这一平台，居民能够自主地进行健康检测，从而有效促进健康维护、疾病治疗及康复进程。该模式不仅实现了问题的及时发现、迅速干预、即时指导与实时追踪，还有助于将传统医疗模式中的医患之间的主动 - 被动关系，转变为患者主动参与自我健康管理的新模式，如表 3-1-6。

表 3-1-6　基于健康小屋主体服务内容

服务模块	服务内容
动态电子健康档案	基本信息
	生活方式
	健康追踪
远程监测	24 小时数据监测用于就医参考
	异常数据提醒
	监控数据分析报告
健康评估	疾病自我诊断与自测
	健康自测
	生活方式评估
	疾病风险预警
健康干预	慢性病管理方案、个性化运动方案
	生活方式干预、肥胖与减重管理
	血管健康、脑血管功能、肿瘤筛查

（3）居家健康监测：我国政府十分关注物联网技术在医疗领域的应用，国家“十二五”“十三五”和“十四五”相关战略规划中均出台了有力推动物联网技术与远程居家健康管理跨行业结合的政策举措。2017 年发布的《“十三五”卫生与健康科技创新专项规划》的重点任务中包括：“基于可穿戴

设备和移动通信等获取的健康相关数据，构建以不同人群健康状况为基础的全生命周期健康状态评价指标体系，开发中国人群健康指标和常用检验指标、整体多维度健康测评、低负荷/动态连续人体参数测量及健康状态辨识与评估产品。”2022年发布的《“十四五”卫生与健康科技创新专项规划》重点任务中包括：“健康监测产品研发。发展人体健康状态分层、健康信息连续动态采集、健康大数据融合分析等技术，研究关节运动的复杂代偿问题，研究代偿动作动态阈值设定机制，建立纳入多参数的自适应反馈机制调整模型”“老龄健康促进技术：重点开展运动、认知、感官、心理和代谢营养等对机体功能影响的研究，构建衰老检测和干预技术体系，建立基于健康数据的系统解决方案，形成以健康和慢病管理、疾病风险预警干预、失能防控和智能服务为代表的适老助老科技支撑体系”。2022年发布的《“十四五”健康老龄化规划》提出：“要强化‘家庭是健康第一道关口’的观念，发展老年神经、睡眠、健康检测与监测等智慧健康养老服务，发展适宜居家、社区应用的老年健康促进评估、诊断、监测技术与产品。”人口快速老龄化使我国传统医疗卫生服务模式遭受到极大的挑战，也使新兴的居家健康监测和管理面临广阔的发展前景。构建远程居家健康监测系统对我国应对老龄化和慢性病现状具有重要意义。完整的居家健康管理系统，集健康数据采集终端、健康管理系统、医院信息系统和远程医学平台于一体，克服时间和空间的障碍，提供双向、互动的居家健康监测、健康评估、健康干预和健康咨询服务。

居家健康监测系统作为高度集成的物联网系统，核心组成部分涵盖了智能家居健康监测服务器、中央健康监护工作站、便携式多生理参数监护设备、非接触式床垫集成心电与呼吸监测仪、低功耗无线紧急呼救系统，以及多功能有线与无线数据传输转换器等。系统具备以下特点：能够实时、动态地监测包括心电、血氧饱和度、血压、呼吸频率、心率及脉搏在内的多项关键生理参数。系统内置智能机制，一旦检测到任何异常生理参数，便会自动触发报警功能。此外，系统还特别设计了紧急呼救功能，确保在关键时刻能够迅速求助。用户还可以享受信息存储、历史数据回放及详细报告打印的便捷服务。系统还可根据用户设定的需求，自动向使用者或其家属发送监测报告及警报信息，确保健康状况得到及时关注。同时，系统还能为使用者定制个性化的定时测量计划，进一步提升健康监测的有效性与管理效率。

服务内容如下，①健康信息采集：通过基于物联网技术的生理参数识别设备和无线射频识别装置，采集和监测生理数据，如血糖、血压、心电图等，并通过网络传输至健康服务提供端。②健康评估：健康服务提供端的健康管理师或医务人员对数据进行分析，对潜在的健康危险预先报警，并根据患者健康信息的变化对健康干预方案进行合理、科学的调整；同时，个人健康数据可传输到医院信息系统，实现动态积累和储存，有助于构建电子健康记录数据中心。③健康咨询：通过远程健康管理网站和视频、通信设备，为患者及其家属提供在线咨询、健康教育等服务。④紧急医疗救助：对于老年人，紧急救助功能的嵌入也十分重要；发生意外时，通过启动求救器发出求助信号，健康服务提供端即可通过安全监控屏幕与其进行交谈，进一步了解求救者情况，从而有针对性地予以通知家属、提供接诊等医疗帮助。

(4) 基于互联网的各类慢性病健康监测系统：由病例管理软件、临床信息系统、网络为基础的宣教资料、数据安全设备、网络设备及远程医疗组成。主要功能为医生与患者通过电话网络进行同步视频咨询，将指尖血糖及血压水平等慢病监测指标通过网络传送给医生，医生可随时从网络得到临床数据，同时患者可通过网络得到疾病治疗的相关意见。若健康状态处于正转变，则积极鼓励他执行既定的健康干预措施；若健康状态发生负转变，则要及时采取应对措施并修订健康干预方案。如网络血糖监测系统、U-health 系统及21世纪初欧盟出资建立的远程医疗治疗胰岛素依赖型糖尿病管理系统等。

(5) 环境健康风险监测：为动态掌握环境健康风险及其变化趋势，针对与人体健康密切相关的环境因素开展系统、持续的监测，经过科学分析和解释后获得重要的环境健康风险信息，并及时反馈至管理部门支撑政策制定和信息发布的过程。监测对象为与人体健康相关的环境介质，包括：①环境空气，环境水体(含地表水、地下水)，土壤等室外环境介质。②室内空气、室内积尘等室内环境介质。③饮用水、农畜水产品等膳食暴露介质。

(二) 健康监测适宜技术

1. 健康监测技术分类　监测方法分为间断性监测和持续性监测。间断性监测指健康监测指标的单次测量或检测，其缺点为监测数据的不连续性，不利于动态健康数据库的管理和建设，不利于健康管理效果评价。间断性监测的适宜技术主要为传统的家用测量设备。持续性监测指健康监测指标的连续动态测量或检测，可以观察监测指标的趋势变化或走向，利于健康管理的效果评估，也更加符合健康监测的时效性、连续性和便捷性原则。持续性监测的适宜技术主要为移动健康监测，包括健康监测 APP 和可穿戴式健康监测终端，如智能化手环、手表等连接心电记录仪、电子秤、血压仪、血糖仪等不同监测终端设备，实现实时动态的数据采集和呈现。此外还可采集身体基本的健康数据，如睡眠、饮食和计步等。

2. 常见健康监测技术

(1) 传统健康监测技术：在传统健康监测技术中用到测量设备和移动体检车。

1) 传统测量设备：一般采用简单的电子电路来转换测量数据，用直观的直读模式显示或读出测试数据，而对于数据存储和处理功能欠佳，无法智能化评估。主要有便携式电子血压计、体重计、血糖仪等。由于使用时间较长，目前仍占据大部分健康监测市场。

2) 移动体检车：又称“流动体检车”，是为医疗行业设计的可以满足常规体检、应急医疗救援等功能的专用车辆。一般采用大客车等空间利用率较高的底盘改装。移动体检车以其特有的灵活性形成了上门医疗服务、下乡、应对突发事件等医疗预案模式。体检车可实现问卷采集，躯体数据（身高、体重、血压等）采集，影像学（数字摄像、超声）采集，血生化数据采集，以及数据存储等功能，可以完成健康体检和健康监测工作。移动体检车的优势为推行人性化的服务理念，最大程度地方便被监测者，同时，对于通信互联网还不甚发达的偏远地区的健康监测起着举足轻重的作用。

(2) 基于物联网的健康监测技术：包括可穿戴式健康监测系统、移动医疗 APP 和手机软件网络平台。物联网技术的相关概念物联网是指通过各种信息传感设备，如传感器、射频识别、全球定位系统、红外感应器、激光扫描器等各种装置与技术，实时采集任何需要监控、连接、互动的物体的各种相关信息，以实现物品与网络的连接，方便识别、管理和控制。简而言之，物联网就是各种传感器和互联网、通信网通过相关协议而结合形成的一个巨大智能网络。物联网技术的发生发展正在使医疗信息化得到质的飞跃，主要体现在远程监护、健康管理和虚拟医院。将物联网技术运用到健康管理服务领域可以实现个体化、连续性、跨区域远程健康管理服务，对创新健康管理服务模式、提高健康监测发挥重要作用。

1) 可穿戴式健康监测系统技术：是指穿着或佩戴在人体上，能长时间动态监测人的生理、物理及环境信息的生物医学监测装置。利用穿戴生物传感器采集人体运动与生理参数，在不影响人的正常活动的情况下，实现对人体非介入、连续无创的人的身体状态的近距和远程监测。一般由集成微信息系统、生物医学信号检测、无线移动通信、纺织材料组成。穿戴式健康监测系统具有便携、无创、体积小、质量轻、成本低等特点。此外，具有微型化，智能化（高级运算功能），个体化（多状态、多参数），网络化（多种传输形式），安全保密性（数据加密，内部网络传输），舒适性（低生理和心理负荷）等优点。

可穿戴式健康监测系统主要功能特征为普遍具有生理运动信号检测和处理、信号特征提取和数据传输及分析等基本功能模块。其中生理运动信号主要获取人体信息，包括第一体外数据采集，主要通过带 G-sensor 的三维运动传感器或 GPS 获取运动状况、运动距离、运动量等，实现运动和睡眠管理；第二是通过体征数据（如心率、脉搏、呼吸频率、体温、热消耗量、血糖、血压、血氧等）监测实现管理重要的生理活动。

可穿戴式健康监测终端的应用将改变我国远程医疗和家庭保健医疗中终端用户传统的“被动”监测模式，实现低生理和心理负荷下人体生理信号自动、连续、动态地获取。未来的可穿戴设备或可依靠人体自身能量运行，且更多兼顾穿戴者心理、情绪；不仅可监测人体的体外、体征信息，而且可以采集紧张或放松状态；不仅是信息采集器，更是调节器；穿戴形式将出现更多的植入式、体外式设备。因此，可穿戴式健康监测系统提供了方便的多功能的健康监测手段，在家庭和社区健康监测、特殊环境工作人员的健康监测有广泛的应用前景。可用于个人健康监测、疾病预防和控制、病后恢复、日常运动、体重控制、疾病治疗、心理调节等方面。

2) 移动医疗服务：作为一种基于移动终端的医疗类应用平台，以其精准、实时、互动性强、可信度高的特点脱颖而出。它能够更精准地定位目标人群，提供更实时的信息发布服务，并增强线上互动性。目前，移动医疗服务主要分为五大类：健康信息检索、远程预订、远程诊断、电子病历存取和健康咨询。基于移动终端的普及，各大医疗健康机构纷纷开发移动医疗服务平台，让患者无须走出家门即可了解自己的健康状态，手机快速查报告，极大满足了受检者急切想知道体检结果的心理需求。对于看不懂报告或担忧异常指标的情况，平台提供的在线咨询与医生交流服务成为了患者的坚实后盾。同时，在健康监测方面，移动医疗服务平台与可穿戴健康监测终端的对接，以及在优化生活方式监测和管理上的独特优势，更是为用户的健康管理提供了全方位的支持。

3）微信公众平台：微信公众平台给个人、企业和组织提供业务服务与用户管理能力的全新服务平台。微信健康监测能实时捕获解析信息，图、文、音并茂，比其他渠道更快、更具个性。强大的“社群”功能可以让受检者在线分享、交流、晒晒健康心得和体验，非常切合现在用户的使用习惯，有利于提高健康监测的依从性和效果。

第三节 新兴科技在健康测量与监测中的应用与前景

随着“互联网 +”、5G 通信技术、数字健康时代的到来和新兴生物科技的发展，陆续出现了更为复杂的数据收集和分析方法，同时也不断扩大和延展了健康测量与监测的概念和内涵。

一、扩大了健康测量的范围

将“不可测”变为“可测”。如人工智能技术帮助测量超越认知极限，移动健康运动引起了个体健康测量技术的革新，可穿戴设备（如心脏监护仪、可穿戴计步器、活动跟踪器）和手机应用软件（如跟踪记录用户的饮食、睡眠、体重、运动等活动）普及为提取过去不可及的信息提供了可靠的数据收集途径，为测量个体实时健康数据提供了可能。

二、提高了测量指标可测性的质量

将“粗犷”变为“精细”，如全基因组关联研究的兴起为打开人群流行病学暴露 - 疾病中间的“黑箱子”提供精确的生物学证据，而精准医疗则成为患者提供最佳定制治疗方案和监测疾病活动的有效工具。

三、丰富了个体层面的整体健康状况测量评价的范围

真实世界证据指来源于典型临床研究领域以外多种资源的卫生保健相关信息，包括电子病历、医疗保险报销及计费数据、药品及疾病注册、通过个人设备及健康应用程序收集的数据，为真实世界研究提供数据来源，真实世界研究（real-world study，RWS）则将成为药品临床应用、医保制定、决策制定等各方参考的重要依据。

四、使群体层面的健康评价及决策应用更加广泛、准确和有效

健康大数据平台的建立及大数据技术的应用，打破了过去不同系统、机构间的数据孤岛，实现数据融合和统一管理。庞大的数据资源以及数据良好的实时性、可用性、复用性、唯一性、安全性、标准化、真实性、覆盖面等优势，为全面、高效地开展居民健康状况评价、人群死亡和疾病监测、传染病预警和慢性病预测、社区健康管理等公共卫生实践以及科学研究创造了条件，可用于开展全人群、全生命周期的健康管理服务。同时，健康大数据平台的构建、融合与推进，能够为国家政策的制定及其成效与影响评估提供有力支撑，从而为健康数据的测量与监控工作明确目标与导向。

五、新兴科技在健康测量与监测应用中的挑战

尽管新兴科技在健康测量与监测中的应用已经取得了长足进步，但该领域仍存在诸多困难和挑战。①真实性受限：部分基于物联网和大数据测量结果可能存在样本偏倚，触发虚假关联，产生生态学谬误。②可靠性欠佳：由于数据流通速率快、互联网舆论导向及用户需求变化快等原因，若变化难以及时调整和捕获将造成测量偏差。③可解释性降低：在大数据时代，结果测量与结论解释的明确性有所减弱，部分原因在于诸如机器学习等高级数据分析技术的应用，有时可能使得健康测量与监测过程趋于表面化，变成了一种缺乏医学专业实质洞见的“数字游戏”。④数据处理和分析技术落

后：当前大数据采集、整合和分析很难像传统“小数据”那样缜密简洁，导致通过大数据难以得到充分挖掘与利用。⑤安全性和伦理考虑：基于远程、大数据模式进行的健康测量和监测数据采集，其数据存储、数据共享、数据隐私等安全管理方面的相关政策和法规并不完善，数据开放和隐私之间难以平衡。

（陈志恒　曹　霞）

参考文献

1. 中华医学会健康管理学分会, 中华健康管理学杂志编委会. 健康管理概念与学科体系的中国专家初步共识 [J]. 中华健康管理学杂志, 2009, 3 (3): 141-147.
2. 中国高血压防治指南修订委员会. 中国高血压防治指南 2010 [J]. 中华心血管病杂志, 2011, 39 (7): 579-616.
3. 白书忠, 武留信, 陈刚. 中国慢性非传染性疾病管理的目标与对策 [J]. 中华健康管理学杂志 [J], 2009, 3 (6): 323-328.
4. 郑月, 李小溪, 方洁旋, 等. 智慧健康管理系统开发与应用前景 [J]. 医学信息学杂志, 2014, 35 (01): 12-16.
5. 武留信, 楚俊杰, 吴非. 我国健康管理 (体检) 机构 2012 年现况调查 [J]. 中华健康管理学杂志, 2013, 7: 36-39.
6. 李怀龙. 可测性的确认: 心理与教育测量的认识论基础 [J]. 心理学探新, 2015, 35 (4): 303-306.
7. 谭红专. 现代流行病学 [M]. 3 版. 北京: 人民卫生出版社, 2019.
8. 武留信, 强东昌, 师绿江. 人体健康测量与指标体系 [J]. 中华健康管理学杂志, 2010, 4 (6): 326-329.
9. 王薇, 李峥, 刘军廷, 等. 健康测量与评价研究进展 [J]. 疾病监测, 2021, 36 (3): 219-224.
10. 孙烨祥, 吕筠, 沈鹏, 等. 健康医疗大数据驱动下的疾病防控新模式 [J]. 中华流行病学杂志, 2021, 42 (8): 5.

第二章 健康评估

健康评估(health assessment),也称“健康评价”,是一个广义的概念。从健康管理的角度,健康评估是健康管理的关键步骤,是将健康概念及与健康有关的事物或现象进行量化的过程,即依据一定的规则,根据被测对象的性质或特征,用数字来反映健康概念及健康有关的事物或现象。也就是说,健康管理中的健康评估侧重对个体和群体健康危险因素和健康状况的评估,预测个体未来发生某种疾病或死于某种疾病的可能性,是对健康风险的评估。目前健康风险评估从对死亡和疾病的负向评估逐步扩大到以健康为中心的正向评估,从对生物学因素的评估扩大到对心理因素、行为因素和生活方式因素的综合评估。

第一节 健康风险评估概述

一、健康风险评估的产生与发展

健康风险评估是临床实践过程中发展起来的一种健康评估方法,其雏形形成于20世纪40年代,主要是对健康危险因素的评估。美国医生Lewis C. Robins和Jack Hall在心血管疾病的预防实践工作中,总结出记录患者的健康风险有利于疾病的预防工作,开发了第一个健康风险评估工具(health hazard appraisal),包括问卷表、健康风险计算及反馈沟通方法等,并随着进一步发展编写了《前瞻性医学实践》一书,阐明了目前健康相关危险因素与未来健康结局之间的量化关系,从而促进了健康风险评估的广泛应用。同期Lewis C. Robbins在主持弗莱明翰(Framingham)心脏研究中也明确提出“危险因素”一词。

在随后几十年中,健康风险评估技术得到了长足发展。其中,美国密歇根大学健康管理研究中心的健康风险评估系统(health risk appraisal, HRA)是健康风险评估的先驱。20世纪80年代初,美国疾病控制与预防中心授权密歇根大学健康管理研究中心,向全国推广HRA系统,普及健康风险评估。同时,逐步建立与完善了以HRA技术为基础,与行为科学相结合,以进行健康教育、提倡科学生活方式为主导,面向美国大众的HRA系统。20世纪80年代末,该中心推出了以死亡率作为主要计算依据的第二代HRA系统,20世纪90年代中期,随着计算机技术的成熟与普及,该中心的第三代以个人健康综合指数为主要评估指标的HRA系统应运而生。同期弗莱明翰心脏研究建立了冠心病绝对风险预测模型,从此开始了从死亡风险评估到发病风险评估的健康风险评估历程。由于发病风险比死亡风险更容易使人们理解危险因素的作用,更有助于对危险因素进行管理从而控制疾病风险,因而在健康管理中更具有实际意义。

目前,健康风险评估已经被广泛应用于企业、医疗机构、健康管理公司等,成为健康管理、健康促进项目中必不可少的重要环节。

二、健康风险评估的相关概念

(一) 风险与风险管理

1. 风险　指未来事件发生的不确定性,基于个体的主观评估对预期结果与实际结果的偏离程度及可能性进行的估计,当实际结果与预期结果存在差异时,就产生了风险。健康风险是指在人的生命过程中,因机体内外存在的各种诱发因素(如自然因素、社会因素和人自身发展因素),导致人出现疾病、伤残以及造成健康损失的可能性。人类对安全保障的需求推动着对风险的认识和管理。

2. 风险管理　是指通过对风险的识别、衡量和分析,选择最有效的方式,主动地、有目的地、有计划地处置风险,以最小的成本获得最大的保障,以减少风险负面影响的决策及行动过程。风险管理的总体原则是以最小的成本获得最大的保障,主要目标是控制和处置风险，防止和减少损失的发生。风险管理的主要包括以下内容。

(1) 风险识别：风险识别是衡量风险、控制风险的前提。主要通过运用各种方法系统地、连续地对尚未发生的潜在风险及存在的各种风险进行系统归类，分析总结出所面临的所有风险及原因。风险识别主要包括风险因素、风险的性质和后果、风险识别方法和效果。

(2) 风险评估：风险评估是对风险存在及发生的可能性，以及风险可能造成损失的范围和程度进行量化估计，是风险管理的基础。基本内容是运用概率论和数理统计方法估算风险发生概率，或风险造成损失的概率。主要内容包括：①确定风险事件在一定时间内发生的可能性，及发生概率的大小，并估计可能造成损失的严重程度。②根据风险发生的概率及损失的严重程度估计总体损失的大小。③进一步预测上述风险事件发生的频次及后果，为管理决策提供依据。

(3) 风险管理策略：风险管理的本质是事前管理，主要策略包括风险预防、风险转移、风险对冲、风险补偿等，是在认识风险、分析风险的基础上，对可能的风险进行预防和控制。风险管理过程中无论采用何种策略，在风险发生的全过程，即事前、事中和事后要进行常规总结和及时反馈，提高风险管理的效率。

(二) 暴露与结局

1. 暴露　指研究对象具有的某种特征(如年龄、性别及遗传性状等)或行为(如吸烟)，或研究对象接触过某种特定的物质(如粉尘、重金属)，这些特征或因素称为暴露因素。暴露因素可以是有害因素，暴露也可以是有益因素；把导致疾病或健康事件升高的暴露因素称为危险因素，把导致疾病或健康事件降低的暴露因素称为保护因素。

2. 结局　也称“结果变量”，简称“结局”，指随访观察中将出现的预期结果事件。结局不仅限于发病、死亡，也有健康状况和生命质量的变化；可以是终极结果(如发病或死亡)，也可以是中间结局(如生理指标的变化，如血糖达到一定的水平)。

3. 健康风险评估中的暴露与结局　健康风险评估中的暴露因素主要指个体特征(如年龄)，行为生活方式因素(如吸烟)，生理指标(如血压、血糖水平)，遗传因素(如糖尿病家族史)等。这些暴露因素与一种或多种结局呈数量关系。健康风险评估中的结局变量可以是死亡，也可以是疾病或健康状况。评估死亡情况，估算的是暴露因素与死亡率的量化关系；评估疾病情况，估算的是暴露因素与发病率的量化关系。

(三) 健康风险评估

健康风险评估是指通过所收集的大量个人健康信息，分析建立行为生活方式、生理特点、环境、遗传和医疗卫生服务等危险因素与健康状态之间的量化关系，预测个人在一定时间内发生某种特定疾病(生理疾患和心理疾患)或因为某种特定疾病导致死亡的可能性，即对个人的健康状况及未来患病或死亡危险性的量化评估。健康风险评估也称“健康危害评估”，是一种分析方法或工具，目的是估计特定事件发生的可能性，而不在于做出明确的疾病诊断。健康风险评估属于健康评估方法的一种类型，是人群健康管理过程中关键的专业技术部分，是健康管理的核心，并且只有通过健康管理才能实现，是慢性病预防的第一步，也称为“危险预测模型”。

三、健康风险评估的基本原理

健康风险评估主要用于测量或评估个体生理健康、功能健康、心理健康和社会适应状态的各维度的健康问题。健康风险评估是在收集个人健康信息的基础上，应用数理统计方法计算危险度，更为准确、具体地评价特定个体或群体当前的健康状态存在的未来发病风险的大小，并在健康风险评估报告中，借助恰当的风险沟通方式，帮助临床医生、全科医生和筛查对象更好地理解疾病绝对风险的概念，从而制订和执行适宜筛查对象当前健康状况的健康管理方案，达到提升评估对象健康水平的目的。

(一) 健康风险评估的基本步骤

健康风险评估主要包括个人健康信息的收集、风险估算和风险沟通三个步骤或模块。

1. 个人健康信息的收集　是进行健康风险评估的基础。包括问卷调查、体格检查、实验室检查。问卷的组成主要包括以下内容。①一般情况调查：年龄、性别、文化程度、职业、经济收入、婚姻状况等。②现在健康状况、既往史、家族史调查。③生活习惯调查：主要包括吸烟状况、身体活动状况、饮食习惯及营养调查、饮酒状况等。④其他危险因素，如精神压力等。体格检查及实验室检查主要包括：身高、体重、腰围、血压、血脂、血糖等。

2. 风险估算　是健康风险评估的核心内容，

也是风险评估或预测的主要结果。它指接受健康风险评估的个体获得某种不良健康状态、发生特定疾病或死亡的风险大小，通过将健康危险因素代入数理统计模型估算出具体的危险度数值以预测结局（发病或死亡），危险度通常用绝对危险度和相对危险度表示。

（1）绝对危险度：也称“绝对风险”，是基于队列研究构建，通过随访观察暴露因素与预期结局的发生情况（如某种疾病、死亡或其他不良健康状况），估计暴露因素与结局的关系，用发病率或死亡率表示。由于发病风险比死亡风险使人们更容易理解危险因素的作用，有助于有效采取控制风险的措施，更具有健康管理的实际意义，因此健康风险评估已逐步扩展到以评估发生疾病为基础的风险评估。绝对危险度是指估计未来若干年内发生某种疾病的可能性，用以估计多个危险因素对疾病的效应，用发病率表示。如 5 年内发生某种疾病的绝对危险度为 10%，表示 5 年内将发生该疾病的概率为 10%。

评估疾病绝对风险的主要目的在于确定干预措施的绝对效果，例如如果人群平均 5 年绝对风险是 15%，意味着在未来 5 年内，整个人群中有 15% 的人需要进行该疾病的干预，即若未来 5 年内，在某一人群中采取有效的干预措施，则可能将人群被评估疾病的发病率降低 15%，比如将人群被评估疾病发病率从 10% 降低至 8.5%。

（2）相对危险度：也称“相对风险”，健康风险评估中相对风险是指相对于同年龄同性别人群平均危险度的增减量。同年龄同性别人群平均危险度是根据人口的年龄性别发病率或死亡率计算。如果同年龄同性别人群平均危险度定为 1，那么其他的相对危险度就是大于 1 或小于 1 的值。相对危险度与同年龄同性别人群平均危险度的比值，通常分为五个风险等级：极低风险、低风险、中等风险、高风险和极高风险。

相对危险度是指具有某一危险因素的个体与不具有这种危险因素的个体相比，发生某种疾病的概率之比。相对危险度是对某一个危险因素进行单独表示，以提示人们对某些行为（如吸烟）或某种生理异常（如高血压）进行干预。这种表述方法在人群干预疗效的评价中存在一定问题，因为相对风险的降低程度与患者治疗前的绝对风险水平相关。如有研究显示，血压或血脂处于人群平均水平，而心血管疾病绝对风险高的个体，其降压或降脂治疗的绝对益处是血压或血脂处于较高水平而心血管疾病绝对风险较低个体的 2~3 倍。因此，目前相对风险评估通常是指个体危险性与同年龄同性别人群平均水平之比。

（3）绝对危险度与相对危险度的联系和区别：绝对危险度与相对危险度的联系在于评估得到的个人相对危险度乘以同年龄同性别人群的发病率 / 死亡率就是若干年后发生某种疾病或死亡的概率，即绝对危险度 = 个人相对危险度 × 同年龄同性别人群的发病率或死亡率。区别在于绝对危险度反映的是具有某些危险因素的个体未来发病的可能性或概率，是个人的发病风险；相对危险度反映的个体相对于同年龄同性别人群发病危险度的增减量，是在人群风险中的相对水平。

绝对危险度和相对危险度的这两种风险表达方式通常要同时呈现给筛查者，以传达根据筛查者目前存在的危险因素计算出来的未来若干年发生某种疾病的可能性大小（绝对危险度），以及该危险度与同年龄同性别人群平均危险度相比的风险等级（相对危险度），在此基础上，进一步给出控制可改变的危险因素后风险等级可能达到的理想水平，如图 3-2-1。

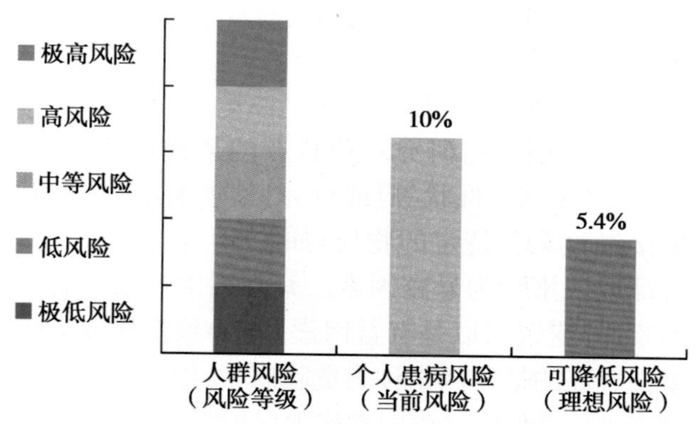

图 3-2-1　健康风险评估绝对危险度和相对危险度的表达方式

3. 风险沟通　健康风险评估报告是风险沟通最简单最常用的方式，通过呈现个体存在的健康危险因素、疾病风险评估结果，以及有针对性的健康促进和指导信息。评估报告包括个体评估报告和群体评估报告。个体评估报告主要包括个体健康信息汇总情况、健康风险评估结果及分析，以及有针对性的健康促进和指导信息。群体报告主要包括被评估群体的人口学特征、患病状况、危险因素总结、建议的干预措施和方法等。无论是个体评估报告还是群体评估报告，都应与评估目的相对应。并应在疾病风险传达过程中，运用有利于筛查对象和医生理解的、恰当的风险沟通方式来表示健康风险评估所给出的危险度结果，将更有利于风险沟通，能更简单、直接地向筛查对象和医生传达风险程度。

第二节　一般健康风险评估

在健康管理中，健康风险评估主要包括一般健康风险评估、疾病风险评估和健康功能评价。其中，一般健康风险评估主要是对危险因素和潜在疾病的评估，对危险因素的评估包括生活方式 / 行为危险因素评估、生理指标危险因素评估，以及个体存在危险因素的数量和严重程度的评估，发现主要问题以及可能发生的主要疾病。本节主要介绍一般健康风险评估。

一、生活方式 / 行为危险因素评估

生活方式是一种特定的行为模式，这种行为模式受个体特征和社会关系所制约，是在一定的社会经济条件和环境等多种因素之间的相互作用下形成的。不健康生活方式和行为，如吸烟、膳食不合理及身体活动不足，是主要慢性病（心血管疾病、糖尿病、肿瘤、呼吸道疾病）的共同危险因素。生活方式 / 行为评估主要是通过对行为习惯（吸烟、饮酒、睡眠等），身体活动 / 体力活动，膳食状况的评估，以及心理和精神压力的评估，帮助个体识别自身的不健康行为方式，充分认识到这些行为和风险对他们生命和健康造成的不良影响，并有针对性地提出改善建议，促使个体修正不健康的行为。

（一）膳食评估

常用食物频率调查表（food frequency questionnaire，FFQ），以及膳食日记、24 小时膳食回顾等方法调查个体在一定时间内通过膳食摄取的能量、各种营养素的数量和质量，以评估个体能量和各种营养素供给的满足程度。主要利用膳食调查数据计算平均每人每天膳食营养摄入量，以《中国居民膳食指南 2022》和《中国居民膳食营养素参考摄入量（2023 版）》为参考标准，膳食营养摄入状况的评价内容包括以下几点。

1. 食物结构分析　膳食结构和数量是否符合《中国居民膳食指南 2022》的建议，特别是全谷物、深色蔬菜、牛奶、豆类是否满足要求。

2. 能量来源分析　计算膳食中糖类、脂类、蛋白质提供的能量占全日总能量百分比是否符合膳食营养素参考摄入量（dietary reference intakes，DRIs）的要求。

3. 蛋白质来源分析　膳食蛋白质中来源于动物和大豆的优质蛋白是否占 1/2 以上。

4. 营养素供应分析　膳食提供的主要营养素，如钙、铁等是否符合中国居民膳食营养素参考摄入量（DRIs）的要求，食物来源是否得当。

5. 其他　如烹调用食盐和食用油的量是否得当。

（二）身体活动评估

通过对身体活动的强度、频率和持续时间三个维度的评估，了解个体的身体活动总量。常用工具有国际身体活动量表（international physical activity questionnaire，IPAQ），身体活动日记和测量仪器（计步器、心率表等）进行测量。身体活动量分为以下四个等级。

1. 静态生活方式　也称“缺乏身体活动”，指一周中没有任何中等强度或高强度的身体活动。

2. 身体活动不足　指一周中的中等强度身体活动时间少于 150 分钟或高强度身体活动时间少于 75 分钟。

3. 身体活动活跃　指一周中的中等强度身体活动时间累计达到 150~300 分钟，或者高强度身体活动时间累计达到 75~150 分钟，或中等强度和高强度两种活动相当量的组合。

4. 身体活动高度活跃　指一周中的中等强度身体活动时间累计超过 300 分钟。

二、生理指标危险因素评估

肥胖、高血压、高血脂、高血糖等本身既是疾病状态，又是冠心病、脑卒中、肿瘤、糖尿病及慢性阻塞性肺疾病的危险因素。生理指标危险因素评估就是通过检测个体体重、身高、腰围、血压、血脂、血糖等生理指标，了解个体或人群各项生理指标的严重程度，以及同时存在的其他危险因素的数量，

评估个体或人群的危险度，进行危险度分层管理，如高血压危险度分层管理，血脂异常危险度分层管理等。

(一) 高血压危险度分层

高血压危险度分层，根据《中国高血压防治指南(2018 年修订版)》，理想血压为 120/80mmHg 以下，血压超过 140/90mmHg 时，对高血压患者进行心血管疾病危险度分层，将高血压患者分为低危、中危、高危和极高危，分别表示未来 10 年内发生心脑血管病事件的概率为<15%、15%~20%、20%~30% 和>30%，量化估计预后。具体分层标准根据血压升高水平、其他心血管病危险因素、靶器官损害以及并发症情况，如表 3-2-1。影响高血压患者心血管预后的重要因素，如表 3-2-2。

表 3-2-1 血压升高患者心血管风险水平分层

其他危险因素和病史	血压 /mmHg			
	SBP130~139 和 / 或 DBP85~89	SBP 140~159 和 / 或 DBP90~99	SBP 160~179 和 / 或 DBP100~109	SBP ≥ 180 和 / 或 DBP ≥ 110
无其他危险因素		低危	中危	高危
1~2 个其他危险因素	低危	中危	中危 / 高危	极高危
3 个以上其他危险因素，靶器官损害或慢性肾脏病 3 期(CKD3)，无并发症的糖尿病	中 / 高危	高危	高危	极高危
临床并发症或 CKD4 期以上，有并发症的糖尿病	高 / 极高危	极高危	极高危	极高危

表 3-2-2 影响高血压患者心血管预后的重要因素

心血管危险因素	靶器官损害	伴发临床疾病
• 高血压(1~3 级) • 男性>55 岁、女性>65 岁 • 吸烟或被动吸烟 • 糖耐量受损(2 小时血糖 7.8~11.0mmol/L)和 / 或空腹血糖异常(6.1~6.9mmol/L) • 血脂异常 　• TC ≥ 5.2mmol/L(200mg/dL)或 LDL-C ≥ 3.4mmol/L(130mg/dL)、HDL-C<1.0mmol/L(40mg/dL) • 早发心血管病家族史 　• 一级亲属发病年龄<50 岁 • 腹型肥胖 　• (腰围：男性≥90cm，女性≥85cm)或肥胖(BMI ≥ 28kg/m²) • 高同型半胱氨酸血症(同型半胱氨酸 ≥ 15μmol/L)	• 左心室肥厚 心电图：Sokolow-Lyon 电压>3.8mV 或 Cornell 乘积>244mV·ms 超声心动图 LVMI：男 ≥ 115g/m²，女 ≥ 95g/m² • 颈动脉超声 IMT ≥ 0.9mm 或动脉粥样斑块 • 颈 - 股动脉脉搏波速度 ≥ 12m/s(选择使用) • 踝 / 臂血压指数<0.9(选择使用) • 估算的肾小球滤过率降低[eGFR 30~59mL/(min·1.73m²)]或血清肌酐轻度升高：男性 115~133μmol/L(1.3~1.5mg/dL)、女性 107~124μmol/L(1.2~1.4mg/dL) • 微量白蛋白尿 30~300mg/24h 或白蛋白 / 肌酐比：≥30mg/g(3.5mg/mmol)	• 脑血管病 脑出血 缺血性脑卒中 短暂性脑缺血发作 • 心脏疾病 心肌梗死史 心绞痛 冠状动脉血运重建 慢性心力衰竭 心房颤动 • 肾脏疾病 糖尿病肾病 肾功能受损包括：① eGFR<30mL/(min·1.73m²)；②血肌酐升高：男性≥133μmol/L(1.5mg/dL)、女性 ≥ 124μmol/L(1.4mg/d)；蛋白尿 ≥ 300mg/24h • 外周血管疾病 • 视网膜病变：出血或渗出；视盘水肿 • 糖尿病 新诊断：空腹血糖≥7.0mmol/L(126mg/dL)、餐后血糖 ≥ 11.1mmol/L(200mg/dL) 已治疗但未控制：糖化血红蛋白(HbA1c) ≥ 6.5%

注：TC 为总胆固醇；LDL-C 为低密度脂蛋白胆固醇；HDL-C 为高密度脂蛋白胆固醇；LVMI 为左心室重量指数；IMT 为颈动脉内膜中层厚度；BMI 为体重指数。

（二）血脂异常的危险度分层

血脂是血清中的胆固醇（TC）、甘油三酯（TG）和类脂（如磷脂）等的总称，与临床密切相关的血脂主要是 TC 和 TG。临床上血脂检测的基本项目为 TC、TG、低密度脂蛋白胆固醇（LDC-C）和高密度脂蛋白胆固醇（HDC-C）。血脂异常的主要危害是增加动脉粥样硬化性心血管疾病（atherosclerotic cardiovascular disease，ASCVD）的发病危险，评估血脂合适水平和异常切点主要适用于 ASCVD 一级预防的目标人群，如表 3-2-3。

根据《中国血脂管理指南（2023 年）》，血脂异常的危险度分层按照 LDL-C 或 TC 水平、有无高血压及其他 ASCVD 危险因素个数分成 21 种组合，并按照不同组合的 ASCVD 10 年发病平均危险按＜5%，5%~9% 和 ≥ 10% 分别定义为低危、中危和高危，如图 3-2-2。

表 3-2-3　中国 ASCVD 一级预防人群血脂合适水平和异常分层标准　　单位：mmol/L

分层	TC	LDL-C	HDL-C	TG	非 HDL-C
理想水平		LDL-C＜2.6			非 HDL-C＜3.4
合适水平	TC＜5.2	LDL-C＜3.4		TG＜1.7	非 HDL-C＜4.1
边缘升高	5.2 ≤ TC＜6.2	3.4 ≤ LDL-C＜4.1		1.7 ≤ TG＜2.3	4.1 ≤ 非 HDL-C＜4.9
升高	TC ≥ 6.2	LDL-C ≥ 4.1		TG ≥ 2.3	非 HDL-C ≥ 4.9
降低			HDL-C＜1.0		

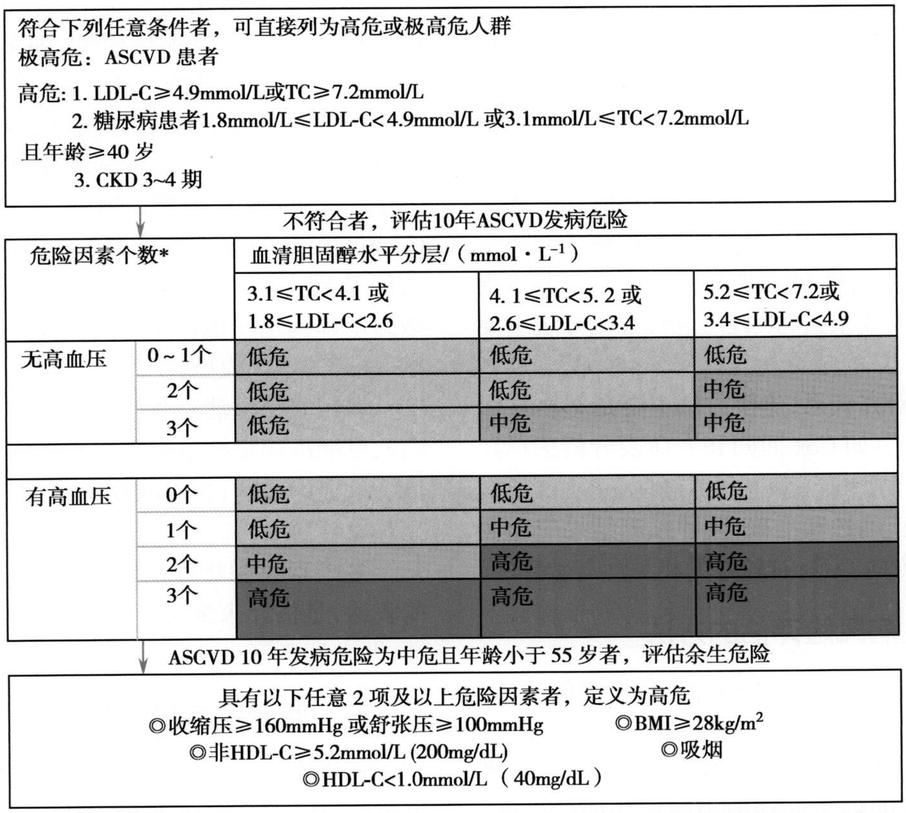

符合下列任意条件者，可直接列为高危或极高危人群

极高危：ASCVD 患者

高危：1. LDL-C≥4.9mmol/L或TC≥7.2mmol/L

2. 糖尿病患者1.8mmol/L≤LDL-C< 4.9mmol/L 或3.1mmol/L≤TC<7.2mmol/L 且年龄≥40 岁

3. CKD 3~4 期

不符合者，评估10年ASCVD发病危险

危险因素个数*		血清胆固醇水平分层/（mmol·L^{-1}）3.1≤TC<4.1 或 1.8≤LDL-C<2.6	4. 1≤TC<5. 2 或 2.6≤LDL-C<3.4	5.2≤TC<7.2或 3.4≤LDL-C<4.9
无高血压	0 ~ 1个	低危	低危	低危
	2个	低危	低危	中危
	3个	低危	中危	中危
有高血压	0个	低危	低危	低危
	1个	低危	中危	中危
	2个	中危	高危	高危
	3个	高危	高危	高危

ASCVD 10 年发病危险为中危且年龄小于 55 岁者，评估余生危险

具有以下任意 2 项及以上危险因素者，定义为高危

◎收缩压≥160mmHg 或舒张压≥100mmHg　◎BMI≥28kg/m^2

◎非HDL-C≥5.2mmol/L (200mg/dL)　◎吸烟

◎HDL-C<1.0mmol/L （40mg/dL）

注：*包括吸烟、低 HDL-C及男性≥45岁或女性≥55岁。慢性肾脏病患者的危险评估及治疗请参见特殊人群血脂异常的治疗。ASCVD为动脉粥样硬化性心血管疾病；TC为总胆固醇；LDL-C为低密度脂蛋白胆固醇；HDL-C为高密度脂蛋白胆固醇；非HDL-C为非高密度脂蛋白胆固醇；BMI为体重指数。1mmHg=0.133kPa。低危<5%，中危5%~9%，高危≥10%

图 3-2-2　ASCVD 危险评估流程图

第三节 慢性病风险评估

目前，健康风险评估已扩展到以疾病（慢性病）为基础的危险性评价。疾病风险评估（disease specific health assessment）是指对特定疾病发病风险的评估，主要是慢性非传染性疾病。在评估中，要针对不同的个体或群体特征，有针对性地选择合适的评估方法，使评估结果更具科学性和参考价值。相对成熟的疾病风险评估有哈佛癌症风险指数、心血管疾病风险评估，也有新开发的一些疾病评估模型。本节主要介绍哈佛癌症风险指数和心血管疾病风险评估。

一、风险评估的步骤

慢性病风险评估主要有以下 4 个步骤。第一、选择要预测的疾病：通常选择人群高发、危害严重、并已有较好干预控制效果的疾病。第二、确定与该疾病发生相关的危险因素：危险因素主要来源于流行病学的研究成果。流行病学研究在发现和确定与某种疾病相关危险因素，及建立疾病预测模型中起着重要作用。随着医学研究的进展，新发现的危险因素及作用应能体现在预测模型中。第三，应用适当的预测方法建立疾病风险预测模型：流行病学的研究成果不同，建立疾病模型的方法不同，一类是基于现有流行病学研究成果进行综合分析，常见方法主要有 Meta 分析方法、合成分析等。另一类是基于社区的前瞻性队列研究成果，建模方法主要是 logistic 回归和生存分析法（如 Cox 回归和寿命表分析法）等。第四、验证评估模型的正确性和准确性：建立的模型应该有较高的正确性和准确性，即预测结果应和实际观测结果的方向一致，有较好的相关性与敏感性。

二、慢性病风险评估的方法

慢性病风险评估的核心内容是危险度的计算。当确定了评估对象的预测疾病（病种）并进行风险识别后，只有选用恰当的数理统计方法建立疾病风险模型，才有可能较为准确地预测疾病的危险度。慢性病危险度估算或预测方法主要有两种：单因素加权法和多因素模型法。

（一）单因素加权法

单因素加权法是建立在单一危险因素与发病率基础上的单因素加权法，即将这些单一因素与发病率的关系以相对危险性表示其强度，得出的各相关因素的加权分数即为发病的危险性。

单因素加权法构建疾病风险评估模型，主要基于现有流行病学研究成果进行综合分析，常见方法主要有合成分析和 Meta 分析方法等，典型代表是哈佛癌症风险指数。这些方法简单实用，能够及时补充不断被发现的新危险因素，是健康管理发展早期的主要危险性评价方法。

单因素加权法评估的发病风险用相对危险度表达，是相对于同年龄同性别人群平均危险度的增减量，即与同年龄同性别人群平均危险水平相比，个人发病风险在人群中的风险等级。

（二）多因素模型法

多因素模型法是建立在多因素数理分析基础上构建疾病风险评估模型，即采用统计学概率理论的方法得出发病危险性与危险因素之间的关系模型。所采用的数理方法，除常见的多元回归外（logistic 回归和 Cox 回归），还有基于模糊数学的神经网络方法等。这类方法的典型代表是 Framingham 的冠心病模型，它是在前瞻性队列研究的基础上建立的。很多机构以 Framingham 模型为基础构建其他模型，并由此演化出适合自己国家、地区的评价模型。

多因素模型法是基于队列研究建立评估模型，因此更能准确把握危险因素与疾病的数量关系，评估结果更为准确；但这类研究周期较长、成本高，研究对象容易失访。

多因素模型法评估的发病危险性用绝对危险度表达，是估计未来若干年内发生某种疾病的可能性，即发病概率。

三、哈佛癌症风险指数

哈佛癌症风险指数是哈佛癌症风险工作小组提出的，用于预测 40 岁以上成年人重要慢性病和恶性肿瘤发病风险的一种疾病风险评估模型，该模型中危险因素主要选择经专家共识对恶性肿瘤的发生具有较大影响的因素，主要包括遗传因素、环境因素、膳食和生活方式行为等因素。

相对危险度的计算公式如下：

$$RR=\frac{RR_{l1}\times RR_{l2}\times\cdots RR_{ln}}{[P_1\times RR_{c1}+(1-P_1)\times 1.0]\times[P_2\times RR_{c2}+(1-P_2)\times 1.0]\times\cdots[P_n\times RR_{cn}+(1-P_n)\times 1.0]}$$

其中，RR 为被预测个体发生某病与其同性别年龄组一般人群比较的相对风险。RR_l 指个体存在该危险因素的相对危险度；P 为同性别年龄组人群中暴露于某一危险因素的比例；RR_c 为由专家小组对某一危险因素（包括不同分层）的相对危险度达成共识的赋值。

具体步骤如下。

1. 通过查阅文献确定所评估癌症的主要危险因素及相对危险度　选取资料时，尽可能选用基于该地区人群、大样本的重大项目研究。如评估地区资料缺失或不充分，则由专家小组成员参考其他地区相关研究资料，讨论决定。

2. 预测个体发病的相对危险度　根据上述公式计算出个体发病的相对风险。是用个体发病的相对风险与其同性别年龄组一般人群比较，根据哈佛癌症风险指数工作小组制定的风险等级评价标准确定，分为从显著低于一般人群到显著高于一般人群七个风险等级，如表 3-2-4。

表 3-2-4　被预测个体与同性别年龄组一般人群发病风险比较

相对风险	风险等级
<0	极显著低于一般人群
0~	显著低于一般人群
0.5~	低于一般人群
0.9~	相当于一般人群
1.1~	高于一般人群
2.0~	显著高于一般人群
5.0~	极显著高于一般人群

3. 计算个体发病的绝对风险　个体发病的绝对风险值等于相对风险乘以同性别年龄组一般人群某病的发病率。

国外学者 Kim 采用前瞻性队列研究对哈佛癌症指数进行了验证，结果表明哈佛癌症指数对女性的卵巢癌和结肠癌以及男性的胰腺癌均有较高的辨别能力。

四、心血管疾病的风险评估

心血管疾病是世界范围内致残和过早死亡的主要原因。该病常见于中年人，基础病理是动脉粥样硬化，其发展可历经多年，通常在出现症状时已进入后期。急性冠心病事件（心脏病发作）和脑血管事件（卒中）通常为突然发生，常常来不及医治即告死亡。

心血管疾病预防实践的进展极大程度受益于对各种危险因素（如高血压、高胆固醇血症、糖尿病、肥胖等）的研究。心血管疾病的发病是多种危险因素综合作用的结果，已确诊为心血管疾病以及有一种或多种危险因素而处于心血管高风险者，都可通过改变危险因素减少临床事件和过早死亡的发生。

如何根据各种危险因素水平综合评估心血管疾病发病危险对心血管疾病的防治十分重要。新西兰于 1993 年最早引入了“综合风险”进行高血压管理，之后许多国家和地区在心血管疾病防治指南中相继采用了“综合风险”的概念，并在实际中应用。心血管疾病风险评估是一种有效鉴别高危人群的方法，是对“综合风险”的具体体现。心血管疾病发病危险评估通过对人群进行危险分层，对不同发病危险人群进行有针对性的有效干预，强调对发生心血管疾病的危险度进行多因素评估，据此决定干预方法和力度，是慢性病健康管理链上十分重要的一环，对早期识别、干预心血管病高危人群具有重要意义，同时风险评估本身也是一种健康管理的激励机制。

心血管疾病危险预测模型以是否发病或死亡作为因变量，以危险因素为自变量，通过 logistic 回归和 Cox 回归建立回归方程，预测个体在未来某时间内（5 年或 10 年）心血管疾病发病或死亡的可能性（即绝对危险度），方程的结果反映了个体主要危险因素的综合发病或死亡危险，也被称为“综合心血管病危险（total risk）”。绝对危险度是用人群的平均危险因素水平和平均发病率对 Cox 生存函数进行调整，如 10 年发病危险概率（P）的计算公式为：

$$P=1-S_0(t)^{\exp(f[x,M])}$$

$$f(x,M)=\beta_1(x_1-M_1)+\cdots+\beta_p(x_p-M_p)$$

其中，$\beta_1 \sim \beta_p$ 为各危险因素不同分层的偏回归系数，$x_1 \cdots x_p$ 为每个人各危险因素的水平，$M_1 \cdots M_p$ 为该人群各危险因素的平均水平。$S_0(t)$ 为在 t 时间（如 10 年）的平均生存函数，即危险因素平均水平时的生存函数。

Framingham 心脏研究建立的冠心病风险预测模型是心血管疾病危险预测模型的典型代表，该模型被用于预测不同危险水平的个体在一定时间内（如 10 年）发生冠心病危险的概率。西方国家多以 Framingham 冠心病风险评估模型为基础，制定适合本国的心血管综合危险评估指南。由于 Framingham 心脏研究的对象是美国白人，其预测结果并不适用于不同地区或不同民族所有人群。因此，许多国家和地区也利用自己的研究队列建立了适宜本民族人群特点的预测模型。

（一）中国心血管疾病风险评估模型

中国人群心血管病的疾病谱和危险因素流行特征与西方发达国家有明显不同，为此，研究者于 2003 年开始开发适合中国人群的危险预测模型，主要研究如下。

1. 1992 年北京心肺血管疾病研究所以中国 11 省市队列研究人群为基础，应用 Cox 比例风险模型进行危险因素与发病危险的多因素分析，预测指标为冠心病和缺血性脑卒中，年龄、血压、TC、HDL-C、吸烟和血糖 6 个危险因素为主要参数，分别建立男女两性冠心病和缺血性脑卒中发病危险的预测模型，并利用该模型计算不同危险水平（上述 6 个危险因素不同组合）个体 10 年冠心病和缺血性脑卒中发病绝对危险。结果显示，缺血性心血管病发病的绝对危险随着危险因素个数的增加而增加，不同危险因素之间有协同作用，不同的危险因素组合对缺血性心血管病发病危险的作用强度有所差别。中国 35~64 岁人群缺血性心血管病发病绝对危险分布情况：发病危险概率 <10% 者占 95.4%，发病危险概率 ≥10% 者占 4.6%，发病危险概率 ≥20% 者只占 0.8%。25.5% 的冠心病和缺血性脑卒中发生在发病危险概率 ≥10% 的人群中，提示危险因素与心血管病发病绝对危险度的评估比相对危险度具有更重要的公共卫生意义。评价不同个体的心血管疾病危险时不应仅看危险因素的个数，还应考虑危险因素的不同组合。研究组同时采用 Framingham 模型评估中国 11 省市队列研究人群的冠心病发病危险，发现 Framingham 模型高估中国人群冠心病的发病危险，于是以中国 11 省市队列研究人群为基础，分别建立了男女两性冠心病发病危险的预测模型。

2. 国家“十五”攻关“冠心病、脑卒中综合危险度评估及干预方案的研究”。该协作组考虑到中国是冠心病相对低发、脑卒中相对高发的国家，如果以冠心病发病危险来衡量个体或群体的心血管病综合危险，显然会低估其危险，而不足以引起人们应有的重视。同时冠心病和缺血性脑卒中两者主要危险因素种类基本相同，各危险因素对发病的贡献大小顺序也相同，为了更恰当地反映中国人群存在的心血管病危险，该研究依据中美心肺血管疾病流行病学合作研究队列随访资料，将冠心病事件和缺血性脑卒中事件合并的联合终点称为缺血性心血管病事件（即某一个体兼患冠心病和缺血性脑卒中事件，则仅记为 1 例缺血性心血管病事件）。

该研究采用 Cox 比例风险模型，预测模型的因变量为缺血性心血管病事件，年龄、收缩压、BMI、血清总胆固醇、是否患糖尿病和是否吸烟等 6 个主要危险因素为自变量，分别拟合分性别的最优预测模型。

许多国家和地区在借鉴和引用 Framingham 模型的同时，也在积极研究和使用新的简易预测工具，该研究进一步将各连续变量危险因素转化为分组变量拟合出分性别的适合中国人群的心血管病综合危险度简易评估工具（表 3-2-5、表 3-2-6），该工具根据简易预测模型中各危险因素处于不同水平时所对应的回归系数，确定不同危险因素水平的分值，所有危险因素评分之总和即对应于缺血性心血管病事件未来 10 年发病绝对危险。

例如：一名男性，50 岁，血压：150/90mmHg，BMI：25kg/m^2，血清总胆固醇 5.46mmol/L，吸烟，无糖尿病。

评估步骤如下。

第一步：年龄 50 岁 =3 分，SBP：150mmHg=2 分，BMI：25kg/m^2=1 分，TC：5.46mmol/L=1 分，吸烟 =2 分，无糖尿病 =0 分。

第二步评分：求和 3+2+1+1+2+0=9 分。

表 3-2-5 缺血性心血管病事件（IVCD）10 年发病危险度评估表（男）

第一步：评分

收缩压（mmHg）	得分
<120	−2
120~	0
130~	1
140~	2
160~	5
≥180	8

年龄（岁）	得分
35~39	0
40~44	1
45~49	2
50~54	3
55~59	4
≥60每5岁累加1分	

体重指数（kg/m^2）	得分
<24	0
24~	1
≥28	2

总胆固醇（mmol/L）	得分
<5.20	0
≥5.20	1

吸烟	得分
否	0
是	2

糖尿病	得分
否	0
是	1

第二步：求和

危险因素	得分
年龄	
收缩压	
体重指数	
总胆固醇	
吸烟	
糖尿病	
总计	

10年ICVD绝对危险参考标准		
年龄	平均危险	最低危险
35~39	1.0	0.3
40~44	1.4	0.4
45~49	1.9	0.5
50~54	2.6	0.7
55~59	3.6	1.0

第三步：绝对危险

总分	10年ICVD危险（%）
≤−1	0.3
0	0.5
1	0.6
2	0.8
3	1.1
4	1.5
5	2.1
6	2.9
7	3.9
8	5.4
9	7.3
10	9.7
11	12.8
12	16.8
13	21.7
14	27.7
15	35.3
16	44.3
≥17	≥52.6

表 3-2-6 缺血性心血管病事件（IVCD）10 年发病危险度评估表（女）

第一步：评分

收缩压（mmHg）	得分
<120	−2
120~	0
130~	1
140~	2
160~	3
≥180	4

年龄（岁）	得分
35~39	0
40~44	1
45~49	2
50~54	3
55~59	4
≥60每5岁累加1分	

体重指数（kg/m^2）	得分
<24	0
24~	1
≥28	2

总胆固醇（mmol/L）	得分
<5.20	0
≥5.20	1

吸烟	得分
否	0
是	1

糖尿病	得分
否	0
是	2

第二步：求和

危险因素	得分
年龄	
收缩压	
体重指数	
总胆固醇	
吸烟	
糖尿病	
总计	

10年ICVD绝对危险参考标准		
年龄	平均危险	最低危险
35~39	0.3	0.1
40~44	0.4	0.1
45~49	0.6	0.2
50~54	0.9	0.3
55~59	1.4	0.5

第三步：绝对危险

总分	10年ICVD危险（%）
−2	0.1
−1	0.2
0	0.2
1	0.3
2	0.5
3	0.8
4	1.2
5	1.8
6	2.8
7	4.4
8	6.8
9	10.3
10	15.6
11	23
12	32.7
≥13	≥43.1

第三步查表：9 分对应的 10 年发生心血管疾病的绝对危险为 7.3%。

如果年龄超过 60 岁，每增加 5 岁，得分加 1 分。如果上例中的年龄为 60 岁，则总分为 10 分，绝对危险为 9.7%；如果上例中的年龄为 65 岁，则总得分为 11 分，绝对危险为 12.8%。

危险评估图是更便于临床应用的一种简易评估工具，其按评估危险因素的不同分类定义危险水平，方格图中不同颜色表示不同风险水平等级。根据缺血性心血管病事件 10 年发病危险预测模型，按性别、有无糖尿病、是否吸烟、年龄、总胆固醇和收缩压等危险因素的不同分类定义危险水平，在方格图中用不同颜色表示不同的风险水平等级绘制缺血性心血管病事件 10 年发病危险评估图（图 3-2-3、图 3-2-4）。评估结果分为 5 个等级，即 <5% 极低度危险、5%~10% 低度危险、10%~20% 中度危险、20%~40% 高度危险及 ≥ 40% 极高度危险，在图中找到各危险因素水平所对应的位置，根据该位置的颜色即可判定个体未来 10 年内发生缺血性心血管病的绝对危险在哪个等级。

如上例，根据危险因素，该男性无糖尿病、总胆固醇 >5.46mmol/L、吸烟、BMI>24kg/m^2，选择相应评估图，再根据年龄和收缩压水平确定危险水平的对应位置，为浅黄色，说明该个体未来 10 年内发生缺血性心血管病事件的绝对危险在 5%~10%，为低度危险。

（二）世界卫生组织心血管病风险评估

世界卫生组织于 2008 年出版了《心血管疾病防治》，提供了世界卫生组织 /ISH 心血管风险预测图，主要针对具有心血管疾病危险因素，但尚无明确临床症状者，并就如何降低冠心病、脑血管疾病和周围血管疾病的首发和再发临床事件提供基于循证医学的建议，对需要采取哪些特定的预防性行动并达到何种力度也提供了指导意见。

世界卫生组织和国际高血压联盟对具有心血管疾病危险因素，但尚无明确临床症状者给出了 14 个流行病学亚区域的世界卫生组织 /ISH 风险预测图，根据年龄、性别、血压、吸烟状况、血总胆固醇和有无糖尿病等因素判断未来 10 年发生致死性或非致死性主要心血管事件（心肌梗死或脑卒中）的风险。预测图共有两套，一套用于可检测血胆固醇的地区。另一套用于不能检测血胆固醇的地区。这些图为尚未诊断为冠心病、卒中或其他动脉粥样硬化疾病者提供了未来发生心血管疾病的可能风险。西太平洋地区（Western pacific region，WPR）中等收入国家 B 亚区域风险预测图是适合我国的世界卫生组织 /ISH 风险预测图，如图 3-2-5、图 3-2-6。

评估步骤

步骤 1：根据有无糖尿病选择适用图。

步骤 2：选择男性或女性用图。

步骤 3：选择吸烟者或不吸烟者框图。

步骤 4：选择年龄组框图（如年龄为 50~59 岁，选择 50；如果年龄为 60~69 岁，则选择 60；余类推）。

步骤 5：在该框图内，待评估者收缩压（mmHg）和血总胆固醇水平（mmol/L）交叉点最接近的单元格。根据此单元格的颜色判定 10 年心血管风险。

实践要点：如存在以下情况，心血管疾病实际风险可能会高于预测图所指风险。

1. 已接受抗高血压治疗。
2. 过早绝经。
3. 接近下一个年龄组或下一个收缩压分级。
4. 肥胖症（包括中心性肥胖）。
5. 静坐生活方式。
6. 一级直系亲属中有早发 CHD 或脑卒中家族史（男性 <55 岁，女性 <65 岁）。
7. 甘油三酯水平升高（>2.0mmol/L 或 180mg/dL）。
8. HDL-C 水平低（男性 <1mmol/L 或 40mg/dL，女性 <1.3mmol/L 或 50mg/dL）。
9. C- 反应蛋白、纤维蛋白原、同型半胱氨酸、载脂蛋白 B 或脂蛋白（a）或空腹血糖升高，或糖耐量减低。
10. 微量白蛋白尿（可使 5 年糖尿病风险升高约 5%）。
11. 脉搏加快。
12. 社会经济资源匮乏。

世界卫生组织同时对有心血管风险因素者按照个体总的风险水平给出了预防心血管疾病的指导性建议，如表 3-2-7。

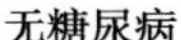

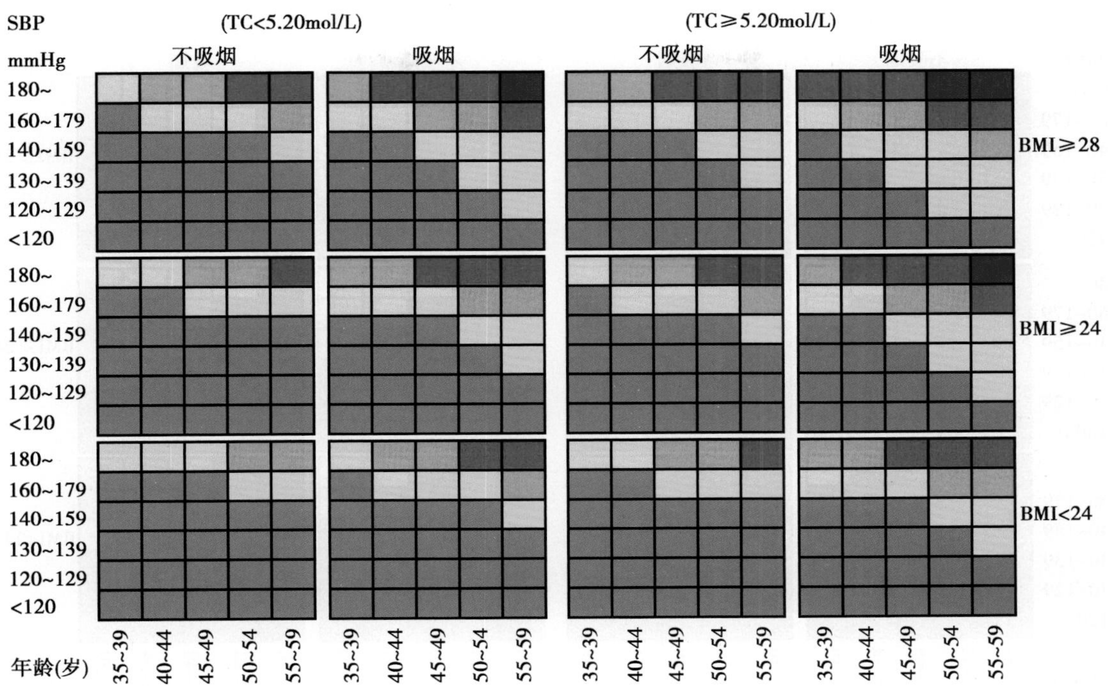

有糖尿病

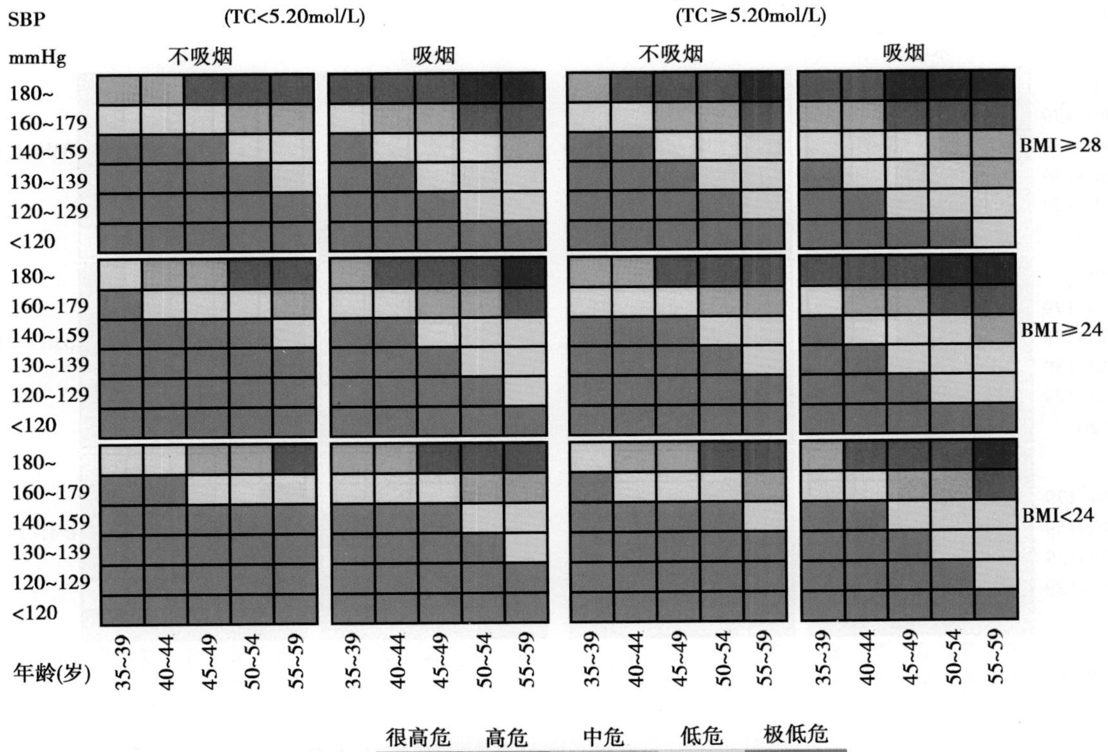

绝对危险度：

很高危	高危	中危	低危	极低危
>40	20~	10~	5~	<5(%)

图 3-2-3 缺血性心血管病事件 10 年发病危险评估图(男)

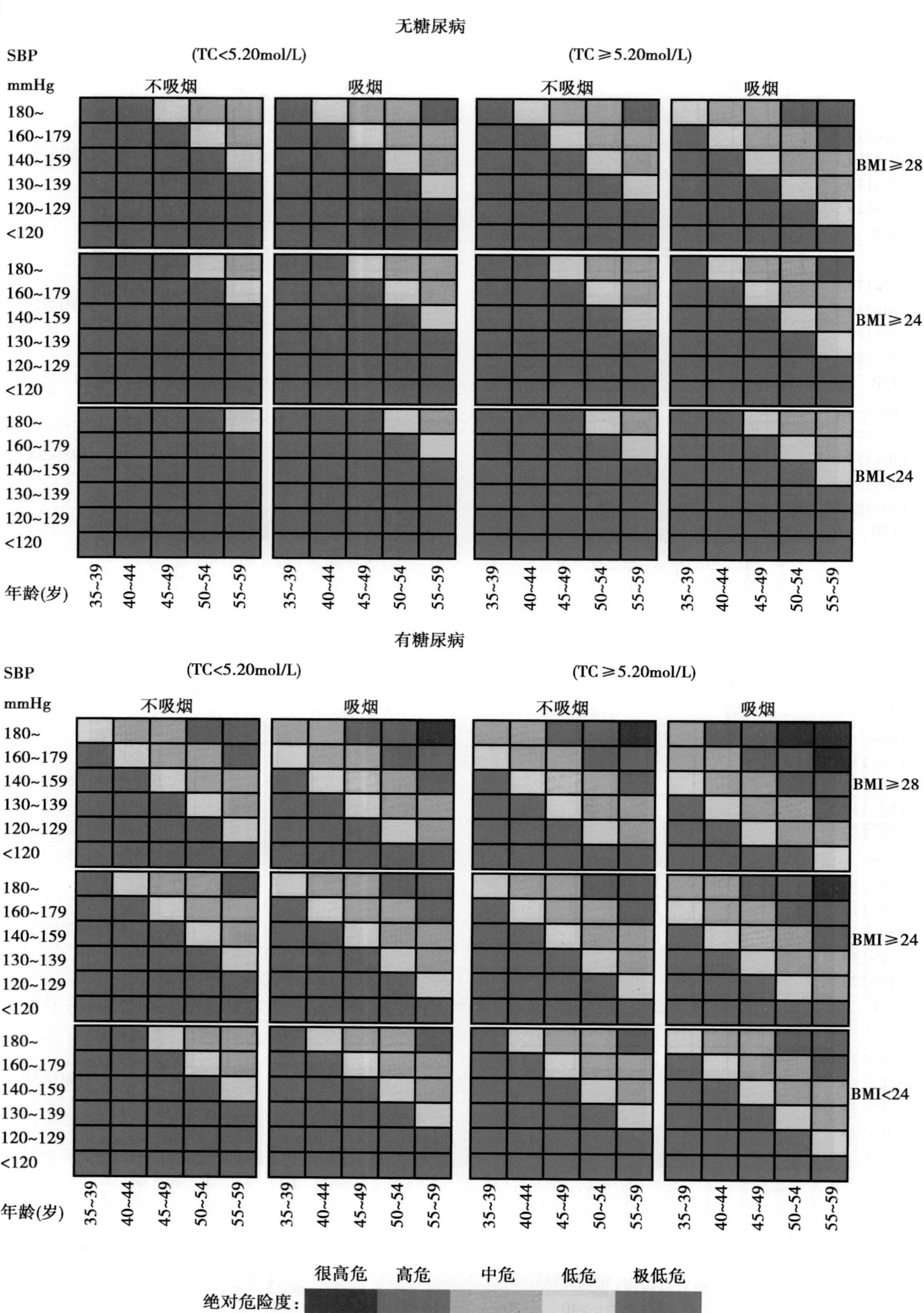

图 3-2-4　缺血性心血管病事件 10 年发病危险评估图（女）

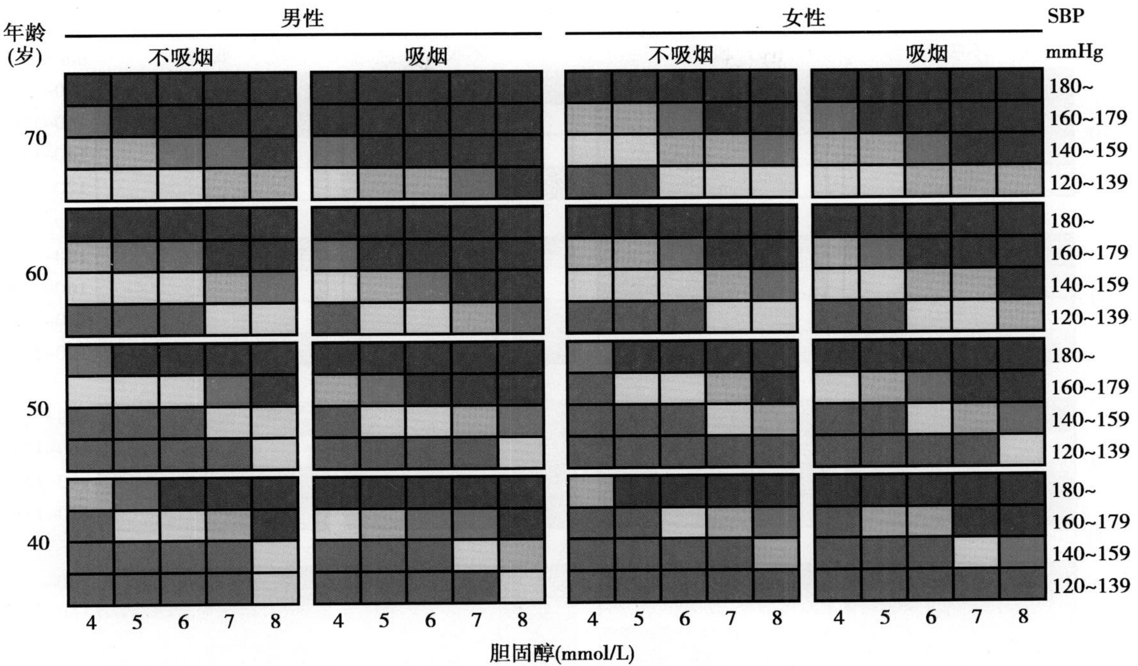

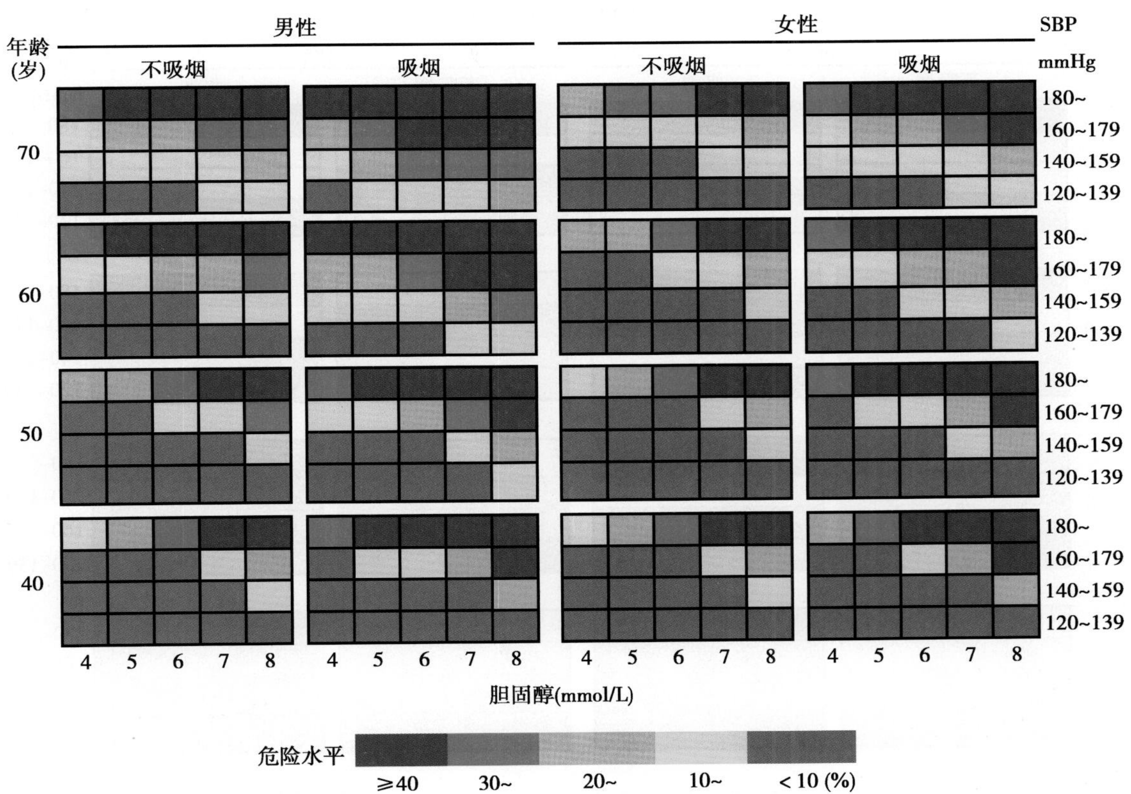

图 3-2-5 WPR B 亚区域 WHO/ISH 风险预测图（可测胆固醇的地区）根据性别、年龄、收缩压、总胆固醇、吸烟和有无糖尿病估测发生致死性或非致死性心血管事件的 10 年风险

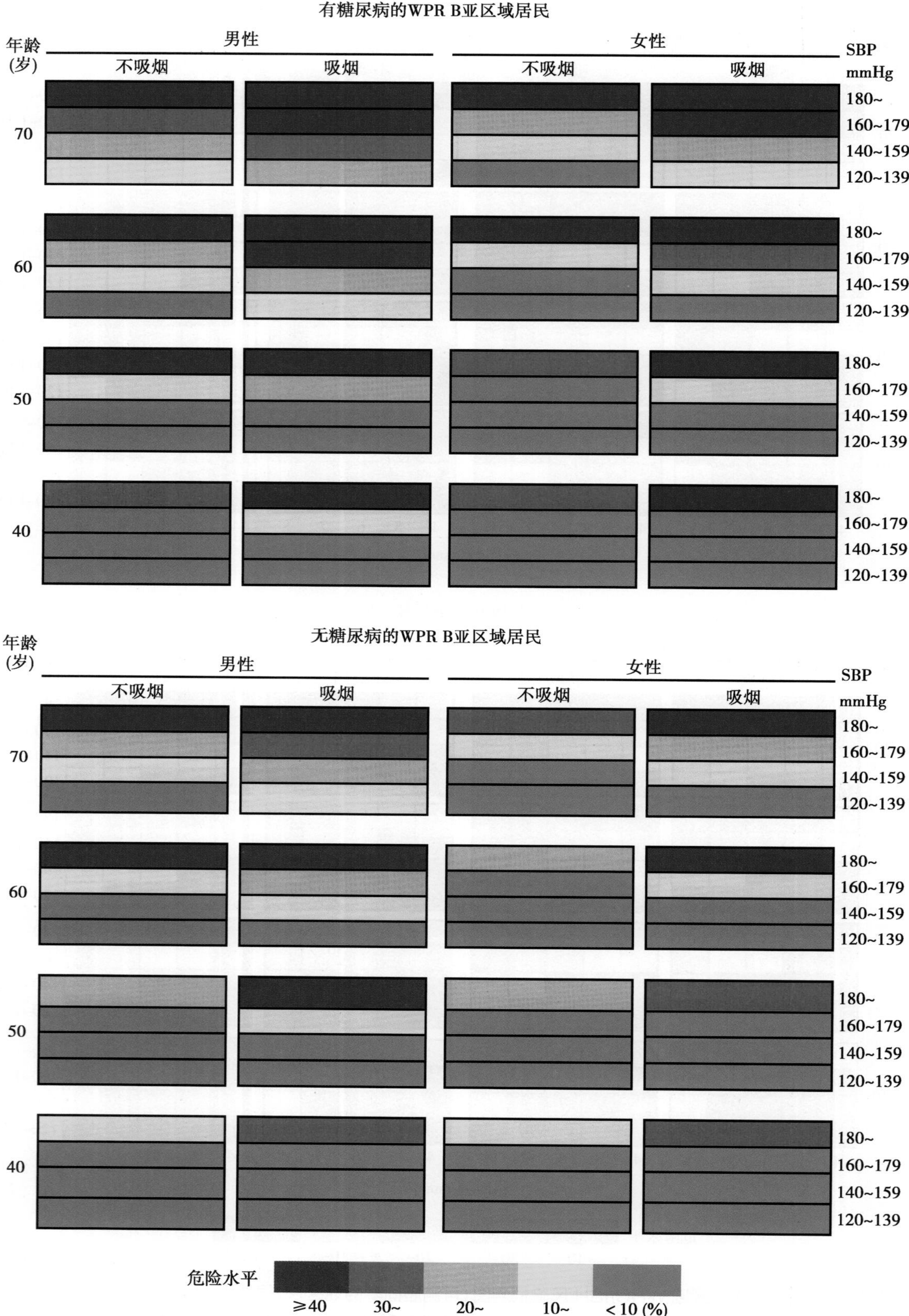

图 3-2-6 WPR B 亚区域 WHO/ISH 风险预测图（不可测胆固醇的地区）根据性别、年龄、收缩压、总胆固醇、吸烟和有无糖尿病估测发生致死性或非致死性心血管事件的 10 年风险

表 3-2-7　世界卫生组织对有心血管风险因素者预防心血管疾病的建议（根据个体总的风险[a]）

心血管事件 10 年风险	建议
<10%	风险低。但低风险并不意味着没有风险。建议采取稳妥的管理方式，重点是生活方式干预[b]
10%~	中度风险。发生致死性或非致死性心血管事件中度风险。每 6~12 个月监测一次风险状况
20%~	高风险。发生致死性或非致死性心血管事件高风险。每隔 3~6 个月监测一次风险状况
≥30%	很高风险。发生致死性或非致死性心血管事件很高风险。每隔 3~6 个月监测一次风险状况

注：a 除外已诊断为 CHD、CeVD 或周围血管疾病者。

b 应制定相应的政策措施，创造戒烟、进行身体活动和消费健康饮食的良好环境，从而推动行为改变。这些政策措施将使整个人群受益。对于低风险类别人群来说，他们可以用较低的成本获得健康效果（与个别咨询和治疗性方法相比）。

第四节　健康风险沟通与健康指导

一、风险沟通的概念

广义的风险沟通是与风险相关的信息和观点的转移和交换，被广泛应用于医疗健康、突发公共卫生事件、食品安全、环境健康等各个领域，以避免各类风险的发生，或减少风险对人们的生命、财产或生存环境造成的损害。在健康管理领域，风险沟通（risk communication）是个体、群体以及机构之间交换信息和看法的双通道的互动过程，是一个收集信息、组织信息、再现和精炼信息，并为决策服务的过程。风险沟通贯穿风险管理的全过程，起到互动和交流信息的作用，是风险管理的重要的途径之一。在疾病的风险管理中，适宜的风险沟通方式，将有利于临床医生、全科医生、护理人员、健康管理师等医务人员向具有一定心血管病危险因素的风险筛查者较为准确地传达风险信息，从而帮助后者更好地理解经由风险估算得到的疾病风险概念和风险预测值的意义，使人们更有效地参与健康管理决策，做出更明智的健康管理决定。可以说，风险沟通既是医务人员与风险未知的筛查者之间传递信息的必由之路，也是连接风险估算和风险管理最重要的“桥梁”。

二、风险沟通的理论基础

目前，多数国家和地区在疾病风险管理过程中存在的主要问题在于：多数患者和医生不能很好地理解疾病绝对风险。研究显示：近 80% 的高风险个体过于乐观，错误地认为自己处于低风险中，同时近 20% 的低风险个体过于悲观，错误地认为自己处于高风险中。多数人更熟悉相对风险的概念：吸烟者发生心血管病事件的风险是不吸烟者的两倍，但这一信息只有知道不吸烟者心血管病事件的风险才有意义。同样，仅告知吸烟者，未来 5 年发生心血管疾病事件的绝对风险是 10% 的意义并不大，只有同时告知他们，戒烟可使他们的风险水平降低的程度，并有相应的测量尺度测定平均改变量，才有意义。多数人对所暴露或预防的风险因素没有绝对等级的概念，因此也就不知道该如何应对这些信息。

其次，绝对风险是来自数学运算的抽象概念。对患者和临床医生而言，药物或其他干预降低血压或血脂的直接的、可理解的指标是血压和血脂水平，难以理解降压或降脂药能显著降低心血管疾病的风险，即使这些危险因素是在正常范围内，同样也很难理解相同的药物对血压、血脂处于平均水平的人比处于较高水平者更有效。

因此，健康风险评估过程有必要引入风险沟通的概念，以帮助医患双方更准确地理解健康风险的数值含义，而风险评估的主要结果，即绝对风险和相对风险成为风险沟通的核心指标和前提基础。只有明确筛查对象当前的风险数值和风险层级，临床医生和健康管理师才有可能制订个体化的管理方案、撰写风险评估报告，并选用适宜的风险沟通形式和策略将上述信息有效传达给筛查对象，达到降低筛查对象的健康风险、改善健康水平的目的。

三、风险沟通的形式

在实际应用中，风险沟通的形式主要分为定量和定性形式。

（一）定量形式

绝对风险和相对风险数值是最基本的定量形

式，但是由于年龄、疾病史、算术能力等个体特征的差异，医生、健康管理师和患者很难直接理解绝对风险或相对风险的数值含义。这时健康年龄、理想危险度等健康风险沟通的形式进入研究者的视野。其中，以“心血管年龄”等为代表的健康年龄引入了对比的概念，对于情绪和认知的影响更为深刻，更受筛查者的欢迎，但它也可能会夸大负面认知，其应用仍需要牢固地基于绝对风险评估的结果。

1. 理想危险度　表示健康风险降低的空间。健康风险评估的基本目标是鼓励人们修正不健康的行为，理想危险度就是假设个人已经将所有参与危险度计算的不健康行为和可控制的危险因素都修正到了预期的目标水平，再次计算出来的危险度称为理想危险度。如：吸烟者已经戒烟，高血压患者将血压控制在130/85mmHg以下后，再次计算得到的危险度。

2. 健康年龄　是指具有相同评估总分值的男性或女性人群的平均年龄。实际应用中通常通过计算筛查对象的评估危险度，并与同年龄同性别人群的平均危险度相比进行判断，判断依据如下：①评估危险度＝人群的平均危险度，则健康年龄＝自然年龄；②评估危险度＞人群的平均危险度，则健康年龄＞自然年龄；③评估危险度＜人群的平均危险度，则健康年龄＜自然年龄。

在疾病防治领域，国外研究者已将目光转向了在疾病绝对风险的基础上构建、整合新的疾病风险沟通工具，其中以“心血管年龄”为代表的健康年龄受到研究者的重视。Grover等建立了评估筛查对象“心血管年龄”的新的风险沟通工具。该模型以每年致死性冠心病、脑卒中和非心血管疾病的死亡危险为基础评估个体的期望寿命，并与同年龄同性别的平均期望寿命进行比较，计算出期望寿命的差值，称为年龄裂痕（age gap），实际年龄加上或减去该差值就得到“心血管年龄”。例如，一个具备多种危险因素的人（50岁）与不具备这些因素的同年龄、同性别的人相比，期望寿命会减少5年，那么他的心血管年龄就是55岁，虽然他的实际年龄只有50岁。这种风险沟通方法，既包含了绝对风险特征（年龄裂痕的大小），又包含了相对风险特征（你的实际年龄比心血管年龄更年轻了，还是更老了）。Framingham研究者在2008年发布的心血管综合风险预测模型中也采纳了“心血管年龄”的风险沟通方法，将10年绝对风险值进行进一步转化，得到相应的“心血管年龄”。

（二）定性形式

定性形式主要包括风险类别标签和图像形式。通过危险度计算，可将个体划分至低危、中危、高危等风险等级或风险类别标签，这种方法能够帮助筛查对象更直观地理解绝对风险呈现出的结果是好是坏，但是不同的类别标签可能会带来附加的心理与行为效应。图像形式（包括条形图、饼图、折线图、象形图、图标阵列等）是一种广泛使用的风险沟通形式，筛查者也更喜欢这种视觉辅助形式或者视觉图像与数字的结合形式。不同的图像形式在沟通效果上可能存在差异，如与条形图相比，当以象形图（使用人脸象形图标表示风险的图标阵列形式）展示风险结果时，筛查者感知到的风险以及他们的治疗意愿更低。

四、健康风险评估报告与健康指导

健康风险评估报告是风险沟通最简单最常用反馈评估风险的方式，通常包括个体健康风险评估报告和群体健康风险评估报告。

（一）个体健康风险评估报告

个体健康风险评估报告主要包括个体健康信息汇总情况、疾病风险评估报告（健康风险评估的结果及分析），以及有针对性的健康促进和指导信息。

1. 个人健康信息汇总报告　呈现筛查者的个人健康信息概况。清晰地汇总筛查者的主要健康信息（包括个人疾病史、家族史、吸烟、运动情况、膳食情况）及体检指标，并与上次评估的健康信息及体检指标进行对比，作为医生或健康管理师了解筛查者健康状况及变化情况的参考依据，但并不能据此进行相关医疗诊断。

2. 疾病风险评估报告　是评估报告的主要部分，包括单病种的评估报告。病种主要包括缺血性心血管疾病、高血压、糖尿病、恶性肿瘤等慢性病的疾病风险评估。报告内容包括疾病风险评估结果、危险因素状况、可改善的危险因素提示三部分内容。

（1）疾病风险评估结果：是风险沟通最核心的部分，通过给筛查者展示疾病的当前风险（绝对风险），以及该风险在同年龄同性别人群中的风险等级（相对风险），进而展示如果改善不健康行为／控制可变的危险因素后，发病危险度降低的程度，以鼓励筛查者修正不健康的行为，积极控制危险因素。具体的风险评估结果以图3-2-7的形式呈现。

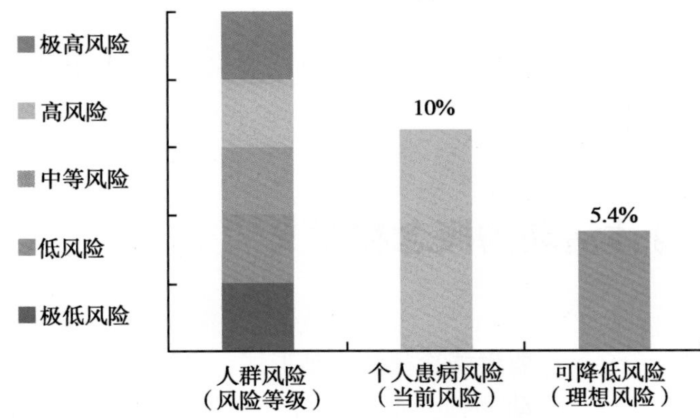

图 3-2-7 风险评估结果报告形式

(2) 危险因素状况：通常用表格形式展示与评估疾病发病相关的危险因素，以及两次评估各危险因素的变化情况，并给出相应的参考值范围。

(3) 可改善的危险因素提示与健康指导：提示筛查者目前存在哪些可改善的危险因素，以有效控制或降低疾病发病风险，并为后续个性化干预和健康指导服务提供参考依据和切入点。比如您可以通过增加身体活动，降低体重，降低血压水平，使您的 ICVD 发病风险降低。

3. 健康教育与指导信息

健康教育与指导信息主要包括健康生活方式（行为习惯）评估结果，危险因素提示信息，个体化膳食处方和运动处方，健康改善指南等。

（二）群体风险评估报告

群体报告主要包括被评估群体的人口学特征、患病状况、危险因素总结、疾病风险情况，群体健康促进指南（建议的干预措施和方法等）。疾病风险情况通常包括：①人群分层（一般人群、高危人群、疾病人群）比例；②各类疾病（低危、中危、高危）比例等。

（刘爱萍 王培玉）

参考文献

1. 王培玉. 健康管理学［M］. 北京：北京大学医学出版社, 2012.
2. GREENLAND P, GRUNDY S, PASTERNAK RC, et al. Problems on the pathway from risk assessment to risk reduction [J]. Circulation, 1998, 97 (18): 1761-1762.
3. COLDITZ GA, ATWOOD KA, EMMONS K, et al. Harvard report on cancer prevention volume 4: Harvard cancer risk index [J]. Cancer causes and control, 2000, 11 (6): 477-488.
4. KIM DJ, ROCKHILL B, COLDITZ GA. Validation of the Harvard cancer risk index: a prediction tool for individual cancer risk [J]. J Clin Epidemiol, 2004, 57 (4): 332-340.
5. WILSON PW, D'AGOSTINO RB, LEVY D, et al. Prediction of coronary heart disease using risk factor categories [J]. Circulation, 1998, 97 (18): 1837-1847.
6. 吴海云, 潘平, 和耀, 等. 我国成年人糖尿病发病风险评估方法 [J]. 中华健康管理学杂志, 2007, 1 (2): 95-98.
7. LIU J, HONG Y, D'AGOSTINO RB, et al. Predictive value for the Chinese population of the Framingham CHD risk assessment tool compared with the Chinese multi-provincial cohort study [J]. JAMA, 2004, 291 (21): 2591-2599.
8. WU Y, LIU X, LI XIAN, et al. Estimation of 10-year risk of fatal and nonfatal ischemic cardiovascular diseases in Chinese adults [J]. Circulation, 2006, 114 (21): 2217-2225.
9. 国家“十五”攻关“冠心病、脑卒中综合危险度评估及干预方案的研究”课题组. 国人缺血性心血管病发病危险的评估方法及简易评估工具的开发研究 [J]. 中华心血管病杂志, 2003, 31 (12): 16-24.

第三章 科学运动

第一节 身体活动的概念和意义

一、身体活动的概念与发展

（一）身体活动的有关概念

1. 身体活动（physical activity，PA） 指骨骼肌收缩产生能量消耗增加的所有机体活动。该定义自20世纪80年代明确后沿用至今，其基本要素包括频率、强度、时间和类型，并涵盖所有的范畴，现代人类的身体活动一般包括职业、交通、家务和休闲活动四个范畴。

2. 体育（sport） 是身体活动的一个范畴，指遵循一系列规则，并作为休闲娱乐或比赛活动的一部分而进行的一类活动。体育通常包括由团队或个体开展的运动，并由某个机构支持，如体育机构。

3. 运动（exercise） 也称“锻炼”，是身体活动的一个范畴，指有计划的、结构化的、重复进行的，以改善或保持身体素质、身体功能或健康为目的。“锻炼”和“训练（training）”这两个词常互相替换。

4. 静态行为（sedentary behavior） 指所有在清醒状态下的坐、斜靠体位，且强度≤1.5代谢当量（metabolism equivalent，METs，也称“梅脱”）的任何行为。大多数安静状态下的办公室工作、坐或靠沙发看电视等都属于静态行为。

（二）身体活动的分类

1. 按能量代谢分类 身体活动过程中肌肉收缩的直接能量来源于三磷酸腺苷（adenosine triphosphate，ATP），其供应有无氧和有氧两种途径。强度不同，维持稳定的身体活动时间也不同，肌肉活动的能量供应途径也有所不同，身体活动因此分为有氧代谢运动和无氧代谢运动，简称“有氧运动”和“无氧运动”。

（1）有氧运动：有氧运动是指躯干、四肢等大肌肉群参与为主的、有节律、较长时间、能够维持在一个稳定状态、以有氧代谢为主要供能途径的运动形式，也叫耐力运动。如以4km/h的速度步行、12km/h的速度骑脚踏车。

（2）无氧运动：无氧运动是指以无氧代谢为主要供能途径的运动形式，一般为肌肉的强力收缩活动，因此，难以维持一个稳定的状态。例如，100m短跑几乎为无氧代谢供能。无氧运动也可发生在例如5 000m长距离跑步等有氧运动末期，也是抬重物、俯卧撑、抗阻力运动的主要形式。

2. 按生理功能分类 根据生理功能和运动方式，身体活动还可以分为以下几类。

（1）肌肉力量活动：能保持或改善肌肉力量、耐力或效力的身体活动。包括日常行为，如搬运重物、铲雪、抱孩子或爬楼梯等，还包括依靠运动器材的行为，如负重器械、杠铃或弹力带等。

（2）骨骼强化活动：能对骨骼产生以肌肉为载体的、有压力性负荷的活动。如跳跃、单足跳、跳绳和跳舞或高阻力负荷等，可以强化骨骼、肌肉。

（3）平衡性训练：能够安全地应对姿势控制的活动。规律练习能够增强步行、站立或静坐时防止跌倒的能力。如单腿站立或使用一个摇晃平板。躯干和腿部的肌肉力量训练也能改善平衡性。

（4）柔韧性练习：也称“拉伸练习”，能够提高关节周围的活动范围和灵活性的活动。如静态拉伸、瑜伽的多种姿势以及太极的一些动作。

（5）瑜伽、太极与气功：这几种活动通常将肌肉力量、平衡训练、低强度有氧活动和柔韧性训练结合在一起。有些类型的瑜伽、太极和气功也强调放松、冥想或精神修行，因此有时候也称作“身心”活动。

（三）身体活动的基本要素

1. 频率（frequency） 指单位时间里运动的次数，一般以“周”为单位。通常表达为每周活动的天数（d/w）。

2. 强度（intensity） 指单位时间内运动的能耗水平或对人体生理刺激的程度。强度反映的是运动过程中用力的程度，一般分为低、中、高三个水平。详见本节“（四）身体活动强度评价”。

3. 时间（time） 指进行一次某种活动所持续的时间，通常以分钟或小时表示。一定时间内的每一次某些特定的运动时间可以累计。例如每周 5 天、每天 3 次、每次 10 分钟的活动可以表示为每周 150 分钟。

4. 类型（type） 有氧运动、平衡练习、柔韧性练习、抗阻（或力量）运动产生的健康效益各有区别。特定形式的运动可能满足特定人群特定的运动目标，而特定的环境和条件也会影响具体运动形式的选择。

（四）身体活动强度评价

主要有主观和客观两类身体活动强度评价方法，即绝对强度和相对强度。对肌肉力量和肌肉耐力也有相关的强度评价指标和方法。

1. 相对强度 属于生理学的范畴，反映个体对某种运动的生理反应和耐受能力，可以使用生理指标法或主观感知法，后者由于操作安全、简便，在运动干预中应用较为普遍。

（1）生理指标法：常用参数包括最大摄氧量（maximal oxygen uptake，VO_{2max}）、储备心率（heart rate reserve，HRR），最大心率（maximal heart rate，HR_{max}）和静息心率（resting heart rate，HR_{rest}）。$HRR=HR_{max}-HR_{rest}$。运动训练目标强度的心率为靶心率（target heart rate，THR），以心率估算的 THR=HRR × 目标运动强度（%）+HR_{rest}。

运动时心率可触摸颈动脉或四肢动脉直接测量，或采用有线和无线仪器设备监测。最大心率也可用公式粗略估计。常用公式为 HR_{max}=220– 年龄（岁），目前也推荐公式 HR_{max}=207–0.7 × 年龄（岁）。中等强度运动的心率范围为 60%~75% HR_{max}。

（2）主观感知法：常用“唱歌 - 说话测试”法和自觉运动强度（rating of perceived exertion，RPE）量表。其中，“唱歌 - 说话测试”法是非临床环境最方便简单的方法，即大多数人在低强度活动中可以唱歌；在中等强度下能够说话但唱不了歌；在高强度下即使说话也很困难。RPE 量表于 20 世纪 70 年代由瑞典生理学家 Borg 提出并得到了广泛应用，可反映个体在运动中主观感知的用力程度，进而反映身体实际承受运动负荷的大小。RPE 表有 0~10 分级表和 6~20 分级表两种。通常在 0~10 分级表中 5~6 级为中等强度，如表 3-3-1。

表 3-3-1 自觉运动强度量表

级别	RPE
0	休息状态
1~2	很弱、弱
3~4	温和
5~6	中等
7~8	疲惫感
9~10	非常疲惫

2. 绝对强度 一般指某种运动的绝对物理负荷量，而不考虑个体的生理承受能力，目前国际上常用单位是 METs，反映相对于安静休息时，运动的能量代谢水平。1MET 相当于每分钟每千克体重消耗 3.5mL 的氧，或每千克体重每小时消耗 1.05 千卡（44 千焦耳）能量的活动强度。并以绝对强度 ≥ 6.0METs 为高强度、3.0~5.9METs 为中等强度、1.6~2.9METs 为低强度、1.0~1.5METs 之间的身体活动为静态活动。其中清醒状态下坐着、斜靠的静态活动称为“静态行为”。METs 可以通过专业设备客观测量，也可以利用相关数据库查询和赋值。自 1993 年以来，先后发布和更新的身体活动概要（compendium of physical activity）数据库汇总了各类范畴的数百种运动类型的代谢当量，该数据库已得到广泛认可和应用。

对上述绝对和相对运动强度评价指标粗略汇总，如表 3-3-2。各种方法均可能受生理状况、药物、环境等多种因素影响。在运动干预实践中，尤其对于体质较弱、慢性病人群、老年人等推荐采用主观性的相对强度的评价方法，更能够反映个体所承受的运动负荷、避免损伤。

表 3-3-2 运动强度常用评价方法汇总

强度	“唱歌 - 说话”测试	RPE（0~10 分级）	储备心率百分比 /%	最大心率百分比 /%	代谢当量 /METs
低强度	能唱歌并能说话	<5	<40	<60	1.6~2.9
中等强度	能说话、不能唱	5~6	40~60	60~75	3.0~5.9
高强度	不能说话	≥ 7	>60	≥ 76	≥ 6.0

对于抗阻力运动的强度，常根据肌肉力量（肌肉用力的能力）和肌肉耐力（肌肉持续用力或重复用力的能力）评价。一般用可重复3次以下的负荷测试力量，也可用重复12次以上的负荷测试耐力。肌肉力量的测试包括静力或等长力量、动力测试。静力或等长力量的峰值用力常用最大肌力（maximum voluntary contraction，MVC）表示。动力测试常用一次最大重复次数（one repetition maximum，1-RM）测定，目前也可以用多个重复来测量肌肉力量，如4-RM、8-RM等。肌肉耐力测试通常是给定频率，以重复抗阻力动作的次数表示，如蹲起次数。

（五）身体活动量和能量消耗的估算

如前所述，1METs相当于每千克体重每60min耗能约1千卡。60千克体重的健康成人，身体活动能量消耗可以用以下公式估算。

身体活动能耗（千卡）≈身体活动量（MET-min）=身体活动强度（METs）× 活动时间（min）

如健康成人4km/h步行活动的代谢当量3.0MET，则体重60kg的健康成人步行10分钟的活动量和身体活动能耗如下。

身体活动量（MET-min）=3.0MET × 10min=30MET-min

身体活动能耗≈身体活动量 =30kcal

身体活动量可以累计估算，健康成人每天以4km/h的速度走路50分钟，每周5天，并且每周骑车2次，每次20分钟，则可估算如下。

每天走路的活动量（MET-min）=3.0MET × 50min=150MET-min

每周走路的活动量（MET-min）=3.0MET × 50min × 5=750MET-min

每周骑车的活动量（MET-min）=4.0MET × 20min × 2=160MET-min

每周的总活动量（MET-min）=750MET-min+160MET-min=910MET-min

以此估算，即体重60kg的健康成人约每周走路和骑车消耗能量累计约910kcal，而体重72kg者耗能约为体重60kg成人的1.2倍（72kg ÷ 60kg=1.2），即1 092kcal。

（六）身体活动信息收集

身体活动信息收集是评价、制订和调整科学运动计划和进度的关键环节。常见方法有活动日志、问卷调查、仪器与可穿戴设备法等。各种方法的使用范围、误差范围均可能存在差异，其共同特点是系统误差大于随机误差。实际应用需要注意测量方法信度和效度的可靠性，并保持同一工具重复测量的一致性。

1. 问卷调查　问卷分自填式和访谈式，部分人群调查中可能采用集体讲解和个别指导结合的形式进行。

2. 活动日志　即以日志的形式记录一天中各种身体活动的情况和时间，如以每15分钟为一时间段，逐段记录所从事的活动。对某些活动需区分每次活动中具体的动作构成以准确反映实际活动量，如球类活动存在跑动、站立、跳跃、替补、暂停、休息等多种活动形式。

3. 仪器与可穿戴设备　除了心肺功能机等大型专业仪器以外，便利的运动传感器类的可穿戴设备越来越广泛用于身体活动的信息采集。心率表（heart rate monitor）可以用来监测运动中的心率，辅助控制运动强度；记步器（pedometer）和加速度计（accelerometer）等运动传感器（motion sensor）可用于帮助计算步行或跑步的运动量。其中记步器和加速度计的基本原理不同，前者主要记录步数，后者通常可同时收集强度。目前，市面上销售的各类运动手表等均属于运动传感器的范畴。

上述各类运动传感器为开展现场或远程的运动监测、科学指导等提供了良好的条件，进而降低运动损伤和意外的风险。

二、科学运动的意义与实现

（一）身体活动的健康效益

身体活动各项基本要素均与其最终的健康效益息息相关。①频率方面，身体活动的健康效益有赖于长期坚持，并且机体重复一定强度活动获得的适应性也可降低运动伤害风险。②强度方面，达到中 - 高强度的身体活动累计总量比单纯的持续或累计活动时间有更重要的作用。低强度身体活动可以减少静坐时间，增加能量消耗。③时间方面，每次中 - 高强度身体活动均可产生健康效益，但更长的活动时间的健康效益更大。相对于增加身体活动强度而言，延长中等强度身体活动时间的运动伤害风险更低。④类型方面，所有非静态身体活动对于大多数人均具有积极的健康效益。不同骨骼、肌肉群参与的运动具有不同的健康效益。关节柔韧性运动有利于保持或增加关节的活动范围和灵活性。抗阻力运动可改善肌肉功能，有助于促进代谢健康、骨健康。平衡和协调性练习可提高运动能力、预防跌倒和外伤、提高生活质量。因此，鼓励多种类型运动的组合、达到身体活动推荐水平。

综合而言，身体活动的健康效益主要表现为以下三个方面。

1. 产生短期益处　一次中 - 高强度身体活动当天就能起到降低血压、提高胰岛素敏感性、减少焦虑、改善认知、提高短期执行功能（包括组织日常活动、规划未来大脑过程）、改善记忆、提高注意力等作用。长期规律进行中 - 高强度运动能使这些方面的获益更大。

2. 改善睡眠，提高体能　中 - 高强度身体活动可以促进入睡，改善睡眠质量，增加深度睡眠时间，降低白天嗜睡的发生。身体活动可以改善各年龄人群的身体功能，提高生活质量。

3. 降低许多疾病的发生和死亡风险　较多的中 - 高强度身体活动长期影响可以改善生殖健康，可预防高血压、骨质疏松症、肥胖症和抑郁症，降低冠心病、脑卒中、2 型糖尿病、乳腺癌和结肠癌等许多疾病的发病风险；促进骨骼健康，缓解焦虑和抑郁症状，减少痴呆的发病风险，降低老年人跌倒风险。

（二）身体活动健康效益的实现

证据表明，运动总量是决定其健康效益的关键。即使不能达到目前运动总量的推荐目标，也具有积极的健康效益。应鼓励结合个体特点，逐步增加身体活动。实现身体活动效益的途径有以下几点。

1. 没有中 - 高强度身体活动或很少的个体，将静态行为替换为低强度的身体活动能降低全死因死亡风险、心血管疾病的发病和死亡风险、2 型糖尿病的发病风险。

2. 没有中 - 高强度身体活动或很少的个体，无论其静态时间多长，逐步增加少量或大量的中等强度身体活动都可以降低疾病的发病风险。

3. 未达到目前推荐目标的个体，即使少量增加中等强度身体活动也能对健康产生益处。

4. 未达到上述推荐目标的个体，减少静态行为，增加中等强度身体活动，或者将两者结合，可以获得更多的益处。

5. 当前未达标的个体，增加任何特定中 - 高强度身体活动，可获得的健康效益甚至超过目前已达标个体。

6. 已达到推荐目标的个体，进行更多的中 - 高强度身体活动可获得更多的益处。任意一次的中 - 高强度身体活动可累计，包括每次不足 10 分钟的活动，以鼓励身体活动总量增加并产生健康益处。

第二节　运动处方的制订与执行

一、运动处方的基本原则与依据

在进行科学运动时，运动干预（exercise intervention）是指运用多种运动形式、有针对性地改善机体功能状态，最终达到延缓病情发展，减少并发症，延长寿命，提高生活质量的目的。其核心内容是在进行相关评估后，制订个体化的运动方案，即运动处方（exercise prescription）。运动处方的概念于 20 世纪 50 年代被提出，于 20 世纪 60 年代末被世界卫生组织采用。

（一）基本原则

运动的健康效益是以其基本要素的水平为基础的，其基本原则即“FITT-VP 原则”，包括身体活动四个基本要素（即 FITT），以及身体活动量（volume）和进度（progress）两个要素。

1. 身体活动量（volume）　通常用每周的梅脱与时间的乘积表示，即 MET-min/w。详见本章“第一节 身体活动量估算”相关内容。

2. 进度（progress）　取决于运动干预的目的、个体健康状况、体能水平等。即在运动干预中调整以上各运动要素水平的时间和幅度等，以避免有关运动风险并且达到预期的运动目标。

（二）制订依据

体适能（physical fitness）是制订运动处方、观察效果的主要依据。体适能是指身体有足够的活力和精力进行日常事务，而不会感到过度疲劳，并且还有足够的精力享受休闲活动和应对突发事件的能力。

体适能分为运动体适能（sport related physical fitness）和健康体适能（health related physical fitness），前者是指运动员在竞赛中，为了夺取最佳成绩所需要的体适能。健康体适能则是指一般人为了促进健康、预防疾病、提高日常生活、工作和学习效率所追求的体适能。健康体适能是一种更具有以下特征的状态：①有充足精力和能力从事日常活动。②缺乏运动相关疾病早期发病风险较低的品质和能力。

健康体适能的评价指标体系主要包括心肺耐力素质、肌肉力量和耐力素质、柔韧性素质和身体成分。其中，心肺耐力的评价指标主要有台阶试验、6分钟步行试验等，肌肉力量的评价指标主要有握力、俯卧撑、引体向上、跪卧撑、双手前投实心球、仰卧起坐、仰卧举腿、俯卧背身、立定跳远、纵跳等。柔韧性素质指标主要有坐位体前屈等，身体成分的指标主要是身体脂肪占体重的百分比。

二、制订流程

运动处方的制订流程包括运动前常规体检、健康筛查与评估、运动测试(必要时进行)、制订运动目标和内容。美国运动医学学会(American College of Sports Medicine，ACSM)发布和不断更新的“ACSM运动测试与运动处方指南”为实施运动干预提供了可参考的内容和方法，并已得到了广泛应用。

1. 运动前常规体检 包括一般体格测量，以及病史、血压、脉搏、关节等一般检查，必要时进行心电图、胸部X线检查和化验等。主要目的是降低不适当运动造成的运动性疾病，甚至发生意外伤害的危险。

2. 健康筛查与评估 所有个体在开展运动训练前都应该进行健康筛查与评估(包括运动习惯和水平)，并确定开始运动前运动测试和医学监督的必要性。包括利用相关问卷了解和评估个体身体活动水平，国际体力活动问卷(international physical activity questionnaire，IPAQ)比较常用。进行人群分类并确定是否需要医学筛查，最终确定预期运动强度方面，推荐采用ACSM有关问卷和方法。医学筛查的方法或流程由专业人员决定、专业机构完成。运动前健康筛查的目的是确定个体是否存在运动相关的心血管事件风险。

3. 运动测试 包括前述的健康体适能评价和临床运动测试两大类。其中健康体适能(身体成分、心肺耐力、肌肉力量/耐力和柔韧性)评价可结合个体特征选择测试技术和设备进行。运动测试主要通过对血流动力学、心电图以及气体交换和通气反应的评价，为心血管患者提供诊断和预后信息。

4. 制订运动量目标和计划 运动处方应能够全面促进健康体适能，即提高心肺耐力、肌肉力量和耐力、柔韧性、身体成分等。运动处方内容一般包括有氧运动、肌肉力量练习和柔韧性活动，强调结合职业、交通、家务和休闲活动习惯，并注意减少静态行为。

有氧运动一般强调中等强度，推荐每周累计运动时间≥150分钟；肌肉力量锻炼的强度应能维持对肌肉的一定刺激，推荐每周2~3天，每次15~20分钟。同时，应充分考虑个体的运动习惯、禁忌证、运动环境、设施条件等。进度方面强调量力而行、循序渐进。

一次运动训练的基本组成包括以下内容。

(1)热身：至少5~10分钟，小到中等相对强度的心肺和肌肉耐力活动。

(2)训练内容：至少20~60分钟，有氧运动、抗阻运动等多种运动累计达到。

(3)整理活动：至少5~10分钟，小到中等相对强度的心肺和肌肉耐力活动。

(4)拉伸：最后进行至少10分钟的拉伸活动。

三、运动处方的执行

运动处方的执行主要有三种途径：一是在运动医学专业人员监督指导下执行；二是在自我监督下执行；三是在社区卫生机构指导下执行。

(一)运动处方的执行进度

运动处方的执行进度主要取决于个体的健康状况、运动耐受力和运动目标。对于一般成年人，较合理的提高速率是在初始的4~6周中，每1~2周延长每次运动时间5~10分钟，规律运动1个月以后的3~6个月，逐渐增加运动的频率、强度和/或时间，逐渐达到推荐目标活动量和质量。随着运动处方中任何一项的调整，都应对运动量增加可能带来的不利影响进行监控，如果无法很好耐受时，应降低运动量。

以有氧运动为例，不同阶段运动处方执行要点如下。

1. 第一阶段 执行初步方案。针对之前没有运动或没有长期运动的慢性病患者，这个阶段的目的是先“动”起来，损伤的风险应降至最低，并帮助个体逐渐形成规律运动，每周≥4次，逐渐增加运动时间，在3~4周内，逐步达到每周总时间100分钟左右，运动强度要接近或达到中等强度。

2. 第二阶段 执行发展运动方案。发展运动方案一般从第3周开始，每周运动不少于4次，这一阶段运动时间要较前一阶段长，中等强度运动达到每周150分钟。此阶段一般需要实施3个月左右。

3. 第三阶段 执行更高一级水平的运动方案。更高一级水平的运动方案开始时间根据之前的运动发展速度而定，一般从3个月左右开始，进入每周4次以上、累计超过150分钟的有效运动，运动强度可稍大于中等强度。

（二）运动监测

运动处方执行过程的各个阶段，监测运动强度、运动量及有关生理改变，及时指导及调整运动处方或运动进程，是落实运动处方的关键环节。

1. 现场运动监测 是指在运动现场监测运动引起的各种生理反馈，以及时指导或调整运动进程。尤其是对于心肺耐力较低的患者，需要在心电监护下进行运动康复。在运动现场实时监测运动者的心率、运动强度、运动量，使指导者能时时了解、跟进每个人的运动情况和身体情况，方便及时调整，防止运动意外发生。测试人员要仔细观察，并不断地与受试者进行交流。受试者也要在出现不适时，第一时间告知测试人员，测试人员要询问受试者的感觉及是否有任何不适状况。

2. 远程运动监测 互联网科技在运动健身领域的应用日益广泛，技术不断提升的智能化技术与设备，使远程运动监控更加便利。其中，运动时使用心率监测已被许多专业运动医学和健身医学机构广泛推荐。运动过程中佩戴运动心率设备采集运动心率数据，可以长期跟踪，满足个人对运动效果长期评估的个性化管理需求。

（三）常见困难与解决方法

在运动处方的执行过程中，由于主观和客观的各种障碍或困难，可能会影响运动计划的有效落实和干预目标实现，以下提供了一些常见运动障碍及相关建议，如表3-3-3。

（四）运动损伤的预防

运动损伤指在运动过程中或运动后发生的运动相关的机体损伤或疾病。与一般日常生活中的损伤不同，运动本身可以是一个诱发因素，也可以是一个致病因素。如已经存在冠状动脉狭窄的冠心病患者，可因运动锻炼增加心脏负荷，而发生急性心血管事件。另一方面，即使心脏有疾患，如果运动计划安排得合理，冠心病患者也可耐受适量的体力负荷。

常见的运动损伤主要包括软组织损伤（如软骨损伤、肌肉损伤、肌腱损伤及韧带损伤）、骨骼损伤等。急性心血管事件造成的损害对健康和生命威胁更大，但实际发生率很低。特殊环境和疾病状态还可能增加特定类型的运动有关伤害，如与高气温和大量出汗有关的脱水、糖尿病患者低血糖等。

（1）运动损伤的影响因素：大多数运动有关的意外伤害都由身体的内在承受能力与外部体力负荷量两方面因素影响。把握体力负荷的度是预防运动伤害的关键，这里的度指运动强度、时间、频度和进度的综合考虑。另外，特定运动技能的熟练程度和其他有关情况也是需要考虑的影响因素。

表3-3-3 常见运动障碍及克服建议

障碍或困难	建议
缺少时间	1. 明确可用的时间，分析一周中可用的日常活动机会，确定至少3个30分钟可以用来进行运动的时间 2. 在日常生活中加入身体活动，如走路、骑自行车上班或购物，看电视时进行运动等 3. 安排身体活动的时间，如午餐时间进行走步、游泳等 4. 选择需要时间很少的活动如跑步、登楼梯等
害怕受伤	1. 学习如何进行准备活动和整理活动以防损伤 2. 学习如何挑选适合自己年龄、体能水平和健康状况的运动 3. 选择从事危险性最小的活动
缺少技能	1. 选择不依赖技能的运动，如走路、小跑等 2. 与同等技能水平的朋友一起运动 3. 寻找愿意教授自己运动技能的朋友一起运动 4. 参加培训班学习运动技能
天气条件	1. 形成一套不受天气干扰的规律运动，如室内踏车、有氧舞蹈、室内游泳、健身房运动等 2. 只将依赖天气条件的室外运动作为补充，如户外跑步、室外网球等
外出旅行	1. 将跳绳放入旅行箱，有时间时进行跳绳运动 2. 在大厅中散步，在旅馆中登楼梯 3. 居住在有游泳和运动设施的地方 4. 在旅行当地寻找合适的场地步行

（2）预防和自我保护：运动处方是根据个体身体条件制订的运动锻炼强度、时间、频度和进度的计划，以及为了保证锻炼的安全有效，对运动前、中、后做出相应的自助和医学监督的安排和措施。多数中低风险的运动锻炼者不需要运动中的医学监督，但也不能完全排除意外伤害的可能性，预防措施主要靠自助的方式实现。

（3）风险和健康效益：运动意外风险控制的目的是保证利大于弊。日常缺乏运动的人更容易发生损伤。适度的体力负荷可以增加身体抵御骨关节系统伤害的能力，同样，科学的运动计划可以改善身体功能，如冠状动脉的功能，进而降低心肌缺血的风险。在运动处方的执行中，应把握适度的体力负荷，并采取合理的运动医务监督和预防措施，是减少运动有关意外伤害的关键对策。

第三节 不同人群的运动干预方法

一、一般个体运动干预方法

（一）指导原则

对于18~64岁的成年人，身体活动包括日常生活、家庭和社区环境内的休闲时间活动、交通往来（如步行或骑自行车）、职业活动（如工作）、家务劳动、体育运动或有计划的锻炼等。一般成人的运动干预目标和原则：①每周进行150~300分钟中等强度有氧运动，或75~150分钟高强度有氧运动，或等量的中等强度和高强度有氧运动的组合。②每周至少有2天进行肌肉力量练习，如俯卧撑、举哑铃等。③保持日常身体活跃状态，减少静态行为，并增加活动量。

（二）运动计划制订

根据运动处方的FITT-VP原则，健康成年人首先应在日常生活中保持活跃，少静多动。简要的运动处方原则推荐如下。

1. 有氧运动

（1）频率：每周≥5天中等强度运动，或每周≥3天较大强度运动，或每周3~5天中等强度与较大强度运动相结合。

（2）强度：中等（40%~60% HR_{max}）到较大强度（60%~90% HR_{max}）。对于健康状况不好的人进行小（30%~40% HR_{max}）到中等强度的有氧运动。间歇训练可以提高一次训练课的总强度或平均强度，成年人可以从间歇训练中获益。

（3）时间：中等强度运动，每天累计30~60分钟，每周累计150~300分钟。或每天至少进行20~30分钟（每周75~150分钟）的较大强度运动，或中等和较大强度相结合的运动。

（4）运动量：推荐大多数成年人每周进行150~300分钟中等强度的运动，或每天至少进行中速以上步行6 000步。

（5）类型：建议所有成年人都进行有节律的、大肌肉群参与的、所需技巧低的、至少是中等强度的有氧运动，鼓励进行多种运动形式。

（6）进度：一般成年人在初始的4~6周中，每1~2周将每次锻炼课的时间延长5~10分钟。当规律锻炼1个月后，在接下来的4~8个月里逐渐增加到上述推荐运动量。

2. 抗阻运动

（1）频率：每周对每个大肌肉群训练2~3天，并且同一肌群的练习时间应至少间隔48小时。如每周进行仰卧起坐2天，同时哑铃练习2天。

（2）强度：中等强度，例如60%~70%的最大重复次数（1-RM）至少练习1组，每组重复10~15次。如果杠铃的1-RM为100kg，则推荐60~75kg的强度。

（3）类型：推荐多关节练习。

（4）推荐量：每个肌群练习2~4组，每组重复8~12次，组间休息2~3分钟。

3. 柔韧性训练　其频率、强度、时间、方式、模式均有要求。

（1）频率：每周2~3天，每天练习效果更好。

（2）强度：拉伸至感觉到拉紧或轻微的不适。

（3）时间：大多数人静力拉伸保持10~30秒。每个柔韧性练习总时间为60秒。

（4）方式：缓慢拉伸大肌肉群，如弹力橡皮带和拉力器。

（5）模式：每个柔韧性练习都重复2~4次。

二、特殊人群的运动干预方法

（一）老年人群的运动干预方法

1. 指导原则　对于老年人群，身体活动包括在日常生活、家庭和社区中的休闲时间活动、交通往来(如步行或骑车)、职业活动、家务劳动、体育运动或有计划的锻炼。

通常情况下,老年人的运动干预目标和原则:①应达到一般成人的推荐活动量。②每周应至少有3天进行平衡能力、灵活性和柔韧性练习。③如身体不允许,每周进行150分钟中等强度身体活动,应尽可能地增加各种力所能及的身体活动。对于由于健康原因不能完成推荐活动量的老人,也应在能力和条件允许范围内尽量多活动。老年人运动强度的评估更强调主观感受疲劳程度,推荐采用RPE量表或者“唱歌-说话”法评估。

2. 运动计划制订 健康老年人的运动干预计划与一般成年人一致。运动进度安排时,强调首先逐步增加运动频率,如每天锻炼的次数,再逐渐增加每次的锻炼时间,逐渐达标。运动处方应结合老年人的日常生活习惯和技能水平,安排适当的、有规律的、多种形式的身体活动,兼顾有氧运动、肌肉力量、关节柔韧性、灵活性和平衡能力的训练。鼓励日常生活中参加如园艺、旅游、家务劳动、购物等。运动类型应注意安排功能性练习、韵律操、平衡性练习、太极拳等。

3. 运动计划实施 老年人在开始进行运动锻炼前,应进行健康风险筛查与评估,对于风险较高者应完成有关的运动测试等。在运动干预的具体实施过程中,应注意以下内容。

(1)运动处方:老年人应熟悉运动的环境,注意保暖和陡然降温,活动前要做好热身、活动后要做整理活动。定期进行医学监督和随访,在患有慢性病且病情不稳定的情况下,应有医生参与制订运动处方。

(2)运动形式:老年人宜参加个人熟悉和有兴趣的运动。避免高强度、高风险运动(如马拉松,跳高、举重、高强度间歇性训练等)。

(3)过度运动判断:避免活动中突然改变体位。老年人应学会识别过度运动的症状,强度的判断应参考RPE量表,运动中体位不宜变换太快,以免发生体位性低血压。

(4)调整运动计划:对体质较弱和适应能力较差的老年人,应慎重调整运动计划,延长准备和整理活动的时间。

(5)高冲击性活动:合并有骨质疏松症和下肢骨关节病的老年人,不宜进行高冲击性的活动,如跳绳、跳高和举重等。

(二)职业人群的运动干预方法

1. 指导原则 一般健康的职业人群运动干预目标与健康成人一致。但职业人群的运动干预原则应充分考虑其职业性活动的特点,一方面是考虑职业活动对身体活动目标的贡献,一方面应考虑职业活动中损失的身体活动机会、可能引起的个体在骨骼肌肉等方面的损伤。具体内容如下。

(1)静坐为主的职业人群:一方面应增加静坐过程中的站起活动,而不强调这类站立活动的强度,另一方面应针对性地增加放松颈、腰椎的功能锻炼。

(2)负重、操作大型机械为主的人群:一方面,针对性增加劳作体位的调整、功能锻炼等;另一方面增加非职业活动期间其他大肌肉群参与的有氧运动和抗阻锻炼等。

(3)静坐时间:尽可能减少连续长时间静坐。

2. 运动干预计划制订 职业人群运动干预的计划制订与健康成年人一致,但需要充分考虑职业人群的职业特点和生活习惯,并针对性地进行抗阻锻炼和功能锻炼。具体如下:①将目标活动量分配到职业、交通、业余锻炼的多个范畴,注重活动量的累计。②充分利用工间操、交通往来、业余时间累计达标。③减少静坐行为。

3. 运动计划实施 运动计划实施中充分结合职业人群的活动范畴逐渐达标。具体如下:①通过工间操时间可以完成一定的运动量。②打电话、交谈、使用电脑等行为时,尽量站立、轻度活动。③增加任何时间内的步行、骑车运动量,减少电梯使用时间。④业余进行多形式的有氧运动、抗阻运动或功能锻炼等。⑤主动减少看电视、用电脑等静坐时间。

(三)6~17岁儿童青少年的运动干预方法

1. 指导原则 对于该人群,身体活动包括家庭、学校和社区环境内的玩耍、游戏、体育运动、交通往来、娱乐、体育课或有计划的锻炼等。运动推荐:①每天进行至少60分钟中等强度到高强度的身体活动,鼓励以户外活动为主。②每周至少进行3天肌肉力量练习和强健骨骼练习。③减少静态行为,每次静态行为持续不超过1小时。每天屏幕时间累计少于2小时。

2. 运动计划制订 该人群的运动干预计划应充分结合学校的各种活动进行,并注重培养运动兴趣和技能。具体如下:①每周体育课时间至少150分钟,平均每天30分钟。②增加课间身体活动,并参与课外活动。③鼓励步行或骑车的交通方式。④减少静坐时间和屏幕时间。⑤参加专门的运动训练项目以培养运动习惯、学习运动技能。

3. 运动计划实施 在该人群的运动干预过程中，应充分考虑其生理特点、学校环境和气候环境，并注意补充水。具体应注意以下方面：①抗阻训练一般可以参考成人抗阻运动计划。每个动作重复 8~15 次，达到中等疲劳，同一肌群的力量练习以每天不超过 1 次、每次时间控制在 1 小时以内（含热身和放松）为宜。低年龄阶段重在提高神经肌肉的协调、动员和执行能力，随着年龄增长逐渐加大负荷；高强度肌肉力量练习不宜每天进行，可以进行适量的静力性练习，以动力性练习为主。②每周 ≥ 3 天强健骨骼练习，隔天进行。③超重或缺乏运动习惯的儿童青少年，应注意循序渐进，从中等强度运动开始，适应后逐渐达标。④每天屏幕时间累计 ≤ 2 小时。遵循年龄越小、每天屏幕时间越短的原则，小年龄儿童要在连续 30 分钟屏幕时间后及时放松眼睛。

三、慢性病人群运动处方原则

对所有的慢性病人群进行运动干预前，均应按照上述的健康筛查、评价流程，明确可能影响运动风险的因素，测试前的医学检查和测试中的医务监督都是需要的。本节仅介绍几种常见慢性病的运动处方原则。

（一）单纯性肥胖

单纯性肥胖患者运动干预的目标是增加能量消耗、控制并减轻体重，保持和增加瘦体重、改变身体成分分布、减少腹部脂肪，改善循环、呼吸、代谢调节功能。保持日常活跃，减少静态行为。运动处方的 FITT 推荐与健康成年人类似，但更加强调次数（每周至少 5 次），运动总量目标是每周 300 分钟中等强度运动或 150 分钟高强度运动，建议循序渐进逐渐达标。

减重目标的设计应符合实际，推荐 3~6 个月内减重 5%~10%。需要注意的是，体重管理在于能量摄入与能量消耗的平衡。普通健康成人每天的身体活动耗能应占总能量的 15% 以上。如成人膳食摄入能量在 1 600~2 400kcal 时，每天的身体活动耗能应达到约 240~360kcal。应同时做到合理膳食，每日能量摄入减少 500~1 000kcal，每周中等强度运动 ≥ 150 分钟，逐渐增加至较大量的运动，如每周大于 250 分钟，以促进长期控制体重。

（二）2 型糖尿病

2 型糖尿病患者的运动干预目标是提高心肺功能，改善胰岛素敏感性，控制血糖和体重，保持或增加肌肉体积，控制病情，预防并发症。具体原则如下。

1. 频率 有氧运动应每周至少 3 天，连续间断不超过 2 天。抗阻运动应每周 2~3 次，每次间隔 1~2 天，并结合柔韧性和平衡性训练。

2. 强度 有氧运动中等强度（40%~59% HRmax）或高强度（60%~89% HRmax）。较大强度可以获得更多效益。抗阻运动 50%~69% 的 1RM，或高强度 70%~85% 1RM。

3. 持续时间 每周中等强度有氧运动累计 ≥ 150 分钟，累计达到 300 分钟可以获得更多的健康效益。餐后更多的能量消耗更有利于降低血糖，且运动时间 ≥ 45 分钟的健康获益更趋于稳定。抗阻运动每组重复 10~15 次，每种运动形式每次 1~3 组。

4. 方式 以大肌肉群参与的有氧运动结合抗阻运动为主。推荐包括柔韧性练习和平衡性练习等多种类型、形式的综合性运动组合。

5. 静坐 保持日常活跃，建议采用 3~5 分钟中低强度的小剂量身体活动打断连续长时间的静态行为。建议持续静态行为时间不超过 30 分钟。

6. 进度 与健康成年人一致，强调循序渐进的原则。

注意事项如下。

（1）预防低血糖：运动前的胰岛素应避免注射于运动肌肉，最好选择腹部。在初次运动和改变运动量时，应监测运动前、后数小时的血糖水平，如运动时间长，还应考虑运动中的监测。根据监测的血糖变化和运动量，可酌情减小运动前胰岛素用量或增加碳水化合物摄入量。若运动前血糖 <100mg/L，应进食 20~30g 碳水化合物后再运动。有些患者运动后受低血糖影响可持续 48 小时，必要时应在运动后进行更多监测。

（2）血糖 >16.7mmol/L 忌大强度耐力运动。出现足部破溃、感染时，应避免下肢运动。出现严重或增生性视网膜病变时，应避免大强度耐力活动、中高负荷抗阻力运动、冲击用力和爆发用力。出现血糖控制不稳定、血糖 >16.7mmol/L 合并酮症、视网膜出血或感染、不稳定心绞痛时应禁忌各种运动。

（三）原发性高血压

原发性高血压运动干预的目的是提高心肺和

代谢系统功能，稳定血压，控制体重，预防并发症，缓解精神压力、改善心理平衡。具体原则如下。

1. 频率 几乎每天都应进行有氧运动，每周2~3天的抗阻运动。

2. 强度 中等强度（40%~60% HR_{max}）有氧运动，以60%~80% 1-RM强度进行抗阻运动。

3. 时间 有氧运动每天至少30分钟，每次至少10分钟。抗阻运动每次至少1组，每组8~12次。

4. 形式 以大肌肉群参与的有氧运动形式，抗阻运动仅限于病情较轻和运动伤害风险较低者，推荐所有大肌肉群的中低负荷抗阻运动。

5. 进度 与健康成年人一致，但应结合血压控制情况、药物治疗情况和并发症等，尤其强调高血压患者运动处方进度的循序渐进原则。

注意事项：①β受体阻滞剂影响运动中的心率反应，应采用RPE等指标综合判断运动强度。②2受体阻滞剂、钙通道拮抗剂和血管舒张药物可诱发运动后低血压，因此运动后的放松过程需要延长，逐渐降低运动强度。③利尿剂可诱发低钾血症，导致发生心律失常的风险增加，应酌情适量补钾。④运动中血压上限建议设定在220/105mmHg。⑤抗阻力训练时应避免憋气，特别是用力时的憋气。⑥耐力运动作为治疗方案的一部分时，酌减用药剂量。⑦湿热天气和运动中出汗多时，应注意对身体水合状态的监测和水的补充。

（四）骨质疏松症

骨质疏松人群的运动处方推荐分为两类：①有一个以上的骨质疏松危险因素（低骨密度值、年龄、女性）的个体；②骨质疏松患者。

两类人群的运动干预目标是保持骨骼健康，具体原则如下。

1. 频率 有氧运动每周3~5天，抗阻运动每周2~3天。

2. 强度 对骨质疏松风险人群，建议中等强度（40%~60% HR_{max}）有氧运动并逐渐增加到较大强度（≥60% HR_{max}），抗阻运动应结合骨骼承受力，从中等强度（60%~80% 1-RM，8~12次重复）增加到较大强度（80%~90% 1-RM，5~6次重复）。对于骨质疏松症患者，不鼓励较大强度的任何运动。

3. 时间 有氧运动每天30~60分钟，抗阻运动每周2~3天。

4. 形式 强调承受自身体重的有氧运动（如网球、爬楼梯、步行和间歇性慢跑），包含跳跃的活动和抗阻运动（如平板支撑）。

注意事项：①对于骨质疏松人群，尤其应避免爆发性和高冲击性运动，还应避免扭曲、弯曲和挤压脊柱的运动。②老年人的跌倒风险增加，运动处方中应增加平衡练习。③制动和卧床休息都会引起快速的、明显的骨质丢失。

（陈晓荣 王维民）

参考文献

1. 王正珍. ACSM 运动测试与运动处方指南 [M]. 10 版. 北京: 北京体育大学出版社, 2019.
2. 杨静宜, 徐峻华. 运动处方. 北京: 高等教育出版社, 2007.
3. 中国人群身体活动指南编写委员会. 中国人群身体活动指南 [M]. 北京: 人民卫生出版社, 2021.
4. BORG GAV. Psychophysical bases of perceived exertion [J]. Med Sci Sports Exerc, 1982, 14 (5): 377-381.
5. AINSWORTH B E, HASKELL W L, LEON A S, et al. Compendium of physical activities: classification of energy costs of human physical activities [J]. Med Sci Sports Exerc, 1993, 25 (1): 71-80.
6. AINSWORTH B E, HASKELL W L, WHITT M C, et al. Compendium of physical activities: an update of activity codes and MET intensities [J]. Med Sci Sports Exerc, 2000, 32 (9 Suppl): S498-S504.
7. AINSWORTH B E, HASKELL W L, HERRMANN S D, et al. 2011 Compendium of Physical Activities: a second update of codes and MET values [J]. Med Sci Sports Exerc. 2011, 43 (8): 1575-1581.
8. CASPERSEN C J, POWELL K E, CHRISTENSON G M. Physical activity, exercise, and physical fitness: definitions and distinctions for health-related research [J]. Public Health Rep. 1985, 100 (2): 126-31.
9. AMERICAN DIABETES ASSOCIATION PROFESSIONAL PRACTICE COMMITTEE. 5. Facilitating Behavior Change and Well-being to Improve Health Outcomes: Standards of Medical Care in Diabetes—2022 [J]. Diabetes Care. 2022, 45 (1 Suppl): 60s-82s.
10. KANALEY J A, COLBERG S R, CORCORAN M H, et al. Exercise/Physical Activity in Individuals with Type 2 Diabetes: A Consensus Statement from the American College of Sports Medicine [J]. Med Sci Sports Exerc, 2022, 54 (2): 353-368.

第四章 营养干预

第一节 营养干预的基本理论

一、营养干预的概念和效果

营养干预(nutrition intervention,NI)是通过合理建议、教育,或提供特定食物成分、饮食计划等以改善营养状况或解决相关问题。营养诊断和相关病因学问题决定了营养干预的具体实施,旨在改善营养摄入、相关知识、饮食行为、环境或相关护理或服务的可及性等。营养干预是防治营养相关疾病既有效又经济的重要方法,其基本内容包括食物供给(如食物强化等)、营养教育、营养咨询、营养护理。营养干预的本质是制订计划和具体实施两方面的有机结合,其中制订计划的关键内容是进行营养诊断,明确关键问题,从而制订计划。

(一) 营养诊断,制订干预计划

进行营养干预前,先要进行营养诊断,调查拟干预区域的关键营养问题,并对现有的营养问题或疾病的可能原因进行分析,明确主要的营养问题,具体包括以下内容。

1. 收集信息　开展营养与社会学调查,收集目标地区人口数量、土地与水资源、地理状况与气候变化、食物生产与供给、医疗服务设施与水平、家庭收入、社会福利与保障、教育状况、环境与卫生状况、社会经济状况等资料,以及相关疾病的患病率及人群分布特征,可能的直接与间接原因、影响因素等,最终确定存在营养问题的人群,并分析可能的原因。

2. 确立干预目标　建议选择客观衡量标准。此类标准应具备足够灵敏、足够科学、易于判定、可操作性强的特点,以利于能衡量项目结果。

3. 制订干预计划　基于上述存在的主要营养问题制订出项目与活动目标。干预计划包括干预地区、关键利益方、目标人群、干预策略与方法、具体途径与活动,以及实施进度经费预算等要素。尽可能详尽、合理、科学的干预计划是实现最终干预目标的关键。

(二) 营养干预的实施与效果

在上述工作基础上,具体落实工作计划,并在实施过程中,有必要紧密结合客观实际,及时、科学地调整干预活动的细节等,最终实现干预目标。

我国已经开展了许多重要的营养干预工作,积累了大量的科学经验,有效改善了人们的营养状况,简述如下。

既往,我国贫困地区人群的维生素 A、维生素 D 缺乏以及妇女缺铁性贫血问题广泛存在,是世界公认的三种微量营养素缺乏问题。目前采取的防控方法包括膳食多样化、营养补充剂和食物强化,前两种方法的实施和推行存在一定难度和局限性,干预工作重点是食物强化。食物强化是全球公认的经济、有效、易行的营养改善方法。我国已经开展的食物强化项目包括碘盐、强化面粉、维生素 A 强化油、婴幼儿营养包、铁强化酱油、营养强化大米等。

1. 食盐加碘　大量研究证实,我国是世界上碘缺乏病(iodine deficiency disorder,IDD)流行严重的国家之一。碘缺乏地区是指在自然环境中,未采取补碘措施的情况下,通过饮水和食物摄入的碘,不能满足人体正常碘需要量,造成人群碘营养缺乏的地区。对于碘缺乏地区,必须供应加碘食盐;对于适碘地区,可以根据周边地区情况供应加碘食盐或未加碘食盐,但建议孕妇这一特殊群体仍食用加碘食盐。基于既有的科学证据,我国从 1995 年开始实施"全民食盐加碘(universal salt iodization,USI)"。项目实施之后,同时开展了监测工作和定期评估,并据此对食盐加碘浓度进行适时调整,以保证补碘的合理性。2000 年评估结果显示,我国在总体水平上已消除了碘缺乏病。在项目实施中,1995—2005 年先后进行的 5 次大规模全国碘缺乏病调查结果显示,我国实施 USI 后,在消除 IDD 方面取得了显著成果,8~10 岁儿童地方性甲状腺肿患病率由 1995 年的 20.4% 降至 2005 年的 5%。智商总体较补碘前提高了约 12%。

2. 农村义务教育学生营养改善计划　营养缺乏是我国广大农村地区义务教育学生的特征性营

养问题。为切实改善农村义务教育阶段学生的营养和健康水平，2011年11月23日，国务院下发了《国务院办公厅关于实施农村义务教育学生营养改善计划的意见》(国办发〔2011〕54号)，由国家统一为中西部22个省699个县农村义务教育阶段学生提供营养膳食补助(约每人3元/天，国家约投入160亿元/年)，该营养干预项目效果显著。2012年除国家试点地区外，5个东部省份和10个中西部省份也已经开展省级试点，国家及省级项目已惠及约3 000万贫困农村学生。2014年11月底，补助水平提高到每人4元/天。从2021年秋季学期起，农村义务教育学生营养膳食补助国家基础标准提高至每人5元/天。2022年10月31日，教育部等七部门印发《农村义务教育学生营养改善计划实施办法》，进一步加强和改进营养改善计划工作，持续提升农村学生营养状况和身体素质。推进营养改善计划10多年来，农村学生营养状况得到明显改善、身体素质得到明显提升。

2011—2013年，中央财政在农村义务教育薄弱学校改造计划中专门安排300亿元用于农村学校食堂建设，对改善中西部地区农村学校改善就餐条件进行补助，进一步为改善农村学生营养提供了坚实的基础设施保障。

3. 贫困地区婴幼儿营养改善项目　营养与健康监测结果显示，贫血是我国尤其是农村地区婴幼儿面临的主要营养问题之一。2010年我国农村6个月以下婴儿贫血率为20.8%；6~12月龄婴儿的贫血率为28.2%，仍处于高发水平。其原因与农村地区辅食成人化、以食物嗜好性为导向、食物多样性不足、微量营养素营养密度低等有关，导致农村婴幼儿普遍存在如铁、钙、锌、维生素A、维生素D以及B族维生素等矿物质和维生素摄入不足。

“贫困地区儿童营养改善项目”是原国家卫生和计划生育委员会、中华全国妇女联合会合作实施的项目，用中央财政专项补助经费，为6~24月龄婴幼儿免费提供营养包，提高家长科学喂养知识普及程度，提高家长育儿技能，预防婴幼儿营养不良和贫血，提高贫困地区儿童健康水平。2012年，由国家财政投入1亿元，为8个集中连片困难地区共10个省100个县的6~24月龄婴幼儿免费发放营养包。该营养包是在以乳粉或豆粉为原料的食物基质中，添加铁、锌、钙和维生素A、维生素D、维生素B_1、维生素B_2、维生素B_{12}、叶酸9种微量营养素。2012—2013年，该项目已覆盖27.4万贫困地区婴幼儿。至2013年，该项目扩大至14个集中连片特殊困难地区，共21个省300个县，国家项目经费追加至3亿元。国家卫生健康委员会最新数据显示，截至2023年，该营养改善项目累计惠及脱贫地区1 928万名婴幼儿。在项目持续监测地区，6~24月龄婴幼儿的贫血率、生长迟缓率与2012年相比，分别下降了71.7%、74.3%。

我国早在21世纪初就开展了辅食营养包的研究及其应用，2008年制定并颁布了国家标准GB/T 22570—2008《辅食营养补充品通用标准》。2008—2012年，原卫生部批准在四川汶川地震灾区免费应用辅食营养包。结果显示，食用营养包的婴幼儿贫血患病率显著下降，总体贫血率由基线调查的52.8%下降至干预后的24.8%，下降比率达28%。此后，营养包在甘肃舟曲泥石流灾害、青海玉树地震等灾区的婴幼儿营养干预方面发挥积极作用。

4. 孕妇叶酸补充项目　证据显示，孕妇叶酸缺乏是新生儿神经管畸形的重要原因，是我国特定人群的重要营养问题，其原因明确、干预技术切实可行。从2009年开始，原卫生部决定实施增补叶酸预防神经管缺陷项目，利用中央财政专项补助经费，对全国准备妊娠的妇女免费增补叶酸预防神经管缺陷。该项目覆盖31个省(区、市)所有准备妊娠的妇女(包括流动人口)，在孕前3个月至孕早期3个月免费服用叶酸预防神经管缺陷等，该项目已经在降低新生儿出生缺陷发生率、提高出生人口素质方面取得了显著成果。

5. 铁强化酱油　铁缺乏(iron deficiency，ID)和缺铁性贫血(iron deficiency anemia，IDA)是我国重要的公共卫生问题。多次全国营养与健康监测均表明，中国IDA平均患病率为20%，一些曾经的贫困地区育龄妇女和儿童贫血患病率甚至高达50%以上。缺铁性贫血不仅严重影响了儿童身体和智力发育，还降低了成年人的劳动能力及人群免疫力，从而导致人群健康水平低下。

1997年，中国疾病预防控制中心通过专家研讨和行业调研，确定以酱油为铁强化食物载体，以吸收率高、不影响食物感官和不刺激胃肠的乙二胺四乙酸铁钠(NaFeEDTA)为铁营养强化剂。并采用铁稳定性同位素标记方法进行了吸收利用率研究，结果表明NaFeEDTA强化酱油中铁的吸收率(10.51%)显著高于硫酸亚铁($FeSO_4$)(4.73%)。2002年，原卫生部批准将NaFeEDTA列入GB

2760—1996《食品添加剂使用卫生标准》(2002年增补品种),可以在酱油中添加。同年,铁强化酱油正式进入市场销售。

铁强化酱油的推广应用是中国第一个按照市场机制运行的国家营养改善项目,作为公共卫生产品的铁强化酱油已成为酱油家族中的一个品类,在全国市场持续销售,铁强化酱油在试点地区目标人群中取得了显著的贫血改善效果,贫血率在原有基础上下降了30%以上。不同地区铁强化酱油成本分析结果显示,铁强化酱油成本效益比为1∶6~1∶14,其良好的社会效益及对社会生产力的长期贡献受到关注,从而也凸显了我国进行营养改善的重要性。

二、平衡膳食和合理营养

1. 平衡膳食与膳食指南的定义　从营养学来讲,平衡膳食是指能使人体的营养需要与膳食供给之间保持平衡状态,即摄入的能量及各种营养素能满足人体生长发育、生理及身体活动的需要,且各种营养素之间保持适宜比例的膳食。膳食指南是根据营养学原则,结合国情,引导公众采用平衡膳食的方法,以达到合理营养促进健康为目的的指导性意见。它是由早期食物目标,历经膳食供给量、膳食目标阶段而演变来的。

2. 膳食指南的性质　膳食指南是一组建议性的陈述,以食物组成而非营养素为基础,指导人们合理用膳以改善营养及与膳食有关的状况。膳食指南是促进健康和制定卫生政策的工具。它除了必须具有充分的科学依据外,还应有针对性、现实性和前瞻性。

(1)针对性:针对人群存在的主要营养问题,建议民众改变膳食构成和饮食习惯,从而消除或减轻某些问题。各国由于实际问题不同,其指南也不尽相同;即使在一个国家内,不同地区和人群也有所不同。

(2)现实性:膳食指南需要以人群的膳食实践和社会文化背景为基础,使人们愿意接受,同时要以食物供给的能力和可持续性为依据,使之有可能实现。

(3)前瞻性:膳食指南既要以实际情况为基础,又要以改进当前膳食为目的。要预见到发展前景即在若干年后可能出现的问题和可能实现的目标。应正面鼓励人们追求更合乎健康要求的膳食,同时给政府部门提出新的食物供应目标。

3. 膳食指南的历史发展　在世界范围内,膳食指南作为公共卫生政策的组成部分在20世纪初就有了简单的描述。其起源和发展背景一方面是由于科学进步不断提高人们对平衡膳食有利于健康的认识,另一方面也与工业化后日益增加的心血管病控制需求及其有关膳食相关病因的认识有关。其中,美国心脏协会于1963年首先指出膳食与心脏病的关系,建议减少膳食中的脂肪,尤其是饱和脂肪酸以减少患心血管病的危险。1968年瑞典出版了第一部膳食目标(dietary goal),名为*Medical Viewpoints on People's Food in the Nordic Countries*。其背景是瑞典在全面完成机械化后,由于身体活动和能量摄入减少,需要增加铁、钙和其他营养素。同时,脂肪提供的能量比从20世纪50年代的29%上升至20世纪60年代中期的42%。随着饱和脂肪酸摄入量的上升,动脉粥样硬化的发病增多,同时添加糖摄入也与龋齿的发生存在相关性。因而研究人员提出把脂肪供能比由40%减至25%~35%等建议。此膳食目标成为瑞典膳食运动和挪威营养政策的基础。

1977年,美国膳食目标成为膳食指南发展的里程碑。它不是来自科学团体,而是来自参议院的一个委员会,故被作为美国政府的文件颁布,在官方应用时有所修改。其他国家大多于20世纪80年代后纷纷制定了本国的膳食指南,并根据社会发展和营养变迁不断更新。

联合国粮食及农业组织、世界卫生组织于1992年在罗马召开了国际营养大会,会上把推广以食物为基础的膳食指南列为重点工作之一。会议强调推行合理膳食及健康的生活方式,是消除或明显减少慢性营养不良、微量营养素缺乏及膳食有关疾病的一项适宜策略。1996年,联合国粮食及农业组织、世界卫生组织联合专家会议发表了"编制与应用以食物为基础的膳食指南",作为各国制定及应用膳食指南的依据和参考。

在我国,中国营养学会于1989年首次提出了中国居民膳食指南,核心的八条内容是:食物要多样、饥饱要适当、油脂要适量、粗细要搭配、食盐要限量、甜食要少吃、饮酒要节制、三餐要合理。此后,该指南历经了1997年、2007年、2016年和2022年四次修订并发布。

4. 中国居民膳食指南新进展　《中国居民膳食指南(2022)》修订专家委员会历经近两年努力,于2022年4月推出了《中国居民膳食指南(2022)》。

《中国居民膳食指南(2022)》是根据营养科学原则和人体营养需要，紧密结合我国居民膳食消费和营养状况的实际情况，并考虑了我国各地的食物供应情况，是指导广大居民实践平衡膳食、获得合理营养的科学文件。其目的是帮助我国居民合理选择食物，并进行适量的身体活动，以改善国民的营养和健康状况，减少或预防慢性疾病的发生，提高国民健康素质。

《中国居民膳食指南(2022)》由一般人群膳食指南、特定人群膳食指南、平衡膳食模式和膳食指南编写说明三部分组成。一般人群膳食指南共有8条准则，适合于2岁以上的正常人群。

特定人群膳食指南包括备孕和孕期妇女膳食指南、哺乳期妇女膳食指南、0~6月龄婴儿母乳喂养指南、7~24月龄婴幼儿喂养指南、学龄前儿童膳食指南、学龄儿童膳食指南、一般老年人膳食指南、高龄老年人膳食指南和素食人群膳食指南。除了24个月以下的婴幼儿和素食人群外，其他人群都需要参考一般人群膳食指南的八大准则。其中各特定人群的膳食指南是在一般人群膳食指南的基础上形成的建议和指导。

《中国居民膳食指南(2022)》精选8条基本准则，作为2岁以上健康人群合理膳食的必须遵循原则，强调了膳食模式、饮食卫生、三餐规律、饮水和食品选购、烹饪等方面的注意事项。平衡膳食八条准则如下。

1. 食物多样，合理搭配。
2. 吃动平衡，健康体重。
3. 多吃蔬果、奶类、全谷、大豆。
4. 适量吃鱼、禽、蛋、瘦肉。
5. 少盐少油，控糖限酒。
6. 规律进餐，足量饮水。
7. 会烹会选，会看标签。
8. 公筷分餐，杜绝浪费。

为了帮助人们在日常生活中实践《中国居民膳食指南(2022)》的主要内容，同时制定了中国居民平衡膳食宝塔(图3-4-1)，对合理调配平衡膳食进行具体指导，直观地告诉居民每日应摄入的食物种类、合理数量及适宜的身体活动量，以便为居民合理调配膳食提供可操作性的指导。

膳食宝塔共分5层，包含每天应摄入的主要食物种类。膳食宝塔利用各层位置和面积的不同，反映了各类食物在膳食中的地位和应占的比重。

谷类和薯类食物位居底层，每人每天应摄入谷类200~300g，其中包括全谷物和杂豆50~150g；薯类50~100g。

蔬菜类和水果类居于第二层，每天应分别摄入300~500g和200~350g。

动物性食物(鱼、禽、肉、蛋等)位于第三层，每天应摄入120~200g，每周至少摄入2次水产品，每天1个鸡蛋。

奶及奶制品、大豆及坚果类食物合居第四层，每天应摄入相当于液体奶300~500g的奶及奶制品，大豆及坚果类25~35g。

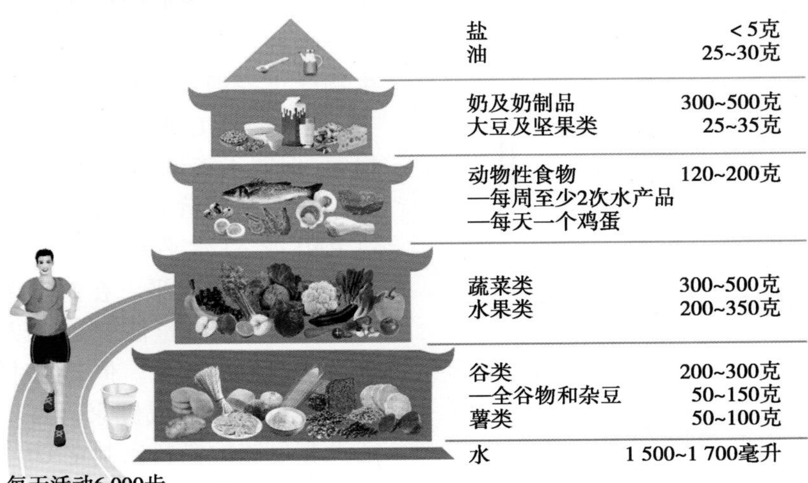

图3-4-1 中国居民平衡膳食宝塔(2022)
(资料来源:《中国居民膳食指南(2022)》)

第五层塔顶是烹调油和食盐，每天烹调油不超过25~30g，食盐不超过5g。由于我国居民目前平均糖摄入量不多，故中国居民平衡膳食宝塔没有建议食糖的摄入量，但多吃糖可增加龋齿的风险，儿童、青少年应避免摄入太多的糖和含糖高的食品及饮料。

2022版中国居民平衡膳食宝塔还有对水和身体活动的描述，强调足量饮水和增加身体活动的重要性。在温和气候条件下生活的轻体力活动成年人每日至少饮水1 500~1 700mL（7~8杯）；在高温或强体力劳动条件下应适当增加。饮水不足或过多都会给人体健康带来危害。饮水应少量多次，要主动喝水，不应感到口渴时再喝水。目前，我国大多数成年人身体活动不足或缺乏体育锻炼，应改变久坐少动的不良生活方式，养成天天运动的习惯，坚持每天多做一些消耗体力的活动。建议成年人每天进行相当于步行6 000步以上的身体活动，如果身体条件允许，最好进行30分钟中等强度的运动。

要做到平衡膳食，必须根据营养学原则合理选择和搭配各种食物。合理营养是健康的物质基础，而平衡膳食是合理营养的根本途径。根据《中国居民膳食指南（2022）》的平衡膳食准则并参照膳食宝塔的内容来安排日常饮食和身体活动，是通往健康的正确之路。

中国居民平衡膳食餐盘（2022），如图3-4-2。

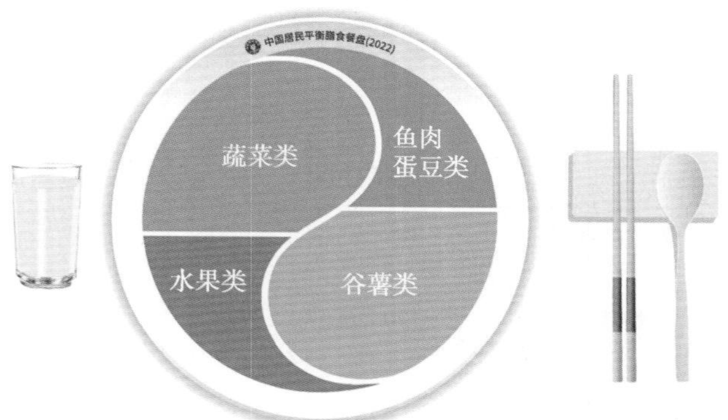

图3-4-2 中国居民平衡膳食餐盘（2022）

（资料来源：《中国居民膳食指南（2022）》）

三、膳食营养素参考摄入量

膳食营养素参考摄入量（dietary reference intakes，DRIs）是一组每日平均膳食营养素摄入量的参考值，各国公认的DRIs包括以下四个营养水平指标。

1. 平均需要量（estimated average requirement，EAR） 是根据个体需要量的研究资料制订的，根据某些指标判断可以满足某一特定性别、年龄及生理状况群体中50%个体需要量的摄入水平。这一摄入水平不能满足群体中另外50%个体对该营养素的需要。EAR是制订推荐摄入量（recommended nutrient intakes，RNI）的基础，也可用于评价或计划群体的膳食摄入量，或判断个体某种营养素摄入量不足的可能性。

2 推荐摄入量（recommended nutrient intake，RNI） 是指可以满足某一特定性别、年龄及生理状况群体中绝大多数个体（97%~98%）需要量的某种营养素摄入水平。长期摄入RNI水平，可以满足机体对该营养素的需要，维持组织中有适当的营养素储备和机体健康。与EAR相比，RNI在评价个体营养素摄入量方面的用处有限，当某一个体的营养素摄入量低于RNI时，并不一定表明该个体未达到适宜营养状态。

3. 适宜摄入量（adequate intake，AI） 是指通过观察或试验获得的健康群体某种营养素的摄入量。当某种营养素的个体需要量研究资料不足而不能制定EAR，从而无法推算RNI时，可以通过设定AI来代替RNI。AI和RNI的相似之处是，两者都可以作为目标群体中个体营养素摄入量的目标，可以满足该群体中几乎所有个体的需要。但值得注意的是，AI的准确性远不如RNI，且可能高于RNI，因此，使用AI作为推荐标准时要比使用RNI更加谨慎。

4. 可耐受最高摄入量（tolerable upper intake level，UL） 是指平均每日摄入营养素或其他膳食成分的最高限量。“可耐受”是指这一摄入水平在生物学上一般是可以耐受的。对一般群体来说，摄入量达到UL水平对几乎所有个体均不致健康损害，但并不表示达到此摄入水平对健康是有益的。对大多数营养素而言，健康个体的摄入量超过RNI或AI水平并不会产生益处，UL并不是一个建议的摄入水平。在制定个体和群体膳食时，应使营养素摄入量低于UL，以避免营养素摄入过量可能造成的危害。但UL对健康人群中最易感的个体也不应造成健康损害。目前，有些营养素还没有足够的资料来制定UL，所以对没有UL的营养素并不意味着过多摄入这些营养素没有潜在的危险。

《中国居民膳食营养素参考摄入量（2013版）》

在以上四项指标的基础上增加了以下三项指标，《中国居民膳食营养素参考摄入量(2023 版)》仍然保留这 7 个指标。

5. 宏量营养素可接受范围(acceptable macronutrient distribution ranges，AMDR) 蛋白质、脂肪和碳水化合物都属于在体内代谢过程中能够产生能量的营养素，因此被称为产能营养素，又称“宏量营养素”。它们属于人体的必需营养素，但摄入过量又可能导致机体能量储存过多，增加慢性病发生风险。

AMDR 指脂肪、蛋白质和碳水化合物理想的摄入量范围，该范围可以提供这些必需营养素的需要，并且有利于降低慢性病的发生风险，常用占能量摄入量的百分比表示。AMDR 的关键特征是适宜摄入量范围值，具有下限和上限，即被认为对健康有预期影响的最低或最高阈值。如果一个人的摄入量低于或高于此范围，则可能会增加慢性病的发生风险，从而影响长期健康。

6. 降低膳食相关非传染性疾病风险的建议摄入量(proposed intakes for preventing non-communicable chronic diseases，PI-NCD) 慢性非传染性疾病(non-communicable chronic disease，NCD)，也称“慢性病”，以肥胖、糖尿病、心血管疾病、癌症、呼吸系统疾病等为代表。这些疾病的共同危险因素是长期膳食模式不合理、身体活动不足以及其他不良生活方式等，因此也称“膳食相关非传染性疾病(diet-related non-communicable disease)”。

PI-NCD 简称“建议摄入量(PI)”，是以膳食相关非传染性疾病一级预防为目标，提出的必需营养素每日摄入量(水平)。当 NCD 易感人群该营养素的摄入量达到 PI，可降低其发生风险。

7. 特定建议值(specific proposed level，SPL) 是以降低成年人膳食相关非传染性疾病风险为目标，提出的其他膳食成分(other dietary components)的每日摄入量(水平)。当该成分的摄入量达到 SPL，可能有利于降低疾病的发生风险或死亡率。

第二节 国际组织和发达国家的最新健康饮食建议

一、世界卫生组织慢性病预防指南

世界卫生组织于 2013 年 3 月指出：非传染性疾病或慢性病，是指病情持续时间长、发展缓慢的疾病。非传染性疾病的四个主要类型为：心血管疾病(如心脏病和脑卒中)、癌症、慢性呼吸道疾病(如慢性阻塞性肺疾病和哮喘)以及糖尿病。非传染性疾病是目前全世界首要死因，占年度死亡总人数的 63%。非传染性疾病每年使 3 600 多万人失去生命。80% 的非传染性疾病死亡发生在低收入和中等收入国家。历年来，世界卫生组织颁布了一系列慢性病预防指南。

(一)《饮食、身体活动与健康全球战略》

2004 年 5 月，第五十七届世界卫生大会通过了世界卫生组织《饮食、身体活动与健康全球战略》。该项战略系根据 2002 年世界卫生大会会员国的一项要求，通过所有利益相关者的一系列广泛磋商而制定。

(二)《预防慢性病：一项至关重要的投资》

2005 年颁布的这份报告显示，对心脏病、脑卒中、癌症和其他慢性病长期存在的误解助长了全球对这些疾病的忽视。2005 年因慢性病造成的死亡人数达 3 500 万，其中 80% 以上发生在低收入和中等收入国家。

该报告确定了不合理膳食、吸烟和缺乏身体活动是预防慢性病的可控制的关键危险因素。报告强调了对慢性病的日益严重性要有所预测和了解，并对其采取紧急行动。呼吁各国领袖以及国际公共卫生界针对慢性病预防和控制工作采取新的策略。至关重要的第一步是将最新和最准确的知识和信息传授给一线卫生专业人员和广大公众。

(三)《避免冠心病发作和脑卒中(保护健康，珍爱生命)》

2006 年世界卫生组织颁布了该指南。心血管疾病(心脏和血管的疾病)正在使全世界愈来愈多的人死亡，经历过冠心病发作或脑卒中的人即便能够存活，也需要接受长期的药物治疗。这些疾病对患者及其家庭造成了严重影响，这种影响甚至可以从家庭延伸到社会。许多冠心病发作和脑卒中是可以预防的。该指南解释了冠心病发作和脑卒中的原因以及怎样做才能避免这些疾病的发生。

（四）《预防控制非传染性疾病全球行动计划（2013—2020）》

2013年5月27日，第六十六届世界卫生大会提出《预防控制非传染性疾病全球行动计划（2013—2020）》，主要内容如表3-4-1。

表3-4-1 《预防控制非传染性疾病全球行动计划（2013—2020）》主要内容

愿景：使世界摆脱可避免的非传染性疾病负担
目标：通过在国家、区域和全球层面开展多部门协作与合作，减少非传染性疾病导致的可预防和可避免的发病率、死亡率和残疾负担，从而使所有人群在各个年龄都能达到最高且能获得的健康和生产力标准，使非传染性疾病不再成为人类福祉或社会经济发展的障碍
1. 通过加强国际合作与宣传，在全球、区域和国家议程以及国际商定的发展目标中提高对非传染性疾病预防控制工作的重视
2. 加强国家能力、领导力、治理、多部门行动和合作伙伴关系，以加快国家对非传染性疾病预防控制的响应
3. 通过创建健康促进环境，减少非传染性疾病可改变的危险因素和潜在的社会决定因素
4. 通过以人为本的初级卫生保健服务和全民健康覆盖，加强和重新调整卫生系统，开展非传染性疾病预防和控制并处理潜在的社会决定因素
5. 推动和支持国家能力建设，在非传染性疾病预防和控制领域开展高质量研究与开发工作
6. 监测非传染性疾病趋势和决定因素，评估预防和控制进展情况
自愿性全球目标
1. 心血管疾病、癌症、糖尿病或慢性呼吸系统疾病总死亡率相对降低25%
2. 根据本国国情，有害使用酒精现象相对减少至少10%
3. 身体活动不足的发生率相对减少10%
4. 人群平均食盐摄入量／钠摄入量相对减少30%
5. 15岁以上人群目前烟草使用流行率相对减少30%
6. 根据本国情况，高血压患病率相对减少25%，或遏制高血压患病率
7. 遏制糖尿病和肥胖的上升趋势
8. 至少50%的符合条件者接受预防心脏病发作和脑卒中的药物治疗及咨询（包括控制血糖）
9. 在80%的公立和私营医疗卫生机构，可提供经济可负担的，治疗主要非传染性疾病所需的基本技术和基本药物，包括非专利药物

二、成人和儿童糖摄入量指南

2015年3月世界卫生组织颁布《成人和儿童糖摄入量指南》。建议成年人和儿童应将每天的游离糖（free sugars）摄入量降至占全天总能量摄入的10%以下，进一步降低到5%以下，或者每天低于25g会有更多健康益处。游离糖（又称“添加糖”）是指由厂商、厨师或消费者添加到食品和饮料中的单糖（如葡萄糖、果糖）和双糖（如蔗糖或砂糖）以及天然存在于蜂蜜、糖浆、果汁和浓缩果汁中的糖。有证据表明，将游离糖的摄入量保持在总能量摄入的10%以下，可降低超重、肥胖和龋齿的发生危险。游离糖不包括新鲜水果和蔬菜中的糖以及牛奶中自然存在的糖，没有证据表明食用这类糖会有不利影响。人们消耗的大量糖都“藏”在通常被认为不属于甜品的加工食品中。

（一）将糖摄入量减至总能量的10%以下：一项强烈建议

这项建议是世界卫生组织根据最新科学证据分析提出的。首先，食用较少糖的成年人的体重较轻，其次在膳食中增加糖含量与体重增加有关联。此外，研究表明摄入含糖饮料多的儿童与摄入含糖饮料较少的儿童相比更容易出现超重或者肥胖。与游离糖的摄入低于总能量10%的人员相比，当游离糖的摄入高于总能量的10%时，发生龋齿的概率更高。这些被世界卫生组织归为“强烈”建议，意味着在多数情况下，这些建议可以作为制定相关政策的依据。

（二）将糖摄入量进一步降低到总能量摄入的5%以下：一项条件性建议

鉴于已经开展的研究性质，将游离糖的摄入量减至总能量5%以下，这一建议在世界卫生组织以证据为基础的指南发布系统中被定为“条件性”建议。但在糖摄入较低的人口中所开展的流行病学研究极少。

世界卫生组织建议各国可在顾及本地具有的食物和习俗的同时，将这些建议转化为以食物为基础的膳食指南。此外，有些国家为减少游离糖的摄入正在实施其他一些公共卫生干预措施，包括对食物产品加贴营养标签，限制向儿童推销富含游离糖的食品和非酒精饮料，以富含游离糖的食品和饮料为目标的财税政策，以及与食品生产商开展对话，减少加工食品中的游离糖。

“促进健康饮食”是2014年11月由FAO/WHO联合召开的第二次国际营养会议的一项重要主题。在这次会议上，170多个国家通过了《营养问题罗马宣言》和《行动框架》，突出强调了为消除包括肥胖和与膳食相关的非传染性疾病等一切形式的营养不良而采取全球行动的必要性。这份成人和儿童糖摄入量指南也是世界卫生组织为实现《预防和控制非传染性疾病全球行动计划（2013—2020）》确立的目标所做的部分工作，以遏制糖尿病和肥胖的上升，并到2025年将非传染性疾病导致的全球过早死亡负担减少25%。同样，糖指南会促进世界卫生组织终止儿童期肥胖症委员会的工作，后者旨在提高认识并推动采取用以解决儿童期肥胖症问题的行动。

三、美国居民膳食指南

美国居民膳食指南是美国官方发布的营养健康指南，由美国卫生与公众服务部、农业部联合发布，每五年更新1次，适用于所有2岁及以上的美国居民；旨在提升全民健康水平以及指导公民如何健康饮食，均衡营养。该指南同时指导食品公司在产品包装上提供必要的营养信息或建议。

《美国居民膳食指南（2020—2025）》提供了四个总体指导原则，旨在鼓励人们在生命的各个阶段均遵循健康饮食模式，并认识到健康饮食模式的养成有赖于人们在选择食物和饮料时做出改变。《美国居民膳食指南（2020—2025）》还明确强调，健康膳食模式并非一成不变的处方，而是一个包含所有核心要素的适应性框架。在此框架内，每个人都可以做出既符合其个性、文化和传统偏好，又量身定制且负担得起的选择。

《美国居民膳食指南（2020—2025）》的指导思想是让每一口食物都有意义。其具体理念如下。

1. 健康膳食模式应贯穿于生命全过程。在生命的任何阶段都应尽早养成健康饮食习惯，无论是婴儿期、幼儿期、儿童期、青春期、成年期、孕产期或老年期。

（1）婴儿出生后的6个月内应坚持纯母乳喂养。建议母乳喂养至少持续到婴儿1岁，并尽可能延长母乳喂养时间。对于无法进行母乳喂养的1岁以内婴儿，应选用铁强化婴儿配方奶粉。同时，应在出生后不久开始为婴儿补充维生素D。

（2）在婴儿6月龄时引入营养丰富的辅食。添加可能引起过敏的食物时，应谨慎观察，并与婴儿的其他辅食分开食用，以确保安全。鼓励婴幼儿在所有食物组中选择和食用多样化的食物。辅食应富含铁和锌，这对母乳喂养的婴儿更为重要。

（3）从1岁到成年期，都应坚持健康膳食模式，以满足营养需求、维持健康体重以及减少慢性病风险。

2. 定制并享用符合个人偏好、文化传统和经济可行的食物和饮料。无论年龄、种族、族裔或当前健康状况如何，健康饮食模式都可以使所有人受益。《美国居民膳食指南（2020—2025）》提供了一个框架，旨在根据个人需求、偏好以及美国不同文化的饮食习惯进行个性化定制。

3. 关注满足营养需要且营养密度足够的食物和饮料，并将能量摄入控制在限定范围内。《美国居民膳食指南（2020—2025）》的一个基本前提是人体的营养需求应主要通过食物和饮料来满足，特别是那些营养丰富（营养素密集）的食物和饮料。这些食物可提供维生素、矿物质和其他有益健康的营养成分，并且没有或只有少量的添加糖、饱和脂肪酸、钠（盐）。一个健康的膳食模式应根据推荐摄入量和限定的能量范围，在所有食物类别中选择营养丰富的食物和饮料。

健康的膳食模式由以下关键要素构成。

1. 各类蔬菜　包括绿叶菜，红色和橙色蔬菜，豆类、根茎类蔬菜。

2. 水果　特别是天然的整个水果。

3. 谷物　至少一半摄入量应来自全谷物。

4. 乳制品　低脂或脱脂牛奶、酸奶、奶酪或者强化营养素的大豆饮料或植物酸奶。

5. 蛋白质类食物　包括瘦肉、禽类、蛋类、海鲜、豆类、种子和坚果，以及各种大豆制品。

6. 油　植物油和食材中天然含有的油脂(如海鲜和坚果中的油脂)。

第三节　预防和管理慢性病的膳食模式

膳食模式(dietary pattern, DP)是指人们在日常饮食中摄入的主要食物种类以及数量的相对构成，是决定膳食质量和营养水平的物质基础。在健康管理的实践活动中，研究膳食模式对健康和疾病的影响比研究单个食物成分更加科学合理，因为食物对健康与疾病的影响是多种膳食因素共同作用的结果。既有的与慢性病防控相关的主要推荐膳食模式简述如下。

一、DASH 膳食

DASH 膳食(又称“得舒膳食”或“终止高血压膳食”)，是由 1995 年美国一项大型高血压防治计划(dietary approaches to stop hypertension)发展出的膳食模式。该膳食模式强调增加较大量蔬菜、水果、低脂(或脱脂)奶的摄入，采取全谷类食物，减少红肉、油脂、精制糖及含糖饮料的摄入，并进食适量坚果。

这种饮食方法提供了丰富的钾、镁、钙等矿物质以及膳食纤维，增加了优质蛋白、不饱和脂肪酸的摄入，减少了脂肪，尤其是饱和脂肪酸以及胆固醇的摄入。

DASH 膳食的营养特点，如表 3-4-2 和表 3-4-3。

表 3-4-2　DASH 膳食的营养成分

营养成分(基于 2 000kcal/d)	降压降脂膳食
总脂肪占能量百分比	27%(60g)
其中饱和脂肪占能量百分比	6%(13g)
蛋白质占能量百分比	18%(90g)
碳水化合物占能量百分比	55%(275g)
胆固醇	150mg
钾	4 700mg
钙	1 250mg
钠	2 300mg
镁	500mg
膳食纤维	31g

注：1kcal=4.186kJ。

表 3-4-3　以 DASH 为基础的健康膳食指南

食品类别	每日建议量
五谷杂粮	3~5 碗，视体重而定
蔬菜	2.5 碗
水果	3~4 个
乳制品	2~3 杯
肉 / 鱼 / 蛋	<300g
果仁 / 种子 / 干豆	25g
甜点	<1 小份
油脂类	尽量少用

DASH 膳食的流行病学研究结果表明：增加膳食中水果、蔬菜和低脂奶制品的摄入量，钙、镁和钾的摄入量也会相应增加，能增加胰岛素的敏感性，降低患代谢综合征、2 型糖尿病和高血压的风险。美国的护士健康研究发现，保持 DASH 膳食特点，可以使冠状动脉粥样硬化性心脏病的发病风险降低(*RR*=0.76)，脑卒中的发病风险降低(*RR*=0.82)，并降低血浆 C 反应蛋白(C-reactive protein, CRP)和白细胞介素 -6(IL-6)的水平。DASH 膳食可提高机体的抗氧化能力，降低氧化应激。

二、地中海膳食

地中海膳食(mediterranean diet)的特点是含有丰富的植物性食物，主食采用粗加工方式，选用的食材一般很新鲜，以水果作为甜点，较少使用精制糖与蜂蜜调味，烹调油多用橄榄油，每日摄入少量低脂的乳制品，每周不超过 4 个鸡蛋，较少摄入红肉，每日采用少量葡萄酒佐餐等。坚持地中海饮食可降低心血管事件和脑卒中的发病率，坚持地中海膳食可使心血管疾病发病率降低 30%，还可以降低糖尿病、代谢综合征及阿尔茨海默症的发病风险。地中海膳食已成为世界公认的健康饮食模式，有很多值得借鉴之处，如增加蔬菜、水果以及奶制品的摄入量，增加白肉减少红肉，经常采用富含单不饱和脂肪酸的橄榄油或茶油等。

第四节　不同人群的营养指导和健康教育处方

一、婴幼儿营养指导

(一) 0~6 月龄婴儿母乳喂养指南

中国营养学会于 2022 年 4 月发布了《0~6 月龄婴儿母乳喂养指南》,为婴儿父母、妇幼保健机构和儿科医生提供养护指导。

0~6 月龄婴儿处于生命前 1 000 天机遇窗口期的第二个阶段,营养将作为最主要的环境因素,对其生长发育和后续健康持续产生至关重要的影响。新版喂养指南提供这一关键时期的科学养护指导和知识。做好 0~6 月龄婴儿的喂养,将使婴儿获得最佳的、健康的生长速率,为一生的健康奠定基础。

《0~6 月龄婴儿母乳喂养指南》主要内容如下。

1. 母乳是婴儿最理想的食物,坚持 6 月龄内纯母乳喂养。

(1) 母乳喂养是婴儿出生后最佳喂养方式。

(2) 婴儿出生后不要喂任何母乳以外的食物。

(3) 应坚持纯母乳喂养至婴儿满 6 月龄。

(4) 坚持让婴儿直接吸吮母乳,只要母婴不分开,就不用奶瓶喂哺人工挤出的母乳。

(5) 由于特殊情况需要在婴儿满 6 月龄前添加母乳之外其他食物的,应咨询医务人员后谨慎决定。

(6) 配偶和家庭成员应支持和鼓励母乳喂养。

2. 生后 1 小时内开奶,重视尽早吸吮。

(1) 分娩后母婴即刻开始不间断地肌肤接触,观察新生儿觅食表现,帮助开始母乳喂养,特别是让婴儿吸吮乳头和乳晕,刺激母乳分泌。

(2) 生后体重下降只要不超过出生体重的 7% 就应坚持纯母乳喂养。

(3) 婴儿吸吮前不需要过分擦拭或消毒乳房。通过精神鼓励、专业指导、温馨环境、愉悦心情等辅助开奶。

3. 回应式喂养,建立良好的生活规律。

(1) 及时识别婴儿饥饿及饱腹信号并尽快做出喂养回应,哭闹是婴儿表达饥饿信号的最晚表现。

(2) 按需喂养,不要强求喂奶次数和时间,但生后最初阶段会在 10 次以上。

(3) 婴儿异常哭闹时,应考虑非饥饿原因。

4. 适当补充维生素 D,母乳喂养无须补钙。

(1) 纯母乳喂养的婴儿出生后数日开始每日补充维生素 D 10μg。

(2) 纯母乳喂养的婴儿不需要补钙。

(3) 出生后应注意补充维生素 K。

5. 任何动摇母乳喂养的想法和举动都必须咨询医生或其他专业人员,并由他们帮助作出决定。

(1) 绝大多数母亲都能纯母乳喂养自己的孩子。

(2) 母乳喂养遇到困难时,需要寻求医生和专业人员的支持。母亲不要放弃纯母乳喂养,除非医生针对母婴任何一方的原因明确提出不宜母乳喂养的建议。

(3) 相对于纯母乳喂养,给 6 月龄内婴儿任何其他食物喂养,对婴儿健康都会有不利影响。

(4) 任何婴儿配方奶都不能与母乳相媲美,只能作为母乳喂养失败后的无奈选择,或母乳不足时对母乳的补充。

(5) 不要直接用普通液态奶、成人和普通儿童奶粉蛋白粉、豆奶粉等喂养 6 月龄内婴儿。

6. 定期监测婴儿体格指标,保持健康生长。

(1) 身长和体重是反映婴儿喂养和营养状况的直观指标。

(2) 6 月龄内婴儿每月测量一次身长、体重和头围,病后恢复期可适当增加测量次数。

(3) 选用国家卫生标准《5 岁以下儿童生长状况判定》(WS/T 423—2013)判断生长状况。

(4) 出生体重正常婴儿的最佳生长模式是基本维持其出生时在群体中的分布水平。

(5) 婴儿生长有自身规律,不宜追求参考值上限。

(二) 7~24 月龄婴幼儿喂养指南

2022 年 4 月,中国营养学会发布《7~24 月龄婴幼儿喂养指南》,为了更好地帮助 7~24 月龄婴幼儿顺利完成从母乳喂养到幼儿饮食模式的转换。7~24 月龄婴幼儿是指满 6 月龄(出生 180 天)后至 2 周岁(满 24 月龄)的婴幼儿。

7~24 月龄婴幼儿处于生命前 1 000 天机遇窗口期的第三阶段,适宜的营养和喂养不仅关系到近期的生长发育，也关系到长期的健康。这个阶段，母乳仍然是重要的营养来源，但单一的母乳喂养已经不能完全满足其对能量以及营养素的需求，必须引入其他营养丰富的食物。随着7~24月龄婴幼儿胃肠道等消化器官的发育、感知觉以及认知行为能力的发展，也需要有机会通过接触、感受和尝试，逐步体验和适应多样化的食物，从被动接受喂养转变到自主进食。这一过程从婴儿7月龄开始，到24月龄时完成。这一年龄段婴幼儿的特殊性还在于，父母及喂养者的喂养行为对其营养和饮食行为有显著影响。顺应婴幼儿需求喂养，有助于其健康饮食习惯的形成，并对其具有长期而深远的影响。

《7~24月龄婴幼儿喂养指南》的主要内容如下。

1. 继续母乳喂养，满6月龄起必须添加辅食，从富含铁的泥糊状食物开始。

(1) 婴儿满6月龄后继续母乳喂养到两岁或以上。

(2) 从满6月龄起逐步引入各种食物，辅食添加过早或过晚都会影响健康。

(3) 首先添加肉泥、肝泥、强化铁的婴儿谷粉等富铁的泥糊状食物。

(4) 有特殊需要时需要在医生的指导下调整辅食添加时间。

2. 及时引入多样化食物，重视动物性食物的添加。

(1) 每次只引入一种新的食物，逐步达到食物多样化。

(2) 不盲目回避易过敏食物，1岁内适时引入各种食物。

(3) 从泥糊状食物开始，逐渐过渡到固体食物。

(4) 逐渐增加辅食频次和进食量。

3. 尽量少加糖盐，油脂适当，保持食物原味。

(1) 婴幼儿辅食应单独制作。

(2) 保持食物原味，尽量少加糖、盐及各种调味品。

(3) 辅食应含有适量油脂。

(4) 1岁以后逐渐尝试淡口味的家庭膳食。

4. 提倡回应式喂养，鼓励但不强迫进食。

(1) 进餐时父母或喂养者与婴幼儿应有充分的交流，识别其饥饱信号，并及时回应。

(2) 耐心喂养，鼓励进食，但绝不强迫喂养。

(3) 鼓励并协助婴幼儿自主进食，培养进餐兴趣。

(4) 进餐时不看电视，不玩玩具，每次进餐时间不超过20分钟。

(5) 父母或喂养者应保持自身良好的进餐习惯，成为婴幼儿的榜样。

5. 注重饮食卫生和饮食安全。

(1) 选择安全、优质、新鲜的食材。

(2) 制作过程始终保持清洁卫生，生熟分开。

(3) 不吃剩饭，妥善保存和处理剩余食物，防止进食意外。

(4) 饭前洗手，进食时应有成人看护，并注意进食环境安全。

6. 定期监测体格指标，追求健康生长。

(1) 体重、身长、头围等是反映婴幼儿营养状况的直观指标。

(2) 每3个月测量一次身长、体重、头围等体格生长指标。

(3) 平稳生长是婴幼儿最佳的生长模式。

(4) 鼓励婴幼儿爬行、自由活动。

二、孕妇和乳母的营养指导

合理膳食和均衡营养是成功妊娠所必备的物质基础。夫妻双方都应做好孕前的营养准备，以便降低出生缺陷、提高生育质量、增加妊娠成功的概率。夫妻双方应该在妊娠前3~6个月至妊娠期间，养成良好的膳食习惯以及健康的生活方式，戒掉吸烟、饮酒等不良生活习惯，以最佳的营养和健康状况迎接新生命的到来。

(一) 备孕和孕期妇女膳食指南

孕期是女性生命中至关重要的一个阶段，孕期胎儿的生长发育、母体乳腺和子宫等生殖器官的发育以及产后乳汁分泌都需要额外的营养，良好的营养状况对孕妇自身的健康和胎儿的生长发育有着极为重要的意义。

针对孕期妇女存在的营养健康问题，结合《中国居民膳食指南(2022)》，建议在一般人群膳食指南的基础上，备孕期和孕期妇女还应遵循以下6条核心建议，合理安排日常饮食和身体活动。

1. 调整孕前体重至正常范围，保证孕期体重适宜增长。体重增长是反映孕妇营养状况的最实用的直观指标，为保证胎儿正常生长发育、避免不良妊娠结局，应使孕期体重增长保持在适宜的范围。

2. 常吃含铁丰富的食物，选用碘盐，合理补充叶酸和维生素D。铁可以预防早产、流产，满足孕期血红蛋白合成增加和胎儿铁储备的需要；碘是合成甲状腺素的原料，是调节新陈代谢和促进蛋白质合成的必需微量元素；叶酸能预防神经管畸形和高同型半胱氨酸血症，促进红细胞成熟和血红蛋白合成；动物肝脏、蛋黄、奶油等食物中的维生素 D 含量相对较高；孕期妇女平均每天接受阳光照射 10~20 分钟，合成的维生素 D 基本上能够满足身体的需要。

3. 孕吐严重者，可少量多餐，保证摄入含必需量碳水化合物的食物。孕吐较明显或食欲不佳者，不必过分强调平衡膳食和规律进餐，可根据个人的饮食喜好和口味选择清淡适口、容易消化的食物。可采用少食多餐的方式尽可能多地摄入食物，特别是富含碳水化合物的谷薯类食物。每天必需摄入至少含有 130g 碳水化合物的食物。

4. 孕中晚期适量增加奶、鱼、禽、蛋、瘦肉的摄入。孕中、晚期，孕妇的每日蛋白质摄入量应分别增加 15g 和 30g，日常膳食中应适当增加奶、鱼、禽、蛋、瘦肉摄入。

5. 经常户外活动，禁烟酒，保持健康生活方式。若无医学禁忌，孕期进行身体活动是安全的。建议孕中、晚期每天进行 30 分钟中等强度的身体活动，包括快走、游泳、打球、孕妇瑜伽、各种家务劳动等。烟草、酒精对胚胎发育有明显的毒性作用，易导致流产、早产和胎儿畸形。孕期妇女必须戒烟禁酒、远离吸烟环境，避免二手烟的危害。

6. 愉快孕育新生命，积极准备母乳喂养。由于孕期内分泌变化、体重增加而导致外形的改变，对孩子健康和未来的担忧，工作及社会角色的变化等因素，都可能会影响孕妇的情绪。孕妇应以积极的态度去面对，及时调整心态。

母乳喂养可给孩子提供全面的营养和充分的情感交流，让婴儿获得最佳的生长发育和安全感，还有助于产妇子宫收缩和产后体重的恢复，降低乳腺癌的发病率。任何代乳品都无法取代母乳，积极准备母乳喂养对宝宝和妈妈都是最好的选择。

（二）哺乳期妇女膳食指南

刚刚生完孩子的产妇因为身体虚弱，要特别注意补充营养，一方面是为了促进身体各器官、系统功能的恢复，另一方面要分泌乳汁哺育宝宝。乳母的营养关系到乳汁的质量，乳汁的营养进而影响宝宝的生长。要根据哺乳期妈妈的生理需要和乳汁分泌的需要，合理安排饮食，保证充足的营养供给。乳母的营养在一般人群膳食指南的基础上，增加了以下五项内容。

1. 产褥期食物多样不过量，坚持整个哺乳期营养均衡。

2. 适量增加富含优质蛋白质及维生素 A 的动物性食物和海产品，选用碘盐，合理补充维生素 D。

3. 家庭支持，愉悦心情，充足睡眠，坚持母乳喂养。

4. 增加身体活动，促进产后恢复健康体重。

5. 多喝汤和水，限制浓茶和咖啡，忌烟酒。

三、老年人的营养指导

随着年龄增加，老年人会出现代谢能力下降，呼吸功能衰退，心脑功能衰退，视觉和听觉及味觉等感官反应迟钝，肌肉衰减等变化。这些变化影响老年人摄取、消化食物和吸收营养物质的能力，使老年人容易出现蛋白质、微量营养素摄入不足，降低身体抵抗力，增加罹患疾病的风险。因此，中国营养学会发布了《中国老年人膳食指南（2022）》，在一般成年人平衡膳食的基础上，为一般老年人（65~79 岁）和高龄老年人（80 岁及以上）的膳食搭配做了核心推荐。

（一）一般老年人膳食指南（2022）核心推荐

1. 食物品种丰富，动物性食物充足，常吃大豆制品。品种多样化，主食粗细搭配，努力做到餐餐有蔬菜，尽可能选择不同种类的水果。动物性食物摄入要够量，每天平均摄入 120~150g，其中鱼 40~50g，畜禽肉 40~50g，蛋类 40~50g，畜肉多吃瘦肉。每日饮用 300~400mL 液体奶；保证摄入充足的大豆类制品。

2. 鼓励共同进餐，保持良好食欲，享受食物美味。调整心态，家人、亲友鼓励老年人一同挑选、制作、品尝、评论食物，建造长者食堂、老年人餐桌，促进身心健康。鼓励老年人参加群体活动，适度增加身体活动，采取不同烹调方式，增加食物风味，以提升食欲，享受食物美味。

3. 积极户外活动，延缓肌肉衰减，保持适宜体重。合理营养是延缓老年人肌肉衰减的主要途径。主动参加身体活动，积极进行户外运动，减少久坐等静态时间。根据身体状况和兴趣爱好选择合适运动强度、频率和时间，可选择多种身体活动的方式，注意多选择动作缓慢柔和的运动。减少日常生活中坐着和躺着的时间。保持适宜体重，BMI 保持在 20~26.9kg/m^2。

4. 定期健康体检，测评营养状况，预防营养缺乏。参加规范体检，做好健康管理，每年可参加1~2次健康体检，监测身体状况，及时调整生活方式，改善健康状况。选择正规渠道积极学习健康知识，提高自己的辨识能力。及时测评营养状况，记录饮食情况，纠正不健康饮食行为。

（二）高龄老年人膳食指南（2022）核心推荐

1. 食物多样，鼓励多种方式进食。鼓励老年人和家人共同进餐，感受亲人关怀，力所能及参与食物制作。为空巢老人和独居老人营造集体进餐的良好氛围，鼓励积极参与社会交往。不能进食的老年人，加强陪护，帮助进食。保证餐食温度。保证充足食物摄入，早餐宜有1个鸡蛋、1杯奶、1~2种主食，中餐和晚餐宜各有1~2种主食、1~2个荤菜、1~2种蔬菜、1种豆制品。各种畜禽肉、鱼虾肉要换着吃。

2. 选择质地细软，能量和营养素密度高的食物。选择适当加工方法，使食物细软易消化，适应老年人咀嚼和吞咽能力。

3. 多吃鱼禽肉蛋奶和豆，适量蔬菜配水果。每天摄入足量的鱼禽肉蛋类食物，水产品40~50g，畜禽肉40~50g，蛋类40~50g。每日饮用300~400mL液体奶。保证摄入充足的大豆类制品。尽量做到餐餐有蔬菜，天天吃水果。

4. 关注体重丢失、定期营养筛查评估，预防营养不良。监测体重，BMI保持在20~26.9kg/m^2。

5. 适时合理补充营养，提高生活质量。日常膳食不能满足高龄老人营养需求时，可以选择强化食品，或在医生和营养师的指导下选择适宜的营养素补充剂或特医食品。关注吞咽障碍老年人，选用及制作方便食用的食物。

6. 坚持健身与益智活动，促进身心健康。建议每周活动时间不少于150分钟，活动量和时间缓慢增加，选择身体力行的活动，注意安全。少坐多动，动则有益，坐立优于卧床、行走优于静坐。卧床老年人以抗阻活动为主，防止和减少肌肉萎缩，坚持脑力活动，如阅读、下棋、玩游戏等，延缓认知功能衰退。

四、慢性病人群的营养健康教育处方

膳食营养是影响慢性非传染性疾病的主要因素之一。现有的循证医学证据显示，从膳食中摄入的能量、饱和脂肪、盐过多以及蔬菜水果摄入不足等会增加慢性病发生的风险，而合理科学膳食可降低慢性病风险。健康的生活方式行为包括合理膳食，其是预防和治疗慢性病的基石。医学营养治疗（medical nutrition therapy，MNT）是心血管疾病综合防治的重要措施之一。营养治疗的目标是控制血脂、血压、血糖和体重，降低心血管疾病危险因素并增加保护因素。校正多种危险因素的关键是增加身体活动、减少能量摄入和减轻体重。通过健康教育和营养咨询，帮助患者学会按膳食营养处方计划合理饮食、阅读食品营养标签、修改食谱、准备或采购健康的食物，以及外出就餐时学会合理饮食。

（一）高血压营养教育处方

《国家基层高血压防治管理指南2020版》和《中国高血压防治指南（2024年修订版）》为我国的高血压高危人群和患者开出了健康教育处方。

1. 低盐膳食处方　膳食营养因素在高血压的发病中有着重要作用，如饮食偏咸。轻度高血压患者通过合理饮食，就有可能使血压下降；即使较严重的，已经在服药的高血压患者，也可通过饮食疗法降低血压，减少用药剂量和预防并发症。高血压患者膳食盐的摄入量应该控制在每日5g之内。具体措施如下：改变烹饪方法，减少用盐量；少用含盐高的佐料；尽量少吃或不吃含盐多的食品；在加用食盐时，使用有计量单位的容器（如盐勺），做到心中有数；食用包装食品时，要注意食物标签，了解含盐量；在外就餐时，要告知服务人员，制作食品时，尽量少加盐，不要口味太重；多食用新鲜蔬菜。烹调时可采用低钠高钾盐，这种盐相较于普通食盐，降低了钠的含量并增加了钾的含量。研究显示，在近5年的随访中，与食用普通盐的对照组相比，食用低钠盐的干预组研究对象的脑卒中发病风险降低了14%，总心血管事件发生风险（合并了脑卒中和心脏病发作）降低了13%，过早死亡的风险降低了12%。

2. 限酒处方　中度以上饮酒量与血压水平呈显著正相关，饮酒可抵抗药物的降压作用。目前认为喝酒所致的高血压是可逆的，只需要戒酒或减少饮酒量就可使血压降低或恢复正常，目标是戒酒。具体措施如下：认识饮酒的危害；树立一定要戒酒的观念；如饮酒者，建议每日饮酒量应为少量，男性饮酒者，葡萄酒小于100mL（相当于2两），或啤酒小于250mL（半斤），或30度白酒小于50mL（1两）；女性则减半量，孕妇不饮酒。不饮高度烈性酒；酒瘾严重者，可借助药物戒酒。

3. 戒烟处方　高血压患者吸烟会大幅增加心血管病风险，对每个吸烟的高血压患者都应指导戒烟。戒烟的益处大，降低心血管病风险的效果明显，且任何年龄戒烟均能获益。成功戒烟的窍门：丢弃所有烟草、烟灰缸、火柴、打火机，避免一见到这些就"条件反射"地想要吸烟；避免前往之前习惯吸烟的场所或参与相关活动；烟瘾来时，坚决拒绝烟草诱惑，提醒自己只要再吸1支就足以令之前所有努力前功尽弃；做深呼吸活动或咀嚼无糖口香糖；尽量不用零食代替烟草以免引起血糖升高，体重增加；用餐后喝水、吃水果或散步的方法来代替饭后1支烟的习惯；安排一些体育活动，如游泳、跑步、钓鱼、打球等，一方面可以缓解压力和紧张情绪，另一方面还有助于把注意力从吸烟上引开；请家人监督，并对戒烟的成就给予鼓励或奖励。

（二）心血管疾病营养教育处方

营养处方的总原则如下。

1. 食物应该多样化，提倡粗细搭配，平衡膳食。

2. 能量摄入与身体活动平衡，保持健康体重，BMI在18.5~24.0kg/m^2。

3. 采用低脂肪、低饱和脂肪膳食。膳食中脂肪提供的能量不超过总能量的30%，其中饱和脂肪酸不超过总能量的10%，尽量减少摄入肥肉、肉类食品和奶油，尽量不用椰子油和棕榈油。每日烹调油用量控制在20~30g。

4. 减少反式脂肪酸的摄入，控制其不超过总能量的1%。少吃含有人造黄油的糕点、含有起酥油的饼干和油炸油煎食品。

5. 摄入充足的多不饱和脂肪酸（总能量的6%~10%）。ω-6/ω-3多不饱和脂肪酸比例达到4∶1~5∶1。适量使用植物油，每人每天25g，每周食用鱼类>2次，每次150~200g，相当于摄入200~500mg EPA和DHA。素食者可以通过摄入亚麻籽油和核桃等坚果获取α-亚麻酸。

6. 摄入适量的单不饱和脂肪酸，应占总能量的10%左右。适量选择富含油酸的茶油、橄榄油、米糠油等烹调油。

7. 坚持低胆固醇膳食　胆固醇摄入量不应超过300mg/d。限制富含胆固醇的动物性食物，如肥肉、动物内脏、鱼子、鱿鱼、墨鱼等。富含的食物同时也多富含饱和脂肪，选择食物时应一并加以考虑。

8. 限盐　每天食盐摄入量不超过5g，包括味精、酱类、咸菜、调味品中的食盐，提倡食用低钠高钾盐（肾功能不全者慎用）。

9. 适当增加钾的摄入，使钾∶钠=1∶1，每天摄入大量蔬菜水果获得钾元素。

10. 足量摄入膳食纤维　每天摄入25~30g，从蔬菜水果和全谷类食物中可获取。

11. 足量摄入新鲜蔬菜（400~500g/d）和水果（200~400g/d），包括绿叶菜、十字花科蔬菜、鲜豆类等蔬菜，以及各种低升糖指数的水果，可以减少患冠心病、脑卒中和高血压的风险。

12. 增加身体活动。每天30分钟以上中等强度的身体活动，每周5~7天。

（三）脑卒中营养教育处方

主要原则如下。

1. 控制高血压是预防脑卒中的重点。高血压患者要遵医嘱按时服用降压药物，有条件者最好每日测1次血压。要保持情绪平稳，少做或不做易引起情绪激动的事，如打牌、打麻将、看体育比赛转播等。

2. 饮食清淡有节制，少吃脂肪含量高的食物，如肥肉和动物内脏等，多吃全谷物和蔬菜水果。蔬菜和水果中含有大量维生素C和钾元素，维生素C是一种有效的抗氧化剂，能够清除体内自由基。蔬菜水果还富含膳食纤维，可以抑制血中总胆固醇升高，从而防止动脉硬化、预防脑卒中。

3. 戒烟酒，维持肠道健康，保持大便通畅。

4. 适量进行有氧运动，如快走、慢跑、游泳、打太极拳等。

5. 防治动脉粥样硬化，控制糖尿病、血脂异常与其他疾病（如心脏病、脉管炎等）。

6. 注意脑卒中的先兆征象。部分患者在脑卒中发作前常有血压升高和波动、头痛头晕、手脚麻木无力、说话含糊不清等先兆，发现后要尽早就医采取措施加以控制。

7. 有效控制短暂性脑缺血发作。当患者有短暂性脑缺血发作先兆时，应让其安静休息，并积极治疗，防止其发展为脑血栓形成。

8. 注意气象因素的影响。季节与气候变化会使高血压患者情绪不稳，血压波动，诱发脑卒中，在这种时候更要防备脑卒中的发生。

（四）癌症营养教育处方

世界癌症研究基金会和美国癌症研究所是世界癌症领域的两大权威机构，分别于1997年、2007年、2018年共同发布了第1版、第2版和第3版癌症预防报告。这些报告是迄今为止关于生活方式和癌症预防方面最全面和权威的报告。同时也公布了防癌十项建议。

1. 保持健康体重 将体重保持在正常范围内，同时要避免成年期体重增加，是预防癌症的重要举措之一。体内过多的脂肪会引发高于正常水平的胰岛素、雌激素和其他激素释放到血液中，促进肿瘤的生长。除了已知的大肠癌、乳腺癌等，研究也证实肥胖与甲状腺癌、多发性骨髓瘤及脑膜瘤有关。因此，建议成人的BMI应维持在18.5~24.9kg/m^2；成人腰围应控制在90cm（男性）和85cm（女性）以下。儿童期肥胖易导致成年后肥胖，所以儿童也应该维持健康体重。

2. 积极参加身体活动 体育锻炼有助于维持健康的激素水平、良好的新陈代谢能力，增强免疫力。日常生活中应遵循“多动少坐”的原则。任何形式的身体活动都有助于降低癌症发生风险，建议每天至少进行60分钟的身体活动或30分钟以上的有氧运动。

3. 多吃全谷类、果蔬和豆类 平时应该多吃膳食纤维，用全谷物代替精制谷物，同时多吃蔬菜、水果以及豆类食物，以降低各种重要疾病的发病风险和死亡率。研究显示，与较少吃全谷物的人群相比，食物中全谷物含量较高的人群，全因死亡率降低19%，癌症的死亡率降低16%。蔬菜和水果摄入不足可导致患口咽癌症、食管癌、肺癌和胃癌的风险增加。每天进食水果100g以下的人，比每天进食超过100g的人胃癌发病率至少高两倍。膳食纤维摄入量低，直结肠癌发病率比摄入高者至少高85%。

4. 限制快餐及高脂、高糖等加工食品 快餐食品往往高脂、高盐、高糖，是引起超重和肥胖甚至伤害肠胃的主要原因。选择健康的食物，而不是那些添加了过多糖分和脂肪的高能量食物，有助于避免超重或肥胖导致的癌症风险。

5. 限制红肉摄入，避免加工肉制品 世界卫生组织将红肉列为ⅡA类致癌物，将加工肉类列为Ⅰ类致癌物，过量摄入它们可能会增加结直肠癌的发生风险。建议每周红肉及加工肉制品的摄入量不超过500g。

6. 限制摄入含糖饮料 摄入含糖饮料会明显导致超重、肥胖等的发生风险，而体重超标则与结直肠癌、肝癌、乳腺癌、前列腺癌、胃癌等多种癌症的发生有关。建议2~18岁的儿童青少年每日糖摄入量应不超过25g；2岁以下儿童饮食中不应含添加糖；无论成人或儿童，都推荐以白开水或淡茶水为主，不喝或少喝含糖饮料。

7. 限制甚至杜绝饮酒 医学期刊《柳叶刀》刊文指出，最安全的饮酒量为0，即不饮酒对健康最有益。想要远离癌症，最好限制甚至杜绝酒精饮品。研究显示，3.5%的癌症是由酒精引起的，每30个癌症死亡患者中就有一个与酒精有关。

8. 不建议服用营养素补充剂来预防癌症 对于大多数人来说，通过营养均衡的健康饮食就可以获得足够的营养。对于某些特殊人群，如处在生长发育期的儿童青少年、孕妇、哺乳期妇女、老年人等，当摄入不足时，建议在专业人员指导下，合理使用营养素补充剂。对于正常人群来说，不要期望任何膳食补充剂能够像健康的饮食习惯那样降低癌症发生风险。

9. 对于母亲，最好选择母乳喂养 母乳喂养对母亲和孩子都有好处。它不仅能帮助婴儿保持健康的体重，还能降低母亲罹患乳腺癌的风险。研究指出，母乳喂养可以降低母亲体内某些与癌症有关的激素水平。

10. 癌症患者也需要遵循以上建议 对于已被诊断为癌症的患者，应该接受专业医疗及营养治疗建议。治疗完成后，除有其他建议外，还是最好遵循以上建议，形成健康的膳食和良好的身体活动习惯，保持正常体重，以促进整体健康状态、改善预后，有质量地长期生存。

癌症，早预防很重要，更重要的是要找对方法。除了上述建议外，该报告还指出，不吸烟、避免接触烟草和过度日晒对于降低癌症风险也很重要。总而言之，癌症的发生与饮食及生活习惯、遗传和环境因素息息相关。希望每个人在生活中都能遵循上述建议，科学预防、远离癌症。

（何 丽）

参考文献

1. 中国营养学会. 中国居民膳食指南 (2022)[M]. 北京: 人民卫生出版社, 2022.
2. 中国营养学会. 中国居民膳食营养素参考摄入量 (2023版)[M]. 北京: 人民卫生出版社, 2023.
3. 郭清. 健康管理学 [M]. 2版. 北京: 人民卫生出版社, 2024.
4. 中国高血压防治指南修订委员会, 高血压联盟 (中国), 中国医疗保健国际交流促进会高血压病学分会, 等. 中国高血压防治指南 (2024年修订版)[J]. 中华高血压杂志 (中英文), 2024, 32 (7): 603-700.

第五章　心理健康管理

第一节　心理健康概述

一、心理健康相关知识

1946 年，第三届国际心理卫生大会将心理健康（mental health）定义为："所谓心理健康，是指在身体、智能以及情感上与他人的心理健康不相矛盾的范围内，将个人心境发展成最佳状态。"

世界卫生组织于 2004 年在日内瓦发布的《促进心理健康：概念、证据和实践》研究报告中，把心理健康定义为由社会经济和环境因素所决定，包括实现自身潜能、能应对日常生活压力、能有成就的工作、对所属社区有贡献等状态。

我国学者认为，心理健康是人的整体健康状态的必要组成部分，是一种持续的心理状态，在这种状态下，个体具有生命的活力、积极的内心体验、良好的社会适应，能够有效地发挥个人的身心潜力与积极的社会功能。

2016 年，国家 22 个部委下发的《关于加强心理健康服务的指导意见》中指出，心理健康是人在成长和发育过程中，认知合理、情绪稳定、行为适当、人际和谐、适应变化的一种完好状态。

由此可见，从心理构成基本要素而言，心理健康是认知、情绪、社会功能（社会适应、社会行为、社会道德）方面的良好状态；是指一个个体社会适应良好，在认知、情感和行为上符合社会生活规范。

二、心理健康的标准

（一）心理健康的评估标准

著名心理学教授许又新提出了心理健康可以用三类标准（或三个维度）去衡量，即体验标准、操作标准、发展标准。他同时指出，不能孤立地只考虑某一类标准，而要把三类标准联系起来综合地加以考察和衡量。

1. 体验标准　也称"主观标准"，是指以个人的主观体验和内心世界的状况作为衡量心理健康的标准。其中包括两部分：良好的心境；恰当的自我评价。

2. 操作标准　指通过观察、实验和测验等方法考察心理活动的过程和效应，其核心是效率。主要包括个人心理活动的效率和个人的社会效率或社会功能，如工作及学习效率高低、人际关系和谐与否等。

3. 发展标准　是在时间轴上对人的心理状态作纵向的回顾或展望。既要了解一个人经历了怎样的发展历程，又要估计他未来发展的可能性和趋势。

（二）心理健康的评价原则

1. 心理与环境的统一性原则　人的心理是在社会生活环境与实践活动中逐渐形成和发展起来的，是对客观现实能动的反映。任何正常的心理活动与心理现象都来源于客观的社会生活环境。因此任何正常的心理活动或行为在形式和内容上必须与客观环境保持一致性。

2. 内在心理活动的协调性原则　人类的精神活动分为认知、情感和意志等部分，各种心理过程之间具有协调一致的关系，从而保证人在反映客观世界过程中的高度准确和有效。一个人的认知、情感和意志行为构成人的心理活动过程的完整统一体。

3. 人格的相对稳定性原则　人格是在先天遗传素质的基础上，在后天社会现实生活中逐渐形成的独特的个性心理特征。日常生活中个体在各种信息和周围客观事物的刺激作用下，不断充实、完善和丰富了自身内心世界。在其影响作用下逐渐形成了具有相对稳定的个性心理特征，并在一切活动中显示出其自身的特点。

（三）心理健康标准

1. 世界心理卫生联合会在 1946 年提出心理健康的标志：①身体、智力、情绪十分调和。②适应环境，人际关系中彼此礼让。③有幸福感。④在工作和职业中，能充分发挥自己的能力，过着有效率的生活。

2. 1951 年美国心理学家马斯洛和米特尔曼提

出的心理健康十条标准：①充分的安全感。②充分了解自己，并对自己的能力作适当的判断。③生活目标切合实际。④与现实环境保持接触。⑤能保持人格的完整与和谐。⑥具有从经验中学习的能力。⑦能保持良好的人际关系。⑧适度的情绪表达与控制。⑨在不违背社会规范的条件下，对个人的基本需求能恰当满足。⑩在不违背社会规范的条件下，能有限度的个性发挥。

3. 国内学者将心理健康的标准概括为以下几个重要方面。

(1) 智力正常：是人们生活、学习、工作、劳动的最基本的心理条件，是人适应周围环境、谋求自我发展的心理保证，因此是心理健康的首要标准。但是，近年来有关精神发育迟滞的儿童被人们发掘和开发某一项能力而自食其力的报道，使许多学者就智力发育正常作为心理健康的首要条件提出不同看法。

(2) 情绪乐观与稳定：是心理健康的重要标志。心理健康者积极情绪多于消极情绪，能经常保持愉快、开朗、自信的心情，善于从生活中寻求乐趣，对生活充满希望，一旦有了负性情绪，能主动调控以适应外界环境。

(3) 良好的人际关系：人的交往活动能反映人的心理健康状态，人与人之间正常的、友好的交往不仅是维持心理健康的必备条件，也是获得心理健康的重要方法。

(4) 良好的适应能力：人生活在纷繁复杂、变化多端的大千世界里，一生中会遇到多种环境及变化，因此一个人应当具有良好的适应能力。无论现实环境有什么变化，都将能够适应。

(5) 健全的人格：心理健康的最终目标是培养健全的人格。包括人格的各个结构要素不存在明显缺陷与偏差；具有清醒的自我意识，不产生自我同一性混乱；以积极进取的人生观作为人格的核心，有相对完整的心理特征等。

4. 2012 年中国心理卫生协会在《中国人心理健康状况及促进策略研究》中，通过文献调研、问卷调查与专家讨论，形成中国人心理健康标准和评价要素，分别表现在自我意识、基本能力、情绪、人际关系和环境适应五个方面。①认识自我，感受安全。评价要素为自我认识、自我接纳、有安全感。②自我学习，生活自立。评价要素为生活能力、学习能力、解决问题能力。③情绪稳定，反应适度。评价要素为情绪稳定、情绪控制、情绪积极。④人际和谐，接纳他人。评价要素为人际交往能力、人际满足、接纳他人。⑤适应环境，应对挫折。评价要素为行为符合年龄与环境、接受现实、合理应对。从整个心理健康标准的制订过程来看，本研究吸取了国内多数学者制订心理健康标准的方法，即从理论综述上提出心理健康标准，在深入分析前人资料的基础上再进行专家调查与讨论，综合专家们的意见最终得到国内专家广泛认可的五条心理健康标准及评价要素。

(四) 正确理解和运用心理健康标准

了解与掌握心理健康的标准对于增强与维护人们的健康有很大的意义。心理健康的标准是一种理想尺度，它不仅为我们提供了衡量是否健康的标准，而且为我们指明了提高心理健康的发展方向。掌握了健康标准，并以此为依据对照自己，进行心理健康的自我诊断。发现自己的心理状况某个或某几个方面与心理健康标准的距离，并有针对性地加强心理锻炼，以期达到心理健康水平；发现自己的心理状态严重地偏离心理健康标准，可以促进自己及时求医，以便早期诊断和早期治疗。正确理解和运用心理健康标准，对每一个人在自己现有的基础上作不同程度的努力，都可以追求心理发展的更高层次，不断发挥自身的潜能。

第二节 心身疾病相关知识

一、心身疾病的概述

(一) 心身疾病的定义

心身疾病（psychosomatic diseases）又称“心理生理疾患（psychophysiological diseases）”，有时也称“心身障碍（psychosomatic disorders）”或“心理生理性障碍（psychophysiological disorders）”。心身疾病和心身障碍在目前文献中有时被混合使用。

心身疾病有狭义和广义之分。

狭义的心身疾病是指心理社会因素在其疾病发生、发展、治疗、预防过程中起重要作用的躯体器质性疾病，如冠心病、溃疡病。

狭义的心身障碍则是指心理社会因素起重要作用的一类躯体生理功能紊乱，但未见明显组织损害，如神经性呕吐、偏头疼。

广义的心身疾病指心理社会因素在疾病发生、发展过程中起重要作用的躯体器质性疾病和功能性障碍。其范围更广，如图 3-5-1。本章也基本上采用这种广义的概念。

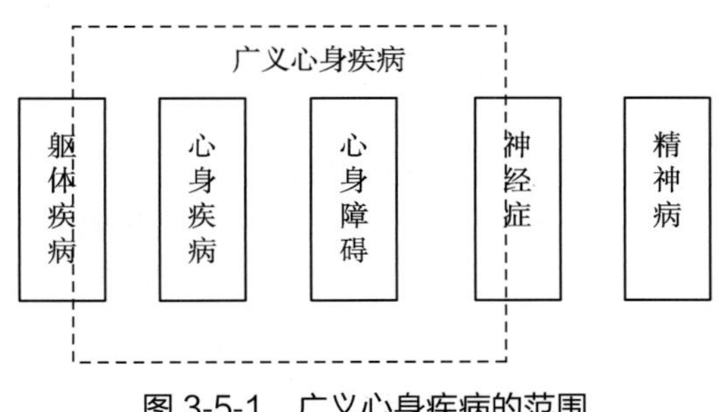

图 3-5-1　广义心身疾病的范围

（二）心身疾病的特点

心身疾病一般具有以下几个特点：①以躯体症状为主，有明确的病理生理过程。②某种个性特征是疾病发生的易患素质。③疾病的发生和发展与心理社会应激（如生活事件等）和情绪反应有关。④生物或躯体因素是某些心身疾病的发病基础，心理社会因素往往起“扳机”作用。⑤心身疾病通常发生在自主神经支配的系统或器官。⑥心身综合治疗比单用生物学治疗效果好。

（三）心身疾病的范围

现代医学认为，心理社会因素在各种疾病发展中均产生作用，根据姚树桥、杨彦春主编的《医学心理学》的归纳，将心身疾病按器官系统总结，如表 3-5-1。

（四）心理生理相互影响

人是由大脑统一指挥、心理功能和生理功能相互影响、相互制约，构成了人体完整的生命活动，机体正是通过心理和生理的统一活动，与自然界和社会环境不断进行物质、能量和信息交换，以适应环境条件的变化，保持人体的健康，心理社会因素在各种疾病发展中均产生作用。不健康的心理会使身体内环境失衡，从而导致躯体疾病的发生。同样，生理功能的异常状态或躯体疾病也可以成为心理压力源而导致心理行为反应。

表 3-5-1　心身疾病范围

分类	各类主要疾病名称
心血管系统	冠状动脉粥样硬化性心脏病、阵发性心动过速、心律不齐、原发性高血压、原发性低血压、雷诺病等
呼吸系统	支气管哮喘、过度换气综合征、神经性咳嗽等
消化系统	胃、十二指肠溃疡、神经性厌食、神经性呕吐、溃疡性结肠炎、肠道易激综合征等
皮肤系统	神经性皮炎、瘙痒症、斑秃、银屑病、多汗症、慢性荨麻疹、湿疹等
肌肉骨骼系统	类风湿关节炎、腰背疼、肌肉疼痛、痉挛性斜颈、书写痉挛症等
泌尿系统	夜尿症、神经性尿频等
内分泌系统	甲状腺功能亢进、糖尿病、低血糖、艾迪生病（Addison’s disease）等
神经系统	血管神经性头痛、肌紧张性头痛、睡眠障碍等
生殖系统	勃起功能障碍、早泄、性欲减退、痛经、月经紊乱、经前期紧张症、功能失常性子宫出血、功能性不孕症等
外科	器官移植后综合征、整形术后综合征等
儿科	遗尿症、夜惊、口吃等
眼科	原发性青光眼、眼睑痉挛、弱视等
耳鼻咽喉科	梅尼埃病、咽部异物感等
口腔科	特发性舌痛症、口腔溃疡、颞下颌关节紊乱综合征等
肿瘤科	肿瘤、癌症

二、心理因素是引发心身疾病的关键要素

从心身疾病的角度来说，心理因素在疾病的发生和发展过程中起着重要的作用。如某种人格特征、不良的情绪、压力、心理冲突等时，个体就容易在心理因素诱发下，导致机体发生生理功能持续紊乱、组织损害和结构改变的器质性躯体疾病。

（一）人格特征引发的躯体问题

人格特征对于人体疾病尤其是心身疾病的发生、发展和病程的转归具有明显的影响。同样的心理社会因素作用于不同人格特征的人，可导致不同的生理生化改变，引起不同类型的心身疾病，目前关于人格与疾病的发病相关问题已引起了人们的广泛重视，如表 3-5-2。

综上所述，患者的人格特征与疾病有着密切的联系，它既可作为许多疾病的发病基础，又可改变疾病的过程。因此，患者对待某种疾病的态度及其与人格有关的反应方式，可影响疾病的转归。

（二）情绪对生理的影响

心理状况对人体的健康，疾病的发生、发展和防治具有重大影响。通常认为，心理因素是通过情绪活动影响身体内脏器官功能的，不同的情绪会产生不同的结果。肯定的、积极的情绪，如愉悦、满足、欢喜等，可以提高体力和脑力劳动的效率，使人保持健康，有利于疾病的康复。而在强烈或持续的消极情绪状态下，首先影响的是神经系统的功能。当持续的消极情绪作用后，则常常会使人的神经系统机能严重失调，从而导致各种心身疾病，如愤怒、焦虑、惊恐等消极情绪的持续作用会造成心血管机能紊乱，出现心律不齐、高血压、冠心病和脑出血等。又如长期处在严重的忧愁、悲伤和痛苦等情绪状态下，胃肠机能会受到严重的影响从而导致胃、十二指肠溃疡和癌症的发生。另外，消极情绪还能影响呼吸系统性皮炎，皮肤瘙痒症、荨麻疹、斑秃等皮肤病有密切关系，对白癜风、慢性湿疹和银屑病等的发生也有一定影响。

（三）压力对生理的影响

压力（stress）是指个体对某种意外的环境刺激所作出的适应性反应，是个体觉察到环境的威胁或挑战而产生的适应或应对反应。

个体遭遇过度的心理压力，由于强度太大或持续时间太久，健康状态会被严重破坏，从而产生某些疾病，甚至加重一个人已有的疾病或造成复发。

过强的心理压力常有较强烈的心理和生理反应，可以引起急性焦虑反应、血管迷走反应和过度换气综合征，甚至可导致免疫功能损害。

1. 急性焦虑反应　表现为焦虑、烦躁不安、抑郁、过敏、心悸、出汗、恶心、呼吸急促、腹部不适、血压升高、瞳孔扩大等。

2. 血管迷走反应　多见于突发性事件（如事故、伤害）、剧烈疼痛和严重的情绪紊乱之后，表现为头晕头痛、精神错乱、出冷汗、面色苍白、心动过缓、血压下降、腹痛、紧张。

表 3-5-2　A、B、C 型人格的特征及易患疾病

人格类型	人格特征	易患疾病
A 型人格	富有竞争性，具进取心、自信心、有成就感，时间紧迫感，易固执己见，有旺盛的精力和过度的敌意，不断驱动自己要在最短的时间里干最多的事，并对阻碍自己努力的其他人或其他事进行攻击，自大、垄断，永远感到时间不够用	具有这种人格的人，血清胆固醇、甘油三酯较高；平时精神紧张度就很高，稍遇刺激，就会心跳加快、呼吸加快、血压升高，长期如此，易患动脉硬化、高血压、冠心病。具有 A 型性格的人，常使自己身上的其他痼疾加剧和恶化，从而较之同类疾病患者较早死亡
B 型人格	不争强好胜，温和平静，从容大度，随遇而安，做事不慌不忙，亦未因时间不够用而感到厌烦，不对别人产生敌意	具有这种人格的人不易患病，即使患病，恢复得也比较好。研究表明，长寿人群中，B 型性格者占绝大多数
C 型人格	害怕竞争，内向、逆来顺受、忍气吞声、任人摆布，过分压抑自己的负性情绪，尤其是经常竭力压制原本应该发泄的愤怒情绪，易出现无助、无望的心理状态，往往表现出过分的克制、谨小慎微、没有信心等	具有这种人格的人易患癌，从总体上对人类的寿命产生负面影响。对于 C 型性格易患癌的现象，神经免疫学的回答是抑郁心理状态打破了体内环境的平衡，干扰免疫监控系统的功能，不能及时清除异常突变细胞，这类细胞极易引发癌症

3. 过度换气综合征　过度换气综合征引起的眩晕和昏厥，是由于情绪激动，二氧化碳呼出太多所致，甚至会产生手足抽搐的症状和体征。

4. 免疫功能损害　可引起如疱疹、白血病、过敏性疾病等。研究显示，学生在学习压力很大的情况下，免疫球蛋白的分泌减少，上呼吸道感染的机会增多。有研究显示，男性丧偶后，T 淋巴细胞降低，容易生病。老年丧妻者，在丧妻后不久也去世的现象并不少见。

三、心身疾病的预防

心身疾病的发生是心理社会因素和生物因素综合作用的结果，因而心身疾病的预防也应同时兼顾这两方面。但一般来说，在心身疾病的预防工作中，心理因素和心理学方法起更重要的作用。

心理社会因素会引起心身疾病，大量研究表明，只有考虑到患者的精神状态与疾病之间的复杂关系，才能完整地了解疾病的实质，故心身疾病预防也应从早期着眼，普及心理健康检测。对具有明显心理素质问题的人，例如有易怒、抑郁、孤僻及多疑倾向者应及早通过心理健康检测与管理加强其不良心理因素的调整；对于有明显行为问题者，如吸烟、酗酒、多食、缺少运动及 A 型行为等，应利用心理干预技术指导其进行矫正；对于工作和生活环境里存在明显应激原的人，应及时帮助其进行适当的调整，以减少不必要的心理刺激；对于出现情绪危机的正常人，应及时帮助加以疏导。在紧张多变的社会环境中，对心身疾病的预防从个人角度来说应遵循以下原则：培养健全的人格；锻炼应对能力，调节情绪；建立良好的人际关系，储备社会支持力量。

第三节　心理健康评估

(一) 心理健康的可测性

心理健康的状态是客观存在的，也是可测的。但是，它不像长度等可以直接测量，只能通过间接的方式进行测量。人的心理状态和活动总是通过某种方式或多或少地表现在语言和行为上。因此，通过对行为的测量可以获得心理健康状态信息。

(二) 心理测量与评估

心理评估、心理测量与心理测验三个名词在许多时候被当作同义词使用。其实，这三个概念的内容确实有很多重叠之处，但也并不是完全一致。

心理评估是指应用多种方法系统化地收集关于个人信息及其有关环境信息，并以这些信息为基础，对个体某一心理现象作全面、系统和深入的客观描述的过程。它是临床心理工作的重要组成部分。

心理测量的定义是根据一定的法则用数字对人的行为加以确定。即根据一定的心理学理论，使用一定的操作程序，给人的行为确定出一种数量化的价值。心理测验即心理测量使用的工具，它实质上是对行为样本的客观和标准化的测量。

总之，从收集资料方法的角度看，心理评估包括了测量与测验在内，但不限于测量和测验：它强调多种方法的综合运用。从实施过程来看，心理测量是心理评估的基础和手段，心理评估是心理测量的目的和结果。

(三) 心理健康评估的种类和方法

可以说人的心理是世界上最复杂的事物，但是它也可以通过一些方法来评估和测量。以下就是心理健康评估中常用的几种方法。

1. 观察法　是心理评估的基本方法之一。观察者运用感觉器官对被观察者的可观察行为(如表情、动作、言语、服饰、身体姿势等)，进行有目的、有计划地观察和记录并根据观察结果做出评估。这种方法在操作程序上往往比较简便易行，虽然其量化水平比较低，但实用性强，应用广。

观察法可分为自然观察法和控制观察法两种形式。自然观察法是指被观察者的行为在不受观察者干扰的情境中进行观察的方法。控制观察法是在预先设置的特殊观察情境和条件下进行观察，其结果带有一定的规律性、倾向性和必然性。

2. 晤谈法　又称“交谈法”，是通过与被访者晤谈，了解其心理信息，同时观察其在晤谈时的行为反应，以补充和验证所获得的资料，进行描述或者等级记录以供分析研究。这种方法可以在短时间内较为详尽地收集被访谈者的资料信息，但是结果不易量化，且容易出现主观误差。

3. 调查法　包括历史调查和现状调查两个方面。历史调查主要包括档案、文献资料和向了解被评估者过去经历的人调查等内容。现状调查主要围绕与当前问题有关的内容进行。调查对象包括被评估者本人及其周围的“知情人”,如同学、同事、父母、亲友、老师、领导、兄弟姐妹等。调查方式除一般询问外,还可采用调查表(问卷)的形式进行。调查法的优点是可以结合纵向和横向两个方面的内容,广泛而全面。不足之处是调查常常是间接性的评估,材料真实性容易受被调查者主观因素的影响。

4. 测评法 在心理健康评估中,心理测评是使用最广泛的方法。通过心理测评可以对心理现象的某些特定方面进行系统评定,并且测评一般采用标准化、数量化的原则,所得到的结果可以参照常规模式进行比较,避免了一些主观因素的影响。

(四) 评估心理健康水平的指标

1986年,郭念锋在《临床心理学概论》一书中提出了评估心理健康水平的十大标准。

1. 心理活动强度——应激控制能力 指对于精神刺激的抵抗能力。在遭遇精神打击时,不同的人对于同一类精神刺激反应各不相同。这表明,不同人对于精神刺激的抵抗力不同。抵抗力低的人往往反应强烈,并容易遗留下后患,可能因为一次精神刺激而导致心因性反应或反应性精神病。而抵抗力强的人,虽有反应,但不强烈,不会致病。

2. 心理活动耐受力——抗压抗挫能力 有些精神压力不是突然而来,迅速而去,它们一直延续,长久地伴随着人的工作与生活。俗称这类压力为慢性刺激,如慢性病、身体残疾、家境贫困、生活艰难等。能在这种逆境中成长的人,属心理耐受力较好的人。

3. 周期节律性——心理运动能力 人的心理活动在形式和效率上都有自己内在的节律性,比如,人的注意力水平,就有一种自然的起伏。一般可以用心理活动的效率做指标去探查这种客观节律性的变化。有的人白天工作效率不太高,但一到晚上就很有效率,有的人则相反。如果一个人的心理活动的固有节律神经常处在紊乱状态,不管是什么原因造成的,我们都可以说他的心理健康水平下降了。

4. 环境与自我觉察能力 自我觉察是对自己的情绪、思维、个性特点及行为表现的体验及察觉,也称“自觉性”。对环境的观察力包括对客观事物的存在、发展以及细小差异的察觉。正常的意识活动是保证心理健康的敏感指标。

5. 心理暗示性影响 易受暗示的人,往往容易被周围环境的无关因素引起情绪的波动和思维的动摇,有时表现为意志力薄弱,他们的情绪和思维很容易随环境变化,给精神活动带来不太稳定的特点。

6. 心理康复能力 心理健康的人在蒙受精神创伤后,可以很快地恢复常态,不留严重后遗症,心理不健康的人,往往有“一朝被蛇咬,十年怕井绳”的后果。心理创伤不能迅速康复,一方面必将对身心健康造成威胁,另一方面也表明自身心理健康水平不高。

7. 心理自控力 情绪的强度,情感的表达,思维的方向和思维过程都是在人的自觉控制下实现的。对情绪、思维和行为的自控程度与人的心理健康水平密切相关。

8. 自信心 当一个人面对某种生活事件或工作任务时,首先会估计自己的应对能力。自我估计过高,可能因掉以轻心而失败,从而产生失落感或抑郁情绪;而自我估计过低,又会因害怕失败而畏首畏尾,产生焦虑不安的情绪。因此,一个人是否有恰如其分的自信,是心理健康的一种标准。

9. 社会交往能力 人类的精神活动得以产生和维持,其重要支柱是充分的社会交往。社会交往的剥夺,必然导致精神崩溃,出现种种异常心理。因此,一个人能否正常与人交往,也是心理健康的重要指标。

10. 环境适应能力 从某种意义上说,心理是适应环境的工具,人为了个体保存和种族延续,为了自我发展和完善,就必须适应环境。当生活条件突然变化时,一个人能否迅速采取各种办法适应,并保持心理平衡,往往标志着一个人心理活动的健康水平。

(五) 心理健康测试量表及运用

心理健康量表是专门用来测评心理健康的测验工具。心理健康的概念包含面广,因此对不同方面的心理健康问题进行测量需要用到不同的量表,下面将常用到的心理健康测试量表及其如何使用作简单介绍。

1. 心理健康问题的综合评鉴 国内对心理健康进行综合评鉴的工具,从使用频率来看主要有适用于成年人的90项症状自评量表(SCL-90)、适用于中学生的心理健康诊断测验(MHT)和阿肯巴克儿童行为量表(CBCL)等。

2. 情绪及相关问题的评鉴 情绪是人精神生

活的主要组成部分，常见的情绪问题有焦虑、抑郁、强迫、恐怖等，它们基本都有相应的测评量表，而在实际应用中，对于抑郁和焦虑的测评较多，也较广泛。这些量表包括焦虑自评量表（SAS）、抑郁自评量表（SDS）、考试焦虑量表、汉密尔顿焦虑量表（HAMA）、汉密尔顿抑郁量表（HAMD）、社交焦虑量表、贝克抑郁问卷（BDI）等。另外，对于特殊人群有专门的测量量表，如老年抑郁量表（GDS），儿童社交焦虑量表（SASC），爱丁堡妊娠后抑郁量表（EPDS），中学生考试焦虑影响因素问卷，考试焦虑量表（test anxiety scale，TAS），考试焦虑综合诊断量表等。

3. 对人格及相关问题的评鉴　人格是个体在行为上的内部倾向，表现为个体适应环境时在能力、情绪、需要、动机、价值观、气质、性格和体质等方面的整合，与心理健康关系密切。国内常用的人格量表包括对人格特征进行测量的卡特尔 16 种人格因素量表（16PF）、艾森克人格问卷（EPQ）和大五人格量表等，还有用于评定人格障碍、偏态行为的人格诊断问卷（PDQ-4）、明尼苏达多相人格调查表（MMPI）。

4. 对应激源与应对方式的评鉴　应激是个体对内外刺激因素所作出的适应性反应，造成个体应激反应的重要原因是个体遭遇的生活事件因素。目前，国内最常用的相关量表有生活事件量表（LES）和应对方式问卷。

5. 基于积极心理健康理念多维度、多层次的心理健康评估　国内专家在中国心理卫生协会提出的中国人心理健康标准的基础上研制了《心理健康水平自评量表（城镇版）》，多维度、多层次地进行心理健康的全面评估。该评价工具包括自我意识、自觉性、情绪与情感、人际关系、环境适应及挫折应对六个维度，共计 80 个条目。量表总分反映个体总体的心理健康状况。自我意识维度，反映了个体自我接纳的程度、自我完善的能力和自我发展的动机；自觉性维度，反映了个体的生活习惯、独立生活能力以及做事情的主观能动性；情绪与情感维度，反映了个体的日常情绪状态、自我情绪的调控能力、情绪的稳定性、安全感以及对生活的满意度；人际关系维度，反映了个体的人际交往能力、人际资源情况、家庭支持程度、对人际关系的态度以及所体验到的爱与归属感；环境适应维度，反映了个体的行为与其角色的一致性以及随角色变化的行为调整状态；挫折应对维度，反映了个体在经历逆境和失败的状态，在面对困难时的态度和认知行为反应。

目前，国内外常用的心理健康量表多是根据心理病理或痛苦症状的有无及严重程度不同编制而成，其不但可以评定心理障碍或疾病的严重程度，而且可以作为判断干预治疗效果的标准之一。但是这类量表过多关注消极的心理体验，缺乏生活满意度、幸福感等积极心理学的内容，给普通人群的心理健康的评估带来了许多不便和困难。《心理健康水平自评量表（城镇版）》的研制主要针对上述情况，基于积极心理健康理念设计，目前已被广泛应用，可以应用于心理健康管理。

第四节　心理健康管理内涵及基本方法

一、心理健康管理的相关理论

（一）临床心理学

1. 临床心理学的概念　临床心理学是运用心理学的知识和原理，帮助患者纠正自己的精神和行为障碍，通过心理咨询指导和培养健全的人，以便有效地适应环境和更有创造力。重点关注患病个体，应用心理测量工具及心理治疗作为诊断及治疗手段。

2. 临床心理学发展的困惑　临床心理学快速发展、诊治水平不断提高，14 种 50 年前无能为力的心理疾病有了有效治疗措施，对精神病患者了解也大大增加，但世界心理疾病的患病率也成倍增长。据世界卫生组织统计，抑郁症已成为世界第四大疾患。保守估计，全世界共有 3.5 亿名抑郁症患者。抑郁症在全世界的发病率约为 11%，严重的患者中有 15% 会选择自杀来结束生命，2/3 的患者曾有过自杀的念头，每年因抑郁症自杀死亡的人数估计高达 100 万。目前，中国成人心理精神疾病现患病率高达 17.5%。

临床心理学是以发现社会或人存在的问题作为自己工作的出发点，以纠正这些问题作为自己工作的归宿点，总是把全部注意放在研究社会或人类的问题上，并在临床病理学范式内提出处理这些问题的意见与措施，这种“类医学”模式关注已经发生心理问题、已经罹患心理疾病的人或人类社会中存在的问题，而不是全人群全周期心理健康促进与人类发展。

（二）健康心理学

1. 健康心理学的概念　健康心理学是运用心理学知识和技术探讨和解决有关保持或促进人类健康、预防和治疗躯体疾病的心理学分支。主要任务是使心理学在行为医学和预防医学中发挥作用。

健康心理学是以人类全人群及个体全生命周期为对象，应用心理学、预防医学、生命科学等最新发展，结合现代科技手段，采用群体与个体相结合的方法，研究人的心理健康与影响心理健康的因素以及心理健康管理相关理论、方法、技术的新兴心理学科，是对心理健康管理医学服务实践的概括与总结。属于现代心理学的一个分支学科。健康心理学是心理健康教育与健康促进的一个基础学科。主张运用心理学和健康促进的手段，维护和促进人们的心理健康，提高对社会生活的适应及改造能力。

健康心理学是运用心理学知识和技术探讨和解决有关保持或促进人类健康、预防和治疗躯体疾病的心理学分支，主要研究心理学在纠正影响人类健康或导致疾病的某些不良行为，尤其是在预防不良行为与各种疾病发展中所应发挥的特殊功能；探求运用心理学知识改进医疗与护理制度，建立合理的保健措施，节省医疗保健费用和减少社会损失的途径，以及对有关的卫生决策提出建议。在一定意义上，它是心理学与预防医学相结合的产物。

2. 健康心理学基本任务

（1）研究心理健康形成、发展和变化的规律。

（2）研究降低或缓解心理应激水平的应对方法，提高心理应对能力。

（3）研究预防、矫正不良行为以及与心理社会因素关系密切疾病的措施与方法，减少或消除致病的危险因素或有损健康的行为，降低发病率与死亡率，减少医疗保健费用。

（4）研究如何处理疾病治疗过程中的心理学问题，如何建立良好的医患关系，培养患者在医疗过程中的依从性和互动性。

（5）研究病后心理功能的康复方法。

（6）研究并为心理卫生工作及个体、群体维护和增进心理健康提供心理卫生理论、原则和方法，从而促进心理健康，培养健康的人格和良好的群体气氛，提高人们对社会生活的适应和改造能力。

（7）研究如何改进社会健康与医疗保健机构的管理，提供良好的保健环境。

（三）积极心理学

积极心理学（positive psychology）指利用心理学目前已比较完善和有效的实验方法与测量手段，来研究人类的乐观、希望等积极健康的心理品质的一个心理学思潮。积极心理学的研究对象是普通人群，要求心理学家用一种更加开放的、欣赏性的眼光去看待人类的潜能、动机和能力等，探索人类幸福和快乐的奥秘，并帮助人们获得快乐和幸福。

积极心理学认为，心理学不仅仅应对损伤、缺陷和伤害进行研究，它也应对力量和优秀品质进行研究。治疗不仅仅是对损伤、缺陷的修复和弥补，也是对人类自身所拥有的潜能、力量的发掘。心理学不仅仅是关于疾病或健康的科学，它也是关于工作、教育、爱、成长和娱乐的科学。

积极心理学主要研究人类积极向上的心理品质，研究人类潜在心理机能，其目标是开发个体、团体与社会良好发展的心理特征，增进人类的健康幸福，促进社会和谐繁荣。

积极心理学提倡对个体或社会问题进行积极解释，并使个体或社会从中获得普适性积极意义，而不是挑剔社会环境问题，从而真正解决问题。

积极心理学提出的积极预防观，适用于全人群、全生命周期，是21世纪心理健康管理的重要方法学。通过开发健康人群自身积极心理素质，从而实现提升心理健康水平、有效预防各种心理问题、维护身体健康的目标。

（四）心理健康促进

心理健康促进（mental health promotion）指通过各种措施促使人们提高和维持他们的心理健康状况、达到最佳心理健康水平的过程。“心理健康促进”的概念至今仍在不断探讨和完善中。

心理健康促进强调心理健康的过程性，包括以下几个方面的主要内容。

1. 心理健康促进涉及整个人群的心理健康，而不仅仅是针对某些心理疾病患者或者某些心理疾病的危险因素。

2. 心理健康促进不仅仅是使人们摆脱心理困扰，还促进人们心理健康达到更高的水平。

3. 心理健康促进作用于社会各个领域，应采取多部门、多学科、多专业的广泛合作。

4. 心理健康促进特别强调个体与组织积极且有效的参与。

（五）心理学未来发展

1. 未来心理学发展“6P 模式”

（1）预防性（preventive）：开展心理健康教育，积极心理素质开发，对未发生的心理问题、心理疾病风险进行提前预防。

（2）预测性（predictive）：预测心理问题、心理疾病发生和发展，将重点放在进行心理问题与疾病前的早期监测，及时预测心理健康状态的变化趋势。

（3）个体化（personalized）：发展个体化健康心理学服务体系，包括个体化评估和个体化干预。

（4）参与性（participatory）：全员参与性，指每个个体均应对自身心理健康尽责，积极参与心理问题与心理疾病防控和健康促进。

（5）促进性（promotive）：开展健康心理促进，提高身心健康水平。

（6）预警性（pre-warning）：对个体与群体心理风险事件进行动态监测与预警。

2. 未来心理学服务模式转变　未来心理学服务实践是把临床心理卫生服务、心理咨询服务的内涵从治疗服务扩大到预防（保健）服务；从纯技术服务扩大到社会服务；从为心理问题、心理疾病个体服务扩大到为广大亚健康人群、健康人群服务；从被动服务扩大到主动服务；从实体服务扩大到互联网＋服务。

未来心理学服务工作的重心是从精神病院、医院心身科向健康管理中心、功能社区、社区卫生服务中心转移。

二、心理健康管理内涵

（一）心理健康管理

心理健康管理（mental health management）是根据心理健康评估结果，对个体或群体提供心理健康训练、心理健康促进、心理问题调适、积极心理开发以及对心理健康风险因子进行预防干预的全面过程。其目的是提高个人或群体的心理健康状况、预防心理问题与疾病发生。心理健康管理是全面健康管理的核心与重要前提基础。

1. 个体心理健康管理　运用健康管理学的理念，使个体能够达到和保持心理活动处于相对较高水平，达到身体、心理和社会适应完好状态的一系列活动。

2. 群体心理健康管理　运用健康管理学的理念，由心理健康政策的制定订及实施管理者（政府及相关部门）会同心理健康技术实施者（如医生、心理咨询师、基层保健人员、社区工作者等）对全民的心理状态进行管理，以期达到全民身心健康、社会和谐稳定的一系列过程。针对群体的心理健康管理完全符合一般管理学的四个基本要素，即要有管理主体，回答由谁管的问题——政府及相关部门；管理客体，回答管谁的问题——全民；管理目的，回答为何而管的问题——心理健康；管理手段，回答怎么管的问题——运用健康管理的理念与心理学已有的研究成果和手段，如表 3-5-3。

表 3-5-3　心理健康管理的基本要素

管理基本要素	具体内容
管理主体（由谁管）	政府及相关部门
管理客体（管谁）	全民
管理目的（为何而管）	心理健康
管理手段（怎么管）	运用健康管理的理念与心理学已有的研究成果和手段

（二）心理健康管理的维度

心理健康管理需要具体的操作与落实，从相关学术与技术角度，可以对心理健康进行三个维度的界定。

1. 心理特质　健康心理特质是指个体稳定的心理行为特征，可以通过人格、气质等心理测量工具与方法进行评估，从而掌握个体的基本心理特点。心理特质是在先天与后天双方面因素的综合作用下逐渐形成的，是评价个体心理健康的基础维度，也是进行心理健康管理的重要基础。

2. 心理状态　健康心理状态是个体的心理行为特点，包括情绪、应激反应模式、躯体化指征、身心交互症状、人际关系、社会功能等。心理状态相关测评可以根据需要进行规律化操作，同时了解个体心理状态的波动规律也是非常重要的。掌握心理状态是进行心理健康管理的常规工作。

3. 心理过程　健康心理过程是个体心理功能执行的内部机制，是在个体内部进行的信息加工过程，包括知情意三个水平，知觉、注意、记忆、学习、决策等诸多环节。心理过程的健康水平是评价个体心理健康及心理疾患的重要参考指标，是进行心理健康管理的主要依据。

（三）心理健康管理的工作内容

心理健康管理的工作内容包括心理健康宣传教育、心理健康检测与评估、心理健康风险评估、确定心理健康危险因素、心理健康训练、心理健康咨询、心理健康危险因素干预、心理压力管理、心理危机干预、心理疾病治疗。

三、心理健康管理中心理干预的应用

（一）心理干预适宜方法

心理干预（psychological intervention）是指在心理学原理和有关理论指导下，有计划、按步骤地对个体的心理活动、个性特征或行为问题施加影响，使之发生指向预期目标变化的过程。

1. 认知干预　认知疗法是20世纪末发展起来的新心理干预技术，它是通过认知和行为技术来改变个体不良认知的心理治疗方法总称。认知疗法认为，认知过程是个体情绪及行为的中心，是决定个体情绪、动机和行为的关键。若个体存在不良/非理性认知，则会导致不良情绪及不适应行为，最终产生心理问题或心身疾病。认知疗法的核心在于纠正个体对人、事的错误、扭曲认知，从而修正个体情绪、行为，改善个体心态。

2. 积极心理干预　主要包括积极认知训练、积极情绪训练、积极行为训练、积极意念训练以及抗压抗挫训练等，如图3-5-2。

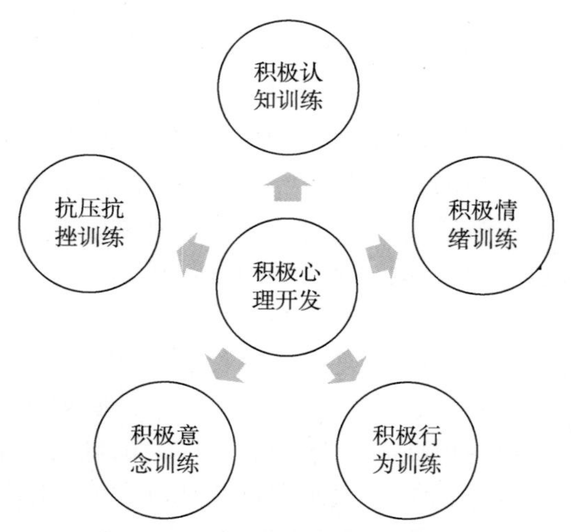

图3-5-2　积极心理开发干预内容

积极心理干预不仅可以改善心理问题，而且可以影响心理健康的方方面面，属于心理问题与心身疾病零级预防范畴，如图3-5-3。

3. 行为干预　行为主义学派认为，个体行为是在外界环境中习得来的，行为可以通过学习进行调整和改变，最终形成新的健康行为。该干预疗法根据行为学习及条件反射理论，通过确定操作化目标和制定干预的措施，对个体进行反复训练，纠正和消除不良行为并建立同种环境下适宜的条件反射和行为。

图3-5-3　积极心理干预作用机制

4. 以人为中心的干预　该干预方法是以个体为中心，强调鼓励其主观能动性，激发其潜能。在干预过程中，对个体无条件地积极尊重与接纳，关注其情感，促进个体自我表达和自我探索。

5. 集体心理行为干预　从团体心理治疗发展而来。一般的团体心理治疗是通过组建有共同目标或者相似性的8~12人的团体小组，在团体中对相关问题进行讨论，观察和分析有关自己和他人的心理与行为反应，情感体验和人际关系，从而使自己的行为得以改善；而目前在医疗系统采用的集体心理干预范围更广，其包括医患之间、患者之间及患者与家庭之间的交流。例如病友俱乐部、病友群等组建可以通过病患之间的交流达到减少不良情绪，改善不良行为的效果。同时，加强对家属的宣传工作，也可以强化对患者心理干预的效果，对减缓医患矛盾冲突产生巨大作用。

（二）心理干预技术应用

在心理健康管理工作中，将适合的心理干预方法现实化、可视化，可以帮助个体最大程度管理心理健康状态，提升心理健康水平。传统一对一的心理治疗方式不能直接应用在心理健康管理工作中，开展、开发广泛人群可应用的心理干预技术是目前心理健康管理的趋势。

1. 音乐治疗　是以音乐的实用性功能为基础，按照系统的治疗程序，应用音乐或音乐相关体验作为手段治疗疾病或促进身心健康的方法。音乐治疗使用范围较广，其可应用在期望达到身心健康的普通人群中，还可应用在身体疾病及心理疾病的治疗中。

2. 冥想训练　冥想是一种改变意识的形式，

它通过获得深度的宁静状态而增强自我认知和良好状态，减少外部刺激对人的精神影响，从而使个体身心处于平衡、和谐的境界及深度的宁静、平静状态。冥想有助于提高免疫力，消除疲劳，同时还有助于帮助个体消除负性情绪，提升注意力、决策力和记忆力。

3. 放松训练　是指身心由紧张状态朝向松弛状态的过程，是一种治疗应激和紧张的方法，目的是使个体具备在不同情境和状态下控制自我身心能力的能力。放松训练对个体情绪心理状态、认知功能、个性特征等均可产生一定影响。

4. 认知训练　是指将合理的、正确的认知通过一定的方式方法展现，使个体能够甄别自我非理性信念，从而纠正个体出现影响其身心健康的负性认知，以积极的态度应对生活不同事件，防止不良情绪和行为的产生。

5. 情绪训练　是指运用心理科学的方法有意识地调试、缓解、激发情绪，以保持适当的情绪体验或缓解不当情绪与行为反应的实践活动。情绪训练是帮助个体有效疏导、有效管理、适度控制并合理化之后的信念与行为。

（三）心理咨询与危机预防干预

1. 心理咨询

(1) 心理咨询的概念：心理咨询是应用心理学的一个分支，运用心理学的知识与原理，帮助当事人/咨询对象发现、理解自己的问题及根源，从而挖掘其本身潜在能力，改变原有的认知结构及行为模式，以提高对生活的适应性与调节周围环境的能力。

(2) 心理咨询的对象及内容：一般而言，心理咨询的主要对象特点可以总结为以下几点，一是由于现实原因导致心理冲突而请求帮助的健康人群；二是精神正常，但心理健康水平较低，其学习工作生活无法顺利完成的个体；三是临床治愈或是潜伏期的精神病患者。

针对上文所述三种人群，咨询内容又有所不同。对于健康人群而言，咨询师可以帮助他们解决现实生活中如人际关系、职业选择、各类情绪与行为问题，助其顺利度过人生各个阶段；对于精神正常和心理健康水平低的个体，咨询师需要向他们提供恢复心理健康水平的咨询，如运用认知疗法、行为疗法等帮助这部分个体提高心理健康水平；对于某些患有慢性病或心身疾病的个体，咨询师可以为他们提供心理支持和心理指导；而对于临床治愈的精神病患者，心理咨询可以帮助他们恢复社会功能，防止疾病的复发。

(3) 心理咨询的任务：心理咨询的任务是帮助正常人群在生活中化解各类心理问题，克服轻度心理障碍，纠正不合理的认知模式和非逻辑性思维，学会调整人际关系，构建健康的生活方式，强化适应能力等，最终让个人健康、愉快有意义的生活。

2. 危机预防干预

(1) 危机及危机的类型：危机，一般可理解为“危险”和“机遇”并存。所谓危险，指个体可能会被遭遇事件打垮，甚至造成严重的病态心理，包括伤人或自伤；而“机遇”指若个体能顺利度过此阶段，将会趋向于自我成长和自我实现。那么，危机被相关学者定位为当事人的一个认知或体验，即将某一事件或生活境遇认知或体验为远远超出自己当下资源及应对机制的无法忍受的困难。除非当事人得到有效的危机干预或解决方案，否则，危机将有可能导致其严重的情感、行为及认知的功能障碍。

(2) 危机预防干预：危机预防干预是避免和减少危机带给个体伤害和不良影响的最有效途径。危机预防干预具体可以采取以下措施。

1) 零级预防：提升心理健康水平和积极心理品质。积极心理品质就是阳光心态，是身心健康的基石。提高民众的心理健康水平和积极心理品质，以帮助他们拥有一定的心理承受能力和积极乐观的生活及学习态度。

2) 一级预防：将民众心理健康检测常态化，建立心理档案。关注每个人的心理健康，并将心理评估结果存档备案。对心理健康问题做到“三早”预防，即早发现、早评估、早干预。心理健康问题在很多时候是隐性的，常态化的心理评估与早期干预是十分必要的一级预防手段。

3) 二级预防：及时有效进行心理帮助。对于心理亚健康的人群，需要进行及时有效的心理干预，帮助他们，使其心理状态及时恢复。心理亚健康的人群症状表现不明显。但是如果没有适当心理学方法和知识的帮助，他们的亚健康状态，就有可能转化为心理问题。针对亚健康群体，可以安排一些更有针对性的团体心理辅导，如组织他们观看一些有关心理减压和放松技巧、如何面对心理危机等方面的视频课程等。也可以邀请心理学专家讲授一些相关课程和组织一些团体心理辅导活动。

4) 三级预防：心理危机预警机制。根据心理体检结果，及时发现有心理问题的个体，开辟心理咨询与绿色就医通道，防止心理危机事件的发生。能及时发现需要关注的个人，这样可以让个人得到及时有效的心理咨询或治疗，尽快地消除心理阴霾，提升心理健康管理工作的能力和实效性。

四、序贯化心理健康促进与心理问题综合防控策略

综合防控策略是面向健康人群开展心理健康检测、心理健康评估、心理健康教育、心理健康促进、心理亚健康干预、心理问题预防干预、心理危机预防干预、心理咨询、积极心理开发等分层分级服务，是群体心理健康促进与心理问题综合防控的有效手段，如图 3-5-4。

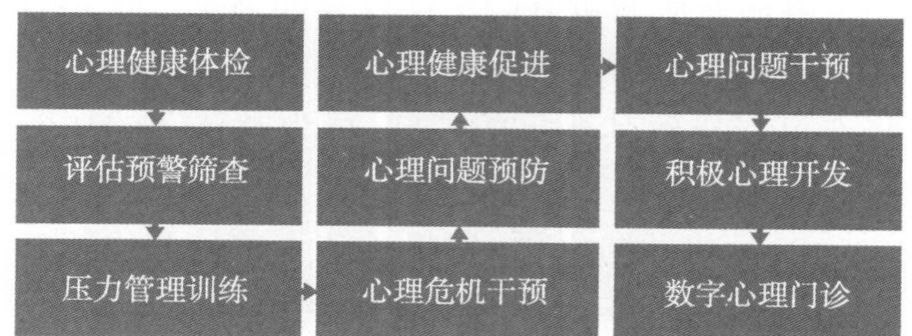

图 3-5-4　序贯化心理健康促进与心理问题综合防控策略示意图

心理健康检测与心理健康评估报告是重要的心理健康促进手段。心理健康检测报告是根据心理健康检测结果出具的心理健康评估、健康风险评估以及干预建议报告。它不同于传统心理诊断，是一种心理倾向性分级评估与分析报告，不使用心理诊断用语、不出具诊断性报告、只给予倾向性分级评估、分析与合理化建议。

心理健康检测报告需要及时反馈给受检者，使心理健康检测过程与心理健康检测报告成为对受检人群进行心理知识普及、心理健康教育、心理健康促进的重要手段。其可以增强受检者的心理健康意识、丰富受检者的心理健康知识、改善与促进受检者的心理健康水平。

五、群体与组织心理健康管理技术与方法

（一）群体心理健康管理技术

1. 云心理健康服务概念　云计算（cloud computing）是基于互联网服务的动态扩展、使用和交付模式。指通过网络以按需、易扩展的方式获得所需服务。它意味着计算能力、服务能力可作为一种商品通过互联网进行流通，如图 3-5-5。

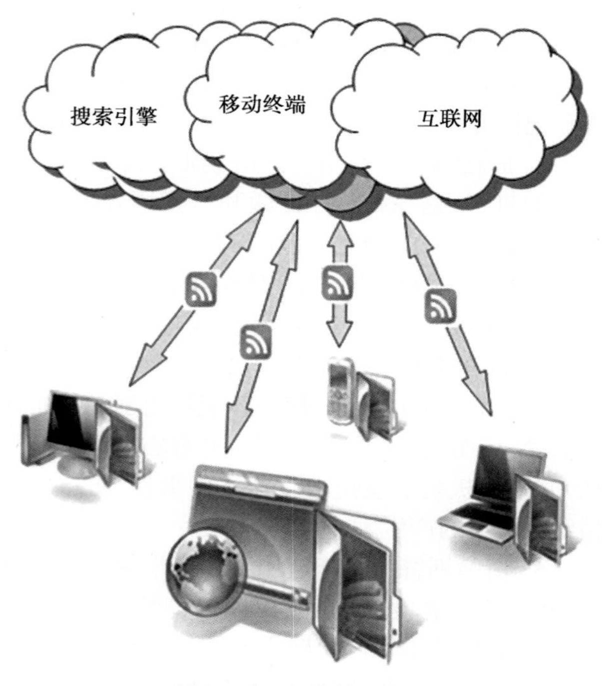

图 3-5-5　云计算示意图

云心理健康服务的模式是通过虚拟与现实资源设计丰富的心理健康产品来提供个性化服务，以满足社会日益膨胀的心理健康需求。其模式是为健康服务机构设计心理体检与心理健康管理系列服务与产品，通过虚拟与现实网络让客户按需使用。

2. 群体心理健康管理概念　是运用管理科学的理论和方法，通过有目的、有计划、有组织的管理手段，调动全社会各组织和各成员的积极性，对群体和个体心理健康进行有效的促进干预，达到维护、巩固、促进群体和个体心理健康的目的。

群体心理健康管理是对个体及群体的心理健康危险因素进行全面管理以及对心理健康保护因素全面促进提高的过程。即对心理健康进行“检查监测（发现心理健康问题）→评价（认识心理健康问题）→促进干预（解决心理健康问题）”循环的不断运行。其中促进干预（解决心理健康问题）是核心。其目的是调动管理对象的自觉性和主动性，有效地利用有限的资源来达到显著的心理健康改善效果，维护和提升人类的心理健康水平，达到促进心理健康、预防控制心理问题、预防心身疾病的发生、提高生命质量、降低疾病负担的目的。

（二）企事业员工 EAP 服务

1. 什么是 EAP　员工帮助计划（employee assistance program，EAP）是企业组织为员工提供的系统的、长期的援助与福利项目；通过专业人员对组织以及员工进行诊断和建议，提供专业指导、培训和咨询，帮助员工及其家庭成员解决心理和行为问题，提高绩效及改善组织气氛和管理。在世界 500 强中，有 90% 以上公司建立了 EAP 服务。美国有将近 25% 的企业员工享受 EAP 服务，EAP 计划已经进入中国企业。

EAP 核心内容是通过向一个企业或组织机构内的员工提供关注个人心理和行为健康的各种服务来提升他们的个人生活质量和工作绩效，从而使员工个人和组织都能够受益。

2. EAP 服务流程

（1）问卷及访谈：EAP 在初期调研中不可以使用心理量表评估员工和工作人员的心理状况，更不可以建立建心理档案，但是可以通过专业的访谈和问卷分析导致问题产生的原因。

（2）EAP 宣传：也叫“EAP 促进”。利用印刷资料、网络、讲座等多种形式树立员工对 EAP 的了解和正确认识，鼓励员工遇到心理困惑时积极寻求帮助。

（3）EAP 培训：通过专业 EAP 人员的培训，使得企业或组织内部与 EAP 服务相关岗位的人士，了解并学会使用 EAP。

（4）EAP 服务：包含针对组织的 EAP 服务和针对个人的 EAP 服务。可以通过工作场所健康知识和技能的培训，以及对于受心理问题困扰的员工，提供个人咨询、电话热线咨询、电子邮件咨询、团体辅导等形式多样的服务，充分解决困扰员工的心理问题。

（5）效果评估：在项目进行和结束时，分别提供阶段性评估和总体评估报告，帮助管理者及时了解员工帮助计划的实施效果，也为改善和提高服务质量提供依据。

六、心理健康管理的效果评估

与健康管理效果评估相应，心理健康管理效果评估是对心理健康管理开展一定时间后的工作成效的鉴定。这对于不断总结经验和教训，基于评估结果调整及完善下一步的行为干预方案非常重要。

心理健康管理的效果主要从以下几个层面评估：①心理健康知识、信念是否改善提高；②心理问题、不良行为是否改变；③心理测验指标是否有所改善；④自觉心理健康状况是否有所改善；⑤未来心理精神疾病患病 / 死亡危险性是否有所降低等。

（李永奇　马　辛）

参考文献

1. 刘华山. 心理健康概念与标准的再认识 [J]. 心理科学, 2001, 24: 480-481.
2. 蔡焯基, 马辛, 王择青, 刘稚颖. 中国人心理健康标准制定研究 [J]. 中华健康管理学杂志, 2012, 2 (6): 119-123.
3. 江光荣. 心理咨询的理论与实务 [M]. 北京: 高等教育出版社, 2005.
4. 陈青萍. 现代临床心理学 [M]. 北京: 中国社会科学出版社, 2004.
5. 中国就业培训技术指导中心, 中国心理卫生协会组织编写. 国家职业资格培训教材心理咨询师基础知识 [M]. 北京: 民族出版社, 2005.
6. 中国就业培训技术指导中心, 中国心理卫生协会组织编写. 国家职业资格培训教材心理咨询师三级 [M]. 北京: 民族出版社, 2005.
7. 杨凤池. 咨询心理学 [M]. 北京: 人民卫生出版社, 2007.
8. 张开金, 夏俊杰. 健康管理理论与实践 [M]. 2 版. 南京: 东南大学出版社, 2013.
9. 姚树桥, 杨彦春. 医学心理学 [M]. 6 版. 北京: 人民卫生出版社, 2013.

第六章　成瘾行为

第一节　成瘾行为概述

一、成瘾行为的概念、特征

（一）成瘾行为的概念

成瘾行为（addictive behaviors）是各种生理需要以外的超乎寻常的嗜好和习惯，这是通过刺激中枢神经造成兴奋或愉快的感觉而形成的。成瘾的概念来自药物成瘾，是指个体不可自制地反复渴求从事某种活动或滥用某种药物，虽然这样做会给自己或已经给自己带来各种不良后果，但仍然无法控制。导致人上瘾的物质称致瘾原，致瘾原能使易成瘾者产生强烈的欣快感和满足感。其中，毒品引起的欣快感强烈持久、极易产生依赖性，称强致瘾原。相比之下，香烟和酒带来的欣快感相对较弱，持续时间短暂，称弱致瘾原。致瘾原越强，促其行为转变的过程越艰难。

（二）成瘾行为的特征

成瘾行为有两个重要的特征。第一，依赖是一组认知、行为和生理症状群，个体尽管明白使用成瘾物质会带来明显问题，但仍在继续使用，已成为成瘾者生命活动中的必需部分，从健康的三维角度，可以观察到强烈的生理、心理、社会性依赖。第二，一旦终止成瘾物质的使用，将立即引起戒断症状；一旦恢复成瘾行为，戒断症状将会消失，同时产生欣快感。

1. 生理性依赖　成瘾行为已在体内形成包括循环、呼吸、代谢、内分泌系统的生理基础，以适应烟、酒、毒品等本来额外的需要。

2. 心理性依赖　成瘾行为已完全整合到心理活动中，成为完成智力、思维、想象等心理过程的关键因素。

3. 社会性依赖　一进入某种社会环境或某种状态，就出现该行为。例如吸烟成瘾者假如不先吸烟就无法完成开会、人际交往、做报告等社会活动。

4. 戒断症状　一旦中止或减少成瘾物质的使用，会出现空虚、无聊、无助、不安等心理异常，同时会出现嗜睡、流涎、恶心等躯体异常症状，是一组心理和生理的综合改变。烟、酒、毒品在成瘾后各有特异戒断症状。

二、成瘾行为的形成过程

1. 诱导阶段　人与致瘾原偶尔接触，初步尝到“甜头”。如喝酒后的飘飘欲仙感、手拿烟卷自我陶醉的“成就”感等。这些欣快感对成瘾者有强大吸引力，但终止后不会有明显戒断症状。

2. 形成阶段　在内、外环境的共同作用下，尚未成瘾的行为不断重复，直到产生依赖。初期成瘾者常有羞耻感、畏惧感和自责心理，宜于及时矫治。一旦依赖建立，矫治难度将增加。不过多数成瘾者仍有强烈戒断愿望，只是难以忍受戒断症状。并且戒断症状带来的痛苦会对成瘾行为起正反馈作用，使行为程度加剧。此时若及时矫治，容易戒断。但当依赖已经建立，矫治难度将增加。不成功的戒断次数愈多，成瘾行为恢复后的欣快感愈明显。

3. 巩固阶段　成瘾行为已巩固，并整合为生命活动的一个部分。成瘾者此阶段对各种促使其戒断的措施有强烈的心理抵抗，瘾的发作可使成瘾者宁可不吃、不喝、不睡也要获得成瘾物质。

4. 衰竭阶段　成瘾行为使成瘾者躯体和心理受到严重损害，社会功能也会出现不同程度的缺失。如酒精依赖和酒精中毒者出现酒精性肝硬化症状。

不同的致瘾原和不同类的成瘾行为，经历上述过程的表现各异；同一行为的个体间差异也很大。但通常来说，吸烟者的诱导时间较长，有的初吸时呛咳不止，没有明显的欣快感。但有研究表明，青少年时代的尝试成瘾行为，留在大脑皮层中的记忆印象十分深刻，对成年后的成瘾行为发展有较大影响。

三、成瘾行为的内、外影响因素

1. 人格特征　面对同样的致瘾原，并非所有人都成瘾。人群中有一部分人被认为“易成瘾者”。作为导致成瘾行为的内因，他们具有以下人格特征。

(1)被动依赖：从众心理，凡事无主见，行为随大流，对不良事物缺乏批判性。

(2)过度敏感：与人交往的过程中过度紧张、焦虑、疑心；性格内向，有内心矛盾冲突时，既不与人交流，也没有积极的解脱方式，对外界的耐受性差，适应不良。

(3)高级意向减退或不稳定：意志薄弱，缺乏对诱惑的抵抗力。

(4)情绪不稳和冲动性：易有冲动行为，争强好胜，易激惹。易在别人挑唆、激将下接受致瘾原。

2. 社会环境因素　不良社会环境，如暴力、杀人、种族歧视、失业、通货膨胀和拜金主义等，引起人们对现实生活的惶惑和厌倦；社会各阶层都有一些人物质生活虽然丰足，但精神却极度空虚。以上社会环境促使易成瘾者希望借助成瘾行为获得暂时的内心安宁。

3. 社会心理因素　现代社会工作生活节奏加快，竞争激烈，生活紧张性刺激增多，人们应激增加。因此，有的易成瘾者借吸烟来调整情绪，提高工作效率；有的易成瘾者借酗酒来消除烦恼、空虚、胆怯、失败等心理感受；更有甚者通过吸毒产生的梦幻感，逃避现实生活工作中的压力。

4. 文化因素　不同的文化现象对于成瘾行为起到了社会润滑作用，如在我国社会生活中，烟和酒作为社会生活中的一种小媒介、润滑剂，常常使社会人际交往更易成功，故有"烟为路，酒为桥""烟酒不分家"的说法，在社会价值上取得难以替代的满足感，并具有广泛的社会文化认同。因此，受传统习俗的影响，敬烟、敬酒作为礼貌待客的方式，甚至是喜庆和礼仪场所的重要活动。许多人明知吸烟、饮酒有害健康，在一定的社交场合仍不得不参与其中。时间一长，自然而然地把此整合到自己社会生活的日常行为模式中。

5. 传播媒介因素　媒体宣传与广告效应在成瘾行为的形成中起到了不可低估的作用。如有些媒体追求广告商业利益播放酒类广告和变相的香烟广告；再如影视业借助吸烟、饮酒表现一定的复杂心理活动、人物的个性、社会形象、风度和仪表等。美国的有关研究提示，社会支持系统和大众传媒是开始吸烟年龄的重要决定因素。我国青少年吸烟研究亦得到相同结果。

6. 团体效应　团体内广泛存在的吸烟、酗酒现象，其致成瘾作用对具有强烈认同感的成员来说，在群体内获得的影响大于来自外界的影响。许多青少年的吸烟行为源自同龄伙伴团体。犯罪团伙从事贩毒，往往必须诱使其成员吸毒，以此作为团伙内互相认同的主要标志。

7. 家庭影响　吸烟和酗酒行为都有"家庭聚集现象"，即家庭成员在某健康相关行为上的相似程度显著大于非成员。美国有调查发现，来自父母吸烟家庭的孩子吸烟率比其他家庭高 1.5 倍；若家中还有年长兄弟姐妹吸烟，该吸烟率还将增加 1 倍。这一现象的产生并不取决于父母对吸烟的态度，而在于他们的"榜样"行为迎合了青少年强烈的好奇心理，并引发其探究行为。同时，家庭成员享有共同的遗传基因，亦可以解释家庭聚集性。

第二节　烟草依赖行为及其干预

一、烟草依赖的表现与诊断

(一) 烟草依赖的临床表现

烟草依赖是一种慢性高复发性疾病，其本质是尼古丁依赖，吸烟是将尼古丁摄入身体的迅速、有效的方式。吸烟者对尼古丁产生依赖后，会表现在躯体依赖和心理依赖两方面。

心理依赖又称"精神依赖"，俗称"心瘾"，表现为主观上强烈渴求吸烟和强迫性觅药行为。

躯体依赖表现为耐受性增加和戒断症状，行为上表现为失去控制，具体表现为以下几点。

1. 耐受性增加　多数吸烟者在首次吸烟时不能适应烟草的味道，因此在开始吸烟的一段时间内，烟量并不大。但随着烟龄的增加，烟量也会逐渐增多。

2. 戒断症状　吸烟者在停止吸烟或减少吸烟量后，由于体内尼古丁水平迅速下降，会出现一系列难以忍受的戒断症状，包括渴求、焦虑、抑郁、不安、头痛、唾液腺分泌增加、注意力不集中、睡眠障碍、血压升高和心率加快等，部分患者还会出现体重增加。一般情况下，戒断症状可在停止吸烟后数小时开始出现，在停用烟草后的前 14 天内最为强烈，之后逐渐减轻，直至消失。大多数吸烟者的戒断症状持续时间为 1 个月左右，但一些患者对烟草的渴求会持续 1 年以上，如表 3-6-1。明尼苏达烟草戒断症状量表可以用来评价戒烟者在过去 1 天之内的感受，连续评分可以观察到戒烟者的戒断症状动态变化，如表 3-6-2。

表 3-6-1　烟草戒断症状及持续时间

戒断症状	持续时间
易激惹	<4 周
抑郁	<4 周
不安	<4 周
注意力不集中	<2 周
食欲增加	>10 周
睡眠障碍	<1 周
吸烟渴求	>2 周

表 3-6-2　明尼苏达烟草戒断症状量表

项目	评分	项目	评分
吸烟的冲动		焦虑	
易激惹、受挫感或生气		坐立不安	
难以集中注意力		入睡困难	
食欲增加		睡眠易醒	
情绪低落			

注：以上各项为戒烟者在过去一天中的感受，以 0~4 分计分。完全没有为 0 分；轻微为 1 分；中度为 2 分；严重为 3 分；非常严重为 4 分。

3. 失去控制　烟草依赖是一种慢性高复发性疾病，多数吸烟者在戒烟后会有复吸的经历，这是一种常见现象。多数烟草依赖患者知道吸烟的危害，并有意愿戒烟或控制烟量，但经多次尝试后往往以失败告终，部分吸烟者甚至在罹患吸烟相关疾病后仍不能控制自己，无法做到彻底戒烟。在仅凭毅力戒烟的吸烟者中，只有不到 3% 的吸烟者能在戒烟后维持 1 年不吸烟。国外研究发现，吸烟者在戒烟成功之前，平均会尝试 6~9 次戒烟。

（二）烟草依赖的诊断以及程度评估

烟草依赖的诊断主要依据可靠的吸食烟草史；临床症状与体征（戒断症状）；实验室血、唾液或尿中的尼古丁及其代谢产物检查及烟草依赖评定量表来综合判断。按照世界卫生组织国际疾病分类 ICD-10 诊断标准，确诊烟草依赖综合征通常需要在过去一年内体验过或表现出下列六条中的至少三条：对吸烟的强烈渴望或冲动感；对吸烟行为的开始、结束及剂量难以控制；当吸烟被终止或减少时出现生理戒断状态，主要表现为坐立不安、注意力不集中、焦虑、抑郁、易激惹、失眠及心率减慢、食欲增加等；耐受的依据，如必须使用较高剂量的烟草才能获得过去较低剂量的效应；因吸烟逐渐忽视其他的快乐或兴趣，在获取、使用烟草或从其作用中恢复过来所花费的时间逐渐增加；固执地吸烟不顾其明显的危害性后果，如过度吸烟引起相关疾病后仍然继续吸烟。

依赖程度可根据吸烟量、戒断症状严重程度、临床评定量表得分判定。目前，临床评定量表使用较多的是尼古丁依赖性评估量表（Fagerström test for nicotine dependence，FTND），借用此表对吸烟者进行烟草依赖的初步评估，如表 3-6-3。其中第 1 题和第 4 题结合起来也可以评定出吸烟严重度指数（heaviness of smoking index，HSI），积分 ≥ 4 分为重度烟草依赖。HSI 的累计分值越高，说明吸烟者的烟草依赖程度越严重，该吸烟者从强化戒烟干预，特别是戒烟药物治疗中获益的可能性越大。

表 3-6-3　尼古丁依赖性评估量表

评估内容	评分			
	0	1	2	3
1. 您早晨醒来后多长时间吸第一支烟	>60 分钟	31~60 分钟	6~30 分钟	≤ 5 分钟
2. 您是否在许多禁烟场所很难控制吸烟的需求	否	是		
3. 您认为哪一支烟您最不愿意放弃	其他时间	早晨第一支		
4. 您每天抽多少支卷烟	≤ 10 支	11~20 支	21~30 支	>30 支
5. 您早晨醒来后第一个小时是否比其他时间吸烟多	否	是		
6. 您卧病在床时仍旧吸烟吗	否	是		

注：积分 0~3 分为轻度依赖；4~6 分为中度依赖；≥ 7 分提示重度依赖。

二、吸烟对健康的危害

（一）中国烟草成瘾现状

全球约有 12 亿烟民，其中每年死于与吸烟相关的疾病的人数约 490 万。这个数字是全球每年死于艾滋病人数的近两倍。长期大量吸烟可引发肺癌、支气管炎、肺气肿、缺血性心脏病、胃和十二指肠溃疡等。

中国是全球最大的烟草生产和消费国，也是世界上受烟草流行影响最严重、损失最大的国家。国家卫生健康委员会于 2021 年 5 月 26 日发布的《中国吸烟危害健康报告 2020》显示，我国吸烟人数超过 3 亿，15 岁及以上人群吸烟率为 26.6%，其中男性吸烟率高达 50.5%。烟草每年使我国 100 多万人失去生命，这一数字超过因艾滋病、结核病、交通事故以及自杀死亡人数的总和。如不采取有效行动，预计到 2030 年将增至每年 200 万人，到 2050 年增至每年 300 万人。我国被动吸烟状况也相当严重，有 54% 的成年不吸烟者每周至少有一天被动吸烟，每年因二手烟暴露导致的死亡人数超过 10 万人。此外，《中国吸烟危害健康报告 2020》还新增了电子烟的健康危害章节，指出“有充分证据表明电子烟是不安全的”。我国目前使用电子烟的人数约为 1 035 万，电子烟使用率已上升至 0.9%。控制吸烟已成全球及我国重要的公共卫生问题。

（二）烟草中的有害物质

烟草燃烧所产生的烟雾是由 4 000 多种化合物所组成的复杂混合物，其中气体占 95%，如一氧化碳、氢化氰、挥发性亚硝胺等，颗粒物占 5%，包括半挥发物及非挥发物，如烟焦油、尼古丁等。这些化合物绝大多数对人体有害，其中至少有 69 种为已知的致癌物，如多环芳烃、亚硝胺等，以及成瘾物质尼古丁。

二手烟雾（second-hand smoking）是指由卷烟或其他烟草产品燃烧端释放出的及由吸烟者呼出的烟草烟雾所形成的混合烟雾。其中含有几百种已知的有毒或者致癌物质，包括甲醛、苯、氯乙烯、砷、氨和氢氰酸等。与吸烟者本人吸入的烟雾相比，二手烟雾的许多致癌和有毒化学物质的浓度更高。

大多数电子烟仍将尼古丁作为主要成分，且电子烟烟液中含有甲醛、乙醛、2,3- 丁二酮等有害物质，可对呼吸系统产生强烈刺激作用，加重呼吸道炎症与肺损伤。此外，电子烟加热溶液产生的二手气溶胶是一种新的空气污染源，其金属含量可能比卷烟中的多，这种纳米颗粒达到一定浓度时可危害人类健康。

（三）主要健康危害

世界前八位致死疾病中有六种疾病（缺血性心脏病、脑血管病、下呼吸道感染、慢性阻塞性肺疾病、结核病和肺癌）与吸烟有关。吸烟可能引发肺、喉、肾、胃、膀胱、结肠、口腔和食管等部位的肿瘤，以及慢性阻塞性肺疾病、缺血性心脏病、脑卒中、流产、早产、出生缺陷、阳痿等其他疾病。

被动吸烟可使成人和儿童患多种疾病。被动吸烟可增加成人患肺癌、心血管疾病和慢性阻塞性肺疾病的风险，增加哮喘的发病风险，损害肺功能。被动吸烟对儿童健康的危害涉及儿童生长发育各个阶段，胎儿期母亲的主动或被动吸烟以及婴儿出生后的被动吸烟均能使婴幼儿患多种疾病，如婴儿猝死综合征、急慢性呼吸系统疾病、急慢性中耳疾病，诱发或加重哮喘，并且影响儿童的肺功能发育。

三、烟草依赖干预

烟草依赖行为是个人、心理、社会问题共同作用的结果，因此戒烟需要个人、家庭和社会共同协作。目前，针对个体采取的戒烟方法主要包括简短戒烟干预、五日戒烟法、戒烟热线干预、药物干预等，联合干预较单一干预戒烟效果更佳。国家、社区及社会各部门也要在政策、经济、教育等领域共同发力，以加强控烟治理与健康促进。戒烟是一个递增的、阶段性的过程，预防复吸至关重要。随着我国进入移动互联网时代，基于移动通信和网络技术的新兴技术——“移动健康”为提高居民戒烟意识和戒烟成功率提供了全新的视角。

（一）烟草依赖个体干预

1. 简短戒烟干预　国外研究表明，70% 的吸烟者每年至少在医院就诊一次，所以医生有机会接触吸烟者并向他们提供简短的戒烟干预。简短戒烟干预需要医生根据吸烟者所处的行为阶段，为其提供简短的戒烟建议和帮助。戒烟咨询可以当面进行，也可以在电话、手机或网络中进行，医生可以在多个疗程中接触吸烟者，即使是短至 3 分钟的干预亦能显著增加戒烟成功率。目前常以“5R”法增强暂无戒烟意愿者的戒烟动机，用“5A”法帮助有戒烟意愿者戒烟。这些步骤都很简单，一般耗时不超过 3 分钟。

“5R”包括以下内容。

（1）相关（relevance）：使吸烟者认识到戒烟与其

自身和家人的健康密切相关。

（2）危害（risk）：使吸烟者认识到吸烟的严重健康危害。

（3）益处（rewards）：使吸烟者充分认识到戒烟的健康益处。

（4）障碍（roadblocks）：使吸烟者知晓和预估戒烟过程中可能会遇到的问题和障碍。同时，让他们了解现有的戒烟干预方法（如咨询和药物）可以帮助他们克服这些障碍。

（5）反复（repetition）：反复对吸烟者进行上述戒烟动机干预。

"5A"包括以下内容，如表3-6-4。

表3-6-4　帮助愿意戒烟者的简短戒烟策略——"5A"法

措施	实施策略
策略A1：询问（ask）——系统识别所有来访者是否为吸烟者	
确保所有患者在所有医疗机构就诊时都能够被询问并记录他们的吸烟情况	在患者的病历病例或电子病历中记录，例如"烟草使用：现在　曾经　从不（请圈出）"
策略A2：建议（advise）——强烈建议所有的吸烟者必须戒烟	
使用明确的、强烈的以及个体化的方式建议所有吸烟者戒烟	例如 1. 明确指出　吸烟可导致多种疾病；吸低焦油卷烟、中草药卷烟同样有害健康；偶尔吸烟也有害健康；任何年龄戒烟均可获益；戒烟越早越好，如"您现在必须戒烟""当您生病了再戒烟就晚了" 2. 强烈建议　现在必须戒烟；戒烟是为健康所做的重要的事情之一 3. 个体化劝诫　将吸烟与就医者最关心的问题联系起来，如目前的症状、对健康的忧虑、经济花费、二手烟暴露对家庭成员及他人的不良影响等
策略A3：评估（assess）——明确患者的戒烟意愿	
评估每位吸烟者的戒烟意愿	评估吸烟者的戒烟意愿："您想试试戒烟吗？" 1. 如果患者有戒烟意愿，应提供进一步的帮助 （1）如果患者想进行强化治疗，应给予相应的治疗或是联系/推荐至戒烟门诊 （2）如果患者属特殊人群（如青少年、孕妇等）应考虑提供更多的相关信息 2. 如果患者明确表示这次不想戒烟，应给予适当的干预以增加其在未来产生戒烟想法的可能
策略A4：帮助（assist）——提供戒烟药物以及咨询治疗	
帮助患者制订戒烟计划	患者戒烟之前的准备 1. 设定戒烟日，戒烟日应在2周之内选定 2. 告诉家人、朋友、同事自己戒烟的事情，并获得他们的理解和支持 3. 预见在即将进行的戒烟尝试中可能出现的挑战，如尼古丁戒断症状，特别是在最初的几周内 4. 处理周围与烟草有关的全部物品，使家中、工作地点等成为无烟的环境
推荐患者使用戒烟药物（孕妇、少量吸烟者及青少年除外）	向患者解释药物增加戒烟成功率和减轻戒断症状的原理。一线推荐药物包括尼古丁咀嚼胶、尼古丁贴片、盐酸安非他酮缓释片及伐尼克兰
向患者提供实用的戒烟咨询（如何解决问题/技能训练）	1. 戒断　应尽量争取完全戒断，不要在戒烟日之后尝试吸烟，即使一口烟 2. 以前戒烟的经验　识别以前戒烟时对自己有帮助以及有阻碍的情况 3. 在尝试戒烟前，识别吸烟诱发因素或可能遇到的问题　讨论患者戒烟时可能遇到的问题及处理方法（如避免吸烟诱惑，改变生活习惯等） 4. 控制吸烟欲望　改变与吸烟密切相关的生活行为习惯，如改变清晨的行为顺序，先洗漱吃饭，再上卫生间等；建立一些补偿行为，可借用一些替代物，如饮水、咀嚼无糖口香糖等 5. 饮酒　由于饮酒与复吸有关，因此患者在戒烟期间应该限酒或戒酒 6. 家庭中的其他吸烟者　家庭中有其他吸烟者戒烟会更加困难。患者应鼓励家中其他的吸烟者共同戒烟或要求他们不在自己面前吸烟

续表

措施	实施策略
向患者提供支持	向患者提供医疗支持，鼓励患者尝试戒烟："我的同事和我都会帮助您戒烟的""我推荐的治疗方法对您戒烟会有很大帮助"
向患者提供资料，包括戒烟热线的信息	政府或非政府组织、网络，全国戒烟热线 400-888-5531、400-808-5531，公共卫生公益服务电话 12320
策略 A5：安排随访（arrange follow-up）	
安排随访，包括门诊随访和电话随访	1. 时间　第一次随访一般是戒烟后第 1 周之内，第二次随访可以在 1 月以内，应安排随访至少 6 个月，6 个月内随访次数不宜少于 6 次 2. 随访时进行的工作　识别所有患者已经出现及可能出现的问题；评估戒烟药物的效果；给予患者戒烟热线支持（400-888-5531）；记录患者的吸烟情况 3. 对于已经成功戒烟的患者要给予祝贺 4. 对于仍然吸烟的患者要分析他们戒烟失败的原因并重新治疗

(1) 询问（ask）：询问患者是否吸烟。

(2) 建议（advise）：建议他们戒烟。

(3) 评估（assess）：评估他们的戒烟意愿。

(4) 帮助（assist）：帮助想戒烟的吸烟者进行戒烟尝试。

(5) 安排随访（arrange follow-up）：安排随访，预防复吸。

此外，以 5A 方案为基础制定的三步法更为精简，可以使医生在繁忙工作之余迅速对吸烟患者做出简短干预，其步骤如下。

(1) 询问（ask）：遇到每个患者都需询问其烟草使用情况。

(2) 帮助（assist）：告知患者戒烟的好处并适当提供戒烟药物处方。

(3) 转介（refer）：向患者推荐适当的资源以帮助他们实现其戒烟目标。

此外，医生需要对于已戒烟者采取措施以防止复吸。复吸多发生在戒烟后较短的时间内，但戒烟数月后甚至数年后仍可发生复吸。

(1) 对于开始戒烟者，医生应给予充分肯定，并强调戒烟对健康的巨大益处，并帮助他们解决戒烟中遇到的问题。

(2) 医生应持续关注戒烟者的戒烟进程，并告知戒烟者若出现复吸倾向应主动向医生寻求帮助。

(3) 对戒烟成功者，医生可与他们探讨戒烟的经验，进一步巩固戒烟状态。

(4) 告诫戒烟成功者可能还会遇到诱导其复吸的因素，应有所戒备并加以抵制。

(5) 告知戒烟者如有复吸发生，应尽早报告医生以获得及时干预，不要"羞于"报告。

2. 五日戒烟法　目前在国际上很流行，被大量的实践证明是有效的，而且可操作性较强。

第一日：为准备阶段。充分认识吸烟的多种危害，坚定戒烟的决心。当日尽量避免与仍在吸烟的人接触。一日三餐应适量摄入水果或水果汁，少吃肉、鱼、鸡类食物，避免饮用咖啡、酒类以及食用其他辛辣食物。睡觉前散步并进行深呼吸，比平时早一点时间上床休息。

第二日：开始戒烟醒来的第一件事就是用意志力对自己再次强调"我今天选择不抽烟"。在早餐前喝一大杯水并洗澡，以促进血液循环，保持头脑清醒。食物仍以水果为主，避免食用油炸和肉类食品。

第三日：两天没吸烟，对戒烟者来说，会出现头痛、口感口干、咳嗽刺痛感、焦虑或抑郁、腹泻或便秘等不适症状。此时可以选择喜欢的运动项目，洗热水澡，多喝果汁、开水，同时让自己的精神放松。

第四日：对付"尼古丁"。重度吸烟者会"尼古丁"成瘾，可以用饮料和茶水淡化。为了避免摄入过多具有刺激性的饮品，可以选择较为温和的菊花茶或茉莉花茶替代。同时，进行适当锻炼，如走路、骑自行车等方式，以放松自己并增加能量消耗。

第五日：防止复吸。这时最关键的是要为自己选择戒烟而感到骄傲，要有意识地远离吸烟人群，控制自己的食量。同时丰富自己的业余生活，看电影、运动等。

虽然五日戒烟法便于操作，但在实施前仍需要进行认真的心理和必要的物质准备，争取戒烟成功。做到从一个"五日戒烟"，到 n 个"五日戒烟"，从此天天都是戒烟日。

3. 戒烟热线干预 戒烟热线是世界卫生组织推荐的一项戒烟服务措施，包括主动咨询和被动咨询服务，具有灵活便捷、服务对象广、个性化、符合成本效益的优势，自21世纪以来在国内外迅速发展。我国开通了“12320”热线戒烟服务和“400-808-5531”专业戒烟热线，通过电话咨询为吸烟者提供及时戒烟指导、帮助其处理戒断症状，同时提供心理支持。

戒烟热线的基本干预周期为3~4周，其间提供4~5次电话咨询服务，涵盖戒烟前(1次)、戒烟中(3次)及戒烟后(1次)。咨询员会首先对咨询者的吸烟行为和戒烟意愿进行评估，随后提供一系列戒烟咨询服务，包括增强戒烟动机、帮助制订及调整戒烟计划、设立戒烟日、强化戒烟动机、防止复吸等。此外，根据需要还可增设家庭禁烟干预服务，以帮助烟民与家庭成员一起创建无烟家庭。

4. 戒烟药物干预 戒烟药物可以缓解戒断症状，辅助有戒烟意愿的吸烟者提高戒烟成功率。不是所有吸烟者都需要使用戒烟药物才能成功戒烟，但医生应向每一位希望获得戒烟帮助的吸烟者提供有效戒烟药物的信息。对于存在药物禁忌或使用戒烟药物后疗效尚不明确的人群(如非燃吸烟草制品使用者、少量吸烟者、孕妇、哺乳期妇女以及未成年人等)，目前尚不推荐使用的戒烟药物。

2008年美国公共卫生署颁布的烟草使用和依赖治疗的新版临床实践指南，推荐了7种能够有效增加长期戒烟效果的一线临床戒烟用药，包括5种尼古丁替代疗法(nicotine replacement therapy, NRT)的戒烟药(尼古丁咀嚼胶、尼古丁吸入剂、尼古丁口含片、尼古丁鼻喷剂和尼古丁贴剂)和两种非尼古丁类戒烟药(盐酸安非他酮缓释片和伐尼克兰)。

5. 基于移动健康的戒烟干预

(1) 短信戒烟干预：自2013年起，美国近一半戒烟热线开始提供短信服务，英国国家卫生局也于2014年将戒烟短信纳入常规临床戒烟治疗。世界卫生组织联合国际电信联盟推出的“Be He@lthy, Be Mobile”项目，已帮助包括哥斯达黎加、突尼斯和印度在内的多个国家建立了用于戒烟的国家短信计划。美国国家癌症研究所还提供了“SmokeFreeTXT计划”，为成年男性、女性，青少年、军人、老年人提供个性化短信戒烟服务。戒烟短信可提供戒烟建议、戒烟鼓励以及有效的戒烟策略和应对技巧，其有效机制可能通过作用于社会心理过程，增加吸烟者对戒烟的感知社会支持，提高戒烟技能和自我效能，从而改善患者吸烟状况，提高长期戒烟率，这为医疗资源薄弱地区的戒烟干预提供了有效的切入点。

(2) 手机APP应用：手机戒烟软件在提高戒烟率方面也得到了循证支持。Smoke Free (smokefreeapp.com)是一项被广泛使用的戒烟应用程序，每月有130 000名新用户，目前下载量已超过400万次。该软件基于行为转变理论，界面包括“Dashboard”：计算少花了多少钱购买香烟以及少吸了多少支香烟；记录戒烟时间；显示戒烟依赖的健康改善情况(如脉搏率、氧气水平、一氧化碳水平等)。“Badges”：向不吸烟的用户颁发虚拟徽章。“Diary”：记录用户吸烟的频率、强度、位置和触发因素。“Cravings”：图标可视化用户吸烟的频率、位置、强度和触发因素。“Missions”：自戒烟日开始分配每日戒烟任务。“Chatbot”：类似于短信对话界面，可向吸烟者提供戒烟循证指导。随机对照试验表明，应用完整版Smoke Free的吸烟者，自我报告的3个月连续戒烟率高于简化版Smoke Free，Smoke Free的长期有效性目前正被进一步验证。

(3) 微信：微信自2011年首次发布以来，一直是我国最受欢迎的即时社交应用。微信可通过个人联系或微信群实现文本、音视频和位置信息的交换，其界面的微信公众号(包括服务号、订阅号和小程序)可通过群发推送、自动服务、一对一交流的方式传递信息，实现一对多的媒体性行为活动。

一项基于微信的戒烟干预项目(SCAMPI计划)在80名中国男性戒烟者中被初步证明有效，这项计划基于行为改变框架和《中国临床戒烟指南》，具体干预功能包括帮助用户制订的戒烟计划；记录戒烟收益的计算器；记录戒烟进度的日历；促进戒烟的游戏；有关吸烟危害的信息；帮助用户克服吸烟冲动的激励信息；评估用户尼古丁依赖程度和肺部健康的标准化测试；建立用户社会支持的社交平台。随机对照试验显示，干预组的6周戒烟率高于对照组(RR: 5; 95% CI: 1.2~21.4)，参与者对该项目的满意度为4.56(满分5.00)，未来仍需要大样本长时间的随访以进一步确定其有效性。

6. 戒烟联合干预 循证研究表明，药物治疗结合行为心理治疗是戒烟最有效的方法，联合治疗可以有效弥补单一治疗的局限性，帮助戒烟者解除生理上的不适感，并且增强戒烟动机。一项网状meta分析评价了不同戒烟干预模式的戒烟效果，结果表明联合干预效果显著优于单一干预。其中，“5A”+“5R”联合伐尼克兰干预效果最好，其次为心理干预联合伐尼克兰。总体效果排序为“5A”+“5R”联合伐尼克兰>心理干预联合伐尼克兰>伐尼克兰>心理干预>尼古丁替代疗法>“5A”+“5R”>常规健康戒烟干预>空白对照>干戒法。

戒烟一般要经历从“没有想过戒烟”到“完全戒烟”的过程。因此，对于戒烟干预的结果，不应简单地理解为“戒”或“没戒”，而是递增的、阶段性的“成功”过程。多数吸烟者会经历全部或大部分戒烟阶段，最后才能完全成功戒烟。因此，专业人员要帮助每个吸烟者解决戒烟各阶段遇到的问题，才能帮助他们最终成功戒烟。

(二) 烟草依赖宏观干预

国家应在法律政策、经济手段和媒体广告等方面进行宏观干预。规定未成年人不许吸烟；禁止公共场所吸烟，扩大无烟公共场所的选址，加强监管与惩罚措施；提高烟草税率和价格，控制烟草消费；采用烟草包装警示，禁止向未成年人销售烟草；加强控烟宣传，增加媒体宣传手段，营造无烟文化。

此外，应在社区和医院开展多样化控烟宣传及戒烟咨询，灵活运用宣传媒介，将控烟与慢性病防治结合起来，增强戒烟公平性与可及性，促进人民健康。

第三节 酒精依赖行为及其干预

一、酒精依赖的形成及表现

(一) 酒精依赖的形成与代谢

酒精依赖综合征(alcohol dependence syndrome)简称“酒精依赖(alcohol dependence)”，是由长期饮酒后，形成了对酒的一种强烈的心理渴求和一系列生理，生化变化，这种依赖性饮酒可持续或周期性地出现，目的在于取得或保持某些特殊的心理、生理状态。目前，酒精依赖发病率很高，在精神类疾病中排第 3 名。全球每年有 250 万余人的死因与酒精相关，约占总死亡人数的 4%。而且，患者存在较高的复饮率，在度过戒酒的急性期后，1 年内的复饮率已超过半数，给个人及社会造成了巨大的经济负担。

酒的化学成分是乙醇，可通过消化道、皮肤和呼吸道进入人体。其中，酒精一般在胃中吸收 20%，其余 80% 被十二指肠和空腹吸收，人在有酒精的空气中工作，也可能由于吸入酒精而中毒。酒对人体的作用与其浓度和吸收速度呈正相关，即浓度越高，吸收速度越快，作用也越明显。酒精由胃、十二指肠和空腹直接吸收后，进入血液，血流将酒精带入人体的各个部分，肝脏、心脏和大脑等血液供应丰富的器官更易到达。酒在各器官组织的分布不均，如血中酒浓度为 100%，脑、脑脊液、肝则分别为 175%、150%、148%。由于女性的平均体重和体液的比例低于男性，因此，当女性摄入和男性同等剂量的酒精时，各器官组织中的酒精含量较高，对女性产生的作用也会更大一些。进入体内的酒，约 10% 由呼吸道、尿液和汗液以原形排出，其余 90% 经由肝脏代谢。因此，饮酒者都是“一身酒气”，可用呼吸测酒器检测出来。

肝脏中含有两种与酒精代谢有关的酶，即乙醇脱氢酶和乙醛脱氢酶。前者将乙醇氧化为乙醛；后者将乙醛氧化为乙酸，再进一步分解成二氧化碳和水排出体外。乙醇的氧化速度，并不受血液中酒精浓度高低的影响，也不按机体的需要进行，它只按其固定的规律进行：肝脏以 10mL/h 的速度将酒精分解成水、二氧化碳和糖，直至消化完为止。酒精在肝脏分解前一直在人体的大脑和其他部分流动。因此，在短时间内大量饮酒，当超过了机体氧化酒精的速度时，即可造成蓄积中毒。另外，也有一部分乙醛可转化为脂肪酸。

标准杯是个估计饮酒量的较实用的方法，这个概念最先应用在商业上。由于白酒、啤酒、果酒等各类酒中酒精含量各不相同，必须有一个标准单位来衡量所喝的酒量，于是就出现了标准杯这个计量单位。从公共卫生角度讲，标准杯用来衡量一个人饮酒是否在正常范围，以避免过量饮酒，或者是用来衡量饮酒量是否给健康带来了威胁。世界卫生组织规定 10g 纯酒精作为一个标准杯。世界卫生组织建议男性每周饮酒不应超过(即小于等于)20 标准杯，或者每日饮酒 ≤4 标准杯且每周饮酒 ≤5

次；女性每周饮酒≤10标准杯，或每日饮酒≤2标准杯且每周饮酒≤5次，如果超过此量即为过量饮酒。

（二）酒精依赖的成因

1. 生理、遗传因素 酒精依赖由环境、遗传等多种因素导致，发病机制极其复杂，与具有多态性的酒精代谢酶、神经递质调节酶、受体等基因多态性存在密切联系。乙醛脱氢酶是体内的酒精代谢酶，包括两种同工酶，其活性的高低因人而异，酶活性较低的人少量饮酒即可出现颜面潮红、恶心、呕吐、剧烈心悸等反应。因此，酶活性较低的人一般不会大量饮酒，较难形成酒依赖，可能对出现酒依赖具有一定的保护作用。

2. 心理因素 酒精依赖与人格因素相关，性情抑郁、羞怯、焦虑、紧张、不善交际的人，为了克服这些缺陷而饮酒，久而久之容易发生酒精依赖，心理功能障碍者也更易发生酒精依赖。此外，学业压力、就业压力、职场竞争、家庭事件等多种因素及不良应激事件都易增加心理压力，从而诱发心理承受能力不良者产生酒精依赖。

3. 社会因素 如地区、种族、习俗、环境、职业以及公众和政府对酒的态度等，对酒精依赖的发生肯定是有影响的。随着经济发展，生活变得愈发多元化和快节奏，越来越多的人会选择在工作之余参加聚会、唱歌等娱乐活动以释放压力，这会导致饮酒机会增多，而从经常性饮酒发展到酒精依赖要经过10~20年。此外，在遭遇不良事件时，缺乏社会支持易导致酒精依赖。

4. 复饮的原因 酒精依赖者经一段时间的康复治疗后，躯体恢复有良好的效果，但心理康复往往不能持久，其中多数患者在离开治疗康复机构不久后会复饮。研究表明，接受戒酒治疗后3个月到1年时间内，是复饮的高发期。而且，酒精依赖者一旦再次饮酒（复饮），其对酒的依赖性、耐受性及其他特征均很快复发，少数患者比以前还严重。复饮的原因不仅包括心理因素，也有生理因素。对酒精依赖者复饮的流行病学调查研究发现，常见的复饮原因有如下几类。

（1）心理渴求：许多人戒酒后并无不适，但仍渴求饮酒产生的半醉半醒的心理体验。一遇机会，便有可能重蹈覆辙。

（2）家庭及感情矛盾：酒精依赖者因饮酒常导致家庭及婚姻矛盾，戒酒后，原有的矛盾大多并未获得完全的解决，因此，常构成患者复饮的因素，使患者产生"破罐子破摔"的心理，甚至达到"一醉解千愁"的病态心理。

（3）不良生活事件：各种不良生活事件不仅是酒依赖的诱因，对复饮的作用也不可低估。

（4）稽延性戒断反应（稽留性戒断反应）：多数酒精依赖者躯体脱瘾后的相当长一段时间内，会有各种身心不适，常为情绪不佳，动辄出现心烦、焦虑、食欲低下、睡眠障碍、注意力不够集中等情况，临床上常见因不能忍受上述不适而再次饮酒者。

（5）情绪困扰：酒精依赖者常伴有或残留各种情绪障碍（如焦虑、抑郁、自闭、狂躁等），一旦遇到困境或矛盾，其情绪反应比一般正常人明显，且难以自控，从而采用非建设性的反应方式（如酗酒）。

（三）酒精依赖的特点与临床表现

1. 酒精依赖的特点 酒精依赖的特点是饮酒者具有的一种特殊的心理生物学状态，并非由于医疗上的需要，而是为了得到饮酒后精神上的特殊快感，而持续地或周期性地出现非饮酒不可的渴望，以体验酒的心理效应，有时也是为了消除戒断造成的不快感。这种人不能控制自己饮酒，在安排各种活动时首先是饮酒，而且不顾个人身体健康以及对社会造成的后果而继续饮酒。

酒精依赖者具有以下饮酒特点。

（1）晨饮：在人们日常生活中很少有人会早晨饮酒，但是酒精依赖者早起后第一件事就是喝酒，因为经过一夜的代谢，血中的酒精浓度下降，患者因此会出现心烦、手抖、恶心、干呕等戒断症状。为了缓解戒断症状不得不饮酒。

（2）偷喝酒：因为躯体对酒已经形成依赖，怕戒酒综合征出现而想喝或不得不喝，但又怕引起家人不满或伤害家人，所以只能偷喝，不让家人知道。

（3）独自饮酒，自斟自饮：酒精依赖者因长期酗酒会出现人格改变，变得自我中心，朋友会越来越少，朋友也尽可能地回避与其共饮，免得引起不必要的麻烦。患者担心在外喝醉后失态、让人耻笑或出意外，所以就算在外喝也控制少喝，回家再自斟自饮，最后其生活的中心就是饮酒，对社交没有兴趣，长此以往则越来越脱离社会。

（4）饮酒没有时间性：随着酒精中毒加重及年龄的增长，其耐受性降低，酒量有所下降，为达到原来酒量期待的效果，故通过增加饮酒次数而实现，过一会儿喝一些，想喝时即喝。

2. 酒精依赖的临床表现

（1）酒精依赖综合征：酒精依赖综合征是指患

者长时间大量饮酒，对酒精具有难以控制的渴望，早期并没有出现明显的躯体症状，当发展严重时，患者恐惧戒断症状出现，表现强烈的饮酒渴求，导致不可控制即酒瘾。其躯体上往往存在酒糟鼻、肝脏增大、周围神经损害等症状。精神上可表现为对酒精极度渴望，因为饮酒忽略生活中很多重要的事情，但患者对饮酒问题仅轻描淡写，甚至拒绝主动戒酒而存在强烈的抵触情绪。化验检查可能提示为血液乙醇浓度升高、肝功能异常、贫血、低蛋白血症、心肌酶升高等改变。

(2) 戒断综合征：纵酒多年后，一旦中断饮酒，会出现多种临床症状，一般分为早期戒断症状和后期戒断症状。最早出现的常见症状为焦虑不安、情绪低落、食欲减退、恶心、呕吐、心慌、出汗，以及手、脚、躯干的震颤，这些症状一般发生于停酒后 7~8 小时。继而出现一些感知异常，如视物变形、幻视、幻听等。约在 48 小时以后常出现意识障碍和激动不安。戒酒 72~96 小时为酒精依赖的后期戒断症状，往往出现震颤谵妄，常伴随出现发热、出汗、心动过速、血压升高、瞳孔散大、肝功能异常、脱水与电解质紊乱。一般来讲，戒断症状轻者病情延续 3~4 天，深睡后症状解除，重者可持续 1 周以上甚至更长。

可以通过临床酒精戒断综合征评定量表（修订版）（clinical institute withdrawal assessment-revised，CIWA-Ar）来评估饮酒者的戒断反应强弱，如表 3-6-5。CIWA-Ar 评分的范围：0~67 分；评分低于 8 分提示为轻度戒断症状，几乎不需要使用药物干预；8~15 分提示为中度戒断症状，可能对中等剂量的苯二氮䓬类治疗有效；高于 15 分为重度戒断症状，需要严密监测以防止发生癫痫以及酒精戒断性谵妄（震颤性谵妄）。

(3) 酒精中毒性精神障碍：急性酒精中毒是患者在一次大量饮酒后产生的正常反应，患者出现情绪兴奋、话多、精力充沛、运动失调、震颤等，随着酒醒后上述症状就会消失。慢性酒精中毒患者长期饮酒后出现精神方面的异常，常见幻觉、幻听、震颤、妄想、人格衰退。严重者出现痴呆等。反复大量饮酒常可以引起严重的抑郁症状。

二、酗酒对健康的危害

长期反复酗酒会导致躯体和精神两方面明显改变，使社交功能、职业功能和社会适应能力严重损害。

（一）酗酒与疾病

过度饮酒所致的躯体损害，以内脏和神经系统损害最为明显。酒精对健康的影响分为急性和慢性两类。急性影响导致酒精中毒、损伤、车祸、斗殴和意外死亡等；慢性影响包括乙醇慢性中毒综合征、酒精性肝硬化、心血管病和神经精神疾患等。酒精中毒所致的神经系统损害有末梢神经炎、癫痫、小脑病变、痴呆等。过度饮酒的孕妇会发生胎儿酒精综合征，表现为低体重、低智能、生长发育不良。过度饮酒对精神的影响是出现人格改变、焦虑、抑郁，甚至自杀等。长期酗酒同时大量吸烟的协同性致癌作用，是成年期死亡的重要原因。

表 3-6-5　临床酒精戒断综合征评定量表（修订版）

症状	最严重的表现
以下 9 种症状评分范围由 0~7 组成	(0 表示无症状，7 表示症状最严重)
1. 恶心或呕吐	频繁的恶心呕吐
2. 震颤	严重震颤，即使是伸展手臂也出现
3. 阵发性出汗	大汗淋漓
4. 焦虑	急性惊恐发作
5. 触觉异常（痒，麻，虫爬蚁走感）	持续性幻觉
6. 听觉异常（对声音敏感，幻听）	持续性幻觉
7. 视觉异常（对光或颜色敏感，幻视）	持续性幻觉
8. 头痛，头部紧箍感	极度严重的头痛
9. 激越	持续踱步或者身体强烈摆动
以下一种症状评分范围由 0~4 组成	0 表示无症状，4 表示人物或地点失定向
10. 定向力和感知觉器官异常	

从人群的角度讲，酒精对躯体的慢性损害更需要引起人们重视。多年来的流行病学调研资料表明：长期过多饮酒是高血压、冠心病和慢性肝病的主要危险因素之一，也是脑卒中发生的一个危险因素。

但不可忽视的是，饮酒可升高血压，增加肝脏疾患硬化、胃癌、心肌损害和猝死的危险性。因此，应不可顾此失彼，要权衡利弊得失，还是不饮酒或少饮酒为好。近年来分子生物学研究显示，长期大量饮酒，可使存在于人体细胞中与代谢有密切关系的线粒体数目显著减少，致使其中所含酶类活性下降，细胞的氧化磷酸化代谢过程受阻，能量物质三磷酸腺苷合成减少，从而影响细胞正常生理功能。

酒精（乙醇）及其代谢产物乙醛作用于肝细胞和心肌细胞的线粒体，使心、肝细胞线粒体功能受损害，从而引起心脏和肝脏结构与功能的全面损害。尤其在坚持体育运动的同时仍持续饮酒，可加重心脏和肝脏的损害。其机制可能是饮酒可使肾上腺皮质激素水平上升，儿茶酚胺水平也上升，也有时是肾素 - 血管紧张素系统或对抗利尿激素的作用，使心率加速，心脏每搏输出量增加，皮肤和部分内脏末梢小动脉收缩，外周阻力增大，血压上升，成为脑卒中的直接危险因素。

（二）酗酒的社会危害

酒滥用、酒依赖和酒精中毒是遍及世界各国重要的社会问题之一，早已引起普遍的重视。与酒滥用相关的社会问题有离婚、自杀、意外伤害、交通事故、暴力和犯罪等。

酒精依赖患者具备的人格特征使其成为高危犯罪群体，酗酒者的病态行为是构成社会治安恶化、家庭离异、违法乱纪、交通事故的重要原因。

三、酒精依赖干预

（一）酒精依赖的个体干预

目前，针对酒精依赖个体的干预措施主要包括对症治疗及康复治疗。对于急性期，主要采取对症治疗以处理急性戒断症状，降低复发率。对于缓解期，则加强心理护理以帮助患者延长戒酒时间，降低复饮率。戒酒所采用的治疗方式包括强制隔离、药物辅助、心理治疗、物理治疗等。随着互联网及移动设备技术的普及，移动健康在酒精依赖干预中的作用也得到了循证支持。此外，随着酒精依赖易感基因多态性研究的深入，针对易感基因进行的精准治疗及环境预防也有望为酒精依赖治疗提供新的思路。

1. 隔离式强制戒酒　多采用长期封闭住院治疗，医护人员把戒酒者与酒强制性隔离，当然也可以凭借个人意志强制戒酒。由于酒精依赖患者长年饮酒，身体的依赖性很强，不少人突然戒酒后，如同吸毒的人突然没有毒品时一样，出现情绪烦躁、流汗、流涕，甚至幻觉等戒断反应，为了缓解患者出现的这些不适症状，可能会给患者用安神镇静药物。这种做法可以暂时抑制人体对酒精的需求，在坚持隔离一段时间后，通常可以做到短期内不喝，但不少人往往刚解除隔离环境就会复饮。

2. 药物辅助戒酒　在我国，治疗酒精依赖的临床药物多采用戒酒硫（乙醛脱氢酶抑制剂）、纳曲酮、托吡酯、巴氯芬、阿坎酸、苯二氮䓬类药物等。服用戒酒硫后，即使少量摄入酒精仍会产生一系列毒性反应，比如恶心、呕吐、低血压及胸部窒息感。酒精依赖者会避免这种反应给身体带来的不适感，从而逐渐对酒精产生厌恶感，最终达到戒酒的目的，心理学上称为厌恶疗法。

服用纳曲酮可以减弱酒精产生的快感，增强酒精的抑制作用，从而降低患者对酒精的渴求。但纳曲酮起效慢，患者依从性差，因而很少用于临床。苯二氮䓬类药物能抑制中枢神经递质传递，有效地改善焦虑、镇静催眠、抗癫痫，并且起效迅速，吸收良好，虽然对治疗有效，但具有一定的成瘾性，不适合长期使用。

托吡酯是一种新型抗癫痫药，且能够降低酒精依赖患者对酒精的渴求，但在改善焦虑、抑郁情绪方面疗效欠佳，而这些负面情绪是导致复饮的主要因素。艾司西酞普兰属于 SSRIs 类抗抑郁药，对酒精依赖患者停饮后出现的焦虑、烦躁、郁闷等情绪有良好的改善，且能缓解托吡酯副作用中的紧张不安、注意力不集中等。研究表明，艾司西酞普兰合并托吡酯，用来治疗伴焦虑抑郁症状的酒精依赖患者的疗效优于单用托吡酯，可减少患者对酒精的渴求度、降低复饮率和不良反应发生率。

针对酒精依赖的临床治疗药物虽然容易见效，针对性强，但它也有一系列的副作用，甚至有可能会造成某些器官的损伤。药物的作用是实现“脱瘾”，脱瘾只是成功戒酒的第一步，一旦停药可能复饮，因此有效的戒酒措施多以药物治疗为辅，联合其他生理、心理干预。

3. 心理治疗 戒酒是一个长期的康复过程，在治疗期间所应用的药物更多的是辅助作用，必须同时配合相关的心理治疗。酒精依赖患者的心理治疗主要通过健康宣教纠正患者的歪曲认知，提高他们对酒精成瘾的科学认识，完善其人格，纠正酒精成瘾习惯，同时营造良好的无酒社会支持环境，监督和关心患者，最后使患者能够很好地回归社会、适应社会。常用的有行为疗法、家庭社会支持治疗、团体治疗等。当然，选择接受治疗比选择何种心理治疗更为重要。进行心理治疗的第一步是消除酒精依赖者内心对于戒酒的抗拒。

(1) 行为疗法：行为疗法也称“酒精咨询”，患者通过定期咨询酒精干预专业人员（如医生、心理学家、社区医生、酒精顾问等）以认识并改变导致自己大量饮酒的行为，学习戒酒相关技能。应注意帮助酒精依赖者设定可达到的目标，建立强大的社会支持系统，并及时发现和处理可能导致复饮的事件或因素。行为疗法包括认知行为疗法、动机增强疗法、婚姻和家庭咨询服务以及简短干预。

1) 认知行为疗法：以患者的自我认知和反省为出发点，首先通过提出各种可能的情境，识别患者采取的行为及思维模式，并要求患者认识能引发自己不良行为的事件和情境。然后通过多方面的教育指导患者学习替代性的应对技能并将这些新获得的技能应用于更广泛的情境中。应用认知行为疗法治疗酒精依赖应分不同阶段进行调整。在初期，主要使患者增强戒酒动机，树立信心。在中期，主要让患者正确认识酒精依赖并纠正其因酒精依赖导致的各种思维模式、心理问题等。在后期，则帮助患者建立正确、健康的生活模式，恢复社会功能，预防复发。

国内一项研究基于信息 - 动机 - 行为模式（information-motivation-behavior model，IMB）对酒精依赖患者实施健康教育。其具体策略包括信息干预、动机干预和行为技巧干预三方面。

信息干预：对酒精依赖患者面对面予以针对性知识宣教，包括专题知识讲座、知识卡片发放、播放视频、小组情景剧等。每位患者在住院期间共接受 4 次信息干预，每次持续时间约 30 分钟。

动机干预：针对处于不同行为阶段的患者采取不同的方法，①无意向期：通过数据展示、视频播放、模型示范等方式，让患者认识到嗜酒的危害性或不戒酒可能带来严重后果。②意向期：责任护士鼓励患者分享疾病诊疗的成功案例，阐述戒酒前后躯体及心理的变化，让其树立正面情绪和信心。③准备期：依据饮酒动机与酒渴求的心理特点，制订切实可行个性化的戒酒计划。④行动期：协助并督促患者实施康复计划，注意评估效果，并结合戒酒情况不断修正康复策略。⑤维持期：鼓励患者优化社会及家庭资源，发展职业技能，参与社交活动但拒绝饮酒，减轻酒精依赖。

行为技巧干预：旨在训练患者自我干预的行为技巧，内容包括对患者实施持续性的心理干预，提高其心理应对水平；对患者家属实施康复知识教育，给酒精依赖者更多的支持和监管；若违反戒酒规定后，可在腕部戴上橡皮圈反复弹击皮肤，使戒酒者建立条件反射，减少饮酒行为。

研究结果表明，对酒精依赖患者实施 IMB 健康教育能明显降低复饮率，减少躯体依赖及心理依赖，提高患者对酒精依赖的防治能力。

基于认知理论模型的研究发现，认知偏差（即选择性的信息加工偏差）在各类情绪障碍的形成、维持和复发中都起着重要的作用。认知偏差主要涉及三个领域：注意偏差、解释偏差及记忆偏差。对认知偏差进行检测和操纵的研究范式称为认知偏差矫正（cognitive bias modification，CBM），其矫正范式也集中于三个方面：注意偏差矫正（对于信息的选择性注意的矫正）、解释偏差矫正（对个体进行训练，使其对模糊情境形成一定的解释模式）以及记忆偏差矫正（能改变个体相应的记忆模式和心理症状）。研究表明，酒精依赖患者通常表现出强烈的“酒精接近倾向”，即自动触发的接近酒精的行为倾向。戒酒后继续存在的酒精接近倾向是导致复饮的重要原因，而戒酒期间由于神经可塑性增强、认知恢复，是提供认知干预的黄金时段。

2) 动机增强疗法：动机访谈疗法通过探索和解决酒精依赖患者的关于饮酒的矛盾心理从而引发行为改变，大量研究表明动机访谈疗法在减少酒精依赖行为中具有良好效果。动机增强疗法则在短时间内进行多次咨询以建立并增强戒酒的动机。该疗法的重点是确定寻求治疗的利弊，制订改变饮酒的计划，树立戒酒信心并发展坚持计划所需的技能。其主要治疗方法为动机促动性交谈，其五项基本原则为：表达共情、呈现差距、避免争论、化解阻抗及支持自信。

3) 婚姻和家庭咨询服务：将配偶和其他家庭成员纳入治疗过程，通过从家庭成员的关系模式、冲突、权利分配等因素来诠释家庭中某位成员的嗜酒行为，从而修复和改善家庭关系，建立良好的家庭社会支持系统，从而增加戒酒的信心和决心。研究表明，与接受个人咨询的患者相比，通过家庭疗法获得的强有力的家庭支持增加了患者戒酒的机会，且患者酒精相关的不良后果发生率更少，对家庭关系的满意度更高。

4）简短干预：研究表明，对于以有害或高风险的方式饮酒的年轻人，短暂的强化干预措施可能比传统的长期治疗效果更好，因为传统的长期治疗最初是为酒精依赖的成年人及饮酒史长的人所设计。简短干预要求酒精干预专家（如各级医疗服务人员、心理学家、辅导员等）利用短暂的接诊或会面时间，对咨询者进行酒精使用障碍的筛查，并根据筛查结果采取饮酒健康教育、简单建议、简短咨询、转诊等不同强度的干预措施，以减少危险和有害饮酒。该方法对没有严重饮酒问题的年轻人十分有效。该方法需要在一定场合（如医院、大学咨询中心等）对年轻人进行主动筛查，以识别可能具有酒精依赖的年轻人，从而进行及时的干预。

（2）家庭社会支持治疗：对酒精依赖者进行制约的最好环境是家庭。因此，家庭成员应帮助患者，让其了解酒精中毒的危害，树立起戒酒的决心和信心，可以通过与患者签好协约，制订可行的戒酒计划，定时限量给予酒喝，循序渐进地戒除酒瘾。同时营造良好的家庭气氛，用亲情的温情解除患者的心理症结，使之感受到家庭的温暖。

（3）团体治疗：可以通过采用团体人际治疗，让酒精依赖患者讲述自己饮酒的经历和故事，在治疗师的辅导及同伴的陪伴下，消除患者的孤独感，帮助其建立自信心和自我认同感，从而提高戒酒的成功率。酒精依赖者成立了多种戒酒协会或俱乐部，在组织内，通过自我教育以及成员间的互相约束与帮助达到戒酒目的。

4. 物理治疗　当前针对酒精依赖的药物和心理治疗等都无法彻底解决心理渴求的问题，如何根治或有效降低酒精依赖患者对酒精的渴求是目前戒酒措施研究的重点。临床上针对神经、生物电流的物理治疗多应用于癫痫、精神分裂、抑郁等神经及精神障碍疾病。但有研究表明，一些物理治疗，如重复经颅磁刺激（repetitive transcranial magnetic stimulation，rTMS）、电针疗法、改良电休克治疗（modified electro-convulsive therapy，MECT）等，对酒精依赖患者，尤其是酒精引起的精神和行为障碍患者降低酒精渴求度有一定效果。

重复经颅磁刺激是在经颅磁刺激治疗（transcranial magnetic stimulation，TMS）的基础上，于一定时间内由一组相同频率、同等强度、多个单独且连续的脉冲组成一个脉冲串的特殊方式，调解神经递质，改变皮质兴奋性，具有高效性、安全性、耐受性等特点。低频 rTMS 对于焦虑、抑郁的治疗已被证实有显著疗效。多项研究表明，对酒精依赖患者在常规治疗的基础上联合 rTMS 可显著改善患者对酒精的依赖及戒断症状如焦虑、抑郁等，治疗 6 个月可显著降低患者复饮率。采用 rTMS 缓解酒精依赖患者的精神症状以降低酒精渴求及复饮率，具有良好的临床前景。但其具体治疗方式、频率、联合方案需要进一步研究。

电针疗法是在传统中医针灸疗法的基础上，结合电、针两种刺激，在针上施加微量电流以刺激身体的特定穴位，从而疏通经络、调节脏腑，达到治疗疾病的目的。电针疗法具有简单、持续、稳定、损伤小等特点，在各种痛症及神经症的传统治疗中被广泛应用。研究表明，通过电针刺激印堂穴、合谷穴、内关穴、神门穴、百会穴、水沟穴、肾俞穴、足三里、三阴交等穴位可调节酒精依赖患者的内源性阿片肽水平，减轻酒依赖患者的焦虑、抑郁症状。但是患者可能因不了解、恐惧等因素对电针产生排斥，因此需要进一步确定电针的安全性，通过宣教增强患者的依从性。

改良电休克治疗（MECT）又称“改良电痉挛治疗”“无痉挛电痉挛治疗”，是在通电治疗前，先注射适量的肌肉松弛剂，然后利用一定量的电流刺激大脑，引起患者意识丧失，从而达到无抽搐发作而治疗精神病的一种方法。其治疗原理是通过给人体短时间小电流的电刺激，达到脑内神经递质的平衡，从而使精神症状减轻甚至消失。该法起效迅速、并发症少、疗效好，可改善患者认知功能，且对其记忆功能并无明显不良影响，目前已广泛用于精神分裂症等严重精神及神经疾病。研究表明，MECT 对酒精依赖患者的一系列精神及行为障碍有一定效果，但该法治疗酒精依赖的研究较少，应用范围也具有一定局限性，因此实用性还需进一步研究。

对于酒精依赖者而言，如果能够达到如下标准，在临床上则可视为戒酒康复成功：保持长期（3~12 个月以上）戒酒，极少再饮；能面对症状及自身存在的其他问题，并愿意改变；职业能力良好（能够胜任自己的工作，并能处理好一般的人际关系）；家庭（主要是夫妻）关系明显改善；患者本人能较舒服愉快地与他人相处；自知力完整。

5. 移动健康干预　移动健康是基于互联网及移动设备（如手机）的一系列健康促进方式，具有方便快捷、覆盖范围广、符合成本效益的优势，在经济欠发达国家具有巨大的应用潜力。移动健康干预在降低不良饮酒行为和提高戒酒率方面的有效性得到了循证支持。对 57 项针对社区酒精依赖的数字干预进行荟萃分析，结果表明通过计算机、手机等移动设备提供基于对话的简短干预可以减少酒精依赖（中等质量的证据）。对 26 项基于网络或计算机的简短干预进行荟萃分析，结果表明电子健康干预使得年轻人平均每周饮酒量显著减少。此外，巴西、泰国、乌拉圭等中低收入国家采取的一系列减少酒精消费的移动健康干预均显示出了良好的效果。

移动健康在酒精依赖干预领域的应用十分多样。例如，为预防酒精依赖患者复饮，威斯康星大学麦迪逊分校的健康促进系统研究中心开发了一个智能手机应用软件“成瘾综合健康促进支持系统”，以提高酒精依赖患者的自我效能及应对能力，增强戒酒的成功率。患者可以通过该系统的“News”以及“Recovery Info”搜索酒精依赖及戒酒的专业知识，也可以通过“Discussions”“My Messages”“Team Feed”“Support Team”与同伴及戒酒专业人员联系，并通过“Our Stories”“Recovery Podcasts”来收听其他患者的故事，获得社会支持。此外，患者还可以通过“Meetings”获取可参与的戒酒匿名者集会，并使用“Panic Button”“Easing Distress”以处理饮酒冲动，缓解戒断反应，而“Surveys”模块可跟踪患者戒酒的阶段及进展，并通过全球定位系统监测酒精依赖高风险地点的酒精及药物使用情况。研究表明，使用该系统的患者较不使用者饮酒天数更少，饮酒风险更少。此外，Patrick L 等开发了基于地理位置的酒精使用障碍监测和干预系统，通过提供方便快捷，不受环境地理条件限制的手机平台，从而向酒精依赖患者提供酒精依赖自我管理及干预服务。该程序基于动机增强、复发预防及社区强化理论，评估患者的饮酒状况并通过地理位置监测确定可能饮酒的高风险地点，通过即时性联系提供社会支持、应对策略及支持鼓励，并发展患者不饮酒的多样化生活技能和策略。研究表明使用该系统的酒精依赖患者，戒酒天数及戒酒率显著提高。其他针对特殊人群酒精依赖的移动健康干预方式，如针对 HIV 感染者的“HealthCall”、针对抑郁症患者的“DEAL”等均在减少酒精使用量及使用频率方面取得了良好的效果。移动健康干预方式的多样化对提高戒酒服务的公平性及可及性具有重要意义。

（二）酒精依赖的宏观干预

1. 政策干预　许多国家政府在反酗酒行为方面，有以下法律措施：强制实行允许饮酒的最小年龄规定；通过高税高价，以经济和财政手段控制酒精总消费；限制高度酒、鼓励低度酒的生产和销售；谨慎发放酿酒、贩酒、销售酒的公司（包括跨国酿酒公司）的营业执照；加强对汽车驾驶人员的酒精监测。严惩酒后驾车、酗酒闹事等违法行为；建立无酒精校园，禁止在校园内提供酒精以减少青少年饮酒。

此外，权变管理（contingency management）也是一种有效的戒酒策略。权变管理主要是通过提供激励来促使患者改变既往行为，并且不断鼓励、强化以持续采取并维持期望的戒酒行为。研究表明，对美洲印第安人和阿拉斯加土著成年人中的酒精依赖患者应用权变管理，要求他们定期提供自己的尿样并进行医学检测。如果医学检测证明自己在短时间内未饮酒，便会获得一些奖励，如激励性短语、奖品、礼品卡等。这种方法提高了当地居民戒酒的积极性和成功率。权变管理也被应用于治疗阿片类药物和可卡因滥用，应进一步探讨合理的激励方式，以将权变管理用于酒精依赖的辅助治疗。

2. 教育干预　在全社会进行广泛动员和教育活动，可以采取以下措施。充分利用大众媒体，广泛宣传酗酒对个人、家庭和社会的危害；在社区提供多种可供选择的业余文化活动内容和条件，改善枯燥的生活环境，帮助建立健康的生活方式；与慢性病防治相结合，如在医院和社区等场所的健康管理开展的健康教育干预中，倡导少饮酒甚至不饮酒的生活方式；与反腐倡廉活动相结合，动员关键人物，特别提倡社会团体单位的党政干部带头做表率，并带动全社会形成健康文明的风气；与餐桌健康文明礼仪相结合，针对中国酒文化的氛围，在社会和家庭中营造“敬酒不劝酒”的健康文明的餐桌礼仪；将有关健康教育内容列为学校健康教育内容之中等。

第四节 药物依赖行为及其干预

一、药物成瘾的形成及表现

药物成瘾也称“药物依赖”，世界卫生组织于1974年将其定义为一种强烈渴求并反复应用药物，以获得快感或避免不快感为特点的一种精神和躯体的病理状态；或者指带有强制性使用与觅求某种或某些药物，并于断药后不断产生再次使用倾向的行为方式。随着用药次数的增加，产生同样效果所需的药物剂量逐渐增加的现象，即产生了耐受。药物依赖性是药物与机体相互作用所造成的一种精神行为状态，同时也包括身体状态，表现出一种强迫性的需要继续或定期使用该种药物的行为和其他反应，目的是感受它的精神效应，或是为了避免停药造成的不舒适感。

药物滥用从生理和心理上破坏健康。在生理上，持续使用药物最后会导致脑的改变。脑自身会创造使用药物的需要，不是为了药物最初所引起的改变的感觉，而是为了药物本身。在心理上，药物滥用者会因为受社会排斥和内疚、自责而长期依赖药物。药物滥用已成为当今世界性的公共卫生问题和严重的社会问题，如表3-6-6。

表3-6-6 我国药物滥用现状

滥用现状	人群特点	滥用药物种类
青少年药物滥用	12~25岁青少年、无业	阿片类、镇静催眠类
合成毒品滥用	新发生的药物滥用者	冰毒、氯胺酮(俗称“K粉”)
多药合并滥用	美沙酮维持治疗患者有海洛因滥用史	海洛因、地西泮安定)、甲基安非他明(去氧麻黄碱、冰毒)、甲基苯丙胺+咖啡因(麻古)、复方地芬诺酯、三唑仑
精神活性药物滥用	大中学生有海洛因滥用史	复方可待因(复方止咳水)、哌替啶(杜冷丁)、地西泮(安定)、吗啡、三唑仑、曲马多

(一) 药物成瘾的成因

1. 药物成瘾的生物基础　容易滥用的药物可以作用于大脑中枢，刺激其产生欣快感。个人使用一种药物越多，大脑就越依赖药物带来欣快感。通过刺激欣快通路，很多成瘾药物让大脑产生依赖，如同人们离不开食物一样。持续使用成瘾药物能够改变大脑的工作方式，改变了生物神经传导的正常过程，这就是成瘾的生物学基础。

2. 药物成瘾的社会心理基础　药物产生一些情绪状态，最初的感觉是欣快。当需要时，药物会产生这些状态。如果没有药物的诱导，安宁的感觉和自然的兴奋就更难获得，快乐也会来得更少。个人很难自然地获得这些状态。

药物产生生理依赖跟它们自身的特性有关。一些药物比另一些药物产生生理依赖更快。例如，海洛因会产生快速的生理依赖，而酒精的生理依赖就会产生得慢一些。然而，生理依赖并不是成瘾。有生理和心理依赖的个人持续使用和滥用药物是因为他们在心理上依赖药物。下面总结了药物滥用导致成瘾的社会心理原因，如图3-6-1。

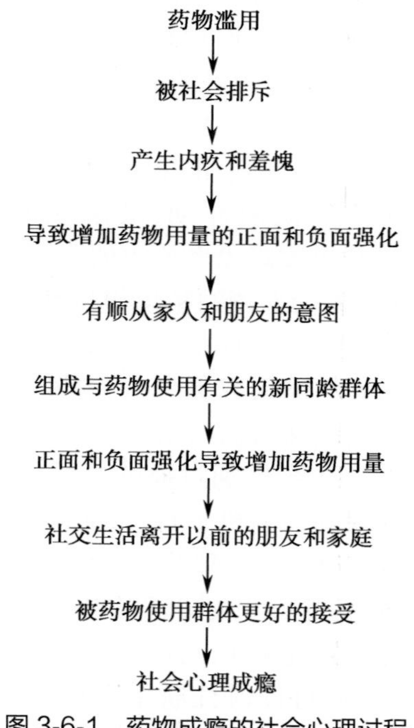

图3-6-1 药物成瘾的社会心理过程

（二）停药反应

药物从机体代谢后，机体会产生药物的相反作用，被称为戒断症状（反弹作用）。症状往往发生在停止药物使用后（如镇静药物的戒断症状是焦虑；兴奋剂的戒断症状是抑郁）。这些被个人觉察到的负面影响并非药物使用、滥用或成瘾的主要威慑。实际上，使用、滥用药物或成瘾常常得以持续就是为了避免戒断的影响。

药物在体内代谢有半衰期，不同的药物有不同的半衰期，例如酒精的半衰期是 30 分钟，可卡因的半衰期少于 90 分钟，苯丙胺的半衰期超过 4 个小时，美沙酮的半衰期大约为 15 个小时。基本上，在药物半衰期的前一阶段，药物产生能让人觉察到的正面作用（改变的意识状态）。在半衰期的后一半阶段，药物使用者感觉到的是药物的负面（戒断）作用。

阿片类毒品的戒断症状十分明显，如渴求使用任何一种阿片类药物；恶心或呕吐；肌肉或关节疼痛；流鼻涕或流眼泪；瞳孔散大，立毛或出汗；腰痛或腹泻；打哈欠；发热；睡眠障碍。

（三）导致成瘾的主要精神药物

精神活性物质分类包括阿片类、酒精、咖啡因、大麻类、可卡因、致幻剂、尼古丁等。毒品可分为五大类：阿片类（如阿片、海洛因及人工合成的哌替啶、吗啡等），古柯类（如可卡因以及提纯物克赖克等），大麻类（如印度大麻、北美大麻、四氢大麻酚等），中枢兴奋剂（如苯丙胺、甲基丙胺、冰毒、摇头丸等），致幻剂（如麦角酰二乙胺、仙人球毒碱、苯环已哌啶等）。

二、药物成瘾对健康的危害

药物滥用具有无节制反复用药的特征，往往导致对用药个人精神和身体的危害，进而酿成对整个社会的严重危害。

（一）对个人健康的危害

药物滥用易产生依赖性，停药即出现严重戒断症状，如出现恶心、呕吐、便秘、呼吸困难等不良症状，甚至出现肌肉抽搐，躯体疼痛，以至蜷缩成团，翻滚不已，置药物滥用者于极大痛苦与恐惧之中。药物滥用者还可因免疫功能降低，抵抗力下降极易并发各种病毒或细菌感染性疾病，甚至急性中毒而死亡。此外，由于许多药物的耐受性高，故滥用者产生严重依赖性实际上已处于药物慢性中毒症状，而出现思维和记忆力衰退，情绪不稳，语言含糊，躯体活动出现共济失调。滥用者甚至因精神过度抑郁，蓄意过量用药而自杀。

（二）对社会的危害

药物滥用不仅危害个人，还会波及家庭，扰乱社会治安，严重威胁社会的稳定与发展。药物滥用可破坏家庭正常生活，导致药物滥用者人格改变，丧失家庭责任感，对亲人和子女漠不关心，甚至为了购买毒品大肆挥霍钱财，给家庭带来极大危害。此外，药物滥用可促发犯罪行为，使药物滥用者通过诈骗、抢劫甚至卖淫等犯罪手段获取钱财或毒品。某些药物依赖者包括急慢性酒精中毒患者，常因意识恍惚，丧失机械操作敏捷性，导致多类交通事故，造成过失犯罪。药物滥用还会加剧传染病的流行，导致艾滋病、各型肝炎、结核病等传染病的传播。药物滥用耗竭社会经济，阻碍社会发展。药物滥用一旦成为群体现象，将直接消耗巨额毒资，严重破坏社会生产力。社会为打击制造、贩卖毒品的犯罪行为，开展禁毒戒毒工作，必然耗费大量人力、物力和财力。更甚者，吸毒造成社会风尚败坏，伦理道德丧失，势必严重阻碍人类社会进步与发展。

三、药物成瘾干预

药物依赖是一种慢性、复发性脑病，依赖行为的形成不仅与成瘾药物本身有关，还与个体的生理、心理和社会因素密切相关。因此对于药物依赖的治疗也要采取药物治疗、心理治疗、行为矫正、职业技能培训、重返社会等综合措施才能达到效果，社区在药物成瘾干预中扮演重要角色。具体到特定患者时则需要进行系统评估，根据评估结果和相关的治疗原则，制订适应该患者的个体化治疗方案。

（一）自然脱毒法

自然脱毒法指不用任何药物或其他治疗手段，让戒断症状自行消失的一种方法。由于没有使用替代药物，患者会出现明显的戒断症状，出现竖毛、起鸡皮疙瘩、寒战。此法简单、时间短、节省开支，不足之处是患者比较痛苦，适用于身体素质较好、年轻的轻度依赖者。

（二）药物成瘾的药物治疗

药物成瘾的脱毒治疗是指将成瘾性药物从依赖者体内逐步消除的过程，是应用各种脱毒治疗药物和 / 或有关的医疗手段，对药物依赖者进行旨在减轻或消除戒断症状的治疗过程。各种药物依赖的脱毒治疗基本原则类似，主要利用交叉耐受的原理，利用具有类似作用机制的药物进行替代治疗，没有相关替代治疗药物则采取对症治疗。阿片类药物依赖的戒断症状比较严重，一般需要住院脱毒治疗。药物脱毒法主要包括阿片受体激动剂替代治疗、阿片受体部分激动剂替代疗法、非阿片受体激动剂脱毒疗法、阿片受体拮抗剂治疗、中医药治疗等，其中以美沙酮替代递减疗法、丁丙诺非替代递减疗法最为常用。

（三）药物成瘾的物理治疗

指利用各种物理手段（包括针灸、戒毒仪）减轻患者戒断症状的一种方法。此法对部分急性戒断症状和部分稽延性戒断症状的控制具有一定的辅助治疗作用。研究表明，重复经颅刺激（rTMS）干预背外侧前额叶皮层、电休克治疗均可降低药物依赖患者的心理渴求，也有研究证明了深部脑刺激、低频率电刺激（12Hz）联合多巴胺 D1 受体拮抗剂在药物成瘾动物模型中的改善效用。

（四）药物成瘾的行为心理治疗

指通过药物成瘾专业干预人员采用谈话、劝导的方式，合理应用行为心理学理论及社会心理学理论等，从心理上对药物成瘾患者进行干预，增强其戒除动机，从而辅助患者缓解对药物的渴求，降低复吸率。目前常用的治疗方法包括认知行为疗法、动机强化疗法、唤起 - 消退行为学范式、权变管理等。

1. 认知行为疗法　药物脱瘾的认知行为主要通过帮助患者发现并认识导致自己产生药物依赖的事件或情境，如消极的心理状态、糟糕的人际关系、紧张的社会环境等，通过建模、角色扮演、实践等方式教授并培养患者应对这些情境的新的思维技能和行为策略，通过不断强化与练习，从而增加患者的心理弹性，提高药物脱毒的主动性和成功率。

2. 动机强化疗法　多用于其他脱毒疗法的辅助治疗，治疗师通过与患者对话，帮助患者识别影响他们治疗效果的矛盾和抗拒心理，并通过积极引导和鼓励，增强患者的自我控制能力和脱瘾动机，从而协助患者主动进行药物脱瘾治疗。动机强化疗法通常采用一系列开放性对话，多为 2~4 个疗程，从而强化患者自我管理能力及自我效能。

3. 唤起 - 消退行为学范式　又称“线索暴露治疗”，是指让成瘾者长时间暴露于药物相关线索中，而不给予药物奖赏，形成新的“药物相关线索 - 无药物奖赏”神经环路，以抑制原有成瘾记忆的过程。通过想象、图片、视频、仿真器具等方式向成瘾者提供药物相关线索，诱发患者对药物的渴求，但不提供强化物，从而消退成瘾者对药物相关线索的条件化渴求反应，最终减少复吸。基于该方式衍生的多情境消退干预方法、记忆再巩固干预方法，均被研究证明对药物成瘾者（如海洛因、可卡因、吗啡等）有一定的干预作用，有效缓解了药物渴求，并降低了复吸率。

4. 权变管理　是根据操作性条件反射原理，通过对药物滥用患者提供激励，促使其养成并强化脱毒的行为。该方法通常在社区、群落中进行，鼓励药物成瘾者定期提供尿液以进行医学检验，若结果表明其在一段时间内未接触成瘾药物，则提供奖金、抽奖券、鼓励性话语等奖励，从而诱导患者不断保持脱瘾状态，最终脱瘾成功。应用权变管理治疗烟草成瘾、阿片类药物和可卡因成瘾均取得了良好的反馈。

（五）药物成瘾的维持治疗

药物维持治疗主要针对阿片类药物依赖者，主要包括美沙酮维持治疗与丁丙诺啡维持治疗。

1. 美沙酮维持治疗　美沙酮维持治疗（methadone maintenance treatment，MMT）是指在较长时期或长期使用美沙酮来处理阿片类成瘾，以减少非法药物消耗、降低犯罪率、消除并发症、减少艾滋病及其他传染病的一种治疗措施。作为替代药物，美沙酮最重要的特点是在使用充分剂量时可以减少或消除依赖者对阿片类药物的渴求。同时美沙酮与同类药物具有交叉耐受性，可使随后使用的阿片类药物的作用降低或不能发挥作用。因此，在服用美沙酮期间可防止再使用海洛因。美沙酮具稳定的耐受性，一旦调整至合适的剂量，可以长期服用相同剂量，很多接受维持治疗者用药 20 年，仍始终使用相同剂量。此外，美沙酮具有便宜、口服吸收好、药物不良反应少、比吗啡等其他阿片类药品疗效长等优点，因而适用于维持治疗。

2. 丁丙诺啡维持治疗　近年国外对丁丙诺啡用于阿片类依赖者维持治疗的安全和有效性进行了大量研究，研究显示，丁丙诺啡具有患者易于接受、控制阿片类症状彻底、不良反应轻微、身体依赖潜力低、停药时戒断症状轻微等特点。丁丙诺啡的副作用与其他阿片类药物相似常见便秘、失眠、嗜睡、出汗、头痛和恶心，呼吸抑制很少见。极少数患者可能引起血压升高或诱发高血压、心动过缓和谵妄，停药或减量后可恢复正常。使用期间应该避免与高剂量的酒精、苯二氮䓬类药物合用，否则可能引起呼吸抑制、昏迷甚至死亡。丁丙诺啡维持治疗时，应对药品进行有效管理，防止非法滥用或流入非法渠道。

3. 纳曲酮防复吸治疗　纳曲酮本身无任何内在生物活性，在体内与阿片受体亲和力强，可完全阻断外源性阿片类物质与阿片受体的结合，长期给予阿片类物质和纳曲酮，可阻断阿片类物质产生躯体依赖。纳曲酮用于维持治疗有三个优点。①作用时间较长，可维持24小时。临床研究表明，一次服用150~200mg纳曲酮，可以削弱或阻断海洛因的效果达72小时之久。②可以口服，方便用药。③不良反应轻微，拮抗作用不产生耐药性，长期使用无严重的副作用和毒性。多数人服药后全无感觉，少数人可暂时出现胃肠道不适、焦虑、失眠。如果突然服用大剂量，有可能引起情绪恶劣、悲伤及可逆性肝功能障碍。

（六）社区戒毒与社区康复

社区在药物成瘾干预中扮演着重要角色。社区戒毒与社区康复是指在政府统一领导下，整合家庭、社区、公安以及卫生、民政等力量和资源，使吸毒人员在社区内实现戒毒或康复。目前全球较为成功的社区戒毒模式之一为美国治疗社区（therapeutic community，TC）模式。TC模式以受过培训的成功戒毒人员为主导力量，强调戒毒人员的自我管理，使戒毒者在戒毒者集中生活的社区内扮演不同角色并通过一定等级制度参与社区管理运作，整合多方社会力量，通过社会学、心理学、行为学等多学科协作，从而促进吸毒者戒毒、防止复吸，并使其回归社会。英国的社区戒毒体系分布广泛，获取便利，所有社区戒毒机构均可为吸毒者提供免费治疗，且部分社区戒毒门诊与社会戒毒帮教组织联系紧密，从而增加了成瘾者戒毒的机会及成功率。

我国社区戒毒工作采取了多种模式，在一定程度上提高了社区戒毒成功率，但在多部门协作、资源互通、信息共享、戒毒康复评估标准等方面仍需改进。随着信息技术的发展，将互联网+、大数据、移动设备等融入社区禁毒管理模式，可提高社区禁毒智能化水平，提高服务效率和便捷性，使社区禁毒更为高效可及。有学者提出了一种综合性吸毒人员智能管理系统。该系统依托互联网+技术，整合政府、家庭和社工等多领域资源，利用人工智能和区块链技术辨识吸毒人员情绪并构建戒断康复证据链，从而对吸毒人员进行主动监测并发出风险预警。系统通过互联网+技术增强了吸毒人员、吸毒人员家属、社工及社区部门的交互与沟通，利用人工智能技术定期辨识吸毒人员情绪波动，提高了吸毒人员复吸监测预警效果，通过构建吸毒人员康复证据链，使吸毒人员康复评估标准的制定与应用更为科学可靠。目前该系统在四川省成都市青羊区进行试点，已于2018年成功实现了153名戒毒康复人员的有效管理支持，帮助28人戒除毒瘾回归社会，巩固率达到18.3%。目前，吸毒人员管理从“单一司法管理”模式逐渐向“以人为核心”的多元化公共卫生管理模式转变，将互联网+、人工智能等新兴技术融入社区戒毒多元化管理模式具有光明前景。

（孙昕霙　闵鹤葳）

参考文献

1. MATKIN W, ORDONEZ-MENA J M, HARTMANN-BOYCE J. Telephone counselling for smoking cessation [J]. Cochrane Database Syst Rev, 2019, 5 (5): CD002850.
2. 周恩庭, 高杨, 王秀峰, 等. 5A戒烟法联合电话热线进行社区戒烟干预效果评价 [J]. 山西医药杂志, 2020, 49 (2): 215-217.
3. 吴蕾, 何耀, 姜斌, 等. 单纯心理干预与心理加电话干预对男性吸烟者的戒烟效果比较 [J]. 解放军医学院学报, 2014, 35 (3): 241-244.
4. LAXMINARAYAN S, ISTEPANIAN R S. UNWIRED E-MED: the next generation of wireless and internet telemedicine systems [J]. IEEE Trans Inf Technol Biomed, 2000, 4 (3): 189-193.
5. WHITTAKER R, MCROBBIE H, BULLEN C, et al. Mobile phone text messaging and app-based interventions for smoking cessation [J]. Cochrane Database Syst Rev, 2019, 10 (10): CD006611.
6. LIAO Y, WU Q, KELLY B C, et al. Effectiveness of a text-messaging-based smoking cessation intervention (“Happy Quit”) for smoking cessation in China: A randomized controlled trial [J]. PLoS Med, 2018, 15 (12): e1002713.
7. HOEPPNER B B, HOEPPNER S S, ABROMS L C. How do text-messaging smoking cessation interventions confer benefit? A multiple mediation analysis of Text2Quit [J]. Addiction, 2017, 112 (4): 673-682.
8. PECHMANN C, DELUCCHI K, LAKON C M, et al. Randomised controlled trial evaluation of Tweet2Quit: a social network quit-smoking intervention [J]. Tob Control,

2017, 26 (2): 188-194.
9. PECHMANN C, PAN L, DELUCCHI K, et al. Development of a Twitter-based intervention for smoking cessation that encourages high-quality social media interactions via automessages [J]. J Med Internet Res, 2015, 17 (2): e50.
10. HAINES-SAAH R J, KELLY M T, OLIFFE J L, et al. Picture Me Smokefree: a qualitative study using social media and digital photography to engage young adults in tobacco reduction and cessation [J]. J Med Internet Res, 2015, 17 (1): e27.

第七章 抗衰老医学及其在健康管理中的应用

我国已于 1999 年提前进入世界卫生组织所确定的老龄化社会，即 10% 的人群超过 60 岁。预计在 2035 年左右，中国 60 岁以上老年人口将突破 4 亿，占总人口的比例将超过 30%，进入重度老龄化阶段。到 2050 年前后，我国老年人口的规模和比重、老年抚养比和社会抚养比将到达峰值。

近年来，国家积极应对人口老龄化，高度重视医疗卫生事业发展，持续加大医疗卫生事业投入，不断深化医疗卫生服务领域的体制机制改革，先后出台了《中共中央、国务院关于加强新时代老龄工作的意见》《"十四五"国家老龄事业发展和养老服务体系规划》《健康中国行动（2019—2030 年）》《"十四五"优质高效医疗卫生服务体系建设实施方案》《"十四五"健康老龄化规划》等一批促进健康老龄化行动和医疗卫生事业发展的相关政策文件，以期在人口老龄化背景下，既满足老年人口医疗保健服务，又推动医疗卫生事业的持续健康发展。

随着我国人口老龄化程度的持续加深，年龄的增长导致老年人口生理机能衰弱和心理功能变化，健康状况持续下降，严重损害了老年人的生活能力，影响了老年人的生活质量，显著缩短了预期寿命，同时患病老年人口数量巨大，老年慢性病以及其他疾病负担随之增加，直接影响医疗卫生费用总量和支出结构。因此，针对衰老的进程进行干预，同时对衰老相关疾病进行早预防、早发现、早治疗，对于成功老龄化的实现尤为重要。

当前，抗衰老医学正迅速成为当前预防保健的研究热点，是将中老年患者的治疗护理模式转变为前瞻性健康管理模式的关键。

一、抗衰老医学的概念与发展

衰老（aging）又称"老化"，是指生物发育成熟后，随年龄增加，自身机能减退，内环境稳定能力与应激能力下降，结构、组分逐步退行性变，趋向死亡。衰老是自然界一切生命由遗传因素和内外环境互相作用下的生物学过程，贯穿于出生、发育、成长、直到死亡的生命周期中，在整体、组织、细胞，乃至分子水平皆有所体现。衰老时细胞增殖能力下降，功能细胞数逐渐减少，蛋白酶活性降低，脏器萎缩或功能下降。随着年龄的增长，人体的各器官系统退化，衰老、疾病、心理以及社会环境等多种因素的累加，引起老年人多个系统对应激表现出脆弱性。从本质上来说，衰老不是疾病，但衰老通常伴随渐进性的生理状况下降和急慢性病患病增加的趋势，是老年病的最大危险因素。抗衰老和延长寿命是衰老研究中的重大课题，在国外被称为抗衰老医学（anti-aging medicine）。抗衰老医学是基于深入的循证医学实践而建立的临床 / 医学新兴专科，以便早预防、早发现、早治疗及对逆转增龄性功能性不良、功能障碍（甚至疾病）有所帮助，使患者达到其本身的最佳健康状态、最高寿限，并促进生活质量。

抗衰老医学的形成和发展是医学发展的必然。抗衰老医学的发展经历了以下三个历史阶段。

1. 启蒙阶段（1990—1995 年） 1993 年，美国抗衰老医学协会（American Academy of Anti-aging Medicine）成立。由于技术与手段所限，虽然从器官水平，整体水平研究衰老机制，但成果寥寥。

2. 形成阶段（1996—1999 年） 抗衰老医学的框架基本形成。抗衰老医学严格遵循并应用早期检测（功能、组织、分子、基因四个层面）进行有效诊断，采用主动预防干预疗程、个性化临床治疗。在此期间，抗衰老医学的基础研究逐渐增多。

3. 发展阶段（2000 年至今） 分子生物学与细胞生物学的迅猛发展促进了抗衰老医学的快速发展。衰老机制的研究更为深入，抗衰老的理论和技术也日趋成熟。

2014 年，随着数篇抗衰老医学相关论文在权威杂志的发表，"抗衰老医学"的提法也越来越多地被广大学者接受。经过多年研究，尤其是分子生物学、基因组学等相关学科和技术的广泛应用，衰老的细胞和分子机制及其与疾病的关系已经取得了长足进展。作为目前生物学研究的重大热门问题，抗衰老医学正受到越来越多研究者的关注，已成为老年学的新领域。美国、加拿大、日本、澳大利亚、欧洲等国都有这方面的研究机构，我国亦正致力这方面的发展工作。

抗衰老医学绝不是独立存在的一门学科，而是与之相辅相成的一系列学科，共同组成了抗衰老医学体系，其范畴包括全方位功能学检测、个性化预防医学、个性化临床医学、营养学、功能医学、运动医学、医学美学、再生医学、替代医学、中西医结合医学等。早期检测、主动预防、个性化治疗、生活方式及营养素个性化配方及监督，高危因素预测和管理以及健康教育和咨询，都是以“人类健康生命最大化”为目标的切实可行的临床方案。

二、抗衰老医学的研究内容和特点

（一）研究衰老的机制和方法

对衰老机制的探索和研究是抗衰老医学研究的理论基础。大量的研究表明，衰老是老年病（age-related diseases）发生的共同病理基础。面对全球性老龄化的挑战，发达国家明显加强了衰老及其干预机制的研究。纵观近年来国外衰老与抗衰老的研究成果，无论是传统研究方向还是新开辟的研究领域均取得了明显的进展。

常见的衰老机制有温热学说（warm theory）、体细胞突变学说（somatic mutation theory）、交联学说（cross linkage theory）、差错灾难学说（error catastrophe theory）、衰老自由基学说（free radical theory）、染色体遗传学说（chromosomal theory）、遗传程序学说（genetic program theory）、脂褐素学说（lipofuscin theory）、内分泌功能减退学说（endocrine theory）、免疫衰老学说（immune theory）、端粒缩短学说（telomerase theory）、线粒体损伤学说（mories of aging）等。各类学说繁多，虽然各有千秋，但未能达成共识，目前仍然在不断深入研究中。

衰老的发生和发展取决于遗传、环境和心理因素的综合作用，是多因素诱发和多层次变化综合的结果。常见的研究领域有药物抗衰老、热量限制抗衰老、干细胞抗衰老、基因抗衰老等。

（二）抗衰老医学的特点

1. 抗衰老医学是主动医学　抗衰老医学属于预防医学范围，与普通医学以及老年病学的不同之处在于它是通过早期探测发现与人体老化相关的潜在疾病，主张采取积极的预防和治疗措施，终止和逆转这一病理过程，而不是被动地生病后才去治疗。

2. 抗衰老医学是以“患者”为核心的医学体系　这打破了传统临床医学以“疾病”为核心的体系，抗衰老医学强调以“患者”为中心开展研究，其目的是提高人的健康寿命，而不仅仅限于期望寿命。健康寿命与期望寿命不是一个概念，期望寿命是以死亡作为终点，健康寿命是以日常生活能力的丧失作为终点，两者显然具有质的不同。

以前，人们一般习惯用平均期望寿命作为判断人口老龄化的主要指标之一，没有从机体整体功能的提高和预防疾病的角度进行前瞻性处理。期望寿命这一指标已不能完全反映健康老龄化和积极老龄化，只有用健康期望寿命作为指标，才能全面地反映人口健康老龄化的问题。

3. 抗衰老医学强调个体的差异性　抗衰老医学强调尊重个体差异，以人为本，具有科学性、循证性、系统性、安全性及有效性，属于临床医学新兴模式、健康医学模式及体系，这也正是抗衰老医学与传统老年医学的主要区别。人类衰老的发生是多基因、多因素相互作用的结果，如何建立多因素的临床衰老评价体系，仍然是一个难题。基因组测序技术的快速发展，使个体基因测序的成本明显降低，有可能建立基于个体基因型的抗衰老干预方法，这些方法是否还需要进行随机、双盲评价，值得探讨。

三、抗衰老的主要技术及特色

2023 年，国际著名杂志 *CELL* 发表关于衰老标志物的综述，总结出十二个衰老的细胞和分子特征：基因组不稳定、端粒损耗、表观遗传改变、蛋白质稳态丧失、巨自噬失能、营养感应失调、线粒体功能紊乱、细胞衰老、干细胞耗竭、细胞通信改变、慢性炎症和生态失调。这些特征相互关联，最近又提出新的健康标志，包括空间分隔的组织特征、体内平衡的维持和对压力的充分反应。抗衰老机制的深入研究，将进一步推动抗衰老技术的发展。

（一）热量限制与抗衰老

“热量限制（calorie restriction，CR）”是指在提供生物体充分的营养成分如必需氨基酸、维生素等，保证生物体不发生营养不良的情况下，通过减少食物中摄入的脂肪或糖类进而减少食物提供的总能量，通过限制食物达到限制热量的目的，故又称为“饮食限制（dietary restriction，DR）”。

1935 年，美国科学家 MeCay 在实验中首次报道了热量限制后的大鼠的平均寿命和最大寿命均得到延长。之后许多实验不断证实，啮齿类动物从幼年开始，每天限制正常摄食量的 30%~50%，不但不会引起营养不良，还可以比正常摄食量延长 30%~50% 的平均和最高寿命。对动物的研究表明热量限制具有抗衰老的作用，其对人类是否也有效呢？因为人的寿命漫长，目前尚无设计严格的随机对照试验对人类实行终生热量限制的研究。但对长寿地区老人饮食的调查以及在志愿者中进行短期的热量限制研究可以提供一些线索。日本冲绳是世界著名的长寿地区，和美国人相比，60~64 岁冲绳人群的死亡率要低 50%，心脏病、脑卒中、癌症等疾病死亡率比日本其他地区及美国低 30%~40%。研究认为这主要源于冲绳地区人群的食谱，该食谱主要由蔬菜、谷物、水果、大豆及鱼类组成，每日消耗的总热量比日本其他人群低 20%，比美国低 40%。

热量限制目前被称为除遗传操作以外最为有效的衰老干预方式，通过热量限制，不仅能显著延长物种寿限，也能推迟和降低老年相关疾病的发生。关于热量限制如何起到抗衰老的作用，众多科研工作者对其机制进行了深入的研究。目前研究认为，热量限制抗衰老的作用机制一方面可能与激活 SIRT1 去乙酰化酶通路相关，另一方面与降低哺乳动物雷帕霉素靶蛋白（mTOR）的活性相关。

（二）药物与抗衰老

衰老是生命的必然规律，虽然迄今为止还未有国际正式批准的抗衰老药物，但人们对抗衰老药物的研究始终保持着浓厚的兴趣。目前，有希望延缓衰老的药物包括清除人体内衰老细胞的小分子药物、增加自噬和减少年龄相关炎症的药物、调控能量代谢的药物、针对异常表达的致衰老基因的药物，以及一些天然产物，通过对抗衰老机制来发挥延缓衰老作用。以下简述一些国际研究比较热门的抗衰老化合物及其作用机制。

1. 清除衰老细胞的小分子药物　达沙替尼 + 槲皮素。衰老细胞参与了多种年龄相关疾病，包括骨质疏松、动脉粥样硬化、2 型糖尿病、肺纤维化和骨关节炎等，因此通过清除衰老细胞的小分子药物靶向消除衰老细胞可作为抗衰老潜在靶点。研究发现，达沙替尼 + 槲皮素联合用药能够清除小鼠组织中的衰老细胞，在临床试验中，针对衰老细胞干预也可以减轻人类衰老相关疾病的症状，与在鼠体内情况一致。但由于达沙替尼和槲皮素可以影响多种蛋白活性，它们对体内非衰老细胞的作用还有待进一步明确。

2. 增加自噬和减少年龄相关炎症的药物　雷帕霉素，又名“西罗莫司（Sirolimus）”，为大环内酯类化合物，其首次发现于复活节岛土壤样品内吸水链霉菌产物中，雷帕霉素最初设想开发为抗真菌药物，但发现其具有强烈的免疫抑制及抗增殖作用而被放弃用于抗真菌治疗，现主要运用于肾移植的抗排异治疗。雷帕霉素通过抑制哺乳动物雷帕霉素靶蛋白（mTOR）激酶活性，发挥抗菌、免疫抑制、抗肿瘤和抗衰老等作用。目前，在帕金森、阿尔茨海默病、亨廷顿病等神经退行性疾病中，雷帕霉素亦被证明具有相关治疗作用。通过雷帕霉素延长人类健康寿命是可行策略，但在一些临床试验中也发现服用雷帕霉素会发生头痛、恶心、鼻出血、关节疼痛等临床症状，还有可能增加肺部感染机会。所以应用雷帕霉素抗衰老还需进行更多的安全评估。

3. 调控能量代谢的药物　二甲双胍。二甲双胍是一种双胍类口服降糖药，可通过减少肝脏葡萄糖输出，提高胰岛素敏感性，改善胰岛素抵抗等作用降低血糖。1957 年首次在临床应用，20 世纪 60 年代被批准用于治疗糖尿病，1995 年在美国批准上市，1998 年英国前瞻性糖尿病研究肯定了二甲双胍是唯一可以降低大血管并发症的降糖药物，并能降低 2 型糖尿病并发症及病死率。目前，美国糖尿病联合会和欧洲糖尿病研究学会达成共识，认为二甲双胍是治疗 2 型糖尿病的一线用药并贯穿治疗始终。现在二甲双胍的适应证随着各种研究的不断开展而延伸，除降低血糖外，二甲双胍在改善脂代谢，保护血管，治疗非酒精性脂肪肝以及多囊卵巢综合征等疾病运用中都显示着独特的作用。二甲双胍临床应用时间长，作为一种经济、有效且安全的常用降糖药物，随着对其临床应用价值的不断发掘，这类药物有望在人类抗衰老过程中发挥更大的作用。

4. 针对异常表达的致衰老基因的药物　拉米夫定。研究表明，通过针对异常表达的致衰老基因可以使逆转录酶抑制剂作为抗衰老候选药物，但是逆转录酶抑制剂目前主要作为抗艾滋病药物，存在着一定不良反应，将拉米夫定作为提高人类健康寿命的手段也必须考虑其在临床使用中的不良反应。

5. 天然的抗氧化物质　维生素 E。这是一类脂溶性维生素，其水解成分主要为生育酚，主要机制是与脂氧自由基或脂过氧自由基反应，其氧杂萘满环上第六位的羟基是活性基团，能释放羟基上的活泼氢并阻断自由基的链式反应从而延缓衰老。有研究报道，维生素 E 的主要作用是降低低密度脂蛋白（low density lipoprotein，LDL）的氧化率，有效拮抗氧化型 LDL 并刺激钙离子的摄入(LDL 是造成血管损伤的主要原因)。维生素 E 在对动物机体的解毒、保护等方面具有重要作用,主要表现为抗氧化、防止组织细胞损伤和增强组织代谢等。

6. 其他中药活性成分 近年来,衰老的分子调控机制得到了越来越深入的了解,并且挖掘了很多具有抗衰老潜力的中药。例如枸杞、黄芪、姜黄素、白藜芦醇等,这些药物均被证实具有一定的延缓衰老作用。中医药作为中华民族的宝贵财富,以其独特的全局观辨证论治体系、多靶点作用机制、丰富的活性物质种类为抗衰老药物的发现提供了不竭的动力和灵感来源。如黄芪单体提取物 TA-65 在端粒缩短细胞模型 IMR90 细胞中能够增加端粒酶活性。锁阳提取物锁阳多糖能够通过改善端粒长度发挥抗衰老作用;白藜芦醇能直接或间接激活 SIRT1 发挥抗衰老作用;人参提取物人参皂苷 Rg1 可调控 SIRT6 通路,延缓细胞衰老;人参皂苷 Rb1 能够调节 mTOR 信号通路降低 PAI-1、PI3K、p70S6K 的表达水平来延缓衰老;淫羊藿苷抗衰老机制可能与改善 SIRT6 表达以及调控 NF-κB 信号通路密切相关;姜黄素可激活抗衰老调节剂 AMPK 和核因子相关因子 2(NRF2)下游的信号通路,并抑制由 NF-κB 信号转导介导的炎症过程;三七皂苷(PNS)的抗衰老功能可能与 AMPK 活化有关;肉苁蓉主要活性成分松果菊苷能够提高胰岛素通路关键基因表达从而改善细胞的衰老状态。中药抗衰老源远流长且独树一帜,“药食同源”是其中的一大特色。许多食物既是食物也是药物,食物同药物一样同样能够防治疾病,也能发挥抗衰老作用。对中药抗衰老作用机制进行深入研究从而推进抗衰老中药单体的临床化,对抗衰老研究的进步以及充分发挥中医药的独特优势,推进中医药现代化具有重要意义。

(三)干细胞技术与抗衰老

干细胞是具有自我更新与分化潜能的未分化或低分化细胞。干细胞研究是生命科学研究的热点,其与生命的起源与进化、个体的发育与维持联系紧密,也与人类的疾病与衰老、再生与修复密切相关。

根据干细胞的发育阶段和发生来源不同,可将其分为胚胎干细胞、组织干细胞(亦称“成体干细胞”)和生殖干细胞;按照分化潜能的不同分为全能干细胞、多能干细胞和专能干细胞。2007 年英国科学家 Anastasia 在 *Nature* 撰文指出成体干细胞对人体自我修复和组织再生至关重要,成体干细胞减少是人体衰老的主要原因。干细胞增殖和分化能力的衰退,导致无法补充机体充足的新生细胞。组织再生能力降低是衰老明显的特征之一,例如衰老过程中造血干细胞减少,导致适应性免疫细胞的生成减少,以及贫血和骨髓异常增生的发病率增加。干细胞功能损耗可见于所有重要的干细胞区室,如小鼠前脑、骨骼和肌纤维。老年小鼠研究发现,其造血干细胞的细胞周期活动呈现整体性降低,且老年期造血干细胞的细胞分裂能力弱于青年期造血干细胞。虽然干细胞和祖细胞增殖能力不足,对机体的长期维护明显不利,但两者过度增殖会加速干细胞巢的耗竭,因而同样是有害的。干细胞休眠对其长期保持功能也具有重要作用,这方面的强烈证据显示,果蝇小肠干细胞过度增殖会导致干细胞耗竭,并出现过早衰老。同样情形亦见于 p21 缺失小鼠,其表现为造血干细胞和神经干细胞的过早耗竭。

有研究探索,采用药物干预来改善干细胞功能,特别是通过雷帕霉素抑制 mTORC1,不仅可改善蛋白质稳态和影响能量感应以延缓衰老,还可改善上皮、造血系统和小肠干细胞的功能。干细胞耗竭是多种衰老相关损害相互整合的结果,也可能是组织和机体衰老的终极元凶。

近期研究提示,干细胞恢复年轻可逆转机体水平的衰老表型。成纤维细胞、脂肪干细胞及富血小板的血浆、培养的真皮乳头细胞在临床已经被成功地用于抗衰老。干细胞的分离富集方法和定向分化诱导技术能够为组织工程、器官移植提供关键的技术平台,以干细胞为中心的再生治疗可能将给人类多种退行性疾病的治疗带来希望。

(四)基因技术与抗衰老

在衰老机制中,基因组失稳占有重要地位。衰老的一个共同点是基因损伤的累积。外源性因素(如物理、化学和生物因子)和内源性因素(如 DNA 复制错误、活性氧等)均可破坏 DNA 的完整性和稳定性,造成各种类型的基因损伤,如点突变、基因易位、基因断裂等。

对模式生物的研究表明,基因可以影响生物的衰老及寿限,衰老并非单一基因决定,衰老相关基因很可能是一个基因群。

沉默信息调节因子(silent information regulator, Sir)基因家族是一类重要的调控寿限的基因,Sirtuins 家族是属于组蛋白去乙酰化酶家族,参与调控基因表达、端粒酶活性、氧化应激响应、细胞增殖、分化、衰老和凋亡等生命活动，目前已被广泛认为是潜在的抗衰老因子，越来越多的证据表明 Sirtuin 作为代谢关键调控因子，参与机体对热量摄入限制的响应从而对寿命产生正向调控作用，能够诱导 SIRT1、SIRT3 和 SIRT6 的表达，从而有益于生物体的健康和长寿。*p16* 基因是一种肿瘤抑制基因，除与肿瘤发生相关外，研究发现 *p16* 基因与衰老相关，它在衰老细胞中的表达要比年轻细胞高 10~20 倍，可作为衰老标志，被认为是人类细胞衰老遗传控制程序的重要环节之一。*p53* 基因也是一种肿瘤抑制基因，同时也在机体的生长发育、新陈代谢及衰老等生理学功能中起到非常重要的作用。*p53* 基因的表达与端粒长度及端粒酶活性相关，共同参与细胞衰老调节。此外，*p21*、载脂蛋白 E 等基因也在衰老进展过程中起重要调节作用。

现代生物医学研究表明，基因是决定机体衰老的内在关键因素，外界环境因素是促进衰老的外在因素，人类的长寿是基因（内因）和外界环境（外因）共同作用的结果。基因调控下的衰老的程序性激发，启动了机体的衰老开关，开始了衰老的进程，进而细胞凋亡及机体组织器官功能细胞数量减少。如何在更好地理解衰老及衰老相关疾病分子机制的基础上，通过衰老相关基因检测预知机体的衰老状态和衰老速度，利用合适的模式生物评价体系，鉴定出衰老相关疾病早期诊断的分子标志物，并寻找相对应的抗衰老治疗策略，采取针对性的预防和保健措施，采用可控手段，增加长寿基因表达，同时减少衰老基因的表达，是当前抗衰老研究领域的关键问题。

（五）肠道菌群与抗衰老

人体胃肠道中的微生物数量（约 100 万亿）约为其体内细胞数量（10 万亿）的 10 倍。随着年龄的增长，在药物使用、胃肠道感染、饮食等多种因素的作用下，病理生理功能变化造成肠道微生物群的组成发生改变。肠道菌群与宿主之间存在着密切的联系，以至于可以把两者视为一个整体，因此，肠道菌群与宿主组成的整体通常被称为共生体。肠道菌群紊乱与机体各种疾病有关，如消化系统疾病、代谢性疾病、心血管系统及神经系统疾病，因此，肠道菌群的稳定与机体的健康和衰老状态密切相关。随着人们生活水平和平均寿命的提高，机体衰老的过程越来越受到关注。肠道菌群的变化与衰老过程关系密切，研究肠道菌群与衰老的关系，为了解机体的衰老过程提供了新的方向。

随着对肠道菌群研究的加深，肠道微生物群落被认为可能是衰老的决定因素，因此，调节肠道微生物群组成也成为抗衰老研究的有效途径。人们希望通过改善老年人肠道菌群来预防和治疗与衰老相关的疾病，利用微生态制剂创造和改善适宜的肠道内环境，清除有害物质，生成新的有利物质，从而抵抗衰老。饮食对肠道菌群的影响较大，富含膳食纤维的饮食可以改善肠道菌群的组成。有学者发现，长期坚持健康的膳食模式，也能增加肠道内有关益生菌的丰度，进而延缓衰老，促进人体健康。

（六）肌少症与抗衰老

肌少症是一种与年龄相关的老年综合征，表现为全身骨骼肌含量和质量进行性减退，伴或不伴有身体功能障碍。随着年龄增长，老年人免疫衰老导致的慢性低级别炎症会破坏免疫细胞和肌肉的相互作用，导致肌肉再生能力下降、肌纤维萎缩，最终容易导致肌少症的出现。肌少症会增加老年人的许多不良事件风险，包括跌倒、疾病、自理能力下降、残疾，甚至死亡。老年人机体长期处于炎症状态又称“炎症性衰老”，有研究认为炎症性衰老是促发肌少症的关键因素，以血清中炎症因子（如 IL-6、TNF-α、IL-10 等）的改变为特征。同时，肌少症患者炎症因子水平升高又会加剧肌肉损伤和炎症反应。目前，炎症性衰老的具体机制和炎症因子与肌少症的相关性尚不明确，未来需要更多的基础和临床研究对炎症性衰老机制进行阐述，尤其需要大量前瞻性临床研究证实炎症因子能否用于老年人“炎症性衰老”和肌少症的诊断、干预和治疗，可大大提升老年人的生存质量，为预防和治疗衰老和肌少症的发生发展提供一种新思路。

（七）认知障碍与抗衰老

人体衰老会使大脑功能发生改变，引发认知障碍。研究发现，超过 60 岁老年人中有 40% 的人存在认知功能改变，其典型表现是认知能力下降，继而产生多种老年性认知缺陷和障碍性疾病，最终发展为认知障碍，严重降低生活质量，给社会和家庭带来沉重负担。目前，对衰老引起的认知障碍机制研究并不透彻，多是从氧化应激、炎性衰老、突触可塑性和表观遗传修饰等方面进行探讨。脑衰老与大脑功能和人体老化有关，衰老是人类生命过程的必然规律，神经系统是重要的机能调节系统，也是受衰老影响最大的系统之一，衰老的脑组织会产生一些特征性的改变，脑衰老相关促炎因素是促使老年认知障碍症及手术后认知障碍症发生的重要危险因素。衰老相关的认知障碍对老年人的生活造成极大的伤害，也给其家庭和社会带来沉重负担，而且一旦发生难以治愈。因此早预防、早发现、早治疗特别重要。目前有氧运动和饮食限制是预防老年认知障碍的有效方法。利用干细胞治疗激活内源性神经干细胞，修复衰老的大脑是目前的研究方向之一。

（八）其他抗衰老技术

衰老是由遗传和内外环境等多因素共同参与的复杂生物学过程，因此抗衰老也是一项综合性过程。除上文所述抗衰老技术外，针对导致衰老的不同原因及机制，还有其他多种抗衰老技术。例如相关研究提示有氧运动可提高机体抗氧化应激能力，降低自由基影响而抗衰老；防治心身疾病，保持心理健康，可增强个体对社会的适应能力而预防衰老；保持良好的生活习惯，不吸烟，适度饮酒，控制体重有利于预防多种慢性退行性疾病延缓衰老。此外，有相关学者提出，定期、正规、系统的体检属于抗衰老医学超前性干预，这有助于我们尽早发现与衰老有关的机体变化，及时干预。

抗衰老是延缓老年病发生、实现健康老龄化的重要对策。随着现代科学技术的发展，越来越多的新技术将应用于抗衰老的研究，希望在不久的将来我们可以找到更多改善人类健康和延年益寿的干预手段。

四、抗衰老技术在健康管理中的应用

（一）抗衰老与健康管理的关系

目前，研究认为衰老和老年病的发生相关联，两者具有相同的病理生理过程。衰老后一些老年病如动脉粥样硬化、冠心病、糖尿病、高血压、神经变性疾病等的发生率显著增加，这些老年病将严重影响老年人群的健康，需要占用更多的医疗资源。抗衰老成为健康管理的重要分支内容和重要工具，在老年人整体健康维护、社会经济学方面起到举足轻重的作用。

（二）抗衰老健康管理的开展

抗衰老健康管理的开展需要收集相关健康信息。

1. 生活方式信息　包括人口统计学（文化程度、婚姻、职业），现病史（含慢性病控制情况）、既往史、吸烟饮酒、饮食、睡眠情况、精神压力、身体活动情况，以及遗传和环境因素调查。抗衰老健康信息收集同时注重一些量表的应用，包括简易精神状态检查表MMSE（mini-mental state examination）、衰老自评量表（AAS）、匹兹堡睡眠量表等反映社会心理因素与情感状态的信息收集工作。

2. 生物学信息

（1）常规项目：一般检查、腹部、直肠（肛门）生殖器、神经、骨骼密度、心血管系统、呼吸系统、消化系统（含肠道菌群检测）、免疫系统的血液学、影像学检查，以及内分泌激素等的检查。

（2）基因检查项目：在衰老机制中，基因控制学越发引起重视，基因组失稳占有重要地位。麻省理工学院著名的衰老研究专家Leonard Guarente在2014年*Cell*中就衰老生物学研究进行总结和展望，指出生物信息学将在衰老研究中起到关键性基础作用。通过衰老相关基因检测、预知机体的衰老状态和衰老速度。

（3）衰老相关疾病的检查项目：衰老是与多种疾病易感性增加有关的进行性改变，受遗传、生活方式和环境的影响。在衰老相关疾病的检查中常涉及以下手段。①生物标志物检测：通过分析血液、尿液或唾液等样本中的特定分子或化学物质，可以评估衰老过程中的变化。例如，Telomerase活性可以反映细胞的衰老程度。②遗传检测：某些基因变异与衰老相关的疾病有关。通过基因检测，可以确定是否存在与衰老相关的遗传因素，例如阿尔茨海默病、帕金森病等。③心血管评估：衰老过程中，心血管系统功能下降的风险增加。心电图（electrocardiogram，ECG）、超声心动图（echocardiography）和血液检查（如胆固醇水平）等可以评估心脏和血管的健康状况。④脑部成像：脑部成像技术，如磁共振成像（magnetic resonance imaging，MRI）和正电子发射断层扫描（positron emission tomography，PET），可以检测衰老相关的疾病，如阿尔茨海默病。⑤骨密度测量：骨质疏松是衰老过程中常见的问题，可以通过骨密度测量（DEXA扫描）来评估骨骼健康状况。⑥炎症标志物检测：炎症在衰老过程中扮演重要角色，通过检测C反应蛋白、肿瘤坏死因子等炎症标志物的水平，可以评估炎症状态和相关疾病的风险。

研究指出，目前还没有找到特定的分子生物学标志物用于衰老评估。应用于抗衰老评定的主要有抗氧化类物质、激素类、免疫功能及量表等，简易评价时可以分别选择通过超氧化物歧化酶（superoxide dismutase，SOD）活力的高低间接反映机体抗氧化的能力；通过胰岛素样生长因子-1（IGF-1）反映人体生长、发育与衰老的激素分泌水平的调节功能；通过免疫球蛋白（IgA、IgG、IgM）测定免疫系统机能，随着衰老，血液中IgA、IgG升高，IgM降低；通过量表，如衰老自测量表及匹兹堡睡眠量表、生理耗能指数（physiological index of energy consumption，PCI）评定机体机能状态。通过简易的衰老评估，结合个人健康信息的收集，为制订个性化干预方案奠定基础。

（三）干预

为了推迟或减少老年病的发生，实现健康老龄化，提高生存质量，基于衰老的机制，抗衰老成为应对衰老的主动保健手段。其有效方案是综合性的，包括适量饮食、适度运动、良好的心理状态、适当补充抗衰老制品等各个方面。下面重点介绍几种在人类抗衰老实践中相对重要且可行的干预措施。

1. 热量限制　热量限制（calorie restriction，CR）目前被称为除遗传操作以外最为有效的衰老干预方式。一方面，它能显著延长物种寿限；另一方面，虽然现在还无法确定年龄相关疾病和衰老间因果关系，但热量限制仍可推迟和降低老年相关疾病的发生，如肿瘤、心血管疾病、糖尿病、自身免疫病等。热量限制是通过减少食物中摄入的脂肪或糖类而减少食物提供的总能，但它有一个前提为保证生物体不发生营养不良，仍有充分的营养成分。CR在人类中的应用应该采取谨慎的态度和合适的策略，包括启动时机、剂量、持续时间等，这些选择很重要，众多研究也存在差异和缺乏统一标准，其中经典CR方式对衰老和健康有明显效果。

（1）剂量：热量限制的程度一般为将每日所需热量减少15%~40%，经典CR其热量摄入比自由摄食低40%，且限制率与进食者的寿限具有明显量效关系。即限制率越大，延长寿限效果越明显；考虑到CR过多对健康带来的不利影响（包括低血压、体重过低、女性月经不调、生育能力减退、骨质疏松等），同时获得较大效用的CR，推荐选用Dirks提出的热量摄入限制8%（与自由取食相比），既可抗衰老，又可显著改善各种生化指标及炎症标志物，可能是一个比较易于实行的选择。

（2）方式：根据限食频率可分为间断限食（每周2天限食，其余正常饮食）、隔日限食、连续限食。经典CR每日连续进行热量摄入限制。同时Anson RM（2003）提出经典CR的延长衰老效果取决于机体是否处于空腹状态，而不是热量摄入的限制，因此采用隔日CR的方式。采用空腹1天，再自由取食1天。

（3）启动时机：经典的CR强调在生命早期就启动才能获得效果，但在人类实施存在很多困难，可建议在生长发育期之后再启动CR，这和在断奶即启动CR可获得相同的效果。当然，研究表明在生命后期进行CR也可收到相应效果。

同时，限食应该注意维生素和矿物质等其他营养素必须充足和平衡，以防营养素缺乏，限食疗法的实施应根据体重指数的数值而定。

2. 生活方式调节　遗传和环境因素，包括饮食和生活习惯，都是心血管疾病、癌症和死亡的主要原因。环境因素可能对寿命的影响力最强，个人营养实践和生活方式成为生活压力源的改变点。因此，抗衰老健康管理首先提倡生活方式的调节。

（1）社会心理因素与情感状态的完好：一个人的精神状态、社会心理因素与情感状态，可直接显著影响生理功能，进而影响健康结果。暴露于慢性社会压力已经与许多全身和精神障碍有关，这些有害后果都将显著降低预期寿命。抗衰老健康管理提倡保持社会心理因素与情感状态的健康，适度应对社会压力，鼓励减压式生活方式及积极的情感反应。

（2）营养：热量限制（CR）的地中海式饮食，包括全谷类、豆类、鱼类、水果、橄榄油和许多不同种类的蔬菜，有利于心脏健康。因此，当最佳营养选择被连接到CR，预期寿命的增加成为可能，这样的营养饮食，有助于进一步扩大人类的寿命跨度。

含有植物成分和必需脂肪酸的饮食模式，调节健康的能力可能得益于其中抗衰老生物活性化合物的含量。例如，植物强化饮食模式可以协同调节氧化应激、炎症、端粒活性和DNA甲基化等多种过程。该模式强化多酚类化合物、绿茶中的表没食子儿茶素没食子酸酯（Epigallocatechin Gallate，EGCG）、白藜芦醇及其衍生物、姜黄素以及其他具有抗氧化活性的天然化合物，如间苯三酚、人参皂苷、橄榄苦苷和亚精胺等，维生素D和肠道菌群，以及长链ω-3多不饱和脂肪酸二十二碳六烯酸（docosahexenoic acid，DHA）和二十碳五烯酸（eicosapentenoic acid，EPA）的使用，可促进减少或消退炎症。

合理营养的饮食能够改善肌少症，如增加蛋白（优质蛋白）能量、支链氨基酸、亮氨酸、维生素D等饮食，对肌少症起到预防及相应的治疗效果。

(3)体育活动：积极参加有氧运动对提高机体的抗氧化能力和健身防病、延缓衰老十分有益。世界抗衰老医学学会主席兼美国抗衰老医学学会主席 Goldman 教授指出，抗衰老医学包括“运动医学”。研究显示，运动对脑功能的维持具有促进作用，缺乏体力活动会显著增加与衰老密切相关的神经退行性疾病的发病率。而适量运动则可以明显地降低与氧化应激密切相关疾病发生率，提高抗氧化酶活性，促进自由基清除，减少线粒体 DNA 损伤，提高线粒体功能，且可改善神经内分泌功能的调节。为了充分发挥运动的抗衰老效果，我们鼓励个体进行慢跑、游泳、骑自行车等适量的有氧运动。适当的有氧运动和抗阻训练能够减缓随年龄增加的肌肉质量和肌肉力量的下降速度，还可以通过提高脑源性神经生长因子水平，促使新的毛细血管向神经细胞供血，增加神经递质的合成与释放，改善神经细胞突触的连接。规律性体育锻炼可能是防治 AD 策略中重要的一环，加强智力活动(阅读、玩游戏、摆动乐器、跳舞、看电视、听广播、解决复杂问题、参观博物馆等)可以显著增加脑血流量，有助于防治 AD，最终可延缓衰老进程，提高老年生活质量。

3. 药物干预　近年来，国际上报道了多种具有抗衰老潜力的小分子物质和药物。其中，小分子物质如白藜芦醇(RES)和雷帕霉素(Rapamycin)等，已被证实能够延长模型生物的寿命并改善老年相关性疾病。同时，他汀类、亚精胺、Senolytics 药物、Sirtuin 活化剂以及 NAD+ 前体药物等多种药物也在抗衰老领域展现出重要的作用。此外，一些单味中药(如山茱萸、当归、黄芪、菟丝子、淫羊藿等)、二甲双胍在延缓衰老方面也有着其独特的疗效。然而，这些药物实际应用于人体时，其治疗剂量、毒性作用以及适宜人群仍需要进一步研究。

4. 干细胞疗法　干细胞具有自我更新的能力，可以提高机体抗自由基能力，能分泌一些细胞因子，如胰岛素生长因子 1、超氧化物歧化酶等提升衰老机体各组织功能。骨髓间充质干细胞、胚胎干细胞、脐血干细胞、生殖干细胞已经在动物实验中被证实有抗衰老作用，成纤维细胞、脂肪干细胞及富血小板的血浆、培养的真皮乳头细胞在临床已经被成功地被用于抗衰老。

5. 基因技术　采取针对性的预防和保健措施，采用可控手段，增加长寿基因表达，同时减少衰老基因表达，将有效地进行衰老预防和疾病治疗。包括通过剪切和酶接改造生物大分子，引起基因突变，从而延长寿命；用克隆技术克隆机体内的衰老细胞、组织、器官，替换体内衰老的相应部件；基因芯片的应用及植入抗衰老基因，目前已成功克隆很多抗衰老基因，如 hTR 等已克隆成功并证实了它的抗衰老作用。

6. 其他　利用微生态中的益生元、益生菌、微生态制剂来延缓衰老，利用人体自身微生物和益生元等来创造和改善适宜的内环境，清除有害物质，生成或产生新的有利物质，从而抵抗和延缓衰老。

(刘玉萍)

参考文献

1. 何琪杨, 刘光慧, 保志军, 等. 中国衰老与抗衰老专家共识(2019 年)[J]. 老年医学与保健, 2019, 25 (05): 551-553.
2. 王羽. 我国老龄健康政策近十年推进经验及未来思考 [J]. 卫生经济研究, 2023, 40 (05): 1-3+8.
3. LIU JK. Antiaging agents: safe interventions to slow aging and healthy life span extension [J]. Nat Prod Bioprospect, 2022, 12 (1): 18.
4. MELZER D, PILLING L C, FERRUCCI L. The genetics of human ageing [J]. Nat Rev Genet, 2020, 21 (2): 88-101.
5. LING Z, LIU X, CHENG Y, et al. Gut microbiota and aging [J]. Crit Rev Food Sci Nutr, 2022, 62 (13): 3509-3534.
6. 王学, 任丽君, 张英为, 等. 细胞衰老分子机制的研究进展 [J]. 中国老年学杂志, 2023, 43 (01): 250-253.

第八章 功能医学技术方法

第一节 功能医学概述

一、功能医学的兴起与发展

20世纪中叶，美国经济、科技快速发展，美国人群的疾病谱也发生了重大变化。美国民众生活中涌现出的新的一些生活方式和环境产物，成为美国人群健康的最大威胁。这些因素包括：与日俱增的高压力和久坐的生活方式，污染的空气、水、土地等，以及肥胖、营养不良、支离破碎的家庭和不良社会关系等。传统的医疗服务并不能有效地预防由上述因素引发的慢性病。由于缺乏对慢性病的有效对策，处方药无法满足医疗需求，以及医疗对某些疾病（如癌症、心脏病）的无力感，导致很多美国人转而寻求另类疗法。因此，美国医疗工作者产生了从20世纪初期为紧急状况（外伤和危及生命疾病）提供医疗救治，转变为慢性病预防与干预的需求。另外，据不完全统计，当时有超过40%的美国民众寻求另类医疗。这些不在传统临床医疗范围内的补充医疗，主要包括自然疗法、整脊、针灸、草药、按摩以及营养医学等，它们主要解决的是亚健康及慢性健康问题。在这一过程中不断发展的补充医疗，也需要有科学理论作支撑。正是在这些大背景下，功能医学得以孕育形成。

在此期间，两届诺贝尔奖得主莱纳斯·鲍林博士（Linus Pauling，1954年荣获诺贝尔化学奖、1963年荣获诺贝尔和平奖）首次以“细胞分子矫正医学”为主题阐述了慢性病治疗的新方向。他认为，现代慢性病其实就是细胞代谢异常疾病，起因于分子细胞活力以及分子细胞营养的代谢失衡；慢性病发生就是个体器官功能失衡，以及器官储备能量的能力下降而衰老；可经由给予身体“正确分子”营养素，达到矫正失衡、祛除疾病症状的目的。1974年，艾伦·德弗（Alan Dever）进一步提出了慢性病流行病学模式。他发现，影响民众健康四大因素及其比例为生活形态（占60%）、生物遗传因素（占20%）、环境（占12%）、健康管理体系（占8%）。1975年，美国参议院发布的一份国民健康调查报告特别提到了“细胞分子矫正医学”，引起了全球医学界的重视。

20世纪80年代初，莱纳斯·鲍林博士的学生美国著名营养生化学家Jeffrey Bland博士在受到其老师提出的细胞分子矫正医学和其他五位世界级著名医学及生命科学家［首位遗传代谢疾病尿黑酸尿症（alkaptonuria）的发现者美国著名生化学家Archibald Garrod博士；前美国化学学会主席Roger Williams博士；Abram Hoffer博士；世界著名“压力医学”研究之父Hans Selye博士；美国国家环境健康科学中心主任生物化学与分子生物学家Bruce Ames博士］陆续发现和建立的现代疾病健康观的基础上，最终创造性地提出了“功能医学”（functional medicine）的概念，他因此被称为“功能医学之父”。这门新型整合医学门类或医学模式，极大丰富和完善了现代医学体系的内涵和内容，使得现代医学体系从此由两大主要医学体系类型并列构架而成：即病理性医学模式（the pathological medicine model）和功能医学模式（the functional medicine model）。

功能医学的理念一经提出，就迅速得到很多医学专家和机构的响应，快速在美国兴起。1984年和1986年，美国成立了Metametrix（后并入Genova）和Genova两个全球最早的功能医学实验室，主要提供器官功能、器官储备能力、代谢及毒素等的检测与评估，为科学合理地进行健康管理和慢性病的预防提供科学依据。这两家实验室的成立，推动了功能医学学科和体系的发展与成熟，成为功能医学发展的重要里程碑。

1993年，Jeffrey Bland博士成立美国功能医学研究院（institute for functional medicine，IFM），主要从事功能医学的临床专业教育和研究。IFM开设的教育课程已成为美国临床医生继续教育学分课程，为功能医学学科发展和人才培养作出卓越贡献，也成为全球功能医学从业者学习进修的圣殿。

接下来，GOTOIT诊疗流程的应用和功能医学诊疗工具“时间轴”（Timeline）和“矩阵分析”

(Matrix)的提出使得功能医学得以建立自身的标准化临床诊疗路径和方法，这些对功能医学的临床实践都起到了巨大的推动作用。2019 年，迈克尔·斯通因建立功能医学矩阵模型的学术贡献，获得了美国功能医学研究院颁发的鲍林奖。

随着功能医学在美国的不断开展，培养专业的功能医学临床实践者成为了一项重要的任务。以美国功能医学研究院、美国抗衰老协会、全美整合医学院为代表的功能医学教育机构，以功能医学理论体系为核心，面向专业医学从业者进行在职后教育。参加培训学习的人员包括临床医生、整脊科医生、临床营养师、自然医学医生、另类医学从业者(中医师、针灸师、顺势疗法医师等)、临床药师、药师等。完成学习的同时，他们可以获得美国医学从业者的每年继续教育学分，这一政策鼓励了临床医生学习功能医学并用于临床实践。此外，美国西部大学(University of Western States，UWS)设有功能医学研究生学位教育课程。

21 世纪，全球医学和科学变革进入新时代，人类思想、认识都在转变，并能以全新的、开放性的姿态来审视医学。特别是近 10 年来，随着基因组学、表观遗传学、蛋白质组学、代谢组学、微生物组学等基础研究的发展，功能医学建立起全新的理论体系及临床思维模式，为美国临床医生提供了健康管理、慢性病干预的新工具。

二、功能医学在我国的发展

2006 年，中国健康促进基金会创始人白书忠教授首次倡导在我国开展功能医学的相关研究、学习和交流，认为功能医学将会是未来医学的重要发展方向之一，并成为我国开展健康管理的重要技术和手段。2007 年，何健博士撰写了第一篇介绍功能医学的学术文章——《功能医学是美国健康管理的重要工具》。2009 年，中华医学会健康管理学会成立了第一个功能医学专业学组，我国健康管理行业的领军人物曾强教授任组长。2009 年，上海健拓功能医学实验室成立，标志着功能医学在我国从理念走向临床实践，进入功能医学的落地阶段。2010 年，我国第一家功能医学中心——306 医院永悦功能医学暨抗衰老中心成立，功能医学临床实践平台建立。2012 年，《健康报》第一次在官方媒体发表了曾强教授题为《功能医学让诊疗前移》的文章，引起了社会广泛关注。同年，第一个功能医学专项基金成立，曾强教授任首席科学家。2012 年，王勇健首次在医学院全科医学研究生相关教学大纲里把功能医学与功能性营养内容设置为正式教学内容并进行讲授，开创了功能医学进入正规高等医学院校的先例。2014 年后，我国有关功能医学的专业书籍陆续出版。曾强教授主编的《功能医学概论》和《中华健康管理学》，给我国临床医生提供了早期教材。同年，功能医学医生网在王树岩医生的不懈努力下创办，为我国功能医学从业者和爱好者们搭建了第一个线上平台，对我国功能医学普及起到了重要推动作用。2015 年，上海浦东新区公利医院开设了第一家公有制医院中的功能医学中心，余会元主任担任科主任及学术带头人，标志着功能医学进入主流医院。2017 年，第一个省级功能医学专委会在河南成立，河南省人民医院李凤云主任担任第一届主委。在李凤云主任的带领下，河南健康管理界定期举办功能医学学术会议及沙龙，为功能医学在基层普及以及专业人才的培养，起到示范作用。2018 年 11 月 23 日，中国健康管理协会成立功能医学分会，标志着国家级功能医学分会成立，曾强教授担任会长，此举被视为我国功能医学新元年的起点。2018 年 11 月，我国第一个由政府正式批准设立的上海国瑞怡康功能医学研究院成立，王勇健作为创办人出任首任院长，该研究院设立宗旨在于致力国内的功能医学学术研究推动、学术交流及人才培养。自 2018 年起，在中国健康促进基金会的大力推动下，中国健康促进基金会与美国功能医学研究院进行战略合作，上海国瑞怡康功能医学研究院承办，在北京开展了两期美国功能医学医生 AFMCP 认证课程和一期美国功能医学医生 APM 认证课程，为我国功能医学事业的发展和人才培养作出了巨大贡献。2019 年，在中国健康管理协会功能医学分会的领导下，功能医学在全国范围迅速发展。国内第一家地市级功能医学专业委员会在河南省漯河市成立；在李力教授的努力下杭州师范大学健康管理专业在研究生课程中开设功能医学系统教育课程，标志着功能医学教育正式进入我国高等院校。2019 年，中关村卓益慢病防治科技创新研究院(简称“北京 4P 健康研究院”)的《糖尿病前期人群功能医学精准干预多中心应用》课题获得北京市科学技术委员会和中国健康促进基金会支持，标志着首个以功能医学思维模式为核心设计的健康管理课题在我国启动。2019 年，“得医网”正式上线，成为我国线上开展功能医学与精准营养教育、传播的重要平台。2020 年河北医科大学李铭教授牵头在医学院校开设了《功能医学》

研究生课程。2021年12月，由中国健康促进基金会发起的“健康促进精准营养干预多中心应用公益项目(百十项目)”在北京正式启动，该项目遵循功能医学的核心理念，针对全国不同地域有代表性的健康管理机构的100位项目参与者，计划利用十年时间应用精准营养素联合合理饮食和科学运动的方式进行指导和干预，以期更好地评价功能医学在健康促进、健康管理和慢性病康复等方面的作用和价值，推动中国功能医学事业的坚实稳步发展。

近年来，在我国倡导健康中国的历史大背景下，作为健康医学典范的功能医学已逐渐走向了专业化及规范化发展的道路，相关实验室检测机构、学术论坛及教育培训活动如雨后春笋般出现和发展，国家级及各省市功能医学组织不断成立，各类学术论坛和教育培训如火如荼。

三、功能医学的概念与理念

早些时候，“功能疾病”这个词主要频繁出现在“老年医学”和“精神治疗学”的研究文献中，其越来越多地被用于描述与临床症状强度、发作频率和持续时间相关的各种生理变化中。在今天的临床研究和实践中，“功能疾病”不仅仅代表着不明原因的临床症状，还用于描述可能引发慢性病的早期体征变化。随着理论和应用的完善，功能医学发展为一个系统的、个性化的独立学科体系。功能医学认为疾病的发生就是一个或多个器官的长期功能减退和内外环境失衡造成的不良后果，恢复或者提升这些器官的功能状况，恢复原有的平衡状态将有效缓解患者的疾病状态。

按照国内一些专家们的认识，功能医学(functional medicine)是从遗传、环境、心理、生活方式和生理的联动关系入手通过研究人体由生理功能下降到病理改变的发病过程，判断功能变化程度、疾病的发展进程，找出功能下降及疾病产生的原因，做到早期发现疾病及预防未来疾病发生的一种医学类别，兼具预防和临床价值。

功能医学立足生理医学，研究机体生理功能与环境的相互影响，利用多种功能性检查来评估、监测机体功能在不同环境、生活方式等条件下的动态变化，结合不同个体遗传的独特性，设计出个性化的治疗、康复、预防保健计划(涉及临床医学、康复医学、预防医学等内容和技术方法等)，以期强化平衡生理系统功能，从而达到重塑和提升身心健康的目的。

另外，功能医学还是一个以系统生物学和循证医学为基础的个性化健康医学，它专注于针对个性化的病因，而不是简单地治疗症状或不适。功能医学是一种希望从根本上找出导致健康问题源头的新兴医学模式，寻找导致健康问题的根本原因是功能医学的要义和核心工作，所以功能医学也称为“根因医学(root cause medicine)”甚至“循因医学(causes based medcine)”。因此，在功能医学实践中，常会把一些个体健康问题简单概括为一因多果、一果多因或多果多因等形式，这些都是功能医学重点关注临床症状和体征与其病因之间因果关系的集中体现。

功能医学是现代临床医学、预防医学以及康复医学中重要的补充内容和医学策略。由于功能医学在思想方法和理念上具有的系统观、平衡观、个体观、溯因观以及着眼于功能性等特点，可以被称为“西医中的中医”；而功能医学在具有类似中医学哲学理念的同时，也在不断地大量使用各种功能性草药成分，但其却是脱胎于基于科学基础的现代医学，所以它更为重视用现代医学科学手段和技术描述、表达和干预人体健康状况，严格秉承客观性精神，因此又可被称为“中医中的西医”。总之，功能医学是增加西医和中医之间相互理解的桥梁。

功能医学研究的核心内容主要包括以下两部分。

(一) 疾病的发病机制分析

包括前置因素(antecedents)、诱发因素(triggers)和媒介因素(mediators)三个环节，即ATMs，寻找体内各项生理指标的相互联系。前置因素是通过遗传获得的能导致疾病的因素；诱发因素是能够引起发病症状的因素；媒介因素是促进病理变化和异常反应的因素。与现代医学有明确分科，如心脏科、消化科、呼吸科不同，功能医学把人体看作一个整体，进行全方位(holistic)的判断，所有系统的功能(如内分泌系统、免疫系统、神经系统等)都是相互联系、互相影响的，而不是仅仅针对某一部分器官进行分析和维护。

(二) 评估与监测机体的平衡状态

包括临床检查和功能医学检测两个部分。功能医学的理论认为人与环境的关系要保持动态平衡(homodynamic)，或者说内外平衡。人体内、外环境随时在改变，身体必须及时做出有效且迅速的适应性转变。身体内轻微的不平衡，都可能增加疾病的风险。这种生理的“涟漪效应”，即小小的不平衡造成生理性的连锁反应，最后导致健康状况的衰退、慢性病甚至恶质性疾病的发生。功能医学认为，饮食、环境、不良生活方式导致的器官功能下降，改变了身体内环境的稳定状态，而产生了一系列症状。此时只要给予正确的营养和健康的生存环境，健康就会获得逆转，反之就会走向疾病。有些人尽管尚未出现疾病症状，但已经有必要进行健康管理。

功能医学的思维模式与传统西医临床模式不同，它从以“疾病”为中心，转化为以“人”为中心，关注健康的“两个核心问题”“五个引起疾病的环境因素”和“七个生理失衡”。两个危害健康的核心问题，首先是患者要祛除危害健康的因素：环境毒素或自身产生的有害物质、过敏原、感染或炎症、不良饮食习惯、压力等；患者对维护身体健康所需物质潜在的或明显的不足，如优化的食物(蛋白质、脂肪、碳水化合物、纤维)，天然营养素(维生素、矿物质、必需和半必需氨基酸、激素)，阳光、水和空气等。其次是否有满足健康所需的睡眠、深度放松、足够运动、适当的生活节奏、爱情、社会关系、心灵健康等，如图 3-8-1。

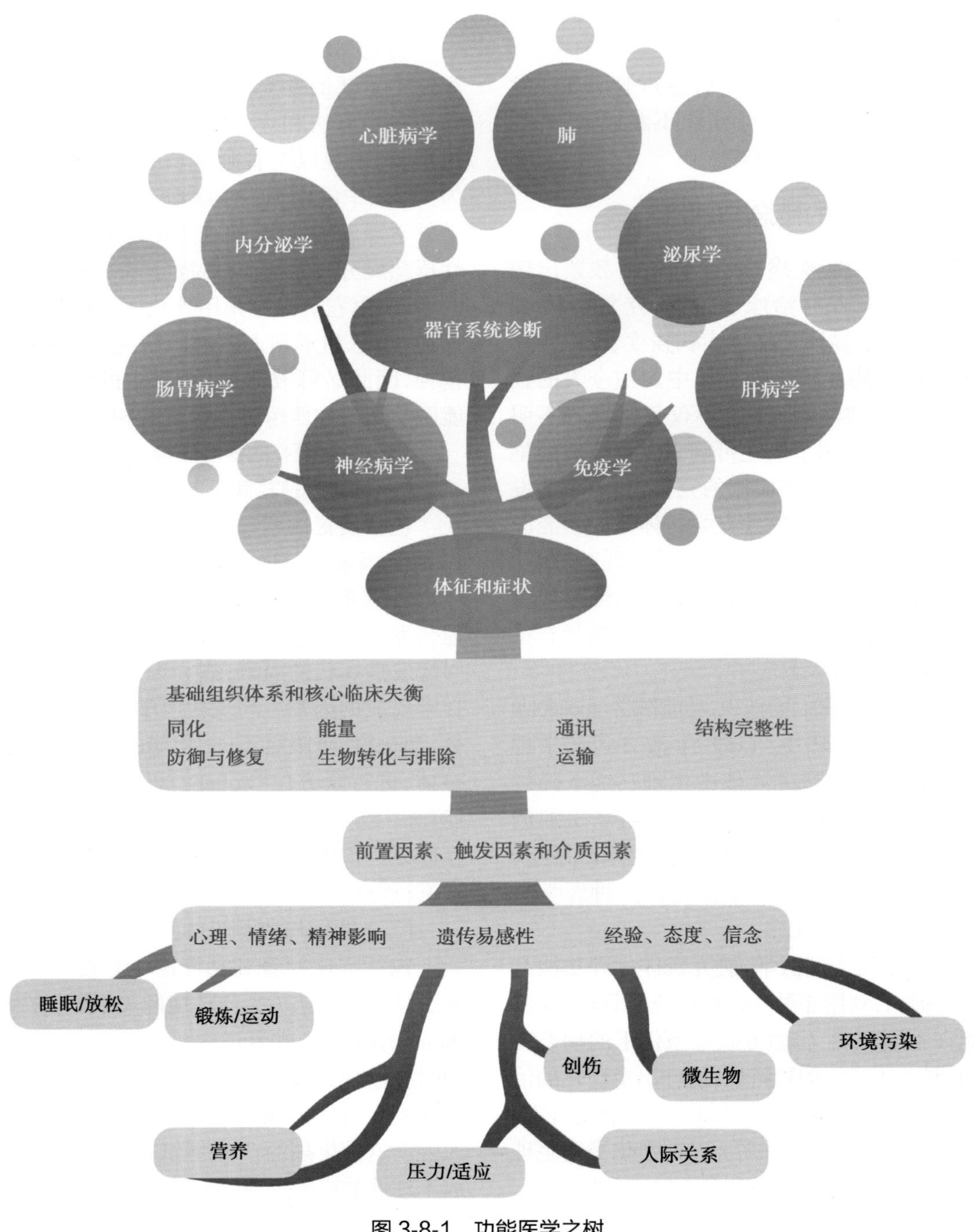

图 3-8-1　功能医学之树

应用新的模式去理解疾病，认识到人体是复杂的生物系统，包含各种变量。因此，功能医学不仅仅关注疾病的症状。症状是人体基本功能失衡与内环境动态响应产生的，它是身体企图重新建立平衡、自我恢复功能与健康的表现。功能医学注重评估疾病的原因和机制，而不是单纯放在确认病理及实验室诊断。它的治疗重点在于祛除病因和恢复正常的功能，而不是单纯的症状抑制。

功能医学并不是一个独立的学科或者专业领域，需要以临床医学和基础医学的研究结果为基础，是以患者为中心建立起来的个性化健康医学模式。功能医学作为一个前沿学科，是"系统生物学"理论的重要拓展，与基因组学、蛋白组学和其他系列组学并列为系统生物学的不同研究层次和机制，共同服务于疾病的预防、诊断、治疗和康复。

第二节　功能医学常用技术方法

一、功能医学诊疗基本流程

功能医学有较完整的诊疗及工作流程，英文缩写为"GOTOIT"：①"G"代表收集信息（gather information）；②"O"代表综合分析（organization information）；③"T"代表向患者反馈分析结果（tell the complete story back to the patient）；④"O"代表列出各种不良因素的危险分层（order and prioritize）；⑤"I"代表干预和治疗（initiate treatment）；⑥"T"代表记录结果、反馈数据、调整方案（track outcomes）。

现代临床医学大都是以疾病为中心，以症状作为治疗的方向，只有疾病的检测标准，没有疾病前（未病）的检测项目，欠缺对"不舒服"的检查。而其他非传统医学，如中医、藏医、自然疗法等学科中，虽然有"治未病"的意识，但实行个性化诊疗时，缺乏更客观的必要检测手段和可归纳、分析及推广的有效数据，这些限制了非传统医学得到现代医学的认可。

功能医学不同于其他非传统医学，为临床治疗构建了完善的数据反馈体系和数据搜集模式，通过搜集并整合病史、生活方式、实验室数据等资料，对研究和评估患者的潜在病因、疾病风险和健康趋势具有重要意义。临床医生使用功能医学的知识研究病例时，可以实现个性化的精准诊疗。

功能医学的另一个重要作用是帮助临床医生与患者建立良好的医患关系。通过了解和分析患者的日常生活方式，功能医学有利于发现影响患者健康的潜在因素。在个性化的指导和预防措施中，功能医学融入整个机体和系统研究的最新分子生物学和营养学研究观点，为患者提供详细且实用的前沿知识，从而更容易获得患者信任，增加医嘱的依从性，促进患者恢复或维持健康状态。

二、功能医学特色问诊工具

功能医学是一种新的医学理念，是从基于病理的医学模式转变为基于最佳功能状态的模式，治疗的目的不仅是治愈疾病，更注重优化器官系统功能。在功能医学领域前人的不断实践和总结下，发展出一些常用的特色问诊工具和方式。

（一）时间轴图

功能医学问诊时，通过详细回顾患者的既往史、现病史、主诉、生育史、个人史等等，按照时间轴图标识内容，进行对应填写。通过这种方式，帮助功能医学从业者系统分析患者的健康变化规律等，如图 3-8-2。

（二）矩阵图

问诊时，功能医学医师首先通过详细问诊，听取患者的陈述，收集病史，并借助问卷（功能医学调查问卷和心理测量量表）来深入了解个人健康信息，包括性别、年龄、职业、婚姻及家庭状况、家族史、疾病史、生活方式、饮食习惯、运动锻炼情况和近期自身不适感等。医师会从环境、饮食、生活方式、体力活动、心理、遗传、全面系统体格检查等多个角度对患者进行全面、系统地的了解，从而归纳和建立一套科学、完整的个性化健康档案。这些问诊信息会被详细全面地反映到矩阵图上，以便医师用矩阵图来理解、认识和讲解患者的健康故事，并据此作出诊断。因此，矩阵式问诊是功能医学中一种有特色的问诊方式，更加注重机体疾病的演化过程和诱因，如图 3-8-3。

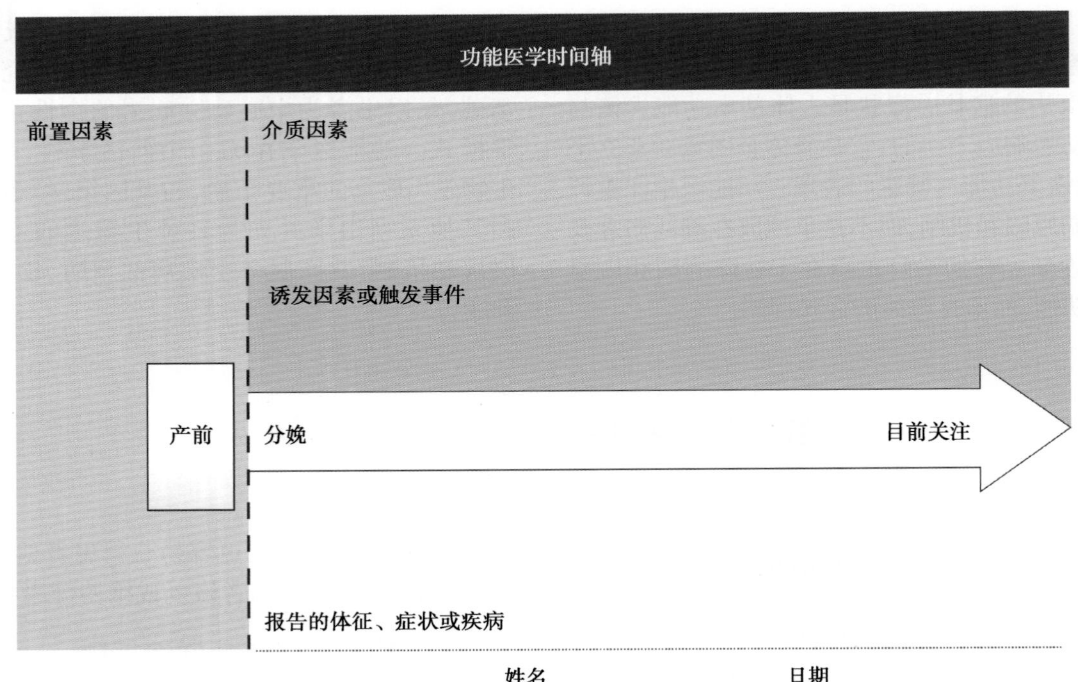

图 3-8-2　功能医学时间轴

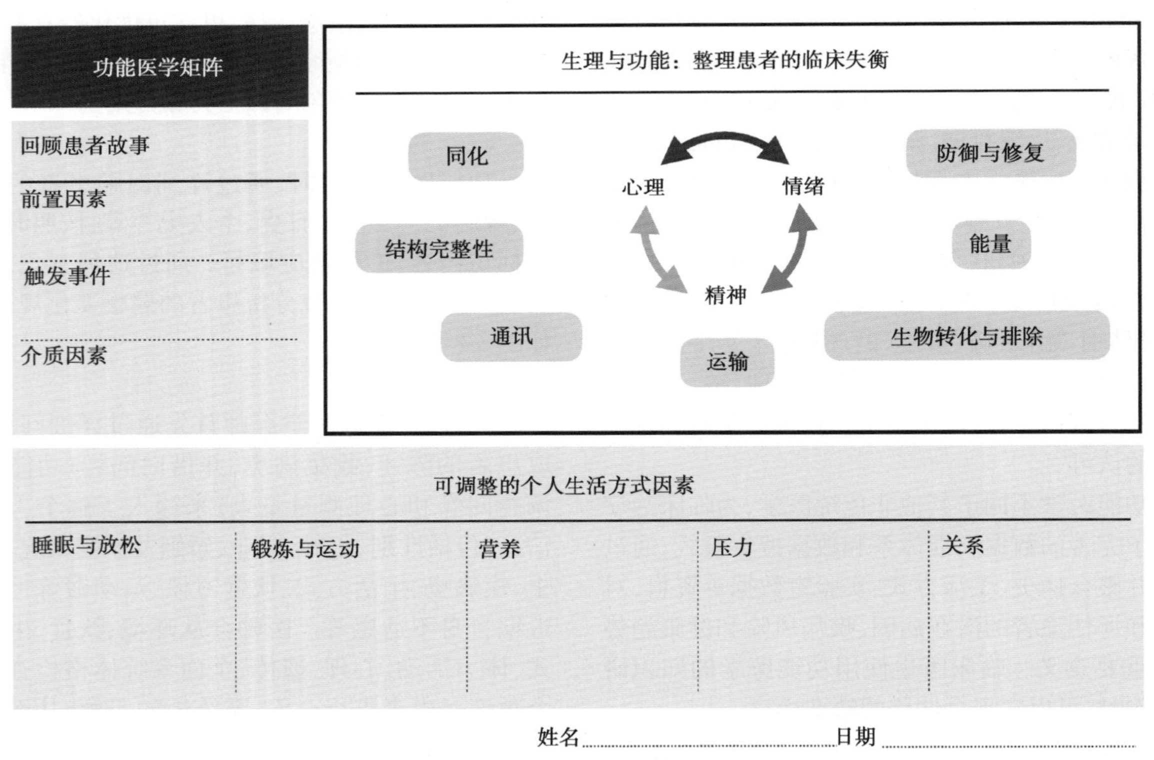

图 3-8-3　功能医学矩阵

三、功能医学实验室检查

功能医学实验室检测是功能医学的另外一个重要特色，是以先进及准确的实验为工具，检测个人的生化体质（biochemical individuality）、代谢平衡（metabolic balance）、生态环境（ecological context）等动态变化，以达到早期干预、改善并维持生理、情绪、认知及体能平衡的检测方法。

现代临床医学的检查手段(如X射线、CT等),是为了检查器官的形态改变或病理变化,而功能医学则着眼于检测器官功能方面的改变,将临床病理学监测的时间窗前移,聚焦在深刻理解基础上的生理生化过程。失衡的生理和生化反应是引起机体功能下降,导致疾病的关键性环节。功能医学通过监测人的多种功能的动态变化,达到评估、预防和治疗慢性病的目的,帮助临床医生识别、监测和改善患者的生理学、生物学变化,改善患者的健康水平。

功能医学检测具有以下优点。①全面性、系统性:功能医学检测不是针对人体某一部分器官检查,而是对人体的基因、环境、生活形态、饮食及身心等多个方面进行全面检测,系统研究一切影响人体健康及导致疾病发生、发展的综合影响因素。②检测不具侵袭性:功能性自然医学检测不具侵袭性,仅需要收集粪便、尿液、唾液、血液、毛发等标本,运用先进及准确的物理学、化学和生物学等实验方法,主要评估人体代谢、内分泌系统、营养状况、环境毒素、免疫系统及胃肠道系统六大系统功能和疾病易感基因分析,通过完整的检测帮助医师全面了解受检者的真实健康状态,进而提供有效的干预方案,以期达到最佳的健康状态。

(一)代谢系统类功能医学检测

1. 全套代谢功能分析　代谢是生物体内发生的用于维持生命的一系列有序的化学反应的总称。这些反应进程使生物体能够生长、繁殖并维持生物体的结构,以及对外界环境做出反应。全套代谢功能分析通过检测尿液,评估尿液中40多种有机酸,这些有机酸来自食物转化成能量、组织生长修复、组织细胞解毒等代谢途径的化学反应。而正常的代谢作用需要氨基酸、维生素、抗氧化物、矿物质、酶类和消化系统等的相互合作。在代谢平衡的状况下,大多数的代谢中间产物不会出现在尿液中。如果正常代谢途径被阻断,可损害机体健康,此时尿液中将出现异常的中间产物。因此,全套代谢功能分析通过尿液有机酸的检测可以帮助我们了解人体内主要新陈代谢途径是否正常运作,包括细胞能量产生、神经内分泌失衡、环境毒素暴露、维生素缺乏、肠道菌群生态等问题,并据此调整个性化的营养素补充方案。

2. 肝脏解毒功能分析　解毒是人体的一个代谢过程,通过特异性酶的作用将机体内的毒素转变为低毒或更易于排出体内的物质。如果机体不能正常解毒,将导致中毒,使人体细胞发生破坏,机体健康受损。人体的主要解毒器官为肝脏,可将体内代谢产物与毒素转化或"中和"为可溶、安全且易于排出体外的物质。肝脏解毒功能分析是利用摄入小剂量的物质,如咖啡因、水杨酸、对乙酰氨基酚来刺激肝脏,分析了解患者唾液、尿液中这些药物的代谢情形,评估肝脏转化和清除有毒物质的解毒功能。通过对机体解毒能力和对氧化伤害耐受潜能进行全面的分析评估,协助医师根据肝脏解毒功能分析结果制订个性化的干预方案。

3. 心血管代谢综合征健康评估(略)。

4. 骨质代谢健康评估(略)。

(二)内分泌系统类功能医学检测

激素是机体内分泌腺或内分泌细胞分泌的高效生物活性物质,在体内作为信使传递信息,它在机体的代谢、生长、发育、繁殖、性别、性欲和性活动等方面起到了重要的调节作用。激素是人体生命中的重要物质,它的缺乏、过多或不平衡均会导致机体亚健康和疾病的产生。一般临床常规体检主要检查性激素和甲状腺激素,而功能医学中的全套激素健康评估可以直接检查评估体内20多种激素以及了解激素在体内的代谢情况,帮助医师有针对性地制订出个体化的干预方案,达到维护健康的目的。

1. 精神激素健康评估　通过无创性的尿液检查,可分析了解体内与情绪行为密切相关的重要神经传导物质,如血清素、多巴胺、肾上腺素、去甲肾上腺素、γ-氨基丁酸、谷氨酸的情况。

2. 全套肾上腺皮质压力分析　通过无创性的血液检查,可检查评估与压力有关的激素分泌状态,以便全面了解下丘脑、垂体、肾上腺皮质轴中枢神经内分泌系统。

3. 雌激素代谢分析和评估　通过无创性的尿液检查,充分了解雌激素活性代谢物和非活性代谢物两种主要代谢物间的平衡关系。此检查可帮助医师针对患者具体的健康情况,量身定制个性化的干预方案,有助于预防雌激素代谢不平衡相关疾病的发生。

4. 全套女性激素健康评估(略)。

5. 全套男性激素健康评估(略)。

(三)环境毒素系统类功能医学检测

1. 营养与毒性元素分析(略)。

2. 毒性元素螯合分析　人体本应排泄于尿液中的毒性元素,若在体内积聚,将严重影响人体健康。毒性元素螯合分析通过使用一种螯合剂，激发尿液试验，从而检测尿液中的毒性元素排泄情况。

3. 环境激素分析　环境激素指外因性干扰生物体内分泌的化学物质，如塑料制品中的塑化剂邻苯二甲酸酯和清洁用品中的防腐剂对羟基苯甲酸酯。这些物质可模拟人体内的天然激素，与体内激素的受体结合，影响体内激素的正常水平，并导致对激素的过度反应。它们会干扰正常的内分泌功能，导致机体内分泌系统失调，进而影响机体的生殖和发育等生理功能，甚至可引发恶性肿瘤等严重危害。环境激素分析通过测定尿液，能够对机体内的环境激素进行全面了解和分析。

（四）营养系统类功能医学检测

大量研究证实，各种维生素、矿物质、微量元素、蛋白质、氨基酸、脂肪酸等营养物质对人体多种疾病的发生发展都有影响。在功能医学中，营养系统分析是针对个人身体代谢状况、氧化压力与抗氧化维生素、氨基酸平衡状态以及脂肪酸的含量等进行评估，了解机体营养状况及营养问题的原因，科学而准确地制订个性化十足的营养干预方案，帮助患者恢复最佳健康状态。

1. 氨基酸平衡性分析　人体内氨基酸若处于失衡状态可导致许多疾病的产生，如慢性疲劳综合征、心血管系统疾病、身心疾病、激素失调及免疫系统疾病等，氨基酸平衡性分析通过对血液中氨基酸的分析，了解人体饮食中蛋白质摄取与吸收是否足量和均衡，帮助医师依据检测结果，针对性地制订个性化的营养干预方案。

2. 抗氧化维生素分析　通过检查血液中维生素A、番茄红素、叶黄素、α胡萝卜素、β胡萝卜素、维生素E（包括其各种形式）、辅酶Q_{10}及维生素C等抗氧化营养素和维生素水平，充分评估体内抗氧化能力。保持体内适量和平衡的抗氧化维生素浓度，有助于防止自由基的伤害及慢性病的形成。

3. 氧化压力分析　氧化压力是指体内自由基与抗氧化能力之间的失衡对身体造成损伤的指标。氧化压力与多种慢性病的发生和发展密切相关。通过血液检测进行氧化压力分析，能充分评估机体氧化损伤与抗氧化储备能力之间的平衡状况，有助于医师发现慢性病的潜在原因，帮助医师制订正确的抗氧化干预方案。

4. 基本营养个性化评估　此评估通过对患者血液和尿液的检测，分析评估个体身体代谢状况、营养状态、氧化压力与抗氧化维生素等情况，以了解体内基本营养素摄取与消耗之间的平衡状况。通过进行一系列的营养评估，医师可依据检测结果，制订个性化的营养建议和营养干预方案，以达到促进健康的目的。

5. 全套个性化营养评估　此评估通过检测血和尿液营养成分，全面评估个体身体代谢状况、营养状态、氧化压力与抗氧化维生素等情况，充分了解体内营养素摄取与消耗之间的平衡状况。通过一系列的营养评估，结合患者的生活方式和饮食习惯，精确制订个性化十足的营养建议和治疗方案，达到促进健康的目的。

（五）胃肠道系统类功能医学检测

1. 全套肠胃道系统综合分析　此分析通过检测患者的粪便样本，评估人体的消化、吸收功能，肠内菌群的生态状况和酵母菌及免疫功能状况；了解肠蠕动不良综合征、消化或吸收不良及胃肠道情况，有助于医师对个体胃肠道系统健康情况完整信息的掌握。

2. 小肠渗透力分析　肠漏综合征或吸收不良与机体许多系统的疾病均密切相关。小肠渗透力分析通过对患者尿液样本的检测，可有效且非侵袭性地了解小肠吸收能力和屏障功能，以评估患者是否存在肠漏综合征或吸收不良的情况。

3. 肠道微生物菌群分析　胃肠道中存在着许多的微生物，有些微生物属于肠道的正常微生物，如双歧杆菌、乳酸杆菌等，它们能够合成多种人体生长发育必需的维生素，帮助消化、抵抗病菌侵害等。同时，也存在一些致病菌，它们会引起腹泻、腹痛、肠黏膜伤害甚至致命危害。其中有一些是机会致病菌，在机体状况差时容易引起身体各种不适症状或损害。肠道微生物菌群分析通过检测患者的粪便，可全面了解患者肠道中肠道微生物菌群情况。

4. 肠道免疫功能分析　肠道富含丰富的淋巴组织、肠道黏膜。免疫系统由上皮内淋巴细胞、固有层淋巴细胞和派尔集合淋巴结等肠相关性淋巴组织构成，在防御和抵制细菌、病毒和毒素的入侵中起着十分重要的作用。肠道免疫功能分析通过检测患者的粪便，可直接了解患者的肠道免疫状况和肠道炎症反应情况。

（六）免疫系统类功能医学检测

1. 食品添加物过敏原分析　食品添加物广泛存在于市售加工及非加工食品和日用品中，如味精（谷氨酸钠盐）、代糖等，在一般规定用量下对人体并不产生毒害或致病，但食品添加物过敏与人体慢性疲劳、哮喘、肥胖、关节炎、皮肤病、中耳炎、胃肠道不适等密切相关。食品添加物过敏原分析通过检测患者血液，分析了解患者过敏的具体食品添加物，协助改善食品添加过敏物质导致的各种症状。

2. 慢性食物过敏原分析　慢性食物过敏与慢性疲劳、哮喘、关节痛、肥胖、皮肤病、中耳炎、肠胃道不适等多种健康问题存在密切关系。其症状出现缓慢且不具特异性，故临床不易发现或判断。慢性食物过敏原分析通过检测患者的血液样本，分析多种常见食物的慢性过敏 IgG 强度，由此分析评价出个体的饮食习惯偏差，进而协助制订相应的食物轮替方法，以改善患者的各种过敏症状。

3. 自然杀伤细胞功能评估　自然杀伤细胞是机体重要的免疫细胞，在免疫中扮演着重要角色。它们不仅具备杀伤病变细胞的作用，同时还能分泌多种细胞激素调控免疫机制，与抗肿瘤、抗病毒感染、免疫调节、超敏反应和自身免疫性疾病的发生均有关。自然杀伤细胞功能评估通过检测患者的血液，分析评估体内自然杀伤细胞的数量、分布比例、活性及细胞增生与凋亡的情况，从而了解患者体内自然杀伤细胞的功能。这有助于医师准确地调节患者的免疫功能，维护其正常的防御功能。

4. 全套免疫功能评估　免疫系统具有保护人体免受感染、清除代谢废物、修复受损器官组织、产生抵抗力等功能。人体绝大多数疾病均与免疫系统失调有关。全套免疫功能评估通过检测患者血液，分析评估患者体内各种主要免疫细胞的数量、分布比例、活性及细胞增生与凋亡的情况。这有助于医师全面了解患者体内免疫系统功能，以制订正确的干预方案，调节患者的免疫功能，维护其正常的防御功能。

5. 疾病易感基因分析（略）。

第三节　功能医学在健康管理中的应用

一、功能医学与健康管理

（一）健康管理的概念

健康管理是指对个人或群体的健康危险因素进行全面管理的过程，其宗旨是调动个人及集体积极性，有效利用有限的资源来达到最大的健康效果。健康管理是以预防和控制疾病发生与发展，降低医疗费用，提高生命质量为目的，针对个体及群体进行健康教育，提高自我管理意识和水平，并针对其与生活方式相关的健康危险因素，通过健康信息采集、健康检测、健康评估、个性化监测管理方案、健康干预等手段，持续加以改善的过程和方法。从既往疾病的早发现、早诊断、早治疗，逐渐过渡到完整生命周期的健康管理概念。

（二）功能医学理论体系的出现成为健康管理新工具

功能医学的核心工作对于病患来说就是寻找致病病因，体现在健康管理中就是去寻找主要或重要的健康危险因素。因此，功能医学是现代健康管理工作的重要落地手段和技术。功能医学特别强调机体的个性化，即由于每个人遗传和环境的不同，导致其所拥有的生理、生化代谢等方式都是唯一的，表现出来的危险因素也各不相同。因此，防治手段要以患者为中心，而不是以疾病为中心。通过了解个人体质的独特性，分析个人在分子生化（molecular biochemistry）、荷尔蒙分泌模式（hormonal secretion patterns）、细胞环境（cellular environment）、免疫反应（immunology response）中的不同，根据个体差异量身定制治疗或保健计划，以积极的方式维持其身体器官的功能。因此，功能医学是开展精准健康管理、个性化健康管理、健康维护、健康促进的利器。

（三）功能医学在健康管理不同阶段干预的重点不同

疾病预防分为零级预防、一级预防、二级预防、三级预防。零级预防理论的基础是人群预防，预防整个社会发生危险因素的流行，而不是有了危险因素再预防。一级预防是病因预防，是在疾病尚未发生时针对危险因素采取措施。二级预防是指在疾病的发病期为防止或减缓疾病的发展而采取的措施。三级预防是疾病发生以后，要减小危害和后遗症，做好康复，延缓衰退的进程。

从对疾病的零级预防到三级预防，健康管理有不同的干预重点。在一级预防和二级预防这两个层面，如早期发现冠心病，二级预防用药物加上一级预防生活方式的干预，是医生目前做健康管理的靶点。在还没有获得疾病风险之前也可以进行干预，就是零级预防。无论是零级预防、一级预防还是二级预防，功能医学都可以根据具体情况介入，如表3-8-1。

表3-8-1 慢性病分级预防及功能医学的介入靶点

项目	零级预防	一级预防	二级预防	三级预防
干预时间	获得疾病风险因素之前	获得风险因素之后，疾病发生之前	疾病发生早期	疾病治疗中及治疗后
干预理念	健康维护与促进	疾病尚未发生时，针对危险因素采取措施	疾病发病期，为防止或减缓疾病发展采取的措施	减小危害和后遗症，做好康复，延缓衰退的进程
干预目的	预防危险因素发生	预防危险因素导致的发病	早期发现和治疗疾病	防止伤残，促进功能恢复
功能医学介入	发现前置因素与媒介因素，预防触发因素	发现生理失衡，进行干预	还原生理失衡，延缓病理改变	还原生理失衡，提高生活质量

功能医学指导下的健康管理，要坚持长期系统性、具有预防性、强调整体性，注重动态平衡，突出个性化。功能医学思维模式贯穿“从子宫到坟墓”的完整生命周期的健康管理中，使得健康管理更加科学和有效。

功能医学作为重要的健康管理落地手段和技术，主要通过运用功能医学检测评估身体的营养情况、毒素、内分泌水平、免疫能力、胃肠道健康、代谢状况等，能早期发现身体存在的健康危险因素，并通过对营养、运动、心理和环境的管理恢复健康状态。功能医学倡导以患者为中心的健康管理理念，通过倾听患者自述经历（病史、疾病易感性和生活方式等信息），健康管理工作者帮助患者了解疾病发展的过程，并依据个案的独特需求制订治疗计划。

二、运用功能医学技术和方法开展健康管理

（一）运用功能医学技术方法收集健康信息

全面收集患者健康信息，包括生活方式信息和生物学信息，这是健康管理的基础。具体包括以下内容。

1. 生活方式信息　功能医学问诊通过“时间轴”“矩阵”等工具直接关注患者的生活方式、饮食、遗传因素和主要功能失衡之间的关系，生活方式信息包括人口统计学（文化程度、婚姻、职业），现病史（含近期自身不适感觉及慢性病控制情况）、既往史、吸烟饮酒、饮食情况（尤其是否存在不健康饮食习惯）、睡眠情况、心理健康和精神压力（疲劳感等）、身体活动情况，感染或炎症（细菌、病毒、酵母菌、寄生虫等），毒素暴露（包括内源性和外源性毒素，铝、汞等重金属、有机溶剂、杀虫剂等），过敏原暴露（食品、真菌、灰尘、动物、花粉、化学品等）及其他环境和遗传因素调查，这也是功能医学中常提到的时间轴、矩阵问诊的重要部分。

2. 生物学信息　通过生活方式信息调查，量身设计针对疾病的临床医学筛查（找出已产生的疾病）和针对健康的功能医学检查（找出疾病生长的内环境和萌芽），从而全面了解目前的健康状况，分析影响健康的因素，并评估器官的功能和疾病产生的风险。

（1）临床医学筛查：一般检查（血压、BMI、腹围），腹部、直肠（肛门）、生殖器、神经、骨骼密度、心血管系统、呼吸系统、消化系统（含肠道菌群检测）、免疫系统、内分泌激素和神经递质的血液学、影像学检查、血糖代谢状态（糖化血红蛋白）、C反应蛋白等项目。

（2）功能医学检查：因为功能损耗将会渐进为疾病，故推荐在进行体检时不仅仅检测疾病指标，还应该通过收集受检者的血液、尿液、粪便、唾液和头发等标本，运用高精度仪器，通过物理学、化学和生物学等实验方法，围绕功能医学的矩阵模型，开展各个系统平衡的检测和评估。具体包括以下内容。①解毒和生物转化：包括尿液中有机酸、肝脏解毒功能分析（口服咖啡因及对乙酰氨基酚负荷试验），谷胱甘肽水平测定，以及环境毒素检测（营养与毒性元素分析、毒性元素排泄情况螯合分析）。②激素、神经递质控制：除了常规性激素和甲状腺

激素外，还检查精神激素健康评估（情绪行为密切相关的重要神经传导物质，如血清素、多巴胺、肾上腺素、去甲肾上腺素、氨基丁酸、谷氨酸），与压力有关的肾上腺皮质压力分析。③消化和吸收功能：通过全套肠胃道系统综合分析，评估人体的消化能力、吸收能力、肠内菌群的生态状况，以及酵母菌、免疫功能状况，包括肠道微生物菌群分析和小肠渗透力分析。④免疫监视与炎症分析：进行吸入及食入过敏原、食物不耐受检测，以及对细胞免疫和体液免疫的评估。⑤氧化压力分析：评估机体氧化损伤与抗氧化储备能力之间的平衡状况。⑥营养系统：抗氧化维生素分析（如维生素A、叶黄素、α胡萝卜素、β胡萝卜素、辅酶Q_{10}及维生素C），评估个人身体代谢状况和营养状态。⑦其他：通过基因检测发现与生俱来的疾病易感基因。

（二）进行功能医学健康评估

在功能医学的评估实践中，有两个重要工具：时间轴（timeline）和矩阵（matrix）。医生通过完成“时间轴”和“矩阵”填写报告，完成一份关于慢性病、功能失衡、基础生理进程、环境因素和遗传倾向的详细评估报告，更加注重机体疾病的演化过程和诱因。功能医学强调充分了解受检者的病史，把生命过程中不同时间阶段的信息进行整合，寻找症状、体征出现的时间段与功能失衡之间的关系，即通过问诊中个性化“时间轴”绘制，依据时间轴纵向寻找生理失衡的证据，以便寻找一条综合有效的途径来改善受检者的生理功能。

功能医学作为慢性病管理的一种新模式，把受检者看作一个完整的个体，评价方法是以患者为中心，而不是以疾病为中心，主要通过评价系统失衡对慢性病进行诊断、治疗和预防，各系统间是相互联系、相互影响的整体，而非孤立的。

（三）运用功能医学理念、方式和方法进行健康干预

功能医学的干预手段是基于科学、循证的基础上。干预目的不仅是治愈疾病，更注重器官系统功能的优化。根据健康检查数据，结合个人饮食习惯等生活方式，制订个性化健康管理方案。通过帮助补充营养素与能量、排除毒素、修复受损细胞和提升器官功能，从而逆转疾病的发展进程，最终实现疾病改善和健康促进。

1. 生活方式调整　首选的一线治疗是生活方式调整，这也是中国健康管理行业中的主要手段。饮食、运动、舒缓压力以及积极的生活方式是最有效、最便宜、提升机体功能、预防疾病的重要干预手段。生活方式调节中尤其注重合理膳食，即饮食要多样化，不长期饮酒，同时少吃辛辣食物，以保证肠道内平衡，减少肠道负担，这也是达到营养平衡的关键。食物可以通过影响人体基因的信号转导系统产生生物学反应，包括促进炎症修复、加强解毒过程、提供有效的代谢底物、影响激素的分泌等。如果合理膳食，将能预防DNA破坏，修复酶缺乏引起的代谢性基因错误，提供细胞修复所需的原料，减轻氧化应激所致的细胞蜕变。

2. 减少毒素暴露和加强解毒的生活方式　一方面，避免暴露在铝、汞等重金属、有机溶剂、杀虫剂等内源性和外源性毒素的环境。另一方面，由于肝脏解毒酶的功能具有明显的个体差异，个体化治疗需要以个体化解毒能力的评价为基础，提供合适的营养支持（添加抗氧化剂、磷脂类、中链甘油三酯等）或添加偶联物，如甘氨酸、牛磺酸、巯基（如谷胱甘肽、乙酰半胱氨酸、甲硫氨酸、胱氨酸和半胱氨酸）。

3. 功能性营养素的使用　如抗氧化物、脂肪酸、矿物质、氨基酸、B族维生素等的应用，可以阻断机体功能下降，同时还可以通过应用营养素达到营养平衡。①补充肠道益生菌：通过补充肠道益生菌，促进肠内细菌群的正常化，抑制肠内腐败物质产生，保持肠道功能的正常运行，缓解乳糖不耐受症状，促进消化吸收，此外还可以发挥特异性免疫活性，增强机体的免疫功能，产生一些抑制肿瘤生长的代谢产物，降低致癌的可能性。②抗氧化治疗：抗氧化剂家族包括维生素C、β胡萝卜素和相关的类胡萝卜素、维生素E、还原型谷胱甘肽、辅酶Q_{10}、N-乙酰半胱氨酸、黄酮类化合物（如水飞蓟素），以及矿物质元素硒、镁、铜、锌、硫，它们共同作用对抗失控的氧化和过氧化反应。

4. 其他　在功能医学的理论指导下，整合传统中医、针灸、整脊等多种干预手段，共同协作，形成一个以科学为基础的、多因子的、适合患者个性化独特需求的干预方案。

（王勇健　李　红）

参考文献

1. 曾强，王树岩. 美国功能医学院亚洲首届临床实践培训带来的启示 [J]. 中华健康管理学杂志，2013, 7 (4): 285-286.

2. 何健. 功能医学是美国健康管理的重要工具 [J]. 中华健康管理学杂志, 2007, 1 (1): 60-61.
3. 李绍清. 功能医学 [M]. 合肥: 安徽科学技术出版社, 2014.
4. 曾强, 何健. 功能医学与健康管理 [J]. 中华健康管理学杂志, 2011, 5 (2): 123-124.
5. 郑松柏, 朱汉民. 老年医学概论 [M]. 上海: 复旦大学出版社, 2010.
6. 曾强, 历昀, 周晓梅, 等. 功能医学概论 [M]. 北京: 人民卫生出版社, 2016.
7. 杨进, 魏伟, 王勇健, 等. 基因组导向下的健康管理 [M]. 北京: 科学出版社, 2016.
8. 李红, 孙菁, 于艳, 等. 功能医学推广对健康管理从业人员素质提升的意义 [J]. 中华健康管理学杂志, 2022, 16 (10): 728-731.
9. GUARENTE L. Aging research where do we stand and where are we going？ [J]. Cell, 2014, 159 (1): 15-19.
10. YANG H, RUDGE DG, KOOS JD, et al. mTOR kinase structure, mechanism and regulation [J]. Nature, 2013, 497: 217-223.

第四篇　健康管理服务

经过多年发展，我国健康管理已经由单纯的健康体检发展为包含体检、评估与干预、随访等内容的服务模式，健康管理服务模型逐渐发展成熟。本篇阐述和概括我国健康管理服务的界定、分类、发展现状和地位作用。

健康管理服务是健康管理学研究与实践的重要组成部分，是在健康管理创新理论引领下发展起来的一种新的健康服务业态。随着“健康中国”战略和“大力发展健康服务业”规划的实施，健康管理服务发展已取得初步成果，具有中国特色的健康管理创新理论体系初步形成，但目前仍处于发展机遇与挑战并存的局面中。如何抓住机遇、应对挑战是健康管理学研究与实践的紧迫课题。未来健康管理服务的发展趋势是，健康管理服务相关理论与政策研究更加深入，健康管理服务体系更加完善，健康管理服务模式更加成熟，健康管理服务效益更加明显，在推进健康中国建设，发展健康服务业中将发挥越来越重要的作用。

（李景波　李文源）

第一章 健康管理服务的界定与分类

服务，是指一方以提供劳动的形式满足另一方某种特殊需要的过程。服务型产品具有无形性、同时性、多变性和易失性四大特征。服务业，是指生产和销售各种服务产品的生产部门（企业）的集合体。狭义的服务业指传统生活服务业，包括商业、饮食业及修理业等；广义的服务业即第三产业，包含生产服务业、生活服务业、流通服务业、知识服务业和社会综合服务业五大类。现代服务业，是指以现代高新技术（特别是信息网络技术为主要支撑），建立在新的商业模式、管理方法基础上的服务产业，包括基础服务、生产和市场服务、个人消费服务和公共服务四大类。

健康管理服务，是指健康管理服务机构运用健康管理理论和方法、技术及相关资源，为不同人群提供的、旨在维护和促进其健康的作业活动和过程。健康管理服务产业链主要由医疗服务单位、健康管理服务机构和健康支撑产业相关企业、健康保险服务机构等组成。健康管理服务体系的界定因角度不同而有所差异。根据服务流程，分为健康监测、健康评估、健康咨询以及健康干预等；根据产业链关系，分为健康管理服务主营机构和上、下游支撑及配套企业等；根据行业与市场的构建和管理角度，分为产品或技术开发、服务提供与实现、辅助支撑、认证与监管四大部分。

第一节 健康管理服务的属性特点与内涵范畴

一、健康管理服务的属性特点

健康管理服务融合了预防医学、临床医学、康复医学、心理学、行为学、管理学、体育保健学、运动营养学、体育社会学等众多学科，并借助人工智能、生物医学、电子信息、大数据分析等先进技术，通过多学科交叉研究与规模示范应用，构建了多样化的综合服务机制。从产品提供的角度出发，健康管理服务是从业人员在识别消费者健康服务需求基础上，筹措、整合健康管理相关资源，开发并实施服务产品（项目），使消费者获得健康受益的作业活动和过程。健康管理服务既要满足日益增长的多样化健康需求，也要促进经济结构调整和社会发展方式转变。

健康管理服务本质上是一种产品，进入市场则成为商品，其产品和服务同时具备公共属性和行业特点。其主要的属性特点包括以下四点。

1. 医学属性　健康管理服务包括医学服务和非医学服务，但都需要医学理论的指导和医学技术的支撑。医学属性是健康管理服务最重要、最本质的特征。因此健康管理服务，尤其是健康体检与咨询、慢性病管理和疾病康复等医疗性质类服务，必须由获得医疗卫生行政许可的机构提供，由具有医学教育学历和执业资格的专业技术人员实施；从事健康管理非医学服务的机构，也应拥有一定的医学背景的专业技术人员，并应将医学理论知识和技能列为从业人员岗位培训的重要内容。

2. 服务型产品属性　健康管理服务机构投入人、财、物，以及时间、空间等各种资源，按特定的流程和标准进行作业并形成服务产品，可以通过市场销售一系列劳务活动。根据“整体”产品的三大要素，健康管理服务的“核心产品”，是指服务的提供能够满足消费者维护和促进自身健康的需要；“形式产品”，可以通过健康管理服务人员素质、服务设施设备和服务环境等予以间接地显示；“附加产品”，通常表现为向消费者提供部分免费的健康咨询、健康干预追踪随访等后续服务。

3. 现代服务业属性　第一，健康管理服务秉承“顾客至上”的服务理念，以增强顾客满意度为工作准则，根据不同顾客的不同需要和同一顾客不同阶段的不同需要，开发和提供特定的服务产品；第二，高人力成本和高度专业性，健康管理服务主体业务是医学服务，从业人员大多为获得医疗卫生行政许可的医学专业技术人员，尤其是生物医学、信息学等高新技术在健康管理服务领域的应用，更需要高水平专业技术人力资源的支撑；第三，健康管理服务从业人员在保持与顾客持续有效的沟通和互动中，让顾客获得实惠有效、舒适高雅的情感体验和精神文化享受，是实现和提升健康管理服务产品价值的必然要求；第四，作为高附加值产品，“低投入、高产出”是健康管理服务最重要的经济学特征，无论是对政府、企业、家庭还是个人，都可望在投资和消费健康管理服务中获得丰厚的回报。

4. 社会福利属性　第一，政府主导的公立医疗卫生机构是服务主体，构成公共卫生服务的组成部分；第二，社会举办的营利或非营利机构作为服务提供者，在政府和市场经济的管控下发展，也具有公共服务业的特点；第三，公共服务业中所提供的健康服务具有供给的非竞争性、消费的非排他性和增加服务消费的低边际成本，如公共卫生、基本预防保健、计划生育服务等。

二、健康管理服务的主要内涵与范畴

健康管理服务的内涵丰富，产品种类众多。从功能角度，可分为维护健康、修复健康、促进健康相关的产业链和产业体系；从产业链角度，可分为前端、传统和后端产业；从健康消费需求和服务提供模式角度，可分为医学和非医学健康服务；从三次产业划分的角度，它属于与健康紧密相关的现代服务业体系。健康服务业是包括所有与健康有直接或间接关系的产业体系，提供产、学、研、用一体化，提供健康产品与服务的行业总称。健康管理服务作为健康产业的重要组成部分，是以消费型健康服务业为核心、生产性健康服务业为支撑的产业群。健康产业则是健康服务业和健康相关制造业的总和。《国务院关于促进健康服务业发展的若干意见》(国发〔2013〕40号)明确了健康服务业的三大核心构成——医疗服务、健康管理与促进、健康保险以及相关服务，以及五大外延支撑——药品、医疗器械、保健用品、保健食品、健身产品。

广义上，健康服务业及其相关产业体系可分为四部分：一是以提供医疗卫生服务、健康管理和健康促进等为主要内容的消费型健康服务业；二是以提供健康保险与保障服务、健康教育服务、健康科学研究与技术服务、健康信息服务等为主要内容的生产性健康服务业；三是以生物医药、医疗器械、保健营养品、健身产品等健康产品制造为主要内容的相关支撑产业；四是以医疗旅游、美容保健、环境监测与治理等其他健康服务的管理产业。

根据对象需求和服务产品特征，健康管理服务的分类主要涉及以下内容：保健、慢性病、社群、居家、疗养康复、中医药养生、膳食营养、商保、旅游旅居、互联网等。

1. 保健型健康管理服务　指针对身体没有明显不适的健康人群(包括个人与群体)和自感身体不适、经医疗机构检测尚未发现有确切病症的“亚健康”者的健康管理服务，其直接目的是识别和控制健康风险，纠正不良生活习惯，做到早发现、早诊断、早治疗。

2. 慢性病健康管理服务　专注于慢性非传染性疾病患者。主要涉及两大领域：一是以高血压、糖尿病等非传染性慢性病患者为主要对象，其目的是监测和控制慢性病的高危因素，减少并发症的发生，降低过早死亡率；二是针对癌症的早期筛查，其目的是及时发现癌症，获得较好的治疗机遇。慢性病健康管理服务的主要任务是“筛查”和“管理”，即筛查和管理疾病及其患病的风险因素。此类服务对控制医疗成本、减轻社会和家庭经济负担，乃至保障人力资源质量和供给均有十分重要的意义。

3. 社群健康管理服务　社群是基于共同需求和爱好，且有稳定的群体结构、一致的群体意识和持续互动关系而构成的群体。社群健康管理服务以社区嵌入式小微机构为载体，提供生活、健康、精神、价值四大核心服务。社群平台可结合当地特色地域资源及客户需求，量身定制服务体系，构筑人居理想模式的“文化社区”。目前已知的最成熟的社群管理服务是社区居家养老服务业，其以居家健康管理为基础、社区健康管理为依托、机构健康管理为支撑的“三位一体”服务体系，打造社群服务生态圈，提供中老年大学、旅居服务、居家照护、适老改造等服务。

4. 居家健康管理服务　以家庭为核心、社区为依托、制度为保障，充分利用现代通信、移动医疗、远程健康和环境监测等技术，积极协同社会各方力量和资源，满足群众预防、治疗、照护、康复、养老和休闲娱乐等多样化的健康需求。该服务通过多学科的交叉融合、跨领域的团队协作以及多单位的协同创新，促进医疗资源、科学技术、管理经验以及健康信息等合理流动和有效利用，具有多元主体、多样性、互动性、科技依赖性的特点。

5. 疗养康复健康管理服务　指疗养康复机构采取多种有效手段，促进亚健康人群向健康人群发展，并与整体康复疗养有机结合，以恢复疾病所致的功能障碍的健康服务。目前，我国疗养康复服务尚未形成系统完整的产业链，多为独立存在，如关节康复机构、运动康复机构，以及公立医院的康复科室等。

6. 中医药养生健康管理服务　指应用中医养生理论及其方法改善服务对象生活品质的健康管理服务。中医药养生方式大体上可分为食膳、药膳、针灸、推拿、气功五大类，服务的对象几乎涉及全体民众。中医药养生具有文化底蕴丰厚、民众接受程度高和成本相对较低等特点，因而易于推广和普及。

7. 膳食营养健康管理服务　指帮助人们合理摄入食品与营养素的健康管理服务。随着社会经济的发展和人们生活水平的提高，合理膳食和必要的营养素补给已成为全民健康生活的基本需求。当今社会高血压、糖尿病等与饮食相关的“富贵病”已成为社会和家庭健康关注的焦点，预防“病从口入”早已从传统的传染病对策，上升为应对非传染性慢性病更复杂、更严峻挑战的基本策略。

8. 商保健康管理服务　指商业保险公司对被保险人提供的全流程（病前、病中、病后）的健康管理服务。保险公司通过与医疗机构、健康机构整合资源来控制被保险人患病风险以及患病中的诊疗费用支出，在一定程度上降低保险理赔率。主要模式有与医疗机构合作、收购或控股医疗机构和自建医疗机构平台。国家先后出台多项政策，支持商业保险公司创新健康保险产品，推动健康管理服务与商业保险融合发展，推进医疗服务领域供给侧结构性改革。

9. 旅游旅居健康管理服务　指与旅游、居住配套的服务，是健康服务业和旅游业的融合发展。目前，健康旅游服务机构分为四类：高端医疗服务机构、中医药特色服务机构、康复疗养服务机构和休闲疗养服务机构。旅游旅居、康养旅居作为一种新型生活方式和产业形态，依赖于国家政策、当地政府的支持，结合地域气候环境、人文文化等特点来进行规划，打造旅游度假、疾病预防、养生康养、文旅特色化服务等配套项目。旅游者可通过该种方式，关注自身健康，达到健康管理、休息疗养的目的。然而，我国对旅游旅居健康管理服务的研究还处于比较滞后的阶段，行业规范化还处于初级阶段。

10. 互联网健康管理服务　指利用互联网平台、智能化技术、大数据技术、物联技术，把互联网和健康管理深度融合，实现对用户健康状况的实时监测、分析、报告、总结、评估，并提供健康咨询、健康指导及危险因素的监测与干预。基于互联网的健康管理一体化包括健康体检、健康风险评估、健康咨询、健康教育、健康干预、慢性病管理、健康档案管理、远程医疗服务、网络医院等。互联网健康管理满足了人们实时关注健康的需求，特别适用于慢性病的长期跟踪管理。通过互联网和数据沟通，能克服时间和空间的阻碍，高效地进行健康管理，有利于提高工作效率，提升人们生活质量，减轻经济负担。

第二节　健康管理服务与健康产业

一、健康产业的概念与含义

健康产业，是指以医疗卫生、生物技术和生命科学为基础，以维护、改善及促进人类健康为目的，为社会公众提供与健康相关产品的行业集合体。近年来，“健康经济学”兴起与普及，促使“健康产业”概念得以拓展，进而形成了“大健康产业”的新理念，将一些间接与健康有关的行业，如农产品生产、环境保护等行业也纳入健康产业范畴，目的是从更大的范围、更高的层次、更多的领域来维护和促进人们的健康水平。

健康或大健康产业涉及面广、链型关系多样。根据国家统计局于2019年4月发布的《健康产业统计分类（2019）》，目前健康产业分为13个大类、58个中类及92个小类，涵盖一、二、三产业，包括以中药材种植养殖为主体的健康农业、林业、牧业和渔业，以医药和医疗器械等生产制造为主体的健康相关产品制造业，以医疗卫生、健康保障、健康人才教育及健康促进服务为主体的健康服务业。此外，从行政许可角度划分，健康产业可分为医疗产业、非医疗产业两大类；从产品特征看，健康产业可分为纯医疗产业、非医疗产业和跨医疗产业等。

健康产业具有全局性和全周期性的特征，产业链覆盖广泛，主要由医疗服务单位、健康管理服务机构和健康支撑产业相关企业、健康保险服务机构等组成。其中，健康管理服务机构作为产业链中承上启下的关键环节，与医疗服务单位互为产业链的上、下游链接部门，医疗服务单位可将需要消费健康管理服务的慢性病患者和大病康复期患者，输送给健康管理服务机构；健康管理服务机构也可将需要接受医疗服务患者向医疗服务单位输送。健康管理服务机构还与健康支撑产业相关企业、健康保险服务机构等建立了密切的产业链关系，在需要健康支撑产业相关企业、健康保险服务机构等提供产品和服务支撑的同时，也为这些企业和机构提供了市场开发和自身发展的机遇。

二、健康产业的发展现状和趋势

“十三五”规划以来，我国在原研药、智慧医疗和创新医疗器械等领域不断取得重要突破；部分高新技术企业在肿瘤靶向药物、新型联合疫苗、抗体制备等多个领域掌握了技术主导权；远程医疗、人工智能辅助诊断、疾病风险预测等智慧医疗领域亦不断优化升级。在“十四五”国家重点研发计划中，干细胞研究与修复、生物大分子与微生物、生物安全技术、生育健康及妇女儿童健康保障、生物与信息融合、常见病多发病防治研究等领域被置于重要发展地位，未来有望率先实现技术突破。

随着我国人口老龄化程度进一步加剧，健康养老势在必行。未来发展趋势将以健康为中心，以加强居家社区养老服务体系建设为战略，以打造“产品＋平台＋服务”生态链环为内在逻辑，以满足老年人多层次、个性化需求为关注焦点。

2017 年国务院发布《新一代人工智能发展规划》，将人工智能技术发展上升为国家战略，医疗人工智能随即快速发展，并呈现强劲势头。医疗人工智能主要应用于智能图像识别、智能诊疗、智能健康管理、智能药物研发及机器人研制等方面。在疫情背景下，医疗人工智能在医院管理、疫情防控及搭建平台方面发挥了重大作用。在健康管理领域，人工智能主要应用于疾病风险预测、慢性病管理、运动管理、智慧养老等，为医疗健康管理服务提供了便捷的途径。

第三节　健康管理服务与健康服务业

一、健康服务业的概念和发展需求

国务院印发的《关于促进健康服务业发展的若干意见》将健康服务业定义为：“健康服务业以维护和促进人民群众身心健康为目标，主要包括医疗服务、健康管理与促进、健康保险以及相关服务，涉及药品、医疗器械、保健用品、保健食品、健身产品等相关支撑产业。”健康服务业是健康管理服务的产业化组织形式，是健康产业链与人民群众最直接且最紧密关联的桥梁。健康服务业应人民群众的健康需求而形成。随着自然生态环境、社会人文理念、工作生活模式、慢性病与传染病疾病谱的改变，健康服务业对服务模式、内容和质量的要求也在不断提升。

健康服务业是现代服务业中的重要组成部分，随着社会发展和经济水平提高，其已产生巨大的社会、经济效益。根据国家卫生健康委员会预计，至 2030 年我国健康服务业总规模将达到 16 万亿元。然而，与部分发达国家和地区相比，我国的健康服务业仍处于起步阶段，存在体系结构不完善、资源供给不足及分配不合理、发展理念滞后、监管机制不健全、开放程度偏低等问题，难以满足人民群众日益增长的健康服务需求，尚有很大的发展潜力和空间。

二、健康服务业的任务和发展方向

国务院印发的《关于促进健康服务业发展的若干意见》中明确提出了健康服务业的任务和发展方向。

1. 大力发展医疗服务　在国家相关政策的支持与引导下，社会资本多元化渗入促进健康服务业开放式发展，医疗卫生服务体系更加完善，形成多元办医格局。康复、护理等服务业迅速增长，优化医疗服务资源配置，医疗服务能力整体大幅提升。满足更多符合时代、个性化的健康服务需求，尤其是在新型传染病防控形势下，适度推进面向社会资本和外资开放健康服务市场的进程，并逐渐进入高端、特需服务市场。

2. 加快发展健康养老服务 满足人民群众不同层次的养老服务需求，这将孕育巨大的国内需求市场，符合内需驱动的经济和社会发展战略。推进医疗机构与社会养老机构分层覆盖的健康养老服务网络，健全两者间的慢性病管理、健康宣教、医疗转诊等业务的协作机制，充分发挥两者在健康服务上的功能互补作用，以进一步合理分配健康服务资源，降低日趋紧张的医疗及健康服务压力。

3. 积极发展健康保险 2020年2月《中共中央 国务院关于深化医疗保障制度改革的意见》指出，到2030年，全面建成以基本医疗保险为主体，医疗救助为托底，补充医疗保险、商业健康保险、慈善捐赠、医疗互助共同发展的医疗保障制度体系。目前，人民群众享有的基本医疗保障范围有限，应继续扩展基本医疗保障覆盖面，提高基本医疗保障水平，并鼓励商业保险公司提供适应不同群体的健康保险产品，形成更为完善的健康保险机制。

4. 全面发展中医药医疗保健服务 发挥中医医疗预防保健的特色优势，提升基层中医药服务能力，扩大中医药健康保健服务的覆盖范围。规范中医药健康服务机构、人员的从业资质，推广科学规范的中医保健知识及产品。

5. 支持发展多样化健康服务 发展全民体育健身、健康体检、咨询管理、心理健康、母婴健康、健康文化和旅游等多样化健康服务。鼓励医疗和社会健康机构将健康服务延伸至居民家庭，推进全科医生和家庭医生服务模式。全面开展健康科普、健康咨询和疾病预防工作，促进以治疗为主转向以预防为主的观念转化。

6. 培育健康服务业相关支撑产业 加大自主研发与创新投入，支持自主知识产权药品、医疗器械、康复辅助器具、保健用品、保健食品和其他适应全人群、全生命周期的健康产品的开发和应用转化。健全国家审核与监管机制，建立行业统一质量标准，提高健康产品制造技术水平，增加国内市场占有率和国际竞争力。大力发展第三方的健康检验、检查、评价等服务，鼓励社会化资本注入，因地制宜，推动健康服务业的市场化发展进程。

7. 健全人力资源保障机制 加大人才培养和职业培训力度，开设相关学科、专业，加快培养合格的医护人员、养老护理员、育婴师、康复治疗师、按摩师、健康管理师、健身教练、体育训练员、营养师、健康咨询师，严格执行准入及考核标准，规范健康从业人员的从业资质。加快推进医师的多点执业，加强医护人员的继续教育，促进人才流动，优化人才资源的配置。

8. 夯实健康服务业发展基础 推进健康服务信息化产业升级，制定行业的信息化及安全标准，拓宽智能化、信息化、网络化的健康服务应用场景，提高服务效率、广度与可及性，提供更现代、精准、个性的健康服务。加强健康服务业的法治化与诚信体系建设，建立、健全相关法律、行政法规，制定科学规范的行业标准，完善监督与惩罚机制，以确保健康服务业的健康发展。营造良好社会氛围，充分发挥新旧媒体结合的宣传优势，兼顾健康理念宣传的深度和广度，提高人民群众健康意识和素养，形成全社会参与、支持健康服务业发展的良好环境。

三、健康服务业的发展展望

进入21世纪以来，世界健康服务行业经历了新型传染病流行、人口老龄化加剧、慢性病负担加重、环境卫生污染持续、健康服务资源不平衡、医疗保健费用攀升、个性化健康需求增加等问题的不断冲击。与此同时，健康理念普及、材料科技发展、智能化与信息化技术升级、多学科多领域融合、健康服务资源的国际化流动，也为健康服务业创造了更大的机遇。对于我国的健康服务业而言，在全球健康危机的背景下，需要面对前所未有的巨大挑战，然而同时也是前所未有的巨大机遇。只有坚定信心，紧跟国家政策和发展方向，迎难而上，把握机遇，采取有力措施，才能实现健康服务业历史性的超越式发展。

第四节 健康管理服务的类别

健康管理服务的分类方法有很多，按人们生命过程的不同阶段，可分为婴幼儿健康管理服务、青少年健康管理服务、中年健康管理服务和老年健康管理服务等；按服务人群的社会活动区域，可分为家庭健康管理服务、社区健康管理服务和职业健康管理服务等；按服务对象需求和服务产品特征，可分为保健型健康管理服务、慢性病健康管理服务、养老健康管理服务、中医药养生健康管理服务、膳食营养健康管理服务等。《中华健康管理学杂志》推荐的分类方法，则是将健康管理服务分为健康管理医学服务、健康管理非医学服务和健康管理综合服务。

一、健康管理医学服务

健康管理医学服务是在健康管理医学概念与学科体系框架下的一种特色医学服务，主要包括健康体检、健康监测、健康风险评估、健康干预、健康教育、健康咨询指导、跟踪随访、效果评价等服务。

1. 服务主体及资质要求　服务的提供者必须是经过系统医学教育与培训，并获得相应资格的医务人员和健康管理师；服务提供的场所或机构是各级各类具有相关资质的医疗服务机构，如医院、疗养院、门诊部、社区卫生服务单位和商业健康管理(体检)机构等；服务机构及人员必须严格遵循相关政策、法规与规定，并接受专业学会和协会的指导与服务对象的监督。

2. 健康管理医学服务与传统医疗保健服务的区别　两者无论在服务理念、服务手段、服务模式、服务路径、评价标准等方面均有很大的区别。健康管理医学服务是对医学服务理念与模式的创新。传统医疗保健服务是以疾病诊治为中心，以患者为对象，以药物、手术及医疗器械为主要手段，提供一次性、间断性、被动性的医学专业服务。而健康管理医学服务以健康促进为目标，以慢性病防控为重点，以高危人群、慢性病早期和康复期人群为服务对象，以健康教育、健康监测、健康评估与健康干预为主要手段，提供主动、连续、个性化的医学专业特色服务，为个体和群体提供有效的慢性病防控模式和路径，提供全人群、全生命周期、全流程的健康管理服务。健康管理医学服务评价标准主要涉及个体与群体的健康风险因素控制、健康干预效果及慢性病防控等相关评价指标，是对现代医学服务评价体系的完善与发展。

3. 创新发展健康管理医学服务的策略　①加大健康管理的宣传与推广力度，积极向政府建言献策，争取政府相关部门的政策支持和社会的广泛参与；②加强健康管理医学服务职业技能与专业技术方面的规范化教育培训，以解决人才匮乏与培训混乱问题，积极推动健康管理医学学历教育；③努力争取政府、社会、企业等多渠道的经费支持，组织开展健康管理学基础与应用研究；④积极构建健康管理“产、学、研、用”技术创新战略联盟，促进健康管理医学服务适宜技术与产品的研发及转化应用，以适应和满足健康管理医学服务的需求，推进健康管理产业化进程；⑤抓好基于医院和疗养院、城市社区、功能社区、新农合等健康管理示范基地的建设与推广工作，实现健康管理医学服务模式与实施路径的创新，推动行业的规范发展与产业化进程；⑥加大健康管理信息化服务平台建设，构建健康管理知识库和数据库，提升健康管理医学服务效率与水平；⑦探索健康管理医学服务与金融保险行业结合方式、方法与路径，扩大健康管理医学服务的覆盖面，推动健康管理医学服务及相关产业的可持续发展。

4. 我国健康管理医学服务模式展望　①树立“全民健康”的中国健康管理服务新理念，以人类健康为主要研究对象，从以治病为目的，转为以预防疾病与损伤、维护和提高公共健康水平为目的；②优化健康管理资源配置，构建适合我国国情的健康管理医学服务新体系，如“健联体”，即以基层医疗机构和健康管理(体检)机构为主体，以相关临床学科为支撑，“产、学、研、用”的结合体，是预防为主，防医结合的新模式；③构建政府、健康管理医学服务提供者、健康需求者、商业医疗保险公司“四方联动”机制，加强我国健康管理服务运行机制；④其他，如健康管理与商业医疗保险结合、现代健康管理与中医治未病结合、智慧健康管理医学服务等。

二、健康管理非医学服务

健康管理非医学服务是由非医疗机构和非医疗资质人员(或具有医疗资质者)提供的非医学专业服务的总称，主要包括家庭健康服务、老年健康照护、心理咨询、养生保健服务、运动健身服务、生活美容按摩服务、营养咨询服务、保健旅游服务等。

1. 服务主体及资质要求　服务提供的主体是养老机构、中医养生馆(所)、美容院、旅游服务公司等。提供健康管理非医学服务的机构通常只需要在政府工商管理部门获准登记注册，从业人员无须特定的医学执业资质，具有知识技术要求较低、操作技能性强、劳动密集、产业集中度低、企业小而散等特点。

2. 健康管理非医学服务与健康管理医学服务的区别　两者在服务目的、服务对象、凭借手段、服务模式等方面有本质的区别。健康管理非医学服务多采用单一的非医学技术及手段，如健身、按摩等；健康管理医学服务采用多元化医学适宜技术与手段。

3. 我国健康管理非医学服务常见模式

(1) 家庭健康服务：家庭健康服务是以家庭为单位，通过对有限资源的合理分配，提升家庭整体健康水平。如提供家庭成员的信息管理、定位管理、可穿戴设备管理、健康数据采集、健康监控、主动关怀、安防监控、医疗机构对接等功能。根据核心角色的不同，可分为成长倾向型、支柱守护型以及重点保护型家庭健康服务需求。成长倾向型将健康资源有限分配给年轻一代的成员，特别为留守儿童等提供预防、保健、健康促进等方面服务。支柱守护型是指为家庭主要经济来源成员如为中青年成员提供健康促进、健康管理、健康维护等方面的健康服务。重点保护型是指将健康资源分配给健康状况最差的成员。

(2) 运动健身：是一项通过徒手或利用各种器械，运用专门的动作方式进行锻炼，以增强体力、增加肌肉、改善形体和陶冶情操为目的的运动项目。运动健身形式多样，既可以采用徒手练习，也可以利用各种不同的运动器械，大体分为有氧运动、抗阻运动、柔韧性训练等。随着人民健康意识逐渐提高，已呈现全民化健身趋势；除了传统的跑步、健步走等方式外，进行冥想、力量训练、骑行等运动的人数增长迅猛，健身方式呈现多样化。随着运动健身行业的持续发展，设备专业化、教练专业化及健身人员专业化程度提高，部分业余运动健身人员越来越专业，参加各类专业比赛的人数持续增加，运动健身呈现专业化趋势。

(3) 其他健康管理服务模式：如生活美容按摩服务、营养咨询、保健旅游服务等。

在政府政策的引导下，将有更多的企业加入健康产业，利用健康管理的相关技术方法、产品，结合中医养生、保健等开展健康管理非医学服务，这必将成为我国健康服务业的新生力量。健康管理非医学服务发展有利于健康管理医学服务资源的合理配置和利用，增强改革动力；同时，有利于满足人民群众多层次、多样性的健康管理服务需求。

三、健康管理综合服务

健康管理综合服务指兼有上述两类内容的服务，是健康管理医学服务和健康管理非医学服务的有机融合。

1. 服务主体及资质要求　服务提供的主体是以疗养院、高端健康会所、老年颐养中心、居家养老、旅游与健康疗养为依托的健康管理服务机构。其中，从事健康管理医学服务者需要具备相应的行政许可和执业资质。

2. 我国健康管理综合服务常见模式

(1) 医养融合：是一种集医疗、康复、护理为一体的社会养老模式，通过整合医疗机构、养老机构、社区服务中心等资源来开展老年人照料护理、健康管理、疾病救治等服务。目前，比较成熟的“医养融合”主要有三种模式：①整合照料模式，是指一个机构中同时提供医疗护理与养老服务，如医院下设的老年医护中心、养护中心，或养老院开设的医疗部门等，既为老人提供医疗保障，又提供养老服务，使老人老有所“医”；②支撑辐射模式，是指社区内的养老中心与附近的医疗单位进行合作，为居家老人提供医疗诊治以及养老的一系列服务；③联合运营模式，是指养老院、护理中心等与附近医疗机构签订合作协议，建立双向转诊机制，在养老机构的老人生病时，转诊到固定医院诊治，病情稳定后再转回养老机构进行后期的护理与康复。

(2) 康养融合：是指通过康复和疗养，促进人体机能恢复的方式。康养涉及三方面：①采取合理方法来延长人的自然寿命；②利用特色活动满足人精神层面的需求；③在满足健康要求下给予人充足的活动空间。康养是集合多种养生、保健、疗养和休闲为主的新型旅游养生方式。相较于传统旅游，康养更注重提供个性化、多元化的康复疗养和护理服务，如森林康养、温泉康养、乡村康养、中医药康养，根据当地特色打造康养小镇、康养社区、康养综合体等多业态发展、多链条衔接的产业发展格局。

(3) 医体融合：是指集合医疗卫生与运动保健、运动营养、运动康复等众多运动医学知识体系为一体的综合范畴。“运动是良药”和“医体融合”是发展体育运动、增强人民体质、实现全民健康的重大措施，也是慢性病预防、治疗与康复的重要内容。医体融合旨在融合医学与体育的资源优势，在对受众群体进行体质和医学监测的前提下，进行科学分析、诊断、评估，并针对不同环境、不同身体状况、不同人群制订个性化的医学和运动处方，重点发挥运动干预在预防、保健和康复方面的作用，确保运动健身的科学性、安全性、有效性和持久性。我国现行主要有运动处方门诊、社区主办型、政府与市场相结合三种医体融合服务模式。医体融合试点以医体融合研究中心、医保健身卡、体医融合示范区三种形式为主。

健康管理医学服务、非医学服务以及综合服务不是孤立发展的，必须充分融合才能更好地满足广大人民群众的健康需求。在5G背景下，应用物联网、互联网、大数据、云计算、人工智能等现代信息技术，在政府宏观调控指引下，构建一个以健康管理医学服务为主，健康管理非医学服务为辅的个性化、多层次、全过程、全方位的医、养、康、健服务新格局。多角度应用功能医学、营养学、运动医学、心理医学的技术和方法，积极开创主动健康管理新模式，推动健康管理事业高质量发展。

第五节　健康管理服务的地位与作用

一、健康管理服务对推动健康管理学科发展的作用及意义

健康管理医学学科建设是大健康产业发展的基石，是培养高素质健康管理人才的苗圃，也是先进适宜技术集成创新实践的平台。随着"十四五"规划的实施，国家进入高质量发展新阶段，健康中国建设深入广泛发展，我国健康管理服务将迎来新的发展时期和重要机遇，这对健康管理学科发展产生了积极的推动作用。这促使我国健康管理医学在学科理念、科研学术水平、人才培养、技术和规范化建设等方面都取得了长足的进步，使健康管理学科朝着标准化、规范化、体系化方向发展，逐步缩小与世界先进水平的差距，引领大健康产业发展，为健康中国建设贡献力量。

1. 健康管理服务促进学科进一步明确了学科边界与定位。国民日益增长的健康管理服务需求与行业的发展趋势，促使业界系统分析学科边界与关键问题，进一步明确中国特色的健康管理医学学科所涵盖的相关概念、独特的研究领域及未来的发展方向。健康管理学历教育将从"健康服务与管理"非医学教育转为临床医学教育，进入国家临床医学教育体系。强调多学科协同合作，将健康管理与全科医学有机融合，为弥合长期存在的预防医学与临床医学裂痕提供新的思路。把握好学科定位与发展走向，在学科建设、人才培养、科学研究、服务体系等方面促进医防深度融合。

2. 健康管理服务及其相关理念在我国的传播发展助推了中国特色健康管理学科体系的逐渐形成。只有注重健康管理学科理论体系和自身运行体系的建设，才能最大限度地发挥健康管理医学服务的功能和作用，取得预期的健康管理效益。

3. 健康管理服务促进了健康管理学科的多元化研究与创新实践。全国多家有条件的医院、研究院（所）、学术组织成立了健康管理研究机构，聚焦服务模式、健康技术智能管理系统、生活方式干预等开展了一系列前沿研究。这些机构坚持医、产、学、研、用等多种形式相结合，持续开展健康管理适宜技术与产品的多中心应用研究。医学院校教育越来越注重科研活动教学化，对学生进行科研能力培养。健康产业国家重点实验室、工程技术研究中心等研究平台的建设，提高了大健康产业综合科研实力。

4. 健康管理服务促进了健康管理专业人才队伍的建设。健康管理作为健康服务业的新业态，以及健康产业作为国家重点发展的新兴产业，已成为推动我国国民经济可持续发展的国家战略，而健康管理服务与健康产业相关技术技能型人才是实现产业转型升级的人力资源基础，人才队伍综合素质提升是实施产业转型升级的关键。因此，应促进实施以"学历教育为主，职业培训为支撑"的双轨制培训，其目的是以推动健康管理新职业技能培训、健康管理新医学专业知识与能力提升。立足护理（老年护理方向和中医护理方向）、中医养生保健及康复、幼儿发展与健康管理、康复治疗技术、康养休闲旅游服务、健身指导与管理等紧缺领域，培养、输送一大批层次结构合理、类型齐全、具有较高职业素养和专业能力的高素质人才。同时，促进学历教育从"健康服务与管理"非医学教育转为临床医学教育，进入国家临床医学教育体系，建立"博士 - 硕士 - 本科"三级人才培养体系，使其成为健康管理医学服务人才的重要来源。此外，还应促进健康管理职业技能培训，对健康管理医师、主检医师、健康管理质控人员等职业岗位进行继续教育培训。

5. 健康管理服务加强了学科标准规范的制定，并深化了学科的国际交流与合作。健康管理服务标准化是对个体和群体进行科学管理的基础，也是节约医疗成本的关键环节。健康管理服务全过程标准化的需求促进了学科研究制定以工作标准为保证、以技术标准为核心、以管理标准为支撑的学科标准化体系，从而推动健康管理学科实现品牌持续、协调、创新发展。

二、对促进和完善健康服务业的作用及意义

一方面，健康管理服务促进了以健康体检为主体的健康管理医学服务机构与服务的持续增长。习近平总书记指出，“人民至上，生命至上。人民的幸福生活，一个最重要的指标就是健康。”全民健康伟大目标完成的背后需要健康服务业的支撑。2018 年，全国各级各类健康管理（体检）机构已达 8 000 家，“十三五”规划期间我国健康体检人次年复合增长率约为 4.58%，2019 年达 4.44 亿人次。2019 年，我国健康服务业总规模达到 70 148 亿元，预计 2022 年行业市场规模将超过 10 万亿元。另一方面，健康管理服务促进健康服务业全面深入发展，未来 10 年有望成为健康管理服务行业发展的黄金时期。随着人工智能技术在健康领域的全面融入，“科技 + 数据”已成为驱动健康服务业发展的重要支撑。人工智能、大数据、远程医疗会诊等现代信息技术的重大突破，将给生命科学领域带来巨大变革，我国健康服务业必将迎来井喷式发展。

三、对有效防治主要慢性病的作用及意义

慢性病具有发病率高、病情隐蔽、病程迁延和整体治疗费用高的特点。随着工业化、城镇化、老龄化进展及生态环境、生活习惯、行为方式的变化，慢性病已成为中国居民的头号死因和疾病负担，慢性病死亡人数占全国总死亡人数的 85%，慢性病所造成的疾病负担占总疾病负担的 70% 以上，成为制约患者生存质量和居民健康预期寿命提高的重要因素。

健康管理服务通过少量花费的干预就能获得丰厚的医疗回报，达到预防疾病发生、控制疾病发展、降低医疗费用、提高生命质量的目的。在生命早期强调健康管理服务，促进健康生活方式的养成，积极控制高血压、血脂异常、糖尿病、肥胖和吸烟等重要危险因素，可以大大降低高危人群的发病风险。促进慢性病早发现、早诊断、早治疗，可以显著降低慢性病带来的重大经济社会压力。

我国慢性病防控工作力度逐渐加大，但防控形势依然严峻。全社会对慢性病的危害依然认识不足，导致慢性病防治工作推进困难。根据《“健康中国 2030”规划纲要》，实施慢性病综合防控战略，加强主要慢性病防治和宣教工作，强化慢性病筛查和早期发现，以实现慢性病的全人群、全生命周期、全覆盖健康管理，进而提升全民健康素质，降低高危人群发病风险，实现有效降低慢性病发病率、死亡率和致残率，提高患者生存质量和居民健康期望寿命，促进全生命周期健康的目标，为推进健康中国建设奠定坚实基础。

四、对健康中国和人民健康福祉的重要意义

党的十九大报告指出，人民健康是民族昌盛和国家富强的重要标志。全民健康管理是健康中国战略的基本要求。在“健康中国”战略的总体框架下，应创立现代健康管理创新体系，创新服务模式与技术手段，控制慢性非传染性疾病。这对提高国民健康素质、健康人口构成比例、国民平均寿命期望值具有重要意义。同时，健康管理产业将成为国家拉动内需、扩大消费的民生工程和新兴支柱产业之一。

为助力健康中国建设，我国将进一步优化健康管理服务，大力发展健康产业，为人民提供全方位、全周期健康服务。21 世纪的现代医学不应该继续以疾病人群为主要研究对象，而应以人类健康为主要研究对象，从以治病为主，转变为以预防疾病与损伤、维护和提高公共健康水平为目的。因此，应加速发展健康体检、健康评估、健康干预、健康咨询、健康促进等健康管理服务，大力促进健康服务业的多样化发展。以“人民的健康”为中心的健康管理理念为指导，建设具有中国特色的新时代健康管理服务模式，这是完成覆盖我国全人群、全生命周期健康管理和实现健康中国重任的关键所在。在新时代和新征程中，面对新挑战，健康管理将始终践行大卫生、大健康的理念，坚持创新驱动，实现健康管理学科大繁荣和大发展，在满足人民群众多样化健康需求方面发挥更大的作用。

（李文源　李景波　欧阳平）

参考文献

1. 曹霞, 武留信. 发展健康管理服务健康中国 [J]. 中华医学信息导报, 2020, 35 (20): 4-5.
2. 曾强. 健康管理学与多学科交叉 [J]. 中华医学信息导报, 2020, 35 (18): 9.
3. 代涛. 健康服务业内涵、属性分析及政策启示 [J]. 中国卫生政策研究, 2016, 9 (03): 1-5.
4. 方欣叶, 吴凌放, 金春林, 等. 关于健康服务业基本概念和产业规模的讨论 [J]. 中国卫生资源, 2016, 19 (2): 145-148.
5. 吕秀萍, 段紫欣. 我国健康管理与商业健康保险协同发展困境与对策: 借鉴南非 Discovery 保险公司经验 [J]. 保险职业学院学报, 2021, 35 (2): 76-79.
6. 孟宏伟, 罗昊宇, 吕一星, 等. 休闲疗养类健康旅游服务机构的评价指标体系研究 [J]. 中国初级卫生保健, 2021, 35 (5): 1-5.
7. 郁秀琴, 张明琛, 王淑霞, 等. 基于互联网的健康管理一体化服务模式探索 [J]. 中国卫生产业, 2020, 17 (1): 6-7.

第二章　疗养康复健康管理服务

世界卫生组织提出，健康不仅是躯体没有疾病，还要具备心理健康、社会适应良好和道德健康。随着人们对于健康越来越关注，对健康认识的不断深化和传统医学模式向生物 - 心理 - 社会医学模式的转变，以及人类健康理念的不断更新，现代人的健康内涵包括躯体健康、心理健康、社会健康、智力健康、道德健康、环境健康等。正是因为新时期的健康内涵和外延有增加和扩展，对于健康的重视不仅是指个体，更要重视群体的健康，采取多种有效手段，与整体康复疗养有机结合，通过不断加强健康管理，以促进整体疗养康复工作。

第一节　疗养康复医学兴起与发展

疗养是指以治疗疾病、康复疗养为目的的活动，分为健康疗养、慢性病疗养、老年病疗养、骨伤疗养、职业病疗养等。康复是指综合地、协调地应用医学的、教育的、社会的、职业的各种方法，使病、伤、残者（包括先天性残疾）已经丧失的功能，尽快地、尽最大可能地得到恢复和重建，使他们在体格上、精神上、社会上和经济上的能力得到尽可能的恢复，使他们重新走向生活，重新走向工作，重新走向社会，提高其生存质量。自从有了人类就有了康复，人类自诞生就会用简单的治疗手段进行自我康复。虽然康复医学的雏形已有数千年的历史，但现代康复作为一门学科，于 20 世纪 40 年代，特别是第二次世界大战以后在欧美国家逐渐兴起，随后迅速在世界各地推广普及，经过近 80 年的发展，已经形成了相对成熟的学科体系。

疗养康复健康管理服务是指以健康管理为基础的，针对健康管理中发现的各类问题，充分利用疗养院的自然因子因素，以及通过心理疗法、物理、康复、营养、行为等综合措施，全面、系统地实现以疗养的模式促进康复健康管理服务的发展，实现健康管理的多样化、多功能化的服务理念。

一、国外康复医学的发展

（一）萌芽探索阶段（1910—1945 年）

1910 年开始，康复一词正式开始应用于残疾人。1917 年美国陆军成立了身体功能重建部和康复部。第一次世界大战后，康复问题逐渐进入公众视野，特别是战争导致的截肢及其他功能障碍问题引起了国际社会的广泛关注。随后，第二次世界大战期间涌现的大量伤残军人，更是深刻提升了社会对康复医学重要性的认识。为了帮助伤员尽快回归社会，康复医学应运而生。

（二）累积确定阶段（1946—1970 年）

美国康复医学之父 Howard A. Rusk 博士将二战时的康复治疗经验在综合医院进行推广，开始尝试用多种康复治疗手段进行康复治疗。1947 年美国成立了物理医学与康复医学委员会，全面康复的治疗理念逐渐深入人心。1950 年国际物理医学与康复学会成立。1958 年，Rusk 博士主编的《康复医学》教科书问世，这是康复医学领域第一本权威教材。这一阶段，康复医学作为一门独立的学科得到了世卫组织的认可，专业机构的成立以及教材的问世促使康复医学的发展进入了快车道。

（三）蓬勃发展阶段（1970 年以后）

20 世纪末，康复医学发展的里程碑是国际康复医学会和国际物理医学与康复联盟合并成为国际物理与康复医学协会，标志着在国际上康复医学的学术内涵达成一致，学术组织实现了统一。在本阶段，世界发达国家的康复医学都取得了长足的发展，在康复机构的建设、康复人才的教育、康复技术的更新等方面都形成了完整的体系。Rusk 博士建立的美国纽约大学康复医学研究所，成为世界著名的康复医学中心和康复专业人才培训基地。康复医学成长为一门成熟的学科，学科体系日臻完善，亚学科逐渐形成，康复医学被社会广泛公认为对提高患者的独立生活能力、改善生活质量具有独特的作用。

二、国内康复医学的发展

我国康复事业的发展大致经历了三个阶段，从起步到探索再到全面发展，历经三十余年，机构建设初具规模，学科体系相对完善，康复医疗产业链已经形成，能够为社会提供多元化的康复服务。

（一）起步阶段（1984—1995 年）

1982 年，Rusk 博士率“世界康复基金会代表团”访问中国并讲学，促进了康复医学在中国的发展。1984 年，国家“七五”重点工程——中国康复研究中心开工建设，标志着现代康复医学正式引入中国。同期，原卫生部陆续在河北省立医院、北京小汤山、辽宁汤岗子、广东从化设立了 4 个康复中心，逐步开始了现代康复服务的尝试。在政策支持方面，国家出台了《康复医学事业“八五”规划要点》，残疾人康复被纳入国家发展规划，康复工作在全国开始布局。

（二）试点推广阶段（1995—2005 年）

“九五”计划期间，中共中央、国务院作出了《关于卫生改革与发展的决定》，提出要“积极发展社区卫生服务”，将康复医学的发展辐射到社区。“九五”计划和“十五”计划期间，全国康复行业及机构建设取得了长足发展，二十余个省（自治区、直辖市）先后成立康复服务机构，并通过实施康复服务与重点项目相结合的方式，扩大康复服务面，康复医学的影响力越来越大。

（三）全面发展阶段（2006 年至今）

2006 年中国残联制定下发了《残疾人康复中心建设标准》，对各省、市（地级）、县的残疾人康复中心按照建设规模、人员配置、业务部门设置、技术水平提出了明确的要求。2008 年，卫生部多次强调，康复医学体系的基本组成是当前我国医学系统的短板。2009 年，国务院颁布了《中共中央 国务院关于深化医药卫生体制改革的意见》，为康复医学的发展提供了政策依据，明确提出了预防、治疗、康复并举的医院功能定位，确立了康复医疗的地位。2011 年，卫生部出台了《综合医院康复医学科基本标准（试行）》，对我国各级综合医院康复医学科和康复专科医院建设提出了明确具体的建设要求。2013 年，国务院印发的《国务院关于促进健康服务业发展的若干意见》更是为康复医学的发展注入了新的动力。国家不仅继续关注康复服务覆盖面的扩大、康复数量的增长，同时兼顾康复质量的提高，在全面推动的基础上，更加注重康复事业的协调性和可持续性。

第二节　疗养康复健康管理服务的需求及现状

随着我国社会的不断发展和进步，社会对于康复服务的需求日益增加，特别是我国的残疾人、老年人和慢性病患者数量较大，对康复治疗、康复辅助器具配置、康复预防以及家庭和社区康复服务的需求非常迫切。由于我国康复医学起步晚，不同地区和不同主办系统的康复技术水平参差不齐，疗养康复相结合模式还在不断探索中，加之国家尚未建立统一的行业管理规范，给疗养康复健康服务业的发展带来了极大挑战的同时，也提供了更多的发展机遇。相信在党和国家以及全社会的共同努力下，我国的疗养康复服务业将会迎来蓬勃发展的明天。

一、疗养康复医疗服务需求庞大，疗养康复市场供不应求

（一）我国残疾人数量居世界首位，迫切需要开展抢救性康复

据世卫组织统计，目前残疾人占世界总人口 10% 左右。我国 2006 年第二次全国残疾人抽样调查统计结果显示，残疾人占全国总人口的比例为 6.34%，总数达 8 296 万，涉及 2.6 亿家庭人口，其中 60% 的残疾人有康复需求，达到近 5 000 万。各类残疾人的人数及各类残疾人占残疾人总人数的比重分别是：肢体残疾 2 412 万人，占 29.07%；听力残疾 2 004 万人，占 24.16%；视力残疾 1 233 万人，占 14.86%；智力残疾 554 万人，占 6.68%；精神残疾 614 万人，占 7.40%；言语残疾 127 万人，占 1.53%；多重残疾 1 352 万人，占 16.30%。最新数据显示，目前我国残疾人总量已突破 8 500 万。党的十八大报告明确提出，2020 年“全面建成小康社会”，残疾人作为社会的一个重要组成部分，要想奔小康，康复是基础。

（二）中国已进入老龄化社会，老年康复服务呈现井喷式需求

联合国国际人口学会对老龄化社会的定义：当

一个国家或地区 60 岁以上人口所占比例达到或超过总人口数的 10%，或者 65 岁以上人口达到或超过总人口数的 7% 时，其人口称为“老年型”人口，即进入“老龄化社会”。老龄化是全球人口发展的一个共同趋势，全世界有 72 个国家已进入老龄化社会，而我国人口老龄化更是进入到一个高速增长期。社会老龄化发展速度的加快，将导致老年人口在医疗、照料、护理、康复等方面的需求快速增长，给国家和社会卫生资源和服务资源带来巨大的挑战。作为横跨卫生和服务两大资源的重要桥梁和有效手段，康复健康管理服务显得愈发重要，也将成为健康服务业的核心板块。

（三）各类慢性病的预防及康复亟待全面开展

慢性病是身体结构及功能改变，无法彻底治愈，需要长期治疗、护理及特殊康复治疗的疾病，包括各种内脏疾病、神经疾病和运动系统疾病等。这些患者往往由于疾病而减少身体活动，并因此产生继发性的功能衰退，除临床治疗外，积极开展有效的慢性病预防和早期康复治疗，有助于提高他们的躯体和心理功能，降低残障发生的概率，减轻残疾的程度，提高生活自理能力和生存质量。据统计，目前我国有康复需求的各类慢性病患者已接近 2 亿人，亟待开展全面、系统、科学的慢性病防治和康复健康管理服务。

（四）各类突发性疾病和损伤对早期康复具有刚性需求

近年来由于车祸、自然灾害、生产事故、突发性疾病等引起的各种损伤和功能障碍日益增多，急性期及恢复早期的许多患者急需开展早期康复治疗。早期康复干预不仅可以促进疾病的临床治愈、预防并发症，而且也会为疾病的后期功能康复创造更加有利的条件。康复人群主要涉及脑卒中、脑外伤、脊髓损伤、老年性认知功能损害等神经系统疾病患者；手外伤、骨关节病、骨折等骨关节疾病患者；冠心病、高血压等内科疾病患者；小儿脑瘫、孤独症等儿童疾病患者等。这类人群已逐渐成为康复医学最主要的治疗对象。资料显示，我国目前因为各类事故和疾病新增加的残疾人口超过 100 万。另外，康复知识的推广和普及对于预防二次损伤、降低致残率具有非常重要的意义。以脊髓损伤为例，因为转运和处理不当而导致的残疾占到了 20%~30%。如果能够开展普及性康复预防教育，让广大临床工作者和大众了解康复预防的基本知识将会有效降低残疾的发生，造福社会。

（五）亚健康人群对于康复预防和服务的需求逐年提升

经过世卫组织调查，当前社会健康人群仅占到人群总数的 15%；被确诊患有各种疾病的，占人群总数的 15%；处于健康与疾病之间的亚健康状态者约占人群总数的 70%。对于亚健康状态人群进行健康教育、康复干预治疗，以及疗养模式的康复服务，将有助于他们恢复健康，提高生活质量和幸福指数。

二、康复辅助器具市场潜力巨大

无论是残疾人还是失能老人，配置合适的辅助器具都可以有效帮助他们提高运动能力、认知能力、交往能力、生活自理能力等。例如，截肢患者通过佩戴实用性假肢，可以像正常人一样行走、骑车甚至爬山和劳动；截瘫患者适配轮椅后可以自由活动；听力障碍患者佩戴助听器可以和正常人一样实现交流功能等。资料显示，像美国、日本、德国等发达国家，残疾人康复辅助器具的适配率大都在 90% 左右。截至 2020 年，我国残疾人辅助器具适配率超过 80%，老年人辅助器具需求的比例为 30%~50%，而目前我国老年人辅助器具适配比例只有 7%~8%。预计到 2025 年，有需求的残疾人基本辅助器具适配率能达到 85%。相当比例的康复期患者需要配置合适的辅助器具。由此可见，我国辅助器具的覆盖率和市场占有率都还存在着巨大的提升空间。根据权威部门测算，我国辅助器具产业产值目前年均递增 2 000 亿元左右，2025 年后中国康复辅助器具市场规模将突破 1 万亿元，可增加 100 多万个就业机会。如能联动疗养、养老、健康服务业发展，潜在就业规模更大，将成为国家当前倡导的供给侧结构性改革的重要内容和有力措施。

三、国内康复服务业发展现状

（一）康复机构建设和服务现状

目前，国内康复资源集中分布比较分散，可以提供服务的主要有中国残联系统建立的各级康复中心、卫生系统的三级综合医院康复医学科、二级医院开展的部分康复项目、部分民政系统的养老机构、教育系统的特教学校、疗养机构的康复科等。一般来说，专门的康复中心或康复医院以及三级医院的康复治疗场地较大，设备齐全，能够开展物理治疗、作业治疗、言语治疗、心理治疗和康复工程等；二级医院设置的康复医学科开展康复治疗常不够全面；一级医院有待进一步发展康复治疗；各疗养院的康复科功能建设不突出。

1. 中国残联系统康复服务体系　在中国政府的大力支持下，目前残联正致力于残疾人两个体系建设，即残疾人保证体系和服务体系建设，已经建成国家级中心 1 家，省级康复中心 79 家，地市级康复中心 996 家，县市级及以下社区康复机构 7 万余个，基本上形成了覆盖全国的残疾人康复服务网络。

2. 国家卫生健康委员会、地方政府管理的康复资源　调查数据显示，截至 2021 年 3 月底，全国医院数量达到 3.6 万个，二级以上医院 1.2 万家。根据各省上报的数据，我国现有康复医院 739 家，同比增长 4.7%，虽然这部分康复资源已具备了相当大的规模，但服务水平参差不齐，技术手段大都以传统理疗、中医为主，缺乏现代康复理念和技术。近几年，随着康复知识的普及，在北京、上海、广州等大中型城市的康复医学发展非常迅速。2011 年卫生部颁布的《综合医院康复医学科建设与管理指南》对各级康复医学科的建设提出了较为具体、明确的要求，对各地康复事业发展起到了非常积极的推动作用。

3. 民政系统康复资源　主要集中在各级民政部门设置的疗养机构和养老机构。目前，全国已开设各类养老机构 4 万余家。一般设置在风景区或旅游区，治疗理念以休闲、疗养为主，兼顾一部分康复，服务对象多局限于特定人群。通常情况下，一些社会机构也会建有一些行业内的疗养院（所），服务对象多集中在本系统内，相关的康复服务内容更加有限。

4. 人事和社会劳动保障系统康复资源　随着我国社会劳动保障制度的发展和完善，一些地区开始建立专门为工伤患者提供康复服务的工伤康复机构，服务模式以后期康复和职业康复为主。

5. 教育系统康复资源　大多分布在一些特殊教育学校，以特殊教育和某类特定疾病的康复为主，如聋哑学校开展的言语康复，盲校开展的低视力康复，特殊学校开展的智力康复等。

6. 疗养康复系统资源　在依托疗养院做康复服务的机构中，充分发挥疗养院环境好，康复器材多样化，服务人员专业化的优势，开展具有康疗结合的特色康复治疗服务，缓解康复医院以及其他康复医疗机构的接诊压力。

7. 社会康复资源　随着社会和健康产业的发展，越来越多的社会机构，如地产、保险、金融等大型企业，开始关注康复服务产业。一些大的国际金融机构瞄准中国康复服务市场，尝试建立高档康复服务机构。另外，国内许多民营资本已经着手成立了许多康复服务机构或服务点，这些机构通常规模较小，大部分以营利为主要目的，提供的康复手段比较有限，收费较低，服务人群主要是收入相对较低、需要康复的人群。

（二）康复辅助器具配置服务发展情况

从 20 世纪中期我国为伤残军人安装第一副假肢矫形器起，到 20 世纪末，中国康复辅助器具的主要产品和行业重心始终聚焦于假肢矫形器领域。1988 年，中国康复研究中心成立康复工程研究所，运用假肢矫形与临床康复紧密结合的模式，开创了我国康复辅助器具服务的现代模式。1994 年，中国残联成立中国残疾人用品开发供应站，2006 年更名为中国残疾人辅助器具中心。2006 年，民政部在假肢科学研究所的基础上成立了国家康复辅具研究中心。2007 年，中国假肢矫形器协会更名为中国康复辅助器具协会，标志着中国矫形器行业正式转型为康复辅助器具行业。

随着市场经济的逐步建立，我国康复辅助器具生产企业由最初的 10 家增加到 400 多家，配置机构由 41 家增加到 2 000 多家，从业人员从 4 500 多人增加到 1 万多人。目前，我国康复辅助器具产品需求数量成倍增长，每年约生产假肢 10 万件以上、矫形鞋 25 万只、矫形器 30 万件、轮椅 600 万辆，一批国际流行的现代康复辅助器具在国内得到了推广应用。

（三）康复服务业存在的主要问题

1. 缺乏系统科学的理论支持和管理体系　目前，我国在康复服务业各个领域开展的研究和理论探索还比较少，既没有形成成熟的管理理论，也没有形成系统全面的管理体系。在治疗技术、准入标准、服务流程、管理模式等方面存在很大的差异，导致整个康复服务市场无序竞争，给本已有限的康复市场带来了非良性竞争，这是当前我国康复服务行业急需解决的问题。

2. 缺乏统一的行业管理标准　以康复服务机构建设为例，2012 年卫生部出台了《康复医院基本标准（2012 年版）》，为各自为战的康复医疗市场提供了一个相对比较科学可行的建设依据。然而，该标准主要是基于各地卫生资源配置情况来考虑的，对于其他系统如残联、民政、教育等建设的康复机构并没有考虑它们的行业特点，仅能提供一些参考。若要真正起到指导作用，需要更高层级的部门牵头，制定能够覆盖各个行业、涵盖不同层次、相对统一全面的国家层面的建设标准。此外，我国在康复服务的专业设置、人才培养、质量控制等多个领域尚未形成统一规范并与国际接轨的国家标准，亟待规范。

3. 康复专业服务人员数量严重不足 2020年中国康复医院诊疗人次为1 101.2万人次，其中门急诊人次为1 018.3万人次。住院人数为92.3万人。保守估计，至少需要50万康复专业人才，才能满足广大人民群众的需求。然而，实际从事康复相关专业的人员仅仅数万人，缺口之大难以想象。尽管全国目前有40余所大中院校开展了康复相关专业，200多家职业技术学院开设了康复治疗技术专科，但每年培养的毕业生也只有数千人。再加上这些学校的师资力量、教学场地等严重不足，更加凸显了目前康复人才供求的矛盾。人才问题是目前限制我国康复事业快速发展的一个主要瓶颈。

4. 从业人员待遇有待提升 康复服务机构收入低于同类其他医疗机构水平。例如，有67%的三级医院康复科室从业人员收入低于同地区其他医疗专业平均收入水平。这种情况严重影响康复从业人员的积极性。康复专业有着残疾人福利事业的特殊性，希望今后医疗改革和政策的制定者能够对康复事业进行适当倾斜，以保证康复专业健康长远地发展。

第三节 疗养康复健康管理服务的内容

康复健康管理服务的工作内容包括康复预防、康复评定、康复医疗、康复辅助器具适配、康复技术培训、社区及家庭康复等。在此服务的基础上，结合疗养机构的功能性，合理实施康复健康管理服务内容。

一、康复预防

康复的首要任务是预防残疾的发生，保护患者的身体功能和各种能力。广义的康复预防包括残疾预防及慢性病预防。其中，残疾预防分为三级，即在三个不同层次上来预防伤残或功能障碍的发生。

（一）残疾预防

1. 一级预防 指预防可能导致残疾的各种损伤和疾病，以避免发生原发性残疾的过程。其主要目的是减少残损的发生率，通过有效的预防措施，可降低70%的残疾发生率。如通过对青少年进行运动锻炼和生活方式的调整，可以减少或预防冠心病以及脑血管病的发生，从而预防由此类疾病引起的残疾。一级预防的主要措施包括免疫接种、预防性咨询及指导、预防性保健、避免引发残疾的危险因素、实行健康的生活方式、提倡合理行为及精神卫生；进行安全防护以预防职业性工伤事故；加强学校、家庭、社会的宣传教育及交通安全教育，以减少各种意外事故造成的残疾等。

2. 二级预防 指疾病或损伤发生之后，采取积极主动的措施限制或逆转由损伤造成的残疾，可降低10%~20%的残疾发生率。其主要措施包括残疾早期筛查、定期健康检查、控制危险因素、改变不良生活方式、早期医疗干预、早期康复治疗、必要的药物治疗、必要的手术、及时提供系统的康复治疗等，通过这些措施可防止损伤后出现残疾。

3. 三级预防 是指通过康复功能训练、假肢矫形器及辅助功能用品用具的康复咨询、支持性医疗及护理、必要的矫形替代性及补偿性手术等措施，防止残疾后出现残障。即残疾已经发生，采取各种积极措施防止残疾恶化的过程，以减少残疾残障给个人、家庭和社会所造成的影响。其措施包括防止残疾变成残障或降低残障影响的各种措施，如通过各种康复治疗、安装假肢、训练等，对残疾者直接干预，以改善或提高躯体和心理功能；通过职业咨询和训练，提高生活自理能力，恢复或增强工作和学习能力；通过改变雇主和社会公众的态度和行为、利用保险等手段，促使残疾者重返家庭和社会。

（二）慢性病预防

慢性病是与不良行为和生活方式密切相关的疾病，如心脑血管疾病、肿瘤、糖尿病、肥胖、慢性阻塞性肺疾病等，是全球致死和致残的首位原因，具有高发病率、高死亡率、高致残率的特点。慢性病的预防分为三个层级：一级预防主要侧重易感期的预防，包括健康保护、健康宣教、自我保健；二级预防主要侧重潜伏期的预防，重点是早发现、早诊断、早治疗；三级预防主要侧重临床及临床后期的预防，主要进行康复治疗。慢性病的预防应以一级预防为主，二、三级预防并重，采取有计划的指导干预。

二、康复评定

（一）定义

康复评定是康复医学领域内一门对功能障碍进行评定的专门诊断技术。它是基于临床检查，对病、伤、残者的功能状况及其水平进行客观、定性和/或定量的描述，并对结果做出合理解释的过程。

（二）康复评定内容

1. 初期评定　在制订康复治疗计划和开始康复治疗前进行的首次评定，在患者入院初期完成。其目的是全面了解患者的功能状况、障碍程度、致残原因、康复潜力，并估计患者康复的预后，以此作为确定康复目标和制订康复治疗计划的依据。

2. 中期评定　在康复治疗中期进行的评定，目的是了解经过一段时间的康复治疗后，患者的功能改变情况，有无康复疗效，分析其原因，并以此作为调整康复治疗计划的依据，中期评定可多次进行。

3. 末期评定　在康复治疗结束时进行，目的是了解患者经过康复治疗后的总体功能状况，评价康复治疗效果，提出今后重返家庭和社会或进一步康复治疗的建议。

开展康复评定具有重要的临床意义。它可以帮助医生确定患者功能障碍的部位、性质及程度，判断患者代偿能力，确定患者康复治疗目标、康复治疗方案及具体的治疗措施。同时，根据评定结果，医生可以预测患者康复疗效，随时调整治疗计划，变更治疗措施，以获得更好的康复治疗效果，判断在康复治疗结束后，患者的去向等。

三、康复治疗

（一）定义

康复治疗是一个主动的、动态的过程，旨在帮助患者获得知识和技能，以最大限度地获得躯体、精神和社会功能。康复治疗可最大程度增加患者的运动功能，将残疾和残障降低到最低程度，从而促进患者的活动能力和社会参与能力。

（二）康复治疗的特点

1. 强调“以患者功能为中心”的战略　康复治疗强调“以患者功能为中心”，以改善患者的功能及障碍为目的，让患者可以独立完成功能活动，并更好地适应周围环境。

2. 强调患者主动参与　在康复治疗前，首先要获得患者的信任，使他们理解治疗方案的重要性，只有患者主动参与，才能保证康复治疗的有效性。

3. 康复团队模式　康复治疗由多学科的专业人员组成的康复治疗小组共同实施。在实施过程中虽有先后，但原则上主要治疗需同步进行、穿插安排，以发挥康复小组协同作用模式，提高患者的康复治疗效果。

4. 终身康复治疗　康复治疗应尽早介入，并贯穿于整个治疗的始终。患者应长期坚持，终身康复。脑血管意外、脊髓损伤等较严重的患者，经急救转入康复病房后要坚持三个月的康复治疗，出院后继续在家中或社区定期进行康复训练，重返职业后仍需要坚持康复训练。

（三）康复治疗常用手段

作为康复医学的基本内容，康复治疗常用手段如下。

1. 物理疗法（physical therapy，PT）　包括运动疗法（kinesiotherapy）和物理因子疗法（physical modality therapy）。运动疗法是物理疗法的核心部分，主要是通过运动（力学方法）对身体的功能障碍和功能低下进行预防、改善，并进行功能恢复的治疗方法。物理因子疗法是使用电、光、声、磁、水、蜡等物理因子治疗手段，促进患者的康复。

2. 作业疗法（occupational therapy，OT）　作业疗法是指针对病、伤、残者的功能障碍，指导其参与选择性、功能性活动的治疗方法。此疗法主要以人体工效学和职业功能评定学为基础，包括认知训练、感觉统合训练、矫形器具和自助具制作、压力治疗、缅怀治疗与心理辅导、康复环境设计及改造、社区及家庭生活技能训练等。其主要作用是减轻残疾、保持健康，增强患者参与社会活动、适应周围环境、创造美好生活的能力。通过强化患者在进食、梳洗、穿衣以及从轮椅到床之间转移等日常活动的能力训练，来提升他们的日常生活自理能力；通过木工活、纺织、刺绣、制陶、手工艺品制作等活动，改善患者双手功能等。

3. 语言治疗（speech therapy，ST）　针对因脑

卒中、颅脑外伤后、小儿脑瘫、头颈部肿瘤以及一些先天缺陷患者引起的交流障碍和口语障碍等，进行评估、训练和矫治的方法。常见交流障碍包括对语言的理解、表达和学习获得的障碍，如失语症、语言发育迟缓；常见口语障碍包括构音障碍、口吃等。

4. 心理治疗（psychological therapy）　通过观察、谈话、实验和心理测验法（智力、人格、神经心理等）对患者的心理异常进行诊断，并采用精神支持疗法、暗示疗法、催眠疗法、行为疗法、脱敏疗法、松弛疗法、音乐疗法和心理咨询等多种方法进行治疗。心理治疗可以帮助患者改善心理危机、心理创伤、各种类型的神经症等问题，以重新恢复患者的自信心。

5. 康复护理（rehabilitation nursing，RN）　采用护理学方法照料残疾者。除治疗护理手段外，还采用与日常生活活动有密切联系的训练方法，旨在帮助患者在病房中进行自理生活的训练。具体措施包括：利用床上良好体位的摆放，预防患者关节肌肉的挛缩畸形；通过对患者进行肢体的被动运动，防止患者出现肌肉萎缩和关节僵直；通过定时翻身和变换体位预防压疮的发生；利用自助具的辅助，训练患者在病房中练习进食、穿衣等动作，加强患者的自理生活能力；通过进行膀胱护理和再训练，改善膀胱的功能。总之，这些训练旨在促进患者从依赖他人护理向自我护理的转变。

6. 康复工程（rehabilitation engineering，RE）　应用现代化工程学的原理和方法，恢复或重建患者功能的科学。该领域通过研制功能代偿性用品（如假肢、矫形器或辅助器具），使患者最大限度地代偿或重建躯体功能；通过研制康复评定设备和功能训练器械等，系统评定患者的运动功能，制定准确有效的治疗方案，以最大限度地恢复患者的运动功能；通过设计无障碍建筑和环境改造等途径，方便残疾者在室内和社区内的活动。

7. 中国传统康复疗法（Chinese traditional rehabilitation medicine）　在长期的医疗实践中，形成的独特的中医理论体系和多种治疗方法。这些方法包括按摩、太极拳、针灸、气功、推拿等。中国传统康复疗法是中国医药宝库的组成部分，有独特的疗效，也是我国康复医学赶超国际先进水平的重要切入点。

8. 社会工作（social work，SW）　是残疾人全面康复的组成部分。它是指从社会的角度推进医疗康复、教育康复、职业康复等工作，动员社会各界、各种力量，为残疾人的生活、学习、工作和社会活动创造良好的社会环境，使他们能够平等参与社会生活，并充分发挥自己的潜能，实现自强自立，享有与普通人同样的权利和尊严，并为社会履行职责，作出贡献。如通过对患者进行系统评定，加强患者适应社会的能力和对社会各种资源的利用度；与社会福利、服务、保险和救济部门联系，帮助患者解决康复治疗的费用问题；通过与各专业组、各成员间协调关系，帮助患者配合各专业进行全面康复；通过与社会部门联系，解决患者出院后存在的困难等。

四、康复辅助器具适配

（一）定义

康复辅助器具是由残疾人使用的、特殊生产的或通常可获得的，用于预防、代偿、监测、舒缓或降低残疾的任何产品、器具、设备或技术系统。康复辅助器具适配具有个性化、覆盖人群广、品种多样性、适用性等特点。

（二）辅助器具服务对象

根据《国际功能、残疾和健康分类》（International Classification of Functioning，Disability，and Health，ICF），除健全人外的伤残人和老年人在不同程度上存在着损伤、活动受限和参与局限性，都需要辅助器具的帮助来克服障碍，他们是辅助器具的服务对象。随着慢性病人群、亚健康人群以及伤病人群的增加，辅助器具的服务对象也覆盖了这些人群。

（三）康复辅助器具分类

根据国家最新标准，康复辅助器具可以分为12个主类、101个次类、432个支类。12个主类包括：个人医疗辅助器具，技能训练辅助器具，矫形器和假肢，个人生活自理和防护辅助器具，个人移动辅助器具，家务辅助器具，家庭和其他场所使用的家具及其配件，沟通和信息辅助器具，操作物品和器具的辅助器具，环境改善与评估辅助器具，就业和职业培训辅助器具，休闲娱乐辅助器具。

五、康复技术培训

康复技术培训是指对康复从业人员、需要康复治疗的患者及其家属的培训，一方面可以提高康复从业人员的技术水平，使其能够更精准、高效地为患者提供康复服务；另一方面，对患者及其家人进行健康宣教、康复技术指导，能够提高他们的康复预防意识，并运用简单的、规范的康复手段进行自我康复。

目前，中国残疾人联合会（简称“中国残联”）系统每年都会举办各类培训班，并通过中国残联社会服务指导中心与国外开展合作项目，为基层培养合格的康复管理人员、康复技术人员。此外，还举办智残、肢残、脑瘫、孤独症等儿童的家长培训班，多方位为社会提供规范的康复指导。康复技术培训市场巨大，有待进一步开发和规范。

六、社区康复

（一）定义

1994 年，世卫组织、联合国教科文组织、国际劳工组织联合发表的《关于残疾人社区康复的联合意见书》对社区康复做了新的定义。社区康复作为社区发展计划中的一项康复策略，其目的是使所有残疾人享有康复服务，实现机会均等、充分参与的目标。社区康复的实施要依靠残疾人、残疾人亲友、残疾人所在的社区，以及卫生、教育、劳动就业、社会保障等相关部门的共同努力。

（二）社区康复的特点

相较于以医院（门诊部、康复中心）为基地开展的康复工作，社区康复以社区为基地，由社区组织领导、社区参与；依靠社区康复原有的卫生保健、社会保障、社会服务网络，协力开展康复服务；按照全面康复的方针，为社区残疾人提供医疗、教育、职业、社会等方面的康复服务；使用社区的康复技术，简便高效、因地制宜、就地取材；充分发挥残疾人本人、残疾人家庭和残疾人的组织（如残联、残疾人协会等）在康复中的作用。

（三）社区康复的内容

社区康复为基础康复服务，基础康复服务的主要内容如下。

1. 基础康复医疗护理服务　为残疾人提供诊断、功能评定、康复治疗、康复护理、家庭康复病床和转诊服务等。

2. 训练指导服务　为需要进行康复训练的残疾人制订训练计划，传授训练方法，指导使用矫形器和制作简易训练器具，评估训练效果。特别关注肢体残疾人、脑瘫儿童和智力残疾儿童的康复训练。

3. 心理疏导服务　通过了解、分析、劝说、鼓励和指导等方法，帮助残疾人树立康复信心，正确面对自身残疾；鼓励残疾人亲友理解、关心残疾人，支持、配合其康复训练。

4. 知识普及服务　为残疾人、亲友及公众举办基础知识讲座，开展康复咨询活动，发放知识普及读物，传授残疾预防知识和康复训练方法，提升全社会的残疾预防和康复意识。

5. 用品用具服务　根据残疾人的需要，提供用品用具的信息咨询、代购、租赁、出借、使用指导等服务。

6. 咨询转介服务　掌握当地康复资源，根据残疾人在康复医疗护理、康复训练、心理疏导、知识普及和用品用具等方面存在的不同需求，联系有关康复机构和人员，提供有针对性的转介服务，并做好登记和跟踪服务。

7. 社区无障碍环境建设和维护。

第四节　疗养康复服务业未来展望

现阶段，我国疗养康复服务业虽面临水平不高、设施不健全、从业人员缺乏、覆盖率较低及功能建设不全面等诸多问题，但是随着社会的进步、人们意识的提高和康复知识的普及，社会对康复服务的需求将会产生巨大的变化。康复服务业的发展不仅能够有效提升需求人群的生活能力和活动质量，还是实现社会新兴业发展、多渠道解决劳动就业的一个重要途径，更是全国人民共同奔小康的关键保障。当前，中国经济增长出现“新常态”，经济发展速度放缓，经济形态和产业结构开始进行优化调整；以市场化为导向，以市场所需供给约束为标准，着力提高供给效率和质量的“供给侧”结构性改革正式提升到国家层面，为未来健康服务和康复服务业的崛起提供了大机遇、大平台、大发展。

一、经济社会发展催生疗养康复服务需求，疗养康复服务业前景可观

我国于 20 世纪 80 年代从西方引入康复医学的概念，比西方晚了 60 年。经过多年的不懈努力，社会对康复服务已经有了初步的认识。随着经济社会的发展，人们对于生命质量和生活品质的追求日益增强，社会大众的康复服务意识也随之提升。

康复医学发展始终同社会经济进步紧密联系。2020 年我国人均国内生产总值(GDP)已超过 10 450 美元，已接近中等偏上收入国家平均水平，社会正在由生存型向发展型转变。人民群众消费需求呈现出新的阶段性特征，对健康的关注度越来越高。与此同时，我国老龄化的进程伴随着巨大的康复医疗需求，为康复服务业的发展提供了难得的机遇，也对转变康复服务方式、提高康复服务能力提出了更高的要求。社会大众对康复服务的需求将在很长一段时期内持续增长，并向多元化、多层次方向发展，我国未来康复服务业前景可观。

二、康复服务标准日益规范

(一) 出台政策，规范机构建设标准

近年来，国家卫生健康委员会已陆续出台了多项康复服务机构建设标准、指南，今后，国家还将继续印发技术操作规范、质量控制标准等文件，进一步严格康复服务机构建设要求，提高准入门槛，确保康复服务机构规范建设。

(二) 制定标准，提高康复服务水平

在鼓励康复服务机构大力增加康复服务总量、弥补服务不足的同时，国家将着眼于提高康复服务水平和技术含量。通过制定诊疗标准、规范、常规，细化专业分科，不断提升康复学科水平，提高康复服务质量，规范康复服务行为。

(三) 创造公平环境，引入社会资本

目前我国康复资源总量不足，国家将鼓励、支持并引导社会资本进入康复服务领域。相关政府管理部门将在制定规划时，给社会资本创办康复服务机构留出足够空间，为民营康复服务机构创造公平的环境，引导社会资本创办的康复服务机构依法经营、加强管理、健康发展，满足群众不同层次的康复服务需求。

三、康复服务体系日趋完善

经过多年的建设发展，我国康复服务机构设置已初具规模，初步建立了急性期康复、恢复期康复、社区康复的三级康复服务网络，基本形成了独立的综合或专科康复机构、综合医院设置的康复医学科、社区康复站的康复服务体系。康复服务资源区域格局初步形成，在北方地区，形成了以北京(中国康复研究中心)为技术资源中心的区域布局，在华东、西南、华南也分别形成了上海、成都、广州等区域康复资源核心点，并带动周边区域不断形成更多的医疗服务体系新兴力量。

当前，我国医疗服务体系的宏观架构尚待完善，各层级的功能定位不够明确，这导致了老百姓看病难的问题。一方面，大医院的患者没有出口，出不去；另一方面，康复服务机构和社区服务机构的患者缺少入口。随着国家卫生体制改革的不断深入，我国正致力于构建分级医疗的康复医疗体系，旨在明确各个层级康复医疗服务的定位和功能属性，以发挥它们各自的功能。同时，不同层级的康复医疗服务都能吸纳并服务患者，实现患者在体系内的自由流动与上下转诊，从而逐步实现分级医疗和双向转诊，未来我国的康复服务体系将日臻完善。

四、康复服务行业竞争日趋激烈

(一) 康复行业进入者的竞争冲击

目前，市场看好康复服务业发展前景，各类投资大力进军康复医疗业，凭借自身资本丰裕的优势，兴建了大量的高规格、大规模的康复养老机构。同时，各地残联系统掀起建设残疾人康复机构的热潮，地方康复中心数量日益增多。此外，卫生系统的综合医院对康复医疗的关注度明显提升，部分医院成立了独立的康复机构(院中院)或直接转型成为康复专科机构，并得到了政府巨额的改造资金投入。这些都加剧了康复客户群体及行业优秀人才的竞争。

(二) 医疗行业延伸服务的竞争

由于行业增长缓慢、竞争者数量较多、竞争力量相当、竞争内容差异性不明显等因素，医疗行业延伸服务的竞争也日趋激烈。同时，随着国家对外政策的逐步开放，大量国外潜在医疗竞争对手进入康复服务行业参与竞争，带来了新的生产能力，分享已有的资源和市场份额，造成康复服务市场竞争加剧。

(三) 非正规康复行业的良性发展

康复服务技术自身的独特性导致其易被模仿和复制，泛化、滥用情况普遍存在。近年来，滋生了许多无资质、无许可的非法康复服务机构和人员，严重影响了正规康复服务机构的良性发展。同时，一些缺乏康复服务专业信息的患者，盲目接受了这些“地下”康复服务，不仅贻误了自身康复的时机，还影响了正规康复机构的病源。

随着国家民主法治的进步、全面依法治国的推进，政府将会进一步加大对非正规康复行业的管理

力度，依法取缔康复服务业的"地下市场"，康复服务业的行业竞争将愈加规范，康复服务业市场将向良性运行发展。

五、康复服务能力持续提升

经过二十多年的探索和实践，我国康复事业得到了繁荣发展，各级康复机构建设的社会化进程加快。截至 2014 年底，已有 30 个省（自治区、直辖市）先后建立大型康复机构，全国各类康复服务机构达 8 万余个。"十三五"规划期间，我国还将进一步加大康复服务机构建设力度。未来我国将通过实施加强人才培养、扩大机构规模、开展康复科研、增强国际交流、优化服务流程、提高运营效率等一系列举措，促进各地康复机构服务能力不断提升。此外，随着科学进步与技术创新，康复服务各个领域和各个专业中，一大批新技术、新项目、新设备将得到应用，各级各类康复机构和广大康复人员的技术水平将不断提高。届时，社会大众会得到更好、更优质的康复服务，从而显著提升康复需求群体的生活质量，并进一步增强他们平等参与社会的能力。

六、多元化、与国际接轨的康复服务市场机制逐步建立

（一）构建完善的康复服务市场体系

面对庞大的康复服务需求，我国将逐步建立完善的多元化康复服务市场，不断完善供方市场，建立起涵盖高端、中端、大众及公益救助于一体的康复服务层级体系，满足各层面群体的康复服务需求。同时，加强康复服务对象的培训与开发，向残疾人群广泛普及康复知识，提高他们对康复作用的认识，发掘更多有效的康复需求，将潜在的康复服务需求转化为现实的康复服务市场。建立网络化的康复市场服务平台，充分利用"互联网 +"等新媒体技术，探索新的康复服务方式，创新康复服务模式，为残疾人提供更加便捷的现代化康复服务产品。通过国家政府与社会大众的共同努力，未来我国将最终建立起完善的康复服务体系。

（二）培育多层次康复人才市场

多层次的康复服务人才体系是康复服务发展的重要推动因素，我国应充分发挥现有三级康复机构的优势，建立起从国家到地方各级的康复人才培养体系。国家层面应进一步加强康复专业领域的国际交流与合作，拓宽国际高端人才培养渠道；依托各大医学院校来培养高学历的康复专业人才，扩大高学历、高层次人才规模；加强对现有康复专业人员的职业技能培训，广泛开展普及型人才培养；不断提升其专业素养和服务水平。此外，应当积极探索康复人才绩效考核和薪酬激励机制，通过提供有竞争力的薪酬来吸引更多的从业者加入。

（三）大力发展康复辅助器具、老年康复产品市场

随着我国康复需求不断增长，康复辅助器具和老年康复产品有着巨大的市场需求，这将会极大地拉动国家制造业的发展。为了推动康复辅助器具和老年康复产品产业发展，国家应当从科研、生产等各个环节提供政策支持，包括充分利用高校的科研资源，大力发展康复辅助技术，鼓励老年康复科技创新，对辅助器具和老年康复产品的研发提供经费支持（如科技部设立康复辅助器具专项研发基金，从彩票公益基金中抽取一定比例设立研发基金），对康复辅助器具和老年康复产品生产公司提供税收减免等方面的政策支持等。通过对租赁公司的优惠政策支持和对消费者的租赁费用补贴等，大力发展辅助器具租赁业务。

七、大健康时代为康复服务业提供了广阔的发展平台

当前，我国康复服务业方兴未艾，即将迎来高速增长的黄金时期。首先，得益于国家政策的大力支持。近年来，政府先后出台了多项利好政策，如《综合医院康复医学科建设与管理指南》《常用康复治疗技术操作规范（2012 年版）》《关于将部分医疗康复项目纳入基本医疗保障范围的通知》等，国家宏观政策的支持将会极大促进我国康复服务业在未来实现更好、更快的发展。其次，康复服务市场规模扩大，随着社会经济发展和人们健康意识的增强，康复医疗的需求日益增加。此外，康复智能技术大量涌现，未来康复机器人、康复机械化技术、康复信息化技术及互联网医疗的发展，将对康复服务业崛起起到巨大的促进作用。

（陈　苒　张　蓉　罗　艺）

参考文献

1. 赵艳彬，江慧杰，徐帅，等．多学科联合中医康复模式在疗

养院转型提升中的思考 [J]. 中国疗养医学, 2023, 32 (1): 81-83.

2. POGGESI, ANNA, INSALATA, et al. Gender differences in post-stroke functional outcome at discharge from an intensive rehabilitation hospital [J]. European journal of neurology: the official journal of the European Federation of Neurological Societies, 2021, 28 (5): 1601-1608.
3. 姚瑶, 陈方正, 张斌, 等. 军队疗养中心健康管理实践及应对策略 [J]. 中文科技期刊数据库 (全文版) 医药卫生, 2022 (11): 43-46.

第三章 旅游旅居健康管理服务

随着经济的快速发展，人们可支配收入逐渐提高，同时对健康和美好生活的追求也日益增强，大家的旅游消费意识不断发生改变。因此，传统的观光旅游已无法满足人民群众对旅游深层次、高品质体验的需求。根据全国卫生与健康大会精神以及《"健康中国2030"规划纲要》、《国务院关于促进健康服务业发展的若干意见》（国发〔2013〕40号）、《国务院关于促进旅游业改革发展的若干意见》（国发〔2014〕31号）等文件精神，2017年国家卫生和计划生育委员会、国家发展和改革委员会等5个部门联合发布《关于促进健康旅游发展的指导意见》，提出健康旅游是健康服务和旅游融合发展的新业态，发展健康旅游对扩内需、稳增长、促就业、惠民生、保健康，以及提升中国国际竞争力具有重要意义。

第一节 旅游旅居健康管理服务的兴起与发展

一、旅游旅居健康管理服务的内涵

旅游旅居健康管理服务（tourism and residence health management services）就是健康旅游和旅居活动所提供的健康管理与服务。1987年，学者Jonathan N. Goodrich与Grace E. Goodrich首次提出了健康旅游的概念，近年来国内外学者经过不断深入探讨，其内涵得以深化。《关于促进健康旅游发展的指导意见》首次在国家的层面上定义了健康旅游的内涵，指出依托各地自然、人文、生态、区位等特色资源和重要旅游目的地，以医疗机构、健康管理机构、康复护理机构和休闲疗养机构等为载体，重点开发高端医疗、特色专科、中医保健、康复疗养、医养结合等系列产品，打造健康旅游产业链。该意见将我国的健康旅游旅居服务分为四类：高端医疗服务、中医药特色服务、康复疗养服务、休闲养生服务。

目前，国际上还兴起了国际医疗旅游管理服务（international medical travel management services），主要是指人们由于居住地的医疗服务不完善或比较昂贵，遂到国外寻找适宜的医疗保健服务，并与当地的旅游结合发展的一种新业态，其实质是世界贸易组织框架下的跨境医疗服务。医疗旅游是一种新型旅游保健方式，它寓休闲于治病，寓治病于休闲，将医疗、美容、健身、娱乐、休闲度假融合为一体，这是国际医疗旅游最显著的特点。它的发展不仅可以促进当地医疗行业的快速发展，推动医疗服务产业化，还带动了地区旅游、航空、酒店等相关行业的发展。

二、旅游旅居健康管理服务的兴起

旅游旅居健康管理服务现已成为国际上产值增长最快的新兴产业之一，但是其发展却有着悠久的历史。中国对温泉疗法的利用可追溯至数千年前，先秦的《山海经》里就有了"温泉"的记载。据古代中国地理名著记载，"鲁山皇女汤，可以熟米，饮之愈百病，道士清身沐浴，一日三次，四十日后，身中百病愈。"可见温泉的保健治疗作用早为中国人民所熟知。公元400年，北周庾信撰写《温泉碑文》，记载了温泉的治病作用。现代医学亦证实了温泉可调节机体的免疫反应，增强人体的细胞免疫功能；对类风湿性关节炎患者行温泉浸浴治疗，能够有效缓解患者关节疼痛和促进功能恢复；银屑病患者使用温泉浸浴疗法，可加快人体新陈代谢，软化角化细胞，从而达到去除鳞屑、止痒等作用。改革开放以后，随着国内旅游行业的快速发展，温泉保健旅游开始向疗养与休闲娱乐并重的方向发展。

三、旅游旅居健康管理服务的发展现状

随着经济全球化和交通便捷化，人们的旅游消费已经逐渐向高品质转变，人民群众的健康追求和就医理念也发生了巨大的变化，国际医疗旅游管理服务已成为全球经济发展的重要驱动力。跨境医

疗服务的繁荣带动了医疗旅游管理服务的快速发展，已经有超过50个国家将国际医疗旅游管理服务作为国家的重要经济产业。2017年全球国际医疗人数超过1 400万，国际医疗旅游市场规模达到了6 780亿美金，其中亚洲地区占了市场份额的60%。享有“世界牙科之都”的匈牙利，大力发展国际医疗旅游产业，吸引了众多跨境医疗人口接受特色口腔专科医疗服务。波兰的医美和牙科技术亦世界闻名，波兰政府借此大力发展国际医疗旅游产业并成立医疗旅游商会，与波兰旅游协会深度合作。2008年，韩国政府全面推出“整容旅游配套”宣传项目并正式启动“首尔美丽医疗旅游综合支援中心”，将国际医美产业迅速发展为国民经济的重要组成部分。以辅助生殖技术闻名的西班牙，以心脏专科为特色的印度，以药浴美体而著名的泰国，以温泉旅游为特色的日本等国家，都在全球范围内快速发展了各具特色的健康旅游项目。

我国政府亦高度重视和大力发展国际医疗旅游管理服务。海南省政府于2019年颁布了《海南省健康产业发展规划(2019—2025年)》，提出把发展健康旅游作为海南省旅游发展总体规划的重心。海南省将健康产业与旅游产业融合发展，通过进一步延长相关产业链，促进旅游旅居健康管理服务行业结构调整，不断探索新的产业形态，为健康旅游行业树立新标杆。上海市卫生健康委员会于2020年发布了《上海市首批国际医疗旅游试点机构名单》，提出各试点机构应深入探索独具特色的国际医疗旅游管理服务模式，吸引更多外籍游客入境接受国际医疗服务，创造富有竞争力的和优质的国际医疗旅游服务产品。

在我国“一带一路”伟大战略的实施下，近年来我国政府高度支持中医药健康产业的国际化发展，制定了“中医药+旅游”这一具有中国特色的健康旅游战略，并在国内快速兴起了中医药健康旅游的热潮。国家中医药管理局和国家旅游局在2015年联合发布了《关于促进中医药健康旅游发展的指导意见》，该意见提出需发挥中医药健康旅游资源优势，开发体验性强的中医药健康旅游产品和打造富有竞争力的中医药健康旅游品牌，打造一批特色鲜明的中医药健康旅游基地，积极拓展国内外中医药健康旅游市场，加大中医药健康旅游资源的合理开发并促进其可持续发展，力争到2025年，中医药健康旅游人数达到我国旅游人口的5%，中医药健康旅游创造的经济产值达到5 000亿元。

第二节　旅游旅居健康管理服务的机遇与需求

美国战略学家迈克尔·波特提出，医疗行业现在的瓶颈是以19世纪的制度来管理21世纪的医疗科技，导致现今医疗制度难以充分发挥医疗科技的价值。因此，分析旅游旅居健康管理服务的机遇与需求对于其快速发展尤为重要。

一、旅游旅居健康管理服务的功能定位

专业的导游除了引导游客感受山水之美，还需要具备健康管理的医学知识，并熟练掌握旅游的环境评估、旅途中的意外急救、健康管理以及就医指导策略，将健康和安全常记心中。健康旅游与其他旅游形式的区别是，它不仅包含了传统意义的休闲旅游，还涵盖了健康管理和医疗保健的内容。国际医疗旅游面向全球优质客户，旅游项目需精心策划，一般包括温泉浴、日光浴、海水浴等具有医疗保健和疗养的项目，对于跨境的游客更需要提供专业的医疗护理和康复休养等高端服务。旅游旅居健康管理服务完美融合旅游、求医、医疗保健和疗养，根据游客病情需要和临床医师建议，完成健康体检、医美、门诊或住院服务，并安排一段舒适悠闲的旅程。这既能满足人们对旅游和健康的需求，又能迎合大众对健康美好生活的向往。这样的功能定位既提供了温馨的旅游服务，又有优质乃至高端的健康管理服务，是旅游旅居健康管理服务可持续发展的根本原因与核心优势。

二、旅游旅居健康管理服务的发展机遇

21世纪以来，国际医疗旅游已成为世界上经济产值增长较快的新兴产业之一，2000年的经济产值尚不足100亿美元，而2017年的产值已增长至6 780亿美元，年均增长率高达20%。中国是国际医疗旅游发展最快的国家之一，同时也是国际医

疗的输出大国，2018 年国内有超过 50 万人次赴境外就医，但跨境医疗"引进来"的规模较小，国际医疗旅游"逆差"相对较大。在服务经济时代，"服务"对经济发展起着至关重要的作用。若能充分利用观光旅游资源，在旅游区附近建立诊疗中心的模式，提供医护的特色健康管理服务，将会带动医疗服务行业的发展，并达到促进周边旅游相关行业发展的双赢局面。中国地大物博，拥有独特的自然景观和丰富的人文景点，发展健康旅游具有得天独厚的优势和巨大的潜力。具体而言，一是，我国的中医药文化历史悠久、博大精深，在世界享有盛誉，医疗服务价格相对低廉；二是，在我国政府的高度重视下，健康旅游相关的基础设施和健康管理服务不断完善；三是，中国拥有丰富的自然旅游资源，并且旅游基础设施和相关配套政策日益完善；四是，中国具有和平稳定的社会环境，被视为全球安全的旅游国家之一。以上众多因素决定了中国在国际医疗旅游市场存在巨大的上升空间。

三、旅游旅居健康管理服务的发展需求

如今人们对美好生活的需求已超越"生理需求""安全需求"等基本需求，转向更高层次的"健康需求""自我实现需求"等。我国慢性病患病率已达到 20%，死亡人数达到总死亡人数的 83%，是影响我国人民群众健康问题的重要因素。世界卫生组织研究显示，人类可以通过健康管理的途径预防疾病发生。国内亦有大量研究发现，科学专业的健康管理可降低慢性病的发病率。目前，老龄化问题越来越突出，社会的医疗负担也越来越重，意味着健康管理的需求也越来越大。如今，许多高收入人群不满足于国内的专业医疗服务，把眼光投向了高端的国际医疗，成为了出境健康旅游的主流群体。赵林度研究分析了国内跨境医疗人群的驱动因素，总结为三个方面：医疗服务需求、健康需求与特殊需求。国内跨境医疗人群就医需求包括重症医疗（如癌症）、高端体检、医美抗衰、辅助生殖等。随着我国医疗水平的不断提高，加上国内医疗旅游成本低廉、自然旅游资源丰富、中医特色、预约等待时间短等竞争优势，也慢慢吸引了境外跨境医疗人口来我国进行诊疗。实际上，中国的医学技术已达到国际一流水平，特别是外科专家们经验丰富、技术精湛，完成了大量颅脑手术、心脏手术、辅助生殖和人工关节置换等大型手术。这些迫切的就医需求不仅是未来国际医疗旅游蓬勃发展的契机，也是旅游旅居健康管理服务的发展机遇和市场需求。

第三节　旅游旅居健康管理服务的类别、流程和内容

健康管理服务机构需要明确旅游旅居健康管理服务的各种类型及内容，并通过对旅游者的身体状况及病情进行综合分析后，为游客量身定制科学、专业的健康旅游计划。

一、旅游旅居健康管理服务的基本分类

（一）高端医疗服务

在医疗资源丰富、基础设施完善的大都市，提供以健康体检与疾病治疗为主的国际先进医疗服务。此类健康管理服务中心一般集医疗、预防保健、养生康复为一体，是极具发展潜力的一种医疗旅游模式。

（二）中医药特色服务

独具中国特色的中医药文化博大精深，应大力发扬其特色优势并使自然旅游资源与中医药文化资源完美融合，打造富有体验感的中医药健康旅游产品。它的具体内容涵盖了中医药特色医疗旅游、疗养康复旅游、观光旅游、文化体验旅游等，并提供以中医医疗服务为主题的旅游线路。

（三）康复疗养服务

结合医疗、康复和旅游，推出包含水疗、日光、地热、温泉、森林等健康旅游线路，并通过针灸、按摩、理疗、日光浴、中药药疗等各种类型的服务形式，提供慢性病疗养、老年病疗养、健康疗养和职业病疗养等特色服务。

（四）休闲养生服务

依托本地自然旅游与养生资源，将休闲旅游和养生保健深度融合，积极开发健康养生服务模式，提供居住型养生、调补养生、美食养生、美容养生、运动养生和抗衰老服务等旅游产品。

二、旅游旅居健康管理服务的服务流程

1. 医疗服务机构公开发布特色医疗服务项目，游客获取这些医疗信息后，向医疗机构介绍自己的病情及需求。

2. 医疗机构根据游客的需求进行科学专业的分析，量身定制治疗与旅游方案。若游客同意该方案，旅游机构或中介机构就为其预订机票、办理签证等。

3. 游客直接去往目的地接受专业治疗和旅游服务。

4. 医疗旅游者完成治疗并享受当地的旅游服务后返回常住地。

医疗旅游是一项集医疗、预防保健、养生康复等医疗保健活动和休闲度假于一体的综合性活动，医疗服务机构通过对游客的病情及自身需求进行科学专业分析，为游客量身定制合适的治疗和旅游方案，并可以根据医疗旅游者的病情需要和要求进行灵活的调整。

三、旅游旅居健康管理服务的一般内容

（一）出发前

充分评估旅游者的身体状况是否适合即将开始的旅程，熟悉旅游地区气温气压的变化、旅游路线等。游客需随身携带可能用到的药品，如应对蚊虫叮咬、晕车、高原反应等情况的药品，患有慢性病的游客需要备好每天常规服用的药品。

（二）旅游中

1. 飞机上、车程中需要注意预防晕动病，出发前应保证充足的睡眠。可根据自身情况采取口含姜片、闻橘皮、抹风油精等措施，必要时可服用抗组胺或抗胆碱类药物。

2. 人类昼夜节律的睡眠、清醒和饮食行为都受到生物钟的作用，故旅游者跨境出游常遇到倒时差的问题。调整时差可在本地提早几天按照目的地的时间，改变睡眠习惯，调整作息。

3. 在外旅居可能会发生失眠。注意保持心情愉悦，切忌太兴奋，尽量规律作息，按时就寝。入睡前不喝浓茶、咖啡，不抽烟。野外露营时须做好防蚊灭虫准备。

4. 饮食要注意干净卫生，切勿暴饮暴食，以清淡饮食为主，少食辛辣油腻的食物。

5. 妇女最好避开经期旅行，若无法避开，必要时可咨询医生服用短效避孕药推迟经期。怀孕早期的妇女不宜外出旅行或长途跋涉，以免造成流产或早产等不良后果。

（三）旅游后

从疫区回国的旅游者，若出现发热、头痛、肌肉酸痛、呕吐腹泻、皮肤出疹等症状，应及时就医，并告知医生旅游地区、时间、生活状况以及是否接触传染源等信息。

（四）特殊旅程的健康管理

我国拥有青藏高原、内蒙古高原、云贵高原和黄土高原四大高原，其中青藏高原平均海拔达 4 000 米，是中国最大、世界海拔最高的高原，被称为“世界屋脊”。随着 2006 年青藏铁路的正式运营和“西部大开发”战略的实施，越来越多的人前往高原地区旅游，与平原地区相比，高原地区地广人稀，具有气压低、氧浓度低、空气稀薄、紫外线辐射强和寒冷等特点，这些环境因素都会对游客的身体健康产生不良的影响，故高原地区旅游的健康管理策略尤为重要。

急性高原病是人体从平原或低海拔地区快速进入海拔超过 3 000 米地区，或从海拔超过 3 000 米地区进入更高海拔地区后，由于人体不能适应高原环境而产生的一系列临床症状。根据病情严重程度，可分为急性高原反应、高原肺水肿和高原脑水肿。做好高原地区游客的急性高原病预防和健康管理工作，对游客的身体健康和增强旅游体验具有重要意义。预防措施需从进入高原前、途中和进入后 3 个阶段全面展开。在进入高原前，应向游客介绍高原环境的特点和对人体的影响、急性高原病的临床表现和防护措施等。对拟进入高原的游客进行严格的健康评估，患有严重循环系统、呼吸系统疾病的人员暂时不宜进入高原。提前备好防治急性高原病的常用药物，如乙酰唑胺、地塞米松、氨茶碱等，以及人参、红景天等保健品。此外，由于高原地区紫外线辐射较强、昼夜温差大、气候干燥，故需要携带防护霜、防寒被服、护唇膏等。研究显示，在进入高原途中给予间歇性吸氧治疗，可有效降低急性高原病的发生率。进入高原后第一周是急性高原病的高发期，应保障游客充足的睡眠，饮食以高糖、低脂肪及适量优质蛋白质为主，并注意酪氨酸、色氨酸、谷氨酸等氨基酸和维生素的补充。游客夜间睡眠必要时可使用富氧装置，以改善人体缺氧的状态，使血氧饱和度水平显著升高，有利于高海拔适应。

另外，当游客进入高原地区后，急性高原缺氧

暴露会通过刺激人体周围化学受体感受器增强交感神经活性，导致心率加快、血压升高。虽然急性高原暴露会导致游客血压升高，但对于健康平原人群进入高原地区后是否需要进行降压处理，目前尚无明确定论。既往患有高血压的人群进入高原后比健康平原人群会有更加明显的血压升高，对于心血管风险较高的既往患有高血压的人群，此时推荐使用硝苯地平、替米沙坦进行降压治疗。

第四节　旅游旅居健康管理服务面临的问题与挑战

尽管旅游旅居健康管理服务这一新兴业态发展势头强劲、发展前景巨大，但尚处于成长期的中国健康旅游市场依旧存在着许多问题与挑战。

旅游旅居健康管理服务的优势与劣势、机会与威胁分析

（一）优势分析

中国经济发达，对外开放持续深化，旅游业发展规模不断扩大。据中国旅游研究院发布的《2019 年旅游市场基本情况》显示，2019 年旅游经济增速高于国内生产总值增速，国内旅游和出境旅游市场稳步增长，入境旅游市场基础更加稳固。全年国内旅游人数 60.06 亿人次，比上年同期增长 8.4%。全年实现旅游总收入 6.63 万亿元，同比增长 11%。旅游业对国内生产总值的综合贡献为 10.94 万亿元，占国内生产总值的 11.05%。外国人入境旅游人数增长 4.4%，国际旅游收入达 1 313 亿美元。这些数据表明，我国发达的旅游业为健康旅游的发展提供了完善的基础设施和稳定的客源保障。旅游服务设施和交通便捷程度等是影响一个国家游客流量和质量的重要因素，我国旅游服务设施的完善程度高，基础服务设施良好，能满足游客多样化需求和增强旅游体验。另外，中国自然旅游资源丰富，山水秀美，健康旅游生态环境优良。因此，我国旅游服务业有很强的接待能力。

（二）劣势分析

随着国际医疗旅游的迅速发展，国内的健康旅游产业也日渐兴起，但相比于国际医疗旅游发展成熟的其他国家，中国的健康旅游产业起步相对较晚，缺乏具体规划与战略性布局。健康旅游是健康服务与旅游相融合的新兴产业，涉及“医疗、疗养、旅游”等不同部门的各类资源，行业的发展有赖于政府进行资源整合和整体规划，才能更好地发挥各行各业的优势。

（三）机会分析

随着“一带一路”倡议的深入实施，我国与周边国家的经贸合作日益加强，健康旅游产业也受到了政府的高度重视与支持。国家中医药管理局和国家旅游局在 2015 年联合发布了《关于促进中医药健康旅游发展的指导意见》，该意见提出需发挥中医药健康旅游资源优势，开发体验性强的中医药健康旅游产品和打造富有竞争力的中医药健康旅游品牌。2017 年，国家卫生和计划生育委员会、国家发展和改革委员会等 5 个部门联合发布《关于促进健康旅游发展的指导意见》，提出健康旅游是健康服务和旅游融合发展的新业态，发展健康旅游对扩内需、稳增长、促就业、惠民生、保健康，提升中国国际竞争力具有重要意义。在政府的政策支持和鼓励下，国内各地健康旅游行业正以前所未有的速度向前发展。

（四）威胁分析

健康旅游的概念最早于 20 世纪 30 年代被提出，许多国家经过数十年的发展已经形成了富有竞争力和特色的医疗旅游产业。韩国凭借高端的医疗美容技术成为全球闻名的医疗美容旅游目的地。日本的温泉旅游因其独特的民族文化和独特的疗养效果而广受游客的喜爱。印度由于医疗费用低廉，加上阿育吠陀、瑜伽等极具特色的传统疗法，使其医疗旅游市场极具竞争力。据报道，截至 2015 年 11 月，印度的国际医疗旅游市场规模已达 30 亿美元。泰国以其尖端的变性手术、心脏直视手术而著称，泰国共有 39 家国际医疗卫生机构认证联合委员会认证的医院，每年均有大批游客到泰国接受专业的国际医疗服务。

第五节 旅游旅居健康管理服务创新发展策略

基于旅游旅居健康管理服务的优势与劣势、机会与威胁分析，针对面临的问题与挑战，我们进一步研究并提出旅游旅居健康管理服务的创新发展策略。

一、科学规划与布局

我国地区经济发展水平差异较大，自然旅游资源分布不均，医疗水平也存在地域差异。因此，旅游旅居健康管理服务的发展需要立足地区差异，进行科学规划与布局。具体而言，在医疗水平发达、公共基础设施完善的地区，应重点发展国际高端医疗、健康管理、保健康复等健康旅游和特色文化旅游。在山水秀美的自然景区，可依托田园风光、中药文化资源等，开展生态游览、康复疗养、中医药康养旅游等旅游产品。各地区应发挥自身优势，因地制宜，实现健康旅游产业的创新协同发展。

二、资源整合与发展

健康旅游是健康服务与旅游相融合的新兴产业，涉及医疗、疗养、旅游等不同部门的各类资源。两大产业的融合发展有赖于对各类资源进行整合。国内很多地区生态环境优美，医疗机构服务完善，中医药底蕴深厚，公共交通基础设施完善，应不断加大医疗机构、中草药种植基地、中药企业、名胜古迹、博物馆等资源的整合力度，促进产业融合发展。同时，建立两大产业和相关产业的合作协调机制，促进资源共享，推动健康管理服务和旅游行业深度结合。具体而言，应鼓励有条件的旅行社、旅游景区和医疗机构、康复疗养中心等单位深入合作，实现资源共享，一起开发具有中国特色的旅游产品。例如，在中医医疗资源丰富的地区，可将中医艾灸、刮痧、推拿等传统治疗项目融入健康旅游路线，让游客体验中医药特色文化和传统诊疗技术。

三、打造特色和品牌

在国家健康旅游总体规划下，国内众多地区正积极完善健康旅游基础设施和相关服务体系。在“一带一路”背景下，我国健康旅游要想实现国际化，吸引更多的国际医疗旅游客户，需要打造地区特色，形成品牌优势，从而带动整个健康旅游行业的发展。例如，河北省以我国古代医学的祖师扁鹊故里——任丘为中心，打造具有中医药特色文化的健康旅游度假区，结合传统的中医诊疗技术、中草药种植、特色民宿等增添旅游乐趣。南京经济发达、交通便捷、国际知名度高、中医药资源丰富以及旅游行业发展成熟，可加强各类优势资源整合，以南京中医药大学、江苏省中医院、国医堂等为载体，结合中山植物园、汤山温泉等生态景区，打造“中医药文化和养生名城”。

四、提升水平与开拓市场

随着中国对外开放的不断深入，我国健康旅游的发展既迎来新机遇，也面临国际竞争。适当借鉴韩国、印度、泰国等邻国在健康旅游上的成功经验和先进服务理念，不断提高健康旅游开发和健康管理服务水平，继续完善配套服务体系，才能在激烈的竞争中获胜。旅游部门应按照高标准去开发健康旅游项目，将高端医疗、疗养康复、中医药特色技术、健康管理等服务，与国内海岛、山水、温泉等自然旅游资源有机融合在一起，打造富有特色和竞争力的健康旅游产品。另外，有关部门要跟上对外开放步伐，制订相应的营销策略，积极与境外健康旅游机构开展合作，加大中国特色健康旅游产品的对外宣传，积极开拓海外市场。

（陈庆瑜　陈露诗　陈德臻　莫穗林）

参考文献

1. 吕一星, 徐乐, 罗昊宇. 我国健康旅游服务机构发展现状及对策研究 [J]. 中国初级卫生保健, 2021, 35 (8): 1-4.
2. 孟宏伟, 罗昊宇, 吕一星, 等. 休闲疗养类健康旅游服务机构的评价指标体系研究 [J]. 中国初级卫生保健, 2021, 35 (5): 1-5.
3. 陈颂, 丛乃霞. 以自然因子为主的特色康养概述 [J]. 中国疗养医学, 2021, 30 (3): 255-258.
4. 王曙晖, 张云梅, 毕忠艳, 等. 温泉浴对类风湿性关节炎

的临床价值分析 [J]. 中国疗养医学, 2020, 29 (10): 1055-1056.
5. 宫建霞, 赵林度. 全球视角下跨境医疗服务研究述评与展望 [J]. 管理工程学报, 2020, 34 (03): 1-9.
6. 陈银平, 王岩, 黑启明. 海南省康养产业与旅游产业融合发展研究 [J]. 中国初级卫生保健, 2021, 35 (9): 4-6.
7. 姜艺佼, 张思文, 姜庆丹, 等. “健康中国”视域下 2006—2020 年中医药健康产业发展的研究热点与趋势分析 [J]. 中国医药导报, 2021, 18 (31): 28-33.
8. 李琦, 吴宪. 我国中医药健康养老服务模式的实践成果、面临挑战及优化对策 [J]. 老年医学研究, 2021, 2 (2): 32-38.

第四章　互联网健康管理服务

随着全球性5G移动网络覆盖的扩大以及智能手机的全面普及，加之大数据、云服务、人工智能、区块链、蓝牙等新技术及可穿戴式监测设备的迅速发展，基于互联网的低成本、高效率的智能健康管理服务正逐渐进入大众视野。

第一节　互联网健康管理服务的概念与内涵

一、互联网健康管理服务的概念

（一）互联网与“互联网+”的概念

互联网（internet）又称国际网络，指的是网络与网络之间以一组通用的协议（transmission control protocol/internet protocol，TCP/IP）连成的庞大网络。它能够瞬间传递信息至千里之外，是信息社会的基础。互联网始于1969年美国的阿帕网，其诞生标志着人类通信技术的一次重大革命。它实现了数据资源、信息空间资源的共享，为人类提供了一个能够相互交流沟通，相互参与的互动平台，有效推动了科学、教育、文化、娱乐、商业、医疗卫生、信息服务等众多领域的发展。

“互联网+”是指依托互联网，将云计算、大数据、物联网、移动互联网、人工智能为代表的新一代信息技术与传统经济社会的各行业融合渗透，增强实体经济的创新力和发展力，从而形成一种基于互联网技术的经济发展新形态。

近几年，移动互联网的发展尤为迅速。从20世纪80年代出现的第一代移动通信技术（1st generation wireless systems，1G）到目前第五代移动通信技术（5th generation wireless systems，5G），移动互联网实现了从模拟语音通信到超高速度、超低延时来实现信息（语音、图片、视频、文件等）的随时随地传送、万物互联的飞跃。数据的超高速传递，让用户享受更低的时延、更少的等待时间，给人们的工作和生活带来了极大便利。2021年末，中国互联网上网人数达10.32亿人。

（二）互联网健康管理服务的概念

在互联网时代，物联网技术（internet of things，IOT），人工智能（artificial intelligence，AI），大数据，区块链等新一代信息技术的成熟和广泛应用，推动了医疗服务和健康管理服务模式的深刻变革，各种新模式、新业态、新技术、新服务加速涌现。信息化已成为建设现代化卫生健康服务体系、推动医疗服务模式转型创新、提升服务能力和质量的重要动力。互联网健康管理服务正是充分运用大数据、云计算、物联网、移动互联、智慧医疗等信息化手段，为广大慢性病人群、亚健康人群及健康人群提供全方位的个性化、便捷化、精准化、智能化的健康管理服务模式，是新一代信息技术与健康管理行业进行深度融合形成的一种新型医疗健康服务业态。

互联网健康管理服务是以患者和健康人群为中心，以深化医药卫生体制改革、健康中国建设重点任务为目标，充分发挥互联网（特别是移动互联网）在解决医疗卫生资源利用，优化和创新健康管理服务流程，医疗和健康信息实时共享，临床和管理决策支持等问题上的作用。

智慧医疗是“健康中国”战略实施的重要支撑和保障，已成为我国卫生健康领域发展的重要趋势。互联网健康管理服务作为智慧医疗的重要组成部分，是提升医疗服务便捷化和健康管理精细化，满足人民群众日益增长的健康医疗服务需求的重要途径和战略选择。

二、互联网健康管理服务的内涵

把现代化的移动互联网、物联网技术、可穿戴式设备、大数据、云计算等信息化时代的各种最新概念与手段，集成到健康管理体系中来，包括健康信息收集、健康监测、风险评估、风险因素干预与管理等，使传统的以医院治疗为中心的健康产业模式面临革命性变化。各种数据通过移动通信网络传至健康监测终端，使用户远在千里之外也可每天24小时得到实时监测的连续记录，获得大数据下的远程治疗方案与生活方式指导。这种以健康大数据为基础、以移动通信为手段的健康管理服务技术，将使人类健康管理服务真正做到精确化、瞬时化，能因人、因时、因病制宜。互联网健康管理服务和支撑体系，更加精准对接和满足群众多层次、多样化、个性化的健康需求，同时培养居民自我健康管理意识，促进全民健康。

第二节　互联网健康管理服务的机遇与需求

一、互联网健康管理服务的发展机遇

互联网时代前沿科技的飞速发展以及信息模式的巨大更新，引发了现有医学模式的全新变革。同时，人类的感知、理解、执行和学习能力也随着科技的发展获得显著提升，人们的健康意识日益增强，这些都给健康管理服务带来新的发展机遇。

国内外对慢性病防治管理日趋重视，将其纳入国家战略，全面健康成为潮流趋势。推进从以“疾病”为中心到以“健康”为中心，实施以人为本的慢性病综合服务和“互联网+”医疗健康是慢性病防治管理的突出趋势。国家卫生健康委员会近年来对医疗信息化不断提出要求和指导意见，要建立以电子病历、智慧服务、智慧管理“三位一体”的智慧医院信息系统，鼓励加快应用智能可穿戴设备、人工智能辅助诊断和治疗系统等智慧服务，提高医疗服务的智慧化、个性化水平，从而能够支撑线上线下一体化的医疗服务新模式。

2016年，中共中央、国务院印发了《“健康中国2030”规划纲要》，国家实施慢性病综合防控策略，到2030年，实现全人群、全生命周期的慢性病健康管理。要求建立专业公共卫生机构、综合和专科医院、基层医疗卫生机构“三位一体”的重大疾病防控机制，建立信息共享、互联互通机制，推进慢性病防、治、管整体融合发展，实现医防结合。

2019年，国务院成立健康中国行动推进委员会，负责统筹推进《健康中国行动(2019—2030年)》组织实施、监测和考核相关工作。《健康中国行动(2019—2030年)》以“大卫生、大健康”为理念，坚持预防为主、防治结合的原则，以基层为重点，以改革创新为动力，中西医并重，把健康融入所有政策，针对重大疾病和一些突出问题，聚焦重点人群，实施15个重大行动，政府、社会、个人协同推进，建立健全健康教育体系，促进以治病为中心向以健康为中心转变，提高人民健康水平。

纵观我国慢性病防控政策可以看出，以健康为中心，预防为主、防治结合、关口前移、重心下沉的慢性病防控策略逐步形成，政府主导、多部门协作、全社会参与的慢性病综合防控模式逐步显现。

二、互联网健康管理服务的需求

目前，以慢性病为主的健康管理服务(如高血压、糖尿病人群的健康管理)正逐步开展并有序推进，而慢性病风险人群的健康管理鲜有开展。国家已明确慢性病防治的具体目标为到2022年重大慢性病发病率上升趋势得到遏制；到2030年因重大慢性病导致的过早死亡率明显降低。研究显示，慢性病的危险因素中60%以上与家庭生活密切相关。因此，以家庭为中心的慢性病管理显得格外重要。但如何建立院外社区、企业和家庭健康管理服务模式，实现管理成效评价，以及如何解决信息孤岛等问题亟待解决。

随着大数据时代的到来，信息技术的兴起极大地促进了医疗服务领域的信息数据共享，大数据技术的发展促成了医疗行业信息共享机制完善。随着5G技术与大数据技术、“互联网+”技术、人工智能技术以及区块链技术深度融合，构建智慧健康管理服务有望解决上述瓶颈问题，能加快推动健康中国建设。

第三节　互联网健康管理服务的模式与构建

一、建立智能健康管理平台

采用互联网与健康管理深度融合服务模式，建立智能健康管理平台，利用信息技术，为健康体检用户提供体检前、体检中、体检后的全流程持续的健康管理服务。平台将通过以下方式实现其功能：①利用“互联网 +”为主的信息技术，包括互联网技术、云计算技术、移动宽带以及大数据等先进手段，对用户的健康进行监测、分析、评估，并及时反馈给用户，让用户了解自我健康状况，找出患病的风险及其主要风险因素；②运用云计算技术，结合用户健康状况，开具健康干预处方；③充分发挥“物联网 +”的优势，连接各种终端设备，如便携血压计、体脂秤、运动器材，以及可穿戴式设备(如动态血糖仪、运动手环、呼吸睡眠检测仪等便携式体征数据采集设备)，对家庭健康干预实施情况及效果进行动态追踪，建立智能化可共享的动态电子档案；④实现行业跨界融合，运用人工智能识别技术、智能语音技术、音频视频动画技术等，构建高质量的移动健康管理服务平台。

(一) 检前互联网健康管理服务

用户通过微信公众号或其他网络平台进入健康管理平台，在线预约登记体检，并填写数字化调查问卷，完成健康信息收集，主要包括健康史、家族史、躯体症状、生活方式和环境、心理健康与精神压力、睡眠健康、健康素养等信息形成数字化健康档案，便于健康管理服务人员对受检者进行全面的健康评估。根据健康评估的结果，实现“1+X”的个性化体检套餐项目自助选择，完成在线支付和体检时间预约。预约成功后，平台会及时发送体检须知和就检提醒短信，以确保用户能够顺利完成体检。

(二) 检中互联网健康管理服务

个人信息采集和体检项目确认后，受检者可在健康管理 / 体检中心自助打印导检单，按智能导检系统的指引完成检查。该系统可根据体检的人数和项目为受检者规划最优体检路径，减少受检者排队等候的时间，并通过手机或体检腕表实时提醒受检者下一个体检项目是什么，以提升体检体验。

(三) 检后互联网健康管理服务

1. 报告查询与健康风险评估　体检报告总检与审核完成后，平台自动通知受检者。受检者可随时随地通过健康管理中心微信公众号或其他网络平台查询体检报告，内容涵盖本次及历年体检结果、个体健康分析、健康评分、医生健康干预及指导意见等。

受检者可进入健康风险评估模块。该模块主要基于体检结果和个人健康信息问卷，对个体的健康状况、患病高危因素和疾病风险进行评估。按照功能分一般健康风险评估、疾病风险评估、健康功能评估三种。健康风险评估模型是利用先进的计算机数据挖掘技术和分析技术，结合最新医学知识及医学规则建立而成的，可自动进行健康风险、单病种或多病种分析和分级处理，评估报告以直方图、饼状图、表格和文字说明等多种形式呈现。

2. 报告解读与健康咨询　受检者如想全面了解健康状况，可通过微信公众号、其他网络平台的健康管理服务模块、通信设备进行远程咨询，健康管理师、全科医生和专科医生及时在信息服务平台医院端为受检者进行报告解读及答疑，给予复查、随诊、就医等健康指导。

3. 随访与健康干预　健康管理师根据健康信息调查问卷和体检结果，评估受检者存在的生活方式危险因素，并通过智能健康管理平台为存在不同健康风险的受检者进行个性化的健康管理服务，制订生活方式干预计划，包括饮食计划、运动计划、睡眠指导、心理干预，以及不当生活习惯(如吸烟、饮酒、吃宵夜)改善建议等，定期通过网络平台发送知识短信、视频和健康科普文章。

(1) 远程专科会诊：健康管理机构可以联合医院优质专科团队，通过互联网为受检者提供远程医疗会诊，包括电话会诊、视频会诊和网络会诊，让受检者足不出户就能享受到优质、便捷的医疗保健服务。

(2) “互联网 +”饮食追踪与监测：用户通过互联网用户端进入健康管理平台的饮食监测模块，健康管理师 / 营养师根据用户健康状态、疾病、体质量进行营养诊疗及膳食统计，计算每天需要的热量、饮食份数，开具个体化的饮食处方，制定每天/每周食谱。用户根据饮食处方进行打卡，拍照上传食物照片，平台依托物联网技术和人工智能自动识别技术，采集食物的种类、重量信息，自动计算食物能量，监测饮食处方执行情况。健康管理师根据用户具体执行情况给予营养加减建议，并根据用户健康情况，形成周、月、年健康追踪档案，多次采集健康监测数据，系统自动对干预前后健康状况进行效果评价。

（3）"互联网+"运动干预与监测：该模块由数据收集、运动风险评估、体适能测试、运动处方、运动监测和效果评价六部分组成。用户可以通过互联网用户端进入运动干预模块，填写运动相关的调查问卷，采用医院/家庭线上线下结合收集体适能相关数据，查阅运动风险评估报告，了解运动适应证及禁忌证、运动注意事项，选择适合的运动方式，健康管理师根据健康评估结果和干预原则，形成运动治疗目标，开具运动处方，包括运动方式、时间、频率、强度，运动方式包括有氧运动、抗阻运动、牵拉运动等，运动库收录运动指导视频，用户可以根据运动处方、运动视频及运动时间表进行运动干预。

运动时佩戴运动手环，依托"物联网+运动手环"技术，动态收集运动方式、运动时间、运动频率、运动心率、血氧饱和度等信息，根据运动代谢当量（metabolic equivalent，MET），运动心率，自我体力感觉等级（rating of perceived exertion，RPE）等信息，系统自动计算与评估运动强度。健康管理师根据追踪结果，判断运动达标情况及耐受性，及时调整运动处方。用户每日运动打卡，传递运动数据，形成周、月、年健康追踪档案，系统根据采集的健康监测数据自动对干预前后健康状况进行效果评价。

（4）"互联网+"心理干预：该模块由心理评估模块、心理处方、心理状况监测和效果评价四部分组成。用户可以通过互联网手机APP用户端进入心理干预健康管理实践模块，通过心理评估软件进行心理评估，并在线查阅心理评估结果；或采取线上线下一对一沟通方式，由心理咨询师/健康管理医师根据心理评估结果形成心理干预方案。采用解释性心理治疗、精神分析及分析性心理治疗、行为治疗、认知疗法、支持性心理治疗、暗示性心理治疗、人际性心理治疗等治疗手段，通过线上医患沟通、播放轻音乐、播放语音等方式进行心理治疗。用户可每天打卡，填写调查问卷，通过心理评估软件评估干预效果。

（5）"互联网+"睡眠干预：该模块分睡眠质量评价、睡眠处方、睡眠监测和效果评价四个部分。用户通过互联网用户端，填写电子调查问卷，利用"物联网+"可穿戴式呼吸睡眠监测仪，收集与睡眠相关的血氧饱和度、心率等相关数据，评价睡眠质量；全科医师/健康管理师结合疾病状况开具睡眠处方，包括设定睡眠目标、制订计划、给出解决途径和方法，用户通过互联网查看睡眠处方；利用"物联网+"可穿戴设备如智能手环、呼吸睡眠检测仪等监测并上传睡眠相关指标及睡眠处方执行情况，及时调整及评价睡眠干预效果。

（6）健康教育：该模块集合了健康教育的多种模式，包括通过直播、视频、专栏、知识套餐、训练营等常用工具来建立常见病、多发病、营养、运动、心理等的知识体系，结合活动、问答、打卡、预约、测评等互动工具辅助教学，提升用户学习效果。

二、组建专职专业健康管理服务团队

专业培训健康管理师及全科医生，组建专职健康管理服务团队，深度全面开展互联网智慧健康管理服务，围绕全流程智能健康管理平台的电子健康档案，应用文字、语言、图片等方式为用户在线提供报告解读、健康评估及干预、跟踪随访等服务，针对性进行异常提醒、跟踪重大异常复查情况、指导已复查受检者正确就医、定期跟踪就诊情况，以便让受检者体验完善、舒心的检后服务，促使健康管理服务真正落地实施。

同时，各临床专科专家在互联网智慧健康服务平台可适时指导全科医生、健康管理师，提升健康管理服务专业化、规范化、同质化，提高客户依从性及客观的效能。

三、建立健康联合体网络工作站

在院外建立健康联合体网络工作站（简称"健联体工作站"），配备专业的健康管理师或全科医师，作为医院健康管理中心互联网健康管理服务在院外的延伸和抓手，将院内的健康管理服务延伸到社区、企业及家庭，在互联网及大数据健康管理平台的支撑下建立"1+1+N"（即1个健康管理中心+1个互联网健康管理服务网络+N个健联体工作站/家庭）的网格化健康管理服务架构，有效利用社区医疗资源推进健康医学的分级管理。

在社区/单位/家庭中配备远程可穿戴式监测设备，如智能血糖仪、血压仪、人体成分分析仪等，通过信息技术将实时监测数据，如血压、血糖、心率等上传到健康管理平台的相关人员的电子健康档案中，智能平台一旦识别到数据异常，会及时启动风险预警系统，通知健康管理师/全科医生采取干预措施，及时通知受检者，并调整健康干预管理方案，实现居家、社区健康管理，使健康管理更科学合理、及时有效。

智能可穿戴设备，如动态血糖仪、运动手环、呼吸睡眠检测仪等便携式体征数据采集设备，可对用户个人或家庭健康干预实施情况及效果进行动态追踪，用户通过物联网上传体温、血压、血糖、血氧饱和度、心率、运动量等监测结果至健康管理平台，健康指标的收集能使用户直观了解自身健康状况，提升自我管理能力，同时智能健康管理平台可以根据监测结果进行解读分析，调整健康干预策略并反馈给用户，适时发出健康预警，帮助用户掌握健康管理方法、提高健康意识，从而主动改变不良行为生活方式，实现健康风险防范。

四、构建多元化医疗服务产业融合的健康管理服务

通过智慧健康管理服务平台，设置社区健康服务中心、互联网药房、健康养老、健康保险等医疗相关服务产业服务功能模块，协助优化医疗卫生资源配置，提高公共卫生服务能力，共享药品供应体系，推进医疗保障体系建设，全面推进医疗健康大数据智能化。

互联网与健康管理服务深度融合的创新医疗服务模式，为受检者提供全流程、连续性的健康管理服务，大大改善了受检者的就检体验。

第四节　互联网健康管理服务面临的挑战与发展策略

一、互联网健康管理服务面临的挑战

信息化时代给互联网健康管理服务带来了机遇，也带来了挑战。一是，互联网医疗的准入标准和服务规范缺失；二是，用户参与积极性有待提高；三是，用户测量和上传各种体征数据困难；四是，健康管理服务效果难衡量，用户的依从性低；五是，驱动力不足，医院/医生对互联网健康管理的使用积极性不高。

二、互联网健康管理服务的发展策略

互联网健康管理服务作为一个新兴的服务模式，面对挑战，我们需要在构建的过程中不断完善。一是，应加强网络安全建设，制定和完善数据安全和隐私保护的法律法规，避免用户隐私遭受侵犯。二是，通过各种途径提高用户的健康意识，使其主动自发地执行健康管理方案。受检者积极参与决策，能够提高对医嘱执行的依从性，从而提高慢性病的管理效果。三是，通过新的无感测量技术以及纳米级的监测设备来实时不断获取上传个人健康数据，进行大数据深度分析，客户监测、分析自己健康状况并采取相应的积极措施将成为有效的健康促进方式。四是，将管理效果的数据更加精准化，同时增加健康管理路径和方法权威性的建设，通过不断的教育提高用户对健康管理路径和方法的信任度。

我们应持续借鉴国内外先进的慢性病管理经验，制定出一套更为精细化、规范化、科学化、整体化、统一化的管理路径，确保各部门职能明确，协调机制清晰，争取做到资源的精简配置、有序调度和合理使用，确保各级单位能够在慢性病的精细化、科学化管理中全面发挥自身优势，建立一个新型互联网健康管理服务平台，共同促进慢性病人群、亚健康人群、健康人群的健康管理能力的整体提高。

“上医医未病，中医医欲病，下医医已病”，“互联网健康管理”进一步促进了健康管理模式从“治已病”到“治未病、治欲病”的以预防为主的模式转变，通过云计算、大数据、物联网、移动互联网及人工智能等先进的信息技术，实现对健康数据的采集、挖掘、分析，从而提供个性化的精准健康管理服务，防患于未然。互联网与医疗健康大数据的结合，将实现精准的个性化健康管理。

（耿庆山　吴伟晴　何　慧　赵　莉　贺京军）

参考文献

1. 鲍勇. 基于互联网的功能社区心理健康管理 [J]. 中华健康管理学杂志, 2016, 10 (3): 169-172.
2. 吴浩, 刘新颖. “互联网 + 社区卫生健康管理服务”标准化建设指南 [J]. 中华全科医师杂志, 2017, 16 (4): 258-273.
3. 贾伟平. 慢性病防治管理新趋势的思考 [J]. 中华内科杂志, 2021, 60 (1): 1-4.
4. 付平. “互联网 +”在慢性肾脏病一体化管理中的应用现状 [J]. 中华医学信息导报, 2020, 35 (20): 20-21.
5. 孙烨祥, 吕筠, 沈鹏, 等. 健康医疗大数据驱动下的疾病防控新模式 [J]. 中华流行病学杂志, 2021, 42 (8): 1325-1329.
6. 徐琢, 朱颖. 微信群模式健康教育对在职高血压患者自我管理的影响 [J]. 中国医师杂志, 2018, 20 (1): 117-119.
7. 杨丹, 袁娜, 张娴, 等. 移动医疗在糖尿病运动管理中的应用现状与对策探析 [J]. 中华糖尿病杂志, 2019, 11 (9): 637-640.

第五章 商保健康管理服务

第一节 国外商业健康保险的兴起与发展

一、商业健康保险的起源

健康保险是一种伴随着工业化、城市化的进程而发展起来的健康保障制度。中世纪已存在通过保险对人类疾病和意外伤害提供经济保障的事例。如在罗马帝国，用保险来防止意外伤害造成的收入损失；17世纪，欧洲立法对海员生病和水手肢体残废进行保险。现代意义上的健康保险始于19世纪的欧洲，发源地是英国。当时，以蒸汽机车为标志的英国工业革命，使生产力水平得到了极大提高，但是铁路部门的运输事故频繁发生。1847年，美国马萨诸塞州波士顿健康保险公司开办疾病保险，它不仅补偿医疗费用，也对失能进行补助。1848年，英国铁路运输部门成立“伦敦铁路旅客保险公司”，第一次对铁路运输意外伤害提供保险，保单附在车票票根上。随后，全英国及美国的一些公司也相继开展了这类保险。1893年，一家意外伤害保险公司推出了“意外伤害事故和特殊疾病保险”，这种保险单除了提供通常的意外伤害给付以外，对于因患特殊疾病导致伤残的被保险人，还增加了疾病给付。

早期的健康保险主要以个人保单形式销售。1910年，美国蒙哥马利·伍德公司签订了第一份团体健康保险保单。1929年，美国达拉斯市的贝勒大学医院为其1 500位大学教师预交了团体住院保险费。1938年，美国第一份团体外科费用保险计划问世。

二、商业健康保险的发展

20世纪30年代，美国一种特殊的健康保险组织——蓝色计划（blue plans）应运而生。蓝色计划最初由两个独立的计划组成，即美国医院协会发起实施的蓝十字计划和美国医生协会发起组织的蓝盾计划，它们分别负责住院费用和医生门诊及其他诊疗费用保险。

第二次世界大战后，全球经济进入繁荣期，商业健康保险发展的外部环境得到改善。例如，在美国，劳工保护制度要求工会与雇主为员工购买团体健康保险计划，保险费可从企业所得税前扣除，从1943年开始实施，1954年又在美国税法中正式列明；社会保险中的医疗照顾（medicare）计划，明确将覆盖范围定位在退休后的人群（一般65岁以上），其他劳动力人群由商业健康保险提供医疗保障，主要由雇主为雇员支付保险金。

20世纪50年代中期，美国的商业保险公司推出了大额医疗保险（major medical coverage），20世纪到60年代，大部分的商业医疗保险产品包括了三项基本保障：住院费用、手术费用和医生费用。

1983年，南非的一家名为“Crusader”的寿险公司首次推出了重大疾病保险。此后十余年间，包括英国、澳大利亚、美国、新加坡、马来西亚、泰国、瑞士、德国、荷兰、法国、意大利、西班牙、日本、奥地利、匈牙利、中国等在内的二十余个国家陆续推出了重大疾病保险。

20世纪80年代早期，商业保险公司主要采用传统的按服务项目付费的经营模式。为有效控制经营风险，美国的保险公司采取了一系列创新措施，如加大被保险人的分担比例，实施家庭保险计划，建立医疗储蓄账户，特别是大力推广管理式医疗（managed care）模式。

随着社会经济的发展，商业健康保险已成为各国筹措健康保障资金、扩大保障人群、提高保障水平的重要方式，成为国家健康保障体系中的有机组成部分。

国际上，根据商业健康保险在医疗保障体系中发挥的不同作用，可分为四种发展模式。一是首要型健康保险，即商业健康保险在医疗保障制度中处于主导或平行地位，代表国家如美国。二是替代型健康保险（“双重模式”），是指某些国家的居民（通常是高收入人群）既有权享受公费医疗，也可以享受更好或更方便的医疗服务而自愿选择商业健康保险，代表国家如意大利、葡萄牙、西班牙和英国。三是补充型健康保险，商业健康保险补充社会医疗保险提供的保障之外需要居民自付的费用，代表国家如法国。四是增补型健康保险，即商业健康保险为法定医疗保险的除外项目或不保障的项目提供全部或部分保障，如长期看护、康复保健、豪华住院服务等，代表国家如加拿大。

三、商业健康保险发展的趋势

面对不断上涨的医疗费用开支，国外保险公司特别是专业健康保险公司（或组织）在服务和风险管理方面不断进行着创新探索。20 世纪 90 年代，美国开始推行管理式医疗，并完成了商业健康保险经营模式的转型。随后，管理式医疗得到迅速发展，还发展了病例管理（case management）、“看门人”（gate keeper）制度、转院审批制度、医疗协调等费用控制方法和技术，以达到用最低的费用为被保险人提供最有效的医疗服务和服务保障的目的。目前，管理式医疗已成为美国最主要的医疗保险经营形式，并逐渐成为各国已采用或倾向采用的商业健康保险经营模式。现行的管理式医疗计划类型主要包括：健康维护计划、优先提供者计划、专有提供者计划、定点服务计划等。

随着商业健康保险的发展，所提供的保障内容、保障方式越来越丰富，经营模式逐步向预付制方式和管理式医疗方向发展。此外，随着世界上主要国家不断深化医疗服务和医疗保障体系改革，伴随着商业健康保险的发展，经营实力的增强，各国商业保险机构陆续开始承办社会基本医疗保险业务，并取得显著的成效。

第二节　中国现代商业健康保险发展历程

中国现代商业健康保险发展是伴随着我国改革开放的深化，伴随着我国社会保障制度的改革而发展起来的，至今有六十余年的历史。从其发展历程看，可分为起步、初步发展和专业化探索等三个阶段。

一、起步阶段（1949—1993 年）

1949 年新中国成立，政府决定建立中国人民保险公司。同年 10 月，新中国统一的国家保险机构——中国人民保险公司（简称“中国人保”）在北京成立，开始开展各类保险业务，主要经营财产保险。1982 年，中国人保上海分公司经办了“上海市合作社职工医疗保险”。此后，中国人保陆续开办了附加医疗保险、母婴安康保险、上海市郊区农民医疗保险、合资企业职工健康保险、人工流产安康保险等产品。

进入 20 世纪 80 后，民众的收入大幅度增加。社会大众越来越关注身体的健康。各类商业健康保险产品陆续问世，如小学生和幼儿园儿童住院医疗保险、大学生平安附加住院医疗保险、团体医疗保险和个人医疗保险等产品。

二、初步发展阶段（1994—2004 年）

为了控制医疗费用的不合理增长，减轻国家和企业的负担，国家启动社会基本医疗保险制度的改革。1994 年，在江苏省镇江市和江西省九江市进行职工医疗保障制度改革的试点；1996 年，试点扩大到近 40 个城市；1998 年下发了《国务院关于建立城镇职工基本医疗保险制度的决定》，全面推行城镇职工基本医疗保险制度。该决定明确鼓励企业和个人在参加基本医疗保险的基础上投保商业保险。与此同时，商业保险推出的各类职工补充医疗保险陆续问世，其他健康保险产品也呈现多样化的发展趋势，如重大疾病保险、定额给付型医疗保险、住院费用型医疗保险、综合型医疗保险、“保证续保”医疗保险、分红型重大疾病保险、针对农民的健康保险产品等。在此期间，我国健康保险业务得以较快发展，到 2003 年，我国商业健康保险保费收入达到 242 亿元，占人身险保费收入的 7.98%，同比增长了 96.91%，保持了连续快速增长的势头。

三、专业化探索阶段（2005—2020 年）

随着全力构建和谐社会进程的深入推进，全民健康保障体系建设的重要性和紧迫性越来越突出，商业健康保险发展受到了党和政府的空前重视。

2005 年 4 月，第一家专业健康保险公司——中国人民健康保险股份有限公司正式开业，明确提出了“健康保障 + 健康管理”的专业化经营理念，并进行了多年的探索和实践，标志着我国健康保险专业化经营迈出实质性步伐。

2006 年 8 月，中国保险监督管理委员会颁布《健康保险管理办法》，这是第一部专门规范商业健康保险的法规。该办法贯穿了推进健康保险专业化经营的基本思想，明确了经营健康保险的专业化条件，提出了支持保险公司加强与医疗机构深层次合作、管控医疗服务质量、强化健康管理服务等要求。

国家启动中共中央、国务院关于深化医药卫生体制改革的意见方案研究。2009 年 3 月，新医改方案《中共中央 国务院关于深化医药卫生体制改革的意见》颁布实施。新医改方案进一步明确了商业健康保险的地位，指出基本医疗保障可以由商业保险公司经办。新医改方案的颁布给商业健康保险的发展带来新的契机。

近年来，我国商业健康保险的发展得到党中央、国务院以及保险监管部门的高度重视。2012 年，国务院办公厅印发《关于开展城乡居民大病保险的指导意见》，第一次以制度安排形式，明确提出城乡居民和新型农村合作医疗的大病医疗保险，应以政府购买服务方式由商业保险来承办。2015 年，国务院办公厅又印发了《国务院办公厅关于全面实施城乡居民大病保险的意见》。要求广泛动员社会力量，多措并举发展健康服务业，明确提出“健康保险服务进一步完善”，保险业服务国家多层次医疗保障体系建设的广度、深度明显增强。一是，全面承办大病保险。2015 年，保险业承办的城乡居民大病保险覆盖 9.2 亿人，大病保险覆盖总人数的 87.6%，345 万人获得大病保险赔付，赔付支出 214 亿元。二是，积极参与各类医保经办服务。2015 年，保险业管理各类医保基金 404.8 亿元，补偿人次超过 6 000 万人次。三是，服务内容、服务方式日益成熟。保险方式方面，承办城乡居民基本医疗保险服务，既有单独承办的，也有与社保经办机构共保联办的。服务方式方面，既有委托管理型，又有保险保障型。保障程度方面，有的设立了最高保额，有的保额上不封顶；有的报销范围为“三个目录”内，有的对高额医疗费用或特定疾病不限制报销范围。四是，在提供与基本医疗保障相衔接各类医疗保险服务的同时，注重提供其他健康保险及健康管理服务，如住院、手术津贴保险、疾病保险、护理保险、失能收入损失保险和疾病管理等服务，减轻了民众疾病经济负担，明显提高了全面服务民众健康保障的能力和水平。

2015—2020 年，该阶段有关于商业健康保险的研究紧随政府税收优惠政策，聚焦于大健康产业。主要涉及保费收入、风险控制、付费制度、税收优惠政策等内容，关键词主要涉及基本医保、商业健康险、税前扣除、税收优惠政策、国家税务总局、健康管理、税收健康险、健康产业等。2015 年我国决定试点对购买商业健康保险给予个人所得税优惠政策，同期关于税收优惠政策对商业健康保险市场的影响等研究热度不断上涨；2016 年中共中央、国务院指出要加快推动健康产业发展，促进形成内涵丰富、结构合理的健康产业体系，同期商业健康保险研究关于“健康产业”的关键词开始高频突现，这表明商业健康保险研究具有颇高的政策敏感性和政策紧随性。综合上述有关于商业健康保险的重要研究成果，可以归纳总结出商业健康保险的五个研究趋势：①在健康中国战略、行动背景下，商业健康保险与基本医疗保险的衔接研究；②在健康中国理念下，健康保险、健康管理和健康服务体系的产业链研究；③在老龄化社会背景下，对大病保险、长期护理保险等险种的精细化与精准化研究；④在国家相关政策推动下，对医疗费用控制、卫生总费用、保费税收的精算研究；⑤针对人民健康需求多元化的商业健康保险供给侧结构性改革研究。

第三节　商业健康保险的发展趋势

随着医疗卫生体制改革的逐步深入，2013 年国家颁发了《国务院关于促进健康服务业发展的若干意见》，在指导思想上提出，要转变政府职能，加强政策引导，充分调动社会力量的积极性和创造性，大力引入社会资本，着力扩大供给，创新服务模式、提高消费能力，不断满足人民群众多层次、多样化的健康服务需求。要求坚持政府引导、市场驱动。在发展目标上提出：到 2020 年，基本建立覆盖全生命周期、内涵丰富、结构合理的健康服务业体系，打造一批知名品牌和良性循环的健康服务产业集群，并形成一定的国际竞争力，基本满足广大人民群众的健康服务需求。健康服务业总规模达到8万亿元以上，成为推动经济社会持续发展的重要力量。此外，提出了五项分目标，其中目标之一是“健康保险服务进一步完善”，即产品更加丰富、参保人数大幅增加，健康保险支出占卫生总费用的比重大幅提高，形成较为完善的健康保险机制。

这是国家第一次将医疗服务、健康管理服务和健康保险服务作为健康服务业三大核心板块，共同构成健康服务体系的核心内容。要求大幅增加服务人群、提升业务比重、提高服务能力。

可以预见，商业健康保险在今后的发展历程中将与健康服务业其他板块相互融合、互相促进，得到较快的发展壮大。

面对这一历史性机遇，未来健康保险业将出现以下发展趋势。

1. 业务快速发展　随着国家相关政策的进一步落实，基本医疗保障委托管理服务和相衔接的各类大病保险、补充医疗保险业务将得到快速发展。

2. 保障更为全面　在倡导健康保险与健康管理结合理念的行业共识下，将更加注重提供与健康保障内容相匹配的健康管理服务。在产品类型、服务人群、保障程度、服务方式等方面，更加注重提供全面的健康保障、便利的服务方式，以及个性化的服务内容。

3. 模式不断创新　健康保险行业将积极探索健康管理组织新型组织形式，即常说的“管理式医疗”组织，如美国的健康维护组织（health maintenance organization），保险机构与医疗服务提供者共同建立利益共享、风险共担的联合经营体，进一步深化与社保、医疗卫生等机构的合作，充分利用全科医生服务模式开展健康保险和健康管理服务业务，逐步形成以全科医生“看门人”为核心的管理式医疗经营模式。

4. 多业态逐步融合　利用现代化信息技术手段和方法，如远程健康监测设备、物联网、移动互联网，从多业态融合的角度，将健康保险与健康管理服务、健康养老服务、护理服务等更好地融合。

5. 介入健康产业链　利用保险资金、客户、销售渠道和服务网络等的优势，积极参与投资养老、护理、健康管理和其他健康服务等领域，加大保险企业与其他健康服务产业的融合，实现多产业领域相互促进、协同发展，逐步打造具有健康保险特色的健康服务产业链。

第四节　健康管理与商业健康保险

一、商业健康保险业应用健康管理的主要类型

在健康保险行业中，健康管理的应用旨在提供健康服务与控制诊疗风险。据此，可将其大体分为健康指导、诊疗干预、疾病管理等三大类。

1. 健康指导类　主要指不与诊疗直接相关，而与其他健康行为相关的健康指导活动，以预防医学及健康管理医学为主要技术，通过降低疾病发生率，降低赔付风险。主要包括两种类型：一是健康教育及咨询，指从为客户建立健康档案和提供专业性信息服务入手，通过家庭咨询医师或健康咨询热线实现的个性化健康和诊疗咨询，实现对参保人员健康和诊疗信息的采集，为风险分析和采取控制措施奠定基础；二是健康维护，指从为客户提供能够满足不同需求的健康体检、健康评估和健康指导等健康促进项目入手，实现更具便利与及时性的疾病预防保健和护理服务。

2. 诊疗干预类　指参保人员在享受诊疗服务时，针对其服务选择、服务方式与服务过程提供建议和管理的活动。它可以通过引导参保人员的就诊行为，降低诊疗服务过程中不合理的医疗费用支出。主要包括以下两种类型。

(1) 就诊服务：指依托合作医院网络的建立，为参保人员提供就诊指引、门诊或住院预约等绿色通道式的就诊服务，提高其就医的便捷性、及时性与合理性。

(2) 诊疗保障：指依托合作医院网络与医师队伍，为客户提供专家会诊和送医上门等全程式的诊疗管理，满足参保人员的诊疗需求。

3. 疾病管理类　主要指基于循证医学准则和增强患者自我管理能力的策略，对具有潜在健康风险的人群、慢性病患者、急症患者、严重疾病患者等群体的健康风险因素，进行全面分析、评估、监测、

预防、维护和改善的持续性健康服务管理活动。通过综合运用多种健康干预方式协同与患者之间的沟通，调动客户自我管理与保健的积极性，增强与提高客户自我保健的能力，实现对慢性病危险因素的有效控制和资源高效利用，从而最大化客户的健康改善效果。其重点是针对不同人群的健康需求和健康状况，依具体情况为客户提供恰当、有效、经济的健康行为管理和指导。

二、健康管理在商业健康保险中的应用

（一）国外的应用

在西方国家保险行业的发展历程中，早在健康管理概念没有正式提出前，已有健康保险经营机构应用类似健康管理的思路为客户提供健康服务。随着预防医学、循证医学、信息技术和管理科学快速发展应运而生的健康管理，成为健康保险公司所采用的重要健康服务和风险控制手段。此后，健康保险行业始终是健康风险评估、人群分类干预指导、疾病管理、康复管理等健康管理技术发展的主要促进力量和应用渠道。目前，健康管理已经成为以健康保险为核心的健康产业中不可或缺的组成部分，许多市场主体提供健康保险产品的同时，也提供了各类诊疗服务计划和健康促进计划。

（二）国内的应用

国内健康保险业发展早期，部分健康保险机构将健康管理作为附加值服务，为客户提供健康评估、健康教育、健康信息等健康服务，以提高客户的满意度，但当时并未充分重视健康服务在健康诊疗风险控制方面的作用。2003 年，由卫生部、劳动和社会保障部与中国保险监督管理委员会三部委联合举办了“健康管理与健康保险高层论坛”，正式将健康管理理念引入保险行业，提倡通过应用健康管理技术、提供健康管理服务的方式，为参保客户提供更加完善的健康保障与健康服务，并提升对医疗服务成本的管控能力。

当前，保险公司与医疗行业资源整合共同服务于被保险人，主要有三种模式：保险机构与医疗机构合作、收购或控股医疗机构、自建医疗机构平台。基于这三种模式共同开发健康服务产品，并与健康保险产品进行有机结合。服务依托合作医院网络、专家医师队伍、咨询信息库、电话热线、网站、电子邮件、短信平台和专题讲座等渠道，提供健康咨询、健康维护、就诊指导、诊疗保障和疾病管理等多类服务，并以健康管理服务计划的创新形式推向市场。

（三）主要应用目的

在健康保险业，主要是通过健康管理服务，减少投保人的患病风险、不合理诊疗风险，延缓和减轻已有疾病风险，降低赔付费用，改善客户健康，提高其生活品质。

1. 通过健康评价对人群进行风险筛选分类　根据不同人群的健康问题和危险因素制定健康改善目标，在此基础上选用针对目标的干预措施，以达到有效降低健康危险因素的目的。

2. 利用健康管理中的疾病危险性评估决定不同投保对象缴纳的保险费用　如果疾病危险性评估结果显示某人在未来几年中患脑卒中的可能性较大，则对其收取高于标准的保险费。这种保险费确定方式比单纯以年龄或疾病史来衡量更为科学和客观。

3. 根据人群的健康状况和需求研究开发适用的新的健康保险产品　商业健康保险领域的健康管理可以有效预防疾病、降低医疗费用支出，促进商业健康保险业的发展，具体表现如下。

对被保险人而言，可以降低疾病的发生率，提高生命质量。被保险人可以更清晰地了解个人的健康状况，通过自身行为的纠正和提升，有效预防和抑制危险因素的产生，不再是出现疾病后才被动地关心健康医疗问题，从而有效降低疾病患病率，改善健康状况，提高生命质量。这是一种低投入、高收益的优质健康投资方案，得到了各国的普遍认可。

对保险公司而言，可以降低医疗费用支出，提高核心竞争力。一方面，健康信息管理便于保险公司收集被保险人的第一手健康信息资料，有效防范投保人的逆选择和道德风险。通过健康评估和健康改善，可有效减少疾病危险因素，以事前较少的预防费用投入获得超值的健康回报和个人的健康改善，进而减少医疗费用的支出。另一方面，健康管理使服务内容得以扩展，除了传统的疾病发生后的医疗费用给付外，服务还包括健康咨询、预防保健和诊疗等，从而可以提供更全面和更人性化的服务，提高公司核心竞争力，更好地吸引和发展客户。

第五节　健康管理与商业健康保险的融合

健康管理与商业健康保险的融合与应用，在我国尚属新兴领域。关于两者结合的意义、融合应用的方式，及实施路径、运行体系、盈利模式和相关法律等方面，都处在探索阶段。目前，已在以下几个方面达成了共识。

一、健康管理与商业健康保险行业共同点

（一）共同的目标对象

健康管理旨在为遇到健康问题的民众提供健康指导服务，而商业健康保险则为遭受疾患的民众提供经济补偿帮助。两者都是为民众的健康保障提供服务，因此有着共同的服务对象。

（二）共同的健康任务与使命

健康管理和商业健康保险都是面对未来可能增大或加剧的健康风险，提供预防和保障服务。因此，两者均需要说服民众重视并接受这类健康服务，以防范未来的健康问题和降低未来的经济负担。两者服务的手段方式是互为补充的，如果相互结合得好，将达到"1+1 ≥ 2"的效果。

（三）共同的信息分享

保险公司在评估准客户和客户的风险并提供理赔等服务时，掌握了其较为完整的既往病史、就诊和医疗费用支付信息，但缺乏客户日常生活行为、动态健康状况、健康服务需求和管理效果等方面的信息。健康管理在评估客户风险并提供健康管理服务时，掌握了其较为完整的重点病史、健康现状、日常生活状态和健康行为习惯等信息，但缺乏就诊状况和费用花费情况等方面的信息。两者结合，将有助于更全面地掌握客户健康状况、就诊行为、诊疗情况（包括费用等）、生活习惯和心理特点等信息，从而更好地全方位促进和保障客户健康。

（四）共同的行业利益

从机制上看，商业健康保险的预防风险和经济补偿功能，可以鼓励客户及时就医、获得适宜的医疗服务，避免因经济支付意愿和能力等问题，导致健康和经济"因小失大"双重损失的后果。从本质上说，健康管理的健康体检、健康评估、健康指导、干预和自我管理功能，可以改善客户健康状况、提升健康素养、降低客户的发病率，或通过早期筛查和诊断危险因素及疾病而降低医疗诊治费用及健康保险的赔付率。有研究表明，保险公司每投入1元用于健康管理，可节约4.5元的医疗费用。因此，两者结合可以为客户提供费用补偿与健康保障的全方位服务，获得客户更高程度的认可。同时，这种结合还促进了客户在健康管理方面的经济保障程度和留存度，并提升了健康保险的客户服务感受度，减少了客户的费用损失风险。

二、健康管理与商业健康保险相互促进的现实基础

总体来看，健康保险的发展需要健康管理的支撑，而健康管理需要保险人的参与。我国医疗卫生资源配置不合理，初级卫生保健资源利用不足，除了财政投入、物价体系、医疗卫生行业等方面的原因外，很重要的原因就是长期以来这一领域缺乏保险人的充分参与。这导致了过去医疗卫生资源配置利用和费用支出过程中，始终缺乏来自第三方的有效促进动力和激励机制，同时也缺乏科学合理的监控手段和促进其发展的积极因素等。

缺乏商业健康保险经营者的费用支付保障，民众在认识和享受健康管理的必要性和紧迫性上容易犹豫不决，也没有更好的激励机制，促使他们主动地关注自身健康问题。缺乏健康管理服务提供者的手段和技术，民众即便在获得经济补偿时，仍感到日常健康维护得不到保险人应有的全程关心和照顾，客户长期依存度有限。

三、健康管理与健康保险结合的基本要求

将健康保险与健康管理、费用补偿服务与健康管理服务深度融合，是现代健康服务多业态融合发展的必然趋势。要实现这一目标，需要围绕健康保险行业应用健康管理服务的三大核心服务项目：健康指导、诊疗干预和疾病管理，延伸和扩展对客户实施的健康服务，在健康、诊疗的各个环节和内容上实施全程的风险管理。为此，需要搭建良好的运营和服务支持平台，完善服务体系，构建健康、诊疗

风险控制模式，重点抓住以下三个关键点。

（一）建立运营管理平台基础——信息技术平台

通过建立信息化技术与健康信息库结合的管理、服务和应用平台，可实现后台远端服务的标准化和自动化，并支持前台服务的个性化和现场化。同时，通过积累大量的健康数据，为未来的精算、产品开发和市场开拓等提供有效支持，这一平台也是保险公司介入健康产业的重要基础与依据。

（二）引入费用支付方——健康保险

根据我国国情，健康管理模式的支付方，短期可将保险人作为支付方，服务定价应低廉，并与保险客户的服务价值认同相匹配；中远期可将健康产业整体作为支付方，即通过低价健康管理服务吸引终端用户，以广告、电子商务等方式，将健康产品公司、医疗服务行业、医疗保健设备制造商等各领域的经营主体，作为健康服务平台的支付方。

（三）发展核心服务项目——疾病管理

多数疾病的发生、发展是一个漫长的过程，对疾病管理的需求是长期存在的。因此，需通过持续、系统的服务，在掌握客户健康信息和服务需求的基础上，提供有效的疾病管理帮助，打造出“一次销售长期服务”的疾病管理模式，提升疾病管理质量与健康水平。

四、健康管理与健康保险融合发展的趋势

随着国家政策导向逐步明确及商业健康保险定位的逐步清晰，在健康管理与健康保险结合方面，将逐步向精细化、专业化、全周期、全人群和多层次的方向发展。市场将在资源配置中发挥决定性作用，服务引导向供给侧倾斜，着力解决日益增长的健康需求与现行健康保障服务不充分不平衡之间的矛盾。从健康保险领域发展的角度，也将逐步发挥出金融机构的平台优势和风险量化评估的技术优势，预计未来几年内，健康管理服务与健康保险的融合发展将会呈现以下趋势。

（一）健康管理将更注重差异化和场景化

针对细分目标客户群，结合保险产品提供定制化的解决方案与特色服务。客户群由单纯健康人群扩展至全人群，包括亚健康人群、妇幼人群、慢性病人群、老年人群等。目前这类全新功能特性创新的产品还比较稀缺，但随着客户健康服务多样化的需求增加，健康中国战略深入人心，具有细分客户特征的差异化服务结合场景特点将得到推广，将成为健康服务的主流趋势。其中，慢性病管理已成为行业的重要探索方向，新兴的场景化服务模式将具有更多的创新可能。如针对慢性病人群相关的健康保险产品，其健康管理服务项目将从患者的慢性病指标监测、风险评估、指导用药、生活方式干预、紧急事件预警等多个不同场景出发，依据患者疾病严重程度、生活行为、用药习惯、风险特征等不同维度提供差异化的健康干预服务，引导患者建立健康的生活方式，从而达到改善慢性病病情、延缓并发症的目的。

（二）健康管理的风险识别定位前移

传统健康保险服务是客户出险后提出理赔申请，保险公司随之跟进的被动式服务，但随着健康管理服务范围的不断扩大和深入，特别是信息化技术、物联网技术的升级，将会带动健康管理服务的切入点前移，即深度参与“治未病”环节，介入从前期的健康体检、健康评估，到后期的健康风险事件预警、健康干预、紧急就医服务等多个服务环节。

（三）健康管理向“全人群、全周期”方向延展

随着社会的进步和人民健康观念的增强，以及健康保险公司健康管理专业化服务意识的提高，客户对健康保障的需求也不断增强。未来健康管理产品将逐步脱离以往应用于“辅助销售”的角色定位，由销售前端向“全人群、全方位”健康管理方向延伸。针对服务对象潜在的疾病风险，具有“零级预防”概念特征的专业化“主动健康管理型”服务产品，结合有针对性服务场景将逐渐被消费者所接受，从而实现贯穿整个保单周期的“全风险周期管理”，改善目前健康保险服务“空心化”的现状。

另外，随着健康险承保人群范围的不断扩大，很多原本可能被拒保的已病人群将有望得到承保，同时保险公司还能为这些人群提供配套定制化的健康管理服务。例如，针对糖尿病、高血压等患者提供的慢性病保险产品，结合慢性病管理服务模式，不仅能有针对性地为患者提供健康指标监测、生活方式干预、用药指导、不良事件预警等慢性病管理服务，同时还能提供并发症保险保障责任。该模式对慢性病患者而言，可持续有效地控制其病情，延缓并发症的发生；同时，保险公司也能有效控制赔付率，提升消费者黏性，引导从重治疗向重预防方向倾斜，从而减轻社会基本医疗保障体系的压力，也从一定程度上缓解看病难的问题，因此将是

一个多方受益的共赢模式。

（四）健康管理逐步实现服务产品化

健康管理服务本质上具有产品属性，并具备商业化特质。因此，随着健康保险产品与健康管理的深度融合，国家政策层面对健康管理服务将逐步放宽，并引导其向专业化、规范化方向发展。健康管理将与保险责任形成紧密捆绑，“状态管理”“指标监控”“医疗控费”等指向性明确的健康管理与健康保险结合型产品会逐步进入市场。除了从控制赔付率角度进行管控外，这些产品还将更多地从健康风险评估和干预一体化的层面提升客户的体验度和健康状态。因此，未来无论是作为保险产品的配套服务，还是作为消费者单独购买的服务，其产品化特征将被逐步强化，并被社会及市场所广泛认可。

（胡兆霆　陈炼　张文婧
陈梦圆　陈瑞芳）

参考文献

1. 尚颖, 贾士彬. 美国管理式医疗保险模式剖析 [J]. 中国财政, 2012,(01): 69-70.
2. 张健. 美国健康保险的监管 [J]. 中国保险管理干部学院学报, 2000,(02): 60-62.
3. AUGUSTINE G. Support prevention as well as cure [J]. Community Pract, 2016, 89 (1): 14-15.
4. FANG H, RIZZO J A. Has the influence of managed care waned？ Evidence from the market for physician services [J]. Int J Health Care Finance Econ, 2010, 10 (1): 85-103.
5. PIFER T B, BRAGG J L, DYKSTRA D M, et al. Quality of life and patient satisfaction: ESRD managed care demonstration [J]. Health Care Financ Rev, 2003, 24 (4): 45-58.
6. 严志刚, 孙振宇, 钱东福. 我国商业健康保险研究现状与演进趋势分析 [J]. 南京医科大学学报 (社会科学版), 2021, 21 (06): 547-552.
7. 桂鉴霞. 健康管理在商业健康保险中的应用 [J]. 人民论坛, 2012 (36): 66-67.

第五篇　健康管理信息技术

健康管理信息技术或信息技术在健康管理研究与实践中的应用是健康管理新学科与新业态发展的支撑手段。近年来，我国健康管理学科和产业蓬勃发展，卫生健康信息化、数字化也取得了长足的进步。随着人民生活水平的提高，健康需求也随之变化。国家相继推出《"健康中国 2030" 规划纲要》《国务院办公厅关于促进"互联网医疗健康"发展的意见》《关于印发全国基层医疗卫生机构信息化建设标准与规范（试行）的通知》《关于加强全民健康信息标准化体系建设的意见》（国卫办规划发〔2020〕14 号）等政策，使健康管理信息技术成为关注的焦点与热点。

健康管理信息技术是开展健康管理医学服务和实现信息共享与服务广覆盖的基本条件，是实现互联网 + 健康管理服务不可或缺的技术要求。健康管理信息学的发展已经成为健康管理学的重要分支与研究重点。信息与通信技术、可穿戴设备等的发展是健康管理信息技术发展的基础，健康体检信息系统是由人、计算机、通讯与网络设施组成，具有身份识别，健康信息索引，健康体检数据的录入、存储、交换与调阅等基础功能。信息化、数字化是健康管理实现个性化、动态化、定量化的重要方法，信息化的应用延伸、扩展、提升了健康管理服务能力，5G 等网络信息技术为健康管理服务搭建了更为广阔的空间和平台，健康管理信息技术在健康管理实践中的应用日益广泛。

健康管理信息技术涵盖可穿戴设备、物联网、互联网、人工智能等领域。健康管理医学服务模式的创新，离不开现代信息技术发展与进步。依托强大的信息技术支持，利用现代化物联网技术，实施持续、动态的健康管理，达到降低疾病发病率、改善和维护居民身心健康的目的。健康管理信息技术发展关键在于规范化、标准化、智能化和产业化。实现数据共享、隐私保护、信息发布，为健康管理提供有效支撑。

本篇共分为七章，第一章为卫生健康信息标准与标准体系，结合国内外情况对健康信息标准体系框架、健康管理相关主要信息标准、健康管理信息系统等方面做了介绍。第二章为健康信息学与电子健康记录，健康信息储存与电子健康档案是健康管理学中重要的基础性工具。健康体检报告需要体现哪些信息以及如何制作电子健康档案和信息共享将在这一章中详细介绍。第三章为互联网 / 物联网技术及其应用，简述了物联网和"互联网 +"的特征和核心技术，以及在医疗健康服务中的应用。第四章为健康医疗大数据及其利用，重点介绍了健康医疗大数据的重要组成部分——健康管理（体检）大数据的科学价值和应用前景，以及如何有效地挖掘、利用这些大数据。第五章为可穿戴技术及其应用，指出随着传感器技术、无线网络技术、嵌入式技术、多媒体技术、智能化技术、生物工程技术、工艺设计等技术的高速发展，可穿戴技术在医疗健康领域的应用日益深入，成为健康监测、评估及干预的重要工具。第六章为人工智能技术及其应用，医学健康领域有很多人工智能技术的应用范例，如在影像诊断、精准治疗等方面的应用，特别是在健康管理方面的应用。第七章为数字化健康科普应用及发展，介绍了数字化健康科普在健康管理中的价值，以及应用规范、传播渠道、效果评价、应用场景等。

健康管理信息化是时代所需，发展所需。未来健康管理信息技术的发展趋势是综合运用大数据、云计算、物联网手段来开展健康管理服务，实现健康服务"关口前移"、效率倍增和便捷可及的特点。未来的健康管理将不再是被动地满足用户的需求，而是主动感知用户的健康状况，及时进行信息的智能交互，提供个性化的健康管理服务。因此，智慧化健康管理服务将成为未来健康管理信息化工作的重要理念。通过加强顶层设计，在实践中不断创新，信息技术将为健康管理学的发展提供重要的技术支持，在健康管理中的应用必将更加广泛与深入。

（朱　玲）

第一章　卫生健康信息标准与标准体系

随着云计算、物联网、移动医疗等现代信息技术在卫生健康领域的广泛应用，规模庞大、数据类型多样、结构复杂的健康医疗数据正以前所未有的速度快速增长，卫生健康大数据资源业已形成。卫生健康大数据是国家重要的基础性战略资源，推动卫生健康大数据融合共享、开放应用是我国大数据的发展方向和目标，而支撑其实施的基础是信息标准。掌握卫生健康信息标准相关的理论与技术，对推动卫生健康大数据发展应用，科学实施健康管理具有重要意义。

第一节　卫生健康信息标准概述

卫生健康信息标准是实现健康信息跨系统、跨区域互联互通与融合共享的基础，也是健康管理信息有效利用的基础。本节简要介绍卫生健康信息标准相关基本概念、信息标准的类别以及标准体系的相关概念和理论。

一、卫生健康信息标准相关概念

（一）标准

不同组织机构对标准（standard）的定义表述有所不同。国际标准化组织（International Organization for Standardization，ISO）将标准定义为由有关各方根据科学技术成就与先进经验，共同合作起草、公认的或基本上达成共识的技术规范或其他公开文件，由标准化机构批准，目的是促进最佳的公共利益。

GB/T 3935.1—1996《标准化和有关领域的通用术语　第1部分：基本术语》中将标准定义为对重复性事物和概念所做的统一规定。标准以科学、技术和实践经验的综合成果为基础，经有关方面协商一致，由主管机构批准，以特定形式发布，作为共同遵守的准则和依据。GB/T 20000.1—2014《标准化工作指南　第1部分：标准化和相关活动的通用术语》中将标准定义为通过标准化活动，按照规定的程序经协商一致制定，为各种活动或其结果提供规则、指南或特性，供共同使用和重复使用的文件。

虽然上述定义表述略有不同，但其核心要素基本一致：①标准的目的是在一定范围内获得最佳秩序和效益，为各种活动或其结果提供规则、指南或特性。②标准是供共同使用和重复使用的规范性技术文件。③标准是经协商一致制定并经公认机构（标准化机构）批准发布的文件。④标准应以科学、技术和经验的综合成果为基础。

（二）卫生健康信息标准

信息标准（information standards）是在信息的产生、传输、管理、交换和加工时对相关的规则、概念、名词、术语、传输格式、表达格式和代码等制定的共同遵守的准则和依据。卫生健康信息标准（health information standards）是卫生健康领域的信息标准，是关于卫生健康信息采集、传输、存储、交换和加工利用时所制定的规范性技术文件。卫生健康信息标准对于规范信息的表达、传输、处理及利用具有重要意义。

信息标准与法律法规、政策文件有所不同。法律法规指中华人民共和国现行有效的法律、行政法规、司法解释、地方性法规、地方规章、部门规章及其他规范性文件。法律法规是标准的制定依据及实施保障，标准是法律法规的补充，是落实法律法规的有效手段。如《中华人民共和国献血法》规定：血站应当根据国务院卫生行政部门规定的标准，保证血液质量（第十条）；临床用血的包装、储存、运输，必须符合国家规定的卫生标准和要求（第十二条）；医疗机构对临床用血必须进行核查，不得将不符合国家规定标准的血液用于临床（第十三条）。针对该法律条款，国家及卫生健康部门制定了相应的国家标准和行业标准，包括GB 18467—2011《献血者健康检查要求》、GB 18469—2012《全血及成分血质量要求》、WS 399—2012《血液储存要求》以及WS/T 400—2012《血液运输要求》等，这些标准使相关法律条款得以落地实施。

（三）标准化与健康信息标准化

标准化（standardization）是指为了在既定范围内获得最佳秩序，促进共同效益，对现实问题或潜在问题确立共同使用和重复使用的条款以及编制、发布和应用文件的活动。标准化活动包括制定标准、组织实施标准以及对标准的制定、实施进行监督的全过程。

卫生健康信息标准化（health information standardization）是标准化在卫生健康信息领域的具体应用。在卫生健康信息化建设中，只有通过制定适宜的卫生健康信息标准，并使之落地应用，才能发挥信息标准的效能，使信息标准化成为助力医改、提质增效、便民惠民的重要抓手，从而提高医疗质量和效率、降低医疗费用、减少医疗事故和医疗差错。

二、卫生健康信息标准的类别

从信息的生命周期角度，一般将卫生健康信息标准分为以下 3 类。

1. 信息表达标准　一般包括命名、术语、分类编码等，如医学系统命名法 - 临床术语（systematized nomenclature of medicine-clinical terms，SNOMED-CT），国际疾病分类（international classification of diseases，ICD）等，信息表达标准是信息标准化的基础。

2. 信息交换标准　信息交换标准是解决信息传输与共享问题的信息技术规范。交换标准更注重信息的格式，其语义和内容依赖于信息表达标准，如美国卫生信息交换标准（health level seven，HL7），可扩展标记语言（extensible markup language，XML），医学数字成像和通信（digital imaging and communications in medicine，DICOM）等都属于信息交换标准。随着“互联网 +”在医疗卫生领域的应用，信息交换标准变得越来越重要。

3. 信息处理与流程标准　指信息技术方面的标准，用来规范信息处理流程，与具体的领域业务规范相关联，对信息系统的开发与推广具有十分重要的意义。

我国卫生健康信息标准按照标准化对象不同分为以下五类。

1. 基础类标准　是卫生健康信息领域通用的标准，具有指导性和全局性，如参考信息模型，数据标准编制规范、卫生健康信息标准的体系框架、理论与方法、术语及高层信息模型等。

2. 数据类标准　是卫生健康信息采集、表达等过程中涉及的标准，包括分类代码、元数据、数据元及数据集标准等。

3. 技术类标准　是针对业务信息系统建设、信息传输与交换、处理与利用等过程所规定的技术要求，如业务信息系统功能规范、信息平台技术规范、传输与交换规范、接口规范等。

4. 安全类标准　是指为保障信息安全、保护个体隐私而制定的标准。信息安全包括操作系统安全、数据库安全、网络安全、病毒防护、访问控制、核心数据加密存储等诸多方面。隐私保护涉及个人隐私信息的保护，可以通过数据脱敏技术使个人数据匿名化来实现，也可以通过数据库安全的技术手段实现。

5. 管理类标准　是关于标准制（修）订程序、组织实施、应用评价等方面的标准，如信息标准化建设指南、医院信息平台标准符合性测试规范、标准化良好行为评价等。

三、卫生健康信息标准体系

在卫生健康信息标准化建设中，标准体系（standard system）的构建至关重要，它是一项信息化工程或项目建设具备系统性和规范性的基础。

（一）标准体系的概念

GB/T 13016—2018《标准体系构建原则和要求》中将标准体系定义为一定范围内的标准，按其内在联系形成的科学的有机整体，是运用系统论指导标准化工作的一种方法。一个标准体系具有某一特定的标准化目的，标准体系内的标准之间在“质”的规定方面具有一致性，且互相衔接、协调发展。

卫生健康信息标准体系（standard system of health information）是指卫生健康领域的信息标准按照其内在联系形成的、具有一定层级关系的标准体系。我国的卫生健康信息标准体系由国家卫生健康信息标准体系框架和标准明细表组成。标准体系框架在较高层级展示我国卫生健康信息标准的分类框架，标准明细表是按照标准体系框架组织的一份详细的标准清单表，通过描述标准的不同属性，详细描述每一个标准的特征，如标准子体系（框架维度）名称、标准名称、标准编号等。

（二）构建标准体系的基本原则

构建标准体系应遵循以下原则。

1. 目标明确　标准体系是为业务目标服务的，构建标准体系应首先明确标准化目标。

2. 全面成套　应围绕标准体系的目标展开，体现标准体系的整体性，即标准体系的子体系及子体系的全面完整和标准明细表所列标准的全面完整。

3. 层次适当　列入标准明细表内的每一项标准都应安排在恰当的层次上。

4. 划分清楚　标准体系表内的子体系或类别的划分，主要应按行业、专业或门类等标准化活动性质的同一性划分，而不宜按行政机构的管辖范围划分。

（三）国家标准体系的层次结构

GB/T 13016—2018《标准体系构建原则和要求》中规定了我国现行的标准体系的层次和级别，如图 5-1-1。国家标准体系的范围涵盖跨行业的全国通用标准、行业通用标准、专业通用标准以及产品、服务、过程和管理标准四层结构。行业标准体系由行业主管部门规划、建设并维护，涵盖本行业范围通用的标准。标准发布机构的权威性代表不同的标准级别，标准使用的领域和范围代表标准体系的不同层次。

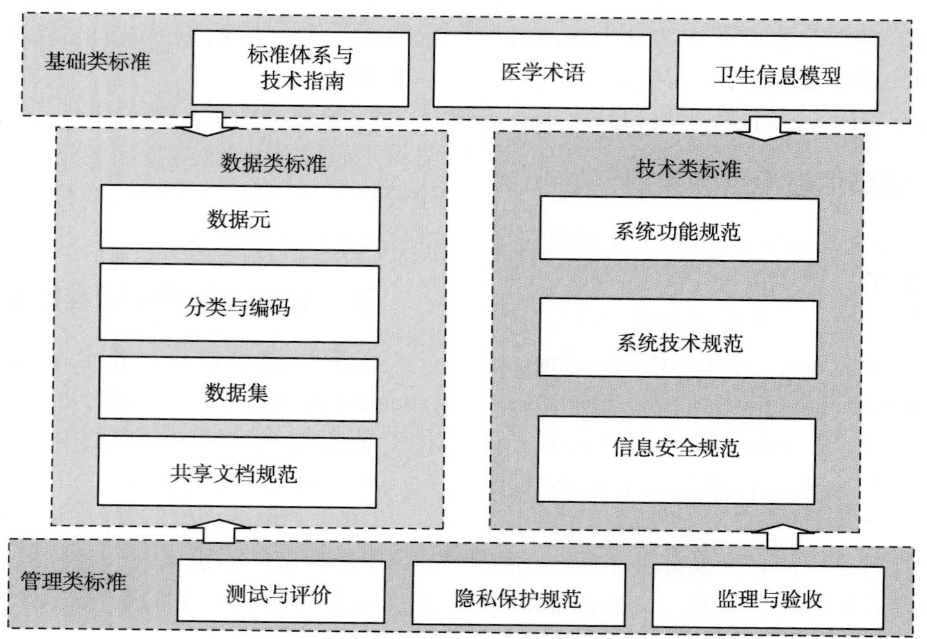

图 5-1-1　国家标准体系的层次和级别关系

（四）国家卫生健康信息标准体系

我国卫生健康信息标准分为五大类，即基础类标准、数据类标准、技术类标准、安全类标准和管理类标准，每个大类又包含若干个子类。这些标准类别及其层级关系构成我国卫生健康信息标准体系框架，如图 5-1-2。该图直观地展示了我国卫生健康信息标准涵盖范围及其分类。

按照国家卫生健康信息标准体系框架，将制定发布的各类卫生健康信息标准整理形成的标准清单就是标准体系表。我国已发布实施的卫生健康信息标准达 200 余项，包括国家标准、卫生行业标准、团体标准等。我国卫生健康信息标准体系表（示例）如表 5-1-1。

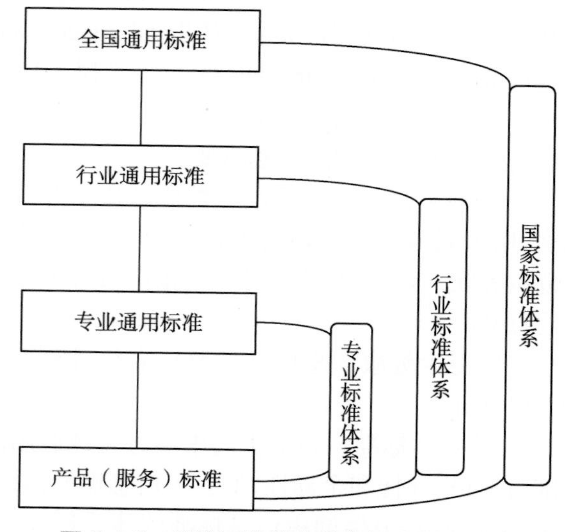

图 5-1-2　国家卫生健康信息标准体系框架

表 5-1-1　我国卫生健康信息标准体系表（示例）

框架维度	标准名称	标准编号	标准级别
基础标准	卫生信息数据元标准化规则	WS/T 303—2009	行业标准
	卫生信息数据模式描述指南	WS/T 304—2009	行业标准
	卫生信息数据集元数据规范	WS/T 305—2009	行业标准
	卫生信息数据集分类与编码规则	WS/T 306—2009	行业标准
数据标准	疾病分类与代码	GB/T 4396—2016	国家标准
	电子病历基本数据集标准（1~17 部分）	WS 445—2014	行业标准
	卫生信息数据元目录（1~17 部分）	WS 363—2011	行业标准
	卫生信息数据元值域（1~17 部分）	WS 364—2011	行业标准
	城乡居民健康档案基本数据集	WS 365—2011	行业标准
	疾病管理基本数据集（1~6 部分）	WS 372—2012	行业标准
	医疗服务基本数据集（1~3 部分）	WS 373—2012	行业标准
	卫生管理基本数据集（1~4 部分）	WS 374—2012	行业标准
	疾病控制基本数据集（1~11 部分）	WS 375—2012	行业标准
	儿童保健基本数据集（1~5 部分）	WS 376—2013	行业标准
	妇女保健基本数据集（1~7 部分）	WS 377—2016	行业标准
	健康档案共享文档规范（1~20 部分）	WS/T 438—2016	行业标准
	电子病历共享文档规范（1~53 部分）	WS/T 500—2016	行业标准
	卫生统计指标（1~9 部分）	WS/T 598—2018	行业标准
	手术、操作分类域代码	T/CHIA 1—2017*	团体标准
	健康体检基本项目数据集	T/CHIA 2—2018	团体标准
	健康体检自测问卷数据集	T/CHIA 3—2018	团体标准
	健康体检报告首页数据集	T/CHIA 4—2018	团体标准
	健康体检颈动脉超声检查基本数据集	T/CHIA 5—2018	团体标准
	健康医疗大数据信息资源目录体系（1~5 部分）	T/CHIA 17—2020	团体标准
	中国人群肿瘤登记数据集标准	T/CHIA18—2021	团体标准
	人类基因测序原始数据汇交元数据标准	T/CHIA20—2021	团体标准
技术类标准	基层医疗卫生信息系统基本功能规范	WS/T 517—2016	行业标准
	妇幼保健信息系统基本功能规范	WS/T 526—2016	行业标准
	居民健康卡技术规范（1~6 部分）	WS/T 543—2017	行业标准
安全类标准	信息安全技术—健康医疗数据安全指南	GB/T 39725—2020	国家标准
管理类标准	电子病历与医院信息平台标准符合性测试规范	WS/T 501—2016	行业标准
	电子健康档案与区域卫生信息平台标准符合性测试规范	WS/T 502—2016	行业标准

注：*T/CHIA 为中国卫生信息与健康医疗大数据学会团体标准。

四、卫生健康信息标准化进展及趋势

（一）国际卫生健康信息标准化进展及趋势

在卫生健康信息化飞速发展的环境下，信息共享和利用需求使信息标准化显得更加重要。美国、英国、加拿大、澳大利亚等信息化发达国家都在卫生服务信息化的进程中投入了大量的人力、物力开展信息标准化工作。众多的标准研发组织已经研究制定了大量卫生健康信息标准，有些已经获得广泛认可和采用。例如，国际疾病分类标准 ICD-10 和临床治疗和操作分类标准 ICD-9-CM、医学术语标准 SNOMED-CT、医学观察项目的命名与编码标准 LOINC（logical observation identifiers names and codes，LOINC）以及医学数字成像和通信标准 DICOM 等，这些标准具有很大国际影响力。为推动这些国际标准的应用，许多国家还制定了相应的制度和规则，在信息系统产品开发和市场准入、业务流程中的数据采集、数据报告和分析等环节上提出了标准化要求，规范了数据定义和表达形式，提高了信息的标准化水平，从而为信息共享中更高水平的语义互操作创造了条件。目前，越来越多的组织和人员参与到卫生健康信息标准的研制和应用活动中，而且在不同标准研究和应用项目之间开展密切合作，全球卫生健康信息标准化正日益呈现出有组织、开放协作及高效可持续发展的态势。

（二）我国卫生健康信息标准化进展与趋势

与欧美等发达国家相比，我国卫生健康信息标准化建设起步较晚。早期的卫生健康信息化建设中的突出问题表现为信息系统开发“各自为政”、业务应用系统“烟囱林立”，不同信息系统之间无法互联互通、信息难以共享等，其根本原因在于缺乏支持卫生健康信息互联互通与共享的信息标准。为此原国家卫生部信息化主管部门将“标准化”作为我国卫生健康信息化发展的重中之重，并于 2004 年启动了三项旨在促进卫生健康信息共享和利用的标准化研究项目，包括“国家卫生信息标准基础框架”“医院基本数据集标准”“公共卫生信息系统基本数据集标准体系”。这三个课题的研究成果对于规范我国卫生信息分类模式、促进医院及公共卫生领域的数据标准化具有重要意义。此后，我国卫生健康信息标准化进入了一个相对快速的发展时期，在跟踪和学习国际先进卫生信息标准化理论方法的基础上，建立了国家卫生健康信息标准体系，在标准研制、落地应用及标准管理等方面取得了长足进展。

我国卫生健康信息标准化工作主要围绕“互联互通”展开，先后参考借鉴 ISO、WHO、HL7、DICOM、LOINC 等国际标准组织的相关理论与方法，构建了符合我国国情的国家卫生健康信息标准体系框架，并按照“突出重点、有的放矢、急用先行、逐步完善”的原则，组织卫生健康管理机构、科研院所及一线医疗卫生机构的领域专家，相继研发了 200 余项卫生行业信息标准，涵盖居民健康档案、电子病历、共享文档、居民健康卡、基于电子病历的医院信息平台和基于居民健康档案的区域卫生信息平台技术规范以及互联互通标准化成熟度测评等多个方面，这些标准为公共卫生、医疗服务、医疗保障、药品管理等重点业务应用系统的标准化建设奠定了坚实的基础。

2015 年 3 月，《国务院关于印发深化标准化工作改革方案的通知》（国发〔2015〕13 号）开启了我国标准化工作改革的新篇章。改革方案明确提出了我国标准化工作改革的总体目标是将现行的由政府单一供给的标准体系，转变为由政府主导制定的标准和市场自主制定的标准共同构成的新型标准体系，将行政部门为主的标准管理体制转为政府与市场共治的标准化管理体制，最终形成政府引导、市场驱动、社会参与、协同推进的标准化工作格局。培育和发展团体标准是标准化工作改革的重点任务之一。这里的“团体标准”是指依法成立的社会团体为满足市场和创新需要，协调相关市场主体共同制定的标准。在卫生健康领域，2017—2021 年，已发布的卫生健康信息团体标准达 50 余项，内容涵盖医学术语、信息模型、特定领域数据集、专科电子病历、平台及信息系统技术规范、数据资源目录等诸多领域。卫生健康信息团体标准是国家卫生标准体系的重要组成部分，通过发展和壮大团体标准，能够不断完善国家和卫生行业标准体系，快速响应创新和市场需求，促进新技术的推广应用，提升产品和服务的市场竞争力。

2022 年 1 月，国家卫生健康委员会印发了《“十四五”卫生健康标准化工作规划》，明确提出了我国卫生标准化的发展目标，并将“优化标准体系、完善标准全周期管理、推动地方标准化工作、鼓励发展团体标准、提高标准国际化水平以及全面推广标准化理念”作为“十四五”国家卫生健康标准化工作的重点任务。卫生健康信息标准化工作将随着国家标准化工作规划的落实，不断深入推进。

当前,我国卫生健康信息标准化建设取得了显著成效,但依然存在着一些不足。主要体现在以下几个方面:一是能够适应标准化改革要求的标准管理体制机制不够完善;二是标准研制经费投入不足、落地应用的政策导向和激励机制尚未建立;三是卫生健康信息标准化专业人才严重缺乏;四是卫生健康数据应用面临的安全和隐私保护问题等。为此,亟须在未来的卫生健康信息标准化建设中重点考虑以上不足,充分发挥政府在标准管理中的支持引导作用,拓宽筹资渠道,积极培育多元化的全国性信息团体标准开发组织,建立资源配置和信息标准化人才培养的长效机制,同时应加强健康医疗行业的信息安全和个人隐私保护的标准化建设,为健康医疗大数据深度融合、开放共享奠定基础,推进健康医疗大数据应用向更广、更深的方向发展。

第二节　健康管理相关的主要信息标准

健康管理信息标准化需要遵循相关的信息标准与规范。本节介绍几种重要的健康管理相关信息标准,包括卫生行业标准、团体标准以及常用的国际标准,为健康管理信息标准体系构建提供参考。

一、数据元与值域代码

数据元(data element)也称数据的基本容器,是由一组属性规定其定义、标识、表示及允许值的数据单元。如体检信息中的"体检者性别代码""体检机构代码"等就是数据元。健康体检信息的许多数据项,可以通过数据元的规范化描述来实现数据标准化。

我国在积极探索解决卫生信息资源开发与整合问题上,取得了明显成效。遵照国际、国家的有关标准,先后研制并颁布了一系列卫生健康信息行业标准和团体标准。这些标准是实现健康管理信息标准化的重要参照。

(一) WS/T 363—2023《卫生健康信息数据元目录》

该标准首次于2011年由原卫生部发布实施,2023年进行了修订,并发布实施。修订后的标准由原强制性卫生行业标准变更为推荐性卫生行业标准。它规范了我国卫生健康领域通用的数据元目录及其描述规则,包括数据元目录的编制原则、数据元的描述属性和描述方法,能够为我国卫生健康行业不同业务域提供通用的数据标准,支持数据的跨域交换与共享。WS 363—2023《卫生健康信息数据元目录》包括17个部分,分别是总则、标识、人口学及社会经济学特征、健康史、健康危险因素、主诉与症状、体格检查、临床辅助检查、实验室检查、医学诊断、医学评估、计划与干预、卫生健康费用、卫生健康机构、卫生健康人员、药品与医疗器材和卫生健康管理。WS 363—2023《卫生健康信息数据元目录》标准中的每个数据元通过一组属性进行描述,包括数据元公用属性和专用属性,公用属性是指数据元取值相同的属性,专用属性是指数据元取值不同的属性,如表5-1-2。

表 5-1-2　数据元属性列表

序号	属性种类	数据元属性名称	约束	备注
1	标识类	内部标识符	必选	专用属性
2		数据元标识符	必选	专用属性
3		数据元名称	必选	专用属性
4		版本	必选	公用属性
5		注册机构	必选	公用属性
6		相关环境	必选	公用属性
7	定义类	定义	必选	专用属性
8	关系类	分类模式	必选	公用属性
9	表示类	数据元值的数据类型	必选	专用属性
10		表示格式	必选	专用属性
11		数据元允许值	必选	专用属性
12	管理类	主管机构	必选	公用属性
13		注册状态	必选	公用属性
14		提交机构	必选	公用属性

以WS 363—2023《卫生健康信息数据元目录》中的数据元"性别代码"为例,其规范化描述如表5-1-3和表5-1-4。

表 5-1-3 “性别代码”数据元公用属性描述格式

属性种类	数据元属性名称	属性值
标识类	版本	V1.0
	注册机构	国家卫生健康标准委员会卫生健康信息标准专业委员会
	相关环境	卫生健康信息、电子病历
关系类	分类模式	分类法
管理类	主管机构	国家卫生健康委统计信息中心
	注册状态	标准状态
	提交机构	中国人民解放军空军军医大学

表 5-1-4 “患者性别代码”数据元专用属性描述格式

数据元专用属性	属性值	说明
数据元标识符（DE）	DE02.01.040.00	卫生健康领域该数据元的唯一标识符
数据元名称	性别代码	该数据元的规范名称
定义	标识个体生理性别的代码	该数据元的定义
数据元值的数据类型	S3	该数据元的数据类型为代码表
表示格式	N1	该数据元的表示格式为1位数字
数据元允许值	GB/T 2261.1 人的性别代码	该数据元的允许值参照 GB/T 2261.1

（二）WS 364—2023《卫生健康信息数据元值域代码》

该标准于 2011 年由原国家卫生部发布实施，与 WS 363—2011《卫生信息数据元目录》配套使用。2023 年进行了修订，并发布实施。修订后的标准由原强制性卫生行业标准变更为推荐性卫生行业标准。《卫生健康信息数据元值域代码》（WS 364—2023）系列标准规定了国家卫生健康领域数据元值域代码的编码方法、代码表格式和表示要求、代码表的命名与标识以及卫生健康领域常用的数据元值域代码。该标准共分 17 个部分，包含总则、标识、人口学及社会经济学特征、健康史、健康危险因素、主诉与症状、体格检查、临床辅助检查、实验室检查、医学诊断、医学评估、计划与干预、卫生健康费用、卫生健康机构、卫生健康人员、药品与医疗器材及卫生健康管理。该标准对于促进卫生健康信息的跨部门、跨系统共享具有重要意义，也能为卫生健康信息系统开发提供所需的标准参照。以数据元“身份证件类别代码”为例，展示数据元值域代码的格式，如表 5-1-5。该代码表规定了人的身份证件类别及其代码，采用 2 位数字顺序代码，从“01”开始编码，按升序排列。“CV02.01.101”为该代码表的标识符。

表 5-1-5 CV02.01.101 身份证件类别代码表

值	值含义
01	居民身份证
02	居民户口簿
03	护照
04	军官证
05	驾驶证
06	港澳居民来往内地通行证
07	台湾居民来往大陆通行证
08	临时居民身份证
09	武装警察身份证件
10	中华人民共和国港澳居民居住证
11	中华人民共和国台湾居民居住证
12	社会保障卡
99	其他法定有效证件

二、数据集与共享文档标准

数据集（data set）是为特定用途设定的一组数据的集合。2012 年以来，国家卫生健康委员会先后发布了一系列卫生健康信息数据集标准，范围覆盖健康档案、电子病历、医疗服务、疾病管理、卫生管理、儿童保健、妇幼保健、统计指标、医院管理运营等诸多业务领域。数据集标准的制定和应用，有力促进了我国卫生健康信息互联互通与融合共享，为国家卫生健康信息标准化建设提供了重要的标准支撑。下面简要介绍几个重要的健康管理相关的数据集标准，包括卫生行业标准和团体标准。

（一）WS 365—2011《城乡居民健康档案基本数据集》

健康档案（health records，HR）是以个人健康为核心、贯穿整个生命过程，实现信息多渠道动态收集、涵盖各种健康相关因素、满足个人健康管理（疾病防治、健康保护、健康促进)需要的系统化记录文件,不等同于医疗保健机构中的病历记录。WS 365—2011《城乡居民健康档案基本数据集》是原卫生部于2011年首次发布实施的卫生行业标准,该标准规定了城乡居民健康档案需要收集记录的个人卫生健康信息数据元,并遵照相关的上位标准对每个数据元进行了规范化描述。WS 365—2011《城乡居民健康档案基本数据集》的内容包括个人基本信息、健康体检信息、重点人群健康管理记录和其他医疗卫生服务记录等。数据集包括6大类、18小类,共565个数据元。该标准是在健康档案业务内容规范的基础上,按照卫生健康信息数据集的编制规范,对居民个人健康档案中的基本数据元进行的标准化描述,目的是规范和统一居民健康档案的信息表达,指导电子健康档案数据的共享及信息系统开发。

(二)WS 445—2014《电子病历基本数据集》

电子病历(electronic medical records,EMR)是指医务人员在医疗活动过程中,使用医疗机构信息系统生成的文字、符号、图表、图形、数据、影像等数字化信息,并能实现存储、管理、传输和重现的医疗记录,是病历的一种记录形式。电子病历标准化是实现医疗机构及区域范围内患者临床信息共享、互联互通、协同服务的基础。2009年,原卫生部、国家中医药管理局联合颁发了首部国家级具有中西医结合特点的《电子病历基本架构与数据标准(试行)》。随着新的行业规范与标准的不断实施,原卫生部于2011年启动了我国电子病历数据集标准制定工作,并于2014年正式颁布实施了WS 445—2014《电子病历基本数据集》标准。《电子病历基本数据集》共包括17个部分、58个子集、896个数据元。各子集数据元条目累计2 281个。作为重要的卫生行业标准,该标准的发布与实施,有力地促进了患者医疗信息的跨机构、跨系统共享,为基于电子病历的医院信息平台开发提供了必需的信息标准支撑。

(三)健康管理(体检)数据集标准

随着健康体检业务的飞速发展,健康体检项目也越来越多。多数健康体检机构在设计体检项目时偏重从价格因素考虑,忽视实用性和最佳成本效益。为了更好地达到健康体检的目的,突出最佳成本效益原则,由健康管理领域的权威机构领衔,依托行业学会,研发了我国健康管理(体检)数据集系列标准,并于2018年以团体标准的形式发布实施。该系列标准包括四项标准,分别是T/CHIA 2—2018《健康体检基本项目数据集》、T/CHIA 3—2018《健康体检自测问卷数据集》、T/CHIA 4—2018《健康体检报告首页数据集》以及T/CHIA 5—2018《健康体检颈动脉超声检查基本数据集》。该系列标准能够为健康管理(体检)机构提供一套术语规范、定义明确、语义语境无歧义的数据标准,以规范健康体检中的项目设置和数据元取值,提升体检数据整体质量,促进健康体检数据的跨机构融合与共享,为健康体检信息标准化建设提供重要的标准支撑。

(四)共享文档标准

为了整合我国区域内的卫生健康信息资源,促进个人卫生健康信息跨机构传输与共享,由国家卫生健康委员会统计信息中心牵头,组织研制了我国卫生健康信息共享文档标准,包括WS/T 438—2016《健康档案共享文档规范》(1~20部分)和WS/T 500—2016《电子病历共享文档规范》(1~53部分)。

健康档案共享文档规范和电子病历共享文档规范的编制研究是在借鉴国外成熟的通用架构,并满足中国卫生健康信息共享实际需求的前提下,以数据元和数据集来规范约束卫生健康信息共享文档中的数据元素,以模板库约束为手段来规范性描述卫生健康信息共享文档的具体业务内容,以值域代码为标准来规范性记载卫生健康信息共享文档的编码型数据元素,从而清晰展示了具体应用文档的业务语境,以及数据单元之间的相互关系,支持更高层次的语义上的互操作。

三、健康管理相关的重要国际信息标准

(一)ISO/IEC 11179《信息技术 元数据注册标准》

ISO/IEC 11179《信息技术 元数据注册标准》是重要的数据表达类国际标准,由世界标准化组织(ISO)和国际电工委员会(IEC)联合制定,用于规范数据元的定义、表示方法和元数据注册。其主要目的在于实现以下内容:①数据的标准化描述;②组织内及组织间对数据的一致性理解;③不同时间、空间和不同应用软件对数据的复用和标准化;④组织内及组织间数据的标准化和协同化;⑤数据成分的复用;⑥数据成分的管理。

ISO/IEC 11179《信息技术 元数据注册标准》为数据元的规范化描述与注册提供了国际通用的标准,在世界范围内得到了广泛应用。许多信息化

发展程度较高的国家都遵循ISO/IEC 11179《信息技术 元数据注册标准》建立了本国的卫生数据标准。如澳大利亚卫生与福利研究院的元数据注册项目METEOR（metadata online registry，METEOR）、美国国家癌症研究院的癌症数据标准资源库（the cancer data standards repository，caDSR）等。我国的卫生行业数据标准也是以ISO/IEC 11179《信息技术 元数据注册标准》为参照，制定了一系列卫生行业数据标准，包括WS/T 363—2023《卫生健康信息数据元目录》、WS/T 364—2023《卫生健康信息数据元值域代码》以及诸多卫生业务域的数据集标准。

（二）国际疾病分类

国际疾病分类（international classification of diseases，ICD）是世界卫生组织制定的国际统一的疾病分类标准，它根据疾病的病因、病理、临床表现和解剖位置等特性，将疾病分门别类，使其成为一个有序的组合，并用字母和数字代码来表达。通过将疾病转换成代码，有利于系统记录、分析、解释、比较不同国家或地区、不同时期的死亡率和发病率等情况，实现数据可存储、检索、分析和应用，达到国际上统一，是反映全球健康趋势和卫生统计的数据基础。

ICD有100多年的发展历史，1994年发布的ICD第10次修订版（ICD-10）在国际上广泛应用。随着信息技术与医学的发展，ICD-10的固有结构限制了其应用，促使ICD新版本的诞生。2018年6月，世界卫生组织发布了ICD-11，作为健康与医疗服务信息最新国际标准将得到逐步推广应用。

（三）医学系统命名法——临床术语

医学系统命名法——临床术语（systematized nome-nclature of medicine-clinical terms，SNOMED-CT）是一种临床医学术语标准。SNOMED-CT是全面的、多语言的临床医学术语系统，它使电子健康记录临床内容的表达具有一致性，提供了一种标准化的方法来表示临床医生使用的临床短语，并使这些短语能够自动理解。SNOMED-CT不仅仅是诊断的编码系统，还包括其临床表现，如症状和体征；外科、治疗和诊断操作；各种观察指标，如心率；身体结构、生物体、药物、标本等可能需要在健康记录中记录的各种类型信息。

SNOMED-CT主要由概念、描述、关系三部分组成，并提供表达式、映射、参考集扩展等机制，这种机制能够灵活地支持不同的应用需求，有利于SNOMED-CT的推广应用。SNOMED-CT包含19个临床领域，超过35万个概念，在80多个国家得到应用。SNOMED-CT采用多轴编码的命名方法，形成了完整的医学术语体系，目的是精确表达医学概念，可用来编码、提取和分析临床数据，支持医学数据的一致性索引、存储、调用和跨专业、跨机构集成，促进健康医疗信息系统的语义互操作。

（四）逻辑观测指标标识符命名与编码系统

逻辑观测指标标识符命名与编码系统（logical observation identifiers names and codes，LOINC）是一套通用的代码和名称，为实验室和临床观察提供了一套统一的名称和标识码，从语义和逻辑上支持医学检验、检查结果的交换。每个LOINC概念都具有唯一性的代码，且恒久不变。LOINC涉及化学、血液学、血清学、微生物学及分子病理学等34个实验室专业。LOINC的编码有助于建立起其他相关术语系统与LOINC概念之间的对照关系（映射关系），便于不同术语系统之间的整合与协同。

（五）临床文档架构

临床文档架构（clinical document architecture，CDA）是HL7组织发布的一个用于不同信息系统之间交换临床信息的文档标记标准，主要包括临床文档架构及基于此架构的语义标准，目前的最新版本为CDA Release 2。CDA语义内容来源HL7 RIM的约束，使用HL7数据类型表示数据元的属性格式和取值内容。目前，CDA已被应用到很多研究领域，用来构建基于CDA的信息交换规范。

一个CDA文档由文档头（header）和文档体（body）两部分组成，文档头描述文档的标识性信息，文档体描述文档的主要临床信息。文档体包含结构化与非结构化内容，结构化文档体由一个或多个章节（section）构成，每个章节包含一个叙述块（narrative block）和多个条目（entry）。叙述块是人读内容，条目是对叙述块中内容进行结构化的解释，是计算机读取的内容。为了提高临床信息的表达能力，章节又可包含子章节，子章节还可继续再往下分解。

第三节　健康管理信息系统

健康管理信息系统是由人、计算机、通信与网络设施组成，是具有健康体检资料的录入、查询、统计分析、体检报告、随访登记及健康指导等特定功能的信息系统。

一、系统架构

健康管理信息系统主要包括硬件网络层、数据中心数据层、数据交换层、业务服务层四个层次，还包括贯穿四个层次的信息标准和信息安全两大体系。

（一）硬件网络层

硬件网络层指支撑健康体管理信息系统的硬件设备和网络平台，是健康管理信息系统的基础设施。健康管理信息系统硬件网络包括主计算机、通信子网、终端和线路（通信电缆 / 光缆 / 无线通信设备）。

（二）数据中心层

数据中心层指实现健康管理信息系统的数据存储基础设施，包括数据中心机房及服务器、存储器、网络和电信设备、数据库及管理软件等。数据中心经历了以大型机为中心、以服务器为中心、以网络为中心、以数据为中心的四个发展阶段。在以数据为中心的发展阶段，数据存储更加高效、数据安全更有保障、数据管理量更多、虚拟化程度更高、速度更快、更加绿色环保。

（三）数据交换层

数据交换层指直接与外部系统进行沟通的技术层，利用面向服务的思想进行构建，以 XML 为信息交换语言，基于统一的信息交换接口标准和数据交换协议进行数据封装，利用信息传递机制实现信息的沟通，通过数据交换中心完成数据的存储、格式转换和数据交换，实现健康管理信息系统的数据采集、交换与共享。数据交换平台由一系列中间件、服务、Web Service 接口以及中心数据仓库组成，其核心组件包括数据交换引擎、安全管理、系统管理、Web 服务管理以及 Web Service 接口等。

（四）业务服务层

业务服务层是基于数据交换层，根据数据结构设计各种业务服务组件来完成健康体检数据的采集、存储与共享。健康管理信息系统的业务服务需满足医院、社区卫生服务中心（站）、体检中心等医疗机构对个人健康管理信息的需求，同时满足居民个人对自身健康状况信息的需求。

（五）信息标准体系

信息标准体系指健康管理信息系统必须遵循的规范和标准。按照国家卫生健康信息标准分类框架，可将其分为五大类标准：①基础类标准，如信息系统标准化指南、名称术语标准等。②数据类标准，如数据元标准、数据集标准、电子文档标准等。③技术类标准，如信息系统功能规范、信息平台技术规范等。④安全类标准，包括数据安全和隐私保护类标准。⑤管理类标准，如信息工程建设监理标准、信息系统评价标准等。

（六）信息安全体系

信息安全体系指信息系统的物理安全、数据安全、应用安全、隐私安全的基本要求和措施。

二、系统功能

系统功能指健康管理信息系统必须具有的基础功能，包括客户身份识别、卫生健康信息索引、健康体检数据的录入与存储、健康体检数据交换以及健康体检数据调阅等。

（一）客户身份识别

为了建立区域范围内各医疗机构业务联动，实现数据共享或业务协同，各医疗机构在个人身份识别上，必须具有统一的客户身份识别机制，如按照统一的身份识别机制，为客户建立能够唯一标识其身份的健康卡。此项工作是健康管理信息系统建设最基本的任务。然而，由于发卡机构的多样性，客户手中可能会有多张与医疗卫生相关的电子凭证，如同一患者可能同时拥有医保卡、社保卡、妇保卡、健康卡等多张卡，这些卡如果没有按照统一的客户身份识别机制对客户身份进行识别，在系统里同一患者就会被认为是多个人，即多张卡没有与同一个人进行关联，这样就可能造成无法调阅某个人完整的卫生健康信息，给区域医疗卫生系统中各业务条线的卫生健康信息整合带来困难。可见，个人身份识别是区域医疗卫生系统所要解决的基本问题，对于健康管理信息系统的建设起着至关重要的作用。

（二）卫生健康信息索引

卫生健康信息索引服务于健康管理信息系统中所有关于个人卫生健康信息事件的全面浏览和掌握，包括居民何时、何地、接受过何种健康体检和其他医疗服务，并产生了哪些文档等。卫生健康信息索引服务中主要记录两类信息，即健康事件信息和文档目录信息。健康事件信息包括健康事件的名称、时间、地点等，文档目录信息包括体检表文档、慢性病管理文档等。

（三）健康管理数据存储

健康管理信息系统需要存储的个人健康数据包括个人注册信息库、体检基本信息库、体检问诊问卷数据库、实验室检查数据库、医学影像图像数据库、其他辅助检查数据库、时序健康档案数据库等。

（四）健康管理数据交换

可以从医疗机构内部信息系统或外部信息系统获取数据，也可以向医疗机构内部信息系统和外部信息系统提供信息共享、协同服务等功能。医疗机构内部信息系统包括 HIS、CIS、LIS、RIS、PACS 等系统，医疗机构外部信息系统包括社区服务中心内的 HIS、LIS、CHIS 等系统，公共卫生机构的传染病报告、妇幼保健、儿童保健、计划免疫等系统。

（五）健康管理数据调阅

为健康管理人员提供的一种基于 Web 方式、安全地访问卫生健康信息的功能。健康数据调阅的通用性和安全性是健康管理信息系统的基础功能。

三、系统应用

健康管理信息系统的使用对象主要是医疗卫生人员，最终的服务对象是居民。医疗卫生人员为了更好地为居民和患者提供可靠、可及、连续的医疗卫生服务，需要依赖平台提供的众多服务。

（一）健康管理中心应用

健康管理中心可应用健康管理信息系统，借助数据传输和交换平台，将管理对象的卫生健康信息标准化，并存储到数据中心，数据中心再将标准化的卫生健康信息记录，以标准的模式进行展示，可供健康管理中心（本中心或其他中心）和其他医疗卫生机构及个人对卫生健康信息的调用和应用，包括浏览健康档案信息、进行健康状况评估、健康风险评估、重大疾病预警、医学建议、健康指导等。

（二）居民个人（家庭）应用

在授权许可情况下，居民个人可通过网络访问数据中心或通过下载在 U 盘或移动硬盘中的个人卫生健康信息进行自我健康管理，也可携带存有自身卫生健康信息的 U 盘或移动硬盘，进行异地区或跨医疗机构就诊时的个人卫生健康信息调用。

（三）医院应用

医院（包括各级医院、乡镇卫生院等医疗机构）借助数据传输和交换平台，将管理对象的卫生健康信息通过标准化数据转换并存储到数据中心，数据中心再将标准的卫生健康信息记录以标准的模式予以展现，可供医院（本院及其他医院）、其他医疗卫生机构及个人调用卫生健康信息。

（四）社区卫生服务中心（站）应用

社区卫生服务中心（站）将管理对象的健康体检信息借助数据传输和交换平台，经过标准化数据转换和存储，再将标准的卫生健康信息记录以标准的模式予以展现，可供社区卫生服务中心（站）（本中心或站）、其他医疗卫生机构及个人对卫生健康信息进行调用和利用，包括浏览健康档案信息、进行健康状况评估、健康风险评估、重大疾病预警、医学建议、健康指导等。

（五）辅助决策

各地政府和卫生管理机构可通过对健康管理（体检）数据进行调阅和综合分析，对当地居民健康状况、健康风险以及医疗服务需求等进行分析评估，为当地居民健康保障服务的相关政策制定、医疗资源合理配置提供决策支持。

（王　霞）

参考文献

1. 中华人民共和国国家质量检验检疫总局，中国国家标准化管理委员会. 标准体系构建原则和要求: GB/T 13016—2018 [S]. 北京: 中国标准出版社, 2018: 2.
2. 全国标准化原理与方法标准化技术委员会. 标准化工作导则　第 1 部分: 标准化文件的结构和起草规则: GB/T 1.1—2020 [S]. 北京: 中国标准出版社, 2020: 10.
3. 王霞, 胡建平, 董方杰, 等. 我国卫生健康信息团体标准化工作实践与发展对策 [J]. 中国卫生信息管理杂志, 2023, 20 (01): 31-35.
4. 全国信息技术标准化技术委员会.(所有部分) 信息技术 元数据注册系统 (MDR): GB/T 18391—2009 [S]. 北京:

中国标准出版社, 2009: 12.
5. 李小华. 医疗卫生信息标准化技术与应用 [M]. 2 版. 北京: 人民卫生出版社, 2020.
6. 中华人民共和国国家卫生健康委员会. 卫生健康信息数据元标准化规则: WS/T 303—2023 [S]. 北京: 中华人民共和国卫生部, 2024: 2.
7. 中华人民共和国国家卫生和计划生育委员会. 卫生信息共享文档编制规范: WS/T 482—2016 [S]. 北京: 中华人民共和国国家卫生和计划生育委员会, 2016: 7.
8. 白书忠, 武留信. 健康管理师健康体检分册 [M]. 北京: 人民卫生出版社, 2014.
9. 罗爱静. 卫生信息管理学 [M]. 4 版. 北京: 人民卫生出版社, 2017.

第二章　健康信息学与电子健康记录

第一节　健康信息学概述

一、健康信息与健康信息学

健康信息（health information）是指使用信息技术（health information technology，HIT）手段获取和利用任何有利于改善个体和群体健康、提高医疗水平的信息。

健康信息学（health informatics，HI）是医疗行业中一个相对较新的跨学科领域，包括基础医学、临床医学、预防医学、计算机科学，社会科学，行为科学，管理科学等学科。健康信息学研究健康信息采集、存储、检索和使用中的资源、设备和方法及其优化组合。健康信息学的工具除了包括计算机和通信技术，还包括临床指南，统一的医学术语，以及基于云计算、大数据、物联网、移动医疗、人工智能、5G 技术的健康信息系统。

二、健康信息学的范畴

健康信息学是医疗保健领域中一个快速发展的领域，它涉及获取、存储、检索和使用健康和医疗数据所需的资源、设备和方法。健康信息工作的参与者包括政府、决策者、管理者、全体居民、患者、医生、护士、医院管理人员、保险公司和医疗信息技术人员，健康信息系统要为所有健康信息工作的参与者提供健康信息实时访问和信息共享。

健康信息学的范畴还包括以下内容。

（一）临床信息学

临床数据收集和临床辅助决策的信息学，包括医院信息系统（hospital information system，HIS），临床信息系统（clinical information system，CIS），电子病历系统（electronic medical record system，EMRs），医学检验系统（laboratory information system，LIS），医学影像信息系统（picture archiving and communication systems，PACS），放射学信息系统（radiology information system，RIS）远程医疗系统（telemedicine system）等。这些信息系统的大小和复杂程度，取决于医疗机构的职能、业务范围、级别和规模。

（二）病理信息学

病理信息学对医院病理科的病历信息及图像资料进行管理和分析，减少人为误差，降低误诊风险。近年来，人工智能、数字病理的推广应用，不但能减轻病理医生的工作负担，还大大提高了病理诊断水平和操作规范，缩小了不同级别医疗机构病理诊断水平的差异。

（三）药物信息学

药学信息学涉及在提供药物的过程中使用人工智能或计算机辅助决策系统，减少药物使用过程中的差错，如提示药物的适应证、配伍禁忌和用药指南等。由于电子处方和电子病历的广泛使用，临床对药学信息学的需求也快速增长。广义的药物信息学还包括药物分析信息学，用于药物设计和药理学分析。

（四）公共卫生信息学

公共卫生信息学关注的是群体健康信息，包括传染病、地方病、职业病、慢性病、精神疾病、饮用水卫生、食品卫生等，以及儿童、孕产妇、老年人的健康信息等。以下是公共卫生信息的主要类型。

1. 群体健康信息　公共卫生信息化把社区作为需要“评估”的“对象”，“评估”的方法包括发现疾病状态，如居民人均预期寿命、居民人均健康预期寿命、孕产妇死亡率、婴儿死亡率、5 岁以下儿童死亡率、重大慢性病过早死亡率、主要传染病的发病率、各类慢性病的患病率、地方病的发病率、职业病的发病率，以及计划免疫疫苗接种率、超重与肥胖率、60 岁或 65 岁以上老年人口数、5 岁以下儿童数、孕产妇人数、精神疾病管理人数等。

2. 健康影响因素信息　通过改变行为和环境的方式预防疾病的信息，包括居民的健康素养，健康生活方式（戒烟限酒、健康饮食、运动、慢性病预防知识等），健康生活环境（空气、水、食物、居住条件、社区健身设施等）。通过改善群体的行为和环境预防或减少疾病的发生。

3. 健康干预信息　群体的健康干预信息包括

公共卫生立法、颁布住房的建筑卫生学标注、建立居民健身场所，以及固体废物处置、污水处理、空气颗粒物和烟雾控制、食用盐加碘、饮用水加氟、使用无铅汽油、传染病和突发公共卫生事件的管控措施等。

4. 政府健康监管信息　为了实现《"健康中国2030"规划纲要》《国务院关于实施健康中国行动的意见》，把健康融入所有政策，国家要求将健康指标的改善情况纳入政府目标责任考核，主要监管指标包括居民健康水平、健康生活、健康服务、健康保障、健康环境、健康产业六个部分（《国务院办公厅关于印发"十四五"国民健康规划的通知》国办发〔2022〕11号）。

5. 社区卫生信息学　基层卫生机构（乡镇卫生院、社区卫生服务中心或服务站）和功能社区（企业、厂矿、部队等）为社区居民提供健康服务的信息，包括疾病预防、保健、医疗、康复、健康教育、妇幼保健、计划免疫等服务的信息。

6. 家庭健康信息学　家庭是一个健康单位，许多疾病和健康危险因素暴露与家庭有关。家庭健康信息学是健康信息学领域的一个发展方向，我国一些城市也在为家庭建立家庭健康档案。信息技术能确保满足家庭的健康保健，并可能提供新的数字服务项目。信息技术可以满足家庭在以下方面的需求。

(1) 生命体征、运动、睡眠等信息的传感和监测。

(2) 健康知识交流和分享。

(3) 健康决策和干预。

(4) 疾病治疗、预防和家庭护理、居家康复、居家养老服务信息等。

7. 护理信息学　将各种现代通信技术如无线网络、掌上电脑（electronic digital assistant，EDA），患者腕带和二维条码技术应用到医院护士日常工作中，减轻护理工作强度，提高工作效率。如运用无线网络，医生和护士可以使用EDA在病床前随时调阅病历资料、用药记录和医嘱信息，利用条码扫描器对患者所佩腕带进行患者身份的确认、医护人员身份的确认，重要医嘱按时警示、实时录入患者体征和及时记录医嘱执行过程等。

8. 医学情报信息学　信息技术如计算机技术、电讯与网络技术、缩微、复印、声像、语音识别技术等已广泛应用于医学情报收集、整理、传播和服务过程之中。借助计算机资料库的文献检索可以迅速全面地查得所需文献题录及摘要，计算机翻译及计算机排版印刷，电传、复印以及声像等，使情报的收集、整理、传递的时间都大大缩短。临床医学的meta分析、系统综述需建立在医学情报信息学基础上。

9. 消费者健康信息学　客户健康信息（consumer health information，CHI）指用于医疗保健和卫生服务对象（客户、消费者）的信息，如客户的居住环境、健康素养、生活方式、营养状况、体格和运动、健康体检报告、疾病防治方法、自我保健方法等，以及可以借助公共媒体及社区广泛宣传和传播的健康信息。

10. 临床生物信息学　基因组学、蛋白组学、基因测序、基因表观学、代谢组学、计算机数学、大数据等在临床医学实践中应用，是临床个性化医疗和精准医疗的重要方法，也是精准药物研发和治疗方案设计的必要工具。

11. 医学教育与医学研究信息学　职业培训、继续教育、执业资格考试、科学研究、健康知识传播等相关信息资源和知识库。

第二节　电子健康记录

电子健康记录（electronic health record，EHR）指个人从出生到死亡在与医疗卫生机构接触或健康相关活动中，形成和保留在各级医疗卫生机构，具有保存、备查价值的电子化历史记录，如出生医学证明、死亡证明、门诊病历、住院病历等。EHR存储在计算机系统的数据库和服务器之中，能为相关机构和个人提供个人健康记录和卫生服务记录的查询服务（如手术史、用药史查询），属于患者个人隐私，医疗机构具有管理、使用和保管权。EHR是以居民个人健康为核心，贯穿整个生命过程，涵盖各种健康相关因素，实现多渠道信息动态收集，满足居民自我保健、健康管理和健康决策需要的信息资源。

在国外，EHR等同于产生于医疗机构的电子病历(electronic medical record,EMR)。在我国,EHR泛指电子病历、电子化的居民健康档案和个人健康档案3个类型的电子健康记录。

一、电子病历

电子病历指医疗机构和医务人员在医疗活动过程中,使用医疗机构信息系统生成的文字、符号、图表、图形、数据、影像等数字化信息,并能实现存储、管理、传输和重现的医疗记录,是病历的一种记录形式。形成电子病历的信息系统包括医院信息系统(HIS)、临床信息系统(CIS)、电子病历系统(EMRs)、医学检验系统(LIS)、医学影像信息系统(PACS)、放射学信息系统(RIS)、远程医疗系统、健康体检系统等。

(一)电子病历基本特征

1. 信息能够持续更新。

2. 信息能够被二次利用,如用匿名的方式汇总后用于医疗质量控制、医院统计、卫生和财务管理、传染病报告等。

3. 信息能够在不同卫生机构、不同信息系统之间传递,使卫生资源得到充分运用。

(二)电子病历的主要内容

EMR记录了患者在医疗机构的所有关于诊治过程信息,包括人口统计学信息、门诊、住院、诊断、入院记录、病程记录、医嘱、护理、手术操作、实验室检查、医学辅助检查、超声、影像、处方、病程记录、住院病案首页等。

二、居民电子健康档案

居民电子健康档案指电子化的居民健康档案,是基层卫生机构【乡镇卫生院、村卫生室、社区卫生服务中心(站)】依据国家公共卫生服务规范,为辖区内常住居民(指居住半年以上的户籍及非户籍居民)免费建立的纸质或电子的健康档案或健康记录,其中0~6岁儿童、孕产妇、老年人、慢性病患者、严重精神障碍患者和肺结核患者为建档的重点人群。

学校、企事业、厂矿、军队等功能社区全部成员的健康档案类似,或参照居民健康档案的记录内容。

居民电子健康档案的主要内容包括以下内容。

1. 个人基本信息表 包括档案编号、建档人姓名、性别、出生日期、身份证号码、工作单位、本人电话、户籍关系、民族、血型、文化程度、婚姻状况等信息。

2. 年度体检表 包括当前症状,一般症状(身高、体重、血压等),生活方式(吸烟、饮酒、运动、饮食等),脏器功能(口腔、视力、听力、运动功能等),体格检查、辅助检查(血常规、尿常规、空腹血糖、心电图、肝功能、肾功能、血脂、胸部X线片、腹部B超等),当前健康问题(主要疾病),住院情况,用药情况,非免疫规划预防接种史,健康评价,健康指导等信息。

3. 社区门诊就诊表。

4. 会诊记录表。

5. 双向转诊表。

6. 居民健康信息卡 包括居民姓名,性别,出生日期,ABO血型,慢性病患病情况(高血压、糖尿病、脑卒中、冠心病、哮喘、职业病等),家庭住址,家庭电话,紧急情况联系人,责任医生或护士联系电话等。

7. 健康教育活动记录表。

8. 0~6岁儿童健康管理记录表。

9. 孕产妇健康管理记录表。

10. 高血压患者随访服务记录表。

11. 2型糖尿病患者随访服务记录表。

12. 严重精神障碍患者管理记录表。

13. 肺结核患者管理记录表。

14. 中医药健康管理服务记录表。

三、个人健康档案

来自健康管理机构、第三方机构,或个人建立和拥有的健康档案称为个人健康档案或健康护照(personal health records,PHR)。PHR除了记录医院、基层卫生机构的健康医疗信息,还记录居民个人工作环境、生活环境、情绪、营养、运动等与健康相关的因素。

四、电子健康记录的作用

(一)记录的完整性

一般来说,每个人只要与医疗机构接触(急诊、门诊、住院、分娩、健康体检等),都会在不同的医疗机构留下自己的电子病历。由于不同医院的电子病历系统的开发者不同,年代不同,这些数量巨大的电子病历很难协调起来,不同的医疗机构不能共享。甚至是同一医疗机构的不同科室之间的信息很难传递和共享。电子病历的作用之一就是帮助医院统一数据标准,如统一电子病历的疾病诊断、手术分类和参考术语，保证居民从生到死医疗记录的完整性。

（二）记录的结构化

每个医院、每个临床科室、每个医生都有不同的病历书写方式，有时候会因为混乱而得不到必需的关键数据。国家制定的电子病历的基本数据集，可以提供一种标准的方法记录患者的信息，如门（急）诊病历、急诊留观病历、西药处方、中药处方、检查报告、检验报告、治疗记录、住院病案首页等，使这些信息很容易获取和汇总。

（三）记录形式的多样化

医院存在很多没有固定结构的医疗记录，包括所有格式的文档、文本、图片、图像和音频、视频等，如电子病历的影像、心电图、内窥镜、超声检查结果等。对于这类数据，我们一般直接进行整体存储，而且一般存储为二进制的数据格式，并且用元数据说明其属性，如检查对象、时间、地点等。

（四）患者信息的一次采集、多次利用

由于有很多的纸质形式，患者的记录很难携带，并且在患者离开或变更医疗机构时不会自动跟随。因此，患者必须一遍遍重复这些信息，不经意间就会丢失最重要的信息。有了电子病历和电子健康档案，患者任何一次就诊信息，都可以在他们选择的医疗机构那里检索和查询到。

（五）患者信息储存与调用

纸质病历在同一时间只能存在于一个地点，也就是说，不同地点的医疗服务提供者不能方便地存取和回顾患者的记录和病史。

电子健康档案可以被医疗服务提供者随时随地存取。这些医疗机构可以是在同一个城市，也可能是不同城市，电子健康档案信息可以确保最新的健康信息在任何卫生医疗机构都能方便获取。

（六）医学警示与临床指导

在纸质记录中，没有关于提高医生能力的方法，如提示风险、临床警告、用药指导、医疗文献和知识库。把人工智能和相关知识库嵌入到电子病历系统，可以帮助医生提高诊疗水平和工作效率。

（七）大数据应用与循证医疗

电子健康档案如果覆盖全人群，可以随时了解该地区居民的发病率、患病率、健康危险因素等信息，减少费用昂贵的健康普查和抽样调查，节约管理费用。如果能汇总全国的电子病历，可以在全国范围内实现循证医疗，简化医疗监管方式。如《国家卫生健康委办公厅关于2019年度全国三级公立医院绩效考核国家监测分析有关情况的通报》，汇总了2 413家三级公立医院住院病案首页，利用天河二号超级计算机对约2.6×135亿条数据的大样本数据进行计算分析，对各医院国家绩效考核监测指标进行了大数据分析。

五、互操作的定义和分类

健康记录跨机构共享的前提是互操作（interoperability），即信息系统的互联互通。定义互操作性及其需求，是电子健康记录信息系统互联和信息流动的第一步。

一般来说，互操作指一个系统或应用软件使用其他系统或应用软件产生的数据的能力。即系统之间能够传输数据，而且这些数据能够被准确地理解。

国际医疗信息标准组织HL7电子健康档案技术委员会关于EHR互操作模型草案将互操作分为三个类型：技术互操作、语义互操作和过程互操作。

（一）技术互操作

技术互操作性指最基本的、以硬件形式实现的互操作。

技术互操作明确地限定是硬件设备、传输方式以及与其密切相关的功能，如数据获取和安全管理等。技术互操作的关注点是数据的传输方式而非数据的含义，比如数据的通信可以通过有线网络、无线网络、5G技术等。技术互操作使得不同信息系统传输和接收的数据可以互联，但不同来源数据的语义需要进行进一步处理，如数据格式转换、通信协议以及数据接口标准等。

（二）语义互操作

语义互操作指两个或多个系统共享的信息能够被按原有定义理解的能力。

语义互操作是信息共享的前提条件，涉及数据的整合、概念、术语、领域模型和数据模型，以及信息（数据）框架的一致性问题。语义互操作的水平取决于信息发送者和接收者在术语、原型及模板的内容上达成一致的程度。语义互操作更多依赖于领域知识，需要建立一个共享的信息架构，包括参考信息模型、模型的约束（特化）和一系列数据标准，如术语、词汇、代码、数据类型等。

语义互操作可以最大限度地将共享信息用于临床实践，比如人工智能辅助决策支持。语义互操作是一个多水平概念，互操作的程度依赖于发送和接收信息系统对医学术语、原型（archetype）以及所使用的模板所达成共识的程度。信息系统的互操作水平越高，所需人工干预越少。基于人工智能的互操作是健康医疗信息系统追求的最高境界，但存在伦理学的挑战。例如基因检测信息系统可以预测某个新生儿可能经历残疾、疾病、过早来临的痛苦和死亡的易感性，但信息系统不能做任何决策。

（三）过程互操作

过程互操作是将信息系统应用于真实工作场所时，信息系统与实际工作场合的契合程度，包括以下内容。

1. 清晰的用户角色说明。

2. 可用的、友好的和高效的人 - 机界面。

3. 数据展示 / 支持流动工作设备。

4. 流程优化。

5. 效果评价。

（四）健康记录信息共享互操作实例

某大学教授张老师，男，55 岁，已在其居住社区建立居民电子健康档案。2022 年 8 月 5 日因在外地出差期间突发胸闷、胸痛，随行人员紧急呼叫救护车，将张老师送往当地县医院。到达县医院的急诊室后，接诊医生询问张老师有无心血管疾病、糖尿病及药物过敏史，张老师说了自己患有糖尿病后就丧失了意识。急诊室医生申请登录居民健康档案信息系统，查阅张老师历年健康体检报告、门诊记录、出院记录及用药史、过敏史、是否安装心脏动脉支架、心脏起搏器等更详细患者健康信息。经过吸氧、止痛和镇静治疗后张老师恢复意识，症状缓解，转入心脏内科住院继续观察治疗。居民健康档案信息系统自动将本次治疗形成的电子病历记录在张老师的居民电子健康档案中，并进行医保费用结算。

1. 技术互操作　具有技术互操作的信息系统在得到医生的请求后能够保证数据以可靠的形式从区域卫生信息系统传输到急诊室信息系统，但是信息可能是结构化的或非结构化的，也可能与以前的或其他系统的数据请求不同。因为存在这些不确定性，必须认真检查、解释数据，并根据与患者当前病情的关联程度对数据进行排列。这些工作最好在患者到达急诊室时就完成。如果完成此任务的时间和人员不足的话，仅仅建立在技术基础上的互操作对临床工作来说是无用的。

2. 语义互操作　无论数据在技术上是如何传输的，语义互操作能提供结构化的、有序的、准确的，甚至是汇总的患者信息，可以直接用于患者医疗过程。假设区域卫生信息系统和医院急诊室信息系统使用同样的语义标准，那么前者提供的信息就能直接整合到后者的急诊室信息系统中。语义互操作就是通过提供区域卫生信息系统和医院急诊室信息系统之间信息在含义上的沟通（关于患者的健康状况、患病情况），为患者诊断和治疗服务，为后续医疗保健服务。

3. 过程互操作　不仅可以优化信息传输，而且可以使信息传输以基于时间、事件的时间序列的方式与医务人员的工作过程相协调。一些主要的医疗文档，如已完成的实验室检查报告、手术记录以及质量、安全性提示可以自动地提示给医护人员，使医护人员能较全面、及时地获取信息，为患者提供优质、高效的服务。

健康信息系统的技术互操作、语义互操作、过程互操作取决于相关标准、软件、硬件的协议及其技术参数，三者缺一不可。技术互操作、语义互操作、过程互操作一般有较长的进程，需要制定相关政策、规划和发展路线图。

第三节　健康体检电子文档基本架构

本节健康体检电子文档基本架构指医疗机构、各类健康体检机构面向社会、企业、机关开展的健康体检、健康管理业务。国家公共卫生服务规范规定的儿童健康体检、产妇产后 42 天体检、成人健康体检参见 WS 373.3—2012《医疗服务基本数据集　第 3 部分：成人健康体检》等数据标准。

一、健康体检报告基本文档

健康体检报告基本文档应包括基本信息、问诊问卷、体格检查、辅助检查、专病风险筛查、其他专项检查（如心理健康体检）和体检结论与健康指导 7 个部分，如图 5-2-1。

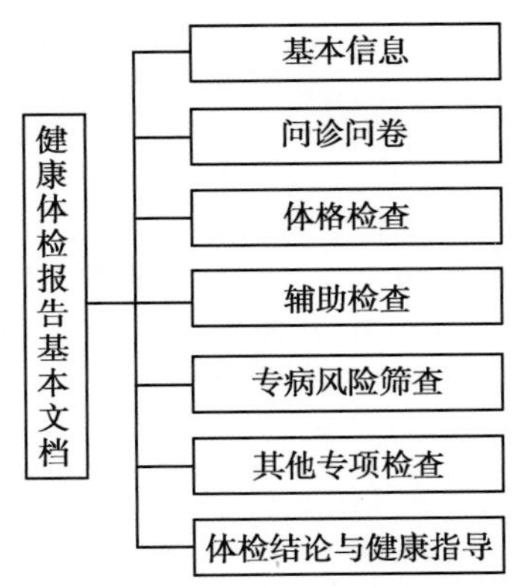

图 5-2-1　健康体检报告基本文档架构

（一）基本信息

基本信息主要用于标识体检机构、体检报告和受检者身份，包括体检机构标识、体检报告标识和受检者标识三类，如图 5-2-2。基本信息每个类包含的核心数据元，如表 5-2-1。

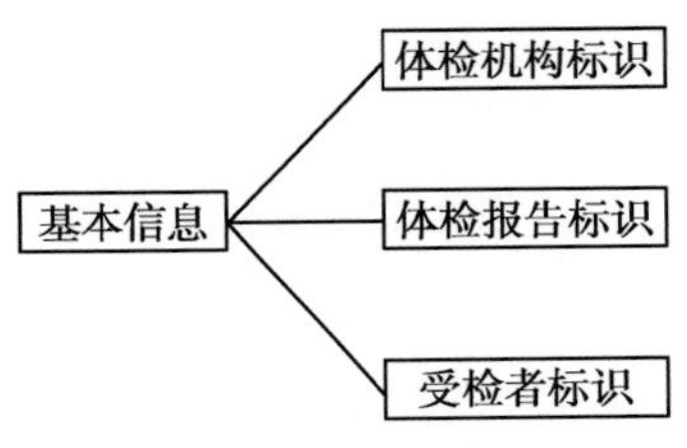

图 5-2-2　基本信息包含的种类

表 5-2-1　基本信息分类与核心数据元

分类	说明	核心数据元
体检机构标识	标识实施体检的机构身份信息，如机构名称、组织机构代码、机构负责人、地址、电话等	• 体检机构名称
体检表标识	标识体检表单身份的信息，如体检表名称、体检表编号、体检类别等	• 体检表编号 • 体检次数 • 体检日期 • 体检项目类别
受检者标识	标识受试者身份的信息，如受检者姓名、身份证号码、地址、电话等	• 受检者姓名 • 身份证号码 • 性别代码 • 婚姻状况代码 • 民族代码 • 工作单位名称 • 本人联系电话 • 单位联系电话

（二）问诊问卷

问诊问卷指体检医师对体检者既往生活方式和相关个人史信息进行有目的的询问，包括生活方式和个人史两类。

1. 生活方式　包括受检者饮食习惯、吸烟、饮酒、体育运动、身体活动、生活起居和睡眠状况 7 个子类，如图 5-2-3。生活方式每个小类包含的核心数据元，如表 5-2-2。

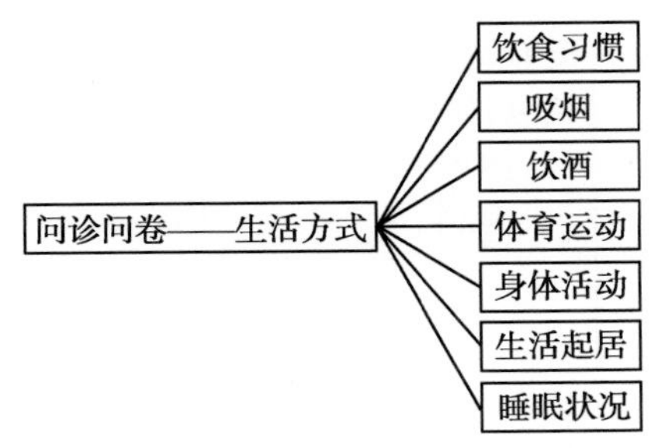

图 5-2-3　问诊问卷——生活方式类

表 5-2-2　生活方式分类与核心数据元

分类	说明	核心数据元
饮食习惯	受检者个人饮食习惯信息，如饮食习惯代码（普通、嗜盐、嗜甜、油炸食物等），饮水量，蔬菜摄入量等	• 饮食习惯代码 • 每日饮水量代码 • 每日水果摄入量 • 每日蔬菜摄入量 • 每日豆类摄入量 • 每日奶制品摄入量 • 每周蛋禽摄入量 • 每周纤维素摄入量
吸烟	受检者吸烟信息，如被动吸烟、吸烟标志、吸烟量等	• 被动吸烟标志 • 被动吸烟时间 • 吸烟标志 • 日吸烟量（支） • 吸烟时长（年） • 吸烟频率代码 • 开始吸烟年龄（岁） • 成功戒烟标志
饮酒	受检者饮酒信息，如是否饮酒标志、饮酒种类、饮酒量等	• 饮酒标志 • 饮酒种类 • 每日平均饮酒量（两） • 饮酒时长（年） • 每周饮酒频次 • 成功戒酒标志
体育运动	受检者从事体育运动信息，如运动种类、运动时长、运动强度等	• 运动种类 • 每次运动时长 • 运动强度 • 每周运动次数 • 运动年限

续表

分类	说明	核心数据元
身体活动	受检者身体活动信息，如工作性质（是否久坐），每日工作时间，体力负荷程度等	• 工作性质 • 每日坐姿时间 • 每日工作时间（小时） • 体力负荷程度
生活起居	受检者生活起居信息，如做家务时间、休闲时间、作息时间等	• 每日做家务时间（小时） • 每日休闲时间（小时） • 早晨起床时间 • 上床（睡觉）时间
睡眠状况	受检者睡眠信息，如睡眠质量、睡眠时间、是否午睡、是否熬夜等	• 睡眠情况代码 • 是否午睡 • 入睡情况 • 睡眠质量 • 平均睡眠时长（小时） • 睡觉是否打鼾 • 熬夜频率（次 / 周） • 早起、夜起标志

2. 个人史　包括既往疾病或伤残史、手术史、用药史、现症史、婚育史、药物过敏史、食物不耐受史、妇女月经史、家族史、健康管理（体检）史和健康素养调查 11 个子类，如图 5-2-4。个人史每个小类包含的核心数据元，如表 5-2-3。

3. 体格检查　指体检医师对受检者进行物理体格检查所得的数据，包括一般检查、内科检查、外科检查、眼科检查、耳鼻咽喉科检查、口腔科检查和妇科检查 7 类，如图 5-2-5。体格检查每个小类包含的核心数据元，如表 5-2-4。

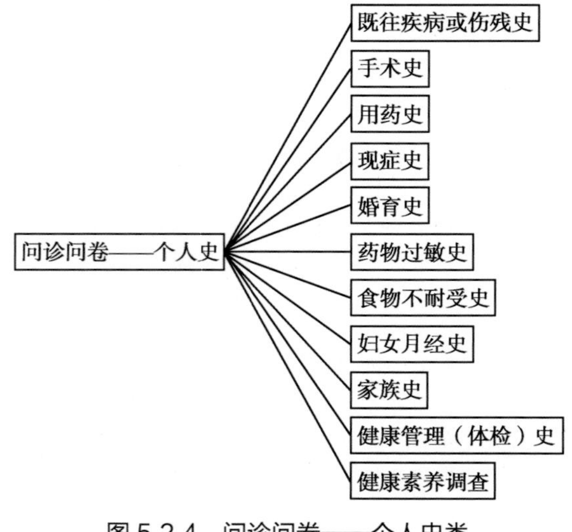

图 5-2-4　问诊问卷——个人史类

表 5-2-3　个人史分类与核心数据元

分类	说明	核心数据元
既往疾病或伤残史	受检者既往疾病或伤残史信息，如既往疾病系统（呼吸道、心血管、代谢性疾病、癌症等），既往疾病种类（诊断）等	• 既往疾病系统编码 • 既往疾病编码
手术史	受检者既往手术信息，如手术志、手术名称、手术时间等	• 手术史标志 • 既往手术名称 • 既往手术时间（年份）
用药史	受检者用药信息，如长期服药药物代码，长期服药药物标志（如降压药、降脂药、抗凝药）等	• 长期服药药物代码 • 长期服药药物标志 • 规律服药标记 • 药物不良反应标志
现症史	受检者当前症状，如现症史分类（恶寒、发热、头痛、腹痛、腹泻、水肿等），主诉（现症史描述）等	• 现症史分类代码 • 现症史标志 • 现症史描述
婚育史	受检者婚育史信息，如子女数等	• 分娩次数 • 现有子女数
药物过敏史	受检者药物过敏史，如过敏药物名称等	• 药物过敏类别代码 • 过敏药物名称 • 过敏严重程度
食物不耐受史	受检者食物不耐受史，如不耐受食物名称等	• 食物不耐受类别代码 • 不耐受食物名称 • 严重程度
妇女月经史	受检者月经史，如初潮年龄、绝经年龄等	• 初潮年龄 • 绝经年龄 • 经期异常标志
家族史	受检者家族史，如家族疾病史等	• 家族疾病史标识 • 家族疾病史疾病代码 • 家族疾病史描述
健康管理（体检）史	受检者健康管理（体检）史，如健康体检次数等	• 首次健康体检时间 • 健康体检次数 • 最近一次体检的主要阳性结果 • 最近一次体检机构名称 • 健康管理建议
健康素养调查	受检者健康素养调查，如健康素养调查项目，得分等	• 健康素养调查项目代码 • 健康素养得分 • 健康素养标志 • 健康素养描述

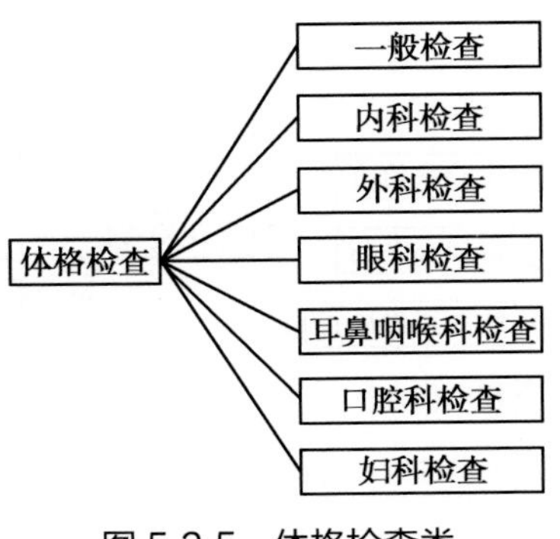

图 5-2-5　体格检查类

表 5-2-4　体格检查分类与核心数据元

分类	说明	核心数据元
一般检查	受检者身高、体重、胸围、臀围、血压的测量结果	• 身高 • 体重 • 腰围 • 臀围 • 收缩压 • 舒张压 • 脉搏 • 体重指数 • 脉压差 • 腰臀比 • 24 小时动态血压（必要时）
内科检查	受检者内科检查结果描述	• 胸部（胸廓外形、呼吸运动、肋间隙等） • 肺部（语颤、呼吸音等） • 心脏（听诊等） • 神经系统 • 内科检查异常结果代码 • 内科检查结论 • 内科检查医生签名
外科检查	受检者外科检查结果描述	• 皮肤黏膜 • 头颈 • 甲状腺 • 浅表淋巴结 • 脊柱 • 四肢 • 关节 • 肛门（直肠） • 前列腺 • 外生殖器（男） • 乳腺 • 外周血管 • 外科检查异常结果代码 • 外科检查结论 • 外科检查医生签名

续表

分类	说明	核心数据元
眼科检查	受检者眼科检查结果描述	• 视力（数值） • 辨色力 • 眼睑 • 结膜 • 巩膜 • 角膜 • 前房 • 瞳孔 • 晶状体 • 玻璃体 • 眼底 • 眼压 • 眼科检查异常结果代码 • 眼科检查结论 • 眼科检查医生签名
耳鼻咽科检查	受检者耳鼻咽喉科检查结果描述	• 耳廓 • 外耳道 • 鼓膜 • 听力 • 外鼻 • 鼻腔 • 鼻窦 • 鼻咽部 • 咽喉 • 扁桃体 • 颈部淋巴结 • 耳鼻咽喉科检查异常结果代码 • 耳鼻喉科检查结论 • 耳鼻喉科检查医生签名
口腔科检查	受检者口腔科检查结果描述	• 唇舌 • 涎腺 • 黏膜 • 牙齿 • 牙龈 • 颞颌关节 • 腮腺 • 牙颌排列 • 义齿修复 • 口腔科检查异常结果代码 • 口腔科检查结论 • 口腔科检查医生签名
妇科检查	受检者妇科检查结果描述	• 外阴 • 内诊 • 妇科检查异常结果代码 • 妇科检查结论 • 妇科检查医生签名

4. 辅助检查　辅助检查指受检者接受的实验室检查与仪器检查结论，包括实验室检查、常规心电图、胸部影像检查、超声检查和妇科细胞学检查5类。其中实验室检查包括血尿便检查和生化检查两个二级子类，血尿便检查又分血常规、尿常规和粪便常规3个三级子类；生化检查分为肝功能、肾功能、血脂和血糖等，如图5-2-6。辅助检查每个小类包含的核心数据元，如表5-2-5。

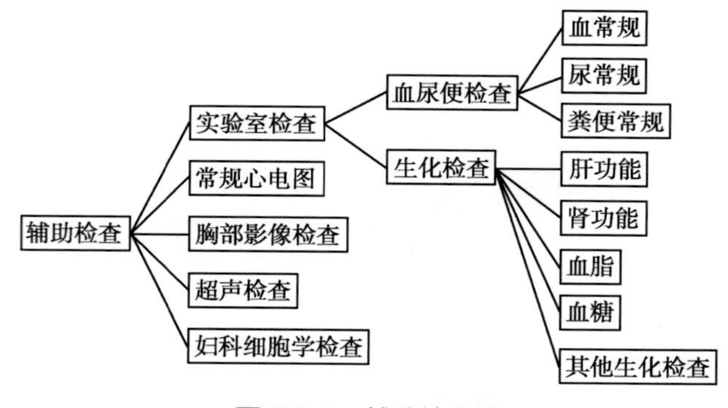

图5-2-6　辅助检查类

表5-2-5　辅助检查分类与核心数据元

分类	说明	核心数据元
实验室检查 - 血常规检查	受检者血常规检查结果描述	• 红细胞总数 • 血红蛋白 • 红细胞压积 • 白细胞总数 • 白细胞分类计数 • 血小板计数
实验室检查 - 尿常规检查	受检者尿常规检查结果描述	• 血尿标志 • 镜检红细胞 • 镜检白细胞 • 尿蛋白 • 尿比重 • 尿葡萄糖 • 尿 pH 值 • 尿酮体
实验室检查 - 粪便常规检查	受检者粪便常规检查结果描述	• 外观是否异常 • 潜血标志 • 便白细胞 • 便红细胞
实验室检查 - 生化检查 - 肝功能	受检者肝功检查结果描述	• 总蛋白 • 白蛋白 • 球蛋白 • 丙氨酸氨基转移酶 • 门冬氨酸氨基转氨酶 • γ- 谷氨酰基转移酶（GGT） • 总胆红素（TBil） • 直接胆红素 • 碱性磷酸酶 • 总胆汁酸
实验室检查 - 生化检查 - 肾功能	受检者肾功检查结果描述	• 尿素氨（BUN） • 肌酐（Cr） • 尿酸

续表

分类	说明	核心数据元
实验室检查 - 生化检查 - 血脂	受检者血脂检查结果描述	• 总胆固醇（TC） • 甘油三酯（TG） • 低密度脂蛋白胆固醇（LDL-C） • 高密度脂蛋白胆固醇（HDL-C） • 总胆固醇 / 高密度脂蛋白胆固醇
实验室检查 - 生化检查 - 血糖	受检者血糖检查结果描述	• 空腹血糖（FBG） • 餐后 2 小时血糖 • 糖化血红蛋白（Hb）
实验室检查 - 生化检查 - 其他生化检查	受检者其他生化检查结果描述	• 电解质测定（钾钠氯钙镁磷铁） • 血清同型半胱氨酸 • 肌酸激酶 • 乳酸脱氢酶
常规心电图	受检者心电图检查结果描述	• 心电图检查结果 • 心电图检查异常发现代码 • 24 小时动态心电图（必要时）
胸部影像检查	受检者胸部影像检查结果描述	• 胸部 X 线检查结果 • 胸部 CT 检查结果 • 胸部影像检查异常结果代码
超声检查	受检者超声检查结果描述	• 甲状腺超声检查结果 • 颈部血管超声检查结果 • 心脏彩超检查结果 • 乳腺及腋窝淋巴结超声检查结果 • 双下肢血管超声检查结果 • 腹部超声检查结果 肝 胆 胰 脾 双肾 输尿管 膀胱 前列腺 • 妇科超声检查结果 • 超声检查异常结果代码
妇科细胞学检查	受检者妇科细胞学检查结果描述	• 宫颈刮片检查 • 宫颈超薄细胞学检查（TCT/LCT） • 人乳头状瘤病毒（HPV）检查结果

5. 慢性病风险筛查　主要指的是社会关注度高、疾病负担重的慢性病患病的风险筛查，包括癌症、糖尿病、心血管疾病、慢性阻塞性肺病、慢性肾脏病等，其中癌症分为乳腺癌、宫颈癌、肺癌、前列腺癌、胃癌、结（直）肠癌、胰腺癌、肝癌、食管癌等；心血管疾病分高血压、冠心病和脑卒中等，如图 5-2-7。慢性病风险筛查每个小类包含的核心数据元，如表 5-2-6。

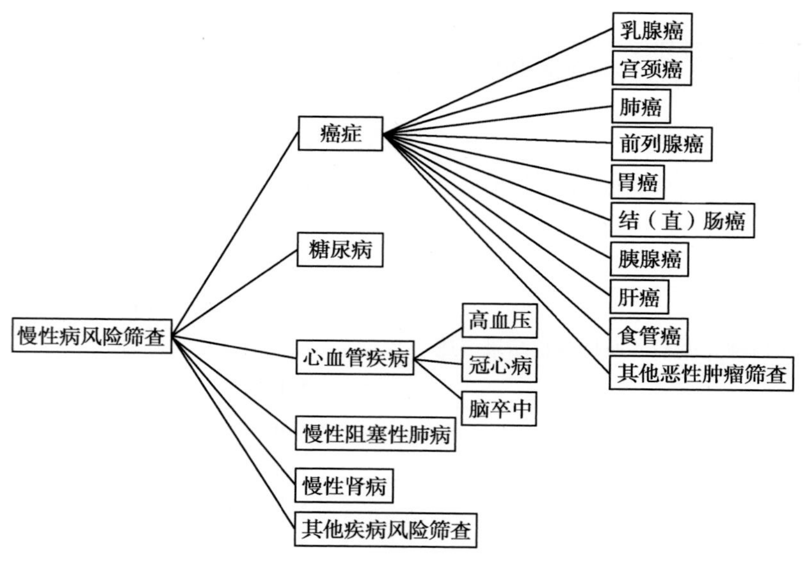

图 5-2-7　慢性病风险筛查类

表 5-2-6　慢性病筛查分类与核心数据元

分类	说明	核心数据元
癌症——乳腺癌	乳腺癌风险筛查	• 乳腺癌筛查问诊问卷 • 乳腺自查结果 • 红外线乳腺血氧检查结果 • 乳腺超声检查结果 • 乳腺钼靶检查结果 • 肿瘤标志物检查结果（CA15-3、CEA 等）
癌症——宫颈癌	宫颈癌风险筛查	• 宫颈癌筛查问诊问卷 • 宫颈超薄细胞学检查 TCT/LCT • 人乳头状瘤病毒（HPV）检查结果 • 肿瘤标志物检查结果（SCC、CEA 等）
癌症——肺癌	肺癌风险筛查	• 肺癌筛查问诊问卷 • 低剂量螺旋 CT • 痰脱落细胞检查结果 • 肿瘤标志物检查结果（NSE、SCC、CEA 等）
癌症——前列腺癌	前列腺癌风险筛查	• 前列腺癌筛查问诊问卷 • 外科前列腺触诊 • 前列腺超声检查结果 • 前列腺特异性抗原（PSA） • 游离前列腺特异性抗原（FPSA）
癌症——胃癌	胃癌风险筛查	• 胃癌筛查问诊问卷 • 幽门螺杆菌检查结果 • 胃泌素检查结果 • 胃镜检查结果 • 胃蛋白酶检查结果 • 肿瘤标志物检查结果（CA72-4、CEA 等）
癌症——结（直）肠癌	结（直）肠癌风险筛查	• 结（直）肠癌筛查问诊问卷 • 外科肛门诊 • 大便潜血检查结果 • 结肠镜检查结果 • 肿瘤标志物检查结果（CA19-9、CEA 等）

续表

分类	说明	核心数据元
癌症——胰腺癌	胰腺癌风险筛查	• 胰腺癌筛查问诊问卷 • 胰腺超声检查结果 • 腹部 CT 检查结果 • 肿瘤标志物检查结果（CA19-9、CEA 等）
癌症——肝癌	肝癌风险筛查	• 肝癌筛查问诊问卷 • 肝脏超声检查结果 • 腹部 CT • 乙肝五项 • 甲胎蛋白（AFP）
癌症——食管癌	食管癌风险筛查	• 食管癌筛查问诊问卷 • 内镜检查结果 • 肿瘤标志物检查结果（CEA、SCC 等） • 细胞角蛋白片段 19
糖尿病	糖尿病风险筛查	• 糖尿病筛查问诊问卷 • 体重监测 • 血糖监测 • 血脂监测 • 血压监测 • 肾功能监测 • 动脉硬化监测 • 自主神经功能损害监测 • 精神心理异常监测 • 服用药物监测
心血管疾病——高血压	高血压风险筛查	• 高血压筛查问诊问卷 • 心血管疾病风险因素监测 • 血压监测 • 高血压靶器官受损情况
心血管疾病——冠心病	冠心病风险筛查	• 冠心病筛查问诊问卷 • 心血管疾病风险因素监测 • 心肌缺血检查结果 • 冠心病事件 • 心脏影像检查结果
心血管疾病——脑卒中	脑卒中风险筛查	• 脑卒中筛查问诊问卷 • 心血管疾病风险因素监测 • 头颅及头颅血管 CT（MRI）检查
慢性阻塞性肺病	慢性阻塞性肺病风险筛查	• 慢性阻塞性肺病筛查问诊问卷 • 呼吸系统风险因素监测 • 肺功能检查结果 • 肺部影像检查结果 • 胸围监测 • 生活能力检查
慢性肾脏病	慢性肾脏病风险筛查	• 慢性肾脏病筛查问诊问卷 • 血压测量结果 • 肾脏超声检查结果 • 血肌酐 • 尿微量白蛋白

6. 其他专项检查　随着体检的需求和医学检查技术发展，越来越多的专项检查项目在不同健康体检机构开展和实施，如动脉硬化检查、骨密度检查、经颅多普勒（TCD）检查、糖尿病风险检测、肺功能检测、人体成分分析、呼吸睡眠检测、心理体检、基因检测等，如图 5-2-8。因此，健康信息系统必须随着体检业务的进步不断升级改造。

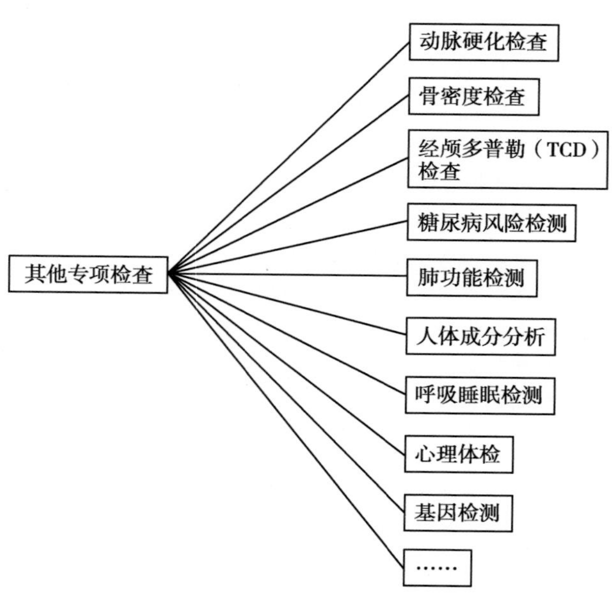

图 5-2-8　其他专项检查类

7. 体检结论与健康指导　是根据体检结果得出的结论，及根据结论对受检者今后医疗、饮食、行为等内容提出的指导建议。

二、健康体检报告摘要

健康体检报告摘要指健康管理（体检）机构采集最核心健康体检数据所需的数据元。体检报告摘要内容分为 4 个维度和 16 个子维度，共包含 52 个核心数据元。

4 个维度分别为标识信息、健康相关信息、体检结果摘要、健康评估与健康指导，如图 5-2-9，每个维度再分为一定数目的子维度，标识信息分为体检机构、体检表和受检者 3 个子维度，健康相关信息分为健康自评、人口学特征、职业特征和健康史 4 个子维度，体检结果摘要分为体格检查结论、常规辅助检查结论、专项检查结果、其他体检结论、体检总结论 5 个子维度，健康评估与健康指导分为健康等级评估、疾病风险评估、跟踪监测指标和健康指导与医学建议 4 个子维度。

标识信息
体检机构、体检表、受检者
健康相关信息
健康自评、人口学特征、职业特征、健康史
体检结果摘要
体格检查结论、常规辅助检查结论、专项检查结果、其他体检结论、体检总结论
健康评估与健康指导
健康等级评估、疾病风险评估、跟踪监测指标、健康指导与医学建议

图 5-2-9　健康体检报告摘要维度与子维度

（一）标识信息

标识信息用于表达实体对象身份标记与识别的信息，如体检表的标识，受检者的标识。其包含的子维度名称、定义与核心数据元，如表 5-2-7。

表 5-2-7　标识信息子维度

子维度	定义	核心数据元
体检机构标识	标识实施体检的机构身份信息，如机构名称、组织机构代码、机构负责人、地址、电话等	• 体检机构名称
体检表标识	标识体检表单身份的信息，如体检表名称、体检表编号、体检类别等	• 体检表编号 • 体检次数 • 体检日期 • 体检项目类别
受检者标识	标识接受体检人员的身份信息，如受检者姓名、身份证号码、地址、电话等	• 受检者姓名 • 身份证号码

（二）健康相关信息

健康相关信息用于表达受检者在进行本次体检之前发生的与自身健康状况有关或可能会影响自身健康状况的信息。其包含的子维度名称、定义与核心数据元，如表 5-2-8。

（三）体检结果摘要

体检结果摘要指本次体检结果的核心内容概要。其包含的子维度名称、定义与核心数据元，如表 5-2-9。

表 5-2-8　健康相关信息子维度

子维度	定义	核心数据元
健康自评	对自身健康状况的主观评价与评估，如健康状态自我评估、健康状况对工作效率影响的自我评价	• 健康状况自我评价分值
人口学特征	基本人口统计学特征，如性别、年龄、出生日期、民族、文化程度、婚姻状况、教育程度等	• 性别代码 • 出生日期 • 民族代码 • 婚姻状况代码 • 文化程度代码
职业特征	可能会影响自身健康状况的相关职业特征，如职业种类、职业暴露危险因素、从业状况等	• 职业代码
健康史	已确诊的慢性病和可能会导致这些慢性病的健康危险因素	• 健康危险因素 • 已确诊的慢性病

表 5-2-9　体检结果摘要子维度

子维度	定义	核心数据元
体格检查结论	指单科体检医师对受检者进行物理体格检查所得到的结论，如内科、外科、眼科、耳鼻喉科、妇科体检结论	• 内科检查结果 • 血压值 • 内科主检医师姓名 • 外科检查结果 • 身高值 • 体重值 • 外科主检医师姓名 • 眼科检查结果 • 裸眼视力 • 眼科主检医师姓名 • 耳鼻喉科检查结果 • 耳鼻喉科主检医师姓名 • 口腔科检查结果 • 口腔科主检医师姓名 • 妇科检查结果 • 妇科主检医师姓名
常规辅助检查结论	指受检者接受的实验室检查与仪器检查结论，如血常规、尿常规、肝功能、肾功能、心电图、超声等	• 血常规检查结果 • 尿常规检查结果 • 肝功检查结果 • 肾功检查结果 • 血脂检查结果 • 血糖检查结果 • 心电图检查结果 • X 线检查结果 • 超声检查结果
专项检查结果	针对特定疾病进行的检查，包含心血管疾病风险筛查、糖尿病风险筛查、主要癌症风险筛查等	• 专项检查结果 • 专科主检医师姓名
其他体检结论	指体格、常规辅助和专项检查中未包含的其他特殊检查，如体适能检查、中医体质辨识等	• 其他检查结果 • 其他检查主检医师姓名
体检总结论	总检医师对受检者体格与辅助检查结果进行分析所得的综合结论	• 体检总结论代码 • 总检医师姓名 • 签名日期

（四）健康评估与健康指导

健康评估与健康指导指根据体检结果，对受检者健康状况进行评估以及提出的相关健康指导建议。其包含的子维度名称、定义与核心数据元，如表 5-2-10。

（五）体检报告摘要参考样式单

健康体检报告摘要中的 52 个核心数据元，组成了健康体检报告摘要的最小数据集，根据最小数据集数据元可设计体检报告摘要参考样式单，用于收集健康体检报告摘要数据，如附件 5-2-1。

表 5-2-10　健康评估与健康指导子维度

子维度	定义	核心数据元
健康等级评估	对受检者健康状况等级进行评估的结果	• 健康状况分级代码
疾病风险评估	对受检者疾病风险进行描述与评估的结果	• 疾病风险评估分值
跟踪监测指标	确定本次体检结束后需跟踪监测的指标名称	• 建议跟踪监测指标名称
健康指导与医学建议	对受检者今后医疗、饮食、行为等内容提出的指导与干预性建议	• 健康指导与医学建议

附件 5-2-1

健康体检报告首页参考样式单

体检机构：　　　　　　　　　　　　　　　　　　体检表编号：

第　　次体检　　　　　　　　　　　　　　　　　本次体检日期：　　年　　月　　日

受检者姓名 ____________　　性别：1. 男　2. 女　　出生日期 _____ 年 ___ 月 ___ 日

身份证号码 ______________________　　民族 ____________

婚姻状况：1. 未婚　2. 已婚　3. 丧偶　4. 离婚　5. 其他　　职业 ____________

文化程度：1. 小学及以下　2. 初中　3. 高中　4. 中专及技校　5. 大学本科 / 专科　6. 研究生及以上

体检项目类别：1. 一般基础体检　2. 全面体检　3. 专病专项检查　4. 其他

健康状况自我评价（100 代表最好，0 代表最差）：_____

健康危险因素（可多选）：1. 吸烟　2. 过量饮酒　3. 运动不足或身体活动不足　4. 不合理膳食
5. 血压升高　6. 血糖升高或糖耐量受损　7. 血脂异常　8. 超重或肥胖
9. 心理压力大或工作紧张　10. 家族史（请注明）　11. 过敏史（请注明）______
12. 其他（请注明）______

已确诊的慢性病（可多选）：1. 高血压病　2. 冠心病　3. 脑血管疾病　4. 糖尿病　5. 肿瘤
6. 慢性阻塞性肺部疾病　7. 慢性消化系统疾病　8. 骨骼与关节疾病
9. 其他（请注明）______

体检结果摘要

1. 体格检查

内科（血压 ______/______ mmHg）：(1) 未见异常　(2) 异常（注明）____________________

主检医师姓名：______

外科（身高 ____ cm，体重 ____ kg）：(1) 未见异常　(2) 异常（注明）____________________

主检医师姓名：______

眼科（裸眼视力，左 ____ 右 ____）：(1) 未见异常　(2) 异常（注明）____________________

主检医师姓名：______

耳鼻咽喉科：(1) 未见异常　(2) 异常（注明）______________　主检医师姓名：______

口腔科：　(1) 未见异常　(2) 异常（注明）______________　主检医师姓名：______

妇科：　(1) 未见异常　(2) 异常（注明）______________　主检医师姓名：______

续表

<table>
<tr><td colspan="2">2. 常规辅助检查
血常规：（1）正常　（2）异常（注明）________　尿常规：（1）正常　（2）异常（注明）________
肝功：　（1）正常　（2）异常（注明）________　肾功：　（1）正常　（2）异常（注明）________
血脂：　（1）正常　（2）异常（注明）________　血糖：　（1）正常　（2）异常（注明）________
心电图：（1）正常　（2）异常（注明）________　X 线检查：（1）正常　（2）异常（注明）________
超声检查：（1）正常　（2）异常（注明）________
3. 其他检查结果（包含特殊检查、专项专病检查，注明检查名称和检查结果，可附页）

主检医师姓名：______
4. 体检总结论
（1）未发现异常　（2）轻度异常（注明）__________　（3）严重异常（注明）__________</td></tr>
<tr><td colspan="2">健康评估与健康指导
1. 健康状况评估
健康状况分级：（1）健康或良好　（2）一般或较弱　（3）有慢性病
2. 疾病风险评估
疾病风险评估分值（仅限于专病专项检查）（10 代表最高危风险，0 代表无风险）
心血管疾病：____　呼吸系统疾病：____　消化系统疾病：____　运动系统疾病：____
精神心理疾病：____　肿瘤：____　其他（注明）：____
3. 建议跟踪监测的指标

4. 健康指导与医学建议
</td></tr>
<tr><td>总检医师签名：</td><td>签名日期：　　年　　月　　日</td></tr>
</table>

（徐勇勇　苏成铭　杨　鹏）

参考文献

1. METTLER T, RAPTIS D A. What constitutes the field of health information systems? Fostering a systematic framework and research agenda [J]. Health Informatics Journal, 2012, 18 (2): 147-156
2. 杨鹏, 徐勇勇, 武留信, 等. 健康体检报告首页信息的概念框架与参考样式单研究 [J]. 中华健康管理学杂志, 2013, 7 (01): 48-51.
3. 梁英, 赵楠, 杨鹏, 等. 健康管理生活方式问卷设计的概念框架与核心数据元研究 [J]. 中华健康管理学杂志, 2013, 7 (01): 52-55.
4. 张黎黎, 胡建平, 徐勇勇. 临床数据传输数据组和数据元标准研究 [J]. 中国卫生信息管理. 2019. 16 (01): 77-83.
5. 盛楠, 徐勇勇, 张立红. 通用存储模型在医院运用 [J]. 中国卫生信息管理. 2022, 19 (02): 265-270.
6. 徐勇勇. 医学统计学 [M]. 3 版. 北京: 高等教育出版社, 2014.
7. 颜艳、王彤. 医学统计学 [M]. 5 版. 北京: 人民卫生出版社, 2021.

第三章　互联网 / 物联网技术及其应用

互联网是基于 Internet 协议，通过路由器将多个广域网和局域网互联的大型网际网。互联网使全球拥有“IP 地址”的计算设备连接在一起，实现数据资源和计算资源（包括高性能计算能力、存储能力、网络带宽等资源）的信息空间（cyber space）资源的共享，有效推动了科学、教育、文化、娱乐、商业、金融、医疗卫生、信息服务等众多领域发展。物联网的出现，更是将这种连接延伸到物理空间（physical space）和社会空间（social space），组成人机物三元世界高度融合的新型计算空间（简称“CPS 空间”）。可穿戴技术又将物联网拓展到人体，可以实现对人的生理参数的感知和反馈控制，为医疗健康管理提供强力支撑。

第一节　云计算技术及应用

云计算被视为科技界的下一次革命，它将带来工作方式和商业模式的根本性改变。

一、云计算技术概述

（一）云计算概念

云计算（cloud computing）是分布式计算、网格计算、并行计算、虚拟化、网络存储等传统计算机与网络技术发展融合的产物，是一种利用大规模低成本计算单元通过 IP 网络连接，以提供各种计算和存储服务的信息技术。

云计算是包含互联网上的应用服务以及数据中心提供服务的软件和硬件设施在内的总称。其中数据中心的软硬件设施即是“云”。云存储是在云计算概念上延伸出来的一个新的概念，它通过集群应用、网格技术或分布式文件系统等功能，将网络中大量不同类型的存储设备，通过应用软件集合起来协同工作，共同完成数据存储和业务访问功能的一个系统。云存储的核心是应用软件与存储设备相结合，通过应用软件来实现由存储设备向存储服务的转变。云存储实际上就是一种利用云存储系统的数据访问服务。

（二）云计算的起源

云计算的概念是 Google 首席执行官 Eric Emerson Schmidt 于 2006 年 8 月在搜索引擎大会首次提出的。但其起源要追溯到 1959 年，Christopher 等人所发表的一篇关于虚拟化的论文，虚拟化是云计算基础架构的基石。1984 年 Sun 公司的 JohnGage 提出了“网络就是计算机”，描绘了分布式计算技术带来的新蓝图；网络计算机的出现初步验证了该想法，这可算作局域网内云计算的原型。

1992 年提出网格计算概念。所谓网格就是一个集成的计算和资源环境，基于网格的问题求解就叫网格计算。1996 年出现 Globus 开源网格平台，但因 Globus 缺少统一编程接口和模型，用户使用有很大难度。

1996 年 Gartner 公司提出面向服务的体系结构（service oriented architecture，SOA）概念。SOA 是一个组件模型，它将应用程序的不同功能单元（称为服务），通过这些服务之间接口和协议联系起来。1998 年 VMware 首次引入 X86 的虚拟技术。这两项技术分别标志云计算的软硬件核心技术的起步。1999 年出现第一个商业化的基础设施即服务 IaaS（infrastructure as a service）平台 LoudCloud。2000 年软件即服务 SaaS（software as a service）兴起。2008 年 Salesforce com 推出了随需应变平台 DevForce，出现第一个平台即服务 PaaS（platform as a service）的应用。

2004 年，随着 Google 发布 MapReduce 论文，Hadoop 浮出水面。Hadoop 是 Google 集群系统的一个开源项目总称，成为云计算和大数据领域内非常优秀的分布式系统基础架构。

2005 年，Amazon 宣布 Amazon Web Services 平台，2006 年又相继推出在线存储服务 S3 和弹性计算云 EC2（elastic compute cloud）等云服务。2007 年

推出了简单队列服务(simple queue service，SQS)，使托管主机可以在存储计算机之间发送消息。随后，更多的云平台相继出现，如 Windows Azure、Facebook、Ask com、阿里云等。由此可见，云计算就是多种计算技术沉淀和融合的产物。

(三) 云计算的服务模式

云计算的服务模型包括“端”“管”“云”三个层面。“端”是指用户接入“云”的终端设备；“管”是指信息传输的网络通道；“云”是指提供信息资源或信息服务的基础设施中心、平台和应用服务器等。提供的服务类型包括基础设施、平台和应用等。云计算将计算、存储等资源集中起来，通过虚拟化的方式，为用户提供方便快捷的服务。云计算是满足用户对信息化、互联网、移动互联网业务应用需求的低成本、高性能、高可靠运行架构，以及对应的服务提供模式。并由此延伸出基础设施即服务(IaaS)、平台即服务(PaaS)和软件即服务(SaaS)等服务形式。

1. 基础设施即服务　通过网络作为标准化服务，提供按需付费的弹性基础设施服务，其核心技术是虚拟化。可以通过廉价计算机达到昂贵高性能计算机的大规模集群运算能力。

2. 平台即服务　提供给客户的是将客户用供应商提供的开发语言和工具(如 Java、python.Net)创建的应用程序，部署到云计算基础设施上去。其核心技术是分布式并行计算。PaaS 实际上指将软件研发的平台作为一种服务，以 SaaS 的模式提交给用户。

3. 软件即服务　它是一种通过 Internet 提供软件的模式，用户无须购买软件，而是租用服务商运行在云计算基础设施上的应用程序，客户不需要管理或控制底层的云计算基础设施，包括网络、服务器、操作系统以及存储，甚至单个应用程序的功能。该软件系统内的各个模块可以由每个客户自己定制“配置”组装，来得到满足自身需求的软件系统。

(四) 云计算的四种部署方式

1. 私有云(private cloud)　基础设施是为一个客户单独使用而构建的，因而提供对数据、安全性和服务质量的最有效控制。私有云可部署在企业数据中心，也可部署在一个主机托管场所，被一个单一的组织拥有或租用。

2. 社区云(community cloud)　基础设施被一些组织共享，并为一个有共同关注点的社区服务(如任务、安全要求、政策和遵守的考虑)。

3. 公共云(public cloud)　基础设施是被一个销售云计算服务的组织所拥有，该组织将云计算服务销售给一般大众或广泛的工业群体。公共云通常在远离客户的地方托管，提供降低客户风险和成本的方法。

4. 混合云(hybrid cloud)　基础设施是由两种或两种以上的云(私有、社区或公共)组成，每种云仍然保持独立，但用标准的或专有的技术将它们组合起来，具有数据和应用程序的可移植性，混合云有助于提供按需和外部供应方面的扩展。

(五) 云计算的特征

从用户侧来看，云计算具有如下五大特征。

1. 按需自助式服务(on demand self service)　用户可以根据自身实际需求扩展和使用云计算资源，具有快速提供资源和服务的能力。能通过网络方便地进行计算能力的申请配置和调用，服务商及时进行资源的分配和回收。

2. 广泛的网络访问(broad network access)　通过互联网提供自助式服务，使用者不需要部署相关的复杂硬件设施和应用软件，也不需要了解所使用资源的物理位置和配置等信息，可以直接通过互联网或企业内部网透明访问即可获取云中的计算资源。高性能计算能力可以通过网络访问。

3. 资源池(resource pooling)　供应商的计算资源汇集在一起，通过多租户模式将不同的物理和虚拟资源动态分配给多个消费者，并根据消费者的需求重新分配资源。各个客户分配有专门独立的资源，客户通常不需要任何控制或知道所提供资源的确切位置，就可以使用一个更高级别抽象的云计算资源。

4. 快速弹性使用(rapid elasticity)　快速部署资源或获得服务，服务商的计算能力根据用户需求变化，能够快速而弹性地实现资源供应。云计算平台可以按客户需求快速部署和提供资源。通常情况下，资源和服务可以是无限的，可以在任何时候购买任何数量，云计算业务按资源使用量计费。

5. 可度量的服务(measured service)　云服务系统可以根据服务类型提供相应的计量方式，云自动控制系统，通过利用一些适当的抽象服务(如存储、处理、带宽和活动用户账户)的计量能力来优化资源利用率，还可以监测、控制和管理资源使用过程。同时，能为供应者和服务消费者之间提供透明服务。

二、云计算的核心技术

云计算作为一种新的超级计算方式和服务模式，以数据为中心，是一种数据密集型、计算分布型的超级计算。它运用了多种计算机技术，其中以编程模型、数据管理、数据存储、虚拟化和云计算平台管理等技术最为关键。

（一）编程模型

云计算中编程模型的设计与实现，主要包括两个目的：一是降低程序开发难度，提高软件生产率，编程模型可以隐藏数据分布、任务调度、容错处理等底层实现细节，使开发人员的注意力集中在业务实现逻辑上。二是提高集群资源利用率，编程模型管理集群上的各种资源，通过调度算法为并行作业合理分配集群资源。

MapReduce 作为 Google 开发的 Java、Python、C++ 编程模型，是一种简化的分布式编程和高效的任务调度模型，应用程序编写人员只需将精力放在应用程序本身，使云计算环境下的编程十分简单。而关于集群的处理问题，包括可靠性和可扩展性，则交由平台来处理。MapReduce 模式的思想是通过"Map（映射）"和"Reduce（化简）"这两个简单的概念来构成运算基本单元，先通过 Map 程序将数据切割成不相关的区块，分配（调度）给大量计算机处理，达到分布式运算的效果，再通过 Reduce 程序将结果汇整输出，即可并行处理海量数据。

（二）海量数据分布存储技术

云计算系统由大量服务器组成，同时为众多的用户服务。因此，云计算系统采用分布式存储方式存储数据，用冗余存储的方式保证数据的可靠性。云计算系统中广泛使用的数据存储系统是 Google 的 GFS 和 Hadoop 团队开发的 GFS 的开源实现 HDFS。GFS 即 Google 文件系统，是一个可扩展的分布式文件系统，用于大型的、分布式的、对大量数据进行访问的应用。GFS 的设计思想不同于传统的文件系统，是针对大规模数据处理和 Google 应用特性而设计的。它虽然运行于廉价的普通硬件上，但可以提供容错功能。一个 GFS 集群由一个主服务器（master）和大量的块服务器（chunkserver）构成，并被许多客户（client）访问。主服务器存储文件系统所有的元数据，包括名字空间、访问控制信息、从文件到块的映射以及块的当前位置。它还控制系统活动范围，如块租约（lease）管理，孤立块的垃圾收集，块服务器间的块迁移。主服务器定期通过心跳（heartbeat）消息与每一块服务器通信，并收集它们的状态信息。

（三）海量数据管理技术

海量数据管理是指对大规模数据的计算、分析和处理，如各种搜索引擎。以互联网为计算平台的云计算，能够对分布的、海量的数据进行有效可靠地处理和分析。因此，数据管理技术必须能够高效地管理大量的数据，通常数据规模达 TB 甚至 PB 级。云计算系统中的数据管理技术主要是 Google 的 BT 数据管理技术，以及 Hadoop 团队开发的开源数据管理模块 HBase 和 Hive，作为基于 Hadoop 的开源数据工具，主要用于存储和处理海量结构化数据。BT 是建立在 GFS、Scheduler、Lock Service 和 MapReduce 之上的一个大型的分布式数据库，与传统的数据库不同，它把所有数据都作为对象来处理，形成一个巨大的表格，用来分布存储大规模结构化数据。

（四）虚拟化技术

虚拟化技术是云计算系统的核心组成部分之一，是将各种计算及存储资源充分整合和高效利用的关键技术。云计算的特征主要体现在虚拟化、分布式和动态可扩展。虚拟化技术是伴随着计算机技术的产生而出现的，提供了全新的数据中心部署和管理方式，为数据中心管理员带来了高效和可靠的管理体验，还可以提高数据中心的资源利用率，低功能绿色环保。通过虚拟化技术，云计算中每一个应用部署的环境和物理平台是没有关系的，通过虚拟平台进行管理、扩展、迁移、备份，种种操作都通过虚拟化层次完成。

通过虚拟化技术可实现软件应用与底层硬件相隔离，它包括将单个资源划分成多个虚拟资源的裂分模式，也包括将多个资源整合成一个虚拟资源的聚合模式。虚拟化技术根据对象可分成存储虚拟化、计算虚拟化、网络虚拟化等，计算虚拟化又分为系统级虚拟化、应用级虚拟化和桌面虚拟化。

（五）云计算平台技术

云计算资源规模庞大，服务器数量众多并分布在不同的地点，同时运行着数百种应用，如何有效地管理这些服务器，保证整个系统提供不间断的服务是巨大的挑战。

云计算系统的平台管理技术，能够使大量的服务器协同工作，方便地进行业务部署和开通，快速发现和恢复系统故障，通过自动化、智能化的手段实现大规模系统的可靠运营。

三、云计算技术的医疗健康应用

云计算所带来的变革,是将IT基础设施转变为像水和电一样的基础性社会公用设施。云计算已运用到如教育科研、互联网、电信行业、医疗行业以及网络安全等领域。信息化是实现医疗健康行业跨越式发展的技术保障,云计算可提供良好的解决方案。

(一)云计算的医疗健康服务

在医疗健康信息化建设中,通过云计算所提供的各种虚拟化服务。

1. 在线软件服务　对医院和健康管理机构来说,云计算服务商所提供的统一在线软件服务,几乎能支持任何类型的医疗健康软件应用,并可进行即时软件更新、在线维护。除了可以根据自己需要定制不同的软件应用外,还可以分享由大量系统连接在一起所形成的基础设施。这种在线软件服务可以降低软件许可费用,只在需要服务时才支付服务费用。还能使行业信息化建设的技术标准和接口标准得到完善与统一。

2. 数据存储服务　通过数据存储服务构建医疗与健康信息整合平台,将结构间的业务流程进行整合,信息资源(如个人健康档案、电子病历、病案等),在机构间得到必要的共享。数据存储服务可以改变医院的封闭式信息管理,在保障信息资源安全的前提下,把现有医院从信息孤岛中解脱出来。还能使医疗与健康信息资源以及患者,有效地在医院(包括体检机构)之间流动起来,从而改变因信息不能共享导致患者就诊和转诊时需要辗转于不同医疗机构,手续烦琐,重复检查,耗时、费钱、耗精力的现状,提高医院管理患者在医院间转诊的能力。

3. 计算分析服务　通过云计算提供的计算分析服务,能够运用其本身超大规模的计算,以提高对海量医疗相关数据分析能力与深度发掘运用能力,在海量数据中找到它们的关联规则,并对其进行精加工和深度利用,为各级医疗机构提供更加全面、准确的数据。计算分析服务可以提供大量科学证据,支持高效率、高质量的诊断和治疗,有效提高医疗健康服务质量。

(二)基于云计算的典型健康管理应用框架

采用云计算的方式,快速建立面向医疗卫生机构和健康管理机构的分级云计算健康管理服务框架。

1. 社区健康云　覆盖乡村或社区,通过可穿戴健康监测设备、家庭健康监测设备等手段,依托农村卫生室、村级医疗机构、社区卫生服务站、健康体检机构等,建立乡村和社区级的基础健康管理云平台,提供基层健康管理服务、居家和社区养老服务。

2. 基层医疗云　覆盖乡镇卫生院和社区卫生服务站,通过构建面向基本医疗服务的云平台,为乡镇卫生院提供标准化的基层医院管理平台,解决了信息孤岛和繁重的系统维护问题,为基层医疗机构提供统一的服务平台。

3. 基层公共卫生云　覆盖农村卫生室、村级医疗机构,再充分结合当地实际和公共卫生服务规范要求,构建以公共卫生服务为主、基础医疗为辅的标准化公共卫生云服务平台,填补村级医疗机构在信息化建设方面的空白,为实现基础公共卫生服务、建立居民电子健康档案提供技术支撑平台。

4. 区域医疗卫生公共云　覆盖一个区县范围内的所有医疗及相关政府机构,通过规范化信息接口来和各个子云、政府社会保障相关信息系统、卫生健康委员会信息中心进行信息整合和交换,为区域内医疗活动绩效评估统计、居民健康信息查询、个性化健康管理服务、卫生管理决策、重大疾病预警等提供统一的服务平台。

5. 健康教育云　依托互联网、移动互联网、智能终端,建立全域覆盖区的健康教育云平台,提供健康教育和培训服务,培育全民健康意识,掌握健康知识,提高全民健康素养。

(三)云医院

"云医院(cloud hospital)"是传统医疗机构基于互联网的诊疗服务形态,利用云计算、物联网、移动互联网以及传感技术、大数据技术,实现网上诊疗、健康咨询、健康管理和健康教育功能的远程医疗服务和协同平台。依托数字化技术,"云医院"可把在线诊疗、处方流转、医保结算、药品配送变为现实,并能协助医生和患者进行有效沟通,实现全程线上便捷医疗服务。"云医院"的主要功能包括云挂号、云问诊、云处方、云结算和云配药。

1. 云挂号　指基于云计算的医院挂号系统。可通过手机软件和网络电话等多渠道实现预约,能够精准指导患者有序就诊,减少人员聚集,降低交叉感染风险。

2. 云问诊　借助云沟通、云互动等形式在线上构建的诊疗服务新模式。就问诊方而言:患者可通过手机软件,绑定医院的健康卡,继而进入"问

诊模块 - 选择医生 - 描述具体症状 - 创建网络门诊”。就接诊方而言：患者发起问诊后，医生手机端就会收到消息推送，继而在手机上实现患者接诊，医患双方通过文字、图片和电话等方式实现无障碍沟通。

3. 云处方　指医生通过医院云 HIS 系统给患者下诊断，开具药品医嘱的一种新模式。

4. 云结算　“云医院”出具医嘱后，如患者的预存余额足够支付挂号费及药品费用，系统会自动结算费用；如遇余额不足，患者可以通过手机软件给健康卡开通预存、充值后，再由系统进行结算。

5. 云配药　医生开具药品医嘱后，处方将直接发送到门诊药房，由药师审核处方并进行调配、核对、装箱，再根据患者录入的地址打印快递单，最后由快递公司配送至患者。快递公司接单后，患者可以在互动界面中查看物流信息，了解配送进度。

（四）云计算的其他应用

在网络和信息技术飞速发展的今天，在云平台上可将医院信息系统、医疗信息服务系统及医学图像存储传输系统通过网络连接起来，基于云计算平台的数字化医院的出现是可以预见的。如美国的医疗计划目标之一，即通过云计算改造现有的医疗系统，让每个个体都能在学校、图书馆等公共场所，连接到全美国的医院，查询最新的医疗信息。随着医疗云计算服务的发展和推广，可以解决医疗资源分配不均的问题，在偏远的地方居民，也能享受到大城市的医疗资源。同时，一些慢性病患者可以接受远程指导，在家进行治疗。

总的来说，云计算在医疗行业中的应用，主要有远程医疗诊断、医疗影像处理、海量病历存储以及 DNA 信息分析等几个方面。将云计算应用到医疗行业中，实现基于云平台的高效医疗信息服务，将为医疗行业带来一个跨时代的变革。

第二节　物联网技术及应用

传感技术、射频识别（radio frequency identification，RFID）和网络技术的成熟使人与物品，物品与物品之间的通信成为可能，这就带来了物联网概念。

一、物联网的基本架构与特征

（一）物联网概念

物联网（the internet of things，IOT）就是物物相连的互联网，是新一代信息技术的重要组成部分。虽然没有一个统一的定义，但达成了基本一致的理解，有两层意思：第一，物联网的核心和基础仍然是网络，是在互联网基础上的延伸和扩展的网络。第二，其用户侧延伸到了任何物品与物品之间，进行信息交换和通信。因此，物联网的定义是通过条码、电子标签、红外感应器、全球定位系统、激光扫描器等信息传感设备，按约定的协议，把物品与互联网相连接，进行信息交换和通信，以实现对物品的智能化识别、定位、跟踪、监控和管理的一种网络。总的来说，互联网主要解决人与人的互联，连接了虚拟与真实的空间。物联网主要解决的是物与物之间的互联，连接了现实与物理世界。

（二）物联网基本架构

物联网一般分为三个层次，底层是用来感知数据的感知层，中间层是数据传输的网络层，最上层是内容应用层。

1. 感知层　是通过 RFID、移动终端、汇接节点、感知节点等获取相关数据及信息，以便网络的传输。感知层是实现物联网全面感知的核心能力。感知节点可以随时随地感知、测量、捕获和传递信息，汇接节点可以汇聚、分析、处理和传送数据；各种形态的终端完成不同的功能，包括 RFID 移动终端、通信网和传感网之间的网关、感知信息的末梢传感器等。

2. 网络层　是解决感知层所获得数据的传输问题。这些数据可以通过移动通信网、互联网、企业内部网、各类专网、小型局域网等网络传输。网络层所需要的关键技术包括长距离有线和无线通信技术、短距离无线网络技术等。网络层承上启下，为上层提供服务，具备以下主要功能：路由选择和中继；激活、终止网络连接；在一条数据链路上复用多条网络连接；差错检测与恢复；流量控制；服务选择；网络管理。

3. 应用层　解决的是信息处理和人机界面的

问题，主要是利用经过分析处理的感知数据，为用户提供丰富的特定服务。物联网发展的根本目标是提供丰富的应用，将物联网技术与个人、家庭和行业信息化需求相结合，实现广泛智能化的应用解决方案。其应用可分为监控型（物流监控、污染监控、火灾监控），查询型（智能检索、远程抄表），控制型（智能交通、智能家居、路灯控制、远程医疗、绿色农业），扫描型（手机钱包、高速公路ETC）等。

（三）物联网的基本属性及特征

物联网的基本属性包括集中、内容、收集、计算、通信以及场景的连通性，这些属性实现了任何物体、任何人在任何时间、任何地点，使用任何路径（网络）以及与任何设备的连接，表现出人与物体之间或物体与物体之间的无缝连接。物联网具有的三大基本特征，包括全面感知、可靠传输、智能处理。全面感知即利用RFID、传感器、二维码等，随时随地获取物体的信息。可靠传输即通过各种电信网络与互联网的融合，将物体的信息及时准确地传递出去。智能处理即利用云计算，模糊识别等各种智能计算技术，对海量的信息进行数据和信息进行分析和处理，对物体实施智能化的控制。

二、物联网关键技术

物联网体系架构中三个层次所涉及的关键技术，是物联网最终实现并得以实施的重要保证。物联网中涉及的关键技术包括标识技术、无线传感技术（传感器网关、传感器），中间件，客户端软件，用户卡鉴权和安全，远距通信（移动网/互联网），隐私保护，智能处理技术（云计算等）。

（一）标识技术

标识分为图形标识和电子标识。前者有一维条形码和二维图形码，通过相应的读写器进行识别，在物品流通和管理上已经得到大量应用。后者一般用射频识别（RFID）技术实现。

RFID为物体贴上电子标签，实现高效灵活管理。典型的RFID系统由电子标签、读写器和信息处理系统组成。在RFID中要实现任何物体之间的互联，就必须给每件物体一个识别编码，也就是用于身份验证的ID。每个产品或事物出现在这个世界，就得获得一个唯一的编码来证明它的唯一性，而且单个物品可以拥有多个标识号，复合物体的每个组件都可以有标识号。属于一类的物品要有证明类属的特殊标识ID，而单个物品同时要有区别于同类其他物品的ID。另外，对于一些特殊物品要考虑到它们的安全隐私要求。

（二）无线传感网

无线传感网是由大量部署在监测区域内的传感器节点构成的多个、自组织的无线网络系统。通常被用来监测在不同地点的物理或者环境参量，如光、温度、湿度、声音、振动、压力、运动或者污染等。它主要是通过各节点相互协作地感知、采集和处理网络覆盖区域的监测信息，并发布给观察者。

物联网的快速发展依赖于终端的大规模、大范围的部署，而物联网终端的多形态和泛在化，既是物联网业务发展的特点，也是其面临的重点和难点。具体研究对象为传感器、传感器适配器、传感器网络网关等。而在未来，无线传感网络技术的拓扑控制、定位技术、时间同步、数据融合处理技术，以及终端设备的能量获取和存储技术、设备小型化、低成本、低功耗等问题，将引领无线传感网络的热点研究。

（三）中间件

物联网的理念是要实现任何时间、任何地点及任何物体的连接，这个特点就决定了屏蔽底层硬件的多样性和复杂性，以及与上层信息交换的复杂应用性。中间件为底层与上层之间的数据传递提供了很好的交互平台，实现各类信息资源之间的关联、整合、协同、互动和按需服务等。所以现在中间件的研究热点应着重于基于远程控制的应用管理方式；支持多种传感设备的管理、数据采集和处理功能，从而降低应用与硬件的耦合性；具备符合多种应用通用需求的API集合；具有跨平台的灵活性移植。

（四）安全和隐私保护

物联网的绝大多数应用都涉及个人隐私或机构内部秘密，物联网必须提供严密的安全性和可控性。这是由于任意一个标签的标识（ID）或识别码都能在远程被任意地扫描，且标签自动地、不加区别地回应阅读器的指令并将其所存储的信息传输给阅读器，这就需要保证国家及企业的机密不被泄露，还要确保标签物的拥有者的个人隐私不受侵犯，这些也就导致了安全和隐私技术成为物联网识别技术的关键问题之一。

（五）智能用户卡

物联网是社会信息化的一种延伸与发展，因此物联网的发展将为信息化的前沿产品智能卡带来新的发展机遇。在物联网全面感知、可靠传递、智能处理等主要环节中，智能卡让采集设备能够登录网络并起到鉴权作用，从而使采集设备拥有了数据采集和收集功能。可以说，智能卡是物联网应用中不可或缺的环节。

在智能卡迎来新的机遇时，新的挑战也随之而来。物联网的应用涉及覆盖各个行业，因此智能卡必须满足各行业的各种应用环境。这些需求就对 SIM 卡及其工艺提出了新的要求，包括卡片的温度、湿度、腐蚀、抗震动、模块附着力、抗静电、抗电磁等技术指标，以及物联网 SIM 卡的产品形态标准化，包括触点位置、触点功能、产品体积等。面对广大的用户端，智能用户卡的需求量也就可想而知，这就要求设计出适合物联网产业链的智能卡管理方案，制订出严格的发卡流程以及号码管理系统，包括可能的商务流程、物流管理、测试认证、号码分配、号码激活、号码回收、号码规划等。此外，我们还需要研究物联网 SIM 卡的测试技术，制订检测标准，具备对新形态 SIM 卡的测试能力，填补业界对物联网 SIM 卡检测能力的空白，推动物联网 SIM 卡技术和检测的标准化。

（六）其他关键技术

物联网的终端都需要以某种方式连接起来，发送或者接收数据，考虑到其方便性(需要数据线连接)、信息基础设施的可用性，以及一些应用场景本身需要随时监控的目标就是在活动状态下，因此移动网络将是最主要的接入手段。

物联网在感知层获得大量数据后要进行远距离的传输，实现不同终端的互联互通就要借助于互联网，它们是物联网的通道。要保证信息有序正确地流送，就要依赖于安全可靠的中间传输机制，所以物联网概念的提出，也在一定程度上推进了互联网向成熟化发展。

随着物联网应用的发展、终端数量的增长，会产生非常庞大的数据流，这时就需要一个非常强大的信息处理中心。传统的信息处理中心是难以满足这种计算需求的，在应用层就需要引入云计算中心处理海量信息，进行辅助决策。云计算作为一种虚拟化、硬件 / 软件运营化的解决方案，可以为物联网提供高效的计算、存储能力、为泛在链接的物联网提供网络引擎。

三、物联网的医疗健康应用

（一）医疗设备管理系统

通过信息化技术和物联网技术对医疗资产设备进行智能化的管理。从物联网的视角来说，其核心管理内容涵盖设备编码与台账、设备定位与跟踪、故障诊断与维修保养等。

1. 设备编码与电子台账　利用设备编码标准 / 规范，结合医院工作流程，实现医疗设备系统的、科学的编码标识。再基于物联网技术建立医疗设备的电子台账和设备的内涵描述，如根据设备资产价值、重要性、作用、使用寿命、保养要求等，建立设备分级管控措施和管理策略等。

2. 设备定位与跟踪　部分医疗设备具有共享和移动特性带来了其位置的不确定性，采用 WSN 技术对医院中移动的医疗设备建立跟踪管理系统，可以快速确定设备的位置，提高设备共享程度和利用效率。

3. 故障诊断与维修保养　一方面，利用设备自带的故障诊断系统或外置的设备故障诊断系统，结合物联网技术，对医疗设备进行故障诊断、安全性评估、自我修复或告警报修。另一方面，根据设备的内涵描述对设备进行智能化分析，评估设备的健康性、可靠性等，提供辅助决策，便于及时维护和定期保养。

（二）检验管理系统

对检验对象的全过程，包括任务和流程安排、检验数据采录、检验的质量控制、检验报告审批流转、检验报告输出、数据上报、统计分析等进行全程管理。

1. 样本管理　对检验对象在样本采样、样本赋码、样本流转、样本检验、样本销毁等进行全程监管。

2. 检验中的配套管理　在对检验对象或检验样本进行检验的过程，监管所使用的设备和试剂、试纸等关联物品。为检验的质控和追溯提供依据。

第三节　“互联网 +”健康管理服务

一、“互联网 +”的概念

“互联网 +”是互联网思维的延伸，代表一种先进的生产关系，推动经济形态的不断演变，从而带动社会经济实体的生命力，为改革、创新和发展提供广阔的网络平台。

“互联网 +”就是“互联网 + 各个传统行业”，是利用信息通信技术以及互联网平台，让互联网与传统行业进行深度融合，创造新的发展生态。它代表一种新的社会形态，即充分发挥互联网在社会资源配置中的优化和集成作用，将互联网的创新成果，深度融合于经济、社会各领域之中，提升全社会的创新力和生产力，形成更广泛的以互联网为基础设施和实现工具的经济发展新形态。

几十年来，“互联网 +”已经改造影响了多个行业，当前的电子商务、互联网金融、在线旅游、在线影视、在线房产等行业都是“互联网 +”的产物。“互联网 +”是以互联网为基础设施和创新要素的经济社会发展新形态。在全球新一轮科技革命和产业变革中，互联网与各领域的融合发展具有广阔前景和无限潜力，已成为不可阻挡的时代潮流，正对各国经济社会发展产生着战略性和全局性的影响。2015 年 3 月，国务院印发《全国医疗卫生服务体系规划纲要（2015—2020 年）》，提出积极应用移动互联网、物联网、云计算、可穿戴设备等新技术，推动惠及全民的健康信息服务和智慧医疗服务和健康大数据的应用。2015 年 7 月下发的《国务院关于积极推进“互联网 +”行动的指导意见》再次对“互联网 +”在医疗健康服务领域中的应用提出了明确的指导意见和要求，“互联网”与“医疗健康”相加，必将产生巨大的社会效益，并有可能成为我国医疗改革的重大突破口。

随着大数据、云计算以及物联网等信息技术在医疗健康领域的不断应用，大量产品和设备，如智能手环、电子血糖仪及健康类手机软件等随之而出，医疗健康服务将给我国的医疗事业带来一场全新的变革。

“互联网 +”主要有以下三个特点。

1. 移动手机软件快速发展　在“互联网 +”的大背景下，各大电商均积极开发移动端手机软件，不断推出相关产品，并利用个性化服务思维自动推送产品的促销活动。

2. 碎片化思维　随着智能手机的普及，越来越多的用户被吸引到移动端，利用碎片化的时间和地点，随时随地满足各种需求，如移动办公、购物和学习。

3. O2O 模式　online to offline 模式，即线上到线下模式，线下商务活动与互联网相结合，使互联网成为线下交易的平台。

二、健康管理信息系统应用

健康管理信息系统应用主要包括档案管理、疾病管理、体检管理、亚健康管理、知识管理等。

（一）档案管理

档案管理包括：①会员历史医疗资料收集、整理、建档。②个人健康状况动态跟踪和记录。③疾病治疗方案及效果评估存档。建立以问卷调查和体检数据为基础的基本健康信息，并以问题为导向，建立连续的数据积累，使健康管理与治疗更具有针对性。

（二）疾病管理

疾病管理包括：①汇总连续的疾病诊疗档案，为续次就医提供详尽的资料。②提供就医导航，指导选择最佳的就诊医院和医生。③指导和跟踪治疗医嘱的执行情况，纳入健康管理流程。④提供就医服务，快速安排疾病诊疗相关事宜。⑤非传染性慢性病建档管理，对重要疾病指标重点观察和记录，控制疾病发展。

（三）体检管理

体检管理包括：①体检设计，制订个性化的健康检查方案。②体检服务，定期进行适宜的健康检查，在线查阅体检报告。③体检评估，由保健专家撰写评估报告，安排体检后诊疗，指导保健，纳入健康管理流程。

（四）亚健康管理（健康状态管理）

亚健康管理包括：①针对体检异常指标制订管理计划，并跟踪实施效果。②综合分析影响健康的危险因素，有重点、有步骤地实施预防计划。③定期安排保健专家见面咨询,及时了解健康的最新动态。④适时安排流行病预防接种。

(五) 健康知识库管理

医务工作者在健康管理的每一个环节,应为管理对象提供健康与疾病问题的咨询服务,利用各种机会,采取多种形式,对管理对象进行健康教育。健康知识库是开展健康教育的重要辅助工具。

三、"互联网 +"健康管理服务应用

"互联网 +"健康管理服务应用可分为自我健康管理、远程健康管理和居家健康管理。

(一) 自我健康管理

自我健康管理是自己对自己身体的健康信息和健康危险因素进行分析、预测和预防的全过程,其管理手段是借助健康量表、健康评估软件或健康信息系统,随时监测自己的健康信息,掌握健康状况。

自我健康管理中要具备的知识和技能包括:①学习和掌握健康知识的能力,甄别科学的健康信息和知识。②学会自测和掌握身体的基本数据(心率、血压、呼吸、脉搏)。③学会看懂体检报告的主要检查结果和结论信息。④学会一套运动营养技能、心理减压技能、管理情绪技能、寻医问药技能、改变不良生活方式技能、适应工作和生活环境技能、疾病康复技能。

(二) 远程健康管理

远程健康管理通过各种简单方便的检测仪器,随时随地进行检测,并通过无线 GPRS 网络传输到后台数据库,后台根据检测结果给予用户分析、评估、提醒和指导建议,并建立健康档案。远程健康管理的实现场所主要集中在家庭或社区。

(三) 居家健康管理

居家健康管理就是整合自我健康管理和远程健康管理,将健康管理服务延伸到家庭,强调个体自主参与,在家庭对居家人员开展健康监测、评估、干预、跟踪服务。如老年慢性病患者借助物联网技术和自助医疗模式,通过生理指标监测仪和健康量表,对生理体征信息进行动态采集和分析,实时监控身体状况,根据医生评估和自我评估结果,掌握健康管理方法,提高健康意识,主动改变行为生活方式。

(四) 智慧健康管理

智慧健康管理指运用新一代信息、通信、人工智能、生物信息学等技术手段,对个体或群体的健康筛查、健康评估、健康干预等关键环节信息进行监测、分析、整合、管理,进而对健康需求做出智慧响应的健康管理新模式。随着我国医疗信息化建设日趋成熟,主要包含以下服务。

1. 智慧个性化体检　融合了专家共识、临床指南、学科前沿研究,以受检者为中心,以提高检出率为目标,通过检前问诊筛查出潜在的健康风险,为受检者量身定制体检方案,提供精准的疾病风险预测和健康改善方案,最大限度地避免遗漏检查或过度检查,实现体检质量控制的专业化、标准化和智能化,如图 5-3-1。

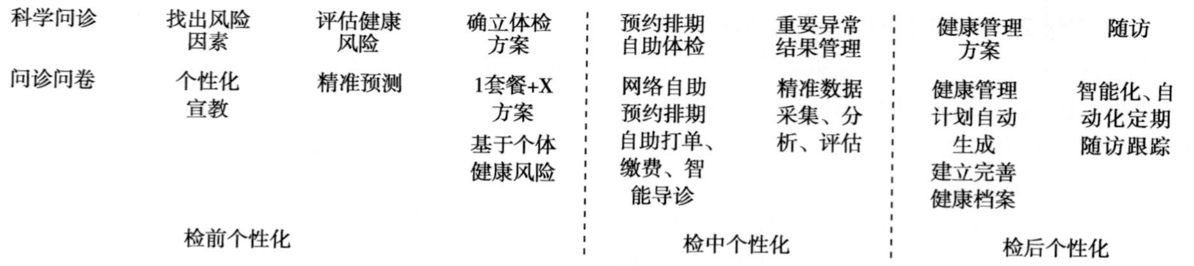

科学问诊	找出风险因素	评估健康风险	确立体检方案	预约排期自助体检	重要异常结果管理	健康管理方案	随访
问诊问卷	个性化宣教	精准预测	1套餐+X方案 基于个体健康风险	网络自助预约排期 自助打单、缴费、智能导诊	精准数据采集、分析、评估	健康管理计划自动生成 建立完善健康档案	智能化、自动化定期随访跟踪
检前个性化				检中个性化		检后个性化	

图 5-3-1　个性化体检基本框架

2. 全流程智能导诊分诊系统　根据体检特定业务场景研发,通过实时大数据分析及人工智能算法,结合"人"(医生、护士、体检者)、"机"(设施设备)、"环境"(场景)及流程,规则等因素,提供贯穿于"体检登记 - 排队 - 体检结束"全流程的指引,做到合理分流、公平有序。

具体来说,系统会根据现场布局、排队情况、检查时间等因素,进行实时智能分析,优化检查流程,进行全程引导,安排并提示检查者前往等候时间最短的科室,帮助其有效减少排队等候时间。检查者还可以利用手机软件查看排队进度,告别"一站到底"的盲等式排队。此外,系统通过配置空腹优先项目、绿色通道等优化措施,改善人性化体验,助力提升医院形象、降低人力成本、提升服

务效率。

3. 人工智能辅助诊断技术　指基于人工智能理论开发、经临床试验验证有效、对于临床决策具有重大影响的计算机辅助诊断软件及临床决策支持系统。该技术的临床应用主要是通过计算机辅助诊断系统，将图像处理、计算机视觉、医学图像分析等有效结合，系统会对处理后的异常征象进行标注，以便及时准确地发现早期疾病；同时系统会借助高效学习在最大程度上实现对医生思维及诊断方式的模拟推理，出具初步诊断并制订治疗计划。如目前已投入临床应用的阴道镜人工智能辅助诊断系统，用于对阴道镜结果进行分级并指导活检。人工智能学习还被用于辅助识别运动员的生理和病理性心肌肥厚（诊断特异性和敏感性均优于传统超声检查）。人工智能辅助诊断技术还被广泛应用于医学影像领域，包括病灶识别与标注、靶区自动勾勒与自适应放疗、影像三维重建等。以肺部 CT 人工智能辅助诊断为例，该技术可以快速定位到病灶区域，自动测量结节最大直径、体积和 CT 值，同步对钙化、边界等临床关注属性进行自动判别，实现肺结节筛查与标记，结节分析与定性。结节检出准确率已经达到 94% 以上，可识别 1~3mm 结节。在医生诊断之后，通过自然语言理解对诊断描述进行结构化提取，自动生成质检意见，提醒医生进行复核，如图 5-3-2。

4. 信息化重要异常结果闭环管理　重要异常结果是指检查过程中发现具有重要临床意义的异常检查结果，需要立即复查，进行进一步检查或转至临床专科诊治。信息化重要异常结果闭环管理系统指通过对医院信息系统（HIS）、检验科实验室信息系统（LIS）、放射科医学影像系统（PACS）、病理科系统等专科系统进行平台整合和数据对接，构建起对重要异常结果的闭环管理，包括对重要异常结果进行评估、筛查、上报、处理、随访、干预管理，如图 5-3-3。与既往传统手段相比，信息化重要异常结果闭环管理可实现及时通知、快速处理、全流程监控、闭环式管理，有效提升管理水平，降低医疗风险、保障医疗安全。

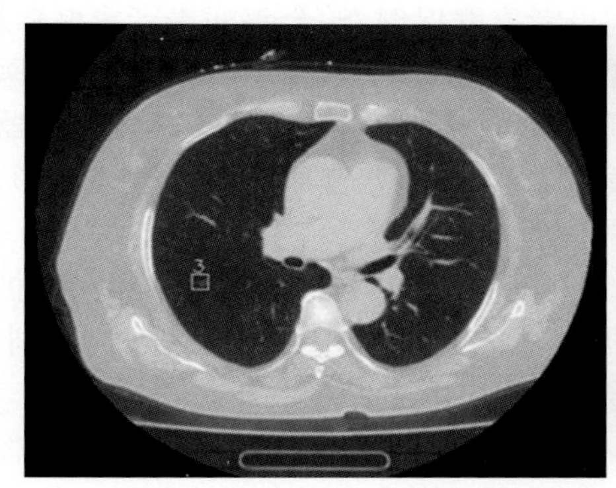

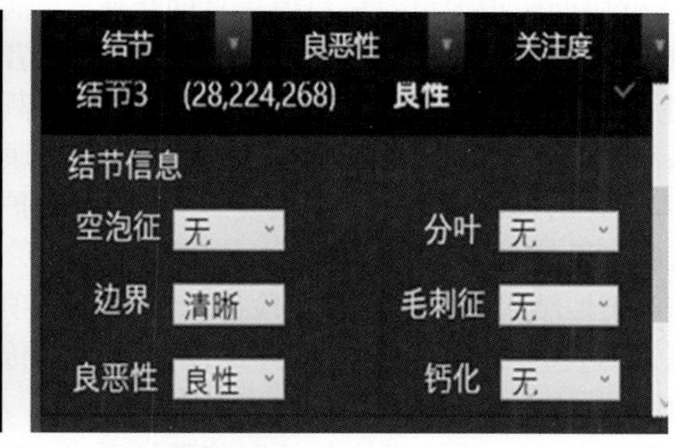

图 5-3-2　肺部 CT 人工智能辅助诊断

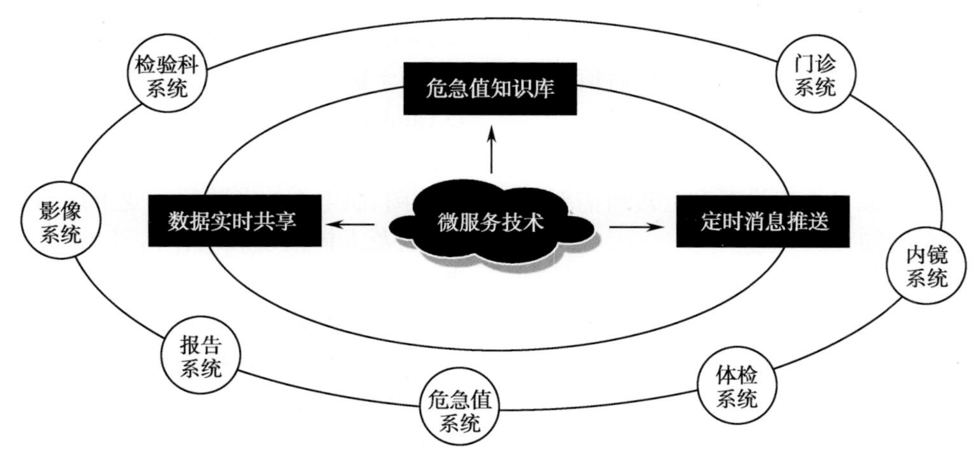

图 5-3-3　重要异常结果闭环管理系统示意图

与传统手段相比，信息化重要异常结果闭环管理具备如下几点优势。

(1) 基于危急值知识库实现危急值主动提示。传统手段更多需要人工关注，漏报率高。通过信息化手段，构建危急值知识库，系统可以主动识别危急值，并及时提醒操作者上报。

(2) 基于消息队列实现定时消息推送。传统手段往往是通过电话来传达危急值信息给相关医务人员，不仅执行成本高而且效率很低。通过消息队列技术，可实现主动重复地推送危急值信息，让医务人员从重复的工作中解放出来。如果危急值信息超过规定时限还未处理，这时需要执行传统的电话沟通方式，确保危急值能被及时执行。

(3) 基于微服务的数据实时共享。传统处理方式无法留下痕迹，容易造成遗漏。通过基于微服务的数据实时共享，可实现检验科、放射科上报的危急值信息能在住院电子病历系统、护士站系统、门诊系统和体检系统中直接处理，并能在各个系统中查看到处理情况。总的说来，信息化重要异常结果闭环管理实现了主动提示、定时消息推送和数据共享等功能，能够协助医护人员对危急值信息的快速处理、全流程监控和闭环式管理。

5. 个性化健康管理跟踪随访系统　是指利用智能网络系统实现一站式闭环式的个性化健康管理模式，将体检者纳入检后随访管理系统。实现一卡通关联疾病资讯信息及历史数据查询，对体检结果、体检复查、阳性结果、就医提醒、体检报告、再次体检等信息，通过短信、电话、邮件等方式，进行个性化跟踪随访，并建立起全维度、永久的健康档案，制订个性化随访计划。系统模块包括跟踪随访系统设置、信息生成、信息管理、信息传达等。

(1) 跟踪随访系统设置：设置好短信发送方式、启用检后通知的业务类别、选择检后通知方式、通知人员类别选择、检后信息发送时间、检后信息模板设置、默认模板信息、短信设备设置等。

(2) 跟踪随访信息生成：按设置在业务过程中自动生成检后信息，或者人工设置和管理所需要的检后信息，如复查通知等。

(3) 跟踪随访信息管理：对电话随访信息、短信通知信息、邮件通知信息进行查询和管理，电话随访可记录随访状态和相关访问信息等，可删除或导出相关检后随访信息。

(4) 跟踪随访信息传达：选择通过短信、互联网平台或邮件发送跟踪随访信息。或专人随访，检后安排专人进行电话随访，询问满意度，回访重大疾病就诊情况，提醒客户定期复查相关事宜，并提供门诊预约服务。

四、“互联网 +”医疗服务应用

（一）远程监护和家庭护理

远程监护（telemonitoring）和家庭护理（home health care，HCC）都是对被监测对象的生理参数进行监测并在发生意外时实施紧急救助，它们同属于远程医疗领域，不可避免地要使用 WSN 技术。不少文献中引入了体域网（body sensor network，BSN），生物医疗传感网络（biomedical sensor network）或无线体域传感网（wireless body area sensor network，WBASN）等概念，实际上是人体的生理参数收集传感器或移植到人体内的生物传感器共同形成的一个无线网络，是“互联网 +”医疗的重要感知及组成部分。

基于“互联网 +”医疗的远程监护和家庭护理，有许多代表性的产品和项目，如婴儿监控、多动症儿童监控、老人生命体征家庭监控、阿尔茨海默病患者家庭保健、帕金森病患者家庭监控、术后患者家庭康复监控、术后患者恢复监控、医疗健康监测、远程健康保健系统、基于环形传感器的移动健康监测系统、用于健康监测的智能衬衫、远程医疗护理等。

上述这些技术的远程监护和家庭护理产品和项目，总体上是遵循三级层次架构，分别是感知层、传输层和应用层。

1. 感知层　主要通过传感器节点，获得监护对象的生理信号或所在环境信息。根据传感器节点在人体中的位置，可分为植入人体内的传感器节点（implanted sensor），穿戴在身体上的传感器节点（wearable sensor），以及在身体周围距离身体较近的，用于识别人体活动或行为的周围环境传感器节点（ambient sensor）三类。传感器节点所要监控的人体信号，也分为连续型时变生理信号（如脑电图、心电图、肌电图），离散型时变生理信号（如体温、血压）以及人体活动和动作信号（如人体活动的加速度）三类。

2. 传输层　负责与外部网络进行通信，并临时存储从感知层收集的数据，同时还能接收和分析这些感知数据，并执行规定的用户程序。传输层连接的可以是短距离网络蓝牙（blue tooth）、紫蜂协议（ZigBee）、Wi-Fi，也可以是远程网络全球移动通信系统（global system for mobile communications，GSM）、通用分组无线服务技术（general packet radio service，GPRS）、第五代移动通信技术（5th generation mobile communication technology，5G）。

3. 应用层　主要指提供各种应用服务（如监护对象的生理参数或医疗数据的存储、专家对监护对象病情或健康状况的分析与预测、医护人员对监护对象医疗数据的远程访问等）的远程服务器及其外部网络，具体包括医疗数据库服务器、医疗事务管理服务器、各种专用的远程医疗分析设备，包括手机和个人数字助手（personal digital assistant，PDA）在内的各种移动通信终端，还有医生和专家等。

（二）医疗信息化

目前，国内大多数医院都采用了医院管理信息系统（HIS），HIS 的普及使用已使医院医疗实现了一定程度的信息化。但这种传统 HIS 也有很多不足，如医疗信息需要人工录入、信息点固定、组网方式固定、功能单一、各科室之间相对独立等，使 HIS 的作用发挥受到了制约。物联网技术以其终端可移动性、接入灵活方便等特点，彻底突破了这些局限性，使医院能够更有效地提高整体信息化水平和服务能力。

"互联网 +"医疗在医疗信息化中的一个应用方向就是移动医疗，它是以无线局域网技术和 RFID 为底层，通过采用智能型手持数据终端，为移动中的一线医护人员提供随身数据应用。而且并不需要重新构建一个新的体系结构去实现"互联网 +"医疗下的医疗信息化，完全可以与现有通用的 HIS 系统集成。

采用"互联网 +"医疗的移动医疗，能明显改观传统的就医流程，进一步实现医院医疗的移动信息化。下面就从门诊系统和住院系统两个方面来进行分析。

1. 门诊系统的移动医疗　传统门诊流程就诊的突出特点是挂号排队时间长、交款取药时间长和医生看病时间短，从而导致就诊高峰期时滞留在门诊大厅的患者及家属过多。结合目前医院的 HIS 系统，利用物联网的 RFID 电子标签可以让医护人员减少人员信息核对环节，同时以 RFID 标签为基础，在检验环节可以采取自助获取化验单，增强了病患隐私的安全性。

2. 住院系统的移动医疗　在病房，医生在查房或者移动状态下，可通过 Wi-Fi 下载获取患者的所有病历数据，传输至护士的手持移动终端上，形成完整的电子病历数据。此外，医生还可通过佩戴在患者手上的装有 RFID 的手环，在与电脑端连接的 RFID 读卡器上，查询显示该患者目前的检查进度，对比患者病情的变化，进行会诊和制订治疗方案。

（三）在医疗领域的其他应用

1. 手机移动门诊　可以实现医院线上线下的数据互联互通、同质化管理，并可以替代目前电脑端的门诊医生站。具体功能包括患者管理、查看历史诊疗信息、支持书写诊断、病历文书、支持生命体征管理、药品快递管理、防疫管理、临床决策支持、集成数字签名、互联互通、回看诊疗过程和支付管理等。手机移动门诊还可实现诊前咨询，医生能及时响应初诊患者问询，随时随地为复诊患者提供诊疗服务。手机移动门诊也适用于线下场景，使医疗流程得到优化和补充，提高了患者就医体验感及满意度。

2. 无感就医　指借助物联网技术、人像识别等技术，在患者就诊过程中，自动捕捉就诊环节，通过扫描门诊"智慧二维码"、AI 人脸识别即可就医，实现包括挂号、签到、付费等操作。无感就医完全以患者为中心，在患者的各项医疗活动中做出主动引导。从患者去医院咨询找服务，转换到医院识别患者信息，主动推送医疗服务，直接协助完成就诊步骤。整个就诊流程可在患者手机端实时有序进行，能实现医院各项大数据共享，包括医院导航、医院信息系统、缴费支付等模块，改善了患者的就医体验。

3. 医疗应急与防控管理　运用数字化技术、数字化思维、数字化认知，利用互联网和人工智能技术对突发医疗事件实施云化管理，包括应急预案设计，事件实时发现、及时处置和控制、追溯等。

（朱珍民　林卫红）

参考文献

1. 陈南, 周博翔. 智慧云医院平台建设研究与实践 [J]. 医学信息学杂志, 2022, 43 (11): 67-72.
2. 周娱, 焦秀萍, 於晓平, 等. 健康体检全流程智能导检分诊系统设计探讨 [J]. 康颐, 2021 (4): 194.
3. 卫生部办公厅. 人工智能辅助诊断技术管理规范 (试行) [J]. 中国药房, 2010, 21 (16): 1531.

4. XUE P, TANG C, LI Q, et al. Development and validation of an artificial intelligence system for grading colposcopic impressions and guiding biopsies [J]. BMC Med, 2020, 18 (1): 406.
5. PEI Q, LUO Y, CHEN Y, et al. Artificial intelligence in clinical applications for lung cancer: diagnosis, treatment and prognosis [J]. Clin Chem Lab Med, 2022, 60 (12): 1974-1983.
6. 中华医学会健康管理学分会,《中华健康管理学杂志》编辑委员会. 健康体检重要异常结果管理专家共识 (试行版)[J]. 中华健康管理学杂志, 2019, 13 (2): 97-101.
7. 陈鹏宇. 云计算与移动互联网 [J]. 科技资讯, 2011 (29): 7.
8. 陈全, 邓倩妮. 云计算及其关键技术 [J]. 计算机应用, 2009 (9): 2562-2567.
9. 刘云浩. 物联网导论 [M]. 2 版. 北京: 科学出版社, 2010.
10. 孟群, 杨龙频, 赵飞, 等. 医疗物联网的发展现状及关键技术探索 [J]. 中国卫生信息管理杂志, 2013 (4): 279-285.
11. 熊卫云, 谢颖夫. 数字化健康档案在社区医疗中的拓展性应用 [J]. 中国档案, 2012 (7): 52-53.

第四章　健康医疗大数据及其利用

第一节　健康医疗大数据

一、健康医疗大数据的定义与特征

健康医疗大数据是指在疾病防治、健康管理等过程中产生的与健康医疗相关的数据，涵盖人的全生命周期，既包括个人健康又涉及医药服务、疾病防控等方面的数据集合。根据数据产生的场景、来源，医疗健康大数据可以分为电子病历、医学影像、医学检验等临床大数据；电子健康档案、电子体检报告、运动监测等健康大数据；基因序列、蛋白质组等生物医学大数据；疾病监测、传染病报告等公共卫生大数据，此外还有医疗保险大数据、医药流通大数据等。

健康医疗大数据具有体量巨大、增长速度快、数据结构多样和应用价值高等特征，是国家重要的基础性战略资源。随着国民健康管理意识的提升，年度体检检查率已超过30%，健康管理（体检）大数据成为健康医疗大数据的重要组成部分。

二、健康医疗大数据的应用

健康医疗大数据的应用有助于促进健康医疗模式的转变，提升医疗服务质量与效率，有效降低医疗费用，扩大健康医疗资源的供给。

（一）个体化的临床辅助决策

通过自然语言处理，形成语义知识图谱，借助随机森林和神经网络等人工智能算法，基于真实病历数据进行训练学习，形成基于个体化的临床决策辅助支持建议，较之传统源于临床指南和医学文献的单引擎临床决策辅助系统知识，个体化临床辅助决策能够提供更为科学、精准的治疗方案。

（二）医疗机构的精益管理

医疗运营大数据可以支持医院的精细化、智能化管理。从医疗设备的使用效率、药物处方的合理性、医疗成本控制等方面越来越离不开医疗大数据的支撑，医疗大数据的应用包括智慧财务管理、成本一体化管理、医院供应链管理、设备管理、全景人力资源管理和绩效管理等。大数据技术的应用可以规范并提高医院的基础管理水平，创新医院的管理方式，改善医疗服务质量。

（三）生命科学的研究支撑

依托大型研究队列，通过开展基因组、转录组、蛋白质组、疾病表型组、表观遗传组及进化组学等生物信息大数据研究，高质量地收集整合健康医疗大数据资源，完成样本采集、处理、存储，临床数据清洗、标准化以及信息标注录入等数据整合关联，为生命科学领域的创新研究与应用提供有效支撑。

三、健康医疗大数据在健康管理领域的应用

运用大数据、云计算和人工智能等技术，可建立慢性病风险预测与评估模型，通过症状关联与体检项目关联分析，并结合可穿戴设备采集的心率、呼吸、血压、运动步数等实时数据，通过对数据的建模分析，可为慢性病患者提供个性化健康管理方案，智能化地指导改变不良生活方式，降低疾病风险，提高健康管理的效率和质量。

第二节　健康管理（体检）大数据及特点

健康管理（体检）大数据主要来自健康管理（体检）发放给客户的各类调查问卷，以及在健康管理和体检过程中采集和记录的各类数据，如体格测量、实验室检查、健康评估等。数据采集方式包括客户本人填写问卷、面对面访谈、电话访谈、借助网络及移动通信工具等。

一、数据来源

(一) 调查问卷

1. 个人基本信息　年龄、性别、婚姻状况、文化程度、职业等。

2. 健康自测问卷　家族史,个人史(现病史、既往史及用药史、过敏史等),生活方式(饮食习惯、烟酒嗜好、生活起居等),环境危险因素暴露等。

(二) 健康体检

1. 体格检查　包括身高、体重、腰围、收缩压、舒张压、脉搏等。

2. 实验室检查　常规检查,如血常规、尿常规、粪便常规+潜血等;生化检查,如肝功能、肾功能、血脂、血糖、尿酸等。

3. 病理学检查　脱落细胞学检查、活体组织检测、免疫组化检查等。

4. 影像学检查　包括X线检查、超声检查等。

5. 其他辅助检查　心电图检查、动态心电图检查、血管内皮功能检测等。

二、健康管理(体检)大数据的特点

(一) 数据量大

在国内体检行业中,每年都有数百万人进行体检,每次体检都会产生大量的数据。这些数据包括个人基本信息、健康状况、生活习惯、遗传疾病史等。这种数据量的积累使国内体检大数据成为一个庞大的数据源,为后续的数据挖掘和分析提供了充足的数据支持。

(二) 数据类型多维

国内体检大数据不仅包括了基础的个人信息,还包括了多种类型的数据,例如体检指标、医学影像、基因序列等。这些数据类型的存在,使国内体检大数据具有多维度的特点,可以从不同角度对健康状态进行分析和预测。

(三) 数据价值丰富

国内体检大数据是一笔非常丰富的数据资源,可以为医疗机构和疾病预防提供非常有价值的信息。通过大数据分析,可以发现人体健康和疾病之间的相关性以及不同因素对健康状态的影响,从而进行相应的干预和预防。

三、健康管理(体检)大数据存在的问题

虽然我国大部分体检机构已经建立了健康体检大数据库,积累了大量的体检信息,但仍然存在以下一些问题。

(一) 项目缺失

健康体检数据存在项目缺失问题,尤其是一些重要项目的缺失,如唯一码、体检号不固定。另外,基本项目的缺失造成后续科学研究受限。第三,问卷缺失。完善的健康体检信息除必要的体格检查和实验室检查外,还要收集体检者的人口学特征、家族史、生活方式、疾病史等信息,进行慢性病风险评估、健康教育和检后咨询服务等工作。

(二) 体检项目名称不统一

体检项目内容一致,但名称不一致,造成数据合并分析困难。

(三) 体检参考值范围不同

各体检中心采用的检测技术或检测手段不同,造成体检数据参考值范围不同,不能进行统一分析。另外,一些已经淘汰的检测方法或技术仍然在使用。

第三节　健康管理(体检)数据的预处理

数据预处理本是数据挖掘中的一个概念,是指在数据挖掘前期,针对海量数据存在的滥用缩写词、数据输入错误、重复记录、缺失值、不同的惯用语、拼写变化、不同的计量单位、过时的代码等问题进行处理,数据预处理可以拓展应用于体检数据的清洗。经过预处理后的数据便于分析比较、数据交流、构建标准数据库,便于计算机处理。

概括起来,统计数据预处理的过程包括数据核查、数据清洗、数据转换和数据验证四大步骤。

一、数据核查

数据核查阶段主要是对数据进行信度、效度检验,对收集的数据进行基本统计描述,初步认识数据特征。在数据核查阶段核查内容通常包含缺失值、极端值、模糊值、数据一致性核查等,计算机核查与手工核查往往同时进行。它的目的在于通过编辑核查筛选出存在问题或是需要审核的数据,将有疑问、需要确认的数据信息以疑问表形式发出,

根据对疑问的反馈情况修正数据。该步骤检查数据的数量(记录数)是否满足分析的最低要求,字段值的内容是否与调查要求一致,是否全面;还包括利用描述性统计分析,检查各个字段的字段类型、字段值的最大值、最小值、平均数、中位数等,记录个数、缺失值或空值个数等。例如,收集的数据可看成一个 N 行 M 列的矩阵,N 表示观测记录数,M 表示观测变量数。数据预处理无外乎从这两个方面进行,从行的角度检查记录数与观测对象的编号情况;从列的角度检查每个变量的分布,发现异常值,并检查变量缺失情况。数据核查方法主要有以下几种。

(一) 数据中变量有效记录数的描述

数据集中常有一些变量值缺失,这是不可避免的问题。一些变量值的缺失必然会影响数据分析,如在做多元回归分析时,任何一个自变量或应变量有缺失的记录都将不能进入分析,放入方程中的变量越多,数据缺失的可能性越大,参加分析的记录数就越少。在数据分析前,了解数据集中一些关键变量缺失情况十分必要。

(二) 数据中变量的分布描述

对于一个数据,首先要知道在这个数据集中有多少条记录,多少个变量,每个变量的分布如何,并绘制其分布图;对连续变量需要计算百分位数、均数等。

1. 连续变量均数、标准差与百分位数描述　连续变量常用的统计量有均数、标准差、中位数。在计算这些统计量前,检查连续变量的分布,发现异常值极为重要。个别异常的极大值或极小值,不仅影响均数与标准差,而且如将它放在一个线性回归模型中,会大大影响回归系数,甚至完全改变回归结果。

2. 二分类变量交叉频数描述　二分类事件用变量表示,变量值等于 1 表示事件发生,等于零表示未发生。如同上面所介绍的一样,通过观察二分类变量之间交叉发生频数,有助于揭示事件(现象)之间的内在联系,为进一步分析提供线索。

3. 多个分类变量描述　在数据分析前,对有关的一组分类变量联合的频数进行统计报告,用以评估这组变量各种组合的层次,各层有多少人。一方面,可以对这些变量之间的关系进行描述,另一方面,在进行多因素分析前,可以了解有效的样本量。

二、数据清洗

数据清洗阶段主要是利用多种插补方法对缺失值进行填补,采用平滑技术进行异常值纠正性平滑。该步骤针对数据核查过程中发现的明显错误值、缺失值、异常值、可疑数据,选用适当的方法进行"清洗",有利于后续的统计分析得出可靠的结论。这里的数据清洗还包括对重复记录和编码进行检查和删除。

(一) 查重

重复记录的检查和清除　检查数据集中有无重复录入现象。如没有录入错误,重复录入会导致两条或多条记录除记录号(不同于调查对象的编号)外,其他变量值完全相同。

在数据中如果发现重复编码的问题,需要进行去重处理。如是重复录入,则保留其中一条,而删除另一条;如果是重复编号的记录则可能是编号错误或编号录入错误导致,对这些记录除核查原始资料改错外,在数据分析时只能删除,避免在数据横向合并时出现张冠李戴的情况。

(二) 查异

正态分布的连续变量异常值查找和清除　连续型变量的取值分布如近似正态,则用均数 $\pm k$ 倍标准差的方法判断异常值。k 通常取 3,即在离均数 3 个标准差之外的看成异常值,因为正态分布 3 个标准差外的取值概率小于 1%(2.58 个标准差为 1%)。一组正态分布的连续变量,可以通过计算均数、方差与协方差矩阵,再计算 Mahalanobis 距离,Mahalanobis 距离反映了个体一组变量与总体平均水平的差异。这种差异不仅反映在每单个变量与总体的差异,也反映变量间的相对大小(变量反应图)的差异。对于偏态分布的连续型变量,可以对这些变量名给定上下限百分位数,如下限为 0.5%,上限为 99.5% 来查找异常值。

(三) 标准化处理

长期以来,体检信息的标准化问题一直是健康管理信息化发展的瓶颈,数据标准化是实现体检机构信息化的重要条件,没有一个基本的标准就无法达到信息共享,更无法进行准确的统计分析。标准化处理方法包括以下内容。

1. 设置唯一码　对于每位体检客户,必须先分配其一个唯一的体检编号,最好采用本人身份证号码,并且不允许更改,其主要功能是在健康体检系统中作为检查者唯一的识别。体检人在整个检查过程中可以凭体检编号或体检卡进行体检,长期体检客户每次体检可以用体检卡直接调用历史体检套餐记录,只需要相应修改检查项目即可,避免了数据冗余和错误,在清洗数据中也是最重要的一步。

2. 统一变量名　收集数据时会发现每家体检机构的体检指标名称不一致,需要统一。如谷丙转氨酶又名谷氨酸转氨酶、丙氨酸氨基转移酶,简称ALT或GPT,正常值范围5~40U/L;谷草转氨酶又名天门冬氨酸氨基转移酶,简称AST或GOT,正常值范围8~40U/L。

3. 统一计量单位　由于每家体检机构的体检设备或检测药剂不同,所以正常值范围不同,体检指标单位也不尽相同。如乳酸脱氢酶,家医院的正常值范围不一致,进行分组分析时会出现问题,要在清洗的过程中进行统一。

4. 统一变量值的长度在数据的收集阶段,如编号是从1、2、3顺序编下来,编号值的长度就会有一位数、二位数、三位数等不同,当我们需要对多个数据集合并时,各数据集之间必须共有一个连接变量,有时这个连接变量在一个数据集中是数值型,在另一个数据集中是字符型,而且字符长度可能不同,数据集合并前需要将它们统一到同一长度,否则合并时会出错。

5. 分类变量重新分类　在数据分析时常常需要对分类变量根据各类频数进行重新分类。如文化程度变量,原分类的取值编码为:1=中学,2=中专,3=高中,4=大专,5=大学,6=本科,7=硕士,8=博士,共8组,如直接将它放在一个多元回归模型中,它将占7个自由度;但由于中学、大学、硕士、博士四组人数都很少,数据分析时宜将这四组合并,新职业变量只有四种分类:1=高中及高中以下,2=大专,3=大学本科,4=本科以上,这时它在一个多元回归模型中,只有3个自由度,有利于提高统计检验效率。

6. 连续型变量转换成等级变量　数据分析时常常需要将连续变量转变成分类(等级)变量。如要分析年龄对体重指数间的影响,当不知道这两者间是否是线性关系时(随年龄的增长体重指数呈线性上升或下降),可将所有研究对象按年龄大小分成五个等级,比较每个等级间体重指数的变化趋势。又如,当用多元回归方程分析吸烟对体重指数的影响时,若要在模型中放入年龄以调整,如年龄与体重指数不呈线性的关系,直接放入连续变量的年龄起不到调整作用,需要将它转变成分类变量,以分类变量形式放入模型中。

连续型变量按二分类分组:数据分析时常常要将某一连续变量根据某一判断标准(通常是体检正常值范围)分为正常、异常作为分类标准,并加以赋值,如1=正常,2=异常,所以在原始数据中要按照各项指标的正常值范围分成正常和异常两类。

7. 文本数据的处理　这部分的数据处理是难点也是重点,包括对B超、心电图、终检的描述。收集的文本数据在进行统计软件分析前必须要统一编码以便实现信息共享与交流,这就需要对信息内容进行标准化处理。通过手工比对,映射代码表进行标准化。

第一步:先用Excel软件对各个数据项进行对比、分析、合并和去重等操作。

由于每家体检机构的数据库软件设计不同,收集同一信息使用的变量具有差异性,从Excel转化来的数据集,为保证数据在处理和分析时的准确性和一致性,需要对变量进行统一格式化处理,使相同概念的变量具有相同的变量名、长度、类型等。同时使不同项目中相同的变量值具有一致的含义。例如代表性别的变量SEX在有的项目中使用"M"代表男性,"F"代表女性,在有的项目中使用"1"代表男性,使用"2"代表女性等。在这种情况下,统一将性别的变量名称命名为"SEX",统一将男性值转化为"1",将女性值转化为"2"。

第二步:数据元和代码表的标准化(数据应附上数据元表和代码表)。

统一多数据源的属性值编码,所有变量的中文名都可在数据元代码表上查找,每个数据集的中文名称和变量名要进行统一,如表5-4-1。

表5-4-1　健康体检数据部分数据元名称与变量名

数据元名称	变量名
血红蛋白值/($g \cdot L^{-1}$)	Hbg
血红蛋白分布宽度	HDW
红细胞计数值/($G \cdot L^{-1}$)	RBC
红细胞压积	HCT/PCV
红细胞平均体积	MCV
红细胞平均血红蛋白含量	MCH
红细胞平均血红蛋白浓度	MCHC
红细胞体积分布宽度	RDW
白细胞计数值($G \cdot L^{-1}$)	WBC

文本代码表是由临床专家分类编码,以医生的临床经验为依据对体检信息进行分析分类,这是一个标准的专家系统处理过程。把每家体检机构的文本数据进行统一编码,映射代码表,用以统计学软件统一替换,如表5-4-2。

表 5-4-2　B 超检查文本映射代码表

编号	B 超检查文本描述	代码								
		B1	B2	B3	B4	B5	B6	B7	B8	B9
1	脂肪肝　肝右后叶中强回声区，多考虑血管瘤	1.3	1.9	1.4	0	0	0	0	0	0
2	脂肪肝　肝右后叶中强回声区，多考虑血管瘤 前列腺未见异常　双侧甲状腺未见异常	1.3	1.9	1.4	0	0	0	0	0	0
3	脂肪肝(轻度)，肝内中强回声区，多考虑血管瘤 前列腺未见异常　双侧甲状腺未见异常	1.3	1.9	1.4	0	0	0	0	0	0

8. 缺失值的填补　数据缺失是常见的数据质量问题之一。在数据的采集、填写、录入过程中，常常因各种原因导致数据缺失。从数据库中寻找出缺失的数据是一件非常艰难的工作。数据缺失从两个方面对体检数据分析造成极大影响，首先是由于体检者部分数据的缺失，使该体检者的数据在统计分析时无效或不可靠，有效样本量降低，另一方面导致分析结果出现偏差，分析结果的可靠性降低。所以，要对缺失的数据选择适当的方法进行填补，如表 5-4-3。

表 5-4-3　缺失值的填补方法

填补方法	说明
末次访视结转	将末次观察值作为其研究终点的应答
基线访视结转	将基线观察值作为其研究终点的应答
最差病例填补	将对照组的缺失值按“成功”处理，试验组缺失值按“失败”处理
最好病例填补	将对照组的缺失值按“失败”处理，试验组缺失值按“成功”处理
非条件均数填补	用变量的均数代替该变量的每个缺失值
条件均数填补	根据预测变量将总体进行交叉分层(如性别、年龄)，用该观察个体所在层的完整数据的均数替代缺失值
单一热层填补	建立一组“近邻数值”，从中随机选取一个数值代替缺失值
单一回归填补	选好协变量，采用已经获得的数据根据协变量反推结局，通过回归模型得到的预测值代替缺失值
单一随机回归填补	将单一回归填补的预测值加上残差替代缺失值
多重热层填补法	建立一组“近邻数值”，①从中随机选取一个数值，②代替缺失值。重复①和② N 次，N 为缺失值数量。采用事先规定的分析方法分析各个完整数据集，合并以上结果。
多重回归填补法	①将已经获得到的数据代入回归方程，②采用回归方程估计缺失值，③加上残差，④重复前 3 个步骤 N 次，N 为缺失值数量。
数据扩增法	略

三、数据转换

数据分析强调分析对象的可比性，但不同字段值由于计量单位等不同，往往造成数据不可比，对一些统计指标进行综合评价时，如果统计指标的性质、计量单位不同，也容易引起评价结果出现较大误差，再加上分析过程中的一些其他要求，需要在分析前对数据进行变换。多个数据集的合并，如果研究对象的数据存放在多个数据集中，数据分析时就需要将这些数据集合并。数据的合并包括数据的横向合并和数据的纵向合并。横向合并时要求各数据文件的观察对象的编码必须相同，纵向合并时各数据文件的变量名必须相同，并且要求同名变量的变量类型必须相同，否则会出错。当观察对象相同而变量不同时，需要采取数据的横向合并或纵向合并。

四、数据验证

经过统计数据预处理后，用于统计分析的数据应没有记录错误、数据录入错误、逻辑错误和缺失值，如表 5-4-4、表 5-4-5。

表 5-4-4　计量资料数据清洗后结果呈现

编号	年份	年龄	身高	体重	体重指数	收缩压	舒张压
kz1	2015	28	172	83	28.1	120	80
kz2	2016	29	171	81	27.7	120	80
kz3	2017	30	173	86.4	28.9	120	74
kz10	2018	55	162	51	19.4	150	100
kz11	2019	55	161	51	19.7	140	90
kz12	2021	55	160.5	49.4	19.2	110	66

表 5-4-5　计数资料数据清洗后结果呈现

乙肝表面抗原（HBsAg）	乙肝表面抗体（抗 HBs）	乙肝 e 抗原（HBeAg）	乙肝 e 抗体（抗 HBe）	乙肝核心抗体（抗 HBc）	幽门螺杆菌尿素酶抗体（antihp）
阴性	阳性	阴性	阴性	阴性	阴性
阴性	阳性	阴性	阴性	阴性	阴性
阴性	阳性	阴性	阴性	阴性	阳性

第四节　健康管理（体检）数据的挖掘和利用

一、健康管理（体检）数据中纵向数据分析

近年来，随着计算机的快速发展及各类大型多中心纵向检测健康管理队列的建立，对相应的统计方法需求越来越大，因此，一系列纵向数据统计分析方法应运而生。纵向研究也叫追踪研究，主要用于研究一段时间或某几个时间点总体的平均增长趋势及个体间差异，在健康管理领域占有重要的地位。纵向数据是层次结构数据的一个特例，表现为个体（水平 2）在不同时间的重复测量值（水平 1）。将纵向数据看作多水平层次结构，研究人员就可以利用处理多水平数据的方法对其进行分析。纵向数据研究普遍关心一个或多个结果变量随时间的改变。与断面研究相比，纵向设计的最大优势是可以描述事物的连续性变化，合理推断变量之间的因果关系。这里，我们主要介绍健康管理数据中常用的几种纵向数据统计分析方法：重复测量方差分析、时间序列分析、多元多水平模型。

（一）重复测量方差分析

重复测量方差分析是最常用的纵向数据统计分析方法，在实际中有非常广泛的应用。重复测量数据是指对同一观察对象接受至少 2 次以上的不同处理，或接受相同处理后某指标在不同时间点上进行多次测量得到的数据。因此，可根据处理因素和重复测量时间因素的不同对重复测量资料进行分类。假定处理因素有 $g(g \geqslant 1)$ 个水平，时间因素有 $m(m \geqslant 2)$ 个水平，单组重复测量（g=1）和前后重复测量（m=2）是特例。重复测量数据的两因素多水平设计中两因素包括干预因素（A 因素）和测量时间因素（B 因素）；多水平指干预 A 因素有 $g \geqslant 2$ 个水平，测量时间 B 因素有 $m \geqslant 2$ 个水平。

多次重复测量数据之间可能存在某种相关性，因此不能采用传统的统计分析方法进行分析。重复测量数据在健康管理领域经常见到，如纵向体检监测数据。

例 5-4-1：某研究者对不同管理模式指导下高血压患者自我管理效果进行评价。假定干预组共有 8 例患者接受自我管理课程，对照组共有 10 例患者接受三级管理，比较项目实施前、实施后 6 个月、12 个月收缩压的变化情况。数据结果整理，如表 5-4-6。

1. 数据描述　计算干预组和对照组不同时间点舒张压的 $\overline{X} \pm S$，如表 5-4-7，并绘制均数变化的趋势图，如图 5-4-1。

表 5-4-6　不同管理模式指导下患者的收缩压

单位：mmHg

分组	患者序号	基线	6 个月	12 个月
1	1	137	132	130
1	2	138	134	131
1	3	130	124	123
1	4	140	135	133
1	5	138	132	130
1	6	135	129	125
1	7	136	134	129
1	8	139	134	130
2	9	137	133	132
2	10	135	135	135
2	11	134	133	134
2	12	135	134	133
2	13	140	138	137
2	14	138	135	134
2	15	139	136	135
2	16	137	134	134
2	17	136	132	133
2	18	134	131	130

注：1 为干预组，2 为对照组。

表 5-4-7　干预组和对照组不同时间的舒张压（$\overline{X} \pm S$）

单位：mmHg

分组	例数	基线	6 个月	12 个月
干预组	8	136.63 ± 3.11	131.75 ± 3.65	128.88 ± 3.27
对照组	10	136.50 ± 2.07	134.10 ± 2.02	133.70 ± 1.89

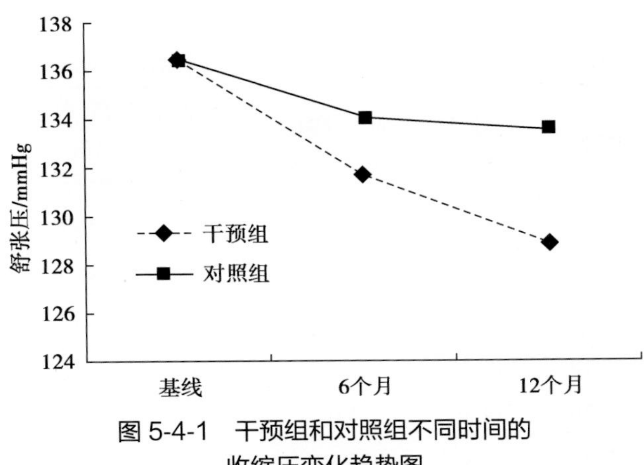

图 5-4-1　干预组和对照组不同时间的收缩压变化趋势图

2. 统计推断　由表 5-4-8 可知，尚不能认为不同组间舒张压存在统计学差异（P=0.071>0.05）；时间、时间和组别交互作用均 P<0.05，说明不同时间舒张压不同，不同组的舒张压在不同时间点上不同。

表 5-4-8　干预组和对照组舒张压的重复测量分析结果　　单位：mmHg

变量名称	组别	基线	6 个月	12 个月	P 值		
					组别	时间	组别 × 时间
舒张压	干预组	136.63 ± 3.11	131.75 ± 3.65	128.88 ± 3.27	0.071	<0.001	<0.001
	对照组	136.50 ± 2.07	134.10 ± 2.02	133.70 ± 1.89		<0.001	

在实际应用过程中，往往同时观察多个测量指标，如评价高血压患者自我管理效果时的测量变量，包括健康自评、精力得分、健康担忧、情绪低落、躯体动能、疾病影响、症状管理自我效能、共性管理自我效能、收缩压、舒张压、体重指数等 11 个变量。

上例重复测量的 SPSS16.0 数据整理格式为 18 行 ×4 列。分析命令是："分析"（Analyze）→"广义线性模型"（General Linear Model）→"重复测量"（Repeated Measures），填写"重复测量定义因素"（Repeated Measures Define Factor（s））中"水平数"（Number of Levels）。本例填入"3"。

（二）时间序列分析

时间序列分析是对事物进行动态研究的基本方法，是另外一种重要的纵向研究数据处理技术，应用范围也非常广泛。时间序列主要由两部分构成：动态变化时间和不同时间的具体测量值。其主要作用包括：①通过计算相关速度等指标，对社会现象进行动态描述；②利用数学模型揭示社会现象发展变化的规律，进而预测现象的未来发展趋势；③揭示现象间的相互关系及其动态演变关系。为了对时间序列中不同的变化趋势进行分析，我们将时间序列数据划分为两大类：经典模型和动态模型，其中经典模型将时间序列观测值看作时间的函数 $\{Y_t=f(t)|t \in T\}$，动态模型将时间序列观测值看作 t 时刻前观测值的函数 $\{Y_t=f(Y_{t-1},Y_{t-2}\cdots)|t \in T\}$。时间序列又可划分为平稳序列和非平稳序列两大类。

其中平稳序列各观测值基本在某固定水平波动，不存在趋势，或虽有波动，但是呈随机性波动，无规律可寻；非平稳序列包括有趋势序列（线性和非线性）和复合型序列。

例 5-4-2：表 5-4-9 展示了北京某健康体检机构 2016—2021 年高血压患病率、颈椎病患病率及胃癌患病率。

表 5-4-9 2016—2021 年某健康体检机构患病率报告

年份	高血压患病率 /‰	颈椎病患病率 /‰	胃癌患病率 / 十万 $^{-1}$	直肠癌患病率 / 十万 $^{-1}$
2016	11.8	16.5	58.2	79.5
2017	12.4	18.2	61.2	82.1
2018	13.2	20.5	60.9	80.5
2019	13.9	22.6	59.8	81.2
2020	14.5	25.0	58.5	78.5
2021	14.8	25.2	57.2	75.2

数据描述 2016—2021 年高血压患病率、颈椎病患病率、胃癌及直肠癌患病率的变化趋势。

此外，我们还可以对各疾病患病率进行增长率（增长速度）分析。根据比较的基期不同，增长率可分为环比增长率和定基增长率。根据计算方法的不同，又分为一般增长率、平均增长率和年度化增长率。本例中高血压患病率年平均增长率为：$\overline{G}=\sqrt[n]{\frac{Y_n}{Y_0}}-1=\sqrt[5]{\frac{14.8}{11.8}}-1=104.63\%-1=4.63\%$，根据此增长率，我们可预测 2022 年高血压患病率：$\hat{Y}=14.8\times(1+4.63\%)=15.49$（‰）。

平稳序列的分析和预测方法包括简单平均法、移动平均法和指数平滑法。有趋势序列的分析和预测包括线性趋势和非线性趋势两种。其中，线性趋势序列数据随着时间的变化而呈稳定增长或下降的线性变化趋势，测定方法包括移动平均法、指数平滑法、线性模型法等；非线性趋势序列数据随时间变化呈曲线形态，如二次曲线，则呈抛物线形态。图 5-4-2A、图 5-4-2B 可做线性预测，而图 5-4-2C、图 5-4-2D 则为非线性预测。

下面以图 5-4-2A、图 5-4-2C 表示的趋势为例，其中图 5-4-2A 为线性趋势，图 5-4-2C 为二次曲线。采用指数平滑法对高血压、胃癌患病率进行序列数据分析及预测，如表 5-4-10、表 5-4-11，如图 5-4-3。

表 5-4-10 不同年份高血压患病率时间序列分析及预测

年份	t	高血压患病率（‰）	预测 Y	残差	残差平方
2016	1	11.8	12.1	−0.30	0.09
2017	2	12.4	12.7	−0.28	0.08
2018	3	13.2	13.2	−0.03	0.00
2019	4	13.9	13.8	0.07	0.00
2020	5	14.5	14.4	0.07	0.00
2021	6	14.8	15.0	−0.23	0.05

表 5-4-11 不同年份胃癌患病率时间序列分析及预测

年份	t	胃癌患病率（/ 十万）	预测 Y	残差	残差平方
2016	1	58.2	58.8	−0.60	0.36
2017	2	61.2	60.2	0.99	0.98
2018	3	60.9	60.7	0.18	0.03
2019	4	59.8	60.3	−0.51	0.26
2020	5	58.5	59.0	−0.50	0.25
2021	6	57.2	56.8	0.43	0.18

时间序列分析前需要进行数据准备，在 SPSS16.0 软件中命令为：“数据”（Data）→“Define Dates”（定义日期）。时间序列特征分析的命令为：“分析”（Analyze）→“时间序列”（Time Series）→“序列图”（Sequence Charts）或“自相关”（Autocorrelation）等。时间序列趋势预测时打开：“分析”（Analyze）→“时间序列”（Time Series）→“创建模型”（Create Models）主对话框。在“时间序列模型”（Time Series Modeler）选项“变量”（Variables）下“方法”（Method）中可选择“自动拟合最优模型法”（Expert Models）、“指数平滑法”（Exponential Smoothing）、“自回归移动平均结合模型法”（ARIMA）法等三种方法。

（三）多元多水平模型

多水平模型已经成为层次结构数据统计分析的一种标准方法，它能同时分析多个层面数据间的相互关系，不仅可以解释个体的效应还能解释更高一层水平的效应。多水平分析方法在实验设计和数据分析中具备以下多重优点：无须平衡设计或等距测量，允许个体因设计或截尾而引起的测量次数的不同，缺失值采用随机方法进行填补；可以直接测量个体在不同时间 t 测量值的变异，允许不同时间间隔的

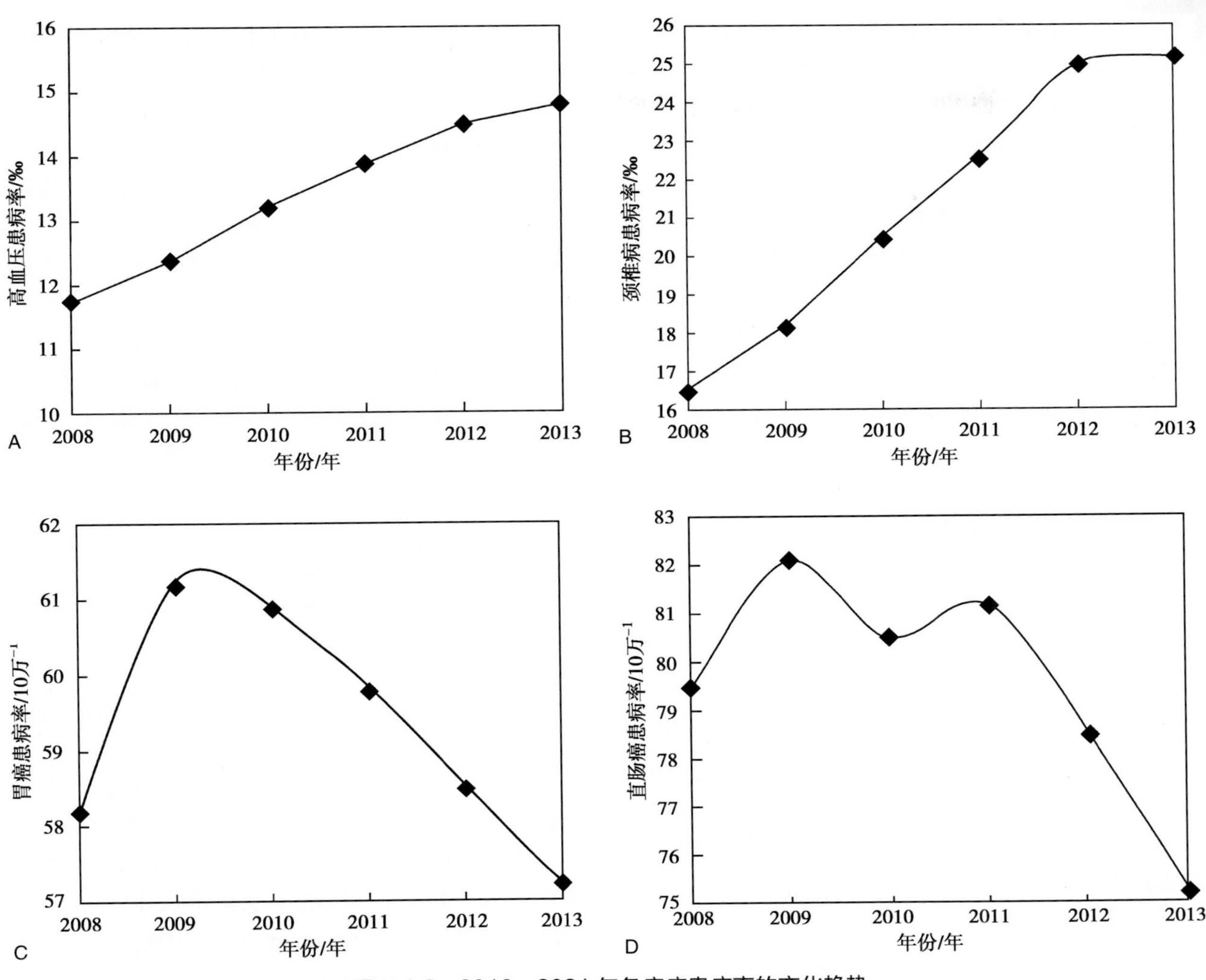

图 5-4-2　2016—2021 年各疾病患病率的变化趋势

图 5-4-3　不同年份的高血压和胃癌患病率预测图

测量值间具有高度相关性，如同一个体多次重复测量；允许因变量为多种不同数据类型，如多项式、曲线或阶梯函数；允许更高水平上的聚类。多元多水平（multivariate multilevel model，MVML）方法是多水平方法在多个结果变量上的推广，它能同时分析多个因变量。同时分析多个因变量的优点：可以通过分割协变量得到因变量间的相关性；测试同一解释变量对不同因变量的效应大小时，只能通过多元分析；如果我们希望通过一个实验测试一个解释变量对多个因变量的联合效应，那么多元分析是必需的。

符号 y_{it} 表示个体 i（i=1，2⋯，N）在时间 t（t=1，2⋯，T_i）的测量值。T_{it} 表示个体 i 在时间 t 的不同处理作用的取值，x_{it} 表示个体 i 在时间 t 的自变量取值。则纵向数据多水平模型表达式如下。

$$\left.\begin{aligned}y_{it}&=\beta_{i0}+\beta_{i1}T_{it}+\beta_2 x_{it}+\varepsilon_{it}\\ \beta_{i0}&=\beta_0+r_{i0}\\ \beta_{i1}&=\beta_1+r_{i1}\end{aligned}\right\}\qquad(\text{公式 5-4-1})$$

该模型也常写成以下一个表达式。

$$y_{it}=\beta_0+\beta_1 T_{it}+\beta_2 x_{it}+r_{i1}T_{it}+r_{i0}+\varepsilon_{it}\qquad(\text{公式 5-4-2})$$

以上表达式中 β_0、β_1、β_2 为固定效应参数，r_{i0}、r_{i1} 为个体水平的随机偏差，ε_{it} 为测量水平残差。通常假定个体误差服从双变量正态分布，水平 1 上的残差为正态随机变量，即：$\varepsilon_{it}\sim N(0,\sigma_\varepsilon^2)$。

$$\begin{bmatrix}r_{i0}\\ r_{i1}\end{bmatrix}\sim N(0,\Sigma_\gamma^2),\ \Sigma_\gamma^2=\begin{bmatrix}\sigma_{0\gamma}^2 & \\ \sigma_{0\gamma1}^2 & \sigma_{1\gamma}^2\end{bmatrix}。$$

以上多水平模型描述是针对单个变量，这就忽略了多个变量间可能存在的相关性。因此，分析时如果能同时纳入多个变量将平衡局部变量分析的缺陷，提供更为可信的结果。

对于 MVML 模型，首先要注意的是，以上的多水平模型实际上有 3 个水平。此方法将测量指标作为一个聚类，作为一层。这样，测量指标（水平 1）镶嵌于不同测量时间（水平 2），不同时间测量镶嵌于个体（水平 3）内。符号 y_{itk} 表示个体 i（i=1，2⋯，N）在时间 t（t=1，2⋯，T_i）对 k（i=1，2⋯，K）个结果变量的测量值，Z_k 表示 k 个结果变量构成的向量值，T_{it} 表示个体 i 在时间 t 的不同处理作用的取值，x_{im} 表示 m（i=1，2⋯，M）个自变量的取值。模型如下。

$$\left.\begin{aligned}y_{itk}&=\beta_{itk}Z_k+\varepsilon_{itk}\\ \beta_{itk}&=\beta_{ik0}+\beta_{ik1}(T_{it})+r_k\\ \beta_{ik0}&=\beta_{k00}+\sum_{m=1}^{M}\beta_{k0m}x_{im}+r_{k0}\\ \beta_{ik1}&=\beta_{k10}+\sum_{m=1}^{M}\beta_{k1m}x_{im}+r_{k1}\end{aligned}\right\}\qquad(\text{公式 5-4-3})$$

模型（3）中 β_{k00}、β_{k10}、β_{k0m}、β_{k1m} 为固定效应参数，ε_{itk}、r_{k0}、r_{k1} 为随机效应参数。

例 5-4-3：某地健康体检机构 2008 年 1 月—2010 年 12 月，三年健康体检数据（约每年 1 次/人），纳入 4 926 人，共计 14 778 份，分析体重指数、体育锻炼、吸烟、饮酒、蔬菜水果摄入不足对高密度脂蛋白（high-density lipoprotein，HDL）和低密度脂蛋白（low-density lipoprotein，LDL）的影响，如表 5-4-12。

表 5-4-12　多元多层模型对 HDL 和 LDL 的固定效应参数估计

固定参数	HDL			LDL		
	系数	标准误	t	系数	标准误	t
截距	86.88	1.44	60.45***	47.82	3.12	15.31***
体重指数+	−1.68	0.06	−30.37***	2.13	0.12	17.64***
体育锻炼	−1.04	0.21	−4.82	−0.16	0.43	−0.38
吸烟	−0.57	0.42	−1.34	5.50	0.90	6.10***
饮酒	3.53	0.39	9.04***	4.36	0.81	5.35***
水果摄入不足	3.20	0.28	11.37***	2.94	0.57	5.20***
蔬菜摄入不足	−0.33	0.33	−1.02	−0.65	0.65	−0.10

注：+ 中心化体重指数；*** P<0.001。

从固定部分参数估计结果可看出，数据模型中的截距表示各反应变量总均数的估计值，检验结果 P<0.000 1，均有统计学意义。随着 BMI 增加，LDL 显著增加，而 HDL 显著降低。体重指数平均每增加 1kg/m²，HDL 降低 1.68mg/dL，而 LDL 则增加 2.13mg/dL。总之，我们认为 MVML 方法是处理年度体检这类纵向体检数据的有效工具。

多元多层分析模型在 SPSS16.0 中可通过命令

“分析”（Analyze）→“混合模型”（Mixed Models）中实现。

二、健康管理（体检）数据挖掘与利用

随着移动医疗的发展，大多数医院都建立了数字化医疗信息系统和患者的电子信息健康档案，其中存储了大量的医疗数据，使医疗信息数字化程度越来越高。医疗数据对相关疾病的诊治及预防和医学研究都有着巨大的作用，然而目前的大多数医院只是简单地进行医疗数据的采集与保存，缺乏对他们进一步的挖掘与利用。数据挖掘是从海量高维数据中发现有利用价值信息的过程，对海量数据中的隐藏信息进行收集处理、分析建模提取出有效信息得以应用在不同场景。

（一）数据挖掘的流程

可以概括为定义问题、数据收集、数据预处理、算法建模、模型评估。

1. 定义问题　数据挖掘的目的是从众多数据中挖掘出更多无法直接从数据上获得的信息，这些信息并不是简单的某一数据反映的信息，而是从海量数据中提取归纳得到的某种关系或者某种规律。发现什么信息、如何发现信息是整个研究的第一步。

2. 数据收集　此步骤为数据准备。收集的数据应真实、可靠，并具有一定的完整性，否则将影响整个研究结果，对结果造成根本性影响。

3. 数据预处理　收集到的数据一般无法直接使用，处理数据则是对选择的数据进行初步整理，进行集成、清洗、选择等，使之符合研究算法的需求。具体处理内容包括特异值处理、缺失值处理等特殊值处理，数据标准化等。

4. 算法建模　数据挖掘的核心是算法建模，通过对研究目标的确定，选择适合研究问题的合适算法和评价指标是数据挖掘重点，并且在实验过程中不断地进行优化和调整，同时也要考虑到模型的输出结果与展示。

5. 模型评估　通过以上步骤，所提出的问题经过实验建模之后得到结果，结果可能并不是最佳结果，需要经过另一阶段的更改和优化，最终得到解决目标问题的最佳结果。另一方面，所得结果也要与行业内研究进行比较和对比，分析有效性、可靠性、应用性等。

（二）数据挖掘方法

健康管理（体检）数据挖掘是一项复杂的任务，涉及多种方法和技术，以下是两种常用的数据挖掘方法。

1. 关联规则挖掘　关联规则挖掘就是从大量数据集中发现其中隐含的或感兴趣的关系，结果通常以频繁项集或关联规则的形式表示。最典型的案例就是“啤酒与尿布”。沃尔玛超市根据详细的原始交易信息对顾客的购物行为进行数据挖掘，来了解顾客在其门店的购买习惯，适当地调整货架，增加购买行为。关联规则指的是在 A 出现的同时，B 也会出现，其中 A、B 均是 I 的真子集，并且两者交集不为空。如表 5-4-13，截取了 5 名体检人员的部分体检数据，在这个样本里，超重的人都患有糖尿病，所以 { 超重 }-->{ 糖尿病 } 就是一条合理的关联规则。

表 5-4-13　5 名体检人员部分体检结果

TID	Items
T1	{ 冠心病，不运动 }
T2	{ 不运动，糖尿病，超重，饮酒 }
T3	{ 冠心病，糖尿病，超重，吸烟 }
T4	{ 不运动，冠心病，糖尿病，超重 }
T5	{ 不运动，冠心病，糖尿病，吸烟 }

（1）关联规则相关概念

1）项和项集。项为交易数据集中的每一种商品，项集为项的集合。

2）支持度（support）：表示 AB 同时出现的概率占总数的概率，表示 A 和 B 两个事件同时发生的概率。

$$support(A=>B)=p(A\cup B) \quad \text{（公式 5-4-4）}$$

3）置信度（confidence）：表示在 A 出现的条件下 B 出现的条件概率。

$$Confidence(A=>B)=p(A\mid B)=\frac{p(A\cup B)}{p(A)} \quad \text{（公式 5-4-5）}$$

4）提升度（lift）：表示 A 出现的概率对 B 出现概率的提升作用，评价 A 和 B 的关联程度。

$$Lift(A=>B)=\frac{p(A\cup B)}{p(A)p(B)} \quad \text{（公式 5-4-6）}$$

5）频繁项集：指支持度不低于最小支持度的项集。

6）强规则：指同时满足最小支持度和最小置信度的规则。

关联规则主要通过置信度与支持度来衡量其

规则强度。支持度代表了该条规则的数量支持度，支持度越高，说明满足此条规则的样本越多；置信度代表了该条规则的可信程度，置信度越高，说明该条规则成立的概率越高。置信度与支持度的值越高，则说明该关联规则越强，关联规则的挖掘目标其实就是为了挖掘出具有一定规则强度，即符合一定置信度与支持度的规则。

（2）关联规则挖掘过程：分为两个阶段，第一阶段为发现频繁项集；第二阶段从频繁项集中提取关联规则。文中介绍的关联规则挖掘的经典算法：Apriori 算法。Apriori 算法首先扫描所有的数据集 D，产生候选 1- 项集的集合 $C1$；从候选 1- 项集的集合 $C1$ 产生频繁 1- 项集的集合 $L1$；然后根据频繁 1- 项集 $L1$ 确定候选 2- 项集的集合 $C2$；从候选 2- 项集的集合 $C2$ 产生频繁 2- 项集的集合 $L2$；由 Lk 执行连接和剪枝操作，产生候选 $(k+1)$- 项集的集合 $C(k+1)$，再由候选 $(k+1)$- 项集的集合 $C(k+1)$ 产生频繁 $(k+1)$- 项集的集合 $L(k+1)$。如此下去直到不再有候选项集产生，如图 5-4-4。最终根据支持度和置信度以及提升度提取相关的频繁项集作为强关联规则。

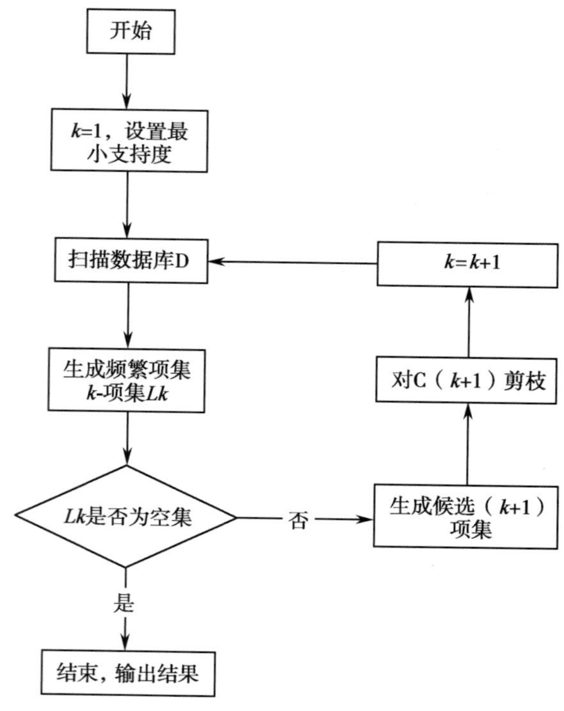

图 5-4-4　Apriori 算法流程图

例 5-4-4 为研究冠心病的相关影响因素，收集了表中的资料，如表 5-4-14，并按相关要求整理，各因素的说明及资料见下表，请试用关联规则进行分析。

表 5-4-14　冠心病相关因素资料

序号	高血压	高血脂	冠心病	超重	吸烟
1	是	否	否	否	是
2	否	否	否	否	是
3	是	否	否	否	是
4	否	否	否	否	是
5	否	否	否	否	是
6	否	否	否	是	是
7	否	否	否	否	否
8	否	是	否	否	是
9	否	否	否	否	否
10	否	否	否	否	是
11	否	否	否	否	否
12	否	否	否	是	否
13	否	否	否	否	否
14	是	否	否	否	是
15	否	否	否	否	是
16	否	否	否	是	是
17	否	否	否	否	是
18	否	否	否	否	是
19	是	是	否	否	是
20	是	是	否	是	是
21	是	否	否	否	是
22	是	是	否	是	否
23	否	是	否	否	是
24	否	否	否	否	否
25	否	否	否	否	否
26	否	是	否	否	是
27	否	否	否	否	否
28	否	否	否	是	否
29	是	否	是	是	是
30	否	是	是	是	是
31	否	是	是	否	是
32	是	是	是	是	是
33	否	否	是	否	是
34	否	是	是	否	否
35	否	否	是	否	是
36	是	是	是	否	是

续表

序号	高血压	高血脂	冠心病	超重	吸烟
37	是	是	是	否	是
38	是	否	是	否	是
39	是	是	是	否	是
40	否	否	是	否	否
41	是	是	是	是	是
42	是	否	是	是	是
43	是	否	是	否	是
44	是	是	是	是	是
45	否	是	是	是	是
46	是	是	是	是	是
47	是	是	是	是	是
48	否	是	是	否	是
49	否	否	是	是	是
50	否	是	是	是	是
51	否	否	是	是	是
52	是	否	是	是	是
53	是	否	是	否	是
54	是	是	是	是	否

针对上述资料分析结果如下。

首先整理资料，结合 Apriori 算法和体检数据特点，对数据进行离散化处理，将数据格式转换成事务性库，如表 5-4-15。

表 5-4-15　事务数据库映射表

名称	映射规则
高血压	1：是　0：否
高血脂	1：是　0：否
冠心病	1：是　0：否
超重	1：是　0：否
吸烟	1：是　0：否

将数据按照表 5-4-15 的映射规则整理为对应的数据库，经 R 软件 Apriori 算法（arules 包）分析，取最小支持度为 0.2，最小置信度为 0.7（按提升度大小排序，只取了前 5 项结果），挖掘得到的规则和相关参数，如表 5-4-16。

第一条规则：超重和吸烟 => 冠心病，同时存在超重，吸烟及冠心病的体检者占 24.1%，其中同时存在超重和吸烟的体检者有 81.3% 存在冠心病。

表 5-4-16　冠心病相关因素关联规则

序号	关联规则	支持度	置信度	提升度
1	超重和吸烟 => 冠心病	0.241	0.813	1.688
2	高血脂和吸烟 => 冠心病	0.241	0.722	1.500
3	高血脂 => 冠心病	0.278	0.714	1.484
4	超重 => 冠心病	0.260	0.700	1.454
5	高血压 & 吸烟 => 冠心病	0.260	0.700	1.454

第二条规则：高血脂和吸烟 => 冠心病，同时存在高血脂，吸烟及冠心病的体检者占 24.1%，其中同时存在高血脂和吸烟的体检者有 72.2% 存在冠心病。

第三条规则：高血脂 => 冠心病，同时存在高血脂和冠心病的体检者占 27.8%，其中存在高血脂的体检者有 71.4% 存在冠心病。

第四条规则：超重 => 冠心病，同时存在超重和冠心病的体检者占 26.0%，其中存在超重的体检者有 70.0% 存在冠心病。

第五条规则：高血压和吸烟 => 冠心病，同时存在高血压和吸烟的体检者占 26.0%，其中同时存在高血压和吸烟的患者有 70.0% 存在冠心病。

以上分析在 R 中通过（arules 包）实现，由 apriori 函数构建模型。

2. 随机森林　随机森林（random forest）方法是一种基于大量决策树的机器学习算法，通过集成学习的 Bagging 思想将多棵树集成，它的基本单元就是决策树。随机森林中有许多决策树。要将一个输入样本进行分类，需要将输入样本输入到每棵树中进行分类。每棵决策树都是一个分类器，则对于一个输入样本，N 棵树就有 N 个分类结果，随机森林则集成所有的分类投票结果，将投票次数最多的类别指定为最终的输出。随机森林可用于分类和回归，是许多不同领域中使用的最好的机器学习算法之一。

（1）随机森林每棵树的生成规则

1）如果训练集大小为 N，对于每棵树而言，随机且有放回地从训练集中抽取 N 个训练样本（这种采样方式称为 bootstrap sample 方法），作为该树的训练集。

2）如果每个样本的特征维度为 M，指定一个常数 $m \ll M$，随机地从 M 个特征中选取 m 个特征子集，每次树进行分裂时，从这 m 个特征中选择最优的。

3）每棵树都尽最大可能地生长，并且没有剪枝过程。

随机森林中的“随机”就是指两个随机性，即样本的随机和特征的随机。

（2）CART 树：随机森林的弱分类器使用的是 CART 树，CART 决策树又称分类回归树。当数据集的因变量为连续性数值时，该树算法就是一个回归树，可以用叶节点观察的均值作为预测值；当数据集的因变量为离散型数值时，该树算法就是一个分类树，可以很好地解决分类问题。

（3）特征选择：目前比较流行的方法是信息增益、增益率、基尼系数。这里主要介绍基于基尼系数的特征选择，因为随机森林采用的 CART 决策树就是基于基尼系数选择特征的。基尼系数的选择标准就是每个子节点达到最高的纯度，即落在子节点中的所有观察都属于同一个分类，此时基尼系数最小，纯度最高，不确定度最小。

（4）随机森林分类效果（错误率）与两个因素有关：①森林中任意两棵树的相关性：相关性越大，错误率越大。②森林中每棵树的分类能力：每棵树的分类能力越强，整个森林的错误率越低。

减小特征选择个数 m，树的相关性和分类能力也会相应降低；增大 m，两者的相关性和分类能力也会随之增大。所以，关键问题是如何选择最优的 m，这也是随机森林的一个重要参数。

（5）袋外错误率（out-of-bag error，OOB）：构建随机森林的关键问题就是如何选择最优的特征数 m 这个参数，要解决这个问题主要依据计算 OOB。随机森林有一个重要的优点：没有必要对它进行交叉验证或者用一个独立的测试集来获得误差的一个无偏估计。它可以在内部进行评估，也就是说在生成过程中就可以对误差建立一个无偏估计。在构建每棵树时，我们对训练集使用了不同的 bootstrap sample（随机且有放回地抽取）。所以对于每棵树而言（假设对于第 k 棵树），大约有 1/3 的训练实例没有参与第 k 棵树的生成，它们称为第 k 棵树的 OOB 样本。而这样的采样特点就允许我们进行 OOB 估计，它的计算方式如下：1）对每个样本，计算它作为 OOB 样本的树对它的分类情况（约 1/3 的树）；2）然后以简单多数投票作为该样本的分类结果；3）最后用误分个数占样本总数的比率作为随机森林的 OOB 误分率。

OOB 误分率是随机森林泛化误差的一个无偏估计，它的结果近似于需要大量计算的 K 折交叉验证。这样，就可以通过比较 OOB 误分率来选择一个最好的特征数 m。

（6）随机森林模型的评估

1）u 矩阵：根据真实类别和预测类别构成了混淆矩阵。混淆矩阵也称为误差矩阵，是常用的数据挖掘分类模型的评价标准。

表 5-4-17　二分类问题混淆矩阵

二分类问题混淆矩阵		分类器预测类别	
		1	0
真实类别	1	TP	FN
	0	FP	TN

如表 5-4-17 所示：TP（true positive）是指真阳性，代表实际分类为阳性，预测分类也为阳性；TN（true negative）是指真阴性，代表实际分类为阴性，预测分类也为阴性；FP（false positive）是指假阳性，代表实际分类为阴性，预测分类为阳性；FN（false negative）是指假阴性，代表实际分类为阳性，预测分类为阴性。

混淆矩阵展示的是统计数量，为频数，但在实际使用大量数据的研究过程中，频数无法评价算法性能，因此在混淆矩阵上产生了其他的指标，对算法模型进行评价，分别是准确率（accuracy）、敏感度（sensitivity）、特异度（specificity）。

准确率表示所构建模型预测分类为真实分类的数据在预测数据集的占比：

$$accuracy=\frac{TP+TN}{TP+FN+FP+TN} \quad \text{（公式 5-4-7）}$$

敏感度也被称为召回率（recall），指预测分类为真阳性数据在预测正确结果数据的占比。

$$sensitivity=\frac{TP}{TP+FN} \quad \text{（公式 5-4-8）}$$

特异度是指预测分类为真阴性数据在预测正确结果数据的占比。

$$specificity=\frac{TN}{TN+FP} \quad \text{（公式 5-4-9）}$$

2）受试者工作特征曲线下面积（area under curve，AUC）：受试者工作特征曲线（receiver operating characteristic，ROC）实质上为二维平面上的一条曲线。平面的纵坐标为真阳性率（true positive rate，TPR），横坐标为假阳性率（false positive rate，FPR）。

其中真阳率表示正确预测结果为阳性的比例；假阳率表示错误预测结果为阳性比的比例。对于某个分类器而言，根据其在测试样本上的表现可以得到一个 TRP 和 FRP 点对，调整这个分类器的阈值，可以得到一个经过原点和(1，1)的曲线，这就是 ROC 曲线。而 AUC 即 ROC 曲线与直线 x=1、y=0 围成的面积。顾名思义，AUC 的值就是处于 ROC 曲线下方的那部分面积大小。通常，AUC 的值介于 0.5~1.0，该值能定量地比较模型的预测效果，值越大，模型预测效果越好。

3）K 折交叉验证（K-cross validation）：简单交叉验证是将样本数据集分割成两个子集，其中一个为训练集，用于算法构建模型；另一个为测试集，测试模型的预测效果。K 折交叉验证第一步要做的是将数据集均分成 K 份，将未选择的 K-1 份用作训练模型，其中 1 份用作验证效果。将上述过程重复进行 K 次交叉，且每次选取用于测试的子数据集不能重复，K 个子数据集均能被作为测试集验证算法效果。将 K 次评价模型的各个评价参数均值将作为算法最终的验证结果。通常 K 一般取 10。

例 5-4-5　来源某体检机构 2018 年 1 月—2020 年 12 月三年的健康体检数据（每年 1 次 / 人），纳入 2 112 名体检者，共计资料 6 336 份，包括空腹血糖，血红蛋白，白蛋白等体检数据，用随机森林构建老年糖尿病患者发生认知功能障碍风险预测模型，模型的验证结果，如表 5-4-18。

表 5-4-18　随机森林老年糖尿病患者认知功能障碍风险预测模型 10 折交叉验证结果

序号	准确率	灵敏度	特异度	AUC
1	89.9%	85.5%	92.5%	0.908
2	88.2%	89.3%	87.5%	0.901
3	89.9%	89.7%	90.0%	0.910
4	89.4%	90.6%	88.8%	0.915
5	86.3%	88.5%	85.0%	0.889
6	88.7%	91.5%	87.0%	0.913
7	84.1%	91.0%	80.0%	0.892
8	86.9%	90.2%	85.0%	0.895
9	84.2%	87.2%	82.5%	0.885
10	85.2%	85.5%	85.0%	0.886
均值	87.3%	88.9%	86.3%	0.899

此数据集基于随机森林算法构建的老年糖尿病认知功能障碍风险预测模型经 10 折交叉验证，各评价指标均在 88% 左右，在 10 折交叉验证中，准确率最高达到 89.9%，最低值为 84.1%，平均值为 87.3%；灵敏度最高达到 91.5%，最低为 85.5%，平均值为 88.9%；特异度最高达到 92.5%，最低为 80.0%，平均值为 86.3%；AUC 值最高 0.913，最低为 0.885，平均值为 0.899。

R 软件中 randomForest 包可用于构建随机森林模型。

国内体检数据具有数据量大、维度多的特点，使其可以应用各种机器学习数据挖掘技术，如分类、聚类、关联规则挖掘等。研究 60 岁及以上老年人脂肪肝的相关影响因素，通过对体检数据的挖掘，以脂肪肝患病为后项的关联规则显示，脂肪肝的发生与性别、BMI、高血压相关，与低密度脂蛋白、总胆固醇、甘油三酯、谷丙转氨酶、葡萄糖含量、肌酐等生化指标的含量也密切相关。在体检人群糖尿病预测模型研究中，使用随机森林建立的模型表现出良好的预测性能。

在国内体检大数据中，医学影像也是一种重要的数据类型，各种机器学习算法和深度学习技术已被应用到医学影像分析中，为疾病的早期诊断和干预提供了重要的帮助。通过对体检大数据的分析，可以对人群的健康状态进行预测，预测出高风险人群，针对性地进行干预和预防，从而减少疾病的发生。

（曹文君　田利源　马学华）

参考文献

1. 张茜, 朱振昕, 孟文佳, 等. 纵向监测健康体检数据的统计分析策略 [J]. 山东大学学报 (医学版), 2012, 50 (02): 149-151.
2. 孙振球, 徐勇勇. 医学统计学 [M]. 4 版. 北京: 人民卫生出版社. 2014.
3. SCARBOROUGH P, ALLENDER S, RAYNER M, et al. An index of unhealthy lifestyle is associated with coronary heart disease mortality rates for small areas in England after adjustment for deprivation [J]. Health & place, 2011, 17 (2): 691-695.
4. 钱英, 王丽凤. 定期健康体检对中老年人生活质量的影响 [J]. 中国实用医药, 2011, 6 (8): 251-252.

5. 常琴雪, 王肖萌, 王淳, 等. 基于关联规则的老年人脂肪肝相关危险因素研究 [J]. 中国卫生统计, 2022, 39 (04): 558-561.
6. 郑家浩, 王爱民, 于滨, 等. 基于体检数据机器学习分析的糖尿病风险预测模型 [J]. 青岛大学学报 (工程技术版), 2021, 36 (02): 36-41.
7. 白江梁, 张超彦, 李伟, 等. 某医院体检人群糖尿病预测模型研究 [J]. 实用预防医学, 2018, 25 (01): 116-119.
8. 杨志波. 健康医疗大数据驱动的服务模式创新及其挑战研究 [J]. 商业经济, 2019, 10: 54-55.

第五章 可穿戴技术及其应用

随着科学技术的发展，可穿戴技术日益成熟，在军事、生产、教育、医疗健康等领域有着广泛的应用。本章重点介绍可穿戴技术在健康领域的应用与发展。

第一节 可穿戴技术的概念与特点

一、可穿戴技术的概念

可穿戴技术是一种研究如何把科技功能与人们日常随身物品整合，并进行智能化设计，开发出符合用户要求和需求的穿戴设备的技术。

1960 年，美国麻省理工学院媒体实验室提出，通过把多媒体、传感器和无线通信等技术嵌入到衣着中，可支持手势和眼动操作等多种创新的交互方式，此后产生了多种可穿戴设备。如 Colin 为盲人做了一款背心，通过头戴式摄像头获得的图像通过背心上的网格转换成触觉意象，让盲人也能“看”得见，这可以算是世界上第一款可穿戴健康设备。

随着传感器技术、无线网络技术、嵌入式技术、多媒体技术、智能化技术、生物工程技术、工艺设计等技术的高速发展，可穿戴技术在医疗健康领域，特别是健康管理中的应用也日趋广泛。

二、可穿戴技术的特点

可穿戴技术相对于传统技术，具有鲜明的技术特点。

(一) 便捷性

可穿戴设备将平台微型化、轻巧化、便捷化、简约化，穿戴在用户身上，使人与设备的物理关系更紧密，可以伴随着用户的日常活动，在多种环境下，随时操作和使用。可穿戴设备能用多种方式进行数据传输和交换，使用户在获取数据的同时，能够释放双手进行其他操作。例如，具有拍照功能的眼镜，能在人们享受愉悦时，不用拿起相机就能记录美好画面。

(二) 实时性

可穿戴技术的智能化在物理空间上表现为以用户为中心，在帮助用户获取所需数据的同时，将数据进行处理，实时将数据结果以可视化的形式向用户呈现，达到设备为用户服务，同时还能延伸人体的肢体和记忆功能。例如，运动手环可以根据用户需要设定闹钟和记录跑步情况。

(三) 互动性

可穿戴技术能将虚拟的信息数据应用到真实的场景中，将合成的虚拟画面、场景或系统提示信息叠加到真实场景中，从而实现对现实的增强和人机互动，提高对环境的感知能力。例如，“会说话”的智能鞋子，与手机应用连接，如果你久坐不动，鞋子会提醒：“需要动起来。”

第二节 可穿戴设备的相关技术与原理

可穿戴设备作为一种新的智能机器，其功能是建立在如下技术基础上的。

一、生理信号测量技术

生理信号是指可由生命体获得的信号，包括生理过程自发产生的信号（自发信号）、外界施加刺激诱发生物体响应后所产生的信号（诱发信号）、医学影像（被动信号），可以区分为电生理信号、非电量生理信号、医学影像信号等类型。

(一) 生理信号的特点

1. 信号弱 直接从人体中检测到的生理电信号，其幅值一般比较小，一般在 μV 量级。如自发脑电为 5~150μV，从母体腹部感知胎儿心电仅有 10~50μV，脑干听觉诱发响应信号更是小于 1μV。体表心电信号相对较大，最大可达 5mV。因此，测量生理信号要求有多种高性能的信号放大器。

2. 噪声大　生物电信号受到多种噪声的影响，包括工频干扰、肢体动作、精神紧张等引起的伴随干扰，诱发脑电被自发脑电伴所干扰，胎儿心电被母体心电所淹没等。而且，这些干扰往往比较大，给信号检测与处理带来困难，因此要求有高效去噪处理算法。

3. 频率范围较低　除声音信号（如心音）频谱成分较高外，其他生理电信号频谱一般较低，如心电频谱为 0.01~35Hz，脑电频谱分布在 1~30Hz 之间。因此，在信号的获取、放大、处理时，需要充分考虑信号的频率响应。

4. 非平稳随机性　生物医学信号是非平稳的随机信号，它的规律主要源于大量数据的统计结果，其统计特征（如均值、方差等）随时间的变化而改变，而且有明显个体差异。一般作为周期性信号，借助统计方法来检测、辨识和估计它的统计学特征。

5. 混沌性　生命体的动力学特征是混沌的，生命体系统就是一个复杂的动力学系统。通过混沌理论可以得到生理信号的混沌特征参量：最大 Lyapunov 指数、关联维、近似商、复杂度，它们更能反映生理信号的本质。

因此，要把掺杂在噪声和干扰信号中有用的生理信号检测出来，除了对检测用的传感器系统要求具有灵敏度高、噪声小、抗干扰能力强、分辨力强、动态特性好之外，对信号提取和分析的方法都有较高的要求。

（二）可测量的生理信号类别

1. 电（磁）量类信号

（1）生物电信号：细胞电位、心脏电信号、脑部电信号、脑干电信号、肌电信号、眼电信号、胃电信号、神经电信号、皮肤电信号等。

（2）生物磁场：心脏磁场、脑部磁场、胃磁场等。

2. 物质与结构类信号

（1）生物物质：乳酸、血糖、蛋白质、胆固醇、酶、抗原、抗体、受体、激素、神经递质、DNA、RNA 等。

（2）器官几何结构：心脏几何结构、胃几何结构、肾几何结构等。

3. 动力学信号

（1）结构形变：血管管径变化、心脏伸缩、骨骼肌伸缩、肠蠕动、胸廓伸缩、肢体容积等。

（2）温度：体表温度、口腔温度、肛温、耳蜗温度、血液温度等。

（3）流量：血流量、呼吸流量、心输出量等。

（4）速度：血流速度、脉搏波速度、呼吸气流速等。

（5）振动（加速度）：心音、呼吸音、脉搏、心尖搏动、心瓣膜振动等。

（6）力：心肌力、肌肉力、咬合力、握力等。

（7）压力：血压、眼压、心内压、颅内压、胃内压、肠内压、胸 / 腹腔内压等。

4. 化学类信号　氧气、二氧化碳、微量元素等化学成分。

5. 影像类信号

（1）医学成像：X 线、超声波成像。

（2）其他影像：身体活动、身体姿态。

（三）生理信号的测量基础

生理指标监测的首要问题是先要能够感知到生理信号，传感器是关键所在，是测量技术的基础。

可感知生理信号的传感器多种多样，按被测量信号类型划分为：物理传感器、化学传感器和生物传感器。按感知功能划分为：视觉传感器、听觉传感器、触觉传感器、嗅觉传感器、味觉传感器、接近觉传感器等。需要根据不同的感知对象的物理特性或化学特性，选用最适合的传感器技术，尽可能在现有的技术条件下达到最佳感知效果。常用的传感器包括以下几种。

1. 能量类传感器　应变电阻传感器测位移和力；变面积型电容传感器测压力，变极距型电容传感器测位移，变介质型电容传感器做成接近开关；电感传感器可用于测量位移、力、压力；压电式传感器可用于测量力和加速度；热电偶传感器可用于测量温度、温差电势。

2. 电磁类传感器　测量身体微弱磁场（如心脏磁场、脑部磁场、胃磁场等）的特征参数，包括磁场的极性、强度及其他变化量。

3. 光电传感器　利用其光电效应，测量成分颜色、物质浓度等。

4. 光学传感器　利用光学特性和光谱分析测量生物物质成分，含量（如血糖、血氧饱和度），流量，温度及其热成像，气体及其气流量分析等。

5. 超声波传感器　利用超声波换能效应或频移效应，测量流速、波速和距离，超声成像等。

6. 环境量检测传感器　湿敏电阻传感器测量

湿度；热敏电阻传感器测量温度；气敏电阻传感器测量气体；光敏电阻传感器测量光强和光成分等。

7. 运动型传感器　如陀螺仪、加速度计、压力传感器和磁力计等，可用于运动和运动类型监测、睡眠质量监测、热量消耗监测、体姿识别、位置跟踪等。

8. 化学传感器　测量生物体中的化学成分（如氧气、二氧化碳微量元素等）。

9. 声音传感器　检测各种声音（如心音、胸腔音等），进行语音识别等。

10. 图像传感器（CCD、CMOS）　生物医学影像，血流、脉搏分析。

11. 仿生传感器　基于表面光伏技术的光寻址电位传感器的味觉、嗅觉传感器。

12. 生物传感器　用于生物物质（如酶、蛋白质、胆固醇、抗原、抗体等）测量。

13. 集成型传感器　如温湿度传感器同时测量温度、湿度。

二、监测信息的互联互通技术

无线通信技术的发展对现代医疗技术的进步起到了巨大的推动作用。目前，存在多种通信标准可以用于健康可穿戴式设备之间的互联互通。

（一）无线网络技术

1. 蓝牙（blue tooth）　蓝牙的工作频率2.4GHz，可提供高达1Mbps的通信速率。蓝牙标准采用跳频和扩频技术，能抑制码间干扰，提高通信质量；因其提供点对点串行通信和共享信道的主控制器接口的通信方式，非常适用于人体局域网构建。但蓝牙功耗比较大，蓝牙4.0技术较好地解决了能耗问题，以牺牲通信速率为代价，适合于小通信量。

2. Zigbee　Zigbee的工作频段有2.4GHz、900MHz和800MHz，在2.4GHz频段可达到240kbps数据传输率。相比蓝牙，Zigbee的功耗较小，但是数据传输率太低、传输延时大、安全性不好；并且工作在2.4GHz频率时，容易受到其他种类通信电波的干扰。

3. 超宽带（ultra wide band，UWB）　UWB的工作频率范围是3.1~10GHz，平均传输速率850kbps，最大可达26Mbps。UWB适合于非对称性流量（出多入少）传输，可采用脉冲传输技术，使射频发送器的结构变得简单，把功耗问题转移到射频接收器端，从而降低可穿戴设备端的功耗和复杂度。

4. 无线USB　无线USB技术是一种基于超宽带技术的无线通信技术，工作频率范围是3~10.6GHz，其通信距离分为3m和10m两种，适于短距离无线数据传输，其数据传输速率可分别高达480Mbps和110Mbps，但功耗问题是最大的挑战。

5. WLAN（Wi-Fi）　IEEE 802.11 WLAN工作在ISM频段，其中802.11b和802.11g工作在2.4GHz频段，数据传输率分别为11Mbps和54Mbps。802.11a工作在5GHz频段，可提供最高54Mbps的传输率。WLAN通信距离较远，因采用直接序列扩频技术，抗干扰能力强，但是功耗大。

6. 射频识别技术（radio frequency identification，RFID）　是一种利用空间耦合交变电磁场实现非接触式的室内短距离无线通信技术。目前的工作频段有13.56MHz、432MHz，以及900MHz、910MHz和910.1MHz几个频点。RFID传输速率极低，利用其电子标签能力可以实时监测患者，利用少量存储能力掌握患者信息。

7. 人体通信技术　利用近人体磁场或人体本身作为通信媒介的新型通信技术，于1995年由麻省理工学院媒体实验室的Zimmerman提出。通信距离非常短，甚至需要人体接触才能通信，因此可以人为精确地控制通信范围和通信对象，降低不同信道信号干扰问题，而且能很好地保证通信安全。

8. 骨传导技术　声音可以通过头骨、颌骨传到听觉神经，引起听觉，声音的这种传导方式称为骨传导。其传导机理是将声音转化为不同频率的机械振动，通过人的头骨、骨迷路、内耳淋巴液、螺旋器、听神经、听觉中枢来传递声音的振动波。骨传导具有高效的降噪作用。

（二）无线体域网

1. 无线体域网的概念　体域网（body area network，BAN）就是附着在人体身上的（无线）网络。一般由传感器、汇集器、网关组成。传感器既可佩戴在身上，也可植入体内，担负生理信息的感知。汇集器负责收集来自传感器的感知信息，简单操控和协调传感器工作。网关负责体域网内部以及体域网与外部网络之间的通信，使数据能够得以安全地传送和交换。由于考虑到穿戴便利性和身体活动无妨碍性，一般选择无线技术进行通信，所以体域网也叫无线体域网（wireless body area network，WBAN）。

2. 无线体域网的应用　利用体域网可长期监视和记录人体健康信息。BAN早期主要用来连续监视和记录，如糖尿病、哮喘病和心脏病等慢性病患者的健康参数，并提供某些方式的自动调理或疗法的控制。对于糖尿病患者，BAN 一旦监视到胰岛素水平下降，马上激活一个泵，自动为患者注射胰岛素，使其胰岛素控制在正常水平。

3. 无线体域网的标准　国际标准化组织 IEEE802.15 的第 6 任务组专门制订了无线人体局域网标准 "BAN（IEEE 802.15.6）"（2012 年 2 月批准公布）。该标准定义了一种传输速率最高可达 10Mbps、最长距离约 3m 的连接技术，其物理层由多种无线方式构成，包括利用 400MHz~2.4GHz 频带频率的窄带宽通信、利用脉冲式 UWB 的超宽带通信和以人体为信号传输介质的人体通信。不同于其他短距离、低功耗无线技术，如无线个人局域网（wireless personal area network，WPAN），新标准特别考量在人体上或人体内的应用，可广泛应用在人体穿戴式传感器、植入装置，以及健身医疗设备中。高频宽的版本可支持视网膜植入装置的数据传输，低频宽的版本则可运用于追踪义肢上的压力数据或是连接测量心律等数据的传感器。

（三）体域网关

1. 体域网关的作用　网关是指一个网络连接到另一个网络的接口。它是一种复杂的网络连接设备，需要支持不同协议间的转换，实现不同协议网络之间的互联。无线网关是指集成了无线局域网接入点功能的网关路由器设备，以连接无线网络为主，完成无线网桥和无线路由器的功能。

无线体域网关更是要将人体周围的设备，如随身携带的手表、手机以及穿戴在身体上或体内的传感器等连接起来，同时与外部网络连接，实现 BAN 内外的互联互通。因此，支持的网络接口和协议很丰富。

2. 基于 Wi-Fi 的体域网关　常规的无线网关是可以直接连接外部网络，同时实现无线接入点（access point，AP）功能，也就是无线 AP 路由器。一般具有一个广域网口、多个局域网口、一个符合标准的无线局域网接入点及具有网络地址转换功能的硬件设备。无线 WLAN 体域网关，是基于本身的 Wi-Fi 与外部无线 AP 路由器连接，接力连接到广域网，实现与外网的数据交换和远程控制；同时支持丰富的网络接口，以便连接访问人体周围的各种可穿戴设备，实现体域网内部的数据交换和自动协调控制。功耗和移动便携性是设计无线 WLAN 体域网关的影响因素。

3. 基于智能手机的体域网关　可以直接利用移动通信网络与外部网络互联互通。目前，智能手机支持的网络包括 Wi-Fi、蓝牙、RFID 等，因此在设计可穿戴健康监测设备时，尽量选择上述的无线网络。

三、生理信号的检测与分析技术

生理信号是从被干扰和噪声淹没的信号中检测出有用的生物医学信息特征，要求有针对性的信号检测手段和一套行之有效的分析方法。

（一）生理信号的检测方法

1. 时域滤波法（averaged evoked response，AEV）　原是通信研究中用于提高信噪比的一种叠加平均法，在医学研究中也叫平均诱发反应法。所谓诱发反应是指肌体对某个外加刺激所产生的反应。AEV 方法常用来检测那些微弱的生物医学信号（如希氏束电图、脑电图、耳蜗电图等），在用 AEV 方法检测出之前，信号幅度几乎或完全淹没在很强的噪声中。这些噪声包括自发反应、外界干扰、仪器噪声等。AEV 方法要求噪声是随机的，并且其协方差为零，而信号是周期或重复产生的，这样经过 N 平方次叠加，信噪比可提高 N 倍，使用 AEV 方法的关键是寻找叠加的时间基准点。

2. 频域滤波方法　频域滤波是消除生物医学信号中噪声的另一种有效方法。频域滤波器可分为两类：有限冲激响应（finite impulse response，FIR）滤波器和无限冲激响应（infinite impulse response，IIR）滤波器。FIR 滤波器设计方法为窗函数法和频率采样法；IIR 滤波器设计方法为冲激响应不变法和双线性变换法。

3. 自适应滤波方法　自适应滤波器能够跟踪和适应系统或环境的动态变化，不需要事先知道信号或噪声的特性，通过采用期望值和负反馈值进行综合判断的方法来改变滤波器的参数。自适应滤波器可以选择匹配滤波器、维纳滤波器和卡尔曼滤波器（这是一种线性最优滤波器）。

4. 生物医学信号的混沌测量　传统的测量技术以线性方法为主，强调的是稳定性、平衡性和均匀性。而非线性系统是在不稳定、非平衡的状态中提取信息、处理信息，从而显示它特有的优点。生物感觉器官本身就是一个极不稳定的混沌系统，将混沌思想用于生理信号测量更符合混沌系统的特点。混沌系统具有"蝴蝶效应"，即初值敏感性和参数敏感性。混沌测量的基本思路就是把"蝴蝶效应”反过来用，即将敏感元件作为混沌电路的一部分，其敏感参数随待测量变化而变化，并使系统的混沌轨道变化，测出混沌轨道的变化就可得到待测量。这是一种不同于传统测量的新方法，在生理信号测量中值得期待。

5. 生物医学信号的稀疏测量　压缩感知(compressed sensing, CS)，也被称为“压缩采样(compressive sampling)”或“稀疏采样(sparse sampling)”。它作为一个新的采样理论，通过开发信号的稀疏特性，在远小于奈奎斯特采样率的条件下，用随机采样获取信号的离散样本，然后通过非线性重建算法完美地重建信号。在高维度生物信号检测和医学图像处理上有很大优势，在可穿戴健康监测设备中可以充分利用CS降维和降频作用，而且可以期待减少测量元件，降低测量成本。这也是值得期待的另一种新的测量方法。

(二) 生理信号的分析方法

传统的统计学分析方法在生理信号分析中发挥了重要作用，但并非所有生理信号都能够满足统计学的应用条件，如信号的概率分布假设、特殊生理信号的样本量、先验概率的获得等。因此，需要结合生理信号的特点，利用一些非统计学方法和最近发展起来的新方法，如频域分析法、神经网络分析法、小波分析法等。

1. 频域分析方法(频谱分析法)　是利用信号的频率特性(幅频特性和相频特性)来分析线性定常系统的动态特性，掌握线性系统的稳态响应。如对脑电信号进行分析，脑电图记录了由大脑各组织发出的各种频率的脑电总和，正常脑电图有一个频谱，但当大脑的某一组织发生病变时，频谱就有了改变，基于频谱就能分析和辨识出病变组织。又如在视网膜电图中，振荡电位与视网膜电图的分界频率约为77Hz，据此可将振荡电位从视网膜电图中分离出来。

2. 人工神经网络分析方法　人工神经网络(artificial neural networks)是一种模仿生物神经元结构和神经信息传递机理的信号处理方法，是由大量简单的基本单元(神经元)相互广泛连接构成的自适应非线性动态系统。神经网络应用很多分别为微弱生理电信号的检测和处理(如对自发脑电EEG的分析和脑干听觉诱发电位的提取)，对许多复杂生理现象的解释(如对心电和脑电的识别)，心电信号的压缩，医学图像的识别和处理等。

3. 小波分析(wavelet analysis)方法　是在传统傅里叶变换基础上的继承和发展，因其具有多分辨分析特性，对高频采用逐渐精细的时域或空域取样步长，可以聚焦到分析对象的任意细节，被誉为“数学显微镜”。在心电数据压缩、生物医学信号信噪分离、QRS波综合检测、EEG时频分析、信号提取与奇异性检测等方面有广泛应用。

第三节　可穿戴技术在健康管理中的应用

可穿戴技术可实现实时、便捷、连续的健康监测，在健康管理中主要应用于健康监测环节，尤其是在检后健康跟踪随访、运动与睡眠健康监测等方面具有优势，同时在健康评估和干预环节的应用也在不断扩展。

一、应用的基本原则

从健康监测目的出发，应用可穿戴技术要充分考虑身体穿戴部位的生理信号特性，保障安全性、可感测性以及信号的稳定可靠性等。

1. 安全性　包括电磁安全性、使用安全性等，以无损伤为主，微创伤次之。

2. 可感测性　根据身体部位选择合适的传感器，尽可能多地获得有效信号。

3. 信号的稳定可靠性　尽可能获得稳定的信号，规避假信号、伪信号。

4. 管理自动化　自动完成测量的统计分析，并形成易读性结果。

5. 分析智能化　多维度测量数据的融合和智能分析。

6. 服务个性化　依据个体的测量结果、环境情境、历史情境给出个性化建议。

二、应用的主要类型

目前，可穿戴设备的形态对于人体来说，从头到脚几乎全部覆盖。如以头颈部为支撑的头盔、眼镜、耳机、项链、项圈；以手部为支撑的手套、手表、手环、腕带、戒指；以脚部为支撑的鞋袜和其他佩戴饰品。除此之外还包括服装、背包、钱夹、拐杖、配饰等；甚至还涉及医疗健康领域中许多植入人体内部的微型传感设备，以及能提升人体负重能力的机械骨架等。主要有以下类型。

（一）智能服装（穿着）

智能服装就是具有智能感知、智能处理、智能控制和网络传输等能力的新型服装。服装的“智能”主要通过以下两种方式体现：一种是将传感技术、微电子技术和信息技术引入人们日常穿着的服装（衣、裤、鞋、袜、帽、胸罩、领带、腰带等）中；另一种是利用智能服装材料（如形状记忆材料、相变材料、色变材料、刺激反应水凝胶等功能材料）直接制作成服装，再增加数据处理和无线网络能力。

1. 智能衣裤　身体躯干部位可感测的生理信号有很多，包括体形和体姿、生物电磁、心胸腹部结构和振动信号、体液与排泄物、体表温湿度等。具体产品包括智能胸罩或智能背心，可感知心率、呼吸、心电、肌电、汗液等；智能宝宝衫，可感知婴儿的体温、呼吸等多种生理信息；智能外套，可感知体形和体姿，并具有产能、储能、保温等功能。

2. 智能鞋袜 / 手套　智能鞋在普通鞋的基础上装了微控制器、加速计、陀螺仪、压力感应器、喇叭和蓝牙芯片等配置，可以感知糖尿病足的病变情况，并实现计步、跟踪定位等功能。智能袜可以嵌入温湿度、压力传感器，甚至直接运用智能织物或功能材料制作成袜子，感知足底压力、足踝血压、糖尿病足信息等。智能手套利用手掌和手指丰富的血管、掌纹、指纹，可以感测血脉信息，测量心率、血压，预测人体健康信息。

3. 智能帽　头顶部位在身体的最高处，配置生物电极、超声波可以感知脑电、脑血管状态；配置声音、图像传感器可以感测周围环境，指引视力障碍者进行身体活动并避开障碍。

4. 智能带

（1）智能腰带：腰部位于身体最中间，具有最好的活动稳定性，最适合身体姿态、步态和计步监测；腰带又是最不会脱离身体的服装选件，配置集成GPS、磁场传感器和无线电收发器件，可以很好地进行人体室内外定位和运动跟踪。

（2）智能胸带：一般设计成心率带，可以测量心率、呼吸频率、心电等信息。

（3）智能领带：利用颈动脉测量血压、心率，也可以配置定位部件。

（二）智能佩戴设备

1. 智能眼镜　头部为人体最重要的部位，因此智能眼镜在可穿戴设备中的地位最为重要。眼镜可以被设计出导盲、疲劳监测、脑电检测等功能。

2. 智能手环　是比较成熟的可穿戴设备。一般智能手环具有测量步数、距离、能量、脂肪含量等功能；同时还具有睡眠监测、疲劳提醒等功能。

3. 智能手表　手腕部位有良好的动脉信息。可以将智能手表设计成心率计、血压计，同时兼具智能手环的功能。

（三）智能配饰设备

1. 智能戒指　感测手指动脉信息；监测运动、睡眠、疲劳等情况。

2. 智能耳环　可增强听觉、监测耳脉。

3. 智能项链和吊坠　可跟踪定位、监测汗液等。

三、应用的主要环节

可穿戴技术可以应用于个体健康管理的全过程，包括感知测量、分析评估、预测预警、控制干预等。

（一）健康监测

1. 实时自我测量　随时随地可对生理指标、睡眠情况、日常活动、饮食习惯、周围环境等健康信息进行监测，特别是对心率、心率变异性、体表温度、血氧饱和度、呼吸频率、血压、血糖、步态等进行实时或连续监测，为健康管理提供监测数据，便于健康状态精确评估、健康风险及时分析和预警，有助于慢性病健康管理的实施。

2. 实时远程监护　结合移动互联网，实现生理指标的远程监护，为家庭健康管理和社区监护提供有力支撑。

（二）健康评估

可穿戴设备日益智能化，通过对监测数据的分析，可对某些健康状态进行评估，警示某些健康风险。

通过对心率、血氧、呼吸及音频信号的分析，智能可穿戴设备可评估肺功能，实现慢性阻塞性肺疾病的筛查。通过对步态、关节活动度、关节支撑等的监测分析，智能可穿戴设备可用于评估人体运动功能、姿势及术后康复效果。智能哮喘可穿戴设备可以在患者出现症状之前预警哮喘发作。

（三）健康干预

健康干预是健康管理的核心，可穿戴设备在干预方面的应用主要在如下几个方面。

1. 对严重健康风险事件的应急干预或防护　可穿戴跌倒防护设备可在检测到跌倒的瞬间打开气囊，预防跌倒造成的骨折。可穿戴除颤器可监测患者的心电并在监测到室颤时进行电击治疗，使心脏恢复正常节律。

2. 睡眠、行为等的健康干预　可穿戴设备可通过视觉、听觉、触觉等方式诱导生理状态的调节，如诱导深呼吸进行血压、心率、情绪的调节等。

配备内置耳机和脑电波检测装置的智能睡眠眼罩，可以在睡眠时播放恰当的音乐来助眠，并根据脑电波来判断播放的音乐是否合适，对音乐库进行增减。借助可穿戴设备及智能手机等工具，还可以对生活方式进行指导和干预，如智能手环会提示久坐时长，提醒站立活动、提醒行走步数是否达标等。

3. 康复　在康复方面，可穿戴康复训练护具，可帮助患者在家中进行规定的康复运动并控制运动在安全范围内。还有给颈椎、腰椎、眼部做按摩、热敷的可穿戴设备。可穿戴止痛贴可以通过皮肤上的电极向神经输送细小无痛的电脉冲，缓解该部位的疼痛。

（朱珍民　田利源）

参考文献

1. 朱健铭, 陈真诚. 能量代谢守恒法无创血糖检测算法研究 [J]. 传感技术学报, 2013 (7): 917-921.
2. 胡咏梅, 武晓洛. 关于中国人体表面积公式的研究 [J]. 生理学报, 1999 (1): 45-48.
3. 毛彤, 周开宇. 可穿戴设备综合分析及建议 [J]. 电信科学, 2014 (10): 134-142.
4. 屈峰, 王旭辉, 谢爱荣. 可穿戴设备及其应用概述 [J]. 科技广场, 2015 (5): 112-115.
5. 孙伟. 可穿戴计算技术的现有问题与发展趋势分析 [J]. 现代制造, 2014 (12): 90-91.
6. 田利源, 武留信, 陈志恒. 医用可穿戴设备与技术发展态势分析 [M]. 北京: 社会科学文献出版社, 2018.
7. 田利源, 武留信, 朱玲. 医用可穿戴设备应用面面观 [M]. 北京: 社会科学文献出版社, 2018.

第六章　人工智能技术及其应用

第一节　人工智能的概念与发展

一、人工智能的概念

1956年美国计算机科学家约翰·麦卡锡在达特茅斯会议上首次正式提出了人工智能（artificial intelligence，AI），确定人工智能的目标是“实现能够像人类一样利用知识去解决问题的机器”。人工智能涵盖了自然科学和社会科学的所有学科，涉及计算机科学、软件工程学、数据科学和语言学等学科，其范围远远超出了计算机科学的范畴，是一门正在发展的综合性前沿学科，其完整的概念还存在一定的争议。美国斯坦福研究所人工智能研究中心主任尼尔逊教授对人工智能的定义：“人工智能是关于知识的学科——怎样表示知识以及怎样获得知识并使用知识的科学。”美国麻省理工学院人工智能实验室主任温斯顿教授则认为：“人工智能是研究如何使计算机去做过去只有人才能做的智能工作。”我国学者在综合国内外定义的基础上，提出一个被业界广泛认可的概念：“人工智能是在计算机科学、信息论、控制论、神经心理学、哲学、语言学等多种学科研究的基础上，让一个算法、系统和计算机通过模仿人的智慧的方式来对外界的输入产生反应的一门技术科学，其目标是让机器的行为看起来像人所表现出来的智能行为一样，被称为20世纪和21世纪三大尖端技术之一。”

二、人工智能的范畴

新一代AI引领多个相关学科发展，在技术创新、理论建模、设备终端、软硬件升级等多层面引发链式突破，推进经济社会领域从数字化、网络化向智能化加速跃升。AI是研究、开发用于模拟、延伸和扩展人的智能的理论、方法、技术及应用系统的一门新兴学科，致力于在机器中复制或模拟人类智能，从而机器可以执行通常需要人类智能的任务。以是否拥有意识可将AI分为三种类型，即弱人工智能（artificial narrow intelligence，ANI），强人工智能（artificial general intelligence，AGI）和超级人工智能（artificial superintelligence，ASI）。ANI无自主意识，不会复制或模仿人类的智能，它只是基于技术参数和上下文来模拟人类的行为，旨在执行单个任务（如语音识别、人脸识别、无人驾驶或互联网搜索），是迄今为止成功实现的唯一的人工智能类型。AGI是一种具备初级意识的机器的概念，该机器模仿人类的智能或行为，并具有学习和应用其智能来解决任何问题的能力。在任何设定的情况下，AGI都能以人类的方式思考、理解和行动，能够胜任人类的一部分工作。ASI是一种假想的AI，意识等同或超过人类，它不仅模仿或理解人类的智力和行为，在理论上可以将所做的每一件事都做得更好。ASI具有更大的内存和更快的处理和分析数据能力，决策和解决问题的能力将远胜于人类。

三、人工智能的发展阶段

自1956年正式提出AI概念，至今已有六十余年的发展历程，主要经历了5个阶段：萌芽阶段（1956年以前）、形成阶段（1956年—20世纪60年代初）、应用阶段（20世纪70年代）、集成阶段（20世纪90年代）及发展阶段（2011年至今）。

（一）萌芽阶段

1938年，德国青年工程师Zuse研制成了第一台累计数字计算机Z-1。1945年，他又发明了Planka. kel程序语言。1946年，美国科学家J. W. Mauchly等人制成了世界上第一台电子数字计算机ENIAC。1948年，美国数学家N. Wiener提出了著名的控制论，有力地促进了自动控制、电子技术及无线电通讯等领域的发展。1950年10月，英国计算机科学家、“人工智能之父”艾伦·图灵（Alan Turing），发表了一篇题为《机器能思考吗》的论文，提出了著名的图灵测试：如果一台机器能够与人类展开对话（通过电传设备）而不能被辨别出其机器身份，那么称这台机器具有智能。图灵测试是针对人工智能在哲学方面第一个严肃的提案，同时进一步预测，2000年人类应该可以用10GB的计算机设备，制造出可以在5分钟问答中骗过30%成年人的人工智能。这些工作为人工智能的“诞生”奠定了基础。

（二）形成阶段

1956年，美国Dartmouth大学的一次历史性的聚会，被认为是人工智能学科正式诞生的标志，从此相继取得了一批令人瞩目的研究成果，在美国开始形成了以人工智能为目标的研究组。A. Newell、J. Shaw和H. Simon等人的Carnegie-RAND协作组，研发了逻辑理论机（the logic theory machine，LT）的数学定理证明程序，发明了编程的表处理技术和NSS国际象棋机，建立了问题求解和决策过程中合理选择和环境影响的行为理论模型。Samuel和Gelernter的国际商业机器公司（international business machines corporation，IBM）工程课题研究组，开发了具有自学习、自组织、自适应能力的西洋跳棋程序，准确度达48%，是机器模拟人类学习过程卓有成就的探索过程。Minsky和McCarthy的麻省理工学院研究组，发明的通用高级计算机程序语言（list processing）成为人工智能程序设计的主要语言，至今仍被广泛采用；其建立的行动计划咨询系统以及期刊论文“走向人工智能的步骤”，对人工智能的发展起了积极的作用，掀起了人工智能第一个发展高潮。

（三）应用阶段

随着时间的推移，人工智能有了突破性进展，研究活动越来越受到重视。T. Winograd、R. C. Schank和R. F. Simmon等人在自然语言方面做了许多探索，提出了积木世界中理解自然语言的程序、语义记忆的网络结构、框架系统的分层组织机构等，使人工智能技术走向了实际应用。为了揭示智能的有关原理，研究者们相继对问题求解、博弈、定理证明、程序设计、机器视觉、自然语言理解等领域进行了深入的研究，人工智能技术的应用范围进一步扩大，智能系统也得到进一步完善，实现了人工智能从理论研究走向实际应用、从一般推理策略探讨转向运用专门知识的重大突破。此外，专家系统在医疗、化学、地质等领域取得成功，推动人工智能走入应用发展的新高潮。

（四）集成阶段

自20世纪90年代中期开始，由于网络技术特别是互联网技术的发展，推进了机器学习和人工神经网络的加速创新，促使人工智能技术进一步走向实用化。1997年IBM深蓝超级计算机战胜了国际象棋世界冠军卡斯帕罗夫；2000年日本研制出仿人机器人Asimo，可以设定动作并依据人类的声音、手势等指令来从事相应动作，还具备了基本的记忆与辨识能力，众多的类人功能也不断冲击着人们的想象。2006年，在深度学习取得重大突破后，图形处理器（graphics processing unit，GPU），张量处理器（tensor processing unit，TPU），现场可编程门阵列（field programmable gate array，FPGA）异构计算芯片以及云计算等计算机硬件设施不断取得标志性进展，得以支持复杂算法的运行，为人工智能提供了足够的计算力。

（五）发展阶段

大数据、云计算、互联网、物联网等信息技术的兴起，泛在感知数据和图形处理器等计算平台，推动以深度神经网络为代表的人工智能技术飞速发展，大幅跨越了科学与应用之间的“技术鸿沟”，诸如图像分类、语音识别、知识问答、人机对弈、无人驾驶等人工智能技术，实现了从“不能用、不好用”到“可以用”的技术突破。2016年Alpha Go完胜世界围棋大师李世石，将人工智能发展的高潮推到了一个新高度。世界主要经济大国加快布局人工智能，加大对人工智能产业的投入，出台各项鼓励人工智能发展的政策，为其在全球范围内取得新的突破打下了坚实的基础。2017年，由IBM公司开发的人工智能系统沃森（Watson），通过机器学习分析和解读海量医疗数据和文献，并提出治疗方案，其分析结果与医生的治疗建议具有高度的一致性。微软公司的机器人小冰，自学了自1920年以来的519位诗人的现代诗，并在网络上发表诗作。其作品并未被发现是机器所作。2022年11月30日，美国OpenAI公司开发了一种基于AI技术驱动的自然语言处理工具——ChatGPT（chat generative pre-trained transformer），它能够通过理解和学习人类的语言来进行对话，还能根据聊天的上下文进行互动，真正像人类一样来聊天交流，甚至能完成撰写邮件、视频脚本、文案、代码，翻译，写论文等任务。ChatGPT是AI技术进展的重要成果，能够促进利用AI进行内容创作、提升内容生产效率与丰富度。

目前，人工智能技术创新取得了巨大的突破，随着机器学习能力以及算法和速度的提升，AI系统具备了若干智慧属性的功能，尤其是在数据存储、调用、分析处理等方面表现出了强大能力，甚至在某些特定领域这些功能远超人类，对全球发展产生了深远影响。

第二节　人工智能的核心技术

人工智能的核心技术主要包括机器学习、自然语言处理、图像处理、语音识别及大数据技术。机器学习是 AI 的核心，是研究计算机如何模拟或实现人类的学习行为，以获取新的知识或技能，重新组织已有的知识结构使之不断改善自身的性能。自然语言处理是融语言学、计算机科学、数学于一体的交叉研究方向，目的是实现人与计算机之间用自然语言进行有效通信，以便更高效地完成工作任务。图像处理是用计算机对图像信息进行处理的技术，它能够将图像整理得更适合人们的视角，让信息以一种更加清晰的方式呈现在人们面前。语音识别是一种非接触式、方便使用的人机交互方式，该技术让机器通过识别和理解，把语音信号转变为相应的文本或命令，用户通过输入设备给计算机提供有关信息，从而达成人机互动。大数据技术是 AI 的基石，为 AI 提供了强大的存储能力和计算能力。

一、机器学习

机器学习是人工智能中最具智能特征、最前沿的研究领域，是指计算机通过分析、学习、归纳大量数据，达到拥有能够自主做出最佳判断与决策的能力；运用算法使机器能从大量历史数据中总结规律，从而对新的样本做智能识别或对未来进行预测。机器学习的主体是对算法的研究，涉及概率学、统计学、逼近论、凸分析、算法复杂度理论等多门学科。机器学习的主要算法包括深度学习、决策树算法、人工神经网络算法、支持向量机算法、随机森林算法、朴素贝叶斯算法、关联规则算法等方面，以下主要介绍三种常用的算法。

（一）深度学习

深度学习的概念由 Hinton 等人于 2006 年提出，是一种新的复杂的机器学习算法，是学习样本数据的内在规律和表示层次，这些在学习过程中获得的信息对诸如文字、图像和声音等数据的解释有很大帮助。它的最终目标是让机器能够像人一样具有分析学习能力，能够识别文字、图像和声音等数据。深度学习的本质是构建含有多隐层的机器学习架构模型，通过大规模数据进行训练，得到大量更具代表性的特征信息，从而提高样本分类和预测的精度。目前，在搜索引擎、数据挖掘、机器翻译、多媒体学习、个性化推荐等领域均发挥了积极作用，解决了很多复杂的模式识别难题，使 AI 相关技术取得了突破性进展。

（二）决策树算法

决策树算法是一种通用的机器学习算法，既可以执行分类任务也可以执行回归任务，同时也是一种可以拟合复杂数据集的功能强大的算法。首先对数据进行处理，利用归纳算法生成可读的规则和决策树，然后使用决策对新数据进行分析，是通过一系列规则对数据进行分类与回归的过程。决策树构造可以分两步进行：第一步，是由训练样本集生成决策树的过程，训练样本数据集一般是根据实际需要，选择有历史的、有一定综合程度的用于数据分析处理的数据集。第二步，是对决策树的剪枝，对上一阶段生成的决策树进行检验、校正和修下的过程，主要是用新的样本数据集（称为测试数据集）中的数据，校验决策树生成过程中产生的初步规则，将那些影响预衡准确性的分枝剪除。决策树算法完全不受数据缩放的影响，且得到的模型易于理解和实现。

（三）人工神经网络算法

人工神经网络（artificial neural networks，ANN）是 20 世纪 40 年代后出现的。它是由众多神经元可调的连接权值连接而成，具有大规模并行处理、分布式信息存储、良好的自组织自学习能力等特点。人工神经网络算法的基本结构由非线性变化单元组成，具有很强的非线性映射能力；网络的中间层数、各层的处理单元数及网络学习系数等参数可根据具体情况设定，灵活性很大，在优化信号处理与模式识别、智能控制、故障诊断等许多领域都有着广泛的应用前景。

二、自然语言处理

自然语言处理（natural language processing，NLP）是 AI 领域中的一个重要方向，是实现人与计算机之间用自然语言进行有效通信的各种理论和方法。NLP 是指通过相应的模式和方法对语言逻辑进行相应处理，包括对词、句、篇、章的输入、识别、分析、理解、生成、输出等操作和加工过程。自然语言处理包含两个方面：一是将人类语言转化为计算机可以处理的形式，二是将计算机数据转为人类语言的自然形式，以此达到计算机能够理解人类语言的目的。NLP 技术主要包括信息抽取、词性标注、语法分析、语音识别、语法解析、语种互译等。NLP 主要应用于机器翻译、舆情监测、自动摘要、观点提取、文本分类、问题回答、文本语义对比、语音识别、中文文字识别等方面。

三、图像处理

数字图像处理技术源于 20 世纪 20 年代，是利用计算机对图像信息进行加工以满足人的视觉心理或者应用需求的行为，可以使计算机拥有视觉，进而处理、分析图片或多维的数据。图像处理技术主要包括三个部分：图像压缩、增强复原和匹配描述识别。常见的处理有图像数字化、图像编码、图像增强、图像复原、图像分割和图像分析等。图像处理技术的应用领域渗透到人类生活和工作的各个方面，如航空航天、生物医学工程、通信工程、文化与艺术、军事和公安等，在不同领域发挥了极其重要且不可替代的作用，为人们更客观、准确地认识世界提供了技术支撑。

四、语音识别

语音识别技术是 2000—2010 年间信息技术领域十大重要科技发展技术之一，是 AI 方向的一个重要分支。语音识别又称为自动语音识别，主要包含预处理、特征提取、声学模型处理、解码输出等过程，其目标是将人类语音中的词汇内容转换为计算机可读的输入，如按键、二进制编码或者字符序列。语音识别关键技术包括端到端深度学习方法、基于深层卷积神经网络的声学模型，以及基于长短期记忆模型和连接时序分类的端对端语音识别技术等。语音识别是涉及心理学、生理学、声学、语言学、信息理论、信号处理、计算机科学、模式识别等多个学科的交叉学科，是人机自然交互技术中的关键环节，在语音检索、命令控制、自动客户服务、机器自动翻译等方面的应用广泛，已经在识别精度上达到相当高的水平。

五、大数据技术

大数据技术为 AI 开辟了一个全新的时代，有力地驱动了 AI 技术的蓬勃发展。大数据技术涵盖各类大数据平台、大数据指数体系等应用技术，不仅能处理海量数据，而且能处理具有不完全性、不确定性、动态性、关联性等特点的复杂多源数据，如电子病历数据、互联网、社交媒体及传感器网络等多途径的图像数据及声音数据。大数据技术具有更强的决策力、洞察发现力和流程优化能力，可以帮助 AI 在不断学习和改进中提高其准确率和效率，将信息中潜藏的价值挖掘出来，以便于工作研究或者其他用途的使用。从数据的使用周期来看，大数据技术可以分为数据采集、数据处理、数据存储、数据挖掘、数据结果呈现等环节。大数据技术的应用领域众多，医疗行业通过临床数据对比、实时统计分析、远程患者数据分析、就诊行为分析等，辅助进行临床决策并规范诊疗路径；政府部门利用大数据技术得以感知社会的发展变化需求，从而更加科学化、精准化、合理化地为市民提供相应的公共服务以及资源配置；传媒企业通过收集多种类信息，进行分类筛选、清洗、深度加工，实现对受众群体需求的准确定位和把握，追踪用户的浏览习惯以不断进行信息优化。

第三节 人工智能在医疗健康领域的应用

人工智能是一次新的科技革命，在推动社会发展的同时，也带来了一场新的时代变革。诸多关键技术的突破，加快了人工智能从科技研发到产品落地的转变速度，智能机器人、智能诊断设备、智能家居、智能手表等产品出现在人们的日常生活中，对许多领域的社会经济体系产生了深远影响。作为新一轮产业变革的核心驱动力，人工智能在催生新技术、新产品的同时，对医疗卫生行业赋予了较强的变革作用，不断提升的计算力极大提高了医疗领域的数据分析能力及诊疗水平；结合算法的优化以及机器学习等技术，提升了医疗诊断的速度和精度，有力推动着医疗领域的创新与进步。

目前，人工智能在医疗卫生领域的应用越来越广泛，具有广阔的发展前景，已经在虚拟助理、医学影像、辅助诊疗、药物挖掘、健康管理、医院管理、疫情防控及搭建科研平台方面起到了举足轻重的作用，如图 5-6-1。

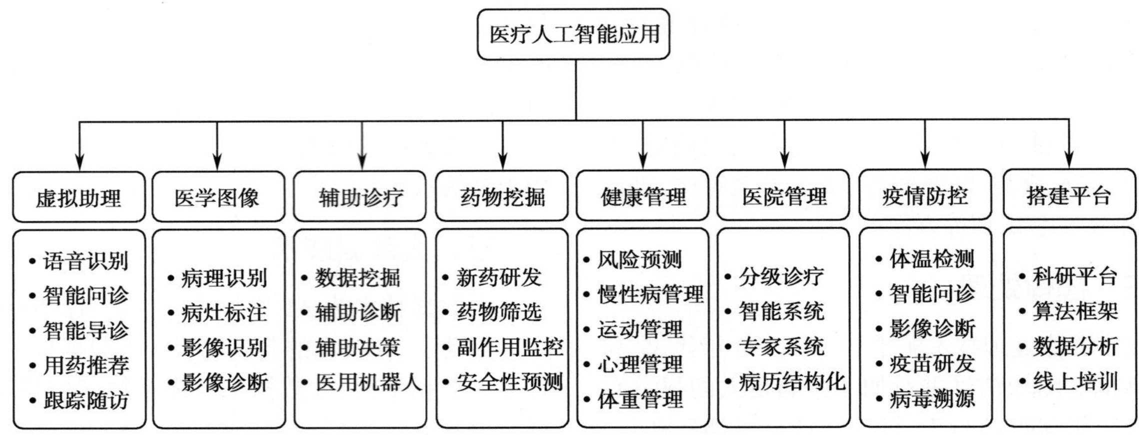

图 5-6-1　医疗健康领域的人工智能应用

一、人工智能 + 医学诊断

随着算法、大数据和计算机算力三项技术突飞猛进的发展，人工智能在医学诊断的应用也取得了跨越式进步。数字病理技术和玻片数字扫描技术使病理学与人工智能两个学科交融互通，提高了病理图像解读的速度及准确率。医学影像人工智能技术被用于图像采集与质控、图像重建、病灶检测及结构化报告等方面，医学诊断人工智能产业在我国已处于蓄势待发的阶段，有望成为临床医生诊断和管理患者的新模式。

（一）人工智能 + 病理诊断

现代医学发展日新月异，相应的医疗资源储备与日俱增，其中图像数据占据海量医疗资料的绝大部分，人工智能可以使计算机拥有视觉，进而处理、分析图片或多维数据，能够将图像整理得更适合人们的视角，让信息以一种更加清晰的方式呈现在人们面前。临床医生能够从庞大的病理学图像中高效地挖掘出高保真、高通量的数据特征，获取更多有价值的信息，大大提高了诊断准确率。贝斯以色列女执事医疗中心和哈佛医学院的研究团队于 2016 年开发了一种基于深度学习的人工智能技术，将病理学家的分析与人工智能自动计算诊断方法相结合，将乳腺癌前哨淋巴结转移诊断的准确率提高到了 99.5%。中国台湾长庚纪念医院和长庚大学病理学系学者利用人工勾画了肿瘤细胞形态训练 ResNeXt 模型，并用良性病变和淋巴细胞优化诊断模型，得出鼻咽癌组织学诊断的受试者工作特征曲线下面积（area under curve，AUC）达 0.984 8，证明了人工智能可在良性病变背景下分辨出鼻咽癌肿瘤细胞，组织病理学诊断模型对于提高基层医院的诊断能力具有重大意义。

（二）人工智能 + 影像诊断

对于医学影像涉及的海量数据，即使有经验的医生也会显得无所适从。医学影像的解读需要长时间专业知识的积累，放射科医生的培养周期相对较长，而人工智能在对图像的检测效率和精度两个方面，比专业医生更强，可大大减少人为操作的误判率。美国初创公司 Enlitic 开发了从 X 线照片以及 CT 扫描图像中识别癌症的软件，该系统能够自动总结出代表癌症形态的“特征”、判定有无癌症，并使用肺癌相关图像数据库“LIDC（Lung Image Database Consortium）”和“NLST（National Lung Screening Trial）”进行了验证。结果表明，该医学影像辅助诊断系统对肺癌的检出精度比放射技师检查肺癌的精度高 50% 以上，可帮助患者更快速地完成 X 线、B 超、CT 等影像检查，获得更准确的诊断建议，并使医生节约读片时间，降低误诊率。日本学者 Horie 利用 384 例食管癌患者的 8 428 个胃镜图片，通过深度学习构建交叉卷积神经网络模型，仅仅在 27 秒即对 1 118 个内镜图片完成识别诊断，敏感性高达 98%。Misawa 团队开发的计算机辅助诊断（computer aided design，CAD）系统，以具有权威专家对结肠镜的诊断资料作为学习样本进行训练，敏感性、特异性和准确性分别为 90.0%、63.3% 和 76.5%，该项技术有望弥补不同水平医师之间诊断质量的差距。

（三）人工智能 + 临床诊断

人工智能技术在医疗领域的应用，在临床诊断方面占据了重要地位。随着人工智能技术的不断深入，给医疗领域带来了全新的改革契机，促进了医疗水平的不断提升。南京市卫生信息中心为了解决基层医院心电图医师资源匮乏的问题，为保证广大基层心血管疾病患者获得及时准确的诊断，研发出了心电人工智能诊断模型，以人工智能技术改变传统心电图分析技术的局限性，满足临床辅助诊断准确性要求，同时可实现对心电长程监测的预警诊断。广州市妇女儿童医疗中心针对日益增长的优质儿科医疗资源需要同专业儿科医务人员培养不足的矛盾，借助人工智能开发出一套诊断结果智能推荐系统，辅助判断儿童常见病与多发病，支持疾病范围超过儿童门诊总量的 90% 以上，有效提高基层儿科医生和年轻儿科医生的诊疗水平，为患儿家长提供智能自诊服务和权威的第二诊疗意见，避免漏诊、误诊造成的医疗风险。

二、人工智能 + 精准医疗

基于人工智能技术将患者的电子病历资料、病理及影像信息等提取出来并应用到临床中，大大提高临床治疗效果，对精准医疗的研究有着不可估量的意义。人工智能辅助治疗主要侧重于分子靶向药物治疗、放射治疗及手术治疗三个方面。

（一）人工智能 + 分子靶向药物治疗

利用人工智能算法分析基因或因分子生物学改变的肿瘤拥有特征性的 MR 图像，进而准确判断肿瘤的分子生物学状态，有效预判分子靶向药物的疗效，从而实现个体化治疗。2017 年美国谷歌公司发布了 DeepVariant 程序，该程序能够帮助提升基因测序的质量和准确性。采用监督式学习海量已标记基因组比对数据快照图像，运用 TensorFlow 深度学习训练深层次卷积神经网络图像识别模型，实现从高通量测序数据中寻找基因变异、完成基因分型的功能，自动识别测序数据中的插入基因、缺失突变、单碱基对变异，创造性地提升了基因数据解读的效率，缩短了患者等待报告结果的时间。

（二）人工智能 + 放射治疗

人工智能技术能够帮助放射治疗医生勾画需要进行治疗的区域，并给出肿瘤各靶区处方剂量、正常组织剂量限制，计算出放疗射线每个视野的最佳射束强度分布，使实际在体内形成的剂量分布与医生的处方剂量一致，靶区的精准勾画以及剂量的精准计算提高了患者的治疗质量。多伦多大学科研团队开发的一款新型人工智能工具，能够显著缩短为肿瘤患者制订放疗计划所需要的时间。研究人员利用人工智能挖掘放射治疗历史数据并设计算法，开发个性化肿瘤放射治疗计划，整个周期仅为 20 分钟。经过对比 217 位头颈部位癌症患者已实施的放射治疗计划，证明人工智能提出的计划与常规计划基本一致。

（三）人工智能 + 手术治疗

随着人工智能的发展，辅助医护人员工作的医疗机器人正逐步走进人们的视野，计算机辅助技术应用于肺癌手术较为成熟。四川大学华西医院胸外科团队汇总了 12 项队列研究，针对 60 959 例非小细胞肺癌患者评价肺叶切除的可能性和安全性。结果显示，机器人辅助胸椎手术术后死亡率明显低于视频辅助胸椎手术术后死亡率。

三、人工智能 + 健康管理

将人工智能应用到健康管理领域，通过将健康管理终端与应用软件、云服务平台等相结合，对各种人体健康数据进行采集和传输，结合环境、社交数据提示存在的潜在健康风险，并给出相应改善策略和建议。目前，人工智能主要应用于疾病风险预测、慢性病管理、运动管理、心理管理、健康管理（体检）中心等。

（一）人工智能 + 疾病风险预测

智能可穿戴设备和家庭智能监测设备的研发和应用，产生了个人健康的动态监测数据，利用人工智能算法对数据进行演算，精准把握个人健康轨迹，准确预测疾病发生风险，科学管理个人健康。Biobeats 公司通过计算生物学技术来实时抓取个人健康信息，包括持续的血压、血氧饱和度、呼吸频率、心率、意识、心输出量、每搏输出量、体温、步数、汗液以及其他参数。以上生命体征监测数据被自动上传到基于智能手机的应用程序和云端，可以实现远程监控。用户及看护人员在收到预警后，便于及时进行有效干预。

（二）人工智能 + 慢性病健康管理

人工智能可以在健康监测、血压管理、血糖管理、用药提醒等方面，为个人提供智能化、日常化、高质量的健康指导，为人群提供全方位、全周期的健康服务。人工智能模式对于提高人群依从性、提升慢性病管理效率、节约医疗成本具有重要的社会意义。杭州健康管理公司利用其独创的智能硬件、强大的医学引擎、专业的数据挖掘技术，构建了移动医疗及数字医疗的生态系统，为慢性病人群提供全生命周期覆盖的疾病管理、专业建议及辅助药物治疗，通过“医＋药”生态系统和解决方案帮助患者回归健康生活。以糖尿病为典型病种进入慢性病管理领域，利用慢性病管理过程中产生的大量数据，形成临床治疗决策知识库。

（三）人工智能＋运动管理

利用人工智能技术加强各类云平台的互联、共享、协同处理，动态多维管理国民生命周期的体育健康档案，通过健康档案动态数据，为个人提供实时的体育健康管理服务。运动健身行业的智能手环、智能运动鞋、智能眼镜、智能衬衫等可穿戴智能设备已成为个人健身使用较多的运动产品，可以实时监测个人的健康数据，及时反馈运动效果，使其准确了解自身健康状态。另有多种手机应用软件在运动过程中进行实时监测，如配速、步频、热量、心率等，及时做出适合的健身管理服务方案。

（四）人工智能＋智慧养老

随着人工智能逐步深入养老服务，智慧养老已然成为新的发展方向。我国老龄化趋势加剧，智能养老设备的研发与投入使用可以极大地缓解医护不足的局面，未来养老机器人将成为主流产品。借助“互联网＋智能机器人＋养老”的服务链条，以智能机器人为纽带，打造以“人机交互、居家监测、健康服务”的智能养老综合服务平台，专业人员根据平台云端传输的数据，为个人远程制定精准的居家保健方案，为人工智能养老场景的落地提供有效的支撑。

第四节　人工智能在健康管理中的应用

随着国家政策的持续发力，医疗人工智能研究快速发展，呈现出深度学习、跨界融合、人机协同、群智开放、自主操控等新特征。基于大量数据的人工智能算法为医疗服务提供了快捷、优化的途径，同时促进了医疗领域的技术革新及多元服务模式的转变。医疗健康产业是我国大力支持首先推广人工智能应用的四大产业之一。自 2014 年以来，伴随着人工智能投资热潮的兴起，人工智能创业企业如雨后春笋般快速增长，机器学习和数据挖掘为两大核心技术渗透到健康管理行业，医疗人工智能公司开发出不同应用场景的产品和服务，衍生出医疗数据服务、机器学习服务、医疗研发服务等新的医疗新兴细分行业，从而拓展了医疗领域的边界，重塑了医疗健康相关产业链。人工智能在健康管理领域的应用场景贯穿了健康体检筛查、慢性病管理、疾病风险评估应用等重要环节，主要有虚拟健康助手、智能导诊机器人、智能辅助诊断、智能随访、智能慢性病管理等。基于人工智能技术手段构建患者 - 社区 - 医院的全程健康管理体系，将成为落实分级诊疗政策的有效保障。

一、健康体检筛查

（一）人工智能问诊助手

人工智能问诊助手能够帮助普通用户完成健康咨询、问诊等服务。在很多情况下，用户身体只是稍感不适，并不需要到医院进行就诊，虚拟助手可以根据用户的描述定位到用户的健康问题，提供简捷问诊服务和用药指导。2017 年由医药公司研发的智能预问诊系统得到了多家医院的落地应用，预问诊系统是基于自然语言理解、医疗知识图谱及自然语言生成等技术实现的问诊系统，患者在就诊前使用预问诊系统填写病情相关信息，由系统生成规范、详细的门诊电子病历发送给医生。预问诊系统采用层次转移的设计架构模拟医生进行问诊，既能像医生一样有逻辑地询问基本信息、疾病、症状、治疗情况、既往史等信息，又可以围绕任一症状、病史等进行细节特征咨询。此外，预问诊系统基于自然语言生成技术，能自动汇成规范、详细的问诊报告，包括患者基本信息、主诉、现病史、既往史和过敏史五个部分。

人工智能虚拟助手在基层医疗和分级医疗方面均发挥了较大的作用。我国基层医疗机构全科医生数量、质量不足，医疗设备条件欠缺，基层医疗成为分级诊疗发展的瓶颈。虚拟助手可以帮助基层医生对一些常见病进行筛查与辅助诊断，以及重大疾病的预警与监控，帮助基层医生更好地完成转诊工作。

(二) 智能导诊机器人

机器人是我国目前人工智能领域的热门应用，医疗领域的导诊机器人主要采用人脸识别、语音识别、远场识别等技术，通过人机交互方式，实现挂号、科室分布、就医流程引导、身份识别、数据分析、知识普及等功能。将智能导诊机器人运用于医院健康体检服务中，可以加深体检人员对医院的了解程度，缓解年龄较小患儿紧张、焦虑等不良情绪，为体检群体介绍医院的特色服务项目、特色专业、医师特长、就医诊室位置等，大大缩短体检等候时间。智能导诊机器人不但具有“沟通”功能，还支持为体检客户“引路”的功能，可以减轻医护工作者的工作负担，彰显医院与时俱进的管理观念，减少医院人力资源成本的支出。从 2017 年开始，导诊机器人已陆续在北京市、湖北省、浙江省、广州市、安徽省、云南省等医院中使用，只需要在机器人后台集成医院信息等知识系统，机器人就可以实现导诊功能。智能导诊机器人已经成为医院场景的一大特色。

(三) 智能辅助诊断系统

智能辅助诊断是人工智能技术应用于健康管理产业中的重要领域，人工智能已经在心血管疾病的早期筛查、自动诊断、危险分层等方面展现出独特优势，面对临床中情况多变的心电图，人工智能诊断可以通过建模对大量心电图进行学习，识别心电图的细微差别，从而实现模拟人脑的智能读图，用于肥厚型心肌病的诊治，扩张型心肌病、缺血性心肌病及先天性心脏病、心脏瓣膜病等结构性心脏病的早期诊断。

人工智能在非酒精性脂肪性肝病（non-acholic fatty liver disease，NAFLD）的早期识别和分层方面也有多年的尝试探索，通过预测模型和图像识别，以期实现 NAFLD 患者自动筛选，降低判读者误差，提高疾病诊疗水平，改善患者结局并提高其生活质量。人工智能技术的快速发展为常见慢性病早期诊断带来革新，并在新型冠状病毒肺炎疫情期间得到了良好应用，为疫情分析预测、患者临床诊断、病情评估起到了巨大的辅助作用，不但减轻了临床工作负荷、减少医疗资源消耗，也为患者的健康和安全带来科学保障。

(四) 智能检验系统

人工智能的高度发展，为智能检验注入了新的活力，遵循数字扫描成像、图像特征提取、多层模型训练的范式开发分析系统，可以在血细胞、尿液有形成分、骨髓细胞等形态学分析以及在高通量检测数据领域中进行推广，实现检验的全自动化，有效缓解检验师不足的问题。利用人工智能对目前广泛推出的体检项目进行筛选搜索，判定各项检查检验效能的大小，由此聚集产生出容易操作且检出率高的检查，推荐给体检人群，节约了大量时间和经济成本。美国 Berg Health 公司通过 Interrogative Biology 技术平台对患者标本进行高通量质谱分析，获得患者的基因组、蛋白组、代谢组以及线粒体功能等多方面信息，并将患者的已知病史结合起来送入人工智能平台，利用数万个数据点建立起健康及患病组织的不同模型，详细描绘出患者体内生物系统个体化状态，以寻找早期癌症的新生物学指标和生物标记。未来的人工智能检验将更好地服务于患者，能为患者提供个体化检验项目的最优方案。

二、慢性病管理及随访

(一) 智能慢性病管理

我国人口老龄化程度正持续加深，以高血压、糖尿病、脑卒中、慢性阻塞性肺疾病为主的多种慢性病发病率不断上升，智能慢性病管理也迎来了新的发展机遇，可穿戴设备、智能手环 / 颈环、特殊传感的衣物鞋帽等为慢性病患者人群带来了多种智能体验。可穿戴设备可以有效监测睡眠情况，通过测量患者心脏的机械活动等身体功能，利用移动终端监测用户的日常睡眠习惯，包括睡眠时间、心率、呼吸频率、入睡所需时间、起床次数以及进入深度睡眠的总时间。智慧养老系统可以通过家庭监控、可穿戴设备和各种传感器收集数据，一旦检测到老年人的异常行为或突发事件，系统会立即通过社交网络通知家人或朋友采取必要措施。系统会随着时间的推移持续收集数据并分析，了解老年人的生活方式，为其建立生活基线，一旦发生意外行为，系统会提示家属在第一时间了解情况。智慧运动系统利用传感器及其算法来捕获运动数据，通过计算每分钟步数来测量节奏，可以提供关于垂直骨盆振荡的数据，以帮助调整坐位带来的骨盆旋转和过大步幅的趋势，并支持骨盆下降的识别和矫正，给各种慢性骨关节疾病患者带来福音。智慧疾病预防系统，通过收集用户的饮食习惯、运动周期、用药习惯等个人生活信息，利用人工智能技术进行数据分析，定量评估用户的健康状况，帮助用户更全面、准确地了解自己的身体状况，并可以纠正不健康的行为和习惯，降低健康风险。

（二）智能随访系统

由于我国医疗资源相对不足，就诊后随访率普遍较低。随着医院信息化管理的推进，人工智能技术的加入，有效提升了随访工作，智能随访系统作为中间桥梁，把人为的操作变成部分机器操作。智能随访系统不仅支持自动外呼、手机移动端推送、短信、电话、二维码等多种方式对门诊、出院患者进行定期随访，而且还针对不同患者人群进行问卷调查、用药指导、健康宣教、复诊提醒等，利用海量知识库积累与沉淀，结合"互联网＋物联网＋人工智能"等主流技术手段，定期了解患者病情变化并指导康复，极大地缓解了医务人员的随访压力，解决患者群体数量大、医护资源紧缺、随访工作难度大的问题，为患者就诊、康复提供便利条件。

我国一些大型三级甲等医院，通过在院内放置随访服务，直接接入医院管理系统（HIS系统、LIS系统、PACS系统、EMR系统等），精准实现自动识别患者添加导入和设置随访计划，并可自动邀请患者加入进行随访。基于标准专业医学知识库和随访业务数据，持续优化、助力随访，系统自带多病种随访问卷，模拟医生助理和患者对话交互采集信息，实现实时指标评估反馈和患者教育知识反馈，支持随访对话结束后生成病情评估报告。智能随访系统的应用，降低了随访的人力成本和时间成本，帮助医生从繁重无序的随访工作中解放出来，提高医院院后服务水平，赋能智慧医院建设，增强医院核心竞争力。

三、疾病风险评估及预警

（一）阿尔茨海默病

随着老龄化速度的加快，阿尔茨海默病（Alzheimer's disease，AD）的患病率逐年增加，预计我国到2050年，每分钟新发AD患者1例。由于AD通常是隐匿发病，未经系统培训的非专科医生容易忽视、不能及时发现，需要临床医生整合多方面因素才能综合判断，导致AD高风险个体的早期识别率很低，韩国学者提出了一种机器学习筛查模型，利用各类痴呆筛查问卷并结合多变量之间的多维交互关系，构建假设模型来筛查轻度认知障碍和早期痴呆患者，总体诊断准确率高达93.5%和99.9%。该模型识别AD具有良好的敏感性和特异性，为临床实践提供了可行的解决方案。

（二）脑卒中

脑卒中是全球第二大致死性疾病，我国脑卒中终生发病风险为39.3%。对高血压、糖尿病、高脂血症、肥胖、吸烟及酗酒等不良生活方式和健康行为进行早期风险评估与干预，是减少脑血管疾病发生的有效方法。我国学者采用支持向量机、随机森林、逻辑回归和SMOTE机器学习算法，对脑卒中患者进行分类研究，集成脑卒中风险预测模型，可用于脑卒中的早期预测，为医疗手段干预赢得了时间，降低脑卒中的发病率。

（宋晓琴　王成增）

参考文献

1. 武留信. 中国健康管理与健康产业发展报告 No. 3 (2020) [M]. 北京: 社会科学文献出版社, 2021.
2. 张学高, 周恭伟. 人工智能＋医疗健康: 应用现状及未来发展概论 [M]. 北京: 电子工业出版社, 2019.
3. 谭志明. 健康医疗大数据与人工智能 [M]. 广州: 华南理工大学出版社, 2019.
4. 张学高, 胡建平. 医疗健康人工智能应用案例集 [M]. 北京: 人民卫生出版社, 2020.
5. 张旭东. 人工智能蓝皮书: 中国医疗人工智能发展报告 (2020)[M]. 北京: 社会科学文献出版社, 2021.
6. 刘士远. 医学影像人工智能发展趋势与挑战 [J]. 中华放射学杂志, 2021, 55 (7): 700-702.
7. 李珊珊, 张晓玲. 医疗人工智能的临床决策支持系统在阿尔茨海默病中的应用进展 [J]. 中华老年医学杂志, 2022, 41 (1): 115-119.

第七章　数字化健康科普应用及发展

当前，国家将科学普及工作的作用和意义提高到了前所未有的战略高度。传统健康科普因平台、技术受限，只能提供相对单一、需要更多人工介入的内容与分发式服务。而伴随着经济和科技的高速发展，互联网时代为健康科普提供了更新的平台机制、更广的传播载体、更多的触达路径。在当前新型的传播生态中，全面推动健康科普领域数字化、智能化升级已是大势所趋，成为数字化健康科普发展的新动能。本章内容对我国当前数字化健康科普的概念、生成和传播的技术规范及核心要素进行界定和阐述。同时，对当下数字健康科普的应用、发布、传播、治理中存在的问题进行全面梳理，并以问题为导向，对未来数字化健康科普的高质量发展提出优化对策和建议，以期为满足人民群众日益增长的数字化健康科普需求提供科学参考和依据。

第一节　数字化健康科普相关概念及界定

一、健康科普概念与界定

（一）健康科普概念

健康科普是指以科普的方式将健康领域的科学技术知识、科学方法、科学思想和科学精神传播给公众的，旨在培养公众健康素养，学会自我管理健康的长期性活动。健康传播指运用各种传播媒介渠道和方法，为维护和促进人类健康的目的而获取、制作、传递、交流、分享健康信息的过程。健康、医学科普工作是连接医学专业知识和大众的桥梁，将精深的医学专业知识以通俗易懂、形象生动的语言传递给大众，帮助公众形成健康观念，采取健康行为，掌握健康技能，提高健康素养，从而维护和促进自身健康。

（二）健康科普作品 / 产品分类

健康科普作品 / 产品主要包括六种类型：①表演类作品 / 产品，包括舞台剧（歌舞、相声、小品等）或者演讲；②视频类作品 / 产品，包括公益广告、微视频、动漫、长视频、电视栏目等；③音频类作品 / 产品，包括健康科普专题音频、广播剧、有声书等；④图文类作品 / 产品，包括科普图书、科普文章、手册折页、海报等；⑤互联网类作品 / 产品，借助各种网络平台，提供科普知识和健康资讯等；⑥新闻类作品 / 产品，包括电台、电视节目对科普知识进行传播。

二、数字化健康科普概念与界定

（一）数字化健康科普概念

数字化健康科普是以互联网为载体，使用数字化技术对科学知识进行普及，以提升大众健康素养。数字化健康科普是利用5G、大数据、云计算、人工智能、物联网等数字化技术，对健康科普进行数字化转型。数字化健康科普转型主要体现两个方面：内容以及传播方式的转型。内容上的数字化转型是将传统的纸质内容，除了在原本内容上做出改变，使之更贴近新媒体用户的阅读偏好外，还融入了数字化技术，加入可视化内容、音频、动态内容等，使原本枯燥的文字变得更加生动有趣。传播方式上的转型即生产更适用于互联网用户的内容和利用数字化技术提升科普传播的有效性，促进与互联网用户之间的交流与互动。

（二）数字化健康科普及分类界定

数字化健康科普是指以数字技术为核心，采用艺术的表现形式，以网络和其他数字媒介为载体，发布和传播有关科学观念和技术普及应用知识的活动，并在传播过程中强调分享与互动。随着全媒体移动互联、大数据等新兴技术的发展和健康管理新兴交叉学科的出现，传统的健康科普模式正向数字科普模式转型。在互联网时代，新媒体已成为大众获取信息的主要方式。从数字化健康科普出版物的形态构成来看，目前主要有电子图书出版，互联网期刊出版，网络动漫出版，手机出版（微信、抖音等），博客与播客出版（微博等）等新样态。它们使大众可直接选取自己所需要的信息和服务，也为大众提供了与科学信息传播者进行沟通交流的平台。因此，通过数字阅读进行健康科普势在必行。

三、数字化健康科普与传统健康科普的差异

数字化健康科普与传统健康科普的差异，如表5-7-1。

表5-7-1　传统媒体与新媒体健康科普的差异

差异性	传统媒体	新媒体
• 文章形式	使用纯文字形式	重视图文结合
• 报道主题	偏重患者教育	重视健康生活方式
• 标题制作	强调完整	有碎片化、激发好奇的特点
• 报道视角	专业视角	大众视角
• 灵活性及传播性	稍弱	强

第二节　数字化健康科普生成与传播技术规范

为健康科普信息的生成与传播工作提供技术指导，进一步推广科学、规范、有序的健康信息生成与传播工作，2015年国家卫生和计划生育委员会办公厅发布《健康科普信息生成与传播指南（试行）》，对科学、规范、有效开展数字化健康科普工作具有重要指导价值。

一、健康科普信息生成原则和流程

（一）生成原则

1. 科学性原则　内容正确，没有事实、表述和评判上的错误，有可靠的科学证据（遵循循证原则），符合现代医学进展与共识。应尽量引用政府、权威的卫生机构或专业机构发布的行业标准、指南和报告，有确切研究方法且有证据支持的文献等。属于个人或新颖的观点应有同行专家或机构评议意见，或向公众说明是专家个人观点或新发现。不包含任何商业信息，不宣传与健康教育产出和目标相抵触的信息。

2. 适用性原则　针对公众关注的健康热点问题；健康科普信息的语言与文字适合目标人群的文化水平与阅读能力；避免出现在民族、性别、宗教、文化、年龄或种族等方面产生偏见信息。

（二）生成流程

评估健康科普受众的信息需求，编制健康科普信息，并对信息进行通俗化，邀请相关领域的专家对信息内容进行审核，并确保信息不会与相关法律法规、社会规范、伦理道德、权威信息出现冲突，正式发布之前可进行小范围预传播，并根据反馈结果，对信息进一步修正完善。

二、健康科普信息的传播原则和要求

（一）传播原则

1. 适用性原则　根据目标受众特点，选择合适的传播形式；传播形式应服从健康科普信息的内容，并能达到预期的健康传播目标。

2. 可及性原则　健康科普信息能够发布或传递到目标受众可接触到的地方（如公告栏、电视、广播、社交与人际网络等）；健康科普信息可通过不同渠道反复多次传播和使用，并在一定时间内保持一致性。

3. 经济性原则　健康科普信息传播要考虑节约原则，在满足信息传播内容和传播效果的前提下，选择经济的传播方式和传播渠道。

（二）传播要求

健康信息传播需要注明来源；注明作者，包括个人或机构及/或审核者；注明发布和修订的日期；注明受众，说明适宜或目标人群；说明出版或发布信息的目的；同时，附以科学依据。

三、健康科普信息效果评价

（一）评价种类和内容

1. 形成评价　在健康科普信息开发之前进行，主要是明确受众的主要健康问题，发现信息生成和传播的有利条件和障碍。

2. 过程评价　主要从以下几个方面进行评价：①健康科普信息的内容和形式是否适当；②所

有信息提供是否及时；③媒体传播的信息是否与真实信息出现偏差；④向公众和媒体、内部工作人员提供信息的方法是否有效；⑤信息是否得到公众的正确理解，有哪些偏差，是否有必要做出更正；⑥受众是否对信息的内容、形式、传播的方式满意；⑦信息的覆盖面是否达到预期。

3. 效果评价　主要从以下几个方面进行评价：①现有信息及传播效果是否能够满足公众/媒介对信息的需求（常用指标：传播内容满意度、传播方式满意度等）。②信息的内容和传播是否能够提高受众人群的健康知识水平（常用指标：健康知识合格率、健康知识知晓率等）。③信息是否对受众人群的态度和行为产生影响（常用指标：信念持有率、行为流行率、行为改变率等）。④健康信息传播对事件的处置或政策、舆论、生活质量是否起到促进作用（常用指标：环境、服务、条件的改变；舆论的改变；发病率、患病率、死亡率等）。

（二）评价方法

主要评价方法：①专家咨询法（多用于健康科普信息生成阶段）；②定量调查法（用于健康科普信息生成和传播阶段以及效果的评价）；③定性调查法（可用于健康科普信息生成和传播阶段的评价）；④舆情监测法（可用于健康科普信息生成与传播阶段以及效果的评价）。

四、数字化健康科普生成和传播核心要素

（一）传播主体

由于健康科普内容的专业性与权威性，新媒体环境下健康信息的生产主体一般由具有专业背景的政府组织、医生、科研人员等构成，而各界媒体、个人一般作为健康信息二次推广的传播主体，促进健康科普信息在新媒体环境中的交流与讨论。

1. 政府主体　主要指国家公共卫生行政机构，包括各级疾病预防控制中心、健康教育机构、食品药品监督管理机构等。随着自媒体时代的到来和通信技术的发展，新媒体平台已经成为政府机构、职能部门与公众信息交流沟通的主要媒介。政府机构提供的公众健康信息内容多为指导性的健康指南、健康宣传知识要点、国家卫生行业相关标准、公共卫生报告解读和科普知识等主题，由权威专家生成或转自国际权威健康网站。优点是信息内容的权威性、可靠性强；不足之处是我国政府和专业机构生成的权威公众健康信息大多分散在各机构的网站和新媒体平台，同一机构网站的健康信息资源仅作为网站的子栏目或分散在多个网站栏目中，缺乏统一且清晰的导航，且大多不支持信息的检索，难以被用户浏览和搜索，易用性较差。

2. 科研学术机构　主要指学术协会、学术团体、学术研究机构等。科研学术机构提供的公众健康信息内容主题为本机构研究领域相关的健康科普信息，优点是信息内容的可靠性强，不足之处是信息体量较少，缺乏全面性和系统性；信息的时效性较差；信息的表现形式多为文字，可读性较差。

3. 医疗机构　主要指各级医疗机构。医疗机构发布的健康信息大多是关于疾病预防和诊疗、专业的患者护理知识、就医指导、专科和医师介绍等内容。优点是具有较强的可靠性、实用性、时效性和易读性强，信息内容贴近患者需求，语言风格生活化，文字配图较多，有较强的趣味性；不足之处是健康信息体量较少，缺乏系统性和全面性。

4. 商业媒体主体　指提供健康信息服务的商业性质的公众健康网站。商业媒体作为新媒体环境中健康信息的主要传播主体，传播的健康科普信息内容丰富，形式多样。商业媒体根据健康信息热点，利用成熟的信息推广策略和包装、生动的健康信息呈现方式、醒目的健康话题等手段，利用媒体平台生产并传播健康信息。优点是按照信息的类别进行系统地组织和分类，易用性强；多数具有与专业人员互动咨询功能，且支持评论、转发的社交功能，具备良好的交互性；商业网站拥有专门的人员进行维护，信息更新频繁及时，具有较强的时效性。不足之处是多数网站信息来源不明，广告较多，导致健康信息的可靠性差。

5. 公众个人自媒体账号　个人健康信息发布者为医学健康领域的专家，包括妇科、儿科、外科、药学、公共卫生等领域的从业者。个体通过微信、微博等社交自媒体平台发布自身所擅长领域内的健康科普知识，吸引了大量关注者。个人自媒体类健康信息服务的突出优点是互动性和易懂性强，能够及时获取公众的健康信息需求并做出回应；信息呈现形式多样，利用社交账号能够灵活发布文字、图片和视频等形式的信息。不足之处是健康信息的主观性强，容易传递带有个人感情倾向的观点；信息的全面性差，内容往往集中于某一专科领域；个人社交账号往往掺杂无关信息，信息的查找易受干扰，导致易用性较差。

（二）传播内容

1. 舆情类健康科普信息　以突发健康事件，

如健康热点新闻、卫生健康政策报道等热点事件为内容，该类健康科普信息公众关注程度高，信息爆发迅速，可在极短时间内大范围传播。舆情类健康信息由于信息内容一般涉及突发卫生事件，在短时间内穿透力强，传播层级深。舆情类健康科普信息随着公众关注的热度消散，在用户阅读行为上表现为逐渐下降趋势。

2. 非舆情类健康科普信息　通常以公众关注的医学前沿、健康知识点、健康常识为主题，涉及保健知识、环境健康信息等内容，该类健康科普信息传播速度相对较慢，但传播范围广泛。非舆情类健康科普信息虽无短时间迅速传播特征，但其信息内容往往在新媒体环境中被公众反复推送，容易出现二次传播的特征，在用户阅读行为上会呈现多次峰值现象。

（三）传播渠道

1. 初级传播渠道　指由传播主体编辑生产的健康信息产品首次通过媒体平台发布并传播。公众以该传播主体作为第一健康信息源接收相关健康信息。在传播路径上呈现辐射状，该阶段为信息传播的初级阶段。初级传播主体的用户量产生的传播效果有所差异，即高关注度的传播主体，信息传播速度快，效果好；而较低关注度的传播主体传播速度较慢，效果相对较差。

2. 次级传播渠道　指受众通过自由转发、编辑等功能对原传播主体的产品进行的二次传播的行为。在传播路径上呈现链状及多点辐射状特征，该阶段为健康信息传播的中后期阶段。次级传播渠道的传播效果，受传播主体的用户关注度影响较小。

（四）传播受众

1. 大众传播是新媒体平台利用专业化传播技术及传播手段，以社会普通大众为对象进行的无差别化广泛传播。大众传播体现的是公众对健康信息知晓权的体现。主要应用于疫情防控、大规模群体性卫生事件等突发卫生健康事件报道。相关国家卫生健康机构利用新媒体平台受众的广泛性与信息传播的及时性等特点，对突发卫生健康事件向大众进行宣传与知识普及，在保证突发卫生健康事件处理的公开性与透明性的同时维持社会稳定。

2. 特定人群传播　是新媒体平台主体根据运营定位及专业领域侧重的生产并传播某类健康信息，从而汇集具有相似教育背景、生活经历、性格爱好等用户特征的公众，如女性、老年人群、青少年等，形成健康科普信息特定人群传播和再中心化特征。

第三节　数字化健康科普主流传播模式与应用

一、互联网

以互联网技术为媒介，向大众传递健康知识、健康信息，以期培养大众健康意识和指导大众健康行为，已成为人们获取健康信息和寻求健康帮助的一个重要的途径。互联网数字化健康科普具有以下特点：①双向传播的新模式。集印刷、视频、声音等于一体，充分整合各种传播渠道，实现去中心化、多维度扩散传播方式并存。②高度的隐匿性。为人们获取健康相关科普信息，特别是涉及敏感疾病的信息提供了很好的途径，匿名的交流环境保护了个人隐私。③扩展健康相关信息通道。公众通过健康网站，不仅可以浏览到大量的健康科普节目和获取健康信息，还可通过网络链接到相关卫生机构或相关医疗中心、卫生组织和健康协会等。既能分享信息，还能提供相互的社会支持。④拓展传统媒体阅读方式。通过收藏、分享、在线调查、收藏精彩科普文章等实现互动性阅读。

目前，互联网上已有众多健康主题相关的健康类网站，并保持一定规模的增长，种类繁多，其中大众健康类网站总体可以分为两类：综合性门户网站的健康频道和专业健康网站。综合性门户网站的健康频道隶属综合网站，一般来说，主要靠网络编辑进行内容构建，大范围采编大众保健类相关知识，通过图文并茂、叙述性的方式提供给受众。另一方面，与专业健康门户网站进行合作，借助专业资源。专业健康网站一般依托于相关企业或专业研究团队，并且有广泛的医疗行业资源，更具有专业性和实用性。专业健康类网站发展时间不长，但目前已在数量上形成一定规模，依赖于网络的便利，也成为受众日常进行健康传播活动的重要渠道之一。

二、微博

微博是一种集信息传播、获取、分享和互动的大众传播新型平台，用户可以随时随地通过手机、网络等载体发布博文、图片、视频等，通过“关注”或“粉丝”的形式，组建个人社区，传播或获取外界信息，是新媒体的典型代表。基于信息获取自主性强、内容短小精悍、信息共享便捷、草根性等特点，微博成为数字化健康科普的主流应用场景。

微博数字化健康科普具有以下特点：①传播主体多元。由政府主体、医学机构主体、商业媒体主体及个人主体构成。②传播机制聚合，大众传播融合人际传播。微博“点对众 + 众对点”的用户关系兼具融合和均衡的特征，这种信息聚合机制使微博平台上的健康传播结合了大众传播和人际传播的长处；微博社区兼具网络社区平等、开放和互动的特性以及人际传播的感情色彩，有助于用户获得健康信息并寻求心理归属。③传播内容丰富。信息内容多样化，涉及健康知识(生理保健、心理情感、疾病常识、就医用药和饮食营养)，医疗现状，医疗政策等各类内容。

三、微信

微信早已不再是一个促进交流沟通的手机应用软件，其将传统媒体、互联网和自媒体有机整合起来，极大促进了健康信息在人群中的传播速度与传播范围。微信数据年度报告显示，有超过 80% 的微信用户关注了微信公众号，通过公众号了解并传播健康知识已成为公众获取健康信息的主要手段之一。微信数字化健康科普是以传播健康信息为主的公众号，包括疾病、卫生、医疗、药品、瘦身、美容、保健等与健康相关信息。

微信数字化健康科普具有以下特点：①健康信息传播模式多元化。基于微信的自媒体特征，健康类微信公众号的传播方式融合了大众传播、组织传播和人际传播等多元模式。健康信息的高到达率，实现了大众传播；用户将健康信息发布到自己的朋友圈中，实现一定程度的组织传播；将健康信息转发给自己的微信好友，形成点对点式的人际传播。用户能够随时随地实现健康信息的即时沟通，最终更好地将健康传播有机渗透到互动交流过程中。②信息传播的碎片化。在呈现形式上，倾向于将一些晦涩深奥的健康信息短小精悍化，以更加零散的方式进行传播，既迎合了受众日趋碎片化的阅读习惯，又以幽默的漫画、短视频或音频等多种呈现形式，提高了受众的接受度和关注度。③传播主体明确，互信基础良好。相比微博，其传播主体更加明确，信息传播在互相认识的受众群体中发生，再通过二次传播逐渐传播到陌生人群体中，微信传播、接收双方在健康传播的过程中容易建立起信任。

四、手机应用软件客户端

手机应用软件(application，APP)客户端主要为手机用户提供持续、实时、全方位新闻资讯更新，内容涵盖国际、国内、军事、社会、财经、体育、娱乐等方面的新闻类应用软件。APP 客户端市场快速发展壮大后，主要分为以下四个门类：①门户网站新闻客户端的健康板块。客户端除了在形式上专门针对智能手机和平板电脑开发的以适应其阅读模式外，在内容上基本上是将其之前网站上的内容照搬到新闻客户端上，由于新闻客户端庞大的用户群，其健康传播功能不可小觑。②专业健康网站的医疗健康类 APP。专业健康网站凭借其在传统互联网领域培育相应的客户端。③专业医疗机构的医疗健康类 APP。大型的专业医疗机构研发医疗机构的健康传播类 APP。④移动互联网创业公司的医疗健康类 APP 等。

APP 客户端数字化健康科普具有以下特点：①客户端可作为多种医疗功能的聚集和延伸，除健康科普外，还集合用户预约挂号、门诊缴费、查询信息、移动可穿戴设备对接、远程健康咨询、健康商城等移动医疗功能和服务。②通过广告植入、产品销售等盈利模式，实现产品项目的收费功能。③智能智慧化优势实现受众健康需求精准化，依托大数据为支撑，客户端通过后台数据收集和整合分析，实时了解图文发送量、阅读率、转发量、粉丝属性等数据信息，根据不同用户的需求打造个性化的健康科普传播策略，针对目标受众提供更有效、更有针对性的健康科普信息推送服务。

第四节　数字化健康科普高质量发展问题与对策

一、数字化健康科普发展主要问题

（一）信息发布门槛低，科普知识质量良莠不齐

由于数字化健康科普知识发布和传播主体多样化、大众化的特点，促进了健康信息的交流与传播。但健康科普视频内容涉及较强专业医学知识，导致缺乏医学专业背景的人员无法对其完成科学性、真实性审核，往往视频仅通过新媒体平台敏感词汇及画面审核即可完成发布，极易造成科普知识内容质量良莠不齐的问题。

（二）广告宣传植入渗透，健康科普科学性流失

数字化健康科普中存在广告宣传植入和渗透现象，有些以健康科普为名，宣传、兜售医疗健康产品。部分健康科普内容为追求广告的正面宣传，剥离了必要的健康科学背景或将健康科学概念与产品功效进行刻意捆绑或偷换，从而偏离了健康科普的科学性，导致受众不能获取正确的、有效的健康科普知识。

（三）原创度相对较低，发布传播渠道混乱

从整体上看，传统媒体健康科普的原创度要高于新媒体的数字化健康科普。传统媒体大多配有专门的采编团队，因而原创度更高；而在新媒体中，专业健康类媒体的原创度较高，但非专业健康类媒体主要依靠转载和"信息集纳"展开。信息集纳方式虽然是一种再创作行为——将其他原创报道中的内容截取出来，进行二次整合，创作形成新科普作品，但原创度不及始发健康科普的原创度高。此外，数字化健康科普传播渠道多，传播形式多样，包括语音、图片、文字、视频等，未经授权引用、复制、转载、摘编等现象频发，严重侵害数字化健康科普的版权，导致科普信息"飞沫化""同质化"严重，传播主体之间相互抄袭模仿，缺乏科普创作的创新性和原创性。

（四）科普人才紧缺，供需失衡

据科技部发布的2022年度全国科普统计数据，结构较为均衡的科普人员队伍持续壮大。2022年全国科普专、兼职人员199.67万人，比2021年增长9.26%。其中，科普专职人员27.39万人，科普兼职人员172.28万。虽然科普人才队伍建设发展取得一定成效，但其发展现状仍不能满足健康科普事业的发展需求，主要表现在健康科普专、兼职人才均面临供需失衡，专职科普人才数量不足，水平不高；兼职科普人才队伍不稳定；健康科普创作与设计、科普研究与开发、科普传媒、科普产业经营、活动策划与组织等方面的人才匮乏。在健康科普人才队伍选拔、培养、使用、评价和激励等方面均缺乏相应的机制体系，从而严重制约了人才队伍的建设。

二、数字化健康科普高质量发展对策

（一）纳入国家科技支撑规划

为提高数字化健康科普科技支撑水平，建议将科普数字化关键适宜技术、公众健康普及知识和技术筛选、传播策略等研究纳入国家重点研发计划和地方科技计划的重点支持范围。

（二）纳入国家发展工程

为提高数字化健康科普供给效能，建议将健康科普纳入国家数字化应用场景重大工程建设。①财政投入提升工程：积极争取政府及相关部门对科普工作的政策扶持、条件支持和项目投入，逐步提高科普经费的投入水平；探索发挥市场在科普资源配置方面的重要作用，拓展社会机构、企业、个人等科普资金来源渠道。②科普队伍提升工程：不断增强科普工作者社会责任和科普能力，建立健康科普专家库、健康科普创意资源库，扶持科普创作人才成长，培养科普创作领军人物。③信息提升工程：提升优质健康科普内容资源创作和传播能力，推动传统媒体与新媒体深度融合，实现数字化的全媒体传播网络；推进科普与大数据、云计算、人工智能、区块链等技术深度融合，创新升级传播方式。

（三）纳入国家健康细胞

推动数字化健康科普融入健康县区、健康乡镇和健康细胞建设规划，实现全领域行动、全地域覆盖、全民参与共享的全域科普行动。在健康社区，优化健康科普生态环境，普及健康常识和健康生活方式，增强居民科普意识。在健康学校，要营造健康成长环境，开展数字化健康科普教育，推进预防近视、肥胖、龋齿等行动。在健康企业，加强职

业安全科普教育，提升职业健康防护意识。在健康村庄，落实国家基本公共卫生服务项目，将数字化健康科普纳入家庭医生签约服务项目，促进身心健康。在健康医院，要推进医防结合，将数字健康教育与健康促进融入医疗服务。在健康家庭，要引导家庭成员树立现代健康观，普及慢性病、常见传染病、灾害逃生、家庭急救等数字化健康科普知识和技能。

（四）纳入国家宣教平台

丰富数字化健康科普载体，鼓励国家各媒体宣教平台，官网、APP、微博、微信公众号等，根据自身特色设置健康科普专栏、话题等，打造优质科普内容汇聚和分发节点枢纽，加强科普知识信息汇聚、分析、应用服务和决策参考，提升科普信息传播服务水平。通过栏目共建、内容共享、团队入驻等方式，强化与国家主流媒体或网络平台的深度协作，增加健康知识传播频率，拓展传播矩阵和领域。

（五）纳入国家人才评价体系

制定科普专业技术职称评聘办法，开展评定工作，将科普人才列入各级各类人才奖励和资助计划。从科普创作层面，创新人才使用评价激励机制，激发并保障医疗机构及医务工作者在科普宣传方面的积极性、主动性和创造性，建立相应绩效考核和评定机制；从科普成果层面，探索科普工作实绩评价和认定机制，在岗位量化考核、教师资格认定，甚至职称评比中纳入科普奖项及成果。

（王雅琴　刘安楠）

参考文献

1. 黄建始. 健康管理不能没有健康科普 [J]. 中华健康管理学杂志, 2009, 3 (2): 125-127.
2. 常静, 雍伟哲. 打造中国健康科普与健康教育的主流平台 [J]. 中华医学信息导报, 2007 (20): 3-4.
3. 黄如意, 井淇. 数字化时代的数字健康: 内涵、特征、挑战与治理路径 [J]. 卫生经济研究, 2022, 39 (6): 60-63+66.
4. 张浩达. 数字时代的科技传播——数字科普发展研究 [J]. 科普研究, 2014, 9 (1): 12-19.
5. 傅玲玲, 谭秋生, 茅晓风. “主动健康” 视域下医学科普的实践与思考 [J]. 中华健康管理学杂志, 2022, 1 (16), 66-68.
6. 傅谭娉, 陈明雁, 董琳, 等. 以学科建设模式开展医学科普工作 [J]. 中国健康教育, 2019, 35 (5): 470-473.

第六篇　健康体检

健康管理是由健康体检、健康评估、健康干预三个环节首尾相连组成的闭环。这三个环节周而复始地循环，便是对某一个体或者群体实施健康管理的操作过程。健康体检是健康管理闭合环的第一步，是健康管理的前提。健康体检是获得健康基本信息和评价健康干预效果的重要途径。若没有健康体检，健康评估将缺乏科学依据，健康干预将无从下手。在整个健康管理服务的流程中，普遍存在着重视健康体检，轻视健康评估和健康干预的现象。国人对健康体检后风险因素干预接受程度相对较差，缺乏成熟的方法和规范，且普遍缺乏明确的收费标准，导致检后管理相对滞后。健康体检既是健康管理的基础，也是我国当前健康管理的主要服务形式。

本篇共十四章，主要涉及健康体检发展历史、健康体检项目和套餐设置、实施环节与流程、科室设置与岗位需求、问诊与问卷、物理检查、医学检验检查、超声影像检查、放射影像检查、心血管功能检查、肺功能与运动心肺功能检测、胃肠镜检查、健康体检报告与规范以及健康体检质量控制等相关内容。涵盖了目前健康体检的全部基本项目和常用的备选项目，介绍了健康体检所涉及的检查内容的基本方法、基本原理和操作流程，以及检查结果的风险提示和临床意义。通过阅读本篇内容，可以帮助受检者理解自己的检测结果；可以帮助医务人员规范每个岗位的操作流程，强化质控理念。同时，也可以帮助医务人员减少或避免漏诊、误诊，乃至差错的出现。

本篇由来自国内知名医院的众多专家和比较成熟的体检机构的从业人员共同完成。由于本篇涉及的内容非常宽泛，其中部分内容与其他篇章的内容有重复、有交叉，有些在本篇重点阐述，有些则详见其他篇章。

健康体检在我国蓬勃发展仅二十余年的时间，有些理念和技术尚不成熟，临床医生和健康管理从业者的理解亦不完全相同。另外，考虑到篇幅有限，有些健康体检的相关内容虽然已经在很多机构广泛实施，但是并未纳入本篇的内容。相信随着科学技术的进步，新的方法和技术将层出不穷，未来健康体检将朝着更加规范、安全、无创、早期、准确、有效且更加经济的方向发展，从而为国人得到优质的健康管理服务提供前提和保障。

（曾　强　郑延松）

第一章　健康体检发展历史

第一节　中国健康体检的初始阶段

自2000年以来，受一些发达国家，特别是美国、日本等国发展健康产业及开展健康管理的影响，以健康体检为主要内容的健康管理机构与行业在我国逐步兴起。21世纪初，我国第一家健康管理公司成立。2003年后，随着政府的重视和广大民众的健康意识、健康素养的进一步提高，以健康服务需求为牵引，以健康体检为主要形式的健康管理服务行业得到快速发展。在非公立健康管理（体检）机构的带动下，公立医院的健康管理机构数量和规模迅速增加和扩大，并逐步成为行业的主体。健康管理机构与行业的快速兴起与发展，催生并推动了健康管理新的医学学科与相关学术机构或平台的建立。

2006年，有关部门对近600家健康体检机构进行调研，结果显示既往几年我国健康体检需求不断增加，健康体检机构和从业人员数量逐年增多，健康体检服务主要由医疗机构内设体检科室（中心）和以从事健康体检为主要业务的专业健康体检机构提供。专业体检机构一般具有独立的《医疗机构执业许可证》，参照门诊部基本标准设置。专业健康体检机构的医师多是被反聘的医院离退休人员，另有一部分由医疗机构在职医师兼职。内设体检科室的医师大多由临床科室抽调、轮转或反聘离退休人员组成。健康体检从业人员队伍不稳定、流动性大，业务素质和服务水平也参差不齐，这都影响了健康体检服务质量，也给管理带来了一定难度。

为引导健康管理服务规范有序发展，2006年初卫生部医政司开始组织全国相关领域专家研究起草《健康体检管理暂行规定》（以下简称"《体检规定》"）及《健康体检基本项目目录》。2007年7月，中华医学会健康管理学分会正式成立，白书忠当选第一届主任委员；同年10月，《中华健康管理学杂志》创刊，这些标志着我国健康管理作为一个新兴学科，开始步入了规范有序的发展轨道。

第二节　中国健康体检的发展阶段

2008—2009年，随着国家第一个健康管理课题（"蓝卡计划"）的实施，健康管理研究开始进入国家科技规划。2009年6月，《健康管理概念与学科体系的中国专家初步共识》发表，对统一思想，正确引领健康管理研究与实践具有里程碑意义。2009—2010年，根据卫生部颁布的《体检规定》，中华医学会健康管理学分会和《中国健康管理学杂志》共同组织全国健康管理、公共卫生、临床医学、信息技术等领域的专家及健康管理（体检）机构的部分代表，组成起草组，先后组织了4次专家讨论会和专题研讨会，并于2009年8月形成了《健康体检基本项目目录》的送审稿。2010年5月，在湖北省武汉市召开的"全国首届健康体检主任高峰论坛"上对《健康体检基本项目目录》送审稿进行了多层次沟通与讨论，形成了健康体检基本项目试行稿，并由中华医学会健康管理学分会组织全国部分健康管理（体检）机构进行试行验证。

2010年开始，围绕健康管理（体检）机构内涵建设与学科发展的紧迫需求，中华医学会健康管理学分会和中国健康促进基金会联合组织开展了全国健康管理示范基地评选活动、全国健康管理（体检）机构与行业现状调查，联合举行了"全国健康管理（体检）机构建设与发展大会""全国健康管理示范基地建设研讨会"有力地推动了我国健康管理（体检）机构与学科建设的快速发展和进步。

第三节 中国健康体检的行业形成阶段

2012年，在《健康体检基本项目目录》的试行过程中，根据发现的问题，部分专家建议对《健康体检基本项目目录》的整体构架和主要内容进行了修改和扩充。2012年12月，在湖南省长沙市召开了“全国健康管理示范基地建设研讨会”，会后由共识起草组汇总各方意见形成了《健康体检基本项目专家共识》初稿。2013年底，根据国务院《关于促进健康服务业发展的若干意见》(国发〔2013〕40号)文件精神，结合一年来《健康体检基本项目专家共识》在全国部分健康管理(体检)机构中推广使用发现的问题和建议，起草组对其进行了多次修改形成待发表稿。2014年就其中的三个附件及主要内容在中华医学会健康管理学分会全体委员、《中华健康管理学杂志》部分编委、全国各省市医学会健康管理分会及全国百余家健康管理(体检)机构中进行最后一轮的意见征询，并依据征询到的意见和建议进行进一步修改和完善，形成最终稿。《健康体检基本项目专家共识》包括健康体检基本项目目录、健康体检自测问卷和体检报告首页三个部分，创新构建了符合我国实际并能够满足不同地域、不同健康管理(体检)机构与不同人群健康差异化需求及个体化要求的健康体检基本项目体系。创新制定了一套适合于全国各级各类医疗卫生机构的健康体检服务项目包，实现了健康测量的多维度和健康体检信息采集的全面、准确与可追溯性。首次创建了专门用于健康体检人群和机构的“健康自测量表”和“健康体检报告首页”，为信息技术在健康管理(体检)机构及行业中的应用和健康管理信息系统的构建奠定了重要基础。集成运用国内外最新相关学术指南，制定了一套可供全国各级各类健康管理(体检)机构选择的慢性病早期风险筛查项目方案，为开展检后慢性病及其风险因素监测与健康管理提供了依据。

我国健康体检行业由最初的被动辨病体检转变为全面“健康检测、健康评估与健康指导”的主动健康体检及检后管理服务；从单纯体检服务转变为涵盖了健康风险干预、连续监测、健康促进、慢性病管理的健康管理综合服务。健康管理服务机构与产业化持续增长，已成为我国公共卫生与医疗保健服务的重要组成部分，在防控慢性病、促进公众健康、拉动内需、促进新兴产业增长中发挥重要作用。

2023年最新发布的《2010—2019年我国健康体检机构体检量和收入发展趋势研究》分析报告显示，2015—2019年，健康体检机构年体检量复合年均增长率为9.49%；2010—2019年，健康体检机构在年体检量、年收入、受检者平均费用三个指标上，均保持了高速发展的态势；2015—2019年，年体检量的复合年均增长率，地市级显著高于省级城市的机构，这反映出我国地市级城市百姓健康意识和健康体检支付意愿的不断提升，也说明地市级健康体检机构在我国健康体检行业重要性的不断提升，未来如何引导及做好地市级以及县级健康管理机构的科学规范发展，将成为健康体检行业的重要内容。

第四节 中国健康体检发展趋势

随着2016年出版的《中华健康管理学》专著，以及其他健康管理相关专家共识、指南、规章制度的陆续发布，标志着中国特色健康管理创新理论体系的初步形成。健康管理学与基础医学、预防医学、临床医学、特种医学并列为现代医学五大创新体系之一。2018年，医院健康管理(体检科)首次进入《2017年度中国医院专科声誉和综合排行榜》。健康管理科进入复旦大学医院管理研究所“医院科室排名”，推动了健康管理(体检)科作为独立的科室参加第三方医院管理学术机构开展的学科排名活动，提升了健康管理科室在医院和业界的地位。持续开展的“健康管理学科建设与科技创新中心”(原称“健康管理示范基地”)建设和学术交流，推动了健康管理学科创新发展和健康管理适宜技术的推广应用,促进了健康管理服务能力提升和行业进步。

随着“十四五”国家进入高质量发展新阶段和健康中国建设深入广泛发展,我国健康管理将进入新的发展时期。党中央、国务院和各级政府更加重视和支持健康管理发展,同时对健康管理提出新的更高的要求,赋予更深远的历史重任。《国务院关于促进健康服务业发展的若干意见》《“健康中国 2030”规划纲要》《国务院关于实施健康中国行动的意见》《中华人民共和国基本医疗卫生与健康促进法》等一系列文件颁布,吹响了以提高人民健康为核心、全方位全周期保障人民健康的战斗号角,开启了健康中国建设的新纪元。

新时期,需要继续推动健康管理(体检)机构实现“三个转变”:即从单独体检服务向健康管理服务转变,实现健康管理医学服务的落地;结合人工智能、大数据等技术,实现从一般性健康管理服务向智慧健康管理服务转变;从单位孤立建设向体系化建设转变,建立健康管理联合体,组织实施“健联体”建设,真正以健康为中心,以防治慢性病健康管理医学服务为主要内容,以基层医疗机构和健康管理(体检)机构为主体,以区域核心医疗机构为依托,与疾病防控、妇幼保健、康复、康养等机构相联合。此外,未来还要积极探索儿童、老人、妇女等特殊人群的健康管理服务。

（曾强　孙菁）

参考文献

1. 中华医学会健康管理学分会,《中华健康管理学杂志》编委会. 健康管理概念与学科体系的中国专家初步共识 [J]. 中华健康管理学杂志, 2009, 3 (3): 141-147.
2. 中国生物技术发展中心. 中国现代医学科技创新能力国际比较 [M]. 北京: 中国医药科技出版社, 2009.
3. 白书忠, 武留信. 中国健康管理创新理论实践 [J]. 中华健康管理学杂志, 2014, 8 (2): 75-78.
4. 中华医学会健康管理学分会《中华健康管理学杂志》编委会. 健康体检基本项目专家共识 [J]. 中华健康管理学杂志, 2014, 8 (2): 81-90.
5. 白书忠, 武留信, 吴非, 等. “十四五”时期我国健康管理发展面临的形势与任务 [J]. 中华健康管理学杂志, 2021, 15 (1): 3-6.
6. 曾强, 白书忠. 携手同行开启健康管理新征程 [J]. 中华健康管理学杂志, 2022, 16 (1): 1-2.
7. 高向阳, 吴非, 楚俊杰, 等. 2010-2019 年我国健康体检机构体检量和收入发展趋势研究 [J]. 中华健康管理学杂志, 2023, 17 (2): 96-101.
8. 曾强. 奋楫笃行谱写健康管理新篇章 [J]. 中华健康管理学杂志, 2023, 17 (1): 1-2.

第二章　体检项目与套餐设置

第一节　健康体检项目设置的依据

健康体检是指通过医学手段和方法对受检者进行身体检查，了解受检者健康状况、早期发现疾病线索和健康隐患的诊疗行为。随着我国经济水平的提高和国民健康意识的增强，我国居民健康体检需求日益增加。数据显示，2018 年我国参加体检人数已达 6 亿人次。《“健康中国 2030”规划纲要》以及《国务院关于实施健康中国行动的意见》都提出了“加快推动从以治病为中心转变为以人民健康为中心”的指导思想。健康体检作为健康管理的关键环节，将在健康中国建设中发挥越来越重要的作用。

为了引领和促进我国健康管理（体检）机构与行业规范有序地开展健康体检服务，中华医学会健康管理学分会、《中华健康管理学杂志》组织全国健康体检专家充分论证，发布了 2014 年版《健康体检基本项目专家共识》。该共识的发布极大地推动了我国健康体检行业规范化，为全国健康体检机构的项目设计提供了科学的参考和指导。

随着学科及科技的发展，健康管理理念不断更新，新的健康管理适宜技术及方案不断涌现，这些新技术新理念的更新整合，必将为我国人群健康体检服务带来质的提升。“5G+ 三早”的健康管理系统是近年来健康管理学科重要的理论创新。其指用 5G 技术和移动终端、云端、物联网、人工智能等技术支撑，强调连续、动态、个性化健康服务，实现“早筛查、早评估、早干预”的健康管理服务。健康体检作为“早筛查”中的重要手段，在新的理论体系中发挥着重要作用。针对体检报告提出检后管理建议，也越来越成为构建健康管理完整流程的重要一环。另外，以基因和人工智能为代表的新技术不断发展，也为体检人群的健康管理提供了更多样化的选择。基于以上原因，以 2014 年版《健康体检基本项目专家共识》为基础，融入新理念、新技术，以健康管理领域专家和对应专病临床专家协同组成的编写组，完成了《健康体检基本项目专家共识(2022)》。在对新的适宜技术及方案纳入健康体检的可行性进行探索的同时，以更新的健康管理理念，满足受检者日益增长的健康管理需求，推动健康管理学科不断发展。

第二节　健康体检项目推荐原则及内容

体检项目内容设置遵循科学性、适宜性及实用性的整体原则，采用“1+X”的体检项目设计体系框架，“1”为基本体检项目，“X”为专项体检项目。各项目的实施可结合互联网工具，融入健康管理机构信息化体系建设中。

一、基本体检项目

基本体检项目是基础，是形成健康体检报告及个人健康管理档案的必需项目，是开展体检服务的基本检测项目。基本体检项目包含健康体检自测问卷、体格检查、实验室检查和辅助检查，如表 6-2-1。

1. 体格检查　包括一般检查和物理检查两个部分。一般检查包括身高、体重、腰围、血压、脉搏；物理检查包括内科、外科、眼科、耳鼻咽喉科、口腔科、妇科等。其中血压、体重、腰围及体重指数等指标对评估高发慢性病风险，如心血管疾病等均有重要意义，是健康体检和健康管理的重要指标和数据。

2. 实验室检查　包括常规检查、生化检查和细胞学检查三个部分。常规检查包括血常规、尿常规、粪便常规，均是《诊断学(第 9 版)》规定的检查内容。生化检查包括肝功能、肾功能、血脂、血糖、尿酸、甲状腺功能，其中肝功能、肾功能是《诊断学(第 9 版)》规定的检查内容，血脂、血糖和尿酸等检查项目具有较高的循证医学证据并被国内外慢性病风险预防指南推荐；细胞学检查主要指的是宫颈脱落细胞检查。

3. 辅助检查 主要包括心电图检查、放射检查和超声检查三个部分。常规心电图检查和腹部超声检查是《健康体检管理暂行规定》中要求设置的项目。

表 6-2-1 基本体检项目

项目		主要检查内容
健康体检自测问卷		个人基本信息、健康状况及家族史、生活方式信息、运动情况调查、心理及精神压力
体格检查	一般检查	身高、体重、腰围、臀围、血压、脉搏
	物理检查	内科：肺部、心脏、肝、脾、肾等 外科：皮肤、头颈、脊柱、四肢、关节、浅表淋巴结、甲状腺、乳腺、肛门、外生殖器（男性） 眼科检查：视力、辨色力、内眼、外眼、眼压 耳鼻咽喉科：外耳道、鼓膜、听力、鼻腔、鼻窦、咽喉 口腔科：口腔黏膜、牙齿、牙龈、颞颌关节、腮腺 妇科：外阴、内诊
实验室检查	常规检查	血常规：白细胞计数、红细胞计数、血红蛋白、血小板计数 尿液分析：尿蛋白、尿潜血、尿红细胞、尿白细胞、尿比重、亚硝酸盐 粪便分析：便常规、便隐血
	生化检查	肝功能：丙氨酸氨基转移酶、天门冬氨酸氨基转移酶、总胆红素 肾功能：血尿素氮、血清肌酐 血脂：总胆固醇、甘油三酯、低密度脂蛋白胆固醇、高密度脂蛋白胆固醇 血糖：空腹血糖 血尿酸 甲状腺功能：总甲状腺激素、游离甲状腺激素、促甲状腺激素
	细胞学检查	宫颈脱落细胞检查
辅助检查	心电图检查	十二导联心电图
	放射检查	胸部正位片或正侧位片：肺部、心脏、胸廓、纵隔、膈肌
	超声检查	腹部超声：肝、胆、胰、脾、肾、膀胱 男性：前列腺 女性：子宫、附件

二、专项体检项目

专项体检项目主要以我国高发慢性病筛查为主。随着工业化、城镇化、人口老龄化进程加快，我国居民生产、生活方式和疾病谱不断发生变化，心脑血管疾病、癌症、慢性呼吸系统疾病、糖尿病等慢性非传染性疾病导致的死亡人数占总死亡人数的 88%，导致的疾病负担占疾病总负担的 ≥ 70%，故高发慢性病为体检人群专病筛查的重点内容。在专项体检项目推荐时，可结合对应风险评估工具进行人群风险分层，更有针对性地推荐适宜技术和适宜筛查频率。从科学性角度，专项体检项目推荐目录主要参考国内临床专科领域筛查指南或共识推荐项目，包括循证医学证据的评估分级、临床检测灵敏度和阴性预测值等，并结合了编写组专家的专业临床经验。从适宜性角度，优先推荐对于体检人群接受程度更高的无创检测项目，并充分考虑全国各级健康管理（体检）机构广泛推广的可行性。在专项疾病的筛查项目推荐部分，结合临床认可度、技术性能表现、人群依从性、开展的便捷性对项目进行分级，基本满足以上评估维度的项目作为“优先推荐”，其他作为“可选项目”。

1. 专项体检目标人群 专项筛查项目起始年龄的设定参考国内临床专科领域筛查指南或共识推荐，在健康体检人群中实际应用时，应根据受检者的性别、生活及饮食习惯、家族史等疾病相关危险因素进行分层管理与实施。专项体检筛查类项目目标人群，如表 6-2-2，专项体检评估类项目目标人群，如表 6-2-3。

表 6-2-2 专项体检筛查类项目目标人群

项目	目标人群	危险因素
心脑血管疾病筛查		
高血压筛查	≥18 岁	遗传因素、增龄、高钠低钾膳食、过量饮酒、长期精神紧张、缺乏体力活动、超重 / 肥胖、2 型糖尿病史、血脂异常史、高血压家族史
冠心病筛查	高危人群	增龄、男性、吸烟、超重 / 肥胖、冠心病家族史、高血压史、糖尿病史、血脂异常史
脑卒中筛查	高危人群	吸烟、缺乏运动、肥胖、高血压史、糖代谢异常 / 糖尿病史、血脂异常史、高同型半胱氨酸血症史、心房颤动或其他心脏病史、颈动脉狭窄史、脑卒中家族史
血管疾病筛查	体检人群	增龄、男性、高血压史、吸烟、血脂异常史、2 型糖尿病史、家族史
癌症筛查		
肺癌筛查	≥40 岁或高危人群	吸烟、被动吸烟、合并慢阻肺疾病史、环境或高危职业暴露史、肺癌家族史
结直肠癌筛查	≥40 岁或高危人群	饮食偏好红肉和加工肉类、吸烟和大量饮酒、肥胖、结直肠癌家族史、炎症性肠病史、2 型糖尿病史等
胃癌筛查	≥40 岁或高危人群	增龄、高盐饮食、摄入过多腌制食品、吸烟、大量饮酒、幽门螺杆菌感染史、胃癌家族史等
肝癌筛查	≥40 岁或高危人群	过度饮酒、长期食用被黄曲霉毒素污染的食物、乙型肝炎病毒和丙型肝炎病毒感染史、非酒精性脂肪性肝炎史、肝硬化史、肝癌家族史等
乳腺癌筛查	≥40 岁或高危人群	高脂饮食、月经初潮年龄早、绝经年龄晚、不孕及初次足月产的年龄晚、营养过剩、肥胖、乳腺癌家族史
宫颈癌筛查	≥25 岁	吸烟、初次性生活年龄过小、多个性伴、经济状况低下、高危型人乳头瘤样病毒持续感染史、免疫缺陷史、人乳头瘤样病毒相关的外阴或阴道不典型增生病史、性传播疾病史、有宫颈癌家族史等
前列腺癌筛查	≥60 岁或高危人群	增龄、过多摄入牛奶或相关乳制品 / 钙 / 锌、吸烟、肥胖、前列腺炎史、良性前列腺增生史、前列腺癌家族史、乳腺癌家族史等
其他慢性病筛查		
慢阻肺筛查	≥35 岁	遗传、增龄、性别、烟草、燃料烟雾、空气污染、肺生长发育不良、低体重、气道高反应性、职业性粉尘感染、支气管哮喘史、慢性支气管炎史等
2 型糖尿病筛查	≥40 岁或高危人群	增龄、缺乏体力活动者、超重 / 肥胖、糖尿病前期史、黑棘皮病史、高血压史、动脉粥样硬化性心血管疾病史、巨大儿分娩史或妊娠期糖尿病病史、多囊卵巢综合征病史、一级亲属家族史等
骨质疏松筛查	≥40 岁	增龄、女性绝经、不健康生活方式、体重过低、影响骨代谢的疾病和药物、脆性骨折家族史等
慢性肾病筛查	体检人群	年龄>65 岁者、药物、偶然发现的血尿或蛋白尿、感染性疾病史、代谢类疾病史、心脑血管疾病史、免疫性疾病累及肾脏、肾脏结构异常或尿路梗阻史、肾病史、遗传性肾病家族史
肝病筛查		
病毒性肝炎	高危人群	反复输血、血液透析、多个性伴侣者及男男同性性行为者、静脉药瘾者、接触血液或体液职业的人员、阳性亲属、免疫抑制剂治疗史等
脂肪性肝病	≥40 岁或高危人群	不健康的饮食行为、久坐少动、长期缺乏体育锻炼、肥胖、血脂异常史和代谢综合征史、2 型糖尿病史等
肥胖筛查	体检人群	增龄、男性、吸烟、饮酒、高热量饮食结构、静坐时间长、锻炼时间少等

表 6-2-3 专项体检评估类项目目标人群

项目	目标人群	危险因素
心理健康评估	体检人群	—
营养健康评估	体检人群	体重指数、体重下降程度、禁食时间
睡眠健康评估	体检人群	增龄、性别、既往史、遗传因素、应激及负性生活事件、个性特征、环境反应性、精神障碍、躯体疾病、药物或物质滥用等
免疫功能测评	体检人群	—
运动功能测评	不伴有运动禁忌证的 20~59 岁体检人群	—

2. 专项体检项目推荐 专项体检项目推荐目录主要参考国内临床专科领域筛查指南或共识推荐项目，并结合了编写组专家的专业临床经验。分为：①基础项目：体检基本项目目录包含项目。②优先推荐：临床认可度高、对专项疾病项目检查性能优异、人群依从性高且便于开展的项目。③可选项目：在进行基础项目和优先推荐项目之后，根据健康管理（体检）机构开展条件和受检者综合情况可选择进行的项目。专项体检筛查类项目推荐，如表 6-2-4。专项体检评估类项目推荐，如 6-2-5。

表 6-2-4 专项体检筛查类项目推荐

项目		主要检查内容
心脑血管疾病筛查		
高血压筛查	基础项目	血常规、尿常规、眼底、血压、空腹血糖、血脂、尿酸、肌酐、心电图、肾脏超声、胸部正位片或正侧位片
	优先推荐	血钾、血钠、同型半胱氨酸、尿白蛋白 / 肌酐比值、糖化血红蛋白、人体成分分析、脉搏波传导速度、踝肱指数、超声心动图、动态血压
	可选项目	血浆肾素浓度、血醛固酮、醛固酮 / 肾素浓度比值、24 小时尿钠、24 小时尿醛固酮、血管内皮功能、眼底照相、心肺功能测试、动态心电图、肾上腺 CT、冠状动脉 CT 血管造影、头颅 CT、颈动脉超声、椎动脉超声、经颅多普勒、肾动脉超声、头颅核磁共振成像、头颅磁共振血管成像、呼吸睡眠监测
冠心病筛查	基础项目	血压、空腹血糖、甘油三酯、总胆固醇、低密度脂蛋白胆固醇、高密度脂蛋白胆固醇、心电图
	优先推荐	高敏肌钙蛋白、超声心动图、冠脉钙化积分、踝肱指数、颈动脉超声
	可选项目	载脂蛋白 B、脂蛋白 a、超敏 C 反应蛋白、平板运动试验、冠状动脉 CT 血管造影、脉搏波传导速度、血管内皮功能
脑卒中筛查	基础项目	血压、空腹血糖、甘油三酯、总胆固醇、低密度脂蛋白胆固醇、高密度脂蛋白胆固醇、心电图
	优先推荐	动态血压、动态心电图、超声心动图、经颅多普勒、颈动脉超声
	可选项目	头颅 CT、头颅核磁共振成像、头颅磁共振血管成像、头部增强 CT 血管成像、颈部增强 CT 血管成像
血管疾病筛查	基础项目	血压、甘油三酯、低密度脂蛋白胆固醇、高密度脂蛋白胆固醇、总胆固醇、眼底
	优先推荐	脉搏波传导速度、踝肱指数、颈动脉超声
	可选项目	载脂蛋白 A1、载脂蛋白 B、脂蛋白 a、C 反应蛋白、糖化血红蛋白、口服葡萄糖耐量试验、尿微量白蛋白或白蛋白 / 肌酐比、血管内皮功能、动态血压、动态心电图、下肢动脉超声、下肢静脉超声、腹主动脉超声、双肾动脉超声

续表

项目		主要检查内容
癌症筛查		
肺癌筛查	优先推荐	胸部低剂量螺旋 CT
	可选项目	肿瘤标记物（如胃泌素释放肽前体、神经元特异性烯醇化酶、癌胚抗原、细胞角蛋白19片段、鳞状细胞癌抗原），肺癌相关自身抗体
结直肠癌筛查	基础项目	直肠指检、便隐血
	优先推荐	多靶点粪便脱氧核糖核酸检测、免疫法定量粪便隐血、全结肠镜
	可选项目	血液 Septin9 基因甲基化检测、粪便黏结蛋白聚糖 2 甲基化检测、乙状结肠镜
胃癌筛查	优先推荐	幽门螺杆菌检测、血清胃蛋白酶原、血清胃泌素 -17、电子胃镜检查
	可选项目	磁控胶囊胃镜检查
肝癌筛查	基础项目	肝脏超声
	优先推荐	甲胎蛋白、甲胎蛋白异质体、异常凝血酶原
	可选项目	癌胚抗原、糖类抗原 19-9、肝脏增强 CT 或核磁检查
乳腺癌筛查	基础项目	外科乳腺触诊
	优先推荐	乳腺超声检查、乳腺 X 线检查、乳腺 X 线联合乳腺超声检查
	可选项目	乳腺核磁检查
宫颈癌筛查	基础项目	宫颈脱落细胞检查
	优先推荐	人乳头瘤病毒脱氧核糖核酸检测、液基细胞学检查联合人乳头瘤病毒检查
	可选项目	人乳头瘤病毒信使核糖核酸检测、醋酸染色肉眼观察、光电宫颈癌筛查方法
前列腺癌筛查	基础项目	直肠指检、前列腺超声检查
	优先推荐	总前列腺特异性抗原、游离前列腺特异性抗原、游离前列腺特异性抗原 / 总前列腺特异性抗原（比值）
	可选项目	前列腺核磁检查
其他慢性病筛查		
慢阻肺筛查	基础项目	胸部正位片或正侧位片、血常规、心电图
	优先推荐	肺功能检查
	可选项目	脉搏氧饱和度监测、胸部 CT、心肺功能测试、超声心动图
2 型糖尿病筛查	基础项目	体重和腰围、眼底、尿常规、血压、空腹血糖、肾功能、血尿酸、血脂、心电图
	优先推荐	口服葡萄糖耐量试验、餐后 2 小时血糖、糖化血红蛋白、糖化血清白蛋白、尿蛋白定量、尿白蛋白 / 肌酐比值
	可选项目	皮肤糖基化终产物检测、空腹和餐后 2 小时胰岛素及 C 肽、脂联素
骨质疏松筛查	基础项目	血常规、尿常规、肝功能、肾功能
	优先推荐	双能 X 线吸收测定法、血清学骨代谢指标、血清蛋白电泳、血钙、血磷、尿钙、尿钠、超声骨密度
	可选项目	定量计算机断层照相术
慢性肾病筛查	基础项目	尿常规、血肌酐、尿素氮、肾脏超声
	优先推荐	尿白蛋白 / 肌酐比
	可选项目	血清胱抑素 C，肾小管功能检测（尿 β2 微球蛋白、尿视黄醇结合蛋白、尿 α1 微球蛋白、尿 N 乙酰 -β- 葡萄糖苷酶），24 小时尿蛋白定量

续表

项目		主要检查内容
肝病筛查		
病毒性肝炎	基础项目	肝功能、肝脏超声
	优先推荐	各类病毒性肝炎标志物、γ-谷氨酰转肽酶、碱性磷酸酶
	可选项目	乙型肝炎病毒脱氧核糖核酸定量检测、丙型肝炎病毒核糖核酸定量检测、肝脏瞬时弹性成像、血清壳酶蛋白、血清细胞角蛋白18
脂肪性肝病	基础项目	血糖、血脂、肝功能、血尿酸、肝脏超声
	优先推荐	肝脏瞬时弹性成像、肝脏脂肪半定量CT
	可选项目	磁共振脂肪定量、磁共振弹性成像
肥胖筛查	基础项目	身高、体重、腰围、血压、血脂、空腹血糖、甲状腺功能
	优先推荐	人体成分分析，血糖(餐后2小时)，胰岛素(空腹、餐后2小时)，糖化血红蛋白，糖耐量试验
	可选项目	同型半胱氨酸、皮质醇、性激素、维生素、微量元素、内脏脂肪检测

表6-2-5　专项体检评估类项目推荐

项目		危险因素
心理健康评估	优先推荐	症状自评量表、抑郁自评量表、焦虑自评量表、压力知觉量表、匹兹堡睡眠质量指数量表
	可选项目	健康问卷量表、广泛性焦虑障碍量表、生活事件量表、应付方式问卷、心理复原力量表
营养健康评估	基础项目	身高、体重、腰围、臀围、小腿围、血常规、白蛋白
	优先推荐	骨代谢指标及骨密度、维生素、矿物质
	可选项目	血糖(餐后2小时)，胰岛素(空腹、餐后2小时)，糖化血红蛋白，同型半胱氨酸，甲状腺功能，皮质醇，性激素，C-反应蛋白
睡眠健康评估	基础项目	体格检查、血常规、胸部正位片或正侧位片、心电图
	优先推荐	便携式睡眠诊断仪监测、多导睡眠监测、Epworth嗜睡量表
	可选项目	动脉血气分析、肺功能、X线投影测量
免疫功能测评	基础项目	血常规
	优先推荐	淋巴细胞亚群检测(T细胞、B细胞、自然杀伤细胞百分比及绝对计数)
	可选项目	免疫球蛋白及补体(IgA、IgG、IgM、补体C3和C4)
运动功能测评	基础项目	体格检查
	优先推荐	人体成分分析、心肺功能测试、肌肉力量测评、柔韧性测评
	可选项目	平衡能力测评、灵敏性测评

第三节　健康体检套餐的个体化定制

一、体检项目使用建议

1. 一般要求　开展健康体检基本项目的机构和人员必须符合原卫生部《健康体检管理暂行规定》以及国家卫生健康委员会发布的《健康体检中心管理规范(试行)》和《健康体检中心基本标准(试行)》的要求，具有相应的执业资质并持证上岗，具备完成健康体检基本项目(健康体检基本项目、健康体检自测问卷、体检报告首页）内容所规定的场地、仪器设备、质量控制及信息化要求。

2. 体检基本项目目录的使用要求　该目录是开展健康体检服务的基础，健康管理（体检）机构，必须在保证完成基本项目目录的前提下，方可根据所在地区的实际情况和健康管理机构具备的人员、技术设备等条件选择开展专项项目，特别推荐开展与心血管疾病、糖尿病、部分癌症相关的风险筛查项目。特别说明，进行专项项目检查时必须首先参考基本项目内容，以避免项目的重复检查，本体检基本项目适合成人健康体检，不包含妇幼保健、职业病、入职（入学）体检，不涉及疾病的诊断与治疗评价。

3. 健康体检自测问卷的使用要求　健康体检自测问卷是开展健康体检基本项目服务的重要内容之一，问卷获取的健康信息及数据与医学检查设备获取的健康信息同等重要，是形成健康体检报告首页的重要内容和开展检后健康评估与开展个性化健康管理服务提供基础信息。因此，各级各类健康管理（体检）机构必须将体检自测问卷纳入开展健康体检服务的必备项目及体检套餐（但形式及内容可以根据体检及人群特点进行个性化设置）。该问卷主要适用于18岁以上成人。问卷采用多样化采集方式，包括借助远程移动终端的电子问卷与纸质问卷，填写方式可以根据受检者的年龄、文化程度等采用自填或面对面询问。答题前先仔细阅读问卷引导语与答题要求及注意事项，建议每个被检者必须完成自测问卷后方可获取健康评估及健康指导报告。对自测问卷填写不合乎要求或存在漏填、错填、误填者要及时剔除，以免影响体检报告首页质量。

二、个性化体检套餐选择

个性化健康体检选择项目是为满足受检者的进一步需求而设立的，除了体能检查外，是健康体检基本项目检查发现受检者存在某种疾病风险，或健康体检前已经出现相关症状、体征，或者有疾病家族史，或者有已明确诊断的疾病，或者为受检者本人要求，特殊人群体检项目选择也属于个性化体检项目，经过主检医师同意和由受检者共同选择的临床检查项目。

1. 根据年龄　不同年龄有不同的多发病。各年龄段应据主要相关疾病选择相应体检项目。儿童：多见先天性疾病、营养发育不良、各种急性病等。青壮年：多见传染病、早期代谢综合征、癌症等。老年人：多见各器官功能减退、心脑血管疾病、癌症、代谢性疾病等。

2. 根据家族史　糖尿病、高血压及某些癌症有家族性遗传倾向，在选择体检项目时应给予充分考虑，进行相关项目的检查。

3. 根据既往史或既往体检异常　如过去患有乙型肝炎，此次应检查乙肝五项、肝功能、肝脏超声、甲胎蛋白、乙型肝炎病毒脱氧核糖核酸等；如过去超声发现肾囊肿，此次应复查超声，并注意肾囊肿大小变化。

4. 根据现有症状　如有胸闷应选择心脏、肺等相关检查；胃痛应选择胃镜检查。

5. 根据职业　如银行、财务等长期伏案工作者宜加做颈椎影像学检查。

6. 根据性别　女性宜加做乳腺和妇科方面的检查，如乳腺彩超、人乳头状瘤病毒检查；男性40岁以上者可加做前列腺检查，如前列腺特异性抗原、游离前列腺特异性抗原。

7. 根据需求　如选择婚前检查和孕前检查等。

8. 根据个人心理健康状况　选择心理及精神压力监测与评估。

（曾强　孙菁）

参考文献

1. 黄建始，陈君石. 健康管理在中国的历史、现状和挑战 [J]. 中华全科医师杂志, 2007, 06 (1): 45-47.
2. 郭清. 中国健康服务业发展报告 2019 [M]. 北京：人民卫生出版社, 2019.
3. 中华医学会健康管理学分会，中华健康管理学杂志编委会. 健康体检基本项目专家共识 [J]. 中华健康管理学杂志, 2014, 008 (002): 81-90.
4. 万学红，卢雪峰. 诊断学 [M]. 9 版. 北京：人民卫生出版社, 2019.
5. 中华医学会健康管理学分会，《中华健康管理学杂志》编辑委员会. 健康体检基本项目专家共识 (2022)[J]. 中华健康管理学杂志, 2023, 17 (09): 649-660.

第三章 健康体检实施环节与流程

第一节 健康体检环节与流程的概念

一、环节与流程的概念

1. 环节 是指事物中与其他部分相关联的某一部分，是相互关联的许多事物中的一个，其基本特征是彼此关联、相互承接，而不是孤立存在的事物。企业中的生产、销售和运输以及食品安全管理中的种植、加工和包装等活动都是不同行业中的典型环节。环节是构成流程的基础，也是流程得以运行的核心要素。

2. 流程 是指一系列连续有规律的活动以某种确定的方式进行并导致特定结果的程序。流程的两大标志是环节和时序，两者缺一不可，只有环节设置没有时序安排，或只有时序安排没有环节设置都无法构成一个流程。一个完整流程的构建需要包含以下六个要素：输入资源、活动、活动的相互关系、输出结果、顾客和价值。其中，输入资源是指流程运作必须投入的人力、物力、财力、技术以及信息等资源；活动是指流程运作中的各个环节；活动的相互关系是指把流程从头至尾串起来的各个环节之间的相互关系；输出结果是指承载着价值的流程运作结果；顾客是流程服务的对象；价值即是流程运作为顾客带来的益处。

二、健康体检环节与流程的概念

1. 健康体检环节 是为了完成预定的体检任务所设置的一系列与体检相关的活动，其中每一项活动就是一个独立的环节。在健康体检中，诸如问卷调查、物理检查、实验室检查及影像检查等，都是健康体检过程中的各个环节。

2. 健康体检流程 是健康体检过程中各个健康体检环节的组合，健康体检环节的不同组合构成了不同的健康体检流程。根据环节和时序的不同，将健康体检流程划分为体检前（简称“检前”）流程、体检中（简称“检中”）流程和体检后（简称“检后”）流程三个阶段，各阶段既相对独立又互相关联，都是完成健康体检不可分割的重要组成部分。

三、健康体检流程的组成要素

1. 输入资源 在健康体检流程中，输入资源是指为了完成健康体检所需投入的人力、物力、财力、技术以及信息等资源，如为体检中心配备各类管理人员和技术人员，添置各种基础设施和医疗设备，引进各项适宜技术及搭建各种信息化平台等都是输入资源的具体措施。

2. 活动 在健康体检流程中，活动是指围绕健康体检流程所设置的各个环节，如预约、检前咨询、各种检查和检后跟踪服务等，均是体检流程中的各项活动或具体环节。

3. 活动的相互关系 在健康体检流程中，活动的相互关系是指体检中的每一个工作环节之间的相互作用，表现为各环节按一定的时间顺序和相互关系彼此关联，既互相承接，又互相制约，如采血和就餐的关系，决定了必须先采血后就餐。

4. 输出结果 在健康体检流程中，输出结果是指健康体检流程运作的实际结果，如形成体检报告、揭示健康风险、明确疾病诊断和出具健康风险评估报告等都是体检流程运作的最终结果。

5. 顾客 在健康体检流程中，顾客就是前来健康体检机构接受健康体检的所有受检者。

6. 价值 在健康体检流程中，价值是健康体检流程给受检者所带来的全部收益，如优质的服务、舒适的环境、对自身健康的了解以及知晓如何改变不健康的生活方式等，都是健康体检流程给受检者带来的价值。

第二节　健康体检主要环节与流程

一、检前主要环节与流程

（一）体检预约

体检预约是检前流程的第一个环节，其主要目的是确认体检具体时间、告知体检注意事项和做好检前准备工作等相关事宜。对于团队体检，在预约环节中，需要明确体检时间、体检人数、体检项目、体检费用、付费方式以及是否需要安排车辆接送等相关事宜。根据体检对象和服务模式的不同，目前体检预约主要有以下几种方式。

1. 电话预约　这是受检者通过健康体检机构所提供的服务电话进行预约的一种方式，也是一种比较简单、快捷的预约方式。

2. 网上预约　这是受检者通过健康体检机构官方网站、微信公众号或体检信息系统所提供的体检预约平台进行预约的一种方式。

3. 现场预约　这是受检者直接到健康体检机构现场进行预约的一种方式。

4. 其他预约　其他预约方式如利用手机短信平台或专用APP进行预约，随着手机智能化的不断升级，个人体检通过手机APP实现预约已变得越来越便捷和普遍。

（二）检前咨询

检前咨询是检前流程中最重要的环节，其主要目的是通过与受检者双向沟通，确定针对受检者健康状况并符合受检者健康需求的体检项目。检前咨询的方式与预约方式基本相同，其中，现场咨询效果较好，电话咨询和网上咨询效率较高，各有利弊。检前咨询的主要目的如下。

1. 了解健康信息　主要包括详细询问受检者的家族史、疾病史和目前健康状况，了解受检者的生活环境、生活方式、职业特征和经济状况等健康危险因素和影响健康需求的因素，为选择体检项目提供参考依据。

2. 评估体检需求　在了解健康信息的基础上，综合分析和判断受检者心理上对本次健康体检的主观需求和受检者生理上对本次健康体检的客观需求，为进一步选择体检项目提供充分依据。

3. 确定体检项目　根据以上情况，拟定适合受检者个体情况的基本体检项目和专项体检项目，并与受检者充分沟通，最终与受检者共同确定本次体检的具体项目。

4. 告知相关事项　确定体检项目后，应向受检者全面介绍体检机构有关情况，详细告知检前、检中和检后应注意的相关事项，彻底消除受检者心中的各种疑虑和问题，以便受检者顺利进入体检流程。

（三）前台服务

1. 信息登记确认　主要是在健康体检信息系统中根据体检报告首页要求录入受检者个人基本信息，建立受检者个人健康档案，并根据所选定的体检项目核算相关费用。

2. 办理缴费　传统的缴费方式是受检者到门诊收费处付费，为了提高效率，目前已有较多的健康体检机构将缴费功能并入前台，既省时也便捷。受检者可依个人情况选择现金、支票、POS机刷卡、体检卡、微信或支付宝电子支付等缴费方式。

3. 打印导检单　导检单作为呈现体检流程中各个环节的纸质载体，既是受检者进行体检的项目指南，也是导检人员引导受检者合理分流的主要依据，同时也是避免发生漏检、重检和错检等质量问题的重要文书，因而应妥善保存。目前，多数体检机构导检单上附有条形码，确保了检查环节的准确和效率，避免了人为操作可能带来的错误，应注意条码制作、打印和粘贴过程中精确无误。

4. 流行病学筛查　如有国家规定相关传染病流行，尤其是呼吸道传染病，疫情期间需要做好流行病学筛查及防护，如戴好口罩，测体温，一对一如实填写流行病学筛查表并签字确认等。

5. 其他服务　包括初步接待所有来访受检者、接听来访电话、为受检者提供大便和小便标本容器、解答受检者所提出的有关疑问和收集受检者“导检单”等，不同的健康体检机构会依据自身条件和工作需要，赋予前台不同的功能。

二、检中主要环节与流程

（一）问卷调查

问卷调查是了解受检者健康状况和健康风险

因素非常重要的环节。自测问卷的形式有纸质问卷和电子问卷两种，随着网络技术的快速发展，越来越多的体检机构开始利用线上平台或体检机构内网络终端设备提供的电子问卷采集问卷信息，传统的纸质问卷信息采集方式因其效率低下将逐步被淘汰。

（二）餐前检查

餐前检查主要是指为了避免进餐对检查结果的干扰和影响，必须在空腹状态下开展的检查项目，个别体检项目虽然与就餐关系不大，但因与其同类的其他项目为餐前项目，所以可视情列入餐前项目，以确保体检流程的顺畅。

1. 一般检查　主要包括测量血压、脉搏、身高、体重、腰围、臀围、腰高比、腰臀比等。

2. 采血　主要是采集血液开展血常规、血液生化等可以通过血液检测的检验项目。

3. 腹部超声　主要是指包括肝、胆、脾、胰和双肾等5个腹部脏器的超声检查。

4. ^{13}C或^{14}C-尿素呼气试验　这是一种用来检查是否有幽门螺杆菌感染的试验。

5. 肠镜检查　这是上消化道和大肠的内窥镜检查，无论是常规的胃肠纤维内窥镜检查，还是胶囊胃镜检查，均需要空腹进行。

（三）就餐

餐前项目检查结束后，为避免空腹时间过长所导致的过度饥饿，减少潜在的医疗风险，同时让受检者更顺利地完成餐后检查，健康体检机构均会设置专用场地以方便受检者就餐。

（四）餐后检查

1. 物理检查　主要包括内科、外科、妇科、眼科、耳鼻喉科和口腔科6个科室的临床检查。

2. 实验室检查　大部分健康体检机构并未设置独立的实验室，其工作主要由医院检验科（中心）承担。餐后实验室检查项目主要包括血尿便常规、血液生化和体液细胞学检查等。

3. 心电图检查　这是通过心脏电活动的记录了解心脏情况最简单的检查手段，因而也是健康体检的常规检查之一。

4. X线检查　主要是通过胸部X线检查，了解肺部、心脏、胸廓、纵隔、膈肌和骨骼等部位有无病变情况。

5. 超声检查　除腹部脏器以外其他部位的超声检查均不受就餐影响，因而可以设置在餐后检查流程中，但为了避免在同一个检查环节重复候检，只要时间和条件允许，也可在餐前腹部超声检查时一并检查其他部位。需要超声检查的其他部位包括心脏、甲状腺、颈部血管、乳腺、女性盆腔器官以及前列腺等器官等。

6. 功能检查　主要包括骨密度检查、动脉粥样硬化检查、血管内皮功能测定、经颅多普勒检查、脑血流图、肺功能、人体成分分析、糖尿病风险评估、精神压力分析、热断层扫描技术和中医体质辨识仪等。

（五）特殊检查

特殊检查主要是指需要特殊准备和另行安排的一类检查项目。根据受检者检查需要和体检机构实际情况，这类检查既可以根据有关要求安排在当日的体检流程中，也可以另行安排专门时间检查。特殊检查项目主要包括动态心电图、动态血压、阴道镜、乳腺钼靶、胸部CT、CT血管造影（CT angiography，CTA）和磁共振（MRI）等。

（六）其他环节

1. 导检　根据当日体检项目安排，负责受检者分流和引导，对老弱病残孕等跌倒高风险受检者给予相应照顾；负责岗位巡视，引导受检者候检；根据导检单指导受检者按顺序实施体检；负责受检者现场健康宣教；及时处理现场受检者投诉和建议。

2. 应急处置　体检过程中及时处理A类重要异常结果或各类紧急医疗情况及非医疗安全事件。

（七）体检流程

健康体检和医疗服务的最大区别在于健康体检在短时间内人员相对集中，需要因人而异处理，所以合理规范的流程设置显得十分重要。体检各环节的畅通、连贯，直接影响体检秩序和体检质量。因此，健康体检机构应根据实际情况制订体检流程图放置在合适的位置，方便受检者了解体检过程。在检中流程设计时，充分考虑各环节设置和时序安排的科学性、实效性和便捷性，如采取分时段进入体检区、餐前和餐后项目合理设置或特殊检查项目另行安排等方式，提高体检效率和效果。

三、检后主要环节与流程

（一）编制健康体检报告

1. 汇总体检资料　这是检后流程中的第一个环节，该环节的主要任务是尽快汇总各项检查的最终结果，认真审核体检资料的完整性和准确性，确保其真实、全面、客观和可靠，并最终对体检资料质量负责。

2. 重要异常结果处置　在汇总审核时，发现有重要异常结果，按相关共识分级、及时通知受检者，必要时帮助协调以进行进一步临床诊治。

3. 提出健康建议　该环节主要是通过综合分析和判断，确定异常结果的临床意义和健康风险，并提出相应的就医指导和健康建议，以便进一步明确诊断或实施健康干预。

4. 出具体检报告　该环节在对体检结果进行进一步整理、归纳和分析的基础上，查缺补漏，多级审核，最终形成主检结论，并打印出具完整的体检报告。对于团检单位，还要出具团体体检的综合性分析报告。

（二）提供报告解读咨询

1. 深入解读体检报告　此环节主要是为受检者深入解读体检报告的异常结果和主检结论，让受检者了解目前健康状况，已患何种疾病，存在哪些健康危险因素以及未来患某种疾病或死亡的风险程度等。

2. 全面提供健康咨询　在深入解读体检报告的基础上，就异常数据产生的原因、危害以及与生活方式的关系进行详细解释说明，以提高受检者接受健康干预的依从性。此外，针对受检者在健康方面的疑问，为受检者提供健康咨询。

（三）实施检后医疗服务

1. 指导深度体检　对需要进一步明确其性质的异常体检结果特别是A、B类重要异常结果，应指导受检者进一步深度检查，如体检机构自身无法确定深度检查项目，应告知受检者下一步需要就诊的门诊科室和相关专家，必要时可主动协助安排就诊和检查。

2. 协助诊断治疗　对已明确诊断且需要门诊或住院治疗的受检者，应协助安排其到相应的门诊或相应的临床科室接受治疗。

（四）制订健康干预方案

1. 健康危险因素干预方案　针对受检者存在的健康危险因素，制订相应的健康干预方案，重点是针对不良生活方式制订相应的干预措施。

2. 疾病管理方案　针对已患疾病但处于稳定期或康复期的受检者制订相应的疾病管理方案。

（五）实施检后跟踪随访

1. 开展针对性健康教育　结合受检者健康状况，制订有针对性的健康教育计划，选择适合受检者的健康教育方法，实施以生活方式干预为重点的健康指导。

2. 重要异常结果随访　这是检后跟踪随访的核心内容，通过定期监测异常指标特别是重要异常结果，掌握其变化程度和演变趋势，有利于适时提出相应的健康建议和管理措施。

3. 评价健康干预效果　通过对受检者实施健康干预、健康状况改善和异常结果演变等情况的综合分析，评价健康干预方案实施的实际效果，为调整和完善健康干预方案提供依据。

4. 调整健康干预方案　针对健康干预方案实施中存在的问题和健康干预方案的实际效果，不断调整和完善健康干预方案，以期达到更好的干预效果。

（六）其他检后服务环节

1. 健康管理门诊　部分体检机构开设健康管理门诊，对体检后有健康管理需求的受检者开展以疾病为导向的有针对性的健康管理，如以肥胖、糖尿病、高血压等为目标，实施生活方式跟踪指导干预等。

2. 传染病上报　按照传染病防治法的要求，及时上报体检机构发现的各类传染病。

第三节　健康体检流程的设计要点

一、检前流程设计要点

检前流程设计是将检前工作环节合理设置的过程，需要考虑的相关因素很多，除了诸如人力、物力、财力、信息等各类资源的必要配置外，重点应该把握以下几个要点。

（一）把握受检者对体检的整体需求

受检者体检需求是检前流程设计时最重要的影响因素之一，不同的需求会设置不同的环节，也会设计不同的流程，因而必须充分了解，准确把握。影响受检者体检需求的因素很多，主要与受检者性别、年龄、职业、文化程度、既往史、遗传史、生活方式、健康状况、健康素养和经济能力等有关。

（二）深化受检者对体检中心的了解

受检者对体检中心的了解越全面越深入，就越容易与之交流沟通，就越能够合理设置体检项目，并最大限度地遵循体检流程的要求，从而显著提高体检效率，更好地保障体检质量和效果。这就要求体检中心在设计检前流程时与受检者充分交流和沟通，使受检者充分了解体检中心的人员、技术、项目、设备、服务、环境、特色、优势甚至不足，从而大大减少受检者对体检中心认识上的误区。

（三）确认受检者知晓检前注意事项

检前注意事项的充分告知是检前流程中不可或缺的重要组成部分，是确保体检质量，减少体检失误必不可少的关键环节，应予高度重视。告知的注意事项林林总总，主要包括告知是否空腹、是否憋尿、是否按时服用药物、是否做胃肠道准备，告知受检者颈部及胸部不要有影响 X 线检查的饰物、女性经期及妊娠期不能做妇科常规检查、自采自带尿便等体液标本的注意事项等。对有严重疾病的受检者，可要求受检者或陪检人在知情同意书上签字，表示理解和认可其中的所有内容。

二、检中流程设计要点

检中流程是健康体检流程的核心组成部分，各个环节的设置和时序的安排都应该体现提升质量、提高效率和确保效果的总体要求，为此，应把握以下几个重点。

（一）科学设置餐前与餐后项目

由于进餐会对部分检查项目的结果造成一定的干扰，为了减少进食对检查的干扰和影响，在检中流程设计时应将所有检查项目分为餐前项目和餐后项目两大类。餐前项目主要包括一般检查、绝大部分血液检查、腹部超声、C^{13} 或 C^{14} 尿素呼吸试验、PET/CT 和胃肠镜检查等。餐前项目的空腹时间是指禁食 8 小时以上，除餐前项目外，其他不需要空腹检查的项目均可设置为餐后项目。为了避免在同一个检查环节重复候检，部分餐后检查项目可以在餐前与同类检查项目一并做，如餐后项目——甲状腺超声可在餐前与腹部超声相继进行检查。此外，需要注意的是，有些检查项目应该安排在餐后进行，以避免长时间禁食对检查的不利影响。如空腹状态下，往往饮水不够，脑血流状态会受到一定的影响，此时不宜做经颅多普勒或脑血流图检查；空腹状态下做平板运动试验也容易导致低血糖等不良反应。

（二）合理安排常规与特殊项目

鉴于部分常规项目与特殊项目之间有一定的关联，如不合理设计其检查流程，将会对检查结果造成互相干扰。如腹部超声检查时应尽可能减少胃肠道积气，而胃肠镜检查时又会导致胃肠道大量气体充盈，因此，不宜将胃肠镜检查安排在腹部超声之前进行。另外，由于血糖水平会直接影响糖耐量试验和 PET/CT 检查结果，做这两项检查前均需要受检者保持相对安静，避免过度活动，以减少机体对糖的额外消耗，因而这两项检查不宜安排在如平板运动试验等活动量大的检查项目之后。

（三）有效防范与规避检中风险

在体检过程中，有部分人群属于高风险人群，对他们应给予重点关注，如老年人容易发生摔倒，心脑血管疾病患者容易发生心脑血管事件，糖尿病患者容易发生低血糖，个别人采血时容易发生晕血、晕针等。对此，一方面要从防范和规避风险的角度确保体检机构中的各类设施使用安全，避免发生人员滑倒、摔伤和触电等意外事件；另一方面，在设计检中流程时，应设置相应的应急预案，明确预案启动条件、救治场所、救治设施、施救人员、救治程序和后送渠道等。

（四）确保快速有序地完成检查

确保快速有序地完成检查是检中流程设计最基本的要求，必须在检中流程设计时充分考虑各环节设置和时序安排的科学性、时效性和便捷性，如增加导检人员配置、采取分时段体检安排、餐前和餐后项目合理设置、特殊检查项目另行安排等方式加快体检速度，条件允许时，可通过体检导检系统实时引导，进一步提高体检效率和效果。

（五）处理检中的重要异常结果

体检过程中会经常遇到一些重要异常结果，在检中流程设计时，应按照《健康体检重要异常结果管理专家共识（试行版）》要求，对重要异常结果进行分类处理，特别是对需要立即进行临床干预，否则将危及生命或导致严重不良后果的 A 类异常结果，要迅速采取果断救治措施，为疾病诊治赢得时间。

三、检后流程设计要点

检后流程看似简单，但如果设计不合理，受检者对体检机构的心理体验和实际收获将会大打折扣，满意度自然也会受到影响。因此，在设计检后流程时一定要充分考虑受检者在此阶段的各种需求，重点把握以下几个方面。

（一）尽快告知受检者健康状况

体检机构能尽快出具体检报告是受检者最迫切的期待。由于出具体检报告的速度受体检机构的规模、工作量、信息化程度以及内部管理等多种因素的影响，因而不同的体检机构所规定的出具报告时间不同，但一般不应超过一周。目前，部分体检机构已将包括体检结果告知、生活方式指导和异常指标复查提醒等检后跟踪随访工作环节，调整至体检报告完成环节之前就开始进行，以便及时向受检者通报重要异常结果和其他异常发现，大大提高了受检者满意度。

（二）高度重视体检报告解读

体检报告解读是检后流程中的关键步骤，是正确传播健康信息、提高受检者健康素养、加强受检者自我健康管理的重要时机，也是体检机构与受检者直接交流和沟通的重要环节，因此，体检机构应对体检报告的内容进行综合解读，以便受检者了解自己在健康方面存在的问题、原因、危害以及应采取的措施，使其提高依从性，为后续实施健康教育、健康干预和健康促进等健康管理服务奠定基础。体检报告解读包括综合分析体检信息、全面评估健康状况、明确疾病诊断和危险因素、阐述生活方式与中间风险因素及慢性病的关系，有针对性地制订干预措施，告知有关注意事项及复查时间等。总之，综合解读体检报告，应把握以下要点。

1. 避免解读单一数据　所有的分析、判断和建议都应建立在综合分析的基础上，特别要注意将问卷调查内容与本次体检数据相结合，切忌针对单一阳性数据或指标作出结论。

2. 注意提高依从性　应尽可能让受检者了解健康问题产生的原因、危害、风险因素及其与生活方式的关系，从而提高受检者对健康干预的依从性。

3. 注重解读实际效果　解读报告应尽可能通俗易懂、形象生动，并结合挂图、检查结果图片报告、临床实例和生活实例进行讲解，使受检者易于理解和便于执行，确保解读的实际效果。

4. 协助创建支持环境　为了最大限度地鼓励和支持受检者实施健康干预，可以协助受检者建立社会支持系统，安排其同事、家属或身边工作人员等参加报告解读并在后续健康干预过程中给予支持，以进一步提高受检者健康干预的可持续性。

（三）主动协助检后医疗服务

检后医疗协助是健康体检后，对被发现患有某种疾病且需要进一步检查或住院诊治的受检者所提供的一种后续服务。体检机构的健康管理师需要根据自己的专业知识，及时识别受检者的就医需求，对 A/B 类重要异常结果，应尽快协助安排专家会诊、深度检查或后续医疗等，必要时可指导受检者选择医院、专科甚至专家，以便受检者获得便捷有效的诊治。

第四节　健康体检流程对体检质量的影响

一、检前流程对健康体检质量的影响

检前流程对后续健康体检的质量可产生不同程度的影响，因而在设置每个检前环节时应考虑其对后续体检质量的影响。如在检前咨询环节的告知相关事项部分，应告知受检者其体检前的生活状态对体检数据质量有很大影响。当受检者处于常态生活状态时，其饮食起居、身体活动、工作负荷、精神压力和身体内环境等均处于相对稳定的状态，这种状态下的体检结果比较符合受检者的真实情况。反之，如受检者刻意较大程度地改变生活常态，将会使其检查结果在一定程度上被恶化或优化，从而掩盖了真实的健康状况，使受检者体检结果呈现出不符合常态生活下的健康状况。

对于患有高血压、冠心病、糖尿病或慢性肺气肿等慢性病的患者，应充分告知其按时用药的重要性，避免体检时发生医疗风险。检前用 100mL 温水送服药物，对血液检测指标或其他空腹检查项目的结果影响极小，故要嘱咐受检者检前正常服药。对于已患慢性病的患者，体检的意义并非在于确定上述疾病是否存在，而是在了解其目前仍有的健康风险和在疾病状态下，对已患疾病的治疗效果作出评价，并以此评价作为下一步健康干预的依据。

二、检中流程对健康体检质量的影响

检中流程对体检质量的影响因素较多，影响

程度也较大，特别是场地设置是否合理、医务人员技术是否过硬、医疗仪器设备是否先进、数据采集是否准确等均可从不同侧面影响体检质量，这些都是检中流程最重要的因素，也是影响体检质量的关键，因此在设计检中流程时必须予以重点把握。此外，还有一些影响体检质量的因素容易被忽略，故应该在检中流程设计时予以明确。

(一) 检中流程对问卷完成质量的影响

问卷调查是了解受检者健康状况和风险因素的重要环节，可通过现场填写问卷或线上填写问卷的方式进行，其质量的高低直接影响对受检者健康状况和风险因素的评估，因此，在检中流程设计时应有效控制影响问卷填写质量的相关因素。第一，应该让受检者充分认识到问卷调查的意义和价值，防止由于重视不够放弃填写或草率填写问卷。第二，现场填写问卷时，应为受检者提供合适的场地和足够的时间并给予现场指导；线上填写问卷时，应提前予以线上培训和指导，确保问卷填写的质量。第三，应对负责问卷填写的相关工作人员进行必要的培训，要求其不但要掌握问卷中所有问题的确切含义，也要掌握向受检者提问的正确方法和基本技巧，引导受检者做出正确选择。

(二) 进餐及憋尿环节对体检数据的影响

进餐是检中流程中最基本的环节，憋尿也是经腹超声检查女性盆腔器官和男性前列腺必要的准备工作，但这两项准备工作均可对血压、体重、腰围、化验以及心电图等检查结果造成一定的影响，调查显示，这些检查餐前与餐后结果对比、憋尿前与憋尿后结果对比都有显著差异。

有研究表明，进餐后与进餐前比较，男女受检者收缩压平均下降 4~6mmHg，舒张压平均下降 2~3mmHg；BMI 平均增加 0.2~0.3kg/m^2；腰围平均增加 1.2~1.6cm。年龄在 39 岁以下的受检者进餐后血压变化不大，40 岁以上受检者餐后血压下降明显，随着年龄的增长，餐后血压下降幅度加大。

为了满足经腹进行前列腺 / 子宫附件超声检查条件，受检者需要保持膀胱充盈。憋尿对男性受检者影响很小，但对女性受检者影响明显。经憋尿的女性受检者，排尿前与排尿后比较，收缩压和舒张压平均增加 2mmHg，腰围增加 1.1cm，BMI 增加 0.45kg/m^2。憋尿之所以引起血压升高，一方面是由于随着膀胱的充盈，回心血量增加；另一方面，为满足经腹子宫附件超声条件，女性受检者膀胱尿量平均要达到 410mL 以上，为此，需要大量饮水和长时间等待，焦虑紧张使受检者交感神经兴奋性增强。在憋尿等待的过程中，40 岁以上女性受检者紧张、焦虑更为突出，因此血压升高幅度较大，而男性为观察前列腺的形态结构，无须大量憋尿，膀胱尿量平均达到 67mL 以上就可满足检查条件，故血压变化不大。排尿后，由于紧张的情绪得以缓解，交感神经张力下降，外周血管扩张，使血压下降。

由于餐后或排尿后引起血压下降，使部分高血压者的血压在餐后或排尿后变为正常或正常高值，致使高血压检出率下降 2%。进餐、憋尿均使体重、腰围增加，超重、肥胖和中心性肥胖的检出率分别上升 1.35%、0.97% 和 1.93%。

目前，体检机构和受检者大都忽视这些影响，没有对这些项目的检查流程做出明确的规定，这种状况对于以辨病为主要目的传统体检也许影响不大，但在当前，健康体检不仅要发现受检者的疾病，更重要的是发现其健康风险因素，为健康评估和健康干预奠定基础，因此需要所采集的数据准确可靠并具有可比性，如对这些项目的检查流程不加以统一规范，不但影响体检结果的正确判断，也会影响健康干预效果的正确评价，更影响不同体检机构间的数据共享。因此，检中流程设计时应将血压、身高、体重和腰围测量应作为餐前检查项目安排在空腹和排空膀胱状态下进行。

(三) 检中流程与受检者情绪对体检数据的影响

检中流程的顺畅与否以及受检者情绪的好坏均可对体检数据产生直接的影响。受检者焦虑紧张可使交感神经兴奋性增强，肾上腺皮质激素分泌增加，从而引起心率加快、血压升高、血糖升高等一系列生理反应，此时体检所获得的血压、血糖乃至心电图数据都会产生一定的偏差。

(四) 标本的处理对检验数据质量的影响

检验数据是体检机构了解受检者健康状况和风险因素极为重要的参考资料，其全程质量控制包括实验前、实验中和实验后三个阶段，而标本的采集、保存及运送是实验前质量控制的重要环节。

三、检后流程对健康体检质量的影响

检后流程最重要的环节是报告编制。健康体检报告是重要的医疗文书。一份优质的健康体检报告能够准确、全面地记录和评价受检者的健康状况，从而让受检者针对不同的危险因素或疾病进行干预或专科就诊。同时，健康体检报告也是健康教育的重要依据，是宣传健康理念的媒介和健康管理的重要切入点；当然也是体检机构体检质量水平的体现，能够反映出体检机构的技术水平、人员资质、分析判断能力和管理规范，是体检机构的一张无声的名片。因此，出具的体检报告对体检终末质量的影响是决定性的，不可马虎草率。

（一）体检数据分析

体检数据分析对于确保体检质量至关重要，体检后所获得的数据非常多，既有问卷调查所获得的历史数据，也有体检所采集的实时数据，在处理这些相对孤立的数据时，如果不能善于将相关数据归类分析，找出数据之间的内在联系，必然会得出模糊甚至错误的结论，从而对体检的最终质量产生严重影响。

（二）体检报告编制

体检报告是体检数据分析结果的最终体现，体检报告的编制从形式到内容都要符合医疗文书所规定的基本要求。体检报告的核心部分是主检报告，主检报告的撰写应严格遵循《健康体检主检报告专家共识》的要求，按照资料汇总、报告形成和报告终审的流程出具。体检报告的编制一定要包含与受检者健康相关的全部信息，对个人而言，体检报告要包括问卷调查结果、受检者生理信息、体检阳性发现、疾病诊断、体检建议等要素，对团体而言，体检报告应包括体检计划的实施情况、群体主要健康问题、健康问题与职业特征的关系、健康教育与健康干预的重点内容以及下年度健康体检的注意事项等内容。

（陈向大　田京发）

参考文献

1. 王培玉, 刘爱萍, 刘宝花. 高血压的健康管理 [J]. 中华健康管理学杂志, 2007, 1: 18-21.
2. 周宁, 杨晓云, 王琳. 直立倾斜试验阳性的排尿性晕厥患者血液动力学及自主神经的反应 [J]. 临床心血管杂志, 2006, 22: 15-18.
3. 田京发, 王晓敏. 健康体检后的后续服务需要个性化 [J]. 中华健康管理学杂志, 2009, 3: 59-60.
4. 曾强, 王晓钟, 马俐华. 健康体检与健康管理服务模式的创新与实践 [J]. 中华健康管理学杂志, 2009, 3: 132-134.
5. 田京发, 王晓敏, 刘俭等. 体检流程对数据质量的影响 [J]. 中华健康管理学杂志, 2009, 3: 285-289.
6. 王培玉. 健康管理学 [M]. 北京: 北京大学医学出版社, 2012.
7. 白书忠. 健康管理师健康体检分册 [M]. 北京: 人民卫生出版社, 2014.
8. 武留信, 陈志恒. 健康体检主检医师职业技能培训 [M]. 北京: 人民卫生出版社, 2020.
9. 曾强. 健康体检报告规范与管理 [M]. 北京: 中华医药电子音像出版社, 2020.

第四章 科室设置与岗位要求

第一节 科室设置及要求

体检中心科室设置是依据《健康体检管理暂行规定》《健康体检中心基本标准》以及近年来体检中心的发展和相应功能而确定的。

一、检前接待部

1. 咨询室 包括问卷调查、受检者咨询、检前评估、介绍体检“1+X”项目等。

2. 登记处 包括办理体检手续、导引单打印、进入体检流程准备事宜等。

二、临床检查部

1. 一般检查室 包括身高、体重、血压、脉搏、腰围、臀围测量等。

2. 内科 包括病史采集、胸部查体、心脏查体、腹部查体、神经系统查体等。

3. 外科 包括既往病史和自觉症状采集、皮肤黏膜检查、浅表淋巴结检查、头颈部检查、甲状腺检查、乳腺检查、脊柱和四肢关节检查、肛门直肠检查、男性外生殖器检查等。

4. 眼科 包括视力检查(近视力、辨色力),眼外及眼前节的裂隙灯显微镜检查(眼睑、泪器、眼眶、结膜、巩膜、角膜、前房、虹膜和瞳孔、晶状体),眼后节检查(玻璃体、眼底检查)等。

5. 耳鼻咽喉科 包括听力,耳部(耳廓、外耳道、鼓膜、乳突),鼻部(外鼻、鼻前庭、鼻腔、鼻中隔、鼻窦),咽喉部(口咽部、鼻咽部、喉部)等。

6. 口腔科 包括口唇黏膜、牙体、牙周、舌、颞颌关节、颌面部等。

7. 妇科 包括妇科病史采集、腹部检查,妇科检查(外阴、阴道、宫颈、宫体及双侧附件检查),分泌物采集等。

8. 主检室 包括体检科室结论词汇总、健康指导建议、核对报告,出具体检结论等。

三、医技检查部

1. 检验科 包括标本采集、标本保存、标本运送、危急值汇总等。有条件建立健康体检中心实验室。

2. 超声科 包括腹部B超、泌尿系B超、妇科B超、其他器官B超检查等。

3. 心电图室 常规心电图检查。有条件建立超声心动图、动态心电图、动态血压等检查室。

4. 放射科 常规X线检查。有条件建立CT、MRI检查室。

5. 功能检查科 有条件建立包含动脉硬化检查、骨密度检测、糖尿病早期筛查、脑血管功能检测、体适能检查、肺功能、呼气试验检查、全身健康信息扫描系统等检查室。

四、客户受检者服务部

1. 投诉接待处理处 设立投诉举报电话,实行首问、首接负责制,接待者须耐心听取,妥善处理,包括对设备的投诉、对服务态度的投诉、对服务质量的投诉、对突发事件的投诉等一切在体检中心内发生的满意度调查结果的处理及反馈。建立“体检投诉登记本”,登记内容六要素:日期,受检者(姓名、登记号),当事人,事情经过(如何发现和发生的原因),处理经过和结果,签名。

2. 团体体检接待处 接待来访者时,介绍科室概况、提供的保健服务项目和范围、中心的优势等,对提出的问题予以耐心解答。带领来访人员参观中心,确保来访者满意。对当时不能决定在中心体检者,请来访者留下联系方式,以便日后做好回访。接待过程中,应热情周到;对各项内容的介绍和疑问的解答需要专业规范;对当时不能回应的事项,应记录,待事后讨论决定后及时反馈。

3. 急救及突发事件处理处 对停电、体检信息系统故障、晕血晕针、心脑血管意外、火灾事故等的应急处理预案及急救设备。

4. 体检资料管理处知情同意书、体检报告等相关资料保存管理。

五、综合管理部

1. 餐饮　严格执行医院餐饮食堂各项规章制度，确保食堂用餐环境整洁、舒适，餐具卫生、安全，保证饭菜干净，体检者取餐适量，避免浪费。

2. 院感管理消毒、保洁，保持体检中心诊室及公共区域整洁，空气物表消毒、医疗及生活垃圾分装并及时清运。地面无杂物、无积水，设施设备上无浮灰、无蜘蛛网。卫生间随时保洁，地面干净、无异味、无蚊蝇。

3. 保卫　维护体检中心内部治安管理和各项安全保卫工作，建立安全检查制度，落实消防措施。发现隐患及时报告，并落实整改。

4. 设备维护保养等。

5. 质量控制　制订质量控制制度、计划、方案、组织实施、督导检查。

六、信息管理部

有条件的体检中心可单独成立，尚未成熟的可并入医院信息中心统一管理。

1. 信息维护管理　包括科室信息系统技术培训；对科室所有计算机、打印机及其相关外部设备做好日常管理和维护；做好各软件系统的安装、调试及日常维护，及时处理各软件系统使用中发生的问题；做好信息系统的安全防范工作，定期查杀、定期更新、数据备份；保护信息安全，杜绝任何人在非授权情况下拷贝相关数据。

2. 信息建设开发　包括科室网站建设、短信平台维护、微信平台维护、软件的修改和升级、软件建设开发。

七、检后服务部

1. 检后健康管理处专人每日负责查看已经登记并已出体检结论的体检者情况，进行电话回访，建立“随访登记表”，记录内容包括登记日期，受检者单位、姓名、性别、登记号、阳性体征，进行随访及健康宣教，指导其做进一步检查或就诊，最后完善登记表格并汇总。

2. 重要异常结果管理处阳性跟踪建立“阳性体征和重大疾病登记本”，记录内容包括登记日期，受检者单位、姓名、性别、年龄、登记号、阳性体征或重大疾病描述，下一步指导建议、登记人姓名。及时向体检者反馈体检阳性结果和指导建议，引导体检者进一步检查、诊疗，避免发生延误检查和诊治情况，并报告专人负责统计。

3. 检后健康教育处负责团队体检的健康讲座、体检报告咨询、个人体检报告咨询等。

4. 报告管理处打印、报告领取、报告咨询、报告邮寄等。

5. 检后门诊安排协调检后门诊、组织开展检后健康管理门诊相关事宜。

第二节　岗位要求及职责

一、医生岗位

每个临床检查科室、医技检查科室至少有1名具有中级及以上专业技术职务任职资格的执业医师。

（一）体格检查医生职责

1. 负责受检者相应体检项目的检查。

2. 按照体检项目的要求，按操作规范进行体检，确保体检项目无遗漏。

3. 严格遵守各项规章制度和操作规程，检查记录完整，用语规范，做到无漏项、无错项。发现的阳性体征，在体检信息相应栏内简明扼要地进行描述。

4. 负责本科的体检小结，做出本科的检查结论及建议。建议应科学、专业、有效并签名。

（二）辅助检查医生职责

1. 负责超声影像检查、X线阅片、心电图报告等工作。

2. 仔细核对受检者信息，向受检者了解既往史和个人史，便于综合判断。

3. 严格遵守操作规程，检查报告的描述，尤其是体检中阳性体征描述应专业。

4. 重大阳性结果或者可能存在的危急重症等危险因素者，应及时上报。

5. 遇有疑难问题应请求会诊，防止误判。

6. 超声检查不遗漏，体位不简化，向超声录入人员提供的检查信息应准确无误。

（三）主检医生职责

1. 承担健康体检主检和咨询任务，本岗位医生应具备副高级或副高级以上专业技术职称，至少2名，对健康体检报告的准确性、可靠性全权负责。

2. 综合分析受检者的各种资料，做出健康评估（体检结论）。针对受检者健康方面存在的问题，制订健康管理方案，提出干预措施和保健建议，并适时修改，指导检后服务岗执行。

3. 健康体检报告应符合病历书写基本规范，体检报告上签全名。

4. 发现重大阳性体征或怀疑有重大疾病时，告知受检者或受检者单位及亲友，通知检后服务岗安排相关诊治和追踪随访，同时上报科室负责人。

5. 遇到体检结果复杂、综合分析相关资料仍难以做出体检结论的案例，应及时组织相关科室专家讨论并做出结论。对专科问题或疑难的体检个例，应提出会诊申请，明确会诊意见，并告知和督促检后服务岗落实。

6. 严格按传染疫情报告制度要求进行传染病申报。

7. 公务员录用、企业单位入职及特殊设置的体检，应严格按相关标准执行，公正客观地做出结论，不得徇私舞弊。

8. 接待检后咨询者，与受检者进行面对面、电话、网络、微信或短信交流，从专业的角度为受检者提供个性化的健康干预指导建议和/或诊疗意见。

9. 严格执行保密制度，不得泄露受检者任何信息。

10. 开展健康教育，倡导健康生活方式，提高民众健康意识和健康水平。

二、护理岗位

护理岗位至少有10名注册护士。

（一）护理操作岗

1. 采血岗职责

（1）遵守采血操作规程，执行无菌操作技术规范，掌握静脉穿刺技术。

（2）按检验项目要求操作，认真核对受检者身份、项目、根据项目选择对应的试管，严防差错。

（3）执行一次性医疗用品使用管理有关规定，做到一人一针一巾一条止血带。

（4）做好医疗废弃物的处理，一次性废弃物品应弃于专用容器内，统一回收处理。

（5）负责科室医院感染控制和消毒隔离工作。

（6）每日定时用紫外线消毒采血室60分钟。

（7）每日清洁桌椅和地面。被血液等污染的台面、地面，及时用消毒液擦拭。

2. 一般检查岗位职责

（1）负责受检者身高、体重、血压、腰围等项目的检查。熟练掌握血压测量仪、身高体重仪等的操作方法和相关知识。

（2）严格遵守各项规章制度和操作规程，按照体格检查项目的要求，按程序进行体检，确保体检项目无遗漏。

（3）熟悉掌握各测量工作的电脑操作程序，认真输入各项内容。

（4）做好测量仪的清洁保养工作。使用完毕后关闭仪器和计算机，切断电源，确保安全。

3. 视力测量岗职责

（1）采用标准对数视力表（国家标准）进行检查。

（2）严格遵守操作规程，按常规先查右眼后查左眼，分别记录双眼视力。

（3）询问受检者是否佩戴隐形眼镜，戴眼镜或隐形眼镜者，可直接检查和记录矫正视力。

（4）做好视力表的清洁工作，保持表上的字迹清晰无残缺。每天测量结束后，清洁遮眼板。

（二）体检服务岗

1. 接待岗职责

（1）按时到岗并做好准备工作，严格执行首接负责制。

（2）做好检前和检中的受检者咨询解答工作，指导受检者填写“问卷调查表”，指导受检者选择最有诊断价值的体检组合或体检方法，并解释做各项体检项目的要求。

（3）负责体检客户登录体检系统，分发体检卡，和/或打印体检指引单。

（4）负责体检单位加项记账，并报财务结算。

（5）负责收取受检者交回的“体检指引单”，并须核对体检客户是否有弃检项目，并做相应处理。

2. 导检岗职责

（1）在科主任和护士长的领导下，负责导检工作。

（2）严格遵守各项规章制度，微笑导检，主动告知受检者体检流程并热情指引，杜绝服务忌语。

（3）多与受检者相互交流，了解受检者的需求，合理解决受检者之间的检查排序问题。

(4) 初步处理候检区的突发事件。

3. 医生辅助岗职责

(1) 提前做好各项准备工作，为医生创造良好的工作条件。

(2) 与受检者沟通，了解并指导其做好检前准备。

(3) 仔细聆听，认真记录，做到不漏记、不错记。

(4) 有疑问或者不清楚之处，随时询问，了解清楚后再作记录。

(5) 做好岗位设备的清洁保养工作。

4. 检后服务岗职责

(1) 负责体检回访工作，制订、落实回访计划，并做好记录。

(2) 负责实施主检医生制订的健康管理方案，落实健康干预措施。

(3) 负责安排健康教育讲座，安排团检咨询。

(4) 对于回访中或者主检医生发现的问题，接待和安排受检者复查、挂号、预约检查、预约住院等。

三、医技岗位

(一) 放射检查岗位职责

1. 掌握X线机的一般原理、性能、使用及投照技术。熟悉本室机器的安装、修配、检查以及保养管理。负责每日开机，检查设备能否正常运行，发现异常，及时报告。

2. 严格按体检操作流程对受检者进行投照检查，确保体检项目准确无误。

3. 严格执行查对制度，负责协助放射登记人员向受检者宣传放射注意事项，询问是否有放射禁忌情况，避免给具有禁忌的受检者进行放射检查。

4. 负责对受检者进行放射防护工作，并做好自身防护。

(二) 心电图检查岗位职责

1. 负责心电仪器的操作。

2. 严格遵守操作规程，认真执行查对制度，确保心电图测量的质量。

3. 警惕受检客户急性突发事件，随时做好应对措施。

4. 定期保养及维护设备，校对机器性能及灵敏度，如遇仪器发生故障，及时报告有关部门，查找原因，及时修理并记录。

5. 每天检查结束后注意关闭仪器，切断电源，以免发生意外。

(三) 其他功能检查岗位职责

1. 负责功能检查设备的使用、保养、维护。

2. 熟练掌握功能设备的检测方法，严格按操作规程操作。

3. 检查前向受检者解释检查方法，训练受检者配合检查。

4. 核对受检者和检查项目，做好自身及受检者的安全防护。

5. 对功能检查结果进行分析、诊断、报告描述应专业、规范、全面、准确。

四、信息岗位

(一) 信息维护岗职责

1. 负责科室的信息系统部署，科室网站建设和维护以及短信平台维护。

2. 负责科室信息系统技术培训，提升科室工作人员计算机应用能力。

3. 对科室所有计算机、打印机及其他相关的外部设备做好日常管理和维护。

4. 做好各软件系统的安装、调试及日常维护；及时处理各软件系统使用中发生的问题，做好软件的修改和升级。

5. 做好信息系统的安全防范工作，安装杀毒软件，定期查杀、定期更新。

6. 保护信息安全，杜绝任何人在非授权情况下拷贝相关数据。

7. 完成数据备份，协助编制和打印各种报表，做好数据保密工作。

(二) 信息管理岗职责

1. 负责体检信息统计系统和统计网络的设计、运行和管理，负责编制各种信息综合统计表格。

2. 做好体检档案和其他各种资料分类保管工作和资料记录整理工作，保证资料的准确性、完整性、连续性。

3. 加强统计监督、检查，规范统计数据的管理，对报出的各项统计资料，需要经科室主任同意，避免数据泄露。

4. 建立并严格执行体检资料信息使用审核登记制度，严防资料外泄。

五、管理与保障岗位

(一) 主任(副主任)岗位职责

1. 全权负责科室业务和行政管理工作。

2. 负责制订科室各项制度，制订学科发展规划，制订年度工作计划。

3. 负责组织实施和督促检查科室各项制度、规划、计划的落实情况。

4. 负责科室学科建设、文化建设和人才培养，定期进行学习、考核、评估，提出奖、惩、升、降建议。

5. 严抓体检质量控制和服务流程管理，确保体检质量和服务效果。

6. 加强对外学科交流和技术合作交流，开展新技术、新业务、拓展服务范畴。

7. 及时处理重大事件和突发事件，定期进行医疗安全教育，严防事故差错发生。

8. 定期召开科室管理会议，研讨目前关于体检质量、体检流程、体检服务、体检营销等工作中存在的问题，并制订相应的解决方案。

9. 完成医院另行规定的其他任务。

10. 副主任协助科主任负责相应工作。

（二）护士长岗位职责

1. 在科主任和护理部的领导下，全面负责科室护理工作。

2. 拟订科室护理工作计划和护理管理制度、规范、标准，并检查、督促、落实。

3. 教育护理人员严格执行各项规章制度，执行护理技术操作常规，遵守护士行为规范，提升护理工作质量。

4. 负责科室护理人员的轮岗，向科主任提出护理人员升、降、奖、惩意见，对护理人员发生的差错事故，组织分析、讨论，提出处理意见和整改措施。

5. 负责监督检查科室医院感染控制工作、消毒隔离工作、医疗废弃物处理工作。

（三）办公室岗位职责

1. 在科室主任和副主任的领导下负责科室的日常行政工作。

2. 做好科内各种会议的安排，详细做好会议记录，协助领导落实会议明确的各项工作任务。

3. 保持办公室的整洁，负责科室行政档案的收集、存档工作。

4. 保管好科室的公章、按规定使用。

5. 负责科内员工的劳动纪律检查及考核，做好科内人员的考勤登记，每月上报人力资源部门。

6. 完成领导交办的其他工作。

（四）对外联络岗位职责

1. 负责对外联系体检单位及个人。

2. 负责体检市场的开拓、体检协议的签订、体检价格的洽谈。

3. 制订营销计划，有计划、有目的地开发新客户。

4. 与老客户保持联系、不定期回访、沟通，有效地维护客户关系。

5. 为体检单位设计合理的体检套餐，安排合适的体检时间，并将安排通知相关部门。

6. 负责检前指导咨询工作。

7. 负责体检纠纷及投诉处理；负责满意度调查和分析。

8. 遵守保密制度，严禁泄露受检者健康信息和科室营销信息。

（五）财务会计岗位职责

1. 负责科室的财务统计、核算、结算、报表工作。

2. 负责与体检单位核对体检人数、体检金额、催缴团队体检费用，并及时开具体检发票。

3. 负责体检单位有关体检费用疑问的解释工作。

4. 负责清理科室体检发票，核对相关部门体检账目，仔细核算，上报科主任。

5. 负责每月财务报表填报。

（六）设备维护岗位职责

1. 负责科室医疗设备的保管、日常维护、使用指导、安全检查、报废等工作。

2. 负责科室各类设备的登记造册、编号工作、建立和保管科室仪器设备档案。

3. 建立每台仪器设备的操作手册和使用登记手册，仪器悬挂操作程序卡，督促操作者严格按照程序操作，做好使用情况记录。

4. 负责仪器设备的定期检修及保养、维护工作，并登记在册。

5. 设备故障及时报修。

（七）物资供应岗位职责

1. 负责拟制科室物资请领和使用计划。

2. 负责领取、发放日常体检用品，监控体检用品使用情况，适时进行补充和更换，保证各检查室、检诊室的需要。

3. 掌握科室需求和使用情况，做到计划领取，满足需要，保证质量，避免盲目领取，避免造成浪费。

4. 对实物资产定期清查，摸清家底。入库物资要验收入账，细心保管，防止积压浪费、霉烂、损坏、变质和盗窃。

5. 负责科室固定资产的管理、日常维护和维修工作。

（八）体检报告打印、装订岗位职责

1. 负责核对受检者姓名、性别、年龄、体检项目、有无错字、有无漏项，报告格式、报告内容有无错误，核对完成后签字确认。

2. 对核对中发现的问题或错误，与当事人面对面地再次核对并修改。

3. 核对完成后，按照打印操作程序进行打印。

4. 负责对打印出的报告进行纸张顺序核对，避免错序、倒装。

5. 负责体检报告装订成册并密封。

6. 装订、密封后的体检报告及时交付报告领取岗。

（九）体检报告领取岗职责

1. 负责体检报告的归类、保管、发送。

2. 严格保管体检资料，保证完整、安全，不得泄露和遗失。

3. 发送体检报告，必须签字确认，注明领取报告的份数、时间，同时核对所发送的报告是否准确。

4. 负责为不能到场领取个人体检报告者提供快递的发送服务。

5. 负责为不能到场领取团队报告的单位提供上门的发送服务。

（十）工人岗位职责

1. 负责科室的清洁卫生、外勤、照片登记等工作。

2. 在护士长和护士的指导下，负责科室平面、立面、各类仪器设备表面，各操作台、检查台表面等的清洁消毒工作。

3. 负责各类标本的及时送出及特殊报告单的及时取回，并清点登记签名。

4. 每日更换检诊床的床单。负责送洗科室衣物，清点外送、清点领用并归放整齐。

5. 负责登记受检者X线检查号，严格核对姓名、项目。

6. 及时倾倒垃圾，各种污物桶保持干净。

7. 卫生工具专用，按要求分类摆放，悬挂在固定位置并有标示。

8. 协助做好体检前的器械、物品准备工作。协助科内物资的领取与存放。

9. 每日下班前做好全面的卫生工作，并关好水电、空调、门窗等。

10. 完成科室主任交办的临时性工作，处理各类临时性任务。

（洪海鸥　王　巍）

参考文献

1. 白书忠, 武留信, 曾强, 等. 健康管理师健康体检分册 [M]. 北京: 人民卫生出版社. 2014.
2. 张鹭鹭, 李静, 徐祖铭. 高级医院管理学 [M]. 2 版. 上海: 上海第二军医大学出版社.
3. 陈洁, 王羽, 胡志. 医院管理学 [M]. 北京: 人民卫生出版社, 2005.
4. 曹东萍. 体检机构健康管理手册 [M]. 北京: 化学工业出版社. 2011.
5. 叶任高, 陆再英. 内科学 [M]. 北京: 人民卫生出版社. 2004.
6. 吴在德. 外科学 [M]. 北京: 人民卫生出版社. 2006.
7. 田勇泉. 耳鼻咽喉　头颈外科学 [M]. 北京: 人民卫生出版社. 2005.
8. 邱蔚六. 口腔颌面外科学 [M]. 北京: 人民卫生出版社. 2008.
9. 惠延年. 眼科学 [M]. 北京: 人民卫生出版社. 2008.
10. 中华健康管理学杂志编辑委员会, 中华医学会健康管理学分会. 健康体检质量控制指南 [J]. 中华健康管理学杂志, 2016, 10 (4): 258-264.

第五章 健康体检自测问卷

第一节 问卷的形成过程和主要内容

健康管理学，作为一门集生命科学、管理科学和信息科学为一体的综合学科，其医学服务的主要内容包括健康检查、健康评估、健康干预和健康促进。因此，客观上需要对客户的健康信息进行全面而准确的掌握。而问诊问卷是获取客户健康信息的第一步。为解决健康体检中问诊难、难问诊的问题，同时也是为了统一全国健康体检中心健康基本信息调查，解决健康体检问卷设计水平参差不齐，内容不一致、不系统、不完整、不准确等问题，中华医学会健康管理学分会和《中华健康管理学杂志》于2010年组织全国健康管理专家编制了一套适合健康体检人群使用健康体检自测问卷。

一、形成过程

健康体检自测问卷的形成和应用经历了四个过程。

（一）问卷的初期探索

20世纪90年代，为了更好服务于飞行人员航空卫生勤务保障，促进飞行人员身体健康，减少因病停飞问题，空军航空医学研究所武留信研究员团队在长期航空医学科研和实践中形成了飞行人员健康自测问卷。该问卷以《诊断学》为基础，以家族史、健康史、生活习惯、运动习惯等为核心，另外增加了部分与飞行人员特殊职业风险因素息息相关的问题，如飞行机种、飞行时间、体能等。该问卷在飞行人员健康评估和促进中起到了巨大的作用。

（二）问卷的不断完善

面对我国健康服务业的飞速发展，科学技术部在“十一五”“十二五”科学和技术发展规划中涉及很多与健康管理、健康促进、慢性病管理相关的科研项目，武留信研究员在此期间连续承担多项国家重点项目。为了科研课题能够科学、准确地收集到国人健康相关数据，也为了给广大国人提供健康管理的有效途径，课题组将飞行人员体检问卷引入国家科技支撑计划课题的研究中，并根据国人慢性病发病特点，在查阅国内外相关指南、论文等多篇文献后，编写了适合科研课题使用的“健康体检100问”。该问卷唤醒了健康管理（体检）机构对受检者健康基本信息收集的重视，有力地推动了我国健康管理科学研究的发展。

（三）问卷的形成与确定

自2010年始，为指导和引领我国健康体检机构及行业规范有序发展，促进健康管理学科与相关产业进步，在时任中华医学会健康管理学分会主任委员武留信的带领下，中华医学会健康管理学分会和《中华健康管理学杂志》组织国内健康管理专家编写《健康体检基本项目专家共识》，其中健康体检自测问卷为其中一部分。中华医学会健康管理学分会和《中华健康管理学杂志》组织近400名专家对该问卷进行意见征询和修订，并在近百家机构试用，最终形成6个维度、85个条目的健康体检自测问卷。该问卷于2014年4月在《中华健康管理学杂志》发布，并得到了社会和业界的普遍认可。

2017年，由中关村新智源健康管理研究院牵头，在中国卫生信息和健康医疗大数据学会成功立项团体标准《健康体检自测问卷基本数据集》（项目编号：201704），经过一年的文献调查、实地调研和反复研讨，最终形成团体标准，并于2018年11月正式发布《健康体检自测问卷基本数据集》（标准编号：TCHIA3—2018）。

（四）问卷的广泛应用

随着《健康体检基本项目专家共识》和《健康体检自测问卷基本数据集》团体标准的发布，健康管理（体检）机构对自测问卷在健康体检中重要性的认识越来越深刻。2018年国家卫生健康委员会颁发的《健康体检中心管理规范（试行）》中明确要求，健康体检应当包括健康问卷调查。为了满足体检市场的需求，部分健康管理软件和平台开发企业实现了健康体检自测问卷的电子化，并通过互联网和移动平台进行问卷信息的采集，极大推动了健康体检自测问卷的应用。据2021年中国健康促进基金会组织的“中国健康管理（体检）机构现况调查”

数据显示，2020年，91.2%的健康管理（体检）机构设置了问卷测评项目，37.4%的机构使用了电子化的健康体检自测问卷测评。

二、问卷主要内容

健康体检自测问卷的主要内容除基本信息外，主要包括健康史、躯体症状、生活方式和环境、心理健康与精神压力、睡眠健康、健康素养等6个维度共85个具体条目。各维度介绍如下，详细内容请参阅《健康体检基本项目专家共识》。

（一）基本信息

本部分内容设计参考了我国《城乡居民健康档案基本数据集》（WS 365—2011）的相关要求，收集的信息包括姓名、性别、年龄、身份证号码、民族、出生地、文化程度、婚姻状况、职业等。

（二）健康史

该部分包括家族史、现病史、过敏史、用药史、手术史、月经生育史等，除了按照《诊断学》要求的问诊内容外，重点强调了对主要慢性病家族遗传信息的询问，如早发心血管病家族史（男性55岁、女性65岁）等。

（三）躯体症状

该部分内容设置主要依据《诊断学》中症状章节的内容和有关慢性病预防指南中所涉及的症状体征问题，是对主要慢性病病种的症状与体征的系统而且全面的询问，问询的周期是受检者最近三个月以来的主要症状和体征，包括循环、呼吸、消化、内分泌、神经、泌尿、生殖系统疾病以及视听功能等。

（四）生活方式和环境健康

该部分内容重点围绕生活方式与环境因素而设置，包括饮食、吸烟、饮酒、运动锻炼、环境健康风险等，其中不健康饮食、吸烟、过量饮酒、体力活动不足和有害环境暴露均是具有高级别循证医学证据的指标。

（五）心理健康与精神压力

研究证明，心理健康与身体（生理）健康息息相关，因此本问卷引入了部分心理健康与精神压力方面的问题。主要依据受检者两周内的心理状态进行回答，包括焦虑、抑郁情绪、精神压力等。该部分内容主要用于心理问题的初筛和精神压力的简单评估。

（六）睡眠健康

该部分内容主要包括睡眠时间、睡眠质量、睡眠障碍及其影响因素等。由于睡眠问题一方面影响人的健康状况和工作能力，另一方面容易引发多种身心疾病，特别是心血管系统疾病、糖尿病等慢性非传染性疾病。

（七）健康素养

健康素养是指个体获取和理解基本健康信息和服务，并运用这些信息和服务做出正确的决策，以维护和促进自身健康的能力。包括三方面内容：健康基本知识和理念、健康生活方式与行为和基本技能。健康素养反映了国民的健康基础水平，健康素养低会增加慢性病发生率及疾病负担。健康素养低者，其接受健康干预方案执行健康干预方案的动力缺失或不足。此部分内容是健康体检自测问卷区别于国内外相关或同类问卷的创新之处。

第二节　问卷的设计原则和信度效度检验

一、设计原则

问卷质量的高低将直接影响调查资料的真实性和准确性，影响到问卷的可接受性、回收率和问卷数据的分析和价值。问卷设计必须遵循一些基本原则和要求，否则可能就会影响其实用价值。健康体检自测问卷在设计中主要参考了以下原则。

（一）目的性原则

目的性原则指的是问卷必须紧密与调查主题相关。问卷体现调查主题，本质是在问卷设计环节，需要找出与“调查主题相关的要素”。健康体检自测问卷在设计时紧紧围绕健康及相关因素，从健康史、躯体症状、生活方式和环境、心理健康与精神压力、睡眠健康、健康素养6个维度进行题目设置，为受检者健康体检套餐定制、健康风险评估、健康干预提供数据基础。

（二）科学性原则

科学性原则主要体现在问题与答案的对应。问卷设计用词需要精确，对于数据、是非性的问题不宜使用模棱两可的词汇，避免调查结果出现偏差。问题的设计切忌代入个人主观看法和情感，需要以中立态度提出问题，避免出现诱导答题者的情况。健康体检自测问卷中的每一个问题的描述和答案的设置都是经过专家反复论证，并在试用过程中不断修正过的，最大限度地保证其科学性。

（三）结构化设计

在问卷设计之初，为了未来电子化应用，研究人员在设计中尽量采用结构化的问题设计，多采用单选题、多选题的模式，尽量减少开放性问题。同时，为了防止结构化后备选答案不能包含所需了解问题的全部结果而导致部分受检者不能准确作答，在一些问题的备选项中增加了“无或很少”以及“其他”的选项。

（四）问询科普化

问卷中每个问题都应力求简洁而不繁杂、具体而不含糊，尽量使用简短的句子，每个题目只涉及一个问题，不能一题多问，也不能同一问题翻来覆去地提问，要避免重复拖沓。另外，开放式与封闭式问题比例合理，相辅相成，开放式问题不宜过多，否则会消耗答题者的耐心，答题者胡乱作答则会降低问卷的有效性。设计问卷时要考虑调查对象的理解及认知能力，尽量避免使用专业术语，一般应使用简单、大众、科普化用语来表述，以防止答题者看不懂题目或理解偏差而错误作答。健康体检自测问卷的每一个条目都是经过专家仔细斟酌、反复推敲的，尽量做到了简明、精练、清晰、易懂。

二、信度检验

信度是量表测验结果的一致性、稳定性和可靠性，用信度系数表示，信度系数一般是介于 0~1 之间，越接近 1，说明信度越高，量表测试结果越可靠。本问卷的信度系度为 0.85~0.96。

三、效度检验

效度指测量的正确性即量表或测验能够测出其所要测量东西的程度。对于健康体检自测问卷而言，效度考评的目的是验证量表的正确性和敏感性，效度包括内容效度、结构效度和校标效度。

（一）内容效度

内容效度是指量表所测定的内容是否反映了健康自测的主要领域。以健康体检自测问卷为例，其构成条目是在广泛参考了康奈尔医学指数、症状自评量表（SCL-90）、健康状况调查问卷（SF-36）、中国人心身健康量表（CPSHS）、亚健康状态评价量表、焦虑自评量表（SAS）、抑郁自评量表（SDS）、成人心理压力量表、健康状况和生活方式调查问卷、匹兹堡睡眠质量指数（PSQI）等量表及中国公民健康素养 66 条内容基础上，采用了德尔菲法和现场调查法，经专家认可及实测考察最后确定下来的。健康体检自测问卷汲取了不同健康测量量表的优点，从生理、心理和社会三个方面对自测健康概念进行操作化，比较全面、具体和准确地反映了自测健康的真正内涵。因此，可以认为其具有较好的内容效度。

（二）结构效度

结构效度是指量表研制所依据理论的程度，量表的项目设置是否符合设计时的理论构想。研究结果显示，问卷中各条目得分与其维度得分的相关性均较大，而与其他维度得分的相关系数较小。各维度分与其子量表分的相关系数均较大，相关系数为 0.47~0.79，而与其他子量表分相关系数较小，相关系数为 0.008~0.38。

因素分析结果显示：KMO 值为 0.895，表示相关情形良好，因子分析适合性较好。另外，Bartlett 球体检验结果的统计值的显著性概率为 0.000，表示该量表适合进行因素分析。采用主成分法共选出 6 个因子，累积贡献率达 59.30%，且因子共同度均大于 0.4。量表的结构与设计时的理论构想基本吻合，该量表具有较好的结构效度。

研究采用验证性因素分析（confirmatory factor analysis，CFA）对探索性因素分析中抽取的因素结构进行验证，以检验量表的结构效度。验证性因素分析的结果表明，进一步证明本问卷具有较好的结构效度。

（三）效标效度

效度又称“实证效度”或“准则关联效度”，指一个量表对处于特定环境中的个体行为进行预测的有效性。健康体检自测问卷总分与 SF36 总分的积矩相关系数为 0.68，表明健康体检自测问卷具有较好的效标效度。健康体检自测问卷的总分在健康、亚健康、疾病三种人群间存在差异。健康体检自测问卷具有较好的预测效度，能够客观、准确地反映不同人群的自测健康状况。

第三节 问卷的电子化

一、纸质问卷测评中存在的主要问题

(一) 不能体现问题之间的逻辑关系

由于纸质问卷固有的缺陷,不能体现问题之间的逻辑关系。如对运动情况的测评,无论有没有规律性运动,运动项目、运动时间、运动强度还必须展示一次;再如家族史的问询,如果想准确问询相关信息,必须先将父亲的问题问一遍,再将母亲的问题问一遍,会导致问卷篇幅非常长;再如,对不同性别来说,必须将非客户性别的内容进行全部罗列,如男性也会看到诸如月经史、生育史之类的问题。在这种情况下填写时易出现理解性错误,导致问卷可信度降低。

(二) 给客户使用带来不便

纸质问卷测评只能在健康管理(体检)中心进行,此时客户着急完成相关体检项目,往往不能平静、准确地进行问卷测评,导致部分问卷信息填写不全或不能完成测评。

(三) 后期分析利用难度大

纸质问卷只能在健康(体检)中心进行,此时客户的体检项目已经完成确认,因此不能为个体化体检项目的定制提供参考。后期在客户的健康评估、健康干预方案定制和科研中使用问卷信息,纸质问卷都不能直接使用。必须通过数据录入后才可使用,一方面增加了体检中心的工作量,另一方面在录入过程中也可能产生一些新的错误。

二、电子化问卷测评的优势

(一) 便捷性

基于互联网的问卷可以解决问卷填写时间、地点在灵活性上的需求。可以实现在任何环境、任何条件下的填写。通过对手机的完善兼容,也可以实现只要是上网设备,如手机、平板电脑、电脑即可进行问卷填写的目的,大大增加问卷填写的移动化和便捷性。

(二) 智能化

在电子化问卷的实施过程中可以对问卷中固有逻辑关系进行梳理,增加问卷填写中自动识别功能,以其中一些问题为主干,其他问题为分支,不但可以实现对问卷内容的有效瘦身,还可以实现问卷填写准确性的提高。

此外,电子化问卷可以实现对医学名词的注释,如对脑卒中、家族史等,让客户理解起来更准确,避免因为理解错误而导致的测评错误。

(三) 动态化

问卷的动态化包含三个方面的意思,一是指每次问卷内容会基于原始健康体检自测问卷进行动态调整。如客户完成健康体检自测问卷的填写之后,每年来体检中心再填写问卷时可以进行有针对性的问询,提高客户填写问卷的兴趣。二是指在问卷填写的即刻就可以进行动态指导和干预。客户在完成问卷后,医生可以依据客户问卷填写的具体内容来确定客户是否需要进一步的心理问卷测评、中医辨识问卷测评等更专业、更深入的问卷填写。三是指问卷系统可以根据体检中心的具体需求,如科研需求、某个疾病的管理需求,对具有某些情况的人员实时动态进行深入问卷填写。

(四) 趣味性

电子化问卷的设计可以充分利用人机交互的优点,如引入一些游戏化设计元素,将界面可以做得更加赏心悦目,即时反馈一些问题的测评结果给客户,从而增加问卷测评过程中的趣味性。

三、电子化中的注意事项

在健康体检中,我们发现有很多体检中心都引入或者自行设计了电子化的健康体检自测问卷,但一些问卷还存在这样或者那样的问题。如“伪电子化问卷”,即直接将纸质版本放到电脑上进行作答。第二,还有一些健康管理(体检)机构在设计电子问卷时没有进行逻辑分析,依然是纸质问卷的思维,导致客户测评兴趣的降低等。第三,在电子化问卷的填写和数据储存中,要注意对客户隐私信息保护问题。

第四节　问卷在健康管理中的应用价值

健康体检自测问卷调查的主要目的是获取客户健康基础信息，对客户进行精准健康管理，提升客户健康水平。在健康体检中，问卷获取的信息与医学检查获取的信息同等重要，是制订个体化健康套餐的基础，也是开展检后健康评估和个性化健康干预方案的基础。健康体检自测问卷在健康管理中的价值主要包括以下方面。

一、设计个体化健康体检套餐

个体化健康体检套餐是指依据受检者的具体情况量身定制的健康体检项目组合。当前，国内很多健康管理（体检）机构采用的是固定套餐，部分机构在制定体检套餐时简单地参考了人群的性别、年龄、价位、易患病等因素，而较少考虑客户的具体差异，如家族病史、既往病史、现病史、情绪状态、生活习惯等因素。这种套餐对大多数客户可能不精准，不具备针对性。通过健康体检自测问卷信息的采集，可以获取客户的年龄、性别、家族史、既往史、症状表现、职业特点、心理状态、生活习惯、运动习惯、睡眠情况等信息，医生或智慧化信息系统在全面掌握以上资料的基础上，按照受检者当前健康状况和慢性病风险因素的存在程度进行专业个体化体检项目选择。如在基础项目的基础上叠加受检者相应的风险筛查项目，形成“1+X”的体检套餐。

二、精准评价客户的健康风险

健康评估是健康管理服务中非常重要的一个环节，一是指对受检者生理、心理与社会适应能力的整体系统评价和对健康风险的预测评价，二是指对个体或群体既往健康状况、当前健康状态与未来健康走向及疾病风险的分析与综合评价。健康评估一方面可以增强医生对客户健康状态的准确把握，另一方面，也是制订健康干预方案，实施健康干预的基础。要实现精准评价客户的健康风险，需要医生全面掌握客户健康信息。健康体检自测问卷是获取这些信息的一个重要手段。如对高血压患者进行心血管风险评估分层，需要全面收集其危险因素、靶器官损害、临床并发症和合并糖尿病四个方面的信息，其中三分之二的信息来自于健康体检自测问卷。

三、制订个体化健康干预方案

健康干预是健康管理服务中又一非常重要的内容。健康干预指对影响健康的不良行为、不良生活方式等危险因素以及导致的不良健康状态进行综合处置的医学措施与手段。具体的干预内容包括健康咨询、健康教育、膳食营养干预、运动干预、行为干预、心理干预、健康风险控制与管理以及就医指导等。但由于个体差异的存在导致健康干预方案的制订困难重重。如何提高干预方案的个体化、精准化和针对性，首先需要科学准确的健康风险评估，其次需要针对个体的具体情况提出有针对性的干预内容，因此，健康体检自测问卷获取的信息是制订精准健康干预方案的基础。

四、开展健康管理相关研究

2021年《中国健康管理（体检）机构现况调查》数据显示，全国健康管理（体检）机构中仅13.9%的机构参与了科研课题研究，每家机构年平均撰写论文数量不足1篇，体检机构科研能力比较薄弱，科研产出低，发展不均衡。究其原因，主要是健康体检数据利用率低，缺少基线数据，难以对体检数据进行有效挖掘和利用。健康体检自测问卷作为受检者基线数据收集最简单、便捷的方法，已经得到了多数健康管理（体检）机构的认可。近年来，随着健康体检自测问卷在全国推广应用，体检数据的利用率越来越高，高质量的学术论文不断涌现。相信随着数据的不断积累和完善，体检数据将成为健康管理科研的宝藏，健康管理（体检）机构的科研水平必然会有新的发展。

五、完善客户健康资料，提高客户健康素养

健康体检自测问卷信息是客户健康档案重要

内容。通过健康体检自测问卷的填写,可以方便、快捷地获取受检者的基本健康资料,对于完善客户健康档案非常必要。此外,客户在问卷测评的过程,也是与自己身体对话的过程。在填写问卷的同时,可以获得某些健康知识,提升自身的健康素养,加强对自身健康状况的关注。

（强东昌　楚俊杰）

第六章 物理检查

第一节 物理检查基本概念、意义与方法

一、物理检查的概念与意义

物理检查(physical examination)是指医师运用自己的感官(望、触、听、嗅等),并借助于便捷的检查工具(如体温计、血压计、听诊器、叩诊锤等),客观地了解和评估人体状况的一系列最基本的检查方法。物理检查是健康体检医师必须掌握的基本技能,在辅助检查高度发达的今天,通过物理检查初步了解体检者的健康状况、发现疾病的线索以及协助诊断疾病仍是健康体检的核心内容之一。

全面、规范和正确的物理检查是诊断的基础。通过对体检者进行全面物理检查,健康体检医师能够了解并针对其健康状况及慢性病管理情况,进行评估并提出个性化的健康体检方案和健康指导建议,包括阳性体征的临床意义、进一步检查的具体建议和生活方式指导等。

二、物理检查的基本方法

(一) 视诊

1. 定义 医师用眼睛观察体检者全身或局部表现的诊断方法。

2. 方法

(1) 全身视诊:视诊可用于全身一般状态和许多体征的检查,如年龄、发育、营养、意识状态、面容、表情、体位、姿势、步态等。

(2) 局部视诊:了解身体各部分的改变,如皮肤、黏膜、眼、耳、鼻、口、舌、头颈、胸廓、腹形、肌肉、骨骼、关节外形等。特殊部位的视诊需要借助于某些仪器如耳镜、鼻镜、检眼镜及内镜等进行检查。

不同部位的视诊内容和方法不同,但它简便易行,适用范围广,常能提供重要的诊断资料与线索,有时仅用视诊就可以明确一些疾病的诊断。但视诊又是一种常被忽略的诊断和检查方法。只有在丰富医学知识和临床经验的基础上才能减少和避免视而不见的现象;只有反复临床实践,才能深入、细致、敏锐地观察;只有将视诊与其他检查方法结合起来,将局部征象和全身表现结合起来,才能发现并明确具有重要意义的临床表现。

(二) 触诊

1. 定义 医师通过手接触被检查部位时的感觉来进行判断的一种方法。它可以进一步检查视诊发现的异常征象,也可以明确视诊所不能明确的体征,如体温、湿度、震颤、波动、压痛、摩擦感以及包块的位置、大小、轮廓、表面性质、硬度、移动度等。触诊的适用范围很广,尤以腹部检查更为重要。由于手指指腹对触觉较为敏感,掌指关节部掌面对诊断较为敏感,手背皮肤对温度较为敏感,因此触诊时多用这些部位。

2. 方法 触诊时,由于目的不同而施加的压力有轻有重,因而可分为浅部触诊法和深部触诊法。

(1) 浅部触诊法:适用于体表浅在病变(关节、软组织、浅部动脉、静脉、神经、阴囊、精索等)的检查和评估。腹部浅部触诊可触及的深度约为 1cm。触诊时,将一手放在被检查部位,用掌指关节和腕关节的协同动作以旋转或者滑动方式轻压触摸。浅部触诊一般不引起受检者痛苦或痛苦较轻,也多不引起肌肉紧张,因此有利于检查腹部有无压痛、抵抗感、搏动、包块和某些肿大脏器等。浅部触诊也常在深部触诊前进行,有利于受检者做好接受深部触诊检查的心理准备。

(2) 深部触诊法:检查时可用单手或双手重叠由浅入深,逐渐加压以达到深部触诊的目的。腹部深部触诊法触及深度常常在 2cm 以上,有时可达 4~5cm,主要用于检查和评估腹腔病变和脏器情况,包括深部滑行触诊法、双手触诊法、深压触诊法、冲击触诊法。

3. 触诊注意事项

(1) 检查前医生要向受检者讲清触诊的目的,消除受检者的紧张情绪,取得受检者的密切配合。

(2) 医生手应温暖,手法应轻柔,以免引起肌肉紧张,影响检查效果。在检查过程中,应随时观察

受检者表情。

(3) 受检者应采取恰当的体位。通常取仰卧位，双手置于体侧，双腿稍弯曲，腹肌尽可能放松，查肝、脾、肾时也可嘱受检者取侧卧位。

(4) 腹部检查前，应嘱受检者排尿，以免将充盈的膀胱误认为腹腔包块，有时也需排便后检查。

(5) 触诊时医生应手脑并用，边检查边思索。应注意病变的部位、特点、毗邻关系，以明确病变的性质和来源。

(三) 叩诊

1. 定义　用手指叩击身体表面某一部位，使之震动而产生音响，根据震动和声响的特点来判断被检查部位的脏器状态有无异常的一种方法。

叩诊多用于确定肺尖宽度、肺下缘位置、胸膜病变、胸膜腔中液体多少或气体有无、肺部病变大小与性质、纵隔宽度、心界大小与形状、肝脾的边界、腹水有无与多少，以及子宫、卵巢、膀胱有无胀大等情况。另外用手或叩诊锤直接叩击被检查部位，检查反射情况和有无疼痛反应也属叩诊。

2. 方法

(1) 直接叩诊法：医师右手中间三指并拢，用其掌面直接拍击被检查部位，借助于拍击的反响和指下的震动感来判断病变情况的方法。适用于胸部和腹部范围较广泛的病变，如胸膜粘连或增厚、大量胸腔积液或腹腔积液及气胸等。

(2) 间接叩诊法：为应用最多的叩诊方法。医师将左手中指第二指节紧贴于叩诊部位，其他手指稍微抬起，勿与体表接触；右手指自然弯曲，用中指指端叩击左手中指末端指关节处或第二节指骨的远端，叩击方向应与叩诊部位的体表垂直。

(3) 肝区或肾区叩击痛检查方法：将左手手掌平置于被检查部位，右手握成拳状，并用其尺侧叩击左手手背，询问或观察体检者有无疼痛感。

3. 叩诊音　叩诊时被叩击部位产生的反响称为叩诊音。临床上分为清音、浊音、鼓音、实音和过清音。

4. 叩诊注意事项

(1) 环境应安静，以免影响叩诊音的判断。

(2) 根据叩诊部位的不同，受检者应采取适当的体位，叩诊胸部时，取坐位或卧位；叩诊腹部时常取仰卧位；确诊有无少量腹腔积液时，可嘱患者取肘膝位。

(3) 叩诊时应注意对称部位的比较与鉴别。

(4) 叩诊时不仅要注意叩诊音响的变化，还要注意不同病灶的震动感差异，两者应相互配合。

(5) 叩诊操作应规范，用力要均匀适当，一般叩诊可达到的深度为 5~7cm。

(四) 听诊

1. 定义　医师根据体检者身体各部分活动时发出的声音判断正常与否的一种诊断方法。

2. 方法

(1) 直接听诊：医师将耳直接贴附于被检查者的体壁上进行听诊，这种方法所能听到的体内声音很弱，目前基本用不到。

(2) 间接听诊：这是用听诊器进行听诊的一种检查方法。此法方便，可以在任何体位听诊时应用，听诊效果好。这种方法是许多疾病，尤其是心肺疾病诊断的重要手段。

3. 听诊注意事项

(1) 听诊环境要安静，避免干扰；要温暖、避风，以免受检者由于肌束颤动而出现附加音。

(2) 切忌隔着衣物听诊。

(3) 根据病情和听诊的需要，嘱患者采取适当的体位。

(五) 嗅诊

1. 定义　通过嗅觉来判断发自体检者的异常气味与疾病之间关系的一种方法。

2. 意义　来自体检者皮肤、黏膜、呼吸道、胃肠道、呕吐物、排泄物、脓液和血液等的气味，根据疾病的不同，其特点和性质也不一样。但要做出正确的诊断，必须要结合其他检查才可以。

三、物理检查的注意事项

(一) 注重检查的系统性和完整性

医师在物理检查前，首先应了解受检者基本资料，采集病史、个人史、婚育史、家族史、既往史、用药史等，物理检查的内容除身高、体重、腰围、脉搏、血压等外，还应测量和记录受检者体质、姿态、步态、营养状况、面部表情、皮肤色泽，以及对身体各部系统进行检查，如头部(眼、耳、口、鼻、咽喉、牙齿)，以及颈部、淋巴结、胸部、腹部、四肢骨骼、神经系统，逐一对其进行视诊、触诊、叩诊、听诊各项物理检查。

(二) 规范检查内容和操作流程

物理检查是健康体检的第一步，该环节漏检、漏诊无法由他人审核弥补，对体检质量的影响不容忽视。制订科学规范的物理检查方法、内容(检查范围)和操作流程是从源头上保证体检质量的重要环节。体检医师应根据体检中心检查规范按一定顺序进行，避免重复和遗漏，避免反复翻动体检者。对一些年老体衰的受检者，可根据其功能状况，适当调整检查顺序，给予必要的人文关怀。

（三）检查过程中注意事项

体检医师应具备良好的职业素养，举止大方，态度和蔼可亲。在检查者步入诊室开始，体检医师即可通过与其进行简短的交流，消除检查者的紧张情绪，增强信任感，并获取病史、个人史、体检者应答和语言状态等关键性信息。

通常体检医师应站在体检者右侧。检查前简要说明体格检查的内容、目的，以及体检者需要做哪些配合。检查时手法应规范轻柔，被检查部位暴露应充分，但要注意其隐私保护。检查结束时，应对体检者的配合与协作表示感谢。

第二节 问 诊

一、问诊的重要性与医德要求

问诊是医师通过对受检者或陪检人员进行系统询问，获取健康相关信息和病史资料，经过综合分析而作出健康评估和临床判断的一种诊断方法。

（一）问诊重要性

问诊是健康信息和病史采集的重要手段，有利于弥补其他诊断方法的不足，有利于全面、系统收集健康资料，从而为体检者制订个性化的健康体检项目，并协助诊断疾病。问诊是每位体检医师必须掌握的基本临床技能，经验丰富的体检医师，常常通过问诊就可能发现体检者的主要健康问题或疾病。临床疾病诊断的大多数线索和依据源于病史采集时所获得的信息。在健康体检中，问诊还是对体检者进行健康管理和健康指导的重要途径。

（二）问诊的医德要求

问诊是体检医师与体检者沟通的第一步，双方在交流中会涉及多方面问题，可能涉及体检者个人隐私，在问诊过程中应做到严肃认真、尊重隐私、对待任何体检者一视同仁、对同道不随意评价。

二、问诊内容（见本篇第六章第四节）

第三节 一般项目检查的方法及意义

健康体检一般项目包括血压（blood pressure，BP）、脉搏、身高、体重、腰围与臀围。

一、血压的测量方法与意义

（一）测量方法

1. 直接测量法 即经皮穿刺将导管送至周围动脉（如桡动脉）内，导管末端连接监护测压系统，自动显示血压值。本法精确，但为有创方式，仅适用于危重、疑难病例，不适用于健康体检。

2. 间接测量法 即袖带加压法，以血压计测量，简便易行，但易受多种因素影响，尤其是周围动脉舒缩变化的影响。操作规程见第十章第一节“血压测量技术及应用”。

（二）血压值标准

血压值标准，如表 6-6-1。

表 6-6-1 血压值标准

类别	收缩压 /mmHg	舒张压 /mmHg
正常血压	<120	<80
正常高值	120~139	80~89
高血压		
1 级（轻度）	140~159	90~99
2 级（中度）	160~179	100~109
3 级（重度）	≥ 180	≥ 110
单纯收缩期高血压	≥ 140	<90

（三）血压值变化的意义

1. 高血压 血压测量值受多种因素影响，如情绪激动、紧张、运动等。若在安静、清醒和未使用降压药物的条件下采取标准测量方法，至少 3 次非同日血压值达到或超过收缩压 140mmHg 和 / 或舒张压 90mmHg，即可认为有高血压，如果仅收缩压达到标准则称为单纯收缩期高血压。体检者在健康体检中发现血压升高，如果既往没有高血压病史，不能仅凭 1 次血压增高诊断高血压，应建议监测血压，以排除精神紧张等导致血压增高的情况。

2. 低血压　血压低于 90/60mmHg 时称低血压，急性的持续(持续时间>30 分钟)低血压状态多见于严重病症，如休克、心肌梗死、急性心脏压塞等。慢性低血压也可有体质原因，通常体检者自诉平素血压偏低，但一般无自觉不适症状。如果体检者平卧 5 分钟以上后站立 1 分钟和 5 分钟，其收缩压下降 20mmHg 以上，并伴有头晕或晕厥，为体位性低血压。

3. 双侧上肢血压差别显著正常　正常双侧上肢血压可相差 5~10mmHg，若超过此范围则属异常，见于大动脉炎或先天性动脉畸形等。体检者出现这种情况，应建议完善血管彩色 B 超，必要时行 CT 血管成像。

4. 上下肢血压差异常　正常下肢血压高于上肢血压达 20~40mmHg。如果下肢血压低于上肢，应考虑主动脉缩窄或胸腹主动脉型大动脉炎。如果体检者发现这种情况，建议完善心脏彩超和动脉彩超，必要时 CT 血管成像。

5. 脉压改变

(1) 脉压明显增大(≥ 60mmHg)：结合病史，可考虑甲状腺功能亢进、主动脉瓣关闭不全和动脉粥样硬化等，必要时完善甲状腺功能检测、心脏彩超或动脉弹性检测。

(2) 脉压减小(<30mmHg)：可见于主动脉瓣狭窄、心包积液及严重心力衰竭患者，可完善心脏彩超以明确诊断。

(四) 动态血压监测

测量应使用经 BHS、AAMI 和 / 或 ESH 方案验证的动态血压检测仪，按设定的时间间隔，24 小时连续记录血压。动态血压的正常标准如下：24 小时平均血压值<130/80mmHg；白昼平均血压值<135/85mmHg；夜间平均血压值<120/70mmHg。正常情况下，夜间血压值较白昼低 10%~20%。凡是疑有单纯性诊所高血压(白大衣高血压)、隐蔽性高血压、顽固难治性高血压、发作性高血压或低血压的受检者，可以考虑将动态血压作为常规血压的补充手段

(五) 家庭自测血压

家庭自测血压的正常血压值为小于 135/85mmHg，与诊室血压的标准不同。

二、脉搏的测量方法和意义

检查脉搏主要用触诊，也可用脉搏计描记波形。体检时一般选择桡动脉。检查脉搏时需要对比两侧脉搏情况，正常人两侧脉搏差异很小，不易察觉。某些疾病时，两侧脉搏明显不同，如缩窄性大动脉炎或无脉症。

正常人脉搏在安静清醒的情况下为 60~100 次 / 分，老年人偏慢，女性稍快，儿童较快，小于 3 岁的婴幼儿多在 100 次 / 分以上。受各种生理、病理情况或药物影响也可使脉率增快或减慢。此外，除脉率快慢外，还应观察脉率与心率是否一致。

三、身高与体重的测量和意义

(一) 身高的测量方法

体检者应当空腹、脱鞋、穿轻薄衣服。测量身高的量尺(最小刻度为 1mm)应与地面垂直固定或贴在墙上。体检者直立、两脚跟并拢靠近量尺，并将两肩及臀部也贴近量尺。测量人员用一把直角尺放在体检者头顶，使直角的两个边一边靠近量尺，另一边接近体检者头皮，读量尺上的读数，准确至 1mm。最好连续测量两次，间隔 30 秒，两次结果应大致相同。

(二) 体重的测量方法

目前，在健康体检中一般采用电子体重计测量体重。

体检者穿薄衣、赤足，全身放松，自然站立在体重计量盘的中央，保持身体平稳。待显示屏显示的数值稳定后，测量人员记录数值。记录以千克(kg)为单位，精确到 10 分位。测量误差不得超过 0.1kg。

(三) 身高体重在健康体检中的意义

机体的发育受种族遗传、内分泌、营养代谢、生活条件及体育锻炼等多种因素影响，正常人各年龄组的身高与体重之间存在一定的对应关系。

1. 成人理想体重的计算公式

理想体重(kg)= 身高(cm)−100(身高 165cm 以下者，则减 105)

实测体重在理想体重 ±10% 范围为正常，±10%~20% 为瘦弱或超重，超过 20% 为肥胖，低于 20% 为严重消瘦。

2. 体重指数计算公式

体重指数(body mass index，BMI)= 体重(kg) ÷ 身高的平方(m^2)

目前，多采用体重指数判定肥胖与否，此法简

便、实用，临床应用广泛，如表 6-6-2、表 6-6-3。

表 6-6-2 世界卫生组织体重指数标准

分类	BMI
偏瘦	<18.5
正常	18.5~24.9
超重	25~29.9
肥胖	≥30

表 6-6-3 中国体重指数标准

分类	BMI
偏瘦	<18.5
正常	18.5~23.9
超重	24~27.9
肥胖	≥28

四、腰围与腰臀围比的测量方法与意义

由于体脂分布不一定均匀，腰围主要反映腹部脂肪量，后者又常含一定程度内脏含脂量，因此腰围是反映中心性肥胖的有效参考指标，简单实用。目前，常用的测量方法为：体检者直立，两脚分开30~40cm，用一个没有弹性、最小刻度为 1mm 的软尺放在右侧腋中线髋骨上缘与第 12 肋下缘连线的中点（通常是腰部天然最窄部位），沿水平方向围绕腹部一周，紧贴而不压迫皮肤，在呼气末测量腰围长度，读数准确至 1mm。

腰围和臀围测定为临床上常用判断代谢性肥胖和中心性肥胖的建议辅助指标。腰臀比 = 腰围 ÷ 臀围。目前，我国参考世界卫生组织标准：成年男性腰围 ≥ 90cm，成年女性腰围 ≥ 85cm，或男性、女性腰臀比 > 1.0 即可诊断腹型肥胖。

第四节 内科物理检查

一、病史采集

（一）自觉症状

自觉症状指体检者感受到的明显的症状，如头晕头痛、胸闷胸痛、低热乏力，咳嗽咳痰、胃痛反酸、大便性状及颜色异常、血尿、烦渴消瘦等症状及动态变化等。

（二）既往史

既往史包括既往的健康状况和过去曾经患过的疾病、外伤手术、预防注射、输血、过敏等，特别是与目前所患疾病有密切关系的情况。

（三）家族史

家族史包括询问父母与兄弟、姐妹及子女的健康与疾病情况，特别应询问是否有与体检者同样的疾病，有无与遗传相关的疾病。

（四）个人生活史

个人生活史包括社会经历、职业及工作条件、习惯与嗜好以及冶游史等。

二、胸部检查

（一）胸廓形态

正常胸廓的大小和外形个体间具有一些差异。一般两侧大致对称，呈椭圆形。成年人胸廓的前后径较左右径为短，两者的比例约为 1 : 1.5。

1. 扁平胸 胸廓呈扁平状，前后径不及左右径的一半。见于瘦长体型者，亦可见于慢性消耗性疾病，如肺结核等。

2. 桶状胸 胸廓前后径增加，与左右径相等甚或超过左右径，呈圆筒状。见于严重慢性阻塞性肺疾病患者，亦可见于老年或矮胖体型者。

3. 佝偻病胸 为佝偻病所致的胸廓改变，多见于儿童，包括佝偻病串珠、肋膈沟、漏斗胸、鸡胸。

4. 胸廓一侧变形 胸廓一侧膨隆多见于大量胸腔积液、气胸或一侧严重代偿性肺气肿。胸廓一侧平坦或下陷常见于肺不张、肺纤维化、广泛性胸膜增厚和粘连等。

5. 胸廓局部隆起 见于心脏明显肿大、大量心包积液、主动脉瘤及胸内或胸壁肿瘤等。此外，还见于肋软骨炎和肋骨骨折等。

6. 脊柱畸形引起的胸廓改变 严重者因脊柱前凸、后凸或者侧凸，导致胸廓两侧不对称，肋间隙增宽或变窄。

意义：在体检中发现胸廓形态异常者，应重点询问既往肺部疾病史、吸烟史和粉尘接触史，了解

有无咳嗽、咳痰、咯血、气促、胸痛等呼吸系统症状，建议完善胸部X线片，肺功能等体检项目，结合体检者的病史和主诉，必要时完善肺部CT。

（二）肺部听诊

受检者取坐位或卧位，微张口，稍做深呼吸。一般由肺尖开始，自上而下分别听诊前胸部、侧胸部及背部，注意在上下、左右对称部位进行对比。

1. 正常呼吸音　包括气管呼吸音、支气管呼吸音、支气管肺泡呼吸音及肺泡呼吸音。

2. 异常呼吸音

(1) 干啰音：系由于气管、支气管或细支气管狭窄或不完全阻塞，气流吸入或呼出时发生湍流所产生的音响。

干啰音为一种持续时间较长带乐性的呼吸附加音，音调较高，吸气及呼气时均可听及，以呼气时为明显。

意义：双侧广泛性干啰音见于支气管哮喘、慢性支气管炎、心源性哮喘、花粉症、棉尘肺等；局限性干啰音见于支气管内膜结核、早期肺癌、支气管肺炎等。体检工作中，主要针对健康人群，双肺广泛性干啰音不多见，体检者发现局限性干啰音时，应进一步完善肺部体检项目，包括胸部正侧位片、肺功能，肺部CT等，结合病史，必要时呼吸内科专科就诊。

(2) 湿啰音：系由于吸气时气体通过呼吸道内的分泌物如渗出液、痰液、血液、黏液和脓痰等，形成的水泡破裂所产生的声音。

湿啰音为呼吸音外的附加呼吸音，断续而短暂，一次常连续多个出现，于吸气时或吸气终末较为明显，有时也可出现于呼气早期，部位较恒定，性质不易变。

意义：双侧广泛性湿啰音见于急性肺水肿、慢性支气管炎等。肺部局限固定不变的湿啰音，提示局部有病灶，如肺部炎症、肺结核、肺梗死、支气管扩张症肺脓肿、肺癌继发感染等。两侧肺底部湿啰音见于心功能不全导致肺淤血、支气管炎、支气管肺炎特发性肺间质纤维化等。在健康体检的老年人群和有长期吸烟史的人群中，双肺底湿啰音多见，应完善肺部体检项目，同时建议戒烟，加强呼吸功能的锻炼。

(3) 胸膜摩擦音：当胸膜面由于炎症而变得粗糙时，随着呼吸便可出现胸膜摩擦音。

胸膜摩擦音通常在呼吸两相均可听到，一般于吸气末或呼气初较为明显，屏气时即消失，深呼吸时则增强，最常听到的部位是前下侧胸壁，因该区域的呼吸动度最大。

意义：常见于纤维素性胸膜炎、肺梗死、尿毒症、胸膜肿瘤、少量胸腔积液、严重脱水等疾病。该体征在体检中不多见。

三、心脏检查

（一）心尖触诊（心尖搏动）

受检者取卧位，检查者用右手全掌置于其心前区，感觉心脏搏动的大体位置，然后逐渐缩小到用手掌尺侧（小鱼际）或示指、中指及环指指腹并拢同时触诊。正常成人心尖搏动位于第五肋间，左锁骨中线内侧0.5~1.0cm，搏动范围以直径计算，为2.0~2.5cm。

心尖区抬举性搏动见于左心室肥厚；胸骨左下缘收缩期抬举性搏动是右心室肥厚的可靠指征。出现该体征，建议完善心脏彩超。

（二）心脏听诊

心脏听诊在心脏物理诊断中极为重要。听诊时受检者取坐位或卧位，必要时可变换体位。

1. 听诊顺序　通常的听诊顺序：二尖瓣区→肺动脉瓣区→主动脉瓣区→主动脉瓣第二听诊区→三尖瓣区。

2. 听诊内容　听诊内容包括心率、心律、心音、额外心音、杂音及心包摩擦音。

(1) 心率：指每分钟心搏次数。正常成人安静、清醒的情况下心率为60~100次/分，心率超过100次/分称为心动过速；心率低于60次/分称为心动过缓。

(2) 心律：指心脏跳动的节律。正常人心律基本规则，听诊所能发现的心律失常最常见的有期前收缩和心房颤动。

(3) 心音：分为第一心音、第二心音、第三心音和第四心音。通常情况下只能听到第一、第二心音。第三心音可在部分青少年中闻及，一般听不到第四心音，如听到第四心音，属病理性。

意义：心音强度的变化主要是心脏本身的疾病所致。当心肌有严重病变如心肌炎、心肌病及心肌梗死等，心音性质可发生改变。此时，应建议体检者完善心肌酶学、心电图、心脏彩超等相关项目。

(4) 心脏杂音：指心音与额外心音外的异常声音，可与心音分开或相连接，也可完全遮盖心音。听诊时应注意杂音的部位、时相、性质、强度、传导方向以及杂音与体位和呼吸的关系。

收缩期杂音一般分为六级，如表 6-6-4，舒张期杂音分级也可参照此标准。

表 6-6-4 心脏杂音强度分级

级别	响度	听诊特点	震颤
1	很轻	很弱，易被初学者或缺少心脏听诊经验者忽视	无
2	轻度	能被初学者或缺少心脏听诊经验者听到	无
3	中度	明显的杂音	无
4	中度	明显的杂音	有
5	响亮	响亮的杂音	明显
6	响亮	杂音响亮，即使听诊器稍离开胸壁也能听到	明显

意义：在体检过程中发现体检者有心脏杂音，1~2 级的杂音多为功能性杂音，3 级以上的杂音(包括 3 级)，应完善心脏彩超，排除心脏器质性病变。

(5) 心包摩擦音：是一种音质粗糙、高调、搔抓样的声音，与心搏一致，通常在胸骨左缘第 3、4 肋间易听到。

意义：心包摩擦音常见于各种心包炎、急性心肌梗死、尿毒症和系统性红斑狼疮等，健康体检中较少出现。

四、腹部检查

为了避免触诊引起胃肠蠕动增加，使肠鸣音发生变化，腹部检查的顺序调整为视、听、触、叩。

(一) 视诊

受检者取低枕仰卧位，两手自然置于身体两侧，充分暴露全腹，上自剑突，下至耻骨联合。

1. 腹部外形 注意腹部外形是否对称，有无全腹或局部的膨隆或凹陷，有腹水或腹部肿块时，还应测量腹围的大小。

腹部膨隆分为全腹膨隆和局部膨隆，前者见于肥胖、妊娠、腹腔积液、腹内积气、巨大肿瘤等；后者见于常见于脏器肿大、腹内肿瘤或炎性肿块、胃肠胀气以及腹壁上的肿物和疝等。

腹部凹陷分为全腹凹陷和局部凹陷，前者见于消瘦和脱水者，严重时称舟状腹，见于恶病质，如结核病、恶性肿瘤等慢性消耗性疾病；后者多因手术后腹壁瘢痕收缩所致。

2. 腹壁静脉 正常人腹壁皮下静脉一般不显露，在较瘦或皮肤白皙的人才隐约可见，皮肤较薄而松弛的老年人可将静脉显露于皮肤，但常较为直条纹，并不迂曲，属正常。其他使腹压增加的情况(如腹腔积液、腹腔巨大肿物、妊娠等)也可见静脉显露。腹壁静脉曲张常见于门静脉高压致循环障碍，或上、下腔静脉回流受阻而有侧支循环形成时，发现腹壁静脉曲张后，应通过指压法鉴别血流方向，辨别腹壁静脉曲张的来源。体检中发现腹壁静脉曲张，应细致询问既往史，尤其是慢性肝脏疾病史，并建议看消化内科或血管外科门诊。

3. 胃肠型和蠕动波 正常人一般看不到胃肠的轮廓及蠕动波形，胃肠道发生梗阻时，可显示各自的轮廓。

(二) 触诊

触诊为腹部检查的主要方法，受检者应排尿后取低枕仰卧位，双手平放于躯干两侧，双下肢屈曲并稍分开，做腹式呼吸使腹肌放松。检查肝脏、脾脏时，可分别取左、右侧卧位。检查肾脏时可用坐位或立位，检查腹部肿瘤时可用肘膝位。

1. 腹壁紧张度 正常人腹壁有一定的张力，但触之柔软，较易压陷，称腹壁柔软。全腹壁紧张可见于腹腔内容物增加，如肠胀气或气腹，腹腔内大量腹水。局部腹壁紧张常见于相应腹内脏器炎症波及腹膜而引起。

2. 压痛及反跳痛 腹腔内的病变，如脏器的炎症、淤血、肿瘤、破裂、扭转均可引起压痛、压痛的部位常提示存在相关脏器的病变。当腹内脏器炎症累及壁层腹膜时，可引起反跳痛。

3. 肝脏触诊 可采用单手触诊法或双手触诊及钩指触诊法。受检者取腹部检查位，从髂前上棘连线水平、右腹直肌外侧开始，逐渐移至右季肋缘，或自脐水平逐渐移至剑突，并与受检者的呼吸运动密切配合。正常成人肝脏一般在肋缘触不到，但腹壁松弛的瘦长体型，于深吸气时可于肋弓下触及肝下缘，在 1cm 以内；在剑突下可触及肝下缘多在 3cm 以内。触及肝脏时应详细体会并描述下列内容：大小、质地、边缘和表面状态、压痛、搏动、肝区摩擦感等。

4. 脾脏触诊 常用双手触诊法，正常情况下脾脏不能触及。临床常见脾脏肿大的意义，如表 6-6-5。

5. 胆囊触诊 可用单手滑行触诊法或钩指触诊法进行。正常时胆囊隐存于肝脏之后，不能触及。胆囊肿大超过肝缘及肋缘，此时可在右肋缘下腹直肌外缘处触到。如果肿大的胆囊呈囊性感，并且压痛明显，常见于急性胆囊炎；无压痛者，见于壶腹周围癌。

表 6-6-5　脾脏肿大分级及临床意义

脾大程度	定义	临床意义
轻度	脾缘不超过肋下 2cm	急、慢性病毒性肝炎，伤寒、粟粒型结核、急性疟疾、感染性心内膜炎及败血症等
中度	超过 2cm，在脐水平线以上	肝硬化、疟疾后遗症、慢性淋巴细胞白血病、慢性溶血性黄疸、淋巴瘤、系统性红斑狼疮等
高度	超过脐水平或前正中线	慢性粒细胞白血病、黑热病、慢性疟疾和骨髓纤维化等

胆囊疾患时，其肿大的情况不同，有时胆囊有炎症，但未肿大到肋缘下，触诊不能查到胆囊，此时可探测胆囊触痛。检查时医师用左手掌平放于体检者右胸下部，以拇指指腹钩压于右肋下胆囊点处，然后嘱体检者缓慢吸气，如果引起明显疼痛，即胆囊触痛，如果因为剧烈疼痛而终止吸气称墨非征阳性。体检发现胆囊压痛或触痛，应完善胆囊 B 超明确胆囊情况。

6. 肾脏触诊　检查肾脏一般用双手触诊法。正常人肾脏一般不容易触及，有时可触到右肾下缘。身材瘦长者、肾下垂、游走肾或肾脏代偿性增大时，肾脏较易触到。肾脏肿大见于肾盂积水、肾脓肿、肾脏肿瘤、多囊肾等。

7. 腹部肿块　除脏器外，正常腹部还可触及腹直肌肌腹及腱划、腰椎椎体及骶骨岬、乙状结肠粪块、横结肠、盲肠等结构。触到除上述内容以外的肿块，应视为异常，应进行 B 超扫查。需要注意部位、大小、形态、质地、压痛、搏动及移动度。

（三）叩诊

腹部叩诊的主要作用在于叩知某些脏器的大小和叩痛，腹腔内有无积气、积液和肿块等。一般采用间接叩诊法。

1. 肝区叩击痛　以左手掌平放于受检者肝区，右手握拳用轻到中度的力量叩击左手背，出现疼痛称肝区叩击痛，见于肝脓肿、肝炎等。

2. 肋脊角叩击痛　主要用于检查肾脏病变。受检者取坐位或侧卧位，用左手平放在肋脊角处（肾区），右手握拳由轻到中等的力量叩击左手。存在肾小球肾炎、肾盂肾炎、肾结石、肾结核及肾周围炎时，肾区有不同程度的叩击痛。

3. 移动性浊音　主要用于检查有无腹腔积液存在。当腹腔积液在 1 000mL 以上时，移动性浊音是阳性，但需要与肠梗阻肠管内大量液体潴留和巨大卵巢囊肿相鉴别。

（四）听诊

1. 肠鸣音　通常以右下腹作为肠鸣音的听诊点，正常情况下，肠鸣音每分钟 4~5 次。肠鸣音活跃，见于急性胃肠炎、服泻药后或胃肠道大出血。肠鸣音亢进，见于机械性肠梗阻。肠鸣音减弱，见于老年性便秘、腹膜炎、电解质紊乱（低血钾）及胃肠动力低下等。肠鸣音消失，见于急性腹膜炎或麻痹性肠梗阻。

2. 血管杂音　常常在腹中或腹部两侧，腹中部的收缩期血管杂音多提示腹主动脉瘤或腹主动脉狭窄，完善腹主动脉彩超可以协助诊断；下腹两侧的血管杂音多考虑髂动脉狭窄，建议髂动脉彩超检查。

3. 搔刮试验　搔刮试验用于肝下缘触诊不清楚时，以协助测定肝下缘。此法常用于腹壁较厚或不能满意地配合触诊的患者，有时用于鉴别右上腹肿物是否为肿大的肝脏。

五、神经系统检查

神经系统检查是全身体格检查中的一个重要组成部分。通过仔细检查，能有效获取疾病的定位与定性诊断信息。检查前首先要确定受检者对外界刺激的反应状态，即意识状态。正常人意识清醒，无嗜睡、昏睡及昏迷等情况。

（一）肌力

肌力是指肌肉运动时的最大收缩力。检查时令受检者做肢体伸屈动作，检查者从相反方向给予阻力，测试受检者对阻力的克服力量，并注意两侧比较。

（二）肌张力

指静息状态下肌肉紧张度。通过触摸肌肉的硬度及伸屈肢体时感知的阻力进行判断。肌张力增高分为痉挛性及强直性，分别为锥体束及锥体外系损害所致。

（三）病理反射

病理反射指锥体束病损时，大脑失去了对脑干和脊髓的抑制作用而出现的异常反应。

1. 巴宾斯基（Babinski）征　受检者仰卧，下肢伸直，检查者手持患者踝部，用钝头竹签沿患者足底外侧缘，由后向前至小趾近足跟部并转向内侧，阳性反应为踇趾背伸，其他四趾呈扇形展开。

2. 奥本汉姆（Oppenheim）征　检查者弯曲示

指及中指，沿受检者胫骨前缘用力由上向下滑压，阳性表现同 Babinski 征。

3. 戈登（Gordon）综合征　用手以一定力量捏压腓肠肌部位。阳性表现同 Babinski 征。

以上三种测试方法不同，结果一样，临床意义相同，其中 Babinski 征是最典型的病理反射。

4. 霍夫曼（Hoffmann）征　以左手持患者腕关节，以右手中指及示指夹住受检者患者中指，稍向上提，使腕部处于轻度过伸位。以拇指迅速弹刮患者中指指甲，引起其余四指的掌屈反应为阳性。通常认为是病理反射，但也有认为是深反射亢进的表现，反射中枢为第 7 节颈髓～第 1 节胸髓。

（四）脑膜刺激征

脑膜刺激征是脑膜受刺激的表现，见于脑膜炎、蛛网膜下腔出血和颅内压增加等。

1. 颈强直　受检者仰卧，检查者以一手托扶其枕部，另一手置于胸前做屈颈动作，以测试颈肌抵抗力。如感觉颈部阻力增高，在除外颈椎或颈部肌肉局部病变后，认为有脑膜刺激征。

2. 克尼格氏（Kernig）征　受检者仰卧，一侧髋、膝关节屈成直角，检查者将其抬高小腿抬高伸膝，正常人可将膝关节伸达 135° 以上，伸膝受限且伴疼痛与屈肌痉挛为阳性。

3. 布鲁津斯基（Brudzinski）征　受检者仰卧，下肢自然伸直，检查者一手托其枕部，一手置于胸前，当头部前屈时，双髋与膝关节同时屈曲为阳性。

（五）神经系统检查在体检中的意义

在健康体检工作中，体检者出现肌力的下降，应详细询问有无肌肉疼痛、乏力，进一步完善心肌酶学和肌电图检查，并建议到神经内科就诊。出现肌张力的异常、病理反射阳性或脑膜刺激征阳性，应建议到神经内科就诊。

第五节　外科物理检查

一、既往史和自觉症状

（一）既往史

1. 既往的外科手术史，如肺部、肝胆、消化系统、泌尿系统、甲状腺、乳腺等。既往明确诊断过的外科疾病。

2. 既往发生过的运动系统损伤和相关疾病。

3. 与外科疾病有关的恶性肿瘤家族史，如肺癌、结肠癌、直肠癌、肝癌、肾癌、乳腺癌、甲状腺癌等。

意义：了解客户的既往史，有助于全面了解其健康情况，根据既往史重点检查异常部位。如有肿瘤家族史者，重点检查相关部位并且提出进一步排除肿瘤的检查项目。

（二）主要自觉症状

1. 与消化道相关的症状　便血、排便习惯改变、大便性状改变等。

2. 与泌尿系相关的症状　尿频、尿急、尿不尽、尿等待、尿线细、尿无力、尿滴沥、排尿困难等。

意义：消化道症状，有助于鉴别消化道炎症、溃疡和肿瘤；泌尿系症状，有助于鉴别泌尿系炎症、结石和肿瘤。另外，有助于对肛门指检异常发现的诊断提供理论依据。

二、皮肤软组织检查（视诊＋触诊）

（一）颜色

全身皮肤的颜色是否均匀正常，有无苍白、发红等异常改变。仅见肢端苍白，可能与血管性疾病有关。

（二）皮疹

出现斑疹、丘疹、疱疹等建议到皮肤科就诊。

（三）瘢痕

多见于手术、外伤或病变愈合后，如有局部瘙痒红肿，建议到皮肤科就诊。

（四）皮下结节及肿块

1. 血管瘤　局部轻微隆起，呈红色或青紫色，压之可稍褪色，肿块质地软，可有触痛。大多需要手术治疗。

2. 皮脂腺囊肿（粉瘤）　局部隆起，顶部有尖呈黑色。多为疖肿形成，有反复感染的病例可手术切除。

3. 疖肿　发生在皮肤，是单个毛囊及周围组织的急性化脓性感染，表现为红、肿、痛，直径小于 2cm。化脓后中心呈白色，有波动感。应及时治疗，防止加重。

4. 痈　有多个毛囊同时感染，比疖的炎症浸润范围大，对全身的影响大，应早治疗。

5. 脂肪瘤　好发于躯干和四肢，质软可有假囊性感、无痛，体积可巨大。极少有恶变。如无症状可不处理。

6. 纤维瘤　位于皮肤及皮下的纤维组织肿瘤，瘤体不大，质硬，生长缓慢。自感或压迫有痛感。直径一般在1cm以内，增大或有症状者应切除。

意义：皮肤颜色、皮疹除考虑局部皮肤疾患外，也要考虑到相关脏器，甚至全身代谢情况。如全身皮肤黏膜苍白，要排除贫血和皮肤色素脱失症。皮肤黏膜黄染，要排除肝脏疾患。皮下结节和肿块除了初步诊断外，在诊疗意见中要考虑其对全身的影响，给予合理的健康建议。如皮下组织急性炎症需要临床处理，防止炎症加重，生活中不能热敷，不能自行刺破。

三、淋巴结检查

人体淋巴结分为深部和浅表两大部分，由于深部淋巴结不能触及，故临床主要检查浅表淋巴结，这些淋巴结平时很小，直径多为0.2~0.5cm，质地柔软，表面平滑，与毗邻组织无粘连，亦无压痛，不易触及。

（一）检查方法

1. 检查　顺序按耳前、耳后、枕部、下颌下、颏下、颈前、颈后、锁骨上、腋窝、滑车上、腹股沟、腘窝的顺序检查。检查时受检者局部肌肉放松，使表面皮肤松弛，由浅入深地进行触诊。

2. 触诊　注意淋巴结的大小、数目、硬度、压痛、活动度、波动以及与皮肤和毗邻组织有无粘连，局部皮肤有无红肿、瘢痕、瘘管等，同时询问可能相关的疾病情况，并检查可能引起局部淋巴结肿大的原发部位。检查时检查者面对受检者，检查方法如下。

（1）耳前、耳后、枕部淋巴结群：受检者略抬头或偏向检查侧，使肌肉松弛，检查者手贴检查部位，按顺序由浅入深滑动触摸。

（2）检查颌下、颏下、颈部淋巴结群：受检者头向前微低，在颌下、颏下及颈部触摸。

（3）检查锁骨上淋巴结：受检者取坐位或卧位，头部稍向前屈，检查者右手触受检者左侧，左手触受检者右侧，由浅入深触摸至锁骨后深部。

（4）腋窝部淋巴结群：面对受检者，检查者手扶被检者前臂稍外展，以右手检查受检者左侧，左手检查受检者右侧，触摸腋窝四周及顶部。顺序：尖群、中央群、胸肌群、肩胛下群、外侧群。

（5）滑车上淋巴结群：以左手扶受检者左前臂，以右手在肱二头肌肌腱内侧肱骨上髁3~4cm处触摸（对侧同）。

（6）腹股沟淋巴结群：受检者平卧，双下肢微屈并放松，在其双侧腹股沟处触摸。

（二）异常体征及临床意义

1. 局部淋巴结肿大（一个区域）

（1）非特异性淋巴结炎：由引流区域的急、慢性炎症所引起，如急性化脓性扁桃体炎、齿龈炎可引起颈部淋巴结肿大。急性炎症初始，肿大淋巴结柔软、有压痛，表面光滑，无粘连，肿大至一定程度即停止。慢性炎症时，淋巴结较硬，最终淋巴结可缩小或消退。

（2）单纯性淋巴结炎：为淋巴结本身的急性炎症。肿大的淋巴结有疼痛、呈中等硬度、有触痛，多发生于颈部淋巴结。

（3）淋巴结结核：肿大的淋巴结常发生于颈部血管周围，多发性，质地稍硬，大小不等，或与周围组织粘连，如发生干酪性坏死，则可触及波动感。晚期破溃后形成瘘管，愈合后可形成瘢痕。

（4）恶性肿瘤淋巴结转移：恶性肿瘤转移所致肿大的淋巴结，质地坚硬，或有橡皮感，表面可光滑或突起，与周围组织粘连，不易推动。

2. 全身淋巴结肿大（两个区域及以上）

（1）感染性疾病：病毒感染见于传染性单核细胞增多症、艾滋病等；细菌感染见于结核病、布鲁氏菌病、麻风等；螺旋体感染见于梅毒、鼠咬热、钩端螺旋体病等；原虫与寄生虫感染见于黑热病、丝虫病等。

（2）非感染性疾病：结缔组织疾病和血液系统疾病。

3. 伴随症状　可以对淋巴结肿大的病因提供重要线索。

（1）淋巴结肿大伴有相应引流区域感染灶者，如颌下、颏下淋巴结肿大伴扁桃体炎、牙龈炎，腋窝淋巴结肿大伴乳腺炎，耳后淋巴结肿大伴头皮感染者，左腹股沟淋巴结肿大伴左下肢丹毒，可诊断为非特异性淋巴结炎。

（2）淋巴结肿大伴疼痛，多为急性炎症引起，常有局部红、肿、热等炎症表现；而无痛性淋巴结肿大常见于恶性肿瘤转移淋巴瘤等。局部淋巴结肿大伴低热、盗汗、消瘦者，提示为淋巴结结核、恶性淋巴瘤或其他恶性肿瘤等。

(3)淋巴结肿大伴周期性发热者，多见于恶性淋巴瘤；全身淋巴结肿大伴发热者见于传染性单核细胞增多症、白血病、淋巴瘤等，偶可见于系统性红斑狼疮。

(4)淋巴结肿大伴皮疹者多见于某些传染病或变态反应性疾病，亦需要警惕淋巴瘤。

四、头颈部检查

(一) 外形

受检者端坐位，暴露颈部，观察受检者头颅大小、外形有无异常，头颈部是否对称。

(二) 运动

观察头部是否有异常运动，检查颈部屈伸、侧弯及旋转活动是否受限。

1. 头部运动　异常头部不随意运动，见于帕金森病，与颈动脉搏动一致的点头运动称 Musset 征，见于严重主动脉瓣关闭不全。

2. 颈部运动　受限伴有疼痛可见于软组织炎症，颈椎结核或肿瘤等。

3. 颈部强直　为脑膜受刺激的特征，见于各种脑膜炎、蛛网膜下腔出血等。

4. 在怀疑有颈椎病时，可增加以下检查进行明确。

(1)前屈旋颈试验：受检者颈部前屈，嘱其向左右旋转活动。如颈椎处出现疼痛，表明颈椎小关节有退行性变。

(2)椎间孔挤压试验(压顶试验)：受检者头偏向患侧，检查者左手掌放于其头顶部，右手握拳轻叩左手背，则出现肢体放射性痛或麻木，表示力量向下传递到椎间孔变小，有根性损害；对根性疼痛厉害者，检查者用双手重叠放于头顶、间下加压，即可诱发或加剧症状。当受检者头部处于中立位或后伸位时出现加压试验阳性，称为 Jackson 压头试验阳性。

(3)臂丛牵拉试验：受检者低头、检查者一手扶其头颈部、另一手握患肢腕部，作相反方向推拉，看受检者是否感到放射痛或麻木，称为 Eaten 试验。如牵拉同时再迫使患肢作内旋动作，则称为 Eaten 加强试验。

(4)上肢后伸试验：检查者一手置于健侧肩部起固定作用，另一手握于受检者腕部，并使其逐渐向后、外呈伸展状，以增加对颈神经根牵拉，若患肢出现放射痛，表明颈神经根或臂丛有受压或损伤。

(三) 肿块

受检者头向后仰，观察颈部有无包块，如有包块，注意检查其部位、大小、质地、活动度，与邻近器官的关系和有无压痛。

常见颈部包块如下。

1. 颈部淋巴结炎性肿大一般质软，活动度好，可伴有轻度压痛；恶性肿瘤淋巴结转移一般质硬，活动度差，可多个淋巴结融合。

2. 甲状腺肿大及甲状腺结节吞咽时，可随吞咽动作上下移动，以此与其他包块鉴别。

(四) 颈部血管

受检者安静状态下暴露颈部，观察有无明显的血管充盈及搏动。正常人立位或坐位时颈外静脉不显露。在坐位或半坐位(身体呈 45°)时，颈静脉如明显充盈提示颈静脉压升高，见于右心衰竭、上腔静脉阻塞综合征。平卧时若看不到颈静脉充盈提示低血容量状态。安静状态下如颈动脉搏动明显，多见于主动脉关闭不全、甲亢、严重贫血。

听诊颈部血管，患者坐位，钟形听诊器听诊有无杂音，明显杂音应考虑颈动脉或椎动脉狭窄可能。颈动脉狭窄杂音为收缩期吹风样杂音，见于颈动脉粥样硬化狭窄。锁骨下动脉狭窄的杂音可出现于锁骨上窝处。

五、甲状腺检查

(一) 检查方法

1. 视诊　受检者端坐位，解开领口衣扣，暴露颈前部，观察颈前有无隆起包块。取端坐位，正视前方，嘱受检者做吞咽动作，帮助观察。

2. 触诊　推荐双手触诊法。有站立在受检者前面或后面两种方法。

(1)站在受检者前面时用拇指从胸骨切迹向上触摸气管前软组织，一手拇指施压于一侧甲状软骨，将气管推向对侧，另一手示指、中指在对侧胸锁乳突肌后缘向前推挤甲状腺侧叶，拇指在胸锁乳突肌前缘触诊。同样方法检查另一侧。

(2)站立在受检者后面时用示指从胸骨切迹向上触摸，检查甲状腺峡部，用类似前面的触诊方法，检查甲状腺侧叶。两种方法均嘱受检者做吞咽动作，感受、判断随吞咽上下活动的甲状腺有无肿大和包块，注意其大小、质地、边界、触痛、结节及震颤。正常腺体不能触及。

(二) 常见阳性体征的描述与临床意义

1. 甲状腺肿大　体检中发现甲状腺肿大应描

述肿大程度，表面是否光滑，硬度如何，与周围组织是否粘连，有无搏动，有无血管杂音。

(1) 甲状腺肿大可分为三度。① Ⅰ 度：不能看出肿大但能触及。② Ⅱ 度：能看到肿大又能触及，但在胸锁乳突肌以内。③ Ⅲ 度：超过胸锁乳突肌外缘。

(2) 甲状腺肿大的分型。①弥漫型：甲状腺呈均匀性肿大，摸不到结节。②结节型：在甲状腺上摸到一个或数个结节。③混合型：在弥漫肿大的甲状腺上，摸到一个或数个结节。

(3) 引起甲状腺肿大的常见疾病：甲状腺功能亢进症、单纯性甲状腺肿、甲状腺癌、桥本甲状腺炎、甲状旁腺腺瘤等。

临床意义：体格检查发现甲状腺肿大，应建议完善甲状腺和颈部淋巴结彩超、甲状腺功能检查，包括 FT_3、FT_4、TSH、TGA、TPO-A、TG，必要时完善甲状旁腺素、血钙和血磷检测，到内分泌科门诊或甲状腺外科门诊就诊。

2. 甲状腺结节

(1) 甲状腺结节：是指各种原因导致甲状腺内出现一个或多个组织结构异常的团块。外科触诊发现的甲状腺结节为甲状腺区域内扪及的肿块。甲状腺结节十分常见。触诊发现一般人群甲状腺结节的阳性率为 3%~7%；而高清晰超声检查发现甲状腺结节的阳性率达 20%~76%。甲状腺结节多为良性，恶性结节仅占甲状腺结节的 5%~15%。甲状腺结节诊治的关键是鉴别良、恶性。

外科触诊应关注以下内容：①结节的位置，如位于甲状腺的左叶、右叶、峡部。②数目：单发还是多发。③大小、质地：硬、软、质韧等。④活动度：好或者差、与周围组织的界限是否清楚、是否光滑。⑤有无压痛、局部淋巴结肿大等。

(2) 分类及病因：①增生性结节性甲状腺肿：碘摄入量过高或过低、食用致甲状腺肿的物质、服用致甲状腺肿药物或甲状腺激素合成酶缺陷等。②肿瘤性结节：甲状腺良性腺瘤、甲状腺乳头状癌、滤泡细胞癌、Hurthle 细胞癌、甲状腺髓样癌、未分化癌、淋巴瘤等甲状腺滤泡细胞和非滤泡细胞恶性肿瘤。③囊肿：结节性甲状腺肿、腺瘤退行性变和陈旧性出血伴囊性变、甲状腺癌囊性变、先天的甲状舌骨囊肿和第四鳃裂残余导致的囊肿。④炎症性结节：急性化脓性甲状腺炎、亚急性甲状腺炎、慢性淋巴细胞性甲状腺炎均可以结节形式出现。极少数情况下甲状腺结节为结核或梅毒所致。

进行临床意义判断后给出合理建议：①新发现的应视情况建议行进一步检查或行超声检查印证等。②病史中提供有相关病史，如甲状腺腺瘤、结节性甲状腺肿、甲状腺癌等时，应建议到门诊就诊，明确诊断。

六、乳腺检查

受检者取坐位或仰卧位，充分暴露胸部。一般先视诊，再触诊。①视诊：观察双侧乳房形状大小是否对称，有无局限性隆起或凹陷，两侧乳头是否在同一水平。皮肤有无红肿、浅静脉扩张及“橘皮样”等异常改变。观察乳头是否内陷及有无溢液、糜烂，乳晕处是否糜烂。②触诊：先检查健侧，再检查患侧。循序对乳房外上(包括腋尾部)→外下→内下→内上→中央区进行触诊，最后触诊乳头。示指、中指和无名指并拢，用指腹触诊。触乳房的质地、弹性，有无压痛和肿块。

(一) 外形

1. 单侧乳房明显增大　见于先天畸形、囊肿形成、炎症、肿瘤等。

2. 乳房皮肤发红　提示局部炎症或乳腺癌累及浅表淋巴管。炎症常伴局部肿、热、痛，癌性局部皮肤呈深红色，不伴疼痛，发展快。

3. 乳房水肿　见于乳腺癌和炎症。癌性水肿为癌细胞阻塞淋巴管所致，表现为橘皮征。炎性水肿为毛细血管通透性增加所致，常伴皮肤发红。

4. 乳房皮肤回缩　可由外伤、手术后或炎症后局部悬韧带短缩导致，表现为酒窝征。局部无外伤、手术史者，近期出现皮肤回缩常提示乳腺癌，甚至可能是早期乳腺癌的征象。

(二) 包块

发现乳房肿块后，应描述肿块大小、硬度、表面是否光滑、边界是否清楚以及活动度，明确肿块与皮肤是否有粘连。其中质地较硬、表面不规则、边界不清、活动度差、与皮肤有粘连需要警惕恶性的可能。少数情况下，炎性病变也可有此表现。

(三) 溢液

乳头溢液提示乳腺导管病变。单侧乳房单孔血性溢液最常见于导管内乳头状瘤，亦见于乳腺癌和乳管炎。乳腺增生多为双侧多孔黄色、透明或浆液性，少数有棕色溢液。非哺乳期乳汁样溢液首先考虑药物或激素水平等原因。

(四) 压痛

乳房局部压痛伴红肿热时，首先考虑炎症。乳腺增生可表现为弥漫性压痛伴乳房内散在结节感。

（五）乳头内陷

乳头近期出现乳头内陷可能为乳腺癌或炎性病变。当单侧乳头瘙痒、变红、粗糙、局部有结痂、渗出时，无论是否伴有乳腺肿块和乳头溢液都应想到乳头乳晕湿疹样癌【又称“佩吉特病（Paget disease）”】的可能。

（六）乳晕

肾上腺皮质功能减退时，乳晕区可出现明显色素沉着。当发现乳头乳晕区瘙痒、疼痛时也应想到乳头乳晕湿疹样癌的可能。

（七）乳腺检查注意事项

1. 乳腺检查应包括整个乳房和区域淋巴结。注意乳房上界至第2肋，内侧至胸骨缘、外侧至腋中线。需要关注容易漏诊的乳房边缘、乳房下方、乳晕区、乳头深部及腋窝。无论乳腺是否异常，均应触诊腋窝。当乳腺丰满或体检者主诉与触诊不符时，需要采用平卧或健侧卧位检查。

2. 很多乳腺癌早期仅表现为一些局部的特殊体征，如乳腺局部皮肤下陷、周边及乳头乳晕区的小结节、乳头溢液及乳头皮肤改变，充分认识和重视这些体征才能不遗漏早期病例。

七、脊柱和四肢关节检查

（一）外形

受检者站立位，从侧面及背面观察脊柱形状。成人脊柱存在颈曲、胸曲、腰曲和骶曲使脊柱形成“S”形，称生理性弯曲。观察生理弯曲是否存在，脊柱有无前突或后突畸形。嘱受检者弓背弯腰，检查者用示指、中指置于脊柱棘突两侧，自上而下以适当压力划压，沿棘突皮肤可出现一条轻度充血线，观察此线是否正直，以判断有无脊柱侧弯。观察受检者肢体左右两侧形态是否对称，有无成角、短缩或旋转畸形，肢体是否处于功能位或手的休息位。逐一检查各关节有无红肿、畸形，关节附近肌肉有无萎缩等。

常见异常及临床意义如下。

1. 脊柱生理弯曲　曲度变小或消失多见于颈椎、胸椎的退行性疾病或术后改变。可根据是否存在神经压迫症状和体征决定进一步检查，如X线检查、磁共振检查等。成角畸形可见于脊柱结核、脊柱肿瘤等。

2. 脊柱侧弯　分为先天性、特发性和继发性脊柱侧弯。先天性脊柱侧弯多较严重，常合并脊柱和肋骨的其他畸形。特发性脊柱侧弯常见于青春期体型瘦高的女性，发病原因不清。外伤或病理性的椎体骨折亦可继发脊柱侧弯，比较多见于老年人。根据脊柱侧弯的原因、严重程度、进展情况以及是否存在神经压迫，决定是否需要进一步诊疗。

3. 指关节畸形　如梭形关节，见于类风湿关节炎、骨关节病；爪形手，见于尺神经损伤、进行性肌萎缩、脊髓空洞症及麻风。

4. 膝关节畸形　膝内翻（O形腿）、膝外翻（X形腿）为常见的膝关节畸形，可见于小儿佝偻病。成人多见的为老年性骨关节病后期导致明显的内翻屈曲畸形。

（二）运动

正常脊柱活动包括前屈、后伸、侧弯和旋转四种。检查颈段脊柱时应固定被检查者双肩，检查腰段脊柱须用双手固定被检查者骨盆，然后进行脊柱旋转活动检查。在检查时应询问被检查者有无活动疼痛。各关节根据部位和功能不同分别有屈伸、外展内收、旋转等运动功能，检查时不仅要检查是否具备上述功能，还要检查运动范围是否正常。

常见异常及临床意义如下。

1. 脊柱活动受限　外伤、肿瘤、椎间盘突出等导致的疼痛可以使脊柱活动受限。强直性脊柱炎可导致严重的脊柱畸形及活动受限，并可累及骶髂关节等其他部位。

2. 肩关节活动受限　肩关节周围炎时，关节各方向的活动均受限，称冻结肩。

3. 特殊检查——浮髌试验　被检查者平卧位，下肢伸直肌肉放松，检查者一只手向远端按压髌上囊部，将可能存在的积液挤向髌骨下方，另一只手示指轻压髌骨，髌骨有被积液浮起感觉称为浮髌试验阳性。

（三）水肿

水肿分为全身性水肿和局部性水肿。局限性水肿是指水肿局限于身体某一部位。全身各部分（主要是皮下组织）组织间隙均有液体留时称为全身性水肿。如水肿部位在用手指按压时出现凹陷，则称为可凹性水肿。

1. 常见的全身性水肿病因及临床表现

（1）心源性水肿：是右心功能不全的主要表现，其特点是最先出现于人体的下垂部位，水肿重者甚至出现胸腔积液、腹腔积液。

（2）肾源性水肿：是肾脏疾病的重要表现。早期只于清晨起床时在眼睑及面部出现，后出现全身性水肿,其分布与体位关系不大。

(3) 黏液性水肿:常在面部及下肢出现,以面部水肿明显,其特点为指压水肿部位皮肤时无明显的凹陷,为非可凹性水肿,常因甲状腺功能减退引起。

2. 局限性水肿病因及临床表现

(1) 静脉回流受阻:上腔静脉受压迫,可出现头颈部、双上肢及上胸部水肿,伴有颈静脉怒张,胸壁浅静脉曲张,有时有纵隔刺激症状,称为上腔静脉综合征,最常见于肺癌患者。下腔静脉受腹腔内肿块压迫或血栓阻塞,可出现下肢与阴囊水肿,亦可有肝脾肿大,称为下腔静脉综合征。

(2) 淋巴回流受阻:常由丝虫病或手术损伤淋巴系统引起,多发生于肢体,患部皮肤粗糙、增厚,并起皱褶,皮下组织也增厚,称为象皮肿。

3. 神经血管性水肿　多见于面、舌、唇等处,变态反应疾病。其特点是突然发生的,无痛的,硬而有弹性的局部水肿,变化较快,如累及声门则可导致窒息。

八、肛门直肠检查

直肠全长 12~15cm,下连肛管。肛管下端在体表的开口为肛门,位于会阴中心体与尾骨尖之间。

(一) 检查方法

受检者取站立弯腰位或膝胸卧位。按“体位 + 时钟方向”记录。

1. 视诊　检查者用手分开受检者臀部,观察肛门及其周围皮肤颜色及皱褶,正常颜色较深,皱褶自肛门向外周呈放射状。并应观察肛门周围有无脓血、黏液、肛裂、外痔、瘘管口、溃疡或脓肿等。

2. 触诊　肛门和直肠触诊通常称为肛诊或直肠指诊。检查时受检者取站立弯腰位,膝胸卧位或左侧卧位。检查者右手戴手套或示指戴指套,涂以润滑剂,将示指置于肛门外口轻轻按摩,待受检者肛门括约肌适当放松后,再徐徐插入肛门进入直肠内。先检查肛门括约肌的紧张度,再查肛管及直肠的内壁。

(二) 异常体征及其临床意义

1. 肛口剧烈触痛,常见于肛裂及急性感染者。

2. 触痛并伴有波动感,见于肛门直肠周围脓肿。

3. 直肠内触及柔软光滑且有弹性的包块,多为直肠息肉。

4. 触及坚硬,凹凸不平的包块,应考虑直肠癌。

5. 指诊后指套表面带有黏液、脓液或血液,应进一步做内镜检查。

九、男性外生殖器检查

男性外生殖器包括阴茎、阴囊、前列腺和精囊腺。

(一) 阴茎

正常成年人阴茎长度为 7~10cm。检查有无包皮过长、包茎以及包皮粘连、包皮嵌顿。显露龟头和阴茎颈部,观察其表面的色泽、有无充血、水肿、溃疡、分泌物,触诊有无硬结、包块。将拇指、示指置于上下或两侧,轻轻挤压龟头使尿道口张开,观察有无红肿、分泌物以及溃疡,有无狭窄、尿道下裂、尿道口开口异位。

异常体征及其临床意义:①如有硬结、暗红色溃疡、易出血或融合成菜花状,应考虑为阴茎癌。②如发现单个椭圆形质硬溃疡,应考虑为下疳,愈合后留有痕迹,考虑为梅毒。③如发现有淡红色小丘疹融合成蕈伞样,应考虑为尖锐湿疣。④成人阴茎过小,见于发育不良,提示垂体或肾上腺功能不全。⑤儿童期阴茎过大呈成人型,见于性早熟,如促性腺激素过早分泌,假性性早熟见于睾丸间质细胞瘤。⑥如发现尿道口有红肿、分泌物以及溃疡,应考虑淋球菌感染或其他病原菌感染。

(二) 阴囊

检查时受检者站立或仰卧位,两腿稍分开。先观察阴囊皮肤和外形。触诊时医生先将双手拇指置于受检者阴囊前面,其余四指放在阴囊后面,双手同时触摸,也可单手触诊。

异常体征及其临床意义:①阴囊皮肤增厚呈苔藓样,并有小片鳞屑,或皮肤呈暗红色、糜烂,伴有大量渗出,有时形成软痂伴有顽固性奇痒,可考虑为阴囊湿疹;经久不愈的湿疹,应除外阴囊湿疹样癌。②阴囊水肿可为全身水肿的一部分,如肾病综合征,也可为局部因素导致,如局部炎症或过敏反应、静脉或淋巴回流受阻等。③阴囊象皮肿(阴囊象皮病),多为血丝虫病引起。④腹股沟斜疝表现为一侧或双侧阴囊肿大,触之有囊性感,有时平卧后可还纳或用手可推回腹腔,但受检者如用力咳嗽等增高腹压时可再降入阴囊。⑤鞘膜积液表现为阴囊肿大触之有水囊样感,注意应与睾丸肿瘤、附睾肿瘤、腹股沟斜疝等鉴别。

(三) 精索

用拇指和示指触摸精索,从附睾到腹股沟环。异常体征及其临床意义:①如精索呈串珠样肿胀,见于输精管结核。②如精索有压痛并局部皮肤红肿,多为精索急性炎症。③如靠近附睾的精索触及硬结,常由于丝虫病所致。④如精索有蚯蚓团样感,多为精索静脉曲张所致。

（四）睾丸

用拇指和示指、中指触摸睾丸,动作要轻柔。注意其大小、形态、硬度、有无触痛、有无包块等,并作两侧对比。

异常体征及其临床意义:①睾丸急性肿痛,触痛明显,可见于急性睾丸炎、睾丸扭转等。②睾丸慢性肿痛,多见于结核。③一侧睾丸肿大、质硬并伴有结节,应考虑睾丸肿瘤。④睾丸萎缩常见于流行性腮腺炎、精索静脉曲张、外伤后等。⑤双侧睾丸过小,常见于先天性内分泌异常。⑥如触诊阴囊内未及睾丸,应触摸腹股沟管、阴茎根部、会阴部等处,必要时行超声检查腹腔。

（五）附睾

用拇指和示指、中指触摸睾丸后外侧,注意其大小、有无压痛和结节等。

异常体征及其临床意义:①附睾急性炎症时肿痛明显,有时会伴有发热。②附睾出现慢性炎症时,可表现为附睾肿大伴有轻度压痛。③附睾肿胀无压痛,质硬并有结节感,伴有输精管增粗且呈串珠状,可考虑为附睾结核。

（六）前列腺

应在膀胱排空后进行检查。受检者跪卧于检查台上,取胸膝卧位,或采用右侧卧位,也可采取受检者站立弯腰体位进行检查。首先检查者戴好手套,再涂以适量润滑剂后,用示指缓缓插入肛门,向腹侧触摸,了解前列腺大小、质地、表面是否光滑、有无结节、压痛以及与直肠是否粘连等。

异常体征及其临床意义:①良性前列腺肥大时中央沟变浅或消失,表面光滑,边缘清楚,质地为中等硬度且有弹性、压痛。②前列腺肿大且伴有明显压痛,多见于急性前列腺炎。③前列腺质硬、无压痛,表面有硬结节或与直肠有粘连固定者,应除外前列腺癌。

（七）精囊腺

精囊腺位于前列腺外上方。正常人不能触及,如能触及则为病理状态。精囊腺病变及其临床意义:①精囊病变常继发于前列腺病变。②索条状肿胀、触痛,多见于炎症。③表面呈结节状,多见于结核。④质硬的肿大,应除外精囊腺癌。

第六节 眼科物理检查

一、自觉症状和既往病史

（一）自觉症状

询问患者目前是否有不适症状,常见症状如下。

1. 视物模糊　包括视远物模糊和视近物模糊,逐渐视力减退和突然视力减退。逐渐发生的远视力下降而近视力正常通常为近视或近视散光,远视力正常而近视力逐渐下降则可能为远视、远视散光或老视。上述情况可通过佩戴合适的眼镜来矫正。开角型青光眼或慢性闭角型青光眼也可表现为慢性无痛性视力下降。另外,白内障患者视力也会逐渐减退甚至出现近视,对于中老年患者需通过裂隙灯检查排查白内障。老年性黄斑病变和特发性黄斑裂孔也偶可在体检人群中发现,突然视力减退在体检人群中并不常见,若为单眼视力减退则需要首先检查眼外表现,可能为角膜炎、虹膜炎或急性闭角型青光眼,若眼外无特殊表现则可能为玻璃体内出血、视网膜动脉痉挛或视神经病变引起,一过性黑矇可能为视网膜动脉痉挛、一过性脑缺血发作或直立性低血压,需要嘱患者前往相应专科进行进一步诊治。

2. 视物变形　包括小视症(看到的物体比实物小)、大视症(看到的物体比实物大)和视物扭曲,常见病因为黄斑病变,应进一步行眼底检查。

3. 眼部干涩　通常见于干眼症。特发性干眼症常见于绝经期或绝经后女性,常伴有烧灼感、异物感、过度流泪及轻中度视力下降,可因长时间用眼(尤其是使用电脑、手机过度),湿度减低等而加重,可进一步检测泪膜破裂时间和泪膜高度。

4. 流泪与溢泪　流泪是泪腺反应性分泌增多导致眼泪流向眼外,常见于眼睑内翻倒睫、结膜炎、角膜炎。而溢泪则是泪液排出通路引流不畅造成的,多见于中老年人,主要原因是鼻泪管虹吸作用减退、泪小点外翻及眼睑外翻。

5. 眼痛　青光眼急性发作眼压升高时胀痛剧烈,睡眠时可减轻。屈光不正或老视的视疲劳时可有轻度眼胀痛。眼胀痛有时可伴有头痛，急性闭角型青光眼导致的头痛通常超过眼痛，并伴有恶心、呕吐，而视疲劳导致的头痛通常较轻。眶周痛常见于外伤、睑腺炎、眶前蜂窝织炎、皮炎、口腔及鼻窦部位的牵涉痛等。眼眶痛需要考虑肿瘤、炎性疾病及偏头痛等情况。

6. 眼痒　是结膜炎的主要症状之一。急性结膜炎通常还伴有烧灼感、异物感、结膜充血和分泌物增多，而过敏性结膜炎则可伴水样分泌物，通常有过敏史如过敏性鼻炎。同时，药物或接触性皮炎及角膜接触镜引起的疾病也可致眼痒，注意病史采集。

7. 眼红　可分为充血性眼红和出血性眼红。充血性眼红多考虑眼附属器病变、结膜疾病、角膜疾病及外伤、葡萄膜炎、闭角型青光眼等。偶然一次结膜下出血可观察，若反复多次出血可询问是否使用抗血小板抗凝药物，建议患者排查高血压、凝血障碍疾病，指导患者内科排查病因。

8. 复视　分为单眼复视(遮盖未受累眼，复视仍存在)和双眼复视(遮盖任一眼后复视消失)。单眼复视常见病因为屈光不正、眼镜矫正不到位、角膜疾病、白内障、虹膜缺损等情况。双眼复视需要询问发病情况，间歇性双眼复视需考虑重症肌无力、隐性间歇性失代偿可能。持续性复视需要考虑眼眶疾病、眼肌异常及严重屈光参差等情况。若出现上述症状，可根据实际情况指导患者前往相应专科就诊。

(二) 既往史

对于中老年人群，应询问高血压及糖尿病病史，包括发病时间及病情控制情况，同时还需要询问既往有无眼部疾病及外伤手术史。

二、一般检查

(一) 视力的检查方法

1. 远视力的检查　戴镜者先测裸眼视力再测戴镜矫正视力。如在 1m 远处仍不能辨认 0.1 视标，则改测“指数”，如在 50cm 仍不能辨指数，则改测“手动”，如手动也无法觉察，可用烛光或电筒侧光照射，有光感则记录为“光感”，并判断其光定位能力。通常以“米”字形 9 个方位测定，当各方位光感均消失时记录为“盲”或“无光感”。

2. 近视力的检查　距离为 30cm，检查时要注意近视力表的亮度和照明，用国际标准视力表则为 0.1~1.5，用 Jaeger 表则记录为 J7~J1。在屈光状态为近视眼时，裸眼远视力不佳，但近视力会有显著提高；老视眼因眼调节能力的下降，需要戴镜阅读。

3. 辨色力的检查　一般使用假同色本，又称“色盲本”，在自然光线下，取 0.5m 距离，受检者在 5 秒内辨识。看错 4 张以上图片的受检者则为异常，可进一步行色相排列、色觉镜和彩色绒团挑选实验。色觉检查不但可以发现不同类型和程度的先天性色觉异常和分型，对于后天性色觉异常也有一定的意义，例如红绿色觉异常常见于视神经萎缩、球后视神经炎和脑垂体肿瘤，蓝黄色觉异常多见于黄斑变性、青光眼、视网膜色素变性、视网膜脱离等，尤其是对于青光眼患者，它可在疾病早期甚至是视野改变前就出现损害，因此有助于青光眼的早期诊断。

(二) 眼外及眼前节的裂隙灯显微镜检查

1. 眼睑观察　双眼睑裂是否对称，眼睑裂大小，有无上睑下垂、上睑退缩、内眦赘皮、眼睑内翻或外翻、眼睑痉挛、眼睑松弛、闭合不全。睑缘有无缺损，是否充血、水肿或附着鳞屑，有无倒睫、乱睫及双行睫，有无硬结、溃疡、黄色瘤等皮损。如有异常应建议受检者前往眼整形眼眶病专科就诊。若中老年患者反复出现眼睑红肿硬结，需要警惕皮脂腺癌，可嘱患者眼科就诊，完善病理检查。

2. 泪器观察　泪腺部位的颜色、形状、有无红肿、脱垂、赘生物等，上下泪小点位置、开口大小，泪囊区皮肤颜色、形状，有无肿胀与溃疡。触诊判断有无压痛、有无分泌物自泪小点反流。当触诊出现上述阳性体征时可初步判断为泪囊炎。确定泪道通畅程度，可滴荧光素钠于结膜囊内，5 分钟后检查同侧鼻孔内有无颜色，若荧光色钠进入鼻腔，则示泪道通畅或未完全阻塞；或泪道冲洗，如顺利流入鼻、咽部，则泪道通畅。X 线碘油造影可进一步了解泪道阻塞部位及泪囊大小，并建议前往泪道专科治疗。部分老年人有泪溢症状，但泪道冲洗通畅，主要原因是轮匝肌松弛，导致功能性泪溢。当眼睑外上方泪腺区出现肿块，可能为泪腺肿瘤或炎症，应建议受检者前往眼整形、眼眶病专科就诊。

3. 眼眶观察　眼球突出度、眼球运动是否协调、有无红肿，触诊眶缘是否光滑，有无压痛及肿块。对于近期出现的单眼或双眼眼球明显突出伴或不伴眼球运动障碍，应建议检查甲状腺功能和眼眶 CT(包括冠状面 + 水平面 + 矢状面)，并就诊于眼整形、眼眶病专科，排查甲状腺相关性眼病及眼眶肿瘤。不伴眼球突出的眼球运动受限或眼位异常应建议患者就诊斜弱视专科、神经内科，排查神经、眼外肌相关疾病。

4. 结膜检查　顺序为上睑结膜、上穹隆部结膜、下睑结膜、下穹隆部结膜、球结膜、半月皱襞、角膜缘。观察颜色、透明度，有无充血、出血、滤泡、乳头增生、色素沉着、血管纤维组织增生、瘢痕及睑球粘连。常见结膜异常如下。

（1）结膜充血：睑结膜充血时常伴水肿，上皮下组织增厚，透明度降低。球结膜充血时表现为"红眼"，球结膜水肿，毛细血管扩张迂曲。

（2）球结膜下出血：多为炎症或外伤所致，自发的出血多见于老年人、高血压、糖尿病、血液病等，出血早期可局部冷敷，2~3 天后热敷，且应寻找出血原因，针对原发病进行治疗。

（3）乳头增生：肉眼观察为睑结膜上的绒毛状乳头，在裂隙灯显微镜下可见与睑结膜面垂直以一簇小血管为支架的乳头状隆起。慢性结膜炎症所致的乳头增生常见于睑板上缘及内外眦部，严重时可弥散全睑结膜。

（4）滤泡形成：裂隙灯显微镜下滤泡为圆形或椭圆形，周围有小血管包绕，边界清楚，表面光滑的半透明隆起。常见于滤泡性结膜炎和早期沙眼，沙眼的滤泡常发生在睑板内、角膜缘、半月皱襞，其透明度较差，大小不一，其间夹杂瘢痕。

（5）翼状胬肉：是中老年人常见的眼部疾病，与外界刺激、眼部干燥、过敏反应等有关，单侧翼状胬肉最常见，多为鼻侧三角形的血管纤维组织，尖端朝向角膜缘生长，当侵入角膜缘内近瞳孔区或进行性肥厚充血时，应建议患者前往眼部疾病专科进一步治疗。

（6）睑裂斑：睑裂区角巩膜缘连接处水平性、黄白色、三角形或椭圆形、隆起结膜结节，一般无须治疗。

5. 巩膜　首先观察睑裂部分，然后分开上、下眼睑并嘱受检者朝各方向转动眼球，全面检查巩膜有无充血、局限性结节及色素沉着。巩膜炎表现为巩膜及其上方球结膜弥漫性充血，可伴局限性结节，常与自身免疫疾病有关，应建议患者前往眼科及风湿科进行进一步检查。

6. 角膜　观察角膜形状、大小、曲度、透明度，有无混浊（炎症或瘢痕）、异物、新生血管，以及角膜感觉、角膜后沉着物（keraticprecipitates，KP）等。为了查明角膜混浊的性质，可用 2% 荧光素钠滴于下穹隆囊，如果角膜上有黄绿着色，其着色区域反映上皮缺损的部位、范围。检查发现角膜混浊，若家族中有类似患者需考虑角膜营养不良。若受检者上述体征阳性，建议于前往眼表病专科就诊。非瞳孔区不影响视力的角膜斑翳无须处理。若发现角膜中央区变薄膨隆，患者向下看时下睑隆起（Munson 征），角膜浅层瘢痕，则需要考虑圆锥角膜可能，患者需要前往眼表专科就诊。沙眼、各种角膜炎后期都可出现角膜新生血管，而严重的角膜新生血管可导致新生血管性青光眼，应嘱患者前往眼表疾病专科就诊。角膜 Kayser-Fleischer 环是由铜沉着于后弹力层所致，是肝豆状核变性的重要体征，需要指导患者前往肝病科或神经内科就诊。老年化是角膜基质脂质沉积和角膜缘间有透明角膜带相隔，一般无特殊处理，40 岁以下患者应完善空腹血脂。角膜后沉着发生在葡萄膜炎或重症角膜炎时，呈白色盘状或星状，应建议受检者前往葡萄膜炎专科就诊。受检者曾经使用过何种药物也要明确，一些药物如局麻药和皮质类固醇能降低眼局部的防御机制。完整的病史收集还应询问受检者是否有可能引起角膜炎的自身免疫性疾病、艾滋病、糖尿病、营养不良、酒精中毒和其他慢性消耗性疾病。老年人、糖尿病患者、高度近视者、青光眼或眼内手术后者，在角膜内皮上偶可见灰尘状细小棕色颗粒，无须特殊处理。

7. 前房检查　前房的深浅，用裂隙灯裂隙光在角膜缘作光学切面，估计周边前房与周边角膜厚度（cornea thickness，CT）之比，正常前房中央深度 3mm，注意房水透明程度，有无混浊、积血、积脓等。观察前房深度及有无房水闪辉。前房深度随着年龄增大而逐渐变浅，闭角型青光眼发病的解剖学基础是前房浅、房角窄、晶状体不成比例增大，故前房中轴深度的测量在闭角型青光眼的早期诊断中至关重要，若受检者前房浅，应建议前往青光眼专科就诊行进一步检查治疗。微量的房水浮游微粒为正常现象，大量的房水闪辉是炎症的表现，应及时前往葡萄膜炎专科就诊，但急性闭角型青光眼、眼钝挫伤以及在前葡萄膜炎恢复期也可出现前房闪辉。

8. 虹膜及瞳孔检查　瞳孔形状大小、两侧瞳孔是否等大、对光反射是否正常、有无传入性瞳孔障碍，虹膜有无萎缩、色素异常、前后粘连及震颤。外伤可造成外伤性瞳孔散大，巩膜根部离断、瞳孔变形、虹膜前后粘连等。急性闭角型青光眼发作后患者可遗留瞳孔散大固定，虹膜萎缩及晶体前囊下白色青光眼斑等。青光眼小梁切除术、后部玻璃体切割术等手术后可见虹膜周切口。对于异常瞳孔反射，应嘱患者前往神经眼科和神经内科专科就诊。

9. 晶状体利用裂隙灯显微镜检查　晶体位置及透明度。对于混浊的晶体可选用 LOCS Ⅲ标准进行程度分级。分布在前囊或后囊、胚胎核或胎儿核内的混浊可确定为先天性白内障。老年性白内障的特征是皮质楔形或片状混浊，核呈乳白、白色或棕黄色混浊，后囊下呈片状或黄色锅巴样混浊。白内障影响视力时应嘱患者及时前往白内障专科就诊，择期手术。白内障手术后，后囊膜再次混浊，影响视力时，可嘱患者前往白内障专科门诊就诊，行激光后囊膜切开，改善视力。

（三）眼后节的检眼镜检查

1. 玻璃体散瞳后观察，幼儿玻璃体在裂隙灯下表现为均匀一致，老年人和近视患者，玻璃体正常的板层结构被破坏，出现丝状、薄纱状或团状混浊，表现为“飞蚊症”。逐渐出现的少量玻璃体混浊无须处理，当突然、大量出现眼前黑影飘动，视力明显减退，则可能为玻璃体内炎症、出血或后脱离，应嘱患者行眼部 B 超检查，并于眼底病专科就诊。

2. 眼底检查

(1) 视盘：青光眼的排查是检查视盘的重点。视盘在检眼镜下呈竖椭圆形，其形态和大小有很大差异。正常视盘下方盘沿最宽，上方次之，鼻侧盘沿较窄，颞侧盘沿最窄。视盘中央部的凹陷被称为生理凹陷或杯，其大小通常以杯 / 盘（C/D）表示，即凹陷直径与视盘直径之比，绝大多数人的 C/D 值为 0.0~0.3，而同一个体双眼的生理凹陷大小通常相似，99% 差值不超过 0.2。遇到以下情况应建议受检者进行青光眼排查。

1）排除了屈光参差、视神经粗细不同等因素后，双侧 C/D 值相差 > 0.2。

2）刺刀征：血管成锐角自视盘发出，状如刺刀。

3）盘沿组织丢失：盘沿切迹，上方、下方变窄，鼻侧盘沿比颞侧窄，并进行性变窄。

4）C/D 值大于 0.6（非特异性指标）。

5）视盘获得性小凹。

6）视盘苍白增加。

7）跨过盘沿的神经纤维层出血。

出现上述症状、体征，应建议受检者青光眼专科就诊，进一步行眼压（包括 24 小时眼压）、视野，房角（包括超声生物显微镜、房角镜），视网膜神经纤维层扫描等检查。

(2) 黄斑：年龄相关性黄斑变性（age related macular degeneration，AMD）是检查时重点排查的疾病。40~50 岁以上的中老年人，眼底后极部或黄斑区常可见到视网膜色素紊乱，中心凹光反射减弱或消失，或者一些大小相近、边界较清晰的黄白色玻璃膜疣，但只要矫正视力达 0.7 以上均不予诊断为年龄相关性黄斑变性，但应定期随访。临床上将 AMD 分为萎缩型或干性 AMD 及渗出型或湿性 AMD。干性 AMD 患者主要症状为双眼缓慢进行性下降，可伴视物变形，眼底表现为双眼黄斑区色素紊乱、中心凹反光消失、后极部玻璃膜疣，甚至地图样萎缩。后期发展为湿性 AMD，视力可迅速减退，眼底表现为脉络膜新色血管形成，黄斑部出现渗出、出血、机化和瘢痕。对于干性 AMD 目前尚无任何治疗方法，以随诊观察为主，而湿性 AMD 患者应嘱其尽快前往眼底病专科进行诊治。糖尿病可引起黄斑水肿，可发生于任何糖尿病性视网膜病变时期，糖尿病性黄斑水肿诊断标准为下述任一项：①距黄斑中心凹 500μm 范围内的视网膜增厚。②距黄斑中心凹 500μm 范围内的硬性渗出，引起相邻视网膜增厚。③视网膜增厚范围 > 1 个视盘范围，部分在距黄斑中心凹一个视盘直径范围内。若患病出现上述改变，需前往眼底专科就诊。中心性浆液性脉络膜视网膜病变好发于 30~50 岁人群，男性多于女性，典型表现为黄斑中心圆形或椭圆形浆液性脱离，部分病例可自行消退，部分反复发作病情复杂，需眼底专科就诊。

(3) 视网膜及血管：视网膜血管从视盘发出，鼻、颞侧各两分支，颞侧两分支呈弓形，位于黄斑上、下方，鼻侧分支呈直线走向，直达视网膜周边，在行走过程中不断分支，有时可见变异睫状体视网膜动脉和先天性血管迂曲，它们是解剖变异，不影响视力。平常眼底常见的形态主要是视网膜型（均匀眼底型）和脉络膜型（豹纹状眼底）。前者眼底呈均匀的红色或橘红色、棕红色，视盘、黄斑及视网膜血管都清晰可辨，是正常眼底表现；而后者色素上皮的色素较少，可透见脉络膜血管及血管间色素区，呈豹纹样纹理，多见于老年人和近视眼。视网膜血管是全身唯一能用检眼镜直接窥见的血管，又是循环系统的末梢部分，许多全身性血管疾病，常见的如高血压、糖尿病、动脉粥样硬化、血液病（如白血病、贫血）都可在眼底血管有所表现，了解血管病在视网膜的表现不仅可以为这类全身病的治疗提供重要依据，这些全身病的进展也可影响血 - 视网膜屏障造成视网膜病变，因此，对于上述疾病的患者应仔细检查视网膜，发现病变应及时嘱患者前往眼底病专科诊治。与全身病相关的视网膜血管病变主要有以下几种。

1）老年性动脉硬化：通常发生在50~60岁以上的老年人，发生率为40%~80%，眼底表现为无高血压的老年人视网膜动脉普遍变细，透明度降低，颜色变淡，反光带变暗，血管走行平直，分支呈锐角。如合并高血压，则动静脉交叉处可见静脉压迫表现。视网膜动脉硬化提示全身动脉粥样硬化，其中视网膜动脉硬化和脑动脉硬化关系最密切，但视网膜动脉无明显硬化也不能排除全身血管无硬化。

2）高血压视网膜病变：分为四期，分别为血管收缩期、硬化期、渗出期、并发症期。在血管收缩期，可见视网膜血管局限性痉挛变窄，而持续高血压可导致普遍性狭窄，并发生永久性硬化改变，进入硬化期。与老年性动脉硬化相似，硬化期表现为动脉普遍细窄迂曲，动静脉压陷、血管壁反射改变，以及代表性的动脉大分支角度变大，血压越高角度越大。当视网膜血管的灌注压超过了其调节范围，则进入渗出期，可与硬化期相伴。渗出期早期特征为小的线状或点状出血，随后出现棉绒斑样渗出或硬性渗出。并发症期出现中央或分支静脉阻塞、视网膜前膜、黄斑囊样水肿等严重病变。对于高血压视网膜病变的患者首先是控制血压，注意低盐饮食，当出现出血渗出等病变时应嘱其前往眼底病专科对症治疗。

3）糖尿病视网膜病变：糖尿病使小血管发生病变，逐渐累及全身多器官使之功能受损，糖尿病视网膜病变是其中重要的并发症之一，是成年人致盲的重要疾病，其发展与发病年龄、病程长短、血糖控制情况密切相关。微动脉瘤是检眼镜能观察到的最早的糖尿病视网膜病变，表现为视网膜上深红色圆形小点，多出现在后极部，尤其是黄斑区，可伴小出血点。之后逐渐出现血管外损害，在眼底后极部出现的边界清晰的蜡黄色点片状渗出称为硬性渗出，而形状不规则、大小不等的灰白或乳脂色的边界模糊的棉絮样斑片灶称为软性渗出或棉絮状斑。后期黄斑也可能发生水肿、出血、渗出等，严重影响视力。增殖性病变是血管病变加剧的后果，表现为视网膜新生血管和纤维条带增殖，这些纤维条带牵拉新生血管破裂时，则可能出现玻璃体积血和视网膜脱离，造成视力短时间急剧下降，具体分期如表6-6-6。糖尿病患者如果能长期较好地控制血糖和全身情况，可以明显延缓糖尿病视网膜病变的发生和发展，对于已经出现上述眼底改变的患者，应嘱其前往眼底病专科就诊。

表6-6-6　糖尿病视网膜病变分期标准

期别		视网膜病变	
单纯期	Ⅰ	有微动脉瘤或并有小出血点	(+)~(++)*
	Ⅱ	有黄白色硬性渗出或并有小出血点	(+)~(++)*
	Ⅲ	有白色软性渗出或并有小出血点	(+)~(++)*
增殖期	Ⅳ	眼底有新生血管或并有小出血点	
	Ⅴ	眼底有小出血点和纤维增殖	
	Ⅵ	眼底有小出血点和纤维增殖，并发视网膜脱离	

注：*(+)为较少、易数；(++)为较多、不易数。

三、眼科特殊检查设备

体检中常用的眼科特殊检查设备包括非接触式眼压计、免散瞳眼底照相仪、眼部光学相干断层扫描仪（optical coherence tomography，OCT）。非接触式眼压计能够准确快捷地测量眼压，提高青光眼的排查效率。免散瞳眼底照相能够观察和记录受检者眼底情况，为各类眼底病变和青光眼的眼底动态变化提供直接客观的依据。OCT是近十年来迅速发展起来的一种无创快捷具有高分辨率的活体断面成像技术，主要用于视网膜和前房角的检查，对于排查黄斑病变和青光眼有重要的意义。免散瞳眼底照有助于筛查眼底疾病，对于青光眼患者还可留下眼底基线资料。

第七节　耳鼻咽喉及头颈部物理检查

一、耳部

（一）耳的基本检查

1. 耳廓　通过望诊耳廓的外形、大小、位置和对称性，检查是否有发育畸形、外伤瘢痕、红肿、瘘口、结节等。痛风患者可在耳廓上触及痛性小结节，为尿酸钠沉着的结果。耳廓红肿并有局部发热和疼痛，多见于感染。检查过程中还可以触诊和牵拉耳廓,若引起疼痛则常提示有炎症。对耳廓或是耳周的瘘管,可用探针探查瘘道的深浅及走向。

2. 外耳道　观察外耳道口有无闭锁、狭窄、新生物、瘘口,皮肤有无红肿、水疱、糜烂,有无脓性、血性、水样分泌物。局部皮肤充血红肿提示外耳道炎,当拭出黏液或黏脓性分泌物时应考虑为中耳疾病,并注意有无耵聍或异物堵塞等。

3. 鼓膜　需要用耳镜检查,先寻找鼓脐前下方的光锥,然后观察锤骨柄、短突及前、后皱襞,区分鼓膜的松弛部和紧张部。可观察鼓膜色泽、内陷,是否穿孔,有无溢脓,鼓室内是否有积液等。若鼓膜出现内陷,注意询问病史,有无听力下降及耳鸣,排除感音神经性聋。若鼓膜不完整,询问是否伴有流液、眩晕、头昏、头痛等症状。若伴有眩晕、听力改变,建议前往专科进一步检测。

4. 乳突　观察乳突区有无红肿热痛、皮肤破溃及肿大淋巴结,有无新生物及瘘管形成等,排除急慢性乳突炎及化脓性中耳炎的耳后并发症。

(二) 听力检测

1. 耳语检查　在长 5m 的静室内进行。以耳语强度说出常用词汇,记录受试耳可以听清的距离并与正常耳比较(受试耳听距 / 正常耳听距)。语音测试正常者,耳语可在 5m 距离处听到。

2. 音叉检查　检查时手持叉柄,用叉臂敲击另一手掌的鱼际肌使音叉发生振动。将音叉两个叉臂放于距耳道口约 1cm 处,听得者为“气导”;将叉柄末端的底部置于颅面骨或乳突处,听得者为“骨导”。

(1) 气骨导比较试验(rinne test):通过比较音叉气导听到时间与骨导听到时间的长短来判断耳聋的性质。气导时间长于骨导者记为阳性(+),提示为正常或感音神经性聋;反之记为阴性(–),提示为传导性聋;两者相等者记为阴阳性(±),提示为中度传导性聋或混合性聋。若虽气导时间长于骨导,但两者均短于正常听力耳,则记为短阳性。

(2) 骨导偏向试验(weber test):用于比较受试者两耳的骨导听力。将音叉叉柄底部紧压于颅面中线上任何一点(多为前额或颏部),令受试者指出响度偏向:偏向耳聋侧提示患耳为传导性聋;偏向健侧提示患耳为感音神经性聋。

(3) 骨导比较试验(schwabach test):比较受试耳与听力正常耳的骨导时间长短。方法为当正常耳骨导消失后,迅速测受试耳同侧骨导听力,再按反向测试。受试耳骨导较正常耳延长,为阳性(+),提示为传导性聋;缩短为阴性(–),提示为感音神经性聋;两者相等者记为阴阳性(±)。

以上音叉检查中,听力正常的结果为:气骨导比较试验——气导 > 骨导(+);骨导偏向试验——正中;骨导比较试验——阴阳性(±)(两者相等)。

3. 纯音测听　以电子纯音听力计检测受试耳听阈。对有听力损失者应分别以气导和骨导进行检测,以利于区别听力损失的性质:气导听阈多用于代表中耳的传音功能,骨导听阈代表内耳的功能。正常人的纯音听力范围为 0~25 分贝(dB)。

二、鼻部

(一) 鼻的基本检查

1. 外鼻检查　有无畸形、红肿、压痛、肿瘤、溃疡等,有无酒渣鼻。

2. 鼻前庭检查　以拇指将鼻尖抬起并左右活动,利用反射的光线观察前庭的情况。注意鼻毛稀疏、有无脓痂,皮肤有无红肿、溃烂、皲裂,有无囊肿及新生物等。

3. 鼻腔检查　用前鼻镜检查,即先将前鼻镜的两叶合拢,与鼻腔底平行伸入鼻前庭,再将前鼻镜的两叶轻轻上下张开,抬起鼻翼,扩大前鼻孔。注意呼吸畅通度,鼻腔有无溃疡及异常组织(肿瘤、息肉),中下鼻甲大小,黏膜颜色(苍白多提示变应性鼻炎或过敏性鼻炎、暗红多提示慢性炎症)和湿润度,有无干痂或分泌物(量、质、位置)。

4. 鼻中隔检查　检查鼻中隔有无偏曲(机械性),有无棘突或是脊突,有无穿孔,有无出血点及新生物等。

5. 鼻窦(鼻窦压痛)

(1) 上颌窦:医师双手固定于患者的两耳后,将拇指分别置左右颧部向后按压,询问有无压痛,并比较两侧压痛有无区别。也可用右手中指指腹叩击颧部,并询问有否叩击痛,阳性体征多提示上颌窦炎。

(2) 额窦:一只手扶持患者枕部,用另一只手的拇指或示指置于眼眶上缘内侧用力向后向上按压。询问有无压痛,两侧有无差异,也可用中指叩击该区,询问有无叩击痛,阳性体征多提示额窦炎。

(3) 筛窦:双手置于患者的两侧耳后,双侧拇指分别置于鼻根部与眼内眦之间向后方按压,询问有无压痛。阳性体征多提示筛窦炎。

(二) 嗅觉检测

必要时可选择简易主观检查法对有无嗅觉功

能进行检测。方法为将不同嗅剂，如香精、醋、樟脑油、煤油等，分别装于同一颜色的小瓶中，嘱受检者选取其中任一瓶，用手指堵住一侧鼻孔，以另一侧鼻嗅之，并说明气味的性质，依次交替检查完毕。

三、咽喉部

1. 口咽部　嘱受检者端坐、放松、自然张口，用压舌板轻压舌前2/3处，观察口咽黏膜有无充血、溃疡或新生物；软腭有无下塌或裂开，双侧运动是否对称；悬雍垂是否过长、分叉双侧扁桃体、腭舌弓及腭咽弓有无充血、水肿、溃疡；扁桃体表面有无瘢痕，隐窝口是否有脓栓或干酪样物；咽后壁有无淋巴滤泡增生、肿胀和隆起。其他如充血、分泌物、假膜形成、黏膜纤维化、肿胀、浸润、肿瘤以及异物等，均应随时注意。有无咽腔狭窄，询问是否打鼾判断有无鼾症。

2. 鼻咽部　使用间接鼻咽镜，依次观察鼻咽各壁，包括软腭背面、鼻中隔后缘、后鼻孔、咽鼓管咽口、咽鼓管圆枕、咽隐窝及腺样体，观察鼻咽黏膜有无充血、粗糙、出血、溃疡、隆起及新生物等。

3. 喉部　使用间接喉镜检查，先检查舌根、会厌谷、会厌舌面、喉咽后壁及侧壁，然后再嘱患者发“咿”声，使会厌抬起暴露声门，此时检查会厌喉面、杓区、杓间区、杓状会厌襞、室带、声带、声门下，有时还可见到气管上段的部分气管软骨。发声时可见两侧声带内收运动，吸气时两侧声带外展运动。

四、头颈部检查

1. 视诊　观察颈部位置，颈部有无活动受限，有无斜颈或强迫头位；双侧颈部有无肿块，有无静脉充盈及血管异常搏动；注意喉结的位置外形，有无膨大；注意皮肤有无红肿、窦道、溃疡、皮疹、瘘口瘢痕等；注意下颌下腺及腮腺有无肿大。

2. 触诊　在患者完全松弛状态下，检查颈部前后、左右活动情况，并按顺序对每个区域淋巴结进行触诊：第1区包括颏下及下颌下淋巴结；第2区为颈静脉淋巴结上组，起自颅底至舌骨水平，前界为胸骨舌骨肌侧缘，后界为胸锁乳突肌后缘；第3区为颈静脉淋巴结中组，自舌骨水平至肩胛舌骨肌与颈内静脉交叉处，前后界同第2区；第4区为颈静脉淋巴结下组，自肩胛舌骨与颈内静脉交叉处至锁骨上，前后界同第2区；第5区为颈后三角淋巴结，包括锁骨上淋巴结；第6区为颈前隙淋巴结，亦称“内脏淋巴结”，包括咽后淋巴结、甲状腺周围淋巴结、环甲膜淋巴结及气管周围淋巴结，两侧界为颈总动脉，上界为舌骨，下界为胸骨上窝。

第八节　口腔科物理检查

一、口唇黏膜

1. 口唇　注意唇线是否对称以及唇的张力和形态是否良好，唇红色泽是否正常，有无水肿、疱疹、口角糜烂或渗出物，有无皲裂、脱屑及痂壳。单纯唇红部病变常常与季节、光照、温度、化学、机械性长期持续刺激等因素有关，还存在性别、年龄的特异性。在体检过程中询问病史时可以得出相应的临床诊断，根据对唇红部病变的物理诊断，建议到口腔黏膜专科就诊。

2. 唇颊黏膜　主要观察黏膜有无色泽、质地等的改变，是否有肿块、溃疡等的出现。发生在唇颊黏膜处的病变以口腔扁平苔藓(oral lichen planus，OLP)，口腔白斑(oral leukoplakia)，口腔白色角化病(leukokeratosis)，天疱疮(pemphigus)等常见。

口腔扁平苔藓表现为线状白色、灰白色花纹组成网状、树枝状、环状或半环状黏膜病损，该病变可发生在口腔黏膜任何部位，以颊部最为多见，大多左右对称。此外，修复体对应黏膜处易出现该病变。患者常无自觉症状，偶有对辛辣、热、酸、咸味刺激时有灼痛。对无自觉症状者，建议保持口腔卫生清洁的同时，少食辛辣等刺激食物，并定期复查。而对已有疼痛不适症状者，则建议到口腔黏膜专科就诊。

口腔白斑好发于颊部黏膜咬合线区域，主观症状有粗糙感、木涩感、味觉减退。通常边界清楚，触之柔软，周围黏膜多正常。对于可疑口腔白斑病变，建议及时口腔黏膜专科活检。

口腔黏膜下纤维性变主要临床表现为口腔黏膜苍白、黏膜弹性下降变硬、纤维条索形成、张口度减少、黏膜水疱或溃疡形成、小唾液腺分泌障碍、舌乳头萎缩等。咀嚼槟榔是口腔黏膜下纤维性变的主要危险因素，建议及时戒除烟酒和槟榔，到口腔黏膜专科就诊。

白色角化症临床表现为灰白色或白色的边界不清的斑块或斑片，不高于或微高于黏膜表面，平滑，柔软。在临床工作中常可发现，该类患者有长期吸烟史或相对应区域有不良修复体、残根残冠等不良刺激。

二、牙体

检查牙体有无色泽的改变，是否有楔状缺损、牙齿磨损、牙冠缺损、牙隐裂、阻生牙、牙伸长、不良修复体、龋洞，有无存在残根残冠、瘘管牙等。观察牙列的完整性，有无缺失牙；还要检查咬合关系，是否存在后牙反合、前牙深覆盖等错乱的咬合关系。对于牙体组织的外源性着色，建议行常规口腔卫生清洁措施，包括超声波洁牙、喷砂洁牙，并少食色素深的食物，如咖啡、槟榔等；氟牙症、四环素牙、死髓牙等内源性着色牙，则可以建议于口腔修复科行树脂修复、牙漂白、烤瓷冠修复；对于死髓牙，则需于牙体牙髓专科完善其根管治疗后再行修复。对于龋损牙，根尖部有炎症的患牙(如牙龈处瘘管的患牙)，完善相应的检查，如拍摄 X 线片，再行治疗。对于缺失牙，根据缺牙区骨质情况及缺牙区间隙以及对颌牙情况确定修复方案，目前美观效果好，功能恢复好，以及对其他邻近牙齿损伤小的最佳治疗方案为种植修复，其次为固定义齿，最后为活动义齿。检查工作中发现不良修复体，如果是活动义齿，建议停止使用该义齿。

三、牙周

牙周组织检查包括：①口腔卫生状况，主要是菌斑、牙石的评估。②牙龈状况，表现在牙龈炎症状况、牙龈缘的位置、牙龈色泽的变化以及是否存在剥脱性病损。③牙周探诊，其主要目的是测量牙周袋的深度和观察探诊后是否出血，探测龈下牙石的量及分布。在体检过程中常发现牙龈组织及牙周组织的炎症，少数情况是全身疾病在牙龈中的表现。全身的健康状况可不同程度地反映在牙周组织，全身的状况也影响牙周治疗计划的正常实施。针对这一情况，在对牙周组织检查时，一定要询问病史，特别是与牙周病有关的系统性疾病，如血液病、糖尿病、神经系统病变等相关疾病。如白血病早期，症状常常表现为牙龈出血、牙龈肿胀；对牙龈增生，常发现与患者服用的药物有关，如部分高血压患者，出现这种情况一般建议前往心血管门诊就诊，更换降压药，缓解牙龈增生。同时，对牙龈组织及牙周组织行系统的牙周治疗。此外，对于全身疾病在口腔中的特异性表现，应引起高度的重视，尤其是具有传染性的疾病。如果发现牙龈的游离缘可见火红色线状充血带，这种线形牙龈红斑提示很有可能感染 HIV，针对这类情况既要在保证其隐私的情况下建议其行相应的血液学检查，同时要注意保护医疗工作者的安全。

四、固有口腔及口咽

固有口腔检查包括对腭、舌、口底、口咽的检查。

腭部依次检查硬腭、软腭、腭垂黏膜的色泽、质地和形态。观察是否有充血、包块、溃疡和坏死。如果发现肿块，需要检查包膜是否完整，移动情况如何，是否有糜烂。对包块性质有初步结论，再建议其到相应专科就诊。

舌部检查包括舌背有无裂纹，各种舌乳头的分布情况，舌运动情况，舌背及舌腹部有无溃疡及肿块等。观察有无运动障碍和伸舌偏斜；对卷舌音发音不清的受检者，应主要观察是否存在舌系带过短，对系带过短者建议行舌系带延长术；如果舌系带正常，则需要前往神经专科就诊，检查是否存在神经相关病变。对于因丝状乳头萎缩形成的类似地图样改变的地图舌和舌背上呈现各类沟纹的沟纹舌，一般无须特殊处理，有症者才建议其看口腔黏膜专科。对于少数自诉舌体刺痛但无其他任何临床表现的灼口综合征(burning mouth syndrome，BMS)的患者，建议其保持良好心态，同时避免伸舌自检和用牙刷等刺激舌体。

口底检查除检查黏膜外，还需要检查下颌下腺及其导管。由于下颌下腺导管的走行，常常可发现导管内有较硬的结石。询问病史，患者常常发现在进食时，相应的导管或对应的腺体增大，建议受检者前往口腔外科就诊，取出结石。

五、颞颌关节

1. 面型及关节度检查　面部检查注意观察面部左右是否对称，关节区、下颌角、下颌支和下颌体的大小和长度是否正常，两侧是否对称。此外，应检查颏点是否居中，面下 1/3 是否协调。关节度检查：以双手示指或中指分别置于两侧耳屏前方，髁突外侧，让患者做开闭口运动，感触髁突活动度。

注意要两侧对比。

2. 咀嚼肌检查 检查颞肌、咬肌等咀嚼肌群的收缩力，触压其是否有疼痛，观察两侧是否对称、协调。

3. 下颌运动检查 通过患者的开闭口运动、前伸运动和侧颌运动，检查关节功能是否正常，有无疼痛、弹响或杂音。观察弹响发生的时间、性质、次数和响度；两侧关节动度是否一致，有无偏斜。开口度和开口型是否正常。

4. 咬合关系检查 检查时应先检查咬合关系是否正常、有无紊乱；覆牙合覆盖情况及牙合曲线、补偿曲线是否正常；牙磨耗是否均匀一致，程度如何。此外，应检查有无龋齿、牙周病、牙缺失和牙倾斜。

第九节 妇科物理检查

一、妇科病史

询问病史时，应态度和蔼、语言亲切，注意保护受检者的个人隐私。重点询问受检者是否有特殊主诉，如外阴瘙痒、阴道流血、白带增多、闭经、不孕、下腹痛、下腹部包块等妇科临床常见症状。常规询问受检者的月经及生育史，包括初潮年龄、月经周期及经期持续时间、经量、经期伴随症状等，经量可询问每日更换卫生巾次数，有无血块。伴随症状包括经前和经期有无不适，如乳房胀痛、水肿、精神抑郁或易激动等，有无痛经及疼痛部位、性质、程度以及痛经起始和消失的时间。常规询问末次月经起始日期及其经量和持续时间。若其流血情况不同于以往正常月经时，应询问前次月经起始日期。绝经后受检者应询问绝经年龄，绝经后有无再现阴道流血、阴道分泌物增多或其他不适。重点询问有无手术史，手术时间及手术方式。还可询问受检者有无性病史，性生活及性伴侣情况，有无流产、难产、产后出血或产褥感染史，以及采用何种避孕措施及其效果等。

二、体格检查

（一）全身检查

全身检查包括受检者的一般情况，精神状态、体态、全身发育及毛发分布情况、皮肤、浅表淋巴结（特别是腹股沟淋巴结）、乳房、脊柱等项目。

（二）腹部检查

视诊观察腹部有无隆起或呈蛙腹状，腹壁有无瘢痕、静脉曲张、妊娠纹、腹壁疝、腹直肌分离等。扪诊腹部有无压痛、反跳痛和肌紧张，能否扪到包块。扪到包块时，应描述包块部位，大小（以“cm”为单位表示或以相当于妊娠月份表示），形状、质地、活动度、表面是否光滑或有无高低不平隆起以及有无压痛等。若合并妊娠，应检查腹围、子宫底高度、胎位、胎心及胎儿大小等。

（三）盆腔检查

盆腔检查为妇科所特有，又称“妇科检查”，包括外阴、阴道、宫颈、宫体及双侧附件检查。

1. 基本要求 医师应态度严肃、语言亲切、检查仔细、动作轻柔。检查前应排空膀胱及排便。患者臀部下面的垫单应一人一换，一次性使用。患者取膀胱截石位，臀部置于检查台边缘，头部略抬高，两手平放于身旁，以松弛腹肌。检查者面向受检者，立于受检者两腿之间。应避免于经期做盆腔检查，若为阴道异常流血则必须检查。检查前需要消毒外阴，使用无菌手套及器械。对无性生活史的受检者禁作阴道窥器检查及双合诊检查，应行直肠-腹部诊。疑有盆腔内病变的腹壁肥厚/高度紧张不合作患者，若盆腔检查不满意时，可在麻醉下进行盆腔检查，或改用超声检查。

2. 检查方法及步骤

（1）外阴部检查：观察外阴发育及阴毛多少和分布情况，有无畸形、皮炎、溃疡、赘生物或肿块，注意皮肤和黏膜色泽或色素减退及质地变化，有无增厚、变薄或萎缩。查看尿道口周围黏膜色泽及有无赘生物。可让受检者用力向下屏气，观察有无阴道前后壁膨出、子宫脱垂或尿失禁等。

（2）阴道窥器检查：临床常用鸭嘴形阴道窥器，可以固定，便于阴道内操作。阴道窥器有大小之分，应根据阴道宽窄选用。放置窥器时，应先将其前后两叶前端并合，表面涂润滑剂以利于插入。作宫颈细胞学检查或取阴道分泌物作涂片检查时，不应用润滑剂，改用生理盐水润滑，以免影响涂片质量。放置窥器时，检查者一手拇指、示指将两侧小阴唇分开，另一手将窥器避开敏感的尿道周围区，斜行沿阴道侧后壁缓慢插入阴道内，边推进边将窥器两叶转正并逐渐张开，暴露宫颈、阴道壁及穹隆部，然后旋转窥器，充分暴露阴道各壁。

观察阴道前后壁和侧壁及穹隆黏膜颜色、皱襞多少，是否有阴道隔或双阴道等先天畸形，有无溃疡、赘生物或囊肿等。注意阴道内分泌物的量、性质、色泽，有无臭味。采集阴道分泌物标本行滴虫、假丝酵母菌、淋病奈瑟菌及线索细胞等检查。

暴露宫颈后，观察宫颈大小、颜色、外口形状，有无出血、肥大、糜烂样改变、撕裂、外翻、腺囊肿、息肉、赘生物，宫颈管内有无出血或分泌物。采集宫颈外口鳞-柱交接部脱落细胞行宫颈细胞学检查和高危型人乳头状瘤病毒（humanpapillomavirus，HPV）检测。

(3) 双合诊：是盆腔检查中最重要的项目。检查者一只手的两指或一指放入阴道，另一只手在腹部配合检查，称为双合诊。目的在于检查阴道、宫颈、宫体、输卵管、卵巢、宫旁结缔组织以及骨盆腔内壁有无异常。检查者戴无菌手套，一只手示指、中指蘸润滑剂，顺阴道后壁轻轻插入，检查阴道通畅度、深度、弹性，有无畸形、瘢痕、肿块及阴道穹窿情况。再扪触宫颈大小、形状、硬度及外口情况，有无接触性出血。随后检查子宫体，将阴道内两指放在宫颈后方，另一手掌心朝下手指平放在受检者腹部平脐处，当阴道内手指向上向前方抬举宫颈时，腹部手指向下向后按压腹壁，并逐渐向耻骨联合部位移动，通过内、外手指同时分别抬举和按压，相互协调。了解子宫位置、大小、形状、软硬度、活动度及有无压痛。子宫位置一般是前倾略前屈。扪清子宫后，将阴道内两指由宫颈后方移至一侧穹窿部，尽可能往上向盆腔深部扪触，同时另一手从同侧下腹壁髂嵴水平开始，由上往下按压腹壁，与阴道内手指相对合，触摸该侧附件区有无肿块、增厚或压痛。若扪及肿块，检查其位置、大小、形状、软硬度、活动度、与子宫的关系及有无压痛等。正常卵巢偶可扪及，正常输卵管不能扪及。

(4) 三合诊：经直肠、阴道、腹部联合检查，称为三合诊。双合诊结束后，一只手示指放入阴道，中指插入直肠以替代双合诊时的两指，其余检查步骤与双合诊相同，是对双合诊检查不足的重要补充。三合诊能扪清后倾或后屈子宫的大小，发现子宫后壁、宫颈旁、直肠子宫陷凹、宫骶韧带和盆腔后部病变，在生殖器官肿瘤、结核，子宫内膜异位症，以及炎症的检查时尤显重要。

(5) 直肠-腹部诊：检查者一只手示指伸入直肠，另一只手在腹部配合检查，称为直肠-腹部诊。适用于无性生活史、阴道闭锁或有其他原因不宜行双合诊的患者。

三、妇科检查记录

1. 外阴发育情况及婚产史（未婚、已婚未产或经产），详细表述异常发现。

2. 阴道是否通畅，黏膜情况，分泌物量、色、性状及有无气味。

3. 宫颈大小、硬度，有无糜烂样改变、撕裂、息肉、腺囊肿，有无接触性出血、举痛及摇摆痛等。

4. 宫体位置、大小、硬度、活动度，表面是否平整、有无突起，有无压痛等。

5. 附件有无块物、增厚或压痛。块状物的位置、大小、硬度，表面光滑与否，活动度，有无压痛以及与子宫及盆壁关系。左右两侧情况分别记录。

四、常见疾病的妇科检查及诊断要点

1. 白带异常

(1) 滴虫阴道炎的白带特征为灰黄色或黄白色泡沫状稀薄白带增多及外阴瘙痒，可见阴道壁充血、水肿，镜下可见阴道分泌物中有活动的阴道毛滴虫。

(2) 外阴阴道假丝酵母菌病的白带特征为凝乳块状或豆渣样白带，常伴严重外阴瘙痒或灼痛，阴道分泌物检查发现假丝酵母菌的芽生孢子或假菌丝。

(3) 细菌性阴道病的白带特征为灰白色均质鱼腥味白带，阴道分泌物线索细胞阳性、$pH>4.5$ 及胺臭味试验阳性。

(4) 透明黏性白带的外观与正常白带相似，但数量显著增多，应考虑卵巢功能失调、阴道腺病或宫颈高分化腺癌等疾病可能。

(5) 细菌感染所致的脓性白带，色黄或黄绿，黏稠，多有臭味，可见于淋病奈瑟菌阴道炎、急性子宫颈炎、子宫颈管炎以及阴道癌或子宫颈癌并发感染、宫腔积脓或阴道内异物残留。

(6) 血性白带为白带中混有血液，血量多少不一，应考虑子宫颈癌、子宫内膜癌、宫颈息肉、宫颈柱状上皮异位合并感染或子宫黏膜下肌瘤等。

(7) 水样白带，如持续流出淘米水样白带且具奇臭者，一般为晚期子宫颈癌、阴道癌或黏膜下肌瘤伴感染。间断性排出清澈、黄红色或红色水样白带，应考虑输卵管癌的可能。

2. 子宫颈炎症　急性子宫颈炎表现为阴道分泌物增多、经间期出血或伴泌尿系统感染等。妇科检查见子宫颈充血、水肿、黏膜外翻，有黏液脓性分泌物附着甚至从子宫颈管流出，子宫颈管黏膜质脆，需要做衣原体及淋病奈瑟菌的检测。慢性子宫颈炎多数患者无症状，少数患者可有阴道分泌物增多，淡黄色或脓性，性交后出血，月经间期出血。妇科检查可发现子宫颈糜烂样改变，或有黄色分泌物覆盖子宫颈口或从子宫颈口流出，可有子宫颈息肉或肥大。患者需要常规进行宫颈癌筛查，包括子宫颈细胞学检查和 / 或 HPV 检测，必要时行阴道镜及活组织检查以除外子宫颈上皮内瘤变（cervical intraepithelial neoplasia，CIN）或子宫颈癌。

3. 子宫颈肿瘤（CIN 及子宫颈癌）　早期无特殊症状，偶有阴道排液增多，伴或不伴臭味，也可在性生活或妇科检查后发生接触性出血。妇科检查时子宫颈可光滑，或仅见局部红斑、白色上皮或子宫颈糜烂样表现。外生型子宫颈癌可见息肉状、菜花状赘生物，常伴感染，质脆易出血；内生型表现为子宫颈肥大、质硬、子宫颈管膨大；晚期癌组织坏死脱落，形成溃疡或空洞伴恶臭。阴道壁受累时，可见赘生物生长或阴道壁变硬；宫旁组织受累时，可扪及子宫颈旁组织增厚、结节状、质硬或形成冰冻骨盆状。应采用子宫颈细胞学检查、高危型 HPVDNA 检测、阴道镜检查、子宫颈活组织检查为子宫颈病变的阶梯诊断程序，确诊依据为组织学诊断。

4. 子宫肿瘤　子宫肌瘤多无明显症状，仅在体检时偶然发现。症状与肌瘤部位、有无变性相关，而与肌瘤大小、数目关系不大。常见症状为月经量增多及经期延长、下腹包块、白带增多和压迫症状。妇科检查可扪及子宫增大，表面不规则单个或多个结节状突起。浆膜下肌瘤可扪及单个实质性球状肿块，与子宫有蒂相连。黏膜下肌瘤位于宫腔内者子宫均匀增大，脱出于宫颈外口者，可看到宫颈口处有肿物，粉红色，表面光滑，宫颈四周边缘清楚。超声是常用的、准确的辅助检查手段。子宫内膜癌常见异常阴道流血或阴道排液等症状。早期患者妇科检查可无异常发现，晚期可有子宫明显增大，合并宫腔积脓时可有明显压痛，宫颈管内偶有癌组织脱出，触之易出血。癌灶浸润周围组织时，子宫固定或在宫旁扪及不规则结节状物。

5. 下腹部肿块　可以是子宫增大、附件肿块、肠道或肠系膜肿块、泌尿系统肿块、腹腔肿块、腹壁或腹膜后肿块。子宫增大可能是妊娠子宫、子宫肌瘤、子宫腺肌病、子宫恶性肿瘤、子宫畸形或宫腔阴道积血或宫腔积脓等。附件肿块多属病理现象。输卵管妊娠时，肿块位于子宫旁，大小、形状不一，有明显触痛。附件炎性肿块多为双侧性，位于子宫两旁，与子宫有粘连，压痛明显。卵巢子宫异位囊肿多为与子宫有粘连，活动受限、有压痛的囊性肿块，可有继发性痛经、性交痛、不孕。卵巢非赘生性囊肿多为单侧、可活动的囊性包块，直径通常不超过 8cm。卵巢赘生性肿块如其表面光滑、囊性且可活动者，多为良性肿瘤。肿块为实性，表面不规则，活动受限，特别是盆腔内扪及其他结节或伴有胃肠道症状者，多为卵巢恶性肿瘤。盆腔结核包裹性积液的肿块为囊性，表面光滑，界限不清，固定不活动。

（王彦平　刘绍辉　李　斌）

参考文献

1. 万学红, 卢雪峰. 诊断学 [M]. 9 版. 北京: 人民卫生出版社, 2018.
2. 李凤鸣, 谢立信. 中华眼科学 [M]. 3 版. 北京: 人民卫生出版社, 2014.
3. 许庚, 王跃建. 耳鼻咽喉临床解剖学 [M]. 山东: 山东科学技术出版社, 2010.
4. 黄选兆, 王吉宝. 实用耳鼻咽喉科学 [M]. 北京: 人民卫生出版社, 1998.
5. 谢幸, 苟文丽. 妇产科学 [M]. 8 版. 北京: 人民卫生出版社, 2013.
6. 邱蔚六. 口腔颌面外科学 [M]. 5 版. 北京: 人民卫生出版社, 2007.
7. 曹采芳. 牙周病学 [M]. 2 版. 北京: 人民卫生出版社, 2006.
8. 樊明文. 牙体牙髓病学 [M]. 2 版. 北京: 人民卫生出版社, 2006.
9. 陈孝平, 汪建平, 赵继宗. 外科学 [M]. 9 版. 北京: 人民卫生出版社, 2020.

第七章 医学检验检查

医学检验学(medical laboratory science)是运用物理学、化学、生物学、生物化学、免疫学、遗传学等技术方法,对人体血液、体液、分泌物、排泄物及组织细胞等进行检验,从而进一步明确诊断的一门学科。目前,我国常规开展的医学检验检查主要包括临床血液学检验、临床体液检验、临床生物化学检验、临床免疫学检验、临床微生物学检验以及临床分子生物学检验等。

第一节 临床血液学检查

一、血液一般检验

血液一般检验是指血液检验项目中最基础及常用的检验,主要包括手工或仪器血细胞计数及相关参数测定、血细胞形态学检查、交叉配血等。

(一) 白细胞检测

【参考区间】成人:(3.5~9.5) × 10^9/L。

新生儿:(15~20) × 10^9/L。

6 个月 ~2 岁:(11~12) × 10^9/L。

儿童:(5~12) × 10^9/L。

【临床意义及风险提示】

1. 中性粒细胞生理性变化的意义,如表 6-7-1。

表 6-7-1 中性粒细胞生理性变化的意义

状态	生理变化
年龄	新生儿较高,最高可达 30 × 10^9/L,在 3~4 天后降至 10 × 10^9/L,主要为中性粒细胞,6~9 天逐渐下降与淋巴细胞大致相等,以后淋巴细胞逐渐增高,至 2~3 岁后又逐渐降低,而中性粒细胞逐渐增高,至 4~5 岁两者又基本相等,后逐渐升高至成人水平
日间变化	安静及放松时较低,活动和进食后较高;早晨较低,下午较高;一天之间变化可相差 1 倍
运动、疼痛和情绪	脑力和体力劳动、冷热水浴、高温、严寒、日光或紫外线照射白细胞轻度增高;剧烈运动、剧痛和情绪激动白细胞显著增高,可达 35 × 10^9/L;刺激停止后较快恢复到原有水平
妊娠、分娩	经期及排卵期可略增高;妊娠期,尤妊娠 5 个月以上可达 15 × 10^9/L;分娩时因产伤、产痛、失血等刺激,可达 35 × 10^9/L,产后两周内可恢复正常
吸烟	吸烟者平均白细胞总数高于非吸烟者 30%,可达 12 × 10^9/L,重度吸烟者可达 15 × 10^9/L

2. 中性粒细胞变化 中性粒细胞病理性增多见于急性感染或化脓性炎症、急性中毒、代谢性中毒、急性大出血、严重组织损伤或急性溶血、白血病及恶性肿瘤等;中性粒细胞减少则多见于病毒性感染(如流行性感冒、病毒性肝炎、传染性单核细胞增多症等),革兰氏阴性菌感染(如伤寒、副伤寒等),原虫感染(如疟疾、黑热病等),再生障碍性贫血,巨幼红细胞性贫血,非白血性白血病,骨髓增生异常综合征,骨髓转移癌,大剂量或长期使用抗肿瘤或免疫抑制剂、抗糖尿病药物、氯霉素,中毒(苯、铅、汞等),放射线损伤,免疫性疾病(新生儿同种免疫、自身免疫病、药物性免疫等)。幼稚细胞及白血病细胞增多见于白血病,特别是引起外周血白细胞增多的白血病类型及增生性贫血。

3. 嗜酸性粒细胞变化 嗜酸性粒细胞增多见于寄生虫病、变态反应性疾病、皮肤病、传染病、血液病和恶性肿瘤、脑垂体功能低下及原发性肾上腺皮质功能不全等;嗜酸性粒细胞减少见于长期使用肾上腺糖皮质激素、急性传染病早期、大手术及烧伤等应激状态时。

4. 嗜碱性粒细胞变化 嗜碱性粒细胞增多见于荨麻疹、慢性粒细胞白血病等。

5. 单核细胞变化 单核细胞增多见于急性单核细胞性白血病、淋巴瘤、恶性组织细胞、结核病、感染性心内膜炎、带状疱疹病毒感染、疟疾、黑热病等。

6. 淋巴细胞变化 原发性淋巴细胞增多见于急性淋巴细胞白血病、慢性淋巴细胞白血病、淋巴瘤等；继发性淋巴细胞增多见于病毒感染，结核分枝杆菌、百日咳杆菌、梅毒螺旋体感染及移植排斥反应；淋巴细胞减少见于放射线损伤、免疫缺陷性疾病、应用肾上腺糖皮质激素后。

（二）红细胞检测

1. 红细胞（red blood cell，RBC）计数和血红蛋白（hemoglobin，Hb）测定

【参考区间】红细胞计数及血红蛋白的参考区间，如表 6-7-2。

表 6-7-2 红细胞计数及血红蛋白参考区间

	Hb/（g·L^{-1}）	RBC/（$\times 10^{12}$·L^{-1}）
男性	130~175	4.3~5.8
女性	115~150	3.8~5.1
新生儿	170~200	6.0~7.0

【临床意义及风险提示】

（1）生理性变化：增多见于胎儿、新生儿、高原居民、剧烈运动、情绪激动等；减少见于 6 个月至 2 岁婴幼儿、老年人、妊娠中后期、长期饮酒等。

（2）病理性变化：相对性增多，见于严重吐泻和大面积烧伤等；继发性增多，见于肺源性心脏病、先天性心脏病等；原发性增多，见于原因不明的骨髓增殖性疾病。临床上根据 Hb 减少的程度将贫血分为四级：轻度贫血（男性 Hb<120g/L、女性 Hb<110g/L），中度贫血（Hb<90g/L），重度贫血（Hb<60g/L），极重度贫血（Hb<30g/L）。当 RBC<1.5 × 10^{12}/L，HB<45g/L 时应考虑输血。

2. 血细胞比容（hematocrit，HCT）测定

【参考区间】男性：40%~50%。

女性：35%~45%。

新生儿：47%~67%。

儿童：33%~42%。

【临床意义及风险提示】

（1）增多：引起红细胞增多的原因均可使 HCT 增多，可作为判断血液黏度的指标，HCT 增多可致全血黏度增加，引起高黏滞综合征，与血液流变学检测指标联合应用，对血栓性疾病的预测具有重要意义。

（2）减少：见于各种贫血和血液稀释，并可用于贫血的形态学分类。

3. 红细胞平均指数测定红细胞平均指数利用红细胞计数、红细胞比容、血红蛋白浓度等指标计算得出，包括红细胞平均体积（mean corpuscular volume，MCV），红细胞平均血红蛋白量（mean corpuscular hemoglobin，MCH）和红细胞平均血红蛋白浓度（mean corpuscular hemoglobin concentration，MCHC）。主要用于贫血的形态学分类诊断。

【参考区间】MCV、MCH、MCHC 的参考值，如表 6-7-3。

表 6-7-3 MCV、MCH、MCHC 参考值

人群	MCV/fl	MCH/pg	MCHC/（g·L^{-1}）
成年人	82~100	27~34	316~354
1~3 岁	79~104	25~32	280~350
新生儿	86~120	27~36	250~370

【临床意义及风险提示】以上三种红细胞平均指数主要用于贫血的形态学分类，如表 6-7-4。

4. 红细胞体积分布宽度（red blood cell volume distribution width，RDW）测定

【参考区间】RDW：11%~16%

【临床意义及风险提示】用于缺铁性贫血的筛选诊断和疗效观察、小细胞低血素性贫血的鉴别诊断等。

表 6-7-4 贫血形态学分类

贫血类型	MCV/fl	MCH/pg	MCHC/（g·L^{-1}）	病因
正常细胞性贫血	82~100	27~34	316~354	再生障碍性贫血、急性失血性贫血、急性溶血性贫血、白血病等
大细胞性贫血	>100	>34	316~354	缺乏叶酸、维生素 B_{12}，如营养性巨幼红细胞贫血、恶性贫血
单纯小细胞性贫血	<82	<27	316~354	慢性感染、慢性肝、肾疾病性贫血
小细胞低色素性贫血	<82	<27	<320	缺铁性贫血及铁利用不良性贫血、慢性失血性贫血

（三）血小板检测

1. 血小板（platelet，PLT）计数

【参考区间】(125~350) × 10^9/L

【临床意义及风险提示】

(1) 生理变化：一天中清晨比午后略低；进食和剧烈运动后可增高；冬季高于春季；静脉血高于末梢血；新生儿较低，出生 3 个月后可达成人水平；月经前稍低；妊娠中后期升高，分娩后 1~2 天降至正常。

(2) 病理变化：病理性血小板减少和增多的原因及意义，如表 6-7-5。

表 6-7-5　病理性血小板减少和增多的原因及意义

血小板	原因	临床意义
减少	生成障碍	急性白血病、再生障碍性贫血、骨髓肿瘤、放射性损伤、巨幼细胞性贫血等
	破坏过多	原发性血小板减少性紫癜、脾功能亢进、系统性红斑狼疮等
	消耗过多	弥散性血管内凝血、血栓性血小板减少性紫癜等
	分布异常	脾肿大、血液被稀释等
增多	先天性	新生儿血小板减少症、巨大血小板综合征等
	原发性	慢性粒细胞白血病、原发性血小板增多症、真性红细胞增多症等
	反应性	急性化脓性感染、大出血、急性溶血、肿瘤等
	其他	外科手术后、脾切除等

2. 血小板平均体积（mean platelet volume，MPV）

【参考区间】7~11fl

【临床意义及风险提示】MPV 检测应结合血小板计数的变化才有诊断价值。

(1) 鉴别 PLT 增多、减少的原因。

(2) 作为骨髓增生功能恢复的早期诊断指标：骨髓功能衰竭时 MPV 与 PLT 同时下降；当骨髓功能恢复时 MPV 增大先于 PLT。

(3) 血栓前状态或血栓性疾病 MPV 常增大。

(4) 作为出血程度的监护指标：有出血倾向者 MPV 显著低于无出血倾向者。

（四）血细胞形态学检查

1. 白细胞形态检查　外周血异常白细胞形态的临床意义

(1) 中性粒细胞的中毒性改变：在严重传染性疾病，如猩红热、各种化脓性感染、大面积烧伤、中毒及恶性肿瘤等病理情况下，中性粒细胞可发生毒性和退行性改变，如大小不均、中毒颗粒、空泡变性、杜勒小体、核变性等。

(2) 中性粒细胞分叶过多：细胞核分叶超过 5 叶以上，多见于巨幼细胞性贫血或应用抗代谢药物后。

(3) 与遗传相关的异常形态变化：如 Pelger-Hüet 畸形、Chediak-Higashi 畸形、May-Hegglin 畸形等。

(4) 中性粒细胞的核象变化：核象变化是指外周血中性粒细胞核的分叶状况，用于反映粒细胞的成熟程度，病理情况下白细胞的核象变化有以下两种：①核左移：外周血中性杆状核粒细胞增多并出现晚幼粒细胞、中幼粒细胞甚至早幼粒细胞超过 6%，常见于各种病原体所致的感染，特别是急性化脓性感染，其次见于急性中毒、急性溶血、失血、类白血病反应等，也可见于再生障碍性贫血、粒细胞减少症、败血症、伤寒等。②核右移：外周血中 5 叶核及 5 叶核以上的中性粒细胞超过 3%，常伴白细胞数目的减少，常见于营养性巨幼细胞贫血、恶性贫血、应用抗代谢药物等。

(5) 淋巴细胞变异：异型淋巴细胞是由于病毒感染或变应原的刺激，使淋巴细胞增生并发生了某些形态改变，按其形态变化可分为浆细胞型、单核细胞型、幼稚型三型。

2. 红细胞形态检查。

(1) 红细胞大小异常：红细胞大小异常的机制及临床意义，如表 6-7-6。

表 6-7-6　红细胞大小异常的机制及临床意义

异常红细胞	形态改变	临床意义
红细胞大小不均	RBC 之间直径相差 1 倍以上	见于严重增生性贫血；人为推片破坏
小红细胞	直径<6μm，伴中心淡染区过浅或消失	常见于缺铁性贫血和珠蛋白生成障碍性贫血；遗传性球形细胞增多症
大红细胞	直径>10μm 常伴中央染色深	见于红细胞生成加速；巨幼细胞性贫血；溶血性贫血等
巨红细胞	直径>15μm	见于巨幼红细胞性贫血；肝病

(2) 红细胞形态异常：红细胞形状异常及临床意义，如表 6-7-7。

表 6-7-7 红细胞形状异常及临床意义

异常红细胞	临床意义
球形红细胞	自身免疫性溶血性贫血；遗传性球形红细胞增多症等
靶形红细胞	珠蛋白生成障碍性贫血；阻塞性黄疸等
椭圆形红细胞	遗传性椭圆形红细胞增多症；各种溶血性贫血
镰形红细胞	镰状细胞性贫血
口形红细胞	遗传性口形红细胞增多症等
刺红细胞	先天性β-脂蛋白缺乏症；脾切除术后等
棘红细胞	尿毒症；丙酮酸激酶缺乏症等
红细胞碎片	严重烧伤；弥散性血管内凝血等

(3)红细胞血红蛋白含量异常：红细胞血红蛋白含量异常及临床意义，如表 6-7-8。

表 6-7-8 红细胞血红蛋白含量异常及临床意义

异常红细胞	临床意义
低色素性红细胞	缺铁性贫血；铁粒幼细胞性贫血和珠蛋白生成障碍性贫血
高色素性红细胞	巨幼红细胞性贫血，溶血性贫血
嗜多色素性红细胞	各种增生性贫血
着色不均红细胞	铁粒幼细胞性贫血

(4)结构异常：①点彩红细胞，见于重金属中毒、巨幼红细胞性贫血、硝基苯、苯胺中毒等；② Howell-Jolly 小体、Cabot 环，见于巨幼红细胞性贫血、溶血性贫血、白血病、脾切除等；③有核红细胞增多，见于各种溶血性贫血、红白血病、髓外造血等。

3. 血小板形态检查外周血血小板直径为 1.5~3μm，染色下为胞质内充满的紫红色颗粒，血小板激活后，失去正常盘形凸起形态，变为有伪足的圆形或其他不规则形态。自身免疫性血小板减少症，可见巨大血小板增多。再生障碍性贫血、白血病、败血症等，血小板形态常偏小。

(五) 网织红细胞(reticulocyte，Ret)计数

【参考区间】成人：0.005~0.025(0.5%~1.5%)。
新生儿：0.02~0.06(2%~6%)。

【临床意义及风险提示】Ret 计数是反映骨髓造血功能的敏感指标，对贫血的判断、鉴别诊断及疗效观察等具有重要意义。

二、凝血因子和血栓与止血检查

(一) 凝血因子

血浆与组织中直接参与血液凝固的物质，统称为凝血因子(coagulation factor)。主要的凝血因子有Ⅰ、Ⅱ、Ⅲ、Ⅳ、Ⅴ、Ⅶ、Ⅷ、Ⅸ、Ⅹ、Ⅺ、Ⅻ、XⅢ，具体功能如表 6-7-9。

表 6-7-9 常见凝血因子的主要功能

因子	同义名	主要功能
Ⅰ	纤维蛋白原	形成纤维蛋白，参与血小板聚集
Ⅱ	凝血酶原	凝血酶促进纤维蛋白原转变为纤维蛋白；激活 FⅤ、FⅧ、FⅪ、FXⅢ和血小板，正反馈促进凝血
Ⅲ	组织因子(TF)	作为 FⅦa 的辅因子，是生理性凝血反应过程的启动物
Ⅳ	钙离子(Ca^{2+})	辅因子
Ⅴ	前加速素易变因子	作为辅因子加速 FⅩa 对凝血酶原的激活
Ⅶ	前转变素稳定因子	与 TF 形成Ⅶa-组织因子复合物，激活 FⅩ和 FⅨ
Ⅷ	抗血友病因子	作为辅因子，加速 FⅨa 对 FⅩ的激活
Ⅸ	血浆凝血活酶	FⅨa 与Ⅷa 形成 FⅩ酶复合物激活 FⅩ为 FⅩa
Ⅹ	Stuart-Prower 因子	与 FⅤa 结合形成凝血酶原酶复合物激活凝血酶原
Ⅺ	血浆凝血活酶前质	激活 FⅨ为 FⅨa
Ⅻ	接触因子	激活 FⅪ为 FⅪa，激活纤溶酶原，激活前激肽释放酶
XⅢ	纤维蛋白稳定因子	使纤维蛋白单体相互交联聚合形成纤维蛋白网

(二) 血栓与止血检查

(1)活化部分凝血活酶时间(activated partial thromboplastin time，APTT)：在 37℃条件下，以白陶土(或鞣花酸)激活因子Ⅻ和Ⅺ，以脑磷脂(部分凝血活酶)代替血小板提供催化表面，在 Ca^{2+} 参与下，观察缺乏血小板时血浆凝固所需的时间，即为 APTT。

【参考区间】25~35 秒，延长 10 秒以上为异常。

【临床意义及风险提示】是内源性凝血系统最常用的筛选试验，延长见于血友病症状者，因子Ⅷ、

Ⅹ、Ⅴ、Ⅱ、Ⅸ、Ⅺ、Ⅻ和纤维蛋白原缺乏，抗凝物或凝血因子抑制物增多等；缩短见于血栓前状态、血栓性疾病。

（2）凝血酶原时间（prothrombin time，PT）在被检者血浆中加入组织凝血活酶（组织因子）和 Ca^{2+}，在满足外源性凝血的全部条件下，观察血浆凝固所需的时间，即为 PT。

【参考区间】11~13 秒，延长 3 秒以上为异常。

【临床意义及风险提示】是外源性凝血系统最常用的筛选试验，其长短反映了因子Ⅴ、Ⅶ、Ⅹ、Ⅱ和 Fib 的水平。延长见于外源性凝血因子Ⅱ、Ⅴ、Ⅶ、Ⅹ和纤维蛋白原降低等；缩短见于先天性因子Ⅴ增多、口服避孕药、高凝状态及血栓性疾病等。

（3）血浆凝血酶时间（thrombin time，TT）

【参考区间】16~18 秒，延长 3 秒以上为异常。

【临床意义及风险提示】延长见于低纤维蛋白原血症、异常纤维蛋白原血症、血中纤维蛋白（原）降解产物增高。

（4）活化凝血时间（activated clotting time，ACT）

【参考区间】（1.70 ± 0.76）分钟。

【临床意义及风险提示】ACT 是监测体外循环肝素用量的常用指标之一。在肝素化后使 ACT 保持在 360~450 秒为宜，在肝素中和后 ACT 应小于 130 秒。

（5）因子ⅩⅢ定性试验（FⅩⅢ）

【参考区间】24 小时内纤维蛋白凝块不溶解。

【临床意义及风险提示】若纤维蛋白凝块在 24 小时内（尤其在 2 小时内）完全溶解，表示因子ⅩⅢ有先天性或获得性缺乏。获得性者见于肝脏病，系统性红斑狼疮、类风湿关节炎、淋巴瘤、转移性肝癌、恶性贫血、弥散性血管内凝血及原发性纤溶等。

（6）血浆纤维蛋白原（fibrinigen，FIB）

【参考区间】2~4g/L。

【临床意义及风险提示】FIB 增高见于糖尿病和糖尿病酸中毒、动脉血栓栓塞、急性传染病、结缔组织病、急性肾炎和尿毒症和恶性肿瘤等；降低见于弥散性血管内凝血和原发性纤溶症、重症肝炎和肝硬化等。

（7）凝血酶 - 抗凝血酶复合物（thrombin anti-thrombin complex，TAT）

【参考区间】1.0~4.1μg/L。

【临床意义及风险提示】血浆 TAT 含量增高，见于血栓形成前期和血栓性疾病，如弥散性血管内凝血、深静脉血栓栓塞、急性心肌梗死等。

（8）纤溶酶 - 抗纤溶酶复合物（plasmin-anti-plasmin complex，PAP）

【参考区间】0~150ng/mL。

【临床意义及风险提示】用于高纤溶酶血症和溶栓治疗的临床检测，PAP 复合物的检测结果可了解纤溶酶血症的程度和出血的可能性。

（9）血清纤维蛋白（原）降解产物（fibrin degradation products，FDP）

【参考区间】小于 5mg/L。

【临床意义及风险提示】FDP 增高见于原发性纤溶亢进，高凝状态、弥散性血管内凝血、肺栓塞、器官移植的排斥反应、妊娠高血压等疾病所致的继发性纤溶亢进时。

（10）D- 二聚体（D-dimer）

【参考区间】0.02~0.4mg/L。

【临床意义及风险提示】D- 二聚体升高见于深静脉血栓、肺栓塞、弥散性血管内凝血、重症肝炎、肺栓塞等疾病；陈旧性血栓患者 D- 二聚体不升高。

第二节　临床体液检查

一、尿液检查

（一）尿液的一般理化检查

1. 24 小时尿量

【参考区间】成人：1~2L/24h。

【临床意义及风险提示】

（1）尿量增多：成人 24 小时尿量多于 2.5L，儿童 24 小时尿量多于 3L。生理性多尿见于水摄入过多、精神紧张、应用利尿剂或脱水剂；病理性多尿见于糖尿病、尿崩症、慢性间质性肾炎、慢性肾盂肾炎和急性肾衰竭等。

（2）尿量减少：24 小时尿量少于 0.4L。生理性少尿见于水摄入不足；病理性少尿见于休克、出血、心功能不全、急性肾衰竭、慢性肾衰竭、肾移植后急性排斥反应、急性过敏性间质性肾炎、输尿管结石等。

2. 气味

【参考区间】正常尿液呈微弱芳香气味。

【临床意义及风险提示】正常新鲜尿气味源自尿中酯类及挥发性酸。尿久置后，因尿素分解可产生氨臭味。新鲜尿液出现异常气味的原因，如表 6-7-10。

表 6-7-10　新鲜尿液出现异常气味的原因

气味	原因
氨味	慢性膀胱炎和慢性尿潴留
腐臭味	泌尿系统感染或晚期膀胱癌
烂苹果样气味	糖尿病酮症酸中毒
大蒜臭味	有机磷农药中毒
鼠臭味	苯丙酮尿症

3. 外观正常新鲜尿多呈无色、澄清至淡黄色或深黄色，其颜色受食物成分、尿色素、药物等的影响。

(1) 血尿：每升尿中含血量超过 1mL 且尿液外观呈现淡红色，称为肉眼血尿；如尿离心沉淀后，镜检时每高倍视野红细胞>3 个，称为镜下血尿。血尿可见于肾小球肾炎、泌尿系统结核、结石、肿瘤、创伤及其他感染、多囊肾、血友病和血小板减少等。

(2) 血红蛋白尿：正常尿隐血试验为阴性，呈淡黄色。当血红蛋白出现在尿中可使尿液呈浓茶色、红葡萄酒色或酱油色，此时隐血试验呈阳性。临床上主要见于血管内溶血、血型不合输血、恶性疟疾、蚕豆病、阵发性睡眠性血红蛋白尿等。

(3) 脓尿及菌尿：尿中含有大量白细胞或细菌等炎性物质，新鲜尿即为混浊，主要见于肾盂肾炎、膀胱炎等泌尿系统感染。

(4) 乳糜尿：尿中含有大量乳糜微粒、蛋白质等，外观为乳白色，主要见于丝虫病或肾周围淋巴管堵塞。

（二）尿液化学检查

目前，尿液的化学检查主要采用干化学检测法，将检测项目的各种试剂块固定于试纸条，与尿中相应物质发生化学反应而显色，最终通过分析仪进行检测。目前较常使用的 8 联试纸条检测项目为：pH、蛋白、葡萄糖、酮体、胆红素、尿胆原、隐血和亚硝酸盐；9 联试纸条增加了白细胞检测；10 联试纸条增加了尿比密检测；11 联增加了维生素 C 检测。

尿液化学检查项目参考区间和临床意义及风险提示，如表 6-7-11。

表 6-7-11　尿液化学检查项目参考区间和临床意义及风险提示

化学成分	参考区间	临床意义及风险提示
尿 pH	常规饮食条件下：晨尿，多偏弱酸性，pH= 5.5~6.5，平均 pH=6.0；随机尿，pH=4.5~8.0	酸性尿见于酸中毒、发热、服用氯化铵等药物、糖尿病酮症酸中毒、痛风、白血病等；碱性尿见于碱中毒、泌尿系统变形杆菌感染、肾小管性酸中毒
尿蛋白质	定量实验：<150mg/24h 定性试验：阴性	生理性蛋白尿，见于功能性蛋白尿（剧烈活动、发热、紧张等），体位性蛋白尿和偶然性蛋白尿（见于尿中混入了白带、月经血、精液等）；病理性蛋白尿，根据尿蛋白的来源可分为肾小球性蛋白尿（肾小球疾病、肾循环障碍、缺氧等），肾小管性蛋白尿（肾盂肾炎、急性肾小管坏死、急慢性间质性肾炎等），混合性蛋白尿（慢性肾炎、肾小管间质病、糖尿病肾病综合征等），溢出性蛋白尿（多发性骨髓瘤、巨球蛋白血症、急性溶血性疾病等）和组织性蛋白尿
尿葡萄糖	阴性	生理性糖尿，见于饮食性糖尿、精神性糖尿、妊娠糖尿；病理性糖尿，见于应激性糖尿、肾性糖尿、血糖增高性糖尿、甲状腺功能亢进、遗传性半乳糖或果糖尿、戊糖尿等
尿酮体	阴性	尿酮体阳性见于糖尿病酮症酸中毒、妊娠剧烈呕吐、子痫、腹泻、饥饿等
尿胆红素	阴性	是反映机体胆红素代谢的重要指标，结合血清胆红素测定可对黄疸类型作出鉴别诊断。尿胆红素阳性见于肝细胞性黄疸或胆汁淤积性黄疸，尿中存在高浓度维生素 C、亚硝酸盐或使用吩噻嗪类药物可致假阳性；溶血性黄疸尿胆红素为阴性
尿胆原	阴性～弱阳性	完全胆汁淤积性黄疸时尿胆原呈阴性，溶血性黄疸时尿胆原呈强阳性，肝细胞性黄疸时尿胆原轻度升高。大剂量或长期使用广谱抗生素可致假阴性，使用非那吡啶或吩噻嗪类药物可致假阳性

续表

化学成分	参考区间	临床意义及风险提示
尿隐血	阴性	尿隐血试验阳性见于溶血性贫血、血型不合输血、恶性疟疾、大面积烧伤、阵发性睡眠性血红蛋白尿等。尿中含有强氧化剂、肌红蛋白可致假阳性，高浓度维生素 C 则会导致假阴性
尿白细胞	阴性	试纸条法仅对尿液中的中性粒细胞敏感，阳性提示泌尿系统有化脓性炎症
维生素 C	阴性	主要用于监测尿液中化学成分对其他检测反应的干扰情况

（三）尿沉渣显微镜检查

1. 细胞检查

(1) 红细胞

【参考区间】玻片法：0~3 个 /HP；定量检查：男性 0~5 个 /μL、女性 0~4 个 /μL。

【临床意义及风险提示】病理性尿红细胞增多见于肾小球肾炎、肾结核、肾盂肾炎、急性膀胱炎、泌尿系统结石和肿瘤等。

(2) 白细胞

【参考区间】玻片法：0~5 个 /HP；定量检查：男性 0~5 个 /μL、女性 0~10 个 /μL。

【临床意义及风险提示】尿白细胞增多见于泌尿系统的化脓性炎症。

(3) 上皮细胞

【参考区间】尿液中可出现少量上皮细胞，无肾小管上皮细胞。

【临床意义及风险提示】尿液中出现大量上皮细胞伴白细胞，见于泌尿生殖系统炎症，如肾盂肾炎、膀胱炎、尿道炎等；出现移行上皮的成片脱落，见于肾盂、输尿管或膀胱颈部炎症；出现肾小管上皮细胞，见于急性肾小球肾炎、急性肾小管坏死、肾移植排斥反应、慢性肾炎、肾梗死等。

2. 管型检查

【参考区间】正常尿液中无管型或偶见少量透明管型（0~1 个 /LP）。

【临床意义及风险提示】尿液管型类型及临床意义，如表 6-7-12。

表 6-7-12　尿液管型类型及临床意义

管型	临床意义
透明管型	当肾脏有轻度或暂时性功能改变，如剧烈运动、高热或心功能不全等，尿中可见少量透明管型；肾实质性病变时，透明管型明显增多
细胞管型	红细胞管型见于急性肾小球肾炎、慢性肾小球肾炎发作期、急性肾小管坏死、肾移植后急性排斥反应；白细胞管型见于急性肾盂肾炎、间质性肾炎、狼疮性肾炎等；上皮细胞管型见于急性肾炎、肾移植急性排斥反应、重金属和化学物质中毒等
颗粒管型	慢性肾炎、急性肾炎后期和肾动脉硬化等
脂肪管型	慢性肾炎肾病型及类脂性肾病
蜡样管型	肾脏长期而严重的病变，预后差，见于慢性肾小球肾炎晚期及肾淀粉样变性

二、粪便检查

（一）粪便的一般理化检查

1. 量正常成人每日排便量为 100~250g。

2. 颜色正常成人粪便颜色为黄褐色，婴儿粪便呈黄色或金黄色。柏油便见于上消化道出血；白陶土便见于胆汁淤积性黄疸；鲜血便见于下消化道出血；绿色便见于食用大量绿色蔬菜或婴儿腹泻。

3. 性状正常成人粪便为成形便、柱状软便。黏液便，见于各类肠道炎症、细菌性痢疾、阿米巴痢疾、急性血吸虫病、肿瘤等；鲜血便，见于痔疮、肛裂、直肠损伤、直肠息肉、结肠癌等；脓性及脓血便，见于细菌性痢疾、溃疡性结肠炎、局限性肠炎、结肠或直肠癌、结核等；米泔样便，见于霍乱或副霍乱。

4. 气味结肠癌、结肠溃疡合并感染时常有恶臭味；阿米巴痢疾有鱼腥味；脂肪和糖消化不良时有酸臭味。

（二）粪便的显微镜检查

1. 白细胞或脓细胞无或偶见，增多见于肠炎和痢疾。

2. 红细胞无，增多见于下消化道出血、结肠癌和炎症。

3. 寄生虫卵和原虫检出，见于寄生虫感染。

4. 淀粉颗粒或脂肪滴增多，见于消化不良或胰腺疾病。

（三）隐血试验

【参考区间】正常为阴性。

【临床意义及风险提示】隐血试验阳性见于消化性溃疡活动期、胃肠黏膜受损、肠息肉、钩虫病、消化道恶性肿瘤等。常用于消化道出血的筛查。

三、前列腺液检查

（一）前列腺液一般理化检查

1. 量正常为数滴至2.0mL，前列腺炎时明显减少。

2. 颜色及稠度正常为乳白色、稀薄；脓性见于炎症；血性见于前列腺或精囊炎症、结核、恶性肿瘤。

（二）前列腺液的显微镜检查

1. 卵磷脂小体正常为(++++)，减少或消失见于前列腺炎。

2. 红细胞偶见，增多见于前列腺炎症、前列腺结核或肿瘤。

3. 白细胞<10个/HP，散在分布，增多或成堆分布见于慢性前列腺炎症。

四、阴道分泌物检查

（一）阴道分泌物一般理化检查

正常阴道分泌物为白色稀糊状、无气味。①近排卵期，白带量多，清澈透明、稀薄。②排卵期2~3天后，白带量少、混浊、黏稠。③行经前，量又增加。④妊娠期，量增多。⑤脓性见于滴虫、化脓性细菌感染；豆腐渣样见于念珠菌感染；血性见于重度慢性宫颈炎或恶性肿瘤；黄色水样见于生殖器恶性肿瘤。

（二）清洁度检查

清洁度检查用于判断宫颈是否有炎症及卵巢功能，共分为四级，其分级标准及临床意义，如表6-7-13。

表6-7-13 阴道分泌物清洁度分级

清洁度	杆菌	上皮细胞	白细胞/HP	球菌	临床意义
Ⅰ	++++	++++	0~5	-	正常
Ⅱ	++	++	5~15	-	正常
Ⅲ	-	-	15~30	++	有炎症
Ⅳ	-	-	>30	++++	重度炎症

第三节 临床生物化学检测

主要利用光谱分析技术、电化学检测技术、层析技术、电泳技术、质谱技术等方法进行临床生物化学检测。健康体检常用的检测内容如下。

一、心功能标志物的检查

1. 血清乳酸脱氢酶(lactate dehydrogenase，LD)及其同工酶

【参考区间】LD：200~380U/L(LD-P法)。

LD同工酶(琼脂糖电泳)

LD1：(28.4±5.3)%。

LD2：(41.0±5.0)%。

LD3：(19.0±4.0)%。

LD4：(6.6±3.5)%。

LD5：(4.6±3.0)%。

【临床意义及风险提示】LD和LD1在急性心肌梗死(acute myocardial infarction，AMI)发作后8~12小时出现在血中，24~36小时达峰值，LD的半衰期为10~163小时，4~7天恢复正常，连续监测LD对于就诊较迟、CK已恢复正常的急性心肌梗死患者具有一定参考价值。

2. 血清肌酸激酶(creatine kinase，CK)及其同工酶

【参考区间】CK：男性38~174U/L。

女性26~140U/L。

CK-MB活性：<15U/L。

【临床意义及风险提示】CK、CK-MB是应用最广泛的心肌损伤指标，既可用于急性心肌梗死(AMI)的早期诊断，也可用于估计梗死范围或再梗死发生率。CK和CK-MB在AMI发生后4~6小时即可超过正常上限，9~24小时达峰值，48~72小时恢复正常，CK半衰期为10~12小时。

3. 心肌肌钙蛋白 T（cTnT）

【参考区间】cTnT：<0.1μg/L。

【临床意义及风险提示】cTnT 是诊断急性心肌梗死的确定性标志物，发病后 3~6 小时血清 cTnT 即升高，10~24 小时达峰值，峰值可为参考值的 30~40 倍，恢复正常需要 10~15 天。

4. 心肌肌钙蛋白 I（cTnI）

【参考区间】cTnI：<0.03μg/L。

【临床意义及风险提示】cTnI 是非常敏感和特异的急性心肌梗死标志物，心肌损伤后 4~6 小时释放入血，达到诊断决定值，心肌缺血症状发作后 14~36 小时达到高峰，5~10 天后恢复到正常参考区间内，部分病例 14 天时仍升高。

5. 肌红蛋白（Mb）

【参考区间】男性：28~72μg/L。
女性：25~58μg/L。

【临床意义及风险提示】当急性心肌梗死患者发作后，Mb 在 2 小时即升高，6~9 小时达高峰，24~36 小时恢复至正常水平。Mb 的阴性预测价值为 100%，在胸痛发作 2~12 小时内，如 Mb 阴性可排除急性心肌梗死。

6. 血清氨基末端 -B 型利钠肽前体（N-terminal pro-B type natriuretic peptide，NT-proBNP）

【参考区间】小于 75 岁 <125pg/L。
75 岁及以上 <450pg/L。

【临床意义及风险提示】NT-proBNP 升高主要见于急慢性心力衰竭、冠心病、慢性肾脏病等。

7. B 型利钠肽（B-type natriuretic peptide，BNP）

【参考区间】成人 <100pg/L。

【临床意义及风险提示】BNP 升高主要见于心血管疾病、肺部疾病、肾病等。

8. 同型半胱氨酸（homocysteine，HCY）

【参考区间】4.7~13.9μmol/L。

【临床意义及风险提示】HCY 水平增高见于动脉粥样硬化、心肌梗死、中枢血管疾病、脑卒中及外周血管疾病等。

二、肝脏功能的生物化学检查

1. 血清总蛋白（total protein，TP）

【参考区间】新生儿：46~70g/L。
数月到 1 岁：51~73g/L。
1~2 岁：56~75g/L。
3 岁及以上：60~80g/L。
成人：64~83g/L。

【临床意义及风险提示】血清总蛋白浓度下降常由白蛋白浓度下降而引起；浓度增高主要见于慢性炎症等所致的多克隆免疫球蛋白增多，以及浆细胞病的单克隆免疫球蛋白增多症。

2. 血清白蛋白（albumin，Alb）

【参考区间】成人：35~50g/L。
60 岁以上：32~46g/L。

【临床意义及风险提示】ALB 增高仅见于严重失水时，没有重要的临床意义。

低 ALB 血症见于下述疾病情况。

（1）白蛋白合成不足：①严重的肝脏合成功能下降，如肝硬化、重症肝炎；②蛋白质营养不良或吸收不良。

（2）白蛋白丢失：①由尿中丢失，如肾病综合征、慢性肾小球肾炎、糖尿病肾病、系统性红斑狼疮性肾病等；②胃肠道蛋白质丢失，如肠道炎症性疾病时因黏膜炎症坏死等丢失；③皮肤丢失，如烧伤及渗出性皮炎等。

（3）白蛋白分解代谢增加：①组织损伤，如外科手术和创伤；②组织分解增加，如感染性炎症疾病等。

（4）白蛋白的分布异常，如门静脉高压时大量蛋白质尤其是 ALB 从血管内漏入腹腔；肝硬化导致门脉高压时，ALB 显著下降。

（5）无白蛋白血症，是极少见的遗传性缺陷。

3. 血清球蛋白（globulin，G）

【参考区间】23~35g/L。

【临床意义及风险提示】增高见于肝硬化、多发性骨髓瘤、结缔组织病、慢性感染等；减少见于肾上腺皮质功能亢进和应用免疫抑制剂。

4. 白蛋白 / 球蛋白比值（A/G）

【参考区间】1.2~2.4∶1。

【临床意义及风险提示】降低常见于肝硬化、肝功能不全、慢性肾脏病等，A/G 倒置见于严重肝功能损伤及 M 蛋白血症。

5. 血清总胆红素（total bilirubin，TBIL），结合胆红素（direct bilirubin，DBIL）及非结合胆红素（indirect bilirubin，IBIL）。

【参考区间】血清总胆红素（TBIL）：3.4~17.1μmol/L。
结合胆红素（DBIL）：0~3.4μmol/L。
未结合胆红素（IBIL）：1.7~10.2μmol/L。

【临床意义及风险提示】

（1）用于判断有无黄疸、黄疸程度及演变过程：当 TBIL > 17.1μmol/L 且 <34.2μmol/L 时为隐性黄疸或亚临床黄疸；34.2~171μmol/L 为轻度黄疸；

171~342μmol/L 为中度黄疸；TBIL>342μmol/L 为重度黄疸。

(2) 根据胆红素升高程度判断黄疸类型：若DBIL轻度增高伴IBIL明显增高，提示溶血性黄疸；若IBIL轻度增高伴DBIL明显增高，为梗阻性黄疸；三者均增高，为肝细胞性黄疸。

6. 血清转氨酶及其同工酶转氨酶中丙氨酸氨基转移酶(alanine aminotransferase, ALT)和天(门)冬氨酸氨基转移酶(aspartate aminotransferase, AST)是最重要的两种。

【参考区间】ALT：男性 9~50U/L。
女性 7~40U/L。
AST：成年人 8~40U/L。

【临床意义及风险提示】ALT是反映肝损伤的灵敏指标，临床上主要用于肝脏疾病的诊断。急性肝损害时，如各种急性病毒性肝炎、药物或酒精中毒性肝炎，血清ALT水平可在临床症状出现前就急剧升高，且ALT>AST。其他肝胆疾病如胆石症、胆囊炎、肝癌和肝瘀血时ALT也可升高，常以400U/L为界，超过此值绝大多数可诊断为肝炎。血清AST活性升高，多来自心肌或肝脏损伤；肾脏或胰腺细胞损伤时，也可出现AST活性明显升高。慢性肝炎特别是肝硬化时，AST升高程度超过ALT。胆道疾病时AST亦可升高。

7. 血清碱性磷酸酶(alkaline phosphatase, ALP)

【参考区间】男性：1~12岁<500U/L。
12~15岁<750U/L。
25岁以上 40~150U/L。
女性：1~12岁<500U/L。
15岁以上 40~150U/L。

【临床意义及风险提示】生理情况下，ALP活性的增高主要与骨生长、妊娠和脂肪餐后分泌等相关。病理情况下，血清ALP测定常用于肝胆疾病和骨骼疾病的临床诊断和鉴别诊断，尤其是黄疸的鉴别诊断。

8. 血清γ-谷氨酰基转移酶(γglutamyltransferase, γ-GT或GGT)

【参考区间】男性：11~50U/L。
女性：7~32U/L。

【临床意义及风险提示】γ-GT是肝胆疾病检出阳性率最高的酶，主要用于胆汁淤滞及肝占位性病变的诊断。

(1) 阻塞性黄疸：肝内外阻塞性黄疸患者血清γ-GT均显著升高，且升高幅度与阻塞程度正相关，阻塞越严重，升高越显著，可达正常参考值的5~30倍。

(2) 病毒性肝炎和肝硬化：急性肝炎、慢性活动性肝炎和进行性肝硬化γ-GT亦可呈中度升高，但不及阻塞性黄疸明显。

(3) 药物性、酒精性肝病、脂肪肝等，γ-GT显著性升高是酒精性肝病的重要特征。

(4) 肝癌：肝癌患者γ-GT活性显著升高，尤其是恶性肿瘤肝转移及肝癌术后复发时更为明显，γ-GT升高幅度与癌组织大小及范围有关。

9. 血清总胆汁酸(total bile acid, TBA)

【参考区间】F-TBA(空腹)：0.14~9.66μmol/L。
P-TBA(餐后)：2.4~14.0μmol/L。

【临床意义及风险提示】

血清TBA增高见于肝细胞损伤，肝内外胆管阻塞，门脉分流；进食后可生理性一过性增高。

三、肾功能的生物化学检查

1. 血肌酐(serum creatinine, Scr)

【参考区间】苦味酸法：男性 62~115μmol/L。
女性 53~97μmol/L。

【临床意义及风险提示】

(1) 血肌酐增高：见于各种肾病、肾衰竭、心肌炎、肌肉损伤等。肾功能不全的代偿期，肌酐可不增高或轻度增高；肾衰竭失代偿期，肌酐中度增高(可达442μmol/L)，尿毒症时肌酐可达707μmol/L，为尿毒症诊断指标之一。

(2) 血肌酐降低：见于进行性肌肉萎缩、白血病、贫血、肝功能障碍及妊娠等。

2. 血清尿素(serum urea, Urea)

【参考区间】2.9~8.2mmol/L。

【临床意义及风险提示】

(1) 器质性肾功能损伤时血尿素增高，如各种原发性肾小球肾炎、肾盂肾炎、间质性肾炎等所致的慢性肾衰竭。血尿素不能作为早期肾功能检测指标，但对慢性肾衰竭，尤其是尿毒症患者，血尿素增高程度常与病情严重性一致。

(2) 血尿素增高还可见于肾前性和肾后性因素，前者包括严重脱水、大量腹水、心脏功能衰竭等导致的血容量不足、肾血流量减少。后者见于输尿管结石等疾病引起的尿路阻塞。

3. 血清尿酸(uric acid, UA)

【参考区间】男性：210~420μmol/L。
女性：150~350μmol/L。

【临床意义及风险提示】增高见于高尿酸血症，其主要危害是引起痛风。

4. 血胱抑素C（cystatin C，CysC）

【参考区间】0.6~2.5mg/L。

【临床意义及风险提示】血CysC浓度与肾功能损害程度高度相关，能够准确反映人体GFR的变化。血CysC可用于糖尿病性肾病肾脏滤过功能早期损伤的评价、高血压肾功能损害早期诊断、肿瘤化疗中肾功能的检测等。

5. β_2-微球蛋白（β_2-microglobulin，β_2-MG）

【参考区间】尿β_2-MG<0.3mg/L；血β_2-MG：1.28~1.95mg/L

【临床意义及风险提示】尿液β_2-MG测定主要用于监测近端肾小管的功能，是反映近端小管受损的非常灵敏和特异的指标。血清β_2-MG可反映肾小球滤过功能。

6. 视黄醇结合蛋白（retinol-binding protein，RBP）

【参考区间】成人尿RBP：0.04~0.18μmg/L。

【临床意义及风险提示】尿RBP排量与小管间质损害程度明显相关，可作为监测病程、指导治疗和判断预后的一项灵敏的生物化学指标。四、电解质的生物化学检查

1. 血清钠（Na^+）

【参考区间】135.0~145.0mmol/L。

【临床意义及风险提示】

(1) 高钠血症：当血清Na^+浓度大于145.0mmol/L称为高钠血症。高钠血症可因摄入钠增多或体液中水丢失增多引起。根据发生的原因和机制，高钠血症分为浓缩性高钠血症和潴留性高钠血症两种。浓缩性高钠血症最常见，临床上主要见于尿崩症、水样泻、换气过度、大汗及糖尿病。

(2) 低钠血症：当血清中Na^+浓度小于135.0mmol/L称为低钠血症。低钠血症可由水增多或钠减少引起，临床上常见于水增多引起的低钠血症，根据病因可分肾性和非肾性原因两大类：①肾性原因见于肾上腺功能低下、渗透性利尿、肾素生成障碍以及急、慢性肾衰竭等.②非肾性原因常见于肝硬化腹腔积液、心力衰竭、肝硬化、腹泻、大量出汗、出血、呕吐、肠瘘和烧伤等。

2. 血清钾（K^+）

【参考区间】3.5~5.5mmol/L。

【临床意义及风险提示】

(1) 高钾血症：血清K^+浓度高于5.5mmol/L时，称为高钾血症。临床上引起高钾血症的原因有：①钾输入过多，多见于钾溶液输入过快或过量，服用含钾丰富的药物、输入大量库存血等。②钾排泄障碍，如肾小管酸中毒，肾小管分泌钾离子障碍。③钾由细胞内向细胞外转移，常见于大面积烧伤、挤压伤等组织细胞大量破坏，细胞内钾释放入血。

(2) 低钾血症：血清K^+浓度低于3.5mmol/L时，称为低钾血症。临床上引起低钾血症的原因有：①钾摄入不足。②钾排出增多，常见于严重呕吐、腹泻、胃肠减压和肠瘘等。③钾由细胞外进入细胞内，如输入过多葡萄糖，大量输入碱性药物或代谢性碱中毒时。④血浆稀释。

3. 血清氯（Cl^-）

【参考区间】96~108mmol/L。

【临床意义及风险提示】血清氯增高常见于高钠血症、高氯性代谢性酸中毒、过量注射生理盐水等；而血清氯降低在临床上较为多见，常见原因为氯化钠的摄入不足或丢失增加。

4. 血清钙（Ca^{2+}）

【参考区间】成人：2.20~2.65mmol/L。

儿童：2.25~2.67mmol/L。

【临床意义及风险提示】Ca^{2+}增高见于甲状腺功能亢进、维生素D过多症、多发性骨髓瘤及恶性肿瘤骨转移；Ca^{2+}降低见于甲状旁腺功能降低、维生素D缺乏、婴儿手足搐搦症、骨质软化症、长期腹泻、肾脏疾病等。

5. 血清碳酸氢根（HCO_3^-）

【参考区间】成人血浆HCO_3^-浓度：23~29mmol/L。

【临床意义及风险提示】增高见于代谢性碱中毒，呼吸性酸中毒；降低见于代谢性酸中毒，呼吸性碱中毒。

6. 阴离子间隙（anion gap，AG）

【参考区间】成人AG：8~16mmol/L。

【临床意义及风险提示】AG增高常见于酮酸、乳酸、磷酸盐或硫酸盐的滞留和碳酸氢盐减少的代谢性酸中毒。AG降低可见于低白蛋白血症、代谢性碱中毒等。

四、血糖及其代谢的生物化学检查

1. 空腹血糖（fasting plasma glucose，FPG） 空腹血糖是在隔夜空腹（至少8~10小时未进任何食物，饮水除外）后，早餐前采血所测定的葡萄糖浓度，是糖尿病最常用的检测项目。

【参考区间】3.89~6.11mmol/L。

【临床意义及风险提示】空腹血糖水平是诊断

糖尿病最主要的依据。若空腹全血血糖不止一次超过 6.7mmol/L，血浆血糖等于或超过 7.8mmol/L，即可确诊为糖尿病。凡空腹全血血糖在 6.1mmol/L 以上，血浆血糖在 6.9mmol/L 以上，而又低于上述诊断标准时，应做葡萄糖耐量试验。若有明确的糖尿病症状，应做餐后两小时血糖测定。

2. 口服葡萄糖耐量试验（oral glucose tolerance test，OGTT）

【检测方法】试验前 3 天，正常饮食且维持正常活动，影响试验的药物应在 3 天前停用。试验前应空腹 10~16 小时，坐位取血后 5 分钟内饮入 250mL 含 75g 无水葡萄糖的糖水。之后，每隔 30 分钟取血 1 次，共 4 次，历时 2 小时。采血同时，每隔 1 小时留取尿液做尿糖测定。

【参考区间】口服葡萄糖后 30~60 分钟血糖升高达峰值，为 7.78~8.89mmol/L，并于 2 小时恢复正常，每次尿糖均为阴性

【临床意义及风险提示】凡峰值过高或恢复正常水平迟缓均为糖耐量降低，可用于：①诊断糖尿病。②诊断糖耐量减低。③有无法解释的肾病、神经病变或视网膜病变，其随机血糖<7.8mmol/L，可用 OGTT 了解糖代谢状况。④人群筛查，以获取流行病学数据。

3. 糖化血红蛋白（glycated hemoglobin，GHb）

【参考区间】(5.23 ± 1.44)%

【临床意义及风险提示】GHb>6.67% 为增高，可反映以往 6~8 周血糖水平，主要用于糖尿病治疗的监测。

4. 血清 C 肽（C-peptide，C-P）

【参考区间】0.9~7.1μg/L

【临床意义及风险提示】血清 C 肽可用于评估空腹低血糖，评价胰岛素的分泌情况等。

5. 空腹胰岛素（insulin）

【参考区间】1.9~23mIU/L。

【临床意义及风险提示】空腹胰岛素可用于对空腹低血糖患者进行评估，对糖尿病的早期检测和诊断，评估糖尿病患者中胰岛素抵抗机制等。

五、脂类代谢的生物化学检查

1. 总胆固醇（total cholesterol，TC）

【参考区间】TC<5.18mmol/L。

【临床意义及风险提示】增高见于高胆固醇血症、高脂肪饮食、脂肪肝、糖尿病等，其浓度增高，冠心病等心血管疾病发生的风险性也增高。

2. 甘油三酯（triglyceride，TG）

【参考区间】TG<1.7mmol/L

【临床意义及风险提示】病理性改变：轻至中度升高者，即 2.26~5.63mmol/L（200~500mg/dL），患冠心病的危险性增加；重度升高者，即 ≥5.63mmol/L（500mg/dL）时，常可伴发急性胰腺炎；低 TG 血症是指 TG<0.56mmol/L，见于无 β- 脂蛋白血症和低 β- 脂蛋白血症，继发性者见于继发性脂质代谢异常，如消化道疾病、内分泌疾病、癌症晚期、恶病质及肝素等药物的应用。

3. 高密度脂蛋白胆固醇（high density lipoprotein cholesterol，HDL-C）

【参考区间】HDL-C>1.04mmol/L。

【临床意义及风险提示】随着 HDL-C 水平下降，缺血性心血管病的发病危险性增加。

4. 低密度脂蛋白胆固醇（low density lipoprotein cholesterol，LDL-C）

【参考区间】LDL-C<3.37mmol/L

【临床意义及风险提示】LDL-C 与 TC 相似，与缺血性心血管病相关。

5. 脂蛋白(a)［lipoprotein(a)，Lp(a)］

【参考区间】Lp(a)<300mg/L

【临床意义及风险提示】Lp(a)病理性增高见于缺血性心脑血管疾病、心肌梗死、外科手术、急性创伤和急性炎症、肾病综合征和尿毒症，除肝癌以外的恶性肿瘤、糖尿病肾病；Lp(a)病理性降低见于肝脏疾病（慢性肝炎除外）。

六、内分泌系统激素检查

（一）性腺内分泌功能检测指标

性激素主要影响胚胎发育、刺激性器官和生殖器官的生长，维持性欲，促进性特征的出现并维持在正常状态，影响蛋白质合成代谢、脂肪代谢、骨骼代谢、水盐代谢及红细胞生成等，并可对下丘脑 - 垂体进行反馈调节。目前，临床上检测的性激素主要包括睾酮、雌二醇、孕酮、促黄体生成素、卵泡刺激素。

【参考区间】血清主要性激素水平参考区间，如表 6-7-14。

【临床意义及风险提示】①血中性激素水平特别是雌性激素水平，在不同的发育阶段及女性月经周期的不同时期，存在较大差异。②单次测定结果，并不一定能真实地反映性腺的内分泌功能，大多需要进行必要的动态功能试验，才可对性腺内分泌功能状态做出明确诊断。

表 6-7-14　血清主要性激素水平参考区间（成人）

激素	男性	女性
睾酮（T）	9.4~37.0nmol/L	0.18~1.78nmol/L
雌二醇（E_2）	0.19~0.24nmol/L	卵泡期 0.18~0.27nmol/L
		排卵期 0.34~1.55nmol/L
		黄体期 0.15~1.08nmol/L
		绝经后 0.01~0.14nmol/L
孕酮（P）	0.3~0.95nmol/L	卵泡期 0.6~4.7nmol/L
		排卵期 2.4~9.4nmol/L
		黄体期 5.3~86nmol/L
		绝经后 0.3~2.5nmol/L
促黄体生成素（LH）	5~20U/L	卵泡期 2~30U/L
		排卵期 40~200U/L
		黄体期 0~20U/L
		绝经后 40~200U/L
卵泡刺激素（FSH）	5~20U/L	卵泡期 5~20U/L
		排卵期 12~30U/L
		黄体期 6~15U/L
		绝经后 20~320U/L

（二）甲状腺内分泌功能检测指标

1. 血清促甲状腺激素（thyroid stimulating hormone，TSH）　TSH 为腺垂体细胞合成和分泌的糖蛋白激素，是下丘脑 - 垂体 - 甲状腺调节系统的主要调节激素，血中甲状腺激素水平的变化，可负反馈地导致血清 TSH 水平出现指数级的显著改变。在反应甲状腺功能紊乱上，血清 TSH 是比甲状腺激素更敏感的指标。

【参考区间】0.2~7mIU/L。

【临床意义及风险提示】TSH 测定配合甲状腺激素水平的测定，对甲状腺功能紊乱的诊断和病变部位的判断很有价值。①原发性甲状腺功能亢进时，T_3、T_4 增高，TSH 降低，主要病变在甲状腺；继发性甲状腺功能亢进时，T_3、T_4 增高，TSH 也增高，主要病变在垂体或下丘脑。②原发性甲状腺功能减退时，T_3、T_4 降低而 TSH 升高，主要病变在甲状腺；继发性甲状腺功能减退时，T_3、T_4 降低且 TSH 也降低，主要病变在垂体或下丘脑。③其他可引起 TSH 分泌下降的因素有活动性甲状腺炎、急性创伤、皮质醇增多症、应用大剂量皮质激素、慢性抑郁症、慢性危重疾病等；可引起 TSH 分泌增多的因素有长期应用含碘药剂、居住在缺碘地区等。

2. 血清甲状腺激素　包括总 T_3（total T_3，TT_3），总 T_4（total T_4，TT_4），游离 T_3（free T_3，FT_3），游离 T_4（free T_4，FT_4）和反 T_3（reverse T_3，rT_3）。

【参考区间】TT_3：1.34~2.73nmol/L。

TT_4：78.4~157.4nmol/L。

FT_3：3.67~10.43pmol/L。

FT_4：11.2~20.1pmol/L。

rT_3：0.15~0.45nmol/L。

【临床意义及风险提示】甲状腺功能亢进时血清 rT_3 增加，与血清 T_4、T_3 的变化基本一致，而部分甲状腺功能亢进初期或复发早期仅有 rT_3 的升高；甲状腺功能减退时血清 rT_3 降低；非甲状腺疾病，如心肌梗死、肝硬化、糖尿病、尿毒症、脑血管意外和部分癌症患者，血清中 rT_3 增加，T_3/rT_3 比值降低。

七、骨代谢相关激素检测

（一）骨代谢相关激素检测

1. 血清钙（calcium，Ca）

【参考区间】成人：2.20~2.65mmol/L。

儿童：2.25~2.67mmol/L。

【临床意义及风险提示】血清钙升高见于恶性肿瘤骨转移、部分药物引起肾脏重吸收钙增加、维生素 D 中毒等。血清钙降低见于低白蛋白血症、急慢性肾衰竭等。

2. 血磷（phosphorus，P）

【参考区间】血清：成人 0.84~1.45mmol/L。

儿童 1.29~2.26mmol/L。

【临床意义及风险提示】血磷升高见于慢性肾脏疾病、急慢性肾衰患者、甲状腺功能亢进同时出现高钙血症与高磷血症、磷酸盐摄入过多等。血磷降低见于因使用葡萄糖、营养素、胰岛素致磷向细胞内转移，或呕吐、腹泻等情况。

3. 甲状旁腺激素（parathyroid hormone，PTH）

【参考区间】CLIA 法：成人 15~65ng/L（1.1~6.8pmol/L）。

【临床意义及风险提示】PTH 增高，见于原发性和继发性甲状旁腺功能亢进、甲状旁腺瘤、佝偻病、骨软化症、骨质疏松症等；PTH 降低，见于甲状旁腺机能减退、先天性甲状旁腺和胸腺发育不全等。

4. 1，25（OH）$_2D_3$

【参考区间】成人：75~200pmol/L。

【临床意义及风险提示】升高见于妊娠期、原发性甲状旁腺功能亢进；降低见于尿毒症、骨质疏松症、甲状旁腺功能减退、维生素 D 缺乏性佝偻病等。

5. 降钙素（calcitonin，CT）

【参考区间】成人 CT<10pg/mL

【临床意义及风险提示】升高见于孕妇、儿童、甲状旁腺功能亢进、血胃泌素过多、肾衰竭、慢性炎症、泌尿系统感染、急性肺损伤、甲状腺降钙素分泌细胞癌、白血病、骨髓增殖症、肺癌、食管癌、乳腺癌。降低见于甲状腺先天发育不全、甲状腺全切患者、妇女停经后、低血钙、老年性骨质疏松等。

（二）骨转换相关标志物的检测

1. 骨钙素（osteocalcin，OC）

【参考区间】化学发光法：成年男性 9.0~70μg/L。
绝经前女性 11.0~43μg/L。
绝经后女性 15.0~46μg/L。

【临床意义及风险提示】骨钙素升高见于儿童生长期、肾性骨营养不良、畸形性骨炎、甲状旁腺功能亢进、甲状腺功能亢进、骨折、骨转移癌、低磷血症、肾功能不全等，老年性骨质疏松症可有轻度升高。骨钙素降低见于甲状旁腺功能减退、甲状腺功能减退、肝病、长期应用肾上腺皮质激素治疗等。

2. Ⅰ型前胶原氨基端前肽（N-terminal propeptide of type Ⅰ procollagen，PINP）和Ⅰ型前胶原羧基前肽（C-terminal propeptide of type Ⅰ procollagen，PICP）

【参考区间】化学发光法：成人男性 20~40μg/L。
绝经前女性 20~40μg/L。
绝经后女性 20~70μg/L。

【临床意义及风险提示】PINP 增高见于：①儿童发育期，儿童血清 PINP 含量平均为成人的 2 倍。②妊娠最后 3 个月。③骨肿瘤和肿瘤的骨转移，特别是前列腺癌骨转移、乳腺癌骨转移。④其他：畸形性骨炎、酒精性肝炎、肺纤维化等。PINP 降低见于绝经期后骨质疏松患者，经雌激素治疗 6 个月后 PINP 可降低 30%。

3. Ⅰ型胶原 C 端肽（carboxy-terminal telopeptide of type-Ⅰ collagen，CTX Ⅰ）和 N 端肽（N-terminal telopeptide of type-Ⅰ collagen，NTX-I）

【参考区间】电化学发光法：0.3~0.58ng/mL。

【临床意义及风险提示】可用于骨质疏松、Paget 病、其他代谢性骨病、原发性甲状旁腺功能亢进和甲状腺功能亢进，以及其他伴有骨吸收增加性疾病的诊断或病情评价。

第四节　临床免疫学检测

临床免疫学检测通常应用免疫浊度检测技术、免疫标记检测技术、免疫电泳技术、免疫印迹技术等进行临床免疫学检测，体检常用的检测项目如下。

一、免疫球蛋白、补体检测及补体参与的试验

1. IgG、IgA、IgM 测定

【参考区间】IgG：8~15g/L。
IgA：0.9~3g/L。
IgM：0.5~2.5g/L。

【临床意义及风险提示】

（1）高免疫球蛋白血症：①多克隆性增高，见于各种慢性感染、慢性肝病、某些自身免疫疾病，如系统性红斑狼疮、类风湿关节炎、干燥综合征等；也见于寄生虫疾病、结节病等。②单克隆性增高，又称“M 蛋白（单克隆蛋白）增高”，见于免疫增殖性疾病，如多发性骨髓瘤、重链病、轻链病，原发性巨球蛋白血症等。

（2）低免疫球蛋白血症：①先天性低免疫球蛋白血症，主要见于体液免疫缺陷和联合免疫缺陷病。②获得性低免疫球蛋白血症与下列疾病有关：严重胃肠道疾患、肾病综合征、恶性肿瘤骨转移、重症传染病（如先天性梅毒）以及一些原发性肿瘤（如白血病、淋巴肉瘤等）。

2. 50% 补体溶血实验（50% hemolytic unit of complement，CH50）测定

【参考区间】50~100U/mL。

【临床意义及风险提示】

（1）CH50 增高：见于急性炎症、组织损伤和某些恶性肿瘤。

（2）CH50 降低：主要见于肾小球肾炎、各种自身免疫性疾病、感染性疾病、慢性肝病等。

3. C3、C4 含量测定

【参考区间】C3：0.83~1.77g/L。

C4：0.22~0.34g/L。

【临床意义及风险提示】补体 C3、C4 检测的临床意义相似，增高常见于某些急性炎症或传染病早期，如风湿热急性期、心肌炎、心肌梗死、关节炎等。降低常见于：①补体合成能力下降，如慢性活动性肝炎、肝硬化、肝坏死等。②补体消耗或丢失过多，如活动性红斑狼疮、急性肾小球肾炎早期及晚期、基底膜增生型肾小球肾炎、冷球蛋白血症、严重类风湿关节炎、大面积烧伤等。③补体合成原料不足，如儿童营养不良性疾病。④先天性补体缺乏。

二、免疫细胞标志和功能检测技术

1. T 细胞分化抗原测定

【参考区间】$CD3^+$T 细胞：(69.40 ± 4.86)%。

$CD4^+$T 细胞：(41.17 ± 5.28)%。

$CD8^+$T 细胞：(24.58 ± 4.02)%。

【临床意义及风险提示】① $CD4^+$T 细胞减少的疾病有巨细胞病毒感染、慢性活动性肝炎、麻疹急性期、艾滋病等。② $CD8^+$T 细胞增高的疾病有传染性单核细胞增多症急性期、乙型肝炎急性期等，以上疾病还同时表现有 $CD4^+/CD8^+$ 比值降低。③ $CD4^+/CD8^+$ 比值降低的疾病还有结核病、麻风、乳癌转移、肝癌、肺癌、获得性低丙球蛋白血症、原发性免疫缺陷病等。④ $CD4^+/CD8^+$ 比值升高的疾病有肺腺癌、扁平上皮癌、系统性红斑狼疮（systemiclupuserythe matosus，SLE）活动期、类风湿性关节炎（rheumatoid arthritis，RA）等。

2. B 细胞膜表面免疫球蛋白（SmIg）检测

【参考区间】SmIg 阳性细胞：16%~28%。

SmIgG 阳性细胞：4%~13%。

SmIgM 阳性细胞：7%~13%。

SmIgA 阳性细胞：1%~4%。

SmIgD 阳性细胞：5%~8%。

SmIgE 阳性细胞：0~1.5%。

【临床意义及风险提示】SmIg 阳性细胞升高常见于 B 细胞恶性肿瘤增殖性疾病，如多毛细胞白血病、慢性淋巴细胞白血病、巨球蛋白血症等；SmIg 阳性细胞降低主要与体液免疫缺陷有关，常见于 X- 连锁无丙种球蛋白血症、重症联合免疫缺陷等。

3. T 细胞转化实验

【参考区间】①形态学计数法：T 淋巴细胞转化率为 60%~80%，50% 以下为转化低下。② ^{3}H-TdR 掺入法：刺激指数（stimulating index，SI）>2 为有意义，SI<2 为淋巴细胞转化率降低。③ MTT 比色分析法：SI>2 为有意义。

【临床意义及风险提示】①淋巴细胞转化率增高偶见于唐氏综合征；转化率降低常见于细胞免疫缺陷或功能低下者，如恶性肿瘤、重症结核、重症真菌感染、瘤型麻风、运动失调性毛细血管扩张症、霍奇金病、淋巴瘤、淋巴肉芽肿等。②恶性肿瘤治疗后，淋巴细胞转化率升高至正常，提示治疗有效，反之则疗效差、预后不良。

三、感染性疾病及其免疫检测

（一）病毒性肝炎血清标志物检查

目前，已经发现的典型病毒性肝炎主要有 5 型，即甲型、乙型、丙型、丁型和戊型，可导致肝脏的急性或慢性炎症，大多数急性肝炎患者可完全康复，HBV 和 HCV 感染可转为慢性感染，并向肝纤维化和肝癌进展。医学检验可通过检查相关病毒的血清标志物来获取肝炎病毒的感染和转归情况。

1. 乙型肝炎病毒检测

（1）乙型肝炎病毒表面抗原（hepatitis B virus surface antigen，HBsAg）

【参考区间】阴性。

【临床意义及风险提示】HBsAg 主要在感染 HBV 后 1~2 个月在血清中出现，可维持数周、数月至数年，因其常与 HBV 同时存在，常被用作传染性标志之一。HBsAg 阳性见于乙型肝炎潜伏期和急性期、慢性迁延性肝炎、慢性活动性肝炎、肝硬化、肝癌和慢性 HBsAg 携带者。

（2）乙型肝炎病毒表面抗体（hepatitis B virus surface antibody，HBsAb）

【参考区间】阴性。

【临床意义及风险提示】HBsAb 在感染后 3~6 个月出现，可持续多年。HBsAb 阳性表明既往感染过 HBV，现已恢复；注射过乙肝疫苗或 HBsAb 免疫球蛋白者，HBsAb 也可呈阳性。

（3）乙肝肝炎病毒 e 抗原（hepatitis B virus e antigen，HBeAg）

【参考区间】阴性。

【临床意义及风险提示】HBeAg 阳性表明乙肝病毒处于复制期，具有较强的传染性，如患者 HBeAg 持续阳性，表明肝细胞损害较重，可发展为慢性乙型肝炎或肝硬化，孕妇可通过垂直传播使新生儿 HBeAg 阳性。

(4) 乙型肝炎病毒 e 抗体(hepatitis B virus e antibody,HBeAb)

【参考区间】阴性。

【临床意义及风险提示】HBeAb 阳性表明大部分乙肝病毒被消除,病毒复制减少,传染性降低。慢性乙型肝炎、肝硬化、肝癌患者部分可检出 HBeAb。

(5) 乙型肝炎病毒核心抗体(hepatitis B virus core antibody,HBcAb)有 IgG、IgA、IgM 三种类型,通常检测抗 HBc 总抗体和 IgM 类抗体。

【参考区间】抗 HBc 总抗体:阴性。

抗 HBc IgM:阴性。

【临床意义及风险提示】抗 HBc IgM 是机体感染 HBV 后血液中最早出现的特异性抗体,是乙肝病毒近期感染的敏感指标,也是 HBV 在体内持续复制的指标,提示患者具有传染性。抗 HBc IgM 转阴,提示乙肝逐渐恢复。急慢性乙型肝炎、肝癌患者可见抗 HBc 总抗体阳性,如见表 6-7-15。

表 6-7-15　乙肝两对半常见模式分析

HBsAg	HBsAb	HBeAg	HBeAb	HBcAb	分析
−	−	−	−	−	过去和现在未感染过 HBV
−	−	−	−	+	1. 既往感染,未能测出抗 -HBs 2. 恢复期 HBsAg 已消,抗 -HBs 尚未出现 3. 无症状 HBsAg 携带者
−	−	−	+	+	1. 既往感染过 HBV 2. 急性 HBV 感染恢复期 3. 少数标本初有感染
−	+	−	−	−	1. 既往感染 2. 接种过疫苗
−	+	−	+	+	急性 HBV 感染后康复
+	−	−	−	+	1. 急性 HBV 感染 2. 慢性 HBsAg 携带者,传染性弱
−	+	−	−	+	HBV 感染期、恢复期
+	−	−	+	+	1. 急性 HBV 感染趋向恢复 2. 慢性 HBsAg 携带者,传染性弱,俗称“小三阳”。
+	−	+	−	+	急性或慢性 HBV 感染,提示 HBV 复制,传染性强,俗称“大三阳”

2. 甲型肝炎病毒(Hepatitis A virus,HAV)检测抗 - 甲型肝炎病毒 IgG 和 IgM 抗体。

【参考区间】无既往感染或 HAV 疫苗接种史者,抗 -HAV IgG 和抗 -HAV IgM 呈阴性反应。

【临床意义及风险提示】抗 -HAV 检测可用于诊断既往或现症的 HAV 感染,以及观察接种 HAV 疫苗以后的免疫效果。抗 -HAV IgM 阳性提示近期感染 HAV,结合临床可作为甲型病毒性肝炎诊断标准。一旦感染甲型肝炎,其总抗体即为阳性,首先出现的是 IgM 抗体,而 IgG 在感染 3~12 周后出现,并持续终身,可以保护机体不再受 HAV 感染。

3. 丙型肝炎病毒(hepatitis C virus,HCV)检测

(1) HCV IgG 抗体检测主要是基于间接法或双抗原夹心法原理的 ELISA 法、CLIA 法等。

【参考区间】无既往感染过 HCV 者,抗 -HCV 为阴性。

(2) HCV 核心抗原检测主要有 ELISA 法和 CLIA 法。

【参考区间】未感染 HCV 者,HCV 核心抗原应为阴性。

(3) HCV 抗原 - 抗体联合检测采用双抗原 - 抗体夹心 ELISA 法。

【参考区间】未感染 HCV 者,HCV 核心抗原抗体应为阴性。

【临床意义及风险提示】HCV 是输血后肝炎和散发性非甲非乙型肝炎的主要病原,HCV 感染可导致慢性肝炎、肝硬化和肝细胞癌等多脏器疾病。

(二) 幽门螺杆菌免疫检测

幽门螺杆菌(Helicobacter pylori,HP)感染的免

疫检测主要是通过检测患者血清中的抗体进行，检测方法包括免疫荧光、ELISA 法和 WB 法。

【参考区间】未感染 HP 者，血清抗幽门螺杆菌抗体阴性。

【临床意义及风险提示】感染 HP 之后，血清中可出现 IgM、IgA 和 IgG 类抗 HP 抗体。感染后数周内 IgM 类抗体即会消失，相当长的一段时间内可检出 IgA 类抗体，而 IgG 类抗体常于 IgM 类抗体滴度下降后才升高，且可持续多年。IgA 类抗体阳性与胃炎活动性相关。IgG 类抗体滴度升高提示为慢性感染，在治疗 6 个月后 IgG 类抗体滴度降低，表明治疗有效。

四、自身抗体及其免疫检测

1. 血清抗 SSA 和 SSB 抗体

【参考区间】正常人通常为阴性。

【临床意义及风险提示】抗 SSA 和 SSB 抗体同时阳性时，抗 SSB 抗体才有意义。抗 SSA 可在 SS、RA、PSS 多皮肌炎等疾病中检出阳性。且在原发性 SS 患者阳性率高达 60%~70%，但其特异性差。

2. 抗核抗体（antinuclear antibody，ANA）

【参考区间】正常人血清 ANA 为阴性。

【临床意义及风险提示】ANA 阳性可见于 SLE，并常作为 SLE 的首选筛查试验，也可见于干燥综合征、进行性系统性硬化、药物性狼疮、类风湿关节炎、多发性肌炎等。

3. 类风湿因子（rheumatoid factor，RF）

【参考区间】正常人血清乳胶凝集试验（1 : 1）阴性。

【临床意义及风险提示】RF 阳性可见于类风湿关节炎（RA）、干燥综合征、硬皮病、皮肌炎、混合性结缔组织病、慢性活动性肝炎、亚急性细菌性心内膜炎、系统性红斑狼疮等。

4. 抗环瓜氨酸肽抗体（anti-cyclic citrullinated peptide antibodies，抗 -CCP 抗体）

【参考区间】定性试验：正常人通常为阴性。

【临床意义及风险提示】抗 -CCP 抗体有助于类风湿关节炎（RA）的早期诊断，同时对疾病的预后评估也有重要意义，抗 CCP 抗体阳性的 RA 患者骨破坏较阴性者更加严重，并与 RA 的活动性相关。抗 CCP 抗体阳性的 RA 患者常在发病 2 年内可能出现不可逆的骨关节损伤，并引起多种并发症，如神经系统疾病、心包炎等

5. 抗双链 DNA 抗体（double-stranded DNA，dsDNA）

【参考区间】正常人抗 dsDNA 抗体阴性。

【临床意义及风险提示】抗 dsDNA 抗体作为 SLE 的诊断标准之一，是 SLE 患者的特征性抗体，并在 SLE 发病机制中发挥重要作用，诊断特异性高达 95%。

五、肿瘤免疫及其免疫检测

1. 肿瘤标志物概述　肿瘤标志物（tumor marker）是指在肿瘤发生和增殖过程中，由肿瘤细胞生物合成、释放或对肿瘤细胞反应而产生的一类物质，可存在于肿瘤细胞和组织中，也可进入血液和其他体液。可利用免疫和分子生物学等技术进行检测。

2. 常见肿瘤标志物检测项目

（1）甲胎蛋白（alpha fetoprotein，AFP）

【参考区间】CLIA 法：正常人血清 AFP< 13.4ng/mL。

【临床意义及风险提示】AFP 测定主要用于原发性肝癌的辅助诊断，肝癌疗效监测和预后判断；生殖系统和胚胎性肿瘤等也可升高。肝良性病变、妊娠、新生儿等非恶性疾病时，AFP 也可增高。

（2）癌胚抗原（carcinoembryonic antigen，CEA）

【参考区间】CLIA 法：正常人血清 CEA ≤ 5.0ng/mL。

【临床意义及风险提示】CEA 测定主要用于消化系统肿瘤如直肠癌、胃癌等，肺癌、乳腺癌的疗效监测和预后判断等。胃肠道良性疾病、肾衰竭、吸烟等非恶性疾病时，CEA 也可增高。

（3）糖类抗原 19-9（carbohydrate antigen 19-9，CA19-9）

【参考区间】CLIA 法：正常人血清 CA19-9< 37U/mL。

【临床意义及风险提示】CA19-9 测定主要用于消化系统肿瘤尤其是胰腺癌和胆管癌等的诊断、病程评估和复发转移检测等。肺良性疾病、慢性胰腺炎、胆石症、肝炎等非恶性疾病时，CA19-9 也可增高。

（4）糖类抗原 125（carbohydrate antigen 125，CA125）

【参考区间】CLIA 法：正常人血清 CA125< 35U/mL。

【临床意义及风险提示】CA125 测定主要用

于上皮性卵巢癌、子宫内膜癌等疗效监测和预后判断；卵巢包块的良恶性鉴别等。良性卵巢疾病、早期妊娠等非恶性疾病时，CA125也可增高。

（5）糖类抗原15-3（carbohydrate antigen 15-3，CA15-3）

【参考区间】CLIA法：正常人血清CA15-3 <31.3U/mL。

【临床意义及风险提示】CA15-3测定主要用于转移性乳腺癌诊断，也可用于乳腺癌等的复发监测和预后判断；卵巢癌、结肠癌和肝癌等也可升高。卵巢囊肿、肺部感染、胃肠道良性病变和肝肾衰竭等非恶性疾病时，CA15-3也可增高。

（6）糖类抗原242（carbohydrate antigen 242，CA242）

【参考区间】CLIA法：正常人血清CA242 ≤20U/mL。

【临床意义及风险提示】CA242测定主要用于胰腺癌、直肠癌、胃癌等。

（7）神经元特异烯醇化酶（neuron-specific enolase，NSE）

【参考区间】ECLIA法：正常人血清NSE <16.3ng/mL。

【临床意义及风险提示】NSE测定主要用于小细胞肺癌（small cell lung carcinoma，SCLC）的鉴别诊断和疗效监测；嗜铬细胞瘤、肾母细胞瘤、甲状腺髓样癌等也可升高。神经病变、肾衰竭、溶血等非恶性疾病时，NSE也可增高。

（8）细胞角蛋白19片段（cytokeratin-19 fragment，CYFRA 21-1）

【参考区间】ECLIA法：正常人血清CYFRA 21-1 <3.3ng/mL。

【临床意义及风险提示】CYFRA 21-1测定主要用于非小细胞肺癌（non-small cell lung carcinoma，NSCLC）诊断、分期、转移和预后监测；其他上皮肿瘤等也可升高。慢性病、肝脏疾病、肾衰竭等非恶性疾病时，CYFRA 21-1也可增高。

（9）前列腺特异性抗原（prostate specific antigen，PSA）

【参考区间】CLIA法：正常男性血清PSA ≤4.0ng/mL。

【临床意义及风险提示】PSA测定主要用于前列腺癌的辅助诊断、疗效监测及复发预测等。前列腺肥大、前列腺炎等非恶性疾病时，PSA也可增高。

（10）人绒毛膜促性腺激素（human chorionic gonadotropin，hCG）

【参考区间】ECLIA法：男性≤2.0mIU/mL。
绝经后女性≤6.0mIU/mL。
非妊娠妇女≤2.0mIU/mL。

【临床意义及风险提示】hCG测定是诊断早期妊娠的常用指标，也可用于绒毛膜癌、葡萄胎等的早期发现和鉴别诊断。

（11）鳞状上皮细胞癌抗原（squamous cell carcinoma antigen，SCC-Ag或SCC）

【参考区间】CLIA法：正常人血清SCC≤1.5μg/L。

【临床意义及风险提示】SCC测定主要用于宫颈鳞癌的辅助诊断，肺鳞癌、食管鳞癌、其他鳞癌等也可升高。子宫内膜异位、肺炎、肾衰竭、结核病、肝炎和肝硬化等非恶性疾病时，SCC也可增高。

（12）糖类抗原72-4（carbohydrate antigen 72-4，CA72-4）

【参考区间】ECLIA法：正常人血清CA72-4 ≤ 6.9U/mL。

【临床意义及风险提示】CA72-4测定对于胃癌具有较高敏感性和特异性，也可用于辅助诊断卵巢癌、结直肠癌等。

第五节 健康体检中的医学检验新技术及进展

随着生命科学理论、技术与方法的迅猛发展，极大地推动了医学的进步，使疾病发生、发展及转归的分子机制得以阐明，推动医学检验技术发生了革命性的变化。在生命科学发展过程中出现的分子生物学诊断技术、荧光原位杂交技术、高效液相色谱技术和生物芯片技术正逐渐被引入到医学检验中，在疾病预测、病原微生物检测、遗传性疾病诊断及产前诊断、肿瘤诊断、分子分型、靶向治疗、预后判断，以及药物个体化治疗方案的确定中都得到了广泛应用。这些技术在精准医学日益受到重视的今天，也必将在健康体检中发挥不可替代的作用。

功能医学检查涵盖了多学科渗透、融合的综合性医学检测项目，主要开展健康维护及医学保健，是新模式的保健医学。功能医学检查通过评估个体的生化体质、代谢、营养平衡、生态环境等综合指标，以期达到了解器官功能及储备能力的目的，进而揭示症状产生的根本原因，通过设计相应的个性化保健计划，从而达到未病先知、未病先治，形成健康的人体代谢，提高生活品质的目的。

随着精准医疗时代的来临，基因产业正成为世界各国抢占生物科技和产业发展的制高点，也必将促进实现个人基因组信息用于疾病的预测、预防和个体化诊疗。基因（gene）称为遗传因子，是指携带有遗传信息的 DNA 或 RNA 序列，是通过指导蛋白质的合成来控制生命性状的基本遗传单位。基因检查是通过提取血液、体液或细胞中的 DNA 分子而进行相关检测的技术，可用于疾病诊断及风险预测，基因检查将大大推动传统的"试误医学"向"精准医疗"转变。目前，基因检测的方法主要有荧光定量 PCR、基因芯片、液态生物芯片、微流控技术与高通量基因测序技术等。在法医学领域，基因检查为法医物证检验提供了科学、可靠、快捷的检测手段，使物证鉴定从个体排除过渡到了精准认定的水平，为刑事案件的侦破提供了准确、可靠的依据。在亲子鉴定方面，基因检查技术是目前国际上公认的常规方法。在产前筛查方面，随着"二孩政策"的放开，我国预计每年将新增加 400 万左右的高龄产妇，出生缺陷的发生风险将进一步加剧，通过产前无创基因检查，可有效降低出生缺陷的发生率，是一种既安全又准确的临床产前筛查新路径。

一、基因测序技术

二代测序（second-generation sequencing，NGS）技术具有高通量、高准确性与低成本等优势，在基因组测序市场占据主导地位。该技术将基因组片段化，对每个片段进行测序，即短读长，然后生成一小段 DNA 序列。这种方法导致了基因组数据高度碎片化，可能会产生不完整甚至错误的组装。随着需求不断提升，第三代测序技术逐渐成熟，不用将 DNA 片段化即可进行测序，能够跨越整个重复序列并实现连续和完整的组装。目前，代表性第三代测序技术包括 HeliScope 单分子测序技术（HeliScope single molecule sequencing），单分子实时（single molecule real-time，SMRT）测序技术和纳米孔测序技术。

1. HeliScope 单分子测序技术　HeliScope 测序作为第三代测序技术的开始，实现了"一次一个碱基"的单分子测序，与二代测序技术比较相似，单次测序读长也较短，没有真正解决二代测序短读长的缺点。HeliScope 平台在病毒基因组测序、人类基因组拷贝数变异检测、人类转录组谱整合等方面显示了良好的应用前景，对更全面认识人体不同组织转录组谱的正常状态及识别临床疾病相关组织标志物具有重要应用价值。

2. SMRT 测序技术　SMRT 的测序平台能对 GC 重复区、碱基修饰区识别保持高精确率，还能完整检测基因亚型、新基因等。由于具备长度长的优势，实时单分子测序在肿瘤学、免疫学等多个领域展开了新的应用前景，也使得在临床中对患者进行精准诊疗有了更多的技术方法。这种测序方式虽然准确性较高但并未摆脱对光学系统的依赖，且对 DNA 样本量要求仍然较高，在检测样本量有限的微小肿瘤或早期肿瘤中应用较为困难。同时由于边合成边测序的基本技术原理，仪器的体积比较大，搬运和携带较为困难。

3. 纳米孔测序技术　该技术利用 DNA 分子穿过纳米孔时造成的电流波动，根据电子信号的差异识别不同的碱基，实现实时分析 DNA 序列。基于纳米孔测序原理的测序仪具有设备体积小巧、便携性好、适用于条件受限的特殊场景等特点。由于便捷性与高效性并存，纳米孔测序技术应用更为广泛。

随着分子生物学的发展与"精准医疗"概念的提出，第三代测序技术逐渐成熟。面对二代测序短读长、操作复杂、耗时长等短板，三代测序利用现代光学、纳米技术等技术捕获碱基序列信息，尽量弥补二代测序技术的不足。未来，第三代测序技术在临床上的应用将会是分子诊断领域的重要方向，便携的检测设备和较短的测序时长使其有可能成为床旁检测，可覆盖复杂区域的长读长特点使其有望提高精准诊疗的水平、推动个体化医疗发展。

二、脱氧尿嘧啶检测技术

除了腺嘌呤（A）、胸腺嘧啶（T）、鸟嘌呤（G）和胞嘧啶（C）这 4 种碱基，DNA 中还存在另外的碱基——脱氧尿嘧啶（deoxy uridine，dU）。dU 具有多种作用，免疫细胞需要 dU 作为中间体，产生多种抗体，以抵御病原体。而在肿瘤或者心血管疾病存在时，dU 则可能导致基因组不稳定，加速病情发展。由于缺乏敏感又特异的单碱基分辨率的 dU 测序技术还没有办法像其他碱基那样实现 dU 在 DNA 中的精准定位。而依靠 UdgX 并结合 DNA 高保真聚合酶的 dU 测序技术(Ucaps-seq 技术)的出现,今后也可以精确地检测出 DNA 中的 dU。

三、生物芯片

从生物组分的集成到实验步骤的集成再到对组织、器官自然状态的模拟生物芯片技术可谓发展迅猛,且在医学领域中具有巨大的应用前景。器官芯片即在生物芯片上模拟器官的生理功能,对疾病的发病机制和制订个体化用药方案具有重要的意义。未来的生物芯片会越来越倾向于个体化,更容易捕捉到关键生理信息。

四、液体活检

液体活检具有无创伤且易管理等优点,利用肿瘤细胞可能释放到体液中的物质来获取肿瘤的相关信息,有利于肿瘤的早期诊断,还有助于医生制定精准化、个体化且更有效的治疗方案。目前,液体活检更多依赖于血液检测,尿液、唾液及其他体液涉及较少。用于检测肿瘤的相关标志物有循环肿瘤细胞(circulating tumor cells,CTCs),细胞外囊泡(extracellular vesicles,EVs),循环肿瘤 DNA(circulating tumor DNA,ctDNA)和循环 RNA(主要是微小 RNA 即 miRNA)。液体活检技术在肿瘤的早期筛查、肿瘤治疗的动态监测过程、耐药突变检测及个性化用药、评估肿瘤异质性和复发转移风险等方面都具有重要价值。

五、基于微流控的数字 PCR 技术

数字 PCR(digital polymerase chain reaction,dPCR)技术是将样品稀释到单分子水平,并平均分配到上万个反应单元,每个单元进行独立的 PCR 扩增反应。但在 dPCR 技术早期,样品的分散非常困难,其数量和均匀性都很难达到 dPCR 技术的要求。随着微流控技术的发展,这个困难得以解决,基于微流控的 dPCR 技术具有高准确度和宽动态检测范围等优点。随着微流控技术的进一步发展,基于微流控的数字 PCR 技术也会更加成熟,目前这项技术已经被广泛地用于定量检测、精准分子诊断、肿瘤个性化诊断以及食品安全检测等领域。

在健康体检领域,基因检查亦将给人类健康管理带来巨大价值。第一,可以了解家族性疾病致病基因的携带情况。如癌症或多基因遗传病(阿尔茨海默病、高血压等)家族史的人群,通过基因检查可以明确自身是否携带疾病基因,进而通过改善生活习惯及饮食保健,来预防疾病的发生。第二,正确选择药物,避免药物滥用及不良反应。基因检测针对个体耐药基因进行检测,据此制订特定的治疗方案,可以科学地指导患者选择用药种类和剂量,实现个体化用药和合理用药的目的。第三,科学指导健康生育。应用基因检测技术科学指导婚育,使具有高致病遗传风险的父母也可以生育健康孩子。通过对新生儿进行健康筛查,及时对基因突变人群提供预防干预建议及用药指南,能达到一定的社会效益和经济效益,可为提高我国人口质量起到支撑作用。第四,提供健康风险管理依据。疾病的发生是基因、环境共同作用的结果,通过基因检查可以了解个体的疾病发生倾向,从而进行全面的生活调整和干预,以降低疾病风险、延缓疾病发生,达到“个性医疗,解码健康”的目的。

(陈宗涛 肖叶 张亚兰)

参考文献

1. 王鸿利, 尚红, 王兰兰. 实验诊断学 [M]. 2 版. 北京: 人民卫生出版社, 2011.
2. 万学红, 卢雪峰. 诊断学 [M]. 8 版. 北京: 人民卫生出版社, 2013.
3. 中华人民共和国卫生部医政司. 全国临床检验操作规程. 4 版. 南京: 东南大学出版社, 2015.
4. 府伟灵, 许克前. 临床生物化学检验 [M]. 5 版. 北京: 人民卫生出版社, 2012.
5. 王兰兰, 许化溪. 临床免疫学检验 [M]. 5 版. 北京: 人民卫生出版社, 2012.
6. 倪语星, 尚红. 临床微生物学检验 [M]. 5 版. 北京: 人民卫生出版社, 2012.
7. 李金明, 刘辉. 临床免疫学检验技术 [M]. 第 5 版. 北京: 人民卫生出版社, 2015
8. 尹一兵, 倪培华. 临床生物化学检验技术 [M]. 第 5 版. 北京: 人民卫生出版社, 2015
9. 许文荣, 林东红. 临床基础检验学技术 [M]. 第 5 版. 北京: 人民卫生出版社, 2015
10. 尚红, 王毓三, 申子瑜. 全国临床检验操作规程 [M]. 第 4 版. 北京; 人民卫生出版社, 2015

第八章　超声影像检查

超声波是利用压电元件所产生的压电效应即电能与机械能的相互转换而发生，通过超声波的物理特性，包括指向性，反射、折射、散射和绕射，吸收与衰减，分辨力与穿透力，多普勒效应等，由换能器完成超声波的发射与接收。超声波为物体的机械振动波，属于声波的一种，其振动频率超过人耳听觉上限阈值[20 000 次 / 秒(Hz，赫兹)]。超声检查是运用超声波的物理特性和人体器官组织声学性质上的差异，以图形、曲线或图像的形式显示记录，从而对人体组织的形态结构、物理特征和功能状态以及病变情况，作出诊断的一种非创伤性方法。近年来，超声影像技术飞速发展，从平面的二维超声扩展到立体的三维超声和四维超声；从传统的形态学成像进入了微血管成像，并正向分子影像领域进军。同时作为现代医学影像检查的重要组成部分，超声检查因其实时性、无放射性、无创性及高分辨力，在健康医学领域中发挥着越来越重要的作用。

第一节　医学超声技术发展与在健康体检中的应用

一、目前常用的超声检查方法

(一) A 型超声和 M 型超声

A 型超声是以脉冲波形的幅度显示回声的强与弱，目前临床已不再使用。M 型超声扫描系统主要用于分析心脏和大血管的运动幅度，可以诊断多种先天性和后天性心脏病，可进行多种心功能参数测量，包括室壁厚度、房室大小和心功能等参数。

(二) B 型超声显像法

B 型超声显像法又称“二维超声”。二维扫描系统使探头内的换能器以固定方式向人体发射超声波，并以一定的速度在二维空间运动，即进行二维空间扫描，再把人体反射回波信号加以放大处理后送到显示器上，使显示器的光点亮度随着回波信号强弱发生变化，形成二维断层图像。显示器的 y 轴代表声波传入体内的时间或深度，x 轴代表声束对人体扫描的方向，而亮度则由对应空间点上的超声回波幅度调制。二维断面图像能直观、实时显示不同脏器及组织，临床上用途极其广泛。

(三) 多普勒超声

多普勒超声又称“D 型超声检查”，即超声多普勒法。利用多普勒原理无创观察人体血流及组织运动的速度、方向。单条声束在传播途径中遇到各个活动界面后，散射或反射回声的频率发生改变，所产生的差频回声，在 x 轴的慢扫描基线上沿 y 轴代表其差频的大小。D 型又可以分为连续波式和脉冲选通门式两个亚型，包括脉冲波多普勒，连续多普勒，高脉冲重复频率多普勒，彩色多普勒血流成像(color doppler flow imaging，CDFI)，彩色多普勒能量图(color doppler energy，CDE)以及组织多普勒成像(tissue doppler imaging，TDI)主要用于检测血流的方向、速度、性质等血流动力学参数。

近年来，超声技术发展迅速，三维超声、弹性成像及超声造影等诊断技术已进入临床应用，高能聚焦超声也成为一项新的治疗手段，使超声技术从诊断领域拓展到治疗领域。

二、医学超声影像检查在体检中的作用和意义

随着人民生活水平的不断提高，健康问题越来越受到重视，常规健康体检已成为保障健康和早期发现疾病的一种重要途径，影像学技术在其中发挥了不可替代的作用。不同成像技术在诊断中都有各自的优势与不足。超声检查现已逐渐成为健康体检中应用最为普遍的一个项目，超声由于其无创性、安全性和方便性被广泛接受，根据不同的需求，体检中可进行腹部、泌尿系统、妇科、甲状腺、乳腺以及外周血管(如颈、椎动脉)的检查等，对这些部位的相应疾患具有较高的敏感性。

第二节 腹部超声检查

一、肝脏超声检查

(一) 正常肝脏超声表现

1. 正常肝左叶小而锐利,右叶大而饱满。肝表面光滑,包膜线清晰。肝实质为均匀、细小、中等点状回声。肝右叶最大斜径为 10~14cm,如图 6-8-1,左叶厚度和长度分别不超过 6~9cm。肝内管道结构清晰,呈树枝状分布,门静脉管壁回声较强且较厚,可观察至三级分支。肝静脉管壁薄且回声弱,肝内胆管与门静脉伴行。正常门静脉内径约 10~12mm,正常肝静脉内径约 5~9mm。

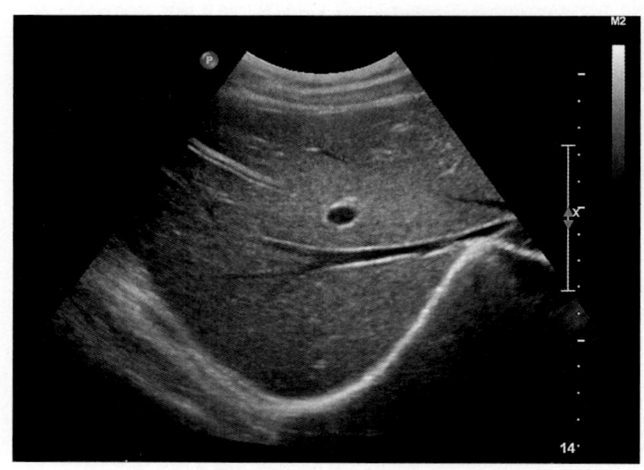

图 6-8-1 右肋缘下斜切显示肝右叶最大斜径切面图

2. CDFI 门静脉为入肝血流,脉冲多普勒呈持续性平稳血流频谱,可随心动周期和呼吸运动略有起伏。正常门静脉主干流速波动于 15~25cm/s 之间。肝静脉则为离肝血流,血流频谱呈三相波型。肝动脉的彩色血流通常在肝内较难显示,有时仅在门静脉主干旁显示,脉冲多普勒呈搏动状血流频谱。

(二) 常见疾病的超声表现

1. 单纯性肝囊肿 肝脏单纯性囊肿是一种生长缓慢、病程长的良性病变,可为单发,也可为多发,后者更为多见。一般无症状,较大的肝囊肿可致肝区不适。普通人群体检常可发现此类病变。

【超声表现】表现为肝内圆形或椭圆形无回声区,单发或多发,囊壁薄,边缘整齐光滑,与周围组织分界清晰,内部为无回声,前、后囊壁和后方组织回声增强,常伴有侧方回声失落。部分囊肿内可见分隔。囊肿合并出血或感染时囊内可低回声,或出现分层、液平等表现,囊壁可不均匀增厚,边缘不整齐,边界模糊不清,如图 6-8-2。

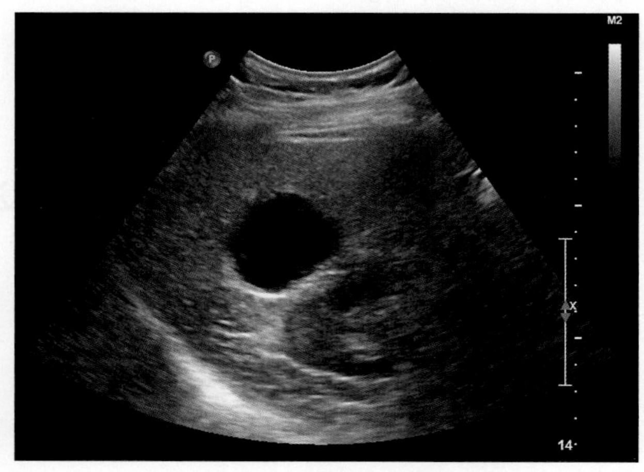

图 6-8-2 单纯性肝囊肿声像图

【鉴别诊断】肝脓肿、肝脏实性占位性病变、先天性肝内胆管囊状扩张、肝包虫囊肿。

2. 多囊肝 本病是一种先天性疾病,肝脏呈多囊样表现,部分病例同时伴有肾脏、胰腺、脾脏等器官的多囊性改变,肿大的肝脏呈结节状,有囊性感,无压痛。随着年龄增长,肝脏日益增大,症状和体征也逐渐出现,如腹痛、肝功异常等。

【超声表现】肝脏左、右叶增大,形态失常,表面不规则。肝内弥漫性分布多数大小不等的无回声区,直径数毫米至数厘米,病灶间可见部分肝组织,常受周围的囊肿后方回声增强和侧边声影影响,不能显示其正常结构,使肝脏回声杂乱。肝内管道系统可受压变形,常伴有多囊肾。

【鉴别诊断】多发单纯性肝囊肿。

3. 肝血管瘤 肝血管瘤是肝脏最常见的良性肿瘤,以肝海绵状血管瘤最常见。多为单发,部分可为多发性,最常发生在肝右叶。患者一般无自觉症状,仅在体检时发现。肿瘤较大时可出现压迫症状。

【超声表现】

(1) 二维超声：肝血管瘤边界多清晰，部分可呈分叶状或不规则边界，可表现为多种回声类型，其中高回声型最多见，如图 6-8-3，内部回声多均匀；其次为低回声型，如图 6-8-4，其内部以低回声为主，周边常有高回声条状结构环绕，呈花瓣状或浮雕状改变；混合回声型主要见于较大的肝血管瘤中，呈现粗网络状或蜂窝状结构，分布不均，强弱不等；极少数为无回声型。

(2) CDFI：彩色多普勒常无血流信号显示，部分瘤体较大时，彩色多普勒或可显示肿瘤边缘部的血流，偶可有较丰富的彩色血流包绕。

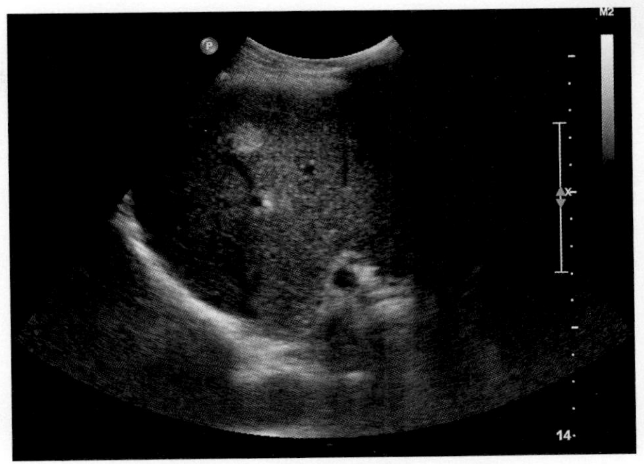

图 6-8-3　中高回声型肝血管瘤

【鉴别诊断】肝癌、肝局灶性结节性增生。

4. 原发性肝癌　原发性肝癌是我国常见恶性肿瘤之一，常继发于乙型肝炎肝硬化，死亡率高，发病年龄多在中年以上，男多于女。原发性肝癌常发病隐匿，早期无临床症状，有症状时多已属中晚期，表现为中上腹不适、腹胀、疼痛、食欲不振、乏力、消瘦等，其他可有发热、腹泻、黄疸、腹水、出血倾向以及转移至其他脏器而引起的相应症状。按病理形态肝癌可分为三型：块状型、结节型、弥漫型。另外，将肝内出现单个癌结节且直径<3cm 者，或肝内癌结节不超过 2 个且 2 个癌结节直径之和<3cm 者称为小肝癌。近年来提出将单个肿瘤直径 ≤ 2cm 肝癌定为微小肝癌。

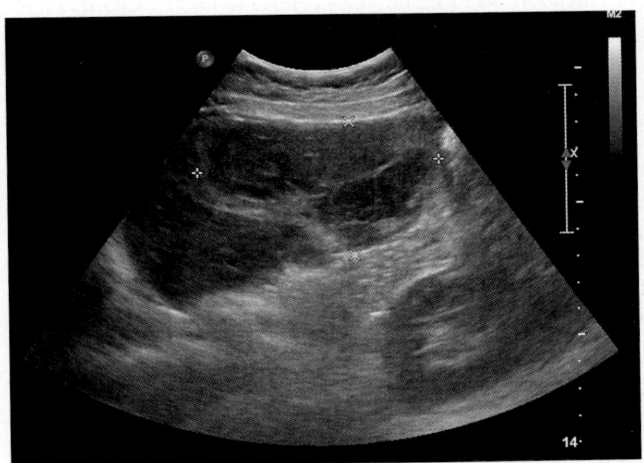

图 6-8-4　低回声为主型肝血管瘤

【超声表现】

(1) 直接征象：肝癌结节形态多呈圆形或类圆形，可单发或多发；块状型多边界清晰，弥漫性多边界不清；结节内部回声较复杂，大致可分为低回声型、等回声型、高回声型、混合回声型，而以低回声型和混合回声型较多见。癌结节内部回声多不均匀，部分肝癌具有周围暗环（晕环），有较高的诊断特异性。肝癌结节后方回声常可呈轻度增强变化，尤其是小肝癌。此外，大部分肝癌具有肝硬化背景，如图 6-8-5A。

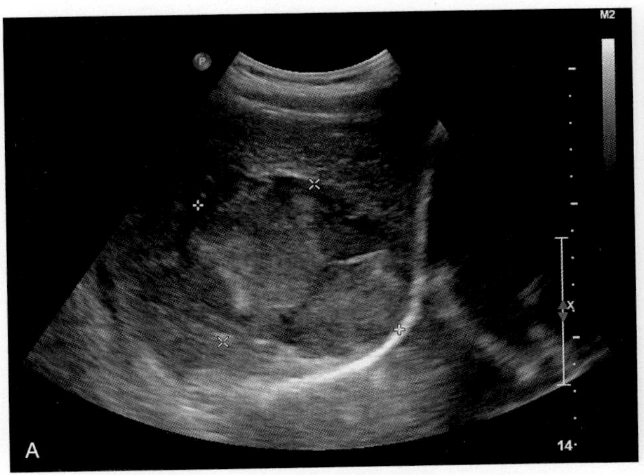

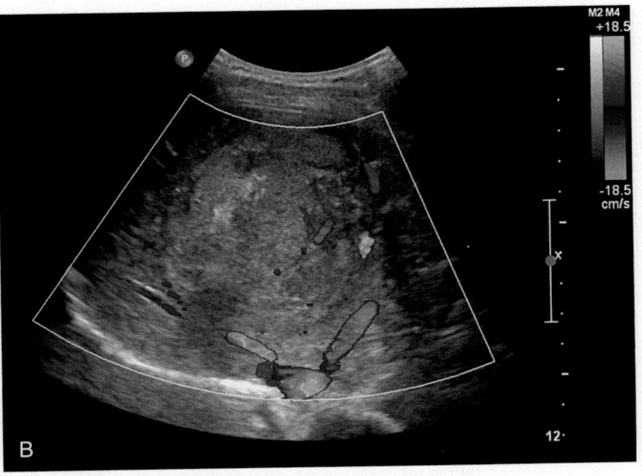

图 6-8-5　A. 肝内实性结节，内部回声不均；B. 彩色多普勒结节内部和周边可见分支状血流信号

(2)间接征象:①癌栓;②肝表面包膜局限性膨隆,癌肿临近肝缘处可使肝缘变钝;③肝内管道受压。

(3)CDFI:①富血供型:较常见,癌结节内部和周边出现线状、分支状彩色血流,脉冲多普勒可检测到动脉血流,RI>0.6,如图6-8-5B。②少血供型:肿瘤内部无血流信号,脉冲多普勒也不易检测到动脉血流。此型较少见。

【鉴别诊断】肝血管瘤、肝脓肿。

5. 脂肪肝 是指由于各种原因引起的肝细胞内脂肪堆积过多的病变。脂肪肝是一种常见的临床现象,而非一种独立的疾病。主要见于中老年男性,目前趋于年轻化。随着人民生活水平的提高,饮食结构发生变化,其发病率也不断升高。一般而言,脂肪肝属可逆性疾病,早期诊断并及时治疗常可恢复正常。但长期脂肪肝亦可发展为肝硬化。

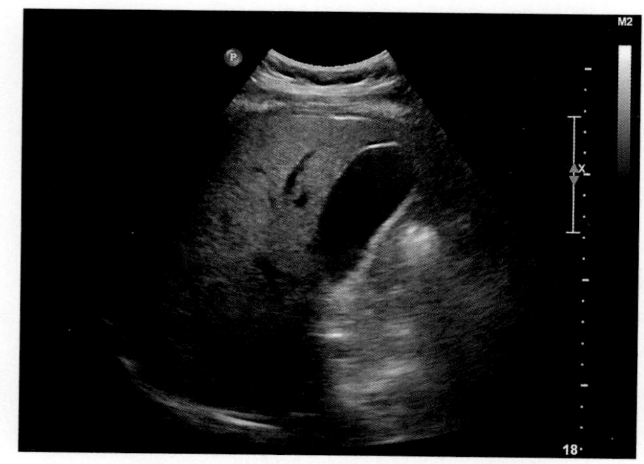

图6-8-6 脂肪肝患者的肝脏表现为近部回声增强,深部回声衰减

【超声表现】

(1)二维超声:肝内弥漫性密集、细小点状回声。肝区回声分布不均,近部回声增高,深部回声明显衰减,如图6-8-6。肝内血管结构清晰度明显降低,纹理不清,严重者可无法显示。肝脏大小可正常,或轻至中度肿大。有时表现为肝内脂肪堆积,局限于肝的一叶或数叶,呈不规则分布,可呈相对稍高回声,也可呈相对低回声区,边界较清楚,后方无衰减,周围无声晕,称为非均匀性脂肪肝,此时需要与肝内局灶性病变鉴别。

(2)CDFI:由于脂肪肝造成的声衰减,彩色多普勒显示肝内血流信号较正常明显减弱,出现门静脉、肝静脉等血流颜色变暗、变少甚至消失。

【鉴别诊断】肝癌、肝血管瘤。

6. 肝硬化 是一种常见的慢性肝病,是由一种或多种原因引起的肝脏慢性损害进展至不可逆阶段,肝脏呈进行性、弥漫性、纤维性病变。我国最常见为乙肝性肝硬化。本病早期无明显症状,后期则出现一系列不同程度的门静脉高压和肝功能障碍,直至出现上消化道出血、肝性脑病等并发症。

【超声表现】

(1)二维超声:早期肝硬化肝脏无特异的声像图表现。典型肝硬化时,肝脏体积缩小,左右叶均缩小或左叶代偿性增大。肝包膜呈锯齿状,边缘角变钝或不规则。肝区回声增粗增强,分布不均,部分呈颗粒状、结节状,可表现为低回声或高回声结节,如图6-8-7,多在0.5~2.0cm。肝内血管粗细不均或纹理紊乱,肝静脉常变细,门静脉可增宽,肝动脉可代偿性增宽。脾大、腹水、胆囊壁增厚。

(2)多普勒超声:CDFI显示门静脉扩张(>1.3~1.5cm),PW示门脉血流速度降低,部分呈双向甚至反向的离肝血流,个别门脉内可有血栓形成,如图6-8-8;肝动脉较正常者易显示或增宽,PW

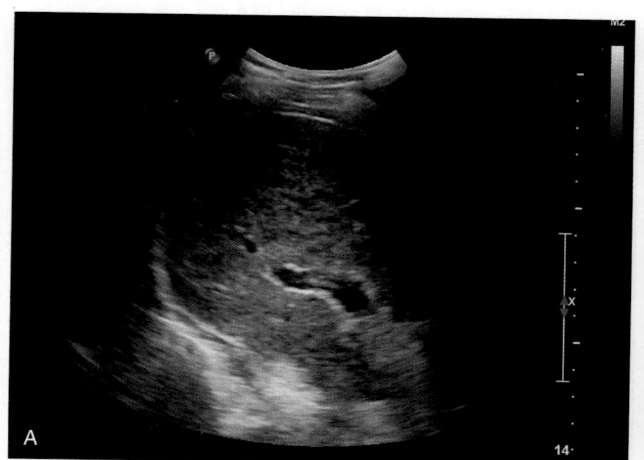

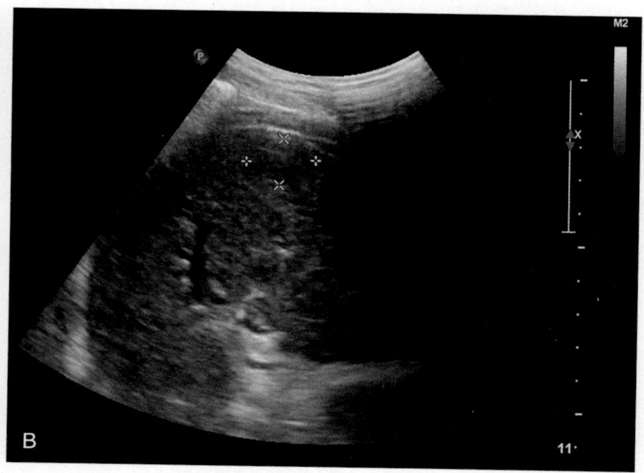

图6-8-7 A. 典型肝硬化表现为肝回声增粗不均;B. 肝硬化肝内低回声结节

显示其流速增高，且 RI 亦增高；肝静脉变细、颜色变暗，PW 示其流速降低，呈类似门静脉血流。同时，彩色多普勒超声还可显示脐静脉重开，并可见该彩色血流与门脉矢状段囊部血流相通、腹壁静脉曲张、食管胃底静脉曲张、脾静脉增宽等。

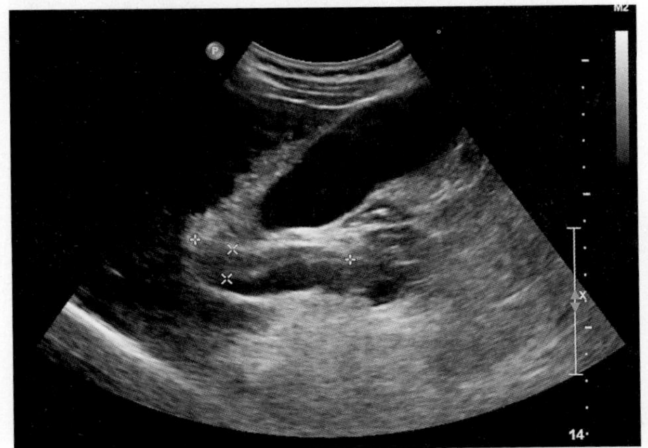

图 6-8-8　肝硬化门脉增宽、血栓形成

【鉴别诊断】原发性胆汁性肝硬化、酒精性肝硬化。

二、胆道系统超声检查

（一）正常胆道超声表现

胆囊正常呈椭圆形或梨形，壁光滑、整齐，长径<9cm，横径<4cm，囊壁厚<3mm，内部呈均质无回声区。胆总管内径正常为 4~6mm，老年人可以达 8mm，如图 6-8-9。

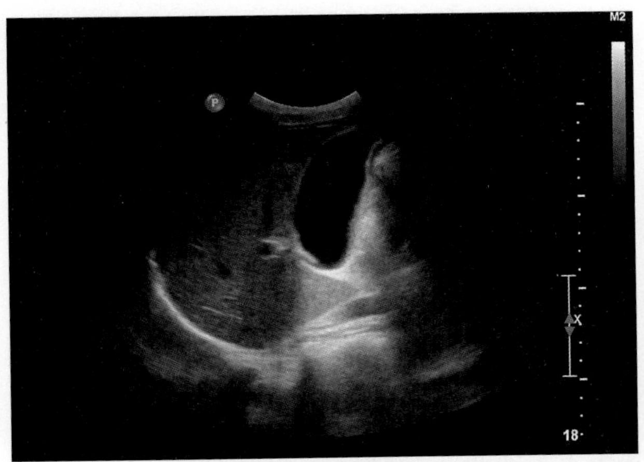

图 6-8-9　正常胆道二维声像图

（二）常见疾病的超声表现

1. 胆囊结石　胆囊结石是引起急腹症的常见原因之一，常合并胆囊炎，根据结石成分不同，可分为胆固醇结石、胆色素结石和混合性结石，我国患者中以胆固醇结石最多见。胆绞痛是胆囊结石的典型症状，部分患者疼痛发作伴高热和轻度黄疸。超声对于胆囊结石显示率高，诊断价值较大，是首选的检查方法。

【超声表现】胆囊内可见一个或多个团块状强回声，后方伴有声影，可随体位变化而移位，如图 6-8-10。当结石较大时，常只能显示结石表面形成的弧形强回声，内部结构难以显示。多个结石紧密堆积时，有时不能明确显示结石数量及每个结石的具体大小。

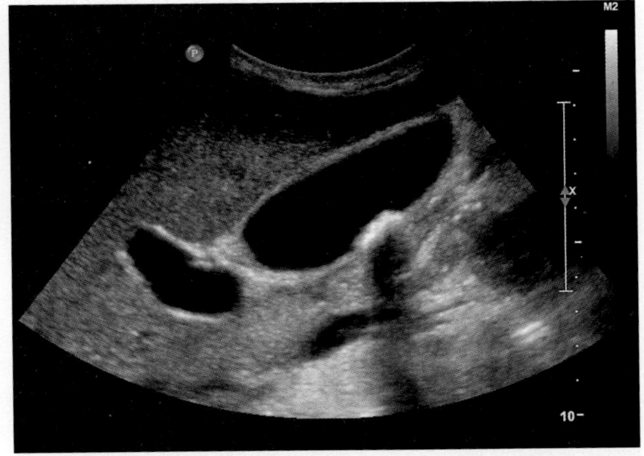

图 6-8-10　胆囊结石表现为胆囊内强回声，后方伴声影

特殊类型的胆囊结石如下。

（1）泥沙样结石：可见多个细小强回声堆积，形成沉积于胆囊后壁的带状强回声，后方伴有声影，随体位改变而移动。

（2）充满型结石：胆囊内呈弧形强回声带，后伴声影，无回声囊腔不显示，强回声带前方有时可显示胆囊壁，后方结构则完全被声影所掩盖，如图 6-8-11。

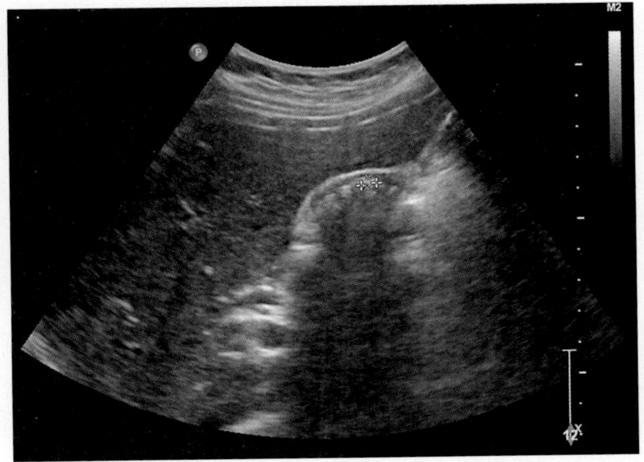

图 6-8-11　胆囊充满型结石仅显示胆囊前壁、强回声及后方声影

【鉴别诊断】典型的胆囊结石超声诊断一般不困难。应特别注意胆囊颈部结石的发现和诊断。泥沙样结石需要与浓缩淤积的胆汁或炎性沉积物相鉴别；充满型结石需与肠腔内积气相鉴别。

2. 胆囊壁隆起性病变　是一组不同病理类型疾病的统称，分为非肿瘤性息肉和肿瘤性息肉，非肿瘤性息肉中以胆固醇性息肉占大多数，其次是炎性息肉和腺肌瘤；肿瘤性息肉包括腺瘤和腺癌，其中以腺瘤为主。

【超声表现】

(1) 胆固醇性息肉：息肉常多发，体积较小，显示为自囊壁上向腔内凸起的乳头状或桑葚状中强回声，小的仅呈现为点状强回声，大的通常不超过1.0cm，如图6-8-12。多数有长短不等的蒂，或基底较窄，不随体位改变而移动，一般无声影，点状强回声后方常伴彗星尾征，也可合并胆囊结石。

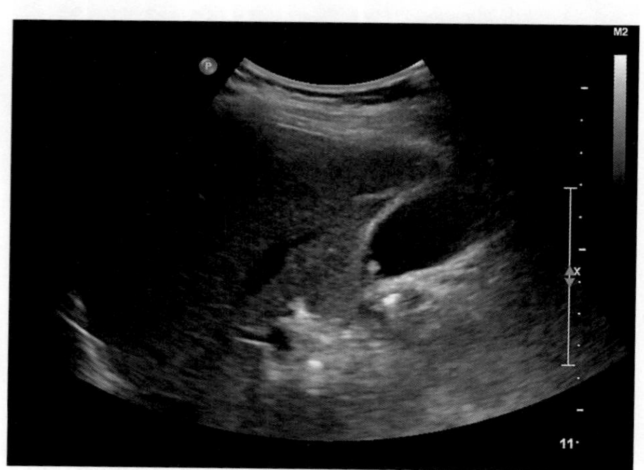

图6-8-12　典型胆囊息肉表现为胆囊壁上向腔内突起的中强回声

(2) 腺瘤：单发多见，多位于胆囊颈部或底部，为类圆形中等回声，自胆囊壁向囊腔内突出。偶有蒂，不伴声影，不随体位移动。直径大于1.0cm者应警惕恶变可能。

【鉴别诊断】与小结节型腺癌相鉴别。

3. 急性胆囊炎　是常见的急腹症之一，细菌感染、胆石梗阻、等原因引起胆囊肿大，胆囊壁增厚、水肿。临床症状主要是右上腹部持续性疼痛，伴阵发性加剧，并有右上腹压痛和肌紧张，墨菲(Murphy)征阳性。

【超声表现】胆囊体积增大，张力高，胆囊壁增厚大于3mm，呈“双边征”；胆囊腔内常探及结石回声，结石可于胆囊颈部或胆囊管处；胆囊内可见胆汁淤积形成的弥漫细点状低回声。胆囊收缩功能差或丧失。发生胆囊穿孔时可显示胆囊壁的局部膨出或缺损及周围的局限性积液，如图6-8-13。

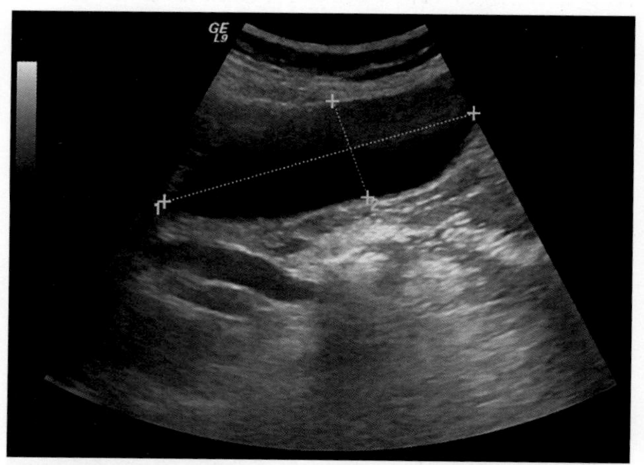

图6-8-13　急性胆囊炎时可见胆囊体积增大，壁增厚

【鉴别诊断】对于胆囊炎，首先应寻找产生胆囊炎的原因，超声可以帮助检查是否有胆囊结石、胆囊梗阻、胆管梗阻、胆总管囊状扩张症等，以明确病因，便于诊断。

4. 慢性胆囊炎　与急性胆囊炎病因大致相同，也可由急性或亚急性胆囊炎反复发作引起，其临床症状常不典型，亦不明显，部分患者可有右上腹不适、消化不良、厌油腻等。伴有结石者大多数可有胆绞痛史。

【超声表现】慢性胆囊炎的早期，胆囊的大小、形态和收缩功能多无明显异常；后期胆囊腔可明显缩小，病情较重时胆囊壁毛糙增厚，不光滑；严重者胆囊萎缩，胆囊无回声囊腔完全消失，如图6-8-14。

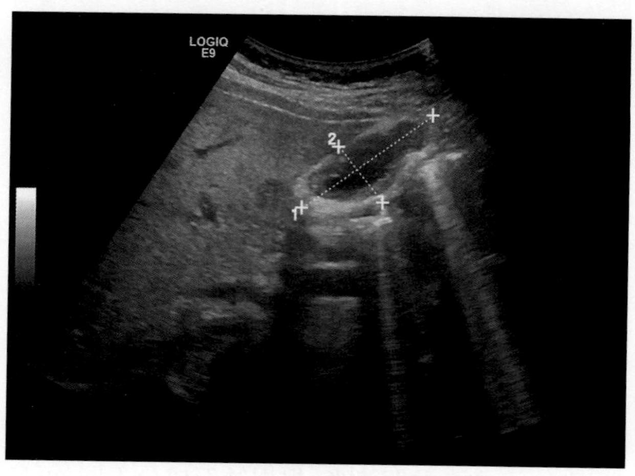

图6-8-14　慢性胆囊炎胆囊萎缩

【鉴别诊断】胆囊明显萎缩时需要与先天性无胆囊相鉴别。

5. 胆囊癌　可发生于胆囊的任何部位，以胆囊底部和胆囊颈部最多见。原发性胆囊癌的大体形态可分为浸润型、结节型、胶质型和混合型，以浸润型最多见。胆囊癌的病理类型以腺癌最为多见。胆囊癌早期无特异性临床表现，合并胆囊结石或慢性胆囊炎者可有相应症状，中晚期患者可能触及右上腹肿块，或出现黄疸。晚期则产生明显症状，如右中上腹部持续性隐痛、食欲缺乏、恶心、呕吐，持续并进行性加重的黄疸，可伴有发热、腹水等。查体有肝大，右季肋下可扪及坚硬而无压痛的肿物。

【超声表现】不同形态的胆囊癌，具有不同的超声表现。结节型：呈乳头状、蕈伞状或团块状中低回声，肿块自胆囊壁向腔内突出，基底宽或窄，体积较大，直径常大于 10mm，单发或多发，以单发多见，可合并胆囊结石或胆汁淤积。浸润型：胆囊壁局限性或弥漫性不规则增厚，呈中等回声，为肿瘤浸润胆囊壁的表现。实块型：胆囊呈一中低回声实性肿块，正常无回声的胆囊腔消失。肿块边缘与周围肝脏分界不清，常为晚期胆囊癌伴有周围肝实质浸润转移的表现。CDFI 显示病灶内血流信号丰富，如图 6-8-15。

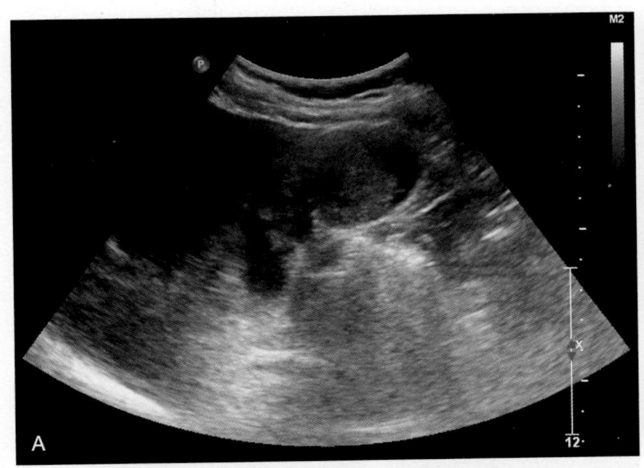

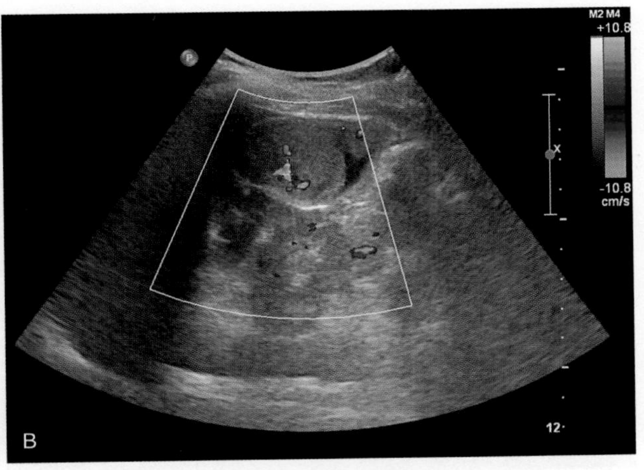

图 6-8-15　A. 超声示胆囊内中等回声，病理证实为胆囊高 - 中分化腺癌；B. 彩色多普勒示中等回声内可见血流信号

【鉴别诊断】胆囊炎、胆囊息肉、肝癌。

6. 肝内外胆道梗阻　正常情况下，左、右肝管及更细小分支通常不显示，肝总管宽度小于 5mm，胆总管宽度小于 8mm，胆囊切除后或大于 70 岁的老年人，胆总管代偿性增宽可达 10~12mm。引起肝内外胆道梗阻的原因很多，最常见的是结石，其次是肿瘤、炎症、蛔虫。胆道阻塞导致胆汁淤滞，胆压增高，胆管增宽。

【超声表现】肝门处胆管及肝内胆管均与门脉及其分支平行，因此肝内胆管扩张呈树枝状、丛状，与平行走行的门静脉形成“平行管征”。重度扩张时，呈“树杈状”或“海星状”向肝门部汇集。肝外胆管扩张，与门静脉构成“平行管征”或“双筒猎枪征”，如图 6-8-16。肝外胆管内径超过 12mm 时，提示明显扩张。

【鉴别诊断】超声显像对鉴别黄疸的性质、阻塞部位及病因具有重要的临床价值。阻塞部位的判断：如肝内胆管扩张，胆囊不大甚至缩小，胆总管不扩张提示肝总管梗阻；如胆囊增大而胆管正常，提示胆囊或胆管病变；如胆管、胰管双扩张，提示壶腹水平梗阻或胰头部病变。

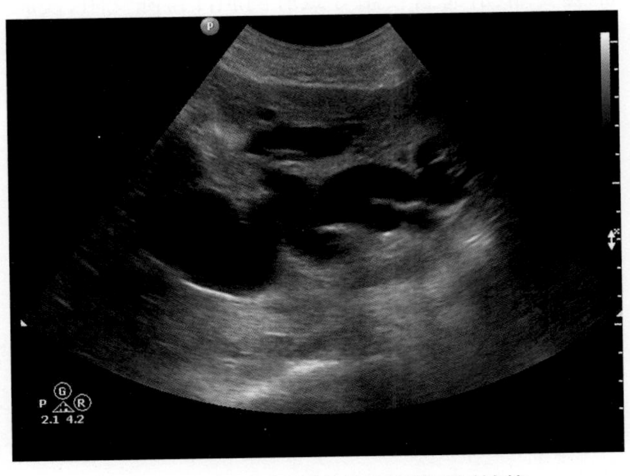

图 6-8-16　肝内胆管明显扩张呈树枝状

【病因诊断】

(1)肝内外胆管结石

【超声表现】肝内、外胆管内出现强回声,伴或不伴后方声影。嵌顿于胆总管下段或肝总管内结石,致使其上段胆总管及肝内胆管呈树枝状扩张,并可致胆囊增大。结石多发时可见多个强回声,沿胆管走行部位排列,上段胆管扩张或不扩张。胆管结石常合并胆囊结石。

【鉴别诊断】胆总管下段结石需要与胆总管下段或壶腹部肿瘤、肠气、瘢痕组织等鉴别;肝内胆管结石主要需要与肝内钙化灶和积气鉴别。

(2)胆道肿瘤:胆管癌较胆囊癌少见,近年来发病率有增高的趋势。胆管癌好发于肝门部左、右肝管汇合处、胆囊管与肝总管汇合处以及壶腹部,以腺癌多见。临床表现以阻塞性黄疸最为突出,其起病隐袭,早期即出现黄疸并进行性加重。常伴有上腹疼痛或胆绞痛样发作。如伴继发感染,有高热、上腹剧痛、胃肠道症状。

【超声表现】胆管内见中等回声或低回声,自管壁突入扩张的管腔内,肿块边缘不整,与管壁黏膜层分界不清,管壁回声中断;或胆管壁局限性不均匀增厚,致管腔明显狭窄。CDFI:其内无或见少许血流信号,其远段胆管扩张,如图 6-8-17。

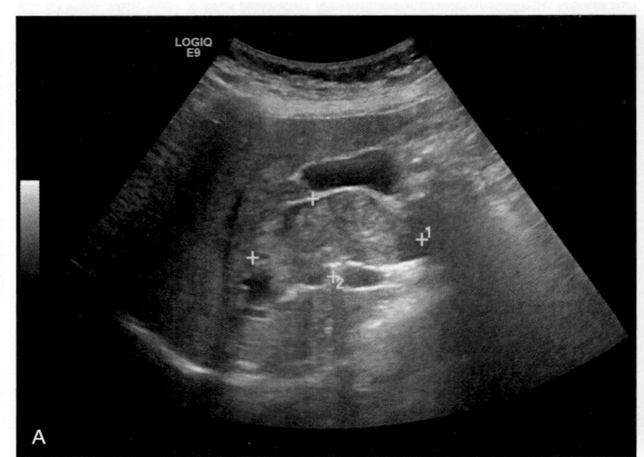

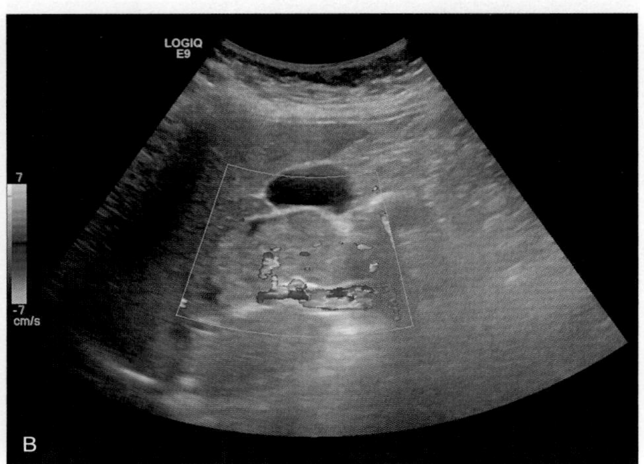

图 6-8-17 A. 示胆总管内低回声占位;B. 彩色多普勒低回声内见少许血流信号

【鉴别诊断】胆总管下段癌需与壶腹癌、胰头癌相鉴别;高位胆管癌需与肝癌相鉴别。

7. 胆囊不显示 常见的原因有胆囊切除术后、进餐后胆囊收缩、胆囊位置异常、胆囊慢性炎症导致胆囊萎缩、肝总管梗阻导致肝内胆汁排除受阻,使胆囊不能充盈、胆囊充满结石等,特殊的情况有先天性胆囊缺如。无特殊临床表现或表现相关疾病的临床症状,如右上腹部疼痛、不适、发热、黄疸等。

【超声表现】在胆囊窝内未能见到胆囊回声。

【鉴别诊断】关键是寻找胆囊不显示的原因,将以上原因引起的胆囊不显示与真正的胆囊缺如鉴别。

三、胰腺超声检查

(一) 正常胰腺超声表现

胰腺长轴切面显示胰腺呈一略向前凸起、横跨脊柱前方、回声稍高的长条状结构,如图 6-8-18。实质呈细小、均匀的点状中等回声。随着年龄的增长,胰腺回声强度逐渐增加。主胰管显示为横贯胰腺实质的两条平行而光滑的中、高回声线。

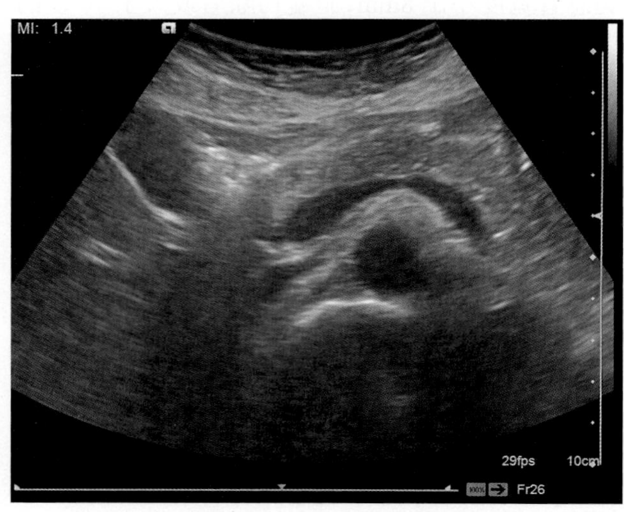

图 6-8-18 正常胰腺为一回声稍高的长条状结构

（二）常见疾病的超声表现

1. 急性胰腺炎　根据病理变化可分为：急性水肿性胰腺炎和急性出血坏死性胰腺炎，又称重症胰腺炎。前者最多见。急性胰腺炎患者在发病前常有饮酒、饱食或高脂餐史，有些患者既往有胆石症发作史。急性腹痛是急性胰腺炎最突出的症状，常为持续性，逐渐加重，部分患者有后背及腰部牵涉痛。恶心、呕吐、腹胀等消化道症状常见。伴有血清淀粉酶、尿淀粉酶增高。

【超声表现】

(1) 胰腺弥漫性体积肿大，如图 6-8-19。

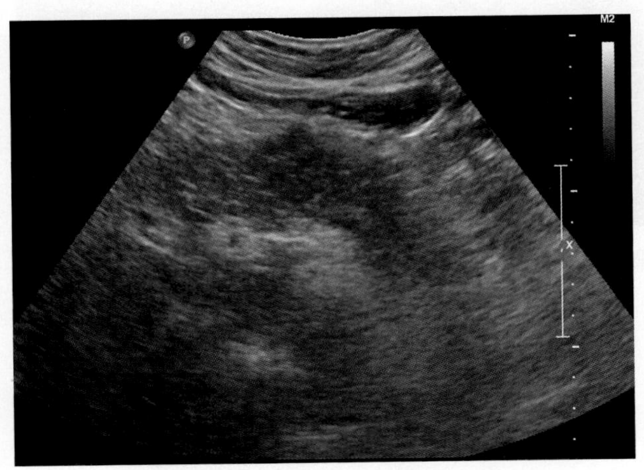

图 6-8-19　急性胰腺炎时胰腺体积增大

(2) 形态和边缘的变化：轻型炎症时，边缘整齐，形态规则；重型时边缘模糊不清，形态不规则，胰腺与周围组织分界不清。

(3) 内部回声：水肿型为均一的低回声，出血坏死性内部呈高低混合回声，有液化和钙化灶。

(4) 其他征象：可伴有胰管的轻度扩张、胰周或腹腔的积液、假性囊肿、胰腺脓肿等。

【鉴别诊断】轻型与重型胰腺炎相鉴别；慢性发作性胰腺炎、局限性胰腺炎与胰腺癌相鉴别，弥漫性肿大的急性胰腺炎与弥漫性胰腺癌相鉴别。

2. 慢性胰腺炎　临床表现主要有腹痛、体重减轻、腹泻等，典型的可为脂肪泻。

【超声表现】不同病理类型的胰腺炎有不同特征的声像图表现，如图 6-8-20。

(1) 胰腺大小：大小变化无一定规律，可正常，也可有不同程度的肿大，少数缩小。

(2) 形态和边缘：胰腺形态僵硬、饱满，边缘不整。

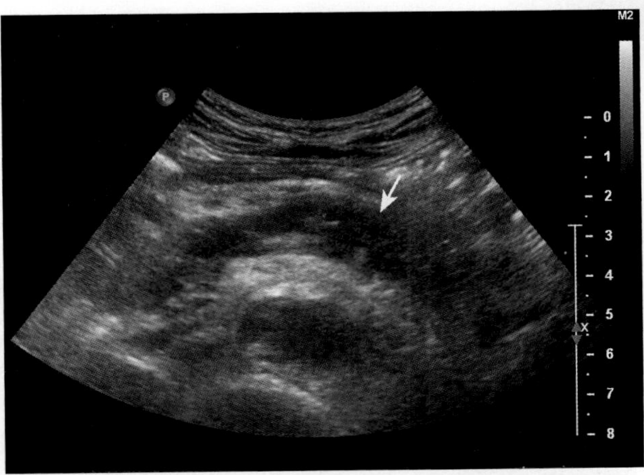

图 6-8-20　箭头示胰腺回声降低，腺体稍萎缩

(3) 内部回声：大部分病例有不同程度的胰腺内部回声粗糙，慢性钙化型伴有回声增高，或呈斑点状强回声，是胰实质钙化的标志。

(4) 胰腺结石：常见于钙化型慢性胰腺炎，对慢性胰腺炎有确诊价值。

(5) 其他征象：胰管扩张；胰腺假性囊肿等。

【鉴别诊断】胰腺炎需与胰腺局部占位、全胰腺癌等鉴别；慢性胰腺炎的假性囊肿应与胰腺囊腺癌鉴别。

3. 胰腺癌　出现临床症状时往往已属晚期，因在病程早期患者可无症状或症状很不典型，70%~80% 的胰腺癌发生在胰头部，体、尾部次之，有时全胰均有。主要的症状是黄疸、腹痛。食欲缺乏、消化不良，致使患者周身无力、体重减轻。体征：在出现梗阻性黄疸时可因胆汁淤积而肝大，胆囊肿大。少数患者可有左锁骨上淋巴结转移。

【超声表现】

(1) 二维超声

1) 胰腺内肿物：小于 2cm 的肿瘤多为均匀低回声，圆形，与正常组织无明显界线，无包膜，后方回声衰减不明显。随肿瘤增大肿块内回声可不均匀，部分可有钙化、液化或呈高回声改变，肿物边界不清，呈浸润性生长，形态不规则，后方回声衰减，如图 6-8-21A。

2) 胰腺大小、轮廓和边缘的改变：胰腺局限性肿大常见，全胰腺癌者胰腺呈弥漫性增大。肿瘤较小时胰腺轮廓改变不明显，较大时胰腺形态异常，轮廓不清，与周围器官境界消失。

3) 胰管、胆管扩张：当肿瘤侵犯胰管时可闭塞。如肿瘤位于胰头部，且副胰管通畅，胰管内径可正常。胰腺癌和肿大的淋巴结浸润或压迫胆总管，引起胆道梗阻。超声可见扩张的胆总管中断于胰腺的低回声肿物内。

4）周围血管、器官侵犯及淋巴结转移征象。

(2) CDFI：一般血流较稀少。肿瘤对周围大血管有无压迫和侵犯是检查的重点。血管可被推移、挤压、变形，或管腔内癌栓形成，或血管壁高回声层断裂，或被肿瘤包绕，如图 6-8-21B。

【鉴别诊断】假瘤型胰腺炎、胰腺囊腺瘤、胰腺囊腺癌、胰岛素瘤、壶腹周围癌、腹膜后肿瘤、慢性胰腺炎与全胰腺癌。

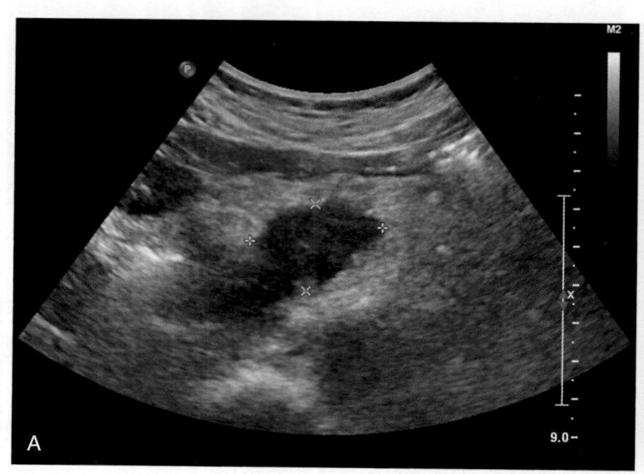

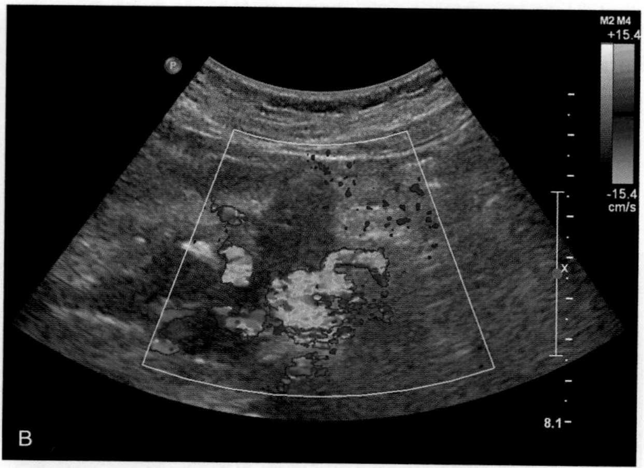

图 6-8-21 A. 胰头部的低回声占位；B. 彩色多普勒低回声内未见明显血流信号

四、脾脏超声检查

（一）正常脾脏超声表现

脾表面光滑，膈面略向外凸起，脏面凹陷，其中部即为脾门，可见管道状较高回声包绕的血管结构。正常脾脏回声呈弥漫性略低回声（相对于肝实质），内部回声分布均匀，如图 6-8-22。脾脏厚度：正常成年男性<4.0cm，女性<3.5cm。脾脏长径：正常<12cm。正常脾门部脾静脉内径<0.8cm。彩色多普勒示脾血管呈条状从脾门处进入脾实质内，并在其内分支。

（二）常见疾病的超声表现

1. 脾脏先天性异常——副脾 为胚胎期部分脾组织胚芽未能融合形成，正常人群中多见。多位于脾门、脾蒂及大网膜处。正常副脾者无临床表现，在副脾发生扭转时可出现急腹症等临床表现，而腹腔型副脾可在腹部摸到肿块等。

【超声表现】二维超声显示的副脾，多呈圆形或椭圆形，包膜清晰完整，内部回声细小致密与正常脾脏回声一致，多位于脾门处，如图 6-8-23。CDFI 可显示脾血管的彩色血流进入副脾。

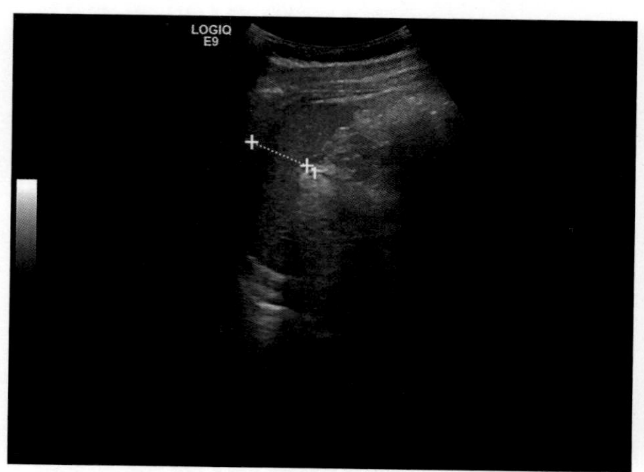

图 6-8-22 正常脾脏回声低于肝实质

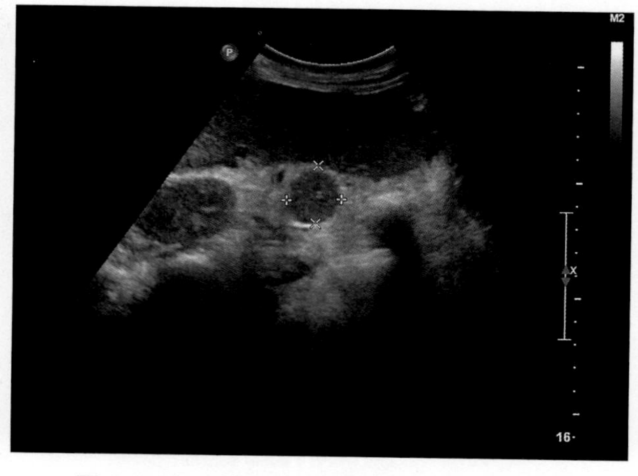

图 6-8-23 副脾多位于脾门处，回声与脾类似

【鉴别诊断】脾门淋巴结、胰尾部癌。

2. 脾肿大　原因可分为：感染性脾肿大和非感染性脾肿大。感染性脾肿大原因包括急性和慢性炎症如病毒性肝炎、血吸虫病等。非感染性脾肿大原因：①瘀血性脾肿大，如肝硬化门脉高压、慢性右心衰等。②血液病性脾肿大，如白血病、淋巴瘤等。③脾肿瘤等引起的脾肿大。脾脏弥漫性肿大多为全身性疾病的一部分，临床表现除有不同程度的脾肿大及由于脾肿大压迫周围脏器（如胃）所致的腹胀、食欲不振等外，主要源于全身性疾病的表现。

【超声表现】常用诊断指标：成人脾脏厚度超过 4.5cm，最大长径大于 12cm，如图 6-8-24。

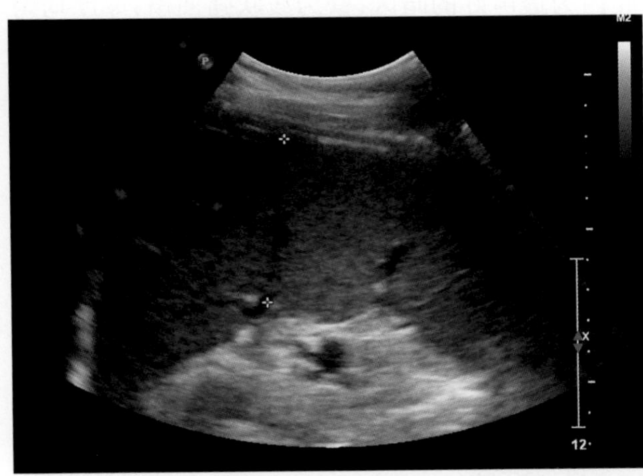

图 6-8-24　脾肿大

【鉴别诊断】腹膜后巨大肿瘤；左肝巨大肿瘤。

3. 脾囊肿　临床上少见，小者数毫米，大者可达数十厘米；可单个，可多发。临床脾囊肿多无症状，偶可左上腹不适或胀痛。

【超声表现】

(1) 二维超声：脾内出现一个或数个无回声区，呈圆形；囊壁光滑，边界清晰，囊壁后方回声增强，如图 6-8-25；真性囊肿内部经常出现分隔，而假性囊肿周边常会有钙化回声。

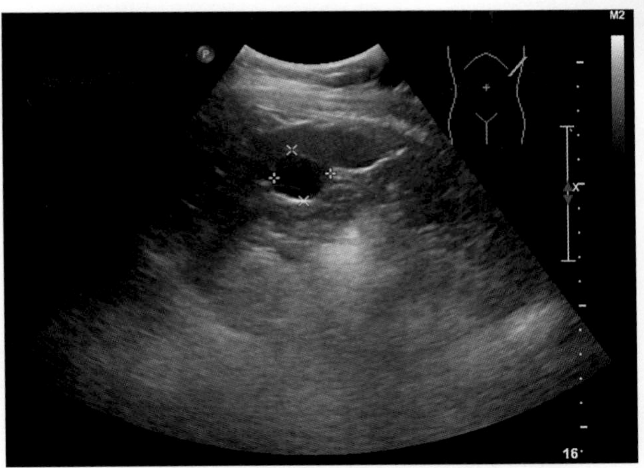

图 6-8-25　脾囊肿

(2) CDFI：显示囊内无彩色血流，部分病例可见囊壁上有点状彩色血流。

【鉴别诊断】胰尾部囊肿、脾动脉瘤。

4. 脾血管瘤　多无症状，肿瘤较大引起脾肿大时可致左上腹不适、隐痛等。

【超声表现】二维超声显示脾内出现一个或数个圆形或椭圆形的实质团块，边界清晰规整，多为高回声，如图 6-8-26，亦可呈低回声或混合回声，内部分布均匀或呈蜂窝状。彩色多普勒血流显像常不能显示瘤体内的彩色血流。

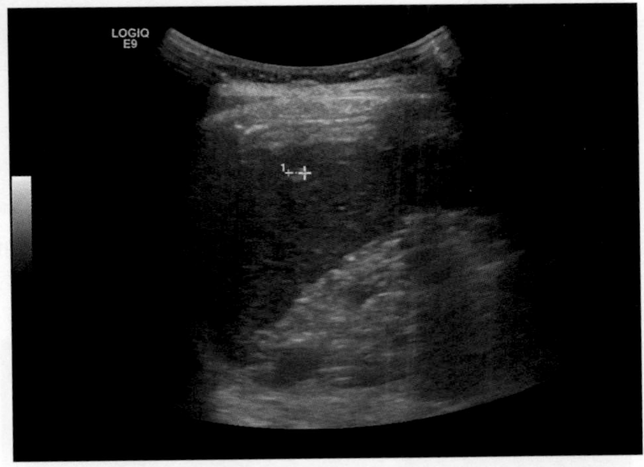

图 6-8-26　脾血管瘤表现为脾内的中高回声，形态规则，边界清晰

第三节 泌尿、生殖系统超声检查

一、泌尿系统超声检查

（一）泌尿系统的正常超声表现

1. 正常肾脏超声 表现肾实质外的强回声为肾被膜，被膜下肾皮质呈均匀低回声，强度略低于肝脏、脾脏实质回声。肾髓质围绕肾窦呈放射状排列、边缘圆钝的三角形，其回声更低于肾皮质。位于中央的肾窦呈欠规则的、椭圆形强回声区，如图6-8-27。正常肾盂内可有0.5~0.8cm的无回声区，膀胱高度充盈时肾盂无回声区会增宽，但一般不超过1.0cm。CDFI可显示树枝状的肾动、静脉血管的血流信号和血管分布，并可获得血流动力性参数。

2. 正常输尿管超声 表现正常的输尿管一般处于闭合状态，大量饮水憋尿后输尿管也会充液，输尿管壁呈两条平行的强回声带，内为无回声，内径一般为0.2~0.4cm，如图6-8-28。横断面上输尿管表现为圆形的暗区。

3. 正常膀胱超声 表现膀胱为一囊状结构，腔内为透声好的暗区，壁为线状强回声，厚度均匀一致，如图6-8-29。膀胱容量少时，膀胱壁较厚，但正常厚度≤0.2cm。

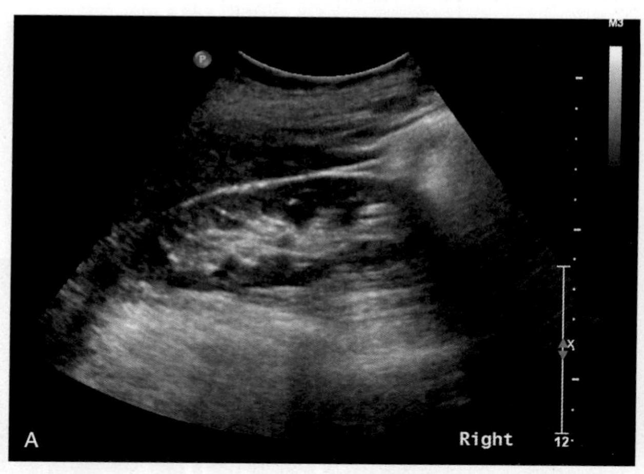

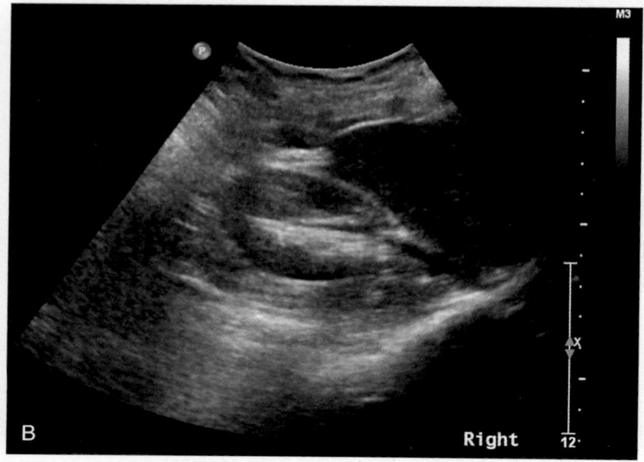

图6-8-27 A. 正常肾脏长轴切面图；B. 正常肾脏短轴切面图

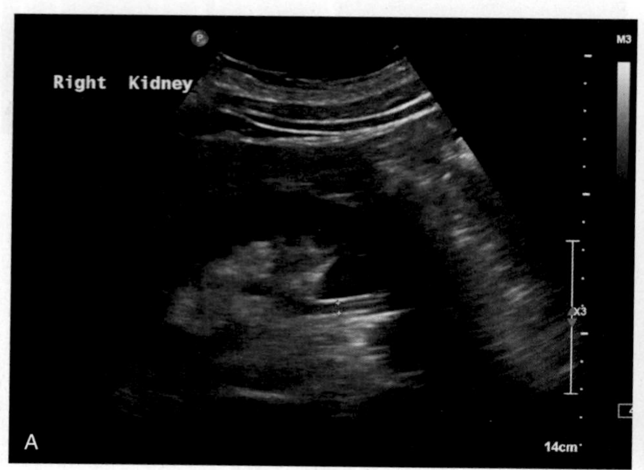

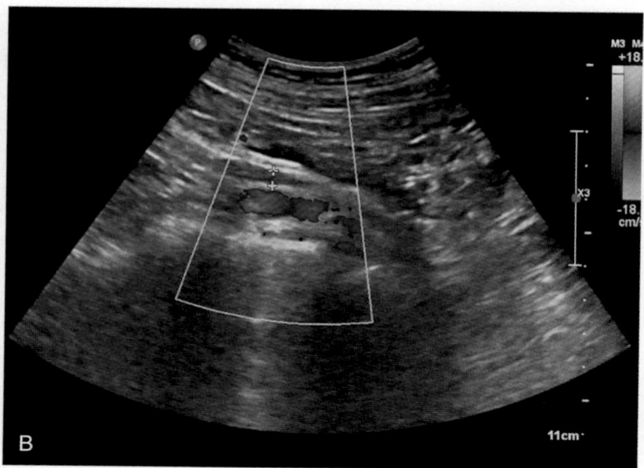

图6-8-28 A. 正常输尿管上段；B. 正常输尿管中段

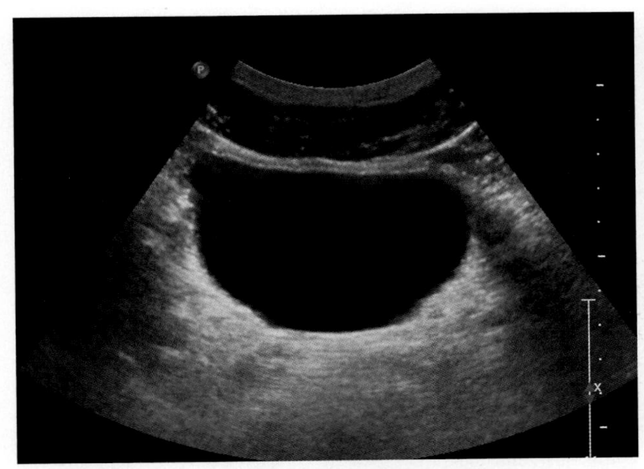

图 6-8-29　正常膀胱声像图

4. 正常前列腺超声　表现经腹部超声显示为膀胱下后方回声偏低的实性回声，边界清，内部回声均匀。横断面呈栗形，纵断面呈倾斜的倒置梨形，如图 6-8-30。正常前列腺的宽径、长径、厚径分别约为 4cm、3cm 及 2cm。

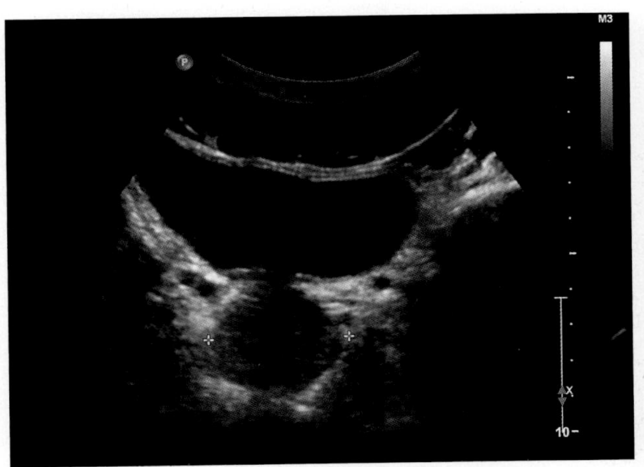

图 6-8-30　经腹部前列腺横断面声像图

(二) 泌尿系常见疾病的超声表现

1. 肾囊肿

(1) 单纯性肾囊肿：单纯性肾囊肿是肾脏囊性病变中最常见的一种，多见于成年人。单纯性肾囊肿发展缓慢，体积小时无症状。

【超声表现】肾实质内见边界清晰的无回声区，边缘光滑整齐，壁薄，多为圆形或椭圆形，内部暗区透声好，囊壁无血流信号，后方回声增强。

【鉴别诊断】肾囊肿有时外凸，需要与周边邻近器官的囊肿性鉴别，如图 6-8-31。

(2) 复杂性肾囊肿：多种形式的、表现不典型的单纯性肾囊肿又称“复杂性肾囊肿”。

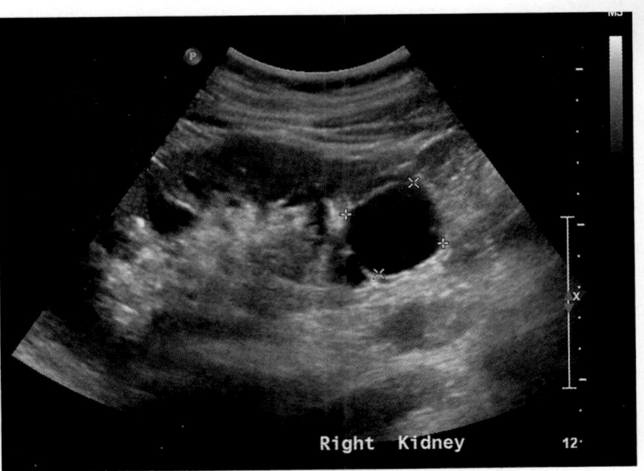

图 6-8-31　单纯肾囊肿

【超声表现】囊肿表现形式多样，可以形态不规则、囊壁增厚、囊壁伴点状、片状钙化；囊内伴线状或带状分隔，隔上未见血流信号；部分囊肿伴出血或感染，囊内暗区透声差，甚至类似实性回声，如图 6-8-32。

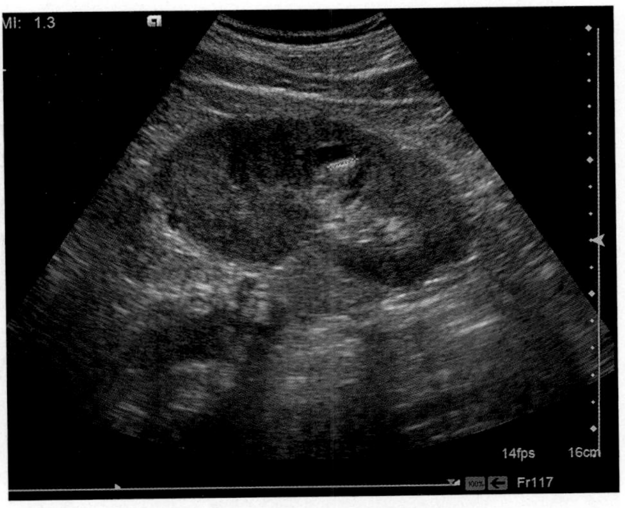

图 6-8-32　肾囊肿伴囊壁钙化

【鉴别诊断】伴有分隔时要与囊性肾癌相鉴别；囊内暗区透声差时要与肾实性肿瘤、炎性肿块相鉴别。

(3) 肾盂旁囊肿：即发生于肾门处或肾盂周围的囊肿。

【超声表现】肾盂旁的囊性结构，多位于肾中部，增大后对肾窦的压迫逐渐明显。小的肾盂旁囊肿一般不呈圆形，增大后可以呈类圆形，边界清晰整齐，如图 6-8-33，也可以出现复杂性肾囊肿的超声表现。

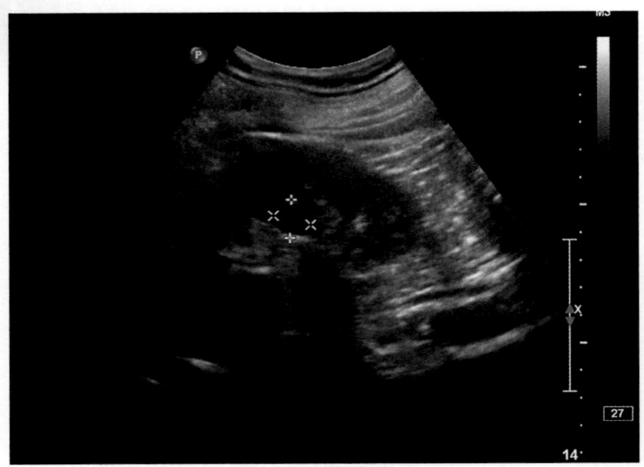

图 6-8-33 肾盂旁囊肿声像图

【鉴别诊断】需要与肾积水相鉴别，后者各个无回声区之间相通，勾勒肾盂肾盏的轮廓。

2. 多囊肾 成人型多囊肾是一种较为常见的染色体显性遗传性疾病，病变为双肾广泛的囊性病变。患者常伴有一种或多种其他器官多囊性病变，30%~40% 的患者伴有多囊肝。

【超声表现】双肾不同程度增大，形态正常或失常，肾实质内、被膜下甚至肾窦区显示弥漫分布、大小不等、互不相通的囊状无回声。肾实质回声减少或几乎没有，如图 6-8-34。多囊肾可以合并出血或感染而出现相应的声像图表现。

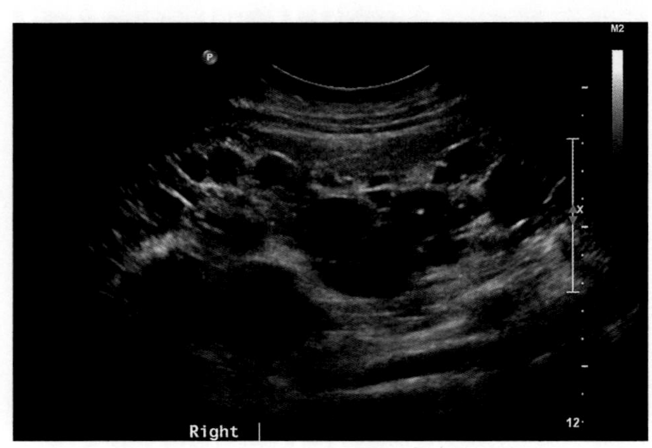

图 6-8-34 多囊肾声像图

【鉴别诊断】与多发性肾囊肿相鉴别，后者仍然可见正常肾脏组织回声。

3. 肾血管平滑肌脂肪瘤 又称“肾错构瘤”，是肾脏最常见的良性肿瘤，瘤体由血管、平滑肌和脂肪结构混合而成，周边无被膜，但与周围肾组织分界清晰。

【超声表现】小的错构瘤呈边界清晰的高回声团，内部回声较均匀，常位于接近肾包膜的肾实质内，肾脏的大小、形态多无影响，如图 6-8-35。体积明显增大时，边缘可能欠光滑，内部回声可呈强弱交替的洋葱剖面样。

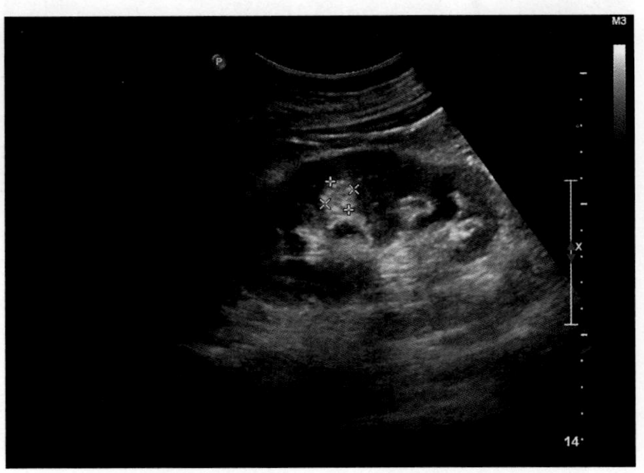

图 6-8-35 肾错构瘤声像图

【鉴别诊断】在结节内部出现低回声的坏死区时，要高度警惕肾恶性肿瘤。

4. 肾癌 是肾脏恶性肿瘤中最常见的一种，占原发性肾脏恶性肿瘤的 85%。肿瘤多为单侧，极少数双侧同时或相继发生。

【超声表现】肾实质内出现异常实性回声，多为圆形或类圆形，内部多为低回声，均匀或不均匀，边界清，有球体感，内部可由于出血、坏死而囊性变，如图 6-8-36。多数肾癌血流信号丰富，周边可见血流呈抱球征。肿瘤发生血管侵犯时可在肾静脉、下腔静脉内检出癌栓。

【鉴别诊断】与肾脏良性肿瘤、肾内假性肿瘤相鉴别。

5. 肾积水 肾积水是因为尿路梗阻，肾盂排泄障碍所致。引起梗阻的原因很多，结石常见，少见的有肿瘤、炎症、结核等。

【超声表现】①轻度肾积水：肾窦部前后分离宽度>1.5cm，肾盂肾盏轻度扩张，如图 6-8-37。②中度肾积水：肾盂肾盏均明显扩张，肾窦区呈手套状或烟斗状无回声区。③重度肾积水：肾体积增大，形态失常。肾窦区强回声被显著扩张的囊状无回声所代替，肾实质明显受压，不同程度变薄。

【鉴别诊断】中 - 重度肾积水要与肾囊肿及多囊肾相鉴别。

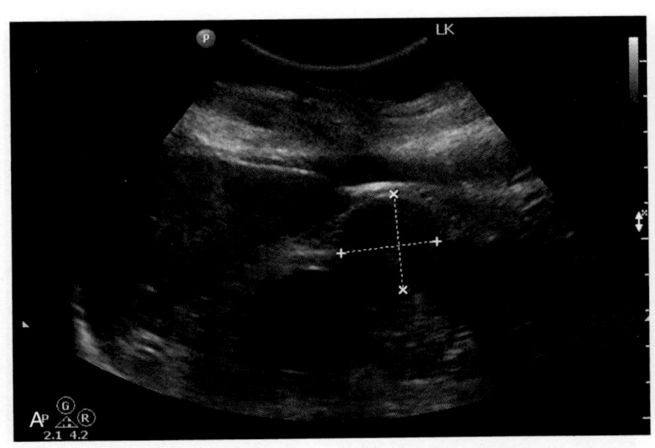

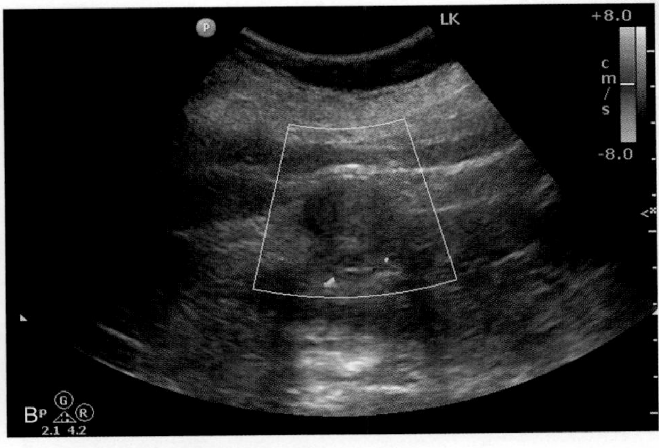

图 6-8-36　A. 肾癌二维声像图；B. 肾癌彩色多普勒血流图

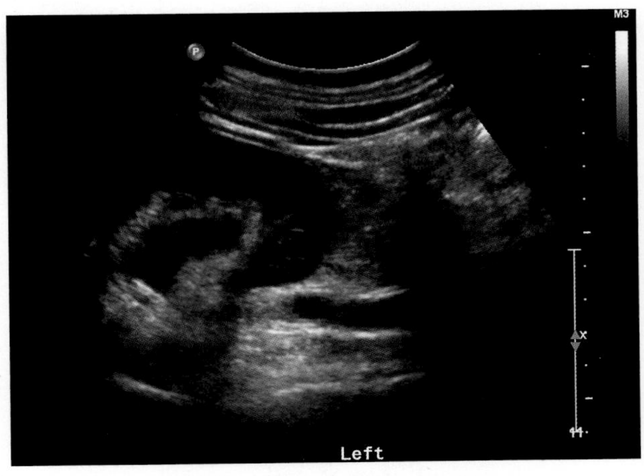

图 6-8-37　轻度肾积水声像图

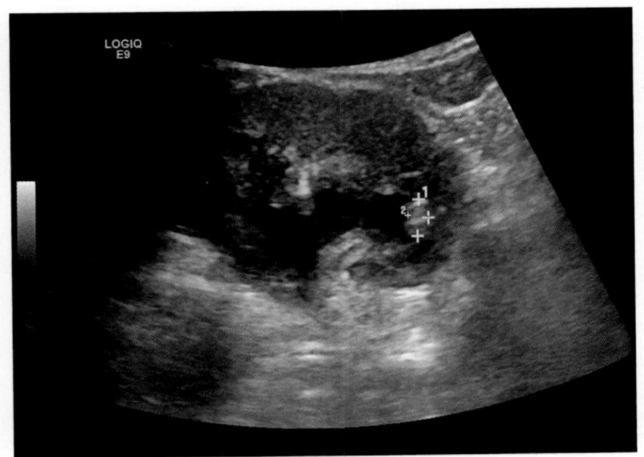

图 6-8-38　肾结石伴肾积水声像图

6. 肾结石　本病好发于青壮年，男性多见，多为单侧发病。肾结石本身常无症状，多为继发尿路出血、感染等导致疼痛及血尿等症状。

【超声表现】多表现为肾脏集合系统内的强回声团，后方伴声影，伴或不伴肾积水，如图 6-8-38。较小的肾结石可能仅表现为点状强回声而无声影，多位于肾小盏内，若不伴肾积水时容易被肾窦回声掩盖，如图 6-8-39。

【鉴别诊断】肾实质内的强回声多为钙化灶；肾小盏内的结石要与肾脏弓状动脉血管钙化鉴别。

7. 输尿管结石　输尿管结石多为单侧单发，多数来源于肾脏。输尿管结石大多为 0.5~1.0cm，较大者不易进入输尿管，较小者自行通过输尿管少有症状。结石在输尿管内容易滞留在三个生理狭窄处。

【超声表现】输尿管梗阻位置的上方管腔扩张，梗阻处管腔内可见强回声团，后方伴声影。强回声团边界清晰，与输尿管壁之间有间隙。梗阻处下方输尿管不扩张，如图 6-8-40、图 6-8-41。

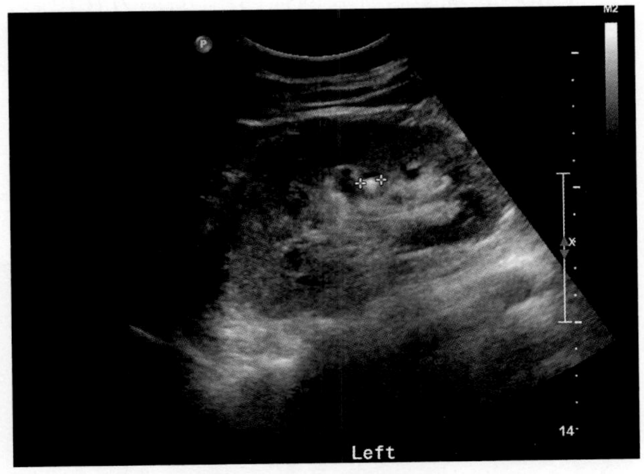

图 6-8-39　肾小结石声像图

【鉴别诊断】输尿管结石需要与肠气、输尿管外的结石或钙化相鉴别，关键点是强回声团位于扩张的输尿管管腔内。

8. 膀胱结石　男性多见，常继发于肾、输尿管结石。

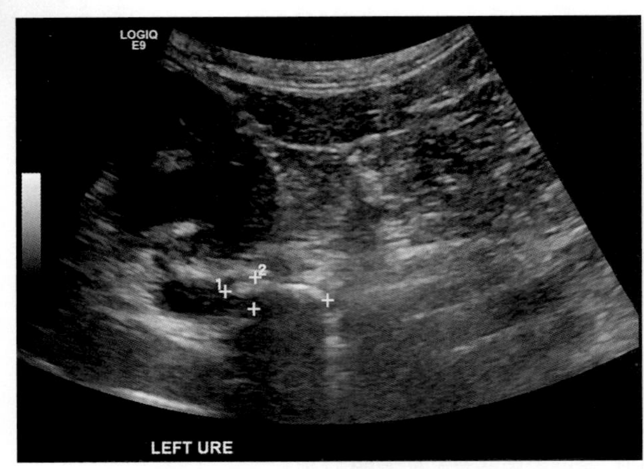

图 6-8-40　输尿管上段结石

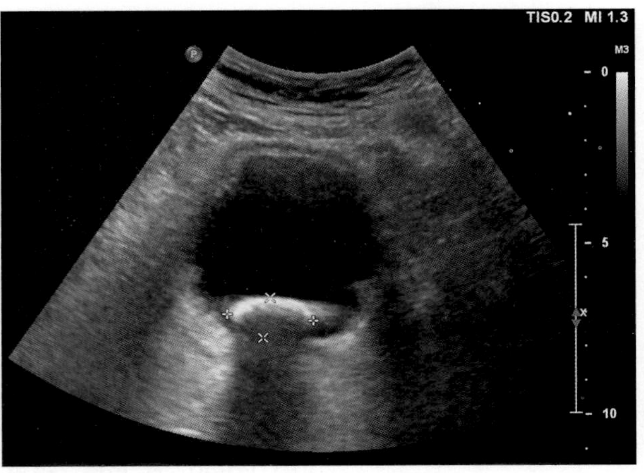

图 6-8-42　膀胱结石

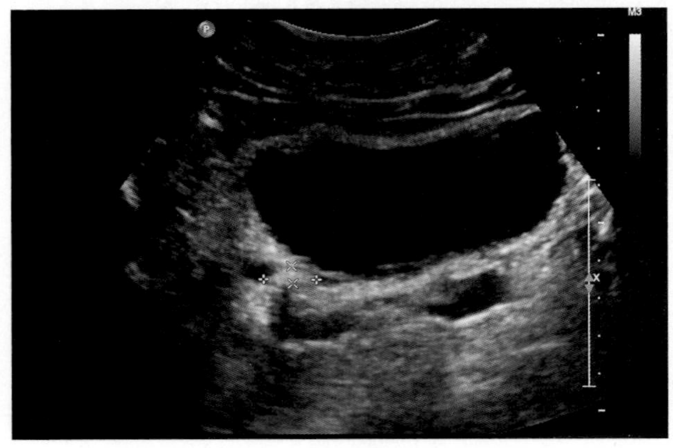

图 6-8-41　输尿管下段结石

【超声表现】膀胱腔内强回声团，后方伴声影，体位改变可随重力方向移动，如图 6-8-42。

【鉴别诊断】要与膀胱肿瘤伴钙化、膀胱异物相鉴别。

9. 膀胱癌　是膀胱肿瘤中发病最多的一种，约 90% 为移行上皮癌。膀胱癌好发于膀胱三角区与两侧壁，可以单发，也可以多中心发生。血尿是本病最常见的症状，无痛、间歇出现的全程肉眼血尿需要高度怀疑膀胱癌。

【超声表现】膀胱壁局限性实性回声向膀胱腔内突出，呈菜花状、乳头状或结节状，体位改变不移动或稍有移动，内可检出血流信号，如图 6-8-43。

【鉴别诊断】需要与膀胱内血凝块、异物，突入膀胱的前列腺组织相鉴别。

10. 良性前列腺增生症　又称"前列腺肥大"，是老年男性的常见病、多发病。老年男性的发病率随年龄而增长。早期的症状多为尿频、夜尿多、尿流缓慢，后期会累及膀胱，出现膀胱小梁，甚至肾盂积水。

【超声表现】前列腺形态变圆、饱满，甚至向膀胱内突出。常表现为内腺增大，外腺受压变薄，如图 6-8-44。腺体内可以出现等回声或强回声的结节样改变。

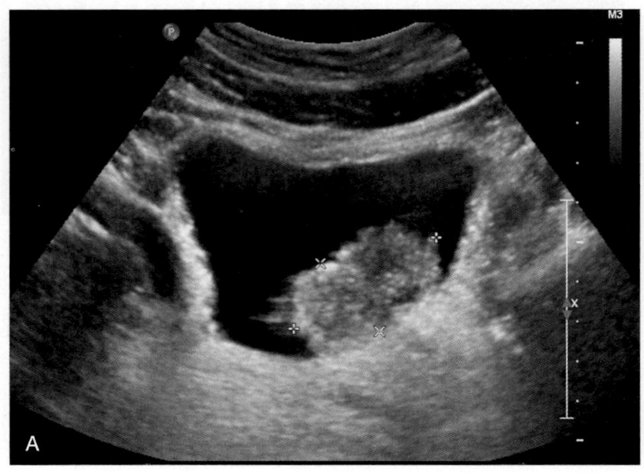

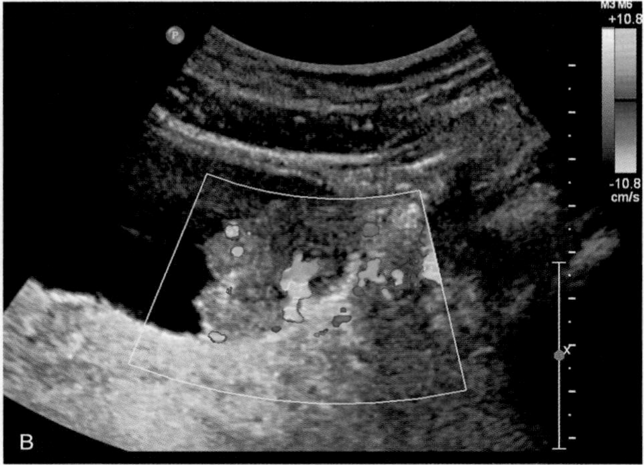

图 6-8-43　A. 膀胱癌二维声像图；B. 膀胱癌彩色多普勒血流图

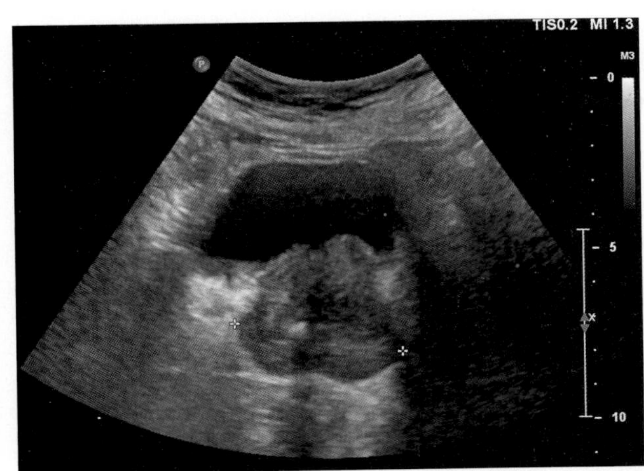

图 6-8-44　前列腺增生

【鉴别诊断】向膀胱腔内突出的前列腺组织要与膀胱颈部肿瘤鉴别。

二、阴囊的超声检查

(一) 阴囊的正常超声表现

阴囊壁厚薄均匀，呈中等回声，部分正常人的睾丸鞘膜腔内可见到少量液体。睾丸形态：纵切呈卵圆形，横切呈近圆形。睾丸包膜光滑，呈均匀中等回声。睾丸纵隔形态呈高回声。附睾：附着于睾丸后外侧，纵切面头尾部膨大、体部狭小，横切面呈扁圆形或圆形。头部呈中等回声，体尾部回声略低于睾丸。正常情况下彩色多普勒显示睾丸实质内呈点状或条状血流信号(图 6-8-45)。

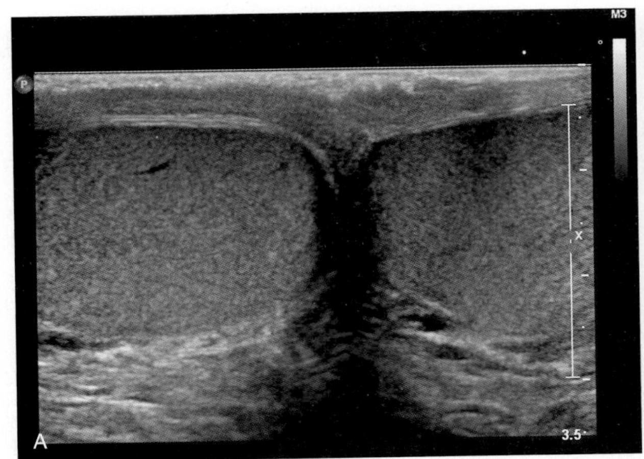

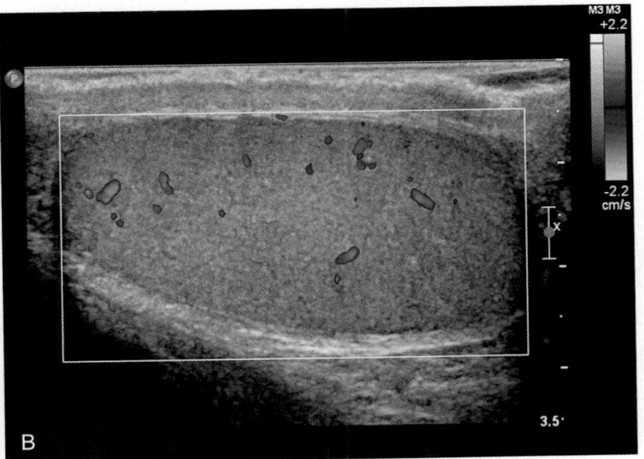

图 6-8-45　A. 正常睾丸灰阶声像图；B. 正常睾丸彩色多普勒血流图

(二) 常见疾病的超声表现

1. 鞘膜积液　本病系由于鞘膜腔内异常液体积聚所致，除阴囊肿大外，常无疼痛等其他症状。单侧性肿大、亦可为双侧性。

【超声表现】阴囊肿大，睾丸周围被无回声区包绕，如图 6-8-46，继发性鞘膜积液时在无回声区常见浮动的低水平回声或细线样或多数分隔状不规则回声。这在鞘膜血肿和继发感染、积脓时尤为多见。

【鉴别诊断】腹股沟疝、精索鞘膜积液、交通性鞘膜积液。

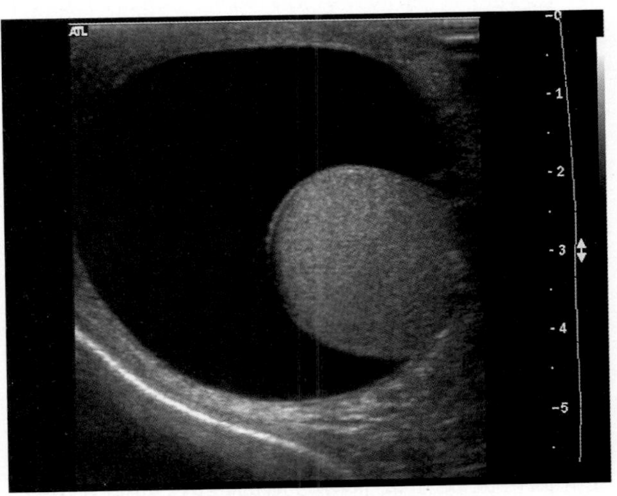

图 6-8-46　左侧睾丸鞘膜腔积液

2. 睾丸肿瘤　良性少，恶性多。恶性肿瘤中精原细胞瘤最为常见，预后较差。

【超声表现】肿瘤体积小者可无明显的形态和大小改变，仅局部回声异常，肿瘤明显增大时，患侧睾丸弥漫性肿大，可基本保持类圆形。精原细胞瘤早期多为均匀性低回声病变，边界比较规则。随瘤体长大，回声可增强，边界也可不规则。CDFI：恶性肿瘤内部血流信号多较丰富，当肿瘤较大侵犯睾丸实质时，可见睾丸内血流信号杂乱。

【鉴别诊断】需与睾丸局限性炎症及肾上腺异位相鉴别。

3. 精索静脉曲张 是指蔓状静脉丛的扩张和迂曲，病因为精索静脉瓣膜功能不全，左侧多见。

【超声表现】阴囊根部纵断扫查，精索、附睾头部出现迂曲管状或蜂窝状结构。壁薄光滑，管径增粗，超过正常范围（正常平均 0.5~1.5mm，最大不超过 1.8mm），有时可见迂曲管状结构沿睾丸背侧向下延伸至附睾尾部。Valsalva 试验显示静脉管径明显增粗，管径超过 2mm 可确诊。且可根据返流情况对病变进行分级。

【鉴别诊断】精索静脉曲张诊断相对容易，诊断时应考虑存在继发性可能，必要时可行肾脏超声检查。

三、女性生殖系统常见疾病超声诊断

（一）正常超声表现

1. 子宫正常表现 子宫体为实性回声结构，浆膜层为纤细线状高回声，肌层呈均匀等回声，子宫腔呈线状高回声，宫腔线周围有周期性改变的内膜层围绕。子宫内膜随月经周期改变有不同表现：月经期内膜较薄，表现为均匀的等回声，两层内膜间宫腔线清晰；增殖期内膜形成典型的三线征；分泌期表现为较强的回声。宫颈回声较宫体肌层稍高。

2. 卵巢正常表现 卵巢表现为扁椭圆形的结构，中央部回声略高，周围为低回声皮质，内见大小不等、边清壁薄的圆形无回声区，为卵泡回声。卵泡声像随月经周期变化而发生变化。

（二）常见疾病的超声表现

1. 子宫肌瘤 是女性生殖器官中最常见的肿瘤，多发生于中年妇女。由子宫平滑肌细胞增生而成，可发生于子宫任何部位，多发于体部，可单发和多发，根据肌瘤与肌壁间的关系可分为黏膜下肌瘤、肌壁间肌瘤、浆膜下肌瘤。常发生一种或多种变性，如红色变、囊性变、钙化以及肉瘤样变。

【超声表现】子宫增大或局限性隆起，可致子宫切面形态失常。肌瘤结节一般呈圆形低回声区或等回声区及分布不均的强回声区，如图 6-8-47。浆膜下肌瘤向外隆突，肌壁间肌瘤可压迫宫腔内膜移位或变形。宫颈肌瘤靠近宫颈唇部有实性肿块回声，阔韧带肌瘤显示子宫某侧实性肿块将子宫推向对侧。经阴道超声可检测肌瘤与子宫内膜的精确关系。瘤体周围常呈环状血流信号。肌瘤可发生红色变、囊性变、钙化以及肉瘤样变等。

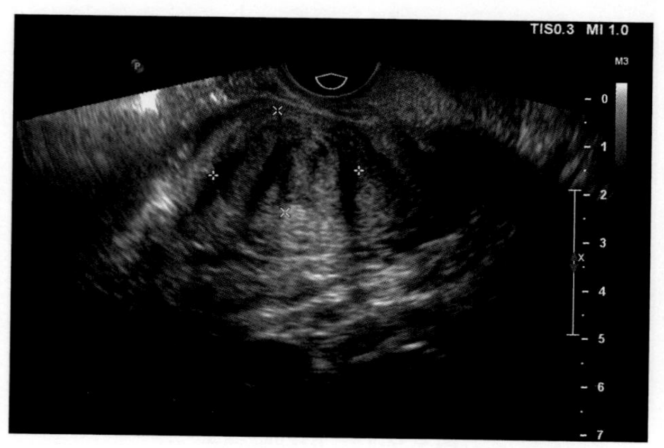

图 6-8-47 子宫肌瘤（肌壁间）二维声像图表现

【鉴别诊断】子宫腺肌病、卵巢肿瘤、盆腔炎性包块、子宫畸形等。

2. 卵巢囊肿

（1）滤泡囊肿：是来自卵巢的生理性囊肿，由于某些原因，卵泡未发生破裂排卵且持续存在而形成卵泡囊肿，大小为 1~3cm，呈圆形或椭圆形的无回声区，边界清晰，壁菲薄而光滑，常为单发，突向卵巢表面，囊壁无彩色血流，观察数周后囊肿往往自行消失。

（2）黄体囊肿：排卵后黄体形成，如以囊性形式存在，即形成黄体囊肿，其直径一般为 2.5~3cm，卵巢内出现无回声囊肿图像，如图 6-8-48，壁相对较厚，内透声差，可见细小光点，囊壁可见环状彩色血流环绕，动脉阻力较低。观察数周后也可自行消失。

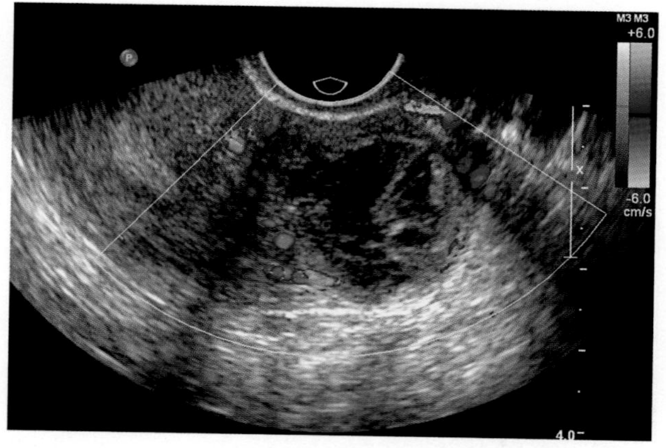

图 6-8-48 黄体囊肿声像图

（3）多囊卵巢综合征：多见于青年妇女，是月经调节机制失常所致，与内分泌有关疾病。

【超声表现】双侧卵巢增大，可为正常的 2~3

倍。卵泡包膜回声增强，声像图显示卵巢轮廓清晰，表面回声增强，周围可出现一薄强回声环。经阴道超声可显示卵巢内卵泡增多，常 ≥12 个（经腹 ≥10 个），直径在 2~8mm。髓质水肿，表现为卵巢中央髓质部见一强回声区。子宫正常大小或稍大。长期无排卵或闭经时间较长者见宫腔内有强回声区，为增厚的子宫内膜。

（4）巧克力囊肿：是子宫内膜异位症中最常见的一种，可累及单侧或双侧卵巢。在性激素作用下异位的子宫内膜发生周期性变化形成周期性出血，并在异位内膜周围聚集形成纤维包膜，形成单房或多房性囊腔即巧克力囊肿，如图 6-8-49。由于不断出血纤维化，往往与周围组织粘连。囊肿的大小不一，通常为几个厘米，最大的可达数十厘米。

【超声表现】圆形或椭圆形的无回声，囊壁相对较厚，厚度基本均匀，囊壁由于液体黏稠及血块黏附而不平，囊液透声差，内部含大量细小密集光点而呈低回声。时间较长的囊肿内可以有凝固的血块而出现中高回声区，使内部回声不均匀，形态不规则，囊腔内还可探及纤维组织形成的光带，构成完全性或不完全性分隔。

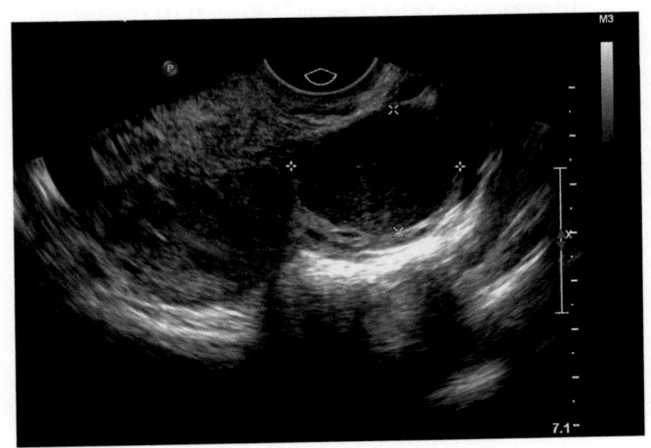

图 6-8-49　左卵巢内巧克力囊肿

第四节　甲状腺超声检查

一、正常甲状腺超声表现

1. 正常甲状腺左右侧叶上下径 4~6cm，左右径 1.5~2cm；峡部前后径 0.2~0.4cm。若侧叶前后径大于 2cm，可诊断甲状腺肿大。

2. 甲状腺被膜为一薄而规整的高回声带，实质为分布均匀的细而密集的中等回声，回声水平明显高于邻近的胸锁乳突肌回声，如图 6-8-50。正常腺体内的血流较少，呈散在点状分布。

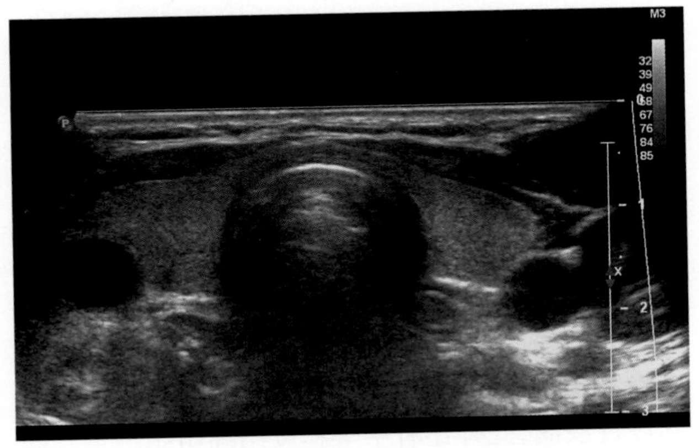

图 6-8-50　正常甲状腺声像图表现

二、常见疾病的超声诊断

（一）毒性弥漫性甲状腺肿

毒性弥漫性甲状腺肿又称“原发性甲状腺功能亢进症”“突眼性甲状腺肿”“Graves 病”，是一种伴甲状腺激素分泌增多的特异性自身免疫病。本病多见于青年女性。主要病理改变是实质组织的增生和肥大。临床特征为多器官受累和高代谢状态。

【超声表现】

1. 甲状腺弥漫性对称性肿大，被膜规整。

2. 未经治疗的初发者，腺体表现可分为两种类型：①弥漫回声减低型：双侧腺体弥漫性回声减低、较为均匀，CDFI 表现为“火海征”。②散在回声减低型：双侧腺体内见多个边界模糊的片状回声减低区，探头挤压后回声增强和范围缩小。CDFI 表现为回声减低处血流信号尤为丰富。此型常见于年龄较大者。

3. 病程较长或反复发作者，腺体回声水平可与正常腺体相当，不均匀，部分病例因形成纤维分隔而出现条状高回声。

4. 多数病例甲状腺上、下动脉内径增宽，流速明显加快，阻力减低。

【鉴别诊断】单纯性甲状腺肿、结节性甲状腺肿、桥本甲状腺炎、甲状腺腺瘤。

（二）单纯性弥漫性甲状腺肿

单纯性弥漫性甲状腺肿是单纯性甲状腺肿的早期阶段，甲状腺两侧叶呈对称性弥漫性肿大，一般不伴有甲状腺的功能变化和全身症状。甲状腺过度肿大者可压迫周围器官组织而产生相应的症状。

【超声表现】

1. 甲状腺呈弥漫性、对称性肿大，表面平整，腺体肿大明显时，可压迫气管、颈部血管，并使血管移位。

2. 病程早期腺体内部回声基本正常；病程后期除腺体实质回声普遍不均外，腺体内显示弥漫分布的多发薄壁无回声区伴囊内点状强回声。

3. 腺体内血流信号无明显增多。

【鉴别诊断】结节性甲状腺肿、毒性甲状腺肿。

（三）单纯性结节性甲状腺肿

单纯性结节性甲状腺肿是单纯性甲状腺肿发展至后期的表现。在甲状腺弥漫性肿大的基础上，滤泡上皮细胞反复增生和不均匀的复原，形成增生性结节，部分呈腺瘤样增生。结节可发生变性、出血和坏死等病变。

【超声表现】

1. 甲状腺正常大小或两侧叶不对称性增大，表面不平整。

2. 腺体内见单个或多个回声不等的结节，如图 6-8-51，边界清晰或模糊，可伴有形态不等钙化。结节内血供状态不等，有的增生结节内部血流丰富，甚至呈彩球状；以退化为主（如囊性变、液化、坏死等）的结节内部无或少许血流信号。

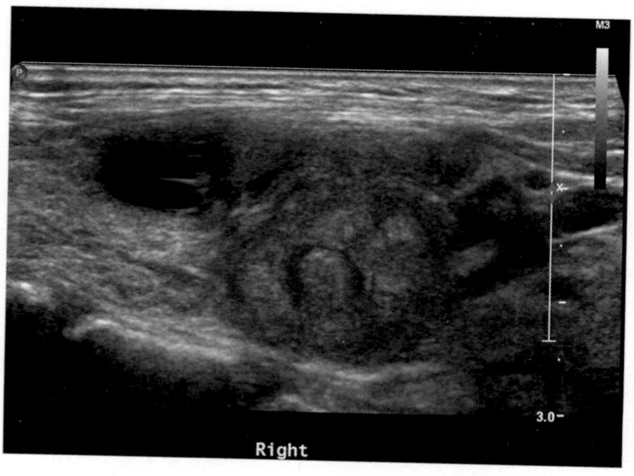

图 6-8-51　结节性甲状腺肿声像图表现

3. 结节以外的腺体回声可能表现为均匀、不均或散在的点状或条状高回声，血供无明显增多。

【鉴别诊断】与毒性甲状腺肿、单纯性甲状腺肿相鉴别；与甲状腺腺瘤、甲状腺癌相鉴别。

（四）亚急性甲状腺炎

亚急性甲状腺炎是一种自限性非化脓性炎性疾病，发病初期有上呼吸道感染的表现，一般认为病因是病毒感染或变态反应所致，多见于 20~50 岁的女性。由于滤泡破坏，甲状腺素释放增多，可出现甲状腺功能亢进；晚期如果甲状腺有严重的破坏乃至出现纤维化，可出现甲状腺功能低下。病程一般持续 2~3 个月，可自行缓解消失。

【超声表现】

1. 患侧甲状腺肿大，腺体内见边界模糊的散在性或融合性片状低回声，被称为“洗出”征，如图 6-8-52，为本病的特征表现。病程初期低回声区常有压痛。CDFI 显示病灶内原有血管自如穿行，周边无明显环绕血管。

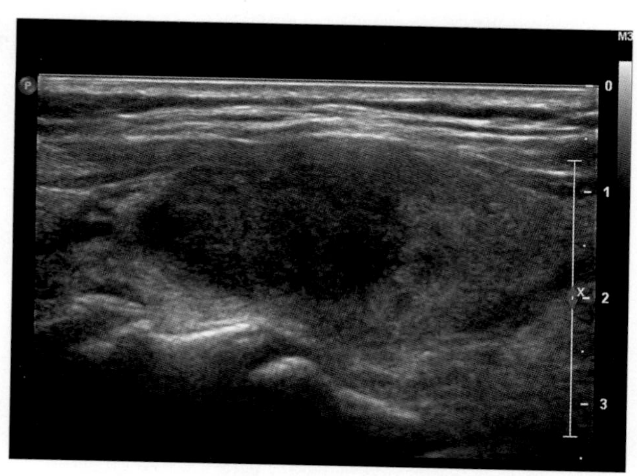

图 6-8-52　亚甲炎时甲状腺内的片状低回声

2. 病灶回声随病程而变化，炎症恢复期回声增强、不均，低回声区缩小甚至消失，恢复为正常腺体回声。

【鉴别诊断】急性化脓性甲状腺炎、甲状腺癌、桥本甲状腺炎。

（五）桥本甲状腺炎

桥本甲状腺炎又称“慢性淋巴细胞性甲状腺炎”，是一种自身免疫性疾病。好发于 30~50 岁的中青年女性。甲状腺组织中淋巴细胞和浆细胞呈弥漫性浸润，此外还有中等程度结缔组织增生。病程后期腺体纤维化明显并有腺体萎缩。血甲状腺球蛋白抗体和抗微粒体抗体增高。

【超声表现】

1. 甲状腺两侧叶弥漫性肿大，以前后径改变最为明显，峡部也明显增厚；病程后期可表现为腺体萎缩。

2. 腺体声像图表现为以下类型：①弥漫回声减低型：表现为肿大腺体弥漫性回声减低，较为均匀，伴有许多条状高回声，腺体内布满搏动性彩色血流信号，出现类似毒性弥漫性甲状腺肿的“火海征”。②弥漫网络型：肿大腺体内见许多散在细小低回声而呈网络状改变，如图6-8-53，CDFI显示血供丰富，呈弥漫性分布。③萎缩型：腺体呈弥漫性萎缩，无或轻度血流信号增加。④局限型：病变局限在某一区域。

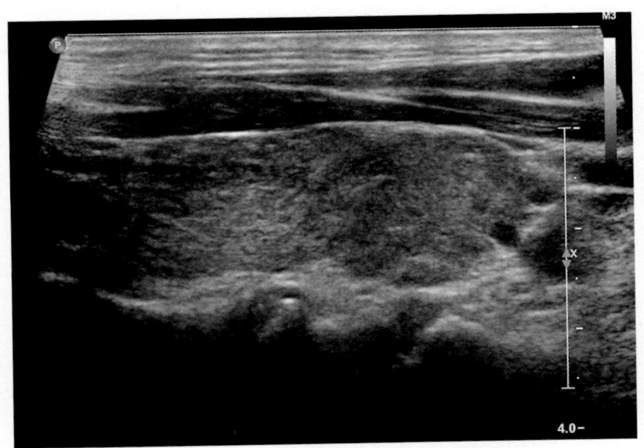

图6-8-53　桥本甲状腺炎的网格样改变

3. 病程早期甲状腺上动脉流速明显加快，血流量增多。

【鉴别诊断】亚急性甲状腺炎、甲状腺癌、结节性甲状腺肿。

（六）甲状腺腺瘤

甲状腺腺瘤系良性肿瘤，起自腺上皮组织，可分为滤泡型腺瘤、乳头状腺瘤和混合型三种。肿瘤生长缓慢，患者一般无明显自觉症状。若肿瘤内突然出血，则肿块迅速增大，伴局部疼痛。少数病例可发生功能自主性腺瘤，出现甲亢症状。少数腺瘤可以癌变。体检触及单个圆形或椭圆形肿块，质韧，表面光滑，无压痛，可随吞咽而活动。

【超声表现】

1. 腺瘤一般为单发，极少数为多发；呈圆形或椭圆形。

2. 肿物内部多为均匀等回声，少数为低回声；较大者易合并囊性变、出血或坏死，内部有不规则无回声区、钙化灶或点状强回声，后方伴“彗星尾”征，此为良性结节的特征性表现。

3. 肿物边界清楚、整齐，常有高回声包膜及晕环；后壁及后方回声增强或无明显变化。

4. CDFI显示内部血供程度不等，多数腺瘤内部可见丰富血流信号，有的形成网状或彩球状；周边常见较为完整的环绕血管，如图6-8-54。

【鉴别诊断】与结节性甲状腺肿、甲状腺癌相鉴别。

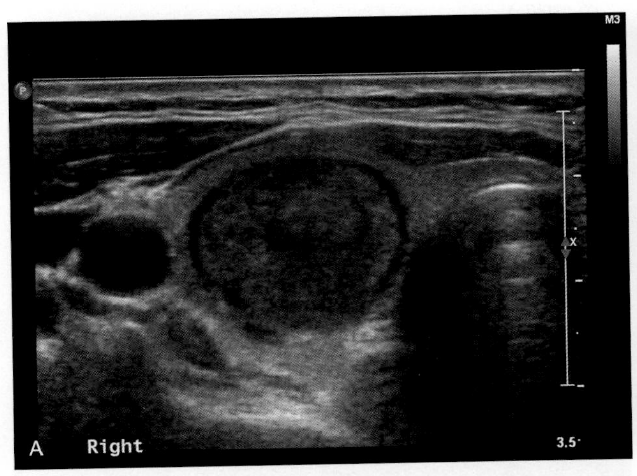

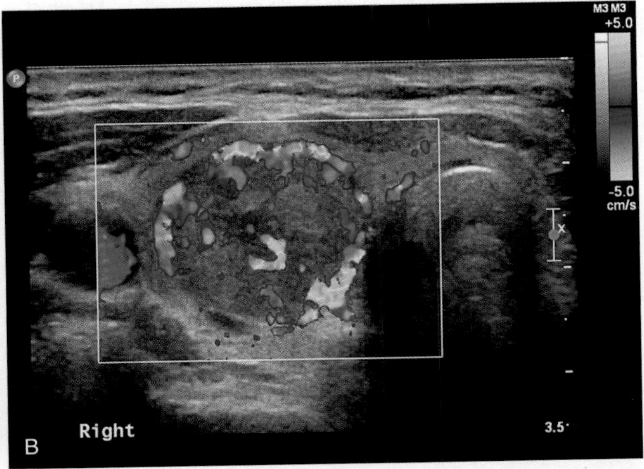

图6-8-54　A. 位于甲状腺右叶的边界清晰的腺瘤；B. CDFI：内血流丰富，周边可见环绕血流

（七）甲状腺癌

甲状腺癌通常分为乳头状癌、滤泡癌、髓样癌和未分化癌四种。乳头状癌最多见，发展缓慢，可多年无任何症状。未分化癌和少数髓样癌发展迅速。临床表现因病理类型不同而异。甲状腺癌多见于年轻人或老年人，年轻人中女性多于男性，老

年人中无性别差异。颈部放疗史、Graves 病患者、地方性甲状腺肿患者罹患甲状腺癌的危险性增高。

【超声表现】

1. 边界 较大癌灶常表现为边界模糊,未分化癌可呈"蟹足样"改变,但髓样癌和微小癌(直径<1cm 表现为边界清晰。癌灶周边晕环常不完整或厚薄不均)。

2. 内部回声 癌灶常表现为实性不均质低回声,较少出现囊性成分。微钙化(1mm 左右的点状强回声)预测恶性的特异性较高,如图 6-8-55,但敏感性很低。

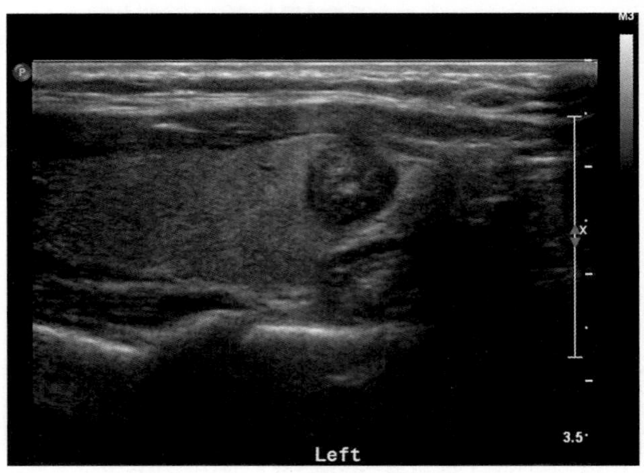

图 6-8-55 甲状腺癌内的点状钙化

3. 形态 较大癌灶常表现为形态不规则,前后径与横径比值≥1,如图 6-8-56。

4. 彩色多普勒 部分血流丰富或局限性丰富、分布杂乱,可见穿支血管。但部分恶性结节可出现周边部分环绕血流或无血流信号。

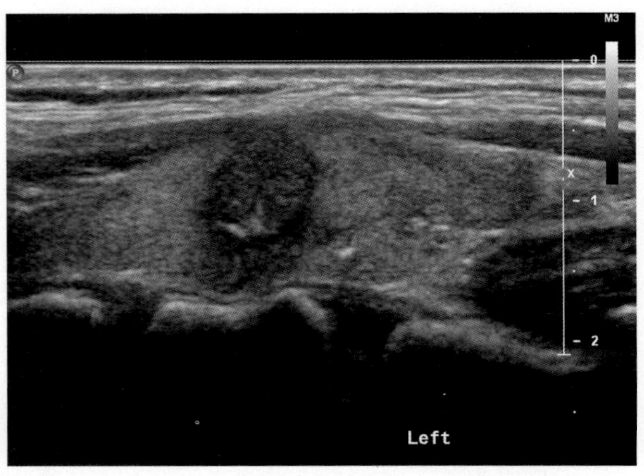

图 6-8-56 甲状腺癌纵横比大于 1

5. 颈部淋巴结肿大 转移性淋巴结的超声特征与甲状腺内原发病灶的超声特征类似,如图 6-8-57。灰阶超声特征为淋巴结门消失或部分消失、出现囊性回声、钙化或局限性高回声。彩超表现为血流杂乱,达皮质边缘或沿被膜走行。淋巴结分布部位对于其良恶性判断亦有意义。临床常用的淋巴结分区为六分法,中央区是恶性淋巴结最常累及的区域(Ⅵ区)。甲状腺癌同侧Ⅲ、Ⅳ区淋巴结转移的概率几乎同中央区,Ⅱ区及Ⅴ区淋巴结转移相对少见。

【鉴别诊断】甲状腺腺瘤、亚急性甲状腺炎(单侧性)。

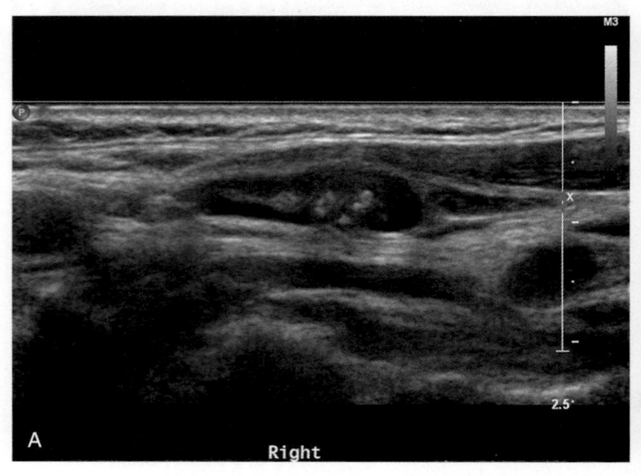

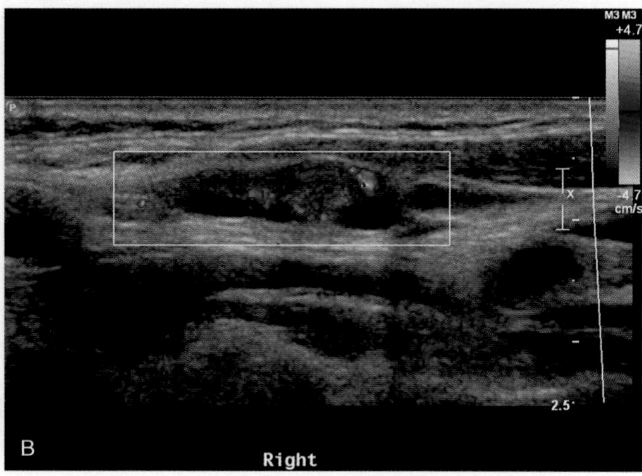

图 6-8-57 A. 甲状腺癌淋巴结转移,内可见点状强回声;B. 内血流分布紊乱

第五节 乳腺超声检查

一、正常乳腺超声表现

（一）二维超声高分辨力

超声能够清晰显示乳腺及其周围组织的解剖结构：乳头、皮肤、皮下组织、乳腺腺体、乳腺腺体后脂肪和胸大肌，如图 6-8-58。

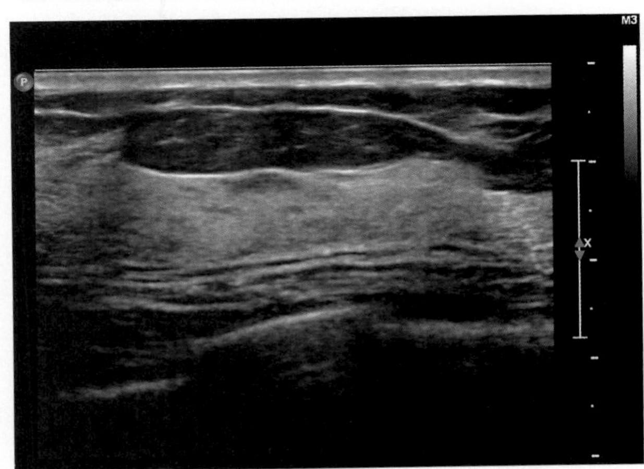

图 6-8-58 正常乳腺声像图

（二）CDFI

乳腺血管的走行是从乳腺的深面向皮下组织的方向，在皮下脂肪层内常可见乳腺血管与库柏韧带的走行方向平行。在乳头附近的血流信号最丰富。乳腺的大小差异较大，尚无统一的正常值标准。在超声检查时应根据被检查者的年龄、所处的生理期等加以判断。同时应双侧对比，以便判断是否有异常。

二、常见疾病的超声表现

（一）乳腺增生症

乳腺增生症是一组以乳腺主质和间质不同程度增生为主要表现的病变，表现为乳腺小导管增生、扩张形成囊腔，导管及腺泡周围纤维组织增生及淋巴细胞浸润。好发年龄为 30~50 岁。本病的发生与内分泌紊乱有关，尤其是雌激素增高。临床症状与体征包括双侧乳腺周期性胀痛，月经前 3~4 天疼痛加剧，月经来潮后症状减轻。可触及多个大小不等的质韧结节，多呈圆形或条索状。

【超声表现】乳腺腺体结构紊乱，主要表现为低回声的小叶结构体积增大、数目增多。一般为双侧对称。腺体内可见多个大小不等无回声区，也可见大小不等的中等回声或低回声实性结节，边界清，体积一般较小，也可出现细小的点状钙化。

（二）乳腺纤维腺瘤

乳腺纤维腺瘤是乳腺最常见的良性肿瘤，常见于生育年龄的妇女。通常表现为无痛、实性、边界清楚的孤立性结节，触之可移动。部分患者可在同侧或双侧、同时或不同时发生多发性结节。

【超声表现】肿块呈圆形、椭圆形或分叶状；边界清晰，有完整包膜；多为低回声，内部回声均匀，后方无衰减；纵横径比值 ≤1；肿块可有侧方声影；与周围组织无粘连，加压时，可被轻度压缩（前后径减小）。CDFI 显示较小的纤维腺瘤往往无彩色血流信号出现；较大的肿瘤周边及内部均可见彩色血流信号，血流信号走行及形态均规则。脉冲多普勒可测及低速动脉血流，如图 6-8-59。

【鉴别诊断】乳腺癌、脂肪组织。

（三）乳腺导管内乳头状瘤

乳腺导管内乳头状瘤从广义上可分为位于乳晕区的中央型乳头状瘤及起源于末梢导管小叶单位的外周型乳头状瘤。中央型乳头状瘤可发生于任何年龄，但大多见于 40~50 岁，单侧乳头溢液，特别是血性溢液是最常见的临床症状，少数病例可在乳晕区触及肿块。外周型乳头状瘤常无明显的临床症状，常因 X 线或超声检查而发现。

【超声表现】

1. 典型的表现为病变导管囊状扩张呈无回声，内可见乳头状低回声或中等回声，直径约数毫米，如图 6-8-60。

2. 导管内乳头状瘤也可表现为乳晕处的导管扩张，管腔内可见边界清楚的低回声实性小结节。

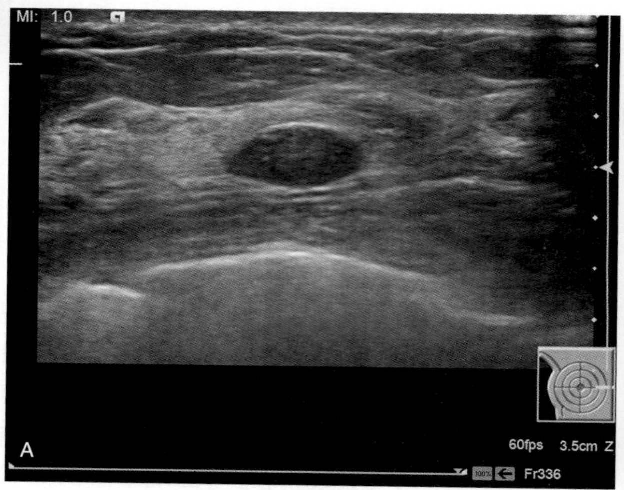

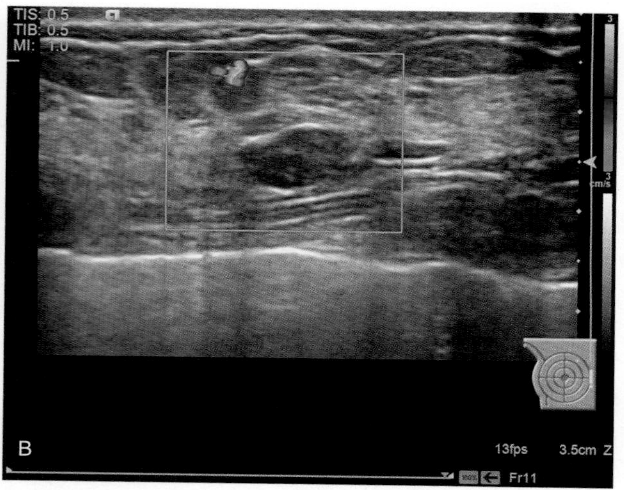

图 6-8-59　A. 右乳内纤维瘤，形态规则，边界清晰；B. CDFI：结节内未见血流信号

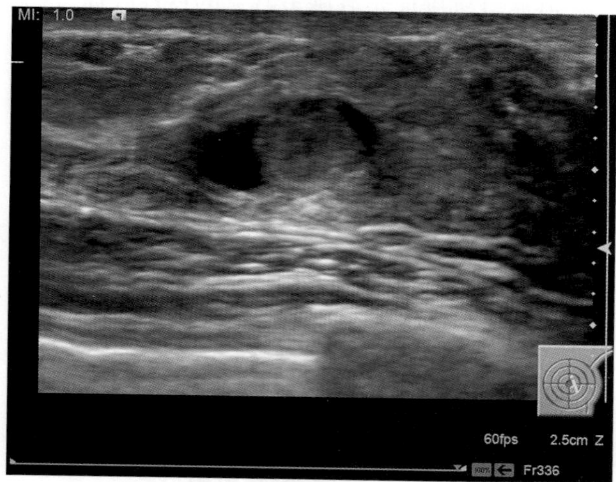

图 6-8-60　乳腺导管内乳头状瘤声像图表现

3. 部分导管内乳头状瘤声像图表现与乳腺其他良性肿瘤相同，表现为低回声的实性结节，尤其是外周型导管内乳头状瘤。CDFI 显示在部分导管内乳头状瘤中，彩色多普勒超声可见丰富血流，显示为轴心性的血流信号。部分导管内乳头状瘤彩色多普勒血流成像无特异性，与正常组织相似。

【鉴别诊断】乳腺增生症；导管内乳头状癌。

（四）乳腺癌

乳腺癌是起源于乳腺上皮的恶性肿瘤，最常见的是起源于末梢导管。多发于围绝经期的妇女。病因一般认为与雌激素长期作用有关。乳腺癌多见于乳腺外上象限，其次为乳腺中央区和内上象限。早期患者无明显症状，常为偶然发现乳房内肿块。肿块质硬，边界不清，多为单发。部分患者的症状为乳头异常（包括乳头溢液、乳头回缩等），疼痛等。

【超声表现】

1. 二维超声表现

（1）肿块内部多呈明显的低回声。小乳腺癌常呈均匀低回声，而较大癌肿可能因内部出血、坏死而出现内部囊性成分。乳腺癌病灶可伴有肿块后方回声衰减。

（2）肿块形态不规则，边界不清与毛刺，肿块周围可形成薄厚不规则的强回声晕。周边毛刺征及强回声晕是乳腺癌向周围组织浸润生长的典型特征。

（3）肿块纵横比>1，该征象尤其常见于小乳腺癌。

（4）微小钙化：多为簇状分布、直径范围 0.2~0.5mm 的点状强回声，其后方无声影。

（5）间接征象：包括库柏韧带连续性中断、皮肤水肿增厚和腋窝淋巴结肿大形态失常。

2. CDFI　大多数乳腺癌均表现为血流丰富，肿瘤越大、分化越差，血流越丰富。且肿瘤周边可见粗大的穿入型动脉血流，血流形态不规则，失去了正常的树状分支结构，呈盲端囊状扩张，常提示肿块恶性可能性大，如图 6-8-61。

【鉴别诊断】乳腺癌应与其他乳腺良性病变鉴别，除超声征象外，还需结合患者的年龄、症状和体征，做出综合判断。

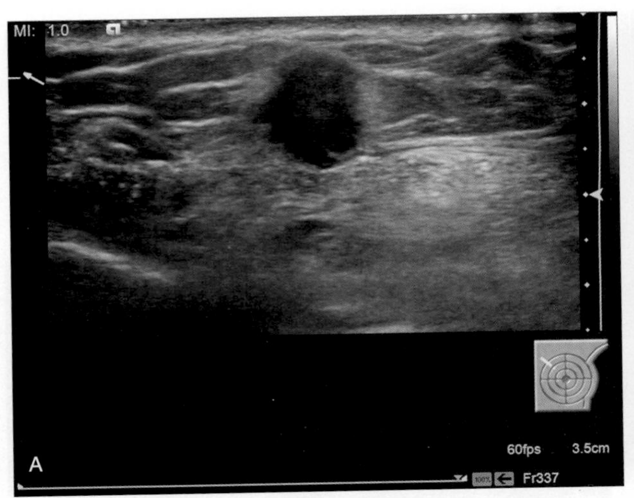

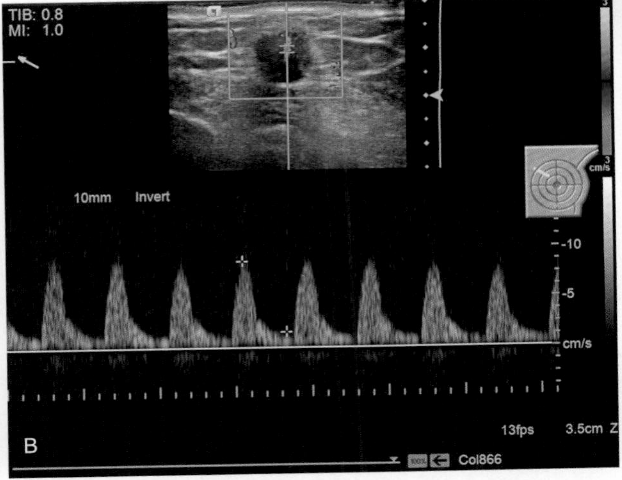

图 6-8-61　A. 乳腺癌的二维声像图表现；B. 乳腺癌的彩超表现

第六节　心脏超声检查

一、正常超声表现（包括标准切面）

（一）胸骨旁左心长轴切面

探头置于胸骨左缘第 3、4 肋间，该切面可清晰显示右室流出道、主动脉、左心房、室间隔、左心室、左室后壁、二尖瓣前后叶和主动脉瓣。该切面为最基本的切面，常规测量均在此切面上进行，如表 6-8-1、图 6-8-62。

表 6-8-1　正常人二维超声心动图测值

部位	正常值范围 /mm
主动脉根部前后径	25~33
主肺动脉内径	20~30
左房前后径	27~33
左室舒张末期前后径	42~52
室间隔舒张期厚度	7~10
左室后壁舒张期厚度	7~10

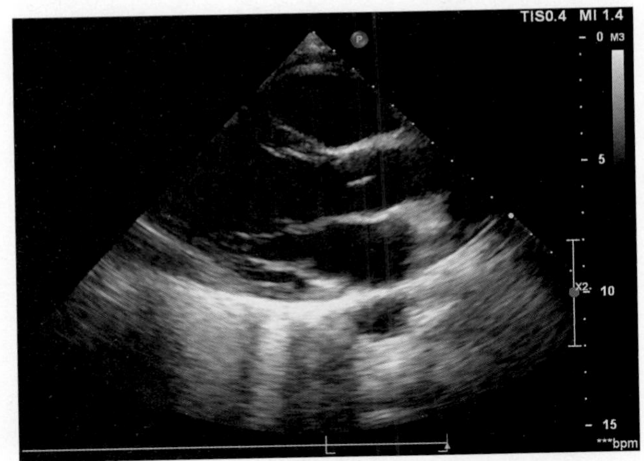

图 6-8-62　胸骨旁左心长轴切面

（二）心底短轴切面

探头置于胸骨左缘 2、3 肋间与前胸体表垂直，如图 6-8-63。该切面上主要用于观察以下内容。

1. 主动脉瓣、肺动脉瓣和三尖瓣的形态结构和活动情况。

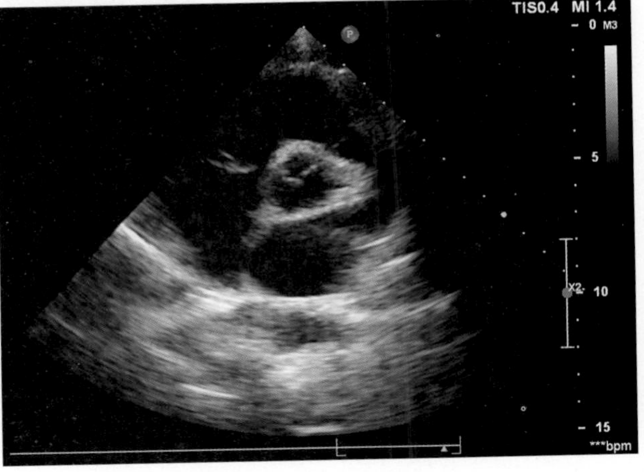

图 6-8-63　心底短轴切面

2. 肺动脉及其分支宽度。

3. 肺动脉分支与降主动脉之间有无交通。

4. 左房及左心耳内有无血栓等异常回声。

（三）二尖瓣水平短轴切面

在心底短轴切面的基础上将探头下移一肋间或稍将探头扫查平面向下倾斜即可。该切面主要用于观察二尖瓣的形态结构、活动情况及测量瓣口面积，如图 6-8-64。

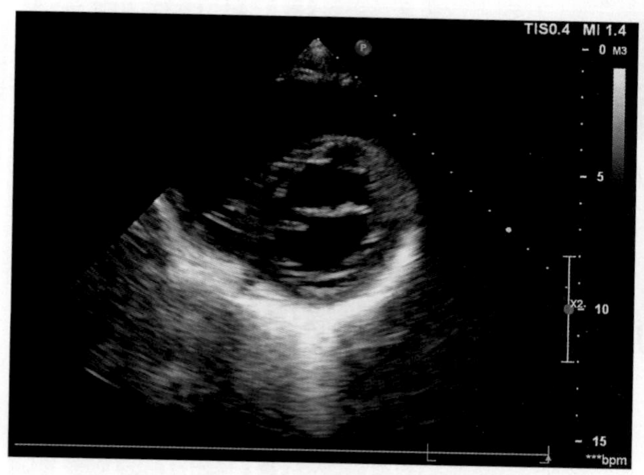

图 6-8-64　二尖瓣水平短轴切面

（四）乳头肌水平左室短轴切面

探头置于胸骨左缘第四肋间。该切面主要用于观察左、右室大小、形态、室壁活动情况和室壁厚度，如图 6-8-65。

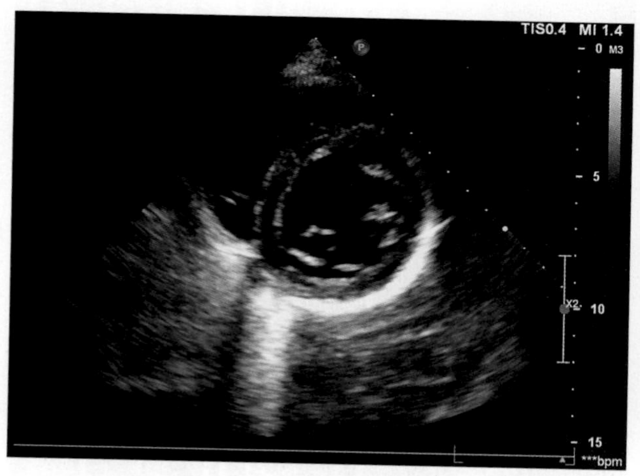

图 6-8-65　乳头肌水平左室短轴切面

（五）心尖位四腔心切面

探头置于心尖部位，与前胸体表近于平行，声束指向右侧胸锁关节。该切面可同时显示左右心室、左右心房、房室间隔，如图 6-8-66。四腔心切面主要用于观察以下内容。

1. 房室间隔是否完整。

2. 二尖瓣和三尖瓣的形态结构和活动情况。

3. 左右室壁的厚度和活动情况。

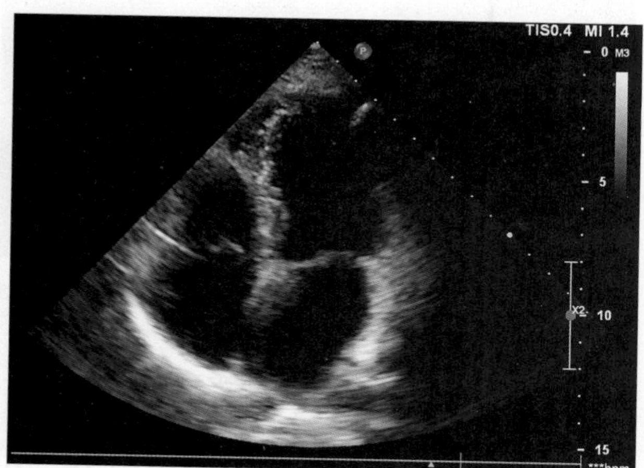

图 6-8-66　心尖位四腔切面

（六）心尖位二腔心切面

在心尖位四腔图基础上将探头逆时钟方向旋转约 45°，即可获得该切面。图像上只显示左心房和左心室两腔室，故称为二腔切面，如图 6-8-67。该切面主要用于观察左室前壁，左室下壁和心尖部的室壁运动情况。

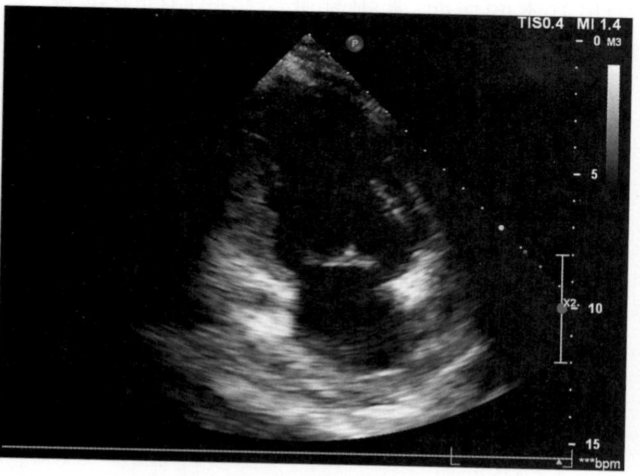

图 6-8-67　心尖位二腔心切面

（七）心尖位左心长轴切面

在心尖位二腔切面的基础上继续逆时钟方向旋转探头 45°，即可获得该切面。此切面上常用于多普勒观察测量二尖瓣口血流，如图 6-8-68。

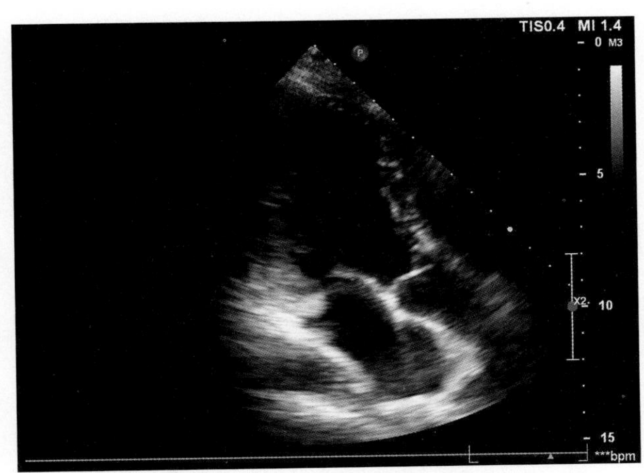

图 6-8-68　心尖位左心长轴切面

二、常见疾病的超声表现

(一) 高血压心脏病

高血压心脏病是指由高血压所引起的心脏功能与结构性的损害。主要血流动力学改变是由于全身动脉持续性收缩,外周血管阻力增高,左心收缩期负荷加重,导致心肌缺氧、胶原细胞增生、心肌肥厚及心肌重量增加,左室舒张功能减退,长期左心负荷过重进入失代偿期时,心肌收缩力减弱,心排血量下降,心室扩大,出现左心衰竭,晚期可发生全身衰竭。

【超声心动图表现】左室壁增厚;左心室内径正常或略减小,左心房轻 ~ 中度增大,至病程晚期失代偿时则显示左心室扩大,舒张末期容积增大;室壁运动异常,早期运动幅度增高,晚期室壁运动普遍降低;左心舒张功能减退;心肌重量增加等。

【鉴别诊断】主要与肥厚性心肌病和主动脉瓣狭窄鉴别。

(二) 心脏瓣膜病

心脏瓣膜疾病分为先天性和后天性。风湿性心脏瓣膜病最常见,其次为非风湿性的瓣膜脱垂、老年性瓣膜钙化等。

1. 二尖瓣病变　二尖瓣装置的任何部分形态和功能发生变化,都会引起二尖瓣的病变。其中二尖瓣狭窄是慢性风湿性心脏瓣膜病变中最常见的,瓣叶、腱索等二尖瓣装置因风湿性炎症水肿增粗、增厚、粘连,致使二尖瓣口狭窄,引起左房至左室血流受阻,左房血流淤滞,压力升高,左房增大,肺循环阻力增加,使右心负荷加重而扩大。

【超声心动图表现】瓣膜尤其是瓣尖增厚、开口减小。二尖瓣口开口面积<2cm^2。M 型显示瓣膜增厚,EF 斜率降低或消失呈“城墙样”改变,前后叶呈同向运动。二尖瓣狭窄程度的定量分析:①二尖瓣水平左室短轴切面直接测量二尖瓣口面积。②二尖瓣口面积可以根据公式:MVA(cm^2)= 220/PHT(ms)计算,如表 6-8-2。

表 6-8-2　超声心动图对二尖瓣狭窄程度的评估

狭窄程度	瓣口面积 / cm^2	平均压差 / mmHg	PHT/ms
轻度	1.5~2.0	<5	<150
中度	1.0~1.5	5~10	150~220
重度	<1.0	>10	>220

【鉴别诊断】风湿性二尖瓣狭窄的诊断需与先天性和退行性改变等引起的二尖瓣狭窄鉴别。

2. 主动脉瓣病变　最常见的主动脉病变为主动脉瓣关闭不全,可分为获得性或先天性,主动脉根和(或)瓣膜病变均可导致主动脉瓣关闭不全。常见原因包括风湿性心瓣膜病、瓣膜退行性变、感染性心内膜炎以及先天性主动脉瓣畸形等。

【超声心动图表现】主动脉瓣增厚,回声增强,瓣叶对合处有缝隙。主动脉搏动增强,左室内径增大。二尖瓣前叶舒张期可出现快速扑动波。CDFI:舒张期左室腔内起自主动脉瓣的反流束,可见反流频谱。主动脉瓣反流程度的定量分析,如表 6-8-3。

表 6-8-3　主动脉瓣反流程度的定量分析

关闭不全程度	反流束宽度 / mm	反流束宽度 / 流出道宽度	反流束面积	反流束面积 / 流出道面积	反流频谱 PHT/ms
轻度	3	<1/3	——	<1/3	>600
中度	3~6	1/3~2/3	<7.5	1/3~2/3	300~600
重度	>6	>2/3	>7.5	>2/3	<300

【鉴别诊断】生理性主动脉瓣反流、二尖瓣狭窄。

(三) 慢性肺源性心脏病

慢性肺源性心脏病是老年人的多发病。因呼吸道肺组织或肺部血管慢性病变,导致肺循环阻力增加,肺动脉高压,右心负荷增大,右室肥大,最后导致右心功能不全。

【超声心动图表现】右室流出道增宽;右室、右房增大;右室前壁增厚搏幅增强;室间隔增厚、搏幅低;主肺动脉及右肺动脉内径增宽;二尖瓣、三尖瓣活动曲线异常；三尖瓣前、二尖瓣前叶活动曲线异常；肺动脉高压征象等。CDFI：肺心病常伴有三尖瓣、肺动脉瓣返流。

【鉴别诊断】肺心病超声心动图表现多为非特异性的，需要排除其他疾病所致肺动脉高压及右心负荷过重。

第七节　颈部动脉的超声检查

一、正常颈、椎动脉超声表现

（一）颈总动脉

1. 二维超声　正常颈总动脉管壁呈“两明夹一暗”的结构，即内膜层（细线样连续光滑的等回声带）、中膜层（低回声暗带）、外膜层（清晰而明亮的强回声带），如图 6-8-69。IMT 是指颈动脉内中膜的厚度，正常值小于 0.1cm。

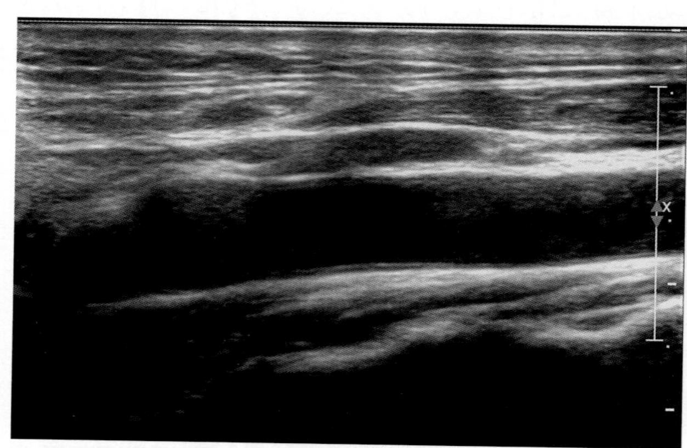

图 6-8-69　正常颈总动脉管壁结构

2. 彩色及频谱多普勒　正常颈总动脉的彩色多普勒血流从血管周边至管腔中心呈现由弱到强或由低速到高速或由暗到明亮的色彩变化。正常频谱为窄带型，收缩期频窗清晰，舒张期流速较低，收缩与舒张期血流信号同方向，血管阻力介于颈内动脉与颈外动脉之间。

（二）颈内动脉

1. 二维超声　正常颈内动脉自颈总动脉分出后出现局限性管径相对增宽，称颈内动脉球部，如图 6-8-70。球部以远的颈内动脉管腔大小相对均匀一致。颈内动脉与颈外动脉及颈总动脉远端在同一断面可以显示出典型的 Y 字形结构。

2. 彩色及频谱多普勒　正常颈内动脉近段球部，彩色血流成像显示低速涡流红蓝相间的血流信号。在球部以远的颈内动脉管腔内径相对减小，局部血流恢复层流状态，CDFI 成像再次出现中心亮带血流特征。正常颈内动脉收缩期与舒张期血流速度具有对称性（PSV/EDV=2~2.4 : 1）、低阻力型特征（阻力低于颈总动脉）。

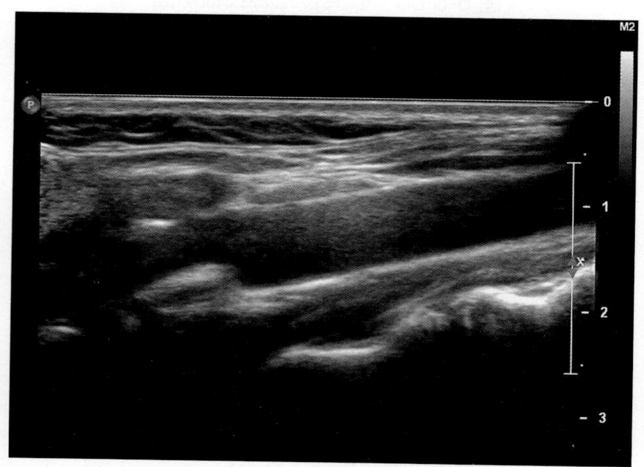

图 6-8-70　正常颈总动脉分叉处及颈内动脉球部

（三）颈外动脉

1. 二维超声　颈外动脉自颈总动脉分出后即可观察到多个分支，是颈外动脉与颈内动脉鉴别的血管结构特征。

2. 彩色及频谱多普勒　血流特征同颈内动脉。正常颈外动脉血管阻力高于颈总动脉，血流频谱为高阻力型。

（四）椎动脉

1. 二维超声　正常椎动脉的二维超声显示为节段性血管腔结构（椎动脉行于横突孔），如图 6-8-71。当出现椎动脉绕行一个或多个椎体前方上行时，可以观察到长段无椎体遮挡的椎动脉管腔，即生理性走行变异。

2. 彩色及频谱多普勒　血流充盈具有中心亮带血流分布特征。当存在双侧管径生理性不对称时，管径纤细一侧可以无典型中心亮带征，呈现低速单一色彩血流成像。椎动脉血流频谱为低阻力型，与颈内动脉相似。

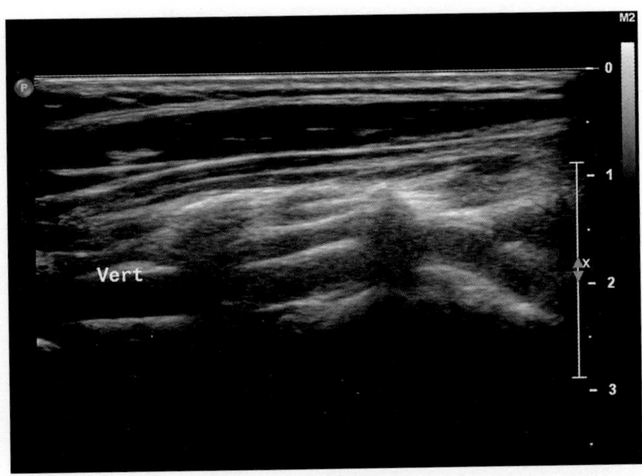

图 6-8-71　正常椎动脉走行于椎间孔

二、常见疾病的超声表现

（一）颈动脉粥样硬化

颈动脉粥样硬化好发于颈总动脉分叉处和主动脉弓的分支部位。动脉粥样硬化斑块可分为单纯型和复合型两大类。

【超声表现】

1. 颈动脉壁　通常表现为管壁增厚、内膜毛糙。早期动脉硬化仅表现为内膜增厚，少量类脂质沉积于内膜形成脂肪条带，呈线状低回声。

2. 粥样硬化斑块形成　多发生在颈总动脉近分叉处，其次为颈内动脉起始段，颈外动脉起始段则较少见。斑块形态多不规则，可以为局限性或弥漫性分布。斑块可呈低回声、等回声者或强回声，如图 6-8-72。

3. 狭窄程度的判断　轻度狭窄可无明显湍流；中度狭窄或重度狭窄表现为血流束明显变细，且在狭窄处和狭窄远端呈现色彩镶嵌的血流信号，峰值与舒张末期流速加快；完全闭塞者则闭塞段管腔内无血流信号，在颈总动脉闭塞或者重度狭窄，可致同侧颈外动脉血流逆流入颈内动脉。对于颈动脉狭窄程度评估的血流参数，可参考 2003 年北美放射年会超声会议的检测标准，如表 6-8-4。

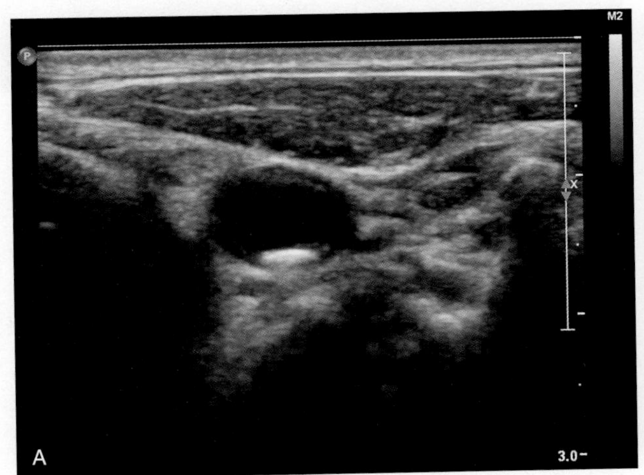
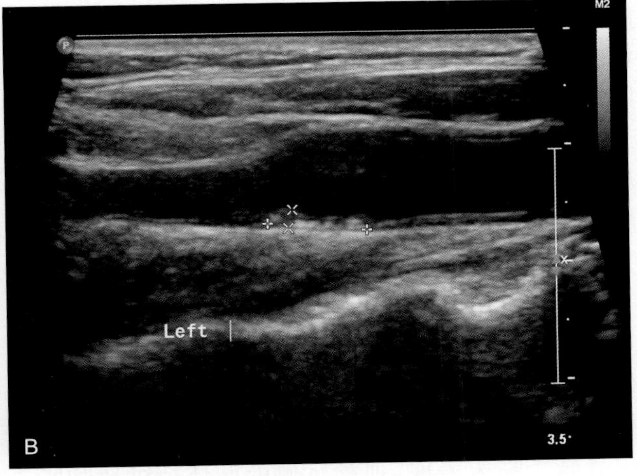

图 6-8-72　A. 颈总动脉壁上可见强回声斑块；B. 颈动脉分叉处后壁混合回声斑块

表 6-8-4　2003 年美国放射年会超声会议公布的标准

狭窄程度	PSV/（cm·s⁻¹）	EDV/（cm·s⁻¹）	$PSV_{颈内动脉}/PSV_{颈总动脉}$
正常或<50%	<125	<40	<2.0
50%~69%	≥125，<230	≥40，<100	≥2.0，<4.0
70%~99%	≥230	≥100	≥4.0
闭塞	无血流信号	无血流信号	无血流信号

【鉴别诊断】本病主要应与多发性大动脉炎累及颈动脉、颈动脉瘤鉴别。

（二）椎动脉闭塞性疾病

大多由于动脉粥样硬化或多发性大动脉炎所致，好发部位为椎动脉起始部。狭窄可导致椎基底动脉供血不足症状。

【超声表现】

1. 椎动脉管壁增厚，内膜毛糙，可伴有斑块形成。

2. 管腔明显狭窄，同时可见狭窄处血流束变细，彩色血流紊乱，峰值流速局限性加快，频带增宽。完全闭塞则闭塞段管腔内无血流信号。狭窄或闭塞远端椎动脉呈狭窄下游频谱改变。对侧椎动脉可呈现代偿性改变，表现为内径增宽、流速加快和血流量增加。

【鉴别诊断】椎动脉狭窄与椎动脉不对称鉴别，椎动脉完全闭塞与椎动脉缺如相鉴别；颈动脉、锁骨下动脉等病变引起椎动脉频谱或流速改变应与椎动脉本身狭窄相鉴别。

第八节 四肢血管超声检查

一、四肢静脉超声检查

（一）正常四肢静脉超声表现

1. 二维超声 正常四肢静脉管壁菲薄，在二维超声上表现为细线状；内膜平整、光滑；管腔内的血流呈无回声，高分辨力超声仪可显示流动的红细胞而呈现弱回声；具有可压缩性，探头加压可使管腔闭合。四肢静脉内径可随呼吸运动而变化，在深吸气或乏氏动作时，静脉内径增宽。

2. 多普勒超声

(1) 彩色多普勒：正常四肢静脉内显示单一方向的回心血流信号，挤压远端肢体时，管腔内血流信号增强，而当挤压远端肢体放松后或乏氏动作时则血流信号立即中断或短暂反流后中断。

(2) 频谱多普勒：①自发性；②期相性；③乏氏反应；④单向回心血流；⑤血流信号增高：肢体静脉突然受压时会使静脉回心血量和流速增加。

（二）常见疾病的超声表现

1. 四肢深静脉血栓形成 深静脉血栓形成常见于年老体弱者、外科术后卧床者、高凝状态以及使用某些药物或介入治疗后。某一部位的静脉血栓形成后可逆行和/或顺行蔓延而累及整个肢体深静脉。临床表现：血栓远侧的肢体持续地肿胀，站立时加重；患者有患肢疼痛和压痛，皮温升高，慢性阶段有瓣膜功能受损的表现，有浅静脉曲张；血栓脱落可造成肺栓塞。

【超声表现】

(1) 管腔内异常回声，常为低回声，也可以是无回声、中等或高回声。

(2) 血栓段静脉内径往往增宽，管腔不能被探头压瘪，如图 6-8-73。

(3) 血栓段管腔内无血流信号，或仅可见少量血流信号。

(4) 当血栓使静脉完全或大部分闭塞时，人工挤压远端肢体可见血栓近端静脉血流信号增强消失或减弱；血栓远端静脉血流频谱变为带状，失去周期性及 Valsalva 反应减弱甚至消失。

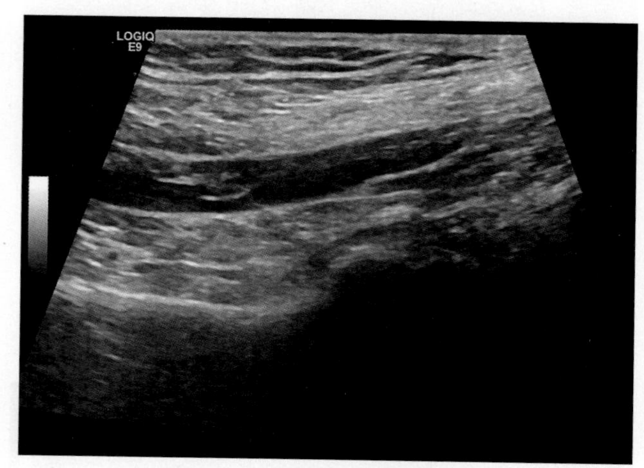

图 6-8-73 股浅静脉内血栓形成

【鉴别诊断】要注意与仪器调节不当造成的血栓伪像、周围肌肉脂肪或软组织、外压性静脉狭窄、静脉血流缓慢、肢体淋巴水肿、动脉栓塞鉴别。

2. 下肢深静脉瓣膜功能不全 是临床常见的静脉疾病之一。瓣膜功能不全时，造成血液反流，静脉高压。分为原发性与继发性两类。后者是继发血栓形成后的后遗症，故又称下肢深静脉血栓形成后综合征。两者临床表现均为下肢深静脉功能不全所引起的一系列症状，包括下肢胀痛、肿胀、浅静脉曲张，足靴区皮肤出现营养性变化，有色素沉着，湿疹和溃疡。

【超声表现】挤压远端肢体放松后或 Valsalva 试验时管腔内血液反流。利用多普勒频谱可测量静脉反流持续时间、反流最大流速和反流量等。若超声发现某段深静脉反流持续时间>1 秒，则一般可提示该静脉瓣膜功能不全。轻度反流，1~2 秒；中度反流，2~3 秒；重度反流，大于 3 秒。

二、四肢动脉的超声检查

（一）正常四肢动脉超声表现

1. 二维超声 正常四肢动脉走行自然，管腔清晰，管径无局限性狭窄或扩张，无斑块或血栓栓塞。

2. 彩色多普勒　正常肢体动脉管腔内彩色血流充盈好，呈红色和蓝色。彩色血流具有搏动性，表现为与心动周期内动脉流速变化相一致的周期性彩色亮度变化。

3. 频谱多普勒　静息状态下，正常四肢动脉的血流频谱呈典型的三相波，即收缩期为快速上升的正向波，舒张早期的短暂反流形成反向波，以及舒张晚期为低速正向波。

（二）常见疾病的超声表现

下肢动脉粥样硬化在下肢动脉疾患中，动脉的狭窄、闭塞性病变几乎绝大部分都是由动脉硬化所引起。

【超声表现】

1. 二维声像图　动脉内膜增厚、毛糙，内壁可见大小不等、形态各异的斑块，较大的强回声斑块后方常伴声影。

2. 彩色血流成像　狭窄处可见血流束变细，狭窄处和靠近狭窄下游可见杂色血流信号。若为闭塞，则闭塞段管腔内无血流信号，如图6-8-74。狭窄或闭塞的动脉周围可见侧支血管，病变常呈节段性，好发于动脉分叉处，一处或多处动脉主干的弯曲区域。

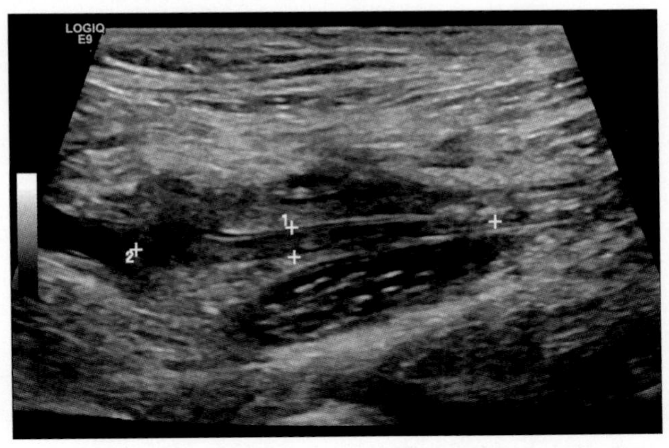

图6-8-74　腘动脉闭塞

3. 频谱多普勒　狭窄处峰值流速加快，频带增宽，舒张期反向波峰速降低或消失。闭塞段动脉管腔内不能引出多普勒频谱。狭窄或闭塞远端动脉血流阻力降低，收缩期加速时间延长，加速度减小。

【鉴别诊断】要与大动脉炎、血栓性脉管炎鉴别。

第九节　超声检查的未来发展方向和前景

随着人们经济水平的不断提高以及健康观念的普及和提升，健康体检已经成为大众自我健康管理的重要部分，而超声作为一种无创价廉的检查手段，越来越受到人们的青睐。超声检查是现阶段健康体检中的重要部分，通过超声检查，可以尽早发现腹部、心脏、血管、浅表脏器的结构或功能变化，为疾病的早筛查、早评估、早干预提供机会；也可以对一些疾病进行长期观察监测，以便对检后干预方案进行动态调整。

在过去的数十年中，诸多新技术的涌现推动了超声影像学的发展，超声影像学经历了从无到有、从黑白到彩色、从单纯到全面的发展历程，近年来一些超声新技术的广泛应用，更是推动了超声影像学成为影像评估的重要方法。相信随着计算机和影像技术的进步，以及人工智能的应用，超声影像在健康管理中也将继续展现其独特的优势。

未来超声影像在健康管理领域的发展可概括为以下几个方面。

1. 图像更加清晰，应用更加广泛、系统　受益于全数字化计算机系统的开发和利用，以及各种宽频带探头仪器的使用和高速度的图像处理能力，超声检查的图像正朝着超高分辨力的方向发展。各种新的超声检查技术的不断涌现，使超声检查更广泛地应用于全身各个系统，甚至有望实现智能化的全身扫描。

2. 显像和成像模式更加丰富、多元　三维超声是利用计算机软件对一组二维断面图像进行重建，从而获得组织的立体形态和结构，还可显示组织任意剖面的图像，更形象、直观地显示整体结构，实现更准确的定位诊断。目前，主要用于妇产科和心脏诊断，相信未来在健康体检领域可以得到更广泛应用。通过图像的自动获取和重建，使超声结果更加直观、形象，易解读。

3. 设备更加便携，检查模式更加优化　超声检查模式向微型化、智能化发展，超声检查以其方便快捷、实时的优点受到人们的青睐，随着技术的进一步的发展，同其他终端设备一样，超声设备也将实现更加智能化。便携式超声仪的出现则是其中的一个重要节点，进一步扩展了超声的应用领域。同时，各种高精密微小探头的出现，使超声适用于多种特殊的检查。不断发展和完善的图像存储系统(picture archiving and communication systems，PACS)和图像数字标准格式化(digital imaging and communications in medicine，DICOM)技术，为现代化的医疗模式和临床交流奠定了基础和平台。相信在健康管理领域智能化的实现也具有重大意义，如人们可通过终端自动获取图像，并与医师之间通过电子信息交流，极大地方便了健康管理效率的提升和自我管理的实现。

4. 超声新技术以及自动分析技术的发展，在疾病早期检出和精准诊断方面将有更大贡献。弹性成像技术是利用组织硬度及弹性与病理相关的原理对病变部位成像，从而获得病变部位组织特征的信息，对病变的良恶性做出判断，在各种肿瘤性和纤维化疾病的诊断和鉴别诊断中具有巨大的潜力。超微血管成像、超声造影技术可以明显提高超声诊断的分辨力、敏感性和特异性，增强了疾病的诊断信心，有助于疾病早期的精准诊断。自动分析技术以提供定量、客观的技术手段，促进超声从主观走向客观，从定性走向定量，从人工走向智能，从单一诊断走向全局分析，有助于充分发挥超声影像的医学价值。

(张婷婷 张青 胡向东 刘松兰 叶艺 彭凯)

参考文献

1. 姜玉新. 医学超声影像学 [M]. 北京: 人民卫生出版社, 2010.
2. 周建桥, 詹维伟, 超声乳腺影像报告数据系统及其解读 [J]. 中华医学超声杂志 (电子版), 2011, 8 (6) 84-88.
3. 姜玉新, 戴晴. 超声诊断科诊疗常规 [M]. 2 版. 北京: 人民卫生出版社, 2011.
4. 张岐山, 郭应禄. 泌尿系超声诊断治疗学 [M]. 北京: 科学技术文献出版社, 2001.
5. 周永昌, 郭万学. 超声医学 [M]. 6 版. 北京: 人民军医出版社, 2011.
6. 李秀昆, 刘磊, 赵萍, 等. 膀胱癌超声形态学分型的声像图特点分析及应用价值 [J]. 中国实验诊断学, 2011, 15 (12): 2114-2115.
7. 唐杰, 温朝阳. 腹部和外周血管彩色多普勒诊断学 [M]. 3 版. 北京: 人民卫生出版社, 2007.
8. 李建初, 蔡胜. 假性动脉瘤的彩色多普勒超声征象及其临床意义 [J]. 中华超声影像学杂志. 2010. 10 (8). 473-475.

第九章 放射影像检查

第一节 放射影像检查在健康体检中的应用与意义

电子技术和计算机技术的发展使更多的医学影像检查应用到体检项目中。临床常用的影像检查有X线成像、CT成像、磁共振成像、超声成像及核医学成像等。

一、X线成像

X线成像是基于X线对人体组织的穿透性以及不同组织由于厚度、密度差异，对X射线吸收衰减不同而形成图像。高密度、高厚度组织在X线片呈白色，低密度、低厚度组织则呈黑色。X线检查可获得永久性图像记录，对复查疾病的进展有重要帮助，是目前呼吸系统、骨关节系统、消化系统等疾病的常规影像学检查方法。

1. 按照检查手段不同分为普通检查和造影检查。普通检查为不应用造影剂的一般透视或拍片检查。造影检查是将造影剂引入体内的腔、隙、管、道内的检查，按照与正常组织器官的密度比较，分为高密度造影剂和低密度造影剂。

2. 按照成像方式不同分为透视检查和摄影检查。透视检查简单易行，可以通过不同体位动态观察、了解心脏大血管搏动、膈肌运动、胃肠蠕动等，但缺乏永久性图像记录、图像分辨率差。摄影检查是目前最常用的检查方法，可永久性地记录图片，缺点是只能得到一个方向的二维重叠图像，不可进行病变活动观察。

3. 数字X线成像和数字减影血管造影。数字X线成像（digital X-ray imaging，DR）是将普通X线装置同电子计算机相结合，将模拟信息转换为数字信息而得到数字图像的成像技术。数字减影血管造影（digital subtraction angiography，DSA）是通过电子计算机进行辅助成像的血管造影方法，较以往所用的常规脑血管造影，更清晰、直观和精细。

4. X线成像检查在健康体检中的意义。目前，在健康体检中应用X线检查主要用于胸部、骨关节、乳腺等部位的体检中。

（1）胸部X线检查：X线摄影产生的辐射比X线透视要少得多，并且图像清晰度也大大提高，还具有长久保存影像资料的功能。综合临床及经济因素，在40岁以下成年人健康体检中，胸部X线检查作为常规项目。

（2）骨关节X线检查：X线具有检查普遍、经济、直观的特点，在健康体检中，膝关节、腰椎及颈椎X线检查最为常见。

（3）乳腺X线检查：能比较全面而正确地反映出整个乳房的大体解剖结构，对于乳腺癌筛具有重要临床意义。

二、CT成像

计算机断层扫描（computer tomography，CT）是X线束穿过人体特定层面进行扫描，经计算机处理而获得的重建图像。不同于X线检查通过组织厚度和密度差获得的重叠图像，CT图像的分辨率由图像的像素所代表的对应体素的大小决定，体素由扫描野的大小、矩阵的行列数及层厚决定，扫描野越小，矩阵数越多，层厚越薄，其分辨率越高。

1. CT成像优缺点

优点：密度分辨率明显优于X线检查图像，扫描速度快，一次扫描，可以较大范围显示扫描范围。

缺点：CT检查具有一定射线，增强扫描时存在造影剂的不良反应，较难发现器官组织结构的功能变化。

2. 按照CT检查时造影剂的应用与否，可将CT检查分为平扫和增强扫描。

（1）平扫：为血管内不给予造影剂的单纯CT扫描，对腹部扫描有时给予口服造影剂，如水、碘剂等也属平扫范围。

（2）增强扫描：为了观察病变组织的血供及其与血管的关系，常进行此种强化扫描方式。一般从肘静脉注射含碘造影剂进行病变区扫描。扫描可分为常规增强扫描和动态强化扫描。

3. CT特殊检查技术 包括：三维CT成像、CT血管成像、CT仿真内镜、定量CT等。

4. CT检查在健康体检中的意义 CT检查具有方便、迅速，图像清晰，病变的检查率和诊断准确率高等特点，可显示X线检查无法显示的器官和病变。因此，在体检中，CT检查对于胸部、心血管系统、盆腔等部位的筛查有着重要意义。

(1)脑部CT：对于急性期脑出血和蛛网膜下腔出血诊断具有重要诊断意义，但对于显示腔隙性脑梗死、微灶渗血、轻度退行性脑白质脱髓鞘显示欠佳，所以不建议将头部CT作为健康体检的常规项目。

(2)胸部CT：与X线检查相比，更能精准显示肺部肿物的性质、位置、范围及与纵隔的解剖关系，有助于病变的定性诊断。因此，在健康体检中，推荐胸部CT作为肺癌早筛的首先检查。

(3)肝脏CT：平扫+动态增强扫可显示肝内占位性病变的形态、轮廓、坏死、出血及生长方式等，可作为有慢性肝炎病史患者的进一步体检项目。

三、PET/CT成像

正电子发射计算机体层显像仪(positron emission tomography and computed to mography，PET/CT)是正电子发射断层(positron emission tomography，PET)和CT组合而成的成像系统，是目前全世界最高端的影像学设备。

1. PET/CT优点 较目前其他手段灵敏度高、准确性好，检查可一次全身成像，可发现高危微小病灶，对许多疾病(尤其是肿瘤和最为常见的心脑血管疾病)具有早发现、早诊断的价值。PET/CT不仅能够发现肿瘤的原发病灶，而且能发现早期的转移灶。PET/CT检查还可判断大脑或心脏是否存在早期的缺血、缺氧等功能方面的异常，有助于指导受检者及时采取早期预防措施。

2. PET/CT缺点 检查价格高昂，且存在一定的风险。目前推荐PET/CT用于健康人群的常规体检。

四、磁共振成像

磁共振成像(magnetic resonance imaging，MRI)是利用人体氢原子核(质子)在巨大、恒定、均匀磁场中受射频脉冲激动后共振、经接收线圈接收后计算机处理的人体断面图像。

1. 按照MRI检查时造影剂使用与否分为平扫和增强扫描

(1)平扫：不使用造影剂的常规扫描，在腹部检查时有时给患者口服一些顺磁性药物，一般为轴位、矢状、冠状三维成像，采用不同的层厚、层间距。

(2)增强扫描：经肘静脉注射造影剂，更有利于发现病变的范围，判定病变的性质。

(3)MRI特殊成像技术：如磁共振胰胆管成像(magnetic resonance cholangiopancreatography，MRCP)，功能磁共振成像(functional magnetic resonance imaging，fMRI)等。

2. MRI成像优缺点

(1)优点：MRI成像安全无辐射，具有更好的组织分辨率和清晰度，可进行多维度、多序列扫描，更好显示病变细节。

(2)缺点：MRI成像检查时间较长，不适合幽闭恐惧症、危重和高热检查者；机器昂贵，检查费用高。

3. 磁共振检查在健康体检中的意义

(1)中枢神经系统疾病的诊断：MRI在脑部、脊髓病变的诊断中建议作为首要检查。磁共振在不使用造影剂的前提下，可无创获得三维血管影像，头MRI和磁共振血管成像(magnetie resonance angiography，MRA)在健康体检中的应用，使得脑血管疾病及颅内肿物的检出率更高，使颅内疾病能够尽早发现，尽快治疗。

(2)脊柱及骨关节疾病的诊断：如颈椎、胸椎、腰椎MRI及双膝关节MRI，可清晰显示椎间盘、半月板、韧带、软骨，肌肉等结构，MRI检查对于脊柱及骨关节疾病的诊断尤为重要，能够提高疾病检出率，同时精准判断疾病的严重程度。

第二节 健康体检影像检查方法的选择

随着人们健康观念的不断进步，健康体检逐渐受到大家的重视。各种先进的影像检查技术不断应用于健康体检，为早期发现疾病提供了重要的技术支持。各种影像检查有着其自身特点，对于健康体检来说，并非是越先进或者价格越高的检查就越好，合理运用这些检查是十分必要的。

一、影像学检查的特点

各种影像学检查技术迅速发展，从早期单纯提供解剖学信息发展到能够提供功能及代谢信息，在身体出现症状之前就能早期发现机体的改变，甚至是分子水平的改变，所以各种影像学检查在健康体检中的地位也越来越重要。不同的影像学检查有不同的特点和适应证，合理选择运用这些技术，发挥各自的优势，减少不必要的不良反应尤为重要。

（一）X线透视及摄影

1. X线透视　设备简单、操作方便、价格低廉，可以从多个角度观察人体的连续动态活动图像。但其受操作者技术水平的影响较大，设备无法留下完整的客观记录。随着其他影像学检查技术以及内镜的进步，其临床应用逐渐减少，甚至已被很多医院淘汰。

2. X线摄影　辐射剂量小，客观记录、存档图像，是目前常用的健康体检方法之一。其主要用于胸部、骨骼和关节、乳腺等部位。但是X线得到的是二维重叠图像，很难做到病变的早期发现。

（二）超声检查

超声检查安全无辐射、操作简便、价格低廉、重复性好。但是超声图像属于低分辨率检查技术，对操作者的技术水平也有较大的依赖性。目前，主要应用于浅表软组织、腺体、心脏大血管、腹腔内实质脏器等部位的检查。

（三）CT检查

CT检查作为一种断层扫描，能够快速提供高分辨率的二维及三维图像，尤其是对于一些微小病变，有着其他检查无法比拟的优势，是健康体检最重要的手段。但由于其存在电离辐射，对于妊娠期妇女及儿童有一定的限制，重复检查的次数也受到限制。目前，随着CT扫描技术的发展，辐射剂量大大降低，低剂量CT越来越受到重视，其在健康体检中的应用势必日益广泛。

（四）MRI检查

MRI检查有着很好的软组织分辨力，无电离辐射，并且能够进行功能成像和分子成像，广泛应用于神经系统、腹腔实质脏器、骨骼和肌肉、乳腺等脏器疾病检查。但是由于MRI检查扫描时间长，价格较贵，对于常规健康体检不建议作为首选的影像学检查。

（五）PET/CT检查

PET/CT能够反映细胞的代谢功能，是最重要的功能成像手段，目前最常用的成像药物是^{18}F-FDG。对于恶性肿瘤早期诊断、心肌活力判断等要优于其他检查。PET/CT检查价格昂贵，且存在电离辐射，不适用于常规健康体检。但是对于重点高危人群，尤其是有遗传倾向的肿瘤家族史者可以选择。

二、影像学检查选择的基本原则

影像学检查选择的基本原则：安全、有效、简便、经济。一般是先简单、后复杂；先廉价、后昂贵；具体情况具体选择。任何一种医学影像学检查方法都具有自己的优点和不足，在不同场合下，它们的作用和地位也各不相同。应该发挥不同检查的优势，取长补短，还要强调各种成像手段的优选和不同成像诊断的综合应用。既要避免盲目检查、重复检查和随意选择影像检查技术的行为，也不要忽略必要的进一步高级检查，避免漏诊、误诊。孕妇及儿童对于电离辐射敏感，尽量避免产生电离辐射的检查，减少无明显受益的影像学检查。对于必需的检查，也应该优先选择超声或者MRI。

三、影像学检查时需要考虑的因素

在健康体检机构，为方便体检客户体检选项，都设计了不同的体检套餐，体检项目的设置不是简单的罗列，是由专家根据常见病、多发病，综合年龄、性别因素设置。套餐只作参考，参检者可以根据自己的需要或医生建议自由加减体检项目。体检医生在协助参检者选择体检项目时考虑三个方面的综合因素：①慎重而准确地应用目前可获取的最佳研究证据。②结合临床医师个人的专业技能和临床经验。③尊重参检者的选择和价值观。

四、常见影像学检查方法的选择

（一）头颈部检查

头颅CT检查能够同时显示脑内及颅骨的异常改变，可用于脑部疾病的初步筛查。MRI在神经系统的检查中优势明显，可用于CT的有力补充，对于脑部疾病的定性诊断为首先检查。颈部有甲状腺、丰富的大血管，它们位置表浅，超声是优先选择的检查方法。

（二）胸部

胸透虽然价格低廉，但清晰度低，无法保留客观影像学资料，在健康体检中已被淘汰。胸部X线在条件有限及40岁以下成年人健康体检中一般作为常规项目。40 岁以上病变发生率高，胸片漏诊率高，40 岁作为胸部 CT 体检项目选择的最低年龄限度。50 岁以上为胸部 CT 体检的推荐年龄，而 40 岁以下年龄段应以胸部 X 线检查为首选。

（三）心脏检查及大血管

X 线平片检查仅能显示心脏、大血管的轮廓、形态，瓣膜以及动脉壁上的钙化。

超声检查在心脏大血管疾病的检查中有重要的地位，能实时显示心脏瓣膜的形态、活动状况、增厚程度、关闭情况和附着位置等，还能观察血流动力学变化，各房、室大小及心脏功能。在诊断心瓣膜病、先天性心脏病、心肌病、心包积液及缩窄性改变，心腔内良、恶性肿瘤以及进行心室壁厚度的测量等方面，超声检查可作首选筛选的影像学检查方法。

对于可疑冠状动脉疾病或者高危人群，冠脉 CTA 是首选的影像检查。目前“双低”CT（低辐射剂量、低碘造影剂）扫描逐渐被推广，冠脉 CTA 的应用逐渐增加。

心脏 MRI 在心肌病以及大血管疾病的诊断中是对于 CT 及超声的有益补充。

（四）乳腺

女性乳腺常规体检推荐使用乳腺 X 线摄影，经济高效、观察全面，尽管存在一定的辐射，但对发现钙化等优于超声，目前多项指南推荐钼靶成像作为乳腺检查的重要手段。对于超声及乳腺 X 线检查无法定性的疾病建议进一步进行 MRI 检查。

（五）腹部

腹部脏器结构复杂，涉及多个系统，超声作为一种便捷的检查手段，是首选的影像学检查方法。超声在肝、胆、胰、脾、肾脏、膀胱、子宫及附件、前列腺等都有着很好的敏感度和较高的特异度，CT 和 MRI 能够起到很好的补充作用，帮助病灶精确定位和定性。对于肾上腺、输尿管这类腹膜后位置较深的脏器，超声的应用受到一定限制，CT 和 MRI 由于能够提供断层图像，是优先推荐的检查。

对于食管、胃、肠这类空腔脏器来说，消化道造影能够很好显示管腔、黏膜的情况，至今仍是重要的检查手段，尤其是气钡双重造影，能显示更多的细节。相对于内镜检查，受检者更容易耐受。但是对于年老体弱者以及无法很好配合的受检者，CT 扫描以及消化道仿真内镜重建可以部分取代消化道造影，而且能够全面显示管腔周围的情况。

（六）脊柱、四肢关节检查

脊柱及关节病变在老年人中发病率较高，对于有上述病变临床症状的患者建议初步做 X 线摄影检查，有治疗需求的考虑进行 CT 重建或 MRI 检查。

总之，影像学检查在健康体检中位置举足轻重，是不可或缺的部分。面对如此多的影像学检查，合理地选择，以最经济、最安全的方式获得最大收益是基本的出发点。此外，我们应结合受检者的年龄、生活习惯和背景、身体基本情况、其他物理及实验室检查结果，综合判断，以选择最优的影像学检查，尽量避免检查带来的副损伤，并降低检查成本。

第三节　胸部病变的医学影像检查与实施

随着中国工业化、城市化进程和社会节奏不断加快，危害人体健康的因素日益增多，呼吸系统疾病发病率逐年增高，其中肺癌已成为发病率和死亡率上升最快的恶性肿瘤。胸部影像检查方法包括数字 X 线摄影（DR）、计算机体层摄影（CT）、磁共振成像（MRI），以及高分辨率计算机体层摄影（high resolution CT，HRCT）和正电子发射体层显像（positron emission tomography，PET）等。

DR 具有操作简便、检查速度快、检查费用低等优势。但 DR 是二维影像，组织结构互相重叠，易漏诊；DR 的密度分辨率有限，对细微结构显示欠佳；X 线有辐射损伤。

CT 采用横断层面成像，影像无前后重叠，病变定位更准确；密度分辨率高，能进行密度测量，提高病变的检出率，对病变定性诊断的能力较 X 线明显提高。CT 的空间分辨率不及 DR，但三维重建 CT 使空间分辨率得到很大程度的弥补；CT 的辐射剂量较 X 线大。

HRCT 是薄层（1~2mm）扫描及高分辨率算法重建图像的检查技术，主要用于观察病灶的微细结构，是胸部常规扫描的一种补充手段。

MRI 无电离辐射，对人体安全无创；多序列成像、多参数成像，为明确病变性质提供更丰富的影像信息。MRI 对质子密度低的肺部结构显示不佳，胸部检查主要用来显示纵隔、胸壁病变；检查时间长、费用高。

PET 是目前唯一可在活体上显示生物分子代谢、受体及神经介质活动的影像技术；灵敏度高，当疾病早期处于分子水平变化阶段，病变区的形态结构尚未呈现异常，CT 检查还不能明确诊断时，PET 检查即可发现病灶所在。特异性高，可以根据恶性肿瘤高代谢的特点，对 CT 定性困难的病变，做出定性诊断。但是，PET 检查费用昂贵。多种影像检查方法的综合应用，更利于准确评估病变范围、性质。

肺部疾病可归纳为以下几类：①结节与肿块；②空洞与空腔；③增殖性病变；④纤维性病变；⑤肺泡实变；⑥钙化病变。

一、结节与肿块

结节是指肺内病灶直径≤3cm。对于肺结节性病变，建议选用 HRCT 以显示结节内部、边缘及与周围肺组织的关系，利于病变的定性诊断及随访观察病变的变化。根据肺结节密度不同分为以下三类。

1. 纯磨玻璃密度结节（密度轻度增高，但不足以掩盖经过其中的支气管血管束），如图 6-9-1。

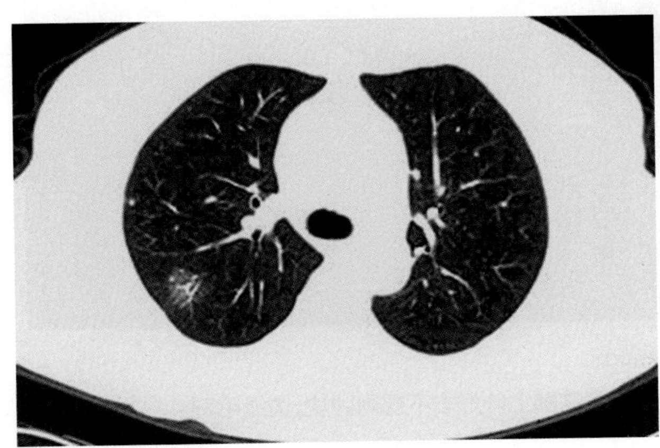

图 6-9-1　女性，36 岁，健康体检发现右肺上叶纯磨玻璃密度结节。行病灶切除术，病理：高分化腺癌

2. 实性结节（全部为实性成分，密度高于血管），如图 6-9-2。

3. 混合磨玻璃密度结节（同时存在磨玻璃密度成分及实性成分），如图 6-9-3。

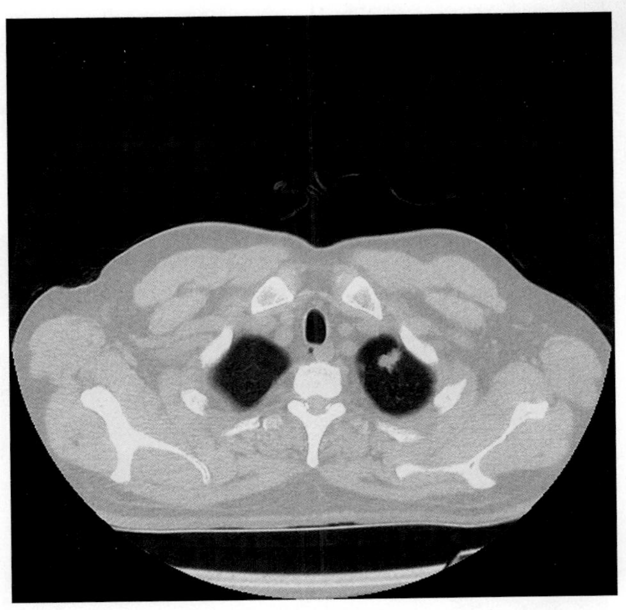

图 6-9-2　男性，52 岁，左肺上叶尖段实性结节，形态不规则，边缘毛刺。病理：中分化腺癌

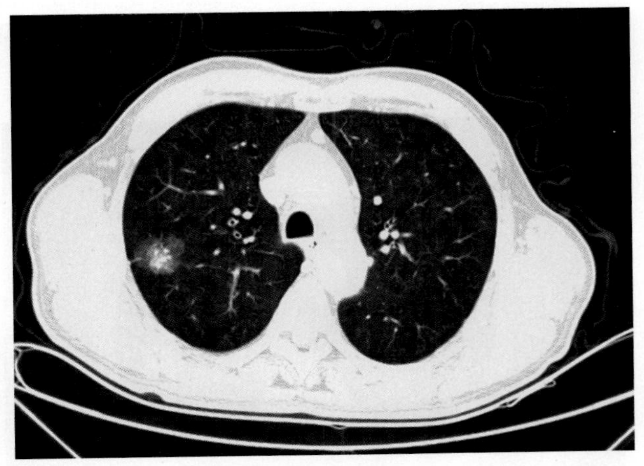

图 6-9-3　男性 63 岁，消瘦、背痛半年。右肺上叶混合密度结节，分叶状。病理：高分化肺腺癌

肿块为肺内病变直径>3cm 病变。肺内肿块性病变主要采用 CT 平扫检查，对于难以确定性质的肿块以及肿块伴有胸部继发改变，如肺不张，难以区分病灶与正常肺组织、血管关系时，建议增强 CT 检查。对难以确定性质的肺内肿块以及怀疑远隔器官或淋巴结转移时，建议行 PET/CT 检查。肺内病变手术切除后，特别是恶性病变，建议定期行 CT 复查。肿块性病变可见于原发性肺癌、肺肉瘤、结核球、肺错构瘤、炎性假瘤等。区分病变的良恶性是影像学的最终目的。良性肿块一般形态规则，呈圆形或类圆形；边界清晰，无分叶及毛刺；肿块

内常伴有钙化及脂肪密度影，如图 6-9-4；增强扫描强化不明显。恶性肿块多见于肺癌，根据肺癌的发生部位，分为中央型和周围型。恶性肿块多形态不规则，大小不等，生长速度快；边界不清，常有明显的分叶及毛刺，如图 6-9-5；常伴胸膜凹陷及血管集束征；密度不均匀，增强扫描明显不均匀强化；可见厚壁偏心空洞，可见支气管截断或管腔狭窄；可伴有邻居器官及远处转移。

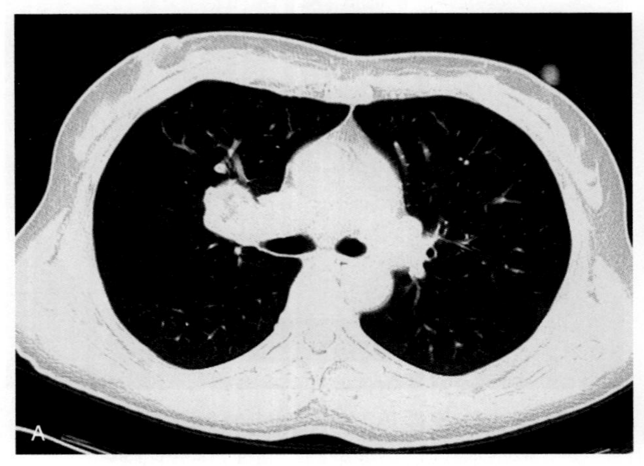

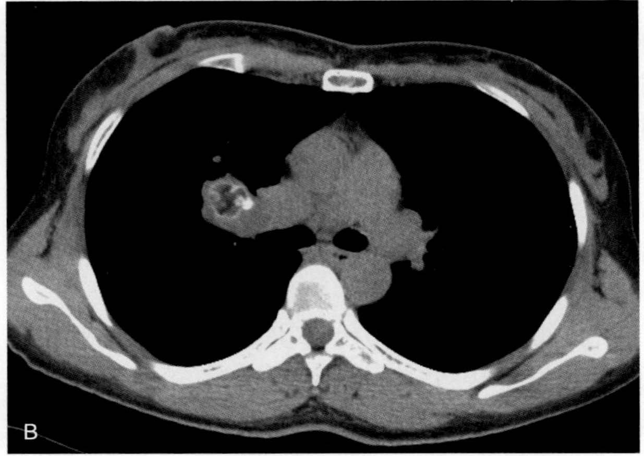

A. 肺窗；B. 纵隔窗。

图 6-9-4　女性 35 岁，健康体检，右肺上叶肿块，肺窗显示边界清，纵隔窗显示其内含脂肪及粗大钙化密度。为典型良性肿块。病理：错构瘤

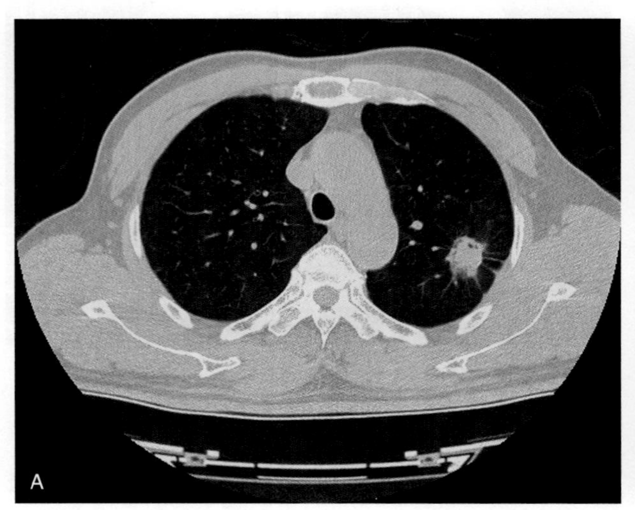

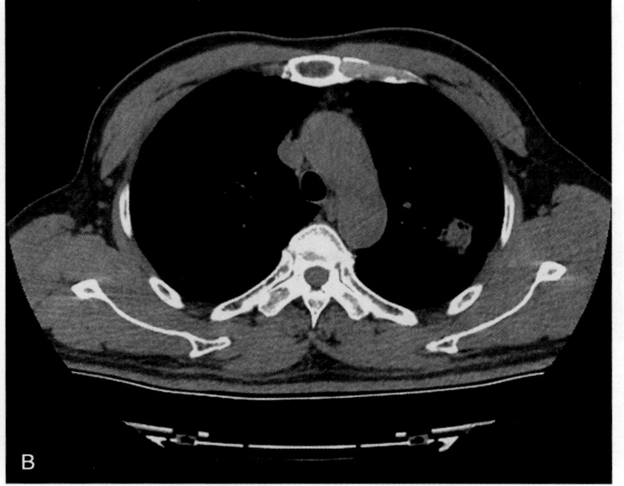

A. 肺窗；B. 纵隔窗。

图 6-9-5　男性 60 岁，颅内转移瘤来诊，查见肺病变。左肺上叶形态不规则肿块，边缘毛刺

二、空洞与空腔

1. 空洞　为肺内病变组织发生坏死后经引流支气管排出并吸入气体后形成。根据空洞壁的薄厚，分为薄壁空洞（洞壁厚度<3mm）和厚壁空洞（洞壁厚度>3mm）。薄壁空洞多见于肺结核，内壁光滑、外缘清晰、壁薄厚一致，空洞周围多可见纤维索条影、结节状或斑片状卫星病灶以及与肺门相连的支气管壁的增厚。厚壁空洞可见于周围型肺癌、肺脓肿、肺结核。周围型肺癌的空洞壁外面呈分叶或毛刺状，洞壁内面凹凸不平，有时可见壁结节；肺脓肿的空洞壁外面为边缘较模糊的片状影，空洞内多有液平面；结核性空洞壁外面整齐清楚，空洞内常无或仅有少量液体。

2. 空腔　是肺内生理腔隙的病理性扩大，构成空腔的壁薄而均匀。肺大疱、肺囊肿及肺气囊等都属于空腔。单纯空腔性病变无须特殊治疗，若合并感染，对症治疗。若突发胸痛、胸闷及呼吸困难，应警惕气胸的发生，及时就医。

空洞及空腔性病变应行 CT 检查。如空洞成分复杂，定性困难，建议行增强 CT 检查。

三、增殖性病变

增殖性病变为肺的慢性炎症在肺组织内形成的肉芽组织，主要表现为腺泡结节状，也可呈块状，边界较清楚，可见于各种慢性炎症、炎性假瘤、肺结核、矽肺等。肉芽肿性病变多呈结节状；炎性假瘤多呈球状或肿块状；慢性炎症多为斑片状，病变密度较高，边缘较清晰，动态观察，病变变化缓慢甚至无变化。

增殖性病变可采用 DR 检查及随访。以腺泡结节为主要表现的肉芽肿性病变 DR 显示受限，首选 CT/HRCT，定性困难的病变应联合增强 CT 检查。

四、纤维性病变

肺部的慢性炎症或增殖性病变在修复愈合过程中，纤维成分逐渐代替细胞成分而形成瘢痕，称为纤维性病变或纤维化，可分为局限性和弥漫性两类。局限性纤维化常是慢性肺炎及肺结核的愈合后果，多表现为索条状僵直的高密度影，边缘清楚，局限性纤维化范围较大时，常可引起气管及纵隔向患侧移位。弥漫性纤维化主要表现为弥漫分布的网状、线状及蜂窝状影，自肺门区向外伸展至肺野的外带，常见于硬皮病、类风湿、尘肺、慢性支气管炎等。

DR 良好的空间分辨率对显示由局限性纤维化造成的肺门、纵隔移位较好；CT 特别是 HRCT 对显示弥漫性纤维化造成的网格状及蜂窝状改变有优势。根据病变范围及类型，可以选择 DR 及 CT/HRCT 检查及随访。

五、肺泡实变

肺泡腔内的气体被炎症、水肿、出血等病理组织取代可产生片状影，形态多不规则，大小不等，边缘模糊不清。可见于各种肺炎、肺结核、肺水肿、肺出血等。

肺泡实变首选 CT/HRCT 检查，不仅能清晰显示肺泡渗出、实变范围，而且能显示心血管系统，为分析肺泡渗出、实变原因提供帮助。DR 可用于治疗后复查，评估病情变化。

六、钙化病变

钙化是钙离子以磷酸钙或碳酸钙的形式沉积。钙化病变的密度很高，CT 值一般在 100HU 以上。边缘清晰锐利，大小形状不同，可为斑点状、块状及球状。钙化性病变多见于干酪样结核病灶的愈合阶段。某些肺内肿瘤组织及囊肿壁也可发生钙化。肺内斑片状钙化以肺结核多见。肺孤立结节内的多发斑点状、同心圆状、“爆米花”样钙化，为良性病变的表现。弥漫性细微点状钙化见于肺泡微石症。尘肺可见多发小结节状钙化。

DR、CT 均对钙化有较高的敏感性。典型良性钙化，可以选择 DR 检查及随访；难以定性或可疑的钙化，建议行 CT 检查。

第四节　乳腺病变的医学影像检查与实施

一、乳腺病变常用的影像检查

乳腺疾病是广大妇女的常见病、多发病，是危害妇女身心健康的主要疾病之一。目前，乳腺病变的主要检查方法包括乳腺 X 线摄影、超声和磁共振。由于成像原理不同，各种检查方法各有所长及不足。

乳腺 X 线检查，是一种简便快速而又经济高效的检查方法，能清晰显示乳内肿块、钙化和结构扭曲，对早期以钙化为主的乳腺导管内癌敏感性较高，是目前乳腺癌最常用的筛查方法，缺点是致密腺体的会遮挡病灶，降低诊断的准确性，年轻女性致密腺体中的小病灶漏诊率及误诊率会增高，并存在一定放射性。乳腺超声检查的优点是无创、无辐射、可短期内反复使用并适用于不同年龄段患者，明确乳内肿块形态特征、囊实性以及血流多少分布，可按手术时体位摆放定位病灶或穿刺活检。缺点是对操作医师的手法及经验依赖性大，超声图像判读误差大，对散在及团簇分布微钙化不敏感。磁共振检查(MRI)是一种无创的影像检查，可以多层面多参数成像，既可以提供高分辨率的形态学信息，又可以提供血流动力学、分子水平变化以及组织代谢等方面的信息，对乳腺疾病定性诊断的敏感高，但检查程序较复杂、费时且费用较高，预约时间也较长。

综上所述，X线摄影和超声是乳腺疾病的筛查和诊断的主要方法、一线检查。X线摄影是45岁以上高危女性首选筛查手段，超声是致密型乳腺患者、青春期及妊娠期女性首选的检查方法，两者联合更可以提高乳腺癌的检出符合率，降低漏诊率。MRI是X线及超声检查的重要补充方法、二线检查，用于乳腺癌高危人群筛查，肿块良恶性鉴别、乳腺多发病灶，以乳腺手术前后、放化疗评价。

二、乳腺影像检查中的常见病变

在乳腺影像检查中，最常见的病变征象包括肿块和钙化。

乳腺X线检查描述肿块主要有大小、形态、边缘、密度四个方面改变。圆形或卵圆形的边缘清晰的等密度或低密度肿块考虑为良性改变，形态不规则，边缘毛刺状、星芒状的肿块考虑为恶性改变，但良恶性形态改变存在一定的重叠。含爆米花样钙化或脂肪密度的肿块为良性病变。超声检查从形态、方位、边缘、边界、内部回声、后方回声特征、周围组织改变等七个方面来描述肿块。边缘光整、边界锐利、椭圆形且呈水平方位生长的肿块多为良性。边缘不光整、边界高回声晕、不规则形、垂直方位生长的肿块预示恶性。MRI对肿块性病变从形态、边缘及增强特点几个方面来描述。

一般认为，边界光滑的圆形或分叶状病变，内部伴有不增强的间隔是纤维腺瘤的典型表现；边缘不规则或毛刺状的不规则肿块，边缘强化显著，内部强化不均为乳腺癌的特征表现。乳腺MRI增强检查可以通过测量病变的血流动力学表现来鉴别其良恶性。应选取病变中增强最快、最可疑的区域作为感兴趣区，分析其早期增强特征和延迟期增强特征，来获得病变时间-信号强度曲线，分为持续上升型、平台型、廓清型三种。廓清型和平台型多见于恶性肿瘤，而持续上升型通常见于良性病变，如纤维腺瘤、瘢痕和激素相关的良性病变。

乳腺钙化是由于病灶区局部营养不良坏死、细胞溶解而致的小而散在的钙盐沉着，乳腺良、恶性病变内均可发生。乳腺X线检查对钙化的检测最为敏感，一般从形态和分布上进行观察和描述。皮肤钙化、血管钙化、粗糙或爆米花样钙化、粗棒状钙化、圆点状钙化、环形钙化、营养不良钙化、脂肪坏死钙化、钙乳钙化和缝线钙化为典型良性钙化；浅淡不定形、粗糙不均质、细小多形态、细线状或分支状为可疑恶性钙化。钙化分布包括弥漫性、区域性、团簇状、线状和区段样，弥漫性分布和区域性分布多见于良性病变，团簇状、线状及区段样分布提示恶性病变。例如，粗糙或爆米花样钙化多见于纤维腺瘤或腺病，小圆点状弥漫分布钙化多见于乳腺腺病，细线状分枝状钙化沿乳腺导管走行区段样分布则高度怀疑乳腺癌。短棒样钙化多见于浆细胞性乳腺炎和导管扩张症。

三、乳腺影像报告诊断分类

目前，我国各大中城市乳腺影像检查报告多采用美国放射学会提出的乳腺影像报告和数据系统(breast imaging reporting and data system，BI-RADS)对乳内病变进行评估分类，分为七个类别：BI-RADS 0类为评估不完全，需要其他影像检查进一步评估或与前片比后才能确定病变的良恶性特征。BI-RADS 1~6类为评估完全，具体情况如下。

1. BI-RADS 1类　阴性。乳腺正常，无肿块、钙化等异常发现，在我国，乳腺增生类病变多为此分类。

2. BI-RADS 2类　良性。乳腺内发现肯定的良性病变，比如良性钙化，乳内淋巴结，含“爆米花”钙化或脂肪的肿块。

3. BI-RADS 3类　良性可能性大，适用于恶性概率≤2%的病变，例如卵圆形等密度边界清楚的结节。对于这类病变，建议短期随访，首先6个月后复查X线片，之后再6个月、再12个月随访至2年甚至更长。病变2年或3年稳定可将原先的3类判读(良性可能大)定为2类判读(良性)。如果病变在随访中出现增大，应建议活检而不是继续随访。对首次筛查或对临床触及肿块的病变一般不建议此分类。

4. BI-RADS 4类　可疑异常，考虑活检。总的恶性概率为2%~94%。此类包含了一大组需要临床干预的病变，它们无特征性的乳腺癌形态学改变，但有恶性的可能性，比如边缘模糊或形态不规则肿块，可疑恶性钙化等。根据恶性概率由低到高，再继续分为 4A、4B、4C 三个亚类。

(1) BI-RADS 4A 类：包括了一组需活检但恶性可能性较低的病变，恶性率 2%~10%。对活检或细胞学检查为良性的结果比较可以信赖，可以常规随访或半年后随访。

(2) BI-RADS 4B 类：中度恶性可能，恶性率 10%~50%。对这组病变穿刺活检结果可信度的认识，放射科医生和病理科医生达成共识很重要。

(3) BI-RADS 4C 类：更进一步怀疑为恶性，但还未达到 5 类那样典型的一组病变。恶性率 50%~95%。对影像判读为 4 类的，不管哪个亚类，病理结果显示良性后，均应定期随访。而对影像评估为 4C 类、病理穿刺为良性结果的病变，则应对病理结果作进一步的评价以明确诊断。

5. BI-RADS 5 类　高度怀疑恶性。这一类病变有高度的恶性可能性，恶性概率 ≥ 95%，例如高密度边缘毛刺状的肿块。

6. BI-RADS 6 类　已活检证实为恶性肿瘤。单侧乳腺多发病变时，需要分别对每一个病变进行评估，然后根据将恶性可能性最大病变的分类作为该侧乳腺的分类。乳腺 X 线检查和超声的 BI-RADS 分类经常会出现不一致的情况，这就需要专科医生结合临床触诊等相关资料，作出综合判断和进一步诊治意见。

病例 1：女性，35 岁，右乳 X 线轴位像。右乳中央区深部见椭圆形等密度边界清楚肿块，右乳见两枚环形钙化灶，诊断：右乳良性钙化灶；右乳肿块。右乳 BI-RADS3 类，如图 6-9-6。

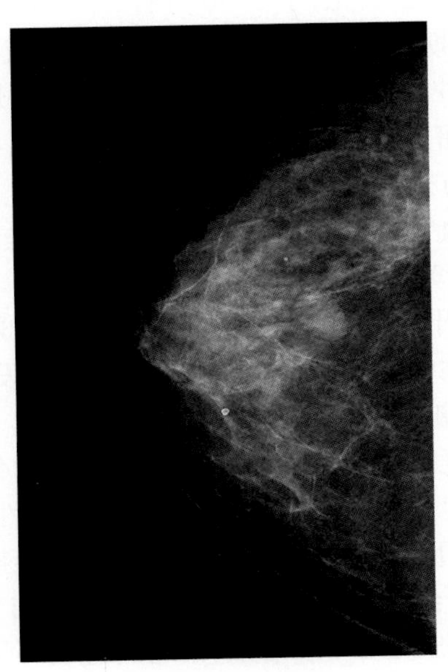

图 6-9-6　乳腺良性肿块 X 线表现

病例 2：女性，53 岁，左乳 X 线轴位像。左乳中央区深部见不规则形高密度边缘毛刺状肿块，诊断：左乳肿块 BI-RADS 5 类，如图 6-9-7。

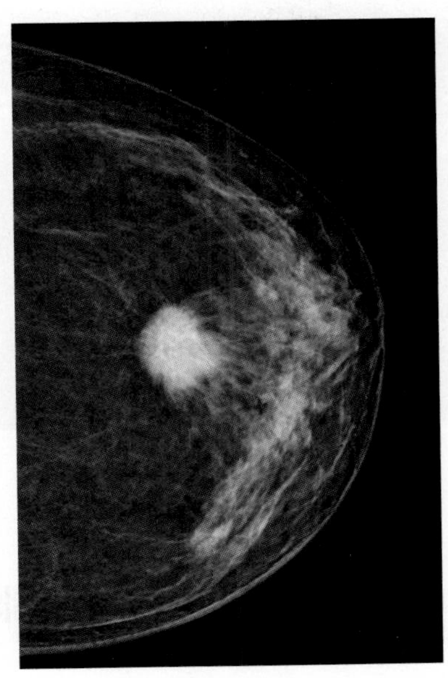

图 6-9-7　乳腺恶性肿块 X 线表现

病例 3：女性，29 岁，右乳超声。右乳椭圆形肿块，边缘光整、边界锐利，且呈水平方位生长。诊断：右乳肿块 BI-RADS 3 类，如图 6-9-8。

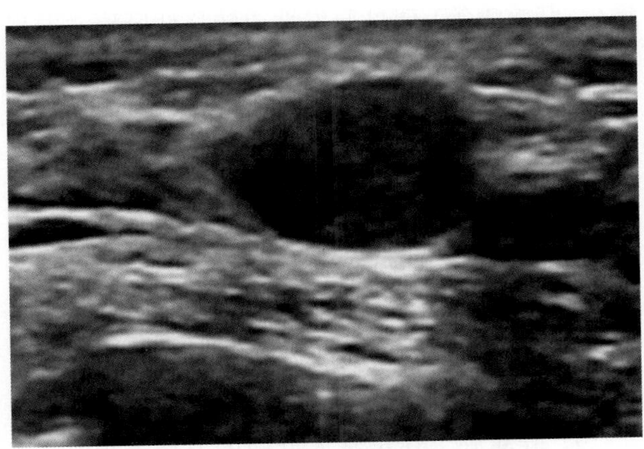

图 6-9-8　乳腺良性肿块超声表现

病例 4：女性，39 岁，右乳超声。右乳不规则形肿块，边缘不光整、边界模糊，垂直方位生长。诊断：右乳肿块 BI-RADS 4C 类，如图 6-9-9。

病例 5：女性，56 岁，右乳 X 线斜位像。右乳上象限见细线状分支状钙化，呈区段样分布，局部腺体密度高。诊断：右乳上象限钙化 BI-RADS 4C 类，如图 6-9-10。

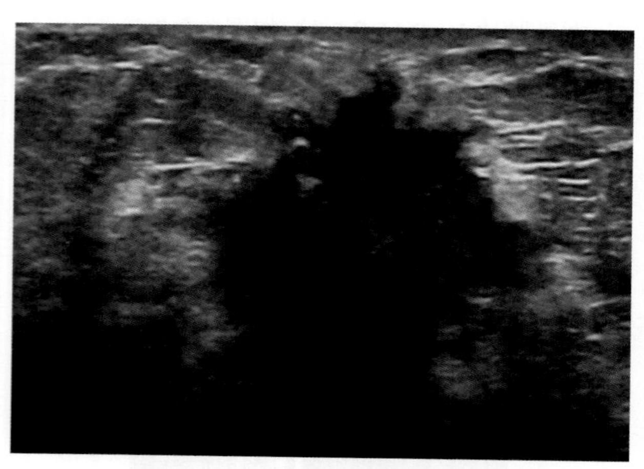

图 6-9-9 乳腺恶性肿块超声表现

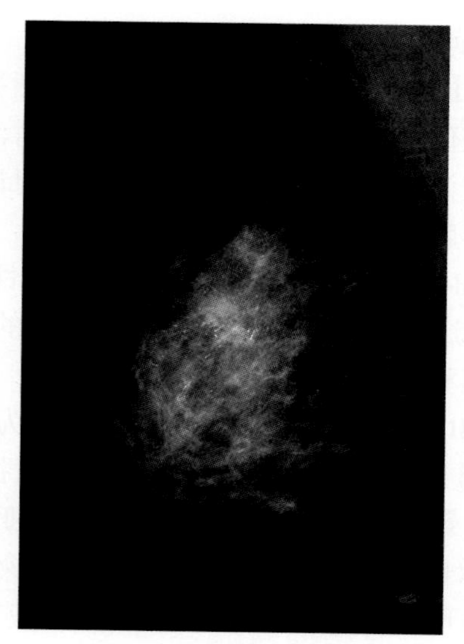

图 6-9-10 乳腺恶性钙化 X 线表现

第五节 腹部病变的放射影像检查与实施

一、肝脏疾病

(一) 肝脏局灶性占位

偶然发现的肝脏肿块往往较小，大多是良性，主要包括肝囊肿，良性实体肿瘤(血管瘤、局灶结节增生、肝腺瘤等)，偶见原发性或转移性肝癌。发现肝脏肿块后，应首先询问病史和进行体格检查。询问患者有无腹痛、体重减轻、既往肝病史、饮酒史、有无口服避孕药(女性)以及个人或家庭癌症史。体格检查时应注意有无巩膜黄染、肝大、脾大、门脉高压症相关体征。超声虽然方便、价格便宜，但经常会遇到技术上的限制，如肠道气体、肥胖或肋骨干扰等，CT/MRI 一般不作为一线肝脏体检方式，但适合确诊 B 超体检初筛的疾病。大多在体检肺部 CT 筛查时，会在靶区发现肝脏的病变。

1. 肝囊肿　在正常人群中的发病率很高，CT 表现极为典型，呈边缘光滑、境界清晰，圆形或少许分叶状低密度病变，囊壁极薄如线状，囊内密度均匀一致，CT 值近于 0。小囊肿时，由于部分容积效应，CT 值稍高，边界稍模糊，可采用薄层、增强扫描或 MRI 显示。MRI 较 CT 在显示小病灶方面分辨率更高，呈现典型的边界清楚的长 T_1 长 T_2 水样信号。多囊肝于肝内可见多发大小不等圆形囊肿，病变形态及性质与上述相同，常合并有多囊肾。肝囊肿需与肝脓肿、肝囊腺瘤、囊性转移瘤、肝包虫性囊肿等鉴别。注意观察有无壁肥厚、壁结节、内部间壁、子囊等特征性改变，对鉴别诊断有帮助。

2. 肝血管瘤　多发生于女性，50 岁左右居多，女性为男性的 4.5~5 倍。海绵状血管瘤多为单发，也可多发，大小各异。肝血管瘤呈现特征性 CT 表现。平扫时，表现为类圆形稍低密度灶，密度比较均匀，与周围肝实质界线清楚，部分密度略高者边界显示不清。增强时，先于病变边缘呈斑点状、结节状增强，与腹主动脉接近，静脉期和延迟期强化逐渐向中心填充，于 5~10 分钟，中心部完全被填充，延迟期肿瘤与周围肝实质呈现略高或等密度状态。当肿瘤内部有血栓及纤维化时，病灶内部则出现低密度无强化区域。肝细胞癌增强与肝血管瘤强化方式不同，呈现快进快出的现象。直径 3cm 以下小血管瘤，早期即可出现肿瘤全体呈高密度增强，且持续存在，而不呈现填充样强化。

3. 肝细胞腺瘤　比较少见，在口服避孕药的年轻女性中发病率较高。肿瘤一般为单发，多为圆形，被覆被膜，大小不一，肿瘤内易出血。CT 表现为低密度或等密度占位性病变，出血、钙化部位可为高密度。肝腺瘤早期可见较明显均匀性增强，之后，密度下降与正常肝组织呈等密度；晚期呈低密度。与肝细胞癌相比其增强较均匀，有结节内结节征象，且被膜无环形增强，其瘤周透明环影无增强表现。

4. 肝局灶性结节　增生一般无特殊临床症状，多偶发于女性，体检偶见，病变多为单发，境界清楚，周围肝组织受压萎缩形成假性包膜，比腺瘤稍小且无内部出血特征。典型病灶的CT表现为，平扫呈等低密度，中央瘢痕呈星芒状低密度，动脉期除瘢痕外呈显著均匀强化，门脉期及延迟期病灶强化程度下降，为等低密度，而中央瘢痕出现延迟强化。部分病灶还可以显示供血动脉，位于病灶中心或周边，粗大而扭曲。MRI表现平扫T_1WI呈稍低或等信号，T_2WI呈等或稍高信号，中央瘢痕呈高信号。增强扫描表现与CT类似。

5. 小肝癌　小肝癌患者大多存在肝硬化背景，合并病毒性肝炎或酒精性肝病等基础肝病。因此，在慢性病毒性肝炎患者的体检中，注意筛查小肝癌。小肝癌一般直径小于3cm，无明显临床征象，MRI较CT具有更加良好的效果，小肝癌大多具有被膜，且显示出结节中之结节、增强快进快出的特点。CT平扫肿瘤呈低密度，被膜显示不清。增强动脉期可见肿瘤内部呈多结节状之不同密度增强；门静脉期时相肿瘤再度呈低密度征象，被膜此时显示为肿瘤周围的高密度环。小肝癌常呈现T_1WI因细胞中水分含量增加，在T_1WI表现为低信号，肿瘤可因中心出血坏死或脂肪变性，表现为混杂信号，低信号中夹杂点或片状高信号或更低信号。T_2WI病灶为稍高信号，均匀或不均匀，清楚或不清楚，其中可见更高信号或低信号。动脉期不均匀明显强化，静脉期及延迟期强化降低，呈“快进快出”改变，有时可见持续强化的包膜。有脂肪肝或肝硬化的，核磁共振肝脏特异性造影剂增强检查发现小肝癌的敏感性和准确性优于CT增强和超声检查。

（二）弥漫性肝病

1. 肝纤维化及肝硬化　是多种慢性弥漫性肝病发展至终末期肝病的病理过程，主要以肝细胞的变性、坏死、再生及实质内纤维结缔组织增生、假小叶形成为基本病变。肝纤维化及早期肝硬化传统影像方法难以检查，如体检患者存在慢性肝病病史，即可采用磁共振或超声弹性成像定量分析。典型肝硬化的CT表现可归纳为肝各叶大小的比例关系失常，肝右叶体积减小，肝左叶外侧段及尾状叶增大。肝实质密度一般与正常肝无明显改变，合并脂肪变性时，肝密度可降低。肝硬化再生结节显示为相对高密度。

2. 脂肪肝　脂肪肝是常见的体检筛查疾病，为肝脏脂类代谢功能异常，导致肝内脂类聚积，脂肪比重增加。除肥胖症引起的肝内脂肪浸润外，饥饿、糖尿病、酒精中毒、慢性肝炎（丙型肝炎多见）等同样可引起脂肪肝。正常情况下，肝实质密度高于脾，高于肝内血管密度。弥漫性脂肪肝时，肝实质密度均匀降低。严重者，肝实质密度比血液还低。平扫时，门静脉、肝静脉及下腔静脉等在肝实质低密度背景的衬托下，呈现高密度影像，如图6-9-11。同时，脾脏密度也高于肝脏。局限性脂肪肝时，CT平扫表现为境界不清的低密度区域，如地图状。少数呈圆形或类圆形低密度区，易误认为肿瘤或其他病变。增强扫描可鉴别，病变范围及形态不变，无显著增强效果。CT值可轻度升高，但密度均匀一致，无占位效应，也无门静脉、肝静脉等阻塞、移位征象。

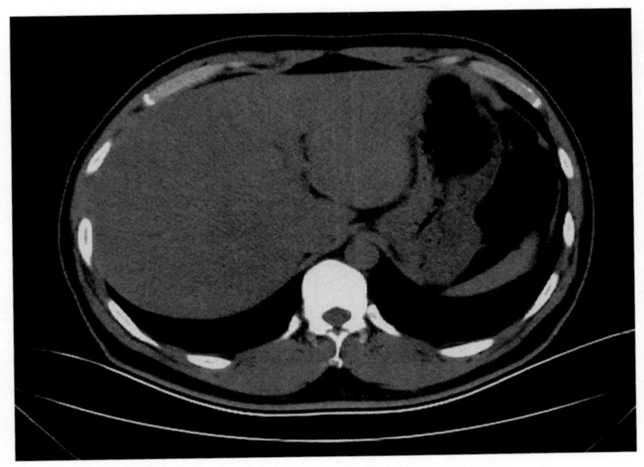

男性，22岁，肝CT，肝脏密度普遍降低，CT值约37HU。

图6-9-11　脂肪肝

二、胆道系统

胆石症为胆道系统最常见的疾病，可发生在胆囊、胆总管及肝内胆管等胆道各部位。胆囊结石B超诊断的敏感性比CT高，具有典型的征象。胆囊结石多因腹部其他疾病或体检CT检查时偶然发现，如图6-9-12。当高度怀疑胆总管结石或肝内胆管结合，或者原因不明的肝内外胆管梗阻，B超不能明确的诊断者可行CT检查。CT检查可以明确胆管梗阻的部位和原因，不受气体干扰。磁共振胰胆管成像（MRCP）可以清楚地显示胆石位置及胆管梗阻后扩张程度。

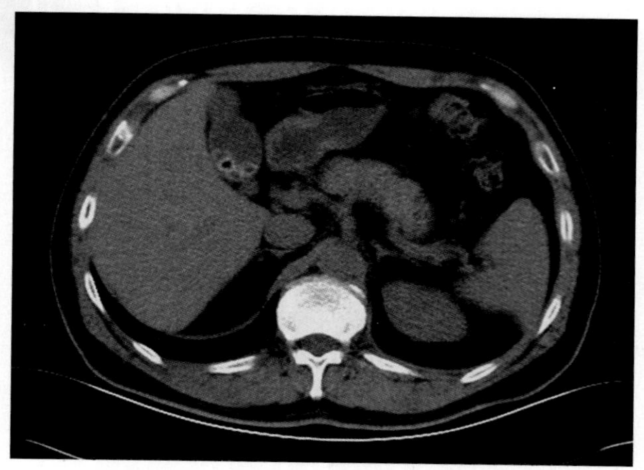

男性，37 岁，肝 CT，胆囊内见多发不规整类圆形或块状高密度结节影，中心密度偏低，内含气体。

图 6-9-12 胆囊结石

CT 检查能反映胆囊结石的化学成分，能行胆石化学成分的预测。胆固醇结石表现为低密度及等密度结石，CT 值在 40HU 以下，平扫诊断多有困难；胆色素结石表现为高密度结石，CT 值在 50HU 以上，单发或多发，形态、大小各异；泥沙样结石常沉积在胆囊下部，呈高密度，与上部胆汁形成液平面；混合性结石表现为结石边缘呈高密度环状，中心为低密度区。肝内胆管存在先天性或炎症性狭窄时，在其肝侧易产生肝内胆管结石。CT 表现为结石可局限于肝左叶、肝右叶或肝左右叶均有，单发或多发，大小不等，形态各异。以管状、不规则状为常见，可在胆管内形成铸形状结石，以高密度结石为常见。并可见远侧胆管扩张征象。

三、脾脏疾病

(一) 脾肿大

脾脏弥漫性疾病多表现为脾肿大。脾脏大小个体差异较大，解剖学测量脾脏的平均长 10.5cm、宽 6.5cm、厚 2.5cm。CT 平扫诊断标准为：①长径超过 10cm，短径超过 6cm，上下方向长度超过 15cm。②横断面图像上超过 5 个肋单元。若肝下缘消失的层面上，脾下缘仍能见到则可认为脾向下增大。

增强扫描：动脉期脾脏呈斑片状不均匀强化，静脉期及平衡期强化密度逐渐均匀。动脉期的斑片样强化称为花斑脾。

(二) 副脾

副脾又称“额外脾”，为先天性异位脾组织，与主脾结构相似，具有一定功能的脾组织。常在体检或其他检查时发现，多为单发，常位于脾门或沿脾血管分布，也可沿脾脏的悬韧带分布。约有 20% 的副脾发生在腹部或后腹膜的任何地方。CT 表现：① CT 平扫脾门部小结节，多数直径不超过 2.5cm，边缘光滑，偶见位于脾门以外者。②增强扫描副脾与主脾强化一致，CT 值相同。③动态增强扫描：两者的增强与消退之动态变化也完全一致。副脾需要与腹部肿瘤鉴别，勿把副脾误认为淋巴结肿大或其他肿物。脾摘除后副脾可增大。

(三) 慢性期脾梗死

CT 平扫梗死区密度逐渐增高，脾脏因纤维组织增生和瘢痕收缩而致边缘局部内陷。增强扫描瘢痕组织呈轻微强化的低密度区。

(四) 脾血管瘤

男女发病无明显差别，肿瘤生长缓慢，病史长达数年以上。瘤体较小者，一般无临床症状，多为体检时偶尔发现。其表现基本同肝血管瘤。

(五) 脾淋巴管瘤

脾淋巴管瘤为一种少见的良性淋巴管畸形。多为中青年患者。可无任何症状，常因脾脏增大而进行检查发现。CT 平扫脾脏增大，脾实质内见单发或多发的低密度病灶，边界清晰，病灶内见粗大分隔。

增强扫描：病灶边缘及分隔有轻度强化，中央无明显强化，囊壁显示清晰。脾淋巴管瘤的 CT 表现类似囊肿，其 CT 值比囊肿要高，且有粗间隔，增强扫描见边缘和间隔强化，并见囊壁显示，而脾囊肿密度均匀，增强无囊壁显示。

四、胰腺疾病

(一) 胰腺癌

胰腺恶性肿瘤包括胰腺导管腺癌、囊腺癌、实性假乳头状癌、导管内乳头状黏液癌、恶性神经内分泌癌等，以导管腺癌最常见。胰腺导管腺癌以中老年男性多见，早期无症状，中晚期有背部疼痛，黄疸等症状。CT/MRI 均是胰腺癌的主要影像学检查手段，特别是胰腺 CT 薄层动态增强检查和磁共振增强检查均是发现早期小胰腺癌（直径 ≤ 2cm）的有效手段，但 MRI 诊断早期胰腺癌的准确率高于 CT，可根据需求进行选择，必要时两者联合使用以进一步提高诊断准确率。胰腺癌的 CT 表现：平扫呈等或稍低密度，形态多为不规则。增强扫描：因为胰腺癌大多为乏血供，动脉期轻度强化或强化不显著，与周围正常胰腺分界清楚，静脉或延迟期可有轻度缓慢持续强化，与周围正常胰腺密度相仿界限不清楚。肿瘤较大易发生坏死无强化区。MRI：平扫 T_1WI，多呈等或稍低信号，T_2WI 为等、高信号，边缘模糊。液化囊变出血区表现为混杂不均有信号。DWI 呈高信号，ADC 值低。增强扫描表现与 CT 相似。MRCP 可以清楚显示因梗阻扩张的胰管和胆管和梗阻部位，"双管征"为胰头癌典型表现。中晚期胰腺癌会发生肝脏转移和周围淋巴转移，周围血管侵犯。

（二）无功能性胰岛细胞瘤

CT 表现为胰腺肿块较大，直径可为 3~24cm，平均 10cm，多发生在胰体、尾部。密度可均一，等于或低于正常胰腺密度，也可表现为等密度肿块内含有低密度区。增强 CT 检查，表现均一强化，密度可低于、等于或高于正常胰腺，也可为不均一强化。如果发现肝转移，局部淋巴结肿大，则为恶性。

五、肾脏疾病

（一）泌尿系结石

90% 以上为阳性结石，肾 - 输尿管 - 膀胱（KUB）X 线上显示为高密度的结石。CT 表现：肾盏、肾盂内的高密度结石影，如图 6-9-13，包括某些平片不易发现的阴性结石。输尿管结石 X 线表现：圆形或枣核形致密影，长轴与输尿管走行一致。CT 输尿管走行区内的高密度影，上方的输尿管和肾盂常有不同程度扩张积水。如仅有高密度结石影，而无上方尿路扩张时，需行增强 CT 延迟扫描，可见平扫的高密度影与强化的输尿管相重叠，从而确认其位于输尿管内。输尿管下段结石与淋巴结钙化和静脉石鉴别。膀胱结石可单或多发，圆形或卵圆形，边缘光滑或毛糙；大小不等，常较大；总在膀胱最低处。

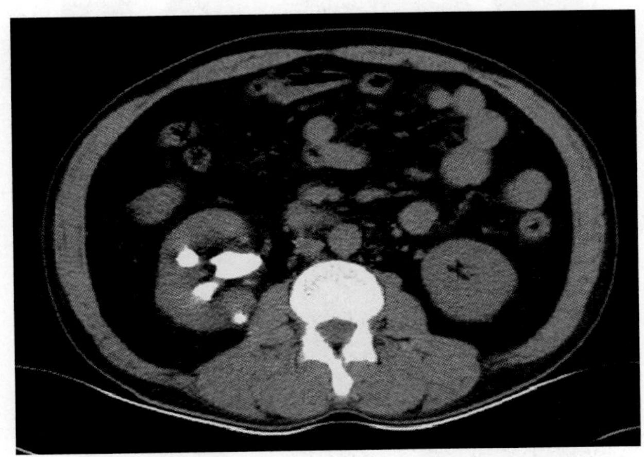

男性，42 岁，右肾盂内见鹿角性高密度影填充。

图 6-9-13　右肾盂铸型结石

（二）肾囊性病变

肾囊性病变在腹部 CT 十分常见，按 2019 版 Bosniak 分级分为Ⅰ、Ⅱ、ⅡF、Ⅲ、Ⅳ级，单纯肾囊肿为Ⅰ级，CT 表现为圆形或类圆形水样密度，密度均匀，边界清楚，壁薄，增强扫描无强化。Ⅱ级囊性病变指边界清楚，壁薄（≤ 2mm）且光滑，里面可有少量薄的分隔、钙化等。Ⅰ、Ⅱ级囊性病变无须随访。ⅡF 指壁略增厚（≥ 3mm）且强化，或略增厚的强化分隔，这级需影像学随访，周期为 6 或 12 个月，随访需满 5 年。Ⅲ级至少一个强化的厚壁（≥ 4mm）或分隔，或者壁或分隔强化且不规则，恶性概率为中等。Ⅳ级为至少一个强化结节（≥ 4mm，与囊壁或分隔呈钝角的强化凸起，或者任意大小与囊壁或分隔呈锐角的强化凸起），绝大多数为恶性，Ⅲ、Ⅳ级建议泌尿外科诊治。

（三）肾细胞癌

由于肾癌的临床表现轻微不典型，腹部体检 CT 偶见肾细胞癌。CT 表现为肾实质肿块，平扫时密度混杂或均匀，可突向肾外，可有钙化；如密度均匀与肾实质接近，则平扫十分容易遗漏，增强后大多数肾癌血供丰富，早期呈明显强化、强化不均，其后由于周围肾实质显著强化而呈相对低密度，可出现肾周侵犯、血管侵犯及淋巴结转移，静脉瘤栓形成，其他脏器转移。

（四）肾脏血管平滑肌脂肪瘤（错构瘤）

CT 平扫混杂密度块影，脂肪密度灶和软组织密度灶，边界清楚，CT 增强脂肪密度区无强化，血管成分明显强化，肾错构瘤与肾癌鉴别。

六、胃肠道疾病

随着消化内镜的普及，X 线钡餐检查已经很少用于体检。CT 偶尔发现胃肠道肿瘤、憩室等，如图 6-9-14，但常需要消化内镜进一步检查。胃肠道 CT 检查特别要强调检查前准备，否则 CT 检查极难取得理想效果。腹盆 CT 检查前必须禁食 6~8 小时；检查前当晚嘱患者低渣或无渣饮食；上机检查前 10 分钟肌内注射 654-2（盐酸消旋山莨菪碱注射液）约 10mg，使胃充分排空，减少食物及胃肠道蠕动对检查的干扰。

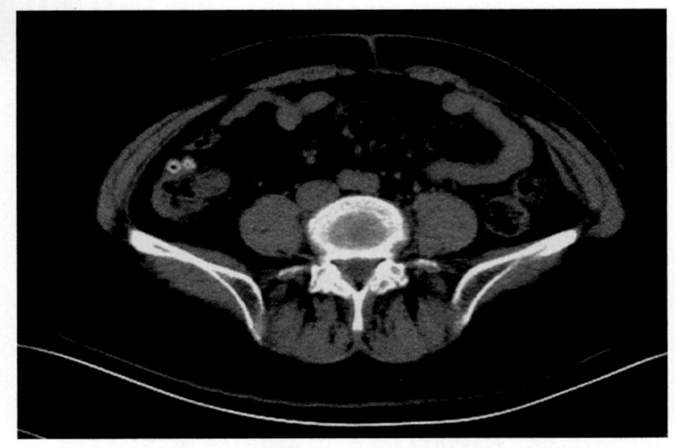

女性，43 岁，回盲部升结肠起始部可见两处外凸小结节影，其内见粪石嵌顿，周围边界清晰，未见渗出。

图 6-9-14 升结肠起始部憩室

七、生殖系统

超声在妇科应用相当普遍，所能提供的超声诊断涉及妇产科的各个方面，基本达到了临床医师的要求。CT 由于自身辐射等问题，不作为妇科体检手段。MRI 检查费用昂贵，成像速度慢，一般亦不作为体检方法，主要用于妇科恶性肿瘤综合评估。MRI 对深在的组织与淋巴结探查较清，常常用于准确判断肿瘤大小及转移情况，并直接区分血管和肿大淋巴结，在妇科 B 超体检发现疾病的基础上，MRI 可进一步帮助明确、细化诊断。

第六节 神经、骨关节病变的放射影像检查与实施

一、神经系统常见疾病

神经系统是人体内起主导作用的功能调节系统。体内各器官、系统的功能和各种生理过程在神经系统的直接或间接调节控制下，互相联系、相互影响、密切配合，实现和维持正常的生命活动。神经系统由中枢神经系统及周围神经系统组成。体检人群多数没有症状或有偶尔有轻微头晕、晕眩等症状，归纳常见神经系统常见病如下。神经系统常用影像检查有 CT 和 MRI 检查，以 MRI 检查为主。

(一) 腔隙性脑梗死

脑梗死（cerebral infarction，CI）是由于脑组织局部供血动脉血流的突然减少或停止，造成该血管供血区的脑组织缺血、缺氧，导致脑组织坏死、软化，是缺血性脑卒中（ischemic stroke）的总称，包括脑血栓形成、腔隙性梗死和脑栓塞等，约占全部脑卒中的 70%，并伴有相应部位的临床症状和体征，如偏瘫、失语等神经功能缺失的症候。

体检工作中较常见的为腔隙性脑梗死，多发者为 50~60 岁以上人群，常有动脉粥样硬化、高血压、风湿性心脏病、冠心病或糖尿病，以及吸烟、饮酒等不良嗜好的患者。流行病学研究证实，高血脂和高血压是动脉粥样硬化的两个主要危险因素，吸烟、饮酒、糖尿病、肥胖均为脑血管病的危险因素，约 25% 的患者病前有短暂性脑缺血发作病史。

脑梗死在临床上，亚急性起病、头昏、头晕、步态不稳、肢体无力，少数有饮水呛咳，吞咽困难，肢体无力，也可有偏瘫，偏身感觉减退，部分患者没有定位体征。

CT 主要表现病灶的低密度，是脑梗死重要的特征性表现，此征象可能系脑组织缺血性水肿所致，如图 6-9-15。

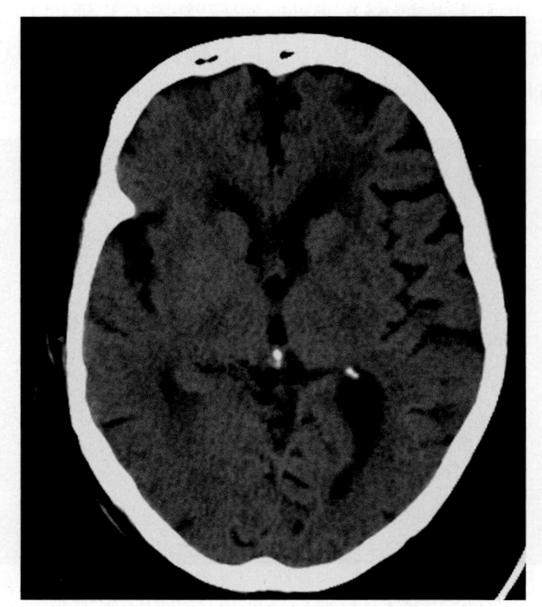

女性，88 岁，脑梗死。头部 CT 左侧基底节、侧脑室前后角旁见片状稍低密度病灶，边界模糊。

图 6-9-15 脑梗死

MRI 表现为 T_1WI 在病灶区呈低信号，如图 6-9-16，T_2WI 呈高信号，如图 6-9-17。脑 MRI 检查能发现较小的梗死病灶，弥散加权成像（diffusion weighted imaging，DWI）能反映新的梗死病变，如图 6-9-18。

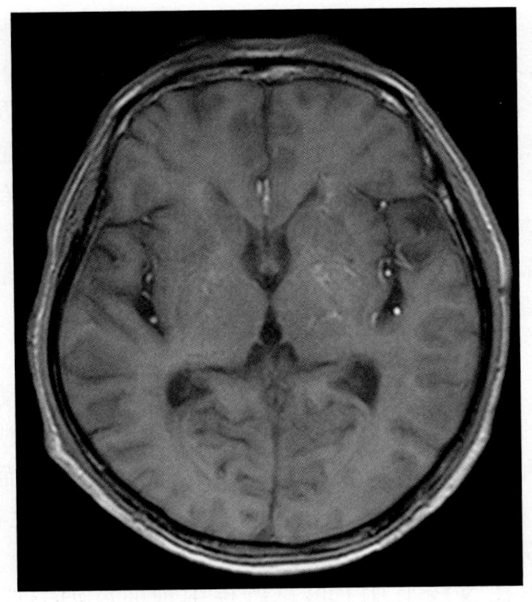

男性，69 岁，近期脑梗死。头部 MRI，T_1WI。左侧枕叶、胼胝体膝部、丘脑、双侧基底节多发点片状长 T_1 信号影。

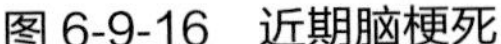

图 6-9-16 近期脑梗死

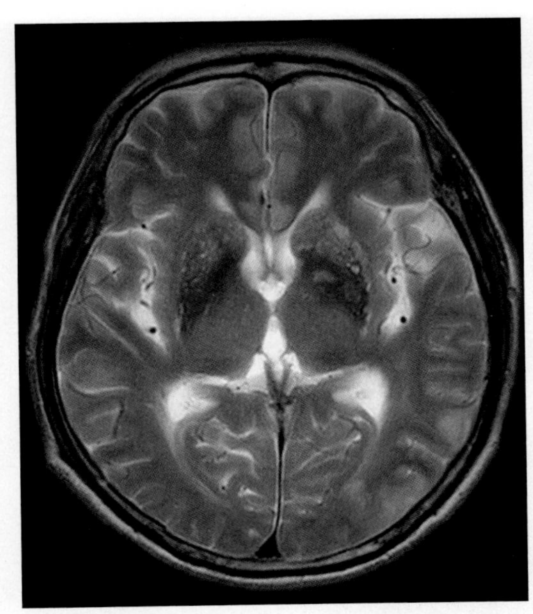

同一患者，T_2WI。左侧枕叶、胼胝体膝部、丘脑、双侧基底节多发点片状长 T_2 信号影。双侧脑室后角旁白质可见斑片状长 T_2 信号改变。

图 6-9-17 近期脑梗死

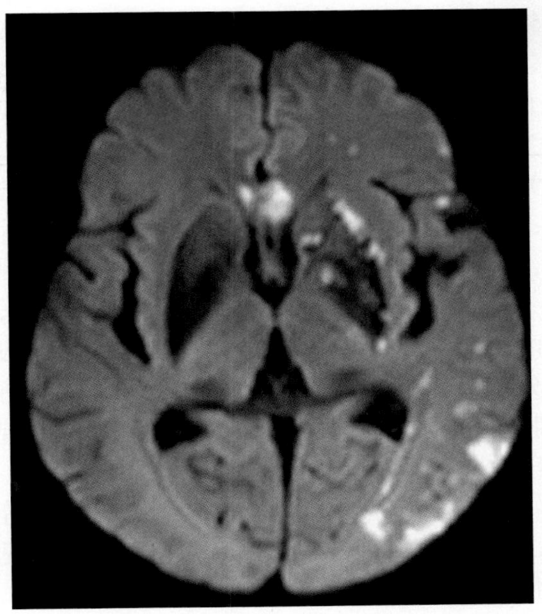

同一患者，DWI。左侧枕叶、胼胝体膝部、丘脑、双侧基底节病灶弥散加权图像多发点片状高信号。

图 6-9-18 近期脑梗死

患者可以伴有脑内大动脉硬化、狭窄，CTA 和 MRA 检查简单、方便，可以排除较大动脉的血管病变，帮助了解血管闭塞的部位及程度。DSA 能够发现较小的血管病变，并且可以及时应用介入治疗。

（二）脑肿瘤

脑内原发性肿瘤可出现与腔隙性脑梗死相类似的症状，如头痛、肢体症状等，体检中蛛网膜囊肿、海绵状血管瘤和脑膜瘤是常见的脑占位性改变。增强的检查可有助于诊断和鉴别诊断。

1. 蛛网膜囊肿　蛛网膜囊肿是一种常见的良性占位性病变，分为先天性和继发性，其囊壁多为蛛网膜、神经胶质纤维和软脑膜，囊内为脑脊液样液体。大部分位于脑表面、脑裂和脑沟池，大者可压迫脑实质。起病隐匿，多无症状，也无须治疗。CT 平扫示颅内可见形态不一的、局灶性低密度区，CT 值近似脑脊液，边缘清楚。MRI 在 T_1WI 上呈低信号，T_2WI 呈高信号，DWI 呈低信号，与脑脊液信完全一样，均匀一致。局部脑组织受压，移位和萎缩。增强扫描无强化，平扫和增强囊壁均无法清楚显示。

2. 海绵状血管瘤　颅内海绵状血管瘤属血管畸形症，先天性脑内毛细血管畸形，属显性遗传病，第 7 对染色体可见其异常基因，患者于 20~40 岁可经临床或影像诊断，可分为脑外型与脑内型，脑内型常见。①脑内型：CT 表现为类圆形或圆形、边缘较为清晰的高密度灶或稍高密度灶，且部分较为均匀。MRI 表现与瘤出血时间有关，多为长 T_2、短 T_1 信号，或见低信号或等信号。②脑外形：CT 表现为哑铃型或椭圆形病灶，略高密度或高密度，边缘光整，或有蝶骨骨侵蚀，增强可见环状或均匀强化；MRI 为"葫芦"状稍长 T_1 信号、明显长 T_2 信号，增强后明显均匀强化。

3. 脑膜瘤 是一种生长缓慢的脑外肿瘤，占颅内原发肿瘤 15%~18%，绝大多数为良性，一般将其分为内皮细胞型、纤维型、血管型、化生型及恶性脑膜瘤。在临床上早期常无明显症状，晚期出现颅内压增高。

CT 平扫多为圆形或类圆形，略高密度或等密度，密度较均匀，少数为低密度或混合密度。多见于矢状窦旁或大脑凸面、蝶骨嵴、嗅沟或蝶骨平台、鞍上、大脑镰及后颅窝等部位，脑室内及第三脑室后亦可发生。脑膜瘤内可观察到点状、块状钙化灶影。少数脑膜瘤周围有水肿区，部分可以有明显占位效应表现。骨窗可见骨板受压变薄或骨质增生，偶见骨破坏。增强扫描脑膜瘤多显示中等或显著强化，境界清楚，少数可呈环状强化，有时可见硬脑膜尾征。

MRI 上绝大多数在 T_1WI 上呈等信号或稍低信号，如图 6-9-19，在 T_2WI 上信号相对变低，可见稍高信号、混杂信号、等信号或低信号，但以稍高信号和混杂信号占多数，如图 6-9-20。增强扫描病灶明显强化，也可见脑膜尾征，如图 6-9-21。脑膜瘤继发改变包括白质推移征、局部骨质受压变薄以及局部硬膜下积液。

二、骨关节常见疾病

骨关节体检影像检查以 X 线、CT 和磁共振为主，X 线常用于四肢骨骼、脊柱、骨龄、骨密度的检查。CT 在体检中多用于颈、腰椎间盘突出的检查，以及于全身各部位的骨骼的立体三维成像，但辐射剂量较大。能谱 CT 检查可用于骨关节周围痛风性结石的筛查。磁共振多参数成像检查可清楚显示全身骨骼、关节及其周围韧带、肌肉、软组织的结构和病变，是目前骨关节疾病体检筛查的重要影像学检查。

(一) 颈椎病

在临床上表现为颈项部有僵硬的感觉，活动受限，颈部活动有弹响声，疼痛常向肩部和上肢放射，手和手指有麻木、触电样感觉，可因颈部活动而加重，不同的病变累及不同部位，就出现不同的症状，晚期可导致瘫痪。

在 X 线平片上可见颈椎生理曲度消失或反张，椎体旋转、滑脱；椎间隙和相应小关节狭窄、椎体及椎小关节骨刺形成。在过伸过屈位片上还可以观察到颈椎椎体节段性不稳定。

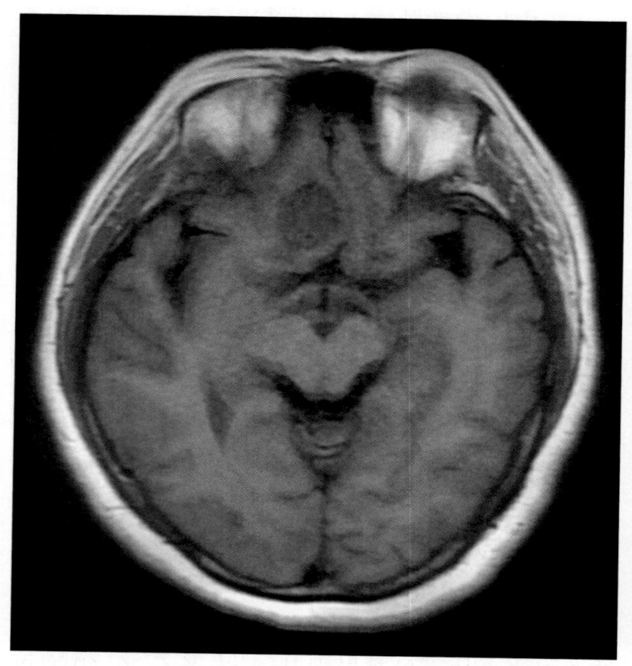

脑膜瘤，女性，47 岁，T_1WI。右额部见一椭圆形肿块，大小约 19mm × 20mm × 16mm，以长 T_1 信号为主。

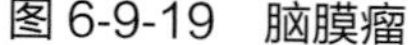

图 6-9-19 脑膜瘤

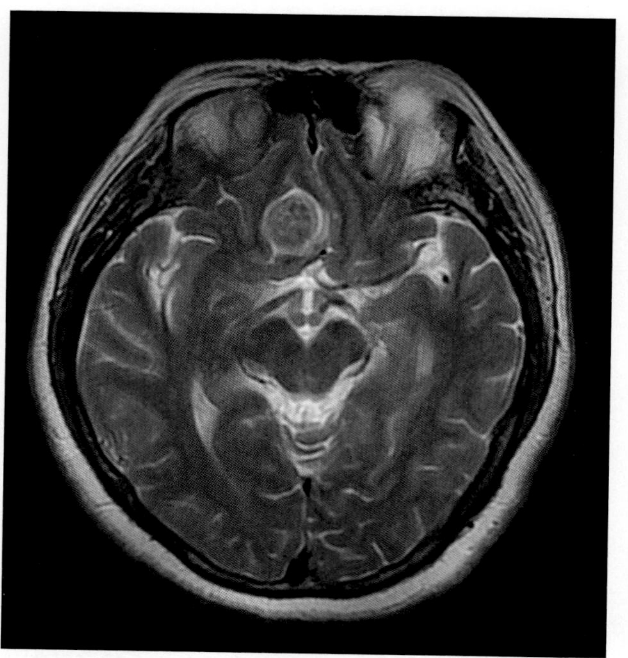

脑膜瘤，与图 6-9-19 为同一患者，T_2WI。右额部病灶以长 T_2 信号为主，灶周见少量水肿，邻近脑组织明显受压。

图 6-9-20 脑膜瘤

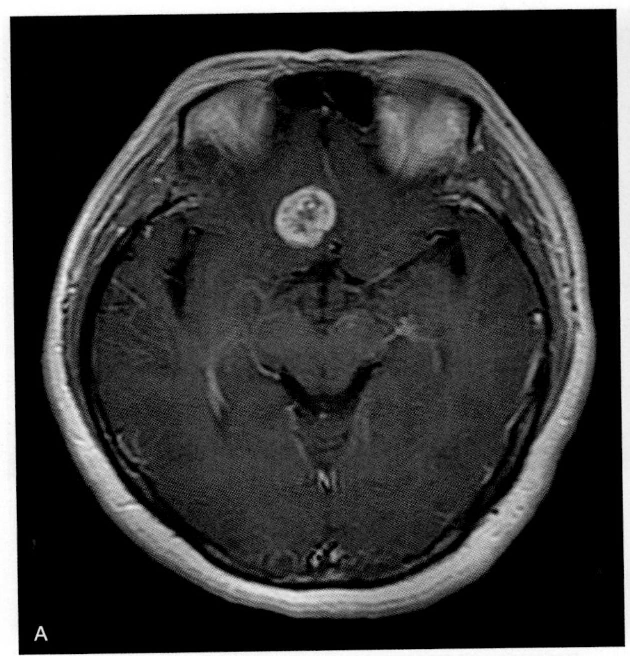

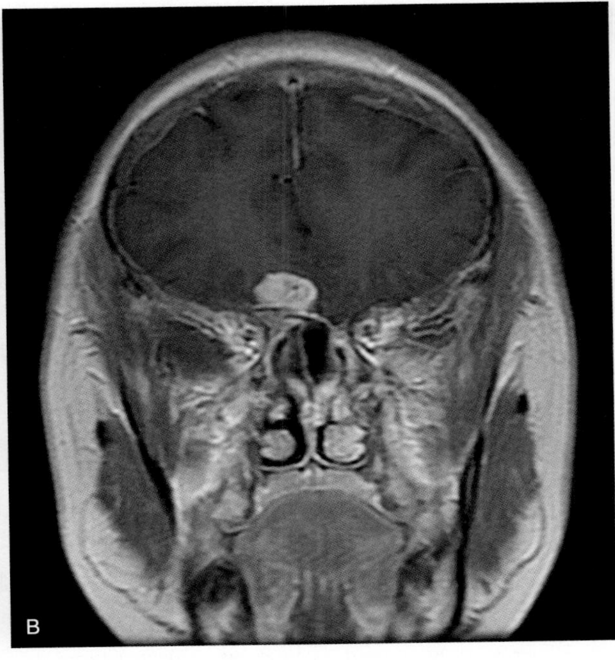

A. T_1WI，增强扫描右额部肿块明显强化，强化不均匀；B. 冠状位见脑膜尾征。

图 6-9-21　脑膜瘤

CT、MRI 可以区分神经根型、脊髓型、椎动脉型等。①神经根型：生理曲度消失，椎体前后缘、小关节骨质增生，单个或多个椎间隙变窄，椎间孔变形、变小；颈椎间盘往往向一侧突出。②脊髓型：生理曲度变直或反曲，椎体缘骨质增生，骨桥形成，明显可见到间盘向后突出，压迫硬膜囊及脊髓。③椎动脉型：椎体后缘连线弧度不连续，局部台阶形成，脊柱不稳或横突孔增生变小，间接使椎动脉受压。④交感神经型：无明显异常。⑤颈型、食道型等：表现和以上相似。

（二）骨质增生症

骨质增生症又称“增生性骨关节炎”“骨性关节炎（OA）”“退变性关节病”“老年性关节炎”“肥大性关节炎”，是由于构成关节的软骨、椎间盘，韧带等软组织变性、退化，关节边缘形成骨刺，滑膜肥厚等变化，而出现骨破坏，引起继发性的骨质增生，导致关节变形。

1. 脊柱骨质增生　临床表现为当受到异常载荷时，引起关节疼痛，活动受限等症状。X 线：非骨软骨性改变一般包括脊柱生理曲度异常（消失或反张）、椎体旋转、滑脱；骨软骨性改变以椎间隙和相应小关节狭窄及各部位骨刺形成等退行性改变为主。在过伸、过屈位片上还可以观察到椎体节段性不稳定。CT：更清晰地观察到椎体增生钙化情况，对于椎管狭窄、椎体后缘骨赘形成具有明确的诊断价值，如图 6-9-22。矢状位可观察到椎体曲度改变与脊柱失稳。MRI：可以清晰地观察到椎间盘信号改变，向后隆起程度，脊髓受压迫情况，能较好地查看椎管内可能出现的其他病变；其还能清晰地显示椎管的形态与狭窄程度、髓核向椎管的迁移。常规作为术前影像学检查的证据，用以明确手术的节段及切除范围，如图 6-9-23。

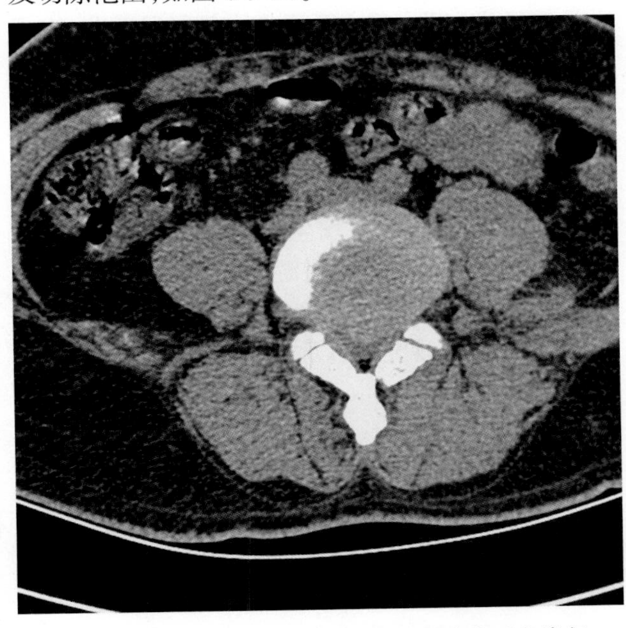

男性，45 岁，腰椎间盘 CT。腰 4~5 椎间盘向后方隆起，硬膜囊明显受压，椎管狭窄。

图 6-9-22　腰椎间盘突出

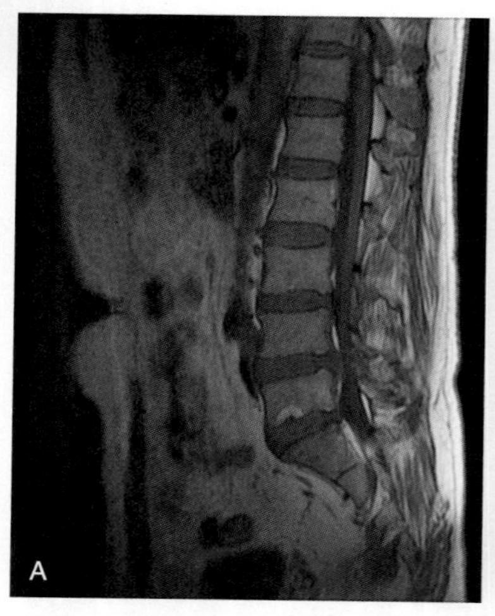

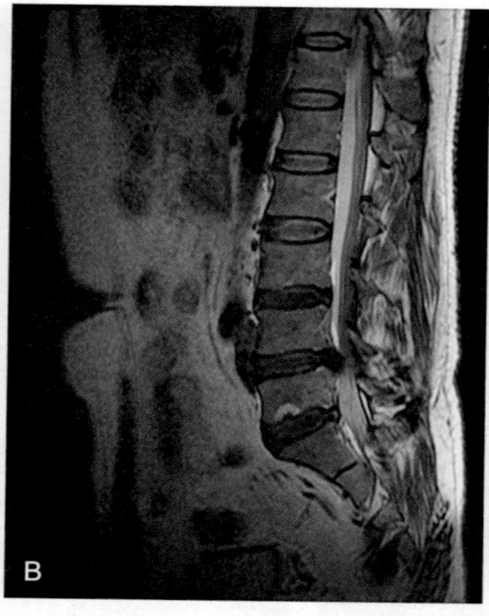

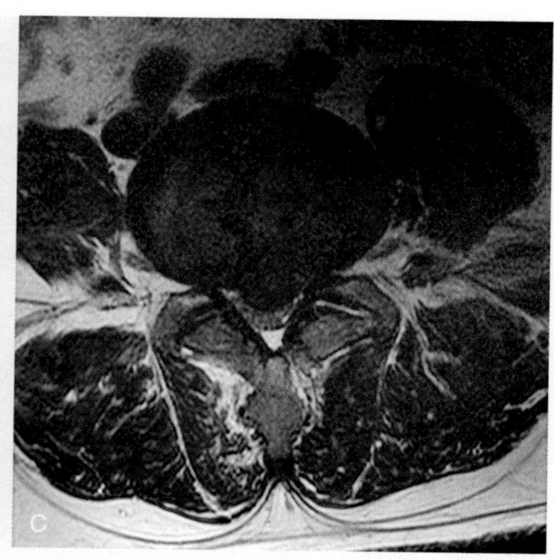

与图 6-9-22 为同一患者。MRI，腰 4~5 椎间盘向后下方隆起，硬膜囊受压，腰 4~5 椎间盘水平椎管狭窄。腰 5~ 骶 1 椎间盘向后膨出，硬膜囊受压。A. T_1WI; B. T_2WI 矢状位; C. T_2WI 轴位。

图 6-9-23　腰椎间盘突出

2. 膝关节骨质增生　该病进一步发展，形成膝关节退行性骨性关节病。临床表现为膝关节活动不灵活、疼痛、积液、肿胀，65 岁以上人群发病率较高，其中 50% 有影像学改变。X 线：①关节间隙狭窄，如在膝关节，可小于 3mm；②关节面硬化变形；③关节边缘骨赘；④关节鼠；⑤软骨下囊性变，其边缘分界清楚；⑥骨变形或关节半脱位。CT 和 MRI：Ⅰ型表现为髌骨及股骨滑车软骨剥脱，如图 6-9-24，髌骨两极骨质增生至关节面严重硬化，MRI 显示髌骨外移，软骨下囊性改变，以及髌骨外缘骨赘形成。Ⅱa 型主要损伤内侧胫股关节，表现为股骨内髁负重区软骨缺如，软骨破坏严重。Ⅱb 型较少见，多发生于早期存在外侧半月板损伤病史者，主要累及外侧胫股关节，其发生与股骨内髁传递负荷较大有关。Ⅲ型以股骨髁间窝骨质增生为主要影像学表现，骨质增生致髁间窝狭窄，关节活动时髁间窝内增生骨赘将游离体卡在窝内造成交锁，严重者前交叉韧带表磨损可呈“马尾状”；Ⅳ型最多见，临床表现复杂，以同时累及髌股关节、胫股关节或髁间关节为主。

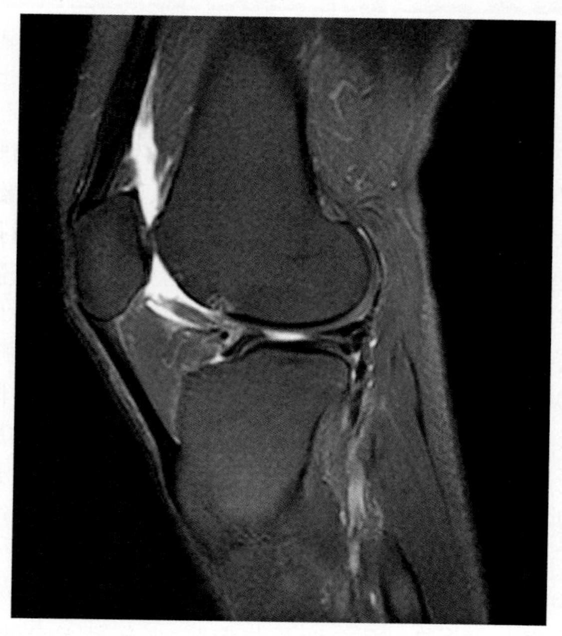

女性，70 岁，右膝关节 MRI。T_2 PD FSE 矢状位。右膝组成诸骨边缘骨质增生，股骨远端可见局部斑片状高信号影，局部关节软骨缺损。右膝外侧半月板后角可见线状长 T_2 信号影，关节囊、髌上囊内可见长 T_1 长 T_2 信号影。

图 6-9-24　膝关节退变

第七节　PET/CT 在体检中的应用价值

正电子发射计算机断层显像 / 计算机断层摄影术（positron emission tomography/computed tomography，PET/CT）是指将高性能的 PET 与 CT 有机地结合在同一设备上，同时提供受检者在同一条件下的解剖结构与功能代谢相融合的图像的一种先进的医学影像技术。PET 能在分子水平上反映人体组织的生理、病理、生化、代谢等功能性变化和体内受体的分布情况，CT 在显示机体解剖结构、形态与密度等方面具有优势。PET 显像仪与 CT 组合，形成了两种技术的优势互补，具有极高的诊断性能与临床应用价值。PET/CT 最常用的正电子核素示踪剂是 ^{11}C、^{13}N、^{15}O 和 ^{18}F，前三者是生物体内主要天然元素的放射性同位素，除物理性质外，它们在体内的化学性质和生物学行为行为与相应天然元素完全相同；^{18}F 是 ^{19}F 的同位素，两者的化学和生物学性质十分相似。正电子核素标记的生命物质（如葡萄糖、蛋白质、酶、神经递质、基因等）能保持其生物学性能，应用 PET 显示其在体内的空间和/或随时间浓度变化图像，因此 PET 显像是一种生命物质的示踪显像技术，PET 显像又被称为"生化显像""分子显像""功能显像""生命显像"。

PET/CT 临床应用广泛，目前最常用的显像剂为 ^{18}F- 氟代脱氧葡萄糖（^{18}F fluorodeoxyglucose，^{18}F-FDG），^{18}F-FDG 显像约占 PET/CT 应用的 80% 以上。由于恶性肿瘤异常增殖并具有旺盛的代谢，^{18}F-FDG 可以被肿瘤组织摄取，摄取增高程度与肿瘤的病理类型、大小和所处肿瘤增殖周期的不同阶段密切相关，在肿瘤诊断、临床分期、疗效评价及复发监测中发挥着重要的作用。虽然 ^{18}F-FDG 是临床最重要的显像剂，但是由于其仅反映组织的葡萄糖代谢水平而非肿瘤的特异性显像剂，在肿瘤诊断中仍存在一些缺点和不足，一些良性病变 ^{18}F-FDG 代谢可以增高，如炎性病变、组织修复等；而一些癌症，如高分化肝细胞肝癌、部分肺腺癌（磨玻璃密度结节）、肾透明细胞癌、胃肠道黏液腺癌、前列腺癌、沿胆管壁薄层生长的胆管癌以及神经内分泌肿瘤等，由于不同的原因 ^{18}F-FDG 摄取不高，临床上常需要多种检查手段加以鉴别（如超声、内镜、增强 CT 或 MRI 检查等）。

虽然 ^{18}F-FDG PET/CT 检查存在着假阳性和假阴性，有时还需要通过密切结合临床病史以及影像学、化验结果、病理学检查结果及其他检测手段得到最终诊断，但是一次 PET/CT 检查能够检出的肿瘤种类是其他检查手段无法比拟的。癌症作为常见病、多发病之一，防控的最好途径是预防和早期发现，PET/CT 在癌症的早期筛查中具有常规影像学检查不可替代的优势。在经济条件许可的情况下，可以将其应用于有恶性肿瘤家族病史、不良生活方式（长期吸食烟酒等）、有外界其他危险因子刺激、年龄较大或有相关手术史等高危人群的筛查。同时也应注意检查的局限，结合其他检测方法，早期发现病灶，从而减少不必要的医疗费用，做到早期诊断、早期治疗。有研究结果表明，体检中癌症检出前三位依次为肺癌、结肠癌、甲状腺癌。

一、肺癌

体检发现的肺癌多为周围型肺癌，以 ^{18}F-FDG 高代谢结节为主要表现，在 CT 上常有恶性病变的征象，如分叶征，边缘毛刺，胸膜凹陷征，血管集束征等，如图 6-9-25。肺内磨玻璃密度结节由于肿瘤细胞成分较少，恶性病灶 ^{18}F-FDG 代谢也可以不增高，如图 6-9-26，随着结节内实性成分的增加，^{18}F-FDG 代谢逐渐增高，如图 6-9-27，CT 征象仍是其良恶性鉴别的主要依据。

体检发现的孤立性肺结节良恶性鉴别尤为重要，炎性肉芽肿、结核等软组织结节 ^{18}F-FDG 摄取均可增高。结节的良恶性鉴别需要结合 PET、CT 以及临床表现共同判断，结合临床经验与《肺结节防治中国专家共识（2024 年版）》，实性结节如果直径 > 8mm，同时患者存在肺癌的危险因素（如吸烟、其他肿瘤病史、结节部位及形态等），^{18}F-FDG 代谢增高，则高度可疑恶性，需要进一步穿刺活检或手术治疗；如果结节 ^{18}F-FDG 代谢不高，可以 CT 密切随诊（每 3 个月一次）。对于直径 ≤ 8mm 的结节，由于 CT 征象不明显，无论有无 ^{18}F-FDG 摄取，均建议 CT 密切随诊观察变化（3~6 个月一次）。

二、结直肠癌

结直肠癌由于癌肿位于空腔脏器，早期通常无明显症状，出现症状一般都是中晚期，预后较差。有研究表明，^{18}F-FDG PET/CT 检查结直肠癌的灵敏度可达 95%，但特异性仅 43%，因此临床并不建议 ^{18}F-FDG PET/CT 作为筛查结直肠癌的影像学手段，如果体检发现 ^{18}F-FDG 高代谢病灶，往往还需要进一步镜检明确性质。早期结直肠癌在 PET/CT 主要表现为结节状放射性浓聚灶，CT 表现可见局限性肠壁略增厚或无明显变化，周围无渗出及增大淋巴结，如图 6-9-28。

除结直肠癌外，结肠腺瘤、炎性息肉也会出现 ^{18}F-FDG 结节样放射性浓聚灶，一般认为是 ^{18}F-FDG PET/CT 检查的假阳性，但是随着肿瘤学，特别是结直肠癌研究的不断深入，人们认识到大部分肠癌是经过腺瘤阶段演变而来，因此腺瘤和息肉可以视为癌前病变，PET/CT 对其检出也是预防癌

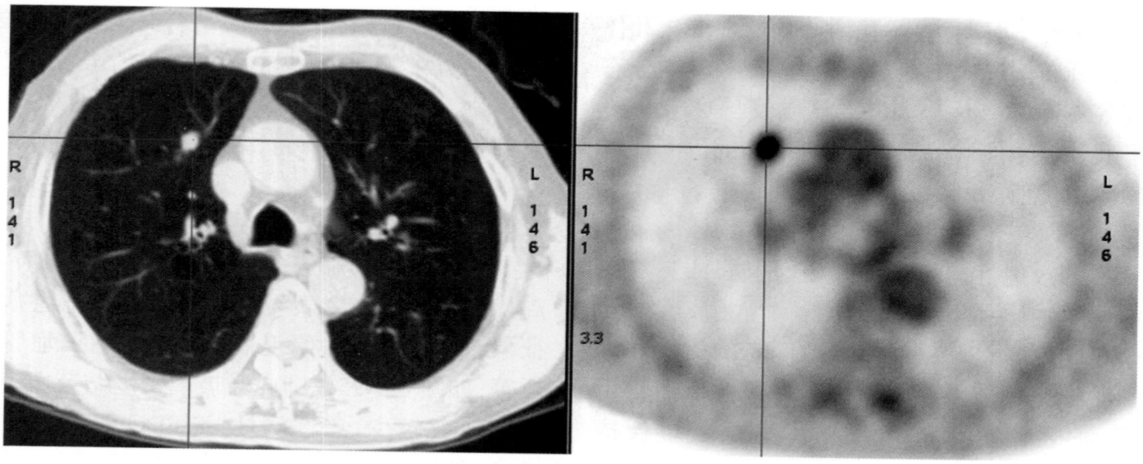

上组

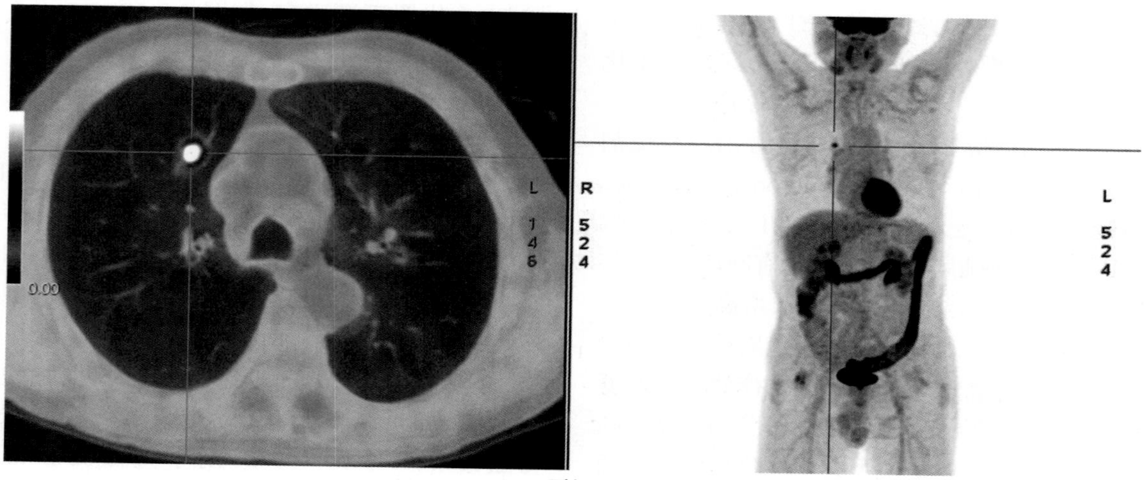

下组

肺部单发结节。男性，48 岁，体检发现右肺软组织密度小结节，直径约 1.2cm，[18]F-FDG 代谢增高（SUVmax=5.66），术后病理为中分化鳞癌。

图 6-9-25　肺部单发结节上组、肺部单发结节下组

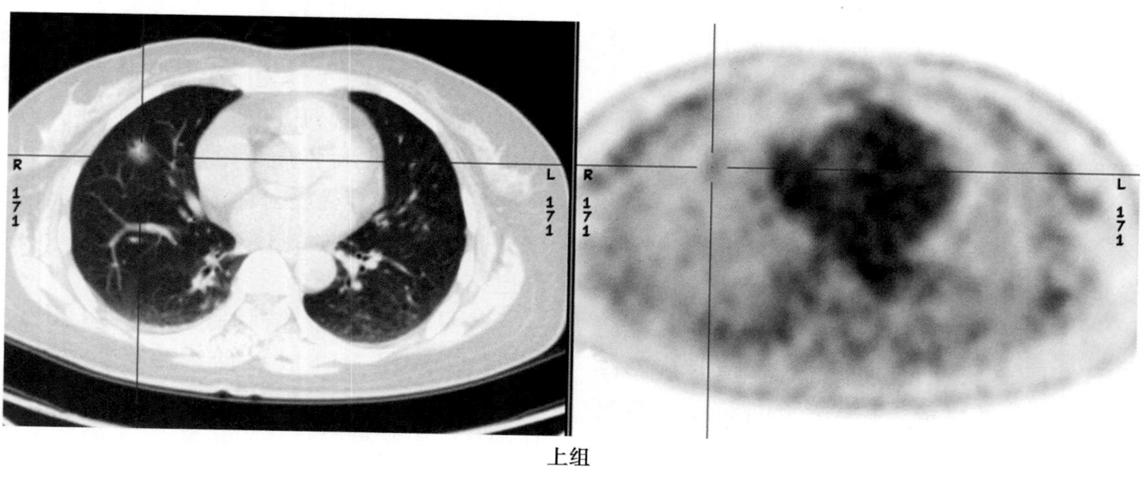

上组

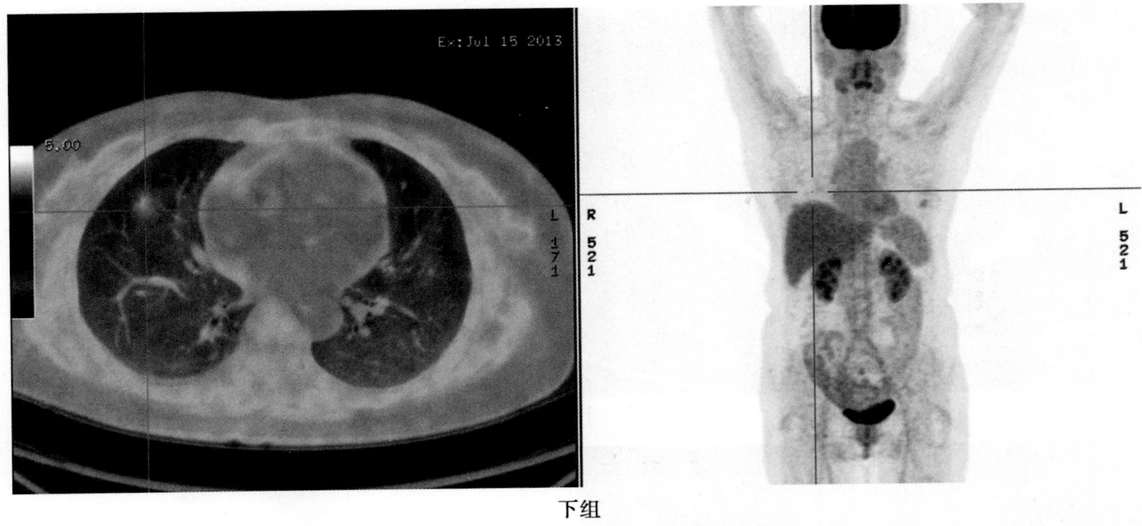

下组

肺部单发磨玻璃结节。女性，52 岁，体检发现右肺磨玻璃结节，直径约 1.6cm，^{18}F-FDG 代谢略高于周围肺组织（SUVmax=1.40），术后病理为肺高分化腺癌。

图 6-9-26　肺部单发磨玻璃结节上组、肺部单发磨玻璃结节下组

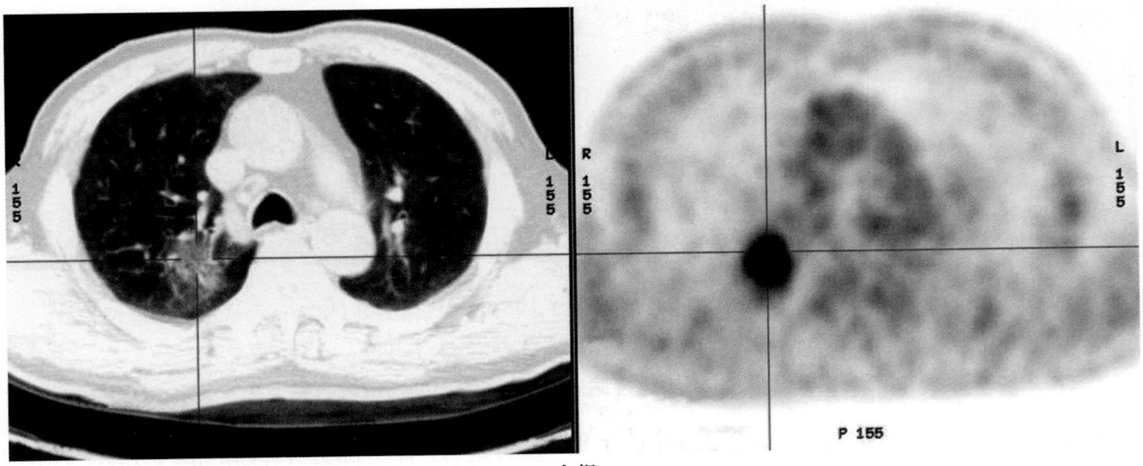

上组

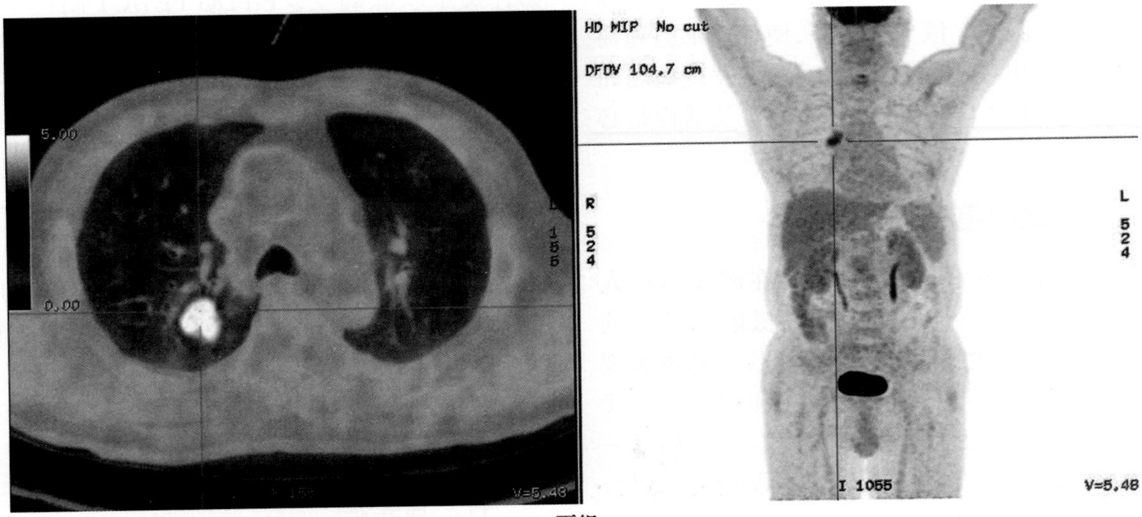

下组

男性，42 岁，体检发现右肺上叶磨玻璃密度结节，直径约 3.0cm，^{18}F-FDG 代谢增高（SUVmax=5.48），手术病理为右肺中低分化腺癌。

图 6-9-27　肺部单发磨玻璃结节上组、肺部单发磨玻璃结节下组

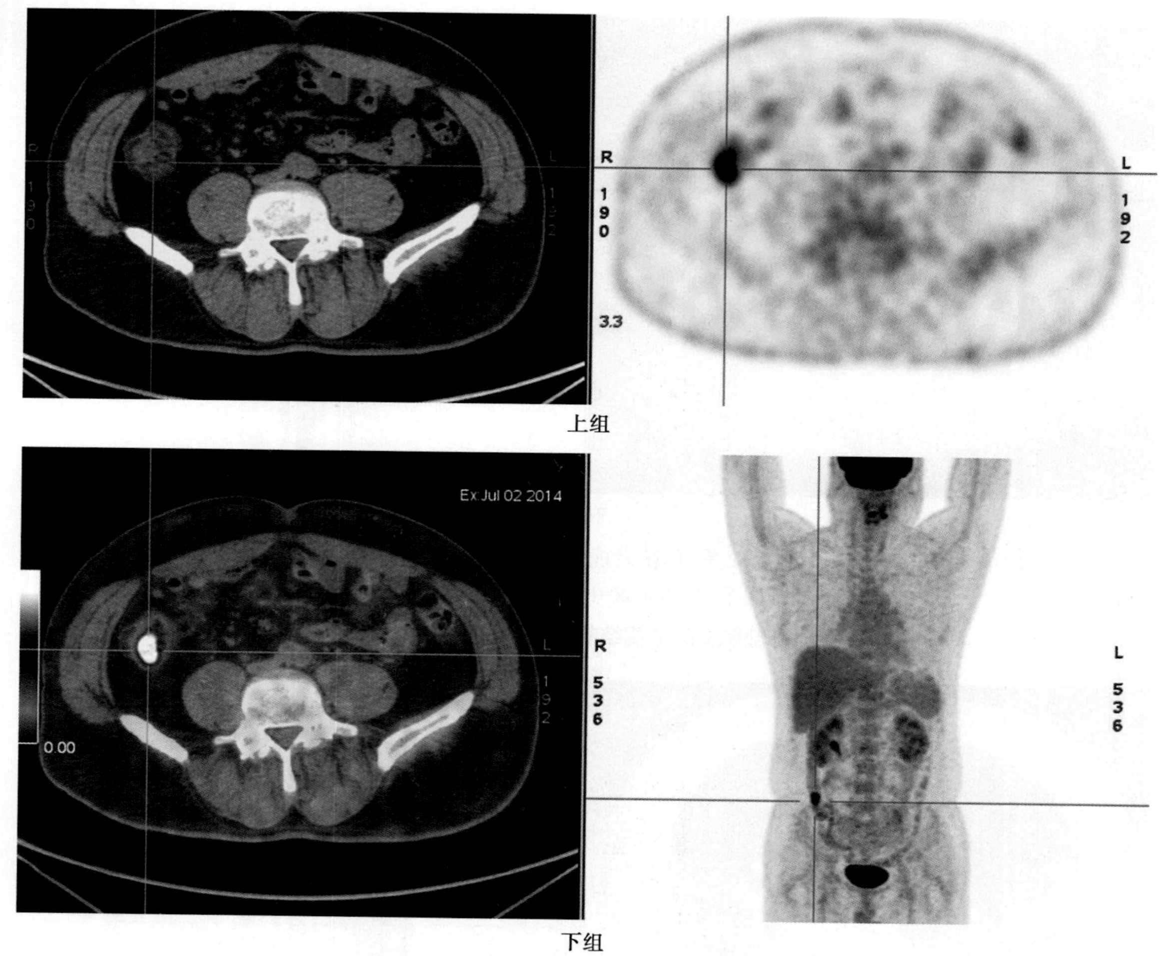

男性，44岁，体检发现升结肠起始部肠壁黏膜略厚，^{18}F-FDG代谢增高（SUVmax=12.5），疑恶性，结肠镜活检病理为结肠管状腺癌，手术切除。

图 6-9-28　结肠局部占位性病变上组、结肠局部占位性病变下组

症的一种有效手段。^{18}F-FDG假阴性主要见于直径小于10mm的病变以及胃肠道黏液腺癌，黏液腺癌由于肿瘤细胞内黏液成分较多，使肿瘤细胞葡萄糖摄取不高而出现阴性结果，如果CT发现病灶而^{18}F-FDG摄取不高，进一步的结肠镜检及活检是必要的。

三、甲状腺癌

甲状腺癌的发病率逐年增高，在健康体检人群中，意外发现甲状腺^{18}F-FDG高摄取病灶的约占12%~43%。甲状腺癌的^{18}F-FDG代谢基本表现为高代谢，如图6-9-29，以未分化癌和髓样癌的代谢最为活跃，其次为乳头状癌和滤泡状癌，病灶一般为低密度，形态不规则，瘤体内及周围可见钙化。除甲状腺癌^{18}F-FDG高代谢外，甲状腺腺瘤和结节性甲状腺肿也可以^{18}F-FDG代谢增高，需要进一步行超声检查，必要时行穿刺活检加以鉴别。需要注意的是，还有一部分甲状腺癌^{18}F-FDG代谢不高，如怀疑甲状腺病变，^{18}F-FDG PET/CT阴性不能完全除外恶性，还需要进一步行超声检查。

四、乳腺癌

^{18}F-FDG PET/CT探测原发性乳腺癌灵敏度和特异性都较高，而且肿瘤的增殖程度越高，分化越低，^{18}F-FDG的摄取越显著。局限性在于微小肿瘤（直径<1.0cm）不易检出，对于一些生长缓慢的肿瘤（如小叶原位癌）和非侵袭性肿瘤（如导管内癌）的检出较为困难。假阳性病变如乳腺炎性病变和纤维腺瘤等可能出现^{18}F-FDG摄取，鉴别诊断需要进一步行超声检查，必要时行穿刺活检。

五、食管癌

大约90%的食管癌为鳞癌，其次为腺癌。鳞癌和大部分腺癌的^{18}F-FDG摄取增高，只有极少数

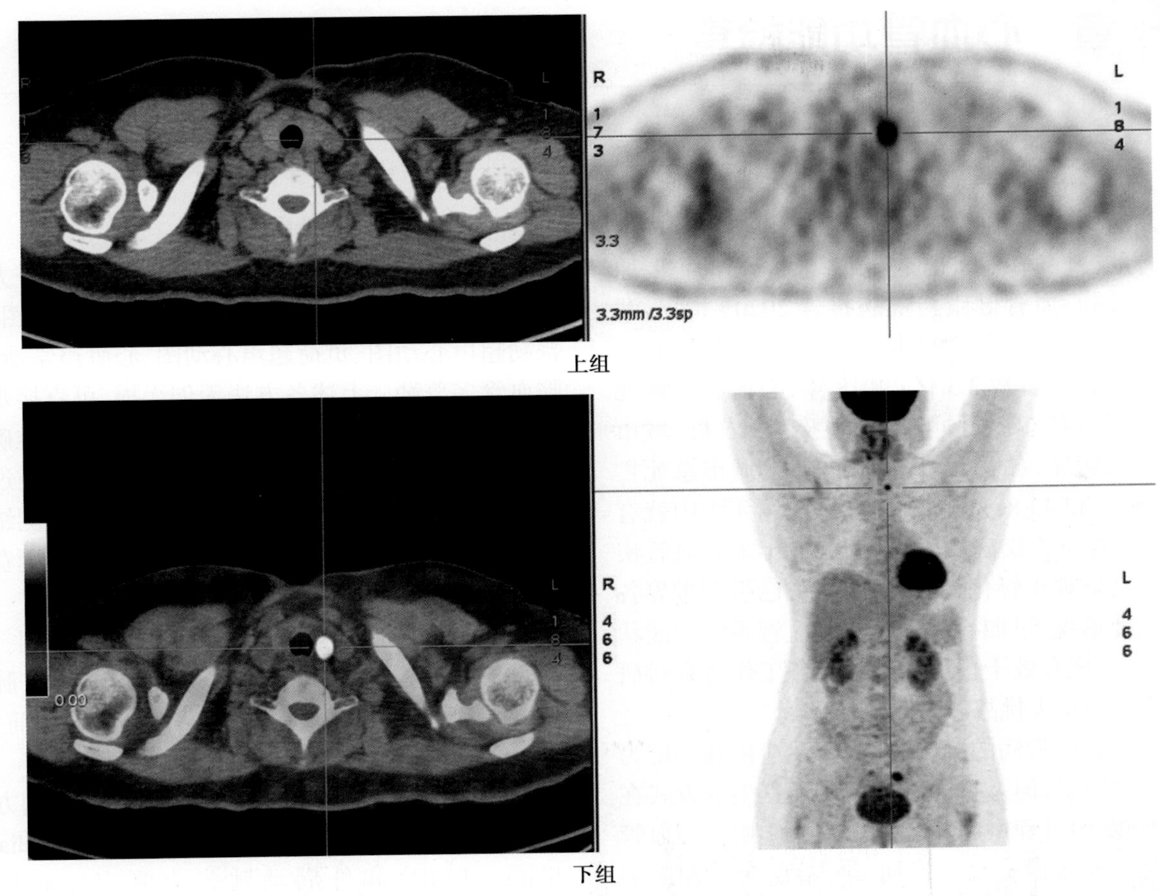

女性，38 岁，体检发现甲状腺左叶 ^{18}F-FDG 高代谢灶（SUVmax=10.93），超声进一步检查疑恶性，手术病理证实甲状腺乳头状腺癌。

图 6-9-29　甲状腺单发高代谢结节上组、甲状腺单发高代谢结节下组

的黏液腺癌 ^{18}F-FDG 摄取不高。在 ^{18}F-FDG PET/CT 上通常表现为放射性浓聚灶伴或不伴局部管壁的增厚。假阳性主要注意食管炎性或生性摄取，延迟显像或内镜可以进行鉴别。

（裴冬梅　郭启勇　马 跃　王晓明
韩 露　张 伟　王慧颖　祁 英
徐微娜　李永丽　石 喻　李怀波）

参考文献

1. 郭启勇. 实用放射学 [M]. 3 版. 北京: 人民卫生出版社, 2007.
2. Teksam M. Multi section CT angiography for detection of cerebral aneurysms [J]. Am J Veuroradiol, 2004, 25 (9): 1485.
3. 石明国. CT 技术发展进入低剂量成像时代 [J]. 中国医疗设备, 2012, 27 (1): 39-42.
4. 刘士远, 李琼, Fleischner 学会肺非实性结节处理指南解读 [J]. 中华放射学杂志, 2013, 47 (3): 197-201.
5. 张云亭, 于兹喜. 医学影像检查技术学 [M]. 北京: 人民卫生出版社, 2010.
6. 吴勇, 武强, 曾强, 等. 2010、2012 年 29 582 例健康体检人员恶性肿瘤筛查分析 [J]. 解放军医学院学报, 2013, 34 (9): 961-963.

第十章　心血管功能检查

众所周知,心血管病已经成为全世界范围内广泛流行的慢性病之一,也是导致人类死亡的主要原因。《中国心血管健康与疾病报告 2020》指出,我国心血管疾病患病率处于持续上升阶段,推算心血管疾病现患患者数 3.3 亿;2018 年,心血管疾病死亡率仍居首位,高于肿瘤及其他疾病;农村、城市心血管疾病导致的死亡,分别占农村、城市总死亡的 46.66% 和 43.81%,也就是说每 5 例死亡中就有 2 例死于心血管疾病。不仅如此,近年来心血管疾病患者又呈现年轻化趋势,这种趋势已引起世界各国的高度重视,早期检测和评估心血管系统功能状态,进而实现有效干预成为临床医务工作者和科研人员面临的重大挑战。

尽管心血管病的病因复杂,涉及遗传和环境为主的多种因素,但是目前已经公认不良生活方式在其发生、发展过程中起着至关重要的作用。心血管疾病是一种缓慢进展的疾病,早发现、早干预能够在一定程度上遏制或减缓疾病的进展。进行心血管功能检查,尤其是无创功能检测,是早期筛查心血管病的有效途径。无创的心血管功能检查技术种类繁多,目前健康体检或健康管理机构经常开展的有以下七种。

1. 血压测量　通过四肢血压、中心动脉压、脉压差、24 小时动态血压、家庭自测血压等指标间接反映心血管功能。应用非常普遍,但是特异性较差。

2. 心电测量　常用的检查方法包括常规心电图、动态心电图(又称“Holter 监测”)、运动试验、心率变异性分析。通过心电图或者心电向量图来反映心脏的功能。对心律失常、心肌病、心包疾病和典型的缺血性心脏疾病的敏感性尚可,但对早期的冠状动脉血管病变和其他部位的血管病变缺乏敏感性。心率的快慢受交感神经和迷走神经张力的影响。正常人 24 小时窦性频率的快慢随时间有一定程度的变化,称为心率变异性。这种变异的大小是反映交感神经和迷走神经张力的重要指标。通常采用 24 小时动态心电图,以连续窦性心搏的 R-R 间期为基础来计算心率变异性指标,用时域法或频域法进行分析计算。心肌梗死、慢性心力衰竭、糖尿病患者心率变异性降低。

3. 心脏彩超和血管超声检查　常用检查方法包括 M 型超声心动图、二维和三维超声心动图、多普勒超声心动图、负荷超声心动图、心脏声学造影、脑血管多普勒。上述各方法无创无损,可直接观察心脏和血管的结构和运动,测量血流速度。准确度相对较高,但检测人员准入门槛高,需要由经过长期专业培训的医技人员或医生进行操作,检测结果受操作者个人经验和技术水平影响较大,检测费用较高。

4. 动脉弹性功能与脉搏波传导功能检测　通过检测动脉脉搏信号,获得脉搏波传导速度、脉搏波形、踝臂指数、动脉弹性等多项指标,操作简便,费用低。

5. 无创血管内皮功能检测　常用的检测方法包括肱动脉血流介导的血管舒张(flow mediated dilation,FMD)和外周动脉张力测定(peripheral arterial tonometry,PAT)技术。FMD 是通过高分辨率超声探头结合自动化测量装置及技术,测量肱动脉血流介导的血管舒张内径变化来观测血管扩张性。此项技术的基本原理是通过测量肱动脉血流介导的血管舒张内径变化,来间接反映动脉血管内皮的一氧化氮(NO)水平及调节能力。PAT 技术是通过外周动脉压力设备(Endo-PAT2000)测定反应性充血前后指尖动脉张力变化程度,计算反应性充血指数(reactive hyperemia index,RHI)。RHI 代表 NO 介导的血管舒张反应的程度,进而反映血管内皮功能。上述检测方法主要用于动脉血管内皮功能的测定和动脉硬化早期的改变。

6. X 线检查　常用的检查方法包括常规 X 线检查、心脏 X 线计算机断层扫描(computerized tomography,CT)和磁共振显像(magnetic resonance imaging,MRI)。常规 X 线可显示心脏、大血管及肺血管影像,但分辨率有限。心脏 CT 和冠脉 CTA 可用于心脏、大血管三维图像重建。主要用于心包疾病、心脏肿瘤、肺动脉栓塞及冠状动脉疾病的诊断。MRI 具有软组织分辨率高、直接多平面成像、能观察心脏功能和心肌延迟显像增强心肌纤维化等优点,对心肌病、心包疾病、心脏肿瘤、主动脉瘤、主动脉夹层及大动脉炎的诊断具有较大价值。但是上述检查必要时需要应用显影剂，费用昂贵，目前尚不适合体检人群广泛应用。

随着技术的进步，心血管功能检查方法也将越来越多。本章将着重介绍在当前健康体检中常用的检查技术和方法。

第一节　血压测量技术及应用

一、检测目的与意义

血压是人体重要的生命体征。血压测量是了解血压水平、诊断高血压、指导治疗、评估降压疗效以及观察病情变化的主要手段。在临床诊疗、人群防治和科学研究中有三种方法测量血压，即诊室血压监测（office blood pressure monitoring，OBPM），动态血压监测（ambulatory blood pressure monitoring，ABPM）和家庭血压监测（home blood pressure monitoring，HBPM）。

诊室血压由医护人员在诊室按标准规范进行测量，目前尚是评估血压水平、临床诊疗及对高血压进行分级常用的较为客观的、传统的标准方法和主要依据。

动态血压由自动的血压测量仪器完成，24 小时内测量次数较多，无测量者误差，可避免白大衣效应，并可测量夜间睡眠期间的血压。因此，动态血压既可更客观地测量血压，还可评估血压短时变异和昼夜节律，对阵发性高血压、假性高血压的检测具有重要意义。此外，还用来评价抗高血压药物的降压疗效。观察最大降压作用（峰作用）和最小作用（谷作用）出现的时间和谷峰作用强度的比值，这些指标有助于选择药物的合理剂量和用法，以维持平稳的降压效应。

家庭血压由受测者自我完成，也可由家庭成员等协助完成。家庭血压是在熟悉的环境中测量，也可避免白大衣效应。家庭血压还可用于评估数日、数周甚至数月、数年血压的长期变异和降压疗效，有助于增强高血压患者的参与意识，改善其治疗依从性。

二、检查设备与方法

（一）血压测量的方法与原理

现代血压测量技术常又分为直接测量法和间接测量法。直接测量法是利用传感器直接和血液接触测量血压。其优点是精确无误，缺点是有创伤性、操作困难、容易感染、患者比较痛苦，目前主要在临床麻醉和重症监护病房中应用于大手术后。间接测量法是通过血压袖带或其他设备及采集相关信息推测血压值。这种方法在临床上应用最为广泛。其优点是操作简单，患者无痛苦，可反复测量；缺点是准确性易受多种因素影响。间接测量法利用的原理主要有柯式音法、示波法和超声多普勒法。

（二）血压计

1. 台式水银血压计　用台式水银血压计测量血压比较精确。这些血压计有某些共同的特点：都有充气、放气装置和袖带，并且通过听诊器听诊来测量血压，在临床工作中均为人工操作。由于橡皮管老化和裂缝漏气会使水银下降的速度难以控制，降低血压测量的精确度。橡皮管应该保持质量良好不漏气，袖带和压力计之间的橡皮管长度不能短于 70cm，袖带不能短于 30cm。连接处应当密不透气，控制阀容易调节。阀门失灵容易漏气并增加控制释放气压的难度，会低估收缩压并高估舒张压。台式水银血压计虽然操作简单，测量准确，但是水银对人体和环境有一定的危害性，尤其是对使用台式水银血压计的人，因此使用台式水银血压计要特别小心，关键是防止水银泄漏。

2. 气压式血压计　气压式血压计记录血压通过风箱和操作杆系统，相对水银池和水银柱而言更加复杂。随着气压式血压计使用时间的延长，机械装置的精确性难以保证，导致血压测量值偏低，从而低估了患者的血压水平，因此气压式血压计测量血压精确度不如台式水银血压计。目前，一般不推荐气压式血压计常规用于测量血压。

3. 混合式血压计　混合式血压计结合了电子血压计和传统台式水银血压计的特点，采用电子压力计代替水银柱，用听诊器听柯氏音来确定血压值。通过液晶显示屏代替水银柱来显示血压值，从而避免了血压值尾数选择的偏好。

4. 自动电子血压计　经过国际标准验证的自

动电子血压计可以自动提供收缩压、舒张压、平均动脉压、心率和测量时间，从而减少血压数值尾数选择的偏好和主观偏倚。更重要的是，不需要复杂详细的血压测量强化训练。自动电子血压计的另外一个优点是能够储存数据供以后分析使用。目前的趋势是自动电子血压计正在逐渐代替传统台式水银血压计，许多国内外大型临床研究已经使用自动电子血压计代替台式水银血压计来测量血压。虽然自动电子血压计应用越来越广泛，但它仍有不足，如示波技术不能在所有情形下测定血压，尤其是对心律失常的患者（如快速型心房颤动）；也有医生怀疑部分患者报告的血压测量数值的可靠性。

三、注意事项

（一）测量前准备

1. 受测者测血压前 30 分钟内不喝咖啡或酒，不进行剧烈活动，心绪平稳。排空膀胱，静坐休息 5~10 分钟。

2. 仪器采用经过国家计量部门批准和定期校准的合格台式水银血压计、其他款式的血压计，如动态血压计、电子血压计等。

3. 测量条件　坐位测量需要准备适合受测者手臂高度的桌子，以及有靠背的椅子；卧位测量需准备受测者肘部能外展 45° 的诊疗床。

4. 环境条件　适当空间，适宜温度，环境安静，无噪声。

（二）测量要求

常规测量上臂血压，不建议常规测量手腕血压、手指血压。

1. 建议初次测量左右上臂血压（肱动脉处），以血压高的一侧作为血压测量的上肢。

2. 当左右上臂血压（收缩压）差值>20mmHg 时，建议进行四肢血压测量。

3. 老年人及糖尿病或某些疾病患者易出现体位性低血压，建议测量多种体位血压。需要时可以测量卧位或站立位血压，站立位血压测量应在卧位改为站立 3 分钟后进行。

（三）测量中注意事项

1. 测压过程中血压计水银柱要保持垂直，读数时必须保持视线垂直于血压计刻度面的中心。

2. 台式水银血压计应定期校准（一般每半年检测 1 次）。水银量过少，测出的收缩压、舒张压都偏低。水银量过多，测出的收缩压、舒张压都偏高。刻度管内的水银凸面正好在刻度“0”时，水银量合适。

3. 袖带气囊至少应覆盖 80% 的上臂周径。袖带宽度为臂围的 46% 时，误差最小。如果使用的袖带相对于臂围过小，会导致血压测量值高于血管内压力。对上臂过于粗壮的肥胖者，在没有合适的袖带选用时，可将袖带置于前臂上部，听诊桡动脉搏动测压。此时，应当特别注意前臂的位置与心脏同高。推荐袖带大小为：①瘦型成人或少年，袖带尺寸 12cm×18cm（超小号）；②上臂围 22~26cm，袖带尺寸 12cm×22cm（成人小号）；③上臂围 27~34cm，袖带尺寸 16cm×30cm（成人标准号）；④上臂围 35~44cm，袖带尺寸 16cm×36cm（成人大号）；⑤上臂围 45~52cm，袖带尺寸 16cm×42cm（成人超大号或大腿袖带）。

4. 袖带气囊中部放置于上臂肱动脉的上方，袖带边缘不要卷起，以免袖带起止血带的作用。袖带的下缘在肘窝的上方 2~3cm。袖带绑得太紧，测出的收缩压、舒张压都偏低。绑得太松，可使测得的血压偏高。一般认为，能塞进两个指头时松紧适度。

5. 缓慢均匀放气，速度为每搏心跳下降 2~4mmHg，放气速度过快，可使测得的收缩压偏低而舒张压偏高。当心动过缓和心律不齐时，推荐放气速度为每搏心跳下降 2mmHg。

6. 每次测量血压至少测 2 次，中间间隔 1 分钟，取平均值作为受测者的血压。如果两次测量值相差>5mmHg，应再进行测量，计算 3 次平均血压值。

7. 台式水银血压计测量血压单次记录血压值尾数应精确到 2mmHg，即 0、2mmHg、4mmHg、6mmHg、8mmHg 的尾数。电子血压计以血压计显示的血压数值为准，即从 0~9 的 10 个数字均可。

8. 将听诊器胸件放置在袖带下方动脉搏动处，不能塞于袖带下。

（四）听诊注意事项

观察水银柱上升高度，在气囊内压力达到使肱动脉搏动消失后，再升高 20~30mmHg。然后松开放气旋钮，使气囊匀速缓慢放气，同时应水平注视水银柱凸面。在放气过程中，当听到第一次肱动脉搏动声响（柯氏音第 1 音）时，水银柱凸面的垂直高度为收缩压；当随水银柱下降，声音突然变小，最终消失时（柯氏音第 5 音），水银柱所示数值为舒张压，获得舒张压读数后，快速放气至“0”。第Ⅳ时相柯氏音（变音）比第Ⅴ时相柯氏音（消失音）可以高 10mmHg 以上，但通常差别在 5mmHg 之内。在大多数情况下，以最终消失音（第Ⅴ时相柯氏音）时水银柱所示数值为舒张压。但部分人群（如 12 岁以下儿童、孕妇、老年人，以及严重贫血、甲状腺功能亢进、主动脉瓣关闭不全患者）当袖带压力降为“0”时，仍可以听到声音，这些人群以变音（第Ⅳ时相柯氏音）作为舒张压的数值，并在测量值后加以标注“变音”读数。

（五）家庭血压监测的注意事项

1. HBPM 应接受医务工作者培训或指导，患者不能根据 HBPM 随意增减降压药，应在医务人员指导下调整用药。

2. 测压前至少休息 5 分钟；测压时患者务必保持安静，不讲话、不活动。

3. 坐位，双脚自然着地；裸臂绑好袖带，袖带大小合适；袖带必须与心脏保持同一水平。

4. 诊断和治疗初期，每日早晚各 1 次，连续 HBPM 1 周；长期观察中每 3 个月，进行 1 周 HBPM；去除第 1 天血压值，仅计算后 6 天的血压值。

5. 患者的 HBPM 日记仅供参考，但血压计的记忆装置记录的血压是可靠的。

6. HBPM 每次连续 2~3 遍，每遍间隔 1 分钟；建议仅计算后两遍的血压数值。

7. 某些心律失常，如心房颤动、频发期前收缩患者，采用示波法不能准确测量血压。血压本身的变异性可能影响患者情绪，使其血压升高，形成恶性循环，不建议这类患者行 HBPM。精神焦虑、抑郁及紊乱或擅自改变治疗方案的患者不适于 HBPM。

诊室血压、家庭血压监测及动态血压监测特点详，如表 6-10-1。

表 6-10-1　诊室血压、家庭血压监测及动态血压监测特点

测量参数	诊室血压	家庭血压监测	动态血压监测
频率	低	高	高
标准化	可以	可以	自动
培训对象	临床医生	患者	临床医生
可重复性	差	好	良好
白大衣效应	不可识别*	可识别	可识别
隐蔽效应	不可识别	可识别	可识别
血压变异性评估	不可识别	不可识别*	可识别
季节性	可以	可以	不可以
每天	不可以**	可以	不可以
白天	不可以	可以#	可以
夜间 / 睡眠	不可以	可以##	可以
体位	可以	可以	不可以
短期	不可以	不可以	可以

注：*部分使用自动诊室血压测量则可识别；**可以采取社区血压测量结果；#昼夜差异；##使用自动血压监测。

四、结果与报告

由经过训练的医护人员用台式水银血压计和袖带柯氏音技术测量的血压读数是目前诊室血压监测（OBPM）的标准值。

OBPM 的优点体现在其简便、实用，所得血压数据较可靠，血压计也易于维护。但其缺点为：①诊室血压不能反映 24 小时血压情况，只提供当时血压水平。②因血压固有的变异性，一次测量血压即决定患者的血压值，可能过多诊断“高血压”或漏诊隐蔽性高血压。③白大衣性高血压的概率较高，存在警觉反应性血压升高的倾向。④诊室血压可预测高血压患者的靶器官损害及发生心血管病风险，但其预测能力可能不及 HBPM 和 ABPM。

HBPM 是指患者自己或家属在医疗单位外（一般在家庭）测量血压，也称为“自测血压”。其主要特点如下：①可靠性：与 OBPM 相比，HBPM 的可靠性强。一是能提供大量血压信息；二是详实地记录患者血压，因此建议使用有存储功能的血压计。HBPM 一般由合格的电子仪器自动测量，避免人为的误差。②真实性：初诊或需要改变治疗方案的高血压患者 HBPM 至少 7 天，取后 6 天血压平均值作为治疗参考的血压值，能真实反映患者某段时间的血压水平。HBPM 可筛查白大衣性高血压和发现隐蔽性高血压。③简便性：HBPM 在家庭进行，不用到医院或诊室，方便测量，尤其是方便老年患者或工作忙的职业人群。

OBPM 仍是目前血压测量的常用方法。为了保护环境，发达国家正逐步用上臂式自动血压计替代台式水银血压计。随着我国经济的发展和人们认识的提高，无污染的血压计或自动血压计将逐步取代台式水银血压计。高血压患者应有规律地进行 HBPM，可核查的 HBPM 记录能为医生的临床处理提供有价值的参考。为了改善高血压患者治疗的依从性，建议积极推广使用经过国际标准认证的上臂式电子血压计进行 HBPM。ABPM 避免测

压者的误差，有助于获得全天更多血压信息，尤其可获得夜间血压信息，有助于识别白大衣性高血压或隐蔽性高血压，也是降压疗效评估的重要方法，建议有条件的地区应积极开展ABPM。有研究认为，HBPM与白天ABPM的血压值几乎相等，建议在缺乏ABPM条件的单位，可用HBPM代替ABPM，既简便又经济实惠。

高血压诊断的血压阈值非同日3次坐位血压测量值，诊室血压 ≥140/90mmHg；家庭血压 ≥135/85mmHg；动态血压：24小时平均SBP ≥130mmHg和/或DBP ≥80mmHg，白天平均SBP ≥135mmHg和/或DBP ≥85mmHg，夜间平均SBP ≥120mmHg和/或DBP ≥70mmHg。HBPM水平低于OBPM水平。HBPM的135/85mmHg相当于OBPM的140/90mmHg。见表6-10-2治疗的血压目标值：①OBPM普通高血压患者应<140/90mmHg；②高血压合并糖尿病或者肾病或冠心病应<130/80mmHg；③HBPM普通高血压患者降压治疗的血压目标应<135/85mmHg。

表6-10-2 不同血压测量类型定义高血压的血压阈值

	收缩压 /mmHg	舒张压 /mmHg
诊室	140	90
24小时	125~130	80
白天	130~135	85
夜间	120	70
家庭	130~135	85

第二节 心电检测技术及应用

一、检测目的与意义

心电信号是低频弱信号，通过特殊的设备将这些心电信号采集、放大、处理并显示出来，即为心电检测技术。正常人体内，由窦房结发出的一次兴奋，按一定的途径和时程，依次传向心房和心室，引起整个心脏的兴奋。因此，每一个心动周期中，心脏各部分兴奋过程中出现的电位变化的方向、途径、次序和时间都有一定的规律。这种生物电变化通过心脏周围的导电组织和体液反映到身体表面上来，使身体各部位在每一心动周期中也都发生有规律的电变化。将测量电极放置在人体表面的一定部位，记录出来的心肌细胞生物电变化曲线即为体表心电图（electrocardiogram，ECG）。它反映心脏兴奋的产生、传导和恢复过程中所有心肌细胞生物电总和的变化情况。ECG是临床常用的心电检测技术之一。作为心血管疾病诊断中的一种重要的方法，ECG能为心脏疾病的诊断、治疗和监护提供客观指标。特征性的心电图改变和演变是诊断心肌梗死的可靠和使用方法。房室肥大、心肌受损、冠状动脉供血不足、药物和电解质紊乱都可引起一定的心电图变化，可用于帮助临床诊断。

（一）心电向量图

心电向量图（vectorcardiogram，VCG）是在心电图的基础上，为了进一步显示心电活动的三维空间变化特性而发展起来的。通过应用心电向量投影概念，使许多心电图的图形改变得到了合理的解释。由于心电向量图能显示心电活动的相位关系，从而弥补了心电图诊断上的某些不足。心电图和心电向量图来源于共同的理论基础，同是从体表采集心电信号中主要的低频成分，只是导联体系和表达方式不同而已。目前，在对心肌梗死、心室内传导阻滞、房室肥大等临床诊断中公认为心电向量图优于心电图诊断。

（二）动态心电图

动态心电图又称“Holter监测”，采用长时间（24~72小时）连续记录心电图的方法，能获得比常规心电图更多的信息。对于心律失常（如期前收缩、心动过速等），心肌缺血的诊断具有较好的敏感性及特异性，并能评价药物疗效及起搏器功能等，是临床较重要的一项监测技术，广泛应用于临床诊断及病情分析。动态心电图可提供以下信息：①心率，包括24小时平均心率、最快和最慢心率。②心律失常的类型、发作时间和方式。③心脏停搏的时间、次数。④心电图波形的改变，如ST段的上抬和下移。⑤心电图改变发生的时间，患者当时的活动状况及伴随症状。根据上述资料，可了解临床症状（如心悸、眩晕、晕厥、胸痛）与心电图改变的关系，有助于分析和寻找这些症状的原因。此外，对心律失常潜在危险性分析、心肌缺血程度的估计，及抗心律失常药物和抗心绞痛药物疗效的评价也具有一定意义。

（三）运动试验

运动试验是使受检者接受适量运动，观察其症状、心率、血压、心电图及其他指标变化情况，并据此辅助筛查冠心病、评估冠心病严重程度和预后判断、评价与运动有关的心律失常及慢性心力衰竭患者的运动耐量及药物（如抗心绞痛和治疗心力衰竭药）的疗效等。目前常用平板和踏车运动试验。虽然该试验对于冠心病患者存在一定的风险，可能诱发心律失常，甚至诱发严重心绞痛或者急性心肌梗死，也存在一定比例的假阳性和假阴性。例如，围绝经期女性的假阳性率较高。但是应用该试验来排除冠心病具有非常好的临床应用价值，可以避免过度检查带来的其他风险或者经济负担。

二、检测设备与方法

（一）心电图机的分类

1. 按功能分类　普通单一功能心电图机、多功能数字化心电图机（计算机自动测试分析报告存储等）。

2. 按采集、描记导联数量分类　单导联、双导联、多导联（3 导联以上）心电图机。世界卫生组织、国际心脏节律学会等推荐应用 12 导联同步心电图机以提高诊断准确性。

3. 按记录方法分类　热笔式、热振式、计算机打印等。

4. 按电源分类　交流电、直流电、交直流电两用心电图机。

5. 按机型分类　便携式和台式心电图机。

（二）基本技术参数标准

1. 安全性　国际电工技术委员会通则中规定：医用电器设备与患者直接连接部分叫“应用部分”。为了进一步保证患者安全，医用电器设备的应用部分往往也加有隔离措施。根据应用部分的隔离程度，医用电器设备分为 B 型、BF 型和 CF 型。B 型：应用部分没有隔离。BF 型：应用部分浮地隔离，可用于体外和体内，但不能直接用于心脏。CF 型：应用浮地隔离，对电击有高度防护，可直接用于心脏。心电图机可分属三型：B 型、BF 型和 CF 型。

2. 灵敏度　标准灵敏度为（10 ± 0.2）mm/mV；最大灵敏度 ≥20mm/mV；至少提供 5mm/mV、10mm/mV、20mm/mV 三个档位，转换误差< ± 5%。

3. 噪声<15dB。

4. 输入阻抗 ≥ 2.5MΩ。

5. 频率响应 0.05~100Hz。

6. 时间常数 ≥ 3.2s。

7. 共模抑制比>80dB。

8. 走纸速度　至少提供 25mm/s、50mm/s 两个档位，转换误差< ± 5%。

9. 交流漏电<10μA。

10. 滤波器　交流电滤波器（50/60Hz）和 EMG 过滤器（25/35Hz）。

11. 滞后　记录系统的滞后不超过 0.5mm。

12. 耐极化电压　± 300mV 极化电压，灵敏度变化 ≤ ± 5%。

13. 记录笔偏转幅度 ≥ ± 20mm。

14. 外接输出灵敏度为 1V/mV ± 5%，输出阻抗 ≤ 100Ω，输出短路时不能损坏机器。

15. 外接直流信号　输入灵敏度为 100mm/V ± 5%，输入阻抗对地不小于 100kΩ。

16. 多导联数字化心电图机应具备以下条件。

（1）采样率：≥ 500sample/s。

（2）频率响应：0.05~150Hz。

（3）共膜抑制比 ≥ 110dB。

（4）热阵打印：Y8 点 /mm，X16 点 /mm。

（5）A/D 转换器：16 位以上。

（6）显示屏分辨率 ≥ 320 × 240dot。

（7）其他：多导同步采集、传送及存储心电图、建立数据库、自动分析诊断、测量、联网及统计学分析等。

三、注意事项

1. 室温不得低于 18℃，检查室远离大型电器设备，检查床宽度不小于 80cm，如果检查床一侧靠墙，附近的墙内不应有电线穿行，如使用交流电操作，心电图机必须有可靠的接地线（接地电阻<0.5Ω）。

2. 工作开始前检查心电图机各条线缆的连接是否正常，包括导联线、电源线、地线等。

3. 认真阅读检查申请单，快速了解受检者的一般情况以及临床对检测心电图的要求，描记心电图标准 12 导联和 / 或附加导联、特殊体位。

4. 除有精神症状、婴幼儿等不能配合者需用药物镇静外，被检测者应在醒觉状态下，休息 5 分钟后仰卧接受检测，检测时要求患者全身放松、自然呼吸。

5. 电极安置部位的皮肤应先做清洁，然后涂以心电图检测专用导电介质或生理盐水并应浸透皮肤，以减少皮肤电阻，保证心电图记录质量。

6. 按照国际统一标准，准确放置标准 12 导联电极，包括 3 个标准肢体导联（Ⅰ、Ⅱ、Ⅲ），3 个加压肢体导联（aVR、aVL、aVF）和 6 个心前导联（V_1~V_6）。女性乳房下垂者应托起乳房，将 V_3、V_4、V_5 导联电极置于乳房下缘的胸壁上。

7. 可疑或确诊急性心肌梗死首次检查时必须做 18 导联心电图，即标准 12 导联加 V_7、V_8、V_9、V_{3R}、V_{4R}、V_{5R} 导联，检测后壁导联时患者必须仰卧，检测电极可使用一次性监护电极。

8. 心电图记录每个导联至少描记 3 个完整的心动周期。

9. 记录心电图时标定标准电压为 10mm/mV，走纸速度为 25mm/s，并做标记。

10. 其他要求

(1) 心电图室应远离电梯及其他大型电器设备。

(2) 工作完毕后，应切断电源、盖好机器防尘罩，清洗、消毒电极。

(3) 交直流两用心电图机应定期充电，以延长电池使用寿命。

(4) 同时使用除颤器时，不具有除颤保护的普通心电图机应将导联线与主机分离。

(5) 心电图机属度量医疗器械，应按规定定期接受相关部门检测。

11. 做平板运动试验时需备好急救药物和器材。

四、结果与报告

一个正常的典型体表心电图，如图 6-10-1。

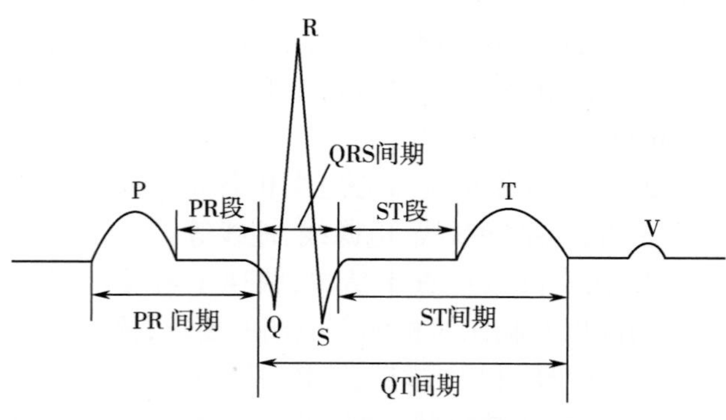

图 6-10-1 典型体表心电图

1. P 波

(1) 形态：P 波位于 QRS 波群之前，形态呈圆钝型，可伴有轻微切迹，在Ⅰ、Ⅱ、V_4~V_6 导联直立，aVR 导联倒置。

(2) 时限（宽度）：P 波时限不超过 0.11s，双峰型者两峰间距<0.04s。

(3) 振幅（电压）：不超过 0.25mV，小于同导联 R 波的 1/2，V_1<0.2mV。

(4) V_1 导联 P 波终末电势（Ptf）≥ −0.04mm·s。

2. PR 间期　心率在正常范围时 PR 间期为 0.12~0.20s。

3. QRS 波群

(1) 时限：<0.11s。

(2) 形态：QRS 波群主波通常在Ⅰ、Ⅱ、V_4~V_6 导联向上，aVR、V_1、V_2 导联向下。Q 波无切迹，振幅小于同导联 R 波的 1/4，以 R 波为主的导联时限<0.04s。

(3) R 波振幅：工导联不超过 1.5mV，aVL 导联不超过 1.2mV，aVF 导联不超过 2.0mV，aVR 导联不超过 0.5mV，V_1 导联不超过 1.0mV，V_5 或 V_6 导联不超过 2.5mV（女性不超过 2.0MmV），Rv5+Sv1 不超过 4.0mv（女性不超过 3.5mV）。胸前导联 R/S 比例逐渐增高。3 个标准肢体导联或 3 个加压肢体导联的 QRS 波群峰值不得同时低于 0.5mv。

4. ST 段　ST 段应与等电位线平行一致，但允许轻度抬高或降低，抬高一般不超过 0.1mV，下降不超过 0.05mV。

5. T 波　圆钝型、无切迹，一般无明显的起始点（上升支缓慢），Ⅰ、Ⅱ、aVF、V_5、V_6 导联必须直立，aVR 导联倒置，T 波的方向应与 QRS 波群的主波方向一致。

6. U 波　应与其 T 波方向一致。振幅不超过同导联 T 波振幅的 25%，最高不应超过 2.0mV。

7. QT 间期　0.32~0.40s，QT 间期与心率有关，心率较慢时可以相对延长（不长于 0.44s），心率较快时可以相对缩短（不短于 0.30s）。Q-T 间期延长是指 Q-T 间期大于该心率正常 Q-T 间期最高值。除心率对 QT 间期的影响，可用校正 QT 间期（Q-Tc）。正常 Q-Tc 值，男性 ≤ 0.44s，女性及小儿 ≤ 0.45s。其公式为：Q-Tc=Q-T/R-R（单位为 s）。

8. 额面平均电轴　传统的正常值范围是 0~+90°，近些年有学者研究认为，平均电轴的正常范围应在 −30°~+105°，因为平均电轴与年龄有关，年龄<40 岁者多在 0~+105°，而年龄大于 40 岁者多在 −30°~+90°。

心电图时间间期的测量规则：在同步12导联（至少3个标准导联同步记录）心电图进行测量，以波形出现最早的导联为起点，波形结束最迟的导联为终点。

第三节 其他心血管功能检测技术及应用

一、检查目的和意义

动脉病变是冠心病、高血压等多种心血管疾病共同的病理生理学基础。动脉病变的表现形式主要有两种，即结构性病变和功能性病变。前者包括动脉狭窄、动脉瘤和动脉夹层，后者主要指动脉僵硬（即动脉舒缩功能减退）。动脉弹性减退是多种危险因素对血管壁早期损害的综合表现，是早期血管病变的特异性和敏感性指标，动脉弹性检测成为预测心血管事件的独立危险因素。亚临床动脉硬化可无任何症状，仅表现为动脉弹性减退、僵硬度增加，不易引起患者的重视，但其危害与已患心血管疾病是一样的。动脉粥样硬化是全身性疾病，外周动脉疾病是全身动脉粥样硬化最常见的临床表现，它是一个隐匿的、渐进性发展的自然过程。

传统动脉病变的检查方法主要是血管造影和血管内超声两种。但这两种方法都是对患者中、晚期的诊断，而且是有创伤性检查，费用高，有一定的风险，不适合常规筛查。近年来，无创检测动脉弹性和僵硬度已广泛用于早期检测心血管疾病，该技术在进行心电图的同时，测量四肢血压和脉搏波波形，从而获得美国心脏学会所设定的踝臂指数（ankle brachial index，ABI）和脉搏波传导速度（pulse wave velocity，PWV）两个指标。

然而，近几年大量的临床实践证实，高血压人群检测的臂踝PWV（brachial ankle PWV，baPWV）或者颈股PWV（carotid femoralPWV，cfPWV）和ABI未必不正常；在PWV和ABI正常的人群中不乏有经血管造影确诊为需要放支架的冠心病患者；在血脂、血压、血糖和PWV及ABI正常的人群中亦有由冠心病引起的急性心梗患者。原因是baPWV反映的是从肱动脉到同侧踝部动脉之间脉搏波的传导速度，cfPWV反映的是颈总动脉到股动脉之间脉搏波的传导速度。心血管系统动脉网络是一个复杂的系统，各部分弹性既相关又有一定的独立性。cfPWV和baPWV不可能完全反映冠状动脉和身体其他部位的动脉硬化程度，全面检测心血管系统的健康状态才是降低心血管事件的关键。心血管系统各种生理信号包含丰富的动力学信息（如心电信号、心音信号、脉搏波信号等），进行多信息融合构建心脏、血管、血液在体流动性三维评价体系，可以全面而精准地反映人体心血管系统功能的健康状态，及早发现动脉粥样硬化、冠心病和心力衰竭，进而降低心血管疾病的发病率和死亡率。

二、血管病变检测的适用人群

1. 年满14周岁者。
2. 已被诊断为高血压（包括临界高血压）、高脂血症、糖尿病（包括空腹血糖升高和糖耐量降低），或具有肥胖、长期吸烟、高脂饮食、缺乏运动等心血管疾病高危因素者。
3. 具有心血管疾病家族病史者。
4. 长期头晕等不适症状，尚未明确诊断者。
5. 有活动后或静息状态下胸闷、心悸等心前区不适症状，尚未明确诊断者。
6. 冠心病、不稳定型心绞痛或心肌梗死（急性或陈旧性）诊断明确者。
7. 精神紧张长期从事脑力劳动者。
8. 四肢疼痛、麻木，尚未明确诊断者。

三、检查设备与方法

（一）检查设备

目前，应用于临床的与心血管功能状态检测相关的设备多数是单纯从某一方面评价心脏的电生理功能、机械功能、血管动脉硬化程度或者离体血液流动性。无创检测动脉硬化的产品在市场上已经有很多。

心血管系统状态监测仪检测时通常采集5~10分钟心电信号、四肢袖带压力脉搏波信号、指端光电容积脉搏波信号等，可进行数据自动分析和报告功能。数据分析包括对人体四肢袖带压力脉搏波信号进行分析获得人体四肢的血压状况和反映人体下肢血管阻塞程度的参数ABI（踝臂指数）；结合心电信号和心音信号，分析出 BaPWV（臂踝脉搏波传播速度）以及各节段血管的脉搏波传播速度，如心踝脉搏波传播速度和心臂脉搏波传播速度；对人体心电信号、心音信号和光电容积脉搏波信号分析，获得反映人体心脏的收缩能力和射血能力的指标；通过心率变异性分析，融合相关生理信号波形特征和脉搏波传播速度等因素，准确评估冠心病发病风险和心力衰竭发病风险；通过分析在充气前和迅速放气后的双侧指端光电容积脉搏波信号，获得反映血液在人体微动脉内流动顺畅程度的参数，即血液在体内流动性指数，该指标是微动脉弹性、体内血液黏度以及微循环状况综合作用用的结果。

（二）检查操作方法

1. 准确测量身高及体重。

2. 受检者脱去外衣，臂部、踝部和足部充分暴露，以便血压袖带绑缚。

3. 受检者平躺于床上，取仰卧头低位，双手掌面朝上，双足稍外旋。

4. 绑缚血压袖带　上臂袖带气囊标志处对准肱动脉，袖带下缘距肘窝横纹 1~2cm，松紧度以可插入两指为宜；下肢袖带气囊标志处对准下肢内踝胫后动脉，袖带下缘距内踝 1~2cm，松紧度以可插入两指为宜。

5. 放置左右手腕的心电电极夹。

6. 放置左右手示指的光电传感器。

7. 输入患者相关信息。

8. 受试者平静后，即可开始测量。

9. 测量结束后，可直接打印报告或后续批量打印，点击 “返回” 按钮可回到主界面进行下一受试者测量。

四、注意事项

1. 检查前一天及检查当天禁止饮酒。

2. 平卧安静状态下方可开始进行检测。

3. 血压测量警示和注意事项

（1）如果测量不能正常进行，或对测量结果有疑义时，首先确定受检者的情况，受检者情况可能恶化到使测量值超过限值，要时刻检查，保证袖带或袖带软管使用得当，没有弯折或堵塞。

（2）如果显示屏上压力值持续为零，观察袖带软管是否被堵塞或弯折。

（3）不要将袖带绑缚在正在进行输液或输血的手臂上，否则会对受检者造成一定损伤。

4. 受检者的精神状态及合作程度对记录质量及测量参数均有很大影响，如检查时精神紧张、焦虑不安可使血压不稳定，肢体抖动可使波形紊乱。所以在检查前应向受检者说明此项检查对人体不造成任何危害和痛苦，要求其不要紧张、平稳呼吸，检测过程中不要说话和肢体活动，取得受检者的充分合作。对欠合作者或有精神症状的患者，若必须进行此项检查时，可在检查前给予适量镇静剂或快速催眠药物，待患者平静后再作检查。

5. 下列情况下不建议进行测量

（1）受检者外周循环不足，有急性低血压、低温。

（2）受检者发生心律失常的频率很高，房颤，频发期前收缩及Ⅱ度以上传导阻滞。

6. 下列情况下可能导致进行不正确的测量

（1）有连续不断的外部震动或受检者活动造成运动假象。

（2）测量期间受检者活动或说话。

（3）袖带绑缚在厚衣服上。

（4）卷起的衣袖增加了臂部血压。

五、结果与报告解读

心血管系统检查的主要参数及临床意义如下。

1. 四肢血压测量和双侧上肢血压评估　测量四肢收缩压、舒张压、平均压和脉压差，诊断是否患有高血压。通过观察左右上臂收缩血压差，可以分析出大动脉炎症和锁骨下动脉狭窄等上肢动脉的异常情况。若其中一侧肱动脉收缩压明显低于另一侧，怀疑收缩压低一侧锁骨下动脉狭窄。

2. 脉搏体积记录左心室心肌收缩，将血液射入主动脉产生压力波，此波动沿着动脉树传播到全身。采用体积描记法，也称 “脉搏体积记录（pulse volume recording，PVR）” 或 “压力袖带记录（pressure cuff recording，PCR）”，可以将这种压力冲击波产生的时间 - 体积的位移曲线，即 PVR 波形描记出来。分析 PVR 波形是诊断外周动脉僵硬度增高和动脉阻塞性病变的重要指标。

3. 心脏收缩功能相关指标　与心脏收缩功能相关的指标主要有每搏输出量（SV）、心输出量（CO）、射血指数（PEP/LVET），心率（HR）等，上述指标结合患者的年龄、身高、体重等基本信息可综合评价心脏的收缩能力和射血能力。

4. 冠心病趋势性指标　冠心病患者由于冠状动脉狭窄导致心肌缺血，心室壁或神经末梢受到机械性或化学性刺激，会反射性地改变自主神经调节的均衡性，主要表现为交感神经活动增高，迷走神经活性降低。对同一心功能分级的冠心病患者进行HRV分析发现，冠状动脉狭窄程度越严重，HRV越低；冠状动脉病变支数越多，心肌缺血范围越大，交感-迷走神经系统受损越严重，迷走神经的调节作用就越被抑制，导致HRV较冠状动脉正常或狭窄较轻者显著下降。因此，HRV分析对判断冠状动脉血管病变程度及冠心病患者的预后有重要价值。

某些冠心病患者心电信号的ST段有时会发生改变，包括水平型ST段压低等，有的患者T波会发生倒置等。另外，有相关研究表明，冠心病患者的冠脉狭窄与外周血管动脉硬化程度呈现一定的相关性。心血管系统状态监测仪将被检测者的心电、血压、脉搏波波形和基本生理信息作为输入，以冠脉造影的检测结果作为输出，经过大量典型和精度高的样本训练后，得到高性能和高泛化能力的神经网络模型。冠心病趋势性指标CHDI就是根据上述神经网络分析获得的反映被检测者冠状动脉狭窄度以及将来一段时间内冠心病发病风险的参数。该指标适用于冠心病的早期发现和术后观察，以及未来患冠心病概率的评估。CHDI的判定标准，如表6-10-3。

表6-10-3　CHDI的判定标准

分类	危险度和冠心病的可能性
0<CHDI≤3	极低危，患者将来患冠心病的可能性很小
3<CHDI≤6	低危，患者将来患冠心病的可能性小
6<CHDI≤9	中危，患者将来有一定可能患冠心病
9<CHDI≤12	高危，患者将来患冠心病的可能性大
12<CHDI≤15	极高危，患者将来患冠心病的可能性很大

5. 心力衰竭趋势性指标　心力衰竭患者由于各种原发病对心脏植物神经的损害，使植物神经对心脏的支配出现明显异常，交感神经与迷走神经相互协调失去平衡，导致心率变异性改变。随着心功能等级增加，心衰程度加重，心率变异性也会明显降低。因此，心率变异性分析对于判断被检测者心力衰竭的严重程度以及预后有重要意义。心力衰竭患者时常合并各种心律失常，以室性心律失常最多见。Podrid曾统计13个样本1 322例充血性心力衰竭患者的资料，室性早搏发生率为78%，其中大多数为高级别的室性早搏，如频发和成对出现的室性早搏，在各样本中所报告的发生率为70%~95%。国内报告105例以充血性心力衰竭为主要表现的扩张型心肌病患者中，室性早搏的发生率为100%，其中复杂性室性心律失常的发生率为58.1%，房性心律失常的发生率为38.1%。因此，心力衰竭的严重程度与心律失常有一定相关性，心律失常对预测扩张型心肌病的发生和死亡有重要价值。

心血管系统状态监测仪将心电信号、脉搏波波形、心率变异性分析以及心律失常作为输入，以超声心动图的检测结果作为输出，经过大量典型和精度高的样本训练后，得到高性能和高泛化能力的神经网络模型。心力衰竭趋势性指标HFI（heart failure index）就是根据上述神经网络分析获得的反映被检测者心脏射血情况以及将来一段时间内心力衰竭发病风险的参数。该指标适用于心力衰竭的早期发现和术后观察，以及对未来患心力衰竭概率的评估。HFI的判定标准如表6-10-4。

表6-10-4　HFI的判定标准

分类	危险度和心力衰竭的可能性
0<HFI≤3	极低危，患者将来患心力衰竭的可能性很小
3<HFI≤6	低危，患者将来患心力衰竭的可能性小
6<HFI≤8	中危，患者将来有一定可能患心力衰竭
8<HFI≤10	高危，患者将来患心力衰竭的可能性大
10<HFI≤12	极高危，患者将来患心力衰竭的可能性很大

6. 心率变异性分析相关指标　心率变异性分析具有多项时域、频域和非线性指标，主要用于反映人体自主神经功能的状态，为评价人体精神压力状态和心血管系统功能状态提供支持。

7. 踝臂指数（ABI）　是判断动脉粥样硬化所引起的下肢动脉阻塞的指标，是通过测量四肢血压并计算脚踝收缩压除以上臂较高收缩压来获得，踝臂指数（ABI）=踝动脉收缩压/较高侧肱动脉收缩压，适用于阻塞性动脉硬化症的诊断和术后观察。ABI的判定标准如表6-10-5。

表 6-10-5　ABI 的判定标准

ABI 数值	分类
1.0<ABI<1.39	正常
0.91 ≤ ABI ≤ 0.99	有动脉阻塞的可能性
ABI ≤ 0.9	诊断下肢动脉疾病
0.4 ≤ ABI<0.9	提示重度狭窄
ABI<0.4	提示严重缺血
ABI ≥ 1.4	血管钙化

8. 脉搏波传播速度（PWV）　是判断与大脑、心血管疾病有密切关系的动脉壁硬化程度的指标，是国际公认指标，2003 年被列入欧洲高血压指南，2010 年列入《中国高血压防治指南》。运用“当动脉硬化时由心脏输出的血液产生的波动（脉搏波）的传导速度会加快”这一原理来判断血管的弹性程度。脉搏波传播速度 PWV 是心血管疾病的最佳预测指标，也可作为将来患粥样动脉硬化或冠状动脉硬化疾病概率的评估指标，是心血管事件死亡的独立预测因素。

有时患者动脉局部出现血管狭窄或阻塞，客观上动脉已出现粥样硬化（局部较严重的动脉硬化），但 PWV 的测量数值有可能仍表现正常，此时需要结合 ABI 进行综合评估，可准确地检查出多种血管病变的患者。

haPWV（心踝脉搏波传播速度），反映心脏到踝部袖带检测部位的 PWV。

hbPWV（心臂脉搏波传播速度），反映心脏到肱动脉袖带检测部位的 PWV。

baPWV（臂踝脉搏波传播速度），反映主动脉腹部到踝部动脉袖带检测部位的 PWV。

综合上述三项 PWV，可以评估出动脉硬化在动脉系统的发生节段，如右侧的 haPWV 超出正常值范围，而同侧的 baPWV 处于正常值范围，则可怀疑由心脏到主动脉腹部节段动脉硬化。PWV 的判定标准按照年龄段等因素分类，稍复杂，此处暂不作介绍。

9. 在体流动性指数和脉率　健康者血液中的血糖和脂质物质含量正常，血管弹性良好，红细胞的变形能力较好，通过毛细血管顺畅。而糖尿病或微循环障碍患者血液中的血糖值较高，血液黏度较大，也有可能血管弹性较差，或者红细胞的变形能力较差，通过毛细血管较为费时。基于上述原理，心血管系统状态监测仪会给被检测者一侧上臂袖带充气，阻断上臂血流约 30 秒后袖带迅速放气，检测并分析放气后该侧指端光电脉搏波信号恢复至充气前状态的时间，经过模糊算法分析得到血液在体流动性指数 BV，以此评估体内血液在微动脉流动的顺畅程度。为了消除外界环境因素（如温度）等的影响，监测仪加入了未充气侧信号的采集与分析。对于健康者来说，袖带迅速放气后 1~4 个心动周期指端光电容积脉搏波信号即可恢复至充气前状态，而对于糖尿病或微循环障碍患者来说则需要至少 6 个心动周期。

血液在体流动性指数（BV）是判断血液在人体内微动脉流动顺畅程度的指标，是微动脉弹性、体内血液黏度以及微循环状况综合作用的结果，适用于健康人群的健康状态检测、高血糖、高血脂以及微循环障碍等人群的病情观察。另外，仪器的脉率指标可与心率比对，自动检测心律失常。BV 的判定标准如表 6-10-6。

表 6-10-6　BV 的判定标准

BV 值	分类
0<BV ≤ 100	正常，血液在体内流动很顺畅
100<BV ≤ 120	较差，血液在体内流动不太顺畅
120<BV ≤ 180	很差，血液在体内流动很不顺畅

（郑延松　王建刚）

参考文献

1. 胡继宏, 赵连城, 武阳丰, 等. 家庭自测血压的可靠性 [J]. 中华高血压杂志, 2008, 16 (2): 136-139.
2. 王文, 张维忠, 孙宁玲, 等, 中国血压测量指南 [J]. 中华高血压杂志, 2011, 19 (12): 1101-1115.
3. Liu Chengyu, Zheng Dingchang, Murray Alan, Liu Changchun. Modelling carotid and radial artery pulse pressure waveforms by curve fitting with Gaussian functions [J]. Biomedical Signal Processing and Control, 2013, 8 (5): 449-454.
4. 郭继鸿, 张萍. 动态心电图学 [M]. 北京: 人民卫生出版社, 2003.
5. 夏宏器, 邓开伯. 心律失常的临床分析与决策 [M]. 北京: 中国协和医科大学出版社, 2002.

第十一章 肺功能及运动心肺功能检测

呼吸系统疾病或者心血管系统疾病等均可影响肺功能。常规肺功能评价以及运动心肺功能评价已经逐渐成为健康评价的主要内容之一。这种评价不仅可用于普通人群，更可以用于手术人群的风险评估，乃至从事高危活动（如登山）或者特殊职业（如宇航员）的运动能力评价和身体健康评价。在我国，针对普通健康体检人群来说，慢性呼吸系统疾病的筛查是健康体检的主要目的之一，其中又以慢性阻塞性肺疾病（chronic obstructive pulmonary disease，COPD）（以下简称“慢阻肺病”）最为常见。尽管慢阻肺病在不同国家或同一国家不同地区的患病率不同，但其高疾病负担、高致残率、高死亡率已成为人类严重的公共卫生与健康问题。2019 年全球慢阻肺病患者约 3.92 亿，患病率为 10.3%，每年高达 317 万患者死于慢阻肺病，其中我国占比超 1/3，远高于我国肺癌年死亡人数。最新全国流调数据显示，我国成人慢阻肺病患病率高达 13.7%，患病总人数近 1 亿。随着吸烟率的居高不下和人口老龄化加剧等问题，慢阻肺病的患病率将继续上升，在未来几十年中将越来越成为危害国人健康的一种主要疾病。慢阻肺病的早期筛查和规范化管理至关重要，肺功能检查是主要方法。

第一节 肺功能检查技术及应用

一、肺功能检查的目的

肺功能检查是运用呼吸生理知识和现代检查技术探索人体呼吸系统功能状态的检查，临床常用的检查包括肺容积检查、肺量计检查、支气管激发试验、支气管舒张试验、肺弥散功能检查、气道阻力检查及运动心肺功能检查等。通过肺功能可对受检者呼吸生理功能的基本状况作出质和量的评价，明确肺功能障碍的机制和类型，对研究疾病的发病机制、判定病变损害程度、评估肺的功能储备等都有重要意义。肺功能检查可反映早期轻度的气流受限，尤其适合在无症状的健康体检人群中开展，同时具备客观、重复性好的优点，也便于日后健康管理工作的实施及效果评价。

二、肺功能检查的意义

1. 诊断　鉴别呼吸困难的原因，鉴别慢性咳嗽的原因，诊断支气管哮喘、慢性阻塞性肺疾病等，胸腹部手术的术前评估等。

2. 疾病监测　监测药物及其他干预性治疗的反应；评估胸部手术后肺功能的变化；评估心肺疾病康复治疗的效果；公共卫生流行病学调查；运动、高原、航天及潜水等医学研究。

3. 损害 / 致残评价　评价肺功能损害的性质和类型；评价肺功能损害的严重程度，判断预后；职业性肺疾病劳动力鉴定。

三、肺功能测定的禁忌证

1. 绝对禁忌证　近 3 个月患心肌梗死、脑卒中、休克；近 4 周有严重心功能不全、严重心律失常、不稳定性心绞痛；近 4 周有大咯血；癫痫发作，需要药物治疗；未控制的高血压（收缩压>200mmHg、舒张压>100mmHg）；主动脉瘤；严重甲状腺功能亢进等。

2. 相对禁忌证　心率>120 次 / 分；气胸、巨大肺大疱且不准备手术治疗者；孕妇；鼓膜穿孔（需先堵塞患侧耳道后测定）；近 4 周有呼吸道感染；免疫力低下易受感染者；其他，如呼吸道传染性疾病（结核病、流行性感冒等）。

四、检测前准备及要求

（一）肺功能实验室的配置要求

1. 每个肺功能室面积应 ≥ $10m^2$。如果有多台肺功能仪，不同的检查仪最好独立房间放置，以减少多个患者同时检查时的相互影响。

2. 室内的温度、湿度应当相对恒定。保

证肺功能室的环境参数稳定,最理想的温度为18~24℃,湿度为50%~70%。

3. 肺功能室最好设置在易于抢救患者的地方,如靠近病房或急诊室,应配备抢救药物、设备和有经验的医护人员。

4. 肺功能室应有预防和控制交叉感染的措施。肺功能室应通风良好,也可选用一些通风设备,如排气扇、空气过滤净化消毒器等。使用肺功能检查专用的呼吸过滤器可有效减少交叉感染的发生。

(二)肺功能仪器的技术要求

仪器准确,测试结果才可靠。肺功能仪器测量的流量、容积、时间、压力、气体浓度等指标的量程、精度、重复性、零位计算标准、误差允许范围等参数应达到一定的技术质量控制标准,并且定期进行标化以确保其在工作处于正常状态。对测试仪器按照质量控制标准要求进行全面调校,确认性能可靠、准确。

1. 测试环境的校准由于气体容积受环境温度、压力、湿度等因素的影响而变化,故肺量计检查时需要将测试环境校准为生理条件,即正常体温(37℃),标准大气压(760mmHg,1mmHg=0.133kPa)及饱和水蒸气状态(BTPS)。若仪器已内置温度计和压力计,需要确认其可靠性。

2. 肺量计校准是对实际测量值与理论值之间的误差进行校准。用于校准肺量计的校准仪,常称为定标筒,需要精确到总量程的 ±0.5%。校准时应确保肺量计与定标筒的连接无漏气、无阻塞。若校准超出范围应及时查找原因,必要时请专业人员检修。关键措施如表6-11-1。

表6-11-1　肺量计质量控制措施

项目	最小周期	措施
容积	每天	用定标筒校准,推荐用3L定标筒,误差≤15mL
漏气	每天	持续给予压力≥3.0cmH_2O压力1分钟
容积线性	每个季度	用定标筒以1L的增量检查整个容积范围
流量线性	每周	至少检查3种不同的流量范围
时间	每个季度	用秒表进行机械时间检查

(三)操作人员要求

1. 人员要求　操作者应具备呼吸生理的基础理论知识,了解各项肺功能检查的临床意义,掌握肺功能检查的正确操作步骤和质量控制标准,相应培训考核合格。

2. 检查前准备　检查前应详细询问受试者的病史,判断肺量计检查的适应证,排除禁忌证,并了解受试者的用药情况。

3. 检查指导技巧　操作者应有良好的服务态度,耐心地向受试者解释,以取得受试者的信任与配合。良好的示范也是检测成功的关键之一。操作者可向受试者演示完全吸气和用力连续呼气动作,让受试者正确掌握动作要领,并在指导受试者测试的过程中适当运用肢体语言来不断提示和鼓励受试者完成测试动作。也可让受试者等候检查时观看肺功能检查视频教学课件,模仿检查动作,以较好、较快地掌握呼吸动作的要领。

4. 质量控制方法　操作者应掌握肺功能检查的质量控制方法。在检查过程中,操作者应对受试者的努力及配合程度作出迅速判断,最好能实时观察受试者的测试图形,判断测试是否达到质量控制标准。测试后,操作者应能迅速读取数据,并判断其变异,以了解测试的重复性,保证检查结果的准确性。一般情况下,每项测定3次,取其最理想值记录。同一受试者前后对比,应采取相同体位。肺功能测定还应考虑到昼夜节律影响,尽可能每天同一时间测定。

(四)受试者准备

1. 了解检查的适应证与禁忌证。

2. 准确测量身高和体重。

3. 体位　取坐位,测试时应挺胸坐直不靠椅背,双脚着地不跷腿,头保持自然水平或稍微上仰,勿低头弯腰俯身。正确的坐姿有助于受试者获得最大的呼吸量。若采用站位或卧位,应在报告中说明。

4. 检查动作的练习　检查前应先向受试者介绍及演示检查动作,并指导受试者进行练习。也可播放演示录像,有助于受试者更快地掌握动作要领。

五、常见的肺功能检测指标及临床意义

(一)通气功能检查

肺通气指肺与外界环境所进行的气体交换。肺通气功能检查是呼吸功能检查中最基本的检查项目。

1. 肺容积　指肺在不同呼吸水平所能容纳的

气体量。包括 8 项指标，即潮气量（tidal volume，TV），补呼气容积（expiratory raserve volume，ERV），补吸气容积（inspiratory reserve volume，IRV），残气量（residual volume，RV），深吸气量（inspiratory capacity，IC），功能残气量（functional residual capacity，FRC），肺活量（vital capacity，VC）和肺总量（total lung capacity，TLC）。

（1）潮气容量（VT）：指平静呼吸时，一次吸入或呼出的气量。正常成人参考值：约 500mL。

（2）补吸气容积（IRV）：指平静吸气后再用力吸入的最大气量。正常成人参考值：男性约 2 160mL，女性约 1 400mL。

（3）补呼气容积（ERV）：指平静呼气后再用力呼出的最大气量。正常成人参考值：男性 1 609mL ± 492mL，女性 1 126mL ± 338mL。

（4）深吸气量（IC）：指平静呼气后能吸入的最大气量，即潮气量加补吸气量。

（5）肺活量（VC）：最大吸气后能呼出的最大（全部）气量，即潮气量加补吸气量加补呼气量。正常成人参考值：男性 4 217mL ± 690mL，女性 3 105mL ± 452mL。

（6）功能残气量（FRC）及残气量（RV）：功能残气量和残气量是指平静呼气和最大呼气后仍残留于肺内的气量。其意义在于呼气末肺内仍有足够的气量，继续进行气体交换（弥散呼吸）。正常成人参考值：功能残气量男性 3 112mL ± 611mL，女性 2 348mL ± 479mL。

（7）肺总量（TLC）：最大限度吸气后肺内所含气量，即肺活量加残气量。正常成人参考值：男性约 5 020mL，女性约 3 460mL。

临床意义及风险提示如下。

（1）功能残气量（FRC）及残气量（RV）：增多提示肺内充气过度，见于慢性阻塞性支气管炎、阻塞性肺气肿和哮喘；减少见于各种弥漫性限制性肺疾病和急性呼吸窘迫综合征（acute respiratory distress syndrome，ARDS）。

（2）肺总量（TLC）：减少见于限制性疾病，如肺水肿、肺不张、肺间质性疾病、胸腔积液、气胸等；增加主要见于阻塞性肺气肿。肺气肿时肺泡弹性降低，呼气时对支气管的环状牵引力减弱，支气管易于陷闭，致肺泡内气体滞留，RV 增大。一般认为，正常 RV/TLC ≤ 35%，RV/TLC>40% 提示有肺气肿。

2. 通气功能　肺通气功能测定包括每分钟静息通气量、肺泡通气量、最大通气量、用力肺活量、呼气峰流量等内容。

（1）每分钟静息通气量（minute volume，MV；或者 minute ventilation，VE）：是在静息状态下每分钟所吸入或呼出的气量，MV= 潮气容积 × 呼吸频率。正常成人参考值：男性约 6 663 ± 200mL，女性约 4 217 ± 160mL。

临床意义及风险提示：MV>10L/min 提示通气过度，多见于呼吸衰竭，可造成呼吸性碱中毒。MV<3L/min 提示通气不足，见于发热、剧烈运动、过度通气综合征、哮喘急性发作等，可造成呼吸性酸中毒。

（2）肺泡通气量（alveolar ventilation，VA）：每分钟吸入气量中能达到肺泡并进行气体交换的有效通气量。正常成人潮气容积为 500mL，其中 150mL 为无效腔气。无效腔气不参与气体交换，仅在呼吸细支气管以上气道中起传导作用，亦称“解剖无效腔”。若呼吸频率按每分钟 15 次计算，其静息通气量为 7.5L/min，减除无效腔气，即肺泡通气量为 5.25L/min。但进入肺泡中的气体，若无相应肺泡毛细血管血流与之进行气体交换，也同样会产生无效腔效应，称为肺泡无效腔。解剖无效腔加肺泡无效腔称生理无效腔（V_D）。正常情况下因通气 / 血流比值正常，肺泡无效腔量小至可忽略不计，故生理无效腔基本等于解剖无效腔。$VA=(V_T-V_D)\times RR$ 或 $VA=V_T\times(1-V_D/V_T)\times RR$，由此可见肺泡通气量受无效腔与潮气容积比率（$V_D/V_T$）影响，正常 $V_D/V_T=0.3\sim0.4$，比值小则有效肺泡通气量增加；反之则减少。

（3）用力肺活量（forced vital capacity，FVC），一秒量（FEV_1）和一秒率（FEV_1/FVC）：FVC 指最大吸气后以最大的努力和最快的速度呼气所得到的呼气肺活量。第一秒用力呼气容积（FEV_1）指做 FVC 时第一秒内所呼出的气量，正常人 3 秒内可将肺活量全部呼出，第 1、2、3 秒所呼出气量各占 FVC 的百分率正常分别为 83%、96%、99%。FEV_1 既是容积，亦为 1 秒钟内的平均呼气流量测定，临床应用非常广泛，并常以 FEV_1 和 FEV_1/FVC 表示（简称“一秒率”）。FEV_1 实测值与预计值之比>80% 为正常。FEV_1/FVC 是反映气道是否阻塞的指标，正常 FEV_1/FVC>70%，降低见于气道阻塞和 / 或肺气肿。

（4）最大自主通气量（maximal voluntary ventilation，MVV）：在 1 分钟内以最大的呼吸幅度和最快的呼吸频率呼吸所得的通气量。可用来评估肺组织弹性、气道阻力、胸廓弹性和呼吸肌的力量，是临床上常用作通气功能障碍、通气功能储备能力考核的指标。正常值：男性约 104 ± 2.71L，女性约 82.5 ± 2.17L。作为通气功能障碍考核指标时常以实测值占预计值百分比进行判定，低于预计值 80% 为异常。

临床意义及风险提示：① MVV 降低：无论是阻塞性或限制性通气障碍均可使之降低。临床常见于阻塞性肺气肿、呼吸肌功能障碍，胸廓、胸膜、弥漫性肺间质疾病和大面积肺实变等。②作为通气储备能力考核指标，常以通气储备百分比表示。通气储备百分比被认为是胸部手术术前判断肺功能状况、预计肺并发症发生风险的预测指标以及职业病劳动能力鉴定的指标。正常值>95%，低于 86% 提示通气储备不足，气急阈为 60%~70%。

(5) 最大呼气流量（peak expiratory flow，PEF）：用力肺活量测定过程中，流速最快时的瞬间流速，亦称"峰值呼气流速"，是综合反映通气能力的常用指标，主要用于支气管哮喘的动态随访和判断患者的咳痰能力。

3. 小气道功能

(1) 最大呼气流量 - 容积曲线（maximum expiratory flowmum exp curve，MEFV）：为小气道功能的主要测定方法，即受试者在进行最大用力呼气过程中，将其呼出的气体容积和相应的呼气流量描记成的一条曲线，它主要反映在用力呼气过程中，胸膜腔内压、肺弹性回缩压、气道阻力对呼气流量的影响。

常用测定指标：反映小气道功能的指标包括 $FEF_{50\%}$（呼出 50% 肺容积时的最大呼气流量）、$FEF_{75\%}$（呼出 75% 肺容积时的最大呼气流量）、$FEF_{25\%}$（呼出 25% 肺容积时的最大呼气流量）。当 PEF、$FEF_{75\%}$、$FEF_{50\%}$、$FEF_{25\%}$ 实测值 / 预测值低于 65% 为异常。

临床意义及风险提示

1) 反映小气道功能阻塞性病变及程度：反映小气道功能的 3 项指标分别为 $FEF_{50\%}$（$MEF_{50\%}$）、$FEF_{75\%}$（$MEF_{25\%}$）、$FEF_{25\%\sim75\%}$（$MMEF_{25\%\sim75\%}$），其中有 2 项低于预计值的 65%，提示小气道功能障碍。见于吸烟、慢阻肺病早期、职业病早期和空气污染等。

2) 反映大气道阻塞性病变及程度：PEF 降低。

3) 检测限制性通气功能障碍：FVC 降低。

4) MEFV 曲线形态特点有助于判断气道阻塞部位及程度。

(2) 闭合容积（closing volume，CV）：闭合容积为平静呼气至残气位时，肺下垂部小气道开始闭合时所能继续呼出的气体量；而小气道开始闭合时肺内留存的气体量则称为闭合总量（closing capacity，CC），即闭合气量与残气量之和。

临床意义及风险提示：① CV/VC（%）男性参考值为 0.562+0.375 × 年龄 ± 4.15，女性参考值为 2.819+0.293 × 年龄 ± 4.9。② CV/VC（%）增高提示气道早闭，最主要的原因有肺弹性回缩力下降、小气道疾病如支气管炎等。③ CV/VC（%）随年龄增加而增加；吸烟者不正常率明显增加，戒烟半年后可明显改善。

4. 呼吸力学　呼吸力学测定呼吸过程中的压力、容积和流量，从而研究呼吸过程中的动力和阻力。

(1) 呼吸肌功能：呼吸的动力来自呼吸肌。常用最大吸气压（maximum inspiratory pressure，MIP）和最大呼气压（maximal expiratory pressure，MEP）评价呼吸肌功能。MIP 变异较大，临床上进行粗略估计时，以最低值为标准，正常男性 MIP 最低值为 7.25kPa，MEP 最低值为 9.67kPa；正常女性 MIP 最低值为 4.84kPa，MEP 最低值为 7.74kPa。其中，MIP 是评价吸气肌功能的指标，当其小于正常预计值的 30% 时，易于出现呼吸衰竭。此外，它也是机械通气撤机的重要指标之一。MEP 可评价咳痰能力，降低提示呼吸肌功能减退或呼吸肌疲劳，常见于慢性阻塞性肺疾病。

(2) 呼吸阻力（R）：按物理性质，将呼吸阻力分为黏性、弹性和惯性阻力，三者之和称为呼吸总阻抗。其中，黏性阻力来自气道和肺组织，以气道阻力为主；弹性阻力分布于肺组织和可扩展的细支气管。惯性阻力主要分布于大气道和胸廓。按解剖部位将呼吸阻力分为气道阻力、肺阻力和胸廓阻力。

(3) 顺应性（lungcompliance，CL）：呼吸器官的顺应性指单位压力改变所引起的肺容积的改变，包括肺顺应性、胸壁顺应性和总顺应性。在呼吸周期中，气流暂时阻断所测得的肺顺应性称为静态肺顺应性。气流未阻断时所测得的肺顺应性称为动态肺顺应性。肺顺应性反映肺的弹性状况。肺气肿时，静态肺顺应性增加，动态肺顺应性降低。弥漫性肺纤维化时，动、静态肺顺应性均降低。

（二）肺换气功能

肺换气功能指肺泡与肺毛细血管间所进行的气体交换。

1. 换通气／血流比值（V/Q）　肺有效的气体交换不仅要求有足够的通气量和血流量，而且要求通气与血流灌注（即 V/Q）在数量上比例适当。在静息状态下，健康成人每分钟肺泡通气量（VA）约 4L，血流量（Q）约 5L，V/Q 比值为 0.8。但是，肺内不同肺间区的 V/Q 比值存在很大差异，其原因是 V/Q 比值受重力、体位和肺容积的影响，其中重力和体位的影响最大。直立位时单位肺容积的通气肺底部最多，肺尖部最少。而肺血流亦同样为肺底部最多，肺尖部最少，结果导致 V/Q 比值从肺底向肺尖进行性增高；但通过生理上的调节，使整个肺的 V/Q 取得适当的比值，以保证最有效的气体交换。

临床意义及风险提示：V/Q 比值失调是肺部疾病产生缺氧的主要原因。临床上见于肺实质、肺血管疾病，如肺炎、肺不张、呼吸窘迫综合征、肺栓塞和肺水肿等。

2. 肺泡弥散　功能弥散是指分子从高浓度区移向低浓度区的一种倾向。肺泡弥散指肺泡内气体中和肺泡壁毛细血管中氧和二氧化碳，通过肺泡壁毛细血管膜进行气体交换的过程。

常用评价指标为：① DL_{CO}：指单位时间内、单位压力差下通过肺泡壁毛细血管膜进入毛细血管血液中的 CO 量，实测值与预计值的百分比>80% 为正常。②弥散系数（DL_{CO}/VA）：一氧化碳弥散量与肺泡气量之比，实测值与预计值的百分比>80% 为正常。

（三）气道反应性测定

气道反应性是指气道对于各种物理、化学、药物或生物刺激的收缩反应。

六、报告解读与分析

（一）分析肺功能测试质量，明确报告结果是否可靠

合格的检测报告需要满足呼气起始标准、呼吸结束标准、可接受性标准、可重复性标准，如表 6-11-2。

表 6-11-2　肺量计检查质量等级判断标准

等级	结果	重复性要求
A 级	可靠	3 次可接受测试，FEV_1 和 FVC 的最佳值与次佳值差异<0.15L
B 级	可靠	3 次可接受测试，FEV_1 和 FVC 的最佳值与次佳值差异<0.20L
C 级	较可靠	至少 2 次可接受测试，FEV_1 和 FVC 的最佳值与次佳值差异<0.25L
D 级	不可靠	至少 2 次可接受测试，但不可重复；或只有 1 次可接受测试
F 级	不可靠	没有可接受的测试

（二）根据异常指标初步判断有无通气或换气功能障碍

通过肺功能数据结果的图形及预计值百分比，首先对肺功能的正常和异常作出判断。如果低于检测指标的 95% 可信区间下限，则表示肺功能已经受到损害。但肺功能检查的诸多检测指标与受检者的性别、年龄、身高、体重、生活及工作习惯等因素显著相关，因此应注意确认基本信息的正确。若受检者曾进行过肺功能检查，除了上述把肺功能检查数据结果与种族、性别、年龄等相近的正常人群进行预计值百分比计算横向比较，对其现有肺功能状态进行评估外，还应复习曾经完成的检查数据结果，进行受检者本人肺功能检查的纵向动态比较，分析动态变化趋势，对病情进行准确预测。

（三）区分肺功能障碍的类型、严重程度

1. 阻塞性通气障碍　指气道阻塞引起的通气障碍，原则上以流速（FEV_1/FVC）下降为主。MMEF、FEF 等指标显著下降，MVV 也可下降，但 VC 在正常范围内或只表现为轻度下降。

2. 限制性通气障碍　指胸肺扩张受限引起的通气障碍，主要表现为肺容量（VC）明显下降。气流明显受限者 FVC 也可下降，FVC 的判断效能受影响，故肺容量指标，如 TLC、RV 及 RV/TLC 对限制性通气障碍的判断更为精确。

3. 混合性通气障碍　兼有阻塞及限制两种表现，主要为 TLC、VC 及 FEV_1/FVC 的下降，而 FEV_1 降低更明显。具体分型如表 6-11-3。

表 6-11-3　通气功能障碍分型

障碍类型	FEV1/FVC%	MVV	VC	RV	TLC
阻塞性	↓↓	↓↓	正常或↓	↑	正常或↑
限制性	正常或↑	↓或正常	↓↓	正常或↓	↓
混合性	↓	↓	↓	不定	不定

（四）判断肺功能障碍的程度

肺功能通气功能受限程度可以分为轻度、中度、中重度、重度和极重度几种不同等级，如表 6-11-4。

（五）气道阻塞的可逆性判断等必要的补充检查

限制性通气障碍要检查弥散功能，必要时加测血气分析。阻塞性通气功能障碍者，要区分病变在大气道或小气道，对 FEV_1 降低者加测支气管舒张试验，反之则进行激发试验。

（六）作出合适的评价，给出评估结论

评估结论包括肺功能受到何种性质的损害、损害的程度、有无可逆性存在、有无改善肺功能的可能性等，以及能否耐受手术等。

表 6-11-4 肺通气功能障碍分级

等级	FEV1%Pred
轻度	≥70
中度	60~69
中重度	50~59
重度	35~49
极重度	<35

第二节 运动心肺功能测定

心肺运动试验（cardiopulmonary exercise test, CPET），亦称“运动心肺功能测定”，是指在运动负荷下对受试者的心肺功能进行联合测定和综合评估。其生理基础为心肺耦联转运 O_2 和 CO_2 所介导的细胞线粒体内的氧化反应，为运动提供能量。不同于一般的只是单纯观察心电图 ST-T 的变化或心律变化的运动试验或静态肺功能，CPET 综合应用呼吸气体监测技术、电子计算机和活动平板（或功率自行车）技术，实时检测受试者从静息状态、运动状态到恢复静息状态全过程的呼吸、气体交换、心电图、血压、血氧饱和度等指标的动态变化，结合受试者运动前后的临床症状，从而反映人体呼吸系统、循环系统、神经体液、代谢、骨骼肌肉系统的整体功能状态。CPET 对健康管理、疾病预防、诊断、鉴别诊断、康复治疗、效果评估和重症预后的预测等方面具有重要价值。

一、心肺运动试验的意义

CPET 作为一种客观、定量、无创的方法，可同时检测心肺代谢等多系统的整体功能状态，检查的意义在于评价运动受限的病理生理、功能损害的严重程度；呼吸困难的鉴别诊断（心、肺、肺血管等）；评定心血管和肺疾患治疗方式的效果；评估外科大手术的危险性及预后；评估器官移植生存潜能（心脏移植、肺移植等）；康复医学运动处方个体化制订；运动医学、运动计划、训练方案的制订；劳动力评定等。

二、心肺运动试验的方法

（一）试验设备

CPET 的设备基本组成包括：① 12 导联心电图；②血压计；③血氧计；④收集和测量呼出气通气量的流速传感器；⑤收集和测量呼出气中 O_2 和 CO_2 浓度的气体分析装置；⑥运动设备。根据受试者的具体情况，可选用不同的运动设备，如固定跑台、自行车功率计、上肢功率计、轮椅功率计等。

随着遥测、便携式运动负荷试验仪器的出现，受试者不用仅限制在专用运动设备上进行测试，而是可以在任何实际环境和实际状态下进行评定，为真实反映受试者实际功能状态，制订运动处方提供可靠依据，为回归家庭和重返工作提供安全的活动指导，更具有实际应用价值。

（二）试验方案选择

心肺运动试验的方案选择取决于受试者的个体情况（包括病史、既往史、器官功能等）和试验目的，方案设计应难易适中，运动试验持续时间在 8~12 分钟完成。根据患者的不同，选择踏车及运动平板为运动模式，由于踏车的安全性与方便性，在临床上选用踏车方式更为常见。踏车运动试验采用分级递增运动方案（Ramp 方案），运动平板常采用 Bruce 方案和 Naughton 方案。

三、常用评价指标

（一）心电图与心功能参数

1. 心电图改变　运动中ECG可出现异常改变包括：①缺血型S-T段改变，S-T段改变是运动试验心电图评判的主要指标，包括S-T段下移和升高两种情况。②心律失常。

2. 心率储备（heart rate reserve，HRR）　指运动中预计最大心率与受试者达最大负荷时的最大心率的差值。正常情况下，HRR<15次/分。因冠心病、肺部疾病等提前终止运动，导致受试者HRR增高。服用β受体阻滞剂或因心脏传导阻滞或病态窦房结综合征导致的运动受限，也会导致受试者HRR增高。

3. 氧脉搏（VO_2/HR）　指VO_2与HR的比值。代表心脏每次射血的供氧能力和心脏的储备功能，间接反映心输出量。正常实测/预计>80%。心脏病变、严重的肺部病变、代谢异常的病变均可使VO_2/HR降低。

4. 心率血压乘积（rate pressure product，RPP）　即心率×收缩压，是反映心肌耗氧量的重要指标，发生心肌缺血时，RPP可作为心肌缺血阈。

（二）能量代谢参数

1. 最大摄氧量（VO_2max）和峰值摄氧量（VO_2peak）　VO_2max是指在递增负荷运动中，摄氧量不能随功率提高而增加时可达到的最高摄氧量。VO_2max反映机体气体运输系统（心血管、肺、血红蛋白）及肌肉细胞有氧代谢是否正常，任何一个环节异常，均可使VO_2max降低。在实际测试中，可能因为受试者达到了其最大耐受水平或出现限制性症状而无法观测到VO_2平台，此时受试者的VO_2即为运动试验中的VO_2peak。一般正常人的VO_2max为2~3L/min，经常参加体育锻炼的人可达4~5L/min，实测值与预计值之比>84%属于正常。

2. 无氧阈（AT）　在递增负荷运动中，AT是机体内供能方式由有氧代谢向无氧代谢过渡的临界点，表明体力活动和心肺系统能为肌肉提供足以维持有氧代谢摄氧量的最高水平。正常大于最大氧耗量预计值的40%，心肺功能异常均可致无氧阈提前出现。

3. 代谢当量（metabolic equivalent of the task，MET）　表示做功量的基本单位，1MET相当于健康成年人安静状态下每分钟每千克体重消耗3.5mL的O_2，正常值>7MET，常作为评价心功能的指标。

4. 氧脉搏　由VO_2/HR计算得之，代表心脏每次射血的供氧能力和心脏的储备功能，间接反映心输出量。氧脉搏减少，表示心脏储备功能下降。心脏病变、严重的肺部病变、代谢异常均可使VO_2/HR降低。

（三）肺功能参数

1. 每分通气量（VE）　指伴随着VCO_2的上升而增加的通气量。VE的增加取决于肺的代偿能力，因而VE是呼吸系统疾病患者运动受限的关键指标。最大负荷运动时可达100L/min。

2. 呼吸储备（breath reserve，BR）　指最大自主通气量（MVV）与运动中VE的差值。正常BR应>15L/min，肺部疾病患者BR降低。

3. 呼吸困难指数　指运动中VE与MVV的比值，正常值<75%。

4. 呼吸频率　在最大负荷运动中，呼吸频率>50次/分，认为存在通气受限。

5. 生理无效腔/潮气量（V_D/V_T）　V_D/V_T依赖于呼吸方式，正常人运动开始后不久，生理调控机制通常会以一种更慢、更有效的呼吸方式使V_D/V_T趋于稳定，正常人静息时V_D/V_T的范围为0.28~0.35，运动开始后不久可降至约0.2。

6. 动脉血氧分压（PaO_2）和肺泡-动脉氧分压差（$P_{A-a}O_2$）　在海平面水平，PaO_2一般不低于80mmHg，在高负荷运动时通常略有增加。正常人在高强度运动时$P_{A-a}O_2$常增加，但一般不超过35mmHg。

7. 血氧饱和度　正常静息时，血氧饱和度为95%，最大负荷运动无明显降低，最大负荷运动时降低>5%为异常。

四、常见疾病的运动心肺功能特点

常见疾病的运动心肺功能特点，如表6-11-5。

表 6-11-5 常见疾病的运动心肺功能特点

指标	心力衰竭	COPD	间质性肺疾病	肺血管疾病
最大摄氧量	↓	↓	↓	↓
无氧阈	↓	正常或↓	正常或↓	↓
最大心率	常正常	↓或正常	↓	正常或轻度↓
氧脉搏	↓	正常或↓	正常或↓	↓
呼吸困难指数	正常或↓	↑	正常或↑	正常
呼吸频率	正常	正常或↑	>50 次 / 分	正常
无效腔 / 潮气量	↑	↑	↑	↑
动脉血氧分压	正常	不定	↓	↓
肺泡 - 动脉氧分压差	常正常	不定，常↑	↑	↑

（张 群）

参考文献

1. 中华医学会呼吸病学分会肺功能专业组. 肺功能检查指南 [J]. 中华结核和呼吸杂志, 2014, 37 (6): 402-658.
2. 中华医学会呼吸病学分会肺功能专业组. 肺功能检查指南——肺容量检查 [J]. 中华结核和呼吸杂志, 2015, 38 (4): 255-260.
3. 中华医学会呼吸病学分会肺功能专业组. 肺功能检查指南——肺弥散功能检查 [J]. 中华结核和呼吸杂志, 2015, 38 (3): 164-169.
4. 万学红, 卢雪峰. 诊断学 [M]. 9 版. 北京: 人民卫生出版社. 2018.
5. 白书忠. 健康管理师·健康体检分册. 北京: 人民卫生出版社. 2014.
6. 中华医学会呼吸病学分会慢性阻塞性肺疾病学组, 中国医师协会呼吸医师分会慢性阻塞性肺疾病工作委员会. 慢性阻塞性肺疾病诊治指南 (2021 年修订版)[J]. 中华结核和呼吸杂志, 2021, 44 (3): 170-205.
7. 王玉龙. 康复功能评定学 [M]. 北京: 人民卫生出版社, 2018.

第十二章　胃肠镜检查

第一节　胃肠镜检查概述

一、胃肠镜检查的历史

1805年，德国的Bozzni设计了硬式直管，利用烛光为光源，观察直肠和下泌尿系统内腔。由此，消化道内镜的发展经历了硬式胃镜、半可曲胃镜、纤维内镜和电子内镜四个历程。随着科学技术的发展和内镜设备的改进，内镜由原来的单纯的观察诊断为主，逐步发展成放大观察与超声诊断技术相结合的现代诊断技术。近年来，胃肠镜与其他技术相结合是内镜设备发展的一个重要趋势。目前，已有内镜与光学显微镜相结合的放大内镜、内镜与共聚焦技术相结合的共聚焦内镜、内镜与超声相结合的超声内镜、内镜与激光等技术相结合的激光内镜、荧光内镜，还有将广谱光源改为窄谱光源的窄带成像技术等一系列新型的内镜应用于临床。

二、胃肠镜检查在健康体检人群中的筛查及意义

根据国际癌症研究机构2020年统计数据显示，我国是全球消化道癌（食管癌、胃癌、结直肠癌）发病率最高的国家。2022年国家癌症中心数据显示，我国发病率前十的癌症中，结直肠癌的发病率明显上升，仅次于肺癌，位居第二，胃癌位列第三，食管癌位列第六。报告显示，我国消化道肿瘤的总发病率高达105.8万。死亡率以胃癌为最高，位列第三，结直肠癌及食管癌分别位列第四、第五，消化道肿瘤的总死亡人数超过67.9万。研究和防治实践已经证明，健康饮食、戒烟限酒、有规律锻炼等良好生活方式和某些高危风险筛查与干预可以预防肿瘤的发生；有一半左右的癌症可以通过早期发现、早期治疗得以治愈。

我国是食管癌的高发地区，2020年国家癌症中心数据显示，食管癌的发病率达到14.0/10万，每年约19.4万人死于食管癌，占男性所有恶性肿瘤死亡的12.3%，在女性中占4.0%。食管癌病因尚不清楚，可能与亚硝胺、慢性刺激、炎症、遗传、微量元素缺乏等有关，早期多无症状，中晚期以进行性吞咽困难为突出表现，早期食管癌及癌前病变大部分可通过内镜下微创治疗达到根治效果，5年生存率可达95%。中晚期食管癌患者生存质量低、预后差，总体5年生存率不足20%。

在食管癌高发地区，食管癌筛查和早诊早治工作已初见成效。在非高发地区，开展大规模人群普查仍存在一定困难，我国食管癌的总体早诊率仍处于较低水平，故提高各级医疗机构肿瘤机会性筛查的检出率是现阶段较为可行的策略。根据我国国情、食管癌危险因素及流行病学特征，符合下列第①条和②～⑥条中任一条者建议列为筛查人群：①年龄超过40岁；②出生或长期居住于食管癌高发地区；③一级亲属有食管癌病史者；④患有食管癌前疾病或癌前病变者；⑤本人有头颈部肿瘤病史；⑥合并其他食管癌的高危因素（热烫饮食、饮酒量≥15g/d、吸烟、进食过快、室内空气污染、牙齿缺失等）。既往使用的食管拉网细胞学检查和上消化道钡餐等筛查方法因诊断效能及接受度等问题已基本被淘汰，内镜及病理活检是目前早期诊断食管癌的金标准。内镜下食管黏膜可疑病灶，碘染色加指示剂活检或者色素内镜检查的组合操作技术已成为我国现阶段最实用有效的筛查方法。

我国胃癌的发病率和死亡率长期排在世界前列，2022年国家癌症中心数据显示，我国胃癌新发病例39.7万，死亡病例28.9万，严重威胁我国人民健康。但胃癌有两个重要特点：第一，具有潜伏期长的胃癌前病变和比较明确的危险因素，如果控制胃癌前病变及危险因素，如根除幽门螺杆菌可有效降低胃癌的发生率。第二，早期发现和早期治疗可明显降低胃癌的死亡率。进展期胃癌5年生存率小于30%~40%，晚期胃癌5年生存率小于10%，而早期胃癌5年生存率高达95%以上。2014年，中华医学会消化内镜学分会制定了《中国早期胃癌筛查及内镜诊治共识意见》，并在2017年更新了《中国早期胃癌筛查流程专家共识意见》。共识意

见指出，胃癌在一般人群中发病率较低（33/10万），目前尚无简便、有效的诊断方法进行全人群普查。在韩国、日本等发达国家已经逐渐实现胃镜筛查的人群全覆盖，但在我国，由于内镜检查等诊断方法用于胃癌普查需要消耗大量的人力、物力，且由于其是侵入性检查，很多无症状、低胃癌发病风险的患者难以接受。因此，只有针对胃癌高危人群进行筛查，才是我国目前可能行之有效的方法。

根据我国国情和胃癌流行病学，符合下列第①条和②~⑥条中的任意一条者建议作为胃癌筛查对象：①年龄≥40岁；②胃癌高发地区人群；③幽门螺杆菌感染者；④既往有慢性萎缩性胃炎、胃溃疡、胃息肉、手术后残胃、肥厚性胃炎、恶性贫血等胃的癌前疾病；⑤胃癌患者一级亲属；⑥存在胃癌其他风险因素（如摄入高盐、腌制饮食、吸烟、重度饮酒等）。先采用非侵入性血清学诊断方法（胃蛋白酶原、胃泌素17和血清HP感染检测等）筛选出胃癌高风险人群，继而进行有目的的内镜下精查，最后通过病理证实是较为可行的策略。2019年李兆申院士团队制定了一个更适合中国人群且经济可行的胃癌高危人群风险预测模型，称为“李氏量表”，如表6-12-1，极大推动了胃癌的筛查工作。《2020年中国消化内镜技术普查》显示，在近十年的时间中我国消化内镜技术显著发展，开展消化内镜诊疗的医疗机构从6 128家增长至7 470家，增长率为21.9%；从业医师人数由26 203人增长至39 639人，增长率为51.27%，全国很多二、三级医院已将胃肠镜检查纳入体检项目。但总体上仍存在如硬件资源显著提高但分布不均，专业医护匮乏状况有所缓解但仍有较大差距，部分消化内镜技术仍需要推广等问题，直接进行大规模内镜胃癌筛查仍有难度。

表6-12-1　李氏量表

	变量	分值
年龄/岁	40~49	0
	50~59	5
	60~69	6
	>69	10
性别	女性	0
	男性	4
PGR	≥3.89	0
	<3.89	3
HP感染	否	0
	是	1
G-17/（pmol·L^{-1}）	≤1.49	0
	1.50~5.70	3
	>5.70	5

注：评分标准为高危17分及以上；中危12~16分；低危0~11分。

胃镜是发现早期胃癌最重要的武器，由于绝大多数早期胃癌无症状或只有非特异性症状，少有主动就诊或按照国家策略进行筛查，造成我国早期胃癌总检出率低于10%，远低于日本的60%~70%，因此对于符合上述特征的胃癌高危人群进行胃镜筛查是非常有必要的。

随着中国居民饮食和生活习惯的改变，我国结直肠癌的发病率逐年升高，且其发病显示出了年轻化的趋势。2022年国家癌症中心数据显示，结直肠癌发病率已升至我国恶性肿瘤的第二位，当年新发病例超过40.8万，死亡病例约19.6万。由于早期结直肠癌缺乏特异性的临床表现，常常因漏诊、误诊而延误治疗，多数患者在就诊时已处于中晚期。结直肠癌的预后与早期诊断密切相关，多数早期结直肠癌可以治愈，Ⅰ期结直肠癌的5年相对生存率可达90%，而发生远处转移的Ⅳ期结直肠癌则不足14%。提高早期结直肠癌的诊治水平，改善患者的生存质量意义重大。国外研究认为，70%~75%结直肠癌患者来自于50岁以上的无症状人群。如果每一位50岁以上的无症状人群都能定期进行筛查，肠癌的发病率可以减少76%~90%，死亡率可以减少60%。由于绝大多数结肠癌是由结肠息肉转变而来，开展结直肠癌普查是发现早期大肠癌及癌前病变的重要方法。

国内结直肠癌筛查专家共识推荐亚太结直肠癌风险评分、结直肠癌筛查高危因素量化问卷及伺机筛查风险问卷等用于不同人群的结直肠癌风险评估。针对无症状体检人群亚太结直肠癌筛查评分问卷较为适用（见表6-12-2），同时建议无症状人群从40岁起接受结直肠癌风险评估。无症状体检人群经问卷评估后，评估为中低风险的人群在50~75岁需要接受结直肠癌筛查；问卷风险评估为高风险的人群在40~75岁需要接受结直肠癌筛查；有条件的人群从40岁开始可接受结直肠癌筛查。对于1个及以上一级亲属罹患结直肠癌的人群和遗传性结直肠癌高危人群的筛查年龄可根据《中国结直肠癌筛查与早诊早治指南》推荐提前。作为伺机筛查，综合临床指南和共识、体检者个人意愿以及体检机构开展的可行性，灵活、综合选用筛查方法。建议先进行无创性结直肠癌筛查检测项目（如免疫法和化学法的大便隐血检测、多靶点粪便 FIT-DNA 检测等），若阳性者进一步行结肠镜检查，如肠镜发现异常则行病理检查以确诊。全结肠镜检查是结直肠癌筛查的金标准，有条件的机构及筛查对象、遗传性结直肠癌高危人群可考虑直接采用该方法开展结直肠癌筛查。

表 6-12-2　亚太结直肠癌筛查评分

风险因素	APCS 评分		APCS 评分（修订版）		结直肠肿瘤预测评分	
	标准	分值	标准	分值	标准	分值
年龄	<50 岁	0	40~49 岁	0	50~55 岁	0
	50~69 岁	2	50~59 岁	1	56~70 岁	1
	≥70 岁	3	≥60 岁	2		
性别	女	0	女	0	女	0
	男	1	男	1	男	1
家族史	无	0	无	0	无	0
	一级亲属患 CRC	2	一级亲属患 CRC	1	一级亲属患 CRC	1
吸烟	不吸烟	0	不吸烟	0	不吸烟	0
	当前或过去吸烟	1	当前或过去吸烟	1	当前或过去吸烟	1
体重指数	/	/	<23kg/m^2	0	<25kg/m^2	0
			≥23kg/m^2	1	≥25kg/m^2	1
自诉糖尿病	/	/	/	/	无自诉糖尿病	0
					自诉糖尿病	1
风险分层	低风险	0~1	低风险[a]	0	低风险[a]	0~2
	中等风险	2~3	中等风险	1~3	高风险	3~6

注：APCS 为亚太结直肠筛查评分；CRC 为结直肠癌；“/”代表该评分中无此条目。

结肠镜检查有着直观和可获取结肠组织进行病理检查的特点，随着放大内镜、色素内镜和各种电子和光学技术在内镜检查中的应用，使结肠镜对于结肠浅表的黏膜病变非常敏感，特别是在结肠癌的早期诊断中具有极大的优势，是结直肠癌筛查的金标准，但目前我国人群结肠镜筛查参与度依然欠佳。2018 年国外研究了数字化健康干预措施在结肠癌筛查中的辅助作用，通过简易的移动设备上的软件进行自主“筛查定制”，并且能低成本地进行后期的跟踪随访，由于方法简便，参与者有较高的自主性和参与积极性，研究表明上述方法对临床结肠癌筛查起到了较大的辅助作用。我国可以此为依据推广肠癌筛查工作，提高结肠癌筛查参与积极性。

胃肠镜检查不仅用于消化道肿瘤性病变的诊断，也用于消化系非肿瘤性疾病的诊断。综上所述，胃肠镜检查在健康人群体检中有重要意义，可以发现消化道癌前病变和早期肿瘤、消化道隐匿疾病等，有效采用干预和随访措施降低消化道疾病，尤其是消化道肿瘤的发病率和死亡率。

三、胃镜检查的适应证、禁忌证及并发症

（一）胃镜检查的适应证

胃镜检查可清晰地观察食管、胃、十二指肠球部及降部的情况，同时对于可疑的病变可进行活检病理学检查，使诊断结果更可靠。目前还主张在胃镜检查时观察咽喉部，进一步拓宽了胃镜检查的范围。随着医疗器械的改良，胃镜功能的不断完善，内镜医师操作技术的进步，胃镜检查的适应证越来越广，简单概括为如下指征（不包括内镜治疗）。

1. 任何上消化道不适临床症状（如烧心、吞咽困难、上腹痛、呕吐等），怀疑或需要鉴别并确诊上消化道疾病的患者。

2. 对上消化道癌前疾病或癌前病变的随访。

3. 对上消化道疾病药物、内镜下治疗或手术治疗后的随访。

4. 临床其他检查发现异常(如CT等影像学、粪便隐血阳性等),需要进一步确诊者。

5. 初筛为食管癌、胃癌的高危人群。

6. 对于无明显禁忌证,要求胃镜体检的健康人也可列入。

(二) 胃镜检查的禁忌证

多数情况下,胃镜检查的禁忌证是相对的。如以往上消化道穿孔的急性期是胃镜检查的绝对禁忌证,但随着内镜技术的进步,上消化道穿孔部分患者可内镜下治疗;患者精神失常,神志不清不能配合,现在可行无痛胃镜检查。全身状况极其不好,肠梗阻、消化道穿孔,因呼吸、循环疾病进行内镜检查有危险时,原则上是禁忌的,只有当内镜检查的必要性超过危险性时才能允许施行。有以下情况者,是胃镜检查的绝对禁忌证。

1. 严重的心脏疾病 危及生命的心律失常、心肌梗死急性期、心功能Ⅲ级。

2. 危及生命的肺部疾病 哮喘发作、呼吸衰竭等不能平卧者。

3. 重症咽喉疾病或畸形致使胃镜无法插入者。

4. 腐蚀性食管、胃损伤的急性期或其他因素怀疑食管、胃、十二指肠急性穿孔者。

5. 严重出血、凝血功能异常等。

6. 各种原因导致的休克。

(三) 胃镜检查的并发症

并发症在检查前准备时、检查过程中及检查后的各个阶段都可能发生。根据日本内镜学会并发症对策委员会的全国统计(1998—2002年),上消化道内镜检查的并发症发生率为0.012‰,因单纯检查而死亡的有19例(0.002 2‰)。因此,胃镜检查总体是十分安全的。但胃镜检查作为一种侵入性检查,尤其是近年来对有基础疾病的高龄者进行检查的机会也有增加,所以有必要充分掌握禁忌证,了解检查的并发症。

其并发症主要如下:颞下颌关节脱位、气管或喉头痉挛、咽喉损伤、贲门黏膜撕裂、出血、穿孔、呼吸道感染,心血管相关并发症(心律失常、心绞痛、心肌梗死等),胃镜嵌顿及麻醉相关并发症。注意检查过程中及检查后密切观察是否有呕血、黑便、胸腹部疼痛、进行性腹胀、咽痛、心悸气急、咳嗽咳痰等,发现相应症状需要进一步排查及时诊治。

四、结肠镜检查的适应证、禁忌证及并发症

(一) 结肠镜检查前准备

结肠镜是诊断和筛查结肠病变的重要手段,但其诊断的准确性和治疗的安全性很大程度上取决于严格的适应证和禁忌证、肠道清洁的质量和内镜操作医师的技术。检查前一定做好两方面准备。

1. 简明地向被检查者讲述操作过程和适应证、术中可能出现的不适和并发症,以及可能出现漏诊的可能性,并签署知情同意书。

2. 肠道准备 一种理想的结肠镜肠道准备方法应该具有以下特点:能在短时间内排空结肠的粪便、不引起结肠黏膜的改变、不会引起患者不适、不导致水电解质的紊乱、价格适中。但目前临床上常用的肠道清洁剂各具特点,尚不能完全满足上述标准,需要选择适合的人群,并予以针对性的指导。欧美和国内指南建议服用聚乙二醇电解质的等渗溶液联合祛泡剂西甲硅油作为肠道准备的常规方法。同时建议在内镜检查前一天开始低纤维饮食,以提高肠道准备的清洁度,对于伴有长期便秘者肠道准备效果差,可采用分次服用、预先使用缓泻剂或联合使用促胃肠动力药物的方法提高效果。为了改进肠道准备的质量,在肠镜检查前会对患者的肠道准备情况进行评估,目前国际上主要有两个肠道准备质量的评估量表,波士顿量表和渥太华量表,波士顿量表≥6分,渥太华量表≤7分均提示肠道准备合格。波士顿量表将结肠分为3段(盲肠和升结肠;肝曲、横结肠和脾曲;降结肠、乙状结肠和直肠)进行评分。渥太华量表将结肠分为3段(直肠和乙状结肠、横结肠和降结肠、升结肠和盲肠)进行评分。评分标准如表6-12-3、表6-12-4。

表6-12-3 波士顿量表评分标准

评分	描述
0分	由于无法清除的固体或液体粪便导致整段肠黏膜无法观察
1分	由于污斑、浑浊液体、残留粪便导致部分肠黏膜无法观察
2分	肠黏膜观察良好,但残留少量污斑、浑浊液体、粪便
3分	肠黏膜观察良好,基本无残留污斑、浑浊液体、粪便

表 6-12-4　渥太华量表评分标准

评分	描述
0 分	极好：肠黏膜细节清晰可见；如有液体存留，则为澄清液体；几乎无粪便残留
1 分	良好：有一些浑浊液体或粪便残留，但仍可见肠黏膜细节；无须冲洗及抽吸
2 分	一般：浑浊液体或残留粪便掩盖肠黏膜细节，但抽吸后仍可见肠黏膜细节；无须冲洗
3 分	较差：粪便掩盖肠黏膜细节和轮廓，但冲洗和抽吸后，尚能获得清楚视野
4 分	极差：固体粪便掩盖肠黏膜细节和轮廓，尽力冲洗和抽吸后，仍无法获得清楚视野

（二）结肠镜检查的适应证

结肠镜检查是目前诊断和治疗结肠疾病的重要工具，随着内镜性能和插镜技术的不断提高，极大地缩短了结肠镜到达回盲部的时间，并减少了患者的痛苦，已成为普遍开展的诊断技术。结肠镜检查包括单人操作法及双人操作法。目前，结肠镜的单人操作法在国内外已逐步成为主流。但是结肠镜检查也有不足之处，主要包括并发症较胃镜检查高；对非黏膜病变，如结肠动力性疾病、结肠瘘和肠外疾病累及结肠等方面不敏感；对病灶某些定位也不十分精准等问题。因此，在选择结肠镜检查时必须权衡利弊，并明确是否有进行结肠镜检查的指征。结肠镜检查适应证相当广泛，具体如下（不包括镜下治疗）。

1. 原因不明的显性和持续性隐性的下消化道出血、贫血或消瘦。

2. 有下消化道症状，大便习惯改变、腹痛腹胀、腹块等诊断不明确。

3. 钡剂灌肠造影阳性或有可疑病变。

4. 结肠炎症性疾病需要鉴别及全面评估病变。

5. 结直肠癌术前、术后评估随访。

6. 有结肠息肉、腺瘤等癌前病变病史的追踪及治疗后随访检查。

7. 正常人群的体检及结直肠癌高危人群的精筛。

（三）结肠镜检查的禁忌证

疾病的程度和禁忌证之间有时并没有一定的界限，因此，在判断每一个病例施行检查利弊后，应在检查前充分告知患者检查的获益与风险。禁忌证包括如下内容。

1. 合并明显的呼吸、循环系统疾病。

2. 急性大量结肠出血。

3. 各种原因的暴发性急性期结肠广泛炎症。

4. 检查会使疾病恶化，如肠穿孔等引起急腹症、急性憩室炎。

5. 腹部或盆腔手术后有严重和广泛肠粘连者。

6. 晚期癌肿伴盆腔转移或有明显腹水者。

7. 严重出凝血功能异常等。

（四）结肠镜检查的并发症

结肠镜检查的并发症主要是由于适应证选择不当，术前准备不充分，患者存在严重的肠粘连，术者缺乏经验操作不熟练，术者在进镜困难时急躁、缺乏耐心、粗暴进镜等所致。

并发症主要包括结肠穿孔、结肠出血、系膜撕裂、气体爆炸及心脑血管意外等，以穿孔和出血为多，穿孔率为 0.4%~0.7%，出血发生率为 1.7%~3.7%。检查后要注意有否持续性腹痛和腹胀，怀疑有穿孔应及时行立位腹部平片，检查是否有游离气体。

五、无痛胃肠镜检查

随着人们生活质量的提高，对于胃肠镜检查的舒适性提出了更高的要求，以起效快、苏醒快为优势的静脉麻醉无痛胃肠镜为患者提供了更多的选择。静脉麻醉用药常以起效快，恢复迅速的静脉麻醉为主，辅以镇静和 / 或镇痛药，从而达到无痛的目的。

（一）无痛胃肠镜检查常用药物

1. 丙泊酚（异丙酚）　是近年来备受推崇的可控性强、安全有效的静脉麻醉药。起效快，诱导平稳，作用时间短，具有一定的镇静作用，但镇痛作用甚微。患者苏醒快而完全，停药后 5~10 分钟即能清醒并作应答，无兴奋现象，不影响患者的时空定向力。但本品可引起血压尤其是收缩压的一过性的降低和一过性呼吸抑制。

2. 咪达唑仑　目前临床应用较为广泛，具有镇静抗焦虑、顺行性遗忘和中枢性肌肉松弛的作用。其作用时间短、毒性低，药效比安定强 1.5~2 倍，相对比较安全，对呼吸的抑制和心血管的影响轻微。

3. 芬太尼　为最为常用的麻醉性镇痛药。通过干扰丘脑下部对痛刺激的传导而产生镇痛作用，起效快，静脉注射后立即产生镇痛作用，持续 1~1.5 小时，一般不会引起呼吸抑制。

4. 右美托咪定 是一种静脉麻醉药，具有一定的镇静镇痛作用，使患者维持在类似自然睡眠的状态，易于唤醒，而无明显的呼吸抑制，起效较快。与其他麻醉药物联合使用能产生良好的协同效应，减少其他药物的使用量。

5. 氯胺酮或右旋氯胺酮 适用于 1~5 岁的小儿进行消化内镜诊疗。

（二）无痛胃肠镜检查的注意事项

1. 术前评估 对于接受无痛胃镜检查患者，应通过术前分级标准（ASA 分级标准）进行重要脏器功能进行评估。ASA Ⅰ~Ⅱ级患者可较好耐受静脉麻醉；ASA Ⅲ~Ⅳ级在药物选择、配伍、剂量等慎重考虑，防止意外的发生，可酌情在密切监测下实施；ASA Ⅴ级是禁忌。镇静和 / 或麻醉前认真访视患者，尽量排除安全隐患，保障患者安全，同时做好心理护理，消除患者的紧张恐惧情绪，使其更好地配合镇静和 / 或麻醉，并完善知情告知相关文件。术前需要至少禁食 6 小时、禁水 2 小时；可按需服用小于 50mL 的黏膜清洁剂。

2. 合理用药 由于无痛内镜所采用的药物对循环和呼吸系统均有一定抑制作用，因此要严格控制药物的剂量和注射速度。配伍时，各药物之间应酌情增减，缓慢推注。

3. 术中监测 术中应持续吸氧，常规监测心电图、血氧饱和度、血压、呼吸频率与呼吸幅度等，防止心动过缓或骤停、低氧血症、低血压、气道梗阻、镇静 / 麻醉过深过浅等情况。内镜室配有气管插管、麻醉机、除颤仪及其他必要的急救药品。

4. 术后观察 需建立复苏室，既可留观，又可及时处理可能发生的恶心呕吐、呼吸抑制等镇静 / 麻醉后近期并发症。凡镇静 / 麻醉结束后尚未清醒或虽已清醒但肌张力恢复不满意的患者均应进入麻醉复苏室。术后患者应完全清醒后方可离院，具体可参考镇静和 / 或麻醉后离院评分系统。

5. 嘱咐患者当日不可从事驾驶工作，并给予文字指导，提供紧急情况联系电话。

六、经鼻胃镜检查

普通胃镜由于是经口检查，镜身较粗，镜身接触舌根致咽反射而引起恶心、呕吐、呛咳、躁动、流涎以及心动过速、血压增高、心律失常等应激反应。使患者对于胃镜检查不能耐受或者产生恐惧。经鼻胃镜检查是从后鼻道直接进入食管，不接触舌后根，与咽喉接触少，且患者可以交谈，将不适感觉随时告诉医师，便于操作者了解患者的即时状况，减少患者的紧张感，以及意外事件的发生。特别是检查过程中，除标准的侧卧位，经鼻胃镜检查的患者也可取坐姿，同医者面对面的接触，改变了胃镜检查的传统模式，医患之间的关系发生了很大变化，真正做到了胃镜检查的人性化。但并非所有受检者都可以经鼻腔通路插入，一些脸型较小的女性，约有 10% 无法插入。经鼻插入也可能会出现流鼻血、鼻腔内疼痛等情况。同时，由于一般的超细经鼻胃镜 CCD 分辨率低，图像清晰度欠佳，容易造成病变的遗漏，尤其是早期癌变由于病变细微而更容易遗漏。近年来，富士胶片开发了新型经鼻胃镜——Fujifilm EG-580NW2，配备超级 CCD，获得图像清晰，从而有利于早期癌变的检出。可常规反转观察胃角、贲门、胃底、食管 - 胃吻合口等部位均无盲区，与普通胃镜比较无明显差异。随着公众对消化道疾病，尤其是胃癌早发现、早治疗意识的提高，经鼻胃镜可以提供良好的体验，降低检查者的恐惧心理，有望在体检中作为早期胃癌及癌前病变筛查的常规适宜技术。

七、胶囊内镜检查

胶囊内镜（capsule endoscope，CE）又被称为“无线胶囊内镜”。其主要特点是可对小肠进行简便快捷、无创、连续的可视性检查，2001 年以色列的 Given CE 问世后，已成为诊断小肠疾病的重要工具，也使小肠疾病的诊断水平得到前所未有的突破，使胃肠道检查无盲区。最近，新式的 CE 已经开始发展起来，如针对小肠的 Olympus CE，针对食管的 Pill Cam ESO 及针对结肠的 PillCam COLON，可溶解性 CE 等，而且在体外遥控下实施外科手术的 CE 已经在实验动物身上取得成功，这必将对 CE 在消化道疾病诸多方面的诊疗产生积极的、深远的影响，为 CE 的镜下治疗开拓道路。CE 主要有摄影胶囊、数据记录仪、应用软件和工作站。

由于 CE 主要用于小肠疾病的评估，特别是不明原因的消化道出血，目前推荐小肠胶囊内镜（small bowel capsule endoscope）作为疑似小肠出血患者的一线初筛方式。对于高质量胃肠镜检查后未发现病灶，仍高度怀疑小肠出血的患者，研究表明越早行 CE 检查，出血病变的检出率越高。CE 也可被用于以下情况：克罗恩病、营养吸收障碍、慢性腹泻及乳糜泻、缺铁性贫血、不明原因的慢性腹痛、息肉综合征、小肠肿瘤及非甾体抗炎药相关性小肠黏膜损害。在可疑小肠出血及克罗恩病方面的临床应用价值已被证实，其他方面需要进一步的资料证明。

CE 相对及绝对禁忌证：①可疑消化道梗阻、狭窄、畸形、穿孔或瘘管患者。②体内种植心脏起搏器者。③精神病、痴呆等不能自主控制行为者。④重症急性肠炎、放射性结肠炎患者。⑤ 10 岁下的儿童及妊娠者。⑥不能耐受或拒绝胶囊内镜嵌顿所需手术者。

CE 的并发症：①无症状的胶囊滞留。②胶囊误吸入呼吸道。

目前，内镜医师对 1 例患者的胶囊内镜图像分析一般需要 30~40 分钟，工作量较大，有学者通过大量胶囊内镜血管扩张的图像开发了一种基于单镜头多盒检测器的深度卷积神经网络系统，可以自动检测小肠黏膜血管扩张，减少医生阅片负担，但仍需要进一步大规模、多中心的试验验证。由于胶囊在食管通过时间快、摄像头的视距仅有几厘米、电池工作时间仅有 8 小时左右，限制了 CE 对食管、胃、结肠的诊断价值。另外，由于摄像方向不全而遗漏一些可疑部位的检测，加上结肠的粪便影响视野，使数据分析困难加大，可靠性下降。由于 CE 的移动不可控制，且目前仅有观察功能，无法进行病灶活检或局部治疗等操作受消化道积液对观察的影响以及图像分辨率不如电子内镜，因此目前不能替代传统的电子胃镜和电子结肠对食管、胃、结肠疾病的诊断，仍需要进一步相关技术的发展推动胶囊内镜诊疗工作。

八、小肠镜检查

1977 年，Tada 等首次报道探条式小肠镜进行小肠检查，并不断对小肠内镜检查方法进行改进和完善。1995 年推进式小肠镜（push-type enteroscope）首次被报道，但其观察范围十分有限。2001 年山本博德在世界上率先报道了使用双气囊推进式小肠镜（double-balloon enteroscope，DBE）进行全小肠检查，其在 2003 年进入中国。DBE 是在原先的推进式小肠镜外加上一个顶端带气囊的外套管，同时也在小肠镜顶端加装一个气囊，通过对两个气囊注气和放气的方式，避免小肠镜在胃内盘曲，提高小肠镜经屈氏韧带进入空肠的插入性，将内镜送入小肠深部。2007 年，单气囊小肠镜（single-balloon enteroscope，SBE）在日本问世，在原推进式小肠镜的基础上加装了带气囊的外管套和气泵。2008 年美国推出了螺旋式小肠镜（spiral enteroscope，SPE），通过旋转带螺纹的外观套将内镜送入小肠深部。目前，我国应用最广泛的是 DBE 和 SBE，电子小肠镜具有视野广、图像清晰，并可行内镜下活检及相关治疗。目前，新型小肠镜 SIF-Q260 应用较多，还有被用于 ERCP 术后的短款小肠镜 SIF-H290。

第二节　常见上消化系统疾病的胃镜下表现

一、慢性胃炎

绝大多数慢性胃炎与幽门螺杆菌感染有关。内镜下将慢性胃炎分为慢性非萎缩性胃炎（即旧称的慢性浅表性胃炎）及慢性萎缩性胃炎两大基本类型。如同时存在平坦或隆起糜烂、出血、黏膜皱襞粗大或胆汁反流等征象，则可依次诊断为慢性非萎缩性胃炎或慢性萎缩性胃炎伴糜烂、胆汁反流等。慢性非萎缩性胃炎内镜下可见黏膜红斑（点状、片状或条状），黏膜出血点或斑块，黏膜粗糙不平伴或不伴水肿，及充血、渗出等基本表现。慢性萎缩性胃炎内镜下可见黏膜红白相间，白相为主，皱襞变平甚至消失，部分黏膜血管显露；可伴有黏膜颗粒或结节状等表现，如图 6-12-1。

二、消化性溃疡

消化性溃疡分为胃溃疡与十二指肠球部溃疡，如图 6-12-2。绝大多数消化性溃疡与幽门螺杆菌感染有关，近年来，随着非甾体类药物的广泛使用，非甾体类药物相关溃疡发病率逐年升高。胃溃疡好发于胃角和胃窦小弯。胃溃疡可分为活动期、愈合期、瘢痕期。溃疡在胃镜下的表现有：①黏膜缺损形成凹陷，凹陷表面覆有白色或黄白色苔，可见出血或血凝块。②溃疡周围炎症性变化：发红、水肿、细胞浸润及纤维化，但病变界清。③瘢痕性或功能性收缩引起的黏膜皱襞放射状集中等。

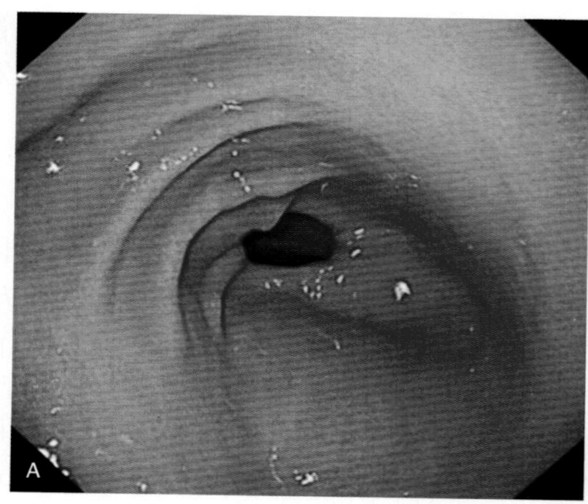
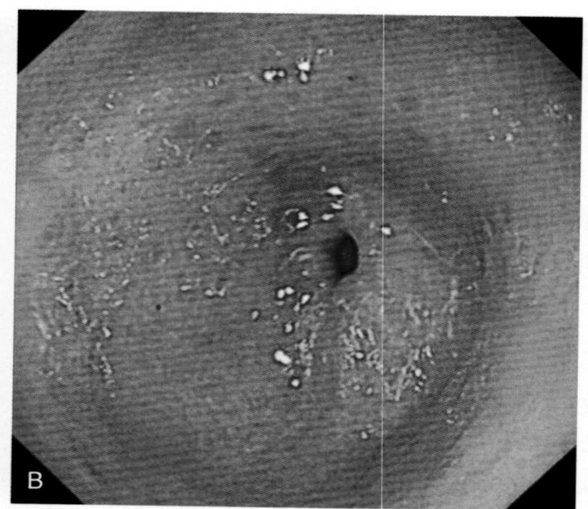

图 6-12-1　A. 慢性非萎缩性胃炎；B. 慢性萎缩性胃炎

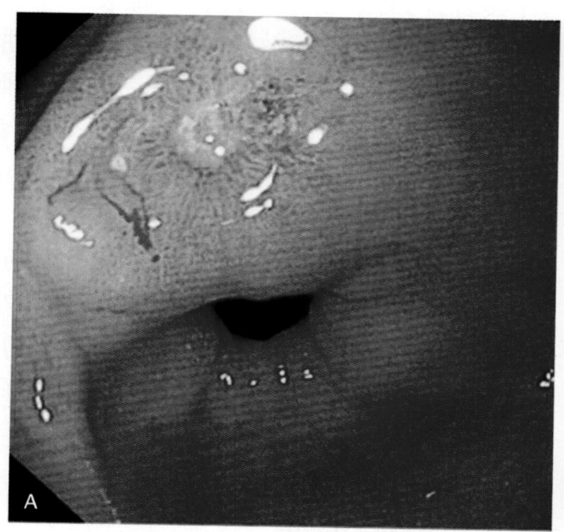
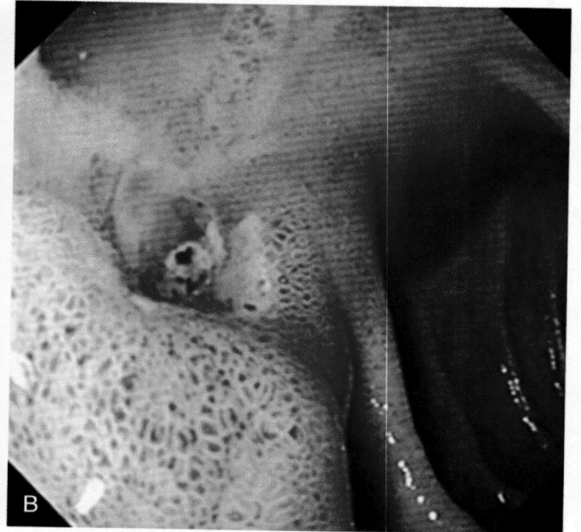

图 6-12-2　A. 胃溃疡；B. 十二指肠球部溃疡

三、胃癌

根据癌组织在胃壁的浸润深度，可将胃癌分为早期胃癌和进展期胃癌两大类。早期胃癌是指癌细胞浸润局限在胃壁的黏膜层及黏膜下层，而不论其浸润范围大小及是否有淋巴结转移。早期胃癌分为三型：Ⅰ型（隆起型）、Ⅱ型（表浅型）、Ⅲ型（凹陷型）。Ⅱ型又分为Ⅱa型（表浅隆起型）、Ⅱb（表浅平坦型）和Ⅱc型（表浅凹陷型）。胃镜下表现通常是多种类型的组合，如Ⅱa+Ⅱc型等。进展期胃癌在组织学上表现为癌细胞已经突破黏膜下层，浸润至固有肌层或以下组织。按Borrmann分型可分为Borrmann Ⅰ型（隆起型）、Borrmann Ⅱ型（溃疡凹陷型）、Borrmann Ⅲ型（溃疡浸润型）、Borrmann Ⅳ型（弥漫浸润型），Borrmann Ⅳ型往往会弥漫到全胃，全胃呈僵硬状态，也称为“皮革胃”。进展期胃癌在内镜下容易诊断。早期胃癌的患者通常无症状，内镜下诊断较困难，如病变周围出现黏膜皱襞突然中断、虫咬样中断、皱襞尖端杵状肥大等改变，病灶中央出现颗粒状，凹凸不平，常提示胃癌，如图 6-12-3。

四、食管胃静脉曲张

通常继发于门静脉高压，按食管静脉曲张形态及出血危险程度分轻、中、重三级。轻度（G1）：食管静脉曲张呈直线形或略有迂曲，无红色征。中度（G2）：食管静脉曲张呈直线形或略有迂曲，有红色征；或食管静脉曲张呈蛇形迂曲隆起但无红色征。重度（G3）：食管静脉曲张呈蛇形迂曲隆起且有红色征；或食管静脉曲张呈串珠状、结节状或瘤状（不论是否有红色征）。胃静脉曲张的分类主要根据其与食管静脉曲张的关系以及在胃内的定位。食管胃静脉曲张是食管静脉曲张的延伸，沿胃小弯延伸、胃底大弯延伸或既向小弯侧延伸又向胃底延伸，其中沿胃小弯延伸最常见，也有不伴食管静脉曲张的孤立的胃静脉曲张，如图 6-12-4。根据曲张静脉在内镜下的位置（L）、静脉直径（D）及血管表型（危险因素）的不同，提出了 LDRf 分型，如表 6-12-5，根据不同的分型结果采取相应的内镜治疗方法或治疗时机，更加详细地指导了临床的诊断治疗。

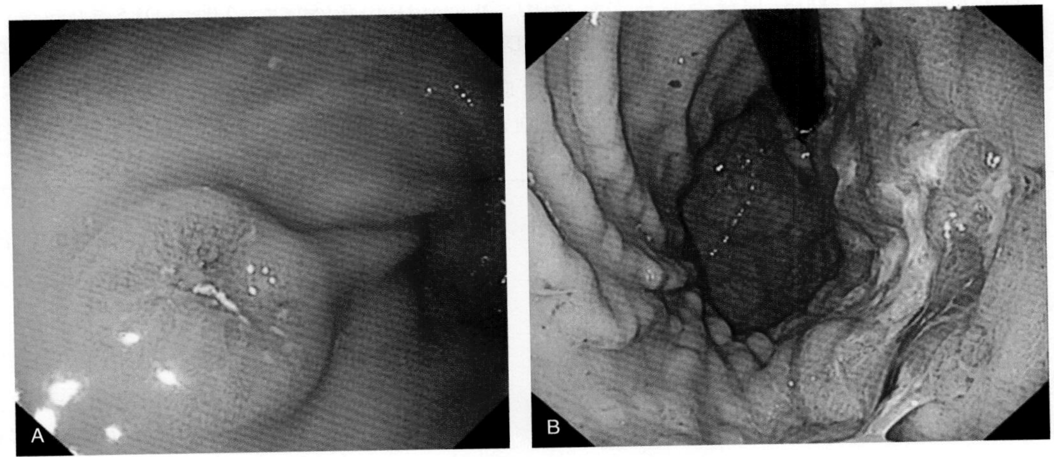

图 6-12-3　A. 早期胃癌；B. 进展期胃癌

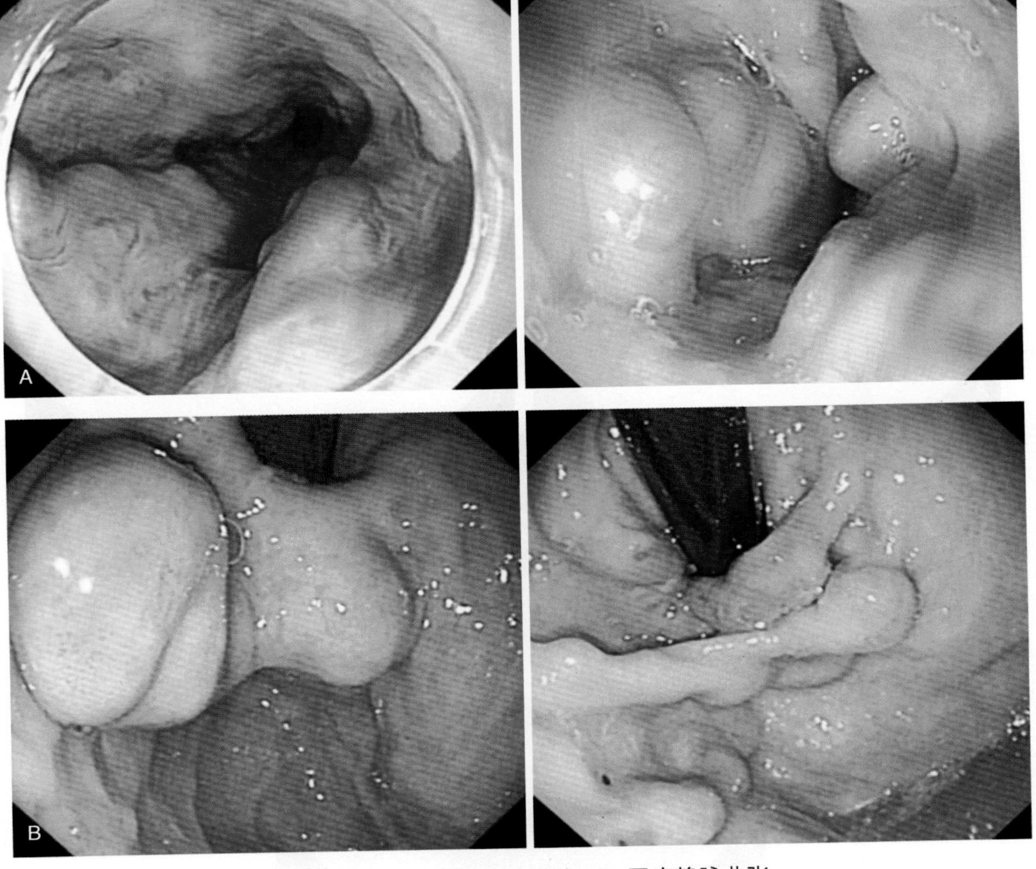

图 6-12-4　A. 食管静脉曲张；B. 胃底静脉曲张

表 6-12-5　LDRf 分型

LDRf	标准
位置（L）	Le：曲张静脉位于食管；Les：曲张静脉位于食管的上段；Lem：曲张静脉位于食管的中段；Lei：曲张静脉位于食管的下段；Lg：曲张静脉位于胃部；Lgr：曲张静脉位于胃底；Lgb：曲张静脉位于胃体；Lga：曲张静脉位于胃窦；Le,g：食管曲张静脉与胃曲张静脉完全相通；Le,Lg：食管曲张静脉与胃曲张静脉各自独立；Le,g,Lg：1 支以上胃曲张静脉与食管曲张静脉完全相通，但还有胃孤立曲张静脉存在多段或多部位曲张静脉采用相应部位代号联合标示。
直径（d）	D0：无静脉曲张；D0.3：曲张静脉最大直径（d）≤0.3cm；D1.0：0.3cm<d≤1.0cm；D1.5：1.0cm<d≤1.5cm；D2.0：1.5cm<d≤2.0cm；D3.0：2.0cm<d≤3.0cm；D4.0：3.0cm<d≤4.0cm；d>4.0cm 时按 d+ 直径数字表示
危险因素（Rf）	Rf0：红色征阴性，未见糜烂、血栓及活动性出血；Rf1：红色征阳性或肝静脉压梯度（HVPG）>12mmHg（1mmHg=0.133kPa），未见糜烂、血栓及活动性出血；Rf3：可见糜烂、血栓、活动性出血或内镜下能够见到新鲜血液且能排除非静脉曲张出血

五、食管疾病

1. 反流性食管炎　是由胃、十二指肠内容物反流入食管引起的食管炎症性病变，内镜下表现为食管黏膜的破损，即食管糜烂和/或食管溃疡。患者通常有反酸、胃灼热等表现。采用洛杉矶分级，根据黏膜破损的轻重情况分别分为 A、B、C、D 级。

2. Barrett 食管　是指食管下段（食管胃结合部以上）正常的鳞状上皮被类似胃肠的柱状上皮所取代，并经黏膜活检证实食管正常复层鳞状上皮被含有杯状细胞的特殊肠化生上皮所取代的一种病变，是食管腺癌的癌前病变。根据内镜下表现可分为全周型、岛型和舌型。

3. 食管癌　早期食管癌是指病变侵及黏膜肌层以上，在胃镜下难以诊断，如出现黏膜色泽改变、微血管紊乱，以及黏膜形态改变（糜烂、斑块、结节）等，需要引起重视，内镜下用卢戈氏碘染色可提高病变检出率，必要时可在内镜窄带成像术、放大胃镜引导下活检。食管癌在内镜下诊断容易，表现为肿块型、蕈伞型、溃疡型、缩窄型和息肉型，如图 6-12-5。

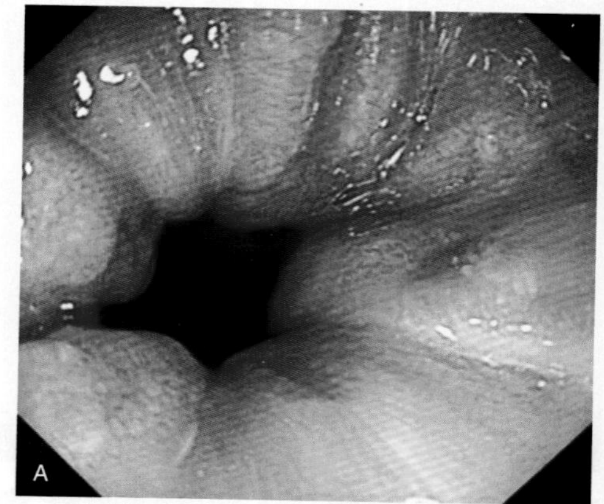

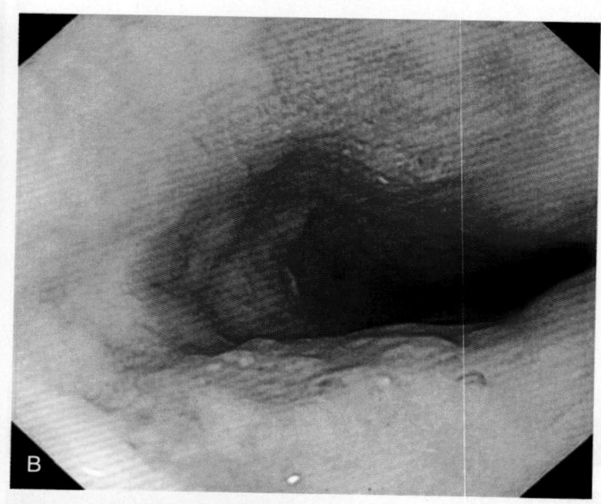

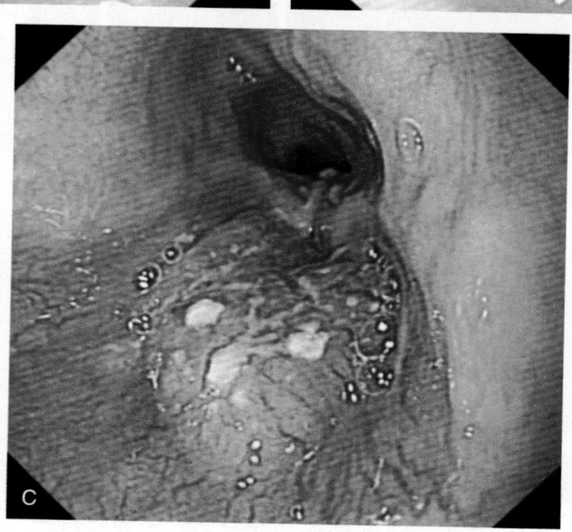

图 6-12-5　A. 反流性食管炎；B. 早期食管癌；C. 进展期食管癌

第三节　常见下消化系统疾病的肠镜下表现

一、结肠息肉

结肠黏膜隆起，不论大小、形状、数目及组织类型，均称为结肠息肉。息肉可单发或多发，形态可根据山田分型分为Ⅰ型（呈丘状，隆起的起势部较平滑而无明确的境界）；Ⅱ型（呈半球状，隆起的起势部有明确的境界）；Ⅲ型（有亚蒂，隆起的起势部略小）；Ⅳ型（有蒂，隆起的起势部明显的蒂部）。根据病理可分为腺瘤性息肉、炎症性息肉、增生性息肉、错构瘤性息肉等。临床上腺瘤性息肉多见，又可根据绒毛的多少分为管状腺瘤、管状绒毛状腺瘤、绒毛状腺瘤。

95%以上的结肠癌由息肉癌变而来，因此对息肉应引起重视。通常认为肠道息肉数目100个以上者为肠道息肉病，包括家族性腺瘤性息肉病、锯齿状息肉病、Peutz Jeghers综合征、幼年性息肉病综合征、Cowden综合征、Cronkhite Canada综合征、炎性息肉病、淋巴性息肉病等。家族性腺瘤性息肉病的结肠内可有无数枚腺瘤，若不治疗，百分之百癌变，是一种常染色体显性遗传病。

二、结肠癌

早期结肠癌是指病变局限于黏膜层和黏膜下层，内镜下可表现为隆起型和浅表型，通常由息肉癌变而来。早期结肠癌，因病变较小，如果检查不仔细或肠道准备欠佳，容易漏诊，因此，现在认为退镜时间至少大于6分钟才能提高早癌及息肉的检出率。较小病灶有时在常规肠镜检查时容易漏诊，内镜喷洒色素溶液后可使病变部位变得明显，如图6-12-6。进展期结肠癌诊断并不困难。肠镜下形态表现为肿块型、溃疡型和浸润型。肠镜下进行病理检查可明确诊断，如病理检查未证实应重复活检。

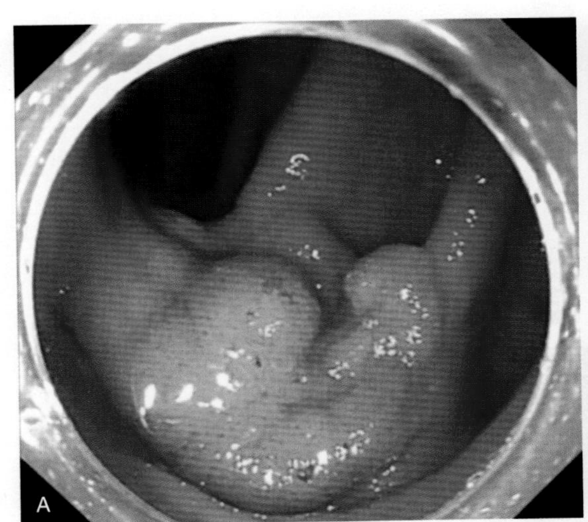

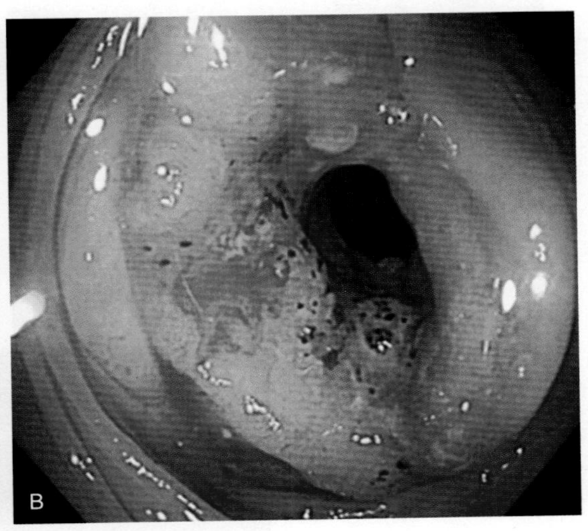

图6-12-6　A. 早期结肠癌；B. 进展期结肠癌

三、炎症性肠病

炎症性肠病是一种病因尚不十分清楚的慢性非特异性肠道炎症性疾病，包括溃疡性结肠炎和克罗恩病，近10年来就诊人数逐年增加趋势明显。结肠镜检查合并病理检查是诊断炎症性肠病的主要依据。结肠镜下溃疡性结肠炎病变多从直肠开始，呈连续性、弥漫性分布，严重程度可采用Mayo内镜评分，如图6-2-7。

1. 黏膜血管纹理模糊、紊乱或消失，黏膜充血、水肿、质脆、自发或接触出血，黏膜表面黏液、血、脓性分泌物附着，亦常见黏膜粗糙、呈细颗粒状。

2. 病变明显处可见弥漫性、多发性糜烂或溃疡。

3. 可见结肠袋变浅、变钝或消失以及假息肉、桥黏膜等。

而对于克罗恩病，结肠镜检应达末段回肠。镜下一般表现为节段性、非对称性的各种黏膜炎症，其中具特征性的表现为非连续性病变、纵行溃疡、卵石样外观和非干酪性类上皮肉芽肿。对炎症性肠病一时难以区分溃疡性结肠炎与克罗恩病者，即仅有结肠病变，但内镜及活检缺乏溃疡性结肠炎与克罗恩病的特征，临床可诊断为炎症性肠病类型待定。而未定型结肠炎指结肠切除术后病理检查仍然无法区分溃疡性结肠炎与克罗恩病。

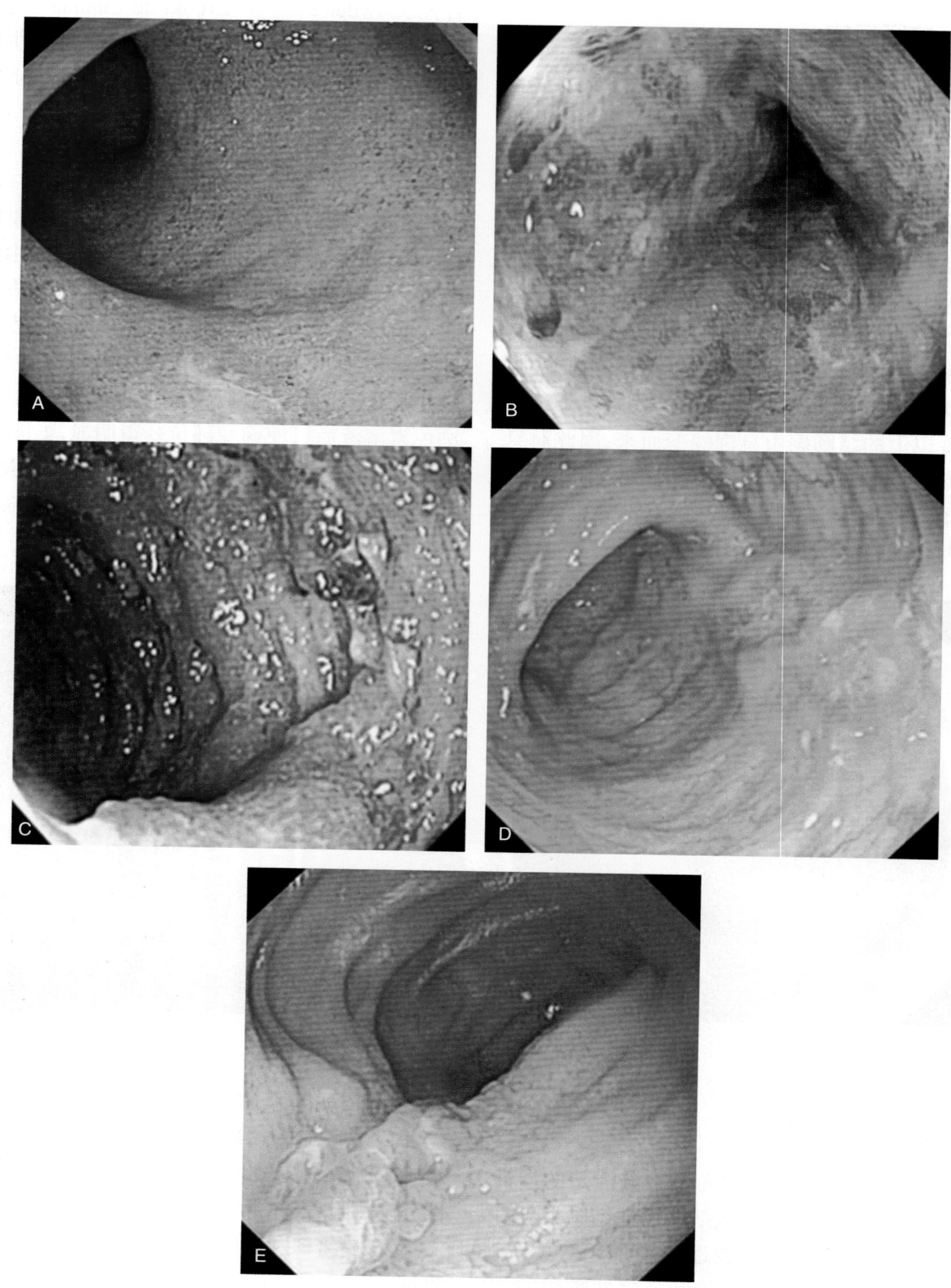

图 6-12-7　A. 溃疡性结肠炎（Mayo 评分 1 分）；B. 溃疡性结肠炎（Mayo 评分 2 分）；C. 溃疡性结肠炎（Mayo 评分 3 分）；D. 克罗恩病（结肠）；E. 克罗恩病（小肠）

第四节　消化内镜诊断新方法

一、放大内镜和窄像成像技术

目前，普通电子内镜对大部分的消化道黏膜病变都能做出正确诊断，但是对一些黏膜的微小病变仍难以确诊，放大内镜（magnifying endoscope，ME）的出现填补了这个空缺。目前，ME 可以将黏膜病变放大几十甚至几百倍，而不会影响其像素密度及图像质量，可以清晰显示消化道黏膜腺管开口和微血管等细微结构的变化。结合色素内镜、窄带成像等技术能进一步提高消化道微小病变尤其是消化道早癌的阳性诊出率。

内镜窄带成像技术（narrow band imaging，NBI）的基本原理是通过特殊的滤光器将宽带光谱进行过滤、窄化，只保留蓝色（波长 415nm）、绿色（波长 540nm）进行成像。这种以蓝绿光为主的窄带光波穿透力弱，照射深度浅，只能达到组织表层，从而增加黏膜的对比度和清晰度，故能清楚显示黏膜表面结构和黏膜腺管开口形态。此外，由于血红蛋白的光学特性（波长在 415nm 左右）对蓝光吸收较强，故 NBI 还能清晰显示黏膜下的微血管形态，使病灶与周围组织之间对比度更佳，有利于平坦型病变的发现及诊断，且操作简便，无须喷洒色素，避免了色素内镜对人体潜在的危害。

目前，NBI 与 ME 的联合使用（ME-NBI）广受青睐，实现了对食管上皮乳头内毛细血管袢（Intra epithelial papillary capillary loop，IPCL）的观察，对食管鳞癌的筛查及诊治有重要意义。ME-NBI 对于胃癌的诊察也有一定进展。2016 年有学者提出了基于 ME-NBI 的早期胃癌的简单诊断标准，也有研究发现 ME-NBI 对于早期胃癌边界的判断的准确性较高。ME-NBI 的发展提高了一些传统内镜难以发现的病变的诊出率。

ME 对早期食管癌的诊断主要观察食管黏膜上皮乳头内毛细血管环（intrapapillary capillary loop，IPCL）的变化。如果 IPCL 消失，出现形态不一、走行紊乱则为新生肿瘤血管。NBI 观察早期食管癌及异形增生病灶呈茶色，与正常黏膜界限清晰，病灶处深层血管不能显示。日本学者首次提出 IPLC 形态改变的程度对于食管癌诊断的重要性。根据其在放大内镜下 IPCL 形态改变的程度分为Ⅰ~Ⅴ型。Ⅰ型：IPCL 为规则排列的细圆环状，碘着色，见于正常食管。Ⅱ型：IPCL 有轻微扩张和延长，胃食管反流患者常发生，轻度碘染色。Ⅲ型：IPCL 口径扩张和延长较Ⅱ型更明显，且碘染色出现拒染区域，多为局部异型增生 / 低级别上皮内瘤变。Ⅳ型与Ⅲ型的差别在于病灶处有血管增生，病理表现为高级别上皮内瘤变，碘不染色。Ⅴ型在Ⅳ型基础上，IPCL 扩张、迂曲、管径不规则、形态各异，且碘不染色。NBI 无须染料即可达到色素内镜的效果，可以发现病灶并确定病灶范围，而且整个食管色彩显示清楚，避免喷洒染料对食管黏膜染色局限、不均匀、刺激食管壁的缺点。ME-NBI 可明显提高早期食管癌和癌前病变的检出率，同时可以准确地定范围、定性质和根据 IPCL 的分型定浸润深度诊断，为术前选择内镜治疗还是外科手术治疗提供重要的参考，如图 6-12-8。

普通内镜对早期胃癌的诊断有一定的难度，而 ME，特别是联合 NBI 对早期胃癌的诊断有优势，如图 6-12-9。ME 下，早期胃癌比较有特征性的改变是胃小凹呈条纹状、网格状、局限微血管改变（紊乱的肿瘤血管的出现，集合静脉等的消失），但由于黏膜的癌变是在炎症的基础上发生的，这导致诊断存在一定的困难。放大内镜联合 NBI 能较好地显示黏膜血管，提高对微血管的分类，有助于早期胃癌的诊断。2016 年有学者根据经典 VS 理论，早期胃癌在边缘（DL）内能呈现出不规则的微血管（microvascular，MV）表型和 / 或不规则的微表面（microsurface，MS）表型，MV 和 MS 均包括规则、不规则和缺失三种，提出了基于 ME-NBI 的胃早癌的简单诊断流程——MESDA-G，易于临床医生进行分析诊断。该流程首先观察 DL 是否存在，若无，则非癌病变可能性大；若有，则进一步观察病变的 MV 和 MS，看是否具有不规则微血管结构（IMVP）和不规则微表面结构（IMSP），若有，则可诊断为早癌。

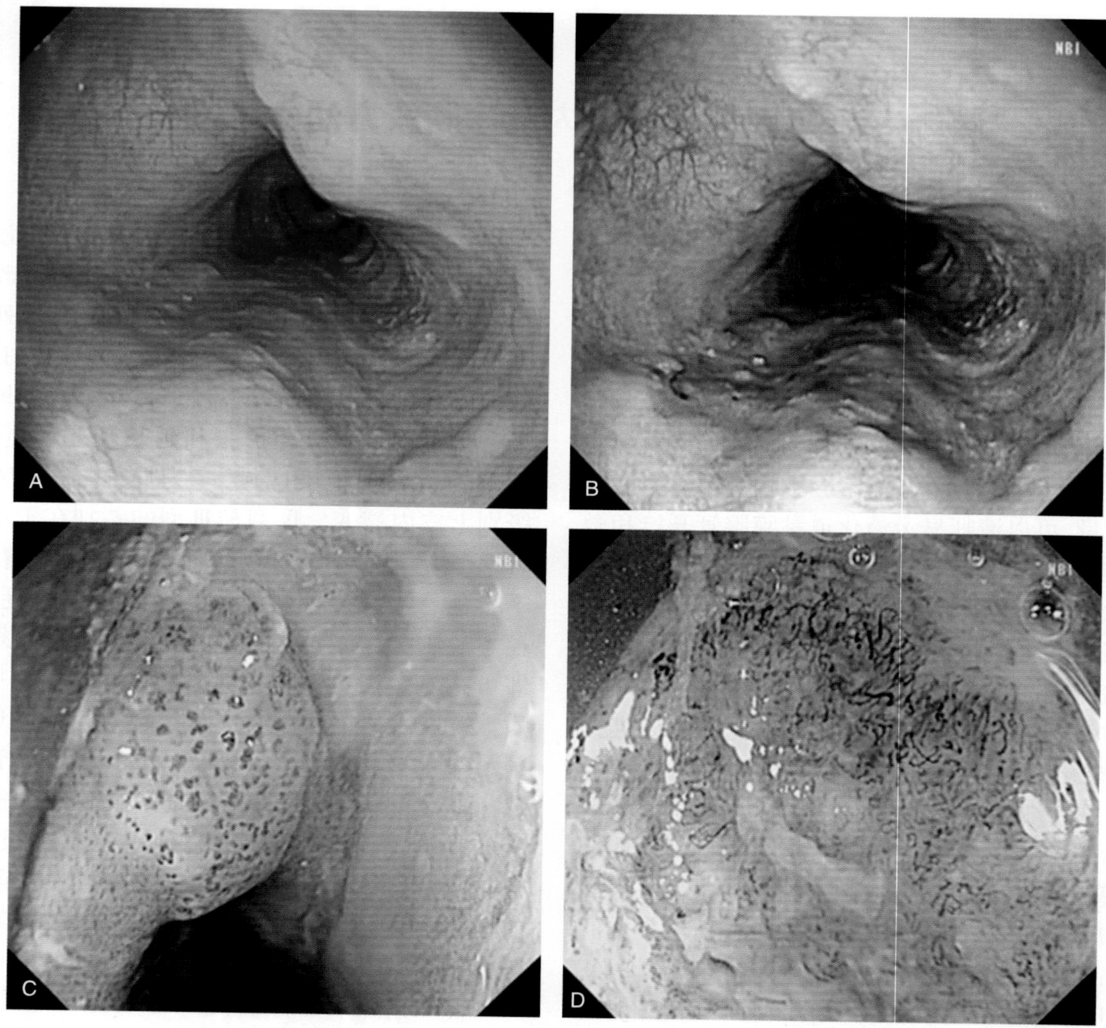

图 6-12-8　A. 普通内镜发现食管中段无明显异常；B. NBI 发现病变呈棕褐色改变；C、D. NBI+ 放大发现局部小颗粒样改变，有肿瘤血管螺旋状改变，活检提示食管低分化鳞癌

结肠肠壁有隐窝形成并存在大量腺管开口，但在普通内镜下较难观察。放大内镜观察结直肠黏膜的隐窝形态（pit pattern）有助于判断病灶良恶性和浸润程度。在 NBI 模式下，可以观察黏膜表层的细微结构和毛细血管网的分布，在结肠肿瘤性病灶周围的正常黏膜表层的毛细血管延长至病灶边缘处即终止延伸，使肿瘤性病变与周围正常黏膜的边界更为清晰。同时，肿瘤性病灶内的血管密度高，结构紊乱，在窄带光照射下，病灶的色调更深，在视野中更为突出，如图 6-12-10。2014 年根据结肠息肉在 ME-NBI 下的表现结合表面腺管开口和微血管表现，日本提出了 JNET 分型，进一步明确了镜下不同息肉形态与结直肠早癌的关联，如表 6-12-6。研究认为，根据 JNET 分型，息肉判断及早癌筛查准确率达 90%。

表 6-12-6　JNET 分型

病变分型	镜下表现
1 型病变	表面血管不可见，腺管口为棕色 / 白色点状，与周围正常组织相似，对应增生性息肉或 SSP
2A 型病变	2A 型病变表面毛细血管网规则，呈螺旋状或网状分布，腺管口呈管状、分支或乳头状，对应低级别上皮内瘤变
2B 型病变	表面血管不规则，分布无秩序，腺管口显示不规则或模糊，对应高级别上皮内瘤变或浅层黏膜下浸润癌
3 型病变	表面毛细血管稀疏中断，腺管开口无特定形态，对应深层黏膜下浸润癌

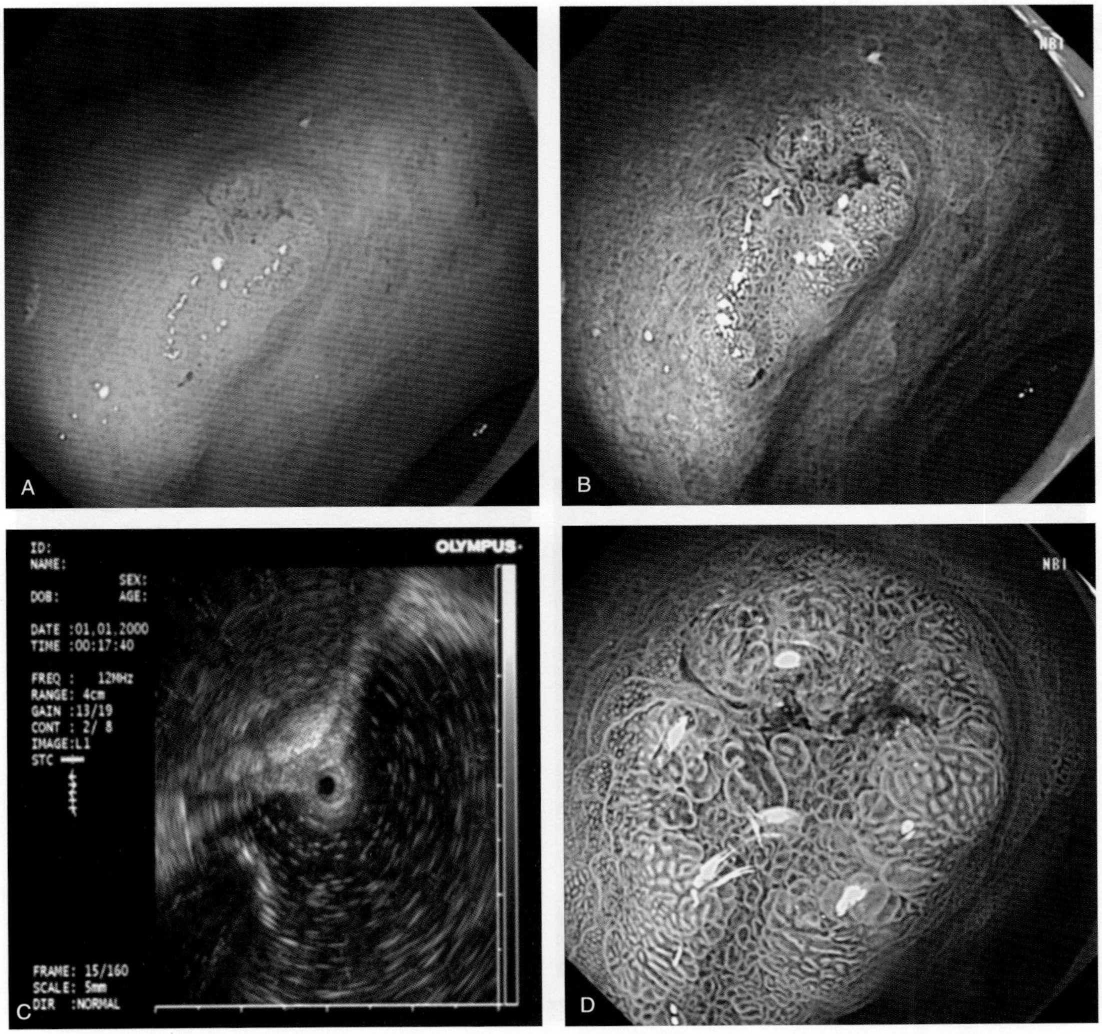

图 6-12-9　A. 普通胃镜提示胃角一约 0.7cm × 0.8cm 黏膜略隆起；B. NBI 提示病变表面细颗粒样改变；C. 超声胃镜提示病变局限于黏膜层；D. NBI+ 放大发现表面腺体结构破坏，微血管消失，最后黏膜下剥离术标本提示高分化腺癌

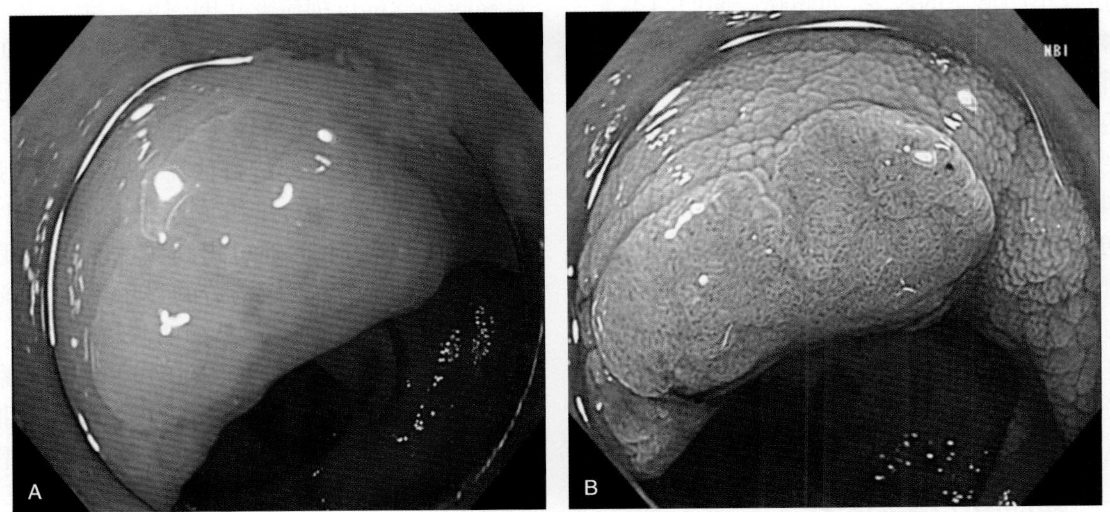

图 6-12-10　A. 肠镜下发现一扁平息肉，色泽与周围正常黏膜相似，极易漏诊；B. NBI 下发现扁平息肉与周围黏膜分界清晰，病变突显明显

二、色素内镜

指用特殊染色剂（染料等）对消化道黏膜染色，黏膜结构比未染色时更加清晰，提高了黏膜病变部位的对比度，轮廓更加明显。结合新型的放大电子内镜，可以更加清楚地观察到消化道黏膜的隐窝、腺管开口的形态、黏膜下血管的分布，对早期黏膜病变的诊断效果优于普通内镜，从而提高了消化道早癌等病变的诊断准确率。染色剂根据原理可分为：①对比法，如靛胭脂；②吸收法，如亚甲蓝、结晶紫；③反应法：复方碘溶液、刚果红等。

早期食管癌由于在内镜下常表现为黏膜色泽改变或局限性粗糙，常规内镜难以发现或活检难以精确取材，染色内镜是一种用于诊断食管早期癌的检查方法。普通内镜发现病灶后，用染色技术以明确病变的形态和范围，具有较高的敏感性和特异性，临床上应用较多的染色剂是复方碘液，其原理为正常食管的鳞状上皮内含有大量糖原，遇碘后呈棕褐色，食管癌细胞内代谢旺盛，细胞内糖原明显减少或消失，遇碘后不染色；而食管炎或食管溃疡病灶内鳞状上皮受损，糖原含量减少，染色较浅，如图 6-12-11。

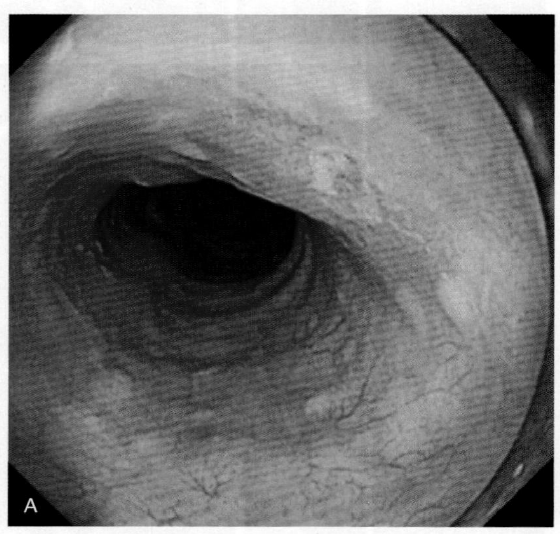

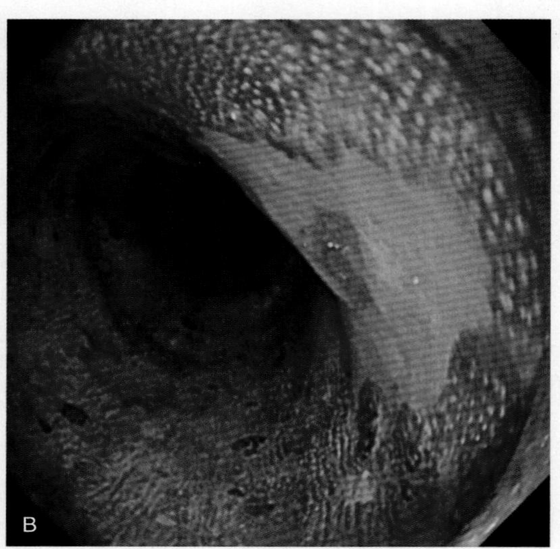

图 6-12-11 A. 普通内镜下食管中段黏膜充血面；B. 喷洒复方碘溶液发现不染区，最后活检证实不染区均为癌

早期胃癌诊断中最常用局部喷洒 0.2%~0.4% 靛胭脂染色，结合放大内镜观察胃黏膜的形态改变，包括胃小凹形态的改变，如黏膜表面凹凸不平、糜烂、黏膜的颗粒样隆起，胃小凹细小化，变平或消失，腺管开口形态不规则、大小不一、排列紊乱等，还包括病灶表面毛细血管的改变，如正常毛细血管网消失，代之以不规则的新生毛细血管网。其原理是靛胭脂利用重力沉积于黏膜上皮表面的缝隙之间，能更明显地勾勒出病变的形态及范围。在观察时，在怀疑癌变的区域取材送病理组织学检查有助于临床对胃黏膜病变性质的判断，如图 6-12-12。同样将染色内镜和放大内镜相结合，可大大提高了结肠平坦型病变和凹陷性病变的检出率。大肠色素内镜使用的染色剂主要是 0.4% 的靛胭脂溶液。

三、智能电子分光技术

智能电子分光技术（flexible spectral imaging color enhancement，FICE）是通过 Wiener 法推定被摄物体 400~700nm 分光图像的技术来突出显示器官黏膜病变部位细微变化的内镜系统，为世界范围内首个针对物体固有特性的分光反射率 O(λ) 进行记录后，再通过再现提高内镜诊断效率的技术。FICE 系统对反射光成像进行技术分光，通过对物体（黏膜）分光反射率进行估算，筛取对病灶强调有利的三段窄波光谱，重组成一张 FICE 图片（即分光强调图像）。FICE 通过提高颜色的对比度，对于黏膜表层的血管、表面构造的显示进行了强调，可更清楚看到病灶的边界，从而明确病灶范围。FICE 结合高清放大内镜（FICE-ME）可清晰观察到腺管开口形态，有利于腺管分型，可以发现早期食管癌、“微小”食管炎和 Barrett 食管，对早期胃癌的诊断也有较高的敏感性、特异性和准确性。此外，FICE 有 10 种波长可供任意抽取组合，具备的 5nm 单位任意波长的输入功能和预设功能，不仅能用于

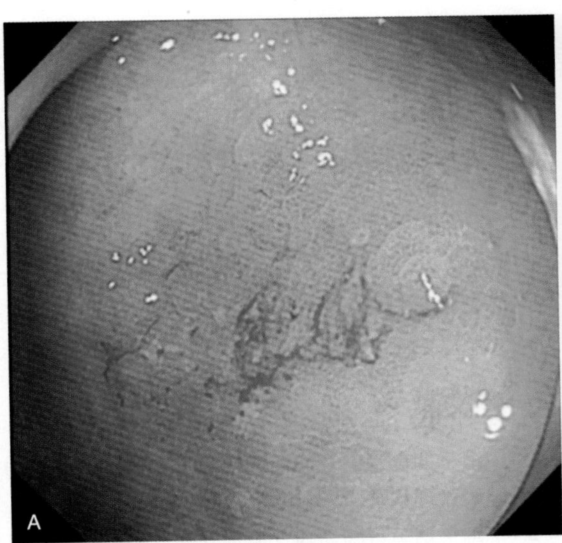

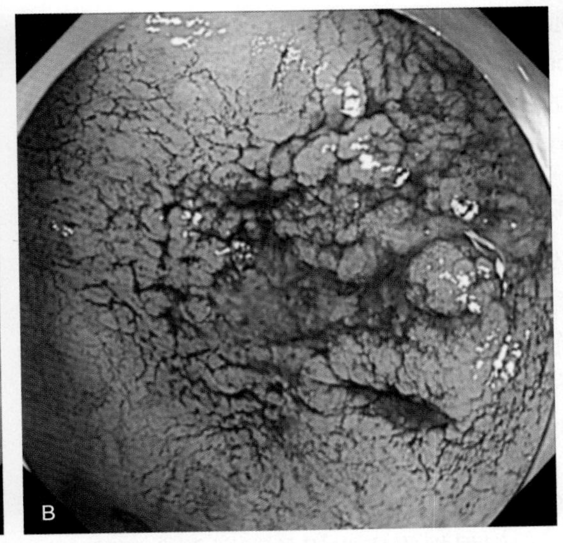

图 6-12-12 A. 普通内镜发现胃窦小弯有一浅溃疡；B. 喷洒靛胭脂后发现溃疡周围黏膜颗粒样增生，中间结构消失，符合早期胃癌改变，病理证实。色素内镜可以帮助确定病变范围

检查、诊断，更能帮助细致研究，潜能巨大。同时，FICE 联合胶囊内镜（FICE-CE）进行小肠病变的检测也有所发展，有研究发现，FICE-CE 能降低胆色素的作用，能提高小肠病变的检出率。高质量的肠道准备能进一步提高 FICE-CE 的诊断可信度。

四、激光共聚焦显微内镜与自体荧光内镜

激光共聚焦显微内镜（confocal laser endomicroscopy，CLE）是一种新的内镜技术，共聚焦原理是点光源发射探测光通过透镜被发射到观测物体，如物体恰好在焦点上，则反射光可通过透镜返回焦点，CLE 利用此原理，将反射光折向其他方向，去除非焦点平面散射光，进而实现焦点平面细胞层面的成像，具有良好的空间分辨率，可研究和分析活细胞结构，并进行组织细胞的光学连续切片和三维结构的重建，可以提供放大 1 000 倍的特定组织的血管、细胞、基底膜等结构，并观察表面和表面下 250μm 的细小结构，在内镜观察的同时实现了组织学诊断。近年来对于 CLE 的研究开展主要在胃肠疾病方面，如 Barrett 食管伴上皮内瘤变、识别监测胃食管的不典型增生、肠上皮化生及 HP 相关性胃炎等。

日本、加拿大和德国的一些学者利用彩色成像技术研制了自体荧光内镜，其是基于检测胶原、黄素和卟啉等内源性分子（荧光团）发出的天然组织荧光。在短波长光源激发后，这些荧光团发出波长更长的荧光。由于荧光团浓度、代谢状态和空间分布的相应差异，各种组织类型之间的总体荧光发射也所有不同，这些荧光可以在内窥镜检查中实时捕获，用于病变检测。目前研究中，单独应用自体荧光内镜对于食管、结肠早癌等诊断无明显优势，更偏向于联合使用白光内镜或 NBI。

五、细胞内镜

细胞内镜系统（endocytoscopy system，ECS）是基于光学显微镜原理的一种新型内镜成像技术，放大倍数高达 1 400 倍，探测深度为 0~50μm，可清楚观察到浅层胃肠黏膜的细胞结构。其分为整合式细胞内镜（iEC）和探头式细胞内镜（pEC）。ECS 检查基于细胞水平，通过吸收染色剂和超高放大倍数可以识别细胞大小及排列情况、细胞核及核质比例等细微结构，对于胃肠道黏膜的检查非常可靠。目前人工辅助 ECS 对于病变深度及浸润深度等已有一定的研究，但在我国尚未广泛普及。

六、磁控胶囊内镜

磁控胶囊内镜主要是通过主动控制体外磁场、改变胶囊的位置和方向，实现全面观察患者的胃肠道状态的检查系统，其无须插管和麻醉，是真正实现无创无痛无麻醉的内镜检查。磁控胶囊胃镜是目前磁控胶囊内镜中主要开展的检查项目。2009 年磁控胶囊胃镜系统研制成功，通过严格的多中心临床试验后，在 2013 年正式进入临床。磁控胶囊胃镜系统根据体外磁控方法不同主要分为机械式、手柄式和磁共振成像式，对胃部主要解剖结构的完整观察率达 85%~97%。目前，在临床应用阶段的

磁控胶囊胃镜系统有NaviCam、MiroCam-Navi和Endocapusle MGCE等，此项技术对胃部疾病诊断的灵敏度、特异度和总体准确度均较高，可以作为一种胃镜检查的新手段。

七、蓝激光成像技术

蓝激光技术是基于血红蛋白对光的吸收特性以及黏膜对光的反射性原理，形成观察、诊断表面微细血管和深层血管的内镜成像技术。蓝激光内镜分为4种观察模式，即白光成像模式（white light imaging，WLI），联动成像模式（linked color imaging，LCI），蓝激光成像（blue laser image，BLI）及蓝激光成像亮度模式（blue laser imaging-bright，BLI-bright），它们根据临床应用的不同需求可随意切换模式达到诊断效果。在临床上常常结合放大内镜使用。BLI采用激光为发射光源，对消化道黏膜的穿透性较好，放大观察还可显示黏膜较深层的血管结构。

八、Raman内镜技术

Raman内镜是内镜结合Raman光谱技术进行胃肠道病变检查的一项新兴技术。Raman光谱是通过散射光谱，通于与入射光频率不同的散射光谱进行分析以得到分子振动、转动方面的信息，目前主要应用于分子结构研究的一种分析方法。Raman内镜能探测组织与细胞中的分子运动，收集细胞间和细胞中的蛋白质、脂质及DNA等复杂信号，是一种非侵入性的病理学诊断方法，被称作光学切片。Raman内镜技术可以很好区分正常组织、肠上皮化生、非典型增生和不同类型的肿瘤。此项技术与其他成像技术相联合，能进一步提高对胃肠道肿瘤的筛查与防治。

总的来看，现代科学技术的发展与内镜技术的进步以及各种新型内镜的问世，为早期消化道肿瘤的诊断提供了有力的工具，但我们对于早期消化道肿瘤的检出主要还是依靠普通白光内镜。更重要的是，我们应提高发现早期肿瘤的技术和责任心，以避免视而不见，见而不觉。

（黄 宣 宋震亚）

参考文献

1. 中国早期食管癌及癌前病变筛查专家共识意见 [J]. 中华健康管理学杂志, 2019 (06): 465-473.
2. 中国早期结直肠癌筛查流程专家共识意见 [J]. 中华消化内镜杂志, 2019 (10): 709-719.
3. 国家癌症中心中国结直肠癌筛查与早诊早治指南制定专家组. 中国结直肠癌筛查与早诊早治指南 [J]. 中华肿瘤杂志, 2021, 43 (01): 16-38.
4. 中国消化内镜诊疗相关肠道准备指南 [J]. 中华消化内镜杂志, 2019 (07): 457-469.
5. Enns RA, Hookey L, Armstrong D, et al. Clinical Practice Guidelines for the Use of Video Capsule Endoscopy [J]. Gastroenterology, 2017, 152 (3): 497-514.
6. 韩泽民, 王宇欣. 中国小肠镜临床应用指南 [J]. 中华消化内镜杂志, 2018, 35 (10): 693-702.
7. Muto M, Yao K, Kaise M, et al. Magnifying endoscopy simple diagnostic algorithm for early gastric cancer (MESDA-G)[J]. Dig Endosc, 2016, 28 (4): 379-393.
8. 杨怿, 李雪, 程芮, 陈炜, 陈楚岩, 张澍田. 消化道早癌内镜成像技术的研究进展 [J]. 首都医科大学学报, 2022, 43 (01): 47-52.
9. 国家消化系统疾病临床医学研究中心, 国家消化内镜质控中心, 中华医学会消化内镜学分会胶囊内镜协作组, 上海市医学会消化内镜专科分会胶囊内镜学组. 中国磁控胶囊胃镜临床应用指南 [J]. 中华消化内镜杂志, 2021, 38 (12): 949-963.

第十三章 健康体检报告与规范

健康体检报告是健康体检的主要呈现结果，是体检机构与受检者进行交流的重要途径。科学、客观、完整地出具健康体检报告是各个体检机构的质量控制内容之一。由于我国体检机构发展的不平衡，针对健康体检报告的具体内容和操作规范尚缺乏明确的规定或者相关共识。因此，目前我国各个体检机构的体检报告无论从格式上，还是内容上都缺乏统一性。随着健康体检的普及，以及人们健康意识的不断提高，受检者对体检报告的要求也必将越来越高。努力探索正确且可读性强的体检报告，是每一个体检机构不可推卸的责任。

第一节 健康体检报告的性质与意义

一、健康体检报告与病历的区别

原卫生部《健康体检管理暂行规定》："第二条 健康体检是指通过医学手段和方法对受检者进行身体检查，了解受检者健康状况、早期发现疾病线索和健康隐患的诊疗行为。""第十四条 医疗机构应当对完成健康体检的受检者出具健康体检报告。健康体检报告应当包括受检者一般信息、体格检查记录、实验室和医学影像检查报告、阳性体征和异常情况的记录、健康状况描述和有关建议等"。由此可见，健康体检报告属于医疗资料，但与住院病案存在一定程度的差异。病历包括门诊病历和住院病历，是医务人员对患者疾病的发生、发展、转归，进行检查、诊断、治疗等医疗活动过程的记录。其中，住院病历更是偏重于患者入院后一系列医疗过程的客观记录，系医院（医疗机构）需要保存的医疗档案，可以用于鉴定或者免除医疗方的责任。健康档案，包括健康体检报告，虽然也是进行临床科研和临床医学教育的重要资料，是预防保健事业的原始资料，甚至是处理医疗纠纷、鉴定伤残等的重要依据。但是，健康体检报告的重点是基于医学检查或者检测的结果对受检者的健康状况进行评判，其主要目的是让受检者阅读和保存。健康体检报告属于受检者本人须知及保留的个人资料，应按门诊病历进行管理。

二、健康体检报告的意义

一份完整的健康体检报告不仅能够准确、全面地评价受检者的健康状况，从而让受检者针对不同的危险因素或疾病进行干预，是健康教育的重要依据，而且健康体检报告能够反映体检机构的技术、资质、能力和水平，是体检机构的一张无声的名片。因此，每个体检机构要重视健康体检报告的书写，要正确、科学地书写好体检报告。这不仅是对受检者负责，更是每个体检机构的义务和责任。

第二节 健康体检报告的基本内容

健康体检报告的基本内容包括体检报告首页、体格检查记录、实验室和医学影像检查报告、问卷调查结果、主检报告。

一、体检报告首页

健康体检报告首页的作用类似住院病案首页，反映受检者的一般信息及主要的健康信息，也可用于体检机构数据的收集、汇总与分析，便于受检者健康体检数据的监测与管理。目前，我国多数体检机构都使用信息系统对体检流程进行管理，为此设计的体检报告首页中大部分数据项采用了结构化的表示形式，便于基于体检信息系统计算机的数据处理。同时对数据元及值域代码进行了规范化，不但方便机构体检信息系统数据的汇总分析，也利于受检者体检信息与个人电子健康档案信息的接轨。

二、体格检查记录

体格检查，包括身高、体重、腰围、臀围、血压、内外科检查、眼科检查等；由体检医师负责完成，是生成体检报告的基础内容，是体检结论的重要依据之一。体检医师应按照受检者约定的检查项目，认真仔细地进行各项专科的检查，并按规范要求客观、真实、准确、及时、完整地记录结果。体检记录应包括简单的病史及不适症状询问，全身按顺序物理检查（视、触、叩、听）及专科体检结果，如特定的体位、标志性的阳性 / 阴性体征等。应注意用专业术语描述查体所见，诊断名称应正确书写，符合国际疾病分类中规定的基本原则。记录结果的形式可以手工书写，也可以电脑录入。随着计算机及网络技术的普及，越来越多的体检机构采用电脑录入。

三、实验室和医学影像检查报告

可以用原始单据直接粘贴或者新建电子表格单两种方式记录实验室和医学影像检查报告。随着计算机网络技术的普及，以及体检项目的逐渐增加，健康体检中检验科检查（血液、尿液、粪便）的结果通常采用数据网络传输，重新合成结果表格单的方法。这种表格单中除了没有检验部门的签字、盖章以及各个原始单据上受检者的重复信息外，检测结果依靠网络传输，可以与原始单据保持高度一致，也可以根据各个体检机构的需要增加自动判定功能，如异常值用增粗或斜体表示等。

虽然，也可以通过网络采集其他辅助检查，如心电图、超声、放射学检查（X 线、CT）等的结果，保存成为电子报告，甚至可以利用新型的材料将图片结果打印出来，与体检报告一起装订。但是，多数体检机构仍采用直接粘贴或夹带原始报告单的方法。一方面是因为这些检查结果的原始报告不容易失真，比如 CT 胶片结果，清晰度更高，便于受检查携带报告寻求进一步诊疗；另一方面是因为原始报告中有出具报告者的签名和盖章，一旦怀疑质量控制问题，便于追溯责任人。

四、问卷调查结果

一份完整的健康体检报告不仅要有客观检查的结果，还要充分考虑受检者的自我感受、心理状况，甚至是健康素养水平。只有这样的体检报告才能真正地做到个性化。另外，生活方式管理是健康管理的基本策略和重要方法。健康管理实质上就是对生活方式的管理。然而，目前国内多数健康体检机构仅仅把早期筛查疾病作为健康体检的主要目的，体检后的健康指导服务处于欠缺状态。主要原因是大部分体检中心并没有生活方式调查问卷。因此，在体检过程中，调查问卷信息与生理指标检测信息同等重要，是进行健康危险因素评估的基础，可为制订个性化指导方案提供有力依据。

健康调查问卷的结果可以满足三个层次的需求：体检报告层次、健康管理层次以及科研层次。在体检报告层次，问卷结果可使出具的体检报告更合理、更全面、更加个性化，同时也更准确。在健康管理层次，问卷内容要包括调查对象的饮食、运动习惯、病史、用药信息等详细资料，为个体化健康指导提供依据。在科研层次，问卷结果则针对拟进行的科研项目，严格遵循临床诊断标准，建立特异的调查问卷。

各个体检机构可以根据自己的需求，设计或者选择制式问卷调查表。通常这些问卷均可以按照一定的运算法则将生活方式或者疾病风险量化为具体的数值。在体检报告中呈现问卷调查的结果，如分析受检者的心理状况、亚健康状况、骨折风险以及常见慢性病的风险评估等，可以显著地提高体检报告的趣味性和认可程度。

五、主检报告

主检报告是健康体检报告的核心部分，是遵循循证医学原则，遵照病历书写的基本要求，综合各体检科室检查结果及结论，对受检者的健康状况进行准确描述和提出有关具体建议的分析报告，是评价体检质量主要内容之一。有人称为“总检报告”或“终检报告”，有人笼统地将其称为“体检报告”，目前尚无统一的表述。既往各体检中心的主检报告内容、形式、要求不尽相同，随着 2020 年《健康体检主检报告撰写专家共识》的发布，主检报告已经开始逐步统一。

一份完整的健体体检报告必须包含主检报告。主检报告是健康体检报告的灵魂，它最能体现一个体检机构的质量和水平。缺少主检报告的健康体检报告是各种检查结果的堆积，严格上讲不能算作体检报告。

(一) 主检报告的内容

1. 体检结论　包括能够明确的诊断，即疾病诊断和可疑疾病及其他阳性结果。

(1) 疾病诊断：是指确定受检者已经存在达到疾病诊断标准的疾病。有条件的单位应该给予明确的诊断。疾病诊断的名称应尽量与全世界通用的国际疾病分类保持一致，可以参考第 9 次、第 10 次修订本，甚至第 11 次修订本（ICD-9，ICD-10 或 ICD-11）。

(2) 可疑疾病：检查结果明显异常，但是尚未达到疾病诊断标准或者是由于条件有限检查不全，不能明确诊断疾病者，应给出可疑疾病的诊断。目的是给受检者明确的提示。

(3) 其他阳性结果：除了明确的疾病诊断、相关健康问题外，无法用上述诊断解释的其他阳性检查结果也应当进行分析。必要时提示复查观察，同时应使受检者了解其意义，避免增加不必要的心理压力。

2. 健康评估　是主检报告的重要组成部分，是进行健康管理并达到预期结果的基础，需要主检医师付出大量的时间和精力。根据体检结果，应对受检者目前的健康情况做出评估，尤其是常见病及常见的健康问题。如血压处于何种状态（理想血压、正常高值血压、高血压等），如果是高血压，又处于何种情况（正常、1 级、2 级、3 级等）；再如血脂结果（尤其是胆固醇）处于何种状态（正常、边缘升高、升高等），如果血脂升高，属于低危、中危还是高危；又如血糖处于正常、糖尿病前期、抑或糖尿病，这些都必须明确的。如果有条件，体检中心还可以进行常见慢性病的风险评估。

3. 健康建议　体检建议应是受检者最可读的部分，是直接受益的体现之一。主检医师应根据诊断及阳性体检结果，给出科学的、实用的、个性化的具体建议，而不能让受检者自己去“对号入座”，更不能只有笼统一句“建议专科进一步诊治”。建议应根据常见慢性病防治中“坚持预防为主、防治结合”的原则，以循证医学为依据，强化健康教育，重点是如何控制危险因素、早诊早治，以及慢性病的非药物干预措施。

(二) 主检报告应遵循的原则

1. 循证原则　主检报告必须以循证医学为依据，保证预防措施、处理方法科学规范，能够使受检者获得较好的效益 / 成本比率。其依据主要有新版经典教科书、权威专著、各种诊疗指南、专家共识、专家建议等，其中尤以指南最为重要。

由于我国的临床试验证据相对不多，某些疾病或临床问题暂时还没有符合中国国情的临床应用指南。因此，一些权威学术机构和专家就某些疾病或临床问题编写了“中国专家共识”，这些共识为制定我国真正意义上的临床应用指南奠定了坚实的循证思想基础和临床实践基础，也是书写主检报告以及进行健康咨询、健康管理的指南性文件。

2. 一致性原则　主检报告中的各种建议之间不能互相矛盾，前后表述应一致。如食物不耐受检查发现受检者对牛奶高度不耐受，而在预防骨质疏松时却建议多喝牛奶，存在互相矛盾。针对反复多次体检的客人，各次主检报告之间应有连续性，同样不应存在前后矛盾。否则，会使受检者产生疑问，建议措施难以执行。

3. 个性化原则　主检报告必须是个体化的，即是对该受检者的健康状况“量身制作”。在体检建议中不应该出现由受检者去判断自己符合哪些内容，如不能对吸烟者和不吸烟者都一律建议“戒烟限酒”或“忌烟限酒”。又如受检者平时已经非常注重清淡饮食，但主检医师明确查看其生活方式信息，在建议中写出“建议清淡饮食”。每一份体检报告均应体现受检者个体的特异性。

第三节　体检报告的形成

一、健康体检报告的呈现模式

目前，可以通过两种方式向受检者呈现体检报告，即纸质报告和电子报告。纸质报告是现在最通用的方式。纸质报告作为原始文档，具有不易篡改、法律效力可靠性强、阅读方便等特点，可以由受检者自取或者体检机构主动邮寄两种方式送达。

电子报告可以是 word 格式，也可以是 PDF 格式，可以通过电子邮件送达或者由受检者到网络云端自行下载。电子报告快捷、环保，是未来健康体检机构发展的方向。但是，发送电子报告需要注意信息保密问题。大量详实的健康信息和个人一般信息汇集云端，若被不法分子利用，将可能产生严重的不良后果。

二、体检报告内容的排序

按照一定顺序装订纸质体检报告或者出具电子体检报告，不仅有利于受检者阅读，更重要的是便于体检结构的质量控制管理。通常情况下，一份完整的体检报告可按照如下顺序安排：①封面或体检报告首页。包含体检序列编码、受检者姓名、性别、年龄、单位、体检日期等，可附体检单位标志图案。②主检报告。要求对受检者的健康状况有个正确的评价，并给予具体处理建议。如患有疾病，要写明所患疾病的全称、病情程度及防治措施和建议等。③体格检查结果。一般检查项目(身高、体重、体重指数、血压、脉搏等)，以及内科、外科、妇科、口腔、眼科、耳鼻喉科等检查记录及诊断，对所见阳性体征应重点记录。④检验及特殊检查记录结果。血常规、尿液规、便常规、血生化、心电图、超声检查、X线、CT、MRI等报告单，按照顺序排列。⑤问卷调查的结果。⑥封底。可附体检单位宣传资料、健康教育材料、健康咨询联系方式等。

团队或单位集体组织体检后，除了出具个人的体检报告外，还应有相应的团检报告。团检报告的内容和形式可以根据受检单位的要求灵活设计。基本内容应包括受检单位整体的健康状况、常见病、多发病、职业病的发病情况以及建议。团检报告的大部分内容可以用图表的格式呈现。

三、体检报告出具时间

《病历书写基本规范》中对病程记录的书写、上级医师查房记录的书写都有明确的完成时间。关于体检报告的出具时间尚无明确规定。考虑到各个体检机构体检项目有差异，不同项目的报告时间有长有短，如磁共振检查可能需要2~3天后才能出具正式报告；胃肠镜检查取活检时，一般需1周左右才能拿到有病理结果的胃肠镜报告。所以，健康体检医疗机构可以根据自己项目的多少以及体检负荷的大小，灵活掌握出具报告的时间，并事先告知受检者。若发现需要临床紧急处理的情况或者需要进一步检查的严重疾病，应随时通知受检者，如怀疑心肌梗死或者可疑的恶性肿瘤。另外，正式体检报告的出具时间不宜超过1周。

四、体检报告的保存

目前，尚缺乏关于体检报告保存方法或时效的明确规定。但是，原卫生部《医疗机构病历管理规定》中明确规定："门(急)诊病历原则上由患者负责保管。医疗机构建有门(急)诊病历档案室或者已建立门(急)诊电子病历的，经患者或者其法定代理人同意，其门(急)诊病历可以由医疗机构负责保管。""门(急)诊病历由医疗机构保管的，保存时间自患者最后一次就诊之日起不少于15年。"因考虑到健康体检报告应该对照门(急)诊病历对待。因此，目前大多数的体检机构均将健体体检的纸质报告交于受检者保存，有电子报告者，则永久保存电子报告。

在实际工作中，有许多受检者由于不重视体检报告或者有了电子报告后不再索取纸质报告。从而导致体检机构的纸质报告，包括检查结果的胶片，越积越多。一方面导致库房不足，且查找、保护均不方便，另一方面也增加了着火、水淹、失窃等安全事故的风险。为此，建议体检机构尽量保存完整的电子体检报告，纸质报告可据情况与受检者约定，比如超过3个月或者半年仍不来领取者，纸质报告由体检机构负责销毁。若无电子报告，应主动联系受检者利用邮寄、快递等方式将报告送达，否则应按照要求将纸质体检报告保存至少15年。在销毁纸质体检报告的过程中，应注意保密措施，避免将受检者的信息泄露给无关人员。

第四节 体检报告的质量控制与常见问题

健康体检是一项系统工程，涉及的科室多，环节烦琐，任何一个细节出现差错均可导致严重的质量问题。其中，体格检查的医师、辅助检查的操作员、出报告的医师、终审医师都是质量保证环节中的重要质量控制点。体检报告的审核如同住院病历的三级检审制度一样，主检报告结尾应有初审医师的姓名和主检医师签名或者盖章。经过终检医师审核后，应用终检医师的签名或盖章。一方面可以增加各级医师的责任感，另一方面便于问责及管理。各个体检机构需要制订相关的规章制度，并反复进行培训，从而才能保证出具报告的流程环环相扣，层层把关，相互审核，查缺补漏。有条件的体检机构可以按照如下流程：初级医师汇总、整理体检结果产生初审报告；中级医师审核、修改后生成主检报告；最后，经高年资的终审医师审核后方可下发。每一份报告经过多人过手审核，是保证及时发现错误的有效手段。关于体检报告，常见的错误如下。

一、基本信息填写不全或错误

体检者的姓名、性别、年龄填写不全或错误，甚至由于核对不细，混淆重名、重姓者或者姓名发音相似者，导致体检结果与受检者不一致。尤其在批量体检时，准备工作一定要充分，对体检单位或体检者个人所提供的信息要反复核对，确保准确无误。在手工整理和书写报告时，也容易出现张冠李戴的现象，例如将张三的某项体检结果夹入了李四的体检报告中。一旦出现这样的情况是属于非常严重的医疗差错。无论会不会对受检者造成实质的损害，但是这对受检者的心理，以及体检机构自身的信誉均可产生严重的影响。因此，应该避免出现此类差错。

二、体检结果原始数据录入错误

各个诊室在检查过程中产生的体检数据或者结果是体检的原始数据，是形成体检报告的基础材料。而且，多数情况下这些工作是由一名医师负责检查并记录或录入。一旦出现错误，不易及时发现，甚至有时发现遗漏或错误时受检者往往已经离开体检机构，无法弥补。例如眼、耳检查结果的左右侧混淆；口腔的患牙部位填错等。因此，务必重视体格检查结果的准确性。

三、体检结论不标准

要按照临床医疗工作中执行的诊断标准进行诊断，尽可能在诊断时应用医学专业名词。难以明确诊断时，应给予解剖学诊断，并建议重检或进一步检查以明确诊断，如颈部包块、甲状腺结节等。有的主检医师甚至随意编写诊断名称，虽然是一字之差，但是在日后进行体检数据统计分析时可能造成极大的麻烦。

四、诊断排序缺乏合理性

体检结论应重点突出，主检医师应综合各科诊断，并分清主次。诊断过多时，应删除相关重复结论。如脂肪肝，多伴有丙氨酸氨基转移酶、天冬氨酸氨基转移酶偏高；体检软件程序往往在生成结论时均给予罗列，显得繁复多余。在多种疾病的排列上要有一定顺序，建议把对体检者健康影响大的，需要优先关注的，能够进行有效干预的疾病排在前面。

五、指导建议缺乏个体化

体检结论中应避免直接摘抄教科书或医学专著上的相关内容，或者不加修改地重复使用解释模板。要针对每一位体检者的整体健康状况及具体疾病提出具体、合理、可行的针对性建议，切忌千篇一律。尤其目前普遍使用计算机软件进行总检，必须由专职主检医师对自动生成的结论进一步分析处理。例如，受检者原本不吸烟、不饮酒，但是在疾病预防建议中写出“建议戒烟控酒……”　这显然是不合适的。

六、控制目标不够明确或不规范

例如，无糖尿病者的血压控制目标，有的主检医师建议控制在“140/90mmHg 以下”，有的则建议控制在“130/80mmHg 以下”。血脂的控制目标也是如此。

七、缺乏必要的危险分层

根据相关指南或者专家共识，针对明确的异常结果进行危险分层是开展健康教育的有效手段之一。例如，对高血压、血脂异常或者糖尿病患者进行危险分层，可以督促患者尽快就医复查或者寻求帮助。否则，可能由于受检者自身知识水平的限制，忽略了体检阳性发现的危险性。例如，连续两年体检的高血压患者，仍然拒绝服药，也没有接受包括限盐在内的不良生活方式改变，在第三次健康体检时结合其身体状况给出了高血压（2 级，高危）的诊断后，患者便依据体检结果主动咨询并接受了治疗。

八、缺乏前后对比

两次以上体检者，应在体检报告中针对一些主要指标进行比较。若不进行对比，很容易出现两次之间描述不一致，或矛盾或与事实不相符的情况。对于受检者，尤其是采取了干预措施者，非常想了解有关指标是否改善。另外，对比主要指标后，对有进步的受检者进行鼓励，对无改善的受检者再次提醒，能够起到很好的健康教育效果。

九、对健康危险因素的评价不够深入，缺乏生活方式建议

2010 年美国心脏学会提出了对“理想的心血管健康”要控制的行为和因素，把心血管疾病预防从一级和二级预防进一步前移，国内权威专家称之为“零级预防”。治疗性生活方式改变是健康管理的核心内容。健康管理从业者应随时随地强调改变生活方式的重要性。例如，针对糖调节受损者，主检报告只“建议进一步进行口服葡萄糖耐量试验，必要时内分泌科就诊”，没有治疗性生活方式改变的具体建议显然是不合适的。

十、体检报告发放错误或缺乏隐私保护

在发放体检报告的过程中也应注意“三查七对”，避免发错报告，同时应注意保护受检者隐私，尤其在他人带领时。体检报告中罗列了受检者的健康信息或者疾病信息，属于个人隐私内容，应加以保护。可采用简易纸袋加一次性密封条封装或者定做可以密封的报告封皮。封装袋可统一设计印制，可参考信封、档案袋等纸袋；密封条的制作可用不干胶打印纸条，附印受检者序列号、姓名、单位名称。

总之，健康体检报告的质量问题多数与细节关注不够有关，每一个细小的问题都会影响受检者对体检过程及结果的信任感。体检中心的主检医师多为之前从事临床专科的医师，因此必须加强培训，掌握必要的全科知识，促使其从临床专科医师向全科医师角色的转换。主检分析报告是受检者拿到体检报告后最可读部分，需要一定的技巧把一些受检者不知道的医学术语转换成可理解的语言。只有加强工作中的责任感，对每一个细节均认真对待，才能避免以上问题的出现。另外，通过收集受检者反馈的信息或者其他医务工作者在解读报告时发现的问题，建立缺陷登记，不断提高体检报告的质量。

参考文献

1. 刘云海. 健康体检中心技术操作规范与体检项目速查实用手册 [M]. 北京: 中国科技文化出版社, 2007.
2. 胡燕生, 梁金凤, 李斌. 健康体检报告与病历书写基本规范 [J]. 中国病案, 2011, 12 (2): 4-5.
3. 杨鹏, 徐勇勇, 武留信, 等. 健康体检报告首页信息的概念框架与参考样式单研究 [J]. 中华健康管理学杂志, 2013, 7 (1): 48-51.
4. 欧阳钦. 临床诊断学 [M]. 北京: 人民卫生出版社, 2001.
5. 北京协和医院世界卫生组织疾病分类合作中心. 疾病和有关健康问题的国际统计分类 (ICD-10)[M]. 北京: 人民卫生出版社, 1996.
6. 刘安楠, 朱玲. 调查问卷方法在体检健康信息采集中的实践 [J]. 中华健康管理学杂志, 2013, 7 (1): 69-70
7. 云凤羽. 国际疾病分类在病历档案疾病诊断书写中的应用 [J]. 中国医药导报, 2012, 9 (6): 156-157.
8. LLOYD D M, HONG Y, LABARTHE D, et al. Defining and setting national goals for cardiovascular health promotion and disease reduction: the American Heart association's strategic Impact Goal through 2020 and beyond [J]. Circulation, 2010, 121: 586-613.
9. 中华人民共和国全国人民代表大会常务委员会. 中华人民共和国侵权责任法 [M]. 北京: 中国法制出版社, 2010.
10. 国家卫生和计划生育委员会. 医疗机构病历管理规定 (2013 年版)[J]. 中国乡村医药杂志, 2014, 21 (1): 5-6.

第十四章　健康体检与管理质量控制

第一节　健康体检与管理质量控制的概念与目的

一、健康体检与管理质量控制的概念

健康体检与管理质量控制是指通过健康体检（管理）机构内部自查及外部监管，针对健康体检（管理）机构的日常运行与业务管理全过程开展的质量管理活动；是以受检者为中心，保障健康体检与管理全过程规范、系统进行，提高健康体检与管理质量水平，促进学科与行业规范、健康、持续发展所采取的方法、措施和活动。

二、健康体检与管理质量控制的目的

随着社会经济发展、人民群众生活水平的提升，全民健康意识不断增强，健康观念转变，疾病防治的重心由治疗疾病向预防疾病、健康管理转移。作为促进健康管理的供给侧，我国健康体检与管理服务市场飞速发展，截至2020年，已有健康体检（管理）机构近7 000家。在健康体检与管理机构不断扩大的同时，国家卫生行政部门和行业组织也逐步规范健康体检（管理）机构的服务。2009年原国家卫生部出台《健康体检机构管理暂行规定》（卫医政发〔2009〕77号），首次对医疗机构开展健康体检服务提出规范与要求；2016年《中华健康管理学杂志》编辑委员会与中华医学会健康管理学分会发布《健康体检质量控制指南》，这是我国第一个关于健康体检与管理质量控制的学术规范。随着健康体检向健康管理过渡，各级各类健康体检（管理）机构、健康体检与管理服务内容不断增多，2018年国家卫生健康委再次出台《健康体检中心管理规范》和《健康体检中心基本标准》（国卫医发〔2018〕11号文），结合健康体检（管理）机构设置现状，进一步从医疗机构提供健康体检与管理服务应具备的基本标准与管理规范两方面，对健康体检（管理）机构提出质量控制要求。

虽然健康体检与管理质量控制相关政策标准、指南共识不断出台，但大部分内容是对健康体检（管理）机构提出的基本和整体要求，区分各区域、各级各类、各种设置情况的细化准则涉及较少。一方面大多数制度均"一视同仁"，只规定了行业准入资格的最低门槛；另一方面仅是为健康体检与管理服务与质量控制的开展提供方向、依据，但如何具体实施、运用，仍需要结合地域人口、经济水平、行业发展与健康体检（管理）机构实际情况综合实施。

研究指出，我国健康体检（管理）行业仍存在一些问题，如在全国各省份分布明显不均、区域发展不平衡，健康体检与管理服务不充分、不平衡的问题突出；国家对健康体检（管理）行业的监管相对滞后，监控体系不完善，人力物力投入相对不足；健康体检（管理）机构相互竞争激烈，市场乱象不断，在个别社会办健康体检（管理）机构尤为突出，对健康体检（管理）行业诚信建设和规范有序发展造成了很大的负面影响；人力资源和人才短缺问题明显；专业技术水平和服务能力参差不齐。

因此，健康体检与管理质量控制管理仍需与时俱进，不断完善现有政策标准、指南共识，健康体检（管理）机构自身与卫生行业质量控制组织从内部、外部共同管理，既保证健康体检与管理服务质量，避免"无序发展"，也使各具特色的健康体检（管理）机构发挥自身优势，规避"千人一面"，以满足人群多样化、个性化健康体检与管理需求，促进行业良性竞争，标准化、规范化、同质化发展。

三、健康体检与管理质量控制的范畴

健康体检与管理质量控制范畴包括以健康体检（管理）机构为主体，以加强机构自身建设与竞争力，提升健康体检与管理服务质量与水平为目标的内部质量控制。以卫生行政部门为指导，健康体检与管理质量控制组织实施管理，以提升区域内健康体检与管理质量，为人群疾病预防、健康管理提供保障，带动区域内健康体检与管理行业规范化、标准化、同质化发展为目标的外部质量控制。

国家健康体检与管理专业医疗质量控制中心

负责制定全国统一的质量控制指标、标准和质量管理要求，收集、分析健康体检与管理质量数据，定期发布质量控制信息。地方质量控制组织负责传达国家质量控制发布的相关信息、完成国家质量控制交办的相关工作任务，并根据本地区实际，在地区卫生行政部门指导下，制定行政区域健康体检与管理质量控制相关制度、规范标准和具体实施方案，对区域内健康体检（管理）机构进行规范管理，开展健康体检与管理质量管理与控制工作。

将内部与外部质量控制相结合，逐步完善健康体检与管理服务相关政策法规和监管措施，建立适配行业发展情况的质量控制体系，促进健康体检（管理）机构学科建设与规范化服务，使我国健康服务业与健康管理新业态发展，国民健康水平提升提供助力是健康体检与管理质量控制管理最终的目标与方向。

第二节　健康体检与管理质量控制的分类与内容

目前，我国健康体检与管理质量控制工作按管理实施主体可分为以下两种：以健康体检（管理）机构为主体，以加强机构内部自查管理提升健康体检与管理服务质量的内部质量控制；和以卫生行政部门为指导，质量控制组织实施管理，从机构外部监管，提升区域内健康体检（管理）行业整体水平的外部质量控制。

一、内部质量控制管理

内部质量控制管理是健康体检（管理）机构在国家、区域的框架下的自我管理，对自身从结构质量、过程质量、结果质量三个维度入手，覆盖检前、检中、检后全过程的健康体检与管理质量控制。

（一）总体要求

按照《医疗质量管理办法》规定，健康体检（管理）机构应建立以主要负责人为健康体检质量控制第一责任人的健康体检与管理质量控制小组，明确强调分工、职责，指定专（兼）职人员负责具体工作；制定本机构健康体检与管理质量控制标准、定期培训考核、例会制度并组织实施；加强日常监督检查，组织开展健康体检与管理质量监测、预警、分析、考核、评估及反馈工作，定期总结分析，制订质量改进计划方案及工作重点，并组织实施，推动健康体检与管理质量持续改进。

（二）结构质量

1. 人员管理

人力资源是健康体检与管理工作开展和质量控制的核心要素。

（1）参与健康体检与管理工作的医、护、技人员应具有专业技术职务任职资格及相应岗位任职资格，对国家要求必须持有上岗合格证或培训证的岗位，应持证上岗。

（2）健康体检（管理）机构应至少具有 2 名内科或外科副主任医师及以上专业技术职务任职资格，经培训合格且在有效期内的执业医师专职从事健康体检与管理报告签署（终审）医师岗位工作。

（3）健康体检（管理）机构应至少配备 10 名护士。

（4）健康体检（管理）机构内每个检查科室应至少具有 1 名中级及以上专业技术职务任职资格、相对固定的执业医师。

（5）健康体检（管理）机构应配备专（兼）职的健康管理、院感管理、质量安全管理、体检资料管理、设备信息管理、消毒供应管理、网络信息管理及数据统计分析人员或部门。

（6）健康体检（管理）机构医、护、技、医辅人员数量、岗位设置应与本机构所承担的健康体检与管理服务量相匹配，保证健康体检与管理服务质量，为受检者提供舒适体验。

2. 场地环境　医疗机构内健康体检（管理）场所及候检场所应相对独立，与本机构的门诊、急诊场所分开。体检区域建筑总面积应不少于 $400m^2$，医疗用房面积不应少于总面积 75%；每个独立的检查室使用面积应不少于 $6m^2$；X 射线检查室面积及边长应符合 GB Z130—2020 的要求。体检区域应能够满足健康体检与管理服务开展需求，保持适宜温度和良好通风，有规范、清晰、醒目的标识导向系统，整体建筑设施应执行国家无障碍设计相关标准，并符合消防、安全保卫、应急疏散等功能要求。

3. 设施设备　健康体检（管理）机构应配备健康体检与管理所需的、证照齐全的仪器设备，所用仪器设备有备案登记；定点放置、专人负责；定期检测校正，保障设备性能完好，处于备用状态；有使用流程及说明；有消毒、维护、维修记录；需要强制性检定的仪器设备应按照检定周期进行强制性检定。

4. 制度建设　健康体检（管理）机构应按照专业技术要求和质量控制要求，制定符合本单位的健康体检与管理工作基本制度；建立本机构全员参与、覆盖健康体检与管理服务全过程的质量管理与控制工作制度；制度建设应包括但不限于组织结构、管理制度、运行管理、健康体检与管理项目组合、各岗位操作规范、知情同意、隐私保护、院感控制、安全管理等内容；机构为保证健康体检质量控制管理质量应建立例会、定期培训、定期考核制度，及时发现、分析日常工作和质量控制管理中的问题，持续开展质量改进工作。

5. 服务管理　为使受检者在体检过程中达到良好的身、心体验，在实施检查过程中健康体检（管理）机构应为受检者提供有质量保证的物质性和技术性服务。一是建立本机构的服务体系。体检流程、场地布局及引导标识公示清晰，尽量缩短体检者等候时间，优化服务流程；配套设置候检、用餐、私人物品存放等便民服务设施；工作人员佩戴身份识别清晰，持证上岗、举止得体、仪表规范；根据机构实际情况合理安排每日体检人次，保证体检质量与受检者体验，并采取适宜方式对受检者进行实名确认。二是受检者隐私保护。体检过程应做到“一人一诊室”，配套完善保护受检者隐私相关设施，如配置遮挡帘或屏风等，对异性进行检查应有其他工作人员在场；加强对受检者个人信息的保护，如系统加密、分级管理等。

6. 安全管理　为保证健康体检服务有序开展，健康体检（管理）机构应加强医疗质量安全管理，包括人员安全、隐私保护、知情同意、信息安全、消防安全、应急处置、院感安全等方面内容。

7. 信息化管理　为加强健康体检与管理中的信息化管理，健康体检（管理）机构应当为受检者建立个人健康档案，在注册、体检、健康管理服务等各环节实行受检者唯一身份标识管理，电子健康信息须有备份并永久保存。另外，应确保信息的真实、准确和完整，且未经受检者同意，不得擅自散布、泄露受检者的个人信息。

（三）过程质量

1. 检查前控制

（1）体检预约：健康体检（管理）机构应对拟进行健康体检与管理的个人和团体做好检前预约工作。根据受检者个人一般信息、疾病史、家族史、生活方式，健康状况及需求为其制定个性化体检方案，不得以营利为目的诱导需求，或诱导受检者进行不必要的重复检查；体检前应告知受检者体检项目的意义、局限性与风险；对已预约的受检者做好信息登记，妥善安排体检时间，预约人数应与本机构服务能力相匹配。

（2）体检登记：健康体检（管理）机构应对受检者实行实名制体检登记，采用身份证号码、条形码或体检编号作为受检者唯一标识；登记受检者信息时应注意核对姓名、性别、年龄、联系方式等信息；登记后发放健康体检指引单，告知受检者体检流程及注意事项。

（3）服务项目：健康体检项目分为基本项目和备选项目。基本项目包括健康体检自测问卷、一般检查、内科、外科、眼科、耳鼻喉科、口腔科、妇科、心电图、胸部X线、腹部超声、妇科超声、实验室常规检查等。备选项目可根据受检者个体差异及需求选择性添加，包括眼底照相、听力检测、四肢动脉硬化检测、乳腺钼靶、幽门螺杆菌检测、肺功能、骨密度、人乳头瘤病毒（HPV）核酸分型检测、超薄液基细胞检测（TCT）、肿瘤标志物、其他超声检测、心理检测，或其他具有明确临床诊疗指南和技术操作规程的医疗技术项目。

开展健康体检与管理服务的机构可以在以上项目外开展其他健康体检与管理服务项目，但应遵守医疗技术临床应用管理相关规定，与其医疗服务能力相适应，不得使用尚无明确临床指南和技术操作规程的医疗技术用于健康体检与管理。

健康体检（管理）机构应对本机构开展的健康体检与管理项目及收费标准在公共区域明显处进行公示，委托项目公示应包括委托体检项目、外送医疗机构名称和执业资质。

2. 检查中控制

（1）总体要求：各岗位医务人员进行体检操作前应对受检者基本情况、照片等信息进行核对；检查前询问病史，在判断受检者无该项检查禁忌证后开始检查；检查过程中操作规范，如有特殊情况立即报告，采取应急措施或启动重要异常结果处理流程；体检结束后应与受检者确认体检项目是否全部完成，并对自愿放弃项目签字以示知情同意。

（2）健康体检（管理）项目检查科室质量控制：健康体检（管理）机构各项检查应遵循行业标准、临床诊疗指南、技术操作规范等有关要求，严格遵守医疗质量安全核心制度，合理开展健康体检与管理工作。

3. 检查后控制

(1) 检查结果：受检者体检（管理）项目完成后，报告出具前，应有专人分级对各项检查结果及建议汇总核实，发现问题及时与相关岗位复核并纠正。

(2) 重要异常结果处理：健康体检与管理是早期发现疾病线索和健康隐患的诊疗行为。体检异常结果包括临床危急值、重大疾病及其线索、急慢性病变以及需要动态观察的异常检查结果，检后管理需要区别对待；重要异常结果的分类及处理流程主要以健康体检与管理专业领域发布的标准与共识为依据，具体实施细节由各健康体检（管理）机构组织专家讨论确定；健康体检（管理）机构有明确的重要异常结果管理办法和制度，重要异常结果及时、规范告知、处置，并有回访记录。

（四）结果质量

1. 健康体检（管理）报告　健康体检（管理）报告是健康体检（管理）机构给受检者出具的医学文书，包括健康体检（管理）报告首页、主检报告、体格检查记录、实验室和医学影像检查报告、健康体检（管理）机构签章以及各检查科室医师、操作者姓名、签名等等。出具健康体检（管理）报告是依法执业的医疗行为，健康体检（管理）报告的内容、书写质量及审核都需依照规范实施。

(1) 体检（管理）报告首页：应包括健康体检（管理）机构基本信息、受检者基本信息、受检者在本机构内唯一标识、健康自测问卷发现的健康危险因素以及健康体检与管理项目检查结果。

(2) 主检报告：主检报告是针对受检者所有的体检结果和健康信息资料进行综合分析而得出的体检结论与健康指导，是主检医师遵循循证医学原则，按照病历书写的基本要求，综合各专科检查结果，对受检者的健康状况进行准确描述并提供有关具体建议的分析报告，包括阳性体征和异常情况记录，以及健康状况描述和有关建议内容，是健康体检与管理报告的核心与灵魂。

(3) 报告内容：健康体检（管理）报告应当符合病例书写基本规范，应客观、准确、完整，规范使用医学术语，表述准确，语句通顺；阳性体征的解释和建议必须符合诊疗常规，主检结论不能与报告中相关科室记录的体征或提出的建议相矛盾，阳性结果需按重要性排序。

(4) 报告审核：健康体检（管理）报告中各项检查结果应记录检查医师或操作者姓名和实施时间，条件具备时应手工签名或电子签名；健康体检（管理）报告应实施分级审核，共同负责，应记录报告医师和主检医师姓名、职务和岗位，体检结论处须有主检医师的签章；健康体检（管理）机构的质量控制管理部门应当定期对报告质量进行抽检，抽检量不低于3%。

(5) 报告发放：健康体检（管理）机构应该按公示时间完成体检与管理报告的制作、审核和发放工作；体检与管理报告应注意受检者隐私保护，密封发放，并在显著位置标注"本健康体检（管理）报告仅限受检者本人拆阅"等字样；报告原则上由本人领取，并签名确认，特殊原因不能领取者，应有代领者凭有效证件领取的签名【团体体检（管理）报告由单位统一领取者，应在委托合同中注明】。

2. 信息化管理

为了提高健康体检与管理工作效率和管理水平，信息化已成为开展健康体检与管理的重要支撑，健康体检与管理资料的保存和分析均离不开信息系统支持，只有在全面信息化的基础上，才能充分利用受检者的健康信息，为其实施个性化的健康管理措施。

(1) 信息化管理设备：健康体检（管理）机构应配置具备信息报送、传输和自动化办公功能的网络计算机等设备，配备与功能相适应的信息管理系统，信息化建设符合国家和所在区域相关要求。

(2) 健康体检（管理）信息化管理系统：健康体检（管理）机构应逐步建立和完善体检信息系统，对健康体检结果实现电子化管理，并具备信息整合对接能力；健康体检（管理）报告应采用卫生健康行政部门统一的疾病诊断、手术操作编码库，按照《电子病历应用管理规范（试行）》，通过信息化管理开展体检数据质量控制，由专（兼）职人员对健康体检数据进行汇总、整理、统计和分析，确保患者健康体检及管理服务信息完整，连续并可追溯。

(3) 信息化服务：以信息化手段提供健康体检与管理服务，如为受检者建立个人健康档案、提供体检预约、报告查询、重要异常结果告知、问题解答、健康指导等服务。

二、外部质量控制管理

相对内部质量控制而言，外部质量控制是卫生主管部门为了提高健康体检质量，确保健康体检工作准确、有效检出疾病线索和健康隐患所采取的质量控制方法、措施和活动。

1. 外部质量控制管理组织　质量和安全是医疗机构工作的核心和关键。《医疗质量管理办法》及《医疗质量控制中心管理办法》(卫医政发〔2009〕51号)规定,医疗质量管理应当充分发挥卫生行业组织作用,国家和各级卫生健康委员会作为全国及各地区医疗质量管理主要负责部门,组建或制定各级、各专业医疗质量控制组织落实医疗质量管理与控制有关工作要求,开展质量控制管理工作。因此,健康体检与管理外部质量控制管理,由国家及各级卫生健康委主要负责,国家及各级健康体检与管理质量控制中心开展质量控制管理工作。

2018年国家健康体检与管理专业医疗质量控制中心正式成立,不断推进国家和省级质量控制组织建设,自2003—2022年,共有27个省(自治区、直辖市)成立了健康体检与管理质量控制中心,形成了国家-地方健康体检与管理外部质量控制管理构架。

2. 外部质量控制管理方法　2009年,原国家卫生部出台《健康体检管理暂行规定》(卫医政发〔2009〕77号),旨在加强健康体检管理,保障健康体检规范有序进行;2012年,针对健康体检服务中放射检查项目发布《关于规范健康体检应用放射检查技术的通知》(卫办监督发〔2012〕148号);2013年,国务院对健康服务业提出发展意见,出台《关于促进健康服务发展的若干意见》(国发〔2013〕40号);2018年,国家卫生健康委员会陆续发布《健康体检中心管理规范》《健康体检中心基本标准》(国卫医发〔2018〕11号文)和《关于进一步加强健康体检机构管理促进健康体检行业规范有序发展的通知》(国卫办医函〔2018〕913号),结合健康体检(管理)机构设置现状,进一步对健康体检(管理)机构提出质量控制要求。

3. 各级健康体检与管理质量控制中心工作内容　国家健康体检与管理质量控制中心主要围绕以下职责开展相关质量控制工作:拟定健康体检与管理质量管理与控制相关制度和技术文件;拟定健康体检与管理相关质量控制指标、标准和质量管理要求;指导省级健康体检与管理质量控制中心开展健康体检与管理相关质量控制工作;收集、分析健康体检与管理相关数据,提交质量控制报告,提出健康体检与管理质量管理工作建议。

省级及以下各级健康体检与管理质量控制中心主要职责包括:按照国家质量控制中心健康体检与管理质量管理有关要求,制订本区域的健康体检与管理质量控制标准、计划、程序并组织实施;贯彻国家质量控制指标的同时,结合本区域内健康体检与管理工作现状制定本区域的质量控制指标;组建区域健康体检与管理质量控制组织构架,组织开展区域性健康体检与管理质量监测、分析、督查、评估以及反馈工作,定期发布专业相关质量管理信息;建立区域性健康体检与管理质量控制信息化平台,建立健康体检与管理专业信息资料数据库,为卫生行政部门决策提供依据;支持区域健康体检与管理专业人才队伍的构建,开展对本区域健康体检与管理专业人员的质量控制培训和业务指导工作;完成各级卫生行政部门、健康体检与管理质量控制中心交办的其他工作。

第三节　提高健康体检质量的主要策略

一、加强健康体检相关标准、规范建设

制度建设的更新和完善是保证体检质量的第一步,随着健康体检(管理)行业信息化、规范化、人性化的需求,制度建设的内涵和外延正在发生深刻的变化。在已发布的健康体检与管理相关标准规范基础上,根据健康体检(管理)行业发展、机构设置、从业人员现状,结合人群健康需求,健康体检(管理)行业未来的方向,进一步细化、完善健康体检(管理)行业相关标准、规范,建立健全一套适合健康体检与管理服务的质量控制体系,使健康体检(管理)行业发展、机构管理、质量控制管理工作有法可依、有章可循是提高健康体检与管理质量的重要一步。

二、加强人才培养,促进学科建设

2003年开始,以健康服务需求为牵引,以健康体检为主要形式的健康管理服务行业得到快速发

展，重视和加强健康体检与管理学科建设，提高从业人员专业水平是实现健康体检与管理机构可持续发展、提高健康体检与管理质量的必要步骤。

外部质量控制管理组织在开展相关标准规范培训的基础上，也应将专业培训作为重点，利用自身职能，邀请业内外专家、学者面向机构体检负责人、科主任、护士长、主检医师等医护人员做主题讲座，答疑解惑、交流经验，推动学科建设，为健康体检与管理从业人员提供学习的平台。

健康体检（管理）机构作为内部质量控制主要负责人，应在规范、科学开展健康体检与管理服务的同时，加强自身人才队伍建设，积极帮助本机构从业人员提升专业技术水平，构建人才梯队，规划自身未来发展。

三、加强监督考核、全面质量管理

快速发展起来的健康体检（管理）行业必须要做到自律、有序，才能做到可持续发展，在健康体检与管理过程中实施严格监督与考核是全面加强健康体检与管理质量控制的重要组成部分。健康体检（管理）机构应抓好内部质量控制，健全各项管理规章制度并组织实施，强化各岗位职责和工作流程，定期召开质量总结会，量化质量管理细节，严抓落实。建立完善的督查机制，保证规章制度的正确执行，做到公平、公正、公开。外部质量控制管理组织应建立一套科学、高效的闭环管理、监督与考核机制、建立质量控制核心指标，制定督查计划，结合健康体检（管理）机构实际情况、上一次考核结果，有针对性地开展监督、考察，并将结果汇总、分析后及时反馈至机构要求整改，且报送上级卫生行政部门作为政策制定依据。

四、加强信息化建设，提升管理效能

健康体检与管理信息化建设，一是指健康体检（管理）机构信息系统的构建，健康体检（管理）机构应建立、优化内部信息系统，借用信息化手段使体检流程、报告出具、结果储存更加清晰、简洁、快速，大幅度提高工作效率与准确性。二是指外部健康体检与管理质量控制管理平台的构建，外部质量控制管理组织应在卫生行政部门准许的情况下，推动区域内健康体检与管理质量控制管理平台的构建，发挥质量控制管理组织的积极作用，将机构基本信息采集、指标填报、监督考核、人群健康信息采集逐步纳入到平台板块构建的范围内，促进区域内健康体检（管理）行业高效、科学、可持续发展。

五、加强健康体检数据同质化，促进健康体检向健康管理过渡

在大数据时代，人群健康大数据已经成为科技创新和社会经济发展的新动力，健康体检（管理）行业的蓬勃发展，累积了大量人群健康信息。将同源异构的海量健康体检与管理数据有效整合利用，以此为基础，破除信息孤岛，开展群体健康评价，量化分析慢性病与健康危险因素，积极引导健康体检（管理）机构开展健康管理，鼓励其探索健康管理服务模式和路径，促进健康体检向健康管理过渡，为卫生行政部门制定政策提供科学依据，助力“健康中国”国家战略建设，是未来健康体检与管理质量控制发展的策略之一。

随着公众对疾病早期预防意识的不断提高，作为促进健康管理的供给侧，健康体检开始从单一的体检服务向健康管理服务转变，形成以健康管理为目的的健康体检（管理）新模式，面对新形势、新机遇、新挑战，健康体检与管理质量控制将继续为健康体检与管理标准化、规范化、同质化发展，为实现健康体检与管理的多学科融合、跨越式发展贡献提供助力。

（张 卿　马 骁　李 静）

参考文献

1. 陈文祥. 我国临床检验外部质量控制概况 [J]. 中华临床实验室管理电子杂志, 2013, 1 (1): 8-11.
2. 国家健康体检与管理专业质控中心专家委员会. 健康体检尿液和血液标本的保存与转运要求 (试行)[J]. 健康体检与管理, 2020, 1 (1): 6-8.
3. 苏海燕, 张卿. 健康体检机构制度建设的构想与实践 [J]. 中华健康管理学杂志, 2018, 12 (2): 185-187.
4. 中华医学会健康管理学分会, 中华健康管理学杂志编委会. 健康体检基本项目专家共识 [J]. 中华健康管理学杂志, 2014, 8 (2): 81-90.
5. 曾强. 中国健康管理学科研与学科建设的发展与展望 [J]. 中华健康管理学杂志, 2015,(3): 157-160.
6. 曾强, 白书忠. 携手同行开启健康管理新征程 [J]. 中华健康管理学杂志, 2022, 16 (1): 1-2.
7.《中华健康管理学杂志》编辑委员会, 中华医学会健康管理学分会. 健康体检质量控制指南 [J]. 中华健康管理学杂志, 2016, 10 (4): 258-264.

8. 中华医学会健康管理学分会,《中华健康管理学杂志》编辑委员会. 健康体检重要异常结果管理专家共识 (试行版)[J]. 中华健康管理学杂志, 2019, 13 (2): 97-101.
9. 中华医学会健康管理学分会,《中华健康管理学杂志》编辑委员会. 健康体检主检报告撰写专家共识 [J]. 中华健康管理学杂志, 2020, 14 (1): 8-11.
10. 中华医学会健康管理学分会,《中华健康管理学杂志》编辑委员会, 中华医学会消化病学分会幽门螺杆菌学组. 体检人群 13C 尿素呼气试验技术规范专家共识 [J]. 健康体检与管理, 2021, 2 (2): 93-98.

第七篇　常见慢性病早期筛查与管理

随着我国医学发展进入新常态，医疗健康领域供给侧结构性改革带来的新需求，慢性病高危人群及其风险因素早期筛查与管理成为健康管理学研究的重大课题，是开展健康管理医学服务主要实践领域。如何通过健康管理的技术方法和手段，有效防控慢性阻塞性肺疾病、冠状动脉粥样硬化性心脏病、高血压、糖尿病等重大慢性病是摆在健康管理研究与实践工作面前的一项重大而紧迫的任务。

慢性病是一种长期存在的疾病状态，表现为逐渐或进行性的组织器官结构病理性改变和功能异常。其特点是起病隐匿、病因复杂、病程长（大于 3 个月）、疾病后期的致死率及致残率高，已经成为全球死亡与疾病负担的主要原因。近五十年来，随着我国经济社会高速发展，人民生活水平提高、人口老龄化进程加快，慢性病发病率与死亡率日益攀升，慢性病防控形势严峻。据《慢性病防控中国专家共识》和《中国居民营养与慢性病状况报告（2020 年）》报道，2019 年我国因慢性病导致的死亡占总死亡的 88.5%，其中心脑血管病、癌症、慢性呼吸系统疾病死亡比例为 80.7%，导致的疾病负担占总疾病负担的 70% 以上。全国因慢性病过早死亡占早死总人数的 75%，45% 的慢性病患者死于 70 岁之前。慢性病相关危险因素在人群中普遍存在，如目前有 3 亿人吸烟，80% 的家庭人均食盐和食用油摄入量超标，18 岁以上成人经常参加身体锻炼的比例不足 12%。如不采取强有力措施，未来 20 年中国 40 岁以上人群中主要慢性病患者人数将增长 1~2 倍，慢性病导致的负担将增长 80% 以上。此外，长期以来我国主要慢性病防治方面存在“重治疗、轻预防”以及“重药物、轻管理”的现象，使得主要慢性病疾病负担持续加重及其风险因素飙升的态势得不到有效控制，慢性病防控任重而道远，针对慢性病开展早期筛查与健康管理成为当前面临的紧迫任务与巨大挑战。

慢性病健康管理是指对慢性病及其风险因素进行定期检查、连续监测、评估与综合干预管理的医学行为及过程，是健康管理医学服务的重要内容，其目的是以最小的投入获取最大的慢性病防治效果。

本篇以当前常见慢性病为切入点，以一级、二级预防为着重点，参照各类慢性病指南、专家共识及国内外权威专著和文献，结合我国近十年来开展慢性病管理的实践经验与研究成果进行撰写。本篇章主要介绍了当前我国发病率高和危害严重的主要慢性病，涉及慢阻肺早期筛查与管理、心血管疾病早期筛查与管理、脑血管疾病早期筛查与管理、糖脂代谢疾病早期筛查与管理、慢性肾脏病风险筛查与管理、消化系统疾病早期筛查与管理、痛风的风险筛查与管理、骨质松症的早期筛查与管理共八个章节，各章节具体内容包括慢性病的流行趋势和危害、主要危险因素、早期筛查流程与路径、风险评估、危险因素干预管理等五个方面。本篇在以下三个方面形成独具特色的亮点：第一，在慢性病早期筛查中，突出主观筛查问卷和筛查技术的有机结合，筛查模式推荐采用阶梯式、个体化与规范化路径和流程；第二，在慢性病早期评估中，强调根据人口学特征、危险因素，结合既往及本次体检相关结果，进行汇总凝练，综合分析给出客观评估结果；第三，在慢性病早期干预中，提出主要针对危险因素的零级和一级预防，强调以非药物为主的干预模式。

尽管当前我们在慢性病早期筛查与管理实践中，取得了一定成绩，但仍存在许多短板，有待进一步完善和深入探索。例如，缺乏重大慢性病早期筛查、预测预警的适宜技术；面向家庭 / 个人的慢性病管理普适的产品不足，部分慢性病管理的路径流程有待规范，管理的科研与学术水平尚待提高，管理的信息化、网络化平台有待搭建，管理的大数据有待标准化与升级建设。上述内容是本篇章较为薄弱之处，也是未来发展和努力的方向。今后应加强以健康管理大数据为支撑，大力开展慢性病重大问题科学研究和关键技术攻关，加快科研成果转化和干预适宜技术的研发，推广慢性病早期预防与风险筛查，以实现慢性病早诊、早治、早康复。

健康中国建设重中之重是做好慢性病防控，其防控最有效的路径和手段是健康管理和健康促进。大家齐心协力，共筑防线，积极应对我国慢性病防控的严峻挑战，是我们广大健康管理从业者的共同心声和愿望！

第一章　慢性阻塞性肺疾病的早期筛查与管理

慢性阻塞性肺疾病(chronic obstructive pulmonary disease，COPD)简称“慢阻肺”，是一种以慢性呼吸系统症状(呼吸困难、咳嗽、咳痰等)为特征的异质性肺部疾病，其产生原因与气道异常(如支气管炎、细支气管炎)和/或肺泡异常(肺气肿)相关，通常表现为持续性、进行性加重的气流阻塞。慢阻肺除了上述呼吸系统症状以外，还常伴有一些肺外症状，如活动受限、肌肉萎缩、骨质疏松、情绪障碍、睡眠障碍等，严重影响患者的生活质量。在全世界具有较高的患病率与死亡率，目前已成为我国主要的公共卫生健康问题，也是“健康中国2030”行动计划中的重点防治疾病之一。

一、慢性阻塞性肺疾病流行现状与危害

呼吸系统疾病是我国最常见的疾病，在各类呼吸系统疾病中，慢性呼吸系统疾病被世界卫生组织(World Health Organnization，WHO)列为全球“四大慢性病”之一。慢阻肺是最常见的慢性呼吸系统疾病，是我国2017年第3大死亡原因，2017年第3大伤残调整寿命年(disability adjusted life years，DALY)的主要原因。2018年“中国成人肺部健康研究”对10个省市50 991名成年调查结果显示，我国20岁及以上慢阻肺病患病率为8.6%，40岁以上患病率高达13.7%，估算我国慢阻肺患病人数近1亿。因为吸烟、空气污染、感染、老龄化等因素影响，慢阻肺的发病率呈持续增长趋势，2019年相较1990年发病率和患病率分别增加了61.2%和67.8%。可见慢阻肺早期筛查、早期诊断和早期干预仍然是一项重要而艰巨的任务。

二、慢阻肺病的筛查目标人群和筛查方法

慢阻肺病发病初期呈隐匿性发展，临床进程呈渐进性，气流受限呈不可逆性。多数患者早期症状不突出，并且近1/3的慢阻肺病患者早期无呼吸道症状，出现咳嗽时通常不被患者认知，待到出现明显咳嗽、咳痰、气短症状时多属于中晚期，已缺乏有效防止肺功能进一步下降的措施，严重影响患者的生存质量与生存时间，故早期筛查诊断是慢阻肺病防治的第一步，通过对人群慢阻肺病早期筛查可以早期发现慢阻肺病患者。综合指南意见、医疗资源的限制、健康管理(体检)机构的工作特点等因素，推荐将具有以下特征的人群作为慢阻肺病筛查目标人群。

(一) 慢阻肺病筛查目标人群

推荐年龄≥40岁和/或具有以下任意危险因素者，以及有慢性咳嗽、咳痰、呼吸困难等症状的人群进行慢阻肺筛查。

1. 吸烟或长期接触“二手烟”污染。

2. 主要使用过燃煤、柴草和动物粪便等燃料烹饪或取暖。

3. 居住在空气污染(如颗粒物质、二氧化硫、二氧化氮、臭氧和一氧化碳等有害气体物质)严重的地区。

4. 长期从事接触职业性粉尘和化学物质(二氧化硅、煤尘、有机粉尘、过敏原等)的工作。

5. 儿童期严重或反复患下呼吸道感染。

6. 患有某些特定疾病，如支气管哮喘(包括儿童期哮喘)和气道高反应性、过敏性鼻炎、慢性支气管炎、结核分枝杆菌感染、人类免疫缺陷病毒(HIV)感染等。

7. 直系亲属中有慢阻肺家族史。

8. 胎儿和生命早期暴露于有害因素所致的肺生长发育不良；早产或低出生体重；

9. 营养状况较差，体重指数较低(BMI<18.5kg/m^2)。

(二) 慢阻肺病筛查方法

我国1~2级的慢阻肺病患者占所有慢阻肺病患者的92.2%，然而因早期症状不典型、公众知晓率低、主动筛查意识差、肺功能检查普及率低等原因，2/3的慢阻肺病患者被漏诊，失去最佳治疗机会，花费巨大，效果却不理想。由此可见，慢阻肺病作为我国慢性病防控的短板，其早期筛查和管理工作非常重要。现行慢阻肺病的筛查方法有两种，其一是对人群的普查，其二是针对高危人群即目标人群筛查。《慢性阻塞性肺疾病全球倡议》建议临床上采取积极的病例发现(active case finding)措施，在乡镇卫生院、社区、健康体检机构及医疗机构对高危人群进行筛查，将是早期发现慢阻肺病病例的有效途径。2019年，我国发布《健康中国行动(2019—2030

年)》,其中慢性呼吸疾病防治行动计划中明确提出将肺功能检查纳入年龄≥40岁人群常规体检项目,并提出基层要为慢阻肺病患者提供筛查、诊断、治疗、随访管理、功能康复的全程防治管理服务,以提高基层慢阻肺病的早诊早治率和规范管理率。

慢阻肺病的筛查工具要求具有一定的敏感度和特异度,同时应具有便于使用和低成本的特点。慢阻肺病的早期筛查方法包括肺功能检查及相关筛查问卷。肺功能检查是慢阻肺病诊断的金标准,是一种有效、可靠的诊断方法,但是由于中国人口基数较大以及医疗资源的局限性,肺功能检查普及率不够广泛。将问卷筛查与肺功能检查结合,对于提高社区临床实践中慢阻肺病诊断的准确性有重要意义。国内外有些研究证实,联合筛查问卷和便携式肺功能仪筛查慢阻肺病具有更高的效率和成本效益比。采用慢阻肺病调查问卷或肺功能检查等方法进行主动病例发现,是目前国内外常见的筛查技术手段,可能成本效益更好,有助于使更多患者获得及时诊断、干预及治疗。

1. 筛查问卷　筛查问卷有一个突出的特点就是简便易用、时间和经济成本低。问卷筛查高危人群比例超过18%,目前使用较多的中文版筛查问卷为《慢性阻塞性肺疾病人群筛查问卷》(COPD-SQ),如表7-1-1。COPD-SQ是《中国慢性阻塞性肺疾病基层诊疗与管理指南(2024年)》和《慢性阻塞性肺疾病诊治指南(2021年修订版)》推荐使用的筛查问卷,总分≥16分即可能为慢阻肺病患者,需要进行肺功能检查。

表7-1-1　慢性阻塞性肺疾病人群筛查问卷(COPD-SQ)

每1小题只选择1个最符合您的答案,参考评分标准积分,相加得总分			
问题	回答	评分标准	得分
1. 您的年龄	40~49岁	0	
	50~59岁	4	
	60~69岁	8	
	≥70岁	11	
2. 您吸烟总量,吸烟总量=每天吸烟(包)×吸烟(年)	从不吸烟	0	
	1~<15包·年	2	
	15~<30包·年	4	
	≥30包·年	5	
3. 您的体重指数	<18.5kg/m^2	7	
	18.5~23.9kg/m^2	4	
	24.0~27.9kg/m^2	1	
	≥28kg/m^2	0	
4. 没感冒时您是否经常咳嗽	是	5	
	否	0	
5. 您平时是否感觉有气促	没有气促	0	
	在平地急行或爬小坡时感觉气促	3	
	平地正常行走时感觉气促	6	
6. 您主要使用过生物燃料烹饪吗(生物燃料指利用生物体制取的燃料,如玉米秆、玉米芯等)	是	1	
	否	0	
7. 您父母、兄弟姐妹及子女中,是否有人患哮喘、慢性支气管炎、肺气肿或慢阻肺	是	3	
	否	0	
总分 注:如果您的总分≥16分,您需要找医生进行进一步检查,明确是否患慢阻肺			

2. 肺功能检查　作为慢阻肺病唯一的确诊方式，在我国40岁以上慢阻肺病患者中，肺功能检查率仅为5.9%。由于慢阻肺病公众知晓率低、主动筛查意识差、肺功能检查普及率低，因此建议每年对慢阻肺病高危人群进行一次肺通气功能检查。

肺通气功能检查是判断气流受限的客观指标，重复性较好，对慢阻肺病的诊断、严重程度评价、疾病进展、预后及治疗反应等均有重要意义。肺通气功能检查主要指用力肺活量检查（也称"时间肺活量检查"），检查中可同步显示流量 - 容积（F-V）曲线和时间 - 容积（T-V）曲线。气流受限是以 FEV_1 占用力肺活量（forced vital capacity，FVC）百分比（FEV_1/FVC）和 FEV_1 占预计值 % 降低来确定的。FEV_1/FVC 是慢阻肺病的一项敏感指标，可检出轻度气流受限。FEV_1 占预计值 % 是评价中、重度气流受限的良好指标，因其变异性小、易于操作，应作为慢阻肺病患者的肺功能检查基本项目，当 FVC 实测值 / 预计值<80% 为异常，60%~79% 为轻度降低，40%~59% 为中度降低，<40% 为重度降低。患者吸入支气管扩张剂后的 FEV_1/FVC<0.7，可以确定为持续存在气流受限。单次吸入支气管扩张剂后 FEV_1/FVC 在 0.6~0.8 时，应重复肺功能检查以确诊。因为在某些情况下，间隔一段时间后，由于个体差异，比值可能会发生改变。但对于吸入支气管扩张剂后 FEV_1/FVC<0.6 的慢阻肺病患者，比值升至 0.7 以上的可能性不大。气流受限可导致肺过度充气，使肺总量、功能残气量和残气容积增高，肺活量降低。肺总量增加不及残气容积增加的程度大，故残气容积与肺总量之比增高。肺泡隔破坏及肺毛细血管床丧失可使弥散功能受损，一氧化碳弥散量（D_LCO）降低，D_LCO 与肺泡通气量之比较单纯 D_LCO 更敏感。深吸气量是潮气量与补吸气量之和，深吸气量与肺总量之比是反映肺过度膨胀的指标，在反映慢阻肺病呼吸困难程度甚至预测慢阻肺病生存率方面具有意义。支气管舒张试验作为辅助检查，基础 FEV_1 值及是否处于急性加重期和以往的治疗状态等有关，在不同时期检查结果可能不尽一致，因此要结合临床全面分析。需要指出的是，气流受限的可逆性程度不能作为区分慢阻肺病与哮喘的唯一指标，也不能预测对支气管扩张剂或糖皮质激素长期治疗的反应性。

3. 胸部影像学检查　胸部影像学检查方法对慢阻肺病的早期筛查具有排除或了解合并存在其他相似临床表现，气流受限的呼吸系统疾病如肺结核、支气管扩张、硅肺、弥漫性泛细支气管炎（diffuse panbronchiolitis，DPB）等辅助诊断价值。

（1）胸部 X 线检查：X 线片对慢阻肺病诊断特异性不高，早期 X 线片可无异常，后期出现肺纹理增多、紊乱等非特异性改变；发生肺气肿时可见肺野透光度增高、血管纹理纤细稀少，肋间隙增宽、心影狭长、膈肌低平等征象。X 线片检查主要用于对慢阻肺病与其他疾病如肺结核、肺癌等的鉴别诊断，同时可以确定患者是否存在明显的共患疾病，包括呼吸疾病（如肺纤维化、支气管扩张、胸膜疾病），骨骼疾病（如脊柱后侧凸），心脏疾病（如心脏扩大）。

（2）胸部 CT 检查：胸部 CT 并非常规推荐，除非用来筛查有无支气管扩张和肺癌，因为肺气肿会增加肺癌风险。CT 检查还有助于伴随疾病的鉴别诊断。另外，对预计行外科或支气管镜下肺减容术者，CT 检查则是很有必要的，因为判断肺气肿的分布情况是决定手术合适与否的一个重要的决定因素。胸部 CT 检查对辨别小叶中心型或全小叶型肺气肿及确定肺大疱的大小和数量，有很高的敏感性和特异性，对判断肺大疱切除或外科减容手术的指征有重要价值。

4. 进一步补充检查项目

（1）血常规：部分患者由于长期低氧血症，其外周血血红蛋白、红细胞和红细胞压积可明显增高，部分患者可表现为贫血；白细胞计数及中性粒细胞计数有助于提示是否合并肺部感染；稳定期外周血嗜酸粒细胞（EOS）计数对慢阻肺病药物治疗方案是否联合吸入性糖皮质激素有一定的指导意义。

（2）超声心动图：对于晚期慢阻肺病以及慢阻肺病急性加重的鉴别诊断、并发肺源性心脏病以及慢阻肺病合并心血管系统疾病的诊断、评估和治疗具有一定的临床意义与实用价值。

（3）脉搏氧饱和度（SpO_2）监测：慢阻肺病稳定期患者如果 FEV_1 占预计值 %<40%，患者临床症状提示有呼吸衰竭或右心衰竭时应监测 SpO_2。

总之，慢阻肺病的早期筛查应以症状为导向的问卷评估结合后续的肺功能检查为主，两者各有侧重，不可偏颇，因为慢阻肺病患者早期可以没有症状，或有症状而肺功能检查可能正常，所以在早期筛查中要综合判别方可做出诊断。由于基于临床数据的问卷和便携式肺功能仪在单独应用时，均存在敏感性或特异性不足的问题，因此将两者结合起来，在提供临床症状的同时获得肺功能的初步数据，能够更有效地筛选出真正可能罹患慢阻肺病的人群。影像学检查在排除其他具有相似症状和气流受限的呼吸系统疾病中具有重要性和必要性。

三、慢阻肺病筛查流程与规范

我国慢阻肺病具有高患病率、高致残率、高病死率的特点，即使在药物干预下气流受限仍然不可逆转，随着空气污染的加剧和人口老龄化，防控形势日趋严峻。各级健康管理机构从业人员需要强化意识、认真识别、掌握实用慢阻肺病筛查方法，最大限度地发现早期患者，使慢阻肺病的早期干预成为可能。

（一）慢阻肺病筛查流程

建议采用筛查问卷联合肺功能检查的方式进行慢阻肺病筛查，如图 7-1-1。推荐所有筛查对象先进行 COPD-SQ 问卷筛查，筛查问卷阳性人群，或有慢性呼吸症状的人群，均应使用肺功能仪进行初步检测，若 $FEV_1/FVC<0.7$，应转诊至医院呼吸科进行支气管舒张试验和相关影像学检查，明确是否符合慢阻肺病诊断。典型慢阻肺病的诊断：呼吸困难、慢性咳嗽或咳痰；危险因素暴露史；肺功能检查吸入支气管扩张剂后 $FEV_1/FVC<0.7$ 提示气流受限，且除外其他疾病。对于肺功能仪测量 FEV_1/FVC 结果为 0.7~0.8 的患者，应在 3 个月内复查肺功能。对于 $FEV_1/FVC>0.8$ 的慢阻肺病高危人群，建议每年进行 1 次肺功能检查。

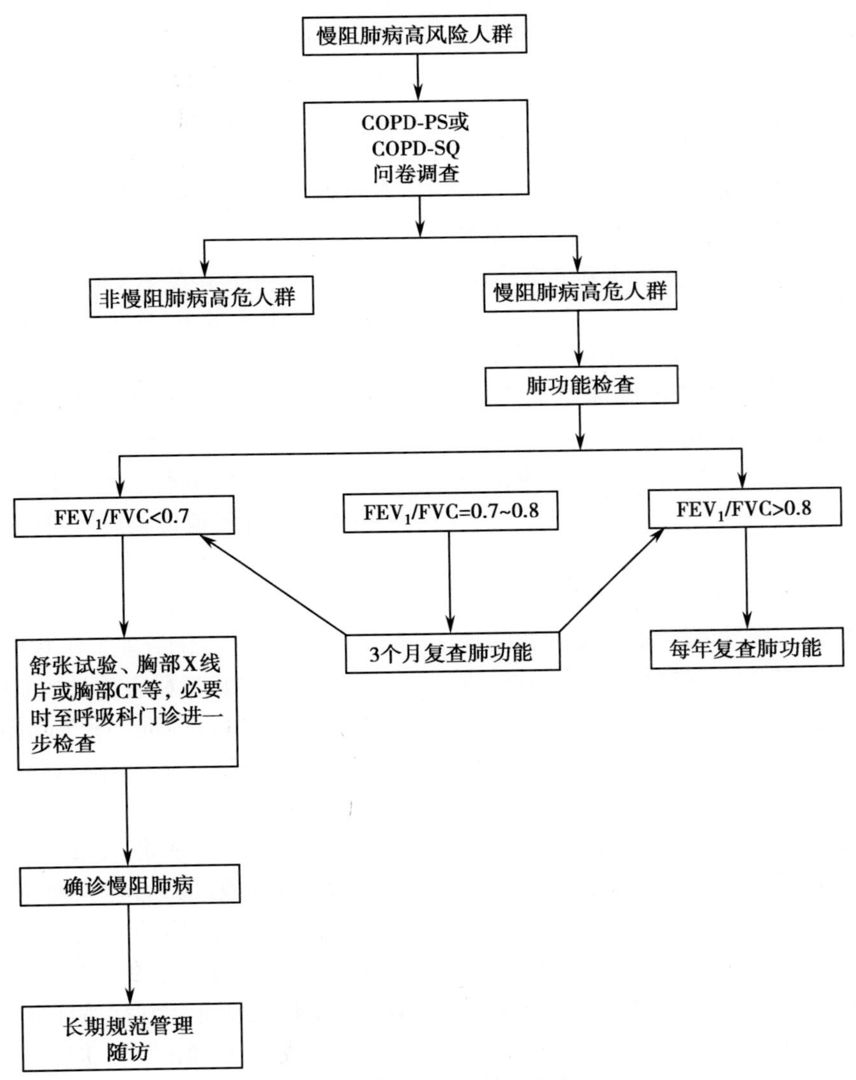

图 7-1-1　慢阻肺病筛查流程图

（二）肺功能检查过程的规范

1. 检查前准备

(1) 询问病史，判断适应证，排除禁忌证，对有下列情形者，不能进行肺功能检查：活动性咯血；活动性肺结核；未经胸腔引流的气胸；心血管疾病，用力呼吸测试可能会加剧心绞痛或者引起血压改变，或者最近有心肌梗死或肺栓塞；胸部、上腹部或者头颅的血管瘤（胸腔内压增高会引起破裂的危险）；近期做过眼部手术（如白内障）、胸部和腹部手术等。

(2) 了解用药，判断是否应用支气管舒张剂、支气管收缩剂、激素类药物、抗过敏类药物，使用的药物名称、类型、剂量、最后使用的时间等，是否符合停药要求。

(3) 肺功能检查前应准确记录检查者的年龄（岁）、身高（m 或 cm）和体重（kg），便于计算肺功能预计值。测量身高体重时应去鞋，精确度至 1cm，轻衣测量体重，精确度至 1kg。

2. 对操作者的素质要求

操作者要经规范的专业理论、技能、基础培训后方可上岗，并定期考核。操作者的指导是影响肺功能检查质量的重要因素，为获得准确的测试结果，操作者应具备以下素质。

(1) 检查技术：操作者应具备呼吸生理的基础理论知识，了解各项肺功能检查的临床意义，接受严格训练，掌握肺功能检查的正确操作步骤和质量要求，不断通过继续教育学习肺功能检查标准的变化，掌握质量控制标准。

(2) 服务态度：操作者应有良好的服务态度和责任心，心理素质好，具有讲解和指导能力，以取得检查者的信任与配合。指导者不能因检查者的理解错误，动作不规范而产生厌烦情绪、急躁心理，或指责检查者。指导者的一举一动，一言一行都将影响检查者的情绪。操作者一定要有耐心，把握好自己的情绪。

(3) 良好的示范与沟通也是检测成功的关键，很多检查者从未做过肺功能检查，可能会感到不安或紧张，也可能因为沟通和理解力欠佳不易配合。为了提高检查者的配合度，在进行测试前，操作者应耐心细致地向检查者说明此项检查的做法、注意事项，指导检查者如何正确地进行呼吸，并作示范动作，要求检查者努力配合，并在指导检查者测试的过程中适当运用肢体语言来不断提示和鼓励受试者完成测试动作。也可让检查者等候检查时观看肺功能检查视频教学课件，模仿检查动作，以较好、较快地掌握呼吸动作的要领，重点突出检查过程的要领。

(4) 要有检查者告知概念，必要时签订知情同意书。肺功能检查需要患者努力配合，对于身体虚弱不能耐受的检查者，操作者应及时中止此项操作。

3. 对检查者的要求

(1) 检查者的良好配合是关键的一环，要求检查者有良好的理解和模仿能力，检查者根据指令和手势认真配合每个动作。

(2) 检查时体位：一般取坐位，注意座椅平稳，挺胸坐直，不靠椅背，双脚着地，不翘腿，头保持正直，下颌自然水平或稍微上仰，松解过紧的腰带、内衣或其他衣服，以免限制呼吸、影响结果。肥胖者立位可能更利于深呼吸，因此这些检查者立位时用力呼气量及流量更大。

(3) 口接咬口器，用唇紧密包绕咬合器，假牙不必取下（除非非常不合适），使用鼻夹或协助捏鼻，舌应避免堵住口器而增加阻力，用口腔呼吸，保证口鼻不漏气。

4. 肺功能检查交叉感染的防范　交叉感染会给检查者带来危害，应加强肺功能室卫生安全，采用紫外线对检查室消毒，医务人员做到戴手套，防止检查者与肺功能操作技师的交叉感染，使用一次性过滤器，避免口腔接触带来的感染。加强对仪器的清洁，仪器的各部位定时清洗、消毒。若病史表明检查者有呼吸道传染病应避免行肺功能检查。

5. 日常维护　根据仪器说明书来处置和清洁维护肺功能仪，使用一次性咬口器，推荐每做 50 例测定，进行肺功能仪清理工作并作为一项常规。

6. 用力肺活量检查质量控制标准的评估

(1) 呼气起始标准：呼气起始无犹豫、呼气流量尖峰迅速出现，外推容积 $<5\%$FVC（用力肺活量）或 <150mL。

(2) 呼气结束标准：受试者无法继续呼气，呼气平台持续时间 ≥ 1s，容积变化 <25mL/s，呼气时间 ≥ 6s。

(3) 流量 - 容积曲线可接受标准：呼气曲线平滑，无咳嗽、中断。达到起始标准、结束标准。

(4) 可重复标准：至少 3 次符合标准，每次间隔 1~2min，最多不超过 8 次，FVC 和 FEV_1 最佳值与次佳值两者间差异 <0.15L。

7. 质控方法　操作者应掌握肺功能检查的质

量控制方法。在检查过程中，操作者应对检查者的努力及配合程度做出迅速判断，最好能实时观察检查者的测试图形，判断测试是否达到质控的标准。测试后，操作者应迅速读取数据，并判断其变异，以了解测试的重复性，保证检查结果的准确性。

8. 结果报告及打印　结果报告也是质量控制的重要内容之一，肺功能检查报告需包括医疗单位名称，检查者一般情况（如姓名、年龄、性别、身高、体重、民族、用药史、吸烟史、主要诊断），肺功能检查结果（正常，异常的类型），检查质控情况，操作技师对检查报告所附的简要解释和诊断人员的签名等。报告和打印至少 3 次最佳值，同时打印流量容积曲线和时间容量曲线，以利于质量控制和评估。

9. 肺通气功能检查需要注意的问题

（1）每天进行肺功能检查前应先开机预热 15min 以上，使得肺功能仪的温度与周围环境温度一致，进行仪器校正及一切必要的定标工作。每天工作完毕后应该进行清洁、消毒。

（2）检查室应配有必要的急救药物、器械、氧气等，并定期检查、补充，以备应急使用。

（3）肺功能检查的结果受多因素的影响，检查过程中注意排除以下因素导致的对肺功能结果的影响。

1）检查者配合不当包括吸气不足，呼气过早，开始呼气不果断，呼气速度过慢，呼气用力不均匀，呼气不完全呼气过程中突然顿挫和双吸气，咳嗽等。吸气不完全，FVC、FEV_1 会减少，呼气无爆发力会导致 FEV_1 增加。呼气没有呼尽，FVC 会减少，FEV_1/FVC 会增加。

2）检查过程中应注意排除漏气，确保各个管道连接紧密。漏气现象存在，常发生在口角，须保持检查者嘴唇与肺功能检测咬嘴之间的密闭性；部分患者的鼻夹松脱也是常见的漏气原因。

3）仪器故障，吸气和呼气流量不等，不能形成密闭的容量环，此时须对仪器重新定标，或重置流量传感器的相关电子参数。

4）气道敏感性较高的检查者，在多次重复用力呼吸时可能诱发其气道痉挛，从而使呼吸容量和流量递次减少，此时可重复性标准可就能无法达到，应在结果报告中予以说明。

5）需告诉检查者在做此检查时要用最大力气，以避免低估的数据导致错误诊断和治疗；若部分检查者用力呼吸的配合程度不佳，将会影响测试结果（尤其峰流速和肺活量），也应在结果报告中详细说明，结果仅供参考。

四、慢阻肺病的主要风险因素与管理

慢阻肺病的主要风险因素涉及年龄、吸烟史、职业粉尘接触、空气污染暴露、呼吸系统疾病家族史、出生时低体重等多因素。详细了解慢阻肺病的遗传学背景和疾病表型是实现个体化精准管理和治疗的前提。慢阻肺病患者的管理需要遵循个体化原则，根据风险评估进行分层管理。

（一）慢性阻塞性肺疾病风险分层与评估

1. 健康人群　是指无吸烟史也无二手烟吸烟史、无呼吸道疾病病史和职业暴露史、无室内空气污染、出生时无低体重、无营养不良状态的人群。

2. 低风险人群　年龄<40 岁；既往有呼吸系统疾病病史，特别是在儿童时期曾经反复出现呼吸道感染的个体或有呼吸系统疾病家族史者；有烟草、粉尘等危险因素接触史；尚未出现咳嗽、咳痰症状者；COPD-SQ 评分<16 分。低风险人群要注意加强自身防御能力，远离烟草、远离二手烟。空气污染状态下需加戴口罩，防止粉尘颗粒进入呼吸道，保持良好生活习惯。

3. 高风险人群　年龄 ≥ 40 岁；有危险因素暴露史；已出现慢阻肺病的早期症状，如咳嗽、咳痰但持续时间每年尚不足三个月；COPD-SQ 评分<16 分。高风险人群被劝导后戒烟情况、注重职业暴露防护、去除危险因素、每年进行肺功能检查，根据变化情况和早期症状出现的情况及时就诊。

4. 可疑患病人群　年龄 ≥ 40 岁，有危险因素，有呼吸道咳嗽、咳痰、活动后气短的症状，每年持续 3 个月以上，连续 2 年。COPD-SQ 评分>16 分，需进行肺功能检查。

5. 患病人群　可有反复咳嗽、咳痰、呼吸困难，每年冬季加重，春天缓解，症状连续 2 年以上。肺功能检查具有气流受限，并排除其他可有相似表现的呼吸系统疾病。确诊慢阻肺病的患者，需呼吸专科诊疗，规范化分级管理。患病人群应戒烟，戒烟是慢阻肺病治疗的第一步，患病人群的戒烟率是评价危险性变化的核心指标。按照慢阻肺病综合评估结果督导患者使用支气管舒张药物、抗炎药物、化痰药物及并发症药物，使其掌握合理的使用方法。

（二）风险因素管理

1. 戒烟　吸烟是慢阻肺病发展最常见的风险因素，吸烟与慢阻肺病的发生发展密切相关，吸烟人群中有10%~25%可发生慢阻肺病，慢阻肺病患者中50%以上有吸烟史，遗传因素可能影响个体对吸烟的敏感性。戒烟被认为是最有效的干预措施。即使是老年患者，戒烟也可提高生活质量，减少病死率。戒烟能使患者病情得到控制，使其急性加重发作的频率下降，有效改善患者肺部功能，使其生活质量得以提升，减轻经济负担和家庭负担。但由于慢阻肺病患者长时间吸烟，戒烟十分困难，无戒烟干预措施，中国一般人群的自然戒烟率<5%。仅凭吸烟者的意志力去戒烟的成功率非常低，戒烟帮助可以提高戒烟率。戒烟作为慢阻肺病的一级预防和二级预防的重要内容，应立法戒烟，可有效减少吸烟行为和降低二手烟暴露。针对不同吸烟者的需求和特点可使用不同的戒烟方法，由于吸烟者对烟草的依赖程度各不相同，单靠一种戒烟方法虽然能起到一定的效果，但不能弥补各自的不足，多种戒烟方法的联合使用能够显著提高戒烟率，防止复吸。目前应用较多的方法有5A和5R心理辅导支持模式，心理、行为干预与电话干预联合使用，心理、行为干预与戒烟药物或针灸联合，电话或微信干预与戒烟药物联合，尼古丁替代药物与针灸联合使用等，它们的疗效均被临床试验所证实。

2. 气道反应性　过敏原或其他因素所致的气道高反应性是慢阻肺病的风险因素。欧盟呼吸道健康调查也表明，气道高反应性为慢阻肺病第2位的风险因素，仅次于吸烟。气道高反应性和吸烟均是慢阻肺病的独立风险因素，但吸烟增加了气道高反应性对慢阻肺病发展过程的影响。对于气道高反应者行过敏原检测，避免接触过敏因素，且应在寒冷天气戴口罩、注意颈部保暖，加强防护。

3. 呼吸道感染　是我国慢阻肺病发生的常见危险因素。在大多数情况下，慢阻肺病急性加重与肺内或体内感染相关。感染通常是由病毒引起，但也可由细菌或其他病原体引起。感染引起肺内炎症，导致气道狭窄。气道肿胀和产生的黏液堵气道。已发现结核病是慢阻肺病的危险因素。此外，结核病还是慢阻肺病的一种鉴别诊断和潜在的共患疾病。对于容易发生呼吸道感染的人群建议：①应了解疾病风险，在家中制订家庭管理计划，接种流感疫苗；②在流感和寒冷季节远离拥挤的地方，避免置身于感冒病原体污染的环境中，避免接触感冒患者；③加强在公共场所的自我防护（洗手和戴口罩），经常用肥皂和水洗手，以尽量减少病毒、细菌和其他有害微生物的传播；④锻炼，尤其是肺康复锻炼，通过锻炼和采取保健措施提高自身的抗病能力；⑤合理饮食，注意膳食平衡，多饮水、多食果蔬及富含维生素A的食物等。

4. 室内外空气污染　在我国农村，生活在缺乏通风设备的居室、利用生物燃料烹饪和取暖是女性慢阻肺病患者的常见危险因素。生物燃料产生的烟雾与烟草的作用相同。应建议家庭中厨房内安装有效的通风设备，并采用电能或天然气类燃料作为家庭中灶具的主要能源。环境暴露、粉尘、化学药剂以及香烟烟雾暴露是慢阻肺病重要的风险因素。此外，生物燃料烟雾暴露也是慢阻肺病的风险因素。一项荟萃分析表明，在农村女性群体中，生物燃料暴露与罹患呼吸系统疾病相关；针对室外空气污染可选择如下应对策略：①避免在污染高峰时间出行；②佩戴防护口罩；③迁移到空气质量好的地区。

（三）健康促进干预管理

1. 成立慢阻肺病疾病管理小组　培训参与项目的人员应具备丰富的医疗、护理经验、良好的沟通能力、组织协调能力和表达能力、较强的责任心。培训内容全面涵盖了慢阻肺病从稳定期到急性加重期的相关知识，以及日常生活、活动的技巧，包括疾病相关知识、药物管理知识、家庭氧疗与安全用氧、呼吸技巧、保存体力的技巧、运动锻炼以及急性加重期管理、数据采集更新等，如果通过网络管理需告知患者网络平台的具体网址或安装相关软件，群管理员定期向微信群内及网络平台发送健康教育知识信息，每天大于1条；要求患者每周至少浏览学习1次，鼓励患者利用网络留言板、微信进行在线咨询及交流。

2. 干预内容　慢阻肺病知识宣教；教育和劝导患者戒烟；指导患者咳嗽排痰；指导患者使用药物；家庭氧疗的指导；肺康复锻炼指导；心理干预，疏导患者不良情绪；出院指导，预防急性加重；日常生活指导；饮食指导。

3. 干预方式

（1）慢阻肺病健康宣教：2014—2015年，对我国≥40岁人群的调查显示，慢阻肺病疾病名称的知晓率为9.2%，肺功能检查的知晓率为3.6%，慢阻肺病相关知识的知晓率仅为5.8%。因此，对慢阻肺病的宣传和教育迫在眉睫。教育内容及形式应多样化，可为口头宣教、纸质图文宣教、现场示范宣教以及基于现代化技术的远程宣教（如基于手机应用程序、社交媒体、在线课程与讲座及物联网的宣教)。同时,利用互联网平台的"微时间"模式,将有关慢阻肺病的健康教育杂志、问答、视频、测试等内容精准推送到患者手机上,使患者能够随时随地,在零散、短暂的时间里,轻松获取慢阻肺病的相关知识。此方式不仅能让患者感受到互联网时代的方便和实惠,还能提高患者对疾病的认知水平和治疗依从性。

(2)肺功能锻炼示范教学:专业的医护人员可通过微信平台发布肺康复训练视频,指导患者运动锻炼;对于呼吸功能训练、运动、氧疗等实操性技能,主要以视频示范为主,视频可来源于科室自制或网络,但发布前应由研究团队及专业医生审核信息的科学性。

(3)可以将智能药盒、智能锻炼仪、可穿戴设备集于一体,根据医生设置和人工智能分析视患者病情变化提醒患者就诊、吃药、进行康复锻炼,使患者足不出户即可完成就诊、治疗、康复的过程。

(4)个体化运动处方的制订:医务人员主要依照客观的评价和个体对训练的反应、靶心率、血压、心电图、无氧阈值、目标负荷量等相关指标为患者制订个性化的运动处方,美国运动医学会(American College of Sports Medicine,ACSM)推荐的FITT-VP运动处方框架,其主要内容包含频率(frequency)、强度(intensity)、时间(time)、方式(type)、总量(volume)和进阶(progression)。

1)运动时间和频度:研究表明如果每次运动保证足够的运动强度和持续时间,则运动效应可以维持2~3天,因此理论上运动频度一般是每周2~3次即可,美国胸科学会和欧洲呼吸学会建议慢阻肺病患者的运动训练每周3~5次,每次至少20~30分钟。

2)运动强度:目前,肺康复运动处方中多建议采用中高强度训练每周3次,连续12周,但是考虑到老年重度患者自身耐受条件和依从性,一般推荐采用较低强度运动。肢运动常采用的运动方式有步行、跑步、爬楼梯、平板运动、功率自行车、游泳、各种体操或多种方式的结合应用。

3)运动周期:通常训练计划应持续8~12周,研究表明肺康复时间越长,活动耐力改善越明显。

4)训练的累进:基于健康状态和个体对训练的适应,最初的4~6周可以每1~2周累进5~10min训练时长,之后可以适当提高强度、频率和进一步增加时间。始终保持博格主观疲劳感知评估量表-10级在4~6分(0~10分制)之间或自我劳累分级量表在12~16之间(6~20分制)。

(5)提供个性化治疗方案和随访监测:专业医护人员可通过网络平台为每位患者制订一套监测方案,指导患者定期复查肺功能、胸部X线片、血常规等指标,帮助患者树立自我管理意识,以便更好地评估患者健康状况及指导治疗。

(6)同伴小组组建:组建同伴小组微信群,通过微信群的形式进行同伴文字、语音、视频交流。交流内容主要围绕慢阻肺病的治疗、康复、护理展开,小组内的同伴在群内进行互相咨询和经验分享,同时同伴互相之间相互鼓励,给予心理支持。

(7)心理疏导:国内外研究表明,慢阻肺病患者不仅有严重的躯体疾病,同时也常伴有显著的心理问题,如焦虑、抑郁等不利于躯体原发疾病的康复和治疗,严重影响患者的生活质量。应对慢阻肺病患者采用量表工具量化其焦虑或抑郁程度,并为其提供相应治疗。应引导患者采取疾病既来之、则治之的豁达心理,减少不良情绪的影响,争取家属的支持和帮助,了解患者的需要和产生消极情绪的原因,有针对性地劝慰、开导、鼓励及支持患者进行力所能及的各种社会活动和正常交往,使其感到自我价值有所体现,从而树立起战胜病症的信心。

(8)营养干预:营养支持能增强呼吸肌收缩力和活动耐力,可明显缓解患者的疲劳感和改善呼吸困难症状,增强骨骼肌力和免疫功能,降低感染和呼吸衰竭的发生率,降低病死率,从而提高患者的生活质量和存活率。体重指数(body mass index,BMI)过高或过低,或随时间变化为不良预后指标,考虑饮食干预。饮食结构干预方法包括采用高蛋白、高脂肪、低碳水化合物、充足能量、多种必需微量营养素等充足的营养治疗原则。

(9)疫苗:接种流感疫苗和肺炎球菌疫苗预防呼吸道感染是慢阻肺病患者干预与管理的重要措施。在对社区老年患者的回顾性队列研究中,流感疫苗的使用与因肺炎或流感住院的风险降低和死亡风险降低相关。老年慢阻肺病患者常规接种流感疫苗可降低慢阻肺病患者住院率,减少急性加重频率,降低病死率及治疗成本。因此,流感疫苗被推荐用于大多数慢阻肺病患者。推荐高危人群和老年人接种流感疫苗和肺炎球菌疫苗,鼓励联合接种这两种疫苗,提高疫苗接种可及性等;不断提高慢阻肺病患者及高危人群的疫苗接种水平,降低呼吸道感染对慢阻肺病等慢性呼吸系统疾病造成的疾病负担和社会负担。

（10）自我管理：教会受试者定期填写慢性阻塞性肺疾病患者自我评估测试问卷（COPD assessment test，CAT）和改良英国医学研究委员会呼吸问卷（modified British medical research council，mMRC）评分，如表 7-1-2、表 7-1-3，掌握自我情绪的调节与控制方法，常用药物的使用方法（如呼吸药物和吸入装置的使用方法），气道廓清技术，早期识别急性加重信号以及与社区管理平台联系的方法。健康管理医生通过慢阻肺病管理平台与患者建立即时通信，实时跟踪患者的病情并提供健康指导和精神支持，督促患者进行自我管理，提高其依从性。

自我管理干预结合医疗专业人员的指导教育，能够有效提升患者的健康状况，并减少再入院和急诊就诊的频率。这一策略旨在激励、培养并指导患者形成更加健康的生活方式，同时掌握更为高效的疾病管理技巧。一项大规模的随机研究显示，由呼吸治疗师或护士提供的健康教育能够显著增强患者的自我管理能力，而慢阻肺病患者自我管理能力的提升与其预后的改善密切相关。

表 7-1-2　慢性阻塞性肺疾病患者自我评估测试问卷（CAT 问卷）

症状		评分（分）						症状
1	我从不咳嗽	0	1	2	3	4	5	我总是咳嗽
2	我肺里一点痰也没有	0	1	2	3	4	5	我有很多痰
3	我一点也没有胸闷的感觉	0	1	2	3	4	5	我有很严重的胸闷感觉
4	当我爬坡或爬一层楼梯时，没有喘不过气的感觉	0	1	2	3	4	5	当我上坡或爬一层楼梯时，会感觉严重喘不上气
5	我在家里的任何活动都不受慢阻肺的影响	0	1	2	3	4	5	我在家的任何劳动都受慢阻肺的影响
6	尽管有肺病我仍有信心外出	0	1	2	3	4	5	因为我有肺病我没有信心外出
7	我睡得好	0	1	2	3	4	5	因为有肺病我睡得不好
8	我精力旺盛	0	1	2	3	4	5	我一点精力都没有

注：CAT 问卷共包括 8 个问题，核心在于咳嗽、咳痰、胸闷、睡眠、精力、情绪这 6 项主观指标和运动耐力、日常运动影响这 2 项耐受力评价指标。患者根据自身情况，对每个项目作出相应评分（0~5），CAT 分值范围是 0~40，得分为 0~10 分的患者被评定为“轻微影响”，11~20 分为“中等影响”，21~30 分为“严重影响”，31~40 分为“非常严重影响”。患者 CAT 评估测试 ≥ 2 分的差异或改变量即可提示具有临床意义。

表 7-1-3　改良英国医学研究委员会呼吸问卷（mMRC 问卷）

呼吸困难评价等级	呼吸困难严重程度
0 级	剧烈活动时出现呼吸困难
1 级	平地快步行走或爬缓坡时出现呼吸困难
2 级	由于呼吸困难，平地行走时比同龄人慢或者需要停下来休息
3 级	平地行走 100 米左右或数分钟后即需要停下来喘气
4 级	因严重呼吸困难而不能离开家，或者在穿衣、脱衣时即出现呼吸困难

注：0~1 级为症状少，2 级及以上为症状多

4. 健康管理效果评价

（1）通过各项检查指标评价：肺功能检查（FEV_1 占预计值 %、FEV_1/FVC 检测等）、实验室检查、影像学检查等指标。

（2）生活质量评价：世界卫生组织生存质量测定量表简表（WHO-QOLBREF1）从生理、心理、社会及环境四个领域对患者的生活质量进行评估；胡蕴绮等设计的《健康行为量表》对慢阻肺病患者健康行为管理进行评价，包括躯体活动、健康责任感、营养支持、健康行为、心理健康及压力调节等；CAT 问卷，国内多项临床研究证实 CAT 评分与慢阻肺病患者的病情严重分级存在密切联系，可适用于慢阻肺病患者的生活质量评价。

（3）患者对慢阻肺病知识认知水平评价：由医

护人员制订慢阻肺病相关知识、患者依从性问卷等进行评估。

(4) 慢阻肺病患者健康管理率 = 年内已管理慢阻肺病患者人数 / 年内体检筛查出慢阻肺病患者总人数 ×100%。

(5) 肺功能检查率 = 年内肺功能检查人数 / 年内体检人数 ×100%。健康管理(体检)机构针对适宜对象开展肺功能筛查,不仅有助于早期发现慢阻肺,还有助于帮助我们了解个体肺功能变化的规律及其影响因素,从而制定出适合个体的干预指导和管理方案。

(邓笑伟　张 群)

参考文献

1. 王雷, 杨汀, 王辰. 2017 年版慢性阻塞性肺疾病诊断、处理和预防全球策略解读 [J]. 中国临床医生杂志, 2017, 45 (1): 104-108.
2. 王昌明, 翁帮琼, 魏卿. 慢性阻塞性肺疾病评估测试评分对预后的评估意义 [J]. 中华肺部疾病杂志 (电子版), 2017, 10 (1): 35-40.
3. GBD 2016 causes of death collaborators. Global, regional, and national age-sex specific mortality for 264 causes of death, 1980-2016: a systematic analysis for global burden of disease study 2016 [J]. Lancet, 2017, 390 (10100): 1151-1210.
4. Maigeng Z, Haidong W, Xinying Z, et al. Mortality, morbidity, and risk factors in China and its provinces, 1990-2017: a systematic analysis for the Global Burden of Disease Study 2017 [J]. Lancet, 2019, 394 (10204): 1145-1158.
5. WANG C, XU J Y, YANG L, et al. Prevalence and risk factors of chronic obstructive pulmonary disease in China (the China Pulmonary Health [CPH] study): a national cross-sectional study [J]. Lancet, 2018, 391 (10131): 1706-1717.
6. Safiri S, Carson-Chahhoud K, Noori M, et al. Burden of chronic obstructive pulmonary disease and its attributable risk factors in 204 countries and territories, 1990-2019: results from the global burden of disease study 2019 [J]. BMJ, 2022, 378: e069679.
7. 李薇, 黄可, 唐星瑶, 等. “幸福呼吸”项目地区慢性阻塞性肺疾病高危人群筛查现状分析 [J]. 中华健康管理学杂志, 2022, 16 (2): 77-82.
8. AHMAD HASSALI M A, MUHAMMAD S A, SHAH S, et al. The economic burden of chronic obstructive pulmonary disease (COPD) in the USA, Europe, and Asia: results from a systematic review of the literature [J]. Expert Rev Pharmacoecon Outcomes Res, 2019, 18: 1-12.
9. ZHU B F, WANG Y F, MING J, et al. Disease burden of COPD in China: a systematic review [J]. Int J Chron Obstruct Pulmon Dis, 2018, 13: 1353-1364.
10. 中华医学会, 中华医学会杂志社, 中华医学会全科医学分会, 等. 慢性阻塞性肺疾病基层诊疗与管理指南 (2024年)[J]. 中华全科医师杂志, 2024, 23 (6): 578-602.
11. SICHLETIDIS L, SPYRATOS D, PAPAIOANNOU M, et al. A combination of the IPAG questionnaire and PiKo-6® flow meter is a valuable screening tool for COPD in the primary care setting [J]. Prim Care Respir J, 2011, 20 (2): 184-189.

第二章 心血管疾病风险筛查与管理

第一节 冠心病的风险筛查与管理

冠心病是冠状动脉粥样硬化性心脏病的简称，指冠状动脉发生粥样硬化或痉挛引起管腔狭窄或闭塞，导致心肌缺血、缺氧或坏死而引起的心脏病。近30年，我国人群冠心病发病率和死亡率呈逐渐上升趋势。2018年，我国城市居民冠心病死亡率为120.18/10万，农村居民冠心病死亡率为128.24/10万。

《2019 ESC慢性冠状动脉综合征诊疗和管理指南》将冠心病重新分类为急性冠脉综合征（acute coronary syndrome，ACS）和慢性冠脉综合征（chronic coronary syndrome，CCS）。CCS除了涵盖急性冠脉血栓形成主导的临床表现以外，还包括无症状心肌缺血、血管痉挛与微循环病变的冠心病的不同发展阶段。本次修订依据于冠心病是一个动脉粥样硬化斑块积累和冠脉循环功能改变的动态过程，其有相对稳定期，也可由于斑块破裂、斑块侵蚀及钙化结节等因素不稳定，强调了冠心病的动态性。

早期发现、早期诊断稳定性冠心病是积极做好预防、控制疾病发展、预防心肌梗死、降低死亡率的关键。现代医学临床决策的制定对心血管影像技术的依赖日益增加。无创影像检查设为诊断的主要手段，包括心电图、超声心动图、核素心肌灌注显像、心脏磁共振及冠状动脉CT等，其中直接评估冠脉血管的检查包括冠脉钙化积分，基于无创冠脉CT血流储备分数（CT-FFR）。

一、冠心病风险评估与无创检查手段的选择原则

建议心血管中高风险人群考虑进一步评估冠状动脉情况，如冠脉钙化积分。心血管风险评估建议依据中华医学会心血管病学分会发布的《中国心血管病一级预防指南》。该指南指出心血管病风险评估的第一步是筛查出心血管病高危个体，第二步是对于不符合高危条件个体，评估动脉粥样硬化性心血管疾病（atherosclerotic cardiovascular disease，ASCVD）和总心血管病10年发病风险，第三步是对心血管病发病风险为中危的、年龄<55岁的人群进行余生风险评估，第四步是对10年风险为中危的个体，应考虑结合风险增强因素进一步筛查出心血管病高危人群，以便于强化干预措施。冠脉钙化积分作为心血管风险增强因素有助于筛选心血管高风险人群。

进一步的冠状动脉评价除详细询问病史症状和仔细的体格检查外，冠脉检查项目的选择依赖于临床医师对受检者发生稳定性冠心病的验前概率（pre-test probabilities，PTP）的判断，指导患者完成进一步检查的选择。冠心病PTP是根据临床综合情况，初步推测患有稳定性冠心病的可能性，在指导临床无创影像技术选择中的价值逐渐增加，是合理选择无创影像技术的关键环节。冠心病PTP受冠心病发病率、临床特点及危险因素（如吸烟、高脂血症、高血压、糖尿病、肥胖、早发冠心病家族史等）影响，如表7-2-1。

二、冠心病风险传统筛查手段

（一）基础情况采集

1. 信息采集　健康体检自测问卷：每位受检者应填写健康体检自测问卷，具体包括性别、年龄、现居住地、地域等人口学信息，以及是否有心血管病既往史与家族史、近期是否出现心血管病躯体症状、有无吸烟史、饮酒情况、饮食及体力活动情况、职业应激压力与睡眠等信息，以便进行风险评估。

2. 重点关注冠心病相关症状以及危险因素　筛查时应详细了解有无胸痛特征：①胸骨后不适，其性质和持续时间具有特征性；②劳累或情绪应激可诱发；③休息和/或硝酸酯类药物治疗后数分钟内可缓解。符合以上3项特征的为典型心绞痛，符合以上2项特征的为非典型心绞痛，仅符合1项或均不符合为非心绞痛性胸痛，如有以上任何一项症状的，建议心内科会诊决定下一步诊疗方案。

表 7-2-1　胸痛患者冠心病验前概率

单位：%

年龄 / 岁	典型心绞痛		不典型心绞痛		非心绞痛性质的疼痛	
	男性	女性	男性	女性	男性	女性
30~39	59	28	29	10	18	5
40~49	69	37	38	14	25	8
50~59	77	47	49	20	34	12
60~69	84	58	59	28	44	17
70~79	89	68	69	37	54	24
>80	93	76	78	47	65	32

注：白色框中各组的 PTP<15%，考虑患稳定性冠心病的可能性极低，故可先行静息心电图及超声心动图进行筛查；蓝色框中各组的 PTP 为 15%~65%，如果可行，首选心电图运动试验，如果所在医院有条件行无创性影像学检查，可通过此类检查明确心肌缺血的诊断；橙色框中各组的 PTP 在 66%~85%，应选用无创性的功能影像学检查明确稳定性冠心病的诊断；深红色框中各组的 PTP>85%，医师可假设稳定性冠心病的可能性极高，这些患者只需要进行危险分层；PTP，验前概率。

应详细询问有无冠心病危险因素，传统危险因素包括：高龄、男性、早发冠心病家族史（发病年龄男性<55 岁，女性<65 岁）、高血压、高胆固醇血症、糖尿病、吸烟、肥胖、缺乏体力活动等。并非所有的危险因素都可干预，如年龄、性别，也不是所有的干预一定都能降低心血管事件风险，如强化降糖治疗对降低心血管事件风险的效果不肯定。冠心病患者仅 80% 伴有传统危险因素，但有部分患者尤其是年轻的冠心病患者完全没有或极少伴有传统危险因素。是否有已知的新发现的一些危险因素，如高敏肌钙蛋白、脂蛋白（a）［Lp（a）］、小而致密的低密度脂蛋白（LDL）颗粒、C 反应蛋白等，高同型半胱氨酸血症，纤维蛋白原等有助于预测冠心病事件。

3. 体格检查　除常规物理检查外，体格检查应重点关注心率、心律、心音、心脏杂音以及体重指数、腰围和臀围等与冠心病风险因素相关的体征，如可能发现血压增高、脂质代谢障碍所致的黄色瘤等危险因素，颈动脉杂音或周围血管病变有助于动脉粥样硬化的诊断。

（二）实验室检查项目

冠心病的实验室检查除尿常规、血常规、血生化，以及尿蛋白 / 尿肌酐比值测定外，还需要增加以下检查。

1. 心肌坏死标志物　传统的心肌酶谱是心肌坏死的基本标志物，心肌酶谱由乳酸脱氢酶（LDH）及其同工酶、血清肌酸激酶（CK）及其同工酶（CK-MB）、丙氨酸转氨酶（ALT）和天冬氨酸转氨酶（AST）等共同组成，这些酶在心肌损伤或者坏死后有不同程度的增高。心肌肌钙蛋白（cTn）是目前应用最为广泛的心肌坏死标志物。cTn 有 cTnI 和 cTnT 两种亚型。因其特异性强、灵敏度高、发病后持续时间长，是目前诊断心肌损伤较好的确定标志物。推荐在普通人群中使用心脏特异性标志物 hs-cTn，应用国际标准的高灵敏方法［参照国际临床化学与检验医学联合会（The International Federation of Clinical Chemistry and Laboratory Medicine，IFCC）标准］，用于有心血管病危险因素的健康体检人群的心血管病风险筛查，有助于对中危人群进行进一步评估以筛查出心血管病高危人群。已有多项研究证实 hs-cTn 升高对表观健康人群未来心血管事件的预测价值。一项针对表观健康人群的 28 项研究的荟萃分析表明，hs-cTn 水平位于较高 1/3 的个体较之位于较低 1/3 的个体，整体心血管病风险及致命性心血管病风险均大幅增加，分别增加 43% 和 67%。hs-cTnI 与心血管相关死亡、非致死性心血管病和总死亡的风险增高独立相关。2020 欧洲心脏病学会（European Society of Cardiology，ESC）《高敏心肌肌钙蛋白在普通人群心血管风险分层中的应用》以 hs-cTnI 为例。男性>12ng/L，女性>10ng/L 提示心血管风险增高。

2. 血脂标志物　传统危险因素中，低密度脂蛋白胆固醇（low-density lipoprotein cholesterol，LDL-C）是心血管病风险评估的首选血脂标志物，在此基础上建议进一步筛查，进行载脂蛋白 -B（apolipoprotein B，ApoB）、脂蛋白 a［lipoprotein a，Lp（a）］等检测。

2019《ACC/AHA 心血管疾病一级预防指

南》指出对总胆固醇升高人群，可建议检测 ApoB。2020 年《中国心血管病一级预防指南》中指明 ApoB ≥130mg/dL 为心血管病风险增强因素。Lp(a) 水平具有高度遗传特性，主要由位于 6 号染色体上的 *LPA* 基因决定，受饮食和运动影响很小。升高的 Lp(a) 提示遗传相关血脂紊乱，与心血管病的终身风险相关，降低 Lp(a) 的临床获益与 Lp(a) 水平的绝对降低成正比。国内外多个指南推荐成人应检测 Lp(a) 以评估未来心血管病风险。2020 年《中国心血管病一级预防指南》界定 Lp(a)≥125nmol/L(50mg/dL) 为心血管病风险增强因素。AHA 2021 科学声明《脂蛋白(a)：由遗传决定的、具有因果关系以及普遍存在的动脉粥样硬化性心血管疾病危险因素》指出，Lp(a) 可作为 ASCVD 一级预防的风险增强因子。北京心脏学会 2021 年发布的《脂蛋白(a) 与心血管疾病风险关系及临床管理的专家科学建议》提出在以下人群中检测血清 Lp(a) 水平：① ASCVD 极高危人群；②有早发 ASCVD 家族史(男性<55 岁，女性<65 岁)；③直系亲属血清 Lp(a) 水平升高>200nmol/L (90mg/dL)；④高胆固醇血症或其他遗传性血脂异常；⑤钙化主动脉瓣狭窄的患者，并推荐倾向于支持将 300mg/dL 作为风险增加的界值。

3. 炎症标志物　通过高敏方法检测的高敏 C 反应蛋白(hs-CRP)，可以独立预测冠状动脉事件，在 JUPITER 心血管研究中，亚组分析显示随着 LDL-C 和 hs-CRP 降低，此人群的心血管事件显著减少，当 hs-CRP ≥ 2.0mg/L，提示心血管病风险增加。其他炎性标志物如 Lp-PLA2、IL-6、GDF-15、Galectin-3 以及 MPO 等，这些标志物参与了冠心病的发生和发展，其水平与冠心病病情严重程度密切相关。

(三) 传统辅助检查

1. 心电图　心电图是冠心病筛查最常用的手段，其中静息心电图使用最为普遍。静息心电图无明显异常不能排除冠心病诊断，必要时可选择心电图负荷试验。此外，可根据情况选择动态心电图 (Holter) 检查。动态心电图检查可连续记录并自动分析 24 小时的心电图，可发现心电图 ST 段、T 波改变(ST-T 改变) 和各种心律失常，将出现异常心电图的时间与受检者的活动和症状相对照，从而确定其是否存在心肌缺血、心律失常等冠心病表现。

2. 超声心动图　多数稳定型心绞痛患者静息时超声心动图无异常，有陈旧性心肌梗死或严重心肌缺血者二维超声心动图可探测到坏死区或缺血区心室壁的异常运动，运动或药物负荷超声心动图检查可以评价心肌灌注和存活性。此外，超声心动图可以测定左心室功能，也有助于鉴别其他如梗阻性肥厚型心肌病和主动脉狭窄等非冠脉狭窄原因所致的心绞痛。

3. 颈动脉超声检查　大量研究表明，颈动脉粥样硬化程度与心肌梗死的发生以及心血管事件的风险密切相关，颈动脉内膜中层厚度(intima-media thickness，IMT) 和有无斑块对冠心病的早期诊断和风险评估具有十分重要的价值。因此，颈动脉超声检查也是冠心病风险筛查中非常重要的手段之一，参见本章“第二节 高血压风险筛查与管理”。

(四) 冠心病高风险人群判定

依据上述基础信息采集和辅助检查，可以初步筛查出心血管高风险人群，具体步骤参照 2020 年中华医学会心血管病学分会《中国心血管病一级预防指南》，如图 7-2-1。心血管病风险增强因素包括靶器官损害指标如冠状动脉钙化积分 (coronary artery calcium score，CACS)，血清生物标志物，如 hs-cTn 等。

三、无创冠状动脉评价

(一) 冠状动脉钙化积分

可通过对冠脉整体钙化情况的量化评估从而实现冠心病患者的危险分层。钙化积分扫描可以对冠状动脉钙化病变进行量化，钙化积分可以反映整体的斑块负荷，对冠心病的诊断有极高的阴性预测价值，对于患者危险分层的评价具有重要价值。

钙化积分能够作为独立于传统心血管危险要素的增强因素，特别是无症状的中危人群。“AHA 心血管一级预防指南”推荐对无症状的中危人群评定钙化积分。最理想的积分值为 0 分，当分数达 100 时心血管事件风险增加，当分数达 400 分时则风险会急剧升高。研究显示，Framingham 心脏评分为中危的患者如钙化积分低于 100，发生心血管事件的可能性较低；但假如其钙化积分高于 400，则表明其 5 年心血管事件发生率超过 10%。钙化积分的阴性预测值很高，但也有研究认为动脉粥样硬化的冠状动脉不一定总是显示钙化，需要更多研究探索，目前较多前瞻性的研究显示 CACS 增加与冠心病密切相关，因此，2021 年美国脂质协会推荐

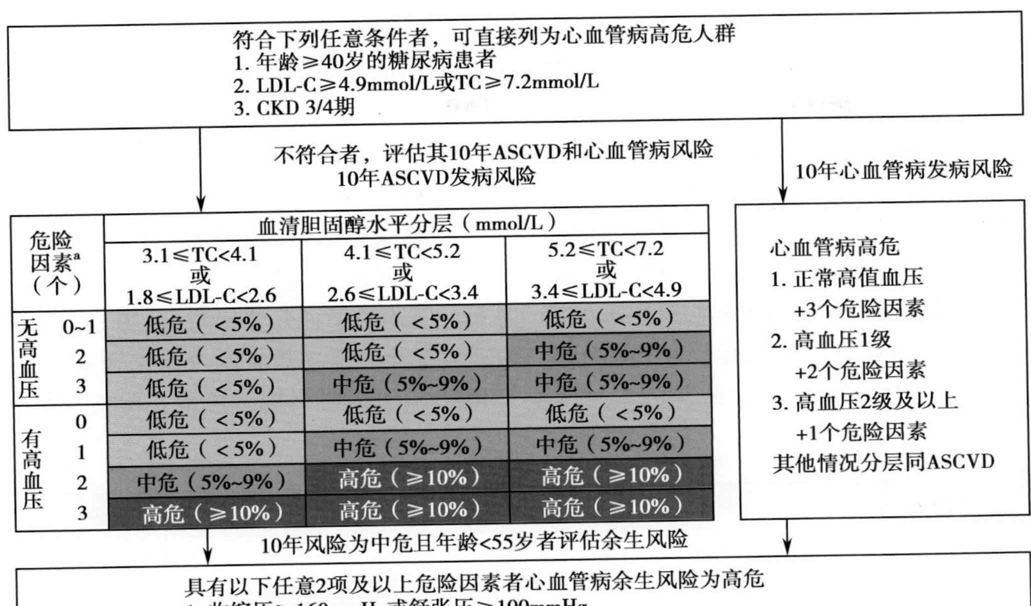

图 7-2-1　中国成人心血管病一级预防风险评估流程图

注：LDL-C：低密度脂蛋白胆固醇（low dnsity lipoprotein-cholesterol）；TC：总胆固醇（total cholesterol）；CKD：慢性肾脏病（chronic kidney disease）；ASCVD：动脉粥样硬化性心血管病（atheroSclerotic cardiovascular disease）；HDL-C：高密度脂蛋白胆固醇（high density lipoprotein cholesterol）。[a] 危险因素：10 年 ASCVD 风险评估沿用《中国成人血脂异常防治指南（2016 年修订版）》的方案，将 LDL-C 或 TC 水平和高血压作为危险分层的重要参数，同时结合吸烟、低 HDL-C 及年龄 45 岁 /55 岁（男 / 女）3 个 ASCVD 危险因素的个数分成 21 种组合，并按照不同组合的 10 年 ASCVD 发病平均风险按<5%、5%~9% 和 ≥ 10% 分别定义为低危、中危和高危；危险因素水平均为干预前水平；1mmHg=0.133kPa。

40~75 岁心血管中危人群或低危人群但有心血管家族史的人群进行冠脉钙化积分的测定以进一步评估风险，决定是否需要强化干预，如服用他汀类药物。

基于深度学习算法的非门控钙化积分人工智能（artificial intelligence，AI）辅助诊断技术的出现强化了 CACS 的应用场景：体检做肺部 CT 时，即可同步自动完成 CACS 计算并进行冠心病风险评估，且研究证实其与传统门控 CACS 对心血管疾病风险的评估具有一致性，这一优势使得非门控钙化积分 AI 辅助诊断能广泛用于体检人群筛查、评估及随访管理。美国心血管计算机断层扫描学会 / 胸部放射学会的指南将在所有胸部 CT 扫描中纳入钙化积分的评估和报告，作为Ⅰ类证据推荐。对于无钙化者，每隔 2~3 年随访观察；对于有钙化者，综合 CACS 分值、血压、血脂等其他危险因素共同评估，必要时行冠状动脉 CT 血管成像（coronary CT angiography，CCTA）等影像学专项备选项目进一步检查，并在专科医师的指导下针对血脂、血压等指标进行综合管理。

（二）冠状动脉 CT 血管成像

是目前可清晰显示冠状动脉解剖结构的无创影像技术，主要用于对心外膜冠状动脉狭窄的诊断。CCTA 检查的灵敏度高，极好的阴性预测值是其独特优势，疑似冠心病患者是否进行 CCTA 检查应当根据 PTP 进行判断。CCTA 除了能评价冠状动脉管腔狭窄程度，还可以定量评价斑块，初步判断斑块易损性，对于疑诊冠心病者具有重要的临床诊断价值。

CT 心肌灌注可以定量评价心肌缺血程度，一次检查可以提供冠状动脉解剖和心肌缺血的信息，CT 心肌灌注主要分为静态心肌灌注、双能量心肌灌注显像和动态心肌灌注等方式，但目前还存在辐射剂量和对比剂用量较高、线束硬化伪影影响等局限性，还需要进一步的临床验证。

1. CCTA 适应证　CCTA 主要用于 PTP 为中度

风险或低-中度风险（PTP分层为15%~50%）患者。有不典型胸痛、临床疑诊冠心病而心电图或心肌灌注显像不能明确诊断者也适合行CCTA检查。部分无法耐受负荷心脏影像检查的患者也可选用CCTA进行替代检查。CCTA的特异度为64%~83%。目前认为，CCTA可观察3mm以上的冠状动脉支架通畅性，也可观察是否存在支架完全闭塞、支架周边再狭窄、支架断裂等情况。另外，对于非心脏手术患者疑似冠心病的术前筛查和评估也有较好的临床价值。CCTA狭窄程度判定与意义，如表7-2-2。

2. CCTA禁忌证

（1）碘对比剂过敏。

（2）肾功能不全［肌酐清除率<60mL/(min·1.73m^2)］。

（3）严重心功能不全。

（4）未经治疗的甲状腺功能亢进症。

（5）妊娠期妇女。

上述禁忌证并非绝对，运用CCTA进行临床诊断需要充分考虑患者的个体化因素，采取必要预防和救治措施，尽可能降低检查相关并发症。

表7-2-2　CCTA狭窄程度判定与意义

分级	冠状动脉最大狭窄程度	解释	进一步评估	解决方法
0级	0（没有斑块和狭窄）	无CAD	无	安慰。考虑非动脉粥样硬化引起的胸痛
1级	1%~24%（轻微狭窄或无狭窄的斑块）	轻微的非阻塞性CAD	无	考虑非动脉粥样硬化引起的胸痛 考虑预防性治疗和降低危险因素
2级	25%~49%（轻度狭窄）	轻度的非阻塞性CAD	无	考虑非动脉粥样硬化引起的胸痛 考虑预防性治疗和降低危险因素，尤其是对于有多个节段的非梗阻性斑块的患者
3级	50%~69%狭窄	中度狭窄	考虑功能评估	考虑抗心肌缺血缓解症状，并行预防性药物治疗，降低危险因素 应根据指南考虑其他治疗
4级	A：70%~99%狭窄	重度狭窄	A：考虑ICA或功能评估	考虑抗心肌缺血缓解症状，并行预防性药物治疗，降低危险因素 应根据指南考虑其他治疗（包括血运重建）
	B：左主干>50%或者3支血管阻塞（≥70%）		B：建议ICA	
5级	100%（完全闭塞）	完全闭塞	考虑ICA和/或心肌存活性评估	考虑抗心肌缺血缓解症状，并预防性药物治疗和降低危险因素 应根据指南考虑其他治疗（包括血运重建）
N级	无诊断性检查	不能排除阻塞的CAD	需要行附加的或其他评估	

注：CAD为冠状动脉疾病（coronary Artery Disease）；ICA为侵入性冠状动脉造影（invasive coronary angiography）。

3. CCTA优点与不足　CCTA检查时的心率和心律控制同等重要，最好将心率控制在70次/min以下，目前仅部分高端CT设备可以对心房颤动、期前收缩等心律失常患者进行成像。CCTA检查具有无创、便捷、扫描速度快及空间分辨率高等优点，并可一次采集完成肺血管、冠状动脉和心脏以及升主动脉和降主动脉的扫描。不足之处在于如下。①存在电离辐射和碘对比剂潜在损伤，虽然目前CCTA的辐射剂量已显著降低，绝大多数患者辐射剂量可以降低到3mSv以下，甚至可以实现亚毫西伏扫描，对比剂用量已显著降低，CCTA的临床应用越来越安全。②CCTA可以评价管腔狭窄，但容易受到钙化晕状伪影的影响，钙化病变会高估管腔狭窄程度，导致诊断假阳性，严重钙化会使狭窄程度无法评价。③CCTA使用碘对比剂，会出现过敏反应甚至是休克状态，还会出现肾功能受损的不良反应，但目前并不推荐进行碘对比剂的过敏皮试检查。④CCTA对冠状动脉功能的评价还有待完善。

（三）基于无创冠状动脉CT血流储备分数（CT-FFR）

随着计算流体力学和人工智能技术的发展，通过冠脉三维重建，可以计算出基于影像的FFR，包括无创CT血管造影（CTA）衍生的FFR（CT-FFR）和有创冠脉造影衍生的FFR。对于疑诊冠心病患者,CTA 是最常用的诊断手段,敏感性高,但其特异性不足常导致不必要的冠脉造影。过去十年,多种 CT-FFR 技术如雨后春笋般出现,通过将计算流体力学或人工智能与冠脉生理学参数相结合,计算出一个心动周期内冠脉树任一点的 CT-FFR 值,明确 CTA 冠脉狭窄的功能学意义。

早期大型前瞻性临床研究证实,与单纯 CTA 相比,CT-FFR 对 FFR<0.8 的诊断准确率显著提高。与传统单光子发射计算机断层成像(single-photon emission computed tomography, SPECT)和正电子发射断层成像(positron emission tomography, PET)相比,CT-FFR 对血管特异性缺血的诊断性能更高。研究显示,基于"由粗到精"血管分割技术的 Ruixin CT-FFR 对于缺血的诊断敏感性、特异性、准确率分别为 95%、90% 和 92%,对于临界病变、"灰区"病变和钙化病变的诊断效能也均高于 80%,显著优于 CCTA。

对冠心病患者进行 CT-FFR 评估,可以减少不必要的有创治疗。并可能降低医疗费用。一项前瞻性队列研究显示,在接受了 CTA 和 CT-FFR 评估的新发胸痛患者中,有 61% 的患者取消了不必要的有创冠脉造影。基于 CTA/CT-FFR 的治疗决策与传统冠脉造影得出的决策高度一致,表明基于 CTA 的功能学评估方式在临床治疗决策和规划方面具有潜在的可行性。

与有创 FFR 相比,基于无创冠状动脉 CT 的血流储备分数(CT-FFR)有较高的准确性。2016 年,美国食品药品监督管理局(food and drug administration, FDA)批复 FFR CT 软件在临床中的应用。该技术对于冠心病危险分层和指导后续诊疗决策将具有重要意义。

2019 年 ESC 慢性冠脉综合征指南推荐 CCTA 作为首诊冠心病患者的一线检查手段。对于 CCTA 功能学意义不明确者,建议进行功能性影像学检查明确有无心肌缺血。希望未来 CT-FFR 同其他经典无创影像学检查一样,成为侵入性冠脉造影的守门人。CT-FFR 也存在自身局限性,比如 CCTA 图像质量会干扰 CT-FFR 的分析。未来期待通过技术与算法的进一步优化,在导管室外利用无创手段,为患者提供更精确的功能学评估和指导。

(四) 无创冠脉影像评价路径

可疑稳定性冠心病且 PTP 为中等(15%~85%)的患者,无创影像检查路径以明确诊断为主要目的。患者有负荷试验禁忌时,可直接选择冠状动脉 CT 检查,PTP 为 15%~50% 的患者也可直接选择行冠状动脉 CT 检查。

无负荷试验禁忌,但不具备运动能力的患者可选择药物负荷心肌灌注显像、药物负荷超声心动图、药物负荷心脏磁共振或冠状动脉 CT。无负荷试验禁忌,具备运动能力,静息心电图无法判读的患者,需选择运动负荷心肌灌注显像或运动负荷超声心动图。无负荷试验禁忌,具备运动能力,静息心电图可判读的患者,需根据 PTP 的范围选择下一步检查项目:PTP 为 15%~65%,优先选择运动负荷心电图;PTP 为 66%~85%,可选择运动负荷心肌灌注显像、负荷超声心动图及药物负荷心脏磁共振。如患者左心室射血分数(LVEF)<50% 且心绞痛症状典型,可直接进行有创性影像检查;如患者 LVEF<50% 且症状不典型,则可进行负荷功能成像检查。

四、负荷功能试验

通过运动负荷或负荷药物增加心肌做功,从而增加心肌耗氧量,达到诱发心肌缺血的目的,或者通过扩张冠状动脉从而诱发冠状动脉血流重新分布,是诊断心肌缺血的"金标准",也是 PTP 分层为 15%~85% 的患者明确稳定性冠心病诊断的主要检查方法,主要包括负荷心电图、负荷超声心动图、负荷核素心肌灌注显像(SPECT 或 PET)、负荷心脏磁共振。

运动负荷试验包括心电图运动平板试验、卧位或立位踏车试验等(采用 Bruce 方案的踏车试验),负荷药物包括正性肌力药物(多巴酚丁胺)和血管扩张剂(双嘧达莫、腺苷和瑞加德松等),在我国目前应用的负荷药物中,三磷酸腺苷作为腺苷的替代用药在临床应用更普遍,需要注意其代谢时间对检查结果产生的影响。负荷功能试验适用范围包括:①评价非典型胸痛、气急的原因,可疑稳定性冠心病;②冠心病需评估心肌缺血的范围和严重程度;③评估存活心肌(如药物负荷,尤其是多巴酚丁胺和双嘧达莫负荷试验);④非心脏术前以及心肌梗死后危险度的分层;⑤评价经皮冠脉介入术(percutaneous coronary intervention, PCI)和冠状动脉搭桥术(coronary artery bypass graft, CABG)的疗效及再狭窄的发生。

所有负荷试验均应严格掌握禁忌证以降低临床风险,具体包括:①急性心肌梗死后病情不稳定，仍有心肌缺血表现者；②高危不稳定型心绞痛；③引起症状和血流动力学异常的未控制的心律失常；④症状严重的主动脉瓣狭窄；⑤未控制症状的心力衰竭；⑥急性肺栓塞或肺梗死；⑦急性心肌炎或心包炎；⑧急性主动脉夹层；⑨左心室腔内血栓者；⑩高血压患者血压控制不佳（血压>200/110mmHg，1mmHg=0.133kPa）；⑪不能耐受负荷药物或者对负荷药物过敏者；⑫梗阻性肥厚型心肌病；⑬明显的低血压（双嘧达莫）；⑭患者拒绝负荷试验。

最常用的心电图负荷试验是运动负荷试验，主要包括双倍二级梯运动试验、活动平板运动试验及踏车运动试验三种方式，目前应用最多的是活动平板运动试验。负荷试验的目的是通过增加心脏负荷以激发心肌缺血，从而发现潜在的冠心病患者。运动心电图负荷试验是诊断稳定性冠心病的基础检查，是 PTP 分层为 15%~65% 且具备运动能力的可疑稳定性冠心病患者无创检查选择的第一步。

负荷超声心动图可观察负荷状态下局部心肌节段的室壁运动和增厚率情况、左心室形态、心腔内径、心室收缩功能。注射声学对比剂行心肌声学造影可观察心肌组织灌注，行左心室造影，可改善心内膜识别，负荷超声心动图结合心肌声学造影既可观察室壁运动又可评估心肌灌注，可提高负荷超声心动图诊断冠心病的敏感度和特异度。

心肌灌注显像是利用 SPECT 或 PET 技术准确评估心肌血流灌注情况及心肌细胞活性的成像方式。心肌灌注显像可以评价心肌缺血 / 梗死的部位、范围和程度，结合心肌代谢显像可以准确评估心肌存活部位、范围和程度。负荷心肌灌注显像出现呈心肌节段分布的血流灌注降低，而静息心肌灌注显像正常，可诊断为心肌缺血，如果负荷心肌灌注显像结果为阴性，可排除心肌缺血的诊断。

心脏磁共振是评价患者心脏结构和功能的“金标准”。通过负荷 - 静息心肌灌注成像能够探测心肌缺血，并且可以区分心内膜下心肌缺血；通过对比剂延迟强化能够识别心肌坏死和纤维化。负荷心肌磁共振灌注成像适应证是 PTP 为 66%~85% 的患者。负荷状态下心脏磁共振心肌灌注成像显示心肌灌注稀疏或缺损即为阳性表现。CE-MARC 研究显示，以冠状动脉狭窄>70% 为诊断标准，心脏磁共振诊断敏感度为 86.5%（95%*CI*，81.8%~90.1%），特异度为 83.4%（95%*CI*，79.5%~86.7%），阴性预测值高达 90.5%（95%*CI*，87.1%~93.0%），且心脏磁共振负荷灌注成像检测单支或多支血管病变均优于 SPECT，缺点是检查耗时较长，价格较贵。

考虑到安全性和鉴别冠心病的专科要求，建议心内科专科检查中使用负荷功能检查。

五、冠心病及其危险因素的管理

生活方式干预是基础，治疗型生活方式改变（therapeutic lifestyle change，TLC）对冠心病多种危险因素的控制起到重要作用，是冠心病二级预防的基石。生活方式干预的内容主要包括戒烟、限制酒精摄入、适当体力活动、合理膳食。

冠心病患者应终身随访，长期管理做好二级预防。随访内容包括全面的临床和体检评估，包括临床症状、体格检查、实验室和相关辅助检查，同时应了解患者的服药、饮食、锻炼、生活方式等多方面的控制和改善情况，并对下一步治疗给予针对性的指导。《2019 ESC 慢性冠脉综合征（CCS）的诊断和管理指南》在预后的随访方面也做了更新：对于近期诊断或近期才进行血运重建的 CCS 患者，推荐第 1 年随访 4 次，接下来每年要进行 1 次随访；对于长期的 CCS 患者，建议尽可能每年进行 1 次随访，并且进行相应的危险评估；对于明确的急性心肌梗死后超过 1 年的 CCS 患者，建议坚持随访 2 年之后每年进行 1 次相应的随访。随访过程中要特别监测和控制各项危险因素，使其达标。稳定性冠心病危险因素的控制目标，如表 7-2-3。

在冠心病二级预防用药的基础上进行长期、安全、有效的生活方式指导和随访，能进一步提高患者生活方式治疗的依从性和自我管理冠心病的能力。我国心血管疾病的治疗占用了大量的社会医疗与卫生资源，并造成了巨大的家庭和社会经济负担。随着我国老龄化、城镇化不断加快，不健康的生活方式尚未得到有效遏制，通过积极有效的健康管理手段，提高患者的健康素养，加强合理膳食、增加身体活动、保持健康体重、戒烟限酒等生活方式的科学指导，促进健康生活方式在冠心病人群的普及，配合冠心病的二级预防用药，才能控制危险因素，最终减少心血管事件的再次发生，提高患者的生活质量。

表 7-2-3　稳定性冠心病危险因素的控制目标

危险因素	控制目标及相关药物
血脂异常	LDL-C＜1.8mmol/L（70mg/dL）（极高危患者） 2019 年《中国胆固醇教育计划血脂异常防治专家建议》增设超高危人群*，目标为 LDL-C＜1.4mmol/L（55mg/dL） TG＜1.7mmol/L（150mg/dL） 非 HDL-C＜2.6mmol/L（100mg/dL）（极高危患者）
高血压	理想血压：120/80mmHg 血压控制目标值：＜140/90mmHg，如耐受，可进一步将血压控制到＜130/80mmHg； 体弱老年人放宽到＜150/90mmHg
糖尿病	糖化血红蛋白≤7.0%
心率控制	冠心病患者静息心率应控制在 55~60 次 /min
体重和腰围	体重指数维持在 18.5~23.9kg/m^2； 腰围男性≤90cm、女性≤85cm
缺乏体力活动	指导患者在家庭进行有氧运动，每周进行中等强度运动＞150min

注：* 超高危人群是指 ASCVD 患者并存以下情况之一。①复发的 ASCVD 事件（下列事件 2 年内发作 2 次或以上：ACS、缺血性卒中 / 短暂性脑缺血发作和急性肢端缺血）。②冠状动脉多支血管病变（2 支或以上主要冠状动脉狭窄超过 50%）。③近期 ACS（1 年以内）。④心、脑或外周多血管床动脉粥样硬化性血管疾病。⑤ LDL-C 4.9mmol/L（190mg/dL）。⑥糖尿病。

（胡　荣）

参考文献

1. 华医学会, 中华医学会杂志社, 中华医学会全科医学分会, 等. 稳定性冠心病基层诊疗指南 (2020 年)[J]. 中华全科医师杂志, 2021, 20 (3): 265-273.
2. 中华医学会心血管病学分会心血管病影像学组, 稳定性冠心病无创影像检查路径的专家共识写作组. 稳定性冠心病无创影像检查路径的专家共识 [J]. 中国介入心脏病学杂志, 2017, 25 (10): 541-549.
3. 中华医学会心血管病学分会, 中国康复医学会心脏预防与康复专业委员会, 中国老年学和老年医学会心脏专业委员会, 等. 中国心血管病一级预防指南 [J]. 中华心血管病杂志, 2020, 48 (12): 1000-1038.
4. 中华预防医学会, 中华预防医学会心脏病预防与控制专业委员会, 中华医学会糖尿病学分会, 等. 中国健康生活方式预防心血管代谢疾病指南 [J]. 中国循环杂志, 2020, 35 (3): 209-230.
5. 中国胆固醇教育计划 (CCEP) 工作委员会, 中国医疗保健国际交流促进会动脉粥样硬化血栓疾病防治分会, 中国老年学和老年医学学会心血管病分会, 等. 中国胆固醇教育计划调脂治疗降低心血管事件专家建议 (2019)[J]. 中华内科杂志, 2020, 59 (1): 18-22.
6. 中华医学会心血管病学分会介入心脏病学组, 中华医学会心血管病学分会动脉粥样硬化与冠心病学组, 中国医师协会心血管内科医师分会血栓防治专业委员会, 等. 稳定性冠心病诊断与治疗指南 (2018 年)[J]. 中华心血管病杂志, 2018, 46 (9): 680-694.
7. 中华医学会心血管病学分会预防学组, 中国康复医学会心血管病专业委员会. 冠心病患者运动治疗中国专家共识 [J]. 中华心血管病杂志, 2015, 43 (7): 575-588.
8. 中国心血管病风险评估和管理指南编写联合委员会. 中国心血管病风险评估和管理指南 [J]. 中国循环杂志, 2019, 34 (1): 4-23.
9. 中华预防医学会, 中华预防医学会心脏病预防与控制专业委员会, 中华医学会糖尿病学分会, 等. 中国健康生活方式预防心血管代谢疾病指南 [J]. 中华健康管理学杂志, 2020, 14 (02): 113-134.
10. 中国康复医学会心血管病专业委员会. 中国心脏康复与二级预防指南 (2018 版)[M]. 北京: 北京大学医学出版社, 2018.
11. 符岚, 胡荣. 重视循证医学, 进一步做好心血管高风险人群筛查 [J]. 中华健康管理学杂志, 2021, 15 (5): 420-424.
12. KNUUTI J, WIJINS W, SARASTE A, et al. 2019 ESC guidelines for the diagnosis and management of chronic coronary syndromes [J]. Eur Heart J, 2020, 41 (3): 407-477.
13. MEHTA A, VIRANI S S, AYERS C R, et al. Lipoprotein (a) and family history predict cardiovascular diseases risk [J]. J Am Coll Cardiol, 2020, 18, 76 (7): 781-793.
14. HANDELSMAN Y, JELLINGER P S, GUERIN C K,

et al. Consensus Statement by the American Association of Clinical Endocrinologists and American College of Endocrinology on the Management of Dyslipidemia and Prevention of Cardiovascular Disease Algorithm-2020 Executive Summary [J]. Endocr Pract, 2020, 26 (10): 1196-1224.

15. FARMAKIS D, MUELLER C, APPLE F S. High-sensitivity cardiac troponin assays for cardiovascular risk stratification in the general population [J]. Eur Heart J, 2020, 41 (41): 4050-4056.

16. 中华医学会健康管理学分会, 中华医学会检验医学分会, 中国医师协会心血管内科医师分会. 生物标志物用于体检人群心血管病风险评估的中国专家共识 [J]. 中华健康管理学杂志, 2022, 16 (8): 1-15.

第二节　高血压风险筛查与管理

本章所述高血压是原发性高血压的简称，是以体循环动脉压升高为主要临床表现的心血管综合征，占高血压总人数的95%以上。高血压的常见症状有头晕、头痛、疲劳、心悸等，也可出现视力模糊、鼻出血等较重症状，典型高血压头痛在血压下降后即可消失。根据《中国高血压防治指南(2024年修订版)》中国高血压调查最新数据显示，2018年我国年龄≥18岁成人高血压加权患病率为27.5%，与1958—1959年、1979—1980年、1991年、2002年和2012—2015年进行过的五次全国范围内的高血压抽样调查相比，虽然各次调查总人数、年龄和诊断标准不完全一致，但患病率总体呈增高的趋势。

一、我国人群高血压发病危险因素

高血压危险因素包括遗传因素、年龄以及多种不良生活方式等多方面因素。人群中普遍存在危险因素的聚集，随着高血压危险因素聚集的数目和严重程度增加，血压水平呈现升高的趋势，高血压患病风险增大。以下为高血压常见危险因素。

1. 高钠、低钾膳食　高钠、低钾膳食是我国人群重要的高血压发病危险因素。钠摄入量与血压呈正相关，24小时尿钠排泄量每增加1g，收缩压和舒张压分别增加2.11mmHg(1mmHg=0.133kPa)和0.78mmHg。并且，中国成年人约1/3对钠敏感。盐与血压国际性研究(internationalstudyofsaltandbloodpres sure，INTERSALT)证明，钾的摄入也是影响不同人群血压的重要因素。在我国高血压人群中进行的调查结果显示，24小时尿钠钾比值每增加1个单位收缩压/舒张压就会升高0.46/0.24mmHg。调查发现，2012年我国18岁及以上居民的平均烹调盐摄入量为10.5g，虽低于1992年的12.9g和2002年的12.0g，但较推荐的盐摄入量水平依旧高75%，且中国人群普遍对钠敏感。

2. 超重和肥胖　超重和肥胖是高血压的重要危险因素。近年来，我国人群中超重和肥胖的比例明显增加，35~64岁中年人的超重率为38.8%，肥胖率为20.2%，其中女性高于男性，城市人群高于农村，北方居民高于南方。中国成年人超重和肥胖与高血压发病关系的随访研究结果发现，随着体重指数(BMI)的增加，超重组和肥胖组的高血压发病风险是体重正常组的1.16~1.28倍。超重和肥胖与高血压患病率关联最显著。内脏型肥胖与高血压的关系较为密切，随着内脏脂肪指数的增加，高血压患病风险增加。

3. 过量饮酒　长期过量饮酒或偶尔大量饮酒均会严重影响健康。对12 497名成人随访5年发现，在调整其他危险因素后，男性饮酒者发生高血压的风险是不饮酒者的1.24倍，女性是1.41倍。此外，饮酒频率增加，高血压风险升高，具体表现为，与不饮酒者相比，男性饮酒频率≤2次/周和>2次/周者患高血压的风险依次为1.51和2.13倍。

4. 长期精神紧张　长期精神紧张是高血压患病的危险因素，精神紧张可激活交感神经从而使血压升高。一项包括13个横断面研究和8个前瞻性研究的荟萃分析结果显示，有精神紧张(包括焦虑、担忧、心理压力紧张、愤怒、恐慌或恐惧等)者发生高血压的风险是正常人群的1.18倍(95%*CI*，1.02~1.37)和1.55倍(95%*CI*，1.24~1.94)。

5. 其他危险因素　除了以上高血压发病危险因素外，其他危险因素还包括年龄、高血压家族史、缺乏体力活动，以及糖尿病、血脂异常等。近年来大气污染也备受关注。研究显示，暴露于细颗粒物

(PM2.5)、可吸入颗粒物(PM10)、SO_2和O_3等污染物中均伴随高血压的发生风险和心血管疾病的死亡率增加。

二、高血压相关健康管理及风险筛查

高血压患者健康管理内容包括信息采集、体格检查、实验室检查及辅助检查。

1. 信息采集　信息采集是疾病风险筛查的基础工作,也是后续实施疾病风险管理的重要步骤,不同疾病的信息采集虽侧重点有所不同,但基本内容相同,主要包括以下5个方面。

(1) 基本信息:主要了解与个人身份相关的信息,包括姓名、性别、出生日期、身份证号、工作单位、本人电话、联系人姓名、联系人电话、常住类型、民族、血型、文化程度、职业、婚姻状况、医疗费用支付方式等。

(2) 家族史:高血压、糖尿病、血脂异常及早发心血管病家族史。

(3) 个人健康史:包括个人现病史、过敏史、用药史、手术史、月经生育史,最近3个月的躯体症状,既往是否有糖尿病、脑卒中、冠心病、心力衰竭、心房颤动、肾脏疾病、外周动脉粥样硬化性疾病等合并症。

(4) 生活方式:生活方式信息是了解和评估当前健康状况和未来健康风险的重要依据,是实施健康管理的主要内容,因此也是信息采集的核心内容。生活方式信息主要包括饮食、吸烟、饮酒、运动、心理、睡眠以及与之相关的环境等。

(5) 既往健康数据:通过了解既往体检、门诊或住院的健康信息,便于对当前的健康状况进行进一步分析和判断。

2. 体格检查　除常规物理检查外,高血压体格检查应该重点关注血压、心率、心律、心脏杂音、大动脉搏动、大血管杂音、体重指数、腰围及臀围等与高血压相关的体征。体格检查不仅可以判断当前血压水平,也有助于发现高血压的风险因素、继发性高血压的有关线索、靶器官损害以及并存的临床疾患。

3. 实验室检查

(1) 血常规:包括血细胞计数和血红蛋白。该检查可以判断是否有贫血,如有贫血,可进一步了解是否与高血压肾损害有关。

(2) 血生化:一般包括血钾、血脂(总胆固醇、甘油三酯、高密度脂蛋白胆固醇、低密度脂蛋白胆固醇)、空腹血糖、餐后血糖、血肌酐、血尿酸、肝功能、同型半胱氨酸(homocysteine,HCY)等。其中,钾摄入量与高血压呈负相关,如有低钾,提示有继发性高血压的可能;血糖和血脂与高血压呈正相关,高血糖和血脂异常均属于升压因素,由于糖尿病和高血压常常并存,通过餐后2小时血糖监测,可以判断血糖水平和胰岛素功能是否处在正常范围,这是发现糖尿病的常规检查;血肌酐、血尿酸和肝功能可以综合反映肝肾功能情况;血浆同型半胱氨酸水平增高与人群叶酸缺乏密切相关,可使罹患高血压的风险加大,该指标也是心脑血管疾病的独立危险因素,是伴有高同型半胱氨酸血症高血压(简称H型高血压)诊断的必查项目。

(3) 尿常规:包括尿蛋白、尿糖和尿沉渣镜检。该检查可以发现是否存在肾损害或血糖升高等情况,如存在,可进一步了解是否与高血压有关。

(4) 尿蛋白/尿肌酐比值测定:肾脏是高血压靶器官损害的重要器官之一,尿蛋白是观察肾损害早期表现的重要指标,尿蛋白/尿肌酐比值测定是用于监测尿蛋白排出情况的一种新的可靠方法,可以替代24小时尿蛋白定量的传统方法。与传统方法相比,该方法能够准确地反映24小时尿蛋白量,且具有快速、简便和精确的特点,因此不失为一理想的定性、定量诊断尿蛋白和随访的指标,是早期发现肾损害的有效方法。

(5) 炎性标志物:高血压是一种低度炎症性疾病,与之相关的炎性标志物主要有超敏C反应蛋白(hs-CRP)、肿瘤坏死因子(TNFα)、白介素-6。

(6) 其他实验室检查:对怀疑为继发性高血压的患者,根据需要可以选择血浆肾素活性、血和尿醛固酮、血和尿皮质醇、血游离肾上腺素和去甲肾上腺素、血和尿儿茶酚胺等检查项目。

4. 辅助检查

(1) 静息心电图:有助于了解是否存在因高血压导致的心肌肥厚、心律失常或心肌缺血。

(2) 24小时动态血压监测:实时记录24小时血压,常用指标是24小时、白天以及夜间的平均血压水平,晨峰血压以及血压昼夜节律。主要用于诊断白大衣性高血压、检测隐蔽性高血压、检查难治性高血压的原因、发现发作性高血压或低血压,评估血压增高程度、短时变异和昼夜节律以及诊断单纯夜间高血压等情况。

(3) 超声心动图:利用超声的回波反射等物理学特性检查心脏的解剖结构及功能状态的一种无

创性技术。心脏是高血压靶器官损害主要的器官之一，通过对心脏的超声心动图检查，可了解是否存在因高血压导致的心脏功能、解剖结构和血流动力学的异常。

(4) 颈动脉超声：高血压患者常合并有动脉粥样硬化，而颈动脉超声检查是评价全身动脉硬化的一个“窗口”。研究表明，除传统危险因素外，颈动脉内中膜厚度（IMT）和斑块是风险评估的有效指标，因此通过超声测量颈动脉 IMT 和检测有无斑块形成，评估斑块的稳定性及对动脉狭窄程度进行分级等，不仅对动脉粥样硬化性疾病的早期诊断及预后判断具有重要价值，而且对心血管健康与心血管疾病风险的评估与预测也具有重要意义。颈动脉超声检查部位主要包括颈总动脉、颈动脉分叉处（颈动脉窦）、颈内动脉和颈外动脉。通过观测 IMT、动脉硬化斑块、血管内径及狭窄以及血流动力学信息，可以客观评估颈动脉是否存在病变以及病变的程度。

(5) 胸部影像学检查：包括胸部平片和胸部 CT 检查，借此可以了解心脏的形态和大小，配合超声心动图以判断是否有高血压心脏病存在。

(6) 眼底镜检查：眼底是全身小动脉损害的观察窗口，通过对眼底动脉的观察，可以了解是否有视网膜血管痉挛、硬化、渗血和出血等，既有助于了解高血压严重程度，也有利于发现糖尿病性视网膜病变。

(7) 动脉硬化检测：动脉硬化检测是以动脉脉搏波谱理论为基础的检测技术，为动脉硬化的早期诊断提供了有效和无创的检测手段。此项检测技术对动脉硬化的早期诊断、心脑血管疾病的预后判断、心脑血管药物的疗效评估以及心血管疾病患者支架安置、造影和用药后的疗效评估等具有很大的意义。

(8) 其他辅助检查：根据需要可选择动脉造影、肾和肾上腺超声、CT 或 MRI、心功能、肾功能和脑功能等检查。

三、高血压的测量

血压测量是筛查高血压的关键手段，其测量值是高血压诊断和治疗的主要依据，也是疗效评估的主要指标。因此，掌握和推广规范化的血压测量技术和方法极为重要。血压测量包括诊室血压、家庭自测血压和动态血压 3 种方式，诊室血压读数高于家庭自测血压和动态血压 24 小时平均读数。2020 年《国家基层高血压防治管理指南》中诊室血压测量标准方法如下。

1. 选择符合标准的水银柱血压计或通过国际标准认证的上臂式电子血压计进行测量。一般不提倡使用腕式或手指式电子血压计。

2. 袖带的大小适合个体的上臂臂围，袖带气囊至少覆盖 80% 上臂周径。常规袖带长 22~26cm，宽 12cm，上臂臂围大者（>32cm）应换用大规格袖带。

3. 规范测量“三要点”

(1) 设备精准：选择经认证合格的上臂式医用电子血压计，定期校准。

(2) 安静放松：去除可能有影响的因素（测量前 30min 内禁止吸烟、饮咖啡或茶等，排空膀胱），安静休息至少 5min。测量时取坐位，双脚平放于地面，放松且身体保持不动，不说话。

(3) 位置规范：上臂中点与心脏处于同一水平线上；袖带下缘应在肘窝上 2.5cm（约两横指）处，松紧合适，可插入 1~2 指为宜。

(4) 注意事项：①首诊测量双上臂血压，以后通常测量读数较高的一侧，若双侧测量值差异超过 20mmHg，应转诊除外锁骨下动脉狭窄的可能；②每次门诊测量 2 次，间隔 1~2min，取 2 次的平均值记录，如果 2 次差异>10mmHg，则测量第 3 次，取后 2 次的平均值记录。③随访期间如果首次测量血压值<140/90mmHg，则无须额外测量。

四、高血压的诊断及评估

高血压的诊断及评估内容包括：①确立高血压诊断及分级；②区分原发性及继发性高血压；③寻找其他心脑血管危险因素及靶器官损害情况。

1. 高血压的诊断　目前高血压的诊断主要以诊室血压为主，提倡家庭自测血压，有条件的可进行动态血压测量，有助于协助诊断高血压、发现隐蔽性高血压及鉴别白大衣性高血压。高血压的诊断标准如下。①在未用抗高血压药的情况下，非同日 3 次测量诊室血压，收缩压 ≥ 140mmHg 和 / 或舒张压 ≥ 90mmHg，可诊断为高血压。收缩压（SBP）≥ 140mmHg 和舒张压（DBP）<90mmHg 为单纯收缩期高血压。②患者既往有高血压史，目前正在服用抗高血压药，血压虽低于 140/90mmHg，也应诊断为高血压。③连续 5~7 天测量家庭自测血压收缩压 ≥ 135mmHg 和 / 或舒张压 ≥ 85mmHg，④ 24 小时动态血压收缩压平均值 ≥ 130mmHg

和/或舒张压平均值≥80mmHg，白天收缩压平均值≥135mmHg和/或舒张压平均值≥85mmHg，夜间收缩压平均值≥120mmHg和/或舒张压≥70mmHg，均可视为高血压诊断的阈值，可进一步评估血压状态。

根据血压升高水平，又进一步将高血压分为1级、2级和3级，如表7-2-4。

2. 危险因素　虽然高血压是影响心血管事件发生和预后的独立危险因素，但是并非唯一决定因素，大部分高血压患者还有血压升高以外的心血管危险因素。因此，高血压患者的诊断和治疗不能只根据血压水平，必须对患者进行心血管综合风险的评估并分层。根据《中国高血压防治指南》(2024年修订版)，综合考虑患者血压水平、现存危险因素、靶器官损害和伴发临床并发症后，进行危险分层，如表7-2-5。

表7-2-4　血压水平分类和定义

分类	收缩压/mmHg		舒张压/mmHg
正常血压	<120	和	<80
正常高值	120~139	和/或	80~89
高血压	≥140	和/或	≥90
1级高血压(轻度)	140~159	和/或	90~99
2级高血压(中度)	160~179	和/或	100~109
3级高血压(重度)	≥180	和/或	≥110
单纯收缩期高血压	≥140	和	<90

注：当收缩压和舒张压分属于不同级别时，以较高的分级为准。

表7-2-5　血压升高患者心血管风险水平分层

其他心血管危险因素和疾病史	血压/mmHg			
	收缩压130~139和/或舒张压85~89	收缩压140~159和/或舒张压90~99	收缩压160~179和/或舒张压100~109	收缩压≥180和/或舒张压≥110
无	低危	低危	中危	高危
1~2个其他危险因素	低危	中危	中/高危	很高危
≥3个其他危险因素，靶器官损害，或CKD 3期，或无并发症的糖尿病	中/高危	高危	高危	很高危
临床并发症，或CKD≥4期，或有并发症的糖尿病	高/很高危	很高危	很高危	很高危

注：CKD为慢性肾脏病。

(1)心血管危险因素：①高血压(1~3级)；②男性>55岁或女性>65岁；③吸烟或被动吸烟；④糖耐量受损(2小时血糖7.8~11.0mmol/L)和/或空腹血糖异常(6.1~6.9mmol/L)；⑤血脂异常：总胆固醇(TC)≥5.2mmol/L(200mg/dl)或低密度脂蛋白胆固醇(LDL-C)≥3.4mmol/L(130mg/dl)或高密度脂蛋白胆固醇(HDL-C)<1.0mmol/L(40mg/dl)；⑥早发心血管病家族史(一级亲属发病年龄<50岁)；⑦腹型肥胖(腰围：男性≥90cm，女性≥85cm)或肥胖(体重指数≥28kg/m^2)；⑧高同型半胱氨酸血症(≥15μmol/L)。

(2)靶器官损害：①左心室肥厚(心电图显示电压>3.8mV或Cornell乘积>244mV·ms；超声心动图左心室重量指数：男性≥115g/m^2，女性≥95g/m^2)。②颈动脉超声颈动脉内膜中层厚度(IMT)≥0.9mm或动脉粥样斑块颈-股动脉脉搏波速度≥12m/s；踝/臂血压指数<0.9。③估算的肾小球滤过率降低(eGFR 30~59ml/min)或血清肌酐

轻度升高［男性 115~133μmol/L（1.3~1.5mg/dl），女性 107~124μmol/L（1.2~1.4mg/dl）］。④微量白蛋白尿为 30~300mg/24h 或白蛋白 / 肌酐比 ≥ 30mg/g（3.5mg/mmol）。

（3）伴发临床疾病：①脑血管病：脑出血、缺血性脑卒中、短暂性脑缺血发作。②心脏疾病：心肌梗死史、心绞痛、冠状动脉血运重建、慢性心力衰竭、心房颤动。③肾脏疾病：糖尿病肾病；肾功能受损，包括 eGFR<30ml/min；血肌酐升高［男性 ≥ 133μmol/L（1.5mg/dL），女性 ≥ 124μmol/L（1.4mg/dL）］；蛋白尿（≥ 300mg/24h）。④外周血管疾病。⑤视网膜病变：出血或渗出，视乳头水肿。⑥糖尿病：新诊断空腹血糖 ≥ 7.0mmol/L（126mg/dl），餐后血糖 ≥ 11.1mmol/L（200mg/dl）；已治疗但未控制，糖化血红蛋白（HbA1c）≥ 6.5%。

五、高血压治疗

除高血压急症和亚急症外，对大多数高血压患者而言，应根据病情在 4 周内或 12 周内将血压逐渐降至目标水平。高血压治疗的基本标准是收缩压 / 舒张压下降 ≥ 20/10mmHg，最好应<140/90mmHg。理想标准是对于年龄<65 岁的人群，目标血压<130/80mmHg，但应>120/70mmHg；对于年龄 ≥ 65 岁的人群，目标血压<140/90mmHg，应根据患者个体情况设定个体化血压目标值。

生活方式的干预是高血压治疗的基石，生活方式干预包括减少钠盐摄入，每人每日食盐摄入量逐步降至小于 5 克；增加钾摄入；合理平衡膳食；控制体重使得 BMI<24kg/m^2，腰围男性<90cm，女性<85cm；不吸烟；不饮酒或限制饮酒；增加运动；减轻精神压力。

在改善生活方式的基础上，血压仍超过 140/90mmHg 和 / 或目标水平的患者应给予药物治疗。对于需要降压药物治疗的患者，应严格遵循小剂量开始、优先长效制剂、联合应用和个体化治疗四项原则，降压药物选择方面尽量选用证据明确、可改善预后的五大类降压药物，即血管紧张素转化酶抑制剂（angiotensin converting enzyme inhibitors，ACEI），血管紧张素 Ⅱ 受体阻滞剂（angiotensin Ⅱ receptor blockers，ARB），β 受体阻滞剂（beta blockers），钙通道阻滞剂（calcium channel blockers，CCB）和利尿剂（diuretic），为便于记忆，下文根据英文单词的首字母，分别以 A、B、C、D 简称。

（一）无合并症高血压患者药物治疗方案

对于无合并症的高血压患者药物治疗方案根据《中国高血压基层管理指南》2020 年修订版所示如下（合并症指伴随冠心病、心力衰竭、脑卒中、糖尿病、慢性肾脏疾病或外周动脉粥样硬化病）。

1. 收缩压<160mmHg 且舒张压<100mmHg：单药起始，可选择 C、A、D 或 B。起始剂量观察 2~4 周，未达标者加量，或更换另一种药物，或直接联合使用两种药物，每调整 1 次观察 2~4 周。收缩压 ≥ 160mmHg 和 / 或舒张压 ≥ 100mmHg：推荐两种药物联合使用，如 C+A、A+D、C+D 或 C+B，首选相应的单片复方制剂。未达标则采用如上方法增加剂量或更换方案，每调整 1 次治疗观察 2~4 周。

2. 上述两药联合方案应用后，血压仍未达标，加用第 3 种药物，可选 C+A+D 或 C+A+B。

3. 3 种药物足量（即指南推荐的最大剂量），且至少包含 1 种利尿剂，观察 2~4 周仍未达标，建议转诊；或 A、B、C、D 四类药物合用，2~4 周仍未达标，建议转诊。

具体流程，如图 7-2-2。

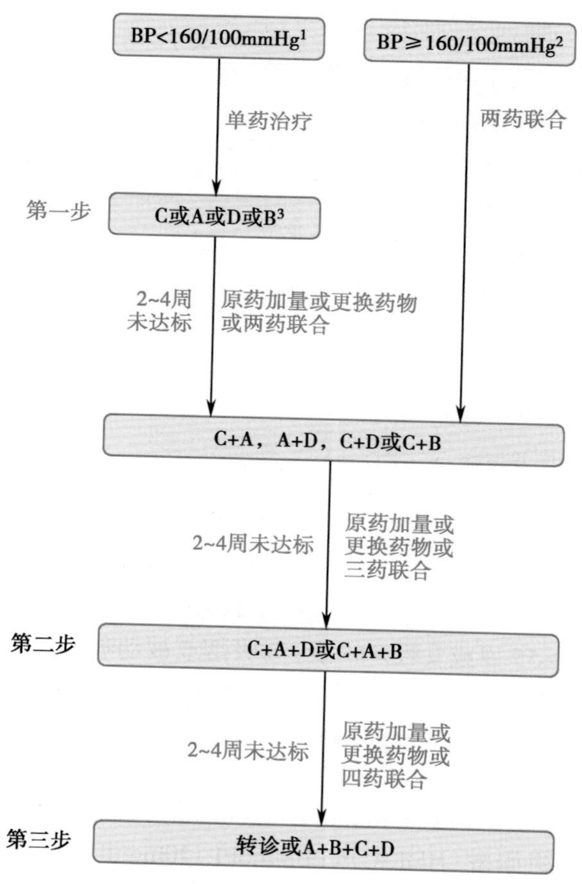

图 7-2-2　无合并症高血压药物治疗流程图

（二）有合并症的高血压患者药物治疗方案

1. 合并心肌梗死　首选 A+B，小剂量联用，避免出现低血压。若未达标可加量，仍未达标加用长效 C 或 D（包括螺内酯）。

2. 合并心绞痛　可选择 B、A 或 C，可联用，仍未达标加用 D。

3. 合并心力衰竭　A+B，小剂量联用，合并水钠潴留时加用 D，一般选择袢利尿剂，并补钾，可加螺内酯，仍未控制可加 C（限氨氯地平、非洛地平）。

4. 合并脑卒中　可选择 C、A 或 D，未达标者可联合使用。

5. 合并糖尿病　首选 A，未达标者加用 C 或 D。

6. 合并慢性肾脏病　首选 A，未达标者加用 C 或 D。肌酐水平首次超出正常范围，建议降压治疗方案由上级医院决定。

7. 合并外周动脉粥样硬化性疾病　初始选择 C、A、D 或 B 均可，单药未达标可联合用药，同“无合并症高血压患者药物治疗方案”。但慎用非选择性 β 受体阻滞剂如普萘洛尔。

六、高血压风险筛查流程

及时检出高血压人群是实施高血压干预的前提，血压计的合理选择和血压的正确测量是及时检出高血压的关键。对于普通人群，健康成年人每 2 年至少测量血压 1 次，最好每年 1 次；应充分利用体检、高血压普查或特定血压测量场所等各种机会性筛查测量血压，包括医疗机构对 35 岁以上人群要实行首诊血压测量制度。对于易患人群，一般要求每半年测量血压 1 次，同时也应该利用各种机会性筛查测量血压。

第一次体检或者就诊时，应通过问卷调查的方式采集筛查者所有健康相关信息，并为其建立健康档案，以便于检后实施相应的健康管理服务。血压测量是检出高血压的重要手段，通过血压测量，将受检者分为正常血压、正常高值血压和高血压人群 3 类，结合所采集的健康信息，有针对性地采取体格检查及各种实验室检查等筛查手段，确定血压真实水平，了解是否存在心血管危险因素、是否有高血压靶器官损害以及并存的临床疾患，以便进一步将人群划分为一般人群、高危人群和高血压患者 3 类，为下一步实施相应的管理提供依据。

基层医疗卫生机构应承担原发性高血压的诊断、治疗及长期随访等管理工作，识别出不适合在基层诊治的高血压患者并及时向上级医院转诊。上级医院确诊的及接收的上转原发性高血压患者，经治疗病情平稳后应及时将有关信息推送至基层医疗卫生机构，以便及时纳入管理并跟踪随访。管理目标是降压达标，降低并发症发生风险。

根据《国家基层高血压防治管理指南 2020 版》，基层高血压防治管理流程，如图 7-2-3。

七、高血压长期随访管理

1. 随访频率　血压达标患者至少每 3 个月随访 1 次；血压未达标患者，每 2~4 周随访 1 次。符合转诊条件的建议按照转诊要求操作。

2. 随访内容　随访时应询问上次随访至今是否有新诊断的合并症，如冠心病、心力衰竭、心房颤动、脑卒中、糖尿病、慢性肾病或外周动脉粥样硬化性疾病等。每次随访均应查体（检查血压、心率等，超重或肥胖者应监测体重及腰围），生活方式评估及建议，了解服药依从性及不良反应情况，必要时调整治疗。

3. 年度评估　所有患者每年应进行一次年度评估，可与随访相结合。除了进行常规体格检查外，每年至少测量一次体重和腰围。建议每年进行必要的辅助检查，包括血常规、尿常规、生化（肌酐、尿酸、谷丙转氨酶、血钾、血钠、血氯、血糖、血脂）、心电图。有条件者可选做动态血压监测、超声心动图、颈动脉超声、尿白蛋白 / 肌酐比、胸部 X 线片、眼底检查等。

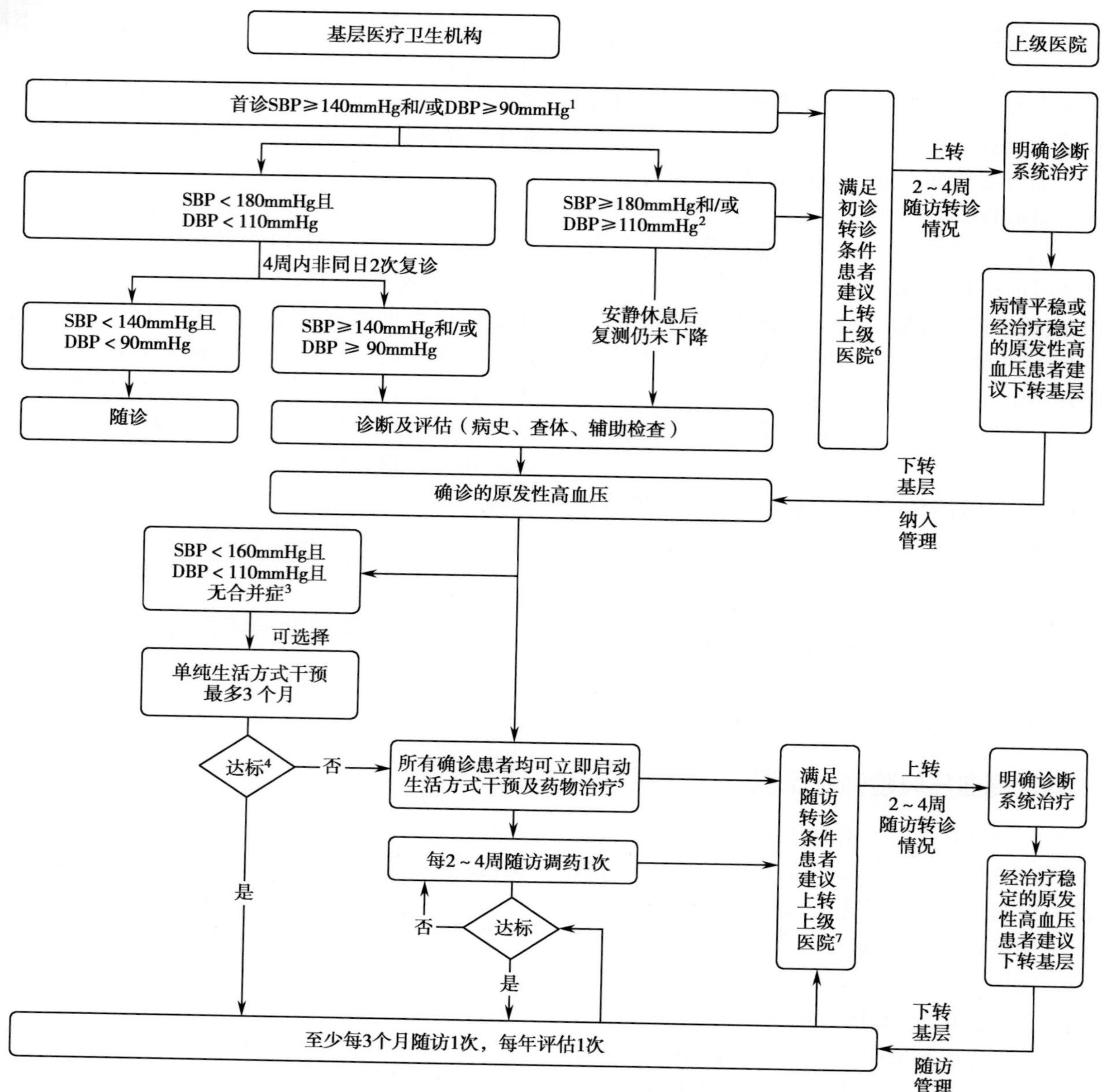

图 7-2-3　基层高血压防治管理流程图

注：[1]SBP 为收缩压；DBP 为舒张压。“和/或”包括以下 3 种情况：SBP ≥140mmHg 且 DBP ≥90mmHg；SBP≥140mmHg 且 DBP<90mmHgSBP<140mmHg 且 DBP≥90mmHg。[2]“和/或”意义同上。[3]合并症指冠心病、心力衰竭、脑卒中、慢性肾脏疾病、糖尿病或外周动脉粥样硬化病。[4]达标，一般高血压患者血压降至 140/90mmHg 以下，合并糖尿病、冠心病、心力衰竭、慢性肾脏疾病伴有蛋白尿的患者，如能耐受，可进一步降至 130/80mmHg 以下；65~79 岁的高血压患者血压降至 150/90mmHg 以下，如能耐受，可进一步降至 140/90mmHg 以下；80 岁及以上高血压患者血压降至 150/90mmHg 以下。[5]基层医疗卫生机构应积极应用中医药及特色适宜技术。[6]初诊转诊，见 7 转诊。[7]随访转诊，见 7 转诊。

（林松柏）

参考文献

1. 张梅, 吴静, 张笑, 等. 2018 年中国成年居民高血压患病与控制状况研究 [J]. 中华流行病学杂志, 2021, 42 (10): 1780-1789.
2. 《中国心血管健康与疾病报告》编写组.《中国心血管健康与疾病报告 2021》概述 [J]. 中国心血管病研究, 2022, 20 (7): 577-596.
3. O'DONNELL M, MENTE A, ALDERMAN M H, et al. Salt and cardiovascular disease: insufficient evidence to recommend low sodium intake [J]. Eur Heart J, 2020, 41 (35): 3363-3373.
4. CHEN J, GU D, HUANG J, et al. Metabolic syndrome and salt sensitivity of bloodpressure innon-diabetic people in China: a dietary intervention study [J]. Lancet, 2009, 373 (9666): 829-835.
5. ZHAO F, LIU Q, LI Y, et al. Association between alcohol consumption and hypertension in Chinese adults: findings from the CHNS [J]. Alcohol, 2020, 83: 83-88.
6. 中国高血压防治指南修订委员会, 高血压联盟 (中国), 中国医疗保健国际交流促进会高血压病学分会, 等. 中国高血压防治指南 (2024 年修订版)[J]. 中华高血压杂志 (中英文), 2024, 32 (07): 603-700.
7. 国家心血管病中心. 国家基层高血压防治管理指南 (2020 年版)[J]. 中国循环杂志, 2021, 36 (3): 209-220.
8. Global BMI Mortality Collaboration, DI ANGELANTONIO E, BHUPATHIRAJU SHN, et al. Body-mass index and all-cause mortality: individual-participant-data meta-analysis of 239 prospective studies in four continents [J]. Lancet, 2016, 388 (10046): 776-786.
9. WANG Z W, ZENG X B, CHEN Z, et al. Association of visceral and total body fat with hypertension and prehypertension in a middle-aged Chinese population [J]. J Hypertens, 2015, 33 (8): 1555-1562.
10. 王增武, 郝光, 王馨, 等. 我国中年人群超重/ 肥胖现况及心血管病危险因素聚集分析 [J]. 中华高血压杂志, 2014, 35 (4): 354-358.

第三章 脑血管疾病风险筛查与管理

脑血管病目前已跃升为国民死亡原因之首，其中脑卒中是单病种致残率最高的疾病。根据2016年全球疾病负担研究，中国从25岁起患卒中的估计终身风险最高，高达39.3%，而西欧和高收入的北美这一比例分别为22.2%和22.4%。我国脑卒中流行特征主要表现为发病年轻化；在脑卒中发病率、患病率及死亡率方面，男性高于女性，农村高于城市，北部地区高于南部地区。中国是最大的发展中国家，人口占世界总人口的1/5，其卒中现患人数高居世界首位。卒中已成为造成过早死亡和疾病负担的首位原因。2018年，中国居民脑血管病死亡率占我国居民总死亡率的22%。中国已成为卒中终生风险最高和疾病负担最重的国家。根据国内外经验，脑卒中可防可控。对脑卒中的危险因素进行积极有效的干预，可以明显降低脑卒中发病率，减轻脑卒中疾病负担。

第一节 脑血管疾病的主要危险因素

《脑血管健康管理与脑卒中早期预防专家共识》将脑卒中的危险因素分为3类：一是不可改变的危险因素，二是证据充分且可以控制的危险因素，三是证据不充分或潜在可控制的危险因素。

一、不可改变的危险因素

包括年龄、性别、低出生体重、种族、遗传因素等，这些因素通常被认为是无法控制或无法改变的危险因素。

二、证据充分且可以控制的危险因素

包括高血压、吸烟、糖尿病、心房颤动、其他心脏疾病、血脂异常、无症状颈动脉狭窄、不合理的饮食与营养摄入、缺乏身体活动、超重与肥胖等。现有的研究证据已经明确，针对上述危险因素进行积极治疗与控制，可以显著降低脑卒中发病风险。

（一）高血压

高血压是脑卒中最重要的危险因素，脑卒中的风险随着血压水平的升高而上升。在我国，73%的脑卒中与高血压有关。降压治疗可能是缺血性卒中二级预防最重要的干预措施，降压治疗可减少40%~50%的脑卒中发生风险。从20世纪初开始，美国脑卒中发病率呈现下降趋势。研究认为，过去几十年里，这些显著的改变主要归功于对高血压的控制。强化降压治疗（收缩压<130mmHg，1mmHg=0.133kPa）与非强化降压治疗（收缩压130~139mmHg）相比，前者能进一步降低脑卒中风险，*RR*=0.80（95%*CI*，0.70~0.92）。

35岁以上者每年应至少测量血压1次；有高血压和/或脑卒中家族史的患者应增加血压测量次数；高血压患者应每月测量1次血压，以调整服药剂量。除关注诊室血压外，还应关注患者动态血压、家庭血压、清晨血压等，并积极推荐家庭自测血压。对于血压水平高或已有原发性高血压的人群，包括需要降压治疗的人群，推荐非药物治疗。非药物治疗包括减重、利于心脏健康的饮食结构、减少钠摄入、补充饮食中钾摄入量、指导下有计划增加锻炼以及限酒。血压水平调整的目标值为<140/90mmHg，降压药物应根据患者的特点和耐受性进行个体化治疗。

（二）吸烟

很多研究证据显示，经常吸烟是缺血性脑卒中重要的独立危险因素。吸烟可使缺血性脑卒中的相对危险增加90%，使蛛网膜下腔出血的危险增加近2倍。随着每天吸烟数量的增加，脑卒中风险随之升高。一项针对15~49岁男性的病例对照研究也发现，与从不吸烟者相比，吸烟者发生缺血性脑卒中的相对危险比是1.88。此外，按每天吸烟数量分层时，吸烟与缺血性脑卒中的发生存在剂量-反应关系，即每天吸烟<11支者，其相对危险比为1.46；但每天吸烟>40支者，其相对危险比达到5.66。

吸烟不仅增加脑卒中的发病风险，同时也可能会增加其他危险因素的作用。最有效的预防方式是不吸烟和尽量减少被动吸烟。戒烟是一种能迅速且有效降低脑卒中风险及心脑血管疾病严重程度的方法，长期吸烟者可在医生指导下使用尼古丁替代物帮助戒烟。

(三) 糖尿病

糖尿病是脑卒中的独立危险因素，可使脑卒中的发病风险增加数倍，大约 20% 的糖尿病患者死于脑卒中。研究表明，糖尿病患者缺血性脑卒中发病年龄更低，且不同年龄段患者缺血性脑卒中的发病率均增加。近期来自中国的一项 51 万余人的前瞻性研究显示，糖尿病显著增加缺血性脑卒中及颅内出血的风险，并且随着糖尿病病史的延长，心脑血管病的发病风险逐年增加。糖尿病前期作为脑卒中的危险因素，近年来被更多研究证实。一项荟萃分析发现，与正常血糖相比，糖尿病前期(包括空腹血糖受损或糖耐量受损)与脑卒中发病风险增加显著相关。

脑血管病高危人群应定期检测血糖，必要时检测糖化血红蛋白或做糖耐量试验，以及早发现糖尿病或糖尿病前期状态。糖尿病患者应改善生活方式，首先控制饮食，加强身体活动，必要时口服降糖药或采用胰岛素治疗。推荐一般糖尿病患者血糖控制目标值为糖化血红蛋白<7.0%。对 2 型糖尿病患者进行包括降血糖、降血脂、降压、抗血小板聚集等在内的综合治疗，可以明显降低脑卒中事件的发生概率。

(四) 心房颤动

无论持续性心房颤动还是阵发性心房颤动都是首次或再发脑卒中的强烈预测因素，房颤患者缺血性卒中的发病风险增加 4~5 倍。中国最大规模心房颤动调查结果显示，我国在 2001—2012 年这 10 年间心房颤动患病率增加了 20 倍，与其相关的脑卒中增加了 13 倍。

抗凝治疗是预防心房颤动患者发生脑卒中的有效方法之一。房颤患者使用华法林治疗(目标国际标准化比值控制在 2~3)，缺血性卒中的相对风险减少 64%(95%*CI*，49%~74%)。与阿司匹林相比，华法林治疗能使脑卒中发病降低 39%(95%*CI*，22%~52%)。新型口服抗凝剂包括达比加群、利伐沙班和阿哌沙班等。

(五) 其他心脏疾病

除房颤外，增加脑卒中风险的其他心脏疾病包括急性心肌梗死、心肌病、瓣膜性心脏病、卵圆孔未闭和房间隔瘤、心脏肿瘤和大动脉粥样硬化等。上述心脏病患者应在积极治疗和控制原发病的同时，根据患者的临床情况确定是否需要抗凝治疗。建议成年人定期体检，及时发现心脏疾病。疑有心脏病的患者，应积极找专科医师治疗；可根据患者的总体情况及可能存在的其他危险因素制订个体化的脑卒中或其他系统性栓塞预防方案。

(六) 血脂异常

血脂异常是动脉粥样硬化和脑卒中的重要危险因素之一，但血脂水平与脑卒中的关系比较复杂。多数研究发现总胆固醇水平与缺血性脑卒中的风险呈正相关，但与出血性脑卒中的风险呈负相关。高密度脂蛋白水平与脑卒中风险呈负相关，甘油三酯水平与脑卒中的风险尚不明确。他汀类药物治疗能够降低动脉粥样硬化或高危患者的脑卒中风险，目前他汀类药物被广泛应用于血脂水平的调控。对于不能耐受他汀治疗的患者，可使用非他汀类降脂药物，但与他汀类药物相比，其他降脂药物治疗对于降低缺血性脑卒中风险是否获益还不确定。

在血脂异常的防治方面有如下建议。

1. 早发动脉粥样硬化患者的一级亲属中(包括<20 岁的儿童和青少年)，进行家族性高胆固醇血症的筛查，确诊后应考虑给予他汀治疗；40 岁以上男性和绝经后的女性应每年进行血脂检查；脑卒中高危人群建议定期(3~6 个月)检测血脂。

2. 推荐他汀类药物作为首选药物，将降低 LDL-C 水平作为防控 ASCVD 危险的首要干预靶点。根据 ASCVD 风险设定 LDL-C 目标值：极高危者 LDL-C<1.8mmol/L(70mg/dL)；高危者 LDL-C<2.6mmol/L(100mg/dL)。LDL-C 基线值较高不能达标者，LDL-C 水平至少降低 50%。极高危患者 LDL-C 基线水平如果能达标，LDL-C 水平仍应降低 30% 左右。

3. 可考虑烟酸用于 HDL-C 降低或脂蛋白(a)升高的患者，然而其对预防缺血性卒中的作用尚未得到证实，同时还有增加疾病的风险，故应谨慎使用。

4. 可考虑贝特类药物用于糖尿病合并高甘油三酯血症患者，可能降低非致死性心肌梗死的发病风险，但同时可能会增加血尿酸水平和痛风的发病风险；但其对缺血性脑卒中预防的有效性尚未得到证实，不推荐贝特类和他汀类药物常规联合应用。

5. 可以考虑在给予他汀类药物基础上联合使用依折麦布，用于急性冠脉综合征患者预防脑卒中；对于合并糖尿病或其他高危因素的人可能获益更多。

6. 对于不能耐受他汀治疗或他汀治疗未达标的患者，可考虑联合使用非他汀类降脂药物，如纤维酸衍生物、烟酸、依折麦布或PCSK9抑制剂，但其降低脑卒中风险的作用尚未得到充分证实。

（七）无症状颈动脉狭窄

颈动脉内膜中层厚度（carotid intima-media thickness，CIMT）与心脑血管疾病之间的相关性研究显示，CIMT每增加0.1mm，脑卒中风险提高13%。有明确的证据显示，不适当的生活方式（如吸烟）与颈动脉狭窄的严重程度相关，可使脑卒中的相对风险升高25%~50%。无论是男性还是女性，缺血性脑卒中的发生风险均随着斑块面积的增大而升高。由此可见，斑块面积是缺血性脑卒中发生的强预测因子。

无症状颈动脉狭窄患者可服用他汀类药物和/或阿司匹林等，药物治疗可使无症状性颈动脉狭窄患者的脑卒中年发生率降低至≤1%。并且他汀类药物对于无论是否行血管成形术的患者都是合适的。颈动脉狭窄动脉内膜切除术可降低狭窄同侧脑卒中和任意脑卒中（包括围手术期脑卒中）的发生率，对无症状颈动脉狭窄患者（狭窄程度≥70%），在预期寿命大于5年的情况下，有条件的医院（围手术期脑卒中和死亡发生率<3%）可考虑行无症状颈动脉狭窄动脉内膜切除术（carotid endarterectomy，CEA）或颈动脉支架置入术（carotid artery stenting，CAS）。对无症状颈动脉狭窄程度>50%的患者，建议在有条件的医院定期进行超声筛查和随访，评估狭窄的进展和脑卒中风险。

（八）不合理饮食与营养摄入

研究证据表明，合理膳食对脑卒中的预防有积极作用。合理膳食可以通过控制脑卒中的多种高危因素，如原发性高血压、肥胖、高脂血症、糖尿病等从而降低脑卒中风险。国内外流行病学调查显示，食用高钾、高镁、高钙、高膳食纤维、富含不饱和脂肪酸、低饱和脂肪酸的食物，对降低血压和低密度脂蛋白有明确效果，亦可控制肥胖，降低高脂血症和糖尿病的发病风险，从而降低脑卒中发病风险。

对于脑卒中高危人群，建议膳食种类应多样化，且能量和营养的摄入应合理；增加食用全谷、豆类、薯类、水果、蔬菜和低脂奶制品，减少饱和脂肪和反式脂肪酸的摄入。建议降低钠摄入量和增加钾摄入量，有益于降低血压，从而降低脑卒中风险；推荐食盐摄入量≤5g/d。具有心脑血管病危险因素者应控制每日膳食胆固醇摄入量。

（九）缺乏身体活动

现有的研究已经证实，适量增加身体活动者脑卒中风险比缺乏身体活动者低25%~30%。长期规律的体力活动可以提高神经认知功能，促进神经生长因子分泌，并通过调节神经内分泌系统提高机体对应激事件的自我保护能力；还可降低血压，减少糖尿病、肥胖的发生，从而减少脑卒中的风险。各种类型的体力活动均有益，如闲暇时的休闲活动、职业运动以及散步等。体力活动与脑卒中之间的关系不受年龄和性别的影响。

（十）超重与肥胖

研究显示，体重指数是缺血性脑卒中的独立预测因素。超重或肥胖可增加脑卒中事件的发生风险，尤其是增加缺血性脑卒中事件发生风险，且已经明确。大量研究证据表明，脑卒中与肥胖之间存在等级正相关，且独立于年龄、生活方式或其他心血管危险因素。关于体重指数和脑卒中的前瞻性研究表明，体重指数范围在25~50kg/m^{2}时，体重指数每增加5kg/m^2，脑卒中发生率增加40%。然而，当体重指数范围在15~24kg/m^{2}时，体重指数与脑卒中发生率无相关性。减轻体重能够降低包括脑卒中在内的心血管疾病的发病和死亡风险。

超重和肥胖者可通过健康的生活方式、良好的饮食习惯、增加身体活动等措施减轻体重。超重和肥胖者应努力减轻体重，可使血压下降；也可降低脑卒中风险。

（十一）高同型半胱氨酸血症

高同型半胱氨酸血症增加脑卒中的发病风险Framingham子研究对3 224名无脑卒中病史的社区人群进行平均9.8年的随访研究表明，血浆同型半胱氨酸每增加1μmol/L，可使缺血性脑卒中的风险增加20%。研究结果提示，联合应用维生素B_6、维生素B_{12}和叶酸治疗可以降低血浆同型半胱氨酸水平，虽然没有降低复合终点事件的发生风险，但统计结果显示脑卒中的发生风险降低了23%。法国著名的B族维生素和/或ω-3脂肪酸研究表明，补充B族维生素虽然没有降低主要心血管疾病的发生风险，但次要终点事件分析表明脑卒中的发生风险降低了43%。

高同型半胱氨酸血症是脑卒中明确的危险因素。建议普通人群（非妊娠、非哺乳期）通过食用蔬菜、水果、豆类、肉类、鱼类和加工过的强化谷类，合理增加叶酸、维生素 B_6 和维生素 B_{12} 的摄入，可能有助于降低脑卒中的发病风险。高同型半胱氨酸血症且既往有心血管病或糖尿病史的患者，采用叶酸联合维生素 B_6、维生素 B_{12} 治疗，可能有助于降低脑卒中风险。高血压伴有高同型半胱氨酸血症的患者，在治疗高血压的同时酌情加用叶酸可能会减少首次脑卒中风险。

三、证据不充分或潜在可控制的危险因素

包括偏头痛、代谢综合征、饮酒、口服避孕药、绝经后激素治疗、睡眠呼吸紊乱、高凝状态、药物滥用、脂蛋白(a)水平增高、炎症和感染等。治疗与控制这些危险因素是否能够降低脑卒中的发病风险，现有的研究证据还不够充分，但纠正与控制上述疾病状态无疑会有益于身心健康。

第二节 脑卒中首次发病风险评估与预警

脑卒中首次发病风险评估与预警是脑卒中一级预防的重要内容和手段。使用风险评估工具有助于识别脑卒中高危人群，建立基于脑卒中发病风险的个体化预防策略，提高被评估者及医师的脑卒中风险意识，按照指南积极控制危险因素，必要时进行头颅磁共振血管成像（magnetic resonance angiography，MRA）/CT 血管造影（computed tomography angiography，CTA）/ 动脉导管血管造影（digital substracted angiography，DSA）等专科检查评估及诊治，自觉采取预防措施。国内外已建立了一些脑卒中首次发病风险的评估工具。Framingham 卒中风险评估量表（FSP）是最早提出并得以广泛应用的简易卒中风险评估工具（表 7-3-1，表 7-3-2），对于指导卒中高危个体一级预防决策具有重要价值，后来结合高血压治疗前后的血压水平建立了改良 FSP，提高了对脑卒中发病风险的预测能力。改良的 FSP 已在我国人群中得到验证，结果显示可预测国人脑卒中发病风险，但可能会高估实际脑卒中发病风险。

表 7-3-1 改良的弗明汉卒中量表（男性、女性）

	分值										
	0	1	2	3	4	5	6	7	8	9	10
男性											
年龄 / 岁	54~56	57~59	60~62	63~65	66~68	69~72	73~75	76~78	79~81	82~84	85
未治疗收缩压 /mmHg	97~105	106~115	116~125	126~135	136~145	146~155	156~165	166~175	76~185	186~195	196~205
治疗后收缩压 /mmHg	97~105	106~112	113~117	118~123	124~129	130~135	136~142	143~150	151~161	162~176	177~205
糖尿病	否		是								
吸烟	否			是							
心血管疾病	否				是						
心房纤颤	否				是						
左心室肥厚	否					是					

续表

	分值										
	0	1	2	3	4	5	6	7	8	9	10
女性											
年龄 / 岁	54~56	57~59	60~62	63~64	65~67	68~70	71~73	74~76	77~78	79~81	82~84
未治疗收缩压 /mmHg		95~106	107~118	119~130	131~143	144~155	156~167	168~180	181~192	193~204	205~216
治疗后收缩压 /mmHg		95~106	107~113	114~119	120~125	126~131	132~139	140~148	149~160	161~204	205~216
糖尿病	否			是							
吸烟	否			是							
心血管疾病	否		是								
心房纤颤	否						是				
左心室肥厚	否				是						

表 7-3-2　分值与 10 年脑卒中风险（男性、女性）

男性分值	10 年脑卒中风险 /%	男性分值	10 年脑卒中风险 /%	男性分值	10 年脑卒中风险 /%	女性分值	10 年脑卒中风险 /%	女性分值	10 年脑卒中风险 /%	女性分值	10 年脑卒中风险 /%
1	3	11	11	21	42	1	1	11	8	21	43
2	3	12	13	22	47	2	1	12	9	22	50
3	4	13	15	23	52	3	2	13	11	23	57
4	4	14	17	24	57	4	2	14	13	24	64
5	5	15	20	25	63	5	2	15	16	25	71
6	5	16	22	26	68	6	3	16	19	26	78
7	6	17	26	27	74	7	4	17	23	27	84
8	7	18	29	28	79	8	4	18	27		
9	8	19	33	29	84	9	5	19	32		
10	10	20	37	30	88	10	6	20	37		

注：根据患者的各项危险因素得分计算出总评分值，每一个总评分值对应一个相应的 10 年卒中发病风险，男性评分值为 1~30 分，10 年脑卒中发病风险从 3% 逐渐上升至 88%；女性评分值 1~27 分，10 年脑卒中发病风险从 1% 逐渐上升至 84%。其中心血管疾病包括心肌梗死、心绞痛、冠状动脉功能不全、间歇性跛行、充血性心力衰竭等。左心室肥厚指心电图诊断的心室肥厚。

汇集队列方程（表 7-3-3）基于多项大型队列的研究数据获得，可以通过网页或专用 Excel 表格等方式，输入年龄、性别、种族、总胆固醇、HDL-C、收缩压、降压药物治疗、糖尿病、吸烟等危险因素获得未来 10 年 ASCVD 的发生风险，对于指导阿司匹林和他汀使用具有重要意义。

我国专家根据前瞻性随访队列建立了多个脑卒中首次发病风险评估工具，具有代表性的有：2016 年中国社区卒中筛查人群脑卒中风险评估[2016 年度中国社区卒中筛查人群登记研究（GN-2016F0001）技术方案]（表 7-3-4）、脑血管功能积分、China-PAR 风险预测模型等。

表 7-3-3　汇集队列方程

危险因素	结果范围
性别	男性或女性
年龄	20~79 岁
种族	非洲裔或白种人或其他
总胆固醇	130~320mg/dL
HDL-C	20~100mg/dL
收缩压	90~200mmHg
降压治疗	是或否
糖尿病	是或否
吸烟	是或否

其中，China-PAR 风险预测模型整合了四项最新的中国人群前瞻性队列随访数据，总样本超过12 万人，通过包括输入年龄、总胆固醇、HDL-C、糖尿病等综合指标数据，借助数学模型计算出 10 年后个人 ASCVD 发病风险。China-PAR 模型与美国汇集队列方程相比，对中国人群 10 年 ASCVD 发病风险的预测更加准确，为我国心脑血管疾病的一级预防提供了实用性评估工具。

以上介绍的几个脑卒中首次发病风险评估工具如何选择，并无太多相互之间比较的研究证据，具体可根据个人的条件或方便程度决定。由于国内外大部分风险评估工具同时评估心脑血管病的发病风险，而心血管病与脑血管病的危险因素和发病机制存在一定的差异，应优先选择侧重评估脑卒中风险的工具。不同工具评估脑卒中低危、中危、高危的标准不同，中 / 高危个体需要依据具体的危险因素采取针对性的干预措施。

表 7-3-4　2016 年中国社区卒中筛查人群脑卒中风险评估

1	高血压：○有　○无				
2	血脂异常：○是　○否				
3	糖尿病：○有　○无				
4	房颤或瓣膜性心脏病：○有　○无				
5	吸烟史：○有　○无				
6	明显超重或肥胖：○是　○否				
7	运动缺乏：○是　○否				
8	脑卒中家族史：○有　○无				
Ⅰ	既往脑卒中：○有　○无				
Ⅱ	既往短暂性脑缺血发作(TIA)：○有　○无				
风险分级	○脑卒中	○ TIA	○ n ≥ 3 高危	○中危	○低危
危险标识					

第三节　脑血管疾病风险管理措施

脑血管风险管理是指通过健康管理维护脑血管健康的过程。脑血管健康管理的主要内容是在以中老年人群为主的目标人群中，进行生活方式干预、危险因素的治疗与控制，同时针对有危险因素的个体进行脑卒中风险评估，筛查出脑卒中高危人群，进行治疗性干预和持续的脑血管健康管理。

一、生活方式干预

生活方式干预的主要内容包括合理膳食、戒烟限酒、适量运动、控制体重、心理平衡 5 个方面。通过公共卫生政策和生活方式干预，改变不良的生活习惯，养成健康的生活方式，降低高血压、糖尿病、血脂异常、心血管病、肥胖等可增加脑卒中发病风险的慢性病患病率，维护脑血管健康，从而降低脑卒中发病风险。

(一) 合理膳食

《中国居民膳食指南科学研究报告(2021)》指出，近年来，膳食与健康的关系已从单一营养素或单一食物转向膳食模式与整体健康状况或疾病风险关联的研究。长期遵循平衡膳食模式，是健康长寿和预防膳食相关慢性病的重要基石，并可以降低全因死亡风险。中国人群不同膳食模式对健康结局的影响研究结果显示，以多蔬菜水果、多鱼虾水产品、经常食用奶类和大豆制品、适量的谷类和肉禽类、烹调清淡少盐为主要特点的江南地区模式，代表了东方健康膳食模式。《中国居民膳食指南(2022)》提出了适用于2岁以上健康人群的8条核心推荐。

1. 食物多样，合理搭配　坚持谷类为主的平衡膳食模式。每天的膳食应包括谷薯类、蔬菜水果、畜禽鱼蛋奶和豆类食物。平均每天摄入12种以上食物，每周25种以上，合理搭配。

2. 吃动平衡，健康体重　各年龄段人群都应天天进行身体活动，保持健康体重。食不过量，保持能量平衡。坚持日常身体活动，每周至少进行5天中等强度身体活动，累计150分钟以上；主动身体活动最好每天6 000步。鼓励适当进行高强度有氧运动，加强抗阻运动，每周2~3天。减少久坐时间，每小时起来动一动。

3. 多吃蔬果、奶类、全谷、大豆　蔬菜水果、全谷物和奶制品是平衡膳食的重要组成部分。餐餐有蔬菜，保证每天摄入不少于300g的新鲜蔬菜，深色蔬菜应占1/2。天天吃水果，保证每天摄入200~350g的新鲜水果，果汁不能代替鲜果。吃各种各样的奶制品，摄入量相当于每天300mL以上液态奶。经常吃全谷物、大豆制品，适量吃坚果。

4. 适量吃鱼、禽、蛋、瘦肉　鱼、禽、蛋类和瘦肉摄入要适量，平均每天120~200g。每周最好吃鱼2次或300~500g，蛋类300~350g，畜禽肉300~500g。少吃深加工肉制品。鸡蛋营养丰富，吃鸡蛋不弃蛋黄。优先选择鱼，少吃肥肉、烟熏和腌制肉制品。

5. 少盐少油，控糖　培养清淡饮食习惯，少吃高盐和油炸食品。成年人每天摄入食盐不超过5g，烹调油25~30g。控制添加糖的摄入量，每天不超过50g，最好控制在25g以下。反式脂肪酸每天摄入量不超过2g。不喝或少喝含糖饮料。儿童青少年、孕妇、乳母以及慢性病患者不应饮酒。

6. 规律进餐，足量饮水　合理安排一日三餐，定时定量，不漏餐，每天吃早餐。规律进餐、饮食适度，不暴饮暴食、不偏食挑食、不过度节食。足量饮水，少量多次。在温和气候条件下，低身体活动水平成年男性每天喝水1 700mL，成年女性每天喝水1 500mL。推荐喝白水或茶水，少喝或不喝含糖饮料，不用饮料代替白水。

7. 会烹会选，会看标签　在生命的各个阶段都应做好健康膳食规划。认识食物，选择新鲜的、营养素密度高的食物。学会阅读食品标签，合理选择预包装食品。学习烹饪、传承传统饮食，享受食物天然美味。在外就餐，不忘适量与平衡。

8. 公筷分餐，杜绝浪费　选择新鲜卫生的食物，不食用野生动物。食物制备生熟分开，熟食二次加热要热透。讲究卫生，从分餐公筷做起。珍惜食物，按需备餐，提倡分餐不浪费。做可持续食物系统发展的践行者。

(二) 戒烟、限酒

吸烟是心脑血管疾病的重要致病因素，原则上也是唯一能够完全控制的致病因素。大量流行病学调查和前瞻性临床研究结果证实，吸烟与心脑血管疾病有因果关系。戒烟是避免心脑血管病死亡最经济、有效的干预措施。

适量饮酒可以降低心脑血管疾病的风险，过量饮酒者心脑血管病的风险明显升高。儿童青少年、孕妇、乳母等不应饮酒；成年人如饮酒，一天中饮酒的酒精含量男性不超过25g，女性不超过12.5g；目前尚无充分证据表明少量饮酒可以预防脑血管病；不饮酒者不提倡用少量饮酒的方法预防心脑血管疾病。

(三) 适量身体活动

个体应选择适合自己的身体活动来降低脑血管病风险。建议老年人、脑卒中高危人群应进行最大运动负荷检测后，制订个体化运动处方进行锻炼。健康成人每周应至少有3~4次、每次至少持续40分钟中等或以上强度的有氧运动(如快走、慢跑、骑自行车或其他有氧运动等)。日常工作以静坐为主的人群，建议每坐1小时进行短时(2~3分钟)身体活动，适量的身体活动有益于健康，降低心脑血管疾病的发病和死亡危险。体育锻炼的保护作用主要通过降低血压、控制血糖和体重以及改善心脑血管功能实现。由于不同个体间身体活动的能力存在很大差异，目前国内外尚无统一的指南。

(四) 控制体重

我国超重和肥胖人数逐年增加，尤其是青少年，因此控制超重和肥胖是我国心脑血管疾病一级预防的重要内容。在超重或肥胖者中，应通过减轻体重、降低血压、调整血脂，以减少脑卒中风险。超重和肥胖者可通过健康的生活方式、良好的饮食习惯、适量身体活动等措施减轻体重。

（五）心理平衡

流行病学研究表明，情绪应激与动脉粥样硬化的发生、发展以及心脑血管事件发生密切相关。脑血管疾病的一级预防中应重视心理问题的干预。常见的心理障碍包括焦虑、抑郁、惊恐发作、躯体化障碍、疑病症以及睡眠障碍等。应重视对健康体检者心理障碍的筛查，注重对受检者的症状给予合理的解释，对焦虑和抑郁症状明显者应转诊至心理疾病专科门诊诊疗。

二、科普宣讲

开展广泛深入的脑血管病科普宣讲，引导群众建立健康生活方式。在各地卫生健康行政管理部门的统一指挥下，各级医疗机构和医疗从业人员应重点加强针对脑血管病危险因素和防治知识的宣传引导，倡导膳食结构多样化，开展“三减三健”、控烟、限酒等健康生活方式的专项科普活动。活动形式应多样化，以更加贴近人民群众的需求。还应在此基础上逐步扩大脑血管病高危人群的早期筛查和综合干预范围，让人民群众正确认识脑血管病的危害。

了解脑血管病早期症状的识别方法。

1. 卒中“1-2-0”三步识别法　“1 看”：一张脸不对称，口角歪；“2 查”：两只手臂，单侧无力，不能抬；“0（聆）听”：说话口齿不清，不明白。如果有以上任何症状突然发生，立刻拨打急救电话“120”。

2. FAST 快速评估　“F”（face）脸部：让患者微笑一下，如果微笑时面部不对称，提示患者面瘫。“A”（arm）手臂：让患者双手平举，如果 10s 内一侧肢体下落，提示肢体瘫痪。“S”（speech）语言：让患者说一句较长的话，如果不理解、说话有困难或者找不到词，提示语言障碍。“T”（time）时间：上述症状为疑似卒中，请立即拨打“120”。

3. BEFAST 快速识别　在 FAST 基础上增加了对平衡障碍和视力障碍的评估，以免遗漏后循环梗死的患者。“B”（balance）平衡：平衡或协调能力丧失，突然出现步态不稳。“E”（eyes）眼睛：突发的视力变化，视物困难。

三、危险因素治疗与控制

危险因素治疗与控制是脑血管健康管理的重要内容。对于有危险因素的人群，应针对所有可控的危险因素进行积极的治疗与控制，针对潜在可控的危险因素选择适当的措施进行干预。通过对危险因素的治疗与控制，降低脑卒中发病风险。与此同时，还应针对存在危险因素的人群进行风险评估，筛查出脑卒中高危个体并进行治疗性干预。

（王永红　王小林　屈小英　刘　欣）

参考文献

1. 黄久仪，王文志. 脑血管健康管理与脑卒中早期预防专家共识 [J]. 中华健康管理学杂志, 2017 (5): 397-407.
2. HERMAN P M, WALSH M E. Hospital admissions for acute myocardial infarction, angina, stroke, and asthma after implementation of Arizona's comprehensive statewide smoking ban [J]. Am J Public Health, 2011, 101 (3): 491-496.
3. HART R G, PEARCE L A, AGUILAR M I. Meta-analysis: antithrombotic therapy to prevent stroke in patients who have nonvalvular atrial fibrillation [J]. Ann Intern Med, 2007, 146 (12): 857-867.
4. 中华医学会神经病学分会，中华医学会神经病学分会脑血管病学组. 中国脑血管病一级预防指南 2019 [J]. 中华神经科杂志, 2019, 52 (9): 684-709.
5. 黄久仪，曹奕丰，郭吉平，等. 应用改良弗明汉卒中风险评估工具预测中国人卒中的风险 [J]. 中国脑血管病杂志, 2013, 10 (05): 228-232.
6. 黄久仪，郭吉平，曹奕丰，等. 脑血管功能积分预测 10 年首发脑卒中风险方法的建立 [J]. 中华神经科杂志, 2021, 54 (05): 434-440.
7. 中国营养学会. 中国居民膳食指南科学研究报告 (2021) [M]. 北京: 人民卫生出版社, 2021.
8. 张永巍，刘建民. 加强脑卒中防治，落实国家减少百万新发残疾工程 [J]. 第二军医大学学报, 2022, 43 (01): 1-4.
9. 常丽英，何小明，曹学兵，等. 脑卒中防治科普宣教专家共识 [J]. 卒中与神经疾病, 2021, 28 (06): 713-718.

第四章 代谢与营养疾病风险筛查与管理

第一节 糖尿病的早期风险筛查与管理

一、概述

糖尿病(diabetes mellitus,DM)是一组由胰岛素分泌缺陷和/或胰岛素作用障碍所致的以高血糖为特征的代谢性疾病。它是一种能够增加微血管损害危险(视网膜病变、肾病和神经病变)的高血糖状态。糖尿病由于其特异的微血管并发症,大血管并发症(缺血性心脏病、脑卒中和外周血管病变)的危险性增加,严重者可引起失水、电解质紊乱、酸碱平衡失调、酮症酸中毒和高渗昏迷等急性并发症,从而导致糖尿病患者的生活质量明显下降,预期寿命明显缩短,死亡率显著增加。

2 型糖尿病一直被认为需要长期使用降糖药物治疗。近年来大量研究结果显示,通过生活方式干预、药物治疗以及代谢手术能够促进合并超重和肥胖的 2 型糖尿病缓解,使患者在较长时间内免于使用降糖药物。2 型糖尿病缓解有助于减轻患者心理负担、增强患者依从健康生活方式的信心,提升患者生活质量,远期还可以延缓疾病进展速度,降低终生并发症的发生风险。

(一) 糖尿病分型

本文采用 WHO(1999 年)的糖尿病病因学分型体系。主要根据病因学证据将糖尿病分为 4 大类,即 1 型糖尿病(type 1 diabetes mellitus,T1DM),2 型糖尿病(type 2 diabetes mellitus,T2DM),妊娠期糖尿病(gestational diabetes mellitus,GDM)和特殊类型糖尿病。T1DM 包括免疫介导型和特发型 T1DM。特殊类型糖尿病包括以下八类。

1. 胰岛 β 细胞功能单基因缺陷 葡萄糖激酶(GCK)基因突变[青少年的成人起病型糖尿病(MODY)2];肝细胞核因子 -1α(HNF-1α)基因突变(MODY3);肝细胞核因子 -4α(HNF-4α)基因突变(MODY1);肝细胞核因子 -1β(HNF-1β)基因突变(MODY5);线粒体 DNA3243 突变[母系遗传的糖尿病和耳聋(MIDD)];钾离子通道 KCNJ11 基因突变[永久性新生儿糖尿病(PNDM)];钾离子通道 KCNJ11 基因突变[发育迟缓癫痫和新生儿糖尿病(DEND)];染色体 6q24 印迹异常[暂时性新生儿糖尿病(TNDM)];ATP 结合盒亚家族成员 8(ABCC8)基因突变(MODY12);胰岛素(INS)基因突变(PNDM);*WFS1* 基因突变(Wolfram 综合征);*FOXP3* 基因突变(IPEX 综合征);*EIF2AK3* 基因突变(Wolcott-Rallison 综合征)。

2. 胰岛素作用单基因缺陷 胰岛素受体基因突变(A 型胰岛素抵抗、矮妖精貌综合征、Rabson-Mendenhall 综合征);*PPARG* 基因突变或 *LMNA* 基因突变(家族性部分脂肪营养不良);*AGPAT2* 基因突变或 *BSCL2* 基因突变(先天性全身脂肪营养不良)。

3. 胰源性糖尿病 纤维钙化性胰腺病、胰腺炎、创伤和/或胰腺切除术、胰腺肿瘤、囊性纤维化、血色病等。

4. 内分泌疾病 库欣综合征、肢端肥大症、嗜铬细胞瘤、胰高糖素瘤、甲状腺功能亢进症、生长抑素瘤、原发性醛固酮增多症等。

5. 药物或化学品所致糖尿病 糖皮质激素、某些抗肿瘤药、免疫检查点抑制剂、α- 干扰素等。

6. 感染 先天性风疹、巨细胞病毒、腺病毒、流行性腮腺炎病毒等。

7. 不常见的免疫介导性糖尿病 僵人综合征、胰岛素自身免疫综合征、胰岛素受体抗体等。

8. 其他与糖尿病相关的遗传综合征 唐氏综合征、弗里德赖希共济失调、亨廷顿舞蹈症、克兰费尔特综合征、劳 - 穆 - 比综合征、强直性肌营养不良、卟啉病、普拉德 - 威利综合征、特纳综合征等。

(二) 糖尿病并发症

1. 糖尿病急性并发症

糖尿病患者常可发生急性并发症,主要包括糖尿病酮症酸中毒(diabetic ketoa-cidosis,DKA),高渗性非酮症糖尿病昏迷(hyperosmolar nonketotic diabetic coma,HNDC)和糖尿病乳酸性酸中毒(lactic acidosis,LA)。三者可以单独发生,也可两种以上先后或同时发生。

(1) 糖尿病酮症酸中毒：DKA 是糖尿病较多见的急性并发症。临床上出现多饮、多尿、乏力加重、食欲下降、恶心、呕吐、腹痛等症状，严重者呼吸深快，呼气中有烂苹果味，还有脱水、休克、烦躁、嗜睡、昏迷等表现。可以发生在任何类型糖尿病，但以 1 型糖尿病多见；2 型糖尿病在一定诱因作用下也可以发生。常见的诱因有感染、饮食不当、创伤、手术、妊娠和分娩，胰岛素中断和不适当减量也会导致酮症酸中毒。本病是内科常见的急症之一，通常情况积极应用胰岛素降糖及补液对症等处理，积极预防感染、心力衰竭、脑水肿、肾衰竭等并发症，病死率相对较低。

(2) 高渗性非酮症糖尿病昏迷：HNDC 的发生是糖尿病患者出现严重代谢紊乱所致。多见于 60 岁以上的老年人，约 2/3 的患者没有明确的糖尿病史，有糖尿病史者又多为 2 型轻症糖尿病及少数 1 型糖尿病患者。临床特点为无明显的酮症和酸中毒，血糖显著升高，严重脱水甚至休克，血浆渗透压升高以及进行性意识障碍等。处理和抢救的原则与糖尿病酮症酸中毒一致。

(3) 糖尿病乳酸性酸中毒：体内无氧酵解的糖代谢产物乳酸大量堆积，导致高乳酸血症，进一步出现血中 pH 降低，即为乳酸性酸中毒。此并发症的发生率并不高，但病死率很高。大多发生在伴有肝、肾功能不全，或伴有慢性心肺功能不全等缺氧性疾病的患者，尤其是同时服用苯乙双胍者。

2. 糖尿病的慢性并发症

(1) 糖尿病心血管病：糖尿病性心脏病是糖尿病患者并发或伴发的心血管疾病，包括糖尿病心肌病变、心血管自主神经病变、高血压以及冠状动脉粥样硬化性心脏病。糖尿病心脏病变可更多累及心肌、营养心肌的小血管及自主神经。糖尿病患者较非糖尿病患者心血管疾病的发病率和病死率高 2~3 倍，无论在病因、发病机制、病理生理、临床表现以及患病率等方面糖尿病性心脏病均较非糖尿病性心脏病更为复杂而不同。

(2) 糖尿病慢性肾病（chronic kidney disease，CKD）：糖尿病患者中有 20%~40% 发生慢性肾病，是糖尿病患者肾衰竭的主要原因。早期糖尿病肾病的特征是尿中白蛋白排泄轻度增加，水平逐步上升，最终发生肾衰竭，需要透析或肾移植。肾功能的逐渐减退和发生心血管疾病的风险增高显著相关。在 CKD 的早期阶段通过严格控制血糖和血压，可防止或延缓 CKD 的发展。

(3) 糖尿病性眼病：糖尿病所并发的眼部疾病常见的有：糖尿病视网膜病变、糖尿病黄斑水肿、糖尿病性白内障、糖尿病性青光眼、糖尿病性视网膜血管阻塞、缺血性视神经病变等。其中最常见的是糖尿病性视网膜病变，它是糖尿病致盲的重要原因。

(4) 糖尿病性周围神经病变：是糖尿病最常见并发症。周围神经病变又分为多发神经病变和末梢神经病变。病变可单侧，可双侧；可对称，可不对称。突出表现为双下肢麻木、胀痛、伴有针刺样 / 烧灼样异常感，很难忍受。有的患者可出现自发性疼痛（闪电样痛或刀割样痛）。

(5) 下肢血管病变：下肢血管病变主要是指下肢动脉病变，虽然不是糖尿病的特异性并发症，但糖尿病患者发生下肢动脉病变的危险性较非糖尿病患者明显增加，而且发病年龄更早、病情更严重、病变更广泛、预后更差。

(6) 糖尿病足：糖尿病足是糖尿病最严重的和治疗费用最高的慢性并发症之一，重者可导致截肢。糖尿病患者下肢截肢的相对风险是非糖尿病患者的 40 倍。

二、糖尿病早期筛查手段及评价

(一) 糖尿病早期筛查手段

糖尿病的诊断、分型、病情的进展、并发症的判断及预后都与实验室检查密切相关。检测项目的科学选择及检测结果的正确评价都将直接关系到治疗的效果。

目前，常用的糖尿病的早期筛查手段首选检查包括静脉血浆血糖检测（空腹血糖、任意点血糖）、口服葡萄糖耐量试验（oral glucose tolerance test，OGTT）和糖化血红蛋白检测。其他检查手段还包括全血血糖检测（指尖血糖）、尿糖、馒头糖耐量试验、静脉葡萄糖耐量试验、糖化血清蛋白、相关胰岛自身抗体检测、胰岛素释放试验、C 肽释放试验、尿微量白蛋白等。一些新型糖尿病早期筛查技术在临床和糖尿病筛查相关研究中逐步开展。

1. 首选检查

(1) 空腹血浆葡萄糖（fasting plasma glucose，FPG）：静脉血浆葡萄糖在评估机体糖代谢状态、诊断糖代谢紊乱相关疾病，指导制订并适时调整治疗方案等方面具有重要价值。酶学方法是测定血糖的主要方法，主要包括己糖激酶法、葡萄糖氧化酶法和葡萄糖脱氢酶法。成人空腹血糖参考范围：3.9~6.1mmol/L（70~110mg/dL）。

（2）OGTT：口服葡萄糖耐量试验是在口服一定量葡萄糖后2小时内做系列血糖测定，正常人在服用一定量葡萄糖后，血液葡萄糖浓度升高（一般不超过8.9mmol/L或160mg/dL），刺激胰岛素分泌增多，使血液葡萄糖浓度短时间内恢复至空腹水平，此现象称为耐糖现象。若因内分泌失调等因素引起糖代谢异常时，口服一定量葡萄糖后，血液葡萄糖浓度可急剧升高或升高不明显，而且短时间内不能恢复至空腹血葡萄糖浓度水平，称为糖耐量异常。参考范围为成人（酶法）FPG<6.1mmol/L；服葡萄糖后0.5~1小时血糖升高达峰值，但2小时血糖水平（2hPG）<7.8mmol/L。

（3）糖化血红蛋白（hemoglobin A1c，HbA1c）：成人的血红蛋白（hemoglobin，Hb）通常由HbA、HbA2和HbF组成。HbA又可分为非糖化血红蛋白和糖化血红蛋白HbA1。HbA1可进一步分为HbA1a、HbA1b和HbA1c。其中，HbA1c浓度相对恒定，故临床常用它代表总的糖化血红蛋白水平，能直接反映机体血糖水平，是临床监控糖尿病患者血糖控制水平的较好的检测指标。糖化血红蛋白测定方法主要包括高效液相色谱法（high pressure chromatography，HPLC）和免疫比浊法。其中HPLC是国际临床化学和检验医学联合会（International Federation of Clinical Chemistry and Laboratory Medicine，IFCC）推荐的测定糖化血红蛋白的参考方法。成人HbA1c（%）的参考范围为3.6%~6.0%。

2. 其他检查

（1）尿糖：尿糖主要是指尿中的葡萄糖。它反映的是尿液在膀胱中蓄积的这段时间内葡萄糖的平均水平。糖尿病偶然可在尿常规筛查中得以发现，但在2型糖尿病诊断中，并不将其作为诊断指标。

（2）静脉葡萄糖耐量试验（intravenous glucose tolerance test，IGTT）：对于胃肠功能吸收异常不适合做OGTT者，可应用IGTT。葡萄糖用量为0.5g/kg体重，以静脉用的生理盐水配成200g/L葡萄糖液，尽快滴完。判断标准同OGTT。

（3）馒头糖耐量试验：馒头糖耐量试验是以100g面粉制成馒头代替葡萄糖，适用于口服葡萄糖有禁忌证的患者，特别是老人，其他检查流程同OGTT。

（4）糖化血清蛋白（glycosylated serum protein，GSP）：血清葡萄糖能与白蛋白及其他血清蛋白分子N末端的氨基发生非酶促糖化反应，形成高分子酮胺结构。健康成年人糖化血清蛋白的参考范围为（1.9 ± 0.25）mmol/L。

（5）胰岛素自身抗体（insulin autoantibody，IAA）：IAA是胰岛素作为抗原在1型糖尿病发病过程中形成的，它是目前发现的1型糖尿病最早出现的自身抗体。检测方法包括放射配体法、放射免疫法、酶联免疫法。一般用IAA结合率表示。参考范围：血清IAA结合率<5%为阴性；5%~7%为可疑；>7%为阳性。

（6）胰岛细胞抗体（islet cell antibody，ICA）：ICA是一类在胰岛B细胞损伤时产生的多克隆混合型抗体，抗原为胰岛细胞质成分或微粒体组分。ICA的存在是胰岛B细胞遭到破坏的重要证据。检测方法包括放射配体法、放射免疫法、酶联免疫法。参考范围：阴性。

（7）谷氨酸脱羧酶抗体（glutamic acid decarboxylase antibody，GADA）：谷氨酸脱羧酶（glutamic acid decarboxylase，GAD）是将谷氨酸转化为抑制性神经递质γ氨基丁酸的转化酶。包括两种异构体，分别为GAD65和GAD67。1型糖尿病患者的GAD自身抗原是胰腺组织的GAD65，为1型糖尿病早期阶段的一个关键自身抗原。1型糖尿病患者体内可检测到谷氨酸脱羧酶自身抗体。检测方法包括放射配体法、放射免疫法、酶联免疫法。参考范围：阴性。

（8）胰岛素释放试验：胰岛素（insulin，Ins）是由含51个氨基酸组成的小分子蛋白质，由胰腺的B细胞分泌，分泌入血后约需10分钟即降解，肝脏在此过程中起着主要作用。Ins在体内是促进合成代谢的主要激素，对糖、脂肪与蛋白质的合成与储存起着十分重要的作用。血糖是调节Ins分泌的最重要因素，许多氨基酸如精氨酸、赖氨酸也有刺激Ins分泌的作用；此外，胃泌素、胰高血糖素等一些激素、支配胰岛的迷走神经等亦可刺激Ins的释放。参考范围：化学发光免疫分析（chemiluminescence immunoassay，CLIA），空腹时4.0~15.6U/L；电化学发光免疫分析（electrochemiluminescence immunoassay，ECLIA），空腹时17.8~173.0pmol/L。

（9）C肽（C-peptide，CP）及其释放试验：C肽是由31个氨基酸组成的分子质量为3 000的连接肽，由胰岛素原在转化酶的作用下，降解时形成，CP与胰岛素连接所形成的胰岛素原结构，对于维持胰岛素原分子的稳定性和完整性具有重要意义。由于胰岛B细胞分泌CP和胰岛素是呈等分子的，肝脏对CP的摄取仅在10%以下，因此CP的测定更能反映胰岛B细胞的功能。参考范围：ECLIA，250~600pmol/L。

（10）尿微量白蛋白：白蛋白是重要的血浆蛋白质之一，在正常情况下，白蛋白的分子大，不能越过肾小球基底膜。因此，在健康人尿液中仅含有很低浓度的白蛋白。糖尿病患者出现肾脏损害时，肾小球基底膜通透性增强，即使早期的轻微受损，也出现微量白蛋白尿，故测定尿液中的微量白蛋白，即可反映肾小球的受损情况。尿微量白蛋白的界定范围为24h尿白蛋白为30~299mg/24h，或随机尿白蛋白与肌酐比值为30~299mg/g。

（11）糖尿病筛查新技术：近年来，一些新技术也开始应用于糖尿病的筛查。血清脂联素在糖尿病前期人群中与空腹血糖呈负相关，能够灵敏地定位糖尿病高危人群，并能进一步预测血糖调节受损进展为糖尿病的风险，具有较高的预测准确性；糖尿病风险等位基因筛查，能够为早期糖尿病预测模型建立提供依据；糖尿病肠道菌群作为新型糖尿病预测标志物，通过检测肠道菌群来预测罹患糖尿病的风险；基于眼底微血管摄像的人工智能糖尿病识别模型，对于糖尿病的不同发展阶段具有良好的识别性能；电导分析仪EZSCAN/SUDOSCAN，能够进行糖尿病无创早期筛查，并发现小的神经损害，早期判断糖尿病并发症。这些无创糖尿病筛查技术与传统筛查手段相结合，能够更准确地进行早期糖尿病筛查。

（二）糖尿病早期筛查手段的评价

1. 空腹血浆葡萄糖　FPG ≥ 7.0mmol/L或OGTT中2小时血糖（2hPG）≥ 11.1mmol/L，或随机血糖 ≥ 11.1mmol/L同时有糖尿病症状（其中任何一项有异常均应于另一日重复测定），三项中有一项超过参考范围即可诊断为糖尿病，血糖是糖尿病诊断的重要指标。

2. 口服葡萄糖耐量试验　口服葡萄糖耐量试验可用于评价个体的血糖调节能力，判断有无糖代谢异常，是诊断糖尿病的指标之一，有助于早期发现空腹血糖轻度增高但未达到糖尿病诊断标准的糖耐量异常患者。

3. 糖化血红蛋白　HbA1c与红细胞寿命和平均血糖水平相关，是评价糖尿病患者长期血糖控制较理想的指标，可反映过去2~3个月的平均血糖水平，不受每天血糖波动的影响。对于糖尿病发生有较好的预测能力。

2010年，美国糖尿病学会（The American Diabetes Association，ADA）发布的糖尿病诊治指南中正式采纳以HbA1c ≥ 6.5%作为糖尿病的诊断标准之一。它的水平在5.7%~6.4%为糖尿病高危人群，预示进展至糖尿病前期阶段，患糖尿病和心血管疾病风险均升高。2011年WHO也推荐HbA1c ≥ 6.5%作为糖尿病诊断切点。在《中国2型糖尿病防治指南（2020版）》中，推荐采用标准化检测方法并有严格质量控制的医疗机构，可将HbA1c ≥ 6.5%作为糖尿病的补充诊断标准。

4. 尿糖　目前，尿糖只能提供糖尿病的诊断线索，因为个体的肾糖阈变异范围较大，尿糖受诸多因素的干扰，尿糖与血糖的相关性也很差。

5. 静脉葡萄糖耐量试验　正常人血糖高峰出现在注射完毕时，2小时内降至正常。2hPG ≥ 7.8mmoL/L为异常，但该试验不作为糖尿病的诊断方法。

6. 馒头糖耐量试验　用于评估确诊的糖尿病患者胰岛细胞功能，可减少高糖对胰岛细胞造成的糖毒性损伤。

7. 糖化血清蛋白　反映最近2~3周的血糖控制情况。可用于糖尿病的筛查，疗效判断及并发症的预测。测定结果不受血红蛋白病、镰状细胞贫血和年龄的影响。

8. 胰岛素自身抗体（IAA）　通常存在于接受异源性胰岛素治疗的患者体内。它可以阻止胰岛素发挥生物活性，是胰岛素抵抗的重要原因。但它不能预测糖尿病，只能作为糖尿病患者自身免疫的标志。

9. 胰岛细胞抗体（ICA）　在新诊断为1型糖尿病的个体中ICA阳性率可达88%，1型糖尿病儿童中ICA阳性率可达94%。2型糖尿病个体中ICA阳性率仅为5%~10%。有关研究表明，ICA阳性者中有61%在5年内可发展成为1型糖尿病。因此，ICA在预测1型糖尿病方面有高度的敏感性和特异性，已被公认为1型糖尿病和β细胞破坏的免疫学标志。

10. 谷氨酸脱羧酶抗体（GADA）　GADA的存在提示胰岛β细胞遭到破坏及部分功能丧失。对1型糖尿病的预测、诊断和治疗具有重要意义。GADA检测1型糖尿病的灵敏度较高，达到

70%~90%。GADA阳性可稳定数年，时间相对较长，因此，对成人迟发型自身免疫性糖尿病有更大的诊断价值。

11. 胰岛素释放试验　在进行OGTT或馒头糖耐量试验的同时采血测定胰岛素，称为胰岛素释放试验。1型糖尿病患者空腹胰岛素水平很低，有时测不出。2型糖尿病患者一般正常，少数偏低，肥胖者高于正常，明显增高者提示有胰岛素抵抗存在。葡萄糖刺激后，1型糖尿病患者胰岛素水平仍很低，提示β细胞功能衰竭。2型糖尿病患者呈延迟释放，无明显上升，提示β细胞功能低下。

12. C肽（CP）释放试验　在进行OGTT试验或馒头餐试验的同时，采血检测C肽，称为C肽释放试验。C肽与胰岛素等分子释放入血，但C肽的测定不受溶血、胰岛素抗体及外源性胰岛素的影响。因此，测定血清C肽对于接受胰岛素治疗的患者更能精确地判断β细胞的分泌功能，对于糖尿病的分型、治疗和预后估计均有重要意义。

13. 尿微量白蛋白　糖尿病患者尿液白蛋白排泄量增加常伴随有肾小球滤过率增加，它发生于肾病的早期阶段，在肾组织学或结构改变之前即可检出，对预防糖尿病肾脏并发症的发生有着重要意义。由于尿白蛋白排泄存在变异，未定时的尿液标本（随机尿）一次白蛋白排泄量增高，可能并无意义；如连续2~3次增高均超过参考范围方有诊断价值。

三、糖尿病早期筛查流程

（一）糖尿病高危人群

糖尿病在一些特殊人群中（如高危人群）患病率要比普通人群高得多，个体所具有的危险因素越多，发展为糖尿病的可能性就越大。多项研究表明，在高危人群中筛查糖尿病的概率远高于普通人群，而且随着个体具有危险因素数目的增多，糖尿病的患病率越高。

成人糖尿病的高危人群包括：①有糖尿病前期史；②年龄≥40岁；③体质指数（BMI）≥24kg/m^{2}和/或中心型肥胖（男性腰围≥90cm，女性腰围≥85cm）；④一级亲属有糖尿病史；⑤缺乏体力活动者；⑥有巨大儿分娩史或有妊娠期糖尿病病史的女性；⑦有多囊卵巢综合征病史的女性；⑧有黑棘皮病者；⑨有高血压史，或正在接受降压治疗者；⑩高密度脂蛋白胆固醇<0.90mmol/L和/或三酰甘油>2.22mmol/L，或正在接受调脂药治疗者；⑪有动脉粥样硬化性心血管疾病（ASCVD）史；⑫有类固醇类药物使用史；⑬长期接受抗精神病药物或抗抑郁症药物治疗；⑭中国糖尿病风险评分（表7-4-1）总分≥25分。儿童和青少年高危人群包括：BMI≥相应年龄、性别的第85百分位数，且合并以下三项危险因素中至少1项：①母亲妊娠时有糖尿病（包括妊娠期糖尿病）；②一级亲属或二级亲属有糖尿病史；③存在与胰岛素抵抗相关的临床状态（如黑棘皮病、多囊卵巢综合征、高血压、血脂异常）。

（二）糖尿病诊断标准

根据WHO（1999年）糖尿病诊断标准（表7-4-2）、糖代谢状态分类（表7-4-3）标准，FPG或OGTT后的2hPG可单独用于流行病学调查或人群筛查。但我国资料显示，仅检查FPG，糖尿病的漏诊率较高。理想的调查是同时检查FPG及OGTT后2hPG，OGTT其他时间点血糖不作为诊断标准。已达到糖调节受损的人群，应按照WHO推荐的标准化OGTT方法进行检查，以降低糖尿病的漏诊率。2011年WHO建议在条件具备的国家和地区采用糖化血红蛋白（HbA1c）诊断糖尿病，诊断切点为HbA1c≥6.5%，《中国2型糖尿病防治指南（2024年版）》为了与WHO诊断标准接轨，推荐在采用标准化检测方法且有严格质量控制的医疗机构，可以将HbA1c≥6.5%作为糖尿病的补充诊断标准，见表7-4-4。

世界卫生组织推荐的标准化OGTT方法如下。

1. 试验前3天，受试者每日食物中含糖量不低于150g，且维持正常活动，停用影响试验的药物（如胰岛素）。

2. 空腹10~16小时后，坐位抽取静脉血，测定血葡萄糖浓度（FPG）。

3. 将75g无水葡萄糖溶于250~300ml水中，5分钟之内饮完。妊娠妇女用量为100g；儿童按1.75g/kg体重计算口服葡萄糖用量，总量不超过75g。

4. 服糖后，每隔30分钟取血1次，测定血浆葡萄糖浓度，共4次，历时2小时。其中2小时血浆葡萄糖浓度（2hPG）是临床诊断的关键。

5. 根据各次测得的血葡萄糖浓度与对应时间作图，绘制糖耐量曲线。

表 7-4-1　中国糖尿病风险评分表

评分指标	分值	评分指标	分值
年龄 / 岁		**体质指 /(kg·m^{-2})**	
20~24	0	<22.0	0
25~34	4	22.0~23.9	1
35~39	8	24.0~29.9	3
40~44	11	≥ 30.0	5
45~49	12	**腰围 /cm**	
50~54	13	男<75.0，女<70.0	0
55~59	15	男 75.0~79.9，女 70.0~74.9	3
60~64	16	男 80.0~84.9，女 75.0~79.9	5
65~74	18	男 85.0~89.9，女 80.0~84.9	7
收缩压 /mmHg		男 90.0~94.9，女 85.0~89.9	8
<110	0	男 ≥ 95.0，女 ≥ 90.0	10
110~119	1	**糖尿病家族史（父母、同胞、子女）**	
120~129	3	无	0
130~139	6	有	6
140~149	7	**性别**	
150~159	8	女	0
≥ 160	10	男	2

注：1mmHg=0.133kPa。

表 7-4-2　糖尿病诊断标准（WHO 1999 年）

诊断标准	静脉血浆葡萄糖水平
典型糖尿病症状（多饮、多尿、多食、体重下降）	
加上随机血糖	≥ 11.1mmol/L
或加上空腹血糖	≥ 7.0mmol/L
或加上葡萄糖负荷后 2 小时血糖	≥ 11.1mmol/L
无糖尿病症状者，需要改日重复检查	

注：空腹状态指至少 8 小时未进食；随机血糖指不考虑上次用餐时间，一天中任意时间的血糖，不能用来诊断空腹血糖受损或糖耐量减低。

表 7-4-3　糖代谢状态分类（WHO 1999 年）

单位：mmol/L

糖代谢分类	FPG	2hPG
正常血糖	<6.1	<7.8
空腹血糖受损（IFG）	≥ 6.1 且<7.0	<7.8
糖耐量减低（IGT）	<7.0	≥ 7.8 且<11.1
糖尿病（DM）	≥ 7.0	≥ 11.1

注：IFG 和 IGT 统称为糖调节受损。

表 7-4-4　糖尿病诊断标准[中国 2 型糖尿病防治指南(2024 年版)]

诊断标准	静脉血浆葡萄糖或 HbA1c 水平
典型糖尿病症状(多饮、多尿、多食、体重下降)	
加上随机血糖	≥ 11.1mmol/L
或加上空腹血糖	≥ 7.0mmol/L
或加上葡萄糖负荷后 2h 血糖	≥ 11.1mmol/L
或加上糖化血红蛋白	≥ 6.5%
无糖尿病症状者,需要改日重复检查	

注:空腹状态指至少 8 小时未进食;随机血糖指不考虑上次用餐时间,一天中任意时间的血糖,不能用来诊断空腹血糖受损或糖耐量减低。

(三) 糖尿病早期筛查

糖尿病筛查有助于早期发现糖尿病,提高糖尿病及其并发症的防治水平。因此,应针对高危人群进行糖尿病筛查。对于具有至少一项危险因素的高危人群应进一步进行空腹血糖或任意点血糖筛查或糖化血红蛋白检测,其中空腹血糖筛查是简单易行的方法,宜作为常规的筛查方法,但有漏诊的可能性。如果空腹血糖 ≥ 6.1mmol/L 或随机血糖 ≥ 7.8mmol/L,或糖化血红蛋白介于 5.7%~6.4% 之间,建议行口服葡萄糖耐量试验(OGTT),根据 OGTT 筛查结果区分为正常血糖、糖尿病前期和糖尿病人群。糖尿病筛查的流程,如图 7-4-1。对于糖尿病高危人群,宜及早开始进行糖尿病筛查;首次筛查结果正常者,宜每 3 年至少重复筛查 1 次;筛查结果为糖尿病前期者,建议每年筛查 1 次。

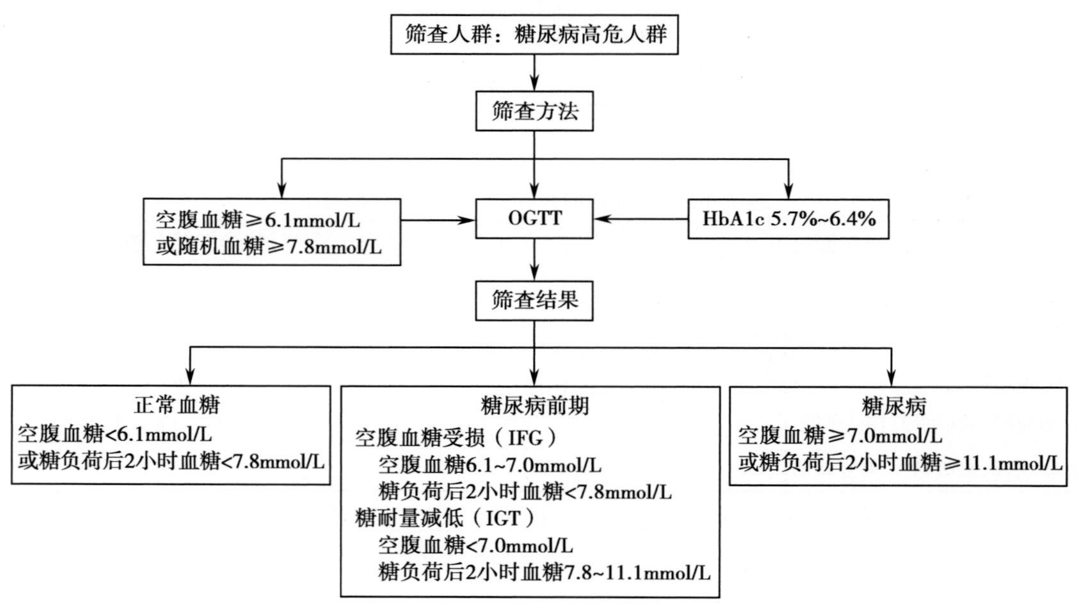

图 7-4-1　糖尿病筛查流程

四、糖尿病的主要危险因素与管理措施

(一) 糖尿病危险因素

糖尿病的发生风险高低主要取决于危险因素数目的多少和危险度的高低,有些因素不可改变,另一些是可改变的,如表 7-4-5。由于公共卫生资源的限制,预防糖尿病应采取分级管理和高危人群优先的干预策略。

糖尿病前期患者应通过饮食控制和运动以降低糖尿病的发生风险,并定期随访,给予社会心理支持,以确保患者良好的生活方式能够长期坚持;定期检查血糖;同时密切关注其他心血管疾病危险因素(如吸烟、高血压、血脂紊乱等),并给予适当的干预措施。

表 7-4-5　糖尿病的危险因素

不可改变的危险因素	可改变的危险因素
年龄	糖尿病前期（糖耐量异常或合并IFG）（最重要的风险因素）
家族史或遗传倾向	代谢综合征
种族	超重、肥胖、抑郁症
妊娠糖尿病史或巨大儿生产史	饮食热量摄入过高、体力活动减少
多囊卵巢综合征	可增加糖尿病发生风险的药物
宫内发育迟缓或早产	致肥胖或糖尿病的社会环境

干预原则应依据发生糖尿病的风险高低进行分层管理，具体如下。①极高风险人群：HbA1c>6% 者。②高风险人群：IFG+IGT 人群（无论是否合并其他的糖尿病危险因素），或者单纯 IFG 或 IGT 合并 1 种及以上的其他糖尿病危险因素者。③低风险人群：单纯的 IFG 或 IGT 人群，如表 7-4-6。生活方式干预应作为预防糖尿病的基石并贯穿于糖尿病前期干预的始终。低风险人群进行强化生活方式干预，高风险和极高风险人群在生活方式干预基础上考虑联合药物治疗，如图 7-4-2。

表 7-4-6　糖尿病前期人群的风险分层

	IFG	IGT	IFG+IGT	HbA1c>6.0%
不合并其他糖尿病危险因素	低风险	低风险	高风险	极高风险
合并其他糖尿病危险因素	高风险	高风险	高风险	极高风险

注：IFG，空腹血糖受损；IGT，糖耐量减低。

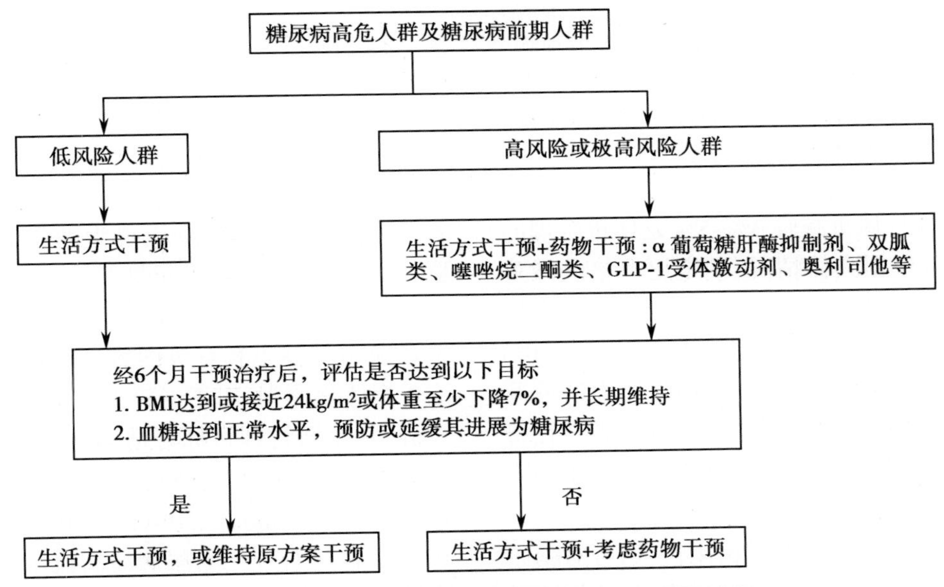

图 7-4-2　糖尿病高危人群及糖尿病前期的管理流程

（二）糖尿病高危人群及糖尿病前期的管理措施

1. 生活方式管理

（1）糖尿病健康教育：从糖尿病高危人群开始，长期持续教育，主要内容包括：糖尿病的进程和临床表现；糖尿病的危害及如何防治急慢性并发症；个体化的治疗目标；个体化的饮食和运动计划；口服药、胰岛素治疗及规范的胰岛素注射操作技术；血糖测定结果及特殊情况应对措施；自我血糖监测操作技巧；口腔、足部和皮肤护理技巧；糖尿病妇女受孕计划及监护等。

（2）饮食管理：以低碳水化合物、低脂肪饮食为主，以减少总热量摄入，改善胰岛素抵抗、减轻体重并降低血糖水平；将饮食中饱和脂肪酸（如动物脂肪）摄入量控制在总热量的 7% 以下，减少反式脂肪酸摄入，适当增加单不饱和脂肪酸和 n-3 多不饱和脂肪酸的摄入。

（3）饮酒管理：大量饮酒可以加重糖代谢紊乱并增加心血管系统风险水平。因此，不推荐糖尿病患者饮酒。若饮酒应计算酒精中所含的总能量。女性每天饮酒的酒精量不超过15g，男性不超过25g（15g酒精相当于350mL啤酒、150mL葡萄酒或50mL低度白酒）。每周饮酒不超过2次。应警惕酒精可能诱发的低血糖，避免空腹饮酒。

（4）运动管理：坚持规律性的中等强度有氧运动，运动后心率达到最大心率的50%~70%为宜。体重在正常范围者每日运动时间不少于30分钟，每周不少于5天。超重/肥胖者需要增加运动量，每日运动时间不少于1小时，每周不少于5天。超重与肥胖者在选择运动方式上应尽量避免长时间负重运动，以减少对关节的损伤。若无禁忌证，应鼓励每周进行2~3次阻抗训练，柔韧性和平衡练习，如表7-4-7。

表7-4-7　运动干预措施

运动类别	运动方式	运动时间	注意事项
有氧运动	快走、慢跑、骑自行车、游泳；医疗体操、健身操、木兰拳、太极拳；乒乓球、保龄球、羽毛球等	每周至少3次，每次持续运动20~60分钟或不少于30分钟	为了避免损伤，结合个体的年龄、病情及身体承受能力，注意运动强度的把控，缓慢增加
阻抗运动	抗阻练习器械或自由负重（如哑铃和杠铃）	规律有氧运动的同时，应每周至少2次抗阻运动，每次2~3组，每组8~10遍重复的抗阻运动，组间休息2~3分钟；2次抗阻运动应间隔1~2天，每周3次更理想	为了避免损伤，练习的强度、频率及持续时间应缓慢增加；结合个体的年龄、病情及身体承受能力，适时调整运动计划
柔韧性和平衡练习	主要是增加关节活动幅度，从而提高关节韧带、肌腱肌肉的伸展性和弹性。其训练方法主要是拉伸法，拉伸法又可分为动力拉伸法和静力拉伸法两种。平衡训练主要建立协调，稳定关节		

（5）体重管理：体重减轻3%~5%是体重管理的基本要求，亦可根据具体情况，制定更严格的减重目标（减去基础体重的5%、7%、15%等）。严格控制饮食总热量，超重者应比理想体重者要减少10%的饮食总热量，肥胖者减少20%；加强体力锻炼及有氧运动，通过消耗热量减轻体重。部分患者在符合适应证的情况下，可考虑选择具有减重作用的降糖药物或减重药物，或进行减重手术治疗。

（6）戒烟管理：与一般人群相比，吸烟可对糖尿病患者预后产生更为显著的不良影响，包括加速微血管并发症和大血管并发症的发生，并缩短预期寿命。因此，对糖尿病患者及其高危个体必须进行严格的戒烟管理；强调在临床实践中应常规询问糖尿病患者是否吸烟，对于吸烟者应遵循我国临床戒烟指南，进行健康咨询、技术指导以及必要的药物干预等综合措施帮助其戒烟。必要时采用尼古丁替代产品与选择性尼古丁乙酰胆碱受体部分激动剂，以提高戒烟成功率。

2. 血糖管理　对糖代谢异常高危人群的识别与一级预防，特别是对于HbA1c增高者（≥5.7%者，特别是≥6.5%者）应视为糖代谢异常高危人群；积极开展糖尿病的早期筛查；规范高血糖的非药物与药物干预；做好血糖水平监测与疗效评估；患者随访与健康教育等内容。降糖干预目标应该注重个体化原则，对于老年人及具有多种合并症的人群，其血糖管理目标可适当放宽，对大多数人群血糖控制目标建议：空腹血糖4.4~7.0mmol/L、非空腹血糖<10.0mmol/L、HbA1c<7.0%。

3. 血压管理　糖尿病与高血压均为心血管系统最重要的危险因素，当两者并存时可对心血管系统产生更大危害。因此，在降糖治疗的同时还应积极干预高血压，以最大限度地降低患者发生心血管并发症的危险性。推荐将血压<130/80mmHg作为多数T2DM患者的降压治疗目标值。但是对于高龄、一般健康状况较差或已经发生严重缺血性心脏病的患者，过于严格的血压控制可能会对患者产生不利影响。应在非药物干预的基础上采用联合用药使血压达标。

4. 血脂管理　糖尿病是动脉粥样硬化性心血管疾病（atherosclerotic cardiovascular disease，

ASCVD）的重要独立危险因素，研究提示血脂异常对糖尿病患者 ASCVD 风险影响最大。糖尿病患者应监测血脂水平，分层进行干预，主要措施包括：控制饮食总热量摄入，减少饱和脂肪酸、反式脂肪酸和胆固醇摄入，适量增加 n-3 脂肪酸（如鱼油与鱼类食品）、纤维素和植物甾醇（如植物油）摄入，增加体力运动，将体重控制在理想水平内。

糖尿病患者的血脂异常特点为甘油三酯（TG）升高，高密度脂蛋白胆固醇（HDL-C）降低，低密度脂蛋白胆固醇（LDL-C）正常或轻度升高。但其 LDL 颗粒具有小而密的特点，有更强的致动脉粥样硬化作用。糖尿病合并高 TG，提示富含甘油三酯的脂蛋白胆固醇（TRL）比例升高，此时采用 LDL-C 作为降脂目标可能低估患者 ASCVD 风险，而非 HDL-C 包括 LDL-C 和 TRL，能更好反映患者致动脉粥样硬化脂蛋白特征。所以，糖尿病患者推荐采用 LDL-C 和非 HDL-C 同时作为降脂目标。年龄 ≥40 岁的糖尿病患者均为高危，1 型糖尿病病程 ≥20 年可作为高危。而年龄<40 岁的糖尿病患者，应结合 ASCVD 其他因素（高血压、吸烟、HDL-C）和 / 或靶器官损害确定 ASCVD 风险；如患者有 ≥3 个危险因素或合并靶器官损害，也应视为 ASCVD 高危。对于 ASCVD 风险为中、低危的糖尿病患者，均应将 LDL-C 控制在 2.6mmol/L 以下，如表 7-4-8。

表 7-4-8　糖尿病患者血脂目标值推荐

推荐建议	推荐类别	证据等级
糖尿病合并 ASCVD 患者 LDL-C<1.4mmol/L	Ⅰ	A
ASCVD 风险为高危的糖尿病患者 LDL-C<1.8mmol/L	Ⅰ	A
ASCVD 风险为低、中危的糖尿病患者 LDL-C < 2.6mmol/L	Ⅱa	C
糖尿病患者以非 HDL-C 为次要目标，目标值为相应的 LDL-C 目标值 +0.8mmol/L	Ⅰ	C

注：ASCVD 为动脉粥样硬化性心血管疾病；LDL-C 为低密度脂蛋白胆固醇；HDL-C 为高密度脂蛋白胆固醇。ASCVD 高危的患者指年龄 ≥40 岁的糖尿病患者，20~39 岁糖尿病有 ≥3 种危险因素或合并靶器官损害，或 1 型糖尿病病程 ≥20 年可作为 ASCVD 高危。主要危险因素：高血压、血脂异常、吸烟、肥胖、早发冠心病家族史。靶器官损害：蛋白尿、肾功能损害、左心室肥厚或视网膜病变。

（汪　菲　曹素艳）

参考文献

1. 中华医学会糖尿病学分会. 中国 2 型糖尿病防治指南 (2020 年版)[J]. 中华糖尿病杂志, 2021, 13 (4): 315-409.
2. 中华医学会糖尿病学分会. 中国糖尿病防治指南 (2024 版)[J]. 中华糖尿病杂志, 2025, 17 (1): 16-139.
3. 中国医师协会内分泌代谢科医师分会, 国家代谢性疾病临床医学研究中心. 糖尿病分型诊断中国专家共识 [J]. 中华糖尿病杂志, 2022, 14 (2): 20.
4. 国家老年医学中心, 中华医学会老年医学分会, 中国老年保健协会糖尿病专业委员会. 中国老年糖尿病诊疗指南 (2024 版)[J]. 中华糖尿病杂志, 2024, 16 (02): 147-189.
5. WANG L M, PENG W, ZHAO Z P, et al. Prevalence and treatment of diabetes in China, 2013-2018 [J]. JAMA, 2021, 26 (24): 2498-2506.
6. 中国研究型医院学会糖尿病学专业委员会分级诊疗与基层管理糖尿病学组. 2 型糖尿病分级诊疗与质量管理专家共识 [J]. 中国医学前沿杂志 (电子版), 2020, 12 (5): 38-52.
7. 中华医学会内分泌学分会, 中华医学会糖尿病学分会, 中国医师协会内分泌代谢科医师分会, 等. 中国成人糖尿病前期干预的专家共识 [J]. 中华内分泌代谢杂志, 2020, 36 (05): 371-380.
8. 杨雁, 陈颖, 张惠杰, 等. 糖尿病患者体重管理专家共识 (2024 版)[J]. 中华糖尿病杂志, 2024, 16 (09): 959-971.
9. 国家老年医学中心, 中华医学会糖尿病学分会, 中国体育科学学会, 等. 中国 2 型糖尿病运动治疗指南 (2024 版) [J]. 中国运动医学杂志, 2024, 43 (6): 419-452.
10. 中国血脂管理指南修订联合专家委员会. 中国血脂管理指南(2023 年)[J]. 中华心血管病杂志, 2023, 51(3): 221-255.

第二节 血脂异常的筛查与管理

一、概述

（一）血脂异常流行特征

20世纪以来，我国人群，包括儿童和青少年，血脂异常患病率明显增加，以高胆固醇血症的患病率增加最为明显。血脂成分的平均水平是评价人群血脂变化趋势的重要指标。2018年全国调查数据显示，我国≥18岁的成人血清总胆固醇（total cholesterol，TC）平均为4.8mmol/L，低密度脂蛋白胆固醇（low-density lipoprotein cholesterol，LDL-C）为2.9mmol/L，甘油三酯（triglyceride，TG）为1.7mmol/L。与2002年、2010年和2015年相比，各项血脂成分的平均水平均明显升高。同时，儿童和青少年血脂水平也呈升高趋势。北京儿童和青少年代谢综合征研究调查显示，2014年6~18岁儿童青少年的血清TC、LDL-C和非高密度脂蛋白胆固醇（non-high-density lipoprotein cholesterol，non-HDL-C）平均水平分别为4.3mmol/L、2.4mmol/L和2.8mmol/L，较10年前明显上升。中国成人血脂异常患病率近年来一直维持在较高水平。2018年全国调查显示，≥18岁的成人血脂异常总患病率为35.6%，与2015年全国调查的血脂异常患病率相比仍然有所上升。我国儿童和青少年的高TC血症患病率也明显升高。2012年7个省、自治州、直辖市6~17岁儿童和青少年调查显示，5.4%的儿童和青少年有高胆固醇血症（TC>5.2mmol/L），较10年前升高约1.5倍。儿童中高甘油三酯血症和低高密度脂蛋白胆固醇（high-density lipoprotein cholesterol，HDL-C）血症则更为常见。

（二）血脂异常致ASCVD危害

血脂是人体内的一种重要物质，但当其含量异常时可能导致动脉粥样硬化性心血管疾病（ASCVD）等一系列健康问题。ASCVD包括冠心病、脑血管病和外周动脉疾病等。血脂异常是ASCVD的重要危险因素之一，它会导致血管内膜受损，形成动脉粥样硬化斑块，使血管狭窄，甚至完全阻塞，从而导致急性心肌梗死、脑梗死等危重疾病的发生。因此，控制血脂异常是预防ASCVD的重要手段之一。

（三）定义

血脂是指人体血清中胆固醇、甘油三酯和类脂（磷脂、糖脂、固醇、类固醇）等的总称，而与临床密切相关的血脂成分主要是胆固醇和甘油三酯。血脂异常（dyslipidemias）是指血清胆固醇和/或甘油三酯水平的升高。由于脂肪代谢或运转异常使血浆一种或多种脂质高于正常称为高脂血症（hyperlipidemia），脂质不溶或微溶于水必须与蛋白质结合以脂蛋白形式存在，因此，高脂血症常为高脂蛋白血症（hyperlipoproteinemia）。从宽泛意义上讲血脂异常也包括HDL-C水平的异常，即低高密度脂蛋白胆固醇血症在内的各种血脂异常。根据表型分类，血脂异常包括以下几种。①高胆固醇血症：单纯TC增高，相当于世界卫生组织（WHO）分型的Ⅱa型。②高甘油三酯血症：单纯TG增高，相当于WHO分型的Ⅰ型和Ⅳ型。③混合型高脂血症：TC和TG均增高，相当于WHO分型的Ⅱ型、Ⅳ型和Ⅴ型。④低HDL-C血症。而血脂异常是ASCVD的危险因素，积极治疗血脂异常可降低冠心病、脑卒中等ASCVD的发生风险。

（四）临床特征

血清中血脂的水平会随着年龄的增加而逐渐升高，至50~60岁时达到高峰，其后趋于稳定或有所下降。中青年女性血脂水平一般低于同龄男性，但绝经期后女性血脂水平却显著升高，常高于同龄男性。血脂异常多数无明显症状和体征，常在健康体检或因其他疾病（如糖尿病、心肌梗死、急性胰腺炎等）就诊时发现；少数患者可有如下临床表现。

1. 黄色瘤　黄色瘤颜色可为黄色、橘黄色或棕红色，由脂质局部沉积引起形态多呈结节、斑块或丘疹状，质地柔软，是一种异常的局限性皮肤隆起，一般最常见于人体眼睑周围、肌腱、身体伸侧、手掌等部位。

2. 角膜弓　亦称“老年环”，表现为角膜外缘出现呈灰白色或白色环状的角膜脂质沉积物，多见于家族性高胆固醇血症患者。

3. 急性胰腺炎 严重的高甘油三酯血症可因乳糜微粒栓子阻塞毛细血管而导致急性胰腺炎。

4. 视网膜脂质症 严重的高甘油三酯血症患者可出现富含TG的大颗粒脂蛋白沉积在眼底小动脉上，引起光散射导致视网膜脂质症。

5. 动脉粥样硬化 脂质在血管内皮下沉积常常引起人体血管动脉粥样硬化，导致心脑血管疾病和周围血管病变的发生。家族性血脂异常患者可于青春期前发展成为冠心病，甚至发生心肌梗死。

6. 其他 TG沉积于网状内皮细胞可引起肝脾肿大；高乳糜微粒可导致呼吸困难和神经系统症状；纯合子家族性高胆固醇血症可出现游走性多关节炎。

二、血脂异常早期筛查手段和评价

（一）血脂异常早期筛查手段

血脂异常的早期筛查指标主要包括TC、TG、LDL-C和HDL-C；其他血脂检查指标包括non-HDL-C、载脂蛋白AⅠ（Apolipoprotein AⅠ，ApoAⅠ）、ApoB、Lp(a)、小而密低密度脂蛋白胆固醇（small dense LDL，sdLDL-C）、氧化低密度脂蛋白（Oxidized low-density lipoprotein，oxLDL）等。

1. 总胆固醇（TC） 血清总胆固醇是指血液中所有脂蛋白所含胆固醇的总和，包含70%的胆固醇酯（cholesterol esterase，CE）和30%的游离胆固醇（free cholesterol，FC）。人体内的TC有两种来源，一种是从食物中获得，食物中的TC经胆汁乳化成乳糜微粒（chylomicron，CM），其中少量形成极低密度脂蛋白（very low-density lipoprotein，VLDL），经淋巴系统进入血液；另一种是通过机体自身合成，主要合成部位在肝脏。血清TC浓度可作为脂代谢的指标。TC通常采用的检测方法是甘油磷酸氧化酶-过氧化物酶法（glycerophosphate oxidase-peroxidase assay，GPO-PAP法）。根据我国《中国血脂管理指南（2023年）》规定，TC在中国ASCVD一级预防低危人群分层标准如下。合适水平：TC<5.2mmol/L（200mg/dL）。边缘升高：5.2mmol/L（200mg/dL）≤TC<6.2mmol/L（240mg/dL）。升高：TC≥6.2mmol/L（240mg/dL）。

2. 甘油三酯（TG） 甘油三酯是由一分子甘油和3分子脂肪酸结合形成的酯，又称为中性脂肪（neutral fat）。TG来源分为内源性和外源性，内源性的TG主要在肝脏和小肠合成，外源性的TG经小肠吸收成为CM的主要成分。TG是机体恒定的供能来源，主要存在于β-脂蛋白和乳糜微粒中，多余部分主要储存在脂肪组织中。当机体能量不足时，脂肪组织会进行脂肪动员，TG在酯酶的作用下分解代谢为机体供应能量。TG通常的检测方法是酶法（GPO-PAP法）。根据我国《中国血脂管理指南（2023年）》规定，TG在中国ASCVD一级预防低危人群分层标准如下。合适水平：TG<1.7mmol/L（150mg/dL）。边缘升高：1.7mmol/L≤TG<2.3mmol/L（200mg/dL）。升高：TG≥2.3mmol/L。

3. 低密度脂蛋白胆固醇（LDL-C） LDL由极低密度脂蛋白和中间密度脂蛋白（intermediate-density lipoprotein，IDL）转化而来（其中的TG经酯酶水解后形成LDL）。LDL颗粒中约50%为胆固醇，是血液中胆固醇含量最多的脂蛋白，故称为富含胆固醇的脂蛋白。由于LDL颗粒小，即使LDL-C的浓度很高，血清也不会浑浊。LDL将胆固醇运送到外周组织，大多数LDL是由肝细胞和肝外的LDL受体分解代谢。临床上以LDL-C的含量来反映LDL水平。LDL-C在ASCVD发病中起着核心作用，提倡以降低血清LDL-C水平来防控ASCVD危险，所以推荐LDL-C为首要干预靶点。LDL-C测定通常采用直接法。根据我国《中国血脂管理指南（2023）》规定，LDL-C在中国ASCVD一级预防低危人群分层标准如下。理想水平：LDL-C<2.6mmol/L（100mg/dL）。合适水平：LDL-C<3.4mmol/L（130mg/dL）。边缘升高：3.4mmol/L≤LDL-C<4.1mmol/L（160mg/dL）。升高：LDL-C≥4.1mmol/L。

4. 高密度脂蛋白胆固醇（HDL-C） HDL主要由肝脏和小肠合成，是颗粒最小的脂蛋白，其中脂质和蛋白质部分几乎各占一半。HDL中的载脂蛋白以Apo AⅠ为主。HDL将胆固醇从周围组织（包括动脉粥样硬化斑块）转运到肝脏进行再循环或以胆酸的形式排泄，此过程称为胆固醇逆转运，可减少胆固醇在血管壁的沉积，起到抗动脉粥样硬化作用。一般检测HDL-C的含量来反映HDL水平。HDL-C通常采用化学沉淀法测定。根据我国《中国血脂管理指南（2023）》规定，HDL-C在中国ASCVD一级预防低危人群分层标准如下，降低：HDL-C<1.0mmol/L（40mg/dL）。

5. 非高密度脂蛋白胆固醇（non-HDL-C） non-HDL-C是指血液中除HDL以外其他脂蛋白所含胆固醇的总和，包括VLDL、IDL、LDL和Lp(a)

中的胆固醇。non-HDL-C代表了含有ApoB脂蛋白颗粒中胆固醇的总量。国际上部分血脂指南建议将non-HDL-C作为ASCVD一级预防和二级预防的首要目标。根据我国《中国血脂管理指南(2023)》规定,non-HDL-C在中国ASCVD一级预防人群分层标准如下。理想水平：non-HDL-C<3.4mmol/L(130mg/dL)。合适水平：non-HDL-C<4.1mmol/L(160mg/dL)。边缘升高：4.1mmol/L ≤non-HDL-C<4.9mmol/L(190mg/dL)。升高：non-HDL-C≥4.9mmol/L。

6. 载脂蛋白AI(ApoA Ⅰ)　ApoA是HDL的主要结构蛋白,ApoA Ⅰ和ApoA Ⅱ约占蛋白质的90%,ApoA Ⅰ与ApoA Ⅱ之比为3∶1,血清ApoA Ⅰ可以反映HDL水平,与HDL-C水平呈明显正相关。ApoA Ⅰ可催化卵磷脂胆固醇酰基转移酶(lecithin cholesterol acyltransferase,LCAT),将组织内多余的CE转运至肝脏处理。因此,ApoA具有清除组织脂质和抗动脉粥样硬化的作用,与HDL-C临床意义大体相似。虽然ApoA有A Ⅰ、A Ⅱ、A Ⅲ,但ApoA Ⅰ的意义最明确,且其在组织内的浓度最高。因此,ApoA Ⅰ为临床常用的检测指标。ApoA Ⅰ通常采用免疫比浊法测定。成年男性血清ApoA Ⅰ参考值为(1.42±0.17)g/L,成年女性血清ApoA Ⅰ参考值为(1.45±0.14)g/L;正常人群空腹血清ApoA Ⅰ水平多在1.20~1.60g/L,女性略高于男性。

7. 载脂蛋白B(ApoB)　ApoB是LDL中含量最多的蛋白质,90%以上ApoB存在于LDL中。ApoB具有调节肝脏内外细胞表面LDL受体与血浆LDL之间平衡的作用,且对肝脏合成VLDL有调节作用。ApoB的主要成分是ApoB-100,还有其降解产物ApoB-48、ApoB-75、ApoB-41和ApoB-36等。除特殊说明外,临床常规测定的ApoB通常指的是ApoB-100。血清ApoB主要反映LDL水平,与血清LDL-C水平呈明显正相关,两者的临床意义相似。在少数情况下,可出现高ApoB血症而LDL-C浓度正常的情况,提示血液中存在较多sLDL,所以建议ApoB与LDL-C同时测定有利于临床判断。ApoB的检测方法通常采用免疫比浊法。成年男性血清ApoB参考值为(1.01±0.21)g/L,成年女性血清ApoB参考值为(1.07±0.23)g/L;正常人群血清ApoB水平多在0.8~1.1g/L范围内,女性略高于男性。

载脂蛋白A Ⅰ和载脂蛋白B比值测定：ApoA Ⅰ、ApoB分别为HDL、LDL主要成分,但由于病理情况下胆固醇的含量可发生变化,因而HDL和LDL不能代替ApoA Ⅰ和ApoB。因此,可采用ApoA Ⅰ/ApoB代替HDL/LDL作为判断动脉粥样硬化的指标。

8. 脂蛋白(a)[Lp(a)]　Lp(a)的结构与LDL相似,可以携带大量的胆固醇,有促进动脉粥样硬化的作用。同时,Lp(a)与纤溶酶原有同源性,可以与纤溶酶原竞争结合纤维蛋白位点,从而抑制纤维蛋白降解,促进血栓形成。因此,Lp(a)是动脉粥样硬化和血栓形成的重要独立危险因子。检测Lp(a)对早期识别动脉粥样硬化的危险性,特别是在LDL-C浓度升高的情况下具有重要价值。Lp(a)检测方法通常采用免疫透射比浊法。正常人群中Lp(a)水平呈明显偏态分布,虽然个别人可高达1 000mg/L以上,但80%的正常人在200mg/L以下,正常人群Lp(a)参考值范围为0~300mg/L。

9. 小而密低密度脂蛋白胆固醇(sdLDL-C)　LDL通常根据颗粒直径和密度不同,分为大而轻LDL(large buoyant LDL,lbLDL)和sdLDL。研究显示,sdLDL更易于氧化,且清除缓慢、更易进入动脉管壁,促进泡沫细胞形成,因此,sdLDL被认为是LDL促动脉粥样硬化发生、发展的主要亚型。大量病例对照研究和前瞻性研究均发现,体内高sdLDL水平与ASCVD的发生风险密切相关。在不同的生理和病理情况下评价LDL的生物效应方面,LDL亚组分的分离与检测更为可靠,它比单纯测定LDL-C水平具有更重要的临床价值,有望为血脂异常和ASCVD的防治工作提供新的靶标。sdLDL-C传统检测方法是超速离心法。sdLDL-C参考值范围为0.071~2.533mmol/L。

10. 氧化低密度脂蛋白(oxLDL)　oxLDL是指LDL内大量不饱和脂肪酸在过量自由基或其他致氧因素作用下发生过氧化反应,最后产生丙二醛(malondiadehyde,MDA),MDA和LDL表面的ApoB结合发生化学修饰的产物。脂代谢异常时,LDL增多,受体相对减少,导致LDL在内皮下聚集。在一些诱因下,如吸烟、糖尿病、高血压等,机体产生大量氧自由基,内皮下聚集的LDL发生过氧化反应并进一步生成oxLDL。oxLDL最常用的检测技术是酶联免疫吸附试验(enzyme-linked immunosorbent assay,ELISA)。由于目前仍没有一种方法被批准用于常规临床实践中,oxLDL在正常人群中暂无参考范围。

（二）血脂异常早期筛查指标的影响因素

目前临床上比较常用的血脂异常早期筛查手段有 TC、TG、LDL-C、HDL-C、non-HDL-C、ApoA Ⅰ、ApoB、Lp（a）。除此之外，sdLDL-C 和 oxLDL 也日益受到关注。这些筛查手段各有其优势和不足。

1. 总胆固醇（TC） 血清中 TC 的代谢水平是血脂异常的重要参考指标。血清 TC 水平受年龄、性别、饮食、遗传、精神等多种因素影响。TC 水平常随年龄增长而上升，到 70 岁左右 TC 水平不再上升。中青年女性 TC 水平低于男性，但是在女性绝经后 TC 水平会比同年龄男性高。长期进食高胆固醇、高饱和脂肪酸食物的人群 TC 水平会比较高，可能与脂代谢相关酶或受体基因发生突变有关，从而引起 TC 水平升高。TC 对动脉粥样硬化性疾病的危险评估和预测价值不如 LDL-C 精准。

2. 甘油三酯（TG） TG 水平受遗传和环境因素的双重影响，与种族、年龄、性别和生活习惯（如饮食、运动等）有关。与 TC 不同，TG 水平在个体内及个体间的变异较大，同一个体 TG 水平受饮食和不同时间等因素的影响，所以同一个体在多次测定时，TG 值可能有较大差异。人群中血清 TG 水平呈明显正偏态分布。由于 TG 的半衰期短（5~15 分钟），进食高脂、高糖和高热量饮食后，外源性 TG 可明显增高，且以乳糜微粒的形式存在。因此，建议在空腹 12~16 小时后静脉采集标本测定 TG，以排除和减少饮食的影响。

3. 低密度脂蛋白胆固醇（LDL-C） LDL-C 占 LDL 比重的 50% 左右，故 LDL-C 浓度基本反映血液 LDL 总量，影响 TC 的因素同样影响 LDL-C 水平。LDL-C 是动脉粥样硬化的危险因子，其水平升高与冠心病发病呈正相关。LDL-C 升高还见于遗传性高脂蛋白血症、甲状腺功能减退症、肾病综合征、胆汁淤积性黄疸、肥胖症、应用糖皮质激素等。LDL-C 降低常见于 β- 脂蛋白血症、甲状腺功能亢进症、吸收不良、肝硬化、恶性肿瘤等。一般情况下，LDL-C 与 TC 相平行，但 TC 水平也会受 HDL-C 水平影响，因此最好采用 LDL-C 作为 ASCVD 危险性的评估指标。

4. 高密度脂蛋白胆固醇（HDL-C） HDL-C 对防止动脉粥样硬化、预防冠心病的发生有重要作用。HDL-C 与 TG 呈负相关，也与冠心病的发病呈负相关。HDL-C 降低见于严重营养不良者、肥胖者、吸烟、糖尿病、肝炎和肝硬化等。运动和少量饮酒会升高 HDL-C。另外，绝经前女性的 HDL-C 水平较高，其发生冠心病的风险比男性和绝经后女性低。

5. 非高密度脂蛋白胆固醇（non-HDL-C） non-HDL-C 的测定方法为 non-HDL-C=TC-（HDL-C）。这种方法不容易受到 TG 变化的影响。此外，进餐对 HDL-C 和 TC 检测影响甚微，所以利用非空腹标本也可准确检测，可提高患者依从性，且实施便利，计算简单，值得临床推广应用。

6. 载脂蛋白 A Ⅰ（ApoA Ⅰ） ApoA Ⅰ 与 HDL 一样都可以预测和评价冠心病的危险性，其水平与冠心病发病率呈负相关。ApoA Ⅰ降低可见于急性心肌梗死、糖尿病、慢性肝病、肾病综合征、脑血管病、家族性 ApoA Ⅰ缺乏症、家族性低高密度脂蛋白胆固醇血症和家族性 α 脂蛋白缺乏症等。ApoA Ⅰ和 HDL 同时测定有助于临床判断。

7. 载脂蛋白 B（ApoB） ApoB 可直接反映 LDL 水平，其升高与冠心病的发生率呈正相关，可用于评价冠心病的危险性和降脂治疗效果。ApoB 升高也可见于糖尿病、甲状腺功能减退症、肾病综合征、肾衰竭和高 β- 载脂蛋白血症。ApoB 降低可见于低 β- 脂蛋白血症、ApoB 缺乏症、恶性肿瘤、甲状腺亢进症和营养不良等。ApoB 和 LDL 同时测定有助于临床判断。

8. 脂蛋白（a）［Lp（a）］ Lp（a）水平在个体中差异性较大，其水平高低主要由遗传因素决定，基本不受性别、年龄、体重、饮食、环境和大多数降胆固醇药物的影响。Lp（a）升高最常见于冠心病患者，也见于 1 型糖尿病、肾脏疾病、炎症、手术或创伤后、血液透析后、妊娠和服用生长激素等。在排除各种应激性升高的情况下，Lp（a）被认为是 ASCVD 的独立危险因素。

9. 小而密低密度脂蛋白胆固醇（sdLDL-C） sdLDL-C 是 LDL 的亚组分，其影响因素与 LDL 相似。sdLDL-C 升高多见于心血管疾病、慢性肾脏病、高血压等疾病。近些年来对血脂监测及其临床意义的认识逐渐从脂蛋白单纯的“量”的变化向深层次发展，更多地关注脂蛋白“质”的变化及其对相关疾病的影响。LDL 亚组分的分离和检测比单纯测定 LDL-C 水平具有更重要的临床价值，有望为血脂异常和 ASCVD 的防治工作提供新的靶标。

10. 氧化低密度脂蛋白（oxLDL） 相比于 LDL，oxLDL 能够直观反映患者体内的氧化应激状态，是引起动脉粥样硬化的独立危险因子。oxLDL 与早期动脉粥样硬化、冠状动脉疾病、急性冠状动脉综合征及缺血性心肌梗死等动脉粥样硬化的各个阶段密切相关。oxLDL 升高常见于无症状动脉粥样硬化、冠心病、心力衰竭、急性脑梗死等疾病。

（三）血脂异常的早期筛查流程

美国 2017 年血脂异常管理与动脉粥样硬化疾病预防指南推荐>40 岁的无症状人群每 1~2 年进行 1 次血脂异常筛查。由于血脂异常的早期临床症状并不明显，因此，血脂是否异常需要借助实验室检查来判断。对血脂检测异常人群进行心血管风险评估，将其分为低危、中危和高危三类人群，再结合其病史和其他辅助检查，为其制订个体化的健康管理方案，具体筛查流程参考如图 7-4-3。《中国血脂管理指南（2023 年）》在《中国成人血脂异常防治指南（2016 年修订版）》基础上，结合最新研究证据和国内外指南与共识，对 2016 版指南 ASCVD 风险评估流程进行了更新，按是否患有 ASCVD 分为两种情况，具体流程参考如图 7-4-4 与图 7-4-5。

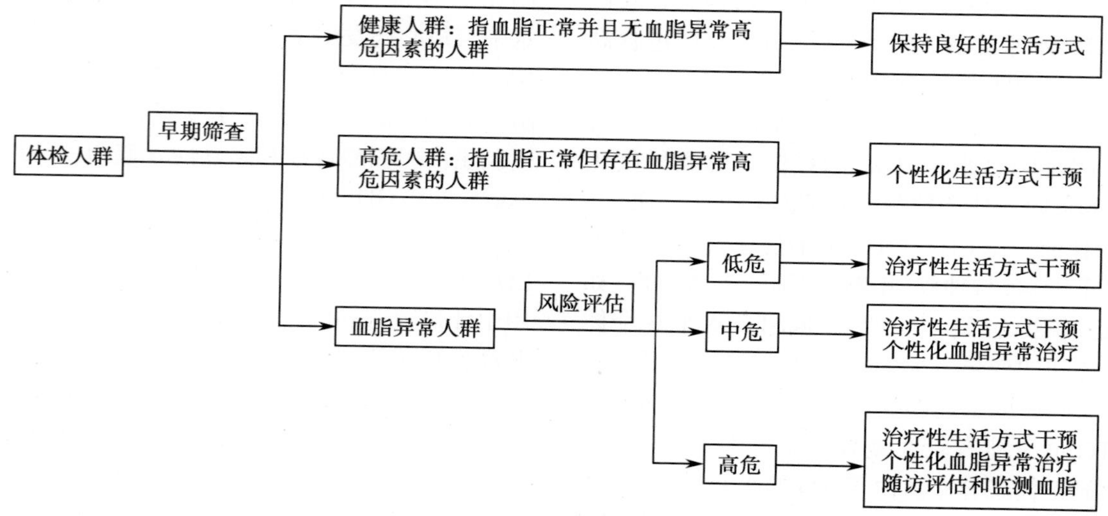

图 7-4-3 血脂异常筛查流程图

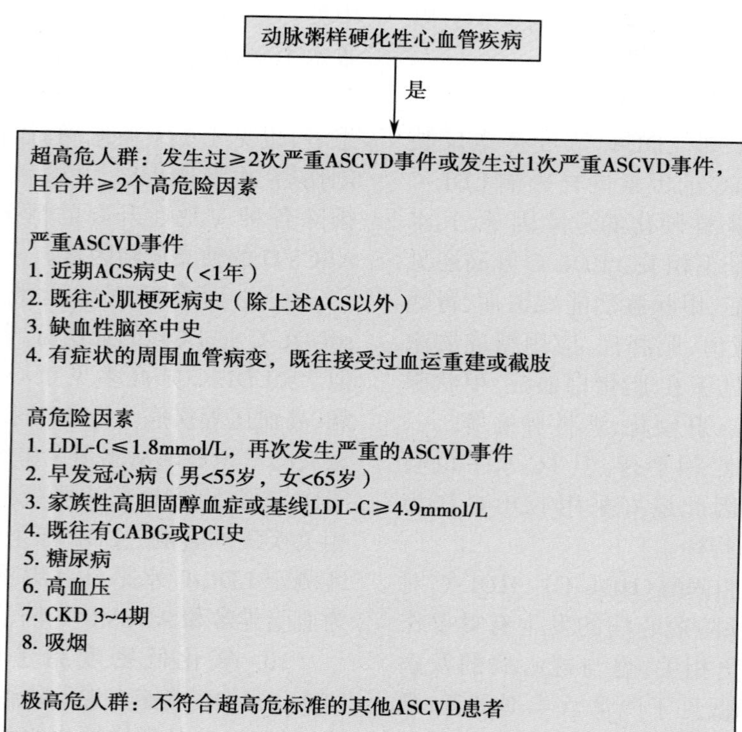

图 7-4-4 中国成人 ASCVD 人群总体发病风险评估流程图

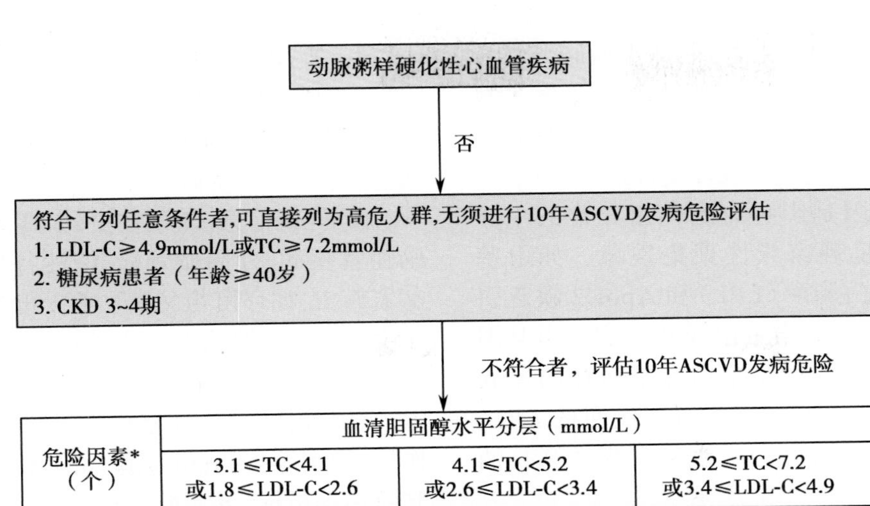

危险因素*（个）		血清胆固醇水平分层（mmol/L）		
		3.1≤TC<4.1 或1.8≤LDL-C<2.6	4.1≤TC<5.2 或2.6≤LDL-C<3.4	5.2≤TC<7.2 或3.4≤LDL-C<4.9
无高血压	0~1	低危（<5%）	低危（<5%）	低危（<5%）
	2	低危（<5%）	低危（<5%）	中危（5%~9%）
	3	低危（<5%）	中危（5%~9%）	中危（5%~9%）
有高血压	0	低危（<5%）	低危（<5%）	低危（<5%）
	1	低危（<5%）	中危（5%~9%）	中危（5%~9%）
	2	中危（5%~9%）	高危（≥10%）	高危（≥10%）
	3	高危（≥10%）	高危（≥10%）	高危（≥10%）

10年ASCVD发病危险为中危且年龄<55岁者，评估余生危险

具有以下任意2个及以上危险因素者，定义为ASCVD高危人群
1. 收缩压≥160mmHg或舒张压≥100mmHg
2. non-HDL-C≥5. 2mmol/L（200mg/dL）
3. HDL-C<1.0mmol/L（40mg/dL）
4. BMI≥28kg/m²
5. 吸烟

注：ASCVD为动脉粥样硬化性心血管疾病；LDL-C为低密度脂蛋白胆固醇；TC为总胆固醇；CKD为慢性肾脏病；HDL-C为高密度脂蛋白胆固醇；BMI为体重指数。危险因素的水平均为干预前水平。*危险因素包括吸烟、低HDL-C、年龄≥45/55岁（男性/女性）。

图 7-4-5　中国成人非 ASCVD 人群总体发病风险评估流程图

随机对照试验（randomized controlled trial，RCT）已经证实风险较高的 ASCVD 患者从强化降 LDL-C 治疗中获益更显著，无论对于预防 ASCVD 发生的一级预防，还是改善 ASCVD 预后的二级预防，评价 ASCVD 总体风险不仅有助于确定血脂异常患者降脂治疗的决策，也有助于临床医生针对患者风险水平做出个体化的综合治疗决策，从而最大限度地降低患者 ASCVD 总体风险，同时避免过度治疗造成的潜在危害。

需要说明的是，在临床实践中，每位患者的实际情况可能较为复杂，特别是对于风险评估结果为中危的人群，是否启动他汀类药物治疗有时难以确定。这种情况下应对风险进行充分讨论，在考虑患者意愿的前提下进一步确定是否启动干预措施。

三、血脂异常的主要影响因素和管理措施

（一）主要影响因素

血脂异常的影响因素较多，在脂质来源、脂蛋白合成、代谢过程中各种关键酶异常或降解过程中受体通路发生异常等，均可导致人体血脂异常的发生。

1. 影响原发性血脂异常的因素　绝大多数血脂异常属于原发性血脂异常。针对原发性血脂异常，目前具体原因尚不清楚，研究认为是遗传基因与环境因素共同作用的结果。此类患者多存在单一基因或多基因的突变。环境因素主要包括个人不良的饮食习惯、超重 / 肥胖、年龄增长，此外还有不健康的生活方式，诸如长期吸烟、酗酒、缺乏运动

等均是引起血脂异常的因素。临床上血脂异常与高血压、糖耐量异常或糖尿病、肥胖症、冠心病等常相伴发生，参与这些疾病的发生发展，与这些疾病的发病往往有着共同的遗传或环境背景。

由于遗传基因是影响血脂代谢异常的主导因素，人群中多呈现家族性聚集现象。如由基因缺陷导致脂蛋白脂酶（LPL）和 ApoC2 缺乏引起的Ⅰ型、Ⅴ型家族性脂蛋白异常血症。由基因突变引起的表现为Ⅱ型脂蛋白异常血症的家族性高胆固醇血症，以及由参与 TG 代谢的 *LPL*、*ApoC2* 或 *ApoA5* 基因突变所致的家族性高甘油三酯血症。

2. 影响继发性血脂异常的因素

（1）疾病：甲状腺功能减退症、梗阻性肝脏疾病、蛋白异常血症（如骨髓瘤）可引起 TC、LDL-C、TG 水平升高，HDL-C 降低。肾病综合征、直立性蛋白尿、急性间歇性卟啉病、神经性厌食症、库欣综合征可引起 TC、LDL-C 水平升高。糖尿病严重控制不佳、酒精性肝炎、酒精中毒、严重代谢应激（如心肌梗死、脑血管意外）、急性肝炎、尿毒症、系统性红斑狼疮可引起 TG 升高，HDL-C 降低。上述疾病通过多种机制影响脂质或脂蛋白的合成、转运或代谢等环节，引起血脂异常的发生。

（2）饮食与药物：过量饱和脂肪和胆固醇的摄入可引起 TC、LDL-C 水平的升高。过量酒精可同时升高 TG 和 HDL-C。某些药物长期应用可引起继发性血脂异常，如长期大量使用糖皮质激素可促进脂肪分解，引起血浆 TC、LDL-C、TG 水平升高，HDL-C 降低。孕激素、噻嗪类利尿剂等可引起 TC、LDL-C 水平升高。肾上腺皮质激素、雌激素、口服避孕药、尼古丁、β 受体阻滞剂、雄激素可引起 TG 升高，HDL-C 降低。

（二）管理措施

血脂异常作为 ASCVD 发生发展中的一个重要独立危险因素，给人们健康预期寿命和生活质量均带来严重影响，同时作为一种临床常见的慢性病，也给家庭及社会带来一定的经济负担。血脂异常健康管理能有效控制心血管病危险因素，然而，研究发现目前人们对血脂异常的知晓率、治疗率和控制率仍处于较低水平，因此，更加需要通过科学的健康管理来改善这种不良现状，同样科学的健康管理对降低人群心血管病发病率、死亡率和致残率都具有重要现实意义。血脂异常管理内容主要包括以下几方面。

1. 基本健康信息收集

（1）基本信息包括：姓名、性别、出生年月、民族、婚姻状况、文化程度、职业、身份证号和联系方式等。

（2）健康信息：①既往史，如高血压、糖尿病、心脑血管疾病、外周血管病、慢性肾病等既往病史；②家族史，如（外）祖父 / 母、父 / 母亲、兄弟 / 姐妹、子女等直系亲属的心血管病患病情况；③生活方式及行为，如膳食营养、身体活动、烟酒使用、心理因素、睡眠等情况；④体格检查，如身高、体重、心率、血压、腰围等指标；⑤影像学检查，如心电图、颈动脉超声等指标；⑥实验室检查，如血常规、尿常规、空腹血糖、TC、TG、LDL-C、HDL-C、丙氨酸转氨酶（ALT）、天冬氨酸转氨酶（AST）、肌酸激酶（CK）、肌酐（Cr）、尿素氮（BUN）、血尿酸（UA）等。

（3）风险评估：评估血脂异常患者未来心血管疾病的发病危险是确定治疗方法和控制目标的基础。根据评估结果针对不同个体未来 ASCVD 发病风险的高低，采取不同强度的干预预防措施是血脂异常个性化防治的核心策略。根据《中国血脂管理指南（2023 年）》，按是否患有 ASCVD 分为二级预防和一级预防两类情况；在已患有 ASCVD 的二级预防人群中进一步划分出超（极）高危的危险分层；在尚无 ASCVD 的一级预防人群中依据患者血清胆固醇水平（TC 和 LDL-C）、危险因素类别及数量和患病情况，将个体未来 10 年内发生 ASCVD 的风险分为低危、中危、高危三种类型。

2. 生活方式的管理　健康的生活方式对所有年龄段人群的 ASCVD 发病风险都具有降低作用，无论血脂异常患者是否使用药物治疗，坚持健康的生活方式都是必须的。对血脂异常患者的管理也是从改变不良的生活方式开始。健康的生活方式包括抗动脉粥样硬化饮食、控制体重、规律锻炼、戒烟。这些干预措施的强度应根据心血管疾病风险的程度、血脂异常的类型和相关并发症进行个体化干预策略的制订。

2022 年 4 月 26 日中国营养学会正式发布《中国居民膳食指南（2022）》，主要推荐如下：食物多样，合理搭配；吃动平衡，健康体重；多吃蔬菜、奶类、全谷、大豆；适量吃鱼、禽、蛋、瘦肉；少盐少油，控糖限酒；规律进餐，足量饮水；会烹会选，会看标签；公筷分餐，杜绝浪费。这份健康饮食推荐指南对伴或不伴有血脂异常的患者或普通人群预防血脂异常的发生均具有重要参考价值。

3. 药物管理干预与治疗

(1) 血脂异常药物干预靶点及目标值：大量临床研究证实，无论采取何种干预与治疗措施，通过降低血清 LDL-C 水平可稳定、延缓或逆转动脉粥样硬化病变。国内外血脂异常管理规范及诊疗指南均提倡以降低血清 LDL-C 水平来防控 ASCVD 危险。所以，推荐将 LDL-C 作为首要干预靶点，并根据 10 年心血管病危险分层确定血脂异常控制目标［详见《中国血脂管理指南(2023 年)》］。

(2) 一般治疗：由于老年人血脂异常时常合并其他多种慢性病，在治疗其他慢性病时尽量避免使用影响血脂的药物。如血脂异常患者常合并高血压，应尽量使用血管紧张素转化酶抑制剂、钙离子拮抗剂或 α 受体拮抗剂等为一线降压药，避免使用对血脂有不利影响的 β 受体阻滞剂或噻嗪类利尿剂。此外，肾上腺皮质激素等临床常用药物，合并有血脂异常的患者应谨慎使用。

(3) 药物治疗

1) 治疗原则：根据患者未来发生 ASCVD 的风险程度确定启动药物治疗后，应注意以下几点。①以降低血清 LDL-C 水平为首要干预目标靶点，具体降脂目标值依据风险分层设定；②首选他汀类降脂药物；③降脂治疗中应注意按时监测血脂和药物不良反应。

2) 调脂药物的选择：调脂药物主要包括他汀类、贝特类、胆固醇吸收抑制剂、烟酸、高纯度鱼油制剂和其他调脂药六大类，其中他汀类和贝特类为临床主要常用调脂药物。调脂药物选择时应首先考虑针对 LDL-C 达标的药物治疗，同时兼顾 TC 和 TG。①他汀类药物是调脂治疗的基石，推荐用于所有血脂异常患者 ASCVD 的二级预防。他汀类药物每天服用 1 次，对服用时间没有严格限制，可在任意时间段服用，但研究显示晚上服用他汀类药物更有利于降低血清 LDL-C 水平。②推荐起始采用中等强度他汀类药物作为我国血脂异常患者的常规用药。如规律治疗后仍难以达标，可改用高强度他汀类药物或联合其他作用机制的降胆固醇药物治疗，如依折麦布或 PCSK9 抑制剂(如依洛尤单抗)等；取得预期效果后如能耐受，他汀类药物应长期坚持，停用他汀类药物有增加发生心血管事件的风险。③中等强度他汀治疗推荐药物包括：阿托伐他汀、瑞舒伐他汀、氟伐他汀、洛伐他汀、匹伐他汀、普伐他汀、辛伐他汀、血脂康。不同种类和剂量的他汀类药物降低胆固醇幅度有较大差异，但研究显示任何一种他汀类药物剂量倍增时，进一步降低血清 LDLC 的幅度仅约 6%，即所谓“他汀的 6 原则”。④他汀治疗期间安全性监测。治疗前需评估患者 ALT、AST 和 CK 基线水平；初始治疗 1~2 个月后需复测 ALT、AST、CK 进行再次评估，当降脂治疗期间患者 ALT 或 AST 水平超过正常值上限 3 倍或 CK 超过正常值上限 5 倍时，应考虑暂时停用他汀类药物，必要时向上级医院转诊进一步评估。当患者出现肌痛或其他可疑不良反应时，应予以随时复查。此外，对于有他汀不良反应家族史的患者，更应加强不良反应监测频次，并教育指导患者开展早期自我监测。

4. 特殊人群血脂异常的管理

(1) 高血压：高血压是动脉粥样硬化的重要危险因素，高血压患者动脉内皮细胞功能障碍及内膜增厚均可加速动脉粥样硬化发生发展。在一级预防中，高血压患者降脂目标需要根据评估的 ASCVD 风险确定。在进行人群 ASCVD 风险评估时，如图 7-4-5 所示，将有无高血压特别列出，强调对高血压患者血脂管理的重要性。应根据危险分层，确定高血压个体相应的 LDL-C 目标值，予以积极降胆固醇治疗。

(2) 糖尿病：糖尿病合并血脂异常患者主要表现为 TG 升高，HDL-C 降低，LDL-C 升高或正常。但其 LDL 颗粒具有小而密的特点，有更强的致动脉粥样硬化作用。糖尿病合并高 TG，提示 TRL 胆固醇比例升高，此时采用 LDL-C 作为降脂目标可能低估患者 ASCVD 风险，而非 HDL-C 包含 LDL-C 和 TRL 胆固醇，能更好反映患者致动脉粥样硬化脂蛋白特征。所以，糖尿病患者推荐采用 LDL-C 和非 HDL-C 同时作为降脂目标，血脂目标值推荐见糖尿病的早期风险筛查与管理章节表 7-4-8。

(3) 慢性肾脏疾病：合并 CKD 的 CVD 患者死亡风险显著增高。CKD3~4 期患者直接归于 ASCVD 高危人群。CKD 患者的血脂特点为 TG 升高明显而 HDL-C 降低及 sdLDL 颗粒明显增加。CKD 因影响 Lp(a)代谢而使患者 Lp(a)水平明显升高。但他汀类药物治疗对 ASCVD 风险的降低受患者肾功能状态的影响，在轻中度肾功能不全患者中，他汀类药物治疗能显著降低其 ASCVD 风险。但在重度肾功能不全患者中，针对接受透析治疗的重度 CKD 患者的他汀类药物干预研究未能显示效果。CKD 患者是他汀类药物引起疾病的高危人群，并且发病风险与他汀类药物剂量密切相关。对于非透析依赖的CKD3~5期患者，建议使用他汀类药物或他汀类药物联合胆固醇吸收抑制剂降低LDL-C；对于已接受他汀类药物或他汀类药物联合胆固醇吸收抑制剂的ASCVD合并CKD3~5期患者，开始接受透析治疗时可考虑继续使用这些药物；对于依赖透析的非ASCVD患者，不建议使用他汀类药物。

慢性肾脏疾病（CKD）常伴发血脂异常并能够促进ASCVD的发生。在可耐受的情况下，推荐CKD患者接受他汀治疗。治疗目标：轻、中度CKD患者建议将LDL-C降至2.6mmol/L以下，non-HDL-C降至3.4mmol/L以下；重度CKD、CKD合并高血压或糖尿病者，降脂目标则更为严格，应将LDL-C水平降至1.8mmol/L以下，将non-HDL-C水平降至2.6mmol/L以下。

（4）脑卒中：对于动脉粥样硬化性缺血性脑卒中或短暂性脑缺血发作（transient ischemic attack，TIA）合并明确CAD或PAD患者，建议LDL-C<1.4mmol/L；非HDL-C<2.2mmol/L。对于单纯动脉粥样硬化性缺血性脑卒中或TIA患者，建议LDL-C<1.8mmol/L；非HDL-C<2.6mmol/L。推荐他汀类药物作为首选治疗，他汀类药物治疗LDL-C不达标者可加用胆固醇吸收抑制剂，他汀类药物+胆固醇吸收抑制剂治疗LDL-C不达标者可加用PCSK9抑制剂。

（5）75岁及以上老年人：对于≥75岁合并ASCVD的患者建议进行降脂治疗；对于≥75岁ASCVD高危人群，需考虑共病、衰弱、预期寿命及患者意愿，如获益超过风险，建议启动他汀类药物或胆固醇吸收抑制剂治疗进行一级预防；如存在潜在药物相互作用或肾功能损害，建议从低剂量他汀类药物开始，中等剂量不能达标者可考虑联合胆固醇吸收抑制剂或PCSK9抑制剂治疗。合并多种慢性病的高龄老人，往往服用多种药物，且大多存在不同程度的肝、肾功能减退。针对此类患者的降脂治疗，在药物剂量选择时应个体化，起始剂量应从小剂量开始逐步加量，并严密监测患者肝、肾功能和肌酸激酶等情况变化，及时调整剂量。因缺乏针对高龄老年人他汀治疗靶目标的随机对照研究，因此高龄老年人群的他汀治疗靶目标暂无推荐。

（6）女性：女性血脂异常特点为成年女性血清LDL-C水平低于男性，被认为与女性雌激素保护作用有关，绝经期后血脂水平则显著升高。女性血清TG水平则与年龄密切相关，随年龄的增长而逐渐升高，这种改变比男性更明显。口服避孕药的长期使用能够促进女性血清TG升高。此外，因激素代谢的影响，与男性相比，在使用调脂药物时，女性发生不良反应的概率更大。此外，在使用他汀药物降脂治疗时还需注意：①孕妇、哺乳期妇女应禁用他汀类药物，拟近期怀孕的妇女亦应避免使用他汀类药物；②建议启用他汀治疗时，起始剂量应从中小剂量开始，如不达标或对他汀类药物不耐受，可联合依折麦布5~10mg/d治疗。

5. 血脂异常治疗后随访管理　初始治疗开始后，应每1~2个月监测一次血脂、肝功能、肌酸激酶。若患者血脂未达标并且无不良反应时，可每3~6个月复查1次；长期达标且无不良反应发生者，可放宽至每6~12个月监测1次血脂和药物不良反应。需要强调的是，每当对血脂异常患者进行药物（种类或剂量）调整时，应在调整治疗后6周内及时复查血脂、肝功能、肌酸激酶。

（赵亚军　郑超辉　江孙芳）

参考文献

1. 中国血脂管理指南修订联合专家委员会. 中国血脂管理指南(2023年)[J]. 中国循环杂志, 2023, 38 (3): 237-271.
2. 中华医学会, 中华医学会杂志社, 中华医学会全科医学分会, 等. 血脂异常基层诊疗指南(2019年)[J]. 中华全科医师杂志, 2019, 18 (5): 406-416.
3. 中华医学会心血管病学分会动脉粥样硬化及冠心病学组, 中华心血管病杂志编辑委员会. 家族性高胆固醇血症筛查与诊治中国专家共识[J]. 中华心血管病杂志, 2018, 46 (2): 99-103.
4. 葛均波, 徐永健, 王辰. 内科学[M]. 第9版. 北京: 人民卫生出版社, 2018.
5. 梁依, 赵文君, 郭艺芳. 2017年AACE/ACE血脂异常管理与动脉粥样硬化疾病预防指南简介[J]. 中国心血管杂志, 2017, 22 (4): 235-237.
6. MACH F, BAIGENT C, CATAPANO A L, et al. ESC Scientific Document Group. 2019 ESC/EAS Guidelines for the management of dyslipidaemias: lipid modification to reduce cardiovascular risk [J]. Eur Heart J, 2020, 41 (1): 111-188.
7. HANDELSMAN Y, JELLINGER P S, GUERIN C K, et al. Consensus Statement by the American Association of Clinical Endocrinologists and American College of Endo-

crinology on the Management of Dyslipidemia and Prevention of Cardiovascular Disease Algorithm-2020 Executive Summary [J]. Endocr Pract, 2020, 26 (10): 1196-1224.
8. 杨阳, 彭道泉. 非高密度脂蛋白胆固醇作为降脂治疗目标的意义 [J]. 中华检验医学杂志, 2021, 44 (7): 569-573.
9. 向哲邑, 吴佳丽, 胡敏. 临床实验室的血脂检测与管理 [J]. 中华检验医学杂志, 2017, 40 (6): 421-424.
10. 吴嘉, 汪俊军. 小而密低密度脂蛋白检测方法及应用进展 [J]. 中华检验医学杂志, 2017, 40 (6): 417-420.
11. 杨鑫, 胡炎伟. 氧化低密度脂蛋白在动脉粥样硬化性心血管疾病诊断中的作用 [J]. 中华检验医学杂志, 2021, 44 (7): 563-568.
12. 武留信, 曾强. 中华健康管理学 [M]. 北京: 人民卫生出版社, 2016.
13. 邱恒, 朱宏, 邹俐爱, 等. 基于机会性筛查的人群血脂异常健康管理模式研究 [J]. 广西医学, 2021, 43 (17): 2146-2149.
14. 中国营养学会. 中国居民膳食指南 (2022)[J]. 北京: 人民卫生出版社, 2022.

第五章 慢性肾脏病风险筛查与管理

一、概述

慢性肾脏病(chronic kidney disease,CKD)是指各种原因引起的肾脏结构或功能异常,持续时间超过3个月。CKD往往起病隐匿,早期无明显症状,疾病知晓率低。若不及时发现和干预,随着疾病进展,将伴随明显的实验室指标改变、出现相应临床表现,最终进展为终末期肾病(end-stage renal disease,ESRD)。因此,CKD的筛查与管理,旨在更早地发现CKD患者、减少疾病进展的危险因素,改善患者预后。

(一) 流行病学

流行病学证据显示,世界范围内CKD患病率呈逐年上升趋势;全球一般人群患病率高达14.3%,我国18岁以上人群患病率为10.8%。CKD日趋成为严重威胁全人类健康的重要公共卫生问题,然而由于其起病隐匿,患者的知晓率非常低,全球知晓率约为10%(美国为8.6%,中国为7.9%)。有效的筛查是早期发现CKD患者的根本途径,国外研究显示,通过筛查发现的CKD患者占比可达58.7%~89.7%。因此,提高人群CKD的知晓率、完善CKD的诊断流程、加强对CKD高风险人群的筛查与监测,有助于CKD早期发现、早期诊断和早期治疗。

(二) CKD定义与分期

2012年,美国肾脏病基金会(National Kidney Foundation,NKF)公布了改善肾病预后及生存质量的倡议(kidney disease outcome quality initiative,K-DOQI),提出新的CKD诊断标准,明确CKD的诊断应基于肾脏结构或功能异常,即出现肾损伤标志和肾小球滤过率(glomerular filtration rate,GFR)降低,持续时间超过3个月,对健康产生影响,如表7-5-1。

表7-5-1 慢性肾脏病(CKD)诊断标准(至少满足1项)

肾脏结构或功能异常	表现
肾损伤(≥3个月)	1. 白蛋白尿[uAER≥30mg/24h;uACR≥30mg/g(或≥3mg/mmol)] 2. 尿沉渣异常 3. 肾小管相关病变 4. 组织学异常 5. 影像学所见结构异常 6. 肾移植病史
GFR下降(≥3个月)	eGFR<60mL/(min·1.73m^2)

注:uAER为尿白蛋白排泄率;uACR为尿白蛋白/肌酐比值;GFR为肾小球滤过率;eGFR为估算的肾小球滤过率。

根据GFR的多少,改善全球肾脏病预后组织(Kidney Disease:Improving Global Outcomes,KDIGO)将CKD分为1~5期,如表7-5-2,GFR<15mL/(min·1.73m²)即进入肾衰竭阶段。

表7-5-2 慢性肾脏病(CKD)分期标准

GFR分期	GFR[mL/(min·1.73m^2)]	临床表现
G1期	≥90	正常或升高
G2期	60~89	轻度下降
G3a期	45~59	轻至中度下降
G3b期	30~44	中至重度下降
G4期	15~29	重度下降
G5期	<15	肾衰竭

注:GFR为肾小球滤过率。

(三) 病因与危险因素

1. 病因 各种原发性及继发性肾脏疾病都可导致CKD,如表7-5-3。流行病学调查结果提示,包括中国在内的发展中国家,原发性肾小球疾病(特别是IgA肾病)是CKD的首要病因;但在发达国家和地区,继发性肾脏疾病(特别是糖尿病肾病)的发病率和患病率显著升高,甚至超过原发性肾小球疾病成为CKD的第一位病因。

表7-5-3 慢性肾脏病(CKD)病因分类及常见疾病

病因	常见疾病
原发性肾小球疾病	急性肾小球肾炎、急进性肾小球肾炎、慢性肾小球肾炎、肾病综合征、无症状性血尿或/和蛋白尿等

续表

病因	常见疾病
继发性肾小球疾病	糖尿病肾病、狼疮性肾炎、高尿酸血症肾病、高血压肾小动脉硬化等
间质性肾炎	药物性肾病、狼疮性肾炎、重金属中毒等
遗传性和先天性肾脏病	多囊肾、髓质海绵肾、奥尔波特综合征、Fabry 病、薄基底膜肾病等

2. 危险因素　CKD 的危险因素可以是疾病发生的原因或条件，也可以是疾病发生的某一环节。危险因素单独存在时，可能不足以引发疾病，但是可以增加疾病的发生风险。有些危险因素与多种疾病的发生相关，例如，流行病学研究发现吸烟可能是肺癌、结直肠癌、动脉粥样硬化性心脏病等疾病的危险因素。有些疾病的发生可能受到多种危险因素的共同影响，其中，导致 CKD 发生的危险因素多种多样，分为可控因素和不可控因素两大类。

（1）不可控因素

1）年龄>65 岁。

2）基因和遗传：如遗传性肾脏病家族史。

3）早产儿出生体重过低，肾脏的肾单位数量低于正常人群。

（2）可控因素

1）生活方式的影响：高嘌呤饮食、久坐、吸烟、过度饮酒、劳累、精神紧张等。

2）长期服用可致肾脏损害的药物：免疫抑制剂、化疗药、非甾体抗炎药、重金属、造影剂、核苷酸类似物、干扰素。

3）疾病因素

a. 各类代谢异常：高血糖、高血压、高尿酸血症、痛风、血脂异常、肥胖。

b. 心脑血管疾病：缺血性心脏病、慢性心力衰竭、外周血管疾病或脑血管疾病。

c. 累及肾脏的系统性疾病：系统性红斑狼疮、紫癜性肾炎、干燥综合征、炎症性肠病。

d. 感染性疾病：乙型病毒性肝炎、慢性肾盂肾炎。

e. 肾脏结构异常或尿路梗阻：多囊肾、先天性肾动脉狭窄、尿路结石、前列腺增生。

f. 其他：既往急性肾损伤病史、肾移植术后、独立肾。

CKD 的预后受各种因素的影响，包括 CKD 病因、CKD 分期、白蛋白尿分级、其他危险因素和合并症。根据 CKD 分期和白蛋白尿分级可对 CKD 进行危险分层，分为低危、中危、高危和极高危，见表 7-5-4。

表 7-5-4　慢性肾脏病（CKD）的危险分层

CKD 分期	白蛋白尿分级（尿白蛋白 / 肌酐比值）		
	A1（<30mg/g，正常或轻度增加）	A2（30~300mg/g，中度增加）	A3（>300mg/g，显著增加）
G1（eGFR ≥ 90）	低危	中危	高危
G2（eGFR 60~89）	低危	中危	高危
G3a（eGFR 45~59）	中危	高危	极高危
G3b（eGFR 30~44）	高危	极高危	极高危
G4（eGFR 15~29）	极高危	极高危	极高危
G5（eGFR<15）	极高危	极高危	极高危

注：eGFR 为估算肾小球滤过率，单位为 mL/（min·1.73m^2）。

（四）临床表现

在 CKD 的不同阶段，临床表现复杂多样。CKD 1~3 期的患者可无明显临床表现，或有血压升高、倦怠乏力、眼睑水肿、夜尿增多等轻度不适。实验室检查可发现血尿、蛋白尿、代谢性酸中毒及轻度贫血。进入 CKD 4~5 期以后，上述症状更趋明显，严重者可出现高钾血症、消化道出血、中枢神经系统障碍、心功能不全等，症状可累及全身各个系统。

（五）CKD 的一体化防治

CKD 是累及多器官多系统的疾病，其并发症也相当复杂，因此应强调对 CKD 患者进行一体化防治，包括增强健康意识、定期筛查、生活方式的调整、饮食和营养治疗、原发疾病的治疗、并发症的处理等，尤其对于 CKD 高风险人群，应定期体检，以尽早发现和早期诊断，去除诱因，延缓肾功能损伤、改善预后及生活质量、推迟肾脏替代治疗、提高生存率，促进患者回归社会。

二、慢性肾脏病早期筛查

(一)早期筛查的意义

CKD起病较为隐匿,患者在疾病早期一般无明显症状,但可以通过实验室检查发现蛋白尿、血尿等异常结果,若能及时筛查和干预,绝大多数患者治疗有效;一旦出现明显症状或已出现并发症,其治疗效果不佳。因此,通过定期检查可发现早期阶段的CKD患者,通过给予积极治疗及危险因素管理,可以有效延缓向肾衰竭方向发展。

(二)CKD早期筛查手段与评价

1. 尿液检查

(1)尿常规检测:尿常规检测分为尿液干化学分析和尿沉渣检测,检测项目包括尿酸碱度、尿比重、尿胆原、隐血、白细胞、尿蛋白、尿糖、胆红素、酮体、尿红细胞、尿液颜色等,是反映肾脏或尿路疾病的常用检查,可以为肾病诊断、治疗及预后提供参考依据。

(2)尿微量白蛋白(microalbuminuria,mAlb)检测:mAlb可作为早期肾小球损伤的敏感指标,特别是对于糖尿病肾病、高血压肾损害等代谢性疾病患者,定期筛查尤为重要,尿中一旦发现mAlb,及时治疗可防止部分患者进展到不可逆的临床蛋白尿阶段,对提高患者生存质量、减轻社会及个人医疗经济负担具有重大意义。

(3)尿白蛋白/肌酐比值(urine albumin creatine ratio,uACR):反映校正尿肌酐浓度后的mAlb含量,与24h尿白蛋白相关性较好,是监测尿蛋白排出情况的可靠方法,尤其适合在合并心血管高危因素(如糖尿病、高血压、肥胖、血脂异常、高尿酸血症)的人群中进行筛查。

(4)24h尿蛋白检测:24h尿蛋白定量法是最准确地测定尿蛋白的方法,是病情演变和疗效判断的重要参考指标,正常值范围为24h尿液<0.15g;>3.5g者称为大量蛋白尿,<1.0g者称为少量蛋白尿,两者之间称为中等量蛋白尿。

2. 肾功能检测

(1)血肌酐和尿素氮:血肌酐和尿素氮是目前临床上评估肾功能的常用指标,因肾脏具有较强的代偿能力,只有在肾脏损害到一定程度时,血肌酐和尿素氮才会明显升高。

(2)估算的肾小球滤过率(estimated glomerular filtration rate,eGFR):滤过功能是肾脏最重要的生理功能,是临床评估肾功能最常用的参数。肾小球滤过率(GFR)的直接测量具有一定难度,因此常用eGFR加以估算。eGFR有多个计算公式,包括应用于成人的CKD-EPI公式、Cockcroft-Gault公式和MDRD公式,以及应用于儿童的Schwartz方程、Counahan-Barratt方程。

(3)胱抑素C:血胱抑素C在人体内含量较稳定,不易受其他因素的影响。研究显示,肾功能损伤时,胱抑素C较肌酐更早出现异常,因此常被用作肾功能损伤的早期检测指标。

(4)菊粉清除率:是测定肾小球滤过功能最为准确的方法,但操作复杂,既需要静脉滴注药物,又需要留置导尿管,一般用于科学研究,很难在临床上常规应用。

(5)放射性核素检测肾小球滤过功能:将放射性核素标志物注入人体,使用单光子发射计算机断层扫描仪(single photon emission computed tomography,SPECT)进行肾动态显像检查。用放射性核素测定GFR是一种比较理想的测定方法,其结果准确,重复性好,并且可以测定分肾功能,但其放射性限制了某些患者如孕妇、儿童的应用。

3. 肾小管损伤标志物检测

(1)尿α_1微球蛋白(alpha-1 microglobulin,α_1-MG):α_1-MG是反映肾小管重吸收功能的敏感指标。α_1-MG由肝脏合成,属小分子蛋白,可自由通过肾小球滤过膜,并在肾近曲小管重吸收和代谢,当肾近曲小管受损时,α_1-MG重吸收减少,排泄增加,因此尿α_1-MG增加时,提示肾近曲小管功能损伤。

(2)尿β_2微球蛋白(beta-2 microglobulin,β_2-MG):与α_1-MG类似,β_2-MG是反映肾小管重吸收功能的敏感指标。β_2-MG可自由通过肾小球滤过膜,约99.9%在近端肾小管被重吸收,若肾小管重吸收功能受损,进入尿液中的β_2-MG必然增加,故尿液中β_2-MG增加有助于肾小管疾病的诊断及鉴别诊断。

(3)尿视黄醇结合蛋白(retinol binding protein,RBP):RBP是一种低分子量蛋白,可将视黄醇从肝脏转运至外周组织,血液中大部分RBP与运载蛋白结合,小部分未结合的RBP能够自由通过肾小球滤过膜,在肾近端小管被重吸收。正常情况下尿液中RBP含量很少,测定尿RBP浓度可反映近端肾小管损伤或功能障碍。

(4)尿液N-乙酰-β-氨基葡萄糖苷酶(N-acetylβ-D glucosaminidase，NAG）：尿 NAG 是一种溶酶体酶，广泛分布于全身各组织，肾组织特别是肾小管上皮细胞中含量尤为丰富。正常情况下，NAG 不能经肾小球滤过，当肾实质病变、肾小管功能受损时，NAG 释放至尿中，导致尿 NAG 活性增加。因此，尿 NAG 活性测定能反映肾实质病变，对急性损伤和活动期病变敏感，可用于早期肾损伤的监测和病情观察。

4. 肾脏超声检查　肾脏超声检查能快速判断肾脏位置、外形和大小，在肾脏疾病的诊断、疗效观察和预后判断方面有着十分重要的作用。超声检查可迅速准确地鉴别肾脏囊性或实性病变，判断肾结石、肾积水的部位等。彩色多普勒可用于判断肾脏血流和血流灌注状态。与其他影像学检查不同，超声检查的准确性和可靠性高度依赖于操作者的技术和经验。

5. CKD 早期筛查　建议将所有人群纳入 CKD 筛查范畴，无 CKD 危险因素的人群每年进行一次筛查，有 CKD 危险因素的人群应增加筛查频率。CKD 早期筛查流程如图 7-5-1。

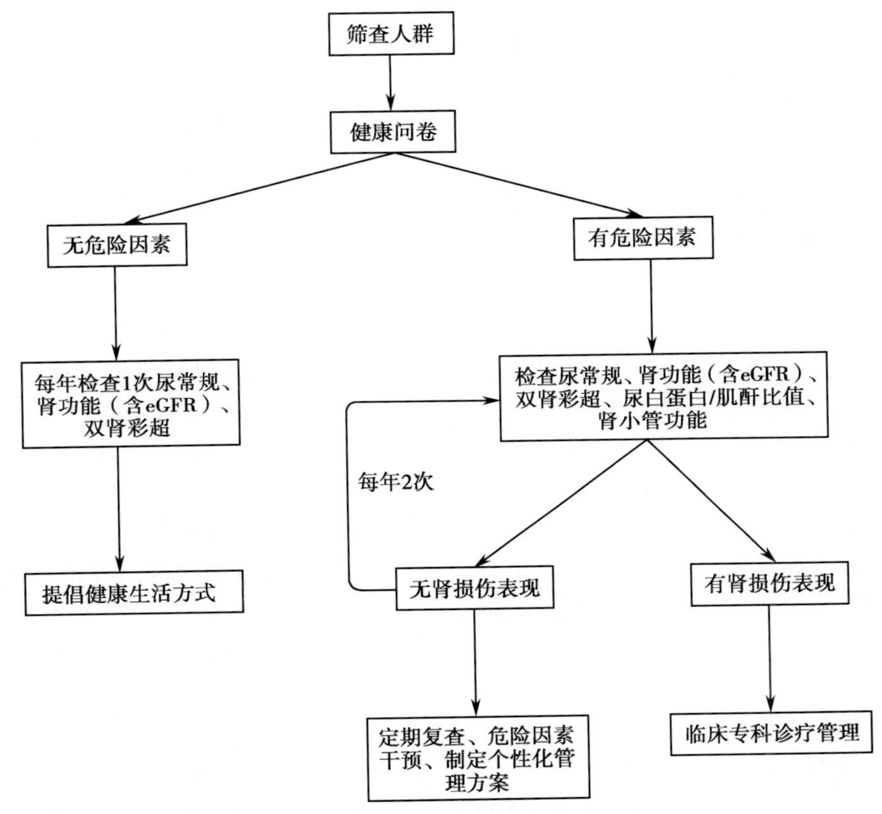

图 7-5-1　慢性肾脏病（CKD）早期筛查流程图

三、慢性肾脏病主要危险因素的管理

我国人群中普遍存在 CKD 危险因素的聚集，随着危险因素数目的增加和严重程度的加剧，个体罹患 CKD 的风险相应增加。因此，对于具有 CKD 危险因素的个体，应每半年开展一次 CKD 防治知识宣教，定期进行肾损伤指标检查以及肾功能评估，随诊的频率取决于基础病的进展和肾病的分期。一旦发现肾功能突然下降，应积极寻找是否存在潜在的可逆性因素，如有效循环血流量下降、尿道梗阻、毒性因素等，并针对原发疾病予以及时、有效的治疗。

慢性肾功能不全进展的最终结果是终末期肾病，患者将依赖肾脏替代治疗维持生命。尽管目前透析治疗有了长足的进步，但终末期肾病的死亡率仍然较高，生存质量较低，医疗费用高昂。因此，对于 CKD 高危人群及患者应给予合适的管理，包括对危险因素的积极控制、给予延缓肾功能不全进展的治疗和针对各种并发症的治疗。具体管理措施如下。

（一）生活方式干预

生活方式干预包括提倡健康的生活方式、消除不利于健康的行为和习惯，生活方式干预是预防 CKD 发生的重要举措之一，也是 CKD 患者的基础治疗。生活方式干预应贯穿 CKD 预防及管理的全过程。

1. 饮食管理

(1)蛋白质摄入

1)一般人群：适量摄入动物性食物，如鱼、禽、蛋类和瘦肉，平均每日 120~200g。大豆及其制品是良好的植物蛋白质来源，每日可适当摄入。建议摄取不同种类的奶制品，每天饮用液态奶 300mL 以上。

2)CKD 高风险人群及 CKD 患者：低蛋白饮食是延缓 CKD 进展的重要手段之一。CKD 高风险人群及患者采取低蛋白饮食，可有效降低肾小球内高灌注、高血压及高滤过，减少蛋白尿，减慢 CKD 患者肾小球硬化及间质纤维化的进展。CKD 1~2 期患者推荐蛋白质摄入量 0.8g/(kg·d)，CKD 3~5 期患者蛋白质摄入约 0.6g/(kg·d)。鉴于透析患者常存在营养不良，可适当增加蛋白质摄入量至 1.0~1.2g/(kg·d)。

(2)钠、钾摄入

1)一般人群：培养清淡饮食习惯，少食用高盐食品。成年人每天摄入食盐量不超过 5g。

2)CKD 高风险人群及 CKD 患者：减少钠摄入可以降低 CKD 患者的血压，也可以优化降压药物的疗效。建议钠摄入量 1.5~2.3g/d(相当于钠盐 3.75~5.75g/d)。高钾血症及低钾血症均会增加心血管事件发生的概率。应定期监测电解质变化，及时调整治疗方案。

3)热量摄入

a. 一般人群：成年人依据不同身体活动水平，每人每天建议摄取能量 1 600~2 400kcal。

b. CKD 高风险人群及 CKD 患者：推荐 CKD 患者每天能量摄入按 30~35kcal/kg 计算，可根据体重、活动量、年龄、性别、应激情况再行调整。

2. 运动管理

(1)一般人群：各年龄段人群都应每日进行身体活动，保持健康体重。在坚持日常身体活动的前提下，每周至少进行 5 次中等强度的身体活动，累计时长应达 150 分钟以上。主动身体活动最好每天达到 6 000 步。同时，鼓励进行适度的高强度有氧运动，加强抗阻运动，每周 2~3 次。

(2)CKD 高风险人群及 CKD 患者：很多 CKD 患者长期处于静止状态，这种状态与糟糕的健康状态和机体失能相关。对于 CKD 高风险人群及患者而言，科学的身体活动和运动可以改善血压、改善身体机能、强健肌肉功能、改善心理状态，缓解焦虑和抑郁症状。

有研究表明，即使是轻度的体力活动，也有助于提升 CKD 患者的健康状态和身体机能。建议 CKD 患者在医师指导下参加机体能够耐受的体育锻炼和体力活动。推荐没有运动相关禁忌证的 CKD 患者每周累计进行 150 分钟中等强度的有氧运动(比如健步走或骑行自行车)；对于有心血管疾病、糖尿病足、糖尿病视网膜病变等高危人群，应减少运动，防止心力衰竭、皮肤破溃、玻璃体出血等事件发生。

3. 其他生活方式的管理建议

(1)吸烟与 ESRD 的风险有显著性关联，建议所有 CKD 患者停止吸烟。

(2)过量饮酒显著增加 CKD 患者的发病风险，且其风险随着饮酒量增加而增加，建议 CKD 患者不饮酒。

(3)CKD 患者应避免摄入一切娱乐性药品(如可卡因)。

(4)其他事项：规律生活作息，避免过度劳累，保证充足睡眠；调节自身心态，避免情绪紧张。

(二) 积极进行 CKD 患者危险因素干预

1. 原发性肾小球疾病，多为免疫相关性疾病，主要给予免疫相关性药物治疗。

2. 在 CKD 患者的治疗过程中，还应积极干预可控制的危险因素。

(1)控制血压：有效地控制高血压，对保护靶器官具有重要意义。控制血压可以降低蛋白尿，减轻肾小球高滤过，延缓 CKD 向慢性肾衰竭进展。建议血压不高于 130/80mmHg。

(2)控制血糖：糖尿病肾病(diabetic nephropathy, DN)是糖尿病最常见的微血管并发症之一。高血糖造成的肾脏血流动力学变化及代谢异常是肾损害的病理基础。糖尿病患者以空腹血糖控制在 5.0~7.2mmol/L，糖化血红蛋白(HbA1c)<7% 为最佳。如罹患糖尿病的病程短、预期寿命长、无心血管并发症并能很好耐受治疗者，可采取更加严格的控制措施，使 HbA1c 维持在 6.5% 以下。

(3)控制血脂：CKD 患者易合并脂质代谢紊乱，血脂异常是促进 CKD 进展的重要因素之一，有效的血脂控制有助于降低 CKD 患者的死亡风险，减少肾脏不良事件的发生。血脂控制目标应视疾病风险评估结果而定(考量因素包括 CKD 分期，患者年龄，是否透析，有无肾移植、冠心病、糖尿病、卒中病史等)。有动脉粥样硬化性心血管病病史或 eGFR<60mL·min^{-1} 等极高危患者，LDL-C 水平应<1.8mmol/L，其他患者 LDL-C 水平应<2.6mmol/L。

(4) 控制血尿酸：高尿酸血症是心血管事件的危险因素，也是肾功能损害的独立危险因素。可诱发急性肾损伤(急性尿酸性肾病)、慢性尿酸盐肾病、尿酸性肾结石，并加速 CKD 的进展。尿酸性肾病患者，血尿酸控制目标为<360μmol/L。

(5) 纠正慢性肾脏疾病急性加重的因素：CKD 是缓慢进展的疾病，但其对多种危险因素的易感性较高，在病程中可能会发生肾功能短期恶化。常见的危险因素包括血容量不足、低血压、脱水、休克；严重感染、败血症；组织创伤或大出血；内源或外源性毒素的肾损害；泌尿道梗阻；未能控制的严重高血压及恶性高血压等。认真鉴别引起肾功能加速进展的原因并采取针对性治疗手段，有助于肾功能的好转。

(三) 避免使用损伤肾脏的药物

临床常见的肾毒性药物包括某些抗生素(氨基糖苷类、青霉素类、头孢菌素类、两性霉素 B、抗结核类、磺胺类药物等)、非甾体抗炎药、抗肿瘤药物、造影剂、某些中草药(含马兜铃酸的中药、木通等)，对于 CKD 患者应尽量避免使用上述药物，如因疾病需要必须使用时，应严格把控药物剂量及疗程，避免联用上述药物，同时加强监测。

(吕永曼)

参考文献

1. 谌贻璞. 肾内科学 [M]. 2 版. 北京: 人民卫生出版社, 2014.
2. 葛均波, 徐永健, 王辰. 内科学 [M]. 9 版. 北京: 人民卫生出版社, 2018.
3. 陈香美, 蔡广研. 肾脏病学高级教程 [M]. 北京: 人民军医出版社, 2014.
4. 丛玉隆, 尹一兵, 陈瑜. 检验医学高级教程 [M]. 北京: 人民军医出版社, 2014.
5. 沈洪兵, 齐秀英. 流行病学 [M]. 9 版. 北京: 人民卫生出版社, 2018.
6. ENE-IORDACHE B, PERICO N, BIKBOV B, et al. Chronic kidney disease and cardiovascular risk in six regions of the world (ISN-KDDC): a cross-sectional study [J]. Lancet Glob Health, 2016, 4 (5): e307-e319.
7. ZHANG L X, WANG F, WANG L, et al. Prevalence of chronic kidney disease in China: a cross-sectional survey [J]. Lancet, 2012, 379 (9818): 815-822.
8. CARVILE S, WONDERLING D, STEVENS P. Early identification and management of chronic kidney disease in adults: summary of updated NICE guidance [J]. BMJ, 2014, 349 (24): 4507-4507.
9. STEVENS P E, LEVIN A. Evaluation and management of chronic kidney disease: synopsis of the kidney disease: improving global outcomes 2012 clinical practice guideline [J]. Ann Intern Med, 2013, 158 (11): 825-830.
10. GO A S, CHERTOW G M, FAN D, et al. Chronic kidney disease and the risks of death, cardiovascular events, and hospitalization [J]. N Engl J Med, 2004, 351 (13): 1296-1305.
11. 上海慢性肾脏病早发现及规范化诊治与示范项目专家组. 慢性肾脏病筛查诊断及防治指南 [J]. 中国实用内科杂志, 2017, 37 (01): 28-34.
12. 糖尿病肾病多学科诊治与管理共识专家组. 糖尿病肾病多学科诊治与管理专家共识 [J]. 中国临床医生杂志, 2020, 48 (05): 522-527.
13. 上海市肾内科临床质量控制中心专家组. 慢性肾脏病早期筛查、诊断及防治指南 (2022 年版)[J]. 中华肾脏病杂志, 2022, 38 (5): 453-464.
14. 中国医师协会肾脏内科医师分会. 中国慢性肾脏病营养治疗临床实践指南 (2021 年版)[J]. 中华医学杂志, 2021, 101 (8): 539-559.
15. BAKER L A, MARCH D S, WILKINSON T J, et al. Clinical practice guideline exercise and lifestyle in chronic kidney disease [J]. BMC Nephrol, 2022, 23 (1): 75.
16. 中国营养学会. 中国居民膳食指南 (2022)[M]. 北京: 人民卫生出版社, 2022.

第六章　消化系统疾病早期风险筛查与管理

第一节　幽门螺杆菌的筛查与管理

一、概述

（一）定义

幽门螺杆菌（*Helicobacter pylori*，Hp），是一种单极、多鞭毛、末端钝圆、螺旋形弯曲的细菌，革兰氏阴性、微需氧。常存在于胃部及十二指肠，可引起急、慢性胃炎，胃溃疡（gastric ulcer，GU）、十二指肠溃疡（duodenal ulcer，DU），严重者可致胃癌。幽门螺杆菌对生长条件的要求十分苛刻，环境氧要求为5%~8%，在大气或绝对厌氧环境下不能生长。1982年首次从慢性活动性胃炎患者的胃黏膜活检组织中成功分离。

（二）幽门螺杆菌的致病性

幽门螺杆菌感染可引起消化道黏膜的多种病变，被认为是引起胃炎及消化性溃疡的重要原因，严重时可导致胃癌的发生。

1. 幽门螺杆菌感染与胃炎　幽门螺杆菌作为慢性胃炎最主要病因的确切依据为：①绝大多数慢性活动性胃炎患者胃黏膜中可检出幽门螺杆菌；②幽门螺杆菌在胃内的分布和胃内炎症的分布一致；③根除幽门螺杆菌可使胃黏膜炎症消退；④在受试者和动物模型中可复制幽门螺杆菌感染引起慢性胃炎的过程。幽门螺杆菌具备产生多种酶以及代谢产物的能力。例如，它能够分解尿素并产生氨，同时还可生成多种酶类、菌体蛋白、细胞毒素以及自由基等物质。这些产物均可对细胞造成损害，进而引发消化道黏膜病变。国外研究者认为具有细胞毒相关蛋白基因（*cag A*）的菌株致病作用更强，其产生的Cag A蛋白具有免疫原性，诱导机体产生多种细胞因子，引起炎症的发生，导致黏膜损伤，腺体萎缩；其菌体胞壁还可作为抗原诱导免疫反应。流行病学调查显示，Hp感染与胃内病变发生风险呈现相关性。

2. 幽门螺杆菌感染与消化性溃疡　幽门螺杆菌作为消化性溃疡的重要病因主要基于两个方面的证据：①消化性溃疡患者中幽门螺杆菌感染阳性率显著高于健康人群；②成功根除幽门螺杆菌后溃疡的复发率明显下降。幽门螺杆菌感染引起消化性溃疡的确切机制尚未阐明。目前被普遍接受的假说认为，胆酸能够抑制Hp的生长，因此，正常情况下，Hp无法在十二指肠生存，当十二指肠球部酸负荷增加，酸可结合胆酸沉淀，从而有利于Hp在十二指肠球部生长。幽门螺杆菌只能在胃上皮组织定植，当十二指肠球部发生胃上皮组织化生时，Hp可在十二指肠球部定植，定植的幽门螺杆菌可引起十二指肠炎，炎症削弱了黏膜的防御和修复功能，在胃酸/胃蛋白酶的侵蚀下最终引发消化性溃疡。

3. 幽门螺杆菌感染与胃癌　幽门螺杆菌感染与胃癌的关系已引起广泛关注。研究表明，除少数（1%~3%）遗传性弥漫性胃癌外，绝大多数胃癌的发生是Hp感染、环境因素和遗传因素共同作用的结果。胃癌高发区人群Hp感染率高；Hp抗体阳性人群发生胃癌的风险高于阴性人群。幽门螺杆菌感染消化道并定植后与病变黏膜发生特异性黏附，菌体所含尿素酶、空泡毒素、磷脂等可进一步破坏黏膜屏障，损伤黏膜上皮细胞，引起炎性细胞浸润，释放炎性介质和氧自由基，导致肠化生等癌前病变的发生，可进一步发展成胃癌。

二、幽门螺杆菌检测手段及评价

（一）幽门螺杆菌检测指征

“治疗所有Hp阳性者，但如无意治疗，就不要进行检测”，这是世界胃肠病学组织制定的《发展中国家幽门螺杆菌感染临床指南》中提出的良好实践要点（good practice point）。因此，应根据根除适应证，进行Hp检测，不应任意地扩大检测对象，如表7-6-1。

表 7-6-1 推荐的根除 Hp 适应证和推荐强度

HP 阳性疾病	强烈推荐	推荐
消化性溃疡（不论是否活动和有无并发症史）	√	
胃 MALT 淋巴瘤	√	
慢性胃炎伴消化不良		√
慢性胃炎伴胃黏膜萎缩、糜烂		√
早期胃肿瘤已行内镜下切除或手术胃次全切除		√
长期服用质子泵抑制剂（PPI）		√
胃癌家族史		√
计划长期服用非甾体抗炎药（包括低剂量阿司匹林）		√
不明原因的缺铁性贫血		√
特发性血小板减少性紫癜		√
其他 Hp 相关性疾病（如淋巴细胞性胃炎、增生性胃息肉、巨大肥厚性胃炎）		√
个人要求治疗		√

（二）幽门螺杆菌检测手段

Hp 检测方法主要包括侵入性和非侵入性两类。其中侵入性检测方法包括快速尿素酶试验（rapid urease test，RUT）、组织切片染色法、细菌培养、基因方法检测；非侵入性检测方法包括 ^{13}C 或 ^{14}C 呼气试验（UBT）、血清 HP 抗体检测、粪便 HP 抗原（HPSA）检测等。

1. 快速尿素酶试验（RUT） RUT 操作简便，敏感性 90%，特异性 100%，是临床上最常用的方法。但检测结果受试剂 pH、取材部位、组织大小、细菌量、观察时间、环境温度等因素影响。同时取 2 块组织进行检测（胃窦和胃体各 1 块），可提高检测敏感性。本方法检测快速、方便；如应用良好的试剂进行检测，则准确性高。患者接受胃镜检查时，建议常规行 RUT。

2. 组织学检测 组织切片染色病理学检查敏感性 96% 以上、特异性 98% 以上，是临床最常用的诊断“金标准”。检测 Hp 的同时，可对胃黏膜病变进行诊断（HE 染色）。不同染色方法的检测结果存在一定差异。免疫组化染色特异性高，但费用亦较高；HE 染色可同时作病理诊断；荧光原位杂交（fluorescence in situ hybridization，FISH）检测 Hp 感染具有较高的敏感性，亦可用于 Hp 对克拉霉素耐药的检测。

3. 细菌培养 复杂、耗时，需一定实验室条件，标本转送培养需专门的转送液并保持低温。本方法特异性高，可进行药敏试验和细菌学研究。

4. 尿素酶标记（^{13}C 或 ^{14}C 尿素呼气试验，UBT） 敏感性和特异性均为 100%，方法简单无创，临床应用广泛。可反映全胃 Hp 感染状况，克服因细菌呈“灶性”分布而造成的 RUT 假阴性。但 UBT 检测值处于临界值附近时，结果不可靠，可间隔一段时间后再次检测或改用其他方法检测。

5. 粪便 Hp 抗原（HPSA）检测 经验证的 HPSA 单克隆抗体法检测具有较高的敏感性和特异性，可用于 Hp 治疗前诊断和治疗后复查，操作安全、简便；无须口服任何试剂，适用于所有年龄和类型的患者。国际共识认为该方法的准确性可与 UBT 媲美。

6. 血清 Hp 抗体检测 检测的抗体是 IgG，反映一段时间内的 Hp 感染状况，部分试剂盒可同时检测 Cag A 和 Vac A 抗体。不同试剂盒检测的准确性差异较大；与其他细菌抗原有一定交叉反应。Hp 根除后，血清抗体尤其是 Cag A 抗体可维持很久（数月至数年），因此不能用于治疗后复查。本方法主要适用于流行病学调查，对于消化性溃疡出血或胃 MALT 淋巴瘤等可作为现症感染的诊断手段。

7. 分子生物学检测 可用于检测粪便或胃黏膜组织等标本。适用于标本中 Hp 含量过少或因含大量其他细菌而干扰 Hp 检测的情况，还可用于 Hp 分型和耐药基因突变的检测。目前国际上已有用于检测 Hp 克拉霉素和喹诺酮类耐药基因突变的商品化试剂盒，国内研究和开发了可检测耐药基因突变的基因芯片，目前已开始在临床试用。

三、幽门螺杆菌筛查流程

幽门螺杆菌筛查流程，如图 7-6-1。

四、幽门螺杆菌感染的管理

人是目前唯一被确认的幽门螺杆菌的传染源，一般认为通过人与人之间密切接触的口 - 口或粪 - 口传播是幽门螺杆菌的主要传播途径。因此，预防 Hp 感染的有效方法是控制传染源，切断传播途径，保护易感人群；同时，制订健康管理计划，适时检测，做到早发现、早治疗；对于幽门螺杆菌感染者，应积极行抗 Hp 治疗，以达到彻底根除的目的。

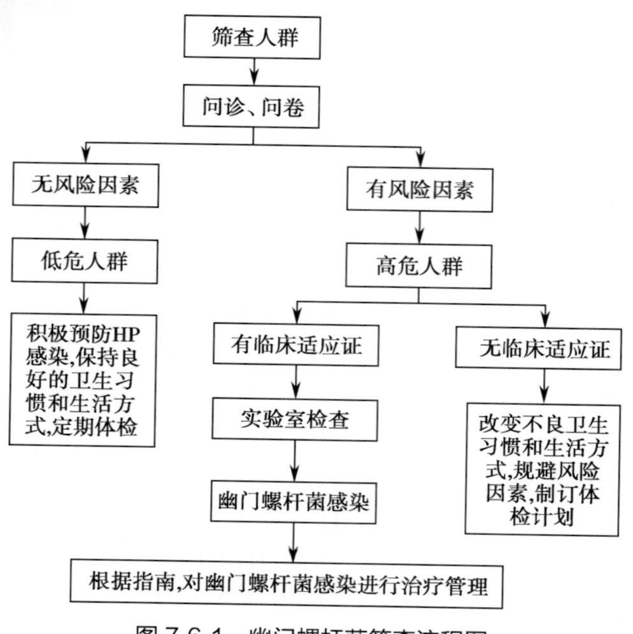

图 7-6-1　幽门螺杆菌筛查流程图

1. 幽门螺杆菌感染的风险因素及预防　首先,改善环境及不良卫生习惯,广泛进行健康教育,提高人们的健康意识;其次,注意卫生,防止病从口入。改变用餐方式,宜选择分餐制或使用公筷,防止交叉感染。另外,Hp 可在自来水中存活 4~10 天,因此提倡不喝生水,不吃生食,牛奶消毒后再饮用。溃疡病患者与人接吻也有传播此病的危险,应警惕。另外,Hp 可以在口腔内定植。注意口腔卫生,例如定期洁牙,及时治疗牙龈炎,拔除废用牙或残根等可在一定程度上降低感染 Hp 以及其传播扩散的风险。在家庭内部,定期进行碗筷消毒也是防止 Hp 在家庭成员之间传播的方法。

2. 幽门螺杆菌感染的治疗　2012 年《第四次全国幽门螺杆菌感染处理共识》推荐铋剂 +PPI+2 种抗菌药物组成的四联疗法根除 Hp。根除 Hp 四联方案中抗菌药物的组成、剂量,如表 7-6-2 和表 7-6-3。

表 7-6-2　根除 HP 四联方案中抗菌药物的组成、剂量及用法 *

方案	抗菌药物 1	抗菌药物 2
1	阿莫西林 1 000mg/ 次,每天 2 次	克拉霉素 500mg/ 次,每天 2 次
2	阿莫西林 1 000mg/ 次,每天 2 次	左氧氟沙星 500mg/ 次,每天 1 次或 200mg/ 次,每天 2 次
3	阿莫西林 1 000mg/ 次,每天 2 次	呋喃唑酮 100mg/ 次,每天 2 次
4a	四环素 750mg/ 次,每天 2 次	甲硝唑 400mg/ 次,每天 2 次或每天 3 次
4b	四环素 750mg/ 次,每天 2 次	呋喃唑酮 100mg/ 次,每天 2 次

注: * 推荐的四联方案为标准剂量 PPI+ 标准剂量铋剂(每天 2 次,均为餐前 0.5h 服用)+2 种抗菌药物(餐后即服);标准剂量 PPI 为埃索美拉唑 20mg/ 次、雷贝拉唑 10mg/ 次(Maastricht V 共识推荐 20mg/ 次)、奥美拉唑 20mg/ 次、兰索拉唑 30mg/ 次、泮托拉唑 40mg/ 次,每天 2 次;标准剂量铋剂为枸橼酸铋钾 220mg/ 次,每天 2 次。

表 7-6-3　青霉素过敏者推荐的抗菌药物组成方案

方案	抗菌药物
1	克拉霉素 + 左氧氟沙星
2	克拉霉素 + 呋喃唑酮
3	四环素 + 甲硝唑或呋喃唑酮
4	克拉霉素 + 甲硝唑

第二节　慢性胃炎的早期风险筛查与管理

一、概述

(一) 定义

慢性胃炎(chronic gastritis)是消化系统中最常见的一类疾病,由各种原因引起的胃黏膜慢性炎症性病变。慢性胃炎的发病率随年龄增长而升高,我国多数病例是以胃窦为主的全胃炎,后期以胃黏膜固有腺体萎缩和肠腺上皮化生为主要病理特点。其病因众多、复杂,可引起多种临床症状。常见症状有腹痛、腹胀、腹部不适、食欲不振等;嗳气、反酸、恶心等消化不良症状亦较常见;偶见贫血、消瘦或腹泻。由于这些症状都是非特异性的,多数患者仍依赖于内镜检查、病理学检查以及实验室检查,以排除胃的其他疾病,如早期胃癌、胃溃疡等。

慢性胃炎的种类繁多,分类方式各异,就形成了分类标准不统一的局面,给慢性胃炎的诊治带来了极大的困难。我国慢性胃炎的诊治指南也经历了多个发展阶段，在2006年达成的《中国慢性胃炎共识意见》中采纳了国际上新悉尼系统（update Sydney system）的分类方法，根据病理组织学的改变和病变在胃的分布，将慢性胃炎分为非萎缩性（non-atrophic）、萎缩性（atrophic）和特殊类型（special forms）三大类。2012年在之前达成的《中国慢性胃炎共识意见》基础上又对慢性胃炎的诊断标准进行了修改和补充，这对于我国慢性胃炎的诊断起到了极大的促进作用。2017年更新的《中国慢性胃炎共识意见》提出无论年龄，持续Hp感染可能导致慢性萎缩性胃炎。胃黏膜萎缩程度分期，旨在将病理组织学、临床表现和癌变危险联系起来分析。

慢性非萎缩性胃炎指不伴有胃黏膜萎缩性改变、胃黏膜层可见慢性炎症细胞浸润，以淋巴细胞和浆细胞为主。根据病变分布，可再分为胃窦炎、胃体炎、全胃炎（以胃窦为主）或全胃炎（以胃体为主）。慢性萎缩性胃炎是指胃黏膜已发生了萎缩改变的慢性胃炎。它又可分为多灶萎缩性（multifocal atrophic）胃炎和自身免疫性（autoimmune）胃炎两大类。胃黏膜萎缩和肠化生、胃异型增生是胃癌发生的独立危险因素，为胃癌的发生提供了基础条件。2020年《中国胃黏膜癌前状态和癌前病变的处理策略专家共识》将胃黏膜萎缩和肠化生归类为癌前状态，将不典型增生或异型增生（GIN）归类为癌前病变，包括胃低级别上皮内瘤变（low-grade intraepithelial neoplasia，LGIN）和高级别上皮内瘤变（high-grade intraepithelial neoplasia，HGIN）

（二）慢性胃炎主要临床特征

1. 贫血　慢性胃炎大量失血后伴有两种贫血。①巨幼红细胞贫血，即恶性贫血，患者具有贫血表现，即头晕、乏力、心悸、面色苍白。②缺铁性贫血，一是慢性失血所致；二是慢性胃炎患者吃饭少，营养不足引起；三是胃酸缺乏所致。

2. 胃出血　慢性胃炎出血并不少见，黏膜萎缩变薄、血管暴露、粗糙食物磨搓、黏膜糜烂所致的出血，以黑便为主要表现，出血量大时，可突然吐血，重者头晕、心慌、眼黑、大汗，甚至休克等。

3. 胃溃疡　胃溃疡与浅表性胃炎、糜烂性胃炎同在，存在明显的炎症刺激，胃黏膜萎缩变薄，并发糜烂、溃疡，应及时进行胃镜检查，以免延误诊治。

4. 胃癌　慢性胃炎与胃癌的发生密切相关，肠型胃癌的发生、发展模式“慢性浅表性胃炎→萎缩性胃炎→肠上皮化生→不典型增生→胃癌”已得到公认，肠型胃癌通常发生在萎缩性胃炎的基础上。另外，慢性萎缩性胃炎常合并肠化生，少数病例还可出现上皮内瘤变，经过演变，可发展为胃癌。相对而言，低级别上皮内瘤变由于大部分可逆转，因而较少恶变为胃癌。

二、慢性胃炎早期筛查手段与评价

（一）实验室筛查

多数慢性胃炎患者无任何症状，即使有症状也缺乏特异性，且缺乏特异性体征，因此根据症状和体征难以作出慢性胃炎的正确诊断。慢性胃炎的确诊主要依赖内镜检查和胃黏膜活组织学检查，目前已被广泛认可。即便如此，它也存在不足。首先，诊断标准不统一。其次，内镜的诊断要求具备先进的仪器设备和专门的专业技术人员，技术要求高；结果判定依赖于操作者的经验，主观性较高；萎缩多为局部改变，活检往往不能准确反映病变的范围和程度。此外，作为侵入性检查，胃镜检查往往会给受检者带来一定程度不适感，组织病理检查的时间也一般较长。因此，实验室检查应用于慢性胃炎的早期筛查，能够为早期诊断、筛查及随访提供更多参考。

1. 幽门螺杆菌　Hp相关性慢性胃炎有两种常见类型：全胃炎胃窦为主胃炎和全胃炎胃体为主胃炎。前者胃酸分泌增加，发生十二指肠溃疡的危险性增加；后者胃酸分泌减少，发生胃癌的危险性增加。宿主、环境和HP因素协同作用决定了HP感染相关性胃炎的类型，以及萎缩和肠化生的发生和发展。Hp的检测可参照本章第一节内容。

2. 胃蛋白酶原　国内外研究认为，胃蛋白酶原（PG）检测可起到胃底腺黏膜“血清学活检”的作用。胃蛋白酶原是胃蛋白酶的前体，无活性，在胃内盐酸的作用下，可转变成有活性的胃蛋白酶。胃蛋白酶原分为PG Ⅰ和PG Ⅱ。PG Ⅰ主要由胃底腺的主细胞和黏液颈细胞分泌，是检测胃泌酸腺细胞功能的指征，胃黏膜腺体萎缩时PG Ⅰ分泌降低，因此，血清PG Ⅰ可以作为胃体功能和病变的血清学标志物。PG Ⅱ来源较多，除了由胃体和胃底腺主细胞分泌外，泌酸腺黏液颈细胞、贲门、胃窦的幽门腺黏液细胞以及近十二指肠Brunner腺也能够分泌PG Ⅱ。因此，胃蛋白酶原的分泌情况能够间接反映胃黏膜分泌功能和病变部位，血清

PG 水平被认为是胃癌危险度和胃黏膜状态的指征。当各种因素引起胃部发生急慢性炎症时，炎症因子刺激使 PG Ⅰ、PG Ⅱ水平升高。当慢性炎症进展至萎缩性阶段，胃黏膜固有腺体数量减少甚至消失，主细胞丢失。此时表现为 PG Ⅰ分泌减少，PG Ⅱ分泌增加，PG Ⅰ/PG Ⅱ比值（PGR）水平下降；慢性胃炎进一步发展，出现异型增生时，PG Ⅰ、PG Ⅱ、PG Ⅰ/PG Ⅱ水平持续降低。文献报道，在萎缩性胃炎 - 萎缩性胃炎伴肠化生 - 异型增生 - 胃癌的多级演进过程中，PG Ⅰ及 PGR 水平呈逐渐下降趋势。因此，PG 水平可以用来筛查进展期萎缩性胃炎。

3. 胃泌素 -17　胃泌素是由胃窦和十二指肠 G 细胞分泌的一种胃肠激素，主要调节胃酸分泌和胃黏膜的生长及功能。人体中具有生物活性的胃泌素 95% 以上是 α- 酰胺化胃泌素，而 α- 酰胺化胃泌素中 80%~90% 是胃泌素 -17（G-17），由胃窦部 G 细胞分泌，5%~10% 是胃泌素 -34（G-34），其余是胃泌素 -71（G-71），胃泌素 -52（G-52），胃泌素 -14（G-14）以及短的 C 末端硫酸化的六肽酰胺的混合物。研究表明，当胃窦萎缩时，胃窦腺体丧失，G 细胞数量明显减少，分泌的 G-17 水平明显降低。血清 G-17 水平是胃窦萎缩的血清学指标，当胃体萎缩时，胃酸分泌水平降低，胃窦 G 细胞受到胃酸的抑制作用减弱，血清 G-17 水平明显增加。

4. 抗胃壁细胞抗体、抗内因子抗体　各种有害因素引起胃黏膜损伤，壁细胞抗原释放并致敏免疫细胞引起免疫反应，造成胃黏膜慢性炎症，继而通过体液免疫产生壁细胞抗体（parietal cell antibody，PCA）。由于胃体腺和壁细胞被破坏，胃泌酸功能明显降低甚至无胃酸。胃酸缺乏可导致铁的吸收障碍，引起缺铁性贫血。部分患者可检出内因子抗体（intrinsic factor antibody，IFA），与内因子特异性结合影响维生素 B_{12} 的吸收，可致恶性贫血。自身抗体的检测可有助于自身免疫性胃炎的诊断。

总之，实验室检查虽然不能直接用于诊断慢性胃炎，但在慢性胃炎的鉴别诊断及辅助诊断中仍是不可或缺的部分。根据实验室指标可以间接反映出胃黏膜的分泌功能和病变部位，同时，提示发生癌变的可能性。如幽门螺杆菌检测对于慢性胃炎的诊断具有重要意义；PG Ⅰ、PG Ⅱ、PG Ⅰ/PG Ⅱ比值（PGR）水平可反应慢性胃炎的发展进程；G-17 水平可鉴别胃窦萎缩和胃体萎缩；自身抗体的检测有助于自身免疫性胃炎的诊断。此外，血清学检测具有无创、经济、简便等特点，可用于大规模筛查及健康人群体检；可以筛查出需要做胃镜的高危人群，从而用于早期诊断相关疾病，提高患者生存质量。

（二）内镜和病理检查

1. 内镜检查　内镜下，非萎缩性胃炎可见红斑（点、片状或条状）、黏膜粗糙不平、出血点 / 斑、黏膜水肿、渗出等表现；单纯萎缩性胃炎表现为黏膜红白相间 / 白相为主、血管暴露、色泽灰暗、皱变平甚至消失；萎缩性胃炎表现为黏膜呈颗粒状或结节状。高清染色内镜在诊断胃黏膜癌前病变和早期胃癌方面均优于普通白光内镜。高清染色内镜在常规内镜的基础上，可将染料喷洒至需观察的胃黏膜表面、进行局部放大等，强化了病变组织与周围正常组织的对比。高清染色内镜包括化学染色内镜（chromoendoscopy，CE），电子染色内镜［窄带成像技术（narrow-band imaging，NBI），内镜电子分光图像处理（Fuji intelligent chromo endoscopy，FICE），放大内镜，蓝光成像］等。

2. 病理检查　慢性胃炎的主要组织学特征是炎症、萎缩和肠化生。炎症表现为黏膜层以淋巴细胞和浆细胞为主的慢性炎症细胞浸润，幽门螺杆菌引起的慢性胃炎常见淋巴细胞滤泡形成；慢性活动性胃炎可见中性粒细胞浸润，多提示存在幽门螺杆菌感染，应结合幽门螺杆菌的相关检测结果；慢性炎症过程中出现胃黏膜萎缩，表现为胃黏膜固有腺体数量减少甚至消失；慢性炎症进一步发展，胃上皮或化生肠上皮再生过程中形成异型增生，表现为细胞异型性和腺体结构紊乱，异型增生是胃癌的癌前病变。

三、慢性胃炎早期筛查流程

慢性胃炎的病因众多、复杂，需要根据临床症状和病史，结合实验室检查，内镜及组织病理学检查，诊断流程如图 7-6-2。2020 年《中国胃黏膜癌前状态和癌前病变的处理策略专家共识》提出，胃黏膜癌前状态和癌前病变的处理和监测流程，如图 7-6-3。

四、慢性胃炎主要危险因素与管理

（一）幽门螺杆菌危险因素与管理

幽门螺杆菌危险因素与管理可参照本章第一节内容。

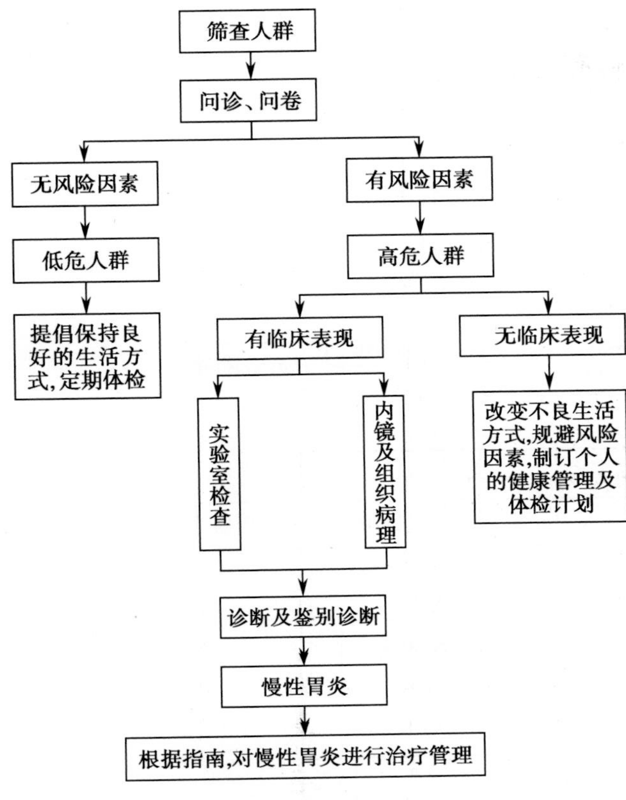

图 7-6-2　慢性胃炎诊断流程图

（二）饮食和环境与管理措施

1. 饮食因素　是胃病的主要致病因素之一，不良饮食习惯是加重胃黏膜萎缩和肠化生的潜在因素。饮食中含过多硝酸盐，微量元素比例失调，缺乏必要营养素，经常食用霉变、腌制、熏烤和油炸等食物，饮食中高盐，有胃癌家族史等，均可增加慢性萎缩性胃炎患病风险，甚至增加癌变的可能。

2. 管理措施　改变不良饮食习惯，规律饮食。避免食用生冷、辛辣、油腻、霉变、腌制、熏烤和油炸等食物；同时宜食物多样化，饮食规律化；适当补充营养；加强锻炼、增强体质、劳逸结合，增强胃肠的运动功能。

（三）不良生活习惯与管理措施

1. 长期饮酒　长期饮酒对胃黏膜细胞造成损伤，酒的浓度越高，损伤作用越强。长期对胃黏膜的直接刺激，使胃黏膜发生慢性炎症。

2. 过量吸烟　吸烟也是慢性胃炎发病因素之一。烟草的主要有害成分尼古丁，刺激胃黏膜引起胃酸分泌增加，可产生有害作用。烟碱可引起中枢性恶心、呕吐与肠蠕动加快。

3. 管理措施　尽量避免饮用浓茶、吸烟、酒精等刺激，以防损伤胃黏膜屏障和造成胃功能紊乱。

（四）药物因素与管理措施

1. 长期过量服用对胃黏膜有刺激的药物，也可造成慢性胃炎的发生。如阿司匹林、吲哚美辛、保泰松、泼尼松等。

2. 管理措施　避免使用损害胃黏膜的药物，如需服用，谨遵医嘱。

（五）鼻腔、口腔、咽部慢性炎症与管理措施

1. 鼻腔、口腔、咽部等部位的慢性感染性病灶，如齿槽溢脓、扁桃体炎、鼻窦炎等，这些部位滋生的细菌或其产生的毒素可能随人体吞咽动作进入胃内，对胃造成长期慢性刺激，可引起胃黏膜炎症。

2. 管理措施　积极治疗鼻咽部疾病（鼻窦炎、咽喉炎等）；口腔疾病（龋齿、牙龈炎及牙槽脓肿等）；积极治疗急性胃炎；积极治疗全身性疾病，如糖尿病、心力衰竭、甲状腺功能减退、恶性贫血等。这些疾病均可导致胃功能不良而发生慢性胃炎。

（六）胆汁反流与管理措施

1. 胆汁和胰液的十二指肠液反流入胃，可削弱胃黏膜屏障功能，引发炎症、糜烂、出血和上皮化生等病变。

2. 管理措施　增强胃动力，减少胆汁反流的发生。对于有腹胀、恶心或呕吐等症状的患者，可选用促胃动力药、消化酶制剂等；对于伴胆汁反流患者选用促胃动力药和/或胃黏膜保护剂。促动力药可选用莫沙必利、盐酸伊托必利和多潘立酮等；胃黏膜保护剂可选用硫糖铝、替普瑞酮、吉法酯、瑞巴派特、依卡倍特等；消化酶制剂如复方阿嗪米特、米曲菌胰酶、各种胰酶制剂等。胃酸分泌过多应给予抗酸或抑酸治疗，对愈合糜烂、消除反酸和上腹痛等症状有效。选择适度抑酸治疗会更经济且不良反应较少。抗酸药物包括奥美拉唑、埃索美拉唑、兰索拉唑、雷贝拉唑和泮托拉唑等在内的PPI，抑酸作用强而持久，可根据病情或症状严重程度选用。

（七）精神因素

1. 当人体长期处于精神紧张、焦虑、抑郁、压力过大等不良精神状态时，会使皮层神经细胞过度紧张，导致皮层兴奋与抑制过程之间的平衡失调，皮层机能弱化，甚至衰竭。皮层下中枢失去来自皮层的抑制，神经细胞长期处于兴奋状态，导致胃部出现病理变化，如胃壁血管痉挛性收缩，形成缺血区，胃黏膜则出现营养不良、胃腺分泌异常等情况。

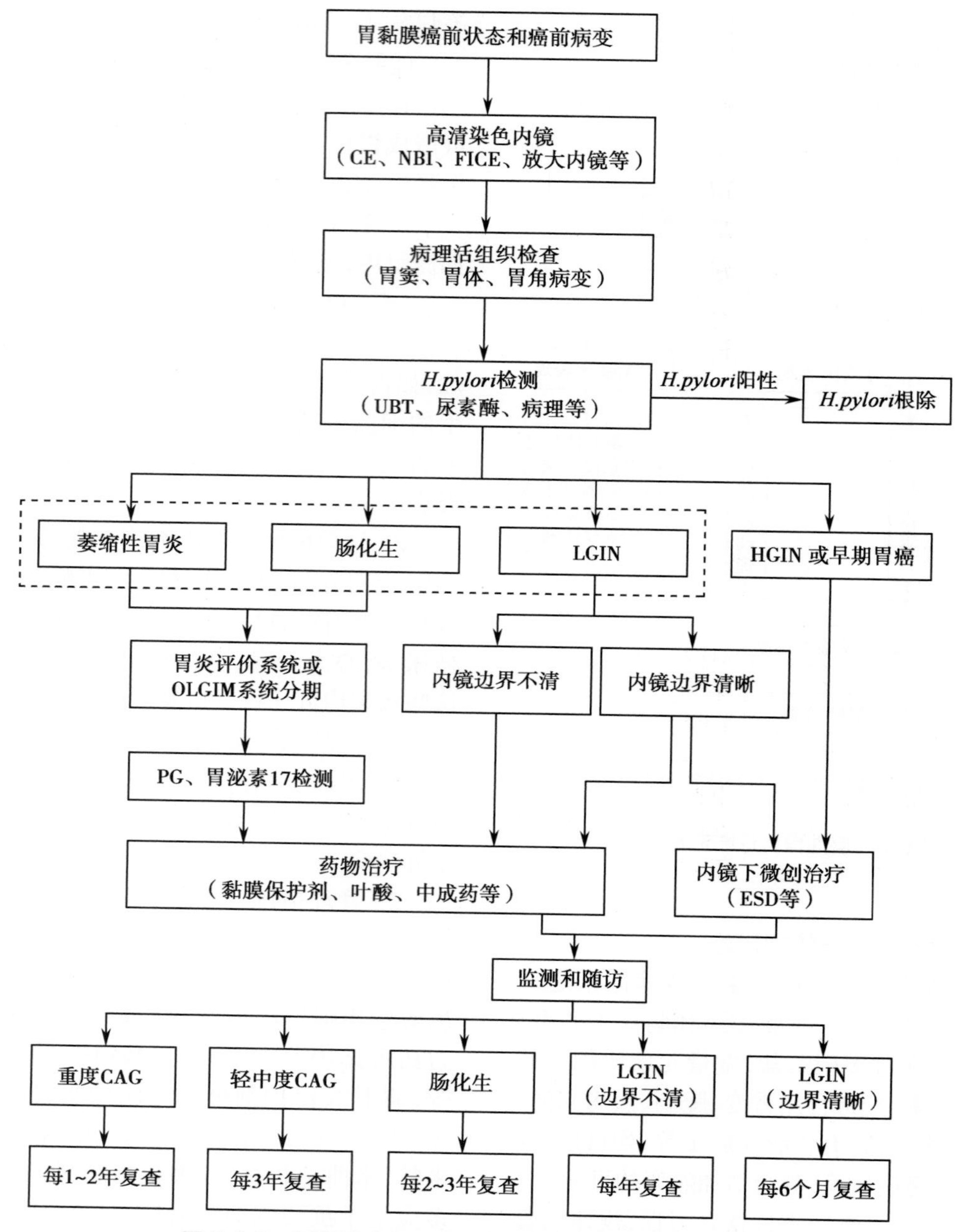

图 7-6-3　胃黏膜癌前状态和癌前病变的处理和监测流程

长期的失调可产生器质性病变，导致慢性胃炎。

2. 管理措施　保持精神愉快、心情开朗，特别在进食时不要生气发怒或抑郁，这些精神因素均能影响胃的运动及分泌功能，导致消化不良和胃炎。

（八）自身免疫因素

1. 自身免疫性胃炎　以富含壁细胞的胃体黏膜萎缩为主。在致病因子作用下，壁细胞抗原释放并致敏免疫细胞引起细胞免疫反应，继而产生体液免疫，产生壁细胞抗体（parietal cell antibody，PCA），造成壁细胞破坏，胃黏膜萎缩，胃泌酸功能明显降低甚至无胃酸。另外，伴恶性贫血者还可检出内因子抗体（intrinsic factor antibody，IFA）；此外，还可伴有其他自身免疫病如桥本甲状腺炎、白癜风等。

2. 管理措施　作为自身免疫性疾病的一种，目前还没有有效的根治方法。只能针对临床症状给予针对性治疗。慢性胃炎伴贫血患者，可给予维生素 B_{12} 替代治疗。我国维生素 B_{12} 的替代治疗量方案为前 2 周 100μg/d 注射；2 周后，每周注射 2 次，每次 100μg；贫血纠正后每月注射 1 次，注射剂量为 100μg。此外，对于自身免疫性胃炎应建立长期随访机制，定期复查。在治疗慢性胃炎时，传统医学也能够发挥作用，可用于慢性胃炎的预防和治疗。

CAG 和肠化生等胃癌前状态患者的防控目标

即是避免其进展为 HGIN 和早期胃癌。目前的研究认为 HGIN 有较高风险发展为癌,2016 年一篇来自韩国的关于 HGIN 诊断与管理的综述认为,HGIN 患者于 4~48 个月中位期内进展为恶性肿瘤的比例为 60%~85%,相较于 LGIN 进展风险显著增加。同时,在组织病理学上很难从小块活检样本中区分 HGIN 和胃腺癌。因此,建议将 HGIN 与早期胃癌一同作为防控目标,对 CAG 和肠化生的患者有计划地进行随访,防止病变进一步向肿瘤方向发展。

（范竹萍）

参考文献

1. 中华医学会消化病学分会幽门螺杆菌学组, 全国幽门螺杆菌研究协作组, 刘文忠, 等. 第五次全国幽门螺杆菌感染处理共识报告 [J]. 中华消化杂志, 2017, 37 (6): 364-378.
2. 国家消化系统疾病临床医学研究中心, 中华医学会消化内镜学分会, 中华医学会健康管理学分会。中国早期胃癌筛查流程专家共识意见 (2017 年, 上海)[J]. 中华健康管理学杂志, 2018, 12 (1): 9-14.
3. 中华医学会消化病学分会. 中国慢性胃炎共识意见 (2017 年, 上海)[J]. 中华消化杂志, 2017, 37 (11): 721-738.
4. 中华医学会消化病学分会胃肠动力学组, 中华医学会外科学分会结直肠外科学组。中国功能性消化不良专家共识意见 (2015 年, 上海)[J]. 中华消化杂志, 2016, 36 (4): 217-229.
5. 中华医学会消化内镜学分会, 中国医师协会内镜医师分会, 国家消化系统疾病临床医学研究中心. 中国消化内镜诊疗相关肠道准备指南 (2019 年版)[J]. 中华消化内镜杂志, 2019, 36 (7): 467-478.
6. 张万岱, 胡伏莲, 萧树东, 等. 中国自然人群幽门螺杆菌感染的流行病学调查 [J]. 现代消化及介入诊疗, 2010, 15 (5): 265-270.
7. 左婷婷, 郑荣寿, 曾红梅, 等. 胃癌流行病学现状 [J]. 中国肿瘤临床, 2017, 44 (1): 1-8.
8. 中国中西医结合学会检验医学专业委员会. 中国早期胃癌筛查检验技术专家共识 [J]. 中华检验医学杂志, 2023, 46 (4): 347-359.
9. 李兆申, 王贵齐, 张澍田等. 中国胃癌筛查与早诊早治的现状与未来 [J]. 胃肠病学和肝病学杂志, 2019, 28 (2): 121-126.
10. 陈万青, 孙可欣, 郑荣寿等. 2014 年中国分地区恶性肿瘤发病和死亡分析 [J]. 中国肿瘤, 2018, 27 (1): 1-9.

第七章 痛风的风险筛查与管理

痛风是人体内尿酸生成过多(外源性嘌呤摄入过多)或者尿酸排出减少(障碍)导致血尿酸超过饱和浓度,在关节、软组织或肾脏沉积所致的一组疾病。高尿酸血症是痛风的前期。高尿酸/痛风是一种古老的疾病,既往多见于生活富庶的少数人群,因此被称为“帝王病(King's disease)”。随着生活水平的提高,普通百姓的生活方式和饮食结构也发生了显著变化,寻常百姓中高尿酸血症、痛风的发病也日渐增多,逐渐成为一种大众罹患的常见病、多发病,当今已经被称为“病中之王(king of the diseases)”。

痛风的患病率在过去的10年中增加了48%。流行病学调查显示,痛风的患病率高达2%,高尿酸血症的患病率更是高达20%。痛风是可以治愈的疾病,当血尿酸长期控制在360μmol/L以下,关节内尿酸晶体可逐渐溶解,当关节内不再存在尿酸晶体,痛风关节炎就不会再发作,也就是我们所说的“治愈”。

但是,痛风临床治疗现状并不令人满意,降尿酸药物疗效的有限性,患者治疗依从性,对疾病的认识不足,使得很多越来越多的痛风患者进入慢性并发症期。研究显示,痛风患者慢性并发症包括代谢综合征、心脑血管疾病(cardiovascular and cerebrovascular diseases,CVD)和慢性肾功能不全的风险明显增加。此外,降尿酸药物和治疗急性痛风发作的药物对肝、肾功能及心脑血管安全性的影响,使得痛风与慢性并发症之间的关系更加复杂。因此,痛风的风险筛查与管理在临床工作中显得尤为重要。

一、痛风筛查目标人群

血尿酸水平受年龄、性别、种族、遗传、饮食习惯、药物、环境等多种因素影响。研究显示,男性高尿酸血症及痛风的患病率高于女性,城市高于农村,沿海高于内陆。我国不同地区高尿酸血症患病率存在较大的差别。2018年中国疾病预防控制中心(Chinese Center for Disease Control and Prevention,CDC)发布的最新数据显示,高尿酸血症在国内的患病率达到了14.0%,其中男性24.5%,女性3.6%。过去认为,高尿酸血症患病率随年龄增长而增加。但现在,随着年轻人生活方式的改变,高尿酸血症患病逐渐年轻化,尤其是在青年男性中,2018年中国青年(18~29岁)男性高尿酸血症患病率达到了32.3%。长期的高尿酸血症若得不到纠正,部分患者发展为痛风。目前尚缺乏全国范围内的痛风流行病学数据,各地报道的痛风患病率在0.86%~2.20%不等,其中男性为1.42%~3.58%。临床工作中关注对以下7大人群进行痛风筛查。

(一)青壮年男性和绝经后女性

2018—2019年中国慢性病及危险因素监测数据表明,我国成年居民高尿酸血症患病率为14.0%,男性与女性患病率分别为24.5%和3.6%,患病高峰年龄段为男性18~29岁、30~39岁及≥70岁(患病率分别为32.3%、28.4%、19.5%);女性18~29岁、60~69岁及≥70岁(患病率分别为4.2%、4.4%、8.0%),女性常在绝经期后发病。研究发现,雄激素会抑制尿酸排泄,促进尿酸盐沉积,因此青壮年男性容易出现尿酸高;与雄激素相反的是,雌激素有助于促进尿酸排泄,降低血尿酸升高的风险,绝经期后,女性雌激素减少,高尿酸血症风险增加。

(二)家族病史

大多数原发性痛风患者有阳性的家族病史,属于多基因遗传,可能与影响到人体尿酸代谢平衡的功能相关。

(三)长期高嘌呤饮食者

尿酸是嘌呤代谢最终产物,虽然外源性摄入嘌呤对血尿酸的影响不如内源性的大,但长期摄入高嘌呤食物容易导致血尿酸升高。

(四)嗜酒者

啤酒中含有大量的嘌呤,另外只要是酒类,都离不开乙醇成分。乙醇虽然不会代谢成嘌呤或尿酸,却需要通过肝脏代谢,乙醇会导致乳酸增加,大量乳酸产生后会导致血尿酸水平升高。同时,乙醇代谢过程中,需要利用三磷酸腺苷(ATP),使其转化为单磷酸腺苷(AMP),因此会促使大量尿酸生成并堆积在体内。同时饮酒时常伴随大量进食高嘌呤食物,诱发急性痛风性关节炎的发生。

（五）甜饮料和甜点爱好者

甜饮料及加工的甜品中都含有大量果糖，果糖的代谢过程，与乙醇类似，会消耗细胞内 ATP，使其转化为 AMP，然后代谢为尿酸。过量的果糖摄入也会在肾脏与尿酸竞争跑道，从而容易导致高尿酸血症。更何况，摄入过多果糖，还易导致胰岛素抵抗和肥胖，增加多种疾病风险。

（六）代谢综合征

代谢综合征是肥胖、高血压、高血糖、血脂异常等多种心血管疾病的危险因素同时存在于同一个体的疾病统称。现有的流行病调查数据显示，痛风患者的甘油三酯、胆固醇、低密度脂蛋白、血糖、血压等水平显著高于正常人。高胰岛素血症和胰岛素抵抗是代谢综合征的共同特点，会抑制胰岛素信号通路，会造成尿酸重吸收增加，血尿酸水平升高。

（七）长期高海拔生活人群

高海拔地区人群容易伴发红细胞增多症、蛋白尿及高尿酸血症。这是由于高海拔地区长期缺氧，导致红细胞增多，内源性嘌呤产生过多。并且在长期缺氧情况下，血乳酸会增多，并抑制尿酸排泄和促使尿酸在组织中沉积。

二、痛风的风险筛查内容

（一）痛风危险因素的筛查

临床上痛风危险因素的筛查主要集中于遗传、导致血尿酸继发性增高的疾病、药物。

1. 遗传易感性筛查　高尿酸血症和痛风的发病具有显著的家族聚集倾向，在高尿酸血症患者的家属中，患该病的概率明显升高。通俗来讲，在尿酸代谢方面，有的人生来就属于“过度产生型”或者“排泄障碍型”，甚至有人两者兼备。因此，这些人天生具有高尿酸的“潜质”。遗传病分为单基因遗传病和多基因关联遗传性疾病。早在 1964 年，Lesch 和 Nyhan 报道了一种高尿酸血症的单基因遗传病，是次黄嘌呤鸟嘌呤磷酸核糖基转移酶基因缺陷导致该酶完全缺乏，进而引起的高尿酸血症，并将其命名为 Lesch-Nyhan 综合征（莱施 - 奈恩综合征）。其他的单基因遗传性高尿酸血症包括 5- 磷酸核糖 -1- 焦磷酸合成酶基因、葡萄糖 -6- 磷酸酶基因、葡萄糖 -6- 磷酸转运体基因、糖原脱支酶基因、肌糖原磷酸化酶基因、肌磷酸果糖激酶基因等突变。这些基因可控制尿酸代谢途径中重要酶的合成，它们发生异常突变均会导致尿酸生成过多。但大多数高尿酸血症为多基因关联遗传性疾病，多基因遗传病就是两对以上致病基因的累积效应所致的疾病，其发病较多地受环境因素（比如饮食和生活习惯）的影响，与单基因遗传病相比，多基因遗传病不是只由遗传因素决定，而是遗传因素与环境因素共同作用的结果。多基因遗传是高尿酸血症的关键原因。目前已经发现了很多高尿酸血症的关联基因，包括 *ABCG2* 基因、*GLUT9* 基因、*URAT1* 基因、*SLC17A1* 基因、*OTA4* 基因等。这些基因编码的蛋白基本上都是位于肾小管上皮细胞，它们的功能异常会导致尿酸的重吸收增多或者排泄减少，从而导致血尿酸水平升高。就算遗传因素决定了某些人易患高尿酸血症和痛风，但如果能养成正确的生活习惯，避免其他引起尿酸增加的危险因素，痛风还是可防可控。

2. 导致血尿酸继发性增高的疾病筛查　血尿酸升高的原因主要有两种：一是尿酸产生过多，二是尿酸排泄减少。血液系统疾病、肿瘤和某些遗传病均可能导致尿酸升高。血液系统疾病中，急性白血病较为常见，患者常表现为贫血、感染、血小板减少引起的出血等症状。由于幼稚血细胞（还未分化完全的血细胞）死亡过多，大量的尿酸进入血液，导致继发性高尿酸血症。继发性高尿酸血症还可发生在白血病、淋巴瘤和其他恶性肿瘤进行放、化疗时，这时大量的恶性肿瘤细胞被杀死，大量尿酸从细胞内进入血液，称为溶瘤综合征。另外，除了尿酸产生过多，还有尿酸排泄障碍导致高尿酸血症。肾脏是尿酸排泄的主要器官，肾脏排泄尿酸依赖肾小球的滤过和肾小管的分泌，而肾小管还有分泌后再吸收尿酸的功能。尿酸在肾脏中的排泄能力依赖于尿酸转运体，尿酸转运体有很多，有些负责尿酸的排泄，有些负责尿酸的重吸收，两者达到一个平衡的状态才能使尿酸顺利排出。一旦尿酸转运体受损，就可能导致肾脏尿酸排出障碍，同时，肠道无法代偿性地增加尿酸排出，就导致了高尿酸血症的发生。当各种原因肾脏疾病导致肾功能减退，也会导致肾脏排出尿酸减少。

3. 药物筛查　尿酸由饮食摄入和体内分解的嘌呤化合物在肝脏中代谢产生，约 2/3 经过肾脏排泄，其余由消化道排泄。正常情况下，体内尿酸产生和排泄保持平衡，凡是导致尿酸生成过多和 / 或排泄减少的因素都可导致尿酸的升高。药物也是引起血尿酸升高的重要因素，对于痛风患者需要进行合并用药的筛查。常见可导致血尿酸升高的药物，按照具体药物作用机制主要分为以下四类。

(1) 利尿剂：如呋塞米、氢氯噻嗪，以及含有利尿剂的降压药，这类药物会降低肾脏排泄尿酸的能力，引起血尿酸升高，从而引起或诱发痛风。

(2) 部分心血管类药物：β受体阻滞剂(如美托洛尔)、钙离子拮抗剂(如硝苯地平)等，都可使肾血流减少，尿酸排泄减少，从而引起或诱发痛风。小剂量阿司匹林可抑制肾小管尿酸排泄，同时通过抑制肾前列腺素合成减少肾小球滤过，从而导致人体内血尿酸水平升高。

(3) 部分抗结核药：结核患者久用吡嗪酰胺和乙胺丁醇而不合用利福平时，大多会出现血尿酸升高，常诱发痛风。吡嗪酰胺和乙胺丁醇都会抑制尿酸的排出而升高血尿酸，但利福平对吡嗪酰胺引起的关节痛有较好的疗效，这可能与利福平抑制尿酸的吸收、加速尿酸的排泄有关。

(4) 环孢素：部分风湿免疫病患者及接受器官移植服用环孢素的患者也是痛风的高危人群，这与环孢素会减少尿酸排出有关。

(5) 部分抗菌药：喹诺酮类、青霉素等抗生素大多由肾脏排泄，它们的排出增加会影响尿酸的排出，使体内尿酸水平升高。

(二) 痛风慢性并发症的筛查

痛风和高尿酸血症的危害，并不只有它们表现出来的关节急性疼痛和慢性痛风石形成等症状，它们还会伴随一些其他疾病(共患病)，如代谢综合征、脂肪肝、肾脏疾病和心脑血管疾病。

(三) 痛风筛查的检查项目

痛风单纯筛查血尿酸是远远不够的，除了需要进行血尿酸检查外，还需要做一系列实验室检查来帮助评估疾病和确认是否存在其他的并发症。

1. 血尿酸检查　用于高尿酸血症的诊断和降尿酸治疗疗效的评判。用于诊断高尿酸血症时，无论男女，非同日两次空腹血尿酸值>420μmol/L，就可诊断为高尿酸血症。用于降尿酸治疗评判时，空腹血尿酸<360μmol/L 是目标值。

2. 尿酸检查　初步判定高尿酸血症的分型，有助于降尿酸药物选择及鉴别尿路结石的性质。24 小时尿液尿酸总量>600mg 为尿酸生成过多型；<600mg 为尿酸排泄减少型，值得注意的是两种也可同时存在。

3. 关节滑液检查　寻找尿酸盐晶体，明确诊断。关节肿胀明显，且关节超声检查发现有关节积液的患者可行关节穿刺抽取滑液，最好在超声引导下进行，提高检出率。局部皮肤有感染，血小板减少，有凝血功能障碍的患者，不建议做该项检查。滑液中或白细胞内有负性双折光针状尿酸盐结晶者为阳性，阳性检出率约为 90%。

4. 肾功能检查　用于痛风患者肾脏功能的评估，以及药物安全性监测。长期的高尿酸血症得不到控制会导致肾功能损伤，因此，要定期检查肾功能情况。同时也可以帮助医生选择降尿酸的药物。

5. 肝功能检查　痛风患者常需要长期服用降尿酸药物。另外，痛风患者合并脂肪肝也非常常见，这些均会增加肝脏负担，应定期随访肝功能，根据结果及时调整药物或者停用。

6. 空腹血糖、血脂　通过血糖、血脂检查可以评估患者糖、脂代谢的状况，及时发现异常并给予积极的降糖、降脂治疗，避免高血脂、高血糖、高尿酸并存，进一步损伤心脑血管系统。

7. 尿常规　可用于了解痛风及合并症的病情，同时对于痛风的治疗也有重要的指导和提示作用。尿常规检测包括多项指标，其中主要观察尿酸碱值(pH)，其与尿酸排泄情况相关，正常尿液 pH 为 6.0 左右，呈微酸性，但高尿酸血症患者尿液 pH 最好维持在 6.2~6.9。

8. 关节超声检查　帮助诊断、协助关节穿刺定位和评估治疗效果。痛风患者关节内出现积液、滑膜炎、尿酸盐沉积和痛风石形成。关节超声在诊断痛风有很好的优势，它既没有创伤性，也避免了放射性，而且一次可以检查多个关节，也适合反复多次检查来监测治疗效果，方便安全。另外，患者可以和做检查的医生直接进行面对面的交流来帮助判断病情，不像 CT 或者磁共振检查，无法和诊断医生进行互动。在痛风发作期，关节超声能准确测量关节积液、滑膜增生的厚度、滑膜血流的情况来提示关节的炎症程度。在痛风患者降尿酸治疗过程中可以观察痛风石的部位和评价骨侵蚀的情况。在高尿酸血症患者中，我们更可以在痛风发作前就发现关节内和周围组织内沉积的尿酸盐晶体，起到早期预警的作用。

9. 关节双能 CT(dual-energy CT，DECT) 检查　能特异性识别尿酸盐结晶，较为准确地检查出尿酸盐晶体沉积位置，同时可测量尿酸盐晶体的体积，可以作为痛风的筛查和诊断工具，也可评估血尿酸下降后的关节内尿酸的负荷量，反映疗效。

10. 关节 X 线检查　尿酸在 X 线下不能显

影，但痛风关节炎有特殊的影像学表现，可以作为痛风的诊断工具，排除其他关节疾病，评估关节骨侵蚀状况。急性关节炎期可见关节周围软组织肿胀；慢性关节炎期可见关节间隙狭窄、关节面不平整、痛风石形成，典型者骨质呈虫蚀样或穿凿样缺损，边缘呈尖锐的骨质增生、硬化，严重者出现关节脱位、骨折。

11. 肾脏及泌尿系统超声检查　用于痛风患者肾脏情况的评估。尿酸由饮食摄入和体内分解的嘌呤化合物在肝脏中代谢产生，约 2/3 尿酸通过肾脏排泄，主要经肾小球滤过、近端肾小管重吸收、分泌和分泌后再吸收，未吸收部分从尿液中排出。如果尿酸盐沉积在肾脏中可直接导致慢性尿酸盐肾病、急性尿酸性肾病和尿酸性肾结石症。慢性肾脏病变会影响尿酸的排泄，发生继发性高尿酸血症，进而又可导致或加重肾脏疾病，形成恶性循环。高尿酸血症已证实是慢性肾脏病进展的独立危险因素。需要根据患者的肾功能、合并泌尿系统结石的情况选择用药。不论是降尿酸药物还是急性发作期的控制药物，都需要根据患者的肾功能情况及肾脏基础病变选择用药，调整剂量。例如，苯溴马隆可通过抑制肾小管尿酸转运蛋白 -1（URAT1），抑制肾小管尿酸重吸收而促进尿酸排泄，降低血尿酸水平，肾功能重度减退或尿酸性肾结石患者需禁用。需要监测药物的肾脏不良反应：一些降尿酸药物或控制炎症的药物都会影响患者的肾功能，如我们常使用非甾体抗炎药（NSAIDs）、秋水仙碱来控制痛风的急性发作，但在使用过程中需要监测肾功能，有严重慢性肾脏病并且未透析的患者不建议使用。另外，降尿酸药物非布司他、别嘌醇、苯溴马隆等均需要参考说明书，在肾功能不全的情况下调整剂量。

12. 血管超声　尿酸水平的升高与血管损伤、硬化和动脉斑块形成有关。研究显示，高尿酸血症患者颈总动脉粥样斑块发现率为 70.3%，远高于正常人 25.0% 的发现率。由于心血管疾病对生命健康存在严重危害，对痛风和高尿酸血症患者进行血管超声检查可以早期发现伴发的心血管系统疾病，以便早期进行干预。临床上常采用无创的血管超声检测明确动脉病变的程度。颈动脉是人体最早受累的部位之一，位置表浅，采用颈动脉超声检查可以显示颈动脉内膜中层的厚度、管径、斑块、血管流速、回声等情况，可帮助医生评估痛风和高尿酸血症患者的血管病变水平，尽早发现潜在的血管问题，以便早期干预，减少心脑血管事件（心肌梗死、脑梗死等）的发生。

三、痛风的管理

为了更好地控制痛风及其慢性并发症，痛风的管理显得尤其重要，主要从以下几个方面入手：生活方式干预、痛风治疗药物管理和痛风血尿酸水平的达标管理。

（一）生活方式干预

所有血尿酸升高的患者，都需要生活方式干预，如多饮水、低嘌呤饮食、适当运动等。

1. 饮食管理　人体内 80% 左右的尿酸为内源性产生，即由自身代谢产生，只有约 20% 的尿酸是外源性摄入，即从食物中摄取的。一般来说，严格控制饮食可以降低血尿酸 30~60μmol/L。

（1）限制高嘌呤食物的大量摄入，比如动物内脏、沙丁鱼、凤尾鱼、小虾、扁豆、黄豆、浓肉汤，选择性进食低嘌呤食物。在充分保障营养摄入的情况下注意饮食平衡，控制每日总热量和总嘌呤。

（2）适当增加蛋白质摄入，可选用牛奶、鸡蛋和瘦肉。可将肉类煮沸后弃汤再食用，避免吃炖肉或卤肉。

（3）由于脂肪可减少尿酸正常排泄，应适当限制脂肪摄入。

（4）多吃新鲜蔬菜、水果，它们既是碱性食品，又可以提供充足 B 族维生素和维生素 C，特别是水溶性维生素，可促进尿酸的溶解。

（5）避免饮酒，酒精饮料一方面增加嘌呤摄入，另一方面能造成体内乳酸堆积，乳酸可抑制尿酸排泄，同时乙醇促进嘌呤的分解使尿酸增加。红酒里面有种叫白藜芦醇的成分，可以促进尿酸的排泄，但是一天最多也只能喝一杯红酒，尽量不要喝。

（6）多喝水，每天饮水 2 000mL 以上，以保证尿量，促进尿酸的排出。心、肾功能不全时，饮水宜适量。有条件的情况下可以考虑碱性水，可增加尿酸排泄，减少泌尿系统结石产生的机会。

2. 生活方式和运动管理

（1）剧烈运动是高尿酸血症患者发生痛风的诱因之一：剧烈运动和长时间运动，容易引起痛风发作。原因是运动后体内会产生过多的乳酸，乳酸可以抑制尿酸排泄，使尿酸存积在体内，进而引发高尿酸血症和痛风；另外运动使新陈代谢加速，尿酸产生也会增加；最后，激烈运动时流汗增加导致排尿减少，尿酸排泄随之减少，尿酸存积在体内就会相对增加。

(2)适度运动可以预防痛风：研究表明，对痛风患者进行运动干预后，痛风发作次数明显减少，血糖和血尿酸也随之下降，可见适度运动不但有助于缓解病情，同时也对预防痛风的复发有帮助。想要通过运动来防治痛风发作，应更注重科学运动。有氧运动被认为是最适合痛风患者的运动，有氧运动指人体在氧气充分供应的情况下进行的体育锻炼，包括步行、慢跑、跳舞、游泳、骑自行车、打太极拳等。国内外研究表明，低强度的有氧运动可降低痛风发病率，而中高强度运动可能使尿酸排泄减少，血尿酸水平上升，反而增加痛风的发病率。在选对运动方式的同时，还需要保持一定的强度，即运动时心率达到 110~120 次 /min，并少量出汗，让氧气充分燃烧体内的糖分，可以消耗体内脂肪，增强和改善心肺功能，预防骨质疏松，调节心理和精神状态。运动频率为每日早晚各 30 分钟，每周 3~5 次。需要注意的是，仅在饭后遛弯的方式是达不到运动效果的。运动需安排在痛风缓解期，若在痛风急性发作时运动，不仅加剧疼痛感，而且也会使得痛风石在关节中生成，导致病情越来越严重。在一天的生活中，早晨内脏、关节以及肌肉的功能比较低，身体难以适应活动。若习惯晨练，需先进行 5~10 分钟的热身运动，如扩胸、伸展或压腿等，避免造成急性和慢性损伤。

四、痛风治疗药物管理

痛风的病程可分为 4 期：无症状高尿酸血症期、痛风性关节炎急性发作期、痛风性关节炎发作间歇期和慢性痛风性关节炎期。每个阶段治疗的重点不同。对于急性发作的痛风患者需要迅速控制关节疼痛，这时候推荐使用秋水仙碱或非甾体抗炎药治疗，当上述药物有禁忌或效果不佳时，也可以考虑使用糖皮质激素治疗。发作间歇期或慢性痛风性关节炎期的患者，则推荐降尿酸治疗，降尿酸药物不具备止痛作用，在急性期加用降尿酸药物反而使尿酸水平波动过大而加重关节肿痛。痛风治疗的总体原则是个体化、分层、达标、长程管理，逐步调整剂量，避免短期内血尿酸水平波动过大诱发痛风急性发作。痛风患者需要对治疗痛风的药物有一定的了解，有些药物适合在急性期使用，有些药物适合在间歇期使用，根据痛风的不同阶段选择合适的药物。

(一) 降尿酸药物管理

当患者经过生活方式干预效果不佳时，需采取药物治疗。降尿酸药物目前可分为抑制尿酸合成药物和促进尿酸排泄药物两大类，国内最常用的降尿酸药物主要有别嘌醇、非布司他和苯溴马隆，可以根据病因、合并症和肝 / 肾功能等进行选择。别嘌醇和非布司他属于前者，主要是通过抑制黄嘌呤氧化酶(尿酸生成所必需的关键酶)活性，减少尿酸合成，从而降低血尿酸；而苯溴马隆则通过促进肾脏尿酸排泄来降低血尿酸。无论使用哪一种药物，都需要定期检测肝、肾功能，并根据血尿酸的情况调整剂量，长期服用。

1. 别嘌醇与非布司他　别嘌醇能够通过抑制黄嘌呤氧化酶，减少体内的尿酸产生。非布司他的作用原理与别嘌醇类似，也可以从源头上抑制尿酸的生成。《2016 中国痛风诊疗指南》中指出，非布司他在肾功能受损的患者中较别嘌醇更具优势，但合并心脑血管疾病的老年人应谨慎使用。另外需要注意的是，使用别嘌醇可能会出现过敏反应，甚至是致命性的重症药疹，这与 *HLA-B*5801* 基因有关，该基因阳性的患者服用别嘌醇发生过敏反应的概率较高。而不巧的是，亚洲人群 *HLA-B*5801* 基因阳性率较高，因此在服用别嘌醇前，需检测该基因。非布司他带来的心血管事件发生风险也受到大家的广泛关注，但目前研究尚未完全明确非布司他是否会增加心血管事件的风险，患者在选择该药的时候需要与医生充分沟通，如果有心血管疾病病史应避免使用。

2. 苯溴马隆　苯溴马隆可以促进尿酸的排泄，适用于尿酸排泄较低的患者，但在促进尿酸排泄的同时，也增加了肾结石的风险。因此，在选择苯溴马隆之前需要检查泌尿系统超声，有肾结石的患者避免使用。在服用苯溴马隆的同时，也应该多喝水，并且必要时可以碱化尿液，促进尿酸的排出。

(二) 急性痛风抗炎药物管理

当痛风急性发作时，需要尽快接受抗炎治疗。但是，需要反复强调，痛风是一种免疫性炎症，与感染没有关系，抗炎治疗时无须使用抗生素，推荐药物包括秋水仙碱、非甾体抗炎药(NSAIDs)、糖皮质激素。在专科医生的指导下选择适合药物，并在家中常备，痛风发作时第一时间接受抗炎治疗，不仅可以止痛，还可以缩短病程，减少炎症对关节的损伤。

1. 秋水仙碱　目前推荐急性痛风性关节炎采用小剂量秋水仙碱方案。痛风发作12小时内尽早使用，超过36小时后疗效显著降低，首剂1.0mg，1小时后追加0.5mg，12小时后按照0.5mg/次，每天1~3次服用。肾功能减退者可根据肾功能调节药物用量：估算肾小球滤过率eGFR 35~49mL/min时，每日最大剂量0.5mg；eGFR 10~34ml/min时最大剂量0.5mg，隔日1次；eGFR＜10mL/min或透析患者禁用。另外，在启动药物降尿酸治疗最初的3~6个月，为了避免痛风发作，常常选择预防用药，如小剂量秋水仙碱推荐每天口服0.5~1mg。

2. 非甾体抗炎药（NSAIDs）　NSAIDs是一大类药物，不仅仅具有止痛效果，也可以快速抗炎，帮助痛风缓解。市面上常见的包括依托考昔、双氯芬酸钠、美洛昔康、洛索洛芬、艾瑞昔布、塞来昔布等。若没有用药禁忌证，应该尽早使用足剂量的NSAIDs，也可根据药物说明书剂量使用。请注意，现在或以前有活动性消化道溃疡或出血的患者禁用NSAIDs。有严重心血管疾病，如心肌梗死、心功能不全等，以及有中重度肾功能不全的患者也不建议使用。

3. 糖皮质激素　糖皮质激素治疗痛风对于肝、肾功能不全或者不明确的情况下，安全性反而更好，而短期、少量使用激素，对大多数患者来说并无明显的不良反应。使用方法：泼尼松或甲泼尼龙，每天2次，每次2~3片，一般用药2~5天，好转后即可逐渐减量并停药，总疗程不超过10天。但是使用激素时应注意预防和治疗高血压、糖尿病，预防水钠潴留、感染、消化道不良反应等。

五、痛风血尿酸水平的达标管理

所谓"达标治疗"就是血尿酸水平要达到的目标。痛风的治愈是建立在长期达标治疗的基础上，通过长期服药维持治疗使得血尿酸水平达标，痛风不再发作，甚至有少数患者最终可以逐步停药，通过生活方式干预也能维持血尿酸水平达标。

根据《2016年中国痛风诊疗指南》、2023年《中国高尿酸血症相关疾病诊疗多学科专家共识》，痛风患者需要规范地使用降尿酸药物，将血尿酸降到达标水平，并且维持终身达标。对于一般痛风患者，血尿酸水平达标就是血尿酸降到360μmol/L以下。对于伴有痛风石、慢性痛风性关节炎或痛风性关节炎频繁发作的患者，建议将血尿酸水平降到300μmol/L以下，当痛风石完全溶解且关节炎频繁发作症状改善后再将治疗目标调整为360μmol/L。

需要注意的是，血尿酸并不是降得越低越好。人体中正常浓度的尿酸有其重要的生理功能，具有抗氧化、抗衰老等作用。据研究报道，血尿酸过低可能增加阿尔茨海默病、帕金森病等神经退行性疾病的风险。因此，建议降尿酸治疗时血尿酸不低于180μmol/L。

六、结语

痛风患病率逐年增长，并呈年轻化趋势，高尿酸血症已成为仅次于糖尿病的第二大代谢性疾病。血尿酸升高除引起痛风之外，还与肾脏、内分泌代谢、心脑血管等系统疾病的发生和发展有关，重视痛风的风险筛查与管理对临床实践、降低常见病/多发病的发生率和并发症，实现健康中国具有重大意义。

（薛　愉）

参考文献

1. 方宁远, 吕力为, 吕晓希, 等. 中国高尿酸血症相关疾病诊疗多学科专家共识(2023年版)[J]. 中国实用内科杂志, 2023, 43 (06): 461-480.
2. 中国慢性肾脏病患者合并高尿酸血症诊治共识专家组. 中国慢性肾脏病患者合并高尿酸血症诊治专家共识[J]. 中华肾脏病杂志, 2017, 33 (6): 463-469.
3. 中华医学会, 中华医学会杂志社, 中华医学会全科医学分会, 等. 痛风及高尿酸血症基层诊疗指南(2019年)[J]. 中华全科医师杂志, 2020 (04): 293-294.
4. FITZGERALD J D, DALBETH N, MIKULS T, et al. 2020 American College of Rheumatology Guideline for the Management of Gout [J]. Arthritis Rheumatol, 2020, 72 (6): 879-895.
5. RICHETTE P, DOHERTY M, PASCUAL E, et al. 2018 updated European League Against Rheumatism evidence-based recommendations for the diagnosis of gout [J]. Ann Rheum Dis, 2019, 79 (1): 31-38.
6. 张冰清, 张昀, 曾学军. 痛风和高尿酸血症的遗传学背景[J]. 中华风湿病学杂志, 2015, 19 (1): 61-63.
7. FitzGerald JD, Dalbeth N, Mikuls T, et al. 2020 American College of Rheumatology guideline for the management of

gout [J]. Arthritis Rheumatol, 2020, 72 (6): 879-895.

8. Richette P, Doherty M, Pascual E, et al. 2016 updated EULAR evidence-based recommendations for the management of gout [J]. Ann Rheum Dis, 2017, 76 (1): 29-42.
9. Sampat R, Fu R, Larovere LE, et al. Mechanisms for phenotypic variation in Lesch-Nyhan disease and its variants [J]. Hum Genet, 2011, 129 (1): 71-78.
10. Smith EU, Diaz-Torné C, Perez-Ruiz F, et al. Epidemiology of gout: an update [J]. Best Pract Res Clin Rheumatol, 2010, 24 (6): 811-827.

第八章　骨质疏松症的早期筛查与管理

第一节　骨质疏松症流行现状与危害

一、骨质疏松症流行趋势高

骨质疏松症是一种以骨量降低，骨组织微结构损坏，骨脆性增加，易发生骨折为特征的全身性疾病。骨密度降低是骨质疏松性骨折的主要危险因素。骨质疏松症可发生于任何年龄，但多见于绝经后女性和老年男性。

随着人口老龄化日趋严重，骨质疏松症患病率逐年升高。2021 年第七次全国人口普查公报显示，目前我国 60 岁以上人口超过 2.64 亿（约占总人口的 18.7%），65 岁以上人口超过 1.9 亿（约占总人口的 13.5%）。与 2010 年第六次全国人口普查相比，60 岁及以上人口的比重上升 5.44 个百分点，65 岁及以上人口的比重上升 4.63 个百分点。2018 年国家卫生健康委发布的中国骨质疏松症流行病学调查结果显示，骨质疏松症已经成为我国 50 岁以上人群的重要健康问题，中老年女性骨质疏松问题尤为严重，我国 50 岁以上人群骨质疏松症患病率为 19.2%，其中男性为 6.0%，女性为 32.1%，65 岁以上人群骨质疏松症患病率达到 32.0%，其中男性为 10.7%，女性为 51.6%。调查还发现，我国低骨量人群庞大，是骨质疏松症的高危人群。我国 40~49 岁人群低骨量率达到 32.9%，其中男性为 34.4%，女性为 31.4%，50 岁以上人群低骨量率为 46.4%，其中男性为 46.9%，女性为 45.9%。骨质疏松症已经成为威胁我国老年人健康的重大慢性病。随着我国城市化、人口老龄化进程的不断加快和不健康生活方式的广泛流行，我国骨质疏松症的防控形势还将日益严峻。

二、骨质疏松症疾病负担重

骨质疏松性骨折危害巨大，是老年患者致残和致死的主要原因之一。多数骨质疏松症患者早期没有症状，或者出现骨痛等症状也被患者忽视，往往在轻微外伤或用力不当反复发生骨质疏松性骨折后开始被注意。据统计，老年骨质疏松症患者发生髋部骨折后 1 年之内，20% 患者会死于各种并发症，约 50% 患者致残。2015 年我国主要部位骨质疏松性骨折（腕部、椎体和髋部等）约为 269 万例次，2035 年预计为 483 万例次，到 2050 年预计约达 599 万例次。随着中国老龄化社会进程加快，预计在未来几十年内中国人骨质疏松性骨折发生率仍将处于高速增长期；而由骨质疏松症带来的不同部位的骨折和相关并发症将成为威胁老年人健康的重大慢性病，其所带来的危害性不亚于心脑血管疾病。

三、骨质疏松症健康管理获益大

骨质疏松症及骨质疏松性骨折的医疗及护理需要投入大量的人力、财力和物力，造成沉重的家庭和社会负担。在美国，骨质疏松性骨折患者每年治疗总费用可达 200 亿美元，加拿大为 23 亿美元。据 2015 年预测，我国 2015、2035 和 2050 年用于和将用于骨质疏松性骨折（腕部、椎体和髋部等）的直接医疗费用分别高达 720 亿元、1 320 亿元和 1 630 亿元人民币，将导致国家医保财政资金压力逐年升高。由骨质疏松性骨折和相关并发症所带来的间接损失难以估量，对于已经进入老龄化社会的我国，加强对骨质疏松症的防治已刻不容缓，而骨质疏松症作为一种可防可治的慢性病，采取筛查防治措施更具有现实意义。

四、骨质疏松症健康管理是"健康中国"建设的重要组成部分

近年来，国家有关部门已开始关注骨质疏松症的危害，重视对骨质疏松症的防治。国家卫生健康委于 2017 年启动了"健康骨骼"专项行动，以中青年和老年人为重点人群，开展"健康骨骼、健康人生"系列宣传活动。《"健康中国 2030"规划纲要》中明确提出"健康体重、健康口腔、健康骨骼"的专项行动目标，将"健康骨骼"放到战略高度。国务院办公厅《中国防治慢性病中长期规划（2017—

2025年)》中将骨骼疾病列入慢性病管理,开展慢性病防治全民教育,促进慢性病早期发现,建议将骨密度检测项目纳入40岁以上人群常规体检内容;实施早诊早治,降低高危人群发病风险;开展个性化健康干预,探索开展慢性病预防、风险评估、跟踪随访、干预指导一体的健康管理服务。

第二节　骨质疏松症早期筛查手段及评价

一、骨质疏松症风险评估工具

(一) IOF骨质疏松风险一分钟测试题

国际骨质疏松症基金会(International Osteoporosis Foundation,IOF)骨质疏松风险一分钟测试题是根据患者简单的病史,从中选择出与骨质疏松症有关的问题,由患者判断是与否,初步筛选出可能具有骨质疏松症风险的患者。该方法简单快速,便于操作,但仅能初步筛查疾病的风险,而不能用于疾病诊断,如表7-8-1。

表7-8-1　国际骨质疏松症基金会(IOF)骨质疏松风险一分钟测试题

	编号	问题	回答
不可控因素	1	父母曾被诊断有骨质疏松症或曾在轻摔后骨折	是□　否□
	2	父母中一人有驼背	是□　否□
	3	实际年龄超过40岁	是□　否□
	4	是否成年后因为轻摔后发生骨折	是□　否□
	5	是否经常摔倒(去年超过一次),或因为身体较虚弱而担心摔倒	是□　否□
	6	40岁后的身高是否减少超过3cm	是□　否□
	7	是否体重指数过低?(BMI<19kg/m^2)	是□　否□
	8	是否曾服用类固醇激素(如可的松、泼尼松)连续超过3个月(可的松通常用于治疗哮喘、类风湿关节炎和某些炎性疾病)	是□　否□
	9	是否患有类风湿关节炎	是□　否□
	10	是否被诊断出有甲状腺功能亢进症或甲状旁腺功能亢进症、1型糖尿病、克罗恩病或乳糜泻等胃肠疾病、营养不良	是□　否□
	11	女士回答:是否在45岁或以前就停经	是□　否□
	12	女士回答:除了妊娠、停经或子宫切除外,是否曾停经超过12个月	是□　否□
	13	女士回答:是否在50岁前切除卵巢又没有服用雌/孕激素补充剂	是□　否□
	14	男士回答:是否出现过阳痿、性欲减退或其他雄激素过低的相关症状	是□　否□
生活方式(可控因素)	15	是否经常大量饮酒(每天饮用超过两单位的乙醇,相当于啤酒500mL,葡萄酒150mL,或烈性酒50mL)	是□　否□
	16	日常习惯吸烟,或曾经吸烟	是□　否□
	17	每天运动量少于30分钟(包括做家务、走路和跑步等)	是□　否□
	18	是否不能食用乳制品,有没有服用钙片	是□　否□
	19	每天从事户外活动时间是否少于10分钟,有没有服用维生素D	是□　否□

注:上述问题,只要其中有一题回答结果为"是",即为阳性,提示存在骨质疏松症的风险,并建议进行骨密度检查.

(二) 亚洲人骨质疏松自我筛查工具

亚洲人骨质疏松自我筛查工具(osteoporosis self-assessment tool for Asians,OSTA)是基于亚洲8个国家和地区绝经后妇女的研究,收集多项骨质疏松症危险因素,并进行骨密度测定,随后筛选出11项与骨密度显著相关的危险因素,经过多变量回归模型分析,得出能较好体现敏感度和特异度的2项简易筛查指标,即年龄和体质量。

OSTA指数=[体质量(kg)-年龄(岁)]×0.2,结果评定见下表,表7-8-2。也可以通过简图根据年龄和体质量进行快速查对评估。OSTA结果≤-1、中高风险者需要进行骨密度监测,图7-8-1。

表 7-8-2　OSTA 指数评价骨质疏松风险级别

风险级别	OSTA 指数
低	>-1
中	-4~-1
高	<-4

注意：OSTA 主要是根据年龄和体质量筛查骨质疏松症的风险，但需要指出，OSTA 所选用的指标过少，其特异性不高，需结合其他危险因素进行判断，且仅适用于绝经后妇女。

（三）骨质疏松性骨折的风险评估

根据患者的临床危险因素及股骨颈骨密度建立模型，计算骨量减少人群未来 10 年发生髋部骨折及任何重要的骨质疏松性骨折发生概率。目前骨折风险预测简易工具 FRAX® 可在网上获取，如表 7-8-3。

该工具的计算参数包括股骨颈骨密度和临床危险因素；可用全髋骨密度代替，不建议使用非髋部部位的骨密度。

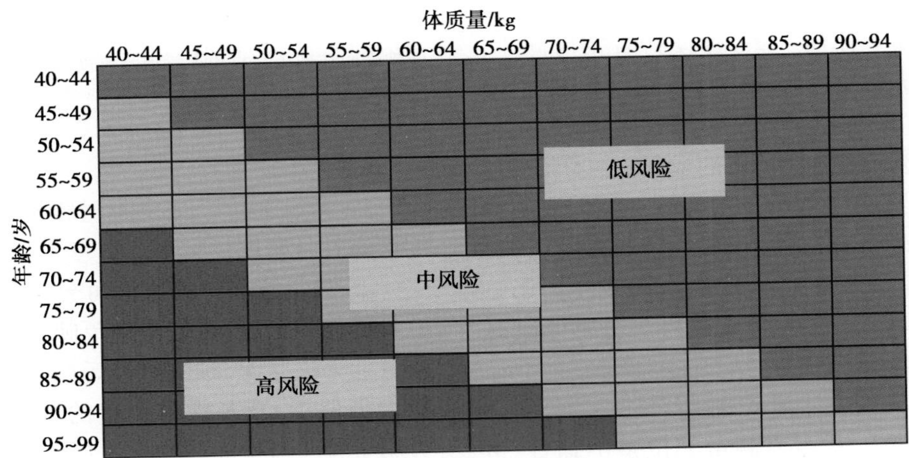

图 7-8-1　年龄、体质量与骨质疏松风险级别的关系（OSTA）

表 7-8-3　FRAX 计算依据的主要临床危险因素、骨密度值及结果判断

危险因素	
年龄	模型计算的年龄是 40~90 岁，低于或超过此年龄段，按照 40 或 90 岁计算
性别	选择男性或女性
体质量	填写单位是 kg
身高	填写单位是 cm
既往骨折史	指成年期自然发生或轻微外力下发生的骨折，选择“是”与“否”
父母髋部骨折史	选择“是”与“否”
吸烟	根据患者现在是否吸烟，选择“是”与“否”
糖皮质激素	如果患者正在接受糖皮质激素治疗或接受过相当于泼尼松>5mg/d 超过 3 个月，选择“是”
类风湿关节炎	选择“是”与“否”
继发性骨质疏松	如果患者具有与骨质疏松症密切关联的疾病，选择“是” 这些疾病包括 1 型糖尿病，成骨不全症的成人患者，长期来治疗的甲状腺功能亢进症，性腺功能减退症或早绝经（年龄<45 岁）慢性营养不良或吸收不良、慢性肝病
过量饮酒	每日乙醇摄入量≥3 单位，为过量饮酒 一个单位的相当于 8~10g 乙醇，相当于 285mL 啤酒，120mL 葡萄酒，30mL 烈性酒
骨密度	先选择测量骨密度的仪器，然后填写股骨颈骨密度的实际测量值（g/cm^2），如果患者没有测量骨密度，可以不填此项，系统将根据临床危险因素进行计算
结果判断	FRAX® 测的髋部骨折概率≥3% 或任何主要骨质疏松性骨折概率>20% 时，为骨质疏松性骨折高危患者，建议给予治疗；FRAX® 预测的任何主要骨质疏松性骨折概率为 10%~20% 时，为骨质疏松性骨折中风险；FRAX® 预测的任何主要骨质疏松性骨折概率<10%，为骨质疏松性骨折低风险

对于 FRAX® 评估阈值为骨折高风险者，建议进行骨密度测量，并考虑给予治疗。FRAX® 工具不适于已接受有效抗骨质疏松药物治疗的人群。

二、规范化的骨密度测量

所有筛查对象均需进行骨密度检测，尤其是IOF骨质疏松风险一分钟测试题、OSTA指数、FRXA®结果提示有骨质疏松症及骨质疏松性骨折患病风险者。首选双能X线骨密度检测，(dual-energy X-ray Absorptiometry，DXA）和定量CT（quantitative computed tomography，QCT)，条件不具备时可选择超声骨密度检测(SBS，Sonographic Bone Densitometry)。骨质疏松症的骨密度测定指征如下，符合以下任何一条，建议行骨密度测定：①女性65岁以上和男性70岁以上者；②女性65岁以下和男性70岁以下，有一个或多个骨质疏松危险因素者；③有脆性骨折史的成年人；④各种原因引起的性激素水平低下的成年人；⑤X线影像已有骨质疏松改变者；⑥接受骨质疏松治疗、进行疗效监测者；⑦患有影响骨代谢疾病或使用影响骨代谢药物史者；⑧IOF骨质疏松一分钟测试题回答结果阳性者；⑨OSTA结果≤-1者。

（一）双能X线骨密度检测

1. 测量部位　其主要测量部位是中轴骨，包括腰椎和股骨近端。如腰椎和股骨近端测量受限，可选择非优势侧桡骨远端1/3。

2. 测量意义　DXA是临床和科研最常用的骨密度测量方法，可用于骨质疏松症的诊断、骨折风险性预测和药物疗效评估，也是流行病学研究常用的骨骼评估方法。

3. 诊断标准　对于绝经后女性、50岁及以上男性，建议参照世界卫生组织推荐的诊断标准，基于DXA测量结果：骨密度值低于同性别、同种族健康成人的骨峰值1个标准差及以内属正常；降低1~2.5个标准差为骨量低下(或低骨量)；降低等于和超过2.5个标准差为骨质疏松症；骨密度降低程度符合骨质疏松症诊断标准，同时伴有一处或多处脆性骨折为严重骨质疏松症。骨密度通常用T-值(T-score)表示，T-值=(实测值－同种族同性别正常青年人峰值骨密度)/同种族同性别正常青年人峰值骨密度的标准差。基于DXA测量的中轴骨(第1~4腰椎、股骨颈或全髋)骨密度或桡骨远端1/3骨密度对骨质疏松症的诊断标准是T-值≤-2.5。对于儿童、绝经前女性和50岁以下男性，其骨密度水平的判断建议用同种族的Z-值表示，Z-值=(骨密度测定值－同种族同性别同龄人骨密度均值)/同种族同性别同龄人骨密度标准差。将Z-值≤-2.0视为“低于同年龄段预期范围”或低骨量，如表7-8-4

表7-8-4　基于DXA测定骨密度分类标准

分类	T-值
正常	T-值≥-1.0
低骨量	-2.5<T-值<-1.0
骨质疏松症	T-值≤-2.5
严重骨质疏松症	T-值≤-2.5+脆性骨折

注：T-值=(实测值－同种族同性别正常青年人峰值骨密度)/同种族同性别正常青年人峰值骨密度的标准差；DXA，双能X线骨密度检测。

（二）定量CT

1. 测量部位　主要测量腰椎和/或股骨近端的松质骨骨密度。

2. 测量意义　该方法可分别测量松质骨和皮质骨的体积密度，可较早地反映骨质疏松症早期松质骨的丢失状况，预测绝经后妇女椎体骨折风险的能力类似于DXA腰椎测量的评估。QCT测量也可用于骨质疏松症药物疗效观察。

3. 诊断标准　骨密度≥120mg/cm³为正常；80mg/cm³<骨密度<120mg/cm³为低骨量；骨密度≤80mg/cm³为骨质疏松症。

（三）定量超声

1. 测量部位　跟骨、桡骨远端。

2. 测量意义　骨质疏松症风险人群的筛查和骨质疏松性骨折的风险评估。

3. 诊断标准　国内外尚无统一的定量超声筛查判定标准，可参考设备厂家提供的信息。如结果怀疑骨质疏松症，应进一步行DXA或QCT测量。

（四）骨转换标志物

对怀疑继发性骨质疏松症患者，有条件的可以选择检测骨转换标志物。骨转换标志物(bone turnover markers，BTMs)，是骨组织本身的代谢(分解与合成)产物，简称骨标志物。这些标志物的测定有助于鉴别原发性和继发性骨质疏松症、判断骨转换类型、预测骨丢失速率、评估骨折风险、了解病情进展、选择干预措施，监测药物疗效及依从性等。推荐空腹血清Ⅰ型原胶原N-端前肽(procollagen type 1 N-peptide，P1NP)和空腹血清Ⅰ型胶原C-末端肽交联(serum C-terminal telopeptide of type 1 collagen，S-CTX)分别为反映骨形成和骨吸收敏感性较高的标志物。

第三节　骨质疏松症筛查及评估流程

一、骨质疏松症筛查流程(图 7-8-2)

骨质疏松症筛查流程,如图 7-8-2。

二、骨质疏松症评估流程(图 7-8-3)

骨质疏松症评估流程,如图 7-8-3。

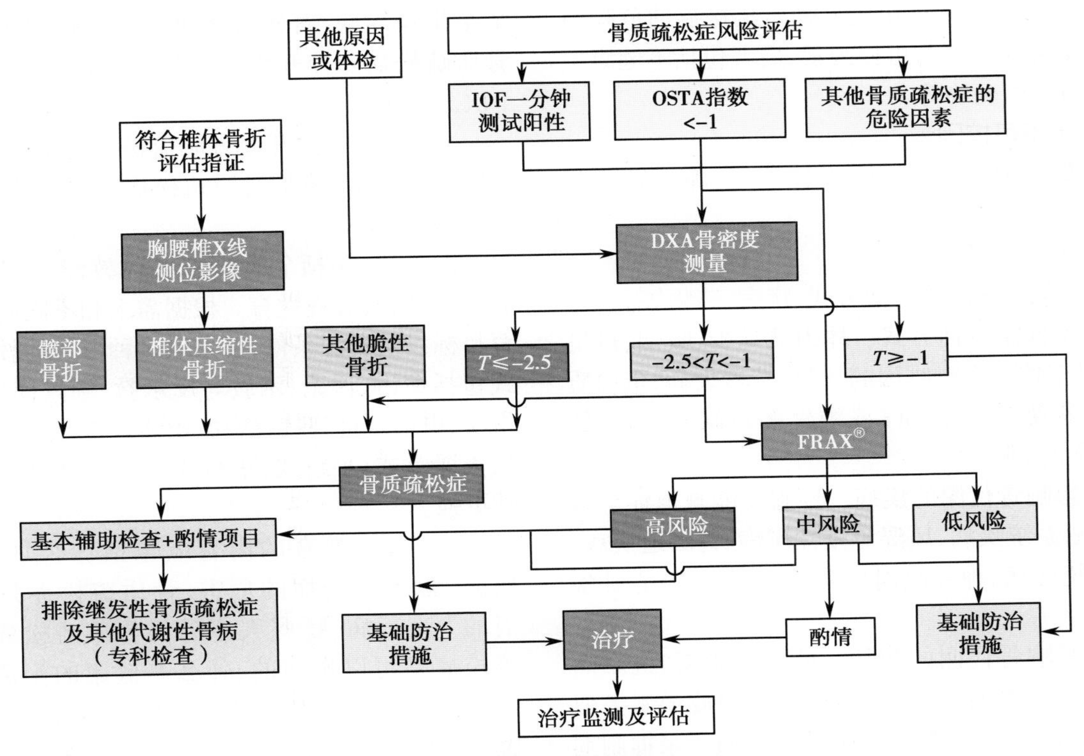

图 7-8-2　骨质疏松症筛查流程图

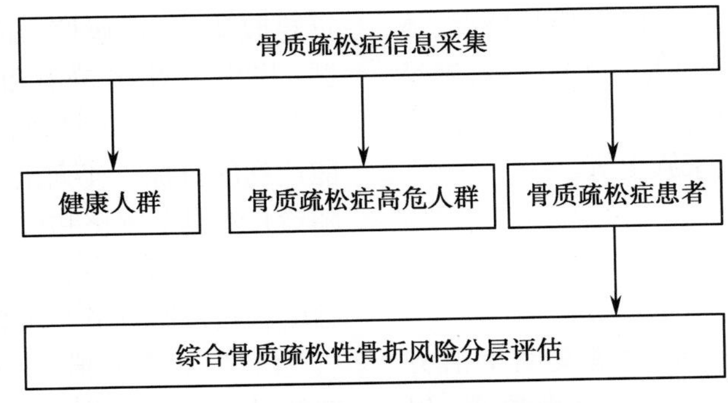

图 7-8-3　骨质疏松症评估流程图

第四节 骨质疏松症的主要风险因素与管理

一、主要风险因素

骨质疏松症是一种受多重危险因素影响的复杂疾病,危险因素包括遗传因素和环境因素等多方面。骨折是骨质疏松症的严重后果,也有多种骨骼外的危险因素与骨折相关。骨质疏松症的危险因素分为不可控因素与可控因素,后者包括不健康生活方式、疾病、药物等。

(一) 不可控因素

主要有种族、老龄化、女性绝经、脆性骨折家族史。

(二) 可控因素

主要包括不健康生活方式、疾病、药物等。

1. 不健康生活方式 体力活动少、吸烟、过量饮酒、过多饮用含咖啡因的饮料、营养失衡、蛋白质摄入过多或不足、钙和/或维生素 D 缺乏、高钠饮食、体质量过低等。

2. 影响骨代谢的疾病 性腺功能减退症等多种内分泌系统疾病、风湿免疫性疾病、胃肠道疾病、血液系统疾病、神经肌肉疾病、慢性肾脏及心肺疾病等。

3. 影响骨代谢的药物 糖皮质激素、抗癫痫药物、芳香化酶抑制剂、促性腺激素释放激素类似物、抗病毒药物、噻唑烷二酮类药物、质子泵抑制剂和过量甲状腺激素等。

因此,临床上需要详细调查高危人群的骨骼健康情况,如临床表现(骨骼疼痛、脆性骨折等),饮食习惯,生活方式(有无烟酒嗜好、接受日晒情况、体育锻炼情况等),籍贯、长期居住地,孕产次数,绝经情况,既往史(是否患有影响骨代谢疾病)、用药史(是否服用影响骨代谢药物)、家族史等。

二、干预管理

(一) 健康人群管理

1. 管理目的 以普及骨骼健康文明生活方式为导向,以建设健康支持性环境为重点,以建设"健康细胞工程"为抓手,达到预防或减少骨质疏松症相关危险因素的目的。总体目标是从青少年做起,倡导健康生活方式,保持合理膳食、适量运动、戒烟限酒、心理平衡,预防骨质疏松。

2. 管理内容

(1) 健康教育:健康人群的健康教育应贯穿整个生命周期,对所有健康人群进行健康素养和骨质疏松症防控知识的培训,并且做到每年巩固 1 次。

1) 目的:通过开展骨质疏松症健康教育,提高公民健康素养,掌握骨质疏松症防控知识,降低骨质疏松发病率。

2) 方法:包括个体教育、集体教育、个体和集体教育相结合、远程教育。根据需求和不同的具体教育目标以及资源条件,可采取多种形式的教育。模式包括演讲、讨论、示教与反示教、场景模拟、角色扮演、电话咨询、联谊活动、媒体宣传等。集体教育如大课堂式、小组式,小组式或个体化形式的针对性更强。

3) 内容:教育的内容应包括什么是骨质疏松症、骨质疏松症的危害、骨质疏松症是"静悄悄的"流行病、哪些人容易得骨质疏松症、骨质疏松症是可以预防的、什么是健康的生活方式、定期测量骨密度的意义、如何关注自己的骨骼健康等。

4) 教育管理的流程和框架应包含对教育对象的基本评估,确定需解决的问题,制订有针对性的目标及计划、实施的方案以及效果评价。①评估:资料收集,包括病情、知识、行为、心理。②发现问题:找出患者在知识和行为上主要存在的问题。③制订目标:确定经教育后患者在知识和行为上所能达到的目标。④列出计划:根据患者情况(初诊、随诊),体现个体化和可行性。⑤实施:采用具体教育方法和技巧对患者进行教育。⑥效果评价:反馈频度、内容,制订下一步教育方案。

(2) 生活方式指导:对于健康人群应积极倡导健康生活方式(表 7-8-5),预防骨质疏松症相关危险因素的发生,主要包括营养指导、运动指导(表 7-8-6)、心理指导。

表 7-8-5　健康人群生活方式指导

	营养指导	运动指导	心理指导
原则	遵循《中国居民膳食指南(2022)》的建议，以平衡膳食原则安排每日餐食	以体质测量来评估体质水平，并以此作为制订运动健身计划的重要依据	预防为主，进行心理健康知识宣教，增强心理健康意识
方法	1. 食物多样，谷类为主 2. 吃动平衡，健康体重 3. 多吃蔬果、奶类、大豆 4. 适量吃鱼、禽、蛋、瘦肉 5. 少盐少油，控糖限酒 6. 规律进餐，足量饮水 7. 会烹会选，会看标签 8. 公筷分餐，杜绝浪费	1. 运动锻炼方案：一次锻炼的基本组成包括准备活动(也叫"热身")、运动内容、整理放松和拉伸运动 2. 以有氧代谢为主要供能途径 3. 身体活动量要达到中等强度以上 4. 注意事项：循序渐进、避免肌肉骨骼损伤 5. 运动监控：需及时观察身体对运动负荷的反应 6. 熟知运动终止指征 7. 运动后调整与恢复	1. 舒缓压力常态化：树立"5125"健康生活理念，即"每天给自己留5分钟思想放空时间、每天运动1小时、掌握1项运动技巧、加入1个运动社群、每天摄入12种以上食物、每周摄入25种以上食物"。 2. 积极应对习惯化 3. 培养乐观情绪：增加愉快的生活体验；培养幽默感；学会从不同角度观察和思考

表 7-8-6　健康成人运动方案推荐

运动方式	运动强度	运动频率	持续时间	具体推荐
有氧运动	中等强度(达到 40%~60% 心率储备)	每周 ≥ 5 天	30~60 分钟	跑步、快走、游泳、骑自行车、舞蹈、球类活动等
	高等强度(达到 60%~80% 心率储备)	每周 ≥ 3 天	20~60 分钟	
抗阻运动	40%~80%1-RM	每周 ≥ 3 天(同一组肌群训练间隔 48 小时以上)	2~3 组，每组重复 8~12 次，组间休息 2~3 分钟	可采取社区健身器械活动，举重、做俯卧撑，使用哑铃、弹力带等进行运动
柔韧性训练	拉伸到拉紧或稍微不适状态(出现微微酸痛感)	每周 ≥ 3 天(最好每天练习)	静力性拉伸，每次保持 10~30 秒，重复 2~4 次，每天至少 10 分钟	对所有肌肉、肌腱单元进行系列的牵伸，如瑜伽、太极拳等

注：有氧运动的强度可用运动目标心率估算，目标心率(次 /min)= 心率储备 × 期望强度(%)+ 安静心率，其中心率储备(次 /min)=220－年龄－安静心率；无氧运动的运动强度 1-RM 指在保持正确姿势且没有疲劳感的情况下 1 个人 1 次能举起的最大重量。

(二) 骨质疏松症易患人群管理

1. 管理目的　针对骨质疏松症的生活方式及行为危险因素，结合个人健康需求及意愿，对危险因素进行干预及行为校正，达到预防或延迟骨质疏松症发生的目的。总体目标是进行更积极的防控，针对具有骨质疏松症易患危险因素的人群，强化全方位的生活方式干预，包括营养指导、日晒处方、运动处方、心理指导、戒酒干预等，预防骨质疏松症和骨折事件。

2. 管理内容

(1) 健康教育：骨质疏松症易感人群的健康教育是骨质疏松症防控的重点，有效降低此类人群的发病率或延长发病年龄是降低全民骨质疏松症发病率的关键。对所有易感人群进行健康素养和骨质疏松症防控知识的培训，并且做到每半年巩固1次。

1) 目的：通过开展骨质疏松健康教育提高健康素养、掌握骨质疏松症防控知识，防止进一步发展成骨质疏松症，进而降低骨质疏松症发病率。

2) 方法：基本同健康人群。

3) 内容：同健康人群。

(2) 生活方式干预：骨质疏松症易患人群防控的主要内容，可很大程度地防止骨质疏松症易患人群向骨质疏松症发展或使其发病时间延迟。内容包括饮食营养干预、心理干预(同健康人群)、运动干预(表 7-8-8)及戒烟。

表 7-8-7　骨质疏松易患人群及患病人群运动干预方案

运动方式	运动强度		运动频率		持续时间		具体推荐	
	易患人群	患病人群	易患人群	患病人群	易患人群	患病人群	易患人群	患病人群
有氧运动	中等强度(达到心率储备的40%~60%)	每周7天都可运动，至少每周3~4次	每周至少5天	中等强度(达到40%~60%心率储备)	可采取短时间、多次累积的方式，每天累计30~60分钟	可选择一次持续30~60分钟的运动时间；也可采取短时间多次累积的方式，每次至少10分钟，每天累计30~60分钟	快走(≥5km/h)、走跑结合(跑步<10min)、骑自行车、跳广场舞、球类运动等	快走(≥5km/h)、走跑结合(跑步成分<10分钟)、骑自行车、跳广场舞、球类运动等
	高等强度(达到心率储备的60%~80%)	无	每周3~5天	无	可采取短时间、多次累积的方式，每天累计20~60分钟	无	跑步、跳绳、游泳、做健身操、球类比赛等	无
抗阻运动	1. 久坐者和老年人以极低至低强度为起始，如20%~30%1-RM。 2. 没有运动基础的人，以1-RM为起始强度。 3. 有运动基础的人，以40%~50%1-RM为起始强度	每周2~3天(同一组肌群训练间隔至少48小时)	每周2~3天(同一组肌群训练间隔至少48小时)	60%~80% 1-RM	2~3组，每组重复8~12次，组间休息2~3分钟	至少1组，每组重复8~12次	举重，做俯卧撑、平板支撑等，以及使用哑铃、器械、弹力带等运动	举重，做俯卧撑、平板支撑等，以及使用哑铃、器械、弹力带等运动
柔韧性锻炼	拉伸到拉紧或稍微不适状态(出现微微酸痛感)	每周至少2次，最好每天练习	每周至少2天，最好每天练习	拉伸到拉紧或稍微不适状态(出现微微酸痛感)	静力性拉伸，每次保持10~30秒，重复2~4次，每天至少10分钟	静力性拉伸，每次保持10~30秒，重复2~4次，每天累计至少10分钟	对所有肌肉、肌腱单元进行系列的牵伸，如瑜伽、太极拳等	对所有肌肉、肌腱单元进行系列的牵伸，如瑜伽、太极拳等

注：有氧运动的强度可用运动目标心率估算，目标心率(次/min)=心率储备×期望强度(%)+安静心率，其中心率储备(次/min)=220−年龄−安静心率；无氧运动的运动强度1-RM指在保持正确姿势且没有疲劳感的情况下1个人1次能举起的最大重量。

(3)骨质疏松症管理特色饮食干预模式：对于骨质疏松症易感人群，应高钙低盐，均衡膳食。建议摄入富含钙、低盐和适量蛋白质的均衡膳食。每天摄入牛奶500mL或相当量的奶制品或豆腐150g或虾皮25g或小油菜200g，或芹菜200g，或芝麻酱50g等。限量饮用咖啡、浓茶、碳酸饮料，每周饮用量均不超过200mL。

（三）骨质疏松症患者管理

1. 管理目的　强调包括以不良生活方式、骨折危险因素和药物治疗在内的综合干预，达到延缓病情进展，预防骨折的发生，或降低并发症导致的致残和过早死亡的目的。

2. 管理内容

(1)健康教育：骨质疏松症是一种“静悄悄的”慢性病，患者日常行为和自我管理能力是影响骨质疏松症是否得到有效控制的关键。因此，骨质疏松症的控制不是传统意义上的治疗而是系统的管理。骨质疏松症自我管理教育可促进患者不断掌握疾病管理所需的知识和技能，结合不同患者的需求、目标和生活经验，并受循证指导。

1)目的：通过开展骨质疏松症健康教育提高健康素养、掌握骨质疏松症防控知识，促进骨密度控制达标并防止骨折出现。

2)总体目标：预防骨折，改善临床结局。

3)方法：同健康人群。

4)内容：同健康人群。

(2)强化生活方式干预：骨质疏松症患者强化生活方式干预是骨质疏松症管理的关键，具体内容包括营养干预、运动干预、心理干预(同健康人群)，骨质疏松症患者特色饮食模式参考易感人群，但建议在临床医生或营养师的指导下进行。

(3)跌倒预防措施干预

1)个人干预措施如下。①增强防跌倒意识，加强防跌倒知识和技能学习。②坚持参加规律的体育锻炼。③合理用药。④选择适当的辅助工具，如拐杖、助行器。⑤熟悉生活环境。⑥衣服宽松合身、鞋子舒适防滑。⑦调整生活方式，避免走过陡的楼梯或台阶，上下楼梯、如厕时尽可能使用扶手；转身、转头时动作一定要慢；走路保持步态平稳，尽量慢走，避免携带沉重物品；避免去人多及湿滑的地方；使用交通工具时，应等车辆停稳后再上下；放慢起身、下床的速度，避免睡前饮水过多以致夜间多次起床；晚上床旁尽量放置小便器；避免在他人看不到的地方独自活动。⑧有视、听及其他感知障碍的老年人应佩戴视力补偿设施、助听器等。⑨经常使用的东西放在很容易伸手拿到的位置。

2)家庭干预措施如下。①合理安排室内家具高度和位置。②家居环境坚持无障碍观念。③居室卫生间地面防滑，过道卫生间安装扶手。④室内光线充足，改善家中照明。⑤家中宠物系上铃铛，以防宠物在老年人不注意时绊倒老年人。⑥没有自理能力的老年人，需要专人照顾。⑦心理上多关心老年人，保持家庭和睦，帮助老年人消除如跌倒恐惧症等心理障碍。

(4)骨质疏松症的自我管理：积极引导个人定期监测骨骼健康状况，做好生活方式改善和骨密度监测，详细记录每次测骨密度的日期和时间。骨质疏松症是一种慢性病，其治疗是一个长期的过程，在接受治疗期间应对疗效，钙和维生素D的摄入量是否充足，药物的不良反应，对治疗的依从性和新出现的可能改变治疗预期效果的共患病进行监测。

(5)康复干预：针对骨质疏松症的康复治疗主要包括运动疗法、物理因子治疗、作业疗法及康复工程等。骨质疏松症是慢性病，涉及骨骼、肌肉等多种组织、器官，需要综合防治。在常规药物、手术等治疗的同时，积极、规范、综合的康复治疗除可改善骨强度、降低骨折发生外，还可促进患者生活、工作能力的恢复。

1)运动疗法：运动疗法简单实用，不仅可增强肌力与肌耐力，改善平衡、协调性与步行能力，还可改善骨密度、维持骨结构，降低跌倒与脆性骨折风险等，发挥综合防治作用。

2)物理因子治疗：脉冲电磁场、体外冲击波、全身振动、紫外线等物理因子治疗可增加骨量；超短波、微波、经皮神经电刺激、中频脉冲等治疗可减轻疼痛；骨质疏松性骨折或者骨折延迟愈合者，可选择低强度脉冲超声波、体外冲击波等治疗以促进骨折愈合。神经肌肉电刺激、针灸等治疗可增强肌力、促进神经修复，改善肢体功能。

3)作业疗法：以针对骨质疏松症患者的康复宣教为主，包括指导患者正确的姿势，改变不良生活习惯，提高安全性。作业疗法还可分散患者注意力，减少对疼痛的关注，缓解由骨质疏松症引起的焦虑、抑郁等不良情绪。

4)康复工程：行动不便者可选用拐杖、助行架等辅助器具，以提高行动能力，减少跌倒发生。此外，可进行适当的环境改造，如将楼梯改为坡道、浴室增加扶手等，以增加安全性。

（6）骨质疏松症中医干预

1）干预原则："腰背疼痛，全身骨痛，身重、四肢沉重难举"的患者。根据中医"肾主骨、脾主肌肉"及"气血不通则痛"的理论，治疗骨质疏松症以补肾益精、健脾益气、活血祛瘀为基本治法。

2）辨证论治：可简要分为肾阳虚、脾肾气虚、肝肾阴虚、血瘀气滞证等，应辨证论治。

3）中医特色技术：具有中医特色的外用药物及非药物方法在骨质疏松症防治中也广泛使用，如膏药外敷、穴位贴敷、中药熏药、针灸等，推荐的方法大多安全、简便，通过短期培训即可掌握，特别适合基层应用，而且积累了较丰富的循证证据。

4）传统运动方式：一些具有中国传统文化特点的运动方式可以调节情绪，缓解压力，并被初步的循证医学证据证实了可获得明确的抗骨质疏松效果。一项研究表明，太极拳在增加患者骨密度总评分上的差异具有统计学意义；针对增强患者 ward's 三角区、股骨大转子部位的骨密度方面，以太极拳治疗效果最显著，且差异具有统计学意义。

5）中医综合调理：中医对骨质疏松症的管理特别强调整体调节的重要性，一些药物虽未有直接的证据，但可改善部分骨质疏松症患者的临床症状，提高生活质量，降低骨折危险因素，也会让骨质疏松症患者受益，临床可酌情使用。

（郭智萍　滕军燕　李小玲
李　纳　吴　丹）

参考文献

1. 原发性骨质疏松症诊疗指南 (2017)[J]. 中国实用内科杂志, 2018, 38 (02): 127-150.
2. 李凯, 陈捷, 赵林芬, 等. 中国人群定量 CT (QCT) 脊柱骨密度正常参考值的建立和骨质疏松症 QCT 诊断标准的验证 [J]. 中国骨质疏松杂志, 2019, 25 (09): 1257-1262.
3. 郭培栋, 吴炯林, 丁悦. 骨质疏松症筛查方法的研究进展 [J]. 中华内分泌代谢杂志, 2023, 39 (4): 372-376.
4. 程晓光, 王亮, 曾强, 等. 中国定量 CT (QCT) 骨质疏松症诊断指南 (2018)[J]. 中国骨质疏松杂志, 2019, 25 (06): 733-737.
5. 于莹. 4 种中国传统健身运动疗法对中老年人骨质疏松症的网状 Meta 分析 [J]. 中国体育科技, 2020, 56 (09): 37-44.
6. 张书怡, 方雨慧, 屠杭佳, 等. 原发性骨质疏松症患者营养管理的最佳证据总结 [J]. 护理与康复, 2023, 22 (07): 63-68.
7.《中国居民膳食指南 (2022)》一图读懂 [J]. 粮油食品科技, 2022, 30 (03): 54.
8. 邹军, 章岚, 任弘, 等. 运动防治骨质疏松专家共识 [J]. 中国骨质疏松杂志, 2015, 21 (11): 1291-1302.
9. 原发性骨质疏松症患者的营养和运动管理专家共识 [J]. 中华骨质疏松和骨矿盐疾病杂志, 2020, 13 (05): 396-410.

第八篇　癌症风险管理

第一章　概述

第一节　中国癌症的流行现状

癌症是严重威胁人类生存和社会发展的重大疾病，是21世纪中国和世界最严重的公共卫生问题。癌症控制已成为世界各国政府的卫生战略重点。我国高发现场防治工作的实践证明，作为二级预防措施的“癌症早诊早治”可使食管癌的死亡率明显降低，积极治疗癌前病变也可以使发病率下降。如果政府采取有效措施加强癌症的防控工作，可以预防1/3的癌症发生，并使1/3的癌症发现于早期阶段并得以根治，同时大大降低国家卫生经济负担，对构建和谐社会具有重大意义。

一、全球癌症概况

从世界范围来看，癌症的发病率和死亡率呈逐年上升趋势。据世界卫生组织国际癌症研究机构（International Agency for Research on Cancer，IARC）公布的全球癌症统计数据（GLOBOCAN 2020）显示，2020年全球癌症发病数约1 929万人，其中乳腺癌为226万人，肺癌为221万人，结直肠癌为193万人，前列腺癌为141万人，胃癌约为109万人，肝癌为91万人。男性最常见的癌症为肺癌、前列腺癌、结直肠癌、胃癌、肝癌、膀胱癌和食管癌；女性为乳腺癌、结直肠癌、肺癌、子宫颈癌和甲状腺癌。85%左右的癌症新发病例发生在极高人类发展指数（human development index，HDI）或高人类发展指数国家或地区。2020年全球因癌症死亡人数为996万人，其中肺癌为180万人，结直肠癌为94万人，肝癌为83万人，胃癌为77万人，乳腺癌为68万人。男性最常见的癌症死因为肺癌、肝癌、结直肠癌、胃癌和前列腺癌；女性为乳腺癌、肺癌、结直肠癌、子宫颈癌和胃癌。80%以上的癌症死亡病例发生在极高人类发展指数或高人类发展指数的国家或地区。

从全球癌症的发病分布情况看，癌症高发地区主要分布于欧洲各国，如法国、丹麦、德国等，北美洲，如美国、加拿大及澳大利亚等国家，其发病率接近700/10万，癌症低发地区分布主要集中在非洲各国，如刚果民主共和国、安哥拉共和国、中非共和国、贝宁共和国等国家，其发病率约为60/10万。此外，主要癌症的分布也各有特点，如肺癌高发主要在日本、加拿大、英国、新西兰等，在尼日利亚、尼日尔、马拉维等非洲国家或地区则发病率较低，如表8-1-1。在性别分布上，男女主要癌症发病差异较大，男性发病以肺癌为主，其次是前列腺癌、结直肠癌、胃癌、肝癌，女性首位发病为乳腺癌，其次为结直肠癌、肺癌、宫颈癌、甲状腺癌，如表8-1-2。

表8-1-1　常见癌症发病地区间差异

癌症	部分癌症高发国家或地区	部分癌症低发国家或地区
合计发病	丹麦、澳大利亚、美国、法国	安哥拉共和国、刚果民主共和国
食管癌	马拉维、土库曼斯坦、蒙古国	所罗门群岛、佛得角、瓦努阿图
胃癌	韩国、蒙古国、日本	科摩罗、博茨瓦纳、莫桑比克
结直肠癌	韩国、斯洛伐克、匈牙利	几内亚、冈比亚、莫桑比克
肝癌	蒙古国、老挝、冈比亚	摩洛哥、突尼斯、尼泊尔
肺癌	日本、加拿大、英国、新西兰	尼日利亚、尼日尔莫桑比克
乳腺癌	比利时、丹麦、荷兰	蒙古国、莱索托、不丹
子宫颈癌	马拉维、莫桑比克、科摩罗	约旦、埃及、巴勒斯坦国
前列腺癌	法国马提尼克岛、挪威、特立尼达和多巴哥	孟加拉国、尼泊尔、不丹
膀胱癌	比利时、黎巴嫩、马耳他	危地马拉、圭亚那、刚果民主共和国
脑瘤	阿尔巴尼亚、瑞典、亚美尼亚	科摩罗、几内亚、马尔代夫

表 8-1-2 全球男性、女性主要癌症发病统计

顺位	男性				女性			
	癌症种类	发病数/万	发病率/1·10万$^{-1}$	世界标化发病率[a]/1·10万$^{-1}$	癌症	发病数/万	发病率/1·10万$^{-1}$	世界标化发病率[a]/1·10万$^{-1}$
1	肺癌	143.6	36.5	31.5	乳腺癌	226.1	58.5	47.8
2	前列腺癌	141.4	36	30.7	结直肠癌	86.6	22.4	16.2
3	结直肠癌	106.6	27.1	23.4	肺癌	77.1	19.9	14.6
4	胃癌	72.0	18.3	15.8	宫颈癌	60.4	15.6	13.3
5	肝癌	63.2	16.1	14.1	甲状腺癌	44.9	11.6	10.1
6	膀胱癌	44.1	11.2	9.5	子宫内膜癌	41.7	10.8	8.7
7	食管癌	41.8	10.6	9.3	胃癌	37.0	9.6	7.0
8	非霍奇金淋巴瘤	30.4	7.7	6.9	卵巢癌	31.4	8.1	6.6
9	肾癌	27.1	6.9	6.1	肝癌	27.3	7.1	5.2
10	白血病	27.0	6.9	6.3	非霍奇金淋巴瘤	24.0	6.2	4.8
	合计	1 006.5	256.1	222.0	合计	922.7	238.8	186

注：[a] 世界标化发病率，采用 Segi 世界标准人口（世标）进行标化。

从全球癌症的死亡分布看，癌症死亡率较高的国家和地区其分布和发病分布情况基本相似。同样，死亡率较高的地区主要分布于欧洲各国，如法国、丹麦、德国等国家，北美洲如加拿大等国家，其死亡率通常超过 200/10 万，癌症的低死亡地区分布主要集中在非洲各国如肯尼亚、刚果民主共和国、安哥拉共和国、纳米比亚等国家，其死亡率在 50/10 万左右，如表 8-1-3。全球男、女性主要癌症死亡统计，如表 8-1-4。

表 8-1-3 常见癌症死亡地区间差异

癌症	部分癌症高死亡国家或地区	部分癌症低死亡国家或地区
合计死亡	蒙古国、匈牙利、亚美尼亚	马尔代夫、纳米比亚、佛得角
食管癌	马拉维、土库曼斯坦、肯尼亚	所罗门群岛、佛得角、瓦努阿图
胃癌	蒙古国、危地马拉、塔吉克斯坦	科摩罗、博茨瓦纳、莫桑比克
结直肠癌	匈牙利、克罗地亚、斯洛伐克	几内亚、冈比亚、莫桑比克
肝癌	蒙古国、老挝、埃及	摩洛哥、突尼斯、尼泊尔
肺癌	朝鲜、丹麦、匈牙利	萨摩亚、科摩罗、尼日尔
乳腺癌	斐济、巴哈马、尼日利亚	莱索托、蒙古国、不丹
子宫颈癌	马拉维、莫桑比克、科摩罗	巴勒斯坦国、马耳他、冰岛
前列腺癌	特立尼达和多巴哥、圭亚那、巴巴多斯	孟加拉国、尼泊尔、不丹
膀胱癌	埃及、伊拉克	刚果民主共和国、圭亚那、萨摩亚
脑瘤	阿尔巴尼亚、塞尔维亚、马其顿	几内亚、马尔代夫、关岛

表 8-1-4　全球男、女性主要癌症死亡统计

顺位	男性				女性			
	癌症	死亡数/万	死亡率/1·10 万 $^{-1}$	世界标化死亡率[a]/1·10 万 $^{-1}$	癌症	死亡数/万	死亡率/1·10 万 $^{-1}$	世界标化死亡率[a]/1·10 万 $^{-1}$
1	肺癌	118.9	30.2	25.9	乳腺癌	68.5	17.7	13.6
2	肝癌	57.8	14.7	12.9	肺癌	60.7	15.7	11.2
3	结直肠癌	51.6	13.1	11.0	结直肠癌	42.0	10.9	7.2
4	胃癌	50.3	12.8	11.0	宫颈癌	34.2	8.8	7.3
5	前列腺癌	37.5	9.5	7.7	胃癌	26.6	6.9	4.9
6	食管癌	37.4	9.5	8.3	肝癌	25.3	6.5	4.8
7	胰腺癌	24.7	6.3	5.3	胰腺癌	21.9	5.7	3.8
8	白血病	17.8	4.5	4.0	卵巢癌	20.7	5.4	4.2
9	膀胱癌	15.9	4	3.3	食管癌	17.0	4.4	3.2
10	非霍奇金淋巴瘤	14.7	3.7	3.3	白血病	13.4	3.5	2.7
	合计	552.9	140.7	120.8	合计	442.9	114.6	84.2

注：[a] 世界标化死亡率，采用 Segi 世界标准人口（世标）进行标化。

二、我国癌症的流行现状

随着社会经济发展、人口增长及老龄化，我国居民癌症总体发病水平和死亡水平呈上升趋势。据原卫生部《中国卫生事业发展情况统计公报》的数字显示，2003 年以来，癌症连续在城市居民死因中位居首位，在农村居民死因中居前三位，是严重危害居民健康和生命的疾病。据全国部分地区资料统计，1987 年和 2005 年县级医院住院病例中癌症的占比百分比分别为 1.63% 和 2.23%，市级医院分别为 4.67% 和 6.05%，都呈上升趋势。2020 年我国居民癌症死亡率，农村为 161.85/10 万，其中男性 207.00/10 万，女性 116.00/10 万，分别占全死因 23.00%、25.93% 和 19.25%；城市为 161.40/10 万，其中男性 202.00/10 万，女性 119.53/10 万，分别占全死因 25.43%、28.06% 和 21.86%。

（一）我国癌症发病流行现状

癌症是严重威胁人类生命和社会发展的重大疾病。我国居民的癌症发病率总体呈现上升趋势。根据国际癌症研究机构预测，2020 年中国新发癌症病例数约为 456.9 万人，男、女性癌症发病数分别为 247.6 万人和 209.3 万人，且预计未来 10 年来每年还将以约 2.4% 的增幅增长。

1. 癌症总体发病率　我国人群中发病率较高的癌症主要是肺癌、乳腺癌（女性）、结直肠癌、肝癌、胃癌和宫颈癌等。据 2016 年中国肿瘤登记数据显示，全国每年癌症发病约 406.40 万人，合计发病率 293.91/10 万，中国 2000 年人口标化率 186.46/10 万，其中男性癌症发病约 223.43 万人，发病率为 315.52/10 万，中国人口标化率 207.03/10 万，女性发病约 182.96 万人，发病率 271.23/10 万，中国人口标化率 168.14/10 万，城市地区发病约 249.6 万人，发病率合计 314.74/10 万，中国人口标化率 191.82/10 万，农村地区发病约 156.8 万人，发病率合计 265.90/10 万，中国人口标化率 178.33/10 万，如表 8-1-5。

表 8-1-5　2016 年全国癌症发病主要指标

地区	性别	发病数/万	发病率/10 万 $^{-1}$	世界标化发病率[a]/10 万 $^{-1}$
全国	合计	406.40	293.91	186.46
	男性	223.43	315.52	207.03
	女性	182.96	271.23	168.14
城市	合计	249.6	314.74	191.82
	男性	135.1	333.72	209.57
	女性	114.5	294.97	176.44
农村	合计	156.8	265.90	178.33
	男性	88.4	291.25	202.97
	女性	68.4	239.03	155.77

注：[a] 世界标化发病率，采用 Segi 世界标准人口（世标）进行标化。

全国恶性肿瘤发病第 1 位的是肺癌，每年新发病例约 82.81 万人，其次为结直肠癌、胃癌、肝癌和乳腺癌，男性发病第 1 位为肺癌，每年新发病例约 54.98 万，其次为肝癌、胃癌、结直肠癌和食管癌；女性发病第 1 位的为乳腺癌，每年新发病例约 30.60 万，其次为肺癌、结直肠癌、甲状腺癌和胃癌，如表 8-1-6。

表 8-1-6 2016 年全国主要癌症发病情况

顺位	合计					男性					女性				
	癌症	发病人数/万	发病率/1·10 万$^{-1}$	百分比/%	世界标化发病率[a]/1·10 万$^{-1}$	癌症	发病人数/万	发病率/1·10 万$^{-1}$	百分比/%	世界标化发病率[a]/1·10 万$^{-1}$	癌症	发病人数/万	发病率/1·10 万$^{-1}$	百分比/%	世界标化发病率[a]/1·10 万$^{-1}$
1	肺癌	82.81	59.89	20.38	36.46	肺癌	54.98	77.64	24.61	49.78	乳腺癌	30.60	45.37	16.73	29.05
2	结直肠癌	40.80	29.51	10.04	18.05	肝癌	28.88	40.78	12.93	26.65	肺癌	27.83	41.26	15.21	23.70
3	胃癌	39.65	28.68	9.76	17.59	胃癌	27.63	39.02	12.37	25.14	结直肠癌	16.95	25.13	9.26	14.58
4	肝癌	38.88	28.12	9.57	17.65	结直肠癌	23.85	33.68	10.67	21.65	甲状腺癌	15.26	22.63	8.34	15.81
5	乳腺癌	30.60	45.37	7.53	29.05	食管癌	18.45	26.05	8.26	16.81	胃癌	12.02	17.82	6.57	10.31
6	食管癌	25.25	18.26	6.21	11.13	前列腺癌	7.83	11.05	3.50	6.72	子宫颈癌	11.93	17.69	6.52	11.34
7	甲状腺癌	20.26	14.65	4.99	10.37	膀胱癌	6.42	9.07	2.88	5.71	肝癌	10.00	14.83	5.47	8.65
8	子宫颈癌	11.93	17.69	2.94	11.34	胰腺癌	5.70	8.05	2.55	5.14	子宫内膜癌	7.11	10.54	3.89	6.64
9	脑瘤	10.90	7.88	2.68	5.57	淋巴瘤	5.16	7.29	2.31	5.07	食管癌	6.80	10.07	3.71	5.60
10	胰腺癌	10.04	7.26	2.47	4.36	脑瘤	5.05	7.13	2.26	5.26	脑瘤	5.85	8.67	3.20	5.87

注：[a] 世界标化发病率，采用 Segi 世界标准人口（世标）进行标化。

2. 年龄别发病率　年龄是癌症发病的重要危险因素之一。一般来说，癌症的发病率会随年龄的增加而增加，但每种癌症在人群中发病分布不完全相同，如淋巴瘤、白血病的年龄分布主要是婴幼儿期，而肺癌、乳腺癌则主要在成年之后，前列腺癌的发病大多在60岁之后。除小年龄组因为发病率低而有波动外，人群中癌症的发病率在80~85岁组达到高峰，在85岁后开始下降。总体而言，15~55年龄组女性癌症发病率高于男性，而其他各年龄组中男性癌症发病率高于女性，如图8-1-1、图8-1-2。

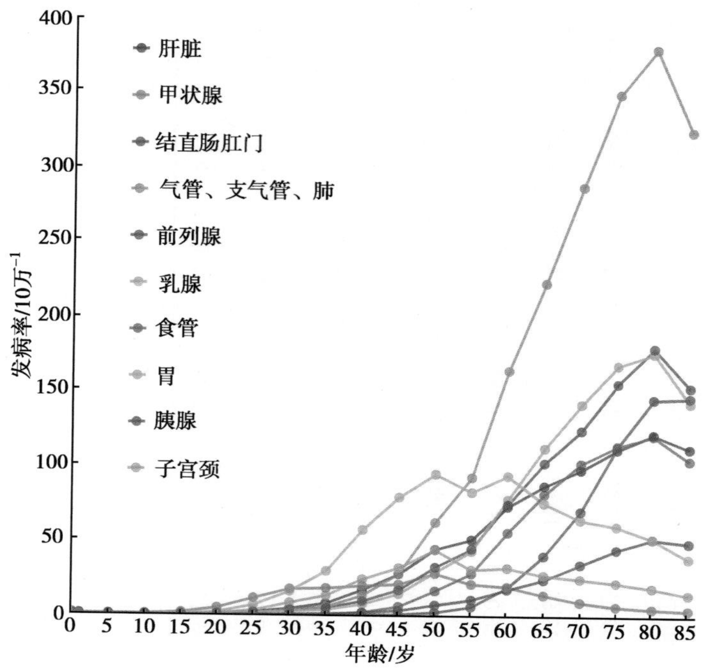

图8-1-1　不同年龄癌症发病率

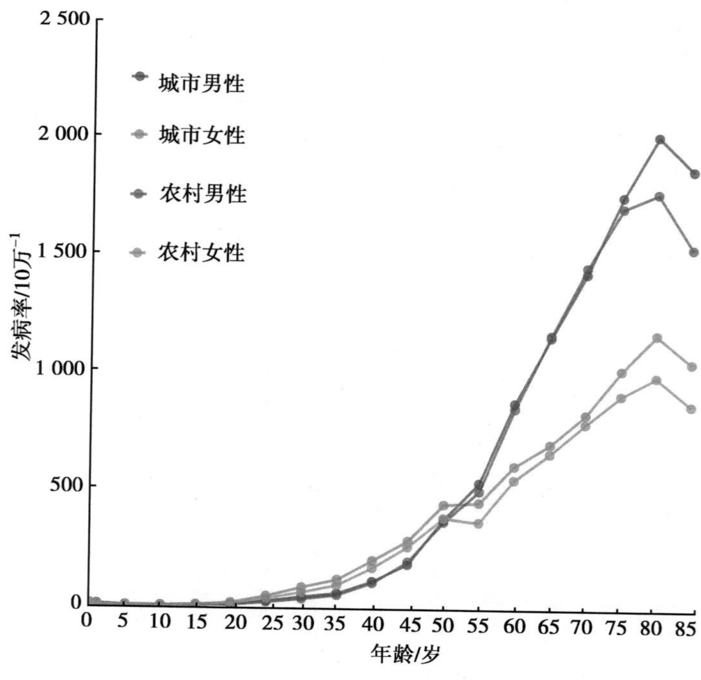

图8-1-2　不同年龄城乡男女癌症发病率

不同年龄段的癌症发病谱有差异。女性乳腺癌的发病主要集中在40岁以上年龄段，且在60岁之后有逐渐下降的趋势；前列腺癌的发病年龄分布比较靠后，主要集中在60岁以上年龄组，在低年龄组中发病率相对较低。对比不同年龄段的情况看，在婴幼儿、儿童期，癌症发病以白血病、脑瘤、淋巴瘤为主，尤其白血病发病数较其他癌症更高，男女性癌谱分布比较接近；在15~44岁人群中，我国男性成年人中肝癌、甲状腺癌和肺癌发病所占比例较高，而女性中，乳腺癌则上升到第一位，占此年龄段女性癌症发病人数的25%左右，甲状腺癌占据发病第二位，占比达到24%；到45岁之后，男女发病率急剧上升，肺癌、肝癌、胃癌、食管癌、女性乳腺癌等癌症在此年龄段中高发，且不同癌症之间的发病差异降低，和婴幼儿期以白血病、脑瘤为主的癌谱形成明显差异。在60岁以上年龄组中，癌症发病率上升到较高水平，男性在80岁以上年龄组中，前列腺癌上升得比较明显，约占男性发病的8.2%，而女性60岁以上年龄组中，乳腺癌发病率下降，肺癌上升到第一位，如表8-1-7。

表8-1-7 不同年龄段主要癌症发病数

性别	0~14岁		15~44岁		45~59岁		60~79岁		≥80岁	
	癌症	病例数/千	癌症	病例数/千	癌症	病例数/千	癌症	病例数/千	癌症	病例数/千
男性										
	白血病	4.77	肝癌	29.07	肺癌	123.07	肺癌	338.36	肺癌	74.26
	脑瘤	2.15	甲状腺癌	22.92	肝癌	107.78	胃癌	171.83	胃癌	33.80
	淋巴瘤	1.04	肺癌	13.98	胃癌	61.97	结直肠癌	133.99	结直肠癌	31.41
	骨癌	0.61	结直肠癌	12.18	结直肠癌	60.90	肝癌	129.04	肝癌	22.55
	肾癌	0.43	白血病	9.81	食管癌	40.78	食管癌	119.27	前列腺癌	22.31
	合计	12.37	合计	151.89	合计	574.97	合计	1 224.15	合计	270.95
女性										
	白血病	3.47	乳腺癌	63.14	乳腺癌	145.54	肺癌	151.02	肺癌	49.42
	脑瘤	1.51	甲状腺癌	60.60	甲状腺癌	66.79	结直肠癌	90.17	结直肠癌	28.88
	淋巴瘤	0.49	宫颈癌	26.98	肺癌	65.26	乳腺癌	87.75	胃癌	21.68
	骨癌	0.46	肺癌	12.60	宫颈癌	59.36	胃癌	63.61	肝癌	17.75
	卵巢癌	0.29	卵巢癌	10.22	结直肠癌	40.21	肝癌	53.40	食管癌	15.61
	合计	8.98	合计	252.79	合计	597.95	合计	763.47	合计	206.44

3. 城乡发病率 我国城市地区癌症发病率比农村地区稍高，城市地区的新发病例数249.6万例，占61.42%，农村地区156.8万例，占38.58%。2016年全国恶性肿瘤发病率为293.91/10万（男性315.52/10万，女性271.23/10万），世标率186.46/10万。城市地区恶性肿瘤发病率为314.74/10万（男性333.72/10万，女性294.97/10万），世标率176.44/10万，农村地区发病率为265.90/10万（男性291.25/10万，女性239.03/10万），世标率155.77/10万。城市与农村相比，发病率、标化发病率均高于农村。我国城市地区癌症发病率高于农村地区，调整年龄结构后，城乡差距缩小。此外，城市与农村地区的癌谱也不相同，如表8-1-8。

4. 发病率变化趋势 据全国肿瘤登记中心收集的中国肿瘤登记地区数据显示，中国人群不同癌种的发病率趋势不同。从主要癌种的变化趋势可以看出，男性中肺癌年龄标化发病率的时间趋势平稳，2000—2016年一直处于男性发病的首位，结直肠癌和前列腺癌增长趋势明显，而胃癌、肝癌及食管癌呈现明显下降趋势。女性中乳腺癌近些年发病率增长速度较快，且一直位于女性发病的首位。此外，女性中甲状腺癌、肺癌及子宫颈癌年龄标化发病率增长显著，而胃癌、食管癌等消化系统肿瘤的发病率呈现下降趋势，如图8-1-3。历年肿瘤登记年报数据显示，中国常见癌症发病顺位谱已逐渐发生变化。目前，常见发病癌症为肺癌，

表 8-1-8　2016 年全国城市、农村地区主要癌症发病情况

顺位	城市				农村			
	癌症	发病数/万	发病率/1·10万$^{-1}$	世界标化发病率[a]/1·10万$^{-1}$	癌症	发病数/万	发病率/1·10万$^{-1}$	世界标化发病率[a]/1·10万$^{-1}$
1	肺癌	50.2	63.36	37.07	肺癌	32.6	55.23	35.51
2	结直肠癌	27.4	34.57	20.25	胃癌	18.4	31.15	20.12
3	肝癌	21.8	27.49	16.48	肝癌	17.1	28.97	19.36
4	胃癌	21.3	26.84	15.82	食管癌	14.1	23.90	15.24
5	乳腺癌	20.6	52.95	32.25	结直肠癌	13.4	22.70	14.80
6	甲状腺癌	15.1	19.08	13.03	乳腺癌	10.0	35.07	24.20
7	食管癌	11.2	14.06	8.28	甲状腺癌	5.1	8.71	6.52
8	子宫颈癌	6.9	17.74	10.84	子宫颈癌	5.0	17.62	12.04
9	脑瘤	6.6	8.35	5.69	脑瘤	4.3	7.25	5.39
10	胰腺癌	6.5	8.26	4.75	胰腺癌	3.5	5.93	3.79
	合计	249.6	314.74	191.82	合计	156.8	265.90	178.33

注：[a] 世界标化发病率，采用 Segi 世界标准人口（世标）进行标化。

其次为结直肠癌、胃癌、肝癌和乳腺癌，其中男女性常见恶性肿瘤的发病谱有差异，男性中常见恶性肿瘤是肺癌，其次是肝癌、胃癌、结直肠癌和食管癌，其前十位恶性肿瘤发病占全部发病的80%以上，而在女性中最常见的恶性肿瘤是乳腺癌，其次为肺癌、结直肠癌、甲状腺癌和胃癌，女性前十位恶性肿瘤发病占全部发病的80%左右。

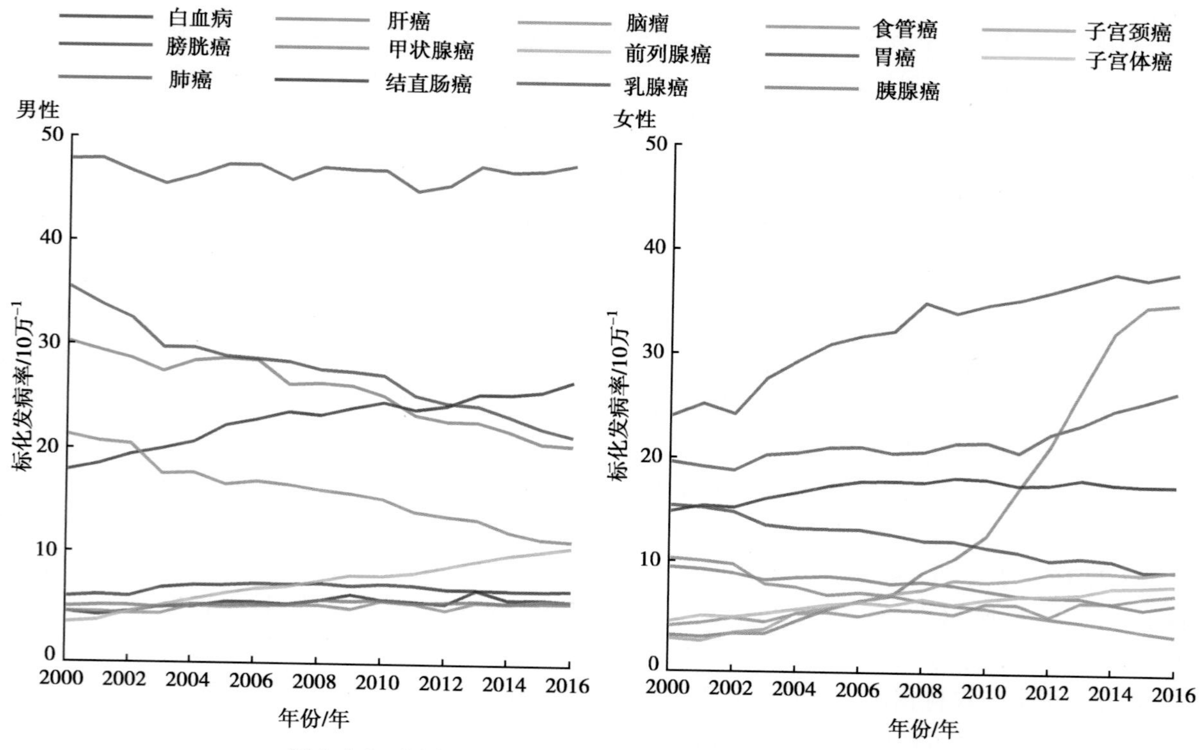

图 8-1-3　2000—2016 年全国肿瘤登记地区癌症发病率变化

（二）我国癌症死亡流行现状

我国于20世纪70年代、20世纪90年代和21世纪初进行了三次全死因回顾调查：20世纪70年代研究资料包括除台湾省以外的29个省、自治区、直辖市，395个地（市）2 392个县（旗），合计8.5亿余万人口中的全部死亡例数。20世纪90年代第二次调查为1/10人口抽样调查，这次调查包括除台湾省、西藏自治区、青海省、新疆维吾尔自治区以外的27个省（区、市）的263个县（区），合计1.1亿余人口中的全部死亡例数；21世纪初的第三次调查包括31个省共213个县（区），合计1.05亿人口中的全部死亡例数。根据三次死因调查的结果显示，癌症死亡在死因中所占的比例较大。预计到2040年，中国每年死于癌症的病例数将达到507.1万人，男、女性癌症死亡人数分别为305.1万和201.9万。

1. 癌症总体死亡率　我国癌症死亡率高于全球平均水平。据全国肿瘤登记中心的数据显示，2016年全国癌症死亡数为241.35万例（男性153.07万例，女性88.28万例），其中城市地区的死亡病例数为142.98万例，占59.24%，农村地区为98.37万例，占40.76%。2016年全国恶性肿瘤死亡率为174.55/10万（男性216.16/10万，女性130.88/10万），世标率为105.19/10万。城市地区死亡率为180.31/10万（男性222.97/10万，女性135.85/10万），世标率为103.88/10万。农村地区死亡率为166.81/10万（男性207.07/10万，女性124.13/10万），世标率为106.81/10万。城市地区与农村地区相比，城市地区死亡率高于农村，但标化死亡率均低于农村，如表8-1-9。

表8-1-9　全国2016年癌症死亡主要指标

地区	性别	死亡数/万	死亡率/1·10万$^{-1}$	世界标化死亡率[a]/1·10万$^{-1}$
全国	合计	241.35	174.55	105.19
	男性	153.07	216.16	138.14
	女性	88.28	130.88	73.95
城市	合计	142.98	180.31	103.88
	男性	90.23	222.97	135.85
	女性	52.75	135.85	73.50
农村	合计	98.37	166.81	106.81
	男性	62.84	207.07	141.04
	女性	35.53	124.13	74.43

注：[a]世界标化死亡率，采用Segi世界标准人口（世标）进行标化。

目前，全国恶性肿瘤死亡第1位的是肺癌，每年死亡病例约65.70万，其次为肝癌、胃癌、结直肠癌和食管癌。男性死亡第1位为肺癌，每年死亡病例约45.47万，其次为肝癌、胃癌、食管癌和结直肠癌；女性死亡第1位恶性肿瘤为肺癌，每年死亡病例约20.23万，其次为胃癌、肝癌、结直肠癌和乳腺癌，如表8-1-10。

2. 年龄别死亡率　癌症的死亡率随年龄的增加而增加。人群中癌症的死亡率在40岁之前处于较低水平，约在40岁左右出现转折点开始快速上升。总体而言，各年龄组中男性癌症死亡率高于女性。与发病不同的是，虽然小年龄组中，由于死亡率较低且波动较大，然而，在大年龄组中，随着死亡率的上升，死亡率呈现比较稳定的趋势，此时的农村男性癌症死亡率在40~80岁年龄组之间大于城市男性癌症死亡率，而在80岁之后被城市男性反超。女性癌症死亡率在60~75岁年龄组中农村高于城市。而80岁之后，城市女性癌症死亡率大于农村女性癌症死亡率，如图8-1-4。

总体而言，我国癌症死亡情况在不同年龄段中癌症的分布有所差异。在0~14岁期间，死亡前两位的癌症分别为白血病和脑瘤，合计占癌症死亡的60%以上；15岁左右，癌谱发生明显变化，白血病、脑瘤的死亡数虽上升，但其构成比下降，而肝癌及肺癌的死亡数迅速上升；45岁年龄组及以上，肺癌、肝癌、胃癌占死亡的构成上升到前三位，合计约占全部癌症死亡的60%。乳腺癌在女性癌症发病中所占的比例较高，而乳腺癌的治疗预后效

表 8-1-10　全国主要癌症死亡情况

顺位	合计					男性					女性				
	癌症	死亡数/万	死亡率/1·10万$^{-1}$	百分比/%	世界标化死亡率[a]/1·10万$^{-1}$	癌症	死亡数/万	死亡率/1·10万$^{-1}$	百分比/%	世界标化死亡率[a]/1·10万$^{-1}$	癌症	死亡数/万	死亡率/1·10万$^{-1}$	百分比/%	世界标化死亡率[a]/1·10万$^{-1}$
1	肺癌	65.70	47.51	27.22	28.09	肺癌	45.47	64.21	29.70	40.58	肺癌	20.23	29.99	22.91	16.24
2	肝癌	33.64	24.33	13.94	15.07	肝癌	24.96	35.25	16.31	22.90	胃癌	8.84	13.10	10.01	7.13
3	胃癌	28.85	20.87	11.95	12.30	胃癌	20.02	28.27	13.08	17.77	肝癌	8.68	12.86	9.83	7.27
4	结直肠癌	19.56	14.14	8.10	8.13	食管癌	14.23	20.10	9.30	12.73	结直肠癌	8.10	12.01	9.18	6.36
5	食管癌	19.39	14.02	8.03	8.28	结直肠癌	11.45	16.17	7.48	10.04	乳腺癌	7.17	10.62	8.12	6.39
6	胰腺癌	8.79	6.35	3.64	3.75	胰腺癌	4.98	7.03	3.25	4.44	食管癌	5.16	7.64	5.84	4.00
7	乳腺癌	7.17	10.62	2.97	6.39	前列腺癌	3.36	4.75	2.20	2.73	胰腺癌	3.81	5.64	4.31	3.08
8	脑瘤	5.85	4.23	2.42	2.91	脑瘤	3.26	4.61	2.13	3.31	子宫颈癌	3.72	5.52	4.22	3.36
9	白血病	5.57	4.03	2.31	2.98	白血病	3.24	4.58	2.12	3.49	卵巢癌	2.72	4.04	3.09	2.45
10	淋巴瘤	5.15	3.73	2.13	2.34	淋巴瘤	3.10	4.38	2.03	2.91	脑瘤	2.59	3.83	2.93	2.51

注：[a] 世界标化死亡率，采用 Segi 世界标准人口（世标）进行标化。

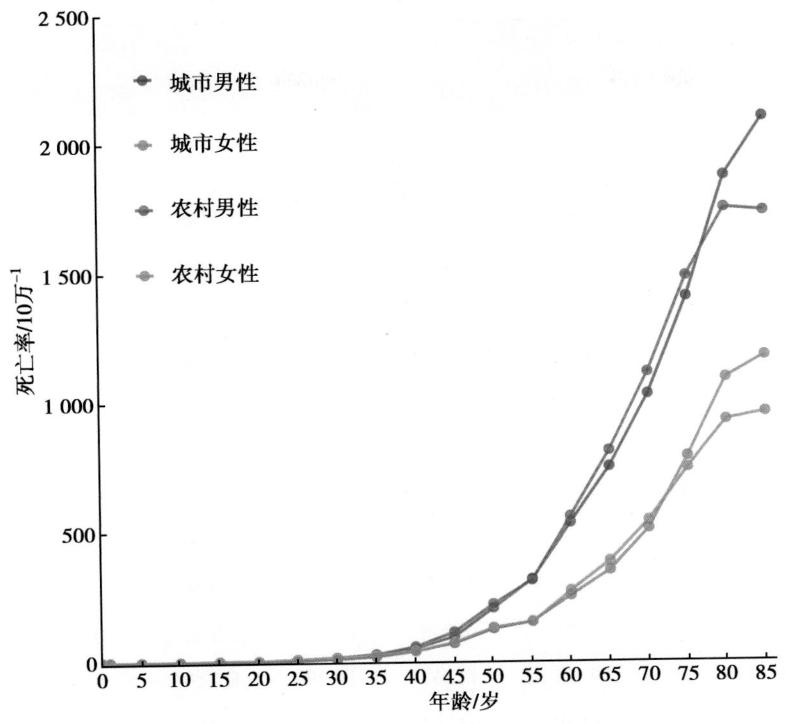

图 8-1-4 我国城市和农村登记地区癌症年龄别死亡率

果相对较好，所以，尽管女性乳腺癌的发病在女性癌症中所占的比例较高，但在女性各年龄组的死亡构成中，乳腺癌所占的构成比却相对不高。其中，在 15~44 岁年龄组中，女性乳腺癌占死亡构成最高，占 16.67%，而肺癌在 45 岁之后一直是女性癌症死亡的首要原因，如图 8-1-5、表 8-1-11。

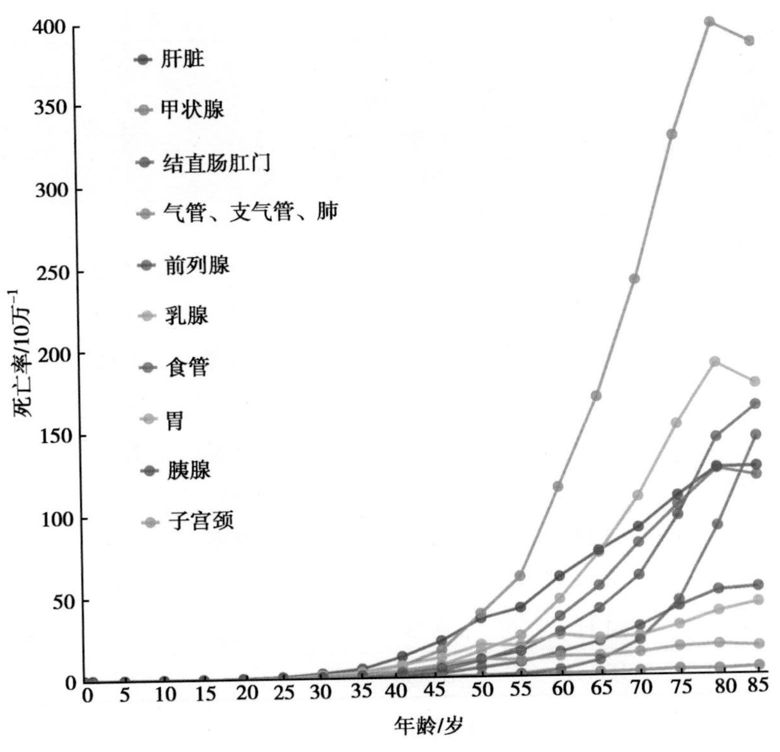

图 8-1-5 我国主要癌症年龄别死亡率

表 8-1-11 不同年龄阶段癌症死亡数

性别	0~14岁		15~44岁		45~59岁		60~79岁		80+岁	
	癌症	病例数/千	癌症	病例数/千	癌症	病例数/千	癌症	病例数/千	癌症	病例数/千
男性										
	白血病	1.95	肝癌	22.18	肝癌	87.99	肺癌	279.49	肺癌	82.26
	脑瘤	1.29	肺癌	9.00	肺癌	83.85	胃癌	123.31	胃癌	38.34
	淋巴瘤	0.34	白血病	5.45	胃癌	34.04	肝癌	115.00	结直肠癌	28.41
	肝癌	0.28	胃癌	4.45	食管癌	26.25	食管癌	90.56	食管癌	24.24
	骨癌	0.21	脑瘤	4.18	结直肠癌	19.78	结直肠癌	62.20	肝癌	24.20
	合计	5.20	合计	64.93	合计	328.64	合计	857.48	合计	274.45
女性										
	白血病	1.22	乳腺癌	8.32	肺癌	33.65	肺癌	109.03	肺癌	53.81
	脑瘤	0.84	肺癌	5.75	乳腺癌	27.37	肝癌	46.25	结直肠癌	25.66
	淋巴瘤	0.19	宫颈癌	4.63	肝癌	17.36	胃癌	45.39	胃癌	24.25
	肝癌	0.15	胃癌	4.40	宫颈癌	15.37	结直肠癌	39.01	肝癌	18.95
	骨癌	0.15	肝癌	4.06	胃癌	14.29	食管癌	30.47	食管癌	16.61
	合计	3.43	合计	49.90	合计	181.93	合计	440.3	合计	207.28

3. 城乡不同地区死亡率　我国城市地区癌症发病率比农村地区高，但是农村地区的癌症死亡率相对城市较高，但是城市女性的死亡率与农村比较接近。此外，城市与农村地区的死亡癌谱也不相同，城市恶性肿瘤第一位死亡为肺癌，其次依次为肝癌、胃癌、结直肠癌和食管癌，农村地区合计恶性肿瘤死亡第1位的是肺癌，每年死亡约26.1万，其次为肝癌、胃癌、食管癌和结直肠癌，如表8-1-12。

表 8-1-12 全国城市农村地区主要癌症死亡情况

顺位	城市				农村			
	癌症	死亡数/万	死亡率/1·10万$^{-1}$	世界标化死亡率[a]/1·10万$^{-1}$	癌症	死亡数/万	死亡率/1·10万$^{-1}$	世界标化死亡率[a] 1/1·10万$^{-1}$
1	肺癌	39.64	49.99	28.29	肺癌	26.06	44.19	27.75
2	肝癌	18.82	23.73	14.01	肝癌	14.82	25.14	16.61
3	胃癌	15.18	19.14	10.81	胃癌	13.68	23.19	14.42
4	结直肠癌	13.19	16.64	9.11	食管癌	10.62	18.00	11.09
5	食管癌	8.77	11.06	6.32	结直肠癌	6.36	10.79	6.66
6	胰腺癌	5.82	7.33	4.14	胰腺癌	2.97	5.04	3.17
7	乳腺癌	4.78	12.31	7.04	脑瘤	2.59	4.39	3.16
8	白血病	3.34	4.22	2.98	乳腺癌	2.38	8.33	5.43
9	淋巴瘤	3.34	4.21	2.53	白血病	2.22	3.77	2.96
10	脑瘤	3.26	4.11	2.75	淋巴瘤	1.81	3.07	2.07
	合计	142.98	180.31	103.88	合计	98.37	166.81	106.81

注：[a] 世界标化死亡率，采用Segi世界标准人口(世标)进行标化。

4. 癌症死亡变化趋势 20世纪70年代，第一次死因回顾性调查结果显示，我国每年死于癌症的人口约70万。城市癌症死亡率91.8/10万，占全部死亡人口16.3%；农村死亡率80.8/10万，占全部死亡人口11.6%。20世纪90年代初，我国开展了第二次死因回顾性调查。我国每年死于癌症的人口约为117万。城市癌症死亡率112.6/10万，占全部死亡人口20.6%；农村死亡率106.8/10万，占全部死亡人口17.1%。2004—2005年，我国开展了第三次死因回顾性调查，结果显示我国平均每年死于癌症的人口约为177万。城市癌症死亡率150.2/10万，占全部死亡人口25.0%，在各类死因中居第1位；农村死亡率128.7/10万，占全部死亡人口21.0%，在各类死因中居第2位。

三次调查结果分析表明，癌症死亡率呈持续增长趋势，目前癌症死亡人数比30年前增长一倍多。死亡率比20世纪70年代中期增加了83.1%，比90年代初期增加了22.5%，并且已经成为我国城市居民首位死因，农村的第二位死因。若从预测癌症实际负担的三个主要因素（人口总数、老年人口数量和环境因素）分析，今后20年我国癌症负担还将上升1倍。

与前两次调查相比，不论城市还是农村、男女性恶性肿瘤粗死亡率均呈持续上升趋势。在20世纪70~90年代期间，农村粗死亡率上升趋势（50.1%）明显快于城市（36.6%）；90年代至今，城市上升趋势（33.41%）高于农村（20.5%）。

根据中国肿瘤登记的数据显示，近年来我国食管癌、胃癌、肝癌在男女性中呈现下降趋势，而男性结直肠癌、前列腺及女性乳腺癌、子宫颈癌的死亡率上升趋势比较明显，图8-1-6。

据全国肿瘤登记中心收集的中国肿瘤登记地区的数据显示，中国癌症死亡率在不同地区、不同性别中变化不同，其中无论城市还是农村地区的男性癌症死亡率在近十年呈上升趋势，年龄调整后上升幅度减缓，但仍有所上升，如表8-1-13。女性癌症死亡相对较平缓，调整年龄构成后，死亡率呈现下降势头，但无统计学意义。

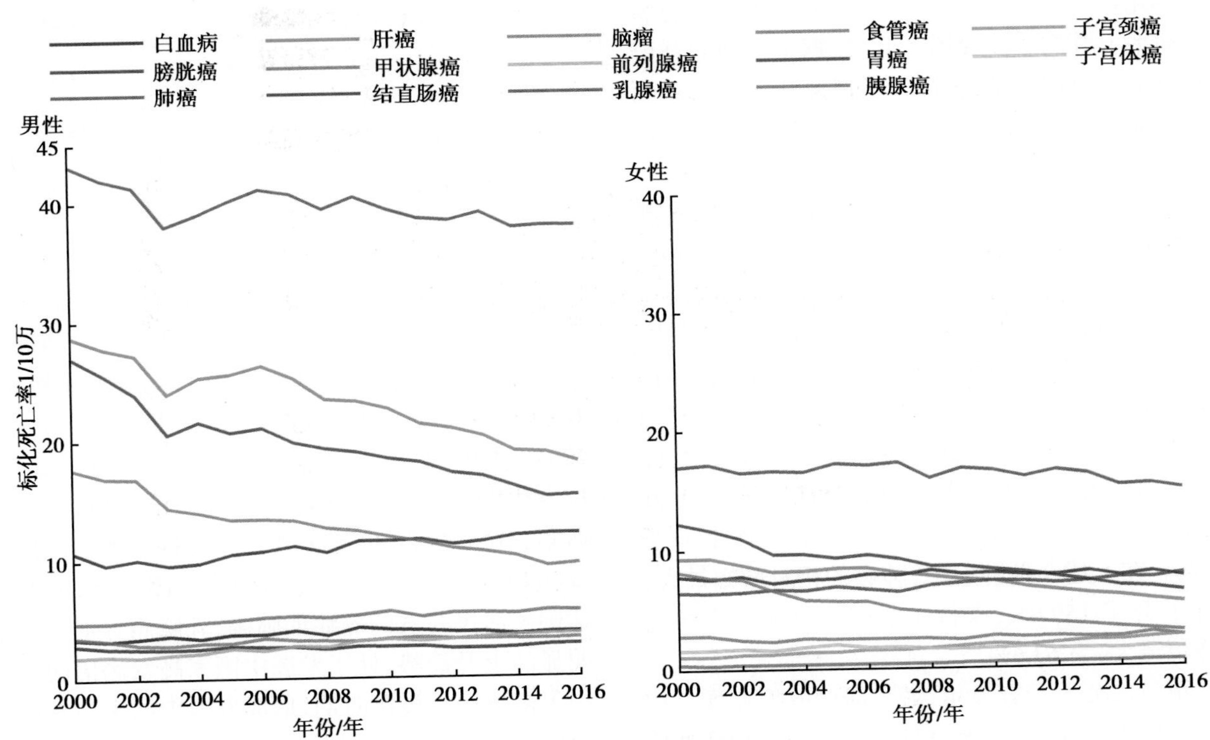

图8-1-6 2000—2016年全国肿瘤登记地区癌症死亡率变化

表 8-1-13　全国三次死因调查城市与农村恶性肿瘤死亡率

	项目	1973—1975 年	1990—1992 年	2004—2005 年	1973—1990 年变化 /%	1990—2004 年变化 /%
城市粗死亡率 /1·10 万 $^{-1}$	合计	82.41	112.57	150.18	36.60	33.41
	男	94.88	139.89	187.16	47.44	33.79
	女	69.20	83.29	112.10	20.36	34.59
农村粗死亡率 /1·10 万 $^{-1}$	合计	71.12	106.76	128.65	50.11	20.50
	男	80.60	133.15	161.69	65.20	21.43
	女	61.27	78.91	93.75	28.79	18.81
城市标准化死亡率 /1·10 万 $^{-1}$	合计	83.70	89.80	91.41	7.29	1.79
	男	101.10	117.62	119.28	16.34	1.41
	女	67.00	63.22	65.01	–5.64	2.83
农村标准化死亡率 /1·10 万 $^{-1}$	合计	72.80	96.45	91.19	32.49	–5.45
	男	87.20	126.25	119.72	44.78	–5.17
	女	59.40	67.72	63.00	14.01	–6.97

（三）我国癌症的流行特点

1. 我国癌症呈现明显上升趋势和年轻化趋势　根据全国肿瘤登记中心统计的数据显示，近十多年来我国癌症的发病率呈持续上升的趋势，但年龄调整死亡率变化不大，表明人口老龄化是我国癌症发病率上升的主要原因。此外，据全国肿瘤登记中心收集的数据显示，不同年龄段癌症发病的构成比呈现前移的趋势，即表明中国癌症发病呈现年轻化趋势。

2. 癌症分布凸显发展中国家与发达国家癌谱共存局面　严重威胁我国人民生命健康的癌症主要有肺癌、肝癌、胃癌、结直肠癌、食管癌、胰腺癌和乳腺癌。20 世纪 70~90 年代，我国癌谱以发展中国家常见的消化道恶性肿瘤为主。研究表明，除食管癌的死亡率有所下降外，我国其他部位肿瘤均呈上升趋势。其中，肝癌男性上升了 64.8%，女性上升了 54.4%；胃癌男性上升了 30.7%，女性上升了 24.1%；大肠癌男性上升了 18.8%，女性上升了 11.3%。在上述 9 种肿瘤中，肺癌的相对增幅最大，男性上升了 159.0%，女性上升了 122.6%；宫颈癌的降幅最大，为 63.6%。

第三次死因调查显示，城乡居民的癌症死亡构成正在发生变化，食管癌、胃癌、子宫颈癌和鼻咽癌死亡率呈明显下降趋势，而肺癌、肝癌、结直肠癌、女性乳腺癌和膀胱癌呈现显著上升趋势，其中增幅最大的为肺癌，增长 465%，其次为女性乳腺癌增长了 96%，如表 8-1-14。

表 8-1-14　三次死因调查死亡顺位的比较

顺位	1973—1975 年	1990—1992 年	2004—2005 年
1	胃癌	胃癌	肺癌
2	食管癌	肝癌	肝癌
3	肝癌	肺癌	胃癌
4	宫颈癌	食管癌	食管癌
5	肺癌	结直肠癌	结直肠癌

综上，纵观三次死因调查的结果，在 20 世纪 70 年代，我国死亡的主要癌种为消化道肿瘤，以胃癌、食管癌、肝癌居首；到 20 世纪 90 年代，肺癌上升明显，升至第三位，但此时的消化道肿瘤胃癌、肝癌依旧高居不下，结直肠癌攀升至前五位；至 2004—2005 年开展的第三次死因调查时，死因顺位发生明显改变，肺癌已经上升至第一位，胃癌退居第三位。根据 30 年来我国主要癌症死亡顺位的变化趋势提示，我国消化道肿瘤居高不下，而在发达国家居民高发的癌症如肺癌、乳腺癌等却呈现了明显的上升趋势，处于发展中国家高发癌谱向发达国家高发癌谱过渡时期，形成发展中国家与发达国家癌谱共存局面，增加了防治的难度。此外，从两次死因调查的年龄别死亡率曲线可以看出，癌症死亡的年龄出现逐渐退后的现象。50~65 岁年龄组的死亡率下降，而 65 岁以上年龄组的死亡率显著上升，如图 8-1-7。

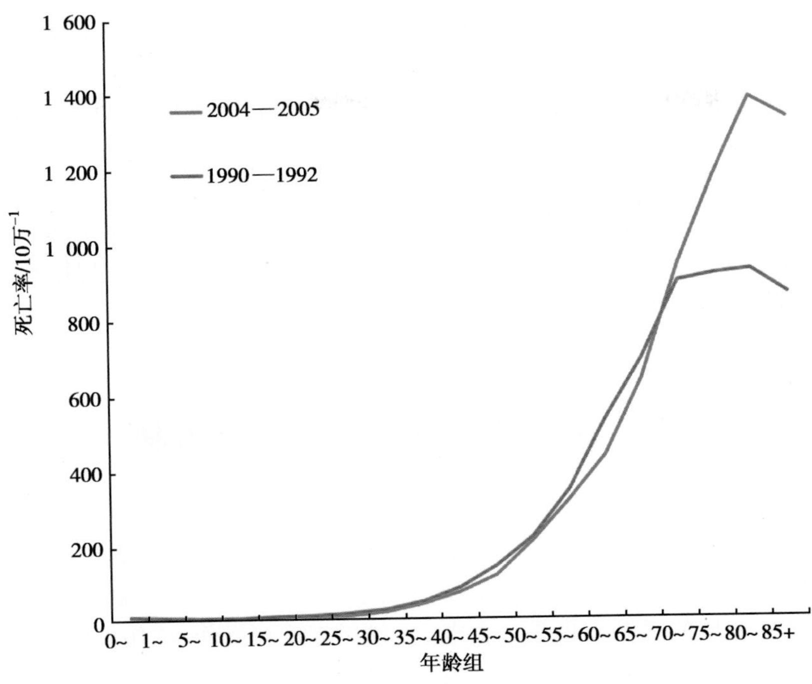

图 8-1-7 两次死因调查中，年龄别死亡率比较

3. 我国癌症性别分布特点 癌症在人群中的分布，男性死亡率高于女性，其性别之比是 1.67∶1，高于一些发达国家(美国 1.27∶1，英国 1.26∶1，俄罗斯 1.41∶1，新加坡 1.46∶1)。在各性别年龄组死亡率中，男性均高于女性，男女之比在儿童时期是 1.5∶1，而后随着年龄的增长而逐步增高，55 岁后超过 2∶1，说明癌症对男性老年人比女性有着更大的威胁。

4. 城乡居民中癌症分布差异较大 中国城乡癌症死亡情况存在差异，城市癌症死亡率明显高于农村，但年龄标准化死亡率农村略高于农村差别不大，是由于城市地区的老龄化程度较农村地区高的缘故。一方面，城市居民的食管癌、胃癌、肝癌的死亡率低于农村，以食管癌表现最明显，农村死亡率是城市的 1.75 倍，可能与城市在经济、卫生、生活条件等方面较农村更优有关。另一方面，城市肺癌、乳腺癌、胰腺癌、结直肠癌等的死亡率高于农村，有可能是受环境、生活方式和其他方面因素的影响有关。

5. 中国癌症的地理分布特点 20 世纪 70 年代的普查结果表明，癌症死亡率的地理分布有一定的特征，例如我国胃癌高发区主要集中在西北和沿海各省，尤以甘肃、青海、宁夏、上海、江苏、浙江、福建，以及辽东半岛等地区突出。食管癌高死亡率主要集中在河南、河北等地区，由高死亡率水平到低死亡率水平常形成明显的梯度，大多数高死亡率水平地区呈现不规则的同心圆分布。肝癌高发区主要集中在东南沿海各省和吉林，以广西、江苏等沿海地区最为突出，形成一个以围绕我国东南部海疆、由沿海向内地的镶边带状分布。宫颈癌高死亡率水平地区连接成片，由内蒙古、山西、陕西经湖北、湖南到江西。肺癌高死亡率主要集中在北京、天津、上海及东北三省、浙江等沿海地区。肠癌主要集中在浙江、江苏、上海等长江下游地区，和血吸虫病的分布呈正相关的关系。鼻咽癌高死亡率水平地区主要集中在华南各省，包括广东、广西、湖南、福建和江西等省区。

第三次死因回顾调查发现，大部分原高发癌，如胃癌、食管癌、肝癌、肺癌、大肠癌、鼻咽癌和女性子宫颈癌的死亡水平仍然高于全国。但在过去 30 年这些原肿瘤高发地区癌症总体情况和肿瘤别死亡率水平发生了显著变化。许多高发县(市)肿瘤别死亡率出现大幅度下降，下降幅度超过全国的降幅水平，与全国水平的差距逐渐缩小。

我国在一些癌症高发地区建立了肿瘤防治机构和三级防癌网，开展了癌症普查普治、抗癌宣传、综合防治和癌症流行病学研究工作，尤其是针对食管癌、胃癌、肝癌、宫颈癌等现场干预措施。如河南林州市针对食管癌高发建立了发病死亡登记报告制度，开展了普查普治(如拉网筛查、癌前阻断等)

和预防干预措施(改水、粮食防霉、合理施肥、改变不良生活习惯等),使男性食管癌标准化死亡率由2000年17.7/10万下降至现在的9.5/10万,女性食管癌标准化死亡率由2000年8.2/10万下降至现在的2.9/10万;江苏启东在摸清肝癌高发的地区分布、人群分布、时间分布的动态变化后,研究确立了乙肝感染、黄曲霉毒素、水源污染、微量元素硒缺乏及遗传因素等主要危险因素,采取了改水、防霉、防肝炎(如乙型肝炎病毒疫苗免疫预防接种)的预防措施,确定重点防治人群开展早诊(如采用甲胎蛋白检测进行肝癌早期诊断,及早发现小肝癌)早治,有效降低肝癌发生与死亡。男性肝癌标准化死亡率由2000年28.7/10万下降至现在的18.0/10万,女性肝癌标准化死亡率由2000年9.3/10万下降至现在的5.3/10万。高发现场肿瘤防治经验证明,癌症是可防可治的。

第二节　癌症病因学及发病机制

癌症的病因学(cancer etiology or cancer causality)以及癌症发病机制(carcinogenesis or oncogenesis or tumorigenesis)是癌症领域的最基本也是最古老的问题。癌症病因学的研究始于18世纪,当时发现肿瘤发病与职业相关。比如1700年发现修女具有较高的乳腺癌发病率以及1775年发现清扫烟囱的童工有较高的阴囊癌发病率。随着大量的深入研究,大量的致癌物被鉴定出来。癌症发病机制的研究源于临床观察与分子生物学的结合。自20世纪60年代癌基因及70年代抑癌基因的发现,大量的肿瘤发生相关基因被鉴定出来。伴随着各种分子遗传学领域技术的提高,人们提高了对癌症发病机制的深入了解。本章将分别对癌症病因学及发病机制详细阐述。

一、病因学

大量的流行病学临床观察、流行病学调查和近年来实验动物中分子生物学的大量基础研究,癌症病因是由多种因素共同决定,主要包括物理类、化学类、病毒细菌类的外界环境因素以及内在遗传因素。

物理性致癌物及致癌机制

物理性致癌物包括电离辐射、紫外线以及极端温度等多类造成物理性伤害的致癌物。电离辐射包括X射线、γ射线、α粒子等射线波长较短的射线,能直接穿透皮肤、骨髓细胞以及内分泌腺细胞。该类射线损伤机体细胞时会产生大量活性氧类自由基,引起基因组DNA水平发生突变、缺失、缺陷等,进一步激活原癌基因或者灭活抑癌基因,引起急、慢性白血病,肺癌,乳腺癌及甲状腺癌等。紫外线的致癌原理类似电离辐射,但其波长较长且低频低能,穿透力不足,主要引起皮肤癌、黑色素瘤。极端的温度可烫伤、冻伤人体组织器官引起非特异免疫反应和炎症,继而出现红肿、疼痛、糜烂甚至感染,在热辐射和自由基的长期损伤下伤口难以愈合,最终促使病变局部微循环阻塞,使细胞长期缺氧直至癌变。

1. 化学致癌物及致癌机制　能引起人类肿瘤的化学物质大约有1 000多种,根据来源不同化学类致癌物大致分成食物来源、环境来源和药物副作用三大类。黄曲霉素、多环类芳香烃(苯并芘)、亚硝酸盐以及尼古丁是常见的四种化学性致癌物,其中前三种致癌物来源于食物。黄曲霉素毒性极强,剂量大可导致急性中毒,引起急性肝炎和肝坏死;若剂量小,积累起来可以引起慢性胃肠炎、肝炎、胰腺炎甚至肿块、息肉、溃疡等癌前病变;苯并芘主要来源于高温烧烤、油炸鱼、肉、鸡等食物,而亚硝酸盐则主要来自肉干、腌菜等食品。这些食品进入消化道都能损伤消化道黏膜上皮细胞,引起应激反应和消化道慢性炎症,炎症长期不愈,易于形成多种癌前病变甚至肿瘤。尼古丁是环境来源最重要的化学致癌物,是导致肺癌及胃癌等高发病率肿瘤的重要原因之一。尼古丁进入肺,能损伤肺泡和支气管上皮细胞,引起肺局部应激反应,使小动脉痉挛,导致慢性支气管炎,肺泡和支气管上皮细胞长期缺氧,能促进多种癌瘤的发生和发展。其他的致癌物还包括工业废气中CO及氰化物、医疗过程中的化疗试剂烷化剂、消毒灭菌药以及治疗使用的性激素,如表8-1-15。

表 8-1-15 常见的化学类致癌物及相关疾病

化学致癌物来源	名称	具体来源	相关疾病
食物来源类	黄曲霉素	霉变花生、大米、玉米、豆类等食物	急性肝炎、肝坏死、肝癌
	多环类芳香烃	高温烧烤、油炸鱼、肉、鸡等食物	肺癌、胃癌、肝癌、消化道慢性炎症
	亚硝酸盐	肉干、肉松、香肠、果脯、方便面以及腌菜等	消化道慢性炎症、胃癌、肝癌
环境来源类	尼古丁	吸烟及污染食物	肺癌
	砷化物、氰化物、CO	工业废气	肺癌、鼻癌
药物副作用	抗肿瘤药烷化剂	芥子气、硫酸二乙酯、环磷酰胺、白消安等	白血病
	消毒灭菌药	饮水消毒、空气消毒灭菌药	消化道、呼吸道炎症及肿瘤
	性激素	治疗中使用的雌激素	乳腺癌、宫内膜癌、子宫肉瘤、宫颈癌
		治疗中使用的雄激素	前列腺增生肥大以及前列腺癌

2. 生物类致癌物的致癌机制 除去物理性及化学性致癌物以外，大量的病毒、细菌及寄生虫都可以引发肿瘤。流行病学研究已经表明，乙肝病毒、丙肝病毒、人乳头瘤病毒（HPV）、幽门螺杆菌、人T细胞白血病病毒、EB病毒以及埃及血吸虫等均属于生物类致癌物。致癌机制大体是由感染引发的免疫反应，由于长久不能清除感染，转变为慢性炎症，病变部位继续恶化直至癌变形成肿瘤。

二、发病机制

肿瘤发病机制一直是癌症研究领域最热门的方向。近半个世纪以来，人们在基因水平上对肿瘤有了更多的认识。原癌基因、抑癌基因、细胞周期相关基因、细胞凋亡相关基因、信号转导系统、肿瘤转移相关基因、耐药相关基因等研究乃至人类基因组计划的蓬勃开展，使人们从不同侧面观察和理解肿瘤。目前，学术界至少存在几个重要的学说——癌基因学说、肿瘤发生的逆分化学说、免疫监视学说以及干细胞来源学说。其中以癌基因学说以及干细胞学说最为主流。

癌基因学说的提出源于肿瘤细胞内病毒基因序列的发现。1969—1972年，George J.Todaro及Robert J.Huebner发现很多脊椎动物细胞的肿瘤细胞基因组中含有反转录病毒的基因片段，并且这类细胞再经过诱导剂处理，依然可以产生出反转录病毒颗粒。从基因进化角度而言，这类脊椎动物基因组内的病毒序列代表在早期进化时病毒感染细胞而留下的基因片段，也就是癌基因。癌基因主要分两类，原癌基因（oncogene）及抑癌基因（tumor suppressor gene）。原癌基因是指一类有其正常的生物学功能基因，主要是刺激细胞正常生长以满足细胞更新的要求。当原癌基因发生突变后，在没有接收到生长信号的情况下仍然不断促使细胞生长或使细胞免于死亡，最后导致细胞癌变。抑癌基因是指抑制细胞增殖分裂的基因。

癌基因学说是指使正常细胞积累正常DNA复制产生的突变或者第一节提及的多种致癌因子导致的DNA突变，而导致细胞增殖失控的一种学说。癌的生成涉及多种基因和基因以外的变化，单独一种基因的突变不足以致癌，多种基因变化的积累才能导致控制细胞生长和分化的机制紊乱。重要的抑癌基因的失活，可以导致正常组织细胞发生强烈的细胞增殖。增殖失控的细胞进一步积累多种突变，比如DNA修复基因失活、原癌基因激活甚至多个抑癌基因失活，最终进展为肿瘤细胞，如图8-1-8。

另外一个重要的肿瘤发病学说，即干细胞起源学说。该学说的提出源于人们发现肿瘤细胞与干细胞在无限增殖、分化能力、异质性、端粒酶活性以及转移能力等诸多方面均有很多相同点。

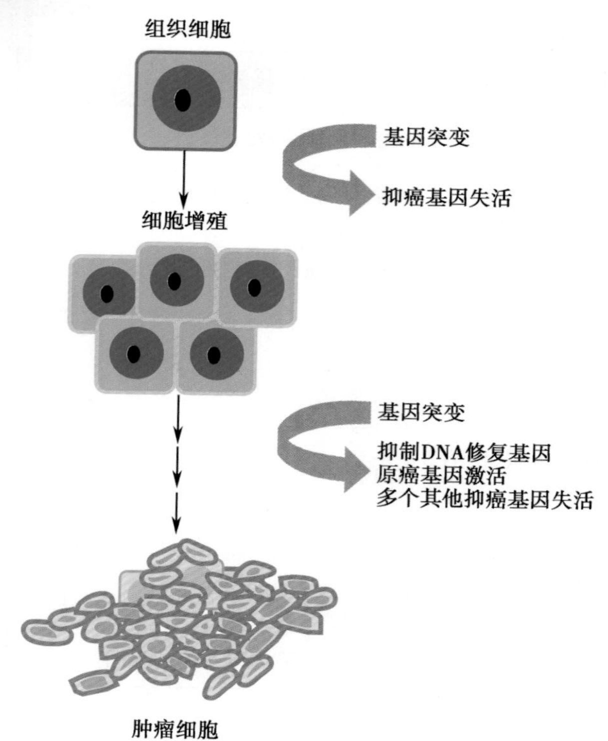

图 8-1-8　癌基因学说发病机制

该学说主要基于癌基因学说，主要的差异在于该学说认为肿瘤细胞仅来源于正常干细胞的突变，而只有这类肿瘤干细胞才能分化出肿瘤细胞，如图 8-1-9。

上述两种学说均认为基因突变在肿瘤发展中具有巨大的作用。然而学术界对于基因突变是致癌必要条件表示质疑。一方面，很多动物实验表明，畸胎癌细胞向早期动物胚胎移植可以产生发育正常的嵌合型小鼠，且细胞外基质等肿瘤微环境可以作为治疗靶点；另一方面，基因型正常的胚胎干细胞向同系小鼠腹腔移植可产生极度恶性肿瘤，这些恶性肿瘤可以没有任何的基因改变。因此，基于基因突变的如上两种学说在解释肿瘤发病机制方面均存在不少的问题。肿瘤发病机制的研究还需要更多的临床及基础研究证据。

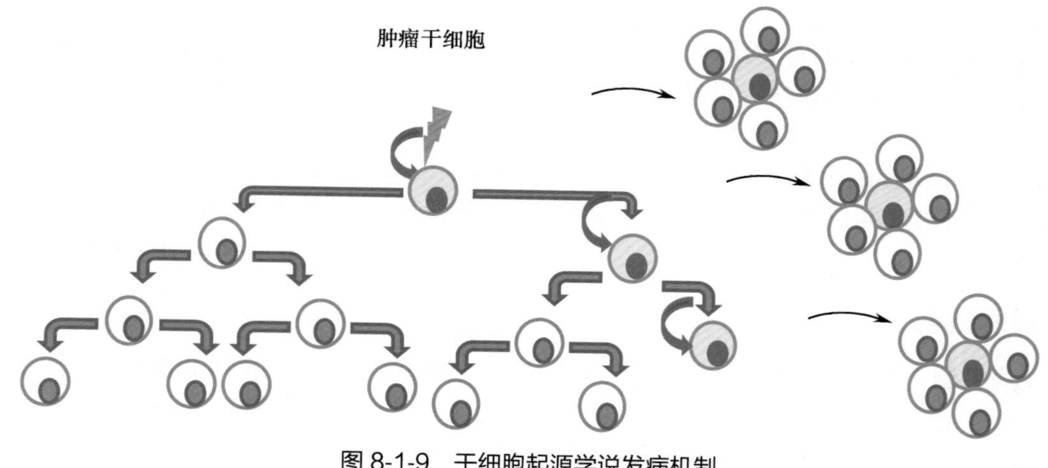

图 8-1-9　干细胞起源学说发病机制

第三节　医学影像学方法在肿瘤筛查中的价值

一、概况

医学影像学方法是肿瘤诊断的重要组成部分，随着医学影像设备和技术的迅猛发展与不断完善，其在肿瘤筛查中的作用日益受到重视。目前，医学影像学检查方法已从过去单一的常规 X 线检查，发展成为包括超声、CT、MRI 及 PET/CT 等在内的多种成像方法，研究内容也已从过去单纯的形态学研究扩展到功能成像、分子生物学等更深层次。不同影像学检查方法适用于不同的组织、器官疾病的检出与诊断，临床应用时应综合考虑各种影像学检查方法的优势和不足、成本和效益等，合理选择最优化的筛查方案。

二、影像学检查方法及适用范围

(一) 常规 X 线

主要包括胸部正侧片、乳腺 X 线片及消化道造影等。

1. 胸部正、侧位片 是胸部肿瘤检查中最基本、最常用的检查方法。数字化摄片(computed radiography,CR;digital radiography,DR)具有较强的图像后处理功能,摄影完成后经窗宽、窗位的调节可显示肺内的整体影像,还能显示肺野内局部细微结构如肋骨、血管、支气管、纵隔、心脏等,同时可以得到多种符合不同诊断要求的影像片,并能在一定程度上减少 X 线辐射剂量。但当病灶较小,或密度较低,或与肋骨、锁骨重叠,或位于胸膜下、心后区、肺门区、膈面附近等一些隐蔽位置时,胸片上常易漏诊;对于局限于主支气管或叶支气管黏膜部位的早期中央型肺癌,胸片也常无异常发现。X 线胸片对于胸部肿瘤的诊断价值有一定限度,目前仅作为胸部病变的初筛工具。

2. 乳腺 X 线片 是乳腺影像检查的基本方法之一,在乳腺癌高发的欧美国家被广泛应用于乳腺癌的筛查,并被证明能够降低乳腺癌的死亡率。常规摄片以内外侧斜位和上下位为主,必要时辅以侧位、局部加压、放大摄影等各种辅助方法。主要优势是能发现细小钙化灶;缺点是有辐射,对致密型乳腺、青春期及哺乳期乳腺的评估存在局限性。乳腺癌 X 线片影像表现可分为直接征象和间接征象两大类。直接征象包括:局限性肿块、成簇微小钙化、局限致密浸润、乳腺结构扭曲、两侧乳腺结构不对称等。间接征象包括:皮肤增厚或回缩、乳头及乳晕异常、瘤周水肿、异常增粗的血管等。一般推荐 40 岁以上女性进行此项检查。一般人群的筛查可以在进行临床触诊和超声的基础上,每 1~2 年进行 1 次乳腺 X 线检查,高危女性每年进行 1 次乳腺 X 线检查。

3. 食管钡餐造影 是诊断食管肿瘤的一种简便、实用而有效的方法,包括单纯钡剂造影和气钡双重对比造影两种方法。通过观察食管的蠕动情况、充盈缺损形态、黏膜改变、管壁舒张性、管腔狭窄及梗阻程度能够明确病变的解剖部位、性质及范围。其缺点为早期癌的诊断仍存在一定限度,部分病变不能发现,或发现异常不能定性。此时应结合食管镜检查以作出正确的诊断。此外,钡餐造影检查也不能直接观察食管腔外肿瘤的生长和侵犯情况。

4. 胃钡餐造影 钡餐检查特别是气钡双重对比造影检查是诊断胃癌的常用影像学方法。该方法利用黏膜表面附着的薄层钡剂与气体形成的良好对比来观察黏膜皱襞的变化,能够清晰地显示细微的黏膜结构,有利于检出胃内微小的隆起或凹陷性病变,可以发现直径 1cm 的早期胃癌,对于早期胃癌的诊断优于 CT。气钡双重对比造影与胃镜配合检查大大提高了早期胃癌的检出率和诊断准确率。钡餐造影检查对观察胃腔内病变部位、大小、形态及定性诊断等方面效果较好,而对于肿瘤在胃壁内、腔外生长情况以及肿瘤与周围脏器的关系,或有无局部、远处转移,则需要采用超声、CT 或 MRI 等检查方法。

5. 钡灌肠 包括单对比造影法和气钡双重对比造影法,前者由于对黏膜破坏及微小病灶的敏感性不足,目前已经很少用于临床。结直肠气钡双重造影可以对全大肠进行评估,被认为是一种安全、准确的全大肠检查方法。1997 年该方法被美国癌症学会推荐作为结肠癌筛查的一线检查方法。但随着医学技术的发展,该方法逐渐暴露出一些问题,包括:①无法像结肠镜那样对病变进行活检或切除;②仅能观察到腔内病变而无法观察病变侵犯范围及转移情况,因而无法对病变进行准确分期;③因为是重叠影像,对小病变的检出率不高,尤其是当结肠本身同时存在多发憩室等非息肉性病变时,多病变影像的重叠会进一步降低息肉性病变的检出;④对发现特殊部位病变具有一定的局限性,而且其操作技术要求较高、受结肠非肿瘤性病变影响较大等。以上原因都限制了该方法的进一步应用和发展。目前认为该方法可作为内镜观察不满意且无 CT 结肠成像(CT colonography,CTC)技术的备选检查方法。

(二) 超声成像

超声成像(ultrasonography,USG)是利用超声波的物理特性与人体组织器官的声学特性相互作用,从而产生信息,并将信息接收、放大和处理后形成图像和曲线,借此用来探测人体病变的部位、性质和范围的一种检查方法。USG 应用范围较广,是浅表器官及腹盆腔肿瘤最常用的检查方法之一。在《中国抗癌协会乳腺癌诊治指南与规范》及中国《癌症早诊早治项目技术方案》中,USG 被推荐用于乳腺癌、肝癌等的联合或补充检查措施。

1. 优点　①无创、方便、经济，可以多方位、多角度扫描，可用于浅表及腹盆腔脏器病变的初筛，对鉴别囊实性病变的诊断敏感性高。②多普勒超声无须采用对比剂即可观察脏器及肿瘤内血管走行、血流情况。③超声造影可以动态观察病灶的血流动力学情况，有助于肿瘤的定性诊断。④超声引导下穿刺活检可以直接获取组织病理学诊断。⑤内镜超声的应用提高了空腔脏器肿瘤定位，并同样可以引导细针穿刺活检。

2. 缺点　①诊断的准确性很大程度上依赖于操作医生的技术、经验及责任心。②检查容易受到腹壁脂肪、肋骨、肠气等干扰，不利于深部病变的观察。③对于较大病变，常无法显示全貌。④扫描切面方向过于灵活，影响病变对比的准确性。

（三）CT

CT 是计算机体层成像（computed tomography）的简称，是用 X 线束对人体进行断层扫描，取得信息经计算机处理而获得的重建图像。CT 可广泛应用于头颈、胸、腹、盆腔肿瘤的检出及诊断，应用范围涵盖全身各个系统。

1. 优点　①高度的密度分辨率及空间分辨率，尤其随着多层螺旋 CT 的广泛应用，图像质量更加提高。②不受探头及线圈的限制，满足大部位、大范围扫描。③ CT 对比剂的应用有助于了解肿瘤血供及肿瘤与血管关系。④多平面重建有助于显示病变与周围结构的关系；三维重建有助于显示骨质与强化血管的解剖形态，并可显示空腔脏器内部结构。

2. 缺点　① CT 辐射剂量显著高于传统 X 线检查。②密度差别较大时，有时产生伪影。③对比部分碘对比剂禁忌的患者，平扫有时诊断价值有限。④对比剂应用剂量较大时，引起的相关毒副作用会增多。

目前，胸部低剂量螺旋 CT（low-dose computed tomography，LDCT）对于肺癌和 CT 结肠成像（CT colonography，CTC）对于结直肠的筛查价值已获相关指南肯定，国内外也积累了相当丰富的筛查经验。LDCT 早在 20 世纪 90 年代初即已应用于早期肺癌筛查，是近二十余年国际肺癌筛查领域的研究热点。2011 年，美国国立肺癌筛查试验（NLST）的多中心随机对照研究结果表明，LDCT 肺癌筛查与 X 线胸片相比可以使肺癌死亡率降低 20%，总体死亡率降低 6.7%，印证了 LDCT 在肺癌筛查方面的巨大价值。尽管 LDCT 肺癌筛查依然存在一些问题，但是国际上大多数学者已经高度认同其在肺癌高危人群中的作用，目前 LDCT 肺癌筛查已被国内外多家权威医学指南 / 共识所推荐，并于 2015 年纳入美国联邦医疗保险体系，标志着 LDCT 肺癌筛查已从研究领域正式走向临床应用。

CTC 也称“虚拟结肠镜”，是结合三维医学影像和计算机成像技术形成的一种仿真影像来模拟结肠镜的影像学检查方法。对于结直肠肿瘤诊断的敏感性和特异性均高于气钡双重造影检查，对于大肠癌的诊断准确率与内镜相仿，并且 CTC 创伤性较结肠镜更小、肠穿孔等严重并发症大幅降低。此外，CTC 可以通过三维重建形成大肠立体影像图像，把 CT 结肠内镜中腔内发现的病变标注在三维重建后的立体大肠影像中，是目前对结直肠肿瘤的定位诊断中最精确的诊断方法。目前，国外相关指南认为，对于结直肠高危人群大便潜血阳性患者应行内镜检查或 CTC 检查，以内镜检查为优选；检查结果阴性受检者可继续随诊，每 10 年做一次全大肠内镜检查或每 5 年做一次 CTC 检查。

（四）磁共振成像

磁共振成像（magnetic resonance imaging，MRI）是利用原子核在高强度磁场内发生共振所产生的信号经重建成像的一种成像技术。

1. 优点　①不使用放射线，没有辐射。②组织对比分辨率高。③可多层面、多方位成像。④可以提供的信息参数和诊断信息多。⑤在不使用对比剂的情况下可进行血管及胰胆管等成像。⑥与 CT 一样，可进行增强扫描、多平面重建及三维重建。⑦弥散加权成像、灌注加权成像等功能成像及磁共振波谱检查有助于定量了解病变功能及成分变化。

2. 缺点　①费用较高。②体内有铁磁性植入物、心脏起搏器患者、幽闭恐惧症患者不能进行 MRI 检查。③虽然相位阵列线圈已经可以在较大成像范围内获得高信噪比及分辨率的影像，但相对于 CT，扫描范围仍有限。④容易出现伪影，且伪影种类多，影响观察。⑤成像序列较多，扫描时间长，部分患者难以耐受。⑥虽然 MRI 检查使用的钆对比剂用量少，不良反应少，但对部分肾功能受损患者仍有发生肾源性系统性纤维化的风险。

MRI 与 CT 同样应用广泛，涵盖头颈、胸、腹、盆各个部位肿瘤。美国癌症协会（American Cancer Society，ACS）和美国国家综合癌症网络（National Comprehensive Cancer Network，NCCN）将 MRI 作

为乳腺癌或前列腺癌高危人群的辅助筛查手段。《中国抗癌协会乳腺癌诊治指南与规范》中推荐MRI作为乳腺X线检查、乳腺临床体检或乳腺超声检查发现的疑似病例的补充检查措施，或与乳腺X线联合用于某些乳腺癌高危人群的乳腺癌筛查。

(五) PET/CT

正电子发射计算机断层显像仪(PET/CT)是目前临床应用较广泛的分子影像学设备。

1. 优点 ①能同时反映病变的解剖及功能改变。②在肿瘤诊断中具有高灵敏性、高特异性、高准确性，在鉴别肿瘤良恶性、肿瘤分期、制定肿瘤放疗计划、鉴别肿瘤治疗后改变与肿瘤残留或复发，以及肿瘤疗效评估等方面有很大帮助。③对于已有明确肿瘤转移灶，而原发灶不明的情况下，PET/CT有助于寻找肿瘤的原发病灶。

2. 缺点 ①价格昂贵。②同时有核素及X线两种辐射，剂量较大。③对部分肿瘤的诊断假阳性较高。④在发现空腔脏器(如食管、胃、肠等)病变方面存在盲区。⑤对原发性肝癌的诊断上，效果不佳。

国内外对于PET/CT用于肿瘤筛查能否获益尚无数据支持，因检查费用过高，PET/CT不适用于人群肿瘤筛查，目前不建议将其作为筛查工具常规使用。

第四节 常见外周血肿瘤标志物检查在癌症早诊及筛查中的作用

随着癌症发病率的逐年升高，癌症的早期诊断越来越受到重视。如何能够用简便、无痛苦的方法实现癌症的早期诊断成为医学科学研究的热点。外周血肿瘤标志物检查相对于临床侵入性检查或者有一定辐射的检查具有简便而且几乎无痛苦的特点，目前广泛应用于健康体检中。

一、外周血肿瘤标志物在癌症早期诊断中的意义

目前有两种认识，一种是过度依赖肿瘤标志物检查，认为肿瘤标志物很有用，可以代替胃镜、肠镜等侵入性检查，所以在一般体检项目的基础上加上肿瘤标志物检查就可以实现癌症的早期诊断。另一种观点否定肿瘤标志物在恶性肿瘤早期诊断中的意义，认为外周血肿瘤标志物检查除了AFP和PSA对于肝癌和前列腺癌诊断有意义以外，对于其他恶性肿瘤的诊断没有意义。这两种观点都失之偏颇。

目前，常用的肿瘤标志物检查对于早期癌诊断的敏感性较低，如CA724、CA199和CEA对于早期肺癌诊断的敏感性分别为2.3%、11.4%和9.1%。而且常用的肿瘤标志物异常也可以见于良性疾病，限制了肿瘤标志物检查作为筛查早诊手段的应用。除了AFP用于肝癌的早诊筛查、PSA用于前列腺癌的筛查以外，肿瘤标志物检查经常用于肿瘤患者手术后的随访，如CA125用于卵巢癌的术后随访、CEA用于肠癌术后的随访等。

二、外周血肿瘤标志物在健康体检中的应用

在体检过程中，经常发现肿瘤标志物升高的人员，其中部分人员经过进一步的检查发现为恶性肿瘤患者，部分人员为良性疾病的患者。还有部分肿瘤标志物升高的人是恶性肿瘤亚临床期和早期患者，属于癌症极高危人群，应该进行进一步检查，定期复查和随访，这样能够实现对这部分人群的早期诊断。

从体检人员的角度上看，发现肿瘤标志物升高后，经常引起体检人员的恐慌，在求医过程中，经常遇到不知去哪个科就诊、不知道何时复诊、不知道如何在生活中注意改善身体状况等问题。因此，从事癌症早诊早治人员需要了解单纯肿瘤标志物检查异常人员应进行进一步检查的规范以及复查随访的规范。目前，国内外关于体检肿瘤标志物异常人员的研究罕见报告。一项有关体检发现绝经后乳腺癌CA125异常的人员的预后研究发现，CA125异常组死亡风险明显增高(RR=2.76)。因此，在进行外周血肿瘤标志物异常诊断意义的研究设计上，需要借鉴恶性肿瘤患者术后肿瘤标志物异常的研究结果。多项研究表明，肿瘤患者术后肿瘤标志物异常经常预示着患者肿瘤的复发，如CA125异常可以早期发现卵巢癌的复发，其特异性超过95%。CEA异常用于肠癌术后复发的监测，通过早期干预，可以改善部分患者的预后。

研究发现，癌症患者的肿瘤标志物异常可以先于临床或影像学复发 3~9 个月，PET/CT 对于早期发现这些异常的患者具有一定的意义。一项研究中，22 例肠癌术后 CEA 升高的患者，常规影像学检查正常，PET/CT 发现 17 例异常，敏感性 77%，特异性 100%，另一项研究中，58 例大肠癌术后 CEA 升高的患者，经过 PET/CT 检查，34 例（58%）患者改变了治疗策略，其中 18 例进行了根治性手术，16 例进行了全身治疗。在一项乳腺癌术后随访的研究中，38 例 CA153 升高的患者中，PET/CT 检查阳性 27 例，其中 24 例发现了病灶，3 例假阳性。以上研究显示，PET/CT 对于早期病灶和现有的影像学检查不能发现的病灶的检出具有重要的意义。对于肿瘤标志物异常的人员，经济条件允许的情况下，可以采用 PET/CT 来检查体内可能存在的早期癌症。对于经济情况不能承担的体检人员，采用常规的影像学检查、内镜检查手段等联合进行疾病的诊断。

有研究对 129 例常见肿瘤标志物异常人员进行随访检查，共发现肿瘤患者 22 例，其中恶性肿瘤 18 例、交界性肿瘤 2 例、畸胎瘤 2 例。诊断的病种方面发现肺癌 8 例、肠癌 5 例、胃癌 2 例、子宫内膜癌 1 例、食管癌 1 例、甲状腺髓样癌 1 例、卵巢交界性肿瘤 2 例、卵巢畸胎瘤 2 例。129 例体检肿瘤标志物异常人员中位随访时间为 24 个月。诊断的时间方面肿瘤标志物升高后半年内诊断为恶性肿瘤的病例数为 15 例，占全部异常人数的 11.6%，1 年内诊断为恶性肿瘤的病例有 18 例，占全部病例的 13.9%，2 年内诊断为恶性肿瘤的病例为 20 例，占全部病例的 15.5%，3 年内诊断为恶性肿瘤的病例为 22 例，占全部病例的 17.0%。半年内诊断为肿瘤的病例数为 15 例，占全部诊断病例数的 68.2%，半年至 1 年内诊断为肿瘤的病例数为 3 例，占全部诊断病例数 13.6%，1~2 年之间诊断为恶性肿瘤的病例数为 2 例，占全部诊断病例数的 9.1%，2~3 年之间诊断为恶性肿瘤的病例数为 2 例，占全部诊断病例数的 9.1%。22 例中，18 例为可手术的患者，4 例为不能手术的患者，其中 3 例为肺癌，1 例为肠癌。通过随访发现，129 例入组人员中，有 40 例在跟踪随访过程中恢复正常范围，占全部病例数的 31.0%，非肿瘤性良性疾病导致的肿瘤标志物升高占 8 例（6.2%），持续升高未发现明确病因者 60 例，占 46.5%。其中肿瘤标志物升高的程度、是否逐渐升高、相关临床症状的有无为肿瘤标志物异常人员患肿瘤的风险因素。

在体检过程中发现的肿瘤标志物异常人员，部分为亚临床恶性肿瘤患者。一般体检项目中多采用胸片甚至是胸部透视检查筛查肺部肿瘤，腹部盆腔多采用超声进行检查，而且一般不包括胃镜和肠镜的检查，因此常常不能发现早期肺癌、胃癌、肠癌等疾病。发现肿瘤标志物异常后，通过进一步的 CT、内镜等项检查，能够发现一般体检中未被发现的早中期肿瘤患者。在上述研究中，已诊断的 22 例肿瘤患者中，18 例为早中期可手术的患者，3 例为晚期肺癌患者，1 例为晚期肠癌患者。因此，对于体检发现的肿瘤标志物异常升高的人员，有必要进行全面的临床检查，从而发现其中早期恶性肿瘤患者，降低肿瘤死亡率。

从肿瘤性疾病患者的病种分布中可以看出，异常的肿瘤标志物种类与疾病之间的对应关系无明显的规律可循。临床工作中应该对体检人员进行全面的检查包括颈部、胸部 CT 检查，胃镜和肠镜的检查，女性还应该进行妇科检查。值得注意的是，在 CA199 异常升高的被诊断出肿瘤的病例中应警惕卵巢交界性肿瘤的可能。因此，对于体检过程中发现的肿瘤标志物异常人员，应进行全面的检查；女性应注重妇科的检查，尤其是盆腔 CT 的检查，以避免漏诊超声检查阴性的卵巢肿瘤如畸胎瘤。

有研究显示，诊断为肿瘤性疾病的患者中约 2/3 的病例是在发现肿瘤标志物异常后半年内被诊断为肿瘤患者。另外 1/3 是在发现肿瘤标志物异常半年甚至 2 年以上才被诊断为恶性肿瘤的病例。因此，体检发现肿瘤标志物异常后，需要进行长期的随访，直至诊断出引起肿瘤标志物异常的疾病或者随访至肿瘤标志物恢复至正常，以免错过宝贵的早期诊断时机。

癌症的发生是一个漫长的过程，部分肿瘤患者从出现肿瘤标志物升高到诊断为恶性肿瘤有一定的时间间隔，发展到晚期更是有一个过程，可以为早期诊断、早期治疗、提高治愈率提供条件。因此，外周血传统肿瘤标志物检查在体检中的应用价值有待进一步扩大范围进行观察与评价。而对于已经通过体检发现的肿瘤标志物异常人员则应该进行全面的检查和长期的随访，争取对其中的恶性肿瘤患者实现早期诊断、早期治疗，以达到提高临床治愈率、降低死亡率的目的。

外周血肿瘤标志物检查对于常见癌症的早期

诊断具有一定的价值。在体检过程中即常见癌症的筛查和早期诊断中，外周血肿瘤标志物检查的意义在于与超声、钼靶、CT 等影像学检查联合应用，以期最大限度地发现早期癌症患者。在影像学等其他检查没有发现异常的情况下的肿瘤标志物异常，往往可以提供恶性肿瘤存在的线索，需要对体检人员进行全面的临床检查以及长期的跟踪随访，这样才能抓住恶性肿瘤存在的蛛丝马迹，实现真正癌症早期诊断，从而避免贻误宝贵的早期诊断时机。

三、常见的肿瘤标志物简介

常见的肿瘤标志物检查项目中，每一项标志物的临床意义各有不同。具体到每一位体检人员和每一项标志物检查，需要根据其患癌危险因素情况和已经进行的体检项目来制订进一步检查的项目，本章仅对常见肿瘤标志物做简单介绍。

（一）甲胎蛋白

甲胎蛋白（AFP）是肝细胞癌的早期特异性标志物，也是目前公认的专一性较好的早期诊断指标。分子量 70kD。正常情况下 AFP 主要在胚胎组织中存在，由肝脏细胞和卵黄囊合成，出生后迅速降低，产后 1 年血清中 AFP 降至正常。正常成人肝细胞不产生 AFP，当肝细胞癌变后，AFP 才又重新表达。故 AFP 是原发性肝癌、畸胎瘤等生殖细胞肿瘤的常用肿瘤标志物。

（二）癌胚抗原

癌胚抗原（CEA）是 1965 年 Gold 和 Freedman 首先在人结肠癌组织中发现的一种富含多糖的蛋白质复合物，后来发现在多种肿瘤均可出现 CEA 过表达，属于非器官特异性肿瘤相关抗原。胎儿早期的消化管及某些组织均有合成 CEA 的能力，但孕 6 个月以后含量逐渐减少，成人血清中 CEA 含量极低，而肿瘤状态时的 CEA 则进入血和淋巴循环，引起血清 CEA 异常增高。

（三）糖类抗原 125

糖类抗原 125（CA125）是 1983 年 Bast 等从上皮性卵巢癌抗原检测出可被单克隆抗体 OC125 结合的一种糖蛋白，分子量 200~1 000kD；是目前卵巢癌，特别是浆液性卵巢癌的主要标记。CA125 在卵巢上皮细胞膜表达，女性盆腔炎、子宫内膜异位时也可出现 CA125 的升高，另外，成人胸膜、腹膜和心包膜也存在 CA125 抗原族，所以在肝癌、肺癌、胃癌、乳腺癌中 CA125 也有一定比例的升高。CA125 可作为绝经后女性良、恶性盆腔肿块的辅助鉴别指标。多与经阴道超声联合，作为高危女性卵巢癌的早期筛查方法。

（四）糖类抗原 242

糖类抗原 242（CA242）是一种唾液酸化的鞘糖脂抗原，对胰腺癌的敏感性 70%~80%、特异性 90%，优于 CA19-9，被认为对胰腺、胆道肿瘤更具特异性。

（五）糖类抗原 19-9

糖类抗原 19-9（CA19-9）与 Lewis 血型成分有关，对胰腺癌的敏感性 80%，特异性 70%，升高也可见于结直肠癌、胆囊癌、胆管癌等其他消化系统癌。急性胰腺炎、胆汁淤积型胆管炎、胆石症、急性肝炎、肝硬化等，血清 CA19-9 也可出现不同程度的升高。

（六）糖类抗原 72-4

糖类抗原 72-4（CA72-4）是一种循环血清中的黏蛋白样的肿瘤相关糖蛋白，其增高见于 67% 的卵巢癌、47% 的大肠癌、45% 胃癌、40% 的乳腺癌。但是，正常人和良性胃肠道疾病中 CA72-4 也会出现一定阳性率。

（七）糖类抗原 15-3

糖类抗原 15-3（CA15-3）最早是从转移性乳腺癌中分离的一种肿瘤相关抗原，是乳腺细胞上皮表面糖蛋白的变异体，分子量 400kD。在非转移性乳腺癌阳性增高率为 30%~40%；乳腺癌转移时，检出率可达 69%~90%。目前普遍认为，CA15-3 对乳腺癌的早期诊断价值有限，多用于乳腺癌的预后判断和疗效监察。支气管癌和妊娠时血清 CA15-3 水平也会出现不同程度的增高。

（八）神经元特异性烯醇化酶

神经元特异性烯醇化酶（NSE）是神经元和神经内分泌细胞中的一种酸性蛋白酶，在小细胞肺癌、神经母细胞瘤均增高。小细胞肺癌 NSE 水平高出其他类型肺癌的 5~10 倍，灵敏度达 80%，特异性 80%~90%。另外，脑损伤、脑血管病时也会出现 NSE 升高，故测定脑脊液中 NSE 可作为诊断脑损伤、脑梗死的一个重要指标。

（九）细胞角蛋白 19 片段

细胞角蛋白（cytokeratin，CK）参与构成上皮细胞骨架，分为 20 个亚型。细胞角蛋白 19 片段（CYFRA21-1）位于 CK19 的片段，对非小细胞肺癌，尤其是鳞癌的诊断具有重要价值。由于肾小球囊壁层为单层上皮，含有 CK19，故肾衰竭患者，

CYFRA21-1 也可出现升高。

（十）前列腺特异性抗原

一种单链糖蛋白，是由前列腺上皮细胞分泌的丝氨酸蛋白酶。前列腺特异性抗原（PSA）是目前前列腺癌最理想的血清肿瘤标志物，但美国国家临床生化学会（NACB）最新的指南不建议 PSA 作为前列腺癌筛查标志，可作为疾病复发和治疗监测标志。血清中总 PSA（total prostate specific antigen，tPSA）大多为结合型，游离型 PSA（free prostate specific antigen，fPSA）占 5%~40%。前列腺癌时结合型 PSA 显著增加，fPSA/tPSA 两者比值，也就是 fPSA 百分比（percentage of free PSA，%fPSA）下降。NACB 指南推荐血清 PSA ≥ 4.0μg/L 者接受前列腺穿刺活检，%fPSA 作为血清 tPSA 检测的补充，可用于对高危人群，尤其是 tPSA 水平呈轻、中度增高（4~10μg/L）的患者进行前列腺癌和良性前列腺疾病的鉴别，良性前列腺疾病患者较前列腺癌患者 %fPSA 更高。一般直肠指检触及前列腺增大者，fPSA/tPSA 比值<0.15 时提示前列腺癌的可能性大；fPSA/tPSA 比值>0.25 提示前列腺肥大的可能性大。

（十一）人绒毛膜促性腺激素

属唾液酸化糖蛋白，分子量 3.67kD，对于肿瘤患者，一般检测 β 亚单位（β-hCG）。人绒毛膜促性腺激素（hCG）见于睾丸肿瘤和发生于滋养层细胞的恶性肿瘤如恶性葡萄胎或绒毛膜上皮癌。

（十二）鳞状细胞癌抗原

鳞状细胞癌抗原（SCC）是从人宫颈鳞癌细胞中分离的一种糖蛋白，属于丝氨酸蛋白酶抑制物家族，其升高可见在宫颈鳞癌，肺、食管、口腔及颌面部鳞癌时 SCC 也会出现过表达。

（十三）胃蛋白酶原 Ⅰ、Ⅱ

胃蛋白酶原 Ⅰ、Ⅱ（pepsinogen，PG Ⅰ、Ⅱ）是近年来推荐用于胃癌的肿瘤标志物。日本研究者以血清中 PG Ⅰ<70ng/mL，PG Ⅰ/PG Ⅱ 比值<3 为临界值，对胃癌的敏感性和特异性分别为 84.6% 和 73.5%。

目前还没有一种理想的血清肿瘤标志物可以单独作为早期诊断的特异性指标。虽然大多数学者认为，循环血液中的肿瘤标志物不适于人群筛查或早期诊断，但其对肿瘤高危人群仍具有一定的临床意义。肿瘤标志物的单独使用作为早期肿瘤筛查指标确实存在局限性，癌症筛查中需要多种肿瘤标志物的联合检测，包括其与流行病学危险因素、遗传因素以及临床症状、影像学检查指标相结合，才能对肿瘤筛查起到积极作用。所以通过规范合理的选择和科学的结果解释，以及建立规范的进一步检查以及复查随访流程，肿瘤标志物可以成为探索高危人群肿瘤早诊早治的有益组成部分。

（徐志坚　陈万青　王秀莉　杨　勇
赵世俊　吴　宁　刘　炬　孙　萍）

第二章 精准医学与癌症筛查

第一节 精 准 医 学

精准医疗是以个人基因组信息为基础，结合蛋白质组学、代谢组学等相关内环境信息，为患者量身设计出最佳治疗方案，以期达到治疗效果最大化和副作用最小化的一种定制医疗模式。精准医学的发展主要是由两项重要技术——DNA测序和基因组技术驱动的。大规模平行测序技术（第二代测序技术）的发明和信息技术的高速发展也使得我们测序和解读海量的基因组数据成为可能。由于遗传背景的差异，以欧美地区人群为主的遗传和用药数据库并不总是适用于我国，并且我国的癌症发病谱和发病原因与欧美国家也有着显著的差异。因此，针对我国人群的基因组和临床大数据库的建立和我国特有高发癌症的研究计划，实施我国自主的精准医疗计划是有必要的。2015年3月，科技部召开国家首次精准医学战略专家会议。会议明确指出，在2030年前，中国精准医疗将投入600亿元，其中中央财政支付200亿元，企业和地方财政配套400亿元，并计划在2015年底或2016年启动。除了财政上，在政府监管、政策制定上我国也在加快布局，并提出了以试点单位先行，带动整个行业良性发展的策略。充分调动医院、企业等各方积极性，促进我国医疗事业的进步。

精准医疗的核心目标是改革医疗体系，使合适的患者在恰当的时间得到合适的治疗。从而避免无效治疗或者过度治疗。实现这一目标的核心就在基因检测和解读，可根据基因型区分不同的患者，使用不同的药物或治疗方案。癌症只是精准医疗发展的先行军，随着数据的积累和研究的深入，从以囊性纤维化为代表的单基因病，再到以糖尿病为代表的多基因病都可以使用基因检测技术实现特定患者的精准医疗。随着全基因组测序技术的出现，不仅疾病的治疗，甚至是疾病的预防都可以基于个体的基因信息实现精准治疗。

第二节 癌症基因检测

一、癌症筛查相关基因

肿瘤基因组学研究为医疗健康领域带来了巨大突破。它以人类基因组序列为参考，寻找肿瘤相关基因及遗传序列特征，筛选、鉴定及检测肿瘤特异性序列或相关性表达，判断基因间互作关系，并比较个体之间的基因差异，最终用于指导肿瘤发生、发展、转移的分子机制研究及临床转化研究。肿瘤基因组学在癌症基础研究和临床转化研究主要体现在以下三个方面：①肿瘤易感性的遗传特征；②遗传物质变化或遗传信息表达异常与癌发生、发展的关系；③筛选早期诊断、用药、预后等分子标记，鉴定和发现新的肿瘤治疗靶点。肿瘤基因组学的研究不仅为解释肿瘤的发生、发展提供理论基础，也为肿瘤的诊断和防治提供线索。随着人类基因组测序技术的进步、人类医学分析技术的进步及大数据分析工具的出现，越来越多的肿瘤相关生物标记物涌现出来。

正常细胞向肿瘤细胞恶性转化，即癌变过程，是多个基因突变逐渐积累的结果。也可以说，肿瘤是一种长期基因突变累积导致的复杂病变。与肿瘤发生和发展密切相关的基因称为肿瘤相关基因，分为肿瘤易感/致病基因、原癌基因与抑癌基因。

癌症易感/致病基因

1. 肿瘤相关的易感/致病基因　医学研究表明，大多数疾病是多种环境因素和遗传体质共同作用的结果，对健康不利的遗传体质所对应的一些与疾病发生相关的基因，被称为疾病易感基因。相比普通人来说，拥有易感/致病性基因的个体更容易患病，但普通人的疾病相关基因虽然属于正常人的范围，也并非一定不会患病。拥有易感/致病基因型的个体是从父母家系中获得一个或多个缺陷的易感基因。若父母亲双方有一个携带有缺陷的肿瘤易感基因，与非携带者相比，他们的下一代从父母亲处获得这个缺陷的基因概率升高。

2. 肿瘤相关的易感/致病基因诊疗相关研究　以乳腺癌为例，研究表明有5%~10%的患者具有家族遗传性，其中，80%的遗传性乳腺癌患者有*BRCA1*和*BRCA2*基因的突变；另外，*PTEN*基因、*TP53*基因、*CDH1*基因等40个相关基因也与乳腺癌的发病有关。

不同基因型的患者对相同的药物有不同的应答，在一些患者中用一定剂量的药物不能达到预期的效果，然而用在另一些患者中却会产生毒副作用。医师可以根据患者的基因型特征预测出他们对某个药物的最佳疗效剂量，减少药物不良反应，以达到最佳疗效。

3. 癌症体细胞突变诊疗相关研究　体细胞突变是指不会造成后代的遗传改变，却可以引起某些细胞的遗传结构发生改变的基因改变。肿瘤可以被看作是在个体遗传因素的基础上，尤其是在个体遗传易感性基础上，致癌因素导致基因突变导致的细胞增殖或功能异常的结果。

（1）原癌基因与抑癌基因：原癌基因主要是刺激细胞正常生长，满足细胞更新要求的基因。抑癌基因主要是调控细胞生长，抑制肿瘤表型出现的基因。无论是原癌基因还是抑癌基因由于突变而功能失活，都可能导致正常细胞生长不受控制，从而发展成为恶性肿瘤细胞。因此，对多个肿瘤相关基因（遗传性肿瘤基因及体细胞突变）的位点突变分析是肿瘤诊断和个性化用药的基础。基因检测在肿瘤防治领域的应用主要体现在早期与晚期两个阶段。根据全国肿瘤登记年报数据，我国恶性肿瘤发病率在0~39岁较低，但是到40岁以后开始快速升高，此后随着年龄的增长而逐渐提高。专家建议，应该在40岁开始重视针对肿瘤的健康体检。相比于传统的肿瘤筛查方法，基因检测的肿瘤早期筛查具备灵敏度高，一次诊断可以筛查多个癌症等优点。随着技术的成熟和测序成本的下降，基因检测肿瘤早筛的市场空间巨大。

（2）原癌基因与抑癌基因诊疗相关研究：在乳腺癌的治疗中，拉帕替尼、曲妥珠单抗、帕妥珠单抗用于治疗*HER2*基因扩增导致的蛋白过表达（*HER2*基因扩增阳性），依维莫司用于治疗HER2蛋白过表达阴性。

在非小细胞肺癌的诊疗中，*EGFR*基因过度频繁表达能激活下游重要的信号通路（如ALK），从而导致细胞增殖、存活、转移及血管生成等。针对*EGFR*基因突变的患者，吉非替尼和厄洛替尼等EGFR酪氨酸激酶抑制剂（TKI）药物具有显著疗效；阿法替尼（afatinib）、达克替尼（dacomitinib）等新一代的EGFR TKI药物在之前的基础上有了长足的发展，能在抑制*EGFR*基因突变表达的同时还能抑制T790M耐药变异。

二、癌症基因检测技术及临床应用产品

虽然癌症的诊断治疗仍是以病理学和影像学等作为基础，但基因检测技术已经越来越多地应用于临床肿瘤的诊治中，包括诊断分型、治疗方案选择、预后评估甚至是早期筛查。

不仅靶向药物的应用需要有基因突变型的支持，常规的化疗和放疗的有效性也与患者的某些基因的分型或表达量有关系。此外，具有不同基因型的肿瘤患者在耐药和预后上也有显著的不同。

目前，已经广泛应用于临床的分子诊断技术主要有荧光原位杂交（FISH）、免疫组化（ICH）、一代测序以及一系列以PCR为基础的技术。开展较多的是肺癌、结直肠癌、胃癌、乳腺癌和白血病的分子诊断，并且很多检测已经写入NCCN肿瘤学临床实践指南或者我国的相关临床指南。肺癌靶向用药指导中*EGFR*基因的检测主要以一代测序和ARMS-PCR为主；ALK融合以FISH和ICH为主，也包括一些PCR技术基础的RNA水平检测。乳腺癌中*HER2*基因扩增的检测主要以FISH和ICH为主。白血病融合基因检测更多的是PCR和FISH的方法，表8-2-1。

FISH普遍认为，是基因扩增、基因融合等基因变异检测的金标准，但此方法具有很强的主观性，结果判断的准确性很大程度上取决于检测人员的经验积累和业务素养。ICH是基于抗原抗体反应来检测肿瘤标志基因的方法，对抗体的性能和样本处理的过程要求很高，结果一般用于参考。一代测序方法快速简单，是突变检测的金标准，但灵敏度只有10%，很多情况无法满足要求。ARMS-PCR方法是常用方法中灵敏度最高的方法，可以达到3%，检测下限可以到1%。

表 8-2-1　常见癌症基因检测技术

技术	检测分子	优点	缺点
荧光原位杂交（FISH）	DNA	临床检测金标准 可检测存档石蜡样本 不受易位位点限制	灵敏度低 对人员素质要求高 价格高
免疫组化（ICH）	蛋白	快速 经济 可检测存档石蜡样本 不受易位位点限制	对抗体要求高 对样本前处理要求高 判读标准不一致 不能直接明确易位基因
RT-PCR	RNA	快速 灵敏度高 准确性高	RNA 质量要求高 不能检测未知位点 不能定位
ARMS-PCR	DNA	快速 特异性高 灵敏度高	不能检测未知位点 不能定位

当检测基因数目较少的情况下，以上方法是优选方案。当临床得到的肿瘤穿刺活检样本很少或者无法获得组织标本时，无法满足多个单项基因检测的需求。而第二代测序则可以很好地解决这一问题，并且目前第二代测序技术的灵敏度可以到 1% 以下，且一次可以对多个基因位点的变异情况进行检测。

针对目前检测方法的局限性，现在世界各地的多家研究机构都在开发基于外周血检测的癌症筛查技术，即液体活检。通俗来讲，就是利用血浆样本中会有的凋亡或坏死的癌细胞释放 DNA 片段，检测肿瘤体细胞突变。已经有多个研究证实在晚期癌症患者中 ctDNA（circulating tumor DNA）与实体肿瘤检测结果具有很好的一致性。而在癌症早期，癌细胞释放的 DNA 量很少，血液中的正常体细胞 DNA 片段丰度高，外周血中检出 ctDNA 难度很大。随着技术的革新，灵敏度的提升，将液体活检技术应用于肿瘤的监控和筛查同样是可以预期的，也可在癌症早期发现癌症，从而达到及时治疗以提高癌症患者的生存率。

针对高危人群的小规模传统癌症筛查调查显示，筛查的确提高了癌症早期发现的比例，并降低癌症的死亡率。然而并不是没有高危指征就不会患癌，针对无指征的普通人群的筛查策略仍有待研究。我国人口众多，医疗资源有限，目前癌症筛查中行之有效的方法，如肺癌 PET/CT 检查、乳腺癌钼靶检查、结直肠癌肠镜筛查因具有放射、疼痛以及成本高等原因，民众依从性差，也无法进行全民普及。基于血清肿瘤标志物的检测，简单快速经济、但准确性差，在早期患者中灵敏度和特异性都不高，仅对晚期患者诊断和进展评估有辅助的指导作用。随着测序成本的下降、液体活检技术的进步、人群大数据的积累和解读，对肿瘤遗传风险和早期肿瘤突变标志的理解将进一步加深。

第三节　精准医学与癌症筛查的中西方差异

高通量技术的快速发展，极大地促进了肿瘤预防及治疗进展。很多肿瘤疾病在诊疗过程中会遇到很多不确定性，存在相同的表型，不同的致病原因等现象，这些问题阻碍了疾病诊断和治疗，甚至延误了最佳治疗时期。而通过基因检测，可以精确判断患者的基因型进行精准治疗。

目前，欧美等国家基因检测处于领先水平，2015 年 1 月 20 日，美国总统奥巴马在国情咨文中宣布“精准医学计划”，2016 财年计划投入 2.15 亿美元，以个性化治疗引领医学新时代。中国精准医学计划正在酝酿，最具里程碑意义的是2015年3月，科技部举办了“国家精准医疗战略专家会议”，并计划在2030年前投入600亿元。

一、欧美国家精准医疗现状

欧美国家的精准医疗大多围绕最难治愈的肿瘤基因测序和治疗开展，在美国“精准医学”着眼于个性化肿瘤基因测序，其强调的基因组、蛋白质组学等大多存在于分子层面，并以癌症等重大疾病为主要攻克对象；美国癌症协会（ACS）的癌症筛查指南主要针对的是西方国家高发的癌种，包括乳腺癌、宫颈癌、结直肠癌、前列腺癌、肺癌和子宫内膜癌6种癌症。

二、中国精准医疗现状

中国的精准医学并非毫无基础，而是已初具规模。以高发病的诊断为例，结核耐药、乙肝耐药检测、宫颈癌诊断，以及不明原因发热、腹泻以及细菌耐药性诊断方面已经走在了世界的前列。

大部分学者一致认为，我国应发展具有中国特色、符合中国国情的精准医学。因此，中国在制定肿瘤筛查方案时，要借鉴发达国家的筛查经验和循证医学证据，充分掌握中国的国情。与西方国家相比，我国的癌症病种具有本国特色，除了肺癌以外，主要癌种为肝癌、胃癌、食管癌、结直肠癌等，而前列腺癌和子宫内膜癌的发病率和死亡率处于较低水平。有四种肿瘤的死亡率位居世界第一位，肺癌占世界的32%、胃癌47%，肝癌和食管癌超过50%。另外，虽然我国经济快速发展，但仍有很多地区经济较为落后，所以我国的肿瘤筛查方案时，还需考虑筛查的效价比，选择性价比高的技术减少不必要的支出。中美两国癌症筛查推荐指南的比较，如表8-2-2、表8-2-3。

表8-2-2　中美两国女性癌症（乳腺癌、宫颈癌、子宫内膜癌）筛查推荐比较

年龄	美国	中国
20岁起	自检（不推荐也不反对） 临床检查，3年1次（20~30岁）	自检（1个月1次） 临床检查，3年1次（20~29岁）
21岁起	初筛：细胞学，3年1次 转诊：阴道镜 + 组织活检（21~29岁）	初筛：细胞学 +HPV DNA，醋酸或碘染色肉眼观察 转诊：阴道镜 + 组织活检（21~65岁） 1. 连续2次HPV+细胞学均为正常，5~8年1次 2. 醋酸或碘染色肉眼观察正常，1年1次
30岁起	初筛：细胞学 +HPV DNA，5年1次（推荐） 转诊：阴道镜 + 组织活检（30~65岁），3年1次（可接受）	临床检查，1年1次（30岁及以后）
35岁起	内膜组织活检，2年1次（高危人群35岁起）	钼靶，2年1次 超声，1年1次
40岁起	临床检查，1年1次（无症状女性） 钼靶，1年1次	钼靶，1~2年1次 超声，2年1次
绝经后	筛查对象人群：绝经期女性	无
60岁起	筛查对象人群：绝经期女性	钼靶，2~3年1次
65岁后	停止筛查	停止筛查

表 8-2-3　中美两国筛查指南中肺癌、结直肠癌、前列腺癌筛查指南比较

癌种	年龄段	美国	中国
肺癌	55~74 岁	筛查条件：目前或既往吸烟 ≥ 30 包 / 年（戒烟 15 年以内） 筛查方法：低剂量螺旋 CT（LDCT） 1 年 1 次 美国癌症协会、美国胸科医师学会、美国国立综合癌症网络、美国肺脏协会相关指南推荐	筛查条件：吸烟 ≥ 20 包 / 年；其他重要危险因素可作为筛选高危人群条件 筛查方法：LDCT 1 年 1 次 中国癌症基金会筛查指南推荐
结直肠癌	50 岁起	粪便潜血试验或免疫化学检测，1 年 1 次 粪便 DNA 检测，3 年 1 次 乙状结肠镜检 / 气钡双层肠道造影 / 结肠 CT，5 年 1 次 肠镜检查，10 年 1 次 直肠镜检 / 前列腺特异性抗原（PSA）检测	初诊为危险因素量化评估和粪便潜血试验，1 年 1 次（高发区为 40~74 岁） 转诊为结肠镜检查（粪便潜血试验连续 3 次阴性者可延长筛查间隔，但不超过 3 年）
前列腺癌	50 岁起	2 年 1 次（如果预期生存 ≥ 10 年，则应该在了解前列腺癌筛查的获益、风险和不确定性之后，与医生讨论后作出是否可进行前列腺癌筛查的决策）	

第四节　精准医疗的展望

精准医疗具有精准性和便捷性，其作为下一代诊疗概念具有很大的技术优势。精准医疗技术的出现将显著改善癌症患者的诊疗体验和诊疗效果，一方面通过基因测序可以找出癌症的突变基因从而迅速确定对症药物，提升治疗效果，避免浪费时间。另一方面，在某些情况下，基因测序检测可以做到无创，只需提供血液甚至唾液，无须穿刺，就可以进行检测，减少诊断过程对患者身体的损伤。

根据世界卫生组织（WHO）发表的《全球癌症报告 2014》，全球新增癌症病例有近一半出现在亚洲，其中大部分在中国；而从美国精准医疗的发展来看，癌症治疗逐渐向微观的基因用药转变，实现“同病异治”或“异病同治”，个体化已经成为癌症治疗的公认趋向。基因测序技术是肿瘤个体化治疗的必备技术手段，目前基因测序技术主要用来检测肿瘤易感基因和靶药的作用靶点，尤其高通量测序具有显著优势。目前，FDA 已批准了部分基因诊断肿瘤个体化治疗方案，未来高通量测序技术或将提供更为详尽的治疗与用药方案，并对高效发现药物作用机制有关的基因靶点及耐药位点具有重要的临床意义。

（王秀莉　杨 勇）

参考文献

1. 杨焕明. 奥巴马版“精准医学”的“精准”解读 [J]. 中国医药生物技术, 2015, 10 (3): 193-195.
2. COLLINS F S, VARMUS H. A new initiative on precision medicine [J]. N Engl J Med, 2015, 372 (9): 793-795.
3. ROBERT A. SMITH, DEANA M B. Cancer Screening in the United States, 2015: A Review of Current American Cancer Society Guidelines and Current Issues in Cancer Screening [J]. CA CANCER J CLIN, 2015, 65: 30-54.
4. ABRAMS J, CONLEY B, MOONEY M, et al. National Cancer Institute’s Precision Medicine Initiatives for the new National Clinical Trials Network [J]. Am Soc Clin Oncol Educ Book, 2014: 71-76.
5. 张濛, 张青云, 徐国宾. 新一代测序技术在肿瘤临床中的应用 [J]. 临床检验杂志, 2014, 32 (9): 641-646.

第三章 肺癌的早期筛查与风险管理

第一节 肺癌概述

肺癌是世界范围内最常见的恶性肿瘤，其发病率和死亡率均位于各恶性肿瘤之首。我国近20年来肺癌的发病率和死亡率逐年递增，肺癌已成为我国公共卫生领域的重要问题。肺癌总体5年生存率为15%左右，主要原因在于临床诊断的肺癌中有85%为晚期病例。早期诊断肺癌是解决肺癌死亡率居高不下的重要途径，在高危人群中进行肺癌筛查是早期发现、早期诊断、早期治疗肺癌的有效手段。

一、肺癌的发病特点

（一）肺癌的自然发展史

个体暴露在环境致癌物中，需要20~30年才能发展为肺癌。由吸烟所致的肺癌，在单个支气管上皮细胞发生癌变后，发展到直径1.0cm的肿瘤需要8~10年的时间。如果未经治疗，直径1.0cm的非小细胞肺癌患者会在2~3年后死亡。因此由吸烟导致的非小细胞肺癌的自然病程是10~13年。恶性肿瘤的发生是一个多因素、多阶段、多基因的发病过程，肺癌的发生、侵袭和转移是一个复杂的多阶段的基因变化过程，经历细胞转化、癌前病变、原位癌、获得侵袭转移能力等多个步骤，且并非所有的侵袭前病变都会发展为肺癌。80%~90%的支气管上皮重度不典型增生会自行逆转或静止，而10%左右的原位癌会自行逆转或不再进展。

（二）肺癌流行病学特征

20世纪末，肺癌已成为癌症死亡的首要原因，而且其发病率仍呈上升趋势。肺癌的发病率和死亡率在男性中均占第1位，在女性中发病率占第2或第3位，死亡率占第1位，而且近年来女性肺癌发病率上升速度超过了男性。据GLOBOCAN 2012年统计，全世界每年新发肺癌182.5万例，死亡159万例。我国肺癌流行病学统计资料显示，每年肺癌发病70.4万例，其中男性46.9万，女性23.5万，发病率为52/10万；粗死亡率为42.05/10万，其中男性为55.71/10万，女性为27.70/10万，城市男性人群肺癌死亡率高达43.46/10万，女性为40.50/10万。与10年前比较，肺癌死亡率上升了75.77%。

肺癌发病率和死亡率在不同地区的分布具有很大差别，欧洲、美洲、西亚、东南亚、澳大利亚和新西兰地区肺癌发病率较高。近20年来，发达国家男性肺癌发病率增长速度有所降低，女性发病率迅速升高；发展中国家的肺癌发病率快速增加；快速工业化地区肺癌发病率上升较快。

肺癌发病情况在不同年龄组间显著不同，肺癌的发病率随年龄的增加而上升。我国肺癌发病率在40岁以后迅速上升，在70岁左右达到高峰。

肺癌发病率和死亡率在男女性别中存在差异。几乎在所有国家中，男性的肺癌发病率和死亡率均高于女性，我国肺癌死亡率男女之比约为2.08∶1。近年来的统计数据显示，女性肺癌发病率和死亡率的增长速度远远高于男性，男女性别比例呈下降趋势。

（三）肺癌的危险因素

肺癌病因学研究显示，与肺癌发病相关的危险因素包括吸烟、职业暴露、室内空气污染、环境因素、饮食与体育锻炼、非肿瘤肺疾病史以及家族史和遗传易感因素等。

1. 吸烟及被动吸烟　吸烟及被动吸烟与肺癌发病的密切关系已经通过大量的研究得到证实。香烟的烟雾中含有4 700多种化学成分，包括一氧化碳、尼古丁、烟焦油、苯并芘、放射性氡元素和刺激性化合物等对人体有害的成分。据统计，80%~90%的肺癌与吸烟有关。肺癌的发病率随着吸烟持续时间、吸烟量的增加成比例的上升。我国城市和农村男性吸烟者死于肺癌的风险分别为非吸烟者的2.98倍和2.72倍。在城市男性吸烟者中，随着吸烟量由每日0~19支、20~30支到30支以上，其死于肺癌的风险为非吸烟者的2.08倍、

3.59倍和6.92倍。被动吸烟显著增加女性患肺癌的风险，随着被动吸烟指数和持续时间的增加，肺癌发病风险也持续上升。

2. 职业暴露 肺癌发病率与职业暴露密切相关。目前，较为肯定的职业暴露因素包括石棉、砷和砷化合物、铬及铬化合物、锡及锡化合物、镍及镍化合物、氯甲醚及焦炉气等。我国某锡业企业40岁以上、井下作业10年以上的男性肺癌发病率高达834.6/10万，是当地一般人群肺癌发病率的10倍。某钢铁企业的资料显示焦化厂工人肺癌死亡率为314.5/10万，远高于当地人群平均水平。

3. 非肿瘤肺疾病史 某些非肿瘤肺疾病会增加男女肺癌的患病风险，这些疾病包括肺结核、慢性支气管炎、肺气肿和哮喘病史。有肺结核病史的人群肺癌患病风险明显上升，其中男性肺癌发病相对危险度为3.1，女性为6.1。哮喘和慢支能增加腺癌和非腺癌的风险，但以增加非腺癌的危险性为大。

4. 遗传易感性和易感基因 通过对肺癌危险因素的病因学研究，可以明确的事实是人群对肺癌致癌物的易感性存在个体差异。这些遗传易感性包括代谢酶基因多态性、诱变剂敏感性、DNA损伤修复能力以及某些抑癌基因突变缺失等各个方面。关于这些方面的研究尚处于起步阶段，但是肺癌易感性和易感基因的筛选、鉴定和临床应用可能是未来肺癌筛查和早期诊断取得突破的关键所在。

第二节 肺癌的早期筛查

一、肺癌筛查的循证医学证据

20世纪的多个大样本随机试验结果显示应用胸部X线检查和/或痰细胞学检查的筛查方法并不能明显减少肺癌所致死亡，因此不主张通过胸部平片来常规筛查肺癌。

近20年来，低剂量螺旋CT扫描用于肺癌筛查的成功尝试改变了人们对肺癌筛查的看法。由于Ⅰ期肺癌最有可能治愈，因此能否检出Ⅰ期肺癌被视为是筛查效果是否良好的一个必要指标。非随机研究结果显示，螺旋CT扫描能发现相当数量可切除的诊断肺癌的肺内小结节多数为早期肺癌；一系列关于低剂量螺旋CT扫描的探索性研究结果显示，基线扫描和在每年随访扫描检出的肺癌中55%~85%为Ⅰ期肿瘤，而在常规诊疗中发现的Ⅰ期肿瘤仅占16%。2011年，美国国家癌症研究所（NCI）一项研究显示，CT筛查肺癌能降低死亡率，死亡率下降20%；国际早期肺癌行动计划是一项多国的非随机的CT筛查肺癌研究，基线筛查26 577例，随访筛查19 555例，检出的350例肺癌中82%为Ⅰ期，在长达100个月的随访后（中位时间40个月），肺癌患者的生存率超过95%。

肺癌筛查的好处是明显的，首先是接受CT筛查人群的戒烟率高于单纯咨询者，其成功率足以与药物干预相媲美；其次是美国的一项研究数据显示，CT筛查每增加1年的寿命耗费2 500美元，而吸烟者每增加一个质量调整寿命年，与肺癌相关的卫生保健支出需增加费用11.63万美元；参与机会筛查的人群肺癌死亡率远远低于普通人群。

二、筛查手段的评价

（一）低剂量螺旋CT扫描

近20年来，在世界范围内，很多临床机构和公共卫生机构都实施了针对肺癌的筛查研究项目。在美国33个医学中心进行的美国国立肺癌筛查研究（NLST）结果于2011年8月发表在《新英格兰医学杂志》。这项研究被业界誉为“足以影响肺癌历史的为数不多的重要文献之一”。研究共纳入53 454例高肺癌风险受试者（55~75岁，当前或既往15年内吸烟史，≥30包/年），1∶1随机分组接受连续3年每年1次低剂量CT扫描或者连续3年每年1次后前位胸部X线检查，对比2组受试者的肺癌死亡率。结果显示，与胸片比较，低剂量螺旋CT扫描（LDCT）将肺癌死亡率降低了20%（*P*=0.004）、任何原因死亡率降低了6.7%（*P*=0.02）。由此，美国国立综合癌症网络（NCCN）也在2012

年版《肺癌临床实践指南》中将 LDCT 纳入肺癌筛查的标准。

多个研究试验结果证实了定期的 LDCT 检查可以发现早期肺癌并证实在肺癌高危人群筛查中的作用。2015 年,《美国临床肿瘤杂志》撰文指出,LDCT 在对肺癌高危人群的筛查与早诊中提高了肺癌的检出率。后续的研究进一步提示在高危人群中使用低剂量 CT 筛查阻止了 88% 的肺癌死亡,相反在低危人群中却仅阻止了 1% 的肺癌死亡。因此提示在高危人群中采用 LDCT 筛查肺癌可以改善他们的预后。

(二) 痰细胞学检测

在肺癌筛查中,应用痰细胞学进行早期肺癌筛查是最传统的方法。该方法特异性高,可达 100%,并能对肿瘤的病理类型进行分析,但其灵敏度仅为 20%~30%。传统痰细胞学筛查对中心型肺癌的检出率高于周围型,对鳞癌、小细胞癌的检出率高于腺癌,这与肿瘤所处部位和肿瘤组织的生物学特性有一定的关联。液基薄层细胞学(TCT)将标本中的黏液、血液和炎性细胞分离,收集余下的上皮细胞制成薄片,用于细胞学检测,使细胞学在采集、制片、染色等步骤上,实现了标准化和自动化。在妇科癌前不典型细胞的筛查中,具有极好的灵敏度和特异性,其准确度达 97%。Hoda 应用 TCT 系统对 122 份痰标本进行筛查,其中不满意 6 例,阴性 18 例,不典型增生 3 例,可疑 1 例,阳性 31 例,敏感性达 97.1%。将 TCT 系统应用于肺癌筛查有一定的前景,该方法对于肺癌患者生存率的影响尚需进一步研究。

(三) 正电子发射型计算机断层显像

正电子发射型计算机断层显像(PET/CT)是目前临床应用较广泛的分子影像学设备,作为一种成熟的影像学手段在临床上已被广泛应用。它不同于其他影像学检查,PET/CT 可以提供肺部结节的生理和代谢性信息。

PET/CT 可以反映病变的解剖及功能改变,在肺癌诊断中具有高灵敏性、高特异性、高准确性。但在应用时也存在价格昂贵、有辐射等副作用,有一定诊断假阳性。国内外对于 PET/CT 用于肺癌筛查能否获益尚无数据支持,因检查费用过高,PET/CT 不适用于人群肺癌筛查,目前不建议将其作为肺癌筛查常规使用工具。

(四) 内镜检查

自 1967 年第一支纤维内镜应用临床以来,内镜技术在肺癌诊断上发挥重要作用。现有的纤支镜可进入成人的 5~8 级支气管甚至更远端,通过活检、刷检、灌洗、针检等手段,可对肺癌进行确诊。为了适应肺癌早期病变诊断的需要,1989 年又研制了荧光纤支镜(LIFE)。在 Lam 的研究中对于化生、各级不典型增生、原位癌等的诊断灵敏度为 73.1%~100%。纤维内镜包括普通纤支镜、LIFE、胸腔镜、纵隔镜等。

(五) X 线检查

是胸部肿瘤检查中最基本、最常用的检查方法。数字化摄片(computed radiography,CR; digital radiography,DR)具有较强的图像后处理功能,摄影完成后经窗宽、窗位的调节可显示肺内的整体影像,还能显示肺野内局部细微结构如肋骨、血管、支气管、纵隔、心脏等,同时可以得到多种符合不同诊断要求的影像片,并能在一定程度上减少 X 线辐射剂量。但当病灶较小,或密度较低,或与肋骨、锁骨重叠,或位于胸膜下、心后区、肺门区、膈面附近等一些隐蔽位置时,胸片上常易漏诊;对于局限于主支气管或叶支气管黏膜部位的早期中央型肺癌,胸片也常无异常发现。X 线胸片对于胸部肿瘤的诊断价值有一定限度,目前仅作为胸部病变的初筛工具。

三、肺癌筛查的实施

(一) 肺癌筛查的目标人群

I-ELCAP 是国际上开展低剂量 CT 肺癌筛查最早的项目之一,其在项目之初建议参加肺癌筛查计划的人群时,需符合以下全部 3 项要求。

1. 基本情况　男性,年龄 ≥ 40 岁,有吸烟史;或者是男性,年龄<40 岁,吸烟史 ≥ 10 年;或者是女性,年龄 ≥ 40 岁,被动吸烟史 ≥ 10 年;或者是性别不限,有主动参加肺癌筛查计划的意愿。

2. 无恶性肿瘤病史。

3. 可耐受外科手术。

2011 年以后,随着美国国家肺癌筛查试验(NLST)结果的推出,美国胸外科协会、美国临床肿瘤协会、美国癌症协会等根据 NLST 的结果发表的肺癌筛查指南中均建议:高危人群的年龄都在 55 岁以上、吸烟 ≥ 30 包年的人群。不同之处在于筛查截止年龄,最大的筛查截止年龄为 79 岁,79 岁以上不再建议进行筛查。圈定高危人群的其他危险因素包括吸烟指数不同(比如 ≥ 20 包 / 年)但合并其他肺癌危险因素(如 COPD、家族史等)的人群也应该进行筛查。

2015年，中华医学会放射学分会的《低剂量螺旋CT肺癌筛查专家共识》，推荐国内肺癌高危人群的定义如下。

(1) 年龄50~75岁。

(2) 至少合并以下一项危险因素：①吸烟≥20包年，其中也包括曾经吸烟，但戒烟不足15年者；②被动吸烟者；③有（石棉、铍、铀、氡等接触的）职业暴露史；④有肿瘤家族史；⑤有COPD或慢性肺纤维化病史。随着国内大型随机对照研究数据的开展和更新，上述的高危人群定义将会不断完善与更新。

（二）知情同意

所有参加早期癌症筛查的个体都必须经过知情同意程序。该程序包括：向希望参加肺癌筛查的对象宣讲筛查的目的、意义以及参加筛查的获益和可能的危险，宣读《知情同意书》，解答各种相关问题，详细说明肺癌筛查的相关细节，最后在自愿的原则下签署知情同意书。《知情同意书》模板见附件8-3-1（其他癌种早期筛查知情同意书基本相同）。

（三）流行病学调查

签署了《知情同意书》的参与者接受基线肺癌流行病学信息调查。由事先完成专业培训的调查人员进行。肺癌流行病学信息调查主要包括个人基本信息、肺癌的相关危险因素、家族史以及简单的健康体检，应保证调查的隐秘性和真实性。肺癌危险因素调查表见附件8-3-2。

（四）肺癌筛查流程

肺癌筛查采用低剂量螺旋CT扫描技术作为基础，目前还没有低剂量螺旋CT扫描的确切定义，推荐的“低剂量”扫描方法是120kV、≤30mAs；若BMI≥25kg/m^2，则需要40~60mAs；吸气末屏气一次完成扫描；层厚1~1.25mm；肺窗：窗宽1 500~1 600Hu，窗位-650~-600Hu；纵隔窗：窗宽350Hu，窗位25Hu。

1. 肺癌低剂量螺旋CT基线筛查通常将LDCT筛查发现的结节分为两类。

(1) 肯定良性结节或钙化结节：其特征为边界清楚，密度高，可见弥漫性钙化、中心钙化、层状钙化或爆米花样钙化。

(2) 性质待确定结节：通常指非钙化结节，对于此类的结节随诊至少需要2年，对非实性钙化结节的随诊时间需要更长时间。

美国国家综合癌症网络（NCCN）指南推荐基线CT检出的结节随诊方案如下。

(1) 实性或部分实性非钙化结节：①直径<6mm的1个及多个LDCT至少2年；②直径6~8mm，3个月内复查LDCT，仍无增大，则建议6个月内复查LDCT，仍无增大，进入下一年度复查队列；结节增大，建议外科手术；③直径>8mm，建议PET/CT检查，若不怀疑恶性，则3个月后复查LDCT；若怀疑恶性，建议活检或手术治疗。

(2) 非实性结节：①直径≤5mm非实性结节年度复查至少2年；如果增大或实性成分增加，建议3~6个月后复查或考虑外科手术。②直径>5~10mm，6个月内复查LDCT，结节无增大，进入年度复查；结节增大，建议外科手术。③直径>10mm，3~6个月内复查LDCT，结节无增大，则建议6~12个月内复查、活检或外科手术；结节增大，或变为实性或部分实性结节，则建议外科手术。

2. 肺癌低剂量螺旋CT年度复查阳性结果

(1) 新发现的实性或部分实性非钙化结节。

(2) 新发现的非实性结节。

(3) 基线筛查发现的非钙化结节体积增大，包括整个结节增大、结节实性部分增多和非实性结节中出现实性成分。

对各种结果的处理如下。①对于新发现疑似炎性病灶，抗感染治疗1~2个月后LDCT复查：如果新结节部分吸收，影像随诊至吸收或稳定，则进入下一年度复查队列；若复查病灶未吸收或体积增大，建议PET/CT。建议PET/CT检查，若不怀疑恶性，则3个月后复查LDCT；若怀疑恶性，建议活检或手术治疗。②对于新发现的实性或部分实性或非实性结节按照基线LDCT筛查方案。

基线CT检出的实质性结节随访方案图，如图8-3-1。年度复查流程CT检出的实质性结节随访方案图，如图8-3-2。

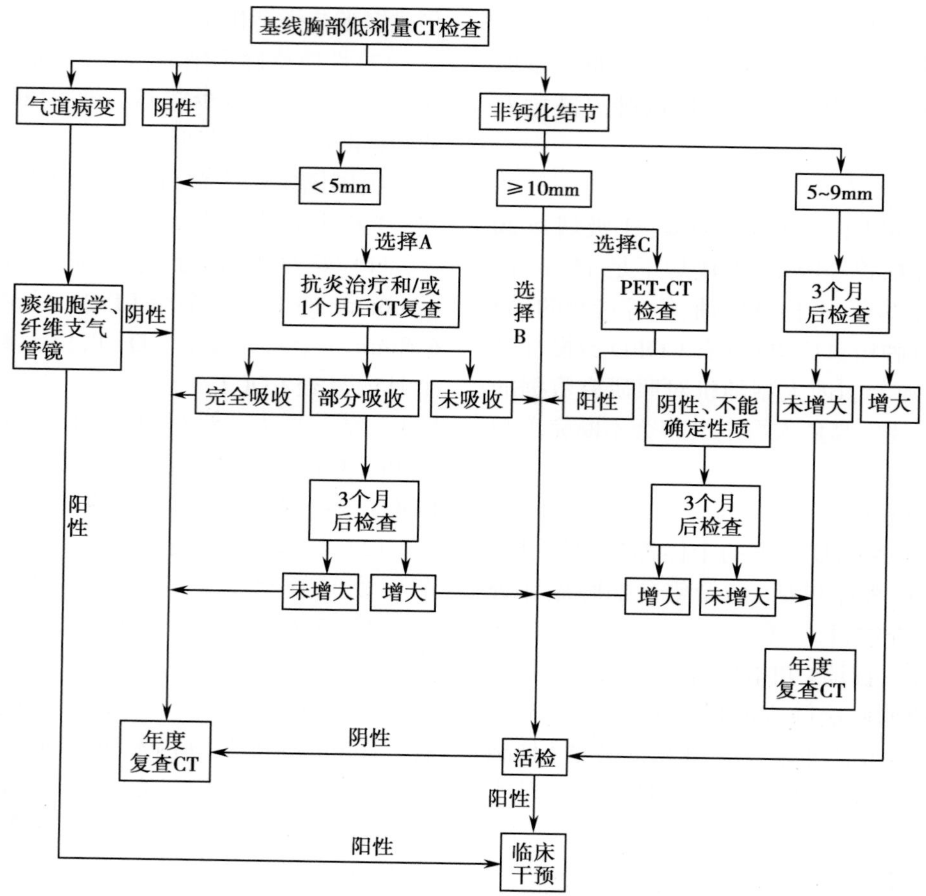

图 8-3-1 基线 CT 检出的实质性结节随访方案图

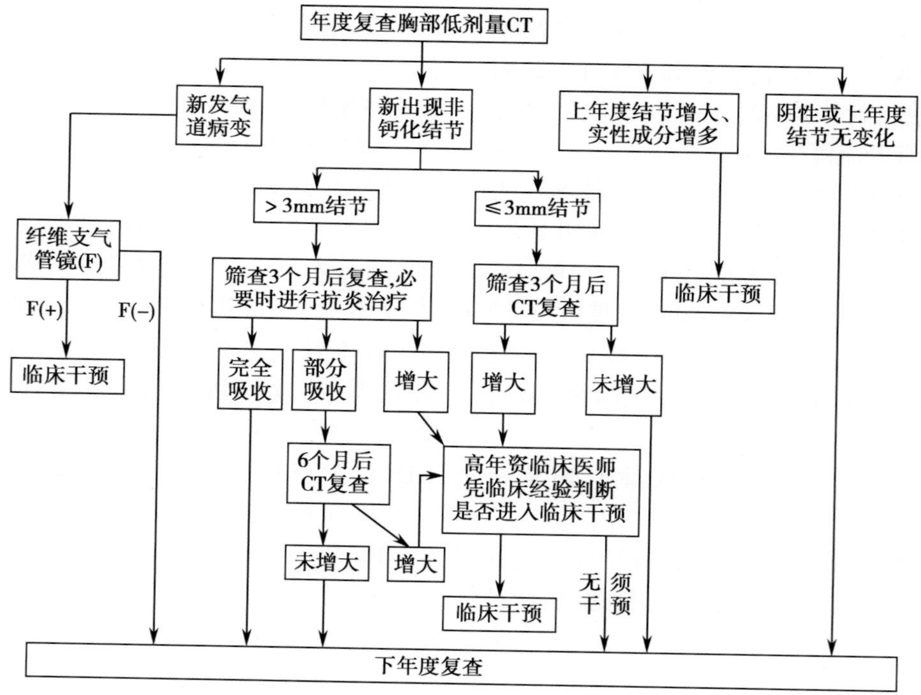

图 8-3-2 年度复查流程 CT 检出的实质性结节随访方案图

附件 8-3-1

知情同意书

姓名______________　　　ID □□□□□□□□□□□□

肺癌在 20 世纪末成为世界范围的首要癌症死因，其发病率和死亡率均位于各恶性肿瘤之首。早期诊断肺癌是解决肺癌死亡率居高不下的重要途径，在高危人群中进行肺癌筛查是早期发现、早期诊断、早期治疗肺癌的有效手段。

一、筛查流程

我们首先需要了解您的一般情况、医疗情况、药物治疗史和危险因素暴露史等。然后，您将接受一次胸部低剂量螺旋 CT 扫描（也就是所谓的基线筛查）。如果 CT 扫描结果为阴性，建议您每年接受一次胸部低剂量螺旋 CT 扫描，如果 CT 扫描结果为阳性，我们将会根据发现的情况建议您接受 CT 扫描、抗生素治疗、PET/CT 检查或者活组织检查。

二、参加检查的危险性

在整个筛查流程中，您将会受到一定剂量的 X 射线照射，这种剂量的 X 射线照射一般情况下对人体是无害的。另外，影像学手段有一定的敏感性和特异性，通过影像学方法诊断肺癌可能会出现假阳性和假阴性情况的发生，这些结果在目前的技术水平下尚不能完全避免。

三、参加检查的好处

参加肺癌筛查计划能够发现早期肺癌病变，通过接受早期手术治疗，肺癌的生存率会大大提高。另外，对于筛查中发现的可疑病变，筛查的医疗机构会优先安排您接受相应的专家会诊、随访和治疗。

四、保密性

筛查机构将对您的资料进行保密，也将储存本项目所取的活检标本，并可能在以后的研究中使用，活检标本上贴有带编码的标签，不会出现您的姓名，您的所有信息将会保密。

五、自愿原则

您的参加完全出自自愿，并且在任何时间都有退出的权利。如果您对本筛查有任何疑问，可以与当地参与筛查的医疗机构联系。

六、自我声明

我已充分理解了这份知情同意书，我同意参加这次筛查。

参加者签字：________________　　　　　　　日期：________________

七、医生声明

我已经向筛查对象宣读和解释了这份知情同意书。他已经理解并同意参加本项目。

医生签字：__________________　　　　　　　日期：________________

附件 8-3-2

肺癌筛查计划危险因素调查表

调查表编号：

一、受检者一般情况

姓名	性别	出生年月
民族	籍贯	职业
家庭电话		手机
身份证号		电子邮箱
工作单位		
家庭住址		

调查日期：　　年　　月　　日　　　　调查员：

核查日期：　　年　　月　　日　　　　核查员：

1. 受检者姓名：

2. 性别：(1)男　(2)女

3. 出生日期：　　年　　月

4. 实足年龄(岁)：

5. 婚姻状况：(1)未婚　(2)已婚　(3)离婚　(4)丧偶　(5)其他

6. 文化程度：(1)不识字　(2)小学　(3)中学　(4)大专　(5)本科及以上

7. 职业：

8. 是否从事以下工种：(0)否

(1)冶金　(2)矿山　(3)化工　(4)建筑　(5)机电　(6)塑料　(7)印染

(8)纺织　(9)制革　(10)油漆　(11)司机　(12)厨师　(13)其他

9. 职业接触：(0)否

(1)甲醛　(2)苯　(3)金属粉末　(4)石棉　(5)煤、粉尘　(6)其他

10. 身高(cm)：

11. 体重(kg)：

12. 目前您的家庭共同生活的人数：

13. 目前您家庭经济每月总收入(元)：

二、生活方式

1. 吸烟

1.1　您吸烟吗？(1)是(2)否

1.2　您吸烟的类型是　(1)纸烟(2)雪茄(3)其他

1.3　您共吸了多少年烟？

1.4　您平均每天吸烟多少支？

1.5　如果戒烟，您戒了几年？

2. 被动吸烟

2.1　与您同住的家人在家吸烟吗？　(1)是　(2)否

2.2　在您工作场所内有同事吸烟吗？(1)是　(2)否

2.3　您工作、生活的环境中　(1)常有烟雾　(2)满室烟雾

2.4　您在有烟雾的环境中生活了多少年？

3. 饮酒

3.1　您饮酒吗？(1)否　(2)是

3.2　主要饮酒类型：(1)白酒　(2)啤酒　(3)红酒　(4)都饮

3.3　您共饮了多少年？

3.4　您平均每周饮多少量酒？

3.5　如果您戒酒，戒了多少年？

4. 体育锻炼

您参加体育锻炼吗？(1)从不　(2)偶尔　(3)经常　(4)每天坚持

5. 居住环境

5.1　您的居住地靠近：(1)城市干道　(2)工厂　(3)城市近郊　(4)农村

5.2　您在目前环境居住了多少年？

6. 饮食习惯

6.1　做饭时住房内油烟情况：(1)无烟　(2)少许　(3)较多

6.2　目前您经常食用下列哪种食用油？

(1)花生油　(2)植物调和油　(3)动物油

6.3　您经常吃这些食品(动物肉类、禽蛋、河海鱼虾、奶及奶制品、豆及豆制品、新鲜蔬菜)吗？

(1)很少吃　(2)有时吃　(3)经常吃

6.4　下列食品您喜欢并经常吃吗？油炸食品(油条等)；烟熏食品(熏肉、鱼等)；腌晒食品(酸菜、泡菜等)；炙烘烤食品(烤鸡、肉等)；盐渍食品(咸菜、咸鱼肉等)；腊味食品(腊肠等)

(1)很少吃　(2)有时吃　(3)经常吃

6.5　您家常用爆炒煎炸的烹调方法吗？

(1)很少　(2)有时　(3)经常

7. 心理和情绪

7.1　您是行动果断，取进心强，易激动的性格吗？(1)是　(2)否

7.2　您的睡眠好吗？(1)好　(2)偶尔失眠　(3)经常失眠

7.3　您是否感到心烦、胸闷、压抑？(1)经常　(2)偶尔　(3)没有

7.4　您和同事、领导的关系好吗？(1)良好　(2)一般　(3)较差

7.5　您的婚姻生活如何？(1)和谐　(2)一般　(3)不和谐　(4)破裂

7.6　近些年有无较大的精神创伤：(1)有　(2)无

7.7　是什么创伤？(1)工作失意　(2)亲人去世　(3)家庭不和或破裂　(4)意外事故　(5)其他

8. 呼吸系疾病史

8.1　您有呼吸系统疾病史吗？(1)有　(2)否

8.2　如果有请问是哪种或是哪几种？

肺结核　(1)有　(2)否

慢性支气管炎　(1)有　(2)否

肺气肿、肺心病　(1)有　(2)否

哮喘　(1)有　(2)否

硅沉着病、尘肺病　(1)有　(2)否

8.3　如果有未列出的，请写在此处______

8.4　最近一年中，你是否出现过咳嗽加重、痰中带血或者体重下降等情况？

(1)有　(2)否

8.5　如果有，你去看过医生吗？(1)有　(2)否

8.6　治疗以后情况好转了吗？(1)有　(2)否

8.7　最近一次拍胸片是在什么时候？(　　年　　月)

8.8　最近一次肺部 CT 扫描是什么时候？（　　　年　　　月）

9. 肿瘤病史及遗传史

9.1　您曾被诊断过肿瘤吗？（1）有　（2）否

9.2　什么时候被诊断的？（　　　年　　　月）

9.3　是什么肿瘤？

9.4　家族中有人得过肺癌吗？（1）有　（2）否

如果有，和您的关系是什么？

一级亲属（父子、母子、兄弟姐妹）（1）有　（2）否

二级血缘（祖孙、姑叔侄、姨舅甥）（1）有　（2）否

三级血缘（堂表兄妹、曾祖父母）（1）有　（2）否

10. 健康观念调查

1. 您认为肺癌与吸烟有关吗？（1）有　（2）否　（3）不知道
2. 您认为肺癌与空气污染有关吗？（1）有　（2）否　（3）不知道
3. 您认为戒烟可以多大程度降低肺癌的发病率？
（1）很显著　（2）有些作用　（3）作用不大　（4）不知道
4. 您还知道哪些肿瘤与吸烟有关？
5. 您所知道的威胁最大的肿瘤有哪些？
6. 您认为肿瘤会遗传吗？（1）有　（2）否　（3）不知道
7. 您认为有肿瘤会传染吗？（1）有　（2）否　（3）不知道
8. 您认为早期诊断、早期治疗肿瘤会不会获得痊愈？（1）有　（2）否　（3）不知道

以下项目应在调查结束时填写

1. 调查对象：（1）病例　（2）对照　（3）正常人群
2. 如果是病例，确诊的时间是：　年　月　日（□□ / □□ / □□）
3. 诊断名称 ICD 编码：□□□ . □
4. 诊断的依据：（1）临床　（2）影像　（3）生化　（4）病理　（5）不详
5. 调查的病例是否还健在？（1）健在　（2）已去世
6. 如果已去世，去世的时间是　年　月　日（□□ / □□ / □□）
7. 如果是对照，是患者的：（1）配偶　（2）同胞　（3）同事　（4）邻居　（5）其他

调查员对调查的评价：（1）可信　（2）基本可信　（3）不可信

调查指导员或审阅人印象：（1）可信　（2）基本可信　（3）不可信

（徐志坚　吴　宁）

参考文献

1. 中华医学会放射学分会心胸学组. 低剂量螺旋 CT 肺癌筛查专家共识 [J]. 中华放射学杂志, 2015, 49 (5): 328-335.
2. WOOD D E, KAZEROONI E, BAUM S L, et al. Lung cancer screening featured updates to the NCCN guidelines [J]. J Natl Compr Canc Netw, 2015, 13 (1): 23-34.
3. FLEHINGER B J, MELAMED M R, ZAMAN M B, et al. Early lung cancer detection: results of the initial (prevalence) radiologic and cytologic screening in the Memorial Sloan-Kettering study [J]. Am Rev Respir Dis, 1984, 130 (4): 555-560.
4. KUBIK A, PARKIN D M, KHLAT M, et al. Lack of benefit from semi-annual screening for cancer of the lung: follow-up report of a randomized controlled trial on a population of high-risk males in Czechoslovakia [J]. Int J Cancer, 1990, 45 (1): 26-33.
5. OKEN M M, HOCKING W G, KVALE P A, et al. Screening by chest radiograph and lung cancer mortality: the Prostate, Lung, Colorectal, and Ovarian (PLCO) randomized trial [J]. JAMA, 2011, 306 (17): 1865-1873.
6. HENSCHKE C I, MCCAULEY D I, YANKELEVITZ D F, et al. Early Lung Cancer Action Project: overall design

and findings from baseline screening [J]. Lancet, 1999, 354 (9173): 99-105.
7. HENSCHKE C I, BOFFETTA P, GORLOVA O, et al. Assessment of lung-cancer mortality reduction from CT screening [J]. Lung Cancer, 2011, 71 (3): 328-332.
8. VANIERSEL C A, DE KONING H J, DRAISMA G, et al. Risk-based selection from the general population in a screening trial: selection criteria, recruitment and power for the Dutch-Belgian randomised lung cancer multi-slice CT screening trial (NELSON)[J]. Int J Cancer, 2007, 120 (4): 868-874.
9. OUDKERK M, HEUVELMANS MA. Screening for lung cancer by imaging: the Nelson study [J]. JBR-BTR, 2013, 96 (3): 163-166.
10. WOOD D E, KAZEROONI E, BAUM S L, et al. Lung cancer screening, version 1. 2015: featured updates to the NCCN guidelines [J]. J Natl Compr Canc Netw, 2015, 13 (1): 23-34.
11. MACMAHON H, AUSTIN J H, GAMSU G, et al. Guidelines for management of small pul monary nodules detected on CT scans: a statement from the Fleischner Society [J]. Radiology, 2005, 237 (2): 395-400.
12. NAIDICH D P, BANKIER A A, MACMAHON H, et al. Recommendations for the management of subsolid pulmonary nodules detected at CT: a statement from the Fleischner Society [J]. Radiology, 2013, 266 (1): 304-317.

第四章　乳腺癌早期筛查与风险管理

第一节　乳腺癌概述

乳腺癌作为女性最常见的恶性肿瘤，在世界范围内发病率均呈上升趋势，严重威胁女性健康，位居女性恶性肿瘤发病率首位。临床若能早期发现、诊断乳腺癌，治愈率几乎可达 100%，因此乳腺癌的早期发现及诊断对于提高治愈率及改善患者预后具有十分重要的意义。乳腺癌筛查，尤其是对高危人群进行的乳腺癌筛查，是早期发现、早期诊断、早期治疗乳腺癌的重要手段。因此，制定规范化乳腺癌筛查方案，对降低乳腺癌发病率、死亡率，延长乳腺癌生存期，降低治疗费效比具有重要意义。

一、乳腺癌的发病特点

（一）乳腺癌的自然发展史

乳腺癌是女性最常见的恶性肿瘤，对乳腺癌的外科治疗及辅助治疗历史久远。乳腺癌的自然发展过程十分漫长，主要可分为隐匿性乳腺癌阶段、早期乳腺癌阶段、进展期乳腺癌阶段及晚期乳腺癌阶段。

1. 隐匿性乳腺癌阶段　该阶段为乳腺癌的癌前病变阶段，20 世纪末“乳腺癌多阶段发展模式”的提出，指出了正常乳腺上皮细胞向恶性转化经历了增生、非典型增生、原位癌到浸润性癌的渐进过程。乳腺上皮细胞由增生发展到原位癌的过程需要 6~20 年。

2. 早期乳腺癌阶段　癌细胞是开始突破乳腺导管上皮基膜，并向乳腺间质浸润的时期。这一时期的病变处于乳腺癌临床的早期阶段，癌局限于乳腺、无远处转移、无或甚少淋巴结转移，经局部治疗后，90% 以上的患者可获得长期生存。

3. 进展期乳腺癌　该阶段癌细胞广泛向乳腺间质浸润，肿瘤发展较快，肿瘤直径较大（>5cm），该期乳腺癌虽经过积极治疗，其预后仍很差。

4. 晚期乳腺癌　该阶段乳腺癌已发展到很严重的程度，多数患者会出现不同程度的转移性癌，主要向肺、肝、骨等部位转移，严重危及患者生命。

（二）乳腺癌流行病学特征

乳腺癌已成为中国女性恶性肿瘤发病与死亡的主要原因。近年来，发病率与死亡率逐年升高，但与其他国家、地区相比，中国女性乳腺癌发病率仍处于相对较低水平。世界卫生组织国际癌症研究中心发布的全球肿瘤流行病统计数据显示，全球每年新增乳腺癌病例达 226 万例，死亡 68.5 万例。研究显示，我国乳腺癌发病年龄高峰出现在 41~50 岁，绝经前发病率较高，早于西方国家 10~20 年，病理类型以浸润性导管癌为主。近年来，我国早期乳腺癌及微小肿瘤的发现率逐年升高，手术范围逐渐缩小，辅助治疗趋于规范化。

从地理分布范围看，北美、北欧地区是乳腺癌高发区，多数亚洲国家和非洲国家属于乳腺癌低发区，在中国，乳腺癌居女性恶性肿瘤发病率首位；不同区域乳腺癌的发病率差异很大，特别是城市与农村发病率的差异很大，如北京、上海、广州等经济发达城市，乳腺癌发病率上升更快，这可能与“西方化”的生活方式有关。

从人群分布看，人群中乳腺癌发病以女性居多，男性少见，男性乳腺癌仅占 1% 左右。从年龄组来看，乳腺癌发病率随着年龄的增加而上升，绝经后可稍降低。近年，乳腺癌的发病有向年轻者发展的趋势，且越年轻的乳腺癌患者，预后越差。在种族特点上，乳腺癌的发病率也存在一定差异，如白人比黑人发病率高，我国汉族人发病率比少数民族高。

二、乳腺癌的危险因素

明确乳腺癌的危险因素，可为有效防治乳腺癌发生及发展提供科学依据。研究发现，高 BMI、乳腺良性疾病史、月经初潮过早、绝经过晚、生存压力大、乳腺癌家族史及肿瘤家族史是我国女性乳腺癌发病危险性增加的密切相关危险因素。未生育或无活胎生育史及未哺乳或哺乳时间短与乳腺癌发病危险性增加相关。此外，服用避孕药是否会增加乳腺癌发病的危险性尚存在争议，情感挫折对其影响也逐渐受到关注。

(一) 乳腺良性病史

乳腺良性病史是否会增加乳腺癌患病风险，尚存在争议。以乳腺囊性增生和乳腺纤维腺瘤为主的乳腺良性病变一直被认为不会增加乳腺癌的发病风险，但近年来的一些研究发现，乳腺良性病史是易于发生乳腺癌的危险因素。

(二) 月经史及生育史

月经初潮年龄过早、绝经年龄晚、行经时间短是乳腺癌的重要危险因素。有研究认为，初潮年龄在12岁以前者，相较于13岁以后者患乳腺癌的危险可增加4倍以上。高雌激素水平是乳腺癌高危因素之一，暴露于高雌激素水平的周期越长，危险性越大。雌酮、雌二醇、雌三醇主要作用于乳腺导管，可导致乳腺导管上皮细胞的增殖和癌变。绝经年龄晚会增加乳腺癌的危险性。女性绝经后，乳腺癌发病率降低。研究证明，未婚未孕是乳腺癌的危险因素，有人认为哺乳次数及月数多为乳腺癌的保护因素。

(三) 乳腺癌家族史

早已有研究证明，乳腺癌家族史为患乳腺癌的高危因素，乳腺癌具有明显的家族遗传倾向。遗传基因中最引人注目的是 *BRCA1* 基因。一部分患者罹患乳腺癌是由其父母通过特异的遗传基因(*BRCA1/BRCA2* 基因)遗传下来的。这些基因所导致的结构或功能异常，会使其携带者乳腺癌发病危险度远高于一般人群。已有研究证明，70%~85%的 *BRCA1/BRCA2* 基因突变携带者，在其一生中将发展成乳癌患者。30岁以下妇女中，超过25%的乳癌患者是由于一个遗传基因的突变引起的。遗传基因的发现可在分子水平早期诊断乳腺癌，可早期采取预防措施，减少乳腺癌的死亡率。

(四) 外源性因素

高脂饮食、体型肥胖可能会增加乳腺癌的患病风险。此外，长期焦虑、精神紧张、生活压力过大、情感挫折均会导致自主神经功能紊乱，免疫功能抑制，机体内环境失调，最终将影响机体抗癌机制功能，导致乳腺癌危险性增高。长期服用避孕药物、吸烟等因素是否会增加乳腺癌的患病风险，还需要进一步探讨。

第二节　乳腺癌的早期筛查

一、乳腺癌筛查的循证医学证据

随着循证医学(evidence-based medicine，EBM)的不断发展，要求临床医生的治疗计划必须建立在最新、最有力的临床研究证据基础之上。由于目前对乳腺癌仍缺乏有效的病因学预防手段，因此，乳腺癌筛查在早期诊断、早期治疗中显得尤为重要。大量研究表明，乳腺癌的筛查是近年来一些国家乳腺癌死亡率下降的主要原因之一。有效的筛查能够提高乳腺癌的发现率，发现更多的早期乳腺癌，提高乳腺癌的治愈率，减少辅助治疗措施，提高患者生存质量。为此，世界卫生组织已将乳腺癌列为应开展人群筛查的癌症类别之一。

二、筛查手段的评价

目前常用的乳腺癌筛查手段包括临床乳腺检查、乳腺超声检查、乳腺钼靶检查及磁共振成像等手段。这些筛查手段和适用人群各不相同。

(一) 临床乳腺检查

该项检查为临床上不可缺少的乳腺检查方法，是其他各种影像学检查的基础。主要包括乳房的视诊和触诊，以此来检查乳房的形态、乳房皮肤表面的情况、乳头乳晕的情况、乳房肿块、乳头溢液等情况；还要对区域淋巴结检查及全身检查。通过全面的临床乳腺检查，可以初步判断可触知乳腺肿物的性质。

1. 视诊　主要观察乳房外观、大小，比较双侧乳房是否对称，观察乳房皮肤的色泽，局部皮肤有无红肿、湿疹、破溃、浅静脉怒张，有无“橘皮征”“酒窝征”等，观察乳头有无畸形、异常抬高、偏斜或凹陷、乳头糜烂，乳晕颜色有无异常、有无湿疹样改变，观察有无乳房肿物，有无乳头溢液，并详细观察乳头溢液的颜色、性质、单双侧、单孔或多孔等。

2. 触诊　需要全面检查双侧乳房、腋窝及锁骨上下区域。检查有无乳房肿物、皮肤增厚、皮肤异常等改变，如发现肿物，需要详细了解肿物的位置、形态、大小、数目、硬度、活动度以及与周围组织的关系。最后，需要详细了解区域淋巴结情况，对双侧腋窝及锁骨上下区淋巴结进行详细检查。

（二）乳腺超声检查

乳癌超声诊断的准确率为85%~92%。乳腺超声检查用以确定乳房内有无肿物及其大小、位置，观察肿物的囊实性，边界、有无包膜、血流状况，鉴别肿物的良恶性。

1. 乳腺超声的优点　无放射性，对于年轻女性、致密型乳腺、妊娠哺乳期乳腺更为适合，普查随访更为方便；可以鉴别囊实性；可以清楚显示乳腺组织层次，定位准确；对于一些触诊阴性的肿物，还可应用超声引导下介入技术行乳腺肿物的细胞学和组织活检等检查，显示腋窝及锁骨上淋巴结等周边组织情况。

2. 乳腺超声检查的缺点　对微小钙化灶及肿块毛刺显示不清，与操作者的经验和技巧相关，易受主观因素影响，客观性相对差。

3. 检查注意事项　检查前一般无须特殊准备。检查时嘱受检者手臂尽量上抬外展，充分暴露乳房及腋下，对乳头、乳晕及乳腺四个象限进行全面检查，注意检查范围全面，不要漏检，同时应检查腋下淋巴结情况。如筛查时发现病变区域，应于全面检查后，对病变区域进行重点超声检查，检查内容包括：病变的位置、大小或范围的测定，边界、边缘、形状、血流状况，内部及后方回声、钙化及周围皮肤，胸肌及韧带等结构的变化。

（三）乳腺钼靶X线摄影检查

乳腺钼靶X线摄影检查（乳腺钼靶检查）已经成为乳腺癌诊断、筛查及随访过程中最常用的方法。其能清晰显示乳腺各层组织，发现乳腺增生、各种良恶性肿瘤以及乳腺组织结构紊乱，可观察到微小钙化点及钙化簇，是早期发现、诊断乳腺癌的有效手段。对于临床触诊阴性的，以微小钙化簇为唯一表现的早期乳腺癌具有特征性诊断意义。但乳腺X线检查对致密型乳腺腺体中病灶显像差，乳腺癌的漏诊率偏高，且年轻女性腺体致密，实性小病灶难以分辨，不宜选乳腺钼靶检查。有报道称，过早、过频接触乳腺X线可能提高乳腺癌的发病率。

在乳腺钼靶检查之前，医护人员需要耐心向受检者解释拍片过程以及拍片时夹板压迫乳房给受检者带来的不适，使之放松，从而获得受检者理解并配合，获得高质量的乳腺钼靶X线片。乳腺钼靶检查的常规投照体位为双侧内外斜位（MLO位）及头尾位（CC位）。

1. MLO位片　乳房被推向前上，乳腺实质充分展开。胸大肌可见，下缘达乳头水平，乳头在切线位，绝大部分乳腺实质显示在片中。

2. CC位片　乳房在片子中央，乳头切线位，小部分胸大肌可见，内侧乳腺组织充分显示。

3. 其他位片　如果MLO位及CC位显示不良或未包括的乳腺实质，可根据病灶位置选择外内位（LM）、内外位（ML）、内侧头足轴位（MCC）、外侧头足轴位（LCC）、尾叶位（CLEO）及乳沟位进行补充。

（四）磁共振成像

该检查技术依据磁共振原理，绘制物体内部图像。因此，MRI获得的图像清晰而精细，分辨率高，能够更加客观而具体地显示乳腺的结构，对病灶进行更好的定位和定性，在早期乳腺癌的诊断中具有很大的应用价值。当乳腺钼靶检查或超声检查不能确定病变性质时，可以采用MRI进一步检查，通过观察强化病变的结构以及动态变化有助于乳腺病变的良恶性鉴别，还可用于评估病变范围。通常超声对乳腺疾病的检查与乳腺X线检查互为补充，可以解决绝大部分病灶的诊断，至今仍是乳腺疾病诊断的金标准。

MRI检查前应充分了解受检者一般情况、症状和体征、家族史、高危因素等情况。由于正常乳腺组织强化在月经周期的分泌期最为显著，因而推荐行乳腺癌筛查时，MRI检查尽量安排在月经周期的第2周。检查时，被检查者取俯卧位，双侧乳房自然垂于乳腺线圈中央。MRI检查推荐采用高场1.5T及以上的扫描机，以获得较好的信噪比和脂肪抑制效果。同时，需采用专用的乳腺线圈。MRI检查的禁忌证：妊娠期女性；体内装有起搏器、外科金属夹等铁磁性物质及其他不得接近强磁场者；幽闭恐惧症患者；对造影剂过敏者。

在受检者接受乳腺超声、钼靶及MRI检查后，需要对其进行完整的分类和评估，通常采用美国放射学会（American College of Radiology，ACR）制定的BI-RADS分类法。

1. BI-RADS 0级　现有影像未能完成对病灶的评价，需进一步检查或与以往的影像片对比。

2. BI-RADS Ⅰ级　正常，乳腺摄片无异常发现，即双侧乳腺对称，无肿块、结构扭曲或可疑性钙化灶。

3. BI-RADS Ⅱ级　良性发现，存在明确的良性病灶。包括伴钙化的纤维腺瘤、脂肪瘤、乳腺囊肿、乳腺内淋巴结、血管钙化、植入物或与既往手术相关的结构扭曲等。

4. BI-RADS Ⅲ级　可能良性的病灶，包括

①触诊阴性、边缘清晰不伴钙化的实性肿块；②局部不对称性致密，局部压迫时部分变淡；③成簇的圆形或针尖样钙化。此类病癌变的阳性预测值<2%。

5. BI-RADS Ⅳ级（Ⅳa 级倾向恶性可能性低；Ⅳb 级：倾向恶性可能性中等；Ⅳc 级：倾向恶性可能性高） 可疑恶性的病灶，不具备典型恶性特征，如边界部分不清的肿块、不规则肿块、一簇细小多形性钙化、局部结构紊乱等。此类病灶癌变的阳性预测值为 20%~40%。

6. BI-RADS Ⅴ级　高度可疑恶性的病灶，有典型乳腺癌的影像特征，如边缘带毛刺、不规则高密度肿块，区段或线形、分枝状排列的钙化或以上表现合并存在。此类病灶癌变的阳性预测值>75%。

7. BI-RADS Ⅵ级　活检已证实为恶性而又在治疗前的病灶。

（五）目前证据不支持的检查方法

近红外线扫描、核素扫描、导管灌洗等检查作为乳腺癌筛查方法。

三、乳腺癌筛查路径的实施及管理

（一）乳腺癌筛查的目标人群

乳腺癌的筛查分为机会性筛查及群体筛查，前者指妇女个体主动或自愿到医疗机构进行相关检查；后者指社区或单位实体有组织地为适龄妇女提供乳腺检查。机会性筛查一般建议 40 岁开始，但对于一些乳腺癌高危人群可将筛查年龄提前到 20 岁；国际上推荐的群体筛查年龄从 40~50 岁开始。

（二）乳腺癌高危人群定义

1. 有明显乳腺癌遗传易感性的人群

（1）具有血缘关系的亲属中有 *BRCA1/BRCA2* 基因突变的携带者。

（2）符合以下 1 个或多个条件的乳腺癌患者：发病年龄 ≤45 岁；发病年龄 ≤50 岁的乳腺癌患者并且有 1 个具有血缘关系的近亲也为发病年龄 ≤50 岁的乳腺癌患者和 / 或 1 个及以上的近亲为任何年龄的卵巢上皮癌、输卵管癌、原发性腹膜癌患者；单个个体患 2 个原发性乳腺癌，并且发病年龄 ≤50 岁；发病年龄不限，同时 2 个或 2 个以上具有血缘关系的近亲属患有任何发病年龄的乳腺癌和 / 或卵巢上皮癌、输卵管癌、原发性腹膜癌患者；具有血缘关系的男性近亲患有乳腺癌；合并有卵巢上皮癌、输卵管癌、原发性腹膜癌的既往史。

（3）卵巢上皮癌、输卵管癌、原发性腹膜癌患者。

（4）男性乳腺癌患者。

（5）具有以下家族史：具有血缘关系的一级或二级亲属中符合以上任何条件；具有血缘关系的三级亲属中有 2 个或以上乳腺癌患者（至少有 1 个发病年龄 ≤ 50 岁）和 / 或卵巢上皮癌、输卵管癌、原发性腹膜癌患者。

2. 既往有乳腺导管或小叶中、重度不典型增生或小叶原位癌患者。

3. 既往行胸部放疗者。

（三）知情同意

所有参加筛查的个体都必须经过知情同意程序。该程序包括向希望参加乳腺癌筛查的对象讲解筛查的目的、意义以及参加筛查的获益和可能的危险，解答各种相关问题，详细说明乳腺癌筛查的相关细节，最后在自愿的原则下签署知情同意书。

四、乳腺癌筛查实施及流程

建议对乳腺癌高危人群筛查年龄提前至 20 岁，筛查间期推荐每年 1 次，筛查手段除了应用一般人群常用的临床查体、超声和乳腺 X 线检查之外，还可以应用 MRI 等影像学手段。

对于一般人群妇女，一般不推荐对 20~39 岁非高危人群进行乳腺癌筛查。对 40~49 岁女性，适合机会性筛查，每年行 1 次乳腺钼靶检查，应与临床查体相结合，对致密型乳腺推荐与超声检查联合；对 50~69 岁女性，适合机会性筛查和群体筛查，每 1~2 年行 1 次乳腺钼靶检查，应与临床查体相结合，对致密型乳腺推荐与超声检查联合；对 70 岁及以上女性，适合机会性筛查，每 2 年行 1 次乳腺钼靶检查，应与临床体检相结合，对致密型乳腺推荐与超声检查联合。乳腺癌筛查流程如图 8-4-1，乳腺癌筛查危险因素调查表见附件 8-4-1。

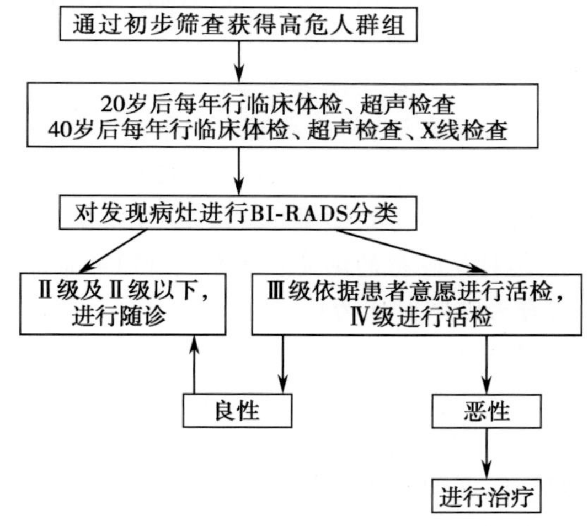

图 8-4-1　乳腺癌筛查流程图

附件 8-4-1

乳腺癌筛查危险因素调查表

调查表编号□□□□□□

调查日期：　　年　　月　日　　　　　　调查员：

一、被查者一般情况

姓名	性别	出生年月
民族	籍贯	职业
家庭电话		移动电话
身份证号		电子邮箱
工作单位		
家庭住址		

二、基本情况

1. 您的户口所在地:(1)城市　(2)农村
2. 您的民族：
3. 您的职业：
4. 您的年龄：
5. 您的家庭人口数：
6. 您的文化程度：(1)小学及以下　(2)初中　(3)高中/职业高中　(4)大学及以上
7. 您的婚姻情况：(1)未婚　(2)已婚　(3)离异　(4)丧偶　(5)其他

三、生活方式

1. 您吸烟吗：(1)从不　(2)偶尔　(3)经常(选“从不”跳至问题 1.4)

1.1　您第一次吸烟年龄：

1.2　您从第一次吸烟至现在共多少年：

1.3　您平均每天吸几支烟：

1.4　您身边的家人或同事是否经常吸烟(您是否经常被动吸烟)：(1)是　(2)否

1.5　如果戒烟,您已戒烟多少年：

2. 您是否饮酒：(1)从不　(2)偶尔　(3)经常(选“从不”跳至问题 3)

2.1　您主要饮酒类型：(1)白酒　(2)啤酒　(3)红酒　(4)都饮

2.2　您共饮酒多少年：

2.3　您平均每周饮多少量酒：

2.4　如果戒酒,您已戒酒多少年：

3. 您是否经常饮茶：(1)是　(2)否
4. 您是否经常饮咖啡：(1)是　(2)否
5. 您对您睡眠的满意度如何：(1)非常满意　(2)比较满意　(3)不满意　(4)非常不满意

您每天睡眠时间为：

6. 您是否参加体育锻炼：(1)从不参加(2)偶尔　(3)经常

6.1　如果您参加体育锻炼,锻炼频度为：(1)<3 次/周　(2)≥3 次/周

6.2　您目前的运动量：(1)<30min/d　(2)>30min/d

四、心理和情绪

1. 您是行动果断,进取心强,易激动的性格吗：(1)是　(2)否

2. 您的睡眠好吗：(1)好　(2)偶尔失眠　(3)经常失眠
3. 您是否感到心烦、胸闷、压抑：(1)经常　(2)偶尔　(3)没有
4. 您和同事、领导的关系好吗：(1)良好　(2)一般　(3)较差
5. 您的婚姻生活如何：(1)和谐　(2)一般　(3)不和谐　(4)破裂
6. 近些年有无较大的精神创伤：(1)有　(2)无
7. 是什么创伤：(1)工作失意　(2)亲人去世　(3)家庭不和或破裂　(4)意外事故　(5)其他
8. 您是内向的人吗：(1)是　(2)一般　(3)否
9. 您是急性子的人吗：(1)是　(2)一般(3)否
10. 您的生活、工作和学习压力如何：(1)非常小　(2)一般　(3)很大
11. 您对目前生活的满意度：(1)非常满意　(2)比较满意　(3)不满意　(4)非常不满意

五、婚育状况及生理状况

1. 您的婚姻情况：(1)未婚　(2)已婚　(3)离异　(4)丧偶　(5)其他
2. 您的怀孕次数：
(若未怀孕,请您直接跳至3)
2.1　若流产,您的首次流产年龄：
2.2　您的生育次数：
(若未生育,请您直接跳至2.5)
2.3　您的首次足月生育年龄：
2.4　您的孩子是否为母乳喂养：(1)是　(2)否
2.5　您是否用避孕药的方式控制生育：(1)是　(2)否
如果您应用避孕药物,共应用了多少年：
3. 您的初潮年龄：
3.1　您的月经是否规律：(1)是　(2)否
3.2　您是否有痛经：(1)是　(2)否
3.3　您的月经持续天数:您的月经间隔天数：
3.4　您最近一次月经时间：
3.5　您是否已经绝经：(1)是　(2)否
3.5.1　若已绝经,您的绝经年龄：
3.5.2　您是否使用雌激素替代品：(1)是　(2)否

六、疾病史与家族史

1. 您是否曾经诊断为乳腺良性肿瘤：(1)是　(2)否
1.1　首次诊断为乳腺肿瘤良性病的时间：
1.2　诊断为乳腺肿瘤良性病后,是否经手术治疗：(1)是　(2)否
1.3　诊断为乳腺肿瘤良性病后,是否经药物治疗：(1)是　(2)否
如经药物治疗,为何种药物：
2. 您是否曾经诊断为乳腺增生：(1)是　(2)否
3. 您是否曾经诊断为乳头溢液：(1)是　(2)否
4. 您是否曾经诊断为患有其他慢性疾病：(1)是　(2)否
4.1　若曾经诊断为患有其他慢性疾病,为何种疾病：
4.2　经何种治疗：
5. 您的一级亲属内(父母、子女、兄弟姐妹)是否患有乳腺癌：(1)是　(2)否
5.1　如有,共有几人患乳腺癌：
5.2　患乳腺癌的亲属首次发现乳腺癌的年龄：
6. 您的二级亲属内(叔伯、姑舅、姨、祖父母、外祖父母)是否患有乳腺癌：(1)是　(2)否

6.1　如有，共有几人患乳腺癌：

6.2　患乳腺癌的亲属首次发现乳腺癌的年龄：

7. 亲属内，是否有人患有其他恶性肿瘤病史：（1）是　（2）否

何种恶性肿瘤：

为何人患恶性肿瘤：

七、健康观念调查

1. 您平常是否关注乳房保健：（1）非常关注　（2）比较关注　（3）不关注

2. 您是否知道乳房自检方法：（1）是　（2）否

3. 您是否经常乳房自检：（1）是　（2）否

4. 您是否定期去医院进行乳房检查：（1）是　（2）否

5. 您认为压力是否容易导致乳腺病变：（1）是　（2）否

6. 您认为乳腺良性病变是否更容易导致乳腺癌：（1）是　（2）否

7. 您认为乳腺癌是否遗传：（1）是　（2）否

8. 您认为早期诊断、早期治疗肿瘤会不会获得痊愈：（1）是　（2）否　（3）不知道

（以下内容由调查员填写）

八、乳腺临床调查表

1. 皮肤

左侧：（1）正常　（2）酒窝征　（3）橘皮样　（4）溃疡

右侧：（1）正常　（2）酒窝征　（3）橘皮样　（4）溃疡

2. 乳头

左侧：（1）正常　（2）上抬　（3）凹陷　（4）糜烂

右侧：（1）正常　（2）上抬　（3）凹陷　（4）糜烂

3. 溢液

左侧：（1）无　（2）单管　（3）多管　（4）浆液性　（5）乳样　（6）血性

右侧：（1）无　（2）单管　（3）多管　（4）浆液性　（5）乳样　（6）血性

4. 肿块

左侧：（1）无　（2）外上　（3）外下　（4）内上　（5）内下　（6）中央

右侧：（1）无　（2）外上　（3）外下　（4）内上　（5）内下　（6）中央

5. 大小

左侧：（1）<2cm　（2）2~5cm　（3）>5cm

右侧：（1）<2cm　（2）2~5cm　（3）>5cm

6. 形状

左侧：（1）圆形　（2）椭圆形　（3）分叶状　（4）不规则

右侧：（1）圆形　（2）椭圆形　（3）分叶状　（4）不规则

7. 质地

左侧：（1）软　（2）较硬　（3）硬

右侧：（1）软　（2）较硬　（3）硬

8. 边缘

左侧：（1）清晰　（2）不清晰

右侧：（1）清晰　（2）不清晰

9. 表面

左侧：（1）光滑　（2）不光滑

右侧：（1）光滑　（2）不光滑

10. 活动度
左侧：(1)活动　(2)较差　(3)固定
右侧：(1)活动　(2)较差　(3)固定
11. 腋窝淋巴结
左侧：(1)有　(2)无
右侧：(1)有　(2)无
12. 身高(cm)：
13. 体重(kg)：
14. 血压(mmHg)：

九、乳腺超声报告

1. 乳腺背景回声结构：(1)均质 - 脂肪型　(2)均质 - 纤维结节型　(3)不均质型
2. 乳腺肿物：(1)无　(2)有
3. 肿物侧别：(1)左侧　(2)右侧　(3)双侧
4. 肿物大小：______cm×______cm×______cm
5. 肿物方位：
左侧：(1)外上　(2)外下　(3)内上　(4)内下　(5)中央
右侧：(1)外上　(2)外下　(3)内上　(4)内下　(5)中央
6. 肿物特点：(1)囊性　(2)实性　(3)囊实性
7. 回声特点：(1)无回声　(2)低回声　(3)中等回声　(4)高回声　(5)混合回声
8. 纵横比：(1)无失调(<1)　(2)失调(>1)
9. 形状：(1)圆形　(2)椭圆形　(3)分叶状　(4)规则
10. 边界：(1)清晰　(2)欠清　(3)毛刺
11. 后方回声：(1)衰减　(2)增强　(3)混合回声　(4)无明显变化
12. 钙化：(1)无　(2)微钙化　(3)粗大钙化
13. 血流信号：(1)无　(2)点状血流信号　(3)丰富血流信号
14. 腋窝淋巴结：(1)无　(2)有
15. 腋窝淋巴结数目：(1)单发　(2)多发
16. 腋窝淋巴结大小：____cm×____cm
17. 腋窝淋巴结皮髓质结构：(1)清晰　(2)不清晰
18. 结论：BI-RADS(0级、1级、2级、3级、4级、5级、6级)
检查医师：　　　　　　　　　　检查日期：

十、乳腺X线报告

1. 乳腺类型：(1)脂肪型　(2)散在纤维腺体型　(3)不均质致密性　(4)致密型
2. 乳腺肿物：(1)无　(2)有
3. 肿物侧别：(1)左侧　(2)右侧　(3)双侧
4. 肿物大小：____cm×____cm×____cm
5. 肿物方位：
5.1　左侧：(1)外上　(2)外下　(3)内上　(4)内下　(5)中央
5.2　右侧：(1)外上　(2)外下　(3)内上　(4)内下　(5)中央
6. 肿物形状：(1)圆形　(2)卵圆形　(3)不规则形
7. 肿物边缘：(1)清晰　(2)这比　(3)小分叶　(4)模糊　(5)星芒状
8. 肿物密度：(1)低密度　(2)等密度　(3)高密度　(4)含脂肪密度
9. 钙化：(1)无　(2)有
10. 钙化方位

10.1　左侧：(1)外上　(2)外下　(3)内上　(4)内下　(5)中央
10.2　右侧：(1)外上　(2)外下　(3)内上　(4)内下　(5)中央
11. 钙化类型：(1)典型良性钙化　(2)可疑恶性钙化
12. 钙化分布：(1)弥漫性　(2)区域性　(3)节段性　(4)线样　(5)呈簇
13. 乳腺结构扭曲：(1)无　(2)有
14. 双乳不对称：(1)无　(2)有
15. 孤立性导管扩张：(1)无　(2)有
16. 乳腺内淋巴结肿大：(1)无　(2)有
17. 腋窝淋巴结肿大：(1)无　(2)有
18. 结论：BI-RADS(0级、Ⅰ级、Ⅱ级、Ⅲ级、Ⅳ级、Ⅴ级、Ⅵ级)
检查医师：　　　　　　　　检查时间：

(徐晓洲　王杰　王昕)

参考文献

1. COSTA A. Precancerous lesions of the breast [J]. Annals of Oncology, 2006, 17 (10): 271-273.
2. BURSTEIN H J, POLYAK K, Wong JS, et al. Ductal carcinoma in suit of the breast [J]. ClinChem, 2002, 48 (8): 1296-1304.
3. MCPHERSON K, STEEL C M, DIXON J M. ABC of breast cancer: breast cancer-epidemiology, risk factors, and genetics [J]. BMJ, 2000, 321 (7261): 624-628.
4. GLASZIOU P, HOUSSAMI N. The evidence base for breast cancer screening [J]. Prew med, 2011, 53 (3): 100-102.
5. 郑莹, 吴春晓, 吴凡. 中国女性乳腺癌死亡现状和发展趋势 [J]. 中华预防医学杂志, 2011, 45 (2): 150-154.
6. 何晓东, 顾素英. 乳腺癌超声成像现状与进展 [J]. 中华全科医学, 2010, 8 (2): 231-233.
7. KOLB T M, UCHY J, NEWHOUSE J H. Comparison of the performance of screening mammography, physical examination, and breast US and evaluation of factors that influence them: an analysis of 27825 patient evaluations [J]. Radiology, 2002, 225 (1): 165-175.

第五章 胃癌筛查与风险管理

第一节 胃癌概述

国家癌症发布中心数据显示,2016 年始我国胃癌发病率和死亡率均排在第 3 位,发病率和死亡率均持续上升。世界卫生组织国际癌症研究机构(WHO IARC)发布,2020 年全球胃癌新发病例数达 108.9 万,死亡病例数达 76.8 万;其中,中国胃癌新发病例数为 47.8 万,位居第三,死亡病例数为 37.3 万,位居第三。近年来,我国胃癌成为发病率上升最快的癌症之一,发病率为 30~40/10 万,目前排名仅次于肺癌、前列腺癌和结直肠癌。更值得注意的是,我国胃癌目前早期诊断率较低,一旦发现,大多已至中晚期,未经治疗者平均寿命约为 13 个月。在 1975 年、1990 年和 2011 年,中国早期胃癌的发现率分别是<5%、<8% 和<10%;而在日本,发现率分别是 20.9%、43.4% 和 60.0%,我国在早期胃癌的诊断发现上还有不小的差距。"早发现、早诊断、早治疗"是目前降低胃癌死亡率的唯一方法。早期胃癌指癌细胞局限于胃黏膜下层但未侵犯固有肌层者,一般无淋巴结转移。早期胃癌治疗包括内镜治疗和外科治疗。内镜下癌灶切除率达 96.8%,5 年生存率大于 90%,外科治疗 5 年生存率达 91.7%。近几年,欧洲、日本、美国等国家和地区陆续提出了胃癌的筛查和治疗指南,既提高了该病的临床诊断率,又规范了治疗,大大提高了患者的治愈率和生存质量,减轻了患者的身心痛苦和经济负担。本章在参考国内外的胃癌筛查最新研究成果的基础上,制定了相关胃癌筛查方案。

一、胃癌的流行病学特征

胃癌约占胃恶性肿瘤的 95% 以上,2/3 的胃癌病例发生在发展中国家,尤以中国及日本高发。男性胃癌的发病率和死亡率高于女性,男女之比约为 2∶1。发病年龄以中老年多见,35 岁以下较低,55~70 岁是高发年龄。我国胃癌的发病率在不同地区之间有很大差别,甘肃、宁夏、青海及东北等省、自治区和地区高发,湖南、广西、广东、云南、贵州及四川等省发病率较低;且地区分布广泛,以西北地区和东南沿海较为集中,多地散在典型高发区,地区差异明显。男性发病率和死亡率约为女性的 2 倍,农村比城市高出 60%~70%,以 40~60 岁多见,死亡率水平随年龄增长而增加。全国平均年死亡率约为 16/10 万(男性为 21/10 万,女性为 10/10 万)。胃癌是我国 2009 年肿瘤登记地区最常见的消化道肿瘤之一,发病率为 36.21/10 万,同期胃癌的死亡率为 25.88/10 万,占恶性肿瘤死亡率的第 3 位。

二、胃癌的自然发展史

胃癌的发生是一个多步骤、多因素进行性发展的过程。在正常情况下,胃黏膜黏膜上皮细胞的增殖和凋亡之间保持动态平衡。这种平衡的维持有赖于癌基因、抑癌基因及一些生长因子的共同调控。这种平衡一旦破坏,癌基因被激活,抑癌基因被抑制,生长因子参与以及 DNA 不稳定,使胃上皮细胞过度增殖又不能启动凋亡信号,则可能逐渐进展为胃癌。多种因素会影响上述调控体系,共同参与胃癌的发生。

Lauren 将胃癌病理分型分为肠型和弥漫型。肠型主要表现为分化型腺癌,多由萎缩、肠化发展而来,多见于中老年人,比较常见。弥漫型主要表现为未分化的印戒细胞,多由正常黏膜胃黏膜发展而来,多见于年轻人,比较少见。Correa 提出正常黏膜胃黏膜→慢性浅表性胃炎→慢性萎缩性胃炎→肠上皮化生→异型增生→胃癌的肠型胃癌发展模式。这一模式经过国际范围内的反复验证,已被普遍接受。

胃癌的预后与诊治时机密切相关,未经治疗者平均寿命约为 13 个月。进展期胃癌即使接受了以外科手术为主的综合治疗,5 年生存率仍低于 30%,且生活质量低,给家庭及国家带来沉重负担;而大部分早期胃癌在内镜下即可获得根治性治疗,5 年生存率超过 90%,大大节约了医疗资源。《中国癌症预防与控制规划纲要(2004—2010)》明确指出，癌症的早期发现、早期诊断及早期治疗是降低死亡率及提高生存率的主要策略。因此，在胃癌高危人群中进行筛查和内镜早诊早治，是改变我国胃癌诊治严峻形势高效且可行的途径。

三、胃癌高危人群

1. 感染幽门螺杆菌患胃癌的危险性增加 2~3 倍。

2. 患有癌前病变者（慢性萎缩性胃炎、胃溃疡、胃息肉、胃部分切除者）。

3. 饮食习惯不良的人群（三餐不规律进食，食物过烫过辣，喜欢腌熏烧、高盐饮食，少食新鲜蔬菜等）。

4. 长期酗酒及吸烟的人群。

5. 有胃癌或消化系统肿瘤家族史的人群。

6. 某些特殊职业（从事开采煤炭、锡矿、木材加工、金属制造、橡胶处理、化肥农药等职业者）。

7. 居住在地质、水质含有害物质的地区（如火山岩、高泥炭、有深大断层的地区）。

四、胃癌的危险因素

胃癌的病因尚不清楚，多数学者认为与多种因素有关，但一般认为可能与下述因素有关。

1. 人口学因素　年龄和性别等人口学因素是胃癌的危险因素。随着年龄增长，胃癌发病率和死亡率也随之增加，我国在 40 岁后发病率明显上升，达到峰值后逐渐缓慢下降，30 岁以下发病病例较为少见；30 岁前胃癌死亡病例很少见，40 岁以后胃癌死亡病例明显增加，并随年龄增长死亡率亦上升。

2. 环境因素　与胃癌的发生有密切关系。日本是胃癌高发国家，日本移民到美国，其后代胃癌发病率明显下降。一般认为寒冷潮湿地区、泥炭土壤及石棉矿地区的居民发病率高；也有人认为某些化学元素及微量元素比例失调与胃癌发生有关，胃癌高发区水土中含硒、镍、钴、铜、较高。我国胃癌的发病率在不同地区差别也相当悬殊，病死率高的青海［(40~62)/10 万］与病死率低的广西（5.16/10 万）之间，相差 7.7~12.0 倍。

3. 生活与饮食习惯　世界范围的流行病资料认为，在环境因素中，饮食因素是胃癌发生的最主要原因。通过大量人群的回顾性调查并对许多因素进行分析研究之后，发现胃癌与多吃腌酸菜、咸鱼、咸肉及烟熏食物有密切关系。相反，牛乳、新鲜蔬菜、水果、维生素 C 以及冷藏食物却能降低发生胃癌的危险性。过多摄入食盐也可能与胃癌发病有关。高发区调查示患者每日摄入量大多超过 10g。引起胃癌的致癌物质可能是亚硝胺（nitrosamines），动物实验已证明该物质确可致胃癌。亚硝酸是从硝酸盐还原为亚硝酸盐再与胺结合而成。硝酸盐与亚硝酸盐广泛存在于食物中，特别是咸菜、咸鱼、腌肉等。有患者的胃液中也证明有高浓度亚硝酸盐的存在。减少食盐摄入常伴有硝酸盐及亚硝酸盐摄入之减少。低温可抑制硝酸盐转变为亚硝酸盐。近年来美国、日本等国家胃癌发病率之所以下降，冰箱的广泛应用可能是一个因素。维生素 C 能抑制亚硝酸盐与胺结合，故经常服用维生素 C 可减少胃癌发生的危险性。

4. 亚硝胺类化合物　自 1956 年发现亚硝酸胺类化合物具有致癌作用以来，与胃癌的关系已受到普遍的重视。尤其是近年来应用多种不同化学结构的亚硝酸胺类化合物，在多种动物体内成功地诱发了胃癌，而且观察到其癌变的诱发过程与人体的胃癌发生过程甚为相似，因而更引起广大研究者的注意。

亚硝胺类化合物虽然在自然界存在不多，但该化合物的前身——二级胺及亚硝酸盐在自然界分布甚广，人类与其接触的机会甚多，并且在适宜的酸度（pH 1~3）或细菌的作用下易合成亚硝胺类化合物，所以目前认为亚硝胺类化合物很可能是人类胃癌的主要病因。

通过对胃癌高发区 N- 亚硝基化合物的研究，不但发现高发区居民的饮水及粮食内硝酸盐及亚硝酸盐的含量明显高于低发区，而且在高发区居民的饮水、福建居民常吃的鱼露及甘肃居民常吃的酸菜中均找到致癌的 N- 亚硝胺；同样高发区居民胃酸中的亚硝酸盐的含量也较高，而且在空腹胃液中检出 N- 亚硝基化合物，同时证明此胃液有致突变作用。另外，也发现高发区居民胃黏膜上皮的混合功能氧化酶的活性明显增强。

目前已知致癌的亚硝基化合物有两大类，即 N- 亚硝胺和 N- 亚硝酰胺，前者多为挥发性，并须经细胞微粒体酶的激活损伤遗传物质 DNA 才能显示其致癌作用；后者多为非挥发性且不需要代谢激活，对 DNA 有直接损伤作用，故一般认为亚硝酰胺与胃癌发病的关系更为密切。近年来，已建立了检测亚硝酰胺的方法，且发现在胃黏膜不同病变患者的胃液中，N- 亚硝酰胺的检出率有明显差异。

5. 癌前病变

(1) 息肉：胃炎性息肉占 80%，直径多在 2cm

以下，癌变率低。继发于胃黏膜的肠腺上皮化生，主要分布于胃窦部，多为单发，息肉形态呈腺瘤样或乳头状瘤样，其直径多在 2cm 以上，在组织结构上有腺瘤样特征，具有癌变的潜在危险，恶变后多为肠型胃癌。

(2) 胃溃疡：胃溃疡与胃癌的发生有一定关系，是公认的事实。癌变多从溃疡边缘发生，多因溃疡边缘的炎症、糜烂、再生及异型增生所致。

(3) 萎缩性胃炎：萎缩性胃炎以及常伴有的肠上皮化生与胃癌发生的关系较胃溃疡更为密切。不但从大量的调查资料发现胃癌的高发区，萎缩性胃炎的发病率也较高，两者呈正相关；而且萎缩性胃炎及肠化生的部位与胃癌的好发部位也一致，尤其是高发地区的胃癌源自化生的肠上皮的更多。

(4) 残胃炎：癌变常在手术后 10~15 年发生。

6. 霉菌毒素：通过流行病学调查，发现我国胃癌高发区粮食及食品的真菌污染相当严重。高发区慢性胃病患者空腹胃液真菌的检出率也明显高于胃癌低发区。在胃内检出的优势产毒真菌中杂色曲霉占第一位，并与胃内亚硝酸盐含量及慢性胃炎病变的严重程度呈正相关；且在胃癌高发区甘肃省居民腌制的酸菜以及福建省慢性胃炎患者空腹胃液中，均检出有致癌及致突变性的杂色曲霉毒素。

7. 遗传　Woolf 曾发现一个有胃癌家族史的家庭，其家族成员的胃癌发病率为一般人群的 2~4 倍，表明遗传与胃癌有密切关系。著名的 Bonaparte 家族的例子很好地说明了遗传因素在胃癌发病中的作用。

8. 吸烟　吸烟与胃癌发病的关系存在不同的意见，曾有人认为吸烟可能与贲门癌有关，但均缺乏令人信服的依据。近来，日本曾对 26 万余名 40 岁以上的成年人进行前瞻性的调查研究，历时共 16 年，发现吸烟者胃癌的发生率明显增加，如将开始吸烟的年龄分为：<15 岁、15~19 岁、20~29 岁及 >30 岁四组，其胃癌死亡率分别为 381.4/10 万、240.1/10 万、206.9/10 万及 176.7/10 万，而不吸烟人群的死亡率为 144.7/10 万，戒烟 5 年后的死亡率仍较正常人稍高。

9. 幽门螺杆菌　1994 年世界卫生组织国际癌症研究中心将幽门螺杆菌（Helicobacter pylori，Hp）列为 I 类致癌因子。Hp 感染者胃癌发病率高于非感染者 2~3 倍。Hp 致癌机制可能与其释放空泡毒素（VacA）等细胞毒素和引起局部免疫反应有关，导致胃黏膜炎症、萎缩、肠上皮化生和异型增生，从而诱发胃癌发生。

综上所述，胃癌的病因较复杂，一般认为是外界的致癌物作用于某些有缺陷的机体的结果。有人认为胃癌的发病年龄虽然常在中年以后，但致癌物的致癌作用则常在青春发育期已作用于机体，个别易感的个体在某种遗传背景下，可对致癌物呈特异性反应，在以后长期的生命过程中，再受某些促癌物作用而发生胃癌。吸烟对胃癌同时有致癌及促癌的作用，经常食用高盐饮食则有类似的促癌作用，而含巯基类蔬菜及新鲜蔬菜中丰富的 β- 胡萝卜素及牛奶中的维生素 A，则有抑制致癌及促癌的作用。

世界各国胃癌发病率和死亡率均为男性高于女性，2008 年国际癌症研究机构（International Agency for Research on Cancer，IARC）数据显示胃癌的男女比例为 1.8∶1，男女发病比例在不同国家范围为（1.1~2.3）∶1，胃癌高发区男女发病比例也相对较高。我国按累积发病率和死亡率计算，男性约为女性的 2 倍。且有研究表明，“男高女低”的趋势并不取决于吸烟差异，遗传因素及其他外源因素（如性激素分泌差异、饮食习惯及行为差异等）的影响可能导致了胃癌分布的性别差异。

第二节　胃癌的早期筛查

一、胃癌筛查的循证医学证据

70% 以上早期胃癌患者没有任何症状，即便有症状者也通常不典型，上腹部轻度不适是最常见的初发症状，与消化不良或胃炎相似，非常容易忽视。一项纳入 102 665 例病例的国际最大样本的研究表明，48% 的胃癌患者没有预警症状；无预警症状的受检者中，癌症检出率为 2.4%。

报警症状对胃癌的预测作用目前尚有争议。我国台湾地区一项研究显示，对有消化不良症状患者，如为 45 岁以下，无消瘦、吞咽困难和消化道出血等报警症状，上消化道癌的阴性似然比很低，肯定了部分报警症状的价值。

伊朗一项研究提示，食管癌或胃癌与年龄较大、男性、消瘦、呕吐相关，但单独的报警症状作用有限。使用年龄、报警症状和吸烟状态联合区分高危和低危人群，ROC曲线下面积达到0.85，但仍有癌症漏诊；建议如有条件，对消化不良的高龄人群或近期有明显消瘦者尽早行内镜检查。

国内一项大规模单中心研究，对超过10万例高幽门螺杆菌（Hp）感染背景人群内镜资料分析后得出，除吞咽困难和年龄外，其他症状对上消化道癌的预测作用有限；而对胃癌来说，报警症状的作用都非常有限。在我国，有无报警症状并不能作为是否行内镜检查的决策指标，考虑到在有报警症状的人群中单独使用幽门螺杆菌检测和治疗策略漏检肿瘤风险大，不推荐使用。结合我国内镜检查费用相对较低，普及率高，胃癌发病率高的现状，对有消化道症状的患者建议行胃镜检查排除胃癌等上消化道肿瘤。

二、筛查方法

胃癌在一般人群中发病率较低（33/10万），且目前尚无简便、有效的诊断方法进行全体人群普查。内镜检查等诊断方法用于胃癌普查需要消耗大量的人力、物力，且由于其是侵入性检查，很多无症状、低胃癌发病风险的患者难以接受，即使日本、韩国等胃癌发病率较高的发达国家也无法对全体人群进行胃癌普查。因此，只有针对胃癌高危人群进行筛查，才是可能行之有效的方法。

（一）筛查对象

胃癌的发病率随年龄增长而升高，40岁以下人群发病率较低。多数亚洲国家设定40~45岁为胃癌筛查的起始临界年龄。胃癌高发国家如日本、韩国等胃癌筛查提前至40岁；我国40岁以上人群胃癌发生率显著上升，因此建议以40岁为胃癌筛查的起始年龄。约半数患者可无报警症状，45岁以下患者发生报警症状的比例更低，因此不能因无报警症状而排除筛查对象。约10%的胃癌表现为家族聚集性，胃癌患者亲属胃癌发病率较无胃癌家族史者高4倍。

根据我国国情和胃癌流行病学，以下符合①和②～⑥中任一条者均应列为胃癌高危人群，建议作为筛查对象：①年龄40岁以上，男女不限；②胃癌高发地区人群；③幽门螺杆菌感染者；④既往患有慢性萎缩性胃炎、胃溃疡、胃息肉、手术后残胃、肥厚性胃炎、恶性贫血等胃癌前疾病；⑤胃癌患者一级亲属；⑥存在胃癌其他高危因素（高盐、腌制饮食、吸烟、重度饮酒等）。

（二）筛查方法

1. 血清胃蛋白酶原（pepsinogen，PG）检测　PG Ⅰ浓度下降和/或PG Ⅰ/PG Ⅱ比值下降对于萎缩性胃炎具有提示作用。通常使用PG Ⅰ浓度≤70μg/L且PG Ⅰ/PG Ⅱ≤3.0作为诊断萎缩性胃炎的临界值；国内高发区胃癌筛查采用PG Ⅰ浓度≤70μg/L且PC Ⅰ/PG Ⅱ≤7.0。根据血清PG检测和幽门螺杆菌抗体检测结果可以有效对患者的胃癌患病风险进行分层，并决定进一步检查策略。

根据胃癌风险分级如下。A级：PG（-）、幽门螺杆菌（-）患者可不行内镜检查；B级：PG（-）、幽门螺杆菌（+）患者至少每3年行1次内镜检查；C级：PG（+）、幽门螺杆菌（+）患者至少每2年行1次内镜检查；D级：PG（+）、幽门螺杆菌（-）患者应每年行1次内镜检查。但需要注意的是当萎缩仅局限于胃窦时，PG Ⅰ及PG Ⅰ/PG Ⅱ比值正常。血清PG水平在短时间内较为稳定，可每5年左右重复进行检测。本部分检测不针对胃食管交界癌（贲门癌）。

2. 胃泌素17（gastrin-17，G-17）　血清G-17检测可以反映胃窦部黏膜萎缩情况。血清G-17水平取决于胃内酸度及胃窦部G细胞数量。因此，高胃酸以及胃窦部萎缩患者的空腹血清G-17浓度较低。与血清PG检测相结合，血清G-17浓度检测可以诊断胃窦（G-17水平降低）或仅局限于胃体（G-17水平升高）的萎缩性胃炎。因此，建议联合检测血清G-17、PG Ⅰ、PG Ⅰ/PG Ⅱ比值及幽门螺杆菌抗体，以增加评估胃黏膜萎缩范围及程度的准确性。

3. 上消化道钡餐　日本自1960年起应用X线钡餐检查进行胃癌筛查。最初检查应用8组小X线片，如有异常再进行更详细的11组X线片检查。如果X线钡餐检查发现可疑病变如胃腔直径减小、狭窄、变形、僵硬、压迹、龛影、充盈缺损、黏膜褶皱变化等则行进一步内镜检查。然而，随着内镜技术的快速发展，内镜检查已基本取代X线钡餐检查，成为最常用的胃癌检查手段。在我国，结合医院实际情况，也可酌情考虑使用上消化道X线钡餐检查进行筛查。

4. 内镜筛查内镜及内镜下活检　是目前诊断胃癌的金标准，尤其是对平坦型和非溃疡性胃癌的检出率高于X线钡餐等方法。然而内镜检查依赖设备和内镜医师资源，并且内镜检查费用相对较高、具有一定痛苦，患者接受程度较差，即使对于日本等发达国家而言，也尚未采用内镜进行大规模胃癌筛查。因此，采用非侵入性诊断方法筛选出胃癌高风险人群，继而进行有目的的内镜下精查是较为可行的诊断策略。

5. 内镜超声（endoscopic ultrasound，EUS）　EUS被认为是胃肠道肿瘤局部分期的最精确方法，常用以区分黏膜层和黏膜下层病灶，能发现直径5mm以上淋巴结。淋巴结回声类型、边界及大小作为主要的判断标准，认为转移性淋巴结多为圆形、类圆形低回声结构，其回声常与肿瘤组织相似或更低，边界清晰，内部回声均匀，直径>1cm；而非特异性炎性肿大淋巴结常呈椭圆形或三角形高回声改变，边界模糊，内部回声均匀。

关于血管与淋巴结的鉴别，可通过移动镜身从不同角度观察，也可通过彩色多普勒功能加以判别。另外，术前EUS还可用于预测内镜切除的安全性（包括操作时间和出血风险）。

6. CT　CT检查主要用于判断胃癌有无远处转移。CT对进展期胃癌的敏感性约为65%~90%，早期胃癌约为50%：T分期准确率为70%~90%，N分期为40%~70%。因而不推荐使用CT作为胃癌的首选诊断方法，仅用于评估远处转移以及辅助EUS评估局部淋巴结侵犯。

7. MRI　肝脏增强MRI检查对了解胃癌的远处转移情况与增强CT的准确度基本一致，但对胃癌N分级的准确度及诊断淋巴结侵犯的敏感性低于CT检查，因而不推荐使用MRI对早期胃癌淋巴结侵犯进行评估。

8. PET/CT　PET/CT对胃癌各站转移淋巴结的检出敏感性均较低，特别是对N_1站，显著低于CT；并且PET检查费用较高，故不推荐应用PET/CT对早期胃癌淋巴结侵犯进行评估。

三、胃癌筛查流程

胃癌筛查流程，如图8-5-1。

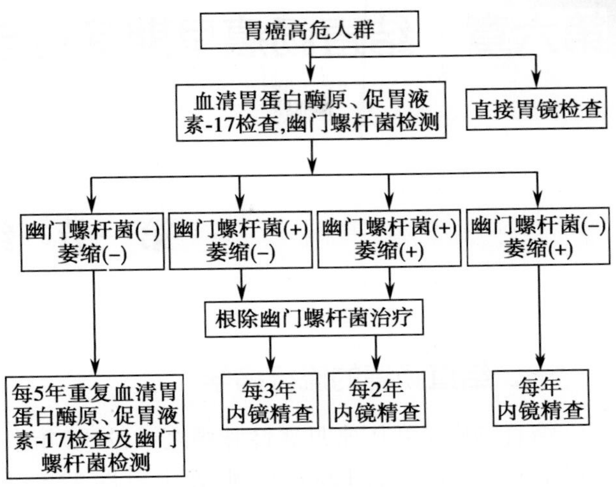

图8-5-1　胃癌筛查流程

（李　巍）

参考文献

1. LAUREN P. The two histological main types of gastric carcinoma: diffuse and so-called intestinal-type carcinoma. An attempt at a histo-clinical classification [J]. Acta Pathol Microbiol Scand, 1965, 64: 31-49.

2. CORREA P, HAENSZEL W, CUELLO C, et al. A model for gastric cancer epidemiology [J]. Lancet, 1975, 2: 58-60.

3. LEUNG W K, WU M S, KAKUGAWA Y, et al. Asia Pacific Working Group on Gastric Cancer. Screening for gastric cancer in Asia: current evidence and practice [J]. Lancet Oncol. 2008, 9 (3): 279-287.

4. YAMAMOTO H. Endoscopic submucosal dissection—current success and future directions [J]. Nat Rev Gastroenterol Hepatol. 2012, 9: 519-529.

5. Japanese Gastric Cancer Association. Japanese gastric cancer treatment guidelines 2010 (version 3)[J]. Gastric Cancer. 2011, 14: 113-123.

6. 中华医学会消化内镜学分会, 中国抗癌协会肿瘤内镜专业委员会. 中国早期胃癌筛查及内镜诊治共识意见 [J]. 中华消化内镜杂志, 2014, 31 (7): 1-17.

7. 卫生部疾病预防控制局, 癌症早诊早治项目专家委员会. 癌症早诊早治项目技术方案 (2011 版)[M]. 北京: 人民卫生出版社, 2011.

8. 中华医学会消化内镜学分会, 中华医学会麻醉学分会. 中国消化内镜诊疗镇静/麻醉的专家共识意见 [J]. 中华消化内镜杂志, 2014, 31 (8): 421-428.

第六章　结直肠癌早期筛查与风险管理

第一节　结直肠癌概述

一、结直肠癌的流行病学

结直肠癌是我国常见恶性肿瘤之一，2015 年中国结直肠癌新发病例 38.8 万例，其中男性 22.5 万例，女性 16.3 万例，占全部恶性肿瘤发病数的 9.9%，死亡病例 18.7 万例，占全部恶性肿瘤死亡数的 8.0%。从地域来看，城市结直肠癌发病率和死亡率均高于农村地区。世界卫生组织国际癌症研究机构（IARC）发布的 2020 年全球最新癌症负担数据中指出：全球结直肠癌总体发病率已经升至第三位，2020 年全球新发 193 万例；同时死亡率已升至全球癌症死亡原因的第二位，2020 年结直肠癌死亡人数达 93 万例。我国 2020 年新发结直肠癌 55.5 万例，位居第二，占所有恶性肿瘤发病数的 12.2%，死亡 28.6 万例，占所有恶性肿瘤死亡数的 9.5%。结直肠癌的发生发展大多遵循“腺瘤—癌”的序列，从癌前病变进展到癌一般需要 5~10 年的时间，为疾病的早期诊断和临床干预提供了重要时间窗口。

二、结直肠癌的危险因素

结直肠癌的病因尚不明确，但大量的研究证据表明结直肠癌的发生发展是由遗传、环境和生活方式等多方面因素共同作用的结果。目前研究已确立的危险因素有：结直肠癌家族史、炎症性肠病（inflammatory bowel disease，IBD）、红肉和加工肉类摄入、糖尿病、肥胖、吸烟、大量饮酒等。保持良好的生活方式可降低结直肠癌发病风险，包括膳食纤维、全谷物、乳制品的摄入，合理的体育锻炼，服用阿司匹林等。另有文献报道，精神压抑和下消化系统疾病与结肠癌发病密切相关。1988 年 Vogelstein 等提出“正常黏膜 - 腺瘤 - 腺癌”癌变模型，此模型包括一系列按时间顺序的癌基因激活和抑癌基因失活。环境相关高危因素影响人体后，经过一系列酶相关代谢反应，最终以致癌物或毒性降低产物等形态排出体外。例如，现认为红肉及加工肉经高温烹饪后可产生致癌的杂环胺类化合物，该类化合物经肝脏细胞色素 CYP1A2 氧化，活化 NAT1 或 NAT2 酶乙酰基，与肠黏膜上皮细胞的 DNA 结合，导致结直肠癌的发生。

IBD 包括溃疡性结肠炎（ulcerative colitis，UC）和克罗恩病（Crohn’s disease，CD），是由肠道黏膜黏膜屏障、免疫系统和环境因素之间一系列复杂的相互作用产生，其中肠道屏障完整性对于防止微生物入侵和慢性炎症的发展至关重要。因此，维持肠上皮细胞稳态的缺陷会引发慢性炎症，影响组织修复，进而会导致结直肠癌（colorectal cancer，CRC）的发生。根据大规模的流行病学调查，病变范围、病程、发病年龄、肿瘤家族史是炎症性肠病发生癌变的最主要因素。病程越长，发生癌变的风险越高。病变部位和肿瘤发生密切程度由高到低依次为：全结肠 UC、左半结肠 UC、结肠型 CD、非结肠型 CD，癌变风险比依次为 2.0、1.2、0.9 和 0.7。合并原发性硬化性胆管炎的 IBD 发生结直肠癌的风险也增高。

第二节　结直肠癌的早期筛查

一、结直肠癌筛查的循证医学证据

结直肠癌的预后与诊断分期紧密相关。结直肠癌Ⅰ期的 5 年相对生存率为 90%，而发生远处转移的结直肠癌Ⅳ期的 5 年相对生存率仅为 14%。结直肠癌筛查和早诊早治可以有效降低结直肠癌的死亡率。已有研究证明，通过早期筛查，即采用适宜方法从无症状人群中发现癌前病变和早期癌，进行早诊早治,可降低结直肠癌的发病率及死亡率。

在过去的 40 年,基于结直肠癌筛查项目,美国结直肠癌发病率下降了 40%,死亡率下降 51%。最新调查的数据显示,2002—2010 年,美国 50~75 岁间适龄人群的大肠癌筛查率从 52.3% 上升到 65.4%;与此同时,大肠癌标化发病率平均年下降 3.4%,死亡率平均年下降 3%。2011 年,美国国家癌症研究所(National Cancer Institute,NCI)专家基于数学模型研究认为,开展结直肠癌筛查在全美结直肠癌死亡率和发病率下降中的贡献均达到 50%,人群生活习惯的改善对结直肠癌死亡率和发病率下降也有较大的贡献。

近 30 年来,我国也陆续开展多项采用不同筛查方案、针对不同人群的小规模结直肠癌筛查试点研究。2015 年,沈永洲课题组针对海宁市 32 万余结直肠癌筛查目标人群的回顾性队列研究表明,筛查未依从人群后续结直肠癌的发病率显著高于筛查依从人群。由此可见肠癌筛查在结直肠癌防控上的重要性。因此,要求我们针对结直肠癌高危人群制定筛查方案、随访方式及相应间歇期,并探讨各种预防手段的可行性及具体时机。

二、结直肠癌筛查的手段

(一) 高危因素问卷调查

根据危险因素进行风险分层可简便快速筛选出高危受检者,具有重要临床意义。问卷调查法操作简便且成本低,我国和日本在结直肠癌筛查中均采用了问卷调查法;美国癌症协会结直肠癌筛查指南未采用问卷调查法,但将筛查目标人群分为一般人群、风险增高人群和高危人群。国内结直肠癌筛查专家共识提出并推荐亚太结直肠癌风险评分、结直肠癌筛查高危因素量化问卷及伺机筛查风险问卷等用于结直肠癌风险评估。目前国内应用的筛查问卷有结直肠癌筛查高危因素量化问卷(表 8-6-1)、伺机筛查风险问卷(表 8-6-2)和亚太结直肠筛查评分及其修订版(表 8-6-3)。其中结直肠癌筛查高危因素量化问卷适合筛选出有症状、有家族史和高危病史的人群,是社区筛查的常用风险分层系统;伺机筛查风险问卷适合于到医院就诊个体的早诊筛查,一般由专业医务人员使用;亚太结直肠筛查评分及其修订版适用于我国无症状人群预测结直肠腺瘤、进展期腺瘤和结直肠癌的总体风险。

表 8-6-1　结直肠癌筛查高危因素量化问卷

符合以下任何一项以上者,列为高危人群
1. 一级亲属有结直肠癌史
2. 本人有癌症史(任何恶性肿瘤病史)
3. 本人有肠道息肉史
4. 同时具有以下两项及两项以上者
(1) 慢性便秘(近 2 年来便秘每年在 2 个月以上)
(2) 慢性腹泻(近 2 年来腹泻累计持续超过 3 个月,每次发作持续时间在 1 周以上)
(3) 黏液血便
(4) 不良生活事件史(发生在近 20 年内,并在事件发生后对调查对象造成较大精神创伤或痛苦)
(5) 慢性阑尾炎或阑尾切除史
(6) 慢性胆道疾病史或胆囊切除史

表 8-6-2　伺机筛查风险问卷

以下六种情况之一,可作为高危个体
1. 有消化道症状,如便血、黏液便及腹痛者;不明原因贫血或体质指数下降
2. 曾有结直肠癌病史者
3. 曾有结直肠癌癌前疾病者(如结直肠腺瘤、溃疡性结肠炎、克罗恩病、血吸虫病等)
4. 结直肠癌家族史的直系亲属
5. 有结直肠息肉家族史的直系亲属
6. 有盆腔放疗史者

表 8-6-3 亚太结直肠癌筛查评分

项目 风险因素	APCS 评分		APCS 评分(修订版)		结直肠肿瘤预测评分	
	标准	分值	标准	分值	标准	分值
年龄	<50 岁	0	40~49 岁	0	50~55 岁	0
	50~69 岁	2	50~59 岁	1	56~70 岁	1
	≥70 岁	3	≥60 岁	2		
性别	女	0	女	0	女	0
	男	1	男	1	男	1
	一级亲属患 CRC	2	一级亲属患 CRC	1	一级亲属患 CRC	1
吸烟	不吸烟	0	不吸烟	0	不吸烟	0
	当前或过去吸烟	1	当前或过去吸烟	1	当前或过去吸烟	1
体重指数	/	/	<23kg/m^2	0	<25kg/m^2	0
	/	/	≥23kg/m^2	1	≥25kg/m^2	1
自诉糖尿病	/	/	/	/	无自诉糖尿病	0
	/	/	/	/	自诉糖尿病	1
风险分层	低风险	0~1	低风险	0	低风险	0~2
	中等风险	2~3	中等风险	1~3	高风险	3~6

注：APCS 为亚太结直肠筛查评分；CRC 为结直肠癌；“/”代表该评分中无此条目。

（二）直肠指检

直肠指检无须任何辅助设备，是检查肛肠疾病的一种简单易行却又非常重要的临床检查方法。直肠指检是一种必需的检查手段。若指检后发现指套表面带有黏液、脓液或血液，提示直肠肛门部位有炎症或肿瘤组织破溃等可能。必要时，行大便常规及细菌学检查，或行直肠组织病理检查可协助诊断。约 80% 的直肠癌及直肠息肉，可通过直肠指诊在早期被发现。但直肠指检受医生临床经验及操作规范程度影响，且一些较为平坦的病变较难发现。

（三）粪便隐血试验

粪便隐血试验（fecal occult blood test，FOBT）是目前应用广泛的结直肠癌早期检出方法之一，敏感性为 47%~87%。半数的结直肠癌和 1/3 的腺瘤均可在一定时间内出血，因此粪便隐血试验可用于结直肠癌筛查，但该试验不能区分肿瘤性出血和非肿瘤性出血，所以多作为大规模人群结直肠癌普查的初筛手段。粪便隐血试验有化学法和免疫化学法（fecal immunochemical test，FIT）两种方法。化学法价格低廉，但检测结果易受食物、药物、动物血等多种因素干扰，假阳性相对较高，也可因含有维生素 C 或 pH 过低而出现假阴性，已逐步被 FIT 所取代。FIT 使用人血红蛋白抗原抗体反应原理进行检测，不受食物、药物等影响，特异性、敏感性和阳性预测值显著提升，因此临床应用更为广泛。FIT 主要有两类检测方法，一种是定性 FIT，多采用免疫层析技术为基础的胶体金试纸法；另一种是定量 FIT，使用以免疫乳胶凝集反应和免疫比浊法检测为基础的自动定量检测仪进行检测。定性 FIT 的优势在于无须特殊仪器，甚至可作为便携式设备使用，在我国结直肠癌筛查中的应用最为广泛；定量 FIT 可提供每单位粪便中血红蛋白的浓度来量化消化道出血的程度，具有自动化分析、通量高、判读客观、阳性界值可灵活调整等优点，在西方发达国家使用较多，我国亦有小范围开展。荟萃分析结果提示 FIT 筛检出结直肠癌的敏感性和特异性分别为 79% 和 94%。在无症状风险升高人群中，FIT 诊断结直肠癌的敏感性和特异性分别为 93% 和 91%。FIT 的主要不足是检出进展期腺瘤的敏感性偏低，一般仅 20%~30%。目前推荐每年进行 1 次 FIT 检测。

（四）分子检测技术

1. 粪便 DNA 检测　粪便 DNA 检测主要测定肠道脱落细胞中某些特定 DNA 位点突变和表观遗传生物标志物的异常改变，具有无创、便捷、精准等优点，主要针对结直肠脱落细胞的基因突变和/或甲基化等特征，目前包括有 *Kras*、*APC* 和 *p53* 基因中的 21 个点突变位点，微卫星不稳定（BAT26）、DNA 完整性（DIA）等，也可与 FIT 联合检测。粪便 DNA 检测对结直肠癌和进展期腺瘤的检测灵敏度分别为 92.3% 和 42.4%。这种检测方法的优点是无须特殊设备、无须多次留取标本，无须限制饮食、无创、避免非特异性干扰因素和病变间断出血对检查结果的影响，有望应用于人群普查。2016 年美国预防服务工作组更新的结直肠癌筛查指南中，首次将其纳入新版结直肠癌筛查中，之后被国际各大结直肠癌筛查指南均引入其作为筛查指标，推荐 1~3 年筛查 1 次。

结直肠肿瘤标本 *SDC2* 基因调控区甲基化水平显著高于配对的相邻非肿瘤组织，阳性率可达 92.9%~100%，且在肿瘤发生的早期阶段甚至腺瘤阶段就可检测出。国内一项多中心临床试验显示人肠癌 *SDC2* 基因甲基化检测在特异度为 98% 的情况下，对于Ⅰ~Ⅳ期结直肠癌检出的敏感度为 83.8%，对临床可根治的Ⅰ~Ⅱ期结直肠癌检测敏感度为 87%，对直径大于 1cm 的腺瘤检出敏感度达到 42.1%，与肠镜检查总符合率为 93.63%。

2. 粪便 microRNA 检测　已有研究发现患者粪便中 microRNA 含量可以作为诊断结肠癌及息肉的生物标志物之一。Koga Y 等尝试在结直肠癌患者粪便脱落的肠道上皮细胞中分离 miRNA 并对其表达进行了分析，发现粪便 miRNA（miR-17~92cluster、miR-21、miR-135a 和 miR-135b）检出远端和近端结直肠癌的敏感性分别 81.5% 和 52.9%。进一步评价结直肠癌和肠息肉患者粪便中 miR-21 和 miR-92a 检测的敏感性和特异性，发现 miR-92a 对结直肠癌的敏感性为 71.6%，对息肉的敏感性为 56.1%，特异性为 73.3%，明显优于 miR-21（结直肠癌敏感性 55.7%，特异性 43.9%）。此外还发现，切除结肠肿瘤或进展期息肉后 miR-92a 水平明显降低。但这一检查方法目前尚未在真实临床情境下进行严格评价，未来需要继续研究来进一步评价和完善。

3. 粪便丙酮酸激酶（M2-PK）检测　肿瘤细胞中 M2-PK 的过表达可促进大分子的生物合成，进而影响肿瘤增殖和转移。有荟萃分析表明，结直肠癌患者粪便中 M2-PK 的水平显著高于健康人群，敏感性为 80.3%，特异性为 95.2%。但仍需国内临床研究验证其筛查效果。

4. 血液 Septin9 甲基化检测　*Septin9* 基因属于抑癌基因，编码 GTP- 结合蛋白，与染色体分离、DNA 修复、迁移、凋亡等细胞功能有关，血液 Septin9 检测具有无创，取样方便，患者接受度高等优势。与 FIT 联合应用，可提高敏感度至 94%，但特异度降低至 68%。但其对早期 CRC 和晚期腺瘤的诊断灵敏性较低，各研究数据均显示 Septin9 对Ⅰ期结直肠癌敏感度不高，均低于 50%，诊断腺瘤敏感度只有 9%~15%，单独使用在筛查癌前病变时价值有限。

5. 血液样本 ctDNA 甲基化　血液样本多基因甲基化检测有望作为结直肠癌筛查策略中的重要补充部分。多个研究发现其不仅可以涵盖癌症的早期检测，而且在肠癌术后复发预测中也具有潜力。

随着对结直肠癌发生发展中遗传学和表观遗传学变化的深入了解以及生物检测技术的不断进步，人体血液、粪便和尿液等生物载体中的 DNA、RNA、蛋白质及微生物等作为结直肠癌筛查和早期诊断生物标志物的潜能备受关注，有望成为下一代新型结直肠癌筛查和早期诊断检测靶点。但尽管相关研究已开展很多，但由于诊断效能、证据等级、检测技术和成本，以及等问题的限制，但真正运用于临床实践的很少；且应用于人群的筛查方法还应具有准确、安全、便捷、价格合理、易被接受且可及性好等特点。

未来还需要进一步开展前瞻性的大样本人群筛查效果研究，辅以卫生经济学评价及人群依从性等研究证据，并对不同地区、不同研究人群结果进行系统回顾和荟萃分析，指导新型结直肠癌筛查与早期诊断生物标志物筛查方案制定。

（五）结肠镜检查

结肠镜检查不仅可观察肿瘤大小、形态、部位、活动度，而且可以切除息肉或早期微小癌灶，对可疑病灶进行组织活检，是结直肠癌筛查的金标准，具有较高的敏感性和特异性。

内镜检查对病变的检出率受多方面因素影响，

主要包括肠道准备情况、内镜操作技术、检查者个人对病变的识别能力、检查时间等。目前常用的有直肠镜、乙状结肠镜和全结肠镜，前两种检查相对简便，但无法观察全部结肠。乙状结肠镜可检查降结肠、乙状结肠及直肠，对肠道准备要求低。我国一项研究显示：中国患者38%的结肠腺瘤和42%的结直肠癌位于近端结肠，提示乙状结肠镜检查会遗漏大量结肠病变。因此目前不优先推荐使用乙状结肠镜进行结直肠癌筛查。全结肠镜可观察全部结肠并直达回盲部，可直视下钳取可疑病变作病理学检查，也可收集冲洗液或擦刷下来的脱落细胞进行细胞学检查，有利于早期及微小结直肠癌的发现。色素内镜或电子染色内镜可提高结直肠早期癌及癌前病变的检出率。

以美国为代表的少数发达国家采用结肠镜检查进行一步法筛查，大多数采用两步法的国家将其作为所有初筛阳性者的后续确证检查。考虑到我国消化内镜的资源匮乏且分布不均，直接结肠镜筛查可作为个体化筛查的重要手段予以宣传推广，但不适宜应用于大规模人群普查。将适龄人群进行有效分层和精准无创初筛，对初筛出的高危人群进行结肠镜检查，提高受检依从性和合理使用内镜资源，是更符合中国国情的人群筛查策略。

（六）结肠CT成像

结肠CT成像是指在肠道清洁后，通过腹部高精度CT检查模拟成像，获得结直肠的三维图像从而诊断肠道肿瘤的方法，可以观察全结肠及直肠。具有痛苦小，但需要行肠道准备，操作相对复杂且价格较高，具有放射线危害等特点。大规模人群研究发现，结肠CT成像对结直肠腺瘤样息肉和肿瘤具有较好的敏感性和特异性，具体数值随着息肉的大小而有所差异。其对直径在10mm以上息肉的敏感性和特异性分别为85%和97%；对于直径6~9mm小息肉则分别为70%和86%；平坦性病变的检出率较差，敏感性仅为15.1%。结肠CT成像检查若发现直径6mm以上的腺瘤样息肉，需要进一步行结肠镜检查。

三、结直肠癌筛查方法

对上述各种筛查手段来说，如何进一步提高其特异性和敏感性，同时在效价比和人群依从性等方面作出改进是目前研究的热点。基于中国国情选择，推荐的筛查方法，如表8-6-4。

1. FIT，推荐筛查周期为每年1次。

2. 粪便DNA检测，建议筛查周期为每1~3年1次。

3. 结肠镜检查，推荐筛查周期为每5~10年进行1次高质量结肠镜检查。人群筛查主要选用上述推荐方法；伺机筛查时，为提高筛查参与率，应结合各方法特点，充分考虑个人意愿，灵活、综合选用筛查方法。

表8-6-4　结直肠癌筛查项目推荐

推荐等级	推荐项目	适用人群	筛查频率
优先推荐	免疫法粪便潜血定性检测	普遍人群适用	1年1次
	定量FIT检测	普遍人群适用	1年1次
	定性FIT检测	普遍人群使用	1年1次
特殊推荐	结肠CT成像技术	无法耐受结肠镜检查的结直肠癌筛查目标人群	5年1次
	多靶点粪便FIT-DNA检测	结肠镜意愿不高、经济条件较好的结直肠癌筛查目标人群	1~3年1次
	血液Septin9甲基化检测	经济条件较好的结直肠癌筛查目标人群	1年1次
	粪便SDC2甲基化检测	经济条件较好的结直肠癌筛查目标人群	1年1次
	粪便miRNA检测（miRNA-92a等）	经济条件较好的结直肠癌筛查目标人群	1年1次
优先推荐	全结肠镜	结直肠癌筛查目标人群	5年1次
特殊推荐	乙状结肠镜	远端结直肠癌筛查目标人群	3~5年1次

第三节　结直肠癌筛查路径的实施及管理

一、结直肠癌筛查目标人群

1. 一般人群　推荐40岁起接受结直肠癌风险评估，推荐评估为中低风险人群在50~75岁须接受结直肠癌筛查；评估结果为高风险人群（任一高危因素问卷调查或FIT阳性）在40~75岁须接受结直肠癌筛查。

2. 对于1个及以上一级亲属罹患结直肠癌的人群，推荐接受结直肠癌筛查的起始年龄为40岁或比一级亲属中最年轻患者提前10岁。

3. 遗传性结直肠癌高危人群推荐筛查年龄，如表8-6-5。

表8-6-5　遗传性结直肠癌高危人群筛查年龄

疾病	筛查年龄
MLH1/MSH2 突变林奇综合征	20~25岁或比家族中最年轻患者发病年龄提前2~5年
MSH6/PMS2 突变林奇综合征	30~35岁比家族中最年轻患者发病年龄提前2~5年
家族性结直肠癌X型林奇样综合征	比家族中最年轻患者发病年龄提前5~10年
家族性腺瘤性息肉病	典型FAP家系高危人群10~11岁开始，每1~2年1次；轻型FAP家系高危人群18~20岁开始，每2年1次
MUTYH 基因相关性息肉病	40岁或比一级亲属患病年龄提前10岁
遗传性色素沉着消化道息肉病综合征	18~20岁
幼年性息肉综合征	15岁
锯齿状息肉病综合征	40岁或比一级亲属患病年龄提前10岁

建议筛查过程行知情同意程序，包括向希望参加结直肠癌筛查的对象宣讲筛查的目的、意义以及参加筛查的获益和可能的危险，宣读知情同意书，解答各种相关问题，详细说明结直肠癌筛查的相关细节，最后在自愿的原则下签署知情同意书。

二、早期结直肠癌筛查实施及流程

全结肠镜是结直肠癌筛查的金标准，有条件的机构或针对遗传性结直肠癌高危人群可考虑直接采用该方法开展结直肠癌筛查。如医疗资源不允许，可综合考虑临床指南的推荐、体检人群的依从性和体检机构开展的可行性，先开展无创性结直肠癌筛查检测项目。结直肠癌早诊流程，如图8-6-1。

三、结肠镜异常筛查结果处理

全结肠镜检查发现的所有息肉样病变应取活检行病理学诊断；推荐早期结肠肿瘤内镜下分型采用发育形态分型，分为隆起型、平坦型和浅表凹陷型，并且根据形态分型初步预测肿瘤的性质和浸润深度。推荐应用超声内镜检查来确定早期结直肠癌及其癌前病变的浸润深度及有无转移，并以此来指导治疗方案的选择。早期结直肠癌及癌前病变内镜治疗方法包括圈套器息肉电切切除、内镜下黏膜切除术、内镜下黏膜下层剥离术等。然而内镜治疗是以根治肿瘤为目的的，根据肿瘤大小、部位、浸润深度、有无转移判断是否可以行内镜治疗，若不满足内镜治疗适应证，可考虑手术等其他治疗手段。

2019年美国结直肠癌多学会工作组共识意见推荐根据息肉大小、数量和病理诊断，对一般风险人群的腺瘤切除后（不包括患家族性腺瘤性息肉病、恶性息肉、炎症性肠病、遗传性癌症综合征、锯齿状息肉病综合征、结直肠癌个人史或家族史）的随访策略如下。

1. 结肠镜检查结果正常的人或有20个以下<10mm的增生性息肉的患者应在10年内接受监测。

2. 有1~2个<10mm的腺瘤的患者应在7~10年内接受结肠镜监测。

3. 有3~4个<10mm的腺瘤的患者应在3~5年内接受监测。

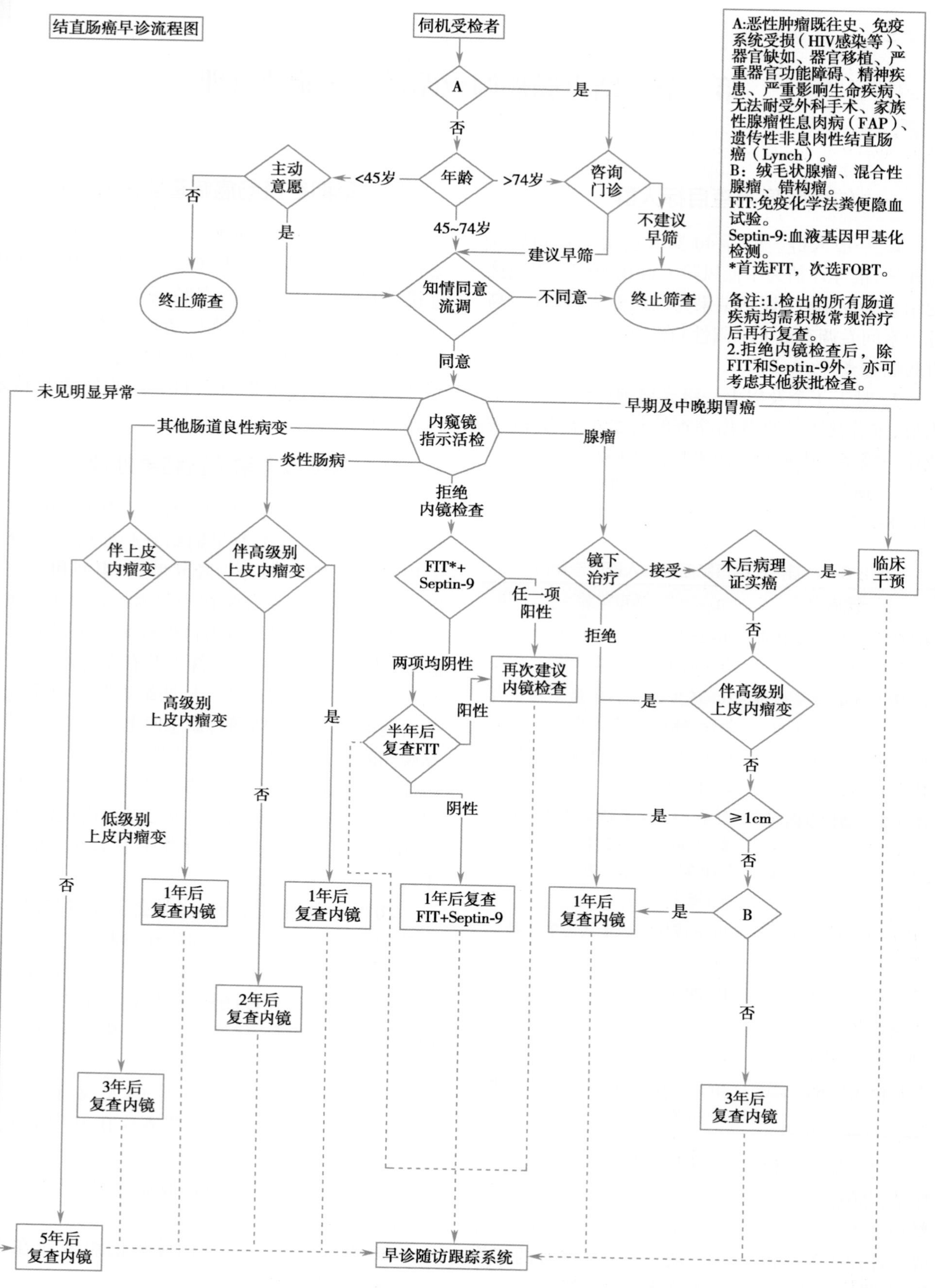
结直肠癌早诊流程图
伺机受检者
A
是
否
主动意愿
<45岁
年龄
>74岁
咨询门诊
否
是
45~74岁
不建议早筛
建议早筛
终止筛查
知情同意流调
不同意
终止筛查
同意
未见明显异常
内窥镜指示活检
早期及中晚期胃癌
其他肠道良性病变
腺瘤
炎性肠病
拒绝内镜检查
伴上皮内瘤变
伴高级别上皮内瘤变
FIT*+Septin-9
任一项阳性
镜下治疗
接受
术后病理证实癌
是
临床干预
拒绝
否
两项均阴性
再次建议内镜检查
是
伴高级别上皮内瘤变
高级别上皮内瘤变
是
阳性
半年后复查FIT
否
否
是
≥1cm
低级别上皮内瘤变
阴性
否
否
1年后复查内镜
1年后复查内镜
1年后复查FIT+Septin-9
1年后复查内镜
是
B
2年后复查内镜
否
3年后复查内镜
3年后复查内镜
5年后复查内镜
早诊随访跟踪系统
A:恶性肿瘤既往史、免疫系统受损（HIV感染等）、器官缺如、器官移植、严重器官功能障碍、精神疾患、严重影响生命疾病、无法耐受外科手术、家族性腺瘤性息肉病（FAP）、遗传性非息肉性结直肠癌（Lynch）。
B：绒毛状腺瘤、混合性腺瘤、错构瘤。
FIT:免疫化学法粪便隐血试验。
Septin-9:血液基因甲基化检测。
*首选FIT，次选FOBT。
备注:1.检出的所有肠道疾病均需积极常规治疗后再行复查。
2.拒绝内镜检查后，除FIT和Septin-9外，亦可考虑其他获批检查。

数据信息采集		
需要采集数据变量信息	采集途径	备注
基础信息变量群组(姓名、身份证号、籍贯、手机号码、职业、常住地址等)	与落地体检系统对接	大概率有结构化数据
新增流调信息变量群组（BMI、粗粮摄入、红肉摄入、运动≥150分钟/周、重大精神创伤、慢性阑尾炎病史、慢性胆道疾病史、慢性便秘史、慢性腹泻史、慢性肠道疾病史、腺瘤样疾病家族史、结直肠癌家族史）	大概率需要新增采集	落地体检系统新增或自行开发，数据需要结构化
一般检查结果信息变量群组	与落地体检系统对接	如数据未结构化，需要清洗
电子结直肠镜镜检查结果及病理结果变量群组	对接不易，可新增如录入	条件允许情况下，尽量获取

图 8-6-1　结直肠癌早诊流程图

4. 有 5~10 个腺瘤、≥ 10mm 的腺瘤，或腺瘤有绒毛成分或高度不典型增生的患者应在 3 年内接受监测。

5. 有 10 个以上腺瘤的患者应在 1 年内接受监测，并根据腺瘤负荷、年龄和家族史考虑进行基因检测。

6. 如果对 ≥ 20mm 的腺瘤进行了分块切除，应在 6 个月内接受结肠镜监测，并在 1 年后和 3 年后再次接受检查。

7. 有 1~2 个<10mm 的无蒂锯齿状息肉（SSP）的患者应在 5~10 年内接受结肠镜监测；有 3~4 个<10mm 的 SSP 或 ≥ 10mm 的增生性息肉的患者应在 3~5 年内接受监测。

8. 有 5~10 个 SSP、≥ 10mm 的 SSP、SSP 伴不典型增生或传统锯齿状腺瘤的患者应在 3 年内接受监测。

亚太地区（中国、日本、韩国、澳大利亚）近年来未发布关于结直肠息肉切除术后随访策略相关指南，目前仍以 2016 年前的指南为参考。《中国早期结直肠癌筛查及内镜诊治指南（2014 年，北京）》建议如下。

1. 对初次结肠镜无息肉者，随访间隔 3~5 年。

2. 直肠、乙状结肠增生性小息肉（直径<10mm）随访间隔为 2~3 年。

3. 1~2 个直径<10mm 管状腺瘤随访时间为 1~3 年，3~10 个管状腺瘤随访间隔为 1~2 年；>10 个腺瘤随访间隔为 1 年。

4. ≥ 1 个直径大于 10mm 的管状腺瘤或 ≥ 1 个绒毛状腺瘤或腺瘤伴高级别上皮内瘤变随访间隔为 1~2 年。

5. 直径<10mm、无上皮内瘤变的无蒂锯齿状息肉随访间隔为 2~3 年；直径 ≥ 10mm 或伴有上皮内瘤变的无蒂锯齿状息肉或 TSA 随访间隔为 1~2 年。

6. 锯齿状息肉病综合征随访间隔为 1 年。

日本的指南建议息肉切除术后 3 年内行结肠镜随访；韩国则根据息肉数目、有无异形增生等将切除人群分为高风险和低风险，对初次肠镜未发现息肉或切除息肉低风险人群 5 年内随访结肠镜，高风险人群 3 年内随访结肠镜；澳大利亚则对未发现息肉者随访间隔延长到 10 年，其他和韩国指南相似。

所有指南都强调，所有推荐必须建立在结肠镜检查肠道准备良好、到达回盲部且退镜时间足够基础上。肠道准备较差者应在指南的基础上适当缩短随访间隔。早期结直肠癌根治切除后应在第 6 个月、12 个月分别接受结肠镜及影像学等相关检查，随访时应注意避免漏诊病变。

（童钰铃　宋震亚）

参考文献

1. 郑荣寿, 孙可欣, 张思维, 等. 2015 年中国恶性肿瘤流行情况分析 [J]. 中华肿瘤杂志, 2019, 41 (1): 19-28.
2. 国家癌症中心中国结直肠癌筛查与早诊早治指南制定专家组. 中国结直肠癌筛查与早诊早治指南 [J]. 中华肿瘤杂志, 2021, 43: 16-17.
3. 郑树, 张苏展, 蔡善荣, 等. 大肠癌筛查方案及其实践 [J]. 中国肿瘤, 2009, 18 (9): 700-704.
4. 沈永洲, 黄彦钦, 祝丽娟, 等. 海宁市 32 万余结直肠癌筛查目标人群回顾性队列研究 [J]. 中国肿瘤杂志, 2015, 4: 317-320.
5. 国家消化系统疾病临床医学研究中心, 国家消化道早癌防治中心联盟, 中华医学会消化内镜学分会, 等. 中国早期结直肠癌筛查流程专家共识意见 [J]. 中华消化内镜杂志, 2019 (10): 709-719.
6. 中国抗癌协会大肠癌专业委员会中国结直肠肿瘤早诊筛查策略制订专家组. 中国结直肠肿瘤早诊筛查策略专家

共识 [J]. 中华胃肠外科杂志, 2018, 21 (10): 1081-1086.
7. 中华医学会消化内镜学分会消化系早癌内镜诊断与治疗协作组, 中华医学会消化内镜学分会肠道学组, 中华医学会消化病学分会消化病理学组. 中国早期结直肠癌及癌前病变筛查与诊治共识 [J]. 中华消化内镜杂志, 2015, 32 (2): 69-85.
8. 中国抗癌协会大肠癌专业委员会遗传学组. 遗传性结直肠癌临床诊治和家系管理中国专家共识. 中华肿瘤杂志, 2018, 40 (1): 64-77.
9. 中华医学会肿瘤学分会早诊早治学组. 中国结直肠癌早诊早治专家共识. 中华医学杂志, 2020, 100 (22): 1691-1698.
10. 中华医学会检验医学分会分子诊断学组. 早期结直肠癌和癌前病变实验诊断技术中国专家共识 [J]. 中华检验医学杂志, 2021, 44 (5): 372-380.
11. SHAUKAT A, KAHI C J, BURKE C A, et al. ACG Clinical Guidelines: Colorectal Cancer Screening 2021 [J]. Am J Gastroenterol. 2021, 116 (3): 458-479.
12. 国家消化系统疾病临床医学研究中心, 中华医学会消化内镜学分会, 中国抗癌协会肿瘤内镜专业委员会, 等. 中国结直肠癌癌前病变和癌前状态处理策略专家共识 [J]. 中华消化内镜杂志, 2022, 39 (1): 1-18.
13. PATEL S G, MAY F P, ANDERSON J C, et al. Updates on Age to Start and Stop Colorectal Cancer Screening: Recommendations From the U. S. Multi-Society Task Force on Colorectal Cancer. Gastroenterology [J]. 2021, 163 (1): 339.
14. GUPTA S, LIEBERMAN D, ANDERSON J C, et al. Recommendations for follow-up after colonoscopy and polypectomy: a consensus update by the US multi-society task force on colorectal cancer [J]. Gastroenterology, 2020, 158 (4): 1131-1153.

第七章　肝癌早期筛查与风险管理

第一节　肝癌概述

一、肝癌的发病特点

原发性肝癌属于肝脏上皮恶性肿瘤的一类，肝脏上皮恶性肿瘤包括肝细胞癌、胆管细胞癌和胆管囊腺癌、肝细胞及胆管混合癌、肝胚细胞癌和未分化癌。我国原发性肝癌 90% 以上为肝细胞癌，肝内胆管癌、肝细胞及胆管混合癌各占不到 5%，本章主要讨论肝细胞癌。我国肝细胞癌患者合并肝硬化者占 85%~90%，其中大多数系病毒性肝炎后肝硬化，尤其是乙型肝炎后肝硬化。

二、肝癌流行病学特征

肝细胞肝癌是常见的恶性肿瘤之一。肝癌位居男性恶性肿瘤发病率第 5 位，死亡率第 2 位；位居女性恶性肿瘤发病率第 7 位，死亡率第 6 位。每年新增患者超过半数来自中国，其中超过 90% 的患者与乙型肝炎病毒感染相关。男女性别比在肝癌高发区为(3~4)∶1，低发区为(1~2)∶1，高发区发病以 40~49 岁年龄组最高，低发区多见中老年。

三、肝癌的危险因素

肝癌的病因和发病机制尚未完全明确，不同地区肝癌的病因不尽相同。流行病学调查结果显示，全球范围内，乙型和丙型肝炎病毒感染是重要的背景，全球 75% 肝癌与此有关。

(一) 病毒性肝炎

病毒性肝炎与肝癌关系密切，主要为乙型和丙型肝炎。全世界约有 3 亿 HBV 携带者，其中我国约有 1.2 亿。我国肝癌患者中 90% 有乙型肝炎病毒感染背景，大多数是在慢性肝炎的基础上演变而来的，乙型肝炎病毒和丙型肝炎病毒的持续感染导致慢性肝炎、肝硬化，部分患者在此基础上发生肝癌。

(二) 黄曲霉毒素

黄曲霉毒素是一种常污染玉米、大豆和花生的真菌毒素，与肝癌有密切关系。研究表明，饮食黄曲霉毒素的高摄入率与肝细胞癌发生呈正相关，暴露于黄曲霉毒素的 HBV 感染个体患肝细胞癌的概率是正常人群的 59.4 倍，提示乙肝病毒与黄曲霉毒素具有协同致癌作用。

(三) 受污染的饮用水

我国的流行病学调查显示，饮用水污染和肝癌的发生密切相关。我国沟塘水中蓝绿藻可产生藻类毒素——微囊藻毒素，从而污染水。微囊藻毒素被认为是肝细胞癌的一个强力致癌因素。

(四) 其他因素

吸烟、饮酒是除上述因素外的又一危险因素，统计认为北美地区约 15% 的肝癌与饮酒有关，约 12% 与吸烟有关。流行病学研究显示，糖尿病、非酒精性脂肪肝、红肉和饱和脂肪的摄入、铁过载等因素均致肝癌患病风险增加。

第二节　肝脏健康状况评价

一、肝脏健康状况评价的实验室检查

(一) 肝功能检查

肝功能检查即通过各种生化试验方法检测与肝脏功能代谢有关的各项指标。其中包括反映肝实质损害、反映胆红素代谢及胆汁淤积、反映肝脏合成功能、反映肝脏纤维化以及反映肝脏凝血功能的指标。高尔基体跨膜蛋白 73(GP73) 在各种原因引起的进展期肝病中，GP73 在肝细胞中的表达水平升高。研究发现，肝细胞癌(hepatocellular carcinoma，HCC）患者 GP73 水平升高主要与肝硬化有关，而与 HCC 本身无关。

（二）肝炎病毒筛查

我国肝癌的高危因素，主要有肝炎病毒感染，包括乙肝和丙肝。我国肝癌患者约 90% 以上伴有乙肝病毒感染，80% 以上有不同程度的肝硬化，这是我国肝癌患者的显著特征，慢性 HBV 感染和肝癌之间的相关性已经被证实。肝功能检查异常者应进一步检查除外病毒性肝炎。

（三）病毒载量检测

慢性 HBV 携带状态和非活动性 HBsAg 携带状态患者建议每 6~12 个月进行乙肝病毒 DNA 定量检查，研究认为与血清 HBV 的 DNA 水平较低（<10 000 拷贝 /mL）的患者相比，血清 HBV 的 DNA 水平较高的患者发生肝细胞癌的风险要高得多。HBV 的 DNA 水平是肝癌发生的一个独立预测因子。因此，推荐对有 HBV DNA 高水平和活动性炎症征象（ALT 升高）的患者进行肝癌监测。

二、肝脏健康状况评价及肝癌早筛的影像学手段

健康人群每年定期腹部超声检查；对于病毒性肝炎患者或长期脂肪肝患者需要进行肝纤维化早期筛查。针对肝硬化等高危人群，可以联合多排螺旋 CT 及 MRI。

（一）腹部超声（US）

超声检查在肝癌与肝脏其他实体肿瘤的鉴别诊断上虽有局限性，但具有广泛可用性。超声检查具有经济方便、无创伤、重复性强、容易操作等优点，同时可评估肝癌血供及与肝内胆管及血管的关系。超声的灵敏度与肿瘤位置、回声类型、检查医生的经验及仪器的性能等相关。一些研究对超声检测肝癌的准确性进行了评估，以切除的肝脏病理检查为参考标准，与此相比，超声诊断肝癌的敏感性约为 60%，特异性为 97%。联合 AFP 测定时，超声诊断的敏感性提高。新的超声技术，特别是超声造影剂的应用，可提高超声诊断肝癌的准确性。目前，对于通过超声观察到的可疑病变，需进行其他检查来进一步明确诊断。

（二）多排螺旋 CT/ 磁共振成像

肝脏 CT 通常用于评估超声检测出的异常，与超声检查相辅相成。目前临床中，有的应用 CT 扫描作为肝硬化患者筛查肝癌的初始检查手段。以切除的肝脏病理检查为参考标准，CT 诊断肝癌的敏感性为 68%，特异性为 93%。随着螺旋 CT 技术的发展，螺旋 CT 检测肝癌的敏感性可高达 90%。CT 扫描检测小肝癌的敏感性取决于注射造影剂的量和时间与图像记录的关系，而 CT 平扫对于小肝癌的检测敏感性非常低。如果不能安全地给予造影剂，超声或磁共振成像（MRI）则是首选的诊断检查方法。MRI 对肝脏结节的鉴别诊断有较高的灵敏度和准确性。增强 MRI 检查直径 ≤ 2cm 肝硬化结节，敏感度、特异性分别为 96.6% 和 92.7%；MRI 增强扫描对高级别不典型增生结节具有高灵敏度（94.7%）和特异性（99.3%）可较准确鉴别早期肝癌和高级别不典型增生结节。可作为分层后的高危 / 极高危人群的加强筛查和早期肝癌的影像学诊断。

（三）肝纤维化弹性成像

肝脏因长期病因刺激、异常代谢及免疫炎症反应，可导致肝实质细胞的损伤，启动肝纤维化发生。迄今，肝活体组织病理学检查是不可替代的“金标准”，但属于有创检查，并存在标本及读片者的误差等不足。近年来，影像学等物理学检查技术发展很快，如将实验室检查的不同指标组合建立的各种诊断纤维化的血清学模型、瞬时弹性成像（transient elastography，TE）、磁共振弹性成像（magnetic resonance elastography，MRE）等。

（四）PET/CT

目前已有人提出，PET/CT 应用于肝癌检查，可以检测原发性肝癌、行肿瘤分期、评估疗效和预测预后。由于肝癌摄取 FDG 的程度不一，这限制了 PET 对原发性肿瘤的敏感性，仅 55%~65% 的肿瘤呈阳性，高级别肿瘤对 FDG 的亲和力通常比低级别肿瘤更高，PET 区分肝脏良性病变和恶性病变的能力同样受假阴性和假阳性结果所限，目前不推荐作为常规检查应用。

第三节 肝癌的早期筛查

一、肝癌风险评估

临床上已有多个多参数模型用于评估人群发生肝癌的风险，包括肝硬化背景下肝癌发生风险的多伦多风险指数（Toronto HCC risk index，THRI）；未接受抗病毒治疗的HBV感染者发生肝癌的REACH-B风险模型、AGED模型；接受HBV抗病毒治疗后肝癌风险预测的PAGE-B模型、mPAGE-B模型及SAGE-B模型；未经治疗的HCV感染者发生肝癌风险模型及抗HCV治疗后的肝癌风险模型；适于多病因肝癌风险分析aMAP模型等，可对风险人群进行分层富集，以提高人群筛查率以及早期肝癌的检出阳性率。

二、肝癌筛查的实验室指标

（一）甲胎蛋白AFP、甲胎蛋白异质体3（AFP-L3）和异常凝血酶原（DCP）

1. 甲胎蛋白　是一种糖蛋白，正常情况下在妊娠期由胎儿肝脏和卵黄囊产生，肝癌患者的血清AFP浓度通常升高，是诊断肝癌的血清标志物之一，但仍有约30%的肝癌患者血清AFP始终为阴性。总体上看，AFP诊断肝癌的灵敏度为25%~65%，特异性为80%~94%。在小肝癌以及早期肝癌的检测中，假阴性较高，因此，美国肝病研究学会（American Association for the Study of Liver Diseases，AASLD）和欧洲肝脏研究学会（European Association for the Study of the Liver，EASL）已不再将AFP作为肝癌筛查、诊断的必备指标。

2. 甲胎蛋白异质体3（AFP-L3）　是肝癌细胞所特有，随着癌变程度的增加相应升高，因此常用AFP-L3占AFP的百分比（AFP-L3%）作为原发性肝癌的检测指标，可比影像学提前（4.0±4.9）个月发现直径<2cm的小肝癌（灵敏度48%，特异性81%）。

3. 异常凝血酶原（DCP）　又称“PIVKA-Ⅱ”，是伴随肝癌特异产生的异常凝血酶原。作为AFP的补充，DCP对于AFP阴性的肝癌具有一定的诊断价值，已作为肝癌肿瘤标志物进入临床应用阶段。有研究报道，DCP≥40mAU/ml诊断早期肝癌的灵敏度和特异性分别为64%和89%，准确度为86.3%。AFP与DCP联合检测，可提高肝癌检出的灵敏度和特异性。日本将DCP联合AFP、AFP-L3作为肝癌早期诊断和筛查的标志物。《中国肝癌诊疗规范（2019）》推荐对血清AFP阴性人群，可借助AFP-L3和DCP联合检测以提高早期肝癌的诊断率。

（二）肝癌筛查新技术展望

液体活检作为精准医学时代检测的标志物，包括循环肿瘤细胞、循环肿瘤DNA（circulating tumor DNA，ctDNA）、外泌体、肿瘤相关甲基化、循环游离DNA（circulating cell-free DNA，cfDNA）、长链非编码RNA等。cfDNA甲基化，在诊断肝癌方面具有高敏感度和特异度，且与肿瘤大小、肿瘤分期和治疗应答等密切相关。目前液体活检的成本高，不适宜用于肝癌的筛查和监测，可作为个体化筛查或诊断的补充，筛选出极高危的早期/极早期肝癌患者。

三、肝癌筛查路径的实施及管理

（一）肝癌筛查的目标人群

35~40岁以上的HBV、HCV感染者，中老年男性中HBV载量高者，HCV感染者，HBV和HCV重叠感染者，嗜酒者，合并糖尿病或肥胖者以及有直系亲属肝癌家族史者，均为肝癌的高危人群，应该严密监测，每6个月行血清AFP、AFP-L3%及肝脏超声检查一次。

（二）肝癌筛查中知情同意

对参与早期肝癌筛查相关项目的对象要做到知情同意，签署知情同意书。签署程序包括集中宣讲筛查的目的、意义以及参加筛查的获益和可能危险，向每一个参加筛查的对象说明筛查的相关情况，在自愿的原则下签署知情同意书。

肝癌是严重危害群众健康与生命的常见病，大多患者的治疗效果不佳，主要原因就是发现较晚，不能得到早期诊治。肝癌的发生发展是逐渐演变的过程，通过化验或超声检查手段，对高风险人群进行筛查，对有可能出现癌变倾向的人群定期监测，从而实现肝癌的早期诊断和早期治疗，达到提高生活质量和延长生存期的目的。

1. 参加检查可能的获益　通过筛查，了解参与者的肝炎病毒（主要是乙型肝炎病毒和丙型肝炎病毒）感染状态。对于肝炎病毒阳性者，可以掌握其肝纤维化程度，根据患者的病情，制订相应的治疗和随访计划。同时通过筛查，可以早期发现肝脏恶性肿瘤，实现早诊早治，提高生存时间和生活质量。

2. 参加筛查的可能风险　肝癌筛查主要是通过检测血清甲胎蛋白的表达、肝功能状况，联合肝脏超声检测结果综合判断。采血检查在大多数情况下都是十分安全的，有个别情况在采血处会有出血情况。对这些情况尽量做好预防，发生后及时处理。筛查过程中如有"晕针"、过敏等不适情况，及时告知医生，做到及时处理，减少相关不良反应。

3. 保密原则　对于参与者的检查结果，通过正常途径通知本人或家人，除诊治用途外，不被公开、不用于其他目的。但可能在以后的科研研究中使用相关数据，但相关个人信息将会保密。

4. 自愿原则　筛查参与者是完全自愿的，是否参与由本人决定。可以拒绝参加，有权利随时退出。

（三）肝癌筛查流程

针对特定的人群，主要是35~64岁的男性居民和40~64岁女性居民。通过血液检测参与者的肝炎病毒感染状况，检测肿瘤标志物的表达和肝脏超声检查。对可疑或确诊的患者，建议行肝脏增强CT或肝脏增强MRI检查，必要时可行肝穿刺活检。

1. 知情同意　对参与早期肝癌筛查相关项目的对象要做到知情同意，并在自愿原则下签署《知情同意书》。

2. 基本信息调查　对于有乙型肝炎、丙型肝炎或肝癌家族史等有肝癌相关危险因素的参与者，应调查包括基本个人信息，生活方式（如饮水情况、吸烟饮酒饮茶情况），疾病史（乙型肝炎、丙型肝炎或酒精性肝硬化等）和家族史（直系亲属患有肝癌病史）等内容。

（1）一般情况：①性别、身高、体重，有无其他慢性疾病史；②婚姻和教育程度、家庭人口数及收入；③个人生活习惯，如吸烟情况（指每天至少吸一支，连续达半年或以上，记录吸烟的数量及持续时间）；饮酒情况（记录被调查者是否饮酒、饮酒类型，同时记录饮酒的量及持续时间）；④饮水情况，如饮水来源，水质如何。

（2）饮食习惯：记录被调查者饮食习惯，如新鲜水果、新鲜蔬菜、肉蛋奶类、豆类食品、干果干菜等食用情况，每周、每月几次，持续时间。特别记录如腌制食品、油炸食品及霉变食品的食用记录，频率及持续时间。

（3）既往消化系统疾病史：记录有无胃肠道的溃疡、炎症情况、肝病患病情况，有无甲型肝炎、乙型肝炎及丙型肝炎病史及发现时间。

（4）家族史：亲属中有无恶性肿瘤病史，包括恶性肿瘤的类型，发病年龄，性别，与被调查者的关系等（亲属包括父亲、母亲、兄弟姐妹、儿子女儿，祖父母、外祖父母、同父异母/同母异父兄弟姐妹、兄弟姐妹，伯/叔/姑/舅/姨，侄/外甥子女，堂/姑/舅/姨表兄弟姐妹）。

3. 筛查采血　参与对象由专业医务人员组织静脉采血。采血采用一人一针一管，注意采血部位的常规消毒，防止交叉感染。采血后核对并集中送检、统一检测。

4. 实验室检测　由专门的实验室统一对所采集标本进行检测：乙型、丙型肝炎检测；甲胎蛋白、甲胎蛋白异质体及异常凝血酶原检测；肝功能检测。均采用国家批准的试剂盒方法。

5. 肝脏超声检测　尽管超声检查区分HCC与肝脏其他实体肿瘤有一定局限性，但具有广泛可用性和无创性。超声检查有非侵入性、操作简便易重复应用、费用相对低廉、无放射性损害、敏感性高、实时观察等优点，且是筛查HCC患者常用的方法。对确定肝内有无占位病变、提示占位性质，与肝内胆管、肝门脉等有价值，为进一步行MRI检查提供信息。肝癌筛查流程，如图8-7-1。

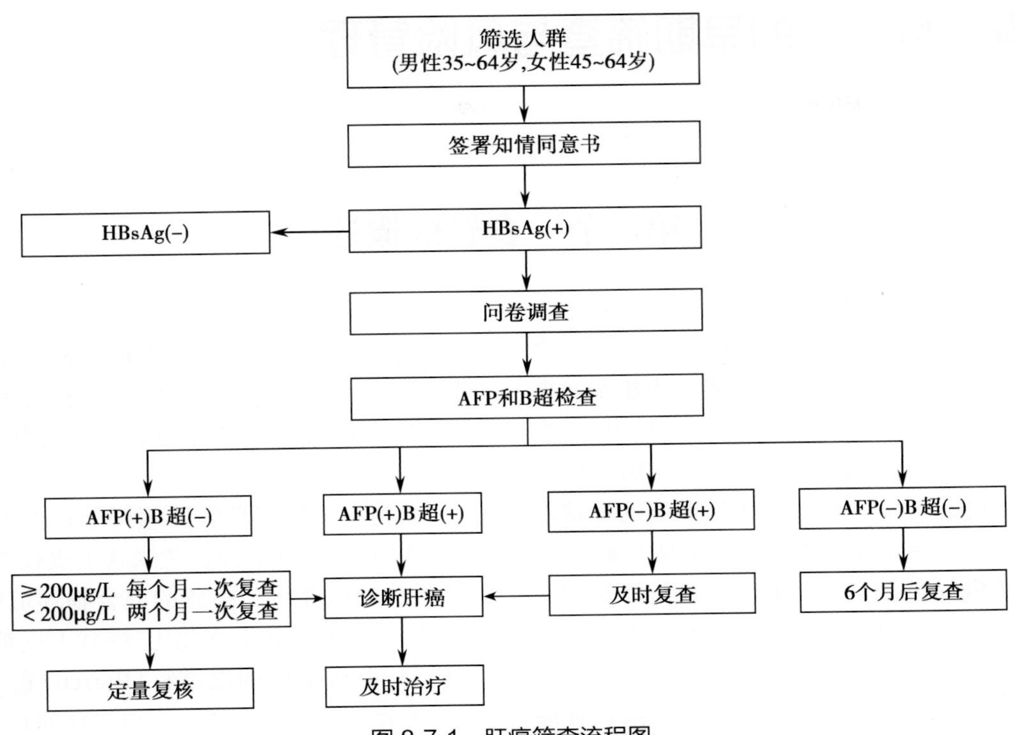

图 8-7-1　肝癌筛查流程图

参考文献

1. 陈灏珠, 林果为, 王吉耀. 实用内科学 [M]. 北京: 人民卫生出版社, 2013.
2. 汤钊猷. 现代肿瘤学 [M]. 上海: 复旦大学出版社, 2011.
3. 中华人民共和国卫生部. 原发性肝癌诊疗规范 (2011 版) [J]. 临床肿瘤学杂志, 2011,(10): 929-946.
4. 丁惠国, 屠红, 曲春枫, 等. 原发性肝癌的分层筛查与监测指南 (2020 版)[J]. 临床肝胆病杂志, 2021, 37 (2): 286-295.
5. 全国多中心前瞻性肝癌极早期预警筛查项目 (PreCar) 专家组. 中国肝癌早筛策略专家共识 [J]. 中华肝脏病杂志, 2021, 29 (6): 515-522.
6. 中华医学会肝病学分会. 原发性肝癌二级预防共识 (2021 年版)[J]. 临床肝胆病杂志, 2021, 37 (3): 532-542.
7. 中华预防医学会肝胆胰疾病预防与控制专业委员会, 中国研究型医院学会肝病专业委员会, 中华医学会肝病学分会, 等. 原发性肝癌的分层筛查与监测指南 (2020 版) [J]. 临床肝胆病杂志, 2021, 37 (2): 286-295.
8. 中华预防医学会肿瘤预防与控制专业委员会感染相关肿瘤防控学组, 中华预防医学会慢病预防与控制分会, 中华预防医学会健康传播分会. 中国肝癌一级预防专家共识 (2018)[J]. 中华预防医学杂志, 2019, 53 (1): 36-44.
9. 中国中西医结合学会肝病专业委员会. 肝纤维化中西医结合诊疗指南 (2019 年版)[J]. 中华肝脏病杂志, 2019, 27 (7): 494-504.
10. 中华医学会肝病学分会. 肝硬化肝性脑病诊疗指南 (2018 年, 北京)[J]. 中华胃肠内镜电子杂志, 2018, 5 (3): 97-113.
11. 赫捷, 陈万青, 沈洪兵, 等. 中国人群肝癌筛查指南 (2022, 北京)[J]. 临床肝胆病杂志, 2022, 38 (8): 1739-1758.

第八章　食管癌的早期筛查与风险管理

第一节　食管癌概述

食管癌是临床上常见的消化道恶性肿瘤之一。我国是食管癌高发的国家，世界卫生组织数据显示，2020 年食管癌新发病例为 32.4 万例，死亡病例为 30.1 万例，分别占全球食管癌发病与死亡的 53.70% 和 55.35%。但是，由于早期癌的症状隐匿或人们的关注度尚低，食管癌的早期诊断率仅 1.43%，超过 90% 的患者临床确诊时已进展至中晚期，总体 5 年生存率不足 20%，术后 5 年生存率一直徘徊在 30%，而早期食管癌的 5 年生存率可超过 95%。因此“早发现、早诊、早治疗”是提高食管癌根治率和生存率的关键，也是最终实现改善预后目标的最基本原则和积极措施。

一、食管癌的发病特点

（一）食管癌的自然发展史

根据国内外肿瘤流行病学与病因学研究结果，食管癌是由人类饮食生活环境中多种致癌因素、促癌因素、保护因素与遗传因素长期相互作用所致的食管上皮细胞慢性增生癌变过程。已经临床病理和实验病理学研究证明，食管癌的发生要经过一个很长的癌变过程和必经的癌前病变阶段，食管癌的发生发展符合从上皮内瘤变（异型增生）到浸润性癌的一般过程。食管上皮增生是食管上皮癌变过程中的一个必经阶段，食管上皮不典型增生（重度增生）是食管癌前病变。积极防治食管癌前疾患和病变，可预防食管癌的发生。

食管癌主要分为食管鳞癌和食管腺癌，在我国主要以鳞癌为主。世界卫生组织肿瘤组织学分类（2000 年第 3 版）将上皮内瘤变的概念引入胃肠道癌前病变和早期癌的诊断，拟代替异型增生（dysplasia）等名称。低级别上皮内瘤变（low-grade intraepithelial neoplasia，LGIN）相当于轻、中度异型增生，高级别上皮内瘤变（high-grade intraepithelial neoplasia，HGIN）则相当于重度异型增生及原位癌。部分中国病理学家仍主张将食管鳞癌的癌前病变分为轻、中、重度异型增生 3 级，建议病理报告中同时列出 2 种分级标准的诊断结论。研究表明，在 3~5 年内，轻度、中度、重度食管鳞状上皮不典型性增生，发展为鳞癌的概率分别为 24%、50%、74%。

欧美发达国家食管腺癌可能是由于反流性食管炎等因素，食管下段正常鳞状上皮长期暴露于胃酸、胆汁和碱性十二指肠的混合物环境中，受到严重损伤而引起柱状上皮化生，鳞状上皮被柱状上皮所代替，形成俗称的巴雷特（Barrett）食管，进而可发展为异常增生而癌变。值得注意的是，我国 90% 的食管腺癌患者无巴雷特食管。

（二）食管癌流行病学特征

食管癌是与人类饮食、营养、生活方式有关的常见消化道癌症，具有明显的地理与人群分布特征，其病理类型随时代而变化。在发展中国家和贫困地区发病率较高，中国、伊朗和南非等国食管癌发病率高。世界范围看，2008 年食管癌发病、死亡水平与 20 世纪 70 年代相比，30 年来处于稳定态势，不同国家和地区有所差异。

全球每年新发 57.2 万例，且超一半发生在中国；2015 年中国食管癌发病率和死亡率均居消化道恶性肿瘤第二位。中国人口食管癌发病率为 19.34/ 万，中标发病率为 10.17/10 万，世标发病率为 13.71/10 万，占总癌的 4.19%，居各部位癌的第 4 位；食管癌死亡率为 15.39/10 万，中标死亡率为 7.71/10 万，世标死亡率为 10.58/10 万，占总癌的 8.96，居各部癌第 4 位。30 年来随着社会经济的发展，人民饮食和生活方式的改变，中国食管癌发病率和死亡率呈现缓慢下降趋势，但与世界各国相比，中国还处于全国食管癌高发区，食管癌发病、死亡人数仍占全球总人数过半，严重威胁着人民的生命和健康。临床发现早期食管癌患者较少，95% 患者就诊时已为中晚期癌，5 年生存率仅为 15%~20%。有研究表明，若在早期癌阶段得到有效治疗，5 年生存率可达 90%。

根据 20 世纪 70 年代我国肿瘤死亡普查资料

和之后的抽样调查结果，结合近年的肿瘤登记资料，我国食管癌有明显的地区分布特征，即华北高于华南，农村高于城市，山区高于平原。我国主要的高发区有华北太行山高发区，主要集中在河南、河北、山西三省交界的太行山南段，包括河南林县、河北磁县、山西阳城等十几个县市，食管癌死亡率都在100/10万以上，大体形成一个不规则的同心圆。秦岭高发区集中在陕西、河南、湖北三省交界的秦岭东部山区，包括丹凤县、嵩县、鲁山县、内乡县，以及陨县等十几个县市，也形成一个不规则的同心圆。鄂豫皖大别山高发区，主要包括河南省南部的信阳地区、湖北省北部的孝感地区以及安徽省西南部的六安地区共十多个县市。川北高发区在四川省北部，以盐亭县为中心，呈现不规则的同心圆分布的特点。闽粤高发区，包括广东省东部的汕头地区、梅县，以及福建省南安县等，组成华南食管癌相对高发区。苏北高发区围绕苏北里下河，周围有一个形似马蹄形的高发区，以扬中市为中心，包括淮安、秦兴、建湖等县。

二、食管癌的危险因素

（一）致癌性亚硝胺及其前体物

亚硝胺可由硝酸盐、亚硝酸盐和二级胺合成而来，被称为亚硝胺的前体物。亚硝胺不仅在自然环境中经细菌、真菌等生物作用而产生，还可在人体口腔、胃肠、膀胱等器官内由前体物而合成，被称为内合成。亚硝胺及其前体物广泛在人类体内外环境之中。

（二）生物感染因素

1. 霉菌及其毒素　白地霉、串珠镰刀菌、梨孢镰刀菌、互隔交链孢霉、冬青甯柄霉、黑曲霉等多种霉菌可诱发动物前胃和食管上皮增生，互隔交链孢霉和串珠镰刀菌诱发了动物食管和前胃癌。

2. 病毒因素　目前EB病毒（EBV）、人乳头瘤病毒（HPV）、人嗜T淋巴细胞病毒1型（HTLV-1）及人乙型肝炎病毒（HBV）与人某些特定的肿瘤有关。但是有关HPV与食管癌的关系尚待进一步研究证实。

（三）吸烟饮酒等不良饮食生活习惯

大量流行病学研究发现，居民不良的饮食生活习惯，如吸烟、饮酒、喜饮热茶、食用霉变食物，喜食烫食、酸菜、鱼露，咀嚼槟榔等与食管癌发病有关，其中有的含有致癌物或具有促癌作用。

（四）社会经济地位与职业

国内外肿瘤流行病学调查研究，在调整已知的风险因素后，社会经济地位低、生活贫困仍与食管鳞癌的风险增加有关，而与食管腺癌的关联不明显，这可能反映仍有尚未认识的因素。

（五）营养因素

1. 蛋白质缺乏　调查发现食管癌与低蛋白，尤其是低动物性蛋白的膳食习惯有关。

2. 某些维生素缺乏　膳食中类胡萝卜素水平与人体内类胡萝卜素水平相一致。维生素A缺乏可引起大鼠食管和前胃上皮增生、角化亢进，并促进亚硝胺和甲基胆蒽的致癌作用。专家组评价认为，膳食中类胡萝卜素摄入量高可能降低食管癌的危险性。有两项关于维生素A的病例对照研究，因结果不一致，暂不能作出评价。

维生素C是抗氧化防御系统的重要成分，可保护身体免受自由基的损伤。专家组评价认为，膳食维生素C摄入量高可能降低食管癌的危险性。

3. 蔬菜和水果　大量的流行病学研究证明，膳食中富含蔬菜和水果可降低食管癌的危险性，是重要的保护因素。日本的一项食管癌队列研究表明，食用绿色和黄色蔬菜有保护性作用，在吸烟和饮酒者以及不是每天都吸烟和饮酒者中，这种关系很明显。

4. 肥胖　欧美国家一些流行病学调查研究发现，肥胖可增加食管腺癌的风险。而食管鳞癌的研究一直显示与体重指数呈负相关关系。美国一项超过90万成年人的前瞻性研究发现，男性和女性的食管癌死亡率都随着体重指数的增加而上升。

（六）医源性因素

现有的研究证据说明，食管腺癌的风险不是使用药物，而是原有的疾病影响。如美国的一项巢式病例对照研究发现，使用H_2受体阻滞剂患者的食管腺癌风险增加4倍，在调整反流性食管炎因素后而几乎消失。食管癌也是电离辐射诱发的恶性肿瘤之一。强直性脊柱炎接受X线治疗的患者中食管鳞癌的发生率高。

（七）遗传因素

食管癌有明显的地理分布特征，提示环境因素的重要作用，而食管癌患者的家族集聚现象，以及遗传性手掌足底角化症与食管癌有关，也提示了遗传因素的一定作用。移民流行病学研究结果提示，食管癌的发病是以环境因素为主，遗传易感性也起到一定作用。

三、食管疾患与癌前病变

根据临床病理学观察可见，慢性食管炎，胃食管反流病，Barrett 食管，缺铁性吞咽困难（Plummer-Vinson 综合征），食管失弛缓症，食管憩室，食管灼伤以及食管平滑肌瘤、息肉瘤、乳头状瘤等良性肿瘤，长期不愈有可能发生癌变，是食管癌的癌前病变和疾患，或称高危险人群；其中胃食管反流症（反流性食管炎）及 Barrett 食管主要诱发食管腺癌。其发病率和癌变率有很大差别，其中以慢性食管炎最为常见，其他较为少见，主要取决于这些食管疾患的发病原因及其病理改变，这些病理改变包括炎症、增生、化生、溃疡、黏膜萎缩、白斑和瘢痕等。

第二节　食管癌的早期筛查

一、食管癌筛查的循证医学证据及筛查历史沿革

现如今，全球有超一半的食管癌发生在我国，因为其早期临床症状缺乏典型性特征，所以就显著增加了早期诊断治疗的难度。故此，早筛查、早诊断、早治疗是提高食管癌患者生存率的根本所在。早期食管癌手术切除后具有较高的生存率，患者 5 年生存率可达 90%，而中晚期患者相比之下，5 年生存率仅达到 6%~15%。近些年来，随着医疗技术不断发展，早期食管癌的筛查诊断及治疗工作有了实质性的进步。

为提高我国食管癌早诊早治水平，改善我国食管癌高发病率、高死亡率现状，探索有中国特色的食管癌筛查策略，我国多个学会先后制定发布了《中国早期食管癌筛查及内镜诊治专家共识意见（2014 年，北京）》《中国早期食管鳞状细胞癌及癌前病变筛查与诊治共识（2015 年，北京）》和《中国 Barrett 食管及其早期腺癌筛查与诊治共识（2017，万宁）》《中国早期食管癌及癌前病变筛查专家共识意见（2019 年，新乡）》等多部共识意见。

我国食管癌普查应用过的筛查方法：X 线钡餐黏膜造影和透视、食管拉网细胞学检查、纤维内镜直视与活检、银血珠实验、中医舌诊和耳穴电脑检测等。

二、筛查手段的评价

（一）内镜检查

内镜及病理活组织检查是目前诊断早期食管癌的“金标准”，因食管癌筛查方式与胃癌筛查方式相同，可在一次胃镜中实现筛查，因此在人群筛查中往往将食管癌筛查与胃癌筛查合并进行。内镜下食管黏膜碘染色或电子染色 + 指示性活组织检查的组合操作技术已成为我国现阶段最实用有效的筛查方法。

内镜辅以碘染色及指示性活检病理筛查，是现阶段最适用有效的一次性完成筛查和诊断的方法，敏感度和准确度较高。王霄等报道轻、中、重度异型增生检出率分别为 5.33%、1.28%、0.68%；原位癌、黏膜内癌、浸润癌度检出率分别为 0.15%、0.06%、0.29%。内镜筛查活检率要求达到 70%~80%，可达到 100%，以提高检出率和早期诊断率。

推荐上消化道白光内镜检查联合 1.2%~1.5% 卢戈液染色内镜（LCE）或窄带光成像（NBI）作为食管癌内镜筛查首选方法，有条件者可联合使用放大内镜。LCE 检查完成后喷洒 3.2%~3.8% 硫代硫酸钠溶液对卢戈液进行中和、清洗可降低碘液引起的刺激症状，亦推荐应用食管黏膜染色组合套装。

（二）血清蛋白标志物

血清肿瘤标志物检测可用于早期癌症的预警，引导进一步检查；也是检出早期癌症和辅助诊断的简便、经济、快速、无创和监测评估的参考指标。但是，目前尚无特异度和准确率理想的标志物作为食管癌筛查的常规检查项目。研究发现，食管癌相关的肿瘤标志物的种类较多，临床常用的多为肿瘤相关抗原的检测，其中细胞角蛋白 19 片段、鳞状上皮细胞癌抗原、癌胚抗原、P53 蛋白抗体敏感度和特异度分别为 43.9%~76.9% 和 53%、26.8%~50% 和 73%、11.4%~17% 和 22%、28%~60%。肿瘤标志物的敏感度和特异度不太理想，单项检测有一定的局限性，联合检测可明显提高阳性率、降低假阳性率。《中国早期食管鳞状细胞癌及诊治共识（2015 年，北京）》认为，目前肿瘤标志物、蛋白质组学等仅作

为辅助诊断和临床研究项目，暂不建议应用于人群筛查。

（三）分子检测标志物

食管癌筛查中胃镜前无创的初筛技术相对于其他消化道肿瘤要少得多，分子检测可能会填补这方面的空白。目前甲基化检测前景较好。抑癌基因启动子的甲基化修饰是肿瘤发生的早期事件，不同抑癌基因的甲基化预示着不同器官的癌变。食管癌甲基化检测技术是通过检测食管癌风险人群血浆中的循环游离 DNA（circulating cell-free DNA，cfDNA）特定基因的异常甲基化，来检测食管癌的一项无创检测方法。鉴于食管癌主要分为腺癌和鳞癌两种，而国内主要以鳞癌为主，甲基化靶标基因的选择需要考虑腺癌与鳞癌的区别。国内已经针对食管癌腺癌和鳞癌的区别研发了 *KCNA3* 和 *OTOP2* 基因组合的食管癌甲基化检测技术，特异性为 91.38% 的情况下，总体敏感性为 80.30%。利用血浆检测特定基因甲基化异常，确定高危人群，然后对这些高危人群进行色素内镜和活检病理检查，应能够提高食管早期癌和癌前病变患者的检出率。

（四）影像学检查

包括 X 线食管钡剂或钡气双重对比造影、CT 扫描，是诊断中晚期食管癌的首选手段。食管造影对临床患者的检出准确率<50%，对筛查发现早期食管癌的价值有限。《中国早期食管癌及癌前病变筛查专家共识意见（2019 年，新乡）》不推荐上消化道钡餐造影用于食管癌筛查。

（五）细胞学初筛

主要是食管拉网脱落细胞学检查，是 20 世纪 50 年代沈琼教授发明的双腔网囊食管细胞采取法。普查显示正常细胞、轻度增生、重度增生、近癌和癌症的比例分别为 30%、40%、25% 和 5%；可检出早期食管癌，对活检确诊的鳞癌敏感度和特异度分别为 44% 和 99%，是一种简单且较准确的筛查方法。但患者接受度低，漏诊率高达 30%~50%。《中国早期食管癌及癌前病变筛查专家共识意见（2019 年，新乡）》不推荐传统食管拉网细胞学用于食管癌筛查上消化道钡餐造影用于食管癌筛查。

三、食管癌筛查的实施

（一）食管癌筛查的目标人群 / 高危人群

45 岁以上且有下列任一危险因素者：①来自食管癌高发区；②有食管癌家族史；③吸烟、饮酒；④患有食管癌前疾病或癌前病变；⑤热烫饮食、腌制饮食、高盐饮食等饮食习惯。

（二）知情同意

所有参加早期癌症筛查的个体都必须经过知情同意程序。该程序包括向希望参加食管癌筛查的对象宣讲筛查的目的、意义以及参加筛查的获益和可能的危险，宣读知情同意书，解答各种相关问题，详细说明食管癌筛查的相关细节，最后，在自愿的原则下签署知情同意书。食管癌患者早筛流程，如图 8-8-1。

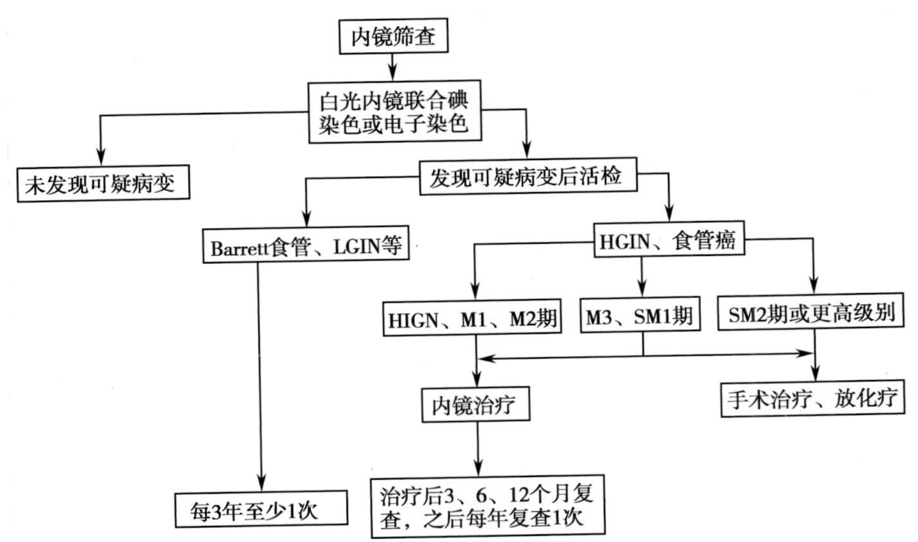

注：LGIM，低级别上皮内瘤变；HGIN，高级别上皮内瘤变。

图 8-8-1　食管癌患者早筛流程图

四、食管癌筛查间隔期

1. 低级别上皮内瘤变者每 1~3 年进行 1 次内镜检查。

2. 推荐低级别上皮内瘤变合并内镜下高危因素或病变长径>1cm 者每年接受 1 次内镜检查，持续 5 年。

3. 推荐无异型增生的 Barrett 食管患者，每隔 3~5 年进行 1 次内镜检查。

4. 推荐低级别上皮内瘤变的 Barrett 食管患者，每隔 1~3 年进行 1 次内镜检查。

（张　凯）

参考文献

1. 中华医学会消化内镜学分会, 中国抗癌协会肿瘤内镜专业委员会. 中国早期食管癌筛查及内镜诊治专家共识意见精简版 [J]. 中华消化杂志, 2015, 35 (5): 294-299.
2. ZENG H M, ZHENG R S, ZHANG S W, et al. Analysis and prediction of esophageal cancer incidence trend in China [J]. Zhonghua Yu Fang Yi Xue Za Zhi, 2012, 46 (7): 593-597.
3. 马丹, 杨帆, 廖专, 等. 中国早期食管癌筛查及内镜诊治专家共识意见 [J]. 中国实用内科杂志, 2015, 35 (4): 320-337.
4. CHEN W, ZHENG R, BAADE P D, et al. Cancer statistics in China, 2015 [J]. CA Cancer J Clin, 2016, 66 (2): 115-132.
5. 赫捷, 陈万青, 李兆申, 等. 中国食管癌筛查与早诊早治指南 (2022, 北京)[J]. 中华肿瘤杂志, 2022, 44 (6): 491-522.
6. 赵平, 王陇德, 黎钧耀. 预防肿瘤学 [M]. 北京: 人民卫生出版社, 2015.
7. 夏佳薇, 周智航, 何松. 碘染色用于早期食管癌及癌前病变高危人群筛查的临床研究 [J]. 检验医学与临床, 2019, 16 (14): 2019-2022.
8. 邢洁, 李鹏. 早期食管鳞状细胞癌及癌前病变的诊断与治疗策略 [J]. 中华内科杂志, 2020 (4): 318-321.
9. 林中琪. 内镜下食管碘染在早期食管癌及癌前病变诊治中的临床研究 [J]. 家庭保健, 2020 (26): 95.
10. 王霄, 王安荣, 樊晋川, 等. 食管癌高发区高危人群食管癌筛查研究 [J]. 中华全科医学, 2012, 10 (8): 1167-1169.
11. 中华医学会消化内镜学分会消化系早癌内镜诊断与治疗协作组, 中华医学会消化病学分会消化道肿瘤协作组, 中华医学会消化病学分会消化病理协作组. 中国早期食管鳞状细胞癌及诊治共识 [J]. 中华内科杂志, 2016, 55 (1): 73-82.
12. 李骥征, 李常城, 李东海. 早期食管癌放射诊断的临床价值研究 [J]. 影像研究与医学应用, 2017, 1 (7): 215-216.
13. 张志庸. 早期食管癌诊疗新进展 [J]. 中华临床医师杂志 (电子版), 2009, 3 (8): 1231-1237.
14. 王国清, 魏文强, 乔友林. 食管癌筛查和早诊早治的实践与经验 [J]. 中国肿瘤, 2010, 19 (1): 4-8.
15. 中华医学会肿瘤学分会早诊早治学组. 中国食管癌早诊早治专家共识 [J]. 中华肿瘤杂志, 2022, 44 (10): 1066-1075.

第九章　宫颈癌早期筛查与风险管理

宫颈癌（cervical cancer），是最常见的妇科恶性肿瘤，高发年龄为 50~55 岁。自 20 世纪 50 年代以来，由于宫颈细胞学筛查的普遍应用，宫颈癌和癌前病变得以早期发现和治疗，使宫颈癌的发病率和死亡率已有明显下降。

第一节　宫颈癌概述

一、宫颈癌发病率

宫颈癌在全世界每年约 60.4 万例新发病例，其中 80% 在多数发生在发展中国家，近年来宫颈癌发病趋于年轻化。全球宫颈癌的发病率 13.3/10 万，死亡率 7.3/10 万，美国等发达国家宫颈癌的发病率较低，非洲地区宫颈癌的发病率高。我国宫颈癌的发病率为 10.7/10 万，死亡率 5.3/10 万。

二、宫颈癌的高危因素

流行病学调查发现，宫颈癌与人乳头瘤病毒（human papilloma，HPV）感染、多个性伴侣、性生活过早（<16 岁）、吸烟、性传播疾病、经济状况低下和免疫抑制等因素有关。

（一）HPV 感染

目前已知 HPV 有 100 多个型别，根据其致病力的不同，分为高危型和低危型两种。99% 以上的宫颈癌组织中发现有高危型 HPV 感染，其中约 70% 与 HPV16 和 18 型相关。人群中 HPV 的感染率可高达 30%，但大多的 HPV 感染在 8~12 个月后会被清除，只有持续的高危型的 HPV 感染才是导致宫颈癌的主要原因。高危型 HPV 产生病毒癌蛋白，其中 E6 和 E7 分别作用于宿主细胞的抑癌基因 *P53* 和 *Rb* 基因，使之失活或降解，继而导致癌变。

（二）性行为及分娩次数

初次性生活过早（<16 岁）、多个性伴侣、多产、早产等与宫颈癌发生有关。青春期宫颈发育尚未成熟，对致癌物比较敏感。分娩次数多，宫颈创伤的概率也增加，患宫颈癌的风险增加。孕妇免疫力低，高危型 HPV 的检出率高。

（三）其他

吸烟可增加感染 HPV 效应，HIV 患者及其他免疫力低下的人群也是宫颈癌的高发人群。

第二节　宫颈癌的早期筛查

一、宫颈癌筛查的循证医学证据

感染高危型 HPV 是发生宫颈癌必要但不充分的条件。因此，仅有很少一部分感染 HPV 的女性会发展为宫颈病变或宫颈癌。大多数 HPV 感染是一过性的，进展的风险很小。仅有一少部分感染是持续性的，但无论年龄因素，持续感染 1 年和 2 年则预示有显著发生宫颈上皮内瘤变（cervical intraepithelial neoplasm，CIN）3 级或宫颈癌的风险。对于决定 HPV 持续感染的因素尚无充分的认识。HPV 基因型是目前发现与持续感染和病变进展最重要的决定性因素。HPV16 的致癌潜能最高，导致世界范围内约 55%~60% 的宫颈癌；HPV18 的致癌性次之，导致 10%~15% 的宫颈癌；其他的约 10 种亚型与剩余的宫颈癌相关。增加 HPV 持续感染机会的协同因素包括吸烟、免疫系统受损、HIV 病毒感染等。

在 10 多岁或 20 多岁的年轻女性中，HPV 感染非常常见，随年龄增长感染率下降。大多数年轻女性，尤其是年龄<21 岁者，她们的免疫系统能在8个月内有效清除感染，85%~90% 的女性能在平均8~24个月内将病毒负荷降低至检测不到的水平。在这些人群中，随着感染的清除，大多数宫颈病变也能自然消退。

与通常的认识不同，30~65 岁的妇女 HPV 感染的自然病程不随年龄改变。对于 30 岁及以上女性，无论多大年龄，新近获得 HPV 感染都有同样的低持续存在的可能。然而，年龄>30 岁女性中检测出的 HPV 感染更可能反应的是持续感染。因此，随年龄增加发生鳞状上皮内瘤变的概率升高。大多数 HPV 相关性宫颈肿瘤的进展非常缓慢。重度不典型增生进展为宫颈浸润癌，平均需要 3~7 年。因此，对于这种比较缓慢的病程，适于进行频率较低的检查。

KPNC 队列研究发现，HPV 阳性而细胞学阴性者 5 年内发生 CIN Ⅲ及以上病变的风险为 4.5%（95%*CI* 为 4.2%~4.8%），其中发展为宫颈癌的风险为 0.34%，并且一半的病例为宫颈腺癌。同时在 Kaiser 中心进行的 789 000 例大样本普通人群的筛查随访的研究中，平均有 3.99% 的妇女为高危型 HPV 阳性和细胞学阴性，且 60% 的妇女在 6 个月内通过自身免疫力可清除 HPV 感染。根据同等风险同等处理原则，HPV 阳性、细胞学阴性者 5 年内发生 CIN Ⅲ及以上病变的风险小于 5.2%，可不直接行阴道镜检查。HPV 阳性、细胞学阴性且 1 年后联合筛查仍为 HPV 阳性、细胞学阴性者 5 年内发生 CIN Ⅲ及以上病变的风险为 7.4%，可直接行阴道镜检查；若 1 年后联合筛查结果为 HPV 阴性、细胞学 ASCUS 者 5 年内发生 CIN Ⅲ及以上病变的风险为 29%，与细胞学 ASCUS 者风险相似，故可 1 年后进行联合筛查；若 1 年后联合筛查结果均为阴性，5 年内发生 CIN Ⅲ及以上病变的风险为 0.93%，与仅细胞学阴性者风险相似，可 3 年后进行联合筛查。

二、宫颈癌筛查方案及评价

目前，国内外常用的宫颈癌筛查方法包括：细胞学、醋酸染色肉眼法、HPV 检测以及细胞学和 HPV 的联合检测。建议加入宫颈光电技术筛查、自取样 HPV 检测及尿液 HPV 检测等近年应用较多的新型筛查方式。

（一）细胞学

液基细胞和传统方法的宫颈细胞学标本均可用于筛查。从宫颈移行带收集脱落细胞，将其转移至液体储存液中，液基细胞技术是在实验室进行处理，传统技术是直接转移至玻片并固定。污染的血液、分泌物和润滑剂都可能干扰对样本的解释。自 1940 年引入巴氏涂片以来，筛查人群宫颈浸润癌的发病率降低了 70%~90%，而未筛查人群的发病水平变化不大。美国子宫颈癌筛查已有 60 年的历史，细胞学筛查已确立其重要地位，并且已建立起严格的细胞学医师及技术人员培训，具有完善的细胞学制片技术及细胞学诊断的质量控制系统。近年来，细胞学取材方法、保存方法、制片技术、染色技术及读片水平不断发展。国内外多个协会、学会把细胞学作为宫颈癌筛查的指南。

宫颈细胞学检查结果采用 Bethesda 报告系统。从 1988 年以来，进行过 2 次修订，如表 8-9-1。

表 8-9-1 2001 年宫颈细胞学报告 Bethesda 系统

标本种类
指传统检查（抹片检查）、液基细胞制片，或其他标本的质量
• 符合检测标准（描述是否有宫颈管 / 宫颈移行带成分，以及其他质量标准，如部分可见出血、炎症等
• 不符合检测标准（指出原因）
—样本被拒收或未经处理（指出原因）
—样本被处理并检测，但用于评估上皮异常是不满意的（指出原因）
一般分类（可选择的）
• 未见上皮内病变或恶性病变
• 其他：见解释 / 结果（如 40 岁或以上女性的内膜细胞）
• 上皮细胞异常：见解释 / 结果（明确是“鳞状”或“腺样”）
解释 / 结果
• 未见上皮内病变或恶性病变（如果没有肿瘤的细胞学证据，无论是否有病原菌或其他肺肿瘤异常发现，需要在上述一般分类，或解释 / 结果部分，或这两个部分中均注明

续表

病原菌
➢ 阴道毛滴虫
➢ 真菌微生物,形态上符合念珠菌属
➢ 菌群改变提示为细菌性阴道病
➢ 细菌形态符合放线菌属
➢ 细胞改变符合单纯疱疹病毒
其他非肿瘤的异常发现(可有选择的报告;不必全部列出)
➢ 反应性细胞改变,可能与以下相关
炎症(包括典型的修复)
放射
宫内节育器
➢ 子宫切除术后腺细胞的状态
➢ 萎缩
• 其他(未全部列出)
—内膜细胞(40 岁及以上女性)(如果没有鳞状上皮内病变时需要指出)
• 上皮细胞异常
—鳞状细胞
➢ 不典型鳞状细胞(ASC)
◆ 意义不明的(ASCUS)
◆ 不能除外 HSIL(ASC-H)
➢ 低度鳞状上皮内瘤变(LSIL)(包括:HPV/ 轻度增生 / 宫颈上皮内瘤变 CIN Ⅰ)
➢ 高度鳞状上皮内瘤变(HSIL)(包括:中重度增生、原位癌;CIN Ⅱ和 CIN Ⅲ)
➢ 可疑浸润(如果怀疑有浸润时)
➢ 鳞状细胞癌
腺细胞
➢ 不典型
◆ 宫颈管细胞(不另行说明或在注释中注明)
◆ 内膜细胞(不另行说明或在注释中注明)
◆ 腺细胞(不另行说明或在注释中注明)
➢ 不典型
◆ 宫颈管细胞,倾向肿瘤
➢ 腺细胞,倾向肿瘤
◆ 宫颈管原位腺癌(AIS)
➢ 腺癌
◆ 宫颈管
◆ 子宫内膜
◆ 子宫外
• 未特殊说明的
• 其他恶性肿瘤(需要指出)
辅助检查
对检查方法和报告结果进行简短说明,使临床医生方便理解
自动阅片
如果为自动阅片,注明设备和结果
交代注意事项和建议
建议应简明,并符合专业组织发布的临床随访指南(可包含相关发布内容的参考资料)

全球范围内普遍使用的基于细胞学的筛查方法，大大降低了筛查人群宫颈癌的发病率和死亡率。但该方法也有其局限性和不足。细胞学结果的准确性依赖于细胞学读片人员。Stoter 等报道，对于初始诊断为细胞学正常的制片经由资深的细胞学专家复核，结果吻合率只有 78%，而初始诊断为高度病变以上的制片吻合率只有 47%。细胞学筛查的特异性较高，可达到 90% 以上，但其敏感性只有 42%~73%。Katki 等报道，对细胞学正常和 HPV 阴性的两组人群进行 3 年以上的随访，结果发现，细胞学正常组发生 CIN Ⅲ及以上病变的概率为 0.17%，而 HPV 阴性组的发生率只有 0.06%。Katki 在另一项回顾性研究中，分析了 965 360 例大于 30 岁女性的筛查结果，发现筛查出来的 198 例宫颈癌中，细胞学正常的多达 41 例(20.7%)。

（二）醋酸染色肉眼法

醋酸染色肉眼法(visual inspection with aceticacid，VIA)是 1996 年 WHO 倡议的，在发展中国家试用、推行的一种低成本、易开展的宫颈癌筛查方法。但由于该法受诊断者主观判断影响较大，其灵敏度和特异度文献报道结果不稳定。以 CIN Ⅰ$^+$为病变诊断阈值时，VIA 的灵敏度、特异度分别为 0.62 和 0.80；以 CIN Ⅱ$^+$为病变诊断阈值时，灵敏度、特异度为 0.63 和 0.86。VIA 筛查效果可能受到受检人群年龄、筛查方式及开展筛查机构的水平影响。VIA 作为初筛手段，在宫颈癌高危地区，尤其在人群中高度病变患者较多的情况下，其筛查效果更好。VIA 易于培训，费用低廉，同时可以快速得出诊断结果，适合在经济落后地区大规模人群筛查中使用，可以达到“即查即治”中“即查”的要求。另外，与阴道镜相比，VIA 的设备要求更低，几乎不需要任何特别添加设备。因此，VIA 符合经济落后、设备有限地区开展宫颈癌初筛的需求。如果能开展经常性的筛查工作，提高筛查频率、缩短筛查间隔时间，在经济落后地区使用 VIA 进行宫颈癌及其癌前病变的初筛是可行的。

（三）HPV 检测

1976 年，Zur Hausen 首次提出 HPV 与宫颈癌的发病密切相关。随后大量流行病学资料及研究已明确显示，HPV 持续感染是宫颈癌发病的首要条件。接近 100% 的宫颈癌患者可以查到 HPV 感染，其中大约 70% 是 16 型和 18 型的感染。HPV 的检测方法很多，人为因素对检测结果的影响少。多个研究结果显示，HPV 一线筛查 CIN Ⅱ及以上病变的特异性和细胞学相同，均达到 90% 以上，而 HPV 筛查的敏感性大大高于细胞学。

在美国一项名为“ATHENA”的研究中，对 25 岁以上筛查的女性进行了 4 年的随访，结果 HPV16 型阳性的女性发展成 CIN Ⅲ及以上病变的概率达到 25%，18 型阳性的为 10%，其他 12 型阳性的为 4%，而 HPV 阴性的不到 1%。Rijkaart 等对 25 658 名 29~61 岁妇女进行了筛查后 3 年的随访，结果发现细胞学正常的人群中 0.26% 被诊断为 CIN Ⅲ及以上病变，而 HPV 阴性的人群只有 0.06%，与细胞学和 HPV 同时正常的人群几乎相同(0.05%)。Wright 在一项研究中报道，在 CIN Ⅲ及以上的患者中按照年龄分层，21~24 岁、25~29 岁、30~39 岁、>40 岁所占的百分比分别为 10%、28%、37% 和 25%，25~29 岁年龄段高于 40 岁以上人群，是一个值得重视的年龄段。1975—2010 年美国肿瘤登记的数据也显示，宫颈癌发病率从 25 岁开始急剧上升。而 Hub 研究的发现，在 25~29 岁的 CIN Ⅲ及以上的患者中细胞学异常只占 42.7%，如果用细胞学筛查这个群体，57.3% 的患者会被漏诊，HPV 对这个群体初筛却具有很好的敏感性。

美国 FDA 专家组认可并批准 HPV 用作宫颈癌的一线筛查，HPV 阴性的人群可以定期随访，HPV 阳性的人群中如果是 16 型或 18 型阳性，转诊阴道镜进一步检查，其他 12 种阳性则需要进一步细胞学检查，决定是否进行阴道镜。这个意见几乎颠覆了以往筛查策略中细胞学和 HPV 的作用。在基于细胞学的筛查方案中，HPV 的作用主要是分流。从事宫颈癌筛查的专家们习惯了细胞学的筛查和处理方法、流程，接受 HPV 作为宫颈癌一线筛查还需要一个过程。尽管目前的研究结果显示出了 HPV 作为宫颈癌一线筛查的良好结果，但有一些问题还需要进一步完善。例如筛查的时间间隔问题，在 FDA 批准文件中没有进一步明确。

在 Wright 的研究中，25~29 岁年龄组妇女 HPV 感染率达到 21.1%，对于 30 岁以下的妇女使用 HPV 作为宫颈癌一线筛查，16 型或者 18 型的人群直接转诊行阴道镜检查，是否会增加阴道镜的转诊率？为减少阴道镜的转诊率，从 25 岁而不是从 21 岁开始筛查，也会漏掉 10% 的 CIN Ⅲ及以上的患者。更需要考虑的是，美国 FDA 的推荐，是否适合我国国情，我国宫颈癌的筛查起步较欧美等西方发达国家晚，由于经济发展和技术力量的不均衡，很难有一个全国统一的筛查策略，国内的医生大多采用或借鉴国外的筛查经验。现阶段，国内尚缺乏针对宫颈癌筛查策略的大样本多中心的随机研究，对于HPV感染的型别分布，各个研究也不统一，除了地域有差异外，不同人群之间也有差异。筛查及门诊人群中，16型、52型、58型三个亚型感染率较高；在CIN人群中，16型、31型、33型三个亚型感染率较高。所以，关于16型、18型阳性的阴道镜转诊并不一定适合中国人群。

人乳头状瘤病毒（human papilloma virus，HPV）感染是宫颈癌发生的主要诱因，HPV-DNA检测联合宫颈液基细胞学检测（thinprep cytologic test，TCT）成为目前宫颈病变筛查较为常用的手段。

现有研究证实，HPV用作宫颈癌的一线筛查，具有很好的敏感性、特异性和安全性，优于基于细胞学的筛查策略，和细胞学、HPV的联合筛查效果接近。但HPV作为宫颈癌一线筛查策略被广泛接受，被各个组织作为指南推出，特别是在我国的使用，需要进一步完善。

（四）细胞学联合HPV

细胞学联合HPV检测筛查宫颈癌一般有以下方式：细胞学和HPV同时检测；先细胞学检查，有问题后HPV进一步检测；先HPV检测，使用细胞学分流。联合检测中的宫颈细胞学筛查，使用巴氏涂片法或液基细胞学均可以，这两种方法的效能相同，但报告筛查结果时均需要使用Bethesda系统中的术语。HPV检测则是指经美国食品与药物监督管理局（Food and Drug Administration，FDA）认证的高危型HPV检测，而非高危型HPV分型检测，低危型HPV检测也无意义。2003年美国妇产科医师学会（American College of Obstetricians and Gynecologists，ACOG）提出，HPV检测联合细胞学检查仅作为30岁以上妇女“可选择”的宫颈癌筛查策略。

《2022年美国癌症协会最新筛查指南》指出，宫颈癌筛查应从25岁开始。宫颈癌在25岁以下人群较少见。年龄在25~65岁的人应每5年进行一次首要的HPV检测。如果无法进行HPV检测，则每5年进行一次联合检测（HPV检测和巴氏试验），或每3年进行一次巴氏试验。

大量研究证实，HPV联合细胞学检测在第一轮筛查中检测CIN Ⅲ或宫颈癌筛查检测的灵敏度显著增加（约为37%），而第2轮筛查中对浸润性宫颈癌筛查的灵敏度却显著降低。这种联合筛查对接受宫颈癌筛查的受试者是有益的，联合HPV和细胞学可以增加CIN Ⅲ诊断，并且在其后的筛查循环中可以减少CIN Ⅲ以上或癌症的发生，联合筛查可以延长筛查的间隔时间，也可提高腺癌及其癌前病变的检出，弥补单纯HPV检测和单纯细胞学筛查不足。它的弊端在于HPV一过性感染者的检出，使得阴道镜转诊率增高。另外，联合筛查的经济费用也会增加。

三、宫颈癌筛查方案的实施

美国阴道镜及子宫颈病理学会（American society for colposcopy and cervical pathology，ASCCP）、美国癌症协会（American cancer society，ACS）、美国临床病理学会（American society for clinical pathology，ASCP）在累积了9年，共计140名妇女参与的北加利福尼亚Kaiser医疗保健项目（Kaiser permanente Northern California medical care plan，KPNC）宫颈癌前病变临床管理数据的基础上，由47位专家，代表24个国际卫生专业组织、联邦机构和国际组织，于2012年9月在美国马里兰州Bethesda会议上更新了宫颈癌筛查联合指南并达成一致意见，由ASCCP牵头在美国国立卫生研究院（National Institutes of Health，NIH）进行了关于宫颈癌的共识性指南修订，并于2013年3月在线公布最新宫颈癌筛查管理指南，以期为临床医师提供最佳的实践方法。目前国内外大多依据这个筛查指南进行宫颈癌的筛查。

（一）筛查年龄及间隔周期

宫颈癌筛查的起始年龄一般为25岁，年龄<25岁的女性，无论是否有性生活或其他危险因素，均不纳入宫颈癌筛查项目。因为这些女性罹患宫颈癌的风险仅为（0.1~0.9）/10万，不需要通过筛查来防护。相反，该项筛查可导致不必要的评价和治疗潜在宫颈癌前病变，并可能因过度治疗增加宫颈管狭窄、缩短等，进而引起生育方面风险。

早期推荐实施的每年1次的宫颈癌筛查是过度的，而且会增加危害。目前尚无任何循证医学证据支持每年1次的宫颈癌筛查，无论对任何年龄妇女，采取任何检测方法或筛查形式。每年1次筛查在宫颈癌防治方面收获甚微，却需付出因HPV感染普遍性及短暂的相关良性病变导致的大量过度医疗花费和不必要治疗的代价。而HPV一过性感染在1~2年内大部分都可自行消退，即使不消退也往往需经过多年才导致癌变。由于21~29岁妇女HPV感染率很高，ASCCP新指南不推荐对其采取 HPV 检测进行宫颈癌筛查；推荐对 21~29 岁妇女采取细胞学检查的间隔时间为 3 年。在 30~64 岁无高危因素的妇女中，若 HPV 联合细胞学两项检查结果均为阴性，可将筛查间隔时间延长至 5 年，也可以采用细胞学检查，并且其间隔时间应为 3 年。

ASCCP 新指南认为，若受试者接受宫颈癌充分筛查后结果均呈阴性，或近 20 年内无宫颈上皮内瘤变（cervical intraepithelial neoplasia，CIN）Ⅱ以上病史，可将其终止筛查的年龄提前至 65 岁。因良性病变（无宫颈 CIN Ⅱ以上病史）而行子宫全切术的妇女不需要再进行宫颈癌筛查。若患者已行全子宫切除，但既往 20 年内有 CIN Ⅱ以上病史，则应继续进行宫颈癌筛查。对既往 CIN Ⅱ以上病变病史但仍保留部分宫颈的妇女，建议坚持宫颈癌随访筛查 20 年。

（二）知情同意

所有参加筛查的个体都必须经过知情同意程序。包括向希望参加筛查的对象宣讲筛查的目的、意义以及参加筛查的获益和可能的危险，宣读知情同意书，解答各种相关问题，详细说明筛查的相关细节，在自愿的原则下签署知情同意书。然后由经过培训的人员指导筛查对象填写有关的信息表格。

（三）宫颈癌的筛查方法

ACS、ASCP、ASCCP 联合建议的筛查方案，如表 8-9-2。

表 8-9-2　ACS、ASCP、ASCCP 联合建议的筛查方案

人群	筛查方法的建议	说明
21 岁以下女性	无须筛查	—
21~29 岁女性	每 3 年一次细胞学	—
30~65 岁女性	每 5 年一次细胞学和 HPV 联合检测；每 3 年一次细胞学检测	不推荐单独 HPV 检测
65 岁以上女性	此前筛查充分阴性，则无须筛查	既往有 CIN_2、CIN_3 或 AIS，应继续常规的该年龄段的筛查，至少进行 20 年
子宫全切术后女性	无须筛查	针对没有宫颈，且在既往 20 年中无 CIN Ⅱ、CIN Ⅲ、AIS 和宫颈癌病史者
接种 HPV 疫苗的女性	依照各年龄段的建议（与未接受免疫的妇女相同）	

（四）不满意细胞学样本的管理

宫颈细胞学的取样要由经过培训的妇产科医生操作，大多取样是满意的。不满意的细胞学样本在宫颈细胞学样本中不足 1%，主要指保存好的鳞状上皮细胞在常规涂片中不足 8 000 个，在薄层液基制片中不足 5 000 个。另外，血液、炎症细胞、污染等因素影响 75% 以上的鳞状上皮细胞的观察，也属于不满意样本。不满意的细胞学样本对于检测宫颈上皮是否异常不可靠。尽管联合检测发现细胞学不满意而高危型 HPV 阴性者发生高级别病变风险低，但关于不满意细胞学进行 HPV 分流尚缺乏足够的循证依据。另外，目前认可的 HPV 检测方法缺乏对上皮细胞的质量控制，HPV 检测结果同样会因样本不足造成假阴性结果。细胞学采样不满意推荐 2~4 个月后重复细胞学检查，不推荐 HPV 分流。对萎缩或特殊感染造成的炎症可先行治疗。细胞学不满意、HPV 阳性、≥30 岁者，可采用 24 个月后重复细胞学或行阴道镜检查。连续 2 次细胞学不满意者，推荐采用阴道镜检查。

（五）细胞学阴性，但缺乏宫颈管和转化区成分

足够的宫颈管和转化区（endocervical/transformation zone，EC/TZ）成分是指可见至少 10 个保存完好的单个或成簇的子宫颈管腺细胞或鳞状化生上皮细胞。目前认为即使 EC/TZ 成分不足或缺乏，细胞学阴性结果仍有较高的特异性和阴性预测价值。30 岁及以上妇女细胞学阴性但缺乏 EC/TZ 成分最好进行 HPV 检测，若 HPV 阴性则常规筛查；若阳性可立即进行 HPV 基因分型，若 HPV16 型或 18 型阳性，可进行阴道镜检查；若 HPV16 型或 18 型阴性则 12 个月时重复联合检测；而 21~29 岁女性则不推荐进行 HPV 检测。

四、宫颈癌异常筛查结果的处理

（一）未明确诊断意义的不典型鳞状上皮细胞的处理

对细胞学检查结果为未明确诊断意义的不典型鳞状上皮细胞（atypical squamous cells of undetermined significance，ASC-US）者的管理，首选

高危型 HPV 检测进行无患者群分流，也可间隔 1 年重复细胞学检测后进行无患者群分流。细胞学检查结果为 ASCUS 且 HPV 呈阳性者需要进行阴道镜检，管理方式与低度鳞状上皮内瘤变（lowgrade squamous intraepithelial lesion，LSIL）相同；对细胞学检查结果为 ASCUS 且高危型 HPV 呈阴性者，则应采取间隔 3 年的联合宫颈癌筛查措施，而不是 5 年。

（二）不典型鳞状上皮细胞不除外高度病变的特点和处理

在不典型鳞状上皮细胞不除外高度病变（atypical squamous cells cannot exclude highgrade squamous intraepithelial lesion，ASCH）的妇女中，CIN Ⅱ、CIH Ⅲ的检出率为 26%~68%。对 ASCH 首选转诊阴道镜检查，对于阴道镜检查不充分者应采取宫颈管搔刮术（endocervical curettage，ECC）。对于阴道镜检查和组织活检均未发现 CIN Ⅱ、CIH Ⅲ或宫颈癌的 ASCH 女性，1 年内每 6 个月的细胞学随访或间隔 12 个月的高危型 HPV 检测是可接受的。在随后检测中，高危型 HPV 呈阳性或重复细胞学检查的结果为 ≥ASCUS 的女性，可再次进行阴道镜检查；若高危型 HPV 呈阴性或连续 2 次重复细胞学检查的结果为“无上皮内病变或恶性病变（no intraepithelial lesion malignant，NILM）”则按常规宫颈细胞学进行宫颈癌筛查。

（三）低度鳞状上皮内病变的处理

低度鳞状上皮内病变（LSIL）妇女 HPV 感染率达 70%~80%，发生 CIN Ⅱ及以上病变的概率为 10%~20%，推荐应进行 HPV 检测，并应行阴道镜检查；绝经后 LSIL 妇女 HPV 阳性率低于年轻 LSIL 妇女，处理上可选择行 HPV 检测或选择直接行阴道镜检查或者 6 个月重复细胞学检查。

（四）高度鳞状上皮内病变的处理

高度鳞状上皮内病变（highgrade squamousintraepithelial lesion，HSIL）妇女的 HPV 阳性率超过 90%，其中 60%~70% 可发现 CIN Ⅱ及以上病变，2% 为子宫颈癌。处理上可选择无论 HPV 结果如何都进行阴道镜检查，另一可选择的方案是直接行子宫颈环形电切术（loop electrosurgical excision procedure，LEEP），不宜进行重复细胞学检查或反馈性 HPV 检测，以免贻误病情。

（五）非典型腺上皮细胞和腺原位癌的特点和处理

宫颈病理学报告（TBS 系统）2001 版将非典型上皮细胞（atypical glandular cell，AGC）包括 3 种细胞：非典型宫颈内膜细胞、倾向瘤变细胞及非典型宫内膜细胞。AGC 分为不必详细说明（atypical glandular cell not otherwise specified，AGCNOS）和倾向瘤变（atypical glandular cell favor neoplastic，AGCFN）2 类，而腺原位癌（adenocarcinoma in situ，AIS）不包括其中，成为独立用语，是与 CIN Ⅲ相对应的腺上皮内病变。AGC 常与子宫内膜病变有关，38%~40% 伴有 HSIL（CIN Ⅱ、CIH Ⅲ）、AIS 或原位癌，3%~17% 被检出浸润癌。AGC 也常与宫颈息肉和炎性反应性变化有关。

女性初始细胞学检查诊断为 AGC 的管理包括：阴道镜检查结合 ECC 颈管取样，对于年龄 ≥35 岁或子宫内膜瘤变高风险人群（原因不明的阴道出血或提示慢性排卵障碍等），进行子宫内膜取样。初始细胞学诊断为 AGCNOS，宫颈组织活检和 ECC 颈管取样无 CIN Ⅱ、CIH Ⅲ及 AIS 或癌者，间隔 12 个月或 24 个月进行联合检测，任何一项异常均再次转诊阴道镜检查。对于初始细胞学诊断为 AGCFN 或 AIS，或持续细胞学 AGC 者，排除浸润性病变后，诊断性切除术是最好的选择，并应保留边界完整的标本，首选有颈管取样的宫颈锥切标本。对于诊断性切除术为 AIS 的管理，首选子宫全切术。若患者有生育要求，可接受保守治疗，对切缘组织活检结果呈阴性者进行随访，对切缘组织活检或 ECC 宫颈刮片结果呈阳性者，推荐重复诊断性切除术，或间隔 6 个月重新评估后处理。

（六）HPV 检测结果呈阳性且细胞学检查结果正常的处理

对于联合筛查中 HPV 呈阳性而细胞学检查结果正常的人群，不应直接转诊阴道镜检查：间隔 1 年的重复高危型 HPV 和细胞学检测作为第 1 种管理方式，不仅可将超过 1/2 的 HPV 一过性感染者有效分流，而且可节约进一步阴道镜检查资源。研究表明，CIN Ⅱ以上者的宫颈癌患病率在 HPV16 型阳性（有或无 HPV18 型阳性）、高危型 HPV 阳性和高危型 HPV 阴性妇女中分别为 11.4%、6.1% 和 0.8%。2013 年，ASCCP 新指南明确提出 HPV16/18 分型检测作为此类人群的第 2 类管理方式，对检查结果为 HPV16 型或 18 型呈阳性者直接进行阴道镜检查，对结果呈阴性者则于 1 年后复查细胞学 / 巴氏涂片和 HPV 检测。在 ASCCP 新指南中明确提出 HPV16/18 分型检测，有利于弥补细胞学检查灵敏度较低的不足，尤其在细胞学检测准确性不高的发展中国家。

(七)对 21~24 岁年轻宫颈病变者的特殊处理

对 21~24 岁年轻女性宫颈病变者的处理更加趋于保守。①在 21~24 岁年轻女性细胞学诊断为 ASCUS 或 LSIL 的管理中,首选间隔 1 年后,重复细胞学检测,若明显异常者(ASCH、AGC、HSIL)则转诊阴道镜检,对细胞学正常或轻度异常(ASCUS 或 LSIL)者,则间隔 12 个月后再次重复细胞学检测,对结果 ≥ASC 者进行阴道镜检查。②在 21~24 岁年轻女性细胞学诊断为 ASCH 和 HSIL 的管理中,不接受立即 LEEP 术,应转诊阴道镜检。若为充分的阴道镜检,宫颈转化区样本为非 CIN Ⅱ、CIH Ⅲ,并且颈管样本检查结果呈阴性,可进行细胞学和阴道镜联合观察,每间隔 6 个月观察 1 次,持续 2 年以上。③在 21~24 岁年轻女性细胞学诊断为轻微异常(包括 ASCUS 或 LSIL)后,组织活检确认为 CIN Ⅰ的管理:间隔 12 个月重复细胞学检测,对于检查结果为 ≥ASCH 或 HSIL 者,则进行阴道镜检,否则间隔 12 个月后,再次重复细胞学检测。④对于 21~24 岁年轻女性细胞学检查结果明确为 ASCH 或 HSIL 后,组织活检确认为 CINI 的管理:对于阴道镜不充分和 / 或 ECC 结果为>CIN Ⅰ者,则进行诊断性宫颈锥切术;对阴道镜充分且 ECC 呈阴性者,可进行细胞学和阴道镜联合观察,每间隔 6 个月观察 1 次,持续 2 年以上。⑤特殊情况下,对 21~24 岁年轻女性组织活检确诊为 CIN Ⅱ、CIH Ⅲ的管理:若阴道镜检充分,患者可接受治疗或随访观察;当确认为 CIN Ⅱ时,首选随访观察,可进行细胞学和阴道镜联合观察,每间隔 6 个月观察 1 次,持续 2 年以上。

(八)妊娠期妇女宫颈病变的处理

宫颈细胞学轻度改变(ASCUS 或 LSIL)可将阴道镜检查推迟至产后至少 6 周,宫颈细胞学结果为 ASCH、HSIL 和 AGC 者均应转诊经验丰富的阴道镜专家进行检查。妊娠期进行阴道镜下组织活检的指征为 HSIL 或可疑浸润癌,诊断性锥形切除术的指征为高度怀疑宫颈浸润癌,禁止行 ECC。对组织学证实为 CIN Ⅰ的妊娠期患者的管理为非治疗的随访;组织形态学证实为 CIN Ⅱ、CIH Ⅲ的妊娠期妇女,孕期随访为每 12 个月 1 次,产后 6 周重新评估。

参考文献

1. 陈万青, 郑荣寿, 曾红梅. 2011 年中国恶性肿瘤发病和死亡分析 [J]. 中国肿瘤, 2015, 1: 2325.
2. 王建东. HPV 用于宫颈癌一线筛查的利和弊 [J]. 中华妇产科临床杂志, 2015, 1: 34.
3. 魏立璇, 张凯, 杨琳, 等. 醋酸染色肉眼观察法对中国女性宫颈上皮内瘤样病变筛查效果的 Meta 分析 [J]. 中华预防医学杂志, 2012, 46 (1): 7075.
4. KATKI H A, KINNERY W K, FETTERMAN B, et al. Cervical cancer risk for women undergoing concurrent testing for human papillomavirus and cervical cytology: a population based study in routine clinical practice [J]. Lancet Oncol, 2011, 12: 663-668.
5. KATKI H A, SCHIFFMAN M, CASTLE P E, et al. Benchmarking CIN Ⅲ+ risk as the basis for incorporating HPV and Pap cotesting into cervical screening and management guidelines [J]. J Low Genit Tract Dis, 2013, 17 (5 Suppl 1): S2835.
6. KHAN M J, CASTLE P E, LORINCZ A T, et al. The elevated 10year risk of cervical precancer and cancer in women with human papillomavirus (HPV) type 16 or 18 and the possible utility of typespecific HPV testing in clinical practice [J]. J Natl Cancer Inst, 2005, 97: 10721079.
7. RIJKAART D C, BERKHOF J, VAN KEMENADE F J, et al. HPV DNA testing in populationbased cervical screening (VUSAScreen study): results and implications [J]. Br J Cancer, 2012, 106: 975-981.
8. STOLER M H, SCHIFFMAN M. Interobserver reproducibility of cervical cytologic and histologic interpretations: realistic estimates from the ASCUSLSIL Triage Study [J]. JAMA, 2001, 285: 1500-1505.
9. WHITLOCK E P, VESCO K K, EDER M, et al. Liquid based cytology and human papillomavirus testing to screen for cervical cancer: a systematic review for the U. S. Preventive Services Task Force [J]. Ann Intern Med, 2011, 155: 687-697.
10. WRIGHT T C, STOLER M H, BEHRENS C M, et al. Interlaboratory variation in the performance of liquid based cytology: insights from the ATHENA trial [J]. Int J Cancer, 2014, 134: 1835-1843.
11. WRIGHT T C, STOLER M H, BEHRENS C M, et al. The ATHENA human papillomavirus study: design, methods, and baseline results [J]. Am J Obstet Gynecol, 2012, 206 (1): 46.
12. YUAN Y, CAI X, SHEN F, et al. HPV post-infection microenvironment and cervical cancer [J]. Cancer Lett, 2020, 497: 243-254.

(王建东)

第十章　卵巢癌的早期筛查与风险管理

第一节　卵巢癌概述

卵巢癌是指女性生殖器官卵巢上出现的恶性肿瘤，可发生于任何年龄，是女性生殖系统中常见的妇科恶性肿瘤，其死亡率高居妇科恶性肿瘤之首，70% 的患者总生存期低于 5 年。目前卵巢癌的具体发病原因还不清楚，但与遗传、激素和环境等多种因素有关。早期的卵巢癌症状不明显，而晚期则主要表现为腹部不适、难以进食、腹胀、体重减轻等症状。由于早期发现困难，70% 的患者发现时已是晚期，预后很差。因此，如果能够增强防范意识和风险管理，做到早期发现并接受治疗，可以极大地提高卵巢癌的治愈率和生存率。

一、卵巢癌的发病特点

（一）卵巢健康状况评价

卵巢是产生卵子和分泌女性激素的器官，是女性生殖系统健康的重要组成部分，卵巢健康状况主要通过以下三种方式进行评价。

1. 妇科检查　常规进行妇科检查可以大致判断卵巢的大小、形状和位置等信息，同时还能明确卵巢周围的子宫、输卵管等器官是否存在异常，是评估女性器官健康状况最基本的检查方法。

2. 超声检查　超声检查可以观察卵巢的大小、形状、质地，以及表面有无结节和肿块等信息，是妇科最常用的影像检查手段。

3. 血液检测　通过检测血液中女性激素的水平，有助于评估卵巢功能是否正常，常用的指标包括卵泡刺激素（FSH）和抗米勒管激素（AMH）。

（二）卵巢癌的自然发展史

卵巢癌的病理类型众多且复杂，根据 2014 年世界卫生组织（WHO）出版的女性生殖器官肿瘤分类，将卵巢肿瘤分为 14 个大类，以上皮性肿瘤、生殖细胞肿瘤、卵巢性索间质肿瘤和转移性肿瘤这四类最为常见，而每一大类又可分为若干小类。不同病理类型的卵巢癌，其肿瘤的起源和进展有所不同。上皮性卵巢癌作为最常见的卵巢肿瘤类型，占卵巢恶性肿瘤 85%~90%。传统观点认为，其起源于卵巢上皮。但最新研究认为，其起源具有多样性。例如，输卵管上皮内癌形成后脱落种植于卵巢表面，并扩散到卵巢和腹膜，可导致卵巢高级别浆液性癌的发生，这就是近年来提出的“输卵管起源学说”。而正常输卵管上皮脱落至卵巢表面内陷形成包涵囊肿，随后发生一系列突变，导致恶性转化，可导致卵巢低级别浆液性癌的发生。子宫内膜异位病灶脱落到卵巢表面则可能是卵巢透明细胞癌、子宫内膜样癌的组织学起源。

卵巢癌的自然发展史一般遵循四个阶段：第一阶段是癌前病变，并不是真正的癌症。此阶段多见于卵巢上皮的癌前病变，这些病变往往是在癌前阶段出现，但并不一定会恶变。卵巢上皮癌前病变通常是由卵巢上皮细胞中的一些异常细胞形成的，这些细胞可以在卵巢内形成囊肿（如卵巢的子宫内膜异位囊肿），或者形成上皮内瘤样病变。大量研究发现，卵巢癌癌前病变的发展过程与卵巢癌的发展密切相关，而及早发现和治疗可以显著降低卵巢癌的发生率，但此阶段最初可能没有任何症状。第二阶段是早期癌症。在这个阶段，癌细胞可能仅仅局限于卵巢，没有扩散到周围的组织或淋巴结，也可能出现癌细胞开始从卵巢向其他组织扩散。第三阶段是中期癌症。在这个阶段，癌细胞已经扩散到周围组织和淋巴结。患者出现明显的症状，如恶心、呕吐、食欲缺乏、腹部肿胀和腹痛等症状。第四阶段是晚期癌症。在这个阶段，癌细胞已经扩散到全身各个部位，导致更加严重的临床症状。

（三）卵巢癌流行病学特征

卵巢癌是女性生殖系统恶性肿瘤中的一个重要类型，卵巢癌的发病率随着年龄的增加而逐渐增高，尤其是在绝经后的女性中更为常见。2020 年每年全球新发病例约 31 万例，死亡人数约 20 万例，其发病率因地域、种族、遗传等多种因素而有所差异。根据2022年国家癌症中心最新研究数据显示，在所有女性生殖系统恶性肿瘤中，卵巢癌每年新发人数为5.7万，仅次于子宫颈癌和子宫内膜癌，居第三位，但死亡率却远高于前两者。而在欧美发达国家中，由于对子宫颈癌较早地采取有效的预防手段和干预措施，其卵巢癌的发病率在妇科恶性肿瘤中已超过子宫颈癌位居第二。卵巢癌的生存率与诊断时的分期密切相关，Ⅰ期卵巢癌的5年生存率在90%以上，Ⅱ期降至75%~80%，而晚期卵巢癌（Ⅲ期、Ⅳ期）尽管采取肿瘤细胞减灭术和以铂类为基础的化疗及PARP抑制剂，患者5年存活率仍仅为15%~20%。超过70%的患者首次就诊时已是晚期，如果能将早期卵巢癌的诊断率由25%提高至75%，则可减少50%的死亡人数。与其他生殖系统肿瘤相比，卵巢癌的病因和病理特征较为复杂，且缺乏明确的预防和筛查方法，因此卵巢癌的早期诊断和治疗非常重要。

（四）卵巢癌的危险因素

目前，卵巢癌的病因不明确，但某些因素可能增加患病风险，但不同病理类型的卵巢癌其危险因素又有不同。一般情况下，影响卵巢癌发病的风险因素包括：

1. 遗传因素　卵巢癌症的最大风险因素是乳腺癌或卵巢癌家族史。在有卵巢癌一级亲属病史的女性中，发生侵袭性上皮性卵巢癌的风险增加了约50%，在有乳腺癌一级亲属的女性中，卵巢癌发病风险增加了10%，特别是高级别浆液性癌，是由遗传性突变引起的，这些突变导致发病风险升高，其中大多数是*BRCA1*或*BRCA2*基因。*BRCA1*和*BRCA2*基因突变几乎占有家族病史的女性卵巢癌症病例的40%。在*BRCA1*或*BRCA2*基因突变的女性中，到80岁时发生卵巢癌症的风险分别为44%和17%。这些突变在普通人群中很少见（少于1%），但在某些种族或地理隔离的人群中更常见。非上皮性卵巢癌通常与非*BRCA1*/*BRCA2*基因突变有关，包括成人型颗粒细胞肿瘤的叉头盒转录因子L2（FOXL2）以及支持细胞-间质细胞（Sertoli Leydig）肿瘤的dicer 1。林奇综合征（遗传性非息肉病性结肠癌）是一种罕见的遗传性疾病，与结直肠癌、子宫内膜癌、卵巢癌和其他癌症的风险增加有关。林奇综合征家族的主要特征是DNA错配修复基因的种系突变。林奇综合征女性患者到70岁时发生卵巢癌（通常为非浆液性上皮癌）的风险约为8%，而普通人群的风险为0.7%。因此，已完成生育的林奇综合征女性患者，可考虑行子宫切除术和双侧输卵管卵巢切除术。

2. 年龄　一般情况下，年龄越大，卵巢癌的发病风险越高；但不同病理类型的卵巢癌，其年龄分布并不一致。如上皮性卵巢肿瘤，其多见于中老年妇女，很少发生在青春期前和婴幼儿；而对于非上皮性卵巢恶性肿瘤，特别是卵巢生殖细胞肿瘤，则多发生于年轻妇女和幼女，青春期前的患病人数占比60%~90%，绝经后仅占4%。大多数非上皮性肿瘤，在Ⅰ期能被诊断出来，其5年生存率高于95%，即使是Ⅳ期，其存活率仍可高于上皮性肿瘤。

3. 生育史　生育史和卵巢癌有一定的关系。不孕、未生育或育龄晚的女性发生卵巢癌的风险更高。初潮年龄早和较晚绝经也可使患病风险升高，而哺乳期对卵巢癌的风险则有一定的保护作用。

4. 激素类药物　包括口服避孕药、雌激素替代疗法和卵巢刺激剂。口服避孕药含有雌激素和孕激素，长期和规律的避孕药使用，可以降低20%~50%的卵巢癌发生率。绝经后使用雌激素替代疗法，虽然有助于减轻更年期的症状和保护骨密度。然而，长时间使用可能会增加患卵巢癌的风险。卵巢刺激剂是治疗不孕不育的药物，使用期间可能会增加患卵巢癌的风险，但这种风险通常很低。

5. 乳腺癌或结肠癌个人史　患有乳腺癌或结肠癌的女性可能具有较高的卵巢癌风险，这可能与基因突变或家族遗传因素有关。

6. 营养和生活方式　生活方式可能与卵巢癌的发生风险有关。日常饮食中富含蔬菜、水果、大豆的人可能比富含肉类、黄油和高脂乳制品的人患卵巢癌的风险要低。吸烟、饮酒和肥胖均可能增加卵巢癌的发病风险，定期进行有氧运动和体育锻炼可能降低卵巢癌发病风险。环境中职业暴露和辐射暴露，如滑石粉颗粒及放射线等也与卵巢癌发病有一定关联。

第二节　卵巢癌的早期筛查

一、卵巢癌筛查的循证医学证据

早期发现卵巢癌可降低死亡率，因此寻求更好的筛查方法一直是研究热点。但研究资料表明，目前的早期筛查方法均并未降低卵巢癌死亡率。美国的PLCO癌症监测已报道了使用糖类抗原125（CA125）和阴道超声联合筛查卵巢癌并没有在普通美国女性群体中降低卵巢癌的死亡率。相反，因为假阳性筛查结果而出现的严重并发症高达15%，包括感染、出血、疼痛、焦虑、卵巢切除等。近年来，一项旨在评估卵巢癌筛查的效果的多中心随机对照研究——英国卵巢癌筛查协作试验（UKCTOCS），将20多万名受试者分为联合筛查组（多次CA125检测+阴道超声检查）、超声筛查组和未筛查组。16年后的随访显示，联合筛查组发现的癌症多处于早期，Ⅰ期发病率增加了47.2%，Ⅳ期发病率降低了24.5%。与未筛查组相比，联合筛查组的Ⅰ～Ⅱ期发病率增加了39.2%，Ⅲ～Ⅳ期发病率降低了10.2%。尽管确诊卵巢癌的患者分期发生了显著变化，但患者的死亡率并未有所改善，三组卵巢癌累计死亡率均为0.6%；尽管联合筛查可以实现卵巢癌的早期诊断，但是并未明显改善患者的生存率。基于以上高质量的临床研究结果，世界各大医学机构如美国预防服务工作组（USPSTF），美国妇产科医生和妇科医师学会（ACOG），美国内科医师学会及加拿大预防保健工作组（CTF）等均反对在普通人群中进行卵巢癌的常规筛查。

普通人群妇女患卵巢癌的终身危险度2%，而高危人群则高达11%~65%。有不少学者主张对高危人群进行早期筛查。但是目前多数研究结果发现现有的筛查手段即使对高危妇女亦没有太大意义。美国临床试验监督委员会报告的运用联合检查手段对具有遗传倾向或卵巢癌家族史的高危女性进行卵巢癌筛查的结果并不乐观，因此，对高危人群是否进行卵巢癌的筛查目前尚无定论。

二、筛查手段的评价

对卵巢癌而言，有效筛查方法应获得至少10%的阳性预测值，从而减少不必要的手术治疗，临床上可能有用的卵巢癌筛查手段主要包括以下几种。

（一）个人史、家族史调查和风险评估工具

由于卵巢癌有一定的遗传风险，特别是*BRCA1/BRCA2*基因突变在家族中聚集，显示出母亲或父亲家族的常染色体显性遗传模式，因此，个人史及家族史的调查是卵巢癌筛查中的一个首要环节。在收集患者的个人史和家族史时，应询问癌症的具体类型、原发性癌症的部位、受影响的家庭成员以及亲属是否患有多种原发性癌症。此外，还应询问受影响家庭成员的诊断年龄、死亡年龄和性别，包括直系亲属（即父母和兄弟姐妹）和远房亲属（即阿姨、叔叔、祖父母和表兄弟姐妹）。

对于有乳腺癌、卵巢癌、输卵管癌或腹膜癌的个人或家族史，或与有*BRCA1/BRCA2*基因突变相关的直系亲属的患者应使用家族风险评估工具进行评估，目前的研究已经证明这些工具能准确识别*BRCA1/BRCA2*基因突变的风险，卫生保健临床医师可以使用这些工具来指导患者是否需转诊到专业的基因咨询。美国预防服务工作组推荐的评估工具包括安大略省家族史评估工具、曼彻斯特评分系统、转诊筛查工具、谱系评估工具、7个问题家族史筛查工具、国际乳腺癌干预研究工具（Tyrer-Cuzick）以及BRCAPRO模型的精简版。这些工具都经过了验证，灵敏度估计值均在77%至100%之间，受试者工作特性曲线下的面积（AUC）在0.68至0.96之间，能准确估计携带有害*BRCA1/BRCA2*基因突变的可能性，应该用于指导转诊基因咨询，以进行更明确的风险评估。对于个人或家族史与潜在有害*BRCA1/BRCA2*基因突变无关的女性，风险评估、基因咨询和基因检测不需常规进行，因其几乎无任何益处。由于风险评估主要基于家族史，目前尚不清楚如何评估有限或未知家族史的女性*BRCA1/BRCA2*基因突变风险和潜在的咨询或基因检测转诊。

（二）基因咨询

基因咨询过程包括详细的亲缘关系分析和潜在有害*BRCA1/BRCA2*基因突变的风险评估，还包括确定检测候选人、患者教育程度、讨论基因检测的益处和危害、检测后结果解读以及讨论后续的健康管理。有关 *BRCA1/BRCA2* 基因突变检测的基因咨询应由受过培训的专业卫生人员进行，包括受过培训的初级保健临床医生。

（三）基因检测

基因检测前需要进行遗传风险评估，只有当个人的个人或家族史表明其具有遗传性癌症易感性，个人愿意咨询专业医护人员，以及当测试结果有助于决策时，才应进行 *BRCA1/BRCA2* 基因突变检测。*BRCA1/BRCA2* 基因突变检测应从已知 BRCA 相关癌症的亲属开始，包括男性亲属，以确定在检测无癌症个体之前，是否在家族中检测到具有临床意义的突变。如果无法找到患有 BRCA 相关癌症的受影响家庭成员，则应测试突变概率最高的亲属。所需的突变分析类型取决于家族史。可以对来自具有已知突变的家族或某些突变更常见的祖先群体的个体进行这些特定突变的测试。

BRCA1/BRCA2 基因突变检测对已知突变具有高度敏感性和特异性。自 2013 年美国最高法院裁定人类基因不可申请专利以来，检测选项的可用性发生了变化。此前，美国 *BRCA1/BRCA2* 基因突变检测主要由 1 个实验室（Myriad Genetics）进行。自裁决以来，检测选项的数量显著增加，包括 *BRCA1/BRCA2* 基因的 80 多个多基因组合，以及直接面向消费者销售的检测。美国医学遗传学和基因组学学会（ACMG）的指南于 2015 年更新，建议使用新的标准术语来报告基因测试确定的 *BRCA1/BRCA2* 基因突变。其中包括一个五级术语系统，使用术语“致病性”“可能致病性”“不确定意义”“潜在良性”“良性”。国内部分基因检测公司根据该系统进行基因检测报告。

（四）体格检查

体格检查由临床医师进行，包括外阴检查和盆腔触诊检查，可以判断卵巢的大小、质地和疼痛等情况，了解是否有异常的肿块。这可以是发现早期卵巢癌的方式之一，但并不一定能够检测出所有的卵巢癌。因此，体格检查一般需要和超声检查、血液检测联合，相互补充，以提高卵巢癌的早期检测率。

（五）影像检查

在卵巢癌筛查方面，超声检查可以作为一种辅助手段来识别卵巢肿块或异常情况，通过探头较准确地探测卵巢的大小、形态、表面情况、质地，囊性或实性肿块以及血流信号的异常。相比于体格检查，它可以检测到更小的肿瘤。通过定期进行超声检查，可以及早发现卵巢肿瘤，提高卵巢癌的早期诊断率。但需要注意的是，超声检查并不是卵巢癌的诊断标准，需要综合其他检查和临床医生的判断来进行诊断。因此，及早接受周期性的卵巢癌筛查，特别是对于高风险人群，是非常重要的。

目前，用于妇科内生殖器的超声检查可分为经腹超声和经阴道超声，经腹超声检查是将探头放置在腹壁上进行检查，因受腹部脂肪和气体影响，限制了精确度，因此并不适合于肥胖、盆腔有手术史以及腹部手术后的患者；而经阴道超声检查是将探头插入阴道进行检查，能够更直接地观察宫颈、子宫和卵巢等生殖器官，它的灵敏度和特异度高于经腹超声检查，尤其对于早期卵巢癌的检测更为敏感。但操作过程中可能会引起患者不适而且有一定适用范围，因此，两种检查方法各有优劣，应根据患者具体情况和医生的临床经验选择最适宜的检查方法。对于有性生活且无阴道炎症等禁忌的女性，推荐首选经阴道超声检查。

由于超声对女性生殖系统疾病的初步筛查有较高的准确性且检查流程简便，而 CT 和 MRI 检查有辐射或成本较高等缺点，因此其较少直接用于卵巢癌的筛查，其对盆腔淋巴结和软组织分辨有较好的诊断价值，主要用于初筛发现疾病后的进一步病情评估。

（六）血清肿瘤标志物

1. CA125　血清肿瘤标志物是一种用于卵巢癌筛查的重要手段。目前，医学界最广泛使用的筛查指标是 CA125，它来源于胚胎发育期体腔上皮，在正常卵巢组织中不存在，常见于上皮性卵巢肿瘤患者的血清中，而在盆腔子宫内膜异位症、盆腔炎、卵巢囊肿等一些良性疾病中也可升高，因此其诊断的敏感性较高，但特异性较差。此外，由于近半数的早期卵巢癌病例并未升高，故不单独用于上皮性卵巢癌的早期诊断，常与超声检查或其他肿瘤标志物联合进行筛查，但人群队列的研究结果显示，联合筛查对降低卵巢癌死亡率的结论仍不确切。尽管如此，基于目前研究进展，仍建议对于高危女性，需进行彻底的盆腔检查，并结合超声检查和血液检测。

2. 人附睾丸蛋白4(HE4) HE4是检测卵巢癌的敏感性指标，是继CA125之后被高度认可的又一上皮性卵巢癌肿瘤标志物，在正常卵巢表面上皮中是不表达的，而在浆液性卵巢癌、子宫内膜样卵巢癌中明显高表达。与CA125相比，受外界因素干扰比较少。罗马指数(ROMA指数)检测是通过联合HE4、CA125检测以及患者月经情况，通过计算风险评分评估术前有盆腔包块的女性罹患卵巢癌的风险。有研究表明，其预测的准确性优于单用HE4或CA125，需要注意的是不同厂家采用的ROMA参考值有所差别，绝经前后的参考范围也有差别。

3. 甲胎蛋白(AFP) AFP对卵巢卵黄囊瘤有特异性诊断价值，在未成熟畸胎瘤、混合性无性细胞中也可升高，但在其他卵巢癌的类型中表达不稳定，且其水平可能会受到其他因素的影响，例如妊娠、肝病、肝细胞癌等因素。因此，AFP不能单独用作卵巢癌的诊断标准，临床上通常需要结合其他检查手段，如超声、CT或MRI等。

4. 性激素 性激素对某些特定的卵巢肿瘤有一定诊断价值，如颗粒细胞瘤、卵泡膜细胞瘤等。但对于卵巢癌筛查的作用有限。

5. 人绒毛膜促性腺激素(hCG) hCG在卵巢非妊娠性绒毛膜癌表达升高，但该类型较少见，因此其并不是卵巢癌筛查的一个常用的肿瘤标志物。

6. 其他 其他可能对卵巢癌筛查有效的肿瘤标志物包括：间皮素相关蛋白、血浆磷脂溶血酸(LPA)、CA199、CEA、骨桥蛋白、B7-H4蛋白等，这些均可用于卵巢癌的诊断和监测，但因其缺乏敏感性和特异性，临床较少使用。目前也有一些基于肿瘤标志物建立的卵巢癌风险评估模型，如恶性风险指数(RMI)、卵巢癌风险算法(ROCA)和OVA1数字评分系统，但其价格和临床实用性仍需要进一步优化。

近年来，液体活检技术已成为一项革命性的分子诊断检验技术。它通过在血液样本中检测肿瘤细胞或肿瘤细胞DNA，对癌症的早期筛查、靶向检测、耐药性监测以及复发/疗效监测等方面具有重要意义。液体活检技术具有非侵入性、高灵敏性、良好的重复性和广泛的应用范围等优势。在液体活检中，通过检测血液样本中的循环肿瘤DNA(ctDNA)、微小RNA(miRNA)以及其他生物标志物，可以提供关于卵巢癌的遗传和分子信息。人工智能(AI)在生物医学研究和生物标志物发现方面具有巨大潜力，但大部分与卵巢癌相关的AI模型尚未在临床应用中得到验证，且许多研究中的影像数据并未公开。AI的临床应用才刚刚起步，需要在更大的临床环境中验证模型。

三、卵巢癌筛查的实施

(一) 卵巢癌筛查的目标人群

在进行卵巢癌筛查时，应综合考虑患者个体情况和筛查方法的适用性，以达到早期发现、诊断和治疗的目的。对于那些家族或个人史与*BRCA1*/*BRCA2*基因有害突变风险增加有关的女性，有足够的证据表明，风险评估、基因咨询、基因检测和干预措施对患者有一定的益处。对于这部分高风险的女性，目前没有证据表明进行BRCA相关癌症的强化筛查(更早、更频繁、更密集的筛查)对健康管理有益。对于那些家族史与*BRCA1*/*BRCA2*基因有害突变风险增加无关的女性，风险评估、基因咨询、基因检测和干预措施几乎无任何益处。因此，卵巢癌筛查对于一般人群的筛查效果不如高危人群的，不仅会增加患者的焦虑，而且会带来过度治疗的问题，因此不需推广到全民筛查。

(二) 知情同意

根据个人或家庭病史，有可能遗传癌症倾向的个人应接受遗传咨询，但在大多数情况下，初级保健临床医师不应积极寻找有卵巢癌家族史的患者。在知情同意后，初级保健临床医生应对咨询的个人进行回复，并进行遗传性癌症风险评估，必要时将其转诊给肿瘤遗传学专家进行基因咨询。只有当个人的个人史或家族史提示遗传性癌症易感性时，才能对其进行*BRCA1*/*BRCA2*基因突变检测，该检测可以得到专业医生的充分解释，其结果将有助于健康管理。

(三) 卵巢癌筛查流程

需要注意的是，目前并无国际公认有效的卵巢癌筛查方式，但为了做到卵巢癌的“早发现，早诊断，早治疗”，提高卵巢癌的生存率。根据美国预防服务工作组关于卵巢癌筛查的推荐声明，结合国内外研究和指南推荐，制定了卵巢癌筛查流程，如图8-10-1。

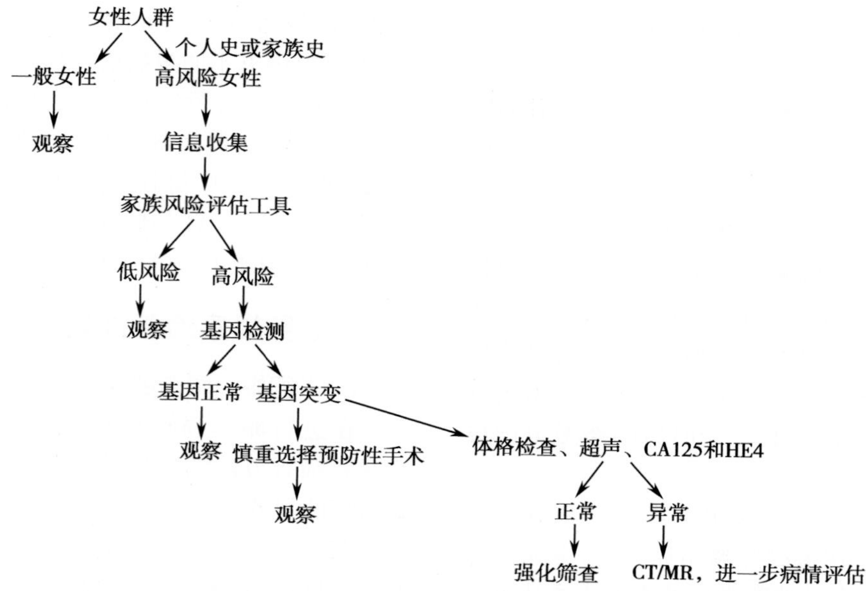

注：基因突变特指有临床意义的基因突变。强化筛查指更早、更频繁或更密集的癌症筛查。

图 8-10-1 卵巢癌筛查流程图

（陈露诗 何芳杰 董 霞）

参考文献

1. TORRE L A, TRABERT B, DESANTIS C E, et al. Ovarian cancer statistics, 2018 [J]. CA Cancer J Clin, 2018, 68 (4): 284-296.
2. BERAL V, Million Women Study Collaborators;, Bull D, et al. Ovarian cancer and hormone replacement therapy in the Million Women Study [J]. Lancet, 2007, 369 (9574): 1703-1710.
3. PEARCE C L, TEMPLEMAN C, ROSSING M A, et al. Association between endometriosis and risk of histological subtypes of ovarian cancer: a pooled analysis of case-control studies [J]. Lancet Oncol, 2012, 13 (4): 385-394.
4. KURMAN R J, CARCANGIU M J, HERRINGTON C S, et al. WHO classification of tumours of female reproductive organs [M]. 4th ed. Lyon: IARC Press, 2014: 12-13.
5. 谢幸, 孔北华, 段涛. 妇产科学 [M]. 9 版. 北京: 人民卫生出版社, 2018, 313-323.
6. KURMAN R J, SHIH IEM. Molecular pathogenesis and extraovarian origin of epithelial ovarian cancer-shifting the paradigm [J]. Hum Pathol, 2011, 42 (7): 918-931.
7. SUNG H, FERLAY J, SIEGEL R L, et al. Global Cancer Statistics 2020: GLOBOCAN Estimates of Incidence and Mortality Worldwide for 36 Cancers in 185 Countries [J]. CA Cancer J Clin. 2021, 71 (3): 209-249.
8. ZHENG R S, ZHANG S W, ZENG H M, et al. Cancer incidence and mortality in China, 2016 [J]. JNCC, 2022, 2 (1): 1-9.
9. REIG B M, PERMUTH J B, SELLERS T A. Epidemiology of ovarian cancer: a review [J]. Cancer Biol Med, 2017, 14 (1): 9-32.
10. 吕玲. 超声筛查诊断卵巢癌的进展 [J]. 现代医学, 2019, 47 (02): 118-121.
11. 李璞, 薛新, 应沫, 等. 经阴道超声检查在妇科临床中的应用 [J]. 临床超声医学杂志, 2017, 19 (4): 334-336.
12. HENDERSON J T, WEBBER E M, SAWAYA G F. Screening for Ovarian Cancer: Updated Evidence Report and Systematic Review for the US Preventive Services Task Force [J]. JAMA, 2018, 319 (6): 595-606.
13. 郑玉清, 杨桂莉, 刘海娜. 女性卵巢癌筛查新进展 [J]. 中国妇幼保健, 2018, 33 (03): 398-401.
14. BUYS S S, PARTRIDGE E, BLACK A, et al. Effect of screening on ovarian cancer mortality: the Prostate, Lung, Colorectal and Ovarian (PLCO) Cancer Screening Randomized Controlled Trial [J]. JAMA, 2011, 305 (22): 2295-2303.
15. MOORE R G, MCMEEKIN D S, BROWN A K, et al. A novel multiple marker bioassay utilizing HE4 and CA125 for the prediction of ovarian cancer in patients with a pelvic mass [J]. Gynecol Oncol, 2009, 112 (1): 40-46.
16. VERGOTE I, BANERJEE S, GERDES A M, et al. Current perspectives on recommendations for BRCA genetic testing in ovarian cancer patients [J]. Eur J Cancer, 2016, 69: 127-134.
17. US Preventive Services Task Force, OWENS DK, DAVIDSON KW, et al. Risk Assessment, Genetic Counseling, and Genetic Testing for BRCA-Related Cancer: US Preventive Services Task Force Recommendation Statement [J]. JAMA, 2019, 322 (7): 652-665.

第十一章 前列腺癌早期筛查与风险管理

第一节 前列腺癌概述

前列腺癌(prostate cancer,PSA)是发生于男性前列腺组织中的恶性肿瘤,是前列腺腺泡细胞异常无序生长的结果。95% 以上的前列腺癌发生于前列腺腺体组织的腺癌,其发展通常遵循一定的顺序:局限于前列腺内→侵犯前列腺包膜→突破前列腺包膜→侵犯精囊腺→转移至邻近区域淋巴结→转移至骨骼和其他脏器。另一种重要的前列腺癌类型是神经内分泌癌或称为小细胞未分化癌,可能起源于神经内分泌细胞而非前列腺腺体。这种类型前列腺癌一般较早出现转移和播散,不分泌前列腺特异抗原(prostate-specific antigen,PSA),且常规的前列腺癌治疗方法对其作用不明显,对化疗较为敏感。此外,前列腺还可发生一些较少见的恶性肿瘤,如横纹肌肉瘤、平滑肌肉瘤、恶性神经鞘(膜)瘤、恶性间质瘤,以及其他器官的恶性肿瘤转移至前列腺。这些少见肿瘤患者的血清 PSA 值一般无明显增高,肿瘤体积一般较大,往往产生局部邻近脏器受压迫,大多数患者以排尿和 / 或排便困难就诊。

一、流行病学

前列腺癌的发病率具有明显的地理和种族差异。在欧美等发达国家和地区,它是男性最常见的恶性肿瘤;在亚洲,其发病率低于西方国家,但近年来呈迅速上升趋势。2020 年世界癌症报告数据显示,前列腺癌居男性恶性肿瘤发病率的第 6 位,死亡率的第 9 位。据世界卫生组织国际癌症研究机构统计,2020 年中国前列腺癌发病率约 15.6/10 万,新发病例超 11 万人,死亡人数超 5 万人。其中一线城市前列腺癌发病率更高,北京、上海和广州的前列腺癌发病率分别达到 19.30/10 万、32.23/10 万和 17.57/10 万,中国初诊前列腺癌患者的临床分期与西方发达国家相比有很大差异。以美国为例,在初诊前列腺癌患者中,临床局限性病例占 76%,局部淋巴结转移病例占 13%,远处转移病例仅占 6%(其余 5% 为未知分期病例)。而中国的多中心试验研究资料显示,仅 1/3 的初诊前列腺癌患者属于临床局限性前列腺癌,初诊时多数患者已处于中晚期,导致中国前列腺癌患者的总体预后远差于西方发达国家。"早筛、早诊、早治"是提高肿瘤患者 5 年生存率行之有效的方法之一。

二、危险因素与病因学

前列腺癌的确切病因至今尚未明确,可能与基因的改变相关。如雄激素受体相关基因的改变会导致前列腺癌的患病风险增高;具有 *brca1* 基因的男性患前列腺癌的危险性是无 *brca1* 基因男性的 3 倍;而 *p53* 基因的异常与高级别、高侵袭性的前列腺癌密切相关。基因的改变也可能与饮食等环境因素相关。基因改变越多,患前列腺癌的危险越大。在少数情况下,前列腺癌可能具有遗传性。目前总结出与前列腺癌发生相关的危险因素有:

(一) 绝对危险因素

1. 年龄　年龄是前列腺癌主要的危险因素。前列腺癌在<45 岁的男性中非常少见,但随着年龄的增大,前列腺癌的发病率急剧升高,绝大多数前列腺癌患者的年龄>65 岁。基本上,在 40 岁以后年龄每增加 10 岁,前列腺癌的发病率就几乎翻倍,50~59 岁男性患前列腺癌的危险性为 10%,而 80~89 岁男性患前列腺癌的危险性陡增至 70%。

2. 家族史　当家族中有直系男性亲属患前列腺癌时,该家族中男性发病率明显增高。直系男性亲属一般指父亲和兄弟。如果亲属中有 1 个直系亲属患前列腺癌,那么患前列腺癌的概率就会比普通人群高 1 倍;如果有 2 个,将会高 3 倍。这表明前列腺癌的发生可能与体内的一个或是一组基因相关,只是这些基因到目前为止还没有被科学家完全鉴定出来。

3. 人种　前列腺癌在非洲裔美国人中的发病率最高,其次是西班牙人和美国白种人,而非洲黑种人前列腺癌的发生率是世界范围内最低的。居住在美国的亚裔男性前列腺癌的发生率低于白种人，但明显高于亚洲的本土男性。

4. 前列腺内出现细胞异常的病理改变　患有前列腺高级别上皮内瘤变的男性，其前列腺癌的发生率明显升高。高级别上皮内瘤变是一种癌前病变，它在显微镜下呈现出细胞生长形态的异常，虽并不属于癌，但往往提示前列腺癌的存在，只是尚未检测出。

（二）相对危险因素

1. 饮食　一些研究显示，经常食用含有高动物脂肪食物的男性也是前列腺癌的易发人群，因为这些食物中含有较多的饱和脂肪酸。从 32 个国家的研究结果发现，前列腺癌死亡率与总脂肪摄入量有关；而平时饮食中富含蔬菜和水果的人患病概率较低。

2. 雄激素水平　体内雄激素水平高也是前列腺癌的可能诱因之一。雄激素可以促进前列腺癌的生长。

3. 中国居民前列腺癌患病率的增加与人口老龄化、生活水平提高、饮食结构变化以及环境污染有关。研究结果表明，吸烟、饮酒、离婚或丧偶，以及经常饮牛奶、多吃蛋类和猪肉是中国人患前列腺癌的主要危险因素；而吃青绿蔬菜、水果和豆类食品则是重要的保护因素。

三、前列腺癌临床表现

因为前列腺癌多起源于前列腺的周边带，起病较为隐匿，生长较为缓慢，所以早期前列腺癌可无任何预兆症状，仅仅是筛查时发现血清 PSA 值升高和 / 或直肠指检发现前列腺异常改变。而一旦出现症状，常属较晚期的进展性前列腺癌。

1. 如果前列腺的肿瘤局部进行性增大，压迫其包绕的前列腺部尿道，可出现排尿障碍，表现为进行性排尿困难（尿流变细、尿流偏歪、尿流分叉或尿程延长），尿频、尿急、尿痛、尿意不尽感等，严重时尿滴沥及发生尿潴留。这些症状与良性前列腺增生（benign prostatic hyperplasia，BPH）的症状相似，容易误诊和漏诊，延误疾病的早期诊断和早期治疗。

2. 对于晚期进展期前列腺癌，可出现疲劳、体重减轻、全身疼痛等症状。由于疼痛严重影响了饮食、睡眠和精神，经长期折磨，全身状况日渐虚弱，出现消瘦乏力、进行性贫血等，最终全身衰竭出现恶病质。

3. 当前列腺癌转移到骨时，可引起转移部位骨痛。骨转移的常见部位包括脊柱、髋骨、肋骨和肩胛骨，约 60% 的晚期患者发生骨痛，常见于腰部、骶部、臀部、髋部骨盆。骨痛有不同的表现形式，有些患者可表现为持续性疼痛，而某些患者则表现为间歇性疼痛。骨痛可局限于身体的某一特定部位，也可表现为身体不同部位游走性疼痛，在一天内的不同时间骨痛可能会有变化，对休息和活动的反应也不同。如果因为肿瘤侵犯使骨质明显变脆，很可能会发生病理性骨折。某些部位是关节炎的常见部位，如膝关节和肩关节，在这些部位出现的疼痛并不一定是前列腺癌转移所致，需要进一步检查明确是否存在前列腺癌转移。

4. 有 1/2~2/3 的患者在初次就医时就已有淋巴结转移，多发生在髂内、髂外、腹膜后、腹股沟、纵隔、锁骨上等部位。如果前列腺癌转移到邻近区域淋巴结，通常没有任何症状。少数情况下，淋巴结广泛转移，淋巴结肿大明显，压迫血管，阻塞下肢淋巴回流时，会出现下肢和阴囊肿胀的症状。

5. 伴有脊柱转移的晚期前列腺癌患者，如果脊柱骨折或者肿瘤侵犯脊髓，可导致神经压迫，进而引起瘫痪，需要立即去医院急诊治疗。

6. 如果前列腺癌侵犯膀胱底部或者盆腔淋巴结广泛转移，会出现单侧或双侧输尿管（将尿液从肾脏引流到膀胱的通道）梗阻。输尿管梗阻的症状和体征包括少尿（双侧输尿管梗阻时则出现无尿）、腰背痛、恶心、呕吐，合并感染时可出现发热。

7. 前列腺癌通常不伴血尿和血精，然而一旦出现血尿和血精，则应该至泌尿外科门诊进行相关检查，排除前列腺或精囊腺肿瘤的可能。

8. 广泛转移的前列腺癌患者可能会发生肿瘤破裂出血。此外，前列腺癌患者可能会发生贫血。贫血的原因可能与肿瘤骨转移、内分泌治疗或患病时间相关。由于一般情况下血细胞数量呈缓慢下降，患者可能无任何贫血的症状。一些贫血严重的患者会出现虚弱、直立性低血压、头晕、气短和乏力感等。

第二节　前列腺癌早期筛查

一、循证医学证据

前列腺癌筛查运用快速、简便的检查方法将健康人群中前列腺癌高危人群和低危人群鉴别开来，是从健康人群中早期发现可疑前列腺癌人群的一种措施，并非对疾病做出诊断。前列腺癌的筛查有助于实现前列腺癌的早期发现、早期诊断、早期治疗，可提高前列腺癌的治疗效果，改善预后。欧洲前列腺癌筛查随机对照研究（ERSPC 研究）共纳入 182 160 名 50~74 岁的健康男性，随机分为筛查组和对照组。筛查组每 4 年进行 1 次 PSA 检测，对照组不开展筛查，随访发现，PSA>3μg/L 的人群需要进一步诊治。随访 9 年后，对亚组（162 388 名 55~69 岁的健康人群）进行分析结果显示，筛查组的前列腺癌特异性死亡率下降了 20%，但两组死亡率差异无统计学意义。在分别随访 11、13 和 16 年后，结果差异亦无统计学意义。经校正后，与对照组相比，筛查组前列腺癌死亡率降低 27%；筛查组和对照组前列腺癌特异性死亡率分别为 0.34/1 000 人年和 0.54/1 000 人年，筛查组人群死于前列腺癌的相对风险下降了 21%。该研究提示，对 781 名健康个体开展基于 PSA 检测的前列腺癌筛查，经过长期随访，检出 27 例前列腺癌患者后，将会避免 1 人死于前列腺癌。最新的一项有关筛查的真实世界研究分析了美国监测、流行病学和最终结果（surveillance，eepidemiology，and end results，SEER）数据库引进 PSA 筛查后对于前列腺癌死亡率和转移性前列腺癌发生率的影响，在真实世界中进行 PSA 筛查后，前列腺癌患者死亡率降低 37%，高于 ERSPC 研究结果 21%，转移性前列腺癌发生率降低 62%，高于 ERSPC 研究结果 47%，说明前列腺癌筛查在真实世界中更能显著地降低转移性前列腺癌的发生率和死亡率。以往国内有关前列腺癌筛查的研究较少，但近年来由泌尿外科医师牵头针对社区无症状人群、基于血清 PSA 检测的前列腺癌筛查研究顺利开展，并报道了初步的研究结果。复旦大学附属肿瘤医院团队于 2017—2018 年对上海的 13 个社区及上海、江苏的 3 个筛查基地共 2 159 名受试者进行了 PSA 筛查，接受筛查者的中位年龄为 70.0 岁（45~80 岁），其中 PSA 异常者为 271 人（12.7%），但仅 57 名（2.64%）PSA 异常者接受了前列腺穿刺活检，最终确诊的前列腺癌患者为 34 例（占筛查总人群的 1.57%），即每检出 1 例前列腺癌患者，需筛查 63.5 名男性。研究发现，本次筛查的穿刺意愿率较低，有接近 80% 的 PSA 异常患者未接受穿刺，因此本次筛查的前列腺癌检出率可能远远被低估。南京大学医学院附属鼓楼医院团队报道了 2018 年在南京 16 所社区卫生服务中心进行的前列腺癌筛查“PSA- 多参数磁共振成像（multiparameter magnetic resonance imaging，mpMRI）- 靶向穿刺”模式的探索，共纳入 6 903 名受试者，中位年龄为 66 岁（50~95 岁），其中 PSA 异常者为 835 人（12.1%），最终确诊的前列腺癌患者为 79 例（占筛查总人群的 1.14%）。该研究进一步证实，随着年龄的增加，PSA 异常率及前列腺癌穿刺阳性率也会进一步增加，且研究中使用的 MRI/超声检查融合靶向活检极大地提高了临床有意义前列腺癌的检出率。但 835 名 PSA 异常者中仅有 35.4% 的受试者接受了 mpMRI 检查，推荐进行穿刺活检的受试者中有 63.2% 实施了穿刺活检术，提示实际的发病率可能远高于目前的检出率。尽管目前 mpMRI 并未推荐应用于前列腺癌筛查，但是该研究为这种“精准筛查”模式进行了初步探索并提供了参考。以上研究显示，血清 PSA 筛查（将 PSA≥4μg/L 定义为异常值）对中国老年男性具有较高的阳性预测值，且由于价格低廉，检测方便，依然是目前前列腺癌筛查最常用的手段。由于中国男性局部晚期及晚期前列腺癌患者占比远高于西方发达国家，因此通过血清 PSA 检测可以有效地筛选出更多的临床显著性前列腺癌。

二、前列腺癌筛查手段的评价

由于前列腺癌发病隐匿且发病率逐年升高，因而其早期确诊并进一步积极治疗就显得很重要。前列腺癌的备选筛查手段有很多，各具特点，专家共识推荐前列腺特异性抗原（prostate-specific antigen，PSA）作为前列腺筛查的首要方式，并且明确了不推荐将 PCA3 检测、P2PSA 检测、4K score

检测、前列腺健康指数、MRI 检查等作为前列腺癌筛查的常规手段。临床上常用的前列腺癌的诊断方法包括以下几种。

1. 直肠指检　既往有诸多指南和共识推荐直肠指检作为前列腺癌的筛查手段。毫无疑问，直肠指检是经济、安全的检测手段，但其对于早期前列腺癌的诊断价值低，尤其是作为筛查试验时的敏感度很不理想。研究表明，经直肠指检筛查所发现的可疑前列腺癌只有 33.0% 最终被证实为临床局限性的前列腺癌。究其原因，是因为直肠指检要发现前列腺有异常，则必须存在可以被触及的前列腺结节，而大部分早期前列腺癌患者并不具有临床可触及的结节。此外，直肠指检的结论与筛查医生个人的经验和判断密切相关。有研究表明，单用直肠指检作为筛查手段只能发现约 2.0% 的前列腺癌患者，敏感度很低，并且其发现的 48.0%~85.0% 的阳性患者已经出现前列腺外侵犯，失去了早期诊治的意义。此外，以直肠指检作为筛查手段需要大量医生的大量工作，难以应用于大规模人群的筛查。在当今社会，直肠指检已经不足以单独胜任前列腺癌筛查的重任，需要结合更为精准的实验室检查才能发挥其作用。

2. 血清 PSA 检查　PSA 目前作为对于前列腺癌诊断最重要的标志物，用于筛查已经有多年的历史和不可忽视的意义。然而，PSA 是组织特异性抗原而非肿瘤特异性的抗原，因而其对前列腺癌诊断的特异性较差，并且虽然 4μg/L 一直作为最被广泛接受的 PSA 异常阈值，其对前列腺癌的诊断仍然具有较大的异议，易出现假阳性和假阴性。影响 PSA 升高的主要因素，除了恶性肿瘤以外，还包括良性前列腺增生、前列腺炎、前列腺梗死、运动、射精、直肠指检、尿路感染、尿潴留、前列腺外科手术、导尿、遗传等因素。

3. 其他检查　PSA 在临床广泛应用途中存在一定的缺陷性，如特异度和敏感度不高，而近来一些新兴的前列腺癌标志物，如 PCA3、P2PSA、4K score 等在文献报道中被证实相比 PSA 具有更高的特异度和敏感度，但作为筛查手段，检测方法的便捷和价格相对低廉是不容忽视的重要因素，因此这些新兴标志物以及影像学检查方法并不适用于常规筛查人群，仅适用于特殊限定人群，如通过 PSA 无法明确、需要进一步进行排查的患者。国内一项使用 MRI 作为筛查手段的回顾性研究，共纳入 93 例经病理证实的前列腺病变患者的 MRI 资料，其中前列腺癌 43 例，前列腺增生 42 例、前列腺炎 8 例，研究联合应用多种功能 MRI 技术，最后发现 MRI 可显著提高前列腺癌的检出和诊断准确度，但该研究仍然只是回顾性的临床资料分析，对于 MRI 应用于筛查尚存在明显的不足。仅仅适用于 PSA 异常需要进一步进行诊断性检查的人群。目前，国外也暂无使用 MRI 进行前列腺癌筛查的研究，仅报道了 MRI 可以对筛查可疑的患者进行进一步的诊断。归因于 MRI 检查耗时长、费用大、检测不方便等原因，MRI 难以作为大规模前列腺癌筛查的主要手段。

三、前列腺癌筛查的人群

1. 对身体状况良好，且预期寿命 10 年以上的男性开展基于血清 PSA 检测的前列腺癌筛查。

2. 血清 PSA 检测每 2 年进行 1 次，根据受试者的年龄和身体状况决定 PSA 检测的终止时间。

3. 对前列腺癌高危人群要尽早开展血清 PSA 检测，高危人群包括：年龄>50 岁的男性，年龄>45 岁且有前列腺癌家族史的男性，年龄>40 岁时 PSA>1μg/L 的男性，携带 *BRCA2* 基因突变且年龄>40 岁的男性。

四、前列腺癌筛查及 PSA 异常人群的转诊路径

前列腺癌筛查路径，如图 8-11-1。

PSA 异常人群转诊路径，如图 8-11-2。

五、前列腺癌高危人群的健康教育

1. 保持合适的体重，保持体重指数<30kg/m^2。

2. 坚持体育锻炼，增强免疫力，运动量应适当。

3. 不吸烟，不酗酒。

4. 选择以植物为主的饮食，多食用富含纤维素的食物，每天至少 30g。

5. 限制脂肪的摄入，脂肪摄入量不超过总摄入热量的 20%；多食鱼类，因为鱼类富含 ω-3 脂肪酸。

6. 每天食用水果和蔬菜，并限制糖和盐的摄入。

7. 每天食用豆制品 1~2 次，可以是低脂豆奶、豆腐、豆类蛋白粉等。

8. 服用足够剂量的钙质和维生素 D，以预防骨质疏松。

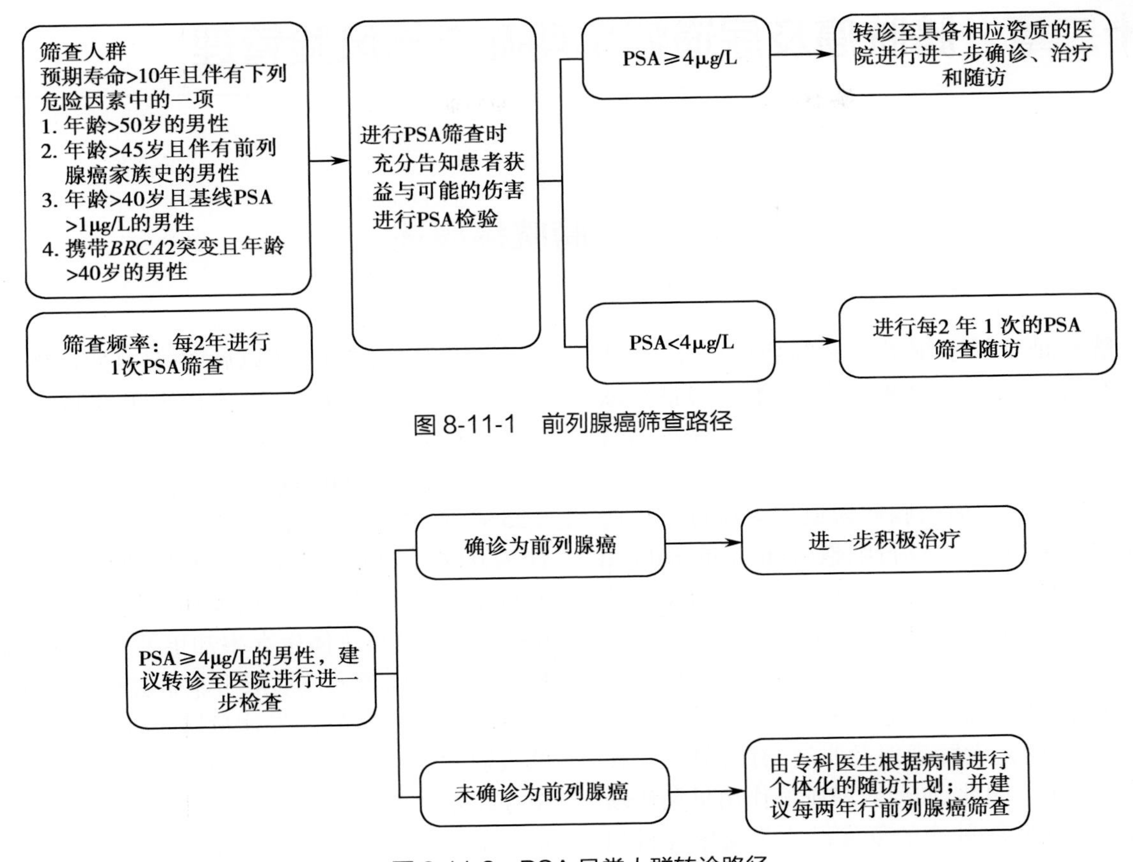

图 8-11-1　前列腺癌筛查路径

图 8-11-2　PSA 异常人群转诊路径

9. 力量训练(如骑车、负重练习等)能帮助患者增加肌肉质量,有助于提高静息状态下消耗能量的能力,还能促进骨骼健康,提高平衡能力,有助于减少跌倒和骨折发生率。

10. 有氧训练,包括快步走、跳舞、徒步旅行、游泳和慢跑等,可以在运动时消耗能量,在运动结束后的几个小时内,继续燃烧脂肪,消耗能量。

(黄红卫　沈绍晨)

参考文献

1. 中国抗癌协会泌尿男生殖系统肿瘤专业委员会前列腺癌学组. 前列腺癌筛查中国专家共识(2021 年版)[J]. 中国癌症杂志,2021,31(5): 435-440.
2. 郑荣寿,孙可欣,张思维,等.2015 年中国恶性肿瘤流行情况分析[J]. 中华肿瘤杂志,2019,41(1): 19-28.
3. 韩苏军,张思维,陈万青,等. 中国前列腺癌发病现状和流行趋势分析[J]. 临床肿瘤学杂志,2013,18(4): 330-334.
4. 马春光,叶定伟,李长岭,等. 前列腺癌的流行病学特征及晚期一线内分泌治疗分析[J]. 中华外科杂志,2008,46(12): 921-925.
5. SIEGEL R L,MILLER K D,FUCHS H E,et al.Cancer statistics,2021 [J].CA Cancer J Clin,2021,71(1): 7-33.
6. SCHRÖDER F H,HUGOSSON J,ROOBOL M J,et al.Prostate-cancer mortality at 11 years of follow-up [J].N Engl J Med,2012,366(11): 981-990.
7. SCHRÖDER F H,HUGOSSON J,ROOBOL M J,et al.Screening and prostate cancer mortality: results of the European Randomised Study of Screening for Prostate Cancer(ERSPC) at 13 years of follow-up [J].Lancet,2014,384(9959): 2027-2035.
8. HUGOSSON J,ROOBOL M J,MÅNSSON M,et al.A 16-year follow-up of the European Randomized Study of Screening for Prostate Cancer [J].Eur Urol,2019,76(1): 43-51.
9. WELCH H G,ALBERTSEN P C.Reconsidering prostate cancer mortality-the future of PSA Screening [J].N Engl J Med,2020,382(16): 1557-1563.
10. LOEB S,CARTER H B,BERNDT S I,et al.Complications after prostate biopsy: data from SEER-Medicare [J].J Urol,2011,186(5): 1830-1834.
11. LOEB S,VAN DEN HEUVEL S,ZHU X,et al.Infectious complications and hospital admissions after prostate biopsy in a European randomized trial [J].Eur Urol,2012,61(6): 1110-1114.

第十二章　膀胱癌及尿道癌早期筛查与风险管理

第一节　膀胱癌概述

膀胱癌是泌尿系统最常见的恶性肿瘤，在我国每年有约15万的膀胱癌新发病例，在男性泌尿生殖系统肿瘤中，膀胱癌的发病率和死亡率均占首位，且呈逐年上升趋势。由于全部尿路从肾盏、肾盂、输尿管、膀胱及前列腺和尿道均为移行上皮所覆盖，所以90%以上是移行细胞癌（transitional cell carcinoma，TCC），少数为鳞癌和腺癌。移行细胞癌患者中近30%初诊时已有肌层浸润，其余70%为浅表性膀胱癌；虽采用经尿道切除和膀胱腔内辅助治疗可获得良好效果，但复发率高达50%~70%，而且10%~15%的复发肿瘤侵及肌层，有时复发会在术后数年发生。因此，如何对膀胱癌作出早期诊断和有效　预防膀胱肿瘤的复发已成为泌尿外科迫切需要解决的问题。

一、膀胱癌的发病特点

（一）流行病学

1. 发病率和死亡率　世界范围内，膀胱癌发病率居恶性肿瘤的第九位，在男性罹患的恶性肿瘤中排名第六位，女性排在第十位之后。在美国，膀胱癌发病率居男性恶性肿瘤的第四位，位列前列腺癌、肺癌和结肠癌之后，在女性恶性肿瘤位居第九位。2002年，世界膀胱癌年龄标准化发病率男性为10.1/10万，女性为2.5/10万，年龄标准化死亡率男性为4/10万，女性为1.1/10万。

在我国，男性膀胱癌发病率居全身肿瘤的第八位，女性排在第十二位以后，发病率远低于西方国家。2002年，我国膀胱癌年龄标准化发病率男性为3.8/10万，女性为1.4/10万。近年来，我国部分城市肿瘤发病率报告显示膀胱癌发病率有增高趋势。膀胱癌男性发病率为女性的3~4倍。而对分级相同的膀胱癌，女性的预后比男性差。男性膀胱癌发病率高于女性不能完全解释为吸烟习惯和职业因素，性激素亦可能是导致这一结果的重要原因之一。

膀胱癌可发生于任何年龄，甚至于儿童。但是主要发病年龄为中年以后，并且其发病率随年龄增长而增加。在美国，39岁以下男性膀胱癌发病率为0.02%，女性为0.01%；40~59岁男性为0.4%，女性为0.12%；60~69岁男性为0.93%，女性为0.25%；而70岁以上老年男性发病率为3.35%，女性为0.96%。种族对膀胱癌发病的影响迄今还没有确定。美国黑人膀胱癌发病危险率为美国白人的一半，但是其总体生存率却更差，而美国白人发病率高于美国黑人仅局限于非肌层浸润性肿瘤，而肌层浸润性膀胱癌的发病危险率却相似。由于对低级别肿瘤认识不同，不同国家报道的膀胱癌发病率存在差异，这使不同地域间发病率的比较非常困难。不同人群的膀胱癌组织类型不同，在美国及大多数国家中，以移行细胞癌为主，占膀胱癌的90%以上，而埃及则以鳞状细胞癌为主，约占膀胱癌的75%。

2. 自然病程　大部分膀胱癌患者确诊时处于分化良好或中等分化的非肌层浸润性膀胱癌，其中约10%的患者最终发展为肌层浸润性膀胱癌或转移性膀胱癌。膀胱癌的大小、数目、分期与分级与其进展密切相关，尤其是分期与分级，低分期低分级肿瘤发生疾病进展的风险低于高分期高分级肿瘤。

（二）危险因素与病因学

膀胱癌的发生是复杂、多因素、多步骤的病理变化过程，既有内在的遗传因素，又有外在的环境因素。较为明确的两大致病危险因素是吸烟和长期接触工业化学产品。吸烟是目前最为肯定的膀胱癌致病危险因素，约30%~50%的膀胱癌由吸烟引起，吸烟可使膀胱癌危险率增加2~4倍，其危险率与吸烟强度和时间成正比。另一重要的致病危险因素为长期接触工业化学产品，职业因素是最早获知的膀胱癌致病危险因素，约20%的膀胱癌是由职业因素引起的，包括从事纺织、染料制造、橡胶化学、药物制剂和杀虫剂生产、油漆、皮革及铝、铁和钢生产。柴油机废气累积也可增加膀胱癌的发生危险。其他可能的致病因素还包括慢性感染（细菌、血吸虫及 HPV 感染等）、应用化疗药物环磷酰胺（潜伏期 6~13 年）、滥用含有非那西汀的止痛药（10 年以上）、盆腔放疗、长期饮用砷含量高的水和氯消毒水、咖啡、人造甜味剂及染发剂等。另外，膀胱癌还可能与遗传有关，有家族史者发生膀胱癌的危险性明显增加，遗传性视网膜母细胞瘤患者的膀胱癌发生率也明显升高。对于肌层浸润性膀胱癌，慢性尿路感染、残余尿及长期异物刺激（留置导尿管、结石）与之关系密切，其主要见于鳞状细胞癌和腺癌。

正常膀胱细胞恶变始于细胞 DNA 的改变。流行病学证据表明，化学致癌物是膀胱癌的致病因素，尤其是芳香胺类化合物，如 2- 萘胺、4- 氨基联苯，广泛存在于烟草和各种化学工业中。烟草代谢产物经尿液排出体外，尿液中的致癌成分诱导膀胱上皮细胞恶变。目前大多数膀胱癌病因学研究集中在基因改变。癌基因是原癌基因的突变形式，原癌基因编码正常细胞生长所必需的生长因子和受体蛋白。原癌基因突变后变为癌基因，可使细胞无节制地分裂，导致膀胱癌复发和进展。与膀胱癌相关的癌基因包括 *HER-2*、*H-Ras*、*BcL-2*、*FGFR3*、*C-myc*、*c-erbB-2*、*MDM2*、*CDC91L1* 等。膀胱癌发生的另一个重要分子机制是编码调节细胞生长、DNA 修复或凋亡的蛋白抑癌基因失活，使 DNA 受损的细胞不发生凋亡，导致细胞生长失控。研究发现，含有 *p53*、*Rb*、*p21* 等抑癌基因的 17、13、9 号染色体的缺失或杂合性丢失与膀胱癌的发生发展密切相关，而且，*p53*、*Rb* 的突变或失活也与膀胱癌侵袭力及预后密切相关。此外，膀胱癌的发生还包括编码生长因子或其受体的正常基因的扩增或过表达，如 EGFR 过表达可增加膀胱癌的侵袭力及转移。

（三）膀胱癌的分期

目前普遍采用国际抗癌联盟的 TNM 分期法。膀胱癌可分为非肌层浸润性膀胱癌（T_{is}，T_a，T_1）和肌层浸润性膀胱癌（T_2 以上）。局限于黏膜（T_a~T_{is}）和黏膜下（T_1）的非肌层浸润性膀胱癌（以往称为表浅性膀胱癌）占 75%~85%，肌层浸润性膀胱癌占 15%~25%。而非肌层浸润性膀胱癌中，大约 70% 为 T_a 期病变，20% 为 T_1 期病变，10% 为膀胱原位癌。原位癌虽然也属于非肌层浸润性膀胱癌，但一般分化差，属于高度恶性的肿瘤，向肌层浸润性进展的概率要高得多。因此，应将原位癌与 T_a、T_1 期膀胱癌加以区别。

（四）膀胱癌临床表现

1. 血尿　据统计资料表明，以此为主要症状者占 94%、血尿多为肉眼血尿，其次是镜下血尿。与其他疾患所致的血尿相比，膀胱癌的血尿有两个特点：一是无痛性，即在发生血尿时，患者无任何疼痛及其他不适症状，医学称为无痛性血尿。二是间歇性，即血尿间歇出现，可自行停止或减轻，两次血尿可间隔数天或数月，甚至半年，容易造成血尿已治愈好转的错觉，从而未能及时就诊检查。因为血尿的多样性而易被误诊或延误诊断，无痛性血尿是膀胱癌最主要的征兆，几乎所有的膀胱癌患者都是先出现这一信号。若能抓住这一信号，及时进行检查，就能做到早期发现、早期治疗，取得较好的疗效。若血尿仅发生 1~2 次，患者又未重视，自觉是因为劳累或感冒引起的，问题不大，常令患者误认为血尿已经自愈，无须进一步诊治，从而失去治疗的最佳时机。

2. 尿路刺激症状　尿路刺激症状肿瘤发生在膀胱三角区或合并感染时可出现该症状，或以该症状为主。据报道，膀胱刺激症状还揭示膀胱原位癌的可能性。故缺乏充分感染依据的膀胱刺激征患者要尽快全面检查以排除膀胱癌。

3. 其他　如果肿瘤浸润到输尿管口或长在输尿管口，可引起输尿管扩张，进而形成肾积水、肾脏体积增大。膀胱癌出现肺、肝、骨转移时，出现相应症状，如咳嗽、气促、肝功能异常、肝区痛、某处骨痛，要进行系统检查以便及时做出诊断，及早治疗。

近年来，膀胱癌已经成为危害社会和人类健康的一大疾病之一，它给人类带来了极大的痛苦和困扰。为了减少膀胱癌的发病率，应该掌握有关膀胱癌的早期症状，做到早筛查、早诊断、早治疗。

第二节 膀胱癌的早期筛查

一、膀胱癌筛查的循证医学证据

2014 年 WHO/ICUD 有关膀胱癌筛查共识中指出，尽管膀胱癌发病率及死亡率高于前列腺癌，但其在总人群中的低发病率及低死亡率是寻求有效筛查方案的障碍，目前对某些发病率较高的实体肿瘤的高危人群进行的筛查研究，有可能为是否对膀胱癌进行筛查的问题提供答案。由于膀胱癌在人群中发生率较低，如作一般的人群筛查，不仅耗资巨大、不易推行，而且可能因过分的干预带来一些不必要的并发症。美国国家癌症研究所指出，目前没有足够的证据证明膀胱癌筛查能降低死亡率。但早期诊断是降低膀胱癌死亡率、提高患者生活质量的关键所在，流行病学和实验室证据显示，膀胱癌的发病与一些致癌因素有关，虽然很多病例并不伴有明显致癌因素接触史，但有专家指出具有危险因素接触史的人应重视膀胱癌筛查。目前已发表的在高危人群中筛查膀胱癌评估死亡率的文献很少。总之，是否对具有膀胱癌高危因素的人群进行筛查目前仍无定论。随着对膀胱肿瘤诊断方法研究的不断深入，为膀胱肿瘤的筛查、早期诊断及复发监测提供了众多新途径。但目前仍需期待进一步研究，寻求敏感性、特异性更高的检查方法，不断提高检测技术的简便性和实用性。

二、膀胱癌筛查手段的评价

目前没有有效的膀胱癌的筛查手段，现有的检查不能降低平均罹患膀胱癌的人死于膀胱癌的风险，也没有任何专业机构推荐对公众进行膀胱癌的常规筛查。但可以建议高危人群（以前患过膀胱癌的人、先天性膀胱缺陷的人、工作中接触某些化学品的人员）进行膀胱癌相关检查，可以早期发现膀胱癌，提高治疗效果。各种常见的检查方法如下。

（一）尿隐血试验

血尿是膀胱癌最常见和最早出现的症状，因此尿隐血检查作为膀胱癌高危人群常规检查项目。

（二）主要影像学检查

1. 超声检查　经腹部超声为非损伤性检查，可作为膀胱肿瘤的最初筛选，可显示肿瘤大小、形态、数目、部位及浸润深度，初步确定临床分期。经直肠或阴道超声检查因探头频率提高，分辨率增加以及探查途径的改变，使膀胱前壁、顶部的病灶得以清晰显示，提高了膀胱肿瘤显示率。而且能更清晰显示肿瘤浸润深度，使肿瘤分期更可靠。

2. CT 检查　CT（平扫 + 增强扫描）对诊断膀胱肿瘤有一定的价值，可以发现肿瘤浸润膀胱壁的深度以及局部有无转移肿大的淋巴结。近年来，多排（64~128 排）螺旋 CT 分辨率大大提高，可以发现较小的肿瘤（直径 1~5mm），但原位癌仍不易发现，不能了解输尿管情况，分期准确性不高，CT 检查费用相对较高，大面积开展 CT 普查尚不具备条件，因此使用经腹部超声或经直肠或阴道超声检查进行膀胱癌普查可操作性较强。

（三）膀胱镜检查和活检

膀胱镜检查和活检是诊断膀胱癌的最可靠的方法，是诊断复发性尿路上皮癌的金标准，但因具有侵入性，检查比较痛苦，且对于微小病变和原位癌不易辨认，被检查者的依从性较差，所以尚不能作为常规筛查手段。

（四）尚处于研究阶段的方法

尚处于研究阶段方法包括尿细胞学检查、尿液肿瘤标志物的检测等。迄今为止，临床常规流程中，仍没有敏感度和特异度高的血清或尿液肿瘤诊断标志物用以发现及跟踪随访膀胱癌患者。

1. 尿细胞学检查　尿脱落细胞学检查可作为血尿患者的初步筛选，对细胞异型性明显的原位癌及浸润癌的癌细胞有很高的检出率。尿脱落细胞学检查虽有 100% 的特异性，但其敏感性较低，不能满足临床对膀胱癌早期诊断的需要，不适合作为一般人群的筛查指标。

2. 尿液肿瘤标志物检测　近年来，检测尿液中相关肿瘤标志物作为膀胱癌早期无创性诊断方法得到了广泛的研究。在膀胱癌的筛查、早期诊断和预后中具有一定的意义和应用前景。目前研究较多的尿液肿瘤标志物有核基质蛋白 22（NMP22）、膀胱肿瘤抗原（BTA）、存活素（survivin）、透明质酸（HA）、透明质酸酶（HAase）等。以上指标尚在研究阶段，其筛查意义得到不同程度的证实，但检测方法尚未普及，且敏感性、特异性不高，尚不能作为目前常规筛查指标，有待于进一步研究、推广。

三、膀胱癌的风险管理

（一）膀胱癌的危险因素　目前已知有些因素影响膀胱癌的发生，许多风险因素使人更容易发生膀胱癌。

1. 无法改变 / 调整的风险因素

（1）种族和民族：白人膀胱癌发病率是非洲裔美国人和拉美裔人的两倍。亚裔和美洲印第安人膀胱癌的发病率略低。造成这些差异的原因还不清楚。

（2）年龄：膀胱癌的风险随着年龄的增长而增加。约 90% 的膀胱癌患者年龄大于 55 岁。这是膀胱癌最大的风险因素。

（3）性别：膀胱癌在男性中比女性更常见。男性罹患膀胱癌的可能性是女性的 4 倍，但是女性死于膀胱癌的可能性比男性高。

（4）慢性膀胱刺激与感染：尿路感染、肾结石和膀胱结石，膀胱导管长期放置，以及其他原因的慢性（持续性）膀胱刺激，已被认为和膀胱癌（特别是膀胱鳞状细胞癌）相关。但目前尚不清楚它们是否会导致膀胱癌。

（5）血吸虫病：血吸虫病是一种寄生性蠕虫感染，可进入膀胱，也是膀胱癌的风险因素。在这种寄生虫普遍存在的国家（主要在非洲和中东），膀胱鳞状细胞癌更为常见。目前在我国这应该是一种极为罕见的膀胱癌病因。

（6）膀胱或其他尿路上皮癌的个人病史：尿路上皮癌有时可以在膀胱的不同部位形成，也可以在肾脏、输尿管和尿道的内壁形成。在尿路的任何一部分有癌症，在尿路的另一部分患上第二个癌症的风险就大大增加。即使第一个肿瘤被完全切除，这也是有可能的。因此，膀胱癌患者需要仔细随访以尽早发现可能出现的新的癌症。

（7）出生时膀胱缺陷：出生前，肚脐和膀胱由脐尿管相连。如果这种联系的一部分在出生后仍然存在，它就可能成为癌症。起源于脐尿管的膀胱癌通常 1/3 为腺癌。但很少见，占膀胱癌总数的不到 1%。

（8）膀胱外翻：为罕见的先天性缺陷，大大增加了人们患膀胱癌的风险。在膀胱外翻中，胎儿发育过程中膀胱和膀胱前腹壁融合在一起。这使得膀胱的内层暴露在身体外面，具有较高的患尿路感染和膀胱癌的风险。

（9）遗传学与家族史：家庭中有患膀胱癌，那么直系亲属患膀胱癌的风险更高。少数人遗传了一种基因综合征，增加了患膀胱癌的风险。如：视网膜母细胞瘤（*RB1*）基因突变可导致婴儿患眼部肿瘤，也增加患膀胱癌的风险；由 *PTEN* 基因突变引起的考登综合征（Cowden syndrome）主要与乳腺癌和甲状腺癌有关，患膀胱癌的风险也更高；林奇综合征（也称为遗传性非息肉病性结直肠癌，简称 HNPCC）主要与结肠癌和子宫内膜癌有关，患膀胱癌（以及其他泌尿系统癌症）的风险也可能增加。

（10）化疗或放疗：长期服用化疗药物环磷酰胺会刺激膀胱，增加患膀胱癌的风险。服用这种药物的患者应该要大量饮水，以帮助保护膀胱免受刺激。接受骨盆放疗的人也更容易患膀胱癌。

2. 可调解 / 改变的风险因素

（1）吸烟：吸烟是膀胱癌最重要的危险因素。吸烟者至少比不吸烟者患膀胱癌的可能性高 3 倍以上（4~7 倍）。吸烟导致了 50% 的男性和女性膀胱癌患者。

（2）工作场所暴露：某些工业化学品与膀胱癌有关。被称为芳香胺的化学物质，如联苯胺和 β-萘胺，有时在染料工业中使用，会引起膀胱癌。

（3）使用某些有机化学品的其他行业的工人也可能有更高的膀胱癌风险。风险较高的行业包括橡胶、皮革、纺织品和油漆制品的制造商以及印刷公司。其他患膀胱癌风险增加的人包括油漆工、机械师、打印机、理发师（可能是因为染发剂）和卡车司机（可能是因为接触柴油烟雾）。吸烟和工作场所暴露可以共同发生作用导致膀胱癌。因此，同时有致癌的化学物质接触的吸烟者，患膀胱癌的风险尤其高。

（4）某些药物如吡格列酮：2011 年，美国食品药品监督管理局（FDA）警告，服用糖尿病药物吡格列酮超过 1 年的人患膀胱癌的风险可能更高。

（5）中药：含有马兜铃酸的中药和补品等和包括膀胱癌的尿路上皮癌风险增加有关。

（6）饮用水中的砷：在某些地区，饮用水中的砷与膀胱癌的发病风险有关。接触砷的机会取决于居住的地方，是否喝井水还是从低砷标准的公共供水系统取水。

（7）饮水不足：大量喝水的人往往有较低的膀

胱癌发生率。这可能是因为他们更频繁地排空膀胱，这样可以防止化学物质在膀胱中滞留。

（二）膀胱癌的风险管理

除不可控的风险因素包括年龄、性别、种族和家族史外，我们可以对可控风险因素进行管理来降低膀胱癌的发病风险。

1. 限制工作场所接触某些化学品：从事染料制造、纺织、橡胶化学、油漆等行业的一线工作人员需尽可能地做好职业防护，减少暴露机会；在某些染发剂中发现的一些化学物质也可能增加风险，所以对于经常接触这些产品的理发师来说，安全使用有利于膀胱癌的预防；在工作场所接触柴油烟雾的人也可能患膀胱癌以及其他癌症的风险更高，因此限制这种暴露可能是有益的。

2. 不要抽包括雪茄或烟斗等任何类型的吸烟：吸烟是已确认的膀胱癌主要病因，故戒烟能降低膀胱的发生率及死亡率。

3. 在血吸虫病流行地区降低埃及血吸虫的感染是预防膀胱癌的重要措施。

4. 多吃水果和蔬菜　摄入水果和蔬菜等健康饮食被证明可降低膀胱癌包括其他类型癌症风险的发生。

5. 多喝水　大量饮水可能会降低人患膀胱癌的风险。

（三）膀胱癌的健康教育

1. 戒烟，吸烟者发生膀胱癌的机会要比不吸烟者高 2~4 倍，和吸烟量、时间长短、烟吸入多少有关，大约 1/3 膀胱癌与吸烟有关。对烟民随时进行健康指导，督促其主动戒烟。

2. 及时治疗慢性膀胱炎、膀胱结石、长期炎症、结石、尿管刺激可致癌。

3. 要求长期接触染料中间产物及橡胶老化剂的工人定期体检。

4. 对高风险人群发放相关健康教育手册。

第三节　尿　道　癌

一、尿道癌的概述

（一）流行病学

尿道恶性肿瘤罕见，占全部男性泌尿生殖系统恶性肿瘤不到 1%，包括尿道癌、黑色素瘤和淋巴瘤尿道癌，多见于老年患者，男女均可发病，既往文献报道男性发病率稍高。目前我国原发性尿道癌的流行病学数据尚无文献报道。

（二）危险因素与病因学

男性尿道癌的病因尚不清楚，诱发因素包括慢性尿道炎、尿道狭窄、反复尿道扩张、外放疗或放射性粒子植入等，男性尿道癌约 50% 继发于远侧的尿道狭窄，约 25% 有传播性疾病，男性末梢尿道癌与阴茎上皮内瘤变及硬化性苔藓相关，女性尿道癌的病因不明，可能的病因包括慢性刺激、尿道炎症、局部增殖病变（尿道肉阜、乳头腺瘤、息肉和尿道黏膜白斑病）。

（三）尿道癌临床表现

男性尿道癌发病年龄绝大多数超过 50 岁，早期即可有排尿困难的症状，肿瘤位于阴茎部可扪及肿块，一般以尿道流血、尿道梗阻、肿物、尿道周围脓肿、尿外渗、尿道瘘和尿道分泌物等症状而就医，一些患者有疼痛、血尿或血精症状。

女性尿道癌常见症状为尿道流血、尿频和排尿困难，据报道 70% 以上的患者表现为反复的泌尿系统感染、尿路刺激征或尿道出血等症状，尿道癌有时尿道口可见类似肉阜脱出，肿瘤增大后可在尿道局部触及肿块，并可形成溃疡，部分有阴道分泌物增多，尿失禁及性交疼痛，肿瘤坏死时可为恶臭分泌物并可继发感染，晚期可蔓延至会阴皮肤或外阴，并可出现尿道阴道瘘或膀胱阴道瘘、消瘦、贫血等症状。女性盆腔检查在阴道前壁可触及肿块，尿道增粗、变硬，约有 1/3 患者就诊时能触及腹股沟肿大的淋巴结。

二、尿道癌的早期筛查

（一）尿道癌的辅助检查

1. 影像学检查

（1）MRI：在尿道癌的辅助诊断中起着较大作用，男性和女性尿道癌均可在矢状位上清晰呈现尿道肿瘤在 T_1 加权像中呈低信号，在 T_2 权像中呈低至中等信号（强于尿道肌层），因此，MRI 检查有利于了解尿道肿瘤的浸润深度此外，在评估局部淋巴结转移，特别是腹股沟和盆腔淋巴结转移有优势，有助于肿瘤分期。

(2) CT：胸部、腹部和盆腔的CT检查及CT尿路造影在诊断尿道肿瘤和评估尿道癌浸润范围方面有一定价值。

(3) X线：女性近段尿道癌可直接侵犯耻骨，造成骨质破坏。

(4) PET/CT：^{18}F-FDG PET/CT/磁共振成像有助于已发生转移的患者的诊断与评估。

2. 尿道镜/膀胱镜检查　通过膀胱镜/尿道镜检查可明确尿道肿瘤的数目大小、形态（乳头状的或广基的）、部位及周围黏膜的异常情况，同时可以对肿瘤和可疑病变进行活检以明确病理诊断。一部分尿道癌患者尿道镜可表现为尿道缩窄，但也有少部分尿道癌患者尿道镜下并无可视的病变膀胱镜检查对于排除伴发性膀胱癌和膀胱癌患者术后继发性尿道癌的膀胱随访具有积极意义。

3. 尿细胞学检查　尿细胞学检查可作为疑似尿道癌患者检查的一部分，但细胞学检查尿道癌敏感性不高，且与尿道癌组织学类型相关。

（二）尿道癌的健康管理

1. 尿道癌的预后　本病国内的病例报道多属晚期，预后较差。男性尿道癌中，阴茎部尿道癌预后较好，5年存活率达43%，球部及前列腺部者为14%。而女性尿道癌尽管组织类型不同，但对预后影响不大，治疗方法也基本相似。资料显示，女性患者预后可能稍优于男性患者。影响预后的主要因素包括年龄、种族、临床分期肿瘤部位、肿瘤体积、病理类型及治疗等。

2. 随访　对原发性尿道癌根据肿瘤部位、恶性程度和侵犯深度等个体危险因素制定随访方案。

(1) 保留尿道手术后随访方案

1) 前段尿脱落细胞学、尿道膀胱镜检查（建议软膀胱镜），第1~2年，每3个月1次；第3年起，每6个月1次。

2) 腹部和盆腔增强CT或MRI检查（包括会阴部和尿道）和肺部CT检查，第1~2年，每6个月1次；第3~5年，每年1次。

(2) 尿道部分、全长切除或膀胱（前列腺）切除术后随访方案。

1) 前段尿脱落细胞学（根据患者具体情况）、尿道冲洗细胞学检查、尿道膀胱镜检查（根据患者具体情况，建议软膀胱镜），第1~2年，3个月1次；第3年起，每6个月1次。

2) 腹部和盆腔增强CT或MRI检查（包括会阴部和尿道）和肺部CT检查，第1~2年，每6个月1次；第3~5年，每年1次。5年后依据具体情况决定进一步随访项目。

（黄红卫　沈绍晨）

参考文献

1. 黄健, 张旭. 中国泌尿外科和男科疾病诊断治疗指南 [M]. 北京: 科学出版社, 2022: 86-90.
2. 那彦群, 叶章群, 孙颖浩, 孙光. 中国泌尿外科疾病诊断治疗指南 [M]. 北京: 人民卫生出版社, 2014: 21-22.
3. 沈海山, 宋志强, 李胜文, 等. 斑蝥素和去甲斑蝥素抑制膀胱肿瘤细胞增殖的实验研究 [J]. 中华临床医师杂志（电子版), 2015 (3): 446-452.
4. 江长琴, 梁朝朝. 膀胱肿瘤诊断方法新进展 [J]. 现代泌尿生殖肿瘤杂志, 2012, 4 (5): 310-312.
5. 廖有刚, 王志, 龙建华, 等. 非肌层浸润性膀胱癌电切术后尿液脱落细胞检查的临床应用 [J]. 现代肿瘤医学, 2019, 27 (12): 2140-2142.
6. 易善红. 我国膀胱癌诊治指南解读 [J]. 中华临床医师杂志 (电子版), 2013 (3): 924-925.
7. 姜帅, 项卓仪. 2019年膀胱癌诊治进展 [J]. 上海医学, 2020, 43 (6): 336-340.
8. 王熠, 冯蕾, 沈诗悦, 等. 烟草使用与膀胱癌发生发展关系及机制的研究进展 [J]. 现代肿瘤医学, 2021, 29 (4): 692-697.
9. 黄健, 刘皓. 非肌层浸润性膀胱癌的诊治现状与对策 [J]. 中华泌尿外科杂志, 2019, 40 (7): 481-484.
10. 中国抗癌协会泌尿男生殖系肿瘤专业委员会微创学组. 中国泌尿男生殖系肿瘤手术后随访方案专家共识 [J]. 现代泌尿外科杂志, 2021, 26 (5): 369-375.

第十三章　其他癌症早期筛查与风险管理

第一节　皮肤癌的早期筛查与风险管理

一、皮肤癌的发病特点

皮肤癌累及皮肤及其附属器，也同样严重威胁人们的健康乃至生命。近年来，由于环境污染、生活方式的改变、人均寿命的延长、诊断水平不断提高等因素，皮肤癌的发病率和死亡率有增高趋势。皮肤癌主要包括角质形成细胞癌即鳞状细胞癌（squamous cell carcinoma，SCC）、基底细胞癌（basal cell carcinoma，BCC）和皮肤黑色素瘤（melanoma），其他类型包括梅克尔细胞癌、隆突性皮肤纤维肉瘤、附件癌等。

（一）鳞状细胞癌和基底细胞癌

非黑色素瘤皮肤癌中，皮肤鳞状细胞癌和基底细胞癌是最常见的恶性肿瘤。据统计，在我国鳞癌是皮肤恶性肿瘤中最常见者，其发生率占皮肤癌的78.5%~90.9%，其次是基底细胞癌。2012 年美国的调查数据显示，鳞状细胞癌和基底细胞癌的比例大致相同。

鳞状细胞癌和基底细胞癌的发病特点有共同之处。从发病年龄来看，两者均好发于老年人，50 岁以上多见，发病部位多见于头、面、颈、手背等暴露部位，少数也可发生于外伤、瘢痕、慢性皮肤病的基础上。早期鳞癌和基底细胞癌无明显差别，但鳞癌常在原有皮肤病变的基础上发生。在性别构成上，鳞癌发病男性多于女性，基底细胞癌的男女发病数基本相等。

1. 自然发展史　鳞癌是侵袭性癌，可突破基底膜带向下生长，侵入深部组织。最早表现是浸润性硬斑，以后可发展成结节或疣状损害，中央易发生溃疡、出血，损害逐渐向四周扩展，发展较快，并向深层组织浸润。若不及时治疗，易发生区域性淋巴结转移，但很少发生血源转移。基底细胞癌常在外观正常的皮肤上出现，发病隐匿，无自觉不适。早期为一圆形斑片，有珍珠样隆起的边缘，表面光亮有蜡样光泽，发展缓慢，可在 20~30 年内处于较稳定状态。如不予治疗，常破溃，缓慢向深部组织侵犯，但较少发生区域性淋巴结转移，很少血行转移。

2. 流行病学特征　近十多年来，皮肤恶性肿瘤明显增多。据美国 2006—2012 年的统计，非黑色素瘤皮肤癌（基底细胞癌和鳞癌）从 2006 年的1 918 340 例增长到 2012 年的 2 191 100 例，增长了 14%，有色人种鳞癌的发病率比白种人高；较大样本的华人皮肤恶性肿瘤的研究资料较少。国内皮肤科的统计资料中鳞癌之所以少于基底细胞癌，是因为前者生长迅速，患者多就诊于外科和肿瘤科，基底细胞癌生长缓慢，故相对多的就诊于皮肤科，如表 8-13-1。

表 8-13-1　国内皮肤鳞癌和基底细胞癌的发病情况

研究者	年份	地区	皮肤癌总例数 / 例	鳞癌		基底癌	
				例数 / 例	占比 /%	例数 / 例	占比 /%
高天文	1981—2000	西安市、重庆市	1 905	560	29.4	534	28
熊亚	1991—2010	重庆市	1 333	235	17.6	454	34.1
才层	2009—2013	新疆维吾尔自治区	280	77	27.5	123	43.9
黄远深	2005—2008	北京市	632	153	24.2	185	29.3
吴昌辉	1970—1999	中山市	600	183	30.5	254	42.3

3. 危险因素　同其他恶性肿瘤一样，恶性病变的原因尚不清楚，但目前已知与下列因素明显相关。①紫外线：当纬度每接近赤道3°45′，本病的发病率即增加1倍。这种地理位置的差异显示阳光和不同种族皮肤感受性之间的病因关系。②化学、物理因素：一些职业经常接触到某些化学品，如砷、焦油和沥青等都可以致癌。沥青工人皮肤鳞癌的发病数较一般工人高12倍左右。在长期X线接触的部位发生放射性皮炎处易产生基底细胞癌。③瘢痕、外伤和其他慢性皮肤病：在烧伤瘢痕或其他瘢痕及外伤处可发生鳞癌或基底细胞癌，很多慢性皮肤病及错构瘤处也可发生癌变，如寻常狼疮、慢性溃疡、扁平苔癣、皮脂腺痣、疣状表皮痣等。④感染人乳头瘤病毒：尤其是HPV16、18型。

（二）恶性黑色素瘤

恶性黑色素瘤是一种高度恶性的肿瘤，多发生于皮肤，也可见于黏膜、眼脉络膜和软脑膜等处。

1. 自然发展史　根据恶性黑色素瘤的发病方式、起源、病程与预后的不同，将恶性黑色素瘤分为两个阶段，即原位性恶性黑色素瘤和侵袭性恶性黑色素瘤。原位性恶性黑色素瘤病变仅局限于表皮内，处于原位阶段。大多数恶性黑色素瘤首先在原位呈放射性生长，然后才发展为侵袭性生长。不同类型的恶性黑色素瘤原位放射生长期持续时间不同。侵袭性恶性黑色素瘤常在原有损害基础上很快增大，或出现局部浸润、溃疡、出血。恶性黑色素瘤的转移扩散极为常见，常先发生淋巴管转移，后发生局部淋巴结转移。血行转移出现较晚，一旦发生，则易发生广泛转移，最常见于肝、肺及皮肤。

2. 流行病学特征　近年来恶性黑色素瘤已成为发病率增长最快的恶性肿瘤，年增长率为3%~5%。在欧洲，发病率为每10万人中有10~25例新的黑色素瘤病例；在美国，每10万人中有20~30人；在澳大利亚，发病率非常高，为每10万人中有50~60人。近年来，60岁以上人群的发病率急剧上升，尤其是欧洲部分地区的男性，但欧洲许多地区所有年龄组的发病率都在继续上升，预计几十年内还会继续上升。恶性黑色素瘤好发于30岁以上的成年人和老年人，儿童罕见。男女发病率之比为3∶2，男性患者死亡率较高。据统计，2008年发达地区黑色素瘤男性和女性发病率分别为9.5/10万和8.6/10万，死亡率分别为1.8/10万和1.1/10万；欠发达地区的男女发病率分别为0.7/10万和0.6/10万，死亡率均为0.3/10万。虽然黑色素瘤在我国发病率较低，但近年来成倍增长，每年新发病例约2万例。在亚洲人和有色人种，原发于皮肤的恶性黑色素瘤约占50%~70%，最常见的原发部位为肢端黑色素瘤，即足底、足趾、手指末端及甲下等部位，其次为黏膜黑色素瘤，如直肠、肛门、外阴、眼、口和鼻咽等部位。对于白种人来说，原发于皮肤的恶性黑色素瘤约占90%，原发部位常见于背部、胸腹部和下肢皮肤；原发于黏膜和肢端的恶性黑色素瘤仅占1%~5%。

3. 危险因素　过度暴露于阳光是目前已知的恶性黑色素瘤的最主要危险因素。皮肤对日光的敏感度是另一大可能致病因素。肤色越浅，风险越大，因而白种人的发病率较高。此外种族差异、免疫因素、创伤与刺激、家族史等也和恶性黑色素瘤的发生率有关。

二、皮肤癌筛查的循证医学证据

目前，关于皮肤癌筛查建议缺乏共识，不同的国家或组织存在争议，没有足够证据表明，如果患者没有任何皮肤症状或担忧，应当进行皮肤癌症筛查。1994年加拿大预防医疗保健工作组（The Canadian Task Force on Preventive Health Care）的结论是，由于证据较少，普通人群的健康体检是否包括对皮肤癌的筛查没有定论。2009年，美国预防医学工作组（U.S.Preventive Services Task Force，USPSTF）指出由于缺乏这方面的数据，目前没有足够的证据表明皮肤癌早期筛查可以降低其发病率和死亡率。皮肤癌筛查可能带来的危害包括误诊，过度诊断、治疗以及皮肤活检造成的危害，因此不赞成皮肤癌筛查。而美国黑色素瘤研究基地推荐每年一次由皮肤科医生进行筛查。2007年，加拿大安大略省一科学委员会推荐在高危人群中每年进行一次皮肤癌筛查。2014年德国进行了迄今为止全球范围内最大规模的皮肤癌筛查计划，得出的结论是：此计划为皮肤癌筛查可能降低皮肤癌的发病率和死亡率提供了强有力的证据。

目前，我国还没有出台有关皮肤癌筛查的指南建议。针对皮肤癌筛查的随机对照试验也非常有限。由于地域的差异，国外的研究结果难以外推到我国人群。因此，我国应积极开展针对皮肤癌筛查的高质量随机对照研究，通过规范的试验设计，检验皮肤癌筛查这种方法在中国人群中的获益和风险，为制定适合中国人群的皮肤癌筛查指南积累信息。

三、筛查手段的评价

在美国，皮肤癌主要的筛查手段有两个，一是初级保健临床医生的全身皮肤检查，二是患者的自我检查。但是目前的循证医学证据不足以评价这两种方法的优劣。德国的皮肤癌筛查由经过专业培训的皮肤科医生和非皮肤科医生（包括全科医生、妇科医生、泌尿科医生和外科医生），对筛查对象进行全身皮肤检查，这种筛查方式在德国有较高的参与率（30.8%），并被 93% 的皮肤科医生和 77% 的全科医生所接受。

四、皮肤癌筛查路径的实施及管理

（一）皮肤癌筛查的目标人群

2009 年，美国预防医学工作组筛查的目标人群是没有癌前病变和恶性肿瘤的普通成人。2014 年，德国的筛查对象是 ≥ 20 岁的普通人群。

（二）皮肤癌筛查中知情同意

被筛查对象要知晓以下内容。

1. 目前没有足够的证据证明皮肤癌筛查的有效性。

2. 没有证据能够权衡自我检查和医生体检两者的利弊。

3. 皮肤癌筛查潜在的危害，比如误诊、过度诊断、治疗以及皮肤活检造成的危害。

（三）皮肤癌筛查实施及流程

目前，我国还没有出台有关皮肤癌筛查的指南建议。以下是德国的筛查流程及结果处理，可供借鉴如图 8-13-1。

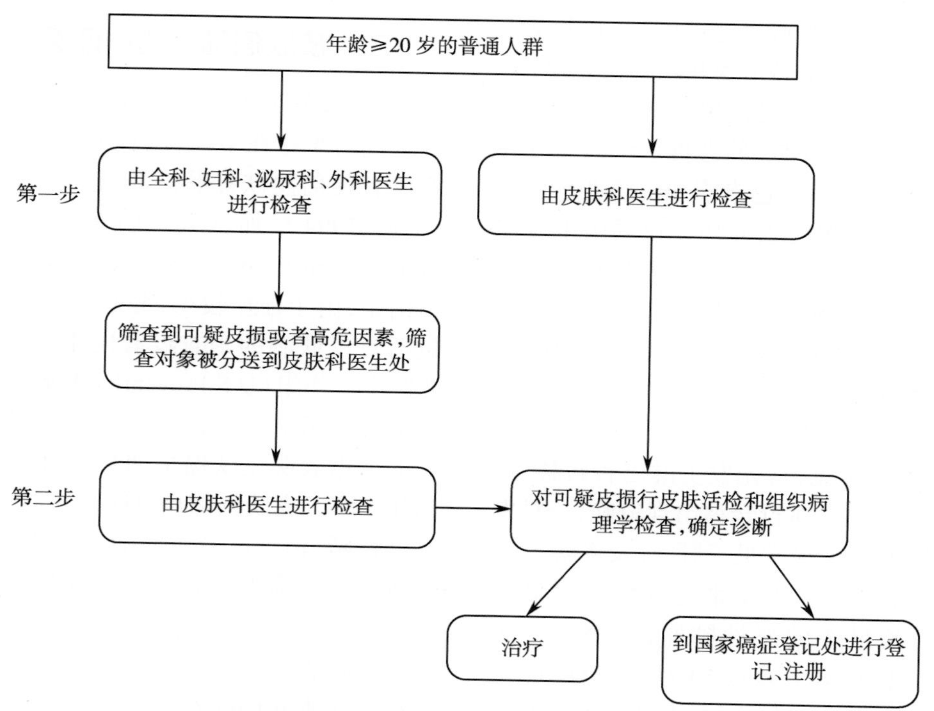

图 8-13-1　德国皮肤癌筛查流程及处理结果

第二节　脑瘤的早期筛查与风险管理

一、脑瘤的发病特点

（一）脑瘤的流行病学特征

生长于颅内的肿瘤统称为脑瘤，包括由脑实质发生的原发性脑瘤和由身体其他部位转移到颅内的肿瘤即各种脑肿瘤，是神经系统中常见的疾病之一，对人类神经系统的功能危害很大。一般分为原发和继发两大类。原发性颅内肿瘤可发生于脑组织、脑瘤、脑神经、垂体、血管残余胚胎组织等。继发性颅内肿瘤指身体其他部位的恶性肿瘤转移或侵入颅内形成的转移瘤。在全身恶性肿瘤中，恶性脑瘤约占 1.5%，居第 11 位。恶性脑瘤可发生于任何年龄，以 20~50 岁为最多见。据统计，近 30 年来，我国城市男性恶性脑瘤发病率猛增 100%，女性增加 50%。

颅内原发恶性肿瘤最常见的是脑胶质瘤。据国内外总结的资料统计，颅内原发性肿瘤的发病率为 21/10 万，胶质瘤约占 60%。国内文献报道脑胶质瘤约占颅内肿瘤的 35.26%~60.96%。我国年发病率为 5~8/10 万，每年因为脑胶质瘤死亡人数达 3 万人。1998 年世界卫生组织公布数据显示，按死亡率排位，恶性脑胶质瘤是 34 岁以下肿瘤患者的第二位死亡原因，是 35~54 岁患者的第七位死亡原因。

（二）脑瘤的危险因素

脑瘤的发病原因和身体其他部位的肿瘤一样，目前尚不完全清楚。大量研究表明，细胞染色体上存在着癌基因加之各种后天诱因可使其发生。诱发脑肿瘤的可能因素有遗传因素、物理和化学因素以及生物因素等。

1. 先天因素　胚胎发育过程中原始细胞或组织异位残留于颅腔内，在一定条件下又具备分化与增殖功能，可发展成为颅内先天性肿瘤。

2. 遗传因素　对一些脑瘤的病因起着重要的作用，人体基因缺陷或突变可形成颅内肿瘤。胶质瘤患者的家族成员似乎比普通人群更易罹患胶质瘤。累积流行病学证据表明，同源重组基因修复途径中的单核苷酸多态性在神经胶质瘤易感性中起重要作用。Rajaraman P 等研究指出 *CASP8*、*CCND1*、*CCNH*、*MDM2* 基因变异可能影响脑瘤的发生风险。

3. 物理因素　一些脑部创伤或者射线照射的刺激等有造成脑瘤的可能，也是容易引起脑瘤的病因。Hochberg 等认为重度颅脑损伤会增加多形性胶质母细胞瘤的发生风险。电磁辐射被联合国人类环境大会列为必须控制的造成公害的主要污染物之一。电磁辐射源可以分为自然电磁辐射源和人为电磁辐射源，研究最多的是人为辐射源对人体的危害，如手机、电器等，但国内外对手机电磁辐射及电器辐射与脑瘤关系的研究结果不一致，目前尚未有全面、科学、权威的结论。有些研究结果发现电气工人的子女其脑瘤的发病率有所增加。一项对墨尔本脑胶质瘤患者进行的病例对照研究后得出了相反的结论，认为没有证据证明职业暴露于射频、极低频辐射和电离辐射与脑胶质瘤的发病有关联。放射线可增加肿瘤发生率，射线量多在 30Gy 以上，放射治疗是脑肿瘤的一个重要的危险因素，也是目前唯一明确的与脑瘤发生有密切关系的环境因素。

4. 病毒感染　常见的致瘤病毒有肉瘤病毒、脱氧核糖核酸病毒、多瘤病毒、猴空泡病毒等。人类免疫缺陷病毒感染很可能与脑肿瘤的发病存在潜在的关联性。弓形虫的抗体与星形细胞瘤的发病有关，但并不是与所有的胶质瘤都有关。Lehrer S 等研究发现麻疹病毒引起的亚急性硬化性全脑炎的炎症，甚至亚临床病例，可以促进肿瘤的形成。

5. 化学因素　香烟中含有多种致癌成分。有研究指出，吸烟增加脑瘤发病风险。很多脑瘤患者有化学致癌物质的接触史，如接触被污染的水源、饮食致癌物质以及一些化学苯并芘等物质的接触都是脑瘤的直接诱发因素。一些男性农民患脑瘤的风险增加可能与接触农药有关。有研究指出，在工作中长期接触塑料、橡胶制品的人群也是脑肿瘤的高发人群，从事暴露于砷、汞以及石油产品职业的男性可能会增加脑胶质瘤的发病风险。化学因素中以蒽类化合物为主，其中甲基胆蒽易诱发胶质瘤，苯并芘易诱发垂体瘤。甲基亚硝胺、乙基亚硝胺是很强的致癌物，特别是对中枢神经系统，其中乙基亚硝胺在围生期特别易发生致癌作用。

6. 职业因素　研究表明，职业暴露于砷、汞、铅、石油产品的男性脑肿瘤风险增加，女性中那些具有较高社会经济地位和教育水平的职业可能会增加脑胶质瘤的风险。也有研究显示，在化工、金属、农业、建筑、电气和运输等行业没有观察到脑胶质瘤或脑膜瘤的发生风险增加。

7. 其他　有研究表明，肥胖可增加脑膜瘤的发病风险，相反，体力活动可降低脑膜瘤的发病风险。还有研究表明过敏性疾病和神经胶质瘤的风险之间的负相关。

二、脑瘤筛查的循证医学证据

关于脑瘤筛查的研究较少，筛查是否有益仍不确定且缺乏高级别的研究证据。一项关于颅内脑膜瘤筛查计划的可行性研究显示，尽管筛查无症状脑膜瘤似乎在临床上得到充分证实，并且没有伦理问题妨碍其实施，但其成本效益需要进一步研究和确认。一项日本的研究，通过检测儿茶酚胺代谢物对 6 万儿童进行神经母细胞瘤筛查，结论为筛查这种疾病是否有益仍不确定。一项原发性脑癌筛查证据综述得出结论，对临床和流行病学数据的理性分析表明，基于原发性脑癌的低患病率、高成本和低干预有效性，目前不建议对其进行筛查。

三、脑瘤的预防

目前尚无对普通人群或高危人群进行脑瘤筛查的建议，但脑瘤早期的预防比治疗意义更重要，尽可能远离致病因素是远离脑瘤的关键。在日常生活中应做好预防工作，如不吸烟、保持良好的心态、减少脂肪摄入、避免肥胖。蛋白质和脂肪与肿瘤的关系较为复杂，一般认为摄入过多的饱和脂肪或动物蛋白能增加肿瘤的发生风险，而不饱和脂肪或植物蛋白能降低肿瘤的发生风险。多食用水果、蔬菜、谷物及豆类，一项关于维生素摄入量与脑胶质瘤发病风险关系的 meta 分析研究指出，较高的膳食维生素摄入量可以降低神经胶质瘤的风险。少食盐制、腌制和熏制的鱼类或肉类食物，以减少 N- 亚硝基化物及其前体物质的摄入等，科学的饮食及生活习惯对预防脑肿瘤的发生具有重要意义。

第三节　口腔癌的早期筛查及风险管理

一、口腔癌的发病特点

（一）口腔癌的流行病学特征

口腔癌（oral cancer）狭义指发生于舌、口底、腭、牙龈、颊和牙槽黏膜的癌，广义定义将唇癌、口咽癌也包含在口腔癌之中。口腔与咽的癌症的发生率较高，尤其近年来呈上升趋势。2020 年全球癌症统计数据显示，口腔癌有 37.8 万新发病例，17.8 万死亡病例；据世界卫生组织统计，口腔癌近 2/3 发生在发展中国家，50% 患者在诊断时已经存在局部或远处转移。在我国，发病率和死亡率分别约为 6.31/10 万和 2.99/10 万，一项中国癌症数据研究显示，2016 年口腔癌新增病例 5.2 万人，死亡 2.6 万人，中国口腔癌防治工作不容忽视。

（二）口腔癌的危险因素

口腔癌的发病是一个多因素、多步骤、多阶段的复杂过程，其中涉及的病因及危险因素多种多样。

1. 种族　口腔癌可发生于任何种族，但部分人群具有易感性。在某些国家或地区，口腔癌是最常见的恶性肿瘤之一，发病率远超过其他恶性肿瘤。如印度、匈牙利、东南亚及法国北部等国家和地区的口腔癌发病率较高，而墨西哥和日本的发病率则较低。尽管发病率存在种族差异，但口腔癌发病更多与环境和生活方式有关。

2. 烟草　有研究表明，吸烟、吸无烟烟草、咀嚼烟草、吸鼻烟、雪茄等，均可导致口腔癌的相对危险度升高。Krayzler E 等研究指出，吸烟是口腔癌的主要诱发因素，吸烟导致的自由基损伤可能是发病机制之一。青少年吸烟问题日趋严重，口腔癌的发病也趋于年轻化。

3. 酒精　多数研究证明，酒精和口腔癌发病风险两者呈正相关，饮酒可增加除唇癌外的口腔癌的发病危险性。口腔癌相对危险度与酒精摄入量之间存在很强的剂量依赖性，这种相关性在戒酒后数年内仍持续存在。Saad MA 等研究指出酒精诱导的 miRNA-30a、miRNA-934 失调可能在头颈部鳞癌的发生和发展中起重要作用。

4. 病毒感染　已经证明，疱疹病毒 HHV-8 能引起口腔肿瘤。Kaposi 肉瘤是 HIV 相关的可发生于口腔的恶性肿瘤。目前研究较多的是人乳头瘤病毒（HPV）感染与口腔鳞癌的关系，Sritippho T 等指出，头部和颈部癌症，尤其是口腔鳞状细胞癌与 HPV 感染关系密切，HPV 相关的口腔鳞状细胞癌的发病率呈上升趋势。

5. 营养不良　有研究表明，营养缺乏也增加发生口腔癌的相对危险度。

6. 饮食习惯　世界卫生组织癌症研究中心指出，加或不加烟草的槟榔均可导致口腔癌。此外，长期食用刺激性食物可导致口腔癌风险增加，而大量进食水果和 / 或蔬菜能明显降低口腔癌危险，可使患口腔癌的发生概率减少 30%。

7. 局部刺激　牙创伤与口腔感染、口腔卫生不良、尖锐牙尖和不良修复体被认为是口腔癌的产生因素之一。原因可能为反复慢性机械创伤、修复以及再创伤、修复的过程较易诱发癌。

8. 癌前病变　口腔癌的癌前病变包括白斑、红斑、扁平苔藓、口腔黏膜下纤维性变、慢性光化性唇炎和口腔黏膜溃疡等，均有不同程度的癌变率，其中以红斑癌变率较高，可达 85%。

9. 其他 其他因素还有如核辐射、光照等。有研究发现，炎性肠病患者的口腔癌尤其是舌癌发病风险增加。

二、口腔癌筛查的循证医学证据

目前并不提倡进行全人群口腔癌筛查，因为口腔癌总体发病率低，筛查的实用性及成本效益缺乏充分证据。一项在英国和日本进行的研究显示，最初的口腔检查依从性不高，考虑到口腔癌较低的发病率，这种针对高危人群筛选的有效性受到质疑。美国预防服务工作组建议声明：目前的证据不足以评估无症状成人口腔癌筛查的益处和危害的平衡。美国家庭医师学会指出，目前的证据不足以评估在无症状成年人中进行口腔癌筛查的益处和危害。

对高危人群进行定期普查，能及早发现癌前病变和早期癌，及时给予诊断和治疗，可有效预防口腔癌的发生，降低死亡率。虽然美国预防服务工作组曾指出，对筛查出的疑似口腔癌或癌前病变进行确诊需要的组织活检也可能带来伤害，治疗上述病变所需的治疗方法，如化疗、放疗、手术治疗等也可能出现并发症等伤害，过度诊断和过度医疗的危害是未知的，不能确定是否应该对口腔癌高危人群进行筛选，但也有研究指出尽管发病率、死亡率不断上升，但公众对头颈部肿瘤的认知程度仍然不容乐观，强烈推荐对特定的、高风险人群进行有计划性的筛选和机会性筛选，并加强教育和促进健康行为，从而降低头颈部肿瘤的发病率和死亡率。在印度进行的整群随机试验进行了 15 年的随访，研究表明，坚持四轮筛查的烟草和 / 或酒精使用者的高风险人群死亡率降低了 81%，观察性研究同样报告了高危人群中晚期口腔癌降低了 21%~22% 和口腔癌死亡率降低了 24%~26%，在高危人群中实施和评估口腔癌筛查计划将成为世界卫生组织关于全球口腔健康目标制定的依据。因此建议对机会性筛选的高危人群，加强健康教育，进行定期检查，以降低癌变风险、早期发现口腔癌，但进行高危人群的大规模常规筛查尚需进一步证据支持。

三、筛查手段的评价

（一）目试检查

口腔鳞癌的高发部位包括舌、口底、牙龈、颊黏膜、磨牙后三角和腭等，这些部位的体格检查都是可视性的，早期诊断时进行可视性检查必不可少，应该由具备执业资格的口腔医师进行定期检查，可有助于早期发现白斑等癌前病变。但目试检查的可靠性有赖于检查者的临床判断、培训和临床经验。

（二）甲苯胺蓝染色法

甲苯胺蓝染色起效快、操作简单、临床诊断效果简洁而准确，在医学研究中应用广泛，具有显著的临床价值。作为一种嗜酸性异染性染料，甲苯胺蓝对细胞核中的 DNA 及胞质中的 RNA 有极强的亲和力。Chhabra N 等对比了包括口服荧光检测、光动力检测、甲苯胺蓝染色、切取活检等检测方法后得出结论，甲苯胺蓝染色法是口腔癌良好的筛选检测方法。

（三）化学发光和荧光照明设备检查

包括浸润性荧光素实验、借助各种发光设备的光谱检测技术等是目前正在研究中的诊断技术。光谱技术有望在可视性的形态学改变之前发现癌前病损。Sahu AK 等应用血清拉曼光谱（RS）进行筛查试验，研究指出血清拉曼光谱（RS）可作为早期特异的口腔癌前病变和癌症检测的一种有效的辅助检查设备，其敏感性和特异性可达 64% 和 80%。

（四）唾液检测

唾液检测具有无创伤、易采集等优点，在肿瘤诊断中具有特别的优势。唾液中某些特殊成分，如微生物、抗体、生物酶和某些特殊介质，均可作为疾病诊断、疗效判断的参考指标，目前在研究的有对唾液进行 RNA、DNA 突变、P53 抗体检测，以及在唾液中分离口腔癌相关的生物标志物如透明质酸酶、白介素等。有研究通过对唾液蛋白质组进行检测发现，唾液蛋白质组可以成为潜在的口腔癌筛查生物标志物。

（五）刷检细胞学或活组织病理检查

刷检细胞学或活组织病理检查是目前口腔癌及潜在恶性病变诊断的金标准。

四、口腔癌筛查路径的实施及管理举例

（一）湖南省口腔癌早诊早治项目

2019 年，“湖南省口腔癌早诊早治项目”在口腔癌发病率远高于全国水平的湖南省部分地市率先展开，该项目由湖南省卫生健康委员会疾控处牵头，湖南省肿瘤防治研究办公室和湖南省口腔医学会为技术管理单位，针对湖南省部分地市口腔癌高

危人群进行免费筛查，项目内容包括高危人群评估和危险因素问卷调查、临床筛查、卫生经济学评估。该项目是对口腔癌初筛模式的首次探索，为口腔癌防治提供了科学依据，对口腔癌防控更具有重要意义。

1. 口腔癌筛查目标人群

(1) 筛查区域内常住户籍人口。

(2) 实足年龄 40~69 岁（以身份证上的出生日期为准）。

(3) 既往无癌症史，一般状况良好，近 3 年未参加过口腔癌筛查，自愿参与并能理解项目内容。

(4) 排除标准为：患其他严重疾病者，包括严重的心肺功能障碍、急性呼吸道感染、身体状况极度脆弱、严重出血性疾患或近日有呕血 / 咯血者、深度溃疡伴有穿孔征象者、生活不能自理者、不愿意接受项目后续检查者等。

2. 知情同意　所有参加筛查的个体都必须经过知情同意程序，该程序包括向希望参加口腔癌筛查的对象宣讲筛查的目的、意义以及参加筛查的获益和可能的危险，宣读知情同意书，解答各种相关的问题，详细说明口腔癌筛查的相关细节。最后，在完全自愿的原则下签署知情同意书。

3. 口腔癌高危人群的评估　根据各危险因素的暴露情况，制定高危评估量表，如表 8-13-2，总分值 ≥ 5 分的个体确定为口腔癌高危人群。

表 8-13-2　口腔癌筛查高危评估量表

危险因素	亚组	赋分值
年龄	<40 岁	0
	40~55 岁	1
	>55 岁	2
性别	女性	0
	男性	1
口腔癌家族史	无	0
	二级家属	1
	一级家属	2
嚼槟榔史	不嚼槟榔	0
	嚼槟榔 5~20 颗 /d	1
	嚼槟榔 >20 颗 /d	2
吸烟史	不吸烟	0
	吸烟 <20 包 / 年	1
	吸烟 ≥ 20 包 / 年	2
饮酒史	不饮酒	0
	男性饮酒 40~59.9g/d 女性饮酒 20~39.9g/d	1
	男性饮酒 ≥ 60g/d 女性饮酒 ≥ 40g/d	2
口腔卫生	良好	0
	不良	1
口腔溃疡	无	0
	有	1

注：一级亲属，母亲、父亲、姐妹、兄弟和子女；二级亲属，祖父母、外祖父母、叔伯姑和舅姨。

评估的高危人群将进一步接受详细的危险因素问卷调查，调查共包括五个方面的内容：一般情况、饮食习惯、生活方式和习惯、既往史和恶性肿瘤家族史。

4. 临床筛查手段

(1) 口腔视诊检查：对唇部、牙、牙龈、口腔黏膜、舌、腭部、唾液腺导管口、口咽等部位进行视诊，辅以口腔黏膜的触诊和颈部淋巴结的触诊。

(2) 口腔细胞学检查：对异常病变者可通过口腔刷、压舌板或棉签刮取口腔脱落细胞涂片后进行细胞学检测。

(3) 口腔活检与病理诊断：视诊可见的明显病变可夹取可疑部位组织进行病理活检。

5. 口腔癌筛查实施流程，如图 8-13-2。

6. 卫生经济学评估　对口腔癌筛查者诊断的费用信息、临床患者的生活治疗和费用信息进行收集，进行初步的癌症经济负担分析和成本效益分析。

(二)《居民常见恶性肿瘤筛查和预防推荐》新增了口腔癌部分

2023 年，上海市抗癌协会联合复旦大学附属肿瘤医院颁布《居民常见恶性肿瘤筛查和预防推荐》(2023 版)，新增了口腔癌的预防和筛查内容。

1. 口腔癌高危人群

(1) 长期口腔卫生状况不佳，有口腔黏膜病史(红斑、白斑等)者。

(2) 由牙体缺损(残根残冠不良修复体长期刺激或磨损口腔黏膜等)导致口腔溃疡经久未愈者、

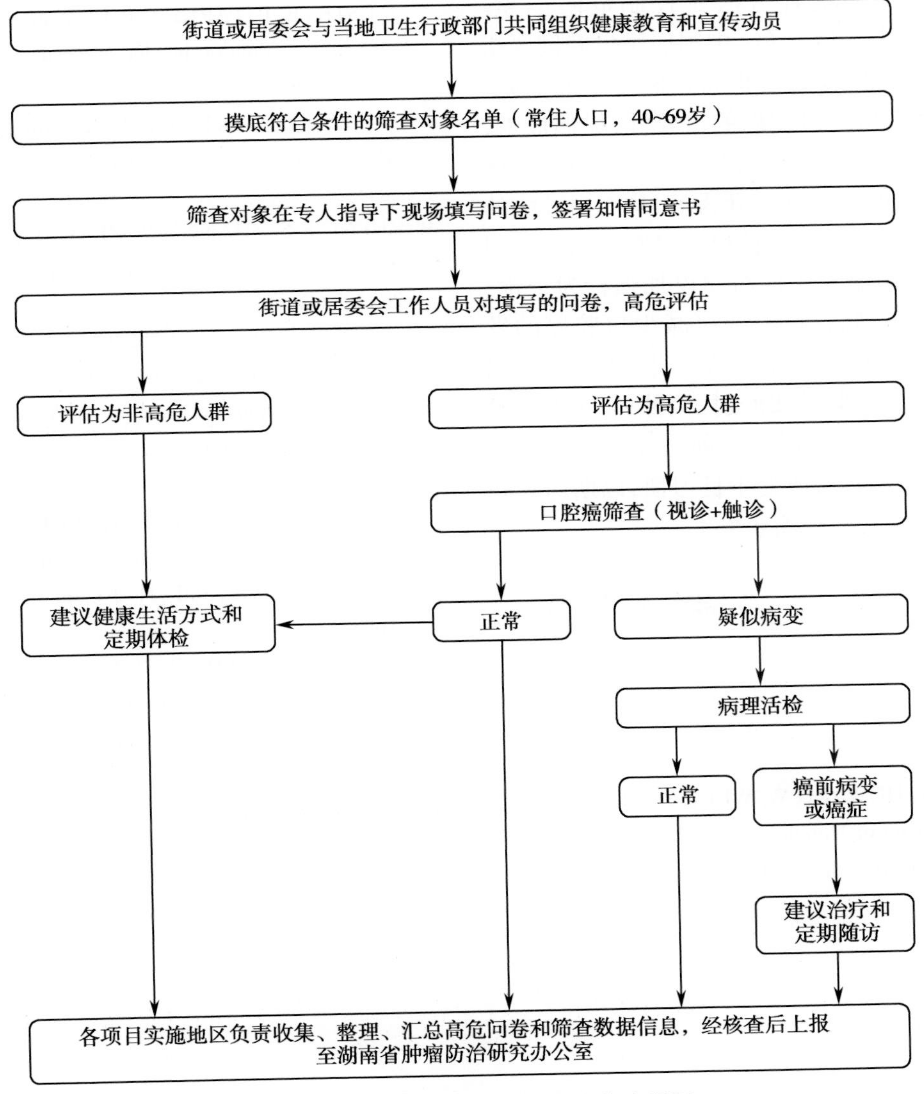

图 8-13-2　湖南省口腔癌筛查实施流程图

长期吸烟饮酒者。

(3) 长期HPV感染(尤其是HPV16型)感染者。

(4) 有口腔癌家族史者、长期口腔溃疡未愈者。

(5) 长期嚼食槟榔、吸烟酗酒等不良生活习惯者。

(6) 长期维生素A缺乏者。

2. 筛查建议

(1) 一般人群：临床口腔检查，每年2~4次，检查内容包括口腔内器官，如，舌、牙龈、腭、颊、口底等处的情况。

(2) 高危人群除临床口腔检查外，可增加实验室检查和影像学检查，必要时活检以明确诊断。

五、口腔癌的预防

预防口腔癌的最好方法是控制危险因素。2009年，卫生部办公厅发布《中国居民口腔健康指南》，其中推荐刷牙、漱口等保持口腔卫生的措施，还指出戒烟对于预防口腔癌的重要性，提倡戒烟，并提倡每年至少进行一次口腔健康检查、口腔问题及时就诊以及及时修复缺失牙齿等，均对口腔癌的预防有积极作用。另外，酒精也是口腔癌的高危因素之一，美国预防服务工作组建议加强行为干预，以减少成年人的酗酒行为，或可减少口腔癌的发生。此外，少嚼槟榔、多进食蔬菜水果、摄入均衡的营养、减少不必要的紫外线照射、接种HPV疫苗等都有助于预防口腔癌。对于癌前病变患者需要提高警惕，积极寻找病因，改变不良习惯，以期达到病变自然消退的目的，减少癌变概率。

(徐洪玉　张　琼　李　晶　肖海帆)

参考文献

1. ROGERS H W, HOWARD W, WEINSTOCK M A, et al. Incidence Estimate of Nonmelanoma Skin Cancer (Keratinocyte Carcinomas) in the US Population, 2012 [J]. JAMA Dermatol, 2015, 10: 1082-1085.
2. CSCO黑色素瘤专家委员会. 中国黑色素瘤诊治指南(2011版))[J]. 临床肿瘤学杂志, 2012, 2: 159-167.
3. BREITBART E W, CHOUDHURY K, ANDERS M P, et al. Benefits and risks of skin cancer screening [J]. Oncol Res Treat, 2014, 37: 38-47.
4. RAJARAMAN P1, WANG S S, ROTHMAN N, et al. Polymorphisms in apoptosis and cell cycle control genes and risk of brain tumors in adults [J]. Cancer Epidemiol Biomarkers Prev, 2007, 16 (8): 1655-1661.
5. HOCHBERG F, TONIOLO P, COLE P. Head trauma and seizures as risk factors of glioblastoma [J]. Neurology, 1984, 34 (11): 1511-1514.
6. PEDRO D, DELGADO L, JERONIMOo J, et al. Feasibility of a screening program for the detection of intracranial meningiomas [J]. Rev Esp Salud Pública, 2021, 95: e202109118.
7. J. ESTÈVE, L. PARKER, P. ROY, et al. Is neuroblastoma screening evaluation needed and feasible [J]. Br J Cancer, 1995, 71 (6): 1125-1131.
8. ALVES J L, SANTIAGO J. Screening for brain cancer: why (not): letter [J]. World Neurosurg, 2014, 82 (6): e841-3.
9. ZHENG R S, ZHANG S W, ZENG HM, et al. Cancer incidence and mortality in China, 2016 [J]. J Natl Cancer Cent, 2022, 2 (1): 1-9.
10. ARDUINO PG, CARROZZO M, CHIECCHIO A, et al. Clinic and histopathologic independent prognostic factors in oral squamous cell carcinoma: A retrospective study of 334 cases [J]. J Oral Maxillofac Surg, 2008, 66 (8): 1570-1579.
11. OLENA M, FELIPE R, BEATRICE L S, et al. Perspective on oral cancer screening: Time for implementation research and beyond [J]. J Cancer Policy, 2023, 35: 100381.
12. VIRGINIA A MOYER. U. S. Preventive Services Task Force. Screening for Oral Cancer: U. S. Preventive Services Task Force Recommendation Statement [J]. Ann Intern Med, 2014, 160 (1): 55-60.
13. 肖海帆, 颜仕鹏, 曹世钰, 等. 湖南省口腔癌早诊早治项目设计概要 [J]. 实用肿瘤学杂志, 2020, 34 (6): 544-548.

第九篇　职业与特殊人群健康管理

本篇作为《中华健康管理学(第 2 版)》的应用篇，在跨学科的视角下，以现代健康概念和现代医学模式为指导，共九章内容。每一章均代表了健康管理学研究范畴中作为独立学科整体的重要应用环节，内容主要包括职业健康与生产力管理、职业病风险因素监测与管理、职业健康促进与企业健康管理、社区健康管理、工作社区健康管理、中小学校健康管理、儿童健康管理、女性健康管理和老年人健康管理。

随着社会的发展，威胁人类健康的已不仅仅是生物因素所致的疾病，与心理、社会、环境因素密切相关的疾病亦日益凸显，将人置于社会关系中，将健康问题和疾病置于社会关系中，应充分考虑人的生物和社会双重属性，全面、多视角地看待疾病和健康。不同的人群具有不同的生理属性和特质，加上生活、工作环境和场景不同，健康管理理论和实践应用应该更具有针对性。针对特殊人群、特定场所，开展全人群、全流程、全方位的健康管理服务是健康管理学研究的重点内容，更是推进健康中国建设的重要落脚点。健康中国行动明确了妇幼健康促进行动、中小学健康促进行动、职业健康保护行动和老年健康促进行动等重要任务、实施措施和达成目标，旨在维护和提升全人群、全生命周期的健康水平。

职业人群是人类社会创造力和生产力的宝贵资源，新时期我国职业病防治形势依然严峻、复杂，且新的职业健康危害因素不断出现，职业场所的员工心理压力、肌肉骨骼疾病等已成为亟待应对的职业健康新挑战，全方位强化职业健康促进能力和持续提升企业健康管理能力，是保障健康生产力，促进社会经济效益提升的重要抓手。

儿童健康管理围绕儿童生长监测、营养与喂养指导、眼保健和视力检查等重点展开，儿童疾病防治持续强化，儿童血液疾病等重大疾病救治诊疗体系逐步完善。中小学校健康管理已全面涵盖中小学生用眼、睡眠及体质状况等多个方面，更加聚焦于儿童身心的全面发展。同时，正确性别观念和道德观念的教育正在逐步融入基础教育体系之中。此外，学生健康体检和体质监测机制也在不断完善，学校更采取多项措施积极落实，以确保学生获得良好的睡眠健康。女性健康管理聚焦育龄期非孕女性、孕产期与绝经期等特殊阶段女性群体，针对女性可能面临的诸多特殊的健康风险，以营养指导、优生优育、心理健康干预、重大疾病筛查等为切入点，使健康管理理论和实践研究不断深入，针对性的健康保护和系统管理持续加强。社区健康管理作为老年人健康管理的关键场所，以完善老年健康服务体系为核心任务，将老年健康与医养结合服务纳入国家基本公共卫生服务项目，广泛开展健康知识普及，提高失能、重病、高龄等老年人家庭医生签约服务覆盖率，强化物联网和互联网为基础的社区数字化设计和建设等，全面助力健康老龄化。

本篇是不可多得的健康管理服务不同人群和场所健康管理的实用指南，通俗易懂，既可以作为管理工作者的实用指南，也是全科医生、健康管理师、公共卫生和护理人员的工作手册、培训辅助教材，还可以作为在校学生的参考书，具有实用性、技巧性、可操作性强的特点。鉴于健康管理在中国仍然是一个新生事物，既没有有效标准化的工具，也缺乏相应标准化的理论和技能，且健康管理事业发展迅速，本篇可能存在这样或那样的不足，敬请读者谅解。

(郭　清　杨　磊)

第一章 职业健康与生产力管理

人是推动社会发展的主体，是生产力中最根本、最活跃的因素，人的全面发展是社会发展的核心和最终目标。据世界卫生组织资料，目前世界上就业人口约占全球人口的50%，而就业年龄段20~60岁，可见职业人群是人类社会最富生命力、创造力和生产力的宝贵资源，他们的文化技术素养、身心健康和社会适应状态，将直接影响国家经济发展和进步，影响企业生存发展和社会稳定。2019年“世界职业安全健康日”前夕，国际劳工组织（ILO）发布有关职业健康相关报告，报告显示，全球约有36%的劳动人口工作时间过长。全球每天约有6 500人死于职业病，同时约有1 000人死于工作造成的意外事故，另外还有超过3.7亿人因工作相关的意外受伤或生病，各种事故和职业病造成的经济损失相当于全球GDP总量的5%。

研究表明，职工（劳动者）的健康状况可以影响企业的生产力，“健康就是生产力”的理念也越来越被广泛认知。因此，研究职工健康与生产的关系，通过职业健康与生产力管理提高职工身心健康水平具有重要意义。1950年由于国际劳工组织和世界卫生组织的联合职业委员会提出职业健康的目标在于促进并维持各行业职工的生理、心理及社交状态处于最佳水平，同时防止职工的健康受到工作环境的不良影响，保护职工免受健康危害因素的伤害，并将职工安排在适合其生理和心理状况的工作环境中。健康与生产力管理最早出现在美国，美国职业和环境医学学会（American Society of Occupational and Environmental Medicine）将健康和生产力管理定义为综合管理和职工全面健康相关的各类服务。健康和生产力管理的目的就是通过投资职工的健康维护和健康干预来改善职工的健康以提高企业的生产力。

第一节 职业健康的现状和发展趋势

职业健康是伴随着工业化出现的，职业健康的发展与社会发展和工业化进程密切相关。美国社会学家丹尼尔·贝尔于上世纪提出，按照工业化发展情况，人类社会可分为前工业社会、工业社会、后工业社会三个阶段。随着社会的发展，后工业化时代的到来，所面临的职业健康问题也具有后工业化的特点。

一、国外职业健康现状与发展趋势

美国是最早进入后工业化（信息）时代的国家之一，也是最早感受到职业健康问题对生产力的负面影响构成对经济发展的威胁和挑战的国家。1970年美国国会通过的《职业安全与健康法》是最早颁布的职业安全健康法律，该法将职业安全与健康进行统一规定。对美国工伤事故与职业病的减少以及职业过程中职业伤害问题从企业责任、职工权益和监督管理三个方面进行了系统规范，同时对工作场所的安全与健康条件的提高起到了一定的作用。20世纪90年代以来，一些发达国家率先开展了实施职业安全健康管理体系的活动。1996年英国颁布了《职业安全健康管理体系指南》（BS8800）。同年，美国工业卫生协会制定了关于《职业安全健康管理体系》的指导性文件，1997年澳大利亚和新西兰提出了《职业安全健康管理体系原则、体系和支持技术通用指导》草案，日本工业安全卫生协会于1997年3月提出了《职业安全健康管理体系导则》，挪威船级社制定了《职业安全健康管理体系认证标准》，1999年英国标准协会、挪威船级社等13个组织提出了职业安全健康评价系列（occupational health and safety assessment series，OHSAS）标准，即OHSAS18001《职业安全健康管理体系规范》、OHSAS18002《职业安全健康管理体系——OHSAS18001实施指南》。截至1999年10月约有34个国家和地区颁布了职业安全健康管理体系标准。2000年2月国际劳工组织又发表了推动职业安全健康管理体系（occupational health and safety assessment series，OSHMS）工作的报告书，使 OSHMS 成为一个国际行动。

随着世界经济全球化，职业健康管理更加关注国际标准和国际合作，利用数字化、人工智能、互联网等技术，对工作场所的环境安全和职工健康进行实时监测，不断提高职业健康管理的效率和精度成为未来趋势。

二、国内职业健康现状与发展趋势

1949 年中华人民共和国成立后，我国职业健康工作几乎从零开始。在党和政府的重视和领导下，70 多年来得到了飞速的发展。明显缩短了与国际先进水平间的差距，取得了令世界瞩目的成绩。1957 年中华人民共和国卫生部颁布《职业病范围和职业病患者处理办法规定》，将危害职工健康和影响生产比较严重、职业性比较明显的 14 种职业病列为国家法定职业病。从“七五”计划开始，职业病防治被国家列为重要研究课题，肺尘埃沉着病、职业中毒性神经系统疾病、职业中毒性肝病、职业性肿瘤等职业病被国家列为重大疾病防治项目进行攻关研究，在职业有害因素的接触效应，易感性标志物，重点职业病的机制、诊断和防治方面，取得了不少具有理论和实用价值的研究成果。2013 年国家卫生和计划生育委员会、人力资源社会保障部、安全监管总局、全国总工会联合印发《职业病分类和目录(第一版)》，修订后的《职业病分类和目录》将职业病调整为 10 类 132 种。在职业健康体系标准化方面，我国在国际职业安全健康标准化提出之初就十分重视。职业安全健康管理体系的标准，自 1995 年从西方发达国家引进我国以来，受到了国内安全生产领域的相关部门和各层次人士的高度关注与积极响应，尤其在我国加入世界卫生组织和《中华人民共和国安全生产法》颁布、实施后给我国职业安全健康管理工作带来了新的发展机遇和挑战。2001 年 11 月 12 日，国家质检总局发布了《职业健康安全管理体系规范》(GB/T 28001—2001)。同年 12 月，国家经贸委、国家安全生产监督管理局在原有工作基础上，参照国际劳工组织所制定的安全健康管理体系导则，结合我国实际情况和取得的经验制定并发布了《职业安全健康管理体系指导意见》和《职业安全健康管理体系审核规范》(国家经贸委 2001 年第 30 号公告)，进一步推动了我国职业安全健康管理工作向科学化、规范化方向发展。

近年来，职业健康的工作范畴逐步扩展延伸，从法定职业病和职业性伤害的诊断治疗、劳动能力鉴定，延伸到新型职业病以及因职工的心理、人机工效、生活方式和人文环境等多种因素所致的工作相关健康问题等更加广阔的领域。随着《国家职业病防治规划(2021—2025 年)》的出台，推动健康企业建设、提升职业人群健康水平，推动科技创新、引领职业健康高质量发展越来越被全社会重视。健康中国战略的提出体现了一种新的大健康观，在职业健康方面，不仅重视职业性有害因素所引起的职业病及职业相关疾病，更加强调要大力推进职业人群重大慢性病防控工作，提升职业人群身心健康水平。

三、健康与生产力管理相关研究

健康和生产力管理最早出现在美国。健康和生产力管理就是通过投资职工的健康维护和健康干预来改善职工的健康以提高企业的生产力。具体做法是通过全面协调和管理职工的健康风险、慢性病、医疗需求及灾难性病伤和残疾，减少与健康相关的费用(包括医药开支和不必要的医药费用)，减少不必要的缺勤和出勤不出力(脑)，来达到提高生产力的效果。美国职业和环境医学学会将健康和生产力管理定义为综合管理和职工全面健康相关的各类服务：包括预防性服务、生病、受伤、或生活和工作关系出现问题时的需求，如医疗保险和伤残保险、工伤赔偿、职工个人家庭出现问题的帮助服务(employee assistant program)、带薪病假、健康促进、职业安全等。健康与生产力管理也指所有能够促进士气，减少离岗，增加企业生产力的所有活动。健康和生产力管理的具体策略应该包括对职工生活方式的管理，健康需求的管理，疾病的管理，灾难性病伤的管理，伤残的管理和综合的健康和福利管理。

职业健康与生产力管理相关研究包括职业健康相关生产力影响因素、健康相关生产力评价指标、企业职工健康状况与其医疗花费之间的关系等几个主要方面。

1. 对职业健康相关的生产力损失用两种类型的衡量指标进行衡量，一是经济效益损失，二是有效工作时间损失。前者将职工健康问题引起的因病缺勤和健康相关的工作效率低下转换为经济损失这一指标来衡量，而后者将因病缺勤和健康相关的工作效率低下用相应损失的工作时间来衡量。

2. 健康相关生产力评价指标为缺勤率和隐性缺勤率，隐性缺勤一般被描述为“在岗不在位”。研究显示，接触化学性、物理性和工效学职业有害因素者较无接触者患职业倦怠的风险增加，对缺勤时间和隐性缺勤时间均有影响，有较高的发生隐性缺勤的风险。当职工认为自己目前处于一种职业有害危险源时，无论事实上职业有害因素是否对人体产生了实质性的伤害，其生理或心理都可能产生应激反应，这种应激反应可能对职工的身心健康产生影响。工作效率低下和因病缺勤在带来生产力损失的同时，也带来了比医疗花费更多的经济损失。

3. 企业职工健康状况与其医疗花费之间的关系。研究发现，职工健康状况越差的企业，人均医疗花费越高。将健康问题转换为更为直观的经济指标，可以发现健康问题所带来的生产力损失是巨大的。来自美国职业和环境医学学会的统计数据显示，2002年美国因职工健康状况下降造成了约1万亿美元的经济损失。有学者通过研究发现，健康相关劳动生产力损失带来的经济损失及医疗花费呈明显上升趋势，并且因病缺勤和健康相关的工作效率低下带来的损失比健康问题导致的直接医疗花费多。

4. 著名企业管理家诺顿（David P Norton）发明的平衡计分卡，将工作环境、健康和安全作为企业内部运行的重要组成部分。如今，平衡计分卡已经被多家世界知名前500强企业作为其绩效考核的方法。事实证明，缺乏健康和安全的工作不仅会影响到职工个体，还会对经济产生负面影响，工作中的健康和安全问题所带来的巨大经济损失已经阻碍了经济的发展并且影响着经济竞争。

5. 职工的健康状况可以影响企业的生产力。在国外的研究中，通常采用生产损失（productivity loss）作为一项重要的指标，来衡量工作时因为各种原因所导致的职工生产力下降而引起的损失。按照是否与健康问题有关，有学者把生产力损失分为健康相关生产力损失（health related productivity loss）和非健康相关劳动生产力损失（non health related productivity loss）。前者用来衡量职工在工作时因为健康问题而导致的生产力下降引起的损失。健康相关生产力损失分为两大部分，即因病缺勤和健康相关的工作效率低下带来的损失。健康与生产力的关系主要集中于疾病与生产力损失之间的关系和健康危险因素（health risk factors）与生产力损失之间的关系。

第二节 职业健康影响因素

在职业活动中存在的各种对职工健康有损害的不良影响因素，统称为职业健康危害因素。它们对职业人群健康的影响统称为职业性有害因素，按其来源可分为以下三类。

一、生产过程中接触的有害因素

1. 化学因素　在生产中接触的原料、产品、成品和生产过程的化学毒物。化学毒物以粉尘、烟尘、雾、蒸汽或气体的形态散布在工作环境中，主要经呼吸道、皮肤、消化道进入体内。常见的化学因素有生产性粉尘和生产性毒物。前者包括无机粉尘、有机粉尘、混合性粉尘，后者包括金属毒物、有机溶剂、刺激性气体和一氧化碳（CO）、硫化氢（H_2S）、窒息性气体和农药、高分子化合物等。

2. 物理因素　是生产环境中的重要构成要素，当其存在的强度超过一定范围时，就会对接触者带来不良的健康影响。常见的物理危害因素有噪声、振动、异常气象条件以及在生产过程中释放出的大量热量和水蒸气，潜水及高原作业环境所致的高温、高湿、低温、高气压、低气压等。

3. 放射性因素　电离辐射包括放射性同位素（^{137}Cs、^{131}I、^{235}U、^{60}Co），如α、β、γ、X射线等。非电离辐射有可见光、紫外线、红外线、微波以及激光、射频辐射等。

4. 生物因素　生产过程及作业环境中存在的致病性微生物，如附着于动物皮毛上的炭疽杆菌等，医务工作者接触的传染性病原微生物；野外作业接触的钩虫、蜱类等致病寄生虫；某些动植物产生的刺激性、毒性和变态反应性生物活性物质，如花粉、松毛虫和桑毛虫的毒性分泌物等。

二、劳动过程中的有害因素

劳动过程是指职工在生产过程中完成某项生产任务的各种操作的总和，主要涉及劳动强度、劳动组织及方式、社会心理危害、功效学、不良生活方式等多个方面，主要包括以下内容。

1. 组织和制度因素 如不合理的劳动作息或轮班制度、不合理的人员编制等。

2. 职业紧张因素 指劳动强度过大或生产定额不当、不良工作条件等造成职工在工作中出现焦虑、抑郁、血压升高及行为异常，如高处作业、机动车驾驶等。

3. 工效学因素 指长期使用不合理工具、长时间处于某种不良体位，导致个别器官和系统过度疲劳或紧张。如强迫体位引起的下肢静脉曲张、肩颈部不适；使用振动工具或接触振动设备及工件时，引起手臂机械振动或冲击。

三、生产环境中的有害因素

生产环境中的有害因素是指职工操作、观察、管理生产活动环境中有害因素，涉及作业场所建筑布局、卫生防护、安全条件、设施有关的因素。主要包括以下内容。

1. 厂房建筑或布置不合理，生产场所设计不符合卫生要求或卫生标准，如厂房矮小狭窄，有害、无害工序共存等。

2. 生产环境中缺乏必要的卫生工程技术设施，如没有通风换气或照明设备，未加净化而排放污水，缺乏防尘、防毒、防暑降温、防噪声等设备、措施等，或存在有设备但不完善、效果不好、安置不合理等情况。

3. 不合理的生产工艺过程造成有害因素污染生产环境。

第三节 职业性有害因素致病模式

职业性有害因素能否对健康造成损害，主要取决于接触方式、接触浓度和作用时间。职业性有害因素是引发职业性病损的原因，但这些有害因素使接触者产生职业病病损，还需要一定的作用条件和接触者的特殊个体特征。只有当有害因素、作用条件和接触者个体特征三者共同存在，并相互作用，符合一般疾病的致病模式时，才能造成职业性病损。

一、职业病致病条件

1. 接触机会或频率 即在劳动过程中经常接触某些职业性有害因素。

2. 接触方式 即职业有害因素经呼吸道、皮肤或其他途径进入人体。

3. 接触时间 即每天或一生中累计接触的总时间。

4. 接触强度 即指接触浓度或水平。

5. 管理和防护水平 即有严格的管理制度和防护措施，可有效降低职业性有害因素的接触和危害，尤其可明显减少急性中毒事故和工伤事故的发生。

接触时间、接触强度以上两个条件是决定机体接受危害剂量的主要因素，常用接触水平（exposure level）表示，与实际接受量有所区别。实际接受量是指进入机体的量，与接触水平成正比。据此，改善作业条件、控制接触水平、降低进入机体的实际接受量是预防职业性病损的根本措施。

二、个体危险因素

在同一作用条件下，不同个体发生职业性病损的机会和程度不同，这些因素统称个体危险因素（host risk factors），存在这些因素者对职业性有害因素较易感，或较易发生职业伤害，故称易感者（vulnerable group），或高危人群（high risk group）。

1. 遗传因素（遗传易感性） 如患有某些遗传性疾病或存在遗传缺陷（变异）的人，容易受某些有害因素的作用。

2. 年龄和性别差异 不同性别对某些职业性有害因素敏感性不同，通常女性对某些职业性有害因素更为敏感，尤其是在经期、孕期和哺乳期。孕期和哺乳期还涉及对胎儿和婴儿的影响，未成年人和老年人也更易受到职业性有害因素的损害。

3. 文化水平 文化水平与其对职业性有害因素的认识，自我防护和保健意识相关。

4. 其他疾病 如肝病影响人体对毒物的解毒能力，皮肤病会降低皮肤防护能力。

5. 机体抵抗力　营养不良以及缺乏体育锻炼可使机体抵抗力降低。

6. 心理和行为因素　存在心理问题者，更易发生工伤事故；不良的行为习惯，如吸烟、酗酒、不遵守劳动纪律和操作规程等，均能增加职业性有害因素的损害机会和程度，甚至酿成重大伤亡事故。

第四节　职业病与职业相关性疾病

一、职业病

职业病是指职业性有害因素作业于人体的强度与时间超过一定限度，人体不能代偿其所造成的功能性或器质性病理改变，从而出现相应的临床征象，影响职工作业能力的疾病。《中华人民共和国职业病防治法》所称职业病是指企业、事业单位和个体经济组织的职工因接触粉尘、放射性物质和其他有毒、有害物质而引起的疾病。其主要特征如下。

1. 病因明确，病因即职业性有害因素，在控制病因或作用条件后，可消除或减少发病。

2. 所接触的病因大多是可检测的，需要达到一定的强度（浓度或剂量）才能致病，一般存在接触水平（剂量）效应（反应）关系。

3. 在接触同一因素的人群中常有一定的发病率，很少只出现个别患者。

4. 大多数职业病如能早期诊断、早期处理，康复效果较好。但有些职业病（如硅沉着病），目前尚无特效疗法，只能对症综合处理，故发现愈晚，疗效愈差。

5. 除职业性传染病外，治疗个体无助于控制人群发病。

职业病的突出特点是不可逆性和可预防性，因此做好职业病预防，控制职业危害因素，可有效地落实职业安全。目前，我国公布法定职业病有10大类，共132种。

二、职业相关性疾病

职业相关性疾病是由于生产工艺过程、劳动过程和生产环境中某些不良因素，造成职业人群常见病发病率增高、潜伏的疾病发作或现患疾病的病情加重，或劳动能力明显减退的疾病。其主要特征如下。

1. 具有职业因素是其发生和发展的诸多因素之一，但不是唯一的直接因素。

2. 职业因素影响了健康，从而促使潜在的疾病显露或加重已有疾病的病情。

3. 通过控制和改善劳动条件，可使所患疾病得到控制或缓解。常见的工作有关疾病有矿工的消化性溃疡；建筑工的肌肉骨骼疾病（如腰背痛）；与职业有关的肺部疾病等。

三、职业性外伤

职业性外伤又称工伤，是在工作中出现事故引起的伤害，主要指在工作时间和工作场所内，因工作原因出现意外事故造成职工的健康伤害。

在实际生产场所中，职业病、职业相关性疾病、职业性外伤（工伤）造成职业性损害预防与控制应是安全生产监督管理部门、卫生行政部门、劳动保障行政部门的共同任务。

第五节　职业病危害因素预防与控制

一、职业性有害因素的预防

1. 生产环境监测（environmental monitoring）　生产环境监测是识别、评价职业有害因素的一个重要环节。通过生产环境监测可以把握生产环境中危害因素的性质、种类、强度或浓度，及其时间和空间的分布情况，为评价职业环境是否符合卫生标准提供依据。估计人体的接触水平，为研究接触水平与健康状况的关系提供基础数据。检查生产环境的卫生质量，评价劳动条件是否符合卫生标准的要求。监视有关劳动卫生和劳动保护法规的贯彻执行情况，评价劳动条件防治措施效果。为控制危害因素及制订、修订卫生标准和工作计划提供依据。生产环境监测是一项经常性工作，应建立定期监测的制度，并根据结果提出改善措施。即使危害因素已经被控制，亦应定期复查，以巩固预防措施。

2. 健康监护（health surveillance）　健康监护以预防为目的，通过开展各种检查，获得职业人群的健康状况资料，并通过对该资料的分析评价来发现接触职业性有害因素所致的早期健康损害及其程度，以指导针对重点人群采取有效措施，控制职业危害的发生和发展。

(1) 职业健康检查：①上岗前健康检查，指对准备从事某种作业职工进行的健康检查，目的在于了解受检者原来健康状况和各项基础数据，可发现职业禁忌证。②定期健康检查，是指按一定时间间隔，对接触有害作业职工进行常规的健康检查，目的在于及时发现职业性疾病的可疑征象；检出高危人群作为重点监护对象；采取预防措施，保护其他职工。③离岗时健康检查，准备调离或脱离所从事职业危害因素时的健康状况，应在离岗前的 90 天内，进行离岗时健康体检。④应急健康检查，是指对出现职业卫生与职业安全事故的工作场所或劳动环境中受有害因素暴露的职工进行健康检查，其目的是了解受事故影响的职工范围和受事故危害的程度，确定事故的处理措施和救治方案。

(2) 健康档案管理：主要包括职业史（危害接触史）、相应作业场所危害因素监测结果、历年职业健康检查结果及处理情况、职业病诊疗情况、就业前健康基础资料、既往病史、家族史（遗传病史）、个人嗜好及卫生习惯等。

(3) 健康状况分析：对职工健康监护的资料应及时加以整理、分析、评价并反馈，使之成为对职业病危害因素预防的有利依据，在分析和评价时，涉及常用于反映职业病危害因素的指标有职业病、工作有关疾病和工伤的发病率（检出率、受检率）、患病率、疾病构成比、平均病程期限、平均发病工龄及病伤缺勤率等。

二、职业危害因素的控制

1. 控制操作环节　通过改革工艺，减少职业有害因素。如高温作业设计工艺流程时，尽量将热源布置在车间外面或主导风向的下方向；纺机、风动工具、铸造机械等车间，以焊接代替铆焊，以压铸代替铸造，以减轻噪声危害；喷漆作业采用静电喷漆、水性电泳漆自动化淋、浸漆等工艺，以减少苯的危害。

2. 改善工作环境　通过机械化、管道化生产，防止粉尘和毒气外逸，分割生产设备和工人操作地点。进行粉尘作业时采用湿式作业、保证环境通风、消除或控制噪声、振动源以及做好辐射防护、采取防暑降温措施等。

3. 个体防护措施　企业要按照《中华人民共和国安全生产法》和《中华人民共和国职业病防治法》的相关规定为职工配备防护用品。职工要养成良好的卫生习惯，正确使用防护用品。

4. 突发事故应急救援预案　制定应急救援预案保证在突发应急救援事故时，能以最快的速度发挥最大的效能，有序地实施救援，达到尽快控制事态发展、降低事故损失的目的。应急救援预案应符合当地的客观情况，具有适用性、实用性，便于操作，起到预有准备的效果。

三、工作场所健康教育与健康促进

（一）工作场所健康教育

工作场所是指人们在一定范围内从事职业活动的地方。工作场所健康教育与职业人群健康教育概念相同，指通过提供知识、技能的传播，使职工自觉地采纳有益于健康的行为和生活方式。工作场所健康教育的本质是行为改变，工作场所健康教育内容应包括以下内容。

1. 职业卫生知识与防护技能教育　职业卫生知识与防护技能范围很广，有很强的职业特点，不仅包括工作中各种有害因素及其健康危害的特点，还应包括如何进行个人防护及如何改善环境和改善劳动条件等内容，具体可分为以下三个方面。

(1) 消除职业紧张，预防心身疾病。针对易引起精神紧张或精神疲劳的职业和工作要进行消除职业紧张的教育，特别是长期从事简单重复的作业、长期与家庭、社会隔离的工作、上班时间经常变动的工作、精神高度集中的工作（如高空作业）、企业管理者等岗位。对职工特别是新职工要不断进行生产技能与思想认识的培训与教育。通过对职工进行心理健康教育，使职工正确认识自己的社会角色和能力、和谐地处理人际关系也非常重要。

(2) 改变不良作业方式，预防工作有关疾病。不良作业方式一方面由客观的劳动生产条件所决定，同时也与个人主观的习惯有关。针对从事长期站立作业、引起视力疲劳的作业、强迫体位作业、搬运作业、视频作业、局部振动作业等职工，要进行消除不良作业方式影响，实施保护健康措施的健康教育，如采取正确的作业方式、坚持工间操制度、合理组织和安排劳动生产或工作时间。

(3) 改善劳动环境，治理职业有害因素，预防职业病的发生。治理和预防尘、毒等危害是目前职业卫生工作的重点，同时也是职业健康教育工作重点。通过健康教育使职工了解自己及其所处的作业环境，可能接触到的有害因素；了解上述环境因素及个人的嗜好、行为和生活方式对健康的可能影响，促使其自觉地采取个体防护措施，主动参与环境和生产方式的改变，控制影响健康的因素。

2. 行为与生活方式教育　职工的健康不仅受到职业危害因素的影响，同时也受到个人行为和生活方式因素的影响。当职业因素与非职业因素同时存在时，其危害效果将有协同作用。因此，对职工也必须进行一般性的行为与生活方式教育，包括以下四个方面

(1) 戒烟教育。吸烟是心脑血管病、呼吸道及肺癌的重要危险因素，而某些职业因素恰好也是这些疾病的重要危险因素，当这些职业与非职业危险因素同时存在时，其危害将极大增加。职业流行病学研究证明，吸烟可使从事镍、铀、石棉作业工人肺癌增加几倍甚至十几倍，可见戒烟教育的重要性。

(2) 节制饮酒。过量饮酒与醉酒是导致工伤交通事故的重要原因之一，因此“司机”这一职业必须禁酒。在其他职业，例如接触铅等金属化学毒物及卤代烃类等有机化学毒物的作业，饮酒可使毒物的肝损伤作用加强，这是因为吸收到体内的铅可暂时储存在骨骼中，饮酒后将骨骼中的铅“动员”出来，当血中铅达到一定浓度时，就可出现铅中毒的症状。

(3) 营养与合理膳食教育。工作场所营养与合理膳食教育应结合职业特点开展。例如一些从事重体力劳动的职工由于劳动强度过大营养不良的问题；高温作业的职工因大量出汗失去盐分和水分，出现疲乏无力、食欲下降、睡眠困难等症状需要合理地补充盐和水以及维生素类的问题。

(4) 日常个人卫生习惯教育。经常洗手洗脸刷牙和洗澡，保持良好的个人卫生习惯对所有人都是有必要的。职业卫生学与毒理学研究结果表明，化学毒物进入体内的途径主要是呼吸道、消化道和皮肤，所以对于某些职工则更具有特殊意义。

3. 职业健康相关法律法规教育　通过职业健康相关法律法规教育，让职工和企业负责人都了解职业卫生法律知识，才能使其真正了解各自的权利、义务和责任，按照有关法律法规的要求去改善劳动环境或劳动条件，支持或重视环境测定和健康体检。因此，职业安全卫生法规教育也应作为职业健康教育的重要性内容之一。

(二) 工作场所健康促进

国内外的卫生学家深刻认识到保护职工健康的关键，不仅在于改变“有问题的人”，更在于改变“有问题的工作场所”。工作场所健康促进指以教育、组织、法律（政策）和经济学手段干预工作场所中存在的对健康有害的行为、生活方式和环境，从而促进职工健康。工作场所健康促进的内容包括企业管理中与健康相关的政策法规和组织形式、职工的健康教育、积极参与改变不利于健康的行为和环境，以及加强卫生服务等方面。

工作场所健康促进通过采取综合性干预措施，改善作业条件、推广健康生活方式、控制健康危险因素、降低病伤及缺勤率，从而达到促进职工健康、提高生命质量和提高生产效率、推动经济持续发展的目的。工作场所健康促进的本质是行为和环境的双重改变。

第六节　职业健康生产力管理实施

一、开展建设项目职业病危害评价

据调查分析，职业病造成的经济损失与预防职业病的资金投入之间的比例为 7 : 4 : 1，即如果企业发生职业病和职业性损害所造成的经济损失是 7，那么在发生这些损害之前就对生产中的职业性危害进行治理，所需投资只有 4；如果企业在新建时就将预防职业危害的措施与主体工程同时考虑，其投资仅为 1。因此，在职业健康与生产力管理工作中突出预防为主尤为重要。

加强建设项目的预防性卫生审核管理是消除和控制职业危害的根本措施，是职业病防治工作

最有效、最经济的措施，是职业病防治工作的首要环节。

(一) 建设项目职业病危害评价的依据

1. 法律法规依据 主要为我国现行的职业卫生法律、法规，如《中华人民共和国职业病防治法》《使用有毒物品作业场所劳动保护条例》《职业健康监护管理办法》等。

2. 基础依据 主要为建设项目可行性研究报告、初步设计资料、竣工验收资料等。

3. 立项依据 主要为建设项目立项的有关批文。

4. 评价标准与规范 主要为我国现行的职业卫生标准、规范，如《建设项目职业病危害评价规范》《工业企业设计卫生标准》《工作场所有害因素职业接触限值》等。

(二) 职业病危害的建设项目实施分类管理

国家对职业病危害建设项目实行分类管理。对可能产生职业病危害的建设项目分为职业病危害轻微、职业病危害一般和职业病危害严重三类。

1. 职业病危害轻微的建设项目，其职业病危害预评价报告、控制效果评价报告应当向卫生行政部门备案。

2. 职业病危害一般的建设项目，其职业病危害预评价、控制效果评价应当进行审核、竣工验收。

3. 职业病危害严重的建设项目，除进行前项规定的卫生审核和竣工验收外，还应当进行设计阶段的职业病防护设施设计的卫生审查。

二、职业危害组织管理

(一) 明确职业卫生责任制

1. 用人单位的主要负责人对本单位的职业病防治工作全面负责，切实做到“五落实”，即领导落实、宣传落实、职责落实、人员落实、经费落实。

2. 用人单位的主要负责人和职业卫生管理人员应当接受职业卫生培训，遵守职业病防治法律、法规，依法组织本单位的职业病防治工作。

(二) 执行职业卫生法规

1. 严格执行职业卫生法规、标准是做好职业卫生工作的根本保证。

2. 用人单位应当采取职业病防治管理措施，设置或者指定职业卫生管理机构或者组织，配备专职或者兼职的职业卫生管理人员，负责本单位的职业病防治工作。

3. 制定职业病防治计划和实施方案。

4. 建立、健全职业卫生管理制度和职业卫生操作规程，依据本企业职业危害的特点，制定切实可行的有效的职业卫生操作规程。

5. 建立、健全职业卫生档案和职工健康监护档案，应当为职工建立职业健康监护档案，并按照规定的期限妥善保存。

6. 建立、健全工作场所职业病危害因素监测及评价制度和职业病危害事故应急救援预案。

(三) 职业健康宣传教育

1. 用人单位应普及职工职业健康教育，督促职工遵守职业病防治法律、法规、规章和操作规程，指导职工正确使用职业病防护设备和个人使用职业病防护用品。

2. 职工应当依法在劳动过程中遵守职业卫生制度，增强职业危害防护意识，严格执行职业卫生操作规程；提高自我保护意识，自觉接受用人单位有关职业病防治知识的宣传教育和培训，掌握工作岗位的有害因素种类、后果、预防以及应急救治措施等内容；严格执行操作规程，严禁违规操作，以防止意外事故的发生。

3. 职工在上岗前必须进行职业健康检查，了解自己是否存在所从事职业的禁忌证。

4. 职工离岗时必须进行职业健康检查，以便早期发现职业病损害，及时采取防治措施。

(四) 职业危害警示标志

用人单位应当在醒目位置设置公告栏，公布有关职业病防治的规章制度、操作规程、职业病危害事故应急救援措施和工作场所职业病危害因素检测结果。对产生严重职业病危害的作业岗位，应当在其醒目位置，设置警示标志和中文警示说明。

三、职业病四级预防

(一) 零级预防

零级预防是从风险因素出现之前就开始预防，避免风险发生，通过制定政策、采取措施，防止可能带来健康问题的因素出现。零级预防比传统的预防疾病发生的三级预防更加提前，可以看成是预防工作的关口前移。如已知吸烟能够导致多种慢性病、加剧职业病（如肺尘埃沉着症）的发生，则通过禁止青少年吸烟，创建无烟工厂等预防策略来避免吸烟带来的健康问题。

（二）一级预防

一级预防即病因预防，是通过采取工程技术措施从根本上消除或减少职业病危害，主要措施有改进工艺，以低毒、无毒的物质代替高毒物质；使用远距离操作或自动化密闭操作；加强对设备的检修，防止跑、冒、滴、漏；对建设项目进行职业病危害预评价；加强通风、除尘、排毒措施；合理组织和安排劳动过程，建立、健全各项职业病防治制度，贯彻国家有关法律、法规；开展上岗前职业健康检查，发现易感者和职业禁忌证；开展职业卫生知识的宣传教育，增强职工的自我保健意识，正确使用个人防护用品。在一级预防中，做好职业性有害因素的监测至关重要。

（三）二级预防

二级预防即开展健康监护，早期发现健康损害，及时处理，防止进一步发展。二级预防主要措施是对接触职业危害因素的职工进行定期的职业健康检查，早期发现健康损害，及时进行处理或治疗，防止病损的发展，及时将体检结果告知职工本人；对作业场所职业病危害因素定期进行监测，一旦发现超标，及时查明原因，采取防治对策。

（四）三级预防

三级预防即对已患职业病者及时进行诊断、治疗，促进康复或防止病情发展，目的是使患者在明确诊断后，得到及时、合理的处理，防止恶化和复发及出现并发症；及时有效处理中毒事故，最大限度地减少伤亡。对已受损害的接触者应调离原有工作岗位，并予以合理的治疗；根据接触者受到损害的原因，推动生产环境和劳动条件的改革；促进患者康复，预防并发症。

零级和一级预防是最主动、最理想的预防，二级预防是较主动的预防，容易实现，可弥补第一级预防的不足，三级预防虽属被动，但对促进已患职业病者恢复健康有其现实意义。

第七节 职业安全健康管理体系

职业安全健康管理体系（occupational safety and health management system，OSHMS）是一种用于预防职业伤害和疾病、提高职业安全健康绩效的管理体系。它通过对组织内部各个环节的有效运行和管控，达到人员安全、质量保证、环境保护、顾客满意和企业受益的目的。职业安全健康管理体系的核心是预防为主、持续改进，旨在帮助组织实现职业安全健康的最佳实践。20 世纪 90 年代以来，一些发达国家率先开展了实施职业安全健康管理体系的活动。我国于 1999 年 10 月颁布了《职业安全卫生管理体系认证标准（试行）》，2001 年 12 月颁布了《职业安全健康管理体系指导意见》和《职业安全卫生管理体系规范》（GB/T 28001—2001），2002 年 4 月颁布了《职业安全健康管理体系实施细则》，提出了对职业健康安全管理体系的基本要求。中国在职业安全健康管理体系方面所取得的一些进展得到国际劳工组织（ILO）的充分肯定，ILO 关于职业安全健康管理体系（OSHMS）综合报告中多次提到中国的情况，21 次引用了中国国家报告的数据和资料，并把中国列为目前世界上开展职业安全健康管理体系（OSHMS）工作有代表性的四种模式之一。

一、职业安全健康管理体系的主要构成

（一）管理承诺和方针

组织的最高管理层应承诺遵循职业安全健康管理体系，并制定相应的方针和目标。

（二）风险评估和控制

通过对职业安全健康风险的识别、评估和控制，确保工作场所的安全和健康。

（三）制度和程序

建立和完善职业安全健康管理的相关制度和程序，确保员工遵守相关规定。

（四）培训和意识

为员工提供职业安全健康的培训和教育，提高员工的安全意识和自我保护能力。

（五）应急准备和响应

制定应急预案，确保在紧急情况下能够迅速响应，最大限度地减少事故损失。

（六）监测和测量

对职业安全健康绩效进行监测和测量，评估管理体系的有效性。

（七）审核和改进

通过内部审核和持续改进，不断提高职业安全健康管理体系的绩效。

二、职业安全健康管理体系管理的四个环节

（一）计划阶段　对管理体系进行总体规划，包括确立组织的方针、目标；配备必要资源，包括人力、物力资源等；建立组织机构，规定相应职责、权限及相互关系；识别管理体系运行的相关活动或过程，并规定活动或过程的实施程序和作业方法等。

（二）实施阶段　按照计划所规定的程序（如组织机构、程序和作业方法等）加以实施。

（三）检查阶段　为了确保计划的有效实施，需要对计划实施效果进行检查，并报告结果。

（四）处理阶段　采取措施（如纠正、预防措施，管理评审等），以持续改进管理过程。

职业安全健康管理体系是企业建立并保持职业安全健康管理的重要基础工作，建立职业安全健康管理体系既是企业自身发展的要求，也是建立包括质量、环境安全在内的现代化管理模式的需要。建立和实施职业安全健康管理体系，有助于企业提高职业健康管理水平、树立良好的品牌形象、提高生产效率从而产生直接、间接的经济效益。

（闫　焱　王美玲）

参考文献

1. EVANS C J. Health and work Productivity assessment: state of the art or state of flux [J] Journal of Occupational and Environment Medicine, 2004, 46: s3-11.
2. GOETZEL R Z, ANDERSON D R, WHITMER R W, et al. The relationship between modifiable health risks and health care expenditures: An analysis of the multi employer HERO health risk and cost database [J]. Journal of Occupational and Environmental Medicine, 1998, 40: 843-854.
3. GOETZEL R Z, HAWKINS K, OZMINKOWSKI R J, et al. The health and productivity cost burden of the "top 10" physical and mental health conditions affecting six large U. S. employers in1999 [J]. J Occup Environ Med, 2003, 45 (l): 5-14.
4. TAKAHASHI H, NAGATA M, NAGATA T, et al. Association of organizational factors with knowledge of effectiveness indicators and participation in corporate health and productivity management programs.[J]. Occup Health, 2021, 1: 3.
5. UEGAKI K, BRUIJNE M C, BEEK A J, et al. Economic evaluations of occupational health interventions from a company's perspective: a systematic review of methods to estimate the cost of health-related productivity loss [J]. Occup Rehabil, 2011, 5: 21.
6. 黄建始. 健康和生产力管理与中国的可持续发展 [J]. 中华健康管理学杂志, 2008, 2 (1): 2-5.
7. 王起全. 职业安全健康管理体系的历史沿革及其在国内的发展现状 [J]. 中国安全科学学报, 2003,(06): 79-82.
8. 刘卓宝, 胡天锡. 我国职业卫生工作世纪顾瞻 [J]. 劳动医学, 2001, 18 (3): 129-131.

第二章 不同职业健康风险因素监测与管理

第一节 职业性呼吸系统疾病风险因素监测与管理

一、不同职业人群呼吸系统疾病风险因素

根据《职业病分类与目录》国卫疾控发〔2013〕48号文件，职业性呼吸系统疾病主要包括肺尘埃沉着病(矽肺、煤工尘肺、石墨尘肺、炭黑尘肺、石棉肺、滑石尘肺、水泥尘肺、云母尘肺、陶工尘肺、铝尘肺、电焊工尘肺、铸工尘肺、根据《尘肺病诊断标准》和《尘肺病理诊断标准》可以诊断的其他尘肺病)和其他呼吸系统疾病，如过敏性肺炎，棉尘病，哮喘，金属及其化合物粉尘肺沉着病(锡、铁、锑、钡及其化合物等)，刺激性化学物所致慢性阻塞性肺疾病，硬金属肺病等。

(一) 尘肺病

1. 概念　尘肺病(pneumoconiosis)在职业活动中长期吸入生产性矿物性粉尘并在肺内潴留而引起的以肺组织弥漫性纤维化为主的疾病。尘肺病是我国目前危害最严重和最常见的职业病。根据多年临床观察，经X线胸片检查、病理解剖和实验研究的资料显示，我国按病因将尘肺分为五类：矽肺、硅酸盐肺、炭尘肺、混合性尘肺和金属尘肺。

2. 职业人群　粉尘作业人员，如从事煤矿、石棉开采及运输、岩石掘进、铸造、电焊、陶瓷加工、矿山开采、有色金属采矿、金属冶炼、机构制造业、建筑材料生产、纺织等行业的工人。

3. 风险因素　工作环境中长期吸入游离二氧化硅粉尘，金属铝粉或氧化铝粉尘，滑石(成分主要为含水硅酸镁)，云母粉尘(钾镁铝等的铝硅酸盐)，纯煤粉尘，高浓度炭黑粉尘，石棉粉尘，铸造粉尘(黑色金属和有色金属)，水泥尘肺(硅酸盐)，石墨粉尘，电焊烟尘(焊药、焊条芯和被焊接材料溶化蒸发，逸散在空气中氧化冷凝而形成的颗粒极细的气溶胶)等。

(二) 过敏性肺炎

1. 概念　职业性过敏性肺炎(occupational hypersensitivity pneumonitis，OHP)，是指劳动者在职业活动中短时间或反复多次吸入生物性有机粉尘或特定的化学物质后所引起的以肺泡和肺间质炎症改变为主的免疫介导性肺部疾病。

2. 职业人群　农业工人、牧场工人、农场主、园艺工作者、林业工人和渔业工人、养鸽者、汽车发动机制造业职工。

3. 风险因素　工作环境中长期接触发霉的有机粉尘(真菌、细菌)或特定化学物质等。

(三) 棉尘病

1. 概念　棉尘病(byssinosis)长期吸入棉、麻等植物性粉尘所引起，具有特征性胸部紧束感和/或胸闷、气短等症状，并有急性通气功能下降的呼吸道阻塞性疾病，该病常同时伴发通气功能下降、小气道阻塞等呼吸道阻塞性疾病。

2. 职业人群　纺织工人、长期从事洗涤作业工人、棉花检验人员。

3. 风险因素　工作环境中长期接触棉、毛、麻、丝及合成纤维等相关纤维粉尘。污染革兰氏阴性菌及其内毒素与棉尘病的发病密切相关。

(四) 职业性哮喘

1. 概念　职业性哮喘(occupational asthma，OA)是指工作环境中某种物质诱导的新发哮喘或导致寂静性哮喘(哮喘缓解期)再发。

2. 职业人群　从事化学操作、油漆、塑料塑胶加工、金属处理、药厂动力制冷、车胎外胎质检、灯饰公司、相框打磨、燃料加工等工作的有关人员。

3. 风险因素　工作环境中长期接触异氰酸酯类、头孢菌素、甲醛、过硫酸盐、苯酐类、多胺固化剂、铂复合盐、剑麻、油漆类。

(五) 刺激性化学物所致慢性阻塞性肺疾病

1. 概念　刺激性化学物致慢性阻塞性肺疾病(chronic obstructive pulmonary disease，COPD)是指在职业活动中长期从事刺激性化学物高风险作业引起的以肺部化学性慢性炎症反应、继发不可逆的阻塞性通气功能障碍为特征的呼吸系统疾病。

2. 职业人群　主要从事煤矿、岩石开采、挖掘

隧道工作的有关人员。

3. 风险因素　工作环境中长期接触烟、煤尘、菜市场尘、木尘、谷物粉尘、动物粉尘、有害气体。

（六）硬金属肺病

1. 概念　硬金属肺病（hard mental lung disease，HMLD）是一种由硬质合金（钨、钛、钴等组成的合金）吸入为主引起的职业性呼吸系统疾病。硬金属肺病可引起肺组织纤维化的改变、间质性肺炎，并伴有职业性哮喘表现。

2. 职业人群　从事稀有金属粉末工作的有关人员。

3. 风险因素　工作环境中长期接钨、钛等粉尘。

（七）金属及其化合物粉尘肺沉着病

1. 概念　金属及其化合物粉尘肺沉着病（锡、铁、锑、钡及其化合物等）是指由于吸入某些惰性金属粉尘引起的金属及其化合物粉尘在肺内的沉着，但是这些沉着物不会引起肺组织纤维变性的一类疾病，如吸入锡、铁、锑、钡及其化合物等。

2. 职业人群　从事锡粉、钡粉、铁粉、锑粉及稀土元素的人员。

3. 风险因素　工作环境中长期含有锡、钡、铁、锑及其氧化物的粉尘及稀土元素等粉尘。

二、不同职业人群呼吸系统疾病风险监测、评估及干预

职业性呼吸系统疾病的发生与职业性危险因素暴露密不可分，职业危险因素暴露水平越高、时间越长，疾病发病率越高、越严重。动态监测职业危险因素、准确评估职业性疾病发病风险，及时消除工作场所或职业活动中特定的有害因素或减少特定风险，可以消除特定疾病的发生或降低疾病的发病率。

（一）职业性呼吸系统疾病风险监测和评估

针对职业性呼吸系统疾病的风险监测和评估，我们可以通过职业健康风险监测及评估对职工工作环境进行健康风险监测和评估，然后通过呼吸系统疾病问卷调查筛选、实验室检查、影像学检查（X线胸片、CT检查等）等方法对职工呼吸系统疾病风险监测和评估。

1. 工作环境职业呼吸系统疾病危害风险监测及评估

(1) 职业健康危险因素监测：首先，辨识工作中职业病危害因素（粉尘、有毒化学物等）对健康影响的严重性，危害的可能性以及工作场所中的作业环境条件。其次，通过实施现场卫生学调查或使用仪器设备测定环境中的危害因素的浓度和强度。最后，调查现场作业环境条件，包括工程防护、个体防护措施及暴露人数及作业时间等。

(2) 职业健康风险评估：风险评估是量化测评某一事件或事物带来的影响或损失的可能程度，客观地认识事物（系统）存在的风险因素，通过辨识和分析这些因素，判断危害发生的可能性及其严重程度，从而采取合适的措施降低风险概率的过程。目前，国内职业性疾病危险评估方法尚未成熟，不同职业风险评估模型和方法也都存在各自的应用优点和缺点。国际上较为知名的职业危害风险评估方法主要包括国际采矿与金属委员会（International Council on Mining and Metals，ICMM）职业健康风险评估模型、美国EPA（environmental protection agency）风险评估方法、新加坡化学毒物职业暴露半定量风险评估方法罗马尼亚职业事故和职业病风险评估方法、澳大利亚根据风险计算手段或计算器计算风险法等。国内主要包括风险指数评估法、LEC评估法、定量分级法、MES法、层次分析法等。我们就国际采矿与金属委员会职业健康风险评估模型和国内的指数风险评估法各举一例。

国际采矿与金属委员会职业健康风险评估模型对石材加工行业肺尘埃沉着病风险进行评估。首先，依据《工作场所空气中有害物质监测的采样规范》（GBZ 159—2004）采样原则布点，根据《工作场所空气中粉尘测定　第1部分：总粉尘浓度测定》（GBZ 192.1）、《工作场所空气中粉尘测定　第2部分：呼吸性粉尘浓度测定》（GBZ 192.2）和《工作场所空气中粉尘测定　第4部分：游离二氧化硅含量》（GBZ 192.4）等分别测定和计算总粉尘浓度、呼吸性粉尘浓度以及游离二氧化硅含量，掌握岗位接触粉尘的情况、职业病防护设施、个人防护用品、暴露时间等方面。其次，根据《工作场所职业病危害作业分级　第1部分：生产性粉尘》（GBZ/T 229.1）对4个重点岗位进行粉尘危害作业分级等。最后，使用定量法和矩阵法对石材加工行业肺尘埃沉着病发病风险的高低进行分析，获得风险评估结果。

国内风险指数评估法对鞋和汽车制造业等进行职业危害风险评估遵循以下步骤：①识别职业性疾病危害因素。②检测危害因素的浓度或强度。③调查现场作业环境（包括工程防护、个体防

护措施以及暴露人数和作业时间)。④计算风险指数(公式):风险指数 =$2^{健康效应等级} \times 2^{暴露比值}$ × 作业条件等级,其中健康效应等级划分标准参照《生产性粉尘作业危害程度分级》(GB/T 5817—2009)《职业性接触毒物危害程度分级标准》(GBZ 230—2010);暴露比值 = 平均实测值 / 职业接触限值;作业条件等级 =(暴露时间等级 × 暴露人数等级 × 工程防护措施等级 × 个体防护措施等级)/4。⑤最后根据风险指数的大小,确定职业危害风险等级(无危害、轻度危害、中度危害、高度危害和极度危害)。

2. 职工呼吸系统疾病风险监测和评估

(1)职业健康监护:根据劳动者职业性呼吸系统疾病危险因素接触史,通过职业健康档案,并通过定期或不定期的医学健康检查和健康相关资料的收集,连续性地监测职业健康状况,分析职业健康变化与所接触的职业病危害因素的关系,及时将健康检查和资料分析结果报告给用人单位和劳动者本人,以便及时采取干预措施。

(2)职业健康检查及评估:职业健康检查包括上岗前、在岗期间、离岗时和离岗后医学随访以及应急健康检查。其中主要的检查项目包括问卷筛查、体格检查、实验室检查和其他检查等。根据各项检查结果综合进行健康状况的评估及职业性呼吸系统疾病的诊断。

(3)呼吸系统疾病问卷调查筛选:对于职业性呼吸系统疾病可以定期采用问卷筛查方式,获取职业人群呼吸系统健康信息,并根据问卷结果筛选出高危职业型呼吸系统疾病人群,《中华人民共和国国家职业卫生标准》(GBZ 188—2014)提供了无机粉尘作业劳动者呼吸系统症状调查问卷、棉尘作业劳动者呼吸系统症状调查问卷,问卷内容详尽全面。此外,针对某些职业性呼吸系统疾病,如职业型 COPD、职业性哮喘等也可以尝试使用针对 COPD 常用的 BOLD(the burden of obstructive lung disease program)问卷、基于症状的 COPD 筛查问卷、肺功能问卷表(lung function questionnaire,LFQ)等,对工人进行风险评分,超过筛查切点的工人,需要进行肺功能检查及实验室检查。

(4)体格检查:如内科常规检查,重点是呼吸系统和心血管系统。

(5)实验室检查和影像学检查:如血常规、尿常规、后前位 X 射线胸片(或 CT 检查)、心电图、肺功能等。

根据《职业健康监护技术规范》(GBZ 188—2014),确定常见职业性呼吸系统疾病的检查项目、检查周期和频率、随访要求以及诊断依据。

(二)呼吸系统疾病风险干预

企业可以以初级医疗保健、职业健康安全管理、员工健康促进为核心,同时加强员工援助计划及健康事务管理推进呼吸系统疾病风险干预,维护和促进员工的健康水平。而职工自身应该从营养膳食、行为方式、身体活动及心理健康等方面加强自我健康干预。

1. 企业健康干预主要内容

(1)初级医疗保健:以全科医生和职业健康护士为主体,为工作社区提供基本的日常疾患诊治服务。主要包括日常简单疾病诊治、疾病转诊、返岗评估、病假管理、健康筛查、健康档案管理等内容。

(2)职业健康安全管理:职业健康管理识别和控制企业内部职业安全健康风险,主要包括职业危害因素及其识别和预防、职业危害评价、监测和控效评估、与职业相关疾病的防控方案、职业健康与安全教育、培训和宣传、劳动防护用品管理等。通过优化工艺技术,消除粉尘危害的主要途径,减少环境危险因素。

(3)建立健全健康监护制度:上岗前、在岗期间、离岗时职业健康检查,对患有职业禁忌证者应妥善处理和安置。

(4)加强健康教育与健康促进:对用人单位负责人、职业卫生管理人员和接触职业病危害的劳动者进行培训教育,指导劳动者正确使用职业病防护设备和职业病防护用品,佩戴防尘护工具等。健康促进方面要加强职工健康咨询、提供健康教育培训、提供个性化健康促进计划及跟踪维护。

(5)提供员工援助计划:通过专业心理辅导人员对员工进行诊断和建议,提供专业指导、培训和咨询,帮助员工及其家庭成员解决心理和行为问题,提高绩效及改善组织气氛和管理。

2. 职工的个人健康干预主要内容

(1)营养干预:低胆固醇、低脂肪、低糖、低盐、忌酸辣饮食;补充含优质蛋白、维生素的食物,注重营养均衡,预防营养不良,保证人体充足的能量。

(2)身体活动:日常积极从事身体活动,提高机体免疫能力和心肺贮备能力。注意休息,调整工作和生活状态。

(3)行为方式:限制酒精饮料的摄入,男性每天不超过 25g（纯酒精），女性不超过 15g（纯酒精）。不吸烟或咀嚼烟草，避免被动吸烟。

（4）心理干预：及时消除不良生活事件、个性特征等因素造成的自身负面心理因素（紧张、焦虑、抑郁、痛苦等），保持良好的心态和乐观处世的态度，提高自身免疫功能和疾病预后能力。

第二节　职业性肿瘤风险因素监测与管理

一、不同职业人群肿瘤风险因素

根据《职业病分类与目录》国卫疾控发〔2013〕48 号文件，职业性肿瘤主要包括石棉所致肺癌、间皮瘤，联苯胺所致膀胱癌，苯所致白血病，氯甲醚、双氯甲醚所致肺癌，砷及其化合物所致肺癌、皮肤癌，氯乙烯所致肝血管肉瘤，焦炉逸散物所致肺癌，六价铬化合物所致肺癌，毛沸石所致肺癌、胸膜间皮瘤，煤焦油、煤焦油沥青、石油沥青所致皮肤癌和萘胺所致膀胱癌。此外，还包括放射性肿瘤。

职业性肿瘤是职业性危害中由于接触职业性致癌因素而引起的某种特定的肿瘤。职业性致癌因素包括化学、物理和生物三大方面。根据癌症类型可以分为肺癌、间皮瘤、膀胱癌、白血病、皮肤癌、肝血管肉瘤。

（一）肺癌

1. 概念　肺癌是最常见的肺原发性恶性肿瘤，绝大多数肺癌起源于支气管黏膜上皮，为恶性肿瘤之首。

2. 职业人群　从事铜冶炼、化学农药、塑料制造、有色金属矿采选业、非金属矿采选业、炼焦、煤气及煤制品业、纺织业、涂料及颜料、电子及通信设备制造业工人。

3. 风险因素　职业性接触的主要环境因素包括石棉、氯甲醚、双氯甲醚、砷及其化合物、煤焦油类物质（焦炉逸散物）、六价铬化合物（铬酸盐）、毛沸石及放射性物质等。

（二）皮肤癌

1. 概念　皮肤癌是常见的癌症之一，包括基底细胞癌、鳞状细胞癌、恶性黑色素瘤、恶性淋巴瘤、特发性出血性肉瘤（卡波西肉瘤）、汗腺癌、隆突性皮肤纤维肉瘤、血管肉瘤等，其中以基底细胞癌和鳞状细胞癌最为常见，约占皮肤癌的 90%。

2. 职业人群　从事有色金属矿采选业、非金属矿采选业工人。

3. 风险因素　职业性接触的主要环境因素包括砷及其化合物、煤焦油、煤焦油沥青、石油沥青等。

（三）膀胱癌

1. 概念　膀胱癌是指膀胱内细胞的恶性过度生长，是泌尿系统最常见的癌症。

2. 职业人群　从事生产萘胺的化工行业、颜料等制造业、电缆、电线行业、染料制造业工人。

3. 风险因素　职业性接触的主要环境因素包括联苯胺、萘胺等。

（四）间皮瘤

1. 概念　主要指胸膜间皮瘤，是胸膜原发肿瘤，有局限型（多为良性）和弥漫型（都是恶性）之分。腹膜间皮瘤是指原发于腹膜间皮细胞的肿瘤。

2. 职业人群　从事石棉、毛沸石加工的工人。

3. 风险因素　职业性接触的主要环境因素，包括石棉、毛沸石等。

（五）白血病

1. 概念　白血病是造血组织的恶性疾病，又称“血癌”。

2. 职业人群　从事炼焦、化学农药、炸药、火工产品、日用化学产品生产工人。

3. 风险因素　职业性接触的主要环境因素包括苯及苯同系物等。

（六）肝血管肉瘤

1. 概念　肝血管肉瘤又称肝脏恶性血管瘤、肝血管内皮肉瘤、Kupffer 细胞肉瘤、血管内皮细胞肉瘤或恶性血管内皮瘤。肝血管肉瘤表现为不明原因的肝大，伴有消化道症状，可有腹痛、腹部不适、乏力、恶心、食欲差、体重减轻、发热等。病程进展较快，晚期可有黄疸、腹水，腹水呈淡血性。

2. 职业人群　从事有机化工原料制造业、化学试剂制造业、服装干洗业的工人。

3. 风险因素　职业性接触的主要环境因素为氯乙烯等。

（七）放射性肿瘤（含矿工高氡暴露所致肺癌）

1. 概念　放射性肿瘤是指接受电离辐射照射

后发生的与所受照射具有一定程度病因学联系的癌症。

2. 职业人群　从事放射性相关工作者、高氡暴露矿工。

3. 危险因素　电离辐射照射、矿工高氡暴露。

二、不同职业人群肿瘤风险监测、评估及干预

（一）肿瘤风险监测与评估

1. 职业性肿瘤健康风险监测及评估　环境致癌物质的接触是职业性肿瘤的主要发病诱因，所以对于职业环境肿瘤风险的监测及职业危险评估非常重要。研究者利用国际职业危险评估模型对相关行业健康风险评估的研究越来越多，也有针对职业性肿瘤的风险评估模型。如美国国家环境保护局（United States Environmental Protection Agency，USEPA）已建立一系列风险评估指南，其中2009年版《人体健康风险评估手册》F部分的《吸入风险评估补充指南》提供了吸入化学污染物的健康风险评估模型。USEPA吸入风险评估模型是一种定量风险评估方法，根据空气中化学物浓度、暴露时间、暴露频率、暴露工龄和期望寿命等资料，计算每日空气摄入量并推导出吸入暴露估算值，计算吸入风险值，从而判定致癌风险和非致癌风险水平。主要步骤：首先，通过现场劳动卫生学调查对企业基本情况、主要产品、工艺流程和生产设备布局等进行调查。其次，通过劳动卫生学调查识别所选工作场所中可能存在的职业病危害因素，确定致癌性或非致癌性化学毒物。然后，测量空气中有毒化学物浓度。最后，计算危险因子暴露浓度及致癌和非致癌风险值计算。该风险评估模型已应用于对造纸、化工和电镀行业等不同企业进行职业健康风险评估。

2. 职工职业性肿瘤风险监测和评估　职业性肿瘤风险监测主要通过定期或不定期的医学健康检查和健康相关资料的收集，连续性地监测职业人群健康状况，以便及时采取干预措施。依据《中华人民共和国国家职业卫生标准》（GBZ188—2014）的相关规定，针对不同职业危险因素导致的各类职业性肿瘤实施健康监测项目，主要包括症状询问、体格检查、实验室和其他检查。根据职业不同，设定个性化健康检查周期和频率。此处以职业性砷所致肺癌和职业性苯所致白血病为例做简要说明。

职业性砷所致肺癌的健康监测主要包括咳嗽、咳痰或痰中带血、咯血、胸闷、呼吸困难等在内的呼吸系统症状检查；内科、神经系统、肌力、皮肤等在内的体格检查；血常规、尿常规、血清ALT、血清总胆红素、心电图、肝脾B超、乙型肝炎表面抗原、发砷、胸部X线片、神经肌电图、尿砷或甲砷、病毒性肝炎血清标志物等在内的实验室和其他检查项目。

职业性苯所致白血病的健康监测主要包括头痛、头晕、乏力、失眠、多梦、记忆力减退、皮肤黏膜出血、月经异常等在内的神经系统和血液系统症状检查；内科、神经系统、肌力、皮肤等在内的体格检查；血常规（注意细胞形态及分类）、尿常规、血清ALT、心电图、肝脾B超、尿中反-反式粘糠酸测定、尿酚、骨髓穿刺、溶血试验在内的实验室检查等。职业性肿瘤的诊断标准依据《职业性肿瘤诊断标准》（GBZ94—2017）进行操作。

哈佛癌症风险指数是哈佛公共卫生学院癌症预防中心于20世纪90年代中期研制的健康风险评估模型。经过多年的发展，它已经进化为疾病风险指数（disease risk index）模型。现今，基于这一系列模型建立的疾病发病危险预测量表已成为美国网站上运作时间最长、向大众公开的健康风险评估量表，并更名为Disease Risk Index健康评估网站，用于预测美国40岁以上人群12种不同类型的癌症，包括膀胱癌、肺癌、黑色素瘤、胰腺癌、前列腺癌、胃癌、子宫癌等的发病危险。同时，该网站还普及不同疾病风险以及预防相关知识。在实际应用中，此量表在激励并改变个体行为相关危险因素上卓有成效。哈佛癌症风险指数模型以及其延伸出的疾病风险指数模型，相比于其他预测模型的独特之处在于，其系统地将人群按照癌症或疾病的发病危险水平分为七个等级，成为健康干预中针对不同危险等级人群采取不同力度干预手段的有力依据。

以哈佛肺癌风险指数模型为例，其纳入的危险因素包括性别、年龄、既往癌症患病史、家族史、吸烟史、石棉接触史、有害化学品接触史、大城市居住史（即空气污染史）以及蔬菜水果的摄入状况。个体可根据Disease Risk Index健康评估网站提供的问卷填写这些危险因素的相关信息，从而得到自己的肺癌相对风险。需要注意的是，基于美国人群多种族的特点，哈佛癌症风险指数只计算某一癌症发病的“相对风险”，并不提供“绝对风险”的计算。针对肺癌，我国的研究人员基于哈佛癌症风险指数所提出的算法，在2007年查找了近20年中国人群肺癌的流行病学相关资料，进一步建立了我国肺癌

发病危险评估的模型，该模型新纳入既往肺病史作为危险因素，并考虑到我国人群种族单纯的特点，同时计算了相对风险和绝对风险供使用者参考。

（二）职业性肿瘤风险干预

国家层面应积极完善职业性肿瘤高危工业原料使用的相关法律和制度，切实保证相关职业人群的健康安全。

职工工作单位应严格控制致癌物的使用，工业生产中尽量禁止或避免使用致癌物；淘汰落后工艺，改革工艺技术，尤其是生产致癌物的工艺技术，对于暂时不能淘汰的工艺技术，应改变工艺路线，控制致癌物产生或降低致癌物活性；对致癌物采取严格的管理措施；建立健全健康监护制度；通过对职业安全卫生知识的培训，加强职工初级医疗保健、健康教育及职业场所的健康促进。

职工自身除注意个人防护，减少职业危险因素对机体的危害之外，应该从营养膳食、行为方式、身体活动及心理健康等方面进行健康干预。

1. 营养干预　是癌症预防和控制的重要策略。以植物来源食物为主，限制精加工淀粉性食物；增加食物中蔬菜、水果的摄入量，尤其多食富含胡萝卜素、维生素 A、叶酸、微量元素硒等食品。限制牛肉、猪肉、羊肉等红肉摄入，避免烟熏、腌制或加入化学防腐剂保存的肉类。限制盐的摄入，避免发霉谷类和豆类。控制蛋白质、脂肪、碳水化合物摄入，限制高能量密度的食物，避免含糖饮料，限制果汁摄入，尽量少吃快餐。保持合适体重。

2. 身体活动　日常积极从事身体活动，每天至少进行 30 分钟中度身体活动，避免看电视久坐等习惯。注意休息，调整工作和生活状态。

3. 行为方式　限制酒精饮料摄入，男性每天不超过 25g（纯酒精），女性不超过 15g（纯酒精）。不吸烟或咀嚼烟草，避免被动吸烟。

4. 心理干预　癌症与精神压力、个性特征及社会性因素密切相关。及时调整心情，释放心理压力；认清自身的性格特点，尽量保持良好的心态和乐观处世的态度。注重社会心理因素的影响，消除不良生活事件、个性特征等因素造成的自身负面心理因素（紧张、焦虑、抑郁、痛苦等）。有必要及时进行心理咨询和心理治疗，维持自身良好的免疫功能和疾病的预后能力。

第三节　其他职业病风险因素监测与管理

一、其他常见职业病风险因素

（一）职业性皮肤病

1. 概念　职业性皮肤病是由职业性因素引起的皮肤及皮肤附属器官的急、慢性病。临床工作中常见的职业性皮肤病有以下几种类型：①接触性皮炎，占职业性皮肤病的绝大多数，一般是由于皮肤直接接触化学物质引起的；光感性皮炎是因为接触光敏物质（如沥青、焦油）并经日光照射而产生的。②溃疡，很多化学物质都可以引起皮肤溃疡，铬和铍化合物引起的溃疡外形呈鸡眼状，多发于手、足背部，特别是关节处。③职业性痤疮，多见于接触矿物油、氯、氯萘的工人，由于化学刺激，导致毛囊上皮增生，再加上其他物质的阻塞而形成。④疣状赘生物，长期接触沥青、煤焦油所引起的一种类似扁平疣的赘生物，少数可以转变成鳞癌；石棉纤维刺入皮肤引起的赘生物称为石棉疣。⑤皮肤色素异常，分为色素沉着和色素减退，前者见于经常接触砷、氟化物、化妆油彩的人员以及橡胶生产工人等；经常接触苯基酚类或烷基酚类的工人，可在接触部位引起白斑。⑥皮肤干燥、皲裂，多见于经常接触有机溶剂的工人，与这些化合物的脱脂作用有关。

2. 危险因素　职业性皮肤病从发病原因来看主要有化学因素、物理因素、生物因素等。其中化学性因素最为常见，物理性因素多数情况下与化学因素协同作用而致病，生物性因素所致的皮肤病在某些工种比较多见。此外，个体的性别、年龄、皮肤类型以及生产季节、卫生及防护条件等因素与本组疾病的发生、发展也存在密切关系。

（1）化学因素：90% 以上的职业性皮炎患者致病原因是化学因素，按其作用性质又可以分成原发性刺激物质和致敏物质两大类。常见原发性刺激物有酸类、碱类、各类有机溶剂、某些重金属元素和盐类等；常见的致敏物质有染料及染料中间体、显影剂类、橡胶制品的促进剂和防老剂、天然树脂和合成树脂等。

(2) 物理因素：①反复或持续的摩擦和压迫，可引起局部皮肤的角质化过度或损伤；搔搓、袖口或靴筒的摩擦也可促使接触性皮炎的发生和发展。②高温与高湿作用。高温辐射能引起皮肤烧伤和“火激红斑”，反复作用可出现持久性血管扩张，继而发生色素沉着；高湿多汗能促进可溶性化合物的刺激作用。③日光和人工光源作用，强日光对人体暴露部位皮肤造成危害，如夏天常见的日光性皮炎，其中过强的红外线热辐射能使皮肤温度升高，毛细血管扩张、充血，增加表皮水分蒸发对皮肤造成的不良影响，还能够增强紫外线对皮肤的损害作用，加速皮肤衰老。人工光源对皮肤的危害主要是紫外线，身体暴露部位可以发生急性皮炎，如电焊引起的电光性皮炎。

(3) 生物性因素：包括真菌、细菌、寄生虫、病毒以及某些植物的浆汁、花粉、尘屑，如漆树、花梨木、野葛、除虫菊等，常引起割漆工人和园艺工人的职业性皮肤病。

3. 高危行业　我国职业性皮肤病占职业病总数的 50%~70%，各工种几乎都有职业性皮肤病的发生，尤其是石油、焦油化工业、合成树脂业、橡胶业、电镀业、制药业、玻璃纤维业、涂料业等行为较为普遍，它给生产和工人健康造成了很大的影响。职业性皮肤病已成为我国常见职业病之一。

(二) 职业性化学中毒

1. 概念　在生产劳动中使用或接触有毒物质时，由于防护不够，使一定量的毒物经呼吸道、皮肤或消化道进入人体，引起器官或组织病变，重者可危及生命。职业中毒的发生是由于生产性毒物侵入人体造成的。生产性毒物侵入人体的途径主要有三种：呼吸道、消化道、皮肤。其中，呼吸道是最常见、最主要的途径，而经消化道、皮肤侵入人体的较少见，仅在特殊情况下才发生。生产性有毒物质进入人体后，会对人体的组织、器官产生毒性作用，依据不同毒性，可以对人体的神经系统、血液系统、呼吸系统、消化系统、肾脏、骨骼等产生作用。除了会产生局部刺激和腐蚀作用、中毒现象以外，还会产生致突变作用、致癌作用、致畸性作用，还有一些毒物可能会引起人体免疫系统的某些病变。

2. 危险因素

(1) 生产性化学毒物：是职业性化学中毒最主要的有害因素。生产性化学毒物包括窒息性毒物，如一氧化碳、氰化物、甲烷、硫化氢、二氧化碳等；刺激性毒物，如氯气、氨气、二氧化硫、光气、氯化氢、苯及其化合物、甲醇、乙醇、硫酸蒸气、硝酸蒸气、高分子化合物等；血液性毒物，如苯、苯的硝基化合物、氮氧化物、亚硝磷盐、砷化氢等；神经性毒物，如铅、汞、锰、四乙基铅、二硫化碳、有机磷农药、有机氯农药、汽油、四氯化碳等。全国职业性化学中毒最多见于一氧化碳、二氧化碳及硫化氢，这三种气体常存在于工业生产之中，是引发职业中毒事故的主要因素。

(2) 企业未能提供合格的防护设备和个人防护用品，或化学品管理上存在漏洞。

(3) 员工自身安全防护意识差，存在违规违章操作。

3. 高危行业　化学中毒已成为危害广大劳动者健康的重要公共卫生问题之一。而职业性化学中毒高发的行业主要是电子行业、医药化工、石油与天然气开采业、化学原料及化学制品制造业、皮革箱包和轻工行业、汽车修理与维护和金属制品业等。电子行业中比较突出的是三氯乙烯、正已烷中毒，其中三氯乙烯中毒引起的死亡率很高。胡芳在对上海市普陀区职业病状况分析中指出，职业性化学中毒以苯中毒为主，主要集中在设备制造业、橡胶与塑料制品业、汽车修理与维护和金属制品业。在建筑施工行业中，主要是在清理下水道时发生硫化氢中毒。

(三) 职业性噪声聋

1. 概念　劳动者在工作过程中，由于长期接触噪声而发生的一种渐进性的感音性听觉损伤，是国家法定职业病。早期表现为听觉疲劳，离开噪声环境后可以逐渐恢复，久之则难以恢复，终致感音神经性聋。噪声除对听觉损伤外，还可引起头痛、头晕、失眠、高血压等，影响胃的蠕动和分泌。

2. 危险因素　职业性噪声聋是环境因素和基因因素共同作用的结果。多种因素对于职业性噪声聋的发病具有重要影响。

(1) 噪声：噪声超过 85~90dB 强度时，即对耳蜗造成损害，与下列因素有关：①噪声性耳聋的发病频率随噪声强度增加而增加。②在强度相同条件下，高频噪声对听力损害比低频重，窄频带噪声或纯音对听力的损害比宽频带噪声大。③脉冲噪声比稳态噪声危害大。④持续接触比间歇接触损伤大；接触噪声期限越长，听力损伤越重；距离噪声源越近，听力越易受损。⑤年老体弱者、曾经患过感音性神经性耳聋者，易受噪声损伤。

(2) 化学毒物：一般情况下，工作场所化学毒物和噪声常同时存在，噪声特异性损害耳蜗，而化学毒物不仅破坏耳蜗结构、听觉毛细胞和小血管，还影响中枢神经系统结构和功能，两者同时存在可能会加重对人体听觉系统的危害。单纯的化学毒物引起听力损伤的调查报道很少，而对化学毒物和噪声的协同作用引起听力损伤的报道居多。

（3）高温：近年来关于高温与噪声的联合作用对人听力的影响报道较少，但不能忽视高温对于职业性噪声聋的影响。

（4）吸烟：文献报道吸烟与噪声相结合会对听力产生协同影响，而且不吸烟者暴露在噪声和被动吸烟条件下，也更容易发生听力损失。

（5）基因因素：研究发现，不同机体暴露在相同噪声环境下所表现出的对于职业性噪声聋易感性的差异可能与机体本身的基因改变有关。

3. 高危行业　金属矿采选业、冶炼及压延加工业、煤炭开采和洗选业、石油及天然气开采业、建筑材料及非金属矿业采选业、各种类型制造加工行业都是职业性噪声聋高危行业。

（四）职业性肌肉骨骼疾病

1. 概念　是多行业高发病率的疾病之一，是人体的生物力学结构或组织所受到的损伤，其中在工作场所发生的称为职业性肌肉骨骼疾病。职业性肌肉骨骼疾病由职业性有害因素直接或间接导致，表现为肌肉、肌腱、关节、骨骼、神经、韧带、软骨、椎间盘等组织的不适、损伤、持续疼痛或活动受限，可以累及身体各个部位。

2. 危险因素

（1）职业因素

1）外部负荷：长期从事搬举重物等工作需要克服一定的阻力，劳动者需要承受一定的劳动负荷，久而久之，极易造成相关肌肉骨骼的职业损伤，而且损伤程度和劳动负荷量呈正相关。

2）姿势负荷：指劳动者在生产过程中因经常保持某种特定姿势而需承受的负荷。长时间的静态负荷可引起受力部位血液循环迟滞，代谢产物不能及时清除，从而造成肌肉骨骼损伤。

3）重复操作：随着生产机械化的不断普及，各行各业都在进行产业升级，此过程虽然降低了劳动者的劳动负荷并提高了生产效率，但简单机械的操作方式极易造成劳动者特定肌肉群的过度疲劳。

4）不良体位：实际工作中，劳动者因工作需要经常被迫处于非自然体位，导致许多肌肉组织长期保持静态紧张状态，相关部位的血液循环也会发生不同程度的阻滞，长期的不良体位必然会引起肌肉疲劳甚至损伤。

5）其他：在生产过程中，其他外部因素，如振动、高温、低温等，也是造成肌肉骨骼损伤的协同因素。

（2）企业管理因素：企业管理制度不健全，管理部门不能根据每个劳动者的具体情况合理安排工作岗位，劳动者上岗前未接受系统的职业培训，劳动者对从事的工作不了解，劳动者不能尽快适应工作等都是造成肌肉骨骼损伤的潜在影响因素。

（3）个体因素：劳动者的年龄、性别、吸烟、心理、身体状况、受教育情况等因素。

3. 高危行业　涉及频繁的重复性活动的工作，如制鞋行业和汽车工人等；需要长时间跪位或蹲位的职业，如矿工、地板工、电工、地毯工和油漆工等；职业性肌肉骨骼疾病还常见于林业工、管道安装工、护理人员、缝纫工、石油钻井等职业。

二、其他常见职业病风险监测、评估及干预

（一）职业性皮肤病

1. 健康风险的监测、评估　职业性皮肤病的诊断需要根据明确的职业接触史、皮损特点及临床表现，必要时结合皮肤斑贴试验或其他特殊检查结果，参考现场职业卫生学调查和同工种发病情况，综合分析，并排除非职业因素引起的类似皮肤病，方可诊断。诊断要点：①发病前应有明确的职业接触史；②根据皮损部位、形态进行诊断；③皮损的初发部位常与接触致病物的部位相一致；④皮损符合本标准的临床类型之一者；⑤排除非职业性因素引起的相似皮肤病；⑥参考作业环境的调查和同工种发病情况；⑦必要时进行皮肤斑贴试验或者其他特殊检查；⑧对疑有职业性接触性皮炎而诊断根据不足者，可采取暂时脱离接触，动态观察，经反复证明脱离接触则病愈，恢复接触即发病者可予以诊断。

2. 健康风险的干预　职业性皮肤病既会影响劳动者的正常生产作业，也会给其日常生活带来痛苦与烦恼。企业在安全生产、职业健康工作中，对此应当给予足够重视，控制企业职工职业性皮肤病发病率。

（1）一般干预措施

1）积极改善劳动条件：操作过程采用自动化、机械化、管道化、密闭化，加强生产设备的清洁、维修与管理，防止污染作业环境，是预防职业性皮肤病的根本措施。

2）个人防护用品的正确使用：为防止或减少

皮肤接触溶液、蒸气、粉尘等刺激性物质，根据生产条件和工作性质配备相应的头巾、面罩、工作服、围裙、套袖、手套、胶靴等个人防护用品；在使用中要保持清洁，经常洗涤，特别是贴近皮肤的用品和日常衣服放置处要保持清洁，防止被污染。

3）搞好环境和个人卫生：经常打扫车间环境及清洁工具，可减少污染皮肤的机会；要养成卫生习惯，及时洗手、淋浴，清除皮肤上残留的致病物。淋浴时不宜用过多的肥皂，特别是碱性大的肥皂。洗澡时水不宜过热或拿洗巾用力搓擦，这样会因增加机械性摩擦而促使皮炎的发生，或使病情加重。

4）加强职业卫生管理，严格执行操作规程；做好职业病防护设施的维护管理，建立职业病防护设施维护、检修记录；定期检测作业场所职业病危害物浓度。

5）加强职业健康教育：对员工进行职业病防治知识培训，使其掌握个人防护措施及个人防护用品的正确使用、保养方法。

6）职业健康检查：做好工人上岗前的职业健康检查，严禁患有皮肤疾病者从事接触职业性皮肤病致病因素的作业，定期组织工人进行健康检查，以及时发现职业禁忌人员和遭受职业损害人员，并妥善安置。对体质特殊敏感的人员要妥善安排，减少个体因素的影响。

7）对已经患有职业性皮肤病人群，治疗期间酌情避免或减少接触致病因素，同时根据临床类型及病情对症处理。

（2）特殊情况的干预措施：职业性皮肤病一般不丧失劳动能力，在加强防护条件下可照常工作，特殊情况处理如下：①职业性药疹样皮炎、职业性黑变病、职业性白斑和职业性皮肤癌确诊后应调换工种，脱离发病环境；②有严重变应性反应或反复发病的长期不愈者，聚合型或合并多发性毛囊炎、囊肿的职业性痤疮，长期治疗无效者可脱离发病环境；③皮炎急性期、溃疡及某些感染性皮肤病等在治疗期间酌情休息或暂时调换工种。

（二）职业性化学中毒

1. 健康风险的监测、评估

（1）诊断标准：根据短期内接触较大量化学物的职业史，出现相应靶器官损害为主的临床表现，结合有关实验室检查、辅助检查等结果，参考职业卫生学调查资料，进行综合分析，排除其他病因所致类似疾病后，方可诊断。

（2）职业性化学中毒分类

由于生产性毒物的毒性、接触浓度和时间、个体差异等因素的影响，职业中毒可表现为多种临床类型，一般可分为以下三型。

1）急性中毒（acute poisoning）：指毒物一次或短时间（几分钟至数小时）内大量进入人体而引起的中毒，如急性苯中毒、氯气中毒等。

2）慢性中毒（chronic poisoning）：指毒物少量长期进入人体而引起的中毒，如慢性铅中毒、锰中毒等。

3）亚急性中毒（subacute poisoning）：发病情况介于急性和慢性之间，如亚急性铅中毒，但无截然分明的发病时间界限。

2. 健康风险的干预　职业性化学性中毒的病因是生产性毒物，因此预防职业中毒必须采取综合治理措施，从根本上消除、控制或尽可能减少毒物对工人的侵害。生产作业场所应遵循“三级预防”原则，倡导并推行“清洁生产”，重点做好“前期预防”，定期对作业工人进行系统的、有针对性的健康管理，提高工人的健康意识，改善不良生活习惯，减少职业性化学性中毒的发生。

（1）根除毒物：从生产工艺流程中消除有害物质，可用无毒或低毒物质代替有毒或高毒物质，但替代物不能影响产品质量，并需要经毒理学评价，其实际危害性较小方可应用。

（2）降低毒物浓度：减少人体接触毒物浓度，以保证不对接触者产生明显健康危害是预防职业中毒的关键。通过技术革新、通风排毒、优化工艺和建筑布局等将环境空气中毒物浓度控制在国家职业卫生标准以内。

（3）通过做好个体防护、强化职业卫生服务和安全卫生管理、针对中毒积极治疗等措施，将职业性中毒的危害降低到最低程度。

（三）职业性噪声聋

1. 健康风险的监测、评估

（1）诊断标准：有连续 3 年以上职业性噪声作业史，出现渐进性听力下降、耳鸣等症状，纯音测听为感音神经性聋，结合职业健康监护资料和现场职业卫生学调查，进行综合分析，排除其他原因所致听觉损害，方可诊断。

（2）诊断分级：符合双耳高频（3 000Hz、4 000Hz、6 000Hz）平均听阈 ≥ 40dB 者，根据较好耳语频（500Hz、1 000Hz、2 000Hz）和高频 4 000Hz 听阈加权值进行诊断和诊断升级。应与药物性耳聋、先天性耳聋、感染性耳聋、老年性聋以及突发性耳聋鉴别。延误治疗将造成不可逆的神经病理损害，可以终身失聪。

2. 健康风险的干预　噪声性耳聋一旦形成，对以后的生活质量造成明显影响，目前尚无有效治疗方法，因此预防是极为重要的。

(1) 控制和消除噪声源，减少噪声接触时间：是从根本上解决噪声危害的一种方法，企业在采购设备时，一定要选择低噪声设备；在噪声传播过程中，应用吸声和消声技术，可以获得较好效果，比如在作业场所设置消音房；为了防止通过固体传播的噪声，在建筑施工中将机器或振动体的基础与地板、墙体连接处设隔振或减振装置，也可起到降低噪声的效果，使职业性噪声的强度降低到国家标准。

(2) 加强对职工的职业卫生培训和职业健康教育：采用多种形式，宣传工业噪声对人体的危害性和使用个体防噪声用品的意义及效果，保证防护用品的正确使用。同时企业应制定相关规章制度和安全操作规程，监督生产工人佩戴个体防护用品，如耳塞、耳罩等，有效控制噪声对听觉器官的损害。一般在 80dB 噪声环境下长期工作即应使用简便耳塞，90dB 以上时必须使用防护工具。简便者可用棉花塞紧外耳道口，再涂抹凡士林，其隔音值可达 30dB。

(3) 职业健康检查：职业健康检查是十分重要的，加强接触噪声人员的职业健康监护工作，认真做好上岗前、岗中和离岗时的职业健康检查，及时发现职业禁忌证和职业病患者，做到早预防、早发现、早治疗。在多年的实际工作中发现，有许多单位只注重对粉尘危害的监护，而忽略了对噪声危害的监护，导致职业性听力损伤者呈逐年增长趋势，职业性噪声聋病例明显升高。

(4) 噪声聋患者均应调离噪声工作场所：对噪声敏感者（上岗前职业健康体检纯音听力检查各频率听力损失均 ≤ 25dB，但噪声作业 1 年之内，高频段 3 000Hz、4 000Hz、6 000Hz 中任意一耳，任一频率听阈 ≥ 65dB）应调离噪声作业场所。

(5) 其他：该病仍无真正有效的疗法，早期仅有 4 000Hz 听力下降者，休息数日或数周，应用维生素及血管扩张药物，有望听力恢复。若病期已久，螺旋器及螺旋神经节细胞已变性，则治疗亦难奏效。影响日常生活的对话障碍者可佩戴助听器。

（四）职业性肌肉骨骼疾病

1. 健康风险的监测、评估　自工作以来、过去 1 年内、过去 1 周内的颈部、肩部、背部、肘部、腰部、手腕部、髋臀部、膝部和踝足部 9 个身体部位有 1 个及以上部位出现疼痛或者不适，而且症状持续时间超过 24 小时，经下班休息也未能恢复，同时排除脊柱疾病、妇科疾病、肿瘤等非职业性因素导致的肌肉骨骼疾病。

2. 健康风险的干预职业性肌肉骨骼疾病会导致患处发炎、肿胀、伴有疼痛、发红和功能受限，严重的可能出现增生和退行性改变，进而影响日常生活和工作。因此，需要进行积极干预。

(1) 减少工作负荷，尽量不要搬运过重的物体，有条件者可以借助机械搬运重物。纠正不良工作姿势，减少弯腰和旋转躯体的时间，减少固定体位工作时间，每 30 分钟起身做一定的伸展活动，减少重复性动作的持续时间，降低重复性动作频率。

(2) 合理安排工作时间，减少频繁重复性工作时间，并与其他工作交替进行。条件允许情况下，使用机械化辅助设备可避免或降低风险。

(3) 积极治疗急性损伤，尽量避免急性损伤转变成慢性损伤。监测有工作相关疾病风险的工人，以便及早发现症状。对有症状的疑似患者进行职业健康评估，必要时应调整工作岗位，避免或减轻危险因素对肌肉、骨骼的损伤。采取有效措施前，受影响的人员不应返回同一工作岗位。发现一个或多个病例时，需要系统评估和采取相应措施，降低其他人员发生疾病的可能性。

(4) 对从业人员进行岗位培训。对工人进行岗位培训提高风险意识。加强个体防护，如使用护腰带加强脊柱稳定性等。

（郭　清　王大辉　刘淑聪）

参考文献

1. 白书忠. 健康管理师（健康体检分册）[M]. 北京: 人民卫生出版社, 2014.
2. 高妍, 施爱民, 张绮. 职业病危害风险评估方法研究与应用现状 [J]. 职业与健康, 2015, 08: 1138-1141.
3. 郭清. 健康管理学概论 [M]. 北京: 人民卫生出版社, 2011.
4. 李秀婷, 曹敬莲, 钟丽, 等. 职业性噪声聋的发病危险因素研究进展 [J]. 环境与职业医学, 2015, 32 (2): 175-180.
5. 刘喜房, 李志敏. 职业性皮肤病的预防 [J]. 职业卫生, 2014, 8: 92.
6. 杨磊. 职业健康服务与管理 [M]. 北京: 人民卫生出版社, 2020.
7. 朱秋鸿, 刘拓. ILO 职业性肌肉骨骼疾病诊断和暴露标准简介 [J]. 中国卫生标准管理, 2022, 13 (11): 1-5.

第三章　职业健康促进与企业健康管理

我国工作场所接触各类危害因素引发的职业健康问题依然严重，职业病防治形势严峻、复杂，新的职业健康危害因素不断出现，疾病和工作压力导致的生理、心理等问题已成为亟待应对的职业健康新挑战。开展职业健康保护行动，强化政府监管职责，督促用人单位落实主体责任，提升职业健康工作水平，有效预防和控制职业病危害，切实保障劳动者职业健康权益，对维护全体劳动者身体健康、促进经济社会持续健康发展至关重要。

因此，我国政府在《健康中国行动（2019—2030年）》十五个专项行动中，单独列出了职业健康保护行动，旨在强化职业人群健康促进，进一步提升职业人群健康水平。职业人群是全人群健康管理中除老年人、妇女和儿童之外的第四大重点关注群体，也是人口最多的群体。

第一节　职业健康促进

一、概念

职业健康促进（occupational health promotion）也称为工作场所健康促进（workplace health promotion，WHP），或称是指从企业管理政策、支持性环境、职工参与、健康教育与健康促进、职业卫生服务等方面，采取整合性干预措施，以期改善作业条件、改变不健康生活方式、控制职业病危害因素、降低病伤及缺勤率，从而达到促进职工健康，提高职业生命质量、推动社会和经济持续发展的目的。开展职业健康促进工作，既能改善作业条件，又能有效改善员工健康状况，减少医疗成本，提高工作效率，增强工作满意度，同时也为用人单位提升形象，降低员工流失率。这是一项低投入、高产出的社会系统工程。

二、内容

2005年，卫生部颁布了《全国健康教育与健康促进工作规划纲要（2005—2010年）》，提出建立工作场所职业健康促进体系，职业健康促进的内容也由早期的以防治职业病为主要核心任务逐步转变为职业人群全人群、全周期的全面职业健康促进，研究内容更加丰富多彩。职业健康促进的基本内容包括建立安全、健康、舒适的工作环境，建立和谐的社会心理环境，充分利用个人健康资源，积极参与社区活动等。

首先，建立安全、健康、舒适的工作环境。通过识别工作场所存在的化学因素、物理因素、生物因素、工效学因素等职业病危害因素，并对其危害程度及风险实施管理。控制职业病危害因素的主要措施包括消除或替代、工程控制、行政管理和个体防护。其次，建立和谐的社会心理环境。工作场所存在的社会心理因素包括工作安排不当，组织文化不良，管理方式不佳，基本权利得不到落实，轮班工作，缺乏对工作与生活平衡的支持，缺乏处理心理健康、疾病问题的意识和能力，失业等。这些心理影响因素会对员工的工作效率和状态产生关键影响，因此，应该积极制定和实施管理措施，建立工作场所和谐的社会心理环境。具体的管理措施包括合理的工作安排、建立企业文化、培养员工健康的工作和生活态度、树立正确的道德观和价值观、减少员工情感和心理压力等。最后，充分利用个人健康资源，积极参与社区活动。用人单位为员工创造支持性环境，提供卫生服务、信息、资源、培训机会。通过参与社区活动，将用人单位自身所从事的活动、专业知识和其他资源提供给所在地的社区，以促进员工及其家庭成员的身心健康。

三、实施步骤与方法

职业健康促进的实施步骤和方法主要包括七个方面：组织动员、资源整合、需求评价、行动计划、干预行动、效果综合评价和持续改进。

1. 组织动员　首先，倡导活动，主要目的是动员全员参与健康促进活动，争取管理层和工会等的支持。其次，做出承诺，使最高管理者做出承诺，制定相关政策，确保经费、人力的支持。最后，信息传播，将签署承诺的内容传达给所有的员工及其代表。

2. 资源整合 一方面，通过加强机构建设，成立由用人单位负责人、生产、卫生、安全、环保、质量、人力资源和工会等部门负责人和员工代表等人员组成的健康促进委员会，负责领导本单位的健康促进工作，并配备管理人员，负责职业健康促进的规划和实施。另一方面，通过资源整合，为健康促进委员会提供活动场所、时间、经费等必需的资源保障，促进健康促进委员会顺利开展会议和组织活动。

3. 需求评价 主要是对企业目前的健康需求现况相关信息进行收集、整理和分析，利用企业的员工的人口信息、疾病损伤数据、人员离职率、存在的职业病危害因素、企业文化、管理方式、工作压力、非工作相关的压力源、个人的健康行为、作业环境等对企业健康需求现状进行评价。在基线调查的基础上，通过文献评审，学习良好实践案例或关于良好实践的建议，了解和评价用人单位和员工关于如何改善其工作环境和健康的想法和观点，以及应采取的措施。

4. 行动计划 根据需求优先排序评估结果，制订 3~5 年职业健康促进活动计划，内容包括：短期、中期、长期目标；政策、活动预算、设施和资源；项目的内容、项目的产出、时间表、职责分工、评价方法等。

5. 干预行动 组织实施行动计划，并采取相关干预措施，具体包括行政管理、正确配备和使用个体防护用品、组织戒烟活动、采取健康生活方式等内容。

6. 效果综合评价和持续改进 在项目开展的过程中，对照项目开展前收集的基线数据，每两年开展 1 次过程评价和效果评价。过程评价指标包括计划执行情况、干预措施实施情况、活动效果、参与者满意度、项目执行质量。效果评价指标主要包括员工的意识、知识、信仰、技能改变情况；参与行为；内部环境及政策改变情况；员工生理、心理和健康状况改善情况；对风险因素、发病率、死亡率、伤残方面的干预效果；工作场所环境的改善情况。根据过程和效果方面的综合评价结果，分析未达标的原因，提出持续改进的措施。

第二节 企业健康管理

2019 年底，为了进一步提升企业健康管理能力和水平，促进员工身心健康，保障企业健康生产力，我国从职业健康促进的角度，结合《健康中国行动(2019—2030 年)》中关于职业健康保护行动的具体任务，提出了开展健康企业建设重要举措、标准和要求。健康企业是健康“细胞”的重要组成之一，健康企业建设是提升企业健康管理能力的重要途径。健康企业建设有利于科学指导企业有效落实维护员工健康的主体责任，全方位、全周期保障劳动者身心健康，为践行“大卫生、大健康”理念，实施健康中国战略，实现企业建设与人的健康协调发展奠定坚实基础。健康企业建设主要从完善企业管理制度，有效改善企业环境，提升健康管理和服务水平，打造企业健康文化等四个方面明确了重点落实，并且积极开展健康企业建设效果评价。

一、健康企业建设重点任务

(一) 建立健全管理制度

1. 企业成立健康企业建设工作领导小组。制订健康企业工作计划，明确部门职责并设专兼职人员负责健康企业建设工作。鼓励企业设立健康企业建设专项工作经费，专款专用。

2. 结合企业性质、作业内容、劳动者健康需求和健康影响因素等，建立完善与劳动者健康相关的各项规章制度，如劳动用工制度、职业病防治制度、建设项目职业病防护设施“三同时”管理制度、定期体检制度、健康促进与教育制度等。保障各项法律法规、标准规范的贯彻执行。

3. 规范企业劳动用工管理，依法与劳动者签订劳动合同，明确劳动条件、劳动保护和职业病危害防护措施等内容，按时足额缴纳工伤保险保费。鼓励企业为员工投保大病保险。

4. 完善政府、工会、企业共同参与的协商协调机制，构建和谐劳动关系。采取多种措施，发动员工积极参与健康企业建设。

(二) 建设健康环境

1. 完善企业基础设施，按照有关标准和要求，为劳动者提供布局合理、设施完善、整洁卫生、绿色环保、舒适优美和人性化的工作生产环境，无卫生死角。

2. 废气、废水、固体废物排放和贮存、运输、处理符合国家、地方相关标准和要求。

3. 开展病媒生物防制，鼠、蚊、蝇、蟑螂等病媒生物密度得到有效控制，符合国家卫生标准和要求。

4. 工作及作业环境、设备设施应当符合工效学要求和健康需求。工作场所采光、照明、通风、保温、隔热、隔声、污染物控制等方面符合国家、地方相关标准和要求。

5. 全面开展控烟工作，打造无烟环境。积极推动室内工作场所及公共场所等全面禁烟，设置显著标识，企业内无烟草广告和促销。

6. 加强水质卫生管理，确保生活饮用水安全。

7. 企业内部设置的食堂应当符合《中华人民共和国食品安全法》的相关规定要求，达到食品安全管理等级B级以上；未设置食堂的，就餐场所不能与存在职业性有害因素的工作场所相毗邻，并应当设置足够数量的洗手设施。

8. 厕所设置布局合理、管理规范、干净整洁。

9. 落实建设项目职业病防护设施“三同时”（同时设计、同时施工、同时投入生产和使用）制度，做好职业病危害预评价、职业病防护设施设计及竣工验收、职业病危害控制效果评价。

（三）提供健康管理与服务

1. 鼓励依据有关标准设立医务室、紧急救援站等，配备急救箱等设备。企业要为员工提供免费测量血压、体重、腰围等健康指标的场所和设施。

2. 建立企业全员健康管理服务体系，建立健康检查制度，制订员工年度健康检查计划，建立员工健康档案。设立健康指导人员或委托属地医疗卫生机构开展员工健康评估。

3. 根据健康评估结果，实施人群分类健康管理和指导，降低职业病及肥胖、高血压、糖尿病、高脂血症等慢性病患病风险。

4. 制订防控传染病、食源性疾病等健康危害事件的应急预案，采取切实可行措施，防止疾病传播流行。

5. 鼓励设立心理健康辅导室。制订并实施员工心理援助计划，提供心理评估、心理咨询、教育培训等服务。

6. 组织开展适合不同工作场所或工作方式特点的健身活动。完善员工健身场地及设施，开展工间操、眼保健操等工作期间劳逸结合的健康运动。

7. 落实《女职工劳动保护特别规定》，加强对怀孕和哺乳期女职工的关爱和照顾。积极开展婚前、孕前和孕期保健，避免孕前、孕期、哺乳期妇女接触有毒有害物质和放射线。将妇科和乳腺检查项目纳入女职工健康检查。企业应当根据女职工的需要按规定建立女职工卫生室、孕妇休息室、哺乳室、母婴室等设施。

8. 企业主要负责人和职业卫生管理人员应当遵守职业病防治法律、法规，依法组织本单位的职业病防治工作。建立健全职业卫生管理制度、操作规程、职业卫生档案和工作场所职业病危害因素监测及评价制度，实施工作场所职业病危害因素日常监测和定期检测、评价。

9. 对存在或者产生职业病危害的工作场所设置警示标识和中文警示说明。对产生严重职业病危害的工作岗位，应当设置职业病危害告知卡。对可能导致急性职业损伤的有毒、有害工作场所，应当设置报警装置，配置现场急救用品、冲洗设备、应急撤离通道和必要的泄险区。建立、健全职业病危害事故应急救援预案。

10. 建立完善职业健康监护制度，对从事接触职业病危害作业的劳动者进行上岗前、在岗期间和离岗时的职业健康检查。规范建立职业健康监护档案并定期评估，配合做好职业病诊断与鉴定工作。妥善安置有职业禁忌、职业相关健康损害和患有职业病的员工，保护其合法权益。依法依规安排职业病病人进行治疗、康复和定期检查。对从事接触职业病危害的作业的劳动者，给予适当岗位津贴。

11. 优先采用有利于防治职业病和保护劳动者健康的新技术、新工艺、新设备、新材料，逐步替代职业病危害严重的技术、工艺、设备、材料。

12. 企业主要负责人、职业卫生管理人员接受职业卫生培训。对劳动者进行上岗前的职业卫生培训和在岗期间的定期职业卫生培训，普及职业卫生知识，增强职业病防范意识和能力。

（四）营造健康文化

1. 通过多种传播方式，广泛开展健康知识普及，倡导企业员工主动践行合理膳食、适量运动、戒烟限酒等健康生活方式。积极传播健康先进理念和文化，鼓励员工率先树立健康形象，鼓励评选“健康达人”，并给予奖励。

2. 定期组织开展传染病、慢性病和职业病防治及心理健康等内容的健康教育活动，提高员工健康素养。

3. 定期对食堂管理和从业人员开展营养、平衡膳食和食品安全相关培训。

4. 关爱员工身心健康，构建和谐、平等、信任、包容的人文环境。采取积极有效措施预防和制止工作场所暴力、歧视和性骚扰等。

5. 切实履行社会责任，积极参与无偿献血等社会公益活动。

二、健康企业建设评估技术

为科学、有序推进健康企业建设工作，指导各地、各企业开展健康企业建设与评估，全国健康企业建设技术指导单位（中国疾病预防控制中心职业卫生与中毒控制所）组织本领域专家，按照《关于推进健康企业建设的通知》（全爱卫办发〔2019〕3 号）和《健康企业建设规范（试行）》的内容与要求编写了《健康企业建设评估技术指南》。根据健康企业建设需求的技术评估指标体系和指标评估细则，定期对健康企业建设效果进行评估，不断完善健康企业建设。标准主要内容如下。

1. 根据《健康企业建设规范（试行）》内容，构建具体的健康企业建设评估指标体系，包括基本条件和具体指标两部分。基本条件为一票否决项，具体指标包括企业通用指标 43 项和存在职业病危害因素企业特有指标 17 项，评分采用千分制。具体评估指标包括一级、二级和三级指标，第三级指标有相应的具体分值及评估方式。一级指标对应管理制度（200 分）、健康环境（250 分）、健康管理与服务（400 分）、健康文化（150 分）4 个建设领域；二级和三级指标着眼于我国职业人群的主要健康问题及其影响因素。指标体系构建强调健康企业建设秉持“大卫生、大健康”理念，实施“把健康融入所有政策”策略，坚持“共建共享”，同时强调预防为主，全方位全周期保障职业人群健康。

2. 健康企业建设评估细则　作为《健康企业建设评估表》的配套技术说明，如表 9-3-1，包括对健康企业基本条件和具体评估指标的解读、评估方式和赋分标准等，便于读者理解指标的含义、要求和评估要点，是健康企业建设核心参考资料。各地可结合本地实际，制定本地区健康企业建设评估细则。

三、健康企业建设实践

为贯彻落实党中央、国务院提出的健康中国战略，积极推动健康中国行动，深入开展健康企业建设，在全国爱国卫生运动委员会等单位的指导和广大企业、城市的支持下，中国企业联合会、中国企业家协会联合中国科学技术信息研究所等单位，共同组织开展了“健康中国企业行动”。2020 年 10 月，“健康中国企业行动”在武汉宣布启动并发出《建设健康企业武汉倡议》。“健康中国企业行动”在武汉启动对于弘扬抗疫精神、助力健康中国行动有着特殊的时代和地标意义。启动仪式公布了健康中国企业行动试点单位，包括中国中车集团有限公司、中国航天科工集团有限公司、中国广核集团有限公司、华为技术有限公司等；试点城市为重庆市、武汉市、济南市、成都市、杭州市、合肥市。为总结推广各地在健康企业建设过程中的好经验、好办法，加快推动健康企业建设，2021 年 11 月，国家卫生健康委员会、全国爱国卫生运动委员会组织开展了健康企业建设优秀案例征集活动。国家卫生健康委员会通过组织专家对各地区、中央企业总部报送的案例进行了遴选，共选出行政推广优秀案例 22 个，企业建设优秀案例 100 个。2022 年 6 月 20 日，国家卫生健康委员会办公厅予以公布。通过健康企业建设优秀安排的评选活动，进一步推进了健康企业建设的步伐，为有效改善工作场所环境，满足企业员工健康需求起到了良好的推进作用。2022 年 7 月，健康中国企业行动协调推进办公室委托浙江省预防医学会企业健康促进专业委员会在杭州成立了职业健康促进专项行动组，该行动组由来自全国 50 多位职业健康促进领域的权威专家组成，为开启新阶段健康企业建设和职业健康促进提供了专家智库支持。

表 9-3-1　健康企业建设评估表

基本条件	评估结果
企业主要负责人书面承诺组织开展健康企业建设	□符合　□不符合
近 3 年内未发生因防控措施不力导致的甲、乙类传染病暴发流行和群体性食源性疾病等事故	□符合　□不符合
近 3 年内未发生重大职业健康安全责任事故	□符合　□不符合
近 3 年内未发生因企业过失而造成的重大突发环境事件	□符合　□不符合
注：基本条件无不符合项，继续进行评估；基本条件有任一不符合项，则不具备健康企业申报基本条件，停止评估	

续表

一级指标	二级指标	三级指标	分值	评估方式	得分
健康管理制度(200分)	组织保障(40分)	1. 成立健康企业建设工作领导小组,由主要领导担任负责人	20分	资料审查	
		2. 明确健康企业建设管理部门及职责	20分	资料审查 现场勘察	
	人员保障(20分)	3. 配备健康企业建设专/兼职管理人员	20分	资料审查	
	制度保障(60分)	4. 制订健康企业工作计划及实施方案	15分	资料审查	
		5. 建立、完善与劳动者健康相关的各项制度	30分	资料审查	
		6. 落实企业民主协商制度,建立全体员工共同参与健康企业建设的协商协调机制,构建和谐劳动关系	15分	资料审查访谈	
	经费保障(20分)	7. 设立健康企业建设专项工作经费,专款专用	20分	资料审查	
	合同及参保情况(40分)	8. 依法与劳动者签订劳动合同	15分	资料审查	
		9. 按时、足额缴纳工伤保险保费	15分	资料审查	
		10. 为员工投保大病保险	10分	资料审查	
	全员参与(20分)	11. 采取多种措施,调动员工积极参与健康企业建设	20分	资料审查访谈	
健康环境(250分)	一般环境(170分)	12. 基础设施完善	20分	现场勘察	
		13. 生产环境布局合理,生产布局符合国家相关标准要求	20分	资料审查 现场勘察	
		14. 环境整洁,无卫生死角	15分	现场勘察	
		15. 绿化覆盖率和绿地率满足国家绿化工作要求	15分	资料审查 现场勘察	
		16. 废气、废水、固体废物排放和贮存、运输、处理符合国家、地方相关标准和要求	15分	资料审查 现场勘察	
		17. 有效落实病媒生物防制,鼠、蚊、蝇、蟑螂等病媒生物密度得到有效控制,符合国家卫生标准和要求	15分	资料审查 现场勘察	
		18. 全面开展控烟工作,打造无烟环境。积极推动室内工作场所及公共场所等全面禁止吸烟,设置显著禁烟标识,企业内无烟草广告和促销	20分	资料审查 现场勘察访谈	
		19. 加强水质卫生管理,保障生活饮用水安全	15分	资料审查	
		20. 企业内设食堂应符合《中华人民共和国食品安全法》相关规定要求。未设置食堂的,就餐场所不能与存在职业性有害因素的工作场所相毗邻	20分	资料审查 现场勘察	
		21. 厕所设置布局合理、管理规范、干净整洁	15分	资料审查 现场勘察	
	工作场所环境(80分)	22. 工作及作业环境、设备设施符合工效学要求和健康需求	20分	现场勘察访谈	
		23. 工作场所采光、照明、通风、保温、隔热、隔声、污染物控制等方面符合国家、地方相关标准和要求	30分	资料审查 现场勘察	
		24. 落实建设项目职业病防护设施"三同时"制度,做好职业病危害预评价、职业病防护设施设计及竣工验收职业病危害控制效果评价*	30分	资料审查	

续表

一级指标	二级指标	三级指标	分值	评估方式	得分
健康管理与服务（400 分）	一般健康管理与服务（130 分）	25. 设立医务室并符合相关标准	15 分	资料审查 现场勘察	
健康管理与服务（400 分）	一般健康管理与服务（130 分）	26. 为员工提供免费测量血压、体重、腰围等健康指标的场所和设施	10 分	现场勘察	
健康管理与服务（400 分）	一般健康管理与服务（130 分）	27. 制订员工年度健康检查计划，建立员工健康档案	20 分	资料审查	
健康管理与服务（400 分）	一般健康管理与服务（130 分）	28. 开展员工健康评估并实施分类健康管理和指导	20 分	资料审查访谈	
健康管理与服务（400 分）	一般健康管理与服务（130 分）	29. 制订传染病、食源性疾病等防控应急预案，防止疾病传播流行	15 分	资料审查	
健康管理与服务（400 分）	一般健康管理与服务（130 分）	30. 完善员工健身场地及设施，组织开展适合不同工作场所或工作方式特点的群体性健身活动	20 分	资料审查 现场勘察访谈	
健康管理与服务（400 分）	一般健康管理与服务（130 分）	31. 开展婚前、孕前和孕期保健	15 分	资料审查 访谈	
健康管理与服务（400 分）	一般健康管理与服务（130 分）	32. 开展女职工健康检查，检查项目覆盖妇科和乳腺检查	15 分	资料审查	
健康管理与服务（400 分）	心理健康管理与服务（50 分）	33. 设立心理健康辅导室	10 分	现场勘察 访谈	
健康管理与服务（400 分）	心理健康管理与服务（50 分）	34. 制订并实施员工心理援助计划	20 分	资料审查	
健康管理与服务（400 分）	心理健康管理与服务（50 分）	35. 提供心理评估、心理咨询、教育培训等服务	20 分	资料审查访谈	
健康管理与服务（400 分）	职业健康管理与服务（220 分）	36. 落实《女职工劳动保护特别规定》，加强对怀孕和哺乳期女职工的关爱和照顾。女职工较多的企业按规定建立女职工卫生室、孕妇休息室、哺乳室、母婴室等辅助设施	15 分	资料审查 现场勘察	
健康管理与服务（400 分）	职业健康管理与服务（220 分）	37. 企业主要负责人和职业卫生管理人员接受职业卫生培训，遵守职业病防治法律、法规，依法组织本单位的职业病防治工作 *	15 分	资料审查访谈	
健康管理与服务（400 分）	职业健康管理与服务（220 分）	38. 组织劳动者进行上岗前的职业卫生培训和在岗期间的定期职业卫生培训 *	15 分	资料审查访谈	
健康管理与服务（400 分）	职业健康管理与服务（220 分）	39. 建立、健全职业卫生管理制度、操作规程、职业卫生档案和工作场所职业病危害因素监测及评价制度 *	15 分	资料审查	
健康管理与服务（400 分）	职业健康管理与服务（220 分）	40. 实施工作场所职业病危害因素日常监测和定期检测、评价 *	15 分	资料审查 现场勘察	
健康管理与服务（400 分）	职业健康管理与服务（220 分）	41. 在存在或者产生职业病危害的工作场所设置警示标识和中文警示说明；对存在或产生严重职业病危害的工作岗位设置职业病危害告知卡 *	10 分	资料审查 现场勘察	
健康管理与服务（400 分）	职业健康管理与服务（220 分）	42. 采用有效的职业病防护设施；为员工提供符合国家职业卫生标准的职业病防护用品，并督促、指导员工正确佩戴和使用 *	10 分	资料审查 现场勘察	
健康管理与服务（400 分）	职业健康管理与服务（220 分）	43. 对可能导致急性职业损伤的有毒、有害工作场所，设置报警装置，配置现场急救用品、冲洗设备、应急撤离通道和必要的泄险区 *	15 分	资料审查 现场勘察	
健康管理与服务（400 分）	职业健康管理与服务（220 分）	44. 建立、健全职业病危害事故应急救援预案 *	10 分	资料审查 访谈	
健康管理与服务（400 分）	职业健康管理与服务（220 分）	45. 建立、完善职业健康监护制度，对从事接触职业病危害作业的劳动者进行上岗前、在岗期间和离岗时的职业健康检查 *	20 分	资料审查访谈	

续表

一级指标	二级指标	三级指标	分值	评估方式	得分
健康管理与服务（400分）	职业健康管理与服务（220分）	46. 建立职业健康监护档案并妥善保管 *	15分	资料审查	
		47. 定期评估职业健康监护资料 *	10分	资料审查	
		48. 配合做好职业病诊断与鉴定工作，安排疑似职业病病人依法进行职业病诊断，依法提供与职业病诊断、鉴定有关的职业卫生和健康监护等资料 *	10分	资料审查访谈	
		49. 妥善安置有职业禁忌、职业相关健康损害和患有职业病的员工 *	10分	资料审查访谈	
		50. 依法依规安排职业病病人进行治疗、康复和定期检查 *	10分	资料审查访谈	
		51. 对从事接触职业病危害作业的劳动者，给予岗位津贴 *	10分	资料审查访谈	
		52. 优先采用有利于防治职业病和保护劳动者健康的新技术、新工艺、新设备、新材料，替代职业病危害严重的技术、工艺、设备、材料 *	15分	资料审查现场勘查访谈	
健康文化（150分）	健康教育（60分）	53. 广泛开展多种形式的健康知识普及，倡导健康生活方式和健康工作方式	20分	资料审查现场勘察	
		54. 定期组织开展传染病、慢性病和职业病防治及心理健康等内容的健康教育活动，提高员工健康素养	25分	资料审核访谈	
		55. 定期对食堂管理和从业人员开展营养、平衡膳食和食品安全相关培训 **	15分	资料审查访谈	
	企业文化（70分）	56. 关爱员工身心健康，构建和谐、平等、信任、包容的人文环境	20分	资料审查访谈	
		57. 传播健康先进理念和文化	15分	资料审查现场勘察访谈	
		58. 采取积极有效措施预防和制止工作场所暴力、歧视和性骚扰等	20分	资料审查访谈	
		59. 开展“健康达人”评选活动	15分	资料审查访谈	
	社会责任（20分）	60. 切实履行社会责任，积极参与社会公益活动	20分	资料审查访谈	

注：1. 标注 * 号的指标为存在职业病危害因素企业的特有指标，共 235 分。
2. 如果申请企业不存在职业病危害因素，则自评估得分以非 * 号项得分除以 0.765 计。如，某企业不存在职业病危害因素，其非 * 号项得分为 650 分，对自评估得分进行加权计算为 650/0.765 = 849.67 分。
3. 如果申请企业存在职业病危害因素，则需要对所有指标进行评估，各项指标实际评估得分相加结果即为评估得分。
4. 标注 ** 号的指标为企业内部设置食堂或餐厅的，考核此项指标；未设置食堂或餐厅的企业，不考核此项指标，得分按照加权处理。
5. 评估达到 800 分以上的企业，通过健康企业评估。

评估得分：　　分

评估组成员签名：

（杨　磊　王大辉）

参考文献

1. 李霜.《健康企业建设评估技术指南》解读 [J]. 劳动保护, 2020 (09): 68-70.
2. 孙新, 李霜. 健康企业建设评估技术指南 [M]. 北京: 人民卫生出版社, 2020.
3. 孙彦彦, 任军, 李霜. 健康企业建设推进策略比较 [J]. 中国职业医学, 2021, 48 (02): 171-176.
4. 何家禧. 职业健康促进与管理 [M]. 北京: 中国环境出版社, 2019.
5. 杨磊. 职业健康服务与管理 [M]. 北京: 人民卫生出版社, 2020.

第四章　社区健康管理

第一节　社区健康管理的兴起与发展

一、社区健康管理概念

社区健康管理是基于管理理论和新健康理念对社区健康人群、疾病人群的健康危险因素进行全面建档、监测、分析、评估、预测、干预、预防、维护以及发展个人和家庭健康技能的全过程。实施社区健康管理是变被动的疾病治疗为主动的健康管理质的飞跃。社区健康管理将健康管理的基地扎根社区，具有提高社会公平性、发扬社区能动性、助力解决社会民生问题的独特优势。

二、社区健康管理的发展趋势

（一）国际发展趋势

1. 萌芽期　自1949年起延续至今的弗明汉心脏病研究堪称美国最经典的对心脏病长期跟踪的社区临床研究。早期参与这一研究的心脏医生路易斯 - 罗宾逊（Lewis Robbins）博士，作为时任美任麻省弗莱明翰社区心脏病科主任医生，于20世纪60年代，创立了预测医学（prospective medicine）学科，首次提出了健康风险评估（health hazard appraisal，HHA）的概念。罗宾逊医生提出了弗莱明翰心脏病预测模式，以此帮助社区医生通过了解患者心脏病的危险因素以及严重程度，来估算其发生心脏病及导致死亡的概率，从而开展健康教育和干预，指导当地居民预防心脏病。随后密西根大学成立健康管理中心并开展了功能社区健康管理工作。

1978年，世界卫生组织和联合国儿童基金会在哈萨克斯坦的阿拉木图召开了国际初级卫生保健会议（简称“阿拉木图会议”）。会议发表的《阿拉木图宣言》明确指出：推行初级卫生保健（primary health care，PHC）是实现“2000年人人享有卫生保健”的战略目标的关键和基本途径。所以“2000年人人享有卫生保健”和“初级卫生保健”两者之间有内在关系，前者是全球卫生战略目标，后者是实现此战略目标的基本途径和基本策略。众多学者认为该时期是社区健康管理萌芽期。

2. 形成期　美国密西根大学体育学院院长、体质研究中心主任艾蒂森教授总结了工作场所健康促进的成果，首次提出了工作场所健康管理的概念，诠释了在工作场所开展健康风险评估基础上的健康管理模式。把工作场所为员工提供全面的健康服务的经济效益作为健康管理研究的重要课题；把医疗费用、缺勤率、伤残率、劳保支出及生产力等经济变量与指标引入健康管理的范畴、作为健康管理的终极指标；把面向员工开展的健康促进与疾病预防作为员工人事管理的重要组成部分，不仅受到工作场所管理层的欢迎，也得到了健康促进与疾病预防研究人员的认可。

20世纪90年代，“健康管理”这一新名词，逐渐为业界所接受，成为新兴的、面向工作场所健康服务业总称。1993年，Stephen.M编写了专著*HEALTH CARE MANAGEMENT*。1994年，西太区会员国批准了题为“健康新地平线”的政策框架。“健康新地平线”提出有关卫生政策的长远观点，旨在为制定和计划21世纪的未来政策方向发挥推动作用。其建议按三个方面来安排和调拨卫生资源。第一方面在于准备生命，即应对母亲的疾病、需求和危害，提高儿童生存的质量，鼓励和支持健康的生活方式。第二方面在于保护中青年人的生命，其重点是建立促进健康生活方式的国家政策和规划，改善营养状况，预防非传染性疾病并推迟其发生，预防残疾和开展康复活动，减少传染性和虫媒性疾病，同时促进健康环境。第三方面在于提高老年人的生活质量，为此必须重视老年人的需要（急慢性病的护理、康复、缓解痛苦等）。随着老年人数量的增加，对老年人未来的卫生政策必须考虑疾病的多种原因，卫生部门在提供卫生服务时必须保持横向的联系和合作。

“健康新地平线”强调个人和社区对实行健康的生活和采取健康行动的责任，因此，它本身也是初级卫生保健思想的进一步发展。为了实现“健康新地平线”中提出的目标，除了依靠合理的国家卫生政策外，也需要有其他部门（如教育、建筑、经济计划和发展部门）的通力合作和支持。

3. 发展期　“21世纪人人享有卫生保健”战略被提出。1998年5月，在日内瓦召开的第51届世界卫生大会上，审议通过了世界卫生组织提出的“21世纪人人享有卫生保健”的全球卫生战略，其总目标和具体指标如下。

(1) 总目标：①提高全体人民的期望寿命和生活质量；②改善国家间和国家内部的健康公平；③建立和完善使人人享有可持续发展的卫生保健体制与服务。

(2) 三项政策性目标来实现总目标：①健康成为人类发展的核心；②发展可持续的卫生保健体制以期满足人民的需要；③重要的问题在于认识到健康不能脱离人类和社会的发展而孤立地发展。

人类发展的目的在于使人民享有社会上和经济上过着富有成效生活所必需的健康，为此必须改善社会成员的生活条件和生活质量。良好的健康既是人类可持续发展的资源，又是发展的目标。以人为中心的发展思路，就是要求重视健康，没有良好的健康就不可能指望个人、家庭、社区和国家实现其社会和经济目标。

(3) 四项行动准则：①妥善处理制约健康的决定性因素；②在一切背景条件下促进健康；③调整部门的卫生政策；④将健康纳入可持续发展计划。

（二）国内发展趋势

1. 萌芽期　1997年，《国务院关于卫生改革与发展的决定》明确提出：要改革城市卫生服务体系，积极发展社区卫生服务，逐步形成功能合理、方便群众的卫生服务网络。该时期被认为是中国社区健康管理的开始。

2. 形成期　国家劳动和社会保障部在2005年10月正式推出“健康管理师”这一新的职业。同时对健康管理师专业的定义和人才资质标准进行了界定和描述，即健康管理师是能运用医学保健、营养保健、心理保健、运动康复、环境健康等相关专业知识，具备健康评估、健康指导、健康教育、健康服务的基本能力，可对个人、家庭、社会居民，进行健康咨询管理，以提高国民心身健康水平，促进我国健康事业发展的专业人才。该时期被认为是中国社区健康管理的形成期。

3. 发展期　2008年国家卫生部提出实施“健康中国2020”战略。“健康中国2020”战略是一个分步实施的过程，具体分三步走。第一步到2010年，建成覆盖城乡居民基本卫生保健制度的框架，使我国进入实施全民基本卫生保健国家的行列。这在国务院批准的《卫生事业发展“十一五”规划纲要》中已得到充分体现。第二步，到2015年，使我国医疗卫生服务和保健水平进入发展中国家的前列。第三步，到2020年，保持我国在发展中国家前列的地位，东部地区的城乡和中西部的部分城乡接近或达到中等发达国家的水平。

国务院印发《关于促进健康服务业发展的若干意见》（国发〔2013〕40号）指出，健康服务业以维护和促进人民群众身心健康为目标，主要包括医疗服务、健康管理与促进、健康保险以及相关服务，涉及药品、医疗器械、保健用品、保健食品、健身产品等支撑产业，覆盖面广，产业链长。加快发展健康服务业，是深化医疗体制改革、改善民生、提升全民健康素质的必然要求，是进一步扩大内需、促进就业、转变经济发展方式的重要举措，对稳增长、调结构、促改革、惠民生，全面建成小康社会具有重要意义。促进健康服务业发展进一步确立了中国社区健康管理的发展方向。

2016年，中共中央政治局审议通过《“健康中国2030”规划纲要》，明确指出推进健康中国建设，要坚持预防为主，推行健康文明的生活方式，营造绿色安全的健康环境，减少疾病发生；要调整优化健康服务体系，强化早诊断、早治疗、早康复，坚持保基本、强基层、建机制，更好满足人民群众健康需求。将健康管理特别是社区健康管理提到一个崭新高度。

三、社区健康管理的重大意义

（一）发展社区健康管理是全面建成小康社会的必然要求

历史证明，卫生事业的改革与发展，对保障人民健康、促进经济发展起着重要作用。从宏观上讲，提高国民健康素质是党中央和国务院确定的重要社会发展目标之一；建立创新型国家和实现小康目标，“高素质的健康人群”是第一要素；科技是第一生产力，人才是第一竞争力，健康是第一保障力。健康管理是实现这一重要目标的有效途径。当前，发展卫生事业到了关键时期，社区健康管理对维护和保障占总人口95%的社区居民的健康意义重大，开展社区健康管理服务，有利于促进全面建成小康社会目标的实现。

（二）发展社区健康管理是从上游解决民众“看病贵、看病难”问题的重要举措

慢性病威胁和医疗负担加重是引发当前健康管理“热潮”的直接原因和最大需求。只有实施战略前移（从疾病发生的“上游”和“源头”入手，即对疾病发生的危险因素实行有效的控制与管理，从以患者为中心转向以健康 / 亚健康人群为中心）和重心下移（即将卫生防病工作的重点放在社区、农村和家庭），才是解决民众“看病贵、看病难”问题最有效的办法和举措。

（三）健康管理能增强企业核心竞争力

主要通过四个方面：①企业健康管理能直接降低企业总医疗保健费用，美国的企业健康管理经验表明，健康管理对于任何企业及个人都有这样一个规律，即 90% 和 10%（利用 10% 的健康管理费用可以带来 90% 的效益）；②企业健康管理能大大减少员工因患病或健康事假而带来的间接经济损失；③企业健康管理是一项吸引优秀员工的福利项目；④企业健康管理能显著提高员工的劳动生产率，做健康管理的企业，员工人均年产出总值提高了 50% 以上。

（四）发展社区健康管理是社区群众越来越迫切的需要

世界卫生组织认为，在所有就诊患者中，只有 10% 左右的患者需要专科医生诊治，而人群中 80%~90% 以上的基本健康问题，可以通过以训练有素的全科医生和社区健康管理师为骨干的社区卫生服务工作人员来解决。

（五）发展社区健康管理有利于适应疾病谱改变的需要

研究 1990—2017 年，我国城乡疾病谱显示，癌症、心脑血管疾病、呼吸系统疾病、损伤及中毒、内分泌营养和代谢疾病、消化系疾病、泌尿生殖系疾病、神经系疾病、精神疾病等发病率大幅度上升。世界卫生组织发布的健康公式（健康 =15% 遗传 +10% 社会因素 +8% 医疗 +7% 气候因素 +60% 生活方式）也明确显示，影响健康的主要因素是生活方式，而生活方式不当引起的疾病是可以通过健康管理有效预防的。健康管理是应对疾病谱改变的重要手段。

第二节　社区健康管理的内容

一、社区健康管理的四个环节

（一）社区健康诊断

社区健康诊断是借用临床诊断名词，即通过一定的方式和手段，收集必要的资料，通过科学、客观的方法确定，并得到社区人群认可的该社区主要的公共卫生问题及其影响因素的一种调查研究方法。社区诊断是医学发展的一个标志。在传统的生物医学模式下，人类注重临床诊断，即以疾病诊疗为目的，患者个体为对象；流行病学诊断则以群体为对象，以疾病的群体防治为目的；而社区诊断是在“生物—心理—社会”新医学模式下出现的产物，以社区人群及其生产、生活环境为对象，以社区人群健康促进为目的。由此可知，三个诊断是现代医学发展的渐进层次，而社区诊断正是这一发展的体现。

（二）健康评估

危险因素是指来自社会的、对健康有影响的、与疾病发生和死亡相关的诱发因素。这一定义是现代社会医学对传统病因观的自然延伸和完善。健康危险因素评价（health risk factors appraisal）是研究危险因素与慢性病发病及死亡之间数量依存关系及其规律性的一种技术方法。它研究人们在生产环境、生活方式和医疗卫生服务中存在的各种危险因素对疾病发生和发展的影响程度，通过改变生产和生活环境，改变人们不良行为生活方式，降低危险因素的作用，可能延长寿命的程度。

（三）社区健康风险干预

1. 以多种形式来帮助个人采取行动，纠正不良的生活方式和习惯，控制健康危险因素，实现个人健康管理计划的目标。

2. 与一般健康教育和健康促进不同的是，健康管理过程中的健康干预是个性化的，即根据个体的健康危险因素，由健康管理师进行个体指导，设定个体目标并动态追踪效果，如健康体重管理、糖尿病管理等。通过个人健康管理日记、参加专项健康维护课程及跟踪随访措施来达到改善健康的效果。

3. 综合管理,如一个糖尿病高危个体,其除血糖偏高外,还有超重和吸烟等危险因素。因此,除控制血糖外,健康管理师对个体的指导还应包括减轻体重和戒烟等内容。

(四) 跟踪管理和健康管理效果评价

1. 个人健康管理后续服务内容主要取决于被服务者(人群)的情况以及资源的多少,可以根据个人及人群的需求提供不同的服务。

2. 后续服务的形式可以是通过互联网查询个人的健康信息和接受健康指导,定期寄送健康管理资讯和获得健康提示,以及提供个性化的健康改善行动计划。

3. 监督随访是后续服务的一个常用手段,随访的主要内容是检查健康管理计划的实现情况,并检查(必要时测量)主要危险因素的变化情况。

4. 健康教育课堂也是后续服务的重要措施,在营养改善、生活方式改变与控制疾病方面有很好的效果。

5. 评价。通过以上全面系统的健康管理服务,帮助社区居民改善其不健康的生活方式,降低危险因素,从而有效预防疾病并改善自己的健康,全面提升社区居民的健康水平。

评价包括群体评价和个体评价。群体评价包括平均期望寿命、婴儿死亡率、孕产妇死亡率;个体评价包括发病率、患病率和就诊率等。

第三节　社区健康管理的创新模式

社区健康管理的创新模式就是在社区打造四个“家园”。

一、慢性病健康关爱家园和老年人健康关爱家园

(一) 服务模式

1. “家园”内设置“健康关爱室”“专家指导室”“中医关爱室”“心理关爱室”“康复咨询室”“健康教育室”六个关爱小屋。

2. 聘请二、三级医疗机构的专家,联系医学院校、科研机构及企业,招募社区志愿者成立社区健康管理队伍,为慢性病患者和家属提供个体或群体的规范化、综合性管理。

3. 通过控制慢性病社会和个体风险,早诊断、早治疗,减轻慢性病经济负担,形成慢性病信息化管理系统,规范开展慢性病综合监测、干预和评估,提高患者自我管理能力和家庭督导能力;优化社区慢性病患者的管理模式,建立以卫生服务为基础的便利而高效的社区卫生网络,有效分配和合理利用有限的资源,提高患者的生存质量。

4. 为社区慢性病患者进行连续性、互动性,形成成本效益,控制药品比例的慢性病管理,使慢性病的控制率得到提高,减少并发症的发生,节约医疗费用。

5. 整合各种社会资源和社区资源,提高慢性病患者的管理率、依从率,促进优质医疗服务的均等化,产生巨大的经济效益和社会效益。

(二) 服务流程

1. 由健康管理队伍结合居民的健康体检,直接获取居民的健康信息,并建立健康档案。

2. 利用健康危险因素风险评估等信息软件系统,对居民进行健康危险因素评估。

3. 开展健康咨询、自我健康管理、健康教育、心理咨询、简单健康体检等服务,同时融入中医药适宜技术,对患者进行定期随访、干预管理。

4. 患者根据自身的危险因素,以及“家园”传授的相关知识和制定的管理方案,由家属监督慢性病患者进行居家自我管理。

(三) 健康管理服务内容

1. 专家专病讲座、咨询。
2. 慢性病患者饮食运动咨询。
3. 心理和压力缓解咨询。
4. 健康讲座(安全和亲子)。
5. 沙龙互动。
6. 中医体质测试、咨询。
7. 健康体检。
8. 知己自我健康管理。
9. 健康风险评估。

(四) 检测配置的健康教育设备

1. 身高体重测量仪。
2. 心脑血管治疗仪。

3. 视力箱、指示棒、遮眼棒等。

4. 脂肪测定仪。

5. 自动血压测量仪。

6. 全科医师宝典(中医体质辨识)。

7. 知己健康管理。

8. 远程心电仪。

9. 血糖仪。

10. 营养教学模具、人体模型。

二、妇女健康家园

(一) 服务模式

1. “妇女健康家园”内设置“孕妇建册室”“妇女健康教育室”“妇科诊室”“计划生育指导、咨询室”“乳腺科特色咨询室”“妇女疾病治疗室”六个关爱小屋。

2. 聘请二、三级医疗机构的专家,联系医学院校、科研机构及企业,招募社区志愿者成立社区妇女健康管理队伍,为月经期、孕产妇、中老年妇女、更年期妇女提供规范化、综合性管理。

3. 通过控制女性慢性病的社会和个体风险,早诊断、早治疗,减少女性慢性病经济负担,形成慢性病信息化管理系统,规范开展慢性病综合监测、干预和评估,提高患者自我管理能力和家庭督导能力。

4. 优化社区女性慢性病患者的管理模式,建立以卫生服务为基础的便利而高效的社区卫生网络,有效分配和合理利用有限的资源,提高女性患者的生存质量。

5. 整合各种社会资源和社区资源,提高女性慢性病患者的管理率、依从率,促进优质医疗服务的均等化,产生巨大的经济效益和社会效益。

(二) 健康管理服务内容

1. 早孕建册　做好各项早孕建册工作,早孕建册率 ≥95%,妊娠梅毒筛查率和 HIV 筛查率 100%,做好 RPR(+)转诊工作。

2. 孕中期访视和重点孕妇管理　做好重点孕妇筛选和转诊工作,定时督促重点孕妇及时到产院建卡及做产前检查,并做好重点孕妇随访工作,重点孕妇每月随访 1 次,随访率 100%。

3. 产后家庭病床访视　做好随访工作,及时定期询问分娩、产后康复情况、新生儿喂养情况。及时上门随访,做好转访工作,并做好记录病史和电脑录入工作。

4. 孕妇学校　做好每月 1 次孕妇学校对孕妇的健康教育工作。

5. 流动人口孕产妇管理　做好社区流动人口孕产妇管理,与街道建立联系,定期召开信息交流会,及时反馈本街道流动孕产妇情况,并做好流动孕产妇信息调查核实工作,指导建册。

6. 妇保信息化管理　做好本院建册孕产妇的信息管理工作,并做好转访的网上发送工作。

7. 做好计划生育咨询点工作　定期开展青春期、育龄期、更年期女性的保健知识讲座。

8. 乳房保健　每月安排乳腺科专家来妇女家园进行专家门诊、咨询、指导及讲座。

9. 健康教育　每月提前安排课程,包括“健康女性”和“魅力女性”两个板块,内容丰富,形式多样,增加很多互动环节,把最新的健康理念及时传递给女性朋友。

(三) 检测、配备健康教育设备

1. 身高体重测量仪。

2. 乳房自检模型和图片。

3. 营养教学模具、图片。

4. 避孕药具、女性人体生殖模型。

5. 笔记本电脑、DVD、电视机及各种健康教育的碟片。

三、儿童健康管理家园

(一) 服务模式

1. “儿童健康家园”内设置“预检、挂号处”“候诊区”“预防接种处”“儿童保健门诊”“心理关爱室”“儿童营养咨询室”“健康教育室”。

2. 聘请二、三级医疗机构的专家,联系医学院校、科研机构及企业,招募社区志愿者成立社区儿童健康管理队伍,为儿童和家属提供个体或群体的规范化、综合性管理。

(二) 服务流程

儿童健康管理服务流程,如图 9-4-1。

(三) 健康管理服务内容

1. 新生儿访视　医务人员到家中进行访视。观察新生儿一般情况,面色、皮肤颜色、呼吸、精神与反应,家居环境等。

2. 新生儿、婴幼儿和学龄前儿童的健康管理。

3. 体格检查　头颈部、眼、耳、口腔、胸、腹部、生殖器、四肢、步态、发育评估等。

4. 辅助检查　A:根据询问情况、体格评价和全身系统检查结果,确定做相应的辅助检查项

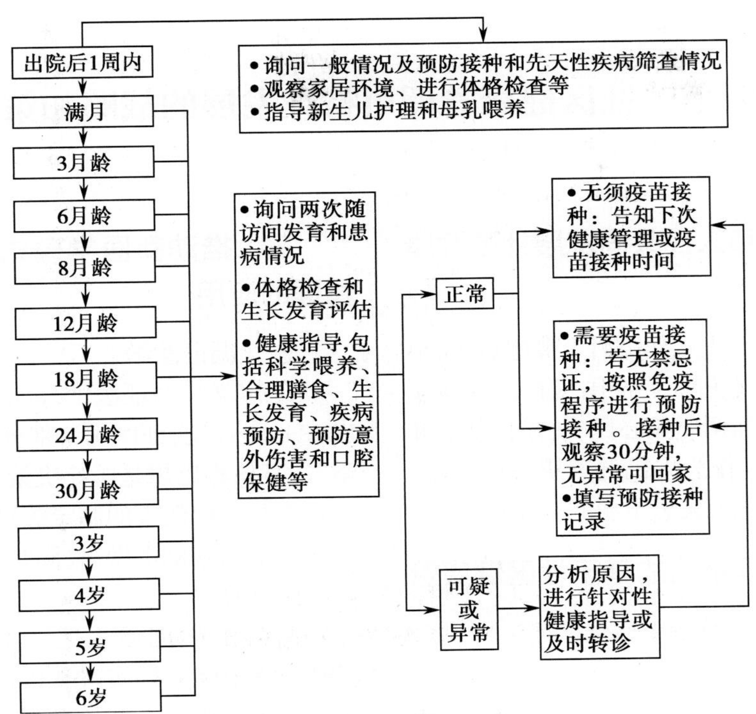

图 9-4-1　儿童健康管理服务流程

目。B：血红蛋白检测。6~8 月龄、18 月龄、30 月龄、3 岁、4 岁、5 岁、6 岁时必须分别进行 1 次血红蛋白检测，筛查贫血情况。C：必要时检查。血钙、血磷、骨碱性磷酸酶、乙型肝炎表面抗原、肝功能、B 超等检查。

5. 健康评估与处理　健康状况评估，包括体格生长、神经心理发育、营养状况、疾病、畸形、其他异常等。

（四）健康教育项目

1. 喂养与营养　母乳喂养的正确方法和技能；混合喂养的补授法；人工喂养中配方奶粉的冲调方法、浓度、数量等；辅食添加的原则和方法，辅食的种类、数量与质地，辅食制作方法；对 1~2 岁以上小儿指导合理安排膳食，做到食物多样化、营养均衡、适量。

2. 生长发育指导　①指导家长按照小儿各年龄段特点和发育规律，通过感知觉训练、运动训练、语言交流、玩具、游戏等方法，促进小儿感知觉发展，运动能力、语言能力、认知能力和交往适应能力的发展，以及对情绪、性格、意志的培养。②指导家长了解孩子心理行为发育特点，并采取相应的教养方式，对儿童进行心理发育保健指导。③指导家长了解孩子生活习惯与能力，养成良好的睡眠、饮食卫生习惯等。④指导家长对孩子进行体格锻炼，增强体质，如增加户外活动，进行三浴锻炼，做婴儿主、被动操等。

3. 常见疾病预防　①急性呼吸道感染、腹泻等常见疾病的防治及其家庭护理知识。②贫血、佝偻病、营养不良等营养缺乏性疾病的防治知识。③儿童一般危险症状、体征（如患儿不能喝水或吃奶、嗜睡、惊厥等）的识别与就医。④意外伤害，如跌伤、烫伤等。⑤口腔保健、听力保健、视力保健等。

（五）检测、配备健康教育设备

1. 体重计（杠杆式磅秤或电子秤）。
2. 卧式量床。
3. 身高计。
4. 儿童血压计、听诊器。
5. 体温计。
6. 诊查床、诊查桌。
7. 聚光手电筒、视力表、评价表、尺子。
8. 取暖设施等。
9. 营养教学模具、人体模型。
10. 健康教育用的 DVD、电视机、相关碟片等。

第四节　社区健康管理可持续发展的战略和策略

一、形成国家和人民共同发展社区健康管理的愿景

1997 年“新时期卫生工作方针”中就指出，卫生工作要面向基层和农村。近期国家在医疗体制改革的系列文件中都强调要关心民生，强化基层和基础，要求坚持卫生工作为人民健康服务的方针，把追求人人享有健康作为矢志不渝的奋斗目标。

二、构建宏微观结合的基于社区健康管理的基本健康保健模式

（一）基本健康保健模式

基本卫生健康保健模式可概括为“54321”模式：5 就是“5 定”，即定首诊医疗机构、医疗保险费用、医疗服务数量和质量、公共卫生服务数量和质量、服务人群；4 就是“4 付”，即政府、保险机构、医疗机构和个人四方付费；3 就是“3 督”，即三方监督，政府、居民、社会（第三方）进行监督；2 就是“2 转”，即首诊医疗机构和综合性医院双向转诊；1 就是“1 考”，即 1 年 1 次考核。

（二）特色社区健康管理模式

1. 社区卫生服务机构和综合性医院的联盟模式　该模式由社区卫生服务机构提供健康状况信息，并进行健康状况评估预测，建立健康档案并进行动态管理，综合性医院实施设计健康指导方案并进行评价。社区卫生服务机构和综合性医院保持良好的双向服务的绿色通道，并进行附加的健康管理服务。

2. 社区卫生服务机构和健康体检中心的联盟模式　该模式由社区卫生服务机构提供健康状况信息，并进行健康状况评估预测，建立健康档案并进行动态管理，健康体检中心提供设计健康指导方案并进行评价。社区卫生服务机构和健康体检中心保持良好的双向服务的绿色通道，并进行附加的健康管理服务。

3. 综合性社区健康管理模式　社区卫生服务机构、健康体检中心、健康管理中心和综合性医院构建联盟，各个机构各负其责，各尽所能，为社区健康管理共同出力。

三、推动新医学模式、理念在社区健康管理的应用

（一）循证医学

1. 定义　循证医学（evidence-based medicine，EBM），又称“实证医学”，部分地区也称为“证据医学”。其核心思想是医疗决策（即对患者的处理、治疗指南和医疗政策的制定等）应在现有的最好的临床研究依据基础上做出，同时也重视结合医生个人的临床经验。

循证医学创始人之一 David Sackett 教授在 2000 年新版《怎样实践和讲授循证医学》中，再次定义循证医学为“慎重、准确和明智地应用当前所能获得的最好的研究依据，同时结合医生的个人专业技能和多年临床经验，考虑患者的价值和愿望，将三者完美结合制订出的患者的治疗措施。”

循证医学不同于传统医学。传统医学是以经验医学为主，即根据非实验性的临床经验、临床资料和对疾病基础知识的理解来诊治患者。循证医学并非要取代临床技能、临床经验、临床资料和医学专业知识，它只是强调任何医疗决策应建立在最佳科学研究证据基础上。

2. 循证医学和社区健康管理的结合　提出一个明确的、可以回答的临床和 / 或预防问题是整个循证医学实践中的第一步，也是非常关键的一步，它关系到健康管理人员能否寻找到最佳的证据来解决所面对的社区健康管理问题，能否为社区服务对象提供一个满意的服务。

（二）转化医学

1. 定义　转化医学（translational medicine）是将基础医学研究、临床治疗、卫生政策、健康管理连接起来的一种新的思维方式。它是近两三年来国际医学健康领域出现的新概念，同个性化医学（personalized medicine）、可预测性医学等一同构成系统医学（systems medicine，包括系统病理学、系统药物学、系统诊断与综合治疗等）的体系。

2. 转化医学的路径

（1）通过转化医学实现从实验室到临床，从临床到实验室这样的双向通道机制，为阐明疾病发生

发展规律、健康保护以及促进制度安排和制定防治策略提供科学的路径。

(2) 科研成果怎样才能转化为临床或公共卫生实用的、有成本效益的具体诊疗技术方案或干预手段。

(3) 转化医学成果如何通过决策进入制度安排，成为公共政策，从而造福百姓的健康。

3. 转化医学的社区健康管理意义　人口老龄化和生活方式改变所带来的健康和疾病问题，对社会、社区和家庭的影响和压力是巨大的。传染病、慢性病没有国界，在国际化、全球化背景下，其影响更是不容忽视的。我国糖尿病等慢性病情况令人担忧，职业病、精神卫生、心理健康等方面都有许多亟待解决的问题。应对我国人民健康面临的严峻挑战，既需要改革体制机制，同时也需要医学科学的进步与创新。

医学模式如果不向“环境 - 社会 - 心理 - 工程 - 生物”模式转变，如果我们不研究、不借鉴、不汲取发达国家的经验教训，那么影响人民健康的问题将会变得更加严重，需要医疗卫生服务的人群就会像“井喷”一样持续快速增加，国家也将难以承受这一巨大的负担。在这样的挑战面前，如何从科学的角度来发现问题，已成为中国医学界面临的挑战。

针对影响国人健康的慢性病开展转化医学研究，要从临床和预防出发，缩短基础研究到临床和公共卫生应用的时间，使新技术尽快转化为低成本、高科技含量的适宜技术。开展重大疾病防治技术及新药研制关键技术等转化医学研究，不仅是推动医疗体制改革进程的重要具体措施，也是解决“重心下移，关口前移”的主要技术保障，更是提高社区居民健康水平的必由之路。

(三) 精准医学

1. 定义　精准医学(precision medicine)是应用现代遗传学技术、分子影像技术、生物信息技术，结合患者生活环境和临床数据，实现精准的疾病分类及诊断，制定具有个性化的疾病预防和治疗方案。

2. 奥巴马提出的“精准医学计划”主要涉及内容

(1) 启动“百万人基因组计划”。做好队列及对照研究，建立与临床有关的“史无前例的大数据”。

(2) 寻找引发癌症的遗传因素，继续美国已经开始的癌症基因组研究计划。

(3) 建立评估基因检测的新方法，保护知识产权与有关版权的管理和保证精准医学和相关创新的需求。

(4) 制定一系列的相关标准和政策，保护个人隐私和各种数据。

(5) 公私合作(public-private-partnership，PPP)模式，企业家和非营利组织参加。

从其主导的方向看，可以简单概括为以下三个方向：①以科学研究为导向的百万美国人测序与癌症基因组计划；②以政府功能为导向的法规标准的建立；③以市场为导向的公私合作模式。

3. 实施精准医学计划的战略意义

(1) 提高疾病诊治水平，惠及民生与国民健康。

(2) 推动医学科技前沿发展，增强国际竞争力。

(3) 发展医药生物技术，促进医疗体制改革。

(4) 形成经济新增长点，带动大健康产业发展。

4. 精准医学与社区健康管理关系　贯彻创新驱动发展战略，面向我国重大疾病防治和人口健康保障需求，与深化医疗卫生体系改革紧密结合，与发展生物医药和健康服务等新兴产业紧密结合，发挥举国体制优势和市场配置资源决定性作用，通过政府推动、科技支撑和体系建立，提升自主创新能力，形成引领世界的精准医学发展的有效力量和途径，特别是针对社区每一个居民的健康状况进行精准预防和健康干预，必将是社区健康管理的重要内容。

(四) 价值医学

1. 定义　价值医学(value-based medicine)是一种探讨患者所期望的生命价值与治疗费用相结合的，建立在循证医学最佳证据基础上的实践医学。它具有倡导医疗费用与患者利益之间双向结合的特征。其目的是以患者的利益为导向开展医学实践，以最少的费用使患者获得最大利益。社区健康管理就是价值医学的具体体现。

2. 措施

(1) 硬性规定医疗机构应提供医疗保健的全面的数据，而且是多维度的，不能仅仅是简单的指标(如心肌梗死后的 30 天死亡率)，还要包括疾病康复的程度和时间，后续治疗的安排等。

(2) 从根本上重新审视如何开展预防、医疗保健、疾病筛查和日常健康保障工作。

(3) 重组医疗体系，建立疾病全程保健体系，因为现有的医疗保健体系是本末倒置的。

(4) 需要建立以患者价值为中心，符合个人意愿的医疗支付系统，支付系统不能“铁路警察各管一段”，应该覆盖疾病全程。

(5) 医疗服务提供者之间的竞争应以患者的价值为基础。

(6) 与患者价值相匹配的电子病历系统。

(7) 患者必须更加积极参与到健康卫生保健中去。假使患者不遵守医嘱及并不为自己的健康负责，那么最好的医生也是白费。但这不等于简单地强迫患者为其医疗服务买单。新的疾病全程保健体系和覆盖疾病全程的支付制度将会提高患者的积极性。

四、开发社区健康管理的人力资源

社区健康管理的人力资源开发的重点是造就一支胜任岗位职责的“健康管理师”队伍。健康管理师主要从事对人群或个人健康和疾病的监测、分析、评估以及健康维护与健康促进，包括对健康人群、亚健康人群、疾病人群的健康危险因素进行全面检测、分析、评估、预测、预防和维护，制订个人或群体的健康促进计划等。

1. 社区健康管理人力资源的培训原则 ①符合卫生部门的人员资质要求；②没有就业的后顾之忧；③应该和当前的社区卫生服务工作联合在一起。

2. 社区健康管理人力资源培训来源 第一，当前正在从事社区卫生服务工作的社区卫生服务工作人员，包括全科医生和社区护士；第二，从事健康管理的人员可以从事培训；第三，对在健康体检中心的工作人员可以培训。

3. 社区健康管理人力资源培训的政策支持 首先，领导要支持，如果在社区卫生服务机构开展培训，社区卫生服务在经费和时间方面要给予支持；其次，国家级培养机构要不断完善培养机构的体制和机制；最后，今后逐渐实施社区健康管理人力资源培训的行业化管理。

（鲍 勇）

参考文献

1. Center for Disease Control and Prevention, National Center for Health Statistics, U. S. Department of Health and Human Service. Deaths: Final Data for 2010 [J]. National Vital Statistics Reports, 2013, 61 (4): 1-7.
2. U. S. Department of Health and Human Services, Center for Disease Control and Prevention, National Center for Chronic Disease Prevention and Health Promotion, et al. The Health Consequences of Smoking—50 Years of Progress: A Report of the Surgeon General [M]. Atlanta: U. S. Department of Health and Human Services, 2014.
3. DeJoy, DM, Dyal M, Padilla HM, et al. National Workplace Health Promotion Surveys: The Affordable Care Act and future surveys. Am J Health Prom [J], 2014, 26 (3): 142-145.
4. Center for Disease Control and Prevention, National Center for Health Statistics, U. S. Department of Health and Human Services. Health, United States, 2013 [M]. Washington: U. S. Government Printing Office, 2014.
5. U. S. Census Bureau. 65+ in the United States: 2010 [M]. Washington: U. S. Government Printing Office, 2014.
6. Willed W. Balance life-style and genomics research for disease prevention [J]. Science, 2002, 296: 695-698.
7. 鲍勇, 鲍晓青. 健康中国行动“六大精准”服务研究与发展建议 [J]. 中华全科医学, 2020, 18 (7): 1069-1072.
8. 鲍勇. 社区卫生服务流程化管理 [M]. 上海: 上海科技出版社, 2007.

第五章 工作社区健康管理

第一节 工作社区健康管理的概念、特点及意义

一、社区的概念与分类

“社区”一词源于拉丁语，意思是共同的东西和亲密的伙伴关系。社区是指由一定数量成员组成的、具有共同需求和利益的、形成频繁社会交往互动关系的、产生自然情感联系和心理认同的、地域性的生活共同体。社区是若干社会群体或社会组织聚集在某一个领域里所形成的一个生活上相互关联的大集体，是社会有机体最基本的内容，是宏观社会的缩影。

社会学家对社区的定义各不相同，但在构成社区的基本要素上其认识基本一致，普遍认为一个社区应该包括一定数量的人口、一定范围的地域、一定规模的设施、一定特征的文化、一定类型的组织。

从开展健康管理的角度来看，社区可以分为工作社区、居民（生活）社区、学校社区、军队社区等。不同的社区，有不同的构成特点，其开展健康管理工作的方式也不同。

二、工作社区的概念和特点

（一）工作社区的定义和边界

工作社区是指在特定时间段，由于工作联系形成的在某一区域内相对固定的人员聚集群体。社区成员可能分散居住在不同地区中，也可能居住在同一个区域内。他们在特定的时间内在“企业”这个地方共同工作，并彼此联系。工作社区区别于居民（生活）社区，主要指企业、公司、机关团体或事业单位。现实中，社区是复杂和交错的，如大型企业社区往往和居住社区相随相伴而生。在这里，我们只讨论典型工作社区的健康管理，即职业人群在工作地点的健康管理。

（二）工作社区的特点

工作社区区别于其他社区有其显著特点。

1. 工作社区成员具有相同的生产生活环境，但工种多样，可能暴露的职业危害不尽相同。

2. 工作社区成员一般为18~60岁的劳动者（即生产力人群），年龄跨度较大。

3. 工作社区有明显的组织性、计划性、协调性和资源保障性，社区成员一般都共同为企事业单位工作，组织更容易通过机构对社区成员产生影响，执行效率也更高。

4. 工作社区成员会表现出对社区机构的依从性。

5. 工作社区的事件具有群体性。

6. 工作社区多种多样，按照行业划分，可分为生产制造业、石油化工业、交通运输业、建筑业、服务业、信息产业等；按照劳动性质划分，可分为体力劳动者和脑力劳动者；按照企业规模划分，可分为特大型企事业单位、大型企事业单位、中小型企事业单位等。

三、工作社区健康管理的概念和特点

（一）工作社区健康管理的概念

工作社区健康管理是指在工作社区开展的健康管理服务，是工作社区相关企事业单位的一项重要工作内容。工作社区健康管理与工作行业、工作种类等因素息息相关。为工作社区员工提供的健康管理应是有效的、连续的、多方位的，需要定期评估服务对象的健康状态以及健康干预与控制的效果，不断调整健康管理方案和改善措施，以达到预期效果。

（二）工作社区健康管理的特点

1. 根据工作社区的特点，其健康管理不仅要涵盖大年龄跨度工作人群的日常身体健康，更要关注与工作因素相关的职业健康管理，包括关注日益突出的心理健康问题。

2. 工作社区健康管理既要立足个体的持续健康管理，又要根据人群概念进行高效运作，以借规模化带来整体健康管理成本的控制。

3. 既要根据工作特性进行尽可能全面的健康维护，又要分主次、分阶段实施针对性的健康管理。

4. 既要充分利用社会医疗卫生资源，又要建

立符合自身发展的健康管理体系。

5. 不同类型的工作社区，面临的健康问题不尽相同，健康管理的侧重点和方式也不同。

四、职业健康危害与职业健康管理

(一) 职业健康危害

1. 职业危害因素 工作社区中最主要的健康危害因素是与工作相关的职业健康危害因素，如粉尘、噪声、辐射、化学品污染等。针对职业危害因素，社区管理者必须保证职工在健康安全的环境中工作，保护其不受职业危害因素的伤害。

2. 躯体健康影响因素 身体健康是企业员工正常工作、企业保持生产力的基本保证。随着科技的进步，人们的生产生活模式发生了巨大变化，生活节奏加快，工作压力增大，加之普遍存在的膳食不合理、静坐少动等不健康的生活方式，导致企业员工身体素质越来越弱，“亚健康”和慢性病越来越多。这中间，最常见也最重要的职工健康问题是以心脑血管疾病(高血压、冠心病、脑卒中等)，代谢性疾病(糖尿病、高脂血症等)，癌症，慢性阻塞性肺疾病等为代表的慢性非传染性疾病，具有病程长、病因复杂、健康损害和社会危害严重等特点。及时发现并及早干预、有效治疗至关重要。

3. 心理健康影响因素 心理健康是人在成长和发展过程中，认知合理、情绪稳定、行为适当、人际和谐、适应变化的一种完好状态，是健康的重要组成部分。但越来越严重的工作和社会压力、激烈竞争的职场环境、紧张的职场内外人际关系，常常成为企业员工出现心理问题甚或心理疾病的主要诱因。企业员工常见的心理问题主要有精神压力大，感觉不开心、郁闷，缺乏成就感。同时，公众对常见精神障碍和心理行为问题的认知率比较低，更缺乏防治知识和主动就医意识，因此及早发现职工的心理问题，并适时给予帮助已变得日益重要。

(二) 职业健康管理

企业职业健康管理的主要内容是识别和防范职业健康危害因素，保证环境健康安全，并为职工提供职业健康检查和定期职业健康评估，在职工因工受伤以及产生与工作相关的疾病时提供帮助，康复后返岗评估等。职业健康管理可分为改善性和预防性两类，改善性管理用于治疗控制疾病或处理现有问题，促进康复和减少伤残；而预防性管理则寻求避免危害暴露的方法，在早期和有希望治愈的阶段及早发现并解决问题，从而减少残疾的发生。

1. 职业安全卫生管理体系标准(occupational health and safety management system，OHSMS)，表达了一种对企业职业安全卫生进行管理的思想和规范，也给出了按照这种思想进行管理的一整套做法和程序。该体系科学、有效、可行。职业健康管理有利于建立安全的劳动场所，创造安全舒适的劳动环境，促进劳动条件的改善，防止事故和职业病，保护劳动者的安全和健康。

2. 职业健康监护 指以预防为目的，根据劳动者的职业接触史，通过定期或不定期的医学健康检查和健康相关资料的收集，连续性地监测劳动者的健康状况，分析劳动者健康变化与所接触的职业病危害因素的关系，并及时将健康检查资料和分析结果报告给用人单位，以便及时采取干预措施，保护劳动者的健康。职业健康监护主要包括有职业健康检查、离岗后健康检查、应急健康检查和建立职业健康监护档案管理等内容。

(1) 职业健康检查：是指通过医学手段和方法，针对劳动者所接触的职业病危害因素可能产生的健康影响和健康损害进行临床医学检查，了解受检者的健康状况，早期发现职业病、职业禁忌证、可能的其他疾病和健康损害的医疗行为。职业健康检查是职业健康监护的重要内容和主要资料来源。职业健康检查包括上岗前、在岗期间、离岗时以及应急健康检查。职业健康检查不同于企业员工一般的年度健康检查，它针对与职业危害因素有接触的人员，以发现与职业有关的疾病为筛查目的，并根据结果进行职业健康控制。企业按照《职业健康监护管理办法》的要求，在上述时间点组织接触职业危害因素的员工进行健康检查，保证有毒有害作业岗位员工健康检查率达100%。职业健康检查项目包括一般检查项目、特殊检查项目和选检项目。其中选检项目应根据医疗卫生机构仪器设备条件和用人单位职业病危害程度和劳动者健康损害程度确定。

1) 一般情况：职业健康检查应注意受检者从事职业病危害作业的工作时间、既往病史、个人生活史、家庭史、传染病史、药物过敏史等情况，掌握这些信息对于了解受检者身体状况、生活嗜好、个体差异，判断职业病危害的影响，具有十分重要的意义。

2) 职业接触史：调查接触职业病危害因素作业人员的职业史是职业健康检查的最大特点，也是各种职业病诊断的重要依据。它包括受检者接触有害作业的时间、地点、单位、工种、岗位、作业方式及变动情况，还包括作业场所的有害物质浓度（强度）及防护措施。

3）职业健康体检项目及周期：职业健康检查的项目及周期按照《职业健康监护技术规范》（GBZ188—2014）执行。其中在岗期间的定期健康检查周期应根据不同职业病危害因素的性质、工作场所有害因素的浓度或强度、目标疾病的潜伏期和防护措施等因素决定。

职业健康检查由省级卫生行政部门批准从事职业健康检查的医疗卫生机构承担。职业健康检查结果应当客观、真实，体检机构对健康检查结果承担责任。对健康检查中发现员工受到职业危害的，实施监护管理和医学观察；对有职业禁忌证的，应及时治疗并调整岗位。

（2）职业健康监护档案：是系统地观察劳动者健康状况变化与职业病危害因素关系的客观记录资料；是评价个体和群体健康损害和职业病诊断鉴定的重要依据；也是法院审理健康权益案件的物证。因此，职业健康监护档案的内容应当完整简要，满足连续、动态观察劳动者健康状况、诊断职业病以及职业卫生执法的需要。其内容应包括劳动者的职业史、既往史、职业病危害接触史、职业健康检查结果及处理情况和职业病诊疗等个人健康资料以及作业场所职业病危害因素监测结果。

（3）职业健康监护信息管理：用人单位应当依法建立职业健康监护档案，并按规定设专人管理并妥善保存。管理人员应保证档案只能用于保护劳动者健康的目的，并保证档案的保密性。健全的职业健康监护信息管理制度，有利于早期发现医学禁忌证、疑似职业病患者，对保护从业人员健康具有重要意义。

五、工作社区开展职业健康管理的意义

从欧美国家先行开展健康管理的经验来看，任何企业及个人都能通过健康管理获益，这不仅包括直接医疗费用的降低，还有健康相关问题的其他获益。从卫生经济学的角度来说，健康管理可以协助卫生资源达到高效合理的配置。美国密歇根大学健康管理研究中心主任第·艾鼎敦博士曾经提出：美国经过20多年的研究得出了这样一个结论，即90%的个人和企业通过健康管理后，医疗费用降到原来的10%；10%没有进行健康管理的个人和企业，医疗费用比原来上升90%。

我国经济与科技的快速发展，改变了劳动及职业形态，加之与日俱增的竞争和压力，使职业人群暴露于新的健康风险中，给我国的医疗卫生机构和企业带来了严峻挑战。实践证明，良好的职业人群健康管理是企业发展的核心竞争力，可帮助企业有效预防常见病、多发病和职业病，显著降低企业的医疗保健费用，这对保护职员健康，做到安全生产、控制风险，对提升员工对企业的忠诚度，显著提高企业生产力都有着极为重要的意义。工作社区职业人群的健康管理已成为国家医疗服务体系中重要的组成部分。其意义主要有以下几个方面。

（一）健康与生产力的关系

美国职业和环境医学学会把健康和生产效率综合起来，将健康和生产效率管理定义为："针对员工全面健康的各种类型的项目和服务的联合管理，包括所有的预防项目和服务以及员工在生病、受伤或生活和工作关系失衡时会寻求的各种项目和服务，如医疗保险、伤残保险、员工赔偿、员工生活和工作关系失衡协助项目、带薪病假、健康促进和职业安全项目。健康和生产效率管理也指所有能够促进士气，减少离岗，增加岗位工作效率的活动。"正是从这个意义上来说，企业健康管理实际上管理的是建立在组织成员健康基础之上的组织的生产力。美国哈佛大学学者从研究亚洲经济迅速发展的原因中也得出经济增长的30%~40%来源于劳动者健康素质的提高。在我国，这种效应更为明显。

（二）企业社会责任与综合竞争要求

现代企业的核心竞争力是一个以知识、创新为基本内核的企业某种关键资源或关键能力的组合，是能够使企业、行业和国家在一定时期内保持现实或潜在竞争优势的动态平衡系统。企业员工无疑是企业最重要、最关键的资源。创造一个健康和安全的环境，保持员工在工作场所身心健康，是企业最核心的法律法规风险控制要求，也是企业最基本的社会责任。企业积极开展职业健康管理是企业应尽的社会责任，可使企业赢得更好的社会声誉，在竞争中留住人才。

（三）企业开展健康管理的效益

企业开展健康管理，不管从长期还是当下都大有裨益。企业通过开展健康管理获得健康的员工，健康员工可提升工作效率，从而提高企业的效率和质量，最终促进企业生产力提升，企业可以获得更多的经济效益和社会效益，即为企业健康管理收益循环，如图9-5-1。

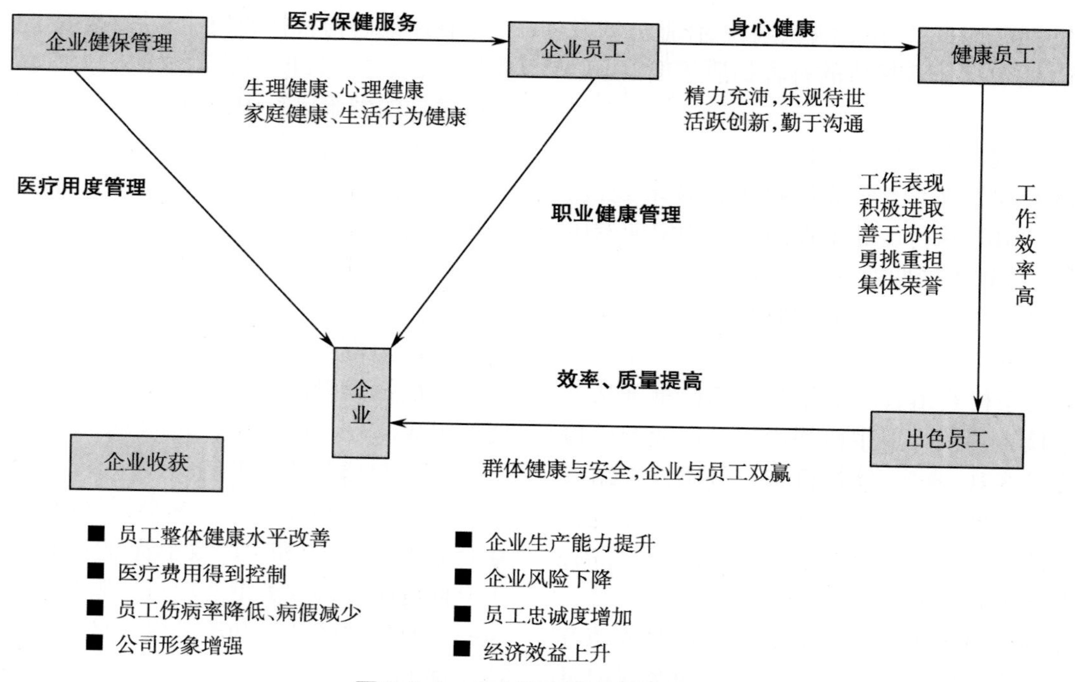

图 9-5-1　企业健康管理收益循环

1. 经济效益　企业健康管理可以帮助员工维持健康水平，进而提高劳动效率，产生直接经济效益。员工身心健康，不生病、少生病，才能既不耽误工时，又能节约总体医疗支出，减少企业间接经济损失。员工身心健康，才能发挥才智，为企业、社会创造更多财富。如果将企业对员工的健康管理费用作为投资，根据美国健康与生产力研究数据显示，其投入产出比为 1∶8。

2. 品牌效益　企业健康管理是一项吸引优秀员工的福利项目，在健康日益成为人们追求的重要目标之一的时代，企业的这项福利措施会吸引许多既渴求事业成功也重视自身健康的优秀人才，可以促进员工与企业和谐共生、提升向心力。企业健康管理是最佳雇主的必要条件之一，最佳雇主则能极大提升企业品牌效益。这也必将成为企业参与人力资源市场竞争的利器之一。

3. 社会效益　我国于 1999 年颁布了《职业安全卫生管理体系试行标准》，并在 2001 年 12 月对其进行了修订，形成了我国目前的职业健康安全认证标准《职业健康安全管理体系审核规范》和《职业健康安全管理体系指导意见》。2001 年 11 月国家质量监督检验检疫总局发布了我国正式的国家标准，即 GB/T 28001—2001《职业健康安全管理体系规范》。企业健康管理体系的建立和实施，不仅使企业安全管理模式符合国际惯例，帮助员工维护身体健康，给企业带来长远的社会和经济效益，提高企业在国内外市场的综合竞争力，而且可以减轻社会医疗负担，并将有效推动我国职业安全卫生管理工作向科学化、标准化方向发展，对我国安全生产工作产生积极的推动作用。

第二节　工作社区健康管理体系

一、工作社区健康管理体系的构建路径

（一）工作社区健康状况信息采集与评估

企业要开展高效的健康管理，应先了解其工作社区员工的整体健康状况，在健康体检的基础上进行健康状况分析和评估。企业需要详细收集每个成员的健康信息（如生活方式、遗传因素、健康检查结果、职业危害暴露等），通过特定的统计学模型获得企业健康状况的基本参数，并与社会健康指标进行对比，便可较为准确地知晓该工作社区员工的健康状况。这是后续健康管理政策和内容制定的数据基础和依据。

（二）工作社区健康目标制订与实施规划

企业应根据战略目标确定构建相应的健康文化，并形成管理层共识。结合企业员工健康状况评估结果，针对企业战略目标和健康投入状况，制订切合实际的健康管理目标和指标，这将是企业健康管理的指挥棒。企业健康管理目标要明确需要解决的健康问题，要具有针对性；指标是目标的分解，必须是可测量、可量化的。这种具体目标和分解量化指标所组成的结构是成功实施企业健康管理的组织保证。

（三）工作社区健康管理组织与运行

有效推行企业健康管理，需要设置相应的领导与组织机构。该机构可以是独立的，也可以隶属于人力资源部。有了健康管理组织，企业管理机构根据制订的健康目标，确定健康管理实施路径和结果评价，每个过程按照 PDCA 的方式，落实到系统化的工作流程和规章制度上面。

二、工作社区健康管理的主要内容

随着社会进步和生产力发展，越来越多的企业意识到员工的工作效率和健康密切相关，因员工健康问题造成的企业生产力下降已成为威胁到企业生存和发展的关键因素。企业健康管理作为一种新的生产力管理工具，其内容在不断深化和扩大，整合型的企业健康管理能够帮助企业维护员工健康、控制医疗费用、减少健康风险，还能有效提高企业凝聚力，从而达到提升企业生产力的目的。

（一）初级医疗保健

初级医疗保健是先进的社区健康管理方式，以全科医生和职业健康护士为主体，为工作社区提供基本的日常疾病防治服务。在企业中，体现为工作现场的医疗服务，由企业内设医疗机构（一般为保健站、医务室、门诊部或医院）完成。主要内容包含以下项目。

1. 日常简单疾患的诊治。
2. 慢性病管理。
3. 紧急救治、紧急事件响应。
4. 疾病转诊。
5. 疾病个案管理
6. 返岗评估。
7. 病假管理。
8. 健康筛查。
9. 健康档案管理。
10. 食品卫生管理。
11. 传染病防治。
12. 公共卫生管理。

（二）职业健康管理

职业健康管理可识别和控制企业内部职业安全健康风险，持续改进职业健康绩效，主要包括以下内容。

1. 职业危害因素及其识别和预防。
2. 职业危害评价、监测及控效评估。
3. 职业相关疾病的防控方案。
4. 协助进行职业疾病鉴定、诊治和康复。
5. 返岗评估。
6. 定期职业健康筛查及跟踪。
7. 职业健康与安全教育培训和宣传。
8. 劳动防护用品管理。
9. 职业健康档案管理。

（三）员工健康促进

健康促进是促进人们维护和提高自身健康的过程，是协调人类与环境之间的战略，规定个人与社会对健康各自所负的责任。主要包括以下内容。

1. 健康咨讯提供。
2. 健康教育、培训，健康促进活动的策划和举办。
3. 员工个性化健康促进计划及跟踪维护。

（四）员工援助计划

除了身体健康，心理健康也是企业需要关注的要点。员工援助计划是企业组织为员工提供的系统的、长期的援助与福利项目。通过专业心理辅导人员对员工进行评估和建议，提供专业指导、培训和咨询，帮助员工及其家庭成员解决心理和行为问题，提高绩效及改善组织气氛和管理方式。主要包括以下内容。

1. 员工心理健康评估，消除诱发问题来源。
2. 职业心理健康教育培训，建立企业内部心理工作坊或心理健康干预中心。
3. 员工心理咨询与辅导。

（五）健康事务管理

作为企业健康管理系统运行的保证，以下健康事务也同样需要。

1. 企业整体健康状况分析。
2. on site clinic 运营管理。
3. 证照检核。
4. 消毒隔离。
5. 药品卫材管理。

三、工作社区三级健康管理体系

（一）构建健康管理体系的切入点

工作社区构建企业全面健康管理体系，需要从健康文化、组织结构、管理体系三个方面进行系统化、逐步深入、渐进细化的建设，如图 9-5-2。企业要从思想上充分认识到健康管理是企业竞争力、生产力、凝聚力提升的有效工具。

（二）构建三级健康管理体系平台

工作社区健康管理体系应该依据员工健康程度的不同进行恰当的健康管理。构建三级健康管理体系可以有针对性地深入作业，既可以提高管理效果和效率，又可以有效利用资源、控制成本，即在特定工作社区内，根据健康、亚健康和疾病的相关定义，设定健康管理分级标准，依据员工健康筛查结果分级纳入不同群体进行管理，选择适宜的健康干预和管理手段，实行三级健康管理，如图 9-5-3。

（三）三级健康管理体系的主要内容

企业健康管理的重点工作在于疾病预防，所以应该基于病因预防、三早预防和临床预防三种连续的梯次性预防措施，以健康为中心，以消除影响健康的危险因素为主要内容，以促进健康、维护健康、恢复健康为目的的健康管理策略，进行全体员工的三级健康管理体系建设，如图 9-5-4。

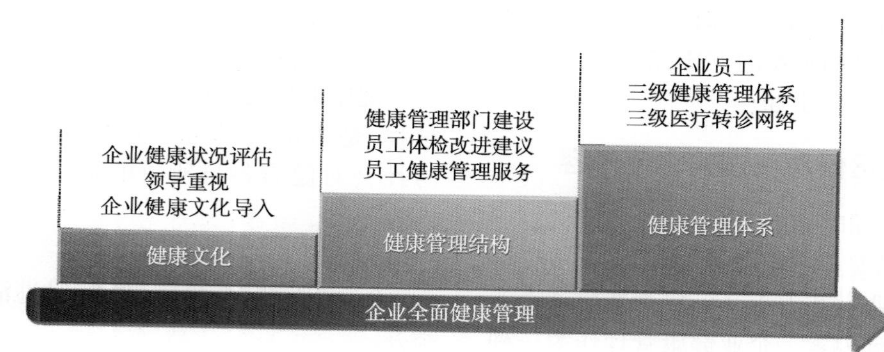

图 9-5-2　全面健康管理体系构建图

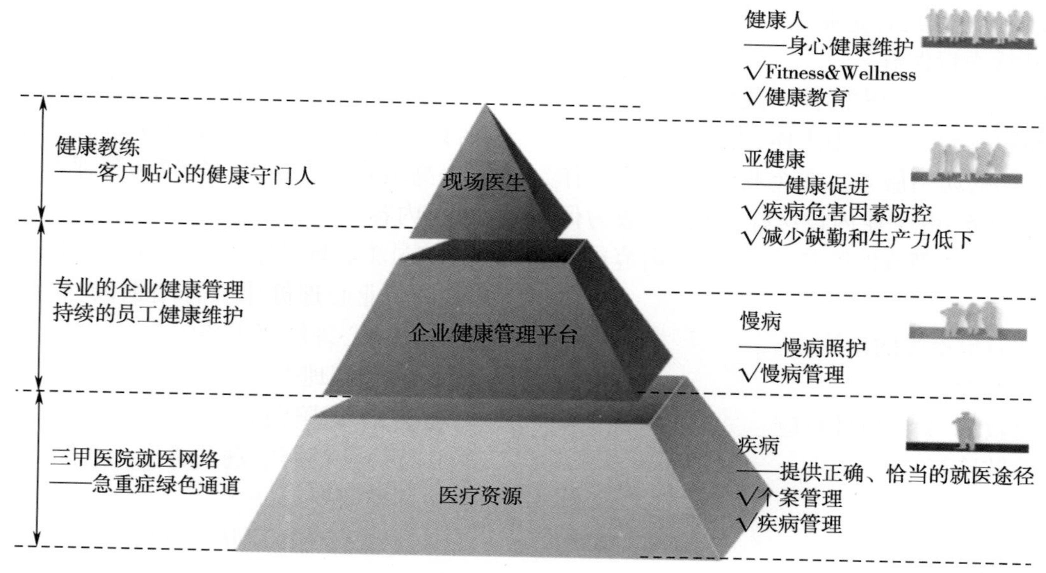

图 9-5-3　三级健康管理图

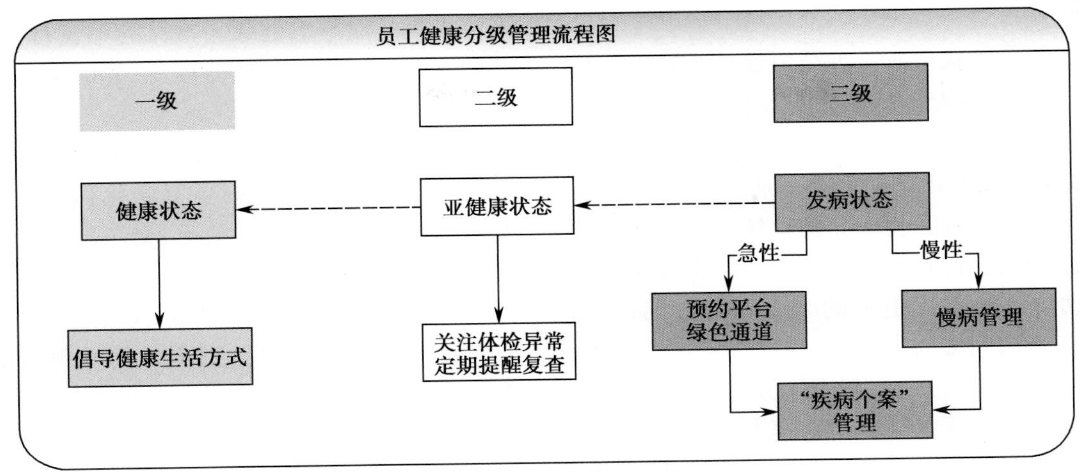

图 9-5-4　员工健康分级管理体系图

1. 未病先防　一级预防亦称病因预防，是在疾病尚未发生时针对致病因素（或危险因素）采取措施，也是预防疾病和消灭疾病的根本措施。世界卫生组织提出的人类健康四大基石"合理膳食、适量运动、戒烟限酒、心理平衡"是一级预防的基本原则。可采取的健康管理工具有健康档案、健康教育、健康咨询、行为干预、健康防护、预防接种等。

2. 既病防变　二级预防亦称"三早"预防，即早发现、早诊断、早治疗，是为防止或减缓疾病发展而采取的措施。其重点是在疾病初期发现并采取预防措施。企业在这个层级需要为员工提供定期体检、健康咨询指导、健康教育及诊疗协助。

3. 治后防并发症、防残　三级预防亦称临床预防。三级预防意在防止疾病并发症或伤残和促进功能恢复，提高生存质量，延长寿命，降低病死率。主要采取对症治疗和康复治疗，对症治疗可以改善症状、减少疾病的不良反应，防止复发转移，预防并发症和伤残等。对已丧失劳动力或伤残者提供康复治疗，促进其身心早日康复，使其恢复劳动力，争取病而不残或残而不废，保存其创造经济价值和社会价值的能力。企业应该为员工建立面向深度医疗的转诊网络，以满足不同员工的医疗保障需求。

第三节　办公室场所（重要岗位）人员的健康管理

一、办公室场所人员的职业特点与健康影响因素

（一）办公室场所人员的概念

组织行为学为其所作的定义：身居重要岗位，能够对组织制订目标和实施目标的全过程产生重大影响的人。

（二）办公室场所人员的职业特点

在当今社会，工作与生活节奏加快，科学技术发展日新月异。办公室场所人员作为一个特殊的角色群体，要在人才、技术竞争激烈的情况下保持个人在其职务领域中形成的优势，面临的是一种持续的挑战。

办公室场所人员的工种和岗位多种多样，职务和职位千差万别，工作性质和工作方式各有不同，但也具有一定的共性，主要有以下几个方面的特点。

1. 更重的责任与工作压力　办公室场所人员肩负着党政机关要职，其职务和地位决定了他们具有比普通人群更重的权利和社会责任，同样也要承担更大的职业风险。为适应与时俱进的工作环境，面对不断更新的理念和知识，心理压力远高于普通人群。

2. 脑力劳动强度大　办公室场所人员承担着组织、决策、协调、监督等职能，工作繁杂，在组织中常起主导作用，因此经常需要付出高于常人的高强

度脑力劳动。

3. 心理紧张程度高　办公室场所人员因工作繁杂、职业压力较大、需要其作出决策的时效性较高，要求必须保持相应的紧张度。办公室场所人员的心理紧张已成为其职业性的一种心理状态。

4. 平均工作时间长　办公室场所人员的工作性质决定了他们在处理重要公务、应急事件和参加社交活动中需要付出更多的时间和精力，加班加点、延长工作时间多为常态。

5. 社会环境压力大　中国社会正处在百年未有的大变革中，由于社会经济快速发展与体制机制改革滞后的矛盾，办公室场所人员需要沟通、平衡、协调复杂的人际关系，也需要应对和处理各种复杂的社会关系。

（三）办公室场所人员的健康影响因素

人体的健康状况和寿命是多种因素相互作用的结果。据统计，办公室场所人员的健康问题主要表现为慢性病高发、低龄化且控制不理想；健康危险因素普遍存在且多因并存；心理疾病及心理问题高发。办公室场所人员健康影响因素主要有以下内容。

1. 压力因素　现代社会压力无处不在，紧张已成为现代人的共同特征。长期过大的工作压力使紧张、冲突、焦虑、抑郁等负面情绪增加，办公室场所人员更是如此。长期的精神紧张状态如不能及时调节，就会出现心理失调，进而导致生理功能失衡，神经、内分泌系统功能失调，机体免疫功能下降等。

2. 生活方式因素

(1)膳食结构不平衡：据统计，办公室场所人员普遍存在膳食结构不平衡或饮食不规律的问题。不良饮食习惯，如高盐、高糖、高脂肪、高热量食物摄入过多，蔬菜水果摄入不足，导致超重、肥胖、高血压、高血糖、高脂血症、脂肪肝、高尿酸血症等慢性病或慢性病危险因素普遍存在。偏食、食物摄取品种单一或暴饮暴食，加之多种原因导致饮食不规律，常常导致胃肠功能紊乱而影响健康甚或诱发多种疾病。

(2)身体活动不足：办公室场所人员的工作性质多为长时间伏案、静坐少动，因而缺乏规律的体育锻炼，运动量普遍不足。

(3)不良行为习惯：办公室场所人员作息时间不固定，生活不规律，加之自身存在诸多不良行为习惯，长此以往，就会干扰人体正常的生物钟，使机体功能紊乱而影响健康。常见的不良行为习惯有过量饮酒、长期吸烟、过度疲劳、起居不规律、加班熬夜致长期睡眠不足等。

3. 人际关系因素　办公室场所人员人际交往广泛，但随着社会生活日益复杂化和多变性，人与人之间的情感交流日益缺乏，交往趋于表面化、形式化和物质化。长期缺乏亲密的社会关系和友谊，会使其表现出无聊感、无助感或烦恼感。

4. 环境因素　办公室内外的噪声污染、光污染、电磁污染、水污染及大气污染等会对人体的心血管系统和神经系统产生不良影响。房间封闭、办公场所过于狭小等，可导致空气中负氧离子浓度降低。长期处于这种环境，人体血液中氧浓度和组织细胞对氧的利用率就会降低，进而影响组织细胞的正常生理功能，还易使人出现心情郁闷、烦躁等心理问题。

5. 遗传因素　现代医学认为，人类的健康和大多数疾病都与基因有直接或间接的关系，都有其相关的致病基因或易感性基因存在，疾病的发生是基因与内外环境相互作用的结果。人的心理、行为，除受社会生活支配和家庭内外环境影响外，还会受到亲代遗传因素的影响。

二、办公室场所人员健康管理的意义与策略

（一）开展办公室场所人员健康管理的意义

1. 健康是办公室场所人员履行职责、实现社会价值的基础和前提　办公室场所人员是党和国家的宝贵财富，是国家的重要管理人才和栋梁之材，在其职业生涯中，他们所承担的职务、责任、压力等要求其必须拥有健康的体魄和心理，才能更好地履行职责、成就事业、幸福生活。

2. 做好办公室场所人员的健康管理，是减少疾病风险、提高工作效率的重要保障　办公室场所人员是党的事业不可缺少的重要人力资源，是组织和团队的领头人。他们的健康对组织的工作质量与效率具有重要意义。

3. 做好办公室场所人员的健康管理，是维护和促进经济发展、构建和谐社会的需要　办公室场所人员是国家党政机关管理公共事务的中坚力量，通过有效的健康管理，使其具备良好的身体素质和心理素质，才能充分发挥其主观能动性和创造性，积极投入到国家的改革和建设中，维护和促进经济发展，确保社会安定和谐。

（二）办公室场所人员健康管理策略

1. 群体管理与个体管理相结合　办公室场所人员的健康影响因素众多，在健康管理中要分清共性与个性问题。通过群体健康教育、指导培训解决大家普遍存在的健康问题，鼓励共同参与；通过个体面对面或远程咨询、一对一指导解决个体特有的健康问题。两者结合，有助于提高健康管理效果。

2. 全人群策略与高危人群策略并重　既要重视高危人群的健康管理，也要关注全人群的健康促进，动员大家广泛参与。

3. 依据岗位特点分级分层管理　办公室场所人员工种、岗位的多样性，职务、职位的多变性，工作性质、工作方式的不同及个体基础健康状况的差异性决定了其健康问题的复杂性，也影响着健康管理的依从性。在实施健康管理的过程中需要区别对待，综合考虑岗位特点、工作状态、个人健康状况、健康素养等多重因素，分级分层制订各具针对性的健康管理方案，精准管理。

4. 促进和支持自我健康管理，示范引领　办公室场所人员是一个特殊的社会群体，是社会生活事务的管理者，其健康问题不仅是个人问题，还会对社会造成一定影响，即具有一定的社会示范引领效应。因此，在健康管理过程中，强调提高办公室场所人员自我健康管理的意识，适时教授相关健康管理的知识和技能，提高自我健康管理能力，在改善个人健康的同时，对改善、维护、促进组织机构内外群体健康水平具有积极的示范引领作用，可以起到事半功倍的效果。

5. 强化生活方式管理　办公室场所人员的健康影响因素之一，即普遍存在不健康的生活方式。要想从根源上改善健康状况，提高健康水平，就必须从生活方式入手，精细指导。从日常生活的“一食一动”做起，强化生活方式管理，帮助办公室场所人员摒弃不良的生活习惯、行为和嗜好，培育健康文明的生活方式。在此基础上，借助健康管理培训班、单位年度职业培训或疗、休、养制度等进行群体集中管理，鼓励办公室场所人员参与互动，实地体验。

6. 提高健康素养，健康教育贯穿全程　长期以来，由于缺乏系统规范的国民健康教育体系，特别是进入职场后，健康教育几乎是空白，进而导致办公室场所人员的文化素养虽然普遍较高，但健康素养普遍较低，健康意识薄弱，健康知识匮乏，存在诸多健康保健方面的认识误区，遵医嘱程度和服药依从性低。这也是许多办公室场所人员英年早逝、多种慢性病高发或健康危险因素普遍存在的重要原因之一。办公室场所人员不仅面临着与普通人群相同的健康问题，还面临来自工作环境中的职业健康危害。有针对性地开展这类全面、系统、持续的健康教育，不断提升健康素养尤为重要且迫切，具有投入少、社会效益大的特点。

7. 注重精神健康与心理调适　办公室场所人员的职业特点导致他们要承受更多来自单位体制机制、工作任务、家庭期望、自身人格等多方面挑战，极易产生心理问题，乃至发展成心理疾病。常见的心理问题：因升迁问题导致急性心理障碍、抑郁症和焦虑症；因不适应工作内容和环境患上社交恐惧症等。而在产生心理问题时，90% 以上的人不会主动去看心理医生、寻求家人或朋友的帮助。调查发现，办公室场所人员的孤独感和不安全感比一般群体更强烈。因此，及时发现并积极有效地帮助其适时进行心理调适，缓解各种压力，保持心理健康至关重要。

三、办公室场所人员健康管理的主要内容

（一）建立个体和群体的健康档案

建立个体和群体的健康档案是办公室场所人员健康管理的第一步，是开展后续健康管理的重要依据。健康档案包括个人一般信息、健康问卷调查和健康体检获得的健康信息。

（二）年度个体化健康体检与健康风险评估

1. 年度健康体检　健康体检是健康管理的龙头和基础。目的是了解健康状况，评估健康风险，提供管理依据，明确管理目标。

(1) 定期、定点，突出适宜性：定期、定点、个体化的健康体检是做好健康管理的前提。办公室场所人员每年的健康体检场所和时间宜相对固定，以保障健康档案的连续性。健康体检项目的设定应考虑不同的职业、岗位特点，具有针对性，不能千篇一律，以适合为宜。

(2) 中西医测评手段并用：在健康体检中，注重中西医健康测评手段并用，有利于更全面地掌握个体和群体的健康状况。可在常规体检基础上加做中医健康状态测评项目，如中医体质辨识、中医经络测评、红外热成像检测等。

(3) 群体体检项目的设定应兼顾共性与个性：健康体检项目一般分为基本项目和备选项目。在

设定时依据经费情况可以按照3~5年为一个周期安排体检项目。一是关注共性，保证血压、血糖、血脂、体重等基本项目年年检，以便逐年对比分析，掌握健康变化趋势；二是兼顾个性，依据个体差异因人而异，每年在备选项目中结合自身健康状况自选若干项，适时调整，既提高性价比，又体现个性化。

(4)疾病、健康风险测评与综合健康状况测评相结合：健康体检除基本项目必检外，针对办公室场所人员存在的健康风险和慢性病风险，可选择专病专科系列风险筛查项目，如癌症、心脑血管疾病、代谢性疾病、心理疾病及各种慢性病风险筛查、综合健康状况测评，包括健康体适能测评、综合心理健康测评等。

2. 健康风险评估

(1)健康风险评估的作用

1)找出健康风险：看起来健康且没有症状的人，也可能具有未来发病或导致死亡的潜在风险，通过评估能够找出健康风险因素。

2)控制健康危险因素：依据评估结果，可有的放矢地控制危险因素，进而预防或降低致病或死亡的可能性，达到预防或延迟发病的效果。

3)提高健康管理依从性：通过健康风险评估，可增加个人改善健康的动力、提高参与健康管理的依从性。研究显示，健康风险评估有助于被评估对象采取积极的健康改善行动，50%以上的被评估对象自此开始关注和积极参加健康促进活动；多数被评估对象会将评估结果作为自我督促的手段。

(2)健康风险评估的主要内容

1)按内容分类：主要包括一般健康风险评估、慢性病风险评估、健康状态评估等。

2)按功能分类：可分为健康状况评估、疾病风险评估、生活质量评估、行为方式评估、身体活动评估、营养膳食评估和精神压力评估等。

3)健康风险评估的重点：办公室场所人员的职业特点导致其更易出现心理问题或心理疾病。影响其心理健康的因素众多，主要有激烈的职场竞争、复杂的人际关系、较重的心理压力、不良的个性特征、严重的失意和挫折等。常见的心理问题有抑郁、焦虑、偏执、人格冲突等。因心理问题躯体化会导致诸多机体不适症状，常见症状有记忆力减退、疲劳感、头痛及颈腰背痛、睡眠障碍等，其严重影响办公室场所人员的工作效率、职业幸福感及生活质量。因此，定期对办公室场所人员的心理健康进行评估十分重要。

(三)慢性病和高危人群的健康监测与干预

1. 慢性病和高危人群的健康监测

(1)针对检出的慢性病和高危人群，设专门部门、专人进行定期追访，并借助可穿戴设备对相关健康指标，如体重、血压、血糖、心率等进行监测。

(2)借助短信、社交软件、电话、视频等多种方式了解个体或群体饮食、运动、用药等情况和自我健康管理进展；反馈相关监测信息；推送健康科普知识、督促复查；开展面对面或远程指导咨询。

2. 慢性病和高危人群的健康干预

(1)健康干预计划

1)依据健康体检与健康风险评估结果，制定群体或个体的健康干预方案。

2)健康干预方案分为长期方案或阶段性方案，健康管理目标分为近期目标和远期目标。

3)在周期性管理中进行效果跟踪，定期根据实际效果调整和优化健康干预方案。

(2)健康干预主要内容

1)生活方式干预：生活方式干预是基础，心理调适是重点。主要包括平衡膳食、科学运动、合理用药、心理调适、中医养生、纠正日常不良行为习惯等。

2)慢性病风险管理：针对存在的慢性病危险因素，如血压偏高、糖耐量受损、超重、过量饮酒、吸烟等进行系统、规范、持续的健康管理。

3)常见慢性病管理：针对办公室场所人员高发的慢性病，分级分类进行专病管理，如肥胖、高血压、糖尿病、高脂血症、脂肪肝、高尿酸血症等。

(3)健康干预方式

1)医生与被管理者互动参与，举办线上线下群体系列的健康科普讲座、体检后解读体检报告。

2)多学科专家(包括临床、营养、运动医学、中医养生、精神心理等)定期面对面或远程开展个体健康咨询指导。

3)专业人员指导单位餐厅合理膳食，提供营养配餐；在健康小屋或健身场馆指导科学运动。

4)定期复查相关健康指标，评估健康管理效果，并依据健康状态变化情况适时调整健康干预方案。

(4)健康教育与健康促进

1)利用年度职业培训、集中疗养、党校学习等机会开展健康教育。

2)健康管理机构与党政机关事业单位建立长期联系，定期上门进行健康科普讲座和健康咨询与指导。

3）定期发放健康科普书籍或资料。

4）通过手机短信、社交软件或专业网站客户端发送健康知识、教授自我健康管理技能，推广融入中医治未病理念的健康工作和生活方式。

（5）健康管理效果评价

1）健康危险因素控制情况：通过观察常见健康危险因素，如体重、血压、血脂、血糖等指标，对比健康干预前后的变化和差异，了解服务对象健康危险因素的控制情况，以降低或消除健康风险为评价指标。

2）常见慢性病控制情况：针对常见慢性病，依据不同情况，定期（如 1 个月、3~6 个月、一年或连续数年）追踪随访，进行动态管理。了解个体或群体慢性病相关指标控制情况，以提高控制达标率为评价指标，总结干预的有效性。

3）健康素养和身体素质变化情况：通过相关问卷调查和健康测评，评价个体或群体健康素养是否提高，身体素质有无改善。

四、办公室场所人员健康管理模式与基本要求

（一）办公室场所人员健康管理模式

1. 健康管理模式的确立原则　坚持“零级预防”，以健康为中心，以“防大病、管慢性病、促健康”为核心，将临床医学与预防保健、医疗与非医疗手段紧密结合，中西医并用，多学科参与开展健康管理。

2. 健康管理服务模式　构建集健康信息采集、中西医健康体检、健康和健康风险评估、疾病风险预警、检后追踪监测、慢性病与慢性病高危人群管理、生活方式干预、疗养康复、健康教育与健康促进于一体的全方位、规范化、系统化、精准化、连续性的健康管理服务模式。该模式以健康体检为龙头，各环节依次进行，环环相扣，紧密联系。

（二）办公室场所人员健康管理的基本要求

1. 健康管理措施制度化

（1）建立健康管理组织框架和保障制度：办公室场所人员的健康管理需要制度、政策作保障。在组织架构上，依据单位实际可设专管部门或安排专人负责。健康管理机构应帮助各相关单位建立适宜的健康管理（含健康体检）制度，指导并督促出台有利于改善和促进健康的政策措施。如创建健康食堂或健康餐厅、评选“健康达人”并适时给予奖励等。

（2）设置相应的健身场所与设施：配合开展日常健康管理工作，在健康管理机构的指导下，工作场所应设置相应的健身活动场所，配备一定数量简便易操作的健身器械，如建立智慧型健康小屋、健身步道等。鼓励、指导办公室场所人员长期参与各种有利健康的运动。

（3）建立健康教育与健康促进长效机制：建立针对办公室场所人员的健康教育体系，包括健康教育场地、展板、信息传播平台等，定期开展多种形式的健康教育与健康咨询指导，不断提高其健康意识和健康素养，培育健康文化，支持员工率先树立健康形象。

（4）建立满足健康管理需求的信息支持系统　健康管理的诸多环节需要建立可满足需求的信息支持系统，信息化水平直接关系到健康管理的效果。借助信息化平台，建立完整、连续的健康档案；开展远程健康教育、健康咨询指导；监测健康指标、汇总分析健康体检数据等。

2. 健康管理流程规范化　将健康管理流程分为体检前、体检中、体检后三部分，并分别纳入相应的内容，从而形成完整的规范化的健康管理体系。

（1）体检前：健康问卷调查 + 建立健康档案 + 个性化健康体检套餐。

（2）体检中：综合健康评估 + 现场健康咨询 + 健康讲座 + 营养膳食、有氧运动等实地指导体验。

（3）体检后：健康信息汇总 + 疾病风险预警 + 体检报告解读及健康指导 + 慢性病及健康危险因素管理 + 绿色就医通道 + 生活方式管理 + 定期追踪监测。

3. 健康管理手段多样化

（1）健康管理机构内的系列健康管理：是做好健康管理的基础，经过客户亲身实地体验，建立互信，为后续服务打好基础。

（2）延伸至单位的健康管理：办公室场所人员工作繁忙，个体健康需求各有不同，将健康管理送到工作场所，开展健康科普讲座、指导食堂营养配餐和科学健身，开展示范健康食堂和健康餐厅建设，进而提高健康管理的依从性，提升健康管理实效。

（3）延伸至家庭、家属参与的健康管理：鼓励家属互动参与办公室场所人员的健康管理，培养身边的健康管理员，将健康管理延伸至家庭，塑造自主自律的健康行为，使家庭中的生活起居融入健康元

素，管理一人，全家受益。

(4) 运用互联网开展健康管理：推动“互联网＋健康医疗”，充分发挥网络平台作用，线上与线下、远程与面对面相结合，利用互联网开展职业健康管理。健康管理中的健康咨询指导、健康指标监测、远程会诊、健康知识传播、健康技能教授、量化营养运动管理等均可借助网络平台开展。运用互联网开展健康管理，扩展了健康管理的实施空间，提高了健康管理的性价比。

4. 办公室场所人员健康管理的实施原则

(1) 自愿参加的原则：在针对个体的健康管理过程中，健康管理的依从性决定健康管理的效果。坚持自愿参加的原则，对有效实施健康管理至关重要。

(2) 信息保密的原则：办公室场所人员的健康档案信息既涉及个人隐私，作为群体也属保密范畴，未经许可，提供服务的工作人员应依法依规严守保密规定，不得泄露。

(3) 适宜人群中应用的原则：办公室场所人员群体特殊，职业特点突出，针对其群体的健康管理，应依据不同健康状况分为不同的目标人群，做好前期调研，选择适宜人群开展工作。

（韩 萍 章滨云）

参考文献

1. 刘视湘. 社区心理学 [M]. 北京: 开明出版社, 2013.
2. 吴宗之. 职业安全卫生管理体系试行标准应用指南 [M]. 北京: 气象出版社, 2000.
3. 吴瑾, 杜兵. 职业人群健康管理的实践与建议 [J]. 中华健康管理学杂志, 2014, 8 (1): 67-68.
4. 杨旭, 赵春香, 李建国, 等. 职业人群健康素养研究进展 [J]. 中华劳动卫生职业病杂志, 2017, 35 (7): 557-560.
5. 姜梅, 闫焱, 董静, 等. 企业医院开展职业人群健康管理模式探讨 [J]. 中华健康管理学杂志, 2012, 6 (6): 425-427.
6. 马俊, 向亚利, 古灿, 等. 智慧型健康小屋在正常高值血压职业人群血压管理中的应用效果 [J]. 中华健康管理学杂志, 2021, 15 (01): 49-52.
7. 白书忠, 田京发, 吴非. 我国健康管理学的发展现状与展望 [J]. 中华健康管理学杂志, 2020, 14 (5): 409-413.
8. 陈晓容, 陈波, 颜流霞, 等. 职业人群的身体活动模式特征分析 [J] 中华健康管理学杂志, 2016, 10 (2): 143-144.

第六章 中小学校健康管理

第一节 学校健康管理的内容

一、学校健康管理概念与实施步骤

（一）学校健康管理的概念

1. 广义的学校健康管理 是以学生的健康需要为中心，通过健康促进、健康监测和常见疾病预防，将教学过程和健康教育融为一体进行管理，积极动员学校、家长和学校所属社区内所有成员的共同努力，创造安全健康的学习环境，提供合适的健康服务，让家庭和更广泛的社区参与，共同促进学生健康。

2. 狭义的学校健康管理 是从在校学生的特定健康问题，如吸烟、网络成瘾、缺乏体力活动、膳食不均衡、精神压力大及过早的性行为等方面出发，收集信息、评估风险，制订相应的健康干预计划，并以开展生活技能教育、健康教育和健康促进为主要途径，消除学生不良行为习惯和生活方式的工作过程。

（二）学校健康管理的实施

学校的健康管理主要包括以下三个部分。

1. 收集健康信息，建立档案 通过体质监测和健康体检等方式收集学生的健康信息，为他们建立健康档案。健康信息包括个人一般情况（性别、年龄等），健康状况和疾病家族史，生长发育基本情况（人体形态、功能、生理、生化、内分泌及心理、行为等指标），生活方式等。县级以上教育主管部门应当按照规定将学生体质健康水平纳入学校考核体系。

2. 生长发育评价与健康风险评估 根据健康信息，对学生生长发育水平和健康状况进行群体和个体的评价，分析其存在的主要身心问题及影响因素（如近距离用眼行为、日间户外活动减少）。通过问卷调查与定性访谈，确定学生的需求重点，即优先管理（干预）项目。在此评估的基础上，为群体和个人制订健康促进计划，以那些可以改变的或可控制的指标为重点，提出健康改善目标，提供行动指南以及相关的健康改善板块。

3. 健康干预 在前两部分的基础上，进一步分析学生的生长发育、疾病与健康、健康需求、学校服务、政策和环境状况、可干预的有利和不利的因素，实施优先管理（干预）项目。学校应当利用多种形式实施健康教育，普及健康知识与技能，提高学生主动防病的意识，培养学生良好的健康行为习惯，减少、改善学生近视、肥胖等不良健康状况。

二、学校健康管理内容

从儿童到青少年年龄跨度较大（从小学开始直到高中），各时期生理、心理特征变动比较明显，学生及学生家长的健康需求和学校卫生问题各有不同，因此有必要明确各阶段学校健康管理工作的侧重点，将健康教育课程教学与创建安全健康的学习环境有机结合，提高对学生群体健康管理服务的针对性。其内容主要包括以下六个方面。

（一）学生生长发育

除营养、疾病、体育锻炼、生活制度、环境污染等因素影响生长发育外，家庭生活质量、学校人际关系、亲子情感联结和社会变革也是重要的影响因素。健康管理工作内容包括开展生长发育调查资料的收集、整理和分析以及针对个体和群体的生长发育进行评价。健康管理中资料收集的内容包括身体测量、人体诊查、体力测试、心理社会测验、问卷调查、生理和生化功能检测等。

（二）学生合理营养

学校应当根据卫生健康主管部门发布的学生餐营养指南等标准，针对不同年龄段在校学生营养健康需求，因地制宜引导学生科学营养用餐。管理内容包括：不同年龄组合理营养与膳食安排，营养食谱的制订与评价，学生易患的营养缺乏病的预防，学生的特殊营养需求，如考试、体育运动和郊游时的营养需要。有条件的中小学校应当每周公布学生餐带量食谱和营养素供给量。

（三）学生意外伤害与常见疾病防治

开展对诸如吸烟、酗酒、滥用药物、意外事故、暴力伤害、自杀、不良生活方式、网络成瘾等健康危险行为的预防和监测。研究各种急慢性传染病和集体食物中毒的发生、消长规律，建立学校应急反应机制。针对学生常见的沙眼、肠道蠕虫感染、近视和远视、龋齿和牙齿疾病、缺铁性贫血、肥胖等健康问题，开展筛查、诊断和防治。开展对原发性高血压、糖尿病、高脂血症等疾病的早期预防。

（四）学生心理健康

针对各年龄段学生的各种常见心理、情绪和行为问题，研究其发生、发展与个体心理素质、自然人文环境、社会变革因素间的关系。开展学校心理教育，依托心理咨询室，提供有关改进学习能力和社会交往、情绪宣泄，以及消费、择业、休闲活动等方面的心理指导，提高学生的自我保健能力。

（五）教育过程健康管理

学校应当按照规定开设体育与健康课程，组织学生开展广播体操、眼保健操、体能锻炼等活动。对学生在接受课程、体育和劳动教育过程中出现的各种问题进行管理，提出具体的健康措施。管理重点包括学习中脑力工作能力的变化规律和影响因素，根据功能素质的发育特点来合理组织体育课和课外体育活动，预防和处理运行性创伤。从工种选择、劳动负荷和劳动制度等角度来合理安排劳动教育等内容。教师不得“拖堂”或提前上课，保证学生每节课间休息时长并进行适当身体活动，减少静态行为。

（六）青春期和性健康教育

需要向学生传播的教育内容包括青春期生理特点，青春期心理特点，性教育和艾滋病、性病的预防等。通过生理卫生课、同伴教育、主题班队会等形式，让学生了解自己的身心特点，坦然面对青春期的“烦恼”，并避免过早性行为以及非意愿妊娠对身心造成的伤害。

第二节　中小学校健康体检实施

健康体检是学校健康管理过程中获取健康相关信息的重要手段，也是疾病和身体缺陷筛查、保障学校学生健康的重要举措。除新生入学体检外，还包括每年1次的常规健康体检和健康档案的建立与更新。

一、中小学生健康体检组织管理

由学校组织开展的，在校中小学生的健康体检工作，县级以上地方人民政府教育行政部门负责组织管理本地区中小学生健康体检工作。县级以上地方人民政府卫生健康行政部门负责组织、协调辖区内医疗卫生机构承担中小学生健康体检工作，指导医疗、疾病预防控制中心等机构加强对学生健康体检数据的分析利用，做好相关疾病的防治工作，维护学生身体健康，推进学校卫生与健康教育工作。中小学校负责本校学生健康体检的组织实施。开展健康体检服务的医疗卫生机构（包括教育行政部门所属的区域性中小学卫生保健机构，以下简称“健康体检机构”）负责配合相关部门开展中小学生健康体检工作。

二、健康体检基本要求

1. 体检频率　中小学校每年组织1次在校学生健康体检。

2. 体检场所　健康体检场所设置在医疗卫生机构内或学校内。设置在学校内的体检场所，应当符合《健康体检管理暂行规定》中关于外出健康体检的有关要求。

3. 措施与流程　中小学校、健康体检机构应当共同落实传染病防控措施，共同制订、执行现场体检流程，排查隐患，保证体检安全有序进行。

4. 设施调试　健康体检机构调试必备体检设施，检查方法符合国家、行业或地方规定的方法或标准，并定期校准。

5. 法律法规与技术规范　健康体检机构严格执行健康体检安全和质量管理的法律、法规、规章、检查技术规范。

三、健康体检内容

(一) 询问既往疾病史

(二) 体检项目

1. 基本项目

(1) 形态指标检查：身高、体重、腰围、臀围。

(2) 内科检查：心、肺、肝、脾，血压，肺活量。

(3) 外科检查：头部、颈部、胸部、脊柱、四肢、皮肤、淋巴结。

(4) 耳鼻喉科检查：听力、外耳道与鼓膜、外鼻、嗅觉、扁桃体。

(5) 眼科检查：眼外观、远视力、屈光度。

(6) 口腔科检查：牙齿、牙周。

(7) 实验室检查：①血常规；②丙氨酸氨基转移酶；③结核分枝杆菌感染检测(入学体检已测过的可以不测)。

2. 可选择项目　如眼位、色觉、外生殖器、胆红素等。各地卫生健康行政部门应当会同当地教育行政部门根据实际情况，在保障基本项目的基础上，可以适当增加其他可选择项目，制定本辖区内中小学生健康体检项目目录。

四、健康体检结果反馈与健康档案管理

(一) 个体健康体检结果反馈

健康体检机构在学生及其监护人知情同意的前提下，以个体报告单形式向学校反馈学生个体健康体检结果，并由学校向学生及其监护人反馈。

(二) 汇总报告单反馈

健康体检机构分别以学校汇总报告单、区域学校汇总报告单形式向学校和区域教育行政部门反馈学生健康体检结果。

(三) 健康体检报告单内容

1. 个体报告单内容　应当包括学生个体体检项目的客观结果、对体检结果的综合评价以及健康指导建议，超重、肥胖、营养不良、脊柱弯曲异常、视力不良、龋齿须作为指导的重点。

2. 学校汇总报告单内容　应当包括学校不同年级男女生的生长发育水平，营养状况分布，脊柱弯曲异常、视力不良、龋齿、缺陷检出率，不同年级存在的主要健康问题以及健康指导建议。

3. 区域学校汇总报告单内容　应当包括所检查学校学生的总体健康状况分析，包括生长发育、营养状况分布，视力不良、龋齿、缺陷检出率以及健康指导建议。

(四) 健康体检报告单的反馈时限

个体报告单应当于体检结束后 2 周内反馈；学校汇总报告单应当于体检结束后 1 个月内反馈；区域学校汇总报告单应当于体检结束后 2 个月内反馈。

(五) 学生健康档案管理

1. 学校和教育行政部门应当将学生健康体检结果纳入学校档案管理内容，建立落实学生健康体检资料台账管理制度，有条件的地区可以建立电子化健康档案；根据学生健康体检结果和健康体检机构给出的健康指导建议，研究制定促进学生健康的措施，有针对性地开展促进学生健康的相关工作。

2. 教育行政部门应当对出现健康问题的学生建立档案并随访。重点围绕超重、肥胖、营养不良、脊柱弯曲异常、视力不良、龋齿等健康问题开展工作。

此外，国家卫生健康委员会和教育部印发的《中小学生健康体检管理办法》还对健康体检机构资质、体检质量控制与感染管理、信息管理与安全以及健康体检经费与管理工作做了相应要求。

第三节　中小学校健康干预方法

一、学校健康干预内容

学校健康干预是学校教育的一部分，学校管理者应以大健康观为指导，全面、统筹思考学校的健康管理工作，应将健康教育教学、健康环境创设、健康服务提供有机结合，为学生实践健康行为提供支持。学校健康干预主要包括四个方面的内容。

(一) 学生疾病管理

1. 疾病预防控制中心　统计学生健康管理工作数据，对学校卫生管理和学生健康状况做全面评价，发现并分析影响学生健康的问题，及时调整健

康干预重点及方向，依托学生电子健康档案，建立有效的医校联动学生健康管理模式。

2. 学校　配合卫生专业机构开展促进校内卫生保健工作的各类调查、活动和突击工作，配合疾病预防控制中心开展预防性接种、预防性服药。学校应当配备专（兼）职营养健康管理人员，做好膳食营养知识宣传教育。发生传染病需要做到早发现、早报告、早隔离、早治疗、早消毒处理，并严格执行复课前诊检制度。

3. 校园医生　参与学校体检工作，对体检中发现的营养不良、贫血、肥胖（超重）、伤害、龋齿、新发视力低下等情况的学生及时给出指导和转诊建议。掌握学校内学生伤害发生、因病缺课、因病就诊、计划免疫情况，对聚集性就诊病例进行预警，需要补种疫苗的学生进行预约。对疾病学生（营养不良、贫血、低视力、伤害、肥胖、超重、重点传染病等）开展建卡随访管理工作，提供治疗、干预、保健和康复等服务。

（二）生活技能教育

通过生活技能训练，进行预防青少年吸烟、性行为和少女怀孕、自杀、饮酒、吸毒和校园暴力等问题行为的健康教育，培养学生的自我认识、同理、有效交流、人际关系、调节情绪、缓解压力、创造性思维、批判性思维、决策和解决问题这10种能力。

生活技能教育有别于传统的教育模式，对教师来说，这项工作极富创造性和挑战性。从事生活技能的教学，应注意的原则：面对全体学生，以他们为主体，使他们积极参与到教学中；生活技能教育应从初中一年级开始，开始越早，效果越好；学校和教师应充分接纳学生的个人差异，以人为本，尊重学生的人格和权利；学校应注重对教师的培训；重视学校、家庭和社区相结合。

（三）心理社会能力干预

青春期身体加速发育，尤其是生殖系统迅速发育成熟，而心理和社会适应能力发展的相对推迟，容易在心理上引起骚扰和波动，形成复杂的青春期心理卫生问题，即出现青少年特有的生理失衡和由此引发的心理失衡病症——青春期综合征。表现出脑神经功能失衡，如注意力涣散、学习成绩下降、白天精神萎靡、夜晚大脑兴奋、难以入眠；性神经功能失衡，如性冲动频繁、难以用毅力克服、频繁手淫，卫生不洁使生殖器出现红、肿、痒、臭等炎症；心理功能失衡，如自卑自责、忧虑抑郁、烦躁消极、敏感多疑、缺乏学习兴趣，逃学、离家出走，甚至自虐、轻生等现象。

学校应建立青少年行为指导中心，开展对青少年友好的健康咨询和青春期行为指导服务。将健康教育作为一个系统工程，纳入学校的日常教学，加强师资力量，设置课程，加大师资培训力度，构建环境温馨的“心理咨询室”，完善接待制度、教师工作守则、热线电话接听程序，健全《班级心理辅导记录》《与家长沟通记录》《团体心理辅导记录》《建议案》《心理咨询台账》等档案，严格按《心理健康教育活动方案》《心理咨询原则》等工作要求来加强日常管理，并通过鼓励教师发表论文，采用国际成熟的心理咨询量表，规范教案书写等方式来提高学校心理咨询工作的科学性。

（四）学校健康促进

《中华人民共和国基本医疗卫生与健康促进法》第六章第六十八条明确要求“国家将健康教育纳入国民教育体系。学校应当利用多种形式实施健康教育，普及健康知识、科学健身知识、急救知识和技能，提高学生主动防病的意识，培养学生良好的卫生习惯和健康的行为习惯，减少、改善学生近视、肥胖等不良健康状况。” 我国学校健康促进工作有长期的实践基础，20世纪90年代初期，原卫生部、国家教育委员会和全国爱卫会曾先后制定了《中小学生健康教育基本要求》和《学校健康教育评价方案（试行）》等有关条例，在大多数城市已经开设了学校健康教育课程。全国爱国卫生运动委员会办公室也将学校健康教育作为国家卫生城市检查的重要内容之一。教育部于2008年12月印发《中小学健康教育指导纲要》（教体艺〔2008〕12号）提出中小学健康教育内容包括五个领域，即健康行为与生活方式、疾病预防、心理健康、生长发育与青春期保健、安全应急与避险。此外，根据儿童青少年生长发育的不同阶段，依照小学低年级、小学中年级、小学高年级、初中年级、高中年级五级水平，把五个领域的内容合理分配到五级水平中，分别为水平一（小学1~2年级）、水平二（小学3~4年级）、水平三（小学5~6年级）、水平四（初中1~3年级）、水平五（高中1~3年级）。五个不同水平互相衔接，完成中小学校健康教育的总体目标。

学校要通过主题班会、课外实践等形式开展经常性宣传教育活动。学科教学每学期应安排6~7

课时，主要载体课程为《体育与健康》，健康教育教学课时安排可有一定灵活性，如遇到小雨（雪）或高温（严寒）等不适宜户外体育教学的天气时可安排健康教育课。另外，小学阶段还应与《品德与生活》《品德与社会》等学科的教学内容结合，中学阶段应与《生物》等学科教育有机结合。对无法在《体育与健康》等相关课程中渗透的健康教育内容，可以利用综合实践活动和地方课程的时间，如在“中国学生营养日”开展节日宣传，办好营养与健康课堂，依托村（居）委会组织健康生活方式指导员、社会体育指导员向学生传授健康知识和技能。

围绕近视、肥胖、心理健康等学校内重点卫生健康问题，国家多部委先后发布多项指南、防控方案和专项行动计划等文件，具体内容如下。

1. 视力健康领域　2019 年国家卫生健康委员会发布的《儿童青少年近视防控适宜技术指南（更新版）》明确提出“天天户外 120，校内校外各 60”，即每天保证日间户外活动 120 分钟，分别落实在校内和校外，充分发挥课间 10 分钟、上下午各增加 30 分钟大课间、结伴同行上学（“健康校车”）等模式在近视防控中有积极作用。

2. 肥胖相关领域　2019 年教育部等三部委在《学校食品安全与营养健康管理规定》中提出，中小学应当建立集中用餐陪餐制度，加强对学生营养不良与超重、肥胖的监测、评价和干预，强调利用家长学校等方式对学生家长进行食品安全与营养健康相关知识的宣传教育，明确要求中小学、幼儿园一般不得在校内设置小卖部、超市等食品经营场所，确有需要设置的，应当依法取得许可，并避免售卖高盐、高糖及高脂食品。2020 年国家卫生健康委员会办公厅、教育部办公厅等六部门联合印发《关于印发儿童青少年肥胖防控实施方案的通知》（国卫办疾控发〔2020〕16 号），强调家庭、学校、医疗卫生机构和政府要共同承担起儿童少年肥胖防控责任，其中学校重点任务包括办好营养与健康课堂，改善学校食物供给和保证在校身体活动时间。方案中除设定了全国儿童少年肥胖防控目标外，还根据各地儿童青少年超重肥胖率现状将全国各省（区、市）划分为高、中、低三个流行水平地区，并分别设定了防控目标，其中高流行水平地区 12 个，分别是陕西省、北京市、吉林省、天津市、山西省、上海市、内蒙古自治区、辽宁省、黑龙江省、江苏省、山东省和河北省；中流行水平地区 11 个，分别是湖南省、甘肃省、浙江省、福建省、新疆维吾尔自治区、湖北省、安徽省、宁夏回族自治区、河南省、江西省和重庆市；低流行水平地区 8 个，分别是广西壮族自治区、海南省、云南省、青海省、广东省、西藏自治区、贵州省和四川省。

3. 心理健康领域　2023 年教育部等十七个部门印发《全面加强和改进新时代学生心理健康工作专项行动计划（2023—2025 年）》（教体艺〔2023〕1 号），强调随着经济社会快速发展，学生成长环境不断变化，学生心理健康问题凸显，设定了“健康教育、监测预警、咨询服务、干预处置‘四位一体’的学生心理健康工作体系更加健全，学校、家庭、社会和相关部门协同联动的学生心理健康工作格局更加完善”的工作目标，明确到 2025 年，配备专（兼）职心理健康教育教师的学校比例达到 95%，开展心理健康教育的家庭教育指导服务站点比例达到 60%。要求“以德育心、以智慧心、以体强心、以美润心、以劳健心”，五育并举促进心理健康；通过开设心理健康相关课程、发挥课堂教学作用、全方位开展心理健康教育，加强心理健康教育。行动计划中还对规范心理健康监测，完善心理预警干预，营造健康成长环境等方面提出了要求。

二、学校健康干预流程

对在校生开展健康检查和健康评估后，需要根据健康风险进行相应的健康干预。常见的学校健康干预工作包括对疾病的管理、健康教育、计划免疫、对因病缺课的管理和传染病管理五项内容，具体流程如图 9-6-1~ 图 9-6-5。近年来，儿童青少年近视问题得到广泛关注，已成为学校健康干预的重要组成部分，儿童青少年近视监测流程和中小学生视力屈光筛查转诊技术流程，如图 9-6-6 和图 9-6-7。

(一) 疾病管理工作流程

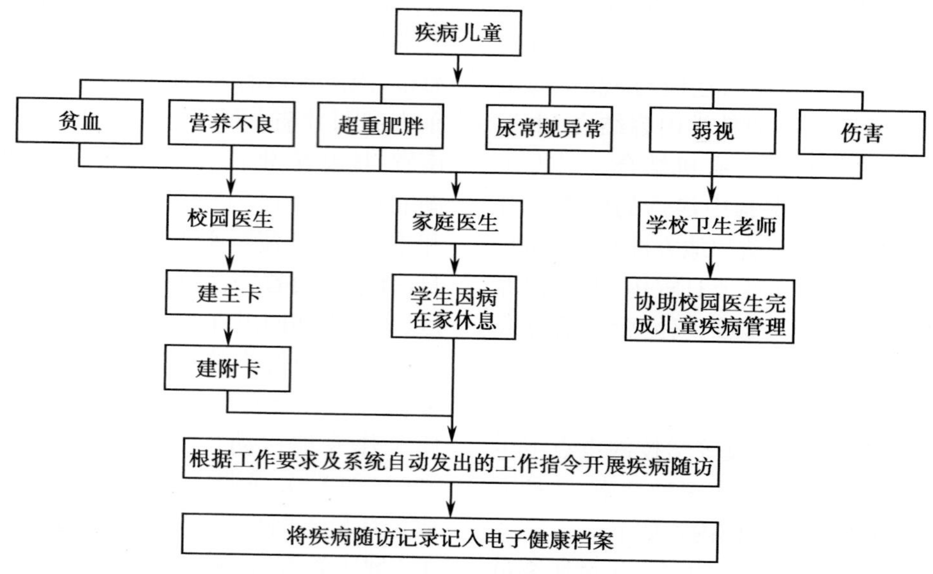

图 9-6-1 疾病管理工作流程

(二) 健康教育工作流程

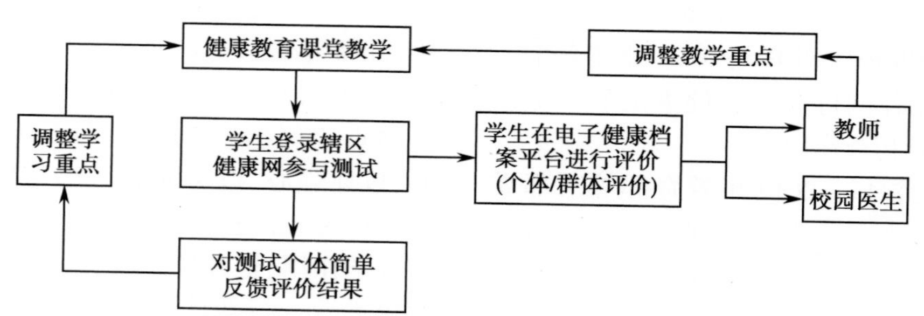

图 9-6-2 健康教育工作流程

(三) 计划免疫工作流程

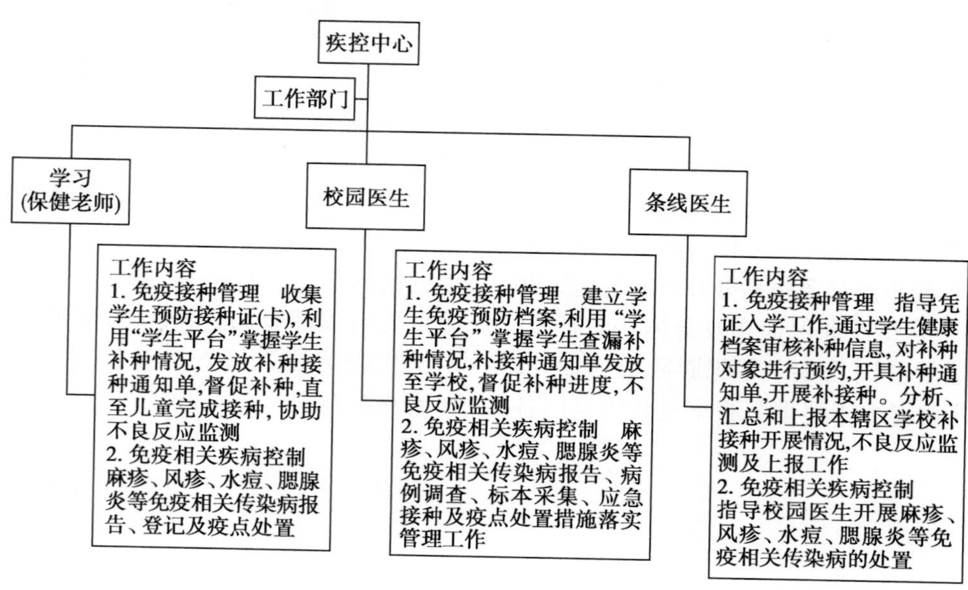

图 9-6-3 计划免疫工作流程

（四）因病缺课工作流程

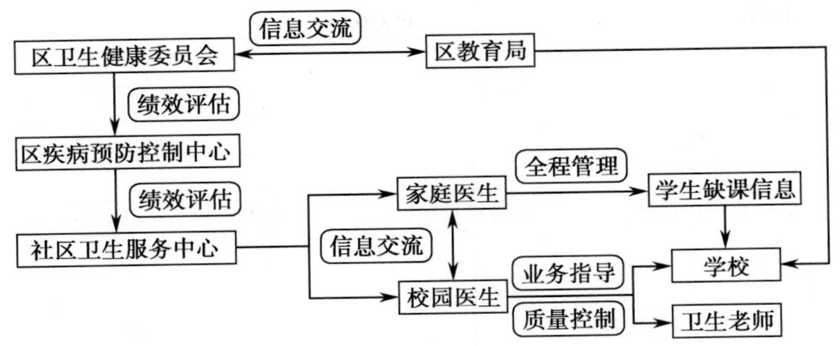

图 9-6-4　因病缺课工作流程

（五）传染病管理流程

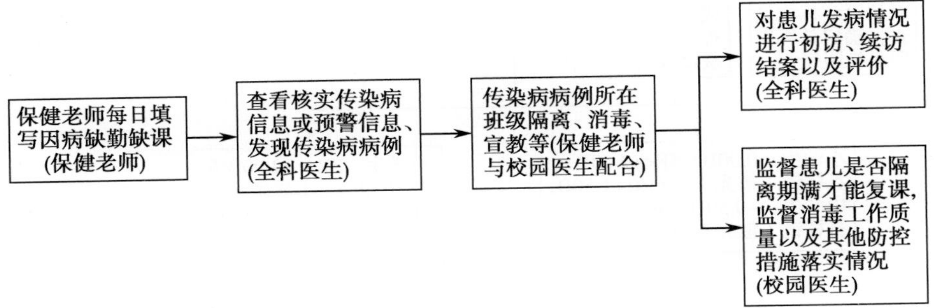

图 9-6-5　传染病管理流程

（六）中小学近视管理流程

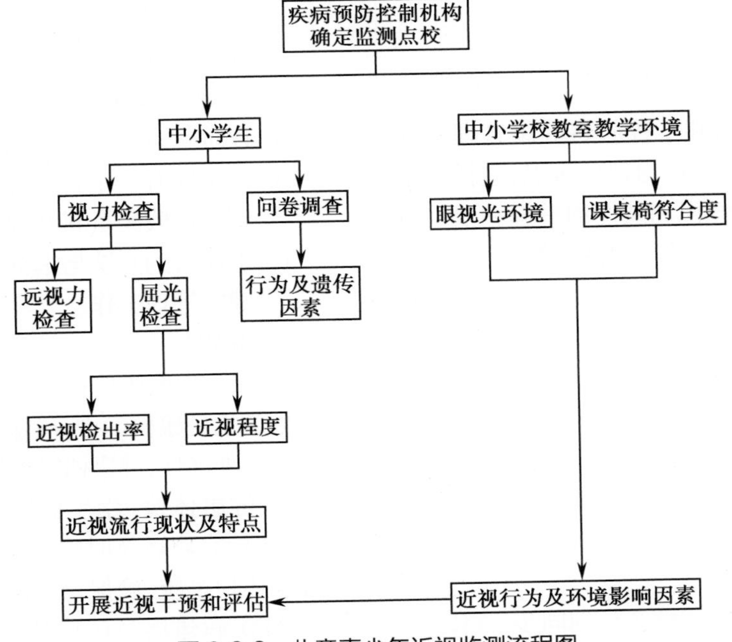

图 9-6-6　儿童青少年近视监测流程图

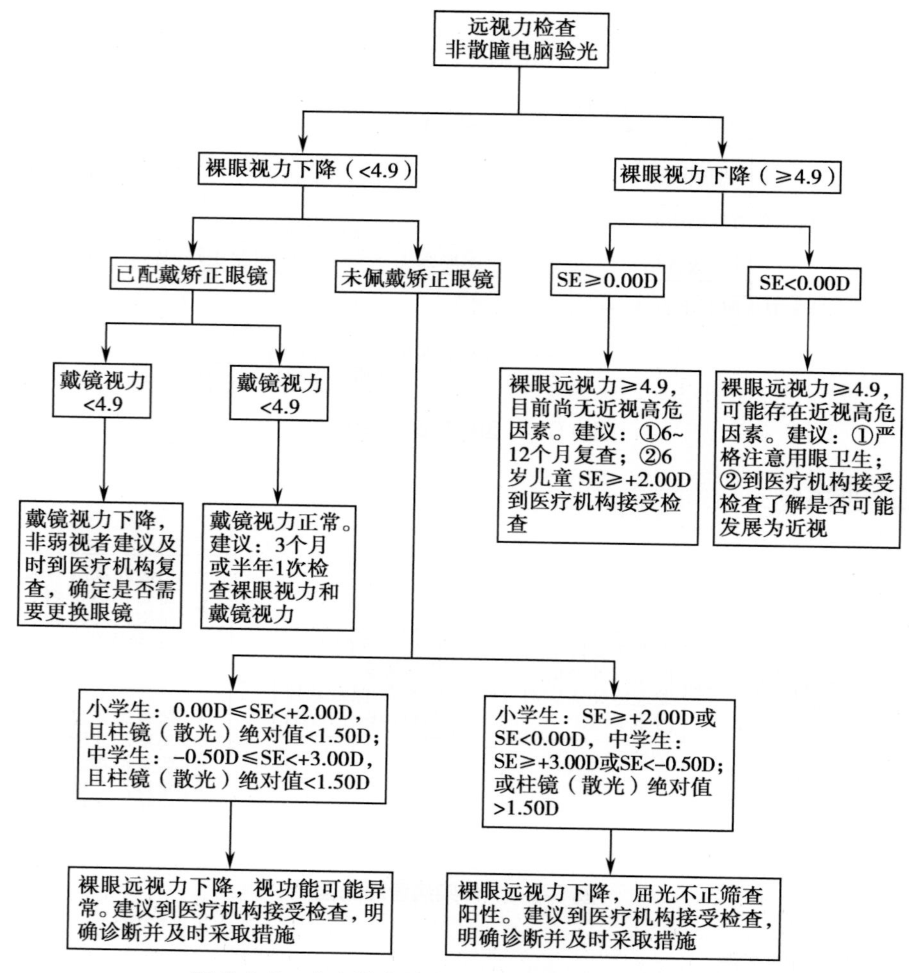

图 9-6-7 中小学生视力屈光筛查转诊技术流程图

三、健康管理效果评价

各地教育行政部门和学校应将健康管理实施过程与健康管理实施效果作为评价重点，包括学生健康意识的建立、基本知识和技能的掌握和卫生习惯、健康行为的形成，以及学校对健康教育课程（活动）的安排、必要的资源配置、实施情况以及实际效果。为此，应在健康促进计划设计的同时，制订一个完整的评价计划，评价与计划的开展同步进行，而本底资料的收集则是早于计划的开展，一般是采用流行病学和社会学的方法进行。评价所涉及的对象，不仅是计划所覆盖的儿童青少年，还包括对其行为改变及巩固起较大作用的教师和家长等。

（一）评价的原则

1. 评价应是连续的，与整个计划同步。

2. 评价应围绕学校卫生计划中所有重要的方面。

3. 评价应关心结果、步骤和内容。

4. 评价应是合作性的，即有关人员都应参与，包括学生、领导、教师、医务人员、专家和社区代表。

5. 评价重点应放在计划的目标和目的上。

6. 评价应有一个长期计划。

7. 评价应收集资料和保存记录。

（二）评价的方法与指标

1. 健康管理工作

（1）健康档案建档：学生健康档案建档率大于95%，确保学生健康体检、疾病随访和干预信息及时维护到学生健康档案中，确保档案内信息的延续性、完整性与准确性，健康档案维护率达到95%以上。

（2）健康体检：学生健康体检完成率达到98%以上，体检完成后及时将学生健康体检信息录入学生健康体检系统，确保档案的延续性和完整性。

（3）疾病建档与疾病随访管理：学生疾病建档率与疾病随访管理率要求达到100%（目前包括因病缺勤、营养不良、贫血、低视力、伤害、肥胖、超重、尿常规异常、重点传染病等22种疾病），建立疾病管理档案后及时完成学生疾病管理与随访工作，学生疾病规范管理率达到 90% 以上。

(4) 计划免疫：①免疫规划疫苗接种率＝免疫规划疫苗实际接种数 / 免疫规划疫苗实际接种数 ×100%；②免疫接种信息建档率＝免疫接种信息建档数 / 学生数 ×100%；③疫情规范管理率＝疫情规范管理数 / 疫情数 ×100%。

(5) 传染病控制：①及时将疾控病例信息录入学生健康管理系统、完成传染病处置过程中的各项工作；②传染病信息录入完成率 100%；③传染病处置率 100%。

(6) 眼防：①及时开展视力普查并对视力检查正确性进行复核，并对怀疑沙眼学生督促复查；②视力普查率＝视力检查人数 / 应检查人数 ×100%；③视力误差发生率＝复查学生视力误差二档以上眼数 / 复查学生视力眼数 ×100%；④沙眼普查率＝沙眼检查人数 / 沙眼应检查人数 ×100%；⑤沙眼患病率＝患沙眼人数 / 受检人数 ×100%；⑥沙眼复查率＝沙眼复查人数 / 查出沙眼人数 ×100%；⑦沙眼治疗率＝沙眼治疗人数 / 查出沙眼人数 ×100%。

2. 卫生知识　最常用的评价方法是问卷法，即围绕着干预的内容及有关的知识进行书面测验。对于年龄小的儿童，由于尚无能力用文字确切表达，则可以用个别谈话或非文字的测验进行测试。为了激发儿童的兴趣与热情，也可采用卫生知识竞赛的方法，包括个人、小组以及以班级等为单位进行，对优胜者予以奖励。

关于卫生知识的评价指标，对群体可用得分的及格率作比较；对个体可用自身的干预前后得分情况来衡量。对于这种对照不能排除来自该计划外的干扰因素，故要使结果有说服力，应该设立另一群其他条件相同，唯独未进行干预的儿童作为对照。除了及格率以外，对于不同群体卫生知识测验平均得分的比较，也可作为参考指标。

3. 卫生保健信念　是指学生对卫生知识、卫生保健设施及卫生行为所持的认识、观点和态度的概括。卫生保健信念有各种表现形式，评价的指标也较多，如对某些正确及不正确卫生行为的肯定率或否定率等。

4. 健康行为　老师可在日常的学习生活中及与家庭的联系中了解学生健康行为和习惯的改变。反映健康行为的指标较为客观、可靠，应作为对学校健康促进效果评价的主要依据。

(1) 正确卫生习惯的形成率：通过干预前后卫生习惯形成率的比较可反映儿童在卫生行为方面的转变情况。

(2) 各类群众性卫生保健活动的参与率：根据学生参加的一些群众性爱国卫生运动及宣传教育活动、卫生知识竞赛、定期的健康检查等不同的活动类型，在计划前后自愿参加率的比较或干预人群与非干预人群之间的比较来进行效果评估。

5. 生长发育水平　通过定期的体格检查及身体素质测试，与当地的生长标准进行比较，用等级评价方法等可看出在开展健康促进的学生中，不同发育水平的儿童所占比例的多少。也可用百分位数法来衡量，观察常用的生长指标在该儿童所属年龄与性别的百分位数表上的上升或下降情况。例如，原来体重过重的肥胖儿童经干预后，体重所处的百分位数位置有所下降。

6. 健康状况　健康状况的改善与否是衡量学校健康促进效果的客观指标，常用的有以下几种。

(1) 患病率：如近视眼的患病率、龋齿患病率等。

(2) 发病率：如急性传染病、外伤等。

(3) 月病假率：月病假率(%)＝某月病假总人日数 / 同月授课总人日数 ×100%。

(4) 死亡率：衡量远期效果，一般用死因区别死亡率，即按各种死亡原因分别计算的死亡率。

7. 公共卫生面貌　这是对学生信念及行为改进的一种间接评价，包括学生精神面貌和道德风尚的改变。例如对每天值日工作及大扫除的积极性增强，自觉地成为保护环境卫生的义务宣传员，主动与不卫生行为作斗争的情况等。但具体的指标只能根据当时的情况进行设计、选择。

（胡小璞　赵发林）

参考文献

1. 马晓. 健康教育学 [M]. 2 版. 北京：人民卫生出版社. 2012.
2. 林汇泉. 少数民族贫困山区开展学校卫生工作的探索 [J]. 湖北预防医学杂志, 1997, 8 (4): 44.
3. 王培玉. 健康管理学 [M]. 北京：北京大学医学出版社. 2012.
4. 易超, 刘超, 管新艳, 等. 深圳光明新区 2010 年中小学生健康体检结果分析 [J]. 中国学校卫生, 2012, 23 (4): 490-491.

第七章 女性健康管理

女性健康管理是指针对女性的生理特点和特殊风险因素进行的旨在维护、改善及促进女性个体及群体健康的医学行为过程。女性健康管理的主要内容包括特殊生理特点与健康需求、育龄期非孕女性的健康管理、孕产期健康管理与绝经期健康管理等。

第一节 女性的生理特点及健康需求

一、育龄期女性的生理特点

育龄期妇女年龄范围在15~49岁。育龄期女性的第二性征已形成，开始出现月经。卵巢功能成熟并有性激素分泌及周期性排卵的时期称性成熟期。在性成熟期，生殖器各部和乳房也都有不同程度的周期性改变。此期妇女生育活动最旺盛，故称生育期。在妊娠期，孕妇体内会有一系列的生理调整，以适应胎儿在子宫内正常的生长发育。主要变化如下。

（一）血液循环系统的变化

由于胎儿血液循环的需要，孕妇血容量随妊娠月份增加而逐渐增加，从10周开始到32~34周达最高峰，血浆容量的增加比红细胞增加得多，使血液稀释，所以出现生理性贫血。在妊娠晚期随着红细胞增生及胎儿成长孕妇容易出现缺铁。妊娠期血液处于高凝状态，部分凝血因子增加，血小板略有减少。妊娠期间，孕产妇心血管的改变包括心脏略有增大，心率增加10~15次/分。

（二）内分泌系统的变化

雌二醇、黄体酮（孕酮）等激素大量增加，刺激子宫、胎盘、乳腺增长；母体的合成代谢增加，基础代谢率增高。胎儿、胎盘、羊水、血容量增加及母体子宫乳房等组织的生长发育蛋白质的需要量明显增加。

（三）消化系统的变化

孕期消化液和消化酶分泌减少，孕妇常伴有消化不良和食欲改变，喜食咸、酸的食物和水果；肠蠕动减慢，食物在消化道滞留时间延长，容易便秘。同时，妊娠晚期因子宫增大压迫直肠可加重便秘，并可因静脉血流瘀滞而出现痔疮。

（四）泌尿系统的变化

母体和胎儿代谢产物增多，肾血流量增加，肾功能负担增加；肾小球滤过增多，肾小管重吸收功能增加不足，排出葡萄糖、氨基酸等，产生糖尿；妊娠期间，体内水潴留增加，长时间站立或坐位的孕妇，下肢血液循环不畅，出现凹陷性水肿；仅有下肢凹陷性水肿而血压正常，属生理现象；出现上肢或面部水肿者，应密切注意，排除妊娠高血压综合征。

（五）体重的变化

孕妇体重随妊娠月份而增加；健康妇女平均增重12~15kg；即使是肥胖妇女增重也不应小于6kg。育龄期女性，其最常见的健康问题有月经相关问题、妊娠相关问题、生殖系统炎症和肿瘤。

二、围绝经期女性的生理特点

围绝经期是女性必经的一个较漫长的生理阶段。我国女性的围绝经期综合征大多出现在45~55岁，又称“更年期综合征”。围绝经期综合征出现的根本原因是生理性或病理性或手术而引起的卵巢功能衰竭。卵巢功能一旦衰竭或被切除和破坏，卵巢分泌的雌激素就会减少。女性全身有400多种雌激素受体，分布在全身所有的组织和器官，接受雌激素的控制和支配，一旦雌激素减少，就会引发器官和组织的退行性变化，出现一系列症状。重视对围绝经期妇女和绝经期后妇女进行健康管理，具有重要的社会意义。

从1994年开始，世界卫生组织对下列术语作出了定义，并建议在研究绝经问题时使用。绝经是指女性月经的中止，分为自然绝经和人工绝经。自然绝经是指只有与卵巢卵泡活动的丧失引起月经永久停止、无明显病理原因、连续12个月无月经才认为是绝经，临床以40岁为分界值。人工绝经是指手术切除双卵巢或医疗性（如放射治疗、化学治疗）中止卵巢功能。切除子宫、保留一侧或双侧卵巢者，不列入人工绝经。围绝经期是指女性绝经前后这一段时间，包括从开始出现绝经趋势直至绝经后1年内的时期。进入围绝经期提示女性卵巢功能衰退。围绝经期经历了绝经前期、绝经期、绝经后期三个阶段。

（一）内分泌的改变

1. 卵巢激素的改变　绝经期卵巢分泌功能开始衰退，雌孕激素紊乱或分泌减少，月经缩短或延长，经量减少，或数月1次月经。此时，黄体形成不佳，孕激素逐渐下降，随着雌激素进一步减少，月经停止来潮，进入绝经期，此时雌酮（E_1）水平比雌二醇（E_2）高，雌二醇水平可能升高、降低或正常。

2. 垂体促性腺功能的改变　很多研究显示，随着女性生殖功能老化，整个月经周期中血清促卵泡激素（FSH）单向升高。从绝经前开始，由于雌激素减少，垂体因雌激素的负反馈抑制作用解除，其分泌的促卵泡激素（FSH）升高，随后垂体的黄体生成素也升高。绝经过渡期和绝经后，循环中FSH水平升高加剧，FSH水平比生育期排卵前水平高10~15倍，黄体生成素亦增高3倍。此两种激素在绝经后16~20年逐步下降，但仍较生育期水平稍高。

3. 下丘脑激素的改变　绝经期下丘脑分泌与性腺有关的释放激素增高，分别为促卵泡素释放激素及黄体生成素释放激素，此两种激素能刺激垂体分泌促卵泡素和黄体生成素，使后者也相应增高。

4. 垂体前叶其他激素的改变　垂体前叶的促甲状腺素、促肾上腺素皮质激素及促胰岛素均增高，所以更年期妇女易发生甲状腺功能亢进的症状或糖尿病。绝经后16~20年垂体功能下降，促甲状腺素和促肾上腺皮质激素等也随之下降。

（二）生殖器官的改变

女性绝经以后由于卵巢功能衰退，雌激素减少，生殖器官发生一系列的改变。外阴皮下脂肪及弹性纤维减少甚至消失，组织呈萎缩状态，阴毛渐稀少。阴道黏膜变薄，皱褶消失，弹性下降，阴道腔逐渐狭小。阴道黏膜出现点状或片状的出血点，阴道周围的结缔组织弹性和胶原纤维减少、血管和神经分布变得稀疏，阴道分泌物减少，导致阴道干燥、烧灼感。子宫颈肌层退化，黏膜萎缩，宫颈变小，分泌物减少。子宫肌肉退化，子宫逐渐变小，子宫内膜由于卵巢功能衰退而萎缩，月经停止。卵巢及输卵管萎缩变小。生育期妇女卵巢重量为5~6g，60岁以后重量减半，变硬，表面光滑，卵泡大多闭锁。绝经后由于雌激素缺乏，骨盆底组织松弛、萎缩，肌力减弱，出现阴道下坠感、腰酸、排便不畅或尿失禁等症状，易发生子宫脱垂及阴道前、后壁膨出，使阴道口进一步加宽，增加泌尿生殖道感染的机会。

（三）其他器官的改变

雌激素除了影响生殖系统外，对乳房、泌尿系统、骨骼、皮肤、心血管系统及脑等器官也有作用。如果雌激素低下，则可能发生以下改变。

1. 乳房　乳房萎缩变小，软而下垂。乳腺及乳部脂肪都明显减少。更年期常见的乳腺增生，到老年期多消失。

2. 泌尿系统　雌激素可维持膀胱及尿道黏膜的功能。雌激素缺乏时，尿道上皮变薄、黏膜萎缩，尿道变短变宽，尿道黏膜分泌的IgA减少，可出现反复泌尿系统感染。膀胱、尿道、盆底组织神经分布、解剖结构发生变化，可引起急迫性尿失禁，易于发生于尿道肉阜。

3. 骨骼　50岁女性发生脊柱骨折的风险为11%，腕关节骨折的风险是13%，髋关节骨折是14%，而50岁男性发生骨折的风险分别是2%、2%和3%。由于雌激素缺乏，骨丢失加快，骨形成减慢，导致首先发生于松质骨的骨质疏松，严重时骨质疏松蔓延至皮质骨。

4. 心血管系统　绝经前女性的心血管疾病发病率低于男性，60岁时男女两性的心血管疾病发病率相仿，70岁时女性心血管疾病发病率高于男性。绝经年龄越早，发生冠心病的可能越大。缺乏雌激素时，血管内皮功能受损，血液中的脂肪等成分易于渗透至血管内皮下诱发炎症反应，形成动脉粥样硬化斑块；缺乏雌激素时，血管舒张收缩功能异常，出现潮热出汗等症状。

5. 皮肤　性激素水平下降导致胶原减少，绝经后5年皮肤的胶原成分约减少30%，一些妇女出现头发干燥、脱水，皮肤及黏膜萎缩、干燥，干燥综合征的发病率增加。

6. 脑及神经系统　雌激素可维持和调节神经及预防神经损害，绝经期雌激素降低可导致种类繁多的神经精神症状，如失眠、焦虑、狂躁、抑郁、心悸、健忘、注意力不集中、记忆力下降、易激惹、易悲伤等。

第二节 育龄期非孕女性的健康管理

一、健康监测与评估

对育龄期女性进行有针对性的妇科常见病证的较全面的询问，并进行一般的检查，根据其既往健康状况、目前症状、检查结果及常见妇科疾病危险因素筛查情况进行全面健康评估。

（一）询问

询问一般资料、生活方式（主要包括业余爱好、体育锻炼、饮食习惯、吸烟及饮酒情况等），妇女月经史，婚育史，既往是否乳腺疾病和手术史，用药情况等，填写个人一般情况表。

（二）询问目前情况并进行健康查体，填写妇女健康检查表

1. 询问目前症状　重点询问育龄期妇女常见疾病的典型症状，如乳房异常情况、月经量或月经周期的改变、阴道流血、白带异常、外阴瘙痒、下腹疼痛及下腹包块等。

(1) 乳房异常感觉：乳房随月经周期性疼痛者，注意警惕乳腺增生；发现乳房包块者，注意警惕乳腺肿瘤；异常泌乳者，注意警惕高泌乳血症。

(2) 月经量或月经周期的改变：月经量明显增多和/或周期改变者，注意警惕子宫肌瘤；月经不规则者，注意警惕功能失调性子宫出血或子宫内膜癌。

(3) 阴道流血：长期持续无任何周期可辨的阴道流血，注意警惕生殖道恶性肿瘤癌症，尤其是宫颈癌；性交后出血，注意警惕宫颈疾病，尤其是早期宫颈癌；育龄期妇女停经后阴道流血，注意警惕流产和异位妊娠（包括异位妊娠、葡萄胎等）；间歇性阴道排出血水，注意警惕输卵管癌；阴道流血伴白带增多者，注意警惕晚期宫颈癌、子宫内膜癌或子宫黏膜下肌瘤伴感染。

(4) 白带异常：灰黄色或黄白色泡沫状稀薄白带，注意警惕滴虫性阴道炎；豆渣样白带，注意警惕外阴阴道念珠菌病；灰白色、均质、鱼腥味白带，注意警惕细菌性阴道病；透明黏性白带、量明显增多，注意警惕慢性宫颈炎或宫颈癌；脓性白带，注意警惕生殖道急性炎症或肿瘤；血性白带，注意警惕生殖道恶性肿瘤或宫颈息肉；水样白带，注意警惕生殖道恶性肿瘤或黏膜下肌瘤伴感染。

(5) 外阴瘙痒：最常见于外阴阴道念珠菌病或滴虫性阴道炎，并注意警惕其他局部或全身原因引起的外阴瘙痒。

(6) 下腹痛：考虑妇科炎症、卵巢肿瘤、子宫肌瘤或内外科疾病；育龄期妇女停经后出现下腹痛，注意警惕异位妊娠。

(7) 下腹包块：考虑妇科炎症、肿瘤或内外科疾病，生育年龄除外妊娠。

2. 进行健康查体，填写妇女健康检查表

(1) 进行一般的体格检查，测体温、呼吸、脉搏、血压，量身高、体重（计算体重指数）。

(2) 重点进行妇科检查，包括乳腺、外阴、阴道、宫颈、子宫、子宫附件检查。

1) 乳腺的临床检查（具体操作步骤见附件9-7-1）。

2) 妇科检查（盆腔检查）：检查的范围包括外阴、阴道、子宫颈、子宫体、子宫附体及其他宫旁组织。其检查方法主要借助阴道窥器、双合诊、三合诊及直肠肛腹诊。腹部诊行女性生殖器官的视诊、触诊检查。无性生活史患者禁作双合诊、三合诊及阴道窥器检查；若病情需要必须施行者，需要经受检者及家属签字同意。

3. 如有必要，可进行阴道分泌物镜检、宫颈刮片检查或乳房钼靶X线影像检查等。

（三）粗筛是否需要立即转诊

如出现内、外科相关急诊情况，大量阴道流血或剧烈下腹痛，以上任何一种情况者，应立即转至上级医院急诊处理。

经上述健康评估后，可将进行健康管理的育龄期女性，分为三类人群：无异常发现的一般人群，有危险因素人群（虽无异常发现，但有一些疾病相关的危险因素存在），疾病人群（经医院确诊或治疗后需要继续治疗或进行康复治疗的人群）。

二、健康干预

（一）按不同分类给予不同的健康干预方案

1. 一般人群

(1) 每年组织1次宫颈防癌普查：育龄妇女从

有性生活开始，每年由服务机构组织进行1次宫颈刮片筛查。若已行全子宫切除术，可不再进行宫颈防癌普查。

(2) 每1~3年组织1次乳腺防癌检查：育龄妇女由社区服务机构组织，参考《乳腺癌诊疗指南(2022年版)》，建议40岁以下妇女每1~3年进行1次乳腺临床检查，推荐X线和乳腺B超联合检查。

(3) 指导育龄妇女每月进行乳腺自我检查1次(具体操作步骤见附件9-7-1)。

(4) 每6~12个月组织1次健康讲座或交流：①定期请专业人员为育龄妇女进行健康知识传授。健康教育的主要内容包括乳房自检指导、孕前指导、计划生育保健指导、心理保健指导、健康咨询等。②鼓励定期组织育龄妇女进行健康知识交流。③宣传育龄妇女参加健康管理的好处。

(5) 每年进行1次健康评估。

2. 有危险因素人群　指健康评估中虽无异常发现，但存在与乳腺癌和宫颈癌发生相关的危险因素的人群。

(1) 危险因素的判定

1) 乳腺癌的危险因素：包括一侧乳房曾患乳腺癌，或上皮增生活跃的乳腺囊性增生病；有乳腺癌家族史；长期多次或1次大剂量X线照射史；长期进行性激素治疗或使用避孕药；肥胖，尤其绝经期后显著肥胖或伴有甲状腺功能减退、免疫功能低下或有欠缺；月经初潮早于12岁，绝经年龄晚于55岁，行经年限超过35年以上；大龄无婚姻或生育史；第一胎足月产晚于35岁；未哺乳或哺乳时间短；工作压力大、长期精神压抑或受到剧烈精神刺激；不健康饮食习惯，包括高脂肪、高热量饮食，饮酒等。

2) 宫颈癌的危险因素：包括曾有HPV感染；有HIV感染；性伴侣包皮过长；性伴侣患有性传播疾病；有多个性伴侣，或经常有不洁的性交；有宫颈癌家族史；多次生产或流产；吸烟；性生活开始时间过早；子宫颈有慢性炎症。

(2) 对危险因素人群的健康指导

1) 在常规社区育龄妇女健康管理基础上，针对不同危险因素制定健康促进方案。

2) 有下述肿瘤危险因素者(一侧乳房曾患有乳腺癌，或上皮增生活跃的乳腺囊性增生病；曾有HPV感染；有HIV感染)缩短防癌普查时间，每6个月进行针对性检查1次，填写妇女健康管理随访表，预约下次随访时间。

3) 有针对性地进行健康教育指导。

4) 对家庭成员进行健康教育宣传。

3. 疾病人群　经医院确诊或治疗后需要继续治疗或进行康复治疗的育龄期妇女，健康管理方案在危险人群健康管理的基础上，进行以下健康管理指导。

(1) 按个体情况选择相应康复治疗。

(2) 每3个月随访1次，随访内容包括填写妇女健康管理随访表；有针对性的康复指导；预约下次随访时间。

(3) 根据病情选择复查时间：炎症患者每周复查1次；肿瘤患者3个月复查1次或遵照医院的医嘱复查；其他遵医嘱。

(4) 对治愈者重新进行健康评估、分类。

(二) 孕前指导

1. 对健康女性的生育指导

(1) 进行膳食营养、生活方式、生活习惯及心理调适指导。

(2) 讨论避孕方法：一般应在停用长效避孕药后6个月再受孕，在此期间采用其他方法，如屏障避孕法及安全期避孕法避孕。

(3) 选择受孕时间：理想的妊娠时间是在男女双方，尤其是女方身体、精神、心理、社会环境等方面均在较佳时期时。女性最佳生育年龄是25~29岁，避免18岁以前及35岁以后过早或过晚生育。

(4) 预防子代先天缺陷：避免对可能有影响的生物、化学、物理等危险因素及毒物的接触，包括电磁波辐射、装修污染等；从孕前3个月开始补充叶酸，每日服用400~800μg，直到孕后3个月。

(5) 孕前免疫：确定乙型肝炎、麻疹等的免疫状态；风疹疫苗注射后至少避孕3个月。

(6) 建议保存月经记录，及时发现妊娠及进行围生保健指导。

(7) 戒烟、不酗酒。

2. 对有危险因素夫妻的生育指导　重点进行膳食营养、生活方式和生活习惯等指导：对不良生活习惯及行为进行干预、调整；对肥胖、超重、高胆固醇、高血糖等个体重点进行合理平衡营养的指导，嘱其通过运动降低体重，以减少妊娠期母胎的并发症。密切监测此类人群中有关疾病的早期症状及体征。

3. 对已有生理、心理疾病的夫妻的生育指导　建议到相关医院或专科咨询、诊治。

第三节　孕产期健康管理

孕产期健康管理（也称“孕产期保健服务”）包括孕前、孕期、分娩期、产褥期的全过程。

一、孕前保健管理

（一）健康教育与咨询

向夫妻双方讲解孕前保健的重要性，介绍孕前保健服务内容及流程。通过询问、讲座及健康资料的发放等，为准备怀孕的夫妇提供健康教育服务。主要内容包括有关生理和心理保健知识，生育的基本知识，孕前及孕期运动方式、膳食营养和环境因素等常识性知识，以及出生缺陷及遗传性疾病的防治知识等。

（二）孕前医学检查

1. 体格检查　按常规操作进行，包括男女双方生殖系统的专业妇科及男科检查。

2. 辅助检查　包括血常规、血型、尿常规、血糖或尿糖、肝功能、生殖道分泌物、心电图、胸部X线及妇科B超等。必要时进行激素检查和精液检查。

3. 专项检查　包括严重遗传性疾病；可能引起胎儿感染的传染病及性传播疾病，如乙型肝炎、结核病，以及弓形虫、风疹病毒、巨细胞病毒、单纯疱疹病毒、梅毒螺旋体、人类免疫缺陷病毒等引起的感染；精神疾病；其他影响妊娠的疾病，如高血压、心脏病、糖尿病、甲状腺疾病等。

（三）健康综合评估

根据一般情况了解和孕前医学检查结果对孕前保健对象的健康状况进行综合评估。遵循普遍性指导和个性化指导相结合的原则，对目标人群进行指导。主要内容包括以下内容。

1. 有准备、有计划地怀孕，避免大龄生育。

2. 合理营养，控制饮食，增补叶酸、碘、铁、钙等营养素及微量元素。

3. 接种风疹、乙型肝炎、流感等疫苗；及时对病毒及传染性疾病已感染情况采取措施。

4. 积极预防、筛查和治疗慢性病和传染病。

5. 合理用药，避免使用可能影响胎儿正常发育的药物。

6. 避免接触生活及职业环境中的有毒有害物质（如放射线、高温、铅、汞、苯、农药等），避免密切接触宠物。

7. 改变不良生活习惯（如吸烟、饮酒、吸毒等）及生活方式。

8. 保持心理健康，解除精神压力，预防孕期及产后心理问题的发生。

9. 合理选择运动方式。

10. 对于有高遗传风险的夫妇，指导其做好相关准备，提示孕期检查及产前检查中可能发生的情况。

二、孕期健康管理

孕期健康管理是指从确定妊娠之日开始至临产前，为孕妇及胎儿提供的系列保健服务。对妊娠应当做到早检查、早诊断、早保健。尽早发现妊娠合并症及并发症，及早干预。开展出生缺陷产前筛查和产前诊断。

（一）孕期保健内容

孕期保健内容是指健康教育与咨询指导、全身体格检查、产科检查及辅助检查，其中辅助检查包括基本检查项目和建议检查项目，基本检查项目为保证母婴安全基本的、必要的检查项目，建议检查项目根据当地疾病流行状况及医疗保健服务水平等实际情况确定。根据各孕期保健要点提供其他特殊辅助检查项目。

（二）孕期检查次数

孕期应当至少检查5次。其中孕早期至少1次，孕中期至少2次（建议分别在孕16~20周、孕21~24周各进行1次），孕晚期至少2次（其中至少在孕36周后进行1次），发现异常者应当酌情增加检查次数。

（三）初诊和复诊内容

依据孕妇到医疗保健机构接受孕期检查的时机，孕期保健分为初诊和复诊。

1. 初诊内容

（1）确定妊娠和孕周，为每位孕妇建立孕产期保健卡（册），将孕妇纳入孕产期保健系统管理。

（2）详细询问孕妇基本情况、现病史、既往史、月经史、生育史、避孕史、个人史、夫妇双方家族史和遗传病史等。

(3)测量身高、体重及血压，进行全身体格检查。

(4)孕早期进行盆腔检查。孕中期或孕晚期初诊者，应当进行阴道检查，同时进行产科检查。

(5)辅助检查

1)基本检查项目：血常规、血型、尿常规、阴道分泌物、肝功能、肾功能、乙型肝炎表面抗原、梅毒血清学、人类免疫缺陷病毒抗体检测。

2)建议检查项目：血糖测定、宫颈脱落细胞学检查、沙眼衣原体及淋球菌检测、心电图等。根据病情需要适当增加辅助检查项目。

2. 复诊内容

(1)询问孕期健康状况，查阅孕期检查记录及辅助检查结果。

(2)进行体格检查，产科检查(体重、血压、宫高、胎心、胎位等)。

(3)每次复诊要进行血常规、尿常规检查，根据病情需要适当增加辅助检查项目。

(4)进行相应时期的孕期保健。

3. 孕早期　指妊娠13周前。

(1)按照初诊要求进行问诊和检查。

(2)进行保健指导，包括讲解孕期检查的内容和意义，给予营养、心理、卫生(包括口腔卫生等)和避免致畸因素的指导，提供疾病预防知识，告知出生缺陷产前筛查及产前诊断的意义和最佳时间等。

(3)筛查孕期危险因素，发现高危孕妇，并进行专案管理。对有合并症、并发症的孕妇及时诊治或转诊，必要时请专科医生会诊，评价是否适于继续妊娠。

4. 孕中期　指妊娠13~27周。

(1)按照初诊或复诊要求进行相应检查。

(2)了解胎动出现时间，绘制妊娠图。

(3)筛查胎儿畸形，将需要做产前诊断的孕妇及时转到具有产前诊断资质的医疗保健机构进行检查。

(4)特殊辅助检查：①基本检查项目为妊娠16~24周超声筛查胎儿畸形；②建议检查项目为妊娠16~24周知情选择进行唐氏综合征筛查，妊娠24~28周进行妊娠期糖尿病筛查。

(5)进行保健指导，包括提供营养、心理及卫生指导，告知产前筛查及产前诊断的重要性等。提倡适量运动，预防及纠正贫血。有口腔疾病的孕妇，建议到口腔科治疗。

(6)筛查危险因素，对发现的高危孕妇及高危胎儿应当实施专案管理，进行监测，治疗妊娠合并症及并发症，必要时转诊。

5. 孕晚期　指妊娠28周及以后。

(1)按照初诊或复诊要求进行相应检查。

(2)继续绘制妊娠图。妊娠36周前后估计胎儿体重，进行骨盆测量，预测分娩方式，指导其选择分娩医疗保健机构。

(3)特殊辅助检查：①基本检查项目为进行一次肝功能、肾功能复查；②建议检查项目为妊娠36周后进行胎心电子监护及超声检查等。

(4)进行保健指导，包括孕妇自我监测胎动，纠正贫血，做好分娩前营养及心理准备，识别临产前先兆症状，提倡住院分娩和自然分娩，提供婴儿喂养及新生儿护理等方面的指导。

(5)筛查危险因素，发现高危孕妇应当实施专案管理，进行监测、治疗妊娠合并症及并发症，必要时转诊。

三、分娩期健康管理

分娩期应当对孕产妇的健康状况进行全面了解和动态评估，加强对孕产妇与胎儿的全产程监护，积极预防和处理分娩期并发症，及时诊治妊娠合并症。

1. 接诊时详细了解孕期情况、既往史和生育史，进行全面体格检查。

2. 进行胎位、胎先露、胎心率、骨盆检查，了解宫缩、宫口开大及胎先露下降情况。

3. 辅助检查　全面了解孕期各项辅助检查结果。①基本检查项目：血常规、尿常规、凝血功能。孕期未进行血型、肝肾功能、乙型肝炎表面抗原、梅毒血清学检测者，应进行相应检查。②建议检查项目：孕期未进行艾滋病病毒检测者，入院后应进行检测，并根据病情需要适当增加其他检查项目。

4. 快速评估孕妇健康、胎儿生长发育及宫内安危情况；筛查有无妊娠合并症与并发症，以及胎儿有无宫内窘迫；综合判断是否存在影响阴道分娩的因素；接诊的医疗保健机构根据职责及服务能力，判断能否承担相应处理与抢救，及时决定是否转诊。

5. 及早识别和诊治妊娠合并症及并发症，加强对高危产妇的监护，密切监护产妇生命体征，及时诊治妊娠合并症，必要时转诊或会诊。

6. 进行保健指导　包括产程中应当以产妇及胎儿为中心，提供全程生理及心理支持、陪伴分娩等人性化服务。鼓励阴道分娩，减少不必要的人为干预。

7. 对孕产妇和胎婴儿进行全产程监护

(1) 及时识别和处理难产：①严密观察产程进展，正确绘制和应用产程图，尽早发现产程异常并及时处理；无处理难产条件的医疗保健机构应当及时予以转诊；②在胎儿娩出前严格掌握缩宫素应用指标，并正确使用；③正确掌握剖宫产医学指征，严格限制非医学指征的剖宫产术。

(2) 积极预防产后出血：①对有产后出血危险因素的孕产妇，应当做好防治产后出血的准备，必要时及早转诊。②胎儿娩出后应当场使用缩宫素，并准备测量出血量。③正确、积极处理胎盘娩出，仔细检查胎盘、胎膜、产道，严密观察子宫收缩情况。④产妇需要在分娩室内观察 2 小时，由专人监测生命体征、宫缩及阴道出血情况。⑤发生产后出血时，应当及时查找原因并进行处理；严格执行产后出血的抢救常规及流程；若无处理能力，应当及时会诊或转诊。⑥积极预防产褥感染，助产过程中须严格无菌操作，进行产包、产妇外阴、接生者手和手臂、新生儿脐带的消毒，对有可能发生产褥感染的产妇要合理应用抗生素，做好产褥期卫生指导。⑦积极预防新生儿窒息，产程中密切监护胎儿，及时发现胎儿窘迫，并及时处理。胎头娩出后及时清理呼吸道。及早发现新生儿窒息，并及时复苏。所有助产人员及新生儿科医生，均应当熟练掌握新生儿窒息复苏技术，每次助产均有 1 名经过新生儿窒息复苏培训的人员在场。新生儿窒息复苏器械应当完备，并处于功能状态。⑧积极预防产道裂伤和新生儿产伤，正确掌握手术助产的指征，规范实施助产技术。认真检查软产道，及早发现损伤，及时修补。对新生儿认真查体，及早发现产伤，及时处理。⑨在不具备住院分娩条件的地区，家庭接生应当由医疗保健机构派出具有执业资质的医务人员或依法取得家庭接生员技术合格证书的接生员实施。家庭接生人员应当严格执行助产技术规范，实施消毒接生，对分娩后的产妇应当观察 2~4 小时，发现异常情况及时与当地医疗保健机构联系并进行转诊。

四、产褥期健康管理

(一) 产妇保健

1. 正常分娩的产妇至少住院 24 小时，及时发现产后出血。

2. 加强对孕产期合并症和并发症的产后病情监测。

3. 创造良好的休养环境，加强营养、心理及卫生指导，注意产妇心理健康。

4. 做好婴儿喂养及营养指导，提供母乳喂养的条件，进行母乳喂养知识和技能、产褥期保健、新生儿保健及产后避孕指导。

5. 产妇出院时，进行全面健康评估，对有合并症及并发症者，应当转交住地的医疗保健机构继续实施高危管理。

(二) 新生儿保健

1. 新生儿出生后 1 小时内，实行早接触、早吸吮、早开奶。

2. 对新生儿进行全面体检和胎龄、生长发育评估，及时发现异常，及时处理。做好出生缺陷的诊断与报告。

3. 加强对高危新生儿的监护，必要时应当转入有条件的医疗保健机构进行监护及治疗。

4. 进行新生儿疾病筛查及预防接种。

5. 出院时对新生儿进行全面健康评估。对有高危因素者，应当转交当地医疗保健机构实施高危新生儿管理。

(三) 产后访视

产后 3~7 天、28 天分别进行家庭访视 1 次，出现母婴异常情况应当适当增加访视次数或指导及时就医。

1. 了解产妇分娩情况、孕产期有无异常以及诊治过程。

2. 询问一般情况，观察精神状态、面色和恶露情况。

3. 乳房有无异常。

4. 提供喂养、营养、心理、卫生及避孕方法等指导。

5. 关注产后抑郁等心理问题。

6. 督促产后 42 天进行母婴健康检查。

(四) 新生儿访视

1. 了解新生儿出生、喂养等情况。

2. 观察精神状态、吸吮、哭声、肤色、脐部、臀部及四肢活动等。

3. 听心肺，测量体温、体重和身长。

4. 提供新生儿喂养、护理及预防接种等保健指导。

(五) 产后 42 天健康检查

1. 对产妇

(1) 了解产褥期基本情况。

(2) 测量体重、血压，进行盆腔检查，了解子宫复旧及伤口愈合情况。

(3)对孕产期有合并症和并发症者，应当进行相关检查，提出诊疗意见。

(4)提供喂养、营养、心理、卫生及避孕方法指导。

2. 对婴儿

(1)了解婴儿基本情况。

(2)测量体重和身长，进行全面体格检查，如发现出生缺陷，应当做好登记、报告与管理。

(3)对有高危因素的婴儿，进行相应的检查和处理。

(4)提供婴儿喂养和儿童早期发展及口腔保健等方面的指导。

(六)新生儿疾病防治

1. 呼吸及消化系统疾病防治，与产科与新生儿科工作质量有关。此类疾病是新生儿死亡的主要原因。

2. 新生儿生长发育监测　包括身长、体重、头围、腹围、上臂围的测定。

3. 早期智力开发　与胎教接轨，包括通过视、听、触、摸等感觉器官的良好训练，促进智力发育。母乳喂养过程就是一个最佳的训练新生儿智力的过程。

4. 高危儿管理　对有智力发育障碍的高危因素者，如新生儿窒息、早产儿等进行早期智力发育训练，改善预后。

第四节　绝经期女性的健康管理

绝经期综合征是妇科常见病。由于更年期妇女卵巢功能减退，垂体功能亢进，促性腺激素分泌多，引起自主神经功能紊乱，导致绝经期妇女出现一系列不同程度的症状，如月经变化、面色潮红、心悸、失眠、乏力、抑郁、多虑、情绪不稳定、易激动、注意力难以集中等，称为绝经期综合征。大多数更年期综合征症状呈自限性，但病程长短不一，一般潮热症状持续3~5年，泌尿生殖系统症状则随着年龄增加逐渐加重，常需要系统治疗，严重干扰了绝经期妇女的健康生活。

健康管理的宗旨是调动个人、集体和社会的积极性，有效利用有限的资源，通过对绝经期女性的监测、评估、干预三部曲，达到最大的对绝经期女性的健康管理的效果。

一、健康监测和评估

(一)健康监测

绝经期综合征发生的背景因人而异，因此，查明每个个体的健康危险因素是健康管理的第一步。

1. 一般健康人群的监测

(1)一般情况调查：年龄、文化程度、经济收入、婚姻状况。

(2)既往史、家族史、月经史和生育史调查：注意询问是否有相关临床症状及其严重程度，有无接受激素治疗；询问是否存在骨质疏松及相关危险因素，如是否有骨关节痛。询问所处的生理阶段，是绝经前期、绝经期还是绝经后期；询问月经情况，如仍有月经，应注意询问月经是否规律、经期长短、周期、经量变化等，如已经停经，应注意询问末次月经时间；若年龄小于40岁而绝经，应警惕卵巢早衰。询问有无心脑血管疾病、糖尿病及相关疾病的家族史。

(3)生活习惯调查：包括饮食、咖啡浓茶嗜好、烟酒嗜好、生活与工作环境、体育活动、性格等。

(4)体检信息调查：包括心率、血压、身高、体重、腰围的测量。

(5)实验室及器械检查：①血、尿、粪常规检查；②肾功能检查，包括尿蛋白、微量白蛋白尿、血肌酐、尿素氮；③血糖、血尿酸测定；④电解质测定，尤其是血钙、血钾浓度测定；⑤性激素的检查，尤其是雌激素水平；⑥血脂检查；⑦肝功能检查；⑧骨密度检查；⑨心电图；⑩妇科检查，尤其是白带和宫颈情况。部分患者根据需要和条件可进一步检查，如超声心动图、乳腺超声、宫颈涂片等。

2. 绝经期综合征高危人群的监测

(1)高危人群的定义：符合下列任何一项及以上条件者为高危人群。①出现一系列不同程度的症状之一，如月经变化、面色潮红、心悸、失眠、乏力、抑郁、多虑、情绪不稳定、易激动、注意力难以集中；②性激素指标中，雌激素明显降低；③有高血压、糖尿病家族史(一、二级亲属)；④长期过量饮酒(每日饮白酒≥100mL，且每周饮酒4次以上)；

⑤长期嗜饮浓茶或咖啡；⑥有骨质疏松的危险因素，如关节疼痛、骨密度降低等。

(2) 监测周期：对辖区内 45 岁以上处于绝经期的常住女性居民，建议定期监测，每年至少测 1 次；高危人群每半年至少监测 1 次。

3. 绝经期综合征确诊患者的监测　对绝经期综合征患者每年提供至少 4 次面对面随访。除检测和收集上述项目外，重点询问：①是否有病史；②一般情况及近期症状；③有无并存的临床情况，如脑血管病、心脏疾病、糖尿病、骨关节疾病、肝脏疾病和骨质疏松；④生活方式，包括吸烟、饮酒、咖啡浓茶、体育锻炼、饮食、睡眠和心理状态；⑤询问并记录最近一次各项实验室检查结果；⑥了解患者服药情况，同时开展有针对性地进行健康教育和患者自我管理技能指导。

（二）健康评估

健康评估包括对高危人群进行绝经期综合征风险预测与评估；对绝经期综合征患者的诊断性评估及相关并发症综合风险和药物疗效的预测与评估。

1. 健康人群与高危人群的评估　主要是对生活行为进行评估，发现绝经期综合征的危险因素，开展相应的健康教育与指导，如表 9-7-1。

表 9-7-1　绝经期综合征的危险因素表

不可改变的危险因素	可改变的危险因素
年龄	营养状态
遗传因素	吸烟
性别	饮酒
民族	饮料
家族史	咖啡或茶
病史	运动
孕产情况	钙摄入
	身材
	维生素 D 补充
	低骨量
	性腺功能低下
	性激素水平
	长期服用糖皮质激素或免疫抑制剂
	健康知识水平
	生活事件（离异、丧偶、孩子离家、照顾年迈的父母和其他照料问题）

2. 绝经期综合征患者的诊断性评估　第一步，应评估患者所处的生理阶段，是绝经前期、绝经期还是绝经后期。第二步，询问患者是否患有更年期相关临床症状及其严重程度，评估其症状是否影响患者的生活质量及是否需要药物治疗。第三步，评估患者是否存在心血管疾病及相关危险因素，如患者是否出现心悸、胸闷、心绞痛等临床症状，是否合并高血压、糖尿病，是否吸烟、饮酒及有既往史。第四步，评估患者是否存在骨质疏松及相关危险因素，如是否有骨关节痛、骨密度检查是否正常，是否长期饮咖啡或浓茶等。第五步，评估患者是否存在激素治疗的适应证及禁忌证，有无接受过激素替代治疗。最后，根据以上评估结果，若患者需要治疗，则询问其治疗倾向，综合考虑，制订合理个体化的干预方案。

注意妇女在围绝经期容易发生高血压、冠心病、肿瘤等，因此必须排除心血管疾病、泌尿生殖器官的器质性病变，也要与甲状腺功能亢进、神经衰弱等鉴别。

二、健康干预

健康管理的宗旨是调动个人、集体和社会的积极性，有效利用有限的资源，通过检测、评估、干预三部分，达到最大的对健康管理的效果。其中的核心内容是针对健康危险因素所开展的干预和管理活动。因此，全面掌握健康危险因素干预方案的设计、干预方法的选择，了解干预实施流程，成为健康管理活动中必备的核心技能。

主要目的是针对高危人群，通过改变其不健康的生活行为方式，积极主动地控制各种危险因素，从而达到预防绝经期综合征及相关并发症的目的；对已确诊为绝经期综合征或其他相关并发症的患者，进行综合干预，降低发病的风险，减少并发症，降低死亡率，提高生活质量。

（一）干预方式

绝经期妇女健康干预方法的选择主要是药物治疗和非药物治疗相结合。对于一般人群，非药物治疗主要是指健康生活方式的调整，包括膳食干预、行为干预、运动干预、心理干预、中医理论干预等。有并发症及其危险因素的妇女应针对性进行干预。

1. 药物治疗　遵循医嘱进行治疗。围绝经期激素替代疗法（hormone replacement therapy，HRT），中华医学会妇产科学分会绝经学组于 2018 年发布的《中国绝经期管理与绝经激素治疗指南（2018）》，对围绝经期妇女 HRT 的适应证、禁忌证和慎用情况提出了相关建议。

(1) HRT 的适应证

1) 绝经相关症状(A 级证据): 月经紊乱、潮热、多汗、睡眠障碍、疲倦、情绪障碍,如易激动、烦躁、焦虑、紧张或情绪低落等。

2) 泌尿生殖道萎缩的相关症状(A 级证据): 阴道干涩、疼痛、性交痛、反复发作的阴道炎、排尿困难、反复泌尿系统感染、夜尿多、尿频和尿急。

3) 低骨量及骨质疏松症(A 级证据): 包括有骨质疏松症的危险因素及绝经后骨质疏松症。

(2) HRT 的禁忌证: 已知或可疑妊娠; 原因不明的阴道出血; 已知或可疑患有乳腺癌; 已知或可疑患有性激素依赖性恶性肿瘤; 患有活动性静脉或动脉血栓栓塞性疾病(最近 6 个月内); 严重的肝、肾功能障碍; 血卟啉症、耳硬化症; 已知患有脑膜瘤(禁用孕激素)。

(3) HRT 的慎用情况: 慎用情况并非禁忌证,是可以应用 HRT 的,但是在应用之前和应用过程中,应该咨询相应专业的医师,共同确定应用 HRT 的时机和方式,同时采取比常规随诊更为严密的措施,监测病情的进展,包括子宫肌瘤、内异症、子宫内膜增生史、尚未控制的糖尿病及严重的高血压、有血栓形成倾向、胆囊疾病、癫痫、偏头痛、哮喘、高催乳素血症、系统性红斑狼疮、乳腺良性疾病、乳腺癌家族史。

2. 非药物干预　针对女性绝经期的危险因素进行健康干预,开展生活方式指导。合理膳食、适量运动、戒烟限酒、心理平衡是防治的关键。

(1) 非药物干预原则

1) 非药物干预应终身进行,循序渐进,持之以恒。

2) 骨质疏松患者或者有骨质疏松危险因素患者增加相关的干预方案。

3) 干预措施应体现具体化和个体化,并与日常生活相结合。

4) 针对各种不健康的生活方式进行综合干预。

5) 注意是否有接受激素替代疗法,如有接受激素替代疗法,需要注意相关禁忌证。

(2) 非药物干预的目标: 提高绝经期妇女的生活质量。

(3) 非药物干预的具体方式

1) 膳食干预: 了解 24 小时的饮食情况,如三餐的就餐时间、就餐地点及每餐食物及相应的营养和能量情况; 了解个人饮食喜好,如口味重,喜欢咸或油腻的食物,不吃水果或肉类等; 了解个人的饮食结构,如应酬较多,无法控制饮食结构和数量,饮食时间不规律等。对其饮食结构进行调整。

2) 行为干预: 通过了解其生活行为习惯,改变吸烟、酗酒、长期饮用咖啡或浓茶,改变不良的睡眠习惯等不良行为习惯。保持外阴部清洁,预防萎缩的生殖器发生感染。由于老年体弱,支持组织及韧带松弛,容易出现子宫脱垂及张力性尿失禁,因此建议进行提高盆底肌锻炼,以加强盆底组织的支持力。

3) 运动干预: 了解运动习惯,如运动频率、时间及强度,完善对身体活动的管理。建议每周至少锻炼 3 次,每次至少 30 分钟,强度达中等强度。另外,每周增加 2 次额外的抗阻力练习,益处更大。

4) 心理干预: 心理状况对人体的健康,疾病的发生、发展和防治具有重大影响。通过对心理干预及压力管理,达到身心健康的目的。

5) 中医理论干预: 运用中医基础理论为指导,通过天人相应的整体观对个人 / 群体进行干预。

(二) 绝经期女性干预实施流程

1. 为干预对象量身定制个性化的健康干预方案。

2. 按照健康干预方案制订具体实施计划。

3. 按规定时限对干预对象进行电话随访,及时了解干预对象的健康状态。

4. 按规定时限上门随访,进行面对面的健康指导。

5. 按时完成阶段性工作小结和年度健康管理工作总结。

6. 发现干预对象健康状态恶化要及时报告,以便专家组及时发出健康预警并采取相应措施。

附件 9-7-1　乳房的临床检查

检查室应光线明亮。让被检查者端坐,双臂下垂,两侧乳房充分暴露,以利对比。

1. 视诊　观察两侧乳房的形状、大小是否对称,有无局限性隆起或凹陷,乳房皮肤有无发红、水肿及“橘皮样”改变,乳房浅表静脉是否扩张。两侧乳头是否在同一水平,如乳头上方有癌肿,可将乳头牵向上方,使两侧乳头高低不同。乳头内陷可为发育不良所致,若是一侧乳头近期出现内陷,则有临床意义。还应注意乳头、乳晕有无糜烂。

2. 扪诊　患者端坐,两臂自然下垂,乳房肥大下垂明显者,可取平卧位,肩下垫小枕,使胸部隆起。检查者采用手指掌面而不是指尖作扪诊，不要用手指捏乳房组织，否则会将捏到的腺组织误认为肿块。应循序对乳房外上（包括腋尾部）、外下、内下、内上各象限及中央区作全面检查。先查健侧，后查患侧。

发现乳房肿块后，应注意肿块大小、硬度、表面是否光滑、边界是否清楚以及活动度。轻轻捻起肿块表面皮肤，明确肿块是否与皮肤粘连。如有粘连而无炎症表现，应警惕乳腺癌的可能。

一般来说，良性肿瘤的边界清楚，活动度大。癌症的边界不清，质地硬，表面不光滑，活动度小。

肿块较大者，还应检查肿块与深部组织的关系。可让患者两手叉腰，使胸肌保持紧张状态，若肿块活动度受限，表示肿瘤侵及深部组织。最后轻挤乳头，若有溢液，依次挤压乳晕四周，并记录溢液来自哪一乳管。

腋窝淋巴结有四组，应依次检查。检查者面对患者，以右手扪其左腋窝，左手扪其右腋窝。先让患者上肢外展，以手伸入其腋顶部，手指掌面压向患者的胸壁，然后嘱患者放松上肢，搁置在检查者的前臂上，用轻柔的动作自腋顶部从上而下扪查中央组淋巴结，然后将手指掌面转向腋窝前壁，在胸大肌深面扪查胸肌组淋巴结。检查肩胛下组淋巴结时宜站在患者背后，扪摸背阔肌前内侧。最后检查锁骨下及锁骨上淋巴结。

附件 9-7-2　乳房自我检查

1. 乳房自我检查时间　月经正常的妇女，月经来潮后第 9~11 天是乳腺检查的最佳时间。此时雌激素对乳腺的影响最小，乳腺处于相对静止状态，容易发现病变。在哺乳期出现的肿块，一般在断奶后再进一步检查；如临床疑似肿瘤，应转诊。

2. 乳房自我检查体位

（1）洗澡时检查：洗澡时皮肤表面潮湿，擦了肥皂后皮肤滑润，有利于发现异常情况。

（2）在镜前检查：检查时选择光线明亮的地方，面对镜子，脱去上衣和胸罩，充分暴露两侧乳房。

（3）平卧时检查：躺下平卧，假如检查右侧乳房，则在右侧肩背部垫一个小薄枕头，将右手枕在头下，这样可使乳腺组织比较均匀地暴露，便于检查。

3. 乳房自我检查步骤

（1）视诊：脱去上衣，面对镜子，先举起双臂或双手十指交叉放于头部，再双手叉腰、挺胸、收腹，最后双手自然下垂。做上述动作的同时仔细观察乳房，观察乳房外形、皮肤、乳头、轮廓有无异常。

（2）触诊：可以选在洗澡时做乳房自我检查，这时，皮肤上有肥皂水后，触摸乳房便于滑动。平时检查可双手抹少量的润肤油或乳液以利于滑动。触摸就是要发现乳房内是否有肿块。在触摸过程中如发现异常情况，应及时到医院就诊。

1）触诊手法：检查左侧乳房时将左手放于脑后，右手四指靠拢，以按压、螺旋、滑动的方式依序检查，逐渐向外，3~4 圈，地毯式检查整个乳房范围，完毕后同法再检查另一侧乳房。忌用手抓捏乳房，以免误把正常腺体组织当成乳房肿块。小的中央区肿块不易扪到，可用左手将乳房托起，用右手扪查，这样比较容易发现。乳房下部肿块常因乳房下垂而掩盖，可托起乳房或平卧举臂，用另一手扪查。深部肿块如扪按不到时，也可采取前弓腰位检查。

2）触诊次序：开始于乳房的外上、外下、内下、内上区域，然后是乳房中间的乳头及乳晕区，依次轻轻扪按乳房。由于乳房的外上部分可延伸至腋下，检查时不能忽略了乳房的角状突出部分。挤压乳头，注意有无液体流出。最后，再用同样的方法检查两侧锁骨和腋下淋巴结，注意有无淋巴结肿大，这样就完成了乳腺的自我检查。

4. 乳房自我检查简易步骤

步骤 1：举起双臂，观察双侧乳房外形、皮肤、乳头、轮廓有无异常。

步骤 2：面对镜子，双手叉腰，观察双乳房外形、轮廓有无异常。

步骤 3：右手触摸左乳房外侧有无肿块。

步骤 4：右手触摸左乳房外下方有无肿块。

步骤 5：右手触摸左乳房内侧有无肿块。

步骤 6：右手触摸左乳房内上侧有无肿块，然后检查乳头、锁骨、腋下淋巴结。对侧同法检查。

仰卧位检查：仰卧平躺，检查右侧乳房时，右手肩部稍垫高，举起右手臂，左手触诊右侧乳房。检查右侧腋下淋巴结时，举起右手臂，左手触诊右侧腋下、乳房尾叶有无肿块。

对侧同法检查。

（孟凡莉　陈燕　史鑫）

参考文献

1. 郭清. 健康管理学 [M]. 北京: 人民卫生出版社, 2015.
2. 郭清. 健康管理学概论 [M]. 北京: 人民卫生出版社, 2011.
3. 中国医师协会全科医师分会, 北京妇产学会社区与基层分会. 更年期妇女健康管理专家共识 (基层版)[J]. 中国全科医学, 2021, 24 (11): 1317-1324.
4. 王培玉. 健康管理学 [M]. 北京: 北京大学医学出版社, 2012.
5. 张绍芬. 绝经内分泌与临床 [M]. 北京: 人民卫生出版社, 2005.
6. 中华医学会妇产科学分会绝经学组. 中国绝经管理与绝经激素治疗指南 2023 版 [J]. 中华妇产科杂志, 2023, 58: 4-21.

第八章 儿童健康管理

儿童健康管理分为宏观健康管理和微观健康管理两个概念。凡是有利于促进儿童生存和健康的政策、法规、文化、教育等均属于宏观儿童健康管理范畴。微观儿童健康管理是指针对从胎儿到青少年阶段的个体或群体生长发育和健康状况及其影响因素进行全面连续的检测、评估和干预，从而促进儿童健康的医学服务过程。儿童健康管理与儿科学、儿童保健学及儿科护理学的共同点是都以从胎儿到青少年阶段的个体或群体为研究对象；都将儿童的生长发育及疾病的预防作为重要的研究内容；都以保障和促进儿童身心健康为最终目的。但是，儿童健康管理学与儿科学等学科有着重大的区别：儿科学着重于疾病的诊断和治疗，即"治已病"；儿科护理学着重于儿科疾病的护理，即"护已病"；儿童保健学着重于预防和控制疾病的传播，属于"防已病"和"控已病"的范畴；儿童健康管理则着重于健康状况的监测、评估和干预，即"治未病"。本章主要从微观层面叙述儿童健康管理。

第一节 儿童生长发育特点及健康管理需求

生长发育是儿童不同于成人的重要特点。生长和发育是两个不同的概念。生长是指随儿童年龄的增加，身体各器官和系统的增大，是量的增长，如身长、体重和器官的增长。发育是指身体内部细胞、组织、器官功能上的演进、分化和成熟，是质的变化，如脑、肝、肾、生殖器官的变化。生长和发育是不同的，又是相互联系的。如生长速度较快的儿童，其生殖器官等系统的发育也比较快；而生长速度缓慢的儿童，其各系统的发育也会受到迟滞。

一、儿童生长发育的特点

（一）种族差异、个体差异、性别差异、年龄差异都很大

人类不同种族的身高、体重、体质及发育特点都具有较大差异，如白种人的身高普遍比黄种人高，黑种人的肌肉较其他种族发达，黑种人的性成熟年龄较其他人种普遍较早等。在同一种族中，不同的家族其遗传信息影响深远，父母亲的身高、体重、性成熟年龄等均对子代甚至后代的身高、体重、性成熟年龄产生较大的影响。在同一种族、同一家族中不同个体其生长发育也很不一致。男女性别的身高、体重在不同年龄有不同的变化规律，一般女性在青春发育早期的身高大多超过男性，但在青春发育后期男性的身高大多将超过女性。

（二）儿童生长发育是连续的但又是阶段性的

生长发育见于整个儿童和青少年时期，但在不同的年龄段其生长速度和器官发育有很大的不同。例如身高（长）和体重生后第 1 年生长最快，青春期生长速度其次，形成了两个生长高峰（peak height velocity，PHV），如图 9-8-1。

（三）各系统器官的发育是不平衡的

人体各器官和系统的发育速度在不同的年龄段各有不同，如图 9-8-2。神经系统发育较早；脑在生后 2 年内发育较快；淋巴系统在儿童期生长迅速；生殖系统发育较晚；心、肝、肾、肌肉等系统的增长基本与体格平行。

（四）生长发育的一般规律

儿童生长发育遵循"由上到下、由近到远、由粗到细、由低级到高级、由简单到复杂"的一般规律。例如运动的发育一般按照先抬头，再抬胸，三会坐，四会站，五会走这样的由上到下的规律。出生后只会有意识地用活动上臂、前臂，到 3~4 个月握持反射消失，从全掌抓握渐过渡到会用手指抓东西，6~7 个月会将东西换手并作出捏、敲等动作，9~10 个月可用拇指与示指拾取物品，这就是由近到远、由粗到细的动作发育过程。

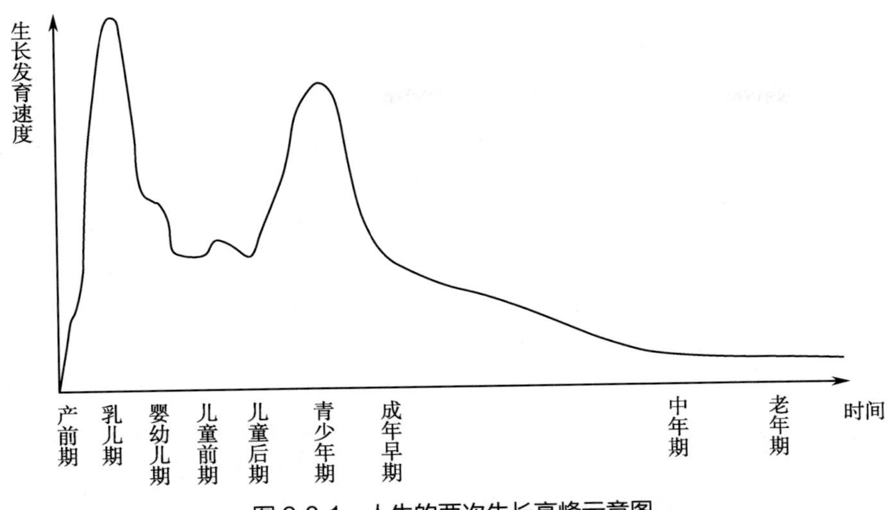

图 9-8-1　人生的两次生长高峰示意图

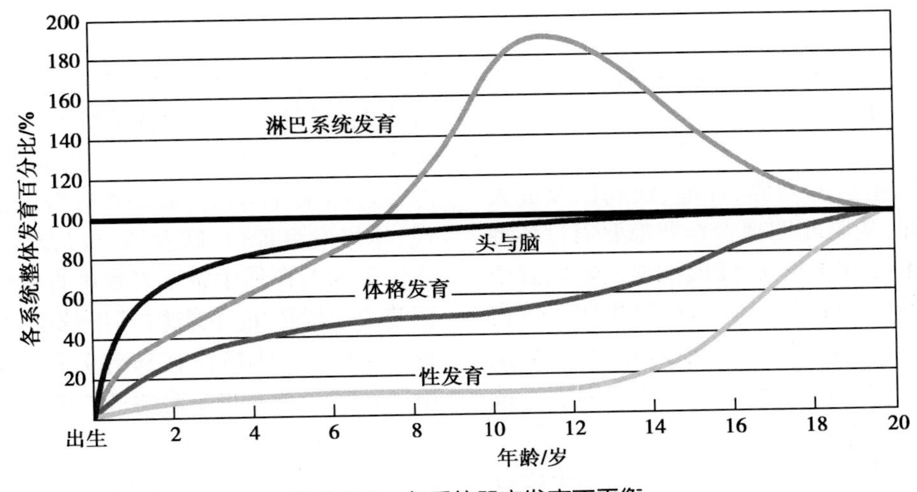

图 9-8-2　各系统器官发育不平衡

二、影响生长发育的主要因素

要做好儿童的健康管理，除了掌握儿童生长发育的特点之外，还需要了解影响儿童生长发育的因素，以便于针对这些影响因素，采取健康管理的措施，促进儿童的健康成长。

（一）遗传

细胞染色体所载基因是决定遗传的物质基础。小儿生长发育的特征、潜力、趋向、限度等都受父母双方遗传因素的影响，如父母的身高、体重及青春发育年龄都与遗传有关。

（二）胎儿期的宫内环境

母亲在孕期的营养状况、生活环境、情绪状态及疾病情况都会对胎儿期及出生后的发育产生重要影响。例如，妊娠早期的病毒感染可能导致胎儿先天性畸形；孕母严重营养不良可能导致流产、早产以及胎儿体格生长迟缓和脑发育障碍等问题。

（三）营养

充足和合理的营养是儿童生长发育的物质基础。儿童在出生前和出生后的营养对生长发育都有重要影响。长期营养不良不但对儿童身高、体重有影响，对神经系统发育也有影响。

（四）疾病

疾病对小儿生长发育的影响甚为明显。急性感染、长期慢性病、内分泌疾病及先天性疾病等对儿童生长发育都有影响。急性感染常使体重减轻；慢性病则同时影响体重和身高的增高；内分泌疾病常引起骨骼生长和神经系统发育迟缓；先天性疾病及遗传代谢病对体格和精神神经发育的影响更为明显。

（五）生活环境

良好的居住环境、充足的阳光、新鲜的空气、家庭的和睦等都能促进儿童生长发育。相反，恶劣的环境使体格发育障碍，环境污染可引起某些致命性疾病。合理安排生活、锻炼与教育，有助于儿童体格与智力的全面发展。此外，家庭的温暖、父母的关爱与积极的榜样作用，以及优质的学校和社会教育，对儿童性格和品德的塑造、情绪的稳定以及智力的提升均具有深远的影响。

三、儿童的健康管理需求

由于儿童处于生长发育阶段，他们的健康管理需求与成人有着诸多差异。随着我国改革开放的不断深化和人民群众生活水平的提高，儿童对健康管理的需求也在不断变化当中。从目前来看，儿童的健康管理需求主要涉及以下几个方面。

（一）定期健康检测与评估

儿童的健康和生长受多种因素影响，包括遗传、母体健康、出生后的营养、环境、疾病以及成人的关爱等。因此，从胎儿期到青春期都要通过各种方式对儿童的生长发育状况、健康情况及影响健康的危险因素进行定期评估。例如在胎儿期要进行家族因素及宫内环境的评估，发现和消除包括胎源性成人疾病的诱因在内的各类健康危险因素。按照我国“0~6 岁儿童健康管理”管理规范的要求，新生儿出生后 1 周内，医务人员到新生儿家中进行新生儿家庭访视，同时进行产后访视；新生儿满 28 天后，将结合疫苗接种时间，在乡镇卫生院、社区卫生服务中心进行随访；在婴幼儿阶段的 3、6、8、12、18、24、30、36 月龄时，要进行 8 次健康体检和评估；4~6 岁儿童要在幼托机构或社区卫生服务机构接受每年 1 次的健康管理服务。学龄期儿童和青春期的青少年在入学后，每年将在学校接受 1 次健康检查、生长发育评估和体能评估。

（二）健康信息收集及健康档案的建立

在每次健康体检或在医疗机构进行诊疗活动后，儿童就会产生大量的健康信息（包括生长发育指标的变化、体格检查结果、实验室检查及影像学检查资料等）。为了收集和固化这些健康信息，就有必要为儿童建立持续共享的健康档案，以便在今后的健康管理和疾病诊治过程中加以比较并作为评估和诊断治疗的依据。我国的儿童健康档案经历了从单张检查单（病历本）→本式纸质档案→单机版健康档案→局域联网健康档案→全网共享型健康档案的演变过程。到目前为止，我国大多数地区还停留在本式纸质健康档案（婴幼儿保健册）和局域网健康档案的阶段。电子健康档案的信息可以在妇幼保健机构内部或保健系统内进行上下传输，但不能由家长和其他机构的医务人员分享。而且妇幼保健机构和社区卫生服务机构负责的 0~6 岁儿童健康管理与学校负责的学生健康管理未很好衔接，健康体检形成的健康信息与就诊过程中形成的诊治信息（特别是实验室检查与影像学检查结果等）未能做到互通共享。因此，迫切需要开发以互联网和手机 APP 为载体的共享型儿童健康管理平台，以利于健康信息的全方位收集与共享，促进儿童的持续健康管理。

（三）营养状况评估与营养指导

儿童在出生前和出生后的营养对生长发育都有重要影响。长期营养不良不但对儿童身高、体重有影响，对神经系统和各系统的发育也有影响，必须进行定期的评估和指导。儿童营养状况评估一般通过临床询问和营养调查进行评估，包括临床表现、体格发育评价、膳食调查以及实验室检查。在临床表现的评估中主要需要进行体格发育评价（包括身高、体重、皮下脂肪等指标的评估）和体格检查（包括常规体格检查和有关营养素缺乏体征的检查）；膳食调查主要需要进行营养素摄入量评估，包括对宏量营养素和微量营养素的摄入情况的调查和评估；实验检查需要了解机体某种营养素的贮存、缺乏水平。通过实验方法测定小儿体液或排泄物中各种营养素及其代谢产物或其他有关的化学成分，了解食物中营养素的吸收利用情况。在营养状况评估的基础上，需要进一步提出营养指导意见，包括摄食种类、数量、时间、方式等方面的指导。例如对肥胖儿童要控制饮食总量、脂肪、碳水化合物的摄入，对蛋白质—能量营养不良的儿童要采取加强蛋白质摄入等措施。

（四）健康生活方式的建立

建立良好的生活方式是儿童健康的保证，也是健康管理的重要手段和内容。良好的生活方式包括进食、活动、休息、睡眠、学习及大小便等良好的行为习惯的养成。健康管理者需要在每一次体检或随访时都逐一地对这些生活方式进行科学的评估，并在此基础上指导家长如何建立良好的进食、睡眠、大小便、室内活动与户外活动等习惯。在学龄前儿童和学龄期儿童上学之后，要了解儿童的学习情况，指导家长如何与学校老师沟通，与老师一起培养孩子良好的行为习惯，培养学习兴趣。对于肥胖和超重的儿童要通过建立良好的活动习惯，与控制饮食等措施相结合，减少能量摄入，增加能量消耗，从而恢复健康体重。

（五）心理健康评估与干预

儿童健康的心理素质不但是儿童期健康成长和正常学习的保证，也是成年后融入社会，顺利成家立业的先决条件。儿童的心理障碍、抑郁症、妄想症等精神健康问题不但影响学生的学习和生活，造成学习成绩下降、同学关系不和等日常问题，而且还会造成学生自杀、犯罪等危机事件，也会为成年后的工作、生活埋下危机。因此，心理健康评估和干预也是儿童健康管理的重要需求。

（六）健康危险因素的防范

儿童的健康危险因素不但包括生长发育的障碍（迟滞或超前）和各种疾病对儿童健康的影响，也包括各种意外和伤害事件对儿童身心健康的破坏。在健康管理过程中要通过定期检测和评估，发现矮小、肥胖、性早熟、智力落后等生长发育问题，也要通过调查和体检及时发现营养不良、贫血、佝偻病、慢性腹泻、口腔发育异常、近视、心理障碍等健康问题，及时发现易致儿童发生意外伤害的环境危险因素，并做出相应的纠正和防范措施。

（七）健康教育与健康促进活动

健康教育是健康管理的重要手段，也是儿童及其家长获得健康知识的可靠途径。在胎儿期就需要通过孕期健康指导、孕妇学校等形式，开展孕早期个人卫生、心理和营养保健指导，进行产前筛查和产前诊断的宣传告知；新生儿期和婴儿期需要进行母乳喂养、婴儿喂养、预防接种等方面的健康教育；幼儿期和学龄前的儿童家长需要了解饮食转换、常见传染病、呼吸道疾病、消化道疾病防治等方面的知识；学龄期儿童及青春期青少年则更需要了解近视、龋齿和心理障碍等方面的知识。健康教育的目的在于培养家长和儿童建立良好的生活方式，从而促进儿童的健康。

（八）儿童健康保险与政策环境的改善

儿童健康保险及与儿童健康相关的有关国家和地方的政策法规也是儿童健康管理的重要需求。健康保险体系是指筹集、分配和支付健康服务费用以及向全体居民提供健康服务的体系。目前，我国大多数地区已建立起覆盖包括儿童在内的全民医疗保障体系，但其保障水平普遍比较低下，与城镇职工相比，针对儿童的健康保险的报销范围、支付方式均处于较低水平。今后如何缩小现有城镇职工基本医疗保险、城镇居民基本医疗保险和新型农村合作医疗等三种医疗保险制度差别；如何扩大儿童相关的医疗保险覆盖面，逐步实现多种医疗保险制度融合，实现统一医疗保险制度下的不同保险形式，以菜单式供全体公民选择，这些都是宏观健康管理的重要任务。除了医疗保险之外，在医疗救助制度、妇幼保健服务、儿童健康体检的经费资助、学校与社区对儿童健康管理所承担的责任等方面，都需要出台和修改相应的政策，以便不断改善儿童健康管理的政策环境。

第二节　不同阶段儿童健康管理的实施要点

儿童的生长发育是一个连续渐进的动态过程，在这个过程中，由于各年龄段儿童的解剖、生理和心理等方面的结构功能不同，各年龄段的生长发育特点也各有不同。因此，对不同年龄阶段的儿童应实施不同的健康管理措施。

一、胎儿期

（一）胎儿期的生长发育特点

从受精卵形成到胎儿出生脐带结扎称为胎儿期，约 40 周（280 天）。胎儿的周龄即为胎龄，或称“妊娠龄”。受孕最初 8 周称胚胎期，8 周后到出生前为胎儿期。胎龄满 37 周后出生的新生儿为足月儿。胎儿期的生长发育特点是完全依靠母体生存。母亲妊娠期间如受外界不利因素影响，包括感染、创伤、滥用药物、接触放射性物质、毒品等，以及营养缺乏、严重疾病和心理创伤等，都可能影响胎儿的正常生长发育，导致流产、畸形或宫内发育不良等，甚至出现死胎。

（二）胎儿期的健康管理要点

胎儿的发育与孕母的躯体健康、心理卫生、营养状况和生活环境等密切相关，胎儿期的健康管理主要通过对孕母的保健来实现。孕 12 周前由孕妇居住地的乡镇卫生院、社区卫生服务中心为其建立《孕产妇保健手册》。孕 25~36 周、37~40 周各进行 1 次产前随访，重点孕妇应在有助产资质的医疗保健机构进行，并酌情增加次数。

1. 孕妇健康状况评估　询问既往史、家族史等，观察体态、精神等，并进行一般体检、妇科检查和血常规检查，并可进行血型、尿常规、肝功能、阴道分泌物、梅毒血清学试验等实验室检查。重视产前筛查及产前诊断，严格坚持开展孕妇的定期产前检查，筛查高危对象以做必要的产前诊断，把握优生的重要环节。

2. 孕期健康指导　开展孕早期个人卫生、心理和营养保健指导，特别要强调避免致畸因素和疾病对胚胎的不良影响。指导孕妇勿滥用药物、勿吸烟饮酒，注意劳逸结合，心情愉快，保持良好的情绪。

3. 孕期营养指导　妊娠后期应加强铁、锌、钙、维生素 D 等重要营养素的补充。但也应防止营养摄入过多而导致胎儿体重过重，影响分娩和成年期的健康。

二、新生儿期

（一）新生儿期的生长发育特点

从胎儿娩出后脐带结扎时起至生后满 28 天，称为新生儿期。这一时期的特点是小儿刚脱离母体，其内外环境发生了巨大变化，而其本身对外界环境适应能力不够成熟，加上分娩过程中的损伤、缺氧、感染及先天性畸形等原因，其发病率、死亡率均较高，须加强消毒隔离、清洁卫生。其体温维持机制不够稳定，因此要注意保暖。

（二）新生儿期的健康管理要点

1. 出生时的健康管理　新生儿娩出后应迅速清理口腔内黏液，保证呼吸道通畅；设立新生儿观察室，出生后观察 6 小时，正常者进入婴儿室，高危儿送入新生儿重症监护室；提倡母婴同室，尽早喂母乳。新生儿出院回家前应根据要求进行先天性遗传代谢病筛查和听力筛查。

2. 出生后的健康管理

（1）保暖：新生儿冬季居室温度以 20~22℃，湿度以 55% 为宜，衣被要轻柔，要能保暖。保持新生儿体温正常恒定。

（2）喂养指导：提倡母乳喂养和按需哺喂。鼓励和指导母亲坚持纯母乳喂养，正确的哺乳方法可维持良好的乳汁分泌、满足新生儿生长所需；母乳确实不足或无法进行母乳喂养的婴儿，应指导母亲使用科学的人工喂养方法。

（3）发育指导：母亲应经常轻柔地抚摩新生儿促进母婴交流，抚摸有利于早期的情感交流，以促进视、听、触觉的发展。

（4）护理：衣用柔软的棉布制作；衣服宜宽大，易穿易脱；勤换尿布，保持臀部和会阴部皮肤清洁干燥，预防臀红；注意脐部护理。

（5）防病指导：新生儿期发病率、死亡率高，尤其生后第 1 周。应尽量避免过多的外来人员接触，预防各种感染。应接种卡介苗和乙肝疫苗。

三、婴儿期

自出生到 1 岁之前称为婴儿期。此期是生长发育极其迅速的阶段，是 0~6 岁儿童健康管理的最主要对象。

（一）婴儿期生长发育特点

1. 生长发育迅速　该阶段是生长发育极其迅速的阶段，系第一个生长高峰。婴儿前 3 个月体重的增加值约等于后 9 个月内体重的增加值，1 岁时婴儿体重约为出生时的 3 倍（10kg），是生后体重增长最快的时期；身长在出生时约为 50cm，1 岁时身长约 75cm；头围在出生时约为 34cm，前半年增加 8~10cm，后半年增加 2~4cm，1 岁时平均为 46cm，以后增长速度减缓，到成年人时为 56~58cm。

2. 易发生消化不良和营养缺乏　各系统器官的生长发育虽然也在继续进行，但是不够成熟和完善，尤其是消化系统常常难以适应对大量食物的消化吸收，容易发生营养和消化紊乱。

3. 免疫功能不成熟　婴儿体内来自母体的抗体逐渐减少，自身的免疫功能尚未成熟，抗感染能力较弱，易发生各种感染和传染性疾病。

4. 感知觉发展快速　婴儿期是感知觉发展的快速时期，利用带有声、色的玩具促进感知觉发展。教育训练他们认识周围的人和物，培养观察力。

（二）婴儿期的健康管理要点

1. 生长监测　应用生长发育监测图监测婴儿的生长和营养状况，早期发现偏离，及时分析其原因，采取有针对性的措施及时矫治。

2. 喂养指导　婴儿期的体格生长十分迅速，需要大量各种营养素满足其生长的需要，自 4~6 个月开始应添加辅食，由一种到多种，由少量开始逐渐增加，为断离母乳做准备，添加辅食时应注意婴儿的食欲及消化功能，防止发生消化不良和腹泻。

3. 定期体格检查　婴儿在生后第 1 年内定期健康检查 4~5 次，生后 6 个月或 9 个月检查 1 次血红蛋白。早期发现缺铁性贫血、佝偻病、营养不良、发育异常等疾病并予以及时的干预和治疗。

4. 指导户外活动　进行空气浴、日光浴和主、被动体操有利于体格生长；给予带有声、光、色的玩具，促进对体格和感知的刺激，促进大脑发育。

5. 预防接种　按计划免疫程序，完成 1 岁内基础免疫疫苗接种。

四、幼儿期

1 岁后到满 3 岁之前称为幼儿期。

(一) 幼儿期生长发育特点

1. 体格发育速度较婴儿期减慢，但仍快于此后的几个年龄段。

2. 智能、语言发育速度加快　由于感知能力和自我意识的发展，对周围环境产生好奇、乐于模仿，幼儿期是社会心理发育最为迅速的时期，应重视与幼儿的语言交流。

3. 活动能力增强，识别危险的能力不足　这一时期意外伤害发生率高，如跌落、误食中毒、烫烧伤、异物吸入、电击伤等，应注意防范。

4. 自身免疫力和消化能力不够健全　这一时期细胞免疫和体液免疫的水平均较低，易发生呼吸系统、消化系统的感染。同时如果食物转换不当，易于发生营养素缺乏和消化功能紊乱。

(二) 幼儿期健康管理要点

1. 加强营养和喂养指导　断乳后饮食由乳类转为混合膳食，此阶段消化系统功能仍不完善，对营养的需求量仍然较高，给予合理喂养，防止营养缺乏及消化功能紊乱，是保持正常生长发育的重要环节。

2. 促进语言和智能发育　幼儿期是社会心理发育最迅速的时期，应重视与幼儿的语言交流，通过做游戏、讲故事、唱歌等方式促进幼儿语言发育与大运动能力的发展。

3. 预防疾病和意外　免疫功能仍较低，易患感染和传染性疾病。应加强预防接种和防病工作；教育家长注意监护，防止异物吸入、烫伤、刺伤、中毒等意外事故的发生。

4. 做好生长发育检测　每 3~6 个月进行 1 次体格检查，一年最少进行 2 次。小儿乳牙出齐，注意口腔卫生，预防龋齿。

五、学龄前期

3 岁后到 6~7 岁入小学前称为学龄前期。

(一) 学龄前期生长发育特点

1. 体格生长速度稳定　此时体格生长发育速度已经减慢，处于稳步增长状态。

2. 智能发育进一步加速　与同龄儿童和社会事物有了广泛的接触，求知欲望强，好奇心重，爱发问，喜模仿。

3. 性格品质形成的关键期　应加强学前教育，培养沟通能力，培养良好的品德、行为、生活和学习习惯，使儿童能力全面发展。

(二) 学龄前期健康管理要点

1. 培养形成良好的道德品质　参加集体生活，注意培养小儿关心集体、遵守纪律、团结协作，热爱劳动的好品质。

2. 注重学前教育　学龄前期儿童智力发展快、独立活动范围大，是性格形成的关键时期。因此，加强学龄前期儿童的教育较重要，应注意培养其学习习惯、想象与思维能力，使之具有良好的心理素质。

3. 预防疾病和意外　预防接种可在此期加强。加强安全教育，预防溺水、外伤、误服药物以及食物中毒等意外发生。

4. 继续生长发育监测　保证充足营养，加强锻炼，应通过游戏、体育活动增强体质及生长发育。每年应进行 1~2 次体检，3 岁后每年测视力、血压 1 次。进行视力、龋齿、缺铁性贫血、单纯性肥胖等常见病的筛查与矫治。

六、学龄期

自入小学始(6~7 岁)至青春期前称为学龄期。

(一) 学龄期生长发育特点

1. 体格稳步增长。

2. 除生殖系统外，各系统器官都发育到接近成人水平。

3. 脑形态基本与成人相同，智能发育较前更成熟。

4. 各种疾病的发病率较前降低，但近视眼、龋齿、精神情绪和行为等方面的问题发生率增加。

(二) 学龄期健康管理要点

学龄期儿童由幼儿园进入小学学习，开始逐渐接触社会，因此社会、学校和家庭应密切配合，注意保护学龄儿童的身心健康，使他们的德、智、体得到全面发展。在健康管理方面要主要做好以下工作。

1. 合理膳食　应提供给儿童多样化食物，鼓励多吃蔬菜、水果和薯类，常吃奶类，经常吃适量的鱼、瘦肉、蛋、禽，少吃盐。重视早餐质量，可以课间加餐的方式来弥补早餐的不足，以保证其生长发育所需。

2. 养成良好的卫生习惯　如早晚刷牙、饭后漱口、饭前便后洗手、规律的日常作息等。

3. 培养正确的姿势　学龄期是儿童骨骼成长发育的关键阶段，应培养正确的坐、立、行姿势，背书包要注意两肩轮换，以避免驼背、脊柱侧凸等疾病。

4. 预防近视　教育儿童注意爱护眼睛、科学用眼，及时矫正弱视；室内光线要充足；注意读书写字的姿势和距离，最好每月轮换1次座位；读书和看电视时间不宜超过1小时，经常做眼保健操。

5. 培养劳动观念及体育锻炼习惯　劳动与体育锻炼要适合学生的年龄及体格发育状况，循序渐进，不宜安排过多。

6. 预防疾病　每年体检1次。

七、青春期

青春期是指从第二性征出现到生殖功能基本发育成熟，年龄范围一般为10~20岁，女孩的青春期开始年龄和结束年龄都比男孩早2年左右。青春期的进入和结束年龄存在着较大个体差异，约可相差2~4岁。

（一）青春期生长发育特点

1. 生长发育加快，体重身高增长迅速，出现第二高峰。

2. 生殖器官迅速发育趋向成熟。

3. 神经内分泌调节不够稳定。

4. 常可出现心理、行为、精神方面的变化。

（二）青春期的健康管理要点

1. 供给充足营养　该时期所需要的营养素较之前有所增加，应注意营养均衡。

2. 培养健康生活方式　培养良好的饮食习惯；避免吸烟、酗酒；保证充足的睡眠和加强体格锻炼。

3. 重视青春期生理和心理卫生保健　青春期的心理、情绪、精神、行为方面不稳定，避免青春期的少年存在心理行为问题引起的离家出走及自杀等情况，家庭及社会应给予重视。

4. 预防意外和疾病　青春期应注意预防肥胖症、神经性厌食、月经不调等，定期体检做到早发现、早治疗。注意防止溺水、车祸、打架斗殴和运动性损伤的发生。

第三节　儿童健康管理的常用方法

一、家庭访视与持续随访

（一）新生儿家庭访视

1. 正常足月新生儿　访视次数不少于2次。

（1）首次访视：在出院后7日之内进行。如发现问题应酌情增加访视次数，必要时转诊。了解出生时情况、预防接种情况，在开展新生儿疾病筛查的地区了解新生儿疾病筛查情况等。观察家居环境，重点询问和观察喂养、睡眠、大小便、黄疸、脐部情况、口腔发育等。为新生儿测量体温，记录出生时体重、身长，进行体格检查，同时建立《0~6岁儿童保健手册》。

（2）满月访视：在出生后28~30日进行。新生儿满28天后，结合接种乙肝疫苗第二针，在乡镇卫生院、社区卫生服务中心进行随访。重点询问和观察新生儿的喂养、睡眠、大小便、黄疸等情况，对其进行体重、身长、头围测量，以及体格检查和发育评估，对家长进行喂养、发育、防病方面的指导。

2. 高危新生儿　根据具体情况酌情增加访视次数，首次访视应在得到高危新生儿出院（或家庭分娩）报告后3日内进行。符合下列高危因素之一的新生儿为高危新生儿。

（1）早产儿（胎龄<37周）或低出生体重儿（出生体重<2 500g）。

（2）宫内、产时或产后窒息儿，缺氧缺血性脑病及颅内出血者。

（3）高胆红素血症。

（4）新生儿肺炎、败血症等严重感染。

（5）新生儿患有各种影响生活能力的出生缺陷（如唇裂、腭裂、先天性心脏病等）以及遗传代谢性疾病。

（6）母亲有异常妊娠及分娩史，高龄分娩

（≥35岁），患有残疾（视、听、智力、肢体、精神）并影响养育能力者等。

（二）婴幼儿健康管理

1. 随访地点　均应在乡镇卫生院、社区卫生服务中心进行，偏远地区可在村卫生室、社区卫生服务站进行。

2. 随访时间　分别在3、6、8、12、18、24、30、36月龄时进行，共8次。有条件的地区，建议结合儿童预防接种时间增加随访次数。

3. 服务内容　包括询问上次随访到本次随访之间的婴幼儿喂养、患病等情况，进行体格检查，做生长发育和心理行为发育评估，进行母乳喂养、辅食添加、心理行为发育、意外伤害预防、口腔保健、中医保健、常见疾病防治等健康指导。

4. 血常规检测　在婴幼儿6~8、18、30月龄时分别进行1次血常规检测。

5. 听力筛查　在6、12、24、36月龄时使用听性行为观察法分别进行1次听力筛查。

（三）学龄前儿童健康管理

1. 随访地点　散居儿童的健康管理服务应在乡镇卫生院、社区卫生服务中心进行，集体儿童可在托幼机构进行。

2. 随访时间　为4~6岁儿童每年提供1次健康管理服务。

3. 服务内容　包括询问上次随访到本次随访之间的膳食、患病等情况，进行体格检查、生长发育和心理行为发育评估，血常规检测和视力筛查，进行合理膳食、心理行为发育、意外伤害预防、口腔保健、中医保健、常见疾病防治等健康指导。在每次进行预防接种前均要检查有无禁忌证，若无，体检结束后接受疫苗接种。

二、定期健康体检及健康档案的建立

通过定期健康检查，对儿童生长发育进行监测和评价，早期发现异常和疾病，及时进行干预，指导家长做好科学育儿及疾病预防，促进儿童健康成长。

（一）健康检查内容

1. 问诊

（1）喂养及饮食史：喂养方式，食物转换（辅食添加）情况，食物品种、餐次和量，饮食行为及环境，营养素补充剂的添加等情况。

（2）生长发育史：既往体格生长、心理行为发育情况。

（3）生活习惯：睡眠、排泄、卫生习惯等情况。

（4）过敏史：药物、食物等过敏情况。

（5）患病情况：两次健康检查之间患病情况。

2. 体格测量

（1）体重

1）测量前准备：每次测量体重前需要校正体重秤零点。儿童脱去外衣、鞋、袜、帽，排空大小便，婴儿去掉尿布。冬季注意保持室内温暖，让儿童仅穿单衣裤，准确称量并除去衣服重量。

2）测量方法：测量时儿童不能接触其他物体。使用杠杆式体重秤进行测量时，放置的砝码应接近儿童体重，并迅速调整游锤，使杠杆呈正中水平，将砝码及游锤所示读数相加；使用电子体重秤称重时，待数据稳定后读数。记录时需要除去衣服重量。体重记录以千克（kg）为单位，至小数点后1位。

（2）身长（身高）

1）测量前准备：2岁及以下儿童测量身长，2岁以上儿童测量身高。儿童测量身长（身高）前应脱去外衣、鞋、袜、帽。

2）测量方法：①测量身长时，儿童仰卧于量床中央，助手将头扶正，头顶接触头板，两耳在同一水平；测量者立于儿童右侧，左手握住儿童两膝使腿伸直，右手移动足板使其接触双脚跟部，注意量床两侧的读数应保持一致，然后读数。②测量身高时，应取立位，两眼直视正前方，胸部挺起，两臂自然下垂，脚跟并拢，脚尖分开约60°，脚跟、臀部与两肩胛间三点同时接触立柱，头部保持正中位置，使测量板与头顶点接触，读测量板垂直交于立柱上刻度的数字，视线应与立柱上刻度的数字平行。儿童身长（身高）记录以厘米（cm）为单位，至小数点后1位。

（3）头围：儿童取坐位或仰卧位，测量者位于儿童右侧或前方，用左手拇指将软尺零点固定于头部右侧眉弓上缘处，经枕骨粗隆及左侧眉弓上缘回至零点，使软尺紧贴头皮，女童应松开发辫。儿童头围记录以厘米（cm）为单位，至小数点后1位。

3. 体格检查

（1）一般情况：观察儿童精神状态、面容、表情和步态。

（2）皮肤：有无黄染，苍白，发绀（口唇、指趾甲床），皮疹，出血点，瘀斑，血管瘤，颈部、腋下、腹股沟部、臀部等皮肤皱褶处有无潮红或糜烂。

（3）淋巴结：全身浅表淋巴结的大小、个数、质地、活动度、有无压痛。

（4）头颈部：有无方颅、颅骨软化，前囟大小及张力，颅缝，有无特殊面容、颈部活动受限或颈部包块。

(5) 眼：外观有无异常，有无结膜充血和分泌物，眼球有无震颤。婴儿是否有注视、追视情况。

(6) 耳：外观有无异常，耳道有无异常分泌物。

(7) 鼻：外观有无异常，有无异常分泌物。

(8) 口腔：有无唇腭裂，口腔黏膜有无异常。扁桃体是否肿大，乳牙数、有无龋齿及龋齿数。

(9) 胸部：胸廓外形是否对称，有无漏斗胸、鸡胸、肋骨串珠、肋软骨沟等，心脏听诊有无心律不齐及心脏杂音，肺部呼吸音有无异常。

(10) 腹部：有无腹胀、疝、包块，触痛检查肝脾大小。

(11) 外生殖器：有无畸形、阴囊水肿、包块，检查睾丸位置及大小。

(12) 脊柱四肢：脊柱有无侧弯或后突，四肢是否对称、有无畸形，有条件者可进行发育性髋关节发育不良筛查。

(13) 神经系统：四肢活动对称性、活动度和肌张力。

4. 心理行为发育监测　婴幼儿每次进行健康检查时，需要按照儿童生长发育监测图的运动发育指标进行发育监测，定期了解儿童心理行为发育情况，及时发现发育偏离儿童。有条件地区可开展儿童心理行为发育筛查。

5. 实验室及其他辅助检查

(1) 血红蛋白或血常规检查：6~9 月龄儿童检查 1 次，1~6 岁儿童每年检查 1 次。

(2) 听力筛查：对有听力损失高危因素的儿童，采用便携式听觉评估仪及筛查型耳声发射仪，在儿童 6、12、24 和 36 月龄各进行 1 次听力筛查。

(3) 视力筛查：儿童从 4 岁开始每年采用国际标准视力表或标准对数视力表灯箱进行一次视力筛查。

(4) 其他检查：有条件的单位可根据儿童具体情况开展尿常规、膳食营养分析等检查项目。

(二) 健康档案的建立

在第一次新生儿访视时，建立《0~6 岁儿童保健手册》。

三、定期预防接种与免疫治疗

(一) 预防接种管理

1. 及时为辖区内所有居住满 3 个月的 0~6 岁儿童建立预防接种证和预防接种卡等儿童预防接种档案。

2. 采取预约、通知单、电话、手机短信、网络、广播通知等适宜方式，通知儿童监护人，告知接种疫苗的种类、时间、地点和相关要求。在边远山区、海岛、牧区等交通不便的地区，可采取入户巡回的方式进行预防接种。

3. 每半年对责任区域内儿童的预防接种卡进行 1 次核查和整理。

(二) 预防接种的实施

根据国家免疫规划疫苗免疫程序，对适龄儿童进行常规接种。在部分省份对重点人群接种出血热疫苗。在重点地区对高危人群实施炭疽疫苗、钩体疫苗应急接种。根据传染病控制需要，开展乙型肝炎、麻疹、脊髓灰质炎等疫苗强化免疫、群体性接种工作和应急接种工作。

1. 接种前的工作　接种工作人员在对儿童接种前应查验儿童预防接种证(卡、薄)或电子档案，核对受种者姓名、性别、出生日期及接种记录，确定本次受种对象、接种疫苗的品种。询问受种者的健康状况以及是否有接种禁忌等，告知受种者或者其监护人所接种疫苗的品种、作用、禁忌、不良反应以及注意事项，可采用书面或/和口头告知的形式，并如实记录告知和询问的情况。

2. 接种时的工作　接种工作人员在接种操作时再次查验核对受种者姓名、预防接种证、接种凭证和本次接种的疫苗品种，核对无误后严格按照《预防接种工作规范》规定的接种月(年)龄、接种部位、接种途径、安全注射等要求予以接种。

3. 接种后的工作　告知儿童监护人，受种者在接种后应在留观室观察 30 分钟。接种后及时在预防接种证、卡(簿)上记录，与儿童监护人预约下次接种疫苗的种类、时间和地点。有条件的地区录入计算机并进行网络报告。

(三) 疑似预防接种异常反应处理

如发现疑似预防接种异常反应，接种人员应按照《全国疑似预防接种异常反应监测方案》的要求进行处理和报告。

(四) 各种疫苗接种的程序

各种疫苗接种的程序，如表 9-8-1。

表 9-8-1　国家免疫规划疫苗儿童免疫程序表(2021 年版)

可预防疾病	疫苗种类	接种途径	剂量	英文缩写	接种年龄														
					出生时	1月	2月	3月	4月	5月	6月	8月	9月	18月	2岁	3岁	4岁	5岁	6岁
乙型病毒性肝炎	乙肝疫苗	肌内注射	10 或 20μg	HepB	1	2					3								
结核病[1]	卡介苗	皮内注射	0.1mL	BCG	1														
脊髓灰质炎	脊灰灭活疫苗	肌内注射	0.5mL	IPV			1	2											
	脊灰减毒活疫苗	口服	1 粒或 2 滴	bOPV					3								4		
百日咳、白喉、破伤风	百白破疫苗	肌内注射	0.5mL	DTaP				1	2	3				4					
	白破疫苗	肌内注射	0.5mL	DT															5
麻疹、风疹、流行性腮腺炎	麻腮风疫苗	皮下注射	0.5mL	MMR								1		2					
流行性乙型脑炎[2]	乙脑减毒活疫苗	皮下注射	0.5mL	JE-L								1			2				
	乙脑灭活疫苗	肌内注射	0.5mL	JE-I								1、2			3				4
流行性脑脊髓膜炎	A 群流脑多糖疫苗	皮下注射	0.5mL	MPSV-A							1		2						
	A 群 C 群流脑多糖疫苗	皮下注射	0.5mL	MPSV-AC												3			4
甲型病毒性肝炎[3]	甲肝减毒活疫苗	皮下注射	0.5 或 1.0mL	HepA-L										1					
	甲肝灭活疫苗	肌内注射	0.5mL	HepA-I										1	2				

注：1. 主要指结核性脑膜炎、粟粒性肺结核等。

2. 选择乙脑减毒活疫苗接种时，采用两剂次接种程序。选择乙脑灭活疫苗接种时，采用四剂次接种程序；乙脑灭活疫苗第 1、2 剂间隔 7~10 天。

3. 选择甲肝减毒活疫苗接种时，采用一剂次接种程序。选择甲肝灭活疫苗接种时，采用两剂次接种程序。

资源来源：国家卫生健康委员会发布的《国家免疫规划疫苗儿童免疫程序及说明(2021 年版)》。

四、健康教育与交流

（一）健康教育内容

1. 喂养与营养　提倡母乳喂养，指导家长进行科学的食物转换、均衡膳食营养、培养儿童良好的进食行为、注意食品安全。预防儿童蛋白质—能量营养不良、营养性缺铁性贫血、维生素D缺乏性佝偻病、超重/肥胖等常见营养性疾病的发生。

2. 体格生长　告知定期测量儿童体重、身长（身高）、头围的重要性，反馈测评结果，指导家长正确使用儿童生长发育监测图进行生长发育监测。

3. 心理行为发育　根据儿童发育年龄进行预见性指导，促进儿童心理行为发育。

4. 伤害预防　重视儿童伤害预防，针对不同地区、不同年龄儿童伤害发生特点，对溺水、跌落伤、道路交通伤害等进行预防指导。

5. 疾病预防　指导家长积极预防儿童消化道、呼吸道等常见疾病，按时进行预防接种，加强体格锻炼，培养良好卫生习惯。

（二）健康教育形式

1. 发放印刷资料　印刷资料包括健康教育折页、健康教育处方和健康手册等。放置在乡镇卫生院、村卫生室、社区卫生服务中心的候诊区、诊室、咨询台等处。

2. 播放音像资料　音像资料包括录像带、VCD、DVD等视听传播资料，机构正常应诊的时间内，在乡镇卫生院、社区卫生服务中心门诊候诊区、观察室、健教室等场所或宣传活动现场播放。

3. 设置健康教育宣传栏　宣传栏一般设置在机构的户外、健康教育室、候诊室、输液室或收费大厅的明显位置，定期更换健康教育宣传栏内容。

4. 开展公众健康咨询活动　利用各种健康主题日或针对辖区重点健康问题，开展健康咨询活动并发放宣传资料。

5. 举办健康知识讲座　定期举办健康知识讲座，掌握健康知识及必要的健康技能，促进身心健康。

6. 开展个体化健康教育　乡镇卫生院、村卫生室及社区卫生服务中心的医务人员在开展上门随访服务时，应结合居民实际需求，提供有针对性的健康知识普及与健康技能指导。

五、体格锻炼与体能培养

（一）户外活动

一年四季均可进行户外活动。户外活动可增加儿童对冷空气的适应能力，提高机体免疫力；接受日光直接照射还能预防佝偻病。带婴儿到人少、空气新鲜的地方，开始户外活动时间由每日1~2次，每次10~15分钟，逐渐延长到1~2小时；冬季户外活动时仅暴露面、手部，注意身体保暖。年长儿除恶劣气候外，鼓励多在户外玩耍。

（二）皮肤锻炼

1. 婴儿皮肤按摩　按摩时可用少量婴儿润肤霜使之润滑，在婴儿面部、胸部、腹部、背部及四肢有规律地轻柔与捏握，每日早晚进行，每次15分钟以上。按摩可刺激皮肤，有益于循环系统、呼吸系统、消化系统和肢体肌肉的放松与活动，同时也是父母与婴儿之间重要的情感交流方式之一。

2. 温水浴　温水浴可提高皮肤适应冷热变化的能力，还可促进新陈代谢，增加食欲。冬季应注意室温、水温，做好温水浴前的准备工作，减少体表热能散发。

3. 擦浴　7~8个月以后的婴儿可进行身体擦浴。水温32~33℃，待婴儿适应后，水温可逐渐降至26℃。先用毛巾浸入温水，拧至半干，然后在婴儿四肢做向心性擦浴，擦毕再用干毛巾擦至皮肤微红。

4. 淋浴　适用于3岁以上儿童，效果比擦浴更好。每日1次，每次冲淋身体20~40秒，水温35~36℃，浴后用干毛巾擦至全身皮肤微红。待儿童适应后，可逐渐将水温降至26~28℃。

（三）体育运动

1. 婴儿被动操　被动操是指由成人给婴儿做四肢伸屈运动，可促进婴儿大运动的发育、改善全身血液循环，适用于2~6个月的婴儿，每日1~2次为宜。

2. 婴儿主动操　7~12个月婴儿大运动开始发育，可训练婴儿爬、坐、仰卧起身、扶站、扶走、双手取物等动作。

3. 幼儿体操　12~18个月幼儿学走尚不稳时，在成人的扶持下，帮助婴儿进行有节奏的活动。18个月~3岁幼儿可配合音乐，做模仿操。

4. 儿童体操　如广播体操、健美操，以增进动作协调性，有益于肌肉骨骼的发育。

5. 游戏、田径与球类　年长儿可利用器械进行锻炼，如木马、滑梯，还可进行各种田径、球类、舞蹈、跳绳等活动。

六、电子信息技术的应用

新医改方案明确提出，从2009年开始，逐步在全国建立统一的居民健康档案，并实施规范管理，以电子健康档案（electronic health record，EHR）为切入点，管理的有关全人全程健康状态和医疗保健行为的信息档案，包括个人从生命孕育开始的健康体检结果、计划免疫记录、既往病史、健康保健措施、各种检验检查和治疗记录、药物过敏史等。与儿童健康管理相关的卫生服务记录表单主要包括以下内容。

1. 个人基本信息：个人基本情况登记表。

2. 出生医学登记：出生医学证明。

3. 新生儿疾病筛查：新生儿疾病筛查记录表。

4. 儿童健康体检：0~6 岁儿童健康体检记录表。

5. 体弱儿童管理：体弱儿童管理记录表。

健康档案的信息化管理是健康档案规范管理在技术手段上的一大突破，也是将来健康档案实现无纸化管理的重要载体。实现健康档案信息化管理为方便就医，加强医务人员绩效考核奠定了基础，信息网络平台的建立也为及时更新档案信息，提高医务人员的工作效率提供了必要的条件。

（一）初级应用

可首先利用计算机实现一些简单的信息管理，即利用计算机管理软件，对个人、家庭、社区健康档案中的各种文字资料进行记录、查询、检索。

（二）中级应用

在健康档案中，除了一些文字信息外，还经常要记录一些图像信息，甚至可能是声音及动态画面，使健康档案内容更加完整、逼真。另外，还需要进行健康信息的统计分析，要做到这一点，除了要配备必要的计算机外，还需要医务人员有较强的计算机应用能力。

（三）高级应用

由于计算机网络技术的发展，可以把健康档案中的信息通过互联网来传送，从而达到远程会诊的目的，建设以居民健康档案、电子病历为基础的区域卫生信息平台，实现健康信息资源共享。

七、中医治未病保健方法的应用

小儿具有生命力旺盛而又机体嫩弱的双重性特点。一方面表现为生机蓬勃，发育旺盛，《颅囟经》谓“纯阳”；另一方面表现为“五脏六脏成而未全……全而未壮”的脏腑娇嫩，形气未充，《温病条辨》谓之“稚阴稚阳”。小儿处于不断的生长发育过程中，五脏六腑的功能不够完善，尤其表现为肺、脾、肾三脏不足，较成年人容易患病，因此应加强儿童日常保健。

（一）0~3 岁儿童日常保健

1. 饮食调养　婴幼儿脾胃功能较薄弱，食物宜细、软、烂、碎，而且应品种多样，营养均衡。养成良好饮食习惯，避免偏食、纵儿所好，乳食无度。

2. 起居调摄

（1）婴儿衣着要宽松，不可紧束而妨碍气血流通，影响骨骼发育。婴幼儿衣着应寒温适宜，避免过暖。

（2）婴幼儿要有足够的睡眠，注意逐步形成夜间以睡眠为主、白天以活动为主的作息习惯。

3. 穴位保健

（1）摩腹。①位置：腹部。②操作：操作者用手掌掌面或示指、中指、环指的指面附着于小儿腹部，以腕关节连同前臂反复做环形有节律的移动，每次 1~3 分钟。③功效：改善脾胃功能，适用于消化不良、腹胀的儿童。④注意事项：操作宜均匀、缓慢、柔和，以小儿舒适为度。小儿肌肤柔嫩，操作者须剪短指甲。必要时，可用小儿爽身粉做介质。急性外科腹痛症不可用此法。

（2）捏脊。①部位：背部，背脊两侧，督脉的大椎至尾骨末端处。②操作：操作者用双手的拇、示指交替配合，按推、捻、放的先后顺序，沿脊柱两侧，自下而上，从小儿的尾骶部至项下大椎穴捏拿一遍。根据病情及体质可捏拿 4~6 遍。第 2 遍开始的任何一遍中，可根据不同脏腑出现的症状，采用“重提”的手法，有针对性地刺激背部的脏腑俞穴，以加强疗效。第六遍结束后，用双手拇指指腹在要不肾俞穴处，适当地按揉结合。③具有消食积、健脾胃、通经络的作用。

（3）按揉足三里穴。①位置：足三里穴在小腿前外侧，当犊鼻下 3 寸（小儿的四横指），距胫骨前缘一横指处。②操作：操作者用拇指端按揉，每次 1~3 分钟。③功效：具有健脾益胃、强壮体质的作用。此法一般在小儿 18 月龄之后进行。

（4）按揉迎香穴。①位置：迎香穴在鼻翼外缘中点旁，当鼻唇沟中。②操作：双手拇指分别按于同侧下颌部，中指分别按于同侧迎香穴，其余 3 指则向手心方向弯曲，然后使中指在迎香穴处做顺时针方向按揉，每次 1~3 分钟。③功效：具有宣通鼻窍的作用。此法一般在小儿 18 月龄之后进行。

（5）按揉四神聪穴。①位置：四神聪穴在头顶部，当百会穴（两耳尖直上与头顶正中线的交点处）前后左右各旁开 1 寸处，共 4 穴。②操作：用手指逐一按揉，先按左右神聪穴，再按前后神聪穴，每次1~3分钟。③功效：具有醒神益智的作用。此法一般在小儿30月龄之后进行。

（二）4~6岁儿童日常保健

1. 饮食调养

(1) 食物品种应多样化，以谷类为主食，同时进食牛奶、鱼、肉、蛋、豆制品、蔬菜、水果等多种食物，注意荤素搭配。

(2) 要培养小儿良好的饮食习惯，进餐按时，相对定量，不多吃零食，不挑食，不偏食。严格控制冷饮，寒凉食物要适度。培养独立进餐的能力。

2. 起居调摄

(1) 养成良好的生活习惯，包括作息规律，定时排便。

(2) 根据气温变化，及时增减衣服。遵循古训"四时欲得小儿安，常要三分饥与寒"。

3. 运动保健

(1) 保证每天有一定时间的户外活动，接受日光照射，呼吸新鲜空气。

(2) 加强锻炼，适当运动，如跳绳、拍球等。

(3) 经常带孩子到户外活动，多晒太阳，增强体质，增加对疾病的抵抗力。

第四节　儿童健康管理的主要关注点

一、生长发育的健康管理

（一）身高的健康管理

身高指的是从头顶至足底的长度。一般3岁以下以卧位测量身长(recumbent length)，3岁以后以立位测量身高(height)。身高(长)是反映体格生长的主要指标。身高(长)的水平和增长受种族、遗传、内分泌、宫内生长水平和出生后营养、运动和疾病等的影响较明显。各年龄段尤其是婴幼儿的身高的水平和增长速度对成人身高具有较大影响。

1. 身高的检测　见第九篇第八章第三节"儿童健康管理的常用方法"。

2. 身高的评估

(1) 均值离差法(mean ± SD)：是最常用的一种评估方法。

1) 平均值的计算：足月新生儿平均身长50cm。出生后3月内每月平均增长3cm，第二个3个月平均每月增长2.5cm，第三个3个月平均增长1.5cm，第四个3个月平均增长1cm。1岁时平均为75cm。2岁时平均为85cm。2~12岁时的平均身长/身高可用以下公式计算：2~12岁平均身长/身高=7×年龄(岁)+75(cm)

进入青春期之后，不能用以上公式计算平均身高。一般女孩在乳房发育后(9~11岁)、男孩在睾丸增大后(11~13岁)，身高的增长出现第二个生长高峰(peak height velocity，PHV)，男孩平均9~10cm/年，女孩平均8~9cm/年。在PHV期间，身高增长量可达最终身高的15%。一般男孩骨龄15岁、女孩骨龄13岁时，身高达最终身高的95%。

2) 离差法对身高的评估：利用平均值加减标准差对身高进行分级。一般采用五等级划分法：将均值 ±1SD之内的测量值评为中等(正常)；均值+(1SD~2SD)之间的评为中上(偏高)；大于均值+2SD者评为上等(高大)；均值–(1SD~2SD)之间的评为中下(偏低)；小于均值–2SD者评为下等(矮小)。7~18岁男生和女生身高发育常用离差法等级划分，具体标准如表9-8-2、表9-8-3。

表9-8-2　7~18岁男生身高发育等级划分标准

单位：cm

龄/岁	–2 SD	–1 SD	中位数	+1 SD	+2 SD
7	113.51	119.49	125.48	131.47	137.46
8	118.35	124.53	130.72	136.90	143.08
9	122.74	129.27	135.81	142.35	148.88
10	126.79	133.77	140.76	147.75	154.74
11	130.39	138.20	146.01	153.82	161.64
12	134.48	143.33	152.18	161.03	169.89
13	143.01	151.60	160.19	168.78	177.38
14	150.22	157.93	165.63	173.34	181.05
15	155.25	162.14	169.02	175.91	182.79
16	157.72	164.15	170.58	177.01	183.44
17	158.76	164.07	171.39	177.70	184.01
18	158.81	165.12	171.42	177.73	184.03

数据来源：国家卫生健康委员会发布的《7~18岁儿童青少年身高发育等级评价》(WS/T 612—2018)

表 9-8-3　7~18 岁女生身高发育等级划分标准

单位：cm

龄 / 岁	−2 SD	−1 SD	中位数	+1 SD	+2 SD
7	112.29	118.21	124.13	130.05	135.97
8	116.83	123.09	129.34	135.59	141.84
9	121.31	128.11	134.91	141.71	148.51
10	126.38	133.78	141.18	148.57	155.97
11	132.09	139.72	147.36	154.99	162.63
12	138.11	145.26	152.41	159.56	166.71
13	143.75	149.91	156.07	162.23	168.39
14	146.18	151.98	157.78	163.58	169.38
15	147.02	152.74	158.47	164.19	169.91
16	147.59	153.26	158.93	164.60	170.27
17	147.82	153.50	159.18	164.86	170.54
18	148.54	154.28	160.01	165.74	171.48

数据来源：国家卫生健康委员会发布的《7~18 岁儿童青少年身高发育等级评价》(WS/T 612—2018)

(2) 百分位数法：当测量值呈偏正态分布时，百分位数法能更准确地反映所测数值的分布情况。当变量呈正态分布时，百分位数法与离差法两者相应数相当接近。由于样本常呈偏正态分布，则两者的相应数值略有差别。

用百分位数对身长 / 身高进行评估时一般也采用五等级划分法：将 P_{25}~P_{75} 之间的测量值评为中等（正常）；P_{75}~P_{97} 之间的评为中上（偏高）；大于 P_{97} 者评为上等（高大）；P_3~P_{25} 之间的评为中下（偏低）；小于 P_3 者评为下等（矮小）。7 岁以下男童和女童年龄别身长 / 身高常用百分位数进行等级划分，具体标准如表 9-8-4、表 9-8-5。

表 9-8-4　7 岁以下男童年龄别身长 / 身高的百分位数值

单位：cm

年龄	P_3	P_{10}	P_{25}	P_{50}	P_{75}	P_{97}
0 月	47.6	48.7	49.9	51.2	52.5	53.6
1 月	51.3	52.5	53.8	55.1	56.5	57.7
2 月	54.9	56.2	57.5	59	60.4	61.7
3 月	58	59.4	60.7	62.2	63.7	65.1
4 月	60.5	61.9	63.3	64.8	66.4	67.8
5 月	62.5	63.9	65.4	66.9	68.5	69.9
6 月	64.2	65.7	67.1	68.7	70.3	71.8
7 月	65.7	67.2	68.7	70.3	71.9	73.4
8 月	67.1	68.6	70.1	71.7	73.4	74.9
9 月	68.3	69.8	71.4	73.1	74.7	76.3
10 月	69.5	71	72.6	74.3	76	77.6
11 月	70.7	72.2	73.8	75.5	77.3	78.8
1 岁	71.7	73.3	74.9	76.7	78.5	80.1

续表

年龄	P_3	P_{10}	P_{25}	P_{50}	P_{75}	P_{97}
1 岁 1 月	72.8	74.4	76	77.8	79.6	81.2
1 岁 2 月	73.8	75.4	77.1	78.9	80.7	82.4
1 岁 3 月	74.8	76.5	78.1	80	81.8	83.5
1 岁 4 月	75.8	77.5	79.2	81	82.9	84.6
1 岁 5 月	76.8	78.5	80.2	82.1	84	85.7
1 岁 6 月	77.7	79.4	81.2	83.1	85	86.8
1 岁 7 月	78.6	80.4	82.1	84.1	86.1	87.8
1 岁 8 月	79.6	81.3	83.1	85.1	87.1	88.9
1 岁 9 月	80.5	82.3	84.1	86.1	88.1	89.9
1 岁 10 月	81.4	83.2	85	87	89.1	90.9
1 岁 11 月	82.2	84.1	85.9	88	90	91.9
2 岁	82.4	84.2	86.1	88.2	90.3	92.2
2 岁 3 月	84.8	86.7	88.6	90.8	93	94.9
2 岁 6 月	87	88.9	91	93.2	95.4	97.4
2 岁 9 月	89	91	93.1	95.4	97.7	99.8
3 岁	90.9	93	95.1	97.5	99.9	102
3 岁 3 月	92.7	94.8	97	99.5	101.9	104.1
3 岁 6 月	94.4	96.6	98.8	101.3	103.8	106.1
3 岁 9 月	96	98.3	100.6	103.1	105.7	108
4 岁	97.6	99.9	102.3	104.9	107.5	109.8
4 岁 3 月	99.2	101.6	104	106.6	109.3	111.7
4 岁 6 月	100.8	103.2	105.7	108.4	111.1	113.6
4 岁 9 月	102.4	104.9	107.4	110.2	113	115.5
5 岁	104.1	106.6	109.1	112	114.8	117.4
5 岁 3 月	105.7	108.2	110.9	113.7	116.6	119.2
5 岁 6 月	107.2	109.9	112.5	115.5	118.4	121.1
5 岁 9 月	108.8	111.4	114.1	117.1	120.2	122.9
6 岁	110.3	113	115.7	118.8	121.9	124.6
6 岁 3 月	111.7	114.5	117.3	120.4	123.5	126.3
6 岁 6 月	113.1	116	118.8	122	125.2	128
6 岁 9 月	114.5	117.4	120.3	123.5	126.7	129.6

数据来源：国家卫生健康委员会发布的《7 岁以下儿童生长标准》(WS/T 423—2022)。

注：2 岁以下适用于身长，2~7 岁以下适用于身高。年龄为整月或整岁。

表 9-8-5　7 岁以下女童年龄别身长 / 身高的百分位数值

单位：cm

年龄	P_3	P_{10}	P_{25}	P_{50}	P_{75}	P_{97}
0 月	46.8	47.9	49.1	50.3	51.6	52.7
1 月	50.4	51.6	52.8	54.1	55.4	56.6
2 月	53.8	55.0	56.3	57.7	59.1	60.4
3 月	56.7	58.0	59.3	60.8	62.2	63.5
4 月	59.1	60.4	61.7	63.3	64.8	66.1
5 月	61.0	62.4	63.8	65.3	66.9	68.2
6 月	62.7	64.1	65.5	67.1	68.7	70.1
7 月	64.2	65.6	67.1	68.7	70.3	71.7
8 月	65.6	67.0	68.5	70.1	71.7	73.2
9 月	66.8	68.3	69.8	71.5	73.1	74.6
10 月	68.1	69.6	71.1	72.8	74.5	76.0
11 月	69.2	70.8	72.3	74.0	75.7	77.3
1 岁	70.4	71.9	73.5	75.2	77.0	78.6
1 岁 1 月	71.4	73.0	74.6	76.4	78.2	79.8
1 岁 2 月	72.5	74.1	75.7	77.5	79.3	81.0
1 岁 3 月	73.5	75.2	76.8	78.6	80.5	82.1
1 岁 4 月	74.6	76.2	77.9	79.7	81.6	83.3
1 岁 5 月	75.5	77.2	78.9	80.8	82.7	84.4
1 岁 6 月	76.5	78.2	79.9	81.9	83.8	85.5
1 岁 7 月	77.5	79.2	80.9	82.9	84.8	86.6
1 岁 8 月	78.4	80.2	81.9	83.9	85.9	87.6
1 岁 9 月	79.3	81.1	82.9	84.9	86.9	88.7
1 岁 10 月	80.2	82.0	83.8	85.8	87.9	89.7
1 岁 11 月	81.1	82.9	84.7	86.8	88.8	90.7
2 岁	81.2	83.0	84.9	87.0	89.1	90.9
2 岁 3 月	83.6	85.5	87.4	89.5	91.7	93.6
2 岁 6 月	85.7	87.7	89.7	91.9	94.1	96.1
2 岁 9 月	87.7	89.8	91.8	94.1	96.4	98.4
3 岁	89.7	91.8	93.9	96.2	98.5	100.7
3 岁 3 月	91.5	93.6	95.8	98.2	100.6	102.8
3 岁 6 月	93.2	95.4	97.6	100.1	102.5	104.8
3 岁 9 月	94.9	97.1	99.4	101.9	104.4	106.7
4 岁	96.5	98.8	101.1	103.7	106.3	108.6
4 岁 3 月	98.1	100.4	102.8	105.4	108.1	110.4
4 岁 6 月	99.7	102.1	104.5	107.2	109.9	112.3
4 岁 9 月	101.3	103.8	106.2	109.0	111.8	114.2
5 岁	103.0	105.5	108.0	110.8	113.6	116.1
5 岁 3 月	104.6	107.1	109.7	112.6	115.4	118.0
5 岁 6 月	106.1	108.7	111.3	114.3	117.2	119.8
5 岁 9 月	107.6	110.3	112.9	115.9	118.9	121.6
6 岁	109.0	111.7	114.5	117.5	120.6	123.3
6 岁 3 月	110.4	113.2	116.0	119.1	122.2	124.9
6 岁 6 月	111.8	114.6	117.4	120.6	123.7	126.6
6 岁 9 月	113.2	116.0	118.9	122.1	125.3	128.2

数据来源：国家卫生健康委员会发布的《7 岁以下儿童生长标准》（WS/T 423—2022）。

注：2 岁以下适用于身长，2~7 岁以下适用于身高。年龄为整月或整岁。

(3) 标准差的离差法(Z 积分或 Z score,SDS):主要用于不同性别、不同年龄身高增长速度的评估。除了对目前身高水平进行横断面评估外,还需要对身高增长速度进行纵向评估。凡是 3 岁以下儿童身高增长速度<7cm/ 年,3 岁以上至青春期之前身高增长速度<5cm/ 年,青春期身高增长速度<6cm/ 年者为身高增长速度过缓。

3. 对身高的干预

(1) 定期进行身高的检测和评估。

(2) 加强纵向运动:跳绳、摸高、单杠、吊环等。

(3) 平衡营养饮食:不挑食;多吃富含氨基酸和微量营养素的食物(牛肉、牛奶、鸡蛋、海鲜、蔬菜等);多晒太阳(补充维生素 D 至青春期)。

(4) 保证睡眠时间:新生儿 14~20 小时,婴儿 13~18 小时,幼儿 12~14 小时,学龄前 11~12 小时,学龄 9~10 小时,成人 7~8 小时。

(5) 纠正引起矮小症、性早熟等影响身高的健康危险因素。

(6) 保持心情开朗。

(7) 补充生长激素:对于生长激素缺乏症,甲状腺功能减退症,先天性卵巢发育不良综合征,宫内发育迟缓,特发性矮身材(包括青春期发育迟滞、家族性矮小)等原因引起的身材矮小症均可用重组人类生长激素(rhGH)治疗。对性早熟伴预测身高矮小也可在使用抑制性早熟治疗的基础上使用生长激素。

(二) 体重的健康管理

体重为各器官、系统、体液的总重量,其中骨骼、肌肉、内脏、体脂、体液为主要成分。因体脂与体液变化较大,体重在体格生长指标中最易波动。体重易于准确测量,是最易获得的反映儿童生长与营养状况的指标。

1. 儿童体重的检测 见第九篇第八章第三节“儿童健康管理的常用方法”。

2. 儿童体重的评估 新生儿出生体重与胎次、胎龄、性别以及宫内营养状况有关。根据国内数据,男婴的平均出生体重为(3.38 ± 0.4)kg,女婴为(3.26 ± 0.4)kg。而根据世界卫生组织的数据,男婴的平均出生体重为 3.3kg,女婴为 3.2kg。正常足月婴儿生后第一个月体重增加可达 1~1.5kg,生后 3 个月体重约等于出生时的体重的 2 倍,12 个月龄时婴儿体重约为出生时的 3 倍(9kg),2 岁时体重约为出生时的 4 倍(12kg)。出生后第一年是生后体重增长最快的时期,称第一个生长高峰。出生后 3~12 个月的体重大约可按下列公式计算:体重(kg)=(月龄 +9)/2,1~6 岁体重(kg)= 年龄 ×2+8,7~12 岁体重(kg)=(年龄 ×7−5)÷2。

儿童体重的评估常用百分位数评价,一般也采用五等级划分法:将 P_{25}~P_{75} 评为中等(正常);P_{75}~P_{97} 评为中上;大于 P_{97} 评为上;P_3~P_{25} 评为中下(偏低);小于 P_3 评为下。7 岁以下男童及女童年龄别体重常用百分位数值进行划分,具体划分标准,如表 9-8-6 和表 9-8-7。

表 9-8-6 7 岁以下男童年龄别体重的百分位数值

单位:kg

年龄	P_3	P_{10}	P_{25}	P_{50}	P_{75}	P_{97}
0 月	2.8	3	3.2	3.5	3.7	4
1 月	3.7	3.9	4.2	4.6	4.9	5.2
2 月	4.7	5	5.4	5.8	6.2	6.7
3 月	5.5	5.9	6.3	6.8	7.3	7.8
4 月	6.1	6.5	7	7.5	8.1	8.6
5 月	6.6	7	7.5	8	8.6	9.2
6 月	6.9	7.4	7.9	8.4	9.1	9.7
7 月	7.2	7.7	8.2	8.8	9.5	10.1
8 月	7.5	8	8.5	9.1	9.8	10.4
9 月	7.7	8.2	8.7	9.4	10.1	10.8
10 月	7.9	8.4	9	9.6	10.3	11

续表

年龄	P_3	P_{10}	P_{25}	P_{50}	P_{75}	P_{97}
11 月	8.1	8.6	9.2	9.8	10.6	11.3
1 岁	8.3	8.8	9.4	10.1	10.8	11.5
1 岁 1 月	8.4	9	9.6	10.3	11	11.7
1 岁 2 月	8.6	9.2	9.7	10.5	11.2	12
1 岁 3 月	8.8	9.3	9.9	10.7	11.4	12.2
1 岁 4 月	9	9.5	10.1	10.9	11.7	12.4
1 岁 5 月	9.1	9.7	10.3	11.1	11.9	12.7
1 岁 6 月	9.3	9.9	10.5	11.3	12.1	12.9
1 岁 7 月	9.5	10.1	10.7	11.5	12.3	13.2
1 岁 8 月	9.7	10.3	10.9	11.7	12.6	13.4
1 岁 9 月	9.8	10.5	11.1	11.9	12.8	13.7
1 岁 10 月	10	10.6	11.3	12.2	13	13.9
1 岁 11 月	10.2	10.8	11.5	12.4	13.3	14.2
2 岁	10.4	11	11.7	12.6	13.5	14.4
2 岁 3 月	10.8	11.5	12.2	13.1	14.1	15.1
2 岁 6 月	11.2	12	12.7	13.7	14.7	15.7
2 岁 9 月	11.6	12.4	13.2	14.2	15.2	16.3
3 岁	12	12.8	13.6	14.6	15.8	16.9
3 岁 3 月	12.4	13.2	14.1	15.2	16.3	17.5
3 岁 6 月	12.8	13.7	14.6	15.7	16.9	18.1
3 岁 9 月	13.2	14.1	15.1	16.2	17.5	18.7
4 岁	13.6	14.5	15.5	16.7	18.1	19.4
4 岁 3 月	14	15	16	17.3	18.7	20.1
4 岁 6 月	14.5	15.4	16.5	17.9	19.3	20.8
4 岁 9 月	14.9	15.9	17.1	18.4	20	21.6
5 岁	15.3	16.4	17.6	19.1	20.7	22.4
5 岁 3 月	15.8	16.9	18.1	19.7	21.4	23.2
5 岁 6 月	16.2	17.4	18.7	20.3	22.2	24
5 岁 9 月	16.6	17.9	19.3	21	22.9	24.8
6 岁	17.1	18.3	19.8	21.6	23.6	25.7
6 岁 3 月	17.5	18.8	20.3	22.2	24.3	26.5
6 岁 6 月	17.8	19.2	20.8	22.8	25	27.3
6 岁 9 月	18.2	19.7	21.3	23.4	25.7	28

数据来源：国家卫生健康委员会发布的《7 岁以下儿童生长标准》（WS/T 423—2022）。

注：年龄为整月或整年。

表 9-8-7　7 岁以下女童年龄别体重的百分位数值　　单位：千克

年龄	P_3	P_{10}	P_{25}	P_{50}	P_{75}	P_{97}
0 月	2.7	2.9	3.1	3.3	3.6	3.8
1 月	3.5	3.7	4	4.3	4.6	4.9
2 月	4.4	4.7	5	5.4	5.8	6.2
3 月	5.1	5.4	5.8	6.2	6.7	7.2
4 月	5.6	6	6.4	6.9	7.4	7.9
5 月	6	6.4	6.9	7.4	7.9	8.5
6 月	6.4	6.8	7.2	7.8	8.4	9
7 月	6.7	7.1	7.6	8.1	8.8	9.4
8 月	6.9	7.4	7.9	8.4	9.1	9.7
9 月	7.2	7.6	8.1	8.7	9.4	10
10 月	7.4	7.8	8.3	9	9.6	10.3
11 月	7.6	8	8.6	9.2	9.9	10.6
1 岁	7.7	8.2	8.8	9.4	10.1	10.9
1 岁 1 月	7.9	8.4	9	9.6	10.4	11.1
1 岁 2 月	8.1	8.6	9.2	9.8	10.6	11.3
1 岁 3 月	8.3	8.8	9.3	10	10.8	11.6
1 岁 4 月	8.4	9	9.5	10.3	11	11.8
1 岁 5 月	8.6	9.1	9.7	10.5	11.3	12.1
1 岁 6 月	8.8	9.3	9.9	10.7	11.5	12.3
1 岁 7 月	9	9.5	10.1	10.9	11.7	12.6
1 岁 8 月	9.1	9.7	10.3	11.1	12	12.8
1 岁 9 月	9.3	9.9	10.5	11.3	12.2	13.1
1 岁 10 月	9.5	10.1	10.7	11.5	12.4	13.3
1 岁 11 月	9.7	10.3	10.9	11.7	12.6	13.6
2 岁	9.8	10.4	11.1	11.9	12.9	13.8
2 岁 3 月	10.3	10.9	11.6	12.5	13.5	14.4
2 岁 6 月	10.7	11.4	12.1	13	14.1	15.1
2 岁 9 月	11.1	11.8	12.6	13.6	14.6	15.7
3 岁	11.5	12.3	13.1	14.1	15.3	16.4
3 岁 3 月	12	12.7	13.6	14.7	15.9	17.1
3 岁 6 月	12.4	13.2	14.1	15.2	16.4	17.7
3 岁 9 月	12.8	13.6	14.5	15.7	17	18.3
4 岁	13.1	14	15	16.2	17.6	18.9
4 岁 3 月	13.5	14.4	15.4	16.7	18.1	19.6
4 岁 6 月	13.9	14.8	15.9	17.2	18.7	20.2
4 岁 9 月	14.3	15.3	16.4	17.8	19.3	20.9
5 岁	14.7	15.8	16.9	18.4	20	21.6
5 岁 3 月	15.1	16.2	17.5	19	20.7	22.4
5 岁 6 月	15.5	16.7	18	19.6	21.4	23.2
5 岁 9 月	15.9	17.1	18.5	20.2	22	23.9
6 岁	16.3	17.6	19	20.7	22.7	24.7
6 岁 3 月	16.7	18	19.5	21.3	23.3	25.4
6 岁 6 月	17	18.4	19.9	21.8	24	26.1
6 岁 9 月	17.4	18.8	20.4	22.4	24.6	26.8

数据来源：国家卫生健康委员会发布的《7~18 岁儿童青少年身高发育等级评价》（WS/T 612—2018）。

注：年龄为整月或整年。

体重是否超标与身高密切相关，所以一般用体重指数（body mass index，BMI）来判断是否超重或肥胖，计算公式：

体重指数 = 体重（kg）/［身高（m）］^{2}

不同的年龄有不同的 BMI，学龄儿童体重状况（消瘦、正常、超重、肥胖）评定标准，如表 9-8-8。

表 9-8-8　学龄儿童体重状况（消瘦、正常、超重、肥胖）评定标准　　单位：kg/m

年龄（岁）	男					女				
	中重度消瘦	轻度消瘦	正常	超重	肥胖	中重度消瘦	轻度消瘦	正常	超重	肥胖
6.0~	≤ 13.2	13.3~13.4	13.4~16.4	16.4	17.7	≤ 12.8	12.9~13.1	13.1~16.2	16.2	17.5
6.5~	≤ 13.4	13.5~13.8	13.8~16.7	17.0	18.7	≤ 12.9	13.0~13.3	13.3~16.5	16.5	18.0
7.0~	≤ 13.5	13.6~13.9	13.9~17.0	17.8	19.2	≤ 13.0	13.1~13.4	13.4~16.8	16.8	18.5
7.5~	≤ 13.5	13.6~13.9	13.9~17.4	18.1	19.7	≤ 13.0	13.1~13.5	13.5~17.2	17.2	19.0
8.0~	≤ 13.6	13.7~14.0	14.0~17.8	18.5	20.3	≤ 13.1	13.2~13.6	13.6~17.6	17.6	19.4
8.5~	≤ 13.6	13.7~14.0	14.0~18.1	18.9	20.8	≤ 13.1	13.2~13.7	13.7~18.1	18.1	19.9
9.0~	≤ 13.7	13.8~14.1	14.1~18.5	19.2	21.4	≤ 13.2	13.3~13.8	13.8~18.5	18.5	20.4
9.5~	≤ 13.8	13.9~14 2	14.2~18.9	19.6	21.9	≤ 13.2	13.3~13.9	13.9~19.0	19.0	21.0
10.0~	≤ 13.9	14.0~14.4	14.4~19.2	19.9	22.5	≤ 13.3	13.4~14.0	14.0~19.5	19.5	21.5
10.5~	≤ 14.0	141~14.6	14.6~19.6	20.3	23	≤ 13.4	13.5~14.1	14.1~20.0	20.0	22.1
11.0~	≤ 14.2	14.3~14.9	14.9~19.9	20.7	23.6	≤ 13.7	13.8~14.3	14.3~20.5	20.5	22.7
11.5~	≤ 14.3	14.4~15.1	15.1~20 3	21.0	24.1	≤ 13.9	14.0~14.5	14.5~21.1	21.1	23.3
12.0~	≤ 14.4	14.5~15.4	15.4~20.7	21.4	24.7	≤ 14.1	14.2~14.7	14.7~21.5	21.5	23.9
12.5~	≤ 14.5	14.6~15.6	15.6-21.0	21.9	25.2	≤ 14.3	14.4~14.9	14.9~21.9	21.9	24.5
13.0~	≤ 14.8	14.9~15.9	15.9~21.4	22.3	25.7	≤ 14.6	14.7~15.3	15.3~22.2	22.2	25.0
13.5~	≤ 15.0	15.1~16.1	16.1~21.9	22.6	26.1	≤ 14.9	15.0~15.6	15.6~22.6	22.6	25.6
14.0~	≤ 15.3	15.4~16.4	16.4~22 3	22.9	26.4	≤ 15.3	15.4~16.0	16.0~22.8	22.8	25.9
14.5~	≤ 15.5	15.6~16.7	16.7~22.6	23.1	26.6	≤ 15.7	15.8~16.3	16.3~23.0	23.0	26.3
15.0~	≤ 15.8	15.9~16.9	16.9~22.9	23.3	26.9	≤ 16.0	16.1~16.6	16.6~23.2	23.2	26.6
15.5~	≤ 16.0	16.1~17.0	17.0~23.1	23.5	27.1	≤ 16.2	16.3~16.8	16.8~23.4	23.4	26.9
16.0~	≤ 16.2	16.3~17.3	17.3~23 3	23.7	27.4	≤ 16.4	16.5~17.0	17.0~23.6	23.6	27.1
16.5~	≤ 16.4	16.5~17.5	17.5~23.5	23.8	27.6	≤ 16.5	16.6~17.1	17.1~23.7	23.7	27.4
17.0~	≤ 16.6	16.7~17.7	17.7~23.7	24.0	27.8	≤ 16.6	16.7~17.2	17.2~23.8	23.8	27.6
17.5~	≤ 16.8	16.9~17.9	17.9~23.8	16.4	17.7	≤ 16.7	16.8~17.3	17.3~23.9	23.9	27.8
~18.0				24.0	28.0				24.0	28.0

数据来源：中国营养学会颁布的《学龄儿童体重管理营养指导规范》（T/CNSS 011—2021）。

近年的研究发现，向心型肥胖者患高血压、2 型糖尿病、心血管疾病和癌症的风险比全身肥胖和单纯超重者更高。因此，国内外学者普遍认为测量腰围比计算 BMI 对肥胖的风险更具有预测价值。从理论上来说，腰围 ≥ 同年龄同性别儿童腰围的 90 百分位数（P_{90}）者为向心性肥胖。在实际工作中，常用简易识别方法：成年男性腰围 ≥85cm，女性腰围 ≥80cm 为向心性肥胖。儿童则以腰围 / 身高之比（waist to height ratio，WHtR）判断：男童 ≥ 0.48，女童 ≥ 0.46 为向心性肥胖。

3. 对儿童体重的干预　随着经济社会的发展和人民生活水平的提高，体重超标和肥胖发生率日益增加。世界卫生组织将肥胖与艾滋病、毒药麻痹和饮酒成瘾并列为世界四大医学社会问题。全球每年至少有 280 万人死于超重或肥胖。青少年单纯性肥胖易于发展为成人肥胖症，成年后患代谢综合征、高血压、动脉硬化、冠心病、脂肪肝、肝硬化的机会增多。同时,肥胖可使心肺负担增加,稍一活动即感到气急、心慌,严重者可发生肥胖性心肺功能不全;导致下肢负担加重,易于发生膝关节磨损;对胰岛素抵抗性增加,胰岛素和血糖均可增高,血脂增高,肝功能受损;使皮肤易受损,常有色素沉着,易发湿疹。另外,肥胖还会影响智力。因此,儿童和青少年的体重管理重点在于对超重和肥胖的干预。

(1)对超重和肥胖干预的总原则:管住嘴、迈开腿、多喝水。

(2)控制饮食:减少饮食总量;多吃富含蛋白质和维生素的高纤维食物,如新鲜蔬菜和水果、鱼、虾、蛋、奶、牛肉、禽类、肝、豆腐、豆浆;喝白开水、不添加糖的鲜果蔬汁;少吃甜食及高脂肪食品,如含氢化植物油的各种糕点、糖果、蜜饯、巧克力、冷饮、甜点心、膨化食品、西式快餐、肥肉、黄油、油炸食品;少喝各种含糖饮料等。

(3)增加运动:长期规律运动不仅可防治肥胖,且可提高体质,年轻时的运动效应可延续到老年。运动方式应以有氧运动为主,包括力量运动、柔韧性训练、家务劳动等。运动强度以脉搏达到最大心率60%~75%为佳。计算公式为:脉搏=(220-年龄)×60%~75%。例如,20岁者的脉搏为(220-20)×60%~75%=120~150次/分。每天至少运动30分钟,最好为60分钟。每周至少运动150分钟,中等强度运动每天1小时以上,其中纵向运动20分钟以上。

(4)转变生活方式:减少久坐时间,看电视、玩游戏、使用电脑时间每天不超过2小时;不躺着看书、看电视;每静坐40分钟后要活动10分钟;做到早睡早起,不睡懒觉。

(5)控制代谢综合征、防止糖尿病:代谢综合征(metabolic syndrome,Mets)是一组与生活方式密切相关的临床综合征,其特征为向心性肥胖、高血糖、高血压及血脂异常等病症的聚集发作。代谢综合征不仅是心脑血管疾病等多种重大非传染性疾病的共同病理基础,也是其早期阶段。其干预措施除了上述控制饮食、加强活动和转变生活方式之外,还应该及时应用药物和其他手段控制高血压、血糖异常、血脂异常等代谢综合征的病理生理改变。

(三)性发育的健康管理

儿童性发育包括两个阶段:一是胚胎期性分化阶段,即第一性征形成,分出男女,系由染色体决定,分化不良则可出现两性畸形。二是青春期性发育阶段,在这个过程中性器官发育、第二性征出现,最终形成生殖功能。

正常情况下,在出生后到青春期前,儿童性发育基本处于静止状态。此时如果出现性发育就是性早熟。在临床上性早熟通常指儿童生长发育异常,第二性征提早出现(男孩早于9岁,女孩早于7.5岁)者。

近年来性早熟发病率呈逐年上升态势,已成为儿童生长发育领域三大热点(矮小症、肥胖症、性早熟)之一。其中女孩性早熟的发病率是男孩的4~5倍。

1. 性发育的检测　性发育的检测主要包括对第一性征、第二性征、骨龄、性激素水平的检测。

(1)第一性征:即男女性别,正常情况下以性器官为判别依据。男性器官包括睾丸、附睾、阴茎;女性性器官为卵巢、子宫、输卵管、阴道。两性畸形者可同时具有部分男女性器官。其检测方法除临床体检之外,还可以通过B超、磁共振等影像学检查来判别和测量。

(2)第二性征:男性第二性征包括阴毛、腋毛、胡须、变声及喉结出现;女性第二性征包括乳房、阴毛、腋毛等。男性青春期发育第一征象通常是睾丸增大,一般的性发育顺序:睾丸→阴茎→阴毛→腋毛→胡须→遗精→喉结→变声。女性青春期发育的第一征象是乳房发育,一般的性发育顺序:乳房→阴毛→初潮→腋毛。每个人的顺序可有不同,一般都属正常。最终出现了男子遗精,女子月经来潮提示已经具有生育能力。

(3)骨龄:反映骨骼的成熟度,能够较为准确地反映青春发育的程度。一般采用左手正位片(含手指尖和桡尺骨下端),用GP图谱法或TW2计分法评定。真性性早熟、肾上腺疾病、性腺肿瘤等患者的骨龄往往较实际年龄提前。部分性早熟者不提前,而原发性甲状腺功能减退者及生长激素缺乏症等患者骨龄可以显著落后。

(4)血清性激素及促性腺激素测定:血清性激素主要包括雌二醇(E_2)和睾酮(T)。2岁前男孩血清睾酮、女孩血清雌二醇均较高,2岁后下降并持续维持在低水平,至青春期再度升高。性早熟者在青春前期性激素水平较正常同龄小儿显著升高,性腺肿瘤者的性激素往往增加更多。

血清促性腺激素测定主要包括促卵泡激素(follicle-stimulating hormone,FSH)和黄体生成素(luteinizing hormone,LH),是由垂体分泌的两个激素，可以促进睾丸和卵巢分泌性激素。对于鉴别中枢性和外周性早熟具有较大意义。因其分泌特点为睡眠诱发的脉冲式释放。一次性血液标本不能反映出真正的分泌水平，常需要做促性腺激素释放激素(Gonadotropin-releasing hormone，GnRH)兴奋试验。

GnRH兴奋试验，又称黄体生成素释放激素(luteinizing hormone releasing hormone，LHRH)兴奋试验，多用于女性性早熟的鉴别诊断。其原理是注入外源性GnRH，刺激垂体分泌LH、FSH，评价垂体细胞储备功能。其方法是静脉注射GnRH，于注射前及注射后30、60、90分钟分别采血，测定血清FSH及LH含量。正常LH峰值出现在15~30分钟，青春期前患者LH峰值<基础值3倍；青春期LH峰值提高3倍以上；成人可达5倍以上。真性性早熟LH/FSH>0.60~1.0，提示中枢性性早熟(Central Precocious Puberty，CPP)。

2. 性发育的评估　通过以上第一性征、第二性征、骨龄、性激素的检测，对于判断是否存在性发育异常以及是否患有性早熟已经没有困难。然而，在实际的健康管理中，为了更准确地评估性发育和性早熟的程度，常常需要对性发育进行分期。目前，通用使用Tanner分期法。在性早熟的评估中通常需要判断其分类，即中枢性、外周性和部分性性早熟。

3. 对性发育的干预

(1) 性早熟的预防：避免进食含雌激素或雄激素的食品，如动物的卵巢、睾丸、内脏，花粉产品(包括蜂王浆、蜂蜜等)，补肾的中药，添加性激素(如避孕药)的水产品等；尽量少看或不看易诱发性冲动的电视电影或玩富有刺激的游戏；多进行体育锻炼、户外活动，增加体内能量消耗。

(2) 性早熟的治疗：发现性早熟要到医院儿童生长发育专科或小儿内分泌科去就诊。首先看看骨龄是否偏大，如果偏大且预测身高矮小，应给予抑制性发育的药物或加用促进生长的药物来治疗。如果骨龄不大，预测身高不矮小，可以顺其自然，定期复查骨龄。性早熟早期及单纯乳房发育等可用中药控制。

对于骨龄偏大的真性性早熟原则上应通过药物干预。其干预的短期目标为：①减缓骨龄进展，逐渐使其与实际年龄相一致；②控制和减缓第二性征成熟程度和速度；③阻止女孩的月经初潮；④治疗潜在病因。干预的长期目标是：①改善最终成年后身高；②恢复儿童实际生活年龄应有的心理行为。

目前，治疗特发性儿童性早熟最为有效的药物是促性腺激素释放激素拟似剂(Gonadotropin-releasing hormone analogue，GnRHa)。其作用机制是GnRHa与体内的GnRH受体结合，通过竞争性抑制使垂体对内源性的GnRH失敏，FSH和LH分泌减少，性征消退或延缓出现，延缓骨骼成熟及骨骺融合，有利于改善患儿的最终身高。该抑制作用呈高度可逆性，停药后数月即消失，不会影响儿童今后的发育。常用的剂型包括曲普瑞林和亮丙瑞林。

二、儿童营养与饮食的管理

营养(nutrition)是维持生命和保证儿童生长发育的必不可少的条件和要素。对婴儿和儿童来说，营养供给量的基本要求应是满足生长、避免营养素缺乏。营养素可分为宏量营养素(蛋白质、脂类、碳水化合物)和微量营养素(矿物质，包括常量元素和微量元素；维生素)两大类，其中宏量营养素为产能营养素，微量营养素通常为非产能营养素。除了这两类营养素外，还有人体必不可少的水和膳食纤维等其他膳食成分。

(一) 儿童营养的检测和评估

儿童营养状况的检测指标主要包括体重、身长、皮下脂肪、上臂围、BMI等体检生长指标。除了常规体格检查外，要注意有关营养素缺乏的体征，如维生素D缺乏引起的佝偻病体征、锌缺乏引起的口角糜烂等。

儿童营养状况的评估除了体重、身长、BMI等体格发育指标的评估外，还要进行膳食调查和评价及必要的实验室检查。

1. 膳食调查

(1) 称重法：实际称量各餐进食量，以生熟比例计算实际摄入量。查“食物成分表”得出今日主要营养素的量(人均量)。通常应按季节、食物供给不同每季度测1次。调查需准备表格，食物成分表，计算器，秤(食物、器皿重)。

称重法的优点是准确，但较复杂，调查时间较长(3~4日)。多应用集体儿童膳食调查，也可据调查目的选择个人进行膳食调查。常以平均数法分析结果，即以每日摄入食物种类、数量计算各种食物中某营养素的总量，用日人数算出人平均摄入量。日人数为三餐人数的平均数(如三餐就餐儿童数相差太大，应按日人数计算出人平均摄入量。日人数=早餐主食量/早餐人数+中餐主食量/中餐人数+晚餐主食量/晚餐人数)。

(2) 询问法：多用于散居儿童的个人膳食调查，

采用询问前 1~3 日进食情况进行计算。询问法简单，易于临床使用，但因结果容易受到被调查对象报告情况或调查者对市场供应情况以及器具熟悉程度而不准确。使用频数表、询问表分类询问，可增加结果的可靠性。计算与结果分析同称重法。

(3) 记账法：多用于集体儿童膳食调查，以食物出入库的量算。记账法简单，但结果不准确，要求记录时间较长。计算与结果分析同称重法。

2. 膳食评价

(1) 营养素摄入的评价：当能量摄入>85%RNI 或 AI 时，显示能量摄入足够，<70% 说明能量摄入不足；当蛋白质摄入>80%RNI 或 AI 时，显示蛋白质摄入足够，<70% 说明蛋白质摄入不足；优质蛋白应占膳食中蛋白质 1/2 以上；矿物质、维生素摄入量>80%RNI 或 AI。

(2) 宏量营养素供能比例：2 岁以上儿童膳食中宏量营养素比例应适当，即蛋白质产能应占总能量的 10%~15%，脂类占总能量的 20%~25%，碳水化合物占总能量的 50%~60%。

(3) 膳食能量分布：每日三餐食物供能亦应适当，即早餐供能应占一日总能量的 25%~30%，中餐应占总能量的 35%~45%，点心占总能量的 10%，晚餐应占总能量的 25%~30%。

3. 实验室检查

了解机体某种营养素贮存、缺乏水平。通过实验方法测定小儿体液或排泄物中各种营养素及其代谢产物或其他有关的化学成分，了解食物中营养素的吸收利用情况。

（二）儿童营养的干预

1. 提倡母乳喂养，建立良好的母乳喂养方法。

2. 及时添加辅食，遵循从少到多、从细到粗、从软到硬、从一种到多种、培养进食技能等原则。

3. 合理构成蛋白质、脂肪、碳水化合物等宏量营养素的比例，适当培育各种微量营养素。

4. 主动参与食物选择和制作，提高营养素养。

5. 吃好早餐，合理选择零食，培养健康的饮食行为。

6. 营造良好的进食环境，发挥家庭榜样影响。

（三）举例：佝偻病的健康管理

佝偻病是我国儿童常见的营养性疾病，其健康管理具有较好的代表性。现从其健康检测、健康评估、健康干预和健康教育等方面示例说明儿童营养与饮食管理的要点。

1. 健康检测　0~3 岁定期检查身高、体重、前囟、牙齿、胸廓、肋骨、四肢、骨龄、骨密度、血钙磷、血清 25-OH-D_3。

2. 健康评估　评估生长发育水平、有无佝偻病及其分期、是否需要治疗。

3. 健康干预　户外运动、补充维生素 D、补充钙剂、加强护理预防感染、预防骨骼畸形和骨折、加强体育锻炼。

4. 健康教育　举办家长培训班，说明营养与饮食、户外日照、及时补充维生素 D 和适量补钙对佝偻病防治的重要性。

三、语言与心理行为的管理

在儿童生长发育过程中，语言及心理行为的正常发育与体格生长具有同等重要的意义。除了语言之外，心理行为发育包括感知、运动、情感、思维、判断和意志性格等方面，均以大脑和神经系统的发育和成熟为物质基础。做好儿童语言和心理行为的健康管理对儿童的健康成长具有十分重要的意义。

（一）听力的检测

我国现在普遍实行了新生儿听力筛查，对儿童先天性听力障碍等情况的及时发现、儿童语言能力的矫正和培养起到了良好的作用。

新生儿听力筛查是国家卫生健康委员会规定的新生儿筛查项目之一，早期筛查可以使有听力障碍的婴儿被早期发现、及时诊断、早期治疗，在语言学习的关键期，促进婴儿语言的发育。新生儿及婴幼儿听力早期检测及干预项目包括听力筛查、诊断、干预、随访、康复训练及效果评估，是一项系统化和社会化的优生工程。主要方法包括听觉诱发电位（Auditory Brainstem Response，ABR），耳声发射（Otoacoustic Emission，OAE）和声阻抗（鼓室导抗测试）等几种。正常新生儿对所有声音均有反应。异常者提示有可能存在以下问题：①听力障碍；②有感音神经性和 / 或传导性听力损失相关综合征的症状或体征；③有儿童期永久性感音神经性听力损失家族史；④颅面部畸形，包括耳廓和外耳道异常；⑤孕母宫内感染，如巨细胞病毒、疱疹、毒浆体原虫病；⑥新生儿高胆红素血症等。

（二）语言发育进程的检测

正常情况下 1 岁 1 字句，掌握 1~10 个词，别人能听懂孩子 25% 的话；2 岁可表达 2 字句，掌握 100~250 个词，别人能听懂孩子 60%~65% 的话；3 岁可表达 3~5 字句，掌握 450~900 个词，别人能听懂孩子 75%~90% 的话；4 岁掌握超过 1 500 个词，别人能听懂孩子 90% 的话。

(三) 语言和心理行为能力的评估

1. 学龄前儿童语言能力测试　包括 10~36 个月儿童语言能力自查表、18~36 个月儿童语言能力测试题、36~84 个月儿童语言能力测试题。

2. 丹佛发育筛查法(Denver Developmental Screening Test,DDST) DDST 主要用于 6 岁以下儿童的发育筛查,实际应用时对小于 4~5 岁的儿童较为适用。该测验共 103 个项目,分为个人社会、细运动与适应性行为、语言和大运动四个能区。结果为正常、异常、可疑或不可测。对异常或可疑者应进一步作诊断性测试。

3. 绘人测试　适用于 5~9.5 岁儿童。要求被测儿童依据自己的想象绘一全身正面人像,以身体部位、各部比例和表达方式的合理性计分。绘人法测试结果与其他智能测试的相关系数在 0.5 以上,与推理、空间概念、感知能力的相关性更显著。该法可进行个别测试,也可进行集体测试。

4. 图片词汇测试(peabody picture vocabulary test,PPVT)适用于 4~9 岁儿童的一般智能筛查。该法可测试儿童听觉、视觉、知识、推理、综合分析、语言词汇、注意力、记忆力等。PPVT 的工具是 120 张图片,每张有黑白线条画四幅,测试者说一个词语,要求儿童指出其中相应的一幅画。该法可个别测试,也可进行集体测试;方法简单,尤适用于语言或运动障碍者。

5. 其他　包括格塞尔发育量表、贝利婴儿发展量表、斯坦福 - 比奈智力量表、韦克斯勒幼儿智力量表(Wechsler preschool and primary scale of intelligence,WPPSI)等。因篇幅所限,不一一陈述。

(四) 对儿童语言及心理行为的干预

1. 对儿童语言的训练　在日常生活中,要多观察孩子的兴趣及感受,留心孩子注视着的东西。注意孩子的面部表情和身体语言,然后等待孩子的反应,给予孩子时间去做想做的事情。留意孩子注视些什么,然后说一说。这样,当孩子注视某种事物的同时,他也正在接收有关事物的信息。唯有当孩子把注视着的事物与您的话联系起来,才产生“译码”能力,弄清楚那个字汇的意义。由此可见,您给予的讯息必须是相关的、清晰的。

2. 对儿童心理行为的干预　儿童时期是培养孩子良好习惯和独立意识的绝好时机。根据儿童期孩子的身心发展特点,可以配合感觉功能的迅速发展,丰富其感觉刺激。例如在抱婴儿外出时,可以让其感受丰富多彩的世界,听小鸟、动物的叫声,听人的谈话。要以言语训练为先导,促进智能的全面发展。3 岁以内是口头语言发展的关键期,因此父母要常与孩子讲话。要注意婴儿情绪和性格的培养。对婴儿充满好奇的“危险”举动或表现出的“不听话”,给予充分的理解和恰当的引导,以保持孩子的求知欲;对孩子不小心摔倒或擦破皮流血,家长不要表现出紧张,可以鼓励孩子自己爬起来,告诉他涂一点药水就会好的,以后多注意就行。这样孩子将来遇到其他困难挫折也不会惊慌、紧张。

四、意外事故防范与安全管理

儿童意外伤害是 5 岁以下儿童死亡的首位原因。有必要通过危险因素的检测和安全评估及干预措施加以预防。

1. 窒息与异物吸入　3 个月以内的婴儿应注意防止因被褥、母亲的身体、吐出的奶液等造成的窒息;较大婴幼儿应防止食物、果核、果冻、纽扣、硬币等异物吸入气管。

2. 中毒　保证儿童食物的清洁卫生,防止食物在制作、储备、出售过程中处理不当所致的细菌性食物中毒。避免食用有毒的食物,如毒蘑菇,含氰果仁(苦杏仁、桃仁、李子仁等),白果仁(白果二酸),河豚,鱼苦胆等。药物应放在儿童拿不到的地方;儿童内、外用药应分开放置,防止误服外用药造成的伤害。

3. 外伤　婴幼儿居室的窗户、楼梯、阳台、睡床等都应置有栏杆,防止从高处跌落。妥善放置开水、油、汤等,以免造成儿童烫伤。教育儿童不可随意玩火柴、煤气等危险物品。室内电器、电源应有防止触电的安全装置。

4. 溺水与交通事故　教育儿童不可独自或与小朋友去无安全措施的江河、池塘玩水。教育儿童遵守交通规则。

5. 教会孩子自救　如家中发生火灾拨打 119,遇到坏人拨打 110,急救拨打 120 等。

五、儿童源性成人慢性病的防范与管理

近年来,胎源性成人疾病尤其是代谢综合征、糖尿病、动脉硬化、冠心病等胎源性成人慢性病的发生发展机制受到了国内外越来越多的学者和社会各界的广泛关注。按照健康和疾病的发育起源学说(developmental origins of health and diseases,DoHaD)的解释,人类在发育过程的早期(包括胎

儿、婴儿、儿童时期）经历的不利因素，将会导致成人糖尿病、心血管疾病、哮喘、肿瘤、骨质疏松、神经精神疾病的发病。DoHaD学说将早期发育的关键时期从宫内（胚胎期）延伸到宫外，疾病范围从糖尿病、心血管等代谢综合征相关的疾病拓展到神经、精神性疾病甚至药理学领域，影响因素则从单纯的营养剥夺或营养不良扩大到其他不良刺激行为和精神因素。因此，胎源性的成人慢性病在儿童时期的检测、评估和干预将会成为儿童健康管理的热门领域。

所有的胎源性成人疾病均与宫内营养不良（Intrauterine Growth Restriction，IUGR）及出生体重过轻（small for gestational age，SGA）或过重（Large for Gestational Age，LGA）有关。目前，至少发现宫内营养不良与成年后的心脏病、高血压、代谢综合征、2型糖尿病、呼吸系统疾病、高脂血症等疾病有关。因此，在儿童时期就要开始对这些疾病的相关组分或指标进行定时的监测，并对发病的风险性进行及时的评估。一旦发现有危险因素，应及时干预从而将其消除在萌牙状态（“欲病救萌”）。例如，对具备宫内环境不良的儿童，一旦发现肥胖应及时通过控制饮食、加强活动、改变生活方式等手段防止代谢综合征的发生。

第五节　膳食补充剂

膳食补充剂，别名营养补充剂，是一种旨在补充膳食的产品。膳食补充剂分为含营养膳食补充剂和无营养膳食补充剂。儿童期是生长发育的重要时期，近年来随着经济发展水平的提高、营养学研究的发展以及父母对儿童保健意识的提升，儿童膳食补充剂的应用越来越广泛。但儿童营养素缺乏仍然存在，是影响儿童生长发育的重要因素之一。因此，正确应用儿童膳食补充剂非常重要。

一、含营养膳食补充剂

含营养膳食补充剂为儿童补充基础代谢、生长发育和学习运动等所需的营养，是应用含营养膳食补充剂的主要目的。这类补充剂主要包括维生素和微量元素等。

（一）维生素A

维生素A与儿童免疫、学习、记忆、造血等生理活动有关。近年来，由于家长对儿童营养的重视不断提升，我国儿童维生素A缺乏的发生率处在较低水平，但儿童维生素A边缘性缺乏仍处于较高水平。纯母乳喂养和辅食添加是维生素A缺乏的有效预防措施。提倡母乳喂养，从出生后及时添加维生素A。应指导儿童多进食富含维生素A的食物，如动物性食物（乳类、奶类、动物内脏），深色蔬菜和水果（南瓜、胡萝卜、西蓝花、菠菜、芒果和橘子等），或加入一些维生素A强化食品。维生素A的营养状况判定指标通常采用血清维生素A（视黄醇）浓度，即血清维生素A浓度<0.7μmol/L为缺乏，血清维生素A浓度0.70~1.05μmol/L为边缘型缺乏，血清维生素A浓度≥1.05μmol/L为正常。预防维生素A缺乏，婴儿出生后应及时补充维生素A 1 500~2 000U，持续补充到3岁；针对高危因素可采取维生素A补充、食物强化等策略，提高维生素A摄入量。早产儿、低出生体重儿、多胞胎应在出生后每日补充口服维生素A制剂1 500~2 000U，前3个月按照上限补充，3个月后可调整为下限。如儿童处于反复呼吸道感染、慢性腹泻、贫血等疾病状态时，须遵医嘱应用维生素A补充剂，以提高免疫力，促进疾病的康复。

（二）维生素D

维生素D的营养状况判定指标通常采用血清25羟维生素D浓度来判断，即以血清25羟维生素D<30nmol/L为维生素D缺乏；血清25羟维生素D30~50nmol/L为维生素D不足，血清25羟维生素D>50nmol/L则为适宜。目前，我国儿童中维生素D缺乏和不足仍是突出的营养缺乏问题，这与儿童户外活动过少、膳食维生素D摄入量严重不足有关。为更好地预防维生素D缺乏，首先，应尽早带婴儿到户外活动，逐步达到每天1~2小时，以散射光为好，裸露皮肤，无玻璃阻挡；6个月以下的婴儿应避免在阳光下直晒；儿童户外活动时要注意防晒，以防皮肤灼伤。其次，指导儿童多进食含钙丰富的食品，如乳类、奶制品、豆制品、海产品等。为预防佝偻病，建议新生儿出生后应尽早开始补充维生素D，每日400~800U，以预防维生素D缺乏及不足，保证婴幼儿生长发育所需。针对高危因素可采取主动阳光照射、维生素补充、食物强化等策略提高维生素D摄入量。早产儿、低出生体重儿、多胎儿建议自出生1周开始，每日口服维生素D制剂800U，3个月后改用每日口服维生素D制剂400U；如果用早产儿配方奶粉者每日可口服维生素口制剂400U。如有呼吸道感染、反复腹泻、缺铁性贫血及营养不良等慢性病患儿，应在医生指导下合理使用维生素D制剂。

（三）钙

目前，临床上很难对钙营养状况进行准确的生物学评价。按照目前通常的做法，评价钙营养状况的方法主要有以下三种：膳食摄入钙评价，生化指标测定钙代谢的相关指标，以及钙作用的效应指标，如骨骼密度（bone mineral density，BMD）和骨矿物质（bone mineral content，BMC）含量检测。按照《中国居民膳食营养素参考摄入量（2023）》，钙的摄入标准如下：0~6月龄婴儿每日建议摄入量为200mg（AI），7~12月龄婴儿350mg（AI），1~3岁幼儿500mg（RNI），4~6岁儿童为600mg（RNI），7~8岁儿童800mg（RNI），9~11岁儿童1 000（RNI）。儿童期最主要和最好的钙源是奶类。婴儿期要鼓励母乳喂养，并给予乳母适量的钙剂补充。婴儿期后要坚持每日一定量的奶制品供给。根据中国营养学会发布的《中国居民膳食指南（2022）》，6月龄以内婴儿纯母乳喂养，需要的钙从母乳获取，7~12月龄婴儿，每日奶量应达500~700mL，1~2岁儿童每日奶量400~600mL，学龄前儿童每日奶量为350~500mL，学龄儿童每日奶量为300mL。豆类食品含钙量丰富且吸收较好，是除奶类食物外的又一补钙食物，绿叶蔬菜也有一定的含钙量，但吸收相对较差。目前，市面上的钙制剂品种繁多，给儿童补钙时应首选钙含量多、胃肠易吸收、安全性高、口感好、服用方便的钙制剂。但应关注婴幼儿（包括早产儿、低出生体重儿和营养性佝偻病患儿等）消化系统发育尚未成熟的生理特点，注意钙制剂的体外溶解性。目前，经国家药品监督管理局批准的常用钙制剂元素含量、溶解度及相关特性如表9-8-9，表中的参数除含钙量比较稳定外，口感依具体产品而异。

表9-8-9　常用钙剂的特点

通用名	含钙量	溶解度	口感	其他
复方碳酸钙颗粒	40%	易溶	淡柠檬味	络合钙、维生素D_3
碳酸钙D_3（片剂/颗粒剂）	40%	难溶	无味、咸涩	含维生素D_3
碳酸钙（片剂/颗粒剂）	40%	难溶	无味、咸涩	
葡萄糖酸钙（口服液）	9%	易溶于热水	微甜	
醋酸钙（颗粒剂）	25%	极易溶于水	醋酸味	
乳酸钙（片剂）	13%	极易溶于热水	乳酸味	

（四）铁

早产/低出生体重儿，反复感染、肠道出血以及6~23月龄婴幼儿是缺铁性贫血（iron deficiency anemia，IDA）的高发人群。大量的研究证据表明，IDA或铁缺乏症（iron deficiency，ID）影响儿童体格生长、脑发育和免疫功能等。因此，预防早产/低出生体重、预防和治疗各种疾病，以及适宜的辅食添加对预防婴幼儿IDA尤为重要。IDA是贫血的一类，ID筛查或诊断的常用指标包括游离原卟啉、铁蛋白、转铁蛋白饱和度、转铁蛋白受体、机体铁贮量等。世界卫生组织推荐以血清（浆）铁蛋白作为判断ID的指标，机体血清（浆）铁蛋白减少表征贮存铁水平下降。世界卫生组织推荐血清（浆）铁蛋白低于12μg/L或15μg/L判定为ID。婴幼儿铁缺乏的防治措施具体如下：①对于早产、低出生体重儿，建议从出生1个月后补充元素铁2mg/(kg·d)，并根据贫血筛查情况，补充到12个月或23个月。②0~6月龄婴儿纯母乳喂养，如无母乳或母乳不足，应使用含铁的婴儿配方食品等喂养。③满6月龄起添加辅食。顺应喂养，从富铁泥糊状食物开始，每次只添加一种新食物，由少到多、由稀到稠、由细到粗，循序渐进。④6~8月龄母乳喂养婴儿最低辅食喂养频次为每日2次，9~23月龄母乳喂养婴儿为每日3次，6~23月龄非母乳喂养婴儿奶类和辅食的最低喂养频次为每日4次，以保证充足的能量及营养素的摄入。⑤每日添加的辅食应包括七类基本食物中至少四类，其中必须有谷类和薯类、动物性食品、蔬菜和水果。⑥根据铁营养及贫血状况，可使用膳食营养素补充剂。6~36月龄婴幼儿个体应补充营养素补充剂，6~12月龄婴儿每日补充1.5~9.0mg元素铁，13~36月龄补充1.5~10.8mg元素铁。⑦根据铁营养及贫血状况，可使用辅食营养补充食品，如营养包。

(五) 锌

目前，缺乏简便并能敏感反映人体锌营养状况的实验室指标，锌缺乏症的诊断主要依据锌缺乏的临床表现、实验室检查及锌缺乏高危因素等各方面综合评估。预防锌缺乏，首先需要坚持均衡膳食，动物性食物和植物性食物合理搭配，避免偏食，进食一些锌含量较丰富的红肉（牛肉、瘦猪肉、肝脏等），鱼类，禽类及部分海产品（如牡蛎，但不宜大量食用）等。对于缺锌的高危人群适当补充锌的每日供给量，如早产儿 / 低出生体质量儿、慢性腹泻和吸收不良综合征的患者、长期采用肠外营养的患者等。出现锌缺乏时，首先积极去除纠正缺锌原因。锌元素的补充应优先日常膳食补锌。对于早产儿缺锌，正常母乳喂养通常足以纠正。如果母体锌储备过度消耗或锌缺乏，母乳可能会缺锌。哺乳期成年妇女的每日推荐饮食锌摄入量从每天 11mg 增加到每天 12mg。如果乳汁分泌低，婴儿将需要补充替代。根据我国儿童锌缺乏症临床防治专家共识，补锌治疗应口服给药，宜选用易溶于水、易于吸收、口感较好、成本较低的补锌药物。常用补锌药物具体如表 9-8-10。

表 9-8-10　常用补锌制剂

种类	含锌化合物	锌吸收利用率	副反应
无机锌	硫酸锌、氯化锌、硝酸锌等	约 7%	胃肠道反应大
有机锌	葡萄糖酸锌、甘草锌、醋酸锌、柠檬酸锌、氨基酸锌、乳酸锌等	约 14%	胃肠道反应小，但有一定副作用
生物锌	富锌酵母等	约 30%	对人体刺激性小

(六) DHA

DHA 的营养状况与母婴健康密切相关，适宜的 DHA 水平有利于降低早产发生风险、促进胎儿生长，对婴幼儿神经及视觉发育有积极意义，并可能影响婴儿的免疫调节和睡眠活动。人体所需的 DHA 主要从膳食中获取，膳食来源主要包括母乳、蛋黄、鱼类、海藻等。母乳喂养的足月儿不须另外补充 DHA，无法实现足量母乳喂养的情况下应选用添加 DHA 的配方粉，对于幼儿应注意提供富含 DHA 的膳食，日常的干果类食物如杏仁、开心果、葵花籽、花生、芝麻、核桃等。

二、无营养膳食补充剂

非矿物质或非维生素的膳食补充剂，如褪黑素、磷脂酰丝氨酸、益生元、膳食纤维等，属于无营养膳食补充剂，其主要用途并非提供营养，而是促进睡眠、调理肠道、调节免疫及辅助改善记忆等。虽然无营养膳食补充剂应用较以往更加广泛，但目前缺乏高质量证据建议在儿童人群中使用。更重要的是，无营养膳食补充剂可能会与处方药相互作用。因此，建议家长选择无营养膳食补充剂时应谨遵医嘱，特别是当儿童正在应用处方药治疗疾病时。

综上所述，多样化的食物是饮食营养充足的基础，建议家长为儿童提供均衡且适量的饮食，在此基础上正确认识膳食补充剂。确有需要应用膳食补充剂儿童的家长，应遵医嘱选择合适的膳食补充剂，并应注意避免过量摄入。

（施长春　孙　鹂　陈　燕）

【参考文献】

1. 郭清. 健康管理学概论 [M]. 北京: 人民卫生出版社, 2011.
2. 王卫平, 孙锟, 常立文. 儿科学 [M]. 9 版. 北京: 人民卫生出版社, 2018.
3. 秦锐. 中国儿童钙营养专家共识 (2019 年版)[J]. 中国妇幼健康研究, 2019, 30 (03): 262-269.
4. 中华预防医学会儿童保健分会. 中国儿童维生素 A、维生素 D 临床应用专家共识 [J]. 中国儿童保健杂志, 2021, 29 (01): 110-116.
5. 中国营养学会 "缺铁性贫血营养防治专家共识" 工作组. 缺铁性贫血营养防治专家共识 [J]. 营养学报, 2019, 41 (05): 417-426.
6. 申昆玲, 林丽开, 冯佳佳等. 儿童锌缺乏症临床防治专家共识 [J]. 儿科药学杂志, 2020, 26 (03): 46-50.

第十篇　中医健康管理

中医药学中有十分丰富的健康促进与健康维护的知识积累，千百年来为中华民族的繁衍生息提供了基本的健康医学保障。如何在健康管理的学术水平与需求快速发展的今天，进一步挖掘中医健康管理的科学内涵，建立适用于大样本人群，具有技术操作规范，与现代医学的健康管理学相互配合、取长补短，甚至水乳交融的、具有我国特色的健康管理学知识体系与技术体系，是时代向健康管理工作者提出的新要求。

近十余年来，我国的健康管理学研究者，以中医治未病机构和健康体检机构为基地，以功能社区、疗养康复机构为依托，对中西医并重的健康管理模式进行了深入的探讨，首先提出以健康状态测评（侧重于身体功能状态的评估）为中医体检的重点，通过中医的望诊、问诊、闻诊、切诊，对受检者的气血、脏腑、经络的健康状态进行评估的思路与方案，并研制了适用于大样本人群的测评方法，如中医体质辨识问卷，数字望诊（主要包括舌诊、色诊、甲诊等），脉象测量、经络测量、红外线体表温度检测等。并在此基础上，尝试将中医健康状态的测评结果与西医体检资料相参照，从中、西医两个角度，进行更为全面的健康评估，实施中西医结合的、更具有个性化的健康管理。

本篇的第一章，介绍了中医健康状态辨识的理论基础、分类和影响因素、辨识和测量、调整和疗效评价。中医健康状态是中医辨证诊断的核心，为准确把握生命健康规律提供科学依据。本章紧密结合“天人合一”的整体观念，灵活运用司外揣内、见微知著、以常衡变等方法论，全面系统地介绍了中医健康状态辨识的具体实施，是中医健康管理的优秀示范。

第二章至第四章，介绍了中医治未病健康管理的检测方法与技术，如中医体质辨识、数字舌诊与面色诊、脉象测量、经络测量等。这些方法，一方面是中医客观化、规范化的科研成果，另一方面在中医治未病健康管理领域率先应用，获得了良好的实践效果与经验，也推动与促进了中西医健康管理学的学科建设。

第五章介绍了中医治未病的特色干预技术，包括艾灸、拔火罐、推拿按摩、毫针刺法、穴位贴敷法、热熨法、耳穴压豆法、熏蒸法、药浴法等，并提出了针对疲劳状态、睡眠不良、易感冒状态、腰腿不适、血脂偏高等的中医健康管理方案。

第六章主要介绍中医学独特养生保健理论与技术，基本理论包括天人相应、形神合一、动静互涵、辨证施养等，中医养生的常用方法，如精神养生、运动养生、饮食养生、环境养生、房事养生、药物养生等。

第七章介绍了近年来中医治未病健康管理相关政策和实施情况，涉及中医健康管理的基本框架、中医健康管理学术体系的构建原则以及中医治未病健康管理在0~36个月儿童、老年人、孕产妇、常见慢性病中的应用实践。

（吴　非　李　力）

第一章 中医健康状态辨识

第一节 中医状态学理论基础

一、中医健康状态内涵

状态是健康认知的逻辑起点，也是中医辨证诊断的核心。确立健康认知的逻辑起点，不仅为中医辨证论治的方法体系找到了理论根源，也为正确把握生命和健康规律提供了科学依据。人体状态是人体在某一时相内所处的状况、态势和特征，可以用适当的变量（或参数）来描述，如症状、体征、理化指标等，除此之外，与健康状态相关的环境、社会等因素如气候、季节、节气以及家庭背景、人际关系等也是健康状态评估或辨识的依据。中医健康状态可以分为狭义健康状态和广义健康状态。

（一）狭义健康状态

“健康状态”或“健康”，是对生命过程中不同阶段生命特征的概括，有广义和狭义之分。狭义的健康状态就是我们通常说的“健康”，指的是未病状态，是人体的正常状态，即“阴阳自和”“形与神俱”“天人合一”的功能状态。

1. 阴阳自和　阴阳自和与否是健康、发病、愈病的关键。阴阳自和是机体自我调节与和谐的一种本能的高度概括，即生命体内阴阳二气在生理状态下的自我协调和病理状态下的自我恢复，而达到的最佳平衡的能力。阴阳双方在体内相互斗争、相互作用中处于大体均势的结果，即阴阳协调和相对稳定，是阴阳自和在体内、外达到最佳的健康状态。

阴阳自和的内平衡即人体内动态的平衡，是指阴阳双方的比例不断变化，但又稳定在正常限度之内的平衡，并非量上绝对相等的静态平衡。维持这种动态平衡状态的机制，是建立在阴阳对立制约与互根互用基础上，阴阳双方在一定限度内的消长和转化运动。而人体内阴阳双方维持动态平衡的状态，与外界自然界气候变化相协调，即达到内外协调的外自和。故临床上治疗疾病关键是要调动人体阴阳自和的能力，这是治疗疾病的核心。

2. 形与神俱　中医理论认为，人体是一个多层次结构的有机整体，构成人体的各个组织器官，在结构上不可分割、相互沟通，在功能上相互联系、相互协调、相互为用，在病理上相互影响。具体体现在五脏一体、形神合一等方面。中医藏象理论认为，人是以五脏为中心组成的五个功能系统，通过经络，与六腑、五体、五官、九窍、四肢百骸等全身组织器官联系成的一个整体。人体的脏腑组织器官虽有各自不同的功能，但都是以心为主导，各脏腑密切协调的有机整体的一部分。

形神合一是生命健康的重要标志之一，形和神是生命的两大要素，两者相互依存、相互制约，是一个统一的整体。《黄帝内经灵枢·天年》指出：“何者为神？岐伯曰：血气已和，荣卫已通，五脏已成，神气舍心，魂魄毕具，乃成为人。”提示人是形神相偕的统一体，形是神的藏舍之处，神是形的生命体现。神不能离开形体而单独存在，有形才能有神，形健则神旺。形神统一是生命存在和健康的保证，形神失调则标志着疾病。形与神俱的观点既是一种中医学的生命观，也是心身统一论的理论基础。

3. 天人合一　基于中国古代的“天人相应”思想，中医理论认为，人与环境存在着不可分割的联系，即人体本身的完整性及其与自然界时空的统一性是健康认知的出发点。人生活在天地之间、宇宙之中，一切活动与大自然息息相关，自然界四时阴阳消长变化，与人体五脏功能系统是对应的，构成了人与自然的统一整体观，形成了“天地四时五脏阴阳”的多层次结构。正如《黄帝内经素问·宝命全形论篇》指出：“人以天地之气生，四时之法成。”《黄帝内经灵枢·岁露论》亦言：“人与天地相参，与日月相应也。”一旦自然气候条件、地理等外界的因素发生变化，人的状态也会随之产生相应的改变。正因如此，中医学确立了天、地、人三才的医学模式，强调以人为中心，以自然环境与社会环境为背景，认为人体自身的结构与功能的统一状态，以及人与自然、社会环境相适应保证着自身的健康，人体自身的稳态及其与自然、社会环境协调的状态被破坏则导致了疾病的发生。因而，在讨论生命、健康、疾病等重大医学问题时，不仅要着眼于人体自身，更要重视自然环境和社会环境对人体的影响。在研究生命、健康、诊断、防治疾病的过程中，每位医者应该“上知天文，下知地理，中知人事”，不仅要注意人所生的“病”，更要把握生病的“人”，既要顺应自然法则，三因制宜，又要注意调整患者因社会因素导致的精神情志和生理功能的异常，提高其适应社会的能力。总之，中医的健康观念实际上是生命内在状态的整体性及与自然、社会状态统一性的表达，是天人一体的状态观。

（二）广义健康状态

广义的健康状态是对人们在某一阶段健康状况系统具体的描述，包含正常状态和异常状态，包括未病状态、欲病状态、已病状态以及病后状态四方面，涵盖了人的各种体质、生理特点、病理特点、病、证等的概念。未病态是机体处于“阴平阳秘”的状态，属于“平”的状态；已病态是指外在刺激或体内的应激超过了阴阳自和的调节能力，人体处于“阴阳失衡”状态；欲病态是介于未病态与已病态之间的状态，也就是说人体的生理病理、体质等状态虽然出现偏颇，但其偏离“平”的状态的范围或幅度是自身阴阳自和的调节能力尚能控制，不需要外力（包括药石针灸等手段）去干预和帮助机体对抗这种偏颇。病后态是已病态经过治疗或康复后机体处于一种不稳定的阴阳自和的状态，如果机体疏于调护，易使病后态转化为已病态。

如果把阴阳的动态平衡看作是钟摆运动，那么欲病态和病后态的本质可以看作是“阴阳动态平衡”这个钟摆幅度的两端，两端以外的部分就是已病态的“阴阳失衡”状态。已病态、欲病态和病后态均属于“偏”的状态，欲病态和病后态为一种不太大的偏离，机体能通过自身调节回到相对稳定的状态，而一旦偏离太大，超出阴阳自和的调控能力，就成为已病态。因此阴阳自和能力是疾病发生与否的内因，是决定疾病发展过程及证候类型演变的重要因素，也决定证的转归和疾病的预后。

二、中医状态的特点

（一）状态有象

人以五脏为中心组成五个功能系统，如心系统：心 - 小肠 - 血脉 - 舌 - 面；肝系统：肝 - 胆 - 筋 - 目 - 爪；脾系统：脾 - 胃 - 肉 - 口 - 唇；肺系统：肺 - 大肠 - 皮 - 鼻 - 毛；肾系统：肾 - 膀胱 - 骨髓 - 耳 - 发。反映出以五脏为中心的状态应象图景。《伤寒论·平脉法第二》云：“脉有三部，阴阳相乘。荣卫血气，在人体躬。呼吸出入，上下于中，因息游布，津液流通。随时动作，效象形容。春弦秋浮，冬沉夏洪。察色观脉，大小不同，一时之间，变无经常。”由此可见，人体脉象大小不同，变无经常。大体表象为春应肝脉，为弦；夏应心脉，为洪；秋应肺脉，为浮；冬应肾脉，为沉。这里的弦、洪、浮、沉是四时机体或脏腑状态的表象。

状态有象，不但生理状态有象，而且在病理状态下，人体色、脉也会有相应的表象。在临床上，通过状态表象，察色按脉，司外揣内，能见病知源。如《黄帝内经素问·阴阳应象大论篇》所说：“善诊者，察色按脉，先别阴阳。审清浊，而知部分；视喘息，听音声，而知所苦；观权衡规矩，而知病所主；按尺寸，观浮沉滑涩，而知病所生。以治无过，以诊则不失矣。”《黄帝内经素问·宝命全形论篇》讲：“夫盐之味咸者，其气令器津泄；弦绝者，其音嘶败；木敷者，其叶发；病深者，其声哕。”说的是盐藏于器皿中，外有渗水，是盐气外泄的表现；琴弦将断，则声音嘶哑；树内溃败，则枝叶萎谢；病情深重、胃气将要败绝时，就会出现打呃声。都是能够从外部的表象去判断事物内部的情况。

医经《奇恒之势》介绍六十首诊法时，说：“诊合微之事，追阴阳之变，章五中之情。”就是告诉医生要把各种点滴细微的诊察所得综合起来进行分析，探求阴阳盛衰的变化规律，明辨五脏的病变本质。清代著名医家钱潢在《伤寒溯源集·阴阳发病六经统论》中指出：“外邪之感，受本难知，发则可辨，因发知受。”如天气突然变冷，并非所有的人都会感受寒邪，是否感受寒邪必须通过人体表现的证候作出判断，然后推测其感受的邪气。

（二）状态应时

生命是一个生、长、壮、老、已不同状态的过程。因此，在生命过程中，生命状态有一定的时间特性，即状态应时。中医在“天人合一”的思想指导下，总结出春生、夏长、秋收、冬藏的生命状态应时规律。

在四时当中，生命状态的应象也有具体表现。具体应时规律大体是东方风木，入通于肝，其色为青，其味为酸，其臭为臊，其声为呼，其音为角，其志为怒，病变为握，应于春季而总体呈现“生”的状态。南方热火，入通于心，其色为赤，其味为苦，其臭为焦，其声为笑，其音为徵，其志为喜，病变为忧，应于夏季而总体呈现“长”的状态。中央湿土，入通于脾，其色为黄，其味为甘，其臭为香，其声为歌，其音为宫，其志为思，病变为哕，应于长夏而总体呈现“化”的状态。西方燥金，入通于肺，其色为白，其味为辛，其臭为腥，其声为哭，其音为商，其志为忧，病变为咳，应于秋季而总体呈现“收”的状态。东方寒水，入通于肾，其色为黑，其味为咸，其臭为腐，其声为呻，其音为羽，其志为恐，病变为栗，应于冬季而总体呈现“藏”的状态。

除此之外，一日之中与一年四时相似：早上类春属木；中午类夏属火；傍晚类秋属金；夜里类冬属水。在一日十二时辰或一年十二个月中，由于阴阳二气的盛衰交替，生命体又体现出不同的生命应时状态。《黄帝内经素问·生气通天论篇》云：“平旦人气生，日中而阳气隆，日西而阳气已虚，气门乃闭。是故暮而收拒，无扰筋骨，无见雾露，反此三时，形乃困薄。”一天中，白天气运行在表，称为阳气；晚上气运行在里，称为阴气；一年中，上半年司天为阳，为阳生阴长阶段，下半年在泉为阴为阳杀阴藏阶段。从寅时（月）到辰时（月）气的运行从里逐渐出表，为由里出表的枢纽，也是阳气初生的状态，故称少阳（为枢）；从巳时（月）到未时（月），气活动于表，是阳气大开的状态，阳气最盛，故称太阳（为开）；从申时（月）到戌时（月），气开始内收，是阳气收合的状态，故称阳明（为阖）；至亥时（月）到丑时（月），气由阳明的阖大开进入于里运行，是阴气大开的状态，故称太阴（为开）；从子时（月）到寅时（月），阴气由盛到衰转变，故称少阴（为枢）；从丑时（月）到卯时（月），阴气衰退、收敛，故称厥阴（为阖）。

在养生保健方面，《黄帝内经素问·四气调神大论篇》说：“所以圣人春夏养阳，秋冬养阴，以从其根。”总之，时间不同，人体气的运行状态不同，呈现不同的生命状态，即状态有时。

（三）状态有律

状态是时间与空间的统一，局部与整体的统一，内在与外在的统一。而状态的发展与演变，不是杂乱无章，而是具有一定的规律的。《黄帝内经》对人体生命状态的发展演变有着深刻的认识，将人体的生理发展周期定为10岁或男子8岁、女子7岁，并论述了每一周期的生理特性与状态表现。由此可见，生、长、壮、老、已是生命状态发展的基本规律。另外，中医学还强调状态的四时五脏的法时规律。春季，肝木旺，肝气通于春；夏季，心火旺，心气通于夏；秋季，肺金旺，肺气通于秋；冬季，肾水旺，肾气通于冬。一年春夏秋冬四时的运行变化，表现出生长化收藏的五行运转，周而复始，而人体五脏之气也由肝至心至肺至肾的兴旺变化，以适应着自然界的阴阳变化，人体内阴阳变化与自然界的阴阳变化相协调、同步，如此，生命状态则呈现出生长化收藏的“阳生阴长，阳杀阴藏”的生命状态发展规律。

在病理状态中，生命状态也有四时五脏法时规律，正如《黄帝内经素问·金匮真言论篇》说：“故春善病鼽衄，仲夏善病胸胁，长夏善病洞泄寒中，秋善病风疟，冬善病痹厥。”一年四季有各自的疾病特点，疾病预后也有各自的规律。如“病在肝，愈在夏，夏不愈，甚于秋，秋不死，持于冬，起于春，禁当风”“病在心，愈在长夏，长夏不愈，甚于冬，冬不死，持于春，起于夏，禁温食热衣”“病在脾，愈在秋，秋不愈，甚于春，春不死，持于夏，起于长夏，禁温食饱食湿地濡衣”“病在肺，愈在冬，冬不愈，甚于夏，夏不死，持于长夏，起于秋，禁寒饮食寒衣”“病在肾，愈在春，春不愈，甚于长夏，长夏不死，持于秋，起于冬，禁犯焠烪热食温炙衣”。甚至在一天之中，疾病状态的变化也有其规律，如“肝病者，平旦慧，下晡甚，夜半静”，“心病者，日中慧，夜半甚，平旦静”，“脾病者，日昳慧，日出甚，下晡静”，“肺病者，下晡慧，日中甚，夜半静”，“肾病者，夜半慧，四季甚，下晡静”。因此，不管从年运、四时、时辰等时象，机体的生理状态、病理状态都会随时间变化而产生规律性的变化，即状态有律。

（四）状态可分

状态是可分的，如从健康和疾病角度，它可以分成未病态、欲病态、已病态及病后态；从部位上来说，它可以分成肝心脾肺肾五脏，以及六腑等；从性质上，它可以分成气血阴阳虚等。

（五）状态可辨

通过司外揣内等方法，或者借助一些现代技术手段，状态是可以被辨识的，这也是我们能够辨识状态的一个内在依据。

（六）状态可调

正因为状态是可辨识的，所以状态也是可调的。如气候炎热，人体腠理开而汗出，气候寒冷，所以腠理闭而无汗，是机体自我调节以适应外界环境从而达到相对理想的状态。当机体“阴阳自和”功能下降，不能自我调节而出现病理状态时，就要借助一定的干预措施来调节状态。

状态可调，在临床上主要是通过治疗，将机体从疾病状态恢复到健康状态。状态的调节要遵循一定的原则，总的原则就是调整阴阳，基本原则是正治反治、治标治本、扶正祛邪、三因制宜等，这些原则均体现了整体观念和辨证论治在临床中的实际应用。古人言："治病必求于本，本于阴阳。"可见在临床上治疗疾病，最重要的是调动人体"阴阳自和"的能力，从而达到疾病向愈的目的。

由于"和"是阴阳的本性，和则生化，故在补益诸法时，皆以"自和"为总的基本原则，如"寒者热之""热者寒之""虚者补之""实者泻之"等。总之，在疾病状态下，必须通过调动机体"阴阳自和"的能力，使机体恢复"阴平阳秘"的健康状态。由于每个人的状态因体质、生理病理特点等的不同，以及状态应时，状态与时空关系，在调节状态时应该时刻牢记要在整体观念下的因时、因地、因人三因制宜的个性化调节。

（七）据状立法

据状立法，指根据状态来立法。"治病求本"是中医学治疗疾病的指导思想。治病求本，指在治疗疾病时，必须寻找出疾病的根本原因，抓住疾病的本质，并针对疾病的本质进行治疗的指导思想。《黄帝内经素问·阴阳应象大论篇》指出："治病必求于本"。本，即阴阳。后世引申为疾病的本质。"求本"，实际上就是探求病因病机，确立证候。最后根据所确立的证确定相应的治则、治法，如寒者热之、热者寒之等，这些方法同样适用于状态的调整。当然我们整个状态的调整，不仅是热者寒之、寒者热之、实则泻之、虚则补之，还包括调整升降、调整阴阳、调整脏腑、因人因时因地制宜等，这些都是调整状态的基本方法。

（八）状态可评价

状态是可以评价的。状态调整后的效果是可以去测量、可以去评价的。对于疗效的判断，就是通过对干预前后状态的测量进行比较进行的。因此，状态是可以评价的，它可以量化、可以测量。

第二节　中医健康状态分类与影响因素

一、中医状态分类

中医学运用"同气相求""同类相召"的哲学思维，将世间万物进行归类，使杂乱无章的世界万物转变成为有规律的自然图景。根据前面介绍的中医状态的基本知识和基本理论，状态的概念涵盖了生理病理特点、体质、证、病和健康状态的各个阶段等。根据整体与局部的关系，可以把状态做一个纵向分类阐释当前局部状态兼杂的问题，即一个人同时表现出生理病理特点、体质、证、病等不同状态；也可以将状态做一个横向分类以阐释当前整体状态所处的健康状态水平，即未病、欲病、已病。

（一）生理特点、病理特点、体质、证、病

生命是一个时序的连续过程，疾病只是相对短暂的阶段，在生命的不同阶段，存在着不同的生理病理特点和个体的差异。中医健康状态涵盖了个体生命全周期不同阶段的生理病理特点、体质、证、病等。

1. 生理特点　是指人体正常生命活动的规律，是一种状态，不能用证进行描述。不同年龄、性别所体现的生理特点不同。

(1) 小儿为稚阴稚阳、纯阳之体：《小儿药证直诀》将小儿生理病理特点概括为"脏腑柔弱、易虚易实、易寒易热"的"稚阴稚阳"之说，小儿的脏腑功能处于"娇嫩""未充"的阶段，这种脏腑功能的"娇嫩"与"未充"，需要随着年龄的不断增长而迅速地发育成长。正是由于小儿机体的这种不够成熟、不够完善的生理特点，故相较于成人，小儿发病容易，传变迅速，脏气清灵，易趋康复。

(2) 老年人阴阳渐虚、脏腑渐衰：老年人具有特殊的生理特点，如阴阳渐虚，气血渐亏，脏腑渐衰，功能渐减，形体渐弱；先天温煦无力，后天运化呆钝，生机由日益消索而渐趋绝灭。

(3) 女子多郁：历代中医文献认为，"女子以肝为先天也""女子以血为本""妇人多郁""郁乃血病之中所起也"，无不表明了女子与男子生理特点的差异。女性在脏器上有胞宫，在生理上有月经、带下、胎孕、产育和哺乳等，这些都是女性特殊的生理特点。女性一生中的经、带、胎、产，会耗伤大量的精血，相对于气来说，血更容易显得不足。气血失和，气机不畅，可能会出现肝气郁结，但不同年龄段的女性症状表现不同。

2. 病理特点　病理，是指疾病发生、发展的内在机制。病理特点是病变的本质特征，可通过四诊收集的各种临床资料，结合理化指标、细胞、体液因子、基因等检查，对疾病的病性、病位、病机等进行分析判断。

(1) 明确基本病理特点：病变过程中，人体的病理变化往往有其共同特点和特殊规律。辨病治疗的核心是明确每一种病（包括西医疾病）的基本病理特点。每一种疾病都有基本的病理特点，如消渴的基本病理是阴虚燥热；肺痨的基本病理是阴虚燥热、痨虫袭肺；泄泻的基本病理是脾虚湿盛等。研究不同疾病的中医基本病理特点，能够为该病的治疗和干预提供依据。

(2) 处理不同病理特点的兼杂关系：由于个体差异、疾病复杂性，病变新久、传变、进退等因素的影响，一种疾病可以出现不同的证型，但却夹杂着相同的病理特点。例如冠心病的基本病理特点是心脉痹阻，它贯穿于冠心病的全过程，临床上有阳虚、气滞、血瘀、寒凝、痰阻等不同证型，这些类型中均兼有不同程度的血瘀病理变化。在诊治疾病的过程中，不同病理特点的兼杂关系是不能回避的。同时在疾病形成之前，机体常存在着某种病理变化趋势，这种病理特点同样也是疾病的易患因素之一。例如高血压除与遗传因素、吸烟、饮酒、高盐饮食、精神应激等因素密切相关外，还可能与肾虚、肝郁、阳亢、血瘀、痰浊等因素有关，故从中医病理特点与相关疾病的关系出发，可以探讨该病的中医易患因素。

3. 体质　体质思想溯源于《黄帝内经》。《中医藏象学》对中医体质有如下定义：人体在先天禀赋和后天调养的基础上，表现出来的功能（包括心理气质）和形态结构上相对稳定的固有特性。体质是一种客观存在的生命现象，是人类生命活动的一种重要表现形式，与疾病和健康有着密切的联系。

体质分型是体质学说临床运用中的重要部分。《黄帝内经灵枢·阴阳二十五人》曰："先立五形，金、木、水、火、土，别其五色，异其五形之人，而二十五人具矣。"《黄帝内经灵枢·逆顺肥瘦》根据身体的形态不同将体质划分为肥人、瘦人、肥瘦适中之人及壮士。《黄帝内经灵枢·卫气失常》又将肥壮体型划分为膏型、脂型和肉型三种。后世医家丰富和发展《黄帝内经》的体质理论，张仲景《伤寒杂病论》总结出"强人""羸人""盛人""虚弱家""虚家""素盛今瘦""阳气重""其人本虚"等各种体质类型。张介宾将体质划分为阴脏、阳脏、平脏三型。

现代中医对体质的分型研究，多根据不同人群的体质表现特征、体质变化及与疾病的关系等方面作出分类。较有代表性的分类方法主要有以下几种：①王琦的九分法，包括平和质、气虚质、阳虚质、阴虚质、痰湿质、湿热质、瘀血质、气郁质、特禀质。②匡调元的六分法，包括正常质、晦涩质、腻滞质、燥红质、迟冷质、倦㿠质。何裕民的六分法，包括强壮型、虚弱型、偏寒型、偏热型、偏湿型、瘀滞型。

4. 证　是对疾病发展到某一阶段的病因、病位、病性等所作的高度概括，证能反映疾病当前阶段的病理本质，反映不同患者不同阶段的机体反应状态，当反应达到一定的度时，才称为"证"。

(1) 证的形成：其形成是一个过程，在证形成之前存在着某种病理变化趋势，但尚未构成真正意义的证，是证的前兆，为"前证"，而证形成之后大部分患者具有一定的临床表现（候），有一部分患者临床表现不明显，据此，可分为无候之"潜证"和有候之"显证"。认真辨识"证"之"前证""潜证"，并真正辨析"显证"之各种不同，是临证进一步准确立法、处方的前提。

(2) 证的相兼错杂：临床上单一的证极其少见，大多数表现为证的相兼错杂，如已然证与前证兼见、显证与潜证并见。因此，把临床辨证简单化、单一化不可能反映疾病的全貌，也必然带来治疗的失误，如果仅仅注意到显证而不考虑潜证，则可能造成漏诊，如果把前证当作已然证则可能导致过度治疗。

(3) 证素辨证：前证 - 潜证 - 显证，三者在症状和体征上有差异，在病理程度上有轻重之别，采用传统的中医辨证方法很难进行鉴别，但借助证素辨证的原理和方法可以解决临床辨证的模糊性和证的兼夹问题，如前证 - 潜证 - 显证可根据中医证素积分数值的高低来加以判断。然而，目前的证素辨证多是对患者的临床四诊资料进行分析，较少对患者的理化检查等进行归类判断，所以，即使已确认存在明显的病理变化，若无可辨之外候，仍属于"潜证"范畴，可针对这种病理进行验证性治疗。例如尿常规示"红细胞 ++"，这种理化指标实际是机体病变的一种反映，也是状态表征，应该是与四诊资料具有同等甚至更重要的辨证依据和地位。但是如何将其纳入中医证素辨证范围，如何赋予它们一个中医证的含义是需要深入研究的问题。

5. 病　是对疾病发生全过程的基本特点和规律的概括和抽象。中医和西医认识疾病的角度和思维不一样，所以，中医的病名不能等同于西医的病名。例如不能简单地将糖尿病等同于中医的消渴，亦不能简单地将西医的肺结核等同于中医的肺痨。

病证结合是中医诊断的基本原则之一，这个"病"既有西医的病也有中医的病，从中西医结合的角度来讲，可能是西医的病和中医的证结合，但是从中医的角度来说，病证结合是把中医的病和中医的证结合起来。中医的疾病，大多数是以临床突出的一个或几个症状或者是体征命名的，中医的病名在一定程度上概括了病因、病机、传变规律以及预后、治则和方药。一些命名规范的疾病，如痰饮病和虚劳病等，同样有明确的原因、发病机制、发展过程，有规律可循，有治法可依，有预后可测，完全可以指导临床辨证论治。中医病名与中医辨证是不可分割的一个整体，中医治病、立法、处方、用药必须以中医病名为"纲"，以中医辨证为核心才能取得良好的疗效。

（二）未病态、欲病态、已病态、病后态

在中医学中，疾病是致病邪气作用于人体，人体正气与之抗争而引起的阴阳失调、脏腑组织损伤或生理功能障碍的一个完整的过程。根据中医理论，按照疾病发生、发展的不同阶段可将人体状态分为未病态、欲病态、已病态与病后态。

1. 未病态　"未病"一词由来已久，源于《黄帝内经》，《黄帝内经素问·四气调神大论篇》云："是故圣人不治已病治未病，不治已乱治未乱，此之谓也。"未病态是指对于各种的内外因素刺激，人体都能通过"阴阳自和"的自我调节机制，保证正气处于一定水平并足以在正邪相争中占绝对优势，维持人体脏腑经络、气血等功能的正常，生命体处于"阴平阳秘"状态，即"平人"状态。也就是说，未病态即健康状态。人体要维持健康状态，达到延年益寿的境界，除了躯体的完整和健全外，还包括心理以及社会的适应能力的正常。

2. 欲病态　"欲病"之说，源于《黄帝内经素问·刺热篇》，"病虽未发，见赤色者刺之，名曰治未病。"此处所谓"未发"，实际上是已经有先兆小疾存在，即疾病时期症状较少且又较轻的阶段，类似于唐代孙思邈编写的《备急千金要方·论诊候第四》中记载："上医医未病之病，中医医欲病之病，下医医已病之病"，在这种"欲病"情况下，早发现、早诊断、早治疗十分重要。

欲病态实质是人体处于未病与已病之间的一种状态。在外虽然有不适的症状表现，但仅仅是"苦似不如平常"，医生不足以诊断为某一种疾病。正如孙思邈所言："凡人有不少苦似不如平常，即须早道。若隐忍不治，希望自差，须臾之间，以成痼疾"，指的是很多人的痛苦在于身体不适，精神和体力今不如昔，要及早了解养生的方法、尽快调理，避免疾病的困扰，如果勉强忍受不进行调理，自认为可以自愈，过不了很久，就会发展为顽固之疾。

正因如此，孙思邈反复告诫人们养生防病及欲病早调的观点的重要性，"消未起之患，治未病之疾，医之于无事之前""五脏未虚，六腑未竭，血脉未乱，精神未散，服药必活。"在五脏没有虚损六腑尚未衰败，气血运行还未紊乱，神气犹未涣散，病势处于轻浅阶段时，及时服药调理，每能痊愈。突出了欲病先防的实质，强调了顺应自然的整体观念。如果错过了对未病的预防，那么，对于欲病的预防良机，千万不能再错过。如果发展到"五脏已虚，六腑已竭，血脉已乱，精神已散"时，服药救治也未必都有效，即使保住了生命，其生命的质量也难以保证，很难恢复到健康的状态。

3. 已病态　是指外在刺激或体内的应激导致人体的脏腑、经络、气血的功能出现了偏颇，超过了阴阳的调节能力，生命体处于"阴阳失衡"状态。

在已病状态下，生命体个体存在着特殊性，即机体脏腑、气血的特殊性，在疾病发生发展的过程，机体往往表现出发生疾病可能性的大小方面的差异性，同时，也表现出对某些疾病存在倾向性、易感性。病邪袭于人体之后，与正气相搏，形成一定的病性、病位，这就是病证，又根据生命体气血、脏腑的特殊性，疾病发生一定规律的"从化"。因此，疾病是一种特殊的、病态的健康状态。

4. 病后态　又称"瘥（差）后"，是指疾病的基本证候解除后，到机体完全康复的一段时间，包括痊愈和好转。好转是疾病的基本证候已解除，但症状并未完全消失；痊愈是疾病的症状全部消除，但机体正气不一定恢复正常。由于病后纳食减少或消耗增加，及正邪相争而耗伤正气，易处正虚邪恋状态，若失于调护，可使旧疾再起或罹患他病。此外，脏腑、形体虽无器质损害，但其功能尚未达到常态的体用和谐状态。因此，对病后态不可掉以轻心，要认真调护，以防生变。

二、中医状态影响因素

中医理论认为，在生命活动过程中，正气始终在与自然界、社会和人本身的邪气做斗争，机体多处于未病态或已病态。在某些因素作用下，改变了正邪双方的力量时，也改变了机体的状态，这些因素便称为中医状态的影响因素。中医状态的影响因素主要包括自然因素、社会因素、个人因素。

（一）自然因素

1. 季节气候　中医将自然界气候变化概括为六气，即风、寒、暑、湿、燥、火，而六气太过或非时而至又易伤人，则成为六淫，影响机体的调节能力和适应能力。季节不同，六气不同，六淫自然就不同，如春季多风，夏季多暑、热，长夏多湿，秋季多燥，冬季多寒。六淫为自然因素改变健康状态，产生疾病或诱发、加重旧疾的主要因素之一。六淫有各自的性质，故致病有各自的状态特点。

此外，自然界戾气也是改变生命状态的重要因素，戾气具有强烈传染性，不仅影响个体生命状态，而且能大面积、大范围地改变生命状态。《温疫论》曰："疫者感天地之戾气，……此气之来，无论老少强弱，触之者即病。"其致病特点是发病快、传染性强、难以控制、有特异性，即"一气一病"。而且戾气流行也具有明显的季节性，如冬春季节多发生麻疹、水痘等；夏秋季节多发生疟疾、痢疾等。

2. 地域因素　我国幅员辽阔，地势高低悬殊，寒热温凉迥异，地理风俗不一，物产物候不同，不同地域的人所表现出来的状态也会有差别，故有"一方水土养育一方人"之说。

地域因素对健康状态的影响，我国先民早有认识和总结：东方地区，沿海鱼盐之地，百姓口味偏咸，多食鱼鲜，使人中热，即热邪滞留肠胃，所发生的疾病多是痈肿一类；南方地区，人们喜欢吃酸类和腐熟的食品，其皮肤腠理致密而微带红色，易患筋脉拘急、麻木不仁等疾病；西方地区，人们依山而居，多风沙，水土性刚，当地居民喜欢鲜美食物，而使人肥胖起来，虽然他们不易被外邪侵犯躯体，却很容易在内脏发病；北方地区，地形较高，人们依山陵而住，常处风寒冰冽之中，该地居民好游牧生活，四野临时住宿，吃牛羊乳汁，内脏多受寒，易生胀满疾病；中央之地，地形平坦而多湿，物产丰富，故人们食物种类繁多，生活安逸，此处疾病，多为痿弱、厥逆、寒热等病。

（二）社会因素

1. 经济生活　从科学角度上讲，过于富裕和过于贫穷的经济生活都是使人健康状态恶化的重要因素。过于富裕主要有两种结果：其一，因财富过多而引起的精神空虚等精神病态；其二，发生肥胖病、冠心病、糖尿病、脂肪肝、痛风等富裕性的疾病。过于贫穷，赖以生存的物质条件得不到保障，生病后得不到及时救治，健康状态甚至是生命都受到严重威胁。

2. 社会地位　现代社会人们重视自身的社会地位，由于各种原因所导致社会地位的变迁也会明显影响一个人的健康状态。一般而言，优越的社会地位，良好的社会福利以及卫生条件可有效地减少疾病状态；而丧失原来较高的社会地位，如退休、破产、失业等，或社会地位较低，由于社会福利和公共卫生条件较差，以及心理落差较大，容易进入疾病状态。

3. 职业环境　不同的职业决定着不同的工作环境、劳动程度、经济收入、社会地位和经济地位等，这些都会影响一个人的健康状态。如夏暑户外劳作者易犯中暑；冬季野外工作者易得冻疮；渔民水上工作易感湿邪等。现今，由于现代工业的飞速发展，造成了日益严重的环境污染和越来越大的生活压力，加之丰富的物质生活，从身心两方面损害着人类的健康，如噪声病、水俣病、放射病、矽肺病等。

4. 社会动荡　由于社会动荡，如战争不但引起环境破坏，导致贫穷，促使疾病的流行和心理压力等因素，造成社会整体健康状态下降，也可直接因为创伤，或继发感染，或导致残疾，甚至结束生命。

（三）个人因素

1. 先天禀赋　中医学把人出生前从父母身上所获得的一切统称为先天禀赋，认为人之始生与父母的精神气血密切相关，子代的一切都是由父母所赋予，子代承袭了父母以及家族的某些特质，构成了自身在体质方面的基础，形成不同的体质类型，导致机体对外邪的易感性和耐受性不同，甚至产生某些遗传性疾病，所以健康状态和健康水平也不同。

2. 生活习惯　饮食是人体后天营养物质的来源，对于生命活动非常重要。合理科学的饮食起居和运动习惯是维护和促进健康的生命状态的重要保障之一。反之，不良的生活习惯、饮食偏嗜、休息无常等，就会使机体正气减弱而影响人体健康状态。

3. 年龄性别　个体生命存在就是一个生老病死的过程。处在不同阶段，其内脏功能活动和气血阴阳盛衰存在差异，这些差异的外在表现就是个体的健康状态的不同。不同年龄的个体健康状态存在差异，而每个人的健康状态随着年龄的变化而变化。由于男女在遗传特性、身体形态、脏腑结构等方面的差异，相应的生理功能和心理特征也不同，因此健康状态也存在着性别差异。

4. 意识形态　意识形态受思维能力、环境、信息（教育及宣传）、价值取向等因素影响，个人意识形态发生倾向于对物质的无限制追求和对伦理道德的轻视，是导致人类身心素质下降的重要原因之一。"玩物丧志"会导致神思涣散，而殚精竭虑追求物欲，也有可能导致生命状态"折寿而不彰"。故《黄帝内经素问·上古天真论篇》言："恬淡虚无，真气从之，精神内守，病安从来。"

5. 情志因素　中医理论认为，七情致病，首先影响脏腑气机，使机体气机逆乱，升降无序，故成内伤，即《黄帝内经》所谓的"百病皆生于气"。所以，情志的变化可以影响脏腑精气的变化，进而影响人体的健康状态。"怒伤肝、喜伤心、思伤脾、忧伤肺、恐伤肾"，七情本生于五脏，又极易伤五脏，人体以五脏为中心，所以情志是影响人体生命状态的一个非常重要的因素。

第三节　中医健康状态辨识与测量

一、中医健康状态辨识的原理

（一）状态辨识思维原理

状态辨识是医生对生命过程健康状态的判断，其原理是在中医理论指导下，对个体人所表现出的外在表征信息，进行综合分析，从而对个体人整体反应状态（包含程度、部位、性质）等状态要素做出的判断，辨别生命所处的状态。

状态辨识的思维过程可概括为"根据表征参数，辨别状态要素，组成状态名称"。从表征参数判断状态要素，最后形成状态名称，既是状态辨识的原理，也是状态辨识思维过程中的三个层次、三个阶梯、三个步骤，三者都是"辨"，也就是说，状态辨识是从外在表征参数到状态诊断结果的思维实践过程。

辨别表征参数是状态辨识的基础，表征参数的全面、准确、规范是辨识正确的前提。判断状态要素是状态辨识的关键，辨识状态就是要确定机体当前处于未病、欲病、已病或病后态，以及当前状态的程度、部位和性质。确立状态名称是目的，状态辨识的最后结论是形成可以高度概括机体整体反应状态的状态名称。

状态辨识思维作为中医诊断思维的延伸，不仅涵盖中医诊断思维训练的技术手段，也包含了中医认识人体健康状态的思维过程。而中医思维的核心是整体观念，中医诊断中运用望、闻、问、切四诊合参的方法搜集病情资料以综合分析判断，也正是整体观念在诊断学上的具体应用。

（二）状态的结构

在中医理论的指导下，按照健康水平的不同，可将人体状态分为未病态、欲病态、已病态与病后态。未病态是指处于"阴平阳秘"状态，即正常生理下的无病亦无证；已病态是指"阴阳失衡"状态，即病理下的有病且有证；欲病态是介于两者之间的状态。但是不管机体处于何种状态，都会覆盖反应状态的程度、部位、性质三方面内容。其中，未病态是正常健康状态，而欲病态和已病态（包括病后态）都是不健康的状态。状态辨识的最后结论就是要得出一个包括当前状态的程度、部位和性质的"状态"结构来评价总结机体整体反应状态。

二、中医健康状态辨识方法

中医健康状态辨识方法是基于证素辨证方法，遵循中医理论体系和思维规律，在求解表征参数对状态要素贡献度的基础上，充分考虑表征参数的表达和分类的差异、隐性参数与证候真假、状态要素的兼杂与缓急等问题，结合微观辨证方法的模型算法。在大数据背景下，健康状态辨识可以借助数据挖掘及信息处理等现代科学技术对人体每个表征信息进行整合量化，获得数字化的辨识参数，从而将人体健康状态信息以较为客观的状态要素形式表现出来。同时，可以采用复杂、多元的数据挖掘算法构建中医诊断模型，将采集到的状态要素信息区分归类为未病态、欲病态、已病态或病后态。其中状态要素包括部位、性质、程度；表征参数包括宏观参数、中观参数、微观参数。

（一）状态要素

1. 部位　指人体状态变化所发生和影响的脏腑、气血、经络、四肢百骸等。在已病态、病后态时称为病位，如心、脾、肾等；在未病态及欲病态时部位是反映不同个体（年龄、性别、群体）的生理病理特点、体质偏颇的重要依据，如反映女性生理特点的"女子多肝郁"，反映体质偏颇的"五形之人"等。而部位的辨别除特定部位本身反映于外的表征外，还要参考内在因素以及生命活动的规律，如年龄、禀赋与肾关系密切，同时还要参考中医学理论，如情志致病首伤心神、湿易困脾等。辨别部位的意义在于掌握是哪里的问题，这对于状态和演变趋势的判断是很重要的。常见部位除上述病位外，还包括五官、五体等。状态有望成为中西医学融合的切入点，因此，未来状态部位还包括器官、组织等。

2. 性质　指状态的性质，是机体在特定状态发生的内外平衡、阴阳偏颇、邪正斗争的态势和特征，如寒、热、气虚、血虚、气滞、血瘀等。性质是状态辨识的核心和关键，性质的辨别结果直接关系到干预、调护及治疗方法的确定，因此对任何状态的辨识都不可缺少。在已病态、病后态下的性质即为病性，如阴虚、阳虚、痰等。未病态和欲病态反映的是体质、生理病理特点，辨别病性的意义在于判断阴阳偏颇、正气强弱、体质差异、邪气性质等，具体地说有什么生理病理特点、体质类型、疾病的寒热虚实等，即有什么问题、是什么状态。性质是状态调整、治疗立法的主要依据。未来状态性质还将包括西医的病、病理等。

3. 程度　指阴阳自和的功能状态偏离正常的幅度，程度提示了状态的预后及转归。既往中医对程度的描述极少，且多为主观、定性的，如"怪病多由痰作祟""久病入络"等。因此，使用数据挖掘及信息处理等现代科学技术对每个表征信息进行数字化处理，从状态的表征参数、状态要素等多个角度综合考虑，合理分配权值，再结合实际应用设置的诊断阈值，确定程度的轻重。辨识程度的意义在于了解是否正常、是否要紧，也就是用来区分未病、欲病、已病、病后四种状态。从证的角度看，状态的程度可以分为无证、前证、显证，而显证又可分为轻、中、重三种程度。

所有健康状态都可以通过状态辨识，由部位、性质、程度三个基本要素来描述，如肝肾阴虚的部位是肝、肾，性质是阴虚。常见的部位要素有25~30个，如肺、脾、肾、关节等，常见的性质要素有25~30个，如湿、热、燥等，程度是对其上述要素轻重的评价。

（二）三观参数

1. 宏观参数　指与中医健康状态相关的天时、地候、时令等参数，即"天、地、时"。"人以天地之气生，四时之法成"。其中"天"主要包括运气主导、气候特点、节气变化、空气质量等；"地"主要包括地貌、地势、地表环境等；"时"主要包括年份、节气、日期，甚至精确到昼夜、时辰。在疾病诊治过程中，就诊时间、发病时间即是"时"参数内容的体现；而有关"天时"和"地候"的参数内容则需要参考或借助各相关管理部门发布的数据。

2. 中观参数　指人类日常生活所接触到与中医健康状态相关的生物、心理、社会等参数，即"生、心、社"。具体地说，"生"主要包括中医传统四诊采集的症状、体征、病史以及各种量表（包括普适性量表和特异性量表）；"心"主要包括各种心理测评量表，包含人格、智力、心理健康、心理状态等各方面的量表，如艾森克人格问卷、韦氏智力测验等；"社"主要包括社会环境、工作环境、工作压力、生活条件、家庭环境、人际关系、社会适应力等。中观参数的采集主要依靠医生的四诊和个人的自评等方法来获取。

3. 微观参数　指借助于现代技术手段采集的参数，包括理化指标、病理检查等以及部分中医可以量化的信息，如脉诊仪、舌诊仪等采集的信息，视为微观参数，即"理、化、病"。具体地说，"理"是指采用物理检查的途径获取的参数，主要包括B超、X线等影像资料；"化"是指采用化学检测的途径获取的参数，主要包括血尿便常规、生化免疫检验等分子生物学指标；"病"主要指人体组织的活检病理检查报告等。上述表征内容均是通过现代诊疗仪器技术获得。微观参数是人体健康状态在体内的反映，可以作为中医健康状态辨识的依据之一。它可以延伸中医传统四诊的范围，弥补状态辨识依据的不足。例如，患者血脂高，对痰湿的诊断可能有一定的意义；尿潜血阳性，弥补了传统中医对尿血诊断的不足。当然应用微观参数进行状态辨识应注重中医思维，赋予微观参数中医学含义，建立中医特色的微观参数体系。

因此，以传统的中医理论为基础和指导，结合其他医学理论和现代科学理论元素，建立系统集成与还原分析相链接的“三观并用”的健康状态表征参数体系，有机地将宏观的自然因素对人体健康状态的影响，中观的人体脏腑、经络、气血功能、心理状态、社会因素影响与微观的理化指标、病理变化等的客观表现结合起来，对健康状态进行多层次、多角度的诠释，是一种具有创新性的健康认识方法体系，更有利于实现对健康状态的全面、客观、准确的认识、调控以及对疾病的预防和干预，符合人们对健康的要求。

（三）模型算法集合

辨证系统的经典模型算法如中医专家系统、数据挖掘分类分别面临着自动知识获取难题和阶段性知识发现的局限，因此对机器学习模型算法的要求逐步提高。中医健康状态辨识模型算法将会是一个“融合多源异构数据”和“多标记框架的深度学习”两种人工智能算法的模型算法，以实现高精度泛化模型的构建。

中医健康状态辨识的模型算法是基于中医健康状态理论，在中医辨证思维的指导下，根据整体健康状态辨识目的的不同，构建出不同的模型，如健康状态辨识模型、辨证模型、辨病模型等，而模型是由若干的算法集合而成的一个系统。中医健康状态辨识模型算法把中医思维作为模型算法构建的依据和评价标准，将健康状态表征参数覆盖到宏观、中观、微观三个层面，在中医专家系统功能模块的基础上，添加机器学习理念，实现领域知识的动态学习与修正。中医健康状态辨识模型算法可以尝试性应用各种数据挖掘分类算法，去构建适合不同参数类型的分类模型，这样建立在各种模型综合评判基础之上的、基于大样本的模型训练与学习的中医健康状态辨识结果，才能提供更具有说服力的实验验证结果。

构建多源异构数据融合方法，采用核函数技术、相似性度量方法或损失函数将特征空间映射到知识层面，在此基础上，构建融合多数据源的权重学习方法。通过利用分类器或回归函数对训练数据进行预测，设计基于知识层和决策层的最优化算法以及基于对象增量信息的流式数据处理机制。而多标记框架中医状态辨识算法的输出联结被对象的部位、性质与证型等多个类别标记，通过机器学习模型（深度学习），来生成反映参数本质特征的数据，进而有效降低多标记数据分析的复杂性。

第四节 中医状态调整与效果评价

一、中医健康状态调整

（一）中医健康状态调整的理念

1. 整体观 中医学的理论体系是经过长期的临床实践，在中国古代哲学的指导下逐步形成的，它来源于临床实践，反过来又指导着临床实践，其基本特点是整体观念。所谓整体观念，即认为事物是一个整体，其内部的各个部分是相互联系、不可分割的；事物和事物之间也有密切的联系，全宇宙也是一个大的整体。中医从这一观念出发，认为人体是一个有机的整体，结构上相互联系、不可分割；功能上相互协调、彼此为用；病理状态下各部分也是相互影响的。

人体是一个以心为主宰，五脏为中心的有机整体，这些脏腑在结构上是不可分割、相互关联的。每一脏腑都是人体有机整体中的一个组成部分，都不能脱离整体而独立存在，属于整体的一部分。人体是由五脏、六腑、五体、诸窍等共同组成，其中每一部分都有其独特的功能，成为一个独立的器官。但是，所有的器官都是通过全身经络相互联系起来的，而且这种联系有其独特的规律，即一脏、一腑、一体、一窍等构成一个系统。每个系统皆以脏为首领，故五大系统以五脏为中心；五脏之中，又以心为最高统帅。因此，心对人的生命活动起主宰作用。上述认识是中医独有的，它对中医认识人体的生理及病理变化，指导中医临床养生等方面，具有十分重要的意义。

基于“天人相应”的思想，中医理论认为，人与环境也有着密切的联系。人生于天地之间、六合之中，是整个物质世界的一部分，也就是说人和自然环境是一个整体，所以当自然环境发生变化时，人体也会发生相应的变化。同时人又是社会整体的一部分，所以，社会环境的变化也会对人体产生影响，而人又会反过来影响自然环境和社会环境，所以人与自然、社会紧密联系，互相影响，是一个不可分割的整体。

《黄帝内经素问·宝命全形论篇》言："人能应四时者，天地为之父母。"人体不断与外界进行物质、能量和信息交换，并与昼夜、四季、年运周期变化相适应，形成了自身的内在节律和运行规律。一天十二个时辰，每个时辰都有一条经脉当令，即每个时辰人体的元气运行至某条经脉，而呈现出与该条经脉相关的一种状态。当某个时辰，人体的状态有节律性地加剧或异常，则可能出现相应的经脉及其络属部位的病变。

2. 自然观　中医学是中华民族从古传承至今的健康之道。这个"道"从何而来？一言以蔽之，道法自然。老子曰："人法地，地法天，天法道，道法自然。"这个道，就是中国哲学的精髓，它从自然而来，随自然而归。中医学的哲学脊梁，就是道法自然。道法自然也称"天人相应"，表现在人即自然、阴阳和合、五运六气、真气从之四方面。

(1) 人即自然：道家学派认为天即自然，人是自然的一部分，因此"人即自然"。人们自觉遵守天地阴阳的规律，适应四季时令的变化，饮食有节制，作息有法度，不过分地劳心、劳力，一切顺应自然。

(2) 阴阳和合：阴阳是万物变化的根本，也是人类生老病死的根本。阴阳首见于《周易》，五行始出于《尚书·洪范》。《黄帝内经》云："阴阳者，天地之道也，万物之纲纪，变化之父母，生杀之本始，神明之府也。"阴阳是万物的根本，没有阴阳，就没有万物。阴阳是变化着的，"阴生阳长，阳杀阴藏""重阴必阳，重阳必阴"。阴阳又是和合的，阴阳和合决定着生命的存在，和合则生，分离则死。《黄帝内经素问·生气通天论篇》云："阴平阳秘，精神乃治。阴阳离决，精气乃绝。"

(3) 五运六气：运气学说具有创新之意和规范之举，为古代运算人与自然的公式。但其存在两大难题。首先，五运六气是立足于我国中原地区为地域中心来观察自然变化规律，在中医走向世界之后，便需要扩大应用范围和深入应用研究。如果坚持原来的地域范围，则难以涵盖整个地球的变化。其次，运气学说至宋代以后，已被严重扭曲，失去本意和生机，成为机械推算的工具。因此，运气学说的外延应该扩展，运气学说的内涵必需要更新。

(4) 真气从之：《黄帝内经灵枢·刺节真邪》云："真气者，所受于天，与谷气并而充身者也。"这里，天是先天，是禀赋，是人体自身的功能；谷气是后天水谷的营养。真气来自先天和后天两部分，但侧重于人的内在的先天之气和自身力量，用现代语言讲，就相当于人体的防御系统和免疫功能。真气从之，则生则健，真气耗散，则病则亡。

3. 时空观　自然界是时间和空间的统一，并产生了东、南、西、北、中五方和春、夏、秋、冬四季。《黄帝内经素问·天元纪大论篇》云："天有五行御五位，以生寒暑燥湿风"，是对自然界存在于空间和时间的概括说明。中医理论认为，时间和空间密切联系。人作为自然界的万物之一，不仅是在躯体内脏腑具有一定的空间结构，而且不同脏腑的生理功能活动也与自然界中一定空间和时间存在着对应关系，即人体的各种状态与自然界息息相关。人体不断地与外界进行物质、能量和信息交换，并与昼夜、四季、年运周期性变化相适应，形成了自身的内在节律和有序的运行规律，因而其在生命活动中具有时空相关性。所以，人体的健康状态也是时间和空间的统一，而其存在形式与表现形式则是形气的变化，《黄帝内经素问·六节藏象论篇》言："气合而有形，因变以正名。"所以，物之形由气而合，气为其物质基础。气的离合运动产生形气的转化，是生命状态的表现形式。

（二）中医健康状态调整的原则

人体的生命不断受到自然环境和社会环境影响。在这个过程中，人体不仅维持着自身的内部协调平衡，也维持着人体内部与外部环境的协调统一。人体以五脏为核心，由经络沟通四肢百骸、表里内外，具有自我调节的能力。人体的阴阳二气会在生理状态下自我协调，也会在病理状态下自我调整、恢复，双方在体内的相互制约、相互作用中维持动态平衡。

人体内部的协调稳定一旦被干扰，超出了人体自我调节能力所能承受的限度，健康状态就会随之变化，出现生理、心理、社会适应等各方面的异常。要维持人体的健康状态，改变其异常或失衡状态，必须根据人体当前的健康状态表现，进行分析、判断，明确影响健康状态的风险因素，找到导致健康状态改变的具体原因，了解其改变的性质与程度，进而采取相应的方式、方法进行干预、调整，消除或减少风险因素，恢复人体内部原有的协调性。这与中医治未病的思想一致，也是人体健康状态调整所要遵循的基本指导思想，具体可体现在防治结合、内外兼顾、身心并重等几方面。

1. 防治结合　为了有效预防疾病的发生，调整和维护人体的健康状态至关重要。正如《黄帝内经素问·四气调神大论篇》所云："圣人不治已病治未病，不治已乱治未乱。"因此，人体的健康状态调整必须重视防治结合，具体可分为未病先防，既病防变，瘥后防复。

(1) 未病先防：未病先防是指在机体未发生疾病之前，充分调动人体的主观能动性来增强体质，颐养正气，从而提高机体的抗病能力，能动地适应客观环境，采取各种有效的预防措施，避免致病因素的侵害，防止疾病的发生。《丹溪心法》也强调："是故已病而后治，所以为医家之法；未病而先治，所以明摄生之理。"未病先防主要表现为趋利避害的本能和有意识地调摄养生两方面。

(2) 既病防变：既病防变主要针对机体的状态从欲病态向已病态转变、已病态内部的传变等，其中最主要的是防止机体在不同的已病态之间的传变，主要包括扶正祛邪和标本兼顾两方面。人体健康状态的改变过程，往往是人体正气与各种邪气相互斗争的过程。正气与邪气的消长盛衰决定着机体状态的发展变化及转归结局。因此，在状态调整的过程中，如何扶助正气、祛除邪气决定了调整的结局是否会从欲病态、已病态向健康状态转变。在临床上运用扶正祛邪进行状态调整的时候必须注意以下几方面：首先，"虚者补之，实者泻之"，应按照机体状态的不同，在各阶段灵活应用；其次，"扶正不留邪，祛邪不伤正"，在状态调整过程中，不可过用扶正或祛邪，以免祛邪却伤正，扶正却留邪；第三，在虚实夹杂的情况下，根据机体状态的实际情况，决定扶正或祛邪的运用方式和前后次序。在疾病过程中，疾病的主要矛盾随着疾病的发展而变化。标本兼治的核心在于随着疾病变化、发展过程中的具体情况来划分标本。通过确立疾病的标本，分清主次，从复杂的疾病矛盾中找出和处理其主要矛盾或矛盾的主要方面。根据病情的主次先后、轻重缓急，合理应用正治和反治等各种方法，急则治其标，缓则治其本，或标本兼治。

(3) 瘥后防复：瘥后防复是指除邪务尽，防止疾病复发。人体在发病之后，不仅需要截断疾病的发展、传变，还要注重疾病痊愈后的调养，预防复发，巩固疗效，促进健康，以免前功尽弃。临床上常见的引起疾病复发的因素主要有复感新邪、食复、劳复、药复等，还包括外界气候因素、个人精神因素和地域因素。病后的休养主要包括以下几方面：顺应自然规律起居作息，重视内在精神的调养，注意形体锻炼，重视饮食五味的调和，房事有节，预防外来病邪的侵害等。

2. 内外兼顾　中医理论认为，人体是一个有机的整体。人体的各个组成部分，在结构上不可分割，在功能上相互协调、互为补充，在病理上相互影响。人体与自然界也是密不可分的。自然界的变化随时影响着人体，人类在能动地适应自然和改造自然的过程中，维持着正常的生命活动。这种机体自身整体性和内外环境统一性的思想即为整体观念，因此在状态调整过程中要内外兼顾，具体而言，则需要顺应自然、三因制宜、调补阴阳。

(1) 顺应自然：顺应自然是指尊重自然规律，顺应自然规律。人以天地之气生，四时之法成。人生于天地之间，依赖于自然而生存，同样也受自然规律的支配和制约，即人与天地相参，与日月相应。这种天人相应学说是中医效法自然、顺时养生的理论依据。顺应自然养生包括顺应四时调摄和昼夜晨昏调养。

(2) 三因制宜：三因制宜强调因时、因地、因人制宜，这要求中医在评估、维护、调整人体健康状态时，必须也要根据季节、地域及人的体质、性别、年龄等差异而采取相宜的措施。根据四时气候变化特点，制订健康状态调整方法。

(3) 调补阴阳：调补阴阳的目的是通过干预使失去平衡的阴阳重新达到平衡。主要的方法包括损其有余和补其不足。损其有余，即"实则泻之"，适用于人体阴阳中任何一方偏盛有余的实证。补其不足，即"虚则补之"，适用于人体阴阳中任何一方虚损不足的病证。

3. 身心并重

(1) 调畅情志：以平常心的态度对待事物，避免情绪的大起大落；可以避免出现较严重的脏腑气机逆乱，可以达到维护人体良好健康状态的效果，如《黄帝内经素问·上古天真论篇》所言："恬淡虚无，真气从之，精神内守，病安从来。"

情志活动是脏腑生理功能的外在表现之一，统属于心神，是人感受外界事物的一种内在反应。情志变化可以影响到脏腑的生理功能，进而影响到人体的健康状态。但是，正常的情志变化不会导致脏气逆乱、疾病产生或恶化，只有在"过"的情况下，才会导致脏气损伤、病变产生。不同的情志异常导致的气机紊乱不同，影响的脏腑不同，结果也会有所差异。因此，有怒则气上、喜则气缓、悲则气消、恐则气下、惊则气乱、思则气结、怒伤肝、喜伤心、忧伤肺、思伤脾、恐伤肾等不同。

(2) 强身健体：中医重视人体的“形神合一”“形动神静”。所谓“形动”，即加强形体的锻炼以达到强身健体的目的。合理地锻炼身体可以促进人体周身经络的气血流畅，不仅会使人体的肌肉筋骨得到充分的滋养而变得强健，还会改善脏腑的生理功能，从而使身体更健康。传统的五禽戏、八段锦、太极拳、易筋经等都具有强身健体、预防疾病的作用。但是，运动锻炼绝不能急于求成，应该有目的、有计划、有步骤地进行。在锻炼过程中，要注意循序渐进的原则，持之以恒，日积月累，这样才能取得满意的强身健体效果。

中医健康状态调整是在中医整体观念的指导下进行的，其调整的理念与原则符合中医学特点。中医理论认为，人与自然是一个统一的整体，因此中医健康状态调整的理念包含整体观、自然观与时空观；健康状态调整要在防治结合、内外兼顾以及身心并重这些总的原则指导下，因人而异，具体实施，才能将健康状态调整到最佳状态。

二、中医健康管理效果评价

(一) 中医健康管理效果评价指标

中医健康管理效果评价核心是整体健康状态的动态测量。由于影响健康因素的多样性与复杂性，需要多角度、多层次地进行健康相关方面信息的评估与分析，既需要针对单一方面因素的分析，又需要综合多方面因素进行评估。实施多维评价，主要测量中医药干预前后整体状态的变化。中医健康管理效果评价可以从五方面进行：一是健康素养评估；二是身体状态评估；三是精神状态评估；四是身体与精神的协调性评估；五是人体与环境的适应性评估。

1. 健康素养评估　健康素养(health literacy)一词于 1974 年在美国学校健康教育课程标准中首次出现，从那个时候开始，越来越多的医学和健康教育等相关机构着手研究健康素养。他们致力于通过研究使医疗卫生服务达到最有效率地服务于目标人群，并最大限度地唤起普通民众对机体健康问题的关心和认识。1998 年，世界卫生组织对健康素养的定义：健康素养代表着认知和社会技能，这些技能决定了个体具有动机和能力去获得、理解和利用信息，并通过这些途径能够促进和维持健康。从该定义可以看出，个体的健康素养决定了其在生活中获得信息的动机与能力。Nutbeam 将健康素养分为三个不同的层次，分别为功能性、沟通性和批判性健康素养，并提出通过提升人们获得健康信息的能力以及个人对健康信息的综合理解能力，提高民众自我健康促进和保持健康的能力，以达到人类健康最大化。

2. 身体状态评估　中医对外在症状与体征的认识，是源于形态学而高于形态学的结构与功能的统一认识。因此，对身体状态的评估是在中医学理论的指导下，分析经由望、闻、问、切四诊所收集的信息。这些信息既可能是局部病变的反应，也可能是整体功能失调在局部的反应，故需要以局部与整体相结合来评估身体局部表现或整体内在状态，尤其要注重对人体自身或外在环境等征“象”的把握与评估。例如，人体自身和状态相关的参数，如身高、体重；或者人体以外的和状态相关的参数，如气温、湿度。

3. 精神状态评估　中医健康管理效果评价参数的采集范围应最大限度地抽取与健康管理效果评价可能相关的候选参数集合，即考虑到从宏观、中观、微观三个层面选取定量或者定性参数。宏观主要包括自然、地理环境、四时节气、气候条件等参数；中观主要包括望、闻、问、切采集的症状、体征、病史和其他生物、心理、社会适应能力等参数；微观主要指理化指标、病理检查、遗传和基因表达等参数。中医对于心理精神状态的评估是在中医学认识的前提下，基于人的身体外在表现以及内在心理状态，并需要一定的相关询问或问卷等来综合评测，其中测评范围包含人的整体神态、神志、七情以及性格等方面内容。

4. 身体与精神的协调性评估　中医理论认为“形神合一”，形为神之体，神为形之用，需要“形与神俱”，即身体与精神的相互结合与统一。精神与形体是相互影响、相互作用的，一定条件的身体状态要与一定程度的精神状态相适应，否则将导致身体与精神的失调，《黄帝内经》中谓“人身与志不相有”，出现“五形志”病，如形乐志苦、形乐志乐、形苦志乐、形苦志苦与形数惊恐。中医健康管理效果评价应体现中医思维核心，即整体观念和辨证论治。整体观念表现在效果评价中就是注重效果评价的整体性，而动态性和个性化则是辨证论治思想的完美诠释。因此，在评估人的身体状态、精神状态后，还需要综合评估两者的协调性情况。

5. 人体与环境的适应性评估　世界卫生组织研究发现，在影响健康的因素中，环境因素占 17%，远超医疗服务水平与遗传生物因素。生态环境中水、空气、噪声、土壤等要素的污染，以及生态系统健康的损害、生态系统服务功能的下降等，成为影响我国全民健康的根源性因素之一。人体与环境的适应性评估包括人体与社会环境的适应性和人体与自然环境的适应性评估。人体对于外界环境具有一定的适应限度，并因健康状态水平而有所差异。现代社会的人口流动性较大，交际范围较广，而自然环境各地殊异，社会关系趋于复杂，也对人体健康的影响愈加明显。由于环境污染对人体健康的损害具有长期性、滞后性、隐蔽性等特点，需要通过大量的人群调查才能发现规律，因此应继续加强环境与健康的监测、调查、风险评估，鼓励地方城市建立一些兼顾百姓民生的环境指标，如健康蓝天数、可游泳水面、可垂钓水体、可饮用水水源等，并根据个人或群体健康状况所处的或将要去往的环境特点综合评估人的适应情况，以便于提前干预。

（二）中医健康管理效果评价方法

中医健康管理效果评价是基于中医状态辨识的原理，通过测量干预前后状态表征参数的变化，分析状态要素及其积分的变化，评估状态调整的效果。

中医健康管理的效果评价必须借助状态调整效果评价工具进行有效评价。第一，建立一个完善的状态调整效果评价体系；第二，借鉴并应用现代临床科研方法学；第三，形成健康状态要素提取的规范化流程；第四，合理应用量表技术；第五，健康状态综合评估；第六，生成健康评估报告；第七，健康跟踪反馈体系。具体如下。

1. 建立状态调整效果评价体系　在中医整体观念的指导下，采用分级、分类的方法，建立一个以“个体为中心，状态调整为目标”的中医健康管理效果评价方法体系，主要包括中医干预措施作用后疾病的生物学结局或变化，证候转归和变化，患者报告结局（patient-reported outcome，PRO），医生报告结局（clinician-reported outcome，CRO）等。其中，临床结局指标是重要指标，可以从不同的角度进行测量或者由不同的报告反映出来。

2. 借鉴应用现代临床科研方法　中医药学的生命力在于疗效，传统中医临床疗效的评价方法更多地侧重于个体症状的改善，中医药的整体调节的疗效尚未得到全面的现代表达。建立一套既遵循中医药学自身诊疗特点，又具备现代化、科学化、国际化的临床疗效评价方法，已成为中医药事业发展亟待解决的重大问题。近年来，中医药学者对中医药临床疗效评价的方法进行了大量的研究，取得了一些成绩。学者们运用现代临床科研方法学，如流行病学、循证医学、统计学等，结合临床研究数据，分析指标体系中各部分指标对状态要素调整评价的贡献度及相互间关系，筛选评价指标，再通过临床调查、文献分析、各量表问卷调查等研究，筛选出了可以客观测量的反映中医特点与优势的评价指标。

3. 形成健康状态要素提取的规范化流程　应用“降维降阶或降维升阶”的方法，形成健康状态要素提取的规范化流程，这样就可以为临床医生在四诊信息指标筛选和等级的划分方面提供科学依据，从而克服当前临床试验和临床研究中指标等级划分的主观性和随意性。健康状态要素包括程度、部位和性质三个要素。健康状态调整效果评价是通过对治疗（干预）前后状态的测量，判断状态调整方案的实施效果是否达到了预期目标。状态调整效果评价可以整体、动态、个性化地反映人体健康状态的变化。

4. 合理应用量表技术　生命质量是建立在一定的文化价值体系之上，以健康概念为基础，包括躯体功能状态、精神心理活动、社会功能健康感觉以及与疾病相关的自觉症状等多维概念。中医自古以来对疾病的治疗就包含了提高生命质量的观点。生命质量的评定主要通过量表的形式实现。在中医健康管理方面，也可以将普适性量表和特异性量表结合起来进行运用。

5. 健康状况综合评估　健康状态涵盖了时间和空间、身体与精神、结构和功能等多方面的综合信息；应重视人体的生命过程与内、外环境的统一性。不同的健康状态，其干预原则与方法不同，划分不同的健康状态有利于针对性地进行健康干预与管理。由于对人体的认识角度和层次不同，就产生了多种健康状态的划分类型。根据健康水平的不同，可将人体状态分为未病态、欲病态、已病态三种；按照疾病发生、发展阶段的不同，可将人体状态分为未病态、欲病态、已病态和病后态四类。

6. 生成健康评估报告　通过对第一步骤收集来的健康数据进行分析，形成个人总体健康评估报告，对个人健康风险因素进行评估。健康风险因素评估是指根据收集来的信息，对个人未来发生某种特定疾病或因某些特定疾病影响生活质量的可能性进行估计。健康风险评估已逐步扩展到以疾病为基础的危险性评价。此种类型的健康评估报告能更有效地使个人理解危险因素，并更有效地实施控制措施。同时，健康评估报告除了包括健康风险评估的结果，还包括健康教育信息和根据个人评估结果生成的健康管理和日常保养建议。

7. 健康跟踪反馈体系　中医健康管理不同于暂时性的医疗救治，而是一个长期并周而复始的过程，即在实施健康干预管理措施一段时间后，需要重新收集相关健康信息进行评估效果、调整策略与干预措施。只有周而复始、细致入微并长期坚持，方可取得健康管理的预期效果。因此，在健康信息收集、评估与干预管理后，必须进行随访跟踪，收集反馈信息，以进行下一循环的健康管理。

（李灿东　王 洋　黄守清）

参考文献

1. 李灿东. 中医状态学 [M]. 2 版. 北京: 中国中医药出版社, 2021.
2. 王琦. 中医健康三论 [M]. 北京: 中国中医药出版社, 2012.
3. 姜良铎. 健康、亚健康、未病与治未病相关概念初探 [J]. 中华中医药杂志, 2010, 25 (02): 167-170.
4. 赵利, 陈金泉. 中医健康概念 [J]. 医学与哲学, 2003,(12): 58-59.
5. 王琦. 中医体质学 [M]. 北京: 中国中医药出版社, 2021.
6. 匡调元. 中医体质病理学 [M]. 上海: 上海科学普及出版社, 1996.
7. 何裕民. 次 (亚) 健康状态- 中医学术拓展的新空间 [J]. 中国中医基础医学杂志, 1998,(06): 6-9.
8. 王琦. 中医治未病解读 [M]. 北京: 中国中医药出版社, 2008.
9. 李灿东, 纪立金, 杨朝阳, 等. 以状态为中心的健康认知理论的构建 [J]. 中华中医药杂志, 2011, 26 (02): 313-316.
10. 李灿东, 杨雪梅, 纪立金, 等. 健康状态表征参数体系的建立与集合分析 [J]. 中华中医药杂志, 2011, 26 (03): 525-528.
11. 李灿东, 杨雪梅, 甘慧娟, 等. 健康状态辨识模型算法的探讨 [J]. 中华中医药杂志, 2011, 26 (06): 1351-1355.
12. 朱燕波. 健康管理学 [M]. 北京: 中国中医药出版社, 2022.

第二章　中医体质辨识

体质现象是人类生命活动的一种重要表现形式，它与健康和疾病密切相关，早在医学起源时期即出现了对体质的认识。古希腊医学之父希波克拉底在其所著的《自然人性论》一书中提出“体液说”，认为人体有四种体液——血液、黏液、黄胆汁和黑胆汁，它们的组合构成了人体的“特质”。中医对体质的论述始于《黄帝内经》，书中对体质的形成、体质的特征与分型，以及体质与疾病发生、发展、预后及治疗的关系等均有论述。

中医体质学理论体系的构建是近40年以来在历代医家有关体质理论与临床应用经验积累，形成大量文献资料的基础上，经近代医家的挖掘整理与理论凝练，逐渐形成并得到完善。20世纪70年代始，王琦等明确提出了“中医体质学说”的概念，并于1982年出版了第一部专著《中医体质学说》，奠定了现代中医体质研究的理论与实践基础。随着《中医体质分类与判定》标准的建立，中医体质辨识法被纳入卫生部2009年10月10日颁布的《国家基本公共卫生服务规范》，成为唯一一项中医体检内容，实现了中医药首次进入国家公共卫生体系。2013年被纳入国家基本公共卫生服务项目《老年人中医药健康管理服务技术规范》。全国30个省（区、市）235家“治未病”中心及港台地区应用体质辨识开展疾病预防及健康管理，取得良好效果。

第一节　中医体质理论

中医体质学是一个复杂的理论体系。它以阴阳、五行、脏腑经络、气血津液等基础理论为指导，以《黄帝内经》及历代医家的体质理论为依据，界定了中医体质及其相关概念，确立了中医体质的基本原理，明确了中医体质的三个关键科学问题。中医体质学理论体系的构建，为中医基础理论的发展与应用拓展了新的学术领域，为中医学与世界医学的接轨搭建了平台。

一、中医体质的概念

体质，有身体素质、形体质量、个体特质等多种含义。体，指身体、形体、个体；质，指素质、质量、性质。在中医体质学中，体质的概念是指在人体生命过程中，在先天禀赋和后天获得的基础上所形成的形态结构、生理功能和心理状态方面综合的、相对稳定的固有特质。是人类在生长、发育过程中所形成的与自然、社会环境相适应的人体个性特征。表现为结构、功能、代谢以及对外界刺激反应等方面的个体差异性，对某些病因和疾病的易感性，以及疾病传变转归中的某种倾向性。它具有个体差异性、群类趋同性、相对稳定性和动态可变性等特点。这种体质特点或隐或现地体现于健康和疾病过程之中。

中医体质学中的体质概念：一方面强调人体体质的形成基于先天禀赋和后天调养两个基本因素。先天因素是人体体质形成的重要基础，而体质的转化与差异性在很大程度上还取决于后天因素的影响。另一方面，也反映了机体内外环境相统一的整体观念，说明个体体质在后天生长、发育过程中是与外界环境相适应而形成的个性特征，即人与社会的统一，人与自然的统一。可以看出，中医学的体质概念与其他学科体质概念的不同点就在于，充分体现出中医学“形神合一”的生命观和“天人合一”的整体观。

“形神合一”是生命存在的基本特征。形，即形体；神，即生命功能。神生于形，形主宰于神，神依附于形，神明则形安。形神合一又称“形与神俱”，就是指形与神是人体不可分离的统一整体。形体健壮则精神旺盛，生命活动正常；形体衰弱则精神衰弱，生命活动异常；形体衰亡，生命便告终结。基于这种“形神合一”的生命观，中医理论认为，人体的体质既包括形体要素，又包括心理要素，并且两者高度统一。一定的形态结构可表现出其特有的生理功能和心理特征；良好的生理功能和心理特征是正常形态结构的反映，并具有相对的稳定性。两者相互依存，不可分离，在体质的固有特征中综合体现出来。

“天人合一”是生命存在的客观规律。人既存在于社会之中，也存在于自然之中，所以，每一个人的体质就必然烙上社会和自然环境因素的印记。个体对社会和自然环境的适应能力、适应程度往往表现在其个体体质特征之中。例如，对待同一事件的态度，有人开朗乐观，有人忧郁烦恼；对自然气候的适应能力也是一样，有人“能冬不能夏”，有人“能夏不能冬”，这些生理反应都表明人与自然环境密切相关，而这一现象在中医学的体质概念中得到了充分体现。

二、中医体质的基本原理

（一）生命过程论

体质是一种按时相展开的生命过程。其基本观点是：①体质是一种按时相展开的，与机体发育同步的生命过程；②体质发展的过程表现为若干阶段，幼年（稚阴稚阳）→青年（气血渐盛）→壮年（气血充盛）→老年（五脏气衰）；其中每个阶段的体质特性也有相应的差异，这些不同的体质阶段依机体发育的程序相互连续，共同构成个体体质发展的全过程；③不同个体的体质发展过程，由于先天禀赋的不同而表现出个体间的差异性，其中影响较大的因素是性别差异、某些生理缺陷与遗传性特禀体质。

（二）形神构成论

体质是特定躯体素质与一定心理素质的综合体。形神构成论是中医“形神统一”思想在中医体质学说中的具体体现，其基本内涵是：①体质是由特定躯体素质（包括形态和功能两个方面）与相关心理素质的综合体；②构成体质的躯体素质和心理素质之间的联系是稳定性与变异性的统一；③体质分型或人群个体差异性的研究应当注意到躯体-心理的相关性。

（三）环境制约论

环境对体质的形成与发展始终起着重要的制约作用。在个体体质的发展过程中，生活条件、饮食构成、地理环境、季节变化以及社会文化因素都可产生一定的制约性影响，有时甚至可起到决定性的作用。

（四）禀赋遗传论

禀赋遗传是决定体质形成和发展的主要内在因素。毫无疑问，体质差异、个体体质的形成在很大程度上是由遗传所决定的，不同个体的体质特征分别具有各自不同的遗传背景，这种由遗传背景所决定的体质差异，是维持个体体质特征相对稳定性的一个重要条件。

三、中医体质研究的三个科学问题

（一）体质可分论

体质的形成与先天、后天的多种因素相关。遗传因素的多样性与后天因素的复杂性使个体体质存在明显差异。即使同一个体，在不同的生命阶段其体质特点也是动态可变的，所以体质具有明显的个体差异性，呈现其多态性特征。另一方面，处于同一社会背景，同一地方区域，或饮食起居比较相同的人群，其遗传背景和外界条件类同，使特定人群的体质形成群体生命现象的共同特征，从而又表现了群体的趋同性，不同时代的人群也呈现不同体质的特点。个体差异性与群体趋同性是相互统一的，没有个体的差异性就无“体”可辨；没有群体的趋同性就无“类”可分，因此两者形成了“体质可分论”的理论基础。

有关人类全基因组表达谱的研究，发现阳虚质、阴虚质、痰湿质与平和质比较具有独特的基因表达谱，对PPARD、PPARG、APMI和UCP2四个基因多态性进行检测，发现这四种体质类型分别具有特定的SNPs多态性分布和特定的单倍型分布。其中，阳虚质甲状腺激素受体β（TRβ）表达下调，为阳虚质不耐寒冷的表现提供了分子生物学解释。通过基因组DNA检测，发现与平和质相比，痰湿质存在拷贝数变异和差异表达基因单核苷酸多态性特征，进一步对相关基因功能分析显示了痰湿体质者具有代谢紊乱的总体特征。生理生化指标的检测也发现，阳虚质、阴虚质与下丘脑-垂体-肾上腺轴、下丘脑-垂体-甲状腺轴功能减退，以及与环核苷酸系统和免疫功能紊乱具有一定的关联性，部分痰湿质存在血脂代谢紊乱、糖代谢障碍及嘌呤类代谢障碍。这些亦为体质分类提供了客观证据。

（二）体病（证）相关论

不同个体的体质特征分别具有各自不同的遗传背景，它与许多特定疾病的产生有密切关系。体质状态反映正气强弱，决定发病与否。由于受先天因素或后天因素的影响，个体体质的差异性对某些致病因素有着易感性，或对某些疾病有着易罹性、倾向性，形成某些（类）疾病发生的背景或基础，如研究发现痰湿体质与高脂血症、高血压、冠心病、糖尿病、脑卒中密切相关，慢性前列腺炎患者的体质类型以湿热质、气郁质多见。古代中医对“要知易风为病者，表气素虚；易寒为病者，阳气素弱”“肥人多中风，瘦人易痨嗽”等认识，反映了体质与疾病的相关性；体质状态也是预测疾病发展、转归、预后的重要依据。不同地域人群的体质特点与一定的疾病谱相关，因而产生发病差异。

体质与证候既有区别，亦有联系。体质是生命、健康、疾病的载体，体质可综合反映机体整体状态特征，证候是疾病状态下的临床类型，反映疾病演进过程中的病理特征。体质与证候的主要联系表现：其一，影响证候类型。同一致病因素作用于人体，由于体质的不同能够出现不同的证候。如邪气作用于阳虚体质，可以出现寒证；而作用于阴虚体质，可以出现热证。不同类型的体质对某些性质的致病因素有易感性。如阳虚体质、痰湿体质易感受寒湿之邪，阴虚体质、湿热体质易感受温热之邪，气郁体质易伤于七情等，故其证候各不同。其二，影响证候的性质。证候实际上是致病因子作用于人体后形成的临床类型，证之寒热与体质阴阳有关，证之虚实与体质正气强弱有关。疾病过程是邪正斗争的过程，必然会出现邪正盛衰的消长变化产生相应的证候，因而体质是证候属性的重要因素。《黄帝内经素问·痹论篇》曰：“其寒者，阳气少，阴气多，与病相益，故寒也。其热者，阳气多，阴气少，病气胜，阳遭阴，故为痹热。”《黄帝内经素问·逆调论篇》又曰：“是人者，阴气虚，阳气盛”，故“逢风寒而如炙如火”；而“是人多痹气也，阳气少，阴气多，故身寒如从水中出。”《黄帝内经灵枢·刺节真邪》更明确指出：“虚邪之中人也……阳盛则为热，阴盛则为寒。”所以《黄帝内经灵枢·五变》概而言之，曰：“一时遇风，同时得病，其病各异，愿闻其故……凡此五者，各有所伤，况以人乎……肉不坚，腠理疏，则善痛风……五脏柔弱者，善病消瘅……”说明虽然同时感受风邪，同时得病，但由于个人体质不同，所产生的证候性质也就各异。其三，影响证候的从化。即使感受同一致病因素，由于体质的不同，邪随体化（从化），可表现出不同证候。相反，即使感受不同的致病因子，由于体质的相同，邪随体化（从化），也会表现出相同的证候。“从化”的一般规律是素体阴虚，受邪后多从热化，素体阳虚，受邪后多从寒化，从而证明体质是“同病异治，异病同治”的物质基础。《医宗金鉴·订正伤寒论注》有云：“六气之邪，感人虽同，人受之而生病各异者，何也？盖以人之形有厚薄，气有盛衰，脏有寒热，所受之邪，每从其人之脏气而化，故生病各异也，是以或从虚化，或从实化，或从寒化，或从热化，譬诸水火，水盛则火灭，火盛则水耗。物盛从化，理固然也。”故临床当辨因人、因证之别，人者为本，证者为标，证随人见。

（三）体质可调论

体质既禀成于先天，亦关系于后天。体质的稳定性由相似的遗传背景形成，年龄、性别等因素也可使体质表现出一定的稳定性。然而，体质的稳定性是相对的，由于每一个体在生长壮老的生命过程中，因受环境、精神、营养、锻炼、疾病等内外环境中诸多因素的影响，而使体质发生变化，从而使体质只具有相对的稳定性，同时具有动态可变性。这种特征是体质可调的理论基础。

药物及有关治疗方法可纠正机体阴阳、气血、津液失衡，是体质可调的实践基础。针对痰湿体质创制的化痰祛湿方能减少体内脂肪积聚，改变脂质代谢，降低血液黏稠度，改善痰湿体质，使病理性脂肪肝得到逆转，并能防止肝纤维性变。重视不同体质对疾病与证候的内在联系及对方药等治疗应答反应的差异，是实施个体化诊疗、贯彻“因人制宜”思想的具体实践。根据不同体质类型或状态，或益其气，或补其阴，或温其阳，或利其湿，或开其郁，或疏其血，以调整机体的阴阳动静、失衡倾向，体现“以人为本”“治病求本”的治疗原则。及早发现、干预体质的偏颇状态，进行病因预防、临床前期预防、临床预防，实现调质拒邪、调质防病及调质防变，以实践中医治未病。

第二节　中医体质分类

划分体质的不同类型，有助于把握不同个体的体质差异性。从古希腊医学之父希波克拉底的“体液说”到中国的《黄帝内经》“阴阳二十五人”，两千五百年来，人们一直在研究个体差异现象如何分类的问题。中医体质学既重视人群中不同个体的体质差异性，也非常重视环境因素对体质的影响。因此，体质存在的形态结构、脏腑功能、阴阳气血以及生存环境之间的差异性与特殊性，就成为中医学对人类体质进行分类的理论与方法学基础。

由于体质形成因素的多样性，使个体在生理、病理方面的差异也是错综复杂的。《黄帝内经》问世以后，不同历史时期，不同医家从不同角度对体质类型进行了划分，初步形成了一个比较完整的体质分类系统。《黄帝内经》以阴阳五行、脏腑气血形志作为分类依据，主要包括阴阳分类法、五行分类法、形态与功能特征分类法和心理特征分类法等不同的分类方法。后世医家在此基础上，结合临床实践，丰富和发展了中医体质类型学说，形成了中医体质分类方法上的病理学分类法，如明代张介宾的藏象阴阳分类法，清代叶桂和华岫云的阴阳属性分类法、章楠的阴阳虚实分类法，近代医家陆晋生的病性分类法和金子久的虚弱体质阴阳分类法。也有现代学者从临床实践角度，将常见的体质类型进行分类，如六分法、七分法、九分法、十二分法和小儿体质分类法。王琦采用文献研究、流行病学调查分析等研究方法，结合临床观察，提出了九种中医体质分类法，即平和质、气虚质、阳虚质、阴虚质、痰湿质、湿热质、血瘀质、气郁质和特禀质。该体质分类法已被纳入卫生部的《国家基本公共卫生服务规范》，得到广泛应用。

一、平和质

（一）定义

先天禀赋良好，后天调养得当，以体态适中，面色红润，精力充沛，脏腑功能状态强健壮实为主要特征的一种体质类型。

（二）体质特征

1. 形体特征　体形匀称健壮。

2. 心理特征　性格随和开朗。

3. 常见表现　面色、肤色润泽，头发稠密有光泽，目光有神，鼻色明润，嗅觉通利，唇色红润，不易疲劳，精力充沛，耐受寒热，睡眠良好，胃纳佳，二便正常，舌色淡红，苔薄白，脉和缓有力。

4. 对外界环境适应能力　对自然环境和社会环境适应能力较强。

5. 发病倾向　平素患病较少。

（三）成因

先天禀赋良好，后天调养得当。

（四）体质分析

平和质先天禀赋良好，后天调养得当，故其神、色、形、态、局部特征等方面表现良好，性格随和开朗，平素患病较少，对外界环境适应能力较强。

二、气虚质

（一）定义

由于一身之气不足，以气息低弱、脏腑功能状态低下为主要特征的体质类型。

（二）体质特征

1. 形体特征　肌肉松软不实。

2. 心理特征　性格内向、不喜冒险。

3. 常见表现　平素语音低弱，气短懒言，容易疲乏，精神不振，易出汗，舌淡红，舌边有齿痕，脉弱。

4. 对外界环境适应能力　不耐受风、寒、暑、湿邪。

5. 发病倾向　易患感冒、内脏下垂等病；病后康复缓慢。

（三）成因

先天禀赋不足，后天失养，如孕育时父母体弱、早产、人工喂养不当、偏食、厌食，或因病后气亏、年老气弱等。

（四）体质分析

由于一身之气不足，故出现气短懒言，语音低怯，精神不振；气虚不能固护肌表，故易出汗；气血不充则舌淡红、舌边有齿痕；气虚鼓动血行之力不足，则脉弱。气虚之人能量不足，心理活动低下，故性格偏内向，不喜冒险；气虚卫外失固，故不耐受风、寒、暑、湿邪，易患感冒；气虚升举无力故多见内脏下垂，或病后迁延不愈。

三、阳虚质

（一）定义

由于阳气不足，失于温煦，以形寒肢冷等虚寒现象为主要特征的体质类型。

（二）体质特征

1. 形体特征　肌肉松软不实。

2. 心理特征　性格多沉静、内向。

3. 常见表现　平素畏冷，手足不温，喜热饮食，精神不振，舌淡胖嫩，脉沉迟。

4. 对外界环境适应能力　耐夏不耐冬；易感风、寒、湿邪。

5. 发病倾向　易患痰饮、肿胀、泄泻等病；感邪易从寒化。

（三）成因

先天不足，或后天失养。如孕育时父母体弱，或年长受孕，早产，或年老阳衰等。

（四）体质分析

由于阳气亏虚，机体失却温煦，故肌肉松软，平素畏冷，手足不温；阳虚神失温养，则精神不振，睡眠偏多；阳气不能蒸腾、气化水液，则见舌淡胖嫩；阳虚鼓动无力，则脉象沉迟；阳虚不能温化和蒸腾津液上承，则喜热饮食。阳虚阴盛故性格沉静、内向，发病多为寒证，或易寒化，不耐受风、寒邪，耐夏不耐冬；阳虚失于温化故易感湿邪，易病痰饮、肿胀、泄泻。

四、阴虚质

（一）定义

由于体内津液精血等阴液亏少，以阴虚内热等表现为主要特征的体质类型。

（二）体质特征

1. 形体特征　体形偏瘦。

2. 心理特征　性情急躁，外向好动，活泼。

3. 常见表现　手足心热，口燥咽干，鼻微干，喜冷饮，大便干燥，舌红少津，脉细数。

4. 发病倾向　易患虚劳、失精、不寐等病；感邪易从热化。

5. 对外界环境适应能力　耐冬不耐夏；不耐受暑、热、燥邪。

（三）成因

先天不足，如孕育时父母体弱，或年长受孕，早产等，或后天失养，纵欲耗精，积劳阴亏，或曾患出血性疾病等。

（四）体质分析

阴液亏少，机体失却濡润滋养，故体形偏瘦，平素易口燥咽干，鼻微干，大便干燥，舌少津，脉细；同时由于阴不制阳，阳热之气相对偏旺而生内热，故表现出手足心热，喜冷饮，舌红脉数等。阴亏燥热内盛故性情急躁，外向好动，活泼；阴虚失于滋润，故平素易患有阴亏燥热的病变，或感邪易从热化，平素耐冬不耐夏，不耐受暑、热、燥邪。

五、痰湿质

（一）定义

由于水液内停而痰湿凝聚，以黏滞重浊为主要特征的体质类型。

（二）体质特征

1. 形体特征　体形肥胖，腹部肥满松软。

2. 心理特征　性格偏温和，稳重，多善于忍耐。

3. 常见表现　面部皮肤油脂较多，多汗且黏，胸闷，痰多，口黏腻或甜，喜食肥甘甜黏，苔腻，脉滑。

4. 发病倾向　易患消渴、中风、胸痹等病。

5. 对外界环境适应能力　对梅雨季节及湿重环境适应能力差。

（三）成因

先天遗传，或后天过食肥甘。

（四）体质分析

痰湿泛于肌肤，则见体形肥胖，腹部肥满松软，面部皮肤油脂较多，多汗且黏；痰浊停肺，则胸闷，痰多；痰浊上泛于口，则口黏腻或甜；苔腻，脉滑，为痰湿内阻之象。痰湿内盛，阳气内困，不易升发，故性格偏温和，稳重，多善于忍耐；痰湿内阻易患消渴、中风、胸痹等病；痰湿内盛，同气相求，对梅雨季节及湿环境适应能力差。

六、湿热质

（一）定义

以湿热内蕴为主要特征的体质类型。

（二）体质特征

1. 形体特征　形体中等或偏瘦。

2. 心理特征　容易心烦急躁。

3. 常见表现　面垢油光，易生痤疮，口苦口干，身重困倦，大便黏滞不畅或燥结，小便短黄，男性易阴囊潮湿，女性易带下增多，舌质偏红，苔黄腻，脉滑数。

4. 发病倾向　易患疮疖、黄疸、热淋等病证。

5. 对外界环境适应能力　对夏末秋初湿热气候，湿重或气温偏高环境较难适应。

（三）成因

先天禀赋，或久居湿地，喜食肥甘，或长期饮酒，湿热内蕴。

（四）体质分析

湿热泛于肌肤，则见形体中等或偏瘦，平素面垢油光，易生痤疮；湿热上蒸，则口苦口干；湿热内阻，阳气被遏，则身重困倦；热重于湿，则大便燥结；湿重于热，则大便黏滞；湿热下注，则阴囊潮湿，或带下量多。小便短赤，舌质偏红苔黄腻，脉象滑数，为湿热内蕴之象。湿热内郁则心烦急躁，易患黄疸、热淋等湿热病证；湿热郁于肌肤则易患疮疖；湿热内盛之体，对湿环境或气温偏高，尤其夏末秋初，湿热交蒸气候较难适应。

七、血瘀质

（一）定义

体内有血液运行不畅的潜在倾向或瘀血内阻的病理基础，以血瘀表现为主要特征的体质类型。

（二）体质特征

1. 形体特征　胖瘦均见。

2. 心理特征　易烦，健忘。

3. 常见表现　肤色晦黯，色素沉着，容易出现瘀斑，口唇黯淡，舌黯或有瘀点，舌下络脉紫黯或增粗，脉涩。

4. 发病倾向　易患癥瘕、痛证和血证等病。

5. 对外界环境适应能力　不耐受寒邪。

（三）成因

先天禀赋，或后天损伤，忧郁气滞，久病入络。

（四）体质分析

血行瘀滞，则血色变紫变黑，故见肤色晦黯，口唇黯淡；脉络瘀阻，则见皮肤色素沉着，容易出现瘀斑，舌质黯有瘀点，舌下络脉紫黯或增粗，脉涩。瘀血内阻，气血不畅故易烦，健忘，不耐受寒邪；瘀血内阻，血不循经，外溢易患血证；瘀血内阻，不通则痛，则易患癥瘕、痛证等病。

八、气郁质

（一）定义

由于长期情志不畅、气机郁滞而形成的以性格内向不稳定、忧郁脆弱、敏感多疑为主要表现的体质类型。

（二）体质特征

1. 形体特征　形体瘦者为多。

2. 心理特征　性格内向不稳定，敏感多疑。

3. 常见表现　神情抑郁，情感脆弱，烦闷不乐，舌淡红，苔薄白，脉弦。

4. 发病倾向　易患郁证、脏躁、百合病、梅核气等病证。

5. 对外界环境适应能力　对精神刺激适应能力较差，不适应阴雨天气。

（三）成因

先天遗传，或因精神刺激，暴受惊恐，所欲不遂，忧郁思虑等。

（四）体质分析

长期情志不畅，气机郁滞，故平素忧郁面貌，神情多烦闷不乐；气郁化火，耗伤气阴，则形体消瘦；舌淡红，苔薄白，脉弦，为气郁之象。情志内郁不畅，故性格内向不稳定，忧郁脆弱，敏感多疑，易患郁证、脏躁、百合病、梅核气等病证，对精神刺激适应能力较差，不适应阴雨天气。

九、特禀质

（一）定义

由于先天禀赋不足和禀赋遗传等因素造成的一种特殊体质，包括先天性、遗传性的生理缺陷与疾病，过敏反应等。

（二）体质特征

1. 形体特征　过敏体质者一般无特殊；先天禀赋异常者或有畸形，或有生理缺陷。

2. 心理特征　随禀赋不同而情况各异。

3. 常见表现　过敏体质者常见哮喘、风团、咽痒、鼻塞、喷嚏等；患遗传性疾病者有垂直遗传、先天性、家族性特征；患胎传性疾病者具有母体影响胎儿个体生长发育及相关疾病特征。

4. 发病倾向　过敏体质者易患哮喘、荨麻疹、花粉症及药物过敏等；遗传疾病如血友病、先天愚型等；胎传疾病，如五迟（立迟、行迟、发迟、齿迟和语迟），五软（头软、项软、手足软、肌肉软、口软），解颅、胎惊、胎痫等。

5. 对外界环境适应能力　适应能力差，如过敏体质者对易致敏季节适应能力差，易引发宿疾。

（三）成因

先天禀赋不足、遗传等，或环境因素、药物因素等。

（四）体质分析

由于先天禀赋不足、遗传等因素，或环境因素，药物因素等的不同影响，故特禀质的形体特征、心理特征、常见表现、发病倾向等方面存在诸多差异，病机各异。

第三节　中医体质辨识方法

中医体质量表是按照量表开发的科学程序和方法，所研制出的评价中医体质类型的标准化测量工具，根据中医体质分类判定标准，可评判平和质和八种偏颇体质，为体质辨识提供了科学的适于自评的测量工具。

一、中医体质量表和《中医体质分类与判定》标准

（一）中医体质量表

编制中医体质量表的目的，是应用量表测评的方法，对中医体质类型进行科学评价和量化分类，对被测者作出体质分类或体质类型的倾向性评价。

在量表编制原则指导下，从充分体现中医体质类型内涵入手，以中医体质理论为指导，按照确定研究目的→体质类型概念框架的建立→条目的收集和条目库的形成→条目的精选→问题的形成→多次预调查以及调查和测评的过程，严格按照量表编制的方法和程序，编制了由平和质、气虚质、阳虚质、阴虚质、痰湿质、湿热质、血瘀质、气郁质、特禀质九个亚量表（平和质之外的八种体质为偏颇体质）构成的60个条目的自我评价形式的中医体质量表。

中医体质量表九个亚量表中的两个亚量表（痰湿质亚量表和气郁质亚量表）如表10-2-1和表10-2-2。量表各个条目是从没有、偶尔、有时、经常、总是5段（1~5）的Likert尺度中选择适合的答案，各个条目是1~5的5段计分法。其中部分条目分别属于两种体质类型，如"疲乏"正向计分时为气虚质的条目，反向计分时为平和质的条目。

在操作中，各个亚量表是先计算原始分数，即原始分数等于每个条目分值相加；计算原始分数后再换算为转化分数，转化分数 =（实际得分 – 该亚量表可能的最低得分）/ 该亚量表可能的最高得分与最低得分之差 ×100，各亚量表转化分数为0~100分。

中医体质量表突出了如下特点。

1. 量表从充分体现中医体质类型的内涵入手，在中医体质理论指导下，从体质内涵包括的形体特征、心理特征、病理反应状态、发病倾向、适应能力等方面，提取易于自评的、有代表性的条目形成，保证了量表结构的合理性、内容的完整性、条目的代表性，是一个有充分依据的体质量表。

2. 在填写方式上以自评为主，避免了医生判断的主观性。因文化程度较低等原因无法自评时，可由测试者逐条询问，由被测者按自己的主观感受和标准进行评价。

3. 量表采用标准化计分方式，将被测者的主观信息进行量化评分，易于操作，便于比较，既能对个体的体质倾向性进行判定，又能对人群的体质分布情况做出评价。而且，量表对评价指标的理论假设具有一定的全面性、科学性，研究的步骤和构想比较客观、合理，量表的实用性、再现性、亚量表内部一致性的性能评价获得了良好的结果。另外，与简明健康状况调查问卷比较也呈示了效标效度。因此，可认为中医体质量表作为中医体质分类的一个指标应用是可行的，是一个适宜的测量工具，能够在一定程度上对人群以及个体体质进行量化评价。中医体质量表还编制了日文版和英文版。

表10-2-1　痰湿质亚量表

请根据近一年的体验和感觉回答以下问题	没有（根本不）	很少（有一点）	有时（有些）	经常（相当）	总是（非常）
1. 您感到胸闷或腹部胀满吗	1	2	3	4	5
2. 您感到身体沉重不轻松或不爽快吗	1	2	3	4	5
3. 您腹部肥满松软吗	1	2	3	4	5
4. 您容易出黏汗（汗出黏腻不爽）吗	1	2	3	4	5
5. 您上眼睑比别人肿（上眼睑有轻微隆起的现象）吗	1	2	3	4	5

续表

请根据近一年的体验和感觉回答以下问题	没有(根本不)	很少(有一点)	有时(有些)	经常(相当)	总是(非常)
6. 您嘴里有黏黏的感觉吗	1	2	3	4	5
7. 您平素痰多吗？特别是平时常感到咽喉部有痰块吗	1	2	3	4	5
8. 您舌苔厚腻吗？或有舌苔厚厚的感觉吗	1	2	3	4	5

表 10-2-2　气郁质亚量表

请根据近一年的体验和感觉回答以下问题	没有(根本不)	很少(有一点)	有时(有些)	经常(相当)	总是(非常)
1. 您感到闷闷不乐、情绪低沉吗	1	2	3	4	5
2. 您容易精神紧张、焦虑不安吗	1	2	3	4	5
3. 您多愁善感、感情脆弱吗	1	2	3	4	5
4. 您胁肋部或乳房胀痛吗	1	2	3	4	5
5. 您无缘无故叹气吗	1	2	3	4	5
6. 您有咽喉部异物堵塞感吗	1	2	3	4	5

（二）中医体质分类与判定标准

《中医体质分类与判定》标准，将平和质的判定结果分为“是”“基本是”“否”，将偏颇体质的判定结果分为“是”“倾向是”“否”。具体来说，各体质类型的判定是依据中医体质量表计分结果的转化分数进行。平和质的判定标准：八种偏颇体质转化分均<30 分，且平和质转化分 ≥ 60 分时，判定为“是”；八种偏颇体质转化分均<40 分，且平和质转化分 ≥ 60 分时，判定为“基本是”；否则判定为“否”。八种偏颇体质的判定标准：偏颇体质转化分 ≥ 40 分，判定为“是”；偏颇体质转化分为 30~39 分，判定为“倾向是”；偏颇体质转化分<30 分，判定为“否”。

二、兼夹体质判定的雷达图

兼夹体质是指同一机体同时具有两种以上体质特征的体质状态。在实际生活与医疗实践中，平和质的人数并不太多，而同时具备两种或两种以上体质特征——兼夹体质者为多，即多数情况下人们所显现出的是兼夹体质。而在众多的体质问题中，有关兼夹体质一直未能有较好的综合判定方法。因此，建立科学而可行的方法判定兼夹体质具有重要意义。

雷达图(radar chart)是一种能对多变量资料进行综合分析的图形，是一种数据表征的技术，适合在二维平面上直观形象地反映多个指标的变动规律，故雷达图的使用对兼夹体质的判定具有重要价值。

兼夹体质判定的雷达图分析方法如下。

1. 计算出平和质、气虚质、阳虚质、阴虚质、痰湿质、湿热质、血瘀质、气郁质、特禀质九种体质类型的得分。

2. 根据中医体质分类判定标准判定个体体质类型是属于平和体质还是偏颇体质。

3. 如判定为偏颇体质，进一步应用雷达图直观地表现气虚质、阳虚质、阴虚质、痰湿质、湿热质、血瘀质、气郁质、特禀质八个亚量表指标和相应的得分。在雷达图轴向上，偏颇体质倾向较强者具有较长的射线段。图 10-2-1 就是描述了两个不同个体在八种偏颇体质的分析中表现出来的总体情况。

三、三维中医体质模型

中医体质辨识所面临的不仅仅是专家、学者，如何让更广泛的人群了解体质概念，自觉运用体质理念进行体质养生、预防，是一项工程性课题。因此，运用现代信息技术、多媒体技术、计算机图形学等可视化手段建立直观、准确、细致地表现人体体质综合外部特征的人体模型，将每一种体质的所有典型外部特征在唯一模型上进行了集中展示，而且运用交互手段实现用户与模型的演示对话功能具有重要意义。为此，研究人员基于九种体质类型，利用多媒体技术、计算机图形学等，研制了三维中医体质模型，实现了对体质外部细节特征的视觉描述与动态展现，为体质特征模型化及体质健康推广的普及化提供了视觉手段。

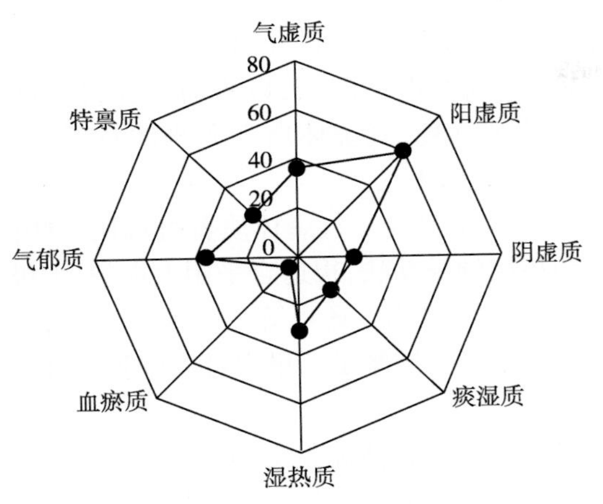

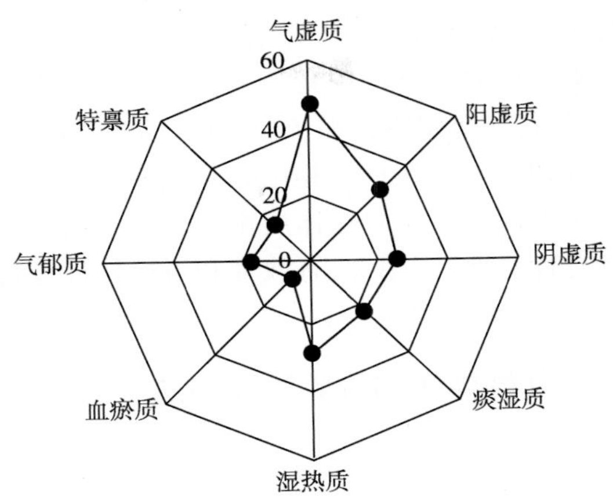

图 10-2-1　中医体质类型得分雷达图

综上，中医体质辨识是以人的体质为认知对象，从体质状态及不同体质分类的特性，把握其健康与疾病的整体要素与个体差异，制订防治原则，选择相应的治疗、预防、养生方法，从而进行“因人制宜”的干预措施。体质辨识需要科学评价体质和能对其进行科学分类的辨识方法和技术。中医体质量表、《中医体质分类与判定》标准、兼夹体质判定的雷达图、三维中医体质模型等，对于个体体质类型的辨识具有较强的可操作性。

第四节　中医体质辨识在健康管理中的应用

从健康到亚健康再到疾病，体质因素的影响不可忽视。各种偏颇体质是健康状态的重要影响因素，也是疾病发生、发展与转归的内在因素。通过中医体质辨识，可以更加全面地了解其健康状况，获得预测个体未来发病风险的资料；通过体质调护，调整偏颇体质，可以改善个体的健康状况，实现健康管理的目标。

一、体质辨识在健康管理中的作用

（一）体质辨识是体质健康管理的核心环节

体质辨识是对体质有无偏颇，以及偏颇的程度进行了量化测量，而中医体质的一个重要属性是体质可调，因此，偏颇体质的调整与纠正就成为中医治未病健康管理的核心环节。

目前，已有相当多的中医治未病中心、健康体检中心和社区卫生服务中心，将中医体质辨识作为一个健康管理的重要依据，并把它作为一个长期的、连续不断的、动态循环的健康管理服务流程。实践证明，中医体质辨识的方法既体现了中医个体化养生保健的精髓，又能够反映出大样本人群健康失衡问题的共性特征，因此，建立在收集先天禀赋因素、后天颐养因素、性别因素、年龄因素、环境因素、疾病与药物因素等体质的影响因素信息，以及形态结构、生理功能和心理状态特征等方面的信息的基础上的中医体质健康管理，是中医治未病健康管理的核心环节。

（二）体质辨识是制订体质调护计划的基础

改善个体的健康状况，实现健康管理的目标，需要在科学辨识体质类型的基础上制订个性化的体质调护计划。因此，根据体质辨识的结果以及相关影响因素的分析，针对个体的体质特征，制订体质调护计划，通过合理的精神调摄、饮食调养、起居调护、运动健身、经络调理、药物调治及四季保养等调护措施，使体质偏颇得以纠正，从而改善健康状况，是体质健康管理的目的。可以说，辨识体质类型是体质调护的基础，是实施健康管理的前提。

（三）体质辨识应用于健康管理，创新健康管理新模式

将中医体质辨识应用于健康管理，是一种新的健康管理理念，是具有中国特色的健康管理方法。这一方法管理的对象是全体人群，而主要的是健康人群与亚健康人群。管理的目标是通过调整偏颇

体质，让人不生病或少生病。管理的方法是以中国传统的养生方法为主，结合现代健康管理方法。

探索与建立具有中国特色的健康管理的理论与方法，是每一个健康管理者的目标。如何将现代健康管理理念与中医理论相结合是摆在我们面前的一项重大课题。建立在体质辨识基础上的健康管理具有针对性、实用性、有效性和可操作性等特点，值得深入推广应用。

二、九种体质的健康管理方法

体质的稳定性是相对的，由于每一个体在生长壮老的生命过程中，因受环境、精神、营养、锻炼、疾病等内外环境中诸多因素的影响，而使体质发生变化，从而使得体质既具有相对的稳定性，同时具有动态可变性，这种特征是体质可调的理论基础。通过药物或生活方式干预，可调整体质偏颇状态，预防相关疾病的发生，达到健康管理的目的。

（一）气虚体质健康管理方法

气虚体质者多元气虚弱，调体法则为培补元气、补气健脾。

1. 饮食调养　气虚体质者饮食调养宜选择性平偏温、健脾益气的食物，如小米、糯米、红薯、南瓜、菜花、胡萝卜、土豆、山药、香菇、莲子、芡实、扁豆、黄豆、豆腐、鸡肉、鸡蛋、牛肉、大枣等。

由于气虚者多脾胃虚弱，因此饮食不宜过于滋腻，应选择营养丰富而且易于消化的食品。

尽量少吃或不吃空心菜、槟榔、生萝卜等耗气的食物。不宜多食生冷苦寒、辛辣燥热的食物。

药膳举例如下。

(1)黄芪童子鸡

【原料】童子鸡1只，生黄芪9g。

【制作】取童子鸡洗净放入锅中；用纱布袋包好生黄芪，取一根细线，一端扎紧纱布袋口，置于锅内，另一端则绑在锅柄上；在锅中加姜、葱及适量水煮汤，待童子鸡煮熟后拿出黄芪包。加入盐、黄酒调味，即可食用。

【效用】益气补虚。适合气虚体质易发自汗者。

(2)山药粥

【原料】山药30g，粳米180g。

【制作】将山药和粳米一起入锅，加清水适量煮粥，煮熟即成。此粥可在每日晚饭时食用。

【效用】补中益气，益肺固精。适合气虚体质者，亦可用于肺、脾、肾偏虚的人辅助调养。

2. 起居调护　气虚体质者卫外不固，易于感受外邪，应注意保暖，防止劳汗当风、外邪侵袭。脾主四肢，故可微动四肢，以流通气血，促进脾胃运化。劳则气耗，气虚体质者尤当注意不可过于劳作，以免更伤正气。

3. 运动健身　气虚体质者可选用一些比较柔缓的传统健身功法，很适合采用太极拳、太极剑、八段锦等进行锻炼。还可练“六字诀”中的“吹”字功。经常自行按摩足三里穴可以健脾益气，调整气虚状态。

气虚体质者体能偏低，且过劳易于耗气，因此要注意“形劳而不倦”，不宜进行大负荷强体力运动，忌用猛力和做长久憋气的动作。锻炼宜采用低强度、多次数的运动方式，循序渐进，持之以恒。从现代运动生理角度分析，慢跑、健步走等也是有效的锻炼方法，可适当选用。

4. 精神调摄　气虚体质者多性格内向，情绪不稳定，胆小而不喜欢冒险。思则气结，过思伤脾；悲则气消，悲忧伤肺，所以气虚质者不宜过思过悲。应多参加有益的社会活动，多与别人交谈沟通，培养豁达乐观的生活态度。不可过度劳神，避免过度紧张，保持稳定平和的心态。

5. 经络穴位调理　人体之气的生成与肺、脾、肾三脏有着密切的关系。气虚体质的人治宜补肺调气、健脾益气、温肾纳气，针灸并用，施以补法。取手太阴肺经、足太阴脾经和足少阴肾经腧穴，常用太渊穴、关元穴、气海穴、百会穴、膻中穴、足三里穴、肺俞穴、脾俞穴、肾俞穴等。

（二）阳虚体质健康管理方法

阳虚体质者多元阳不足，调体法则为补肾温阳，益火之源。

1. 饮食调养　阳虚体质者宜多食用甘温补脾阳、肾阳为主的食物，常用的有羊肉、带鱼、虾、韭菜、茴香、洋葱、香菜、荔枝、龙眼、榴莲、核桃、胡桃仁、栗子、腰果、松子、红茶、生姜、辣椒、花椒等。

阳虚体质者宜少吃生冷、苦寒、黏腻食物，如螃蟹、海带、紫菜、苦瓜、西瓜、香蕉、柿子、梨、火龙果、绿豆、绿茶、冷冻饮料等。即使在盛夏也不要过食寒凉之品。减少食盐的摄入，以避免肥胖、肿胀、小便不利、高血压。少用清热解毒类中药，以保护阳气。

药膳举例如下。

(1)当归生姜羊肉汤

【原料】当归20g，生姜30g，羊肉500g。

【制作】当归、生姜冲洗干净，用清水浸软，切片备用。羊肉剔去筋膜，放入开水锅中略烫，除去血水后捞出，切片备用。当归、生姜、羊肉放入砂锅中，加清水、料酒、食盐，旺火烧沸后撇去浮沫，再改用小火炖至羊肉熟烂即成。

【效用】温中补血，祛寒止痛。适合阳虚体质者，尤其适用于妇女虚寒性痛经、月经不调者。

(2)韭菜炒胡桃仁

【原料】胡桃仁 50g，韭菜 200g。

【制作】胡桃仁开水浸泡去皮，沥干备用。韭菜择洗干净，切成寸段备用。麻油倒入炒锅，烧至七成热时加入胡桃仁，炸至焦黄，再加入韭菜、食盐，翻炒至熟。

【效用】补肾助阳。适合阳虚体质易发阳痿者。

2. 起居调护　阳虚体质者耐春夏不耐秋冬，秋冬季节要适当暖衣温食以养护阳气，尤其要注意腰部和下肢保暖。夏季暑热多汗也易导致阳气外泄，要尽量避免强力劳作、大汗伤阳，也不可恣意贪凉饮冷。在阳光充足的情况下适当进行户外活动，不可在阴暗潮湿寒冷的环境中长期工作和生活。

3. 运动健身　阳虚体质以振奋、提升阳气的锻炼方法为主。肾藏元阳，阳虚体质当培补肾阳。五禽戏中的虎戏具有益肾阳、强腰脊作用。督脉统领诸阳，古代道家养生长寿术中的核心功法是卧功，它以脊柱、腹部运动调节督脉、任脉为主，滋阴养阳。现代研究认为，卧功可以使脊神经得到锻炼和强化，调整植物神经系统，还可以促进性激素分泌。中国传统体育中的一些功法、适当的短距离跑和跳跃运动(如跳绳等)可以振奋阳气，促进阳气的升发和流通。阳虚体质者运动量不能过大，尤其注意不可大量出汗，以防汗出伤阳。

4. 精神调摄　阳虚体质者性格多沉静、内向，常常情绪不佳，肝阳虚者善恐，心阳虚者善悲。应多与别人交谈沟通，主动调整自己的情绪；要善于自我排遣或向人倾诉，消除不良情绪。平时可多听一些激扬、高亢、豪迈的音乐，以调动情绪。

5. 经络穴位调理　经络调理重在温经散寒、调经理气，常取足少阴肾经及督脉的穴位。肾俞穴、关元穴、命门穴、足三里穴、气海穴、腰阳关穴、神阙穴、脾俞穴、百会穴、悬钟穴、涌泉穴等穴位可以补肾助阳，改善阳虚体质。

(三)阴虚体质健康管理方法

阴虚体质者多真阴不足，调体法则为滋补肾阴、壮水制火。

1. 饮食调养　阴虚体质是由于体内津、液、精、血等阴液亏少，以阴虚内热为主要体质状态，因此阴虚体质者宜多食滋阴潜阳食物。常见的有黑芝麻、绿豆、鸭肉、牛奶、牡蛎、蛤蜊、海参、甘蔗、木耳、银耳、莲子、百合等。

温燥、辛辣、香浓的食物易伤阴，如花椒、茴香、桂皮、味精、辣椒、葱、姜、蒜、韭菜、虾仁、羊肉等，不宜食用。

药膳举例如下。

(1)二冬膏

【原料】天冬 500g(去皮及根须)，麦冬 500g。

【制作】天冬、麦冬(去心)捣碎，用洁净白细纱布绞取汁，滤净后放入瓷罐内，用文火熬成膏。

【效用】滋阴润肺，养阴生津。适合阴虚体质常感咽干口燥、皮肤干燥者。

(2)莲子百合煲瘦肉

【原料】莲子(去心)20g，百合 20g，猪瘦肉 100g。

【制作】用莲子、百合、猪瘦肉加水适量同煲，肉熟烂后用盐调味食用。

【效用】清心润肺，益气安神。适合阴虚体质常感咽干口燥、皮肤干燥者。

2. 起居调护　阴虚体质者应保证充足的睡眠时间，以藏养阴气；工作紧张、熬夜、剧烈运动、高温酷暑的工作生活环境等均应尽量避免；特别是冬季，更要注意保护阴精。肾阴是一身阴气之本，阴虚体质者要节制房事，惜阴保精。

3. 运动健身　阴虚体质者由于体内津液精血等阴液亏少，运动时易出现咽干口燥、面色潮红、小便少等，只适合做中小强度的间断性身体锻炼，可选择太极拳、太极剑、八段锦等动静结合的传统健身项目，也可习练“六字诀”中的“嘘”字功。锻炼时要及时补充水分。

阴虚体质的人多皮肤干燥，可多选择游泳，以滋润肌肤，减少皮肤瘙痒，但不宜桑拿。阴虚体质者不宜进行剧烈运动，避免大强度、大运动量的锻炼形式，避免在炎热的夏天或闷热的环境中运动，以防出汗过多而损伤阴液。

4. 精神调摄　阴虚体质者性情较急躁，外向好动，活泼，常常心烦易怒。平时宜克制情绪，遇事冷静，安神定志，舒缓情志，学会正确对待喜与忧、苦与乐、顺与逆，保持稳定的心态。可以用练书法、下棋来怡情悦性，用旅游来寄情山水、陶冶情操。

平时多听一些曲调舒缓、轻柔、抒情的音乐。

5. 经络穴位调理　治宜滋阴降火，益气培元。补阴侧重于滋肾阴和养胃阴。取足少阴、足阳明经穴及相应背俞穴，如太溪穴、水泉穴、三阴交穴、肝俞穴、肾俞穴、肺俞穴、膏肓穴、横骨穴、照海穴、然谷穴。可自行按摩太溪穴、三阴交穴和照海三穴。

（四）痰湿体质健康管理方法

痰湿体质者多脾虚失司，水谷精微运化障碍，调体法则为健脾祛湿、化痰泄浊。

1. 饮食调养　痰湿体质是由于水液内停而痰湿凝聚，以黏滞重浊为主要特征的体质状态。因此，痰湿体质者在饮食上宜清淡，多摄取能够宣肺、健脾、益肾、化湿、通利三焦的食物，如薏米、扁豆、花生、白萝卜、洋葱、冬瓜、紫菜、生姜等。

痰湿体质者要少吃肥甘、油腻、滋补、寒凉饮食，如猪肥肉、油炸食品、冰激凌以及甜碳酸饮料等。

药膳举例如下。

(1) 山药冬瓜汤

【原料】山药 50g，冬瓜 150g。

【制作】山药、冬瓜置锅中慢火煲 30 分钟，调味后即可食用。

【效用】健脾，益气，利湿。适合痰湿体质者及单纯性肥胖者。

(2) 赤豆鲤鱼汤

【原料】鲤鱼 1 尾（约 800g），赤小豆 50g，陈皮 10g，辣椒 6g，草果 6g。

【制作】将鲤鱼去鳞、鳃、内脏；将赤小豆、陈皮、辣椒、草果填入鱼腹，放入盆内，加适量料酒、生姜、葱段、胡椒以及食盐少许，上笼蒸熟即成。

【效用】健脾除湿化痰。适合痰湿体质常感胸闷痰多者。

2. 起居调护　痰湿体质之人以湿浊偏盛为特征。湿性重浊，易阻滞气机，遏伤阳气。平时应多进行户外活动，经常晒太阳或进行日光浴，以舒展阳气，通达气机。保持居室干燥，衣着应透湿散气。在湿冷的气候条件下要减少户外活动，避免受寒雨淋。

3. 运动健身　痰湿体质者形体多肥胖，身重易倦，故应长期坚持运动锻炼，如散步、慢跑、乒乓球、羽毛球、网球、游泳，以及适合自己的各种舞蹈。痰湿体质人要加强机体物质代谢过程，应做较长时间的有氧运动，运动时间应在下午 2~4 点阳气极盛之时。对于体重超重、陆地运动能力极差的人，应当进行游泳锻炼。

痰湿体质的人一般体重较大，运动负荷强度较高时要注意节奏，循序渐进。

4. 精神调摄　痰湿体质者性格温和，处事稳重，为人恭谦，多善于忍耐。遇事当保持心境平和，及时消除不良情绪。节制大喜大悲。平时多培养业余爱好。

5. 经络穴位调理　治宜宣肺降气、除湿化痰，取手足太阴、足阳明经穴和相应背俞穴，常用腧穴有太渊穴、中府穴、尺泽穴、列缺穴、太白穴、三阴交穴、丰隆穴、足三里穴、肺俞穴、脾俞穴、阴陵泉穴等。

（五）湿热体质健康管理方法

湿热体质者多湿热蕴结不解，调体法则为分消湿浊、清泄伏火。

1. 饮食调养　湿热体质者是以湿热内蕴为主要特征的体质状态，宜食用清利化湿的食物，如红小豆、绿豆、鲫鱼、鲤鱼、海带、紫菜、冬瓜、丝瓜、苦瓜、莲藕等。

体质内热较盛者，禁忌辛辣燥烈、大热大补的食物，如辣椒、生姜、大葱、大蒜、羊肉、牛肉、荔枝、芒果、菠萝、酒、奶油等。少吃肥甘厚腻的食物以及温热食品和饮品。最忌食用经过油炸、煎炒、烧烤等高温加工烹制而成的食物。

药膳举例如下。

(1) 绿豆藕

【原料】粗壮肥藕 1 节，绿豆 50g。

【制作】藕去皮，冲洗干净备用。绿豆用清水浸泡后取出，装入藕孔内，放入锅中，加清水炖至熟透，调以食盐进食。

【效用】清热解毒，明目止渴。适合湿热体质常感口苦口干者。

(2) 百莲酿藕

【原料】百合 15g，莲米 15g，鲜藕 500g，橘红 15g，薏苡仁 15g，芡实 15 克，糯米 125g，蜜樱桃 30g，瓜片 15g，白糖 500g。

【制作】取鲜藕粗壮部位，削去一头，内外洗净，用竹筷透通孔眼；将淘洗过的糯米由孔装入抖紧，用刀背敲拍孔口，使之封闭不漏；放锅内煮烂后，捞入清水中漂起，然后刮去外面粗皮，切成 6 毫米厚的圆片待用。莲米刷净皮，去除心，薏苡仁、百合、芡实分别择净，冲洗后装入碗中，加清水适量，上笼蒸烂待用。将瓜片、橘红切成丁，蜜樱桃对剖。铺于碗内，蜜樱桃随意摆成花纹图案，再相继放入瓜片、橘红丁和薏苡仁、百合、芡实、莲米等原材料，同时将藕片摆成一定图案。摆好后撒入白糖，上笼蒸至极烂，翻于圆盆内，将其余白糖收成糖汁挂上即成。

【效用】清热润肺，安神养心。适合湿热体质常感心烦急躁者。

2. 起居调护　湿热体质以湿热内蕴为主要特征。应避免长期熬夜或过度疲劳。要保持二便通畅。注意个人卫生，预防皮肤病变。

3. 运动健身　湿热体质者以湿浊内蕴、阳热偏盛为主要特征，适合做大强度、大运动量的锻炼，如中长跑、游泳、爬山、各种球类等，以消耗体内多余的热量，排泄多余的水分，达到清热除湿的目的。还可以将健身力量练习（如杠铃）和中长跑相结合。气功六字诀中的“呼”“嘻”字诀也有健脾清热利湿的功效。湿热体质的人在运动时应避开暑热环境。

4. 精神调摄　湿热体质者多急躁易怒。要多参加各种活动，多听轻松音乐，克制过激的情绪。合理安排自己的工作、学习和生活，培养广泛的兴趣爱好。

5. 经络穴位调理　重在清热利湿，取足太阴、足厥阴经穴为主，取穴可选肺俞穴、膈俞穴、脾俞穴、肾俞穴、三阴交穴、太溪穴、阴陵泉穴、足三里穴、中脘穴。

（六）血瘀体质健康管理方法

血瘀体质者多血脉瘀滞不畅，调体法则为活血祛瘀，疏利通络。

1. 饮食调养　血瘀体质者具有血行不畅甚或瘀血内阻之虞，因此血瘀体质者在饮食上应选择具有活血化瘀功效的食物，如生山楂、番木瓜、黑豆、茄子、油菜、红糖等。

不宜吃收涩、寒凉、冰冻之物，如乌梅、柿子、石榴、苦瓜等。

药膳举例如下。

（1）山楂红糖汤

【原料】生山楂10枚，红糖30g。

【制作】生山楂冲洗干净，去核打碎，放入锅中，加清水煮约20分钟，调以红糖进食。

【效用】活血散瘀。适合血瘀体质兼见消化不良者。

（2）黑豆川芎粥

【原料】川芎10g，黑豆25g，粳米50g。

【制作】川芎用纱布包裹，和黑豆、粳米一起加水煮熟，加适量红糖，分次温服。

【效用】活血祛瘀，行气止痛。适合血瘀体质者。

2. 起居调护　血瘀体质者具有血行不畅的倾向。血得温则行，得寒则凝。血瘀体质者要避免寒冷刺激。日常生活中应注意动静结合，不可贪图安逸而加重气血瘀滞。

3. 运动健身　血气贵在流通，通过运动可使全身经络气血通畅，五脏六腑调和。应选择一些有益于促进气血运行的运动项目，坚持经常性锻炼，如易筋经、保健功、导引、太极拳、太极剑、五禽戏、步行健身法、徒手健身操及各种舞蹈等。血瘀体质的人心血管机能较弱，不宜进行大强度、大负荷的体育锻炼，而应该采取中小负荷、多次数的锻炼，步行健身法值得提倡。

血瘀体质的人在运动时要特别注意自己的感觉，如有下列情况之一，应当停止运动，到医院进行检查：胸闷或绞痛，呼吸困难；恶心，眩晕，头痛；特别疲劳；四肢剧痛；足关节、膝关节、髋关节等疼痛；两腿无力，行走困难；脉搏显著加快。

4. 精神调摄　血瘀体质者常心烦、急躁、健忘。应保持心情愉快、乐观，及时消除不良情绪，防止郁闷不乐而致气机不畅、血行受阻。可多听一些抒情柔缓的音乐来调节情绪。

5. 经络穴位调理　初期只针不灸，用泻法，或以三棱针点刺出血，并施行刺血拔罐术。后期针灸并用，平补平泻，促使瘀血消散。选足厥阴肝经及背俞穴，取穴可选择血海穴、膈俞穴、心俞穴、气海穴、膻中穴、肝俞穴、合谷穴、太冲穴、阿是穴。还可选择刮痧，自下往上刮脊柱两侧的膀胱经，以活血化瘀。

（七）气郁体质健康管理方法

气郁体质者多气机郁滞，调体法则为疏肝行气、开其郁结。

1. 饮食调养　气郁体质是气机郁滞不畅的体质状态，因此宜选用具有理气解郁、调理脾胃功能的食物，如大麦、荞麦、洋葱、香菜、黄花菜、豆豉、海藻、柑橘、柚子、玫瑰花等。

气郁体质者应少吃收敛酸涩的食物，如石榴、乌梅、青梅、杨梅、草莓、杨桃、酸枣、李子、柠檬、南瓜、泡菜等，以免阻滞气机，因气滞而血凝。亦不可多食冰冷食物。

药膳举例如下。

(1)橘皮粥

【原料】橘皮 50g,粳米 100g。

【制作】橘皮研细末备用。粳米淘洗干净,放入锅内,加清水。煮至粥将成时加入橘皮,再煮 10 分钟即成。

【效用】理气运脾。适合气郁体质者或兼痰湿体质者。

(2)疏肝粥

【原料】柴胡 6g,白芍、枳壳各 12g,香附、川芎、陈皮、甘草各 3g,粳米 50 克,白糖适量。

【制作】将以上七味中药水煎,取汁去渣,加入粳米煮粥,待粥将成时加白糖调味。

【效用】疏肝解郁。适合气郁体质以神情抑郁、胸闷不舒为主要特征者。

2. 起居调护　气郁体质者有气机郁结倾向。要舒畅情志,宽松衣着,适当增加户外活动和社会交往,以放松身心,和畅气血,减少怫郁。

3. 运动健身　气郁体质是由于长期情志不畅、气机郁滞而形成,体育锻炼的目的是调理气机,舒畅情志。应尽量增加户外活动,可坚持较大量的运动锻炼。锻炼方法主要有大强度、大负荷练习法、专项兴趣爱好锻炼法和体育游戏法。气郁体质者可练习“六字诀”中的“嘘”字功,以舒畅肝气。

4. 精神调摄　气郁体质者性格内向不稳定,忧郁脆弱,敏感多疑,对精神刺激适应能力差,不适应阴雨天。要常听轻松的音乐和相声,多参加有益的社会活动,培养开朗、豁达的性格。

5. 经络穴位调理　经络调理重在理气解郁、畅通气血,只针不灸,用泻法。常用腧穴可选膻中穴、期门穴、太冲穴、肝俞穴、合谷穴、三阴交穴等。

(八)特禀体质健康管理方法

特禀体质多是由于先天性或遗传因素所形成的一种特殊体质类型。对于先天性、遗传性疾病或生理缺陷,一般无特殊调治方法;或从亲代调治,防止疾病遗传。过敏体质是特禀体质的一种特殊类型,主要因肺气不足、卫表不固、津亏血热而成,调理之法或益气固表,或凉血消风,总以纠正过敏体质为法。

1. 饮食调养　特禀体质者饮食调养应根据个体的实际情况制订不同的保健食谱。就过敏体质者而言,饮食宜清淡,忌生冷、辛辣、肥甘油腻及各种“发物”(致敏食物),如酒、鱼、虾、蟹、辣椒、浓茶、咖啡等。药膳举例如下。

(1)固表粥

【原料】乌梅 15g,黄芪 20g,当归 12g,粳米 100g。

【制作】乌梅、黄芪、当归放砂锅中加水煎开,再用小火慢煎成浓汁。取出药渣后再加水煮粳米成粥,加冰糖趁热食用。

【效用】益气养血,扶正固表。适合过敏体质易发皮肤过敏者。

(2)葱白红枣鸡肉粥

【原料】粳米 100g,红枣 10 枚,连骨鸡肉 100g,葱白、香菜各少许。

【制作】粳米、红枣(去核)、连骨鸡肉分别洗净;姜切片;香菜、葱切末。锅内加水适量,放入鸡肉、姜片大火煮开。然后放入粳米、红枣熬 45 分钟左右。最后加入葱白、香菜,调味服用。

【效用】养血祛风。适合过敏体质易发过敏性鼻炎者。

2. 起居调护　特禀体质者应根据个体情况调护起居。其中过敏体质者由于容易出现水土不服,在陌生的环境中要注意减少户外活动,避免接触各种致敏的动植物,适当服用预防性药物,以减少发病机会。在季节更替之时要及时增减衣被,增强机体对环境的适应能力。

3. 运动健身　特禀体质的形成与先天禀赋有关,可练“六字诀”中的“吹”字功,以培补肾精肾气。同时可选择有针对性的运动锻炼项目,逐渐改善体质。但过敏体质者要避免春天或季节交替时长时间在野外锻炼,以防止过敏性疾病发作。

4. 精神调摄　特禀体质者应合理安排作息时间,正确处理工作、学习和生活的关系,避免情绪紧张。

5. 经络穴位调理　此型体质主要是因先天禀赋不足或禀赋遗传因素造成的,经络调理宜从手太阴肺经和手阳明大肠经入手,常选腧穴为太渊穴、肺俞穴、迎香穴、印堂穴、孔最穴、鱼际穴、足三里穴、上巨虚穴、血海穴等。

(九)平和质健康管理方法

平和质者,无气血阴阳偏颇,无明确调体方药。平素以保养为主,可适当使用扶正之品,不宜过于强调进补,少用药物为宜。若患疾病时,以辨病、辨证论治为主,重在及时治病,防止因疾病导致体质偏颇。

1. 饮食调养　养生保健宜饮食调理而不宜药

补，因为平和之人阴阳平和，不需要药物纠正阴阳之偏正盛衰，如果用药物补益反而容易破坏阴阳平衡。对于饮食调理，首先要“谨和五味”。因五味偏嗜，会破坏身体的平衡状态。少食过于油腻及辛辣食物。

其次，在维持自身阴阳平衡的同时，根据不同季节选择适宜的饮食，保持人体自身、人体与外在环境的协调统一，以维持体质平和，促进健康，防止疾病的发生。饮食宜粗细粮食合理搭配，多食五谷杂粮及新鲜瓜果蔬菜。春季阳气初生，宜食辛甘之品以发散，如韭菜、香菜、萝卜、枣、猪肉等。而不宜食酸收之味。夏季心火当令，宜多食辛味助肺以制心，如菠菜、黄瓜、丝瓜、冬瓜、桃、李、绿豆、鸡肉、鸭肉等，且饮食宜清淡而不宜食肥甘厚味。秋季干燥易伤津液，宜食性润之品以生津液，如银耳、杏、梨、蚕豆、鸭肉、猪肉等。而不宜食辛散之品。冬季阳气衰微，故宜食温补之品以保护阳气，如大白菜、板栗、枣、黑豆、羊肉等。而不宜寒凉之品。

2. 生活起居　起居应有规律，劳逸结合，保持充足的睡眠时间。可根据年龄和性别，参加适度的运动，同时要保持乐观开朗的情绪，积极进取，节制偏激的情感，及时消除生活中不利的事件对情绪的负面影响。

3. 体育锻炼　根据年龄和性别参加适度的运动。如年轻人可适当跑步、打球，老年人可适当散步、打太极拳等。

4. 情志调摄　保持乐观、开朗的情绪，积极进取，节制偏激的情感，及时消除生活中不利事件对情绪的负面影响。

第五节　中医体质分类与判定标准

一、中医体质分类的判定

（一）判定方法

回答《中医体质分类与判定表》中的全部问题，如表 10-2-3，每一问题按 5 级评分，计算原始分及转化分，依标准判定体质类型。

原始分 = 各个条目分值相加

转化分数 = [（原始分 – 条目数）/（条目数 ×4）] ×100

表 10-2-3　中医体质分类与判定表

平和质（A 型）

请根据近一年的体验和感觉，回答以下问题	没有（根本不）	很少（有一点）	有时（有些）	经常（相当）	总是（非常）
1. 您精力充沛吗	1	2	3	4	5
2. 您容易疲乏吗 *	1	2	3	4	5
3. 您说话声音低弱无力吗 *	1	2	3	4	5
4. 您感到闷闷不乐、情绪低沉吗 *	1	2	3	4	5
5. 您比一般人耐受不了寒冷（冬天的寒冷，夏天的冷空调、电扇等）吗 *	1	2	3	4	5
6. 您能适应外界自然和社会环境的变化吗	1	2	3	4	5
7. 您容易失眠吗 *	1	2	3	4	5
8. 您容易忘事（健忘）吗 *	1	2	3	4	5
判断结果：　□是　□基本是　□否					

注：标有 * 的条目需要先逆向计分，即：1 → 5，2 → 4，3 → 3，4 → 2，5 → 1，再用公式计算转化分。

气虚质（B 型）

请根据近一年的体验和感觉，回答以下问题	没有（根本不）	很少（有一点）	有时（有些）	经常（相当）	总是（非常）
1. 您容易疲乏吗	1	2	3	4	5
2. 您容易气短（呼吸短促，接不上气）吗	1	2	3	4	5
3. 您容易心慌吗	1	2	3	4	5
4. 您容易头晕或站起时晕眩吗	1	2	3	4	5
5. 您比别人容易患感冒吗	1	2	3	4	5
6. 您喜欢安静、懒得说话吗	1	2	3	4	5
7. 您说话声音低弱无力吗	1	2	3	4	5
8. 您活动量稍大就容易出虚汗吗	1	2	3	4	5
判断结果：□是　□倾向是　□否					

阳虚质（C 型）

请根据近一年的体验和感觉，回答以下问题	没有（根本不）	很少（有一点）	有时（有些）	经常（相当）	总是（非常）
1. 您手脚发凉吗	1	2	3	4	5
2. 您胃脘部、背部或腰膝部怕冷吗	1	2	3	4	5
3. 您感到怕冷、衣服比别人穿得多吗	1	2	3	4	5
4. 您比一般人耐受不了寒冷（冬天的寒冷，夏天的冷空调、电扇等）吗	1	2	3	4	5
5. 您比别人容易患感冒吗	1	2	3	4	5
6. 您吃（喝）凉的东西会感到不舒服或者怕吃（喝）凉的东西吗	1	2	3	4	5
7. 您受凉或吃（喝）凉的东西后，容易腹泻（拉肚子）吗	1	2	3	4	5
判断结果：□是　□倾向是　□否					

阴虚质（D 型）

请根据近一年的体验和感觉，回答以下问题	没有（根本不）	很少（有一点）	有时（有些）	经常（相当）	总是（非常）
1. 您感到手脚心发热吗	1	2	3	4	5
2. 您感觉身体、脸上发热吗	1	2	3	4	5
3. 您皮肤或口唇干吗	1	2	3	4	5
4. 您口唇的颜色比一般人红吗	1	2	3	4	5
5. 您容易便秘或大便干燥吗	1	2	3	4	5
6. 您面部两颧潮红或偏红吗	1	2	3	4	5
7. 您感到眼睛干涩吗	1	2	3	4	5
8. 您感到口干咽燥、总想喝水吗	1	2	3	4	5
判断结果：□是　□倾向是　□否					

痰湿质（E 型）

请根据近一年的体验和感觉，回答以下问题	没有（根本不）	很少（有一点）	有时（有些）	经常（相当）	总是（非常）
1. 您感到胸闷或腹部胀满吗？	1	2	3	4	5
2. 您感到身体沉重不轻松或不爽快吗？	1	2	3	4	5
3. 您腹部肥满松软吗？	1	2	3	4	5
4. 您有额部油脂分泌多的现象吗？	1	2	3	4	5
5. 您上眼睑比别人肿（上眼睑有轻微隆起的现象）吗？	1	2	3	4	5
6. 您嘴里有黏黏的感觉吗？	1	2	3	4	5
7. 您平时痰多，特别是咽喉部总感到有痰堵着吗？	1	2	3	4	5
8. 您舌苔厚腻或有舌苔厚厚的感觉吗？	1	2	3	4	5
判断结果：□是　□倾向是　□否					

湿热质（F 型）

请根据近一年的体验和感觉，回答以下问题	没有（根本不）	很少（有一点）	有时（有些）	经常（相当）	总是（非常）
1. 您面部或鼻部有油腻感或者油亮发光吗	1	2	3	4	5
2. 您易生痤疮或疮疖吗	1	2	3	4	5
3. 您感到口苦或嘴里有异味吗	1	2	3	4	5
4. 您大便黏滞不爽、有解不尽的感觉吗	1	2	3	4	5
5. 您小便时尿道有发热感、尿色浓（深）吗	1	2	3	4	5
6. 您带下色黄（白带颜色发黄）吗（限女性回答）	1	2	3	4	5
7. 您的阴囊部位潮湿吗（限男性回答）	1	2	3	4	5
判断结果：□是　□倾向是　□否					

血瘀质（G 型）

请根据近一年的体验和感觉，回答以下问题	没有（根本不）	很少（有一点）	有时（有些）	经常（相当）	总是（非常）
1. 您的皮肤在不知不觉中会出现青紫瘀斑（皮下出血）吗	1	2	3	4	5
2. 您两颧部有细微红丝吗	1	2	3	4	5
3. 您身体上有哪里疼痛吗	1	2	3	4	5
4. 您面色晦暗或容易出现褐斑吗	1	2	3	4	5
5. 您容易有黑眼圈吗	1	2	3	4	5
6. 您容易忘事（健忘）吗	1	2	3	4	5
7. 您口唇颜色偏黯吗	1	2	3	4	5
判断结果：□是　□倾向是　□否					

气郁质(H 型)

请根据近一年的体验和感觉,回答以下问题	没有(根本不)	很少(有一点)	有时(有些)	经常(相当)	总是(非常)
1. 您感到闷闷不乐、情绪低沉吗	1	2	3	4	5
2. 您容易精神紧张、焦虑不安吗	1	2	3	4	5
3. 您多愁善感、感情脆弱吗	1	2	3	4	5
4. 您胁肋部或乳房胀痛吗	1	2	3	4	5
5. 您无缘无故叹气吗	1	2	3	4	5
6. 您咽喉部有异物感,且吐之不出、咽之不下吗	1	2	3	4	5
判断结果:□是　□倾向是　□否					

特禀质(I 型)

请根据近一年的体验和感觉,回答以下问题	没有(根本不)	很少(有一点)	有时(有些)	经常(相当)	总是(非常)
1. 您没有感冒时也会打喷嚏吗	1	2	3	4	5
2. 您没有感冒时也会鼻塞、流鼻涕吗	1	2	3	4	5
3. 您有因季节变化、温度变化或异味等原因而咳喘的现象吗	1	2	3	4	5
4. 您容易过敏(对药物、食物、气味、花粉或在季节交替、气候变化时)吗	1	2	3	4	5
5. 您的皮肤容易起荨麻疹(风团、风疹块、风疙瘩)吗	1	2	3	4	5
6. 您的皮肤因过敏出现过紫癜(紫红色瘀点、瘀斑)吗	1	2	3	4	5
7. 您的皮肤一抓就红,并出现抓痕吗	1	2	3	4	5
判断结果:□是　□倾向是　□否					

(二) 判定标准

平和质为正常体质,其他 8 种体质为偏颇体质。判定标准如表 10-2-4。

表 10-2-4　平和质与偏颇体质判定标准表

体质类型	条件	判定结果
平和质	转化分≥60 分	是
	其他 8 种体质转化分均<30 分	
	转化分≥60 分	基本是
	其他 8 种体质转化分均<40 分	
	不满足上述条件者	否
偏颇体质	转化分≥40 分	是
	转化分 30~39 分	倾向是
	转化分<30 分	否

(三) 示例

示例 1　某人各体质类型转化分如下:平和质 75 分,气虚质 56 分,阳虚质 27 分,阴虚质 25 分,痰湿质 12 分,湿热质 15 分,血瘀质 20 分,气郁质 18 分,特禀质 10 分。根据判定标准,虽然平和质转化分≥60 分,但其他 8 种体质转化分并未全部<40 分,其中气虚质转化分≥40 分,故此人不能判定为平和质,应判定为是气虚质。

示例 2　某人各体质类型转化分如下:平和质 75 分,气虚质 16 分,阳虚质 27 分,阴虚质 25 分,痰湿质 32 分,湿热质 25 分,血瘀质 10 分,气郁质 18 分,特禀质 10 分。根据判定标准,平和质转化分≥60 分,且其他 8 种体质转化分均<40 分,可判定为基本是平和质,同时,痰湿质转化分在 30~39 分之间,可判定为痰湿质倾向,故此人最终体质判定结果为基本是平和质,有痰湿质倾向。

(王　琦　梁　嵘)

参考文献

1. 希波克拉底. 希波克拉底文集 [M]. 赵洪钧, 武鹏 (译). 合肥: 安徽科学技术出版社, 1990.
2. 王琦. 中医体质学 [M]. 北京: 人民卫生出版社, 2005.
3. 马晓峰, 王琦. 论体质辨识在健康管理中的应用及意义 [J]. 中华中医药学刊, 2007 (11): 2265-2267.
4. 王琦. 中国人九种体质的发现 [M]. 北京: 科学出版社, 2011.
5. 王琦. 中医健康三论 [M]. 北京: 中国中医药出版社, 2012.
6. 王琦. 中医体质学 [M]. 北京: 中国中医药出版社, 2021.
7. 匡调元. 中医体质病理学 [M]. 上海: 上海科学普及出版社, 1996.
8. 季绍良. 中医诊断学 [M]. 北京: 人民卫生出版社, 2007.

第三章 中医四诊技术及应用

中医四诊技术是在漫长的医疗实践中逐渐完善的，体现了中国医学的认知特色，其中一些诊法，如脉诊、舌诊具有原创性。

第一节 中医诊法的学术特点

诊法，指诊察身体的方法，是医学诊断学的重要组成部分。诊察身体的方法大体可以分为两类。一类是通过人的感觉器官测察身体；另一类是通过制作的工具来测量身体。

从医学诊断学发展的历史来看，东、西方医学都曾主要依赖人的感觉器官来测知身体，如全世界的医生都曾认为，依赖触觉的诊脉术是最有效的诊察手段。从十六世纪始，西方医学开始运用实验手段和科技工具来帮助测量身体，逐渐形成了现代西医以身体测量为特点的诊断学。而中医却沿用古法，始终主要利用医生和患者的感觉器官来采集诊断信息。因此，利用人的感觉器官来进行医学诊断，是中医诊法的学术特点。

中医诊法虽被归纳为四诊，即望诊、闻诊、问诊、切诊，但实际上涵盖了采集人体各种感受器所感知的信息。

按照感受器在身体的分布部位，可分为外感受器和内感受器。外感受器感受外界环境的变化，如视、听、嗅觉等远距离感受器和触、压、味、温度觉等接触感受器。内感受器感受机体内部的环境的变化，如肌腱、韧带、内耳等接受机体运动和平衡刺激的感受器，以及位于胃肠道、输尿管、膀胱、心血管壁、体腔壁内的内脏感受器。人体的这些种类繁多的感受器，将刺激传入中枢神经的相应部位，特别是经过大脑皮层的活动，形成主观感觉。所以，感受器又被称为“脑的工具”。我们无论感知身体的外部存在，还是身体的内部存在，都离不开身体的基本结构——感受器。中医诊法正是以医患双方对身体的感觉，以及对感觉的交流为基础，形成了独特的诊断学理论体系与应用技术。

中医诊法的具体特征如下。

一、精细描述与定义身体的感觉

中医形成了一套以感觉为基础的诊法术语，如痞满、口淡、五心烦热、四肢清冷、小便短赤、气上冲胸等。再如描述口渴与饮水的状态，就有烦渴、渴不欲饮、大渴饮冷、口反不渴、但欲漱水不欲咽、喜热饮、喜冷饮等多种不同的感觉特征。这些形形色色的身体感觉被梳理与规范后，形成了中医诊断学的术语。

二、感知整体状态的诊察技术

中医的脉诊、望诊与闻诊，都需要利用医生的感觉器官。在长期的医疗实践中，中医发现了一些可以了解身体整体功能状态的敏感部位，如面部、寸口脉（桡动脉的搏动）、舌体（包括舌黏膜和舌底静脉）等，将这些视、触、嗅、听的信息与身体的表现整合起来进行分析，逐渐形成了以功能状态测察为特征的色诊、舌诊、脉诊理论与技术。

中医在进行诊察时，特别强调医生必须凝神静心，这是要求医生使自己处于最敏感的状态来感知人体。以脉诊为例，现代医学认为疾病是受病因损害作用后，因自稳调节紊乱而发生的异常生命活动的过程。心跳是重要的生命指征，反映着心跳的脉搏含有大量的生命活动信息。静心地感知脉动，使中医获得了在致病因素作用于人体时，自稳调节紊乱的异常生命活动过程以及医学干预过程与脉动特征之间的关联性，这是中医脉诊的核心价值。因此，当认识到身体的感觉在与身体沟通中的重要性时，也就认识到了中医诊法的价值及其科学性。

第二节 望 诊

望诊，是医生利用视觉，采集人体的健康状态信息的诊法，分为望神、望色、望形体、望姿态等。本节重点介绍望面色与望舌的内容。

一、望面色

望面色又称“色诊”，是医生运用视觉来观察面部的色泽，以判断人体的健康与疾病的诊法。

在最早的医学典籍《黄帝内经》中就已经论述了望面色的内容，是中医判断健康状态与疾病性质、轻重的重要方法。

（一）面部色诊的原理

人体的气血都是通过经络而上行于面部，从而使气之华彩、血之颜色都得以反映于面部，面部成为了解气血状态的敏感部位。中医理论认为，各个脏腑在面部有自己特定的位置。因此，观察面部特定部位的变化，便可测察某个脏腑的盛衰。

（二）望面色的内容

望面色的内容可分为两个部分，即望颜色与望气色。

望颜色，指望赤、白、青、黄、黑五色。望气色，指望面部之光泽。中医理论认为，气与色可以分别进行论述，但是在望面色时，却是合二而一、综合判断的。其中，以气色更为重要，因为气色代表着人体正气的强弱，脏气的盛衰。如果面色异常，如出现赤、白、青、黄、黑的面色，但气色不衰，就代表正气不衰，预后良好。反之，则预示着正气衰败，预后不佳。因此，中医把明亮润泽的面色又称为“善色”；把晦暗无泽的面色又称为“恶色”。

（三）望面色的方法与注意事项

望面色最好在充足的自然光下进行。如果在灯光下进行，应注意避开有色光源。

需要在适宜的温度环境下进行面色的望诊。温度太低时，皮肤肌肉收缩，气血运行不畅，面色失真；反之，温度太高，气血充斥于面部，也不能获得真实的面色信息。

在对女性进行面色诊时，应请被诊察者不要化妆，以避免误诊。

（四）正常面色及诊断意义

1. 正常面色的基本特征　正常面色的中医术语叫做“常色”，指人在正常生理状态时的面部色泽。亚洲人的正常面色特征为红黄隐隐，明润含蓄。虽然亚洲人的面色有偏黄的特征，但在现实中，每一个人的面色并不完全相同，有的稍白一些，有的稍黑一些。这种由遗传决定的、终生不变的面色和肤色，叫做“主色”。由于环境、地区、生活条件等造成的永久的、不再改变的面色，也属于主色的范畴。

2. 正常面色的生理性变化　面色的生理性变化称为“客色”，指这种面色如客人一样，有来有去。客色指随着季节、昼夜、阴晴等天时的变化而出现的面色改变。中医观察到，客色的变化特点是春季时面色稍青，夏季时面色稍红，长夏时面色稍黄，秋季时面色稍白，冬季时面色稍黑。客色属于正常面色的范围。

此外，由于情绪的变化、饮酒、劳力、运动、日晒、风土环境等因素所导致的暂时性的面色改变，不是病色，应当注意区别。

3. 常色的诊断意义　面色红黄隐隐，表示色的正常。面色明润含蓄，表示气的正常。常色代表人体的气血津液充盈，脏腑功能正常。

（五）异常的面色及诊断意义

异常的面色，称为“病色”，指人体在疾病状态时的面部色泽，大体表现为青色、赤色、黄色、白色、黑色五种。

病色的表现形式大体有四种：①某种颜色十分突出，如面色很黑、很黄，称为颜色暴露。②面部缺少光泽，甚则干枯晦暗，如萎黄、阴黄。③在面部的某个部位出现异常颜色，如两颧娇红如妆；或小儿的眉间发青。④某个时间段内出现异常的颜色，如午后两颧潮红。

1. 青色　指面色发青，如图 10-3-1。

诊断意义：常见于肝病、寒证、瘀血、痛证、惊风。

面色发青的机理是气血运行不流畅。影响因素主要为肝气郁结，或寒邪影响气血的运行。

虚寒证时多见面色青白；实寒证时多见面色青紫。瘀血时，面色往往为青紫色，甚至青黑色。突然发生严重疼痛时，气血为之瘀滞不通，可见面色

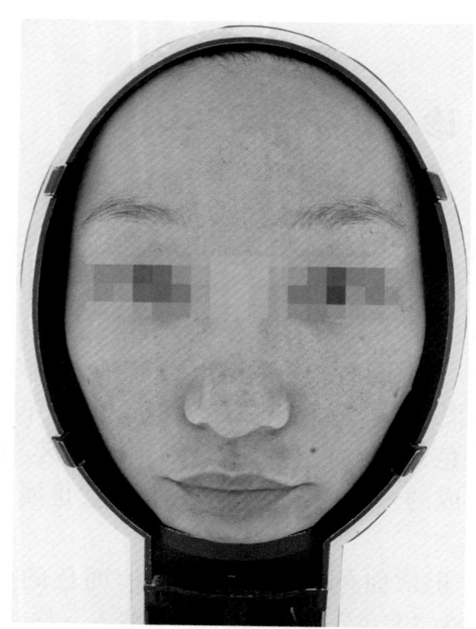

图 10-3-1　面色青

青灰，甚至青黑。惊风或惊风先兆时可见小儿的眉间、鼻柱、唇周发青。

2. 赤色　指面色红，如图 10-3-2。

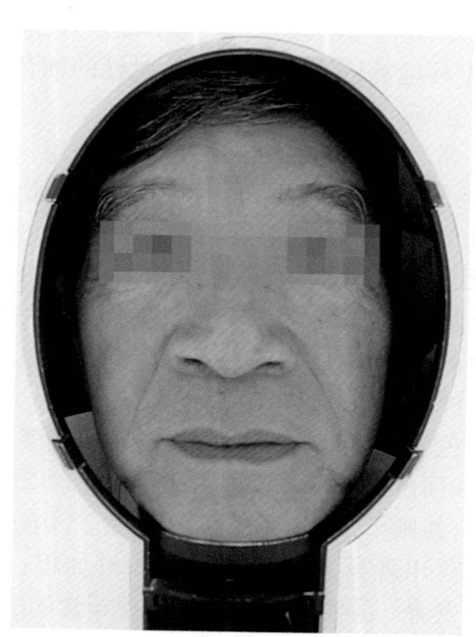

图 10-3-2　面色赤

诊断意义：常见于热证，但有虚热和实热的不同。

面色红赤的机理是气血充斥。热邪充斥于血络，可使面色变红。实热的热势重，表现为满面通红，红色比较浓重。虚热的热势轻，表现为颧骨部位发红，红的颜色略浅。

3. 黄色　指面色发黄，如图 10-3-3。

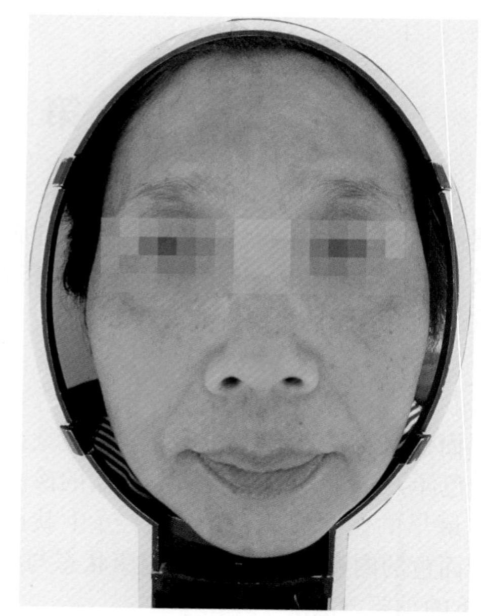

图 10-3-3　面色黄

诊断意义：常见于脾虚，湿证。

面色发黄而缺少光泽，如同植物缺乏营养时的枯萎状态，称为萎黄，见于脾胃气虚导致的气血不足。面色淡黄而浮肿，见于脾气虚兼见水湿内停的病症。面色、全身皮肤和眼睛的巩膜都发黄者，为黄疸。面色黄而鲜明，如同橘子皮色者，属于实证、热症。面色黄而晦暗，如烟熏者，属于虚证、寒证。

4. 白色　指面色发白，如图 10-3-4。

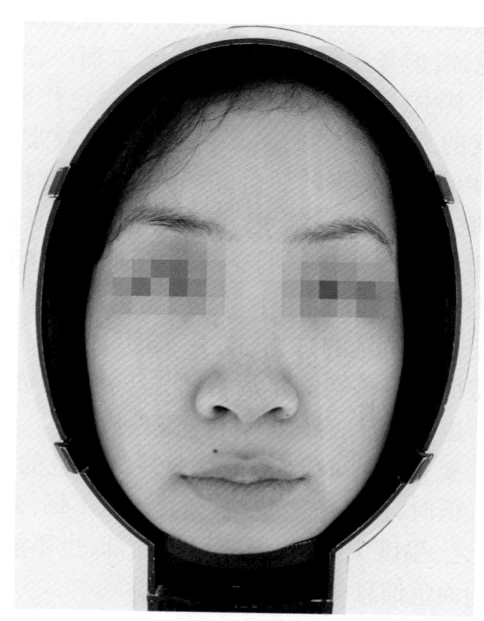

图 10-3-4　面色白

诊断意义：常见于虚寒证，气血不足，失血，脱津。

面色白的机理是气血不能充盈血脉，多因气血虚弱所致。

气血不足，可见面色淡白，少光泽。阳气不足，血脉不充，可见面色皖白，即面色白而浮肿光亮，可诊断为阳虚水停。失血、汗出过多、剧烈吐泻时，可见面色苍白，为阳气将脱的危证。

5. 黑色　指面色发黑，如图 10-3-5。

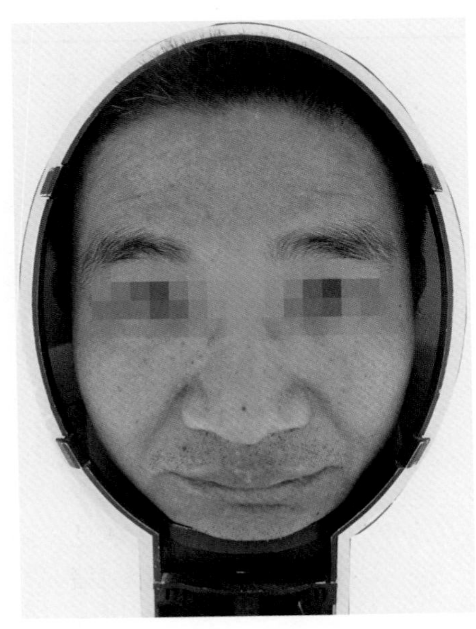

图 10-3-5　面色黑

诊断意义：常见于肾虚，寒证，水饮，瘀血。

黑色为肾之色。肾病时，常见面色发黑。若以阳虚为主，可见面色黑而暗淡；若以阴虚为主，可见面色黑而干焦。眼眶周围发黑，常表示肾虚或者体内有水饮。面色黑，缺少光泽，下肢皮肤干枯，有鱼鳞状纹，为体内有瘀血。

（六）望面色技术在健康管理中的应用

应用中医四诊仪，可在标准光源下，对面部进行拍摄，并运用软件对面色信息进行分析，中医四诊仪自动出具的望面的报告，如图 10-3-6，包括面色的色度值参数，为建立中医面色测评健康管理档案提供了便利，也便对中医健康管理的效果进行评估。

面色测评技术可在如下方面进行应用。

1. 中医健康状态的评估　采用面色仪进行分析，正常面色的出现率约为 22%。健康人中，判定为有光泽者约为 59%。中医理论认为，健康人的面色除了颜色之外，更为重要的是气色。气色在中医文献中的描述特征为明亮、润泽。通过记录、保存健康人的面部色度值以及微观皮肤信息，可对面部的颜色和气色进行测量，在建立健康人的面色数据库的基础上，制定基于中医面色诊的健康状态评价标准。

2. 基于面色测量的疾病风险管理　中医理论认为，不同的面色特征，往往反映着特定脏腑的功能状态，如肺气虚弱时，往往表现为面色白。脾胃虚弱时，往往表现为面色黄。肝气失调时，往往面色发青，肾气虚弱时，往往出现面色黑等。在面部的颜色和气色测量的基础上，针对出现的面色异常进行中医药的健康管理，可以起到增强体质，预防疾病的效果。

二、望舌

望舌亦称为“舌诊”，是医生运用视觉来观察舌质、舌苔和舌下络脉，以判断人体的健康与疾病的诊法。

舌诊形成于元代，普及于明末清初。在清末民国初年，舌诊成为中西医汇通的焦点，得到快速地发展，是与脉诊并重的、独具特色的中医诊法。

（一）舌诊的依据

选择舌作为脏腑气血的观察点，古人的解释是舌“无皮”，即舌背黏膜是半透明的，因此，一方面便于更直接地进行观察，同时，舌的改变也能更灵敏、准确地反映身体的内在变化。

中医理论认为，身体的任何一个局部，都是整体的缩影；身体的外在表现，可以反映内在脏腑的本质。因此，舌面上具有脏腑的分部，为舌尖主心肺（舌尖是观察心肺功能的部位）；舌中主脾胃（舌的中央是观察脾胃功能的部位）；舌边主肝胆（舌的两侧是观察肝胆功能的部位）；舌根主肾（舌的根部是观察肾脏功能的部位），认为在舌尖部位出现的异常，多与心肺的病变相关；在舌中央部位出现的异常，多与脾胃的病变相关；在舌的两侧出现的异常，多反映了肝胆的病变，在舌根部出现的异常，可以测查肾脏的病变，如图 10-3-7。

面色信息采集数据

科室：　　门诊/病历号

姓名　　编号

性别

年龄　　日期

身份证

面色照片

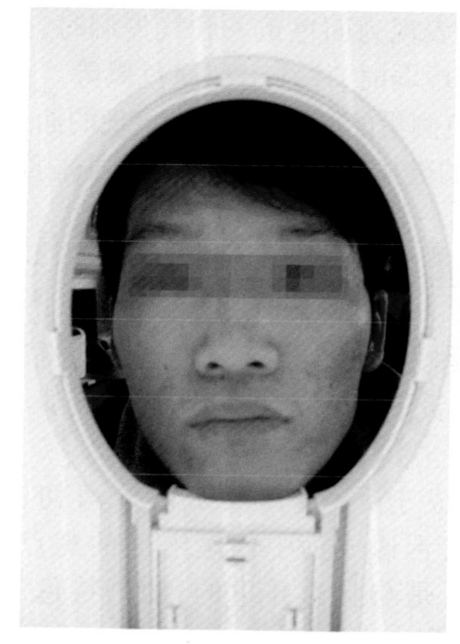

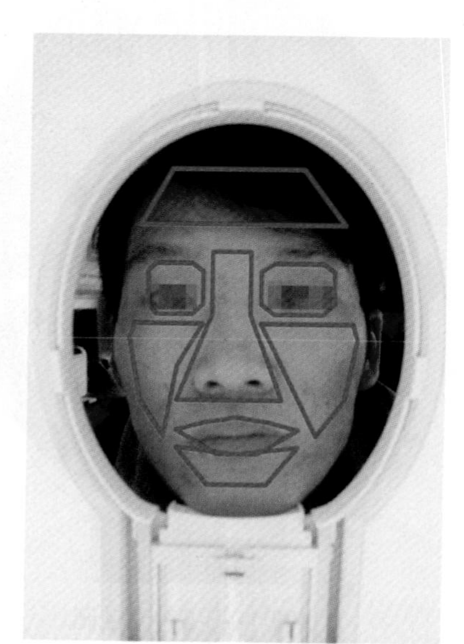

面色参数

面色、唇色								
色彩空间	测量标准	总体	额头	脸颊（左）	脸颊（右）	眼眶	鼻	唇色
Lab	L	14.67	8.31	13.48	13.48	6.86	15.56	12.82
	a	6.09	3.88	3.35	3.35	4.28	5.86	6.67
	b	4.97	3.33	2.79	2.79	1.99	5.18	4.33
颜色分类		面色黑						唇色红

图 10-3-6　面色信息采集报告

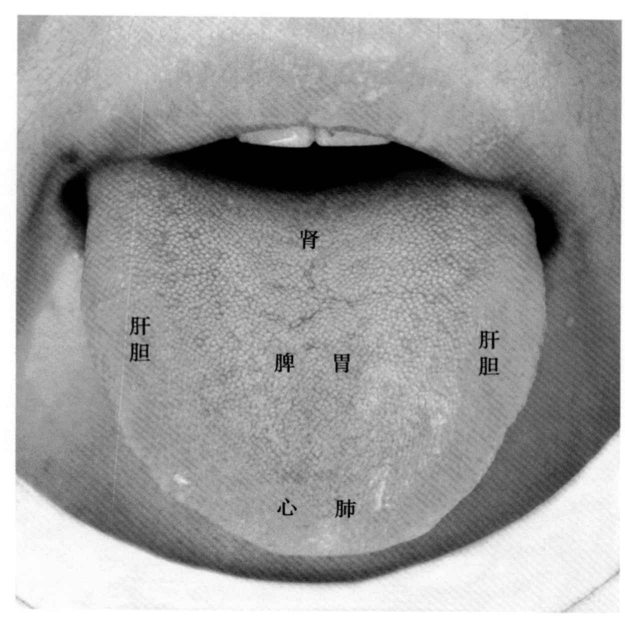

图 10-3-7　舌面的脏腑分部示意图

（二）舌诊的内容

中医舌诊的内容可分为三个部分，即望舌质、望舌苔与望舌下络脉。望舌质包含望舌神、望舌色、望舌形、望舌态四个部分；望舌苔包括望苔色和望苔质两个部分；望舌下络脉分为望络色、望络形两个部分。

1. 望舌质　舌质指舌的本体。从解剖学来看，望舌质的内容包括：①舌体的颜色。②舌背黏膜上最主要的两种乳头的颜色与形态，即如“白色毫毛”的丝状乳头、如“粟米样红粒”的菌状乳头。③舌体（津液）的充盈状态。④舌体的活动状态。⑤舌体出现的异常，如裂纹、齿痕、溃疡、陈旧性出血点（瘀点）等。

2. 望舌苔　舌苔指附着在舌背黏膜上的苔状物。望舌苔的内容包括：①舌苔的颜色。②舌苔的质地，如舌苔的厚薄、致密或疏松的形态、干湿程度、分布的状态。

3. 望舌下络脉　舌下络脉即位于舌系带两侧的舌下静脉。望舌下络脉的内容包括：①舌下络脉的颜色。②舌下络脉的形态，如长度、宽度、有无分支及瘀血点。

（三）舌诊的方法与注意事项

1. 舌诊的方法

（1）在充足的自然光线下进行舌诊。如果在灯光下观察，要注意光线的色温对舌体颜色的影响，如在荧光灯下观察舌色，受灯光影响，舌色往往偏紫；在白炽灯下观察舌苔，受灯光影响，苔色往往偏黄。目前，已经研制出舌象仪。舌象仪配置有标准光源，易于保持观察光源的一致性。

（2）最好在没有进食和饮水时进行舌诊。进食后，由于食物的摩擦作用，往往影响对舌色和舌苔厚度的准确观察。饮水后立即进行舌诊，会对津液的观察带来假象。

（3）伸舌姿势会影响对舌色的观察。望舌时，需要引导受诊者正确地伸舌。正确的伸舌方法：自然地将舌伸出口外，舌面平展，舌尖向下。既要张口使舌体充分暴露，又要使舌体尽量放松。若伸舌过短，会影响对舌中、舌根部的观察。若伸舌过度用力，会导致舌体紧张、卷曲、不舒展，从而影响舌的血液循环，造成舌尖部或舌体的颜色发紫。

（4）观察舌的顺序：先看舌苔，后看舌质。先看舌尖，然后看舌中、舌根和舌两侧。最后看舌下络脉。

2. 望舌的注意事项

（1）饮食或药物对舌象的影响：某些饮食或药物可以造成舌苔的假象，称为“染苔”。如饮用奶制品、吃了花生等富含脂肪的食品，可以使舌面暂时附着一层细腻的白色渣滓，好像腐腻苔。喝咖啡可以使舌苔呈黄褐色。食用含黄色素的食品可以把舌苔染黄，如橘子、柿子等。服用中药或者核黄素等药物，可以使舌苔变黄。

（2）抽烟对舌象的影响：抽烟可以造成舌苔变厚，舌苔的颜色呈黄色，甚至灰黑色。

（3）口腔异常对舌象的影响：如果舌苔出现不对称现象，如一侧舌苔薄或厚，要对牙齿有无残缺进行观察。由于残缺牙齿的一侧对食物摩擦减少，残缺牙齿侧的舌苔往往较厚。

观察齿痕舌时，需要注意有无因牙齿畸形或镶牙压迫舌体而形成的齿痕。

（四）正常舌象及诊断意义

1. 正常舌象的基本特征　正常舌象指健康人的舌质与舌苔特征，具体表现为舌呈淡红色、颜色鲜明而润泽；舌体的大小适中，柔软而运动灵活。舌苔薄白、均匀、干湿适中。正常舌象的特征被概括为“淡红舌，薄白苔”，如图 10-3-8。

2. 正常舌象的生理性变化

（1）季节因素：夏季暑热天气时，舌苔往往略厚，或呈淡黄色。秋季气候转干燥时，舌苔多薄而略干。

（2）年龄因素：小儿多见少苔。老年人的舌质颜色多偏暗或紫。

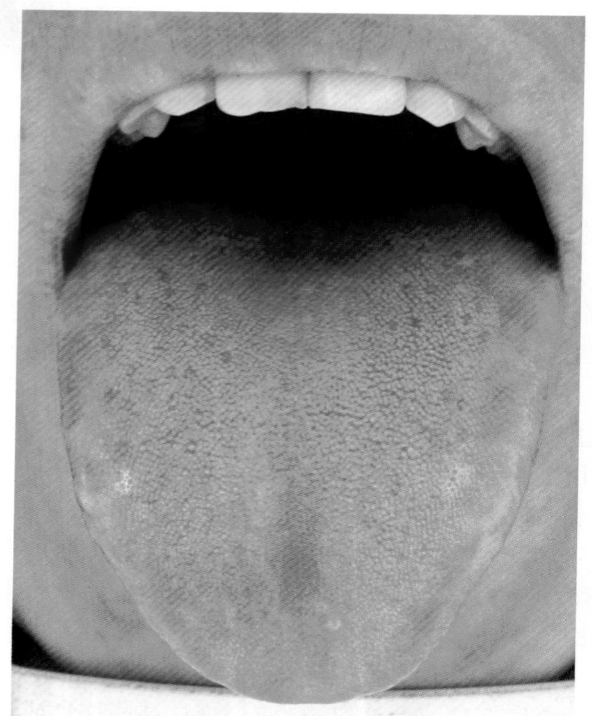

图 10-3-8　正常舌（淡红舌、薄白苔）

(3)性别因素：女性在经前期可出现舌质偏红或舌尖出现红点，月经结束后可自行恢复。

(4)体质因素：多为轻度的齿痕舌或裂纹舌。

3. 正常舌象的诊断意义　中医理论认为，舌质诊五脏、舌苔察六腑。中医把影响健康的因素分为两大类，一类是正气不足，指脏腑的气血津液不足，不足以维持健康的状态；一类为邪气侵犯，指外来或内生的邪气伤害了脏腑的气血津液。其中舌质更能够反映五脏的正气盛衰，舌苔更能够反映邪气的性质和伤害人体的程度。

正常舌象是脏腑功能正常的象征，淡红舌表示气血处于平和的状态，薄白苔表示体内没有邪气驻留。在身体出现不适时，正常舌象意味着正气不衰弱，邪气不强盛，预示即使出现病状，也容易治愈，预后良好。

(五) 异常的舌象及诊断意义

异常的舌象亦从舌质和舌苔两个方面加以辨识。

1. 异常的舌质表现　异常的舌质表现可表现为异常的舌色、舌形和舌态，本节重点介绍与中医健康管理关系比较密切的异常舌色与舌形。

(1)舌色：异常的舌色主要有淡白舌、红舌、绛舌、紫舌、暗舌。

1)淡白舌：指比正常的淡红舌颜色浅淡，缺少血色的舌色，如图 10-3-9。

诊断意义：表示气血虚弱或者阳气虚弱。若舌色淡白，舌体瘦薄而嫩，舌苔少，多见于气血虚弱者。若舌色淡白而湿润，舌体胖嫩，有齿痕，多为阳虚寒者。

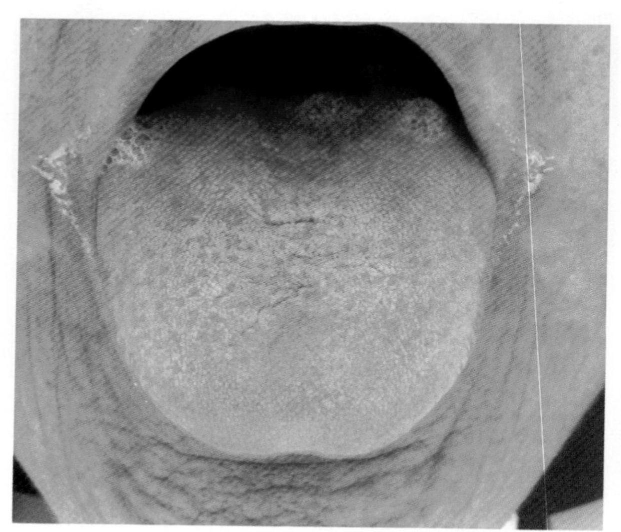

图 10-3-9　淡白舌

2)红舌：指比正常的淡红舌颜色偏红的舌色，如图 10-3-10。

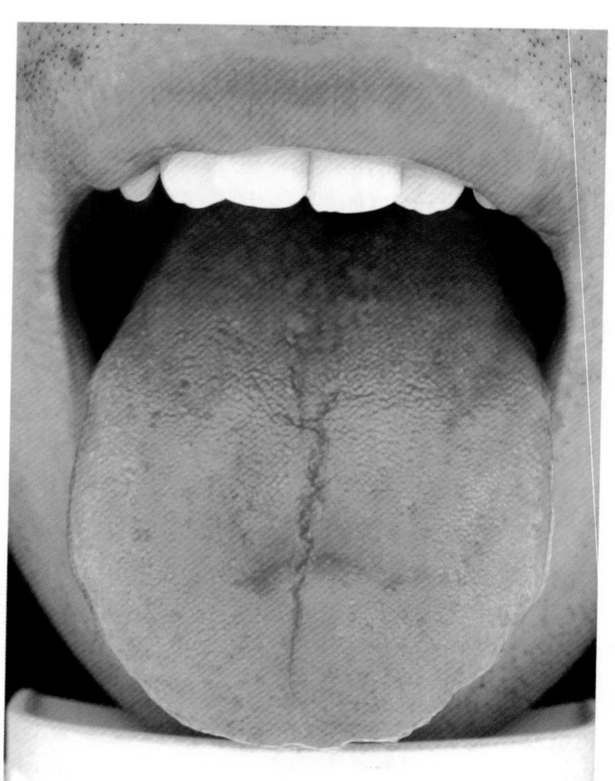

图 10-3-10　红舌

诊断意义：多出现于体内有热时。因热使血脉充盈，加上热损伤了人体的津液，故使舌色变红。

舌红的同时见到舌苔干燥，或者黄色少津的舌苔，多诊断为实热。若红舌的同时见到白色或黄色的腻苔，多诊断为湿热。若红舌的同时见到少苔，舌面干燥，甚至有细碎的裂纹，多属于虚热。

3）绛舌：指比红舌更红的舌色，舌色呈深红色，如图 10-3-11。

诊断意义：同红舌，但由于舌色为深红，故热的程度也更重，热在体内存在的时间也更长。若舌色红绛少苔，舌面反湿润者，多为体内有瘀血。

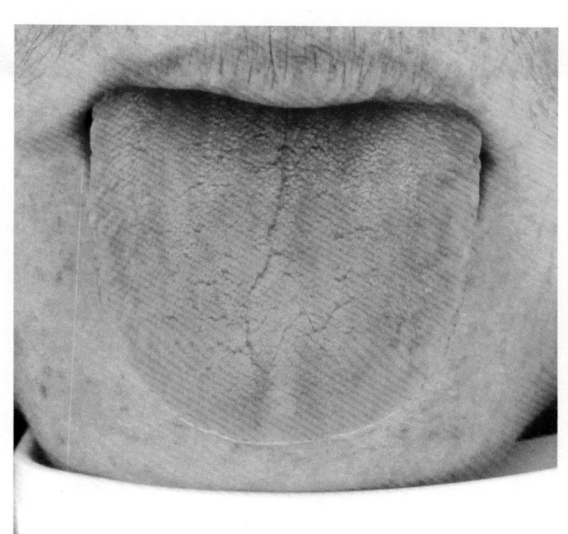

图 10-3-11　绛舌

4）紫舌：指舌色发紫，可以表现为青紫色，即淡白而紫；也可表现为绛紫色，即绛红而紫色，如图 10-3-12。

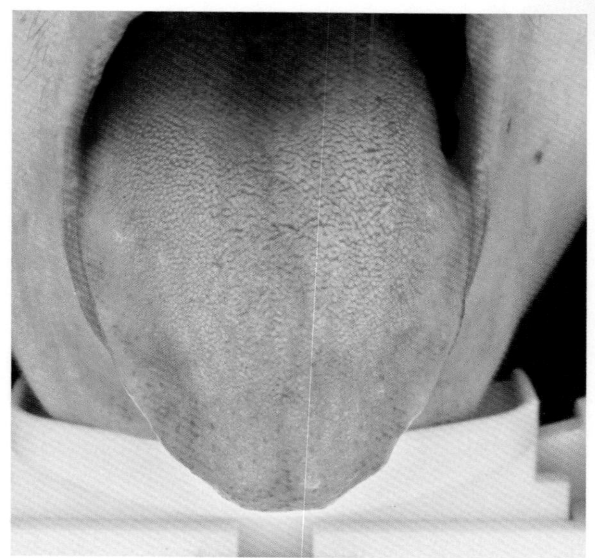

图 10-3-12　紫舌

诊断意义：若为青紫舌，舌面湿润，多为严重的寒象，伴有寒性的瘀血。若为绛紫舌，舌体瘦薄，舌面干燥，多为严重的热象、伴有热性的瘀血，也可以见于饮酒过度。

(2) 舌形：异常的舌形主要有齿痕舌、裂纹舌、瘦薄舌、老舌、嫩舌、红点舌、瘀点舌、瘀斑舌。

1）齿痕舌：指舌体的边缘出现牙印的舌象，如图 10-3-13。

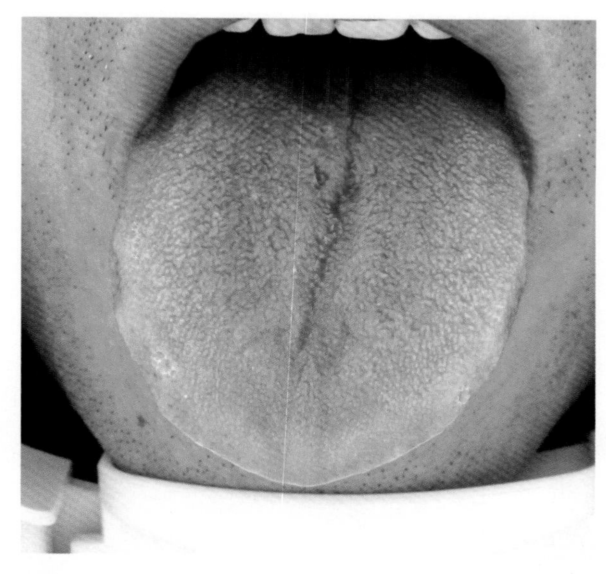

图 10-3-13　齿痕舌

诊断意义：舌的齿痕可分为轻度、中度、重度 3 类。轻度齿痕舌的诊断意义不明确，有调查认为可见于正常人。当结合问诊、闻诊、切诊的资料综合判断。中度、重度的齿痕舌多见于虚证、湿证。舌色淡红而有齿痕，舌苔湿润，多见于脾胃气虚。若舌色淡白，舌苔白润的齿痕舌，多见于脾肾阳虚。

2）裂纹舌：指舌面上出现裂纹的舌象，裂纹往往深浅不等，长短不一，如图 10-3-14。

诊断意义：舌体有明显的裂纹，舌色红而干燥，多为热伤津液或阴液。舌体瘦薄，裂纹细碎，舌色淡白，多为血虚。舌色淡白，舌体胖嫩，舌边有齿痕，舌中有裂纹，多为脾虚有湿。老年人舌中出现人字或短小的裂纹，是衰老的表现。

3）老舌：指舌背黏膜的纹理粗糙，看起来有苍老感的舌质，如图 10-3-15。

诊断意义：见于实证。老舌多与红绛舌并见。

4）嫩舌：指舌背黏膜的纹理细腻，看起来有娇嫩感的舌质，如图 10-3-16。

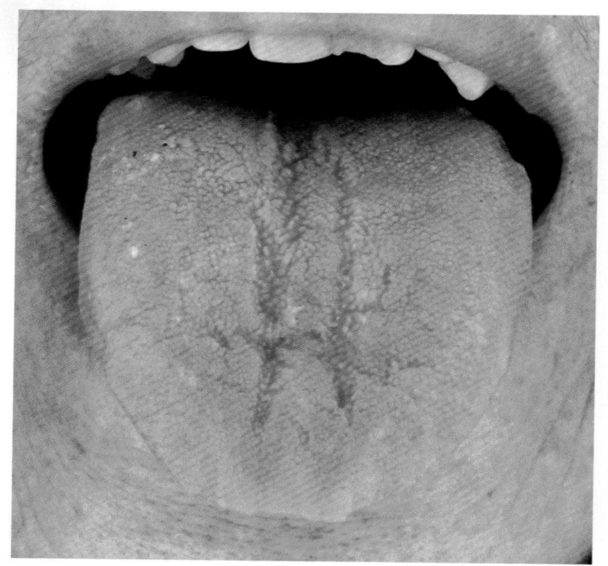

图 10-3-14　裂纹舌

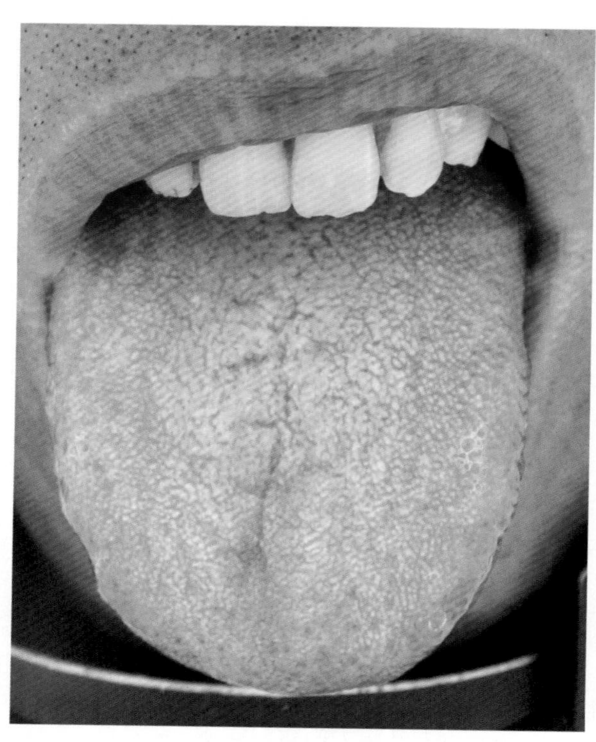

图 10-3-15　老舌

诊断意义：见于虚证。若舌色淡白而娇嫩，多见于气虚或阳虚。若舌色红绛而娇嫩，多见于阴虚。

5）红点舌：指舌面上出现的红点，为菌状乳头充血或肿胀所致。最容易出现红点的部位在舌尖，若红点较多时，也会分布舌的两侧，甚至舌中部。初期的红点，点小，颜色鲜红；时间较长的红点，颜色深红或紫红，如图 10-3-17。

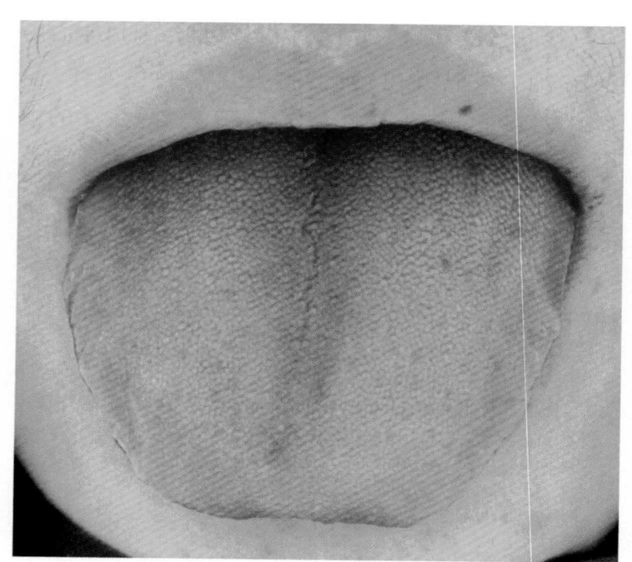

图 10-3-16　嫩舌

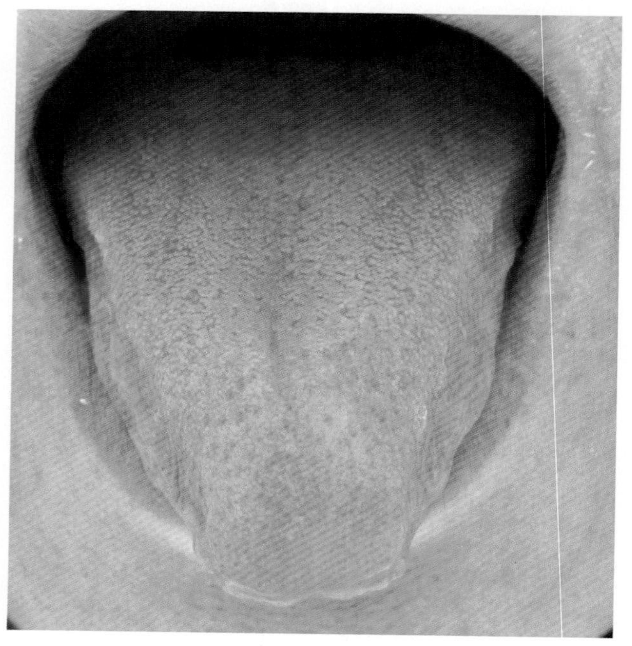

图 10-3-17　红点舌

诊断意义：见于热证。舌尖红点，是体内热象初起的敏感指征。

6）瘀点舌：指舌背黏膜上出现小的瘀血点，多为菌状乳头的陈旧性出血所致，多位于舌尖和舌的两侧，如图 10-3-18。

诊断意义：多表示体内有瘀血，中青年妇女出现舌上瘀点，也常因气滞所致。

7）瘀斑舌：指舌面可见片状的青紫斑块，青紫斑块不高出舌面，如图 10-3-19。

诊断意义：瘀血证。

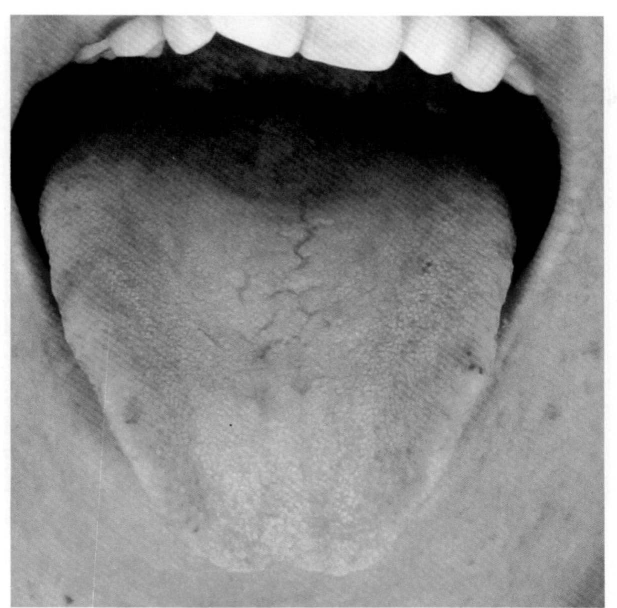

图 10-3-18　瘀点舌

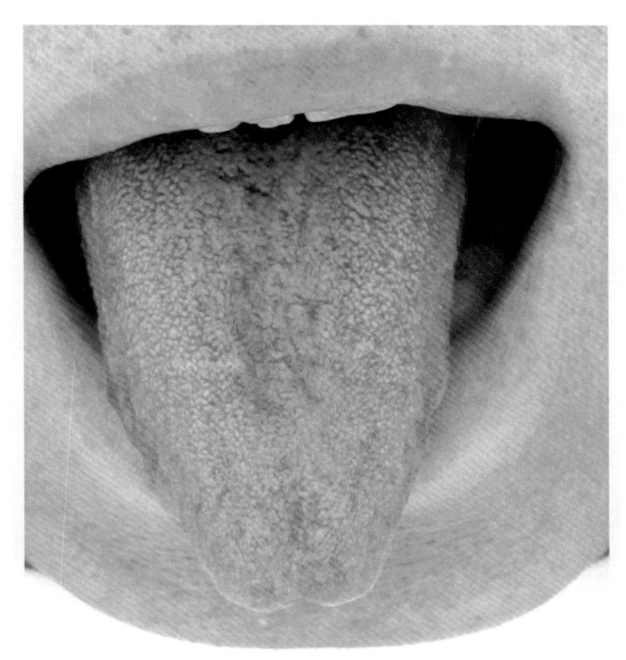

图 10-3-19　瘀斑舌

8）瘦薄舌：指舌体比正常的舌体瘦小而薄，如图 10-3-20。

诊断意义：见于气血两虚、阴虚。若舌体瘦薄而舌色淡白，多属气血两虚。舌体瘦薄，若舌体瘦薄而舌色红绛少津液，多属于阴虚。

2. 异常的舌苔表现　异常的舌苔表现为苔色异常和苔质异常。

（1）苔色：异常的苔色主要有白苔、黄苔、灰苔、黑苔。

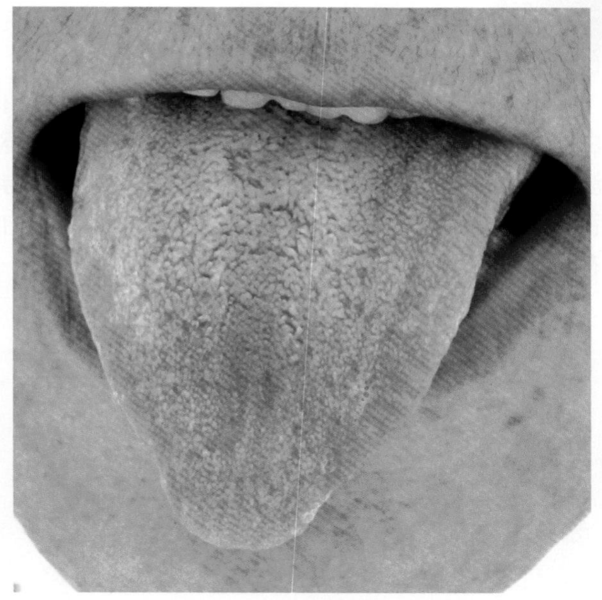

图 10-3-20　瘦薄舌

1）白苔：指白色的舌苔，如图 10-3-21。

正常的舌苔特征是薄白苔，此时因舌苔很薄，透过薄薄的白苔，能够看到舌苔下面的淡红色的舌背黏膜，中医术语称之为"见底"。异常的白苔，指舌苔覆盖了舌背黏膜，透过舌苔，并不能，或不能完全看到舌背黏膜的颜色，中医术语称之为"不见底"。

诊断意义：见于外感病（急性感染性疾病）的初起阶段；见于内伤病（慢性非感染性疾病）的初期和病证的稳定期。

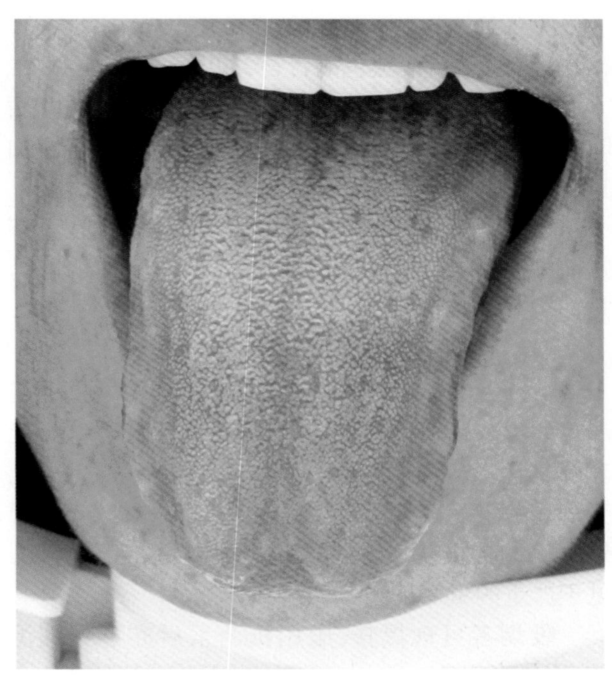

图 10-3-21　白苔

2）黄苔：指舌苔呈黄色，可表现为淡黄色、黄色、黄褐色，如图 10-3-22。

诊断意义：见于里证、热证。外感病时，舌苔由白变黄，代表邪气由表入里，病情由轻到重。舌苔淡黄表示热轻，黄色、黄褐色表示热重。舌苔黄与舌色红，或舌苔干燥同时出现时，可增加诊断体内有热的准确率。

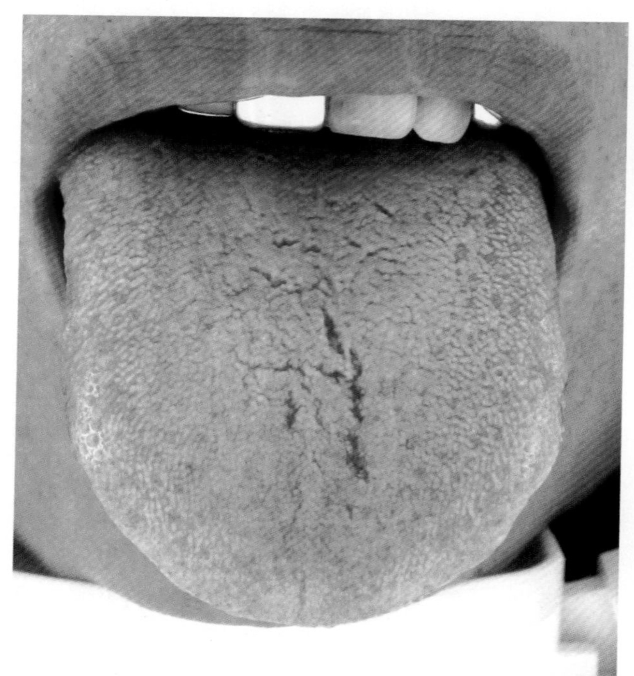

图 10-3-22　黄苔

3）灰苔：指浅黑色的舌苔，如图 10-3-23。

诊断意义：见于里证，多见于里热证。外感病时，舌苔由黄变灰，代表邪气进一步深入，病情加重。内伤病出现灰苔，病情较黄苔严重。

辨别灰苔，必须同时观察舌苔的湿润度。舌苔灰而湿润，多诊断为寒证；舌苔灰而干燥，多诊断为热证。

4）黑苔：指黑色的舌苔，如图 10-3-24。

诊断意义：见于里证，常见于严重的里热证或严重的里寒证。外感病时，舌苔由黄变灰、变黑，代表邪气深入，病情危重。内伤病出现黑苔，也多见于危重病。舌苔黑而燥裂、舌色红绛或紫红，见于外感病的热极阶段。舌苔灰黑而湿润，舌色青紫，见于严重的里寒证。

吸烟者可现黑苔，服用抗菌素后亦可见到黑苔，不代表病重。

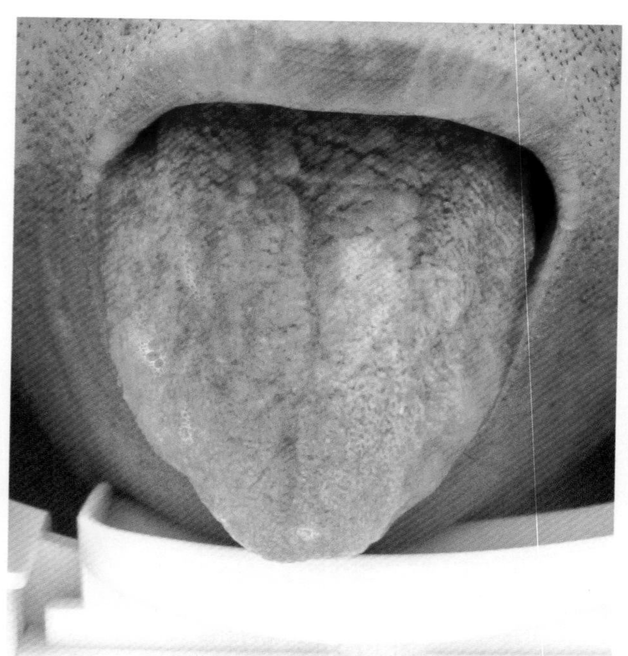

图 10-3-23　灰苔

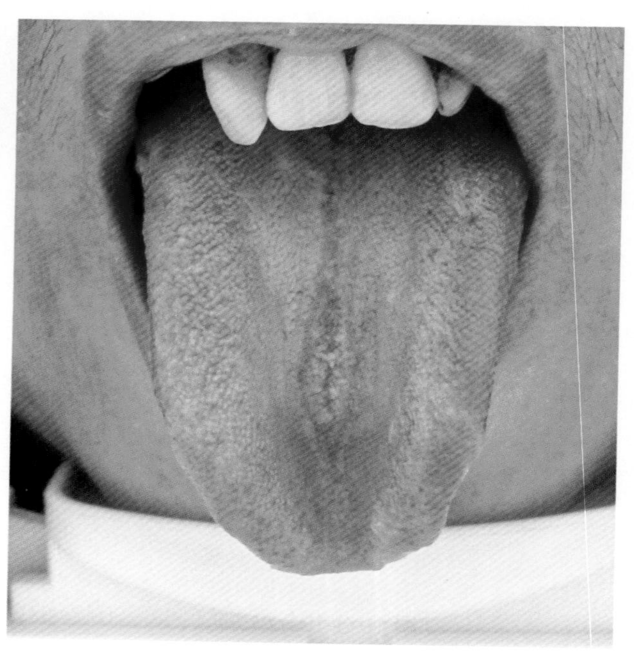

图 10-3-24　黑苔

（2）苔质：异常的苔质主要有厚苔、燥苔、滑苔、腻苔、剥苔。

1）厚苔：与正常的薄苔相对，指舌苔增厚，以至于透过舌苔不能看到舌苔下面的舌色，又称为“不见底”的舌苔，如图 10-3-25。

诊断意义：见于实证。舌苔厚，代表体内有邪气。常见的邪气有热邪、湿邪、寒邪、痰、水、食积等。

舌苔厚,若舌苔黄厚,多属于热实;若舌苔厚腻,多属于痰湿或寒;小儿舌苔厚,多为脾胃有积滞。

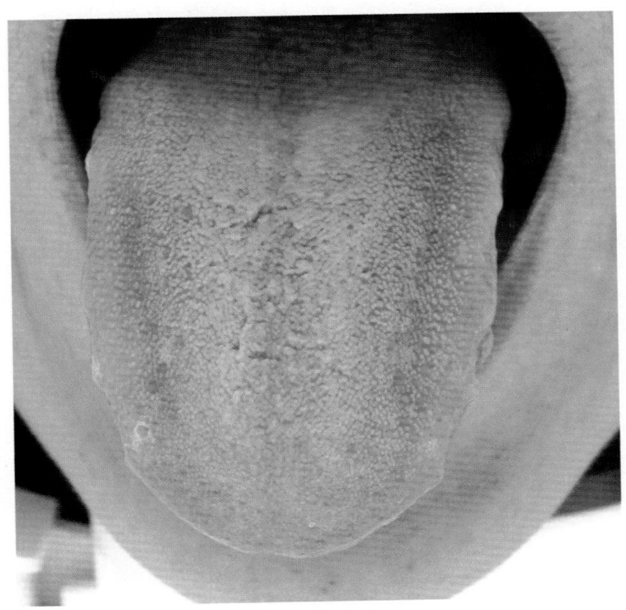

图 10-3-25　厚苔

2)燥苔:与正常的润苔相对,指舌苔干燥,缺乏津液,如图 10-3-26。

诊断意义:多为津液损伤。在外感病中,燥苔常与红舌并见,为热盛伤津的里热证。内伤病中,代表阴液不足,常见于阴虚。秋季天气干燥时出现舌苔干燥少津,是体内津液不足的表现。

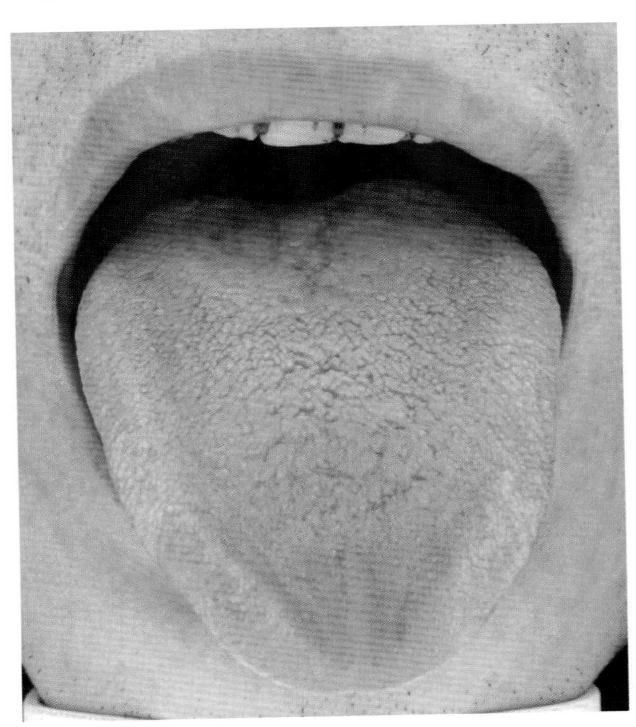

图 10-3-26　燥苔

3)滑苔:指舌苔过于湿润,好像覆盖着一层水膜,甚至张口时有口水滴下,如图 10-3-27。

诊断意义:水湿邪气停留于体内。若见舌色淡白或青紫、舌体胖大而苔滑者,为阳虚水停。

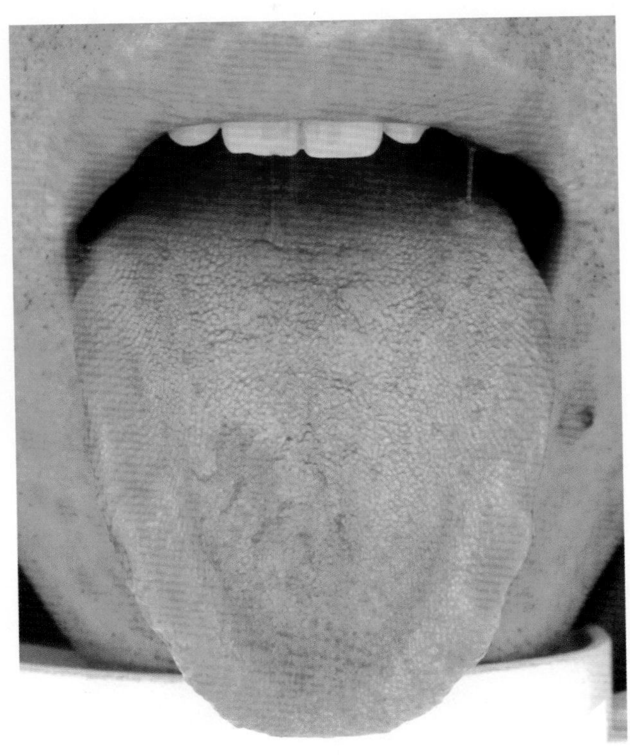

图 10-3-27　滑苔

4)腻苔:指舌苔变厚,特征为舌苔的颗粒致密,相互粘附在一起,好像舌上面罩了一层油腻的物质。用刮舌板刮舌苔时,这层黏腻的物质很难刮净,如图 10-3-28。

诊断意义:见于湿证、食积、痰饮。若舌色红,舌苔黄腻,多属湿热或痰热。若舌色淡红,舌苔白腻,多属湿证或食积。若舌色青紫,舌苔白腻,多属寒湿或水饮。

5)剥苔:指舌苔部分或者全部剥落,剥脱处的舌体无苔,与残存舌苔之间界限明显。部分剥落者为“花剥苔”,又叫“地图舌”;全部剥落者为“光剥苔”,又叫“镜面舌”,如图 10-3-29、图 10-3-30。

诊断意义:花剥苔多见于胃的气阴损伤,也可以见于没有明显异常的儿童。光剥苔多见于较为严重的疾病,如舌色红绛的镜面舌,多属阴液的严重损伤,常见于外感温热病的重症。舌色淡白的镜面舌,表示脾胃之气的严重损伤。

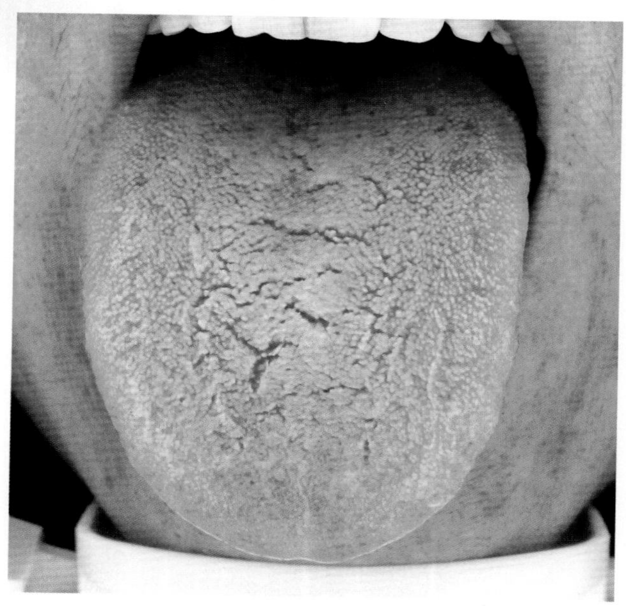

图 10-3-28　腻苔

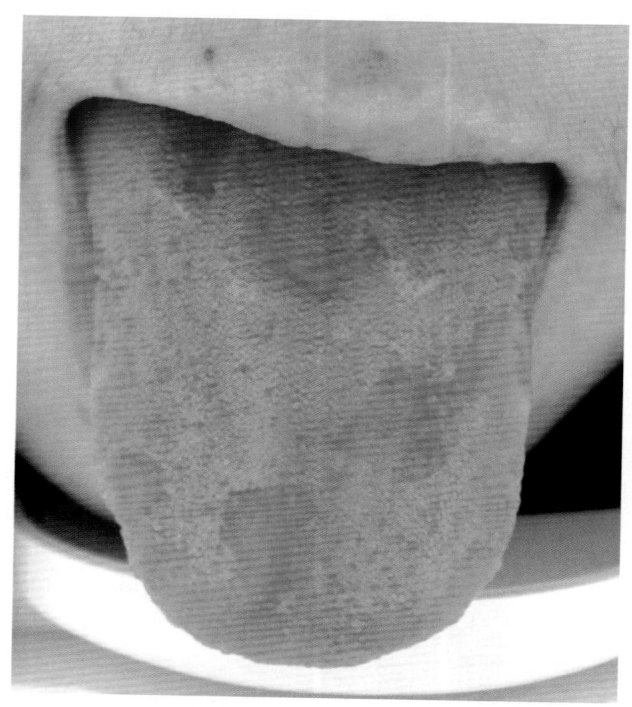

图 10-3-29　花剥苔

3. 异常的舌下络脉表现　指舌底络脉颜色变紫，络脉增粗、延长、迂曲、扩张、侧枝多，甚至出现如葡萄粒似的串状淤血点。

诊断意义：在气血运行不畅的基础上，进一步出现了瘀血内停。

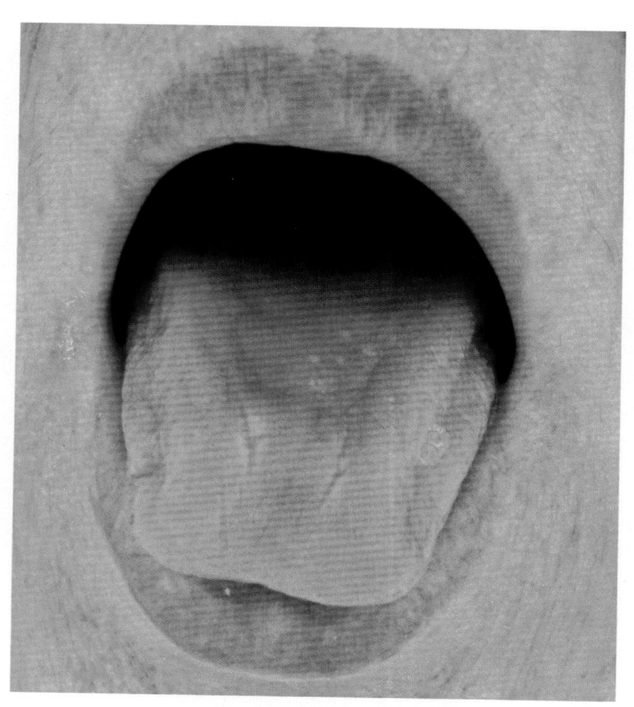

图 10-3-30　光剥苔

（六）数字舌诊技术在健康管理中的应用

应用舌象仪，可以将所观察的舌象拍摄下来，并作为数字舌图像进行保存。由于舌诊是中医进行诊断与干预效果评估的重要依据，因此，保存数字舌图像，就如同保存其他的影像资料一样，对健康管理的实施和效果评估有着重要的意义。

目前，我国研发的舌象仪具有舌图像分析软件，可自动对舌图像的舌色、苔色进行分析，并能够提供色度值参数，实现对舌色的客观记录，减少了颜色识别的个体差异对诊断的影响，也是健康管理前后的舌色对比依据。舌图像分析软件可对舌苔面积、厚度进行测量，自动判断是否存在明显的齿痕和裂纹等。对舌象的各项分析，均可生成报告，如图 10-3-31，供医生参考。舌图像分析软件也大大地提高了中医舌诊的规范性和效率。

数字舌诊应用于如下方面。

1. 中医健康状态的评估　在体检人群中，淡红舌、薄白苔这一健康舌象的出现率约为 5%。舌色淡红标志着人体的气血充盛，薄白苔标志着以脾胃功能为核心的新陈代谢保持在健康状态。根据对健康体检人群的调查，出现腻苔、厚苔者，肝功能异常的发生率增高。出现舌边尖红者，多存在失

舌象信息采集数据

科室：　　　　　　　　　　　　　　门诊/病历号

姓名　　　　　　　　　　　　　　　编号

性别

年龄　　　　　　　　　　　　　　　日期

身份证

舌象照片

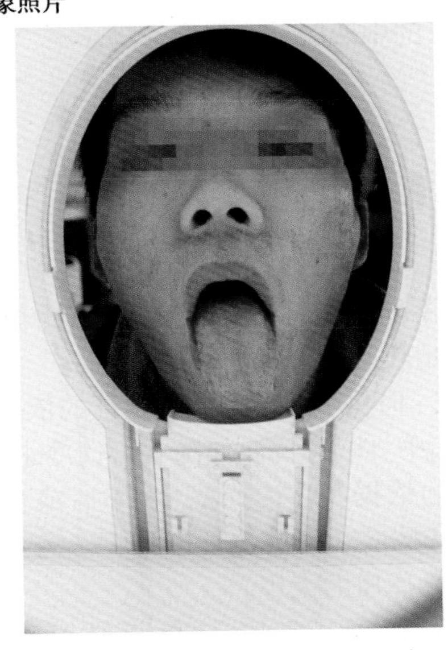

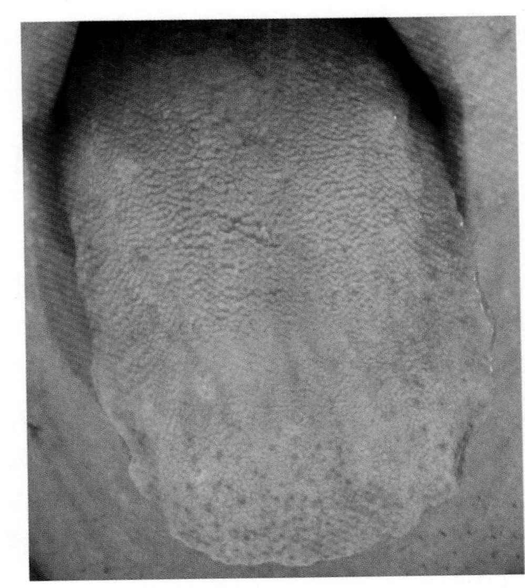

舌色参数

舌色							
色彩空间	测量标准	全舌	舌中	舌根	舌边（左）	舌边（右）	舌尖
Lab	L	16.34	17.27	15.04	15.70	16.07	16.50
	a	8.62	8.07	7.17	9.27	9.18	10.30
	b	2.71	2.49	2.50	3.07	2.80	2.98
舌色类别		舌淡红	淡红				

苔色参数

苔色							
色彩空间	测量标准	全舌	舌中	舌根	舌边（左）	舌边（右）	舌尖
Lab	L	16.49	17.13	15.11	15.72	16.53	17.04
	a	8.29	8.57	7.08	7.31	9.14	9.65
	b	2.75	2.17	3.88	4.30	2.10	2.27
苔色类别		苔白					

图 10-3-31　舌象信息采集报告

眠、口苦口干，急躁，便秘等不适感，表现为中医的上火。

2. 兼夹中医体质的判断　在进行中医体质辨识时，往往出现两种或两种以上的偏颇体质转化分≥40分的情况。此时，进行舌诊，可以增加对兼夹体质判断的准确性，亦可找到健康管理的优先切入点。

3. 血瘀证高危人群的筛查与管理　舌色暗红，舌下络脉出现瘀点、瘀斑，舌底络脉颜色变紫，络脉增粗、延长、迂曲、扩张、侧枝多，甚至出现如葡萄粒似的串状淤血点，提示存在中医的瘀血证，舌下静脉的静脉压增加，血液回流的压力增大，甚至静脉网内有血液瘀滞。若在体检中发现同时存在血脂增高、血压增高，当作为心脑血管病预防的重点人群进行消除瘀血的健康管理。

4. 痰湿证高危人群筛查与管理　痰湿证的舌象主要表现为舌苔白腻，若舌苔变成黄腻，代表痰湿已化热。中医理论认为，体内有痰湿是脾胃功能下降，不能运化饮食和水液的表现。痰湿证往往与健康管理十分重视的代谢综合征同时存在，针对这类健康管理对象，从健脾化湿的角度介入，可实现对代谢综合征的中西医结合健康管理。

第三节　问　诊

问诊是医生对患者或陪诊者进行询问，来了解病情的方法。中医问诊的特征，是除了询问疾病的情况外，还对患者的冷热感觉、饮食、出汗、二便以及妇女的月经等情况进行询问。这些内容看似与防病、治病没太大的关系，但中医理论认为这些信息是了解人体的气血和脏腑功能正常与否的重要信息，本节针对这些有中医特色的问诊内容择要进行介绍。

一、问寒热

（一）问寒热的目的

人是恒温动物，体温可在一定范围内进行自主调节，以保持相对稳定。体温的调节，需要依赖人体的冷热感觉。在正常时，人体没有不舒适的寒或热的感觉，中医称为不寒不热。当人体感觉到寒温不适宜时，标志着阳气的活动异常。中医把异常的寒、温感觉分为两类，一类为热，即发热；一类为寒，即畏寒或恶寒。

（二）异常的寒热感觉及诊断意义

1. 发热　指发热的主观感觉，包括体温升高或者体温虽然正常，但自己感觉全身或局部发热。中医在询问发热感时，必须同时询问是否伴随有怕冷的感觉。根据是否伴随着怕冷感，将发热分为三种。

(1) 恶寒发热：指患者自己感觉怕冷，同时伴有体温升高。

诊断意义：恶寒发热同时发生，是判断外感病表证（邪气停留于体表的轻症）的主要依据。

(2) 但热不寒：指患者只感觉发热，不感觉怕冷，甚至反而怕热。

诊断意义：但热不寒是判断里热证的依据。若出现在外感病中，体温升高，伴随着喜饮冷水，是诊断里实热证的依据。在内伤病中，午后或夜间发热、手足心热，是诊断里虚热证的依据。若素体怕热喜凉，是热性体质的表现。

(3) 寒热往来：指感觉怕冷的时候体温正常，感觉发热的时候无怕冷感，怕冷和发热的感觉交替出现，可一日出现数次，没有时间规律可循。

诊断意义：多见于既有外邪，又正气不足的少阳病。

2. 恶寒与畏寒　指怕冷的主观感觉。根据对穿衣加被的反应，被区分为恶寒、畏寒两种。

(1) 恶寒：感觉身冷，虽采取了保暖措施，如覆被加衣，近火取暖，怕冷的感觉不能缓解。

诊断意义：是诊断外感病表寒证的主要依据。

(2) 畏寒：指怕冷的主观感觉，但采取保暖措施，如覆被加衣，或近火取暖后，寒冷的感觉能得到缓解。

诊断意义：是诊断内伤病里寒证的重要依据。

二、问汗出

（一）问汗出的目的

中医理论认为，汗与血是同源的物质，故有“血汗同源”的理论，从现代医学来讲，即汗来自体液。汗出的机理是“阳加于阴”，即阳气鼓动体内的阴液，化为汗液。因此，观察汗出的特征，反映着人体阳气、阴液的状态与多寡。

一般来说，汗出后感觉身体轻松，舒适，为正常的汗出。反之，汗出后出现不适感，或者不适感随着汗出而加重，属于异常的汗出。

（二）异常的汗出及诊断意义

1. 无汗　指异常的不出汗的症状。常见于外感病，无汗与发热，恶寒同时出现。

诊断意义：是外感病风寒表证的主要诊断依据。

2. 有汗　指异常的出汗症状。主要分为自汗、盗汗两种。

（1）自汗　指稍稍活动就出汗，或汗出淋漓，汗出后伴有气短、疲劳等不适感。

诊断意义：是诊断气虚证、阳虚证的依据。若同时出现舌色淡白，舌体胖有齿痕，诊断的准确性增加。常与容易疲劳、气短、精神不振、易于感冒、感冒后不容易康复等表现同时出现。

（2）盗汗　指入睡后汗出，醒后汗止的现象。常常伴有自觉夜间发热，口渴喜冷饮，手足心发热等不适感。

诊断意义：是诊断阴虚证的依据。若同时出现舌色红，舌体瘦薄，舌苔少而干燥，诊断的准确性增加。

三、问饮食

（一）问饮食的目的

中医理论认为，脾胃为后天之本，指人出生后，脾胃的强弱与健康的关系最为重要。脾胃的生理功能是收纳与吸收饮食物的精微物质，化生为气血，并运输到全身。通过询问饮食、口味的情况，可以了解脾胃的功能状态，对判断人体的健康状态以及患病后的预后具有重要的诊断价值。

（二）饮食异常及诊断意义

中医问饮食的内容比较细致，分为问口渴与饮水、问食欲与食量、问口味三类。

1. 问口渴与饮水　问口渴是询问口渴的自我感觉。问饮水，是询问实际的饮水量和饮水后的感觉。主观的感觉与实际的摄入水量相结合，为判断口渴的病机提供诊断依据。

（1）口不渴：指在患病中，没有口渴的不适感。

诊断意义：提示体内的津液没有损伤。或者提示病患的性质属于寒或湿。因为寒或湿邪不消耗人体的津液和阴液，故不引起口渴的症状。

（2）口渴多饮：指在感觉口渴的同时，饮水量也多。在外感病中，常同时见到发热，大汗出，喜冷饮的症状。在内伤病中，常可见到面色红，怕热的症状。

诊断意义：提示体内的有津液的损伤。久病者，提示有阴液的损伤。若口渴多饮，伴见小便量多，多食易饥，体渐消瘦者，为消渴病。若汗、吐、下后出现口渴多饮，是津液损伤后人体通过饮水进行调节的自救功能。

（3）渴不多饮：指虽然口渴，但并不想饮水，或饮水量不多。在外感病中出现，多表示夹有湿邪，症状表现为头身困重，脘腹满闷，舌苔腻。在内伤病中，常见的表现形式是口渴想热水，饮水量不多，或饮水后发生呕吐，胃脘部有振水音。

诊断意义：提示体内有湿邪，或有水饮停滞。在外感病中多见于实热证。在内伤病中，多见于水饮内停证。

2. 问食欲与食量　问食欲指询问饮食的欲望与欣快感。问食量，指询问实际的饮食量。主观的感觉与实际的摄入量相结合，为判断脾胃的功能提供诊断依据。中医理论认为食欲对于脾胃功能状态的判断具有十分重要的意义，有“脾胃为后天之本”“得谷者昌，失谷者亡”的认识。

（1）食欲减退：指不思进食，甚至厌食。有新病食欲减退，甚至厌食，伴见脘腹胀满，胁肋胀痛，黄疸者；多为肝胆湿热。有在饱食后出现厌食，甚至恶闻食味，脘腹胀满，舌苔厚腻者；有食欲不振日久，逐渐消瘦乏力者。

诊断意义：新病食欲不振，往往与感受湿邪有关。若有暴饮暴食史，多为食积。若食欲不振日久，兼有虚弱的表现，舌色淡白者，多为脾胃气虚。

（2）多食易饥：指总想进食，进食量多，食后不久就感到饥饿。有多食易饥，兼见口渴，口臭，便秘等症者；有多食易饥，兼见多饮多尿者；有多食易饥，兼见大便次数增多，大便不成形者。

诊断意义：多食易饥，口臭，便秘者属于胃火亢盛。多食易饥，多饮多尿者，为消渴。多食易饥，大便不调者，为胃气强而脾气弱。

（3）饥不欲食：指虽有饥饿感，但不想进食，或进食不多。常伴见胃中灼热，嘈杂感。

诊断意义：多见于胃病，若舌红少苔，舌上少津，为胃阴不足。

3. 问口味　指询问有无异常的味觉。口味异常，常是脾胃功能失常或其他脏腑病变的反应。

（1）口淡：指口中淡而无味，可与饮食无味并见。

诊断意义：多为脾胃气虚或阳虚。

(2) 口甜：感觉口中有甜味。

诊断意义：多为脾胃湿热。

(3) 口中泛酸：感觉口中有酸味。

诊断意义：多为肝胃不和，肝胃有热。

(4) 口苦：感觉口中发苦。

诊断意义：多为肝胆有热。

四、问睡眠

(一) 问睡眠的目的

中医理论认为，人的觉醒与睡眠与卫气(阳气的一种)的出入有密切的关系。《黄帝内经》认为，卫气在白昼行于人体的阳分，夜间则行于人体的阴分，这样人在夜间就可以安眠。如果卫气夜间不能够进入阴分，则会出现失眠的现象。从脏腑的角度来看，人的神明由心来主管，心主神明包括睡眠管理。如果阳气的运行失调，便会影响心对睡眠活动的管理。通过问睡眠，可了解阳气运行的节律是否正常，以及了解以心为主的五脏功能状态。

(二) 睡眠异常及诊断意义

1. 失眠　指不易入睡，或睡后易醒的睡眠异常现象。失眠的同时，有伴见心烦多梦，身热盗汗，甚至夜间梦交，遗精滑泄者；有伴见心悸气短，食欲不振，大便不成形者；有伴见胸闷、心烦、口苦者；有伴见胃脘胀满者。

诊断意义：失眠而身热盗汗，舌尖红或舌红苔黄者，为心火亢盛，或者在心火亢盛的同时，存在肾阴不足的心肾不交证。失眠而食欲不振，食量减少，舌色淡白者，为心血虚、脾气虚的心脾两虚证。失眠而口苦胸闷，舌苔厚腻者，为肝胆痰热证。失眠而胃脘饱胀，舌苔厚腻者，为食滞胃脘证。

2. 嗜睡　指困倦，总想入睡的现象。嗜睡的同时，有伴见肥胖，身体困重，脘闷痰多者；有伴见食欲不振，食量减少，气短乏力者，也有精神疲惫，四肢发凉者。

诊断意义：嗜睡而痰多，舌苔腻者，为痰湿困脾证。嗜睡而食欲不振，舌色淡白，脉象少力者，为脾气虚弱。嗜睡而畏寒，精神不振者，多属心肾阳虚。见于老年人或早衰者。

五、问大便

(一) 问大便的目的

中医理论认为，大便的排泄不仅反映着大肠的功能，其他脏腑功能的异常，同样可以表现为排便异常，如肺燥时，大便干燥；脾虚时，大便不调或泄泻。因此，问大便，可以了解五脏的功能状态。

(二) 大便异常及诊断意义

1. 便秘　指排便燥结，排出困难，便次减少，甚至多日不排便。有新病便秘，伴见发热、口渴、汗出量多者。有经常便秘，甚至大便呈球状，兼见口干渴，手足心热者；亦有大便秘结，气短乏力，饮食量少者。

诊断意义：新病便秘，舌红苔黄者，为实热证；便秘日久，手足心热，舌红少苔者，为虚热证；便秘日久，气短乏力，舌色淡白，有齿痕者，为气虚证。

2. 泄泻　指大便稀软不成形，或呈水样便，便次增多。若新病泄泻，多来势急，常伴见腹痛，肛门灼热，或里急后重。慢性泄泻，有表现为黎明泄泻，泄后则安者；有脐腹隐痛，食欲不振者；有精神紧张即腹痛泄泻者。

诊断意义：新病泄泻，气味臭秽，舌苔黄腻者，多属实证。黎明泄泻，舌色偏淡偏紫，或舌体胖，舌苔湿滑者，为肾阳虚，或脾肾阳虚。泄泻，食欲不振，舌色淡者，为脾虚。紧张即泄泻，脉弦者，为肝脾不和。

六、问小便

(一) 问小便的目的

小便的排泄，虽是膀胱的功能，但膀胱与肾相表里，膀胱的排尿功能直接依赖肾气的温化。排尿亦反映着人体水液代谢的状态，水液的运化不仅依赖肾脏，亦依赖于脾脏的运化和肺脏的肃降功能，故询问小便状况，不仅可以了解人体水液代谢的情况。

(二) 小便异常及诊断意义

1. 小便清长　指小便的颜色淡而量多，多同时伴见畏寒，四肢不温。

诊断意义：多有舌苔滑，脉沉迟，为虚寒证。

2. 小便短赤　指小便的颜色深而量少，可伴见发热，或尿道热痛。也可见于大量出汗、腹泻之后。

诊断意义：小便短赤伴有发热，舌苔黄，脉数者，为实热证。若伴见尿道不适感者，舌苔黄腻，为下焦湿热证。若发生于汗、泻之后，舌苔干燥者，为津液损伤。

3. 夜尿频数　指夜间小便次数多，可兼见腰酸，耳鸣，下肢无力。

诊断意义：为肾气虚。

七、问经带

（一）问经带的目的

中医理论认为，月经和白带的异常并不是局部的病变，如月经的周期、经量、经血的颜色是气血的盛衰与运行状态的体现，当有邪气存在时，这些变化亦可反映出邪气的性质。带下的异常与人体的水液代谢相关，能够反映脾、肾的功能状态。

（二）经带异常及诊断意义

1. 月经

（1）经期异常

1）月经先期：指月经周期提前 7 天以上，并连续两个月经周期以上的月经异常现象。

诊断意义：可见于气虚证、实热证、肝郁血热证、阴虚证。具体诊断需要结合经血颜色、经血量等。

2）月经后期：指月经周期延后 7 天以上，并连续两个月经周期以上的月经异常现象。

诊断意义：可见于精血亏虚证、气滞证、寒凝血瘀证。具体诊断需要结合经血颜色、经血量等。

3）月经先后不定期：指经期不定，月经或提前或延后 7 天以上，并连续两个月经周期以上的月经异常现象，又称月经愆期。

诊断意义：可见于肝气郁滞、脾肾虚。具体诊断需要结合经血颜色、经血量等。

（2）经量异常

1）月经过多：指月经周期、经期基本正常，但经量较常量明显增多。

诊断意义：可见于热证、气虚证、瘀血证。具体诊断需要结合经血颜等。

2）崩漏：指非行经期间，阴道内大量出血，或持续下血，淋漓不止者，称为崩漏。一般来势急，出血量多者，称为崩，或称崩中；来势缓，出血量少者，称为漏，或称漏下。

诊断意义：热证、脾肾气虚证、瘀血证。具体诊断需要结合经血颜色等。

3）月经过少：指月经周期基本正常，但经量较常量明显减少，甚至点滴即净。

诊断意义：可见于精血虚证、寒凝血瘀证。

4）闭经：女子年逾 18 周岁，月经尚未来潮，或已行经后又中断，停经 3 个月以上者，称为闭经。但在妊娠期、哺乳期或绝经期的月经停闭，属生理现象。

诊断意义：可见于脾肾虚证、寒凝血瘀证、痰湿证。

（3）经血颜色异常：诊断意义：经血的颜色淡红而稀薄，多为气虚，或血虚；经血的颜色深红而粘稠，多为血热；经血的颜色紫暗，夹有血块，多为寒凝血瘀。

（4）痛经：经期或行经前后，出现小腹疼痛，或痛引腰骶者，为痛经，又称“经行腹痛”。疼痛有胀痛，或刺痛，或冷痛，或隐隐作痛之分。

诊断意义：胀痛多属气滞；刺痛多属血瘀；小腹冷痛，得温痛减者，多属寒凝或阳虚；小腹隐痛，特别是经后隐痛者，多属气血两虚。

2. 带下　带下是指妇女阴道内的一种少量白色透明、无臭的分泌物。异常的带下主要表现为带下量多，或有颜色、质地、气味等异常改变。

（1）白带量多：带下色白量多，质稀如涕，淋漓不绝。或带下状如凝乳，或呈豆腐渣状，有异味，伴阴部瘙痒。

诊断意义：带下量多清稀，伴有腰酸乏力，多属脾肾阳虚；带下量多黏稠，多属湿证。

（2）黄带：指白带的颜色变黄。多带黄而黏，有明显异味。

诊断意义：为湿热。

（3）赤白带：指白带中混有血液，赤白杂见。

诊断意义：为肝经郁热，或湿热证。中老年妇女见到赤白带，甚至五色带，伴有异味者，多属湿热夹毒的重症。

八、其他中医问卷在健康管理中的应用

除了在本篇第二章中介绍的中医体质辨识问卷之外，还有以下问卷可应用于健康管理。

（一）疲劳自评量表

疲劳是所有中医虚证所共有的症状，因此，在调查疲劳特征的基础上，结合其他身体不适感的特征，可在中医辨证论治理论的指导下，进行有针对性的中医健康管理。

疲劳自评量表由北京中医药大学研制。该量表通过问诊，确定疲劳类型及程度（包括躯体疲劳、精神疲劳、疲劳后果因子）和疲劳特征（包括疲劳对睡眠 / 休息的反应、疲劳的情境性及疲劳的时间模式）。该问卷亦可作为干预疲劳效果的评价工具。

量表有 22 个问诊条目，具体内容如下。

1. 我感到四肢酸软、疲乏无力。
2. 我感到注意力不能集中。

3. 疲劳让我的情绪低落。

4. 疲劳使我对正在做的事情感到厌烦，不想再做下去。

5. 我感到体力不支，总想躺下休息。

6. 我感到脑子反应迟钝。

7. 我感到四肢肌肉无力。

8. 疲劳让我的工作或学习效率降低。

9. 我感到身体虚弱。

10. 我感到想问题时思路不清晰。

11. 疲劳让我的心情焦躁不安。

12. 我感到容易忘事。

13. 疲劳影响了我的走亲访友。

14. 疲劳使我不能胜任日常事务（如做家务、购物等）。

15. 休息不能缓解我的疲劳。

16. 睡眠不能缓解我的疲劳。

17. 情绪低落或急躁时我感到疲劳。

18. 在嘈杂的环境中我的疲劳加重。

19. 在闷热的环境中我的疲劳加重。

20. 精神紧张时我感到很累。

21. 从事愉快的事情可减轻我的疲劳。

22. 我觉得我的疲劳在一天内没有明显的时间段变化。

评分标准如下。

1. 条目的评分方法　疲劳自评量表中1~22每项条目的评定分为5级，即0~4分。

2. 因子的评分方法　上述量表的6个因子反映疲劳的不同类型或特征，在评定时每个维度可被单独应用。在进行具体评价时，需要将每个因子的原始分换算成标准分，其分值范围均为0~100分。

（二）中医五态人格量表

中医五态人格量表由中国中医科学院研究院研制。该量表根据中医阴阳、五行的气质分类，建立了中医的第一个人格测定量表，主要适用于城市成年人口的人格类型测查。

该量表包括六个分量表，共103个题目，分为太阳、太阴、少阳、少阴、阴阳和平五个量表测试性格分类的量表，还有一个不属于性格分类，用来测试受试者的掩饰、朴实与测试信度的“掩饰”量表。以六个分量表来判断被调查者每个量表得分之高低。

六个分量表的条目混合排列。受评人对每一个项目选择“是”或“否”。对所有题目都以答“是”为得分，每题记1分，答“否”者不记分。测试完成后计各分量表之总分。当答卷中未答题目超过五个时，为废卷。不超过此数的未答题目，按答“否”计，不计分。同一题目既答“是”又答“否”者，以未答计，不计分。

各分量表主题目号如下。

太　阳（Tya，计26分）：1，5，11，15，21，26，31，36，40，45，50，54，59，64，68，73，78，86，95，100。

少　阳（Sya，计26分）：2，6，12，16，22，27，32，37，41，46，51，55，60，65，69，74，79，82，87，91，96，101。

阴阳和平（Yy，计10分）：7，17，23，33，47，61，75，85，94，99。

少　阴（Syi，计26分）：3，8，13，18，24，28，34，38，42，48，52，57，62，66，70，76，80，83，88，92，97。

太　阴（Tyi，计26分）：4，9，14，19，25，29，35，39，43，49，53，58，63，67，71，77，81，84，89，93，98，103。

掩饰（L）：10，20，30，44，56，72，90，102。

某一分量表得分高低，表示受试者该一维度性格的特点，也反映受试者反应的强度、灵活性、平衡性、持久性与趋近性等。

太阳分高：傲慢，自用，主观，冲动，有野心，不顾是非，暴躁易怒，不怕打击，勇敢激昂，有进取心，坚持自己观点，敢顶撞。太阳得分高表示反应强度大，低则小。

少阳分高：好为外交而不内附，敏捷乐观，轻浮易变，机智，动作多，随和，漫不经心，喜欢谈笑，不愿静而愿动，朋友多，善交际，喜文娱活动，做事不易坚持。少阳得分高为灵活性大，反之则小。

太阴分高：外貌谦虚，内怀疑忌，考虑多，悲观失望，胆小，阴柔寡断，与人保持一定距离，内省，孤独，不愿接触人，不喜欢兴奋的事，不务于时，保守，动而后之。太阴得分高为趋近性差，反之较好。

少阴分高：冷淡，沉静，心有深思而不外露，善辨是非，有节制，警惕性高，柔弱，做事有计划，不轻举妄动，很谨慎，稳健。少阴分高为持久性好，反之则差。

阴阳和平分高：态度从容，有尊严而又谦谨，有品而不乱，喜怒不形于色，居处安静，不因物惑而遽有喜怒，无私无畏，不患得患失，不沾沾自喜，不忘乎所以，能顺应事物的发展规律，是一种有高度适应能力的性格。阴阳和平分高为平衡性好，反之则差。

太阳与太阴两者得分同时突出时，要考虑受试者的性格不稳定。

中医五态人格量表，具体内容如下。

1. 凡是我认为正确的事情，我都要坚持。

2. 我对日常生活中感兴趣的事情太多了。

3. 人家对我特别好时，我常疑心他们另有目的。

4. 好像我周围的人都不怎么了解我。

5. 不管别人对我有什么看法，我都不在乎。

6. 我和周围的人都合得来。

7. 我说话做事，很有分寸。

8. 我遇事镇静，不容易激动。

9. 我时常感到悲观失望。

10. 我读报纸时，对我所关心的事情看得详细些，有的内容我只看标题。

11. 在排队的时候，有人插队，我就向他提意见，不惜与他争吵一番。

12. 我喜欢人多热闹的场合。

13. 我认为对任何人都不要太相信，这样比较安全。

14. 我喜欢独自一人。

15. 我自信心很强。

16. 我经常是愉快的，很少忧郁。

17. 我说话做事，不快不慢，从容不迫。

18. 我不爱流露我的感情。

19. 我优柔寡断，不能当机立断，所以把许多机会都丢掉了。

20. 有时我也找关系买东西，但次数不多。

21. 我的朋友们说我是急性子。

22. 我对任何事情都抱有乐观的态度，对困难并不忧心忡忡。

23. 我性情不急躁，也不疲塌。

24. 当我要发火的时候，我总尽力克制下来。

25. 我缺乏自信心。

26. 我认为毫不动摇地维护自己的观点是必要的。

27. 对不同种类的游戏和娱乐，我都喜欢。

28. 我认为对人不能过于热情。

29. 我不愿意同人讲话，即使他先开口，我也只应付一下。

30. 有时我也说一两句违心的话。

31. 我不轻率做决定，一旦决定后，也不轻易更改。

32. 我爱好很广，但并不长期坚持某一项目。

33. 我在处理问题时，必定反复考虑其正反两方面。

34. 我的态度从容，举止安详。

35. 就是在人多热闹的场合，我也会感到孤独，或者提不起兴趣。

36. 依照我的意见做的事情，即使失败了，我也并不追悔。

37. 在公共场所，我不怕生人，常跟生人交谈。

38. 我不愿针对别人的行为表示强烈的反对或认同。

39. 我不喜欢交际，总避开人多的地方。

40. 我认为一个人应具有不屈不挠的精神。

41. 我容易对一件事作出决定。

42. 我很拘谨，我认为不能随随便便。

43. 我常感到自己什么都不行。

44. 太忙时，我就有些急躁。

45. 我要做的事，不管碰到什么困难，也要争取完成。

46. 有人夸奖我时，我就感到洋洋得意。

47. 我不容易生气。

48. 我性情温和，不愿与人争吵，也不与人深交。

49. 我常担心会发生不幸事件。

50. 我爱打抱不平。

51. 我活泼热情，主动交朋友。

52. 我觉得做事要有耐心，急也无用。

53. 我常常多愁善感，忧虑重重。

54. 要说服我改变主意是不容易的。

55. 有人挑剔我工作中的毛病时，我就表现的不积极了。

56. 我对朋友和同事并不都是一样喜欢，对有的人好些，对有的人则差些。

57. 我脚踏实地做事，但主动性不够。

58. 我的情绪时常波动。

59. 我总是昂首(头)挺胸。

60. 在沉闷的场合，我能给大家添些生气，使气氛活跃起来。

61. 我处理问题不偏不倚，所以很少出错误。

62. 我的朋友们说我稳健。

63. 我没什么爱好，兴趣很少。

64. 有人挑剔我的工作时，我必定与他争论一番。

65. 我常争取机会到外地观光访问。

66. 我说话做事不求快，慢腾腾地，有条有理。

67. 我有时无缘无故会感到不安。

68. 压是压不服我的，口服都不容易，更不用说心服。

69. 我说话时常指手画脚。

70. 出风头的事，我不想干。

71. 我宁愿一个人待在家里而不想出去访朋会友。

72. 我认为人多少都有点自私心，我自己也不例外。

73. 我想做的事，说干就干，恨不得立即就做成。

74. 人少时我就会感到寂寞。

75. 我常悠闲自得。

76. 我不容易改变观点，但我却并不为此与人争辩。

77. 我容易疲倦，且无精打采。

78. 我不怕打击。

79. 我认为不需要谨小慎微，不要过于注意小节。

80. 我为人处世都比较有节制。

81. 我对什么事都无所谓。

82. 别人说我开朗随和。

83. 我从不冒险。

84. 别人说我对人冷淡，缺乏热情。

85. 我对人对事既热情又冷静。

86. 朋友们说我办事有魄力，敢顶撞。

87. 我不拘谨，往往有些粗心。

88. 我的举止言行都很稳重。

89. 我不想大有作为，得过且过。

90. 我有时完不成当天的工作而拖到二天。

91. 我处理事情快、果断，但不老练。

92. 我对人总是有礼貌且谦让的。

93. 我宁愿依赖他人而不愿自立门面。

94. 我的态度往往是和悦而严肃的。

95. 假如人们说我乐观，我不以为然。

96. 我对事物的反应很快，从这件事一下子就能联系到别的事上了。

97. 我觉得察言观色而后行事，是必要的。

98. 我时常生闷气。

99. 无论是高兴或不高兴的事，我都坦然处之。

100. 我相信我的理想若能实现，是可以做出成绩的。

101. 我喜欢说笑话和谈论有趣的事。

102. 我认为一个人一辈子很难不说一两次谎话。

103. 我常沉思默想，有时想脱离现实。

将中医的人格调查与健康状态评估相结合可以制订更为有效的中医健康管理方案。

此外，还有中医亚健康状态问卷以及便秘、失眠等多种不适感调查问卷可以应用。

第四节　切　　诊

切诊，是医生利用触觉，采集人体的健康状态信息的诊法，分为切脉(脉诊)和按诊两部分。按诊中包括按肌肤、按手足、按胸腹(腹诊)。本节重点介绍脉诊与腹诊。

一、脉诊

脉诊也叫“切脉”，是医生利用手指的触觉，采集被诊者脉搏的脉动特征，以了解健康状态和疾病的诊断方法。

(一)脉诊的依据

人体生命的重要表现是有脉搏的搏动。中医理论认为，虽然心主血脉，但是脉动并不由心脏独立完成。气血得以在脉中运行，是五脏相互协同的结果，包括肺的主气，司呼吸的作用；脾的生化气血、统血的作用；肝的藏血，主疏泄作用；肾为元气根本，肾的藏精，精的化气生血的作用。因此，脉动的强弱、快慢及其形态特征，是五脏功能的体现。通过诊脉，可以了解人体的健康状态，脏腑气血的盛衰以及邪气的性质。

(二)脉诊的方法

1. 脉诊的体位　脉诊时，根据被诊者的状况，可采取坐位或卧位。在能够采取坐位时，以坐位为宜。诊脉时，需要确保手臂不受压，避免“脉行不利”(桡动脉受到压迫)的情况。

2. 脉诊的时间　诊脉的最佳时间为早晨未起床时，中医理论认为此时诊脉可以获得最真实的脉象，原因在于当“阴气未动，阳气未散，饮食未进”之时，“经脉未盛，络脉调匀，气血未乱”，比较便于测查出“有过之脉”。

3. 诊脉的部位　诊脉的部位有遍诊法、三部诊法、寸口诊法三种。

(1) 遍诊法：源自《黄帝内经·素问》。切脉的部位有头、手、足三部，每部又有三个部位，合起来便有九个诊脉部位，也称“三部九候遍诊法”。这种诊法在现代的健康评估和诊病时依然具有意义。

九个诊脉部位分别是：头部的足少阳经太阳穴（EX-HN5）、足阳明经巨髎穴（ST3）、手少阳经耳门穴（SJ21）；手部的手太阴经太渊穴（LU9）、经渠穴（LU8）、手阳明经合谷穴（L14）、手少阴经神门穴（HT7）；足部的足厥阴经五里穴（LR10）或太冲穴（LR3）、足少阴经太溪穴（K13）、足太阴经箕门穴（SP11）或足阳明经冲阳穴（ST42）。

(2) 三部诊法：见于汉代张仲景的《伤寒论》，三个诊脉部位分别是人迎（颈动脉）、寸口（桡动脉）、趺阳（足背动脉）。

(3) 寸口诊法：寸口诊法，始见于《黄帝内经》，详于《难经》，推广于晋代王叔和的《脉经》。寸口又称“气口”或“脉口”，目前脉诊的主要部位。

寸口脉在腕后桡动脉所在处，分为分寸、关、尺三部。以高骨（桡骨茎突）稍内侧的部位为关；关前（腕端）为寸，关后（肘端）为尺。两手各有寸、关三部脉，共为六部脉。

寸口脉的脏腑分候部位（脉的位置与脏腑的对应关系，即诊该部位的脉，可以了解所对应的脏腑的情况），具体如下。

左寸诊心与膻中；右寸诊肺与胸中。

左关诊肝、胆与膈；右关诊脾与胃。

左尺诊肾与小腹；右尺诊肾与小腹。

4. 切脉指法

(1) 定位：先用中指找到关部（桡骨茎突），称为“中指定关”，接着用食指按关前的寸脉部位，用无名指按关后的尺脉部位。

(2) 布指：三指呈弓形，指头平齐，以指腹触觉最灵敏处触按脉体。

布指的疏密需要与患者的身长相适应。身高者，布指宜疏；身矮者，布指宜密。小儿一般用一指定关法诊脉。

三指平布，同时用力按脉，称为总按。分别用一指单按其中的一部脉象，称为单按。

(3) 指力：指诊脉时手指的力度。指力分为三种，分别叫浮（举）、中（寻）、沉（按）。

手指轻按在皮肤上体会脉动，叫做“浮取”或“轻取”。

手指重按在筋骨间体会脉动，叫做“沉取”或“重取”。

指力在浮取和沉取之间，叫做“中取”。

（三）脉诊的注意事项

1. 保持环境安静　诊脉需要医生集中心智来体会脉动的特征，因此要求在安静环境下进行脉诊，以有助于医生的精力集中。

2. 确保诊察的时间　古人有诊脉“五十动”的要求，每一侧的诊脉时间应不少于 1 分钟，以避免漏诊或误诊。

（四）正常脉象及诊断意义

1. 正常舌象的基本特征　正常脉象又称“平脉”，指健康人的脉象。正常脉象的特点为寸、关、尺三部有脉，一息四至，脉位不浮不沉，不大不小，从容和缓，柔和有力，节律一致，尺脉沉取有一定力量，概括为脉有胃气、有神气、有根。

有胃气，指脉象不浮不沉，不快不慢，从容和缓，节律一致的特征。

有神气，指脉象柔和而有力的特征。

有根，指尺脉沉取应指有力的特征。

2. 正常脉象的生理性变化　中医理论认为，脉动与季节相应。因此，脉象最重要的生理性变化，是随着气候、环境的不同所发生的适宜变动。中医概括为春季的脉动象稍弦，夏季的脉动稍洪，秋季的脉动稍浮，冬季的脉动稍沉。

正常脉象与不同年龄、性别的脉象有生理性差异，如妇女的脉象一般较男子的濡弱而略快。

生理性变异的脉位有斜飞脉和反关脉。斜飞脉，指从尺部斜向手背的脉。反关脉，指脉出现在寸口的背侧。

3. 正常脉象的诊断意义　脉象不浮不沉，代表气血平和，没有来自体内和体外的邪气。脉象不大不小，代表阴阳平衡，没有寒或热的偏颇。脉象从容和缓，柔和有力，节律一致，代表五脏精气充盛。特别是脉象和缓、柔和有力，体现着后天之本的脾胃之气和主血脉的心气充盛。尺脉沉取有力特别强调了后天之本肾气的充盛。

（五）异常的脉象及诊断意义

异常的脉象可以分为六类，即浮脉类、沉脉类、数脉类、迟脉类、虚脉类、实脉类。这六类事实上是三对概念，即浮沉、迟数、虚实，是中医脉诊的纲领，所以这六类脉象，也称“六纲脉”。

1. 浮脉类的脉象与诊断意义　指脉位表浅的

一类脉象，根据脉形的特征和脉动的力量等，除作为纲领脉的浮脉之外，还有洪脉、濡脉、散脉、芤脉、革脉。在健康管理中需要注意的脉象主要有浮脉、洪脉、濡脉和芤脉。

（1）浮脉：指在浮取时，手指下感觉最为清晰的脉象，即在中取和沉取时，感觉脉动的力量反而减弱。中医归纳浮脉的特征为“轻按即得，重按稍减而不空”。

诊断意义：外感病的表证。

（2）洪脉：指浮取时，手指下感觉脉形宽大，脉动有力。中医概括洪脉的特点是“状若波涛汹涌，来盛去衰”，形容脉动的上升波快而有力，好似波浪的来势盛，去势衰。常常出现在发热者或血压较高的病患。

诊断意义：热证，多见于外感病的里实热证。

（3）濡脉：指浮而细软的脉象。“浮”指脉位表浅；“细”指脉形窄小；“软”指脉动的力量偏弱。

诊断意义：主要见于虚证，也可见于湿证。

（4）芤脉：指浮大中空，如按葱管的脉象。“浮”指脉位表浅；“大”指脉形阔大。浮取时，脉似有力，但稍加重按，则脉力骤减，如按压葱管之中空无物。

诊断意义：急性失血；或因大量出汗等导致的津液、阴液损伤。

2. 沉脉类的脉象与诊断意义　指脉位深沉的一类脉象，根据脉位、脉形、脉动的力量，除外作为纲领脉的沉脉之外，还有伏脉、牢脉、弱脉。在健康管理中需要注意的脉象主要有沉脉、弱脉。

（1）沉脉：指在沉取时，手指下感觉最为清晰的脉象，中医描述为“轻取不应，重按始得”。

诊断意义：里证。可根据脉动的力量，分为里实证或里虚证。

（2）弱脉：指极软而沉细的脉象，即脉位沉，脉形细，脉动无力。

诊断意义：气血不足的病证。

3. 数脉类的脉象与诊断意义　指在一次呼吸（简称“一息”）中，脉动五至以上（相当每分钟脉搏在90次以上）的脉象，根据脉的次数、节律和脉形，除外作为纲领脉的数脉之外，还有疾脉、动脉、促脉。在健康管理中需要注意的脉象主要有数脉、促脉。

（1）数脉：指一息脉来五至以上（相当每分钟脉搏在90次以上）的脉象。

诊断意义：热证。脉数而脉动有力者，多为实热；脉数而脉动无力者，多为虚热。

（2）促脉：指脉数，时有一止，止无定数的脉象。促脉的特征是脉搏快而有间歇，间歇没有一定的规律。

诊断意义：严重的实热证；或体内有气血、痰饮、宿食的停滞；亦见于痈肿的病症。

4. 迟脉类的脉象与诊断意义　指在一次呼吸中，脉动不足四至（相当每分钟脉搏在60次以下）的脉象，根据脉的次数、节律和脉形，除外作为纲领脉的迟脉之外，还有缓脉、涩脉、结脉。

（1）迟脉：指脉来迟缓，一息不足四至（相当于每分钟脉搏60次以下）的脉象。

诊断意义：寒证。脉迟而脉动有力者，多为实寒证；脉迟而脉动无力者，多为虚寒证。

（2）缓脉：指一息四至，来去怠缓的脉象。怠指脉动少力。

诊断意义：脾胃虚弱、湿病。

（3）涩脉：指往来艰涩不畅，如轻刀刮竹的脉象。“轻刀刮竹”是描述气血在脉中的流动不畅。

诊断意义：血虚证；伤精；气滞血瘀证；挟痰、或挟食的病症。

（4）结脉：指脉来缓慢，时有一止，止无定数的脉象。结脉的特征是脉搏慢而有间歇，间歇没有一定的规律。

诊断意义：多见于实寒证，如阴盛气结、寒痰血瘀、癥瘕积聚。

5. 虚脉类的脉象与诊断意义　指以脉动的力量减弱为主要特征的一类脉象。根据脉形的特征，除外作为纲领脉的虚脉之外，还有细脉、微脉、短脉、代脉。健康管理中需要注意的脉象有虚脉、细脉、微脉。

（1）虚脉：指寸、关、尺三部脉浮取无力，重按空虚的脉象。

诊断意义：虚证。

（2）细脉：指脉细如线，但应指明显的脉象。

诊断意义：气血两虚；各种劳损的病症；也见于湿病。

（3）微脉：指极细极软，按之欲绝，若有若无的脉象。微脉的特征是脉形细小，脉动十分无力。

诊断意义：较重的阴虚、阳虚、气虚、血虚等虚损病证。

6. 实脉类的脉象与诊断意义　指以脉动的力量增强为主要特征的一类脉象。根据脉形的特征，除外作为纲领脉的实脉之外，还有滑脉、长脉、弦脉、紧脉。健康管理中需要注意的脉象有实脉、滑脉、长脉、弦脉。

(1)实脉：指浮取、中取、沉取均有力的脉象。

诊断意义：实证。

(2)滑脉：指往来流利，如盘走珠，应指圆滑的脉象。滑脉的特征是脉动充盈、流利而有力的脉象。

诊断意义：痰饮；食滞；实热证；也见于正常妇女怀孕时。

(3)长脉：指首尾端直，超过本位的脉象。长脉的特征是寸部的脉向寸前延伸，尺部的脉向尺后延伸，脉动有力。

诊断意义：肝阳有余，阳盛内热。古人认为健康者见到长脉为寿脉。

(4)弦脉：指端直而长，如按琴弦的脉象。弦脉的特征是手指下感觉脉体偏硬，寸、关、尺三部的脉动似同起同落，脉来有力的脉象。

诊断意义：肝胆病；痛证；痰饮证。

(六)脉图分析技术在健康管理中的应用

脉图分析技术使得以触觉为基础的脉象得以记录和比较，这对大样本人群实施健康状态测评和实施管理十分重要。

中医四诊仪能够识别的主要脉象有平脉(正常脉象，图 10-3-32)；属于纲领脉象的浮脉、沉脉、迟脉、数脉、虚脉、实脉(图 10-3-33~ 图 10-3-38)；还有比较常见的病脉，如弦脉(图 10-3-39)、滑脉(图 10-3-40)、缓脉(图 10-3-41)、涩脉(图 10-3-42)。

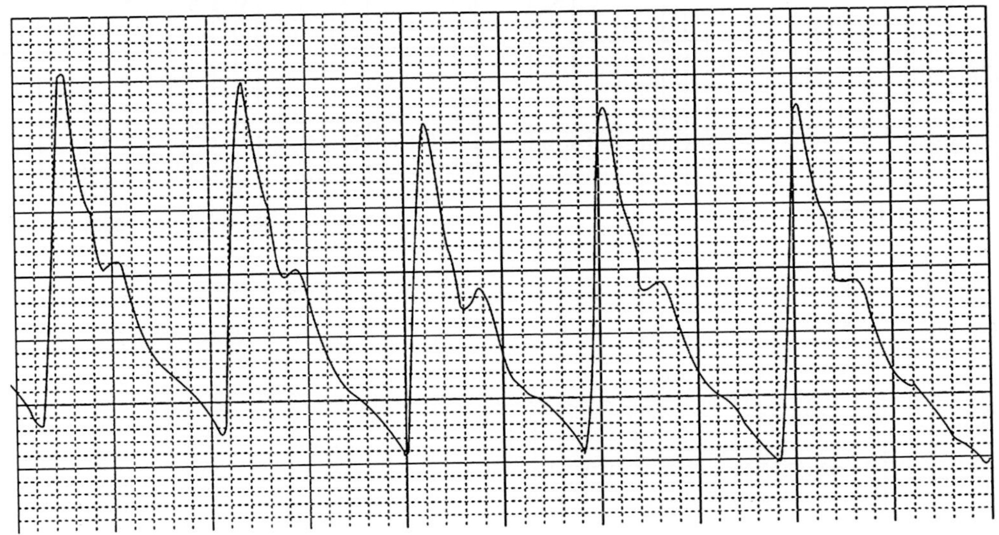

图 10-3-32　平脉

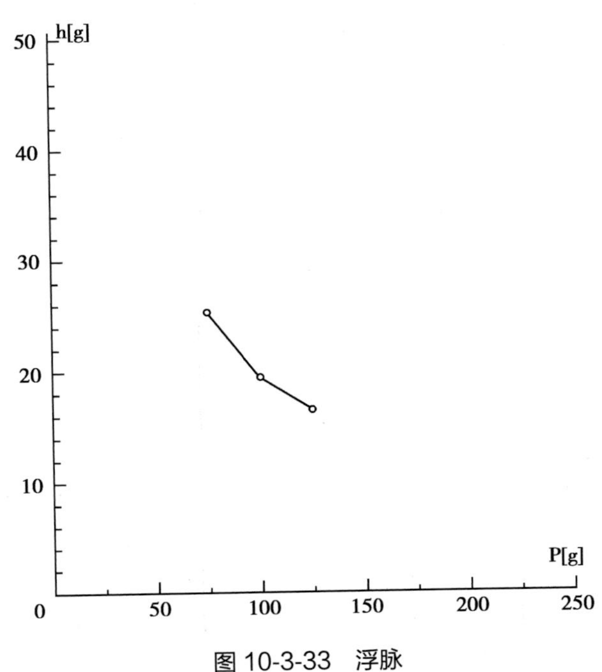

图 10-3-33　浮脉

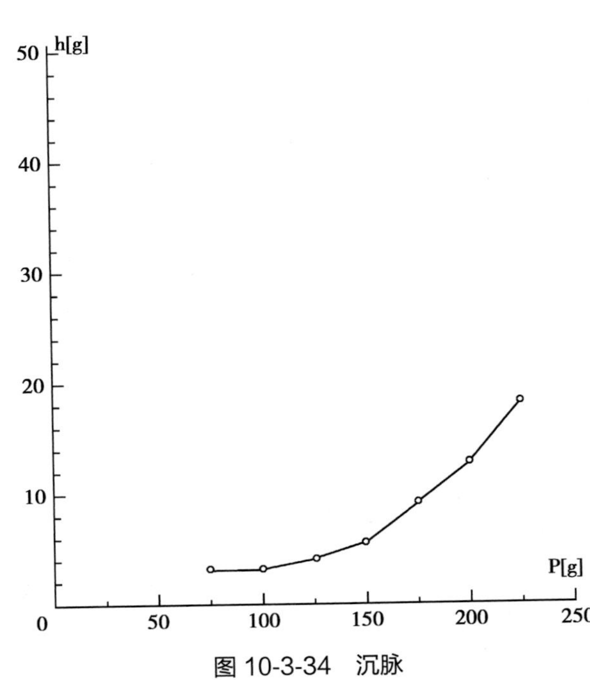

图 10-3-34　沉脉

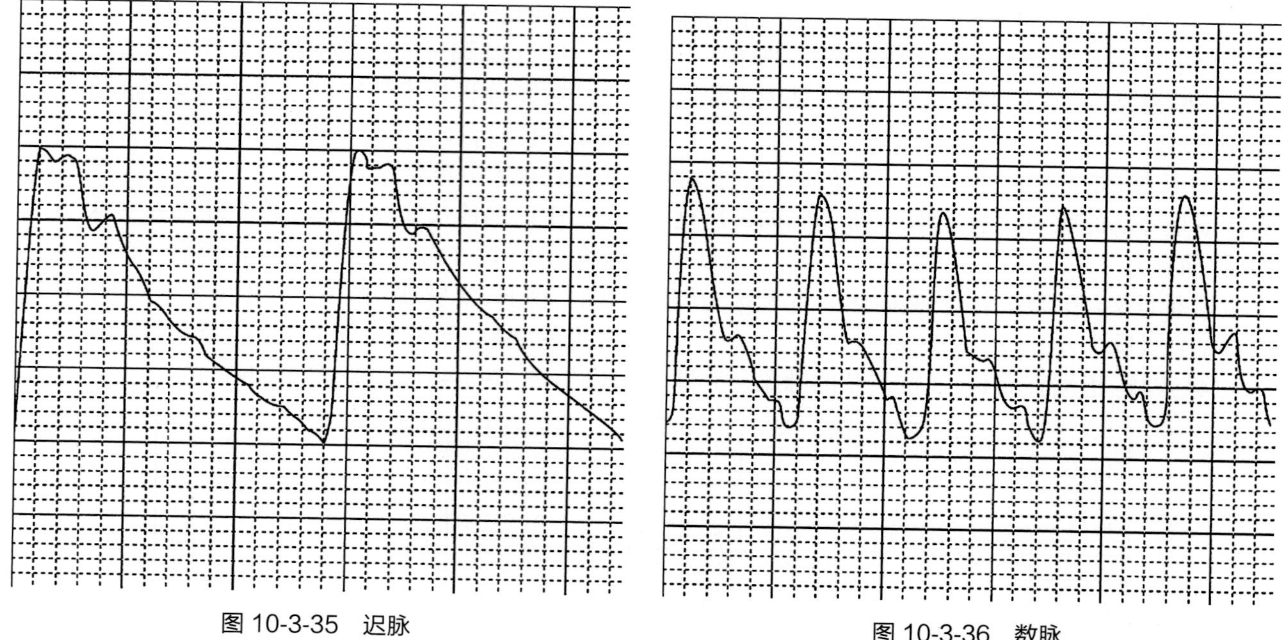

图 10-3-35　迟脉

图 10-3-36　数脉

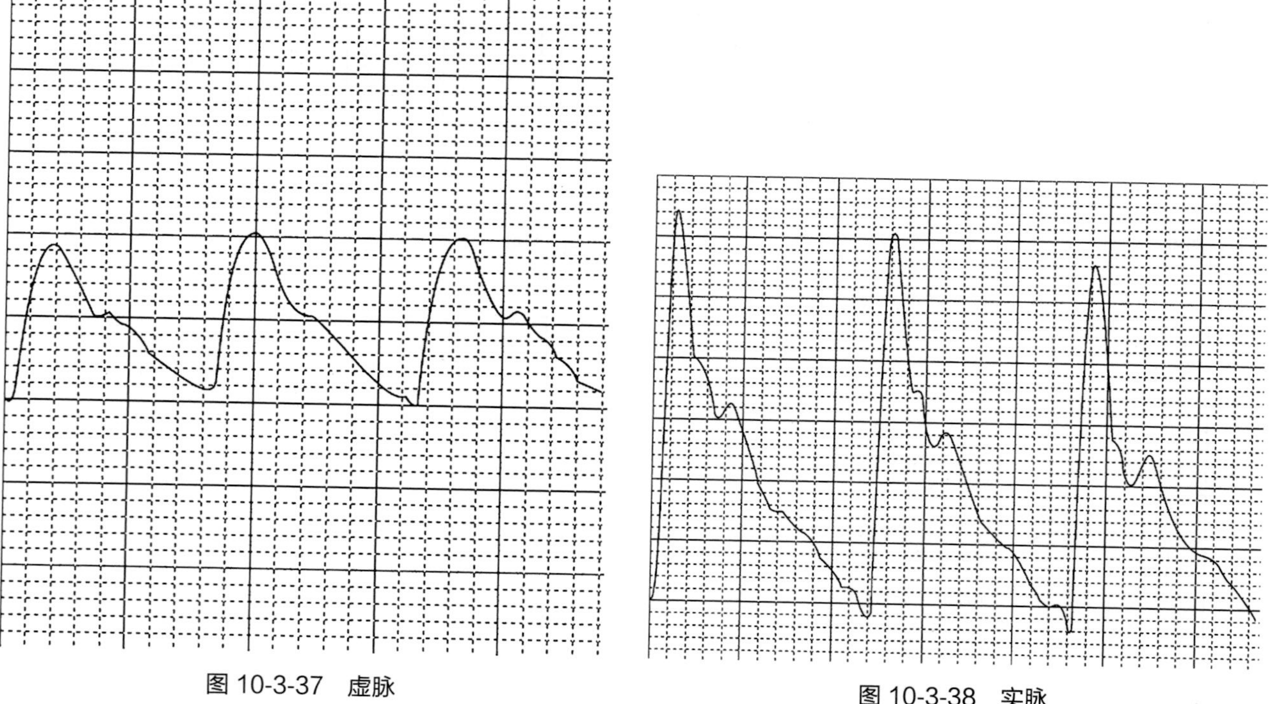

图 10-3-37　虚脉

图 10-3-38　实脉

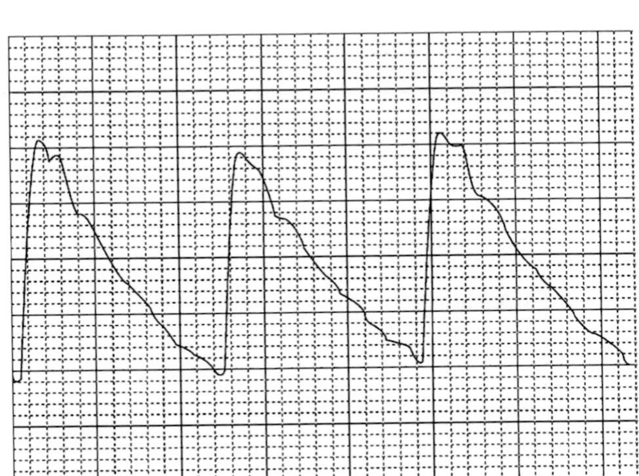

图 10-3-39 弦脉

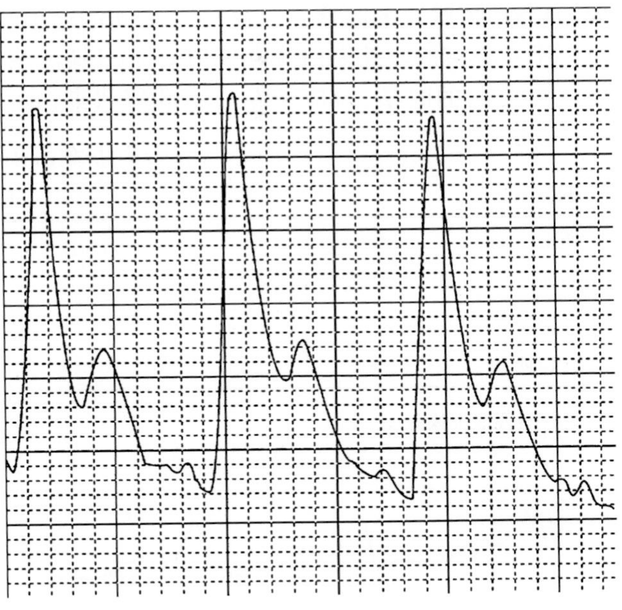

图 10-3-40 滑脉

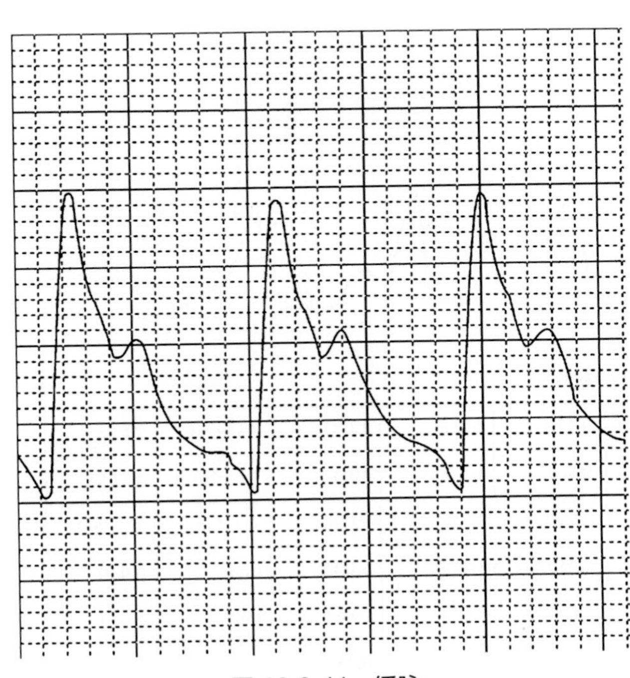

图 10-3-41 缓脉

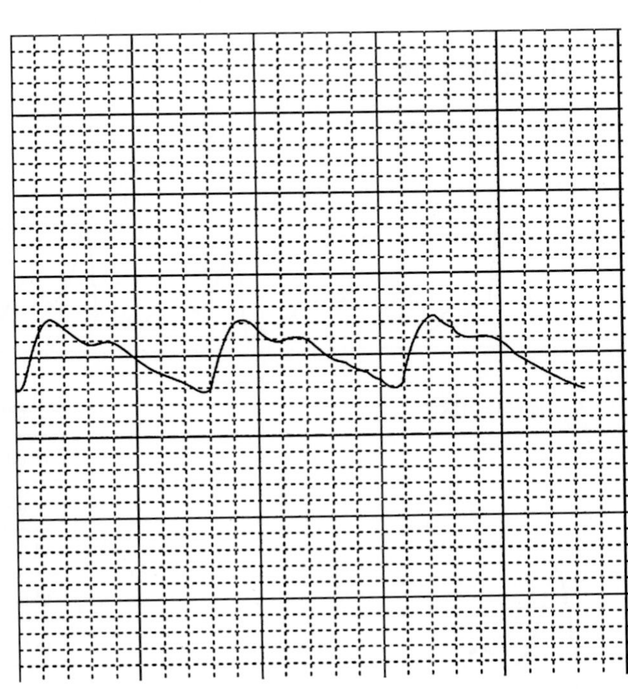

图 10-3-42 涩脉

脉图的测量参数主要有 t1(s)：脉搏波图起始点到主波峰点的时值，对应于左心室的快速射血期；t4(s)：脉搏波图起始点到降中峡之间的时值，对应于左心室的收缩期；t5(s)：降中峡到脉搏波图终止点之间的时值，对应于左心室的舒张期；h3/h1：潮波高度 / 主波高度；h5/h1：重搏波高度 / 主波高度；w1/t：主波上 1/3 高度处的宽度值 / 脉动周期；w1：主波上 1/3 高度处的宽度值。使用中医四诊仪测量脉图后，测量参数即自动生成在报告中，如图 10-3-43。

脉象信息采集数据

科室：　　　　门诊/病历号

姓名　　　　编号

性别

年龄　　　　日期

身份证

左手分段取压脉图

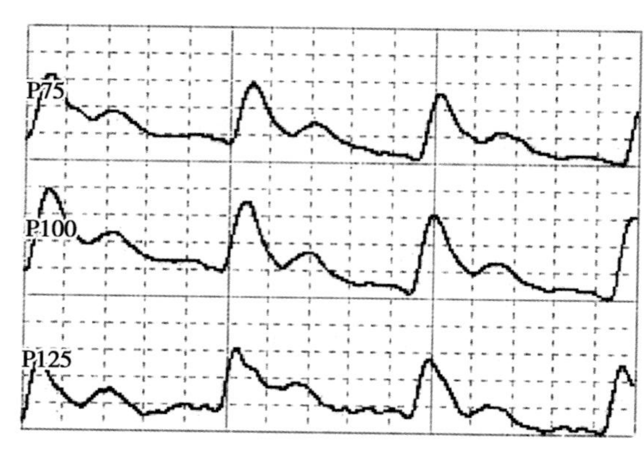

左手脉象p-h趋势图

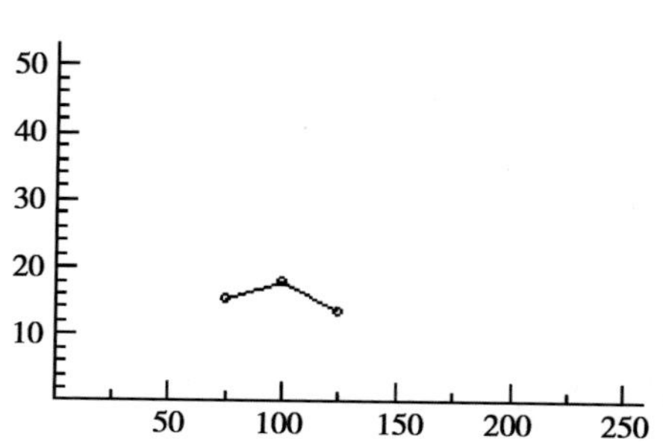

左手连续脉图（30秒）

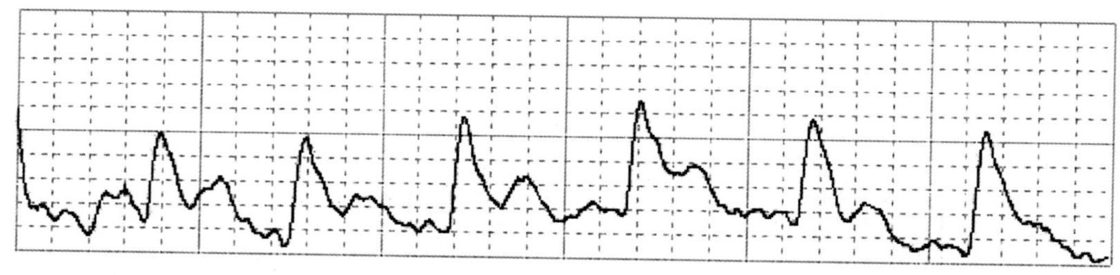

左手最佳压力脉图

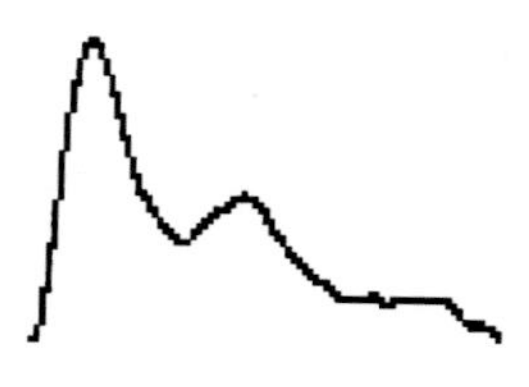

左手最佳脉图参数

t1 (s)	0.117	h1 (g)	17.817	As (g*s)	74.543
t2 (s)	0.201	h2 (g)	10.375	Ad(g*s)	46.256
t3 (s)	0.217	h3 (g)	9.098	A (g*s)	120.799
t4 (s)	0.312	h4 (g)	5.005	t (s)	0.949
t5 (s)	0.637	h5 (g)	2.844	t5/t4	2.042
h3/h1	0.511	h4/h1	0.281		
h5/h1	0.16	t1/t	0.123		
w1/t	0.122	w2/t	0.086		
w1	0.116	w2	0.082		

图 10-3-43　脉象信息采集报告 - 左手

中医脉图分析技术可用于以下方面。

1. 心脑血管病高危人群的季节健康管理　中医理论认为，人体的阴阳之气随着自然界阴阳之气的变化而发生改变，《黄帝内经素问·脉要精微论》有“天地之变，阴阳之应。彼春之暖，为夏之暑，彼秋之忿，为冬之怒。四变之动，脉与之上下，以春应中规，夏应中矩，秋应中衡，冬应中权。……阴阳有时，与脉为期，期而相失，知脉所分，分之有期，故知死时。微妙在脉，不可不察”的论述，说明脉象的变化与自然界阴阳消长的周期相适应。因此，通过脉象的过度反应或延迟反应，可以获知身体对季节变化的适应程度。中医观察到心脑血管疾病高危人群若在春季出现脉象洪大，则容易发生心脑血管疾病。通过对脉象的动态检测，可增强对该类人群的健康管理效果。

2. 虚弱的辨识与健康管理　虚弱是中医特别重视的一类身体异常，大体可分为四类，即气虚、阳虚、阴虚、血虚。四者之间有些可以相兼而同时存在，如气血两虚、气阴两虚、阴阳两虚等。虚证也可以和中医所说的多种实证相兼，构成复杂的虚实夹杂证，如气虚血瘀证等。中医把虚弱作为调节机体的“本”来认识，因此，识别虚弱与消除虚弱，是中医健康管理的重点。老年人是容易存在虚弱的群体，因此，虚弱的辨识在老年人的健康管理中尤为重要。

脉诊是辨别虚弱的重要手段，运用脉图分析技术，可以更灵敏、有效地对虚弱人群进行规范的健康管理。

二、腹诊

腹诊，主要指医生对胸腹部进行的触诊，是通过诊察胸腹部的寒热、腹力、有无疼痛、拘急、动悸、硬结等，以了解健康状态和疾病的诊断方法。

（一）腹诊的依据

中医理论认为，腹为五脏六腑之宫城，阴阳气血之发源，即胸腹是脏腑的所在地，也是阴阳气血的发源地。按照部位，胸腹被区分为胸胁、心下（胃脘）、大腹（脐腹）、小腹、少腹等。通过诊察各个部位的腹力、动气以及有无疼痛、拘急、硬结等，可以辨别正气的虚实，获知邪气的性质和位置。

（二）腹诊的内容

中医腹诊除了诊察疼痛、硬结、包块，其独特的内容还包括诊腹力、诊动气，以及具有诊断学特征的感觉异常，如胸胁苦满、心下痞或心下痞满、心下悸或脐下悸、腹皮拘急等，中医诊断学据此以判断人体的寒热虚实，以及气血有无停滞。

（三）腹诊的方法与注意事项

1. 腹诊的体位　被诊者采取仰卧、双下肢伸展的姿势。

2. 腹脉的部位与顺序　诊察者首先整体观察腹形、腹部皮肤的色泽，继之用手掌轻抚整个腹部，之后用中等力度，以手依次触按上腹部、脐腹以及小腹，以了解腹力，再仔细辨别心下、肋弓下缘、脐腹、小腹、少腹有无对触诊的不适感。

3. 腹诊的手法　与脉诊相同，按腹的力度亦分为轻、中、重三种。轻抚主要用于了解腹部皮肤的温度和湿润度；中等力度的按压用于了解腹力、按之有无肌肉的紧张、抵抗感或压痛。重按常用于探查腹部有无包块以及包块的形状、软硬等。

（四）腹诊的注意事项

腹诊时，室内要温暖，诊察者需要注意手部温暖。手法当温和，先轻抚腹部，逐渐增加力度。对于精神紧张的被诊者，触诊时可通过谈话，转移其注意力，使腹肌放松。

（五）正常腹象及诊断意义

正常的腹象为腹壁厚、皮肤温润、肌肉发达、小腹充实。按压腹部时感觉有弹性、不虚陷，称之为有腹力。腹力是对腹壁的弹性、厚度和肌紧张度的总称。大多数情况下，皮下脂肪也充实。脐腹部的动气和缓有力。

诊断意义：阴阳调和，脏腑坚实，气血充盈。

（六）异常的腹象与诊断意义

1. 腹力异常　瘦人：仰卧位时腹部凹陷，按腹肌软弱，腹直肌拘急或痉挛，肋弓角呈锐角，动气强，上述表现为腹力弱。胖人：仰卧位时腹部脂肪垂向两侧，腹部按之松软，脐下悸动，上述表现为腹力弱。

诊断意义：正气虚弱，多见于虚性体质。

全腹部胀满，按之硬（张力增加），甚至按之痛，可兼见大小便不通畅。

诊断意义：实证。

2. 胸胁苦满　按压季肋部的腹壁感觉不适，或有异常的紧张感，自觉胁肋部胀满。

诊断意义：肝胆气结或肝胃不和。

3. 心下痞　按压剑突下部位感觉不适，或有异常的紧张感及压痛，自觉剑突下部位痞硬。

诊断意义：实证，有痰食等实邪聚结胃脘。

4. 心下痞满　自觉心下痞，按压剑突下部位没有不适感、紧张感及压痛。

诊断意义：胃虚证。

5. 动气异常　因腹部大动脉搏动亢进而出现心下悸或脐下悸。

诊断意义：多为虚证。

6. 腹皮拘急　指腹直肌紧张，按之失于柔和。

诊断意义：多见于脾胃虚弱的体质。

7. 小（少）腹（硬）满　自觉小（少）腹部有胀满感，按压有肌紧张、或压痛。若只有小（少）腹胀满感者为满；有肌紧张和压痛者为硬满。

诊断意义：瘀血证。

8. 腹部包块　腹部有包块，时聚时散或固定不移。

诊断意义：时聚时散，或包块揉按后可消失者，为气分病，多为气结。包块固定不移，疼痛固定者，为血分病，多为瘀血。

（梁　嵘　陈东宁　吴　非　邸　丹）

参考文献

1. 季绍良. 中医诊断学 [M]. 北京: 人民卫生出版社, 2007.
2. 梁嵘. 中医诊断学 [M]. 北京: 人民卫生出版社, 2006.
3. 王琦. 中医健康三论 [M]. 北京: 中国中医药出版社, 2012.
4. 张红凯, 李小雪, 王祉, 等. 基于图像处理的五脏病面诊信息研究 [J]. 中华中医药杂志, 2015, 30 (08): 2897-2902.
5. 胡广芹, 陆小左, 田莉, 等. 2413 例健康成年人舌象特征规律研究 [J]. 山东中医杂志, 2011, 30 (08): 542-543.
6. 李灿东. 中医状态学 [M]. 2 版. 北京: 中国中医药出版社, 2021.
7. 姜良铎. 健康、亚健康、未病与治未病相关概念初探 [J]. 中华中医药杂志, 2010, 25 (02): 167-170.
8. 燕波. 健康管理学 [M]. 北京: 中国中医药出版社, 2022.
9. 灿东, 李思汉, 詹杰. 中医健康认知与健康管理 [J]. 中华中医药杂志, 2019, 34 (01): 202-205.

第四章　中医经络测评技术及应用

经络学说是研究人体经络系统的循行分布、生理功能、病理变化及其与脏腑、气血津液相互关系的一种理论学说，是中医学理论体系的重要组成部分。近几十年来，国内外研究人员通过医学、计算机、集成电路等的跨学科共同努力，对中医经络检测技术进行深入研究，目前已经取得了巨大进展。通过利用生物电测量技术对经络进行检测，测评经络的虚实状态，以此为依据，可对人体的健康状况进行综合评估，对人体脏腑的健康状态及其失衡情况做出判断。所以，在健康管理中应用中医经络检测技术，对分析人体的生理、病理、预警疾病风险、判断预后转归、开展健康干预以及效果评价均具有重要意义。

第一节　中医经络学说的基本理论

一、经络学说论中医经络学说基本理论

经络是经脉和络脉的总称。经，有路径的含义，经脉贯通上下，沟通内外，是经络系统中的主干；络，有网络的含义，络脉是经脉别出的分支，较经脉细小，纵横交错，遍布全身。《黄帝内经灵枢·脉度》曰："经脉为里，支而横者为络，络之别者为孙。"

经络内属于脏腑，外络于肢节，沟通于脏腑与体表之间，将人体脏腑组织器官联结成为一个有机的整体；并借以行气血，营阴阳，使人体各部的功能活动得以保持协调和相对平衡。针灸临床治疗时的辨证归经，循经取穴，针刺补泻等，无不以经络理论为依据。所以《黄帝内经灵枢·经别》曰："夫十二经脉者，人之所以生，病之所以成，人之所以治，病之所以起，学之所始，工之所止也。"

经络系统是人体的功能调节系统和人体对内外环境的防御反馈系统，能反映人体的正常生理功能和病理状态。经络在生理、病理、诊断、治疗、预防保健、养生康复等方面均具有重要意义，为历代医家所重视。

二、经络的命名

一切事物都可分为阴和阳两方面，两者之间又是互相联系的。经络系统大都以阴阳来命名。一阴一阳衍化为三阴三阳，相互之间具有对应关系(表里相合)，即太阴——阳明，少阴——太阳，厥阴——少阳。

三阴三阳是从阴气阳气的盛衰(多少)来分的。阴气最盛为太阴，其次为少阴，再次为厥阴；阳气最盛为阳明，其次为太阳，再次为少阳。

三阴三阳的名称广泛应用于经络的命名，包括经脉、经别、络脉、经筋都是如此。分布于上肢内侧的为手三阴(手太阴、手少阴、手厥阴)，上肢外侧的为手三阳(手阳明、手太阳、手少阳)；下肢外侧的为足三阳(足阳明、足太阳、足少阳)，下肢内侧的为足三阴(足太阴、足少阴、足厥阴)。从手足(上下肢)阴阳的命名可以看出，经络学说的形成与四肢的关系最为密切。

三、经络系统的组成

经络作为运行气血的通道，以十二经脉为主，其"内属于府藏，外络于肢节"，将人体内外连贯起来，成为一个有机的整体。十二经别，是十二经脉在胸、腹及头部的重要支脉，沟通脏腑，加强表里经脉的联系。十五络脉，是十二经脉在四肢部以及躯干前、后、侧三部的重要支脉，起沟通表里和渗灌气血的作用。奇经八脉，是具有特殊作用的经脉，对其余经络起统率、联络和调节气血盛衰的作用。此外，经络的外部，筋肉也受经络支配分为十二经筋；皮肤也按经络的分布分为十二皮部。

四、十二经脉概述

十二经脉是经络学说的主要内容。"十二经脉者，内属于府藏，外络于支节"，这概括说明了十二经脉的分布特点：内部，隶属于脏腑；外部，分布于

躯体。又因为经脉是“行血气”的，其循行有一定方向，即所说的“脉行之逆顺”，后来称为“流注”；各经脉之间还通过分支互相联系，即所说的“外内之应，皆有表里”。

十二经脉的循行走向：手三阴经从胸走手，手三阳经从手走头，足三阳经从头走足，足三阴经从足走腹（胸）。正如《黄帝内经灵枢·逆顺肥瘦》所载：“手之三阴从藏走手，手之三阳从手走头，足之三阳从头走足，足之三阴从足走腹。”

五、奇经八脉概述

奇经八脉是督脉、任脉、冲脉、带脉、阴维脉、阳维脉、阴跷脉、阳跷脉的总称。它们与十二正经不同，既不直属脏腑，又无表里配合关系，“别道奇行”，故称“奇经”。

奇经八脉交错地循行分布于十二经之间，其作用主要有两方面。其一，沟通了十二经脉之间的联系。其二，奇经八脉对十二经气血有蓄积和渗灌的调节作用。

因奇经八脉中的任督二脉各有其所属腧穴，故与十二经相提并论，合称为“十四经”。十四经具有一定的循行路线、病候及所属腧穴，是经络系统的主要部分，在临床上是针灸治疗、药物归经及养生保健的基础。

奇经八脉在经络系统中占有极为重要的位置，它对十二经脉、经别、络脉起到广泛的联系作用，并主导调节全身气血的盛衰。总之，奇经八脉的综合作用一是沟通、联络作用；二是统率、主导作用；三是渗灌、调节作用。

第二节　经络的功用

一、经络的生理功能

（一）经络具有联系脏腑和肢体的作用

人体的五脏六腑、四肢百骸、五官九窍、皮肉筋骨等组织器官，虽各有不同的生理功能，但又共同进行着有机的整体活动，使机体的内外上下保持着协调统一，构成一个有机的整体。而这种相互联系，有机配合主要是依靠经络系统的联络沟通作用实现的。由于十二经脉及其分支纵横交错、入里出表、通上达下，联系着脏腑器官；奇经八脉沟通于十二经之间；经筋皮部联结了肢体筋肉皮肤，从而使人体的各脏腑组织器官有机地联系起来，正如《黄帝内经灵枢·海论》曰：“夫十二经脉者，内属于府藏，外络于肢节。”

（二）经络具有运行气血，濡养周身，抗御外邪，保卫机体的作用

人体的各个脏腑组织器官均需要气血的温养濡润，才能发挥其正常作用。气血是人体生命活动的物质基础，必须依赖经络的传注，才能输布周身，以温养濡润全身各脏腑组织器官，维持机体正常功能。如营气之和调于五脏，洒陈于六腑，这就为五脏藏精、六腑传化的功能活动提供了物质条件。所以《黄帝内经灵枢·本藏》曰：“经脉者，所以行血气而营阴阳，濡筋骨，利关节者也。”

由于经络能“行血气而营阴阳”，营气运行于脉中，卫气运行于脉外，使营卫之气密布于周身，加强了机体的防御能力，起到了抗御外邪，保卫机体的作用。故《黄帝内经灵枢·本藏》曰：“卫气和则分肉解利，皮肤调柔，腠理致密矣。”

二、经络学说在临床上的应用

经络不仅在人体生理功能上有重要作用，而且是临床上说明病理变化，指导辨证归经、针灸治疗和保健养生的重要理论依据，故《黄帝内经灵枢·经脉篇》说：“经脉者，所以能决死生，处百病，调虚实，不可不通。”

（一）说明病理变化

在正虚邪乘的情况下，经络是病邪传注的途径。当体表受到病邪侵袭时，可通过经络由表及里，由浅入深。如外邪侵袭肌表，初见发热、恶寒、头痛身痛等症，由于肺合皮毛，外邪循经内舍于肺，继而可见咳嗽、喘促、胸闷、胸痛等肺的病症。《黄帝内经素问·缪刺论篇》曰：“夫邪之客于形也，必先舍于皮毛，留而不去，入舍于孙脉，留而不去，入舍于络脉，留而不去，入舍于经脉，内连五脏，散于肠。”指出了经络是外邪从皮毛腠理内传于脏腑的转变途径。此外，经络也是脏腑之间、脏腑与体表组织器官之间病变相互影响的渠道。例如，心移热

于小肠，肝病影响到胃，胃病影响到脾等，这是脏腑病变通过经络传注而相互影响的结果。内脏病变又可通过经络反映到体表组织器官，如肝病胁痛，肾病腰痛，心火上炎可致舌部生疮，大肠、胃腑有热可致牙龈肿痛等，都说明经络是病邪传注的途径。

（二）指导辨证归经

由于经络有一定的循行部位和脏腑络属，可以反映所属脏腑的病证，因而在临床上，可根据疾病所出现的症状，结合经络循行的部位及所联系的脏腑，作为辨证归经的依据。

例如，头痛一症，即可根据经脉在头部的循行分布而辨别，其痛在前额者多与阳明经有关，痛在两侧者多与少阳经有关，痛在颈项者多与太阳经有关，痛在巅顶者多与厥阴经有关。又如胁肋与少腹是肝经所过，故两胁疼痛或少腹痛，多与肝经有关。此外，某些疾病的过程中常发现在经络循行通路上，或在经气聚集的某些穴位上，有明显的压痛、结节、条索状等反应物和皮肤形态及皮肤温度变化、电阻改变等，均有助于疾病的诊断。如肠痈患者，有时在足阳明胃经的上巨虚穴出现压痛；长期消化不良的患者，有时可在脾俞穴见到异常变化。临床上采用循经诊察、扪穴诊察、经络电测定等方法检查有关经络、腧穴的变化，可作为诊断参考。

（三）指导针灸调治

针灸调治是通过刺灸腧穴，以疏通经气，恢复调节人体脏腑气血功能，从而达到改善健康状态和治疗疾病的目的。

针灸选穴，一般是在明确辨证的基础上，除选用局部腧穴外，通常以循经取穴为主，即某一经络或脏腑有病或潜在健康风险，便选用该经或该脏腑的所属经络或相应经脉的远部腧穴来调理或治疗。《四总穴歌》曰：“肚腹三里留，腰背委中求，头项寻列缺，面口合谷收”，就是循经取穴的很好说明，临床应用非常广泛。例如，胃痛可循经远取足三里穴、梁丘穴；胁痛可循经远取阳陵泉穴、太冲等穴。又如头痛，因前头痛与阳明经有关，可循经远取上肢的合谷穴，下肢的内庭穴治疗。以上所述，都是经络学说在针灸调理与治疗方面的体现。

（四）指导养生保健

依据经络一定的循行部位和脏腑络属，可通过保健推拿、保健经穴调理包括保健灸、保健刮痧、保健拔罐、穴位贴敷、穴位埋线等，达到养生、缓解疲劳、改善睡眠、促进胃肠功能、调整体重、改善过敏体质、预防呼吸消化系统慢性病复发或加重、缓解慢性疼痛、延缓衰老等治未病的目的。

第三节　中医经络测评技术原理与方法

一、中医经络测评技术原理

1. 概述　经络测评技术是基于经络具有低电阻的原理和特性所产生的测评技术。该研究始于苏联，目的是解决宇航员在太空中的体检问题。近代研究成果发现，人体的体表经络、穴位部位皮肤的电阻与非经穴部位有所差异，同时随着对应脏腑功能的改变而改变。1950 年，日本京都大学生物系教授中谷义雄发现，体表某些点的导电性较周围皮肤好，在病理情况下进行皮肤导电量测量，患者某些部位的皮肤导电量高于其他部位，称为“良导点”。这些良导点多位于或靠近传统的经穴，在体表的一定部位呈有规律的线性分布，被称为“良导络”。基于经穴易于通电的研究，证实了可以通过检测人体的经络穴位，得到人体十二经脉的电阻抗信息，从而可以判断出人体内在的生理情况及病理变化。国内学者的研究也证实经络循经系统与人体的生物电阻抗有着密切的联系。

2. 中医经络测评技术检测原理　中医经络检测仪是在中医经络理论指导下，将中医经络穴位原理和现代电子仪器采集相结合，检测人体十二经络的原穴和井穴（24 个穴位）的生物电阻抗信息，通过计算机的精确采集和数据统计，形成经络能量指数，反馈人体的健康状态。指导临床医师判断十二经脉及相关脏腑的虚实盛衰，预测预警人体健康状况及疾病发展趋势，为临床辨证论治、后续调理和治疗后的效果评价提供客观依据。

二、中医经络测评技术的测评方法

1. 检测方法　中医经络测量仪以恒定直流电为电源，另一极放置于被测者的穴位表面，测量皮肤的电阻值。

2. 检测部位　测量的部位主要为位于肢体末端的原穴、井穴。依据为《黄帝内经》的“五脏有六腑，六腑有十二原，十二出四关，四关主治五脏。五脏有疾，当取十二原。”四关为手脚腕关节处。十二原穴为太渊穴、大陵穴、神门穴、太白穴、太冲穴、太溪穴、合谷穴、阳池穴、腕骨穴、冲阳穴、丘墟穴、京骨穴。

十二井穴为少商穴、商阳穴、厉兑穴、隐白穴、少冲穴、少泽穴、至阴穴、涌泉穴、中冲穴、关冲穴、足窍阴穴、大敦穴。

3. 检测要素　中医经络测评技术应用中，有诸多检测要素。可通过对每一经络的测量值、平均值，以及整合指标（阴 / 阳比值、上 / 下比值、左 / 右比值、最大值 / 最小值比值）等检测要素，进行十二经络传导值的异常分析、十二经络平衡异常分析、经络病症分析，以了解脏腑功能活动的盛衰，评估整体健康状况。

不同的检测要素反馈不同的健康状态。如经络柱状图可直观反映十二经络阳经能量比值，可评估脏（心、肝、脾、肺、肾、心包）和腑（大肠、小肠、胃、胆囊、膀胱、三焦）之间的气血状态及全身代谢状态；上 / 下比值可评估个人精神活动状态，评估脑部的神经活动状态及上、中、下三焦之状态；左右比值即左侧经脉能量值总和与右侧经脉能量值总和的比值，对判断骨骼、肌肉及运动神经系统某些疾病有一定的参考意义；自律神经系统（最大 / 最小），即左右手足三阴三阳多组数据中最大一组数值与最小一组数值的比值，可用来评估植物神经系统功能状态，即交感神经与副交感神经功能。

4. 判定标准　基于经络测评仪的不同，表示异常的参考值也有所不同。一般认为，电导法经络测量值下降，代表经络的气血不足，为虚证；测量值过高，则代表经络的气血运行不畅，多为实证。也有的仪器标定为“−20~+20”为正常生理范围，“+30”以上为实证，“−30”以下为虚证。

第四节　中医经络测评技术在健康管理中的应用

以个体化为主导趋势的健康管理及临床医学实践需要能揭示身心整体状态特征的生命信息，需要通过系统辨识而获取相应的健康决策信息。中医经络测评技术作为宏观生物医学传感器具有无创、无损、低生理负荷、可长期监测等特点。尤其对于潜在健康问题及疾病风险可以做到早发现、早预警，有助于早干预、早治疗。

中医经络测评技术适用于人群的健康普查、健康风险筛查，可动态监测常见慢性病的病情变化，并可为制订健康干预方案、评估健康干预效果提供参考依据。

一、评估健康状况

中医经络测评在中医健康状态测评中可作为中医望、闻、问、切四诊的有效补充，医师可以根据此检测数据并结合临床和健康体检获取的其他信息量化分析人体的健康状况，对人体健康状况做出更全面、客观的评估。

二、早期预警健康风险

中医经络测评可对人体体质变化、精神状态、心理状态、自主神经功能状态等提供较准确的量化数据，对存在的潜在健康风险或倾向性问题做出初步判断，对慢性病予以提示。对疾病的早期发现、早期预警及早期治疗具有重要意义。

三、指导个体化健康管理

通过中医经络测评得到的数据能够客观反映人体阴阳气血等的变化状态，医生可根据检测结果制订个性化的健康管理方案，进行针对性的健康干预。如提供个性化的饮食起居建议、运动建议、保健茶疗建议及声乐调理建议等。个人可依照医生量身定制的健康建议调整自身不科学、不合理的生活习惯和行为，建立健康的生活方式，降低或消除健康风险，改善或提高健康水平。

四、动态监测

通过阶段性中医经络测评，可动态监测人体各系统各脏器的功能状态变化情况，为医生适时调整健康干预方案，做到精准健康管理提供依据。

五、评价健康管理效果

对比干预前后中医经络测评的数据变化，对健康管理的有效性进行客观评价。

六、展望

中医经络检测技术对医学技术的发展有很大的推动作用，也在临床实践上得到了一定应用。目前，我国中医经络测评技术与应用均处在发展阶段，经络检测系统在功能的多样性上还处于一个不断完善的过程，如网络功能、管理功能等，经络测评技术的发展空间还很大，很多方面还需要技术突破、研究创新。随着人们健康意识的逐渐增强，对通过中医经络检测来评估健康状况的需求也会越来越大。在健康管理中，不断加强中医经络测评技术的深入研究与应用，必将对中医健康管理的高质量发展起到很好的促进作用。

（韩　萍）

参考文献

1. 董秀珍. 生物电阻抗技术研究进展 [J]. 中国医学物理学杂志, 2004, 6: 311-317.
2. 涂序彦. 广义数字生命与经络数字人体 [J]. 中国医学影像技术, 2003, 1: 25-27.
3. 张建国, 周玲. 伏安法在人体经络走向分析中的应用 [J]. 盐城工学院学报 (自然科学版), 2013, 26 (01): 21-25.
4. 崔洪健, 李春日. 论经络循经感传机制 [J]. 辽宁中医药大学学报, 2016, 18 (03): 54-57.
5. 赵红. 经络组学猜想 [M]. 广州: 广东科技出版社, 2015.
6. 黄鹂, 原嘉民, 蔡坚雄, 等. 健康人群电导法经络测量值特点研究 [J]. 广东医学, 2012, 33 (16): 2497-2500.
7. 张丽芬, 周军, 茹凯, 等. 脏腑经络检测仪在健身气功社区教学中的运用研究 [J]. 当代体育科技, 2011, 1 (01): 5-8.
8. 黄鹂, 戴洪, 李盼盼, 等. 基于经络平衡的电导法经络测量分析方法对慢性肾病的诊断价值研究 [J]. 安徽中医药大学学报, 2014, 33 (04): 51-54.
9. 杨威, 赵薇, 邹斌, 等. 井原穴经络测量值的稳定性研究 [J]. 中国中医基础医学杂志, 2014, 20 (02): 220-221.
10. 宋海贝, 温川飙, 陶杰, 等. 中医经络检测技术研究进展 [J]. 电脑知识与技术, 2018, 14 (20): 225-227.
11. 朱亮, 骆文斌, 吴承玉. TDS 中医经络检测仪的原理与功用 [J]. 中医学报, 2011, 26 (04): 502-503.
12. 赵俊喜, 龚建强, 文林林, 等. 高血压患者经络良导络值的分析研究 [J]. 西部中医药, 2017, 30 (04): 66-70.
13. 曹成虎, 陈新. 电流激励型多通道经络阻抗检测仪的设计与实现 [J]. 中国医疗器械杂志, 2015, 39 (02): 98-101.

第五章　中医药健康状态干预调节技术

中医学将健康的人称为“平人”，“平”是中医学对健康的高度概括，其特征是“和”，因“和”而成为“平”。中医学的“和”态健康观认为，五脏气血是生命活力盛衰和生长衰老过程的物质基础。脏腑是整体机能的有机组成部分，也是各个部分有机配合的综合效应。脏腑内部及脏腑系统之间生化储存、生克制约构成脏腑健康之“和”态。经络是气血运行，感应传导生命信息，调节机体各项机能的通路。经络本身与经络之间联络沟通形成平衡相通之健康“和”态。经络联络脏腑肢节，沟通上下内外，依赖自身的调节能力维持对内外环境变化的动态平衡。脏腑经络协调相通、调控表达、形神相应构成的整体健康“和”态。在脏腑经络“和”态基础上形成的“志意和、寒温和、血气和”为生命活力的体现。

“和”态健康观既强调了在精神、意识、思维活动正常的前提下，保持机体内部功能活动的稳态、协调和有序，又强调了与外在的自然环境、社会环境相适应的一种生命活动状态。

中医药健康状态干预调节，是运用中医药特色技术，对人体健康状态进行干预调节，使人体保持和恢复“和”态，达到强体增健和预防疾病的目的。常用的中医药健康状态干预技术包括艾灸、拔火罐、推拿按摩、毫针刺法、刮痧、穴位贴敷、热熨、耳穴压豆、熏蒸、药浴、药枕等。

第一节　中医健康状态干预技术

一、艾灸技术

（一）概述

艾灸产生于中国远古时代，其作用机理和针疗有相近之处，并且与针疗有相辅相成的治疗作用，通常针、灸并用，故称为针灸。针灸治病在国内外有着深远的影响，其中艾灸是指用艾叶制成的艾灸材料产生的艾热刺激体表穴位或特定部位，通过激发经气的活动来调整人体紊乱的生理生化功能，从而达到防病治病的一种疗法，具有温经通络、祛湿散寒、升阳举陷、回阳固脱、消瘀散结、拔毒泄热等功效，是在保健和疾病预防中运用广泛的中医特色技术之一。

（二）注意事项

1. 实施艾灸前要全面了解受术者的整体状况　明确诊断，做到有针对性；准备好施术时所需要的器材、用品等；指导受术者采取合适的体位；加强与受术者之间的交流，使其解除不必要的思想顾虑。

2. 治疗过程中施术者要全神贯注　艾灸操作要保持合适的温度，以受术者感觉舒适为佳，并且认真观察受术者的反应情况，必要时调整艾灸的角度及距离。

3. 治疗后受术者宜卧床休息 5~10 分钟，不宜马上进行剧烈运动。

（三）操作方法

1. 基本操作顺序

（1）体位选择：常用体位为仰卧位、侧卧位、俯卧位、仰靠坐位、俯伏坐位。

（2）施灸顺序：临床上常见先灸上部，后灸下部，先灸背部，后灸腹部，先灸头身，后灸四肢，先灸阳经，后灸阴经。施灸壮数先少后多，施灸艾柱先小后大。

（3）施灸手法：施灸手法有补有泻，需要根据辨证而定，虚者宜补，实者宜泻。

2. 常见操作方法

（1）直接灸：先将艾绒捻成黄豆大或枣核大的艾柱。使用时先在施灸腧穴涂少量凡士林或万花油，使艾炷便于粘附，然后将艾炷放置于腧穴部位点燃施灸。当艾炷燃剩五分之二或四分之一而患者感到微有灼痛时，即可易炷再灸。每燃烧一柱，叫做一壮。若用麦粒大艾炷施灸，当患者感到有灼痛时，医者可用镊子将艾炷移走熄灭，然后继续易炷再灸，待将规定壮数灸完为止。一般应灸至局部皮肤红晕而不起疱为度。

(2) 隔物灸：先取新鲜老姜或大蒜，切成厚0.2~0.3cm厚的薄片。大小可根据穴区部位所在和选用的艾炷的大小而定，中间用三棱针穿刺数孔。施灸时，将其平放在选定的穴位，置大或中等艾炷放在其上，点燃。待患者有局部灼热感时，即更换艾炷再灸。一般每次灸6~9壮，以皮肤局部潮红不起疱为度。用姜者称为隔姜灸，用蒜者称为隔蒜灸。灸毕可用正红花油或万花油涂于施灸部位，一是防止皮肤灼伤，二是更能增强艾灸活血化瘀、散寒止痛的功效。

(3) 艾条灸：用艾条在一端点燃后灸患处。操作手法有温和灸、雀啄灸和回旋灸三种。

1) 温和灸：将艾条一端点燃后，保持一定的距离，置于应灸的腧穴之上，使局部有温热感。维持5~10分钟，以局部皮肤发红为度。

2) 雀啄灸：如前点燃艾条后，将燃着端对准腧穴处，一上一下如雀啄般移动。用时须注意不要烫伤患者皮肤。

3) 回旋灸：如前点燃艾灸后，将艾条燃着端围绕穴位，按左右方向水平移动或反复旋转施灸。

每次灸10~15分钟，以施灸部位出现红晕为度。每日1~2次，一般7~10次为一疗程。

(四) 禁忌证

1. 禁灸部位　部分在头面部或重要脏器、大血管附近的穴位，则应尽量避免施灸或选择适宜的灸法，特别不宜用艾炷直接灸。另外，孕妇少腹部禁灸。

2. 禁忌病证　凡高热、大量吐血、中风闭证及肝阳上亢头痛症，一般不适宜用灸法。

3. 禁忌状态　对于过饱、过劳、过饥、醉酒、大渴、大惊、大恐、大怒者，慎用灸法。

(五) 施术过程中可能出现的不良反应及处理措施

1. 不良反应　在实施艾灸的过程中可能出现胸闷、心慌、晕厥，皮肤瘙痒、刺痛、水疱等不良反应。

2. 处理措施

(1) 根据体质和病情选用合适的灸法：以受术者的病情、年龄、体质等决定施灸量的多少。若要选用化脓灸时，一定要征得受术者的同意，并在病历上记录、签字。

(2) 晕灸现象处理：立即停止艾灸，让受术者平卧于空气流通处，松开领口，给予温白糖水（糖尿病者慎用）或温开水，闭目休息即可。对于猝倒神昏者，可以针刺水沟穴、十宣穴、中冲穴、涌泉穴、百会穴、气海穴、关元穴、太冲穴、合谷穴等穴以急救。

(3) 水疱处理：施灸后皮肤出现红晕是正常现象，若艾火热力过强，施灸过重，皮肤易发生水疱。如果水疱较大可用消毒针刺破后消毒，防止感染，数日内可痊愈，1个月内局部可能留有色素沉着。

二、拔火罐技术

(一) 概述

拔罐法又名“火罐气”，古称“角法”，是以杯罐作为工具，用各种方法排去其中的空气，通过负压作用，使罐体吸着于皮肤，造成瘀血现象，来达到临床治疗效果的一种中医传统疗法。

拔罐有温经通络、祛湿逐寒、行气活血、消肿止痛的作用。以保健为目的拔火罐疗法技术，是在中医理论为指导下，可缓解慢性疼痛、预防感冒、改善过敏体质、促进消化、改善睡眠、缓解疲劳、减肥、面部美容、延缓衰老等。

(二) 注意事项

1. 拔罐部位宜充分暴露，若毛发较多影响操作，最好避开此部位，必须选择时在征得受术者同意后，可剃去拔罐部位毛发。

2. 面部及双肩、咽区、前胸区等易暴露部位，须向受术者说明可能会留下罐斑，在征得其同意后方可拔罐，并注意留罐时间不宜过长。

3. 拔罐过程中勿移动体位，以防罐具脱落。

4. 年老者、儿童、体质虚弱及初次接受拔罐者，拔罐数量宜少，留罐时间宜短。妊娠妇女及婴幼儿慎用拔罐方法。

5. 施行走罐法时，应避免润滑剂、保健中药液污染受术者的衣物。对皮肤易过敏者，宜选用温水进行走罐润滑。

6. 起罐操作时不可硬拉或旋转罐具，以防引起疼痛或损伤皮肤。

7. 应用火罐法时，用于燃火的酒精棉球，不可吸含酒精过多，以免燃烧时滴落到受术者皮肤上面造成烧烫伤。若不慎出现烧烫伤，按外科烧烫伤进行常规处理。

8. 拔罐过程中若出现拔罐局部疼痛难忍，宜减压放气或立即起罐。若出现头晕、胸闷、恶心，肢体发软，心慌汗出，甚者出现瞬间意识丧失等晕罐现象，应立即起罐，使受术者呈头低脚高卧位，必要时可饮用温糖水或温开水，或掐水沟穴等。同时密切观测血压、心率变化，严重时按晕厥处理。

（三）操作方法

1. 施术前准备　罐具、部位、体位的选择，保持环境清洁卫生，常规对于罐具、施术部位及施术者双手清洁消毒。

2. 施术方法

(1) 火罐法

1) 闪火法：用一只手持夹住95%酒精棉球的止血钳和镊子，另一只手握住罐体，罐口朝下，将棉球点燃后立即伸入罐内（以罐口与罐底的外1/3与内2/3处为宜），快速摇晃1~3圈随即退出，速将罐扣于应拔部位。

2) 贴棉法：将直径1~2cm的95%酒精棉片紧贴于罐内壁适当位置（一般以中部为宜），一只手握罐体，另一只手持燃着的火柴或打火机深入罐内点火，棉片燃着后迅速将罐扣于应拔部位。

(2) 水罐法

1) 水煮法：将竹罐放入水中或保健中药液内煮沸2~3分钟，然后用镊子将罐倒置（罐口朝下）夹起，迅速用多层干毛巾捂住罐口片刻，以吸去罐内的水液或中药液，降低罐口温度，但保持罐内热气，趁热快速将罐扣于应拔部位，然后轻按罐具30秒左右，令其吸牢。

2) 蒸气法：将水或保健中药液（液体水平面勿超过壶嘴）在小水壶内煮沸，至水蒸气从壶嘴或套于壶嘴的皮管内大量喷出时，将壶嘴或皮管插入罐内2~3分钟后取出，速将罐扣于应拔部位。

3) 抽气罐法：先将抽气罐紧扣在施术部位，再用抽气筒将罐内的部分空气抽出，使其吸拔于皮肤上。

3. 应用方法

(1) 闪罐法：用闪火法将罐吸拔于应拔部位，随即取下，再吸拔，再取下，反复吸拔至局部皮肤潮红，或罐体底部发热为度。动作要迅速而准确。闪罐频率一般为每分钟10~30次，闪罐持续操作时间一般为3~10分钟。必要时也可在闪罐后留罐。

(2) 留罐法：将吸拔在皮肤上的罐具留置一定时间，使局部皮肤潮红，甚或皮下淤血呈紫黑色后再将罐具取下。留罐时间可根据年龄、体质、部位、保健目的等情况而定，一般为5~20分钟。若遇皮肤反应敏感、皮质薄嫩、身体虚弱情况或遇老人和儿童，则留罐时间不宜过长。

(3) 走罐法：先于施罐部位涂抹适量润滑剂或温水、保健中药液，也可将罐口涂上油脂。待用罐吸拔后，一只手可固定拔罐部位的皮肤，另一只手握住罐体，略用力将罐沿着一定路线反复推拉，至走罐部位皮肤潮红或紫红为度，推罐时应用力均匀，以防止罐具漏气脱落。

(4) 排罐法：沿某一经脉或某一肌束的体表位置顺序成行排列吸拔多个罐具。

上述方法可根据需要结合使用。

4. 起罐方法

(1) 一般方法：一只手握住罐体底部，稍倾斜，另一只手拇指或食指按压罐口边缘的皮肤，使罐口与皮肤之间产生空隙，空气进入罐内，即可将罐取下。

(2) 抽气罐的起罐方法：提起抽气罐上方的塞帽使空气注入罐内，罐具即可脱落。也可用一般方法起罐。

(3) 水罐的起罐方法：应先将拔罐部位适当倾斜，并在低于罐口处放置适量干棉球后，再用一般方法起罐。

（四）禁忌证

1. 患有下列疾病　凝血功能障碍、传染性皮肤病、精神分裂症、抽搐。

2. 下列患病部位　皮肤肿瘤（肿块）部、皮肤溃烂部、骨折处、中度和重度水肿部位、静脉曲张处及疝气处。

3. 下列身体部位　心尖区、体表大动脉搏动处，妊娠妇女的腹部、腰骶部、乳房处，眼、耳、口、鼻等五官孔窍部。

4. 佩戴心脏起搏器等金属物体的受术者，禁用电罐、磁罐。

（五）施术过程中可能出现的不良反应及处理措施

1. 拔罐处若出现点片状紫红色瘀点、瘀斑（罐斑），或兼微热痛感，或局部发红，为拔罐的正常反应，一般可不做特殊处理。

2. 起罐后，应用消毒棉球轻轻拭去拔罐部位紫红色罐斑上的小水珠。

3. 若罐斑处微觉痛痒，不可搔抓，数日内可自行消退。

4. 起罐后若出现水疱，只要未破溃，可任其自然吸收。若水疱过大，可用一次性消毒针从疱底刺破，放出水液后，再用消毒敷料覆盖。

5. 若出血，应用消毒棉球拭净。

6. 若皮肤破损，应常规消毒，并用无菌敷料覆盖。

三、推拿按摩技术

(一) 概述

推拿按摩又称“按摩疗法”，是用“手”作为工具，以中医的脏腑、经络学说为理论基础，并结合西医的解剖和病理诊断，用手法作用于人体体表的特定部位以调节机体生理、病理状况，达到理疗目的的方法。具有扶正祛邪、散寒止痛、健脾和胃、导滞消积、疏通经络、滑利关节、强筋壮骨等作用；更具有保健强身，预防疾病，延年益寿的效果。适用于疲劳、失眠、颈肩腰腿不适、消化功能不良等常见亚健康状态，以及日常的机体健康养护。

(二) 用品物品准备

1. 器械　治疗床。

2. 物品　治疗巾或大浴巾。

(三) 操作流程和步骤

1. 操作流程

(1) 做好解释，取得患者配合。

(2) 取适宜体位，协助松开衣着，暴露治疗部位，注意保暖。

(3) 在治疗部位上铺治疗巾，腰、腹部进行按摩时，先嘱患者排尿。

(4) 按确定的手法进行操作，操作时压力、频率、摆动幅度均匀，动作灵活。每次推拿时间，一般15~30分钟。

(5) 操作完毕后，清理用物，归还原处。

2. 常用操作手法

(1) 摆动类手法

1) 㨰法：以小鱼际掌背侧至或掌指关节部附着于体表一定的治疗部位上，运用腕关节的内外旋转和屈伸运动，连续往返运动，使产生的功力持续地作用于治疗部位上。

2) 揉法：用手指罗纹面、掌根或手掌鱼际着力吸定于一定治疗部位或某一穴位上，做轻柔缓和的环旋运动，并带动该处的皮下组织一起揉动，使产生的功力持续地作用于治疗部位上。

(2) 摩擦类手法

1) 摩法：用手掌掌面或示、中、环三指相并指面附着于穴位或部位上，腕关节做主动环形有节律地抚摩运动。

2) 擦法：用手掌、鱼际等部位紧贴体表一定的治疗部位，做直线来回摩擦，使产生的热能渗透到深层组织。

3) 推法：以指或掌、肘等部位着力于施术部位上，做单向直线推动。

4) 搓法：用双手掌面夹住一侧肢体，做动作协调地交替搓动或往返搓动。

(3) 振动类手法

1) 抖法：以双手或单手握住受术者肢体远端，做小幅度的连续抖动。

2) 振法：以掌或指附着于体表部位，施以高频率的快速震颤动作。

(4) 挤压类手法

1) 按法：用拇指指面或掌面按压于一定的部位或穴位，逐渐用力深压，按而留之。

2) 点法：以指端或关节突起部点压施术部位或穴位的手法。

3) 拿法：拇指罗纹面与其余手指指面相对用力，提捏或揉捏肌肤或肢体。

4) 捏法：用拇指与其他手指相对用力，在施术部位做对称性挤捏肌肤运动。

5) 拨法：以指、肘等部位深按于治疗部位，进行单方向或来回拨动运动。

(5) 叩击类手法

1) 拍法：用虚掌拍打体表的治疗部位。

2) 叩法：以手指的小指侧或空拳的底部击打体表治疗部位。

3) 弹法：以一个手指的指腹紧压某一个手指的指甲，用手指连续弹击施术部位。

(6) 运动关节类手法

1) 摇法：以患肢关节为轴心，引导肢体做被动环转运动。

2) 拔伸法：术者将患者肢体或关节的一端固定，在关节的另一端作持续牵拉，使其得到牵拉拔伸。

(四) 注意事项

1. 操作者在治疗前须修剪指甲，以免伤及患者皮肤。

2. 操作过程中随时观察患者对手法治疗的反应，若有不适，应及时调整手法或停止操作，以防发生意外。

3. 操作手法轻重快慢适宜，用力均匀，禁用暴力。

(五) 禁忌证

1. 孕妇的腰骶部与腹部、妇女经期均忌用。

2. 年老体衰、久病体虚或极度疲劳、剧烈运动后、过饥过饱、醉酒均不宜或慎用推拿。

3. 严重心脏病、各种出血性疾病、结核病、肿瘤、脓毒血症、骨折早期(包括颈椎骨折损伤)、截瘫初期、烫伤、皮肤破损部位及溃疡性皮炎的局部禁推拿。

(六) 意外情况处理

若患者在按摩推拿过程中出现不适症状,应立即停止操作,让患者仰卧休息,监测生命体征情况,若情况继续恶化,给予相应急救措施后及时转院治疗。

四、毫针刺法技术

(一) 概述

毫针刺法是目前临床上最常应用的针灸疗法。毫针刺法是以毫针为针刺工具,通过在人体经络腧穴上施行一定的操作方法,以通调营卫气血,调整经络、脏腑功能而达到调节人体状态,实现保健和疾病预防目的的一种方法。毫针刺法具有适应证广、疗效显著、应用方便、经济安全等特点。

(二) 用品物品准备

1. 器械　治疗床。

2. 物品　毫针。

(三) 操作流程和步骤

1. 体位的选择　根据治疗的需要,患者取舒适体位(如仰卧位、俯卧位、侧卧位、坐位等)。

2. 腧穴的揣定　医者以手指在腧穴处进行揣摸、按压,将施术的腧穴位置定准。

3. 消毒　医者的双手、患者的穴位用 75% 乙醇棉球消毒。

4. 进针　将毫针刺入腧穴下,临床常用有双手进针法、单手进针法。

5. 留针　根据患者病情需要留针 20~30 分钟,可配合电针和特定电磁波谱治疗仪(thermal design power,TDP)。

6. 出针　注意按压穴位,避免出血。

(四) 注意事项

1. 向初次诊治患者做好解释工作,消除紧张情绪。

2. 告知患者在治疗中不得随意改变体位,以免影响施术。

3. 消毒要严格,避免感染。

4. 进针手法必须熟练,避免疼痛。

5. 根据施术部位、腧穴特点、病情需要、患者体质、形体胖瘦等情况决定进针的角度、深度,避免损伤重要脏器、血管、神经等组织。

(五) 禁忌证

1. 气血严重亏虚者(如大出血、大吐、大泄、大汗的患者),不宜针刺。

2. 形体极度消瘦者(如恶性肿瘤、活动性肺结核、慢性肝炎晚期等患者),不宜针刺。

3. 传染性强的疾病和凝血机制障碍患者,不宜针刺。

4. 大醉、大怒、饥饿、疲劳、精神过度紧张者,不宜针刺。

5. 孕妇应慎用针刺,禁用下腹、腰骶部及具有通经活血功效的腧穴,如三阴交穴、合谷穴、昆仑穴、至阴穴等。

(六) 意外情况处理

若患者在针灸过程中出现头晕、出血不止、昏迷等不适症状,应立即停止操作,让患者仰卧休息,监测生命体征情况,若情况继续恶化,给予相应急救措施后及时转院治疗。

五、刮痧技术

(一) 概述

刮痧是传统的自然疗法之一,以中医皮部理论为基础,用器具(牛角、玉石、火罐)等在皮肤相关部位刮拭,以达到疏通经络、活血化瘀之目的。该技术具有祛除邪气、疏通经络、舒筋理气、祛风散寒、清热除湿、活血化瘀、消肿止痛,从而达到扶正祛邪,防病治病的作用。其适合于易感冒、肢体不适、疲劳、失眠等亚健康状态,以及女性生理周期养护等日常养生保健。

(二) 用品物品准备

1. 器械　治疗床。

2. 物品　刮痧板。

3. 用品　万花油。

(三) 操作流程和步骤

1. 消毒刮痧板,让患者取舒适体位,充分暴露其施治部位。

2. 拿刮板法　用手掌握着刮板,治疗时刮板厚的一面对手掌,保健时刮板薄的一面对手掌。用万花油涂于需要刮痧部位进行刮痧。

3. 刮拭部位及方向　颈、背、腹、上肢、下肢部从上向下刮拭,胸部从内向外刮拭,不得来回刮动。背部:先从第七颈椎起,沿着督脉由上而下刮至第五腰椎,然后从第一胸旁开沿肋间向外侧斜刮;也可在穴位处施术,常用的穴位有足三里穴、天突穴、曲池穴及背部的一些腧穴。刮板与刮拭方向一般保持在45°~90°进行刮痧。

4. 补泻　一般来讲，顺着经络的走行进行刮拭，即为补刮，逆着经络的走行进行刮拭即为泻刮。

5. 刮痧时间　用泻刮或平补平泻手法进行刮痧，每个部位一般要刮3~5分钟；用补刮手法每个部位刮拭时间为5~10分钟。对于一些不出痧或出痧少的患者，不可强求出痧，以患者感到舒服为原则。刮痧次数一般是第一次刮完等3~5天，痧退后再进行第二次刮治。出痧后1~2天，皮肤可能轻度疼痛、发痒，这些反应属正常现象。

（四）注意事项

1. 刮痧治疗时应注意室内保暖，尤其是在冬季应避寒冷与风口。夏季刮痧时，应回避风扇直接吹刮拭部位。

2. 刮痧出痧后30分钟以内忌洗凉水澡。

3. 前一次刮痧部位的痧斑未退之前，不宜在原处进行再次刮拭出痧。再次刮痧时间需要间隔3~6天，以皮肤上痧退为标准。

4. 刮痧出痧后最好饮一杯温开水（最好为淡盐水），并休息15~20分钟。

（五）禁忌证

1. 孕妇的腰骶部与腹部、妇女经期均忌用。

2. 年老体衰、久病体虚、极度疲劳、剧烈运动后、过饥过饱、醉酒均不宜或慎用。

3. 严重心脏病、各种出血性疾病、结核病、肿瘤、脓毒血症、骨折早期（包括颈椎骨折损伤）、截瘫初期、烫伤、皮肤破损部位及溃疡性皮炎等不宜使用。

（六）意外情况处理

若患者在刮痧过程中出现头晕、出血不止、昏迷等不适症状，应立即停止操作，让患者仰卧休息，监测生命体征情况，若情况继续恶化，给予相应急救措施后及时转院治疗。

六、穴位贴敷技术

（一）概述

穴位贴敷疗法，是以中医经络学说为理论依据，把药物研成细末，用水、醋、酒、蛋清、蜂蜜、植物油、清凉油、药液等调成糊状，或用呈凝固状的油脂（如凡士林等）、黄醋、米饭、枣泥制成软膏、丸剂或饼剂，或将中药汤剂熬成膏，或将药末撒于膏药上，再直接贴敷穴位、患处（阿是穴），用来治疗疾病的一种无创痛穴位疗法。通过穴位将刺激内传经络、肝腑，激发了经气，调动了经脉的功能，以调理失衡的阴阳与脏腑气血。

（二）用品物品准备

1. 器械　治疗床、凳子。

2. 物品　胶布、剪刀、镊子。

3. 用品　中药膏剂（自制）或天灸贴等。

（三）操作流程和步骤

1. 根据具体情况选取穴位或痛点（选穴原则同针灸治疗）。

主要穴位选取如下。

（1）颈部：大椎穴、肩井穴、阿是穴等。

（2）肩部：肩髃穴、天宗穴、肩贞穴等。

（3）腰部：肾俞穴、腰阳关、腰眼、阿是穴等。

2. 将施治处皮肤清洁擦干，把药物敷贴粘贴在选定穴位的皮肤上，按揉片刻。1~2天换1次贴，两周为1个疗程。

（四）注意事项

1. 注意贴敷时间不宜过长，一般控制在1~3小时内。

2. 出现破损处不可贴敷。

（五）禁忌证

1. 孕妇的腰骶部与腹部、妇女经期均忌用。

2. 年老体衰、久病体虚者慎用。

3. 各种出血性疾病、结核病、脓毒血症、烫伤、皮肤破损部位及溃疡性皮炎等不宜使用。

（六）意外情况处理

1. 若皮肤出血红肿、瘙痒、疼痛等不适症状，应立即去掉药物，对症给予抗过敏治疗。

2. 若患者在药物贴敷过程中出现头晕、昏迷等不适症状，应立即停止操作，让患者仰卧休息，监测生命体征情况，若情况继续恶化，给予相应急救措施后及时转院治疗。

七、热熨技术

（一）概述

热熨疗法可扩张血管、改善局部血液循环、促进局部代谢、缓解肌肉痉挛、促进炎症及瘀血吸收，具有温经散寒、消肿止痛、活血祛瘀、强筋健骨的治疗作用。适用于亚健康和病前状态人群，如疲劳状态、代谢异常状态、肥胖、疼痛等，以及阳虚体质、瘀血体质、气郁体质等偏颇体质人群。

（二）注意事项

1. 敷药包前排空小便。

2. 微波炉加热时控制好时间，防止药物燃烧变质。

3. 热熨中保持药包的温度，冷却后应及时更换或加热。

4. 随时观察，防止熨伤，患者感到局部疼痛，出现水泡时应停止操作，给予适当处理。尤其是老年人、婴幼儿实施药熨治疗时，温度不宜过高。

5. 布袋、毛巾，用后清洗消毒备用或专人专用。

（三）操作方法

1. 微波炉加热后热熨法　取出热熨包内胆，将表面稍喷湿，或放在微波盒中，置于微波炉里，中高火加热 2~3 分钟。趁热装入外包中，热敷不适部位。

2. 传统蒸热后热熨法　在蒸锅中加适量水，水烧开后将热熨包内胆放入笼屉内，蒸制 20 分钟后，趁热装入外包中，热敷不适部位。

3. 热熨包保存法　热熨后干燥、通风存放，可反复使用。

（四）禁忌证

1. 实证、热证禁用。

2. 腹部包块性质不明，孕妇禁敷腹部、腰骶部。

3. 大血管处、皮肤有破损处禁用。

4. 出血性疾病者禁用，如血小板减少性紫癜、过敏性血小板减少性紫癜、月经过多、崩漏等。

5. 昏迷、麻醉未清醒者禁用，局部知觉消失或减退者慎用。

（五）施术过程中可能出现的不良反应及处理措施

1. 治疗部位若出现皮肤微热痛感，或局部发红，为正常反应，一般可不做特殊处理。

2. 若热熨包温度过高烫伤皮肤或致皮肤破损，应立即暂停治疗，并予常规消毒，用无菌敷料覆盖。

3. 若治疗部位出现痛痒感、红点或斑疹，应立即暂停治疗，并予常规消毒，数日内可自行消退。

八、耳穴压豆技术

（一）概述

耳穴压豆疗法是将生王不留行籽等一类的压丸用胶布粘贴在耳廓的相关穴位上，并加以按压以达到宣畅经络、疏通气血、利湿化滞、防病治病、强身健体目的。

（二）用品物品准备

1. 器械　治疗床。

2. 物品　王不留行籽、胶布、镊子。

（三）操作流程和步骤

1. 操作前准备

(1) 压丸的选择：压丸应大小适宜、不易碎、无毒。

(2) 耳穴选择：根据病情选择耳穴。选穴原则：①按相应部位选穴；②按脏腑辨证选穴；③按经络辨证选穴；④按西医理论选穴；⑤按临床经验选穴。

(3) 体位选择：选择患者舒适、医者便于操作的体位。

(4) 环境选择：应注意环境清洁卫生，避免污染。

(5) 耳穴压丸贴片的制备：将医用胶布剪成 0.6cm × 0.6cm 大小，上置压丸制成耳穴压丸贴片。压丸直径约 0.2cm，应清洗消毒，宜选用植物种籽，如王不留行、白芥子、莱菔子、油菜籽等；或选用聚苯珠、磁珠等。目前，临床上广泛使用的是王不留行和磁珠。

2. 操作方法　医者一只手固定耳廓，另一只手用镊子或止血钳夹取耳穴压丸贴片贴耳穴并适度按揉，根据病情嘱患者定时按揉。宜留置 2~4 天，左右耳交替使用。

（四）注意事项

1. 施术部位应防止感染。

2. 湿热天气，耳穴压丸留置时间不宜过长，宜 2~3 天。

3. 耳穴压丸留置期间应防止胶布脱落或污染。对普通胶布过敏者宜改用脱敏胶布。

4. 妊娠期间慎用耳穴压豆疗法。

（五）禁忌证

脓肿、溃破、冻疮局部的耳穴禁用耳穴压豆疗法。

（六）意外情况处理

1. 若皮肤出血红肿、瘙痒、疼痛等不适症状，应立即去掉药物，对症给予抗过敏治疗。

2. 若患者在药物贴敷过程中出现头晕、昏迷等不适症状，应立即停止操作，让患者仰卧休息，监测生命体征情况，若情况继续恶化，给予相应急救措施后及时转院治疗。

九、熏蒸技术

（一）概述

中药熏蒸的适应证比较广，适用于各类亚健康状态和病前状态人群，根据配药的不同来对相应的状态和病症进行干预和治疗。

（二）注意事项

1. 施行熏蒸疗法，应时刻注意防止烫伤，各种用具宜牢固稳妥，热源应当合理，药不应接触皮肤。

2. 应用熏蒸床时，要注意汗出过多，防止站立时虚脱跌倒。

3. 小儿及智能低下、年老体弱者不宜用本疗法；儿童熏蒸时应有专人陪护。

4. 熏蒸浴具要注意消毒。

（三）操作方法

1. 中药配备　熏蒸处方中药按照配方配齐后打粉。

2. 物品准备　配备相关中药粉末、熏蒸治疗仪 1 台、大毛巾 1 条、一次性衣服 1 套、冬天备暖炉 1 台、拖鞋 1 双、血压计 1 台、温开水备用。

3. 熏蒸操作

(1) 核对医嘱，嘱患者取下各种饰物和通信工具，记录血压、心率、呼吸。

(2) 加热水入熏蒸仪内，加药，接通电源，待熏蒸仪有蒸汽冒出，表示可以开始工作。

(3) 嘱患者更换一次性衣服，取平卧位，调节熏蒸的温度为 38~41℃，设置熏蒸的时间约为 30 分钟，调节室温，并教会患者使用呼叫仪。

(4) 熏蒸过程中，观察患者的反应，了解患者感受，若感到不适，应立刻停止。

(5) 熏蒸完毕，用大毛巾抹干体表，尽快更衣。

(6) 嘱患者熏蒸完毕适当饮水，以不渴为度。

(7) 记录患者熏蒸过程的不良反应，熏蒸结束后记录血压、心率、呼吸。

4. 疗程　每天 1 次，每次治疗约 30 分钟，一般 6 次为 1 个疗程。或按医师处方的要求确定疗程。

（四）禁忌证

1. 重症高血压、心脏病、急性脑血管意外、急慢性心功能不全、重度贫血、动脉硬化症等患者禁用。

2. 饭前饭后半小时内、饥饿、过度疲劳者禁用。

3. 妇女妊娠及月经期禁用。

4. 急性传染病者禁用。

5. 有开放性创口、感染性病灶、年龄过大或体质特别虚弱者不宜。

6. 对药物过敏者禁用。

（五）施术过程中可能出现的不良反应及处理措施

1. 若熏蒸过程中，出现大汗淋漓，头晕不适等症状，应立即停止治疗，并给予温开水或糖水补充水分，给予充分休息。

2. 若熏蒸温度过高烫伤皮肤，应立即停止治疗，常规消毒，并用无菌敷料覆盖。

十、药浴技术

（一）概述

药浴是用药液或含有药液水洗浴全身或局部的一种方法，其形式多种多样。洗全身浴称“药水澡”；局部洗浴又有“烫洗”“熏洗”“坐浴”“足浴”之称，尤其烫洗最为常用。药浴用药与内服药一样，也需要遵循处方原则，辨病辨证，谨慎选药，即根据各自的体质、时间、地点、病情等因素，选用不同方药，各司其属。可用于亚健康人群调理，具有行气活血、强筋健骨、养颜润肤、祛风止痒等功效。

（二）注意事项

1. 饭前 30 分钟、饭后 1 小时内，醉酒、过饥、过饱、过渴、极度疲劳等状态下不宜药浴。

2. 药浴频度不宜过高，每周不宜超过 3 次。

3. 药浴后不宜立即站起。

4. 选用辛温发汗类药物和经常药浴者，宜适当减少药浴时间。

5. 严重心脑血管疾病、肝肾功能不全者慎用。

6. 皮肤病者慎用。

7. 结核病、骨髓炎者不宜药浴。

（三）操作方法

1. 施术前准备

(1) 药物选择：宜选用植物类药，部分情况可选用动物类药和矿石类药。

(2) 剂型选择：可选用药浴散剂和液剂。

(3) 药量：药浴散剂单次用量不宜低于 150g，药浴液剂单次用量宜不低于 700mL。

(4) 储存：药浴散剂和液剂宜置于阴凉干燥处。

2. 施术方法

(1) 调水

1) 用水要求：宜选用自来水、纯净水或泉水，应符合《生活饮用水卫生标准》（GB 5749—2006）。

2) 水温：38~45℃，如属于特殊体质或患有疾病者宜选择与之适应的温度。

3) 水量：浸洗法，水量宜为洗浴容器的 2/3；淋洗法，水量宜不低于 4 000mL；擦洗法，水量宜不低于300mL。

(2)加药：将制备好的药袋或药浴液调入洗浴用水中。

(3)入浴：受术者宜清洗受术部位后，使受术部位的一部分慢慢接触药浴液。

(4)洗浴：浸洗、淋洗、擦洗身体，或选择其中任意两者进行洗浴。时间宜在20~40分钟，以头面部微微汗出为宜。

(5)出浴：用38~45℃的清水冲洗身体1~3遍，以洗掉身体上残留的药浴液为度。用柔软浴巾将身体擦干。

3. 施术后处理

(1)适量饮水、休息，避免受风寒。

(2)清洁和消毒药浴后的浴室和器具。

(四) 禁忌证

1. 皮肤有溃破或创口者，局部禁用。

2. 对药浴液皮肤过敏者禁用。

3. 出凝血功能障碍患者禁用。

4. 严重的肺系疾病患者禁用。

5. 妊娠期和月经期禁用。

(五) 施术过程中可能出现的不良反应及处理措施

1. 若药浴过程中，出现皮肤瘙痒、红疹等，应马上停止药浴，并用清水清洗后常规消毒。

2. 若药浴过程中，出现头晕不适等，应马上停止药浴，并适当休息，用温开水或糖水补充水分。

十一、药枕技术

(一) 概述

药枕疗法是将药物经过炮炙后装入枕芯，制成药枕，再通过枕于其上睡觉的一种外治方法。它可用于一般人群的调理，通过人体将药物的气味吸入，作用于经络、血管、神经，起到疏通经络、调畅气血、芳香开窍、益智醒脑、强壮保健等作用，达到防治疾病和延寿抗衰的目的。

(二) 注意事项

1. 定期翻晒枕芯，定期更换药物。特别在夏季，应经常放在通风处翻晒，但切忌将药枕放在太阳光下曝晒，以免药物气味挥发过快。一般药枕枕芯1个月更换1次为宜。

2. 使用药枕时间不宜太短。宜连续使用3~6个月，每晚用枕时间不应少于6小时。

3. 药枕与头颈接触的隔层不宜过厚。

4. 药枕要根据辨证施治的原则选择相应药物制作。

(三) 禁忌证

1. 枕部、颈部皮肤有溃破或创口者禁用。

2. 对药枕皮肤过敏者禁用。

3. 妊娠期禁用。

(四) 意外情况及处理措施

若枕卧过程中，出现皮肤瘙痒、红疹等，应马上停止使用，并用清水清洗后常规消毒。

第二节　常见中医健康状态干预方案

一、疲劳状态人群的中医健康干预方案

(一) 疲劳状态的概念

疲劳状态是指日常易于产生疲劳感，或持续较难缓解的疲劳感的人体健康状态，并排除重大器质性疾病及精神心理疾病，如恶性肿瘤、贫血、肾功能衰竭、慢性心力衰竭、肝硬化、结核病、甲状腺功能减退、糖尿病、低钾血症等。

(二) 常见证型的干预方案

1. 脾肾阳虚型

证候特点：周身倦怠乏力，饭后困倦思睡，伴有畏寒肢冷、食欲不振、腹胀，饭后尤甚，喜温喜按，大便溏软或泄泻，腰酸腿软或阳痿，面色少华，形体偏瘦或有水肿。舌淡胖、有齿痕，苔薄白而润，脉弱或迟。

治则：温补脾肾。

(1)艾灸

选穴：任督二脉及附近穴位。

仪器：3孔单排艾灸箱两个，插满艾条。

操作：置1个灸箱于大椎至胃俞之间，灸箱纵向中线正对督脉；另1个灸箱于腰部，横向中线正对督脉，中孔正对命门穴，灸20分钟。置1个灸箱于腹部，灸箱纵向中线正对任脉，中孔正对肚脐，灸20分钟。

(2)中药包热熨

选穴：肩背部及督脉。

用品：热敷包。吴茱萸250g、粗盐250g(炒热)，用麻布袋装盛并封好袋口，共两个热敷包。

操作：①加热后置于项后、肩背处，熨20分钟，每10分钟加热1次，与灸腹部同时进行。②加热后置督脉身柱穴至脊中穴处，熨20分钟，每10分钟加热1次，与灸督脉同时进行。

(3) 推拿按摩

操作：以揉、推、擦法施于腰背部两侧膀胱经第一侧线，重点按揉心、肝、肺、脾、肾等各脏腑俞穴。以手掌横擦腰骶部大肠俞穴、关元俞穴、八髎穴等。用拳背部叩击腰阳关穴36次，意守腰阳关穴。搓擦涌泉穴，直至发热为佳。两侧交替进行。

(4) 中药熏洗

处方：山茱萸120g、吴茱萸120g、胡椒60g、川乌30g、蛇床子60g、高良姜30g、牡蛎300g、干姜60g、白芷60g、浮萍60g。

操作：以上药物碎成粗末混匀。每次取30g用水煎煮20~30分钟后去滓，倒入盆内足浴，每日1次。若以药汤沐浴效果更佳，每次取90g用水煎煮60~90分钟后去滓，倒入浴盆加水调至合适温度，须进食后方可泡洗全身，泡洗完毕即就寝，至就寝时腰膝汗出可显效，每日1次。

2. 中气虚弱型

证候特点：周身倦怠乏力，饭后困倦思睡，伴有食欲不振，腹胀、饭后尤甚，大便溏软，面色少华，形体偏瘦．舌淡，苔薄白，脉细或缓或弱。

治则：补中益气。

(1) 艾灸

选穴：中脘穴、关元穴、足三里穴。

操作：分别用1支或2支艾条对准施灸，左手示指及中指张开露出穴位，距离皮肤2~3cm熏灸，至皮肤发红，深部组织发热为度。

(2) 中药包热熨

部位：项后侧肩背部、骶尾部。

用品：热敷包。吴茱萸250g、粗盐250g(炒热)，用麻布袋装盛并封好袋口。共两个热敷包。

操作：①加热后置于项后肩背处，熨20分钟，每10分钟加热1次，与灸中脘、关元同时进行。②加热后置骶尾部，熨20分钟，每10分钟加热1次，与灸足三里穴同时进行。

(3) 推拿按摩

操作：以揉、推、擦法施于腰背部两侧膀胱经第一侧线，重点按揉心、肝、肺、脾、肾等各脏腑俞穴。以手掌横擦腰骶部大肠俞穴、关元俞穴、八髎穴等。搓擦涌泉穴，直至发热为佳。两侧交替进行。

3. 痰湿内阻型

证候特点：咳嗽痰多，色白而稀容易咯出、胸膈满闷、动则咳嗽加剧、气喘痰鸣，舌苔白腻或白滑，脉濡缓。

治则：补肺健脾，燥湿化痰。

(1) 中药包热熨

部位：腹部、骶尾部。

用品：热敷包。吴茱萸250g、粗盐250g(炒热)，用麻布袋装盛并封好袋口。共两个热敷包。

操作：加热后置1个热敷包于腹部神阙穴处，另1个热敷包置于骶尾部，熨20分钟，每10分钟加热1次。

(2) 火罐疗法

部位：大椎，双侧肺俞穴、肝俞穴、脾俞穴、肾俞穴，八髎穴。

操作：患者取俯卧位，充分暴露背部，在以上穴位留罐5分钟，当皮肤出现潮红甚或瘀斑时则取罐。

(3) 推拿按摩

操作：以揉、推、擦法施于腰背部两侧膀胱经第一侧线，重点按揉心、肝、肺、脾、肾等各脏腑俞穴。以三指捏法沿脊柱自下而上同步捏揉推进。其次以手掌横擦腰骶部大肠俞穴、关元俞穴、八髎穴等。搓擦涌泉穴，直至发热为佳。两侧交替进行。

(三) 操作要点

1. 取穴需准确。

2. 可针对患者的合并症状适当选取配穴。

3. 火罐操作时注意火罐的内压不能过小，留罐时注意患者皮肤的反应和留罐时间，尤其要注意不能损伤患者皮肤。

4. 热熨时要注意温度不能过高，以患者感觉舒适为度，并随时按患者感受进行调整。

5. 按摩时应注意力度要适中，以患者舒适为度，用力要柔顺舒缓深透，忌用死力。

6. 注意患者的反应，谨防意外发生。

二、睡眠障碍状态人群的中医健康干预方案

(一) 睡眠障碍状态的概念

在具备充分的睡眠机会和环境的前提下，因入睡所需时间长、夜间觉醒次数多、多梦、早醒等导致的整体睡眠时间和睡眠质量不能满足患者需求，并且对患者日间功能造成不良影响的一种状态。

（二）常见证型的干预方案

1. 肝郁化火证

证候特点：突然失眠，急躁易怒，心烦不易入睡，或入睡后多梦惊醒，胁肋胀闷，善太息，口苦咽干，头晕头胀，目赤耳鸣，便秘溲赤。舌质红，苔黄，脉弦数。

治则：疏肝降火。

（1）耳穴压豆

选穴：皮质下、神门、内分泌、交感、心、胃等。

操作：将王不留行籽贴于所选穴位上，用胶布固定，每穴用拇、食指对捏，以中等力量和速度按压40次，达到使耳廓轻度发热、发痛。每日自行按压3~5次，每次3~5分钟。

（2）药枕疗法

处方：丹参、茯神、何首乌藤、淮小麦各90g；合欢花180g；柴胡、五味子、红花、佛手、远志、香附、乌药各60g；薄荷36g；莲心18g。

用法：制成药枕，嘱患者每晚枕于颈下。

（3）推拿按摩

操作：按揉颈项位置颈肩两侧压痛点，来回10~20遍；按枕下四穴（翳风穴、翳明穴、安眠穴、风池穴），以有温热舒适感为宜；按百会及四神聪，每穴各0.5~1分钟；按揉前额正中沿头两侧至枕后的发际边缘5~10遍。

2. 痰火扰心证

证候特点：心烦不寐，噩梦纷纭，易惊易醒，头目昏沉，脘腹痞闷，口苦心烦，不思饮食，口黏痰多。舌质红，苔黄腻或滑腻，脉滑数。

治则：清心化痰。

（1）指腹放血

部位：中指（心）、无名指（肝）两指指腹瘀滞处。

用具：9号注射器针头1个

操作：在患者中指（心）、无名指（肝）两指指腹瘀滞处刺络放血，直到血液变鲜红为止。

（2）刺络拔罐

部位：腰背部心俞穴、心包俞穴、肝俞穴、胆俞穴及周边瘀络处。

用具：7号注射器针头1个，玻璃火罐1个。

操作：在患者腰背部心俞穴、心包俞穴、肝俞穴、胆俞穴及周边寻找淤络点刺拔罐放血。

（3）耳穴压豆

选穴：皮质下、神门、内分泌、肾、交感、心、胃等。

操作：将王不留行籽贴于所选穴位上，用胶布固定，每穴用拇指、示指对捏，以中等力量和速度按压40次，达到使耳廓轻度发热、发痛。每日自行按压3~5次，每次3~5分钟。

（4）药枕疗法

处方：琥珀、郁金、石菖蒲、柏子仁、夜交藤、蚕砂各200g。

操作：制成药枕，嘱患者每晚枕于颈下。

3. 心脾两虚证

证候特点：不易入睡，睡而不实，多梦易醒，醒后难以复寐，心悸健忘，神疲乏力，四肢倦怠，纳谷不香，面色少华，口淡无味，腹胀便溏。舌质淡，苔薄，脉细弱。

治则：补益心脾。

（1）艾灸

部位：足太阳膀胱经肝俞穴、心俞穴、脾俞穴、肺俞穴、肾俞穴或足少阴肾经涌泉穴。

操作：以艾条灸上述穴位20分钟。

（2）中药包热熨

用品：热敷包。吴茱萸250g、粗盐250g（炒热），用麻布袋装盛并封好袋口。共两个热敷包。

操作：加热后置1个热敷包于腹部神阙穴处，另1个热敷包置于骶尾部，熨20分钟，每10分钟加热1次。

（3）选穴：皮质下、神门、内分泌、肾、交感、心、胃等。

操作：将王不留行籽贴于所选穴位上，用胶布固定，每穴用拇指、示指对捏，以中等力量和速度按压40次，达到使耳廓轻度发热、发痛。每日自行按压3~5次，每次3~5分钟。

（4）药枕疗法

用品：适量大豆

操作：制成药枕，加热后枕一夜。

（三）操作要点

1. 取穴需准确。

2. 可针对患者的合并症状适当选取配穴。

3. 刺血时应注意操作迅速、准确，留意血液颜色和质地的变化。

4. 热熨时要注意温度不能过高，以患者感觉舒适为度，并随时按患者感受进行调整。

5. 注意艾条与皮肤之间的距离，以及患者的热感，慎防烧烫伤。

6. 注意患者的反应，谨防意外发生。

三、易感冒状态人群的中医健康干预方案

(一) 易感冒状态的概念

易感冒状态一般指体质虚弱及具有慢性肺部疾患史引起感冒的人体健康状态。累计1年以上反复出现上呼吸道感染症状，两次发病间隔时间不少于7天，每年上呼吸道感染次数≥5次或者半年内≥3次，排除特禀质及其他经常出现感冒样症状的疾病。

(二) 常见证型的干预方案

1. 肺脾气虚证

证候特点：易患感冒，周身倦怠乏力，饭后困倦思睡，伴少气懒言、畏风自汗、动则益甚、面色少华。舌淡，苔薄白，脉细或弱。

治则：补肺健脾。

(1) 中药熏洗

处方：山茱萸120g、吴茱萸120g、胡椒60g、川乌30g、蛇床子60g、高良姜30g、牡蛎300g、干姜60g、白芷60g、浮萍60g。

操作：以上药物碎成粗末混匀。每次取30g用水煎煮20~30分钟后去滓，倒入盆内足浴，每日1次。若以药汤沐浴效果更佳，每次取90g用水煎煮60~90分钟后去滓，倒入浴盆加水调至合适温度，进食后方可泡洗全身，泡洗完毕即就寝，至就寝时腰膝汗出可显效，每日1次。

(2) 针灸治疗

选穴：气海穴、关元穴、肺俞穴、肾俞穴。

(3) 艾灸治疗

选穴：气海穴、关元穴、神阙穴。

(4) 耳穴压豆

选穴：肺、内鼻、下屏尖、脾、三焦。

(5) 推拿按摩

操作：重拿肩井及周围1~3分钟，令患者微汗出；拿揉颈项椎体两侧及膀胱经3~5分钟，重点拿揉风池；拿揉上肢手太阴肺经5~10遍。按压或按揉足三里1~2分钟或捏脊5~6遍。

2. 脾肾两虚证

证候特点：易患感冒，疲乏无力，腰酸腿软，耳鸣健忘，舌苔薄，舌质淡红，脉沉细无力。

治则：补益脾肾。

(1) 中药熏洗

处方：山茱萸120g、吴茱萸120g、胡椒60g、川乌30g、蛇床子60g、高良姜30g、牡蛎300g、干姜60g、白芷60g、浮萍60g。

操作：以上药物碎成粗末混匀。每次取30g用水煎煮20~30分钟后去滓，倒入盆内足浴，每日1次。若以药汤沐浴效果更佳，每次取90g用水煎煮60~90分钟后去滓，倒入浴盆加水调至合适温度，须进食后方可泡洗全身，泡洗完毕即就寝，至就寝时腰膝汗出可显效，每日1次。

(2) 针灸治疗　选穴：肝俞穴、脾俞穴、肾俞穴、足三里穴、三阴交穴、气海穴、关元穴。

(3) 艾灸治疗

选穴：关元穴、气海穴、足三里穴。

操作：隔姜灸。

(4) 耳穴压豆

选穴：肺、内鼻、下屏尖、额、肾、脾、三焦。

(5) 推拿按摩

操作：重拿肩井及周围1~3分钟，令患者微汗出；拿揉颈项椎体两侧及膀胱经3~5分钟，重点拿揉风池穴；按压或按揉足三里穴1~2分钟，捏脊5~6遍。

四、腰腿不适状态人群的中医健康干预方案

(一) 概述

腰腿不适状态是指以平素易反复出现腰腿部不适感，但相关体格检查和影像学检查未见明显异常的一种机体健康状态。

(二) 干预方案具体操作

1. 针灸治疗

选穴：肾俞穴、腰俞穴、委中穴、志室穴、气海俞穴、命门穴、腰阳关穴、阿是穴。

具体操作：毫针刺，提插捻转，按虚补实泻法操作，留针10~15分钟。寒湿型、肾虚型、瘀滞型患者可以加艾灸。将艾条一端点燃，对准穴位，距离皮肤2~3cm左右进行熏烤，让皮肤感觉温热感而无灼痛为宜，一般为10~15分钟，至皮肤出现红晕为度。

2. 拔罐治疗

选穴：腰阳关穴、膈俞穴、肾俞穴、命门穴、委中穴、阳陵泉穴、阿是穴。

具体操作：用闪火法将罐子扣在穴位上，一般留罐10~15分钟，待皮肤充血时，将罐取下。

3. 耳穴压豆

选穴：患侧耳穴腰骶椎、肾、命门、神门。

4. 推拿按摩

选穴及选经：阿是穴、膀胱经、督脉。

具体操作：患者俯卧，术者于腰背部督脉和足太阳膀胱经，自上而下行滚法治疗，直至下肢承山穴以下，反复3次，重点在下腰部，可反复多次。术者双手交叉，右手在上，左手在下，以手掌自第1胸椎开始，沿督脉向下按压至腰部，反复3遍。再以拇指点按腰阳关穴、命门穴、志室穴、环跳穴、承扶穴、委中穴等，每穴30秒。最后进行伸腰拉腿手法治疗。

5. 穴位贴敷

处方：延胡索10g、川芎10g、香附10g、红花10g、桃仁10g、白芍10g、当归10g。研成细末，黄酒调成糊状。

选穴：肾俞穴、肝俞穴、大肠俞穴、期门穴、太溪穴、大钟穴、委中穴、腰阳关穴、阿是穴。

6. 中药包热熨

(1) 寒湿证、湿热证

处方：荆芥、番白草、防风、苍耳、苦参、地榆、青风藤、威灵仙、麻黄、苍术、生葱、煨盐各20g。

用法：碎成粗末混匀制成热奄包，加热后熨腰部痛处。

(2) 瘀血证、肾虚证

处方：蛇床子、细辛、川牛膝、桂枝、吴茱萸、川花椒、川芎、厚朴、白蒺藜、麻黄、香附各30g；白附子、白僵蚕、天麻各15g。

用法：碎成粗末混匀制成热奄包，加热后熨腰部痛处。

五、血脂偏高状态人群的中医健康干预方案

(一) 概述

血脂偏高状态人群是指有动脉粥样硬化家族史、体重增加、不良生活方式等人群，以及发现血脂升高且不具有冠心病、脑血管病或周围动脉粥样硬化病、糖尿病等病史的人群。

(二) 干预流程

按照受试者体质，依次实施相应疗法干预。

(三) 干预方案具体操作

1. 保健按摩

按摩腹部：双手相叠，以肚脐为圆心，紧压腹部，慢慢摩动腹部以每分钟30次左右的频率进行，腹内有热感为宜，顺时针、逆时针共3分钟左右。

按摩腹部穴位：端坐，用两手拇指分别按摩上脘穴、中脘穴、建里穴、关元穴、天枢穴各1分钟，以酸痛为度。

擦腰背：两手握拳，用力上下按摩腰背部位，每次2分钟左右。

按摩下肢穴位：端坐，用两手拇指分别按摩点按血海穴、足三里穴、三阴交穴、涌泉穴各1分钟，以酸痛为度。

2. 针灸

平和倾向类：中脘穴、关元穴、气海穴、天枢穴、足三里穴，只针不灸，平补平泻。

胃热倾向类：合谷穴、曲池穴、中脘穴、梁门穴、内庭穴、支沟穴，只针不灸，泻法。

痰湿倾向类：中脘穴、关元穴、水分穴、天枢穴、曲池穴、合谷穴、丰隆穴、上巨虚穴、阴陵泉穴，只针不灸，平补平泻。

脾虚倾向类：中脘穴、大横穴、气海穴、关元穴、支沟穴、足三里穴、上巨虚穴，温和灸；足三里穴、中脘穴、气海穴、关元穴，余只针不灸，平补平泻或补法。

气郁倾向类：中脘穴、关元穴、曲池穴、血海穴、合谷穴、太冲穴、内关穴、膻中穴，只针不灸；曲池穴、合谷穴、太冲穴行泻法，余平补平泻。

阳虚倾向类：中脘穴、关元穴、肓俞穴、足三里穴、太溪穴、阴陵泉穴，温和灸；中脘穴、关元穴、肓俞穴，余只针不灸，用补法。

3. 耳穴压豆

平和倾向类：内分泌、神门、皮质下、脾、胃。

胃热倾向类：内分泌、脾、胃、肝、大肠、三焦。

痰湿倾向类：内分泌、肝、脾、肺、肾、小肠、三焦。

脾虚倾向类：内分泌、脾、肾、胃、大肠。

气郁倾向类：内分泌、肺、肝、脾、肾、皮质下、三焦。

阳虚倾向类：内分泌、脾、肾、皮质下、缘中、神门、三焦。

(四) 干预频次和疗程

每周接受方案干预1次，8周为1个疗程。

(五) 操作要点

1. 方案需成套完整执行。
2. 把握全身推拿按摩的次序、相应手法、力度。
3. 针灸及耳穴压豆的位置要准确，力度合适。
4. 按照疗程和频次要求执行。

六、单纯性肥胖状态人群的中医健康干预方案

(一) 概述

单纯性肥胖状态人群是以体内脂肪细胞的体

积和细胞数增加致体脂占体重的百分比异常增高并在某些局部过多沉积脂肪的人群，该类人群其脂肪分布比较均匀，没有内分泌紊乱现象，没有代谢障碍性疾病，有肥胖病家族史。

（二）干预方案具体操作

1. 推拿按摩

按揉腹部：用手掌或掌根在腹部自上而下做按揉法3分钟左右；再用双手掌或掌根顺时针方向从升结肠、横结肠、乙状结肠部位做按揉法，3分钟左右。手法以泻法为主（稍重力度），或平补平泻（中等力度）。

指压腹部：四指并拢，在腹部中线自上而下用力垂直下压，每个部位20秒左右。然后将四指分别置于侧腹部，沿水平方向稍用力缓慢按压，自上而下每个部位20秒左右。

按揉下腹：四指按揉小腹部3分钟左右，然后用手掌在少腹部进行快速揉搓。

按摩臀中央五点：俯卧位，双手拇指按压臀部中央及其上、下、左、右相距各1寸处共5点，各约10秒，继而揉之。

按摩承扶三点：双手拇指按压承扶穴及左、右相距各1寸处共3点，各约10秒钟。

搓揉大腿：手掌搓揉大腿内侧、外侧及后侧5~6遍。

2. 耳穴压豆　选穴：内分泌、脑垂体、额、丘脑、肾、大肠、三焦。

3. 穴位贴敷

处方：制南星、三棱、莪术、大黄、冰片，上述研成粉末，按3∶3∶3∶3∶1的比例调匀，临用时加甘油调成膏状。

选穴：中脘穴、关元穴、气海穴、天枢穴、水道穴、大横穴。

具体操作：将药膏制成大小约1.5cm×1.5cm、厚度约0.3cm的药帖，用透气胶布固定在穴位上。保留6~8小时后由患者自行取下。

4. 熏蒸治疗

处方：生大黄10g、泽泻20g、决明子30g、茯苓20g、薏苡仁30g、荷叶20g、生艾叶30g、冬瓜皮20g、木瓜20g。

用法：以上药物煎煮后用中药熏蒸治疗床熏蒸患者四肢及躯干部，熏蒸温度调至40~45℃，每次熏蒸30分钟，或水煎药浴全身。适用于脾虚痰湿证、胃热滞脾证。

5. 中药熏洗

处方：山茱萸120g、吴茱萸120g、胡椒60g、川乌30g、蛇床子60g、高良姜30g、牡蛎300g、干姜60g、白芷60g、浮萍60g。适用于脾肾两虚证、阳虚证。

操作：以上药物碎成粗末混匀。每次取30g，用水煎煮20~30分钟后去滓，倒入盆内足浴，每日1次。若以药汤沐浴效果更佳，每次取90g用水煎煮60~90分钟后去滓，倒入浴盆加水调至合适温度，进食后方可泡洗全身，泡洗完毕即就寝，至就寝时腰膝汗出可显效，每日1次。

七、颈肩不适状态人群的中医健康干预方案

（一）概述

颈、肩、肩背等部位出现疼痛、酸胀以及活动受限，多由长时间限制颈椎活动引起的劳伤所致，症状时轻时重，发作时间不规律。

（二）干预方案具体操作

1. 推拿按摩

按揉颈七线：项后正中督脉线（风府穴至大椎穴连线）；颈旁1线（天柱穴至颈根穴连线，两侧各一线）；颈旁2线（风池穴至肩井连线，两侧各一线）；3线（两侧颈椎横突后缘翳明穴、天牖穴、天窗穴至缺盆穴连线，两侧各一线）。按照从头至肩，由中间至两侧，先患侧后健侧的顺序反复操作5~10分钟。

推拿肩胛五区：点按肩井穴、曲垣穴与巨骨穴，按揉此三穴围成的三角区域，放松冈上肌；点按肩中俞穴、肩井穴、曲垣穴、魄户穴，按揉四个穴位围成的区域，放松肩胛提肌；按揉大椎穴、陶道穴、附分穴、魄户穴四穴之间的区域并点按穴位，松解小菱形肌；点按魄户穴、膏肓穴、神堂穴、譩譆穴、膈关穴，并按揉上述穴位连线与肩胛内缘的区域，放松大菱形肌；点按天宗穴、臑俞穴、肩贞穴，按揉其围成的三角区域，放松冈下肌和小圆肌。

2. 耳穴压豆　选穴：颈椎区、肩背区、肩、枕、耳尖、耳大神经点、神门。

3. 穴位贴敷

处方：三棱、莪术、路路通、细辛，按质量3∶3∶2∶2配比研末调匀，临用时温水调成膏。

选穴：大椎穴、颈夹脊穴。

具体操作：将药膏制成大小约1.5cm×1.5cm、厚度约0.3cm的药帖，用透气胶布固定在穴位上。保留6~8小时后由患者自行取下。

4. 中药包热熨

处方：山茱萸 24g、吴茱萸 24g、胡椒 12g、川乌 6g、蛇床子 12g、高良姜 6g、牡蛎 60g、干姜 12g、白芷 12g、浮萍 12g。

用法：碎成粗末混匀制成热奄包，加热后熨颈部。

八、胸闷状态人群的中医健康干预方案

（一）概述

患者自觉胸闷不舒，心中悸动，惊惕不安，或可伴短气、乏力、伸懒腰等表现，偶有胸痛等症状，但临床检查及检测无阳性发现，不能确切诊断为疾病状态的这一状态。

（二）干预方案具体操作

1. 推拿按摩

上舒颈项：沿两侧颈椎横突自上而下按揉斜角肌群起点至锁骨上窝处肌腹部，着重按压前斜角肌，关键点是天窗穴和缺盆穴。

中搓胁肋：手掌相对夹住两肋，同时用力自腋下快速搓揉至肋下部，动作要“紧搓慢移”。

下调横膈：患者仰卧髋膝微屈，胸腹放松。医者自膻中穴沿胸骨和肋弓边缘缓缓按压至两肋下软肉处。对每个点位进行按压时，让患者深呼吸动作，当患者吸气时，拇指在肋弓边缘下方轻轻向肋骨内面按压，然后缓缓呼气放松。最后自膻中穴斜向两旁肋下分推。

2. 耳穴压豆　选穴：胸、心、肺、交感、神门、皮质下，肝、肾。

3. 穴位贴敷

处方：白芥子 20g、苏子 20g、葶苈子 20g、干姜 20g、细辛 10g。诸药研磨成粉，用生姜汁调成膏状。

选穴：膻中穴、天突穴、中府穴、云门穴，或背部大椎穴、风门穴、肺俞穴。

4. 中药包热熨

处方：乌头、附子、川椒、桂枝、细辛、羌活各 6g，川芎 3g。

用法：碎成粗末混匀制成热奄包，加热后熨心俞穴、肺俞穴。

九、备孕期调养人群的中医健康干预方案

（一）概述

备孕期是育龄期女性或其配偶对优孕的生理状况的提前准备阶段。孕育前男性、女性可大体分为健康、亚健康（体质证候偏颇）和患有特定疾病的三类人群，在对这三类人群进行孕育前保健时应分类管理。亚健康人群应通过体质及证型辨识，确定体质及证型偏颇进行调理，使身体恢复到平和状态，气充血旺再考虑怀孕。

（二）干预方案具体操作

1. 推拿按摩　按揉腰背膀胱经，重点按揉心、肝、肺、脾、肾等各脏腑俞穴，各脏腑俞穴 5~10 分钟；揉腹部，自中脘穴向下至耻骨联合，3~5 分钟，力量适中，速度缓慢，以有热感透入腹内为好；提捏足三阴经 5~10 遍。

2. 耳穴压豆　选穴：子宫、卵巢、脑垂体、肝、肾、丘脑、神经系统皮质下。

3. 中药熏洗

处方：丁香、麝香草、肉桂、露蜂房炭、川椒、煅牡蛎、吴茱萸、零陵香、木鳖子、马蔺花、樟脑、白矾灰各 10g；紫梢花、蛇床子各 20g。

用法：以上诸药制为粗末混匀，每次取药末 10g，水煎去滓，趁热熏私处，待药汤稍温淋浴脐以下，每日临睡前 1 次。

（杨志敏　张　晋　符竣杰）

参考文献

1. 孙涛, 王天芳, 武留信. 亚健康学 [M]. 北京: 中国中医药出版社, 2008.
2. 李灿东, 李思汉, 詹杰. 中医健康认知与健康管理 [J]. 中华中医药杂志, 2019, 34 (01): 202-205.
3. 王琦. 中医健康三论 [M]. 北京: 中国中医药出版社, 2012.
4. 何裕民. 次 (亚) 健康状态- 中医学术拓展的新空间 [J]. 中国中医基础医学杂志, 1998, 6: 6-9.
5. 王琦. 中医治未病解读 [M]. 北京: 中国中医药出版社, 2008.
6. 喻珮, 刘璐, 张帆, 等. 针刺治疗肥胖症之“调气通浊, 畅达阳明”理论探讨 [J]. 中医杂志, 2020, 61 (13): 1146-1150.
7. 谭庆坤. 针刺联合拔罐治疗单纯性肥胖症效果观察 [J]. 山东医药, 2017, 57 (34): 97-99.
8. 朱燕波. 健康管理学 [M]. 北京: 中国中医药出版社, 2022.
9. 季绍良. 中医诊断学 [M]. 北京: 人民卫生出版社, 2007.
10. 王桂珍, 张华云. 耳穴压豆治疗肥胖症 [J]. 山东医药, 1992, 11: 10.

第六章　中医养生保健

中医养生学是在中医理论指导下，探索和研究中国传统颐养身心、增进健康、减少疾病、延年益寿的理论和方法，并用这种理论和方法指导人们保健活动的实用科学。中医养生学是中华民族灿烂文化宝库的精华。在漫长的历史过程中，中国人民非常重视养生益寿，并在生活实践中积累了丰富的经验，创立了极具民族特色，且流派纷呈，方法多样的中医养生学，为中华民族的繁荣昌盛作出了贡献。

养生学在中国已有四千余年的历史。早在原始时代，祖先们为了生存繁衍，在与大自然搏斗的漫长岁月里，从劳动与生活的实践中，逐渐摸索认识到人体生命活动的一些规律，学会了一些防病保健的知识和方法，并相互传授。随着历史的进程，人们将这种保健活动加以理论上的归纳，称之为“养生之道”，也就是现在的中医养生学。

“养生”要求人的身体能始终处在一个完整的动态平衡之中(即身体健康无病)，并应具备对外界环境的适应能力以及情感的自我调节能力。要注意生活与工作环境的调适，饮食与营养的调和，劳动与休息的适度，情志与道德修养的和谐，以及运动与健身，预防与治疗等方面。

总之，健康长寿既是普通大众的愿望，更是实现小康社会和中华民族伟大复兴的需要。但是，它并非靠一朝一夕，或仅仅通过一两个方面的调养就能实现的。只有遵从人类生命发展的客观规律，顺应自然，切实掌握养生的具体方法，针对人体的各个方面，采取多种健身措施，持之以恒地进行调摄，才能达到养生目的。

第一节　中医养生保健学的基本理论

一、天人相应

“天人相应”是中医学也是中国传统哲学的一个基本的概念，人在天地之间，宇宙之中，一切生命活动与大自然息息相关，这就是“天人相应”的思想。

中医理论认为，人身就是一个小天地，也就是说，人与自然具有相通相应的关系，不论四时气候，昼夜晨昏，还是日月运行，地理环境，各种变化都会对人体的生理、病理产生重要影响。

中医养生学在这一思想的指导下，认为人类必须顺应自然，保持人体与外界环境的协调统一，才能达到养生防病的目的。顺应自然是养生保健的重要环节，它包括两方面的内容：一是遵循自然界正常的变化规律，二是慎防异常自然变化的影响。

二、形神合一

养生学根植于中医，基于中医学的“形神合一”学说，养生学建立了“形神共养”的理论。要求人们在日常生活中既要重视形体的保健，也要重视心理和精神上的保健。

形，即人之形体，包括构成人体的脏腑、经络、精、气、血、津液、五官九窍、肢体以及筋、脉、肉、皮、骨等，其中主要的是精与气这两个方面。神，即神情、意识、思维为特点的心理活动现象，以及生命活动的外在表现。两者是相互影响，密不可分的一个整体。一般来说，形体健壮的人，一般都精神饱满；而精神饱满健旺，反过来又能促进形体健康。

形神共养，即不仅要注意形体的保养，还要注意精神的调摄，使形体健壮、精力充沛，两者相辅相成，相得益彰，从而使身体和精神都能均衡统一。形神共养在具体运用上可分为两个方面，即所谓“守神全形”和“保形全神”。前者是指从保护心理健康的基础上使心理和形体都能达到健康；后者是指通过形体锻炼、饮食调节、起居调摄等方面，使形体与精神协调发展。

三、动静互涵

运动和静养是中国传统养生防病的重要原则。运动能锻炼人体各组织器官的功能，能促进新陈代谢以增强体质,防止早衰。但并不表示运动越多越好,运动量越大越好。中医养生学更强调静养的作用,以静养生的原则更符合人体生命的内在规律。

静养主要强调的是心神宜静。心神与人体健康的关系十分密切,只有神气清静,才能健康长寿。静养并不是指饱食终日,无所用心,而是要求精神专一,摒除杂念。正常地用心神,对强神健脑大有益处。

形体的动静状态与精气神的生理功能状态有密切的联系,长时间保持一种姿势易导致精气郁滞,气血凝结。运动可以促进精气流通,气血畅达,增强抵御病邪的能力,所以适当的运动是有益的。养生学中有许多行之有效且具有民族特色的健身运动的方法,如“五禽戏”“八段锦”“太极拳”“易筋经”等,至今仍被许多老年人所喜爱。

我国古代一些著名的长寿老人,在动静结合方面都做得非常好。如南宋诗人陆游一生读书三万卷,写诗万余首。同时,他每天坚持练剑,持续了四十余年不懈,最终享年八十五岁。又如清朝乾隆皇帝,虽深居宫中,政务繁忙,但他每天清晨都练习导引吐纳之术,每年都抽出时间或狩猎或南下旅游,最后活到近九十岁。

四、正气为本

中医理论认为,疾病的发生和早衰的根本原因,就在于机体正气的虚衰。正气的不足,是导致邪气损害人体,机体功能失调,产生疾病的原因;而正气旺盛,是人体阴阳协调,气血充盈,脏腑经络功能正常,能抵抗外邪使人免于生病的象征,是人体健壮的根本所在。

保养正气,就是保养精、气、神这人身的“三宝”,而从人体生理功能特点来看,保养精气神的根本,在于保护脾肾。肾为先天之本,内蕴元阴元阳,是人体阴阳之根本。肾与人体的生长发育和衰老的关系极为密切。若肾精充沛,内则五脏安和,外则肌肤润泽,容颜焕发,耳聪目明。所以,肾气旺盛,人就不易衰老,或者说,衰老的速度比较慢。而脾胃为后天之本,为水谷之海,是气血生化之源。人体机能活动的物质基础,如气血、津液、精髓等,都是化生于脾胃。所以,脾胃强弱也是决定人之寿夭的重要因素。所以,不管是调理肾元还是顾护脾胃,两者是并行不悖、相得益彰的。

我国历代的养生家在保养正气这方面积累了丰富的经验和许多行之有效的方法。在运用扶正滋补的中药和中药复方上,自古以来就有不少记载。如人参、黄芪、茯苓、地黄、灵芝等中药;延年益寿丹、首乌延寿丹、还少丸、人参固本丸等中药复方。现代药理研究也证明,这些固本扶正的中药确有提高免疫功能,延缓衰老的作用。在针灸保健方面,养生书籍中也记载着通过针刺或艾灸足三里穴、三阴交穴、气海穴、关元穴等穴位,作为日常的固本培元的保健手段。在运动保健方面,有导引、气功、按摩、武术等多种形式,其主要作用是使精气充盈,血脉流通,从而能扶正祛邪。

五、辨证施养

辨证是中医认识疾病的过程,即将望、闻、问、切四诊所收集到的资料,进行综合分析,从而判断为某种性质的证的过程。证,即证候,是机体在疾病的发展过程中的某一阶段的病理概括,一般由一组有联系的异常脉、症、舌所组成。证候与症状不同,是一个综合性概念,是人体在自然、社会和个体自身因素相互影响下的综合反映。中医养生学,从辨证分析的角度,通过观察具体个体的反应状态和体质差异,并充分考虑个体所在的时间与地域的不同,然后由证入手进行个体化的养生和保健的治疗。并非每种养生方法都“放之四海而皆准”,也并非人人都适合所有的养生手段,所以,辨证施养正好体现出中医养生学的价值和特色。

辨证施养的突出环节就是所谓的“三因治宜”——因时、因人、因地制宜,养生保健要根据时令、地域以及人体的体质、性别、年龄等不同,而制订相应的方法。由于人体的健康,疾病的发生、发展与转归受多方面因素的影响,因此必须全面考虑、综合分析,才能制订出具体有效的保健措施。

在上述“三因”中,因人制宜最能表现养生学的辨证施养观。因人制宜是指根据不同年龄、性别、体质等的不同特点,来考虑不同的养生方法。中医养生中所说的体质指的是由于禀赋的不同,人体素质有强弱与寒热之别,偏阳偏阴之异。了解体质偏颇的不同,对于有针对性的保健有很大价值,因为不良体质是发病的内因,体质决定着某些疾病的易感性。一般而言,阳盛之体,易患实证,须慎用温补之品及温热燥烈之剂;阴盛阳虚之躯,易患痿症风湿等病,须慎服寒凉之物和苦寒伤阳之剂。

第二节　中医养生保健的常用方法

一、精神养生法

精神养生，就是在“天人相应”的整体观念的指导下，通过怡养心神，调摄情志，调剂生活等方法，保护和增强人的心理健康达到形神高度统一，提高健康水平。所谓“健康”，不仅是没有疾病和虚弱现象，还要有良好的精神状态和社会适应能力。历代养生家把调养精神作为养生寿老的基础，目前可行的主要的精神养生的方法是清心静神和怡养情志。

（一）清心静神

清心静神，即保持心神清静，合理用神。而清静是指精神情志保持淡泊宁静的状态，是思想的清静，需要修炼才能达到的状态。我们提倡的清心静神主要是心神不妄动，用而不过，思想专一，排除杂念，不可见异思迁，想入非非，从而能专心致志地工作和学习。

近些年来，思想清静与健康关系的研究越来越多。生理学研究证实，人在入静以后，生命活动中枢——大脑又恢复到儿童时代脑电波的慢波状态，也就是人的衰老指标得到了“逆转”。社会调查发现，凡是经过重大精神挫折和思想打击之后，未得到良好的精神调摄，多种疾病的发病率都有明显增加。所以，只有经常保持思想清静、调神养生，才可以有效增强抗病能力，减少疾病的发生，有益身心健康。

清心静神，具体来说包括以下两个方面。

1. 少私寡欲　少私，是指减少私心杂念；寡欲，是指降低对名利和物欲的嗜欲。中医理论认为，妄思嗜欲出于心，嗜欲不止则会扰动精气，无助于健康长寿。如果能减少私心和欲望，从实际情况出发，节制对私欲和对名利的奢望，则可减轻不必要的思想负担，使人变得心地坦然、心情舒畅，从而促进身心健康。

2. 抑目静耳，养心敛思　养心，即保养心神；敛思，即专心致志，排除杂念，驱逐烦恼，心神内守。要维持心神内守，应注意避免外界事物对心神的不良刺激。眼耳是心神接受外界刺激的主要器官，中医理论认为，其功能受心神的主宰和调节。故耳目清静，不让琐碎之事萦绕于心，自然会使心情舒畅、放松。凝神敛思的养生法，并非无知无欲，无理想无抱负，毫无精神寄托的空耗时光，也不是饱食终日，无所用心。它是指在学习工作时专心致志，把名利欲望丢在一边，则心神内守，思想清静；在学习工作之余，寄情于琴棋书画、花鸟虫鱼，兴趣盎然，自然凝神定志，琐碎烦心之事不能干扰，亦有利于安定心神，此即所谓“动中求静，以静养动”法，这个方法对那些离退休后在家自我感觉无所事事的老年人尤为适合。

现代科学的发展已证明，清静养神这种自我调节方法能保持神经系统不受外界干扰，使人体生理功能处于良好状态中，使整体协调，确保生活规律，有助于健康长寿。

（二）怡养情志

怡养情志，即保持心情舒畅愉悦，并顺应外界刺激的变化，适当地控制情绪，以调节自己的情志活动。各种情志活动可抒发感情并起着协调生理活动的作用，一般情况下，属于正常精神生理现象。

1. 七情的调节　七情，就是指喜、怒、忧、思、恐、悲、惊七种情志变化。七情是人体对客观事物不同的情感反应，在一般情况下，人的情感能保持相对稳定的状态。但是，突然强烈或长期持久的精神刺激，并超过人体本身的心理承受力，使气机逆乱，功能失调，就会导致疾病的发生，甚至危及生命。例如我们在生活与工作之中，常可见到大发脾气之人，往往面红耳赤，甚至昏厥，这在中医叫做“怒伤肝”。另外，像人逢喜事，激动不已而诱发心脏疾患的，称“喜伤心”；郁闷思虑过度而无食欲的，为“思伤脾”等。正因如此，中医养生学十分重视对七情的调控。

2. 和畅性情　保持良好的情绪，乐观对待生活，是健康防病、益寿延年的重要因素。孔子认为，乐观有忘忧而不知老的养生作用，乐观还可使气血流畅，滋养神气，使神志和调，胸怀舒畅，久则能防止各种疾病的发生，以享尽天年。特别是老年人，要老有所为，摒除垂暮感和退缩的思想情绪，在闲暇时间参加各种情趣高雅、动静结合的娱乐活动，以陶冶情操。具体方法有欣赏音乐、书法绘画、种花养鸟、弈棋垂钓以及外出旅游等。

二、运动养生法

运用传统的养生功法，以活动筋骨、调节气息、静心宁神来畅达经络、疏通气血、和调脏腑，起到增强体质、延年益寿的目的，这种养生方法称为运动养生，又称“传统健身术”。中华民族的运动健身术有自己的特色，是以中医的阴阳、脏腑、气血、经络等理论为基础，以养精、练气、调神为运动的基本特点，强调意念、呼吸和躯体运动的配合的保健活动。中医养生学中运动养生法有很多种，下面介绍的是以调形为主的太极拳和以调息为主的气功。

（一）太极拳

太极拳是中国传统的健身拳术之一。由于其动作舒展轻柔，动中有静，圆活连贯，外可活动筋骨，内可流通气血，协调脏腑，故不但用于技击、防身，而且更广泛地用于健身防病，被广大群众所喜爱，是一种行之有效的传统养生法。以“太极”为名，取我国古代《易经》哲学理论为指导思想，采太极图势之圆柔连贯、阴阳合抱之势为运动纲领。运动中手、眼、身、步伐动作协调，与呼吸吐纳、神意内守有机结合。这样使经络疏通，气血流畅，遍达周身，激发协调人体自身的阴阳气血，使内气发于丹田，并复归于丹田，丹田气充，肾精内蛰，神气内敛。太极拳所以能防治疾病，健身益寿，道理即在于此。

太极拳的锻炼要领如下。

1. 神静体松，以静御动。练太极拳时切忌精神和躯体肌肉的紧张，要始终保持神静，排除思想杂念，全神贯注。形体放松，上要沉肩坠肘，下要松胯宽腰，以使经脉畅达，气血周流。

2. 全身协调，以腰为轴。练太极拳要求全身协调，浑然一体，以腰部的轴心运动为纲，做到定根于脚，发劲于腿，主宰于腰，形动于指，神注于眼，手动于外，气动于内，做到手到、意到、气到，而眼神先至。

3. 呼吸均匀，气沉丹田。呼吸以腹式自然呼吸为主，一般来说，吸气时，动作为合，气沉丹田，呼气时，动作为开，气发丹田。

太极拳流派众多，主要有陈式、杨式、武式、吴式和孙式等五大流派，各派架势各有特点。目前，广泛流行的是由中国国家体育总局推行的简化太极拳，即是以杨式太极拳改编的，通称为“太极二十四势”。简化太极拳共为 24 式，打一套简化太极拳大约需要 6 分钟。

太极拳可养神、调气、健身，对于溃疡病、慢性胃肠病、气管炎、慢性肝炎、心血管病、神经衰弱等病症具有预防和治疗效果。练习太极拳应选择公园、广场、树林、花园等环境安静而幽美、空气清新而旷达的场所。每日早晚均可进行。练习时要根据个人体质，循序渐进。每次练习时可先分段练，渐渐打完整套拳路，当身体不适时，应酌情暂停。饱食及醉酒之后，也不宜立即练习。

（二）气功

气功是一种讲究练气、养气和用气的功夫，因其具有保健延年、医疗康复之功效，而逐渐被中医养生学吸收进来。“气功”是从近代才开始广为流传的名称，在历代的典籍中，“气功”多被称为“导引”“吐纳”“内丹”等。

气功养生是传统气功的主要内容之一，属于内功的范畴。它是在我国独特的养生理论的指导下，通过调心（控制意识，松弛身心），调息（均匀和缓，深长地呼吸），调身（调整身体姿态，轻松自然的运动肢体），使身心融为一体，营卫气血周流，百脉通畅，脏腑和调，最后使“精，气，神”三者融为一体，自然地达到益寿延年的目的。

传统气功流派纷杂，功法繁多。一般而言，按其练功方法，可分为内功和外功两大类，其中内功又分为静功和动功。所谓静功，即在练功时要求形体不动，如坐功、卧功、站功等；所谓动功，即在练功时，形体要做各种动作进行锻炼。无论是动功还是静功，在练功的基本要求上，大体是一致的。归纳起来。有如下几方面内容。

1. 调息、调身、调心　调息又称“吐纳”，即调整呼吸，练功时要求呼吸深长、缓慢、均匀，此又称“气息”或“练气”。在自然呼吸的前提下，鼻吸、鼻呼或鼻吸、口呼，逐渐把呼吸练得柔和、细缓、均匀、深长。调息不仅有助于思想入静，身体放松，而且可以起到调和气血、按摩内脏的作用。常用的调息方法包括自然呼吸法、顺腹式呼吸法和逆腹式呼吸法等。

调身又称“身法”，即调整形体，使自己的身体符合练功姿势、形态的要求。调身的关键是身体要自然放松，舒适得宜，以使体内气息循经运行畅通无阻，而不可呆板紧张，僵硬拘泥。练功的姿势，主要有坐、卧、站、走四类。

调心又称“心法”，即意识训练，指在形神松静的基础上，意守丹田的方法，进一步把心安定下来，排除杂念，通过意念的导引达到“入静”状态。气功的姿势和呼吸锻炼都是在意念的支配下进行的，所以意识的训练是气功锻炼最重要的环节。调心对于调身和调息起着指导作用。它的常用方法有二，一是凝神，包括丹田意守法、命门意守法、穴位意守法等；二是存想，包括放松法、默念法、随意法、听息法、假想法等。

2. 身心统一，松静自然　要求达到“入静”的状态，意念和气息密切配合，呼吸放松，舌抵上腭，用意念诱导气的运行。放松身体，姿势自然而正确，以达到身心统一，清静虚空的境界。所谓松静自然，是指在气功锻炼中必须强调身体的松弛和情绪的安静。要尽量避免紧张和解除紧张，保持心无邪思，意无杂念。

3. 循序渐进　在短期内学习一些气功的基础知识，掌握一些基本要领和方法是可能的，但要练得很好需要有一个过程。因此，练功者必须培养坚韧不拔的毅力，多下苦功，克服松懈情绪。同时，也要克服急于求成的想法，循序渐进。

三、饮食养生法

饮食养生，就是按照中医理论，调整饮食结构，注意饮食宜忌，合理地摄取食物，以增进健康、益寿延年的养生方法。

饮食养生的目的在于通过合理而适度地补充营养，并通过饮食调配，纠正脏腑阴阳之偏颇，从而增进健康，延缓衰老。

(一) 谨和五味

五味，即酸、甘、辛、苦、咸，五味不同，对人体的作用也各不相同。中医理论认为，食物分有五味，五味分别各分属五脏：辛，有发散、行气、行血、润养的作用，主入肺经，能宣发肺气；酸，有收敛柔润的作用，主入肝经，能柔肝缓急；甘，有缓急、和中补益的作用，主入脾经，能补中益气；苦，能泄，能燥，能坚，主入心经，可泄心火，坚心阴；咸，有软坚散结的作用，主入肾经，能滋肾精，固肾气。以上五味，对于五脏各有所利，各有所归。

谨和五味，即饮食五味要适当调配，以取得丰富、全面的营养。五味调和，有利于健康。在《黄帝内经》的“生气通天论篇”和“五脏生成篇”中都谈到了五味调和的重要性。饮食搭配得当，五味和谐，则有助于机体消化吸收，滋养脏腑、筋骨、气血，食物太偏，五味调摄失常，则会损害五脏之精气，危害健康。谨和五味是中医食养的主要方法。具体来说，包括以下两个方面。

1. 食宜清淡　清淡的饮食，即以素食为主。具体地说，就是以五谷杂粮为主食，辅以豆类、蔬菜、瓜果、植物油之类，尽量少食酒肉肥甘之品。中医养生学历来讲究素食，反对膏粱厚味，过食肥甘。因为偏嗜肉食，每易致病。民间谚语就有：“鱼生火，肉生痰”之说。人到老年，胃肠功能渐衰，消化吸收及排泄机能下降。而素食易于消化，粗茶淡饭利于大便的排泄，故老年人的饮食更应以素食为主。现代营养学家认为，新鲜的蔬菜、干果、浆果等食物的生物活性极高，是延年益寿的可取之品。

2. 食戒偏嗜　人体要维持正常的生长发育和生理功能，需要各种不同的营养物质。中医养生学认为，食物有寒热温凉等不同属性，若长期偏食某一类食物可导致体内阴阳平衡失调。所以，食品要合理搭配，切忌单调、偏嗜。常用食物可分为温热、寒凉和平性三类。

(1) 温热类：羊肉、牛肉、鸡肉、狗肉、鸽肉、羊乳、牛乳、黄鱼、红枣、桂圆、荔枝、金橘、韭菜、芫荽、生姜、大蒜、花椒、葱、胡椒等。

(2) 平性类：猪肉、猪肝、鸡蛋、白木耳、赤小豆、豌豆、萝卜、莲子、藕、山药、薏米、菠菜、大白菜、豆角、鲫鱼等。

(3) 寒凉类：鸭肉、蜂蜜、海藻、海带、绿豆、冬瓜、西瓜、丝瓜、黄瓜、莴苣、竹笋、黑木耳、香蕉、柿子、梨、豆腐等。

另外，食物气味各异，人的体质、年龄、性别也各不相同。因此，对于饮食的选择搭配要注意因人而异。

(二) 药粥与药膳

药膳是指具有保健医疗功效的菜肴类食品，以及以中医理论为指导，采用一定的中药与相应的食物搭配调制而成的保健食品。它是取药物之性，用食物之味，食借药力，药助食威，相辅相成、相得益彰的食养食疗方法。

药粥从严格意义上讲也是属于药膳的一种，它是用粳米或糯米以及适当的药物熬制的滋补养生食品。历代养生学家都非常注重食粥，因为粥这种食品能畅胃气，生津液。且加入各种药材后，更能发挥其和中护脾胃的功效。

药粥与药膳的种类很多。根据配方之不同，可分为滋补健身、防病治病两大类，如补气、补血、滋阴、壮阳、清热、利尿、消食、理气、安神，以及益智、防衰、增寿等。下面就介绍一些常用的养生药粥和药膳。

1. 人参黄芪粥

组成：人参 12g、生黄芪 20g、粳米 80g、白糖 5g、白术 10g。

用法：人参、黄芪、白术清水浸泡 40 分钟后浓煎，取出药汁煮粳米粥，加白糖趁热食用，早晚各一次。

功效：补正气，疗虚损，抗衰老。

2. 薯蓣粥

组成：生怀山药 100g、粳米 150g。

用法：上两味加水适量同煮，其间注意多搅拌，不拘时服。

功效：补脾健胃，滋补肺肾。

3. 百合粥

组成：百合 30g、粳米 250g，冰糖适量。

用法：百合，粳米同煮，熟时加入冰糖即可。每日 3 次。

功效：清心安神，润肺。

4. 枣仁龙眼粥

组成：酸枣仁 15g、龙眼肉 8g、粳米 80g、红糖 6g。

用法：枣仁捣碎末，用纱布包好，龙眼肉切成小粒，与粳米同煮，加红糖即成，可根据口味加入葱花。早晚热食。

功效：养心安神，健脾补血。

5. 荷叶粥

组成：(鲜)荷叶 1 张、生扁豆 50g、粳米 100g。

用法：扁豆、粳米同煮，将熟时将荷叶覆粥上，文火焖熟，去荷叶，加糖少许。不拘时服。

功效：消暑热，生津，并有降脂降压的效果。

6. 燕窝冰糖炖雪梨

组成：雪梨 1 个、燕窝 3g、冰糖 10g。

用法：将梨切开两边，挖去梨心及梨核，放入燕窝、冰糖，梨两边用竹签相对插好，放入瓦盅内隔水炖熟服食。

功效：养阴润燥，益气补虚。

7. 当归羊肉汤

组成：羊肉 800g、当归 25g、党参 20g、姜块 40g、葱头 50g、黄酒 50g、醋 20g、精盐 20g、花椒 20 粒、胡椒面 2g、八角 1 个、茴香少许、陈皮 40g。

用法：将羊肉用精盐、醋反复揉搓后，洗净，切块。将当归、党参、陈皮、八角茴香、花椒洗净后，装入白纱布袋中封口。先用旺火将砂锅内羊肉块烧开，放入布袋，加黄酒、葱、醋等佐料，改用中火熬 1 小时，再用小火熬烂，最后调味。

功效：补益气血，祛寒止痛。

8. 虫草蒸老鸭

组成：冬虫夏草 5 枚、老雄鸭 1 只、黄酒、生姜、葱白、食盐各适量。

用法：老鸭去毛及内脏洗净，放入开水锅中略烫后捞出。鸭头劈开，放入虫草，用线扎好，放入大钵中。加入佐料和清水，隔水蒸约两小时即成。

功效：本品有补虚益精、滋阴助阳的作用。

9. 川贝雪梨煲猪肺

组成：川贝母 10g、雪梨 2 个、猪肺约 250g。

用法：先将梨去皮，切块，猪肺切成片状，与川贝一起放入砂锅内，加冰糖少许，清水适量，慢火熬煮 3 小时后服食。

功效：补肺，润肺，止咳。

10. 莲子龙眼汤

组成：莲子 30g、芡实 30g、薏米 30g、龙眼肉 8g，蜂蜜适量。

用法：将上四味加水 500mL，微火煮 1 小时即可。蜂蜜调味，1 次服完。美容宜常服。

功效：健脾益气，补血润肤，增白美容。

四、环境养生法

所谓养生环境，是指空气、水源、阳光、土壤、植被、住宅、社会人文等因素综合起来，所形成的有利于人类生活工作的外部条件。在中国传统哲学里，人与自然的关系是一个有机统一的整体。适宜的生活环境，可保证工作和居住的正常进行，促进人类健康长寿，有利于民族的繁衍兴旺。反之，如果对人类生产和生活活动中产生的各种有害物质处理不当，不仅损害人体健康，还会产生远期潜在危害，威胁子孙后代。流行病学研究证明，人类的疾病 70%~90% 与环境有关。人类若想健康长寿，就必须建立和保持同外在环境的和谐关系。

（一）自然环境与健康

中医学十分强调人与自然的和谐关系，认为自然环境的优劣，直接影响人的寿命长短。因此，要求人们除了尽可能主动地适应自然环境的变迁外，还要积极主动地改造自然环境，从而创造适宜的环境，提高健康水平，减少疾病的发生。综合古今研究情况，适宜的自然环境大体应具备以下几点，即洁净而充足的水源、新鲜的空气、充沛的阳光、良好的植被以及幽静秀丽的景观等。这个适宜的自然环境，不仅应满足人类基本的物质生活需要，还要适应人类特殊的心理要求，甚至要与不同的民族、风俗相协调。

(二) 居住环境与健康

人生大约有一半以上的时间是在住宅环境中度过的。自古以来,中国人就十分重视选择居住环境,认为适宜的居住环境不仅能为人类的生存提供基本条件,还能有效利用自然界中对人体有益的各种因素,使体魄强健,精神愉快。

《黄帝内经》中曾指出居住在空气清新、气候寒冷的高山地区的人多长寿;居住在空气污浊、气候炎热的低洼地区的人多短命。孙思邈在《千金翼方》中也提到,只要住到背山临水、气候清爽、土地肥沃、泉水清洌的地方,就能保证住户安宁。而且孙思邈也身体力行,据史料记载,他在老年时,就选择了山清水秀的环境,造屋植木,种花修池,至百余岁方乃驾鹤西去。自古僧侣皇族的庙宇行宫,多建在高山、海岛、多树林的风景优美地区。历代学者在这方面做过不少独到的研究工作,如《太平御览》专列"居处"一章,《遵生八笺》也有"居室安处"条目,专门论述这个问题,这说明人们对于理想养生环境的选择具有独到的认识。

五、房事养生法

房事养生又可称"性保健",是一门古老而又新颖的学科。房事又称"性生活",是满足生理需要和保持生理健康的重要条件。和谐美满的性生活,可以使人心情愉悦、身体健康、祛病延年。如果禁锢性欲,所愿不遂,悲思忧虑,则会肝郁脾伤,肾精暗耗,对心理和生理造成不良影响,产生多种疾病。房事养生,就是通过宣传教育,使人们掌握性的必要知识,根据人体的生理特点和生命规律,采取健康的性行为,以防病保健,提高生活质量,从而达到健康长寿的目的。

(一) 自然之道

阴阳者,天地之道也,房事活动体现了一个阴阳整体的观念。

古人以阴阳思辨自然,以阴阳剖析自身,所以东方哲学认为,男女、阴阳、天地同成一体。所谓阴阳之道,乃是性爱的真髓,这一基本理论和法则是研究人类生活的一大需要。人类的繁衍昌盛是从男女阴阳规律而来。进入青春发育期后的男女,都有性欲和性冲动,这是生理发育时心理发展的一种正常现象,房事生活本乎自然之道,这是养生延寿的重要内容之一。

(二) 节欲葆精

不可纵欲是中医养生学的基本内容之一。节欲观是客观的,辨证地提出了性生活的适度与节制,对养生有着重要意义。节欲葆精是养生学的节欲观的重要体现,也是防衰抗老的重要一环。

要达到养精的目的,必须抓住两个环节。其一为节欲。所谓节欲,是指对男女间的性欲要有节制,做到既不绝对禁欲又不纵欲过度。其二是葆精。因为精(又称"天癸")是决定男女性功能的生长发育直到旺盛衰退的基本物质,来源于父母先天之精气,又依靠后天脾胃水谷之精微滋养而成。若伤精,则必然会导致性功能减退和早衰,甚至产生多种疾病。特别是中老年人,精气渐衰,更要注意远离房事,以延缓衰老进程,尽享天年。对于节欲葆精这个环节,切切不可忽视。

六、药物养生法

具有防衰抗老作用的药物称为延年益寿药物。运用这类药物来达到延缓衰老、健体强身目的的方法,即是药物养生。

生、长、壮、老、已是人类寿命的自然规律。药物养生法用之得当,可以使人体维持在老年前期的状态,防止人体的进一步衰老,甚至使衰老的机体逆转,恢复到壮年时的感觉;若用之失当,不仅无益,反而有害。中药的养生作用只限于增强体质,预防疾病,延年益寿,并不能"长生不老"。

(一) 延年益寿的常用药物

1. 健脾益气类

人参:味甘微苦,性温。大补元气,为治疗虚劳内伤的第一要药。本品对年老气虚,久病虚脱者,尤为适宜。

黄芪:味甘,性微温。本品可补气升阳,益气固表,利水消肿,补益五脏。久服可壮骨强身,治诸气虚。

茯苓:味甘淡,性平。本品具有健脾和胃、宁心安神、渗湿利水之功用。历代医家均视其为常用的延年益寿之品。

山药:味甘,性平。本品具有健脾补肺、固肾益精之作用。因此,体弱多病的中老年人,经常服用山药,好处颇多。

2. 益肾温阳类

菟丝子:味甘辛,微温。本品具有补肝肾、益精髓、坚筋骨、益气力、明目轻身之功效。有温而不燥,补而不滞的特点。

鹿茸：味甘咸，性温。能补肾阳，益精血，强筋骨，为常用的滋补药物，对年老体衰者尤为适合。

肉苁蓉：味甘咸，性温。有补肾、益精、润燥、滑肠之功。特别是其还有美容颜的作用，对很多妇科疾患疗效很好。

冬虫夏草：味甘性温。有补肾固精、益肺平喘之功效。且平补阴阳，温而不燥，为补虚疗损之良药。

3. 滋补阴血类

熟地黄：味甘性微温。本品有添精髓、长肌肉、生精血、补五脏内伤不足、通血脉、黑须发的功效，其补血滋阴之力尤强。

何首乌：味苦甘涩，性温。本品具有补益精血、涩精止遗、补益肝肾的作用。其生用还有润肠通便的作用。

枸杞子：味甘性平。有补肾益精，益血明目，乌发悦颜之功效，为滋补保健之佳品。因老年人阴虚者多，故此药用之甚佳。

黄精：味甘性平。本品有补脾润肺、补肾益精、强筋骨、乌须发、疗五劳七伤的作用。

（二）延年益寿的常用方剂

1. 人参固本丸

组方：人参、天冬、麦冬、生地黄、熟地黄、白蜜。

功效：益气养阴。

主治：气阴两虚，气短乏力，口渴心烦，头昏腰酸。

2. 八珍糕

组方：茯苓、莲子、芡实、扁豆、薏米、藕粉、党参、白术、白糖。

功效：健脾和胃，益气和中。

主治：年迈体衰，脏腑虚损，脾胃虚弱，食少腹胀。

3. 补天大造丸

组方：侧柏叶、熟地黄、生地黄、牛膝、杜仲、天冬、麦冬、陈皮、干姜、白术、五味子、黄柏、当归、小茴香、枸杞子、紫河车。

功效：大补肾元。

主治：老人肾阴肾阳俱虚，腰膝无力，口渴烦热。

4. 十全大补汤

组方：人参、白术、茯苓、当归、川芎、白芍、熟地、黄芪、肉桂、麦冬、五味子、炙甘草、生姜、大枣。

功效：健脾益肾。

主治：治老年人气血衰少，倦怠乏力。

5. 还少丹

组方：山药、牛膝、远志、山萸肉、楮实、五味子、巴戟天、石菖蒲、肉苁蓉、杜仲、茴香、枸杞、熟地黄、白蜜、大枣。

功效：补肾益气。

主治：可治疗真气虚损，肌体瘦，目暗耳鸣，气血凝滞，脾胃怯弱，饮食无味。

6. 大造丸

组方：紫河车、黄柏、杜仲、牛膝、生地黄、砂仁、茯苓、天冬、麦冬、人参。

功效：滋阴补肾。

主治：治虚损痨瘵，神志内守，水热内亏，男子遗精，女子带下。

7. 斑龙丸

组方：茯苓、补骨脂、鹿角胶、鹿角霜、菟丝子、熟地黄。

功效：补肾气，滋肾阴。

主治：老年人肾阴肾阳俱虚，腰酸，阳痿，难寐。

8. 首乌延寿丹

组方：首乌、豨莶草、菟丝子、杜仲、牛膝、女贞子、桑叶、忍冬藤、生地黄、桑椹、黑芝麻、金樱子、旱莲草。

功效：平补肝肾，乌须发。

主治：老年人腰膝酸软，心烦难寐，头晕乏力。

七、四季养生法

四季养生法，就是按照时令节气的阴阳变化规律，运用相应的养生手段保证健康长寿的方法。这种顺应自然规律的养生方法，是中医养生学的一大特色。

四时阴阳的变化规律，直接影响着万物的荣枯生死，在《黄帝内经》中提出了这样一个道理，它告诉人们：四时阴阳之气，能生长收藏，化育万物，是世上万物的必不可少的存在基础。所以要在春夏养阳，秋冬养阴，寓防于养，这是顺应四时阴阳变化养生的关键，也是四季养生法最根本的原则。

（一）春夏养生

春为四时之首，万物更新之始。阳气升发，万物苏醒，生机盎然。故人在春季的精神调摄上，既要力戒发怒，更忌忧郁悲观，要做到心胸开阔，乐观愉快。在起居上，人们应该早点起床，到庭院中散散步，到了晚上也要比平常晚一点睡。这样就能适应春天的生生之气。

夏季烈日炎炎，雨水充沛，万物蕃秀，开花结果。此季节阳气最盛，故人在夏季的精神调摄上，要神清气和，快乐欢畅，胸怀宽阔，精神饱满，培养乐观外向的性格，以利于气机的通泄。而且夏季要注意静心不烦，这在炎热的时候十分重要。在夏季的作息起居上，也宜晚睡早起，中午可小睡一会儿，以顺应自然界阳盛阴衰的变化。

（二）秋冬养生

秋季气候由热转寒，是阳气渐收，阴气渐长，由阳盛转为阴盛的关键时期，是万物成熟收获的季节，但也表现出一派肃杀萧条的景象。所以人在秋季的精神调摄上，要注意乐观，避免精神抑郁，同时也要保持神志安宁，收敛神气。在作息安排上，早上不宜起得过早，晚上也要早睡。

冬季是一年中最寒冷的季节。阳气潜藏，阴气最旺，寒风凛冽，草木凋零，动物蛰伏。所以，人的精神和情志活动也要顺应其闭藏之气，不可轻易耗泄。这就需要精神保持安静的状态，控制情志活动。在起居上，人们要早睡晚起，日出而作，以保证充足的睡眠时间，以利阳气闭藏，养精蓄锐。

（吴　非　杨　帆）

参考文献

1. 李灿东, 李思汉, 詹杰. 中医健康认知与健康管理 [J]. 中华中医药杂志, 2019, 34 (01): 202-205.
2. 王琦. 中医健康三论 [M]. 北京: 中国中医药出版社, 2012.
3. 姜良铎. 健康、亚健康、未病与治未病相关概念初探 [J]. 中华中医药杂志, 2010, 25 (02): 167-170.
4. 赵利, 陈金泉. 中医健康概念 [J]. 医学与哲学, 2003, (12): 58-59.
5. 王琦. 中医体质学 [M]. 北京: 中国中医药出版社, 2021.
6. 匡调元. 中医体质病理学 [M]. 上海: 上海科学普及出版社, 1996.
7. 王琦. 中医治未病解读 [M]. 北京: 中国中医药出版社, 2008.
8. 宰军华, 李桓, 杜非洲. “治未病” 理论在防治单纯性肥胖病及其并发症中的运用 [J]. 河南中医学院学报, 2009, 24 (01): 18-19.
9. 杨欢, 王瑞辉, 王东, 等. 探析 “治未病” 思想在单纯性肥胖症防治中的应用 [J]. 现代中医药, 2022, 42 (04): 79-83.
10. 孙越臣, 覃海龙, 云雪林. 中医治未病思想对高血压病防治的浅析 [J]. 中西医结合心血管病电子杂志, 2018, 6 (19): 30-31.

第七章　中医健康管理的实施

中医药在几千年的实践中，以显著的疗效、浓郁的民族特色、独特的诊疗方法、系统的理论体系，为人类的健康作出了突出贡献。中医健康管理将中医药与健康管理相结合，以慢性病管理为重点，以“治未病”理念为核心，探索融健康文化、健康管理、健康保险为一体的中医健康保障模式。通过结构化设计、规范化模块的系列服务，全面防范疾病的发生、发展和变化，并在经济上实现可持续的健康保障，以实现“未病先防、既病早治、以病防变、预后防复”的目标，达到祛病健人的目的。

第一节　中医健康管理的新政策和新举措

中医药（含民族医药）强调整体把握健康状态，注重个体化，突出治未病，临床疗效确切，治疗方式灵活，养生保健作用突出，是我国独具特色的健康服务资源。近些年来，国家在制度建设、政策引导及行业监管等方面出台一系列相关政策，充分调动社会力量的积极性和创造性，不断增加中医药在健康管理的供给，提高健康管理服务质量和效率。各地政府部门也出台相应措施落实中医健康管理。

一、国家出台的支持中医健康管理相关政策

2013 年 9 月，国务院印发《关于促进健康服务业发展的若干意见》（以下简称“2013 年《意见》”）指出，健康服务业主要包括医疗服务、健康管理与促进、健康保险以及相关服务，涉及药品、医疗器械、健身产品等支撑产业；对于满足人民群众多层次、多样化的健康服务需求，提高服务业水平，促进经济转型升级和形成新的增长点，具有划时代意义。

2014 年，国家中医药局修订《中医医院“治未病”科建设与管理指南（修订版）》（以下简称“2014 年《指南》”），将健康档案建立、慢性病健康管理、健康信息管理，以及管理效果评价等纳入治未病服务项目。

2015 年 4 月，国务院办公厅印发《中医药健康服务发展规划（2015—2020 年）》（国办发〔2015〕32 号）（以下简称“2015 年《规划》”），对于中医健康管理，指明了方向。其明确指出，开展中医特色健康管理，将中医药优势与健康管理结合，以慢性病管理为重点，以治未病理念为核心，探索融健康文化、健康管理、健康保险为一体的中医健康保障模式。加强中医养生保健宣传引导，积极利用新媒体传播中医药养生保健知识，引导人民群众更全面地认识健康，自觉培养健康生活习惯和精神追求。加快制定信息共享和交换的相关规范及标准。鼓励保险公司开发中医药养生保健、治未病保险以及各类医疗保险、疾病保险、护理保险和失能收入损失保险等商业健康保险产品，通过中医健康风险评估、风险干预等方式，提供与商业健康保险产品相结合的疾病预防、健康维护、慢性病管理等中医特色健康管理服务。指导健康体检机构规范开展中医特色健康管理业务。

2016 年，国务院发布《中医药发展战略规划纲要（2016—2030 年）》（以下简称“2016 年《规划纲要》”）指出，实施中医治未病健康工程，为群众提供中医健康咨询评估、干预调理、随访管理等治未病服务，探索融健康文化、健康管理、健康保险于一体的中医健康保障模式。推动建立融入中医药内容的社区健康管理模式，开展高危人群中医药健康干预，提升基层中医药健康管理水平。

2020 年 4 月，中共中央、国务院印发了《“健康中国 2030”规划纲要》，把国民的身心健康，提高到国家战略的高度。中西医并重，将健康融入所有政策。突出强调了三项重点内容：一是预防为主、关口前移，推行健康生活方式，减少疾病发生，促进资源下沉，实现可负担、可持续的发展。二是调整优化健康服务体系，强化早诊断、早治疗、早康复。三是将“共建共享　全民健康”作为战略主题，坚持政

府主导，动员全社会参与，推动社会共建共享，人人自主自律，实现全民健康。提出普及健康生活、优化健康服务、完善健康保障、建设健康环境、发展健康产业等五个方面的战略任务。

二、地方政府与主管部门支持中医健康管理的政策和举措

（一）各地推动中医健康管理的实践和发展

各地在推动中医治未病和健康管理实践方面，纷纷出台各项政策和举措，举例如下。

1. 山东省　2015 年，山东省日照市政府及卫生主管部门在贯彻落实国务院 2013 年《关于促进健康服务业发展的若干意见》和《中医药健康服务发展规划（2015—2020 年）》，积极尝试，大胆实践，依托日照市中医医院和加拿大七橡树医院成立了中加国际健康管理中心。

2. 河南省　2018 年 11 月，河南省卫生和计划生育委员会、河南省中医药管理局联合印发《关于在疾病预防控制工作中充分发挥中医药作用的指导意见》，将推动中医药在疾病预防控制中扮演更重要的角色，充分发挥中医药特色优势，探索构建“预防为主，中西医并重”的疾控工作体系。

3. 北京市　2019 年 2 月，国务院批复《全面推进北京市服务业扩大开放综合试点工作方案》（以下简称“《方案》”），北京市成为全国首个服务业扩大开放综合试点城市。《方案》提出，北京市将在医疗机构治未病服务项目纳入收费项目和确定收费标准等方面先行先试，推进中医药服务。

4. 浙江省　2019 年，浙江省人民政府印发《浙江省人民政府关于推进健康浙江行动的实施意见》，提出了健康浙江 26 项行动。深入实施中医治未病健康工程，推广普及中医养生保健知识和养生方法。中医医院及有条件的综合医院、妇幼保健院设立治未病科；基层医疗卫生机构配置中医预防保健必要的人员、设备和技术，提供中医预防保健服务。支持社会力量举办规范的中医养生保健机构。

5. 广东省　2022 年 6 月，广东省中医药局印发《广东省 2022 年夏季中医治未病指引》，结合该省以湿热为主的气候特点，根据“正气存内，邪不可干”的中医治未病理念，指导百姓固护正气，提高自身卫外功能，抵御外邪侵袭。

6. 吉林省　2022 年 6 月，吉林省中医药管理局下发《关于全面提升中医医疗机构“治未病”服务能力的通知》，要求各级公立中医医疗机构已设置中医治未病科的，要实现“提质达标”，未设置的要按照“应建尽建”原则全面启动建设。

7. 四川省　2020 年，四川省成立健康四川行动推进委员会，要求加强全省中医治未病管理，引导社会力量参与治未病服务。到 2022 年和 2030 年，中医医院设置治未病科室比例分别达到 90% 和 100%。2022 年 11 月，四川省成都市以“中医治未病政策机制创新”为建设主题，通过模式创新、机制创新、技术创新，促进中医药事业、产业和文化“三位一体”联动发展。

8. 天津市　2023 年 4 月出台政策，2025 年建成覆盖全域中医治未病、康复服务体系。

9. 海南省　全力推进深化中医治未病改革创新试点工作。2019 年，中共海南省委人才发展局、省卫生健康委员会和省医疗保障局联合印发《海南自由贸易试验区深化中医治未病改革创新综合改革试点工作方案》，要求在全省二级以上中医（中西医结合）医院中开展中医治未病改革试点，充分发挥“中医治未病”养生理论和技术方法的健康文化独特优势，为人民群众提供全周期的健康管理服务。

（二）推动中医健康管理人才培养和学科建设

在中医治未病和健康管理人才培养方面，浙江省走在全国前列。2011 年，杭州师范大学健康管理学院正式成立，这是中国首个“健康管理学院”。培养健康管理高层次人才，运用现代科学手段研究“治未病”机制。2013 年，国务院学位委员会批准杭州师范大学设立首个服务国家特殊需求的“治未病与健康管理”博士人才培养项目，是国内最早开设本 - 硕 - 博完整人才培养体系的高校，同时被评为国家中医药管理局“十二五”中医药重点学科，2023 年 5 月，被列为“十四五”国家中医药管理局“高水平中医药重点学科建设项目”单位。

北京中医药大学管理学院，2007 年获批卫生管理类省部级（北京市）重点交叉学科“中医药管理学”，2012 年获批国家中医药管理局重点学科“中医药管理学”；2012 年在全国率先招收“中医药管理”博士，2013 年获批首个“中医药管理”自主设置二级学科博士点，2015 年获批“健康管理学”自主设置二级学科学位点，2017 年开始招收“健康管理学”硕士。

福建中医药大学设有中医药管理局中医健康状态辨识重点研究室、福建省 2011 中医健康管理协同创新平台。

据统计截至2022年，国内拥有独立设置的中医药类高校25所，绝大多数中医院校设立了健康管理与服务专业的本科或硕士培养体系，或相关专业（如心理与健康、运动与健康等），但大多归属于公共卫生学院、公共管理学院、体育与健康学院等，对培养中医健康管理的临床人才有待调整。

第二节　中医健康管理体系的构建

一、构建原则

（一）符合中医和健康管理学科特色，以人为中心，注重整体观

中医药学从宏观角度看问题，将人看作一个有机的整体，机体的各脏腑之间相互影响。健康管理重视疾病风险因素的管理，积极开展身心和生活方式等综合管理，两者均更重视生病的人。

（二）注重管理过程，客观评价管理效果

中医健康管理是一个临床健康管理实践的过程，要符合健康管理的全流程。从建立健康档案开始，将个人信息、中医体检、中医健康状态评估、专家咨询与干预、跟踪服务，翔实记录。

（三）依托现代信息技术手段，推进健康管理平台建设

中医健康管理临床实践依托现代信息技术，线上和线下相结合，将中医健康信息、评估、干预及效果等数据，进行管理效果评价，使服务人群更广，干预更优，效果更佳。

（四）健康管理实践要合理应用循证医学

中医健康管理医学实践不仅是使用证据的过程，更是创造证据的过程。积极开展临床实践，生成中国自己的科学证据，通过循证，生成中医的预警、预测、预报模型，找到最优的健康干预方法。

（五）以“治未病”工程为补充，巩固和扩大健康管理工作成效

近些年来，随着国家中医药管理局治未病工程的深入开展，给中医健康管理带来了新局面，各省市地区，开展了形式多样的中医治未病与健康管理临床和学科交流，促进中医特色健康管理体系的构建和完善，提升了我国健康管理的综合能力。

二、中医健康管理体系构建

（一）中医健康信息采集

信息采集和体质辨识是构建体系的基础，信息采集包括三部分：个人基本信息、一般情况和中医体检。其中中医健康体检是指在中医理论指导下，运用人体阴阳平衡，五脏相生相克的原理，结合传统的望、闻、问、切四诊合参，确定被检者的体质、脏腑、经络、气血的健康状态，整体评估当前的机能状态。

为了使中医体检更加客观化、量化，近几年，这方面的研究一直是热点。比较成熟的体质判定基本实现了量化和标准化，通常被称为中医体质辨识，就是通过对个体症状、舌脉象的采集、归类，将人体分为一种平和体质和八种偏颇体质，中医体质辨识已经成为最常用的中医体检方法。医用红外热成像技术也很常用，是利用人体红外辐射照像原理，研究体表温度分布状态的一种现代物理学检测技术，它无创伤且形象生动地展示人体寒热的图像，符合中医寒热辨证的客观化。还有些团队在研究脏腑、经络、气血、阴阳等健康状态的定性、定量判定，以正确评估“未病四态”（健康未病态、欲病未病态、已病未病态和瘥后未病态），将会为中医体检提供更多助力。

中医体检是对人体功能状态的评估，最近越来越受健康体检中心重视的功能医学检测，以了解疾病或表征背后的生理失衡，也是对人体功能状态的检查，因此，世界著名功能医学医生史蒂芬·博睿说：“功能医学与中医理论及中国人所信赖的医疗体系一脉相承。”

（二）中医健康风险评估

分析与评估体质类型（平和 / 偏颇），健康状态评估（健康、亚健康、亚临床、疾病状态、康复状态），“未病四态”、疾病风险预测、已患疾病、环境适应能力、心理指数、生存质量等，正确的评估是下一步干预调理的基础。根据综合评估结果，提供分层（或分轻重）中医健康管理。

（三）健康管理服务中的中医药特色疗法

中医有丰富的方法和技术可以提供健康管理服务，《黄帝内经素问·异法方宜论篇》举出了砭石、九针、毒药、灸焫、导引按蹻五种常用治法，被称

为中医的“五术”，后代医家在临床实践中丰富了“五术”，主要包括中药、中成药、特色药方、药茶、药酒、药浴、药膳等药物为主的方法，和饮食调养、针刺、灸法、拔罐、推拿、穴位贴敷、足疗、熏洗（蒸）、刮痧、功法、导引、音疗、起居保养、四季养生、精神调摄、经络调理、医学美学等非药物为主的方法。临床可以根据病人病情和个性需求来选择。开展综合“治未病”干预是中医特色健康管理体系中最核心的内容，是维护健康的必要手段，是医学研究的重点内容。

第三节　不同场景的中医健康管理

2015年《规划》指出，应大力提高治未病服务能力，在中医医院及有条件的综合医院、妇幼保健院设立治未病中心，开展中医健康体检，提供规范的中医健康干预服务。建立健康管理组织与中医医疗、体检、护理等机构合作机制，在社区开展试点，形成中医特色健康管理组织、社区卫生服务中心与家庭、个人多种形式的协调互动。中医养生保健服务规范建设加强中医养生保健机构、人员、技术、服务、产品等规范管理，提升服务质量和水平。2020年《规划纲要》中还强调了加大学校健康教育力度，将健康教育纳入国民教育体系，把健康教育作为所有教育阶段素质教育的重要内容。

1. 医院开展中医健康管理　参照2014年《指南》，不同等级的医院如何开展中医健康管理，给予了非常明确的指南和方向。

2. 社区卫生服务中心开展中医健康管理　不仅提供急性病的紧急处理，慢性病的诊疗，还应该为社区群众提供中医健康咨询评估、干预调理、随访管理等治未病服务。推广中医治未病与健康管理适宜技术，让社区群众少生病、生小病，益寿延年。

3. 中小学和大学开展中医健康管理　将中医药基础知识纳入中小学课程，建立学校健康教育推进机制。构建中医健康与教学相结合、课堂教育与课外实践相结合、经常性宣传教育与集中式宣传教育相结合的健康教育模式。培养中医健康教育师资，将中医健康教育纳入教师职前教育和职后培训内容。

4. 职业场所开展中医健康管理　根据不同职业性质及好发疾病（如视力下降、失眠、乏力、颈椎腰椎疼痛、血压升高等），开展中医治未病与管理；实行工间健身制度，鼓励和支持工作场所建设适当的健身活动场地，经常组织八段锦、太极拳等学习与练习；开设中医健康小屋，提供简、便、廉、验的中药和药食同源产品，提供中医外治技术等。

第四节　不同人群的中医健康管理

2015年《规划》中指出，形成针对不同健康状态人群的中医健康干预方案或指南（服务包）。建立中医健康状态评估方法，丰富中医健康体检服务。推广太极拳、健身气功、导引等中医传统运动，开展药膳食疗。运用云计算、移动互联网、物联网等信息技术开发智能化中医健康服务产品。为居民提供融中医健康监测、咨询评估、养生调理、跟踪管理于一体，高水平、个性化、便捷化的中医养生保健服务。

2011年9月，国家中医药管理局发布了《基本公共卫生服务中医健康管理技术规范》，内容包括0~6岁儿童中医健康管理、孕产妇中医健康管理、老年人中医健康管理、高血压患者中医健康管理、2型糖尿病患者中医健康管理等内容。2013年9月，国家中医药管理局发布了《中医药健康管理服务技术规范》，包括老年人中医药健康管理服务技术规范和0~36个月儿童中医药健康管理服务技术规范。以下从儿童、老年人、孕产妇人群展开阐述。

一、儿童中医健康管理服务

（一）0~36个月儿童

小儿具有生理机能旺盛而又稚嫩柔软的生理

特点，一方面生机蓬勃，发育旺盛；另一方面脏腑娇嫩，形气未充。其“发病容易，传变迅速”而又“脏气清灵，易趋康复”。0~36个月儿童中医药健康管理服务主要是针对小儿的生理病理特点和主要健康问题，通过对家长开展中医饮食起居指导、传授中医穴位按揉方法，改善儿童健康状况，促进儿童生长发育。

0~36个月儿童服务内容包括以下三点。

1. 饮食指导　养成良好的哺乳习惯，尽量延长夜间喂奶的间隔时间；养成良好饮食习惯，避免偏食，节制零食，按时进食，提倡“三分饥”，防止乳食无度；食物宜细、软、烂、碎，而且应品种多样；严格控制冷饮、寒凉食物摄入，要适度。

2. 起居调摄　保证充足的睡眠时间，逐步养成夜间睡眠、白天活动的作息习惯；养成良好的小便习惯，适时把尿；培养每日定时大便的习惯；衣着要宽松，不可紧束而妨碍气血流通，影响骨骼生长发育；春季注意保暖，正确理解“春捂”；夏季纳凉要适度，避免直吹电风扇，空调温度不宜过低；秋季避免保暖过度，提倡　“三分寒”，正确理解“秋冻”；冬季室内不宜过度密闭保暖，应适当通风，保持空气新鲜；经常到户外活动，多见风日，以增强体质。

3. 推拿方法

(1) 摩腹法：主要是对腹部进行有规律的特定按摩。腹部是气血生化之所，摩腹既可健脾助运而直接防治脾胃诸疾，又可培植元气，使气血生化机能旺盛，而起到防治全身疾患的作用。

(2) 捏脊法：指连续捏拿脊柱部肌肤，以防治疾病的一种治疗方法，常用于治疗小儿“疳积”之类病症，所以又称“捏积疗法”，属于小儿推拿术的一种。具有疏通经络、调整阴阳、促进气血运行、改善脏腑功能以及增强机体抗病能力等作用。

(3) 穴位按揉法：是在人体的适当穴位进行操作，所产生的刺激信息通过反射方式对人体的经络气血进行调整，从而达到消除疲劳，调节体内内环境，具有调节神经体液、增强体质、预防治疗疾病等功效。如足三里穴、迎香穴、四神聪穴等均为常用穴位。

(二) 36个月以上儿童

1. 学龄前期　学龄前期儿童要注意良好习惯的养成，《万氏家藏育婴秘诀·鞠养以防其疾四》说：“小儿能言，必教之以正言，如鄙俚之言勿语也。能食则教以恭敬，若亵慢之习勿作也……言语问答，教以诚实，勿使欺妄也。宾客往来，教以拜揖迎送，勿使退避也。衣服器用，五谷六畜之类，遇物则教之，使其知之也。或教以数目，或教以方隅，或教以岁月时日之类。如此则不但无疾，而知识亦早矣。”

起居要有规律，举止言行要公正而有礼貌，生活要勤俭朴素，对人要团结友爱。在教育方法上循循善诱，耐心仔细。不可偏袒溺爱，不要打骂恐吓，以免影响儿童身心健康。

《诸病源候论·小儿杂病诸候·养小儿候》说：“数见风日，则血凝气刚，肌肉硬密，堪耐风寒，不致疾病。”因此该时期中医健康管理主要体现在户外活动上，户外活动不仅有助于视力发育，更有助于增强体质。

2. 学龄期　学龄期儿童处于生长发育的重要阶段，该时期儿童求知欲强，是获取知识的重要时期，应注意提供适宜的学习条件，培养良好的学习习惯，让孩子在轻松的环境下主动学习，促进其创造性思维的发展。

应保证孩子有充足的营养和休息，重视早餐，课间适量加餐，日常饮食注意选择富含铁和维生素的食物，并注意适当的户外活动和体育锻炼。此外，还应注意此期小儿的情绪和行为变化，避免思想过度紧张，减少精神和行为障碍疾病的发生。进行法治教育，学习交通规则，防范意外事故的发生。

该时期的中医健康管理主要体现在预防性早熟上，如有超重、肥胖和性早熟方面的倾向，应及时就医。

3. 青春期　青春期是一个特殊时期，小儿进入第二个生长发育高峰，《黄帝内经素问·至真要大论篇》说：“女子二七而天癸至，任脉通，太冲脉盛，月事以时下”“男子二八肾气盛，天癸至，精气溢泻”。青春期肾气充盛，小儿生殖系统发育趋于成熟，体重、身高增长显著。女孩乳房发育，月经来潮；男孩精气溢泻，发生遗精。

青春期的中医健康管理主要体现在生长发育上，青春期为生长发育的最后一个高峰，要保证充足的营养、足够的休息和必要的锻炼。

二、老年人中医健康管理服务

人体处于不同的年龄阶段，在结构、功能、代谢以及对外界刺激反应等方面表现出体质差异性。老年人机体生理功能衰退，随着阴阳气血、津液代谢和情志活动的变化，老年性疾病逐渐增多，平和体质相对较少，偏颇体质较多。因此，老年人的中医药健康管理服务可根据老年人的体质特点从情志调摄、饮食调养、起居调摄、运动保健和穴位保健等方面进行相应的中医药保健指导。

对 65 岁及以上居民，在其知情同意下开展老年人中医药健康管理服务，其内容包括：①中医体质信息采集；②中医体质辨识；③中医药保健指导。

1. 中医体质信息采集　按照老年人中医药健康管理服务记录表前 33 项问题，逐项询问居民近一年的体验、感觉，查看舌苔和舌下静脉及皮肤情况等。

2. 中医体质辨识　按照体质判定标准表计算该居民的具体得分，将计算得分填写在老年人中医药健康管理服务记录表体质辨识栏内。根据得分，判断该居民的体质类型是平和体质抑或偏颇体质，并将体质辨识结果及时告知居民。

3. 中医药保健指导　针对老年人不同体质特点，从情志调摄、饮食调养、起居调摄、运动保健、穴位保健等方面进行中医药保健指导。具体参照 2013 年国家中医药管理局《中医药健康管理服务技术规范》中各体质调养方案。

三、孕产妇中医健康管理

（一）孕妇中医健康管理

中医理论认为，女性妊娠期间脏腑、经络的阴血，下注冲任，以养胎元。因此，整个机体出现“血感不足，气易偏盛”的特点，而有“产前一盆火”之说。妊娠初期，由于血聚于下，冲脉气盛，肝气上逆，胃气不降，则出现饮食偏嗜、恶心作呕、晨起头晕等现象，一般不严重，经过 20~40 天，症状多能自然消失。另外，妊娠早期，孕妇可自觉乳房胀大。妊娠 3 个月后，白带稍增多，乳头乳晕的颜色加深。妊娠 4~5 个月后，孕妇可以自觉胎动，胎体逐渐增大，小腹部逐渐膨隆。妊娠 6 个月后，胎儿渐大，阻滞气机，水道不利，常可出现轻度肿胀。妊娠末期，由于胎儿先露部压迫膀胱与直肠，可见小便频数、大便秘结等现象。

1. 日常保健

（1）端正言行：孕妇要端心正坐，清虚和一，坐无邪席，立无偏倚，行无邪径，目不邪视，耳不邪听，口无邪言，心无邪念……无邪卧，无横足。应谨守礼仪，端正行为，目不视邪物，耳不闻邪音，口不出邪言，以修心养性。

（2）调养饮食：孕妇在受胎之后，应该调饮食，淡滋味，避寒暑，并根据妊娠不同时期给予不同的营养以逐月养胎。“妊娠一月始胎，二月始膏，三月始胞，四月形体成，五月能动，六月筋骨立，七月毛发生，八月脏腑具，九月谷气入胃，十月诸神备，日满即产矣。”多食酸则伤肝，多食苦则伤心，多食甘则伤脾，多食辛则伤肺，多食咸则伤肾，故孕妇宜均衡饮食，少食辛酸煎炒肥甘生冷。

（3）调畅情志：孕妇应保持心情舒畅，情绪稳定，避免精神紧张，以影响胎儿发育。孕妇应居舒适、优美、静雅的环境，以保持心情舒畅，气机调和。

（4）起居有常：在生活起居方面，孕妇应顺应四时气候的变化，随其时序而适其寒温，避免环境、天气等造成的损伤。提倡静养，勿劳。久视伤血，久卧伤气，久坐伤肉，久立伤骨，久行伤筋。慎起居，适度活动，以促进孕妇体内胎儿的发育和日后宝宝身体的灵活程度，减轻孕妇分娩时的难度和痛苦。另外，妊娠早期及 7 个月以后，应谨戒房事，以免损伤冲任、胞脉，而引起胎动不安或堕胎、小产或病邪内侵。孕期劳逸适度，行动往来，使气血调和，百脉流畅，有利于胎儿生长发育和分娩。勿登高，勿临深，勿越险，勿负重。

（5）谨慎用药：凡峻下、滑利、祛瘀、破血、耗气及一切有毒药品，都应慎用或禁用。有妊娠疾患必须选用时，请在专业医师指导下应用。

（6）分期保健要点：①早期养胎气。在此时期，胎未有定形，不宜服食药物，重要是调心。孕妇要做到目不视恶色，耳不听淫声，口不吐傲言，心无邪念，心无恐怯等身心的调养。饮食方面要注意饥饱适中，食物要清淡，饮食要精熟，宜清热、滋补而不宜温补，否则导致胎热、胎动，容易流产。②中期助胎气。受孕中期，胎儿成长迅速，要调养身心以助胎气，孕妇要动作轻柔，心平气和，太劳会气衰，太逸会气滞，多晒太阳少受寒，少穿露脐露臂装。饮食方面要注意美味及多样化，营养丰富，但不能太饱，要多吃蔬果利通便。此期阴血常不足，易生内热，宜养阴补血。③后期利生产。怀孕后期，多数孕妇会脾气虚，不能制水出现水肿，及阴虚血热，胎热不安，出现早产。此期孕妇衣着要宽松，不能坐浴，要行走摇身，心静不可大怒。

2. 异常情况的中医健康管理

（1）妊娠呕吐：妊娠早期，出现头晕、乏力、食欲不振、喜酸食物或厌恶油腻、恶心、晨起呕吐等一系列反应，属于早孕反应范畴。可以通过以下几点保健方法达到减轻、缓解的目的。严重者应及时转诊。中医保健方法如下：①含服少量鲜姜片、乌梅、陈皮等缓解或减轻妊吐，或可以连苏饮啜饮频服，若服中药即吐者，可以热汤药熏鼻以止呕。②生活上调配饮食，宜清淡，易消化，忌肥甘厚味及辛辣之品。鼓励进食，少食多餐，可适当食疗。③麦冬洋参茶。取麦冬、西洋参泡水代茶饮。④蔗姜饮。甘蔗汁1杯，鲜姜汁1汤匙，将两汁调匀加热，趁温服之。⑤橘柚饮。取橘皮20g，或柚子皮9g，洗净入砂锅中，去渣取汁，代茶饮。⑥理气粥。取佛手、苏梗各15g，粳米30~60g，白糖适量，先将佛手、苏梗分别清洗干净，水煎取汁，与粳米共煮成粥，放入白糖少许，温服之。

(2) 妊娠血虚：中医理论认为，妊娠后血聚于下以养胎，故孕妇"血虚不足，气易偏盛"。临床常见面色淡黄或少华。适时适当增加营养，注意休息，也可食疗。严重者应及时转诊。中医保健方法如下：①阿胶粥。阿胶10g，糯米50g，红糖适量。将糯米煮粥，待粥将熟时，放入捣碎的阿胶，边煮边搅匀，稍煮沸1~2次，加入红糖即可。每日分两次服用，3~5日为1个疗程。连续服用可有胸满气闷的感觉，宜间断服用，脾胃虚弱者不宜多食。②山药山萸粥。山萸60g、山药30g、粳米100g，白糖适量。将前两味煎汁去渣，加入粳米、白糖，煮成稀粥。每日分两次，早晚温热食。

(3) 妊娠便秘：妊娠期妇女易出现便秘，久之易诱发痔疮或使原有痔疮加重。便秘未予改善，导致排便时孕妇腹压增大，易致胎动不安。妊娠便秘以预防为主，包括以下内容：①孕妇平素应多食富含粗纤维的蔬菜，可多食香蕉、蜂蜜等促进排便的食物。②保持适当运动，养成定时排便的良好习惯。

(4) 胎动不安：妊娠期妇女若出现小腹不适或隐痛，伴腰酸或阴道极少量出血，可能为胎动不安先兆，应及早到医院就诊。

(二) 产妇中医健康管理

1. 产妇的生理特点

(1) 阴血骤虚，元气耗损，百脉空虚：产妇由于分娩时的产创出血、产时用力、出汗等，导致产妇处于气血虚弱、百脉空虚的状态，中医有"产后一盆冰"之说。容易出现虚弱、怕冷、怕风、多汗、微热等现象。若失于调养，容易罹患"月子病"（中医称为"产后病"）。

(2) 易发生瘀血阻滞现象："十月怀胎，一朝分娩"，元气亏虚，运血无力，气虚血滞，易出现产后腹痛、恶露不绝等症状。

(3) 泌乳育儿。

(4) 子宫缩痛，排出恶露。

2. 产妇产后病理特点　产妇产后病证多样，总以"虚""瘀"居多。无论何种病机，其发病因素不外乎：一是产后生理变化；二是素体禀赋不足；三是产后摄生失慎。其中"虚"是必然因素，若这种异常变化，超过生理常态，则可发生疾病。

3. 产妇日常保健　重视"三审"，防病于未然。产妇的产后身体状况，可以通过以下几方面进行判断。

(1) 审少腹痛与不痛，辨恶露有无停滞：若腹痛拒按、下腹有块为瘀阻；无腹痛或腹痛喜按为血虚。

(2) 审大便通与不通，验津液的盛衰：大便干结、秘涩不通为津液亏损；若大便通畅，为津液尚充。

(3) 审乳汁行与不行和饮食多寡，察胃气的强弱：乳汁量少、质清，乳房柔软不胀，纳谷不馨属脾胃虚弱；乳汁充足，胃纳如常，为胃气健旺。

4. 产后养生须知

(1) 寒温适度，起居有方：根据气候变化，恰当着衣，以免伤寒或中暑；居室既要避风，又要保证空气流通；避免汗出当风。睡眠充足，适当运动，避免过分屏气努责，防止恶露不绝、阴挺下脱（子宫脱垂）等病症的发生。

(2) 饮食宜清淡，有营养，好消化：产妇的饮食应注意在保证足够水分和均衡营养的前提下，尊重产妇的饮食嗜好。注意食物的色、香、味、形，以增进食欲。保证食物种类多样化，以少食多餐为原则，不宜多食寒凉、生冷或过于辛热、煎炸、肥腻的食品。

(3) 保持心情舒畅，创造安和的育儿环境。

(4) 产后百日内，不宜交合。

(5) 谨慎用药与进补。

(6) 哺乳期产妇用药或进补要谨慎，以免给婴儿带来潜在的风险。

第五节　常见慢性病风险的中医健康管理

根据现代医学对疾病的理解越来越深入，加上人口老龄化、环境污染、饮食结构和生活方式等变化，慢性非传染性疾病作为常见的疾病类型，逐渐成为影响人体身体健康的重要公共卫生问题，临床上以潜伏期长、发病隐匿、病因复杂、迁延难愈、发病率高、无传染性等为特点。这种特点，符合中医"未病四态"的发展规律，当病变信息量较少时，人体从外观上一般难以看出明显的变化，感觉不到异常症状，为"健康未病态"。随着信息量逐渐增多，可以表现出轻微的症状，为"欲病未病态"，病理信息进一步累积引起了较明显的全身或局部的典型症状，并且有客观数据可以检测，成为临床可以诊断治疗的疾病，为"已病未病态"。健康未病态、欲病未病态、已病未病态和瘥后未病态（病后态）被称为"未病四态"，可以开展相应的"治未病"。这里的"治"，是管理、治理之义，因此"治未病"可以理解为"健康管理"，"治未病"是中医的核心理念和治疗原则，对于"未病四态"的管理包括未病先防、欲病救萌、已病早治和瘥后防复。在慢性病风险因素管理中有重要的价值。

一、糖尿病的中医健康管理

糖尿病是一种常见的慢性病，为遗传因素与环境因素长期共同作用而导致的一种内分泌代谢紊乱性疾病，常见四型：①1型糖尿病（diabetes mellitus type 1，T1DM），多为遗传因素与环境因素（病毒、化学毒物、饮食）引起本病。②2型糖尿病（diabetes mellitus type 2，T2DM），多为复杂的遗传因素与环境因素（病毒、化学毒素、饮食）引起本病。③特殊类型糖尿病，多为不同的单基因缺陷导致胰岛B细胞功能缺陷引起本病。④妊娠糖尿病，多为个体素质及内外环境因素引起本病。由此可见，糖尿病的管理要提前到妊娠前，做好准父母的健康管理。

目前，发病率最高的是2型糖尿病。长期以来，传统观念普遍认为2型糖尿病是一种终身性渐进性的慢性病，需要终身服用降糖药物或者使用胰岛素控制血糖，是不可能逆转的。这种认知一直以来成为糖尿病治疗领域的"共识"。2020年，美国糖尿病学会指出，糖尿病逆转包括部分逆转、完全逆转和长期逆转。2021年5月15日，北大糖尿病论坛期间，发布《2型糖尿病逆转中国专家共识》，标志着糖尿病能被逆转已经成为中国糖尿病治疗中的里程碑。而逆转糖尿病的方法重点在于消除胰岛素抵抗、减轻胰岛负荷、恢复和修复胰岛功能，控制血糖达标只是很小的目标。通过生活方式干预，科学使用营养处方和运动处方，在专业团队的指导下，采用正确的方法，持续适当强化治疗时间，才能真正达到逆转糖尿病的目标。

糖尿病对应的中医病名为"消渴"，亦有"消瘅""脾瘅"等名。唐朝医家王焘引隋朝甄立言《古今录验》把消渴症称为"消渴病"，但不完全等同于糖尿病，也见于尿崩症、甲亢等，这与中医和西医不同的理论基础有关。从治未病入手，糖尿病的中医治未病与健康管理如下。

（一）糖尿病的"未病先防"

"健康未病态"阶段表现为无胰岛素分泌异常，血糖较稳定，但有家族史，或肥胖或有不良生活方式。与中医"消渴"对病因的认识"先天禀赋、素体阴虚、饮食不节、情志不遂和劳欲过度"不谋而合。防治的重点在于消除可以消除的不良因素，属于"未病养生、防病为先"。

1. 遗传易感性，即中医的"先天禀赋"《黄帝内经灵枢·五变》说："五脏皆柔弱者，善病消瘅"，其中尤以阴虚体质最易罹患。此遗传为多基因遗传，不是每一个存在有这些危险基因的人都会发生糖尿病。基因学者正在试图通过改变危险基因避免糖尿病的发生。一些回顾性研究报道指出，宫内营养不良、出生时低体重及生命早期营养不良可能成为成年后发生糖尿病的重要决定性因素之一。故加强围产期保健，提高生活水平对于贫困地区疾病的防治有很重要的现实意义。出生后，要预防糖尿病的发生，应定期进行中医体检与评估，并给予针对性中医综合干预。

2. 环境因素，即中医的"天人相应"　现代研究表明，空气、水源、土壤污染和噪声污染、吸烟等都与糖尿病的发生有关。环境污染中持久性有机污染物（persistent organic pollutants，POP）是导致糖尿病发生的机制之一，大量杀虫剂、有机农药、工业化学品的使用情况堪忧。爱护自然、有机种植，减少有机污染物排放等，也是中医健康管理的重要内容，是人类不可推卸的责任。

3. 肥胖和缺乏活动　肥胖是许多慢性病的发病因素，也是糖尿病的“后备军”。究其原因，与饮食中热量摄入增加、饮食不均衡、脑力劳动增多、体力劳动减少等有关。《黄帝内经素问·奇病论篇》对其病因也认识到：“此肥美之所发也，此人必数食甘美而多肥也，肥者令人内热，甘者令人中满，故其气上溢，转为消渴。”在干预方面，《儒门事亲·三消之说当从火断》说：“不减滋味，不戒嗜欲，不节喜怒，病已而复作。能从此三者，消渴亦不足忧矣。”其指出节制饮食，减少欲望，调节情绪的重要性，甚至消渴就不用忧虑了，加上中医的药膳、养生功法，可以很好地得到健康管理。

4. 精神紧张和压力，与糖尿病的发生有关　《临证指南医案·三消》认识到：“心境愁郁，内火自燃，乃消症大病。”现代研究也发现，糖尿病的发生发展与工作或生活不良事件、精神创伤或长期精神压力过大等有关。精神情绪导致肝脾不调、气血失衡，可以通过中医药调整、疏肝解郁、平肝潜阳等，恢复阴阳平衡，并能对不良情绪表示理解、态度温和，再综合运用中医七情疗法，给予心理支持、暗示引导、家庭婚姻指导等心理治疗方法，灵活实施。

5. 劳欲过度或房事不节，也是“消渴”的发生原因　《外台秘要·消渴消中》说：“房劳过度，致令肾气虚耗，下焦生热，热则肾燥，肾燥则渴。”若因为过劳和过逸出现了不适症状，一定尽早通过改变不良习惯，加上中医药的调理，重新恢复阴平阳秘。

（二）糖尿病的“欲病救萌”

“欲病未病态”阶段表现为胰岛素分泌异常，多为逐渐增高或分泌延迟，有时出现餐前低血糖、糖耐量降低或空腹血糖偏高等，也有时血糖正常。正常剂量的胰岛素产生低于正常生物学效应，故通过代偿性胰岛素增多来维持正常生理效应，这种状态称之为胰岛素抵抗。因为临床症状轻微甚至无症状而不为人重视，多伴有血脂异常和/或脂肪肝。防治重点在于早期发现、早期干预，属于治未病之“欲病救萌、防微杜渐”。对糖尿病前期开展病因病机、规范辨证分型体系以及饮食运动规范化指导等，胰岛素水平轻度增高者以调整不良因素和生活方式管理为主，对于增高明显者，可配合辨证施针、施灸和推拿等，或中药辨证施治，调节饮食结构，管理体重与体脂，减轻胰岛素抵抗。采取积极措施可以明显降低　糖耐量异常向糖尿病转化。大庆研究也有力地说明了这一点。这是中医健康管理工作的又一重点。

（三）糖尿病的“已病防变”

“已病未病态”阶段表现为已确诊2型糖尿病有或没有并发症。胰岛素抵抗和胰岛素分泌缺陷是2型糖尿病发病过程中两个主要的病理生理环节。在病程的早期，机体为了克服胰岛素抵抗，维持血糖水平稳定，胰岛β细胞代偿性分泌胰岛素增多，出现高胰岛素血症，随着病程发展，机体这种代偿机制逐渐衰退，胰岛素分泌开始减少，当不能与胰岛素抵抗相抗衡时，血糖不可避免地升高，最终发生糖尿病。中医健康管理的重点在于，通过中医的方法，辨证与辨体质相结合，给予中医综合干预，维护“未受邪之地”，防止并发症即“已病早治，防其传变”。

已经明确诊断为2型糖尿病的患者，可以给予中医特色治疗。中医理论认为，糖尿病多因禀赋异常、过食肥甘、多坐少动，以及精神因素而成。辨证当明确郁、热、虚、损等不同病程特点。本病初始多六郁相兼为病，宜辛开苦降，行气化痰。郁久化热，肝胃郁热者，宜开郁清胃；热盛者宜苦酸制甜，其肺热、肠热、胃热诸证并宜辨证治之。燥热伤阴，壮火食气终致气血阴阳俱虚，则须益气养血，滋阴补阳润燥。脉损、络损诸证更宜及早、全程治络，应根据不同病情选用辛香疏络、辛润通络、活血通络诸法，有利于提高临床疗效。

1. 糖尿病期　本病阴虚为本，燥热为标。气滞痰阻、脾虚痰湿或气滞阴虚者皆可化热，热盛伤津，久之伤气，形成气阴两虚，甚至阴阳两虚。由于损伤脏腑不同，兼夹痰浊血瘀性质有别。

(1) 痰(湿)热互结证

症状：形体肥胖，腹部胀大，口干口渴，喜冷饮，饮水量多，脘腹胀满，易饥多食，心烦口苦，大便干结，小便色黄，舌质淡红，苔黄腻，脉弦滑。或见五心烦热，盗汗，腰膝酸软，倦怠乏力，舌质红，苔少，脉弦细数。

治法：清热化痰。

方药：小陷胸汤(《伤寒论》)加减。

组成：瓜蒌、半夏、黄连、枳实。

加减：口渴喜饮加生石膏、知母；腹部胀满加炒莱菔子、焦槟榔。偏湿热困脾者，治以健脾和胃，清热祛湿，用六君子汤加减治疗。

(2)热盛伤津证

症状：口干咽燥，渴喜冷饮，易饥多食，尿频量多，心烦易怒口苦，溲赤便秘，舌干红，苔黄燥，脉细数。

治法：清热生津止渴。

方药：消渴方(《丹溪心法》)或白虎加人参汤(《伤寒论》)加减。

组成：天花粉、石膏、黄连、生地黄、太子参、葛根、麦冬、藕汁、甘草。

加减：肝胃郁热，大柴胡汤(《伤寒论》)加减；胃热，三黄汤(《备急千金要方》)加减；肠热，增液承气汤(《温病条辨》)加减；热盛津伤甚，连梅饮(《温病条辨》)加减。

(3)气阴两虚证

症状：咽干口燥，口渴多饮，神疲乏力，气短懒言，形体消瘦，腰膝酸软自汗盗汗，五心烦热，心悸失眠，舌红少津，苔薄白干或少苔，脉弦细数。

治法：益气养阴。

方药：玉泉丸(《杂病源流犀烛》)或玉液汤(《医学衷中参西录》)加减。

组成：天花粉、葛根、麦冬、太子参、茯苓、乌梅、黄芪、甘草。

加减：倦怠乏力甚者重用黄芪；口干咽燥甚者重用麦冬、石斛。

2. 并发症期　糖尿病日久均可导致肝肾阴虚或肾阴阳两虚，出现各种慢性并发症，严重者发生死亡。这个时期“已病”增多，但仍有部分机能是健康或亚健康，即“未病状态”部分。治疗需调治“已病”，兼顾“未病”。

(1)肝肾阴虚证

症状：小便频数，浑浊如膏，视物模糊，腰膝酸软，眩晕耳鸣，五心烦热，低热颧红，口干咽燥，多梦遗精，皮肤干燥，雀目，或蚊蝇飞舞，或失明，皮肤瘙痒，舌红少苔，脉细数。

治法：滋补肝肾。

方药：杞菊地黄丸(《医级》)或麦味地黄汤(《寿世保元》)加减。

组成：枸杞子、菊花、熟地黄、山茱萸、山药、茯苓、牡丹皮、泽泻。

加减：视物模糊加茺蔚子、桑椹子；头晕加桑叶、天麻。

(2)阴阳两虚证

症状：小便频数，夜尿增多，浑浊如脂如膏，甚至饮一溲一，五心烦热，口干咽燥，神疲，耳轮干枯，面色黧黑；腰膝酸软无力，畏寒肢凉，四肢欠温，阳痿，下肢浮肿，甚则全身皆肿，舌质淡，苔白而干，脉沉细无力。

治法：滋阴补阳。

方药：金匮肾气丸(《金匮要略》)加减，水肿者用济生肾气丸(《济生方》)加减。

组成：制附子、桂枝、熟地黄、山茱萸、山药、泽泻、茯苓、牡丹皮。

加减：偏肾阳虚，选右归饮加减；偏肾阴虚，选左归饮加减。

3. 兼夹证

(1)兼痰浊

症状：形体肥胖，嗜食肥甘，脘腹满闷，肢体沉重，呕恶眩晕，恶心口黏，头重嗜睡，舌质淡红，苔白厚腻，脉弦滑。

治法：理气化痰。

方药：二陈汤(《太平惠民和剂局方》)加减。

组成：姜半夏、陈皮、茯苓、炙甘草、生姜、大枣。

加减：脘腹满闷加广木香、枳壳；恶心口黏加砂仁、荷叶。

(2)兼血瘀

症状：肢体麻木或疼痛，下肢紫暗，胸闷刺痛，中风偏瘫，或语言謇涩，眼底出血，唇舌紫暗，舌有瘀斑或舌下青筋显露，苔薄白，脉弦涩。

治法：活血化瘀。

方药：一般瘀血选用桃红四物汤(《医宗金鉴》)加减，也可根据瘀血的部位选用王清任五个逐瘀汤(《医林改错》)加减。

组成：桃仁、红花、当归、生地黄、川芎、枳壳、赤芍、桔梗、炙甘草。

加减：瘀阻经络加地龙、全蝎；瘀阻血脉加水蛭。

(四)糖尿病的“瘥后防复”

通过药物或者生活方式管理，血糖趋于稳定，诸多症状消失或基本缓解，进入“瘥后未病态”。“瘥”指病愈，疾病初愈，正气尚虚，机体功能还没有完全恢复之时，做好疾病后期的调理，巩固疗效，以防止疾病复发。中医对此早有警示，瘥后可能一复，亦有二三复者，最甚亦见多次反复者，故不可不防。并认为复发多与“食复、劳复、情志复”有关。要定期复查，积极开展相应管理，通过“避邪气、慎起居、畅情志、调饮食、适劳逸”的中医养生之道，合理用药，可以避免病情反复、加重，出现新的并发症，或因正气虚、邪气侵袭而罹患其他疾病。

综上所述，对于2型糖尿病而言，未病先防、欲病救萌应该是最需要健康管理医学从业者研究重视的阶段，不仅对防控糖尿病有利，对于心脑血管疾病、痛风、骨质疏松、恶性肿瘤等并发症的出现均有十分重要的临床意义。直到刚刚发展为“已病未病态”，胰岛β细胞仍有足够的代偿能力，进行合理的干预和中医健康管理，可极大地减少糖尿病并发症的发生，甚至逆转2型糖尿病。即使到了“瘥后未病态（病后态）”，合理的“瘥后防复”，也能极大地提高患者生存质量。无论何时，对2型糖尿病“未病四态”进行中医健康管理，都是值得的，有非常大的临床意义和实践操作性。

二、脂肪肝的中医健康管理

脂肪性肝病（简称“脂肪肝”）是遗传-环境-代谢应激相关性肝病，包括酒精性脂肪性肝病和非酒精性脂肪性肝病。由于酒精性脂肪性肝病与长期过量饮酒相关，病情控制和饮酒密切相关，因此本部分重点介绍非酒精性脂肪性肝病的中医健康管理。非酒精性脂肪性肝病（nonalcoholic fatty liver Disease，NAFLD）是一种遗传易感和胰岛素抵抗引起的代谢功能障碍相关脂肪性肝病，其疾病谱包括单纯性非酒精性脂肪肝（nonalcoholic fatty liver，NAFL），非酒精性脂肪性肝炎（nonalcoholic steatohepatitis，NASH）及其相关的肝硬化和肝细胞癌（hepatocellular carcinoma，HCC）。本病异质性极强，大多数患者处于NAFL阶段，普通NAFL患者发生肝硬化的概率较低，一般10~20年内肝硬化的发生率仅为0.6%~3%，然而当患者病情进展到NASH阶段，肝硬化的发生概率骤升，在10~15年内发生肝硬化的概率可达15%~25%，其中代谢因素是这一进程的重要催化因素，如合并高血压、T2DM，以及代谢综合征（metabolic syndrome，MS）可增加NAFLD患者罹患间隔纤维化和肝硬化的风险，合并肥胖则可使患者的肝脏炎症损伤和纤维化程度加重。由此可见，不同阶段患者的病情严重程度不同、管理目标不同，因而其所需要的生活方式指导、健康监测及健康教育等具体管理内容均有不同，需要针对不同病情进行更有针对性的精细化健康管理。

NAFLD没有明确的中医病名，常根据疾病发病部位或常见症状归为“胁痛”“积聚”“肝癖”范畴。作为与生活方式密切相关的慢性非传染性疾病，对该病开展中医健康管理意义重大。NAFLD目前尚无经过批准的药物面世，面临“无药可用”的境地，缺乏可用药物往往意味着患者就医黏性的降低以及遵医行为的减弱，会直接影响本病的管理。对此，中医的“治未病”有多种简、效、便、廉的方法与适宜技术可供选择，或可协助解决当下困境。本节从中医健康管理的“未病四态”角度为脂肪肝防治提供思路。

（一）脂肪肝“未病先防”

本阶段常无特殊症状表现，然而在家族史及生活方式方面或有一些端倪显现。家族性肥胖或代谢性疾病者、伴有久坐少动、过食肥甘厚腻、吸烟、饮酒等不良生活方式者为“健康未病态”的重点人群。因此，防治的重点在于对上述重点人群消除不良因素以期“未病先防”。此外，多项调研显示，痰湿体质者最易罹患NAFLD，因此对于痰湿质的“未病”人群亦应加强健康宣教。

（二）脂肪肝“欲病救萌”

此状态为NAFLD前期发展状态，此时虽然尚未达到NAFLD的诊断标准，但由于不健康的生活方式导致体重增加甚至超重肥胖，逐渐出现肝脏脂肪沉积。如不加控制，NAFLD发生迫在眉睫。如果此时能够改变不良生活方式或者在辨体基础上进行药膳、药饮的应用，有望阻断个体从“未病”向“已病”状态下的转化。然而由于脂肪肝临床症状轻微甚至无明显症状，并且不会在短期内危及生命，不少患者处在此期并未能遵从管理。结合体重变化是这一阶段最常出现的表现，因此管理重点在于指导患者关注体重、合理控制体重。

（三）脂肪肝“已病防变”

此时已经确诊NAFLD，患者可能有乏力、右上腹不适、腹泻等症状，此外可能伴随肝酶升高等生化指标异常。值得一提的是，NAFLD带来的影响绝不仅仅是肝酶异常，更重要的是代谢紊乱。NAFLD常与大量代谢异常合并出现，且合并代谢异常后会使机体代谢紊乱状况（体重、血脂、血糖、血压）更重。NAFLD可显著增加T2DM、动脉硬化性心血管疾病以及多种恶性肿瘤的发病风险。NAFLD患者随访5~10年T2DM和心血管事件发病风险分别增加了1.86倍和1.64倍，NAFLD还会增加心血管疾病死亡风险以及结直肠肿瘤、胰腺恶性肿瘤、肺腺癌、乳腺癌等的发病风险（NAFLD患者的主要死因是心血管疾病，其次是恶性肿瘤）。因此，本阶段的管理重点在于缓解病情，防止病情进展，提高生活质量，减少并发症的发生。从中医体质学说角度来看，不同体质可能影响发病后病理变化的倾向性，如痰湿质和兼夹体质的 NAFLD 患者易罹患高血压病，而阴虚质的 NAFLD 患者则易罹患糖尿病，应对这些重点体质类型的 NAFLD 已病患者做好更有针对性的健康管理。

2017 年中华中医药学会脾胃病分会发布了《非酒精性脂肪性肝病中医诊疗专家共识意见》，已确诊的 NAFLD 患者，可以在辨证基础上综合运用中药、针灸、推拿等多种中医药方法进行辅助治疗。中医理论认为，肝为“体阴而用阳”，病理情况下，肝体受损，肝用无能，则无法疏泄调达，使痰浊、血瘀等病理产物产生，进而发展为浊毒之邪内蕴，损害肝体，形成恶性循环。脾肾亏虚，脾虚运化无力，肾虚气化不利，而致水湿停聚，进而生痰，痰湿内蕴，继而生热化瘀，而致痰、热、瘀、浊、湿纠结，继而伤肝。治疗应当分期论治，疾病初期的治疗方法主要为疏肝理气、健脾和胃；中后期的治疗方法主要为健脾益肾、化瘀散结，佐以清热化湿。重症患者应采取中西医结合治疗。

（1）湿浊内停证

症状：右胁肋胀满，形体肥胖，周身困重，倦怠，胸脘痞闷，头晕，恶心，舌淡红，苔白腻，脉弦滑。

治法：祛湿化浊。

方药：胃苓汤（《丹溪心法》）加减。

组成：苍术、陈皮、厚朴、甘草、泽泻、猪苓、赤茯苓、白术、肉桂。

加减：形体肥胖，周身困重等湿浊明显者，加绞股蓝、焦山楂；胸脘痞闷者加藿香、佩兰。

（2）肝郁脾虚证

症状：右胁肋胀满或走窜作痛，每因烦恼郁怒诱发，腹胀，便溏，腹痛欲泻，乏力，胸闷，善太息，舌淡边有齿痕，苔薄白或腻，脉弦或弦细。

治法：疏肝健脾。

方药：逍遥散（《太平惠民和剂局方》）加减。

组成：当归、白芍、柴胡、茯苓、白术、炙甘草、生姜、薄荷。

加减：腹胀明显者，加枳壳、大腹皮；乏力气短者，加黄芪、党参。

（3）湿热蕴结证。

症状：右胁肋胀痛，恶心，呕吐，黄疸，胸脘痞满，周身困重，纳呆，舌质红，苔黄腻，脉濡数或滑数。

治法：清热化湿。

方药：三仁汤（《温病条辨》）合茵陈五苓散（《金匮要略》）加减。

组成：杏仁、滑石、通草、白蔻仁、竹叶、厚朴、薏苡仁、半夏、茵陈、茯苓、泽泻、猪苓、桂枝、白术。

加减：恶心呕吐明显者，加枳实、姜半夏、竹茹；黄疸明显者，加虎杖等；胸脘痞满、周身困重等湿邪较重者，加车前草、通草、苍术。

（4）痰瘀互结证

症状：右胁下痞块或右胁肋刺痛，纳呆，胸脘痞闷，面色晦暗，舌淡暗有瘀斑，苔腻，脉弦滑或涩。

治法：活血化瘀，祛痰散结。

方药：膈下逐瘀汤（《医林改错》）合二陈汤（《太平惠民和剂局方》）加减。

组成：桃仁、牡丹皮、赤芍、乌药、延胡索、炙甘草、川芎、当归、五灵脂、红花、枳壳、香附、陈皮、半夏，茯苓、乌梅、生姜。

加减：右胁肋刺痛者，加川楝子；面色晦暗等瘀血明显者，加莪术、郁金。

（5）脾肾两虚证。

症状：右胁下隐痛，乏力，腰膝酸软，夜尿频多，大便溏泻，舌淡，苔白，脉沉弱。

治法：补益脾肾。

方药：四君子汤（《太平惠民和剂局方》）合金匮肾气丸（《金匮要略》）加减。

组成：人参、茯苓、白术、炙甘草、熟地黄、山茱萸、山药、茯苓、泽泻、牡丹皮。

加减：腰膝酸软、头晕乏力者，加黄芪、续断、杜仲；畏寒肢冷者，加附子、肉桂；夜尿频多者，加金樱子、海螵蛸；大便溏泄者，加炒扁豆、炒薏苡仁。

（四）脂肪肝的“瘥后防复”

NAFLD 患者在改变不良生活方式、积极控制体重后病情是可以逆转的。在本阶段，肝脏脂肪已经消退，NAFLD 患者已经恢复至“未病”状态。需要注意 NAFLD 也是容易复发的，因而不论是体重管理还是生活方式改进均应选择可持续性的方式方法，避免短期“速成”式减重方法与饮食运动方式。对于“瘥后未病态”的 NAFLD 患者养成良好的生活习惯至关重要。饮食方面合理分配三餐，定时定量，以高蛋白质、低脂、低糖、低盐为原则，控制总热量；限制辛辣、刺激性食物及调味品；少吃动物内脏及煎、炸、炒等富含高脂肪的食物；少吃甜食等高糖、高热量食物。中医理论认为“人卧则血归于肝”，晚上 11 点前睡觉有助于养肝护肝。成年人每晚应睡足 7~8 小时。65 岁以上老人不少于 5 小时睡眠。劳逸结合，锻炼有度。坚持锻炼能增加人体气血流动，增强人体免疫力。NAFLD患者大多久坐少动、营养过剩，加强锻炼是非常重要的基础治疗。但活动时要注意适量运动，时间不宜过长，活动量不宜过大。另外，还应保持心情开朗，不暴怒，少气恼。

综上所述，对于脂肪肝来说，处于不同状态的患者病情特点各有不同，管理侧重也不相同，根据不同状态有针对性进行中医健康管理干预才能有望取得最佳的管理效果。当前从医务人员到患者对脂肪肝的重视程度仍有待加强，在此环境下，要加强从医务人员到普通患者的宣教培训，使患者重视在“健康未病态”即开始有意识地采取预防举措，同时重视“欲病未病态”和“已病渐变态”这两个关键环节，具备“关口前移”意识，才能最大程度发挥中医健康管理的价值。

三、肥胖症的中医健康管理

肥胖症是由多因素综合作用引起的慢性代谢性疾病。由于机体内热量的摄入大于消耗，造成体内脂肪体积和/或脂肪细胞数量增加，导致体重增加或体脂占体重的百分比异常增高，并在某些局部过多沉积脂肪。世界卫生组织将肥胖症定义为可能导致健康损害的异常或过多的脂肪堆积，确认肥胖是一种疾病，并向全世界发出忠告：肥胖病将成为全球首要的健康问题。

肥胖症的诊断常用指标　①体指数重：BMI=体重(kg)/身高(m)^2，当BMI≥28kg/m^{2}时，可以诊断为肥胖症。②腰围：男性腰围≥90cm，女性腰围≥80cm，也被认为是肥胖症的一个重要指标。③皮下脂肪厚度：通过测量皮下脂肪厚度来估计体脂含量，如肩胛皮脂厚度大于14mm，肱三头肌皮脂厚度男性平均超过10.4mm，女性平均超过17.5mm，可视为脂肪堆积过多。④内脏脂肪含量：可以通过B超、双能X线骨密度仪、CT扫描或磁共振等方法来测量内脏脂肪含量，以评估肥胖程度。

肥胖症是由遗传因素、环境因素等多种因素相互作用所引起的慢性代谢性疾病，与多种疾病，如2型糖尿病、血脂异常、高血压病、冠心病、脑卒中、肿瘤等密切相关。可损害患者的身心健康，使生活质量下降，预期寿命缩短。如肥胖症可作为某些疾病的临床表现之一，称为继发性肥胖症，约占肥胖症的1%。

近年来，我国人群中超重和肥胖的比例明显增加，35~64岁中年人的超重率为38.8%，肥胖率为20.2%。2016年5月24日，美国临床内分泌医师学会/美国内分泌学会发布了肥胖治疗指南，正式提出肥胖症的治疗和以并发症为中心的分期治疗及临床指南，真正开启肥胖症的医学治疗。随着我国肥胖人口的不断增加，为了有效落实我国慢性病防控关口前移的宗旨，肥胖症的防控有必要在以并发症为中心的分期治疗的基础上，基于中医健康管理的理念对肥胖症不同病程进行划分。治未病理论是中医预防学和治疗学的高度概况，在疾病预防、诊治方面具有重要意义。治未病思想不断被运用到生活及医疗的方方面面，将治未病思想运用至肥胖症的防治工作中，不仅可帮助全民改善体质，提高免疫力，还可降低慢性病发病的可能性。因此，从“未病四态”阐述不同阶段肥胖症的中医治未病与健康管理意义重大。

（一）肥胖症的“未病先防”

肥胖在中医古籍中无专门的病名，历代医籍与肥胖相关的病因病机、临床症状及其危害的论述颇丰。《医学实在易》言：“素禀之盛，由于先天”，指出人体疾病与先天遗传因素有关，《黄帝内经素问·通评虚实论篇》言：“肥贵人，则膏粱之疾也”，指出肥胖与饮食密切相关，现代医学研究发现肥胖的病因与遗传因素、生活方式、情绪密切相关，如双亲均为肥胖者，子女肥胖率可以高达80%；父母一方（特别是母亲）为肥胖者，子女肥胖率为40%。其次，进餐速度过快，晚餐吃得过于丰富，有的甚至在临睡前加一顿夜宵，这种吃法是肥胖的祸根。再者，缺乏运动可导致能量消耗少，多余的能量就会转化为脂肪储存在体内，从而导致肥胖。最后，精神情志也会导致肥胖病。针对肥胖症的病因，需要及时关注，并采取预防措施。

1. 饮食有节，起居有常　《黄帝内经素问·藏气法时论篇》载：“毒药攻邪，五谷为养，五果为助，五畜为益，五菜为充，五味合而服，补精益气。”说明机体离不开营养均衡的饮食搭配。科学合理的饮食应做到饮食有度、有节，三餐规律，荤素搭配，无所偏嗜，避免过饱或过饥等。早餐应包括谷薯类、肉蛋类、奶豆类、果蔬类中的三类及以上，午餐和晚餐要做到营养均衡、量适宜。同时要重视脾胃养护，因人而异，四季有别，注重五味调和，顺应四时寒温，这是治未病思想中饮食养生的基本要求。

2. 调摄精神，动静结合　《黄帝内经素问·上古天真论篇》言:"恬淡虚无,真气从之,精神内守,病安从来。"保持心态恬淡安宁,是养生防病的重要守则。华佗曾言:"人体欲得劳动,动摇则谷气得消,血脉流通,病不得生,中枢之不朽也。"加强形体锻炼也是摄生保健的重要法则。"气功""八段锦""太极拳"等即是我国健身运动的最早记载。长期坚持锻炼,做到动静结合,不仅能够改善体质,增强免疫力,同时也可控制体重增长。

3. 法于阴阳,和于术数,节气养生　《黄帝内经素问·四气调神大论篇》曰:"春夏养阳,秋冬养阴。"春夏之季,为阳气增长之时,人们应当顺应自然界季节、气候、环境等的变化,保持神志愉悦,情绪平和,促使阳气生发条达。"人以天地之气生,四时之法成。"四时更替,寒暑变换,昼夜交迭,无一不影响着人体阴阳的偏盛偏衰。人体生命的运动规律和自然界的四时六合八方阴阳的变化相协调,从而使机体维持阴平阳秘,精神乃至的最佳生理状态。

(二) 肥胖症的"欲病救萌"

"欲病未病态"是治未病的关键环节,即当体重处于超重状态时,积极采取有效措施来帮助其BMI等指标恢复正常健康水平,以防止肥胖的发生。中医体质辨识分型在肥胖前期诊治中有较大的优势。王琦教授提出的九种体质理论,为个体预防疾病及改善不同患病个体的病理状态提供了新思路,在疾病防控中应用广泛。对处于超重状态的人群,通过辨别不同的体质类型制订干预方案,进行个体化诊疗干预,能够有效防治肥胖。如气虚兼痰湿者,可以给予补气、健脾、祛湿、化痰类药食同源食物,如炒薏苡仁、陈皮、茯苓、冬瓜皮等;可以进行刮痧、艾灸等中医外治方法以疏通经络,益气活血,健脾祛湿,从而提高人体的代谢能力。生活方式参考"未病态"的生活方式建议,少吃油腻、辛辣及生冷食物;增加户外运动;调整生活方式,按时作息。

(三) 肥胖症的"已病防变"

肥胖症的"已病未病态"表现为已确诊肥胖症,有或没有并发症。治疗原则是"已病早治,防其传变",结合并发症不同,治疗也有相应变化。肥胖症会增加糖尿病等代谢综合征、心脏病、呼吸系统疾病、生殖功能障碍等患病风险。因此,对于已确诊为肥胖症的人要及时干预,以阻断或延缓疾病的传变。目前,对于肥胖症的治疗,从中医治未病与健康管理的角度出发,除了坚持上述调节饮食、适当运动、健康宣教、心理辅导等干预方法之外,必要时可运用药物、手术等治疗手段。

中医理论认为,肥胖症乃过食肥甘厚味,或喜嗜醇酒,或暴饮暴食,久坐少动,脾失健运,水湿停滞,聚湿成痰,痰湿流溢而致。其病理特点是本虚标实,虚实夹杂。中医辨证分型及治疗如下。

1. 胃热湿阻证

病机:嗜食肥甘厚味,食欲旺盛,脾运不及,食积郁于内而酿湿化热,胃热壅盛,炼液成痰,痰热、湿浊、膏脂聚集而发为肥胖。

治法:清热利湿,通腑泄浊。

方药:小承气汤(《伤寒论》)加减

组成:大黄、枳实、厚朴。

加减:胃热炽热,加石膏,知母以清热泻火治疗消谷善饥、口渴喜饮、大便秘结;肝火亢盛,加龙胆草,夏枯草以清肝火治疗眩晕;心火亢盛,加黄连,竹叶以清心泻火治疗口臭口干;头痛头胀,加钩藤,菊花。

2. 肝郁气滞证

病机:情志不畅,肝气郁滞,肝郁乘脾,脾失健运而水液输布失司,痰湿内蕴,发为肥胖。

治法:疏肝理气,健脾化痰。

方药:柴胡疏肝散(《景岳全书》)加减。

组成:柴胡、白芍、茯苓、枳实、薄荷、陈皮、香附、甘草。

加减:心烦易怒,加牡丹皮、栀子、龙胆草以清泻心肝之火治疗胸胁苦满、失眠、多梦;大便溏泻,加白术,白扁豆以健脾益气治疗胃脘痞满;两胁胀痛,加郁金、延胡索、川楝子以理气止痛治疗月经不调或闭经。

3. 气滞血瘀证

病机:情志不遂或外邪侵袭肝脉引起肝气久郁不解,气机郁滞而致血行瘀阻,痰湿瘀血聚集发为肥胖。

治法:活血化瘀,疏肝理气。

方药:血府逐瘀汤(《医林改错》)加减。

组成:当归、生地黄、赤芍、枳壳、柴胡、甘草、牛膝、桔梗。

加减:两胁胀满,加青皮、橘皮、香附以疏肝止痛治疗两胁胀满;烦躁易怒,加牡丹皮、栀子以清肝泻火治疗烦躁易怒、口干舌燥、头晕目眩、失眠多梦;胃脘痞满,加青皮、陈皮以理气消胀治疗胃脘痞满。

4. 脾肾两虚证

病机：素体羸弱，或久病脾肾亏虚、精气不足致肾气蒸腾、气化失常，痰湿内蕴，发为肥胖。

治法：健脾益肾，化湿利水。

方药：金匮肾气丸（《金匮要略》）加减。

组成：熟地黄、山茱萸、山药、茯苓、泽泻、肉桂、附子。

加减：腰膝冷痛，加杜仲、菟丝子以温补肾阳治疗虚浮肿胀、少气懒言、动而喘息、畏寒、腰膝冷痛；大便溏薄，或五更泻，加肉豆蔻、补骨脂、芡实以补肾止泻治疗大便溏薄或五更泄泻；阳痿，加淫羊藿、巴戟天、阳起石以温阳通络治疗阳痿。

5. 阴虚内热证

病机：熬夜，精神紧张，嗜食辛辣，耗伤阴液，体内阴液亏虚，水不制火，炼液成痰，发为肥胖。

治疗：滋阴补肾，清泻虚热。

方药：杞菊地黄汤（《医级宝鉴》）加减。

组成：枸杞子、麦冬、生地黄、山萸肉、山药、茯苓、牡丹皮、泽泻、五味子、女贞子。

加减：阴虚火旺，加黄柏、知母以清泻虚火治疗头胀头疼、五心烦热；大便干结，加火麻仁、何首乌以温润通便；腰痛腿软，加杜仲、桑寄生以补肾健腰治疗腰痛腿软；头昏眼花，加桑葚子、菊花以养肝明目。

6. 脾虚湿阻证

病机：饮食失度，劳逸失司，伤及脾胃，脾气亏虚，运化无力，水湿内停，痰湿内蕴，发为肥胖。

治法：健脾化痰，理气燥湿。

方药：参苓白术散（《太平惠民和剂局方》）加减。

组成：党参、茯苓、白术、白扁豆、陈皮、莲子、淮山药、薏苡仁、半夏、炙甘草。

加减：兼浮肿，加赤小豆、冬瓜皮以利水消肿治疗浮肿；脘腹胀满，加枳壳、瓜蒌皮，理气化痰治疗疲乏无力、肢体困重。

除了中药内服及外用，中医外治在肥胖的治疗中也独具优势。中医外治方法具有操作简便、疗效显著、副作用低、不良反应小的特点，还能达到个体化治疗的目的，已越来越受到广大肥胖患者的重视和认可。外治法包括刮痧、针刺、拔罐、穴位埋线、耳穴压豆等方法，具有疗效显著、简单方便、安全性高、复发率低等优点。

所有肥胖症患者都应制订科学合理的减肥计划，体重减轻的目标应该具备合理性、可操作性、个体化、着眼长期有效的特点。同时，中医健康管理不局限于减轻体重，还兼顾了健康状况维护和防治肥胖相关并发症等。主要应重视血脂紊乱、2 型糖尿病、高血压、呼吸系统疾病尤其是睡眠呼吸暂停综合征、骨关节炎等的治疗，防止其加重和诱发其他疾病。半年减掉体重的 5%~15%，是已被证实既能达到防治肥胖相关并发症又不影响健康的合理目标。重视肥胖者相关精神 - 心理障碍方面的干预，树立减肥的信心。单纯性肥胖者建议首选物理治疗和中医治疗方法，尽量减少减肥药物、吸脂手术等治疗方法的应用。

（四）肥胖症的“瘥后防复”

肥胖症患者体重指数和体脂率下降到正常或接近正常后，面临再次升高（俗称“反弹”）的风险，而饮食不节、缺乏运动、紧张劳累等是导致体重指数和体脂率反弹的重要原因。通过药物或者生活方式管理，当患者体重已经恢复正常范围，症状基本消失，可以归为“瘥后未病态（病后态）”。

因此，在体重指数平稳时，还要继续坚持科学合理的饮食、运动及生活习惯等。做到定期检测，及时调整运动、饮食方案，必要时可配合中医药调理体质，帮助恢复身体新陈代谢，巩固疗效，以实现持久、稳定的体重指数，防止反弹。

四、高血压的中医健康管理

高血压是一种常见的慢性病，其发病率随着人口老龄化和生活方式的改变而逐年升高。我国高血压调查最新数据显示，其患病率总体呈上升趋势。男性高于女性，北方高南方低，且呈现出大中型城市高血压患病率较高的特点，如北京、天津和上海居民的高血压患病率分别为 35.9%、34.5% 和 29.1%。此外，农村地区居民的高血压患病率增长速度较城市快。

中医理论认为，高血压的病位多在肝脾肾。肝肾阴亏，水不涵木，阳亢于上；或气火暴升，上扰头目；脾胃虚弱，清窍失养；或脾失健运，痰浊中阻；或肾精亏虚，髓海失养，均是引发高血压的病因病机。基于中医治未病理论的高血压防治策略，秉承因时、因地、因人的调养理念，可在防治高血压的全程发挥重要作用。

（一）高血压的“未病先防”

高血压的“健康未病态”是指人体的血压处于正常水平，但是存在一些可能引起高血压的危险因素，包括遗传因素、年龄以及多种不良生活方式等多个方面。针对这些危险因素，积极采取基于中医治未病思想的健康管理措施，能够避免高血压的发生，或延缓高血压的病程，从而避免严重心血管并发症的发生。

1. 饮食不节　嗜酒无度，过食肥甘和咸味，损伤脾胃，聚湿生痰，导致清阳不升，头窍失养。高钠、低钾膳食是我国人群重要的高血压发病危险因素。INTERSALT 研究发现，研究人群 24 小时尿钠排泄量中位数增加 2.3g（100mmol/d），收缩压（SBP）/ 舒张压（DBP）中位数平均升高 5~7/2~4mmHg。过量饮酒包括危险饮酒（男性 41~60g，女性 21~40g）和有害饮酒（男性 60g 以上，女性 40g 以上）。我国饮酒人数众多，18 岁以上居民饮酒者中有害饮酒率为 9.3%。限制饮酒与血压下降显著相关，酒精摄入量平均减少 67%，SBP 下降 3.31mmHg，DBP 下降 2.04mmHg。有研究基于治未病思想设置高血压前期人群的饮食计划，遵循中医“食饮有节”“谨和五味”“五谷为养”“五果为助”“五畜为益”“五菜为充”的原则，保障营养均衡。遵循低热量、低盐、低脂和少量多餐的原则指导患者均衡饮食，每日食盐摄入量小于 6g，并增加摄入富含维生素和钙的食物，降压效果满意。多项研究将戒酒作为高血压患者健康宣教的重要内容，血压达标率满意。

2. 情志不遂　忧郁恼怒太过，肝失条达，肝气郁结，气郁化火，肝阴耗伤，风阳易动，上扰头目，发为眩晕。长期精神紧张是高血压患病的危险因素，精神紧张可激活交感神经从而使血压升高。一项包括 13 个横断面研究和 8 个前瞻性研究的荟萃分析，定义精神紧张包括焦虑、担忧、心理压力紧张、愤怒、恐慌或恐惧等，结果显示有精神紧张者发生高血压的风险是正常人群的 1.18~1.55 倍。中医治未病思想在于人与自然、人与社会的和谐统一，并注重养神和养形的统一，在日常生活中要保持身心愉悦，以此来防范疾病的产生和进展。中老年人接受传统健身保健项目锻炼可以调节自身情绪，消除心理负面情绪，提高免疫细胞水平，其中五禽戏和八段锦等中医传统功法对愉悦身心、活跃情绪，改善焦虑抑郁状态具有很好的调节作用。

3. 超重和肥胖　肥人多痰，《丹溪心法》强调：“无痰则不作眩。”痰浊内生是发生高血压的重要病因。超重和肥胖是高血压患病的重要危险因素。饮食结构不合理则是造成肥胖症的主要诱因之一，恣食肥甘厚味，脾运化水湿功能失常，湿邪内停，日久化热，痰热互结，蒙蔽清窍，发为昏冒。《血证论》曰：“肝属木，冲和条达，不致遏郁，则血脉流畅。嗜食咸味，血脉凝滞，火盛耗伤阴血，血不养筋，又能化风，亦致眩晕。”我国成年人超重和肥胖与高血压发病关系的随访研究结果发现，随着体重指数的增加，超重组和肥胖组的高血压发病风险是体重正常组的 1.16~1.28 倍。超重和肥胖与高血压患病率关联最显著。

4. 年老肾亏和久病体虚　肾为先天之本，主藏精生髓，脑为髓之海。若年高肾精亏虚，髓海不足，无以充盈于脑，或体虚多病，损伤肾精肾气，或房劳过度，阴精亏虚，均可导致髓海亏虚，发为眩晕。如肾阴素亏，水不涵木，肝阳上亢，肝风内动，亦可发为眩晕。若久病体虚，脾胃虚弱，或失血之后，耗伤气血，或忧思劳倦，均可导致气血两虚，气虚则清阳不升，血虚则清窍失养，故而发为眩晕。

5. 不良生活方式　美国心脏学会于 2006 年 6 月在线公布了饮食与生活方式建议的更新版指出，改变生活方式与合理饮食同样重要，80% 的高血压等心脏疾病可通过健康的饮食和生活方式得以预防。通过改善自身生活习惯、调整饮食、控制食盐摄入等增强正气，并通过调整自身工作环境或者锻炼身体，增强人体体质等达到一级高血压的预防。中医药的调治手段丰富，将药物、针灸、导引和气功等手段有机结合起来，能够有效改善人体的内环境，从而全面提高人群的抗病能力和适应环境的能力，预防高血压的发生。

（二）高血压的“欲病救萌”

高血压的“欲病未病态”是指患者在没有出现明显症状的情况下，血压已经升高到了正常高值水平。这种情况临床医学称为“亚临床高血压”。亚临床高血压是指血压在正常范围和高血压之间的一种状态，即收缩压为 130~139mmHg，舒张压为 85~89mmHg。这种状态通常不会引起明显症状，无须药物治疗。亚临床高血压通常由于饮食不规律、肥胖、缺乏运动、精神紧张等因素引起的。亚临床高血压需要引起足够的重视，如果不及时采取措施进行干预，发生高血压的风险显著升高。因此，需要对患者加强健康宣教和血压监测，尤其是中老年人和高危人群。

（三）高血压的“已病早治”

高血压的“已病未病态”是已经确诊高血压，尚无明显的心脑肾等并发症，要尽快采用合理安全的方法控制血压、延缓病程、防止并发症的发生。

中医学临床重视个体化治疗，强调辨证施治，突出个体化的血压管理理念，从年龄、体质、生活习惯、靶器官损害、代谢水平和脏器损害等方面进行综合诊疗。在辨证论治基础上，加强起居调护、饮食调养、心身调摄、修身健体及中医外治法调理(经络腧穴调理)。中医药治疗高血压基于整体观念，不仅针对症状进行治疗，更注重倡导身心同调，通过恢复患者的阴阳平衡，提高患者自身的血压调节能力，使血压恢复正常。中医辨证分型及治疗如下。

1. 阴虚阳亢证

症状：头部胀痛、烦躁易怒、腰膝酸软为主症，面红目赤，胁痛口苦，便秘溲黄，五心烦热，口干口渴，失眠梦遗为次症，舌红少苔，脉细数或弦细。

治法：滋阴潜阳。

方药：天麻钩藤饮(《杂病证治新义》)加减。

组成：天麻、钩藤、石决明、山栀子、黄芩、川牛膝、益母草、杜仲、桑寄生、夜交藤、茯神。

茶饮：①菊花茶。白菊花、绿茶，开水冲泡饮服。②苦丁桑叶茶。苦丁茶、菊花、桑叶、钩藤各适量，开水冲泡饮服。③菊楂决明饮。菊花、生山楂片、草决明子各适量，开水冲泡饮服。

推荐食物：芹菜、绿豆、绿豆芽、莴苣、西红柿、菊花、海蜇、山楂、荠菜、西瓜、茭白、茄子、柿子、胡萝卜、香蕉、黄瓜、苦瓜、紫菜、芦笋。

推荐食疗方：①葛根粥。葛根、粳米、花生米，加适量水，用武火烧沸后，转用文火煮 1 小时，分次食用。②菊花粥：菊花摘去蒂，上笼蒸后，取出晒干或阴干，然后磨成细末，备用。粳米淘净放入锅内，加清水适量，用武火烧沸后，转用文火煮至半成熟，再加菊花细末，继续用文火煮至米烂成粥。每日两次，晚餐食用。

2. 气血两虚证

症状：头晕时作、少气乏力为主症，动则气短，头部空痛，自汗或盗汗、心悸失眠为次证，舌质淡，脉沉细无力。

治法：益气养血。

方药：八珍汤(《医学心悟》)加减。

组成：人参、白术、茯苓、当归、川芎、白芍、熟地黄、炙甘草。

茶饮：①龙眼红枣茶。龙眼肉、红枣，白糖适量，开水冲泡饮服。②党参红枣茶。党参、红枣，茶叶各适量。开水冲泡饮服。亦可将党参、红枣、茶叶加水煎沸 3 分钟后饮用。

推荐食物：大枣、银耳、芝麻、桑椹。

推荐食疗方：①当归炖猪蹄。将猪蹄洗净切成大块，在开水中煮两分钟，去其腥味，捞出。然后再在锅内加水烧开放入猪蹄，加入当归及调料适量，用旺火烧开，改用文火煮至猪蹄熟烂。②归芪蒸鸡。炙黄芪、当归、嫩母鸡 1 只。将黄芪、当归装入纱布袋，口扎紧。将鸡放入沸水锅内氽透、捞出，用凉水冲洗干净。将药袋装入鸡腹，置于蒸盆内，加入葱、姜、盐、黄酒、陈皮、胡椒粉及适量清水，上笼隔水蒸约 1 小时，食时弃去药袋，调味即成，佐餐食用。

3. 痰瘀互结证

症状：头重或痛为主症，头重如裹，胸脘痞闷，胸痛心悸，纳呆恶心，身重困倦，手足麻木为次症，苔腻脉滑。

治法：健脾化痰，活血化瘀。

方药：二陈汤(《医学心悟》)合血府逐瘀汤(《医林改错》)加减。

组成：半夏、陈皮、茯苓、炙甘草、当归、生地黄、桃仁、红花、柴胡、牛膝、川芎、桔梗、赤芍、枳壳。

茶饮：①降脂益寿茶。荷叶、山楂、丹参、菊花、绿茶各适量，开水冲泡饮服。②陈山乌龙茶：陈皮、山楂、乌龙茶各适量，开水冲泡饮服。

推荐食物：白萝卜、紫菜、白薯、玉米、花生、洋葱、木耳、山楂、海带、海蜇、大蒜、冬瓜。

推荐食疗方：①马兰头拌海带。马兰头洗净，用沸水烫至色泽泛青，取出后沥水，切成丝备用。海带用温水浸泡 12 小时洗净，用沸水烫 10 分钟，取出切成丝，与马兰头同伴，加盐、味精、糖、麻油拌和均匀，佐餐用。②绿豆海带粥。绿豆、海带、大米适量。将海带切碎与其他两味同煮成粥，可当晚餐食用。

4. 肾精不足证

症状：心烦不寐、耳鸣腰酸为主症，心悸健忘、失眠梦遗、口干口渴等为次症，舌淡暗，脉细大无力。

治法：补肾填精。

方药：左归丸(《景岳全书》)加减。

组成：熟地黄、山药、枸杞、山茱萸、川牛膝、菟丝子、鹿胶、龟胶。

茶饮：①杞菊茶。枸杞子、白(杭)菊花、绿茶各适量，开水冲泡饮服。②黑芝麻茶。黑芝麻、绿茶各适量，开水冲泡饮服。

推荐食物：银耳、枸杞子、黑枣、核桃仁、海参、淡菜、芝麻。

推荐食疗方：①桑椹粥。桑椹、粳米各适量，煮成粥，可早晚两次分服。②首乌豆枣香粥。何首乌加水煎浓汁，去渣后加粳米、黑豆、黑芝麻、大枣3~5枚、冰糖适量，同煮为粥，服用不拘时。

5. 肾阳亏虚证

症状：背寒恶风，腰膝酸软为主症，头痛遇冷加重，手足发冷，夜尿频数为次症，舌淡，脉沉细。

治法：补肾壮阳。

方药：金匮肾气丸（《金匮要略》）加减。

组成：熟地黄、丹皮、山药、茯苓、泽泻、山萸肉、附子、肉桂。

茶饮：①杜仲茶。杜仲、绿茶各适量。用开水冲泡，加盖5分钟后饮用。②胡桃蜜茶。胡桃仁、茶、蜂蜜各适量。将胡桃仁捣碎，与茶、蜂蜜共放入茶杯中，开水冲泡代茶饮。

推荐食物：韭菜、芝麻、胡桃仁、龙眼肉、羊肉、狗肉、鹿肉。

推荐食疗方：①复元汤。淮山药、核桃仁、瘦羊肉、羊脊骨、粳米、葱白各适量，先羊脊骨半小时，加羊肉煮开，撇去浮沫，再加生姜、花椒、料酒、胡椒、八角、食盐即可。②杜仲羊肾汤。杜仲、五味子、羊肾，姜、葱、盐、料酒适量。杜仲、五味子洗净包好，加水煮约1小时后加入羊肾片（已去筋膜），加姜等调料再煮30分钟，去药包调味即成。

6. 冲任失调证

症状：妇女月经来潮或更年期前后出现头痛、头晕为主症，心烦、失眠、胁痛为次症，舌淡暗，脉弦细。

治法：调补冲任。

方药：二仙汤（《寿世保元》）加减。

组成：仙茅、仙灵脾、当归、巴戟天、黄柏、知母。

茶饮：归杞梅花茶。当归、枸杞子、白梅花各适量，开水冲泡代茶饮。

针灸治疗：①体针。主穴为百会穴、曲池穴、合谷穴、太冲穴、三阴交穴。②加减。肝火上炎者，加风池穴、行间穴；痰湿内阻者，加丰隆穴、足三里穴；瘀血内阻者，加血海穴、膈俞穴；阴虚阳亢者，加太溪穴、肝俞穴；阴阳两虚者，加关元穴、肾俞穴。实证针用泻法，虚证针用补法。③耳针。取穴皮质下、降压沟、脑、心、肾、神门、交感、肝、内分泌、眼、心。每次选取3~4穴，毫针轻刺激或王不留行籽贴压，每日1次，两耳交替。

气功：调心、调息和调身，可起到降压和辅助治疗的作用，能稳定血压、心率及呼吸频率，调节神经系统，提高生活质量。

（四）高血压的“瘥后防复”

当高血压通过调整恢复到正常，应以“内以养生、外以却恶”为基本原则，在身体内部保持身体健康和精神状态的良好，在身体外部环境中避免不利因素的影响，来保持长期血压的稳定，将会得到最大的健康获益。增强患者的防治意识，保持良好的健康行为促进机体康复，坚持遵医嘱治疗并且定期随诊复查。指导患者在疾病康复期间合理应用，包括八段锦、五禽戏及太极拳等各种养生功法改善机体气血运行状态、身心状态和睡眠质量。在治疗过程中，注意饮食调理，避免食用过多高脂、高盐、高糖食物，尤其是精加工的此类食物。同时多食用一些具有降低血压作用的食物或药食同源产品，如芹菜、苦瓜、山楂、天麻等。中医药治疗高血压的原则是“平肝潜阳、补肾祛痰”。中医药的治疗过程需要根据患者的具体情况进行个性化调整，以达到治疗效果。

综上所述，基于“治未病”学说的高血压中医健康管理的最终目标是达到长期控制血压，延缓高血压的病程并避免并发症的发生和进展。具体策略是倡导健康的生活方式，依据高血压的不同阶段采取多种中医药治疗措施，形神兼调，以达到气血调和，精神内守的健康状态。

（李　力　董贤慧　谷云鹏　李盼盼）

参考文献

1. 丁学屏. 中西医结合糖尿病学 [M]. 北京: 人民卫生出版社, 2004.
2. 段义爽, 孙红文. 环境有机污染物与糖尿病关系的研究进展 [J]. 环境化学, 2017, 36 (04): 753-766.
3. CHEN Y, ZHANG P, WANG J, et al. Associations of progression to diabetes and regression to normal glucose tolerance with development of cardiovascular and microvascular disease among people with impaired glucose tolerance: a secondary analysis of the 30 year Da Qing Diabetes Prevention Outcome Study [J]. Diabetologia, 2021, 64: 1279-1287.
4. 仝小林, 刘喜明, 魏军平, 等. 糖尿病中医防治指南 [J]. 中国中医药现代远程教育, 2011, 9 (04): 148-151.
5. 杨欢, 王瑞辉, 王东, 等. 探析“治未病”思想在单纯性肥胖症防治中的应用 [J]. 现代中医药, 2022, 42 (04): 79-83.
6. 赵鹏葳, 简敬一, 任孟月. 药食同源中药治疗肥胖症的有效成分和机制研究进展 [J]. 广东药科大学学报, 2021, 37 (03): 141-149.
7. 刘珍秀, 秦利, 黄怡文, 等. 中药复方治疗肥胖症疗效的随机对照试验 Meta 分析 [J]. 上海中医药杂志, 2023, 57 (02): 26-34.
8. 李力. 未病学思想在 2 型糖尿病中的应用 [J]. 南京中医药大学学报, 2006 (04): 211-213.
9. 中华医学会内分泌学分会肥胖学组. 中国成人肥胖症防治专家共识 [J]. 中华内分泌代谢杂志, 2011, 27 (9): 7.
10. 张秀红, 李琴娜, 张艳. 中医治未病健康管理模式对高血压前期人群的健康管理效果 [J]. 保健医学研究与实践, 2022, 19 (08): 108-111.

第十一篇　健康管理干预技术及应用

健康管理干预技术是在健康管理过程中所应用的一系列技术手段和方法，是针对健康评估中发现的问题进行的有针对性的干预措施，是健康管理的重要环节。

该篇共十章，包括运动、疗养康复、音乐疗法、数字疗法四种干预技术及其适应证，包括眼、口腔、听力、骨骼、睡眠、生殖等重要机能的健康管理干预技术及应用。第一章为“运动干预技术及应用”，本章首先详述了运动干预技术的概念、分类、基本原则、发展历程；而后根据运动干预技术的特点，深入分析了对机体作用的基本效应；最后总结了运动干预技术在健康管理的应用场景及效果。第二章为“疗养康复干预技术及应用”，本章全面概括了常用自然疗养因子的健康干预方法，如气候疗法、日光浴疗法、海水浴疗法、矿泉疗法、森林浴疗法、泥疗法、景观疗法的应用场景及适宜人群等；同时汇总了物理疗法（电疗、磁疗、光疗等）对机体的积极作用及在健康管理领域的应用成效。第三章为“眼健康管理干预技术及应用”，本章讲述了眼部健康宣教和检查、眼部疾病危险因素评估和干预、眼部健康档案的建立与管理等。第四章为“口腔健康管理干预技术及应用”，本章提出口腔健康管理的三个关键步骤：口腔健康检测（发现口腔健康问题）、口腔健康评价（认识口腔健康问题）和口腔健康干预（解决口腔健康问题）。第五章为“听力健康管理干预技术及应用”，本章涉及婴幼儿期、学龄前及学龄期、成年期及老年期的听力健康筛查、风险因素评价与评估、干预技术及效果评价等。第六章为“骨健康管理干预技术及应用”，本章通过骨健康保健和医疗技术，结合现代管理科学理论，介绍了常见多发骨病（骨质疏松症、颈椎病、腰椎病、膝骨关节炎）的筛查，风险评估及科学干预方法。第七章为“睡眠健康管理干预技术及应用”，本章总结了睡眠健康与全身健康的关系，介绍了常见睡眠问题的干预技术方法。第八章为“生殖健康管理干预技术及应用”，本章提出不同生命周期（青春期、孕前或育龄期、孕期及围产期、更年期）生殖健康的筛查和评估方法，应根据不同阶段采用针对性的干预技术。第九章为“音乐疗法干预技术及应用”，本章介绍了音乐疗法干预技术的发展历程、基本原则、中医机理、现代医学机理，并分类描述了音乐疗法对机体的基本效应、应用人群，在健康管理领域中产生的重要意义等。第十章为“数字疗法干预技术及应用”，本章紧抓国内外对数字健康的研究热点，介绍了数字疗法干预技术的发展历程、基本原则、医学原理及常见分类形式，提出了数字疗法在精准医疗、健康管理等新领域的应用场景。

健康管理干预技术包括健康检测、健康评估、健康干预、健康教育等，这些技术手段和方法在健康管理中起着重要的作用，能够帮助个体了解自己的健康状况，采取相应的干预措施，提高生活质量，预防疾病的发生和发展。随着科技的不断进步，健康管理干预技术也在不断创新和完善，为人们的健康保驾护航。

（曾　强）

第一章 运动干预技术及应用

第一节 运动干预技术的概念与发展

一、运动干预技术的概念

运动干预技术的总体目标是通过运动提高个体的身体活动能力、心肺耐力，增强社会参与度和适应性，改善生活质量。通过评估与运动的交替进行使受检者感受功能练习的效果并量化功能提高的程度，增加成就感等正向反馈，提高运动信心和主动性，培养健康的生活方式；同时降低心脑血管危险因素，降低焦虑等不良情绪因素，达到身心健康的良好状态。

运动干预技术的设计需要建立在运动功能评估基础上。设计时既要考虑安全性，也要注重运动干预对于人体运动功能的提升和对身体不同部位形态和功能不均衡的纠正，设计适合受检者基本运动素质、身体形态、心肺耐力等因素的运动建议方案，循序渐进地提高运动能力和健康水平。

针对特殊运动需求人群，应根据运动训练学及运动康复治疗技术的理论进行多标准多维度的项目组合，设计相应针对性更强的运动建议，并在必要时增加更多针对性评估及检查。

二、运动干预技术的分类

运动干预技术根据其形式及应用方式和侧重点等，有不同分类方式；且运动均需要在人体多方面功能的协调参与下共同完成，在采用运动作为干预手段时，难以进行清晰完整的划分。例如跑步运动，属于可提高心肺耐力的有氧运动干预技术，同时也是对下肢肌肉力量、躯干核心稳定性、身体协调及平衡等功能有促进作用的运动干预技术。因此，需要综合健康水平及运动本身对于功能的需求选择适当的运动干预形式，不能仅以运动形式或类别作为分类依据。

（一）根据运动形式不同进行分类

常见的运动可分为大众团队运动、骑行运动、有氧健身运动、跑步、健步走、冬季冰雪及水上运动、非竞技体育娱乐运动、家务劳动。其中家务劳动等日常生活活动同样是运动的重要组成部分，在运动干预中应予以足够重视。在运动干预方式的选择上，应兼顾可个人独立进行的运动形式，以及具有社交属性的团队运动，以更好地提高运动干预在身心方面的健康获益。

（二）根据侧重点不同进行分类

1\. 以提高心肺耐力及改善呼吸模式为主要目标的运动干预形式　通常采用有氧运动实现。可根据健康水平及功能状态选择持续有氧运动或间歇有氧运动等不同形式。应选择有节律、大肌群参与的运动方式，如健步走、跑步、跳绳、划船机、椭圆机、有氧健身操等。不宜选择单一身体部位或肌肉群，或单一功能的孤立练习方式。

2\. 以提高骨骼肌肉系统为主要目标的运动干预形式　通常为针对性较明确的运动，以提高功能短板或改善相对不足的不均衡现象。提高柔韧性的运动为瑜伽、舞蹈等对身体柔韧性要求较高的运动，以及各类提高软组织延展性与关节活动度的拉伸练习等。提高力量素质和稳定性的运动和康复功能练习，如采用自重作为负荷进行的徒手力量练习，如深蹲、俯卧撑、普拉提、力量瑜伽等；采用器械进行的力量练习，如哑铃、杠铃、弹力带、沙袋、联合器械练习等。运动选择中应在提高功能短板的同时兼顾整体运动系统功能的提高，练习部位涵盖上肢肌群、肩胛带稳定肌群、躯干核心肌群、骨盆带稳定肌群及下肢与足踝部肌群，练习目标应涵盖力量、柔韧、平衡等不同功能，不宜长期进行仅强化某个部位或某个功能的运动与练习。

3\. 整体运动　包括小球、大球类，舞蹈，武术，以及户外徒步、骑行、攀岩等整体性运动。此类运动对身体功能要求全面且多样，涵盖了身体协调性、平衡性与柔韧性等，不仅要求具备良好的心肺耐力和运动系统的功能，同时要求具备相关的基本运动技术，以及团队运动中的沟通能力，应对他人及环境等不确定因素的应变能力等，是整体练习整体提高的综合运动干预方式。

三、运动干预技术的基本原则

运动干预应能体现整体连续性，严格控制运动强度，且要有效预防运动损伤、提升运动功能。运动建议中应明确适宜的运动方式、可以谨慎有控制进行的运动，以及必须暂时禁忌的运动方式与项目。针对性功能练习的动作设计要简明扼要，易于操作，要涉及力量训练、敏捷训练、平衡训练、核心训练等多个板块。对于体能较差或者体能减退的受检者，对运动器材以及运动形式的选择做出符合医学标准的推荐，避免推荐现阶段有明确健康风险的项目。

(一) 科学性原则

设计的医学监督运动方案必须参考评估前各项基础检查结果，必须符合受检者运动功能评估结果，必须遵循运动疗法的理论及实际应用原则，必须包含运动时间、运动强度、运动项目及具体实施中的注意事项等细节内容。

医学监督运动方案所涉及的专项训练包括：①维持关节活动度的运动疗法；②增强肌力的运动疗法；③增强肌肉耐力的运动疗法；④增强肌肉协调能力的运动疗法；⑤恢复平衡功能的运动疗法；⑥恢复步行功能的运动疗法；⑦增强心肺功能的运动疗法。

心肺耐力提升专项训练包括：①呼吸重建与呼吸肌肉训练、膈肌与腹横肌的专项训练；②姿势恢复与运动功能提升、脊柱的功能性训练与螺旋稳定训练；③核心训练与控制肌肉失衡的功能性训练；④各种强度间歇训练、短时有氧间歇训练与无氧阈高强度间歇训练；⑤低氧训练与长时耐力训练。

(二) 针对性原则

运动建议需要突出重点，同时兼顾整体运动功能提高的需求与全身运动相结合。医学监督运动方案是依据评估结果分析给出的针对性比较强的运动建议，必须根据功能评估中每项指标所表现出的个体功能水平，并综合考虑各项指标之间的相互关系和影响，选择设计适当的针对性功能练习，并选择相应的运动方式及项目，给予详细的运动建议，因人制宜，区别对待。

(三) 可实现性原则

方案设计应根据受检者评估所显示的功能水平及特点，同时结合受检者所处大环境及小环境中场地、器材等因素，以及受检者已有的运动习惯和未来运动锻炼中的具体需求，尽可能兼顾环境因素及个人兴趣因素，提高医学监督运动方案的可实现性和吸引力。

(四) 调整性原则

人体运动功能是动态变化的，应用医学监督运动方案进行健康干预后，运动功能会在一段时间后发生改变，选择相应时间进行复测，在复测基础上及时调整和补充，包括适当调整运动量和运动强度，增减和调整运动项目及运动锻炼细节，针对新的运动素质特点给予新的针对性功能训练，以适应新的变化。

四、运动干预技术的发展历程

20 世纪初期，运动干预技术最初以身体功能性训练的名称被专业领域所熟识。Andrew 提出其本质在于通过改善和调整机体的静态与运动姿势，纠正错误动作，以提高机体自身表现能力、缓解机体功能障碍、降低未来发生损伤的概率。运动干预技术首先在运动康复和物理治疗领域被应用，而后逐渐渗透到竞技体育、学校体育、大众健身、健康促进、特种行业等领域，且其在大多数领域已构建起较为系统的内容与方法体系。在健康促进领域，针对国民体质不断下降与健康人群慢性病发病率逐年提高的趋势，《“健康中国 2030”规划纲要》中指出要重视未病先防，加大对慢性病的防控力度；运动康复是防治慢性病的重要途径，同时也是实现“体医融合”战略的重要抓手。因此，“运动处方”一词便逐渐升级为健康管理的热词，在医疗和生活中得到广泛应用。“运动处方”虽然趋势突出、市场广阔，但由于我国运动康复专业起步较晚，人才总量较少，且人员流失较为严重；大众对主动健康的认知程度较低，人们普遍对被动医疗存在依赖思想，对运动康复的了解和接受度不高；运动康复在我国的发展不均衡，各城市之间差异较大等原因，促使运动干预技术发展已遇到瓶颈。因此，应做好顶层设计，明确运动康复行业的总体原则和要求，创新完善相关的政策机制，培养和吸引更多的人才来推进行业的发展；利用各种媒介手段让大众了解到主动健康的重要，做好政策落地。思想决定行为，随着群众认知度的提高，人们会更加积极地参与运动和接受运动康复；统筹兼顾，促进城市与乡镇运动康复的全面发展，建设重心可以往社区康复方向发展，采用在社区医院开设运动康复中心的方式，以点到面进行扩散是最直接的解决方式。

第二节　运动干预技术对健康管理的意义

一、运动干预技术的特点

（一）有氧运动训练技术

有氧运动是运动训练的重要组成部分，建议运动方式为有节律、大肌群参与的有氧运动。

1. 有氧运动训练的原则

（1）运动频率：训练建议每周不少于 5 次中等强度的有氧运动，或每周至少 3 天较大强度的有氧运动，或每周 3~5 天中等和较大强度相结合的运动。根据疲劳程度及日常生活活动安排进行适当调整，逐渐养成合理运动的习惯，不突击集中运动，不间隔过久或无规律运动。

（2）运动时间：推荐大多数成年人每天应累计进行至少 30~60 分钟（每周不少于 150 分钟）的中等强度运动，或每天至少 20~60 分钟（每周不少于 75 分钟）的较大强度运动，或中等和较大强度相结合的运动。可以在一天中连续完成上述活动，也可以在一天中以每次至少 10 分钟的多次活动累计完成。每次运动建议在 40 分钟以内为宜。以运动结束后 1 小时心率恢复，不感到疲劳为度。

（3）运动强度：在运动处方的所有基本要素中，运动强度是提高有氧适能和改善疾病危险因素的关键。绝对运动强度是指运动过程中的能量消耗速率，通常以 kcal/min 或代谢当量（metabolic equivalents，METs）表示。相对运动强度是指运动期间维持的个体最大功率（负荷）的比例，通常用心肺运动试验测得的最大摄氧量（maximal oxygen uptake，VO_{2max}）的百分比来表示。训练强度也可以用运动试验期间记录的最大心率（maximum heart rate，HR_{max}）的百分比来表示，但不推荐使用 HR_{max} 的预测公式。其次，运动强度可以用心率储备（heart rate reserve，HRR）的百分比表示，即 HR_{max} 和静息心率之间差值的百分比，加上静息心率（Karvonen 公式）。通常也可以使用自感劳累评分量表或“谈话试验”监测运动强度，例如“运动时能够说话”。不同运动强度的示例，如表 11-1-1。

表 11-1-1　基于最大运动测试的耐力运动强度指标和训练区间

强度	最大摄氧量 /%	最大心率 /%	心率储备 /%	自感劳累评分	训练区间
低等强度运动	<40	<55	<40	10~11	有氧
中等强度运动	40~69	55~74	40~69	12~13	有氧
高等强度运动	70~85	75~90	70~85	14~16	有氧＋乳酸
极高强度运动	>85	>90	>85	17~19	有氧＋乳酸＋无氧

（4）建议有氧运动与抗阻运动训练相结合。

2. 有氧运动训练的方案

（1）有氧运动训练可选择多种形式：在适当的运动强度范围内，可根据运动习惯、运动偏好、场地等选择适合自身并可持续性强的运动形式。选择有节律、大肌群参与，且需要一定运动技能的运动方式。例如强度稍低的可选择健步走、走跑交替、舞蹈等休闲类运动。强度稍高可选择跑步、跳绳、划船机、椭圆机、舞蹈、武术、健身操等较好控制和调整运动强度的运动方式以提高有氧耐力。也可进行小球、大球类、户外徒步等休闲娱乐性运动，但应注意竞赛类运动必须控制运动强度在适当范围内，不宜过于激烈。

（2）必要的热身及冷身运动：建议运动锻炼前进行 10~15 分钟热身活动。可选择 5~10 分钟慢步走或原地踏步等，随后进行 5~10 分钟拉伸活动，牵伸肌肉和韧带并充分活动关节。运动后进行 10~15 分钟左右慢步走或原地踏步等作为冷身，不要突然停止运动。

（二）抗阻运动训练技术

肌肉的容积和力量对于人体各项功能和健康情况意义重大。抗阻运动是指以提高肌肉力量和肌肉容积为主要目标的力量练习。肌肉力量是指肌肉主动收缩所产生的力量，可根据力量表现形式分为最大力量（绝对力量）、耐力力量、速度力量等不同方面。

1. 抗阻运动训练的原则

(1) 多种肌肉收缩方式相结合

1) 等长收缩：肌肉收缩时长度不变，关节不活动，肌肉内部张力增加。等长抗阻练习可在短期内增加肌力，同时不引起关节活动，对关节和脊柱等刺激较小，是老年人群、已有运动系统伤病、运动能力较弱、慢性病人群可选择的较为安全的练习方法。

2) 等张收缩：肌肉收缩时内部张力不变，肌肉长度缩短，引起关节活动。根据运动方向的不同可分为以下三种。①向心性收缩：收缩时肌肉起止点相互接近，如下肢前侧股四头肌在上楼蹬伸动作时的收缩。②离心性收缩：收缩时肌肉的起止点相互分离，如下肢前侧股四头肌在下楼有控制屈膝动作时的收缩。③等速收缩：需要由仪器提供顺应性阻力以保持肌肉收缩时的角速度不变。

(2) 多种训练方式相结合

1) 静力性练习：即练习过程中肌肉做等长收缩，不产生关节和肢体的活动，如保持某一个姿势，使相关肌肉疲劳达到练习效果的方法。这是老年人群或活动空间不足等情况时进行抗阻训练的重要方式。

2) 动力性练习：即练习的过程中肌肉收缩产生关节运动和肢体活动，也就是通过特定的身体活动和运动形式使肌肉疲劳达到练习效果的方法，是功能性和趣味性更强的训练方式。

(3) 灵活选择负荷形式：负荷即抗阻训练时阻力的大小。负荷可采用体重或肢体重量，称为自重练习或徒手力量练习，如静蹲、深蹲、俯卧撑、普拉提、力量瑜伽等，或采用专用器械，结合哑铃、杠铃、弹力带、沙袋、联合器械等，或灵活运用重量适当、安全的日常物品作为负荷。

(4) 选择适当负荷重量：以重复最大力量（repetition maximum，RM）评估和设定负荷的大小。1RM 是指采用正确动作只能重复 1 次动作的阻力大小。在抗阻运动训练中，通常采用 20~30RM 的负荷，即采用正确动作能重复 20~30 次动作的阻力大小。

(5) 抗阻运动训练的部位：练习部位应涵盖上肢肌群、肩胛带稳定肌群、躯干核心肌群、骨盆带稳定肌群及下肢与足踝部肌群。除大肌群优先练习，同样应包括维持身体姿态及脊柱与关节稳定小肌群。

2. 抗阻运动训练的方案

(1) 抗阻运动训练的频率：抗阻运动训练通常建议每周 2~3 次，间隔进行。过于频繁的练习可能影响疲劳的消退，不利于肌肉力量和容积的增长，并可能增加伤病风险。

(2) 抗阻运动训练的练习量：抗阻运动训练初期或肌力水平较低时，选用轻负荷（30RM，即完成 30 次动作即感疲劳的负荷量）。随肌肉力量的增长逐渐增加负荷，如中等负荷（20RM，即完成 20 次动作即感疲劳的负荷量）或较大负荷（12RM，即完成 12 次动作即感疲劳的负荷量），使肌肉力量和容积不断适应运动刺激而达到增长的目的。

(三) 柔韧性训练技术

柔韧性是肢体或关节可主动活动达到最大关节活动度的能力，是运动素质和日常生活活动的重要能力。适当的关节与身体整体柔韧性是运动功能的基础，但如活动度过大甚至超出最大关节活动范围时，将增加急慢性运动伤病的发生概率或导致组织损伤。

1. 柔韧性训练的原则

(1) 整体均衡训练：柔韧性训练应注重均衡性和整体性，练习部位应涵盖上肢、上肢带、脊柱、骨盆带、下肢与足踝部，包括肩关节、肘关节、髋关节、膝关节等大关节，同时应均衡训练脊柱各维度的活动及手部、足部等小关节。

(2) 循序渐进：柔韧性训练必须循序渐进，应注意每次柔韧性训练中练习的强度及总量要逐渐增加，使练习中肌肉、韧带、软组织和关节活动范围和承受的张力逐渐增加，避免损伤。同时也应注意柔韧性的增长需要上述组织的逐渐适应性形变，需要较为长期的过程并应坚持以保持训练效果。

(3) 重视增龄性改变：人体柔韧性在成人阶段随年龄增长而下降，因此一方面需要重视柔韧性练习，减缓其下降的速度和程度，保持良好的身体柔韧性；另一方面也应考虑其变化规律，避免在柔韧性练习中强度或总量过大造成损伤发生。

(4) 主被动柔韧性训练兼顾：主动柔韧性训练是指所练习相应部位或关节周围的肌群主动发力完成更大活动范围的练习方式，如武术、舞蹈中的踢腿等动作。主动柔韧性训练不仅提高柔韧性，同时提高相应部位肌群的力量素质。被动柔韧性训练是指练习部位被动受力（借助外力），达到更大活动范围的练习方式，如压腿等各类拉伸练习。两种练习方式兼顾，可更好地提高柔韧性，同时提高相应部位力量素质，以达到柔韧性与稳定性兼顾的功能状态。

2. 柔韧性训练的方案

(1)柔韧性训练的频率:建议分身体部位(如上肢、脊柱、下肢),每天进行一个部位各个活动度方向的柔韧性训练,以保证练习不过于频繁,避免因局部组织受力过大出现伤病。同时避免练习间隔时间过长,影响柔韧性训练的进展和效果的维持。

(2)柔韧性训练的练习量:建议分身体部位(如上肢、脊柱、下肢)练习,每个部位的主要活动度方向进行2~3次,每次1分钟左右的被动柔韧性训练,即拉伸。在被动训练结束后可进行5~10次主动柔韧性训练动作,以提高维持较好活动度所需的力量素质。通常每日的柔韧性训练不建议超过30分钟。

(四)身体协调和平衡性训练技术

协调是指在中枢神经系统的控制下,与特定运动或动作相关的肌群以一定的时空关系共同作用,从而产生平稳、准确、有控制的运动。身体运动中具备适当的速度、距离、方向、节奏和力量,是协调的表现。

平衡是人体保持姿势与体位,完成各项日常生活活动的能力,是各种转移动作、行走以及跑、跳等更为复杂身体活动的基本功能保障,是对各个年龄段人群均具有重要作用的功能。

人体的运动功能以本体感觉和协调性为基础,柔韧性、力量、速度、平衡、反应等为基本素质。平衡功能需要全身协调的运动才可能实现,协调有功能的运动又是以平衡为基础才可能完成的,由于两者无法彻底割裂进行孤立训练,因此将身体协调和平衡性训练技术综合描述。

1. 身体协调性训练的分类 主要分为两大类,分别为大肌群参与的身体姿势保持、平衡等粗大运动(如翻身、坐、站、行走)和小肌群实施的精细活动(如手指的灵活性、控制细小物品的能力等)。骨骼肌协同运动模式下多个肌群在一起工作所产生的合作性动作被称为协同动作(synergy)。协同动作中肌肉运动以固定的空间和时间关系进行,正常的协调性运动就是将多种不同的协同动作组织和编排在一起的结果。

2. 身体平衡性训练的分类 正常平衡功能需要在不同的环境和情况下维持身体直立或特定具有功能的姿势,保持身体重心(body's center of gravity,COG)垂直落于支持面上方或范围内,并可在随意运动中调整姿势、安全有效地对外来干扰做出反应。

(1)静态平衡(static balance):是指身体不动时,维持身体于某种姿势的能力,如坐、站立、单腿站立维持不动不跌倒。

(2)动态平衡(dynamic balance):是指运动过程中调整和控制身体姿势稳定性的能力。动态平衡从另外一个角度反映了人体随意运动控制的水平。坐或站着进行各种作业活动,站起和坐下、行走等动作都需要具备动态平衡能力。

(3)反应性平衡(reactive balance):是当身体受到外力干扰而使平衡状态被破坏时,人体做出保护性调整反应以维持或建立新的平衡,是日常生活和运动中的重要功能。

3. 身体协调和平衡性训练的原则

(1)综合练习整体提高:维持身体平衡和实现功能性运动,需要身体保持和变化适当的姿势并完成动作。这样的协同动作是通过上肢、下肢和躯干肌肉以特定的组合、适当的时间顺序和强度进行收缩完成的,因此需要整体提高身体协调和平衡性,而非进行孤立性练习。

(2)适当强度和负荷:身体协调和平衡性需要全身多部位配合才能实现,因此不适合进行大负荷高强度的练习,否则可能因疲劳等影响练习效果,甚至造成损伤。

二、运动干预技术对机体作用的基本效应

运动干预可以提高体力活动能力,增加心脏和肺脏的工作效率;可以增强心肌收缩力,增加冠状动脉血流;可以调节血压和心率,使其趋于平稳;可以调节血脂,升高高密度脂蛋白的浓度;可以增加胰岛素的敏感性,调节血糖;可以减少血小板聚集,增加纤溶性,减少心肌梗死和脑卒中的机会;通过规律运动,消耗多余的脂肪,有助于减轻体重或保持理想体重;运动可消除情绪紧张,有助于改善睡眠;另外,运动还可以增强生活信心和兴趣,改善社会适应能力。

(一)有氧运动训练的基本效应

适度规律的有氧运动对健康具有整体促进作用。有氧运动可以改善心肺功能,提高每搏输出量等心脏功能指标,同时提高肺活量及改善呼吸模式,使全身血管开放量的调节水平得到提高,使血液的重新分配机能更加灵活、高效提高机体的氧转运能力,整体提升人体有氧耐力。已有研究显示,有氧运动对血管内皮细胞具有正向作用,可增加血管弹性,预防动脉硬化,降低心血管疾病的发病率。

有氧运动可增加肌肉中蛋白质及糖原的储备量，有助于保持及提高肌肉含量，有助于提高肌肉收缩的速度、耐力、灵活性和准确性。同时，可维持和改善关节活动度与灵活性，加强骨骼血液循环及代谢功能，延缓骨质疏松、脱钙等增龄性变化。

有氧运动能促进体内物质代谢，提高细胞内酶的活性，使合成代谢和分解代谢趋向平衡，并提高排除代谢废物的能力。有氧运动能延缓内分泌腺功能的减退（尤其是肾上腺和性腺），可以保持激素的适量分泌。有氧运动能提高机体的防病能力，延缓中枢免疫器官——胸腺的萎缩，增加免疫细胞的数量，提高机体的免疫力。有氧运动能提高机体抗衰老的能力，增强抗氧化酶的活性，消除体内过多的自由基，降低过氧化脂质的生成。对于超重的中老年人，中等强度的有氧运动可以有效地减少体脂含量。

有氧运动能调节大脑神经细胞的兴奋和抑制过程，对于改善睡眠质量及缓解焦虑状态等具有重要作用。长期、规律的有氧运动对于关节炎、癌症、冠心病、高血压、抑郁症及慢性阻塞性肺疾病等的预防和辅助治疗均有积极意义。

（二）抗阻运动训练的基本效应

人体肌肉含量在 30 岁左右为峰值，如无规律刻意地运动干预则呈现每年下降 1.5%~15% 的增龄性改变。当肌肉含量下降超过 30% 即出现功能障碍，将严重影响健康及生活质量。

抗阻运动刺激肌纤维促进其生长合成，可有效保持及提高肌肉含量和肌肉力量。同时，肌肉抗阻运动中对骨骼形成适当压力，可促进骨骼的生长和维持骨量，对老年人及围绝经期女性的骨骼健康具有重要意义。

抗阻运动通过肌肉力量的提高可有效增加关节及脊柱的稳定性，起到保护关节软骨及脊柱的作用，可提高运动的有效性，降低运动及日常生活活动中运动系统急慢性伤病的发生概率。有针对性的抗阻运动是已有运动系统损伤康复的主要治疗手段，可提高功能加快伤病的恢复。

从能量代谢角度考虑，抗阻运动可以消耗可观的热量，有助于降低体脂肪的绝对值。此外，抗阻运动可以保持足够的肌肉含量以保持适当的基础代谢，不仅可优化体脂百分数，同时有助于体重的长期良好控制。肌肉在抗阻运动中可分泌多种活性肽，对于肌肉等运动系统自身，及其他器官均具有积极的健康作用。

抗阻运动可提高人体糖原的储备和利用功能，对于代谢性疾病的预防和辅助治疗均具有重要意义。

（三）柔韧性训练的基本效应

柔韧性训练能增强肌肉、韧带、关节囊等软组织弹性，维持和提高关节与脊柱的活动度，不仅是正常运动功能的保障，同时有效降低运动损伤的发生率。柔韧性训练对于老年人具有重要意义，适度的柔韧性练习能延缓增龄性改变造成的关节与脊柱活动度下降，帮助老年人维持更好的身体姿态和动作幅度与运动模式，维持和改善功能与生活质量。

合理适度的柔韧性训练不会影响肌肉力量，而是通过改善关节周围肌肉的延展性提高力量储备，有助于肌肉力量的发挥。柔韧性练习有助于缓解抗阻运动后的肌肉疲劳，缩短抗阻运动后肌肉的迟发性酸痛时间。

柔韧性训练使中枢神经系统对骨骼肌的调节功能得到提高，原动肌与拮抗肌之间的调节协调性得以改善，降低运动中拮抗肌产生的阻力，改善肌肉放松能力，运动模式更为合理，降低能量消耗以提高运动效率。

有针对性地进行柔韧性训练，可以改善活动度，调整软组织张力，优化运动系统的整体受力情况，是预防及治疗运动系统急慢性伤病的重要康复手段。

（四）身体协调和平衡性训练的基本效应

平衡和协调功能相互依存相互促进，通过平衡性和身体协调训练可有效提高身体运动功能，降低老年人跌倒风险，促进儿童神经系统发育。

协调指运动中机体各器官和系统、身体各运动部位配合一致完成动作，包括运动节奏、控制、平衡、定向、衔接、分辨、反应和感知等能力。协调性训练可刺激大脑皮质的兴奋与抑制的相互转化，提高身体各种感受器官接受内外环境变化的能力，有助于各项运动及日常生活活动能力的维持和提高。协调训练可使身体在运动中对空间、时间、力量、节奏、准确、稳定等因素具有更好的掌控能力，使身体运动更为流畅、高效，有效提高运动功能并降低伤病发生概率。

平衡性训练适用于任何年龄段的人群，对于老年人及因慢性病而体力衰弱的患者预防跌倒尤为重要。平衡性训练可加强躯干核心肌肉的力量，提高躯干稳定性；可提高运动中对关节和脊柱的控制能力，从而提高运动能力，降低伤病的发生概率。

三、运动干预技术对健康管理的意义

运动健康管理是根据个人所提供的健康状况、生活状态、运动习惯，从运动素质评估、运动咨询和沟通，了解其运动的需求与目标，建立个性化的医学监督运动方案，提供安全、有效、合理的运动计划，以切合实际的教学方式进行指导，配合运动成效追踪的全方位健康服务。其协助提升个人体能及运动素质，进而达到个人运动健身的目标与身体健康的目的。

“运动干预”是健康管理的内容之一，主要源于运动对于慢性病的有效防控与辅助康复的作用。规律的运动可以对高血压、糖尿病、血脂异常、肥胖等慢性病进行有效管理，降低心血管疾病发病率和死亡率。需要注意的是，在既往运动医学经典理论和实践的基础上，不能仅从体育训练的维度来提升所谓的运动技能，而要着重体现心血管疾病的运动安全评估意义，遵守循证医学证据，关注受检者的运动素质、运动能力、运动干预的安全性、个人运动的危险分层和运动治疗性训练，以及符合医学规范、医学安全的医学评估与医学监督。

多数医学学会建议在运动前筛查心血管病，以发现心源性猝死的潜在风险。2020 年欧洲心脏病学会年会《心血管疾病患者运动心脏病学和运动训练指南》指出，青少年运动员的心源性猝死是由多种心脏结构和电生理性疾病引起的，包括心肌病、离子通道疾病、冠状动脉异常等。但有多达 44% 被认为是心源性猝死的病例，尸检后并没有发现死亡原因，这种情况也被称为心律失常猝死综合征。在成年运动员中，动脉粥样硬化性冠状动脉疾病是心源性猝死的首要原因。

常规的心电图和病史采集对于指导心血管疾病患者运动治疗性训练有明显的局限性，而整体评估人体心肺耐力和有氧运动能力的心肺运动试验有着极为重要的实践价值。对于中青年人和老年人，特别是从事中度到重度体力活动者，心肺运动试验可评估整体心血管情况，并对运动类型及强度提出个性化建议。

第三节 运动干预技术在健康管理的应用

一、运动干预技术应用选择的基本原则

健康人群推荐每周至少进行 150 分钟中等强度的运动，或每周 75 分钟的高强度有氧运动，或两者的等效组合。但建议将中等强度有氧运动逐渐增加到 300 分钟 / 周，或高强度有氧运动 150 分钟 / 周，或同等组合，将对健康成年人有额外益处。为了能更好地坚持，建议定期进行评估和咨询，必要时增加运动量。

对于心血管疾病风险为低中度的人群，考虑参加所有娱乐性体育活动，而无须进行进一步的心血管评估。但对于竞技运动员，应考虑心脏筛查，包括家族史、症状、体格检查和 12 导联心电图。对于久坐者和心血管高风险者，若准备参加高强度运动或竞技性运动，应考虑临床评估以判断预后。

对于某些没有已知冠心病的患者，若心血管疾病风险很高（如心血管病风险>10%，有家族史或家族性高胆固醇血症），并希望进行高强度运动，可考虑进行功能成像测试、冠状动脉 CT、颈动脉或股动脉超声等进行风险评估。

二、运动干预技术应用的人群

（一）职业人群的运动训练技术

职业人群运动干预的指导原则与一般健康人群一致，但应充分考虑其职业性活动的特点。

1. 静坐为主的职业人群　应考虑职业活动中身体活动机会减少可能引起的个体在心血管和骨骼肌肉等方面的健康损伤。一方面尽可能减少连续长时间静坐时间，另一方面增加静坐过程中站起的活动，但不强调这类站立活动的强度。充分考虑职业人群的职业特点和生活习惯，并针对性地进行有氧运动和抗阻运动训练。

注意事项：①利用职业人群的工作生活习惯，合理地将目标活动量分配到职业、交通、家务活动、业余锻炼等多个范畴，注重活动量的累计；工作时间内打电话、交谈、使用电脑等行为的同时，应尽量站立、轻度活动。②充分利用工间操、交通往来和业余时间以累计达到运动目标；利用交通的机会增加步行、骑车等运动量；鼓励使用楼梯，减少电梯使用时间，累积中等强度的身体活动量。③通过闹钟

提醒等方法，主动减少看电视、看电脑等静坐时间。④利用业余时间开展形式丰富的运动锻炼及娱乐性体育活动。⑤针对静坐的特点，有意识地增加大肌群为主的抗阻运动训练，提高肌肉容积和力量，对抗身体活动不足造成的肌肉流失；同时有针对性地增加脊柱及下肢关节的主动和被动柔韧性训练，维持良好柔韧性，避免和减缓功能下降；原则和方法与前所述训练技术相同。

2. 工作需要中等及以上强度身体活动的人群　对于负重、操作大型机械等为主要工作内容的人群，一方面考虑职业活动对身体活动目标的贡献，另一方面针对性增加劳作体位的调整、功能锻炼等，适当增加非职业活动期间其他大肌肉群参与的有氧运动和抗阻运动训练等。

注意事项：①控制训练的频率和总量，避免疲劳造成或增加急慢性伤病风险，并避免影响日常工作及生活；②针对不同工作方式和内容进行相关健康教育，提高工作中劳作体位的保护意识和知识；③根据工作内容需要的不同，有意识地进行相关大肌群的抗阻运动训练；并同步练习工作中应用较少的肌群的力量素质，以均衡发展身体活动能力，降低伤病发生概率；④加强柔韧性运动训练，避免柔韧性与力量素质之间均衡度下降；⑤通过业余时间开展强度适当的娱乐性体育活动实现积极休息的目的。

（二）学校人群的运动训练技术

学校人群的生理和运动功能特点跨度较大，涵盖 5~17 岁的儿童和青少年阶段。学校人群中大多数为健康儿童或青少年，运动风险较低，且健康收益远远超过风险，因此不进行医学筛查而直接进行中等强度运动是相对安全的。

学校人群的运动训练应重视日常活动，包括家庭、学校和社区环境内的玩耍、游戏、体育运动、交通往来、娱乐、体育课或有计划的锻炼等。增进心肺、肌肉和骨骼等运动系统功能，促进整体健康水平的提高。

1. 学校人群运动训练原则　青春期前儿童因骨骼肌肉等运动系统及生理功能尚未发育成熟，不建议参与过多较大强度的运动。儿童和青少年基本无运动类型的限制，并鼓励进行多样化的运动训练方式。应该参与多种与年龄相适应的中等强度以上的体力活动来发展心肺耐力、肌肉力量和骨骼强度。由于儿童、青少年的体温调节系统发育不成熟，应该注意外界气温和运动时的补水。减少屏幕时间、伏案作业时间等在内的久坐时间。如屏幕时间，较为一致的建议是每天应限制在 2 小时内。密切注意预防运动伤害的发生，并做好应急处理预案与准备工作，包括运动外伤和急性心血管事件等。应充分考虑个体的运动习惯、禁忌证、运动环境、设施条件等，进度方面强调量力而行、循序渐进。超重或缺乏运动习惯儿童青少年的运动应循序渐进，从中等强度的运动开始，适应后逐渐增加运动的频率和时间以达到每天 60 分钟的目标。高强度运动和抗阻运动训练时应给予更多安全监督。

2. 学校人群运动训练的方案

（1）学校人群的身体活动：包括家庭、学校和社区环境内的玩耍、游戏、体育运动、交通往来、娱乐、体育课和其他有计划的锻炼等多方面内容。

（2）有氧运动训练建议每天进行：每周累计至少 150 分钟有氧运动训练。大部分应该是中等以上强度的有氧运动（即心率和呼吸显著增加的强度），并且包括每周至少 3 次较大强度运动（即心率和呼吸急剧增加的强度）。

（3）抗阻运动训练：训练强度应能维持对肌肉的一定刺激，推荐每周 2 或 3 次，每次 15~20 分钟。

（4）一次完整的运动训练应包括以下 3 部分内容。①热身活动：至少 5~10 分钟低等到中等强度的整体活动，及 10 分钟左右的柔韧性拉伸活动。②训练内容：有氧运动训练、抗阻运动训练等多种运动形式，累计达到 20~60 分钟。③冷身活动：不小于 5~10 分钟的低等到中等强度的整体活动，逐渐降低心率、血压等，缓慢从运动状态恢复至安静状态。

3. 学校人群运动训练常用方法

（1）有氧运动训练：有趣、与发育相适应的有氧运动训练方式，包括跑步、健步走、游泳、跳舞、自行车、游戏等。有氧运动训练技术与前描述相同，但应适合人群强度，并注意安全监督。

（2）抗阻运动训练：其技术可参考成人练习的原则和方式，但应适合人群强度，并注意安全监督。练习达到中等疲劳为宜，并需要在确保可以保质保量地完成预定的重复次数时，才可以增加阻力。

（3）充分结合学校的各项活动：①保障每周经科学设计的体育课时间至少 150 分钟，平均每天 30 分钟。②利用每次课间休息 10 分钟进行身体活动，充分利用课外的集体活动或户外活动。③主动采取主动运动式的交通方式，步行或骑车。④结合个人兴趣参加多样的运动项目学习和练习，培养运动习惯,发展运动技能。

三、运动干预技术应用的场景

(一)三级甲等医院建立运动门诊及开展运动健康管理

三级甲等医院是我国对医院实行"三级六等"的划分等级中的最高级别。三级甲等医院通过对医疗资源、人力资源、设备与设施、管理与技术等资源的充分整合与利用,在场地、设备、人力资源等硬件基础上,强化服务理念、技术规范、管理制度、学术创新和信息技术等软件建设,为发展健康管理打造一个高起点平台的同时,也是基层医院乃至社区开展运动健康管理的表率。

(二)社区卫生服务及运动健康管理

社区是指以一定的地理区域为基础的社会群体,是人们在地域上的社会性集合,是一个相对独立的区域性组织和政权的实体。健康管理可纳入社区卫生服务范畴,使人们认识到预防比治疗更重要,满足居民对卫生和运动保健的需要。社区体育工作是社区工作的重要组成部分,应转变服务观念,优化服务内容,提升服务水平和服务质量,充分发挥社区体育积极分子的骨干作用和管理作用。

(王　鹏　赵　威)

参考文献

1. FRANKLIN B A. Preventing exercise-related cardiovascular events: is a medical examination more urgent for physical activity or inactivity [J]. Circulation, 2014, 129 (10): 1081-1084.
2. RIEBE D, FRANKLIN B A, THOMPSON P D, et al. Updating ACSM's recommendations for exercise preparticipation health screening [J]. Med Sci Sports Exerc, 2015, 47 (11): 2473-2479.
3. NATHAN J A, DAVIES K, SWAINE I. Hypermobility and sports injury [J]. BMJ Open Sport Exerc Med, 2018, 4 (1): e000366.
4. FROST D M, BEACH T A, CAMPBELL T L, et al. An appraisal of the Functional Movement Screen™ grading criteria—Is the composite score sensitive to risky movement behavior [J]. Phys Ther Sport, 2015, 16 (4): 324-330.
5. COWAN R E. Exercise is medicine initiative: physical activity as a vital sign and prescription in adult rehabilitation practice [J]. Arch Phys Med Rehabil, 2016, 97 (9 Suppl): S232-S237.
6. 国家体育总局. 国民体质测定标准手册(成年人部分)[M]. 北京: 人民体育出版社, 2003.
7. ROSS S, BLAIR S N, ARENA R, et al. Importance of Assessing Cardiorespiratory Fitness in Clinical Practice: A Case for Fitness as a Clinical Vital Sign: A Scientific Statement From the American Heart Association [J]. Circulation, 2016, 134 (24): e653-e699.
8. SMARŻ K, JAXA-CHAMIEC T, BEDNARCZYK T, et al. Electrocardiographic exercise testing in adults: performance and interpretation. An expert opinion of the Polish Cardiac Society Working Group on Cardiac Rehabilitation and Exercise Physiology [J]. Kardiol Pol, 2019, 77 (3): 399-408.
9. GUAZZI M, ARENA R, HALLE M, et al. 2016 Focused Update: Clinical Recommend-ations for Cardiopulmonary Exercise Testing Data Assessment in Specific Patient Populations [J]. Eur Heart, 2018, 39 (14): 1144-1161.
10. GUAZZI M, BANDERA F, OZEMEK C, et al. Cardiopulmonary Exercise Testing: What Is its Value？[J] J Am Coll Cardiol, 2017, 70 (13): 1618-1636.
11. MEZZANI A. Cardiopulmonary Exercise Testing: Basics of Methodology and Measurements [J]. Ann Am Thorac Soc, 2017, 14 (1): S3-S11.

第二章　疗养康复干预技术及应用

疗养康复干预技术是指根据现代疗养医学、康复医学的基本原理和相关作用因子的基本效应，针对影响健康的不良生活方式及行为习惯等危险因素，以及由此导致的不良健康状态，进行综合处置，改善、维护和提升保障对象健康水平的医学方法和措施。

人与环境互相依存、互相制约，人类的健康水平与其生存的环境密切相关。环境构成及环境状态的任何改变，都会不同程度地引发人体发生生理和病理变化。疗养康复与健康管理，本源相同、理念相近、技术相通，均以促进人类健康为最终目标。疗养康复干预技术最大的特色和优势是聚焦于人的整体，着眼于人与自然环境的相互联系以及相关社会因素，把干预的重点放在预防和自然医疗手段的使用上，在健康管理中具有重要作用。

在健康管理过程中，适宜应用的疗养康复干预技术有很多，本章主要介绍自然疗养因子和物理治疗两类最为常用的疗养康复干预技术。另两类常用疗养康复干预技术——拳操功法和推拿按摩，请详见中医健康管理部分。

第一节　自然疗养因子与健康干预

自然界是人类生命的源泉，人类与自然环境共同构成生态系统。疗养因子是综合性的生态因子，是人类进化所必需和适应的，是保证生命健康的基础。

一、自然疗养因子的性质与特点

自然疗养因子是自然界由各种宇宙因子、气象因子、地球因子有机结合而成的，具有医疗保健、治疗、康复作用的物理因子、化学因子和生物因子的总和，其性质属于生态学因子的范畴。主要包括气候、日光、矿泉、海水、治疗泥、森林、景观等。

自然疗养因子具有鲜明的作用特性和干预特点，合理应用自然疗养因子，对提升人类个体和社会群体的健康水平具有重大的现实意义。自然疗养因子的作用特点主要包括以下五个方面。

（一）生理作用

日光、空气、水和气候因素作用于机体，机体通过物质代谢、吸收后，成为人体细胞的组成成分，并产生能量，以此维持人体生命活动，保持人体与外界环境的相对平衡。

（二）综合作用

自然疗养因子作用于机体是多种因子的综合作用，如海水浴时，不仅有海水的作用，同时还有日光、空气，以及其所含较高浓度的负离子、海砂等的共同作用。

（三）全身作用

自然疗养因子作用于机体，不仅是在局部起作用，而且对呼吸、循环、神经、消化、泌尿，内分泌、运动、皮肤、血液等机体各个系统和器官的生理功能，均能发挥有益作用。

（四）锻炼作用

自然疗养因子在一定条件下，能对人体发挥良好的锻炼作用，可增强人体对外界环境的适应能力。如气候疗法，利用空气、日光、风、湿度等因素，通过科学训练使机体适应外界环境中气候条件的变化，从而发挥机体的适应储备功能，对呼吸、循环、代谢、免疫及皮肤的功能都有锻炼性作用。

（五）显著的后作用

国外研究报告显示，四周的疗养可使疗养员的体力指标平均提高 18.4%，在疗养后 3~4 周达到最大值，进而可保持 8 个月。又如在山地疗养地疗养后，体力功能指标（耐力、体力负荷）的改善可持续 1 年左右。泥疗效果多在治疗后 1 个月出现，疗效可持续 2~3 个月。

二、自然疗养因子对机体作用的基本效应

自然疗养因子能调节并保持人体与外界环境的相对平衡，不同程度地影响着人体的生理功能。

（一）增强适应功能

自然疗养因子通过复杂的神经 - 内分泌调节功能，促进机体内环境与外界环境的动态平衡，从而提高机体对外界环境的适应能力。如空气浴能调节和改善机体对外界环境温度的适应功能。增强机体对外界环境的适应功能，是自然疗养因子的作用特征，也是其主要的作用效应。自然疗养因子的特异性和作用剂量，决定着生理适应功能的效果。

（二）改善营养功能

自然疗养因子通过对自主神经 - 内分泌功能的影响和对组织细胞的直接作用，能够增强酶的活性，增加能量合成，节约能量消耗，改善物质代谢，促进组织器官的营养正常化，进而改善各系统器官的功能，特别是机体的基本生命过程。如矿泉的浴用、饮用和矿泥治疗，均可体现自然疗养因子改善营养的功能。

（三）强化调节功能

多种自然疗养因子作用于机体，通过物质和能量的转换及信息的传递，可增强神经 - 体液系统的调节作用，从而使全身性的自主调节功能得到加强，对疾病的预防和治疗，以及病、伤、残后的康复，均具有重要作用。如海滨气候能调节神经衰弱和自主神经功能失调，有益于神经精神系统的协调平衡。

（四）提高免疫功能

自然疗养因子通过对皮肤、呼吸道黏膜、神经 - 内分泌系统、免疫系统、血液系统等的作用，可提高机体的防卫和免疫功能。如森林气候能够调节气候、净化水质和空气、消除噪声和调节神经 - 体液免疫，森林中的空气负离子能抑制葡萄球菌、沙门菌等细菌的生长，能杀死大肠埃希菌，对消除疲劳、恢复体力、增强机体抵抗力，具有良好作用。

（五）增强代偿功能

自然疗养因子可调动和锻炼机体各系统、器官、细胞的代偿功能。不同的自然疗养因子，对机体各种后备 - 代偿功能的作用效果有一定的特异性。如高山气候能使人呼吸加深、肺活量增高、脉搏加快、心脏搏出量增加、血液循环加快，从而使体内氧化过程加强、代谢增高，可提高机体的代偿能力。

（六）提升反应功能

自然疗养因子作用于人体，对决定全身性反应的各种生理过程起到动员和调整作用，可改善机体的反应性。自然疗养因子不仅可以抑制变态反应性疾病或自身免疫性疾病的发展，改善慢性病患者对不良气象因素作用的反应，还可以增加药物治疗的疗效，甚至可减轻药物治疗的不良反应。如矿泉对一些变态反应性疾病具有良好的治疗效果。

（七）促进节律恢复

符合人体生物节律的生活和工作方式可促进身体健康。科学地应用自然疗养因子和人工物理因子，可使异常的生物节律正常化。疗养因子的作用时间与生物节律是否协调，可直接影响疗养效果。应用疗养因子时，应根据疗养员季节性生物节律的变化，确定合理的综合应用疗养因子的内容、强度、剂量和时间。如较高温度的矿泉浴后，可促使日节律不正常的尿 17- 酮皮质类固醇（17-KS）和尿 17- 羟皮质类固醇（17-OHCS）恢复正常。

（八）调适心理状态

自然疗养因子和良好的社会环境因素，可显著改善机体的精神状态，有利于恢复健康心态。如景观疗养因子通过人体感觉器官对景观的感知，可放松心情，对中枢神经系统起到镇静作用。对因职业特点、生活方式等易患疾病引起身体的非特异性变化及全身发生的紧张性反应，脑力劳动导致过度紧张引起的身心疾病（如自主神经功能失调、溃疡等），有积极的心理治疗和医疗保健作用。

三、自然疗养因子应用选择的基本原则

根据疗养地所具备的自然疗养因子种类、性质与特点，着眼发挥其相关的非特异性和特异性作用，进行自然疗养因子的应用选择。

（一）我国疗养地分布概况及特点

国内外关于疗养地的分类，通常按照疗养因子、疾病种类、地理区域 3 种方法进行分类。国外多倾向于按疾病分类，而我国主要按地理区域特征进行分类。

1. 海滨气候疗养地　该类疗养地由于受海洋的影响，气温日变化与年变化均不大，湿度大、风速大、风向变动小，形成冬无严寒、夏无酷暑的海洋气候。海滨空气含有大量空气负离子，海水有多种微量元素，是集海水浴、日光浴、空气浴、沙浴以及气候疗法、景观疗法等为一体的疗养胜地。著名的海滨疗养地有大连市、青岛市、秦皇岛市、兴城市、烟台市、厦门市，以及我国台湾地区的某些沿海区域和岛屿等。

2. 山地气候疗养地　一般指海拔 1 000~2 000

米的山地，景观特点为峰峦叠翠、山峦起伏、绿树成荫、泉水淙淙。山上气温气压较低，风速较大，阳光辐射好，有大量的紫外线和空气负离子。著名的山地疗养地有庐山、峨眉山、黄山、泰山、莫干山、鸡公山等。

3. 风景气候疗养地　该类疗养地的特点是景色秀丽、依山傍水、树竹成荫、繁花似锦、四季飘香、气候宜人，著名的疗养地有杭州、桂林、苏州等。一般一年四季均可疗养，最佳疗养时间多为春秋两季。

4. 湖滨和江滨疗养地　特点是湖光山色、风光绮丽、空气清新、气候宜人。主要分布在长江中、下游流域，如江苏太湖、武汉东湖、云南昆明湖等。

5. 矿泉疗养地　矿泉含有多种化学元素、气体、放射性物质等，矿泉水的温度、压力、浮力对机体有一定的生物激活作用。我国著名的矿泉疗养地大都分布在内陆平原或丘陵地带，如北京小汤山、陕西临潼、南京汤山、广东从化、云南腾冲等。

6. 治疗泥疗养地　治疗用泥颗粒细腻，可塑性强、含水量适中、无污染。各种盐类、有机物、胶体物质、气体、微量元素、维生素等被皮肤和体腔吸收，对多种慢性病效果显著。治疗泥疗养地主要有辽宁汤岗子等。

7. 沙漠疗养地　沙区气候干燥炎热，能促进人体的血液循环。埋沙疗法能起到一定的挤压作用并促进机体新陈代谢，沙丘还含有磁铁矿粉末等。沙漠疗养是热疗、磁疗、按摩疗法的综合应用。沙漠疗养地主要分布在新疆维吾尔自治区、甘肃省、青海省、内蒙古自治区。

（二）疗养因子应用选择的基本原则

自然疗养因子对机体的治疗作用既有共性也有特异性。特异性作用与疗养因子的物理、化学特性及受作用机体的功能状态有关。运用疗养因子实施健康干预，应遵循以下四个原则，并进行合理选择。

1. 基础性原则　自然疗养因子、人工物理疗法、医疗体育、景观疗法、推拿按摩、心理疗法、营养疗法、药物疗法等，均为实施疗养康复健康干预的技术方法。其中自然疗养因子最能体现疗养康复健康干预的特点，对于改善人们的生活工作习惯，促使机体生物节律正常化，提高机体免疫力，有着重要的不可替代的基础性作用。

2. 特异性原则　每类自然疗养因子对机体的医疗作用和应用方法都有其特异性，具有自身特定的规律和要求。应用自然疗养因子进行健康干预时，应根据疗养因子的性质、作用特点、使用方法和注意事项，科学合理地进行选择。

3. 前置性原则　健康体检与健康评估的结果是有效实施健康干预的基本依据，对于自然疗养因子的应用选择，更是一项前置性要求。应指导用户预先进行健康体检和健康评估，根据评估结果并依据疗养地分布情况和疗养因子的性质与作用特点，选择合适的疗养地及疗养机构。

4. 禁忌性原则　每一类疗养因子都有相应的适宜人群和禁忌人群。在选择应用时，必须遵循禁忌性原则，科学研判，慎重选择，严格管理，避免应用不当而引起不良反应和不适。

（三）疗养因子和疗养地的选择

自然疗养因子作为疗养康复健康干预的主要手段，广泛应用于各类个体和人群的预防保健、康复治疗和健康促进。不同健康状态的人群对自然疗养因子和疗养地的选择各有不同。

1. 健康和亚健康人群　疗养因子对健康和亚健康人群的适应证比较广泛，一般没有严格的禁忌证。需要注意的是对光、热敏感者，不宜接受矿泉疗法。处于发热和月经期者，暂不宜应用日光浴和海水浴。对紫外线过敏者应用易致光敏感的药物或食物时，需要慎用日光浴。少数对某种花卉、树木过敏者，在实施景观疗法和森林浴时，应避免接触致敏的花卉、树木。

2. 特勤及特殊岗位人员　特勤及特殊岗位健康人员对气候、日光、海水、矿泉、森林、治疗泥、景观等疗养因子及对应的疗养地无太多禁忌，一般均可选择。患有急性传染病和其他慢性病时，其疗养因子的选择参照常见慢性病人群。

慢性职业病人员疗养可利用矿泉浴、海水浴、日光浴等疗法，增强机体代谢，促进血液循环，加速毒物排泄。如慢性尘源性支气管炎、支气管哮喘、尘肺等，可选择氡泉治疗。硅沉着病可选择氯化物泉、溴泉、氡泉浴疗。铅、苯中毒者可选择海滨、湖滨和矿泉等疗养地。锰中毒者可选择山地疗养地。

特勤人员注意事项：海勤人员氧中毒恢复期不主张选择矿泉浴。从事砷类化学作业的人员禁用砷泉浴。电离辐射性白内障、红外线性白内障、三硝基甲苯白内障人员不选用矿泉治疗。噪声性耳聋人员不选用矿泉治疗。战略导弹部队人员可采用矿泉浴，但禁用含放射性核素的泉水。防化部队人员不宜用高温泉浴，禁用放射性矿泉。放射病人员禁用氡泉。潜艇长远航后、航天员返回地面初期，均不宜立即进行景观疗养。长期高原工作的人员进入平原或低海拔地区，机体为适应从低氧到常氧或富氧的环境，会出现一系列脱习服症状，应坚持阶梯式自高而低、循序渐进的原则，应用自然疗养因子、高压氧等综合措施，帮助其逐渐适应疗养生活，尽快脱习服以提高疗养效果。

3. 常见慢性病人群　肥胖、超重、血脂异常、高血压、冠心病、脑卒中、糖尿病、脂肪肝、慢性阻塞性呼吸系统疾病、癌症等慢性非传染性疾病，严重威胁着人类的生命和健康。2019 年 5 月发布的《中国心血管疾病防治现状蓝皮书》数据显示，我国心血管病现患人数约有 2.9 亿。合理应用自然疗养因子来改善生活方式，是预防和治疗慢性病的有效手段。

四、常用自然疗养因子健康干预方法

自然疗养因子对机体的作用多元、效果独特，可广泛应用于各类人群的健康管理。

（一）气候疗法

气候变化对于人类生命和健康的影响深远。科学利用气候因子或经过改造的微小气候的有益物理化学作用，进行防治疾病、增进健康的方法，称为气候疗法。

1. 应用方法　具体实施方法因地、因人、因病而异。平原、海滨、山地、沙漠气候常用的保健方法如下。

(1) 日常生活史：在选定的气候条件下居住生活一段时间，一般以 1 个月左右为宜。在此期间，医务人员要给予健康指导，注意避免风、寒、暑、湿、燥、热等不利气候变化的影响，气候良好时进行户外活动和体育锻炼。

(2) 定时定点活动式：在选定的气候地域内择其最佳时间，每日组织开展各种健身活动，如散步、体操、舞蹈、爬山、游泳、游戏等，充分发挥良好气候的医疗保健作用。

2. 适宜人群与禁忌人群

(1) 平原气候。①适宜人群：健康人群以及罹患消化系统、呼吸系统、心血管系统、神经系统、泌尿系统疾病等相关人群。②禁忌人群：无特殊禁忌人群。

(2) 海滨气候。①适宜人群：罹患神经衰弱、自主神经功能紊乱、慢性疲劳综合征、慢性咽喉炎、慢性支气管炎、支气管哮喘、肺气肿、高血压及冠心病稳定期、胃肠功能紊乱、营养不良、贫血、维生素 D 缺乏症、骨质疏松、神经性皮炎、过敏性皮炎、慢性湿疹等人群。②禁忌人群：各种疾病的急性期、慢性病的进展期，各类传染性疾病治愈后医学观察期未满者，以及罹患各种出血倾向性疾病、甲状腺功能亢进、消化性溃疡、重症糖尿病等相关人群。

(3) 山地气候。①适宜人群：罹患肥胖症、高脂血症、代谢紊乱综合征、糖尿病、高血压病、冠心病、慢性阻塞性肺疾病、神经衰弱、慢性疲劳综合征、自主神经功能紊乱、维生素 D 缺乏症、骨质疏松、贫血等人群。②禁忌人群：与海滨气候禁忌人群相同。

(4) 森林气候。①适宜人群：除急性传染病、危重病患者以外，其他人员均为适宜人群。②禁忌人群：遇潮湿气候易加重病情的骨关节疾病或对某些植物、花草过敏的相关人群。

(5) 沙漠气候。①适宜人群：罹患慢性肾脏病（收缩压不超过 180mmHg）、风湿性关节炎、风湿性肌炎、风湿性神经炎等人群。②禁忌人群：罹患急性肾病、重症高血压病、冠心病患者等相关人群。其他禁忌人群与海滨气候禁忌人群相同。

3. 注意事项

(1) 加强健康干预指导：掌握气候疗法的适宜人群、禁忌人群和常用方法，积极预防气候病理反应。科学安排活动量、治疗剂量、治疗时间和强度，必要时进行医学监护和药物治疗。

(2) 掌握临床最适宜天气特点：具有下述气象因素指标的天气复合体，属于临床最适宜天气。①气象因素的变化过程比较平稳；②适中湿润的或干燥的静风（风速 $<1m/s$）；③晴朗（有太阳的）天气；④昼夜间温度变化 $<2℃$、气压变化 $<400Pa$；⑤ $10℃ \leqslant$ 气温 $\leqslant 20℃$。

(3) 循序渐进逐步适应：一般人员从原住地移居到新环境时，需要 5~7 天的适应过程。

(4) 积极预防不良反应：避免剧烈性天气、剧烈变化的气象因素 $\leqslant 2$ 种；气压升高或降低 $\geqslant 800Pa$；昼夜间气温变化 $\geqslant 4℃$、风速 $\geqslant 3m/s$，多风；潮湿，相对湿度 $\geqslant 90\%$；多雨、阴暗或没有阳光的天气；暴风雨或有雾等。另外，海拔 $\geqslant 2\,000$ 米的山地气候，易引起胃肠功能不良和胃肠胀气等，需要注意。

（二）日光浴疗法

依据日光的生物效应原理，利用日光对人体进行锻炼和治疗的方法，称为日光浴疗法。

1. 应用方法

(1) 目前，有两种测定日光浴剂量的方法，一种是依据不同季节的日光辐射，把人体皮肤能引起红斑反应的生物剂量，作为剂量单位标准；另一种是用日照计测知某地当时获得1焦耳热量所需的日照时间，作为剂量单位。如无太阳辐射仪，可依据气象观察机构的资料，列成日光照射能热分钟数表，如表11-2-1。如北京的纬度是40°，在5月15时照射5~6分钟后，可获得1个剂量单位的热量。

表11-2-1　不同纬度各月份9时和15时获得一个剂量单位所需时间　单位：min

地区纬度/°	月份											
	1月	2月	3月	4月	5月	6月	7月	8月	9月	10月	11月	12月
25.0	8.5	6.9	6.0	5.0	4.7	4.6	4.8	5.5	6.0	6.9	8.5	9.0
30.0	10.5	8.4	6.7	5.5	5.0	4.9	5.1	5.7	7.0	7.4	11.2	12.0
35.0	13.7	10.0	7.3	5.9	5.3	5.1	5.3	5.9	7.4	8.0	12.5	15.1
40.0	23.8	11.2	7.9	6.4	5.6	5.4	5.6	6.1	7.8	9.8	15.1	20.0
45.0	33.3	12.8	8.5	6.8	5.8	5.6	5.9	6.4	8.1	11.2	18.5	27.8
50.0	—	23.8	11.6	7.5	6.5	6.2	6.2	7.1	8.9	17.9	—	—
55.0	—	31.2	13.2	7.9	6.8	6.3	6.5	7.5	9.8	21.7	—	—
60.0	—	45.4	15.6	8.8	7.2	6.7	6.8	7.9	11.2	27.8	—	—

(2) 时间：由于地区不同，日光照射强度和全年气候变化的差异，日光浴的时间应综合考虑。夏季一般以上午9~11时、下午3~4时适宜；春秋季以上午11~12时比较适宜。

(3) 场地：修建日光浴场时，应选择露天空气能自由流动的场所，最好远离其他建筑物以避免热光线反射，使日光浴场晒热过度；宜选择在无烟尘、臭氧、碳酸气、水蒸气等空旷安静之处，如郊野、山地、河畔、湖滨、阳台等。

(4) 照射方法：①全身照射法，适于身体健壮者。②顺序全身照射法，逐渐增加照射面积和照射剂量的方法，适于身体稍弱或对日光耐受性较差者。③间歇性全身照射法，适于身体虚弱者。④局部照射法，取卧位或坐位，充分暴露治疗部位，将头与未照部位以布巾或遮阴屏遮盖。本法亦作为全身照射的补充。

2. 适应人群与禁忌人群

(1) 适宜人群。①日常保健相关人群：发育期少儿及青少年、年老体弱、病后或术后体虚、疲劳状态、亚健康状态、从事缺乏日照工种的人员（矿井、坑道、地铁、潜艇等）。②疾病相关人群：罹患维生素D缺乏性佝偻病、软骨病、老年性和绝经后骨质疏松症；流行性感冒、急性上呼吸道感染、气管炎等；无症状性心肌缺血、稳定型心绞痛、高血压病1级、脑动脉硬化、短暂性脑缺血、可逆性缺血性脑梗死（脑损伤）、2型糖尿病（无症状期或轻症）等人群。

(2) 禁忌人群。①处于疾病急性期、发热、月经期的人群，心、肾脏或肝脏衰竭，甲状腺功能亢进，癌症（局部），出血性疾病等相关人群，需要慎用。②对紫外线过敏，使用磺胺类、灰黄霉素、四环素、氯丙嗪等易致光敏感药物的人群，需要慎用。③食用灰菜、紫云英、苋菜等食物者，需要慎用。

3. 注意事项

(1) 加强健康干预指导：重点加强对日光照射病理反应认知的指导，增加对日光基础知识、日光浴健康保健作用、日光浴适宜人群与禁忌人群、日光浴出现不良反应时自我救护等内容的了解。

(2) 严格日光浴治疗处方管理：治疗处方必须在医护人员监护下，从小剂量开始逐渐增至规定剂量，包括照射方法、部位、范围、照射生物剂量、间隔与次数，局部照射需要写明所需要的红斑级别。

(3) 重视治疗反应的观察：照射后精神饱满、睡眠及饮食良好、体力增强为正常反应。如出现体温升高、皮肤疼痛并显著变红、头晕、头痛、耳鸣、心悸等症状为异常情况，应及时减量、暂停或终止治疗。

(4) 预防不良反应：①有光过敏史、光敏剂过敏史者，不能进行日光浴。②高能粒子“黑子”与“跃斑”出现时，不宜进行日光浴。③气温>33~36℃，湿度>80%，易发生中暑，气温<20℃或照射1个生物剂量的时间>40分钟，气流>4.8km/s，均不宜在户外日光浴治疗。④忌空腹或饱餐后进行日光浴，一般应在餐后半小时或1小时后进行。⑤日光浴前要做好个人防护，戴防晒头罩和护目镜；治疗中不宜睡眠和阅读书报、手机；治疗后到阴凉处休息数分钟并用温水冲洗皮肤；饮用含维生素及钠盐的饮料，及时补充水分。

（三）海水浴疗法

按照一定要求利用海水锻炼身体和防治疾病的方法，称为海水浴疗法。

1. 应用方法　一般海水温度≥20℃、风速≤4m/s、气温高于水温≥2℃时，适合进行海水浴。如在大连市、青岛市、兴城市、秦皇岛市北戴河区等地区，一般在7~9月份，每日上午9~11时或下午3~5时，宜在海滨浴场进行海水浴。初始海水浴时间，一般以15~20分钟为宜，以后可视体质情况逐渐增加时间，以不感到疲乏为度。每1~2天一次。海水浴的方法如下。

(1) 海水实验：首次海水浴者应先做海水适应实验。方法是受试者站立或半蹲于脚面深的浅水中，用双手舀水交替冲洗体表，3~5分钟后，离水上岸观察15~30分钟，如皮肤出现丘疹或风团样改变为过敏反应；若出现面色苍白、呼吸困难、四肢发凉、脉搏快而弱、血压下降，为急性过敏反应。对海水过敏者禁止海水浴。

(2) 健身游泳法：适用于健康或无禁忌证者，体力较强的人。

(3) 半身浸浴法：浴者沉在齐腰深的水中，用手舀水冲洗未浸入的体表；或在医务人员指导下，进行各种运动体操。适用于体质较弱或有运动功能障碍者。

(4) 浅水站立法：浴者站在低于膝关节的水中，用手舀水冲洗腿、躯干和上肢。适用于体质较弱或进行试验性海水浴者。

(5) 浅水坐浴法：浴者坐在海边浅水中，利用海水冲洗身体各部。适用于老年人群。

2. 适宜人群与禁忌人群

(1) 适宜人群：适用于慢性支气管炎、轻度肺气肿、支气管炎、过敏性哮喘缓解期、动脉硬化、早期高血压、高脂蛋白血症、单纯肥胖症、非胰岛素依赖型糖尿病、痛风、风湿病、神经衰弱、抑郁症、胃肠功能障碍、轻度贫血、慢性关节炎、腰腿痛、周围血管病、慢性湿疹等疾病人群，以及疲劳综合征、“亚健康状态”等人群。

(2) 禁忌人群：身体过度虚弱或月经期，罹患高血压2级和3级、心脏病失代偿期、肝炎、肝硬化、肾炎、出血性血液病、滴虫性或真菌性阴道炎、化脓性中耳炎、急性结膜炎、癔症、癫痫等，以及除外抑郁症的各种精神疾病人群。

3. 注意事项

(1) 加强健康干预指导：海水浴前要进行体格检查，严格掌握适宜人群与禁忌人群，在医护人员监护下进行。医护人员要告知海水浴和日光浴治疗的相关知识，指导服务对象科学合理选择，消除安全隐患。

(2) 做好准备工作：入浴前进行15分钟准备活动，使机体更好适应海水的作用。入浴时，先在浅水中用手舀水冲洗头、颈、胸、腹部，然后再到深水中进行全身浴或游泳。

(3) 预防不良反应：对海水过敏者禁止海水浴。入浴最好在餐后1~1.5小时后，空腹及饱餐时不宜进行海水浴。海水浴后需要及时用清水清洗皮肤，自感不适则及时就医。安排专职的医护人员携带急救和应急物品随队进行医疗保健和应急救护处置。

（四）矿泉疗法

矿泉疗法是应用矿泉水作用于机体，以达到治疗和预防疾病，促进健康的方法。

1. 应用方法

(1) 浴用法：是最普遍、最常用、最有效的一种方法，也是我国利用医疗矿泉治疗各种疾病的主要方法之一。

1) 全身浸浴法：此法最为常用。多采用单人盆浴，矿泉水容量一般为200L；多人用池浴，容纳15人为宜，池的面积每人1.5m^2，卧式浸浴或坐式浸浴。矿泉浴的水温可依据身体状况及治疗疾病的不同而不同，选择范围为30~43℃，最常用的适宜水温为38~40℃。矿泉浴时间：10~20分钟。每天1次，2~4周为一个疗程。

2) 局部浸浴法：主要有半身浸浴、手臂浴、足浴等。水温38~42℃，最常用的水温为40~42℃，每次浸浴时间15~20分钟，每天1次，2~4周为一个疗程。

(2) 饮用法

1) 饮用量：每次100~300mL，每日不超过1 000mL。

2) 饮用方式：一般在5~10分钟喝完，饮用温度以40~45℃为宜。

3) 饮用时间：一般多在早晨空腹时饮用一次。

4) 饮用疗程：一般为4~6周。如需第二疗程，至少休息2周再开始下一疗程。

(3) 其他疗法：主要有吸入法、含漱法、保留灌肠法等。

2. 适宜人群与禁忌人群

(1) 适宜人群：除外学龄前儿童和老年人的健康人群，以及亚健康状态人群，有助于缓解不适症状，消除疲劳、恢复体力、增强体质。此外，适用于慢性湿疹、荨麻疹、老年皮肤瘙痒症、日光性皮炎、风湿或类风湿关节炎、强直性脊柱炎、消化功能紊乱、慢性胃炎、便秘、神经功能紊乱、神经炎，糖尿病、痛风、肥胖症、1 级高血压、轻度动脉硬化、慢性支气管炎、过敏性鼻炎、慢性鼻炎、慢性附件炎、慢性盆腔炎、慢性前列腺炎、前列腺增生症，以及外伤后骨关节炎恢复期等人群。

(2) 禁忌人群：各种急性传染病、需要医学监测的各种慢性传染病、各种性病、发热性疾病、慢性病急性进展期、皮肤有创面未愈合或出现感染情况、恶性贫血、出血性疾病或有出血倾向的疾病，心、肺、肝、肾等脏器功能失代偿期，癌症、精神病及癔症、存在意识障碍、癫痫、饮酒后出现嗜睡状态，以及处于妊娠期、月经期等生理周期的相关人群。此外，一些特殊人群还有特定矿泉的治疗禁忌。

3. 注意事项

(1) 加强健康干预指导：通过集中授课、面对面讲解、现场指导等方法，介绍矿泉基本知识、分类、分布和特点，矿泉的医疗作用及用法，以及矿泉应用中的适宜人群、禁忌人群及不良反应等。同时应加强对矿泉浴反应的认知和甄别。一般在矿泉浴疗初期，多数是在浸浴治疗数次时，浴者出现一过性的不适反应或病情加重的现象称为矿泉浴反应，可分为全身反应和局部反应。全身反应主要表现为全身疲劳、倦怠、睡眠不良、心悸、眩晕、头疼、皮疹等。局部反应为局部出现疼痛加重、活动受限、发热发红等。矿泉浴反应一般不超过一周，如持续时间较长或出现严重的全身或局部反应时，则属于矿泉治疗恶化的征象，应立即停止矿泉浴疗法，必要时进行医学救治，以防发生意外。

(2) 重视疗养地的保护：要注意保护矿泉资源不被污染，医用矿泉应定期进行水质分析，确保矿泉各项指标在正常安全范围内。

(3) 注意浴用卫生：医用浴盆或浴池要干净卫生，做到一人一盆一消毒，以防出现交叉感染。要有防滑设施，以防滑倒造成意外损伤。

(4) 预防不良反应：矿泉浴必须在医护人员指导下进行，浴前应做健康体检，排除矿泉浴禁忌证。矿泉浴最佳时间为餐后 1~1.5 小时后，空腹及饱餐时不宜进行矿泉浴。矿泉浴持续时间不得>30 分钟，否则易出现矿泉浴反应，甚至发生晕厥或淹溺。天气寒冷时，矿泉浴后应注意保暖，防止受凉。浴后适当休息后再进行其他活动。出汗较多时应及时补充水分。

(五) 森林浴疗法

利用森林的特殊效能防治疾病、增强体质的方法，称为森林浴疗法。

1. 应用方法

(1) 静息森林浴：在指定的森林区域内安静休息。适合于老年体弱、行动不便的人员，同时配合呼吸操，效果更好。每次 30~60 分钟，每天 1 次，定时进行。

(2) 活动森林浴：在指定的区域内进行各种健身活动，如跑步、散步、体操、打拳、舞剑、垂钓、划船等。适合于保健疗养和体质较强的人员，一般每次 1~1.5 小时，每天 1 次。

2. 适宜人群与禁忌人群　参考本章关于森林气候的适宜人群与禁忌人群。

3. 注意事项

(1) 加强健康干预指导：组织健康讲座并告知森林浴的保健作用、治疗特点，森林活动的安全要求及应急处置事项，指导科学实施森林浴的常用方法。森林浴时，医护人员要在现场指导并观察治疗反应及效果。

(2) 森林浴应在指定的区域内实施：保持森林浴区域内的卫生和生态环境，避免损坏和破坏，注意森林浴区域的安全管理，避免走失或意外发生。

(3) 预防不良反应：要掌握好活动的强度和时间，不可过度，以避免加重病情。防止蜂蜇、蛇（虫）咬伤及外伤。做好医疗救治相关物品、药品、器材的准备，有救治预案和随行保障医务人员。

(六) 泥疗法

以含有矿物质、有机物、微量元素和某些放射性物质具有医疗作用的泥类，加热后作为介体，涂敷在人体的相应部位，以其温热、化学、机械效应作用于机体，达到应有效果的方法，称为泥疗法。

1. 应用方法

(1) 全身泥疗法：泥浴温度 34~37℃，泥敷温度 37~42℃。每次 10~20 分钟，每 1~2 天治疗一次，10~15 次为一个疗程。

(2) 局部泥疗法：常用温度 42~48℃，心血管疾病和神经系统功能障碍者泥疗温度 37~42℃，凉泥治疗温度 32~33℃。治疗时间每次 20~30 分钟，每天 1 次，10~15 次为一个疗程。

2. 适宜人群与禁忌人群

(1) 适宜人群：适用于骨关节、妇科及肌肉相关疾病等人群，如骨性关节炎、风湿或类风湿关节炎、慢性盆腔炎。

(2) 禁忌人群：甲状腺功能亢进、急性化脓性疾患、高热、心肾功能代偿不全、活动性结核病、急性湿疹、癌症、出血倾向、传染性皮肤病等相关人群。

3. 注意事项

(1) 加强健康干预指导：组织健康教育讲座，重点介绍治疗泥的保健治疗作用、分类，作用特点、方法和要求，以及适宜人群、禁忌人群及不良反应的防范等。治疗过程中，加强泥疗温度的控制与管理，指导疗养员采用合适的体位。

(2) 强化治疗泥的使用管理：治疗泥使用前，需要先对泥的质量进行鉴定与选择，除去杂质。测量泥温时，温度计要在多处深插，以确保温度准确。矿泉泥使用后，每日要经过流动的矿泉水浸泡后方能使用。海泥用过后需要经盐水浸泡 3 个月后才能重复使用。

(3) 预防不良反应：泥疗前需要详细检查身体状况以明确诊断，严格掌握适宜人群与禁忌人群。皮肤破损及化脓时严禁使用淤泥、有机泥疗法。初始治疗出现局部症状加重时，应及时调整治疗方案并密切观察。如症状持续加重或不减轻，应停止治疗。治疗中出现全身倦怠或倦怠加重、头晕、头痛、多汗、食欲减退等反应，应立即停止治疗。全身泥疗后，应适量饮水或饮淡盐水。

(七) 景观疗法

从医学、美学、心理学和气象学等观点出发，把景观作为一种疗养因子，通过人们对其感受而产生的心理、生理效应，达到增强体质、防治疾病的目的，称为景观疗法。

1. 应用方法

(1) 院内景观疗法：每日根据个人实际情况量力而行。

(2) 院外景观疗法：原则上不宜太远，最好每周安排 2 次，每次半天。

(3) 自然景观和人工景观科学结合。

2. 适宜人群与禁忌人群

(1) 适宜人群：景观疗法适用范围最为广泛。除急性传染病、危重病、精神失常、行动不自如、生活不能自理，或需要做放射治疗、化学治疗、手术等特殊治疗者外，其余人群均为适宜人群。

(2) 禁忌人群：一般无明确禁忌。少数对某种花卉、树木过敏者，应避免接触致敏的花卉、树木。

3. 注意事项

(1) 加强健康干预指导：编制景观资料，做好院内外自然、人文景观介绍，安排组织景观健康讲座。景观治疗过程中，医护人员要随队保障。必要时安排经过专业训练的导游人员参加保障。

(2) 科学安排景观活动：合理选择景观项目，要兼具医疗保健效应和娱乐性；合理安排时间，做到动静结合以确保安全。

(3) 预防不良反应：严格掌握景观活动的适宜人群与禁忌人群，准备急救箱和应急药品器材，安排专业保健人员保障景观活动并应对突发情况。

第二节　物理疗法与健康干预

物理疗法是应用物理治疗学理论，以电、磁、光、声、热、冷、机械等物理因子作用于人体，实现预防、治疗疾病和增进健康的方法。物理疗法在健康管理领域应用广泛、作用显著，是疗养康复健康干预的重要技术方法。

一、人体物理因子的性质与特点

人体具有复杂的物理性能——电、磁、光、声、热、力等，其存在形式表现为不同层次的物理场，具有质量、能量和动量。人体物理场对体内外环境的稳定和适应，发挥着重要的调节作用。

(一) 人体电荷运动与聚积

人体各项功能活动的根源是由于电荷的运动和聚积。电荷在机体复杂的自我调节中发挥极其重要的作用。如脱氧核糖核酸（deoxyribo nucleic acid，DNA）双螺旋结构能吸收电荷并长距离传导电荷，其作用与 DNA 受损和修复有关。

(二) 人体磁场

人体细胞、组织器官均存在磁场，不同组织器官的磁场强度各有不同，如脑磁场为 $\leqslant 5\times10^{-9}$G、

心磁场为 10^{-6}G、肺磁场为 10^{-7}~10^{-4}G、视网膜磁场为 10^{-9}G 等。人脑内的磁场对脑功能和机体发育发挥着指令和调控作用。

(三) 人体光子系统

人体内存在光子系统。细胞内超微弱光子辐射对细胞内、细胞间的调节和通讯,信息存储、记忆力、生物学活动识别、遗传控制、免疫反应等,发挥量子调控作用。DNA 受到机械作用后产生发光效应,其光谱为 200~650nm。

(四) 人体次声

人体内存在着次声。据测试,头部为 8~12Hz,胸腔为 4~6Hz,心脏为 5Hz,腹腔为 6~9Hz,盆腔为 6Hz,躯干为 7~13Hz。

(五) 人体振荡源

人体是一个宽频带的振荡源,从极高频到极低频,涵盖了光频振荡、电磁波频振荡、声频振荡和热振荡。周期性振荡过程是所有生物生命活动的基础。研究证明,人和动植物的细胞可发射极微弱的无线电信号,这类信号在胚胎生长、机体功能、病变修复、肿瘤生长中发挥作用。正常细胞发生癌变时会伴有电磁辐射频率的改变。

人体的物理性能,本质上与自然界或人工物理因子性能是同源的。物理因子作用于机体时,必然首先影响体内的物理状态,这就为自然疗养因子治疗方法和人工物理疗法奠定了基础。

二、物理因子对机体的作用机制

近一个多世纪以来,关于物理治疗因子对人体的生理和治疗作用机制,由浅入深逐渐得到了揭示,包括热作用机制、体液作用机制、神经 - 体液作用机制、经络穴位学说与物理疗法作用机制、特异性作用机制、量子生物学机制等。进入 20 世纪后期,关于物理因子对机体的原发性作用机制研究取得了显著进展,主要包括以下三种机制。

(一) 生物共振机制

生物进化是在自然界的各种振荡与体内的各类振荡长期作用下进行的。人体内的复杂振荡过程,涵盖电子、原子、分子、亚细胞、局部组织和器官等多个层面,生物大分子的固有振荡频率主要在 100~1 000GHz。当具有一定振荡频率的自然界或人工物理因子作用于机体时,可引起体内具有相同振荡频率的一些组织结构发生“生物共振”反应,从而进一步引发相应的生物物理、生物化学变化。

(二) 信息作用机制

体内接受物理信息作用的结构包括末梢神经感受器、大分子以及大分子的复杂结构(如蛋白质、酶、糖、生物膜等)。目前认为,部分物理治疗因子在一定作用条件下只发挥信息触发作用,进一步引起一系列变化所需的能量,都是由体内能量来供给的。这种信息触发作用比神经反射作用具有更加广泛的意义,如低能量或小剂量的物理疗法,即使只能作用到浅表组织,也可能引起内脏器官的远位效应,甚至全身效应,其原理即为“信息作用机制”。

(三) 分子生物机制

有关物理因子对机体原发作用的分子生物物理和分子生物化学机制研究,近年来也取得了不少进展。如实验揭示,微波辐射致伤并非由某单个基因或蛋白引起,而是由于影响多基因的协同调控作用和蛋白表达所造成的。

三、物理因子对机体的基本效应

物理疗法对生命及健康有着广泛而积极的影响。物理疗法对机体具有八种基本效应。

(一) 改善调节功能

根据生物自控论观点,整个机体乃至每一个细胞都可以认作是自动调节系统。当机体内某些生物化学能量与生物物理能量的转化发生障碍时,即某一环节或某些环节的自动调节机能减弱或丧失时,便会产生相应的病理性变化。合理采用物理疗法能够改善体内的自动调节机能,进而从根本上起到防治疾病的作用。

(二) 加强防护功能

物理因子作用于机体可加强细胞和体液免疫力、加强皮肤屏障功能、调节免疫反应,从而改善机体对生物、化学、物理等有害因子的防御机能和反应性。

(三) 促进营养机能

物理疗法可加强交感神经对组织器官营养的支配作用,增强酶活性,调节代谢能力并提高代谢水平,促进核酸、蛋白质、糖、激素、维生素等物质的合成,从而使组织细胞乃至机体的整体营养状况得到有效改善。

(四) 强化修复功能

物理疗法通过改善机体的物质代谢和微循环,加强物质合成与细胞分裂,改善神经 - 体液的调节功能等,可以促进病变组织器官的修复,促使其组织结构恢复正常。

（五）增强代偿功能

物理因子对机体具有锻炼作用，当组织器官某一方面的机能减弱或者丧失时，通过物理治疗可以增强与之关联的另一部分组织器官的相关功能，进而发挥相应的代偿作用。

（六）增加能量储备

基于物理因子对体内的一些重要的能量合成单位（如线粒体等）的作用，不仅可加强能量的合成，而且可增加能量的储备，从而提高组织器官乃至整个机体的健康水平。

（七）提高适应机能

物理因子通过对神经 - 内分泌系统的作用，可改善机体对外界环境中复杂的理化学因子综合作用的适应机能，从而提高对各种环境的适应能力，这对疾病的预防和治疗有重要作用。

（八）锻炼机体作用

物理因子的温度作用、机械作用、化学作用，能够对人体产生一系列反应，使机体产生相应变化，促进血管扩张、改善血循环、增强机体活动能力，锻炼机体恢复相应功能。

总之，物理治疗能够对机体产生多种多样的作用效应，可以归结为一般治疗作用和特异性治疗作用两个方面。一般治疗作用是指多种物理因子都可产生的作用，如充血、消炎、镇静、解痉、兴奋、加热、调节机体各系统和器官的功能等。而特异性治疗作用是指各种物理因子所具有的独特作用，如直流电具有电解作用，低频电刺激能够引起肌肉收缩、高频电则能产生内生热效应，而紫外线则能促进体内维生素 D 生成等。

此外，物理因子对机体的基本效应还呈现出以下三个特点。①有益的后作用：当物理因子作用疗程结束后，能够呈现一定的后作用。如超声治疗某些疾病，其稳定的疗效往往在疗程结束后一段时间才会显示出来。②协同作用：科学综合应用物理因子与药物治疗，具有明显的协同作用，其效果趋于成倍增加。如联合应用超短波和青霉素治疗化脓性炎症，即使将药物用量减少 50%，其疗效仍高于单独应用青霉素全量的效果。③副作用少：由于各种物理因子的性质接近于自然生态学因子，合理使用不易产生副作用，应用比较安全。

四、常用物理治疗健康干预方法

物理因子作用于机体引起神经系统、血液系统、内分泌系统、免疫系统的改变，从而产生一系列生理、生化效应和治疗效应。各类物理治疗方法作为疗养康复健康干预技术，可广泛应用于各种慢性病、亚健康状态、疼痛、急慢性损伤、退行性病变等各类人群的健康管理。

（一）电疗

1. 直流电疗法　利用直流电疗仪将低压平稳的直流电流作用于人体从而治疗疾病的方法，称为直流电疗法。

（1）作用机制：直流电通过人体使其离子浓度发生变化，进而调节神经和内脏器官功能，促进局部血液循环，改善组织营养与代谢，消除炎症。

（2）适宜人群：适用于神经痛、神经炎、神经衰弱、周围神经损伤、自主神经功能失调、内分泌功能紊乱、慢性胃炎、慢性结肠炎、高血压病、关节炎等人群。

（3）禁忌人群：心力衰竭、高热、恶病质、局部有广泛或严重皮损、有出血倾向、急性湿疹以及对直流电过敏的相关人群。

（4）治疗频次、时间与疗程：每 1~2 天治疗 1 次，每次 15~25 分钟，10~20 次为 1 个疗程。

2. 直流电离子导入法　应用直流电流或其他单向脉冲电流，将带电的药物离子（或粒子）导入人体，从而达到治疗疾病、调整人体功能的方法，称为直流电离子导入法。

（1）作用机制：直流电将药物导入人体，具有直流电与药物的综合作用，从而产生相应的治疗效果。

（2）适宜人群：除与直流电疗法的适宜人群相同外，还应与所用药物的适宜人群相同，如急慢性炎症、某些眼科疾病、支气管哮喘和冠心病等。

（3）禁忌人群：与直流电疗法相同，但还应注意所使用药物的相关禁忌情况。

3. 低频电疗法　频率 1 000Hz 以下的脉冲电流，称为低频电流或低频脉冲电流。应用低频脉冲电流来治疗疾病的方法，称为低频电疗法。根据低频电流的性质和作用特点，可将低频电疗分为：①主要刺激神经肌肉的，如神经肌肉刺激疗法、功能性电刺激疗法等；②主要作用为镇痛或促进局部血液循环的，如间动电疗法、经皮电刺激神经疗法等；③以其他治疗作用为主的，如电兴奋疗法、电睡眠疗法等。

（1）间动电疗法：间动电流是将 50Hz 交流电，经过整流后叠加到直流电上，构成多种方式的脉冲电流。用这种电流进行治疗疾病的方法称之为间动电疗法。常用的间动电流有六种——密波、疏波、疏密波、间升波、断续波和起伏波。

1）治疗作用：间动电流的治疗作用主要包括镇痛作用、促进周围血液循环、对神经肌肉的作用。

2）适宜人群：适用于三叉神经痛、肋间神经痛、神经根炎、坐骨神经痛、交感神经综合征、扭挫伤、网球肘、肩周炎、退行性骨关节病、肱二头肌腱鞘炎、颞颌关节功能紊乱、高血压等人群。

3）禁忌人群：急性化脓性炎症、急性湿疹、出血倾向、严重心肌病以及直流电过敏、植入心脏起搏器等相关人群。

4）治疗频次、时间及疗程：每天治疗 1 次，每种电流治疗 1~5 分钟，6~10 次为 1 个疗程。

(2) 经皮电刺激神经疗法：应用某种特定频率和波宽的低频脉冲电流作用于体表某一部位，刺激感觉神经以减轻或消除疼痛的方法，称为经皮电刺激神经疗法。

1）治疗作用：经皮电刺激神经疗法的生理效应和治疗作用，主要体现在镇痛方面。一是用于各种急慢性疼痛的治疗；二是改善周围血液循环。

2）适宜人群：适用于各种急慢性疼痛，如急性踝关节扭伤、肩周炎、急性腰扭伤、慢性腰背痛、关节炎、偏头痛和紧张性头痛、心绞痛、阿尔茨海默病和脑卒中后遗症等人群。

3）禁忌人群：植入心脏起搏器者，严禁刺激颈动脉窦。

4）治疗频次、时间及疗程：每 1~2 天 1 次，每次 20~60 分钟，以取得最佳止痛效果为原则。

4. 中频电疗法　医学上将频率为 1~100kHz 的电流称为中频电流，用中频电流治疗疾病的方法称之为中频电疗法。根据中频电流性质，中频电疗法可分为以下几种：①等幅中频电疗法，包括音频电疗法、音频电磁场疗法和超音频电疗法；②低频调制的中频电疗法，包括干扰电疗法、正弦调制中频电疗法、脉冲调制中频电疗法等。健康管理中常用的中频电疗法有以下两种。

(1) 等幅中频正弦电疗法：应用频率 1~100kHz 的正弦电流治疗疾病的方法称为等幅正弦电疗法。由于其所用的频率在声频范围之内，因此也称“音频电疗法”。

1）治疗作用：等幅中频正弦电流（音频电流）的频率为 1~5kHz，能促进局部血液循环及腺体分泌，并有降血压、镇痛、软化瘢痕和松解粘连等作用。

2）适宜人群：适用于肩周炎、盆腔炎、咽喉炎、软组织扭挫伤、退行性骨关节病、角膜炎、网球肘、神经炎、神经痛等人群。

3）禁忌人群：有感染性疾病病灶区者、肿瘤患者、出血性疾病患者、植入心脏起搏器者、局部有较大金属异物者、孕妇下腹部等。

4）治疗频次、时间及疗程：原则上每天治疗 1 次，特殊情况时可每两天 1 次；每次治疗 20~30 分钟；10~20 次为 1 个疗程。根据病情也可取消疗程间歇，连续进行治疗。

(2) 干扰电疗法

1）治疗作用：干扰电流具有明显而持久的镇痛作用，能促进局部血液循环，改善胃肠平滑肌功能，调整内脏的自主神经功能。

2）适宜人群：适用于关节及软组织扭挫伤、腰肌劳损、颈椎病、肩周炎、腰椎间盘突出症、腱鞘炎、网球肘、骨软骨炎、骨关节病等，以及各种神经痛、神经炎、神经损伤引起的肌肉萎缩，胃下垂、习惯性便秘、慢性咽炎等人群。

3）禁忌人群：急性化脓性炎症、出血倾向、活动性肺结核、植入心脏起搏器等相关人群。

4）治疗频次、时间及疗程：每天治疗 1 次；每种“差频”治疗 2~10 分钟，每次治疗总时间为 15~20 分钟，10~20 次为 1 个疗程。

5. 高频电疗法　频率高于 100kHz 的电流称为高频电流。应用高频电治疗疾病的方法称为高频电疗法。根据电磁波的波长顺序，高频电磁依次分为长波、中波、短波、超短波、微波 5 个波段。微波段又分为分米波、厘米波和毫米波 3 个波段。不同频率、不同作用方式的高频电流对人体的作用深度不同，能够在人体内产生不同的生物学效应，发挥各具特点的治疗作用。

(1) 共鸣火花疗法：长波电流由法国物理学家达松伐首先研究获得，并被命名为达松伐电流，而以达松伐电流治疗疾病的方法称为达松伐电疗法。局部达松伐电疗法利用蜂鸣器电磁感应圈，通过升压所维持的断续火花放电进行治疗，因此又称“共鸣火花疗法”。

1）治疗作用：火花放电刺激，通过神经反射具有解痉、止痛、止痒，增强内脏器官功能的作用；可改善局部血液循环，增强组织营养和细胞代谢，提高静脉管壁的张力；火花放电时产生的臭氧，具有抑菌、镇静和降血压的作用。

2）适宜人群：适用于偏头痛、神经痛、功能性头痛、失眠、神经性耳鸣、静脉曲张、瘙痒症、痤疮等人群。

3）禁忌人群：癌症、急性化脓性炎症、出血或出血性疾病、植入心脏起搏器患者。

4）治疗频次、时间及疗程：每天治疗 1 次；治疗时间依据治疗面积而定，通常在 10 分钟以内，10~15 次为 1 个疗程。

(2) 超短波电疗法：应用波长 1~10 米、频率 30~300MHz 的超高频电场作用于人体从而治疗疾病的方法，称为超短波电疗法。

1）治疗作用：超短波电疗法在临床工作中应用广泛，对神经系统、心血管系统、消化系统、内分泌系统、血液和免疫系统及肾脏、结缔组织和炎症过程等，均有明显的治疗作用。

2）适宜人群：超短波电疗法的适宜人群非常广泛，主要包括六类：①炎症性疾病相关人群，如乳腺炎、神经炎、神经根炎、睑板腺炎、鼻窦炎、中耳炎等；②血管和某些自主神经功能紊乱相关人群，如血栓性静脉炎、闭塞性脉管炎等；③呼吸系统疾病相关人群，如咽喉炎、气管炎、支气管炎、支气管哮喘等；④消化系统疾病相关人群，如胃炎、肠炎、胃肠痉挛、胃肠功能低下、胆囊炎、慢性溃疡性结肠炎、过敏性肠炎等；⑤泌尿生殖系统疾病相关人群，如膀胱炎、前列腺炎、前列腺肥大、急性肾炎、肾盂肾炎、附睾炎、盆腔炎、附件炎等；⑥运动系统疾病相关人群，如肌肉劳损、软组织扭挫伤、肩周炎、良性关节痛、风湿性关节炎、类风湿性关节炎、关节滑膜炎、退行性骨关节病等。此外，还适用于神经痛、早期高血压等。

3）禁忌人群：出血或出血性疾病、心血管功能代偿不全、活动性结核病、癌症、植入心脏起搏器、局部有金属异物等相关人群。

4）治疗频次、时间及疗程：每天治疗 1 次。急性炎症的治疗时间从 5~6 分钟开始，逐渐增至 10~12 分钟；10 次为 1 个疗程。慢性炎症每次 12~15 分钟，15~24 次为 1 个疗程。

(3) 微波电疗法：应用波长 1mm~1m、频率 300MHz~300GHz 的特高频电磁波对疾病进行治疗的方法，称为微波电疗法。医用微波电疗分为分米波、厘米波和毫米波三个波段。

1）治疗作用：一是微波的热效应，可使血管扩张、血流加快、组织细胞通透性提高、改善局部组织营养代谢、促进组织再生，同时还具有解痉、止痛、促进炎症浸润消散吸收等作用。二是非热效应，长期接受低功率微波辐射（不产生热效应）的人员，会出现易疲劳、嗜睡、记忆力减退、心动缓慢、血压降低等症状。微波电疗法的缺点是作用深度较浅，作用相对局限，不够柔和。

微波电疗法对机体的作用非常广泛，既有正向的治疗作用，也有不利于健康的副作用，在临床应用上要注意把握。

2）适宜人群：微波电疗法的适宜人群非常广泛，主要包括四类：①神经系统疾病相关人群，如神经炎、神经根炎、神经痛等；②运动系统疾病相关人群，如肌腱周围炎、腱鞘炎、关节周围炎、颈椎病、风湿性关节炎、类风湿关节炎、退行性骨关节病、关节和软组织损伤等；③内脏系统疾病相关人群，如支气管肺炎、胃十二肠溃疡病、胆囊炎、早期高血压等；④耳鼻喉科疾病相关人群，如颞颌关节损伤、喉炎、中耳炎、特发性耳聋、副鼻窦炎等。

3）禁忌人群：出血性疾病、癌症、活动性肺结核病、局部严重水肿等相关人群。

4）治疗频次、时间及疗程：每天治疗 1 次，每次治疗 10 分钟，10~15 次为 1 个疗程。

（二）磁场疗法

利用磁场的物理性能作用于人体进行疾病治疗的方法，称为磁场疗法，简称“磁疗”。磁场疗法具有使用轻便、作用广泛、双相性、无损伤性、迟发反应、积累效应等特点，在临床和现实生活中应用比较广泛。

目前，常用的磁场疗法主要包括四类：①静磁场疗法；②动磁场疗法；③磁性药物，即利用天然磁石配制的药物制剂，如磁石六味丸、磁石蜡肾丸、磁石羊肾丸、磁石酒等；④磁化水疗法，即将磁水器处理过的水煮沸后饮用。

1. 治疗作用　磁场对机体的神经系统、血液系统、心血管系统、内分泌系统、免疫系统、消化系统、骨骼系统等，均有不同程度的生物学效应。磁场疗法在临床应用上具有广泛的治疗作用：①镇痛作用；②镇静作用；③消炎作用；④消肿作用；⑤降压作用；⑥止泻作用；⑦促进创面愈合；⑧软化瘢痕；⑨促进骨折愈合；⑩抑制肿瘤生长作用。

2. 适宜人群　磁疗的适宜人群非常广泛：①内科疾病，如支气管炎、支气管哮喘、胃炎、胃及十二指肠溃疡、胃下垂、肠炎、便秘、高血压、糖尿病、三叉神经痛、面神经麻痹等；②外科疾病，如前列腺炎、肩周炎、颈椎病、落枕、泌尿系统结石、乳腺增生症等；③妇科疾病，如月经不调、痛经、盆腔炎等；④皮肤科疾病，如湿疹、荨麻疹、神经性皮炎等；⑤耳鼻喉科疾病，如睑腺炎、近视、鼻炎、咽喉炎、牙痛、耳鸣等。

3. 禁忌人群　植入心脏起搏器的人群禁止在心前区应用磁疗；男性睾丸部慎用；急性高热、体力衰弱人群慎用；活动性出血人群禁用；头颈部不宜用强磁场。

4. 治疗方式　根据患者的具体病情应选择适宜的治疗方式。

（三）光线疗法

利用日光或人工光辐射能作用于人体，从而防治疾病、促进机体康复的方法，称为光线疗法，包括红外线疗法、紫外线疗法和激光疗法等。下面主要介绍红外线疗法和激光疗法。

1. 红外线疗法　红外线是一种不可见光，因波长较长，其生物学效应主要是热作用，因此又称“热射线”。应用红外线进行疾病治疗的方法称为红外线疗法。临床应用时，常将红外线分为近红外线和远红外线。

(1) 治疗作用：红外线被机体吸收后，具有缓解肌肉痉挛、消炎、镇痛、促进组织再生等治疗作用。

(2) 适宜人群：罹患软组织损伤、神经炎、神经根炎、末梢神经炎、慢性支气管炎、慢性胃炎、慢性肠炎、慢性附件炎、肌肉痉挛等人群。

(3) 禁忌证：有出血倾向、高热、活动性肺结核、闭塞性脉管炎、急性感染性炎症早期、癌症等相关人群。

(4) 治疗频次、时间及疗程：每天治疗 1 次；全身治疗每次 15~30 分钟，局部治疗每次 20~40 分钟，10~15 次为 1 个疗程。

2. 激光疗法　激光是指由受激辐射的光放大而产生的光，又称“莱塞”。应用激光技术进行疾病治疗的方法称为激光疗法。下面主要介绍氦氖激光疗法。氦氖激光疗法是指应用氦氖激光照射病患部位或穴位，用以治疗疾病的方法。

(1) 治疗作用：氦氖激光被机体吸收后，能促进创伤愈合，增加血液中吞噬细胞、红细胞和血红蛋白的含量，可作用于神经系统以改善机体状况；作用于经络穴位以调节机体功能；照射牙龈表面牙釉质，可增强抗脱钙能力，并同时具有防龋齿功能。

(2) 适宜人群：①罹患内科疾病，如原发性高血压、低血压病、哮喘、肺炎、支气管炎、胃肠功能失调等人群；②罹患神经系统疾病，如神经衰弱、脑震荡后遗症、神经性头痛、神经根炎、面神经炎、三叉神经痛等人群；③罹患外科疾病，如腱鞘炎、滑囊炎、软组织挫伤、前列腺炎等人群；④罹患五官科疾病，如慢性鼻炎、过敏性鼻炎、萎缩性鼻炎、咽炎、扁桃体炎、喉炎、睑腺炎、耳聋、耳鸣等人群；⑤罹患皮肤科疾病，如湿疹、皮炎、皮肤瘙痒症等人群；⑥罹患口腔科疾病，如慢性唇炎、复发性口疮、药物过敏性口炎、牙周炎、颞颌关节功能紊乱等人群。

(3) 禁忌人群：无绝对禁忌人群。

(4) 治疗剂量、频次及时间：照射剂量尚无统一标准，小功率氦氖激光输出 <10mW，每次可照射 3~10 分钟，每天 1 次；同一部位照射一般不超过 12~15 次。

（四）超声波疗法

超声波疗法是应用频率 ≥ 20kHz 的机械振动波，即超声波作用于机体以治疗疾病的一种物理治疗方法。

1. 治疗作用　超声波对机体组织器官的作用主要体现在以下八个方面。

(1) 对神经系统的作用：包括周围神经系统、中枢神经系统和自主神经系统。

(2) 对循环系统的作用：①心脏，可引起心脏毛细血管充血，间质细胞增多等。②血管，因超声的作用剂量不同导致血管对超声的反应也有差别，治疗剂量超声波可使血管扩张，血循环加速。③血液，超声波的作用会引起血液中异形和大小不等的红细胞数增加，出现各型不成熟的红细胞；白细胞数量变化不定；血小板数量不变，但在超声波作用下可被迅速溶解、血液凝固加速、出血时间缩短，并使血液黏度增加、血沉加快。④内分泌系统，超声波对内分泌的影响非常复杂，而中枢神经系统和自主神经在此过程中起到了重要作用。

(3) 对泌尿和生殖系统的作用：可促进肾脏组织细胞再生；刺激卵巢功能，促进滤泡形成，子宫内膜蜕变周期提前；作用于动物精子稀释液，可提高精子活动性，增加受孕率。

(4) 对消化系统的作用：可促使胃液分泌增加，胃肠道蠕动增强；可引起胆囊收缩增强，胆汁分泌增加；小至中等剂量的超声波对肝脏无损害。

(5) 对皮肤的作用：可改善皮肤营养，促进真皮再生，增加汗腺分泌。

(6) 对肌肉和结缔组织的作用：超声波具有解痉作用；具有刺激结缔组织增生、肉芽生长的作用，而当结缔组织过度增生时，超声波又有软化消散的作用。

(7) 对骨的作用：小剂量超声波多次治疗，可以促进骨痂生长。

(8) 对眼的作用：适宜的小剂量超声波可治疗眼疾；大剂量超声波可造成眼的损伤。

2. 适宜人群

(1) 外科疾病相关人群：包括各类损伤，如软组织扭挫伤、瘢痕组织等；各类劳损，如腰肌劳损、腰骶劳损等；各类感染；颈肩腰腿痛；腱鞘疾病；周围血管疾病；骨关节痛，如四肢慢性关节炎、椎间盘突出症等；泌尿生殖系统疾病，如前列腺疾病、尿路结石等。

(2) 内科疾病相关人群：包括呼吸系统疾病，如慢性支气管炎等；消化系统疾病，如胃十二指肠溃疡、慢性胃炎等。

(3) 神经科疾病相关人群：包括三叉神经痛、肋间神经痛、坐骨神经痛、面神经炎等。

3. 禁忌人群 活动性肺结核、出血倾向、癌症、植入心脏起搏器等相关人群。孕妇腹部禁忌进行超声波治疗。

4. 治疗频次、时间及疗程 根据医嘱，选择适宜的超声波治疗剂量。固定法的治疗时间通常为1~5分钟，移动法为5~10分钟(移动速度1~2cm/s)。移动治疗的面积较大，且用脉冲超声输出时，治疗时间可适当延长至15分钟、20分钟或30分钟；每天1次，12次为1个疗程。

(五) 温热疗法

以各种热源为介质，将热直接传送至机体，从而达到治疗作用的方法，称为温热疗法，主要包括湿热敷疗法、石蜡疗法、地蜡疗法、砂疗、坎离砂疗法、铁砂疗法、酒蜡疗法、熏蒸疗法等类型。

温热疗法通过温热刺激，引发机体产生相应的生物学效应。①对神经系统的影响，可引起复杂的脊髓节段反应和全身反应。②对皮肤的影响，能使皮肤保持柔软、富于弹性，对瘢痕组织有软化及松解作用。③对血液和淋巴的影响，能使毛细血管扩张、毛细血管数量增加，血流加快，改善淋巴循环。④改善组织代谢过程。⑤促进上皮生长。温热疗法分为多种类型，主要介绍湿热敷疗法和热熨疗法。

1. 湿热敷疗法 是指使用热水浸透某些吸水性较强的物质，如毛巾、绒布等，敷于患部，直接将水的温度传入人体的治疗方法。

(1) 治疗作用：湿热敷疗法主要具有温热、止痛、消散作用。

(2) 适宜人群：适用于神经炎、神经痛、风湿病、关节扭挫伤、肌腱和腱鞘损伤和炎症、腱鞘囊肿，以及骨折后恢复期的人群。

(3) 禁忌人群：出血倾向、化脓性炎症、发热等相关人群。

2. 热熨疗法 是指将中草药等传导热的介质先行加热，再用布包裹好，敷于身体相应部位或穴位区，或者在治疗区域移动，从而达到治疗作用的物理疗法。

(1) 常用的热熨疗法：主要有盐熨法、葱熨法、姜熨法、砖熨法等。

(2) 适宜人群：适用于风湿痛、类风湿关节炎、骨性关节炎外伤后遗症、肌痉挛、神经痛、神经炎、疲劳综合征或肠痉挛、慢性胃炎、功能性结肠炎、妇科疾病等人群。

(3) 禁忌人群：高热、急性炎症、出血、皮肤过敏、皮炎等相关人群。

(六) 水疗法

利用水的物理化学性质以各种方式作用于人体，从而达到预防和治疗疾病的方法，称为水疗法。

1. 治疗作用 患者全身或身体的某一部位浸入不同温度或加入不同药物的水中，通过水的温度作用、机械作用和化学作用，促进血液循环和呼吸功能，调节神经系统，增强新陈代谢，提高机体免疫力，并有镇痛、解痉、发汗、消除疲劳、预防疾病、强身健体等作用。

2. 适宜人群 ①内科疾病相关人群，如高血压、血管神经性疾病、早期动脉硬化、胃肠功能紊乱、功能性结肠炎、习惯性便秘、肥胖症、疲劳综合征、痛风等。②神经科疾病相关人群，如神经衰弱、神经痛、神经炎等。③皮肤科疾病相关人群，如慢性湿疹、荨麻疹、皮肤瘙痒症等。④外科疾病相关人群，如骨折后遗症、骨性关节病等。

3. 禁忌人群 重症动脉硬化、心肾功能代偿不全、活动性肺结核、癌症及恶病质、身体极度衰弱及各种出血倾向等相关人群。

4. 治疗方式、频次、时间及疗程 根据医嘱，选择适宜的水疗方式，确定适宜的水疗时间与疗程。如全身或局部的擦浴、冲洗浴、浸浴、淋浴等；冷水浴(温度<25℃)、低温水浴(温度为25~32℃)、不感温水浴(温度为33~35℃)、温水浴(温度为36~38℃)和热水浴(温度≥38℃)；淡水浴，药物

浴（中药浴、盐水浴、松脂浴、芥末浴、硫磺浴、碳酸氢钠浴），气水浴（二氧化碳浴、硫化氢浴、氡气浴），以及水中辅助运动、抗阻运动等。

（七）空气离子疗法

应用自然界中大气离子或人工产生的空气离子，预防和治疗疾病的方法称为空气离子疗法，又称"离子化空气疗法"。在医用方面有重要作用的是空气负离子。

1. 治疗作用　空气离子对整个机体的主要作用是通过呼吸系统调节大脑皮质功能，提高循环、呼吸、消化、内分泌、血液代谢、免疫功能及机体自身修复能力。

2. 适宜人群　①呼吸系统疾病相关人群，如急慢性呼吸道及肺部炎症、支气管炎、哮喘、支气管扩张等。②神经系统疾病相关人群，如神经衰弱、失眠、偏头痛及自主神经功能紊乱等。③心血管疾病相关人群，如 1 级或 2 级高血压、动脉粥样硬化、心肌供血不足、低血压（用空气正离子）等。④消化系统疾病相关人群，如慢性胃炎、消化性溃疡、痉挛性便秘、胃肠功能紊乱等。⑤耳鼻喉科疾病相关人群，如慢性过敏性及萎缩性鼻炎、鼻窦炎、咽喉炎等。

3. 禁忌人群　重度心血管功能不全、风湿病活动期、出血倾向、癌症、脑动脉硬化等相关人群。

4. 治疗方式、频次、时间及疗程

（1）吸入法：颜面部与发生器之间的距离保持在 30~40cm，每次吸入人工空气负离子总量 100 亿 ~200 亿个，浓度为 10 万 ~200 万个 /cm^3；每天治疗 1 次，每次 10~30 分钟，20~30 次为 1 个疗程。

（2）局部作用法：作用于伤口创面等，发生器与创面的距离为 20cm，浓度在 50 万 /cm^3 以上；每天治疗 1 次，每次 20~30 分钟，20~30 次为 1 个疗程。

（八）音乐疗法

古埃及、古罗马、古希腊都有关于音乐治疗疾病的记载，我国古代医书有"以戏代药"的记载。20 世纪 70 年代，音乐疗法被推广，20 世纪 80 年代初又在音乐疗法的基础上，把音乐与由音乐信号转换成同步电流并结合治疗疾病，称为音乐电疗法。

1. 治疗作用　音乐经人耳作用于听觉中枢，通过大脑边缘系统，脑干网状结构作用于大脑皮层，影响全身。旋律优美、节奏平稳、速度缓慢、力度适中的音乐具有镇静镇痛作用；旋律雄壮、节奏激烈、力度强的音乐具有兴奋作用；旋律忧郁、节奏缓慢、力度弱的音乐具有镇静催眠作用。音乐电流是以低频为主的低中频混合不规则电流，兼有低频电和中频电的作用。其作用于机体，具有锻炼肌肉、促进局部血液循环、镇痛、引起神经节段反射以及对穴位和经络的刺激作用。音乐电疗法的治疗作用综合了音乐与音乐电流的作用，效果更为显著。

2. 适宜人群　①神经系统功能性病变相关人群，如神经衰弱、失眠、血管性头痛、情绪不安等。②身心疾病相关人群，如高血压、胃肠功能紊乱、胃溃疡等。③软组织损伤相关人群，如软组织挫伤、肌纤维炎等。④骨关节疾病相关人群，如颈椎病、骨关节炎等。

3. 禁忌人群　与其他低中频电疗法的禁忌人群相同。

4. 治疗方式、频次、时间及疗程

（1）治疗方式：根据医嘱选择适宜的音乐疗法，如音乐心理疗法、音乐电疗法、音乐电针疗法、音乐电磁疗法等。

（2）治疗频次、时间及疗程：根据医嘱选择适宜的治疗时间、频次和疗程。通常音乐心理疗法的治疗时间为每次 30~60 分钟，每天 1 次，10 次为 1 个疗程；而音乐电疗法、音乐电针疗法、音乐电磁疗法的治疗时间为每次 15~30 分钟，每天 1 次，12~15 次为 1 个疗程。

（罗　毅　韩　萍）

参考文献

1. 张卫兵. 特勤疗养学 [M]. 北京: 人民军医出版社, 2009.
2. 王培玉. 健康管理学 [M]. 北京: 北京大学医学出版社, 2012.
3. 乔志恒, 华桂茹. 理疗学 [M]. 北京: 华夏出版社, 2013.
4. 陈景藻. 疗养学 [M]. 西安: 第四军医大学出版社, 2007.
5. 南登昆. 实用物理治疗手册 [M]. 北京: 人民军医出版社, 2001.
6. 冯有波, 张哲鹏, 徐莉. 海滨气候疗法的研究进展 [J]. 中国疗养医学, 2011 (7): 586-588.
7. 郭广会, 徐莉, 周彬. 海滨气候疗法应用进展 [J]. 中国疗养医学, 2011 (8): 673-675.
8. 李奕, 谢卫娜, 张爱萍, 等. 矿泉浴疗法在康复医学领域之科研发展 [J]. 中国疗养医学, 2012 (12): 1102.
9. 赵瑞祥. 自然气候疗法在疗养医学中的应用 [J]. 中国疗养医学, 2001 (5): 5-7.

第三章　眼健康管理干预技术及应用

第一节　眼健康与全身健康

一、眼健康管理的概念

眼健康管理是以眼部健康检查为基础，建立眼部健康评估标准，通过眼部健康干预及眼部健康监测，达到预防眼病、维护及促进眼部健康的目的。眼部健康管理的主要内容包括眼部健康宣教、眼部健康检查、眼部疾病危险因素评估、眼部健康干预以及眼部健康档案的建立与管理。

二、眼健康与全身健康的关系

眼球由于其特殊解剖位置位于体表，眼底是人体中唯一能在直视下观察深层小动脉和小静脉的部位，同时也是唯一能观察到视神经的部位。许多全身性疾病(如糖尿病、高血压等)，都会产生眼底血管的改变，引起水肿、渗出和出血等表现。

（一）糖尿病与眼病

糖尿病性视网膜病变(diabetic retinopathy，DR)是常见的糖尿病慢性并发症之一，也是导致成人失明的主要原因。糖尿病的持续时间和高血糖的严重程度是视网膜病变发生的主要危险因素。DR 的早期诊断、早期治疗可显著降低失明的风险，积极开展 DR 筛查并及时管理十分重要。

DR 为糖尿病高度特异的慢性并发症之一，但糖尿病患者也是其他眼部疾病早发的高危人群，包括白内障、虹膜新生血管性青光眼(neovascular glaucoma，NVG)、角膜病变、视网膜血管阻塞及缺血性视神经病变等。因此推荐糖尿病患者首次全面眼部检查在眼科进行，眼部检查项目主要包括视力、眼压、房角、虹膜、晶体和眼底等，观察微血管瘤、视网膜内出血、硬性渗出、棉绒斑、视网膜内微血管异常、静脉串珠、新生血管、玻璃体积血、视网膜前出血、纤维增生等。

（二）高血压与眼病

高血压是以体循环动脉压增高为主要表现的临床综合征，分为原发性和继发性两大类。超过 95% 的高血压患者均为原发性高血压，又分为缓进型(良性)和急进型(恶性)。70% 的原发性高血压患者出现眼底改变，而眼底改变与年龄、血压升高的程度、病程的长短有关，年龄越大、病程越长、眼底改变的发生率也就越高。

高血压是造成眼部疾病的危险因素，包括高血压视网膜病变和脉络膜病变、视网膜血管阻塞、视网膜大动脉瘤和非动脉缺血性视神经病变等。此外，高血压可加重糖尿病视网膜病变，并与年龄相关黄斑变性的发病有关。

（三）干燥综合征与眼病

干燥综合征是一种以泪液、唾液分泌减少为特征的慢性自身免疫性疾病，多见于 45~55 岁的女性，我国人群的患病率为 0.4%~0.7%，发病原因不清，其主要破坏外分泌腺体，使腺体的分泌功能逐步丧失，而表现为泪液分泌减少，而感到眼内干燥，并有烧灼感，出现“欲哭无泪”的现象，严重者出现眼结膜、角膜感染和溃疡。

干眼症早期轻度影响视力，病情发展后，可出现丝状角膜炎，症状演变为不能忍受，晚期出现角膜溃疡、角膜变薄、穿孔，偶有继发细菌感染。角膜瘢痕形成后，严重影响视力。

（四）白塞病与眼病

白塞病(Behcet’s disease，BD)于 1937 年由土耳其 Behcet 医生首次提出，其发病机制不明，考虑与遗传、免疫、感染和炎症介质等多种因素有关。45%~90% 白塞病患者出现眼病，10%~20% 患者可为疾病的首发症状。白塞病最常见的眼部病变是葡萄膜炎，主要为全葡萄膜炎、前部葡萄膜炎和后部葡萄膜炎等。男性合并眼炎明显高于女性，尤其是年轻男性发病率更高，预后更差。眼炎可单侧发生，也可先后累及双侧，出现眼炎 4 年后，≥ 50% 的患者都有较严重的视力障碍。

一旦诊断为白塞病眼病，一定要在早期进行及时彻底的治疗。如继发青光眼、并发白内障、黄斑、虹膜粘连、视盘水肿等，则会导致视力受损甚至失明，严重影响生活质量。在某些诱因的作用下，如治疗药物的减停或更换、疲劳、生物钟紊乱、其他系统疾病诱发、情绪波动、烟酒过度等均可使葡萄膜炎复发。

第二节　眼部疾病的风险筛查及评估

数据显示，目前，我国40岁以上人群青光眼患病率为2.3%，致盲率约30%。我国白内障患者约有6 000万人，占全球总数的1/3。大众由于缺乏相应的眼部健康管理，导致出现视力下降、视觉疲劳等症状，甚至诱发近视、青光眼、白内障等眼部疾病，给眼部健康带来了极大的危害。随着时代的进步，社会活动的信息化和虚拟技术的普及性应用，人们对视觉的依赖程度和眼负荷都将空前增加，加强人们眼部健康管理意识及眼病防控意识，提高视觉质量显得尤为重要。本节简述五种常见眼部疾病的风险筛查及评估。

一、近视的风险筛查及评估

(一) 近视的风险筛查

近视性屈光不正已经成为眼科最常见的一种疾病，其发病率逐年上升。国家卫生健康委员会公布的数据显示，2021年我国近视人口高达7亿人，其中超过5%的人是高度近视，并且人数还在逐年增加。流行病学调查显示，我国青少年近视眼发病率≥70%。

1. 近视的危险因素　近视的发生发展与遗传、环境、营养等因素密切相关，预防可控风险因素有助于降低近视发病率。

2. 近视的风险筛查

(1) 遗传因素：在近视的发生与发展中，遗传因素一直占据十分重要的地位，近视发病有家族聚集倾向。眼轴长度是屈光不正的主要显性表现，遗传是导致屈光不正的最重要因素，眼轴长度可能受5号染色体长臂上的一个或更多基因的影响。与近视发生发展有关的多个基因位点已被证实，如myopalladin系列基因、同源框蛋白A9、细胞色素C氧化合成酶等，可能会遗传给下一代，导致其发生高度近视的概率大大增加。

(2) 环境因素：泛指非遗传的、因后天环境造成的近视，主要由用眼过度与用眼不卫生引发。越来越多的研究者用动物模型研究屈光状态与光照条件的关系，Thomas发现低光照（照度为1~50lx）和黑暗（照度<1lx）有利于眼轴的伸长而导致近视。而强光照（照度为1 000~2 800lx）会延缓近视的发生发展。

环境因素有四个方面：①眼球在发育阶段，视觉一定要得到外界光线的正常刺激，不然会丧失正常的视觉刺激，进而引发眼轴伸长性近视，光照强度对人眼的屈光状态有着至关重要的影响；②长时间近距离用眼；③在弱光线下写字或看书；④看电视的距离太近，正确距离应为电视对角线的5~6倍，另外电视的亮度要适中，看电视的时间不宜过长，1小时内为正常。

(3) 饮食因素：眼球在正常生长过程中，不合理的饮食结构或缺少某种重要物质均会导致视力发生近视。研究表明，食用甜食过多、摄入粗粮过少、偏食、挑食、食用硬质食物过少、大量食用油炸食品等，会不同程度地增加近视患病率。一项幼儿的队列研究发现，血清25-羟基维生素D_3水平、眼轴长度与近视显著相关，血清25-羟基维生素D_3水平较低的儿童眼轴较长，而血清25-羟基维生素D_3水平高的儿童发生近视的风险较低，校正室外暴露因素后，这种关联仍较为显著，说明血清25-羟基维生素D_3水平对近视的发病有着直接影响。

(4) 其他因素：父母生育年龄越大，其后代患近视的风险越高，而且近视程度也越高。分析北京市学生屈光不正与父母生育年龄的关系，证明子女近视程度与母亲生育年龄呈正相关，这种关联性在母亲生育年龄>35岁时更强。另外，母亲在孕期若出现荨麻疹、妊娠毒血症、酒精中毒、感冒等情况时，往往会造成胎儿近视。胎儿出生后因自身身体素质较差，或是患有慢性、急性传染病容易诱发近视或加重近视的发展。

(二) 近视的评估

因近视的形式、程度和性质不同，其评估方法也有所差异。

1. 按屈光成分评估

(1) 轴性近视眼：是由于眼球前后轴过度发展所致。

(2)弯曲度性近视眼：是由于角膜或晶体表面弯曲度过强所致。

(3)屈光率性近视眼：是由屈光间质屈光率过高所引起。

2. 按照近视的程度评估

(1)低度近视：屈光度≤300度者。

(2)中度近视：屈光度为300~600度的近视。

(3)高度近视：屈光度>600度者。

3. 按照眼睛调节作用的影响评估

(1)假性近视：亦称“调节性近视”，其眼球轴径长度正常，但屈光间质的屈折力超出常度，一般为晶状体调节过度。散瞳后近视的屈光度完全消失，表现为正视眼或远视眼。

(2)真性近视：也称“轴性近视”，其屈光间质的屈折力正常，眼轴的前后径延长。

(3)混合性近视：真假性近视同时存在的状态。散瞳后近视屈光度降低较多，但仍为近视。青少年在身体发育过程中学习任务繁重，多为此种近视状态。

4. 按照临床病理表现评估

(1)单纯性近视：即一般性近视，屈光度通常<600度的中低度近视，近视的进行性发展缓慢。眼球组织正常，不出现病理性改变。

(2)进行性近视：即所谓的高度近视，也称“病理性近视”，其屈光度≥600度，最高可达4 000度。一般发病较早，眼球轴径不断加长，眼球的许多组织可发生一系列的病理改变。

二、干眼症的风险筛查及评估

(一) 干眼症的风险筛查

干眼症，又称“角结膜干燥症”，是指多种原因引起的泪液质或量的异常或动力学异常，导致泪膜稳定性下降，并伴有眼部不适和/或眼表组织病变特征的常见眼科疾病。由于长期失去正常的泪膜功能，干眼症常见症状包括眼睛干涩、灼热感、眼痒、有异物感、畏光、分泌物黏稠、怕风、视疲劳及疼痛，严重者眼睛出现红肿、充血及角质化，角膜上皮剥脱而有丝状物黏附，可引起视力下降甚至失明。

1. 干眼症的危险因素　干眼症的发病机制尚未完全阐明，现有研究提示炎症是干眼症发生发展中最关键的因素，炎症会损害眼表泪膜稳定性，且能升高泪液渗透压，这些改变反过来又能诱发眼表的损害，并启动先天和适应性免疫反应的炎症级联反应。此外，细胞凋亡、神经调节异常、性激素失调等也参与了干眼症的发病过程。

2. 干眼症的风险筛查　干眼症的筛查主要包括：①水液层泪腺泪液分泌不足。②油脂层分泌不足。③黏液素层分泌不足。④泪液过度蒸发导致泪膜分布不均匀。⑤个人习惯、环境因素：如吸烟、长期在粉尘烟雾环境中生活、长期在空调房对着电脑办公等。⑥患有过敏、热烧伤等累及眼部的疾病史。⑦长期服用药物(如降血压、抗抑郁等药物)等，药物本身的毒性及药品中的防腐剂可导致泪液分泌减少。⑧多次角膜缘部手术史。⑨睑板腺功能障碍。⑩长期佩戴角膜接触镜。

(二) 干眼症的评估

干眼症的评估内容主要包括：①每日感到不能忍受的眼干持续>3个月。②有反复的沙子进眼或沙磨感觉。③每日需用人工泪液≥3次。④滤纸实验：五分钟滤纸湿润长度>15mm则为正常；滤纸的湿润长度≤10mm为泪液减少，提示泪液分泌异常。⑤泪膜破碎时间<10s者为异常，用来评估泪液的质量。⑥角膜染色：裂隙灯下对角膜进行荧光染色，≥10个为角膜染色异常。⑦结膜活检：结膜组织出现灶性淋巴细胞浸润时提示为异常。

三、白内障的风险筛查及评估

(一) 白内障的风险筛查

白内障是指晶状体透明度降低或颜色改变所导致的光学质量下降的退行性改变，白内障是主要的致盲原因之一。

1. 白内障的危险因素　其发病机制较为复杂，任何影响眼内环境的因素，如老化、遗传、代谢异常、外伤、辐射、中毒、局部营养障碍以及某些全身代谢性或免疫性疾病，都会直接或间接破坏晶状体的组织结构、干扰其正常代谢而使晶状体混浊。流行病学研究证明，紫外线、糖尿病、高血压、心血管疾病、机体外伤、过量饮酒及吸烟等均与白内障的发病有关。

2. 白内障的风险筛查

(1)年龄相关性白内障又称“老年性白内障”，是最为常见的白内障类型，是晶状体老化后的退行性改变，是多种因素综合作用的结果。

筛查因素包括：①高龄；②家族史；③长期慢性紫外线照射；④代谢异常；⑤局部维生素和矿物质缺乏；⑥饮食结构不良，尤其是抗氧化营养素摄入不足。

(2)先天性白内障是指影响视力的晶状体混浊

出生时即已存在，或晶状体的混浊随年龄增长而加重，因形觉剥夺而逐渐影响视力，如果不及时解除形觉剥夺，就可能造成永久性的视力损害。

筛查因素包括：①亲属遗传因素；②母亲孕期曾有病毒感染或存在高危因素；③新生儿出生时健康状况不良。

(3) 对于外伤性、代谢性、并发性、药物及中毒性、放射性等引起的白内障，首先应远离致病源，做好健康查体，发现并排除其他疾病影响因素，如糖尿病、血清钙过低等，进行视力、眼压、裂隙灯和眼底检查等，观察视力是否下降、晶状体混浊程度、角膜透明度等，尽早发现疾病隐患并及时干预。

(二) 白内障的评估

1. 世界卫生组织盲与低视力的标准　矫正视力<0.05 为盲，0.05 ≤ 矫正视力<0.3 为低视力。

2. 视力<0.7，晶体混浊，排除导致视力下降的眼病。

3. 特定年龄段标准　年龄 ≥ 50 岁，视力<0.1，晶体混浊，排除其他导致视力障碍的眼病。

4. 婴幼儿无法配合检测视力，可以观察其对光刺激反应、瞳孔对光反射情况，在清醒状态（非睡眠状态）且自动睁眼的情况下，用手电分别在左、右眼正前方给予光刺激，应有闭眼、皱眉反射动作。如果光刺激迟钝或无反应，则怀疑视功能障碍。此外，可利用直接检眼镜（检影镜）同时观察双眼的红光反射。瞳孔大小用直接或间接检眼镜检查瞳孔区红光反射，正常眼红光反射分布均匀。若红光中出现暗点、一侧减弱、红光反射消失、白光或红光反射增强，均为异常。

5. 通过视力活动问卷对白内障视力进行评估，如视觉相关日常活动量表（activities of daily vision scale，ADVS），视功能指数量表（vision function questionnaire，VF），国家眼科研究所视功能问卷（national eye institute-visual function questionnaire，NEI-VFQ）和国人白内障视功能相关生存质量简表（Catquest—9SF）等。

四、原发性青光眼的风险筛查及评估

(一) 原发性青光眼的风险筛查

青光眼是全球第二位的致盲眼病，首位不可逆致盲性眼病。与排名第一位的白内障导致的视力下降不同，青光眼一旦发生视力和视野损害后不能恢复，青光眼早期发现、早期诊断和早期治疗的意义重大。

青光眼是一组以视盘萎缩及凹陷、视野缺损及视力下降为共同特征的疾病，病理性眼压增高、视神经供血不足是其发病的原发危险因素，视神经对压力损害的耐受性也与青光眼的发生和发展有关。房水循环途径中任何一环发生阻碍，均可导致眼压升高而引起病理改变，但也有部分患者呈现正常眼压青光眼。临床上根据病因、房角、眼压描记等情况，将青光眼分为原发性、继发性和先天性三大类。

1. 原发性青光眼的危险因素　劳累过度、睡眠不足、情绪波动、饮食不节或暴饮暴食等因素，可以影响血管神经调节中枢，使血管舒缩功能失调。一方面可使毛细血管扩张，血管通透性增加，造成睫状肌水肿、前移，堵塞前房角，使房水流出通道受阻；另一方面可使房水分泌过多，后房压力过高，周边虹膜受压向前移而使前房变浅，前房角变窄。这些因素均可引起眼压的急剧升高，导致青光眼急性发作。

2. 原发性青光眼的风险筛查

(1) 家族史和遗传因素：具有家族史的个体更容易发生原发性青光眼，筛查中应重点关注有家族史的人群。

(2) 年龄：年龄是青光眼发病的一个重要因素，年龄>40 岁的人群应定期进行眼压检查和视野检查。

(3) 眼压：眼压是原发性青光眼的主要风险因素，高眼压会增加患病风险。因此，测量眼压是筛查中常用的方法之一。

(4) 视野检查：视野检查可早期发现青光眼引起的视力丧失。定期进行视野检查可及早诊断和治疗。

(二) 原发性青光眼的评估

1. 眼压　测量眼压是评估原发性青光眼的重要指标之一，正常眼压范围为 10~21mmHg。

2. 视野检查　是评估原发性青光眼的关键指标之一，通过评估视野损害的程度确定病情的进展和治疗效果。常用的视野检查方法包括静态自动计算机化视野检查（standard automated perimetry，SAP）和频闪光刺激视野检查（frequency doubling technology，FDT）。

3. 视神经评估　评估视神经的结构和功能对于诊断和监测原发性青光眼非常重要。光学相干断层扫描（optical coherence tomography，OCT）和视神经头扫描（heidelberg retina tomograph，HRT）是常用的评估视神经的无创检查方法。

4. 角型评估　角型是房水流出的通道，评估角型对于了解原发性青光眼的病因和治疗选择至关重要。角镜检查、前房深度测量以及前段光学共振断层扫描（anterior segment optical coherence tomography，AS-OCT）等技术可提供角型的详细信息。

五、年龄相关性黄斑变性的风险筛查及评估

（一）年龄相关性黄斑变性的风险筛查

年龄相关性黄斑变性（age-related macular degeneration，AMD）是一种无痛疾病，是全球第三大常见致盲性眼病，是西方国家老年人不可逆转失明的最常见原因。通常因进行性视力损害而使病情复杂化，严重影响患者的生活质量。

1. AMD 的危险因素　AMD 最主要的诱因是增龄。其患病率因种族而异，白种人群和亚洲人群的患病风险高于非洲裔和西班牙裔个体。晚期 AMD 在白种人中更为常见，主要诱因是高龄和种族特征（即白种人和家族史）。吸烟是已明确的主要可干预诱因，吸烟显著增加 AMD 的发生风险，且存在剂量反应关系，戒烟能降低 AMD 的进展风险。此外，全身抗氧化剂水平较低也是 AMD 的风险因素，服用抗氧化维生素和矿物质可能延缓晚期 AMD 及视力丧失的进展。而 AMD 的风险降低与摄入富含 ω-3 长链多不饱和脂肪酸食物有关，饱和脂肪酸、胆固醇摄入量较多及身体质量指数较高的人群 AMD 发生风险增加。

2. AMD 的风险筛查　有以下危险因素的人群需要警惕 AMD 的发生：①年龄>50 岁；②有 AMD 家族史；③另一眼患 AMD；④吸烟；⑤高血压患者；⑥ BMI≥30kg/m^2；⑦维生素、类胡萝卜素和矿物质摄入量过少；⑧高脂肪饮食；⑨缺乏运动。

（二）年龄相关性黄斑变性的评估

1. 定期散瞳检查眼底

（1）正常眼：没有 AMD 的征象或仅有小（“硬”）玻璃膜疣（<63μm）。

（2）早期 AMD：一般分为三种。①进展风险低：中等大小玻璃膜疣（≥63μm 且<125μm）或色素异常。②进展风险中度：大玻璃膜疣（≥125μm）或网状玻璃膜疣或中度玻璃膜疣伴有色素异常。③进展风险高：大玻璃膜疣（≥125μm）伴有色素异常或网状玻璃膜疣伴有色素异常或没有显著视力丧失的卵黄样病变（最佳矫正视力优于 6/18）或萎缩<175μm，不涉及黄斑中心凹。

（3）晚期 AMD（不确定期）：视网膜色素上皮变性和功能障碍（未有新生血管形成的情况下，退行性 AMD 的变化会伴有视网膜下或视网膜内积液）；无新生血管形成的浆液性色素上皮脱离。

（4）晚期 AMD（湿性活跃期）：经典脉络膜新生血管；隐匿性（纤维血管视网膜色素上皮脱离和浆液性视网膜色素上皮脱离与新生血管形成）；混合（最大或最低限度经典的脉络膜新生血管与隐匿性脉络膜新生血管）；视网膜血管瘤增生；息肉状脉络膜血管病变。

（5）晚期 AMD（干性期）：地图状萎缩（未有新生血管性 AMD）；密集或融合的玻璃膜疣或晚期色素变化和/或萎缩或卵黄样病变，导致的显著性视力丧失（或更差）。

（6）晚期 AMD（湿性非活跃期）：纤维瘢痕；继发于视网膜色素上皮撕裂的黄斑中心凹萎缩或纤维化；萎缩视网膜色素上皮和/或视网膜缺失或变薄；囊性变性（持续性视网膜内积液或管状物对治疗无反应）；对侧眼仍可能发展或晚期复发（湿性活动期）。

第三节　眼健康管理的干预技术及应用

眼部健康的干预技术主要有眼部健康检测和评估、生活方式干预、营养干预、与眼部疾病相关的慢性病管理等。

一、科普教育

1. 语言教育　又称“口头教育”，即通过语言交流与沟通，讲解和宣传眼部健康知识，包括讲授法、谈话法、资讯法和座谈法。其特点是简便易行，不受客观条件限制，不需要特殊设备，具有较大的灵活性。

2. 文字教育法　是指通过一定的文字传播媒介并借助受教育者的阅读能力来达到健康教育目标的一种方法，如作业法、标语法、传单法等。其特点是不受时间和空间的限制、可以反复学习、花费

上比较经济。

3. 形象教育方法　利用形象艺术创作眼部健康宣传材料，并通过视觉的直观作用进行健康教育的方法，常以图谱、标本、模型、摄影等形式出现。

4. 实践教育法　是通过指导受教育者的实践操作，达到掌握一定的眼部健康护理技能，并用于自我、家庭或社区护理的一种教育方法，如青光眼患者的自我按摩方法。

5. 电化教育方法　指运用现代化的声、光等设备，向受教育者传达教育信息的教育方法，如广播录音法、电影电视法、计算机辅助教育法等。其特点是将形象、文字、语言、艺术、音乐有机结合起来，形式新颖，喜闻乐见，但对人员专业技术水平有较高要求。

6. 综合教育方法　将以上健康教育方法适当配合、综合应用的一种健康教育方法，如举办眼部健康教育专题展、知识竞赛等。

二、健康促进

1. 建立促进眼部健康的公共政策　非卫生部门应建立和实行眼部健康促进政策，其目的是使人们更容易做出有利于眼部健康的行为和决策。

2. 创造眼部健康的支持环境　为人们创造安全的、满意的、愉快的生活及工作环境，系统评估环境对眼部健康的影响，以保证社会和自然环境有利于眼部健康。

3. 增强社区能力　充分发动社区力量，积极参与卫生保健计划的制订和执行，挖掘社区资源，帮助他们认识到眼部健康方面的问题，并提出解决办法。

4. 发展个人技能　通过提供眼部健康信息，教育并帮助人们提高健康选择的能力，使人们更好地控制自己的健康，有准备地应对可能面临的眼部健康问题。

5. 调整卫生服务方向　眼部健康促进中的卫生服务责任由个人、社会团体、卫生技术人员、卫生部门、工商机构和政府共同分担。将眼部健康促进和眼部疾病预防作为提供卫生服务模式的组成部分，从而使更广大人群受益。

三、物理干预技术

物理干预技术主要是通过一些物理手段，包括穴位按摩和使用红外线照射，利用声音、光学、电学或者力学，以及冷热传导等物理特性进行相应的干预，是一种非侵入性的干预方法，适用于各种人群，而且一般没有后遗症，不会影响肝肾功能，安全性比较高。

1. 光学矫正干预技术　角膜塑形镜与框架眼镜是两种有效的光学矫正干预手段。

（1）框架眼镜：框架眼镜原理简单，其运用凹透镜使光线重新聚焦于视网膜上，从而看清远处物体，分为单光、双光、多焦镜，因具有成本低、佩戴方便、效果明显以及不会引起干眼症、角膜感染等优点被广泛应用。荟萃分析表明，多焦框架眼镜抑制近视进展的效果在6个月达到最大化，之后则会降低，表明近视的矫正与防控必须在较短时间进行评估且修改方案才能保证效果。

（2）角膜塑形镜：是采用逆几何设计原理，运用高透氧量、高硬度的材料制作而成的特殊镜片，通过每晚夜间佩戴使角膜发生形变，促进角膜屈光度恢复，从而使白天视力恢复正常。其方便携带不影响佩戴者的外貌使其在年轻群体中备受青睐。目前，研究多集中于新型材料的开发及其对眼睛产生的副作用，更优的材料会减少角膜周边部的损伤和减少炎症的发生。长期科学规范佩戴角膜塑形镜可控制近视屈光度及延迟近视的发生。佩戴角膜塑形镜对不同程度的近视控制效果不同，年龄越大，基础眼轴长，近视度数越高的患者，近视控制效果更好。

2. 眼保健操　是一种眼睛的保健体操，通过按摩眼部穴位调整眼及头部的血液循环，调节肌肉并改善眼的疲劳，达到预防近视的目的。眼保健操是根据中国古代的医学推拿、经络理论，结合体育医疗综合而成的按摩法，通过对眼部周围穴位的按摩使得眼内气血通畅，改善神经营养。

眼保健操要领：指甲短，手洁净。遵要求，神入静。穴位准，手法正。力适度，酸胀疼。合拍节，不乱行。前四节，闭眼睛。后两节，双目睁。眼红肿，操暂停。脸生疖，禁忌证。做眼操，贵在恒。走形式，难见功。

眼保健操必须经常操练，做到动作准确，持之以恒。一般每天可做2次，上下午各1次。

3. 眼部热敷和中药熏蒸疗法　此法促进局部血液循环并放松眼部肌肉，有利于缓解视疲劳症状，但一般不可以代替药物治疗。

4. 睑板腺按摩　睑板腺阻塞时，可热敷眼睑5~10分钟，以软化睑板腺的分泌物。而后将手指放于眼睑皮肤面，相对于睑板腺的位置，边旋转边向睑缘方向推压以排出分泌物。同时可使用抗生素滴眼液，短期使用糖皮质激素滴眼液和不含防腐剂的人工泪液进行治疗。

四、生物干预技术

生物干预技术是集合中医、西方医学和现代高端生物医学，通过基因检测及疗法、干细胞技术、血清生物学等方法进行危险因素的早期发现并进行干预。

1. 基因检测　通过基因检测确定某些基因突变与原发性青光眼的关联，从而帮助进行早期诊断、风险评估和个体化治疗。基因检测技术可为先天性白内障的基因定位及遗传防治提供新的方向。

2. 基因治疗　在原发性青光眼的治疗方面显示出强劲的潜力，调节相关基因的表达或基因修饰以改善房水排出和减少视神经损伤。

3. 干细胞技术　干细胞研究为原发性青光眼的治疗提供了新的前景，通过干细胞的移植和再生能力，修复受损的视神经组织并恢复视力功能。

4. 血清和眼生物流体生物标志物的探索　生物标记物有助于预测 DR 的发生与发展。近年来研究结果显示，血清、泪液、玻璃体、房水等已鉴定出多种特征丰富的 DR 生物标志物，可能为预测、筛查、随访及探寻治疗靶点提供方向。

5. 阿托品　是一种非选择性 M 受体拮抗剂，对巩膜上胆碱能受体效应器具有高效的阻滞作用，能有效缓解睫状肌的高度紧张状态，干扰巩膜重塑达到控制近视的目的，但阿托品对眼组织的具体作用机制和作用都尚未明确。阿托品对瞳孔直径、眼轴长度、适应性的影响与阿托品用量有关，低浓度阿托品疗法作为一种新型疗法，是有效的干预措施之一。值得注意的是，阿托品滴眼液的不科学使用会导致视力模糊、畏光、过敏与停药反应等不良反应，在使用中须遵守医嘱，切忌盲目使用。阿托品作为较早用于控制近视的药物，其临床效果已在循证医学中得到肯定，低剂量、遵医嘱、科学使用阿托品滴眼液是一种有效防控措施。

6. 补充人工泪液　是目前治疗干眼症的基本方法，人工泪液是类似于泪液的无菌性滴眼液。该方法具有湿润眼表、促进角膜上皮恢复、治疗泪腺病变、营养视神经等作用。人工泪液种类较多，不同程度的干眼症患者应选择适应的类型。症状较轻者可选用黏稠度较低的人工泪液，较重者可选择黏稠度大的人工泪液，而表面有炎症者应选择不含防腐剂类型的人工泪液。

7. 保存泪液疗法　是减少泪液的蒸发和保持现有泪液的方法。减少泪液蒸发主要通过佩戴眼镜、眼罩或角膜接触镜来实现。而保持现有泪液主要是通过泪点或泪管栓塞术阻止泪液的排出。

五、营养干预技术

营养干预是对营养上存在的问题进行相应改进的对策。通过补充、调整营养素的摄入以预防或改善眼部疾病。

1. 近视人群　常吃鱼类、谷类、柑橘类水果，对防止视力衰退有很好的效果。

2. 儿童群体　家长应为儿童提供合理的饮食结构，特别是多补充矿物质与维生素 B 来促进眼睛发育，避免其过量食用甜食及养成偏食习惯。

3. 老年群体　多吃富含维生素 C、维生素 E、β- 胡萝卜素及锌、硒等抗氧化营养素的食物，是老年性白内障一级预防的重要措施。

4. 用眼较多、眼睛干涩的人群　多吃各种水果，特别是柑橘类，还应多吃绿色蔬菜、谷类、鱼和鸡蛋。

5. 老花眼人群　多吃柑橘类水果和葡萄、柠檬、香蕉和杏等。

6. 眼疾患者　适当多吃海带、海藻类食品，此类食品富含甘露醇，通过利尿作用进而减轻眼压，对青光眼的治疗有一定的辅助疗效。

7. 年龄相关性黄斑变性高危人群　大剂量补充抗氧化剂，如维生素 C、维生素 E、β- 胡萝卜素、锌、铜，可降低早期年龄相关性黄斑变性发病率。

六、培养正确的用眼习惯

1. 保持科学用眼距离　用眼距离过近可显著增加近视发病率。教育部《中小学学生近视眼防控工作方案》文件及各类有关研究显示，科学护眼距离为眼睛距离书本应>30cm。青少年自身要从小养成良好的读写坐姿和作业坐姿，及时改掉握笔姿势低、看书看电视距离近等不良习惯。

2. 保证光线适度　看书与写字时需要合适的光线，不能太暗也不能太强，光线要从左前方射过来，避免被手的阴影挡住妨碍视线；照明工具最好使用 40~60w 的白炽灯，放于书桌左上角。

3. 严格控制阅读时间　看书每隔 40~50 分钟休息 10~15 分钟，闭目养神或是眺望远方，从而充分放松眼球调节肌。

4. 注意用眼卫生　需要做好眼部的清洁和保护工作，不能使用不干净的毛巾或者其他东西擦拭眼睛，以免受到致病菌的感染而引发眼部炎症性疾病。避免眼部受到外伤或者是剧烈的撞击，否则一旦刺激到眼睛部位的经络或者血管，可能会引发多种眼部疾病。

5. 注意防晒　眼睛如果受到紫外线的过度照射就容易灼伤晶状体，引发白内障等各种眼部疾病，所以户外活动紫外线强度过大时，一定要佩戴太阳镜或遮阳帽，更好地保护眼睛。

七、其他干预技术

1. 加强户外运动　增加户外光照能够预防近视发生并延缓近视进展，充足的阳光照射可增加机体神经 - 体液调节系统分泌多巴胺，从而抑制眼轴变长。增加户外运动尤其是增加“小球运动”，如乒乓球、羽毛球等，因球体积小、速度快，需要运动者眼球快速转动、迅速调节，做出快速准确的判断，从而使眼部的睫状肌得到充分的锻炼，预防视力下降。青少年应保证每周不少于 11 个小时的总户外运动时间，有助于视力保护。

2. 做好防护措施　剧烈运动会导致眼睛损伤的风险增加。对于高度近视、视网膜病变的人群，推荐比较和缓的运动。通过运动可以增强全身的气血运行，八段锦、太极拳等中医传统运动，有助于气血运行，脉络通畅，可有效预防疾病的发生。

3. 佩戴特制防护镜　长期从事对眼睛有伤害的特殊行业的工作人群（如电焊），应佩戴相应的特制防护镜以防止眼睛损伤。

4. 做好慢性病防控　积极控制血压、血脂、血糖等与慢性病相关的指标，防止和延缓眼部并发症的发生，对保护眼部健康具有重要意义。

5. 避免药物滥用　某些眼药水只能暂时起到血管收缩的作用，消除红眼症症状但眼睛炎症依然存在，若反复使用会导致眼睛更加红肿，因此出现症状要及时就诊、规范治疗。

6. 针对不同人群进行定期眼部疾病筛查　干眼症、泪道阻塞、青光眼、白内障等发病率会随着年龄逐年增加，因此成年人最少每两年进行 1 次完整的视力和眼睛健康检查。进入老年阶段，除了视力会逐渐退化，其他的眼部病变也容易产生，更需要重视眼睛健康检查，建议每年进行 1 次完整的视力和眼睛健康检查。有高度近视、青光眼等家族史的人群，其相关疾病发病率高于普通人群，需要密切观察，建议每半年进行 1 次完整的视力和眼睛健康检查。

（马　骁　钟　勇）

参考文献

1. 邵毅, 周琼. 糖尿病视网膜病变诊治规范: 2018 年美国眼科学会临床指南解读 [J]. 眼科新进展, 2019, 39 (6): 501-506.
2. 中华医学会糖尿病学分会视网膜病变学组. 糖尿病相关眼病防治多学科中国专家共识 [J]. 中华糖尿病杂志, 2021, 13 (11): 1026-1042.
3. 赵堪兴, 杨培增. 眼科学 [M]. 北京: 人民卫生出版社, 2013.
4. FRASER-BELL S, SYMES R, VAZE A. Hypertensive eye disease: a review [J]. Clin Exp Ophthalmol, 2017, 45 (1): 45-53.
5. 黎嘉丽, 李姝燕, 陈敏瑜, 等. 角膜塑形镜控制青少年近视进展的效果和影响因素分析 [J]. 国际眼科杂志, 2017, 17 (8): 1516-1518.
6. 中华医学会. 维生素矿物质补充剂在防治年龄相关性白内障中的临床应用: 专家共识 [J]. 中华临床营养杂志, 2013, 21 (3): 191-194.
7. 邵毅, 周琼. 年龄相关性黄斑变性诊断与治疗规范——2018 年英国专家共识解读 [J]. 眼科新进展, 2019, 39 (11): 1001-1004.
8. 朱静吟, 沈念慈. 美国眼科学会年龄相关性黄斑变性临床指南 (2019) 解读 [J]. 老年医学与保健, 2021, 27 (1): 10-14.
9. LIN Z, MAO G Y, VASUDEVAN B, et al. The association between maternal reproductive age and progression of refractive error in urban students in Beijing [J]. PLoS One, 2015, 10 (9): e0139383.
10. BARATHI V A, CHAURASIA S S, POIDINGER M, et al. Involvement of GABA transporters in atropine-treated myopic retina as revealed by iTRAQ quantitative proteomics [J]. J Proteome Res, 2014, 13 (11): 4647-4658.

第四章　口腔健康管理干预技术及应用

第一节　口腔健康管理干预技术的概述

一、口腔健康管理的概念

口腔健康管理是以现代健康理念为指导，通过口腔医学和管理学的理论、技术、方法和手段，对个体和群体口腔健康状况及其危险因素进行全面检测、评估、干预和连续跟踪服务的医学行为和过程。其核心是控制口腔健康的危险因素，将一、二、三级预防并举，体现了预防口腔医学的思想。其目的是通过口腔健康教育，提高自我健康管理的意识和水平，预防和控制疾病的发生和发展，降低医疗费用，提高生命质量。

口腔健康管理包括三个关键步骤，即口腔健康检测（发现口腔健康问题）、口腔健康评价（认识口腔健康问题）和口腔健康干预（解决口腔健康问题）。“检测 - 评价 - 干预”的一次循环，可解决管理对象的口腔健康问题，如此循环往复，能使管理对象在医护人员的指导和帮助下走上健康之路。

二、口腔健康与全身健康的关系

“口腔健康，全身健康”是 2022 年 9 月 20 日第 34 个“全国爱牙日”的宣传口号，意指口腔健康与全身健康互相影响的双向关系。牙齿、口腔是机体的一部分，维护口腔健康，是提高生命质量的前提和必要基础。

口腔是消化道和呼吸道的入口，一旦受阻，机体的营养供应便直接受限。当牙齿缺失或因龋坏、松动而影响进食时，胃肠道负担会相应加重，吸收效率降低导致机体营养不良；口腔的外伤、肿瘤也会影响进食甚至呼吸。此外，当口腔出现疾病时（如牙周炎、智齿冠周炎、颌骨骨髓炎、间隙感染等）常会引起全身症状。同时多种系统疾病在口腔也会有特征性的表现，如血液系统方面，贫血、白血病等可能会出现口腔溃疡、出血、牙龈变化等；克罗恩病、溃疡性结肠炎等也可引起口腔溃疡；免疫系统疾病，如干燥综合征则出现口干、唾液腺肿大、猖獗龋等。

（一）糖尿病与口腔疾病

糖尿病是一种常见的以高血糖为特征的慢性代谢性疾病，常伴发急性感染，大血管、微血管病变及周围神经病变。其在口腔常见的并发症表现为牙周病、龋病及口腔黏膜病等。

1. 牙周病　是影响血糖控制的危险因素之一，被列为糖尿病的第六大并发症。研究显示，糖尿病患者患牙周炎的风险较无糖尿病者高 3 倍。牙周病作为一种慢性感染性疾病，增加了血糖控制不佳的风险，中、重度牙周病患者未来发生糖尿病的风险也会明显增加。因此，糖尿病与牙周病之间存在一种相互影响的双向关系，即糖尿病是牙周炎的一个危险因素，糖尿病的存在增加了牙周病的患病率及严重程度。反之，牙周病也影响了糖尿病的血糖控制情况，甚至促进糖尿病并发症的发生与发展。糖尿病患者应保持牙周健康，一旦发现牙周病立即给予治疗。对糖尿病患者和牙周病患者的治疗，需要内科医生和口腔科医生联合进行，可使更多患者从预防性治疗中受益。

2. 龋病　糖尿病患者牙颈部龋的患病率（40%）较同龄健康者（18%）显著增高，龋失补数较健康同龄者也有明显增加。目前，糖尿病与龋病的关系尚不明确，认为可能与糖尿病患者常伴有唾液腺功能紊乱、唾液流速降低、缓冲能力减弱有关。

3. 口腔黏膜病　与糖尿病伴发的口腔黏膜病变有口腔扁平苔藓、口腔白斑以及口腔念珠菌病等，可能与患者长期慢性免疫抑制相关。此外，导致口腔念珠菌病的致病因素是组织液和唾液中的葡萄糖浓度增加以及唾液流速的降低。

（二）心血管疾病与口腔疾病

心血管疾病是一种以血管粥样硬化为病理基础的一组疾病的统称，包括冠心病、高血压、脑卒中等，是全球第一大死亡原因。大量研究表明，口腔慢性感染以及一些黏膜疾病是导致心血管疾病的危险因素，对口腔疾病的预防和治疗可以降低心血管疾病的发病率。

1. 牙周炎 可造成牙周附着丧失形成牙周袋，牙周袋内的致病菌及其代谢产物可以一过性或反复多次地进入血流，引起或加重全身的炎症而增加粥样硬化斑块。口腔病原体可通过释放细胞因子和其他炎性介质促发连续的生化反应，导致内皮细胞的损伤，易使胆固醇斑块附着。诸多研究结果表明，牙周炎与心血管疾病的发生有关，认为慢性感染所导致的炎症介质水平的升高可能增加动脉粥样硬化斑块形成的风险。

口腔慢性感染是心血管系统相关疾病的危险因素之一。日本的一项关于口腔健康干预与心血管疾病的实验表明，口腔健康教育使实验组在牙菌斑积累和牙周炎症状（如牙周袋深度、牙周袋存在、探诊出血等方面）有所减少，同时刷牙频率和刷牙时间有所增加，对于心脏代谢危险因素和牙周炎患者的血压有很大改善。保持口腔卫生可有效防止细菌通过口腔进入体内或血液循环，从而减少心血管系统相关疾病的发生。

2. 龋病 是发生于牙体硬组织的细菌感染性疾病，其主要可疑致病菌是变异链球菌群。变形链球菌与某些心血管疾病的发病机制有关，是在摘除的心脏瓣膜组织以及动脉粥样斑块中检测到的最普遍的细菌，发生率分别为 68.6% 和 74.1%，且同源性分析认为这些细菌均来自口腔菌群。因此，变异链球菌血清型的变异可能是导致心血管疾病的机制之一。

3. 牙髓钙化 是牙髓血液循环发生障碍而导致牙髓组织营养不良，出现细胞变性、钙盐沉积、形成微小或大块钙化物质，髓石则是在牙髓腔中形成的个别钙化体。研究表明，牙髓钙化可能与动脉粥样硬化有相似的发病机制，74% 的心血管病患者可检测出髓石；与未有心血管疾病病史的患者相比，心血管病患者在未被牙髓感染的牙齿中，髓石的检出率增高。

4. 口腔扁平苔藓 是一种由 T 细胞介导的病因不明的慢性炎症性口腔黏膜疾病，其发展是一个长期的慢性炎症过程，常伴随着炎症介质的产生和升高，而在心血管疾病的发生发展中也涉及一些相同的炎症介质。TNF-α 是口腔扁平苔藓中被研究最多的细胞因子，在口腔扁平苔藓病变中表达量明显升高。在心血管疾病的发生发展过程中，TNF-α 可以直接损伤血管内皮细胞，或通过细胞毒作用破坏血管内皮细胞结构的完整性。口腔扁平苔藓与心血管疾病的发病有关联，可能是口腔扁平苔藓本身的长期慢性炎症使其促进心血管疾病的发展，虽然尚未明确口腔扁平苔藓在心血管疾病中的发病机制，但口腔扁平苔藓很可能是心血管疾病的危险因素之一。

（三）胃肠道疾病与口腔疾病

口腔是消化道的开口，也与呼吸道直接相通。口内的细菌，尤其是牙周袋内毒性较强的厌氧菌，可直接进入消化道。一般情况下不会引起全身疾病，但对于有全身性疾病导致抵抗力降低或有消化道慢性病的“易感者”，口腔和牙周感染部位的微生物可引发深部器官的疾病。同时胃肠道疾病也存在多样的口腔表现。

1. 胃食管反流病 是由于下食管括约肌功能障碍引起胃内容物反流导致的一系列慢性症状和食管黏膜损害。该疾病的口腔表现多种多样，其中牙侵蚀症是最主要的口腔表现。牙侵蚀症开始于浅表牙釉质的脱矿，进而会深入发展破坏牙本质层，导致牙本质过敏、牙齿重度磨耗等症状。

2. 胃幽门螺杆菌感染 慢性胃炎的重要致病菌（幽门螺杆菌）在牙周炎患者的检出率明显高于牙周健康人群。牙周袋和牙菌斑可能是幽门螺杆菌的储存库，是发生胃炎的危险因素，也是胃炎复发的可能因素。此外，幽门螺杆菌和口臭的关系密切，幽门螺杆菌可以产生氨、硫化氢和甲硫醇等，是引起口臭的主要挥发性物质。

3. 消化不良 多表现为持续或间断的上腹部不适或疼痛、胃灼热、饱胀、嗳气等，有近半数的消化不良患者存在着口臭症状。研究认为，口臭的原因和患者胃肠道功能较弱，食物在胃内存留的时间延长，腐败食物及异味反流，异味经口腔呼出有关。

4. 炎性肠病 是发生在胃肠道的一种慢性、复发性炎症性疾病，以肠道炎症和肠道黏膜损伤为特点，主要包括克罗恩病和溃疡性结肠炎。慢性炎症的牙周炎与炎性肠病可能存在一定关系，如牙周病患者患有溃疡性结肠炎的风险显著增高，可能是由于牙周致病菌能够被摄取并转移到肠道，激活结肠单核巨噬细胞中的炎症小体，而引发结肠炎。

（四）阿尔茨海默病与口腔疾病

阿尔茨海默病是最常见的老年痴呆症，是一种慢性进行性中枢系统退行性病变，临床主要表现为记忆、认知及语言的障碍和人格改变，特征性病理改变为脑组织中的 β 淀粉样蛋白沉积、tau 蛋白过度磷酸化、神经元丢失及炎症反应。

1. 牙周炎　主要是由牙菌斑、牙石等局部因素引起的牙周支持组织的慢性炎症。研究表明，牙周炎和阿尔茨海默病之间存在某种关联，牙周炎可增加阿尔茨海默病的患病风险，牙周炎患者较非牙周炎患者认知功能损害严重，但相关机制与因果关系尚未完全明确。在病因学研究方面，牙周炎的致病菌牙龈卟啉单胞菌与阿尔茨海默病关系密切。国外团队在50多个阿尔茨海默病患者的大脑切片样本中，发现>90%的切片样本都存在牙龈蛋白酶（gingipains酶）的痕迹，而这种酶由牙龈卟啉单胞菌分泌且具有毒性。体外小鼠研究也表明，在用牙龈卟啉单胞菌处理健康小鼠的牙龈所构建的感染模型中，发现了神经元坏死、β淀粉样蛋白高于正常水平的现象。同时细胞实验发现了gingipains酶会破坏tau蛋白。从上述研究结果推断，牙周病所引起的炎症可能会传递到大脑，从而引起阿尔茨海默病的发生。牙周基础治疗可有效防止牙周炎的发生，因此积极预防牙周炎，可降低罹患阿尔茨海默病的风险，减轻阿尔茨海默病患者的经济负担，减轻我国的社会疾病负担。

2. 牙列缺损和牙列缺失　会导致咀嚼功能减退甚至丧失。已有研究表明，咀嚼动作对大脑可产生良性刺激，若该刺激减弱，会导致脑部血液流动减弱，不利于大脑保健和功能运转，会使老年人易患阿尔茨海默病和其他脑血管疾病。

第二节　口腔疾病的风险筛查及评估

口腔疾病如龋病、牙周病、黏膜病等，不仅危害口腔健康，还危害全身健康，世界卫生组织已经将口腔疾病、心血管病、癌症并列为三大慢性非传染性疾病。本节将重点介绍常见口腔疾病的风险筛查与评估方法。

一、龋病的风险筛查及评估

龋病（dental caries）是在以细菌为主的多种因素影响下，牙体硬组织发生慢性进行性破坏的一种疾病。临床特征是牙体硬组织，包括牙釉质、牙本质和牙骨质在颜色、形态和质地等方面均发生变化。初期表现为牙体硬组织脱矿，釉质呈白垩色；继之病变部位色素沉着，局部呈黄褐色或棕褐色；随着无机成分脱矿和有机成分破坏分解的不断进行，牙体组织疏松软化，最终发生缺损，形成龋洞。牙体组织因缺乏自身修复能力，一旦形成龋洞则不能自行恢复。

龋病是一种多因素疾病，四种因素在疾病发生过程中相互作用，即龋病病因的四联因素理论，包括：①口腔致龋菌群；②蔗糖等适宜的细菌底物；③敏感的宿主；④在口腔滞留足够的时间。单因素的致龋作用常被其他因素抵消或掩盖，因此单因素的龋病风险评估已被证明很难预测龋病的发生。一般来说，使用龋病风险评估系统比用单个或几个危险因素的预测更为准确。以龋病风险评估为基础的龋病预防和疾病管理已被认为是现代龋病管理的基础，通过龋病风险评估，能确定个体患者在一定时间内发生新龋的可能性。

（一）龋病的风险筛查评估系统

现代临床龋病风险评估研究可以追溯到1977年，美国北卡罗莱纳州立大学的“风险测试研究”奠定了研究基础。目前，临床上应用的龋病风险评估工具有多种，四种评估系统使用频率最高，美国牙医协会提出的龋病风险评估系统（american dental association's caries risk assessment，ADA），加利福尼亚牙科协会提出的龋病风险评估系统（caries management by risk assessment，CAMBRA），美国儿童牙科学会提出的“龋病风险评估工具”龋病风险评估系统（caries-risk assessment tool，CAT）和瑞典马里默大学提出的Cariogram龋病风险评估系统。

1. ADA龋病风险评估系统　由美国牙医协会于2004年提出，分为0~6岁和6岁以上两个版本。ADA包括三个方面：促进因素、一般健康情况和临床情况。促进因素是指影响龋病发生和发展的外来因素，包括氟暴露情况、甜食、家人患龋情况等；一般健康情况是指患者的身体状况，包括放疗、化疗及药物使用等；临床情况与龋病直接相关，包括过去一段时间及现在患龋情况、牙菌斑情况、矫治器等。

2. CAMBRA龋病风险评估系统　由加利福尼亚牙科协会于2002年提出，Ramos-Gomez等和

Featherstone 等于 2007 年进行完善，分为 0~6 岁和 6 岁以上两个版本。CAMBRA 包括三个方面：疾病指标、危险因素和保护因素。疾病指标是指临床观察到的过去患龋情况及龋活跃情况；危险因素是指能促使患者在未来有新龋发生或现有病损进展危险程度增加的生物因素；保护因素是指能降低现有危险因素的生物或治疗方法，包括各形式氟的使用以及氯己定、木糖醇、钙磷糊剂等的使用。建议已有临床患龋的个体进行唾液和致龋微生物检测，以及早寻找病因并给予针对性的干预。唾液检测包括唾液流量和流速，微生物检测用商品化试剂 DentocultSM、DentocultLB，检测变形链球菌和乳酸杆菌浓度，若有临床患龋即判断为高患龋风险。

3. CAT 龋病风险评估系统　由美国儿童牙科学会（American Academy of Pediatric Dentistry，AAPD）提出，认为龋病风险评估是婴幼儿、儿童、青少年临床口腔护理的必需元素。CAT 包括三个方面：临床情况、环境因素和一般健康情况。临床情况需通过临床检查和微生物检测获得，包括患龋情况、牙菌斑、矫治器、变异链球菌；环境因素可通过问卷调查知晓，包括氟暴露情况、饮食、社会经济因素和家庭口腔维护；一般健康情况包括需要特殊医疗要求、有降低唾液流速的因素等。评估表有高、中、低不同等级的列，可根据龋病危险因素在每列的选择情况，决定患者风险分级。

4. Cariogram 龋病风险评估系统　由瑞典学者 Petersson 等提出，是将受试者的各种危险因素作为变量输入计算机程序，并将最终结果以饼形图显示出来。考虑到龋病风险各因素之间的交互关系，该程序可通过权重评估表示出一位患者的龋病风险评估。除此之外，该程序还可根据结果给患者提供预防新龋发生的方法。Cariogram 包含的龋病因素有八个：患龋经历、相关疾病、次数、牙菌斑量、变异链球菌、氟化物应用项目、唾液分泌、唾液的缓冲能力。通过输入上述八部分的相应分数（0~3），即可通过程序运算得出饼形图，并以避免新龋的实际机遇（1%~100%）显示未来一段时间患龋的可能性。

上述四大龋病风险评估系统所包含的龋病相关因素在一定程度上有较多的重叠，也显示出部分因素在龋病发生中的重要性。

（二）龋病发生的相关因素

1. 历史患龋经历　历史患龋经历和现在病损活跃性是最强的风险指征，可作为一个预报器，并能通过操作简便快速、花费低廉的口腔检测中获取。历史患龋经历是过去风险因素和保护因素相互作用的结果，然而以上因素在一段时间后可能发生改变并会影响患龋经历预测患龋的有效性。流行病学研究已经证明，历史患龋经历与未来患龋有很强的正相关，因此所有的危险模型均包含该疾病指征。

2. 唾液　牙科医生最常检测的与龋病相关的唾液参数是唾液流率、唾液缓冲能力和唾液 pH。长期低唾液流率（即真正的低流涎）被认为是预测龋病高危人群的最有效的唾液指标，而其他指标预测患龋风险的能力仅为低度到中度。一些疾病（如舍格伦综合征）或药物的使用（如阿托品类）均会对唾液产生不同程度的影响。

3. 饮食　糖类的暴露是龋病发生的重要病因，了解个人饮食习惯对于龋病的预防和管理非常重要，主要包括碳水化合物的类型、进食频率（最重要）、正餐间零食等。

4. 全身情况　某些全身性疾病（如干燥综合征）会累及唾液腺，使其功能降低、唾液分泌量减少，从而增加患龋风险。

5. 氟暴露　氟的广泛性使用能显著降低龋病发病率和龋损进展速率。氟暴露情况是评价患龋危险的重要指标。提及氟暴露情况时，应考虑到氟的使用频率以及所用氟的形式，如含氟牙膏、含氟漱口水、饮水含氟、定期专业氟暴露等。当患者的患龋危险性增加时，氟暴露情况也需相应的增加。

6. 牙菌斑　是龋病发生的主要病因之一，牙菌斑与龋病的发生有直接的联系，评估牙菌斑的聚集量、牙菌斑所在牙面、牙菌斑的位置与龋病发生的位置至关重要。然而多数人却不能有效地祛除牙菌斑。因此，龋病的低危人群可以快速评估牙菌斑情况，而高危人群需对所有牙面进行检测，用以指导患者进行牙菌斑控制。

（三）龋病风险筛查与评估的意义

龋病风险评估在正确预防和制订龋病管理决策中起到极其重要的意义。从群体层面来看，龋病呈偏态分布，采用风险筛查及评估方法可以最大程度上区分低危人群和高危人群，而避免“一刀切”的预防方式。从个体层面上来看，风险评估参与了诊疗过程中确定治疗强度和复诊频率、确定导致龋病的主要病因、帮助选择后续修复方案等在内的多个环节。

二、牙周病的风险筛查及评估

牙周病是多因素引起的牙周组织慢性感染性病变，不仅严重危害人类的口腔健康，也间接影响着全身健康，是成年人牙齿缺失的主要原因。牙菌斑微生物是牙周病发生、发展过程中的始动因素，但其单独存在并不意味牙周病必然发生，个体因素、环境行为因素和社会因素将增加患病的可能，这些危险因素影响宿主对牙菌斑的反应而导致牙周组织降解。常见的个体因素包括种族、年龄、性别、牙周病家族史、系统性疾病、咬合、营养、激素水平、局部解剖结构等；环境行为因素包括吸烟、口腔卫生习惯；社会因素，如精神压力等。牙周风险评估是将各种主要的危险因素结合在一起进行多因素的综合评定，从而有助于医师客观地对每位牙周炎患者进一步发展或复发的风险加以判断，以确定维护治疗的间隔期及必要的对应治疗，避免治疗不足和过度治疗。风险评估系统已成为牙周病预防、诊断、规范治疗和判断预后的重要组成部分，能提供统一判断标准，在牙周病的临床诊疗过程中起决定作用。

（一）牙周病的风险筛查评估系统

1. AAP 风险评估系统　AAP 风险评估系统是由美国牙周病协会开发，用于普通大众免费进行牙周疾病风险自测的系统。该系统包括十二个问题：年龄；性别；是否有牙龈出血；是否有牙齿松动；是否有牙龈萎缩或牙齿变长；是否吸烟；过去 2 年有无看过牙医；是否经常使用牙线；是否有下列健康状况（心脏病、骨质疏松、高血压、糖尿病）；是否曾被告知有牙龈问题；是否曾因牙周问题而拔除牙齿；家族成员是否有牙周病。提交答案即可得出个人危险等级并生成报告，方便患者进行自我评估，若发现问题及时就医，有利于提高大众的自我保健意识。

2. OR 风险评估系统　OR 风险评估系统由 Cronin 等提出，适合临床医师对患有系统性疾病的牙周病高危人群进行初步筛查。该系统关注九个危险因素：①体重指数（BMI>30，2.0 分）；②种族（亚洲人、太平洋岛民、美国本地人，1.5 分）；③糖尿病（未控制，1/2 型，2.5 分）；④压力（2.0 分）；⑤学历（高中及以下学历，2.5 分）；⑥口腔卫生（2.0 分）；⑦年龄（65 岁以上，3.5 分）；⑧吸烟（1.5 分）；⑨男性（1.5 分）。使用简单记分制对每项风险因素赋予不同的分值，相加得出 OR 值（最高 19 分）。此系统关注全身危险因素与牙周病之间的关系，多种危险因素在体内并存可能发生交互作用，从而使发病率增加；OR 得分越高，发生牙周病的危险性越大。早期发现并进行积极的牙周治疗，纠正全身危险因素可减少失牙数，降低全身系统疾病并发症的发生风险，提高治疗效率。

（二）牙周病风险筛查与评估的意义

2017 年中华口腔医学会全国第四次口腔流行病学调查结果显示，我国成年人的牙周健康率仅为 9.1%，牙周患病率高达 90.7%；牙周炎是导致我国成年人牙齿丧失的主要原因。大多数具有早期症状的患者并未意识到已感染牙周病，若不及时治疗，可能会导致牙齿的松动脱落。AAP 风险评估系统适合普通大众进行患牙周炎危险程度的自我筛查，OR 风险评估系统可以帮助临床医师筛选患有系统疾病的牙周炎高危人群，以便医师根据实际情况利用口腔卫生宣教等方式进行早期干预，阻止疾病的进一步发展，使牙周治疗由针对病变的治疗模式转化为基于预防和保健的模式。

三、口腔癌前病变的风险筛查及评估

口腔癌是第六大常见癌症，患病率在全球范围内呈上升趋势，而弱势人群的口腔癌发病率最高。口腔癌的发展过程中，风险因素主要包括烟草、酒精、年龄、性别和日照。已有记录表明，念珠菌（引起鹅口疮）和人乳头瘤病毒（引起疣）对口腔癌的发生也会产生一定的作用。烟酒爱好者患口腔癌的风险是不嗜烟酒者的 38 倍。

口腔癌前病变（oral precancerous lesions，OPL）是指有形态学变化并具有癌变潜在可能性的口腔病变，临床上多为上皮性癌前病变。世界卫生组织公布的上皮性癌前病变有红斑、白斑、红白斑，其中以白斑多见。此外，某些疾病会伴随明显的癌症发生的高危性，将处于这种临床状态的疾病均可归为癌前状态，如口腔扁平苔藓、口腔黏膜下纤维性变等。不论是组织学已发生改变的癌前病变或是处于癌前状态的慢性病，均应视为具有恶变潜能的疾病而将其纳入监测和评估，癌前病变的筛查与评估是早期发现口腔癌的重要措施。

（一）癌前病变的风险筛查与评估

预防性筛查的目的是筛查个体的癌前病变，即口腔黏膜下纤维性变、白斑等。口腔癌前病变预防筛查已被证明有利于癌症的早期发现、早期治疗，能够极大地提升患者的生活质量和治愈率。筛查分为重点筛查和普通筛查，对高危人群进行口腔健康检查，对大众人群进行健康体检或口腔检查。最常见的筛查手段是个人自我检查以及临床医生的肉眼检查，也可用其他技术进行筛查，如使用特殊的蓝色染料、使用成像技术以及测定正常细胞的生化变化。

1. 筛查

(1) 自检：学会自我检查方法以便早期发现、早期就医。自我检查的方法和步骤如下。①在充足的照明环境下，面对镜子，对头颈部进行对称性观察，注意皮肤颜色的变化。②触摸面部：用示指触摸面部，观察颜色变化或肿块增大，2 周内就医检查。③触摸颈部：从耳后触摸至锁骨，注意触摸疼痛与肿块，检查左右两侧颈部。④上、下唇检查：先翻开下唇，观察唇红部与唇内侧黏膜，用示指与中指从内往、从左往右触摸下唇，对上唇依次同样检查，触摸是否有肿块，观察是否有创伤。⑤牙龈与颊部：用示指拉开颊部，观察牙龈，并用示指与拇指挟住颊部进行触摸。⑥舌与口底：伸出舌，观察舌的颜色与质地，用消毒纱布包住舌尖部，然后把舌拉向左侧或右侧，观察舌的边缘部位。用示指与拇指触摸舌体，注意是否有异常肿块。检查口底需要用舌舔上腭部，以观察颜色与形态的变化，然后用示指触摸口底。⑦上腭部：对上腭部检查需要牙刷柄压住舌，头略后仰，观察软腭与硬腭的颜色和形态。

(2) 临床观察：是目前最为常用的方法，简便实用。医生采用视诊、扪诊检查口腔黏膜有无癌前病变的迹象。高危性癌前病变的重要临床征象是非均质性病损、发生于高危区、进行性扩大。医生的临床经验和患者复查的依从性都会影响早期发现恶变的观察效果。

(3) 组织学检查：是口腔癌前病变和口腔癌诊断的金标准。获得准确的组织学检查结果的前提是取得符合质量的组织标本。手术者根据病变大小、部位、边界的清晰度综合考虑后，决定切除活检还是切取活检。病变的高危相不一定均匀分布，需要观察可疑点，必要时多位点活检。

(4) 染色检查：是一种无创、方便检测口腔癌前病变高危性的辅助方法，阳性染料使用较多，如甲苯胺蓝、孟加拉红。甲苯胺蓝的吸收很大程度上和 OPL 的异常增生程度相关，甲苯胺蓝染色阳性的 OPL 组织发生不良进展的概率高。

(5) 现代生物技术检测：多用于研究性病例，运用计量病理学、放射自显影技术、放射免疫、组织化学、PCR 等技术，对 OPL 从细胞 DNA 含量、细胞动力学、酶活性、蛋白质和基因层面进行研究，提供病变趋势的早期信息。目前，发现了相当数量的癌相关分子标志物的异常变化，如 EGFR 和 αγβ6、DNA 含量、EMS1、TAOS1、CCND1、3p、9p、17p 的 LOH、K-ras、p16、SCCA、端粒酶等，从中筛选有临床意义的风险指标群，将有利于指导临床监控。

2. 评估　对 OPL 应有初次评估和阶段评估，一般每 3 个月至半年复查 1 次，应采集和保留不同时期的清晰图像资料以进行比较。对高风险者可增加复查频率，医生应尽可能地查找和消除不利因素。下列参考指标与癌变因素联系紧密。①组织病理：伴有异常增生，尤其是中 - 重度异常增生(重度视为原位癌)。②临床类型：非均质损害，增生性病变。③部位：在危险区，如口底、舌腹、舌缘、软腭复合体、口角内侧三角区。④范围：病损范围较大或消除不良刺激后，病损仍进行性扩大。⑤病损加念珠菌感染。⑥病损呈多灶性发生或伴有呼吸道、消化道癌前病变及肿瘤。⑦无明显诱因的癌前病变患者，尤其是年轻患者。⑧病程长，病情不易控制，局部症状明显(刺激痛、自发痛)。符合以上项目的 OPL 患者应加强监测，符合项目越多则代表癌变风险越大，必要时联合其他相关学科给予预防性处理。

(二) 癌前病变风险筛查与评估的意义

尽管近年来对口腔癌的外科手术、放疗及化疗技术取得了很大的进步，但患者的 5 年存活率仍然不到 50%，主要原因归结于口腔癌的早期诊断覆盖率不高。因此，对具有恶变潜能的疾病实施监测和风险评估，对降低口腔癌的威胁具有重要意义。随着科技的快速发展，口腔癌前病变的检测手段逐渐增多，其敏感性、准确性也不断提高，对口腔癌的早期诊断起到了至关重要的作用，及早对口腔癌患者进行干预治疗，努力提高其生存质量。

第三节　口腔健康管理的干预技术及应用

口腔健康干预技术是口腔健康管理的重要环节之一，指运用口腔预防医学的理念，对影响口腔健康的不良行为、生活方式等危险因素或其所导致的不良健康状态进行综合处置的医学措施与手段。目的是调动干预对象的自觉性和主动性，利用有限的资源达到最大的健康改善效果。实施口腔健康干预能够将被动的疾病治疗转变为主动的健康管理，通过专业的医护人员对个体或群体提供针对性的健康指导，有利于减少口腔疾病的发生。

一、口腔健康干预的意义

通过健康干预有效控制危险因素，可以有效降低疾病风险，同时控制疾病进展和减少并发症的出现，如牙周炎探诊深度的变化、口腔癌前病变等。通过口腔健康干预，可使口腔疾病在发生和发作前得到控制。

早期干预是疾病控制最为有效的方式，大多数口腔疾病初期症状轻，治疗流程少、费用低，但若延误治疗，不仅造成更大的损伤，也会带来高昂的费用。如人们对龋齿的重视度不够，牙齿不出现剧烈疼痛症状就不去治疗；放任龋齿发展，不仅会导致牙髓炎症需要根管治疗，还可能继发感染而导致颌骨炎症，严重时需要手术治疗。因此，对一般人群和低危群体进行口腔健康干预，可显著降低医疗费用和健康损失。

二、口腔健康干预技术的应用

（一）健康教育

1. 健康教育的核心　是教育人们树立健康意识，养成良好的行为习惯和生活方式，以降低或消除影响健康的危险行为，提供改变行为必需的知识、技能，促使人们合理地利用这些服务。牙周病及龋病虽为口腔常见疾病，但仍有很多人对其防治的常识毫无所知，此种情况不仅发生于文化程度较低的人群及老年人群，文化程度较高的人群也缺乏龋齿防治知识。如出现牙龈肿胀或牙龈出血、牙齿疼痛等，不去正规口腔门诊就医，而是自行购药或自行治疗，均认为是“上火”引起，导致误诊、误治、症状加重。很多人员无法正确认识烟草及槟榔对口腔的危害，嚼槟榔这一饮食习惯仍存在于我国湖南、广东等地区，长期咀嚼槟榔会导致口腔黏膜上皮细胞分裂，提高口腔癌的罹患率。应加强口腔疾病防治知识的宣传普及工作，利用门诊宣传栏、健康指导手册、口头讲解和模型示教结合、一对一指导等方法进行科普健康教育，让大众了解口腔疾病的病因及危害，掌握口腔卫生的知识和清洁口腔的方法，理解实施口腔疾病防治措施的必要性，认真配合医务人员定期检查、及时防治。

2. 健康教育的具体方式

（1）个别交谈：针对口腔健康问题与预防保健问题，医生与被教育对象进行面对面的交谈、讨论，深入交换意见，效果较好。如患者接受医务人员的随诊教育，对某一个诊疗过程中所发现问题的深入理解，可帮助患者掌握相关知识。

（2）借助大众信息渠道：利用广播、电视、报纸、杂志、公共宣传栏、互联网等传播方式宣传口腔保健信息，反复强化公众已有的口腔卫生知识，干预不良行为，如爱吃零食、不刷牙等。此方法能较快地吸引公众的注意力，使之集中到有待解决的口腔健康问题上来，且覆盖面较大，达到广泛传播的效果。

（3）组织社区活动：采用多种形式提高社区居民对口腔健康的认识和兴趣，针对不同人群制订不同计划进行教育，增强对目标人群的计划实施力度，更好寻找口腔健康教育的资源和方向。

（4）组织各种形式的小型讨论会：采取专家讨论会、专题讨论会等形式，每次选取特定主题进行讨论，吸收不同观点，推广有效益、经济方便的预防方法。

（二）个人干预

从控制口腔疾病的危险因素入手，降低口腔患病风险，是口腔疾病预防的重点，包括牙菌斑控制、控制糖的摄入、使用糖代用品、合理使用氟化物等。

1. 牙菌斑控制　机械清除牙菌斑是简易的自我保健方法，包括刷牙、使用牙线、牙间隙刷清洁牙齿等。

（1）刷牙：刷牙是维护口腔卫生、机械性去除牙菌斑和软垢最常用、最有效的方法，适用于所有人群。刷牙是自我口腔保健的主要手段，使用设计合理的牙刷和科学的刷牙方法能有效地清除牙菌斑，通常建议每天早晚刷牙，也可午餐后增加1次。但与刷牙次数相比，更应强调刷牙的效果。刷牙虽然是维护口腔卫生的有效方法，但仅靠刷牙通常只能清除唇（颊）舌（腭）面和咬合面的牙菌斑，不足全口牙菌斑的一半，难以清除邻面牙菌斑。因此，除刷牙外，还需要采用一些特殊的邻面清洁工具（如牙线、牙间隙刷等）帮助去除牙间隙的牙菌斑及软垢。

（2）牙线：牙线（dental floss）是由多股平行排列的尼龙丝组成，也可用细丝或涤纶线制成；有含蜡或不含蜡牙线，也有含香料或含氟牙线，另有膨胀牙线（puffy floss）专用于清洁义齿桥体下的区域，包括桥基牙的邻面。使用牙线之前，应首先去除牙石，有深牙周袋的需要平整根面，有邻面充填体需要磨光悬突使之与牙齿的解剖外形一致，以免钩住牙线使牙线磨损而易拉断。牙线的使用方法如下：①取一段长30~40cm的牙线，通常是手指捏住牙线的一端，另一端到肘弯部，将牙线的两端合拢打3个结形成一个圆圈，或将这段牙线的两端各绕在左右手的中指上；然后用双手的示指和拇指将线圈绷紧，两指间距离1.0~1.5cm。②对着镜子练习使用牙线，可以清楚地看到每个牙缝的方向。③先在上颌前牙使用牙线，正常情况下相邻两颗牙紧密接触，牙线要前后做拉锯样动作，便可通过邻面接触点进入牙间隙到达龈缘下，不要过分向下加压以免损伤牙龈。④将牙线紧贴一侧牙面的颈部，并呈C形包绕牙面，使牙线和牙面接触面积最大。⑤牙线紧贴牙面并进入龈缘以下，由龈沟向咬合面方向移动以刮除牙面上的牙菌斑，每个邻面重复3~4次；随即将牙线包绕该牙间隙中的另一侧牙面，重复上述动作。⑥将牙线从该牙间隙中取出，放入相邻的牙间中，重复④和⑤步骤。⑦清洁右侧上颌后牙时，用右手拇指及左手示指绷紧牙线，然后将牙线轻轻从咬合面通过两牙之间的接触点，拇指在颊侧协助将面颊牵开，如接触点较紧不易通过时，可做颊舌向拉锯式动作即可通过。⑧清洁左侧上颌后牙时，转为左手拇指及右手示指拿线，方法同上。⑨清洁所有下颌牙时，可由两手示指拿线，将牙线轻轻通过接触点。如此按照一定的顺序，依次逐个将全口牙的邻面牙菌斑彻底清除，不要遗漏，包括最后一颗磨牙的远中面。每清洁一个区域的牙菌斑后，以清水漱口并漱净被刮下的牙菌斑。牙线对清除牙邻面的牙菌斑有效，尤其对牙间乳头无明显退缩的牙间隙最为适用。

（3）间隙刷：牙间隙刷（interdental brush）状似小型的试管刷，为单束毛刷。有粗细、大小之分，种类较多，有的是刷毛和持柄分体，有的是刷毛和持柄固定。刷毛和持柄固定在一起的牙间隙刷，其刷毛和持柄间呈各种角度，如直角、钝角、圆弧弯曲。牙间隙刷适用于牙龈退缩者，也可用于根分叉贯通病变的患牙。如清除邻面牙菌斑与食物残渣、矫治器、固定修复体、种植牙、牙周夹板、间隙保持器以及其他常规牙刷难以达到的部位；如前磨牙邻面凹陷处，不论牙线或牙刷都无法清洁，可选用形态适当的牙间隙刷清除根分叉、凹的根面、最后磨牙远中面等部位的牙菌斑。当牙齿排列不齐时，口腔内有复杂的修复体或牙龈萎缩、根分叉暴露时，可用特制的牙间隙刷清除邻间污垢，其效果优于牙线。对于牙邻面外形不规则或有凹面时，牙间隙刷比牙签更利于去除牙菌斑。

2. 控制糖的摄入

（1）糖的致龋性和含糖食品：蔗糖是致龋性最强的糖，但饮食中的果糖、麦芽糖等也具有一定的致龋性，而乳糖的致龋性较弱。从食物中获取的糖，除牛奶中的乳糖（奶糖）、水果及蔬菜中的糖（内源糖）外，还有外来糖即游离糖。这种分类在饮食建议中十分重要，乳糖和内源糖对牙健康的危害很小，而游离糖才是龋齿发生的主要致病因素。以淀粉为主要成分的食物（如马铃薯、面包、米饭等）不易致龋，但精制面粉经过加热处理与糖混合制成的食物（如饼干等）则像糖本身一样具有致龋性。此外，含糖饮料在中国的消费呈上升趋势，其致龋性也不应忽视。

（2）进食频率：摄取糖的频率对龋的发生十分重要，因此要减少摄糖频率及摄糖量，发育中的儿童及青少年在保证摄糖量的同时，要控制好摄糖的频率。研究表明，每天食糖量的大小与龋的发生呈正相关，尤其在散居人群中，每天食糖量与摄糖频率密切相关。因此，建议龋易感者减少食糖量和摄糖频率，同时每次摄糖后应注意口腔的清洁。

（3）饮食中糖的来源：对于学龄儿童，2/3的游离糖来源于零食、软饮料和糖果。水果味的含糖饮料是口腔健康的最大危害，常常也是猖獗龋的致病因素。零食和饮料的糖对儿童甚至成人的牙齿有巨大的破坏作用，同时不能忽视奶制品中加入额外的糖，也是导致儿童易患龋的原因，因此建议减少摄取游离糖的量和频率。儿童、青少年甚至成年人游离糖的摄取量高，导致儿童乳牙患龋率居高不下、中老年人龋病高发。良好的饮食结构对全身健康，尤其是口腔健康十分重要。

3. 氟的使用　氟是人体必需的 14 种微量元素之一，适宜剂量的氟化物可维持人体生理功能的需要，对机体的代谢产生一定的积极影响，起到预防疾病发生的作用。在唾液中维持一定浓度的氟化物可有效预防和减少龋病的发生，而超过一定剂量，则会导致机体急慢性中毒情况的发生。氟化物的防龋机制可归结为抑制牙釉质的脱矿和促进早期脱矿区域的再矿化作用。牙釉质的溶解性降低和局部 pH 升高能预防龋病的发生，而再矿化过程可使牙釉质早期脱矿的区域得到修复。氟化物的使用分为局部应用及全身应用，目前常用于家庭的氟化物为含氟牙膏、含氟漱口液、饮水氟化等。

(1) 含氟牙膏：是指含有氟化物的牙膏。用于含氟牙膏的氟化物有氟化钠、单氟磷酸钠及氟化亚锡等。与不加氟牙膏相比，含氟牙膏能更好地减少龋的发生。牙膏的含氟量与龋的减少存在剂量 - 效应关系。

(2) 含氟漱口液：是指用中性或酸性氟化钠、氟化亚锡、氟化胺或氟化铵等配成的漱口液。含氟漱口液适用于 6 岁以上的龋活跃性较高或易感人群，尤其是佩戴正畸固定矫治器者、头颈部肿瘤需做放疗的患者，以及一些不能实行自我口腔护理的残疾人等。使用漱口液时，根据儿童的年龄用量筒或注射器取 5mL 或 10mL 配好的溶液于漱口杯中，6 岁以上儿童每次用 10mL，嘱儿童将溶液含入口中，鼓漱 1 分钟后吐出，半小时内不进食或漱口。含氟漱口液的常用浓度有两种：① 0.2% 氟化钠溶液（NaF，900mg/L））每周使用 1 次，适用于学校的防龋项目，需要在老师或专业人员的监督下使用；② 0.05% NaF（230mg/L）溶液每天使用 1 次，可交由患者在家使用，或在家长的监督下供给儿童使用。

(3) 饮水氟化（water fluoridation）：是将饮用水的氟浓度调整到最适宜的水氟浓度，以达到既能防止龋的发生、不引起氟牙症流行的目的。饮水氟化已得到全球 150 多个科学和卫生组织的认可。

（三）诊室干预技术

1. 定期检查　是在未患有口腔疾病或自身未感觉到口腔问题时，定期让牙医进行口腔健康检查。定期检查可以帮助了解口腔健康状况，早期发现问题并及时治疗，将疾病控制或消灭在萌芽状态；某些全身性疾病最早表现为口腔异常，定期口腔检查有助于发现这些疾病。儿童处于生长发育期，应间隔 3 个月或半年进行 1 次检查。成人每隔半年或 1 年应进行 1 次检查。

2. 窝沟封闭　又称“点隙窝沟封闭（pit and fissure sealant）”，是指不去除牙体组织，在口面、颊面或舌面的点隙窝沟涂布一层树脂或玻璃离子材料，保护牙釉质不受细菌及代谢产物侵蚀，达到预防龋病发生的一种有效方法。窝沟封闭使用的黏性高分子材料（树脂、玻璃离子等）称为窝沟封闭剂。在牙发育时期，由于牙尖融合障碍，将会在牙釉质间或釉牙本质界之间留下深的沟裂，这些部位容易滞留牙菌斑，用自我口腔保健措施难以清洁这些部位，从而导致龋发生。

决定是否采用窝沟封闭防龋涉及很多因素，其中最重要的是窝沟的形态：①有深窝沟的牙齿，特别是可以插入或卡住探针的牙（包括可疑龋）。②对侧同名已经患龋或有患龋倾向的牙齿，封闭时机以磨牙萌出后达到咬合平面最为合适。一般乳磨牙在 3~4 岁，第一恒磨牙在 6~7 岁，第二恒磨牙在 11~13 岁。牙釉质发育不全，口面有充填物但存在未做封闭的窝沟，可根据具体情况决定是否做封闭。封闭治疗的适应证主要取决于儿童牙齿的解剖情况、龋病活跃性、患龋的风险及儿童合作情况。

3. 预防性树脂充填　是一种充填与窝沟封闭相结合修复小的窝沟龋和窝沟可疑龋的措施，其方法是仅去除窝沟处的病变牙釉质或牙本质，根据龋损的大小采用酸蚀技术和树脂材料充填龋洞并在牙面上涂一层封闭剂，是一种窝沟封闭与窝沟龋充填相结合的预防性措施。由于不采用传统的预防性扩展，只去除少量的龋损组织后，即用复合树脂或玻璃离子材料充填龋洞，保留了更多的健康牙体组织，同时又阻止早期龋的发展。其优点是使用复合树脂或玻璃离子材料作为充填剂与牙釉质机械或物理性的结合，再与封闭剂化学性粘接，以减少微渗漏产生的可能性。

预防性树脂充填的适应证：①深的点隙窝沟有患龋倾向，可能发生龋损；②沟裂有早期龋迹象，牙釉质混浊或呈白垩色；③口面窝沟和点隙有龋损但能卡住探针。

4. 预防性清洁术　是口腔专业人员针对牙龈健康者的牙周维护措施。采用洁治和抛光技术去除牙冠上的牙菌斑、牙石及着色，是为牙龈健康者定期口腔检查时提供的主要口腔卫生服务内容。预防性清洁术仅用于无龈下牙石或牙周袋的牙龈健康者。通常是针对能够每 6 个月进行 1 次口腔检查、自我口腔清洁效果较好、牙龈组织健康、没有探诊出血、没有超过4mm牙周袋的个体。操作方法如下：①用牙菌斑显示剂显示患者牙菌斑；②指导患者用牙刷清除难刷部位的牙菌斑；③使用邻面清洁器或牙线清除邻面牙菌斑；④若有龈上牙石，使用洁治器去除；⑤用橡皮杯蘸抛光膏清洁、抛光牙面。

5. 龈上洁治术及牙周维护治疗　龈上洁治术是由口腔专业人员使用器械去除牙冠和根面牙石的方法，是贯穿牙周病三级预防的措施，但龈上洁治术比预防性清洁术需要更多的技能和经验。牙周维护治疗也称牙周支持治疗，是牙周治疗如洁治和根面平整之后的随访治疗，目的是去除龈沟区域的牙菌斑微生物，控制疾病的复发和发展。牙周维护治疗的内容，包括针对已经完成牙周治疗的患者去除牙颈部、牙周袋区域的牙菌斑，洁治和抛光牙面，牙周评估，以及患者的牙菌斑控制效果评价。若出现新的牙周病症状或牙周病复发，必须考虑进一步的诊断和治疗。

牙周维护治疗与预防性清洁术不同，牙周维护是牙周治疗之后的随访治疗，预防性清洁术是对牙龈健康者的牙周维护；牙周维护治疗与牙周治疗也不同，牙周维护治疗的目的是去除龈沟区域的牙菌斑微生物，而牙周治疗的目的是尽可能去除龈下菌斑、牙石，阻止细菌的聚集。

6. 口腔癌前病变的早期干预　癌前病变由多方面因素造成，如慢性炎症、不良生活方式、遗传等。癌症发生前会经历癌前病变这一阶段，但并不是所有癌前病变都会演变成癌，其中大部分可能会处于一种稳定状态，有的甚至会逆转到正常状态，最终只有极小部分会演变成癌。癌前病变早期干预可降低恶变概率，增长患者的生存周期。

(1) 口腔扁平苔藓的早期干预

1) 局部治疗：去除局部刺激性因素，消除感染性炎症。

2) 药物治疗：使用糖皮质激素和维A酸局部涂抹，对由白念珠菌感染导致的扁平苔藓，可涂抹抗真菌药物。患者可以口服小剂量糖皮质激素类药物，或尝试使用免疫抑制剂、免疫增强剂、抗氧化剂以及一些中成药。

(2) 口腔白斑的早期干预

1) 局部治疗：调磨过于锐利的牙齿边缘；去除残根、残冠、不良修复体等。局部可以使用光动力、激光或冷冻治疗等。

2) 药物治疗：口服维生素A、维A酸、β-胡萝卜素以及中药治疗。

(3) 口腔黏膜下纤维性变的早期干预

1) 药物治疗：局部注射糖皮质激素可以抑制炎症因子产生、促进炎症细胞凋亡，从而发挥抗炎和抑制纤维化的进程的作用。局部注射抗纤维化药物和蛋白水解酶可以逆转纤维化的进程，临床上也常和激素联用。

2) 其他治疗：高压氧能够提高血氧含量，改善局部缺血缺氧状态，具有促进病损区新生血管形成和侧支循环建立的作用，可用于改善口腔黏膜纤维病变的症状并增加患者的开口度。

（王旭东　程　凡）

参考文献

1. 李丽丽, 谢晓婷, 吴赟, 等. 牙周炎与糖尿病关联机制的研究进展 [J]. 四川大学学报 (医学版), 2023, 54 (1): 71-76.
2. UDOD O, KOPCHAK O, KULISH A. Analysis of risk factors for dental caries in patients with diabetes [J]. Wiad Lek. 2022, 75 (7): 1728-1733.
3. NAZIR M A, ALGHAMDI L, ALKADI M, et al. The burden of Diabetes, Its Oral Complications and Their Prevention and Management [J]. Open Access Maced J Med Sci. 2018, 6 (8): 1545-1553.
4. KHOLY K E, GENCO R J, VAN DYKE T E. Oral infections and cardiovascular disease [J]. Trends Endocrinol Metab. 2015, 26 (6): 315-321.
5. PARK S Y, KIM S H, KANG S H, et al. Improved oral hygiene care attenuates the cardiovascular risk of oral health disease: a population-based study from Korea [J]. Eur Heart J. 2019, 40 (14): 1138-1145.
6. OLIVEIRA F A F, FERNANDES FORTE C P, et al. Relationship of Streptococcus mutans with valvar cardiac tissue: A molecular and immunohistochemical study [J]. J Oral Pathol Med. 2019, 48 (8): 745-753.
7. 刘思宇, 李新, 徐晓雨, 等. 口腔扁平苔藓与心血管疾病相关性的研究进展 [J]. 国际口腔医学杂志, 2021, 48 (2): 141-146.
8. MAHAJAN R, KULKARNI R, STOOPLER E T. Gastroesophageal reflux disease and oral health: A narrative review [J]. Spec Care Dentist. 2022, 42 (6): 555-564.
9. 王碧, 唐涛, 张美凤, 等. 胃幽门螺杆菌感染与牙周炎的相关性分析 [J]. 中华医院感染学杂志, 2017, 27 (22): 5208-5211.
10. KANAGASINGAM S, CHUKKAPALLI S S, WELBURY R, et al. Porphyromonas gingivalis is a Strong Risk Factor for Alzheimer's Disease [J]. J Alzheimers Dis Rep. 2020, 4 (1): 501-511.

第五章　听力健康管理干预技术及应用

第一节　听力健康概述

一、听觉、听力障碍、听力健康管理的定义

听觉是声音作用于听觉系统引起的感觉，通常以两种方式传入大脑听觉中枢。一种是骨传导，声波直接通过颅骨传导到耳蜗的淋巴液发生相应波动后，再激动螺旋器的听觉毛细胞产生听觉信号传入中枢。另一种是空气传导，外界声波通过空气传播被外耳廓收集经外耳道到达鼓膜，鼓膜的振动经中耳听骨链传导到内耳(耳蜗)，引起耳蜗淋巴液波动从而使听觉毛细胞产生信号传入中枢。整个传导过程中，若有一个环节出现障碍都会引起听力下降。人耳能感受到的频率范围是在20~20 000Hz。

听力筛查：我国对于年龄≥5岁且能够配合检查者进行纯音听力测试，年龄<5岁的检查者多采用听性脑干反应或小儿行为测听法进行听阈水平判断。1997年世界卫生组织对听力障碍的定义，即以测试耳0.5Hz、1KHz、2KHz、4KHz四个频率的平均听阈计算，听阈≥26dB HL则定义为听力障碍。听力健康管理是以听力检查为基础，通过对听力健康干预及监测以达到预防听力障碍、维护及促进听力健康的目的。

二、听力健康现状

随着世界经济的发展及医疗技术的进步，人口趋向老龄化，各种慢性病的发病率升高，听力健康的状况也不容乐观，2019年全球疾病负担分析，听力障碍在全球伤残损失健康生命年(years lived with disability，YLD)的病因中排名第三，全球每年因听力障碍而产生的经济负担为9 800亿美元。2021年3月2日(日内瓦时间)，世界卫生组织发布了首份《世界听力报告》(*World Report on Hearing*)，指出目前全球有超过15亿人口(占1/5)存在一定程度的听力下降。据估计，如果全球各成员国仍然不采取措施，2050年全球听力下降人口将接近25亿(占1/4)，其中7亿人需要听力康复。

三、听力健康的筛查情况

听力筛查是对听力疾患进行干预的第一步，在生命周期的关键时刻或者对特定人群进行临床筛查，可以确保早发现和早诊断。《WHO世界听力报告的解读及思考》指出，成人听力损失中有一半是可以预防的，通过对听力的早期筛查，及时发现听力疾患并早期干预，阻止或延缓听力损伤对认知、情感的负面影响。听力筛查针对人群的年龄段不同，分为婴幼儿阶段、学龄前及学龄期、成年期及老年期。

(一) 婴幼儿的听力健康筛查情况

新生儿听力筛查是20世纪90年代首先在欧美国家发展起来的，1999年由中国残疾人联合会、卫生部等10部委联合下发《关于确定爱耳日的通知》，首次提出关于新生儿听力筛查纳入妇幼保健的常规体检项目，经过20多年的发展，已进入深化和全面推进阶段，在全国范围内普遍开展。2002年卫生部发布了《新生儿听力筛查技术规范》，并于2010年由专家组进行了修订。2018年国家卫生健康委员会新生儿疾病筛查听力诊断治疗组编写了《婴幼儿听力损失诊断与干预指南》，涵盖从出生至3岁阶段的婴幼儿。2009年《新生儿及婴幼儿早期听力检测及干预指南(草案)》中要求新生儿听力筛查的初筛率≥95%、初筛通过率≥85%、复筛率≥80%、转诊率≤4%、接诊率≥80%、干预率≥85%。据统计，新生儿永久性听力损失的发病率为1‰~3‰。

(二) 学龄前及学龄期儿童的听力健康筛查状况

目前，国内学龄前及学龄期儿童的听力筛查还没有广泛开展，但已经有相关机构和专业人员进行了部分地区的学龄前儿童的听力筛查，如上海、广东、广西的部分地区，在学龄前儿童检测中，0.75‰~4.7%的儿童患有迟发性听力损失。

不同方法发现听力损失的筛查阳性率不同，

如耳声发射法的筛查阳性率为 4.35%~8.60%，听觉评估仪法的筛查阳性率为 0.04%~0.19%。《美国儿童听力筛查指南》提出的儿童听力筛查未通过率应在 5%~10% 为佳。英国统计学龄儿童总的永久性听力损失患病率为 3.47‰，经过新生儿听力筛查（universal newborn hearing screening，UNHS）而确诊的比例为 1.58‰（占 46%），仍有 1.89‰（占 54%）为新生儿期后发现的迟发性听力损失。

（三）成年人听力健康筛查现状

2012 年世界卫生组织数据显示，世界上有 11 亿年轻人面临不安全用耳习惯导致听力下降的风险，65 岁以上老年人有 1/3 存在听力残疾，男性多于女性。2006 年全国残疾人调查数据结果显示，单纯听力残疾人数从 1987 年的 0.18 亿增加到了 2006 年的 0.20 亿，占全国各类残疾总数的 2.42‰，居各类残疾的第二位。随着人口老龄化和城市化进程带来的噪声污染及生活方式改变，专家预测到 2050 年，我国听力残疾人数将达到 0.54 亿人，听力损失是近年上升幅度最大的残疾类型，成为我国的重大公共卫生问题。

我国 60 岁以上老年人听力减退患病率高达 64.7%，听力障碍患病率为 34.1%。世界卫生组织建议五类人群需要进行定期听力筛查：新生儿及婴儿、学龄前及学龄儿童、在噪声或有害化学环境中工作的人群、使用耳毒性药物的人群和老年人。我国已经制定相应法律法规对婴幼儿进行听力筛查，也制定了对于体检人群的听力筛查建议，对噪声及有害化学环境中工作的人群有职业病防护的相关政策，但对学龄儿童、耳毒性药物使用人群及老年人群的听力筛查尚无相关政策。

四、听力健康与全身健康的关系

听力下降可出现或伴随眩晕、平衡障碍、耳鸣、言语及语言发育障碍或迟缓等多种问题；心理层面可有厌烦情绪、焦虑、抑郁等负性情绪，交流障碍及睡眠问题等。

第二节　听力健康风险因素评价与评估

一、听力损失标准

婴幼儿和成人的听力损失标准不同，故分别阐述。中国婴幼儿的听力损失标准是《婴幼儿听力损失诊断与干预指南》。常用的成人听力损失的标准为世界卫生组织听力损失分级标准 1997 年版及 2021 版。职业性噪声聋有专业标准（GBZ 49—2014 及 GBZ 49—2017）且需有职业病诊断资质单位进行诊断，故不在此章节赘述。

（一）婴幼儿听力损失标准

中国推荐的婴幼儿听力正常范围如下：①声导抗测试（含 1 000Hz 探测音）鼓室图正常；②短声听性脑干反应测试 V 波反应阈 ≤ 35dBnHL；③耳声发射测试、畸变产物耳声发射各分析频率点幅值在正常范围内，且信噪比 ≥ 6dB，瞬态诱发耳声发射各频率段相关系数 > 50%，总相关系数 > 70%；④行为测听听阈在相应月（年）龄正常范围。

注：成人行为测听有正常阈值范围，而婴幼儿目前仅有关于行为测试方案选择的共识，尚无“听力正常范围”，其听力诊断需要和其他听力学检测结果相互验证。

（二）成人听力损失标准

常用的成人听力损失的标准为世界卫生组织听力损失分级标准 1997 年版，应用气导纯音听阈测试，标准如表 11-5-1。

表 11-5-1　世界卫生组织听力损失分级标准（1997）

语言频率平均听阈 /dBHL	分级	会话情况
<25	听力正常	
26~40	轻度听力损失	小声谈话困难
40~60	中度听力损失	一般谈话困难
61~80	重度听力损失	大声谈话困难
>80	极重度听力损失	听不到

注：言语频率指 500Hz、1 000Hz、2 000Hz、4 000Hz。

2021 年《世界听力报告》正式采用了新的听力下降分级标准（适用年龄 ≥ 15 岁），如表 11-5-2。

表 11-5-2　世界卫生组织 2021 年听力下降分级标准

分级	听力阈值 /dB HL	多数成年人在安静环境下的听觉体验	多数成年人在噪声环境下的听觉体验
正常听力	<20	听声音没有问题	听声音没有或几乎没有问题
轻度听力下降	20~<35	交谈没有问题	交谈可能听不清
中度听力下降	35~<50	交谈可能听不清	交谈有困难
中重度听力下降	50~<65	交谈有困难，提高音量后可正常交流	大部分交谈都很困难
重度听力下降	65~<80	大部分交谈内容听不见，即便提高音量也可能改善不佳	交谈特别费劲
极重度听力下降	80~<95	提高音量听声音也特别费劲	听不见交谈声
完全听力丧失 / 全聋	≥95	听不见言语声和大部分环境声	听不见言语声和大部分环境声
单侧聋	好耳<20 差耳≥35	除非声源在差耳一侧，否则对听功能没影响。可能存在声源定位困难	可能在言语识别、参与交谈以及声源定位方面存在困难

二、听力损失诊断原则

听力损失诊断原则需要注意：①采集对听力有影响的病史，尤其是有无听力损失的高危因素。婴幼儿要询问父母观察到的患儿对声音反映情况、患病和用药情况、耳聋家族史、孕期和出生、发育和智力情况等。②体检包括常规体检和耳鼻喉专科体检。常规体检中婴幼儿又包括一般情况（生长发育和伴随畸形等）、专科体检（包括耳镜检查），要注意有无外耳畸形、颅面畸形，观察外耳道和鼓膜情况、舌系带情况等。③听力学专科检查，老年人根据病情严重程度，需增加影像学检查、位听功能检查、认知功能评估等多种检查。④不能仅根据一次筛查进行诊断，且婴幼儿处于发育期，需要进行追踪随访。

（一）婴幼儿听力诊断原则

1. 听力测试组合　根据婴幼儿年龄和认知发育情况，选择适合的客观听力检查和主观行为测听项目进行组合测试，如表 11-5-3。

表 11-5-3　婴幼儿听力组合测试项目

类别	测试项目	备注
基本测试题目	婴幼儿行为测听	<6 月龄用行为观察法 >6 月龄用视觉强化测听 ≥2.5 岁用游戏测听
	声导抗	<7 月龄婴儿使用 1 000Hz 和 226Hz 探测音 7~12 月龄使用 226Hz 和 / 或 1 000Hz 探测音 >12 月龄使用 226Hz 探测音
	耳声发射	包括瞬态诱发耳声发射和畸变产物耳声发射
	短声及短纯音 ABR	短声 ABR 反应阈>35dBnHL 时，需加做短纯音 ABR
追加测试项目	骨导短声 ABR	当声导抗鼓室图结果异常或短声 ABR 反应阈>35dBnHL 时
	听觉稳态诱发反应	当短声 ABR 和 / 或短纯音 ABR 引不出时
	微音电位	采用正负（反转）极性法测试，用于鉴别诊断听神经病
	短潜伏期副反应	用于鉴别诊断大前庭水管综合征

2. 交叉验证　任何单一测听结果必须有其他听力测试结果的支持，且应结合婴幼儿日常对声音的反映情况。

3. 连续性　婴幼儿的听觉系统处在发育期，评估和诊断应有连续性，不能孤立地看待单词诊断结果，建议 3 岁之前每 3~6 个月随访 1 次，之后每年随访 1 次，直至 6 岁。

4. 仪器设备校准和测试环境　仪器设备

校准及测试环境遵循相应国家标准（参考 GB/T 16403—1996 和 GB/T 16296—2018）。

5. 多学科合作　婴幼儿听力损失往往和全身状况相关，应多学科合作原则，共同评估患儿的发育问题。

（二）成人听力损失的诊断原则

听力需要结合病史及耳鼻喉专科查体及听觉相关检查等进行专科诊断。

三、听力损失的风险及保护因素

根据听觉系统受损的部位，听力损失分为传导性、感音神经性及混合性三类。中耳炎、耳硬化症、鼓室硬化症、听小骨中断、鼓膜穿孔、鼓膜萎缩、外耳道闭锁、耵聍栓塞等均可以引起传导性听力损失；遗传、噪声暴露、耳毒性药物、老化、感染、气压伤、血管病变、梅尼埃病或自身免疫性病可以引起感音神经性听力下降，而混合性听力下降则两者兼之。在听力筛查时要关注风险因素，继而排查听力损失的高风险人群。

（一）听力损失的风险因素

1. 先天性听力损失的风险因素　主要分为遗传因素及非遗传因素。

（1）遗传因素：包括有耳聋家族史，或曾经生育过听力下降的胎儿，建议孕前咨询生殖科医生。

（2）非遗传因素：包括妊娠和分娩过程中的某些并发症，如①孕期感染（风疹病毒、疱疹病毒、巨细胞病毒等）病毒可能导致内耳不同结构的损伤，如病毒侵入迷路内淋巴液和外淋巴液，导致内耳迷路炎，引起内外毛细胞变性和坏死；巨细胞病毒对脑室内层的室管膜细胞和第八对听神经的神经细胞及血管内皮细胞有特殊的亲和力，由巨细胞病毒感染所致的感音神经性听力下降可能与中枢神经系统受累有关；梅毒螺旋体感染可导致第八对脑神经耳聋。②接触有毒有害物质，如苯、汽油、甲醛、放射线等。③不当使用耳毒性药物，如氨基糖苷类、细胞毒性药物、抗疟药和利尿剂等。④新生儿低出生体重。⑤新生儿出生窒息。⑥新生儿高胆红素血症（指生后 48 小时血清胆红素浓度>205.1μmol/L）。胆红素的神经毒性对听觉系统会造成损害从而导致听力障碍，它的神经毒主要有聚合、结合、沉淀三个步骤，在前两个步骤神经元的损伤可逆，在沉淀这一步骤病变不可逆脑干听觉通路对胆红素的毒性敏感，胆红素水平与听神经损伤呈正相关，高胆红素可以同时影响外周和中枢听觉系统，或者早期可表现为中枢听觉系统的损伤，随着耳蜗外毛细胞长期受抑制而致耳蜗功能受损，重度高胆红素血症是造成新生儿听力损失的高危因素。

2. 后天性听力损失的风险因素

（1）年龄因素：随着年龄的增长，听力损失的风险显著升高，研究发现年龄每上升 5 岁，因伤害导致残疾的现患率增加 59%。由于听力损失具有隐匿性和累积性，噪声或药物中毒等伤害对听觉系统的损伤累积达到致残听阈水平，伤害风险和伤害致听力残疾结局暴露增加。年龄、噪声暴露史、高血压病史、高血糖病史、吸烟史均是老年性听力损失的独立危险因素。

（2）环境因素：包括职业噪声、环境噪声、娱乐噪声。接触噪声的强度与听力损失的强度呈正相关。环境噪声 ≥ 85dB 时开始出现听力损害，随着暴露声的强度增加，听力损失的发生率越高。在强度相等的条件下，人耳对低频的耐受性要比中频和高频者强。2 000~4 000Hz 的声音最易导致耳蜗损伤，窄声带或纯音比宽带声影响要大，断续的噪声较持续的噪声损伤小；突然出现的噪声较逐渐开始的噪声危害大，噪声伴震动对内耳的损害性比单纯噪声明显。噪声对听力的影响也有个体差异，噪声易感者约占人群的 5%，在接触噪声后引起暂时性阈移比一般人明显，并且恢复较慢。

（3）感染因素：如脑膜炎、麻疹、腮腺炎、中耳炎等感染。

（4）耳毒性药物因素：耳中毒是指使用某些药物治疗或人体接触某些化学制剂所引起的位听神经系统的中毒性损害。耳毒性药物中毒导致的听力损失与用药时间的长短及药物剂量有关，与个体敏感性的关系也很大，后者有家族遗传性。不同药物导致的听力损失各有其特点，氨基糖苷类抗生素所致听力损失多表现为早先出现 4kHz 以上高频听力下降，因语言频率尚未受累，患者常不觉听力下降，此时立即停药和采取治疗措施可能制止其进一步发展。此外，该类药有明显的家族易感性，用药量与中毒程度极不相称，少量用药即可导致不可逆的重度听力损失。利尿剂所致听力损失多为可逆性的，早期停药后听力可恢复，但肾功能不全或与氨基糖苷类抗生素合并使用则会造成永久性听力损失。阿司匹林、普萘洛尔、肼苯哒嗪等导致听力损失是可逆的，及时停药可能恢复。1999 年卫生部颁布了《常用耳毒性药物临床使用规范》，包括链霉素、庆大霉素、卡阿霉素、阿司匹林等多种耳毒性药物，禁止6岁以下的儿童与60岁以上的老人及孕妇使用，常用耳毒性药物的种类有七种。

1）氨基糖甙类抗生素：链霉素、庆大霉素、卡那霉素、小诺米星、新霉素、托布霉素、林可霉素等。

2）非氨基糖甙类抗生素：氯霉素、紫霉素、红霉素、万古霉素、卷曲霉素、春雷霉素、利维霉素、巴龙霉素、尼泰霉素、多黏菌素B等。

3）水杨酸盐：阿司匹林、非那西丁、复方乙酰水杨酸片、保泰松等。

4）利尿剂：呋塞米、依他尼酸、汞撒利等。

5）抗肿瘤药物：顺铂、氮芥、博来霉素、氨甲嘌呤等。

6）中药：乌头碱，重金属盐（汞、铅、砷等）。

7）其他：奎宁、氯奎、普萘洛尔、肼苯哒嗪、胰岛素、碘酒、氯己定等。

（5）外伤、耳或头部损伤：外伤的性质和严重程度会导致不同性质和程度的听力损失。车祸、高坠、误撞致头部损伤时，由于加速或减速运动的头面部撞击固定的物体而导致颅骨特别是颞骨骨折、大脑或脑干损伤、迷路骨折伴内耳出血、耳蜗受损等致听觉通路阻断而出现听力障碍。颞骨骨折可引起内耳损伤和出血，特别是横行骨折比纵行骨折更易于涉及内耳。化学伤多因有腐蚀性的化学品误入耳道造成外耳道和鼓膜瘢痕、鼓膜穿孔、外耳道狭窄而产生传导性聋。掌击时瞬间外力冲击可引起鼓膜充血、穿孔甚至听骨链中段等损伤，导致传导性聋比例较大，但也有混合性和感音性聋出现。气压性损伤和爆震伤会使鼓膜充血和破裂，同时鼓膜接收的冲击力通过听骨链放大作用进一步传至内耳，造成内耳膜迷路的淋巴液剧烈波动，由此产生的剪切力和挤压力可引起基底膜、前庭膜和血管纹等结构的机械性损伤和代谢紊乱，最终导致听功能受损。头部创伤后听力损失具有发生的延迟性和严重程度的累积性。

（6）代谢因素及不健康的生活方式：不健康的生活方式有吸烟、酗酒、熬夜、缺少运动、高脂肪饮食等。代谢因素，如高血压可通过影响血液流变学特性，改变血液黏滞性或形成动脉粥样硬化引起血管栓塞或痉挛，导致前庭系统缺血缺氧，从而影响前庭系统功能，出现眩晕、平衡障碍等临床表现；高血糖可引起内耳迷路淋巴液的渗透压变化，造成耳蜗结构和功能反复损害；高血脂可引起内耳脂质沉积，过氧化脂质增加，直接导致内耳毛细胞损伤，血管萎缩。高血脂患者血液的黏稠度增加，使血小板聚集性增加，容易发生动脉粥样硬化，而内耳的动脉非常细小，又无侧支循环，使血流更为缓慢，导致内耳供血不足，引起内耳微循环灌流障碍，进而影响内耳的听力。高血压、高血脂、高血糖亦可导致血液形成微小栓子，造成内耳及大脑中枢低氧，从而影响整个听觉通路的神经冲动传导，导致缓慢进行性的感音神经性听力下降。

（二）听力损失的保护因素

听力损失的保护因素包括孕期营养、避免噪声、孕产期卫生保健、避免耳或头部外伤、免疫接种、营养良好、母乳喂养、耳保健及健康生活方式等，这些因素可以保护听力，避免听力下降。

第三节　听力健康的干预技术及应用

听力健康干预需要全民防聋意识的提升、政府相应政策的支持、政府机构的督导及听力学专业人员的参与，方能及时避免听力下降的危险因素，减少听力损失的发病率及造成的经济损失，减轻家庭及社会负担。早期发现听力下降、及时诊断、尽早干预是全生命周期维护听力健康的重要进程。

一、婴幼儿听力损失的干预技术及效果评价

《婴幼儿听力损失诊断与干预指南》指出，对先天性听力损失婴幼儿而言，早期发现（1个月内）、及时诊断（3个月内）和尽早（6个月内）采取积极有效的干预措施，加以科学的听觉言语康复训练，可使其获得正常或接近正常的言语发育。

（一）早期干预原则

早期干预的原则有六个：①在患儿家长知情同意的前提下给予指导，使其理解早期干预的意义；②对已经确诊的患儿应尽早验配助听器和/或植入人工耳蜗；③助听器使用3~6个月后，如果收效甚微或无效，应尽早使用人工耳蜗植入；④双侧干

预模式优于单侧；⑤倡导干预方案个性化；⑥密切观察，定期追踪随访，注重干预前后的效果评估。

（二）干预方法及手段

1. 助听器验配　是婴幼儿早期听力干预的重要手段，目的是使患儿获得最佳听觉效果，为进一步的言语及语言康复训练提供先决条件。助听器验配应遵循以下原则：①诊断明确；②准确评估听力损失程度；③专业医学验配；④双侧听力损失者给予双侧助听器验配，一侧植入人工耳蜗的儿童，建议对侧验配助听器；⑤避免不干预或干预不足；⑥避免干预过度；⑦选择高性能助听器；⑧重视助听器验配后的验证和效果评估；⑨正确使用耳模；⑩加强患儿家长或监护人宣教，定期随访，正确使用及维护助听器。

2. 人工耳蜗植入　对于重度或极重度感音神经性听力损失的婴幼儿，人工耳蜗植入年龄一般推荐 12 个月左右，在特殊情况下，植入年龄可以提早或推迟。

3. 骨传导助听器　推荐外耳、中耳发育畸形的患儿使用。婴幼儿可以先佩戴软带骨传导助听器，待 6 岁以后，可以考虑植入式骨传导助听器。

（三）婴幼儿的干预效果评估

婴幼儿的干预效果评估分为听觉能力评估、语言能力评估及学习能力评估三方面。

1. 听觉能力评估　包括听阈评估、言语识别能力评估及调查问卷。

(1) 听阈评估：在声场条件下，应用啭音或窄带噪声对听力补偿和 / 或重建后各频率的听阈进行测试。

(2) 言语识别能力评估：包括声调识别、声母识别、韵母识别、单音节词识别、双音节词识别、短句识别及不同信噪比条件下的言语识别等。

(3) 调查问卷：常用的问卷包括有意义听觉整合量表（meaningful auditory integration scale，MAIS）、婴幼儿意义听觉整合量表（infant-toddler meaningful auditory integration scale，IT-MAIS）、父母评估孩子听说能力问卷（parents' evaluation of aural/oral performance of children，PEACH）、教师评估孩子听说能力问卷（teachers' evaluation of aural/oral performance of children，TEACH），听觉能力分级问卷（categories of auditory performance，CAP）等标准化问卷。

2. 语言能力评估　分为亲子游戏录像评估和问卷调查。亲子游戏录像评估包括轮流交流、听觉注意、主动交流、视觉交流等。问卷调查包括言语可懂度分级问卷（speech intelligibility rating，SIR）、有意义使用言语量表（meaningful use of speech scale，MUSS）及语言功能评估问卷等。

3. 学习能力评估：可采用格雷费斯心理发育行为测量量表（中国婴幼儿精神发育量表）进行评估。

二、成人的听力健康干预技术及应用

听力损失尚无根治性药物，所以预防危险因素，早发现、早诊断是重要的防治手段。听力健康干预采用闭环管理模式，为预防 - 筛查 - 诊断 - 干预治疗 - 疗效评估 - 随访。

（一）听力损失的预防

听力损失的预防从健康教育开始，健康教育是听力健康干预重要的一个环节，可以考虑以下方面进行对人群进行听力健康教育。

1. 采取多种形式的宣传方式　医疗机构、学校等公共场所可以采取举办健康教育讲座、张贴宣传海报、开展知识竞赛、APP 宣传、自媒体宣传等各种形式的活动，宣传听力健康知识，提高人群的听力保护意识，尽量避免听力损失危险因素。企业高噪声车间应当在醒目位置设置公告栏，公布有关噪声防治的规章制度、操作规程、噪声危害事故应急救援措施和工作场所噪声强度的检测结果，同时在工作场所设置警示标识和中文警示说明，提示职业病危害的种类、后果、预防以及应急救治措施等内容。

提高成年人及学生对娱乐性噪声危害的认识，减少噪声接触，指导正确使用听力保护设备来减少噪声危害。将噪声导致内耳损伤的机制及临床表现充分让广大群众熟知，方能意识到危害性及提高自检听力的积极性。噪声对内耳损伤的机制有以下三方面。

(1) 机械破坏：在高强度、短峰间期声刺激时，声损伤是直接的机械破坏，细胞内结构的严重破坏，使细胞失去内平衡，细胞发生溶解。同时，高刺激能量使蜗管产生超过其弹性限度的运动，导致基底膜、螺旋韧带、前庭膜破裂，内外淋巴液混合，给毛细胞造成毒性环境；螺旋器脱落、毛细胞与神经纤维间的突触连接撕脱，外毛细胞的静纤毛失去与盖膜的接触，这些机械性破坏均可导致耳蜗功能丧失。

(2) 代谢异常：较低强度长峰间期时，毛细胞负荷增加引起酶代谢严重耗竭，能量储备和供应障碍；内耳缺氧时，有氧代谢明显抑制，螺旋器转入无氧糖酵解而导致广泛的听毛细胞破坏。

(3) 血液障碍：噪声下耳蜗可能由于内淋巴液的氧张力下降和耳蜗内肾上腺素能神经的血管运

动机能失调致血管收缩，耳蜗血流降低，基底下血管内红细胞减少或缺如，从而导致末梢感觉器官产生病变。

对于不同人群，健康教育的重点也不相同。对于普通社区人群的健康教育可制作宣传海报，普及听力损失的基本知识，如风险因素、临床表现、防治方法等。对于高危人群的健康教育可通过科学讲座、义务诊疗等方式，邀请耳鼻喉科医生等专业人员讲解听力损失的病因机制、病程发展过程、相关风险因素控制必要性等，及时进行听力筛查。听力损失患者的健康教育应根据不同性别、文化背景、年龄层次、收入水平、工作特点、精神压力状况等提供个性化的专业指导，如治疗方式指导、康复手段指导、用药方式指导等。

2. 减少工作场所和娱乐设施下噪声暴露的时间及强度　鼓励个人使用防护装置，如耳塞、降噪耳机和头戴式耳机。在发展中国家，职业性噪声、城市和环境噪声（尤其是交通噪声）的暴露是导致听力损伤发病率增加的环境危险因素。噪声性听力损伤是目前主要的职业危害之一，我国对工作场所的噪声分贝有明确的规定，根据《工业企业职工听力保护规范》要求，监测结果超过85dB则视为噪声超标，企业应认真贯彻执行《中华人民共和国劳动法》《中华人民共和国职业病防治法》等法律法规，考虑选用一些噪声控制技术与设备来降低噪声级，如吸声、隔声、隔振等方法。

需要重视的是娱乐性噪声的危害，尤其是对青年学生，长时间、高声强、高频率使用个人音响娱乐设备是在校生的主要噪声来源，另外随着各种娱乐场所顾客人群的年轻化愈加严重，加之环境中交通噪声的逐步加大，显示出青少年听力问题的急迫性。调查显示，大学生人群中听力损失的发病率高达3.43%，明显高于人口统计中所发现的青年期听力损失的发病率（1%），所以需要减少使用娱乐设备，降低噪声的接触时间，如学生因学习等其他因素必须使用个人播放设备时，建议其通过减少使用时间、间歇使用及降低音量来保护听力，避免长时间使用耳机接听电话，在嘈杂环境下少戴耳机使用音乐设备，减少在KTV、电影院、演唱会等大音量娱乐场所的逗留时间，养成良好的音乐设备使用习惯。用耳机接听电话或听音乐最好不要超过30分钟，接触噪声后让耳朵得到充分休息，避免戴耳机听音乐入睡，用耳机收听音乐、音量不超过使用设备的最大音量的60%，连续使用耳机时间不要超过30分钟。

3. 避免使用耳毒性药物　孕期及儿童均应避免耳毒性药物的使用。尤其是老年人群的药物不良反应发生率高于年轻人群，且同时服用多种药物时会加大药物相互作用的风险，建议老年人服药前咨询医生，尽量规避氨基糖甙类药物。

4. 提倡健康的生活方式　如戒烟酒、避免熬夜、减少高脂肪饮食，健康饮食、适当运动等，若有糖尿病、高血压等代谢性疾病应积极治疗。

生活方式干预是健康管理干预的重要手段，管控风险行为才能有效杜绝听力损失，可以从以下方面做起。

（1）戒烟戒酒：吸烟本身是听力损失的风险因素，但很多人忽略被动吸烟的危害，所以要在生活中注意避免长期暴露在被动吸烟的环境中，且加大对吸烟危害的宣传和教育以控制烟草使用。鼓励不饮酒者继续保持良好习惯，对饮酒者劝阻进阶戒酒。

（2）健康饮食：听力损失的发生和发展与营养物质及其代谢密切相关。噪声能够增强人体对锌、铁、氨基酸和B族维生素的消耗代谢，多吃富含锌、铁、氨基酸及B族维生素食物对预防听力损失有保护作用，增加水果蔬菜及谷物的摄入，尽量保证每日果蔬摄入量>500g。

（3）适当运动：鼓励每人每天保持半小时的中度身体活动，如慢跑、快走。严格遵循“三、五、七原则”，即运动达到有效心率数值（170－年龄），一周参加5次运动，每次体育持续半小时以上。根据自身身体状况选择多种运动方式，如游泳、篮球、羽毛球、自行车等。

（4）治疗原发病：尤其是高血压、高血脂、糖尿病等慢性病，心血管危险因素影响低频率和高频率听力。老年人群听力下降有多种致病机制且多合并慢性病，积极治疗高血压、高血脂、糖尿病等慢性病有助于延缓听力下降出现。

5. 关注自身的听力情况　若发现听力变化及时就诊。体检时要定期行听力筛查。老年群体日常沟通交流时，注意以下几个方面。

（1）自身注意事项：①尽量在光线充足、背景噪声小的环境下进行对话；②谈话前做好充分准备；③告诉谈话对象自己有听力损失；④一定要专注对话；⑤关注和凝视说话者的动作；⑥尽量做好记录；⑦尽量详细地告诉谈话对象如何使你听得更清楚；⑧不要过多打断或打扰对方谈话；⑨告诉对方你的感受、是否听得清楚；⑩最好不要没有听懂装懂，有问题应及时告诉对方；⑪给自己制订可实现的目标；⑫清楚地认识到助听器也有局限性。

(2) 和老年患者交流时的注意事项：①尽量让他们集中注意力和你谈话；②最好面对面说话；③说话时尽量不要挡住自己的嘴；④说话清晰，语速稍慢；⑤询问对方是否你的声音强度和语音速度合适；⑥尽量使用面部表情和手势来表达自己的意思；⑦打开灯光；⑧对说话主题先给予必要解释；⑨避免使用生僻字词，用简单易懂的语句交流；⑩努力减少背景噪声；⑪尽量直接与老年患者交谈，而不是让第三者转述；⑫要有耐心、同情心和一定的趣味性；⑬请受话者提出要求，以便更好进行谈话和交流。

（二）听力损失的筛查

中华医学会健康管理学分会在《中国体检人群听力筛查专家共识》中指出，听力筛查是及早发现和管理听力损失的有效手段，问卷筛查法也可以对听力损失提供依据，从而有助于早期维护听力健康。从现有的听力筛查方法及国家制定的相关指南中，筛选了常用的听力检测及问卷调查方法。

1. 常用的听力检测及问卷调查

(1) 耳语检查：在长 5m 的静室内进行，以耳语强度说出常用词汇，记录受试者可以听清的距离并与正常耳比较（受试耳听距 / 正常耳听距）。语音测试正常者，耳语可在 5m 距离处听到。

(2) 音叉检查：检查者手持叉柄，将叉臂向另一手的第一掌骨外缘轻轻敲击使其振动，然后将振动的叉臂置于距受试耳外耳道 1cm 处，叉臂末端应与外耳道口在同一平面，检查气导听力。将叉柄末端的底部压置于颌面中线上或鼓窦区检查骨导，可以鉴别耳聋为传导性或感音神经性。

(3) 电测听（纯音听力测试法）：在隔音室内进行的纯音听阈测试，包括气导听阈及骨导听阈测试两种。测试前应先和受试者说明检查方法，描述或示范高频与低频的声音特征，请受试者听到测试声立即以规定动作表示，正式测试前先选择听力正常或较好的耳做，检查从 1KHz 开始，后按 2KHz、3KHz、4KHz、6KHz、8KHz、250KHz、500KHz 顺序进行，最后再复测一次 1KHz。此项检查为主观测试，分析时应根据其他结果综合考虑。

(4) 筛查型纯音听力计：使用符合国家标准 GB/T 7341.1—2010 的筛查型纯音听力计在体检人群中进行气导纯音测听筛查，可以早期发现潜在的听力损失患者。听力筛查的纯音频率至少包括 500Hz、1 000Hz、2 000Hz、4 000Hz 这四个言语频率，以 1 000Hz 和 4 000Hz 频率为主进行的听力初筛。环境噪声应控制在 45db 以下，使用耳罩式或插入式耳机进行检测，测试前应先和受试者说明检查方法，描述或示范高频与低频的声音特征，请受试者听到测试声立即以规定动作表示，耳机应由测试人员为其佩戴在正确的位置上，耳机的声孔应针对耳机入口。正式测试前先选择听力正常或较好的耳做，检测 500Hz、1 000Hz、2 000Hz、4 000Hz 这四个言语频率。不同年龄段听力筛查的标准不同，如表 11-5-4。

表 11-5-4　不同频率听力筛查通过标准

年龄 / 岁	500Hz	1 000Hz	2 000Hz	4 000Hz
≤35	≤30	≤30	≤30	≤30
≥36	≤30	≤30	≤30	≤40

(5) 医师简单评估法和问卷筛查法：受试者根据日常生活中的经验问题回答医师提出的听力相关问题，由医师进行评估或者采用问卷筛查法，对于成年人，可以采用成人听力障碍筛查量化简化版（hearing handicap inventory for adult-screening，HHIA-S）（表 11-5-5）。HHIA-S 是全世界广泛研究应用的一种听力损失的初步筛选性诊断量表，可以根据问卷得分直接反映受试者听力交流障碍的程度。根据《美国言语听力协会听力筛查指南》，将量表得分>8 分定义为存在听力障碍，可用于评估量表的敏感度和特异度。HHIA-S 量表共 10 个问题，包括 5 项情绪类和 5 项社交类，受试者回答“不会”得 0 分，回答“有时会”得 2 分，回答“会”得 4 分。量表总分为 0~40 分。

表 11-5-5　成人听力障碍筛查量化简化版（HHIA-S）

序号	问题内容	不会	有时会	会
E1	当您遇到初次见面的人时，听力问题是否会让您感到尴尬			
E2	当您和家人交流时，您会由于听力问题而感到沮丧吗			

续表

序号	问题内容	不会	有时会	会
S3	听力问题会让您与同事或客户沟通理解有困难吗			
E4	您觉得听力方面的问题给您带来很大障碍吗			
S5	当您走亲访友时，听力问题是否会给这些活动造成困难			
S6	听力问题会让您看电影或戏剧表演时感到困难吗			
E7	听力问题是否会导致您和家人发生争吵			
S8	听力问题是否会使您看电视或听收音机产生困难			
E9	您是否觉得听力方面的困难限制或者阻碍了您的个人生活或社会交往			
S10	当您和亲友在餐馆就餐时，听力问题是否会给您带来困难			

大于60岁人群可选用老年听力障碍筛查量化问卷(hearing handicap inventory for the elderly, HHIE)，HHIE问卷由Ventry等创建，目前是听力学领域中使用最广泛的自我评估工具，是基于听力障碍和功能障碍间的差异，旨在评估和量化听力障碍对老年人情绪和社交的影响。HHIE由25个问题组成，每个问题受试者回答"是"得4分，回答"有时"得2分，回答"没有"得0分。得分从0~100分(情绪题E：52分，社交题S：48分)，其中17~42分为轻中度残障，分数>43分为重度障碍。HHIE简化为包含10个问题的筛查版本，即老年听力障碍量表筛查版(hearing handicap inventory for the elderly-screening, HHIE-S)。

HHIE-S包括社交场景5题和情绪5题，计分方式相同，请受试者在5分钟内回答听力的相关问题，根据得分加以判断。HHIE-S的得分范围在0~40分。根据HHIE-S原始评分范围推算出的实际听力障碍事后概率，HHIE-S结果为无障碍(0~8分)的人群为13%，轻中度障碍(10~24分)为50%，重度障碍(26~40)为84%，分数≥8表示至少有轻度听力障碍。HHIE和HHIE-S联合应用可以全面评估老年人的听力状况，HHIE及HHIE-S如表11-5-6。

表11-5-6 老年听力障碍量表完整版(HHIE)和筛查版(HHIE-S)

S-1	是否由于听力问题，您不愿像以往那样经常接电话了	问题	是的	有时	不是
E-2*	在与人初次见面时，听力问题是否会使您感到尴尬				
S-3	是否由于听力问题，您总是避免同时和很多人待在一起				
E-4	听力问题会使您变得急躁和容易发怒吗				
E-5*	在和家人交谈时，听力问题是否会使您感到沮丧				
S-6	在聚会的场合，听力问题是否会使您感到困难				
E-7	您是否觉得听力问题使您显得"呆傻"或者"沉默寡言"				
S-8*	有人对您低声耳语时，听力问题是否会使您感到困难				
E-9*	您是否觉得有听力问题是一种残疾				
S-10*	在探亲访友时，听力问题是否会使您感到困难				
S-11*	是否由于听力问题，您不愿像以往那样经常出席正式的场合了(如会议、仪式等)				
E-12	听力问题会使您感到紧张吗				
S-13	是否由于听力问题，您不愿像以往那样经常探亲访友了				
E-14*	听力问题会引起您与家人的争吵吗				
S-15*	在看电视或听广播时，听力问题是否会使您感到困难				
S-16	是否由于听力问题，您不愿像以往那样经常上街购物了				
E-17	听力问题会使您心烦意乱吗				

续表

S-1	是否由于听力问题，您不愿像以往那样经常接电话了	问题	是的	有时	不是
E-18	是否由于听力问题，您更愿意一个人独处				
S-19	是否由于听力问题，您不愿像以往那样经常与家人交谈了				
E-20*	您是否觉得听力问题限制或者阻碍了您的个人生活或社会交往				
S-21*	在餐馆与亲戚朋友聚餐时，听力问题是否会使您感到困难				
E-22	听力问题会使您感到沮丧和失望吗				
S-23	是否由于听力问题，您不愿像以往那样经常看电视听广播了				
E-24	在与他人交谈时，听力问题是否会使您感觉不舒服				
E-25	在与很多人在一起时，听力问题是否会使您感到被疏远				

注：E 代表“情绪”；S 代表“社交场景”；* 代表 HHIE-S 问题。受调查者根据自己的听力情况在“是的”“有时”“不是”中选择一个，用√表示。回答“是”记 4 分、回答“有时”记 2 分、回答“不是”记 0 分。

目前，国内尚未有关于中小学生听力筛查公认的普适量表和专用量表，《中国听力语言康复科学杂志》发表的《中小学生听力筛查问卷》可提供一些参考，如表 11-5-7。

表 11-5-7　中小学生听力筛查问卷

（以下由学生本人填写，并画“√”进行单项选择）

姓名：　　年龄：　　出生日期：　　年　月　日

学校名称：　　班级：　　通讯地址：　　电话：

1. 你能听见闹钟响吗（在清晨的情况下）　　A 是　B 否　C 有时
2. 你和别人打电话时，能听清对方说话吗（排除电话信号不良的时候）　　A 是　B 否　C 有时
3. 你在下课后的教室或操场与别人交谈时，能听清对方说话吗（3m 之内）　　A 是　B 否
4. 当你看电视或听广播时，有人抱怨你把音量开得太大吗　　A 是　B 否　C 有时
5. 在教室上课时，你能听清老师讲课吗　　A 是　B 否　C 在第一排还行
6. 你经常听不见上课铃声吗　　A 是　B 否　C 有时

注：一定要填写自己的真实情况

（以下由知情人填写，并画“√”进行单项选择）

填写人姓名：　　填写日期：　　年　月　日　　与学生关系：□班主任　□家长　□其他

7. 您认为该学生说话流利、发音清晰吗　　A 是　B 否
8. 如果您用正常的声音和语速与该学生对话，需要您重复说话，他 / 她才能听清吗　　A 是　B 否　C 有时
9. 如果您在背后叫他 / 她时，他 / 她经常不理会吗　　A 是　B 否　C 有时
10. 与该生用电话交谈，您觉得他 / 她听觉有困难吗　　A 是　B 否
11. 该学生对突然出现的声音反应敏感吗（如安静的教室里有文具盒掉在地上的声音）　　A 是　B 否　C 有时

请您按以下评分标准为学生的测评题目打分

题号	分数	题号	分数
1	A 0分　B 2分　C 1分	7	A 0分　B 2分
2	A 0分　B 6分　C 3分	8	A 4分　B 0分　C 3分
3	A 0分　B 3分	9	A 0分　B 2分　C 1分
4	A 3分　B 0分　C 1分	10	A 2分　B 0分
5	A 0分　B 2分　C 3分	11	A 0分　B 2分　C 1分
6	A 3分　B 0分　C 1分		

自测分数：　　总分：

注：知情人应为学生的家长、监护人、班主任或其他与学生长期生活的成人；请如实回答问题，并根据题后的评分标准进行评分；总分 = 学生自测分数 + 知情人测评分数，以问卷调查总分是否为 0 作为筛查标准。

瑞典听力学家Espmark等人发表在2002年《国际听力杂志》题为《老年性听力损失双面性：听力损失和心理影响》的研究论文，进一步证明听力问卷筛查量化表和听力测试的结果有统计学意义的相关性，问卷可以作为听力筛查工具，供临床使用。

(6)老年人听力损失筛查：需在生活中自我观察或家庭成员等看护人员的日常观察，主要包括四个方面。①言语交流能力下降：老年听力损失早期以高频听力损失为主，特别是在噪声环境下言语交流更加困难，当听力累及中低频率时，即使在安静环境下言语交流也很困难。②情感和社会交流能力下降：老年人出现听力损失和言语识别能力下降，导致对周围事物不感兴趣，久之则变得多疑、猜忌和自卑，甚至出现焦虑、抑郁等心理精神问题及社会隔离现象。③认知能力下降：阿尔茨海默病在听力障碍的老年人中发病率比正常人高。④避险能力下降：对日常生活中的危险警告声，如交通工具的鸣笛声、火警、周围人的提醒声等的感知能力下降，同时伴有年龄增长出现的声源定位能力下降，由此带来安全风险。

(7)简易设备筛查法：是指一些数字测听程序的听力筛查，例如噪声下数字言语测试(digits in noise，DIN)，用0~9之间的数字作为测试材料，每3个不同的随机数字排列组合为一组，因此DIN测试也被称为“数字三联音测试(digit triplets test，DTT)”。DIN测试是由Smits和Houtgast提出的随机出现的三位数字，是最适合作为测试材料的数字形式，可以减少测试对听觉记忆和认知负载的需求。2004年荷兰学者Smits等首次利用固定电话实现噪声下数字言语筛查测试，该测试被用作荷兰的国家听力测试项目。美国、英国、澳大利亚等多个国家都开发了基于固定电话的DIN测试。2013年Smits等开发了基于互联网的DIN测试。首都医科大学附属北京同仁医院与英国南安普顿大学联合开发了互联网中文版DIN测试，Potgieter等开发了基于移动电话APP的DIN测试。

国内一般采用基于互联网的中文版DIN测试，选用长时平均语谱，噪声为掩蔽噪声，测试材料为0~9之间的数字，每3个随机数字作为一组，共有23组。测试过程中每个测试项只播放一次，以输入的数字和排序均正确视为结果正确；以受试者感觉舒适的强度作为给声强度；测试过程中要求受试者输入听到的数字。在固定噪声强度下，根据受试者的反应通过调整言语声强度，实现信噪比(signal-to-noise ratio，SNR)的自适应调整，如回答正确，SNR降低2dB；如回答错误，则SNR升高2dB；最后计算第4~23组SNR的平均值，作为测试结果。

(三)听力损失的诊断及转诊

听力初筛未通过者，说明可能存在听力损失；即便通过听力筛查，也并不能代表听力完全正常，更不能代表以后不会发生听力损失，应进一步使用有效的评估手段进行听觉能力的整体评估，包括常规听力测试、职业必备的听力技能评估及评估问卷等，或到耳鼻喉科或听力中心进行听力学评估。临床检查中需要询问听力损伤的相关病史，耳科的专科检查及声导抗、言语测听、听觉电生理检查、认知功能评估、影像学检查等，进而确定听力损失的诊断及分级。

(四)听力损失的干预治疗

对听力损失人群进行筛查诊断并制订干预治疗措施，是听力障碍康复成效的关键。听力干预治疗措施首先强调对原发疾病治疗，干预技术包括医学干预、听力补偿、听功能训练及言语-语言康复训练、中医治疗、基因治疗等方面。

1. 医学干预　医师根据医学诊断(听力损失的原因、程度及部位)确定适宜的治疗手段来恢复患者的听力。对常见的内耳疾病导致的听力损失，需参考相关的临床指南进行治疗；对伴有认知功能障碍的老年患者，需要尽早使用改善认知能力的药物。

2. 听力补偿　主要包括助听器选配和人工耳蜗植入，助听器验配前一定要耳鼻喉科医师进行专科医学评估。对于怀疑有认知或中枢处理障碍的老年听力损伤患者，需要神经科或精神科医师进行认知功能及中枢功能等相关检查。对于老年人，要考虑听力损伤可能存在持续加重的趋势，选配助听器应留有一定备用增益空间。对于年龄较大且手指灵活度欠佳的患者，推荐选配耳背式助听器。对于轻、中度听力损失者可，选用比较舒适的“开放耳”助听器，也可制作耳模。老年听力损失者应尽量避免选配定制式(耳内式、耳道式、深耳道式)助听器。人工耳蜗植入是目前解决重度或极重度感音神经性听力损失最为直接有效的康复手段，老年人群也可以选择人工耳蜗植入，能起到良好的效果。

3. 听功能训练及言语-语言康复训练　需要

有医生、听力学家、言语-语言治疗师、特殊教育者和心理学家参加，与患者建立长期关系以支持患者的听力、言语和语言的康复或重建，使听力障碍者回归主流社会。

听觉康复训练包括以下四个基本原则。

(1) 建立合理的期望值，避免期望值过高。

(2) 建立良好的心理状态和培养听觉言语交流习惯（听力下降的人群会有交流问题），在康复训练中要有意识地培养言语交流的习惯。

(3) 创建良好的康复适应性训练。

(4) 建立个体化方案，积极开展康复适应性训练。

未使用助听装置者，可采用以下交流方式改善言语流能力：①缩短谈话距离；②讲话者要吐字清晰，放慢语速、并适度提高音量；③充分发挥视觉功能，面对面交流，最大限度地利用唇读和肢体语言；④利用残余听力，对听觉察知、识别、辨别、理解分别进行训练，掌握聆听技巧。对于已经使用助听装置者，训练应建立在适应佩戴助听装置的基础上，对装置的调试、验证和效果评估应贯穿整个过程。

听觉康复包括认知训练和听力训练。常用的认知训练方法包括记忆训练，处理速度训练等。听力训练则从听觉察知、识别、辨别、理解四个方面逐步进行。在老年人群中需要重点告知以下五点：①正确对待老年性听力损失的发生和其产生的后果，听力下降是人类在目前社会环境下衰老过程中的必然结果；②听力下降可以通过积极干预得到延迟；③听力损失可以通过使用助听器得到合理有效的补偿，提高老年人的交流能力；④积极配合专家充分发挥助听器的作用；⑤有意识地随时调整补听策略而适应各种变化的聆听环境，保证交流质量。

4. 中医治疗 中国的中医治疗源远流长，对听力损失方面有独特的见解。中医理论认为，耳为心和肾之窍，与脑相通，与肾的关系十分密切。按摩耳部不仅可以强心壮肾，还可以增强耳部的气血流通，润泽外耳肤色，预防耳膜老化，从而起到防治耳患的作用。耳穴保健操又称耳穴按摩法，就是用手按摩对耳部穴位进行刺激，通过按摩激发耳穴经气，起到调整脏腑、通经活络、养生保健等作用。我国用耳穴诊治疾病至少有两千多年的历史。西汉《阴阳十一脉灸经》就有与上肢、眼、颊、咽喉相关联的“耳脉”的记录。《苏沈良方》称：“摩熨耳目，以助真气”。朝鲜《东医宝鉴》称：“以手摩耳轮，不拘遍数……以补肾气，以防聋聩也。”《厘正按摩要术》明确提出，按摩耳背可调节脏腑功能、防病治病。1957 年法国 Nogier 博士根据压痛法定位，提出耳穴分布大致如一个“倒置胎儿”的“耳穴治疗点图”，进一步验证了耳穴与身体的全息关系。

各种文献报告中均有一些耳穴和耳朵按摩手法，下文采用刘会等设计的耳穴保健操，具体操作如下。

第 1 节：搓手心，捂耳廓，即将手掌摩擦生热，随即将两掌按于两侧耳廓，使两耳听不到外界声音而嗡嗡作响为止。

第 2 节：按压，放松。按压、松开耳廓，即双手掌心面对耳廓，向内耳方向轻轻按下，然后轻轻松手，反复进行。

第 3 节：揉搓耳廓，先顺时针揉搓，再逆时针揉搓，即左右两手拇指相继放在耳廓背面，示指放在耳廓前面的耳甲艇部分，先从上往下揉搓，再从下往上揉搓。揉搓时用拇指指腹着力按揉，用拇指按揉时，则示指以螺纹面置于与拇指用力的相对部位。

第 4 节：提拉耳垂，即用食指、拇指提拉耳屏、耳垂，自内向外提拉。手法由轻到重，牵拉的力量以不感到疼痛为宜。

第 5 节：按压耳屏，即以两食指不断挤压、放松耳屏，左右耳屏同时进行。

第 6 节：鸣天鼓，即两手掩耳。两示指压中指，然后示指用力下滑敲击枕部及乳突部，略有敲击弹性，弹毕，做深呼吸 5 次。

第 7 节：轻拍耳廓，用拇指之外的 4 个手指拍打耳廓，以每秒 2 次的节律进行拍打，力量要轻。每节做 20 下，每天 2 次，每次 3 个循环，每个循环大约 8 分钟，共实施 18 周。

此外，针灸、中药（如耳聋左慈丸）口服、中药贴敷、耳穴压豆等辅助治疗均能显著提升患者听阈值，中药膏剂贴于听宫、听会穴、翳风穴等穴位。常见耳穴压豆方法：使用探棒在耳廓部位寻找以下穴位（内耳穴、外耳穴、肾俞穴、神门穴、皮质下耳穴等），酒精消毒，取带有王不留行籽的大小合适的胶布，紧贴于穴位上，患者可自行按摩相关穴位，每日 4 次，每次 2 分钟，按摩部位出现发热即可停止按摩。每 3 天更换胶布及王不留行籽。患者两耳轮换进行，7 天为 1 个疗程。

中药治疗方剂需要根据患者自身的情况加以

个性化的治疗，配合耳穴治疗，可以促进全身的经络通畅，气血运行，改善耳蜗的血液循环，减少耳蜗内循环血液淤滞，纠正耳内缺血、缺氧状态，继而改善听力状况。

5. 基因治疗　目前，也有一些研究利用基因治疗改善听力健康，如尝试将外源性 DNA 导入内耳，替换缺陷基因诱导毛细胞和神经纤维再生。

（五）疗效评估及随访

听力干预治疗的疗效评估及随访是闭环管理中的重要一步，疗效评估后若症状或临床指标有改善，则继续进行干预；若无改善，则需要重新制订干预措施及更改治疗方案。在听力损失预防、干预治疗阶段及疗效评估、随访阶段，一定要重视心理康复。

1. 疗效评估及随访　听力损失干预后需要进行疗效评估，应用听力损失标准再次进行听力损失的测评，观察听力损失症状是否有所恢复，听力干预的措施是否有效，注重随访频次，调整听力干预措施及治疗方案。

2. 积极的心理康复调整　心理康复是听力健康的干预中不可忽视的环节。由于现代社会经济的高速发展，事业、家庭等各方面的精神压力增大，精神压力与年龄、被动吸烟环境、家庭人均月收入产生交互作用，对于听力损失的发生、发展及听力损失的预后都有着重要的影响。心理与听力下降程度密切相关，不良的情绪改变会导致听力下降程度加重，而听力下降程度又会加重患者不良情绪的变化；且听力下降人群，焦虑、抑郁等负性情绪升高，容易自暴自弃、逃避现实，治疗不积极而延误治疗时机，心理调节在听力损失的预防、治疗和康复阶段都不容忽视。耳鼻喉科专业医师及健康管理中心需要及时通过心理自评量表测定高危人群的心理状况，并提出个性化的专业指导调节高危人群的心理状况，建立听力损失患者间的沟通，互相鼓励，调节好自我心理状态，增加社会归属感，增强治疗的信心，更好地改善患者的负性情况，促进治疗效果提高。

三、听力健康干预技术的发展方向

随着科学技术的进步，将会有更新的技术应用于听力健康的干预。从政府层面、医疗科研机构层面及个人层面共同努力，方能促进听力健康的实现。

1. 政府层面　加大保健力度，增加资金投入，将听力保健内容加入初级卫生保健中，普及到全年龄段。普及生活娱乐噪声危害知识，加大对娱乐场所的噪声监管及耳机等各种娱乐设施的国家标准，出台科学的用耳护耳方案，在学校中开设听力健康课程等。开展各年龄段的听力损失流行病学调查，掌握全国的听力情况。加快人群的听力干预及康复体系建设，关口前移，推动人群听力筛查的参与率，建立科学精确的预警方式，实现听力损失的早期干预。

2. 医疗及科研机构层面　继续开展对听力损失的基础研究，且在听力筛查的工具和方法、临床鉴别测试、言语和中枢听觉障碍测试、听力康复的策略和模式、助听器验配的评估以及听力损失的社会、心理、情绪和就业影响等各方面开始系统的研究。听力康复学要扩大发展并积极培养专业人员，深入听力损失病因学的研究，加快预防及治疗听力损失药物的研发。将听力筛查有效地纳入体检基础项目中，多形式开展听力健康的宣教。

3. 个人层面　积极参与听力健康的各种宣传教育，生活中注意养成良好的生活方式，远离高分贝的娱乐噪声，有听力损害的工种注意防护，佩戴防护耳罩等，按时参加职业病体检及日常体检，合理营养，育龄期女性注重孕期保健，积极参加婴幼儿的听力筛查，注意观察儿童、青少年、老年人的日常生活表现，及时发现听力问题，及时就诊。

（张　晗　郑红英）

参考文献

1. 谢静, 贺璐, 龚树生. WHO 世界听力报告的解读与思考 [J]. 中华耳鼻咽喉头颈外科杂志, 2021, 56 (10): 1131-1136.
2. 国家卫生和计划生育委员会新生儿疾病筛查听力诊断治疗组. 婴幼儿听力损失诊断与干预指南 [J]. 中华耳鼻咽喉头颈外科杂志, 2018, 53 (3): 181-188.
3. 中华医学会健康管理学分会,《中华健康管理学杂志》编辑委员会. 中国体检人群听力筛查专家共识 [J]. 中华健康管理学杂志, 2016, 10 (6): 420-423.
4. 全国防聋治聋技术指导组, 中华医学会耳鼻咽喉头颈外科学分会, 中华耳鼻咽喉头颈外科杂志编辑委员会, 等. 老年听力损失诊断与干预专家共识 (2019)[J]. 中华耳鼻咽喉头颈外科杂志, 2019, 54 (3): 166-173.
5. 贺祖宏, 李明, 邹圣宇, 等. 老年性聋的发病机制及干预研

究进展 [J]．中华耳鼻咽喉头颈外科杂志, 2020, 55 (11): 1105-1110.
6. 葛剑力, 耿莎莎, 陈昕, 等. 智慧医疗背景下社区老年听力损失筛查软件开发及验证 [J]．中国全科医学, 2023, 26 (2): 201-209.
7. 倪道凤, 张雁歌. 在中国体检人群开展听力筛查势在必行 [J]. 中华健康管理学杂志, 2016, 10 (6): 417-419.
8. 黄治物, 周嵌. 老年听力筛查模式及分级干预路径 [J]. 中国耳鼻咽喉头颈外科, 2023, 30 (4): 230-232.
9. 朱韵倩, 周文浩. 听力筛查及基因检测在遗传性耳聋诊疗中的应用进展 [J]．中华新生儿科杂志, 2021, 36 (6): 75-78.
10. 葛剑力, 耿莎莎, 段吉茸, 等. 老年听力损失筛查模式研究进展 [J]．中国初级卫生保健, 2022, 36 (11): 34-38.
11. 刘新颖, 周玲玲, 张雅娜, 等. 老年听力损失的筛查工具 [J]．中国听力语言康复科学杂志, 2021, 19 (4): 261-264.

第六章 骨健康管理干预技术及应用

第一节 骨健康与全身健康

一、骨健康管理的概念

骨健康是骨骼、骨关节、骨周围组织、骨代谢的机能状态、营养状况、结构状况的综合分析。骨骼如人体的框架,承担着人体的重力支持、保护功能、运动功能、代谢功能、造血功能等作用。人体不同的骨骼通过关节、肌肉、韧带等组织连成一个整体,对身体起支撑作用。骨健康管理是对人群骨骼健康生活的质量提高和高危人群病前状态的有效干预,积极有效的骨健康宣教对提升大众对骨健康的认识、掌握骨健康相关知识、改善不良生活习惯和生活方式、调理骨骼亚健康状态有着非常重要的意义。

骨健康管理是指运用先进的骨科学经验,结合现代管理科学的理论和方法,通过明确的目标、周密的计划及有组织的管理方法,来调动社会民众积极性,通过全面的详细调查采集民众信息并评估其危险因素,用于骨健康的咨询与指导,制定骨健康的维护促进计划,实施一系列的骨健康管理措施。通过骨健康保健和医疗技术,建立起一套整体、详细及个性化的服务流程,促进及维护骨骼健康的方法,达到防治骨及相关骨骼疾病的目的。

骨健康管理主要包括三个方面:调查、相关风险筛查与评估、管理与干预。

(一) 调查

调查是为了解和掌握社会民众重点关注的骨骼健康的问题和需求的一种健康管理服务模式,是一种及时解决问题的重要方法。其意义在于发现影响骨骼及其骨骼相关健康的各种潜在因素,使医护人员在诊疗过程中都能够增强疾病预见性和主观能动性。

(二) 相关风险筛查与评估

骨骼及其相关疾病的正确诊断与防治是建立在骨健康评估基础上的,其重点在于把参与调查者的一般基本信息、基因遗传因素、日常生活方式、身体行为状况及其工作生活环境等诸多因素,采用定性和定量相结合的分析方法对其骨健康进行相关风险预测。

(三) 管理与干预

根据自身骨骼健康特征量身定制,为广大民众提供骨健康及相关方面的咨询方案,制订出全面化、系统化、规范化的骨骼健康管理方案。通过对骨相关疾病的预防及诱因控制,广泛开展骨健康教育,指导并干预公众的不良生活方式,并对已患有骨骼相关疾病的人群进行康复教育指导等一系列措施。事实证明,通过对上述人群进行全面管理后,在预防和控制骨骼疾病、延缓疾病的自然发展发生、降低我国医疗成本等诸多方面有着明显改善。

随着交通工具的改善,人类运动减少,骨关节及肌肉的退变有逐步加快的趋势。不良工作及生活方式促使骨骼疾病高发,脊柱、膝等关节亚健康问题突出,骨健康管理面临的多重问题导致医疗负担急剧增加。此外,我国人口老龄化问题日显严重,各种慢性病(包括骨关节疾病)严重威胁着老年人的健康,影响晚年生活质量。

二、骨健康与全身健康的关系

从骨的发育角度来讲,骨健康是指骨的发育、形态和功能正常;从骨的生理学角度来讲,骨健康是骨的营养、骨代谢和骨量正常。综合两个概念,骨健康的基本含义可以理解为骨的发育形态、营养代谢和骨量正常以及骨能正常发挥生理功能和抵御骨疾病的能力。骨健康的研究方向集中在骨的发育、营养及骨量形成的过程及其影响因素,骨健康的影响因素包括多个方面,主要有营养、运动、阳光、内分泌代谢等。

(一) 营养与骨健康

均衡营养是骨骼健康的基础。食物要多样化,主食和副食、荤菜与素菜、粗粮与细粮互相搭配,膳食平衡,为骨骼提供充足营养。补充对骨骼有益的营养素,预防出现如腰酸背痛、身高变矮、弯腰驼背等骨质疏松症的症状，保障骨骼健康。骨骼组织需要包括微量元素和蛋白质在内的24种组成成分，镁、硅、硼、锌和铜等矿物质是增强骨基质所需要的物质，维生素在促进钙在骨骼中沉积过程中也发挥着作用。

（二）运动与骨健康

在阐述运动和骨骼的关系之前，先了解与骨健康有关的指标：第一是骨强度，指骨骼质量和骨骼抗骨折能力，反映骨量与骨质量的整体水平。第二是骨量，如果骨量减少，则骨强度降低，骨量可用骨密度仪准确测得。第三是骨质量，这是一个综合指标，与骨骼的结构、骨转换率、矿化程度、累积损伤、骨基质蛋白等多种因素有关。

2001年世界卫生组织定义的骨质疏松症是以骨强度降至使机体罹患骨折危险增加为特征的骨骼疾病。骨质疏松症在世界范围内广泛流行，已经成为重要的公共卫生问题。性激素水平低下、缺乏运动和营养不合理是骨质疏松发生的三大危险因素。人体的衰老过程必然伴随着性激素水平逐渐下降，但是如果从现在开始，从孩子开始，把合适的运动锻炼和一定的体力活动作为日常生活的必要部分，并注重平衡膳食，摄入充足的营养素和对骨骼健康有保护作用的营养成分，则能保证骨骼的健康。

运动及合适的体力活动有助于预防和治疗骨丢失和骨质疏松。研究发现，运动可以增加骨量，维持合理的骨转换水平，保证适度的骨骼矿化，修复骨骼的微损伤，改善骨骼结构。运动作为预防和治疗骨质疏松的手段，不仅安全、经济而且具有其他的健康效益，如增加体位稳定性，增强肌力和耐力，预防摔倒，减少骨质疏松性骨折的发生等。

活动方式决定骨量。运动或体力活动是决定骨量峰值的一个重要因素，但不同的运动形式和运动强度对骨矿物质含量影响的效果并不一样，只有达到一定的运动量后才能发挥改善骨密度的作用。保持日常的体力活动有助于提高或维持骨量。调查发现，儿童时期适当的体力活动有助于青年女性跟骨骨密度的提高；有氧运动增加股骨颈和脊柱骨密度；绝经前妇女目前的体力活动水平越高，则其脊柱骨密度越高。绝经后妇女背部力量越大，则腰椎骨密度越高，而握力则决定其桡骨的骨密度，从事体力劳动的绝经后妇女骨丢失的发生率比脑力劳动者低。

运动方式影响骨密度，平均跑步9年的50岁以上人群腰椎骨量显著高于非跑步者；高负荷承重运动项目（如足球、曲棍球和柔道）的运动员比低负荷非承重运动项目（如游泳）运动员骨密度高，排球和篮球运动员的腰椎骨密度高，而游泳对骨密度影响不大。阻力运动给予骨骼较大的负荷，因此力量训练者具有较高的骨密度。调查发现，参加肌肉训练的青年女性脊柱骨密度比以有氧运动为主要锻炼方式的女青年显著增高，举重运动员的腰椎骨密度较高，职业网球选手执拍胳膊的骨密度比另一只胳膊高30%。

在任何年龄阶段，运动都是构成健康生活方式的一部分。在正常情况下，长期运动促进骨量增加。运动能够减少骨丢失，保持骨小梁立体网状结构，使骨胶原排列更紧密、更有规则。体内骨量的增加依赖于营养的补充，包括钙和骨胶原的补充。研究发现，给经常锻炼的人每天补充800mg钙，与未补钙的相同人群相比，骨量增加显著。运动及适当的体力活动普遍有助于预防和治疗骨丢失和骨质疏松。由于体力活动而引起骨量的改变一般为2%~3%，不同的运动形式和运动强度对骨矿物质含量影响的效果不一样，动力型、高变化率、张力不平衡分布的高强度运动是有效增加骨密度的最佳运动。还应该注意，对于不同的人，一定针对个体的身体状况和患病情况，制订个性化的运动方案，保证骨健康。

（三）阳光与骨健康

维生素D的作用相当于钙类稳定剂，它能帮助人体最大限度地吸收钙。维生素D重要的来源之一是阳光，太阳、紫外线与皮肤中的化学成分相互作用可以产生维生素D，其能促进钙的吸收。所以适时适量参加户外运动，有利于强壮骨骼。

（四）内分泌失调与骨健康

内分泌代谢性疾病是由于激素的合成、分泌或生物活性异常导致的一类疾病。人体分泌的数百种激素中，很多激素对骨的生长、发育或代谢有直接或间接的作用。因此，内分泌代谢疾病常伴有骨骼发育或代谢的异常。内分泌代谢疾病伴发（或继发性）的骨质疏松症，其症状因原发疾病的病因不同而异。多数症状较为隐匿，常被原发病的表现所掩盖。不少患者在进行X片检查时才发现已经并发骨质疏松症。部分患者诉腰背酸痛、乏力、肢体抽搐或活动困难。病情严重者可以有明显骨骼疼痛，轻微损伤即发生脊柱、肋骨、髋部或长骨的骨折。认识和早期诊断内分泌代谢疾病引起的继发性或伴发性骨代谢异常，对骨质疏松症及骨折的防治有着重要的意义。

第二节　骨骼疾病的风险筛查与评估

随着社会经济、文化的发展及全民健康素养的提升,公众对骨骼健康的需求日益迫切,所以维护骨骼健康势在必行。

一、膝骨关节炎风险筛查与评估

根据中华医学会骨科分会《骨关节炎诊疗指南(2018年版)》,膝骨关节炎即膝关节部位因多种因素引起关节软骨纤维化、皲裂、溃疡、脱失而导致的以关节疼痛为主要症状的退行性疾病,是力学和生物学因素共同作用下导致软骨细胞、细胞外基质以及软骨下骨三者降解和合成偶联失衡的结果。其病因尚不明确,发生与年龄、肥胖、炎症、创伤及遗传因素等有关。病理特点为膝关节软骨变性破坏、软骨下骨硬化或囊性变、关节边缘骨质增生、滑膜病变、关节囊挛缩、韧带松弛或挛缩、肌肉萎缩无力等。膝骨关节炎分为原发性和继发性。原发性骨关节炎多发生于中老年人群,无明确的全身或局部诱因,与遗传和体质因素有一定关系。继发性骨关节炎可发生于青壮年,继发于创伤、炎症、关节不稳定、积累性劳损或先天性疾病等。

(一) 膝骨关节炎功能评估

膝骨关节炎患者一般感觉功能正常。运动功能、平衡功能及步态会出现异常。因为膝关节疼痛及肿胀,变形(膝内外翻、膝关节畸形及屈曲)会导致膝关节运动功能受限,如早期可能出现因疼痛需要侧身上下楼或不能完全蹲下,或不能长时间站立等;中期可出现关节绞锁或关节伸展、屈曲不全;晚期关节活动受限加重,出现关节畸形,最终导致残疾,甚至需要使用轮椅或不能离床。在行走或站立时因疼痛、畸形等会出现不稳、跛行,平衡功能障碍及步态异常。此时的平衡及步态异常,需要与神经源性疾病相鉴别。

膝骨关节炎最重要的评价方法是步态分析。膝骨关节炎患者由于疼痛和关节僵硬在步行过程中膝关节屈曲受限,以足趾着地的方式行走。疼痛时,足跟不敢着地,后蹬无力,支撑阶段不能很好地缓冲,地面反作用力曲线出现异常,因此步态分析对疼痛治疗具有重要的指导意义。膝骨关节炎患者客观的步态分析也用以膝骨关节炎的功能性诊断,通过步态分析的参数对膝骨关节炎患者进行简单的功能严重程度分级。

(二) 膝骨关节炎结构评估

1. 视诊　如果关节内无积液或增生骨赘可无关节肿胀,如果有关节内无积液或增生骨赘则可见关节肿胀,一般皮色不红,如果内或外侧磨损严重,则可见内外翻畸形,如疼痛严重或长时间处于屈曲保护状态则可出现畸形,如关节积液严重或增生骨赘明显,则可出现膨大畸形。

2. 触诊　一般无皮温升高,有或无关节肿胀、结节或骨性膨大。

3. 动　通过检查膝关节被动、主动活动度及半月板、韧带等相关检查,评定膝关节退变损伤程度。

4. 量　早期膝骨关节炎肢体周径及肢体长度一般与健侧一致,晚期则因为肌肉萎缩及软骨或软骨下骨磨损及内外翻屈曲畸形等,可出现肢体周径及长度与健侧不一致。

5. 影像学检查　包括X线平片、CT、MRI、放射性核素检查。观察整体骨质大体变化及力线改变,X线平片优于MRI。CT可以对局部骨缺损等复杂病变准确观察。MRI对于早期骨与关节及软组织的改变显像优于X线平片及CT。放射性核素检查(骨显像)检查时,显示病变区域局限性放射性浓集有早期诊断意义。红外图像融合技术,炎性病变时成骨反应及血管聚集区显像明显。

6. 超声检查　可通过肌骨超声快速检测关节积液,关节周围囊性病变,神经血管情况以确定膝骨关节炎症状轻重。

(三) 全身化验检查

1. 血液检查　①一般检查:血常规、尿常规、C反应蛋白、血沉、生化(肝、肾功能,血浆白蛋白与球蛋白比值),免疫球蛋白、蛋白电泳、补体等;②自身抗体:类风湿因子(rf)、抗环瓜氨酸肽(CCP)抗体、类风湿因子IgG及IgA、抗核周因子、抗角蛋白抗体,以及抗核抗体、抗ENA抗体、抗“O”滴度等;③遗传标志物:HLA-B27、HA-DR4及HA-DR1亚型。一般血液化验检查正常,如合并炎性反应,可能出现C反应蛋白、血沉稍微升高的情况。

2. 关节液检查　①关节液培养可鉴别是否为细菌感染，偏振光检测可鉴别痛风的尿酸盐结晶。②关节液常规检测，膝骨关节炎一般正常，部分可有钙化物。

3. 膝骨关节炎影像学检查

(1) X 线检查：为膝骨关节炎明确临床诊断的“金标准”，是首选的影像学检查。在 X 线片上膝骨关节炎的三大典型表现为受累关节非对称性关节间隙变窄、软骨下骨硬化和 / 或囊性变、关节边缘骨赘形成。部分患者可有不同程度的关节肿胀，关节内可见游离体，甚至关节变形。

(2) MRI：表现为受累关节的软骨厚度变薄、缺损，骨髓水肿、半月板损伤及变性、关节积液及腘窝囊肿。MRI 对于临床诊断早期膝骨关节炎有一定价值，目前多用于膝骨关节炎的鉴别诊断或临床研究。

(3) CT：常表现为受累关节间隙狭窄、软骨下骨硬化、囊性变和骨赘增生等，多用于膝骨关节炎的鉴别诊断。

二、颈椎病风险筛查与评估

颈椎病是指由于颈椎退变、关节增生、颈椎间盘突出、骨关节错位、肌肉韧带损伤等原因，导致颈椎局部肌肉韧带、交管神经、颈椎脊神经、椎动脉、颈椎脊髓等受到刺激、压迫、损伤，出现一系列以头部头晕头痛、颈部疼痛、活动受限、上肢疼痛麻木无力为主要症状的系列临床综合征的统称。

(一) 颈椎病的风险因素

颈椎病是中、老年人的常见病、多发病之一。近年来，幼年颈椎病的发病率逐年升高，主要是由于颈部劳损、外伤、退变、风寒、睡眠姿势不当等原因引起。常见的病因有：①长期大幅度的不规律活动是造成颈椎病变的最大生理原因；②外伤是颈椎病发生的直接因素，颈椎活动范围较大，在出现颈椎外伤的瞬间，颈椎的位置决定了损伤的程度及类型，可以引发不同的临床症状；③不良的姿势是颈椎损伤的另外一大原因，长期不良的姿势均会使颈部肌肉处于长时间的疲劳状态而容易发生损伤，不良睡姿使颈椎处于非生理位置，加速颈部的退变及损伤程度，引起颈部肌肉、韧带、关节等的劳损和退行性改变而导致颈部疾病的发生；④感染是颈部疾患的原因之一，感染可以诱发颈椎病，特别是慢性咽部感染使局部的炎症随着局部淋巴回流、体液的局部渗透，诱发颈椎局部低毒性感染，出现刺激症状；⑤颈椎的发育不良或发育畸形也是颈椎病发生不可忽视的原因之一，单侧椎动脉缺如的患者椎动脉型颈椎病的发生率几乎是 100%。此外，颅底凹陷、先天性颈椎融合、根管狭窄、小椎管等，也是本病发生的重要原因。

(二) 颈椎病风险筛查

颈椎病复杂多样，其常用的诊断方法及影像学检查有以下几种。

1. 问诊　重点询问颈部疼痛病史、诱发因素、缓解因素等情况。

(1) 症状询问：询问患者目前的症状及其严重程度。

(2) 有无外伤史：一般急性发病者，多有明确的外伤史，临床症状也较典型。起病缓慢的患者多是因姿势不当引起的。其发病慢，临床症状逐渐出现，容易漏诊或误诊。

(3) 疼痛特点：疼痛的性质、范围、部位及影响因素是询问的重点，疼痛的性质、特点对脊柱相关疾病诊断具有重要意义。常见的疼痛性质为酸痛、胀痛、刺痛、牵拉痛、烧灼痛等。软组织急性损伤所致的疼痛常固定不移；颈椎神经根性痛则常在上肢出现呈阵发性疼痛；癌肿痛则多持续不减。

(4) 麻木情况：麻木常见于神经根型颈椎病，麻木出现的范围、部位及严重程度，用以判断压迫脊神经的情况。

(5) 无力情况：神经根型及脊髓型颈椎病是无力发生的常见原因，检查上肢不同关节的屈伸无力情况可以判断不同的脊神经受压损伤。

2. 望诊

(1) 患者就医时颈部的皮肤情况、是否对称、外部形态等。

(2) 医师在患者颈椎局部病变部位暴露后观察到的异常形态。

(3) 站立、行走、坐卧时颈部表现出来特殊形态或异常姿态。

3. 触诊　触摸及按压，检查患者全身及颈椎局部。

(1) 压痛及叩击痛：颈椎疼痛的部位、疼痛放射的部位、疼痛的深浅程度(如高敏或迟钝状态)。

(2) 皮肤检查：触摸颈椎皮肤弹性、硬度、温度，有无肿胀、瘢痕，以及与周围或深部软组织的关系。

(3) 脊柱关节弹响：颈椎病在伸屈活动时可出现颈椎的摩擦感及弹响，按压棘上韧带时出现条索及钙化区等。

(4) 脊柱棘突检查：查看棘突是否在一条直线上。

4. 动诊　检查颈椎主动及被动活动度，被动活动度一般大于主动活动度。正常关节的运动方式及运动范围因部位而不同，颈椎有六个活动范围，前屈后伸、左右旋转及头部环转运动。

5. 特殊检查

(1) 椎间孔挤压试验：患者取坐位，医师双手扶头使患者头部向后仰侧屈于患侧，并向后下方适当用力挤压颈椎，引起颈部疼痛并上肢放射疼痛者为阳性，说明神经根在椎间孔受到刺激压迫，常为神经根型颈椎病。

(2) 击顶试验：患者端坐，医师一手扶于头顶，用另外一只手握空拳叩击头顶上的第一只手，如果出现神经根受刺激而上肢放射痛或麻木者为阳性，是因为叩击时造成椎间孔突然缩小，常为神经根型颈椎病、颈椎间盘突出等疾病。

(3) 臂丛牵拉试验：患者取坐位，医师一手扶患者头部一侧向健侧，另一只手牵拉患侧上肢前臂向下或外下，两手反向用力，患侧上肢出现疼痛或麻木为阳性，阳性者常为神经根型颈椎病、颈椎间盘突出等疾病。

(4) 阿德森试验：患者取坐位，两臂放于膝上，先比较双侧桡动脉搏动情况，头延伸并转向患侧作深呼吸，医师立即触其两侧挠动脉波动。若患侧挠动脉搏动显著减弱或完全消失，而健侧搏动正常或仅稍减弱，即为阳性。主要检查有无颈肋、胸廓出口综合征、胸小肌间隙狭窄、前斜角肌综合征等。

(5) 头晕诱发试验：患者端坐位，一手扶于颈枕部，另一手扶于下颌部位，轻微小幅度转动头部，诱发头晕、恶心等症状加重者，即为阳性。

6. X线检查　颈椎六位片常指颈椎的X片，颈椎六位片包含X线正位、侧位、过屈拉伸(动力位)、双斜位、张口位片。如颈部仅仅表现为疼痛僵硬者，一般要求拍摄颈椎正侧位；如有上肢或肩背部症状者需要拍摄正侧及双斜位片；如以头晕为主要症状者需要拍摄颈椎正侧、前曲、背伸功能位片及张口位片。

7. CT检查　CT检查有良好的密度分辨力，能较好地分辨椎骨、椎管内外软组织的位置结构，可清楚显示椎管内外软组织、脊柱骨质、椎管、硬膜、脊髓和神经根的结构及其相互关系，对颈椎间盘突出症是否钙化、椎管是否狭窄、颈椎骨折及增生有较大的临床意义。

8. MRI检查　对软组织病变，尤其是脊髓病变、韧带损伤以及脑组织的灰质、白质等有较高的分辨力，对于脊髓型颈椎病、颈椎间盘突出症、骨折、颈椎周围软组织病变、血管畸形、脊髓损伤、髓内肿瘤等有较大的临床意义。

三、腰椎病的风险筛查与评估

腰椎病是指因脊柱及脊柱周围软组织急慢性损伤或腰椎间盘退变、腰椎骨质增生等原因引起，在临床上表现为以腰痛、腰部活动受限和腰腿痛为主要症状的疾病。腰部软组织劳损、腰部肌筋膜炎、腰椎退行性骨关节病、腰三横突综合征、腰椎间盘突出症、急性腰扭伤、梨状肌综合征、腰椎结核等都属于腰椎病的范畴。

(一) 腰椎病风险因素

腰部急性损伤多因挑担、抬杠、搬挪重物等用力过猛、闪转扭伤等扭伤软组织，引起肌肉、筋膜、韧带损伤，甚至撕裂。肌肉损伤多在其起止点或肌筋膜受牵拉部位。其病理变化为肌肉、筋膜、韧带、关节突及滑膜的损伤，产生无菌性炎症改变，如充血、水肿、纤维组织增生和粘连等。韧带可能撕裂或断裂，刺激、压迫神经末梢，引起疼痛。根据损伤的病理发展过程，急性软组织损伤大致可分为早、中、后三个时期。早期指伤后24或48小时以内，组织出血和局部出现红肿痛热、功能障碍等征象的急性炎症期。中期指受伤24或48小时以后，出血已经停止，急性炎症逐渐消退，但局部仍有瘀血和肿胀，肉芽组织形成，并开始吸收，组织正在修复。后期损伤基本修复，肿胀、压痛等局部征象的消除。

腰部慢性软组织损伤多是由于长时间处于一个强迫姿势工作或重复一个动作引起局部软组织损伤，引起肌肉、肌腱、腱鞘和连接椎体的各条韧带及腰背筋膜、滑膜、关节囊等组织损伤，从而引发的一系列临床症状。急性软组织损伤疾患通过治疗大多可以治愈，有一部分未经正规治疗则转化成慢性。但多数慢性软组织损伤起病即表现为慢性。慢性腰部软组织损伤的病因有以下五种。

1. 积累性损伤　指人体受到的一种较轻微的持续性的反复牵拉、挤压而造成的损伤，通过长时间积累，超过人体的自我恢复代偿能力，成为一种积累性损伤疾病。

2. 隐蔽性损伤　大部分不被患者所察觉，如在一些娱乐性活动中或偶然的较轻微的跌、打、碰、撞所造成的损伤。

3. 疲劳性损伤　指人体的四肢、躯干长时间超负荷工作所造成的损伤。如长时间激烈的体育活动，四肢、躯干超负荷工作所造成的损伤，勉强搬抬重物所造成的损伤等，皆属于疲劳性损伤。其特点是作用强度小、长时期存在、潜伏性强。

4. 腰肌劳损　是指腰骶部肌肉、筋膜以及韧带等软组织的慢性损伤，导致局部无菌性炎症，从而引起腰臀部一侧或两侧的弥漫性疼痛。本病又称"腰臀肌筋膜炎"或"功能性腰痛"，中医称为肾虚腰痛，是慢性腰腿痛中常见的疾病之一。临床主要症状为长期反复发作的腰背部酸痛不适或呈钝性胀痛，腰部重着板紧，如负重物时轻时重，缠绵不愈。充分休息、加强保暖、适当活动或改变体位姿势可使症状减轻，劳累或遇阴雨天气、受风寒湿影响则症状加重。腰部活动基本正常，一般无明显障碍，但有时有牵掣不适感。急性发作时，诸症明显加重，可有明显的肌痉挛，甚至出现腰脊柱侧弯，下肢牵掣作痛等症状。

5. 腰背肌筋膜炎　多表现为腰部广泛性隐隐疼痛，或腰部有负重感、蚁行感，劳累、受冷则重，休息、遇热则症状缓解。多见于女性，多有受凉史，尤其在流产或者分娩后休息不好或受风着凉后发病。

6. 腰椎骨关节病变　腰椎的骨性结构(椎体、椎弓根、椎板、横突、棘突)围成的椎管、椎间孔构成神经通道，韧带、椎间盘、小关节将上述骨性结构联结在一起，与周围的肌群共同维持腰椎的稳定和运动。上述结构中的骨性结构和软组织发生病变或损伤时，就会出现相应的症状。由于软组织、肌肉病变后的牵拉或撕脱，日久便形成骨质增生；骨质增生的形成又对软组织产生机械性刺激，压迫神经导致神经根水肿变形，产生腰腿痛等症状，如此恶性循环，病情不断加重。

(二) 腰椎病常用的诊断方法及影像学检查

1. 问诊　详细、准确地询问患者脊柱相关疾病的发生、发展、就医及诊治过程。重点询问症状的过程、现有症状；重点询问疼痛病史、诱发因素、缓解因素等。

(1) 症状询问：询问腰椎疾病的症状严重程度。

(2) 有无外伤史：腰痛疾患的多有外伤史或劳损史。一般急性发病者，多有明确的外伤史。如急性腰扭伤的患者，多有腰部撞伤或腰部的强力扭转史或用力不当史；起病缓慢的患者，常缺乏明显的外伤史，多是由反复、多次的积累性损伤引起。其发病慢，临床症状也逐渐出现，因此容易漏诊或误诊，如慢性腰肌劳损的腰痛患者多有长期的弯腰工作史。

(3) 疼痛特点：疼痛的性质、范围、部位及影响因素是询问的重点。注意疼痛的性质、特点对脊柱相关疾病诊断具有重要意义。患者对疼痛性质的描述可能各不相同，软组织急性损伤所致的疼痛常固定不移；腰椎神经根性痛则常在上肢出现呈阵发性疼痛；腰椎间盘突出症的疼痛多呈放射痛；腰椎管狭窄症的疼痛多在久行后疼痛，慢性腰肌劳损的患者多在休息时出现腰部疼痛。询问疼痛与活动、体位的关系。

(4) 麻木情况：腰椎疾病常见的一个症状就是下肢麻木。

(5) 无力情况：记录下肢肌肉无力的范围及级别。

2. 望诊

(1) 主要查看患者腰部及下肢外部形态，包括特殊步态、特有姿态。

(2) 观察患者腰椎局部病变部位暴露后观察到的异常形态，如肿胀、畸形。

(3) 站立、行走、坐卧及上下楼等特殊形态或异常姿态，如急性腰扭伤的患者多可见代偿性的骨盆倾斜等。

3. 触诊　触摸、按压检查全部及腰椎局部。

(1) 压痛：检查腰部疼痛的部位、疼痛放射的部位、疼痛的深浅程度(如高敏或迟钝状态)，如腰椎间盘突出症的患者在椎旁的压痛及放射痛。

(2) 叩击痛：通过重力叩击局部从而判定病变部位的深浅及有无下肢放射痛。

(3) 皮肤检查：触摸患者皮肤的弹性、硬度、温度，有无肿胀、瘢痕，以及与周围或深部软组织的关系。

(4) 脊柱棘突检查：查看棘突是否在一条直线上。

4. 动诊　检查腰椎主被动活动度，被动活动度一般大于主动活动度。正常的关节的运动方式及运动范围因部位而不同，脊柱一般有屈伸、侧弯、旋转等。先检查自主活动，后检查被动活动。

5. 特殊检查

(1) 直腿抬高试验：检查者以一只手握患者足跟，另一只手保持下肢伸直，并将下肢抬高，一般能直腿抬高 60°~80°，除腘部感觉紧张外无其他不适者为正常。抬高不能达到正常角度且沿坐骨神经有放射痛者，即为阳性。直腿抬高至最高时出现下肢疼痛加重，轻微降低直腿抬高度数，使疼痛消失，再突然将足背伸，如引起患肢放射性疼痛或麻木者，即为直腿抬高加强试验阳性。借此可以区别于髂胫束、臀筋膜挛缩症、腘绳肌等所造成的直腿抬受限。

(2) 健侧直腿抬高试验：患者仰卧，肢体平伸，医师将患者健侧肢体直腿抬高，在健侧肢体抬高过程中，患侧肢体出现疼痛或麻木症状者为阳性，腰椎间盘突出症突出严重者，此试验常为阳性。

(3) 腹部垫枕试验：患者俯卧，在腹部垫一个高枕，腰部及腿部症状减轻者，即为阳性，说明椎管内神经压迫，若为阴性，表明椎管内因素较多。

(4) 胸部垫枕试验：患者俯卧，在胸部垫一个高枕，腰部及腿部症状加重者，即为阳性，说明椎管内神经压迫，若为阴性，表明椎管为因素较多。往往与上一个试验交替检查，验证疾病的情况。

(5) “4”字试验：检查右侧左腿伸直，将右侧足置左膝上部，然后医师一手按住左髂前上棘，另一手将右膝向下压，如感右侧骶髂关节部有疼痛时为阳性。骶髂关节病变时此试验多为阳性，做此试验时，必须首先肯定同侧髋关节是否正常，如有病变，此试验亦阳性。

6. X线检查　患者应常规拍摄腰椎正侧位平片。X线检查对腰椎间盘突出症的诊断只作参考，其重要性在于排除腰椎其他病变，结核、肿瘤、类风湿脊柱炎和腰骶先天畸形。

(1) 正位片：可见脊柱侧凸，尤以L4~L5椎间盘突出多见。侧弯可凸向患侧，也可凸向健侧，需视突出的髓核与神经根的关系而定。侧凸可示椎间隙左右不等宽，但这种左右间隙的改变或上下椎间隙不等宽的改变并无诊断椎间盘突出症的意义，实际上仅反映了腰椎保护性姿态。

(2) 侧位片：对诊断腰椎间盘突出症价值较大。正常的腰椎间隙宽度，除L5~S1间隙外，均是下一间隙较上一间隙为宽。在腰椎间盘突出症时，可见受累椎间隙变窄，有时前窄后宽，腰椎前凸消失，严重者甚至可呈现为后凸，锥体上下缘可有骨质增生。

(3) 斜位片：对排除可引起类似症状的腰椎弓根处病变，明确左、右侧腰椎弓根部情况。

7. 脊髓造影　其诊断可靠率为29%~40%，目前常用的造影剂为水溶性碘剂，比较稀薄，反应小，容易抽出，也可短时间内自行吸收。脊髓造影可看到整个椎管，可以鉴别肿瘤和椎管狭窄症。腰椎间盘突出多在椎管一侧，硬膜的外前方可形成小而规则的充盈缺损或压迹，压迹的位置对着椎间隙；而脊髓马尾肿瘤，可造成椎管的部分和完全梗阻，造影剂中可形成杯状缺口或充盈缺损，缺损常对着锥体，缺损范围可延及超过邻近的椎间隙和锥体，因肿瘤的部位不同，充盈缺损也有不同的类型。

8. CT检查

(1) 椎间盘后缘变形：在髓核突出时，与骨性关节面板边缘平行的椎间盘有一局部突出，根据局部改变的性质可区分为椎间盘破裂与弥漫性膨出，后者为退行性变的一种早期征象。

(2) 硬膜外脂肪移位：下腰椎区域尤其是硬脊膜囊变小的L4~L5和L5~S1平面，通常有丰富的硬膜外脂肪。纤维环破裂时，呈软组织密度突出的髓核，替代了低密度的硬膜外脂肪，在病变平面上，两侧相比，透亮区域呈不对称。

(3) 硬脊膜囊变形：椎体骨性关节面板在上腰段通常是凹陷的，L4平面呈直线，在L5~S1平面略凸。而硬脊膜囊在上腰段占据整个骨性椎管，在下腰段则并不充盈。故仅当椎间盘突出相当大时，才能造成硬脊膜囊显著变形，并缩小呈新月形裂隙状。

(4) 神经根梢的压迫和移位：正常情况下神经根梢呈软组织密度，位于骨性椎管外侧，椎弓根内侧。当碎片向骨性椎管外侧突出时，将根鞘向后推移。

(5) 骨性椎管内的真空现象：髓核脱水和变性，使髓核内积气称为真空现象。椎间盘内气体的存在是一种变性征象，只有当气体位于椎间盘后缘以外时方可诊断为突出。突入椎体的髓核周围往往可见到骨硬化带。

9. MRI检查　椎间盘突出的MRI可见突出的髓核呈扁平型、圆形、卵圆形或不规则形。突出的髓核与未突出的部分之间有窄颈相连，此征象于矢状位显示清晰。游离的髓核为圆形或卵圆形孤立团块。脱出或游离的间盘碎片周围环绕一低信号带。突出的髓核如发生钙化，可形成一团块。MRI还可清楚显示邻近椎间盘的变化及硬膜囊和脊髓受压的状况。

10. 肌电图检查　肌电图检查对腰椎间盘突出的诊断有一定的意义。是检查某一神经根所支配的肌肉静止时及运动时生物电压情况，借以确定该神经根是否受压，但最好选择的肌肉系由一个神经所支配，以便明确该神经受累。故对临床不典型的病例具有一定的意义，可作为辅助诊断。

第三节　骨健康管理的干预技术及应用

一、健康科普教育

1. 膝关节健康的科普教育　对于膝骨关节炎的可控因素，易发人群自己可以通过“三不一适当”，即不劳累，不受伤，不受凉，适当肌力锻炼加以预防。具体做到：①路不要走太久；②不做大运动量的锻炼，如跑步、跳高、跳远；③避免半蹲、全蹲或跪的姿势，如蹲马步；④不做膝关节的半屈位旋转动作，防止半月板损伤；⑤保持理想体重以减轻膝盖的负担；⑥注意膝盖的保暖，可以穿长裤、护膝来保护膝盖；⑦少搬重物，少穿高跟鞋；⑧避免外伤及过度劳动；⑨鞋子的选择很重要，一双合脚的鞋子，不仅可以走路舒适，还可以减少运动时膝盖承受的撞击与压力。

对于较轻微的膝骨关节炎，体检发现有关节退变，在没有腿疼之前，需要积极监督患者采取一些有益的措施预防膝骨关节炎的发作：①减轻体重。②营养均衡。③适当运动，多晒太阳，预防骨质疏松。④保暖。⑤注意膝关节生物力学的平衡，锻炼膝关节周围肌肉，通过让肌肉血液循环更好来改善膝关节营养，从而防止退变。要找到一种科学的运动长期坚持下去，如游泳、骑自行车、快慢走等，让肌肉关节得到有效锻炼不会损坏膝关节。⑥劳逸结合，避免关节过度负重，长时间处于某一体位，如久坐、久站。⑦对更年期或内分泌紊乱患者，积极治疗原发病，预防膝骨关节炎发作。

2. 颈椎健康的科普教育　选择适宜的床和枕头、正确的睡眠姿势对颈椎病的治疗及痊愈起到至关重要的作用，若睡眠姿势不当，易加剧或诱发颈椎病。睡眠时总的原则是要始终保持颈椎的正确生理曲度，故选择适宜的床和枕头尤为重要。应选择能够起到维持人体生理曲线作用的床或床垫，如木板床、气垫床、棕榈床垫等。正常的颈椎生理前凸可以维持颈椎椎管内外平衡，枕头的高低影响头颈部的位置。如果枕头过低，头颈后仰，椎管变窄会压迫神经；如果枕头过高，颈椎出现前屈，头颈前屈，会增大对椎间盘、髓核组织的压力，出现颈椎间盘突出，所以枕头高低必须适中。枕头高度为自身一竖拳高度，以 8~10cm 为宜，一般选用荞麦皮、绿豆等材质。睡眠时，应保持头颈部在一条直线上，避免扭曲，颈部稍高于头部，可以起到良好放松作用，长期用枕不当，会引起或者加重颈肩疼痛麻木的疾病。仰卧睡时，可用自身一竖拳高度作标准，大约枕高一拳时，合乎人的生理要求，可以使颈部肌肉放松，在颈部的枕头应高于头部的枕头。侧卧时，枕头的高度应该达到肩部的高度，能够保证颈椎的生理状态，有利于睡眠时完全放松。

正确的坐姿和睡姿可以预防颈椎疾病的发生，也会促进颈椎病的早日康复，是自我健康管理的重要环节。一般端坐 1~1.5 小时起身活动 3~5 分钟，避免长期的低头劳作。长期低头的工作强度往往不大，但长期低头可造成颈后部肌肉、韧带组织慢性劳损，屈颈状态下椎间盘的内压大大高于正常体位。因此要定期改变头颈部体位，当头颈向某一方面转动过久后应向另一反方向运动，并在短时间内重复数次，这样既有利于颈部保健，也利于消除疲劳。定期远视，待眼部疲劳消除后再工作，对眼睛和颈椎均有必要。调整工作台的高度和倾斜度。长期伏案工作者应保持良好的姿势，并开展工间操活动，使处于疲劳状态的颈椎定时获得内外平衡。

3. 腰椎健康的科普教育　生活起居避寒湿、宜保暖。尽量避免淋雨受寒，夜卧当风等，避免久卧潮湿之地，在寒湿季节，可适当使用电热褥祛寒保暖。适当的活动腰部，可使腰肌舒展，促进局部肌肉的血液循环，纠正不良姿势。对于久坐、久站工作者，一定时间要适当活动一下腰部，使腰肌得以解除紧张，有缓解疼痛的作用。如可在室内稍微行走，作一些腰部活动的体操等。

在运动时，要注意加强腰背肌及脊椎间韧带的锻炼和保护，在运动或搬抬重物前要做好准备活动，防止突然用力使腰部扭伤。还可以经常参加太极拳、五禽戏、健身操的锻炼，这些传统的健身方法对预防腰肌劳损有益处。

二、物理干预技术

1. 牵引治疗　患者取仰卧位，塑形至患者骨关节的生理曲度，选用可调式床头牵引架进行牵引。牵引后卧床休息 15 分钟再下床活动；症状消失后，调整牵引角度，每日2次，10天为1个疗程，症状消失后继续牵引2~5天，巩固疗效。

2. 中药熏洗　采用电脑控制中药雾化熏洗床进行治疗。药物组成有透骨草、伸筋草各30g，淫羊藿、五加皮、千年健、三棱、莪术各20g，艾叶、花椒、红花各10g。采用自动煎药机煎制成袋，每日1剂，每剂4袋，共800mL。熏洗床上铺一次性床单，患者平卧，使熏洗部位暴露于熏洗雾化孔，熏洗部位用毛巾被掩盖，避免药气散发，温度以个体可接受为度，每日2次，2袋/次，每次30分钟，间隔4~6小时，10天为1个疗程。

3. 针灸疗法　经络功能的正常运转可以帮助身体气血的正常运行，经络功能失调，在全身各条经络均有明显反应，其反应程度的不同，说明局部病变的严重程度。使用针刺及艾灸等方法刺激疾患的反应点，可以起到通经活络、消炎镇痛、活血祛瘀的作用。根据不同疾病进行选择不同的穴位进行针刺，针刺方法可以“急性期为泻，慢性期为补”为原则。

4. 理筋手法　于病患部位肌群进行拿捏、揉按、分筋、理筋，每个部位操作1~3分钟，对病患周围穴位进行点按推拿，重要穴位反复操作1分钟。每日1次，10天为1个疗程。

三、营养干预技术

1. 钙的摄入　充足的钙摄入量对于达到高峰骨质量和减缓与年龄有关的骨质流失至关重要。碳酸钙是市场上最常见和最便宜的钙补充剂类型，往往与其他维生素和矿物质结合。钙可以在生牛奶和绿色蔬菜中找到，钙的优良来源包括生牛奶、羽衣甘蓝（熟）、沙丁鱼（含骨头）、酸奶、西蓝花、西洋菜、起司、白菜、秋葵、杏仁。

2. 维生素D的摄入　维生素D对于强壮的骨骼和肌肉是必需的。获取维生素D的最佳途径是直接暴露于阳光下。专家建议在阳光不特别强烈的时候（如早晨或傍晚），每天10~15分钟直接日晒，可以帮助人体合成维生素D，有助于提高身体对钙的吸收，辅助增强体质。

3. 镁的摄入　镁可以保证骨头的力量和坚硬，并且使牙齿变硬。镁还有助于钙溶解在血液中，刺激甲状腺生成降钙素，钙降钙素作为保护骨骼的激素，调节甲状旁腺激素，其功能是通过多种方式调节骨折。研究表明，补充镁元素能预防缺镁引起骨质疏松。镁的益处还包括缓解经前期综合征，降低血压，缓解炎症，预防偏头痛，改善血糖和提高睡眠质量。富含镁的食物包括菠菜、黑巧克力、南瓜种子、杏仁、黑豆、牛油果、干无花果、酸奶、香蕉。

四、运动干预技术

运动干预中能够强化骨骼的最佳运动为负重练习。低冲击负重练习可以帮助骨骼保持强壮，对于不能进行高强度重量训练的人来说，这是一个安全的选择。常见的低冲击负重运动包括：低冲击健美操、椭圆训练机、阶梯式机器、在跑步机上快速行走等。常见的高冲击负重练习包括：跳舞、高冲击健美操、徒步旅行、慢跑/跑步、跳绳、楼梯攀岩/攀岩、网球等。除了负重运动之外，应做一些肌肉增强运动，也称为抗阻运动，通过增强肌肉，提供更多的保护，以防发生骨折。

1. 所有成年人都应该避免久坐不活动，不同活动量的运动都可以获得一些健康益处。

2. 日常运动量较少的人群应该从少量的身体活动开始，随着时间的推移逐渐增加持续时间、频率和强度。日常运动量较少的人群和因疾病活动受限的成年人适当进行活动会增加健康益处。

3. 为了获得更多更广泛的健康益处，成年人可以做中等强度或高强度的肌肉强化活动，并且每周需要2天或更多天参与。此外，可以将其有氧运动时间增加到每周300分钟的中等强度，或每周150分钟的较大强度，或等量组合的中等强度和较大强度的活动。通过从事超出此数量的身体活动获得额外的健康益处。

4. 儿童和青少年应每天进行60分钟或更多的体力活动。

（1）有氧运动：每天进行60分钟或更长时间，且大部分应为中度或较大强度的有氧运动，同时应保证每周至少3天的包括较大强度运动的体力活动。

（2）肌肉强化：作为每日60分钟或更长时间的日常体育活动的一部分，每周至少3天的活动中包括增强肌肉力量的训练。

（3）骨强化：作为每日60分钟或更长时间的日常体育活动的一部分，应每周至少3天的活动中包括增强骨骼的训练。

5. 对于年龄在65岁以上的老年人，要求如下。

（1）每周进行150分钟或更长时间的中等强度或较大强度的有氧运动。

(2)对于活动能力较差的老年人,应重点关注平衡训练和防跌倒练习,每周至少3次。

(3)有严重健康状况问题或无法运动的老年人,如果不能达到锻炼的最低要求,应尽可能多地锻炼身体能力。

(郭智萍　滕军燕)

参考文献

1. 王培霞, 张勤, 周石仙, 等. 骨质疏松症营养干预研究进展 [J]. 中国骨质疏松杂志, 2023, 29 (3) : 409-412.
2. 狄春明, 金琳莉, 周微, 等. 抗阻力运动对社区 2 型糖尿病患者骨密度的影响 [J]. 上海医药, 2018, 14: 41-42, 52.
3. 韩二环, 吴松梅, 张艳, 等. 骨健康管理及骨健康文化宣传的分析及思考 [J]. 中国卫生产业, 2021, 32: 71-74.
4. 北京医学会骨科学分会关节外科学组. 老年骨关节炎及骨质疏松症诊断与治疗社区管理专家共识 (2023 版)[J]. 协和医学杂志, 2023, 14 (3): 484-493.
5. 世界中医药学会联合会骨质疏松专业委员会, 上海中医药大学附属龙华医院, 中日友好医院, 等. 骨质疏松症中西医结合诊疗专家共识 [J]. 世界中医药, 2023, 18 (7): 887-894.
6. 张萌萌, 林华, 徐又佳, 等. 骨质疏松分级诊疗政策解读及方案专家共识 [J]. 中国骨质疏松杂志, 2022, 28 (7): 937-941.
7. 《中国骨质疏松杂志》骨代谢专家组. 骨代谢生化指标临床应用专家共识 (2023 修订版)[J]. 中国骨质疏松杂志, 2023, 29 (4): 469-476.
8. 中华医学会放射学分会骨关节学组, 中国医师协会放射医师分会肌骨学组, 中华医学会骨科学分会骨质疏松学组, 等. 骨质疏松的影像学与骨密度诊断专家共识 [J]. 中华放射学杂志, 2020, 54 (8): 745-752.
9. 肖姚, 刘颖, 吴惠一, 等. 绝经后骨质疏松症临床实践指南和专家共识的质量评价 [J]. 现代预防医学, 2023, 50 (8): 1516-1523.
10. 中国老年学和老年医学学会骨质疏松分会妇产科专家委员会与围绝经期骨质疏松防控培训部. 围绝经期和绝经后妇女骨质疏松防治专家共识 [J]. 中国临床医生杂志, 2020, 48 (8): 903-908.
11. 邹军, 章岚, 任弘, 等. 运动防治骨质疏松专家共识 [J]. 中国骨质疏松杂志, 2015, 21 (11): 1291-1302.
12. 张萌萌, 徐又佳, 侯建明, 等. 骨质疏松实验室诊断及影响因素专家共识 2022 [J]. 中国骨质疏松杂志, 2022, 28 (9): 1249-1259.
13. 中国微循环学会骨微循环专业委员会. 股骨头坏死临床诊疗技术专家共识 (2022 年)[J]. 中国修复重建外科杂志, 2022, 36 (11): 1319-1326.

第七章 睡眠健康管理干预技术及应用

第一节 睡眠健康与全身健康

一、睡眠的作用

睡眠是一种高度保守的生命现象，生物进化、物种繁衍以及个体生存发展都与睡眠密切相关。人的一生中有1/3的时间是在睡眠中度过的，不同年龄阶段具有不同的睡眠时间，新生儿18~20小时、儿童12~14小时、成人7~9个小时、老年人一般只需5~7个小时。根据多导睡眠监测描记的特征，人类睡眠分为非快动眼睡眠（non-rapid eye movement，NREM）和快动眼睡眠（rapid eye movement，REM）。非快动眼睡眠的特点是随着睡眠逐渐加深，肌肉逐渐放松，但躯体运动并不消失，平均每20分钟有一次大的姿势调节。此期以副交感神经系统活动占优势，表现为心率减慢，血压下降，胃肠蠕动增加。快动眼睡眠又称“有梦的睡眠”，此期交感神经系统活动增强，心率加快，血压上升，呼吸快而不规则，胃肠运动停止，除了眼肌和中耳肌，其余肌肉的张力极度降低。正常情况下，一夜睡眠由4~6个NREM和REM的睡眠周期组成，每个周期90~100分钟。

充足的睡眠是健康生活方式的重要组成部分，对维护个体的健康具有重要意义。睡眠具有恢复精力、体力的功能，可以帮助个体完成清醒时尚未结束的心理活动。由于大脑在睡眠状态下耗氧量会减少，有利于脑细胞能量储存，所以良好的睡眠可保护大脑，提高记忆力，提高思维灵敏度，促进情绪稳定。另外，良好的睡眠可以促进儿童大脑及身体的生长发育。

1. 增强免疫力，康复机体　正常情况下，机体能对侵入的各种抗原物质产生抗体，并通过免疫反应将其清除，维护机体健康。睡眠能增强机体产生抗体的能力，从而增强机体的抵抗力；同时睡眠还可以加快各组织器官的自我康复能力。现代医学中常把睡眠作为一种治疗手段，用来帮助患者度过最痛苦的时期，以利于疾病的康复。

2. 保护大脑，改善记忆　睡眠能使大部分脑细胞处于休息状态，使神经细胞得到能量补充，有利于功能恢复，增强大脑的记忆能力，提高工作效率，同时有梦的快眼动睡眠有益于记忆，能阻止大脑对新知识的遗忘，有助于人们的产生创造性思维。

3. 延缓衰老，促进长寿　健康长寿的老年人均有一个良好而正常的睡眠。2010年一项针对50~79岁女性的研究显示，每晚睡眠不足5小时或超过9小时的女性死亡率更高，说明过少或过多的睡眠均会影响人类寿命。

4. 抑制炎症反应　炎症反应与心脑血管疾病、内分泌系统疾病、风湿免疫系统疾病和过早衰老均有一定的相关性。每晚睡眠时间少于6小时的成人血液中的炎症水平会高于睡眠时间超过6小时的成人。2010年的一项研究发现，与心脏病风险相关的C反应蛋白在每晚睡眠时间不超过6小时的成年人身上更高。

5. 激发创造力、提高成绩　人们在睡眠中似乎加强了记忆的情感成分，从而有助于激发创造力。10~16岁的儿童存在睡眠呼吸障碍，包括打鼾、睡眠呼吸暂停和睡眠中其他类型的呼吸中断，会影响孩子的注意力和学习能力。

6. 促进生长发育　婴幼儿在出生后相当长的时间内，大脑继续发育，这个过程离不开睡眠；儿童在睡眠状态下生长速度增快，主要与睡眠期血浆生长激素可以连续数小时维持在较高水平有关，因此要保证儿童充足睡眠以促进其生长发育。

7. 体重健康　睡眠良好的节食者比睡眠不足的节食者会多减少56%的脂肪。研究显示，睡眠不足时，人会感到更加饥饿。

8. 维护心理健康　睡眠是人体的基本生理需要之一，对维护个体的正常心理活动及心理健康非常重要。短时间的睡眠欠佳将导致注意力不集中，而长时间睡眠欠佳则可出现认知偏差等异常情况。睡眠良好的人群，焦虑、抑郁症状明显减少，情绪更稳定、心理更健康。

9. 其他　睡眠是消除身体疲劳、恢复体力的主要方式。睡眠时消化系统会合成机体能量物质；体温、心率、血压下降，呼吸及部分内分泌活动减少，基础代谢率降低，使体力得到恢复。睡眠还有利于皮肤美容，在睡眠过程中皮肤毛细血管循环增多，其分泌和清除过程加强，加快皮肤再生。

二、睡眠健康管理的概念

睡眠管理分为主动管理与被动管理。主动管理是指在未有明显睡眠障碍及睡眠障碍引发疾病的前期，通过管理睡眠让个体拥有更加健康的睡眠质量，从而提高健康水平。被动管理是指针对失眠障碍、嗜睡等睡眠障碍疾病及失眠引发的焦虑抑郁等精神疾病的治疗与管理，如通过睡眠监测、睡眠环境构建、心理干预、临床治疗、睡眠节律控制等多方面科学管理模式，恢复人体生物节律及健康睡眠状态。

三、睡眠健康与全身健康的关系

(一) 睡眠与各种精神疾病的关系

睡眠是中枢神经系统产生的一种主动调节过程，中枢神经系统异常可引发各类精神症状，失眠作为睡眠的异常表现与各种精神疾病都存在较为密切的关联。相关精神疾病包括双向情感障碍、精神分裂症、人格障碍、痴呆、注意缺陷多动障碍、强迫症、应激障碍等。对于以失眠就诊的患者，医生要通过全面系统的评估对失眠的性质做出准确判断，明确哪些临床症状需要做出医学干预，分清主次后按照相应的诊疗规范进行综合干预。

1. 焦虑障碍　失眠与焦虑是联系密切且很复杂的两种症状。因失眠而就诊的患者 90% 会存在不同程度的焦虑情绪，而以紧张、烦躁、担忧、恐惧等焦虑症状就诊的焦虑障碍患者，出现失眠症状的比例不低于 80%。对于失眠的治疗来说，识别和处理其焦虑症状是治疗成功与否的关键。失眠共病焦虑的治疗应包括心理治疗和药物治疗的综合治疗策略。

2. 抑郁障碍　失眠与抑郁关系密切而复杂。在抑郁症患者中，存在失眠主诉的患者为 80% 左右；在慢性失眠患者中，其中 31% 存在心境障碍，25% 源自抑郁发作。失眠为抑郁症常见的症状之一，也是抑郁发作的危险因素；反之，抑郁障碍也是慢性失眠的危险因素。对于抑郁障碍合并失眠的患者，在积极有效抗抑郁治疗的同时，应制订个体化失眠治疗方案。

(二) 失眠与躯体疾病的关系

1. 肥胖　是一种复杂的、慢性的能量失衡状态。《中国居民营养与慢性病状况报告(2020 年)》数据显示，成年居民(≥ 18 岁)超重率为 34.3%、肥胖率为 16.4%。肥胖问题的凸显与睡眠问题的发展相伴而行。睡眠时间的减少就意味着清醒时间的增多，机体为了维持清醒则能量需求量增加，能量的蓄积最终导致肥胖。

2. 糖尿病　是一种常见的内分泌和代谢性疾病，研究显示失眠与糖尿病之间存在着十分密切的关系。在失眠患者中，入睡困难的患者罹患糖尿病的风险较普通人群高 55%，睡眠维持困难者罹患糖尿病的风险较普通人群高 74%。同时，睡眠过多或过少都将增加罹患糖尿病的风险。

3. 冠心病　是严重危害人类健康的常见疾病，一半以上的心源性猝死由冠心病引起，长期失眠是引发冠心病猝死的一个重要因素。大量研究显示，失眠与冠心病有着紧密联系，失眠患者冠心病的发生率是普通人群的 1.5 倍。良好的睡眠对心血管系统有一定的保护作用，睡眠 7~9 小时的人群罹患冠心病的概率大大降低。

4. 癌症　研究显示，癌症患者失眠的发生率是普通人群的 2 倍。癌症相关的失眠主要由癌症本身直接或者间接引起，化疗、免疫炎症反应、肿瘤生长因子、心理因素等诸多因素混合在一起导致癌症患者出现失眠。癌症患者易于出现失眠，而失眠又会对癌症患者的生活质量、体能、情绪、记忆及免疫系统产生负性影响。积极对癌症患者的失眠症状进行预防和干预，对提升其生活质量、提高免疫力、延缓疾病进程具有非常重要的意义。

除此之外，脑血管系统疾病、胃肠道疾病、免疫系统疾病等都与失眠有着密切关系，睡眠质量的好坏不仅直接影响着生活质量，而且在疾病的发生发展过程中都充当着举足轻重的作用，因此，良好的睡眠是保障健康生活的前提。

第二节　常见睡眠问题的风险筛查及评估

近年来，社会环境的变化、生活节奏的加快及生存压力的增加，导致人们的睡眠质量大幅下降，睡眠障碍的发生率日益升高，大大增加了神经系统、精神系统、心血管系统、呼吸系统、代谢性疾病的发病风险。临床上的睡眠问题包括失眠、嗜睡、睡眠 - 觉醒节律紊乱和异态睡眠等。

一、失眠

失眠是指尽管有适当的睡眠机会和睡眠环境，仍然对睡眠时间和 / 或睡眠质量不满意，并且影响日间社会功能的一种主观体验，是一种常见的睡眠障碍。失眠症是一种综合征，包含失眠和由失眠导致的显著功能损害和痛苦。后者主要包括情绪不稳定（焦虑抑郁、易激惹、烦躁、应激性减弱等），认知功能损害（注意力及记忆力受损、学习工作效率下降、抽象或创新思维能力降低等），白天疲倦等。

（一）流行病学

失眠是临床上常见的睡眠障碍之一，依据不同的评估标准，失眠症状或失眠障碍的现患病率为4%~50%。近年来，失眠的患病率呈现上升趋势，可能与社会发展及环境变化有关。

（二）病因与发病机制

1. 失眠的病因　包括生物 - 心理 - 社会三个方面，其中常见的有：①生活和工作中各种不快事件等心理社会因素。②环境嘈杂、过冷过热、空气污浊、居住拥挤、突然改变睡眠环境等环境因素。③饥饿、疲劳、性兴奋等生理因素。④焦虑、抑郁、躁狂等精神疾病因素。⑤咖啡因、皮质激素、抗震颤麻痹药、中枢兴奋剂等药物不良反应或药物依赖戒断反应等食物与药物因素。⑥夜班和白班频繁变动等睡眠节律变化因素。⑦心脑血管系统疾病及呼吸系统疾病等躯体疾病因素。⑧日间休息过多、睡前运动过多、吸烟等生活习惯因素。⑨紧张、焦虑、强迫等个性特征因素。

2. 失眠的发病机制　当前尚未完全确立，目前较为被人们接受的有“3P 假说”和“过度觉醒假说”。“3P 假说”的 3P 是指易感因素（predisposing factor）、促发因素（precipitating factor）、持续因素（perpetuating factor）。假定三个因素累积超过了发病所需要的阈值，将会导致失眠的发生和维持，该假说是目前被广泛应用的认知行为治疗的理论基础。“过度觉醒假说”认为失眠是一种过度觉醒障碍，这种觉醒在白天和黑夜都存在。患者皮质和皮质下包括海马、岛叶、扣带回等脑区存在结构、功能和代谢的异常，使失眠者不仅在夜间睡眠缺失，同时是横跨 24 小时高度觉醒状态，包括躯体过度觉醒、大脑皮层过度觉醒、认知过度觉醒三个不同层面。

（三）失眠的分类

根据失眠持续时间的不同可分为慢性失眠和短期失眠。

1. 慢性失眠　一是患者在主观上对睡眠总时长或睡眠质量不满意；二是失眠障碍导致患者出现情绪紊乱、疲惫或精力差、工作学习和人际社会功能受损等日间功能受到损害；三是睡眠问题的频率要求至少每周出现 3 个晚上并持续 3 个月以上，同时在给予充足睡眠时间后，上述问题仍存在可被判定为慢性失眠。

2. 短期失眠　又称“急性失眠”，短期失眠除持续时间少于 3 个月、频率也较低，其同样存在明显的日间功能损害，需要引起重视。通常情况下，短期失眠与应激、环境变化相关，急性应激事件容易诱发短期失眠。

（四）失眠的表现

1. 慢性失眠的表现　最常见的临床表现为入睡困难、睡眠维持困难或两者兼而有之，以混合性失眠患者多见。失眠与年龄存在一定的相关性，青年人容易发生睡眠起始困难，而中老年人容易发生睡眠维持困难。失眠症状存在一定的波动性，患者可能在起始的时候表现为入睡困难，但后来发展为睡眠维持困难，或者以相反的顺序发展。慢性失眠患者普遍存在严重程度不一的日间症状，如头晕头痛、胃肠功能紊乱、注意力下降、易激惹、情绪焦虑低落等，严重失眠症患者伴有精神疾病的概率显著升高，其中最常见的抑郁症约占失眠人群的 15%，关注失眠患者的精神状态是十分必要的。

2. 短期失眠的表现　基本特征为急起的入睡困难和易醒，入睡困难和易醒可以单独呈现，但大多数时候为睡眠起始困难和维持困难混合存在。短期失眠同样也会对患者产生日间功能损害，如导致疲劳、注意力损害、易激惹和对失眠的焦虑担忧，往往引起患者家庭、工作、学习等多方面的功能损害。人际关系破坏、丧亲、患病等负性生活事件更易于诱发短期失眠。值得注意的是，强烈积极的正性生活事件也可能是短期失眠的诱因。

二、失眠的风险筛查与评估

失眠的风险筛查对象主要针对具有某个明显或多个失眠因素的高风险人群，如抑郁、焦虑情绪明显的患者，高血压、糖尿病等控制效果不佳的患者，应激反应明显的患者等。对存在主观感夜间睡眠不满意、白天困倦影响生活且难以调整的个体需进行临床评估，主要包括三个方面。

（一）基于问诊的评估

基于问诊的评估包括失眠形式、日间功能受损程度、睡前状况、失眠发生和加重缓解因素、失眠严重程度、昼夜睡眠 - 觉醒节律、夜间症状、病程、治疗效果、伴随躯体或精神症状、睡眠环境因素、家族史等。

（二）睡眠主观评估

睡眠主观评估可选择性使用睡眠日记、匹兹堡睡眠质量指数（pittsburgh sleep quality index，PSQI），失眠严重程度指数（insomnia severity index，ISI）等。

（三）睡眠的客观评估

睡眠的客观评估可选择性使用多导睡眠监测（polysomnography，PSG），为失眠患者进行整夜PSG监测，用于排除其他睡眠障碍引起的睡眠不良，如睡眠呼吸暂停和周期性肢体运动障碍等。体动记录仪常佩戴于手腕部，使用简单、方便，可在家里完成，可连续评估一段时间内患者习惯性的客观睡眠情况和睡眠节律，更为真实反映患者的睡眠情况。

第三节　常见睡眠问题的干预技术和方法

睡眠是关系到人类健康的重要因素，睡眠障碍不仅会严重危害身心健康，而且会对人们的生活质量、工作效率，乃至生命健康都会产生不良的影响。睡眠障碍与许多疾病的发病和进展都有着密切的关系。通过睡眠卫生健康教育保障良好的睡眠，学会常见睡眠问题的处理方法是十分必要的。

一、睡眠卫生

（一）规律作息

规律作息是指要保持相对固定的入睡和起床时间，个体建立相对规律的作息时间。人体内有个生物钟，调整人类的作息规律使之与大自然同步。作息时间不规律会导致入睡困难、频繁醒来、早醒、睡眠质量下降等问题。最佳入睡和起床时间没有明确的规定，但应遵循大自然的昼夜节律。作息规律可以通过室外光线或者特定的室内光线进行重新调整，如早晨过早地暴露在强光下会导致睡眠时相提前，而临近睡眠前暴露在强光下会导致睡眠时相延迟。

（二）改善睡眠环境

温馨舒适的睡眠环境有助于改善睡眠质量、延长睡眠时间，舒适的睡眠环境包括适宜的卧室温度、舒适的寝具、柔和的灯光等。睡眠时室内温度在20~23℃最为适宜。影响睡眠的寝具主要包括床、床垫、枕头等。

1. 床的要求　床宽以人肩宽的2.5~3倍为宜；床铺的高度在45~50cm为宜；床铺长度≥就寝者身高（cm）+20cm。

2. 床垫的选择　床垫需要软硬适中，床垫太软容易导致腰椎疾病，床垫太硬会感觉不适。

3. 枕头的要求　高度以自己一竖拳高为宜，宽度以自己的肩宽为宜，软硬适中。

4. 卧室的灯光　不宜太亮、太刺眼，柔和、偏暗的灯光会促进睡眠，过量的光线会抑制松果体分泌褪黑素。良好的睡眠需要保持相对安静的环境，尽量避免在噪声干扰下休息。

（三）睡前自我调整

1. 睡眠姿势　睡姿主要有四种，即仰卧、俯卧、左侧卧和右侧卧。不同的人群最佳睡姿也不同。对于健康成人来说，仰卧位是最佳睡姿；对于打鼾的患者而言，仰卧位睡眠则会加重打鼾，右侧卧位是最佳的睡眠姿势。

2. 睡前冥想　冥想又称“静坐”，是正念心理治疗中重要的方法之一，对于改善睡眠有很好的效果。冥想方法如下：盘腿而坐，双手叠放，掌心朝上，拇指相抵，置于肚脐下4横指处；身体正直；双肩放平、放松；舌尖轻抵上颌，嘴唇轻轻闭合；眼睛半闭，观看鼻尖方向；头颈保持正直，略微低头。若无法盘腿而坐，可以坐在椅子上，双腿自然下垂、交叉。冥想时应意念专注于呼吸，并数呼吸次数。一吸一呼为一次。冥想初期，因为杂念过多经常走神。走神时，用呼吸把意念拉回来并重新开始数呼吸次数。每次冥想练习以45分钟为宜。冥想结束时，搓手并以掌心捂眼，拍打腿脚以缓解长时间盘腿所致的腿疼、腿麻，疼、麻感消失后再站起。站起时应缓慢，以避免突然改变体位而导致头晕、眼花，防止摔伤。

3. 睡前暗示　当入睡困难时，有意识地想象能使自己放松的美好情景，如被白云围绕着，自己慢慢地向上飘等；在想象的同时，全身放松让呼吸缓慢地加深；同时用积极的语言鼓励自己，消除消极观念，换个角度来看待引起烦恼的事情，给予自己鼓励。

（四）科学合理饮食

科学饮食是睡眠卫生中重要的构成部分。首先保证吃早餐，不吃早餐会扰乱生物钟，易导致失眠；其次不在睡前饮食，晚餐与就寝时间至少保持2~3小时的间隔，不要吃得太饱，否则胃部的消化活动在睡眠后还在进行，身体处于兴奋状态而影响入睡。尼古丁、酒精、咖啡因等都会对睡眠结构、睡眠质量等有影响，睡前不应该接触此类物质。

（五）适度运动

运动包括运动时间、运动量、运动方式三个方面。运动时间以白天为宜，睡前3小时内应避免大量运动。运动量因人而异，正常人的运动量一般应每日≥30分钟，最好每天坚持运动。运动方式以有氧运动为宜，如散步、快走、慢跑。对于中老年人来说，运动后“心率+年龄”不应超过170。如60岁老年人运动后的心率每分钟不应超过110次。不要透支体力，劳逸结合才是最好的工作、学习和生活方式。

（六）其他

人的睡眠质量会受到生活事件、情绪起落、环境改变等多种因素的影响，呈现很自然的高低起落。睡眠是很自然的事情，偶尔没睡好也是正常的。过分地关注睡眠反而会引起失眠，称为“心理性失眠”。患者常常努力地让自己入睡，但往往越是这样做越难以入睡，越是增加睡眠前的兴奋和焦虑程度，从而形成恶性循环，更难入睡。因此，在日常生活中应放平心态、顺其自然。

二、失眠的干预方法

（一）非药物治疗

1. 心理治疗　失眠的认知行为治疗是一种非药物治疗失眠的方法，是现行治疗失眠的首选方式。其主要的治疗方法包括睡眠时间限制疗法、刺激控制疗法、认知疗法、放松疗法等，以下介绍常用的三种治疗方法。

（1）刺激控制法：刺激控制法理论基础为条件反射，该理论认为对于失眠患者来说，床、卧室与睡眠无法产生自然的反射联系而导致失眠，床和卧室当中的不良刺激会强化患者清醒状态而非睡眠状态，从而导致入睡困难。刺激控制法的目的是通过减少睡眠环境中与睡眠不相符的刺激，在床上只做与睡眠相关的事情，从而帮助失眠患者重新建立正确的睡眠与床和卧案之间的连结。刺激控制法要求患者在夜间无睡意时候避免躺在床上或进入卧室，该方法需要告知患者的指令，包括床或卧室只作为睡觉的用途；患者要避免在床上从事与睡眠不相关的活动，只有在感觉到有睡意、困倦时才上床休息；如20分钟内无法入睡，患者应起床并离开卧室，等再次有睡意的时候再上床休息；若依然无法入睡时重复上一步；无论夜间睡眠如何，每天都固定起床；避免日间小憩。

（2）睡眠时间限制疗法：失眠患者常常会花很多时间躺在床上，但其卧床时间并非实际睡眠时间，这反而会影响睡眠的稳态驱动力，造成睡眠效率低下和不规律睡眠等问题。睡眠时间限制疗法主要是通过一系列调整患者睡眠时间的步骤以减少患者在床上清醒的时间，使其在床上的时间尽量接近实际睡眠时间，从而帮助患者改善睡眠质量、增加睡眠的连续性、提升睡眠效率。当患者的睡眠效率提升以后，卧床时间可逐渐延长以进一步改善其日间精力。执行睡眠时间限制法的主要步骤如下。

1）让患者在治疗开始前2周填写睡眠日记。睡眠日记中记录以下信息：上床时间、起床时间、总睡眠时间和总清醒时间。通过日记数据计算最近2周内平均的实际睡眠时间，并以此数据作为未来一周的卧床时间。最初设定的卧床时间应不小于5小时。

2）与患者一起根据实际需要和生物钟，设定每日起床时间。

3）设定上床时间：起床时间 – 平均的睡眠时间 = 上床时间。例如，设定起床时间为早 7 点，过去一周的平均睡眠时间为 6.5 小时，可设定最晚上床时间为 00：30。

4）当到达预设的上床时间或有睡意时才可上床睡觉。

5）未来一周每天都按设定好的时间上床和起床。

6）一周后根据睡眠日记中新的睡眠时间，计算睡眠效率来重新调整和设定未来一周新的起床和上床时间。

7）根据以上步骤持续执行睡眠限制法，每周填写睡眠日记并记录睡眠时间，根据睡眠效率做出相应的睡眠时间调整，直到患者达到其需要的睡眠时间或睡眠效率出现下降的趋势。

虽然行为治疗对改善失眠有显著效果，但是执行过程常会遇到不同的困难。患者常常无法在家中持续配合行为治疗，应向患者讲解与睡眠相关的科普知识并清楚解释行为疗法的原理，从而增加患者对行为策略的理解和依从性。另外，为了减少患者对设定其睡眠时间的焦虑感，可以向患者解释在执行睡眠时间限制疗法时，设定的卧床时间是以其现有的实际睡眠时间为基础，并非真正进一步缩短其睡眠时间。

（3）失眠的认知疗法：失眠认知疗法的主要目的是帮助长期失眠患者改变对睡眠的不当的想法和信念，从而减少患者对失眠的担心、焦虑情绪，降低其持续过度活跃的心理状态，并增强行为治疗的依从性。认知疗法的目标是帮助患者理解其不当的想法和信念对失眠的影响，通过认知重构帮助患者重新建立更加正确的、合理的并对睡眠有帮助的想法和信念，以减少影响其睡眠的负性情绪。在认知疗法的过程中，患者会被引导去辨认对睡眠 / 失眠不合理的认知，从较实际和理性的角度去评估和挑战由自己负面情绪导致的对睡眠 / 失眠的不合理认知，并转换为较合适的替代信念。

在进行认知疗法的过程中，治疗师应提供相应的指导，帮助患者学习正确的睡眠知识，纠正其对睡眠的迷思和误解。治疗师和医生在帮助患者评估、审视自己想法的时候，目的并不是要绝对地否定患者原有的信念，而是应该引导和鼓励患者从多个不同角度来看待事情。

（4）其他心理治疗：除了失眠的认知行为治疗以外，失眠的其他心理治疗方式有“身心介入疗法”“正念冥想”等。正念冥想是近年来较受关注的辅助心理治疗方式，其有效性在不同的临床心理问题（如抑郁、焦虑）上得到证实，对失眠亦显示出一定的疗效。

2. 光照疗法　光照是昼夜节律的主要授时因子，对人类的睡眠 - 觉醒周期有重要的调节作用。光照疗法是用于治疗昼夜节律睡眠障碍的重要方法。但近来相关研究提示，光照疗法对失眠的疗效大于其他睡眠障碍，甚至超过对昼夜节律紊乱睡眠障碍的作用。光照疗法的疗效与光源的性质、光照强度、光照持续时间密切相关。由于光照是一种自然、简单、低成本的治疗方法，而且不会导致残余效应和耐受性，目前推荐与药物或其他治疗方法联合治疗失眠障碍。

3. 物理治疗　目前临床上失眠的物理治疗方法包括重复经颅磁刺激、脑电生物反馈、音乐疗法、超声波疗法、紫外线光量子透氧疗法及直流电刺激疗法等。物理治疗具有无创、副作用小和易操作等优点，可以减轻慢性失眠或者对治疗副作用的担忧。

4. 运动疗法　运动是失眠有效的非药物治疗方法之一。当前很多传统运动项目已用于改善睡眠质量，如太极、武术、八段锦、广场舞、瑜伽等。相关研究证实，这些运动项目对睡眠有一定的改善作用，尤其是对老年失眠患者，因运动具有健康、安全、易掌握、经济易行等优点而广受推崇。

（二）失眠的药物治疗

药物是治疗失眠的重要方式，国家食品药品监督管理总局和美国食品药品管理局批准用于治疗失眠的药物，分为苯二氮䓬类受体激动剂、褪黑素受体激动剂、抗抑郁药、食欲素受体拮抗剂等。除此之外，小剂量抗精神病药物、抗癫痫药物、抗组胺药物等也在临床上常用。

1. 药物治疗的原则　在病因治疗、睡眠卫生教育的基础上，按照个体化、按需服用、间断服用、适量服用的原则进行给药治疗。

2. 药物选择的考虑因素　失眠的类型、共病情况、药物本身的作用机制、既往用药治疗情况、患者的诉求、药物获得的难易性、禁忌证及药物之间的相互作用等。

3. 常用治疗药物

（1）苯二氮䓬类药物：劳拉西泮、奥沙西泮、艾司唑仑、阿普唑仑、氯硝西泮等。

（2）非苯二氮䓬类药物：右佐匹克隆、佐匹克隆、酒石酸唑吡坦等。

（3）褪黑素受体激动剂：阿戈美拉汀、褪黑素缓释片、雷美替胺。

（4）镇静类抗抑郁药物：曲唑酮、米氮平、氟伏沙明、多塞平、阿米替林等。

（5）食欲素受体拮抗剂：苏沃雷生。

（6）镇静类抗精神病药物：喹硫平、奥氮平。

（7）中草药：可用中草药的单味药或复方制剂。

三、其他睡眠问题的干预方式

对于发作性睡病患者，一般处理方式为嘱患者保持有规律、充足的夜间睡眠时间，日间有计划性的午睡等，条件允许可进行心理干预；如需药物干预时，日间嗜睡患者可选择咖啡因、苯丙胺哌甲酯等；发作性猝倒患者可选择氯米帕明、选择性血清再吸收抑制剂（selective serotonin reuptake inhibitor，SSRI）、血清素去甲肾上腺素再摄取抑制剂（serotonin-norepinephrine reuptake inhibitor，SNRI）类药物等；夜间睡眠紊乱患者应用 γ- 羟丁酸钠会有良好的疗效。睡眠觉醒节律紊乱患者的治疗主张采用睡眠卫生教育联合行为指导、调节睡眠时间、重置生物钟等方法尽快重置睡眠昼夜节律，必要时辅以药物治疗。

以上为睡眠问题的常见干预方式和处理方法，处理睡眠相关问题时应结合具体的问题具体处理，以保证取得最佳疗效。

（金国强）

参考文献

1. 陆林. 中国失眠障碍综合防治指南 [M]. 北京: 人民卫生出版社, 2019.
2. 郝伟, 陆林. 精神病学 [M]. 北京: 人民卫生出版社, 2018.
3. 陆林. 沈渔邨精神病学 [M]. 北京: 人民卫生出版社, 2018.
4. 闫雪. 睡眠与心理的相关性研究概况 [J]. 世界睡眠医学杂志, 2014, 1 (5): 300-304.
5. 王训强, 王承敏, 熊瑛. 成年人睡眠对肥胖的影响研究进展 [J]. 预防医学, 2022, 34 (9): 898-901.
6. 段卉妍, 黄文雅, 黄晓飞. 失眠与 2 型糖尿病相关性的研究进展 [J]. 中国糖尿病杂志, 2022, 30 (1): 70-72.
7. 秦聪聪, 金鑫, 王静, 等. 睡眠障碍与心血管疾病关系研究进展 [J]. 心脏杂志, 2023, 35 (1): 76-82.
8. 唐丽丽, 詹淑琴, 于恩彦, 等. 成人癌症患者失眠诊疗专家建议 [J]. 中国心理卫生杂志, 2021, 35 (6): 441-448.
9. 卢启冉, 王利凯, 邓蕊. 睡眠障碍的发生机制及其治疗研究进展 [J]. 山西中医药大学学报, 2021, 22 (4): 291-297.
10. 李琰, 白春杰. 认知行为治疗在失眠障碍患者中的应用进展 [J]. 中国医药指南, 2021, 19 (14): 13-14.
11. 卢静芳, 苑成梅. 失眠症的正念治疗研究进展 [J]. 精神医学杂志, 2019, 32 (6): 471-474.
12. 张鑫, 夏仲, 俞彤. 失眠的物理治疗及研究进展 [J]. 国际精神病学杂志, 2021, 48 (1): 17-19.

第八章 生殖健康干预技术及应用

第一节 生殖健康与生殖健康管理

一、生殖健康的定义和范畴

1994年,联合国在埃及开罗召开的国际人口与发展会议上首次提出生殖健康(reproductive health)的定义,是指与生殖系统及其功能和过程所涉一切事宜,包括身体、精神和社会等方面的健康状态,而不仅仅指没有疾病或虚弱。因此,无论男女均有权获知并能实际获取他们所选定的安全、有效、负担得起和可接受的计划生育方法,有权获取他们所选定的、不违反法律的调节生育的方法,有权获得适当的保健服务,使妇女能够安全地怀孕和生育。生殖健康服务的具体范畴包括:①有关性功能和性满足的信息、咨询和护理;②预防、识别和管理性暴力和基于性别的暴力和胁迫;③选择安全有效的避孕方法;④安全有效的产前、分娩和产后护理;⑤安全有效的堕胎服务和护理;⑥不孕不育的预防、管理和治疗;⑦预防、检测和治疗性传播感染和生殖道感染;⑧生殖癌症的预防、检测和治疗。

二、生殖健康管理的定义和目的

生殖健康管理主要研究生殖健康、健康管理、卫生保健、医学伦理学等方面的基本知识和技能,在社区服务中心、健康管理机构等进行生殖健康咨询与服务以及相关知识的宣传普及等。例如不孕不育、优生优育的咨询与指导,避孕药具的发放和相关信息的咨询,艾滋病等性传播疾病的知识科普等。开展生殖健康管理的目的是使得个人和社会对生殖健康有足够的了解和认识,促进个体对生殖健康的自我保健能力,促进生殖健康问题或生殖系统疾病的早发现、早诊断、早干预、早康复,提高个体、家庭和社会整体的生殖健康水平。

近年来,伴随着人口结构、生活方式和环境的改变以及医疗技术水平的不断发展,生殖主要健康问题及疾病谱发生了巨大变化,生殖健康的定义内涵、服务内容和防控策略也从过去重点围绕女性育龄期,逐渐扩展到强调从新生儿、儿童、青少年、孕产期、育龄期及更年期的全生命周期生殖健康覆盖,并呼吁男女双方、家庭和社会的共同参与。中国政府在制定并颁布的《中国妇女发展纲要(2021—2030年)》中,明确提出"提高妇女生殖健康水平,将生殖健康服务融入妇女健康管理全过程"的战略发展规划。因此,生殖健康管理也应强调覆盖全生命周期、全过程的健康管理理念。

三、影响生殖健康的因素

影响生殖健康的因素众多,涉及社会、经济、文化、教育、妇女地位、医疗和自然环境等若干方面。主要影响因素包括:①个体的受教育程度、经济收入和社会地位等;②面向不同群体开展生殖健康教育活动的差异性和公平性;③遗传因素,例如染色体异常(如唐氏综合征)、单基因缺陷(如囊性纤维化)可能导致出生缺陷的发生,父母有血缘关系也会增加罕见的遗传出生缺陷的发生风险;④不良妊娠经历,包括早孕早育、生育间隔短、意外怀孕、人工流产、自然流产等;⑤生殖泌尿系统感染和性传播疾病;⑥各种病原微生物接触史,如风疹病毒、巨细胞病毒、单纯疱疹病毒、弓形虫等;⑦在工作、生活或其他场所接触有害放射物、电磁辐射、噪声、震动、高温、高压等;⑧环境污染,包括大气污染、水体污染、土壤污染、农药污染等,通过饮食、皮肤接触、呼吸等途径进入人体,如铅、双酚A暴露可能导致生育能力下降;⑨营养不均衡,如过度肥胖可能导致生育能力下降,孕妇叶酸缺乏可能导致出现胎儿神经管畸形;⑩不良生活习惯,如吸烟、酗酒、作息不规律、药物依赖等。

第二节　生殖健康的筛查与评估

生殖健康管理强调覆盖全生命周期、全过程的健康管理理念，生殖健康的筛查与评估也覆盖各个生命阶段，主要包括青春期、孕前或育龄期、孕期及围产期、更年期四个主要阶段。由于每个阶段的生殖健康问题及需求有所不同，每个阶段筛查与评估的内容和重点也各具特色。

一、青春期的生殖健康筛查与评估

青春期是指由性幼稚的儿童阶段发展为性成熟的成人阶段的过渡时期，一般女孩 10~18 岁，男孩 12~20 岁，性发育是青春期重要的特征之一，包括内外生殖器官的形态变化、生殖功能的发育和成熟以及第二性征的发育等。青春期的性发育状态以及青少年对性发育的自适应能力，不仅影响自身的生殖健康水平，还可能影响其身心健康发育乃至成年期的认知能力发展、人格发展、社会性发展等。开展青春期的生殖健康筛查与评估至关重要，筛查与评估内容主要包括生长发育监测、性激素水平检查、心理问卷评估等。

（一）生长发育监测

青春期的生长发育监测项目主要包括身高、体重、腰围、腹围、胸围、脊柱、四肢、外生殖器等，尤其注意第二性征的发育，如表 11-8-1。第二性征是指男女两性除了生殖器官以外的外貌特征区别，体现出男女在身高、体态、相貌等方面的差异。男性的第二性征主要表现为喉结突出、嗓音低沉、肌肉发达、唇部出现胡须、周身出现多而密的汗毛、出现腋毛和阴毛等。女性的第二性征主要表现为嗓音细润、乳房隆起、骨盆宽大、皮下脂肪较多、臀部变大、体态丰满、出现腋毛和阴毛等。另外，女孩可查妇科 B 超，监测子宫、卵巢及卵泡发育情况，筛查其是否存在子宫畸形、卵巢发育不全、多囊卵巢综合征等生殖系统疾病；男孩可查睾丸、阴囊区 B 超，筛查其是否存在隐睾、精索静脉曲张等生殖系统疾病。

表 11-8-1　Tanner 青春期分期标准

分期	正常年龄段	发育表现
Ⅰ	9 岁以前	毛毛虫期，也称“性差异发育前期”，此时的性征程度叠加在一起，没有明显的男女特异性特征
Ⅱ	9~11 岁	准性差异发育期，主要表现为男性有明显的生殖器发育，阴囊稍大，睾丸有增大趋势；女性有乳房改变，如乳腺增厚，乳头微凸显出
Ⅲ	12~13 岁	明显性差异发育期，男性的生殖器明显增大，阴囊较大，睾丸明显膨大；女性乳房形态明显，乳头前突，毛发和外阴有明显变化，卵巢完全发育，可以排卵
Ⅳ	13~14 岁	完全性差异发育期，男性生殖器发育成熟，睾丸体积更大，外生殖器充血，可出现清晰的性征；女性乳房更大，乳头突出，毛发和外阴已发育成熟，但毛发分布面积较小
Ⅴ	15~16 岁	形态确定，睾丸体积最大，外生殖器充血；女性乳房更大，乳头突出，毛发和外阴完全发育成熟，毛发分布面积与成人相同

（二）青春期的性激素水平检查

性激素水平检查一般指性激素六项检查，包括促卵泡激素（follicle-stimulating hormone，FSH）、黄体生成素（luteinising hormone，LH）、催乳素（prolactin，PRL）、雌二醇（estradiol，E_2）、孕酮（progesterone，P）和睾酮（testosterone，T），是生殖系统常规检查项目，检查结果可用于评估青春期的各项生殖功能发育状态（表 11-8-2）。

1. 促卵泡激素　是垂体分泌的一种调节卵巢卵泡发育、排卵、性激素分泌和月经周期功能的重要促性腺激素，激素水平随月经周期变化而变化。促卵泡激素偏高一般提示卵巢功能下降或功能衰竭，临床表现为原发或继发性闭经、不孕等；促卵泡激素偏低一般提示垂体性或下丘脑性性腺功能减退、腺垂体功能减退、多囊卵巢综合征等。

2. 黄体生成素　是由腺垂体细胞分泌的一种糖蛋白类促性腺激素，可促进胆固醇在性腺细胞内转化为性激素。对于女性来说，与促卵泡激素共同作用促进卵泡成熟，分泌雌激素、排卵以及黄体的生成和维持，分泌孕激素和雌激素。对于男性来说，黄体生成素促成睾丸间质细胞合成和释放睾酮。黄体生成素偏高一般提示卵巢功能低下、原发性睾丸衰竭和精细管发育不全等；黄体生成素偏低一般提示垂体或黄体功能低下，可能出现不孕、闭经等症状。

3. 催乳素　是由垂体前叶的催乳素细胞分泌的一种肽类激素。当催乳素增多时，女性主要表现为溢乳、月经稀发、闭经或不孕，男性主要表现性欲减退、阳痿、生精障碍。当催乳素明显偏低时或出现生殖器发育不良、月经失调、闭经、低血压、精神萎靡等症状，怀疑存在垂体功能低下等可能导致催乳素降低的疾病时，应及时就医。

4. 雌二醇　是雌激素中活性最强、生理作用最重要的成分，其主要作用是促进女性生殖器官的发育、维持第二性征和生殖功能。该指标升高多见于女性性早熟、卵巢肿瘤、垂体瘤等疾病；该指标降低多见于卵巢发育不良、卵巢早衰、继发性卵巢功能减退等疾病。

5. 孕酮　主要由胎盘和黄体产生，可调节垂体分泌的部分激素，影响生殖器官的生长发育及功能，促进乳腺的生长发育，以及使基础体温升高的作用。女性排卵可使孕酮水平升高。在排卵前一天，孕酮浓度开始逐渐升高，在排卵之后，黄体细胞会大量分泌孕酮，一般在排卵后 6~8 天达到高峰。孕酮偏低常提示卵巢功能减退、黄体功能不全、无排卵性月经等疾病。

6. 睾酮　是人体内最主要的雄激素，主要由睾丸间质细胞合成，肾上腺可分泌雄激素，女性卵巢也可分泌少量雄激素。睾酮的主要生理作用为促进生殖器官的发育和生长，刺激性欲，促进和维持男性第二性征的发育，维持前列腺和精囊的功能和生精作用。该指标可用于评估睾丸雄激素分泌功能，帮助排查男性的性发育异常、睾丸肿瘤及不育症等疾病。青春期男孩睾酮偏低常见于睾丸功能低下、原发性睾丸发育不良、原发性性腺功能障碍等。青春期女孩睾酮偏高常见于女性男性化、多囊卵巢综合征。

表 11-8-2　青春期性激素六项的参考区间

性激素六项	6~12 岁		12~18 岁	
	男性	女性	男性	女性
LH/（$IU\cdot L^{-1}$）	0.04~5.08	0.04~10.87	0.79~7.47	0.56~58.96
FSH/（$IU\cdot L^{-1}$）	0.46~7.14	0.93~10.01	1.52~10.30	1.78~11.60
P/（$ng\cdot mL^{-1}$）	0.08~1.45	0.09~1.18	0.06~6.09	0.16~13.03
PRL/（$ng\cdot mL^{-1}$）	3.81~21.34	4.10~20.55	3.60~21.45	5.12~26.91
E_2/（$ng\cdot mL^{-1}$）	<20.00	<20.00	20.00~34.40	22.03~315.88
T/（$nmol\cdot L^{-1}$）	0~10.91	0~1.79	0.71~22.92	0~3.59

（三）心理问卷评估

青春期以性器官发育成熟和第二性征出现为主要标志，随着性生理发育的不断成熟，青少年的性心理也开始萌动和发展。青春期的性心理发展过程可大致划分为五个阶段：渴望了解性知识阶段、对异性的暂时疏远阶段、对异性好感阶段、模仿性初恋阶段、爱情的萌芽与发展阶段，并遵循一般心理发展的基本特征，具有连续性、阶段性、定向性、顺序性、不平衡性和差异性。每一位青春期的男孩或女孩在正常的性心理发展过程中，虽然存在一定的个体差异和不同的发展速度，但都会遵循一定的顺序、经历一些共同的发展阶段。因此，首先要正视青春期性心理发展不同阶段的客观规律，帮助青少年建立正确的性观念，增强他们的自我适应能力；同时还应密切监测与评估处于不同年龄阶段个体的性心理发展水平，有助于及时发现青少年面临的各种性心理发展障碍问题，促进早期干预和治疗。《青春期性心理健康问卷》可用于评估青少年性心理健康水平，主要包括三个部分的内容：①性认识，即对有关性问题的各种知识的认识，这个部分包括了生理知识、性知识；②性价值观，即对有关性问题的、较为稳定的看法和持有的态度评价，这个部分包括了性观点、性态度；③性适应，即青少年能愉快地接纳自身的性征变化，以及自觉地按社会文化规范的要求，约束和调整自己的性欲望和性行为，这个部分包括了对自身性别的认同、对社会道德文化规范的适应以及对性行为、性活动的调节和控制。

二、孕前或育龄期人群的筛查与评估

孕前筛查与评估包括婚前检查项目、女性生育力评估项目、男性生育力评估项目和生育力危险因素筛查。目前，我国已取消了强制婚前检查的相关规定，但对于有婚育计划的夫妇来说，及时接受各种孕前筛查与评估项目有助于及时筛查生育风险、促进优生优育。另外，随着人们婚育观念的转变以及宏观生育政策的调整，生育年龄不断后延，因此，对于高龄生育（女性 ≥35 岁、男性 ≥40 岁），备孕超过 12 个月但未孕，有高危因素（如女方月经不规律、男方勃起功能障碍、生殖系统肿瘤等）的夫妇双方来说，还应积极接受生育力评估检查和生育力危险因素筛查。

（一）婚前检查项目

1. 咨询项目　了解双方是否有共同的血缘关系。了解双方当下和过去的病史和服药史，如有无性传播疾病、麻风病、精神病、各种传染病、遗传病，以及重要脏器、泌尿生殖系统疾病和智力发育情况等。了解双方个人生活史，询问近期工作和居住生活情况、烟酒嗜好等。了解女方月经史和男方遗精情况。了解双方家族有无先天重度残疾，重点询问与遗传有关的病史；再婚者，应询问以往婚育史。

2. 体格检查　进行全身常规内科检查、生殖器检查。检查女性生殖器时，注意有无处女膜闭锁、阴道缺如或闭锁、子宫缺如或发育不良、子宫肌瘤、子宫内膜异位症等；检查男性生殖器时，注意有无包茎、阴茎硬结、阴茎短小、尿道下裂、隐睾、睾丸过小、精索静脉曲张和鞘膜积液等。

3. 实验室检查　除了血常规、尿常规、胸透、肝功能和血型外，女性应做阴道分泌物检查，找滴虫、霉菌，必要时做淋病奈瑟菌涂片检查；男性做精液常规化验。

（二）女性生育力评估项目

女性生育力评估（female fecundity assessment）是指对女性的生育潜能进行评估，涵盖解剖因素、全身状态（包括内分泌状态及免疫因素）、子宫内膜容受性以及卵巢储备功能的综合评估。其中，卵巢储备功能是女性生育力评估的核心内容。

1. 全身状态　全身的内分泌及免疫状态在从配子产生到妊娠分娩整个生育过程的多个方面影响着女性的生育能力。高雄激素血症、高催乳素血症、甲状腺功能异常、免疫性疾病等可降低女性的生育力。另外，BMI 偏高也会影响卵巢储备和卵巢反应性，肥胖人群面临的不孕和流产风险均显著增加。

2. 解剖因素　对于功能健全的女性，内生殖器官是维持女性正常生育能力的基本条件。阴道通畅性、宫颈黏液性状和输卵管通畅性会影响配子和受精卵在生殖道中的转运。宫颈口粘连、输卵管粘连、梗阻、积水、输卵管炎等所导致的输卵管拾卵能力下降以及宫腔粘连、子宫纵隔等解剖因素的破坏是导致女性不孕的常见病因。

3. 子宫内膜容受性　是指子宫内膜对胚胎的接受能力，是胚胎着床的关键。子宫内膜异位症、慢性子宫内膜炎和输卵管积水等疾病可导致子宫内膜容受性降低，影响胚胎成功着床。子宫内膜活检是判断子宫内膜容受性的金标准，但由于这是一项侵入性操作技术，目前临床上最常应用的评价子宫内膜的方法是经阴道超声检查子宫内膜的厚度、类型和子宫内膜血流状态。

4. 卵巢储备功能　是女性生育力的重要因素。主要评估指标包括年龄、月经周期、卵巢体积、窦卵泡数、基础激素水平和抗米勒管激素（anti-mullerian hormone，AMH）等。女性最佳生育年龄为 22~28 岁或至少不超过 35 岁，女性 35 岁以后生育力快速下降，表现为卵母细胞数量和质量均大大降低，且具有不可逆性，发生不孕、自然流产、出生缺陷、妊娠期及围产期并发症等不良生育结局的风险显著上升。正常月经周期为 23~32 天，平均 28 天，月经周期异常可表现为周期不规律、月经稀发或闭经、经量过少、经期延长等。卵巢体积、窦卵泡数、基础激素水平和抗米勒管激素等临床检查项目需要转诊至专科医院。

（三）男性生育力评估项目

男性生育力评估（male fecundity assessment）从广义上包括精液质量及精子功能、性功能及射精功能、遗传检测三部分内容。其中性功能方面包括性欲、勃起功能、性生活频率和是否能达到性高潮等；射精功能包括是否有阴道内射精、射精延迟、不射精和逆行射精等；遗传检测方面主要包括染色体核型和 Y 染色体微缺失检测等与生精功能和胚胎发育等相关的遗传学检测。

精液质量是临床上评估男性生育力的重要指标之一。尤其对于生育力低下或不育的男性，精液检测是一种简单而直观的评估方法。长久以来，精液质量的评判标准均参考世界卫生组织历年所制定的标准。世界卫生组织曾分别于 1980 年、1987 年、1992 年、1999 年和 2010 年五次发布相关标准。2021 年 7 月，世界卫生组织发布了第 6 版《世界卫生组织人类精液检查与处理实验室手册》，如表 11-8-3，为实验室管理人员、科学家和技术人员在临床或研究环境中检查与处理人类精液提供更新的、标准化的、循证的程序和建议。

表 11-8-3　世界卫生组织不同版本手册中精液分析标准值的比较

版本（年份）	第 2 版（1987 年）	第 3 版（1992 年）	第 4 版（1999 年）	第 5 版（2010 年）	第 6 版（2021 年）
参考指标	正常值	正常值	参考值	参考值下限（可信区间）	参考值下限（可信区间）
精液体积 /mL	≥ 2	≥ 2	≥ 2	1.5（1.4~1.7）	1.4（1.3~1.5）
精子总数 /10^6	≥ 40	≥ 40	≥ 40	39（33~46）	39（35~40）
精子浓度 /（$10^6 \cdot mL^{-1}$）	≥ 20	≥ 20	≥ 20	15（12~16）	16（15~18）
前向运动精子 /%	≥ 50	≥ 50	≥ 50	32（31~34）	30（29~31）
存活率 /%	≥ 50	≥ 75	≥ 75	58（55~63）	54（50~56）
正常形态精子 /%	≥ 50	≥ 30	≥ 15	4（3.0~4.0）	4（3.9~4.0）

（四）生育力危险因素筛查

1. 年龄　是女性生育力的最大关卡。随着年龄的增长，女性超过 35 岁之后，生育力会迅速下降，受孕概率降低；相反，自然流产率、胎儿畸形率、孕产妇并发症的发生率都明显增加。男性生育力下降较女性出现晚，从 40 岁左右开始下降，但大多数人 50 岁以后仍然可以生育。

2. 精神压力　现代快节奏的生活让育龄人群长期处于精神紧张、焦虑的状态。在我国，焦虑在不孕女性中的发生率高达 72%，远高于普通人群。长期的焦虑可干扰下丘脑 - 垂体 - 性腺轴，抑制大脑释放调节生育力的激素，引起内分泌紊乱、排卵障碍，形成“越想怀孕、越难怀孕”的尴尬局面。

3. 不良生活方式　熬夜、吸烟、酗酒以及不健康的饮食习惯等都会影响育龄人群的激素水平和生殖内分泌系统，降低男性和女性双方的生育力。

4. 环境污染　环境污染包括辐射、电磁、雾霾、高温环境、汽车尾气、装修污染等。长期间接接触一些有害的化学物质，可以破坏卵母细胞和精子的发生及发育过程，影响配子（卵母细胞和精子）及胚胎质量。

三、孕期及围产期的筛查与评估

孕期保健是降低孕产妇和围产儿并发症的发生率及死亡率、减少出生缺陷的重要措施。通过规范化的孕期保健和产前检查，能够及早防治妊娠期合并症及并发症，及时发现胎儿异常，评估孕妇及胎儿的安危，确定分娩时机和分娩方式，保障母儿安全。2016 年，世界卫生组织发布的《孕期保健指南》中推荐产前检查次数不少于 8 次。孕妇妊娠期间，应对其是否存在贫血、无症状性菌尿、家庭暴力、妊娠糖尿病、吸烟、嗜酒以及药物成瘾、梅毒、结核病等情况进行评估。在胎儿评估方面，该指南也针对胎动计数、宫高测量、胎心监护、超声检查、彩色多普勒超声血流监测等方面提出了相关建议。

中华医学会妇产科学分会在 2018 年发布的《孕前和孕期保健指南》中，根据目前我国孕期保健的现状和产前检查项目的需要，推荐产前检查孕周分别为：妊娠 6~13 周 $^{+6}$、14~19 周 $^{+6}$、20~24 周、25~28 周、29~32 周、33~36 周、37~41 周、共 7~11 次。有高危因素者，酌情增加次数。

（一）妊娠 6~13 周 $^{+6}$

1. 健康教育及指导　①流产的认识和预防。②营养和生活方式的指导（卫生、性生活、运动锻炼、旅行、工作）；根据孕前 BMI，提出孕期体质量增加建议。③继续补充叶酸 0.4~0.8mg/d 至孕 3 个月，有条件者可继续服用含叶酸的复合维生素。④避免接触有毒有害物质（如放射线、高温、铅、汞、苯、砷、农药等），避免密切接触宠物。⑤慎用药物，避免使用可能影响胎儿正常发育的药物。⑥改变不良的生活习惯（如吸烟、酗酒、吸毒等）及生活方式；避免高强度的工作、高噪声环境和家庭暴力。⑦保持心理健康，解除精神压力，预防孕期及产后心理问题的发生。

2. 常规保健　①建立孕期保健手册。②仔细询问月经情况，确定孕周，推算预产期。③评估孕期高危因素；孕产史（特别是不良孕产史如流产、早产、死胎、死产史），生殖道手术史，有无胎儿畸形或幼儿智力低下，孕前准备情况，孕妇及配偶的家族史和遗传病史；有无妊娠合并症，如高血压、心脏病、糖尿病、肝肾疾病、系统性红斑狼疮、血液病、神经和精神疾病等，及时请相关学科会诊，不宜继续妊娠者应告知并及时终止妊娠；高危妊娠继续妊娠者，评估是否转诊；本次妊娠有无阴道出血，有无可能致畸的因素。④全面体格检查，包括心肺听诊，测量血压、体质量，计算 BMI；常规妇科检查；胎心率测定。

3. 必查项目　①血常规。②尿常规。③血型。④肝功能。⑤肾功能。⑥空腹血糖水平。⑦乙型肝炎表面抗原筛查。⑧梅毒血清抗体筛查。⑨ HIV 筛查。⑩地中海贫血筛查（在流行地区居住的孕妇）。⑪超声检查，确定是否为宫内妊娠及孕周、胎儿是否存活、胎儿数目、子宫附件情况。

4. 备查项目　①丙型肝炎筛查。②抗 D 滴度检测（Rh 血型阴性者）。③ 75g 口服葡萄糖耐量试验（高危孕妇）。④甲状腺功能检测。⑤血清铁蛋白（血红蛋白<110g/L 者）。⑥结核菌素试验（高危孕妇）。⑦子宫颈细胞学检查。⑧子宫颈分泌物检测淋球菌和沙眼衣原体（高危孕妇或有症状者）。⑨细菌性阴道病的检测（有症状或早产史者）。⑩胎儿染色体非整倍体异常的母体血清学筛查。⑪超声检查：妊娠 11~13 周 $^{+6}$ 测量胎儿颈部透明层的厚度；核定孕周；双胎妊娠还需要确定绒毛膜性质，高危者，可考虑绒毛活检或羊膜腔穿刺检查。⑫绒毛穿刺取样术（高危孕妇）。⑬心电图检查。

（二）妊娠 14~19 周 $^{+6}$

1. 健康教育及指导　①流产的认识和预防。②妊娠生理知识。③营养和生活方式的指导。④中孕期胎儿染色体非整倍体异常筛查的意义。⑤非贫血孕妇，如血清铁蛋白<30μg/L，应补充元素铁 60mg/d；诊断明确的缺铁性贫血孕妇，应补充元素铁 100~200mg/d。⑥开始常规补充钙剂 0.6~1.5g/d。

2. 常规保健　①分析首次产前检查的结果。②询问阴道出血、饮食、运动情况。③体格检查，包括血压、体重，评估孕妇体重增加是否合理；子宫底高度；胎心率测定。

3. 备查项目　①无创产前基因检测，目标疾病为三种常见胎儿染色体非整倍体异常，即 21- 三体综合征、18- 三体综合征、13- 三体综合征。②胎儿染色体非整倍体异常的中孕期母体血清学筛查。③羊膜腔穿刺术检查胎儿染色体核型（高危人群）。

（三）妊娠 20~24 周

1. 健康教育及指导　①早产的认识和预防。②营养和生活方式的指导。③胎儿系统超声筛查的意义。

2. 常规保健　①询问胎动、阴道出血、饮食、运动情况。②体格检查同妊娠 14~19 周 $^{+6}$ 产前检查。

3. 必查项目　①胎儿系统超声筛查，筛查胎儿的严重畸形。②血常规。③尿常规。

4. 备查项目　经阴道超声测量子宫颈长度，进行早产的预测。

（四）妊娠 25~28 周

1. 健康教育及指导　①早产的认识和预防。②妊娠糖尿病筛查的意义。

2. 常规保健　①询问胎动、阴道出血、宫缩、饮食、运动情况。②体格检查同妊娠 14~19 周 $^{+6}$ 产前检查。

3. 必查项目　①妊娠糖尿病筛查。②血常规、尿常规。

4. 备查项目　①抗 D 滴度检测（Rh 血型阴性者）。②子宫颈分泌物检测胎儿纤连蛋白水平（子宫颈长度为 20~30mm 者）。

（五）妊娠 29~32 周

1. 健康教育及指导　①分娩方式指导。②开始注意胎动或计数胎动。③母乳喂养指导。④新生儿护理指导。

2. 常规保健　①询问胎动、阴道出血、宫缩、饮食、运动情况。②体格检查：同妊娠 14~19 周 $^{+6}$ 产前检查；胎位检查。

3. 必查项目　①血、尿常规。②超声检查：胎儿生长发育情况、羊水量、胎位、胎盘位置等。

（六）妊娠 33~36 周

1. 健康教育及指导　①分娩前生活方式的指导。②分娩相关知识（临产的症状、分娩方式指导、分娩镇痛）。③新生儿疾病筛查。④抑郁症的预防。

2. 常规保健　①询问胎动、阴道出血、宫缩、皮肤瘙痒、饮食、运动、分娩前准备情况。②体格检查同妊娠 30~32 周产前检查。

3. 必查项目　尿常规。

4. 备查项目　①妊娠 35~37 周 B 族链球菌筛查(具有高危因素的孕妇)。②妊娠 32~34 周肝功能、血清胆汁酸检测(妊娠肝内胆汁淤积症高发病率地区的孕妇)。③妊娠 32~34 周后可开始电子胎心监护(高危孕妇)。④心电图复查(高危孕妇)。

(七) 妊娠 37~41 周

1. 健康教育及指导　①分娩相关知识(临产的症状、分娩方式指导、分娩镇痛)。②新生儿免疫接种指导。③产褥期指导。④胎儿宫内情况监护。⑤妊娠 ≥ 41 周,住院并引产。

2. 常规保健　①询问胎动、宫缩、见红等。②体格检查同妊娠 30~32 周产前检查。

3. 必查项目　①超声检查,评估胎儿大小、羊水量、胎盘成熟度、胎位,有条件可检测脐动脉收缩期峰值和舒张末期流速之比(S/D 比值)等。②无刺激性胎心监护检查,每周 1 次。

4. 备查项目　子宫颈检查及宫颈成熟度评分。

(八) 高龄孕妇的孕期保健

高龄孕妇是产前筛查和产前诊断的重点人群,针对高龄孕妇的孕期保健措施具体如下。

1. 询问孕前病史　重点询问是否患有糖尿病、高血压、肥胖、肾脏及心脏疾病等,询问既往生育史;本次妊娠是否为辅助生殖治疗受孕;两次妊娠的间隔时间;明确并记录高危因素。

2. 评估并告知高龄孕妇的妊娠风险　包括流产、胎儿染色体异常、胎儿畸形、妊娠期高血压疾病、妊娠糖尿病、胎儿生长受限、早产和死胎等。

3. 规范补充叶酸或含叶酸的复合维生素　及时规范补充叶酸、钙剂和铁剂,根据情况可考虑适当增加剂量。

4. 重点检查项目　①妊娠 11~13 周 $^{+6}$ 应行早孕期超声筛查:胎儿颈部透明层、有无鼻骨缺如、神经管缺陷等。②预产期年龄为 35~39 岁,且单纯年龄为高危因素,签署知情同意书可先行无创产前基因检测进行胎儿染色体非整倍体异常的筛查;预产期年龄 ≥ 40 岁的孕妇,建议绒毛穿刺取样术或羊膜腔穿刺术,进行胎儿染色体核型分析和 / 或染色体微阵列分析。③妊娠 20~24 周,行胎儿系统超声筛查和子宫颈长度测量。④重视妊娠糖尿病的筛查、妊娠期高血压疾病和胎儿生长受限的诊断。

5. 加强胎儿监护　年龄 ≥ 40 岁的孕妇应密切关注胎儿状况,妊娠 40 周前适时终止妊娠。

四、更年期人群的筛查与评估

更年期妇女面临的不单是妇科方面的问题,还存在营养、心理、心血管疾病、骨质疏松、骨关节病等问题,更多的是对预防保健的需求,多学科团队协作和多层次的干预对更年期健康管理非常重要。2021 年发布的《更年期妇女健康管理专家共识(基层版)》基于国际、国内最新相关指南,紧密契合健康管理机构的具体情况,从更年期常见健康问题入手,制定了更年期妇女健康管理内容和工作流程,如图 11-8-1,并提倡多学科合作,各学科及上下级医院之间要“上下联动、双向转诊”,共同做好更年期妇女的健康管理工作,进而减少更年期不良事件的发生,促进更年期妇女身心健康,为老年期健康

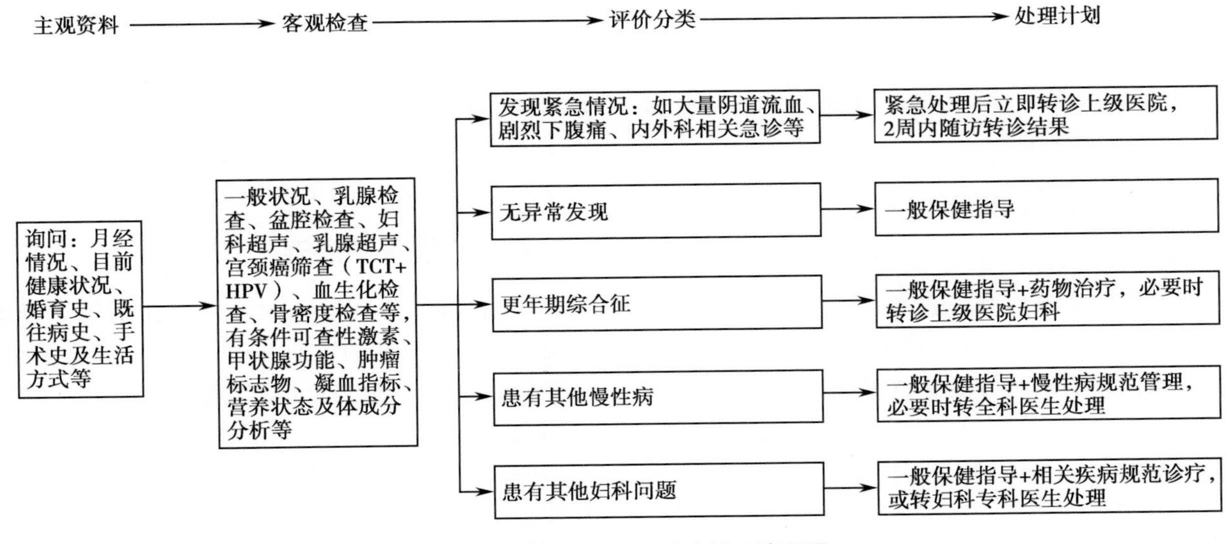

图 11-8-1　更年期妇女健康管理流程图

打下良好基础。

男性更年期由于睾丸的萎缩、睾酮的分泌减少、反馈刺激垂体的分泌功能增加、萎缩的睾丸对促性腺激素的反应降低，使体内性激素的调节功能失衡而引起的一系列症状。男性更年期症状出现的年龄差异比较大(51~64 岁)，主要有以下表现。

1. 精神心理症状　精力不集中、记忆力减退、抑郁、焦虑、易怒、多疑、神经质、工作能力下降。

2. 血管舒缩症状　心悸、潮热、出汗。

3. 性方面的症状　性兴趣降低、性欲降低、阳痿。

4. 生理体能症状　睡眠减少、易疲劳、食欲缺乏、骨骼与关节疼痛。针对男性更年期的健康管理，首先要加强体育锻炼，增强体质，振奋精神，保持平和乐观的情绪，养成良好的生活习惯。家人、同事的关心和理解也很重要。

目前，较为理想的药物是口服睾酮类药物，睾酮治疗可以改善总的健康状态和情绪，提高性欲，增加肌力和骨质密度。但补充睾酮可能加重潜伏的前列腺疾病，如前列腺增生和前列腺癌。因此，开始治疗前应详细检查，并在医生指导下用药。

第三节　生殖健康的常用干预技术及应用

一、青春期性及生殖保健咨询

青春期性及生殖健康状况不仅影响青少年的各方面身心健康发展，也是其成人期乃至终身生殖健康的重要基石，开展青春期性及生殖保健咨询对维护青春期生殖健康及终身发展至关重要。开展青春期性及生殖保健咨询目的在于能够及时发现影响健康的认知上的不足，引导青少年形成正确认知，理解自身的体格生长发育状况、社会心理发育状况和性心理发育状况，形成健康的信念和生活方式。能够通过各种检查发现身体、情感和行为上的问题并及时进行干预，杜绝危害健康的危险行为。强化并鼓励健康的饮食、运动、生活行为习惯和自我保健意识。对性传播性疾病的预防有清楚的认识，积极参与健康决策，为维护自己的身心健康主动寻求保健服务。

青春期性及生殖保健咨询服务内容主要包括性及生殖健康教育、避孕方式、生殖系统的自我保健措施、性心理咨询等。

二、营养干预措施

过瘦或过胖、营养不良、微量元素缺乏等都可能影响生育能力和子代健康。如 BMI<19 或 BMI>32 的女性，自然受孕或辅助生殖治疗成功的概率均偏低；碘缺乏可能导致男性性功能衰退、性欲降低，流产；维生素 A、维生素 E 能够增强精子活力、促进性欲，摄入缺乏可导致性腺萎缩、影响雌激素正常分泌。因此，应注意食物多样、均衡膳食。每日膳食包括谷薯类、蔬菜水果类、畜禽鱼蛋奶类、大豆坚果类等。平均每天摄入 12 种以上食物，每周 25 种以上。少吃肥肉、烟熏和腌制肉食品。成人每天食盐不超过 5g，每天烹调油 25~30g，每天糖摄入不超过 50g。足量饮水，成年人每天 7~8 杯(1 500~1 700mL)。

三、运动干预措施

适当的体育锻炼和户外活动能够促进机体代谢，调节神经系统和内分泌平衡，保持身心愉悦，有益于维护和促进育龄人群的生育能力。另外，体育锻炼与均衡饮食相互搭配也有助于将 BMI 控制在合理范围之内，提高育龄夫妇的受孕机会。因此，应坚持户外运动和晒太阳，每周至少进行 5 天、累计 150 分钟以上中等强度身体活动，如走路、慢跑、骑车、游泳、跳舞等。每周至少进行 2~3 次肌肉张力锻炼以增加肌肉量和肌力。减少久坐时间，每小时起来动一动。对于孕期、围产期或更年期的特殊人群或患有代谢性疾病、多囊卵巢综合征的患者或围手术期人群等，运动前要与医生进行沟通，确定运动方式及强度，并根据情况进行调整。

四、心理干预措施

研究表明，心理健康水平对两性生殖健康均有显著影响。长期的压抑、抑郁、焦虑等负面情绪，可能会导致机体神经内分泌功能发生紊乱，女性月经周期紊乱、卵巢功能下降，男性出现性欲减退、勃起功能障碍、睾丸功能受损等一系列症状。维持良好的心理健康状态对促进两性生殖健康至关重要。心理健康管理的主要措施包括：①建立健康科学的生活方式，改变不良行为和不健康的生活方式；②培养良好的性格，提高心理素质，具备应对、承受及调节各种心理压力的能力；③在生活、学习和工作环境中，营造良好的人际关系及和谐氛围，对保持良好的心理环境有着积极作用；④学习有关心理健康的知识，具备自我心理健康管理的能力；⑤及时接受心理咨询和专业评估，必要时转诊至专科机构进行心理治疗。

五、不孕不育的干预技术

预防不孕不育的最佳干预措施就是适龄生育和定期进行生育力评估。然而，随着环境、社会、经济、生活方式、婚育观念、生育政策放宽等诸多因素的发展变化，越来越多有生育意愿的育龄夫妇面临不孕不育问题的困扰，我国育龄人群的不孕不育率已从 2007 年的 11.9% 上升至 2020 年的 17.6%，估计目前约有 3 300 万对育龄夫妇面临不孕问题困扰。

辅助生殖技术作为治疗不孕症的有效措施，已帮助众多不孕夫妇成功获得后代。辅助生殖技术（assisted reproductive technology，ART）是指对配子、胚胎或基因物质进行体外系统操作而获得新生命的技术，通常包括人工授精（artificial insemination，AI），体外受精胚胎移植（in vitro fertilization and embryo transfer，IVF-ET）以及卵细胞质内单精子注射技术（intracytoplasmic sperm injection，ICSI），冻融胚胎移植（frozen-thawed embryo transfer，FET），植入前遗传学诊断（preimplantation genetic test，PGT）等衍生技术。自 1978 年世界首例试管婴儿出生以来，目前全球范围内已有超过 800 万 ART 婴儿出生。根据全国人类辅助生殖技术监测数据显示，截至 2020 年 12 月底，中国大陆经批准开展人类辅助生殖技术的医疗机构共 536 家、人类精子库 27 家，每年 ART 总治疗周期数已逾 100 万 / 年，ART 分娩活产儿数达 31 万 / 年。

（一）人工授精技术

人工授精技术是通过非性交的方法将丈夫或供精者精子置于女性生殖道内，使精子与卵子自然结合形成受精卵而达到妊娠目的的一种辅助生殖技术。按照精子来源进行分类，包括使用丈夫精液进行的夫精人工授精和使用自愿捐精者精液的供精人工授精。按人工授精部位进行分类，主要包括直接阴道内授精、宫颈内人工授精、宫腔内人工授精、直接腹腔内授精、直接卵泡内授精、经阴道输卵管内授精等。其中，宫腔内人工授精是最常用的人工授精方法，是指将洗涤处理过的精子悬液通过导管直接注入宫腔内，这种方法适应证广泛，包括宫颈因素不孕，少、弱、畸形精子症，精液不液化症、免疫性不孕症、不明原因型不孕症等。

（二）常规体外受精——胚胎移植技术

常规体外受精——胚胎移植技术是将不孕症患者夫妇的卵与精子取出体外，在体外培养系统中受精并发育成胚胎后将优质胚胎移植入患者宫腔内，让其种植以实现妊娠的技术。此过程有一段时间是在试管内进行的，因此出生子代又被俗称为“试管婴儿”。我国《人类辅助生殖技术规范》中严格规定了 IVF-ET 技术的适应范围，包括：①女方各种因素导致的配子运输障碍。②排卵障碍。③子宫内膜异位症。④男方少、弱精子症。⑤不明原因的不育。⑥免疫性不孕。在正常生理情况下，胚胎将在排卵后 4~5 天发育成桑葚胚至囊胚阶段时进入子宫。在 IVF-ET 周期中，目前最常见的是取卵后第二天、第三天移植或在第五天、第六天移植囊胚。我国《人类辅助生殖技术规范》中明确规定，每周期移植胚胎总数不得超过 3 个，其中 35 岁以下妇女第一次助孕周期移植胚胎数不得超过 2 个。近年来随着 IVF-ET 技术的逐渐发展成熟，单胚胎移植的成功率逐渐提高，越来越多的生殖医学中心开始采取单胚胎移植策略，降低双胎妊娠率，保护母婴安全。

（三）体外受精——胚胎移植技术的衍生技术

1. 卵细胞质内单精子注射技术（intra cytoplasmic sperm injection，ICSI）　ICSI 技术是指直接将精子注射入卵子内以帮助卵子受精的显微技术。其适应范围包括：①严重的少、弱、畸形精子症；②不可逆的梗阻性无精子症；③生精功能障碍（排除遗传缺陷疾病所致）；④免疫性不育；⑤体外受精失败；⑥精子顶体异常；⑦须行植入前胚胎遗传学检查的。目前，ICSI 技术的适应范围越来越广，但不能取代常规 IVF-ET 技术，用正常精液进行 IVF-ET 与 ICSI 比较，两组妊娠率无显著差异。ICSI 属于侵入性操作，昂贵且耗时，所以 ICSI 技术仅限于有适应证的患者。

2. 冻融胚胎移植技术（frozen embryo transfer，FET）　FET 技术是指将胚胎放入冷冻保护剂中，在超低温环境中保存，需要时再将胚胎溶解复苏。其适应范围包括：①新鲜胚胎移植后生育胚胎符合冷冻标准者；②严重卵巢过度刺激综合征者；③子宫腔积液者；④新鲜周期移植困难者；⑤ PGT 活检后等待诊断结果或移植后剩余的 PGT 诊断正常的胚胎；⑥须排除捐赠配子人类免疫缺陷病毒（HIV）感染者；⑦移植日子宫内膜过薄（≤ 5mm）不适于移植者；⑧其他特殊原因，如移植日患者生病或不能及时赶到等特殊原因，不能在新鲜周期移植者。

3. 胚胎植入前遗传学检测技术（preimplantation genetic testing，PGT）　随着测序技术的发展，PGT 技术广泛应用于辅助生殖领域。相对于传统的羊膜腔穿刺术和绒毛活检，PGT 可以检测胚胎的单基因遗传病、染色体结构和数目变异、基因位点突变等，以便选择正常胚胎进行植入，是产前诊断的最早形式。PGT 技术主要分为单基因异常检测（PGT for monogenic，PGT-M），染色体结构异常（PGT for structural rearrangements，PGT-SR）和非整倍体筛查（PGT for aneuploidies，PGT-A）三大类。PGT-M 主要应用于检测单基因遗传病，目前文献报道进行 PGT-M 的单基因遗传病已多达数千种。PGT-SR 主要应用于检测染色体病，包括染色体数目或结构异常。PGT-A 可应用于高龄、反复 IVF 种植失败以及反复妊娠丢失患者，选择染色体正常胚胎移植可以提高妊娠率，降低流产率。

4. 其他衍生技术　未成熟卵母细胞体外成熟培养技术（in vitro maturation，IVM）是指不经药物超促排卵或应用少量促性腺激素从卵巢中获取未成熟卵母细胞，并在适当条件下或体外成熟培养，使成熟后的卵母细胞具备受精能力，然后再将胚胎移植至母亲子宫腔内生长的一类辅助生殖技术，主要适用于多囊卵巢综合征、卵子发育不良、卵泡发育迟缓、卵巢过度刺激综合征等患者。另外，近年在国外也出现了利用供体和受体的人卵母细胞通过细胞（细胞质、细胞核、极体）移植技术组装出新的卵母细胞，然后再进行体外受精 - 胚胎移植的一类新兴技术，尚不清楚此类技术对人类遗传及子代健康会产生哪些影响，目前我国禁止使用。

六、生育力保存的干预技术

生育力保存（fertility preservation）是指在个体的身体状况或治疗可能损害其生育能力时，旨在通过药物、手术或实验室技术保存其生育后代能力的一系列干预措施和程序。生育力保存技术的适应证主要包括两大类：①需要促性腺毒性化疗、放疗或骨髓移植的恶性疾病（如白血病、霍奇金淋巴瘤、非霍奇金淋巴瘤等血液病，乳腺癌、肉瘤、某些盆腔肿瘤等）；②其他疾病（如需要化疗、放疗或骨髓移植的全身疾病，自身免疫性疾病，卵巢疾病，双侧良性卵巢肿瘤，严重复发性卵巢子宫内膜异位症等）。

女性生育能力保存技术包括卵巢组织、卵母细胞或胚胎的冷冻保存以及卵巢移植手术或药物措施。对于选择保留生育能力的成年男性和已经进入青春期的青少年来说，手淫取精和精子冷冻保存是最符合成本效益的首选措施。对于青春期前的男性患儿来说，可采取睾丸组织冷冻保存技术，并在成年后进行精原干细胞自体移植手术以获得生育能力。

（李　蓉　王媛媛）

参考文献

1. GLASIER A, GULMEZOGLU A M, SCHMID G P, et al. Sexual and reproductive health: a matter of life and death [J]. Lancet, 2006, 368 (9547): 1595-1607.
2. STARRS A M, EZAH A C, BARKER G, et al. Accelerate progress-sexual and reproductive health and rights for all: report of the Guttmacher-Lancet Commission [J]. Lancet, 2018, 391 (10140): 2642-2692.
3. 乔杰. 生育力保护与生殖储备 [M]. 北京: 北京大学医学出版社, 2013.
4. QIAO J, WANG Y, LI X, et al. A Lancet Commission on 70 years of women's reproductive, maternal, newborn, child, and adolescent health in China [J]. Lancet, 2021, 397 (10293): 2497-2536.
5. WORLD HEALTH ORGANIZATION. WHO laboratory manual for the examination and processing of human semen (Sixth edition) [M]. Geneva: World Health Organization, 2021.
6. 乔杰. 生殖工程学 [M]. 北京: 人民卫生出版社, 2007: 70-151.
7. WORLD HEALTH ORGANIZATION. WHO recommendations on antenatal care for a positive pregnancy experience [M]. Geneva: World Health Organization, 2016.
8. 中华医学会妇产科学分会产科学组. 孕前和孕期保健指南 (2018)[J]. 中华妇产科杂志, 2018, 53 (1): 7-13.
9. 中国医师协会全科医师分会, 北京妇产学会社区与基层分会. 更年期妇女健康管理专家共识 (基层版)[J]. 中国全科医学, 2021, 24 (11): 1317-1324.

第九章　音乐疗法干预技术及应用

第一节　音乐疗法干预技术的概念与发展

一、音乐疗法干预技术的概念

近年来，随着健康管理和综合医学的发展，音乐疗法干预技术逐渐受到越来越多的关注和认可。音乐疗法干预技术是一种利用音乐和音乐活动来改善身心健康的综合性治疗方法，它结合音乐、心理学和医学的原理，通过有意识地运用音乐来实现促进健康、缓解压力、提高情绪和促进康复的目的。

(一) 音乐疗法干预技术的概念

1. 音乐选择和音乐制订　音乐疗法师根据个体的需求和目标选择合适的音乐曲目或制作音乐以达到治疗和干预的目的。不同类型的音乐可以引起不同的情绪和生理反应，因此选择适当的音乐对于实现治疗效果至关重要。

2. 活动设计　音乐疗法师设计各种音乐活动，如唱歌、演奏乐器、音乐创作、音乐欣赏等，来满足个体的需求和治疗目标，旨在通过音乐的参与和创造性的表达来激发个体的情绪、认知和运动能力。

3. 情感和情绪管理　音乐具有独特的情感表达和情绪调节功能。音乐疗法师使用音乐来帮助个体认识、表达和管理情绪，通过选择适当的音乐和音乐活动，可以使个体感受到安抚、激励、放松或愉悦的情绪体验，从而调节情绪状态。

4. 康复和康复支持　音乐疗法可以在康复过程中起到积极的作用。通过音乐活动，个体可以提高运动协调性、恢复语言和沟通能力，促进肌肉放松和康复进程。此外，音乐还可以提高康复过程中的积极情绪和自我效能感。

5. 社交支持和团体治疗　音乐疗法可以通过音乐团体或社交活动来促进社交支持和情感连接。音乐活动可以增强个体之间的交流和合作，提供情感支持，并促进身心的整体健康。

(二) 音乐疗法干预技术涉及的音乐特性

音乐疗法干预技术是利用音乐的情感表达、心理放松、运动协调、认知刺激和社交连接等特性，通过有意识地选择和运用音乐来促进身心健康和康复的方法。

1. 情感表达和情绪调节　音乐具有丰富的情感表达能力，能够激发、引导和调节个体的情绪。不同的音乐曲目和音乐元素（如节奏、旋律、和声）可以引起不同的情绪反应，从而帮助个体表达和管理情感。

2. 心理放松和压力缓解　音乐被广泛应用于放松和压力缓解的领域。悦耳的音乐和舒缓的旋律可以促进身体和心理的放松反应，降低压力、焦虑和紧张感。音乐还能改善睡眠质量，帮助人们放松并恢复精力。

3. 运动协调和康复支持　音乐的节奏和韵律可以促进身体的运动协调性和灵活性。在康复过程中，音乐可以激发个体的动作和运动，帮助恢复肌肉功能、平衡和协调能力。

4. 认知刺激和大脑功能　音乐对大脑功能和认知过程有积极影响。学习音乐乐器、演奏音乐以及参与音乐活动可以促进注意力、记忆力、创造力和问题解决能力的发展。音乐还可以刺激大脑的不同区域，增强神经连接和综合性思维。

5. 情感支持和社交连接　音乐具有社交性和情感共鸣的能力。音乐疗法干预技术可以通过音乐团体或社交活动来促进情感支持和社交连接。共同演奏、合唱或欣赏音乐可以加强个体之间的交流、合作和情感纽带。

(三) 音乐疗法干预技术的发展

经过数十年的探索与应用，音乐疗法干预技术处于一个蓬勃发展的阶段。随着研究深入和应用推广，人们对音乐疗法干预的认知和理解也不断增强，为更多人群带来健康和康复的益处。主要体现在以下五个方面。

1. 学术研究　音乐疗法的干预研究不断深入，涉及领域包括心理学、神经科学和教育学等。研究者通过观察研究、实验研究和临床试验，探索音乐疗法对不同人群和治疗疾病的效果，揭示其作用机制和适用范围。

2. 应用领域扩展 音乐疗法不仅应用于心理健康领域，还广泛应用于医疗、教育和社区健康等领域。它被用于辅助治疗心理障碍、神经系统疾病、康复和老年护理等多个领域。

3. 技术创新 音乐疗法借助新技术不断创新发展。虚拟现实、移动应用程序和远程咨询等技术被应用于音乐疗法中，拓展应用场景并提供更便捷的服务。

4. 专业发展 音乐疗法的专业发展逐渐成熟，许多国家建立音乐治疗师的职业认证和注册制度。专业组织和协会的成立为音乐疗法从业者提供交流、培训和规范指南等支持。

5. 公众认可度提高 社会公众对音乐疗法干预的认可度逐渐提高，越来越多的人群开始接受并尝试将音乐疗法作为一种非药物治疗手段。音乐疗法逐渐走入医疗机构、教育机构和社区，为更多团体提供身心健康的支持。

（四）音乐疗法干预技术的中医机理

在音乐疗法干预技术中，传统中医机理可以被应用和解释为一种理论框架，来理解音乐对身心健康的影响。

1. 气机理 传统中医认为，身体的健康取决于气的平衡和流动。音乐疗法通过调节音乐的节奏、韵律和音色，能够影响个体的气场和气血的流动。不同类型的音乐可以激发不同的情绪和体验，达到调节个体的气态。

2. 五行理论 传统中医五行理论描述了宇宙和人体的五种元素（木、火、土、金、水）之间的相互关系，每种元素与特定的器官、情绪和音乐元素相对应。音乐疗法可以通过选择特定的音乐元素和音色，来平衡并调和五行之间的关系。

3. 阴阳平衡 传统中医强调阴阳平衡对身体健康至关重要。音乐疗法可以通过创造和谐的音乐环境体验，来平衡个体的阴阳能量并促进身心健康。

4. 经络和穴位理论 传统中医认为人体内部存在一些特定的经络和穴位，通过调节这些经络和穴位可以影响身体功能和气血流动。音乐疗法可以通过音乐的节奏和音色的刺激，影响经络系统的流动并促进气血的平衡。

需要注意的是，传统中医机理和音乐疗法之间的关联主要是基于类比和对应的观点，尚缺乏科学证据的支持。尽管如此，传统中医的理论框架为音乐疗法提供了一种文化背景和思考方式，用于解释音乐对身心健康的积极影响。在实际应用中，音乐疗法师可以结合传统中医的观点，个体化地选择和运用音乐以促进整体的身心健康。

（五）音乐疗法干预技术的现代医学机理

在音乐疗法干预技术中，现代医学提供了一些机理和科学解释，说明了音乐对身心健康的积极影响。主要体现在以下五个方面。

1. 神经科学机理 音乐对大脑的影响是音乐疗法中的重要机理之一。研究表明，音乐可以激活大脑的多个区域，包括情感中枢、记忆中枢和运动控制中枢。音乐通过刺激这些区域，可以调节情绪、增强认知功能和促进运动协调。

2. 情绪调节机理 音乐具有情绪表达和调节的能力。听音乐可以引起情绪反应，如愉悦、悲伤、放松等。音乐疗法通过选择合适的音乐来调节个体的情绪状态，有助于减轻焦虑、抑郁等负面情绪，提升积极情绪和心理健康。

3. 生理反应机理 音乐对身体的生理反应具有多重影响。音乐可以降低心率、血压和呼吸频率，促进身体的放松反应，减轻压力和焦虑。此外，音乐还可以促进内分泌系统的平衡，释放身体内的内啡肽等自身调节物质。

4. 神经内分泌机理 音乐疗法可以通过调节神经内分泌系统的活动，对身心健康产生积极影响。音乐的节奏和音色可以影响神经内分泌物质的释放，如降低应激激素的分泌、增加快乐激素的产生，从而调节个体的情绪和身体状态。

5. 社会支持和社交联系机理 音乐疗法提供社会支持和社交联系的机会。参与音乐活动、合唱团或音乐疗愈小组可以促进个体之间的交流、互动和情感连接。这种社交联系有助于缓解孤独感、增强自尊心，提升个体的心理健康。

二、音乐疗法干预技术的分类

（一）按照音乐疗法的形式分类

1. 主动性音乐疗法 又称“参与式音乐疗法”，是指在使用过程中，让个体直接参与音乐制作、演唱、演奏或表演，借此改善个体注意力、引起兴趣、调节心境，并逐步建立适应外界环境的能力，通过不断地刺激大脑运动皮层，最大限度地调动身心各部分功能的发挥，最终达到康复目的。主动性音乐疗法是国外精神病院和康复医疗机构的主要治疗方法之一，具体方法有集体演唱歌曲、唱卡拉OK

歌曲及音乐演奏操作等。以音乐演奏操作为例，首先成立音乐操练小组，聘请专业老师上课指导训练，然后针对患病前有乐器演奏兴趣的个体，尽量根据其特长选择操作乐器；对无特长的个体，则让他们参与简单打击乐器。采用演奏、演唱法治疗的个体不需要接受专门的音乐训练或具有任何音乐技能，演奏、演唱出来的音乐是否好听都无关紧要，重要的是让他们参与到音乐治疗当中。通过让个体唱歌、跳舞、演奏来调节情绪，逐步建立适应外界环境的能力。

2. 被动性音乐疗法　又称“感受式音乐治疗”，是指个体以被动的方式接受音乐，如音乐欣赏、音乐疗愈会话等。在疗愈时播放适宜个体的乐曲，通过音乐的旋律、节奏、和声、音色等因素调节个体中枢神经系统功能，使之逐步协调平衡，以摆脱焦虑、紧张、恐惧状态，从而达到治疗作用。在被动音乐治疗时，要根据个体的病种、情绪状态、欣赏水平及个人爱好等因素选择音乐处方；有时可按“同质原理”选曲，如个体处于兴奋状态，可让其反复聆听节奏明快、具有兴奋性的曲子，利用负诱导的原理使个体转入抑制状态；也可按“非同质原理”，让情绪抑郁的个体接受欢快乐曲的感染，以改变其恶劣心境。被动音乐治疗是目前国内外音乐治疗的一种主要方法，主要用于精神疾病及心身疾病的治疗。

（二）按照音乐疗法的目标分类

1. 情绪调节　使用音乐来缓解焦虑、抑郁、压力等负面情绪，提升积极情绪，增强情绪管理能力。

2. 康复和功能改善　通过音乐来促进康复和改善身体、认知、语言或社交功能，例如康复训练、运动协调等。

3. 自我成长和个体发展　音乐作为一种表达和探索内心世界的工具，促进个体的自我认知、自我表达和个体发展。

（三）按照音乐疗法的人群分类

1. 儿童音乐疗法　应用于儿童和青少年的音乐疗法，帮助促进情绪发展、社交技能、认知和学习能力等。

2. 成人音乐疗法　应用于成人群体，涵盖情绪管理、康复、自我成长等各个方面。

（四）按照音乐疗法的专业分类

1. 音乐治疗师指导的音乐疗法　由专业的音乐治疗师进行指导和管理，包括个体或团体音乐疗法治疗方案。

2. 自主音乐疗法　个体自主地使用音乐进行自我治疗和情绪管理，如通过音乐欣赏、音乐放松来缓解压力。

实际应用中可以根据需求和具体情况进行组合使用，让音乐疗法干预技术发挥更大的作用，通过音乐的力量促进身心健康。

三、音乐疗法干预技术的基本原则

音乐疗法师为了确保音乐疗法的质量和有效性，在实践中应根据以下六个原则进行临床决策和操作，以最大程度地促进个体的身心健康和康复。

（一）个体中心原则

音乐疗法的重点是个体的需求和目标。音乐疗法师应充分了解个体的情况，包括其身体、心理和社会层面的特点，以制订适合个体的流程计划。

（二）音乐与治疗关系原则

音乐疗法师应与个体之间建立良好的关系，以便有效地运用音乐进行治疗。音乐疗法师应根据个体的需求和反应来选择合适的音乐和音乐活动，并在治疗过程中灵活调整计划。

（三）个体参与和自主性原则

音乐疗法强调个体的主动参与和自主性，个体应该在治疗过程中感受到被尊重和支持，有权利表达自己的意愿和需求。音乐疗法师应鼓励个体参与音乐活动并充分尊重其选择和决策。

（四）综合性和多学科合作原则

音乐疗法是一门综合性的治疗方法，可以与其他学科和治疗方法结合使用。音乐疗法师应与其他专业人员进行沟通合作，共同制订综合性治疗计划，以实现更好的治疗效果。

（五）评估和反馈原则

音乐疗法师应对个体的进展和治疗效果进行定期评估，并及时提供反馈和调整，有助于监测治疗过程，确定治疗方向，并对个体的发展进行跟踪和评估。

（六）遵循伦理原则

音乐疗法师应遵守职业伦理准则，尊重个体的隐私权和保密性并确保治疗环境的安全和舒适。

四、音乐疗法干预技术的发展历程

音乐疗法干预技术的发展历程可以追溯到古代文明时期，经历了从实践探索到理论研究的演进过程，从传统的情绪调节和情感表达的应用，发展到了更广泛的康复和心理治疗领域。

（一）古代时期

文献论述表明了古代对音乐疗法的认识和应用，古代医家和文人将音乐视为一种调节身心健康的重要工具，认为音乐可以调和情绪、平衡气血、治疗疾病、提升心灵等，为后来的音乐疗法提供了理论基础，并在中国传统医学和文化中留下了深远的影响。

1.《黄帝内经》　是中国古代重要的医学典籍之一，提到音乐对身心健康的影响，包括音乐的调节作用、音乐对情绪的影响以及音乐治疗的应用。

2.《黄帝内经素问·六节藏象论篇》　此章节描述了音乐的六种作用，包括舒气解郁、调和五脏、和谐情志、治疗疾病、陶冶人性和宣泄情感；认为音乐能够调整身体的气血运行和情绪状态，达到治疗和保健目的。

3.《礼记·乐记》　是古代中国的一部经典典籍，其中《乐记》一章提到音乐有疗愈作用，认为音乐可以治愈心理上的困扰、平衡情感，使人们得到安宁和舒缓。

4.《音乐心源》　南朝梁代文人陶渊明所著，是一部音乐心理学著作。书中探讨了音乐与心理健康的关系，强调音乐对人的情感和心境的影响，提倡通过欣赏音乐来调节情绪和提升心灵。

（二）近代医学和心理学领域发展时期

1. 20世纪早期　20世纪初，音乐疗法引起了医学界和心理学界研究者的兴趣，音乐家和医生们开始观察和研究音乐对人类身心健康的影响，这一时期的音乐疗法主要侧重于音乐的情绪调节和情感表达作用。

2. 第一次世界大战后　第一次世界大战结束后，士兵们面临着身心创伤和康复的挑战。音乐疗法作为一种康复手段开始被应用于战斗创伤的治疗中，这一时期的研究重点是音乐对身体和心理康复的影响。

3. 第二次世界大战后　第二次世界大战结束后，音乐疗法的应用得到了进一步发展和推广。音乐疗法师开始成为专业职业并在医疗机构和康复中心中工作。音乐疗法的研究范围扩大，涉入了更多的应用领域和人群。

4. 20世纪后半叶　随着科学研究的不断深入，音乐疗法得到了更多的理论和实证支持。学者们开始研究音乐对大脑活动、生理功能和心理过程的影响机制，音乐疗法的应用领域也扩展到了心理健康、老年护理、特殊教育等领域。

（三）当代发展时期

当代的音乐疗法干预技术不断发展和创新。随着科技的进步，虚拟现实、音乐游戏和移动应用等新技术开始与音乐疗法相结合，为音乐疗法的实践和研究提供了新的可能性。

第二节　音乐疗法干预技术对健康管理的意义

音乐疗法干预技术的应用对健康管理具有重要意义，它不仅可以作为传统治疗的补充，还能够提供一种非药物的、综合性的治疗选择，可以帮助人们减轻痛苦、缓解焦虑、改善情绪、促进康复和提升生活质量。

一、音乐疗法干预技术的特点

音乐疗法具有非药物、个性化、综合性、多感官刺激、情绪调节、跨学科合作和可持续性等特点，为身心健康和康复提供了一种独特的治疗方法。

（一）非药物干预

音乐疗法是一种非药物干预方法，通过音乐和相关的活动来促进身心健康。相比于药物治疗，它不涉及药物的副作用和依赖性，对人体产生的作用更加自然。

（二）个性化和综合性

音乐疗法根据个体需求和情况进行个性化的设计和应用，综合了音乐的声音、节奏、旋律和情感特性，结合个体的情感、认知和生理状态，以实现最佳的疗效。

（三）多感官刺激

音乐疗法利用音乐的多感官刺激，通过听觉、触觉等多个通道作用于人体，多感官的刺激可以增强身体的感知和反应，促进神经系统的活跃和整合。

（四）情绪调节和情感表达

音乐疗法通过选取适当的音乐和活动，帮助个体调整情绪状态，表达和释放情感，从而促进心理健康和情感平衡。

（五）跨学科合作

音乐疗法是一项综合性治疗方法，需要跨学科的合作和综合的知识。音乐疗法师通常需要与医生、心理学家、康复师等专业人士合作，共同制订治疗计划和评估治疗效果。

（六）可持续性和可普及性

音乐疗法具有较强的可持续性和可普及性，可以通过简单的音乐活动和自我练习来实施，而不受时间和地点的限制。此外，音乐是一种全球性的语言，能跨越文化和语言的界限，使其在全球范围内都具有应用潜力。

二、音乐疗法干预技术对机体作用的基本效应

音乐疗法对机体产生多种基本效应，包括生理、心理和行为三个方面。效应在不同的个体和情境中可能会有所差异，但音乐疗法通过定制模式可以促进个体的综合健康。

（一）生理效应

1. 放松作用　柔和、舒缓的音乐促进机体的放松反应，降低心率、血压和呼吸频率，减轻肌肉紧张和机体紧张感。

2. 疼痛缓解　音乐可以分散注意力，改变疼痛的感知，减轻疼痛感。

3. 自主神经调节　音乐的节奏和音色可以影响自主神经系统的活动，调节交感神经和副交感神经的平衡。

4. 免疫系统增强　音乐可以增强免疫系统的功能，提高机体的免疫能力。

（二）心理效应

1. 情绪调节　音乐可以调节情绪状态，提升积极情绪，减轻消极情绪，如缓解焦虑、抑郁和压力。

2. 情感表达　通过音乐的节奏、旋律和歌词，个体可以表达和释放情感，促进情感的表达和处理。

3. 认知提升　音乐可以刺激大脑的认知功能，提高注意力、记忆和思维能力。

（三）行为效应

1. 社交互动　音乐可以促进人与人之间的社交互动，增强群体凝聚力和归属感。

2. 运动协调　音乐的节奏和动感可以帮助个体改善运动协调和运动技能，促进身体的协调性和灵活性。

3. 创造性表达　音乐可以激发个体的创造力和表达能力，通过音乐的演奏、创作和即兴表达，来展现个体的独特性和自我表达。

三、音乐疗法干预技术对健康管理的意义

在综合健康管理中，音乐疗法作为一种有效的综合性治疗方法，为个体提供全面的身心康复支持，可以改善身体和心理健康状况，还能提升个体的生活质量，促进康复和社交互动。

（一）应对压力和焦虑

音乐疗法可以帮助个体应对日常生活中的压力和焦虑。一般来说，缓慢节奏、柔和旋律、舒缓的声音可以帮助放松身心，减轻压力和焦虑。

（二）改善心理健康

音乐疗法可以提升个体的心理健康状况，调节情绪、减轻抑郁和焦虑，提高自尊心和自我认同感，促进心理平衡和幸福感。在进行音乐疗法前，先确定个人的心理健康需求，是放松、减轻焦虑或是增强情绪表达能力、提升自尊心等，这样有助于选择适合的音乐和干预方法。

（三）促进康复和恢复

音乐疗法在康复过程中起着重要的作用，可以促进身体的运动协调、平衡和灵活性，加强肌肉控制和功能恢复，帮助个体恢复身体功能和日常生活能力。在音乐疗法开始前对康复和恢复的具体需求进行评估，确定康复的领域和目标，如运动康复、言语康复或认知康复等，然后根据康复的目标和个人需求，选择适合的音乐，音乐的特征和元素应与康复目标相匹配，例如节奏、速度和情绪等。

（四）提升认知能力

音乐疗法对认知能力的提升也具有积极的影响，通过音乐的节奏和旋律，可以激发大脑的认知功能，增强注意力、记忆和思维能力。在音乐疗法开始前，先进行认知能力的评估了解个体在认知方面的优势和挑战，评估可以包括记忆、注意力、问题解决和思维灵活性等方面，根据评估结果和个体的认知需求，选择适合的音乐进行认知训练活动，包括记忆游戏、问题解决任务、模式识别、语言练习等，由专业音乐治疗师或认知训练专家提供指导和支持，观察个体在音乐疗法过程中的认知表现和进展，记录认知训练的结果和个体的感受，以便进行进一步的评估和调整。

（五）促进社交互动

音乐疗法具有社交互动的特性，可以促进人与人之间的沟通和互动，帮助个体建立社交关系，增强群体凝聚力和归属感。可以选择简单易唱、具有旋律的歌曲进行合唱，或简单的舞蹈步骤或动作进行合跳，设计简单的音乐游戏，例如猜歌名、听音乐

猜情感等，以增加社交互动和合作；也可以选择简单的材料，如纸杯、铃铛或小鼓，帮助参与者制作自己的音乐乐器，一起演奏增加社交互动和合作。鼓励参与者创作自己的音乐，如和声、节奏或旋律，以促进个人表达和社交互动。

（六）提升生活质量

音乐疗法可以提升个体的生活质量，通过欣赏音乐、参与音乐活动，个体可以获得快乐和满足感，丰富生活体验，增加生活乐趣。了解个体的音乐喜好和习惯，询问个体最喜欢听哪些音乐、哪种音乐对其产生积极的情绪体验，以及个体平时听音乐的时间和场合等，根据个体的音乐喜好和习惯，为个体选择适合的音乐，可以促进个体与他人的互动，提高其生活质量和社交能力。

第三节　音乐疗法干预技术在健康管理的应用

一、音乐疗法干预技术应用选择的基本原则

在选择音乐疗法干预技术应用时，为了达到最佳的治疗效果和个体的满意度。需遵循以下六个基本原则。

（一）个体化

音乐疗法应根据个体的需求和目标进行个性化设计和应用。考虑个体的身体状况、心理状态、音乐偏好和文化背景等因素，制订适合需求的干预方案。

（二）明确性

明确干预的目标和期望效果。确定希望通过音乐疗法实现的具体目标，如减轻焦虑、提高运动协调能力或促进情感表达等，以便有针对性地选择合适的音乐和干预方法。

（三）综合性

音乐疗法可以综合应用多种音乐和活动形式。根据个体的需求开展不同形式的音乐活动，如音乐欣赏、音乐制作、音乐演奏、歌唱和舞蹈等，以达到最佳效果。

（四）安全性

确保音乐疗法的安全性。选择适当的音乐和活动，避免过度刺激或潜在的身体和心理风险。特别是在特殊人群（如儿童、老年人、心脏病患者）中应格外注意安全性问题。

（五）专业性

音乐疗法应由专业的音乐疗法师或相关专业人士实施，应具备相关的音乐疗法知识和技能，能够评估个体的需求，设计和实施适当的干预方案，并监测和评估疗效。

（六）持续性

音乐疗法的应用具有持续性和可持续性，通过对个体在日常生活中长期进行音乐活动的指导，以实现长期效果和维持身心健康的目标。

二、音乐疗法干预技术应用的人群

音乐疗法干预技术适用于各个年龄段和不同背景的人群，主要包括但不限于以下九个方面。

（一）儿童和青少年

音乐疗法可以帮助儿童和青少年缓解焦虑、提高自尊心、促进情绪表达和社交技能的发展。

（二）成年人

音乐疗法可以帮助成年人应对压力、焦虑、抑郁和身体疼痛等问题，提升心理健康和生活质量。

（三）老年人

音乐疗法可以帮助老年人改善记忆力、缓解孤独感、提升情绪状态和促进社交互动。

（四）身心障碍患者

音乐疗法可以辅助治疗孤独症、注意力不足和多动障碍、阿尔茨海默病、帕金森病等身心障碍疾病，并提升患者的生活质量。

（五）心理疾病患者

音乐疗法可以辅助治疗抑郁症、焦虑症、创伤后应激障碍等心理疾病，并促进患者的康复和恢复。

（六）康复人群

音乐疗法可用于康复和康复过程中的人群，包括运动损伤康复、卒中康复、脑损伤康复、物理康复、言语和语言康复等。

（七）孤独症和发展障碍患者

音乐疗法可以辅助孤独症儿童和其他发展障碍的人群改善社交互动、沟通能力、情绪调节和行为控制。

（八）癌症患者

音乐疗法可以帮助癌症患者减轻治疗相关的副作用、提高心理抗压能力、促进身心康复，并提升生活质量。

（九）终末关怀人群

音乐疗法可用于终末关怀的人群，为其提供安慰、缓解痛苦、促进心理和情绪的平静与和谐的作用。

需要注意的是，不同人群及个体的情况和需求都是独特的，音乐疗法应根据个体的具体情况进行评估，而后制订干预方案。此外，对于严重精神疾病患者或特殊情况下的应用，建议在专业医生或音乐疗法专业人士的指导下进行。

三、音乐疗法干预技术应用的场景

音乐疗法干预技术可被应用于多种场景，以促进身心健康和康复。

（一）医疗机构

在医院、诊所和康复中心等医疗机构中，音乐疗法可作为辅助治疗手段帮助患者减轻痛苦、缓解焦虑、促进康复。

（二）心理健康机构

在心理健康机构、心理咨询中心和康复中心等场所中，音乐疗法可作为心理治疗的一部分，帮助个体调节情绪、提升心理健康状况。

（三）教育机构

在学校、特殊教育机构和幼儿园等教育场所中，音乐疗法可以帮助学生提高学习动力、增强专注力、促进社交技能和情绪管理。

（四）社区中心

在社区中心、老年活动中心和康复设施等场所中，音乐疗法可以帮助社区居民、老年人和康复者改善身心健康、促进社交互动和生活质量。

（五）特殊群体

音乐疗法可应用于特殊群体，如孤独症儿童、发展迟缓儿童、残疾人群和身体康复者等，通过音乐的刺激和互动，帮助其发展社交技能、提高认知能力和促进康复。

（六）健康促进活动

在健康促进活动、健身中心和养生场所中，音乐疗法可作为一种放松和调节身心的方式，帮助人们减轻压力、提升心理健康和增强身体活力。

音乐疗法干预技术还可以在社区活动、康复中心、戒毒所、刑事司法系统等多个场所和情境中应用，以满足不同人群的需求。值得注意的是，音乐疗法的应用场景不仅局限于特定场所，还可以在个人居家环境中进行。通过个人欣赏音乐、参与音乐活动或与音乐疗法师进行远程咨询，可以从音乐疗法中获得身心健康的益处。

音乐疗法干预技术是一种非常古老的治疗方法，在全球范围内被广泛应用于促进身心健康和康复。近年来，随着健康管理和综合医学的发展，人们对健康和生活质量关注程度的不断提高，音乐疗法干预技术作为一种非药物治疗方法逐渐受到更多人的关注和认可，将会有更广泛的应用前景和发展空间，从而达到促进人类身心健康和康复，提高生活质量的目标。

（李宇欣　曾　强）

参考文献

1. RAGLIO A, FONTE C, REANI P, et al. Active music therapy for persons with dementia and their family caregivers [J]. Int J Geriatr Psychiatry, 2016, 31 (9): 1085-1087.
2. 李林艳, 徐晓霞. 中医五行音乐疗法应用于失眠患者中的研究进展 [J]. 智慧健康, 2023, 9 (19): 105-108.
3. 者荣娜. 中医五音疗法临床作用研究概述 [J]. 心理月刊, 2021, 16 (24): 238-240.
4. GOLD C, VORACEK M, WIGRAM T. Effects of Music Therapy for Children and Adolescents with Psychopathology: A Meta-analysis [J]. Journal of Child Psychology and Psychiatry, 2004, 45 (6), 1054-1063.
5. 魏子祺. 中国音乐心理学的发展历程、趋势及运用研究 [J]. 中国民族博览, 2021, 16: 157-159.
6. 马隽晖, 许潇颖, 周达君, 等. 中国音乐疗法的历史沿革及前景展望 [J]. 中华中医药杂志, 2022, 37 (10): 6119-6122.
7. SCHMID W, OSTERMANN T, KRAUSE U. Effects of Music Therapy in the Treatment of Children with ADHD: A Randomized Controlled Trial [J]. Nordic Journal of Music Therapy, 2016, 25 (1): 76-89.
8. HANSER S. Music Therapy for Pain and Anxiety Management in the Cardiac Surgical Patient Population [J]. Journal of Cardiovascular Nursing, 2010, 25 (2): 146-150.
9. 徐苗丽, 常丽娟, 张丽秀, 等. 音乐疗法在 COPD 患者肺康复中应用的研究进展 [J]. 中国老年学杂志, 2023, 43 (21): 5366-5370.
10. 杨航, 党根深, 柳叶, 等. 音乐疗法治疗抑郁症的研究进展 [J]. 中外医学研究, 2023, 21 (29): 181-184.

第十章 数字疗法干预技术及应用

第一节 数字疗法干预技术的概念与发展

一、数字疗法干预技术的概念

数字疗法干预技术是指利用数字技术和计算机科学的方法，为个体健康和心理状况提供干预和治疗的方法，是基于科学研究和临床实践，以数字化的方式交付个性化的医疗和心理支持，旨在改善患者的健康和生活质量。

21 世纪的药物开发方式已经转向提供个性化医疗解决方案，数字疗法为治疗和疾病管理提供了一种新型干预方法。虽然数字疗法和健康产品均可通过移动应用程序的形式交付，但数字疗法明显不同于健康产品，只有区分不同类别的数字健康，才能定义准确的数字疗法。

（一）数字疗法

数字疗法为患者提供基于证据的治疗干预，由高质量的软件程序驱动以预防、管理或治疗疾病，可独立使用或与药物、设备或其他疗法配合使用，以优化患者的护理和健康状况。国际数字疗法联盟（digital therapeutics alliance，DTA）将数字疗法指定为更广泛的数字健康领域的一个子集，代表了医疗保健和健康行业的技术、产品和服务的集合。

（二）数字健康

数字健康是指开发并利用数字技术普及健康知识及进行相关实践的领域，涵盖物联网、人工智能、大数据等数字技术在健康管理方面的应用。数字健康的概念于 2019 年 10 月最先由世界卫生组织在《数字健康全球战略（2020—2024）（草案）》中提出。随着网络信息技术的日益发展，数字技术赋能的医疗健康与传统线下医疗之间的边界将日益模糊，数字化的医疗健康产业和医疗健康产业的数字化互为表里，融合渗透、一体化发展趋势明显，即传统线下医疗必将演进为数字化、网络化、智能化的数字健康。广义的数字健康，定义为医疗保健和技术的结合，可收集、存储健康数据或支持生命科学和临床操作。数字健康包含数字医疗，而数字医疗包含数字疗法。

（三）数字医疗

数字医疗是指将现代计算机技术、信息技术应用于整个医疗过程的一种新型的现代化医疗方式，是公共医疗的发展方向和管理目标。数字医疗设备的出现大大丰富了医学信息的内涵和容量，从一维信息的可视化，如心电图和脑电等重要的电生理信息；到二维信息，如 CT、MRI、彩超、数字 X 线机等医学影像信息；进而三维可视化，如实时动态显示的三维心脏，甚至可以获得四维信息。数字信息极大地丰富了医生的诊断技术，使医学进入了一个全新的可视化的信息时代。数字医疗是基于临床证据的软硬件产品，在健康服务中发挥着测量或干预作用。

数字疗法干预技术通常基于有效的科学理论和临床实证，结合认知行为疗法、心理教育、生物反馈、心理支持等方法，以数字化的形式提供个体化的治疗。数字疗法可以提供多种工具和技巧，如认知训练、行为干预、情绪调节、压力管理、自我监测等，帮助个体管理和改善健康状况。

二、数字疗法干预技术的分类

（一）按照功能分类

根据行业核心原则，按照主要功能将数字疗法分为预防、管理、治疗三大类，可作为处方数字药或医疗设备，也可作为第三方认可的医疗保健服务。

1. 预防 预防疾病发生，需要提供一种治疗干预措施，并用临床终点支持产品说明。

2. 管理 疾病确诊后，指导患者对影响病情演进的条件和因素进行自我管理，以实现控制病情、降低并发症或者减少副作用。

3. 治疗 疾病确诊后，基于特定医学原理、医学指南或者黄金标准疗法，为患者消除疾病、恢复健康。

（二）按照使用方式分类

按照使用方式，数字疗法可分为软件单独使用类、软件搭配药品或器械使用、软件搭配药品及器械使用三类。

1. 软件单独使用类　由软件独立发挥作用，以实现对于疾病的干预，如基于 CBT 的 Pear 的 reSET、reSET-O、Somryst；基于知觉学习理论的多宝视。

2. 软件 + 药物 / 器械两者联用　需要搭配药物或者器械使用，以实现对疾病的干预，如基于生物反馈技术，通过智能设备监测和展示 CO_2 量和呼吸频率，指导患者正确呼吸来缓解创伤后应激障碍产生的恐慌症状。

3. 软件 + 药物 + 器械三者联用　需要同时搭配药物和器械使用，才能实现对疾病的干预，如 Propeller Health 软件 + 带传感器的吸入器 + 药物，传感器连接到患者已有的吸入器，传感器自动跟踪患者使用药物的地点、时间和频率，并将该信息发送到患者手机上的应用程序，提供用药记录、病情发展预测等功能，以提高患者依从性，实现更好的药物治疗效果。

（三）按照适应证分类

1. 按照Ⅰ级适应证　分为呼吸、消化、循环、骨骼运动、神经、内分泌、精神、血液、免疫、眼科、肿瘤等多种疾病的适应证。

2. 按照Ⅱ级适应证　分为哮喘、慢性阻塞性肺疾病、睡眠呼吸暂停、骨关节炎、肌肉骨骼疼痛、失眠、注意力缺陷 / 多动症、阿片药物滥用障碍、焦虑症、精神分裂症、抑郁症、孤独症、戒烟、糖尿病、代谢综合征、肥胖症、皮肤病、癫痫、轻度认知障碍、脑卒中后行走障碍、偏头痛、多发性硬化症（疲劳）、帕金森病、阿兹海默病、肠易激综合征、高血压、心律不齐、斜弱视训练、癌症、红斑狼疮、血友病等多种疾病的适应证。

（四）按照医学原理分类

根据学科分类，将数字疗法分为心理学、神经科学、康复医学和药理学四大类，共有 14 种医学原理，如认知行为疗法、生物反馈疗法、运动和营养疗法等。

1. 认知行为疗法　由 A.T.Beck 在 20 世纪 60 年代发展出的一种有结构、短程、认知取向的心理治疗方法，主要针对抑郁症、焦虑症等心理疾病和不合理认知导致的心理问题。它的主要着眼点放在患者不合理的认知问题上，通过改变患者对己、对人或对事的看法与态度来改变心理问题。“数字认知行为疗法”定义为传统认知行为治疗的数字化交、流形式，这一治疗形式凝聚了数字技术的各种优势，也被描述为线上治疗、电子信息化治疗、移动互联网治疗。数字技术的发展使数字认知行为治疗能够筛选和编列各个治疗要素，使其更适合个体的需要，也逐渐发展为一项个性化的行为治疗方式，具有再生性、循证性，适用于任何时间、任何地点的任何人。

2. 生物反馈疗法　指运用生物反馈技术，通过操作条件作用机制，利用现代生理科学仪器，将原本不易觉察的微弱心理生理变化过程的信息采集并放大，以容易辨别的视觉、听觉形式显示出来，个体觉察到这些生理或病理变化后，进行有意识的“意念”控制和心理训练，控制和调节不正常的生理反应，以达到调整机体功能和防病治病的目的。

3. 运动疗法　指利用器械、徒手或患者自身力量，通过某些运动方式（主动或被动运动等），使患者获得全身或局部运动功能、感觉功能恢复的训练方法。康复医学所要解决的最常见问题是运动功能障碍，因此运动疗法已成为康复治疗的核心治疗手段，属于物理疗法两大组成部分之一。运动处方内容包括运动种类、运动强度、时间与频度，经过一定时期运动后，根据身体功能改善的情况，对原处方可作适当修改，或制订新的运动处方，以便取得更好疗效。

（五）按照产品形式分类

1. 游戏互动类　具有治疗功能的电子游戏类产品。

2. 可穿戴设备类　持续搜集健康数据，形成电子健康记录。

3. 增强现实（augmented reality，AR）/ 虚拟现实（virtual reality，VR）体验类　促进数字信息与现实物理环境世界融合。

4. 应用程序操作类　人工智能监测应用程序，健康管理监测评估 APP。

（六）按照干预内容分类

1. 心理健康干预　针对焦虑、抑郁、压力等心理健康问题的干预。

2. 慢性病管理　针对糖尿病、高血压、心脏病等慢性病的管理和治疗。

3. 康复治疗　针对康复期的运动损伤、脑卒中、脑损伤等的康复治疗。

（七）按照干预形式分类

1. 移动应用程序　通过智能手机应用程序提供干预和治疗。

2. 在线平台　通过互联网上的在线平台提供

干预和治疗。

3. 虚拟现实技术　利用虚拟现实技术提供模拟环境和情境进行治疗和康复。

4. 生物反馈设备　使用传感器和设备提供生理数据反馈，帮助个体自我监测和管理。

（八）按照干预目标分类

1. 认知干预　通过认知训练和技巧，改变个体的思维方式和认知模式。

2. 行为干预　通过行为改变和行为技巧，改变个体的行为习惯和生活方式。

3. 情绪调节　通过情绪管理技巧和心理支持，帮助个体调节情绪和情感状态。

4. 自我监测　通过记录和追踪个体的生理和行为数据，帮助个体了解自身状况和进展。

（九）按照干预级别分类

1. 一级干预　针对一般人群，促进健康和预防疾病。

2. 二级干预　针对有一定风险或早期疾病的个体，进行早期干预和管理。

3. 三级干预　针对已经确诊或处于严重状态的个体，进行治疗和康复干预。

需要注意的是，这些分类方式并不是互相排斥的，实际应用中常常会综合运用多种分类方式来描述和实施数字疗法干预技术。

三、数字疗法干预技术的基本原则

为确保数字疗法干预技术的有效性、个体化和安全性，在实践中通常需要遵循以下七个基本原则。

（一）科学性

数字疗法应基于科学研究和临床实证以确保其有效性和安全性。干预方案应建立在可靠的理论基础上，并经过严格的实证研究验证。

（二）个体性

数字疗法应根据个体的特定需求和状况提供个性化的治疗方案。通过收集和分析个体的数据和信息，可以定制适应个体需求的干预措施，以达到最佳效果。

（三）体验性

数字疗法应注重用户体验以确保患者能够积极参与和持续使用。界面设计应友好易用，内容结构清晰、吸引力强，提供互动和反馈以增强用户参与和动力。

（四）驱动性

数字疗法应基于不断积累的实证证据驱动其深入发展。通过临床研究和评估，收集数据并评估干预效果，以不断改进和优化数字疗法的内容和交付方式。

（五）安全性

数字疗法应确保患者的安全和隐私。采取适当的数据安全措施以保护个体的个人信息和医疗数据，同时遵循适用的法律法规和伦理准则，确保合规性和道德性。

（六）补充性

数字疗法可作为医疗团队和患者之间的补充以促进有效的联合护理。数字疗法可以提供数据和信息，帮助医生和其他医疗专业人员做出更准确的诊断和治疗决策。

（七）持续性

数字疗法应不断进行监测和评估以监控干预效果和患者反馈，并根据数据和反馈进行改进和优化。这种持续的迭代过程可以提高干预的效果和适应性。

四、数字疗法干预技术的发展历程

数字疗法干预技术的发展历程可以追溯到20世纪90年代医疗信息化发展，到21世纪初的互联网医疗，再到2016年数字化创新快速发展阶段。

（一）早期探索阶段

20世纪90年代，数字疗法干预技术开始出现。最早的数字疗法是基于计算机的认知行为治疗程序，用于治疗焦虑和抑郁症状。

（二）发展初期阶段

21世纪初，数字疗法开始扩展到其他领域，如酒精和药物成瘾、饮食失调和肥胖、睡眠障碍和慢性病管理等。数字疗法的形式也开始多样化，如互动视频、虚拟现实、游戏化干预等。

（三）快速发展阶段

随着智能手机、可穿戴设备和物联网技术的普及，数字疗法得以更广泛地应用，开始进入临床实践并受到医疗保健系统和保险机构的认可。

（四）可持续发展阶段

近年来，数字疗法已成为医疗保健领域的重要趋势，成为研究和实践的热点。数字疗法不仅可以提高患者的治疗效果和生活质量，还可以降低医疗成本和提高医疗资源利用效率。

（五）未来发展趋势

未来数字疗法将会更加普及和成熟。随着人

工智能、大数据和机器学习等技术的不断发展，数字疗法将会更加个性化和智能化，为患者提供更为精准和有效的干预方案；同时也将逐渐融合到医疗保健系统中，成为一种重要的辅助治疗手段。

第二节　数字疗法干预技术对健康管理的意义

一、数字疗法干预技术的特点

数字疗法以个性化、可访问性、实时反馈、互动性、数据驱动和可迭代改进为特点，为患者提供了一种灵活、有效和便捷的治疗方式。

（一）个性化

数字疗法可以根据个体的特定需求和状况，结合个体的实际情况，提供个性化的处方及处理方案。

（二）可访问性

数字疗法通过数字平台和设备，如智能手机应用程序、在线平台等，可以随时随地进行干预和治疗以提高患者的可访问性，使他们能够在自己的舒适环境中（家庭、工作场所、旅途等）接受治疗。

（三）实时反馈

数字疗法可以提供实时反馈，帮助个体了解自身状况和进展。通过传感器和设备收集的数据，患者可以获得其生理、情绪或行为状态的实时反馈，以便做出相应的调整和改变。

（四）互动性

数字疗法具有互动性，通过各种交互方式与患者进行沟通和参与，可增强患者的参与感和动力，使干预过程更加有趣和积极，达到提高治疗效果的目标。

（五）数据驱动

数字疗法通过收集和分析个体的数据，可以为医疗专业人员提供更准确的信息和决策支持。通过监测和评估患者的数据，医疗团队可以了解患者的状况和进展，并根据数据进行调整优化。

（六）可迭代改进

数字疗法可以不断进行监测和评估，并根据数据和反馈进行改进和优化。这种持续的迭代过程可以提高干预的效果和适应性，确保数字疗法始终基于最新的科学证据和最佳实践。

二、数字疗法干预技术对机体作用的基本效应

数字疗法可以对机体产生多种基本效应，效应可能因特定的数字疗法干预和个体差异而有所不同，从行为和情绪到知识和自我管理。这些效应有助于改善个体的健康状况、促进健康行为的采纳和改善医疗决策的质量。

（一）改变行为

数字疗法通过提供个性化的信息和指导，帮助个体改变不良的行为习惯或采纳积极健康的行为习惯。如通过智能手机应用程序提供的健康监测和提醒功能，个体可以更好地管理自己的饮食、运动、药物使用等行为。

（二）调节情绪

数字疗法提供心理支持、认知重塑和情绪调节技巧，帮助个体管理和改善情绪状态。如通过在线心理治疗程序，可以学习情绪管理策略，减轻焦虑、抑郁和压力等负面情绪。

（三）提高认知

数字疗法提供医疗和健康方面的教育内容，帮助个体获得相关知识和信息，增加个体对健康问题的理解和认知，提高医疗决策的能力，促进健康行为的采纳。

（四）自我监测与管理

数字疗法通过传感器和设备收集个体的生理、情绪或行为数据，帮助个体了解自己的状况并进行自主监测和管理，增强个体对自身健康的责任感，提高自我管理的效果。

（五）应激和放松反应

数字疗法通过音乐、声音、图像或虚拟现实等媒介，触发个体的应激或放松反应。如虚拟现实环境可以提供放松和冥想的场景，帮助个体减轻压力和焦虑。

（六）医疗团队支持

数字疗法可以作为医疗团队的支持工具，为其提供数据和信息，帮助医生和其他医疗专业人员做出更准确的诊断和治疗决策，有利于增强医疗团队与患者之间的沟通和合作。

三、数字疗法干预技术对健康管理的意义

数字疗法干预技术在健康管理方面具有重要

意义，对个体和医疗系统都有积极影响，主要体现在个体化治疗、可及性与便利性、自我管理能力、健康教育与知识传播、医患沟通与合作、医疗效率与资源利用以及科学研究与创新推动等方面。

(一) 个体化和精准化治疗

1. 个体化治疗　根据个体差异和特定需求，为其设计定制的治疗方案。通过收集个体的生理、心理、行为等多种数据，了解其疾病状况、健康风险和治疗目标，从而提供个体化的干预措施。如基于个体的健康数据和偏好进行个体化的健康管理计划，包括特定的运动方案、饮食建议、药物管理和行为改变策略。

2. 精准化治疗　根据个体的基因组、生物标志物和其他相关因素，为其提供精确、定量的治疗方案。通过基因测序、生物标志物检测和生物传感器等技术收集个体的生物信息和生理参数，进一步了解其疾病风险、药物反应性和治疗敏感性。基于所收集的信息并提供精准的干预方法，如个体化的药物选择、药物剂量调整和治疗监测。

3. 体化和精准化治疗的益处　个体化和精准化治疗的核心是将治疗重点从群体层面转移到个体层面，将治疗过程与个体特征和需求紧密结合起来。个体化和精准化治疗将提高治疗的效果和成效，更加符合个体的特定状况和需求，避免了“一刀切”的情况；同时减少治疗的副作用和不必要干预，更精确地确定治疗方案和药物选择，避免不必要的风险和资源浪费；提高个体的参与度和满意度，使其能够参与决策过程并根据自己的特定需求和偏好选择治疗方案。

(二) 提供可及性和便利性

数字疗法通过数字平台和设备，如智能手机应用程序、在线平台等，提高了干预和治疗的便利性，增加了患者接受治疗的可及性，而不受时间和地理位置的限制。

1. 远程访问和在线平台　数字疗法通过远程访问和在线平台，使个体可以在任何时间、任何地点获取治疗。患者可以通过智能手机、平板电脑或计算机访问数字疗法应用程序或网站，接受诊断、治疗和监测。远程访问方式打破了地理位置的限制，使得即使在偏远地区或无法前往医疗机构的情况下，个体仍能够获得所需的治疗。

2. 智能设备和传感器　数字疗法利用智能设备和传感器收集个体的生理、行为和环境数据。设备包括智能手环、智能手表、可穿戴设备等，能够实时监测个体的生理参数、运动活动、睡眠质量等。个体无须特别的临床访问，只需要佩戴或使用这些设备，即可获得个人健康数据，为数字疗法的干预提供依据。

3. 个性化和自主管理　数字疗法提供个体化的治疗方案和自主管理工具，使个体能够根据自己的需求和时间安排来接受治疗。个体可以根据自己的进度和偏好，结合可控的时间和能力，在家庭、办公室或其他舒适的环境中进行数字疗法干预，自主管理方式提供了更大的灵活性和方便性。

4. 实时反馈和指导　数字疗法通过提供实时反馈和指导，帮助个体在治疗过程中得到及时的支持。个体通过数字疗法应用程序或在线平台，随时获取自己的健康状况、进展和建议的反馈，实时反馈可以增强个体的治疗效果，并提供必要的支持和激励，促进治疗的持续性和成效。

5. 医疗团队的支持　数字疗法作为医疗团队的支持工具，实现医患间的在线交流和合作。患者通过数字疗法与医生、护士和其他医疗专业人员进行沟通，分享健康数据和病情信息，接受远程监测和指导。在线的医患交流和支持可以提供更及时和便利的医疗服务，减少患者的门诊次数和等待时间。

(三) 增强自我管理能力

数字疗法设定目标及长期跟踪，帮助个体增强自我管理能力。个体根据制订的近期目标和远期目标，逐步建立良好的习惯，采取积极的行动来管理和改善健康，从而在日常生活中发挥更大的主动性。

1. 目标设定和跟踪　数字疗法帮助个体设定健康目标，并跟踪其实现进度。个体使用数字疗法应用程序设置目标，如每日步数、睡眠时间、饮食习惯等，通过数字疗法的跟踪功能监测自己的进展。目标设定和跟踪的过程可以激励个体主动管理自己的健康，逐步改善和达成目标。

2. 行为指导和提醒　数字疗法提供个性化的行为指导和提醒，帮助个体养成健康的行为习惯。根据个体的数据和偏好，向个体提供定制的建议和行动计划，如健康饮食指南、运动锻炼建议、药物管理提示等。此外，还可以发送提醒和通知，帮助个体记住并按时进行必要的行为。

3. 教育和知识传递　数字疗法提供医疗和健康方面的教育内容，帮助个体获得相关知识和信息。个体通过数字疗法应用程序学习有关疾病管理、健康促进和行为改变的知识,知识传递可以增强个体对健康问题的认知水平,使其更有能力做出健康的决策和管理自己的健康。

(四)健康教育和知识传播

数字疗法提供医疗和健康方面的教育内容,帮助个体获得相关知识和信息,有助于提高个体对健康问题的认知水平,增加健康行为的采纳和遵循。

1. 信息和教育内容 数字疗法平台可以储存多个领域的医疗和健康教育内容,包括文章、视频、图像等形式,如疾病预防、病症管理、健康促进、饮食和运动建议等。个体可以通过数字疗法应用程序浏览和学习,提高对健康问题的认知水平。

2. 个性化知识传递 数字疗法根据个体的特定需求和状况,提供个性化的知识传递。通过收集个体的健康数据和偏好,数字疗法可以为个体定制相关的教育和知识内容,使其更具针对性和实用性。个体可以根据自己的需要和兴趣选择学习的内容,获得更加实用的知识。

3. 互动和问答平台 数字疗法提供互动和问答平台,促进医患和用户之间的交流和知识分享。个体可以通过数字疗法应用程序与医生、专家或其他用户进行交流,提出问题、寻求建议和分享经验。这种互动和问答的方式可以帮助个体获取准确和实用的医疗和健康信息,并加深对健康问题的理解。

4. 提醒和通知功能 数字疗法通过提醒和通知功能,向个体传达健康知识和信息。个体可以设定提醒,以便在适当的时间收到有关健康问题的信息,如药物用法、疫苗接种、预防措施等。提醒和通知功能可以帮助个体时刻保持对健康的关注和知识的更新。

5. 社交媒体和在线社区 数字疗法与社交媒体和在线社区相结合,促进健康教育和知识传播的互动性和共享性。个体通过数字疗法与其他用户交流、分享经验和获取支持。在线社区和讨论平台可以成为个体获取健康信息和知识的重要来源,促进健康教育的互动和多样性。

(五)改善医患沟通与合作

数字疗法作为医疗团队和患者之间的支持工具,促进更好的医患沟通与合作。通过数字疗法的数据和信息共享,医生和患者可以更好地了解治疗进展,共同制订治疗计划和目标,增强治疗效果。

1. 远程咨询和在线交流 数字疗法提供远程咨询和在线交流的功能,使医生和患者能够随时随地进行沟通。患者通过应用程序与医生进行在线咨询,提出问题、报告症状、查看检查结果等。远程交流方式消除了时间和地理上的限制,方便患者及时获得医生的建议和指导。

2. 分享健康数据和病情信息 数字疗法通过收集和共享健康数据和病情信息,帮助医生更好地了解患者的状况。患者使用数字疗法的应用程序或设备记录和上传健康数据,如血压、血糖、心率等,同时还可以记录症状和用药情况。医生可以通过数字疗法的平台获取这些信息,为患者提供更准确和个体化的诊断和治疗建议。

3. 实时监测和反馈 数字疗法实时监测患者的生理指标和行为习惯,并提供实时反馈和指导。医生可以通过数字疗法的平台远程监测患者的健康状况,及时识别潜在的问题和变化,并提供必要的调整和建议。这种实时监测和反馈的机制可以使医生更及时地了解患者的情况,优化治疗方案,提高疗效。

4. 个性化治疗方案和自主管理工具 数字疗法为医护人员提供个性化治疗方案和自主管理工具。基于患者的健康数据和个体偏好,数字疗法生成个性化的治疗计划和行动建议。医生根据患者的情况,向患者提供特定的指导和建议;患者也可以利用数字疗法工具主动管理和跟踪自己的健康。

5. 教育和支持资源 数字疗法为医患人员提供丰富的教育和支持资源,促进医患之间的合作和理解。患者通过数字疗法平台获得医疗知识、健康建议和自我管理技巧,提高对疾病的理解和应对能力。医生利用数字疗法提供的教育资源,向患者传递相关的医疗知识和病情解释,促进患者对治疗方案的理解和遵循。

数字疗法的应用使医患人员沟通更加便捷、准确和及时,其提供的信息和工具有助于医患共同制定治疗目标,优化治疗方案,提高疗效和满意度。

(六)提高医疗效率和资源利用

数字疗法提高医疗效率和资源利用。通过数字化的治疗过程,减少传统医疗系统的时间和资源浪费,使医疗资源得以更合理和高效地利用。

1. 远程医疗和诊疗 数字疗法通过远程医疗使医生能够随时随地与患者进行交流和诊断。远程医疗减少患者前往医院的频率,节省就诊时间和交通成本。医生通过视频会诊、在线问诊等方式为患者提供远程诊断和治疗建议,减轻医院的负荷,提高医疗资源的利用效率。

2. 数据驱动的决策支持　数字疗法通过收集和分析大量的健康数据，为医生提供数据驱动的决策支持。医生通过数字疗法平台获取患者的健康数据和病情信息，进行全面的评估和分析，将更准确地诊断疾病、制订治疗计划和预测疾病进展，从而提高医疗决策的准确性和效率。

3. 自我管理和监测　数字疗法帮助患者主动参与自我管理和监测，减少对医疗机构的依赖。通过数字疗法应用程序或设备，患者可以监测自己的健康状况，如血压、血糖、心率等，记录症状和用药情况。自我监测数据帮助医生更好地了解患者的状况，同时也使患者更有参与感和责任感，减少对医疗资源的需求。

4. 教育和预防措施　数字疗法提供健康教育和预防措施，有助于减少疾病的发生和进展。数字疗法的应用程序可以向患者提供有关健康促进、预防措施和早期干预的知识和信息。患者通过数字疗法学习如何改变不健康的行为习惯、采取预防措施，从而减少慢性病的风险和医疗资源的消耗。

（七）科学研究和创新推动

数字疗法的应用为科学研究和创新提供了广阔的空间。通过对数字疗法的数据分析和评估，可以积累更多的证据支持，进一步改进数字疗法的效果和适用范围，推动健康管理领域的创新和发展。

1. 数据收集和分析　数字疗法能够收集大量的健康数据，包括生理指标、行为习惯、治疗效果等，通过数字疗法平台进行整合和分析，为科学研究提供丰富的数据来源。研究人员利用数据来探索疾病的发展机制、评估治疗效果、发现新的生物标志物等，从而推动科学研究的进展。

2. 实时监测和反馈　数字疗法实时监测个体的生理状态和行为习惯，提供实时反馈和指导。实时监测和反馈机制帮助研究人员更好地理解疾病的变化过程，探索治疗和预防的新策略。通过数字疗法平台，研究人员收集个体的实时数据，进行数据分析和挖掘，为科学研究提供有力支持。

3. 创新治疗和干预方式　数字疗法为创新治疗和干预方式提供平台和工具。通过数字疗法的应用程序，研究人员开发和测试新的治疗方法和干预措施。数字疗法提供个性化的治疗方案和自主管理工具，促进个体参与治疗和健康管理的能力，这种创新的治疗方式为科学研究提供了新的思路和路径。

4. 数据共享和合作　数字疗法促进科学研究中的数据共享和合作。研究人员通过数字疗法的平台共享和交流数据、研究成果和经验，数据共享和合作的模式促进科学研究的合作性和效率，避免重复研究，加速科学进展。

通过数字疗法的应用，科学研究人员利用大数据和实时监测的优势，开展创新的研究和探索。数字疗法提供的平台和工具为科学研究提供了新的手段和途径，推动医疗创新和健康科学的发展。

第三节　数字疗法干预技术在健康管理的应用

一、数字疗法干预技术应用选择的基本原则

选择数字疗法应用时，应遵循以下六个原则以达到最佳的临床和健康管理效果。

（一）证据支持

选择具有科学证据支持的数字疗法，包括相关的研究和临床试验结果，证明该技术在特定领域或疾病管理中的有效性和安全性。重要的是要评估数字疗法应用的可靠性和可验证性，确保其基于科学可信的原理和方法。

（二）目标匹配

选择与目标匹配的数字疗法，不同的数字疗法可能适用于不同的健康问题和个体需求。了解数字疗法应用的适用范围和目标，确保其与特定健康目标相一致。

（三）个体化定制

考虑数字疗法的个体化定制程度，应用的优势之一是能够提供个体化的治疗方案和支持。选择能够根据个体特征、需求和偏好进行定制化的数字疗法进行应用，以实现更好的效果。

（四）用户友好性

选择用户友好的数字疗法，应用的界面设计和用户体验应简单易用，以促进用户的参与和长期使用。用户友好性有助于提高数字疗法的可接受性和便利性。

（五）安全和隐私保护

确保数字疗法具备必要的安全性和隐私保护措施，应用涉及个体的健康数据和个人信息，需保证数据的安全存储和传输，并符合相关的隐私保护法规和准则。

（六）可持续性和长期效应

考虑数字疗法的可持续性和长期效应，应具备持续的支持和更新机制，以确保其长期的效果和效益。

二、数字疗法干预技术应用的人群

数字疗法服务人群广泛，包括但不限于以下五个方面。

（一）慢性病患者

数字疗法为慢性病患者提供定制化的治疗和管理方案。如针对糖尿病、高血压、心脏病等的数字疗法应用帮助患者监测生理指标、管理药物、控制饮食和锻炼，并提供相关的教育和支持。

（二）心理健康问题患者

数字疗法在心理健康领域提供支持和干预。如针对焦虑、抑郁、压力等心理健康问题的数字疗法应用，提供心理教育、认知行为疗法、冥想和放松训练等工具，帮助患者改善心理健康状况。

（三）健康促进和预防群体

数字疗法应用于健康促进和疾病预防的群体。如为个体提供个性化的健康建议、行为改变计划和自我管理工具，以帮助他们维持健康的生活方式和预防慢性病的发生。

（四）康复和康复患者

数字疗法在康复和康复过程中提供支持和指导。如针对康复患者的数字疗法应用包括物理治疗、言语治疗、康复运动等方面的干预，帮助患者恢复功能和提高生活质量。

（五）健康关注人群

数字疗法应用于对健康关注的人群，包括健身爱好者、健康管理者和健康教育者等。数字疗法应用提供健康监测、数据分析、训练计划和健康教育等功能，帮助个体了解和管理自身的健康状态。

数字疗法应用时，要根据其功能及目标来确定适用人群，以确保数字疗法的有效性和可行性。不同的数字疗法应用针对不同的人群和需求，需要个体化选择和定制化设计。

三、应用的场景

数字疗法在多种场景下均能发挥作用，介绍常见的六种应用场景。

（一）临床医疗

数字疗法在临床医疗环境中的应用，可为医生和患者提供辅助诊断、治疗和监测工具。如数字疗法用于远程医疗、远程监测、个体化治疗方案和患者教育等。

（二）健康管理

数字疗法用于健康管理和个人健康监测，可为个体追踪健康数据、记录生活习惯、监测运动活动、管理饮食和睡眠等，帮助个体评估健康状况、设定目标、跟踪进展，并提供相关的健康建议和指导。尤其是对慢性病的管理，如糖尿病、高血压、心脏病等。通过数字疗法监测生理参数，提醒用药、饮食、锻炼等方面的注意事项，帮助患者更好地管理疾病。

（三）心理健康

数字疗法应用于心理健康领域，提供心理治疗、心理支持和心理训练。数字疗法提供认知行为疗法、冥想和放松训练、情绪管理和应激管理等工具，帮助个体改善心理健康状况，如针对焦虑、抑郁等问题的应用。通过数字疗法进行心理评估、提供心理治疗、进行认知行为干预等，帮助患者提高心理健康水平。

（四）康复管理

数字疗法在康复和康复过程中提供支持和指导，如物理治疗、康复运动、言语治疗等方面的康复干预，帮助个体恢复功能和提高生活质量，如针对卒中、脑损伤、运动障碍等问题的应用。通过数字疗法进行虚拟现实训练、肌肉电刺激训练等，帮助患者恢复身体功能。

（五）健康教育和预防

数字疗法用于健康教育和疾病预防，为个体提供健康教育内容、预防措施和行为改变计划，帮助个体了解和采取健康的生活方式，并预防疾病的发生。

（六）科学研究和创新

数字疗法应用于科学研究和创新推动。研究人员利用数字疗法收集和分析大量的健康数据，探索疾病的发展机制、评估治疗效果、发现新的生物标志物等，推动医疗创新和健康科学的发展。

数字疗法的应用范围非常广泛，未来随着技术的不断发展和应用的深入推进，其应用场景也将不断拓展。数字疗法的快速发展为健康管理和医疗服务带来了前所未有的机遇和挑战。通过深入了解数字疗法干预技术的应用和意义，未来将充分发挥其潜力，推动健康管理和医疗领域的创新，为人们的健康福祉做出更大的贡献。

（李宇欣　曾　强）

参考文献

1. 李宇欣, 高向阳, 李斯琦, 等. 数字疗法的应用现状及未来展望 [J]. 中国数字医学, 2022, 17 (7): 39-44.
2. 刘少金, 刘玉玲, 朱子航, 等. 数字疗法行业发展态势分析及建议 [J]. 江西科学, 2022, 40 (6): 1194-1202.
3. RANDALL-JAMES J, COLES S. Questioning diagnoses in clinical practice: A thematic analysis of clinical psychologists' accounts of working beyond diagnosis in the United Kingdom [J]. J Ment Health, 2018, 27 (5): 450-456.
4. LOUGHEED T. How "digital therapeutics" differ from traditional health and wellness apps [J]. Can Med Assoc J, 2019, 191 (43): 1200-1201.
5. DANG A, ARORA D, RANE P. Role of digital therapeutics and the changing future of healthcare [J]. J Fam Med Prim Care, 2020, 9 (5): 2207-2213.
6. KLASNJA P, HEKLER EB, SHIFFMAN S, et al. Micro-randomized trials: An experimental design for developing just-in-time adaptive interventions. Health Psychol, 2015, 34: 1220-1228.
7. FREE C, PHILLIPS G, GALLI L, et al. The effectiveness of mobile-health technology-based health behaviour change or disease management interventions for health care consumers: a systematic review [J]. PLoS medicine, 2013 (1): 10 (1): e1001362.
8. MAKIN S. The emerging world of digital therapeutics [J]. Nature, 2019, 573 (7775): S106-S109.
9. KVEDAR JC, FOGEL AL, ELENKO E, et al. Digital medicine's march on chronic disease [J]. Nature Biotechnology, 2016, 34 (3): 239-246.

第十二篇　生活方式健康管理

生活方式是影响健康的重要因素，不良生活方式与高血压、脑卒中、糖尿病、冠心病等慢性病息息相关。不良生活方式包括膳食结构不合理、吸烟、过量饮酒、身体活动不足、心理健康问题等方面，生活方式由于其可塑、可控的特点，已成为实施健康干预与管理的首选目标。

生活方式健康管理是以健康管理创新理论和生活方式医学为指导，旨在改变不良生活方式或行为、预防疾病、促进改善个体和群体健康的一种健康管理行为及过程。具体来讲，指对体检人群（健康和亚健康人群）进行生活方式健康调查问卷，结合问卷开具相应的体检筛查处方，最终全面了解其是否有某种疾病的危险因素，以及早期的疾病线索或健康隐患，或者通过与专科医生会诊，得出临床风险评估或疾病诊断，然后利用营养处方、运动处方、压力管理处方、戒烟限酒处方、积极心理处方，睡眠处方等，对健康体检后的疾病早期或疾病稳定期患者的不健康生活方式、疾病危险因素等病因进行治疗，通过体检后门诊干预或康复训练营等治疗方式，重构生活形态，并密切跟踪随访，最终达到预防、治疗或康复的目的。

（陈志恒）

第一章　生活方式与健康

由生活方式和环境因素引发的心血管疾病、糖尿病等慢性病是导致全球人口死亡的主要原因。而针对生活方式和环境因素进行干预，即“对因治疗”，绝大多数的慢性病都是可防可控的。

第一节　生活方式的相关概念与意义

一、生活方式的概念及影响因素

1. 生活方式　是指基于个体认知、价值观和信念所形成的一整套与其当下生活相匹配的日常生活起居习惯、工作习惯，乃至行为及处事方式。具体指个人及其家庭的日常生活的活动方式，包括衣、食、住、行以及闲暇时间的利用等。泛指人们一切生活活动的典型方式和特征总和，涵盖了劳动生活、消费生活、精神生活（如政治生活、文化生活、宗教生活）等多个方面。

生活方式按主体层面划分，可以分为社会生活方式、群体生活方式和个人生活方式。社会生活方式反映了整个社会的总体特征，群体生活方式则包括各阶级、阶层、民族、职业等的生活方式，个人生活方式则更加个性化，受到心理特征、价值取向、交往关系等多种因素的影响。按领域划分，生活方式可以分为劳动生活方式、消费生活方式、闲暇生活方式、交往生活方式、政治生活方式、宗教生活方式等。这些领域相互交织，共同构成了人们丰富多彩的生活方式。

2. 生活方式的基本特征

（1）综合性和具体性：生活方式是一个外延广阔、层面繁多的综合性概念，涉及物质生产领域以外的日常生活、政治生活、精神生活等多个领域。同时，任何层面和领域的生活方式总是通过个人的具体活动形式、状态和行为特点加以表现的。

（2）稳定性与变异性：生活方式具有一定的稳定性和历史传承性，一个民族在数千年的发展中，其固有的生活方式特点往往会一直延续下来。然而，随着制约它的社会条件的变化，生活方式也会发生相应变迁。

（3）社会形态属性和全人类性：在不同的社会形态中，生活方式总具有一定的社会性，在阶级社会中则具有阶级性。同时，生活方式又具有全人类性的特点，各国之间的交往使人类的生活方式形成了共同的规范与准则。

3. 人类生活方式的变迁

（1）游牧化生存：在人类早期，由于生产力水平低下，人们主要以狩猎和采集为生，过着游牧化的生活。在这种生活方式下，人们需要不断迁徙以寻找食物和栖息地。

（2）农耕化生存：随着农业技术的发明和进步，人类逐渐转向农耕化生存。人们开始种植农作物和驯养动物，形成了固定的居住地和村落。这种生活方式为人类提供了稳定的食物来源，促进了人口的增长和社会的进步。

（3）工业化生存：工业革命的到来标志着人类进入工业化生存时代。机器生产取代了手工劳动，生产效率大幅提高。同时，城市化进程加速，人们开始聚集在城市中生活和工作。在这种生活方式下，人们的生活节奏加快，物质财富迅速积累。

（4）信息化网络化生存：随着信息技术的飞速发展，人类进入了信息化网络化生存时代。互联网和智能手机的普及改变了人们的生活方式、工作方式和社交方式。人们可以随时随地获取信息、进行交流和购物等活动，极大地丰富了生活内容。

4. 生活方式影响因素　社会生产力的发展水平是决定生活方式的关键因素。随着生产力的提高，人们的生活方式也会发生相应的变化。文化对生活方式具有深远的影响，不同的文化塑造了人们不同的生活方式和价值观。经济条件是影响生活方式的重要因素，经济水平的高低直接决定了人们的生活水平和消费能力，从而影响生活方式的选择。科技的发展对生活方式产生了巨大影响，新的科技产品的出现和普及，不断改变着人们的生活方式和工作方式。现代生活方式呈现出多元化的特点。人们可以根据自己的喜好和需求选择适合自己的生活方式。

二、生活方式病

生活方式病是指由于人们长期保持不良生活方式而导致的慢性病，这些疾病通常难以治愈，且对人们的生命和健康造成严重威胁，具有病程长、难以治愈、易复发等特点。常见的生活方式病包括肥胖、高血压、冠心病、糖尿病、癌症等。这些疾病不仅影响身体健康，还可能导致心理问题，降低生活质量。

不良生活方式会导致生活方式病，长期保持不良的生活方式会增加患生活方式病的风险。例如，不合理的膳食习惯和身体活动不足容易导致肥胖和心血管疾病；过量饮酒和吸烟会增加患癌症和呼吸系统疾病的风险；长期熬夜和持续压力则可能导致免疫力下降和心理健康问题。生活方式病的发生和恶化往往是不良生活方式积累的结果。通过观察和分析生活方式病，可以发现患者身上存在的不良生活习惯，从而采取措施进行干预和改善。

三、健康生活方式

健康生活方式是指有益于健康的习惯化的行为方式，是个体或团体在日常生活中表现为有利于自身和他人健康的行为。通过培养健康生活方式，人们可以预防疾病、增强体质、提高生活质量，并促进心理健康和社会适应能力。

健康生活方式的主要表现如下。

1. 合理膳食　提供全面、均衡营养的膳食，满足人体各种营养需求。包括食物多样、谷类为主；吃动平衡，保持健康体重；多吃蔬果、奶类、大豆；适量吃鱼、禽、蛋、瘦肉；少盐少油，控糖限酒。

2. 适量运动　有助于保持健康的体重，降低患慢性病的风险，调节心理平衡。建议成年人每天进行累计相当于步行 6 000 步以上的身体活动，或进行 30 分钟中等强度的运动。

3. 戒烟限酒　吸烟有害健康，应尽早戒烟；饮酒不宜过量，应控制在适当的限量以下。

4. 心理平衡和心理健康　是指一种良好的心理状态，能够恰当地评价自己，应对日常生活中的压力，包括拥有乐观、开朗、豁达的生活态度；建立良好的人际关系；积极参加社会活动等。

5. 健康睡眠　包括睡眠的时长、质量和个人的整体健康状况，成年人每晚通常需要 7~9 小时的睡眠。

6. 定期体检　及时发现并处理健康问题。

7. 环境危害防护　远离环境危害和健康危险因素，如空气污染、水污染等。

8. 安全常规自救　了解火灾、溺水、车祸等意外突发事故的自救和他救方法，提高自我保护能力。

采用健康的生活方式可以帮助人们预防 90% 的心脏病、50% 的脑卒中、93% 的糖尿病和 36% 的癌症，并降低超重或肥胖人群的死亡率，明显改善健康状况，显著提高生活质量。

第二节　我国社会进步与生活方式变化

一、中国的主要社会进步

溯源中国的生活方式医学，早在 2400 年前，《黄帝内经》精辟指出："上工治未病，不治已病，此之谓也。"所谓"治未病"，包含"未病先防"和"已病防变"。未病先防与生活方式医学的重点不是治疗疾病，而是强调疾病的预防有异曲同工之妙。

科技引领着人们的生活，新型工业化步伐显著加快，我国迎来了从制造大国到制造强国的历史性跨越。随着工业代替农业，大量农民工进入城市工作生活，社会经济的迅速发展，显著拉动了城市化进程。据统计 2020 年末全国常住人口城镇化率达到 63.89%，户籍人口城镇化率提高到 45.4%，城市可持续发展能力增强，基础设施得到较大改善。与此同时信息化发展也取得成就，信息基础设施规模领先，从 2015 年到 2020 年，固定家庭宽带普及率由 53.6% 提升到 96%，移动宽带用户普及率由 57.4% 提升到 108%。城乡信息化水平发展差距明显缩小，人们的生活水平显著提高，寿命普遍增长，老龄化进程加深。数据显示，2014 年我国 60 岁及以上人口占总人口的15.5%，人口总数为2.12亿人，而在2021年发布的第七次全国人口普查数据中，60岁及以上人口占总人口的18.70%，人口总数为2.64亿人，实际人口上涨了0.52亿。人口老龄化已经成为我国社会发展的重要趋势。

科技在改变人们生活的同时，也带来了一些不健康的生活方式，为生活方式病提供了可乘之机。2019年，中国的汽车保有量超过了2.5亿辆，成为世界第一，这极大地改变了人们的出行方式。随着家务劳动的智能化，人们的运动量越来越少。同时，人们的饮食结构也发生了变化，从20世纪中期以粮食和蔬菜为主转变为高脂肪、高蛋白、高热量饮食。这种高摄入、低消耗的生活方式正在损害人们的健康。

随着生活水平的提高，许多人的生活方式却趋向不良，这主要是因为我国国民的健康素养水平还不够高，加之我国在生活方式医学领域的起步较晚，对不良生活方式的危害认识不足。因此，我们的生活方式需要与时俱进，同时通过全面的健康管理教育来提升全国人民的健康素养水平，让健康的生活方式成为大众关注的焦点。

每个人是自己健康的第一责任人，从2016年国家印发的《"健康中国2030"规划纲要》突出强调健康生活方式的重要性，到2019年7月国家再次出台了《关于实施健康中国行动的意见》等一系列文件中明确指出，预防为主，以全民健康为目标，政府引导，全社会参与，开展全生命周期的健康服务，每个人建立起健康生活方式。这一系列文件和举措，标志着中国的医疗健康事业进入了一个新的阶段，具有极大的战略意义。

"健康中国"为国家战略，全社会应该逐步提高全民健康素养水平，加强社区、学校的医学健康教育，使生活方式医学潜移默化地影响人们，医务工作者应进一步加强慢性病的综合防治任务，开设生活方式门诊，贯彻生活方式医学工作，高校应开展生活方式医学课程，加强人才的培养和青年人才队伍的建设。

二、健康中国背景下面临的挑战

在实现健康中国的道路上，从中华人民共和国成立至今我们经历了三个时期的挑战。

在中华人民共和国成立初期，物资严重匮乏，天花、鼠疫、霍乱等烈性传染病肆意传播，医疗卫生水平落后无法满足人民群众健康需求，使人民群众生命安全受到严重威胁。面对这一国情，我国开展爱国卫生运动，宣传卫生防疫工作，引导人民群众积极参与卫生运动，从传染源着手，清河道建厕所，改善卫生条件，从传染病的媒介出发，在全国开展除"四害"工作，这些措施对于传染病的防治起了一定的促进作用。

改革开放以来，我国的公共卫生事业在建国初期建构的基础上不断发展、健全，为我国的社会主义现代化建设提供了人力保障，曾经的传染病由此偃旗息鼓，取而代之的是慢性病，非传染性的生活方式病成为威胁人们健康的主要因素。

近十年来，在国家战略的不断推动下，国家卫生人才队伍整体素质不断提高，医疗技术能力和质量双提升，医药卫生改革持续深化，基本医疗保险参保人数超过13.6亿人，人民群众"看病贵，看病难"的问题逐步被解决，但是要实现"健康中国2030"的目标，仍面临着不小的挑战。其次是人口老龄化，加重了社会养老保障负担。城乡差距仍然存在，农村基础设施没有完全普及。国家实施积极应对人口老龄化政策，这是我国时代发展的必然要求，也是今后人口长期发展的主要任务。

在健康中国的背景下，全民健康任重道远，需要社会多方面人员的支持，自觉养成健康的习惯，摒弃不健康的生活方式，人人都可以为推进健康中国建设贡献力量。

第三节 生活方式对健康的影响

世界卫生组织提出了健康基石的定义，将"合理饮食、适当运动、戒烟限酒、心理平衡"四类生活方式定位为保障居民健康的基石。生活方式是个体与群体健康的重要因素。

一、生活方式是个体与群体健康的重要因素

1986年世界卫生组织在渥太华召开全球会

议，并提出了对影响健康因素的总结：人的健康与长寿，40% 取决于遗传和客观条件，其中遗传因素占 15%，社会因素占 10%，医疗因素和气候因素分别占 8%、7%，而剩下的 60% 由生活方式决定。2009 年世卫组织再次发布调查报告，指出全球主要死因 50% 都是由于不良的生活行为方式因素所致，环境因素占 30%、生物遗传因素占 10%、医疗卫生服务因素占 10%。可见，生活方式是导致死亡、对个人健康影响作用最大的重要因素。

一方面，生活方式和行为对健康影响占比最大；另一方面，生活方式是最具有可塑性和可变性的因素，具有良好的可控性，是实施健康干预与管理的首选目标。基于这个理念，国家发布了一系列文件，以规划健康生活方式和行为，传播健康知识、加强健康教育，积极倡导健康生活方式。

二、良好的生活方式促进健康，不良生活方式导致慢性病

良好的生活方式对人民的身心健康和生活质量具有积极影响，通常指的是戒烟限酒、坚持中至高水平的身体活动、健康膳食模式（增加蔬菜水果全谷物的摄入，减少食盐及加工肉类），以及正常体重指数（BMI 保持在 18.5~23.9kg/m^2）、有良好的心理及社会适应能力、良好的睡眠习惯。循证医学已经提供了大量证据，证明长期坚持良好的生活方式能有效降低心血管疾病、糖尿病、多种癌症等重大慢性病的疾病负担，对人民身心健康大有裨益，而不良生活方式则是造成目前慢性病流行的元凶之一。

提倡良好生活方式、进行生活方式干预对慢性病的防治有重要意义。从慢性病预防的角度来看，传统的慢性病一级预防主要针对的是疾病状态或慢性病中间危险因素，如传统的心血管疾病一级预防主要针对的是肥胖、高血压、高血糖、血脂异常等状态，而健康管理要求将预防关口前移，重视慢性病的零级预防，即预防慢性病危险因素的发生，同时着重于慢性病危险因素的控制。

从慢性病治疗角度来看，改变不良生活方式、强化生活方式治疗已经成为与药物治疗、手术治疗地位同等重要的治疗手段，称为“治疗性生活方式干预”。

三、不同人群的生活方式特点与影响因素

生活方式是个体与群体健康的重要因素，应积极倡导健康的生活方式，促进个体与群体采用健康的生活方式，以构建健康社会。然而不同个体和群体的生活方式是有差异的，是否采用健康的生活方式存在多种影响因素。

不同年龄、不同性别人群的生活方式有不同特点。在全球所有国家，青少年的超重或肥胖、吸烟的流行情况无明显改善，甚至处于迅速增长态势。在我国，学龄期儿童及青少年的双眼屈光不正、睡眠不足、缺少身体活动的流行尤其值得注意。现代不良生活方式，如吸烟、过量饮酒、熬夜、迷恋垃圾食品等对年轻人的健康造成了威胁。在企业就职的员工中，中青年急性心脑血管事件的发病情况不容乐观。企业中青年正处在事业发展的重要时期，既要忙于事业，还要承担照顾父母、教育子女等家庭责任，无暇顾及自身的健康状况，没有精力和时间参加体育锻炼。中青年人群因伏案工作等原因致久坐时间长，缺少身体运动是广泛存在的不良生活方式。而在老年人群中，各种健康危险因素和慢性病的发生率是最高的。两性在生活行为方式尤其是膳食结构、精神工作压力等各方面的暴露水平不同，也造成了两性间健康水平的差异、预期寿命和健康预期寿命的差异。以心血管疾病（cardiovascular disease，CVD）为例，中国男性 CVD 疾病负担高于女性，男性 CVD 的死亡水平、疾病负担水平的增长速度也明显高于女性，这也与美国、日本等国家的报道一致。《柳叶刀》在 2019 年发布的全球疾病负担报告中指出，不同年龄组和不同地区的风险因素存在较大差异。在 0~9 岁的儿童中，主要危险因素与营养不良有关；缺铁是 10~24 岁年龄组的主要危险因素，过量饮酒是 25~49 岁年龄组的主要危险因素，而高收缩压是 50~74 岁和 75 岁以上年龄组的主要危险因素。女性死亡风险因素前五位的分别是高收缩压、饮食风险因素、高空腹血糖、空气污染、高 BMI。男性死亡风险因素前五位的分别是烟草、高收缩压、饮食风险因素、空气污染、高空腹血糖。这些差异几乎均可归因于生活方式的不同。

国民的健康生活方式是个体、社会与国家共同促进的结果，健康生活方式存在社会阶层差异、邻里社区效应、微观心理机制，以及时期差异地区差距。以饮食习惯为例，中国膳食普遍摄入过多钠盐，是高血压的重要危险因素，盐摄入也是防控高血压的重要措施。然而，膳食的口味形成与地方的自然资源、生活模式和家庭环境等密切相关。口味

一旦定型，就成为人们身体的习性和倾向。即使在今天，保存食物的方式多种多样、新鲜食物的获得更为容易，仍然有很多人习惯吃腌制食物，喜好“重口味”的食物。健康生活方式的形成和维持需要个人、公众和社会的多方面努力，需要加强公众对健康的认知、引导正确的行为方式并设法维持，需要探索建立社区性、群体性的国民整体健康管理模式。

第四节　生活方式变化对疾病谱变迁的影响

人类疾病谱的变化是一个世界性现象。近几十年来，“富裕”与“压力”改变了我国慢性病的发病结构，生活方式的变化是造成我国疾病谱变迁的主要原因。

一、疾病谱的概念

疾病谱（disease spectrum）是指将对人类身心健康有威胁的疾病，根据其对人群的危害程度，由重到轻进行排序。疾病谱反映的是某一段时间内、某一个地区或某一类人群所发生的各种疾病在总发生病例中所占的比重及排名顺序，通常由疾病构成比和疾病排名顺位两部分构成。

与疾病谱对应，死因谱指的是某一段时间内、某一个地区或某一类人群的各种死亡原因在总死亡人数中所占的比重及排名顺序，由死因构成比和排名顺位两部分构成。疾病谱和死因谱都用于对疾病进行研究和分析，探索疾病发生的规律、分析疾病对健康的危害、找出危害人群健康的主要疾病，有助于针对性地采取重点预防措施。在疾病谱及死亡谱中，排名靠前的疾病对人类健康的危害程度最大。随着排名位次的下降，相应的疾病对健康的危害程度依次减小，目前绝大多数研究都取前十位纳入统计与分析。

目前，有关疾病谱的研究围绕着两大核心，一是关注疾病谱及其变迁下的疾病负担、医疗保障和防治策略。二是通过具体指标呈现出某个国家、地区或者某个医院的疾病排序，然后讨论遗传、老龄化、污染、行为等不同风险因素对疾病谱转变的影响。

二、疾病谱总体变化趋势

自从人类的祖先在地球上诞生，人类的各种疾病即开始客观存在。在生产力水平及其低下的人类历史初期，原始人类的人均寿命很短，大多死于童年及青少年时期。在这个阶段，原始人类的致死原因与其他野生动物类似，主要是饥饿、外伤、感染等，传染病和慢性病在采集社会甚少高发。随着人类由原始社会步入奴隶社会，生活条件有了一定程度的改善，平均寿命开始缓慢延长。到了封建社会，生产力有了较大的提升，人类的物质资料和生产能力得到了明显的提高，人口数增加。中世纪欧洲一些主要城市人口较为密集，公共卫生状况却非常恶劣，加上战争、饥荒等因素，暴发了多次传染病大流行。当时落后的医学对传染病几乎无能为力，效果有限，种种原因造成了人口的大幅度减少，造成了严重的经济衰退和社会动荡，动摇了中世纪欧洲封建统治的基础。

人类文明步入资本主义社会后，科学技术迅速发展，医学也取得了长足的进步，为寻找传染病病因、控制传染病创造了前提条件。城市开始致力改善公共卫生条件、提供清洁的水源和建立排水系统，通过了一些卫生立法，从社会层面开始了对传染病的控制。尤其是从20世纪中叶以来，抗生素的发现和广泛应用，终于使传染性疾病得到了有效的治疗和控制。

现阶段人类社会生产力迅猛发展，物质和精神均得到了高度繁荣。人类的生活方式发生了巨大变化，因此带来了新的健康问题，促成了疾病谱变化趋势的一个大转向。传染病在疾病谱中的排名不断下降，由不良生活方式引起的慢性非传染性疾病占据了疾病谱的前几名。

纵观人类历史中的疾病谱变迁，不难发现人类的生活方式是影响疾病谱最重要的因素。人类不同历史时期的生产力高度、物质丰富程度、科技发展及对自然的认识水平造成了人类生活方式的变化，人类的疾病谱也随之变迁。

三、现阶段我国的疾病谱变化趋势

目前，主要引起我国居民死亡的疾病与原因有脑卒中、缺血性心脏病、肺癌、慢性阻塞性肺疾病、肝癌、交通意外、胃癌、阿尔茨海默病及其他痴呆症、新生儿疾病、高血压、心脏病。国家卫生和计划生育委员会在2015年发布的《中国疾病预防控制工作进展》中指出，心脑血管病、恶性肿瘤等慢性病已成为我国居民主要死因，慢性病导致的死亡人数已占到全国总死亡的86.6%，导致的疾病负担占总疾病负担的近70%。

新中国成立以前，传染病在我国的疾病谱中占据主要地位，引起的死亡占我国总死亡率的一半以上。近几十年来，中国经济快速发展，达成了举世瞩目的脱贫目标，全面迈进小康社会。与经济发展伴行的是人民生活方式的变化，以及疾病谱的巨大变化。随着医学技术的进步、社会的发展，得益于公共卫生水平的提高、抗生素的合理应用，感染性疾病已经得到了很大程度上的遏制，生物因素已经不再是导致我国居民死亡的主要原因，而生活方式的改变、心理、社会、环境因素成为主导因素。

四、国内主要疾病谱的影响因素

目前，我国主要疾病谱的影响因素有以下3点。①人口构成因素。我国正处在人口老龄化和城市化的快速进程中，我国人口年龄结构偏向老龄化和高龄化，在未来数十年内将进一步加剧。年龄是诸多慢性病不可改变的危险因素，人口老龄化将导致慢性病的患病率不断上升，总人群的疾病谱也随之发生相应变化。②生活方式因素。我国居民的不良生活方式主要有膳食结构不合理(高盐饮食、水果蔬菜摄入不足、全谷食物摄入不足)，吸烟、过量饮酒等。另外许多人习惯静坐，缺乏体育锻炼，体能广泛减退，超体重肥胖的发生率明显增高。生活方式是改变我国疾病谱最重要的因素。③环境因素。环境的污染破坏了生态平衡，造成了生态危机，加剧了慢性病的快速增生。水污染、大气污染(含室内空气)、土壤污染对疾病谱均能造成影响。

生活方式的变化是改变我国疾病谱最重要的因素。以癌症为例，社会经济地位与罹患癌症类型之间存在重要关联性。与长期慢性感染有关的癌症，如肝癌、食管癌及宫颈癌等，多发生在经济欠发达地区，其发生与自然环境恶劣、营养条件差、卫生水平低、不良的生活习惯有关。而肺癌、结直肠癌、乳腺癌、淋巴癌和前列腺癌等，则与现代的高脂饮食、缺乏身体活动等生活方式有关。经济条件本身并不会诱导癌症，但富裕或贫穷改变了人的社会行为模式和生活方式，从而改变了肿瘤的发病率。中国目前GDP已经跃居世界第二，财富迅速增加，然而从疾病谱来看，肝癌、食管癌及宫颈癌等的发病率并没有得到明显控制，而肺癌、结直肠癌、乳腺癌等的发病率却呈上升趋势，归因于生活方式的快速变化带来的错位。

疾病谱的变迁、慢性病的流行与政治、经济、社会、文化、心理、行为、身体因素之间存在着错综复杂的动态关系。在现阶段，生活方式变化是其中最重要并且可控可塑的因素，也是慢性病防控、构造健康社会的重要抓手。

（李 莹 肖渊茗）

参考文献

1. 王恪辉. 生活方式医学的演进与启示 [J]. 医学与哲学, 2022, 43 (02): 17-21.
2. 李少芳, 轩水丽, 邢天放, 等. 2015-2020年河南省四类慢性病早死概率及“健康中国2030”指标达标分析 [J]. 疾病监测, 2022, 37 (7): 895-900.
3. 马欣. 生活方式医学 [J]. 山东大学学报 (医学版), 2020, 58 (10): 1-6.
4. 吴延莉, 余杨文, 周婕, 等. 健康生活方式与糖尿病前期人群糖尿病发病关系的前瞻性研究 [J]. 现代预防医学, 2022, 49 (08): 1350-1355.
5. ZUNIGA K B, CHAN J M, RYAN C J, et al. Diet and lifestyle considerations for patients with prostate cancer [J]. Urol Oncol. 2020, 38 (3): 105-117.
6. 杨柳青, 田红梅, 石汉平. 三种饮食模式与慢性疾病研究进展 [J]. 首都医科大学学报, 2022, 43 (02): 311-320.
7. RIPPE J M. Physical Activity and Lifestyle Medicine [J]. Am J Lifestyle Med. 2020 , 15 (3): 212-213.
8. 王辰, 肖丹, 池慧.《中国吸烟危害健康报告2020》概要 [J]. 中国循环杂志, 2021, 36 (10): 937-952
9. ZHOU M , WANG H , ZENG X , et al. Mortality, morbidity, and risk factors in China and its provinces, 1990-2017: a systematic analysis for the Global Burden of Disease Study 2017 [J]. The Lancet, 2019, 394 (10204): 1145-1158.

第二章　不良生活方式与生活方式病

第一节　不良生活方式的概念及范畴

不良生活方式指的是对个人健康构成明显或潜在危害的行为模式，这些危害源于个体在日常生活中采取的不利于健康的行为习惯，具体包括但不限于不合理膳食、吸烟、过量饮酒、缺乏身体活动，以及心理健康问题。

高血压、脑卒中、糖尿病、冠心病、高脂血症及抑郁症等慢性病，均与不良生活方式有着密切的关联。当前，非传染性慢性病，已被公认为全球性的健康威胁。在美国举办的第十九届健康生活年会上，会议主题着重强调了健康生活方式的重要性，这些生活方式与发达国家民众的整体寿命及预期健康状况息息相关。

不良生活方式主要有以下几方面。

1. 不合理膳食　①食物种类和比例不合理，如蔬菜水果摄入不足；主食结构不合理；脂肪摄入过多；奶类、大豆及其制品摄入不足。②饮食习惯不健康，如暴饮暴食、饮食不规律、偏食、挑食。③食物加工和烹饪方式不当，如高盐、高糖、高油、食物加工过度。④饮食卫生问题，如食物不干净，被各种生物性、化学性、物理性致病因子污染，可能导致急性、亚急性中毒或各种慢性疾病甚至恶性肿瘤。

2. 缺乏身体活动　缺乏身体活动主要是指不能保证最低限度的体育运动。主要表现如下。①久坐不动，如长时间坐着，缺乏身体活动，是现代生活中常见的现象；缺乏日常运动，导致身体活动水平低下。②缺乏定期锻炼，如不进行有氧运动，导致体能下降；缺少力量训练，致使肌肉逐渐萎缩，骨密度降低。③交通方式改变，如依赖交通工具，步行和骑行的机会大大减少；缺乏步行机会，步行被各种代步工具所替代。④工作性质变化，如长时间伏案工作，容易导致身体僵硬和疲劳；缺乏工作间隙活动。⑤静态休闲娱乐方式，如长时间使用电子产品，缺乏户外活动。

3. 吸烟、过量饮酒　吸烟是一种长期且反复的行为，涉及吸入由烟草燃烧所产生的烟雾，这通常通过香烟、雪茄、烟斗等烟草制品实现。该行为不仅具有成瘾性，还伴随着一系列有害化学物质的摄入。吸烟已被广泛证实为多种严重健康问题的主要诱因，包括但不限于肺癌、心血管疾病、慢性阻塞性肺疾病等。

过量饮酒指的是个体摄入的酒精量超出了其生理机能所能安全代谢的界限。这一界限受多种因素影响，如体重、性别、年龄、饮酒速度以及个体对酒精的耐受性等。过量饮酒通常表现为短时间内大量饮酒或长期持续过量摄入酒精。过量饮酒与多种健康问题密切相关，包括酒精性肝病、心血管疾病、神经系统损伤、精神健康障碍以及交通事故和意外伤害的增加。

4. 心理健康问题　不仅危害人们的健康，而且影响着国家和社会的发展。心理健康问题主要是情绪方面和对压力应对不当。主要包括以下5点。①焦虑，表现为对未来可能发生的负面事件或情境过度担忧和不安，常伴有紧张、恐惧、烦躁等情绪反应。②抑郁，表现为情绪低落、兴趣丧失、精力减退、自我评价降低等症状，严重时甚至可能导致自杀行为。③情绪波动大，情绪不稳定，易激惹，难以控制自己的情绪反应。④压力应对不当，长期处于高压力环境中，无法有效应对和缓解压力，导致身心疲惫、工作效率下降。⑤社交障碍，人际交往困难，在与他人交往中感到不自在、紧张或恐惧，难以建立和维护良好的人际关系。

第二节　不良生活方式导致的主要慢性病

一、不良生活方式与主要慢性病

生活方式病的病因包括个人生活方式、外部因素以及遗传因素。传统的慢性非传染性疾病包括心脑血管疾病、糖尿病、呼吸系统疾病、癌症。不良生活方式可能导致其罹患其他疾病的风险增加，如膳食结构与机体的抵抗力密切相关。

随着我国经济社会发展和卫生健康服务水平的不断提高，人均寿命增长，人口老龄化、城镇化、工业化进程加快，我国慢性病患者基数在不断扩大。同时因慢性病死亡的比例也在持续增加，2022年我国因慢性病导致的死亡占比高达88.5%，其中心脑血管疾病、癌症、慢性呼吸系统疾病死亡比例为80.7%，防控工作面临巨大挑战。

慢性病的发生60%取决于个人的生活方式，同时还与遗传、医疗条件、社会条件和气候等因素有关。近年来，中国农村地区经济快速发展，温饱问题已逐步解决，但农村卫生资源及居民知识水平相对较低，“富贵病”就有了可乘之机，农村地区糖尿病患病率逐年增长。2002年中国农村成人糖尿病患病率为1.8%，2020年上升至10.2%，上升速度超过了城市。我国成人高血压患病率从2002年的18.6%上升到2022年的25.2%。我国癌症的疾病谱也在发生变化，肺癌、结直肠癌、乳腺癌的发病率在不断上升，而食管癌、胃癌、肝癌的发病率与20世纪70~80年代相比，有所下降，但整体负担仍然较重，癌症整体防控形势还是比较严峻。

二、不良生活方式导致的主要慢性病

（一）心脑血管疾病

心脑血管疾病和不合理膳食、吸烟、过量饮酒、身体活动不足，心理健康问题等不良生活方式密切相关。根据最新发布的《中国心血管健康与疾病报告2023》，我国心脑血管疾病的现患人数已经达到3.3亿，患病率居高不下。同时因为年轻人作息不规律、膳食结构不合理、缺乏运动等因素增加了患病风险。心脑血管疾病在我国的现状十分严峻，不良生活方式在其中起着重要作用。

1. 不合理膳食　长期摄入高脂肪、高胆固醇食物，如肥肉、油炸食品、奶油等，容易导致血脂升高，增加动脉粥样硬化的风险，过多摄入饱和脂肪酸和反式脂肪酸，容易引起总胆固醇以及低密度脂蛋白胆固醇升高，从而增加心脑血管疾病的发病风险。高盐饮食是高血压发病的危险因素之一，过多的盐分会导致血容量增加，加重心脏负担，增加心脑血管疾病的风险。同时，摄入过多碳水化合物容易导致肥胖，肥胖是心脑血管疾病的又一重要危险因素，饮食中缺乏必需的营养素，如维生素、矿物质等也会影响心脑血管的健康，叶酸缺乏可能导致同型半胱氨酸水平升高，因此不合理膳食同心脑血管疾病的发生发展密切相关。

2. 吸烟、过量饮酒　大量研究表明，吸烟量与心脑血管疾病的发病和死亡风险呈显著正相关，烟雾中的尼古丁和一氧化氮是公认的引起动脉粥样硬化的主要有害因素，尼古丁可促使血小板聚集，进而引起血栓形成。吸烟会使血浆纤维蛋白原水平增加，导致凝血系统功能紊乱，从而加重心脑血管疾病病情。2017年，我国因吸烟导致死亡的人数为260万，占全球因烟草死亡人数的近三分之一。吸烟以及二手烟暴露对心血管系统存在不同程度的危害。吸烟可增加心血管疾病、脑卒中的发病风险及死亡风险。戒烟带来的健康效益，可在数小时内显现并持续到此后的数十年。

过量饮酒会导致血管出现扩张，容易加重心脑血管的负担，乙醇在体内代谢生成乙醛的过程中，会产生抑制血管收缩的物质，过量饮酒可能会诱发高血压，因此吸烟和过量饮酒都与心脑血管疾病的发生和发展密切相关。为了保护心脑血管健康，应该坚决戒烟限酒，养成健康的生活方式。

3. 身体活动不足　身体活动不足与心脑血管疾病之间存在显著关联。身体活动不足会降低心肺功能，长期久坐不动会引发肥胖，肥胖是多种慢性病的危险因素，增加心脑血管疾病风险。缺乏运动会导致脂质代谢异常，从而促进动脉粥样硬化的形成，降低血液流速，增加血液黏稠度，容易导致血栓性疾病的发生。长期缺乏运动还会降低机体免疫力。因此，身体活动不足同心脑血管疾病的发生发展紧密相关。

4. 心理健康问题　重度抑郁症是心血管疾病的危险因素之一。我国住院冠心病患者抑郁症患病率为 51%，0.5%~25.4% 为重度抑郁症。在对社区冠心病患者的研究中发现，抑郁症患病率为 34.6%~45.8%，3.1%~11.2% 为重度抑郁症。研究发现，平时精神压力大或有焦虑、抑郁等不良心理状态的人更容易患心脏病，合并心理问题的心脏病患者相对没有心理问题的预后较差。其机制可能与精神压力增加能够引起心律失常、增加血小板聚集、促进动脉粥样硬化发生发展相关。

（二）糖尿病

2015—2017 年，中华医学会内分泌学分会在 31 个省进行的糖尿病的流行病学调查显示，我国 18 岁及以上人群糖尿病患病率为 11.2%。我国糖尿病流行特点是以 2 型糖尿病为主。与糖尿病发生相关的危险因素主要包括城市化、老龄化、超体重 / 肥胖和遗传易感性。不良生活方式对糖尿病的发生发展存在不同程度的影响。

1. 不合理膳食　膳食不合理包括长期摄入高热量、高脂肪、高糖的食物，长期食用这些食物后会导致肥胖，增加胰岛素抵抗的风险。缺乏足够的膳食纤维、维生素和矿物质等营养素，影响机体的代谢功能、肠道功能紊乱，影响血糖的吸收和利用，增加糖尿病的发病风险。高糖饮食会使血糖水平急剧升高，对胰岛细胞造成直接损害，长期的高血糖状态还会损害胰岛细胞，导致分泌胰岛素功能下降，从而诱发糖尿病的发生发展。

2. 吸烟、过量饮酒　吸烟和过量饮酒与糖尿病之间存在密切联系，它们通过多种机制影响血糖水平和胰岛功能，从而增加患糖尿病的风险。吸烟会导致血管收缩和干扰胰腺的正常功能，损害胰岛细胞；导致人体部分组织对胰岛素的降糖效果产生抵抗，这种胰岛素抵抗状态会进一步加重糖尿病的病情。过量饮酒会导致血糖升高，对肝脏和胰岛素分泌造成伤害，进一步增加心脑血管疾病的发病风险，心血管疾病是糖尿病患者死亡的主要原因之一。长期过量饮酒会减慢口服降糖药物的代谢速度，增加了低血糖反应的风险。因此，糖尿病患者应尽量避免吸烟和过量饮酒。

3. 身体活动不足　长期身体活动不足，会使身体代谢率降低，能量消耗减少，血糖利用和转化效率下降；容易导致脂肪堆积；细胞对胰岛素的敏感性降低，影响血糖调节，使血糖水平容易升高。运动量减少后可能影响血糖运输和代谢受到影响，对于已患糖尿病的人来说，身体活动不足还会影响血糖的控制效果，在关于身体活动或久坐与疾病的相关研究发现，身体活动不足、静坐时间长等情况都会使糖尿病的患病率增加。调查结果显示，经常性久坐不动的人群糖尿病患病率是经常参加体育锻炼人群的 2.4 倍，每日静坐时间大于 6 小时的人群比小于 2 小时的人群患糖尿病的风险高 1.3 倍。因此，身体活动不足同糖尿病的发生发展紧密相关。

4. 心理健康问题　心理健康问题与糖尿病之间存在复杂的关系。当机体处于情绪激动状态时，会释放一些升糖激素，包括肾上腺素和皮质醇等，这些激素会干扰胰岛素的分泌和利用，导致血糖水平升高。同时，抑郁和焦虑等负面情绪可能导致糖尿病患者忽视自我管理，如忘记服药、不规律饮食和运动等。这些行为会进一步加剧病情，增加糖尿病的治疗难度。糖尿病的治疗需要长期坚持，甚至需要改变生活方式，而这种生活方式的改变可能会让患者出现抵抗情绪，进一步加重心理负担，因此，心理健康管理对于糖尿病的管理至关重要。

（三）呼吸系统疾病

呼吸系统健康与免疫系统功能密切相关，肺炎、慢性阻塞性肺疾病（chronic obstructive pulmonary disease，COPD），以及哮喘和肺癌是常见呼吸系统疾病。人体呼吸道不断暴露在有害微生物和空气污染中，免疫系统对这些有害刺激做出反应并保护宿主。然而，免疫系统平衡被打破后，机体可能会产生炎症反应从而促进组织损伤。因此，健康的生活方式对呼吸系统的保护起着至关重要的作用。不良生活方式对呼吸系统可能造成不同程度的损伤。

1. 不合理膳食　饮食是健康生活方式的重要组成部分。饮食和营养状况是体内记忆 T 细胞的主要调节因子。研究表明，健康饮食有助于免疫系统功能的稳定，而高盐饮食和高热量饮食等不健康的饮食会诱发免疫功能障碍。缺乏优质蛋白质和矿物质、摄入过少膳食纤维的水果和蔬菜，都与呼吸系统疾病的风险较高密切相关。氧化应激和抗氧化防御之间的不平衡在 COPD 的发病机制中起着重要的作用。而饮食中微量元素（锌、铁、镁、硒、锰、铜和钙）的摄入在 COPD 的发病机制中发挥着基础作用，锌具有抗氧化和免疫支持的特性，可减少呼吸道炎症并阻止疾病进一步恶化。蔬菜、水果、豆类、全谷类食品摄入过少，红肉摄入过多与

COPD 的发病风险呈正相关，而地中海饮食与较低的 COPD 发病风险存在关联，因此不合理的膳食结构同呼吸系统疾病密切相关。

2. 吸烟、过量饮酒　吸烟是导致呼吸系统疾病发生的重要因素。香烟烟雾中的自由基会在细胞水平上引起活性氧的产生并诱发炎症反应。吸烟者体内的氧化应激增强、受损蛋白质和炎症因子增多。吸烟在 COPD 的发生与发展过程中起着重要的作用，与非吸烟者比较，吸烟者的肺功能异常率较高，第一秒用力呼气容积（FEV1）年下降率较快，死亡风险增加。被动吸烟也可能导致呼吸道症状及 COPD 的发生。孕妇吸烟可能会影响子宫内胎儿的发育和肺脏生长，并对胎儿的免疫系统功能有一定影响。

过量饮酒可能导致气道痉挛和支气管黏膜充血，造成气道分泌物增多，从而出现呼吸急促现象，长期过量饮酒可能导致呼吸道黏膜的持续性损害，造成机体免疫力下降，增加呼吸道感染的风险。过量饮酒人群可能在呕吐过程中出现吸入性肺炎，长期过量饮酒与肺癌、阻塞性睡眠呼吸暂停低通气综合征密切相关。因此，吸烟和过量饮酒同呼吸系统疾病存在复杂关系。

3. 身体活动不足　长期缺乏运动会导致呼吸肌萎缩，呼吸肌力量不足会导致呼吸变得浅而短，影响肺通气与换气功能，COPD 患者可能出现缺氧，甚至高碳酸血症，引起呼吸衰竭。长期久坐不动、缺乏锻炼容易导致机体免疫力下降，使机体容易受到病原体的侵袭，这可能导致呼吸系统疾病，如肺炎、COPD 等发病率的增加。对于已经确诊为呼吸系统疾病的患者而言，积极地参加体育锻炼有助于血液循环和淋巴循环，有助于炎性物质排出以及组织修复，而缺乏锻炼可能使得这些过程受阻，导致机体炎症反应持续存在或加重。

4. 心理健康问题　慢性呼吸系统疾病患者常因呼吸困难、气促症状而感到焦虑和恐惧，长期的慢性病治疗以及生活方式的改变给患者带来了心理压力和社会压力，可能导致抑郁情绪的产生，这些情绪可能通过影响神经内分泌系统，出现呼吸频率加快、气管痉挛，从而加重呼吸系统疾病的发病风险。长期的心理压力，如肺癌患者对疾病的恐惧以及对经济、治疗方式的担忧等，可能进一步影响免疫系统功能，降低身体对疾病的抵抗能力。心理健康问题可能加剧呼吸系统疾病的症状，而呼吸系统疾病的突然出现或加重可能导致心理健康问题恶化，从而形成恶性循环。

三、癌症

癌症的形成是一个长期的过程，与日常生活息息相关。不合理膳食、吸烟、过量饮酒、身体活动不足及心理健康问题、睡眠问题等是与癌症发生发展密切相关的因素。

1. 不合理膳食　癌症和不良饮食习惯之间存在密切关系。长期使用腌制和烧烤食品，这些食物中含有致癌物质，如苯并芘和亚硝酸胺，这些物质会增加癌症的风险，特别是消化道癌症。长期食用过咸的食物、温度过高的食物以及饮品，也会增加胃癌的风险，长期的不良饮食习惯，包括暴饮暴食、饮食不规律等习惯可能会损伤消化道黏膜，产生慢性炎症，长期也可能增加患癌风险。

2. 吸烟、过量饮酒　有研究表明，吸烟与许多癌症的发生有密切关系，吸烟与肺癌的关系最为密切。长期吸烟会显著增加肺癌的发病风险；烟草中的有害物质会直接刺激口腔和咽喉黏膜，导致细胞异常增生，从而引发口腔癌和咽喉癌；香烟中的致癌物质通过血液进入尿液，对膀胱内壁造成长期刺激，吸烟者膀胱癌的发病风险是非吸烟者的 3 倍；肾癌和胃癌的发病风险分别比非吸烟者高 50% 和 60%，因此吸烟在多个癌症发病过程中发挥着不同程度的作用。而长期过量饮酒是肝癌的主要危险因素之一，酒精可以损伤肝细胞，导致脂肪肝、肝硬化和肝癌的发生发展。女性长期过量饮酒会增加乳腺癌的发病风险。癌症的发生是一个多因素综合作用的结果，吸烟、过量饮酒是其中的危险因素之一。因此，建议戒烟限酒，降低患癌风险。

3. 身体活动不足　长期身体活动不足是导致多种癌症发生的重要因素之一。长期身体活动不足，可能导致肥胖的出现，而肥胖是结肠癌、子宫内膜癌、乳腺癌等多种癌症的危险因素。身体活动对结肠癌具有预防作用，世界卫生组织指出，每年约 21%~25% 的乳腺癌和直肠癌可归因于缺乏运动。运动可以促进免疫力的提升，运动还可以控制体重，减少因肥胖带来的癌症风险。

4. 心理健康问题　长期的精神压力、焦虑抑郁等情绪可能对免疫系统产生负面影响，降低免疫细胞的活性，减少免疫细胞的数量，从而影响身体对癌细胞的监视和清除能力，增加患癌风险。心理健康问题还可能导致内分泌失调，引起激素水平紊乱，可能导致与内分泌相关的癌症（如乳腺癌、甲状腺癌)的发病率上升。心理健康问题可能导致生活方式的改变,不良生活方式会进一步增加患癌风险,长期处于高压状态下,机体可能处于持续炎症状态,从而增加患癌风险,因此保持积极的心态、维护良好的人际关系对于预防癌症以及癌症的康复具有重要作用。

(杨娉婷　刘寒英)

参考文献

1. REYNOLDS S L. Successful aging in spite of bad habits: introduction to the special section on 'Life style and health expectancy'[J]. Eur J Ageing. 2008 Oct 25; 5 (4): 275.
2. GHOSN J, VIARD J P. Vitamin D and infectious diseases [J]. Presse Med 2013, 42 (10): 1371-1376.
3. BULL FC, Al-ANSARI SS, BIDDLE S, et al. World Health Organization 2020 guidelines on physical activity and sedentary behaviour [J]. Br J Sports Med 2020, 54 (24): 1451-1462.
4. AHMADI M N, HUANG B H, INAN-EROGLU E, et al. Lifestyle risk factors and infectious disease mortality, including COVID-19, among middle aged and older adults: Evidence from a community-based cohort study in the United Kingdom [J]. Brain BehavImmun 2021, 96: 18-27.
5. MUKHTAR S. Psychological health during the coronavirus disease 2019 pandemic outbreak [J]. Int J Soc Psychiatry 2020, 66 (5): 512-516.
6. 国家卫生健康委疾病预防控制局. 中国居民营养与慢性病状况报告 (2020 年)[M] . 北京: 人民卫生出版社, 2022.
7. LUXIA Z, GARY C C, FRANK B H, et al. Association between passive and active smoking and incident type 2 diabetes in women [J]. Diabetes Care, 2011, 34 (4): 892-897.
8. ZHI C, CHENJIE X, PENG J Z, et al. Associations of sedentary time and physical activity with adverse health conditions: Outcome-wide analyses using isotemporal substitution model [J]. EClinical Medicine, 2022, 28 (48): 1014-1024.
9. ESLAM M, RATZIU V, GEORGE J, et al. A new definition for metabolic associated fatty liver disease: An international expert consensus statement [J]. J Hepatol, 2020, 73 (1): 202-209.
10. MUTHIAH V, GEORGE A M, JUSTINE V T, et al. The Global Burden of Cardiovascular Diseases and Risk: A Compass for Future Health [J]. J Am Coll Cardiol, 2022 Dec 20; 80 (25): 2361-2371.

第三章　生活方式医学的兴起与发展

第一节　生活方式医学的兴起背景与意义

近年来，慢性病的高发已成为全球医疗健康领域的重要挑战。据美国生活方式医学会最新统计，美国约 90% 的医疗费用用于慢性病和心理健康问题。肥胖、糖尿病、心血管疾病等与不良生活方式相关的疾病在世界范围内呈现快速增长的趋势。在美国，42% 的成年人患有肥胖症，74% 的成年人超重或肥胖。与此同时，慢性病的管理给经济和医疗系统带来了巨大压力。美国 2021 年的人均医疗费用高达 12 914 美元，占 GDP 的 18%，却未能有效提升健康指标，如预期寿命增长等。传统医疗模式以“治疗疾病”为中心，但在慢性病的预防和管理方面存在明显不足。当前，许多慢性病的临床指南建议生活方式干预作为一线治疗，但在实际实践中，医生对生活方式干预的知识储备和执行能力普遍不足。因此，一种以生活方式干预为核心的医学模式逐渐兴起，即生活方式医学（lifestyle medicine），即以基于证据的生活方式干预为主要治疗方式，包括没有经过精细加工的植物性饮食为主的膳食模式、规律的体育锻炼、充足的睡眠、压力管理、远离危险因素和积极的社会关系，由经过专业培训和认证的生活方式医学医师进行预防、治疗和逆转慢性病。

根据《中国居民营养与慢性病状况报告（2020年）》，我国居民面临突出的营养问题主要体现在以下三个方面：①居民不健康生活方式仍然普遍存在；②居民超重肥胖问题不断凸显，慢性病患病率 / 发病率仍呈上升趋势；③部分重点地区、重点人群，如婴幼儿、育龄妇女和高龄老年人面临重要微量营养素缺乏等问题，需要引起关注。面对当前仍然严峻的慢性病防控形势，党中央、国务院高度重视，将实施慢性病综合防控战略纳入《“健康中国 2030”规划纲要》，将合理膳食和重大慢性病防治纳入健康中国行动，进一步聚焦当前国民面临的主要营养和慢性病问题。在健康中国的背景下，如何提高慢性病患者的生活质量是社会关注的热点问题之一。积极促进生活方式医学发展是中国社会从根本上预防和控制慢性病，解决看病难、看病贵等问题，切实提高医疗服务质量，实现健康中国的重要方法与手段。

第二节　生活方式医学的研究范畴与循证医学证据

过去几十年，在严谨、科学的循证医学体系内，逐渐形成了一个新兴医学学科——生活方式医学，以基于证据的生活方式干预为主要治疗方式，包括没有经过精细加工的植物性饮食为主的饮食模式、规律的体育锻炼、充足的睡眠、压力管理、远离危险因素和积极的社会关系，由经过专业培训和认证的生活方式医学医师进行预防、治疗和逆转慢性病。生活方式医学是针对慢性病病因的一线治疗手段，通过对导致慢性病的不良生活方式病因，进行诊断和改良，为患者制订生活方式管理处方，通过认知行为治疗、激励随访机制、自我效能技术等手段，帮助患者重构健康生活方式，达成对慢性病的根本性治疗，在安全、有效的前提下，配合其他临床手段，逐步减少对药物的依赖，最终实现降低医疗费用，提高全民健康水平的真正的全生命周期健康管理。生活方式医学对临床上常见的慢性病，如肥胖、高血压、2 型糖尿病、血脂紊乱、代谢综合征、颈动脉粥样硬化斑块、冠心病等代谢性心血管疾病，以及肿瘤的预防和康复、抗衰老等，都取得了确定的临床疗效。

一、生活方式医学的研究范畴

目前，生活方式医学主要从膳食与营养、身体活动、压力管理、睡眠、社会关系和远离危险因素六个维度，根据不同个体评估情况，采取多种措施进行临床干预。

1. 提倡未经加工的整体食物膳食模式　在慢性病的影响因素中，饮食风险因素导致的疾病负担占15.9%，已成为影响人群健康的主要危险因素。

2. 规律持续的身体活动或体育锻炼　规律和持续的体育锻炼是保持健康的基本方式，其中散步、园艺、俯卧撑和弓步是最佳健康方式的重要组成部分。

3. 压力管理　压力可提高工作效率，但也可导致焦虑、抑郁、肥胖以及免疫功能紊乱。

4. 积极的社会关系　良好的亲密关系和亲子关系、朋友关系及同事关系等人际关系对情绪的管理乃至健康至关重要。

5. 高质有效的睡眠　睡眠作为一种重要的生活方式，近年来对健康的影响越来越受到重视，睡眠过短或过长、睡眠障碍（如呼吸异常和失眠等）等与冠心病、脑卒中、糖尿病、肥胖、高血压等发病风险增加有关。

6. 远离危险因素　危险因素，如吸烟、过量饮酒等可增加癌症和心脏病的发病风险，戒烟和控制饮酒是促进健康的积极行为。现代生活中的电离辐射过度暴露、重金属和农残污染都成为影响健康不可忽视的危险因素。

生活方式医学与传统医学有诸多不同。总体来说，在慢性病预防和治疗过程中，传统医学是将“临床治疗生活化”，患者在日常生活中时刻不能离开临床药物和技术的支持，这些临床治疗方案往往一直伴随着慢性病患者。生活方式医学是将“生活方式临床化”，患者通过在临床接受强化生活方式干预，建立基于循证医学的健康生活方式，逐步恢复并持续保持健康状态，如表12-3-1。

表12-3-1　传统医学与生活方式医学的差异

传统医学	生活方式医学
注重疾病的临床症状及对症治疗	注重疾病的病因及对因治疗
患者被动接受治疗	患者主动参与全生命周期管理
患者不需要做很大的改变	患者需要做很大的改变
与医生沟通时间较短	与医生及团队沟通时间或疗程较长
责任在临床医生身上	医患需要达成共识，共同合作
以药物治疗为主	重点是病因治疗，即生活方式干预
强调诊断和处方	强调病因及患者的参与及依从性
目标是疾病管理	目标是主动健康
较少考虑环境问题	更多地考虑环境及社会问题
寻求疗效与副作用的相互平衡	更多地关注提升自身防御及修复能力
主要涉及医学专业的人员	团队协作
单纯医生诊疗行为	医生是健康专业团队的一部分

作为一门新兴的医学学科，生活方式医学与预防医学、精准医学和功能医学等学科的目标有很多相似及重叠，但学科的理念以及实践方式又有着明显差别。生活方式医学基于循证医学的强化生活方式的评价和干预，通过认知行为治疗，帮助患者及健康人群建立可以长期坚持的健康生活方式，提升健康素养、预防疾病及科学有效管理慢性病。生活方式医学与现有临床医学有着许多不同的思路与实践。生活方式医学的核心价值观是以患者整体为重，由专业医疗团队以最新循证医学的研究成果，采取个体化多学科整合非药物、非手术的方式，协助患者改变生活方式，达到持续、有效、全面的疾病预防、逆转和康复。

二、生活方式医学的循证医学证据

生活方式医学在提高绝大多数慢性病患者的健康结局，兼顾控制医疗费用方面，具有无可替代的优势。越来越多的临床研究显示，仅仅通过强化生活方式治疗，或者通过生活方式治疗结合最小限度的医药卫生技术，就可以让慢性病患者长期处于良好的生活状态中。

健康的生活方式是预防和管理心血管代谢性

疾病的重要基石，终身坚持健康的生活方式，是心血管代谢性疾病一级预防的根本措施。《中国健康生活方式预防心血管代谢疾病指南》主要基于中国人群的研究证据，针对膳食与饮料、身体活动、吸烟饮酒等方面提出建议，旨在促进我国居民采取健康的生活方式，预防心血管代谢性疾病。

对于癌症患者，健康的生活方式不仅在癌症的发生发展中扮演着重要角色，也会影响其预后。越来越多的循证医学证据表明，乳腺癌患者获得诊断治疗后，建立健康的生活方式有助于提高其生存率和生活质量，主要手段包括维持健康体重、规律的身体活动和合理的营养膳食等。中华预防医学会妇女保健分会乳腺学组组织专家对全球相关领域循证医学证据进行了系统回顾，结合中国乳腺癌患者的特点，制定了《中国乳腺癌患者生活方式指南》，针对乳腺癌患者在无病生存期和疾病稳定期的长期生存问题，提出乳腺癌患者日常生活建议，为医务人员、乳腺癌患者及其家属提供指导。基于循证医学证据的推荐和指导将会对乳腺癌患者改善生活质量、控制症状和提高总体健康状况起到重要作用。

生活方式医学针对心血管疾病、癌症、下呼吸道疾病、脑卒中、糖尿病、肥胖症、高血压、高脂血症以及意外伤害等的干预，具有明显效果，如表 12-3-2。

表 12-3-2　生活方式医学单独干预疾病的效果

疾病类别	生活方式干预的核心措施	干预效果
心血管疾病	不吸烟，每周锻炼 3.5 小时，低盐低脂饮食，BMI<30kg/m^2，降低压力水平，调节情绪波动	改善冠心病患者的心脏供血和心脏功能，降低死亡率，降低心血管疾病发生风险，降低医疗费用
癌症	避免吸烟和过量饮酒，增加身体活动水平，减少紫外线照射，健康饮食，BMI<30kg/m^2	预防癌症，减少医疗费用
呼吸道疾病	不吸烟	降低慢性病、癌症的发生风险
脑卒中	不吸烟、不喝酒，每周锻炼 3.5 小时，健康饮食，BMI<30kg/m^2	降低慢性病发生风险
糖尿病	用饮食和体育活动来控制体重，加强健康教育	降低糖耐量受损者糖尿病的发病率，降低心血管疾病的发生风险
肥胖症	适当的身体活动和体重正常化，减重，健康饮食	减少身体的炎症反应，降低糖尿病、心血管疾病的发生风险，减少医疗费用
高血压	戒烟限酒、减肥、减少盐和糖的摄入，增加钾和纤维素的摄入，加强有氧运动	降低血压，减少心血管疾病的发生风险
高脂血症	健康饮食、减肥、戒烟	降低血脂，减少药物应用，同时降低心血管疾病的发生风险
意外伤害	不饮酒	减少意外事故的发生

第三节　生活方式医学的发展历程

20 世纪 90 年代，哈佛大学的研究人员发现一种低水平状态的“代谢性炎症”，起初认为肥胖与该疾病有关，后来发现与肥胖相关的影响因素（如饮食、压力、缺乏活动等）也可引发代谢性炎症，寻找代谢性炎症病因的过程为慢性病的管理提供了方向。

随着慢性病患病率的升高，许多学者提出疾病的治疗策略应把重点放在预防上，通过全面的健康教育，促使人们改变不健康的生活方式，从而降低慢性病的发病率和治疗成本。大量的流行病研究表明，慢性病的普遍存在与生活方式密切相关，越来越多的临床试验也证明，通过饮食、运动、压力管理等强化生活方式干预，对许多慢性病都有临床疗效，因此“生活方式医学”这个专业术语及其专著和教材也相应出现，并逐渐被各医学专业学会所认可。

2004年，第一个生活方式医学会诞生——美国生活方式医学会，随后欧洲、澳洲、亚洲等国家和地区相继成立生活方式医学会。在美国生活方式医学会的呼吁下，2015年生活方式医学全球联盟成立，目的是凝聚全球各个生活方式医学会的力量，实现全球最佳实践和教育资源的共享。

为推动生活方式医学发展，美国高校和协会加强了对生活方式医学的人才培养。2010年，美国生活方式医学会制定了预防医学住院医师的生活方式医学培训体系，培训形式包括面对面教学、远程学习、会议教学和临床轮转等，并于2010—2013年对20名预防医学住院医师实施了培训。2012年美国南卡罗来纳大学格林维尔医学院已经开展正规化的生活方式医学课程。2017年美国生活方式医学会首次举办生活方式医学专科认证考试。2018年生活方式医学被美国医学院学会评为美国5大新兴医学专科。生活方式医学医师的核心能力，包括领导力、知识储备、评估技能、管理及协调技能和社区运营能力；培训模式，包括课堂学习和临床实习两部分，学习内容涵盖膳食与营养、身体活动或运动、心理、危险因素、健康行为改变、情绪与心理健康等内容，完成培训后通过美国生活方式医学会的认证考试，就能成为生活方式医学医师。随着生活方式医学的发展，多部关于生活方式管理慢性病的指南发布，关注的慢性病包括心血管疾病、阿尔茨海默病、癌症、肥胖等。

我国生活方式医学起步较晚，但近年来发展较为迅速，取得了不错的成绩。2018年，“中国生活方式医学及慢性病逆转论坛”在上海召开。同年，深圳大学第五附属医院成立生活方式医学门诊。2020年，国家心血管病中心成立首个健康生活方式医学中心。2021年，我国第一本生活方式医学专著由浙江大学出版社出版。此外，我国发布了《中国健康生活方式预防心血管代谢疾病指南》。

生活方式医学的引入将为我国医学体系注入新的活力。一方面，它在方法论层面革新了现代医学主要依赖医药和卫生技术进行治疗的传统模式；另一方面，也为我国医学未来的发展提供了新的方向指引。

目前，慢性病患者生活质量普遍较低且医疗支出过高，这既是我国医学发展的重大社会问题，也是经济和公共卫生领域的重要挑战。生活方式医学能够在改善慢性病患者生活质量和降低医疗费用方面发挥双重积极作用，是落实“健康中国”国家战略的重要临床路径之一。

（岳红文　袁　挺）

参考文献

1. GREGA M L, SHALZ J T, ROSENFELD R M, et al. American College of Lifestyle Medicine Expert Consensus Statement: Lifestyle Medicine for Optimal Outcomes in Primary Care [J]. Am J Lifestyle Med. 2024. 18 (2): 269-293.
2. 杨秋玉, 栗梦婷, 朱鸿飞, 等. 生活方式医学概述 [J]. 中华健康管理学杂志, 2022, 16 (08): 588-592.
3. 中华预防医学会, 中华预防医学会心脏病预防与控制专业委员会, 中华医学会糖尿病学分会等. 中国健康生活方式预防心血管代谢疾病指南 [J]. 中国循环杂志, 2020, 35 (3): 209-230.
4. 中华预防医学会妇女保健分会乳腺学组. 中国乳腺癌患者生活方式指南 [J]. 中华外科杂志, 2017, 55 (02): 81-85.
5. BODAI B I, NAKATA T E, WONG W T, et al. Lifestyle Medicine: A Brief Review of Its Dramatic Impact on Health and Survival [J]. Perm J, 2018, 22: 17-025.
6. EGGER G. Development of a lifestyle medicine [J]. Aust J Gen Pract, 2019, 48 (10): 661.
7. TRILK J L, ELKHIDER I A, ASIF I, et al. Design and Implementation of a Lifestyle Medicine Curriculum in Undergraduate Medical Education [J]. Am J Lifestyle Med, 2019, 13 (6): 574-585.
8. BENIGAS S. American College of Lifestyle Medicine: Vision, Tenacity, Transformation [J]. Am J Lifestyle Med, 2020, 14 (1): 57-60.
9. 王恪辉. 生活方式医学的演进与启示. 医学与哲学 [J]. 2022. 43 (2): 17-21, 32.

第四章　生活方式健康管理的概念与内涵

第一节　生活方式健康管理概念的提出与发展

一、生活方式健康管理的概念提出

面对我国生活方式病的负担日益加重，不良生活方式这一重要的慢性病风险因素愈发受到重视，生活方式医学是通过全面的健康教育和专业的指导，促使人们主动改变不良生活方式，实现从源头防控慢性病的医学模式，这种通过控制风险因素来预防、治疗甚至逆转慢性病的方式也正是健康管理医学服务所提倡的。生活方式健康管理是以健康管理创新理论和生活方式医学为指导，旨在改变不良生活方式或行为、预防疾病、促进改善个体和群体健康的一种健康管理行为及过程。具体来讲，生活方式健康管理是指对健康和亚健康人群通过健康管理医学服务五大环节，即生活方式问卷；体检筛查；健康评估，特别注重是否有某种疾病的危险因素，以及早期的疾病线索或健康隐患等；健康干预，即给予强化生活方式治疗处方（如膳食与营养处方、运动处方、压力管理处方、戒烟限酒处方、积极心理处方、睡眠处方等）；跟踪随访形成循环往复的服务闭环。通过体检后健康管理门诊干预或慢性病康复训练营等治疗方式，重构生活形态，最终达到预防、治疗或康复慢性病和提高生活质量的目的。

二、生活方式健康管理的意义

（一）通过生活方式健康管理，普及健康生活方式

个人及群体的健康受多种风险因素影响，包括生理因素、遗传因素、自然环境因素、行为习惯因素、社会环境因素、心理因素等，其中前三者为不可改变的风险因素，后三者才是生活方式健康管理的着力点。目前，我国居民吸烟、过量饮酒、身体活动不足、不合理膳食等不健康生活方式比较普遍。2019 年《国务院关于实施健康中国行动的意见》明确指出："建立健全健康教育体系，普及健康知识，引导群众建立正确健康观，加强早期干预，形成有利于健康的生活方式、生态环境和社会环境。"这正是生活方式健康管理的主要责任，通过开展健康知识普及，将健康相关知识及信息以大众易懂的形式进行传播及教育，树立良好的饮食风尚、推广文明健康的生活习惯，向居民普及健康生活知识，引导居民形成自主自律、符合自身特点的健康生活方式。

（二）通过生活方式健康管理，提高国民健康素养和主动健康的能力

由于教育水平、健康信念、地域差异等原因，目前我国居民的健康知识知晓率偏低，特别是关于疾病预防、早期发现、主动维护健康的知识和技能比较缺乏，我国居民的健康素养水平和主动健康能力还有待提高，在 2020 年实施的《中华人民共和国基本医疗卫生与健康促进法》中强调："公民是自己健康的第一责任人，树立和践行对自己健康负责的健康管理理念，主动学习健康知识，提高健康素养，加强健康管理。"通过开展健康教育、随访管理等生活方式健康管理，引导居民树立正确的健康观，促进全社会关注健康、重视健康，提升全民健康素养水平，促进人民群众形成健康的行为和生活方式，最终提升自身主动健康的能力。

（三）通过生活方式健康管理，预防慢性病

随着工业化、城镇化、人口老龄化进程的加快，我国居民生产生活方式不断发生变化，由不良生活方式导致的心脑血管疾病、癌症、慢性呼吸系统疾病、糖尿病等慢性非传染性疾病愈发严重。对于这类慢性病，有计划地建立和发展有助于健康生活方式普及的社会体系，开拓和提升医疗健康服务机构专业化的生活方式干预能力是当务之急。生活方式健康管理顺势而为，作为慢性病预防的重要手段，其预防为主及全程管理是促进健康的核心理念，同时也是最经济、最有效的慢性病预防健康策略。通过开展合理膳食、运动干预、心理疏导、戒烟限酒等生活方式健康管理，以改变健康有害行为、促进健康有利行为为目的，以达到降低慢性病患病

率和死亡率的目标，提高全民健康素养水平和慢性病预防能力。

（四）通过生活方式健康管理，促进健康老龄化

我国是老年人绝对数较多的国家，也是老龄化速度较快的国家之一，并呈现高龄化、空巢化趋势。健康老龄化是指老年人随着年龄的增长，仍拥有较为良好的身心状况、生活自理能力和社会适应性，并将疾病和生活不能自理的时间推迟到生命的最后阶段。健康老龄化是应对我国老龄化这一现实问题的重要策略，同时也是实现国民健康长寿、国家富强、民族振兴的重要标志，为积极应对当前老年人突出的健康问题，《健康中国行动（2019—2030年）》中提出了“老年健康促进行动”，指出应通过全方位干预措施提高老年人的健康水平，改善老年人的生活质量。通过开展定期体检、生活方式指导、动态随访等生活方式健康管理，有利于提高“年轻老人”对自身健康的认知及评价，提早建立合理的生活方式及健康行为，有助于个体健康老龄化目标的实现，延长其健康生存期，从而增加健康老人比例，达到社会层面的健康老龄化。

第二节　生活方式健康管理的研究重点与方法

一、生活方健康管理的研究重点

（一）理论研究

基于循证医学证据，国外生活方式医学开展较早且已形成生活方式医学学科，无论是在生活方式医学理论，还是生活方式干预适宜技术都有着持续探索及发展的基础，而我国生活方式医学学科处于起步阶段，未开始进行专业培养，生活方式健康管理发展的理论研究基础薄弱。为此，生活方式健康管理要强化理论研究、深化学术交流与合作，以促进我国生活方式健康管理水平提升，其中要优先完善生活方式健康管理服务体系顶层设计。目前，我国生活方式健康管理处于刚起步阶段，面临理论研究滞后、应用技术缺乏标准与规范等瓶颈问题。为打破这类瓶颈问题，要积极学习国外生活方式医学先进理论及技术，并将前沿的生活方式医学融入健康管理体系中，形成一套符合我国国情的应用教材；在理论传播方面，积极编撰符合我国国情的生活方式健康管理教材将生活方式医学相关课程尽快纳入临床医学、全科医学、康复医学、公共卫生、护理学等医学教育课程及毕业后教育体系，以群众健康需求为导向，大胆创新培养医学人才，以循证医学为指导科学规范开展慢性病防治与健康促进工作。

（二）基础研究

我国慢性病防控策略与技术经过了多年的研究与发展，已形成“防大病，管慢病”的健康管理共识，吸烟、过量饮酒、身体活动不足、不合理膳食等这些不良生活行为是慢性病的罪魁祸首，公众知晓率逐年上升，保持良好和健康的生活习惯，戒烟限酒、适量锻炼、合理膳食、保持积极向上的生活态度和乐观精神，是有效预防和改善慢性病症状的手段之一。所谓知其然，还要知其所以然，这些不良生活方式到底是如何导致慢性病的，我们又该如何针对性预防这一类问题也是生活方式健康管理亟须面对的问题。为此，为实现高水平慢性病防控，推动生活方式健康管理大发展，迫切需要加强生活方式健康管理基础研究，从源头和底层解决生活方式健康管理的关键技术问题，整合健康管理研究力量，凝聚医学基础研究人才，进一步加强生活方式健康管理基础研究。从重大临床问题出发，聚焦衰老与重大慢性病等重大医学科学问题，开展战略导向的体系化基础研究、前沿导向的探索性基础研究和市场导向的应用性基础研究，为实现我国高水平生活方式健康管理奠定坚实的基础。

（三）生活方式健康管理应用场景及重点人群研究

生活方式健康管理作为健康管理的重要组成部分，同时也是慢性病防控的重要手段，有着其自身的健康管理专业内涵及特色，但目前我国生活方式健康管理还处于起步阶段，且基础薄弱，就当前形势来说，我国生活方式健康管理需要有一定的应用场景及重点针对性人群等特色健康服务，如在研究对象的选择上，目前全球已有大量针对青少年及中年群体展开的研究，而相对于特殊人群，如孕产妇、绝经后女性、丧偶老人等经历重大事件或生理变化等人群的生活方式模式构建的分析较少，今后可进一步展开研究，从而能够更好地对特殊人群给

予支持。因此，生活方式健康管理应面向以下发展重点：健康体检、慢性病健康管理、老年健康管理、儿童健康管理、孕产妇健康管理等方面，使新时期的健康管理具备风险因素管控和慢性病管理救治先进理念和技术，能够针对个体或群体开展危险因素与疾病筛查、评估、干预以及随访各项防治技术，使生活方式健康管理能面向除家庭以外的广阔应用场景，同时拥有针对特殊人群的自身优势，使生活方式健康管理能真正将全人群、全生命周期的健康管理落地，达到促进健康管理学科建设，推动健康产业发展的目的。

（四）慢性病预防与控制

世界卫生组织的调查结果显示，中国每年有超过 300 万人因慢性病而“过早死亡”，因此将慢性病防治的关口前移，实现对全人群的综合健康管理是减轻慢性病负担的有效措施。个人及群体的生活方式与慢性病发生发展紧密相关，这无疑在提示我们需要对居民生活方式进行规范化管理，实现预防慢性病及促进健康的目的，而生活方式健康管理能够为早期识别风险人群、开展个性化健康教育、实施综合性干预措施提供指引。分析不同生活方式模式与健康问题的关系，为疾病防控提供方向。着重于生活方式健康管理的研究有利于发现多种生活方式行为与身心异常间的关联，通过获得具有相同特征的人群、明确与慢性病风险相关的人群特征、关注慢性病风险行为的聚集信息，可为即将出现或已出现异常的个体或群体实施多行为的早期生活方式干预，阻止不良结局的进一步发展，为人群健康保驾护航，这将对个体及群体的慢性病预防与控制起到关键性的作用。

二、生活方式健康管理关键技术和方法研究

生活方式健康管理主要通过改正不良生活方式进行预防疾病、促进改善个体和群体健康。通过近 20 年的健康教育，国人的健康意识已发生转变，民众不仅追求个人身体健康，同时也注重自身精神、心理、生理、社会、环境健康，因此生活方式健康管理服务项目还应包含改善环境因素、心理康复及压力缓解等适宜技术，通过调动个体动机和依从性，应用营养干预、心理疏导、运动锻炼等手段全方位降低慢性病的风险因素。因此，生活方式健康管理还需在应用技术及管理方法方面下功夫。一方面，生活方式健康管理亟须向营养医学、运动与康复医学、自然医学及积极心理学等与生活方式健康管理息息相关的专科学习，研究出符合我国生活方式健康管理的干预技能及方法体系。另一方面，要积极学习国外生活方式医学先进理论及技术将前沿的生活方式医学融入健康管理体系中，为生活方式健康管理大发展打下坚实基础。除此之外，由于传统的健康管理周期长、管理流程复杂及干预效果相对缓慢等原因，我国生活方式健康管理发展受限，鉴于此，基于我国先进的移动互联网技术，生活方式健康管理的全过程完全可以借助互联网和可穿戴设备、网络健康咨询、指导等服务闭环优势，开展线上、跨学科、跨区域的生活方式健康管理评估、健康教育、定期随访等健康管理，使健康管理服务流程简化、健康管理供给模式多样化、健康管理执行强硬化，真正实现全方位及全流程的健康管理服务，进一步推进生活方式健康管理从源头干预疾病的理念，生活方式健康管理或许会成为健康管理突破现有瓶颈的重要发展对象，是“价值医疗”的最优服务体系。期待在不久的将来，生活方式健康管理能成为“未来医学”不可或缺的重要支撑体系。

（岳红文　陈　盎）

第五章　生活方式健康管理的基础研究

第一节　吸烟诱发生活方式病的机制研究

烟草中含有大量对身体有害的物质，主要包括尼古丁、一氧化碳、亚硝胺、多环芳香烃、氢氰化物、醛类和重金属等。大量流行病学和临床研究表明，吸烟与心血管病、呼吸系统疾病、代谢性疾病密切相关。

一、吸烟对炎症和免疫反应的影响

研究表明，在吸烟者外周血中的炎症细胞，如中性粒细胞、单核细胞趋化蛋白-1、γ 干扰素等水平较高。吸烟会导致呼吸道上皮细胞大量死亡，坏死细胞可诱导促炎信号释放到周围的微环境，触发一系列信号级联反应，使炎症细胞产生促炎介质，如细胞因子、趋化因子和 C 反应蛋白等，最终引起炎症反应。这些炎症因子可通各种途径对各系统脏器产生影响。

二、吸烟诱发心血管病的机制研究

（一）吸烟影响血脂的机制研究

吸烟所诱发的炎症反应可以改变高密度脂蛋白的组成，抗炎特异性和血清淀粉样蛋白 A 富集。吸烟会降低高密度脂蛋白的水平，削弱高密度脂蛋白的抗氧化能力。

（二）吸烟影响血压的机制研究

吸烟可使自发交感神经活动增强，产生的增压反应升高血压。

（三）吸烟诱发动脉粥样硬化的机制研究

吸烟除了对血压、血脂造成影响，还可通过炎症反应共同诱发动脉粥样硬化的发生发展。例如，单核细胞趋化和激活因子可与表面受体结合，从而诱导单核细胞迁移到血管壁炎症病变部位。单核细胞通过内皮细胞层迁移后分化为巨噬细胞，巨噬细胞可通过吸收低密度脂蛋白和氧化型低密度脂蛋白形成富含胆固醇的泡沫细胞和早期脂质条纹，继而通过平滑肌细胞增殖发展为血管复杂病变。

（四）吸烟致心律失常的机制研究

吸烟时释放到血液循环中的尼古丁会增加血浆儿茶酚胺的浓度，还可通过延长动作电位和膜去极化作用诱发心律失常。

（五）吸烟致心脏瓣膜病的机制研究

烟草中的多种氧化性化学物质和自由基可改变脂蛋白组成，诱发炎症，促进血小板活化，从而促进膜间质细胞发生表型转化，骨基质形成，进而导致瓣膜狭窄程度加重。

三、吸烟诱发呼吸系统疾病的机制研究

（一）吸烟诱发肺癌的机制研究

烟草中含有包括环芳烃在内的 40 余种致癌物质，其可直接诱导人支气管上皮细胞恶性转化，迁移能力和上皮间质转化能力明显增强，具有致瘤性。此外，吸烟可通过表观遗传学机制致细胞异常，如染烟可导致 DNA 启动子区甲基化并影响迁移和侵袭，*PTPRM* 基因可通过调节 CDH1 的表达和 β-catenin 的磷酸化调控细胞迁移和侵袭；*MGMT*、*P21WAF1*、*FOXO3* 基因的表达改变归因于组蛋白 H3K9 乙酰化修饰。miR-106b/miR-93 在吸烟所致恶性转化细胞和肺癌组织中的表达显著增高而其靶基因 *SMAD7* 表达显著降低。

（二）吸烟诱发慢性阻塞性肺疾病的机制研究

烟草中含有环芳烃等有害物质能够损伤肺泡上皮细胞和毛细血管内皮细胞，导致肺泡毛细血管屏障通透性增加，进而引发慢性炎症。慢性炎症导致肺实质破坏，肺泡弹性回缩力下降，从而引起慢性阻塞性肺疾病。此外，在上述过程中，上皮细胞和纤毛运动损伤，使气道净化能力下降，支气管黏液腺和杯状细胞增生肥大，黏液分泌增多，使外来微生物更易于定植，进而引起反复的呼吸道感染和肺组织损伤修复，是慢性阻塞性肺疾病的机制之一。

四、吸烟诱发糖尿病的机制研究

国内外的流行病学研究均发现吸烟与糖尿病之间存在剂量反应关系。吸烟可通过介导全身炎

症反应导致糖尿病。例如，尼古丁可与胰腺细胞上神经元烟碱样乙酰胆碱受体结合，从而调节胰岛细胞的细胞增殖和胰岛分泌。尼古丁暴露会激活腺苷酸活化蛋白激酶炎症通路，引起小鼠胰岛素抵抗。此外，胰岛细胞功能障碍和细胞凋亡也是吸烟引发糖尿病的重要原因。例如，出生前的尼古丁暴露会影响 β 细胞线粒体损伤引起凋亡，还会破坏胰岛的发育从而导致 β 细胞的功能障碍。

五、吸烟诱发消化系统疾病的机制研究

吸烟可通过介导全身炎症反应导致消化系统疾病，如幽门螺杆菌感染、肝脏疾病、炎症性肠病、胰腺疾病等。近年来研究热点集中在 NOD 样受体热蛋白 3（NLRP3）炎性小体，其是人体免疫系统的重要固有成分，主要产生和分泌成熟的白细胞介素 -1β（IL-1β）、白细胞介素 -18（IL-18）等关键的下游促炎细胞因子，进而导致机体的炎症反应。NLRP3 可以识别或被多种危险信号主动激活，致使主要的促炎因子 IL-1β 表达水平上调，从而参与消化系统中多种疾病的发生发展。

六、吸烟影响衰老的机制研究

细胞在每次分裂或复制过程中，染色体端粒都会由于 DNA 聚合酶功能障碍，失去一些核苷酸，端粒就会减少一段。一旦端粒被耗尽，细胞将无法复制，甚至凋亡。衰老的发生依赖于端粒酶对端粒长度的调整，以及端粒与端粒酶的联合作用。研究表明，吸烟人群的端粒长度低于不吸烟人群。同时，亚组分析也显示无论是主动吸烟还是被动吸烟均可以影响端粒酶的长度。此外，孕期吸烟不仅影响母代端粒酶长度，还会进一步对子代的端粒酶长度造成影响。

第二节　膳食与生活方式病的机制研究

一、膳食炎症指数的研究进展

膳食是慢性炎症的重要调节因子，及其成分种类可能影响机体炎症状态，从而导致全身多种疾病的发生发展。调节膳食结构对控制慢性低度炎症、降低相关疾病发生风险具有重要意义。近年来，开发的膳食炎症指数（diet inflammation index，DII）被广泛应用。DII 是一种文献衍生的膳食工具，以估计整体食物模式的炎症潜力。评估内容包含 45 种膳食成分，其中 9 种成分（能量、碳水化合物、蛋白质、总脂肪、胆固醇、饱和脂肪酸、反式脂肪酸、铁和维生素 B_{12}）具有促炎特性，另外 36 种成分具有抗炎特性。通过膳食调查计算这 45 种膳食成分的摄入量，最后整合单个膳食成分来评估整体饮食的炎症潜能。饮食中促炎成分越多，如富含饱和脂肪酸和碳水化合物，其 DII 越高。相反，如果抗炎成分越多，如绿色蔬菜、水果、全麦、海鱼等，其 DII 越低。

二、膳食与肠道菌群的研究进展

随着人体肠道菌群研究的不断深入，菌群的结构、功能被发现与人类的多种疾病之间存在显著的关联。除遗传因素外，膳食习惯可以在很大程度上改变人体肠道菌群的稳态平衡，缓解相关疾病进展。膳食改善肠道菌群的具体机制如下。

1. 改变肠道菌群多样性　肠道细菌多样性越高对人体健康越有利。例如，通过多种膳食纤维的组合，可以选择性地促进产短链脂肪酸（short-chain fatty acids，SCFAs）细菌的富集，这组菌的丰度和多样性越高，血糖改善情况越好。豆制品、红枣、谷物及香蕉等富含膳食纤维的食物均被证明可以促进双歧杆菌及乳杆菌的增殖，并降低肠杆菌、产气荚膜梭菌等有害菌的丰度，促进健康。

2. 调节肠道菌群代谢物　肠道菌群可产生大量代谢物影响健康，通过合理膳食可以有效调节肠道菌群代谢产物。例如，肠道菌群可将膳食纤维发酵产生 SCFAs，且不同菌群产生的 SCFA 也有所不同，厚壁菌门和拟杆菌门产生的丁酸盐和丙酸盐可通过调节葡萄糖、脂质和胆固醇代谢避免肥胖的发生。肠道菌群可将磷脂酰胆碱和左旋肉碱代谢产物并转化为氧化三甲胺（trimethylamine oxide，TMAO），而 TMAO 是致动脉粥样硬化的重要影响因素之一。降低红肉的摄入可降低肠道菌群代谢产物 TMAO 的水平，从而降低疾病风险。

3. 保护肠道屏障　肠道有益菌可以促进肠内膜分泌黏液，降低肠道的通透性，从而减少由于肠

道渗漏造成的菌群的易位，起到增强肠道黏膜的完整性，缓解致病菌感染，降低肠道屏障的伤害。

4. 抑制炎症反应　通过膳食干预，可以调节促炎症因子及保护性因子的表达，从而调节肠道免疫系统的生理活动，对机体产生有益作用。例如，口服鼠李糖乳杆菌等益生菌可以增加肠道中相应益生菌的丰度，降低结肠炎症指数，减少 TNF-α 等促炎细胞因子在结肠中的表达。维生素 C 的摄入能降低拟杆菌门及厚壁菌门的丰度，并抑制促炎因子 COX-2、TNF-α、IL-6、IL-1β 等的表达。

三、膳食与心血管系统疾病的机制研究

肠道菌群及其代谢可直接或间接诱发炎症反应，诱发心血管疾病。例如，脂多糖（lipopolysaccharide，LPS）是革兰氏阴性菌细胞壁的主要成分，循环中 LPS 增多可被免疫细胞表面的 TLR 识别，促进泡沫细胞形成和促炎细胞因子，如 IL-6、IL-1 和肿瘤坏死因子 -α（tumor necrosis factor α，TNF-α）释放，随后可能通过增加细胞黏附分子（如钙黏素）的表达来吸引和诱导炎性细胞迁移至血管组织或介导白细胞与血管内皮细胞的黏附，从而增加心血管病的发病风险。除此之外，肠道菌群代谢产物也可通过诱导肠道免疫系统从而影响血管功能。目前，有多项研究探索了 TMAO 在血管炎症、心肌纤维化中的作用。总之，不论是循环中肠道菌群的构成成分还是其代谢产物，均可通过先天性和适应性免疫细胞介导的免疫反应参与血管慢性炎症反应。

四、膳食与代谢性疾病的机制研究

（一）慢性炎症机制

肥胖、代谢综合征、糖尿病、非酒精脂肪肝等代谢性疾病均与慢性炎症有关。而促炎饮食可导致免疫激活、胰岛素抵抗，引发内皮细胞损伤，释放炎症介质，增加以上疾病的发生风险。

（二）表观遗传机制

营养因素能影响肠道菌群的平衡，而肠道菌群的平衡与多种代谢性疾病相关基因的甲基化密切相关。研究表明，肠道菌群在饮食的干预下，通过调节与 DNA 甲基化相关的酶，影响 DNA 甲基化。不同来源的饮食成分被肠道菌群代谢，这些化合物以参与表观遗传基因调控的酶为靶点。以表没食子儿茶素 -3- 没食子酸酯为主要成分的儿茶素，通过 O 杂环的裂解和双羟基化产生酚酸，抑制 DNA 甲基转移酶活性。

（三）能量代谢机制

临床研究提示，能量限制如生酮饮食不仅可以通过减少食欲及脂肪合成、增加脂肪分解及糖异生代谢消耗等途径减轻体质量，还可以降低血糖及甘油三酯水平。近年来研究表明，生酮饮食还可以改变 Roseburia 等细菌丰度，显著增加善肠道菌群总体结构，进一步改善代谢性疾病进程。

五、膳食与炎症性肠病的机制研究

过量地摄入糖和饱和脂肪，少食膳食纤维和微量元素，且缺乏食物多样性是炎症性肠病（inflammatory bowel disease，IBD）的危险因素。不饱和脂肪酸与 IBD 发病呈正相关，同时动物肪和植物脂均为 IBD 的高风险因素。亚油酸的摄入是 IBD 的高风险因素，而二十二碳六烯酸具有保护作用。此外，有研究发现维生素 D 参与了 IBD 的抗炎过程，能增强上皮细胞对损伤的耐受，抑制对肠道抗原的炎性反应。

六、膳食与衰老疾病的机制研究

（一）间歇性能量限制改善脑衰老

间歇性能量限制能改善认知和运动能力，保护神经元免受癫痫、脑卒中、PD 和 AD 导致的功能障碍和退化。其机制可能为间歇性禁食期间肝脏将脂肪酸转化为酮体，调节机体产生大量抗衰老相关蛋白，改善脑衰老。

（二）膳食对端粒酶长度的影响

合理膳食可能通过影响机体氧化应激与炎症反应，进而在端粒长度改变进程中发挥作用。目前的研究表明，维生素 C、维生素 D、维生素 E、叶酸、膳食纤维、全谷物、蔬菜、水果、鱼类、绿茶等可通过抗氧化和抗炎的特性保护端粒酶的长度。反之，红肉、加工肉、酒精以及含糖饮料与端粒酶长度呈负相关。膳食模式中地中海模式与更长的端粒酶长度有关，从而可以延缓机体衰老。

七、膳食与精神疾病的机制研究

合理膳食是心理健康的核心因素，不合理膳食的潜在促炎性可能会导致心理障碍，可能的机制如下。首先，促炎饮食影响肠道微生物群的组成及活动，影响神经元的功能和突触的可塑性。其次，促炎饮食可激活先天免疫系统，产生活性氧促使氧化应激。例如，炎症因子已被证明通过影

响神经递质代谢或神经肽浓度，改变脑部情绪调节区域，直接或间接地诱发精神疾病。在应激因素作用下，过度激活小胶质细胞和星形细胞，神经炎症特征性改变，放大炎症级联反应导致谷氨酸代谢变化，减少营养因子和神经递质释放，可引发抑郁症。

第三节　身体活动与生活方式病的机制研究

一、身体活动与骨科疾病的机制研究

（一）身体活动对骨质影响的表观遗传机制研究

1. 身体活动通过调控DNA去甲基化促成骨生成　与身体活动相关的DNA甲基化变化数量巨大，通过增加身体活动可引起基因启动子甲基化改变，对骨骼肌细胞产生影响。人类达到峰值骨量需要雌激素的参与，也需要由雌激素受体α（estrogen receptor α，ER α）介导完成。ER α在结合雌激素反应元件后激活靶基因转录，影响骨的成熟和矿化。在成骨细胞中，ER α基因的表达主要与远端F区启动子CpG岛甲基化相关，并会因雌激素增多而降低甲基化程度。此外，成骨细胞ER α基因在雌激素作用下发生的启动子甲基化状态改变，以及适量运动负荷与机体雌激素水平对骨质的保护作用，推测出运动可能通过直接或间接改变ER α基因甲基化水平促成骨细胞正向生成。

2. 运动通过调控组蛋白修饰维持骨稳态　组蛋白去乙酰化状态改变影响骨重塑过程。以Ⅲ类组蛋白去乙酰化酶（HDAC-Ⅲ）家族中的长寿蛋白Sirtuins（SIRTs）为例，人体7种Sirtuin蛋白可依靠辅酶烟酰胺腺嘌呤二核苷酸（nicotinamide adenine dinucleotide，NAD+）调节多种蛋白的乙酰化修饰或ADP核糖基修饰。体育活动可通过提高SIRTs活性，预防因衰老而产生的疾病。研究表明，耐力运动可上调骨骼肌Sirt1表达量，同时去乙酰化激活过氧化物酶体增殖活化受体γ辅助活化因子1α（α subunit of peroxisome proliferators-acti-vated receptor-γcoactivator-1，PGC-1α），改善衰老引发的线粒体生物发生和氧化能力减退。值得注意的是，PGC-1α可结合ERR α，增强核受体转录激活，参与雌激素调节的骨代谢。基于运动提高Sirt1及雌激素水平的特点，结合身体活动提高NAD+信号分子水平，激活Sirt1引起去乙酰化的表观遗传改变，推测运动可通过作用于Sirt1上游因子，调节表观遗传修饰，刺激骨代谢靶基因的生物合成，改善骨质疏松状态。

3. 运动通过调控非编码RNA影响骨代谢　有研究表明，力学刺激变化可通过调控miRNA改变骨吸收、骨形成方向。在失去力学刺激的状态下，miR-103a的过表达将严重降低成骨分化主要转录因子Runx2含量；而恢复力学刺激，可抑制miR-103a水平并上调Runx2蛋白表达。Sun等发现，微重力状态下miR-103表达的上调会通过抑制L型电压门控钙通道表达，阻碍成骨细胞增殖。miR-154-5p可抑制调控成骨分化的Rho/Rho激酶通路，并靶向Wnt11以阻碍脂肪来源间充质干细胞（adiposederived mesenchymal stem cells，ADSCs）向成骨分化；通过增加机械应力下调miR-154-5p，激活Wnt/平面细胞性通路促进ADSCs成骨。事实上，庞大而复杂的非编码RNA调控网络，其全部信息和功能并不是独立或单向的，如已证实ln-cRNA和miRNA同样参与到对DNA甲基化酶和组蛋白修饰的调控过程中，引起DNA甲基化及染色质重塑改变，从而决定细胞骨髓间充质干细胞分化方向。

（二）身体活动对骨质影响的抗炎机制研究

大量研究证实，不同类型身体活动可改善膝关节骨性关节炎患者微循环功能，降低患者血清IL-6、TNF-α、IFN-γ等炎症因子水平。

二、身体活动与心血管疾病的机制研究

身体活动在动脉硬化防治中十分重要。适当的有氧运动干预会改善内皮功能，且降低具有脑血管疾病患病风险的中老年人群的动脉僵硬度。有氧运动可通过增加一氧化氮的生物利用度和减少氧化应激来保持血管内皮功能。

三、身体活动与代谢性疾病的机制研究

身体活动是治疗肥胖、糖尿病等代谢性疾病的重要手段之一。有氧训练或阻力训练可以改善2型糖尿病患者的血糖。研究发现，有氧训练和抗阻

训练可以促进肌肉中鸢尾素的释放，而鸢尾素可以诱导白色脂肪细胞转化为米色脂肪细胞，从而增加能量消耗，并减少氧化应激和减轻炎症，有助于降低高脂血症和高血糖，增加肌肉和脂肪细胞对葡萄糖的摄取。

四、身体活动与衰老的机制研究

（一）身体活动延缓衰老的端粒机制

1. 氧化应激机制　端粒中的5-GGG片段容易遭受活性氧破坏，出现双链断裂、长度缩短，因此，氧化抗氧化失衡是影响端粒长度重要的因素之一。运动可能是通过降低体内氧化应激水平，提高端粒酶活性，增加端粒长度，但具体调控途径还需要进一步验证。

2. 炎症机制　研究发现细胞衰老与循环巨噬细胞中转录因子NF-κB的过度活跃和炎症因子，如肿瘤坏死因子α、白细胞介素6和γ干扰素的过度表达有关，运动训练可以降低机体炎症标志物的水平。有研究表明，白细胞端粒长度缩短与白细胞介素6、肿瘤坏死因子α水平升高有关，同时慢性炎症也可提高白细胞的周转率，从而增加端粒磨损。而运动训练可以引起白细胞介素6、肿瘤坏死因子α水平下降。因此推测，运动可能通过减轻炎症来维持端粒长度。

3. 表观遗传因素　研究显示，4周的有氧运动可以下调DNA甲基转移酶3的表达水平和改变同型半胱氨酸浓度，提示运动能通过下调DNA甲基转移酶介导的甲基化水平，减少同型半胱氨酸生成，提高端粒酶活性，延缓衰老。

（二）身体活动延缓脑衰老的机制

大量临床研究证实，有氧运动可减缓大脑萎缩，降低患AD的风险。Villeda团队利用动物模型证实运动可使老鼠的海马体中的新生神经元大量增长，肝脏中糖基化磷脂酰肌醇特异性磷脂酶D1（Gpld1），有助于改善脑衰老。同时，在人群中也发现规律锻炼的老年人血液中Gpld1明显升高。此外，适度运动可以引起生酮动员，增加脑的神经网络活动，激活脑细胞中一系列信号通路，使转录因子及编码蛋白质的基因表达增加，引起神经递质适应性修饰、自噬增强、抗氧化防御和DNA修复等。

第四节　压力与生活方式病的机制研究

一、压力诱发心血管病的机制研究

在压力应激状态下，自主神经系统被快速激活，并通过末端器官的神经支配引起生理状态的快速改变。研究表明，心理社会应激信号可从前额叶皮层背侧脚皮质和顶盖背侧区（DP/DTT）传递到下丘脑自主神经中枢背内侧下丘脑（DMH）。DP/DTT→DMH通路激活SNS，引起产热增加，引起血压、心率、心率变异性等变化，进而可能导致心律失常、心源性猝死等心血管事件发生。

二、压力诱发代谢性疾病的机制研究

（一）通过下丘脑产生激素影响代谢

下丘脑可调节多种生理功能，其中包含摄食行为、情绪调节、内分泌活动。下丘脑-垂体-肾上腺（HPA）轴是应激时导致代谢紊乱的关键，HPA轴终末端释放的糖皮质激素可以通过抑制下丘脑-垂体-甲状腺轴（HPT）和HPA使激素之间相互联系，构成一个整体。急性应激时，糖皮质激素急剧增加，下丘脑弓状核分泌的血清和糖皮质激素调节激酶（serum and glucocorticoid regulated kinase，SGK）-1减少，通过SGK-1/FOXO3信号的转导使得脂肪聚集。慢性应激中，糖皮质激素大量持久地释放使糖皮质激素受体（glucocorticoid receptor，GR）下调，导致HPA轴的负反馈机制失调使糖皮质激素浓度持续升高，导致脂肪聚集，代谢异常。

（二）通过肠道菌群影响代谢

肠脑轴是连接肠道与大脑的桥梁，肠道菌群在其中发挥着重要作用。肠道菌群通过免疫途径、神经内分泌途径等间接方式影响疾病发生发展。慢性应激可导致鼠肠道菌群多样性下降，以革兰氏阴性菌为主的肠道菌群可产生过多的超氧阴离子，使肠壁通透性增加。同时，肥大细胞中组氨酸脱羧生成组胺，组胺又作为血管扩张剂使肠壁通透性进一步加大，借此革兰氏阴性菌及其释放的内毒素进入血液，引起全身炎症反应。而机体释放的炎症相关细胞因子，如TNF-α和IL-6使胰岛素敏感性下降，胰岛素分泌减少，这一过程与代谢性疾病的发病

有关。

此外,肠道菌群的直接作用也影响代谢。例如,研究发现肠道菌群可以上调 fial 基因的表达,该基因表达使脂肪细胞大量储存脂肪;同时也会影响乙酰辅酶 A 羧化酶与 ras 的活性,促进脂肪的生成。相反,肠道菌群产生的醋酸盐也在能量代谢中起着重要作用,它增加了 GLP-1(ghcagons-like pepfide)的含量。GLP-1 是一种脑肠分泌肽,可以通过抑制胃排空,减少肠蠕动,促进减肥。

三、压力影响端粒酶长度

研究表明,压力水平与端粒长度呈负相关。成年期的压力暴露会加速端粒的磨损,缩短端粒长度。儿童期的压力暴露,如情感忽视以及目睹家庭暴力等均与端粒缩短有关。孕期的压力暴露会影响子代的端粒酶长度,这可能是与胎儿对外界应激的敏感性较强有关。

第五节　过量饮酒与生活方式病的机制研究

酿酒历史和酒文化在我国的发展源远流长,饮酒在我国广泛流行。过量饮酒与多种不良健康结局相关。酒中的有害物质(杂醇类、醛类、酮类、低级有机酸、氨基甲酸酯类等),对人体健康影响极大,包括肝硬化、肝癌、心脑血管病、神经系统损害和认知受损等,其中 80% 以上是慢性病。

一、过量饮酒与肝脏疾病的机制研究

(一)乙醇及其代谢物损伤肝脏

乙醇在人体代谢的每一步都会产生有害的活性氧(reactive oxygen species,ROS),ROS 抑制肝细胞的抗氧化能力,从而降低歧化酶、谷胱甘肽的含量或增加脂质过氧化物的形成。乙醇及其代谢产物导致肝细胞大量凋亡,通过激活 TLR4 信号通路进而激活 Kupffer 细胞产生内毒素,同时增加肿瘤坏死因子 α(TNF-α)、ROS、白细胞介素(IL)-1、IL-6、IL-8、IL-10 等炎性因子的产生,这些因子影响甘油三酯的转运而最终导致脂肪堆积。转化生长因子 β(TGF-β)可以促进细胞外基质的累积,酒精性肝纤维化便由此形成。最终,在被长期过量饮酒诱导的细胞缺氧期间所产生的缺氧诱导因子 HIF 激活,导致脂肪变性。

(二)氧化应激及脂质过氧化

近年有学者提出“二次打击”理论,当乙醇作为初次打击,可使肠道内细菌过度生长,释放出大量脂多糖,通过氧化应激作用促使反应性氧化物增加,促使肝脏脂肪聚集,从而导致酒精性肝病的发生。在氧化应激相关的脂质过氧化及炎性细胞因子的作用下,脂肪变的肝细胞受到第二次打击,导致炎症、坏死和纤维化。

(三)内毒素与细胞因子

慢性乙醇中毒可诱导低水平肠源性内毒素血症,进而使小肠通透性增加,致使革兰氏阴性菌脂多糖进入肝门循环,加重酒精性肝损害。内毒素血症刺激 IL-12 产生并在诱导慢性酒精中毒患者的体内免疫紊乱中起重要作用。

(四)免疫反应

细胞焦亡是近年来发现并证实的一种新的程序性细胞死亡方式,乙醇可通过增加硫氧还蛋白互作蛋白在肝脏中的表达来促进 caspase-1 介导的细胞焦亡通路,加重肝脏的损伤。另外,有研究发现核苷酸结合寡聚化结构域样受体蛋白(NLRP3 炎症小体)参与乙醇诱导的肝细胞死亡,而一些能够活化 NLRP3 炎症小体的尿酸、ATP 等物质介导了肝脏内肝细胞和免疫细胞之间的相互作用,加快了病程的恶化。

(五)遗传因素

酒精性肝病往往出现家族聚集倾向,表现出家族易感性,由于参与酒精代谢酶的编码基因呈现多态性,有些患者氧化乙醇的功能出现障碍,很容易发生酒精性肝病,并通过遗传提升下一代患病风险。

二、过量饮酒与神经系统损害的机制研究

(一)酒精依赖

在行为学的概念中,与正性强化(快乐)有关的事件称之为“犒赏(reward)”,犒赏被认为是鼓励某种行为出现的重要因素。与所有成瘾物质一样,酒精也会给使用者带来犒赏效益,而且与自然犒赏相比,成瘾物质带来的犒赏效益可能更强烈。

酒精的代谢场所主要在肝脏内，有两大系统参与酒精的代谢：乙醇脱氢酶系统和微粒体乙醇氧化系统。大部分的酒精是通过乙醇脱氢酶系统代谢的，被彻底氧化为 CO_2 和 H_2O 并提供能量，乙醇代谢的主要限速步骤在前两步，即乙醇氧化生成乙醛、乙醛氧化成乙酸。该过程主要由乙醇脱氢酶（ADH）和乙醛脱氢酶（ALDH）催化进行。体内这两种酶的活性因地区、民族、个体的差异而有所不同，如果 ADH 活性较高和 / 或 ALDH 活性较低，则饮酒后酒精不能被完全分解为水和二氧化碳，而是以乙醛继续留在体内，使人饮酒后产生恶心欲吐、昏迷不适等症状。反之，则个体就能较快地分解酒精，中枢神经就较少受到酒精的作用。因而活性较低者对饮酒耐受性较差，从而不容易形成酒依赖，反之则容易形成酒依赖。

酒精依赖是由于酒精长期反复暴露，使中枢神经系统特别是中脑边缘多巴胺系统发生了细胞及分子水平上的适应。这一过程涉及多种神经递质系统，如多巴胺（DA）能神经递质系统、内源性阿片肽系统、5- 羟色胺（5-HT）系统、γ- 氨基丁酸系统（GABA）及谷氨酸能神经递质系统等，导致多种中枢神经递质系统的变化。同样，中枢神经递质系统本身的功能状态又反过来会影响个体对酒依赖的易感性。

（二）酒精神经毒性作用

酒精对中枢神经系统的毒性作用是酒精性认知损害的直接发生机制。酒精神经毒性作用可以直接损害大脑皮层和皮层下区，使脑细胞脱水、变性、坏死、缺失，使神经细胞胞体萎缩、胞突减少，从而导致弥漫性大脑萎缩。酒精及其毒性代谢产物可以抑制蛋白质合成，干扰细胞膜的功能，抑制钠流和钙运输，降低神经突触的传递功能，导致神经细胞死亡。中枢谷氨酸能神经元和 γ- 氨基丁酸（GABA）能神经元系统是其发生的神经生化基础，又称“双通路学说”。酒精对中枢神经细胞的长期毒性兴奋作用能够造成上述两系统突触间隙神经递质数量和突触前后受体构型改变，从而能导致认知功能缓慢恶化，急性戒断能够引起酒精性脑病或酒精性脑病综合征的发生，继之发生酒精性痴呆。

慢性酒中毒常引起硫胺缺乏，硫胺缺乏主要损害基底节，导致乳头体明显萎缩。硫胺缺乏使转酮酶、丙酮酸脱氢酶和 α- 酮戊二酸脱氢酶的活性下降，使类脂和蛋白质合成减少，使三羧酸代谢循环发生障碍，细胞内环境紊乱，脑细胞代谢障碍，导致脑细胞变性、死亡。

酒精神经毒性和硫胺缺乏均可以导致基底脑神经核损伤，使乙酰胆碱生成减少，导致记忆障碍和痴呆。

三、过量饮酒与心血管系统疾病的机制研究

过量饮酒可能是微血管功能障碍（microvascular dysfunction，MVD）的一个潜在可改变的决定因素，许多研究表明，过量饮酒与 MVD 之间的关联可能呈 J 型。从机制上讲，在一定低水平的酒精消耗下，酒精饮料中的主要生物活性成分——乙醇和多酚可能通过增加内皮细胞 NO 的生物利用度来降低 MVD。首先，乙醇可以通过刺激内皮细胞 NO 合成酶（eNOS）合成 NO 来提高 NO 的生物利用度。其次，多酚被认为可以通过降低氧化应激（氧化应激是一氧化氮生物利用度的有效还原剂）来提高一氧化氮的生物利用度。相反，在较高水平的酒精消耗下，乙醇可诱导氧化应激。因此，可能存在一个阈值，即乙醇对 NO 生物利用度的损害大于多酚和乙醇对 NO 生物利用度的增加，从而导致 MVD 增加而不是减少。

第六节　环境相关生活方式因素与生活方式病的机制研究

一、塑化剂影响人体健康的机制研究

邻苯二甲酸酯（phthalic acid esters，PAEs），又称“酞酸酯”，是一大类脂溶性化合物，普遍用作塑胶材料的塑化剂，被确认为第四类毒性化学物质，不得添加在食品里。PAEs 可通过呼吸道、消化道和皮肤等途径进入人体。目前国内外研究发现，人群 PAEs 污染状况已相当严重，在早熟女童血液中、育龄期妇女尿样及母乳中均检测到 PAEs。有因误服 PAEs 而发生急性中毒的报道，误服可引起胃肠道刺激，中枢神经系统抑制、麻痹、血压降低等。PAEs 的慢性毒性主要表现为肾功能下降，病灶性

肾囊肿数量增加以及肾小管色素沉着。另外，PAEs还可产生肝脏毒性、肺毒性、心脏毒性及生殖毒性，长期接触PAEs可引多发性神经炎和感觉迟钝、麻木等症状。

崔月美等研究发现，塑化剂对雄性小鼠生殖系统具有明显的毒性作用，其作用机制可能与氧化应激反应和NO含量降低有关。Hauser等分析了379名不育男性自身精子DNA的损伤程度和尿中PAEs浓度的关系后，发现DEP及经DEHP氧化代谢物标化过的MEHP与精子DNA的损伤有关。人类的睾丸在发育期间容易受到PAEs的损害。

二、环境相关生活方式因素影响心血管系统疾病的机制研究

（一）大气颗粒物对心血管系统的影响

空气污染物分为颗粒物（particulate matter，PM）和气态污染物（氮氧化物、二氧化硫、一氧化碳和臭氧等）。PM包括空气动力学直径（aerodynamic diameter，AD）在2.5~10μm的粗颗粒（PM10）、AD<2.5μm的细颗粒（$PM_{2.5}$）和AD<0.1μm的极细颗粒（ultrafine particle，UFPs）。其中$PM_{2.5}$由于其粒径很小，可以通过呼吸系统进入人体肺部，再通过肺部气血交换进入人体其他器官，造成全身性损伤。$PM_{2.5}$不但自身对机体能造成物理性的损伤还能携带大量有害物质，如各种多环芳烃等，或携带大量有毒重金属甚至富集许多病原微生物进入体内造成新的损伤。

吸入颗粒污染物可引起气道产生活性氧自由基（reactive oxygen species，ROS）增加，刺激局部肺泡产生炎症反应。ROS和前炎症细胞因子释放入血可影响心脏自主神经功能，血压，血管紧张度，从而促进动脉粥样硬化发生。极微小的粒子还能直接进入脉管系统，引起心肌和血管产生氧化应激和前炎症反应。这种由肺和脉管系统共同介导的病理生理反应可加重心肌缺血，增加心血管疾病死亡率。

氮氧化合物、一氧化碳、二氧化硫和臭氧都有心血管毒性，特别是急性心肌梗死（acute myocardial infarction，AMI）和短期（1~2天）臭氧接触有很紧密的关系。臭氧能削弱肺部气体的交换从而加重心肌的负担。而SO_2能抑制迷走神经对心脏的支配，从而增加室性心律失常的风险。慢性一氧化碳暴露能显著改变体外培养的心肌细胞的收缩、舒张，但对大鼠心肌功能的影响较微弱，能引起心室肌细胞Ca^{2+}超载而诱发心律失常。

（二）铅暴露与心血管疾病

Nash等的研究表明，在低于美国职业暴露限制水平以下，血铅水平与绝经后妇女收缩压和舒张压的升高呈正相关。动物实验、离体组织实验和体外细胞培养实验研究都表明，慢性低水平铅暴露可引起高血压及心血管疾病。其机制包括氧化应激；降低NO的生物利用度；提高肾上腺素活性；增加内皮素的产生；改变肾素-血管紧张素系统；升高前列腺素收缩血管；炎症反应；干扰血管平滑肌细胞Ca^{2+}信号降低内皮依赖性血管舒张；引起内皮细胞损伤，妨碍内皮修复；抑制内皮细胞生长，抑制蛋白聚糖的产生；刺激平滑肌细胞增殖和转型；减少组织纤溶酶原激活剂，提高纤溶酶激活剂抑制因子-1的产生等。通过这些机制，铅可引起高血压，促进动脉粥样硬化，促进血栓形成及心血管疾病的发生。

三、电离辐射影响人体健康的机制

辐射是能量以粒子或者电磁波的形式在空间传播的过程，所谓粒子辐射，包括放射性核素发射的α粒子、β粒子、正电子等。而γ核素发射的γ射线和X线管发出的X射线则属于高频电磁波，具有波粒二象性，又称“光子”。当粒子或者光子的能量大于12eV时，能够引起原子的电离，称为电离辐射；能量低于12eV的辐射不能够引起原子的电离，称为非电离辐射。

电离辐射可以诱发基因突变，如果突变发生在体细胞，就可能诱发白血病、皮肤癌、肺癌等各种癌症。如果性腺受到照射，突变发生在生殖细胞，就会引起后代智力低下和先天性畸形等遗传效应。电离辐射诱发的癌症和遗传效应不存在阈值，发生的概率和照射剂量成正比，称为随机效应。在事故情况下，大剂量照射引起较多的细胞死亡或受伤，细胞数目减少或功能受损，影响了受照射组织器官的功能，表现为确定性效应，如急性放射病可导致造血功能障碍。

电离辐射对生物大分子的作用分为直接作用和间接作用。直接作用是指射线的能量直接作用于生物分子，引起生物分子的电离和激发，破坏蛋白质、核酸、酶等生物大分子的结构和功能。在照射大剂量时，处于分裂间期的细胞可因细胞遭到破坏而立即死亡。间接作用是指射线首先作用于水，引起水分子的活化和自由基的生成，自由基再作用

于生物分子，造成损伤。电离辐射对人体产生的作用主要是通过诱导生物体发生电离反应生成自由基，生成的自由基会引起人体内分子、代谢、基因等多方面发生变化。这一过程会根据电离辐射受照时间长短的不同，而导致机体出现微损伤、细胞死亡、辐射诱发疾病等现象。

（李　莹　吴　浩）

参考文献

1. KUSHNER R F, SORENSEN K W. Lifestyle medicine: the future of chronic disease management [J]. Curr Opin Endocrinol Diabetes Obes, 2013, 20 (5): 389-395.
2. JASKELIOFF M, MULLER F L, PAIK J H, et al. Telomerase reactivation reverses tissue degeneration in aged telomerase-deficient mic [J] e. Nature, 2011, 469 (7328): 102-106.
3. MALFERTHEINER P, SCHÜTTE K. Smoking: a trigger for chronic inflammation and cancer development in the pancreas [J]. Am J Gastroenterol, 2006, 101 (1) : 160-162.
4. MENDEZ R, BANERJEE S, BHATTACHARYA S K, et al. Lung inflammation and disease: a perspective on microbial homeostasis and metabolism [J]. IUBMB Life, 2019, 71 (2): 152-165
5. TALIB W H, MAHMOD A I, KAMAL A, et al. Keto genic diet in cancer prevention and therapy: molecular targets and therapeutic opportunities [J]. Curr Issues Mol Biol, 2021, 43 (2): 558-589.
6. DENOVA-GUTIÉRREZ E, MUNOZ-AGUÌRRE P, SHIVAPPA N, et al. Dietary inflammatory index and type 2 diabetes mellitus in adults: The diabetes mellitus survey of Mexico City [J]. Nutrients , 2018, 10 (4): 385.
7. MENG Y B, LI X, LI Z Y, et al. microRNA-21 promotes osteogenic differentiation of mesenchymal stem cells by the PI3K/β- catenin pathway [J]. J Orthop Res, 2015, 33 (7): 957-964.
8. KATTO J, ENGEL N, ABBAS W, et al. Transcription factor NFκB regulates the expression of the histone deacetylase SIRT1 [J]. Clin Epigenetics, 2013, 5 (1): 11-20.
9. HWANGBO H, KIM M Y, JI S Y, et al. Auranofin attenuates non-alcoholic fatty liver disease by suppressing lipid accumulation and NLRP3 inflammasome-mediated hepatic inflammation in vivo and in vitro [J] . Antioxidants (Basel), 2020, 9 (11): 1040.
10. SHIVAPPA N, BONACCIO M, HEBERT J R, et al. Association of proinflammatory diet with low - grade inflammation: Results from the Moli-sani study [J]. Nutrition, 2018, 54: 182-188.

第六章　生活方式健康管理技术与工具

第一节　生活方式健康调查与评估

一、生活方式健康调查的概念与内涵

（一）生活方式健康调查的概念

生活方式健康调查是通过调查个人生活方式，如膳食与营养、身体活动、压力管理、危险物质、睡眠、社会关系等，发现潜在的健康危险因素，通过评估及信息交流，帮助个体或群体制订并执行健康管理方案，做到合理营养、科学运动、行为干预及养成健康的生活习惯，远离危险物质，从而降低疾病的风险。

（二）生活方式健康调查的目的

生活方式健康调查旨在通过科学、有效的调查方法以及特异、敏感的指标收集生活方式健康信息，促进形成、改善健康生活方式方案，能够为个体提供定制化的健康改善建议。同时，也为公共卫生政策制定者提供重要参考，帮助制定更有效的健康促进策略。

二、生活方式调查方法与工具

（一）问卷调查

问卷调查是研究者应用结构式的测量对所研究的问题进行度量，从而搜集到可靠的资料的一种方法。问卷调查大多用邮寄、个别分送或集体分发等多种方式发送问卷。问卷调查的主要优点在于标准化程度高和成本低。

（二）访谈调查

访谈调查通常是在面对面的场合下进行的，由调查人员（也称“访谈员”）接触调查对象，通过与调查对象进行交谈，收集口头资料的一种调查方法。具有灵活性强、收集信息可靠等优点，缺点是标准化程度低、费用多、耗时长、容易产生偏差。

（三）入户调查

入户调查是指调查员直接进入被调查者的家庭中，对他们本人或他们的家庭成员进行直接提问的调查方法。入户调查法的优点是可以在相对安静的环境中实施调查活动，被调查者回答问题比较从容，由其他家庭成员协助回答，可以准确、全面收集所需调查的信息。

（四）远程调查

远程调查是利用互联网的交互式信息沟通渠道来收集有关统计资料的一种方法。这种资料收集方法包括两种形式，一是在网上直接用问卷进行调查，二是通过网络来收集统计调查中的一些二手资料。

（五）生活方式健康调查常用工具

生活方式健康调查常用工具主要包括问卷调查与量表、健康检测设备、健康管理与跟踪应用。

1. 问卷调查与量表　通过一系列设计好的问题或量表，来评估个体的生活习惯、饮食习惯、运动频率、睡眠质量、心理健康等多个方面。它们通常以纸质或在线形式存在，便于大规模收集和分析数据，为个体或群体提供健康风险评估和改进建议。常用问卷调查与量表，如表 12-6-1。

2. 健康监测设备　包括可穿戴设备、便携式健康监测仪等，能够实时监测个体的生理指标，如心率、血压、血糖、睡眠质量等。它们通过提供准确、及时的数据，帮助个体更好地了解自己的健康状况，及时调整生活习惯。

3. 健康管理与跟踪应用　通常以手机应用或软件形式存在，提供饮食记录、运动跟踪、健康提醒等功能。它们能够帮助个体制订并跟踪健康计划，提供个性化的健康建议，促进健康行为的养成和维持。

表 12-6-1　生活方式健康调查问卷

调查问卷	维度	应用
健康行为调查问卷	基本健康行为、预警行为、卫生服务利用行为、避开环境危害行为四个维度，以及基本卫生、饮食、运动和睡眠习惯、心理健康行为等 14 项子维度共 56 项	适用于具备一定文化水平和行为能力的人，注意调查对象的年龄、性别、健康水平等方面应有一定的广度和代表性
健康管理生活方式问卷	健康危险因素生活方式有九个维度，吸烟、饮酒、膳食、饮水、身体活动、生活起居、睡眠、体育锻炼、危险因素暴露，共 29 个子维度	可作为设计生活方式问卷的参考依据
健康体检自测量表	包含六个维度（健康史、躯体症状、生活习惯、精神压力、睡眠质量及健康素养），87 个具体条目，全面采集体检者的个人健康和疾病信息	全面采集体检者的个人健康和疾病信息

三、生活方式健康调查内容

生活方式调查内容主要围绕生活方式健康管理六个维度展开调查，如表 12-6-2。

表 12-6-2　生活方式调查内容

调查维度	主要内容
膳食与营养	膳食模式、营养调查、膳食结构、不良饮食嗜好等
身体活动	运动类型、频率、坚持时间及强度等
压力	抑郁、焦虑等不良情绪状态、压力来源、人格特质等
睡眠	睡眠质量、睡眠时长及睡眠模式等
危险物质	吸烟饮酒的频率、数量、持续年限、环境毒素的来源、种类、危害等
社会关系	家庭关系、朋友交往、职场联系、社区互动及通过网络形成的虚拟社交等

四、生活方式调查信息规范与数据利用

（一）生活方式调查信息的数字化、网络化、标准化

随着生活方式医学需求的增加和“互联网 + 健康”创新业务的发展，以及人工智能医疗政策规划的落地，生活方式调查的信息化也得到了逐步发展。利用计算机技术实现生活方式调查内容的数字化、网络化、标准化等，以“安全可控、共建共享、开放融合”为特点，极大地提高了生活方式健康管理的工作效率。

（二）生活方式调查信息接收、传递、存储和利用的一体化

将生活方式调查信息接收、传递、存储和利用结合，使各项活动一环紧扣一环，成为一个连续的整体，以便提高使用效率。

第二节　生活方式健康评估

一、生活方式健康评估的概念与内涵

（一）生活方式健康评估的概念

生活方式健康评估是将生活方式等因素转化为可测量的指标，围绕生活方式健康管理六个维度，进行个体和群体的健康危险因素评价，同时估计降低危险的潜在可能。

（二）生活方式健康评估的目的

生活方式评估是进行健康风险管理的基础和关键。生活方式健康评估可作为预防疾病的手段，

使个体能够及时识别目前存在的危险因素，改变不良生活方式，促进健康。通过对群体的生活方式健康评估，了解群体的健康状况，为确定优先干预的危险因素提供参考，达到促进健康的目的。

二、生活方式健康评估方法与流程

（一）生活方式健康评估的方法

常见的生活方式健康评估工具，如表 12-6-3。

表 12-6-3 常见的生活方式健康评估工具

量表	维度	评估方法
健康促进生活方式量表（HPLP）	自我实现、健康责任、运动、营养、人际支持和压力管理	采用 Likert 4 级评分法（1= 从不、2= 有时、3= 经常、4= 总是），总分为 48~192 分，得分越高说明有良好的生活方式
健康习惯量表（HHS）	营养、吸烟、饮酒、药物的使用、道路和水安全、锻炼和活动、休息和放松、个人保健	每个条目从“无”到“总是”计为 0-4 分。得分较低，说明有良好的健康习惯；得分较高反映了不良的习惯
膳食指南指数（DGI）	食物品种、蔬菜、水果、谷类总量、全麦谷物、肉类和替代品、精益蛋白质来源、乳制品 / 低脂乳制品、饮料、饱和脂肪摄入量、盐的使用、酒精饮料、添加糖和额外食物等膳食指标	共包含 15 个条目，每个条目分值为 0~10 分，10 分表示参与者达到了最佳摄入量。分值为 0~150 分，得分越高表示受试者对饮食指南的遵从程度越高
个人生活方式问卷（PLQ）	运动、药物使用、营养、放松、安全和一般健康促进	采用 Likert 4 级评分法（1= 从不、2= 有时、3= 经常、4= 总是），得分越高表示受试者较频繁地实施积极的健康实践行为
自测健康评定量（SRAHP）	运动、心理安适、营养和健康实践	采用 Likert 5 级评分法，0 分表示可以做到的程度为 0%，4 分为近 100%。量表总分为 0~112 分。得分越高表示受试者对执行健康促进行为能力的信念越强
地中海生活方式评估量表（MEDLIFE）	由食物消费、传统地中海饮食习惯和体育活动、休息和社会互动习惯等问题组成的 28 个评估指标	符合标准的为 1 分，反之为 0 分，总分为 0~28 分。得分越高表示受试者对地中海生活方式的依从性越高

（二）生活方式健康评估流程

生活方式健康评估的流程包括个人生活方式健康信息收集、健康风险评估、疾病风险评估等，如图 12-6-1。

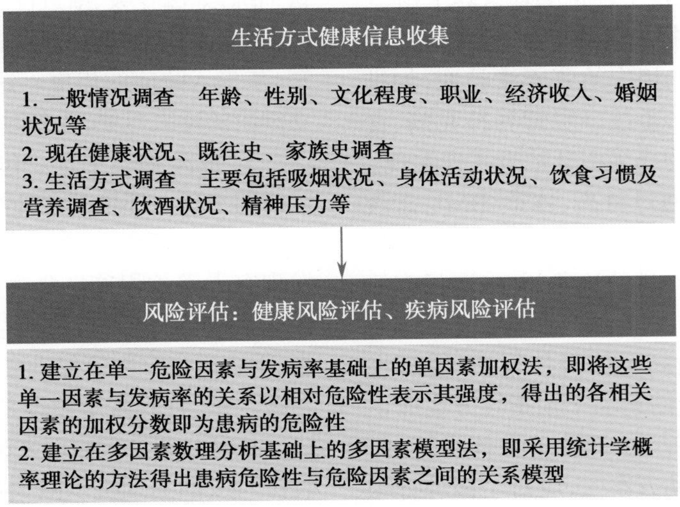

生活方式健康信息收集

1. 一般情况调查　年龄、性别、文化程度、职业、经济收入、婚姻状况等
2. 现在健康状况、既往史、家族史调查
3. 生活方式调查　主要包括吸烟状况、身体活动状况、饮食习惯及营养调查、饮酒状况、精神压力等

↓

风险评估：健康风险评估、疾病风险评估

1. 建立在单一危险因素与发病率基础上的单因素加权法，即将这些单一因素与发病率的关系以相对危险性表示其强度，得出的各相关因素的加权分数即为患病的危险性
2. 建立在多因素数理分析基础上的多因素模型法，即采用统计学概率理论的方法得出患病危险性与危险因素之间的关系模型

图 12-6-1 生活方式健康评估流程

第三节　生活方式健康干预

一、生活方式健康干预概念

生活方式健康干预是针对生活方式健康评估结果，给予个性化健康改善指导、个人健康管理处方、个人健康计划、个人健康改善动态跟踪服务等，旨在有目的、有计划、有措施、有跟踪、有指导服务地进行健康促进。

二、生活方式健康干预方法与方案

（一）生活方式健康干预方法

生活方式健康干预方法包括膳食与营养干预、运动干预、压力管理、睡眠干预、危险物质干预、社会关系干预等。

1. 膳食与营养干预　是指通过调整膳食模式和营养摄入来改善人体健康状况的措施，包括调整膳食结构、补充营养素、监测营养状况等。

(1) 调整膳食结构：根据个体的身体状况、年龄、性别、工作强度、生活环境等情况，合理安排三餐及加餐的营养组成和能量供给。例如，对于需要增重的人群，可以增加膳食中的能量和蛋白质摄入；对于需要减肥的人群，则应减少高热量、高脂肪食物的摄入。“中国居民平衡膳食模式”综合考虑了膳食营养素参考摄入量、基本营养与健康状况、食物来源和饮食习惯等，是适合中国居民的理想膳食模式。应根据膳食营养评估结果，针对不同疾病风险人群、重点人群等提供个性化膳食营养干预。

(2) 补充营养素：根据营养不良症状及缺乏的营养素种类和程度，提供相应的营养素补充，如维生素、矿物质等。这可以通过口服营养补充剂、食用富含特定营养素的食物或采用其他方式来实现。

(3) 监测营养状况：通过身高、体重、BMI、血液生化指标等监测方法，定期评估个体的营养状况。这有助于及早发现营养不良的迹象，并采取相应的营养干预措施。

2. 运动干预　是提高个体身体素质、缓解疾病症状的安全方法，适当的运动干预指导方案能正确引导个体参与身体活动，从而改善身体机能，促进疾病康复。在设计运动方案时，应对个体进行综合评估，排除所有可能的禁忌证，选择合适的运动类型和强度。在训练过程中，要注意个体对运动强度的适应情况，遵循循序渐进的原则，从低强度开始，逐渐增加负荷。常见有氧运动类型及推荐量，如表 12-6-4。在相关领域研究人员的共同努力下，为每个人设计最佳运动治疗方案，帮助缓解疾病症状，提高生活质量。

表 12-6-4　常见有氧运动类型及推荐量

强度等级	运动类型	推荐量
中等强度	骑车（速度<16km/h）、步行（速度<6.4km/h）、跳舞	每周 150 分钟，如身体条件允许，可增加至 300 分钟
高强度	竞走或跑步（速度 ≥ 8km/h）；骑车（速度 ≥ 16km/h）；跳绳、游泳、篮球、足球、负重爬山（负重 ≥ 7.5kg）	每周 75 分钟，如身体条件允许，可增加至 150 分钟

3. 压力管理　包括基于学习和动机原则的自我管理和教育干预，认知行为疗法，行为技能辅导等。最近的发展还包括使用信息技术通过互联网，移动应用程序和短信提供这些干预措施。此外，家庭和夫妻干预也被强调为维持健康行为的必要条件。

4. 睡眠干预　主要包括调整生活习惯；改善睡眠环境，确保卧室安静、黑暗且温度适宜；进行放松训练，如深呼吸、渐进性肌肉松弛等以缓解紧张情绪；以及采用认知行为疗法，调整对睡眠的不合理认知，减少入睡前的焦虑。这些方法旨在帮助个体建立健康的睡眠习惯，改善睡眠质量，减少睡眠障碍。

5. 危险物质干预　包括环境毒素和过量吸烟饮酒的干预。环境毒素种类繁多，从性质上来说，可分为化学性毒素、生物性毒素和物理性毒素。如果发现有毒素蓄积首先要避免继续暴露，阻断毒素的源头，其次可以通过改善生活方式、应用功能营养素、重金属螯合剂等促进毒素的排出。控制体重、补充益生菌、营养素干预等是有效的环境毒素干预方法。从家庭和个人层面来说，尽量使用清洁燃料，安装排风或抽油烟机以减少室内空气污染，雾霾天气采用佩戴口罩，使用空气净化器等。引起烟草、酒精依赖的因素主要包括生物学因素、心理学因素和社会文化因素。戒烟限酒干预包括心理支持治疗、行为指导、应对戒断反应和戒烟健康教育等。

6. 社会关系干预　旨在通过增强个体的社会关系和支持网络，来改善其健康状况和生活质量。常见的干预方法有以下几种。

(1) 建立积极的社交关系：鼓励个体参与社交活动，如加入兴趣小组、社区团体等，以建立和维护积极的社交关系。

(2) 社交技能培训：针对社交能力较弱的个体，提供社交技能培训，如沟通技巧、情绪表达等。

(3) 家庭支持和干预：家庭是个体社会关系的重要组成部分。通过家庭支持和干预，如家庭咨询、亲子活动等，可以增强家庭成员之间的联系，促进家庭和谐，从而为个体提供更强大的社会支持。

(4) 社区资源整合：整合社区资源，如健康讲座、体育活动、志愿服务等，为个体提供更多的社交机会和支持网络。

这些活动不仅有助于增强个体的社交联系，还能促进健康行为的形成。

(二) 生活方式健康干预路径

生活方式健康干预路径，如图 12-6-2。

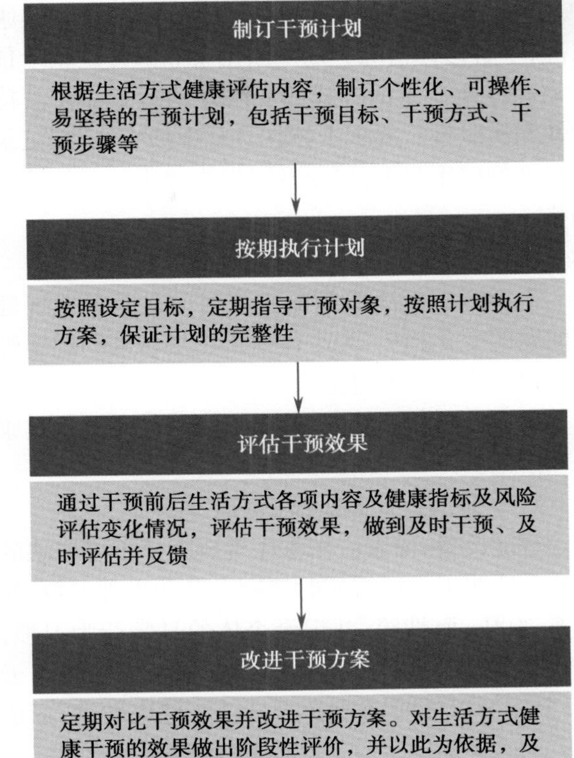

图 12-6-2　生活方式健康干预路径

第四节　生活方式健康监测与跟踪

一、生活方式健康监测

(一) 生活方式健康监测的概念

生活方式健康监测是指通过一系列的手段和技术，对个体日常生活中的生理参数、健康行为、心理状态等进行持续、系统的监测与评估。这种监测旨在全面了解个体的健康状况，为健康管理提供科学依据。健康监测的特点在于其全面性和持续性。它不仅仅关注个体的日常行为习惯和生活方式，包括膳食与营养、睡眠、运动、吸烟、过量饮酒等，还涉及对个体心理状态和心理健康指标的评估，如焦虑、抑郁、压力水平等。

(二) 生活方式健康监测的目的

及时发现生活方式引起健康风险的早期迹象，为个体提供个性化的健康建议和指导，从而预防疾病的发生和发展。通过生活方式健康监测，个体可以更加了解自己的生活方式状态，并根据监测结果采取适当的健康管理措施。

(三) 生活方式健康监测的流程

通常包括以下几个步骤。

1. 数据收集　使用智能设备、健康应用程序等工具，收集个体的健康数据。

2. 数据分析　对收集到的数据进行处理和分析，评估个体的健康状况。

3. 健康评估　根据分析结果，为个体提供健康评估报告，指出存在的健康问题和潜在风险。

4. 健康建议　根据评估结果，为个体提供个性化的健康建议和指导，帮助改善生活方式。

二、生活方式健康跟踪

(一) 生活方式健康跟踪的概念

通过可穿戴、电话、面诊等方式跟踪个人执行健康管理计划的状况，并定期进行评估，给个人提供最新的改善结果，使健康得到有效的管理和维护。更重要的是随时掌握客户的身体变化和健康状况，了解达标情况。以不断调整和修订健康干预计划和方案。生活方式健康跟踪的特点在于其持续性和实时性。要求个体在日常生活中，定期记录跟自己的健康数据，以便及时发现健康问题的变化趋势。

（二）生活方式健康跟踪的目的

生活方式健康跟踪的主要目的是及时发现健康问题的变化趋势，为个体提供更加精准的健康管理建议和指导。通过健康跟踪，个体可以更加全面地了解自己的健康状况，并根据跟踪结果调整健康管理措施。

（三）生活方式健康跟踪的工具

智能设备、健康应用程序等成为了不可或缺的工具。这些工具能够实时监测个体的生理参数，如心率、血压、血糖等，并记录个体的日常行为习惯，如饮食、睡眠、运动等。通过将这些数据上传至云端，个体可以随时随地查看自己的健康数据，形成完整的健康数据链。

（赵琳琳　马　鑫）

参考文献

1. 刘惠琳, 金伟, 魏晓敏, 等. 健康行为调查概念框架与问卷设计 [J]. 健康教育与健康促进, 2018, 13 (1): 4.
2. 梁英, 赵楠, 杨鹏, 等. 健康管理生活方式问卷设计的概念框架与核心数据元研究 [J]. 中华健康管理学杂志, 2013 (1): 4.
3. 武留信, 强东昌, 师绿江, 等. 多维度健康自测量表的编制 [J]. 中华健康管理学杂志, 2011, 5 (1): 6-8.
4. 朱婧迟, 盛江明, 陆晶, 等. 健康生活方式评估工具研究进展. 中华健康管理学杂志, 2021, 15 (06): 606-610.
5. 中华预防医学会, 中华预防医学会心脏病预防与控制专业委员会, 中华医学会糖尿病学分会, 等. 中国健康生活方式预防心血管代谢疾病指南 [J]. 中国循环杂志, 2020, 3: 035.

第七章　生活方式健康管理的应用

第一节　健 康 筛 查

生活方式健康筛查是一种评估个体生活方式习惯和健康状况的方法。通过一系列的检查和测试，评估个体的生活方式习惯和健康状况，以便及时发现和预防潜在的健康问题。以下是一些常用的生活方式健康筛查项目。

一、身体活动水平评估

增加身体活动对心血管病主要危险因素具有明显的保护作用，有利于控制体重，可以降低高血压和2型糖尿病的发病风险。身体活动水平的高低取决于身体活动量的大小。身体活动强度、时间、频率等变量可作为确定身体活动水平等级的量纲，而这些变量又各自有着不同的表达方式，因而也就决定了身体活动水平评价方法的多样性。常用的有PAL值评价、MET-mins评价、身体活动强度和时间评价和步数评价。

（一）PAL值评价

身体活动构成了能量代谢途径中可变性最大的部分，也构成了影响能量代谢平衡状态的关键，而身体活动所需要的能量在每日消耗的总能量中所占的比例，既可反映出身体活动水平的高低，也可作为身体活动水平等级划分的依据。故根据个体24小时内总能量消耗（total energy expenditure，TEE）与该个体24小时基础代谢率（basic metabolic rate，BMR）的比值即可推算出每日身体活动水平（physical activity level，PAL），即PAL=TEE/BMR。

（二）MET-mins评价

借助国际身体活动问卷（IPAQ）或全球身体活动问卷（GPAQ）可计算每周身体活动量的MET-mins。根据中或高强度活动的每天活动时间和每周活动频率，可以将身体活动水平划分为久坐少动、活动不足、活动充分、活动活跃和高度活跃五个等级，如表12-7-1。

表12-7-1　身体活动水平分级

身体活动水平	划分标准	PAL值☆
高度活跃	符合下列两项中任何一项：①高强度身体活动，每周至少3天，且累计达到3 000 MET-mins以上；②每周中、高强度身体活动合计不少于7天，且累计达到3 000 MET-mins以上	1.90~2.50
活动活跃	高强度身体活动每周至少3天，每周累计达到至少1 500 MET-mins；或者每天步行并参加中等强度或高强度的身体活动，每周累计达到3 000 MET-mins	
活动充分	每周至少3天，每天至少20分钟高强度身体活动；或者每周至少5天，每天至少30分钟中等强度身体活动或步行；或者每周至少5天有步行并参加中等强度或高强度的身体活动，每周累计达到600 MET-mins	1.60~1.89
活动不足	没有达到身体活动活跃或身体活动充分的水平	1.40~1.59
久坐少动	一周中没有任何的中等强度或高强度身体活动	1.00~1.39

注：MET-mins=MET值 × 活动时间（min）/天 × 每周活动天数；☆ 2008年美国医学会（IOM）标准。

（三）身体活动强度和时间评价

根据身体活动强度和时间，可以将身体活动水平分为：①不活动状态（inactive），指在日常生活的基本活动之外，未进行任何中等或较大强度的身体活动。②身体活动不足（insufficiently active），虽然进行了一些中等强度或高强度的身体活动，但每周未能达到150分钟的中等强度身体活动或75分钟的较大强度活动或等效组合，该水平身体活动低于成人身体活动指南的目标范围。③活跃（active），每周进行相当于150~300分钟的中等强度的身体活动，该水平身体活动达到成人身体活动指南的目标范围。④非常活跃（highly active），每周超过300分钟的中等强度身体活动。该水平身体活动超过成人身体活动指南的目标范围。

（四）步数评价

根据每日步行步数，将身体活动水平分为久坐少动、身体活动不足、一般、比较活跃、活跃、非常活跃六个级，如表12-7-2。

表12-7-2　根据每天步行步数划分运动活跃等级

身体活动水平	步数
久坐少动（基础生活活动）	<2 500
身体活动不足	2 500～<5 000
一般（不活跃）	5 000～<7 500
比较活跃	7 500～<10 000
活跃	10 000～<12 500
非常活跃	≥12 500

二、膳食习惯调查

膳食习惯调查是了解个体饮食习惯和营养状况的重要途径。通过问卷调查或饮食日记记录，包括饮食偏好、食物种类、饮食频率及膳食营养素摄入情况等方面。上述信息有助于我们了解个体的饮食习惯和营养状况，从而制订相应的健康管理计划，提升其健康水平。

三、吸烟与过量饮酒

吸烟和过量饮酒是许多慢性病，如心脑血管疾病、肿瘤和肝脏疾病等的重要诱因。无论是主动吸烟还是被动吸烟，都会增加冠心病、脑卒中、心力衰竭等心脑血管疾病发病和死亡的风险。并且研究证实，吸烟量越大、年限越长、开始吸烟年龄越小，心脑血管疾病风险越大。对于吸烟者，医疗服务机构应当结合既往病史和个人情况为其提供专业的戒烟指导，并动员家人和朋友协助其戒烟。此外，各级政府应制定有效的控烟法规，加大宣传力度，防止青少年吸烟，减少被动吸烟，为公众创造无烟环境。对于饮酒者，应限制每日酒精摄入量：成年男性<25g，成年女性<15g；或酒精摄入量每周≤100g。并特别关注肝肾功能不良、高血压、心房颤动、怀孕者等高风险人群的过量饮酒问题。

四、睡眠质量评估

睡眠质量对个体的身体具有重要影响。睡眠质量的评估，包括每晚的睡眠时间、睡眠深度、睡眠中断次数及睡眠呼吸暂停等指标。可以通过问卷调查、睡眠日志或睡眠监测等方式来收集数据。常用的睡眠质量评估工具包括匹兹堡睡眠质量指数（PSQI）、睡眠障碍问卷（SAQ）、多维睡眠量表（MOS-Sleep）、睡眠日志等。通过睡眠质量评估，有助于个体了解自己的睡眠情况，及时发现和解决睡眠问题，提高睡眠质量，改善身体健康。

五、压力水平测试

长期处于高压力状态会对身体健康产生负面影响。高压力状态下，身体会释放出一系列应激激素，如肾上腺素、皮质醇等，这些激素会影响身体的免疫系统、心血管系统、消化系统等。此外，长期处于高压力状态还会影响个体的心理健康，导致焦虑、抑郁等问题。可以通过问卷调查、生理指标监测等方式来收集数据，评估个体的压力水平、压力来源、应对方式等指标。常用的压力水平评估工具包括焦虑自评量表（SAS）、压力感知量表（PSS）、生活事件量表（LES）、心理压力评估量表（PSI）等。这些评估结果有助于个体了解自己的压力水平，及时发现和解决压力问题，维护身体健康。

六、心理健康评估

心理健康和生活方式密切相关。良好的生活方式有助于维护和促进个体的心理健康，而不良生活方式则会对心理健康产生负面影响。心理健康评估可以通过问卷调查、面谈、心理测试等方式来收集数据，评估个体的心理健康状况、心理问题类型、严重程度等指标。常用的心理健康评估工具包括症状自评量表（SCL-90）、焦虑自评量表（SAS）、抑郁自评量表（SDS）、人格测验等。通过心理健康评估，有助于个体了解自己的心理健康状况，及时发现和解决心理问题，提高心理健康水平。同时，心理健康评估作为心理治疗的前提，可以为心理治疗提供重要的参考依据。

第二节 慢性病生活方式健康管理

生活方式医学是一种主要针对慢性病成因的干预方法，是基于循证医学原理，通过非药物、非手术的方式，旨在达到慢性病（高血压、糖尿病、心脑血管疾病、肿瘤等）的预防、逆转与康复的目的。在这一框架下，生活方式管理构成了慢性病健康管理的核心，其应用对于提升慢性病健康管理服务具有重要意义。

慢性病主要风险因素 ①主要因素：社会、经济、文化和环境因素。②不可改变因素：年龄、性别和遗传因素。③行为危险因素：吸烟、过量饮酒、不合理膳食及身体活动不足。④中间危险因素：高血压、高血糖、血脂异常、超重和肥胖等。

生活方式医学专注于对上述风险因素的强化干预。大量循证医学证据提示，生活方式的干预可大幅降低慢性病的发病风险，包括癌症，营养代谢性疾病（如糖尿病、非酒精性脂肪肝等），心脑血管疾病（如高血压、脑卒中、冠心病等），慢性阻塞性肺疾病、心身疾病、重点人群相关疾病等。因此，推动医学向生活方式的回归，改变不良生活方式，充分落实生活方式健康管理，全面落实个体化的生活方式处方（如运动、营养、心理睡眠、戒烟限酒等），对慢性病的防控意义重大。

一、心脑血管疾病及代谢性疾病的生活方式管理

健康生活方式是预防心脑血管及代谢性疾病的基石，能有效遏制其危险因素的发生发展和临床事件的发生。尽管我国在此类疾病的防控上取得了一定进展，如一些不良生活方式的流行和危险因素有所改善，但慢性病的发病率和死亡率仍持续上升，距离健康中国的目标仍有较大差距，一级预防面临巨大挑战。全民健康生活方式的倡导成为预防该类疾病的基本策略，具体包括合理膳食、增加身体活动、控制体重、戒烟及避免二手烟暴露、控制酒精摄入、保持良好的心理状态及健康睡眠等。

循证医学研究证实，生活方式改良可大幅降低慢性病的风险，如糖尿病发病风险降低 93%，心肌梗死风险降低 81%，癌症风险降低 36%，脑卒中风险降低 50%，阿尔茨海默病风险降低 60%。并且，上述常见慢性病常合并存在，具有共同的病理代谢通路和特征，这为生活方式的联合干预提供了重要依据。

（一）合理膳食

合理膳食包括调整膳食结构，增加新鲜蔬菜、全谷物、粗杂粮等膳食纤维的摄入；减少饱和脂肪、胆固醇及反式脂肪的摄入；控制碳水化合物的量；减少烹饪及调味品用盐（包括食盐、酱油及酱制品）；增加微量元素摄入、调节肠道菌群等措施。

过高的胆固醇、饱和脂肪、盐、碳水化合物摄入均会增加心脑血管疾病及代谢性疾病的风险。具体建议包括：①控制总热量摄入，保持能量平衡。②减少饱和脂肪摄入。③减少碳水化合物摄入，尽量选择低血糖生成指数的食物，适当增加非淀粉类蔬菜、水果、全谷类食物的摄入，增加膳食纤维的摄入，减少精加工谷类的摄入。减少蔗糖、果糖制品（如玉米糖浆）的摄入，必要时选择木糖醇和非营养性甜味剂代替。④进食优质蛋白质。⑤限制钠盐摄入。⑥根据营养评估结果，适量补充微量营养素。如糖尿病患者容易缺乏 B 族维生素、维生素 C、维生素 D 及镁、硒、铬、铁、锌、锰等多种微量元素，可根据营养评估结果适量补充。

（二）控制体重

限制能量摄入、增加身体活动等方式可减轻并维持体重，有助于提高血压达标率、减少服用降压药的种类并降低心脑血管疾病风险，甚至减少全因死亡。超重和肥胖人群减重 5%~10% 可显著降低血压，且体重降低幅度越大，血压下降越明显。

超重和肥胖是糖尿病的重要驱动因素，我国 2 型糖尿病患者超重和肥胖的比例高达 65%。减重是预防 2 型糖尿病的基本手段，减重目标是达到并维持健康体重和腰围，使 BMI 控制在正常范围（18.5~23.9kg/m^2），腰围控制在男性<85cm，女性<80cm。超重和肥胖者体重管理策略包括生活方式干预、使用减重作用的药物或减肥药、代谢手术等综合手段。其中，生活方式干预是首选和基本要求。可先在专业医生或营养师的指导下制订半年体重管理计划，进行饮食调整、体育锻炼等干预方案。通过低热量饮食，保持每周 200~300

分钟中、高强度的体育锻炼，以达到每天减少500~750kcal总热量的目标。通过6个月的强化行为生活方式干预达到体重减轻目标者，进一步制订长期（至少1年）的综合减重维持计划。并且，特定的膳食饮食模式，如地中海饮食、DASH饮食、低碳水化合物饮食、生酮饮食、间歇性断食法、低脂肪低能量膳食等均被证明有助于体重控制，但需要在专业人员指导下进行。

（三）运动干预

规律运动可提高胰岛素敏感性、改善体成分及生活质量，有助于控制血糖，减少心脑血管疾病危险因素，并对糖尿病高危人群一级预防效果显著。此外，不同强度的运动对糖尿病的预防均有不同程度的获益。如无禁忌，每周至少150分钟（30min/次，5次/周）中等强度的有氧运动。即使1次进行短时的体育运动（如10分钟），每天累计30分钟，也是有益的。每周最好进行2~3次抗阻运动（两次锻炼间隔≥48小时），锻炼肌肉力量和耐力。与单一类型的身体活动比较，有氧联合阻力训练改善代谢状态、促进减重的效果更为显著。此外，长期中等强度连续训练联合阻力训练以及高强度间歇训练联合阻力训练均可有效改善血糖代谢、减轻血管的内中膜厚度、改善外周血管弹性和心脏自主神经功能等。当然，运动应遵循个体化原则，量力而行并定期评估、调整。

（四）戒烟限酒

吸烟是心脑血管疾病及代谢性疾病的重要危险因素，且吸烟量越大、时间越长，其风险越高。二手烟暴露同样可增加冠心病、脑卒中等心脑血管疾病的发病风险。吸烟者无论何时戒烟都会获益，戒烟越早获益越多。戒烟1年后，冠心病患者死亡及再发心脏事件的概率可下降50%，心肌梗死患者死亡率降低70%以上；戒烟15年后，冠心病和心力衰竭患者的死亡风险与从不吸烟者相似。

过量饮酒增加房颤、心肌梗死及心力衰竭的发病风险，并且风险与饮酒量呈正相关。不同种类的酒与心血管病风险的关系不完全相同。红酒、啤酒与心血管事件存在J形曲线关系，即适量时心血管事件风险最低，过量时风险增加；而白酒与心血管事件风险则呈明显的量效关系。

（五）改善睡眠与心理健康

睡眠、焦虑、抑郁、暴怒、创伤后应激障碍等精神心理异常与心脑血管疾病及代谢性疾病风险密切相关。大量观察性研究及荟萃分析结果表明，失眠和睡眠时间过短（每天<6小时）均增加心肌梗死、高血压、脑卒中、糖尿病及心力衰竭的发病风险，每日保持7~8小时充足睡眠和良好睡眠质量的人群心血管疾病风险显著降低。此外，保持乐观情绪有助于维持心血管健康。一项前瞻队列研究纳入了70 021名老年女性，随访8年，发现乐观评分最高者较最低评分者心血管死亡风险低38%，脑卒中死亡风险低39%。

二、癌症的生活方式管理

大量的循证医学证据证实，生活方式在癌症预防中扮演着至关重要的角色。世界癌症基金会和美国癌症研究所曾在饮食、营养、运动和体重等生活方式方面提出了预防癌症的建议：①每天食用蔬菜和水果≥400g；②每天膳食纤维摄入量≥30g；③增加全谷物、蔬菜、水果和豆类饮食，每天摄入≥3份全谷物或豆类；④限制“快餐”和其他高脂肪、高淀粉或高糖类加工食品；⑤限制红肉和加工肉类的摄入；⑥少喝含糖饮料；⑦不饮酒或戒酒；⑧保持健康体重和腰围，BMI保持在18.5~24.9kg/m^2，男性腰围<94cm，女性腰围<80cm；⑨增加身体活动，每周至少进行150分钟中高强度身体活动。遵循上述生活方式，能显著降低结直肠癌、肝癌、胃癌、乳腺癌、前列腺癌等在内的多种癌症风险，同时也能降低总体死亡风险，进一步证明健康的生活方式是预防癌症的重要策略。2018年，美国肿瘤学会已将生活方式改良作为癌症患者存活的重要治疗策略。

（一）戒烟限酒与癌症风险管理

戒烟限酒是癌症预防的关键。烟草中含有较多的致癌物，易引起癌变。男性中23%的癌症和女性中15.6%的癌症归因于吸烟。吸烟者肺癌的风险是不吸烟者的13倍，不仅如此，吸烟、二手烟暴露和过量饮酒均增加乳腺癌患病风险。此外，吸烟还会增加肝癌的风险、加重肝纤维化程度，并增强乙肝和丙肝病毒的致癌作用。同时，吸烟与乙肝病毒感染存在正向交互作用。

过量饮酒导致酒精性肝硬化、肝癌，同时损伤食管和胃黏膜，增加食管鳞癌、胃癌的风险。它也是结直肠癌和胰腺癌等消化系统肿瘤发病的重要危险因素。癌症的发生与吸烟量或饮酒量存在正线性剂量-效应关系。与不饮酒人群相比，过量饮酒人群患ER+/PR+乳腺癌、ER+/PR−乳腺癌和ER−/PR−型乳腺癌的风险分别增加40.0%、39.0%、

21.0%；并且，每天增加 10g 酒精摄入，患乳腺癌的总体风险增加 10.5%。

（二）合理的膳食营养与癌症风险管理

9.2% 的癌症由不合理膳食引起，包括水果蔬菜摄入不足、盐和红肉摄入过多、膳食纤维含量过低等。其中，不合理膳食包括膳食结构、饮食习惯、营养素摄入等的不合理。因此，癌症风险预防应从这几方面进行调整。

1. 优化膳食结构与癌症预防　猪肉、羊肉、牛肉等红肉摄入过多增加患癌风险，可使肺癌风险增加 16%，女性乳腺癌风险增加 22%。每天红肉摄入量增加 100g，胃癌风险增加 26%；每天摄入加工类肉增加 50g，胃癌发生风险增加 72%。腌菜、腊肉、火腿、香肠等加工肉制品往往含有较高的亚硝酸盐，容易诱发消化系统肿瘤。70% 的散发性结直肠癌与膳食结构有关，且 66%~78% 的结直肠癌可通过健康的膳食结构加以预防。

因此，膳食结构的调整主要包括：①减少红肉（猪、牛、羊肉）和加工肉类制品（腌制、熏烤、煎炸等肉类食品）的摄入。②增加新鲜蔬菜、水果等的摄入，这些富含维生素 C 等抗氧化剂，有助于增强免疫力、增强细胞自噬、减少细胞氧化损伤和突变水平，从而起到抗癌作用。③高膳食纤维饮食，膳食纤维能促进肠道蠕动，降低结直肠癌、胃癌、肝癌的发病风险，每天食用 90g 全麦食品可使结直肠癌的发病风险降低 17%，并且进食量与风险降低的幅度呈正相关。Meta 分析显示，每天膳食纤维摄入量增加 10g，胃癌的发生风险降低 44%。④适当补充营养素和益生菌等。

2. 改变饮食习惯与癌症风险管理

（1）避免常吃腌制类、泡菜类、腐乳类等富含硝酸盐类食物，这些食物是食管癌、胃癌、肝癌等的重要诱因。在我国食管癌高发地区的粮食和饮用水中，亚硝胺类化合物、霉菌及其毒素等化学致癌物的含量较高，且与当地食管癌的发病率呈正相关。发酵、霉变食物中的真菌能将硝酸盐还原为亚硝酸盐、促进亚硝胺等致癌物质的合成，两者协同致癌。腌熏煎炸烤食品（如咸鱼、咸菜、烧烤等）在制作过程会产生多环芳烃、N- 亚硝基化合物等致癌物，其与胃癌、食管癌关系密切。过量摄入食盐会刺激胃黏膜，导致黏膜萎缩、DNA 合成增加和细胞增殖，从而促进胃癌的发生。

（2）改变不良进食习惯（包括喜食生冷、辛辣刺激、过热、过硬食物等），上述习惯会导致食管和胃黏膜反复损伤修复，降低胃黏膜的保护作用，长期作用可引发癌变。过热、过烫食物（温度>65℃）可造成食管黏膜损伤、糜烂，导致黏膜上皮细胞异型性增生并逐渐向食管鳞癌转变。目前，温度>65℃的“烫的饮品”已经被世界卫生组织归类于“很可能的人类致癌物”（2A 类致癌物）。此外，不吃早餐、饮食不规律、吃饭速度快、暴饮暴食、吃剩饭菜均是胃癌的危险因素。

3. 营养素摄入与癌症风险管理

（1）维生素制剂：膳食来源和补充剂来源的维生素 E 均可降低肝癌发生的危险性。维生素 A 通过促进免疫球蛋白合成、维持上皮组织的正常代谢和细胞膜的完整性等途径预防感染、肿瘤的发生。富含胡萝卜素、维生素 C、维生素 E、叶酸、硒等的食品，可以降低肺癌的发病率。中美两国科学家在世界食管癌高发地河南林县进行了两项随机、双盲和安慰剂对照的人群干预研究，纳入约 3 万名当地群众，通过为期 5 年的复合维生素、矿物质等营养干预，证实上述营养干预不仅能显著降低肿瘤（食管癌、胃癌）的发生率和死亡率，而且可减少某些常见疾病（如食管上皮增生）的发病风险。然而，维生素的摄入要适量，近期研究证实，部分维生素如维生素 B_5 补充过多反而会促进肿瘤发展。

（2）补充微量元素和矿物质：不同癌症对于不同微量元素有所差别，如膳食来源的锰对肝癌具有保护作用；保证适量的碘摄入，碘摄入太多或太少均容易导致甲状腺疾病，尤其是甲状腺癌的发生。

4. 绿茶与癌症风险管理　喝茶有助于防癌已经得到证实。日本对每天喝茶的人进行 9 年的追踪随访后发现，每天喝茶使癌症风险降低 49%。我国研究也发现，喝茶可有效预防肺癌、食管癌、肝癌、口腔癌等。不同茶叶抗癌成分（茶多酚）有所差异，碧螺春、龙井、毛峰等绿茶的抗癌成分是其他茶叶的 5 倍，其次是乌龙茶，红茶最少。研究表明，茶多酚可通过抗炎、抗氧化等途径抑制癌细胞生长。每天增加 1 杯绿茶摄入量，前列腺癌风险降低 4.5%，机制研究表明，绿茶中发挥前列腺癌保护作用的主要成分是儿茶素。

（三）控制超重肥胖与癌症风险管理

合理的体重控制对癌症预防至关重要。肥胖与癌症发生密切相关，约 49% 的子宫内膜癌、28% 的胰腺癌、35% 的食道癌均由肥胖引起。

超重肥胖比过量饮酒更易导致女性罹患乳腺癌。成年女性体重每增加 5kg，其绝经后发生乳腺癌风险增加 11%，子宫内膜癌发病风险增加 39%，卵巢癌发病风险增加 13%。并且，BMI 越高或体脂率越高，患乳腺癌的风险越高。

肥胖也是结直肠癌的高危因素，并且与女性早发结直肠癌风险增加有关。欧洲癌症与营养前瞻性调查（EPIC）研究发现，20~50 岁年龄组成人体质量每年减少 1kg，结肠癌发病风险降低 60%；BMI 每减少 5kg/m^2，结直肠腺瘤发病风险降低约 20%。

食管腺癌主要与超重、肥胖导致的巴雷特食管（Barrett 食管）发病率增高有关。减重可显著降低食管癌的发病风险，尤其是食管腺癌。

（四）科学运动与癌症风险管理

运动能提高机体免疫力、降低体脂率，从而降低癌细胞的生存、增殖以及侵袭能力。经常运动的人肺癌发病风险可降低 68%，结直肠癌发病风险降低 38%。

1. 运动强度和时间　每天坚持运动 30 分钟以上就能降低患癌风险。其机制主要是通过减少脂肪、改善代谢、抵抗炎症、增强免疫力、减少癌细胞侵袭等途径降低癌症风险。

2. 运动类型　只要是合理的体育锻炼均可在一定程度上降低结直肠癌风险。欧洲癌症与营养前瞻性调查（EPIC）等多项研究已明确提示体育活动，无论是职业性或娱乐性体育活动均可显著降低结直肠癌等癌症的发病风险。且体育活动量越多、持续时间越长，患结肠癌的风险越低。

3. 运动开始时间　携带 BRCA 突变型基因的女性，在青春期适当运动可使乳腺癌发病风险降低 37%。并且，越早开始运动锻炼获益越大，尤其是携带突变基因的高危人群。此外，活动时间与预防乳腺癌效果有关，上午 8~10 点进行体育锻炼的预防作用最好，这可能与雌激素的分泌节律有关。因此，建议更积极、尽早、坚持体育锻炼。

（五）控制其他癌症相关危险因素与癌症风险管理

1. 优生优育和母乳喂养与癌症风险管理　优生优育和母乳喂养均有利于癌症风险管理。研究表明，优生优育、适龄孕育能降低乳腺癌、卵巢癌等妇科肿瘤的发病风险。早婚早育、多孕多产、经期和产褥期卫生不良、长期口服避孕药均增加宫颈癌的发病风险。足月妊娠或孕期至少 34 周以上、产次 ≥2 次、母乳喂养均可降低乳腺癌患病率。坚持母乳喂养 6 个月，可使女性患癌风险降低 10%。一项涉及 30 个国家的研究结果显示，母乳喂养 12 个月，乳腺癌相对风险下降 4.3%。

2. 控制压力、舒缓情绪与癌症风险管理　长期压力、焦虑、抑郁等心理状态能诱发癌症，尤其是甲状腺癌、乳腺癌等。压力、应激创伤等增加消化性溃疡（包括胃溃疡、十二指肠溃疡）甚至胃癌风险。因此合理的心理调节、避免长期过大压力，调整睡眠对胃癌、乳腺癌、甲状腺癌等的预防至关重要。

3. 积极进行疫苗接种与癌症风险管理　部分癌症已有确凿的病因并已有成熟的疫苗接种。高危型人乳头瘤病毒（HPV）持续感染是宫颈癌及癌前病变发生的必要因素，初次性生活开始年龄小、多个性伴侣或性伴侣有多个性伙伴、性卫生不良或有性传播疾病病史均增加 HPV 感染风险。接种 HPV 疫苗可预防宫颈病变及宫颈癌。慢性肝炎患者尽早接受抗病毒治疗以控制肝炎病毒复制，防止进一步发展成肝癌。

4. 改善环境因素与癌症风险管理　除遗传因素外，吸烟及二手烟暴露、大气污染、职业粉尘接触史等环境接触史均是肺癌的重要致病因素。因此，减少室内外污染和粉尘接触史，避免职业暴露（如石棉、铀、铍、氡等），有职业暴露危险时应做好防护措施。同时，避免室内空气污染，如被动吸烟、明火燃煤取暖、接触厨房油烟等。大气严重污染时，避免外出和锻炼，养成戴口罩的习惯。避免饮用砷、氯含量高的水，以防增加膀胱癌的风险。

5. 避免接触癌症相关的生物化学因素与癌症风险管理

（1）减少或避免日常生活中致癌用品的使用和致癌环境的接触。日常用品中的塑化剂、阻燃剂、双酚 A 等物质均可增加癌症风险，应减少使用。避免苯及含苯有机溶剂、化学制品的环境接触，可减少皮肤癌、淋巴瘤、白血病等癌症的发生率。

（2）避免或减少射线暴露。射线暴露、放射治疗等辐射可增加乳腺癌、甲状腺癌、淋巴瘤、白血病等癌症的发病概率。暴露年龄越小、暴露累积时间越长和剂量越多，患癌风险越高。研究发现，有乳腺癌家族史者，对辐射作用更敏感。

（3）根治和避免幽门螺杆菌感染。幽门螺杆菌是胃癌的重要致病细菌，通过分餐制、使用公筷等生活方式调整可显著降低幽门螺杆菌的感染率。此外，根除幽门螺杆菌可显著降低胃癌的发病风险、死亡风险。Ford 等对 10 项 RCT 研究进行 Meta 分析显示，幽门螺杆菌根除治疗可使胃癌发生风险降低

46%，胃癌死亡风险降低 39%；胃癌患者行幽门螺杆菌根除治疗可使胃癌复发风险降低 51%。

(4) 避免黄曲霉毒素等致癌物。黄曲霉素暴露是我国肝癌发病的重要危险因素。黄曲霉素是黄曲霉菌和寄生曲霉菌的呋喃香豆素衍生物，主要污染发霉的粮油食品、动植物食品等。进食含有黄曲霉素污染的花生、玉米、小麦、豆类、坚果类、肉类、乳及乳制品、水产品，干制食品(如干辣椒)和发酵食品(如豆豉、酱油等)等，均可能增加肝癌发病风险。

第三节　重点人群生活方式健康管理

一、老年人生活方式管理

(一) 健康老年人与积极老龄化

2022 年，国家卫生健康委员会发布《中国健康老年人标准》，提出健康老年人是生活自理或基本自理，躯体、心理、社会三方面都趋于相互协调与和谐的状态的老年人。具体来说，健康老年人应符合以下九大标准：生活自理或基本自理；重要脏器的增龄性改变未导致明显的功能异常；控制高危因素在年龄相应的范围；营养状况良好；认知功能基本正常；乐观积极，自我满意；提升健康素养，保持良好生活方式；积极参与家庭和社会活动；社会适应能力良好。

积极老龄化是指老年人为了提高生活质量，从健康、参与和保障三个维度尽可能发挥最大效应的过程，其实现与社会能否有效动员并为老年人有效获取有关。积极老龄化鼓励老年人，包括功能受限的老年人，发挥在物质、社会和精神三个方面的潜力。老年人按照自身的需求、愿望和能力参与社会，以及在需要帮助时，能够获得充分的保护、安全和帮助。积极老龄化不仅强调老年人参加体育活动或劳动，更强调参与社会、经济、文化和公共事务。

(二) 避免健康风险

与年轻人比较，老年人更容易出现不良饮食习惯和缺乏运动，并且超重或肥胖的患病率随着年龄的增长而增加。显而易见，随着年龄的增长，老年人将需要避免更多的健康风险。

1. 超重与肥胖　全球超过 6 亿成年人患有肥胖症，50 岁及以上人群的肥胖患病率为 15.3%，高于其他年龄人群，肥胖已成为影响老年人健康的重要公共卫生问题。超重与肥胖与多种增龄性疾病密切相关。肥胖可增加 60 岁以上人群骨关节炎和肌无力的发病风险，进而增加失能的风险。肥胖还会增加患所有慢性病、认知能力下降及痴呆、阻塞性睡眠呼吸暂停、感觉障碍(增龄性黄斑变性、白内障、糖尿病视网膜病变和听力障碍)和尿失禁的风险。肥胖不仅会增加癌症的发病风险，同时缩短癌症患者 5~20 年不等的生存期。肥胖导致 2 型糖尿病、心血管疾病和癌症的风险也随着年龄的增长变得越来越高。体重指数每增加 5 个单位，每日尿失禁发作的风险就会增加 60%~100%。

2. 吸烟　2010 年《全球成人烟草调查——中国部分》的调查结果表明，我国 50 岁及以上人群的吸烟率为 26.7%。此外，二手烟暴露的情况也很严重，约 70% 的成年人每周都会暴露于二手烟。吸烟与很多疾病的发生有密切关系，如肺癌、慢性阻塞性肺疾病(COPD)、慢性支气管炎等，60 岁以上老年人吸烟更容易加重 COPD、间质性肺疾病和特发性肺纤维化等肺部疾病。

3. 过量饮酒　饮酒无论是否过量，与肝硬化、乳腺癌和结核病等的发生发展有关。65 岁及以上老年人的过量饮酒率为 6.55%，低于 15~39 岁人群。伤残调整生命年(disability-adjusted life year，DALY)是指从发病到死亡所损失的全部健康年，65 岁及以上老年人的饮酒相关 DALY 主要归因于心血管疾病。2020 年，饮酒相关 DALY 中，归因于缺血性心脏病的占比，男性为 31.5%，女性为 29.7%。

4. 不良膳食习惯　近一半的中国成年人食用蔬菜水果低于世界卫生组织标准，其中老年人是不良饮食习惯问题最为严重的人群，57.2% 的 65 岁以上人群有不良饮食习惯。老年人常见不良饮食习惯主要是饮食中缺乏健康食物组和必需营养素，以及富含导致肥胖的高能量低营养食物。在老年人中，13% 的 70 岁以上男性的蛋白质摄入量不足，胆碱、维生素 B_6、锌、镁和钙摄入量也随着年龄的增长变得越来越不足。一旦出现营养不良，就会损害老年人的身体健康，影响其精神状态，并且不利于疾病的转归。

5. 缺乏运动　中国疾病预防控制中心的一项全国性调查发现，老年人是缺乏运动最为严重的人群，69.9% 的 60 岁及以上老年人缺乏运动。缺乏运动是老年人发生肌少症的主要原因，还会增加肌肉的合成代谢抵抗力，造成肌肉萎缩，同时降低肌肉力量和质量。肌肉的流失会抑制糖原储存和机体糖代谢，产生胰岛素抵抗，并且抑制基础代谢。此外，缺乏运动还可增加老年人患抑郁症和焦虑症的风险。

6. 免疫衰老　健康老年人伴随着免疫衰老，包括胸腺退化，T 细胞和 B 细胞衰老，T 细胞的克隆表达增加，T 细胞受体的多样性下降等。这种免疫衰老通常不会引起症状和引发疾病，只有处于应激状态或受到其他风险因素，如药物、疾病或不良生活方式作用时，才会引起症状和引发疾病。免疫衰老导致老年人抵御病原体的能力下降，疫苗接种效果欠佳，出现癌症、骨质疏松症和糖尿病等增龄性疾病的风险增加。

（三）老年综合征与老年问题

老年综合征和老年问题是指多种风险因素作用于功能受损的老年人，从而引起相似的一系列症状（老年综合征）或某种症状（老年问题）。老年综合征和老年问题可能无法明确发病部位，属于需要全面评估和对症治疗的特有病态。老年人在衰老的基础上可能存在一种甚至多种老年综合征或老年问题，还可能合并复杂的心理、社会问题。老年综合征或老年问题、心理和社会多个因素之间相互作用，共同影响老年人的健康，明显增加了生活方式管理的难度。以下是一些常见的老年综合征或老年问题。

1. 听力障碍　积极预防老年人听力障碍，加强健康宣教，包括用耳健康、尽量避免听觉器官损伤、职业防护、尽量避免耳毒性药物、饮食健康、减少脂类食物摄入以及戒烟戒酒。当老年人出现听力障碍时，建议佩戴助听器，助听器无效时，建议选择人工耳蜗植入术，后者尤其适用于双耳重度聋患者。

2. 视力障碍　老年人出现视力障碍，最主要的病因包括老年性白内障、年龄相关性黄斑变性、急性原发性闭角型青光眼、原发性开角型青光眼以及糖尿病性视网膜病变等。积极预防和治疗老年人的视力障碍将明显改善老年人的视觉功能，提高老年人的生活质量。恢复视力的干预措施，如白内障手术，被证明是具有成本效益的卫生干预措施之一。

3. 吞咽障碍与误吸　吞咽障碍指在吞咽食物时产生障碍，导致食物无法正常地进入胃。误吸指口咽部内容物或胃内容物异常吸入声门以下呼吸道的现象。针对有吞咽障碍风险的老年人，应开展吞咽障碍的筛查。筛查显示异常时，需要接受专业评估和综合治疗。老年人吞咽障碍的治疗包括老年人的营养管理、促进老年人吞咽功能训练、代偿吞咽方法训练、手术治疗以及老年人康复护理等。

4. 骨质疏松症　是一种以骨密度降低、骨组织和微结构破坏、骨强度受损以及易发生骨折为特征的代谢性骨病。骨质疏松症属于亚临床疾病，尤其多见于老年人和绝经后女性。2022 年，英国国家骨质疏松症指南小组发布了《英国骨质疏松症防治临床指南》，建议骨质疏松症以及有脆性骨折风险的绝经后女性和年龄不小于 50 岁男性积极采取预防措施，包括健康、营养丰富的均衡饮食，充足的钙摄入量，补充维生素 D，个体化健身和康复训练，戒烟限酒，积极进行跌倒风险评估，并提供锻炼计划或综合训练方案以改善患者的平衡能力。

5. 跌倒　是老年人最常见的伤害，需要长期护理的老年人更容易发生跌倒，约 60% 的老年人每年至少跌倒一次，30% 的跌倒会引起跌倒相关伤害。跌倒与机体功能、健康状况、行为和环境等多种因素均有关，通过正确适应衰老以及主动改善生活方式能够有效预防跌倒，如加强平衡能力及肌肉力量训练、着衣穿鞋适宜、合理选择适老辅助器具、安全出行、家居环境适老化改造、防治骨质疏松症、合理用药等。

6. 精神心理问题　当前我国老年人的精神心理问题比较严重，超过 30% 的老年人存在高抑郁症风险，且农村地区的老年人罹患抑郁症的风险更高。精神心理问题可带来一系列其他损害，包括机体神经调节系统、免疫系统和内分泌系统的调节功能紊乱等。针对精神心理问题，采取心理调适的方法正确认识自己、消除负面情绪和积极寻求帮助。

7. 多重用药　老年人通常同时患有多种慢性病，多病共存患者可能需要接受长期的多种药物治疗。多重用药是指老年人每天服用五种或更多的药物，在过去二十年中，英国老年人多重用药的比例从 12% 增加到 49%。多重用药增加老年人健康风险，包括药物不良反应及药物间相互作用，以及跌倒、住院、不良功能状态、疾病严重程度甚至死亡风险等。建议通过简化药物治疗方案、合理使用药物辅助工具、积极提供用药知识信息或宣传教育等措施，提高老年人服药能力和依从性。

二、儿童生活方式管理

儿童是国家的未来、民族的希望。儿童全面健康不仅包括体格生长速度正常，还应该有良好的大脑认知功能以及健康的心理行为发育。《中国儿童发展纲要(2021—2030)》和《健康儿童行动提升计划(2021—2025年)》提出，应全社会动员，对儿童的生活方式进行积极管理，促进儿童全面健康地发展。

(一) 儿童生长发育规律及其影响因素

1. 体格生长的规律及影响因素　儿童的体格生长是一个持续、非匀速性、阶段性的过程。生后第一年是第一个生长高峰，青春期因为性激素水平升高，生长速度出现第二个高峰，儿童体格生长受遗传、营养、运动、睡眠、情绪、内分泌等因素调控。经常运动的孩子比不运动的孩子身高增长更多。生长激素分泌高峰期分别在晚上9点至凌晨1点，早上5点至7点，在此时段保证充足的睡眠至关重要。快乐积极的情绪可以促进生长激素的释放，相反，悲伤或抑郁的情绪则会抑制生长激素的释放。

2. 大脑认知功能的发育规律及影响因素　大脑是人体神经系统的最高级部位。大脑是最先发育的，出生后第一年是一生中脑容量增长最快的时期，到4岁时脑重即约占成人脑重90%。大脑具有感官功能、运动功能、语言功能、情绪功能和执行功能。感官功能包括视觉、听觉、味觉、嗅觉、痛温触觉等。

(1) 视觉发育：胎儿在32~34周视觉开始发育，4~5岁时视力已达到5.0，视深度充分发育。影响儿童视力发育的关键因素涵盖日常生活中的用眼习惯与营养摄取两大方面。具体而言，若儿童户外活动时间匮乏、坐姿不良、长时间沉迷于电子产品屏幕或频繁熬夜，这些不良习惯可能会诱发病理性近视。此外，不良的用眼环境，比如光线过强或过弱，尤其是新生儿居住环境中过度的照明，包括夜间持续开灯，同样会对儿童的视觉发育产生不利影响。另一方面，营养素的缺乏，特别是维生素A的不足，会直接导致夜盲症的发生，进一步影响儿童的视力健康。

(2) 听感知与语言发育：胎儿20周左右听觉系统开始发育，7~8岁儿童能使用抽象语言思考问题，其语言能力与学习成绩密切相关。12岁儿童认知和语言能力基本达到成人水平。长期暴露在噪音环境中会对听神经末梢产生持续刺激，引起听神经异常兴奋，造成听觉疲劳，导致听觉损害，严重时其损害不可逆。儿童语言发育需要有语言表达的动机及丰富的语言环境。存在听力障碍的孩子因为长期听不到声音会导致先天性聋哑。

(3) 味觉与嗅觉发育：味觉在出生时发育已很完善，出生后2小时新生儿即可分辨出无味、甜、酸苦、咸，并出现不同表情。辅食添加过晚，错过“味觉发育关键期”的宝宝会导致挑食、偏食，从而影响营养吸收。过早接触刺激性口味也会对宝宝的味蕾发育造成严重影响，导致味觉反应迟钝，很容易在长大以后出现挑食偏食，甚至不利于成年后的健康。

3. 儿童运动发育的规律及影响因素　儿童运动发育涵盖了从大运动技能到精细运动技能的全面发展。婴幼儿的动作发展遵循从头到脚、从上到下、由近及远、由中央到外周的规律，大肌肉先于小肌肉发展。如照顾者对儿童过于保护或宠溺，害怕儿童受伤而限制其自主活动，会造成儿童因为缺乏运动的机会，而影响其运动能力的顺利发展。营养不良也会导致儿童肌肉不发达，影响运动能力。

4. 睡眠发育的规律及影响因素　睡眠是人对外部环境和局部刺激敏感性减弱的可逆状态。睡眠使儿童身心处于自然的休息状态，正常的睡眠时间和节律是评判儿童神经心理行为发育的重要指标。睡眠生理从婴儿期到儿童期变化迅速。新出生的婴儿从快速眼动开始入睡，快速眼动占总睡眠的50%，随着年龄的增长，逐渐向成人模式过渡。睡眠环境包括温度、湿度、光线、噪声都会影响婴幼儿的睡眠，此外被爱和充足的安全感也可以促进儿童的睡眠健康发育。

(二) 儿童不良生活方式将导致儿童身心疾病

儿童青少年处于生长发育旺盛阶段，任何不当的饮食、运动、睡眠都将影响其健康成长，从而产生一系列的身心疾病。

1. 肥胖　肥胖是一种病理状态，其特征是体内脂肪成分异常增多，超出了正常人的平均水平。在过去三十年间，无论是发达国家还是发展中国家，儿童肥胖问题均呈现出持续上升的趋势。据全球统计，超过15.5亿的儿童面临肥胖问题，其中中国有1.2亿儿童受此困扰。值得注意的是，儿童时期发生的肥胖有70%至80%可能会延续到成年期，这会导致糖尿病、心脑血管疾病以及肿瘤等疾病的发病风险增加2~5倍。此外，肥胖还可能成为性早熟和发育提前的危险因素，对孩子的生殖器官发育以及未来的生育能力产生不良影响。导致肥胖的原因除遗传外，还包括不合理的膳食模式，如摄入过多的高热量食物、油炸食品、甜食、零食以及含糖饮料等。同时，随着居住环境的改变，儿童步行和骑行的时间减少，而使用手机、电视以及电脑的时间却不断增加，这也导致了运动量的减少，进一步加剧了肥胖问题。

2. 近视　近年来，中国戴眼镜的人数持续攀升，其中青少年近视率的增长速度尤为显著。据国家卫生健康委员会发布的数据，2022年全国儿童青少年的总体近视率已经达到了53.6%，近视已成为当前困扰孩子及其家长最为普遍的眼健康问题。近视不仅给孩子们的日常生活与健康带来了诸多不便，同时也给家庭带来了不小的经济压力。近视的形成在很大程度上与学习时间过长、阅读、使用电子产品时间过长，以及户外活动的减少密切相关。

3. 龋齿　2022年《全球口腔卫生状况报告》显示，在全球范围内，约5.14亿儿童患有乳牙龋齿。龋齿是细菌性疾病，可以继发牙髓炎和根尖周炎，甚至能引起牙槽骨和颌骨炎症。3~6岁是幼儿患龋的高峰期。该阶段儿童的牙弓开始发生变化，出现牙间隙，为换牙做准备，但易造成食物嵌塞，容易引发邻面龋。导致龋齿的原因有很多，最主要的还是膳食结构和饮食习惯造成的。现代社会物质条件优越，零食种类繁多，含糖高的食物、碳酸饮料比比皆是，如不及时清洗牙齿或者采用不正确的刷牙方式，都会形成牙菌斑，进而导致牙釉质被腐蚀，造成龋齿。

4. 性早熟　近年来，随着营养水平的提高、生活方式的改变，青春发育（女孩乳房发育、男孩睾丸发育）的年龄逐渐前移，近年来儿童性早熟的发病率高达1%，女孩发病率是男孩的5~10倍。性早熟不仅可能导致骨骺线提前闭合，生长期缩短，最终导致成年身高受损；还可能会使孩子感觉自己与众不同，产生心理压力，导致自卑、焦虑或者抑郁，甚至因为身体过早具备成年人的生殖能力，但心理发育尚未成熟而导致早恋、早孕的风险。

5. 青少年心理疾病　青少年时期是一个身心快速发展、面临多个成长议题的重要阶段，在全球范围内，青少年都是心理健康问题的多发人群。共青团设立的12355青少年服务热线近年来接到的关于青少年心理问题的求助电话数量持续增长，其中涉及抑郁、焦虑、自闭以及情感障碍等问题的个案占比超过总数的80%。由心理问题导致的厌学、网瘾、亲子矛盾、学生欺凌、未成年人犯罪等，更成为严重的社会问题。2022年，中国青少年研究中心对全国24 758名中小学生的调查发现，焦虑、抑郁检出率分别为31.3%、17.9%。青少年的心理健康问题不仅会导致个人痛苦、造成家庭负担，也会给社会发展带来潜在的消极影响。

（三）生活方式管理更好地促进儿童健康

1. 营养管理　儿童处于生长发育阶段，充足的营养对体格发育和认知发展都至关重要。不同阶段的儿童需要给予适合该年龄的合理饮食。现代社会完美的配方奶供应无处不在，对于没有母乳的婴儿是必不可少的营养来源，但是任何配方奶都没法与母乳媲美。辅食的合理添加不仅可以减少缺铁性贫血的发生，对婴儿胃肠功能、消化能力的促进都至关重要。儿童期营养管理的关键在于平衡膳食、食物多样化、粗细搭配、荤素搭配，保证优质蛋白质的摄入，譬如瘦肉、牛肉、羊肉、鸡肉、鱼肉、虾、大豆制品等的摄入。避免一边进食一边看电视、玩游戏、走来走去等不良习惯，不完全剥夺孩子对饮食的偏爱，允许与孩子年龄相适应的探索和冒险行为，同时家长应树立良好的榜样，不挑食不偏食，鼓励孩子参与食物的制作，表扬和鼓励孩子良好的饮食习惯，补充因挑食所造成的营养素不全。对于纳差的孩子，可适当增加活动量，使其增加饥饿感，增进食欲。

2. 运动管理　运动可以改造大脑，适宜的运动不仅可以增强体质，延缓近视的进展，还可以提高睡眠质量，促进儿童青少年大脑的发育。每天保证1~3小时户外活动不仅可以有效地提高儿童体能，促进食欲，还能减缓近视的发生。精细动作对儿童来说也必不可少。儿童的智力在他的手指尖，即俗话讲的心灵手巧，不同年龄段的儿童可以进行不同的精细动作训练。

3. 睡眠管理　重视儿童睡眠发育，确保儿童享有健康的睡眠，以促进其整体健康。2~3月龄是建立婴儿昼夜睡眠时相的关键期，家长需要让婴儿形成自己的昼夜睡眠规律。识别儿童的睡眠信号，譬如揉眼睛、打哈欠等，从而启动睡眠程序，喝奶、洗脸、漱口刷牙、关灯等，从而自主入睡。睡眠环境恒温、恒湿、光线合适、环境噪声不大；白天给与充足的食物和水，适量的社交和体育活动；避免摄入浓茶、咖啡等；规律的就寝和唤醒时间；卧室不要摆放电视等娱乐设施。好的睡眠不仅可以促进儿童大脑的健康发育，还能促进认知能力和智力的发展，促进生长激素分泌，有助于儿童身高。

三、女性生活方式健康管理

女性是社会上的特殊群体，在生理及心理上均具有与男性不同的特征，因此女性的生活方式管理具有不同的要求。女性还肩负着孕育子代的重任，生活方式因素也同样对女性受孕和妊娠及其后代产生影响。

（一）女性生理特点与生活方式变化

1. 女性的生理特点　包括生殖系统结构、生理过程以及与年龄相关的生理变化。这些特点共同构成了女性独特的生理特征。女性的生理特点在不同阶段存在显著的差异，这些差异是由多种生理和遗传因素共同作用的结果。

(1) 经期是女性身体的一个特殊时期，伴随着一系列显著的生理变化，包括激素水平的变化、体温的变化、生殖器官的充血、盆腔淤血和子宫血流量增多、情绪波动，以及其他不适症状，包括头痛、失眠、恶心、呕吐、便秘、腹泻等。

(2) 围产期是指产前、产时和产后的一段时间，涵盖了孕期晚期至分娩后的阶段，对于胎儿和孕妇来说都是一个特殊的时期。围产期女性孕激素、雌激素等激素的分泌量增加，体重逐渐增加，子宫逐渐增大，阴道分泌物增多，女性还可能出现疲劳、乏力、嗜睡、腹部紧绷、骨盆压迫感以及尿频、尿急等症状。

(3) 更年期卵巢功能下降，卵泡减少变小、功能下降，月经紊乱，血管舒缩功能不稳定，糖脂代谢易出现异常，注意力不易集中，情绪波动大，泌尿生殖道萎缩，骨质吸收增加，骨量快速丢失。

(4) 老年期机体所有内分泌功能普遍低落，整体健康情况变差，如免疫力可能下降、神经系统不平衡、记忆力差、情绪不稳定、失眠、脂肪代谢障碍、行动缓慢，导致出现骨质疏松及骨折等骨骼问题的风险增加。

2. 女性生活方式变化

(1) 女性在经期时，需要更多的营养，以补充因月经失血而流失的营养。经期女性的消化功能可能会减弱，因此应选择清淡、易消化的食物。经期女性应保持足够的水分摄入，有助于减少腹胀和水肿现象，同时也有助于促进体内废物的排出。经期女性可以进行适度的低强度运动，有助于促进血液循环，缓解经期不适。经期女性应保证充足的睡眠、保持良好的个人卫生，应避免身体受寒，特别是腹部和腰部，以免加重痛经等症状。经期女性可能会出现情绪波动、焦虑等心理问题。

(2) 围产期女性需要确保摄入足够的营养以满足胎儿和自己的需求。由于孕期消化能力减弱，建议采用少量多餐的饮食方式，保持规律的作息时间，根据个人身体状况选择适宜的有氧运动。保持个人卫生，注意保暖，避免身体受寒。围产期女性可能会面临各种压力和挑战，要保持积极的心态，学会自我调节情绪，定期产检，关注身体变化。

(3) 更年期及以后，随着卵巢功能的逐渐减退，月经周期会变得不规则，直至月经永久性停止。子女逐渐长大成人，可能离开家庭，夫妻之间的相处时间增多。在这个阶段，女性有更多精力关注自己的身体健康，可能会进行更多的体检和健康管理。社交活动可能减少，但可以通过参加社区活动、老年大学等方式保持社交互动。老年期女性可能面临着身体机能的下降、孤独感等心理挑战，需要学会接受现实，保持积极的心态。许多女性开始享受退休生活，可能会选择旅游、阅读、学习新技能等方式丰富自己的生活。

综上所述，不同年龄阶段女性的生活方式会发生显著的变化。这些变化受到多种因素的影响，包括生理特点、社会角色、个人价值观等。因此，女性需要根据自己的实际情况和生活需求，灵活调整自己的生活方式，以保持身心健康和生活质量。

（二）女性常见的不良生活方式及其危害

1. 在经期时常见不良生活方式及其危害　①摄入过多生冷、辛辣、油腻或刺激性食物，这些食物可能加重经期腹痛、腹泻等症状。②过度节食或饮食不均衡，导致营养摄入不足，影响身体健康。③经期长时间卧床或久坐不动，缺乏适量的运动，可能导致血液循环不畅，加重经期不适感。然而，经期也不宜进行剧烈运动，以免加重身体负担；经期盆浴或坐浴，可能导致细菌滋生，引发感染；经期进行性生活，容易引发子宫内膜炎、盆腔炎等妇科疾病；经期女性过度焦虑、紧张或抑郁等不良情绪会进一步加重经期不适；经期过度劳累及受凉受湿可能导致感冒或其他疾病，加重经期不适感。

2. 女性在围产期常见不良生活方式　①膳食不均衡可能导致营养不良，影响母婴健康。②孕妇在围产期可能由于食欲增加或情绪波动而暴饮暴食，增加妊娠并发症的风险。③食用不健康食物，可能对母婴健康产生负面影响。④长时间卧床或久坐，可能导致血液循环不畅，增加血栓的风险，同时也不利于胎儿的生长和发育。⑤缺乏产前运动，可能导致分娩困难。⑥熬夜可能导致睡眠不足，影响身体健康和胎儿的生长和发育。⑦吸烟和过量饮酒对母婴健康有极大的危害，可能导致胎儿畸形、流产、早产等严重后果。⑧过度焦虑或抑郁，影响胎儿的生长和发育。⑨缺乏社交，可能导致孤独感和抑郁情绪的增加。

3. 女性在更年期常见不良生活方式　①暴饮暴食或经常食用高热量、高糖分和高脂肪的食物，可能会导致女性肥胖，从而引发内分泌紊乱，尤其是影响卵巢功能。②长时间久坐不动或躺着不动，都会导致身体机能下降。③经常熬夜，可能会导致内分泌功能紊乱，进一步降低器官功能，增加患病风险。④更年期女性身体开始衰老，器官功能可能降低，吸烟、过量饮酒均会对健康造成负面影响。⑤更年期女性可能面临生活和工作的双重压力，导致情绪波动和负性情绪的出现。长期负性情绪会进一步扰乱内分泌平衡，对身体健康产生不良影响。

4. 女性在老年期常见的不良生活方式　①摄入过多高热量、高脂肪食物，容易导致肥胖、高血压、糖尿病等慢性病的发生。②贮存不当的隔夜饭菜和腌制食品中可能含有较多的盐分和有害物质，对身体健康不利。③随着年龄的增长，老年女性可能感到运动变得困难或不再对运动有兴趣，久坐不动会导致肌肉萎缩、骨质疏松等问题，增加跌倒和骨折的风险。④不进行适量的运动会影响身体的免疫力和抗病能力，容易引发疾病。⑤不规律的作息时间会破坏体内的生物钟，导致内分泌紊乱，影响睡眠质量和免疫系统。⑥过度使用手机、电脑等电子设备，可能导致视力下降、颈椎病等问题，影响身体健康。⑦随着年龄的增长，社交圈子缩小，老年女性可能会感到孤独、失落等负面情绪，这些情绪会对身体健康产生不良影响。⑧不进行定期体检，导致疾病恶化和发展。⑨有病不及时就医，或就医后不遵从医嘱，影响治疗效果。

（三）女性生活方式健康管理实施要点

1. 经期女性的生活方式管理要点　①经期女性身体较为虚弱，易受寒气侵袭，加强保暖。②经期女性容易感到疲惫，应保证充足的睡眠和休息时间。③经期女性应保持均衡的膳食，补充身体所需的营养，增强身体抵抗力。④选择轻松的运动，避免高强度运动。⑤保持积极乐观的心态面对生活中的各种挑战。综上所述，经期女性的生活方式管理需要从保暖与休息、膳食调整、适度运动、情绪管理等多个方面入手。通过科学的管理和有效的调整，可以帮助经期女性更好地应对生理变化，保持身体健康和舒适度。

2. 围产期女性的生活方式管理要点　围产期女性的生活方式管理对于母婴健康至关重要，其主要包括：①膳食管理，合理营养摄入，以满足自身和胎儿的需求，少吃多餐，注意饮食卫生。②适当的运动有助于增强体质、提高免疫力、促进胎儿发育。③避免在空腹或饭后立即进行运动。④保证充足的睡眠时间，以促进身体恢复和胎儿发育。⑤保持积极、乐观的心态。⑥避免过度劳累和压力。⑦穿着舒适。⑧尽量避免接触有害物质，如烟草、酒精、毒品等。⑨定期产检，预防疾病。

3. 更年期女性的生活方式管理要点　随着卵巢功能逐渐衰退和性激素水平的变化，更年期女性可能会遇到一系列身体和情绪上的挑战。为了顺利度过这一时期，合理调整生活方式显得尤为重要。①更年期女性应注重膳食的多样性和均衡性，适量增加抗氧化剂（如维生素C和维生素E）的摄入，有助于抵抗自由基损害，延缓衰老过程。②加强运动锻炼，减轻更年期常见的不适症状。③建议建立规律的睡眠习惯，改善更年期女性睡眠障碍。④通过投身于兴趣爱好、积极参与社交活动以及寻求心理咨询等途径，可以有效调整个人心态。⑤定期进行妇科检查，及时发现并处理妇科相关问题。⑥保持正常体重，避免罹患心血管疾病、糖尿病等慢性病的风险。⑦如有必要，可在医生指导下考虑激素替代疗法以缓解更年期症状。

4. 老年女性的生活方式管理要点　老年女性的生活方式管理要点涵盖多个方面，包括身心健康、社交活动、心理健康以及生活细节等。①老年女性应选择适合自己的食物，保持食物多样，口味清淡。②定期进行有氧运动，降低患糖尿病和高血压的风险。③老年女性应积极参与社交活动，定期与家人共度时光，增强老年女性的归属感和安全感。④定期进行健康检查，以便及时发现并处理健康问题。⑤适当的打扮不仅能提升老年女性的外在形象，还能增强她们的自信心和幸福感。

第四节　生活方式健康教育

一、生活方式健康教育的意义

生活方式健康教育是指通过教育和宣传，帮助人们了解健康的生活方式，养成健康的生活习惯和行为，从而预防疾病，提高生活质量。生活方式健康教育的意义非常重要，下面将从以下几个方面进行阐述。

第一，生活方式健康教育可以提高健康意识。健康是人们生命的重要组成部分，但是很多人对自己的健康状况并不了解，也不知道自己的生活方式对健康的影响。生活方式健康教育可以帮助人们认识到自己的健康状况和生活方式对健康的影响，从而提高健康意识。只有了解自己的健康状况，才能采取相应的措施，保持健康。

第二，生活方式健康教育可以预防疾病。现代社会，疾病的发生率越来越高，很多疾病都与不良生活方式有关。生活方式健康教育可以教育人们如何通过健康的生活方式预防疾病，如合理饮食、适量运动、戒烟限酒等。

第三，生活方式健康教育可以促进健康行为。健康行为是指人们在日常生活中采取的有益健康的行为，如定期体检、遵医嘱用药、保持良好的心态等。生活方式健康教育可以帮助人们养成健康的生活习惯和行为，从而促进健康行为的形成。通过生活方式健康教育，人们可以了解到哪些健康行为有益健康，哪些健康行为有害健康，从而采取正确的健康行为，保持健康。

第四，生活方式健康教育可以提高生活质量。生活质量是指人们在日常生活中所体验到的生活满意度和幸福感。健康是生活质量的重要组成部分，只有身体健康，才能享受生活的美好。

第五，生活方式健康教育可以降低医疗成本。现代医疗费用越来越高，很多人因为生活方式不健康而患上疾病，需要花费大量的医疗费用进行治疗。生活方式健康教育可以降低医疗成本，减少疾病的发生和治疗费用，从而为社会节约医疗资源。通过生活方式健康教育，人们可以了解哪些生活方式有害健康，哪些生活方式有益健康，从而采取正确的生活方式，减少疾病的发生，降低医疗成本。

综上所述，生活方式健康教育有着非常重要的意义。通过生活方式健康教育，人们可以提高健康意识、预防疾病、促进健康行为、提高生活质量、降低医疗成本。生活方式健康教育应该成为我们日常生活中的一部分，让我们养成健康的生活方式，保持健康。

二、生活方式健康教育的主要内容

生活方式健康教育是指通过教育和宣传，引导人们养成健康的生活方式，预防疾病的发生，提高身体健康水平。生活方式健康教育的内容包括以下几个方面。

（一）膳食与营养健康教育

膳食营养是人体健康的基础，膳食不当会导致各种疾病的发生。膳食健康教育的内容包括合理膳食、饮食习惯、烹饪方法、食品安全等方面的知识。通过膳食与营养健康教育，提高膳食与营养技能，预防疾病的发生。

（二）身体活动健康教育

适当的身体活动可以增强身体的免疫力和抵抗力，预防疾病的发生。身体活动健康教育的内容包括适宜的身体活动方式、频率和强度、注意事项等方面的知识。通过身体活动健康教育，可以帮助人们了解其重要性，掌握正确的方式，提高身体健康水平。

（三）睡眠健康教育

睡眠是身体恢复和修复的重要时间，睡眠不足或睡眠质量差会影响身体健康。睡眠健康教育的内容包括睡眠的重要性、睡眠的时间和质量、睡眠的注意事项等方面的知识。通过睡眠健康教育，可以帮助人们了解睡眠的重要性，掌握正确的睡眠方式，提高身体健康水平。

（四）心理健康教育

心理健康是身体健康的重要组成部分，心理健康问题对身体健康有显著的负面影响。心理健康教育的内容包括心理健康的重要性、心理调节的方法、情绪管理等方面的知识。通过心理健康教育，可以帮助人们了解心理健康的重要性，掌握正确的心理调节方法，提高身体健康水平。

（五）环境健康教育

环境对身体健康有着重要的影响，环境不良会导致各种疾病的发生。环境健康教育的内容包括环境保护、垃圾分类、水质安全等方面的知识。通过环境健康教育，可以帮助人们了解环境对身体健康的影响，掌握正确的环境保护方式，提高身体健康水平。

（六）个人卫生健康教育

个人卫生是预防疾病的重要措施，个人卫生不良会导致各种疾病的发生。个人卫生健康教育的内容包括洗手、刷牙、洗澡等方面的知识。通过个人卫生健康教育，可以帮助人们了解个人卫生的重要性，掌握正确的个人卫生方式，预防疾病的发生。

通过这些内容的教育，可以帮助人们养成健康的生活方式，预防疾病的发生，提高机体健康水平。

三、生活方式健康教育传播方式

新时期，为提高居民的健康生活水平，让居民掌握健康的生活方式，应加强对居民的健康教育，制订完善的健康教育方案，从不同角度、不同层面去引导教育居民，让居民形成正确而积极的健康理念，进而促进居民健康快乐地生活。当前，居民健康教育应做到与时俱进，充分利用好现代信息技术与网络技术，使健康教育取得事半功倍的效果。

（一）健康教育课程

健康教育课程是健康教育的重要组成部分，是向公众传授健康知识和技能的重要途径。健康教育课程可以在学校、社区、医院等场所开设，通过教师、医生等专业人员向公众传授健康知识和技能。健康教育课程的优点是可以针对不同的人群和健康问题进行设计，内容丰富、形式多样，可以提高公众的健康意识和健康行为，促进健康生活方式的养成。健康教育课程的缺点是需要专业人员进行教学，教学成本较高，教学效果也需要长期的积累和评估。

（二）健康宣传广告

健康宣传广告是通过电视、广播、报纸、杂志、互联网等媒体发布的广告，向公众传递健康信息。健康宣传广告可以针对不同的健康问题进行设计，如预防疾病、保持健康、治疗疾病等。健康宣传广告可以通过各种媒体传播，覆盖面广，传播效果好。健康宣传广告的优点是可以通过各种媒体进行传播，覆盖面广，传播效果好，可以针对不同的健康问题进行设计，内容简洁、易于理解。健康宣传广告的缺点是广告内容可能存在误导或夸大宣传的情况，需要加强监管和评估。

（三）社区健康活动

社区健康活动是组织健康讲座、健康体检、健康运动等社区健康活动，提高公众健康意识和健康行为。社区健康活动可以针对不同的人群和健康问题进行设计，如老年人健康、儿童健康、心理健康等。社区健康活动可以提高公众对健康的关注度，促进健康生活方式的养成。

（四）健康咨询服务

健康咨询服务是提供健康咨询服务，为公众解答健康问题，指导健康行为。健康咨询服务可以通过电话、网络、面对面等方式进行，提供专业的健康咨询和指导。健康咨询服务可以帮助公众解决健康问题，提高健康水平。

（五）健康教育培训

健康教育培训是为医务人员、教育工作者、社区工作者等提供健康教育培训，提高健康教育水平。健康教育培训可以针对不同人群和健康问题进行设计，如儿童健康教育、心理健康教育等。健康教育培训可以提高专业人员的健康教育水平，促进健康教育的发展。

（六）社交媒体

社交媒体是通过网络社交媒体平台，向公众传播健康知识和技能。社交媒体可以通过文字、图片、视频等形式进行传播，覆盖面广，传播效果好。社交媒体可以针对不同人群和健康问题进行设计，如儿童健康、女性健康、心理健康等。

（七）健康教育手册

健康教育手册是编写健康教育手册，向公众传递健康知识和技能。健康教育手册可以针对不同的人群和健康问题进行设计，如儿童健康、老年人健康、心理健康等。健康教育手册可以作为健康教育的参考资料，帮助公众了解健康知识和技能。

（八）健康教育展览

健康教育展览是举办健康教育展览，向公众展示健康知识和技能。健康教育展览可以针对不同的健康问题进行设计，如营养健康、运动健康、心理健康等。健康教育展览可以通过展板、模型、视频等形式进行展示，吸引公众的关注，提高公众的健康意识和健康行为。

（王建刚　李亚培　陈　滋
叶明珠　戴红梅）

参考文献

1. 刘惠琳, 金伟, 魏晓敏, 等. 健康行为调查概念框架与问卷设计 [J]. 健康教育与健康促进, 2018, 13 (1): 4.
2. 陆远强. 生活方式医学的兴起及其发展 [J]. 全科医学临床与教育, 2008, 6 (1): 1-2.
3. 李园, 张娟, 王静雷, 等. 全民健康生活方式行动在我国慢性病防控工作中的作用 [J]. 中华预防医学杂志, 2014, 48 (8): 741-743.
4. LIANA S. LIANOV, KAREN ADAMSON, JOHN H. KELLY, et al. Lifestyle Medicine Core Competencies: 2022 Update [J]. American journal of lifestyle medicine., 2022, 16 (6): 734-739.
5. 中华医学会心血管病学分会, 中国康复医学会心脏预防与康复专业委员会, 中国老年学和老年医学会心脏专业委员会, 等. 中国心血管病一级预防指南 [J]. 中华心血管病杂志, 2020.
6. 中国营养学会, 中国居民膳食指南 (2022)[M]. 北京: 人民卫生出版社, 2022.
7. 于普林, 王建业, 胡建中, 等, 中国健康老年人标准 (WS/T 802-2022)[J]. 中华老年医学杂志, 2022, 41 (11): 1263-1263.
8. ROBERTS S B, SILVER R E, DAS S K, et al. Healthy Aging-Nutrition Matters: Start Early and Screen Often [J]. Adv Nutr, 2021, 12 (4): 1438-1448.

第八章 不同场景生活方式健康管理

第一节 家庭生活方式健康管理

一、家庭场景的现状与特点

家庭是以婚姻和血缘关系为基础的最小社会系统，也是人类个体生活的基本单元。家庭可以为家庭成员心理、生理及社会发展提供物质、精神方面的基础支持，不仅对个体全生命周期的健康状态产生重大影响，甚至影响家庭多个代际的健康。家庭还有特定的生活环境、文化氛围、生活方式、行为准则，对个人健康产生深远的影响。

家庭是复杂的、特别的共同体，不同于人的其他生活共同体。联结家庭与个体健康的要素十分繁杂，从内部角度，家庭规模、收入、结构以及成员的健康行为、代际关系等深刻影响着成员的健康理念、健康素养和健康生活方式，进而影响健康产出。从外部角度，家庭的社会资本、社会网络等也可以影响个体健康行为与健康结果。因此，要提升一个家庭的健康水平，必须考虑多种内、外因素，这些因素超越了公共卫生、社会学、心理学等单一学科的范畴。

二、家庭场景健康生活方式

家庭场景生活方式是指家庭成员个人及其家庭的日常生活的活动方式，包括衣、食、住、行与闲暇时间的利用等。世界卫生组织指出，个人身体健康与生活方式、生活环境息息相关，个人不良生活方式和行为占慢性病和非传染性疾病致病因素的60%，占全部死因的45%以上。因此，生活方式管理是家庭与个人健康管理中最重要的一个策略，家庭场景健康生活方式的主要包含营养膳食、体育锻炼、精神压力、社会关系、睡眠质量、危险因素、保健就医、生活环境等方面。

（一）合理的膳食与营养

机体活动获得营养物质与能量的最主要来源是吃，健康的基础是良好的膳食习惯和合理的供能比。研究显示，膳食风险因素导致的慢性病负担约占16%，是影响健康的主要危险因素之一。食物选择方面应保证多样性，平均每天摄入12种以上、每周25种以上食物；多吃富含纤维、营养丰富的全植物性食物，如谷薯、蔬菜、水果、奶类、大豆、坚果等；适量吃鱼、禽、蛋、瘦肉。研究显示，在饮食因素中钠摄入过多会导致心脏代谢性死亡的人数居首位，因此，成人每天食盐不超过5克，并减少每日食用油、糖等摄入。

（二）适量的身体活动

保持健康的基本方式是规律和持续的身体活动，其中散步、园艺、俯卧撑和弓步是最佳运动方式。世界卫生组织发布新版的《关于身体活动和久坐行为指南》建议：儿童和青少年平均每天应至少进行60分钟中等至剧烈强度的运动，其中大部分是有氧运动；成年人和老年人应定期进行体育锻炼，每周至少进行150~300分钟中等强度的有氧运动，或每周至少进行75~150分钟剧烈强度的有氧运动。健康的“动”，不仅可以保持正常的体重，塑造美好形体，还可以增强心肺功能，改善循环系统、呼吸系统、消化系统的机能，降低肥胖、2型糖尿病等慢性病的发病风险。

（三）科学的压力管理方法

近年来，我国以抑郁障碍为主的心境障碍和焦虑障碍患病率呈上升趋势，压力是导致焦虑、抑郁的主要原因。识别负面的压力反应，并明确应对机制，采用科学的减压方式可以改善健康状况。如何释放压力，归根就是敢于表达，即学会倾诉与沟通，找到适合自己的情绪宣泄途径，调整与疏导思维。培养兴趣和爱好，帮助改善情绪，调节压力，可以多方面获益，不仅有助于融入多个社交圈，同时对个人价值提升也会有很多帮助。

（四）积极的社会关系

生理健康、心理健康、良好的社会关系是世界卫生组织最新提出的健康三条标准。2020年的一项调查结果显示，美国成年人中有13.8%的人总是或经常感到孤独，而仅有11%的人可以通过提高社交技能，保持积极的社交关系，避免孤独和社会孤立。社交联系对情绪恢复乃至健康至关重要，不仅有益于心理健康，更利于提高整体的健康水平。医学专家认为，社会关系广泛的人能获得更多的友谊，而友谊对人的健康非常有帮助。它可以降低人们的恐惧感和孤独感，减少体内一些激素的过量产生而影响免疫系统的功能。

（五）良好的睡眠质量

睡眠作为一种重要的生活方式，对健康的影响越来越被重视，睡眠呼吸异常、睡眠时间过短或过长等与冠心病、脑卒中、糖尿病、肥胖、高血压乃至肿瘤的发生发展密切关联。美国国家睡眠基金会对 9 个年龄段提出睡眠时间建议，其中青少年应为 8~10 小时，成年人应为 7~9 小时，老年人应为 7~8 小时，应急长时间加班后必须保证充分的休息恢复时间。合适的睡眠时间可在推荐的睡眠时间范围内波动，取决于个人的整体健康水平、日常活动及平常的睡眠模式。

（六）远离危险因素

吸烟、过量饮酒是心血管疾病、癌症、慢性呼吸疾病、肝病和胰腺疾病的主要危险因素。《中国居民膳食指南（2022）》建议成年人如饮酒，一天饮用的酒精量不超过 15g。吸烟是一种典型的成瘾行为，不仅戒断困难，复发率也很高。全球死亡人数中有 11.5% 归因于吸烟，其中 52.2% 发生在中国、印度、美国和俄罗斯等四个国家，因此，戒烟是促进健康的积极行为。

（七）正确的保健就医

家庭成员健康状态发生问题时，积极合理地寻求社会医疗服务，及时去正规医院就医，在医生指导下合理使用药物，学习掌握网络在线就医。家庭成员针对自己的健康问题和需求，有意识地采取适宜的健康自我管理措施，如定期注射疫苗和健康体检，经常监测健康基本指标（体温、脉搏、血压、血糖），高血压等慢性病按时服药，家庭宠物注射疫苗等。此外，家庭与当地社区卫生服务机构实行签约服务，常备有急救箱、常用药物医药箱、体温计、血压计、体重计等基本检测仪器。

（八）安全的居住环境

良好的家庭内外物理环境有利于身体健康，每套住宅至少应设卧室、起居室、厨房和卫生间等四个基本空间；至少有一个房间冬季日照确保 2 个小时以上；室外附近杜绝污染源异味，在适宜的天气条件下，保持室内空气流通；不会由于噪声原因影响夜间休息，有防噪措施；室内建筑、装饰材料符合环保要求；室内无卫生（病媒）死角和安全隐患。

三、家庭生活方式健康管理的主要内容

家庭健康管理是家庭及其成员调动家庭内外资源，帮助其成员维护健康状况，或者从不健康、亚健康状态寻求恢复健康的过程。良好的家庭健康管理，能够在疾病预防、救治、康复中发挥不可替代的作用。广义地讲，生活方式是健康管理的一大部分，生活方式医学的核心在于应用生活方式干预，达到促进健康、预防疾病和管理慢性病的目的。因此，家庭生活方式健康管理是指一个人或一个家庭通过健康促进技术保护人们远离不良行为，降低危险因素对健康的损害，预防疾病改善健康的卫生保健活动，被称为“最经济”“最适宜”的健康管理模式。

（一）增加社会与政策支持

健康家庭行动是健康中国战略的“细胞工程”。家庭作为社会最基本的组织单位，家庭和成员的价值观、生活方式、关系模式等无一不受到社会文化制度和政策供给的影响。社会支持在很大程度上影响着家庭健康管理的实施，微观的家庭活动只有接受宏观的社会文化引导，公共政策的支持和关注，才能更有力地提升家庭的健康水平，形成普惠的巨大效果。因此，在中国独特的文化背景下，深入研究家庭生活方式健康管理的外部制度供给与支持机制显得尤为重要。通过构建个人、家庭与社会三者间良性互动的健康家庭生态圈，有望推动健康家庭行动的深入实施，为健康中国战略的实现贡献力量。

（二）提升家庭成员健康素养

政府部门建立健康科普知识的发布和传播机制，依托健康宣传栏、微信群、广播及电视等载体，广泛宣传家庭生活方式健康管理的相关内容，推动健康知识普及，将健康理念引入家庭，培育“健康细胞”，提升居民健康素养。对于传播范围广，对公众健康危害大的虚假信息，组织专家予以澄清和纠正，加强引导与规范。医疗卫生机构加强健康科普资源库和专家库建设，积极开展各种以“家庭健康管理”为主题的活动与讲座，让家庭成员正确认识健康及影响健康的主要因素。家庭成员主动学习健康知识，互相提醒，定期体检，优生优育。有婴幼儿、老人和残疾人的家庭主动学习急救知识，参加照护培训，掌握必备的健康知识与技能。

（三）养成健康的生活方式

生活方式并不是常说的生活习惯，而是基于人的信念和价值观念而形成的一整套人的行为。生活方式医学则通过对患者健康信念和行为的再造，达到健康的目的，学科内容涵盖营养科学、运动生理学、睡眠科学、心理和压力控制学、社会人际关系学以及戒烟戒酒六大体系。因此，养成健康的行为和生活方式包括注重饮食有节、起居有常、动静结合、心态平衡，积极参与各项健康促进活动。

（四）使用家庭智能设备监测健康状况

日常生活中，家庭成员可以通过智能家电、穿戴式设备、移动智能技术等家庭智能设备监测自己的睡眠、运动、营养、压力等状况，将健康信息汇总成一份动态的、连续的、系统的、全面的健康档案，可以实现早期的风险评估、个性化评估，即早评估。家庭智能设备与社区设备、医院设备连接后，社区或医院针对每个人不同的情况进行及早、有效的危险因素干预，包括慢性病管理、体重管理、心理管理、运动管理、饮食管理以及康复期间的调整，即早干预。

第二节　社区生活方式健康管理

一、社区场景的现状与特点

以某种经济的、文化的、种族的或某种社会凝聚力，使人们生活在一起的一种社会组织或团体。社区作为社会基础性的管理单元，是人口社会活动的重要场景之一，在某种程度上，社区塑造了个体的身份。在当前中国社会，社区具有不同寻常的生命力，大多数的社区通过良好的邻里关系来进行社会交往和获得社会支持。社区公共设施状况（教育、医疗、交通等），社区的周边环境（噪声污染、垃圾堆放等），社区的周边治安状况，社区的邻里关系（邻里互助、社区凝聚力等）都对个人的生活方式具有重大影响。

健康社区是健康城市的“细胞工程”，更是健康场景营造的基本社会空间单元。健康社区强调社区中的人、物理环境和社会环境的有机结合，在物理环境、社会环境改善的基础上促进居民健康。除了支持和促进健康生活方式之外，健康社区提供积极的公共空间，促进社会互动与邻里交往、降低犯罪。

二、社区场景健康生活方式的主要表现

健康社区系统是在社区中居民和参与者的相互影响、作用、制约下构成的，具体包含五个子系统：①居民与合作者；②居住与环境，包含健康环境、健康居住和健康交通；③服务设施，包括健康服务、健康设施和健康卫生；④健康活动，包括疗愈、交往与文化、健身；⑤价值观念与政策，包括健康社会和健康政策。

（一）居民与合作者

健康场景与特定的人群存在联系，其定义也取决于该地的人群。社区中的居民和参与者是健康社区场景的核心，包括以居民为主的多个个体单位和集体。塑造健康社区多样性，创造良好的氛围，吸引更多的潜在居民，引导人们形成健康的生活行为。

（二）居住与环境

1. 健康环境　一方面包括空气、水、声环境、热舒适等物理环境因素。维持健康的社区环境将为运动、饮食等提供基础支持。借助各项物理传感器收集社区中的动态环境信息，上传至社区大数据处理平台，可以及时通过各项场所营造完成对环境的维护和提升。另一方面包括生态环境、生物多样性。保护社区花园和绿地、营造室内外的亲自然性场景，有益于促进健康社区的促进。

2. 健康居住　包括社区规划和住宅空间。无害的建筑材料、宽敞的住房条件、安全的建筑结构以及恰当的规划选址将促进健康。社区规划中考虑功能配套、环境设计和开放共享的格局，注重公共空间、绿化系统、混合开发。在住宅空间中，户型不断优化，增设防疫间，回游动线设计便于健康管控；在室内设计中，提升新风系统、给排水等健康设备；在健康住宅的基础上，创造减压舒适的疗愈住宅环境。

3. 健康交通　健康交通是一个综合性的概念，需要综合考虑公共交通、总体规划、慢行交通等多个方面。通过构建多层次的公共交通体系、规划合理的步行和自行车网络、完善相关设施配比与设

计等措施，可以打造更加健康、便捷、舒适的交通环境，从而提高健康水平。

（三）服务设施

1. 健康服务　包括基础项目和发展项目，基础项目包括安全防护和食品健康，发展项目旨在基础项目之上，面向重点人群提供特色健康服务。健康服务通过社区公益、社区商业运转、社区帮扶等模式，成为健康产业在健康社区市场化的最后窗口。

2. 健康设施　包括市政公用设施、公共服务设施和数字化智慧设施。在保障优化能源、水资源供应的基础上，提升文化设施、社区服务设施、适老适幼等设施。同时提高大数据智慧中心和智能商业设施对居民健康状况的管理与普及。

3. 健康卫生　包括环境卫生、公共卫生、精神卫生三个方面。环境卫生提倡垃圾分类、宠物管理、堆肥净化等。公共卫生是健康社区的基础保障。一方面，保障全科医生在健康社区中的比例，保障社区卫生服务中心的可达性，提升较高级别医疗资源的可达性；另一方面，借助健康设施提倡健康档案管理、健康教育、普及智慧诊所等。通过完善心理咨询室、注重环境心理设计、鼓励邻里互助社区志愿服务来保障精神卫生。

（四）健康活动

健康活动包括疗愈、健身、交往与文化。在利用健康环境的基础上，打造自然氧吧、疗愈水景等场景。借助共享书吧、社区会客厅、社区戏台、四点半课堂、创业充电站等健康设施促进交往，营造丰富的社区文化。健身空间和游乐场地设计上，可利用架空层、未开发绿地、闲置售楼部等消极空间。同时在健康交通的基础上，利用慢行步道、社区健身场馆等健康设施，融合虚拟健身设备，提倡健身共享，举办家庭竞赛、趣味竞赛等活动，促进体力锻炼。富有地方文化特色的活动是健康活动场景中的重要部分。

（五）价值观念与政策

1. 健康社会　健康社会是一个全方位发展的社会形态，强调社会认同、社会公平、健康韧性的构建。挖掘与传承社区历史文化，保护社区的工业、文化、古迹遗产，通过社区微更新促进邻里和谐。发动退休干部和专业人士为社区居民提供法律咨询和民生调解。组织社区共同缔造活动，提高社区居民的参与度和归属感，进一步加强居民对社区的认同感。通过加强社区准备、社区恢复和应急管理，完善社区生活圈的疾病管控机制、实现空间资源的弹性转换等措施，加强健康社区面对突发性公共卫生事件的能力。

2. 健康政策机制　包括管辖、恢复保护和预防、运营体系架构。推动老旧小区的改造，构建社区基金会，完成对资金的驱动。提倡居民参与，构建社区合伙人制度，通过鼓励企业与社区合作，发挥本地能动性，同时拉动社区就业。

三、社区生活方式健康管理的主要内容

社区人口健康与居民的健康素养、心理健康、居住环境和医疗环境四个因素密切相关，营造健康型的社会生活环境，构建以健康为中心的医疗模式，帮助社区居民提升自我健康管理能力，有利于促进社区人口的健康水平。社区生活方式健康管理应从以下几方面着手提高居民健康服务的可及性、综合性和连续性，从而将疾病预防关口前移，促进卫生资源合理配置。

（一）引导居民的健康生活的行为

引导居民的健康生活行为是营造社区健康场景的目的和核心。公众行为作为社区场景的重要组成部分，不仅受到场景的指引和影响，同时也反作用于场景，共同塑造着社区的健康氛围。健康社区以人为本，满足居民的个性化多样健康需求，推动居民在一天的生活轨迹中做出健康的选择，促进居民的健康行为。以需求为导向，注重实体环境提升，落实社区专业化基础设施，实现社区智能化管理。

（二）舒适物与社区健康生活需求相匹配

当前，人们的健康生活需求日益提高，但同时我国的空间场景应用不够丰富，相对应的设施和服务有待创新。在以往健康社区建设中，对空气、水等方面的建筑设备提升较多，对室内建成环境的质量与环保程度较为关注，而公共服务、场景设计、特殊设施等方面未能很好地满足居民的需求。例如，部分小区内的公共空间中，健康活动设施设计缺乏专业性和数量保障。社区街道与绿地设计中，缺少基于健康心理的景观环境设计，设施置入缺少对于健康生活方式的设计；慢行系统设计欠缺不足，未能很好地激发居民在社区中的社交活动和健康活动。社区公共设施不足，适老化设计不完善，全年龄段的设施不普及，公共卫生和医疗设施不足，缺少安全和韧性的风险防范。

场景理论有助于舒适物与需求的精准匹配。舒

适物是服务、商业中给予使用者愉悦而又具有市场价值的东西，具体可以反映在设施、活动和服务上。舒适物与人们生活需求的精准匹配，不同的舒适物元素集合，构成了多样的场景，吸引特定的人群，催生特定的价值观、文化情感。健康社区中的舒适物包括促进健康交往的社区会客厅，提供健康食物的菜场、生鲜超市，全年龄段的健康设施，数字化智慧设施、药房等。活动设施可达性高，将激发居民的使用习惯；公共环境应能主动防控健康风险，整合物联技术实现无感健康；物流配送与互联网技术结合；健康环境结合科技化产品，实现可视化联动。

（三）内生动力与城市新动能

场景理论强调有意义的社会组织形式，在自上而下的规划背景下，健康场景培育了社区的内生动力，使社区中的人们聚集并融合，在舒适物、特色活动的组合中形成归属感，培育自下而上的凝聚力。场景将刺激消费行为，结合文化、美学，为居民提供彼此与自我的愉悦体验空间。通过健康社区的建设，推动设施和空间升级，面向健康、卫生、运动、康养、教育、食品及种植等新业态，在社区中植入的空间界面，提供新就业机会和薪资提升，拉动城市新动能。

第三节　学校生活方式健康管理

儿童的健康关系着个人的发展和价值的实现，关系着整个家庭的幸福美满，也是国家强盛的根本和希望。提高儿童的健康素养、形成良好的生活方式，是实施健康中国战略的有效途径。目前，我国学龄儿童的不良生活方式日益普遍，许多慢性非传染性疾病的发病率不断上升，发病时间也越来越早，而学生的健康世界观非常具有可塑性，因此在校期间积极开展生活方式健康管理，为学生形成健康的生活方式氛围，塑造健康世界观，具有重要意义。

一、我国学校健康管理的现状与特点

学校健康管理广义上是指以学生的健康需求为中心，通过健康促进、健康监测和常见疾病预防，教学过程和健康教育为一体的管理，积极动员学校、家长和学校所属社区内所有成员，努力创造安全健康的学习环境，提供合适的健康服务，共同促进学生健康。狭义的学校健康管理是从在校学生的特定健康问题，如吸烟、网络成瘾、身体活动不足、膳食不均衡、精神压力等出发，收集信息、评估风险，制订相应的健康干预计划，并以开展生活技能健康教育和健康促进为主要途径，消除学生的不良行为习惯和生活方式的工作过程。

目前，我国在校学生的体检和疾病筛查日益完善，对于监测学生的健康状况，不断发现健康问题发挥了重要的作用。同时，各种形式的健康科普宣传、健康教育讲座等也提高了学生的健康意识和知识水平。但是学校健康管理具体工作不够精细持久，还存在以下问题。

1. 学校、家庭对于在校学生面临的健康问题不够重视，片面地只重视知识教育。长时间的久坐、缺少户外活动以及学习压力导致了学生近视、肥胖、心理问题等诸多问题的发生。

2. 许多学校健康体检仅流于表面形式，体检学生的信息资料缺失，体检结果不准确，后续健康管理效果无法精准评估。

3. 学校健康管理服务不健全，只检不评、只检不管。不少学校的健康管理服务只是体检，缺乏后续的健康评估及长期的健康管理。学生在校期间的健康管理是全生命周期健康管理的一部分，应当保持其持续性和完整性。

4. 学校、家庭对健康管理的认识不够，缺乏健康管理的专业人员，学校现有的校医普遍缺乏健康管理的相关知识和技能，无法保障健康管理的需求，极大影响了学校健康管理的质量。

根据国务院发布的《中国居民营养与慢性病状况报告（2020 年）》数据显示，我国居民超重、肥胖的形势严峻，成年居民超重率和肥胖率分别为 34.3% 和 16.4%；6~17 岁儿童超重率和肥胖率分别为 11.1% 和 7.9%；6 岁以下儿童超重率和肥胖率分别为 6.8% 和 3.6%。超重、肥胖也是心脑血管疾病、糖尿病和多种癌症等慢性病的重要危险因素。肥胖儿童中有大约 30% 合并高血压，大约 40% 合并血脂异常，超过 44% 合并高尿酸血症，并且呈现出快速低龄化趋势。超重、肥胖的儿童青少年因脂肪组织过多及骨骼肌发育不足更加容易出现胰岛素抵抗状态，成为发生2型糖尿病的高危人群。除此之外，越来越多的研究表明，其他许多在中老年时期才多发的疾病，如肿瘤、免疫缺陷疾病、认知障碍、视力听力损失等与儿童时期的超重肥胖、不良的生活行为方式有着密切联系。

因此，充分抓住慢性病的关键窗口期，对无风险的儿童开展零级预防，对超重肥胖、血脂异常等心脑血管代谢危险因素开展一级预防，从小养成健康的生活行为方式，必定可以从源头遏制慢性病的上升趋势，减轻慢性病带来的沉重的社会和经济负担。

二、学校生活方式的主要表现

学龄儿童的年龄跨度大，各阶段生理、心理特征变化较明显，学生、家长及学校对健康需求也各有不同，因此，明确学校生活方式的主要内容和表现，可以有针对性地提高学校健康管理服务。

学校是进行健康教育效果最好、时机最佳的场所，因此，学校应通过学科教学和班会、社团、专题讲座、板报等多样的宣传形式开展健康教育，不断提升学生的健康素养水平。利用综合实践活动和地方课程的时间，采用多种形式向学生传授健康知识和技能，营造良好的生活方式氛围。

根据学生的健康信息，对生长发育水平和健康状况进行个性化的评价，分析存在的主要身心问题及影响因素。发现常见的视力不良、缺铁性贫血、营养不良、肥胖等健康问题，开展筛查诊断和防治，对原发性高血压、糖尿病、血脂异常等成年疾病开展早期预防。

青春期学生身体加速发育，而心理、社会适应能力的发展相对推迟，容易在心理上引起波动，形成复杂的青春期心理问题，导致缺乏学习兴趣、逃学、离家出走，甚至自虐、轻生等现象。另外，像吸烟、过量饮酒、滥用药物、暴力伤害、网络成瘾等健康危险行为也是学校不良生活方式的表现，也应大力开展预防和监测。

三、学校生活方式健康管理的主要内容

1. 健康素养　充分抓住学生健康世界观的可塑期，通过各种形式不断提高学生的健康素养、养成良好的生活方式，形成积极健康的学校生活氛围，塑造健康世界观。

2. 膳食与营养　在校期间是建立健康信念、形成健康膳食行为的关键阶段，从小养成健康的膳食行为会受益终身。推荐参考《中国学龄儿童膳食指南(2022)》进行膳食合理搭配，重点强调主动参与食物选择和制作，提高营养素养。学习食物营养相关知识，充分认识合理营养的重要性，建立为自己的健康和行为负责的信念；主动参与食物选择和制作，会阅读食品标签，并会进行食物搭配；家庭和学校构建健康食物环境，除提供平衡膳食外，还应通过营养教育、行为示范、制订食物规则等，提高营养素养并养成健康饮食行为。

3. 身体活动　学生每天在校需要进行至少60分钟的中高强度身体活动，包括但不限于拉伸练习、平衡灵敏协调练习、心肺耐力练习、力量练习、脊柱健康练习和骨质增强型运动。每周至少3次高强度的身体活动，3次抗阻力活动和骨质增强型活动。增加户外活动时间，减少静坐时间，视屏时间每天不超过2小时，越少越好。家长、学校、社区共建积极的身体活动环境，鼓励学生掌握1~2项运动技能。

4. 睡眠　保证充足的睡眠，每天不少于7小时的夜间睡眠，杜绝熬夜。

5. 心理　与他人(同学、老师、父母)融洽相处，良好地适应周围环境，保持身体、情绪、智力相协调。经常性参加集体活动、结伴旅游和参观学习，保持建立良好的人际关系。同时，寻找适合的减压方法，降低学习压力。

6. 禁烟　建设无烟校园，校园内全面禁止吸烟，设置禁止吸烟的标识。不吸二手烟，杜绝电子烟。

7. 体检　建立健全学生健康体检制度，全面了解学生膳食、体重、骨骼、口腔、视力、脊柱、心理等状况，建立学生健康档案，将体检结果及时反馈家长，提出有针对性、有效的综合干预措施，实施全程精准、科学的健康管理。

学校生活方式健康管理是一项长期、精细化的工作。目前，国内少有专业的指南与共识，缺乏持续、有效的生活行为方式干预，还需要政府、学校、家庭等各方的共同努力，才能将生活方式健康管理落到实处，促进在校学生健康水平，实现早期预防和控制慢性病的目标。

第四节　企业(职场)生活方式健康管理

随着经济的发展,我国已经成为全球工作时间最长的国家,企业员工的健康状况令人担忧,员工猝死、过劳死的新闻报道层出不穷。企业也开始逐渐从对“物”的管理转向对“人”的管理,更加关注企业员工的健康管理。企业健康管理不但可以减少病假、误工等损失,提高生产效率,而且可以体现企业对员工的关怀,增强员工的归属感及凝聚力。

一、我国企业健康管理的发展现状与特点

企业健康管理在国外已有几十年的发展历史,但在我国,企业健康管理的往往还只是提供基本的医疗保险、定期体检、员工运动会等,很少有企业进行科学、完整、有效的员工健康管理。我国企业健康管理的发展进程大致可以分为三个阶段。

1. 第一阶段　劳动防护的基本保障。在我国的经济体制还是以企业集体所有制为主的时期,大多数的单位、企业都能提供工作岗位所需的基本劳动防护用品,比如必要的口罩、安全帽、防暑清凉用品等,但此时还未建立相应的社会保障体系。

2. 第二阶段　福利制度的逐步健全。改革开放之后,经济的快速发展除了给企业员工带来了巨大的工作压力,还有各种精神心理健康问题,出现了“过劳死”“跳楼”等影响恶劣的事件,越来越多的企业开始意识到员工健康的重要性。同时,在此阶段外资企业纷纷进驻我国,也带来了员工健康管理的先进经验,国内的企业开始效仿,为员工提供定期体检、补充医疗保险,增加相应的运动、娱乐等活动。各大企事业单位也在此时建立起了社会保障体系。

3. 第三阶段　“以人为本”的管理转变。经济迅猛发展的新时代,企业员工除了工资、福利之外,还有着对实现自我价值更高的要求。这也促使企业管理层意识到人才是企业最大的财富,维护员工的健康可以用最小的投入带来巨大的生产力和创造力,企业健康管理逐步转变为以人为出发点,尊重、关心、发展员工的管理模式。

但是,目前我国的众多企业对员工的健康管理工作重视程度不够,员工平时工作节奏快、平均工作时间长、劳动强度大、心理紧张程度高、社会环境压力大,将主要精力投放在工作上,没有时间参加身心健康活动,导致身心健康长期处于亚健康状态。同时,不少员工有着小病不用管或随便用药等错误观念,这都使得我国的企业健康管理还有很长的路要走,而且迫切需要通过生活方式健康管理来提高员工的健康意识和健康水平。

二、企业生活方式的主要表现

员工的健康状况是多种因素相互作用的结果,现代社会竞争激烈,使得员工长期承受着过大的工作压力,心理上的紧张、焦虑、抑郁等负面情绪不断增加,如不能及时调节,就会出现心理问题,进而导致生理功能失衡,内分泌、神经系统功能失调,免疫力下降,影响员工身心健康。在生活方式方面,也存在着诸多不良行为习惯,如过量饮酒、长期吸烟、工作负荷重导致熬夜加班过度疲劳,作息不规律。员工膳食结构不合理的问题普遍存在,脂肪供能比不断增加,高油、高糖、高盐等营养密度低的食物摄入过多,在外就餐、点外卖就餐的比例持续上升,导致了个体能量摄入增加;蔬菜水果摄入不足,偏食、食物种类单一,饮食不规律等因素都可导致胃肠神经功能紊乱,影响健康。员工劳动程度的降低,出行的便利以及电子产品的普及导致了静态生活时间的增加,同时普遍缺乏规律的体育锻炼运动量不足。此外,环境污染,如大气污染、水污染,以及工作场所内外的噪声污染、光污染、电磁污染等都会对人体健康产生不良影响。

三、企业生活方式健康管理的主要内容

1. 企业在维护员工健康方面需要整合资源、总体协调,打造企业生活方式健康管理的优良氛围,为员工提供强有力的支持。

(1) 营造健康至上的企业文化氛围,通过形式多样的健康教育讲座、激励性的健康活动、健康培训课堂等,全面改善企业的健康文化氛围,形成员工珍爱生命、主动健康的健康理念。企业可以从每个部门的员工中遴选出一位优秀的自我健康管理者,在召开部门会议时可以简短分享健康信息、自我管理经验,营造健康生活方式的良好氛围。

(2)整合、协调有关部门的资源，如负责组织员工健康体检的部门、财务、食堂，第三方合作健康体检及健康管理的机构等，充分发挥各部门的资源作用，共同促进员工健康。根据员工历年的体检情况，企业食堂可以调整提供的食物结构、种类，以低脂、低盐、低糖、高纤维为原则，满足健康饮食的需求。对于企业内部的便利店、自动售卖机提供的食物严格把控、保证食品安全。体育活动方面，有条件的企业可以在活动中心举办健身课堂、组建运动队伍，指导员工积极参加体育活动；条件受限的企业也可以利用广播或员工微信群，播放工间操，营造运动的氛围，缓解工作压力。

2. 生活方式健康管理是一个持续、动态、平衡的过程，除了企业提供有利的条件支持以外，更多的还需要员工自发、自觉地完成。倡导员工进行生活方式健康管理，既可以促进员工形成健康的生活行为方式，又能减少因个体差异或工作之外的危险因素影响员工的身心健康。

(1)健康素养的提升：进入职场后，健康教育几乎空白，企业员工的健康素养水平普遍较低、健康知识匮乏、健康意识淡薄，存在诸多健康方面的误区。这是导致企业员工健康危险因素普遍存在、多种慢性病高发甚至猝死的主要原因。因此，要为企业员工开展全面、系统、持续的健康教育，不断提升员工的健康素养水平。

(2)体重管理：坚持《中国居民膳食指南(2022)》推荐的平衡膳食准则合理搭配膳食，规律进餐，饮食适度，少盐少油，控糖限酒，足量饮水，少喝或不喝含糖饮料，不用饮料代替白水；食不过量，保持能量平衡，坚持日常身体活动，每周至少进行5天中等强度身体活动，累计150分钟以上；适当进行高强度有氧运动，加强抗阻运动，每周2~3天；减少久坐时间，每小时起来动一动。

(3)戒烟：员工、企业应协同促进戒烟行为。掌握吸烟员工的相关资料，对其进行吸烟的危害、戒烟技巧等健康教育，提高戒烟意愿，同时完善企业的戒烟、控烟管理制度，严格按照奖惩制度进行相应处罚。

(4)身心减压：企业定期对员工进行心理健康的问卷评估，及时掌握员工的身心健康情况；在网站、微信群中提供线上冥想、放松视频资料，线下学习放松练习，如瑜伽、静坐冥想等，供员工掌握身心减压的方法；聘请健康心理学专家为员工进行工作生活中的压力疏导。

(5)健康体检及健康管理：提高员工年度体检的参检率，及时掌握健康状况，并对收集到的健康信息进行慢性病的风险评估，使员工能够清楚地了解其患慢性病的危险性，并针对危险因素进行个性化的健康指导，同时建立完整、动态的健康档案。此时可以让家属一并参与健康管理，确保员工能够积极地进行自我管理、促进健康。

健康的员工是企业的核心竞争力，企业要尽可能地为员工提供增值服务。通过生活方式健康管理，可以帮助员工预防疾病、改善亚健康状态、降低慢性病发病率，切实提高员工的健康指数，保护企业核心资源。

第五节　乡村生活方式健康管理

随着我国城乡居民基本医疗保险制度的不断完善，参保率不断提升，建立起了基本覆盖城乡全民的医疗保障体系，为广大城乡居民提供了便捷的公共卫生服务。但是在健康意识、健康生活、健康管理方面城乡存在明显的差距，乡村居民的健康素养还是普遍偏低，乡村的健康管理服务也起步较晚，还有很长的路要走。

一、乡村健康管理的现状与问题

(一)乡村居民健康意识薄弱

与城市居民相比，乡村居民的文化教育水平较低、健康意识相对薄弱，没有认识到慢性病的危害性，对于健康管理的认识和接受程度不高。因长年从事农业生产活动，不少老年人认为能劳动就是身体健康，而年轻人作为家里的主要劳动力来源、经济的顶梁柱，更没有时间和精力主动参与健康管理。

(二)健康管理水平有限、社会保障水平不高

目前，乡村卫生机构普遍缺乏专业的健康管理师，乡村医生在健康管理领域的服务能力有限；而且在一些经济较为落后的地区，还有不少人缺乏社会保障，对一些大病重病的保障能力不够，使得

不少人的关注点不在健康，影响参与健康管理的积极性。

二、乡村生活方式的主要特点

乡村居民具有基本相同的生产生活环境，生活方式具有浓厚的农业生产的性质和特点，同质化程度较高，个体差异较小，基本有着相同的文化背景、交往对象和范围、趋同的生活方式、价值观念乃至兴趣爱好。从事同一性的农业劳动，也使得生活节奏及变化缓慢。乡村生活方式的特点使乡村居民对健康重要性的认识不够，健康观念更新较慢，影响了居民的生活水平，但同时也是开展生活方式健康管理的重要契机。

三、乡村生活方式健康管理的主要内容

（一）转变健康观念，提高健康意识

在乡村实施生活方式健康管理的前提是转变现有的健康观念。不少人认为没有病就是健康，只有生病需要治疗了才要看医生，完全没有正确认识到健康的生活方式才是健康的基石，只有主动健康才能提升健康幸福生活的水平。因此，乡村生活方式健康管理的首要任务就是不断提升乡村居民的健康素养。

（二）大力开展健康教育

健康教育宣传是实施乡村生活方式管理的抓手，把健康教育融入到乡村居民的日常生活。利用广播、活动中心等载体开展健康宣教，随着互联网的普及，各级政府及乡镇卫生院可以利用互联网开展形式多样的科普宣传，推送优质的健康教育资源。同时，要充分利用县域医联体资源，邀请上级医院的专家团队开展健康咨询、健康讲座等健康促进活动。

（三）优化乡村健康服务

除了提供基本医疗保障，各级政府还可以提供以预防为主的健康服务，比如可以引进非药物干预的物理治疗仪器设备、技术方法，对劳动群众的劳作损伤及时进行必要的物理治疗，对民众亚健康状态进行全方位的维护。通过切身的体验、现实的教育，使民众意识到健康幸福的生活要靠自己的努力，与时俱进地改变健康生活方式。

（四）强化健康体检及生活方式健康管理

为乡村居民提供每年一次的健康体检服务，加强检前宣传提高参检率，检中合理安排体检并详细询问现有的生活方式，对健康状况、慢性病风险进行科学评估，并在检后建立档案、开展日常随访、并进行生活方式健康管理，主要包括保持合理的体重；膳食多样化、补充足量的水果蔬菜，减盐、限糖、控油；养成规律适合的运动习惯，避免久坐；戒烟、不吸二手烟、拒绝电子烟；最好不饮酒，喝酒严格限量；重视心理健康，通过合适的方式来缓解压力；学习健康科普知识，不断提升健康素养水平。

没有全民健康就没有全面小康。乡村地区以改变生活行为方式为中心的健康管理工作，定会提高乡村居民的健康素养，推动其健康水平的稳步提升，也必将全面保障“健康中国”目标的全面实现。

（覃岳香　李　艳）

参考文献

1. 王瑞青，孔宪菲，张华，等. 世界卫生组织身体活动和久坐行为指南 [J]. 中国卒中杂志, 2021, 16 (04): 390-397.
2. 中国营养学会. 中国居民膳食指南 (2022)[M]. 北京: 人民卫生出版社, 2022.
3. 武留信，曾强. 中华健康管理学 [M]. 北京: 人民卫生出版社, 2016.
4. 国家卫生健康委疾病预防控制局. 中国居民营养与慢性病状况报告 (2020 年)[M]. 北京: 人民卫生出版社, 2022.
5. 米杰. 儿童青少年期是重大慢性病防治的关键窗口 [J]. 中国儿童保健杂志, 2019, 27 (11): 1161-1162.

第十三篇　健康管理护理篇

社会的快速发展、国家对人民健康的高度关注及大众健康意识的不断提高等都对健康管理提出了新的要求，催生了健康服务新业态与新模式，促进了健康管理学科的发展。护理是健康管理的重要组成部分，承担了很多工作与职责，在慢性病健康管理中发挥着不可替代的作用。护理学的内容、范畴涉及影响人类健康的生物、社会心理、文化及精神等各个方面，其基本任务是维护健康、预防疾病、恢复健康及减轻病痛。护理伴随着健康中国建设的广泛开展和健康中国行动的深入实施，健康管理护理是健康中国建设中不可或缺的重要力量，然而，健康管理护理的概念、内涵尚不清晰，学科体系尚不完整。

本篇将从健康管理护理的内涵与作用、健康管理（体检）机构护理的岗位设置与职责、技术与技能、技能提升与培训、不同场景 / 场所下的健康护理管理、健康管理护理的科研与教学六个方面展开介绍。以期促进健康管理护理学科建设，推进大健康产业的进步，全面提升健康管理护理在促进全民健康素质中的作用。

（唐四元）

第一章　健康管理护理概论

第一节　健康管理护理的内涵与作用

一、健康管理护理的概念与特点

（一）健康管理护理的概念

综合健康管理和护理学的概念，将健康管理护理定义如下：健康管理护理是指将现代护理学相关知识与技能应用于健康管理的服务实践而形成的相对独立的知识体系，是健康管理学的重要组成部分。具体指在健康管理的健康检测、健康评估、健康干预和健康监测四大环节的实施过程中提供包括健康评估、临床营养学、护理教育学、护理管理学、护理信息学等护理学知识与技能的实践，以实现促进和维持人类健康的目标。健康管理护理的实施主体为护士，包括但不限于健康管理（体检）机构护士、社区护士、家庭护士等各类护理人员。健康管理护理的目的是促进和维持个体或人群的健康，包括生理健康、心理健康、社会适应能力良好等多方面的健康状态。

（二）健康管理护理学的特点

健康管理护理具有以下六个特点。①多学科交叉融合。健康管理护理以护理学和健康管理学为核心支撑，横跨护理学、管理学、预防医学、中医学、生物信息学、社会学等多个学科。②以人的健康为中心。以促进和维持健康为目标，根据个人或群体的具体情况提供有针对性的健康管理护理服务。③关注健康问题。区别于临床诊断后治疗过程中出现的护理问题，健康管理护理重点关注健康风险评估确定的健康问题。④面向全生命周期全人群。健康管理护理关注全人群，包括不同健康状态的人群，不同生命阶段的人群，不同性别、种族和职业的人群。⑤服务场所多元化。在不同场所 / 场景下进行健康管理护理，不仅限于医院，还有社区、学校、家庭和医养 / 养老机构等多种场景。⑥基于循证，结合国情。健康管理护理在实施过程中以循证实践为导向，综合运用新的高级别研究证据，并充分考虑各国国情，结合实际情况开展。

二、健康管理护理的内涵构成与作用

随着医学模式从“以治病为中心”转变为“以人民健康为中心”，护理工作的重点逐渐由治疗性护理转移到疾病预防和健康促进方面。在我国，护理工作以满足人民群众健康需求为目标，正在与分级诊疗、整合型医疗服务体系、健康管理联合体的推进和发展相配合，将工作重心从疾病护理向慢性病管理、保健康复、社区延续护理、非药物性健康处方等方面拓展。

（一）健康管理的各主要环节均需要护理相关服务

护士已成为健康管理团队的主要成员，直接深入地参与到健康管理的各个主要环节，承担着医学健康管理服务（如健康体检、健康风险评估、健康干预）和非医学健康管理服务（如流程服务、接待服务及其他健康相关产业链的周边服务等），在长期、连续、动态与循环往复的健康管理过程中发挥着无可替代的作用。

护理人员所具备的专业医学和护理知识、临床护理技能和健康管理素养，使其成为健康管理实施的重要人选之一。在健康测量与监测中，护士通过体格检查、健康问卷等形式，全面准确地收集健康信息，建立健康档案，了解个体健康状况和健康危险因素，分析群体健康状况的分布和影响人们健康的因素，以便及时进行健康干预。在健康评估过程中，护士通过对采集的专业数据分析，进行身心健康评价和危险因素评估，制定个性化健康干预措施。在检后随访中，护士为体检者提供包含健康生活方式干预、亚健康状态干预和慢性病管理在内的健康干预与跟踪随访，根据体检者的检查结果和综合情况制定合理有效的健康管理策略，周期性地评估及调整，从而有效增强受检者依从性及健康管理效果。

（二）护士是慢性病健康管理技能的主要实践者

慢性病是严重威胁居民健康的最重要疾病类

型，已成为影响经济社会发展的重大公共卫生问题。近年来我国出台的《中国防治慢性病中长期规划（2017—2025 年）》《健康中国行动（2019—2030 年）》等政策进一步强调了慢性病防治工作的重要性，慢性病管理已成为健康管理的核心内容之一。

护士独特的职业特性可使其与各类医疗健康服务人员有效组织协调，在慢性病人群健康管理中担当疾病防治的沟通者和健康知识的传播者，通过专业知识、技能和健康管理手段发现现存或潜在的个体或人群的慢性病风险，针对性地给予健康教育、健康干预，促进其形成良好的生活方式，防止疾病的发生发展，提高生存质量。

在《"健康中国 2030" 规划纲要》的引领下，护士将在未来以"体检 - 评估 - 干预 - 促进"为核心的"四位一体"的健康管理实践模式中发挥更重要的作用。

（三）健康管理护理贯穿全生命周期健康服务

当前，全民健康已成为关乎国计民生的重大事业。全生命周期健康管理从健康影响因素的广泛性、社会性、整体性出发，以人的生命周期为主线，对婴儿期、幼儿期、儿童期、少年期、青年期、成年期、老年期等不同阶段进行连续的健康管理和服务，对影响健康的因素进行综合治理。全民健康管理为护理服务提供了前所未有的机遇，护士作为生命健康的守护者，承担着多重使命，开展健康知识科学普及是护士的基本职责，兼顾并满足全部人群的不同健康需求，充分发挥护士在全民健康管理中的积极作用。护理人员在生命周期健康管理过程中，根据不同群体的特点，在重点时期为重点人群提供健康干预，通过这种方式，将健康管理的关口前移，精准降低健康损害的发生概率，力求实现少得病、少得大病、健康长寿的目标，最终为维护人民生命安全和身体健康做出更大贡献。

第二节　健康管理护理的发展

随着健康中国建设的持续推进，我国健康管理进入新的发展时期。据不完全统计，我国各级各类健康管理（体检）机构已近 8 000 家，2019 年体检达 4.44 亿人次，健康管理从业人员逾百万人，健康管理人才队伍已初步形成。目前，我国健康管理尚处于前学科建设阶段，健康管理护理尚处于萌芽时期，在健康管理蓬勃发展的大环境下，健康管理护理迎来了发展的机遇。

一、健康管理护理的发展简史

在西方发达国家和地区，健康管理学和护理学的起步均较早，两者都已发展成为较为成熟的学科，相互渗透和融合，护理人员已成为健康管理的主力军。1977 年随着"生物 - 心理 - 社会"的新医学模式被提出以来，护理模式也随之发生转变，新的医学模式要求护士在提供护理时应将服务对象看成一个具有生理及社会心理需要的整体，而不是只重视服务对象的生理或病理反应的局部。目前，护理学已经发展成为一门为人类健康服务的独立的应用学科，护理的服务对象为所有年龄段的健康人及非健康人，服务场所也变得多样化，并以护理理论指导护理实践。

随着人们健康意识的不断提高和疾病谱的转变，健康管理在西方国家应运而生。健康管理最早出现在美国，并已形成了一整套的健康管理理论与操作系统，将群体作为服务主体，以提供健康管理服务。日本、澳大利亚、英国、芬兰等国家在美国健康管理模式的基础上不断地对本国的健康管理模式进行扩充与完善，形成了各具特色的健康管理模式。随着健康管理的服务效益逐步显著，许多西方发达国家开始探索高级实践护士（advanced practice nurse，APN）在健康管理领域中的积极作用。高级实践护士是拥有深厚专科知识、复杂问题决策能力及扩展临床实践才能的注册护士，在提高个体照护质量、促进护理专业发展、降低医疗成本等方面发挥了重要作用。2009 年，APN 国际伙伴同盟（international APN partnership）在伦敦成立，APN 国际伙伴同盟总结了护士在健康管理与初级保健领域中的实践工作，指出健康管理发展对多学科团队和高级护理人才的需求，并建立了基于全球视角的持续性健康需求管理课程（enduring health needs management course，EHNM）。针对持续性健康需求管理课程，APN 国际伙伴同盟建立的相关框架初步确定了学生教学、教学环境、学习网络、实践活动等方面的内容，为健康管理护理的发展提供了一定的基础。

我国健康管理目前处于“艰辛起步、创新实践”的初期发展阶段，即将步入“学科大发展、产业大繁荣”的规范成长阶段。但健康管理护理仍处于萌芽阶段，还需要不断探索与发展。目前，我国开展健康管理主要有社区模式和医院模式。医院模式多在医院的健康管理中心（部/科）、体检中心（部/科）开展，有组织地对有需求的个体或群体开展健康体检、健康教育等健康服务。社区模式是基于社区卫生服务中心，以社区为范围、家庭为单位，以社区人群的卫生服务需求为导向，将医疗、预防、保健、康复及健康教育等融为一体的新型卫生保健模式。护理服务贯穿社区健康管理的全过程，充分体现了社区健康管理中护士参与的重要性与必要性。

二、健康管理护理的发展方向

（一）构建健康管理护理专科理论体系

护理是健康管理的重要组成部分，健康管理护理是在健康管理学理论基础上开展的具有专科特色的护理工作，应在健康管理学理论和学科体系指导下，构建健康管理护理专科的理论体系和相关研究方向。健康管理护理专科建设包括内涵要素和外在要素，是高度综合性的系统工程，主要包括学科基础与条件建设等。国内的三级综合医院拥有亚专科发展的基础和条件，应发挥自身建设优势，积极引领护理工作重点从目前的以临床护理为主逐渐转向以慢性病管理为主的方向发展，分别从发展需求、流程规划、质量控制标准化、质量控制建设等方面提高健康管理护理的服务质量，积极推进健康管理护理专科的创新建设。健康管理护理专科的建设需要突破传统专业的建设思路，强化专业人才的创新意识。

（二）完善健康管理护理人才培养机制

按照专科体系要求，创新健康管理护理的人才培养模式。充分认识专业型人才的重要作用，按照复合型知识结构的要求，组织开展健康管理行业护理从业人员岗前培训和在岗人员继续教育，提高其岗位胜任力。积极成立健康管理护理学术组织，编著培训教材，开设课程，承担培训教学任务，掌握专科发展最新成果，实时更新培训内容，明确培养目标，科学制订课程体系等，促进健康管理护理教育培训的标准化、规范化。

（三）推进健康管理护理学术科研发展

一是利用三级综合医院的优势资源，遴选具有高学术水平、能够申请重大科研项目、指导和组织科研队伍并能够取得一定科研成果的优秀人才引导健康管理护理亚专科发展。二是组建健康管理护理专家团队，主要围绕专项疾病健康预防、适宜技术推广、学科理论系统构建等重点内容展开研究。三是构建健康管理护理团队，加强人才建设，提高健康管理护理服务能力。

三、健康管理护理服务的创新发展

（一）“全人群”健康管理护理模式

《“健康中国2030”规划纲要》强调要以人民健康为中心，坚持预防为主，推行健康生活方式，减少疾病发生。以防治慢性病为突破口，预防、治疗、康复一体化的健康管理服务体系将逐步建立。建立科学的慢性病防控体系，构建人群“早筛查、早评估、早干预”的健康管理服务模式，充分利用5G、互联网、穿戴设备、大数据、AI等新兴技术，推进健康管理护理领域的创新实践，通过有效管控个人健康危险因素，为慢性病人群健康管理提供有效手段，实现“促健康、防大病、管慢病”，打造慢性病管理闭环，为我国“十四五”规划目标的实现贡献力量。

（二）“全生命周期”健康管理护理模式

由于生命周期不同阶段健康状况的特点不同，各阶段疾病防治和健康管理的重点也不同，健康管理中的护理工作不再仅仅是对某种疾病的治疗后护理，还包括妇婴保健监测、儿童健康管理、成人风险评估健康管理、老人慢性病管理、康复指导等，以实现全生命周期的健康管理。通过健康体检获取健康信息，实施健康评估，建立个体化的电子档案，并进行健康干预以及健康状况定期监控，从而实现健康管理的便捷高效、终身相伴。

（三）“家庭”健康管理护理模式

家庭作为社会支持的重要组成部分，是实施健康管理行为的主要场所，家庭中的心理、互动、价值观建设、家风建设、生活习惯以及生命文化对人的健康都具有极大影响。家属作为主要社会支持力量，在个体健康管理过程中扮演着重要的角色。围绕家庭的疾病预防与健康管理研究需进一步完善落实，充分发挥家庭支持系统在健康管理过程中的协助与督促作用，帮助个体改善不良生活习惯，提高其遵医行为，从而有效提高健康状况和生命质量。因此，在我国形式多样的健康管理模式中，有必要进一步探索和完善“家庭”健康管理护理模式。

（四）“智慧”健康管理护理模式

在健康管理行业迅速发展的今天，如何利用有效手段提高健康管理的质量和效率是被关注的话题。未来健康管理领域的创新，将主要朝着高效、精准、智能的方向迈进，日益成熟的云端技术，解决了信息缺失以及海量零散信息整合的难题。大数据挖掘、云计算、人工智能等技术使高效率、高质量的个性化健康管理服务成为可能，也将帮助实现健康管理服务的规模化、精准化以及远程化。智慧健康管理是未来的发展方向，但目前刚刚起步，需要持续研发与创新。

第三节　健康管理护理的内容

随着健康管理和护理学科的飞速发展，形成健康管理护理的内容、方向以及培养相对应的护理人才的重要性日益凸显。目前，健康管理（体检）机构是我国最主要的健康管理护理场所及人才培养基地。因此，本节将从健康管理（体检）机构视角出发探讨健康管理护理的相关内容，主要包括岗位设置与职责、技术与技能、人员能力提升与培训。其次，本节将进一步探讨健康管理护理的发展方向，主要包括不同场景下的健康管理护理及健康管理护理的科研与教学。

一、健康管理（体检）机构护理的岗位设置与职责

以体检流程设置护理岗位，即根据健康体检环节和时序的不同，从健康体检三个流程设置检前、检中、检后的护理岗位。检前的护理岗位包括检前服务、接待及宣教等；检中的护理岗位包括导检、服务台工作、标本采集、专科检查、辅助检查等；检后的护理岗位包括随访、健康咨询、报告解读及报告管理等。

以专业类型设置护理岗位，即根据健康体检人员专业要求的不同，将护理岗位分为医学健康管理型和非医学健康管理型。医学健康管理服务主要包括健康体检（体检信息采集、专业技能操作），健康风险评估（慢性病风险评估），健康干预（报告解读、健康咨询、生活方式干预指导、个性化健康管理方案等）。非医学健康管理服务体现以服务为主的工作，主要包括流程服务、接待服务及其他健康相关产业链的周边服务（如保险、健康商城等）。

二、健康管理（体检）机构护理的技术与技能

目前，健康管理（体检）机构护理的技术与技能，包括健康管理护理综合技术、健康管理护理技能、健康管理护理辅助技能。其中，健康管理护理综合技术包括体检流程中的基本技术、健康管理护理风险评估、健康管理护理干预跟踪；健康管理护理技能包括基础检查、实验室标本采集、功能性检查；健康管理护理辅助技能包括超声影像检查、放射影像检查、内镜检查、功能性检查。

三、健康管理（体检）机构护理人员的能力提升与培训

目前，健康管理（体检）机构护理人员的能力培训包括健康管理护理岗位胜任力培训、健康管理护理知识技能培训、健康管理护理实训案例培训、健康管理护理能力考核与评价等。

通过建立系统化健康管理（体检）机构护理人员培训体系，加强护士的专业技术训练和能力素质建设，提高护理服务水平，培养高素质护理队伍，为健康管理（体检）机构提供高质高效健康管理服务，为不同级别健康管理（体检）机构赋能。

四、不同场景 / 场所下的健康管理护理

根据健康管理的主要场景 / 场所，探讨不同场景 / 场所下健康管理护理的内涵及实践。健康管理护理除了在我国占据主导地位的健康管理（体检）机构提供的健康管理，还包括社区、学校、家庭、医养 / 养老机构及互联网 / 网群的健康管理护理。

五、健康管理护理的科研与教学

发展健康管理护理领域的科研与教学对此专业方向的发展及人才培养至关重要。应基于健康管理护理实践中发现的问题，通过健康管理护理的科研与教学，不断加深对健康管理护理的认识，发

展健康管理护理学的相关理论，攻克健康管理护理的难点、疑点，开展和应用健康管理护理新技术、新方法，从而促进护理质量的提高。另外，科研的本质是创新，要创新就要求护士应从学历结构、知识结构、科研能力上提高自身素质，培养并提高护士的观察能力和思维能力，勇于投身科研实践，将未知变为已知，用已知指导创新，培养高素质的健康管理护理专业的合格人才。

（唐四元　丁金锋　陈琦蓉）

参考文献

1. 武留信, 曾强. 中华健康管理学 [M]. 北京: 人民卫生出版社, 2016.
2. 李小妹, 冯先琼. 护理学导论 [M]. 4 版. 北京: 人民卫生出版社, 2017.
3. 李小兰, 张清勇, 王新, 等. 护理在健康管理中的作用与地位初探 [J]. 现代预防医学, 2010, 37 (04): 689-690.
4. 王秀峰. 健康中国战略的地位、作用与基本要求 [J]. 卫生经济研究, 2019, 36 (04): 3-6.
5. 李梅兰. 护理在健康管理中的作用与地位研究 [J]. 世界最新医学信息文摘, 2018, 18 (52): 9-10.
6. 张素秋, 宋江莉, 胡晋平, 等, 护士在全民健康管理中的作用探讨 [J]. 中国护理管理, 2021, 21 (5): 3.
7. 中华医学会健康管理学分会, 中华健康管理学杂志编委会. 健康管理概念与学科体系 [J]. 中华健康管理学杂志, 2020, 14 (5): 409-413.
8. 张千彧, 邱宾, 刘伟军, 等. 5G 技术助力“互联网 + 医疗”健康管理模式发展 [J]. 中国卫生质量管理, 2020, 27 (6): 81-84.
9. 朱媛媛, 方英. “互联网 +” 全程健康管理模式的建立与实践 [J]. 当代护士, 2021, 28 (09): 5-9.
10. 秦静, 李伟, 栾烨, 等. 常态化疫情防控下老年人健康管理策略研究 [J]. 卫生经济研究. 2020, 37 (10): 46-48.

第二章 健康管理（体检）机构护理的岗位设置与职责

据不完全统计，截至2019年，我国各级各类健康管理（体检）机构已近8 000家，年体检达4.44亿人次，健康管理从业人员逾百万人。不容忽视的是，护士是健康管理（体检）机构中的主力军，在各类不同性质的健康管理（体检）机构的卫生技术人员分布中占比居首位，占总从业人数的38.56%~42.98%。健康管理（体检）机构护理人员的工作内容与工作要求有别于普通病房，需要其充分展示多重角色的能力。随着健康管理（体检）机构护理队伍不断壮大，专业素质和服务能力逐步提高，学历结构不断改善，护理人员在健康管理各流程与环节中发挥着举足轻重的作用。但目前健康管理（体检）行业内仍没有明确的护理分工界限，因此，如何能在护理人力资源有限的情况下，更好地满足日益增长的健康管理服务需求，如何借助科学有效的手段调配护理人员，使其发挥最大的效用，是健康管理护理管理中的一个重要部分。有必要通过制订和修订健康管理（体检）机构相关护理岗位设置与职责，科学设置岗位，明确各岗位准入条件、培训要求、岗位职责及服务范畴等，以护士护理服务能力和专业技术水平为主要指标，结合工作经验、职称和学历等条件，建立符合健康管理护理工作特点的护士层级管理制度。

第一节 健康管理（体检）机构护理岗位设置原则及组织架构

一、健康管理（体检）机构护理人力资源配置标准

2018年国家卫生健康委员会印发的《健康体检中心基本标准（试行）》《健康体检中心管理规范（试行）》等文件提出，健康管理（体检）机构应具有独立健康体检及候诊场所，建筑总面积不少于400平方米，至少配备10名护士，其中至少有5名具有主管护师及以上专业技术职务任职资格。护理人力资源配置在不同地区、不同机构间差异较大，具体的护理岗位人力配置标准可按工作岗位性质及健康管理（体检）机构年度服务人次进行预估，并按照阶段性工作量浮动动态调整各岗位人力配比。结合大部分健康管理（体检）机构岗位设置情况，遴列以下护理岗位人力配比供参考，如表13-2-1。

二、健康管理（体检）机构护理岗位设置原则

相关机构可根据年业务量、流程管理、质量控制要求等方面动态调整人力需求及岗位设置。从护理管理范畴来看，以工作职能进行岗位设置，如护理管理、质量控制、应急管理、院感管理、人事管理、科研教学管理等方面。根据健康管理工作流程的检前、检中、检后三个阶段对具体工作内容进行岗位设置，三个阶段环环相扣，首尾相连形成健康管理的闭环模式，根据“按需设岗，因岗设人”的宗旨，每个岗位按职能进行分组，在每个组中选取1名工作能力较强者作为组长，进行上传下达、工作协调、工作安排等职能。各岗位的设定都应该考虑突发情况导致的岗位空缺，设定相应的岗位备选人员。

三、健康管理（体检）机构护理组织架构

1. 健康管理（体检）机构护理管理组织架构，如图13-2-1。

2. 健康管理（体检）机构护理业务组织架构，如图13-2-2。

表 13-2-1　健康管理（体检）机构岗位设置及人力配比

<table>
<tr><th>岗位类别</th><th>岗位名称</th><th>最低配置标准</th><th>基层机构配置标准（500 平以下、单个检区，日均承检量<100 人）</th><th>县级以上、三级医院以下机构配置标准（500~2 000 平、多个检区、日均承检量 100~300 人）</th><th>三级医院及以上机构配置标准（2 000 平以上、多个检区、日均承检量>300 人）</th></tr>
<tr><td rowspan="4">护理管理岗位</td><td>护士长</td><td rowspan="8">至少配备 10 名护士，其中至少有 5 名具有主管护师及以上专业技术职务任职资格</td><td>1 名</td><td>1 名</td><td>1 名，必要时可设副护士长 1~2 名</td></tr>
<tr><td>体检区主管</td><td rowspan="2">1 名（可由护士长兼任）</td><td>每个体检区各 1 名</td><td>每个体检区各 1 名</td></tr>
<tr><td>护理事务类主管</td><td>2~3 名</td><td>每项护理事务各 1 名</td></tr>
<tr><td>护理业务小组组长</td><td></td><td></td><td>每个业务小组各 1 名</td></tr>
<tr><td rowspan="4">护理业务岗位</td><td>服务类岗位（含服务台、体检流程中各指导服务类岗位）</td><td>2~3 名</td><td>按不同岗位分工各配备 1 名护士</td><td>按岗位分工至少配备 1~2 名护士</td></tr>
<tr><td>标本采集类岗位</td><td>1~2 名</td><td>3~5 名</td><td>静脉采血按每日受检者 50∶1 配置采血护士；尿、粪便标本采集各检区配备 1 名护士</td></tr>
<tr><td>技能辅助类岗位</td><td>1~2 名</td><td>3~5 名</td><td>按仪器数量 1∶1 配置检查护士</td></tr>
<tr><td>检后健康管理类岗位（含随访、检后咨询、报告解读、报告管理等）</td><td>3~5 名</td><td colspan="2">原则上按年度内首次体检受检者人数 2 000~3 000∶1 配备检后随访护士，人力不足时可根据检出疾病风险级别和预期随访效果要求适当减少随访岗位人数。根据检后深度健康管理服务对象人数，按 20∶1 配备检后健康管理护士</td></tr>
</table>

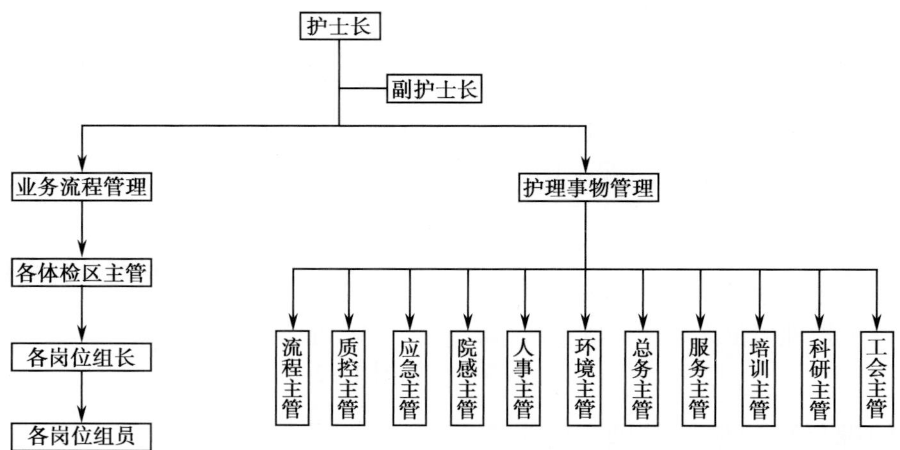

图 13-2-1　健康管理（体检）机构护理管理组织架构

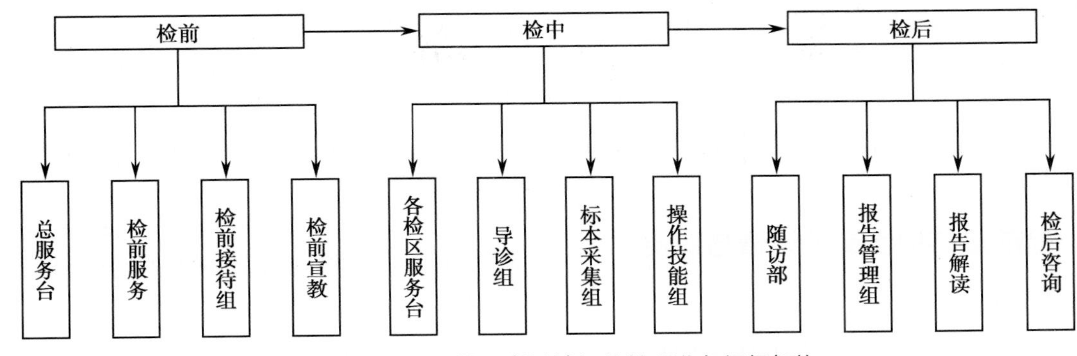

图 13-2-2　健康管理（体检）机构护理业务组织架构

第二节　健康管理（体检）机构检前的护理岗位设置与职责

检前服务主要包括健康风险自测问卷填写、个性化健康体检套餐设置及体检项目注意事项指导。体检套餐设置既要全面、精确地收集到体检者的健康或疾病相关信息，又要体现最佳成本效益原则，避免过度医疗。做好检前服务是为受检者提供良好体验感的开端，是帮助受检者合理快速完成体检的有效手段。

一、检前服务护士岗位设置与职责

（一）岗位设置

1. 岗位人数至少 1 名，视工作需要增加。

2. 资质要求具有本科室 1 年以上工作经验，大专及以上学历，基层或县级以下机构可适当放宽任职条件。

3. 权限与职责负责健康风险自测问卷的填写指导、检前项目咨询与指引、体检注意事项指导等工作（线上、现场）。

4. 组织关系由护士长分管，体检区域主管直管。

（二）岗位职责

1. 协助受检者预约体检，根据体检者的时间安排、身体状态，确定体检日期和到院体检的具体时间。

2. 指导体检者关注健康管理（体检）机构微信公众号，简单介绍公众号功能，告知体检者线上或线下均可预约体检设置体检套餐。

3. 发放健康风险自测问卷测评卡号及密码，指导体检者完成，并告知健康风险自测问卷为体检套餐设置及体检后慢性病管理提供依据，保证信息的准确。

4. 初步了解受检者检查需求及检查禁忌证，如幽门螺杆菌检查 1 个月以内避免使用抗生素、铋制剂、质子泵抑制剂等；肠镜检查前需要进行肠道准备等。

5. 介绍“1+X”套餐，“1”为基本体检项目，也是“必选项目”，包括健康体检自测问卷、体格检查、实验室检查、辅助检查、体检报告首页等 5 个部分。“X”为专项体检项目，为“备选项目”，是个体化深度体检项目，主要针对不同年龄、性别及慢性病风险个体进行的专业化筛查项目。

6. 指导及提醒携带有效证件（身份证、港澳通行证或护照），需要医保卡支付者提醒携带医保卡。

7. 检前饮食指导体检前 3~7 天，避免高脂肪、高蛋白饮食及饮酒，保证良好的睡眠，避免剧烈运动；体检前禁食 8 小时以上；体检当日晨起可饮白开水 200~300mL，预约“无痛胃镜”检查者不宜饮水，确保体检结果的准确性。

8. 体检着装指导体检适宜穿棉质、宽松舒适的衣物和鞋子，以容易穿脱为宜，女士不宜穿带有钢圈或金属扣子的内衣、紧身衣裤、连衣裙、裤袜等，不宜化浓妆、佩戴首饰和隐形眼镜。

9. 女性生理期指导月经期间不可做妇科检查和大小便检查，妇科检查的最佳时间为月经结束后的 3~7 天；体检前禁止阴道冲洗；体检前禁止使用阴道药物；体检前 1 天禁止夫妻生活。

10. 检前及检中服药指导患有高血压病、冠心病等慢性病者，晨起应照常服药；糖尿病受检者将降糖药携带至医院，用餐前服用。

11. 详细告知体检者健康管理（体检）机构地址，协助体检者选择最优交通工具，私家车出行者告知停车情况。

二、检前接待护士岗位设置与职责

（一）岗位设置

1. 岗位人数至少 1 名，视工作需要增加。

2. 资质要求具有本科室 5 年以上工作经验，本科及以上学历，中级及以上职称，基层或县级以下机构可适当放宽任职条件。

3. 权限与职责负责体检前现场核实体检者身份、设置体检套餐、导检单打印等工作。

4. 组织关系由护士长分管，体检区域主管直管。

（二）岗位职责

1. 核实身份、了解空腹情况，确保本人空腹体检，晨起已喝蜂蜜水、枸杞等养生茶者，协助安排空腹项目改天完成。

2. 了解体检目的，根据体检目的设置相应的入职体检、孕检、婚检或常规体检等检查项目。

3. 了解既往史、现病史、家族史，根据病史选择合适的“X”专项。

4. 了解女性月经周期、怀孕、备孕情况，月经期间不做妇科检查、大小便检查；无性生活史者不做妇科检查及经阴道 B 超；6 个月内有生育计划的男女性、孕妇、哺乳期女性不做 X 线检查、CT、^{14}C 及骨密度检查。

5. 了解服药史，如 1 个月以内使用过抗生素、铋制剂、质子泵抑制剂等不做幽门螺杆菌检查，避免对结果造成影响。

6. 了解体内金属植入情况，体内有金属植入者不做磁共振成像检查。

7. 了解受检者现有情况，根据身体状况选择合适的“X”专项。

8. 以“1+X”套餐为基本依据，设置个性化体检套餐。

9. 打印导检单，开具各项特殊检查申请单，引导体检者至检前宣教护士处，指导体检安排及流程。

三、检前宣教护士岗位设置与职责

（一）岗位设置

1. 岗位人数 1 名。

2. 资质要求具有本科室 1 年以上工作经验，大专及以上学历，基层或县级以下机构可适当放宽任职条件。

3. 权限与职责负责体检者等候检查时体检注意事项的告知、进行相应宣教工作和稳定体检者情绪等工作。

4. 组织关系由护士长分管，体检区域主管直管。

（二）岗位职责

1. 指导体检流程，介绍体检导检单、智能导检系统、空腹项目、餐后 2 小时血糖检查指导等。

2. 协助预约特殊检查项目的检查时间，做好标记、登记和指导。

3. 指导 CT、MRI、胃肠镜等特殊检查检前、检中和检后注意事项。

4. 关爱年老体弱和行动不便的体检者，必要时配备轮椅，对体检者和陪同人员做好防跌倒宣教工作，张贴防跌倒标识，指导体检者及家属签字、确认、登记，保障体检者安全。

5. 协助导检，动态了解体检者需求，协助体检者高效舒适地完成各检查项目。

第三节 健康管理（体检）机构检中的护理岗位设置与职责

健康管理（体检）检中工作岗位主要分为护理操作岗位和体检服务岗位，主要工作内容包括导检、咨询服务、标本采集、专科检查、辅助医师检查等。加强全程化、程序化护理服务的质量控制、反馈与改进，实现护理质量持续改进，是保证健康管理（体检）质量及维护受检者满意度的重要环节。

一、导诊护士岗位设置与职责

（一）岗位设置

1. 岗位人数每个候诊区至少 1 名，可视工作实际情况增加。

2. 资质要求在健康管理中心工作 1 年以上，

具备大专及以上学历,具备良好的心理素质和一定的应变能力,基层或县级以下机构可适当放宽任职条件。

3. 权限与职责负责检中指引、加强现场服务管理,维持现场秩序、缩短受检者候检时间、减少无效移动等工作。

4. 组织关系由科主任总管,护士长分管,体检区域主管直管。

(二) 岗位职责

1. 严格执行医院和科室的规章制度,认真履行其工作职责。

2. 熟知当日体检安排、实时掌握各项目动态,根据智能导检系统引导受检者进行各项检查,及时解答受检者咨询。

3. 维持各区现场秩序,对老、弱、病、残、孕等跌倒高风险受检者给予相应照顾。

4. 做好礼仪及服务,熟悉各检查项目特殊要求,负责岗位巡视,正确引导受检者候诊。

5. 负责指导受检者检查完毕,浏览导引单有无漏检,并引导其交表至服务台。

6. 严格执行知情同意制度。

7. 做好"8S"管理,并指导受检者进行医疗垃圾分类。

8. 负责导检时受检者的现场健康宣教。

9. 协助各体检区主管解决受检者投诉和建议。

10. 服从组长及领导安排积极完成各级领导交办的临时性任务及突发性任务。

二、服务台护士岗位设置和职责

(一) 岗位设置

1. 岗位人数各体检区服务台 1~2 人。

2. 资质要求在健康管理中心工作 3 年以上;具备大专及以上学历;掌握抢救及急救知识技能,具有较强的语言表达和人际沟通能力,基层或县级以下机构可适当放宽任职条件。

3. 权限与职责负责解答咨询、检中新增体检项目(加项)、应急事件处理及体检导引单回收交接等工作。

4. 组织关系由科主任总管,护士长分管,体检区主管直管。

(二) 岗位职责

1. 在科室主任、护士长、体检区主管的领导下工作。

2. 严格执行医院和科室的规章制度,认真履行工作职责。

3. 负责来访受检者咨询及接待的工作,接听来访电话,妥善处理,详细记录,及时上报。

4. 熟悉智能导检系统,根据体检情况,负责体检现场分流,并协助体检区主管工作岗位的调度。

5. 各服务台特殊职责

(1) 总服务台:负责体检预约及体检导检单的发放,兼体检预检分诊工作,科学评估受检者健康状况及体检需求,合理分流至相应功能区域,负责受检者跌倒风险评估并标示。

(2) 体检区服务台:负责科内体检特检项目排号及科外特殊检查项目的预约,告知受检者注意事项并安排送检。执行登记"健康风险红色预警"结果报告流程。负责普检区导检单回收并建立交接,负责统计导检单上出现的错误并及时修改,统计导检单未交情况,取消自愿放弃的检查项目,及时提交给结果整理组。

6. 负责告知受检者电话随访时间、领取文本报告的时间及要求。

7. 负责服务台用物补充,做好"8S"管理。

8. 告知受检者因特殊情况不能当日完成的体检项目,及时完成补检。

9. 负责办理体检文本报告邮寄手续。

10. 完成上级主管交办的其他工作。

三、标本采集护士岗位设置和职责

(一) 岗位设置

1. 岗位人数静脉采血岗按每日受检者 50∶1 配置采血护士,指导尿标本、粪便标本岗 1 名 / 独立体检区域。

2. 资质要求在健康管理中心工作 3 年以上,具备大专及以上学历,具有高度的责任心及操作技能,基层或县级以下机构可适当放宽任职条件。

3. 权限与职责负责各类标本的正确采集、保存及送检(包括血标本、尿标本、粪便标本等)。

4. 组织关系由科主任总管,护士长分管,体检区域主管直管。

(二) 岗位职责

1. 静脉采血岗岗位职责

(1) 严格执行医院和科室的规章制度,认真履行工作职责。

(2) 严格执行采血室各项规章制度和操作规程,落实无菌操作及"三查九对"(姓名、年龄、性别、体检号、检验项目、检验条码及相匹配的试管、无菌物品、禁食禁饮情况、人脸识别）及手卫生规范。

（3）负责受检者的静脉血标本采集。

（4）负责采血后注意事项的交代，根据智能导检系统对受检者进行下一步体检项目的指导。

（5）负责血标本的分类清点，督促外勤工人及时送检，做好交接登记。

（6）严格实施医用垃圾、生活垃圾、锐器的分类放置，督促工人分类转运处理。

（7）负责采血室桌面卫生的保持，督促保洁人员维护。

（8）掌握急救知识技能，掌握采血室工作流程，无痛采血技术熟练，掌握静脉采血并发症的预防及处理。

（9）完成上级主管交办的其他工作。

2. 指导采集尿标本、粪便标本岗岗位职责

（1）严格执行医院和科室的规章制度，认真履行工作职责。

（2）严格执行各项规章制度和操作规程，核对用物，体检者姓名、性别、年龄、单位、保健号、体检项目、条码等。

（3）告知受检者标本留取注意事项及标本具体放置的位置，督促专人送检。

（4）不定时巡视卫生间有无标本未按要求放置。

（5）负责桌面卫生的保持、及时补充卫生间用物，督促保洁人员维护卫生间卫生，做好“8S”管理。

（6）积极完成上级主管交办的其他工作。

四、专科检查护士岗位职责

（一）岗位设置

1. 岗位人数根据各专科检查岗位安排。

2. 资质要求在健康管理中心工作 3 年以上；具备大专及以上学历，需要通过相应专科岗前培训及上岗考核，具有良好的理论基础及操作能力，基层或县级以下机构可适当放宽任职条件。

3. 权限与职责规范培训后上岗，从事由护士负责检查操作、数据采集与保存，医生出具检查报告的体检项目操作。主要包括一般项目、人体成分分析、心电图、动脉硬化检测、肺功能、C_{13}/C_{14} 呼气试验等体检项目。

4. 组织关系由科主任总管，护士长分管，体检区域主管直管。

（二）岗位职责

1. 严格执行医院和科室的各项规章制度、岗位职责和护理操作规范，认真执行查对制度（核对受检者身份：姓名、性别、年龄、单位、体检号、检查项目、条形码信息、照片），消毒隔离制度，严防差错事故的发生。

2. 负责受检者本岗位的检查，实行“首检负责制”，严格执行“三级会诊”和体检危急值报告制度。

3. 严格按照岗位规范要求做好每日体检工作，进行体检数据采集、录入及核对，提供个性化健康管理服务。

（1）检查前：提前做好环境准备、仪器校准、用物补充工作。

（2）检查时：掌握各检查项目意义及要求，正确规范地为受检者做好检查、指导及宣教工作；注意保护好受检者隐私；询问病史，及时了解受检者基本情况；熟知当日体检安排，实时掌握各检查项目动态，合理指导受检者下一步检查流程。

（3）检查后：完成检查后做好体检项目检查结果（含图像）的整理归档及系统备份工作，严格执行保密原则，防止泄露受检者隐私。科学评价健康状态及风险，告知初步检查结果，予以相关建议指导；做好重大阳性结果的登记、处理及汇报。

4. 做好本岗位的“8S”环境、院感及安全管理，负责岗位相关设备的质检、日常维护及保养，配合工程师定期检修仪器。

5. 加强突发应急事件的观察及应变能力，发生紧急事件时立即按流程处理并上报。

6. 按要求做好本岗位新员工、轮岗人员、进修学员、实习护生的培训与考核工作。

7. 加强本岗位操作技能及护理和健康管理专业理论学习，学习和运用国内、外本专业的先进健康管理医学科学技术，积极开展相关科研工作。

8. 积极开展岗位创新、优化业务流程。

9. 积极完成上级主管交办的其他工作。

五、辅助检查护士岗位设置及职责

（一）岗位设置

1. 岗位人数根据各专科检查岗位安排。

2. 资质要求在健康管理中心工作 3 年以上；具备大专及以上学历，具备良好的沟通与协调能力，基层或县级以下机构可适当放宽任职条件。

3. 权限与职责负责做好 B 超、放射、胃肠镜、

MRI检查等需要医生进行操作的检查项目的协调辅助工作。

4. 组织关系由科主任总管,护士长分管,体检区域主管直管。

(二) 岗位职责

1. 严格执行医院和科室的各项规章制度、岗位职责和护理操作规范,认真履行工作职责。

2. 负责做好体检人员的项目预约登记、检前注意事项说明、检查流程指导等工作。

3. 做好与各医技科室及医生之间的沟通协调工作。

4. 负责受检者个性化健康管理服务的实施,包括以下内容。

(1) 检查前:做好环境准备、用物补充、仪器开启等工作。协助体检人员做好各项检查前准备,如空腹、清洁肠道、憋尿等。

(2) 检查中:掌握各检查项目意义及要求,正确规范地为受检者做好指导及宣教工作。检查过程中协助受检者摆放正确体位并保护好隐私,协助检查医生做好结果的记录、图像的采集工作。熟知当日体检安排,实时掌握各检查项目动态,合理指导受检者下一步检查流程。

(3) 检查后:做好体检项目检查结果(含图像)的整理归档及系统备份工作。检查后注意对相关事项进行宣传教育工作,严格执行保密原则,防止泄露受检者隐私。科学评价健康状态及风险,做好重大阳性结果的登记、处理及汇报。

5. 做好本岗位的"8S"环境、院感及安全管理。

6. 加强突发应急事件的观察及应变能力,发生紧急事件时立即按流程处理并上报。

7. 求做好本岗位新员工、轮岗人员、进修学员、实习护生的培训与考核工作。

8. 加强岗位操作技能及健康管理护理理论学习,不断提高自身业务水平。

9. 开展岗位创新、优化业务流程。

10. 积极完成上级主管交办的其他工作。

第四节　健康管理(体检)机构检后的护理岗位设置与职责

我国健康体检行业由最初被动的辨病体检转变为全面"健康检测、健康评估与健康指导"的主动健康体检及检后管理服务;从单纯体检服务转变为涵盖了健康风险干预、连续监测、健康促进、慢性病管理的健康管理综合服务。因此,极其需要明确健康体检机构检后管理服务中护理岗位的设置及职责,包括检后随访、检后咨询、体检报告解读、报告管理等岗位。

一、检后随访护士岗位设置与职责

检后随访可为体检者提供健康生活方式干预、亚健康状态干预、慢性病管理;通过随访连续跟踪记录体检者健康指标的变化状况,有利于下一步健康风险评估和个性化健康方案制定,可用于科学研究和建立终生电子健康档案。

(一) 岗位设置

1. 岗位人数按年度内首次体检人数2 000~3 000∶1配备检后随访护士,护理人力不足时可根据检出疾病风险级别和预期随访效果要求适当减少随访岗位人数。

2. 资质要求通过规范随访护士分层培训,定期进行考核,明确各层级岗位能力,实现能级对应的随访岗位责任制管理,如表13-2-2。

表13-2-2　随访护士分层培训

阶段	基本要求
实习随访护士	1. 本科及以上毕业3年以上,专科毕业6年以上 2. 护师及以上职称 3. 本专科工作1年及以上,胜任项目设置及初检工作
普通随访护士	1. 本科及以上毕业3年以上,专科毕业6年以上 2. 护师及以上职称 3. 从事本专科工作2年及以上,具有针对慢性非传染性疾病及其风险因素进行筛查与风险甄别评估,并具有提供健康指导建议及健康干预方案的能力
专科方向随访护士	1. 本科及以上毕业10年以上 2. 主管护师及以上职称 3. 从事专科普通随访工作5年及以上,能胜任体检报告解读,并具有随访带教能力

3. 权限与职责负责检后随访、体检后报告解读、慢性病预防与综合管理、科学就医指导等工作。

4. 组织关系由科主任总管，护士长分管，体检区域主管直管。

（二）岗位职责

1. 检后随访是根据检前健康调查问卷采集的信息和健康体检客观数据资料，进行全面健康状况分析评估并做出健康风险分级，提出个性化、针对性的健康指导和干预措施。首先根据健康风险等级按时完成随访（重大异常结果 24 小时内完成首次随访）。

2. 根据体检者健康信息指导其科学就医，提供有针对性的健康教育、健康咨询等。

3. 指导检后专项复查及年度个性化体检方案。

4. 随访记录完整、规范，根据随访系统要求记录体检者就医、复查、健康教育、疾病确诊、住院、手术、用药、死亡等情况。

5. 特定人群根据个体情况制定个性化健康管理方案。

6. 保护体检者隐私，防止健康信息泄露。

二、检后咨询护士岗位设置与职责

检后服务一般包括建立健康档案、疾病风险评估、健康随访、检后咨询、健康教育、提供健康管理方案、绿色就医通道等。其中检后咨询是最为有效和落地的一种服务模式，体检者因自身医学知识匮乏，往往对体检报告中的异常指标不重视，检后咨询是让受检者与检后咨询护士面对面沟通，根据体检者的检查结果和综合情况进行深度分析，制定合理的健康管理策略，指导周期性的评估及调整，增强受检者依从性，达成健康管理的效果。

（一）岗位设置

1. 岗位人数 1~2 人。

2. 资质要求在健康管理中心工作 10 年以上；具备本科及以上学历，中级及以上职称，兼具营养指导、运动健身指导、心理咨询指导、生活环境指导等高素质综合型健康指导型人才，基层或县级以下机构可适当放宽任职条件。

3. 权限与职责负责运用营养学、医学以及相关学科的专业知识，遵循健康科学原则，通过健康咨询的技术与方法，解答体检者相关疑惑。

4. 组织关系由科主任总管，护士长分管，体检区域主管直管。

（二）岗位职责

1. 做好健康卫生宣传及健康咨询工作。

2. 负责体检后的健康咨询接待工作。热情接待现场咨询人员，耐心、准确、及时解答他们的疑惑，指导正确就医并给予营养、运动、心理等保健指导。不能处理的问题准确记录，及时上报。

3. 具备良好的沟通交流技巧，在体检者咨询过程中，言简意赅，语气和缓，了解不同咨询者的心理，打消他们的疑虑，咨询期间取得他们的信任。谈话在浅显易懂的基础上体现出足够的专业性和权威性。

4. 咨询内容除了违反政策、法律、法规等情况之外，咨询护士不得无故推脱检后咨询者。

5. 咨询时全方位地向体检者宣教关于健康风险干预、连续监测、健康促进、慢性病管理的健康管理综合服务的重要意义，防病于未然，提高他们的健康素养水平和对健康干预方案的依从性。

6. 健康咨询记录完整、规范。根据相关制度要求记录体检者咨询的内容及对就医、复查、健康教育、住院、手术等指导情况。

三、报告解读护士岗位设置与职责

健康体检结果解读，是指健康体检之后由资深健康管理人员认真审阅健康体检报告，通过电话或面对面的沟通交流，告知疾病诊断和异常检查结果，以便体检者了解自己在健康方面存在的问题、原因、危害以及应采取的措施，从而提高其依从性，为健康评估、健康教育、健康干预等后续服务的实施奠定基础。帮助体检者正确理解体检报告，对健康知识答疑解惑是提升体检价值最有力的手段。

（一）岗位设置

1. 岗位人数 1~2 人。

2. 资质要求在健康管理中心工作 10 年以上；具备本科及以上学历，中级及以上职称，具备扎实的临床医学理论基础、优秀的综合分析能力及良好的沟通能力，基层或县级以下机构可适当放宽任职条件。

3. 权限与职责负责体检报告解读和给予健康指导、健康宣教等健康科普工作。

4. 组织关系由科主任总管，护士长分管，体检区域主管直管。

（二）岗位职责

1. 负责检后体检报告的解读工作，包括电话、短信、微信、面对面沟通的体检报告解读。

2. 报告解读时尽可能让体检者了解健康问题产生的原因、危害、风险因素及其与生活方式的关系。

3. 对数据所有的分析、判断和建议都应建立在综合分析的基础上。特别要注意将问卷调查内容与本次体检数据相结合，切忌针对单一阳性数据或指标给出结论。

4. 体检报告解读应尽可能通俗易懂、形象生动，善用比喻并结合挂图、检查结果图片报告、临床实例和生活实例进行讲解，使体检者易于理解和便于执行，确保解读的实际效果。

5. 一般健康问题及异常结果，有针对性地制订干预措施，告知注意事项及复查时间。

6. 对需要进一步明确其性质的异常结果，应指导体检者进行深度检查，包括告知体检者下一步需要就诊的科室和专家、可能需要的检查项目以及联系人和联系方式等，必要时主动协助安排会诊和检查。

7. 对已明确诊断且需要住院治疗的疾病，应协助安排体检者入住相应的科室，遇有危急值情况，应立即启动危急值处理流程。

四、报告管理护士岗位设置与职责

(一) 岗位设置

1. 岗位人数 1 人。

2. 资质要求在健康管理中心工作 1 年以上；具备大专及以上学历，基层或县级以下机构可适当放宽任职条件。

3. 权限与职责是负责体检报告的打印、领取、邮寄、保管、核实领取人身份等工作。

4. 组织关系由科主任总管，护士长分管，体检区域主管直管。

(二) 岗位职责

1. 体检报告管理护士应具有高度的工作责任心，遵纪守法、忠于职守，对工作认真负责。

2. 熟悉体检报告的接收、整理和发放流程，严格遵守报告的签发流程。接收报告时确保体检客户的报告与胶片装袋一致，确保资料的完整性。对体检报告进行分类归放、制作标签、有序排列，便于查阅、发放。

3. 严格执行医院的相关保密制度，未经允许，不得将体检报告内容外泄，领取体检报告时严格核实身份，保护体检者隐私。

4. 保持报告管理室的整洁，切实做好体检报告的防潮、防火、防虫等措施，确保体检报告安全。

5. 接收待发团队体检报告，并做好记录，根据团队体检协议规定的报告领取方式及时限，掌握需发报告的单位名称及待发份数，保证应发报告及时打印并邮寄。

6. 制作特殊项目报告标签，并统一存放，标识清楚。破损或不清楚的标签及时更换，提高打印、发放体检报告的准确性与快速性。

7. 清理延迟接收的体检报告，并对其进行原因分析，寻找对策，积极落实直至报告接收；及时查找不能准时发放体检报告的原因并记录，同时协助解决；不断提高业务技术水平和报告管理水平，使体检报告管理更规范化、标准化、系统化。

(彭　洁　邓玉玲　王桂莲)

参考文献

1. 国家健康体检与管理质量控制中心. 国家医疗服务与质量安全报告——健康体检管理分册 [M]. 北京: 人民卫生出版社, 2019.
2. 宋瑰琦, 黄璐, 秦玉霞, 等. 基于护理岗位管理的护士队伍成效建设 [J]. 护理学杂志, 2014, 29 (07): 3-6.
3. 武留信, 曾强. 中华健康管理学 [M]. 北京: 人民卫生出版社, 2016.
4. 唐怀蓉, 王佑娟. 健康管理中心工作人员手册 [M]. 成都: 四川科学技术出版社, 2021.

第三章　健康管理（体检）机构护理的技术与技能

第一节　健康管理护理综合技术

健康管理护理综合技术包括体检流程中的基本技术、健康管理护理评估和健康管理护理干预跟踪三个方面。

一、体检流程中的基本技术

（一）体检预约

良好的体检秩序离不开健康管理（体检）机构（以下简称“机构”）对于承检量的把控，因此预约制是保障体检顺利的基本要素。随着信息化不断更迭，体检预约由传统的人工预约逐渐转变为APP电子化预约为主，人工为辅的模式。目前，部分电子化预约已经实现了体检项目的实时统计，并可设置单独项目的最大承检量，更有利于机构提前安排，确保体检流程顺畅，提升受检者满意度。

（二）项目咨询

为了受检者顺利完成各项检查，体检机构应根据受检者项目详细告知检查前、检查中、检查后的注意事项。同时根据机构自身的布局、流程等，以短信、电话、线上推送等方式向体检人群发放体检须知。体检须知一般包括基础信息、体检流程及体检前准备等内容。①基础信息：包括体检日期、时间安排，健康管理（体检）机构地址、交通方式、联系方式等。②体检流程：简明扼要交代体检基本流程，包括领取导检单、缴纳费用、检查顺序、交回导检单、领取结果等。③体检前准备：包括饮食要求，着装要求，特殊检查项目准备（如空腹、憋尿、胃肠道准备等）。另外，根据体检类型的不同及时调整，如入职体检时，屈光不正者需要测量矫正视力，应提醒受检者准备眼镜等。

（三）导检服务

导检人员是体检人群进入健康管理（体检）机构首先接触的工作人员，导检人员的形象、气质、服务、语言、行为直接关系到受检者对机构的第一印象。导检的具体职能包括迎宾礼仪、咨询分检、应急处置等。

1. 迎宾礼仪　从仪表、仪态、语言等方面进行规范培训，制定服务标准，启用服务评价系统，做好机构形象管理。

2. 咨询分检　咨询分检是导检服务非常重要的一环。要求导检工作人员掌握一定的专业知识，熟悉体检项目的检查意义及注意事项、适应人群，熟悉体检流程和检查等候时间等。及时、有效、正确地进行答惑解疑、分检引流，尽量缩短受检者等候时间，优化体检流程，带给受检者良好的体验。咨询分检主要遵循有问及时回答、未问提前干预的原则，第一时间为受检者提供帮助。

3. 应急处置　应急处置通常分为常规突发状况（如停水、停电、断网等），人员纠纷（如插队、代检、等候时间过长、错检漏检等导致的冲突）和突发医疗状况（如心搏骤停、晕针晕血、低血糖反应、意外跌倒等）。导检工作人员需要熟练掌握健康管理（体检）机构所有应急预案处理流程和必备的专业技能并做好应急处置。

目前，健康管理（体检）机构的导检服务多采用人工导检、人工导检＋智能导检系统相结合，后者有利于节约人力成本，再结合人工辅助协调，解决智能导检系统灵活度不够的缺陷，将更多的人力用于个性化、人性化服务及应急处置上。

二、健康管理护理评估

护理人员在健康管理评估中主要是针对受检者进行生活方式评估。生活方式评估包括饮食、锻炼、压力、睡眠、烟酒及环境毒素六个方面。

三、健康管理护理干预跟踪

（一）健康教育

健康教育是以传播、教育、干预为手段，以帮助个体和群体改变不健康行为和建立健康行为为目标，以促进健康为目的所进行的系列活动及过程。健康管理护理人员需要具备基本的健康教育理论知识和了解并掌握常用的健康教育操作技能。健康教育实用方法与技能主要包括健康科普信息的收集与加工、科普讲座的方法与技巧、健康教育传播材料制作与使用、健康教育活动策划、场所和专题健康教育、团体行为训练及健康教育项目设计、实施与评价等。

(二) 报告解读

体检报告解读是面向个体进行健康教育很好的时机。掌握生理数据的关联性是解读体检报告的基本技能。需要整理思路综合考虑单个系统各项指标的关联、相关系统之间的关联,再结合历年结果纵向对比,寻找可能的致病危险因素和疾病发展趋势,找到疾病和潜在疾病的根源,为个体提供个性化的专业建议。在解读报告时,需要注意几个问题:①一次阳性结果不轻易下诊断;②注意体检细节不误读,如直肠指检及前列腺按摩后可能导致PSA升高的假象,在解读这个指标时尤其注意询问采血前细节,避免造成受检者紧张;③一个结果多种考虑,如ALT升高,可能是肝炎,也可能是脂肪肝、损肝药物影响,还可能是熬夜、过度疲劳等情况引起,这需要工作人员了解受检者疾病史、用药史、生活习惯、超声报告等,结合ALT具体数值,判断可能导致升高的原因,向受检者清楚说明,给予相关指导等;④语言通俗易懂、解读透彻,医学专业术语晦涩难懂,普通人难以理解,工作人员可借助图文、模型、动画等道具,用通俗易懂的语言向受检者解释医学常识。

(三) 检后随访

检后随访是指在检后健康风险评估的基础上,对受检者定期进行健康教育指导和干预追踪,动态连续记录健康状况演变过程的一种观察方法。检后随访需要注意几个问题:①规范检后随访路径,以相关指南和共识为蓝本,规范检后随访路径,包括随访指标、频率及方式;②学会抓主要矛盾,找出可能导致疾病的关键问题;③针对危险因素,实施干预措施;④及时进行检后服务效果评价,检后服务实施后,通过有效的数据进行效果评价,从而科学地说明通过有效的健康管理后,是否达到预期目标,并根据评价效果进一步调整检后干预方案。

第二节 健康管理护理专业技能

一、基础检查

健康管理护理专业技能基础检查一般包括血压测量技术、脉搏测量技术、腰围与腰臀围比测量技术、身高与体重测量技术。

(一) 血压测量技术

1. 目的与意义 血压是人体重要的生命体征。规范测量血压可判断血压有无异常、间接了解循环系统功能状况、协助诊断,为预防、治疗、康复、护理提供依据。血压测量也是界定高血压易患人群及对高血压受检者开展规范高血压健康管理的重要前提。

目前,在临床诊疗、人群防治和科学研究中有三种测量血压的方法,即诊室血压监测、动态血压监测和家庭自测血压。健康管理(体检)机构常用的测量方法主要是诊室血压。诊室血压是由医护人员在标准条件下按统一规范进行测量得到的血压值。

2. 准备要求与注意事项

(1) 操作前准备:严格执行“三查九对”,向受检者及家属解释血压测量目的、方法、注意事项、配合要点,评估受检者测量部位有无禁忌证、了解有无高血压病史、血压情况、治疗情况、服药情况、心理状态等。选择标准规格的袖带(气囊长度22~26cm、宽度12cm),肥胖或臂围大者需要使用大规格袖带。

(2) 环境准备:室温适宜、光线充足,环境安静。

(3) 受检者准备:安静休息至少5分钟,取坐位,卷袖,露臂,必要时脱袖,避免袖带过紧或过松,手掌向上,肘部伸直将捆绑袖带的上臂放在桌子上,与心脏处于同一水平。保持情绪稳定。如测量前有吸烟或饮用咖啡、运动、情绪变化等情况,则应安静休息15~30分钟再测量。

(4) 注意事项:首诊时建议测量双上臂血压,取读数较高一侧的血压值。为偏瘫或乳腺癌术后受检者测量血压,宜选择健侧肢体。测量血压时,至少测量2次,间隔1~2分钟,若读数相差≤5mmHg,则取2次测量的平均值;若2次读数相差>5mmHg,应再次测量,取3次测量的平均值。疑似诊断体位性低血压者,应同时测定站立位血压。站立位血压在卧位改为站立后1分钟和3分钟时测量。体位性低血压的诊断标准：从卧位转为立位后3分钟内收缩压下降≥20mmHg和/或舒张压下降≥10mmHg，可伴或不伴低灌注症状。

（5）健康教育：告知血压正常值及测量过程中的注意事项，教导受检者正确测量和判断异常血压的方法，帮助受检者创造在家中自测血压的条件，以便受检者及时掌握血压动态变化，正确判断降压效果，及时调整用药及指导其合理生活方式，提高对高血压病的自我保健能力。

（二）脉搏测量技术

1. 目的与意义　脉搏是人体重要的生命体征之一，能反映血液循环系统的功能状态。在健康管理（体检）机构，规范脉搏测量是了解脉搏有无异常，界定正常脉搏与异常脉搏初筛的重要依据，正常人脉率规则，强弱均等，不会出现脉搏间隔时间长短不一，不会出现强弱交替的现象。正常人脉搏在安静清醒的情况下为60~100次/min，老年人偏慢，女性稍快，儿童较快，小于3岁的儿童多在100次/min以上。

2. 准备要求与注意事项　目前，健康管理（体检）机构普遍使用的是国际标准方案认证的上臂式医用电子血压计，同时进行脉搏测量。具体准备要求及注意事项如下。

（1）操作前准备：严格执行“三查九对”，向受检者及家属解释脉搏测量目的、方法、注意事项、配合要点，了解其既往史、治疗情况、服药情况、心理状态等。

（2）环境准备：室温适宜、光线充足，环境安静。

（3）受检者准备：取舒适体位，保持情绪稳定。测量前如有剧烈运动、紧张、恐惧、哭闹等应休息20~30分钟后再测量。

（4）注意事项：为偏瘫或乳腺癌术后受检者测量脉搏，宜选择健侧肢体。检查脉搏时需两侧脉搏情况对比，正常人两侧脉搏差异小，不易察觉。测量时若发现两侧脉搏明显不同，应复测或触诊检测1分钟。脉搏弱难测时，用听诊器听心率1分钟。脉搏出现短绌时，应由2人同时测量，记录方法为“心率/脉率”。对于出现异常脉搏者，应指导进一步完成相关专项检查或专科门诊咨询。

（三）腰围与腰臀围比测量技术

1. 目的与意义　由于体脂分布不一定均匀，腰围主要反映腹部脂肪量，是反映中心性肥胖的有效参考指标。腰臀围比又常含一定程度内脏含脂量，可用于评估腹型肥胖，同时也是评估心脑血管疾病及糖尿病风险的重要危险因素。

2. 准备要求与注意事项

（1）准备要求：测量腰围时受检者垂直站立，两脚分开30~40cm，用一根没有弹性、最小刻度为1mm的软尺放在右侧腋中线髋骨上缘与第12肋下缘连线的中点（通常是腰部天然最窄部位），沿水平方向围绕腹部1周，紧贴而不压迫皮肤，在正常呼气末测量，计数精确至1mm。测量臀围时受检者两腿并拢直立，两臂自然下垂，用皮尺经过两侧股骨粗隆，沿水平方向绕臀部1周，即为臀部的最大周径，计数精确到1mm。腰臀围比为腰围/臀围。

（2）注意事项：测量腰围前，注意测量体位规范，皮尺勿压入软组织，应在受检者平静呼气时读数。测量臀围前，应将臀部口袋里的东西取出。

（四）身高与体重测量技术

1. 目的与意义　机体的发育受种族遗传、内分泌、营养代谢、生活条件及体育锻炼等多种因素影响，正常人各年龄组的身高与体重之间存在一定的对应关系。在健康管理（体检）机构规范测量身高与体重，通过体重指数可以筛查体重过轻、超重、肥胖等不同体质人群，也可作为检测中老年人骨骼生长情况的依据，对于骨质疏松、关节炎受检者具有医学诊断的参考价值。

2. 准备要求与注意事项　目前在健康管理（体检）机构中一般采用电脑人体秤（体检机）进行身高与体重测量。具体准备要求与注意事项如下。

（1）检前准备：①仪器校正，使用标杆校准身高仪、体重计，75%的酒精擦拭身高仪及体重计金属板；②严格执行查对制度，核对受检者信息（姓名、年龄、性别、头像、体检项目），确认无误，开始检查；③简明扼要告知项目意义，体检者应当空腹、脱鞋或赤足，着轻薄衣服。

（2）身高测量：受检者穿薄衣，脱鞋站立于金属板上，踋趾定位圆心，站直，平视前方，根据性别按“男”“女”键测量即可。最好连续测2次，间隔30秒，两次结果应大致相同。

（3）体重测量：受检者穿薄衣，赤足，全身放松，自然站立在体重计量盘的中央，保持身体平稳。待显示屏显示的数值稳定后，测量人员记录数值。记录以kg为单位，精确到10分位。测量误差不得超过0.1kg。

二、实验室标本采集

健康管理护理专业技能实验室标本采集主要包括血液、尿液、粪便、痰液、毛发及指甲等采集。

(一) 血液标本采集

1. 目的与意义 在健康管理(体检)机构为受检者采集血液标本,主要目的是通过适宜方法对不同血液标本进行检测,为疾病诊断、临床治疗、药物疗效评估、慢性病分层分级评估等提供重要依据。

2. 准备要求与注意事项

(1)操作前准备:提前准备好采血用物,环境宜清洁、安静、温度适宜、光线充足或有足够的照明,必要时备屏风。操作护士衣帽整洁、修剪指甲、洗手、戴口罩。严格执行查对制度,询问受检者是否有晕针晕血史,是否有碘伏或酒精过敏史;有无生理因素影响,如吸烟、饮食、运动、情绪波动、妊娠、饮酒、饮茶或咖啡等;评估受检者需做的检查项目、采血量及是否需要特殊准备;评估受检者静脉充盈度及管壁弹性,穿刺部位的皮肤状况,如有无冻疮、炎症、水肿、结节、瘢痕、破损等。

(2)受检者准备:采血前宜空腹,静息至少 5 分钟,宜避免情绪激动,采血时间宜上午 7:00~9:00,对于空腹检验项目,空腹要求至少禁食 8 小时,以 12~14 小时为宜,不宜超过 16 小时,空腹期间可少量饮水。24 小时内不宜饮酒、改变饮食习惯、剧烈运动、熬夜等。

(3)操作注意事项:在体检中采血时间有特殊要求的检测项目包括(不限于)以下内容。①促肾上腺皮质激素及皮质醇:生理分泌有昼夜节律性,常规采血时间点为 8:00、16:00 和 24:00。②女性性激素:生理周期的不同阶段有显著差异,采血日期需遵循医嘱,采血前与受检者核对生理周期。③药物浓度监测:具体采血时间需遵循医嘱,采血前与受检者核对末次给药时间。④口服葡萄糖耐量试验:试验前 3 天正常饮食,试验日先空腹采血,随后将 75g 无水葡萄糖(相当于 82.5g 含一分子水葡萄糖)溶于 300mL 温水中,在 5 分钟内喝完。在第 1 口服糖时计时,并于 2 小时采血,其他时间点采血需遵循医嘱。⑤其他功能试验:参照相关临床指南推荐的功能试验方案所设定的时间采血。⑥静脉采血压脉带不可过紧、压迫静脉时间不宜过长,以不超过 40 秒为宜,否则易引起淤血、静脉扩张,影响检查结果。⑦凡全血标本或需抗凝血的标本,采血后立即上下颠倒 5~10 次混匀,不可用力振荡。⑧根据采集血标本检测要求,采血后标本应及时送检。

(4)穿刺静脉的选择:首选手臂肘前区静脉,优先顺序依次为正中静脉、头静脉及贵要静脉。当无法在肘前区的静脉进行采血时,也可选择手背的浅表静脉。不宜选用手腕内侧的静脉,穿刺疼痛感明显且容易损伤神经和肌腱。不宜选择穿刺部位有皮损、炎症、结痂、瘢痕的血管。

(5)不同采血管采集顺序:根据检测项目选择适宜采血管,一般采集顺序为血培养瓶→无添加剂采血管→凝血管→枸橼酸钠管→肝素管→ EDTA 管→草酸盐→氟化钠管。

(6)其他特殊注意事项

1)使用蝶翼针且仅采集柠檬酸钠抗凝标本时,宜弃去第 1 支采血管。被弃去的采血管用于预充采血组件的管路,无须完全充满。

2)如使用注射器采血,血液从注射器转注至真空采血管中的顺序与真空采血系统的采集顺序相同。不宜拔除真空采血管的胶塞,不宜对注射器针栓施加压力,由血液自行流入采血管,直到血流停止,以确保正确的血液与添加剂比例,并减少溶血的发生。

3)含有添加剂的采血管在血液采集后应立即轻柔颠倒混匀,混匀次数宜按照产品说明书的要求。不可剧烈震荡混匀,以避免溶血。

4)血液标本无法正常采集时,宜轻微调整进针位置。如采血针刺入静脉过深,可略微抽出。如穿刺不够,可将采血针向静脉中略推入。不宜在不明静脉走向时盲目探查。如穿刺已成功,采集中途血流突然停止,可能是血管壁贴附了针孔,可将采血针旋转半周。如怀疑真空采血管真空度不足,应及时更换采血管。

5)在采血过程中,如受检者感到在穿刺部位近端或远端有放射性的电击样疼痛、麻刺感或麻木感,怀疑穿刺到神经,立即终止采血并拔出采血针止血。如需要,可在其他部位进行静脉穿刺。必要时可请临床医生对受检者神经损伤程度进行评估及处理。

6)晕厥的应急处理:如受检者在采血过程中出现晕厥,应立即停止采血,拔出采血针止血;将其置于平卧位,松开衣领;如疑似受检者为空腹采血低血糖可予以口服糖水,观察受检者意识恢复情况及脉搏、呼吸、血压等生命体征,如生命体征不稳定应立即呼叫急救人员。有条件的单位可在采血点配置自动体外除颤仪，并培训工作人员使用。

7）预防标本溶血：宜消毒后穿刺部位自然干燥；不可穿过血肿部位采血；如使用注射器采血，应确保针头牢固地安装在注射器上以防出现泡沫及避免过度用力抽拉针栓；注意轻柔颠倒混匀含有添加剂的标本。

8）拔针与穿刺点止血：先松开止血带，从采血针／持针器上拔出最后一支采血管，从静脉拔出采血针。拔出采血针后，在穿刺部位覆盖无菌棉签、棉球或纱布等，按压穿刺点5分钟（止血功能异常的受检者宜适当延长时间），直至出血停止。不宜屈肘按压，会增加额外的压力，使出血、淤血、疼痛等情况的发生风险增加。如在正确按压止血的前提下出现血肿或出血持续时间超过5分钟，可请临床医生对受检者凝血功能进行评估及处理。对于已形成的血肿或瘀青，24小时内可给予冷敷止血，避免该侧肢体提拎重物，24小时后可热敷以促进淤血吸收。

（二）尿液标本采集

1. 目的与意义　健康管理（体检）机构为受检者采集尿液标本，主要目的是通过适宜方法对不同尿液标本类型进行检测，为疾病诊断和鉴别诊断、治疗监测及健康普查、相关慢性病并发症筛查等提供重要依据。

2. 采集规范，如表13-3-1。

表13-3-1　尿液样本采集规范

标本类型	应用范围	采集方法
随机尿	常规筛查、细胞学研究等	受检者无须任何准备、不受时间限制、随时排出的尿液标本
晨尿	常规筛查、直立性蛋白尿检查、细胞学研究等	受检者清晨起床、未进早餐和做运动之前排出的尿液。通常晨尿在膀胱中的存留时间达6~8小时，各种成分较浓缩，以达检测或培养所需浓度
计时尿	物质定量检测、细胞学研究、清除率试验等	准备集尿桶（容量3 000~5 000mL），防腐剂（常用防腐剂如甲醛、浓盐酸、甲苯）。根据检测项目如12小时或24小时尿标本，遵医嘱规定时间内留取所有尿标本，不可多于12小时或24小时。集尿桶应放在阴凉处，根据检验要求在尿中加入正确防腐剂（于第1次尿液倒入后添加防腐剂）。每次留取尿液到集尿桶后均需充分混匀。在规定时间内留取最后一次尿液后，从中取适量（一般为10~20mL）于清洁干燥有盖试管内待送检，测总余尿量并记录，同试管内尿标本一同立即送实验室
中段尿	常规筛查、细胞学研究、微生物培养等	留尿前先清洗外阴，女性应清洗尿道旁的阴道口，男性应清洗龟头，在排尿过程中，弃去前、后时段排出的尿液，以无菌容器收集中间时段的尿液

3. 注意事项

（1）运动、性生活、过度空腹或饮食、饮酒、吸烟及姿势和体位等可影响某些检查结果。

（2）尿液标本应避免经血、白带、精液、粪便等混入。此外，还应注意避免烟灰、便纸等异物混入。

（3）明确标记：在尿液采集容器或申请单上，应明确标记受检者姓名、性别、年龄、留尿日期和时间、尿量、标本种类等。

（4）留尿容器：一次性使用，材料与尿液成分不发生反应，洁净，防渗漏。容积50~100mL，圆形开口且直径至少4~5cm。底座宽而能直立，防止尿液倾翻溢出，如尿标本须转运，容器应为安全且易于启闭的密封装置。

（5）采集时段尿（如24小时尿）容器的开口更大，容量至少应达2~3L，且能避光。

（6）用于细菌培养的尿标本容器应采用特制的无菌容器。

（7）常规检查在标本采集后尽快送检，最好不超过2小时，如不能及时送检和分析，必须采取保存措施如冷藏或防腐等。

（三）粪便标本采集

1. 目的与意义　粪便标本一般包括粪便常规及粪便隐血试验、粪便寄生虫检查标本、粪便微生物检查标本。在健康管理（体检）机构中采集粪便标本主要是粪便常规检查及粪便常规＋粪便隐血试验标本采集。通过大便检查可了解胃肠道、肝、胰腺等脏器功能状况和疾病。为筛查肠道炎症、肠道结核、消化道出血、消化道肿瘤、真菌感染、肠道寄生虫感染等提供重要依据。

2. 采集规范

(1) 准备好大便标本容器,简单扼要告知受检者检查方法及意义,严格“三查九对”,张贴好条形码备用。

(2) 用容器内的小勺挑取少许新鲜粪便(约小黄豆大小),应选择其中有脓血、黏液的部分或颜色异常部分,如无异常,则可自粪便表面不同部位及粪便深处多部位取材,标本量一般 30~50mg,放入干燥清洁有盖的塑料盒内,1 小时内送检。无粪便而又必须检查时可经肛门指诊获取粪便。灌肠后的粪便常因过稀及混有油滴等而不适宜检验。

3. 注意事项

(1) 标本应新鲜,采取标本后应立即送检,不能超过 1 小时。标本久置可因 pH 及消化酶等因素而使粪便中细胞成分被分解破坏。粪便标本不应用卫生纸包裹,应直接装入不吸水的便盒内,以防水分丢失、细胞被破坏。

(2) 标本中不可混有尿液,更不可从尿壶或便盆中采取粪便标本,不得从尿布上取粪便标本,因为尿液可使粪便中柔弱的原虫致死,能使粪便中胰蛋白酶活性检查结果增高。

(3) 应避免混入尿液、水、其他物质,以免破坏有形成分,使病原菌死亡。粪便标本中也不可混入植物、泥土、污水等,因腐生性原虫、真菌孢子、植物种子、花粉等易混淆实验结果。

(4) 隐血试验时应避免在检验前 3 天服用大量维生素 C,禁食动物性食物、血类食品,并禁服铁剂、铋剂,避免混入经血、尿液,如口鼻出血有过吞咽也会影响结果。应连续送检 3 天。

(四) 痰液标本采集

1. 目的与意义正确采集痰液标本是鉴别呼吸系统疾病的重要方法之一,也是观察判断病情、确定诊断、指导治疗的重要依据。

2. 采集规范与注意事项在健康管理(体检)机构中一般痰液采集方法为自然咳痰法。自然咳痰法是让受检者自然咳痰,清晨留取,用清水反复漱口 3 次,以清除口腔中的细菌。无痰者可用加温 45℃左右 10% 的盐水雾化吸入。痰咳出后立即放入干净消毒的痰盒内,封好盖子,立即送检。采集时需要注意以下事项。

(1) 痰液采集必须注意 3 个环节,即所留的痰标本必须是从肺部咳出,不要混入唾液、鼻咽分泌物、食物、漱口水等。

(2) 痰液必须十分新鲜,送检标本在 1 小时内处理,以防止细胞分解、细菌自溶。不能立即送检的,可暂时冷藏保存,但不能超过 24 小时。一般应连续送检 3 次,以提高检查的阳性率,以及在采集痰液的前 1 天晚上 10 点之后需禁食。

(五) 毛发与指甲标本采集

毛发检查在临床主要用于吸毒人员毒品检查、兴奋剂、精神类药物定性定量、重金属等检查。指甲检查主要应用于职业暴露筛查,也有些研究发现通过指甲检查可以预测骨质疏松引起的骨折,检测指甲肌酐鉴别急、慢性肾功能衰竭,以及通过毛发、指甲标本检测人体自由基含量、血型等。在健康管理(体检)机构中,毛发及指甲标本采集主要用于基因检测及重金属检测。在毛发剪取时,需要注意受检者近 3 个月内不能染发烫发,采样前清洗头发,保持头发清洁干燥。采集区域为枕后区头发,紧贴头皮。采集量若为长发需剪下小拇指粗细,2.5~5cm 的头发,长发需要用皮筋扎住发根做标记。短发采集量为普通汤勺一匙的量,采集量在 2g 左右。在指甲剪取时,需避免涂指甲油的指甲,随机剪取。

三、功能性检查

功能性检查为综合性辅助检查,利用先进的仪器,检查相应的器官组织有无病变。功能性检查一般包括心电图检测、动脉硬化检测、肺功能检测、^{14}C 呼气试验 /^{13}C 尿素呼气试验检查、左右心功能检测、24 小时动态血压检查等项目。

(一) 心电图检测

1. 目的与意义 心电图检查是临床常用的心电检测技术之一,也是健康管理(体检)机构,体检项目中基本的检查项目之一。能为心脏疾病诊断、治疗和监护提供客观指标。在临床中使用方便,操作简单,没有绝对禁忌证,也是协助诊断冠心病最基本的方法之一。

(1) 操作前检查心电图主机及各条线缆的连接是否正常,包括导联线、电源线、地线等。

(2) 快速了解受检者的一般情况,被检测者应在醒觉状态下休息 5 分钟后仰卧接受检测,检测时要求受检者全身放松、自然呼吸。

(3) 电极安装部位的皮肤先清洁,然后涂以心电图专用导电介质或生理盐水,充分浸透皮肤,以减少皮肤电阻,确保心电图记录质量。

(4) 可疑或确诊急性心肌梗死,首次检测时必须做18导联，检测后壁导联时受检者必须仰卧，检测电极可使用一次性监护电极。

(5)每个导联至少需描记3个完整的心动周期。

(6)记录心电图时标定标准电压为10mm/Mv，走纸速度为25mm/s，并做标记。

(二)动脉硬化检测

1. 目的与意义　血管壁病变及其发生、发展所致的管腔病变是冠心病、原发性高血压等多种心血管疾病共同的病理学基础。动脉弹性减退是多种危险因素对血管壁早期损害的综合表现，是早期血管病变的特异性和敏感性指标，动脉硬化检测成为预测心血管事件的独立危险因素。

2. 注意事项

(1)检查前1天及检查当天禁止饮酒，严格执行"三查九对"制度。

(2)受检者在平卧安静状态下方可开始检测。检前告知受检者此项检查对人体不会造成任何危害和痛苦，要求其不要紧张、平静呼吸，检查过程中不要说话或进行肢体活动。

(3)受检者检测时，保证袖带或袖带软管使用得当，没有弯折或堵塞。

(4)不要将袖带绑缚在正在进行输液或输血的手臂上，否则会对受检者造成一定损伤。

(5)有急性低血压、心律失常、房颤、频发期前收缩及Ⅱ度以上传导阻滞等不建议检测。

(三)肺功能检测

1. 目的与意义　肺功能检查是运用呼吸生理知识和现代检查技术，检测人体呼吸系统功能状态的一系列检查之一。临床上常用的检查项目包括肺量计检查、支气管激发试验、支气管舒张试验、肺容积检查、肺弥散功能检查、气道阻力检查以及运动心肺功能检查等。肺功能检查作为呼吸系统疾病诊断、鉴别诊断、严重程度评估、疗效评估以及疾病随访的重要工具，对于呼吸病学，尤其是对气道疾病的防治意义重大。

2. 注意事项

(1)肺功能检查禁忌证如下。①绝对禁忌证：近3个月患心肌梗死、脑卒中、休克；近4周有严重心功能不全、严重心律失常、不稳定性心绞痛；近4周有大咯血；癫痫发作，需要药物治疗；未控制的高血压病(收缩压>200mmHg、舒张压>100mmHg)；主动脉瘤；严重甲状腺功能亢进等。②相对禁忌证：心率>120次/min；气胸、巨大肺大疱且不准备手术治疗者；孕妇；鼓膜穿孔；近4周有呼吸道感染；免疫力低下易受感染者；其他，如呼吸道传染性疾病(结核病、流感等)。

(2)每个肺功能室面积应≥$10cm^2$。如果有多台肺功能仪，不同的检查仪最好独立房间放置，以减少多个受检者同时检查时的相互影响。

(3)肺功能室应配备抢救药物、设备和有经验的医护人员，并定期检查、补充。

(4)肺功能室应有预防和控制交叉感染的措施。打开窗户透气是最简便而有效的通风方法，另外也可选用一些通风设备，如排气扇、空气过滤净化消毒器等。使用肺功能检查专用的呼吸过滤器可有效减少交叉感染的发生。

(四)尿素呼气试验检查

1. 目的与意义　幽门螺杆菌-尿素呼气试验简称尿素呼气试验(urea breath test，UBT)，包括^{13}C尿素呼气试验(^{13}C-UBT)和^{14}C尿素呼气试验(^{14}C-UBT)，是使用核素标记的尿素检测受检者是否感染幽门螺杆菌的一种非侵入性试验方法。由于准确性高、重复性好等特点，已成为目前临床上检测幽门螺杆菌最常用的非侵入性试验。幽门螺杆菌-尿素呼气试验是检测幽门螺杆菌感染的金标准，可用于消化性溃疡、慢性活动性胃炎、胃癌等消化系统疾病病因检测和筛查。

2. 注意事项

(1)检测前空腹或至少禁食2小时以上。

(2)检测前停用质子泵抑制剂、H_2受体拮抗剂等抑酸剂2周，停用抗菌药物、铋剂类药物及某些有抑菌作用的中药4周。

(3)等待期间内不得吸烟、饮食、饮水以及剧烈运动。

(4)采取平缓正常的呼吸方式，勿憋气、倒吸气。

(5)^{13}C受试者向气袋呼气完成后，应随即拧紧气袋盖。呼气完成后应尽快进行检测，特殊情况下可将样本放置在阴凉处保存，集气袋常温下可保存1周，结果不受影响。

(6)^{14}C呼气试验的呼气卡仅限一次性使用，不能弯压和挤压。

(7)^{14}C呼气试验拆开封袋后的呼气卡应尽早使用，暴露在空气中的时间不得超过30分钟。

(五)左右心功能检测

1. 目的与意义　分析仪通过同步采集心电、心音和动、静脉压力波等四道生理信号，综合血压、身高、体重等生理数据，得出全面反映左右心功能、体肺循环血流动力学变化的52项指标。评价心脏综合功能如心肌收缩力、心脏负荷、心肌耗氧、冠脉供血阈值及心肌顺应性等。为早期发现高血压病、冠心病提供依据。

2. 注意事项

(1)受检者需要安静休息5分钟后开始检查。

(2)受检者需测量检测时的当下血压并录入心功能检测时的个人信息栏。

(3)操作员的波形采样尽量平稳,位置定点必须准确。

(六)24小时动态血压检查

1. 目的与意义 24小时动态血压检查可以诊断早期高血压病,协助鉴别原发性、继发性和复杂性高血压;可指导合理用药,更好地预防心脑血管并发症的发生,预测高血压的并发症和死亡的发生及发展;可排除白大衣高血压,减少诊室紧张因素的影响,发现隐匿性高血压,尤其是夜间高血压。

2. 注意事项

(1)根据受检者手臂大小,选择合适袖带,袖带一般缚于受检者左上臂,位置与心脏持平。设置监测时段为24小时并分别设置白天和晚上监测频率。

(2)要尽量保证生理活动正常,进行合理的饮食以及正常的活动,也可以适当进行运动,以此反映出真实的血压水平以及变化情况。

(3)监测时要避免气管弯折及压迫检测设备。

(4)尽量避免仪器直接接触水及勿在强电磁场中(如CT、磁共振、变压器等)使用该仪器,绝不可在粉尘环境中使用,一旦粉尘在记录仪充气过程中被吸入,将造成气路阻塞。

(5)若是检测过程中受检者出现任何不适要及时向医生反映。

(七)无创中心动脉压检测

1. 目的与意义 当血液泵出心脏时,在人体心脏主动脉根部或大动脉处的血压,称为中心动脉压。与肱动脉血压或者一般所知的上臂血压相比,中心动脉压是与脑卒中和心血管疾病更相关的重要因素。中心动脉压能更直接、准确地反映左室、冠脉及脑血管的负荷情况,因此比肱动脉压具有更强的心血管靶器官损害、心血管事件的相关性。

2. 注意事项

(1)在测量中心动脉压时保持腕部静止12~15秒,以便得出最佳读数。

(2)在测量血压时保持腕部静止约30~40秒,以便得出最佳读数。

(3)在测量血压时将中心动脉压测量仪和电磁辐射源之间保持0.5~1m的安全距离,如微波炉、电视机、移动电话。

(4)不能过紧折叠袖带和空气管。

(5)不能使用挥发性液体清洁中心动脉压测量仪及袖带,如酒精、稀释剂或者苯。

(八)人体成分分析

1. 目的与意义 通过测量人体体重、主要成分含量、身体脂肪比率、腹部脂肪比率、肌肉含量、骨含量、矿物质含量等,进一步评估整体营养状况、体质类型,辅助诊断代谢性疾病、心血管疾病,为体重控制提供效果评价,并为制订个性化运动处方和饮食计划提供依据。

2. 注意事项

(1)测量前空腹,排空大小便。脱掉袜子,确认手足与电极接触点的正确位置。

(2)测量时应穿轻便的衣服,不要随身携带较重的物品及佩戴金属饰品。

(3)有心脏起搏器、截肢者不宜进行测量。皮肤干燥或油性很大,可能导致测试无法继续进行。

(九)糖尿病风险筛查

1. 目的与意义 糖尿病前期或更早已有神经病变,主要为末梢神经,胰岛素抵抗、糖耐量受损等代谢问题可引起末梢神经功能异常或损伤,尤其是自主神经。糖尿病风险筛查通过反向离子电渗和计时电流法测量汗腺在电化学激活作用下释放氯离子的能力,得出手足电化学参数(电化学皮肤电导),反映泌汗神经功能,由此推断糖尿病患病风险。

2. 注意事项

(1)检查前受检者需要摘下手表等金属饰品。

(2)受检者检测时,其他人不能接触受检者(接地)。

(3)受检者双脚踩到脚电极上;然后将受检者双手平放到手电极上。确保手脚一次性接触好电极,不要来回移动。

(4)缺少肢体者、手足溃疡者、携带起搏器或植入除颤器的受检者不能检测。

(5)测试完毕用专用清洁剂清洁电极板。

(十)健康体适能检查

1. 目的与意义 健康体适能是指与人健康水平相关的体适能,包括综合心肺适能、身体成分、力量适能、柔韧适能、反应适能、平衡适能六项检测,通过对所有测试指标的综合分析，对受检者心肺功能能力、身体成分、运动风险、健康风险、跌倒风险等多维度方面进行科学评估，并给出科学健身指导，改善身体状态，降低疾病风险。

2. 注意事项

(1) 血压未控制(收缩压>150mmHg或舒张压>100mmHg)、低血糖、不稳定型心绞痛及其他不适合运动者，暂缓进行该项检查。

(2) 运动测试开始前要进行2~3分钟的热身运动，并能适应第一级测试强度。

(3) 不能实施运动方案、出现不利体征或症状、受试者要求停止或出现紧急状况时应终止检查。

(十一) 全身健康信息扫描

1. 目的与意义　全身健康信息扫描鹰演检测系统通过电生理原理采集和分析主动刺激和生理反馈信号，应用高等数学和物理原理进行数据处理，准确地评估人体的各组织器官的生物活性和功能状况。分析并给出200多项功能指标，结合系统、组织、器官的活性值和生化、离子、神经递质、激素水平、体液酸碱度、血气、自由基等参数进行分析，通过机体功能减弱或亢进预测疾病潜在的危险因素及发生风险，从而进行有效干预和治疗指导。对于疾病的早期发现，尤其是亚健康人群意义更是重大。

2. 注意事项

(1) 受检者如有服用抗生素、抗凝血剂、降压药、抗抑郁剂、利尿剂、激素、抗组胺药等不能检查。

(2) 受检者检测时，如有腹泻、呕吐、发热等症状时不能检查。

(3) 检查之前要和受检者沟通，说明检测的特点，嘱咐受检者放松，平静。

(4) 检查前受检者需要摘下手表、戒指等金属饰品。

(5) 手脚和额头要用生理盐水充分湿润，手脚一定要接触好电极。

第三节　健康管理护理辅助技能

一、超声影像检查

(一) 目的与意义

超声诊断是利用超声波在人体不同组织内差异性传播及不同组织界面反射形成强度不同的信号，经计算机技术重组形成影像，从而进行形态学及物理学诊断的方法。超声检查是健康体检的重要组成部分，是早期筛查疾病及发现健康问题的重要手段。超声检查的质量在体检过程质量中占重要地位。超声检查无创、安全、方便、经济，易于被受检者接受，广泛应用于各脏器、部位的检查中。对腹部、泌尿生殖系统、甲状腺、乳腺、血管、心脏等部位的形态学改变具有较高敏感性。目前，常用的超声检查方法有B型超声、M型超声、多普勒超声。近年来，三维超声、弹性成像、超声造影等检查手段也被广泛应用于健康体检中。

(二) 检查准备

1. 日常维护

(1) 保证超声诊断室干燥、清洁、防尘。保持室温舒适，冬季注意受检者保温。

(2) 应有良好的接地装置，并避免强电磁场干扰。在我国，超声诊断设备对电源的要求：单箱，交流(220±22)V，(50±1)Hz。建议备有稳压电源(使用稳压电源的超声诊断仪开启前应先开启稳压电源，预热1~2分钟，待稳压电源进入正常工作状态后再开机使用)。

(3) 超声诊断仪需要置于平坦地面或工作台上，避免振动、机械冲击和阳光直射。仪器排风口与墙壁应保持一定间距，以便设备散热。

(4) 定期使用软布或干刷子清除机箱与操作面板的灰尘，或软布清洁机箱外壳。不可使用任何腐蚀性的清洁剂，不可有任何液体进入仪器内部。仪器不使用时，应切断电源，并罩上防尘罩。

(5) 定期清洁防尘网灰尘，随时检查风扇运转是否正常。

(6) 超声探头避免受到外力冲击和摔碰。不可过分拉扯弯曲、扭动电缆及电缆两头护套。使用前需要检查探头外壳和声透镜有无破损、碰伤和变质等异常情况。不可高温消毒、非水密探头不可浸水使用。

(7) 超声探头每次使用后应用软纸擦去超声耦合剂。每天探头使用完毕后，应注意清洁和消毒。

2. 护理人员准备

(1) 行经阴道妇科超声检查前应询问受检者有

无性生活及性传播疾病;阴道畸形、月经期、生殖系炎症、无性生活者禁止进行阴道超声检查。行经直肠妇科超声前应询问有无直肠病变;痔疮出血及直肠狭窄等病变禁止进行经直肠超声检查。检查前应充分解释获得受检者知情同意,并缓解其紧张情绪。腔内探头准备(探头上套乳胶避孕套)及腔内检查过程均应佩戴手套并提前询问受检者是否有乳胶过敏史。检后清洁消毒腔内探头。

(2)经直肠前列腺超声检查时,探头和乳胶套表面应用耦合剂充分润滑。探头插入肛门前应行肛门指检,适当扩肛,探头插入肛门时动作必须轻巧,减轻疼痛。有外痔和肛裂的受检者慎用。

(3)行乳腺全自动溶剂乳腺扫描检查时,每位受检者均需更换耦合膜。

(4)协助检查医师做好检前解释和准备工作;准确录入检查结果、图像采集并核对。

(5)协助医师做好检查过程中、检查后的隐私保护(含受检者个人信息及检查信息);所有检查均需要在保护好受检者隐私的情况下进行。男医师检查女受检者时需要有女性工作人员在场。

3. 受检者准备

(1)肝脏、胆囊、胰腺检查前禁食8小时。需要确定上腹部肿块与胰腺位置关系时,可饮水500~800mL后进行检查。

(2)体检前24小时停服影响胆汁排空的药物。

(3)胃肠钡剂X线检查、胃镜检查或胆管X线造影后24小时方可进行超声检查。

(4)进行腹腔、腹膜后超声检查前,当天须禁食6~8小时,检查前最好排便,下腹部和盆腔检查时必须充盈膀胱。

(5)女性生殖系统检查需注意:经腹超声检查时应使膀胱适度充盈;经阴道超声检查前需要先完成尿检、妇检,并排空膀胱。

(6)男性生殖系统检查需注意:经腹壁超声扫查前需要多量饮水,适当充盈膀胱。经直肠超声扫查,是在排便后检查,膀胱无须充盈。

二、放射影像学检查

放射影像学主要包括X线诊断(计算机X线成像、数字X线成、数字减影血管造影),X线计算机体层成像(x-ray computed tomography,x-ray CT),磁共振成像(magnetic resonance imaging,MRI)等。放射影像诊断手段均为数字化成像,有利于图像资料保存、调取和传输,方便就医和实现远程会诊。近十余年,放射影像诊断技术快速发展,放射影像学更是从临床延伸至健康体检中,特别是低剂量螺旋CT越来越受到重视,在健康体检中心应用愈加广泛。

(一)常见影像方法目的与意义

1. X线成像

(1)X线平片较少运用于中枢神经系统、头颈部检查,通常只用来评估颅骨和脊椎的骨质改变;数字减影血管造影(digital subtraction angiography,DSA)较多运用于评估脑血管和脊髓血管改变。

(2)DSA可评估鼻炎和颈部肿块的血供情况,对鼻炎血管纤维瘤有较高价值。

(3)胸部X线检查是胸部疾病最常用的检查方法,可大致明确胸部是否正常,但对肺内细微病灶或隐匿性病灶容易造成漏诊,对病变定位及定性诊断有一定局限性。

(4)对于循环系统的检查,胸部X线检查目前仍不可或缺,可直观显示肺循环情况及双肺纵隔和胸膜的基本病变,对于观察心脏外形、大小和胸部主动脉十分简便。但不可直接显示心腔及血管内病变、冠状动脉病变。影像技术应遵守优选应用原则,因此胸部X线检查和超声是一线技术。

(5)乳腺影像检查以常规X线摄影及超声检查为主,两者具有优势互补性,是乳腺疾病检查的最佳搭档。乳腺X线摄影(钼靶)对乳腺内钙化,特别是乳腺癌的微小钙化检出率较高,目前仍是国际上通用的乳腺检查方法。广泛应用于40岁以上女性乳腺疾病普查。但是仍有局限性,可有5%~15%的假阴性率,对于良恶性病变的鉴别有局限性,且有一定辐射性。

(6)肝脏、胆囊、胰腺、脾脏的首选检查是超声。X线平片检查很少应用,经内镜逆行胰胆管造影(endoscopic retrograde cholangiopancreatography,ERCP)可用于急性胰腺炎、胰腺癌、壶腹癌的鉴别诊断和胆胰管病变的检查,且可同时进行活检。DSA有时用于富血功能性胰腺神经内分泌肿瘤的诊断。

(7)泌尿生殖系统的X线检查包括腹部平片、尿路造影。X线检查在此系统应用非常有限,仅用于泌尿系结石的初级检查,X线造影可体现泌尿系统疾病所导致的肾盂、肾盏、输尿管、膀胱壁及其腔内的改变。

(8)对于骨骼和关节疾病,影像学检查首选X线平片。

2. X线计算机体层成像

(1)CT检查是颅内各种疾病首选和主要的影像检查技术，也是头颈部大多数疾病的主要检查技术。CT可发现大多数中枢神经系统疾病(包括先天脑发育异常、脑肿瘤、脑血管病、颅脑外伤、颅内感染及部分脑变性疾病和脱髓鞘疾病等)；广泛应用于头颈部先天性、肿瘤性、炎性及外伤性疾病的检查(对甲状腺内的病变检查效果不及超声)。

(2)CT已成为呼吸系统疾病的主要检测方法，尤其是对两侧肺门结构的显示优于胸部X线检查，特别是增强CT。多层螺旋CT(multislieces helieal CT，MSCT)可用于肺癌普查，效果优于胸部X线检查；增强检查通常在平扫发现病变的基础上进行，可了解病变血供情况。

(3)CT为肝脏、胆囊、胰腺、脾脏超声检查后的首选检查方法，亦是诊断胰腺疾病的主要影像检查方法。常规先行平扫，可发现肝脏、胆囊、胰腺、脾脏的大多数疾病；当平扫发现异常难以诊断时需要行增强检查。

(4)泌尿生殖系统的CT检查包括平扫检查，增强检查，CT血管成像(CT angiography，CTA)，CT尿路成像(computed tomography urography，CTU)。泌尿系统、肾上腺和腹膜后间隙疾病的主要影像检查技术是CT；对于泌尿系统结石、单纯性肾囊肿、多囊肾等，CT平扫即可明确诊断，先天性发育异常、炎症、肿瘤、外伤及肾血管病变均要进行增强检查。CT辐射量高，不宜作为女性生殖系统的初筛和常规检查方法，尤其是育龄期女性，孕期忌用。但对于绝经后或腹部盆腔有较大肿块者，CT作为临床诊断和治疗可提供更多有价值的信息。CT较少用于男性生殖系统检查。

(5)CT平扫对于显示心血管内结构有很大限制，因此要注射碘对比剂，主要用于冠状动脉和心脏的检查。它在急诊胸痛诊断中有着决定性作用，如急性冠脉综合征、肺动脉栓塞、主动脉夹层等，但是有一定电离辐射。

(6)当X线平片检查对于诊断骨骼、关节和软组织疾病有困难时，则可选择CT进一步检查。骨骼解剖较复杂的部位，如骨盆、髋、肩、膝等关节及脊柱和面骨等区域可首选CT。增强CT可用于显示病变部位的血供情况，确定病变范围、发现病变有无坏死，有利于定性诊断。

3. 磁共振成像

(1)MRI检查是颅内各种疾病首选和主要的影像检查技术，是超急性脑梗死、脑转移瘤的首选检查，也是CT检查的重要补充。

(2)常规MRI在图像上对于肺野及肺纹理的显示远不如CT，难以显示肺部细微结构，对病灶钙化显示不明显，亦不能显示气胸。可用于检查纵隔病变，了解肺部病变对纵隔的侵犯、纵隔病变对心脏大血管的侵犯等；鉴别纵隔或肺门是血管性或肺血管性。

(3)MRI无电离辐射，是评价心功能和心肌病变的重要方法，但对冠状动脉成像效果有限且检查时间长，不适用于急诊检查。

(4)MRI检查是乳腺X线及超声检查后的重要补充方法，对乳腺病变敏感性较高，适用于致密性乳腺的检查，能可靠鉴别乳腺囊、实性肿块。动态增强检查可了解病变部位血流灌注情况，有助于良恶性病变的鉴别。且双侧乳腺同时成像，有利于对比观察，且检查无辐射性。但MRI检查时间较长、费用较高，且良恶性病变表现也有一定重叠，因此不适用于普查。

(5)对于是肝脏、胆囊、胰腺、脾脏，MRI检查是超声和/或CT检查后的补充检查技术，主要用于疾病的鉴别诊断；磁共振胆胰管造影(magnetic resonance cholangiopancreatography，MRCP)主要用于评估胆系梗阻，但通常在常规检查后再进行。对于早期肝细胞癌，MRI可提供更多的诊断信息。

(6)对于男性生殖系统疾病，MRI是最有价值的影像学检查方法。

(7)对于骨骼、关节和软组织疾病，当X线平片和/或CT检查诊断有困难时，则可选择MRI进一步检查。

(二)护理要点

1. 协助检查医师做好“三查九对”、检前解释和准备工作。宣教检查目的及注意事项。评估受检者配合能力，确认受检者有无检查禁忌证。行MRI检查前，需要告知检查所需大概时间、机器噪声较大及扫描中受检者需要静止配合。

2. 告知受检者检查时应着宽松、无饰物的衣服，不宜佩戴饰品。女性行胸部X线检查时勿佩戴胸罩。备孕期、孕期女性不宜行X线及CT检查。

3. 检查环境要求安静、舒适、清洁、温湿度适中。为防止辐射，在“检查进行中”的指示灯未熄灭时不可打开检查室的门。

4. 检查胆囊时受检者需空腹。

5. 碘造影剂过敏者、目前患有甲亢的受检者、重症肌无力受检者不可行增强 CT 检查。

6. 糖尿病受检者且服用二甲双胍者需停药 48 小时后方可进行增强 CT 检查。

7. 女性生殖系统 CT 平扫检查应在空腹、膀胱充盈状态下进行，并在检前服用稀释阳性对比剂或等渗甘露醇。腹部 CT 检查前，禁食 4 小时，1 周内不服含重金属药物，不做胃肠钡剂检查。

8. 行增强 CT 检查时，需要家属陪同。检查前告知受检者输注造影对比剂后可能出现的正常现象和不良反应。检查后饮用 2 000~2 500mL 温开水进行水化，促进对比剂排出，如有不适及时就近就医。

9. MRI 设备有强磁场，需特别注意。安装心脏起搏器、体内有金属性植入物、怀孕 3 个月以内、幽闭恐惧症受检者禁止进行此项检查。受检者、陪护人员、工作人员进入 MRI 检查室时禁止携带任何铁磁性物体。

10. MRI 增强检查所使用的造影剂——钆对比剂，有可能引发肾源性系统纤维化。因此，肾功能严重受损者禁用此类对比剂。

三、内镜检查

（一）消化道内镜

1. 胃镜

（1）目的与意义：胃镜检查能直接观察到被检查部位的真实情况，可通过对可疑病变部位进行病理活检及细胞学检查进一步明确诊断，是上消化道病变的首选检查方法。

（2）指导与配合

1）受检者检查前准备：检查前 1 天，应禁止吸烟，以减少胃酸分泌；防感冒，以免在检查时因咳嗽而影响插管；禁水 6 个小时或以上；检查前 20~30 分钟用祛泡剂（药物）。患有高血压、糖尿病、心脏病等慢性基础病的受检者，请务必告知工作人员，并于检查当日携带平时需服用的药物，以备不时之需。胃镜预约时需提供血压、心率、心电图等结果。预约行内镜下治疗的受检者，如需每天服用抗凝药物，如拜阿司匹林、氯吡格雷、华法林等，需提前咨询专科医生后酌情再行治疗（一般需停服以上药物 7 天）。

2）检查后注意事项：在做完胃镜半小时内，受检者不要喝水、进食，以免误入气管引起呛咳或发生吸入性肺炎。进行活检取样和息肉治疗术者，需遵医嘱禁食或遵守相关进食要求。注意有无黑便（呈柏油或沥青样，其是上消化道出血的征象），必要时及时到医院处理。行无痛胃镜者，需要有家属陪同，且检查当日不可自驾车、签署重要文件或从事危险作业等。

2. 结肠镜

（1）目的与意义：结肠镜俗称“肠镜”。广泛应用于成人全结肠检查和治疗。它是诊断下消化道中结直肠及回肠末端黏膜病变的最佳选择，可清楚观察到大肠黏膜的细微变化，如炎症、糜烂、溃疡、出血、色素沉着、息肉、癌症、血管瘤、憩室、黏膜下病变等。可通过肠镜的器械通道送入活检钳取出组织，进行病理切片检查，以判断病灶的性质，也可进行镜下息肉治疗、止血、病灶标志物定位、特殊染色处理等。

（2）指导与配合

1）检前准备：①向受检者做好解释工作，消除受检者紧张情绪和顾虑，以取得合作；简明地向被检查者讲述操作过程和适应证、术中可能出现的不适和并发症，以及可能出现漏诊的可能性，并签署知情同意书。②肠道准备，建议服用聚乙二醇电解质的等渗溶液作为肠道准备的常规方法。同时建议在内镜检查前 1 天开始低纤维饮食，以提高肠道准备的清洁度，对于伴有长期便秘者肠道准备效果差，可采用分次服用、预先使用缓泻剂或联合使用促胃肠动力药物的方法提升效果。③预约行内镜下治疗的受检者，如需每天服用抗凝药物，需提前咨询专科医生后酌情再行治疗（一般需要停服以上药物 7 天）。

2）检查过程中的配合：肠镜检查一般取左侧卧位，双腿弯曲尽量紧贴腹部，全身自然放松，正常呼吸（在一些特殊情况下，医生可能会要求更换体位，如采取平卧位、右侧卧位或者俯卧位）。为了方便进镜并看清楚肠腔的黏膜形态，医生可能需要向肠腔内注入少量空气（或二氧化碳）以扩张肠腔，因此受检者可能会感到腹胀，有解大便的感觉。另外，在肠镜前进过程中可能会感到牵扯痛。个别情况下医生需要按压腹部来帮助进镜，应尽可能放松并做深呼吸；肠镜检查平均需要 15~20 分钟，有时因个体差异，检查时间可能会有所延长。若腹痛、腹胀不能忍受时可告知医生，通过吸出适量气体或休息片刻后再行检查。

3）检查后注意事项：检查结束后观察 0.5~1 小时，基本恢复后方可离开。如有腹胀、腹痛可轻揉腹部，放松肛门排气，待腹部不适症状减轻或消失后可清淡饮食。如有进行病理活检或息肉切除者，术后可能有少量大便带血的现象，一般无须特殊处理。如出血较多或持续腹痛，应及时就医以免发生意外。息肉电切术后者，需遵医嘱禁食或履行相关进食要求。行无痛肠镜者，需有家属陪同，且检查当日不可自驾车、签署重要文件或从事危险作业等。

3. 胶囊内镜

(1) 目的与意义：胶囊内镜又称“无线胶囊内镜”。可对小肠进行简便快捷、无创、连续的可视性检查。目前，胶囊内镜主要用于小肠疾病的评估，特别是不明原因的消化道出血。

(2) 指导与配合

1) 胶囊内镜检查前要做好充分的肠道清洁准备(同结肠镜肠道准备)。

2) 为保证胶囊内镜顺利排出体外，检查前常规需要完善全消化道造影检查以排除肠腔狭窄或肠梗阻。

3) 胶囊内镜吞服后，需要受检者做适当的轻微运动，以保证胶囊内镜在肠道能顺利通过，但应避免剧烈运动。

4) 为确保内镜下图像清晰可辨，吞服胶囊内镜后，应尽可能不进食，直至8小时检查结束后。

5) 针对胃排空和肠道通过时间延长的受检者，必要时可在吞服胶囊内镜后，服用促胃肠动力药物。

4. 电子乙状结肠镜

(1) 目的和意义：电子乙状结肠镜检查是肠癌筛查、普查的重要手段，具有操作简单、痛苦小、价格低、结果可靠等优势，可用于诊治直肠息肉以及监测直肠炎症性疾病如肠道肿瘤、肠息肉、肛乳头肥大等疾病。

(2) 指导与配合

1) 受检者准备：检查前需要灌肠，排净肠道粪便。检查中取左侧卧位或膝胸卧位。

2) 检查后注意事项：检查后若未见异常，受检者无不适症状，无须特殊饮食，正常饮食即可，如果行活检，可进流食。

(二) 纤维鼻咽喉镜

1. 目的和意义　纤维鼻咽喉镜又称“纤维喉镜”，是一种直视并具有可曲的镜身、良好的光学系统和高清晰度的纤维镜，利于检查病变的部位、大小及形态等，是目前鼻咽喉部疾病常用的诊断性操作技术之一，也是诊治鼻咽喉部疾病的重要手段。

2. 指导与配合

(1) 受检者喉镜检查应在餐后2~3小时进行，不可进食过饱，防止术中呕吐而吸入气管引起吸入性肺炎。询问有无过敏史及低血糖史。同受检者进行良好的沟通，了解受检者的心理状态帮助受检者排除紧张焦虑的情绪。

(2) 协助受检者采用舒适的体位进行检查，取出假义齿，取颈部抬高坐位。嘱受检者深呼吸。

(3) 嘱受检者清理呼吸道和口腔，检查过程中帮助检查者进行牵拉和适宜暴露检查部位。

(4) 检查后对受检者的鼻咽喉黏膜组织进行保护，对发生黏膜损伤受检者、或是恶心、呕吐、痰中带血、剧烈咳嗽等情况进行针对性的处理措施。术后，受检者应在观察室观察15~30分钟，无特殊情况方可离去。

(三) 阴道镜

1. 目的和意义　阴道镜是宫颈癌筛查后用于明确诊断和指导治疗的重要工具。阴道镜检查旨在辨识下生殖道和肛周区域上皮内病变和浸润性癌，同时，指导阴道镜下活检、治疗和随访的管理。阴道镜检查通过充分照明和局部放大，进行实时可视化评估，在体全面观察评估下生殖道和肛周上皮和表面血管的改变，尤其转化区(transformationzone，TZ)，定位异常上皮和血管，并引导活检取材可疑部位，提高下生殖道和肛周上皮内病变和及浸润性癌诊断的准确性。

2. 指导与配合

(1) 受检者准备

1) 受检者检查前48小时避免性生活、阴道冲洗及阴道用药。围绝经期女性或雌激素水平下降导致下生殖道上皮萎缩性改变者，可于检查前2~3周阴道内局部应用雌激素以改善阴道镜检查质量。

2) 避开月经期，宫颈炎症急性期不可行该检查。

3) 检前排空膀胱，并签知情同意书。

4) 检中取膀胱截石位，双腿尽量分开，臀部紧贴诊察床，尽量放松配合。

(2) 检后注意事项

1) 阴道镜常规检查后注意有无阴道出血情况，检后24~48小时内避免性生活。

2) 阴道镜下宫颈活检后注意阴道出血情况，若出血大于月经量呈鲜红色及时到医院就诊，可酌情使用抗生素，防止感染。术后阴道填塞有带线棉球

1根,24小时后可自行取出,适当休息,避免剧烈活动及辛辣饮食,保持会阴部清洁;1个月内禁止性生活,勿坐浴、游泳及阴道冲洗。

(朱小伶　刘　郸　刘雪莲)

参考文献

1. 武留信, 曾强. 中华健康管理学 [M]. 北京: 人民卫生出版社, 2016.
2. 郭清, 王培玉, 闻德亮, 等. 健康管理学 [M]. 北京: 人民卫生出版社, 2015.
3. 王陇德. 健康管理师 [M]. 北京: 人民卫生出版社, 2019.
4. 李小寒, 尚少梅. 基础护理学 [M]. 6版. 北京: 人民卫生出版社, 2017.
5. 中华人民共和国国家卫生健康委员会. 静脉血液标本采集指南 [J]. 中国实用乡村医生杂志, 2020, 27 (05): 7-11.
6. 邹鸿燕. 痰液检验中应引起注意的问题 [J]. 中国保健营养, 2012, 22 (16): 3534.
7. 肖瑞森, 黄平, 李津伟, 等. 毛发作为甲基苯丙胺吸毒成瘾生物检材证据的研究 [J]. 中国药物滥用防治杂志, 2017. 23 (2): 85-88.
8. 李世锋, 李中健. 重点学科心电图临床解读 [M]. 郑州: 郑州大学出版社, 2019.
9. 中国医师协会超声医师分会. 腹部器官超声检查指南 [M]. 北京: 人民军医出版社, 2014.
10. 中国医师协会超声医师分会. 血管和浅表器官超声检查指南 [M]. 北京: 人民军医出版社, 2014.
11. 徐克, 龚启勇, 韩萍. 医学影像学 [M]. 北京: 人民卫生出版社, 2018.
12. 许乙凯. 影响检查技术规范手册 [M]. 护理分册. 北京: 科学出版社, 2021.
13. 陈希琳, 冯六泉, 姜国丹, 等. 电子乙状结肠镜临床应用专家共识 [J]. 实用临床医药杂志, 2020, 24 (16): 1-7.

第四章　健康管理（体检）机构护理的技能提升与培训

第一节　健康管理护理岗位胜任力

胜任力（competency）的概念最早由哈佛大学McClelland教授在1973年提出，胜任力指能将某一工作中卓越成就者与普通者区分开来的个人的深层次特征，它可以是动机、特质、自我认知、态度或价值观、某领域知识、认知或行为技能等任何能被可靠测量或计数的，并且能显著区分优秀与一般绩效的个体特征。胜任力通常是描述一个特征群，包含与工作绩效相关的知识、技术，人格、态度、能力等一切特征。

岗位胜任力是指在一个特定的组织中，促使员工能够胜任本岗位工作并且在其岗位上产生优秀工作绩效的知识、技能、能力、特质的总和。护士岗位胜任力尚无统一的定义，O'Shea等认为护士岗位胜任力是个体为正确和有效地完成护理任务，所具有的一系列知识、技能、能力和行为等。Roach等认为护士岗位胜任力是指护士为完成专业责任所具有的知识、技能、经验、活力、判断力及动力的一种状态。Windsor等认为护士岗位胜任力不但包括技术知识、实践技能及学习过程，也包括内在品质和职业素养。英国助产士理事会将护士岗位胜任力定义为在没有监督的情况下，护士所具有的法律、安全及有效护理实践能力的知识和技能的总和。国内学者认为护士岗位胜任力是能识别优秀护理人员的潜在的深层次特征，主要包括护理专业知识、护理专业技能、从业动机、人格特质和自我概念等方面。总的来说，护士岗位胜任力是一个多维度的概念，囊括护士在现有工作环境下，能够胜任其岗位所有特征的总和。

专科护士（clinical nurse specialist，CNS）是指在某一特殊或专门的护理领域具有较高水平和专长的专家型临床护士，是在护理专业化进程中形成和发展起来的高级临床护理工作者，对个体的健康起着关键作用。同临床科室相比，健康管理科因其关注全人群全生命周期的健康问题而具有特殊性。健康管理专科护士的岗位胜任力也应与临床科室有所区别，应更关注护士在健康管理方面的胜任力及其与健康管理护理岗位的匹配度。目前，健康管理专科护士的选拔、技能提升、评价和培训尚无统一的标准，主要依靠上级和科室内部评价等主观的方式进行，暂缺客观的评价方法。一个良好的健康管理专科护士岗位胜任力模型，可用于护士职位分析、职业生涯规划、健康管理专科护士的选拔、培训，并能据此进行绩效管理，适应医疗产业和医院发展的需要。

健康管理专科护士岗位胜任力模型，泛指健康管理专科护士为完成健康管理护理相关工作所需具备的各种能力与特征的总和。健康管理护士岗位胜任力模型将提供一个量化、可操作性的评价工具，让健康管理护士明确自身岗位的胜任力要求，从深层次提升个人素质。岗位胜任力模型的构建可通过单独使用量性或质性研究的方法进行构建，主要有文献分析法、德尔菲法、问卷调查法、质性访谈法（职位分析访谈法、行为事件访谈法等）等。也可以通过混合性研究，将多种研究方法一起使用，多种方法相结合的方式可以避免单一方法的缺陷。

岗位胜任力模型的构建通常以冰山模型或洋葱模型为基础，如图13-4-1：冰山模型将胜任力形象地描述为漂浮在水面上的冰山，分为水上部分显性胜任力（包括知识和技能）和水下部分隐性胜任力（包括自我认知、特质和动机）；洋葱模型和冰山模型相似，由表及里深入，表层为看得见的特征如知识、技能等显性部分，这部分容易培养与发展；内层则是特征、动机、自我形象、态度及价值观等隐性部分，不易发展和测量，是胜任力的关键所在。

按照模型，可以把健康管理护士的岗位胜任力分为五个种类：知识（knowledge）、技术（skill）、自我认知（self-conceptcharacteristics）、特质（traits）和动机（motives），如表13-4-1。该模型基于冰山模型、专科护士岗位胜任力模型初拟，其具体内涵与指标还需进一步深化和探索。

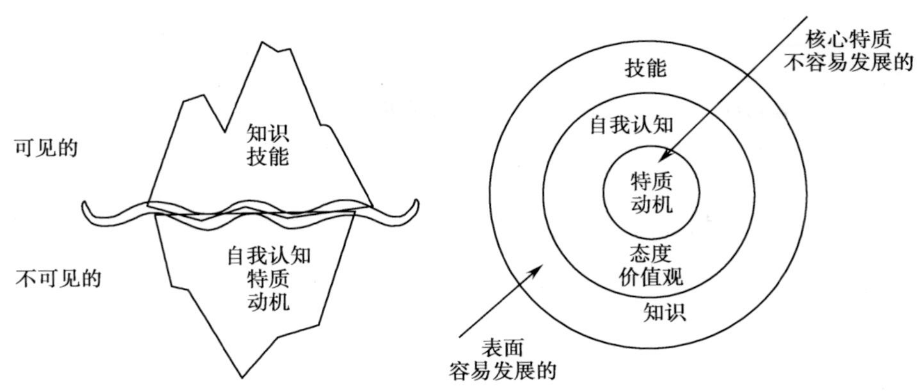

图 13-4-1　冰山模型和洋葱模型示意图

表 13-4-1　健康管理护士岗位胜任力模型

层次	项目	内涵
知识	健康管理护理基本理论	健康管理基本概念、理论和内容
		护理基本概念、理论和内容
		健康管理护理基本概念、理论和内容
	健康管理护理基本流程	健康检测的概念、主要指标、技术原理和方法
		健康风险评估的概念、影响因素、风险评估模型和常见健康问题风险评估的方法与步骤
		健康干预的概念、技术手段和效果评价
		健康跟踪监测的概念、技术手段
		健康科普的概念、目的、方法和注意事项
		健康随访的概念、目的、方法和技巧
	健康体检基本内容	健康体检自测问卷
		健康体检项目名称及原理
		健康体检项目目的
		健康体检套餐设置逻辑
		健康体检项目检查的仪器操作
		健康体检项目检查的注意事项
		健康体检结果解读
	全人群全生命周期健康管理护理	婴幼儿身心特点、健康管理护理重点和注意事项
		儿童身心特点、健康管理护理重点和注意事项
		青春期未成年人身心特点、健康管理护理重点和注意事项
		成年男性身心特点、健康管理护理重点和注意事项
		育龄期女性身心特点、健康管理护理重点和注意事项
		围绝经期女性身心特点、健康管理护理重点和注意事项
		老年人身心特点、健康管理护理重点和注意事项
		特殊人群身心特点、健康管理护理重点和注意事项

续表

层次	项目	内涵
知识	不同场所/场景下护理健康管理主要内容	医院健康管理护理
		社区健康管理护理
		家庭健康管理护理
		企业健康管理护理
		中小学健康管理护理
	中医健康管理护理	中医健康信息采集
		中医健康风险分析与评估
		中医特色疗法综合干预
		中医健康状态跟踪服务
	健康管理护理规定	健康管理护理法律法规
		健康管理护理规章制度
		健康管理护理政策
技术	健康管理基本技术	健康检测
		健康评估
		健康干预
		健康跟踪
		健康管理基本技术的质量控制与评价
	健康管理护理常见技能	健康管理护理基本技术
		健康管理护理专业技能
		健康管理护理辅助技能
		健康管理护理综合技能
		健康管理护理常见技能的质量控制与评价
	健康管理护理预防技术	职业防护技术
		职业暴露处置流程
	健康管理护理应急技术	医疗急救技术
		紧急意外突发事件应急方案(火灾、地震、洪涝、停电等)的实施
		公共卫生突发事件应急方案的实施
自我认知	自我概念	能够认识到健康管理护士特殊性和重要性
		认同健康管理护士的职责
		愿意从事健康管理护士一职
		对健康管理护士的工作内容感到满意
		能够顺利完成健康管理护士的工作内容
	工作态度	遵纪守法
		严谨负责
		热情周到
	护士形象	健康管理护士仪容仪表
		健康管理护士语言规范
		健康管理护士行为规范
		健康管理护士精神气质

续表

层次	项目	内涵
特质	个人特质	身体素质
		职业道德
		责任心
		同理心
		慎独
		三观(世界观、人生观、价值观)
	人际交往特质	主动服务
		相互尊重
		情绪管理
		组织协调
		团队合作
	专业特质	医疗道德
		伦理原则(自主、不伤害、公正、行善)
		健康咨询逻辑力
		健康随访沟通力
		健康科普感染力
动机	个人专业动机	职业认同感
		批判性思维
		科研创新
		自主学习
	职业发展动机	职业规划
		岗位管理
		带教教学

不仅健康管理专科护士需要岗位胜任力模型,管理层同样可以通过管理层的岗位胜任力模型进行选拔。同时在管理健康管理护士时可通过更具体的岗位胜任力模型鉴别不同护士的深层特征,从而让健康管理专科护士向不同的健康管理护理岗位深入发展,精深专业技能。通过健康管理护士岗位胜任力模型选拔培养能够胜任不同岗位职责的专科护士,有助于提升健康管理护士的专业技能与综合技能,让护士的能力与特征和岗位职责的胜任力要求相匹配。

第二节 健康管理护理知识技能培训

在临床工作中,护理人员贯穿健康管理全过程。护理与健康管理两学科相互依存,相互成就。因此,健康管理中的护理人员应定期接受规范的专业知识和技能培训,健康管理(体检)机构需建立有效的培训机制,分专业分层次进行,注重理论知识与实践相结合,以全面提高专业水平及实操能力,保障人民群众的生命安全。下面将展开培训的具体阐述。

一、培训目标

通过培训,使工作人员进一步了解健康管理

服务行业在中国的状况，了解健康管理护理工作流程，相关法律知识、规章制度、院感基本知识、紧急风险预案以及健康管理护理过程中的综合技术、专业技能、辅助技能等，使得健康管理护理人员具备一定的知识、技术、明确的自我认知、鲜明特征、学习动机，成长为具备扎实理论和专业实践技能的高素质人才。

（一）具备扎实的理论基础

扎实的专业知识基底是护士必备的基础，有了扎实的基础理论知识，才能独立思考、应用技能，提高独立处理问题的能力。因此，在进行健康管理护理过程中，需加强基础和业务知识的学习，重点学习健康管理护理相关知识，不断充实自己，培养全面的分析和冷静的应变能力，准确、高效地完成工作。

（二）掌握专业的实践技能

实践是理论联系实际的必经之路。精湛的护理、健康管理技术和扎实的业务功底是优化健康管理护理服务的基础，是预防风险发生的前提。因此，应用赋能理论，提高工作人员主动服务意识，促进其操作技能练习的热情，不断提高其操作技能，加强健康管理护士对健康管理中潜在病情变化的识别及进行独立干预的能力，提高确定优先次序的评判性思维能力，从而巩固专业研究方法。

二、培训师资配置

在健康管理（体检）机构护理部的指导下成立培训领导小组和培训工作小组。培训领导小组由健康管理（体检）机构主任、护理部主任、护士长或具有副主任护师及以上职称的人员组成（≥2 人），负责健康管理护理岗位职责界定、各项工作程序培训和考核验收工作；培训工作小组由工作 10 年以上的高年资主管护师（或健康管理师 / 护理骨干 / 体检区主管）组成（≥4 人），负责对健康管理整体护理工作、质量检查系统、急救管理、服务礼仪、护理表格文书（或体检报告）书写、特殊检查项目指导等内容进行培训。培训小组成员入选标准：有 2 年以上的教学或临床实习带教经验，或在护理专科领域获得过专业比赛或理论与实操测评前 3 名。

三、岗位培训内容

（一）知识培训

知识培训包括与健康管理护理相关的职业道德、行为规范及法律法规、相关的健康管理护理基本理论、健康检测 / 评估 / 干预 / 跟踪监测相关知识及流程、全人群全生命周期身心特点相关知识、不同场所 / 场景下健康管理护理相关知识、中医健康管理护理相关知识、急救及应急处置相关知识。

1. 健康管理护理知识培训　针对体检人群健康管理护理的特点，加强健康管理护理知识培训，定期举办健康管理护理知识系列讲座，要求工作人员参加并参与健康管理护理学习班的学习和授课，了解健康管理的基础理论和新理念，熟悉健康风险评估的内容和方法，掌握健康干预计划与实施的原则，进一步增强健康管理能力。

2. 全科知识培训　实行目标管理、综合提高的方案，轮流聘请各科专家教授和有专长的护理、健康管理骨干进行各专科理论知识讲座，每月 1~2 次，有计划地把健康管理（体检）机构工作人员培养成为综合人才。

3. 导诊知识培训　由高年资主管护师（或健康管理师）制作查体项目课件，对合理安排体检流程、37 个查体项目之间禁忌，治疗、试验饮食、用药知识等相关导诊知识进行培训。

（二）技能培训

1. 健康管理护理综合技术　综合技术培训包括健康检测、评估、干预、跟踪技术培训，要求工作人员及时识别不合逻辑的健康信息记录，熟悉信息采集的原则、途径和方法，能够指导群体监测方案的制定、审核群体监测实施方案，并能根据健康危险因素确定不同群体的风险程度，分析群体健康风险趋势、提出评估报告，科学记录和观察个体或群体健康指标的动态变化，制订个性化的干预跟踪方案。

2. 健康管理护理专业技能　除医院要求的基础检查、实验室标本采集、功能性检查等护理技能操作培训外，还需要特别加强静脉穿刺、职业防护及应急处置等技术培训。静脉穿刺、职业防护培训包括组织静脉输液 / 采血操作及职业暴露处理讲座和示范观摩、召开经验交流会、安排工作人员到静脉穿刺基地培训学习等。应急处置包括进行紧急抢救模拟培训，制订和完善各种抢救预案和流程，模拟各种抢救场景，进行急救技术训练，提高应急应变能力。保证健康管理护理工作人员能够熟练掌握健康管理（体检）机构所有应急预案处理流程和必备的专业技能并做好应急处置。

3. 健康管理护理辅助技能　辅助技能培训包括超声、放射等影像学检查及内镜检查等，要求健康管理护理工作人员明确检查的目的及意义，做好仪器日常维护工作，确保机器的正常运转，掌握辅助技能的操作方法、注意事项，并根据辅助检查的内容做好护理人员和受检人员的准备工作，确保准确早期筛查疾病和现存健康问题。

（三）规范化礼仪培训

健康管理（体检）机构的护理人员可在学习护理礼仪的基础上，学习航空服务、酒店服务和涉外服务等规范礼仪。礼仪培训内容包括着装仪表培训、语言艺术培训、沟通技巧培训、酒店式礼仪培训、涉外护理服务礼仪培训及外语培训。保证能与受检者、家属及其他医务人员之间有效沟通。

四、岗位分层培训

针对从事或准备从事健康管理护理、体检工作的人员（包括但不限于医院、社区、家庭、企业和中小学等场所），主要根据岗位职责、工作年限等情况对实习随访岗位护士、普通随访岗位护士、专科随访岗位护士进行分层培训。培训形式包括但不限于集中授课与讲座、跟班培训、自学后早会提问等，培训时间根据具体情况进行调整（≥ 3 个月），培训前后分别对工作人员进行理论及技能操作考核。

普通职能的护士主要对日常工作内容进行培训。日常护理、体检工作依据工作人员各自的经验、特点及综合能力等由护士长进行分配，明确各层次岗位能力，实施岗位责任制管理。对工作人员的工作量及需求进行考虑，实行弹性排班，实施身心并护，并定期组织经验交流会，实施“1+1”帮带，新老工作人员搭配上岗，制定护士分层标准及考评指标，加强工作人员优质服务的落实。

对于实习随访岗位护士要培训科学设置体检项目（基础检查 + 专项筛查）和编制体检报告。要求其经过对健康管理护理知识技能的培训后不仅要掌握各检查项目的意义及采用科学适宜的技术手段筛查受检者的健康状况、早期发现疾病线索，还需要掌握体检重要异常结果，具有识别主要健康问题、整体评估的能力，具备能够独立完成不同人群、不同健康问题体检项目的设置和各类型体检报告编制的能力。

对于普通随访岗位护士要培训电话随访沟通技巧，随访信息系统，健康管理方案制定及相关专业知识（随访基础知识培训手册、主检共识、四色预警手册）。要求其经过培训后，掌握沟通技巧，熟悉随访系统的使用，掌握健康管理方案的制订及常见健康问题的筛查与干预，能独立完成电话随访、短信随访，并能独立制订健康管理方案。

对于专科随访岗位护士要培训专业知识、体检报告解读、专科方向领域新进展、科研方法等。要求其经过培训后，在掌握常见健康问题筛查与干预技术的同时，熟悉专科方向领域最新筛查方法、干预技术，能够解答专科方向不常见的随访问题，胜任体检报告解读工作；具有普通随访护士带教能力，承担实习随访护士及普通随访护士的理论授课；能在专科方向领域开展一定的科学研究，能参与或独立开展随访中的相关科研项目。

第三节　健康管理护理能力考核与评价

一、考核目标

为进一步规范健康管理护理专业技术人员专业技术能力考核评价工作，提升专业人员综合业务能力素质，提高健康管理护理专业质量，实现健康管理护理科学化、制度化、标准化、规范化，按不同工作岗位制定岗位管理制度、工作流程、应急预案，并制定相应的质量控制考核指标。在岗位培训前及结束后分别考核并评价工作人员理论知识与操作技能情况，将考核紧密结合健康管理护理实际案例，模拟健康管理真实情景，考察护士们的专业知识、技术水平以及综合能力，为今后的健康管理护理工作打下坚实的基础，培养出合格的实用型护理人才。

二、考核原则

1. 定期考核与随机考核相结合。
2. 综合考核与单项考核相结合。
3. 领导考核与群众评议相结合。
4. 学历与能力相结合。
5. 定量考核与定性考核相结合。

三、考核方式

(一) 理论知识

依据《中华健康管理学》大纲，由培训小组的专家针对前期培训内容编写题库，在题库内随机抽取内容进行考核，培训工作小组人员（≥2 人）进行考核安排，采取线上闭卷答题的形式，考试时长 60 分钟，考核实行百分制，每月 1 次，成绩达 80 分（含）以上者为合格。

(二) 专业技能

由培训小组的专家随机抽取健康管理中的专业技能项目，通过模拟健康管理中心场景，测试考核人员对健康管理护理综合技能、专业技能和辅助技能项目的实际掌握情况，综合评价专业技术人员的健康管理护理知识、健康管理护理技能和职业态度。培训工作小组人员（≥3 人）进行考核安排，操作考核数目根据实际内容进行调整，采用现场模拟操作形式，由考官根据各专业技能标准评分细则对考核人员进行评分。每个项目考核时间均为 10 分钟，满分均为 10 分，各项分数相加后折算成百分制分数，为专业技术人员专业技能的综合成绩（满分 100），成绩达 80 分（含）以上者为合格。

(三) 实训案例

从健康管理护理工作出发，采用实训案例的方式检验健康管理护理人员对健康管理过程中常见疾病的概念、特点、分类、高危因素、发病原因、监测方式、评估方法、干预方案制定、连续追踪及健康教育等基础知识的理解和掌握程度，归纳、总结、提炼关键问题的能力，掌握常用健康管理学基本研究方法的能力。在实训案例考核中展现健康管理全流程全环节中的护理工作，将理论与实践并重，在实训中挖掘自主学习的思考能力，不断提升教学与人才培养质量。由培训工作小组人员（≥3 人）进行考核安排，根据健康管理内容进行案例设计，考核形式为根据案例的问题独立进行健康风险评估，判断健康问题及设置健康管理干预跟踪方案，由考官根据实训案例标准评分细则对考核人员在案例分析、报告撰写等过程中的内容完整度进行评分。考试时长 60 分钟，考核实行百分制，成绩达 80 分（含）以上者为合格。

四、考核内容

(一) 理论知识

理论知识考核内容依据《中华健康管理学》。考试题型包括单选题（40 分）、多选题（30 分）、判断题（10 分）、综合题（20 分）。主要考查健康管理护理专业技术人员从事本职业应掌握的基础知识和专业知识。

(二) 专业技能

1. 综合技能主要包括体检流程中的基本技术、健康管理风险评估和健康管理干预跟踪。

在体检流程中的基本技术中，考生能够帮助体检对象进行体检预约、指导健康问卷填写、设置体检项目与套餐、告知体检须知并做好全面的导检服务。由 2 名及以上考官观察考生表现，予以评分。

基本要求：①掌握体检预约的方式；②掌握健康体检自测问卷的主要内容，掌握健康体检问卷的设计原则和主要价值，能完成健康体检自测问卷；③掌握健康体检基本项目、项目的设置依据及原则，能进行健康体检套餐的个性化定制；④掌握体检流程、体检前需要准备的内容，能根据机构体检流程和体检项目设置提前做好体检须知的告知；⑤熟悉体检项目的检查意义及注意事项，及时、有效、正确的答惑解疑、分检引流，遇到突发状况，能够做好应急处理。

在健康管理风险评估中，考生能够对体检人员的个人健康信息进行收集（问卷调查、体格检查、实验室检查），风险评估和评估报告，识别存在的健康危险因素、制定个体化健康管理干预措施。由 2 名及以上考官观察考生表现，予以评分。

基本要求：①全面收集并清晰汇总报告个人健康信息；②个体化健康风险评估，分析评估生活方式危险因素数量和严重程度，能发现个体主要问题及可能发生的主要疾病；③对考生的职业素养、人文关爱和沟通能力进行综合评价。

在健康管理干预跟踪中，考生根据体检人员的个人健康信息和健康风险等级，按时完成干预随访。指导其科学就医，个体化、针对性地提供包含健康生活方式干预、亚健康状态干预、慢性病管理的健康教育和健康咨询。由 2 名及以上考官观察考生表现，予以评分。

基本要求：①根据体检者健康信息，指导其科学就医，提供针对性健康教育、健康咨询；②根据体检者的一般健康问题及异常结果，有针对性地制订干预措施，告知注意事项及复查时间；③对考生的职业素养、人文关爱和沟通能力进行综合评价。

2. 专业技能考生能够根据体检人员前期设置的体检项目，指导其正确进行基础检查、实验室标本采集以及功能性检查。由2名及以上考官观察考生表现,予以评分。

基本要求:①掌握血压、脉搏等基础检查的目的与意义、准备要求与注意事项,获得标准测量结果;②掌握血液、尿液等实验室标本采集的目的与意义、采集规范与注意事项,能够指导体检人员正确采集并保存;③掌握心电图、动脉硬化检测等功能性检查的目的及意义、注意事项,能够指导体检人员进行正确检查。

3. 辅助技能考生能够根据体检人员前期设置的体检项目,指导其正确进行超声影像检查、放射影像学检查、内镜检查以及功能性检查。由2名及以上考官观察考生表现,根据项目操作标准细则予以评分。

基本要求:①掌握B型超声、M型超声等超声影像检查的目的与意义,能够做好各项仪器的日常维护告知,检查前充分解释获得受检者知情同意,并帮助体检人员做好检查前准备工作;②掌握X线、CT等放射影像学检查的目的与意义,协助检查医师做好“三查九对”、检前解释和准备工作,告知受检者检查时注意事项;③掌握胃镜、肠镜等内镜检查的目的与意义,能够指导受检者做好检前准备、检后注意事项,有效配合检查进行。

(三)实训案例

考生能够以健康需求为基础,为体检者建立健康档案,进行健康风险评估,选定恰当的健康体检项目,指导体检者完成健康体检。完成健康体检后,能够根据健康体检报告和健康档案发现体检者存在的健康问题。根据体检者现存和潜在的健康问题进行针对性的健康干预、健康随访、健康追踪等健康管理护理工作。由2名及以上考官观察考生表现,根据项目操作标准细则予以评分。

基本要求:①掌握案例中涉及的健康风险评估方法;②掌握健康管理(体检)套餐的设置;③掌握案例中健康问题的判断;④掌握有效健康管理护理干预的方法;⑤掌握健康管理随访技巧;⑥掌握健康管理监测、追踪等要点。

1. 健康管理护理案例。

案 例

王女士,38岁,汉族,公司职员,已婚。每年定期进行体检,未见异常。于5月30日按照惯例至本院进行体检,本次健康风险自测问卷显示主食以细粮为主,结构单一,爱好偏咸口味,喜熏制、腌制类食品,偶尔喝牛奶、豆类及豆制品、水果以及鱼肉或海鲜。蔬菜每日进食量较少,为100~200g。基本不参加体育活动。近1个月,睡眠质量一般,熟睡时间短。相关体检结果如下。

既往史、用药史、家族史:无。

一般检查:身高165cm,体重67kg;BMI:25.1kg/m^2 ↑;血压:123/72mmHg;脉搏:88次/min。

口腔检查:牙周炎,牙龈红肿、探诊出血、牙齿松动。

尿液分析:尿蛋白86mg/L ↑。

空腹血糖:7.78mmol/L ↑,糖化血红蛋白:5.4%。

血脂检查:总胆固醇:5.28mmol/L,甘油三酯:1.5mmol/L,低密度脂蛋白胆固醇:3.04mmol/L,高密度脂蛋白胆固醇:1.56mmol/L ↑。

胸部X线检查:肺部良性结节。

DXA骨密度测量:T值为 –2.8 ↓。

思考题

1. 请对王女士现存的健康问题进行评估并制订健康管理目标。

2. 请对王女士的基本健康状态进行评估。

3. 请简述王女士现存的慢性危险因素并进行风险评估。

4. 请针对王女士的情况制定一份健康干预方案。

5. 请针对王女士的情况制订健康监测追踪管理方案。

2. 案例评析 请对王女士现存的健康问题进行评估并制定健康管理目标。

(1)根据对王女士现存健康进行的初步评估。将王女士的健康问题分为主要健康问题和一般健康问题,并制订了相应的健康管理目标,如表13-4-2。

表13-4-2 健康问题及健康管理目标

类别	内容
主要健康问题	糖尿病?血糖升高(空腹血糖:7.78mmol/L) 超重(体重指数:25.1kg/m^2) 骨质疏松(骨密度T值=–2.5) 牙周炎
一般健康问题	微量蛋白尿(尿蛋白:86mg/L) 肺部良性结节
健康管理目标	血糖管理,平衡膳食,维持血糖稳定 减重5~8kg,维持正常体重 呵护骨骼,增强骨量,改善骨骼质量 改善口腔环境,定期口腔检查,减少菌斑

(2)请对王女士的基本健康状态进行评估。王

女士的基本健康状态综合评价为良，如表 13-4-3。

表 13-4-3　基本健康状态评估

名称	优	良	一般	差	很差
综合评估		√			
健康史			√		
躯体症状			√		
生活习惯			√		
心理健康	√				
睡眠质量			√		
健康素养				√	

(3) 简述王女士存在的慢性危险因素并进行风险评估。根据对王女士存在的慢性危险因素进行初步评估，发现王女士不存在不可改变的危险因素，可改变的危险因素主要为饮食习惯，如表 13-4-4。慢性病风险评估显著主要为糖尿病可疑和高血压前期，如表 13-4-5。

(4) 请针对王女士的情况制订一份健康干预方案。慢性病绝大多数是生活方式病，针对王女士当前的不良生活方式，作了如下健康建议，如表 13-4-6。

表 13-4-4　危险因素评估

危险因素	
不可改变危险因素	
可改变危险因素	
饮食习惯	饮食口味：偏咸 饮食偏好：熏制、腌制类 主食结构：细粮为主 牛奶：偶尔喝 豆类及豆制品：偶尔吃 水果：偶尔吃 蔬菜：100~200g 鱼肉或海鲜：偶尔吃
运动	不参加
血糖增高	空腹血糖：7.78mmol/L ↑

表 13-4-5　慢性病风险评估

名称	评估结果
糖尿病风险评估	糖尿病可疑
高血压风险评估	高血压前期

表 13-4-6　健康干预方案

一、一般生活方式改善建议	
(一) 平衡膳食的核心是食物多样、谷类为主	
	主食结构较为单一，建议每日膳食应包括谷薯类、蔬菜水果类、畜禽鱼蛋奶类、大豆坚果类等食物，早餐至少摄入 4~5 个品种，午餐摄入 5~6 个品种，晚餐 4~5 个品种，加上零食 1~2 个品种；在家吃饭，每餐都应有米饭、馒头、面条等主食，在外就餐时不要忽视主食
(二) 新鲜蔬菜水果、奶类和大豆及制品，是平衡膳食的重要组成部分	
	1. 平均每日蔬菜摄入量不足，需保证餐餐有蔬菜，每天摄入 300~500g，深色蔬菜占一半 2. 较少吃水果，不利于维持肠道正常功能及易增加慢性病的发生风险，请注意每天摄入 200~350g 的新鲜时令水果 3. 较少喝牛奶，奶类富含钙，是优质蛋白质和 B 族维生素的良好来源，请把牛奶当作每日膳食必需品，液态奶、酸奶、奶酪和奶粉等都可选用，这样有利于维护骨健康 4. 豆制品摄入不足，大豆富含优质蛋白质、必需脂肪酸、维生素 E，请适量食用，豆腐、豆干、豆浆、豆芽、发酵豆制品都是不错的选择
(三) 少盐少油，控糖限酒。无节制地追求"口味"，对健康有害无益	
	1. 饮食口味偏咸　建议培养清淡饮食习惯，纠正过量添加食盐和酱油的不良习惯，此外还要注意减少酱菜、腌制食品以及其他过咸食品的摄入量（每日食盐摄入不超过 6g，如为慢性肾脏病受检者，则每日食盐摄入不超过 3g） 控盐小窍门：习惯过咸味食物者，为满足口感，可在烹制菜肴时放少许醋，提高菜肴鲜香味，有助于适应少盐食物 2. 超重　健康体重是预防和控制慢性病的关键，而健康饮食、适量运动是保持健康体重的关键。建议食物多样，高纤维素全谷物为主；吃动平衡；多吃蔬果、奶类、大豆；适量吃鱼、禽、蛋、瘦肉；少盐少油，控糖限酒；食不过量，定时定量，细嚼慢咽；少静多动，贵在坚持；日行万步，适度量力；必要时配合轻断食（"16∶8 饮食法"或"FMD 饮食"） 3. 骨质疏松　钙和维生素 D、A、C、K_2 和矿物质镁等是决定骨骼健康的关键元素。建议多吃富含钙和维生素 D、A、C、K_2 和矿物质镁的食物，如牛奶、酸奶、豆类及豆制品、虾皮、海鱼、鸡蛋、苔菜、海参、松子、榛子、多蔬果和菌类、有机动物肝脏等；减少食盐摄入量；少喝咖啡、碳酸饮料和酒；平均每天晒太阳至少 20 分钟；适量运动，维持和提高肌肉关节功能；平衡练习（如金鸡独立、单脚跳等），减少跌倒和骨折的风险

续表

	4. 牙周炎　健康口腔指良好口腔卫生、健全口腔功能以及没有口腔疾病。早晚刷牙,保持口腔清洁;饭后漱口(冲牙器最佳)或咀嚼无糖口香糖;使用无氯的牙膏;少吃糖,少喝碳酸饮料;每年洁牙(洗牙)1~2次;每年口腔检查1~2次;吸烟有害牙周健康;平时口腔保健:用椰子油漱口;出现牙龈出血、牙龈肿胀、食物嵌塞等症状应及时到医院诊治
(四)运动指导意见	
	较少参加运动锻炼,而静坐时间过长体力活动不足易导致体重超重、肥胖,增加慢性病风险。建议充分利用外出、工作间隙、家务劳动和闲暇时间,尽可能地增加"动"的机会,减少"静坐"时间 1. 运动原则　量力而行,循序渐进,贵在坚持;既往有癫痫,明确诊断冠心病、心衰者、未控制高血压、骨关节疾病等严重心脑血管疾病,慢性肾脏病者,请咨询专科医生,充分评估安全性后再进行运动 2. 运动分类 (1)有氧运动。频次:150~300分钟/周。强度界定:主观感觉提示心跳加快、有点累;客观表现为呼吸增加、微微喘,可以交谈,适当出汗 (2)抗阻练习。频次:2~3次/周。建议开始练习力量时可以采用很轻或比较轻的阻力;在每次力量练习中,每个肌群进行2~4组练习;在每组练习中,8~12次重复可以改善肌肉力量;每组15~20次重复可以改善肌肉耐力 (3)柔韧性练习。频次:2~3次/周。为了改善关节活动度,建议每周应该进行2~3次柔韧性练习;每次拉伸在达到拉紧或轻微不适状态时应保持10~30秒;每一个部位的拉伸可以重复2~4次,累计60秒;可以在拉伸前进行有氧运动或洗热水澡使肌肉的温度升高,效果更好 3. 终止运动　如果在运动中感到胸痛,头晕头痛,恶心呕吐,或者呼吸困难,气促及其他不适时请立即终止运动 4. 运动注意事项　不要空腹运动,防止低血糖。请运动时一定要带些糖块,一旦出现低血糖头晕等症状,及时吃一块糖或巧克力缓解。预防足部损伤,穿有弹性、底稍厚、鞋帮不软不硬的鞋,如运动鞋。要经常检查鞋中是否有异物,及时清理以防受到伤害。足部或其他部位受到小伤要及时处理或到医院治疗。必要时运动时携带血糖仪、血糖试纸、求助卡,以便及时测血糖、捕捉低血糖的瞬间,及时自救,及时寻求别人的帮助
二、特殊生活方式建议	
血糖升高	
	血糖升高,请尽量选择低升糖指数食物,以利于血糖控制,应警惕酒精可能诱发的低血糖,避免空腹饮酒;保证充足的优质蛋白质摄入(如有显性蛋白尿或随访系统评估为慢性肾脏病中风险以上者,建议低蛋白饮食)

(5)请针对王女士的情况制定健康监测随访方案。持续的健康监测追踪对于健康生活方式和健康状态的保持至关重要,笔者设置了健康干预目标及健康指标监测的频率,列举了后续追踪随访的沟通频率,如表13-4-7。

表13-4-7　健康监测随访方案

一、健康干预目标值		
项目名称	当前值	年度目标值
控制体重	体重指数:25.1kg/m^2 ↑	保持理想体重,体重指数在18.5~24.0kg/m^2;腰围女性<85cm
血压	收缩压:123mmHg 舒张压:72mmHg	收缩压<120mmHg 舒张压<80mmHg
血脂	总胆固醇:5.28mmol/L 甘油三酯:1.5mmol/L 低密度脂蛋白胆固醇:3.04mmol/L 高密度脂蛋白胆固醇:1.56mmol/L ↑	总胆固醇<6.22mmol/L 甘油三酯<1.7mmol/L 低密度脂蛋白<3.4mmol/L 高密度脂蛋白>1.16mmol/L
血糖	空腹血糖:7.78mmol/L ↑ 糖化血红蛋白:5.4%	空腹血糖(空腹):4.4~7.0mmoL/L 餐后2小时血糖<7.8mmoL/L 糖化血红蛋白<7.0%

续表

二、健康指标监测频率建议及后期追踪随访频率	
体重	每月监测 1 次体重(每月短信 / 电话随访 1 次)
血压	每月监测 1 次血压(每月短信 / 电话随访 1 次)
血糖	血糖不平稳，建议每天或每周监测 1~2 天(空腹、三餐后 2 小时、午晚餐前及睡前)，平稳后改每月监测 1 天(血糖不平稳时：半个月 / 电话随访；血糖平稳：半年 / 电话或短信随访)
血脂	每半年监测 1 次(每半年短信 / 电话随访 1 次)

(秦春香　李　茜　何思涵)

参考文献

1. 武留信, 曾强. 中华健康管理学 [M]. 北京: 人民卫生出版社, 2016.
2. 曹荣桂, 刘金峰, 方素珍. 医院管理学 [M]. 北京: 人民卫生出版社, 2011.
3. 王建荣, 王社芬. 护理规范用语与实践 [M]. 北京: 人民军医出版社, 2008.

第五章　不同场景 / 场所下的健康护理管理

第一节　社区的健康护理管理

社区健康护理管理是依托于乡镇、社区卫生服务体系，充分利用社会和政府资源，对社区全体居民进行健康信息收集、监测与评估，对健康危险因素进行指导与干预，从而为社区居民提供有效、连贯、多方位的健康保健服务。社区健康护理管理是乡镇、社区卫生服务机构的一项重要工作内容，也是社区护理工作的重要组成部分。社区健康护理管理有利于充分调动个体和群体及整个社会对健康管理的积极性，促进社区健康管理和医疗机构资源的整合，从而形成有目的、有计划、有组织的健康护理管理模式。

一、社区健康护理管理需求

（一）农村社区健康管理需求

当前，我国农村医疗水平和医疗设施与城镇差距较大。党的二十大报告中提出我国应当坚持城乡融合发展，明确将基础设施和公共服务布局作为全面推进乡村振兴与城乡融合发展的重要任务之一，增强公共服务均衡性和可及性，促进基本公共服务均等化，使乡村居民共享改革发展成果。

（二）城镇社区健康管理需求

我国经济社会发展和卫生健康服务水平不断提高，居民人均预期寿命不断增长，慢性病受检者生存期不断延长，加之人口老龄化、城镇化、工业化进程加快和行为危险因素对慢性病发病的影响，因慢性病死亡的人群构成比也持续增加。居民对社区健康管理护理需求巨大，但是管理工作面临巨大的挑战，如居民不健康生活方式普遍存在，超重肥胖问题不断凸显等都是慢性病发病率持续上升的主要因素。

二、社区健康护理管理内容

（一）信息采集

社区居民健康档案的建立是社区健康管理信息采集的主要方式。乡镇卫生院和社区卫生服务中心为辖区内常住居民建立健康档案。健康档案内容主要包括：①个人基本信息，包括姓名、性别等基础信息和既往史、家族史等基本健康信息；②健康体检，包括一般健康检查、生活方式、健康状况及用药情况、健康评价等；③重点人群健康管理记录包括国家基本公共卫生服务项目要求的 0~6 岁儿童、孕产妇、老年人、慢性病、严重精神障碍和肺结核受检者等各类重点人群的健康管理记录；④其他医疗卫生服务记录，包括上述记录之外的其他接诊、转诊、会诊记录等。

辖区居民到乡镇卫生院、村卫生室、社区卫生服务中心接受服务时，由医务人员负责为其建立居民健康档案，并根据其主要健康问题和服务提供情况填写相应记录。医务人员可以通过入户服务（调查）、疾病筛查、健康体检等多种方式为居民建立健康档案。对于已建立居民电子健康档案信息系统的地区还可以通过上述方式为个人建立居民电子健康档案，并按照标准规范上传至区域人口健康卫生信息平台，实现电子健康档案数据的规范上报。

（二）健康风险评估

健康风险评估包括健康筛选、评估分析、风险管理等，是以社区居民的健康相关信息为依据，对服务对象的健康状况、健康危险因素和患特定疾病或死亡的危险性进行量化评估，为制定健康干预和促进方案提供依据。社区健康风险评估通常与健康管理内容协同进行。

（三）社区健康护理管理内容

1. 0~6 岁儿童健康护理管理内容　乡镇卫生院、村卫生室和社区卫生服务中心按照国家儿童保健有关规范的要求通过妇幼卫生网络、预防接种系统以及日常医疗卫生服务等多种途径掌握辖区中适龄儿童数，并加强与幼托机构的联系，取得配合，做好儿童的健康管理。健康管理对象为机构所属辖区内常住的 0~6 岁儿童。健康管理内容包括：①新生儿家庭访视，新生儿出院后 1 周内，医务人员到新生儿家中进行新生儿家庭访视，同时进行产后访视，了解出生情况、预防接种情况、建立《母子健康手册》并根据新生儿的具体情况开展健康教育；②新生儿满月管理，新生儿出生后28~30天，结合接种乙肝疫苗第二针，在乡镇卫生院、社区卫生服务中心进行随访；③婴幼儿健康管理，乡镇卫生院、村卫生室、社区卫生服务中心（站）对满月后的婴幼儿进行随访，时间分别在3、6、8、12、18、24、30、36月龄时，共8次；④学龄前儿童健康管理，4~6岁儿童每年提供1次健康管理服务，内容包括询问上次随访到本次随访期间的膳食、患病等情况，进行体格检查和心理行为发育评估，血常规（或血红蛋白）检测和视力筛查，进行合理膳食、生长发育、疾病预防、预防伤害、口腔保健等健康指导；⑤健康问题处理，对健康管理中发现的有营养不良、贫血、单纯性肥胖、心理行为发育异常、口腔发育异常、龋齿、视力或听力异常等情况的儿童应当分析其原因，给出指导或转诊的建议。

2. 孕产妇健康护理管理内容　乡镇卫生院和社区卫生服务中心按照国家孕产妇保健有关规范要求，进行孕产妇全程追踪与管理工作。健康管理内容主要包括：①孕早期健康管理，孕13周前为孕妇建立《母子健康手册》，并进行第1次产前检查及孕早期健康教育和指导；②孕中期健康管理，在孕中期（孕16~20周、21~24周各1次）对孕妇健康和胎儿的生长发育状况进行评估，开展健康教育和指导，并且识别需要做产前诊断和需要转诊的高危重点孕妇，及时转至上级医疗卫生机构；③孕晚期健康管，在孕晚期（孕28~36周、37~40周各1次）进行健康教育和指导，主要开展孕产妇自我监护方法、促进自然分娩、母乳喂养以及孕期并发症、合并症防治指导；④产后访视，乡镇卫生院和社区卫生服务中心应于产妇出院后1周内到产妇家中进行产后访视，进行产褥期健康管理，加强母乳卫生和新生儿护理指导，同时进行新生儿访视；⑤产后42天健康检查，乡镇卫生院和社区卫生服务中心为正常产妇做产后健康检查，对产妇进行心理保健、性保健与避孕、预防生殖道感染、纯母乳喂养6个月、产妇和婴幼营养等方面的指导。异常分娩产妇到原分娩医疗卫生机构检查。

3. 老年人健康护理管理内容　乡镇卫生院和社区卫生服务中心每年为老年人提供1次健康管理服务，包括生活访视和健康状况评估、体格检查、辅助检查和健康指导。①通过问诊及老年人健康状态自评了解其基本健康状况、体育锻炼、饮食、吸烟、饮酒、慢性病常见症状、既往所患疾病、治疗及目前用药和生活自理能力等情况。②体格检查包括基本生命体征、身高、体重、腰围、皮肤、浅表淋巴结、肺部、心脏、腹部等常规体格检查，并对口腔、视力、听力和运动功能等进行粗测判断。

4. 慢性病风险管理内容　高血压和糖尿病是社区慢性病风险管理的重点疾病。

(1) 高血压风险管理内容主要包括：①随访评估，对原发性高血压受检者，每年提供至少4次面对面的随访，随访内容包括血压、体重、心率、计算体重指数、询问受检者疾病情况和生活访视等。②分类干预。除了对所有受检者进行针对性的健康教育外，还需根据受检者情况分类干预。对血压控制满意、无药物不良反应、无新发并发症或原有并发症无加重的受检者，预约下次随访时间。对第1次出现血压控制不满意，或出现不良反应的受检者，结合其服药依从性，必要时增加现用药物剂量、更换或增加不同类的降压药物，2周内随访。对连续2次出现血压控制不满意或不良反应难以控制以及出现新的并发症或原有并发症加重的受检者，转诊至上级医院，2周内随访转诊情况。③健康体检。对原发性高血压受检者，每年进行1次较全面的健康体检。

(2) 糖尿病风险管理内容主要包括：①随访评估。对确诊的2型糖尿病受检者，每年提供4次免费空腹血糖检测，至少4次面对面随访。随访内容包括空腹血糖和血压、测量体重、计算BMI、检查足背动脉搏动、询问受检者疾病情况和生活方式等。②分类干预。除了对所有受检者进行针对性的健康教育外，还需根据受检者情况分类干预。对血糖控制满意，无药物不良反应、无新发并发症或原有并发症无加重的受检者，预约下一次随访。对第1次出现空腹血糖控制不满意或药物不良反应者，结合其服药依从性进行指导，必要时增加现有药物剂量、更换或增加不同类型的降糖药物，2周随访。对连续2次出现空腹血糖控制不满意或不良反应难以控制以及出现新的并发症或原有并发症加重的受检者，转诊至上级医院，2周内随访转诊情况。③健康体检。对确诊的2型糖尿病受检者，每年进行1次较全面的健康体检。

5. 社区中其他重要的健康护理管理内容

(1) 健康教育：乡镇卫生院、社区卫生服务中心通过发放印刷资料、播放影音资料、设置健康教育宣传栏、开展公众健康咨询活动、举办健康知识讲座、开展个体户健康教育等方式为辖区居民提供健康教育。健康教育内容包括宣传和普及中国公民健康素养基本知识与技能、重点人群健康教育和指导、健康生活方式和可干预危险因素的健康教育、重点慢性非传染性疾病和重点传染性疾病的健康教育、突发公共卫生事件应急处置、防灾减灾、家庭急救等健康教育、宣传普及医疗卫生法律法规及相关政策。

(2) 预防接种：乡镇卫生院和社区卫生服务中心根据国家免疫规划的疫苗接种程序为辖区内适龄儿童进行常规接种。在重点地区对高危人群实施炭疽疫苗、钩体疫苗应急接种。根据传染病控制需要，开展乙型肝炎、麻疹、脊髓灰质炎等疫苗强化免疫或补充免疫、群体性接种工作和应急接种工作。

三、社区健康护理管理不足与发展趋势

（一）完善社区健康护理管理服务模式

我国社区健康管理护理模式尚处在起步阶段，与国外成熟的管理模式相比较，在微观和宏观管理上存在诸多不足。在微观层面上，社区健康管理护理针对各种健康问题尚未形成成熟干预策略。宏观层面上，我国社区健康管理护理以社区卫生服务中心为主，很少引入社会力量。政府及多部门、多机构，包括保险公司、社区卫生服务中心、社会照顾机构、残疾机构等之间的合作不够紧密，导致具体的干预措施难以落实。还需要加强多组织和多部门的共同推进，从微观和宏观层面制定可实施的社区健康管理干预措施，保证干预措施的可操作性，完善我国社区健康管理护理模式。

（二）采用丰富多样的社区健康护理管理方法

社区健康讲座因其普及面广、经济性的特点成为社区健康管理护理中最常用的方法，但由于居民工作性质、生活习惯、基础疾病的差异等原因，该方式难以满足社区居民个性化的健康需求。电话咨询、家庭访视、同伴座谈等方式有望帮助社区工作人员及时准确掌握和及时发现并解决居民健康问题。

（三）建立社区健康护理管理专业人才培养体系

我国社区健康管理从业人员多为全科医生和全科护士，专业化程度不高，力量较薄弱，教育水平相对较低，专业人才匮乏。社区卫生服务中心需要加强对医生和护士的专科知识与技能的培训指导，以满足社区居民个性化的健康需求，提供慢性病、妇女保健等专科服务。加快建立我国健康管理专业人才培养体系，是保证健康管理人员专业素质与服务质量的重要前提。

（四）加强社区卫生服务机构建设及经费投入

加大对社区卫生服务机构的整体投入力度，规范社区卫生服务机构基础设施的建设，提升社区医护服务能力等至关重要。一方面，需要根据各辖区基本情况，合理布局社区卫生服务机构，方便社区居民就医。另一方面，需要加大经费投入，着力改善社区卫生服务机构的就医环境，完善科室设置以及必需的医疗设备，从而提供优质、高效的健康护理管理服务。

第二节　学校的健康护理管理

学校健康护理管理是以学校为平台，以预防和控制疾病发生与发展为目的，针对学校师生个体和人群的健康危险因素，进行有目的、有计划、有措施、有反馈和不断修正的全面健康管理的过程。近些年来，学校健康护理管理取得了一定成就，如改善卫生条件、加大体检力度、促进疫苗接种的开展以及配合医疗机构完成一系列健康宣传讲座等。然而，我国尚未形成系统、规范的学校健康管理护理模式，这使得学校健康护理管理专业人员缺乏或专业素质不高、健康管理服务碎片化，难以满足学校师生日益增长的健康管理的需求。

一、学校健康护理管理需求

（一）学生健康护理管理的需求

随着经济的发展和生活方式的改变，青少年的身心健康和各项身体素质也受到很大影响。我国近 10 年间肥胖儿童、青少年的比例与日俱增。2000 年后，个别地区城市每年健康报告显示肥胖率达到 30%。与肥胖随之而来的是青少年的心脏病、高血压、性早熟以及各类心理疾病。此外，学习压力过大，缺乏积极健康的生活方式，也导致越来越多的健康问题出现。

学生不仅面临巨大的升学压力，还可能会有

家人、同学、老师、网络等带来的心理压力。研究显示，一半以上的抑郁等心理问题形成于14岁以前，但大多数病例并没有得到及时识别和诊治，从而对学生一生的精神健康产生了重要影响。近年来，学生心理危机事件常被媒体报道。加强学生心理健康管理，也是学校健康护理管理重要一环。

（二）教职工关于健康护理管理的需求

学校教职工由于其工作性质，来自教学、考核、科研创新等方面的压力较大，作息时间不规律，睡眠质量降低，长期缺乏运动，容易患上各种职业疾病以及心理疾病。虽然大部分教师坚持每年进行1次体检，但由于对健康管理的认知不到位，其中绝大多数会忽视体检中发现的健康问题，缺少针对性的后续预防控制措施。

（三）学校关于健康护理管理的需求

健康护理管理涉及个人或群体的健康监测、分析、评估以及健康咨询、健康指导和危险因素干预，是一项专业性很强的工作，现有的校医缺乏健康管理护理的知识和技能，无法满足学校健康管理护理的需求。同时现有的学校卫生人员不足，学校更注重文化素质教育，而缺乏对学生身心健康的关注。调查显示仅有不到50%的学校每学期为学生进行1次体质健康测试，少部分学校甚至两学年没有为学生进行体质健康测试，不了解学生的健康状态。

二、学校健康护理管理内容

我国目前尚未形成系统、规范化的学校健康护理管理模式，健康护理管理服务多以碎片化形式开展，包括组织定期体检、营养健康管理、心理健康管理和运动健康管理等。

（一）信息采集

学校健康护理管理中信息采集的方法主要为组织定期体检。1990年颁布实施的《学校卫生工作条例》明确规定：学校应当建立学生健康管理制度，根据条件定期对学生进行体格检查，建立学生体质健康卡片，纳入学生档案。目前，学生体检工作已成为我国各级学校的一项常规工作。

《中小学生健康体检管理办法（2021年版征求意见稿）》规定学校须每年组织1次在校学生的健康体检。县级以上地方人民政府卫生健康行政部门负责组织辖区内医疗卫生机构开展中小学生健康体检。中小学学校负责本校中小学生体检的组织管理。健康体检内容包括病史问询和基本项目检查。此外，各地应当根据实际情况，在保障基本项目的基础上适当增加其他可选项目，制定本辖区内中小学生健康体检项目目录。

（二）健康风险评估

学校健康护理管理中的健康风险评估需要通过收集师生个人的健康信息，分析建立针对学校师生危险因素与健康状态之间的量化关系，预测学校师生在未来一定时间内发生某些特定生理或心理疾患的可能性，以及因为某种特定疾病或压力事件（心理压力）导致死亡的可能性，即对师生个人的健康状况、未来病患或死亡危险的量化评估。

（三）学校健康护理管理干预内容

1. 营养健康管理

（1）强化食品安全意识，提高食品健康管理能力：学校以及相关部门应严格按照规范标准，做好食品安全与营养健康宣传工作，引导学校全体师生更加注重人身健康安全的维护。例如，通过学校广播、展示窗以及互联网，面向全校园普及食品安全知识，助力学校食品安全管理的发展。还可邀请营养学专家来校园开展讲座，切实加强相关人员的培训指导，以此保证学校食堂以及周边区域食品相关管理工作的有序开展。

（2）合理膳食营养，进行营养教育与科普：学校开设有关膳食营养的课程，帮助学生了解营养知识，认识食品营养标签。食堂制订营养食谱，保证在校就餐的学生的营养均衡。

（3）进行营养筛查：以班级为单位以问卷形式进行营养筛查，发现有营养状况异常的情况应该及时通知家长，并由具备专业素养的护理人员进行健康教育。

2. 心理健康护理管理

（1）心理健康状况评估与干预：一是，建立统一筛查标准。建议从国家层面根据不同年龄段，研究制定学生分级分类心理健康标准，规定学校每年定期开展学生全员心理健康筛查评估工作。根据标准要求，由区域卫生机构和学校共同实施，建立档案，分级分类管理和指导。二是，创新筛查评估方式。按照国家标准，研究制定统一、分类的测试量表，可开发适用的APP或网站，精准服务青少年心理健康筛查需求。心理咨询室定期对学生的心理健康状况进行评估分析，发现心理危机情况及时联系学生进行心理干预疏导，并联系家长配合进行后续情况观察。

（2）优化心理健康大环境：心理咨询室可以组织开展心理健康教育推广活动以及社会实践活动。

提高学生自我教育的积极性和主动性，从而充分认识心理健康对自身发展的重要性。学校可以搭建平台，定期开展“心理训练营”活动，主题包括班级凝聚力、压力管理、亲疏关系调整、情绪调节、生涯规划等，既要有明确的教育目标，又要充分调动的积极性和创作性，而具备专业知识的护理人员主要在其中起到指导的作用。

(3) 将新媒体技术与心理健康护理管理相结合：改变传统的授课模式，整合教学资源，完善教育课程，提高老师和学生对心理教育课堂的重视程度。教师应发挥主导作用引导学生发现自己的心理问题，并主动联系寻求帮助。学校可以打造心理健康教育管理网络平台，不仅提供丰富的信息资源，同时可以选择以匿名发言的形式让学生自由释放内心压力。通过该平台能让学校的心理护理人员及时发现学生的心理动态，并及时对普遍的不良情绪进行疏导。

3. 运动健康管理

学校健康管理体系的创建与完善，必须是以提高学生身体素质为前提。当代校园应该在青少年成长阶段引导其开展体育锻炼，找寻属于自身的成长满足感。在运动期间，让青少年身体得到良好的发挥空间，为后期自行开展体育锻炼提供一个综合平台，便于其养成良好的体育锻炼习惯。因此，体育部门要充分利用现有的体育资源，重点加强学生群体的体育锻炼：①丰富体育课的内容。②挖掘运动会潜在价值。③加强与校内社团的合作。护理人员可以起到有效规划运动方案，避免运动损伤，及时处理运动造成的意外受伤事件等作用。

(四) 学校健康护理管理技巧与方法

学校健康护理管理根据体检场所设置可分为医院体检、社区体检和学校集中体检。其中医院体检和社区体检技巧与方法可参照第三章健康管理(体检)机构护理的技术与技能和第五章不同场景 / 场所下的健康护理管理。学校集中体检主要为医院或社区卫生工作人员进入学校并在指定场所为学校师生进行健康体检与健康管理指导。体检内容和方法与第三章健康管理(体检)机构护理的技术与技能所述医院管理相同。学校健康护理管理有其特点：①健康体检报告在学生及其监护人知情同意下，以个体报告形式向学校反馈学生个体健康体检结果，并由学校向学生及其监护人反馈。②承担学校体检的健康体检机构分别以学校汇总报告单、区域学校汇总报告单形式向学校和区域教育行政部门反馈学生健康体检结果。③个体报告单应当于体检结束后 2 周内反馈；学校汇总报告单应当于体检结束后 1 个月内反馈；区域学校汇总报告单应当于体检结束后 2 个月内反馈。④学校和教育行政部门应当将学生健康体检结果纳入学校档案管理内容，建立落实学生健康体检资料台账管理制度或建立电子化健康档案；学校应根据学生健康体检结果和健康体检机构给出的健康指导建议，研究制定促进学生健康的措施，有针对性地开展促进学生健康的相关工作及随访。

三、学校健康护理管理不足与发展趋势

目前，我国各级政府都为在校儿童青少年提供免费体检和疾病筛查，这对监测儿童青少年健康状况，不断发现其健康问题起着重要作用。学校积极开展各种形式的健康教育，提高了儿童青少年健康知识水平和健康意识。许多学校通过改善卫生条件，大大降低了学生各种传染病的发病率，提高了我国青少年的健康水平。但我国学校健康管理护理仍然存在诸多问题。

(一) 对儿童青少年面临的健康问题重视程度不够

目前，我国暂未出台针对儿童青少年的标准健康指标体系，《“健康中国 2030”规划纲要》中强调了要重视儿童青少年的健康管理，但在思想观念上，学校对儿童青少年的健康问题重视度不够，缺乏系统、规范的青少年身心健康问管理模式。

(二) 学校健康护理管理服务体系不健全

绝大部分学校健康管理服务仅限于健康体检，且对体检后的结果缺乏分类健康指导。一些学校健康管理干预措施多为任务式开展，缺乏前期需求评估、效果评估及长期有效的跟踪服务。此外，学校体育锻炼存在“达标竞技”倾向，强身健体功能弱化。整体而言，学校健康管理服务体系不健全，缺乏健康体检 - 评估 - 干预的精细化健康管理。

(三) 学校健康护理管理专业人员极度匮乏

健康管理是一项具有专业性质的工作，大部分校医院护士资质并未达到标准，无法满足健康管理护理的需求。应加大对学校卫生保健体系中医护人员专业素质的培养，引入专业健康管理人才，加大学校与社区、医院等机构的合作，提高学校健康管理护理的服务质量。

第三节　家庭健康护理管理

家庭健康护理管理是指以家庭为单位，从社会、心理、环境、营养、运动的角度进行全面的健康保障服务。具体来说，可以家庭为单位，根据家庭成员不同的性别、年龄、身体状况、社会压力、生活习惯等分析其罹患疾病的风险，从而对健康危险因素进行全面的管理，帮助和指导人们成功有效地把握与维护自身健康。其宗旨是充分调动个人及家庭的积极性，把被动的疾病治疗转变为主动的健康管理，利用有限的资源达到最大的健康效果，从而达到节约医疗费用支出、维护健康、预防疾病、提高生命质量的目的。

一、家庭健康护理管理的需求

（一）个体成员的需求

不同家庭结构和家庭生命周期中的家庭成员组成各不相同，各成员依据自身的特点对家庭健康管理护理的需求不尽相同。在实施以家庭为单位的健康管理护理时，应注意关注不同个体成员的健康需求。如在一个家庭成员较为复杂的三代同堂家庭，可能涉及婴幼儿的健康管理、育龄期女性的健康管理、中青年高压工作状态下的健康管理，以及老年健康管理等需求。

（二）家庭系统的需求

家庭功能涵盖很多方面，如情感、社会化、生殖和性生活、经济功能、健康照顾以及休闲和娱乐等功能。其主要功能可能会根据家庭生命周期的变化而改变，例如处于新婚期的家庭，其情感、生殖和性生活方面的功能较强，对相关的生育、新婚期和孕期保健指导及心理情感服务的需求较强烈。家庭系统的健康管理护理对家庭能否正常发挥其功能起着至关重要的作用。因此要根据不同的家庭系统进行需求评估。

（三）家庭环境的需求

家庭环境关系到个体的成长、发展以及健康。因此，每个家庭对建立一个良好、健康的家庭环境都有不同需求。家庭护理管理不仅要关注个体及家庭系统的健康需求，同样要关注家庭环境健康的需求。健康的家庭环境具备以下特征：①良好的交流氛围；②促进家庭成员的发展；③能积极应对压力和处理危机；④健康的居住环境和生活方式；⑤与社会联系密切。

二、家庭健康护理管理的内容

家庭健康护理管理具体是指健康管理人员以家庭为单位进行信息采集、评估、干预的过程，旨在使家庭能够更好地发挥其功能，维持其正常发展，为家庭成员创造良好的生活环境。

（一）家庭健康护理管理信息的采集

家庭健康护理管理注重以家庭为单位收集信息，具体内容包括：①家庭一般资料。家庭结构和地址、家庭成员的职业及健康状况、家庭健康管理状况、家庭成员的健康习惯、家庭经济状况、居住环境（家庭内部环境及社区环境）、家庭文化背景、宗教信仰、社会阶层等。②家庭中患病成员的状况。所患疾病的类型及对日常生活的影响情况、预后状况的推测、日常生活能力、家庭角色的履行情况、疾病所带来的经济负担及照顾负担等。③家庭结构及功能。包括家庭成员之间的关系，家庭成员的沟通交流情况，家庭角色是否有改变（若有，评估家庭角色的适应情况，如新婚期评估丈夫及妻子角色的适应等），家庭权力分配，家庭与社会的交流情况，家庭的自我保健行动，培养子女的社会化情况等。④家庭与社会的关系。主要是评估家庭与亲属、社区和社会的关系，家庭对社会资源的利用能力和利用情况等。⑤家庭应对和处理问题及危机的能力与方法。评估家庭成员对健康问题的认识情况、对健康相关问题的应对方式，若家中有成员患病则还需要继续评估对家庭成员的健康状况、家庭生活习惯、经济状况等方面的影响等。

（二）家庭健康护理管理的评估

家庭健康护理管理的评估主要包括以下四类。①客观评估。通过对家庭相关信息的采集了解和评价家庭客观环境、背景、条件、结构和功能。②主观评估。通过家庭自我报告或者主观测验了解家庭以及家庭成员的主观感受、愿望及反应。③分析评估。评估者通过家庭学、家庭系统原理以及家庭发展规律分析家庭结构及功能状况。

（三）家庭健康护理管理的干预

根据美国杜瓦尔的家庭生活周期理论，家庭健康护理管理的内容应该针对不同家庭生活周期的不同阶段针对性地开展家庭健康管理干预。家庭生活周期是指从夫妇组成家庭开始，经过子女出生、成长、工作、相继结合并组建自己家庭而离去，夫妇又回到二人相处的局面，最后因夫妇相继去世而消失的过程。家庭生活周期主要包括新婚期、婴幼儿期、学龄前儿童期、学龄儿童期、青少年期、孩子离家创业期、空巢期和退休期。

1. 新婚期家庭健康护理管理　新婚期家庭面临的发展任务主要包括性生活协调、计划生育、稳定婚姻关系、双方互相适应及沟通、适应新的家庭亲属关系、准备承担父母角色等。此阶段的家庭健康管理护理主要包括：①婚前健康检查。检查项目包括体格检查、血常规检查、尿常规检查、胸透检查、转氨酶及乙肝表面抗原检测、地中海贫血筛查、蚕豆病筛查、梅毒筛查、淋菌筛查、艾滋病筛查、ABO 血型检测以及女性妇科检查及阴道分泌物滴虫霉菌检查。②性生活指导。新婚性生活指导主要包括对性、性行为、性生活等知识的宣教，指导男女双方建立积极的性价值观，正确处理婚姻中可能遇到的性问题。③优生优育指导。新婚期优生优育指导主要包括做好孕前体检和准备，合理选择怀孕时间，改变不良生活习惯（如酗酒、吸烟、熬夜、偏食、挑食等），提前补充维生素以及进行合理避孕等。④家庭生活指导。家庭生活指导旨在基于家庭结构及成员的相关信息的采集和评估，促使新婚夫妇对此阶段面临的发展任务的形成全面的认知，从而加快适应婚后角色的改变及做好承担父母角色的准备。

2. 婴幼儿期家庭健康护理管理　婴幼儿期家庭面临的发展任务主要包括养育和照顾幼儿、母亲的产后恢复、父母角色的适应、经济压力增加、生活节律变化等。此阶段的家庭健康管理护理主要包括：①婴幼儿喂养。婴幼儿喂养主要包括儿童从出生到 3 岁期间的母乳喂养、辅食添加、合理膳食和饮食行为培养。定期评价婴幼儿生长发育和营养状况，及时获取科学喂养指导。②产后康复。指导产妇进行科学规范的产后康复，预防和治疗产后漏尿、尿失禁、腰痛等问题，主要包括产后生殖器官康复，产后身体塑形。③预防接种。根据国家免疫规划疫苗免疫程序，对婴幼儿进行常规接种。④家庭生活指导。此阶段的家庭生活指导主要包括父母角色变化的适应、婴幼儿喂养、家庭与工作的平衡与协调等。

3. 学龄前和学龄期儿童期家庭健康护理管理　学龄前和学龄期儿童面临的发展任务主要包括儿童的身心发展、学业问题、青春期卫生、性教育等。这两个阶段的家庭健康管理护理主要包括：①合理健康的膳食，保证平衡的营养摄入。注意每天多样食物的合理搭配，每日摄入包括谷物、乳类、肉类或蛋类、蔬菜和水果类、油盐糖等调味品等五大类食物。②正确应对学习压力。帮助学龄期儿童制订详细的学习计划，按部就班地进行学习；提升专注力，提高课堂效率；注意适当放松，培养一定的兴趣爱好，保证每天 1 小时的体育活动。③合理“社会化”。培养儿童生活自理能力，并在学校中教会他们掌握知识与技能；培养规则意识，教导学龄期儿童遵守社会规范；帮助学龄期儿童树立生活目标，确定人生理想。④防止意外事故。注意电器安全，教育孩子不要乱动家里的插头、插座及各种电器；如果发生火灾，先拨打 119 电话；参加学校定期开展的火灾演习；防止溺水，不要去不安全水域戏水、游泳等；注意交通安全，教育儿童遵守交通规则；防止走失，在孩子刚学会说话时，就要告诉他家庭地址、爸爸妈妈的姓名、自己的名字；孩子年龄大一些，尽量让孩子知道父母的电话和单位。

4. 青少年期家庭健康护理管理　青少年期家庭面临的发展任务主要包括青少年的教育与沟通、父母与子女的沟通、青少年社会化问题、性教育、与异性的交往、恋爱问题。此阶段的家庭健康管理护理主要包括：①防止意外事故。帮助子女增强安全防范意识、提高自我保护能力，并掌握一定自我保护技能；遵守学校内外的道路交通管理规则，行车时注意交通安全，自行车应停放在校内指定位置，禁止未成年人驾驶机动车；在规定的时间内上学放学、返校离校；不涉足营业性网吧、游戏室、歌舞厅等场所；不在三无（无卫生许可证、无健康证、无营业许可证）饮食店就餐；根据家庭实际情况，积极购买“意外伤害保险”。②健康生活指导。培养定期运动的习惯，坚持每天 40~60 分钟体育运动；养成良好的睡眠习惯，保证每天 8~10 小时的睡眠时间；培养良好的饮食习惯，注意营养搭配的合理性，少吃方便食品及快餐。③青春期教育与性教育。帮助青春期儿童正确认识生理变化，知道如何保护自己不受伤害。

5. 孩子离家创业期健康护理管理　孩子离家创业期家庭面临的发展任务主要包括更年期问题、疾病逐渐增多、父母与子女的关系、父母开始有孤独感、重新适应婚姻关系、照顾父母等。此阶段的家庭健康管理护理主要包括：①更年期保健。加强更年期生理卫生知识的宣传教育，指导个体重视和做好更年期不同时期的预防和保健措施。同时加强身体锻炼，调整睡眠习惯，保证充分的休息时间。对更年期综合征症状较为明显者，应指导其及时就医就诊。强调此阶段父母双方健康体检的重要性，尤其是更年期妇女应每年进行一次全面身体检查、妇科检查和防癌检查。②家庭生活指导。此阶段的家庭生活指导主要促进父母接受孩子远离自我开展创业或成家的事实，指导父母将生活重心转移到自我兴趣发展、社交活动等方面，丰富生活方式，从而降低孤独感，重新适应两人生活。

6. 空巢期和退休期健康护理管理　空巢期和退休期家庭面临的发展任务有相似和交叉之处，主要包括身体功能减退、慢性病困扰、衰老、丧偶、死亡等。此阶段的家庭健康管理护理主要包括：①老年人保健。如基于老年人的生活方式和健康状况评估、体格检查和辅助检查等提供相应的健康指导，具体见本章第五节互联网 / 网群的健康护理管理内容。②慢性病管理。常见老年慢性病有高血压、糖尿病、心脑血管疾病以及多种慢性病共病，具体管理干预见本章第一节社区的健康护理管理内容。③丧偶期照护。丧偶是老年人生活中压力程度较高的事件之一。丧偶的老年人通常会进入一个忧伤、抑郁、孤独的过渡阶段。因此加强此阶段的心理支持，鼓励其慢慢回归生活尤为重要。④临终关怀。在个体将要逝世前的几个星期甚至几个月的时间内，通过控制疼痛、减轻症状、促进舒适、心理护理、精神及社会支持等为临终关怀受检者及其家属提供照护，其宗旨为让生命走得有温度。我国临终关怀目前都处于起步阶段，如何促进以家庭为单位的临终关怀，让临终受检者安静、舒适、有尊严地走向死亡，同时做好家属的哀伤辅导将成为今后家庭健康管理护理发展的重要内容。

三、家庭健康护理管理不足与发展趋势

（一）加强政府支持，建立从上到下的健康管理体系

总体来说，健康管理在我国处于起步初期，家庭健康护理管理作为健康管理体系中的一部分，其发展有赖于整个健康管理体系的发展和完善程度。家庭作为健康管理的最小责任单位，在健康管理体系中扮演着重要角色，完备的健康管理体系能使家庭健康管理在健康管理中最大程度上发挥优势，减轻后续各大责任单位，如社区、医院等健康管理机构的负担。

（二）细化家庭健康护理管理服务细则

目前，我国虽已有部分文件对家庭健康管理的服务对象、服务主体以及服务内容做了规定，但相关服务细则相对欠缺。为使家庭健康管理向着标准化、规范化的方向发展，应尽快出台相关的服务细则促进家庭健康管理有序、有效发展。

（三）提高公众认知度和接受度

家庭健康管理需要较强的普及度及接受度才能使整个家庭健康管理在健康管理体系中发挥作用。公众的认知和接受是家庭健康管理普及的前提，进一步提高公众对家庭健康管理的认知和接受，可为建立全民参与的家庭健康管理体系打下坚实基础。

（四）建立完善的运作机制

家庭健康护理管理作为健康管理体系中的一个环节，其效果及功能的发挥不仅依赖于家庭健康管理内容本身，其如何实施、怎样与其他机构的健康管理相联系也同样重要。因此，在建立健康管理体系时，应充分考虑家庭健康管理的运作机制，确保其与全社会的健康管理机制相契合，在健康管理体系中发挥作用。

（五）加快发展模式的探索

我国人口基数大，各地区之间人群的健康状况及健康需求差异较大，同时医疗资源的分配也相对不均，这对家庭健康管理提出了更大的挑战。目前，缺乏针对我国现状的家庭健康管理相关模式的探索，如何加快家庭健康管理发展，开展更多家庭健康护理管理模式的探索研究是接下来健康管理需关注的重点问题。

第四节　医养 / 养老机构的健康护理管理

“医养结合”是我国在推进实现健康老龄化进程中的一项重要的理论创新、制度创新和实践创新。这种新型养老模式内涵是通过整合和充分利用养老和医疗两方面资源，以“老有所养、老有所医、老有所乐”为护理工作目标，从而满足老年人对健康与医疗服务的需求，促进老年人的健康管理。这种新型模式对健康护理管理服务提出更高的要求，它使养老护理服务更加全面、专业、高效、科学地对老年人进行健康管理，充分满足老年人不断提高的护理要求，从而形成并建立医疗服务与养老服务“一体化”供给运行机制。

一、医养 / 养老机构对人群健康管理的需求

（一）医疗照护服务

在服务项目需求方面，各功能层次老年人均将医疗照护服务放在首位，包括定期健康检查、临床治疗、康复保健、健康管理咨询、预约就诊等。身体相对健康的老人面临自己身体不断老化的压力，因此这类老年人对定期健康检查、健康教育有强烈的愿望，希望自己的身体功能最大限度得到正常运转，及时发现疾病进展情况，降低因疾病给身体带来的危害性，防止病情加重。对于一些被一种或多种慢性病长期折磨的老年人来说，他们需要定期去医院复诊，路程、病情反复或加重等因素都会导致就医不便，因此这类老人对临床治疗和康复保健有强烈的需求。无论老年人处于哪种状态，都对健康管理咨询以及预约就诊有强烈需求。

（二）日常照料服务

对老年人来说，除身体健康状况的需求外，日常生活的照料也是很有必要的。日常照料服务包括帮助饮食，帮助室内外活动，帮助购物、助浴、助厕，陪同与代办等。不同自理能力老年人所需的照护项目有较大差异，基本日常生活活动照护是重度失能老年人最基础的需求。而年龄、健康状况、生活状况、每月照护费用、每周是否能见到家人或朋友等都是老年人日常照料服务的影响因素。

（三）精神 - 心理关怀服务

马斯洛的需求层次理论将人的需求分为五类，其中精神需求具有主观性和相对独立性的特点。老年人的精神需求也十分丰富，并且心理关怀需求也会随着疾病严重程度的加重逐渐增加。精神 - 心理关怀服务包括沟通交流、文化娱乐、精神慰藉及学习需求等。老年人可能因疾病后遗症、交际圈和活动范围受限，出现焦虑、抑郁、易怒等负性情绪。并且养老院的门禁制度可能让他们感到约束，老年人希望能多出去走走，因此医护人员可以根据情况在保证老年人安全的情况下定期带他们出去走走。不仅如此，“医养结合”养老院应重视满足老年人的心理需求，对其进行精神引导，排解孤独感；如有可能，可开辟更多的途径来丰富老年人的内心世界，满足其精神服务需求。

二、“医养结合”养老机构健康管理和内容

“医养结合”的养老机构都配备相关专业型人才，医院和社区的医生可以帮助老年人控制疾病，出现问题及时干预，并制订饮食、运动等康复计划。而“医养结合”型人才可以为老年人提供护理服务，帮助其实施康复计划、维持有序的生活，让老年人最大限度地进行康复、减少病痛。

（一）信息采集

信息采集是指收集和分析老年人的健康资料，是健康管理的第一步，影响着后续各项管理措施的开展。建立老年人的身心健康档案，采集最基本的人口学统计资料和健康数据，如生命体征（身高、体重、血压、呼吸）等体格检查，辅助检查，健康需要和心理健康状况等。定期开展体检活动，如最基本的测血压、体温、心率、血糖，为老年人提供基础身体状况及一些常见疾病的初步检测。时刻更新健康档案内容以保证及时获取信息，开展慢性病检测管理，有针对性地进行健康管理。通过采集老年人的健康信息，养老机构的护理人员可以评定老年人的健康或护理等级、预测健康危险因素、监测各项健康指标，为其制订个性化的健康管理计划和目标，以多种形式来帮助老年人采取行动，纠正不良的生活方式，控制健康危险因素。由于“医养结合”的养老机构与医疗机构联系紧密，在为老年人建立健

康档案的同时，时刻关注老人的身体状况，有助于及时转诊、就诊。

（二）风险评估

评估老年人健康风险可使老年人及护理人员认识到当前存在的健康风险。“医养结合”养老机构的护理人员首先要了解老年人是否存在常见疾病或与其相关的风险因素，要加大对老年人高发疾病的早期筛查、干预及分类指导，做到早发现、早预防、早治疗，积极结合“互联网+”手段运用好健康档案。

（三）“医养结合”养老机构健康管理干预内容

1. 加强老年人健康教育　“医养结合”养老机构应定期开展老年人健康生活方式的讲座和知识宣传，加强对老年人的健康教育，细分目标人群，根据不同特点的老年人对健康教育的接受程度和自身需求提供针对性服务，内容通常包括健康生活方式、安全管理、慢性病自我健康管理、常见疾病预防教育、心脏病等突发疾病自救措施、中医养生保健和日常身体锻炼方法指导、用药安全保障教育等。健康教育的形式可以是知识讲座、分发指导手册、活动、网络教学、微信公众号推送、视频公开课等，还可以采用面对面交流，依靠宣教人员的讲解在最大程度上使老年人获取健康知识，同时提高健康教育质量。

2. 加强老年人功能维护　随着年龄的增长，老年人的各项功能都将减退，“医养结合”养老机构应该把重点放在“养”方面，主要包括倡导健康行为，养成健康生活习惯。首先，积极开展阿尔茨海默病、帕金森病等神经退行性疾病的早期筛查和健康指导。其次，在老年人日常生活方面，养老机构应以多种形式帮助老年人采取行动，增设理疗室、复健医疗设备等，还应考虑老年人的疾病状况及身体机能，制订适合的运动干预计划。最后，在饮食方面，开设老年食堂为老年人搭配营养餐，选择口感松软易于消化吸收的食物，多吃蔬菜水果，多喝水，保证充足营养的摄入，适当增加钙的摄入，预防肌肉萎缩和骨质疏松的发生。

3. 开展老年人心理健康服务　老年人心理健康管理是在科学认识老年人的心理特征和变化规律的基础上，从老年人的内心需要层面加以积极关注，通过持续有效地深入沟通来了解其迫切需求，再根据实际情况制订切实可行的健康管理计划。多数养老机构的老年人有被需要和体现自我价值的需求，“医养结合”养老机构应当多开展一些娱乐活动，在保证老年人安全的前提下，为其提供适宜丰富的娱乐活动，是提高老年人生活质量和居住满意度的途径之一，甚至医护人员可以定时陪老年人聊天。适当的活动锻炼可以降低老年人抑郁、慢性病的发病风险。同时，机构内可以增设心理医生，根据老年人自身性格特点和爱好选用个体化的方式来调节其情绪。定期开展心理辅导，建立沟通交流平台及网络平台，定期举行一些交流活动，如老年人常见疾病，特别是慢性病的预防和控制。对于半自理或行动不便的老年人，养老机构应做好精神关怀，同时鼓励老年人参加和身心相适应的活动。养老机构还应开展或举办精神慰藉服务，如群体性体育、文艺等适合不同老年人身心状况又有利于身心健康的活动。

4. 提高老年医疗多病共治能力　老年人共存疾病是指两种或两种以上慢性病共存于同一位老年人。多病共存不仅使老年受检者生存率明显下降，发生不良事件和死亡的风险显著增加，功能状态进行性下降，影响老年人群的健康及生活质量，而且增加医疗资源消耗，使医疗决策更加复杂和困难。现有医疗模式下，常常让多病共存的老年人去多个专科就诊，出现多重用药、过多检查、治疗不连续及过度医疗等医源性问题。“医养结合”养老机构则可以以受检者为中心，制订个体化的干预方案，配备多学科管理团队，由老年病医师、康复师、护士、心理师、营养师、临床药师、综合评估师、社会工作者、护工、宗教工作者、受检者本人及其家属等构成，对老年人进行全面评估，包括对治疗、老年综合征、情绪和认知状态、日常活动功能的评估，以及对社会支持的评估，还要考虑老年人的需求，实施综合性的医疗护理服务，提高共治能力。“医养结合”养老机构与医疗服务系统联系紧密，对待多病共存的老年人，可以做到医护照料无缝隙衔接，确保医疗连续性，还要定期随访，及时调整方案，有助于更好地维护老年人的生理、心理、社会功能，提高生活质量。

5. 加强老年人居家医疗服务　家庭医生签约服务是一种通过契约的形式为家庭及其成员提供连续、安全、有效、适宜的综合医疗卫生服务和健康管理的服务模式。家庭医生与护理人员上门服务不仅可以提供专业指导并及时监测受检者病情，根据受检者具体情况进行有针对性的护理，还可以免去往返医院拿药等复杂流程，减少了路途中的风险，减轻了家属的负担，更具有便捷性、时效性、灵活性。除此之外，在“互联网 +”背景下，医疗物联网、移动医疗、远程医疗等迅速发展，“互联网 +”居家养老的模式可以突破时空限制，为老年人提供线上线下优质服务。网络医疗服务包括网上挂号、预约检查、网上医疗咨询、网上查阅检查单、网络医疗缴费、网络远程医疗和网上买药等。基于这种模式，居家养老的老年人足不出户也能够满足自身需求。“医养结合”养老机构还可以通过居家护理提供持续的护理服务，更好地促进老年人早期康复，实现治疗、康复与护理的良好衔接，但这也需要更多专业的老年护理人员。

6. 加强老年人用药保障　由于患慢性病的老人比例上升，尤其以高血压、糖尿病、心脏病、脑血管意外的人数不断增加，养老机构里多为高龄老年人，通常患有多种慢性病，多重用药的情况比较复杂。大多数老年人都患有两种或两种以上的慢性病，服药种类繁多，自我用药管理能力较差，从而存在误服药品、漏服和 / 或忘服药品、重复服药、服用过期药物、自行停药或更换药品和随意增减药量等问题，不利于疾病控制。因此，“医养结合”养老机构的护理人员要了解老年人的肝、肾、心、脑功能状态和机体代偿状态以及疾病史，评估获益与风险，在老年人健康档案的基础上添加个人用药档案，掌握和分析受检者的用药情况，为受检者提供个体化用药指导。还需要对老年人进行充分的全程用药教育，保证老年人掌握药品正确使用方法，同时可以使用经过设计的标签、药盒或建立用药日程表等方式来提高受检者的依从性，督促其按时按量按指导用药。

7. 加强老年人友善医疗服务　加快老年友善医疗机构建设，为老年人提供友善医疗服务。首先，优化老年人的就医服务流程，完善预约挂号方式，为老年受检者提供综合评估服务，灵活利用多学科整合管理团队，为受检者提供个性化、有针对性的医疗服务。其次，鼓励老年受检者及其照护者积极参与诊疗、康复和照护的全过程中，使医护人员更好地满足老年人躯体、精神和社会等层面的健康需求，切实保障老年人的医疗安全。最后，构建老年友善文化，形成尊老、爱老、护老的老年友善氛围，能用尊敬的态度、易懂的语言文字或图片与受检者及其家属或其照护者进行交流、沟通。耐心向老年受检者及其家属提供就医指导与健康教育，用老年人及其家属便于理解的方式进行服务信息公示。

8. 加快发展安宁疗护服务　安宁疗护是“医养结合”中非常重要的一个环节，为老年人提供临终关怀保障。对于临终老年人而言，安宁疗护服务需求包括身体、心理、社会及灵性方面。“医养结合”养老机构要健全安宁疗护服务网络，结合养老机构的特点，在居家或机构为老年人提供安宁疗护服务，使老年人在医疗机构获得安宁疗护。在机构和家中均得到持续、不间断地照护，满足临终老年人在心理层面的需求，符合老年人希望在熟悉、温馨的环境下、熟悉的护理人员的陪伴下安静离世。

9. 加强老年人中医药健康服务　“医养结合”养老模式把中医药与养老服务相结合，包括发展中医非药物疗法、健全中医医疗保健服务体系、鼓励中医医院与养老机构开展合作，提供中医特色康复服务。不仅可以在老年人养老方面充分发挥“未老先防”“未老先养”的重要作用，促进老人的身体健康，还可以传播中医“治未病”理念、传授中医药养生保健知识和技术方法。因此，“医养结合”养老机构可以结合老年人的实际情况制订康复目标和计划，进行康复理疗，改善功能障碍，提高日常生活活动能力和生活质量。还可以开展中医药膳食疗法科普活动，让老年人更多地了解中医药文化，推广中医传统运动项目，根据四时变化为老年人提供相应的药膳。

10. 做好老年人传染病防控　“医养结合”养老机构首先要提高老年人的传染病防治素养，开展疫苗作用和效果以及传染病防治的宣传，普及传染病防治知识，提高老年人对接种疫苗的作用和必要性的认识，开展老年人艾滋病预防知识宣传教育。其次，对独居、高龄、行动不便或失能等特殊老年人，养老机构要给予重点关注，除满足其生活医疗服务方面的需求之外，还要对其传染病进行筛查，督促老年人接种疫苗。最后，“医养结合”养老机构要建立应急处置机制和预案，确保突发公共卫生事件发生时，养老机构可以及时应对并保证机构内老年人的安全。

11. 加强老年衰弱健康管理　“医养结合”养老机构，一要及时采取有效的运动干预，恢复或维持老年人的功能独立性，潜在地预防、延缓或扭转衰弱状态。在老年人群中可开展多元化的运动模式或太极运动，鼓励其坚持运动，增加躯体活动量。二要对老年人进行健康素养普及，提高其认知能力，重视认知训练，进而预防与延缓衰弱，避免引起相关疾病。养老机构护理人员除对老人身体健康问题定期筛查以外，还要定期进行心理健康筛查和预防，对有心理健康问题的老年人要及时采取措施。三要引导老年人养成健康的生活方式，减少吸烟与饮酒频次，提高睡眠质量。

三、健康管理方法和技巧

目前，国内"医养结合"养老的健康管理大多数都分为居家养老、社区照护、机构养老和医院养老四种方式。居家养老以能力完好的老年人为服务对象，服务内容是由家庭医生服务团队负责为其提供健康管理、健康咨询与指导、基本医疗、联系上级医院转诊等各项服务。社区照护以能力有衰退但仍具有一定自理能力的老年人为服务对象，服务内容在居家养老服务的基础上增加了日间照护服务。机构养老以失能半失能老年人为服务对象，为其提供全天候专业服务，服务内容包括中长期"医养结合"的专业照护、慢性病延续治疗、疾病康复护理、舒缓安宁护理、转诊。医院养老以部分医疗病情较为严重的老年受检者为服务对象，服务内容包括医疗服务、专业护理服务以及临终关怀服务。"医养结合"养老的健康管理要遵循"医养结合"原则，以尽可能满足老年人的需求为目的，在设置健康管理内容的同时需要考虑实际情况(如机构内老人的特点)，还要建立联动体系。随着科技的进步与发展，大数据、移动互联网、云计算、互联网等现代通信技术逐渐被用于医疗保健体系，特别是健康管理领域，并且已成为展开医疗服务的新型工具。在整个"医养结合"养老系统中，可通过线下结合线上、互联网医疗结合传统医疗的方式，提高养老质量。构建医疗服务资源共享平台，让居家养老、社区养老等的老人能够体验医疗监测服务，获取连续的医疗方案，实现远程会诊与网上购药，提高老年人的就医体验和生活质量，解决老人的地区转移而重复进行健康档案建立的问题。同时，养老医疗服务团队也可以通过共享平台对自身服务质量的评估，以便提高护理服务质量。

在养老的健康管理过程中，通过设备与互联网技术对老人进行跟踪检测，促进老人自我健康管理能力，形成智能养老医疗服务平台，能够有效节省老年人的医疗养老资源，促使老年人能够体会到实惠的个性化服务。

四、现状不足和展望

(一) 完善医养结合养老健康管理体系

目前，我国"医养结合"养老服务模式还处于摸索阶段，与国外成熟的管理模式相比较，在服务主体、服务客体、服务内容、服务方式和管理机制等方面都还存在不足。服务主体方面，许多"医养结合"服务机构的功能定位并不清楚，参与不足。服务客体界定不清，存在目标群体模糊、核心功能提供不明确等问题。服务内容单一僵化，我国医养结合养老服务也没有具体明确的评估内容如何对老年人身体状况进行全面评估，很难做到服务内容与服务需求相吻合。服务功能分层和衔接不完善，在老年服务保障体系间转换的衔接和转接制度不完善。我国老年人管理属于多部门管理，完善的管理制度体系尚未建立。无论是从服务主体客体还是服务内容以及管理机制方面来看，完善我国"医养结合"养老健康管理模式是非常有必要的，需要积极推进"医养结合"项目建设，建立完善的管理制度体系，保证养老服务的推进。

(二) 加强养老队伍的专业化和社会化建设，培养专业型人才

我国在老年照护领域几乎没有专业的人才储备，除了观念原因外，其现实困境主要是缺乏专业的教育培养。养老机构护工普遍存在文化程度低、专业技术水平低、工作强度大、流动性强等问题。重视养老机构医护人员的专业化培训和管理，培养复合型的医护人才，是提升机构服务能力的关键。鼓励并依托高校建立养老机构人才管理培训基地，实施工作人员专门培训，成立质量提高小组，并提供不间断咨询。强化学科与人员构成，建立以延续性护理人员为核心的综合性团队，纳入卫生部门统一管理，充实"医养结合"人才队伍。

(三) 加强信息化建设，创新智慧型"医养结合"养老模式

随着社会发展，推进"互联网+"养老成为解决医疗和养老资源衔接困难的重要方式之一。养老机构通过互联网平台与医疗机构建立联系，转变为外部合作型养老机构，可以快速有效地解决医疗服务缺乏问题。积极探索和构建区域协同"医养结合"信息化平台，解除各级机构和老人之间的信息孤岛，促进优质医疗资源纵向流动，在固定的时间为老年人进行健康体检、举办相关医疗讲座等活动，建立"定期定点"的疾病预防和健康教育合作平台，实现积极老龄化和智慧型医养结合居家养老模式的构建。

第五节　互联网 / 网群的健康护理管理

随着互联网技术的发展与普及，医疗健康领域与互联网有了愈发紧密的联系，传统的医疗模式在时间、距离等方面不占优势，而以互联网为基础的健康管理护理应运而生，用信息化的手段更合理地配置医疗资源，提高医疗等服务的质量，移动医疗已成为全球趋势。

一、互联网 + 健康管理乘势而上

各领域与互联网的融合成为不可阻挡的时代潮流，必将打破传统医疗健康管理模式，具有无限潜力。互联网的发展极大促进了生产力的发展，高新技术和产品的应用给人们带来诸多方便。目前，互联网已然成为个人信息生活中无处不在的一部分，大多数人都习惯于使用互联网来满足他们的信息需求，而在医疗方面，互联网上健康信息的迅速扩散导致更多的受检者将互联网作为他们健康信息的第一来源，并期望在寻求专业诊断之前获得有关其健康状况的知识。

不断增长的慢性病人口与医疗资源匮乏矛盾的现状以及老龄化趋势增加了远程医疗、大数据管理、远程预约、慢性病监控等方面的需求。互联网时代的健康管理主要是通过“互联网 + 医疗”来实现，即通过互联网向人们提供健康咨询，主要包含远程医疗和移动医疗两个方面。世界卫生组织将远程医疗概述为通过医疗信息和通信技术，从事远距离的健康服务和活动。

移动医疗即指以智能移动终端及可穿戴式仪器两大类设备为基础，通过网络通信技术对个体疾病进行远程诊断、监测、管理，在医患之间传递消息，向人们提供便捷、有针对性的个体化医疗服务。互联网可以为受检者提供健康资讯和便捷的药物、设备购买途径，及时咨询医疗服务提供者以及实时健康数据监控的机会。

二、国外互联网 / 网群健康护理管理的发展

国外一些国家在健康管理领域应用互联网开始较早且体系较为成熟，挪威和英国使用电子病历的数字化程度都超过了 90%。澳大利亚为进行慢性病管理，使用现代的信息技术研究设计了慢性病管理网络，针对不同人群设计个性化的管理计划，并根据受检者情况定时更新信息。“互联网 +”很好地解决了随访效果不佳、效率低等问题，受检者居家就能查阅病情的进展。2006 年日本政府在“IT 新改革策略”中提出应用管理平台和构造全民健康数据库，并将健康管理类 APP 纳入医疗体系中。美国是最早开展远程医疗，也是远程医疗应用层面最广的国家。2010 年，美国政府建立了涵盖国家各地区的国家健康信息网络，即建立在全国范围内能够跨医疗机构的电子病历，以此来达到医疗机构之间的信息共享，主要目的是促进管理一体化，通过健康维持的管理化措施将受检者生理及心理照顾、医院诊治和康复治疗、急性诊疗和长期照护相结合来提高服务的质量。

国外移动医疗 APP 的市场也较为发达，至今已有超过 100 000 种移动医疗 APP 通过审核，很多已进入商业化阶段，其中盈利能力最强的是医疗服务类手 APP。互联网医疗（internet medicine）起源于美国，随后快速涌现出一批国际著名互联网医疗平台。日本在政府的主持下，将健康管理类 APP 的应用纳入移动医疗体系中，其医疗体系建设首先是实现家用健康医疗器材数字化。与日本政府主导的移动医疗体系不同，欧美国家将 APP 应用市场化，供用户自行选用。国外的健康管理类 APP 可以针对单一疾病进行深度诊疗与健康监控，如美国个人健康管理移动医疗公司 WellDoc 关注糖尿病、远程心电监护服务商 Cadionet 实时监控心电图、OpenPlacement 致力于老年人出院后的日常家庭护理等。目前，国外“在线预约 + 在线诊疗 + 体征指数数据调用与存储 + 购药指导 + 受检者长期数据管理”的移动医疗模式已完整形成。

三、我国互联网 / 网群健康护理管理的发展

我国移动医疗技术发展较晚，经 2012—2013 年大型互联网厂商对互联网的催化，我国开始大规模出现各种基于互联网的服务形式。在 2015 年第十二届全国人民代表大会第三次会议提出“互

联网 +”的概念后，一系列基于网络平台的医疗服务模式先后涌现。目前，我国互联网 / 网群的健康管理护理形式呈现多样化的态势，常见的有基于聊天软件的护理咨询和指导、“互联网 +”健康管理 APP、“互联网 +”护理服务等，相对于传统的健康管理护理模式而言，互联网 / 网群的健康管理护理模式下的受检者具有更高的依从性，对健康知识的掌握程度更高，健康管理护理更具延续性和有效性。

基于聊天软件的护理咨询和指导主要应用于慢性病受检者的健康管理护理，帮助住院受检者完成医院 - 社区 - 家庭的过渡，满足受检者对延续性健康管理的需求。这是互联网 / 网群健康管理护理中最为常见、简单易行的一种形式，它由医疗机构护士主导，通过建立社群或公众号等方式，鼓励受检者上传健康相关的异常数据，以便医护人员及时处理。并以此为渠道定期提醒受检者自行完成吃药、复诊、定期健康监测等健康管理内容，推送疾病相关健康科普知识，以达到提高受检者自我健康管理能力的目的。

“互联网 +”健康管理 APP 的功能相对丰富，除类似的线上健康咨询、信息提醒和健康知识传播外，许多健康管理 APP 还具备建立电子健康档案、制订个性化护理方案、线上随访、挂号预约缴费、配合可穿戴设备完成健康监测和数据上传、分析统计健康数据等功能。不仅给受检者带来简单可行的居家医疗护理服务，还能及时更新数据，实现医院 - 社区 - 家庭的信息同步。

“互联网 +”护理服务主要是指医疗机构利用在本机构注册的护士，依托互联网等信息技术，以“线上申请、线下服务”的模式为主，为出院受检者或罹患疾病且行动不便的特殊人群提供的护理服务。此外，“互联网 +”护理服务的对象重点聚焦于高龄、失能老人，康复期受检者和终末期受检者等行动不便的人群。护理服务内容应在慢性病管理、健康教育、专项护理、康复护理、安宁疗护等基础上，提供针对各省份人群特征的特色护理服务，如母婴护理、中医药护理等。“线上申请、线下服务”的规范流程是受检者借助网络平台，如 APP、公众号等途径下单申请或预约“互联网 + 护理服务”，随后试点医疗机构对申请者进行首诊，并对疾病情况、健康需求等状况进行评估，评估后对符合条件者提供相应护理服务；上门提供护理服务的注册护士应当至少具备 5 年以上的临床护理工作经验和护师以上技术职称。

随着“互联网 +”护理服务在北京、天津、上海、江苏、浙江、广东等六个省市成功试运行，现已扩大试点范围，增加护理服务供给，加大护士培训力度，规范“互联网 +”护理服务实施过程。除北京、天津等第一批试点省市外，我国各省都至少有 1 个城市在开展“互联网 + 护理服务”试点工作。2015 年 11 月，国内首家护士集团——“医护到家”正式上线，依据“医护到家”统计显示，截至 2020 年 10 月，已覆盖北京、上海、广州、深圳等 330 多个城市，其中注册认证的专业执业护士人数已超过 6.8 万。

以互联网为基础的健康管理护理不仅能满足居家健康管理人员对健康的需求，促进慢性病的居家护理，提高生活质量，健全预防 - 治疗 - 康复 - 长期护理服务链，给受检者提供全方位、全流程、立体化的服务模式和服务体验，而且在一定程度上也促进了护理事业的发展和进步。有研究表明以互联网为基础的护理服务使护理人员从业量、从业人员的满意度、提供的护理项目数、完成的居家护理例数、受检者与家属的满意度等均有明显增长。这种“线上申请、线下护理”模式的建立，提升了护理人员的职业认同感与成就感，满足了慢性病居家康复与养老的多元需求。

（肖锦南　黄重梅　刘　伟）

参考文献

1. 王莉, 付阿丹, 黄艳, 等. “互联网 +”医院- 社区- 家庭合作型护理服务模式的建立与实践 [J]. 中国护理管理, 2019, 19 (11): 1617-1621.
2. 付阿丹, 王莉, 熊莺, 等. 基于互联网平台的 2 型糖尿病受检者健康管理模式研究 [J]. 护理学杂志, 2019, 34 (11): 1-4.
3. 彭霞, 彭锦绣, 刘倩, 等. 正常高值血压人群的互联网 + 中医健康管理 [J]. 护理学杂志, 2021, 36 (4): 43-45.
4. 李方媛, 曾冬阳, 李文, 等. “互联网 +”健康管理工作室在 2 型糖尿病病人健康行为重构中的应用 [J]. 护理研究, 2021, 35 (18): 3322-3326.
5. 孙少清, 唐小波, 周海燕, 等. 互联网 + 医疗背景下健康管理对青年高血压受检者生活质量和血压控制的影响 [J]. 临床与病理杂志, 2019, 39 (4): 843-848.
6. 宋江, 王腾蛟, 冯涛, 等. 柔性电子在糖尿病诊断、治疗及护理中的应用综述 [J]. 材料导报, 2020, 34 (1): 126-134.

7. 李春玉, 姜丽萍. 社区护理学 [M]. 4 版. 北京: 人民卫生出版社, 2017.
8. 黄安乐, 卜子涵, 薛梦婷, 等. 医养结合背景下养老机构老年人护理问题评估体系的构建 [J]. 护理研究, 2021, 35 (02): 296-300.
9. 王雯, 张菲. 北京市“医养结合”养老需求及影响因素 [J]. 中国老年学杂志, 2020, 40 (05): 1069-1071.

第六章 健康管理护理的科研与教学

本章主要介绍健康管理护理领域中的科学研究及教育教学。科学研究模块主要通过构建健康体系、研究服务实践重点方向、专业技术的创新研究、专业技能的开发研究、健康教育和健康咨询、实施流程和路径及模式研究等六大研究重点展开论述，并围绕学科体系及专业技术创新，职业技能和模式创新三大方向深入探索。教育教学模块以科教融合发展为研究脉络，以健康管理的新技术、新模式、新服务为研究焦点，将推动整合提高岗位能力、职业技能、专业技术、综合能力四个板块，为科学发展健康管理护理课程推广提供决策依据。

第一节 健康管理护理的科研

一、健康管理护理研究的重点与方向

（一）健康管理护理的研究重点

1.《健康管理护理》体系的构建 《健康管理护理》体系是开展健康管理护理研究的引领框架和重要大纲，其构建至关重要。当前，虽然该课程已经有了教学纲要，但缺乏一个完整课程体系。因此，需要着力进行体系构建。在这个过程中，可以采用多角度全方位的文献回顾、专家咨询、焦点小组等方式，推动健康管理护理体系的构建，并确保其质量和明确体系的目标。此外，在设计健康管理护理课程时，还需要认真明晰体系概念、构要层次内涵并挖掘课程目标，以便推动教学服务进展、完善教育课程建设，实现科学高效的教学目标。

2. 研究健康管理护理服务实践重点方向 健康管理护理服务实践是指基于健康管理的理念，通过科学的方法和手段对健康人群进行干预和管理，达到疾病早期发现、预防控制、健康促进和改善生活质量等目的的一种服务形式。当前，随着社会老龄化、慢性病高发等问题的凸显，护理健康服务实践的重要性得到了越来越多的认可。在健康管理护理服务实践中，部分重点研究方向亟须关注。

(1) 健康评估与干预：是健康管理护理服务实践中至关重要的一环。通过各种评估工具和方法，可以较为准确地了解个体的身体状况、生活方式等方面信息，并针对性地进行干预。例如基础健康检查、慢性病风险评估、营养评估等。同时，针对评估结果，开展相关的干预措施，包括个体化的膳食指导、适量运动、药物治疗等，以期进一步提升健康状况。

(2) 疾病管理与预防：随着慢性病和慢性失能等问题日益突出，健康管理护理服务实践中的疾病管理与预防方向也越来越重要。通过建立健康档案、提供定期随访和干预、开展慢性病巡诊等方式，对慢性病受检者进行管理和干预，以避免或缓解疾病恶化。此外，通过健康宣教、健康促进活动等手段，还可以在人群层面上预防各种疾病。

(3) 健康科技与信息化：随着信息技术与医疗健康的深度融合，健康管理护理服务实践的健康科技与信息化愈发重要。通过借助各类互联网健康平台、移动健康 APP 等工具，护理人员可以与受护对象进行远程交流，为受护对象提供家庭医生式的健康管理服务，帮助其管理自身健康。此外，利用大数据、人工智能等技术，还可以更加精准地进行健康评估及干预。

(4) 家庭护理与社区服务：目前，人口老龄化态势愈发严峻，而基层养老设施发展速度缓慢，供需失衡问题也愈发严重，且由于传统文化“孝道”的影响，大部分老人均留在家中，参与社区活动，对家庭关爱及社区关注愈发渴求。因此，家庭护理和社区服务是社会服务实践中的重要方向。护理人员可以通过开展家庭访视、组建老年人日间照料中心的途径，为老年人提供定期的护理服务和社交活动，使他们更好地融入社区生活，最大程度地延长自理能力。

3. 健康管理护理专业技术的创新研究　健康管理护理是一个较新的医教服务领域，它能够为受检者提供全方位、个性化、持续性的健康管理服务。在未来，随着科技的不断进步和人们对健康管理需求的持续增强，健康管理护理专业技术的创新研究将成为发展的主要动力。

(1) 数字信息化健康管理：健康管理信息化是健康管理护理专业技术创新的重点，包括健康数据采集、健康档案建立、健康资讯发布以及在线健康管理等功能。通过大数据分析和人工智能技术，基于慢性病管理、健康行为监控、疾病风险评估等健康管理服务，加强对受检者健康状态的管理和监测，使个体化健康管理获得更好的效果。

(2) 智能化远程医疗技术：远程医疗技术是指利用通信技术和互联网技术进行远距离健康管理。通过电话咨询、视频会诊、远程心电图、远程超声等多种方式，为远离医疗机构和身体活动有限的受检者提供及时的医疗服务。远程健康管理技术是健康管理护理领域的热点之一，可以为受检者提供更便捷、经济、有效的医疗服务。

(3) 护理人员培养与素质提升：护理人员培养与素质提升是健康管理护理发展中不可或缺的一个方面。医疗市场的竞争压力不断加大，只有不断提高护理人员的专业技能和素质才能服务好受检者。因此，护理人员的培训、考核和沟通能力的提升是关键所在。此外，通过建立现代化的管理体系、实行人性化管理，为护理工作者创造一个良好的工作环境，也是提升健康管理护理服务质量的有效途径。

4. 健康管理护理专业技能的开发研究　健康管理护理是一个专业化服务领域，涉及诸多方面，如健康教育、健康咨询、医疗支持、康复服务等。由此可见，健康管理护理工作者需要掌握一系列的专业技能。

(1) 健康评估和计划制订：健康管理护理工作者需要具备健康评估和计划制订的技能。通过使用各种评估工具，如身体检查、问卷调查、身体成分分析等，工作者能够了解受检者的健康状况、风险因素及生活方式情况，并制订相应的健康管理计划。其中包含预防性慢性病管理、康复服务等方面，使受检者获得相应的健康服务。

(2) 健康咨询和生活指导：护理工作者需要具备良好的沟通技巧和健康咨询技能，并能够为受检者提供相关的生活指导。同时，借助科技手段和信息资讯，使受检者获得更加深入和丰富的健康指导。通过网上问诊或者在线健康社区等方式，健康管理护理工作者可以将专业服务带到更多的受检者身边。

(3) 医学知识和技能：由于健康管理护理服务与医疗行业密切相关，因此，工作者需要具备一定的医学知识和技能。例如，对一些疾病的急救处理，常规医学诊疗方法的应用和医疗器材的操作，均需要进行系统的培训和学习，使健康管理护理服务团队更具专业化和权威化。

(4) 全方位协调与合作：健康管理护理工作者需要具备良好的协调和合作能力，与医疗机构、社区、养老院等保持良好的沟通和联系，以推动健康管理服务顺利开展。此外，还需要加强团队协作和技术知识分享，在资源共享的基础上互相学习、互相促进，为受检者提供更优质的服务。

5. 健康教育和健康咨询是指通过有组织、系统的教育活动，提供所需知识与技能或咨询服务，促使人们主动采取健康行为，促进健康和改善生活质量。健康教育与健康咨询反映了医学发展进程及公众健康水平的持续发展，能充分了解公众与社会健康现状，提供相应的知识与技能来促进健康行为，对于增进群体健康具有良好的促进作用，并且可为受检者提供全面、个性化、专业化的健康管理服务，促进受检者身体健康和心理健康的持续改善。

6. 实施流程和路径及模式研究　健康管理护理课程建设不仅需要文献回顾、专家函询、焦点小组访谈等多角度构建，还需要科学循证的实施流程及路径，并探索课程模式的研究，从而推动该课程的成功实施。

(1) 实施流程及路径：健康管理护理课程实施可分为四个模块。为适应教学环境，研究者采取单课多讲(1 周内重复教学)、小组教学的形式实施培训，并分 3 周完成培训。

培训模块被分为四个部分：①课前学习；②培养健康管理护理健康知识的理论授课；③应对临床护理的困难场景的小组讨论；④应对临床护理护患沟通、矛盾处理等困难场景的情景模拟。培训采用的教学形式为结合互动式理论授课、结构式小组讨论和以标准化患者为主的情景模拟的混合教学方式。

(2) 课程模式

1) 多学科协作模式(multi-disciplinary treatment, MDT)：MDT 护理模式是一种护士以临床护理专家身份参与了MDT并与团队成员紧密协作的新型护理模式，MDT的广泛运用也推动了专科护理的发展。

2）赋权模式：赋权即给予权利，通过多方面、多渠道把健康管理护理知识融入赋权的过程中，研究对象不再是被动参与，而是主动出击，主动获取相应知识和技能，通过这一过程，研究对象把获得的知识和技能转化为能力，进而去影响他们生活、学习和工作。

（二）健康管理护理的研究方向

1. 基于学科体系的研究方向　健康管理护理是一个跨学科的领域，主要包括临床护理、医疗卫生管理、社会保健、公共卫生与健康政策等。在当前人口老龄化和慢性病高发的背景下，健康管理护理的研究方向也日益多元化和复杂化。

（1）临床护理质量管理：重点研究如何提高临床护理的质量和效率，降低医疗风险和不良事件的发生率。

（2）医疗卫生机构管理：研究医疗卫生机构内部管理体系和流程的优化，以及如何提高医护人员的绩效和满意度。

（3）健康教育与促进：医院、社区、养老院等可针对社会老龄化和慢性病高发的趋势，探讨如何通过不同层面的健康管理实践来提高居民的健康水平，减少医疗资源的浪费，并通过健康宣传、健康教育和行为干预等手段来促进个人和群体健康，提高健康素养和自我管理能力。

（4）卫生政策与法律法规：研究卫生政策在促进公共健康方面的作用和影响，并探讨如何制定和优化相关法律法规，以保障公众的健康权益。

2. 基于专业技术创新的研究方向　健康管理护理作为一项综合性的服务，需要护理专业人员具备高水平的专业技术能力。通过专业技术创新可以大大提高服务质量和效率，让更多需要帮助和支持的人受益。

（1）信息技术的应用：随着信息技术的不断进步和发展，健康管理护理也开始逐步融入现代化的信息技术手段中以提高服务效率和质量，如互联网医疗、传感器以及远程监测等。鉴于这一趋势，护理专业人员需要不断学习现代信息技术，以确保能够敏锐应用这些新兴技术所带来的各种便利。同时，在处理大量数据上，专业人员需要掌握相关数据分析方法，运用对大数据的分析挖掘，提出潜在的服务优化方案从而提高服务效益。此外，可视化工具和设备也是至关重要的，在护理过程中可帮助专业人员更加直观和方便地观察、管理受检者的健康状况，降低操作风险，提高护理质量，为后续数据分析和服务优化提供数据支持。在健康管理护理领域，尤其需要注重新技术的应用和创新，提升行业标杆，护理专业人员应时刻关注先进技术并跟随其步伐，使健康管理护理不断地得到创新和发展，逐渐成熟。

（2）跨学科融合创新：健康管理护理本质上是跨学科的服务领域，需要与医学、社会学、心理学等学科进行深度融合，才能更好地服务于受检者。因此，专业人员需要加强跨学科知识的学习和交流，创新健康管理护理的服务方式和模式。

（3）心理支持及个性化服务的建立：护理过程中需要与受检者建立良好的沟通和信任关系，给予受检者情感上的支持和鼓励。专业人员需要接受相关沟通技能和情感支持培训，也需要在日常实践中灵活运用这些技能和方法。专业人员需要时刻关注受检者的需求和体验，并针对受检者个体差异性对服务内容进行个性化的定制，提供更精准、更有针对性的服务，从而提高服务质量和用户满意率。

（4）联合护理模式的开发与推广：联合护理模式是指医疗机构、护理机构、社区服务机构之间开展协作、合作的护理服务模式。这种模式强调资源共享、信息流通和互相协作，能够提高护理服务的质量和效率，减轻医护人员的工作压力。

（5）临床路径的建立和推广：临床路径是一种制度化、标准化的医疗流程规范，可以帮助专业人员更系统、更科学地开展护理服务，高服务效率和质量。专业人员需要在实践中积累相关经验，推广和优化适合本地的临床路径标准。

（6）基于职业技能和模式创新的研究方向：团队协作工作模式已经成为健康管理护理中的一种主流模式。相比于传统的工作模式，团队协作能够有效提高服务效率和质量。同时，通过协商、沟通等方式，团队共同解决问题，提供更优质的服务。在健康管理护理领域，服务模式和理念也需要不断创新。具有创新性的服务模式可以带来更好的服务效果。例如，心理健康干预、营养搭配方案等服务，都可以更好地解决受检者的健康问题。此外，特色化、个性化服务也是未来的趋势，通过量身定制的服务方式，能够更好地满足受检者需求，提升服务质量。

二、健康管理护理研究实践与论文撰写

（一）健康管理护理研究实践（设计与立项）

1. 基本概念　健康管理护理科研设计是科研实践工作中的一个重要环节，指以科研项目的形式描述关于解决有待科学研究的健康管理护理问题所需全部研究工作的内容、方法和计划安排。具体而言，是在进行健康管理护理项目前，应用护理学专业知识，健康管理相关理论，科研设计的原理、原则和方法，对项目的研究目标、研究内容、研究对象、研究方法和设计路线有全面系统的设想和部署。

2. 研究实践的目的

（1）提高健康管理护理科研水平，促进学科发展：健康管理护理学科的发展依赖于科研水平。一个研究问题由于设计的科学性不同往往会有多种研究结果，引起学术争论。多项研究实践结果有助于淘汰错误结论，验证正确结论，获得有价值的科研成果，以促进健康管理护理学科发展。

（2）应用于临床，提高治疗效果：研究实践的开展与临床质量的提高相得益彰，将有效的研究成果应用在工作中从而推动健康管理护理工作，提高护理质量，是护理科研工作的最终目的。

3. 主要研究方法

（1）观察法：通过对研究对象或某一种现象的仔细查看和考察，以获得一手资料的方法。一般应用于一定区域范围内，短时间不易发生变化的人群。

（2）调查法：通过收集不受任何干预或控制的研究对象的资料，进行统计分析，科学地阐明研究对象的现状，为人们提供规律性知识的方法，一般应用于特定病例或人群等具有同质性的群体。

（3）案例研究法：通过对一个病例的特征进行描述并在此基础上做出推论的研究。一般应用于罕见病、复杂病等。

（4）试验研究法：通过随机分组、控制或干预等措施对研究对象进行观察记录，得到结果，做出科学结论的方法。适用广泛，一般用来探索某一人群或某种现象的因果关系。

（5）文献法：通过有效的文献检索知识技能获取大量的文献，以确定循证基础。一般此方法贯穿于整个研究实施的全过程。

4. 前提工作

（1）组织研究队伍：基本由专家（学科领头人）、技术专长人员、能做出有效决策的成员及具备良好人际沟通技能的人员组成，该队伍应有共同目标，且相互支持与信任。

（2）科研管理部门的协调：主要包括内部人际关系的协调、课题组与科研管理层及委托单位之间关系的协调。一个成功的研究项目需要妥善安排研究人员，积极与各管理部门进行协调沟通，以保证项目的顺利进行。

5. 基本流程

（1）提出问题。

（2）现状调查。

（3）明确研究内容。

（4）设计研究方法。

（5）制订技术路线。

（6）明确科研人员分工及进度安排。

（7）实施制订方案。

（8）收集资料。

（9）整理分析结果。

（10）撰写试验报告。

（11）申报成果鉴定。

6. 我国重要科研资助机构及其资助项目，如表 13-6-1。

表 13-6-1　我国重要科研资助机构及其资助项目

科研资助机构	资助项目
国家自然科学基金委员会	面上项目
	青年科学基金项目
	地区科学基金项目
	重点项目
科学技术部	国家高技术研究发展计划
	国家科技支撑计划
	国家重点基础研究发展计划
教育部	优秀青年教师资助计划
	长江学者奖励计划
	高等学校博士学科点专项科研基金
	留学回国人员科研启动基金

（二）健康管理护理科研论文撰写

1. 基本概念　健康管理护理科研论文是指在该领域中具有一定创新见解和知识的科学记录或总结，是体现研究成果的重要手段，是体现该学科科研水平的重要平台。

2. 选题的一般原则

（1）创新性：是科学的精髓。“新”要体现在选

题新、方法新、观点新，能够在健康管理护理领域达到新的水平。同时，对所提出的观点和方法，应进行充分的科学性论证和反复推论，以保证更有把握地展开创新性研究。

(2) 科学性：研究问题的科学性取决于研究是否有科学依据。需要不断阅读相关文献积累经验，将理论与实践有机融合，不断发现新的现象，做出合理推论，并不断修正和调整研究计划或内容，使之更切合实际并能获得更理想的结果。

(3) 可行性：量力而行，选题范围不可太大，涉及面过大不利于深入研究。应该具体、明确，并有充足的素材做基础。可从时间、参与人员、设备与条件、研究经费、伦理因素等方面综合考虑选题的可行性。

(4) 实用性：研究问题必须对促进健康管理护理有实践意义，这是研究立题的前提。积极从临床实践中发现问题，尝试解决工作中遇到的难题是发散创新思维的契机。

3. 论文撰写的一般步骤

(1) 发现问题：针对健康管理护理中感兴趣的一个方向，突出一个重点展开，明确本设计主要解决的问题。以陈述的形式表述研究问题，问题应是清晰的、具体的、现实的、不可包罗万象或模棱两可。

(2) 查询相关理论依据和文献：通过在数据库（中国知网、中文社会科学引文索引，Web of Science、Elsevier Science 等）中进行文献检索，查找国内外相关文献，根据研究现状对研究问题做进一步提炼，设计关键词，进行深入全面的查询，精练研究问题，使其更具研究价值。

(3) 明确研究目标和研究内容：这是科研设计中的核心部分，应根据总体目标分解为若干个分目标或具体目标，针对每一关键问题设计研究内容，以达到各个分目标。根据各部分目标规定条件确定研究对象，研究变量和观察指标等，目标与内容相辅相成，有机联合，始终围绕着该科研设计的主题思想。

(4) 评价并展开讨论：评估研究问题是否有研究价值，是否具有创新点，对今后护理管理领域作出了何种贡献。研究的预期结果是否可以应用到实际的护理工作中，是否解决了健康管理问题，都应该在此部分展开充分讨论和论证。

4. 论文撰写的基本要求

(1) 层次分明，数据齐全：仔细考量科研论文的结构，去粗取精，去伪存真，由表及里，由浅入深。保证结构的层次性、条理性，怎样写更具有吸引力、说服力，使论文内容更具备可读性。数据分析准确齐全，保证研究结果的正确性。

(2) 用词达意，杜绝歧义：论文的写作水平影响着科研论文的严谨性，保证科学术语的规范化，医学名词切勿出错，词义确切，不可模棱两可。如出现不同的理解，会造成读者对论文的误解，容易引起学术纠纷。

(3) 逻辑清晰，短小精悍：高水平的论文切忌前后矛盾，内容重复，逻辑混乱，特别是讨论部分最能体现出论文的逻辑性，不能堆积罗列文献资料，应注意全面准确地分析研究结果，升华论文主题。在写作上也应做到以最小的篇幅容纳最大的信息量，必须摒弃冗词赘句，旨在用最精练的语言吸引读者。

(4) 格式正确，符合要求：保证作者署名、单位名称（包括地址及邮政编码）、参考文献项目齐全，清楚、准确。各个出版商或期刊对格式有着不同的要求，一定要根据不同的要求对论文的格式进行修改，特别是参考文献的格式。

5. 注意事项

(1) 正确选择期刊：健康管理护理类型的期刊有很多，选择一本恰当的期刊十分重要。可根据研究方向在数据库中查找目标期刊，利用影响因子、出版时效、出版费用、发行量等因素进行筛选，增加论文被接纳的可能性，以促进学术交流。

(2) 保证论文质量：论文本身质量不过关往往是被退稿的关键因素。严格遵循论文写作原则和要求，特别注意检查论文的讨论分析部分是否到位，理由是否充分，设计是否完善，语言表述是否准确得当，是否符合目标期刊的格式要求等。

(3) 退稿之后的策略：若遭遇退稿，首先应弄清楚为何被拒，认真阅读审稿人意见，仔细分析，对论文进行修改，要慎重且有理有据地回复审稿人。若短时间内无法获得更充分的证据则考虑投影响因子较低的期刊。

三、健康管理护理科研成果转化

1. 成果转化的目的 “教育科学研究要变成指导教学、服务决策、完善制度、引导舆论的实践成果”，高质量教育科研成果的完整生产链不仅是创新理论的过程，更是将成果实现“四个转化”的过程，这也是其根本出发点和落脚点。将护理科研人员艰辛取得的科技成果转化为具有实用价值、实际意义的项目、政策、举措等，让人民、社会、国家能够真切地享受到科研带来的好处，而不仅仅是理论层面的科学技术成果，从而造福于人民、社会、国家，让广大人民群众与护理科研紧密联系在一起，成为科研的中坚力量。

2. 科研成果的内容　依据《中国科学院科学技术研究成果管理办法》，科研成果是指对某一科学技术研究课题，通过观察试验和辩证思维活动取得的，并经过鉴定的具有一定学术意义或者实用意义的结果。包括论文和专著、自主研发的新产品原型、自主开发的新技术、发明专利、实用新型专利、外观设计专利、带有技术参数的图纸、基础软件、应用软件等。

科研成果需具有以下四个基本要素。

(1) 基础研究成果要有权威部门鉴定，应用研究成果必须被实践证明。

(2) 有一定的社会影响和经济效益。

(3) 必须有一定的被认可的表现形式。

(4) 必须有明确的结论。

3. 科研成果的形式

(1) 基础研究成果：阐明自然现象或社会现象的某些定理、定律、理论和学说，主要表现为论文，专著(不包括基础课教材、科普读物、文艺著作、译文等)或经逻辑思维加工整理的观察、实验、采集、分析的数据资料等知识形态的产物。

(2) 应用研究成果：主要表现为提出具有可行性的技术、方法、路线、解释，以及得出的试验性样品、流程、原理性样机等。

(3) 发展工作成果：主要表现为提出实用的、新的或改进的新产品、新工艺、新流程、新设计、新方案等。

4. 成果转化的内容　依照《中华人民共和国促进科技成果转化法》，科技成果转化是指为提高生产力水平而对科技成果进行的后续试验、开发、应用、推广直至形成新产品、新工艺、新材料，发展新产业等活动。

在科研成果的转化过程中都需要经过以下三个阶段。

(1) 基础研究阶段，主要包括科研项目的立项和研发等。

(2) 中试阶段，主要包括科技成果的试产和运营等。

(3) 市场开发和产业运作阶段，即科技成果的转移和产业化等。

5. 成果转化的模式是指将已有的科研成果转化为现实生产力过程的运作方式。在当前中国的市场经济条件下，最常见的模式主要有自行投产模式、技术转让模式、委托开发模式和联合开发模式。

(1) 自行投产模式：即自主开发，是指科研院所、大专院校或企业自身研制的科技成果在本单位内部进行的一种科技成果转化模式。其特点是科技成果的成果源与吸收体融为一体，将市场交易内部化，消除了中间环节，科技成本转化交易成本较低，转化效率较高。

(2) 技术转让模式：即有偿转让，包括间接转让和直接转让两种形式，是指科研院所、大专院校通过有偿方式将自身的科技成果转让或许可企业使用，从而实现科技成果转化的一种模式。其特点是科技成果的成果源与吸收体相分离，没有形成长期、紧密的合作，而是依靠技术市场等中介组织实现某一个科技成果的转化。

(3) 委托开发模式：即在一些事关国计民生的重大战略性基础技术方面，由政府机构通过政府中介机构把新技术的开发采用“委托”的形式交给企业，并提供开发所必需的费用。其特点是科技成果的成果源与吸收体相分离，依靠政府中介机构实现成果转化，转化率较高。

(4) 联合开发模式：即产学研联合，是企业、大专院校和科研院所共有的科技成果转化模式。其特点是科技成果源与吸收体之间存在长期、紧密的合作，而且合作至少要持续到科技成果转化完成。

总之，护理科研作为学术界推动医学护理发展不可或缺的重要板块之一，众多学子应对其有一定了解。协调培养高质量护理人才，贯通塑造高品质科研人员，为我国护理事业贡献自己的一份力量。

第二节　健康管理护理的教学

健康管理护理专业的教学与人才培养，应主要围绕培养学生的职业能力，同时紧抓高技能人才培养目标，结合医药大类专业交叉管理专业人才培养及应用的需求。要求培养出牢固掌握和具备健康管理护理基本知识，包括生活方式管理、心理干预、健康教育、疾病管理和信息管理、风险评估等健康管理内容以及涉及的体检中心、公共场所、保险行业中健康管理的相关知识的复合型人才，在实际工作中可以做到运用正确合理的健康理念和具备扎实的实践基础，在职业素养、钻研探索能力、发现分析解决健康问题的能力等各个方面有所突破。

人才培养方案是专业性人才培养的指引线，核心是专业培养的目标。全面分析健康管理专业人员的培养要求，需要制定可行性高又精准的健康管理专业人才培养方案。培养方案的核心是找到正确的培养目标，即确定人才培养的规格，并且培养目标要符合学校自身办学层次和教研水平等实际情况。健康管理师的职业要求是负责个人或群体的健康和疾病的监测、评估、分析，健康促进以及健康维护的专业管理人员，获取相关职业资格后可在医疗机构、疾病预防控制机构等单位从事健康监测、健康评估、健康维护等工作。因此，在人才培养的过程中，既要注重专业知识技能，又要兼顾学习能力和探索创新能力的培养，提供足够的实践教学的环节和时间。

健康中国已成为我国发展的战略之一，“全民健康”是建设健康中国的根本目的。以大健康为中心，围绕着健康管理、健康促进，提高国民全人群、全生命周期的健康水平是我国健康管理服务的主要发展方向。当前国家医疗卫生健康服务体系“重医疗，轻预防”局面尚未得到根本转变，还无法满足人民日常健康需求，面向慢性病受检者的康复、护理等延续性医疗服务还十分不足，面向健康及亚健康人群提供的健康知识、素养教育、全面差异化的健康体检、便捷通俗的健康咨询等健康管理服务还十分缺乏。护理是健康管理学科体系的重要内容，因此在护理人才培养中必须培养具备健康管理知识和技能的人才。健康管理护理课程的设置将推进健康管理护理专业人才培养工作，为医院体检中心、疾病预防控制中心、社区卫生服务中心、社区健康工作站、养老机构、健康管理公司等机构输送合格的健康管理工作人才。

一、课程简介

（一）课程性质

健康管理护理是关于健康管理护理的学科理论体系，是护理专业方向课程。课程主要通过对个人和集体的健康状况以及影响健康的风险因素进行全面检查、监测，收集躯体、心理、社交、心灵、环境等多方面信息，使学生了解、掌握影响健康的生理、心理及行为风险因素的现状，进行分析、评估，给予信息反馈、提供咨询、行为干预、指导健康、文明、科学的生活方式等，提供带有前瞻性的全程服务，以期提高服务对象自我保健和自我调适的意识和能力，充分发挥其个人、家庭、社会的健康潜能，以求提高健康素质。因此本课程是护理专业的必修课程，它与护理学的许多理论和实践密切相关，是现代护理学科的一个重要组成部分。本课程通过对健康管理护理的基本知识、基本技能和相关制度的学习，使护生学会健康管理护理的技巧和方法，提升职业能力。

（二）课程设计理念

以学生能更好理解和运用健康管理护理基本原理和职能，有序高效地做好护理工作为目标，对课程内容进行合理安排，增加案例讨论和情景模拟，重视对学生应用能力的培养。

（三）课程设计思路

该课程是依据健康管理护理工作任务和职业能力来设置的。其总体设计思路是以提高健康管理中心护士工作能力为要求来构建相关知识体系。健康管理护理的焦点问题，即护士在疾病防治过程中应起的作用——基于个体的症状、体征出发，关注由此而引发的生理、心理以及社会适应能力和家庭、社会支持等各方面的问题，帮助学生了解健康管理护理的中心工作是预防疾病，提高健康素养。让学生了解健康管理中心护士在医院中的角色定位，以及突出学生在健康管理中心工作过程中处理各类事件的能力。

该门课程采用以教师为主导、学生为主体的教学模式，运用讲授法、案例分析法、情景模拟法、虚拟仿真法等方法组织教学活动。注重教学与临床相结合，根据护理专业的特点，如护理专业思想的培养，护理学与临床医学关注点的不同等，按照解决健康管理护理的实际问题来开展，在讲授基本职能和护理质量要求过程中，把相关的护士素质要求融入其中，以工作中的实际案例为基线，培养学生分析问题、解决问题的能力。

二、教学目标

通过教学使学生了解健康管理护理的基本原理，掌握基本的统计测量与评价方法，学会应用健康管理护理的方法来分析解决不同场所、不同人群的具体护理问题，为服务大众健康管理护理打下良好的基础。

三、能力培养要求

1. 分析能力　通过对健康管理护理基本理论的阐述，培养学生运用理论分析解决实际问题的能力。

2. 自学能力　通过课程教学，培养和提高学生对所学知识进行整理、概括、消化吸收的能力，以及围绕课堂教学的内容，阅读参考书籍和资料，自我扩充知识领域的能力。

3. 创新能力　培养学生独立思考、深入钻研问题的习惯，对我国健康管理护理学研究的现状和存在的问题进行有价值的探讨。

四、教学方法

1. 开课之前的见习需要在健康管理示范基地各部门轮转，如中心护士站（负责接待体检客户、登记客户信息、发放体检报告等），检查室（包括测量室、心电图室、彩超室、耳鼻喉科诊室等），医生咨询室（为受检者选择体检项目，提供健康咨询），报告分检办公室，报告总检办公室，健康管理云平台（负责客户健康监测与在线指导）六个部分，了解健康管理中心的整个工作流程，找出不懂的问题，带着实际问题融入到下一阶段的健康管理理论学习中。

2. 课堂授课和讨论授课和讲座以教师讲授为主，在讨论和辅导课上，学生主要发言，与教师和同学讨论课程内容。这就要求学生（通常与小组成员）在课余时间要对课程内容充分复习，独立思考，发现问题，分析问题，解决问题。课堂中，学生阐述本小组的观点后，还会与其他小组进行辩论。充满互动、气氛活跃的课堂，有利于培养学生的创造性思维和自主个性。

3. 案例分析教学带教老师在课前收集并整理临床病例信息，制订具体步骤、教学流程、人员安排、可能出现的问题及对策等。按照教学计划以常见慢性病为试点，选取相关内容的典型及不典型临床案例，编写 3~5 个健康管理案例资料（包括病例的基本信息、既往史、家族史、生活方式调查、体检结果等）。首先，将案例资料发放到每个学生手中，让每个学生有侧重地对自己认为关键部分进行健康风险评估及健康风险干预。然后，通过小组讨论的方式让不同专业背景的学生逐一进行案例分析。在每个学生分析报告完毕后，由老师从专业角度进行解读与分析。最后，每名同学根据交流后的体会重新整理报告，再次进行案例分析。

4. 情景模拟教学上课前将学生分为 3 个小组（2~4 人 / 组，并确定组长），老师准备好适宜的健康管理案例及医患纠纷案例。各小组抽签决定课上表演顺序及表演案例，老师提前 1 周将案例发到所表演组组长手中，由组长带领组员进行编排，在课上模拟情景表演。演示后，其他同学和表演组同学均说出感受并给出解决方案。下课前，教师对案例进行点评、分析和总结。

5. 虚拟仿真教学包括虚拟现实和仿真两部分，其中，虚拟现实是指利用计算机技术、网络技术、传感技术等现代科技进行的高级人机交互技术。仿真则是指利用建模进行实验，模拟真实的实验步骤和流程，从而达到实验目的。虚拟仿真实验突破了原有课程实验的界限，增加了趣味性、综合性、设计性及创新性，加强现代实验方法、实验手段的应用，提出有代表性、启发性的问题，加深学生对健康管理护理的理解，实现健康管理情景多样化，激发创新思维与兴趣。虚拟仿真实验为学生独立自主地进行学习与实践创造良好的条件，更有利于培养学生的实际应用能力和综合素质。

伴随着健康中国战略的实施，人民群众对卫生健康的需求和国家的卫生健康政策均发生了巨大变化，这些变化对护理专业人才提出了更高要求，健康管理护理课程设置，有助于提高健康管理护理人才质量的培养，更好地服务健康中国建设。

（刘民辉　黄晓婷　陈佳睿）

参考文献

1. 张静波, 李强, 刘峰, 等. 健康管理服务模式的发展趋势 [J]. 山东大学学报 (医学版), 2019, 57 (08): 69-76.
2. 李卓娅. 医学科研课题的设计、申报与实施 [M]. 北京: 人民卫生出版社, 2008.
3. 韩世范. 护理科学研究 [M]. 北京: 人民卫生出版社, 2010.
4. 颜巧元. 护理科研课题设计与实现 [M]. 北京: 人民卫生出版社, 2015.
5. 邱志军. 护理科研设计 [M]. 北京: 人民卫生出版社, 2015.

第十四篇　老年健康管理

健康是保障老年人独立自主和参与社会的基础，推进健康老龄化是积极应对人口老龄化的长久之计。中国共产党第十九次全国代表大会作出"实施健康中国战略"的重大决策部署。党的十九届五中全会明确提出，实施积极应对人口老龄化国家战略，促进健康老龄化是协同推进两个国家战略的必然要求。"十四五"时期是我国全面建设社会主义现代化国家新征程的第一个五年，也是老年健康管理事业改革发展的重要窗口期，促进健康老龄化将进入新发展阶段。随着我国人口老龄化程度不断加深，老年群体已经成为健康管理学科的主要研究对象，其健康问题成为社会及家庭关注的重点。清晰认识和准确把握老年健康管理学的研究重点和方向，不断满足老年人健康需求，稳步提升老年人健康水平，是推进积极健康老龄化建设不可或缺的行动，对于健康老龄化中国方案的长足发展具有重要意义。

本篇共分为十章。第一章概述了我国人口老龄化的现状及趋势、老年健康总体特征变化及其影响因素、老年健康管理需求、主要策略和措施。第二章明晰了老年健康管理学的概念和内涵，深入阐述了其研究重点与方向，并对老年健康管理学的发展机遇与展望进行了探讨。第三章着重介绍了老年健康评估的理论与实践方法，其已作为筛查老年综合征的核心手段。第四章介绍了老年健康体检的意义，老年人常见慢性病和肿瘤筛查重点。第五章着重介绍老年认知障碍筛查与风险管理。老年认知障碍根据其受损程度可分为轻度认知障碍和痴呆。第六章为老年营养状况评价与健康管理，营养不仅是维持人们生命活动、日常生活、运动必需的物质，而且与人的衰老有着十分密切的关系。第七章介绍了老年人群运动能力评价与运动健康管理，用日常体力活动和多样化的运动方式来促进老年人的健康，以及疾病的预防和治疗。第八章阐述了老年常见心理问题与健康管理。持久的压力或不良的心理状态对老年人的健康、疾病的发生发展具有重大影响。第九章介绍了老年常见躯体问题，从跌倒、视听障碍、尿便失禁、便秘、慢性疼痛、老年瘙痒症、常见皮肤异常问题等方面进行深入阐述。第十章为不同场景老年健康管理与能力提升，主要表现在基于家庭 - 社区 - 医院、基于居住环境下和社会环境下的老年健康管理，从影响健康的内在环境和外在环境着手，为老年人提供全方位的健康管理。

发展老年健康管理在人口老龄化程度不断加深的背景下具有重要意义，需要我们持续推进老年健康服务体系建设，促进实现健康老龄化。一是要深入实施老年健康促进行动，加强老年人健康管理，推动预防关口前移。二是要以老年健康服务需求为导向，推动老年医疗机构和老年医学学科发展，不断满足老年人的医疗服务需求。三是要强化医疗健康供给与养老需求对接，依托全民健康信息平台，推动信息技术在健康养老服务领域的深度应用。

（唐世琪）

第一章　我国人口老龄化与老年健康管理需求

第一节　我国人口老龄化现状及趋势

中华人民共和国成立以来，社会与经济的变迁持续影响着中国人口的发展态势。随着现代医疗水平的不断提升，我国人均期望寿命不断增长。《2021 年我国卫生健康事业发展统计公报》显示，我国居民人均预期寿命已由 2020 年的 77.93 岁提高到了 2021 年的 78.2 岁。

当一个国家或地区 60 岁及以上人口占总人口比例超过 10%，或 65 岁及以上人口比例超过 7%，就代表着进入了老龄化社会。人均寿命延长和人口生育率降低是世界人口趋向老龄化的直接原因。中华人民共和国成立 70 多年来，中国的老年人口数量发生了巨大变化。65 岁及以上老年人口数量从 1949 年的 0.22 亿增加到 2020 年的 1.91 亿，占我国总人口比例也从 1949 年的 4.1% 上升至 2020 年的 13.5%，相应地，老年人口总体特征也发生了变化。

一、老年人口数量从稳步增加转变为快速增长

中华人民共和国成立初期，受经济落后和困难时期影响，老年人口数量一度下降。20 世纪 60 年代中期至 21 世纪初，我国老年人口数量平稳增长。2000 年，我国正式进入老龄化社会，之后老年人口数量进入快速增长期，从 2000 年的 1.3 亿人增至 2018 年的 2.5 亿人。而老年人口结构方面，低龄老年人始终是老年人口的主体，根据我国历年人口抽样调查样本数据，虽然近年来低龄老人在老年人口中的比重总体呈下降趋势，但占比始终高于 50%。

二、老年人口高龄化

随着我国社会经济及医疗卫生事业的发展，我国人均预期寿命不断增加，高龄老人数量和占总人口的比例也不断上升。预期寿命的持续增加也带来了高龄老年人口的较高增速。根据国家统计局人口抽样调查样本数据，自 2003 年以来，我国高龄老人在老年人口总数中的比重在波动中上升，并于 2019 年达 12.1%，人口年龄结构也从典型的正“金字塔”结构转变为非“金字塔”结构。2011—2019 年的人口抽样调查结果显示，在我国男性、女性人口中，高龄老人比重均逐年上升，且在女性人口中高龄人口比重始终高于男性，且差距有拉大趋势。

三、人口预期寿命增加，但老年健康问题显著

健康长寿是人类追求的目标，2021 年我国居民人均预期寿命已达到发达国家水平。随着社会经济的发展和医疗水平的进步，我国人均期望寿命还将继续提高。然而，随着疾病谱的转变，慢性病已成为健康中国建设面临的严峻挑战。近年来，我国老年人口慢性病患病率居高不下，一半以上老年人口患有各类慢性病。相较于人均预期寿命的增长，老年人口慢性病患病率下降并不明显。据国家卫生健康委员会发布的数据，2018 年我国居民健康预期寿命仅为 68.7 岁，这意味着居民平均有 10 年左右的带病生存时间，老年人的健康状况不容乐观，离实现健康老龄化的目标还有一定距离。

四、老年抚养比逐年升高，社会养老负担加重

人口老龄化带来的不仅是老年人口数量的增加，还会带来一系列的社会问题，如劳动人口数量不足、人力资源短缺、养老负担加重、医疗与保险支出增加等。目前，我国人口处于较低甚至极低生育水平，未来生育率很可能还会继续降低，持续低生育率务必会导致我国人口老龄化形势日趋严峻。据估计，到 2024 年前后我国人口总规模将达到 14.07 亿的峰值，此后进入人口负增长时期且下降速度逐年加快。2050 年我国出生人口规模下降到 873 万，老年人口比例将达 30% 左右，抚养比将突破 50%。从社会经济学角度来说，由于生育率下降以及老龄化趋势日趋严重，2020 年我国老年抚养比已达 19.7%，几乎在 2001 年的基础上（10.1%）

翻了一倍，中国的教育、劳动就业和养老等问题面临空前挑战。

老龄化进程给我国社会发展带来了新的挑战，除了社会疾病负担、养老负担、财政负担的深化等，老龄化还会对社会的税收和储蓄产生不利影响。根据中国社会科学院《中国养老金精算报告2019—2050》，养老金总支出将在2028年超过缴款额，此后储备将呈指数级下降。此外，由于赡养老人需要社会和家庭为其治病、照料等提供更多资源，部分家庭可能会出现入不敷出的现象，甚至养老致贫，而老年人则可能因为无人赡养或家庭无力赡养导致生活窘迫，从而不利于社会贫困问题的解决和公平的实现。由此，促进和实现老年健康管理、健康老龄化的重要性日趋显现。

第二节　老年健康总体特征变化及其影响因素

一、老年健康总体特征变化

老年健康总体特征变化主要包括生理、心理和社会功能的变化。随着时间的推移、年龄的增长，这些变化也会逐渐变得更加明显。

（一）生理变化

老年人在生理上的变化主要表现为身体机能的下降和疾病风险的增加。随着年龄的增长，老年人的身体机能会逐渐退化，如肌肉力量减弱、骨骼疏松，肺活量、心血管功能下降等。同时，老年人的身体机能下降还表现在免疫系统的功能下降，从而导致出现慢性病、感染性疾病的风险增加。

（二）心理变化

老年人在心理上的变化主要表现为智力下降和情感变化。智力下降包括记忆力、反应速度、注意力和语言能力等。同时，老年人的情感变化也比较明显，如情绪波动大、情感较容易受到外界影响，抑郁、焦虑高发等。这些问题可能与身体状况、经济状况、家庭环境、社会支持等因素有关。老年人还可能面临其他心理障碍，如认知功能衰退和阿尔茨海默病等。

（三）社会功能变化

老年人在社会上的变化主要表现为角色转换和社交模式改变。随着年龄的增长，老年人从社会主流角色转变为被动接受和依赖他人的状态，同时社交模式也会发生改变。老年人行动举止逐渐缓慢，反应迟缓，适应能力较差，社交圈子变小，社交活动减少，社会参与度下降。一些老年人还面临需要照顾子女、缺乏经济保障、养老困难和住房困难等问题，这些变化又会进一步对生理和心理健康产生影响。

二、老年健康影响因素

老年健康影响因素众多，除了生理年龄，衰老、慢性病、心理状态、生活方式等因素也值得关注。

（一）衰老

老年衰老可分为生理性衰老和病理性衰老。生理性衰老是指随着年龄的增长，机体形态和机能逐渐出现下降，包括骨骼、肌肉、器官、脑力以及视觉、听力等方面。一方面，机体组成成分中代谢不活跃的部分比重增加，而细胞内水分却随年龄增长而减少，细胞内液量减少，从而导致细胞数量减少、脏器萎缩，出现皮肤弹性减退、松弛并出现皱纹等。神经细胞数量减少会致使脑功能逐渐衰退并出现某些神经系统症状，如记忆力减退、健忘、失眠，甚至产生情绪变化及某些精神症状。另一方面，老年人器官机能减退，尤其是消化、吸收、代谢、排泄及循环功能减退，使老年人更容易感到疲劳、乏力，进一步促进衰老。

除了生理性衰老，老年人还容易出现病理性衰老，例如高血压、糖尿病、心脏病等。老年人心脏生理性老化主要表现在心肌萎缩，发生纤维样变化，使心肌硬化及心内膜硬化，导致心脏泵血效率下降，每分钟有效循环血量减少。心脏冠状动脉的生理性和病理性硬化，使心肌本身血流量减少，耗氧量下降，对心功能产生进一步影响，甚至出现心绞痛等心肌供血不足的临床症状。老年人血管壁生理性硬化日渐明显，血管壁逐渐增厚变窄、弹性下降，血管壁脂质沉积使血管壁弹性下降更加明显、脆性增加，血压调节作用下降，增加心脏负荷，发生心血管意外的机会明显增加，如脑溢血、脑血栓等。

（二）慢性病

老年慢性病是指在老年人中普遍出现的长期

进展性疾病，常见的有高血压、糖尿病、冠心病、脑卒中、骨质疏松症等。老年慢性病的出现与社会发展、生活方式变化、营养、环境等多种因素密切相关。

慢性病会导致老年人身体机能减退，如肌肉、关节疼痛、骨骼变形等，严重影响老年人的生活自理能力及生命质量。慢性病会导致或加重老年人心理健康问题，长期在慢性病状态下形成的心理负担，会引起兴趣减退、焦虑、抑郁等心理问题。此外，慢性病的复杂治疗过程及其所带来的医疗成本也会影响老年人的健康。一些慢性病需要长期治疗和护理，给老年人和家庭带来巨大的负担。部分慢性病治疗需要长期服用药物且具有一定的药物副作用，需要定期检查和复查，这些也会在无形中增加对于药物的依赖性与治疗成本，对经济状况困难的老年人形成巨大压力。

慢性病是威胁老年人健康的主要原因之一，对于老年人的身体和心理健康都具有不可忽视的影响。综合治疗、注重健康饮食、坚持定期检查和保持积极的心态，都是减少或预防慢性病发生和发展的重要措施。同时，社会各界也要加强对老年人的健康认知和保健教育，为老年人防治的慢性病提供重要支持。

（三）心理状态

老年人心理状态对其健康有重要的影响。心理因素可以影响机体的免疫系统、内分泌系统和心血管系统。稳定、积极的心理状态有利于提高身体抵抗力，促进身心健康；反之，焦虑、抑郁等消极情绪会引发一系列身心障碍，如胃肠道功能紊乱、免疫系统低下，甚至诱发心血管疾病等。心理状态对老年人的社会功能也有着显著影响。积极的心理状态可使其保持与周围人良好的人际关系，并进一步有效提高自己的心理状态、增强自身的心理健康水平，防止身体和精神方面的健康损害，促进自身幸福感和生活质量的提升。

（四）生活方式

生活方式会影响老年人的健康。除了健康的饮食等生活习惯，生活环境、社交活动等也会影响老年人的身心健康。

科学的饮食习惯可以帮助老年人维持正常的身体功能，增强抵抗力，预防一些疾病的发生。适度的运动可以保持正常的代谢水平，增强抵抗力，预防常见慢性病，如心血管疾病、骨质疏松症等。良好的生活环境可以有效促进老年人身体和心理健康的保持。此外，老年人的精神状态也对其身体健康有着显著的影响。适当的社交活动、阅读好书、观看娱乐节目、养花种草等方式可以帮助老年人保持良好的心态、提高老年人的心理健康。

（五）老年照护

老年照护是指提供必要的照顾和支持，以满足老年人的身体、心理和社会需求，提高其生活质量，并尽可能地让老年人拥有自主的生活方式。

老年照护的主要内容包括长期护理、医疗护理、精神护理和社会护理。长期护理是指提供基本生活必需品和日常照顾，如洗澡、饮食、穿衣等。医疗护理是在老年人生病时对其进行的医疗服务和照顾。精神护理是心理支持和关注，以免老年人感到孤独，出现无助等不良情绪。社会护理是社会上的支持和照顾，如给予老年人免费交通、免费医疗等优惠待遇。

老年照护具有重要的作用和意义。首先，老年照护可以解决老年人生活中的一系列问题，提高他们的生命质量。其次，老年照护可以降低老年人的死亡率和住院率，减轻社会负担。最后，老年照护还可以推动实现健康老龄化、促进社会文明进步。

然而，老年照护也存在一定的难点和挑战。一方面，老年照护需要大量的人力物力投入，需要政府和社会各界的共同支持和参与。另一方面，老年人的需求十分多样化，需要根据老年人的实际情况进行个性化的护理服务，同时还需要保障老年人的人权和尊严。

第三节　老年健康管理需求

一、老年分期

老年人健康管理是建立在健康档案基础上的连续、综合、可追踪的个人及家庭健康管理服务。随着年龄的增长，老年人的心、脑、肾等各个脏器生理功能减退，代谢功能紊乱，免疫功能低下，易患高血压、糖尿病、冠心病及肿瘤等各种慢性病。这些疾病致残率极高，开展健康管理服务能早期发现疾病，早期开展治疗，可以预防疾病的发生发展，减少并发症，降低致残率及病死率。老年健康管理作为国家基本公共卫生服务项目的重点内容之一，对老年人的生活质量和身心健康起着重要作用。全生命周期的健康管理模式是老年健康管理的必然趋势，也是促进健康老龄化的关键。

老年期分期大致包括四个阶段：自主期、部分援助期、全面援助期、终末期，每个阶段对应着不同生活能力和身体状态的老年人，分别是活力老年期（<70 岁）、功能衰退期（70~90 岁）和需要帮助期（>90 岁）。随着老龄化程度加剧，必然带来庞大的老年健康管理需求。不同阶段的老年群体面临的风险和健康管理需求是不同的，对“医”和“养”的需求也不尽相同。

二、不同时期老年人的健康管理需求

活力老年期老年人面临的主要风险是收入下降，大多数退休不久且身体状况良好，生活可以自理。但是社会角色和地位发生的变化容易使他们产生失落感、孤独感和自卑感等，他们更渴望回归社会，发挥自己的余热，也更关注养生保健、健康锻炼和社会交往。其主要需求是衣食住行的生活需求、健康管理、慢性病治疗，少有的突发情况的急救、诊断和住院治疗。

功能衰退期老年人面临的主要风险是健康状况变差，部分失能失智，以及由此带来的医护费用增长。随着年龄的增长，老年人的社会活动有所减少，各种器官储备功能也逐渐下降，开始出现明显的生理机能衰退，这一阶段的老年人对康复保健和医疗、护理照料、辅助设备和器械的要求越来越高，同时又渴望尽可能地参与社会活动、文化娱乐、保持与社会不同群体的沟通与联系。针对这部分老年人即应从物质、精神和生理三个方面，通过建设全方位的医疗、护理、康复保健服务和设施，以及鼓励参与可选择的方式和活动内容，提升这部分老年人的生活质量，延缓衰老。

需要帮助期老年人的生理和心理机能进一步下降，进入全面护理期阶段，他们对外部不利因素的反应能力和对疾病的抵抗力大大降低，会出现各种慢性病，以及伤残、痴呆、生活不能自理、卧床不起等失能失智的情况，需要有效便捷的医疗服务和专门细致的长期照护或特护服务，尽可能地延长寿命。

对于老年人个体而言，健康管理对其生命健康具有重要的影响，图 14-1-1 展示了健康管理背景下生命曲线的变化。由图可以看出，于个体而言，健康管理不仅可以提升老年人的生活质量（延长健康寿命年等），还可以延长其生命曲线。于社会而言，群体健康寿命年的延长也预示着人均有效工作时间延长，在以健康的身体度过这些额外岁月，并继续参与和成为家庭与社区组成部分的人们，可以给社会提供更多的生产力、创造更多财富，从而释放“健康红利”。当然，发生这样的“健康红利”是需要一定条件的，如图 14-1-2，需要健康技术与健康资金的同时保障。健康技术保障方面，除了医疗资源、医养人才等实施技术，健康及疾病管理的管理技术也同样重要。健康资金保障方面，除了国家的强制性资金之外，也需要个人自愿性的健康投入。

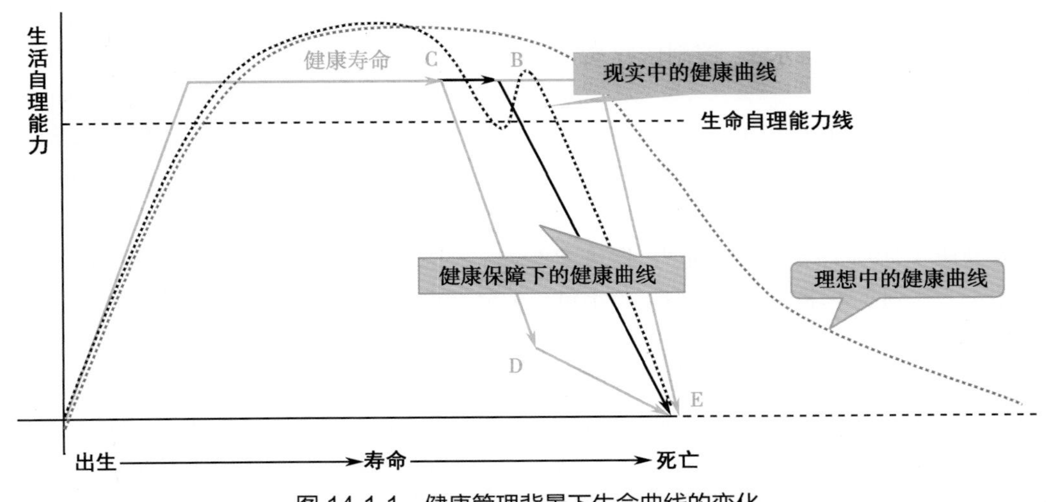

图 14-1-1　健康管理背景下生命曲线的变化

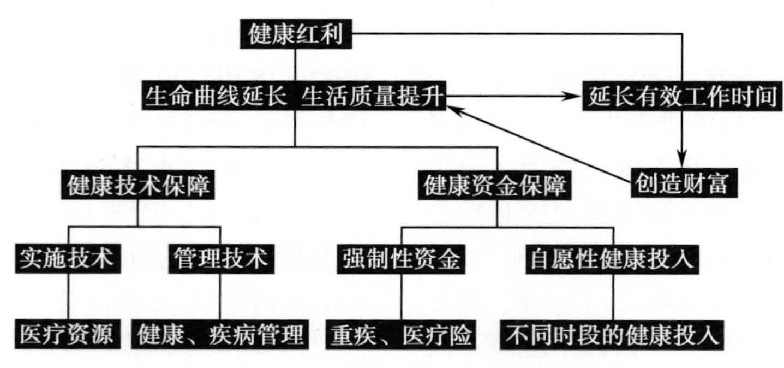

图 14-1-2 “健康红利”及其发生条件

在新时代背景下，我国老年群体内部异质性更强，健康管理需求更加多元化。传统的养老服务以满足老年人的生理和安全需求为目标，往往忽略了老年人对情感、尊重和自我实现的需求，养老服务体系侧重于提供衣食住行的基本生活保障。随着社会观念的进步和老年人收入的提高，老年人健康管理需求提升，故应积极关注老年人需求层次结构的动态变化，与时俱进地调整优化老年健康管理内容。

第四节　老年健康管理的主要策略和措施

人口老龄化给世界各国卫生和社会系统带来了日益严峻的挑战。世界卫生组织（WHO）最初于 1990 年提出健康老龄化的理念，在 2015 年又以新的理念和视角诠释了健康老龄化的丰富内涵和政策导向，将健康老龄化定义为“发展和维护老年健康生活所需的功能发挥的过程”，并指出这些功能发挥由个人内在能力（所有身体和心理能力的组合），个体所生活的环境（包括实体、社会和政策环境）以及两者之间的相互作用构成。2016 年，中共中央、国务院发布《“健康中国 2030”规划纲要》，明确提出要促进健康老龄化。开展老年健康管理是实现健康老龄化战略的重要途径，对于降低老年人口健康危险因素、提升健康水平、控制医疗费用有重要意义。

2022 年 3 月，国家卫生健康委员会、教育部、科学技术部等 15 个部门联合印发《“十四五”健康老龄化规划》（以下简称“《规划》”），强调持续发展和维护老年人健康生活所需要的内在能力，促进实现健康老龄化。《规划》要求，到 2025 年，老年健康服务资源配置更加合理，综合连续、覆盖城乡的老年健康服务体系基本建立，老年健康保障制度更加健全，老年人健康生活的社会环境更加友善，老年人健康需求得到基本满足，老年人健康水平不断提升，健康预期寿命不断延长。同时提出了综合性医院设立老年医学科的比例、老年人城乡社区规范化健康管理服务率、培训老年医学科医护人数等具体指标。《规划》还提出了 9 项主要任务：强化健康教育，完善身心健康并重的预防保健服务体系，提升老年医疗服务水平，健全居家、社区、机构相协调的失能老年人照护服务体系，深入推进医养结合发展，发展中医药老年健康服务，加强老年健康服务机构建设，提升老年健康服务能力，促进健康老龄化的科技和产业发展。

一、医养结合

医疗卫生与养老服务相结合，是社会各界普遍关注的重大民生问题，是积极应对人口老龄化的长久之计。自 2015 年《关于推进医疗卫生与养老服务相结合的指导意见》发布，我国正式开始发展“医养结合”事业，相关政策体系不断完善、服务能力不断提升，取得了较大成绩，但同时也存在一定不足。

医养结合在健康养老服务体系、全生命周期全人群健康等方面发挥着举足轻重的作用。区别于既有医疗服务和养老服务，医养结合并不是简单提供日常照料服务，而是需要养老服务与医疗资源有机结合，推动医疗、康复、养生、养老等“医养一体化”发展，实现社会医养资源利用最大化。其中“医”包括医疗服务、健康咨询、健康检查、疾病诊治和护理服务、大病康复以及临终关怀服务等。

“养”包括生活照护、精神慰藉、文化娱乐、保健消费服务等。医养结合契合了老年人对生活质量和健康养老最迫切的需求。将医疗专业护理的优势与护养机构的社会开放性有机结合，在满足人群照护需求的同时，也能提高照护服务的质量，减轻现代家庭提供长期照护服务的负担，使医疗与养老领域的供给和需求更加贴合。

目前，我国已基本形成了养老机构设立或内设医疗机构、医疗机构设立养老机构或开展养老服务、养老机构与医疗机构合作、医疗卫生服务延伸至社区或家庭四种主要的医养结合模式。同时，康养服务发展迅速，并逐渐与旅游、地产等产业融合，产生了巨大的产业聚合效应。但我国医养产业仍面临很多挑战，如产业发展的商业模式不够清晰、地区发展参差不齐、实际运作模式及效果有待验证等。

二、健康档案管理

居民健康档案是居民健康状况的资料库，以个人健康为核心，涵盖各种健康相关因素的系统化文件记录，其主要内容包括个人的生活习惯、过敏史、既往病史、诊断治疗情况、家庭病史及历次体检结果等。老年人健康档案一般包括老年人的个人基本信息、健康评估、健康体检、医疗卫生服务记录、辅助检查报告单等内容。相较于居民健康档案，老年人健康档案健康评估宜增加老年人日常生活能力及简易智力等健康评估内容。

随着社会的进步和老年人对健康需求的提高，健康档案的重要意义日益凸显。老年人健康档案可以协助医务人员更好地可以了解老年人的健康状况与动态变化、存在的健康危险因素等，从而对其健康状况做出综合评估，采取相应的治疗措施，更好地促进老年人健康、控制疾病的发生发展。对于老年人自身，健康档案的建立有利于其享受到连续的、完整的、及时的、迅速的、便捷的、综合的健康照顾和疾病诊治，一些个性化服务需求得到满足，从而提高其生命质量。此外，随着健康档案逐步实现电子信息化管理，有利于政府及相关部门及时准确获取各类疾病信息，全面掌握人口老龄化信息、老年人养老金及医疗保障状况，老年人可以在基层医疗机构与上级医院之间实现分级诊疗、双向转诊，减少重复检查，降低医疗费用，缓解“看病贵、看病难”的问题，使健康管理更为高效。

三、健康体检

定期进行健康体检，是预防老年人疾病发生，实现早发现、早诊断、早治疗的重要途径。定期进行老年人健康体检，根据体检结果进行评估，根据评估结果确定下一步管理方向，全程实施质量控制，最后及时建立和更新健康档案，可以让医生更仔细、全面、准确地了解老年人的身体情况，从而更有效地诊断治疗或指导老年人进行自我保健康复。“老年人健康管理服务”是国家基本公共卫生服务项目的重要内容，是落实老年人健康管理、提高老年人健康水平的重要措施。自 2009 年起，国家为 65 岁及以上老年人每年免费提供一次健康体检，一般包含生活方式和健康状况评估、体格检查、辅助检查、健康指导等内容。帮助老年人尽早发现健康风险因素，早期发现疾病并进行针对性治疗。对患有高血压、糖尿病的老年人可免费提供健康指导和随访管理，以有效控制病情进展，监测治疗效果，降低疾病危害。

四、社会支持

在过去 30 多年中，WHO 一直在老龄化应对战略领域发挥着至关重要的引领作用，并提出了“健康老龄化”“积极老龄化”“老年友好环境建设等概念”。2020 年 5 月，WHO 通过了《2020—2030 年健康老龄化行动十年》（以下简称“十年行动”）。“十年行动”以老年人自身为核心，包括多方协调一致、促进性和持续的合作努力，旨在改善老年人及其家庭和所在社区的生活。

积极应对老龄社会的逻辑起点首先是适应，即建构全社会的适老化理念和行动。老年健康与机能立足于其为内在能力和功能发挥，故健康老龄化可以重点从增强和维护老年人的内在能力、为机能衰减的老年人提供便捷友好的生活环境两方面来着手。《关于老龄化与健康的全球报告》曾提出应对老龄化的四个优先行动计划，即有效的医护服务体系、长期照护体系、关爱老年人的环境以及测量和监测的技术与方法。“十年行动”在此基础上发展理念，提出了四个领域的集体行动：①改变社会对年龄和年龄歧视的看法、感觉和行动；②以培养老年人能力的方式发展社区；③提供以人为本的综合护理和针对老年人的初级保健服务；④为需要的老年人提供优质长期护理。这些将有利于老年人获得必要的基本资源以确保能有意义和有尊严地生活，尽可能减少他们参与社会生活的障碍。

目前，我国老年人健康管理还存在一定问题。在医疗资源的供给方面，老年人数量与老年慢性病患者的激增，以及医养健康服务资源的有限，使我国的健康服务供给严重不足。同时，医养资源还存在配置不合理与地区不平衡的现象。在健康管理效果方面，专业化服务能力跟不上老年人的实际需求，健康管理效果还不明显。在健康管理的主观认识方面，部分老年人健康管理意识还较为薄弱，尤其是受教育程度较低的老年人及其家庭对健康管理知之甚少，健康管理相应政策执行时面临诸多困境。尽管目前我国健康养老需求已经覆盖全产业链，但总体健康管理服务还停留在全面照护阶段，社会参与度也不高。我国在人口老龄化和老年慢性病患者逐年上升的双重压力之下，仅仅以社区为平台实施健康管理，难以惠及所有老年人。

《“健康中国 2030”规划纲要》明确指出，促进健康老龄化，建立老年医疗卫生服务体系，要将居家、社区、机构养老与慢性病防治管理结合起来，加强健康指导和综合干预。因此，未来的健康管理平台研究有必要从现有的城市社区扩展至各类机构。此外，家庭支持功能对于老年人的健康作用也不容小觑，子女在增强老年父母的环境支持方面具有重要作用，应当鼓励子女通过多种方式给予老年父母生活关爱、精神慰藉，减少老年人因孤独感和抑郁情绪带来的不良健康后果，提升老年人的健康老龄化水平。

（张 玲 谭晓东）

参考文献

1. 国家卫生健康委员会. 2021 年我国卫生健康事业发展统计公报 [R]. 北京: 国家卫生健康委员会, 2022.
2. 世界卫生组织. 关于老龄化与健康的全球报告 [R]. 日内瓦: 世界卫生组织, 2015.
3. 新华社. 中共中央国务院印发《“健康中国 2030”规划纲要》[EB/OL]. (2016-10-25)[2024-04-15]. http://www.gov.cn/xinwen/2016-10/25/content_5124174.htm.

第二章　老年健康管理学的研究范畴与任务

第一节　老年健康管理学的概念和内涵

一、老年健康管理的概念

老年健康管理是指以健康管理创新理论和主动健康或健康老龄化理念为指导，针对老年人心身随年龄变化的规律与特点，通过采用健康管理技术、方法、手段与路径，结合运用老年医学知识与方法，对老年人身体衰老问题与常见慢性病风险因素进行全面检查、科学评估、有效干预与连续跟踪的医学行为及过程。其目的是提升老年人的健康素养水平，增强其主动管理自身健康的能力，最终达到预防疾病、延缓衰老、促进健康、延长健康寿命的目的。

老年健康管理概念范畴：一是老年人的健康不仅仅是指身体健康，也包括老年心理健康和老年社会适应（老年人能适应所处的社会环境）。二是老年健康管理的对象包括老年人个体和老年人群体，由于老年人的特殊性，老年人个体健康管理需要老年人的家庭参与，老年人群体的健康管理主要由社区组织和社会服务机构来承担。三是老年健康管理中既有管理又有服务，管理包括对老年个体和群体的健康状况及影响老年人健康的危险因素进行全面连续的检测、分析和评估；服务包括开展老年健康咨询、健康指导和健康危险因素干预活动。因此，老年健康管理也称老年健康管理服务。四是老年健康管理的目标是促进全体老年人健康。

二、老年健康管理学的概念和内涵

老年健康管理学是专门研究老年人健康及其影响因素和老年人健康风险因素检测、评估、干预与跟踪管理的一门分支学科。其内涵是以健康管理创新理论为指导，结合运用老年医学知识与方法，研究老年人健康管理的相关法规政策、实践模式与方式、服务体系与服务包、实施程序与标准、运用场景与路径等一系列理论实践问题；是健康管理学在老年健康服务中的具体运用。

老年健康管理学内涵要点：一是积极倡导主动健康和健康老龄化生活方式，完善老年健康服务体系；二是强调正确认识和遵循身体随年龄老化的变化与发生疾病的不同规律及特点；三是突出老年人因衰老出现的健康问题与常见慢性病的风险检测/监测、评估、干预及跟踪管理；四是重视老年人健康生活方式与心理、精神、睡眠与社交方面的健康管理；五是重视老年健康科普教育与健康素养及主动健康管理能力提升；六是重视老年人预防接种与炎症风险健康管理；七是重视老年人不同生活居住场景下健康管理服务技术产品的开发与供给研究。

第二节　老年健康管理学的研究重点与方向

一、老年健康管理学的研究重点

（一）主动健康与健康老龄化生活方式

主动健康是我国原创性概念，是一种新型健康医学模式，在这种模式下，个体作为实施主体，被视为一个完整的有机体，我们的工作重点在于激发个体的主观能动性，引导他们养成健康的生活方式，最终促进全民健康。主动健康的核心是“主动”，是个体内在的“自我驱动”、自发自觉地选择健康行为的能力。个体是主体，但个体对自身健康的重视程度往往呈现有限理性状态，患病后才知道健康的可贵。激发个体主观能动性，通过提高自我认知与管理来获取健康意识、健康认知和健康知识，积极主动调适以发挥健康潜力。

健康生活方式与行为是实现主动健康的基石，老年健康生活方式是指老年人的健康生活方式与行为，是健康老龄化与积极老龄化的重要核心内容，包括健康饮食、健康运动、健康社交、健康心理、健康文化、健康睡眠、健康出行等。理想的老年健康生活方式：坚持健康饮食，坚持适量规律的身体活动或运动，保持健康体重，保持脑与认知活动，保持心理健康，积极参加所喜爱的业余活动，参加规律的健康体检筛查，坚持不吸烟，预防跌倒等。

(二) 多重健康风险监测与智慧化管理

2018 年国务院办公厅发布《国务院办公厅关于促进“互联网 + 医疗健康”发展的意见》，提出“互联网 + 公共卫生服务”这一创新举措，以高血压、糖尿病等慢性病为重点，鼓励通过可穿戴设备获取生命体征数据，为老年人等特殊人群提供健康管理服务。近年来，多重健康风险监测设备作为健康信息采集的重要端口，在健康管理领域的应用价值逐步体现，主要依托物联网、传感器、5G、大数据、云计算和人工智能等技术，主要应用于移动医疗 / 健康、健康管理和智慧医疗等领域，尤其是以老年人为代表人群的健康监测和慢性病管理。构建一套集健康监测、健康风险评估、健康干预和促进于一体的完整健康管理系统，对于老年人这一慢性病(如糖尿病、脑卒中等)高发人群来说，具有至关重要的意义。该系统能够实时监控老年人的健康状况，及时发现潜在风险并发出预警，进而实施精准有效的干预措施。随着研究的深入，多重健康风险监测在健康管理领域中的重要性日益凸显，已成为该领域的研究重点。

(三) 衰老健康管理

当前社会随着人口平均寿命的延长，对衰老的健康管理需求也日益增长，人们对衰老管理的期盼不再限于年龄的延长，更关注生命质量的提高。健康的衰老应该包括健康的认知和生理功能、较高的生活参与度、健康的情感体验等。保证充足睡眠、合理膳食、定期体检，重视躯体与心理疾病的防治，有助于减少身心疾病的患病率，从而为老年人的生理和心理健康提供保障，进而延缓衰老。

在众多的衰老表现中，以认知功能障碍最具灾难性，给家庭和社会带来沉重负担。老年人认知功能的下降实际上就是脑衰老的体现，会加快整体的衰老。因此有必要将认知水平的检测纳入老年人的常规健康体检项目中，以了解老年人认知功能状态，从而尽早给予相应的干预措施。

(四) 重大慢性病危险因素聚集健康管理

慢性病危险因素聚集是指一个人具有某一个可能导致慢性病发生的危险因素的同时，还具有另外一个或几个危险因素的现象。这种危险因素在个体身上聚集时产生的致病作用，不是单个因素的简单叠加，而是存在一种交互和协同作用，使发生慢性病的危险成倍增长。从干预的角度看，若危险因素间存在关联并以某种模式聚集，仅对单个危险因素进行干预很难达到预期效果，有学者建议将单一危险因素干预扩大到多项危险因素干预，将具有更好的成本效益。

(五) 老年认知健康管理

认知功能障碍相关疾病已成为继肿瘤、心脑血管疾病及糖尿病之后，严重影响老年人生活质量，给家庭和社会带来沉重负担的一组重要疾病。老年认知功能障碍的可控危险因素包括改善生活环境、改变生活方式和控制慢性病。以往研究多针对单一危险因素，未来的研究重点可能更注重多领域干预。

(六) 老年视听功能健康管理

很多眼和耳的病理学变化与老龄化有关，随着年龄的增长，眼和耳会发生很多退行性解剖学和生理学变化。老年人群常见与年龄有关的黄斑退化，会造成老年人慢性发展的不可逆性视觉障碍。通常影响中心视力，并常造成对他人面部识别困难、阅读文字困难、持续驾车困难。老年人常见的其他视力障碍包括白内障、糖尿病视网膜病变、视网膜血管病、青光眼、神经眼科疾病等。老年性耳聋是很常见的，会造成进行性听力灵敏性丧失和中枢听觉处理困难，无法在日常生活中获得有效的听觉信息。还有一些其他耳病，如耵聍嵌塞、中耳疾病等也较常见。此外，与肢体障碍相比听力障碍具有不易觉察的特点，在日常交往中会忽视其感受。

视听双功能损伤的老人面临最大的问题是沟通困难。视觉功能损伤的老人视觉感知功能下降，在沟通时难以捕捉对方的口型、面部表情细微变化、色彩、细节等，主要依赖语言来理解对方谈话。但是此时如果听觉功能也丧失，不具备听觉代偿视觉的功能，这时老年人就无法正常参与社会生活，从而导致人际交往障碍和社会适应性不良，诱发心理危机和孤独感的出现。

(七) 老年口腔健康管理

老年人口腔卫生必须受到重视，科学、规范的口腔护理是维持老年人口腔以及整体健康的基本条件。国务院办公厅发布的《中国防治慢性病中长期规划(2017—2025 年)》中，将老年人龋病、牙周病等口腔疾病的综合干预列为我国慢性病防治的重要内容。《"健康中国 2030" 规划纲要》和《健康口腔行动方案(2019—2025 年)》提出加强老年人口腔健康管理,倡导老年人关注口腔健康与全身健康的关系。

年龄增长会使人体结构和生理功能出现老化,器官功能下降。口腔组织会随着人的衰老而退化,出现牙釉质磨损,牙齿尖端磨平,牙龈萎缩等,导致各种口腔疾病的发生和口腔功能的下降,严重影响老年人健康、社交和进食。牙齿功能差限制了进食的种类,营养不能均衡摄入,长期下去会造成营养不良,诱发多种疾病或影响疾病的康复,加重老年人的心理负担。

(八) 老年心理精神健康管理

随着我国现代化建设理念的不断深入,如今人们对于健康的定义不仅仅局限于身体,也开始关注心理健康。而老年人作为我国一个不容忽视的社会群体,有着自身特点。但目前对于老年健康管理研究的重视程度还不够,且面临老年心理健康研究方法落后、研究范围不够全面、研究内容单一等问题。相关研究者必须尽快加强老年健康研究,提高重视程度,创新研究方法、扩大研究范围,完善研究内容,为老年人的心理健康奠定坚实基础。

二、老年健康管理学的研究方向

(一) 老年健康科普教育

健康教育是指用易于理解、接受和参与的方式,向群众普及科学的健康知识、传播科学的保健思想、倡导科学的健身方法、推广科学的保健技术。针对老年人群进行科普讲座是进行健康科普的重要内容及形式之一。健康科普主体包括卫生健康相关部门、医疗卫生机构、大众媒体、学校、科普场馆、社会组织、自媒体等;健康科普媒介包括新闻广播电视、互联网、出版物、展览、课程、培训、讲座等;健康科普内容包括基本健康知识与理念、基本健康生活方式与行为、必备的健康技能。引导老年人将"维护机体功能,保持自主生活能力"作为健康目标,树立"每个人都是自己健康的第一责任人"的意识,促进老年人及其家庭践行健康生活方式。

(二) 老年健康管理学科与专业

老年人是慢性病高发人群,伴随衰老与慢性病易出现各种老年综合征。老年人整体健康涉及衰老、慢性病、老年综合征、不同程度失能、营养不良、心理疾病等诸多方面,涉及多学科问题。老年健康管理专业包括老年人体结构与功能、老年人膳食营养保健、老年人综合能力评估、老年人康复保健技术、老年人常用照护技术、老年人生理与心理状态、老年人沟通技巧等。

(三) 老年健康管理科研与转化

要加强衰老机制的基础性研究,加强老年慢性病和共病诊疗技术、老年康复护理技术,老年功能维护技术等应用性研究,提升老年重大疾病防治水平。加强适宜技术研发推广,定期发布老年健康适宜技术产品目录,发展老年神经、睡眠等监测与相关干预技术及产品。发展适宜居家、社会应用的老年健康评估、诊断、监测技术与产品。同时,也要支持老年技术研发基地和科研应用转化平台建设。

(四) 老年健康管理信息与数字发展

数字技术适老化,是补齐数字普惠短板的重要举措,是应对人口老龄化问题的迫切需要,是弥合"数字鸿沟"的有效手段。大数据、人工智能等新一代信息技术与养老融合发展,行为监测、室内外高精度定位、健康数据分析等创新应用,可进一步提高养老服务质量。例如,智慧助老餐厅,集成应用互联网、人工智能等技术,提供线上订餐、刷脸支付、精准补贴、视频安全监管等服务。数字技术也使远程医疗、社区健康管理,乃至老年人随时随地的健康监测与管理成为可能,提高老年人的健康水平。

(五) 老年健康管理服务体系与供给服务

为解决老年健康服务体系不健全,有效供给不足,发展不平衡不充分的问题,国家卫生健康委员会联合国家发展和改革委员会等 8 部门印发了《关于建立完善老年健康服务体系的指导意见》(国卫老龄发〔2019〕61 号)。这是我国第一个关于老年健康服务体系的指导性文件,有利于促进资源优化配置,逐步缩小老年健康服务的城乡、区域差距,促进老年健康服务公平可及;有利于激发市场活力,鼓励社会参与,满足多层次、多样化的老年健康服务需求;有利于引导全社会广泛参与,共同促进老年健康服务的有序发展;有利于促进预防关口前移,对影响健康的因素进行干预。

(六) 老年健康管理模式与路径

多年来,随着人们生活水平的提高,老年人越来越重视自身健康问题及体质问题,也对老年健康管理服务提出了新要求。随着健康服务体系的不断完善,健康管理服务模式也得到发展,但仍存在一些问题,影响健康管理效果。有效开展老年健康管理服务模式和路径至关重要。首先，要做好健康教育宣传工作，应面向社区、面向大众营造健康的生活氛围，提高居民认知度及接受度，从而强化自主自律的健康行为。其次，要引入多元体参与健康管理，尤其是政府、自我、社区、市场等。最后是采用技术手段加强健康监测，为了更好地对居民进行全时段、全方位及全周期的健康管理，提高老年人的生活质量。

第三节　老年健康管理学的发展机遇与展望

一、老年健康管理学的发展机遇

（一）政策支持

国家高度重视加强老年健康管理服务的顶层设计，制定了一系列政策措施，进行相关部署和安排，先后印发《关于全面加强老年健康服务工作的通知》《"十四五"国家老龄事业发展和养老服务体系规划》《"十四五"健康老龄化规划》《关于开展社区医养结合能力提升行动的通知》《"十四五"国民健康规划》《深化医药卫生体制改革2022年重点工作任务》《关于进一步推进医养结合发展的指导意见》《关于进一步完善医疗卫生服务体系的意见》等，补短板，强弱项，提质量，保安全，采取有力措施加快推进老年健康管理相关工作。

（二）规划引领

《"十四五"健康老龄化规划》中指出"十四五"期间促进健康老龄化的指导思想、基本原则、发展目标和主要任务，明确到2025年，老年健康服务资源配置更加合理，综合连续、覆盖城乡的老年健康服务体系基本建立，老年健康保障制度更加健全，老年人健康生活的社会环境更加友善，老年人健康需求得到更好满足，老年人健康水平不断提升，健康预期寿命不断延长。《"十四五"健康老龄化规划》提出7项工作指标和9项任务。

（三）科技支撑

各级卫生健康行政部门、中医药主管部门设立老年健康科研专项，加强老年健康科学研究，支持老年健康相关预防、诊断、治疗技术和产品研发，加强老年健康科研成果转化和适宜技术推广。逐步完善全国老龄健康信息管理系统，整合各类老年健康相关数据，实现信息共享，为服务老年人提供信息化支撑。

（四）需求牵引

我国人口老龄化形势严峻，老年人健康状况复杂，慢性病人数多，且多病共存、多重用药现象普遍，医疗资源消耗多，但目前我国老年医疗资源难以满足老年人的健康需求。所以从个人、家庭及社会的角度，加强老年人健康管理工作势在必行。实施老年人健康管理具有重要的现实意义，可以充分利用现有的卫生资源，在减轻老年人医疗费用负担，减轻国家财政卫生支出中起着重要作用。通过健康管理有效控制老年人慢性病、常见病的发病率，可以减慢和控制已发病老年人的疾病发展进程。

二、发展展望

（一）学科理论更加成熟

根据现代医学模式，老年健康管理学的学科理论不断深入和扩展，目前一般包括七个方面：老年基础医学、老年临床医学、老年护理学、老年预防医学、老年康复医学、老年社会医学、老年心理医学等。

（二）服务体系更加完善

实施积极应对人口老龄化国家战略，必须加强老年健康服务体系建设，为保障老年人健康打下坚实基础。《关于建立完善老年健康服务体系的指导意见》强调要建立完善的（包括健康教育、预防保健、疾病诊治、康复护理、长期照护、安宁疗护），综合的，连续的，覆盖城乡的老年健康服务体系。《关于开展社区医养结合能力提升行动的通知》也提出，社区卫生服务机构、乡镇卫生院要加强老年人健康教育、健康管理、慢性病防控等服务，有条件的社区养老机构、特困人员供养服务设施（敬老院）要积极拓展医养结合功能，重点为失能、慢性病、高龄、残疾等老年人提供以健康教育、预防保健、疾病诊治、康复护理、安宁疗护为主，兼顾日常生活照料的医养结合服务。

（三）服务供给更加丰富

探索形成医疗卫生机构与养老机构签约合作、

医疗卫生机构开展养老服务、养老机构依法开展医疗卫生服务、医疗卫生服务延伸至社区家庭四种服务模式。构建居家基本养老服务供给体系，扩大普惠型机构养老服务供给，丰富基本养老服务供给形式，提升基本养老服务供给质量。制定实施失能失智老年人照护服务支持政策，强化养老机构失能失智老年人照护服务能力，提升失能失智老年人家庭照护能力。深化医养康养融合发展，支持居家养老市场主体与二级、三级医院，基层医疗卫生机构和居家医疗服务市场主体对接，开通居家老年人就医转诊绿色通道，提供疾病诊疗、康复护理、慢性病管理等服务。

（四）科技创新更加凸显

创新科技也是解决老龄化问题的重要手段。科技创新可以为老年人提供更好的医疗保健和生活服务，同时也可以为养老机构提供更高效的管理和服务。例如，虚拟现实技术可以为老年人提供更好的娱乐和社交体验，帮助他们克服孤独和抑郁。智能穿戴设备可以帮助老年人更好地进行健康管理，如监测血压、血糖和心率等生理指标，提醒老年人按时服药和定期体检。同时，还可以利用人工智能和大数据技术来分析老年人的健康状况和需求，提供个性化的医疗和养老服务，为老年人提供更好的生活体验和健康管理。

（五）人才队伍更加壮大

一是加强老年医学和老年护理专业人才培养。推动高等职业教育，本科专业新增“医养照护与管理”专业。印发《老年护理专业护士培训大纲（试行）》《老年护理实践指南（试行）》，指导各地开展老年护理专业护士培训工作。2021 年，老年医学和医养结合机构医护人员首次纳入中央财政转移支付卫生健康紧缺人才培训项目，支持各地培训老年医学科和医养结合机构医护人员 3 200 余人，人才队伍持续壮大。二是加强乡村医生骨干培养。国家和地方采取积极有效的措施，通过加强农村订单定向培养、助理全科医生培养、鼓励乡村医生参加乡村全科执业助理医师考试、允许医学专业高校毕业生免试申请乡村医生执业注册、实施基层卫生人才能力提升培训项目等，不断提升乡村医生老年健康管理服务能力。三是加强医疗护理员培训。国家卫生健康委员会联合相关部门印发《关于加强医疗护理员培训和规范管理工作的通知》，指导各地充分发挥市场机制作用，加快培训医疗护理员，提高其从业素养和专业技能，逐步满足老年患者多样化、差异化的护理服务需求。

（六）信息数据更加标准

2016 年，国务院办公厅印发《关于促进和规范健康医疗大数据应用发展的指导意见》，明确提出要加快建设统一权威、互联互通的全民健康信息平台，畅通部门、区域、行业之间的数据共享通道。为推动国家和省统筹区域全民健康信息平台建设，国家卫生健康委员会先后印发《关于加强全民健康信息标准化体系建设的意见》《全国公共卫生信息化建设标准与规范（试行）》，制订二级以上医院和基层医疗机构信息化建设标准与规范，7 000 余家二级以上公立医院接入省统筹区域平台，2 200 余家三级公立医院初步实现院内信息互通共享。依托国家级和省统筹区域全民健康信息平台，逐步实现健康咨询、复诊、审方、用药指导、心理与健康状况评估、接种预约以及电子处方流转、药品配送、跟踪随访、家庭心电监测、社区预约转诊等在线服务。

（七）科普传播更加普及

自 2019 年起，国家卫生健康委员会每年组织开展老年健康宣传周活动，组织制作老年健康教育科普视频，通过媒体广泛传播，提高老年人健康素养。发布《老年健康核心信息》《预防老年跌倒核心信息》《失能预防核心信息》《阿尔茨海默病预防与干预核心信息》等老年健康权威信息，增强老年人健康意识，营造全社会关心支持老年健康的社会氛围；联合中共中央宣传部、科学技术部、中国科学技术协会等部门举办新时代健康科普作品征集大赛，鼓励各地各级医疗卫生机构和医务人员聚焦老年健康等专题，创作遴选出一批优秀的科普图书、海报、视频等作品。

（林　任　何　璐　徐丽娟）

参考文献

1. 马潇斌，陈长香. 社区老年人视听觉及口腔功能退行性改变与孤独感的相关性 [J]. 中国老年学杂志，2021, 41 (11): 2403-2405.
2. 李德明，陈天勇. 认知年老化和老年心理健康 [J]. 心理科学进展，2006, 14 (4): 560-564.
3. 王素凡，王成增，付航，等. 主动健康的关键要素与实现路径探讨 [J]. 医学与社会，2023, 36 (6): 25-29, 58.

4. 李华. 衰老的防治和管理新进展 [J]. 中国美容医学, 2019, 28 (6): 1-4.
5. 温勇. 加强老年健康管理, 提升老年健康水平 [J]. 人口与健康, 2020, 280 (12): 19-23.
6. 李小鹰. 老年共病患者的管理模式探讨 [J]. 中华老年心脑血管病杂志, 2022, 24 (5): 449-452.
7. 石小天, 马清. 老年认知衰弱的现况及影响因素 [J]. 中华老年多器官疾病杂志, 2022, 21 (8): 581-586.

第三章 老年健康评估

第一节 老年健康评估的概念与范畴

一、老年健康评估的概念

老年健康评估是通过运用专业测量工具或量表，从多个维度系统收集和分析 60 周岁及以上老年人整体健康水平，以明确其健康状态，存在的问题及其可能的影响因素。在老年期或高龄期，由于各器官功能的损伤、残障程度不同，同样的寿命，生存质量可能差别很大。世界卫生组织对健康作了定义，但目前尚没有被国际普遍认可的金标准量表。在总结国内外老年人健康评估研究成果的基础上，同时广泛征询了包括老年医学、老年社会学等多学科领域 90 余位专家的意见和建议，国家卫生健康委员会 2022 年 9 月发布了《中国健康老年人标准》。健康老年人定义：指 60 周岁及以上生活自理或基本自理的老年人，躯体、心理、社会三方面都趋于相互协调与和谐状态。

二、老年健康评估的范畴

评估老年人重要脏器的增龄性改变是否导致明显的功能异常；评估其健康危险因素是否控制在与其年龄相适应的范围内；评估其营养状况是否满足身体机能需求；评估其认知功能是否基本正常；评估其心理状态是否乐观积极，自我满意；评估其健康素养，是否能保持良好生活方式；评估其是否参与家庭和社会活动，社会适应能力等状态。

（一）专项评估与综合评估

1. 专项评估　生理健康评估、心理健康评估、社会健康评估等。

2. 综合评估　是对上述各类专项评估进行多维度综合测量，能科学、全面、准确地反映被评估者的健康状况。

（二）客观评估与主观评估

1. 客观评估　即由专业人员运用专业测量工具或量表对老年人实施健康评估。

2. 主观评估　即健康自评，反映老年人对其健康状况（生理、心理、社会）的主观评价，一定程度上能反映健康的真实状况，国际上常用于评估老年人健康状况。

三、老年健康评估的维度

《中国健康老年人标准》评估内容及权重包括健康三个维度，即一级指标（满分为 100 分）：躯体健康（0~50 分）、心理健康（0~30 分）、社会健康（0~20 分）。二级 12 项，三级指标 17 项，每项三级指标对应不同分值。

第二节 老年综合评估

一、老年综合评估的概述

2017 年中华医学会老年医学分会发布了《中国老年综合评估技术应用专家共识》。老年综合评估（comprehensive geriatric assessment，CGA）是指采用多学科方法评估老年人的躯体情况、功能状态、心理健康和社会环境状况等，并据此制订以维持和改善老年人健康及功能状态为目的的治疗计划，最大限度地提高老年人的生活质量。老年综合评估是现代老年医学的核心技术之一，是筛查老年综合征的有效手段。适合 60 岁以上，已出现生活或活动功能不全（尤其是最近恶化者），已伴有老年综合征，老年共病，多重用药，合并有精神方面问题，合并有社会支持问题（独居、缺乏社会支持、疏于照顾）及多次住院者。对于合并有严重疾病（如疾病终末期、重症患者），严重痴呆，完全失能的老年人及健康老年人酌情开展部分评估工作。评估侧重点可有不同，综合医院或老年病专科医院开展全面、详细的老年综合评估工作，从一般情况、共病、多重用药、躯体功能状况、精神心理状况、认知功能、营养状况、社会支持等方面全面评估患者，可采用不同版本的老年综合评估全版软件。综合医院或老年病专科医院门诊或社区卫生服务中心可采用老年综合评估速评软件，快速初筛是否合并老年综合征。而对中长期照护机构或居家养老的老年人，可采用一些自评量表或简单的他评问卷。评估目的在于通过不同的初筛工具，多方面、多维度帮助确诊患者是否合并有老年综合征，同时在老年综合征的综合管理中可作为疗效观察指标之一。

二、状况评估

（一）一般情况评估

评估内容包含姓名、性别、年龄、婚姻状况、身高、体重、吸烟、饮酒、文化程度、职业状况、业余爱好等。由于老年人群的特殊性，机体某些生理特征的变化符合自然发展规律。对老年人进行带病状况评估时，应注意区分自然和病理变化对健康状态的影响程度。

（二）共病评估

共病是指老年人同时存在两种或两种以上慢性病。因老年累积疾病评估量表（cumulative illness rating scale-geriatric，CIRS-G）可对各系统疾病的类型和级别进行评估，对共病评估显得更加完善，应用较多，推荐使用。

三、功能评估

（一）躯体功能状态评估

1. 日常生活活动能力（activities of daily living，ADL）的评估　包括基本日常生活活动能力（basic activities of daily living，BADL）和工具性日常生活活动能力（instrumental activities of daily living，IADL）。BADL 评估内容包括生活自理活动和开展功能性活动的能力，可通过直接观察或间接询问的方式进行评估。BADL 评定方法中临床应用最广、研究最多、信度最高的是巴氏（Barthel）指数。而改良巴氏量表（modified Barthel index，MBI）是根据我国国情进行改良后形成的、在康复医学领域得到广泛使用的量表。评估社区老年人 IADL 多采用 Lawton IADL 指数量表。

2. 平衡与步态评估　门诊常用的初筛量表有计时起立 - 行走测试法（timed upand go test，TUGT），但国际上广泛使用、信效度更高、可更好评定受试者平衡功能的是 Tinetti 量表（tinetti assessment tool），该量表包括平衡与步态两部分。平衡和步态评估前均需要准备：①评估环境干净、明亮，行走的路面防滑平整；②一把结实无扶手的椅子；③测评表、笔、秒表、步态带等工具；④提前告知患者穿舒适的鞋子和轻便的衣服；⑤测评前要先将整个流程告知患者，测试时尽可能紧跟患者，以便提供必需的支持。

3. 营养状态评估　目前，临床上提倡应用系统评估法，结合多项营养指标评估患者营养状况。系统评估法包括营养风险筛查（nutrition risk screen 2002，NRS2002），简易营养评估法（mini nutrition alassessment，MNA）等。MNA 是一种专门评估老年人营养状况的方法，已在国外得到广泛应用。但 MNA 的项目多，调查较繁琐，而微型营养评定法（shortform mini nutritional assessment，SMNA）因与 MNA 有很好的相关性，指标容易测量，可作为初筛工具。2013 年《中国老年患者肠外肠内营养支持专家共识》推荐老年患者使用的营养筛查工具主要为 MNA-SF；住院患者可采用 NRS 2002。

4. 睡眠障碍评估　老年人睡眠障碍的评估方法主要包括临床评估、量表评估等。临床评估包括具体的失眠表现形式、作息规律、与睡眠相关的症状和失眠对日间功能的影响、用药史及可能存在的物质依赖情况，进行体格检查和精神心理状态评估等。量表评估推荐匹兹堡睡眠质量指数量表（Pittsburgh sleep quality，PSQI），但门诊或社区服务可用阿森斯失眠量表（Athens insomnia scale，AIS）。

5. 视力障碍评估　可使用 Snellen 视力表，也可用简便筛检方法检查，受试者阅读床边的报纸标题和文字进行简单的初评。建议询问视力障碍病史，评估双眼视力障碍情况，询问有无配镜史。视力评估在老年综合评估中只是初筛有无视力障碍，评估是否加剧跌倒等老年综合征的发生。若需要明确引起视力障碍的疾病，专家建议进一步到眼科专科诊治。

6. 听力障碍评估　检查前排除耳垢阻塞或中耳炎。用简易方法，站在受检者后方约 15cm，气音说出几个字，若受检者不能重复说出一半以上的字时，则表示可能有听力方面的问题。建议询问听力障碍病史，评估双耳听力障碍情况，询问有无戴助听器。若需要明确引起听力障碍的病因，专家建议进一步到五官科专科诊治。

7. 口腔问题评估 检查患者牙齿脱落、假牙的情况，检查缺牙情况，评估假牙佩戴的舒适性，评估有无影响进食。口腔评估重点在于口腔问题是否影响进食、情绪、营养摄入等。若需要明确口腔疾病状况，专家建议到口腔科进一步诊治。

（二）精神、心理状态评估

精神、心理状态评估包括认知功能、谵妄、焦虑、抑郁等评估。老年人认知障碍包括轻度认知功能障碍（mild cognitive impairment，MCI）和痴呆。目前，国内外应用最广泛的认知筛查量表为常用简易精神状态检查（mini-mental state examination，MMSE）和简易智力状态评估量表（mini-cognitive assessment instrument，Mini-Cog）。关于老年人谵妄的评估，美国精神病协会指南建议采用意识障碍评估法（confusion assessment method，CAM），该方法简洁、有效，诊断的敏感度和特异度均较高。老年人常因伴随慢性疼痛，合并多种慢性病（如糖尿病、心血管疾病、胃肠疾病），存在各种难以解释的躯体症状或近期合并明显的心理社会应激事件，临床上常合并老年人抑郁症。量表评估在筛查或评估老年抑郁症状的严重程度方面起着重要的作用。尤其是门诊或社区的患者进行老年抑郁初筛可用 4 个问题（geriatric depression scale-4，GDS-4），如果满足其中 2 个问题，则可做进一步临床评估，尤其是精神检查，必要时建议到专科进一步诊治。老年抑郁量表（geriatric depression scale-15，GDS-15）是专为老年人设计的抑郁自评筛查表，可用于社区服务中心或养老机构。焦虑自评量表（self-rating anxiety scale，SAS）可用于评估有焦虑症状的成年人，目前尚无专用于筛查老年焦虑的自评量表。

四、风险评估

（一）跌倒风险评估

老年人跌倒已成为其伤害死亡的首要危险因素。针对老年人开展跌倒风险评估有利于早期识别风险，提高重视程度并采取预防性保护措施。目前，常用的有 Morse 跌倒风险评估量表（morse fall scale，MFS）和老年人跌倒风险评估量表（self-ratedfall risk questionnaire，FRQ）等综合评估。

（二）营养不良风险评估

2017 年 8 月，国家卫生和计划生育委员会发布了卫生行业标准《老年人营养不良风险评估》（WS/T 552—2017）。2020 年 8 月，中国老年学和老年医学学会营养食品分会在此基础上，进一步完善并发布《老年人营养不良风险快速评估指南》（T/LXLY 0003—2020），有利于提高老年人营养不良检出率。

（三）误吸风险评估

由于年龄增长导致吞咽器官及神经反射功能自然退化，同时伴随疾病、药物等多种因素的影响，老年人是误吸发生的高危人群。目前，应用较广泛的是标准吞咽功能评定量表（standardized swallowing assessmengt，SSA），可为老年人误吸风险的评估及有效预警防护提供参考。

五、状态评估

（一）衰弱评估

《老年人衰弱预防中国专家共识（2022）》将衰弱定义为老年人以肌少症为基本特征的，全身多系统（神经、代谢内分泌及免疫等）构成的稳态网体系受损，生理储备下降、抗打击能力减退及应激后恢复能力下降。目前，关于衰弱的评估方法尚无统一标准，较常用的有美国 Fried 等提出的衰弱模型，加拿大 Rockwood 和 Mitniski 提出的衰弱指数，国际老年营养和保健学会提出的衰弱筛查量（the frail scale）和临床衰弱量表等。所有衰弱评估手段不适用于依赖辅具、不能步行 4 米、跌倒高风险、严重的心力衰竭、恶病质、严重残疾患者。目前，国内常推荐的评估方法是美国 Fried 提出的 5 项标准，但其中关于躯体活动能力评估方法，目前亦无统一的国内标准，可参考使用明达休闲时间活动问卷或简易体能状况量表（short physical performance bettery，SPPB）。Rockwood 等提出的标准因包含 30~70 个项目，操作烦琐，使用范围受限。衰弱筛查量可作为门诊简单的初筛。

（二）肌少症评估

亚洲共识推荐测定肌力（握力测定）和肌功能（日常步行速度测定）作为肌少症筛选检测。应用双能 X 线吸光仪（dual energy x-ray absorptiometry，DXA）或生物电阻抗分析（bioelectrical impedance analysis，BIA）进行肌量测定。若男性四肢骨骼肌质量（appendicular skelet al muscle，ASM）男性 $\leqslant 7.0kg/m^2$，女性 ASM $\leqslant 5.7kg/m^2$（BIA 法）；或男性 ASM $\leqslant 7.0kg/m^2$，女性 ASM $\leqslant 5.4kg/m^2$（DXA 法）同时步速（最大步速 $<0.8m/s$）或握力降低（最大握力：男性 $<26kg$，女性 $<18kg$）即可诊断为肌少症。

（三）居家环境评估

居家环境评估只针对接受居家护理的低危老年患者，重点在于预防而不是康复。目前，国内以自制评估问卷为主，可采用中国台湾地区的居家环境评估表，也可针对中长期照护机构或居家养老老年患者的具体情况，节段选用。

（四）社会支持评估

目前，国内应用最广泛的、更适应我国人群的测量社会支持的量表为社会支持评定量表（social support rating scale，SSRS），适合神志清楚且认知良好的老年人。该量表有 3 个维度共 10 个条目：包括客观支持（即患者所接受到的实际支持），主观支持（即患者所能体验到的或情感上的支持）和对支持的利用度（支持利用度是反映个体对各种社会支持的主动利用，包括倾诉方式、求助方式和参加活动的情况）3 个分量表，总得分和各分量表得分越高，表明社会支持程度越好。

第三节　老年健康评估的应用

一、老年健康评估

21 世纪人类进入老龄化社会，老龄化问题已经成为全球最为关注的社会问题，是涉及国家国计民生和国家长治久安的重大战略性社会问题。2022 年 2 月，国务院印发《“十四五”国家老龄事业发展和养老服务体系规划》。“十四五”时期，积极应对人口老龄化国家战略的制度框架基本建立，老龄事业和产业有效协同、高质量发展，居家社区机构相协调、医养康养相结合的养老服务体系和健康支撑体系加快健全，全社会积极应对人口老龄化格局初步形成，老年人的获得感、幸福感、安全感显著提升。老年人口健康状态是社会文明程度和社会经济发展水平的标志，是社会养老保障决策的重要依据之一。老年人处于人生的特殊阶段，体现在功能减弱或障碍方面，具有老年人口自己的特殊性。如何科学评估老年人口健康状况和健康需求，建立老年人健康管理模式，为制定社会保健养老保障决策提供重要依据，使社会养老保障的政策实施的成本 - 效益 - 效果趋于合理，改善和提高老年人口的生活质量，具有深远意义。

二、老年综合征管理策略

针对所有符合综合评估实施条件的老年人，专家建议常规开展信息化、便于随访的老年综合评估工作，根据所在环境不同、评估人员资质不同、评估目的不同、评估时间不同选用对应的评估工具，并根据评估结果，采用相应的老年综合征管理策略。

1. 对于评估结果提示躯体活动能力良好、无焦虑和抑郁、营养状况良好、认知功能正常、非衰弱、无肌少症的老年人，专家建议可进入传统的老年慢性病管理模式或单科会诊模式。

2. 对于老年综合评估结果提示为老年综合征的高危人群，启动多学科团队管理模式。老年多学科团队管理模式（geriatric multidisciplinary management of geriatric syndrome，MMGS）是在传统医学诊治基础上，以老年科医生、营养师、精神卫生科医生、护师、康复师或某些专科医生等组成的多学科团队为支撑，以老年综合评估工具为手段，不定期地对老年患者的疾病情况、功能状态做全面评定，制定出贯穿住院期间和出院后，全面又个体化的老年病治疗新模式。多学科团队管理流程，如图 14-3-1。

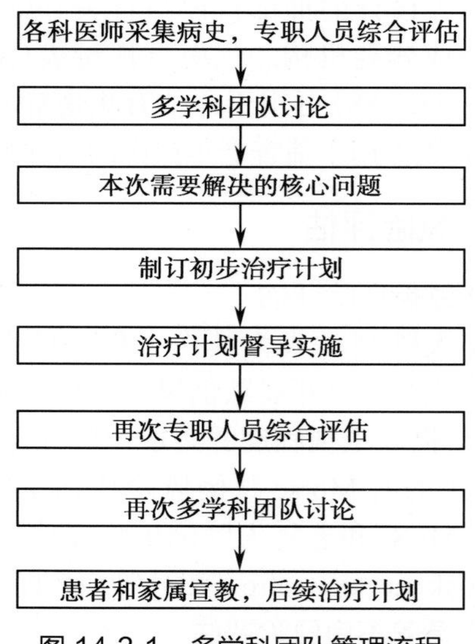

图 14-3-1　多学科团队管理流程

3. 对于老年综合评估结果提示为老年综合征的高危人群，由于某种急性疾病引起病情加剧，专家建议进一步行专科诊治解决急性病问题。

4. 合并老年综合征的老年人经多学科团队处理后，症状加剧、功能恶化，若考虑由系统疾病状态加剧引起的，建议转专科进一步处理急性事件。我国老年综合评估的开展正处于起步和摸索阶段，应依据该共识的制定，在全国范围内指导老年综合评估的规范实施。

第四节　老年健康影响因素

老年健康不仅受生物与心理因素影响，而且与经济、社会、环境因素高度相关。

一、经济条件与健康

经济因素对健康的影响，从宏观上看，不同经济水平的国家或地区之间，人口的健康水平存在显著差异。从微观看，老年人最主要的变化是身体不断衰老，伴随心理上的变化，从而导致疾病的发生，医疗保健需求量不断上升，医疗费用成为老年人消费支出中的重要部分。因此，老年人的经济状况不仅决定着其晚年的生活水平，也决定着他们获得医疗保健的质量和条件，影响着老年人的生活质量。有研究提出，老年人的经济来源、年收入水平、对经济状况的满意度、是否患过严重疾病、是否住过院、两周就诊次数、对医疗保健条件的满意度与老年的总体健康得分均具有显著关系。经济条件的改善，在社会方面，能为老年人提供更为优质、及时和便捷的医疗保健服务；在老年人方面，有利于不断增强他们获得医疗保健服务的经济能力。

二、社会关系与健康

（一）婚姻家庭与健康

家庭是以婚姻和血缘关系组成的社会基本单位，是人们尤其是老年人日常生活的主要场所，家庭结构、家庭功能和家庭关系处于完好状态有利于增进老年人的健康。影响因素分析结果表明，老年人的婚姻状况、与配偶的关系、与子女的关系均与老年人的健康呈现显著相关，与老人的情绪、认知、社会关系密切相关。

（二）社会支持与健康

社会支持是指一个人从社会网络所获得的情感、物质和生活上的帮助。支持是人的基本社会需求，获得社会支持是互动的过程。老年人参与活动的频度、参与活动的种类、社交范围、获得物质帮助和精神慰藉的难易程度均与老年人健康综合得分的高低呈显著相关。创造良好的社会环境，不仅能给予老年人物质上的直接援助，而且能在精神上给予老年人尊重与理解，创造条件增加他们参与社会活动的机会，从而增加他们在社会中受尊重、被支持理解的情感体验，增加对晚年幸福生活的感受，达到生理、心理、社会的完好状态。

三、教育程度、生活方式与健康

生活方式是人们采取的生活模式或生活式样，它以经济为基础，又以文化为导向。文化水平较高的人容易接受和正确掌握卫生保健知识，能够了解疾病的危害和预防方法，能主动预防并合理利用卫生服务，更关心自己的生活环境，注重生活质量，积极保护自己的健康。老人的文化程度与其健康得分存在显著相关，主要表现为对躯体机能、认知功能和社会关系的影响。

四、居住环境与健康

健康有赖于健康的生存环境。老年人在室内的时间更长，居室的环境卫生条件直接影响着老人的健康。老年人最好有自己单独的房间。房屋最好有庭院或阳台，以便于老年人活动、锻炼或晒太阳。室内基本生活设施要便于老年人使用，简单、方便、安全，符合老年人的身心特点。室内环境应该安静、整洁、舒适，使老年人拥有属于自己的生活空间。住宅区周围应该有舒适的环境，无噪声干扰，卫生整洁、安全有保障。社区内各种社会服务设施配套，有适合老年人活动的康乐场所和设施，便于老年人的相互交流和参与各种社区活动。居住条件、生活环境条件在不同程度上影响着老年人的躯体机能、情绪和社会关系；家庭基本生活设施、电器设备状况在不同程度上影响着老年人的生活自理能力和认知功能。

我国人口老龄化问题越来越突出，如何提高老年人的生活质量，尤其是孤寡老人的生活质量已成为当今社会发展的严峻问题。要解决这个问题，需要政府、社会、家庭和个人的共同努力，帮助老年人发挥其潜在能力与活力，增强终身参与社会的意识，尽量使老年人保持身心健康，减少需要照顾的比例，实现健康老龄化。

（叶　艺　李　楠）

参考文献

1. 陈旭娇, 严静. 中国老年综合评估技术应用专家共识 [J]. 中华老年病研究电子杂志, 2017, 4 (02): 1-6.
2. TINETTI M E, BAKER D I, MCAVAY G, et al. A multifactorial intervention to reduce the risk of falling among elderly people living in the community [J]. N Engl J Med, 1994, 331 (13): 821-827.
3. 中华医学会肠内肠外营养学分会老年营养支持学组. 老年患者肠外肠内营养支持中国专家共识 [J]. 中华老年医学杂志, 2013, 32 (9): 913-929.
4. BORSON S, SCANLAN J M, CHEN P, et al. The Mini-Cog as a screen for dementia: validation in a population-based sample [J]. Journal of the American Geriatrics Society, 2003, 51 (10): 1451-1454.
5. 于普林, 王建业. 加强老年人衰弱综合征的防治研究 [J]. 中华老年医学杂志, 2015, 34 (12): 1281.
6. 王秋梅, 陈亮恭. 肌少症的亚洲诊断共识: 未来的发展与挑战 [J]. 中华老年医学杂志, 2015, 34 (5): 461-462.
7. 刘金枚, 石永乐. 老年人居家室内环境安全的调查研究 [J]. 护理研究, 2016, 30 (4): 1468-1470.
8. 周丽萍. 老年人口健康评估与指标体系研究 [M]. 北京. 红旗出版社, 2007.

第四章　老年健康体检和常见慢性病筛查

第一节　老年人健康体检

老年人健康问题是老龄化社会中最突出的问题，面对老年人“长寿不健康”的现状，开展规范、全面、有针对性的健康体检及检后管理，发现潜在或早期疾病，及时进行预防和治疗，努力让老年人少得病、晚得病、不得大病，是提高老年人生活质量、减轻医疗负担的重要举措。

老年人健康问题具有与年龄相关的独特性。伴随衰弱的出现，老年人可能出现认知障碍、视听功能减退、营养不良等诸多健康问题，增加老年人跌倒、失能、死亡等风险，也造成了医疗资源的消耗和家庭社会负担的加重。而早期身体机能的衰弱是可逆的，尽早识别和干预，预防或延缓衰弱的发生对老年人健康非常重要。老年人常见健康问题及重点筛查内容详，如表 14-4-1。

表 14-4-1　老年人常见健康问题及重点筛查内容

老年人重点筛查内容	
认知障碍	阿尔茨海默病，痴呆，继发性神经系统损伤（如缺血性 / 出血性脑卒中、糖尿病、高血压、肥胖、代谢综合征等），精神心理疾病等
睡眠障碍	失眠症、睡眠呼吸暂停综合征、不宁腿综合征、快速动眼睡眠障碍、精神心理疾病等
视力下降	白内障、青光眼、黄斑病变、屈光不正等
听力减退	高血压、糖尿病等基础疾病影响，耳毒性药物使用等
慢性疼痛	腰椎间盘突出、颈椎病、肩周炎、肌筋膜炎、骨质疏松、关节炎、椎管狭窄、糖尿病性周围神经病变、带状疱疹、肿瘤等
营养不良	嗅觉和味觉功能减退、食欲下降、口腔疾病、吞咽困难、消化吸收障碍、肿瘤等
跌倒	神经系统疾病、体位性低血压、低血糖、肌少症、骨关节病、骨质疏松、视力障碍等
便秘	功能性便秘、结直肠及肠外器质性病变、药物因素等
失禁	大便失禁：肛门括约肌、盆底肌异常，结直肠疾病（如克罗恩病、溃疡性结肠炎等），肥胖，糖尿病等 小便失禁：肥胖、膀胱无力、盆底肌松弛、尿道括约肌力量减弱、老年男性前列腺增生等
精神心理问题	焦虑、抑郁等

第二节　老年人常见慢性病和肿瘤筛查

1. 老年人身体机能衰弱是不可避免的，衰弱引起的身体功能下降可能引发慢性病，如痴呆、失眠等。但老年人慢性病的发生却不一定与衰弱有关。我国近半数老年人患一种或多种慢性病，高血压、脑血管病、糖尿病、慢性阻塞性肺疾病、类风湿性关节炎、缺血性心脏病等是老年人常见的慢性病。慢性病的发生、发展是致病危险因素长期作用的结果，做好疾病及其危险因素的筛查和防治是慢性病早诊早治的重要内容。

2. 此外，恶性肿瘤也是威胁老年人健康及生命的重要因素之一。恶性肿瘤的发病随年龄的增长而增加，发病人数分布主要集中在 60 岁以上，80 岁达到高峰。我国发病率排名前十的肿瘤：肺癌、乳腺癌、胃癌、结直肠癌、肝癌、食管癌、宫颈癌、甲状腺癌、子宫癌、前列腺癌。肿瘤筛查是老年人体检的重点内容之一。需要引起注意的是，对于超龄老人及预期寿命小于 5 年的老年人，需要评估其健康状况及癌症筛查获益来决定是否进行慢性病和肿瘤筛查。老年人常见慢性病及肿瘤筛查如表 14-4-2 和表 14-4-3。

表 14-4-2　老年人常见慢性病筛查表

	主要筛查内容
高血压	1. 高血压病史及家族史，吸烟、饮酒史，高盐饮食，长期精神紧张，头昏、头痛、眩晕等 2. BMI、腰臀比、诊室血压检测、动态血压监测、动脉硬化检测、颈动脉、肾动脉超声、心脏彩超、眼底血管照相 3. 空腹血糖、空腹胰岛素、血脂、同型半胱氨酸、肾素等
冠心病	1. 冠心病史及家族史、心前区及胸部不适等 2. BMI、腰臀比、血压、心脏彩超、颈动脉超声、下肢血管超声、心电图、动态心电图、心电图运动试验、动脉硬化检测、冠状动脉 CT 血管造影、磁共振血管成像 3. 空腹血糖、糖化血红蛋白、血脂、肝肾功能、电解质、乳酸脱氢酶及同工酶、肌酸激酶及同工酶、肌红蛋白、肌钙蛋白 I、血常规、尿常规、大便常规 + 潜血、超敏 C 反应蛋白、同型半胱氨酸、凝血功能、D- 二聚体、血栓弹力图、甲状腺功能等
脑卒中	1. 高血压、慢性房颤、扩张型心肌病、风湿性心脏病病史及家族史、头痛、头晕、眩晕及短暂性脑缺发作等 2. BMI、腰臀比、动态血压监测、心脏彩超、颈动脉超声、动脉硬化检测、经颅多普勒超声、眼底照相、头颅 CT、头部 MRI 3. 空腹血糖、糖化血红蛋白、血脂、血常规、尿常规、大便常规 + 潜血、血黏度监测、血小板聚集、超敏 C 反应蛋白、同型半胱氨酸、凝血功能、D- 二聚体等
糖尿病	1. 糖尿病家族史，妊娠糖尿病、高血压、冠心病史，血糖及血脂异常史，饮食与运动情况，口渴、多饮、多尿、多食、体重下降、倦怠乏力等 2. BMI、腰臀比、体脂率、动脉硬化检测、糖尿病风险筛查、眼底检查、胰腺超声 /CT/MRI、肌电图、神经电生理检查、下肢血管超声等 3. 空腹血糖、餐后 2 小时血糖、口服葡萄糖耐量试验、糖化血红蛋白、血脂、血常规、肝肾功能、尿常规、尿微量白蛋白、胰岛素、C 肽、超敏 C 反应蛋白、同型半胱氨酸等
慢性阻塞性肺疾病	1. 吸烟史、慢性支气管炎、哮喘病史、慢性咳嗽、咳痰、气短、喘息、胸闷等 2. BMI、腰臀比、肺功能、胸部 X 线 /CT、心电图、心脏超声等 3. 血常规、尿常规、肝肾功能、电解质、超敏 C 反应蛋白、血沉等
睡眠呼吸暂停综合征	1. 肥胖、扁桃体肥大、鼻中隔偏曲病史，吸烟史，打鼾，晨起口干，夜间失眠，白天嗜睡，个性改变等 2. BMI、颈围、血压、多导睡眠监测、胸部 X 线 /CT、脑 CT/MRI、脑电图、肌电图、心电图、经颅多普勒超声、肺功能等 3. 血常规、尿常规、肝肾功能、电解质、血糖、血脂、甲状腺功能等
肌少症	1. 体重下降，长期卧床、久坐，衰弱，跌倒倾向，行走困难，步态缓慢，四肢纤细无力等 2. BMI、腰臀比、小腿围度、人体成分、骨密度等 3. 骨代谢、维生素 D、血常规、尿常规、肝肾功能、电解质、甲状旁腺激素等

表 14-4-3　老年人常见肿瘤筛查表

	主要筛查内容
肺癌	1. 肺癌家族史、恶性肿瘤病史、吸烟史、职业暴露史、慢性阻塞性肺疾病史，出现持续性干咳、咳血、持续发热、气短或喘鸣等症状 2. 肺癌筛查首选胸部低剂量螺旋 CT，磁共振扩散加权成像可作为难以接受放射性检查者肺癌筛查的首选 3. 肿瘤标志物　神经元特异性烯醇化酶、细胞角蛋白片段 19、鳞状上皮细胞癌抗原、癌胚抗原、胃泌素释放肽前体，可作为肺癌诊断、随访的参考。新型肺癌标志物肺癌血清七种自身抗体（p53、GAGE7、PGP9.5、CAGE、MAGEA1、SOX2、GBU4-5），循环肿瘤细胞、循环肿瘤 DNA、DNA 甲基化、呼气中挥发性有机物等检测，用于肺癌筛查及随诊，具有广泛前景

续表

	主要筛查内容
肝癌	1. 肝癌家族史，各种原因所致的肝硬化（慢性乙型肝炎病毒感染、丙型肝炎病毒感染，酒精、非酒精性脂肪肝等），长期酗酒、吸烟，致癌毒物暴露史（黄曲霉毒素污染食物等），合并糖尿病、肥胖者 2. 首选肝脏超声检查联合甲胎蛋白检测，多模式肝脏 MRI 和 / 或 CT 为加强筛查方法 3. 肿瘤标志物　甲胎蛋白、异常凝血酶原（DCP/PIVKA-Ⅱ）、甲胎蛋白异质体（AFP-L3），糖类抗原 199 与甲胎蛋白、癌胚抗原联合检测可提高诊断率
胆囊癌	1. 胆囊结石、胆囊息肉样病变、胆囊慢性炎症、“保胆取石”术后胆囊、胆道系统感染、肥胖和糖尿病 2. 胆囊超声 3. 肿瘤标志物　糖类抗原 199、癌胚抗原、糖类抗原 125、糖类抗原 242
食管癌	1. 食管癌家族史，患有食管癌前疾病或有吸烟、饮酒、热烫饮食等生活习惯，出现进行性吞咽困难，进食后哽噎感、异物感、烧灼感、停滞感或饱胀感等 2. 食管镜为食管癌首选筛查方法，食管新型细胞收集器可作为食管癌前病变或内镜检查前的初筛 3. 肿瘤标志物　细胞角蛋白 19 片段、癌胚抗原、鳞状细胞癌相关抗原、组织多肽特异性抗原等
胃癌	1. 胃癌家族史，生活在胃癌高发地区，既往患有慢性萎缩性胃炎、胃溃疡、胃息肉、手术后残胃、肥厚性胃炎、恶性贫血等胃癌前疾病，高盐、腌制饮食，吸烟，重度饮酒等不良习惯 2. 胃镜检查、幽门螺杆菌检查、胃泌素 17、胃蛋白酶原Ⅰ和胃蛋白酶原Ⅱ 3. 肿瘤标志物　糖类抗原 724、癌胚抗原、糖类抗原 199、糖类抗原 125、甲胎蛋白、糖类抗原 242、血清胃癌相关抗原
结直肠癌	1. 结直肠癌家族史，慢性便秘或腹泻，肠息肉病史，便血、黏液便、大便频次及性状改变等 2. 首选结肠镜，不愿接受结肠镜检查者可通过结直肠癌风险评估（附件 14-4-1）和粪便免疫化学测试或多靶点粪便 DNA 检测进行初筛，初筛阳性者需要进一步行结肠镜检查 3. 肿瘤标志物　癌胚抗原、糖类抗原 199、糖类抗原 242
胰腺癌	1. 胰腺癌家族史，长期吸烟、高脂饮食、超重、慢性胰腺炎或伴发糖尿病 2. 胰腺超声 3. 肿瘤标志物　癌胚抗原、糖类抗原 199、糖类抗原 125
甲状腺癌	1. 甲状腺癌家族史，射线照射史，颈部结节，声嘶，腹泻、心慌、颜面潮红等 2. 甲状腺超声，甲状腺功能
乳腺癌	1. 乳腺癌家族史，射线暴露史，乳腺疾病史、婚育史、月经史、激素治疗史，乳房胀痛、乳头异常分泌物，糖尿病、肥胖，长期抽烟、饮酒 2. 乳腺超声检查、乳腺钼靶检查 3. 肿瘤标志物　糖类抗原 153、糖类抗原 125、癌胚抗原
宫颈癌	1. 宫颈癌家族史，月经史、生育史、不洁性生活史，白带异常、阴道出血等 2. 宫颈超薄细胞学检查，人乳头瘤病毒检测 3. 肿瘤标志物　鳞状细胞癌相关抗原、癌胚抗原
子宫癌	1. 子宫癌家族史，生殖内分泌失调性疾病史，肥胖、高血压、糖尿病病史，初潮早、绝经晚、不孕不育、卵巢肿瘤、外源性雌激素治疗史，不规则阴道流血、下腹痛、贫血、消瘦、发热等 2. 经腹或经阴道超声 3. 肿瘤标志物　糖类抗原 125、糖类抗原 199、糖类抗原 153、人附睾蛋白 4
前列腺癌	1. 前列腺癌家族史，慢性炎症史，反复尿频、尿急及血尿等 2. 前列腺超声检查 3. 肿瘤标志物　前列腺特异性抗原、游离前列腺特异性抗原

第三节　老年人体检结果的分析与解读

一、老年人体检报告解读的价值

体检报告中的重要异常结果为当前威胁体检者健康的重要内容。尤其对于老年人,体检报告不仅能够用来诊断和管理疾病,还能提示老年人器官功能退化、评估疾病潜在风险等,老年人定期体检并对体检结果进行解读有助于发现潜在或早期疾病并及时进行预防和治疗,督促已经患病的老年人遵从医嘱、规范用药、及时复诊,对逆转病情、维持和改善运动活动及日常生活自理能力、恢复健康、减轻经济负担、提高生活质量至关重要。

二、老年人体检报告的解读原则和解读要点

当老年人体检报告呈现出内容复杂的特点时,进行体检报告解读,应遵循以下原则。

(一) 全面综合化

老年人患病具有"患病率高、临床表现不典型、多种疾病并存、容易发生并发症"等特点,体检结果中的各种异常指标不能仅做简单的罗列,需要从受检者不良生活方式、疾病史入手,延时间纵向分析,同时对体检中的结果进行横向分析,全面考虑、解读。例如病史采集中发现体检者患有高血压,浅表超声显示有颈动脉粥样硬化表现,除了需要关注当前的血压,还需要关注血脂、血糖、同型半胱氨酸,心脏、颅脑、肾脏、眼底等相关结果,推测并判断引起异常的原因以及是否对相关器官造成损害。既往曾在同一机构体检过的人,还应该将其历年体检结果与当前结果进行连续动态的观察、分析,全面跟踪健康发展趋势,预测疾病的发生概率及预后。

全面综合化亦指对于一次"异常"不要轻易下诊断,如体检偶然发现空腹血糖 7.0mmol/L,是否能直接诊断糖尿病?并不能,这个指标仅代表检测的某一刻的血糖水平,可能受其他因素影响。此时需要结合体检者的年龄,必要时复测并辅以其他(如糖化血红蛋白等)指标来判断,不可轻易下诊断。

(二) 个体化

因老年人存在多种疾病并存的可能,且疾病发展程度不同,治疗过程不同,因此体检报告的解读需要结合患者慢性病的发展阶段进行综合考虑,存在个体差异,不能仅仅根据检验报告参考正常范围而判定。如根据《中国血脂管理指南(2023)》,对于有高血压、吸烟、高密度脂蛋白胆固醇低于 1.0mmol/L、BMI>28kg/m^2、有早发心血管疾病家族史等其中 0~1 项危险因素的老年人,低密度脂蛋白胆固醇水平控制在 2.6mmol/L 以下即可。对于有上述危险因素中的 2 项的老年人,或是高血压合并糖尿病,高脂血症(LDL-C ≥ 4.9mmol/L),慢性肾脏病 3 期或 4 期,动脉粥样硬化性心血管疾病(冠心病、心肌梗死、脑梗)等因素其中 1 项者,低密度脂蛋白胆固醇应控制在 1.8mmol/L 以下。患有动脉粥样硬化性心血管疾病,且合并有早发冠心病史、高脂血症、糖尿病、慢性肾脏病 3 期或 4 期、吸烟等因素其中 2 项以上的老年人,则要求低密度脂蛋白胆固醇水平控制在 1.4mmol/L 以下。

(三) 优先治疗原则

当老年人体检报告中存在多项异常结果时,不仅需要考虑异常结果的轻重缓急,同时需要结合老年人的年龄、既往患病史和治疗史,也需要考虑受检者及其家属的本人意愿,考虑老年的生活品质和生存质量,给予受检者合适的治疗及就诊意见。例如老年人体检结果中提示"空腹血糖为 22.4mmol/L"及"肺部结节,考虑肿瘤性病变可能",则可建议患者优先到内分泌科就诊控制血糖后,再进一步明确肺部结节性质。

(四) 收益原则

当医生面对体检报告中的诸多异常结果时,需要考虑老年人在治疗过程中出现的风险和收益,主要包括疗效、不良反应、改善生活质量、成本效益等,医生需要综合考虑患者的疾病史、治疗史、个体差异、治疗的可行性、治疗的效果、治疗的不良反应等多重因素,来评估治疗的风险和获益,从受检者的角度平衡风险和收益,进而给予治疗及复诊建议。

(五) 生活调节

老年人常患有多种慢性病,在体检报告中除疾病外,亦提示衰老、功能退化,对于这一类结果,考虑

多数老年人用药种类多，可选择通过改善生活方式，进一步减少某些危险因素，改善慢性病的治疗结果，减少不良后果的发生。如多数老年人体内蛋白质比例降低，加之疾病、消瘦、贫血等原因，不仅影响药物的疗效，也容易进一步发展出现肌少症，使得跌倒的风险增高。当发现低钾、低钙、低白蛋白时，应当重视食物的营养选择与搭配，及适当的运动。

（六）人文关怀

老年患者具有明显的年龄特点，即临床表现不典型，多种疾病共存，病情严重且发展变化迅速，康复速度慢，治疗反应差异大等。老年人还存在家庭、社会、心理等方面的不利因素，如丧偶、独居、受教育程度不同、家庭不和睦、社会地位下降、经济窘迫等。同时，老年人出现的明显衰老表现，即记忆力减退，理解力下降，听力下降等。综合以上因素，老年人会表现出不同于一般受检者的心理特点，如固执、任性、易怒、不愿意接受年纪增长带来的衰老和疾病。因此，在解读报告时要耐心、态度温和、通俗易懂，过多的专业词汇会让对方难以正确理解；讲解过程中注意语速，随时注意对方的情绪反馈或询问是否听懂，使其真正了解自己的健康状况。

（七）长期追踪

长期追踪即老年人的体检报告解读也需要做到长期随访，在体检后 3 个月、6 个月、1 年时分别进行电话随访，了解体检者当前的身体状态；了解初次体检中发现的健康问题是否得到重视；医生给予的建议或治疗是否得以遵循；健康的生活方式是否得以推行；体检后需要复查的问题是否复查，起到督导体检者促进健康的作用，充分体现人文关怀，认真执行“以体检者为中心”的服务理念。在检后随访的过程中，部分老年人自我保健意识较强，在得知体检结果后会立刻就诊，而有的因为怕麻烦或害怕查出某些疾病，增加家庭压力，无力支付医药费而不愿意就诊或复查。因此，在进行检后随访服务的过程中，应加强人文关怀，耐心与老年人进行沟通、交流，同时，也要尊重体检者的选择，加强隐私保护。

随着 5G 技术在医疗健康领域应用中的不断深化，围绕部分慢性病患者开展的“互联网 +”健康管理服务已取得了一定成效。现阶段，健康管理领域正在探索建立“5G+‘三早’”健康管理系统，目的是整合医院、社区卫生服务中心、家庭、个体智能监测终端形成“医院 - 社区 - 家庭 / 个人”健康信息多端数据共享云平台并规范数据统一格式，整合平台服务过程中动态数据，形成个人动态健康档案，对发现的危险因素进行综合分析和分层干预，实现连续性、周期性全程健康管理。老年人，尤其是失能老人，通过 5G 技术，可将老年人的生理数据传送至健康管理中心或社区卫生服务中心，及时发现不良事件，足不出户就能得到高水平的医疗服务。

附件 14-4-1

结直肠癌风险评估表
符合以下 1 项及以上者，为结直肠癌高风险人群。
1. 一级亲属直肠癌病史。
2. 本人有肿瘤病史或肠息肉病史。
3. 同时具备以下 2 项及以上者：①慢性便秘；②慢性腹泻；③黏液血便；④近 20 年内不良生活事件，且该事件引起较大的精神创伤；⑤慢性阑尾炎或阑尾切除史；⑥慢性胆道疾病史或胆囊切除史。

（徐三平）

参考文献

1. 葛均波, 徐永健, 王辰. 内科学 [M]. 9 版. 北京: 人民卫生出版社, 2018.
2. 郭清. 健康管理学 [M]. 北京: 人民卫生出版社, 2015.
3. 王增武, 胡盛涛.《中国心血管健康与疾病报告 2021》要点解读 [J]. 中国心血管杂志, 2022, 27 (04): 305-318.
4. 李稳, 李刚.《老年高血压的诊断与治疗中国专家共识 (2017 版)》要点介绍 [J]. 中华高血压杂志, 2018, 26 (10): 986-989.
5. 中国痴呆与认知障碍诊治指南写作组, 中国医师协会神经内科医师分会认知障碍疾病专业委员会. 中国阿尔茨海默病一级预防指南 [J]. 中华医学杂志, 2020, 100 (35): 2721-2735.
6. 贾健平, 陈生弟. 神经病学 [M]. 8 版. 北京: 人民卫生出版社, 2018.
7. 中国血脂管理指南修订联合专家委员会. 中国血脂管理指南 (2023 年)[J]. 中华心血管病杂志, 2023, 51 (03): 221-255.
8. 崔华, 王朝晖, 吴剑卿, 等. 老年人肌少症防控干预中国专家共识 (2023)[J]. 中华老年医学杂志, 2023, 42 (02): 144-153.
9. 贾淑利, 董碧蓉.《亚太区老年衰弱管理临床实践指南》解读 [J]. 中国康复医学杂志, 2020, 35 (05): 609-612.
10. 中华医学会老年医学分会,《中华老年医学杂志》编辑委员会. 老年人衰弱预防中国专家共识 (2022)[J]. 中华老年医学杂志, 2022, 41 (05): 503-511.

第五章 老年认知障碍筛查与风险管理

第一节 老年认知障碍的概述

一、老年认知障碍的定义

认知是指人脑接受外界信息，经过加工处理，转换成内在的心理活动，从而获取知识或应用知识的过程。它包括记忆、语言、视空间、执行、计算和理解判断等方面。

老年认知障碍是由于各种原因引起的老年人脑结构和/或功能的异常，导致一项或多项认知功能受损的综合征。具有以下特点：①以脑器质性损害为基础，而非重度抑郁或精神疾病等引起；②后天因素导致认知功能较前明显下降，而非先天性智能发育不全；③认知功能下降至少持续3个月以上；④除外谵妄导致的认知功能下降。

二、老年认知障碍的分类

老年认知障碍根据其受损程度可分为轻度认知障碍（mild cognitive impairment，MCI）和痴呆（dementia）。痴呆是指严重的认知功能障碍，必须有两项或两项以上认知域受损，并导致患者的日常或社会能力明显减退。痴呆患者除认知症状（如记忆、语言、视空间技能、执行功能、运用、计算等）外，还可以伴发精神情感症状和行为异常，有些患者还有明显的人格改变。MCI是介于正常衰老和痴呆之间的一致中间状态，与年龄和教育程度匹配的正常老年人相比，患者存在轻度认知功能减退，但日常能力没有受到明显影响。也有学者认为，在MCI的更早期，存在主观认知下降（subjective cognitive decline，SCD）阶段，即个体主观上认为自己较之前正常状态有记忆或认知功能下降，但客观的神经心理测验可以在正常范围内。SCD、MCI和痴呆是一个疾病谱的系列进展过程。

痴呆按其不同原因可分为变性病性痴呆和非变性病性痴呆。前者包括阿尔茨海默病（alzheimer disease，AD），路易体痴呆，额颞叶痴呆，帕金森病合并痴呆等；后者包括血管性痴呆（vascular dementia，VD），正常颅压脑积水，脑外伤性痴呆，脑肿瘤或占位病变所致痴呆和代谢性或中毒性脑病等。在所有类型的痴呆中，AD最为常见，占50%~70%；其次是VD，占15%~20%，包括脑卒中后痴呆、皮质下缺血性血管性痴呆、多发梗死性痴呆和混合型痴呆。许多老年期痴呆患者常有血管性脑损伤病理和AD病理并存，血管危险因素会增加AD的风险，脑血管病变和神经退行性病理过程可能相互作用，对认知损害具有累加效应。

三、老年认知障碍的现状与早期筛查的意义

随着人口老龄化进程的加速，认知障碍的发病率也逐渐升高，痴呆患病人数的逐年上升给全球经济带来了巨大负担。流行病学调查显示，我国65岁及以上人群轻度认知障碍的发病率为20.8%，老年期痴呆的发病率为5.56%。痴呆与认知障碍疾病已经成为导致老年人功能障碍和死亡的主要原因之一。不仅给患者带来巨大的痛苦，也给家庭和社会带来了沉重的精神压力和医疗、照料负担。

痴呆患病人数的逐年上升已成为突出的公共卫生问题，但到目前为止，针对AD及其他痴呆的药物和非药物治疗效果均有限，无法阻止或逆转病情进展。近几年的流行病学研究提示，对于可控危险因素的干预可以显著降低痴呆的发病率和患病率。MCI阶段是AD早期检测、诊断和防治最为重要的窗口。因此，对老年认知障碍进行早期筛查，发现其潜在的可改变的病因和危险因素，并进行综合干预，对于延缓认知障碍的进展、防治老年期痴呆具有重要意义。

第二节　老年认知障碍的筛查

一、老年认知功能障碍的筛查与评估流程

对老年认知障碍的筛查与评估包括三个方面：是否存在认知障碍、认知障碍的程度和认知障碍的原因。

（一）是否存在认知功能障碍的评估

评估老年人是否存在认知功能障碍，专科医生常采用简易精神状态检查（mini mental state examination，MMSE）和蒙特利尔认知评估（montreal cognitive assessment，MoCA）。《2018 中国痴呆与认知障碍诊治指南》推荐 MMSE 用于痴呆的筛查，MoCA 用于 MCI 的筛查。非神经内科的医护人员可采用自评量表或知情者 / 照料者问卷，如老年认知功能减退知情者问卷（informant questionnaire on cognitive decline in the elderly，IQCODE）和 8 条目痴呆筛查问卷（ascertain dementia 8-item questionnaire，AD8），初步判断是否存在认知障碍。也有推荐简易认知量表（mini cognitive assessment test，Mini-Cog）对老年人的认知功能进行快速筛查。

（二）老年认知障碍程度的评估

通过对老年人日常生活能力（activity of daily living，ADL）的评估，包括基本日常能力、工具性日常能力、社会功能问卷（functional activities questionnaire，FAQ），可以判断认知障碍是否达到 MCI 或痴呆。通过询问知情者和患者本人，采用临床痴呆评定量表（clinical dementia rating scale，CDR），做出从“正常”到“重度痴呆”的五级判断。

（三）老年认知障碍的病因评估

对存在认知障碍的老年人，首先需要排除引起可逆性认知障碍的病因，应进一步完善检验、检查，以协助确定认知障碍的病因及危险因素，发现潜在的伴随疾病或并发症，以便制订综合防治方案。包括全血细胞计数、红细胞沉降率、血电解质、血糖、肝肾功能、甲状腺素水平、叶酸、维生素 B_{12}、同型半胱氨酸。必要时，可进行梅毒血清学、人类免疫缺陷病毒、重金属、药物或毒物等血液学检测；进行抑郁、焦虑和睡眠的评估。头颅磁共振平扫（推荐包括冠状位海马扫描）是认知障碍诊断和鉴别诊断的常规影像学检查，除了需要排查肿瘤、硬膜下血肿、脑卒中和正常颅压脑积水，还可以提供其他原因引起的颅内慢性缺血、脑梗死和局部萎缩相关信息，必要时可加做其他序列。其他体液检测和影像学检查，如脑脊液、功能磁共振、PET 或 SPECT 多用于研究工作中。

（四）老年综合评估

鉴于老年人群的特殊性，建议尽可能对老年认知障碍患者进行老年综合评估，了解其合并多种共病、多重用药、衰弱、可获得的社会支持等情况，对于指导治疗、判断预后及照护需求等具有重要意义。

二、常用神经心理学评估工具

神经心理评估是识别和诊断认知障碍的重要方法，也是观察疗效和转归的重要工具。老年认知障碍常用的神经心理学评估工具包括认知功能评定和非认知功能评定量表，如表 14-5-1。

表 14-5-1　常用神经心理学评估工具

分类	名称
总体认知功能评估	简易精神状态检查（mini mental state examination，MMSE）
	蒙特利尔认知评估（Montreal cognitive assessment，MoCA）
	简易认知量表（mini cognitive assessment test，Mini-Cog）
	临床痴呆评定量表（clinical dementia rating scale，CDR）
	老年认知功能减退知情者问卷（informant questionnaire on cognitive decline in the elderly，IQCODE）
	8 条目痴呆筛查问卷（ascertain dementia 8-item questionnaire，AD8）

续表

分类	名称
非认知功能评估	日常生活能力（activity of daily living，ADL）
	神经精神症状问卷（the neuropsychiatric inventory，NPI）
	社会功能调查表（functional activity questionnaire，FAQ）
	老年抑郁量表（geriatric depression scale，GDS）
	抑郁自评量表（self-rating depression scale，SDS）
	焦虑自评量表（self-rating anxiety scale，SAS）
	汉密尔顿抑郁量表（Hamilton depression scale，HAMD）
	汉密尔顿焦虑量表（Hamilton anxiety scale，HAMA）
	匹兹堡睡眠质量指数量表（Pittsburgh quality index，PSQI）

（一）总体认知功能评定

认知功能评定包括总体认知功能评定和各认知域的评定。首先选择 MMSE 和 MoCA 等总体认知功能量表进行初步筛查，筛查阳性者再由专业人员针对不同的认知域选择标准化测验进行系统评估，包括记忆功能检测量表（包括韦氏记忆量表等），执行功能检查（包括 Stroop 测试、数字广度测验等），失语症检查，视觉失认症检查，失用症检查，忽视症检查，视空间能力检查和社会认知检查等。本节只简要介绍常用的总体认知功能评估量表，对各认知域的评定量表不作介绍。

通过对总体认知功能的评估，能较全面地了解患者的认知状态、认知特征，对认知障碍和痴呆的诊断、亚型判断和病因分析有重要作用。常用的总体认知功能评定量表有：MMSE、MoCA、CDR、IQCODE 和 AD8。

1. 简易精神状态评价量表（MMSE）　是由 Folstein 等人于 1975 年编制的一份广泛应用于国内外临床及科研的认知筛查量表，是目前世界上有影响力、普及度高、常用的量表之一。主要用于对整体认知功能的简单评定和对痴呆的筛查。该量表由 20 个问题（共 30 项）组成，内容覆盖定向力、记忆力、注意力、计算能力、语言能力和视空间认知能力 6 个方面，共计 30 分。目前，国内外不同地区的不同研究中应用多种分界值，而且该量表的测试成绩与文化水平密切相关，使用该量表时应予以注意。MMSE 对识别正常老人和痴呆有较好的价值，但对识别 MCI 患者作用有限。

2. 蒙特利尔认知评估（MoCA）　由 Ziad Nasreddin 于 1996 年在蒙特利尔创立，主要用于 MCI 患者和早期 AD 患者的筛查。内容覆盖 8 个认知域，共计 30 分，包括短时记忆与延迟回忆、视空间能力、执行能力、注意力、计算力和工作记忆、语言、定向。

3. 简易认知量表（Mini-Cog）　是一项简单、有效、省时、便于管理的认知测量工具，能够筛查出早期的认知障碍。该量表主要包括三项内容：即时回忆、短延迟回忆和画钟试验，耗时 3~5 分钟，仅需要短时间的培训即可进行测评。Mini-Cog 不受教育水平的影响，主要评估患者的记忆力和执行功能，用于认知障碍的快速筛查，对筛查痴呆有较好的敏感性。

4. 临床痴呆评定量表（CDR）　包括记忆、定向、判断和解决问题、工作及社交能力、家庭生活和爱好、独立生活能力 6 个项目，可以作出“正常 CDR=0、可疑痴呆 CDR=0.5、轻度痴呆 CDR=1、中度痴呆 CDR=2、重度痴呆 CDR=3”五级判断。其使用简单、广泛应用于痴呆的分级与分期，并可用于评估 AD 的进展。

5. 老年认知功能减退知情者问卷（IQCODE）　通过询问知情者 / 照料者，评价老年人日常认知功能与 10 年前的变化，从而获知患者的认知衰退程度。

6. 8 条目痴呆筛查问卷（AD8）　通过回答 8 个简单的问题，帮助筛查老年人的认知情况。AD8 量表不受患者年龄、教育、性别、种族的影响，不需要基线材料，可以自评也可以由知情者评估，评分方法简单，耗时短，常被用于健康体检人群主观认知障碍的筛查。如测评结果 ≥2 个条目回答“是”，提示为认知损害的界限分值，需进行进一步专科评估。

（二）非认知功能评定

除了表现为认知功能障碍外，痴呆患者常伴有精神行为症状等非认知功能障碍，如焦虑、抑郁、冷漠、激越、惊恐、妄想、幻觉和睡眠障碍等。因此，非认知功能障碍的评估对疾病的诊断及用药也有重要作用。非认知功能评定量表包括神经精神症状问卷、日常生活活动量表、社会功能调查表、抑郁自评量表、焦虑自评量表、汉密尔顿抑郁量表、汉密尔顿焦虑量表、匹兹堡睡眠质量指数量表等。

1. 神经精神症状问卷（the neuropsychiatric inventory，NPI）　是由 Cummings 等人于 1994 年编制的由照料者回答的量表，其主要评价痴呆患者 10 项常见的行为障碍，1997 年增加为 12 项题目。对问卷每项症状的有无、出现频率、严重程度和该项症状引起照料者的苦恼程度进行评定。NPI 有很好的信度和效度，受文化背景影响较小，在国内外广泛应用于各种痴呆的精神行为症状的评估、药物疗效的判定等方面。

2. 日常生活活动量表（activity of daily living，ADL）　是常用的评价老年人日常生活能力的工具，由不同的专家或协作组织编制了多个 ADL 量表，但一般都包括基本日常能力（basic activities of daily living，BADL）和工具性日常能力（instrumental activities of daily living，IADL）。前者指独立生活所需的最基本的能力，如穿衣、吃饭、洗澡、如厕等，后者指复杂的日常或社会活动能力，如出访、工作、家务能力等。MCI 的诊断标准要求患者基本日常能力正常，工具性日常能力或社会功能有轻度损害。

3. 社会功能调查表（functional activity questionnaire，FAQ）　由主试者根据知情者提供的信息对患者的 10 项功能进行评定，得分越高表示能力越差。FAQ 主要评定一些需要复杂认知功能参与的社会性活动，与认知功能的水平显著相关，对早期轻度痴呆患者敏感。

4. 老年抑郁量表（geriatric depression scale，GDS）　适用于 56 岁以上人群，是专门为老年人编制，并已经在老年人群中进行标准化的抑郁情绪筛查量表。该量表通过代表老年抑郁情绪核心的条目，评估老年人近 1 周内是否有情绪低落、退缩痛苦、行为活动减少的情况，以及对过去、现在和未来的消极评价等。根据条目数量，常用的有 GDS-30 和 GDS-15（简化版）两个版本，如得分分别 ≥ 11 分和 ≥ 6 分，则需要进行进一步检查以明确是否存在或合并老年抑郁症。

5. 其他抑郁自评量表（self-rating depression scale，SDS）和汉密尔顿抑郁量表（Hamilton depression scale，HAMD）　分别用于抑郁症状的自评和他评；焦虑自评量表（self-rating anxiety scale，SAS）和汉密尔顿焦虑量表（Hamilton anxiety scale，HAMA）分别用于焦虑症状的自评和他评。匹兹堡睡眠质量指数量表（Pittsburgh quality index，PSQI）用于评定被试者最近 1 个月的睡眠质量。

在实际工作中，神经心理评定的量表种类繁多，不同种类和功能的量表，其内容各不相同，评定方法、应用对象不尽相同。一般而言，作为量表使用者，应根据需要选择最适合患者、信效度高的量表。

第三节　老年认知功能的风险管理

一、老年认知功能的风险因素

老年认知功能与多种风险因素相关，包括年龄、性别、遗传因素和家族史等不可干预的危险因素；血压、血糖、血脂、心脑血管疾病、听力损伤、超重或肥胖等可干预危险因素；以及运动习惯、健康饮食、认知刺激等保护因素。其他因素或病因，如颅内肿瘤、脑积水、维生素缺乏、甲状腺功能异常、肝肾功能不全等也会影响老年认知功能，导致继发性老年认知障碍。

在不可干预的危险因素中，年龄是老年认知障碍的重要独立危险因素，痴呆和 MCI 的患病率均随年龄增长而升高，其中，大多数散发性 AD 患者都是在 65 岁以后起病，在 60 岁以后，AD 的发病率每 10 年会增高一倍。性别也是影响老年认知功能的重要危险因素。荟萃研究的结果显示，男性比女性的痴呆患病率低 19%~29%。在遗传因素方面，AD 的发生除了致病基因（APP、PSEN1 和 PSEN2）和风险基因（APOE）外，还与家族中是否有 AD 患者及患病人数相关。

重视对老年认知风险因素的识别和管理，可以早期发现重点险人群，通过加强保护因素，以及尽早对可干预危险因素的管理，从而延缓老年认知障碍的发生和发展。

二、老年认知功能的风险管理

（一）病因明确的老年认知功能障碍的管理

对于病因明确的老年认知障碍，如叶酸、维生素 B_{12} 缺乏、甲状腺功能低下、脑卒中和酒精中毒等导致的认知障碍，应及时到相关专科给予针对性治疗，以期改善和逆转认知功能障碍。

（二）生活方式相关的风险管理

生活方式相关的风险管理包括营养干预、日常休闲活动干预、戒烟、限酒、睡眠和心理的干预等。

1. 营养干预　饮食因素可直接或通过其在其他危险因素中的作用间接参与痴呆的发展，健康饮食在预防认知障碍方面有着巨大潜力。地中海饮食（mediterranean diet）是一种以蔬菜水果、鱼类、五谷杂粮、豆类和橄榄油为主的饮食模式。研究发现，地中海饮食可以降低心脏病的患病风险，减少脑部血管损伤，以降低发生脑卒中和记忆力减退的风险，还可以有效改善老年人的认知水平。地中海 - 得舒干预神经退行性病变（mediterranean-DASH intervention for neurodegerative delay，MIND）饮食是地中海饮食与终止高血压饮食 / 得舒饮食（dietary approaches to stop hypertension，DASH）的结合，更能有效地降低认知功能受损的风险。因此，《中国阿尔茨海默病一级预防指南》指出，认知障碍高危老年人群提倡 MIND 饮食，对预防 AD 有益（A 级推荐）。同时倡导老年人饮食多样化。

2. 日常休闲活动干预　老年人的日常休闲活动分为智力活动、体力活动和社交活动三大类。有研究发现，长达 40 周的智力休闲活动（跳舞和演奏乐器）干预能明显提升 MCI 患者的记忆和认知水平。研究显示，体力活动和体育锻炼对突触和神经发生及血管健康有益，继而可能降低认知障碍的风险。基于人群中的观察性研究显示，体育锻炼可降低 AD 和其他类型痴呆的风险。老年人的认知功能还受社交活动的影响，社会活动参与越多，老年人的认知功能下降越慢。因此，建议老年人群进行智力活动（如书法、绘画、乐器、广场舞等），体育锻炼（种类、频率、持续时间可进行个体化定制，推荐每周至少进行 150 分钟的中高强度有氧运动、耐力训练、太极拳）和社交活动（如参加生日聚会、集体度假旅游等），以降低罹患认知功能障碍的风险。

3. 戒烟和限酒等生活方式干预　大量观察性研究表明，吸烟与认知功能下降及痴呆发病相关。一项大样本队列研究证实，吸烟能够使 AD 的发病风险升高 56%，烟草烟雾也会对被动吸烟者的认知功能造成损害。也有研究发现，中年期大量饮酒与老年期认知功能障碍相关。中年期频繁饮酒的老年人患 MCI 的风险是不常饮酒者的 2.6 倍，中年期频繁饮酒的 APOE e4 等位基因携带者患痴呆的风险是不饮酒的非携带者的 3.6 倍。提倡对大多数吸烟和过度饮酒者采取“生物 - 心理 - 社会”干预模式，进行健康教育，必要时采取药物干预。

4. 睡眠障碍和心理的干预　睡眠障碍与 AD 的发生可能存在双向关联，夜间睡眠时间过长或过短都有可能增加 AD 等认知障碍的风险。失眠是 AD 的危险因素之一；睡眠呼吸障碍者 MCI 或 AD 的患病年龄提前，认知功能下降速度加快；睡眠碎片化程度高的人 AD 的患病风险高。对于存在睡眠障碍的老年人，应积极改善睡眠，首选非药物干预。此外，AD 患者中有抑郁症的比例较正常人群高，抑郁患者 AD 发病风险也高于非抑郁患者，因此，对抑郁和伴发其他情感障碍的预防和干预，也有助于改善老年人的认知功能和日常生活能力。

（三）认知储备和认知训练

认知储备是大脑应对或补偿神经病理损伤的能力，被认为是一种保护性因素，可以降低痴呆临床发病和认知功能下降的风险。晚年教育作为一种认知储备，有助于降低与低教育水平相关的认知障碍的风险。建议对老年人群进行健康宣教，鼓励老年人参加老年大学进行学习，提高人群认知储备，有利于降低认知障碍的发病风险。

认知训练是指通过对不同认知域和认知加工过程的训练，来提升认知功能、增加认知储备。可应用计算机化训练或纸笔面谈形式，针对记忆、注意力和执行加工过程等多个认知域开展训练。随着计算机化训练方法的应用，认知训练可以针对被训练者的认知水平选择训练难度，并可根据训练表现进行动态调整，从而实现适应性的训练效果。认知训练可改善健康老年人的整体认知和多个分认知域水平。建议采用涵盖多认知领域的综合性、个体化的认知训练方案；联合生活方式干预、有氧锻炼和神经调控技术等其他非药物治疗，进行多形式的综合干预。

（四）心脑血管病及其危险因素的管理

1. 高血压管理　高血压是痴呆的重要危险因素之一，中年期未经治疗的收缩期或舒张期高血压与25年后的痴呆发病相关。有效控制高血压，尤其是中年期高血压对痴呆有重要防治作用。有研究认为，老年期舒张压低于70mmHg与AD风险增加有关，低血压不仅能促进AD的发生，而且会加重AD的临床症状。对高血压的管理应结合年龄，尤其对于老年人，应同时避免低血压对认知功能的影响。

2. 糖尿病管理 糖尿病也是认知障碍的危险因素之一，糖尿病与痴呆发生风险升高有关。糖尿病、糖尿病前期状态和糖尿病相关并发症（如糖尿病肾病、糖尿病视网膜病变）都会增加患痴呆的风险。糖尿病还可增加MCI的患病风险，且可使MCI转化为痴呆的风险增加。应该对糖尿病人群进行规范的生活方式和/或降糖药物干预，可能有利于降低痴呆患病风险。

3. 血脂异常管理 流行病学研究证实，中年期高胆固醇水平是痴呆的独立风险因素。中年期总胆固醇或低密度胆固醇的增高会增加AD的发病风险。而针对老年期血脂水平与AD发病风险关系的研究，其结果却缺乏一致性。建议血脂异常人群进行规范的饮食结构调整和生活方式干预。

4. 体重管理 队列研究表明，与BMI<25kg/m² 者相比，BMI≥25kg/m² 的发病风险升高。荟萃分析也显示，中年期（50岁左右）的肥胖（主要是指腹型肥胖）会导致AD的发病风险增加59%。然而老年期肥胖与AD之间的关系较为复杂，多项研究认为老年期体重减轻与痴呆的发病风险升高有关，AD患者中体重减轻的发生率较高。为预防痴呆的发生，应在中年期避免肥胖和腹型肥胖，老年人应定期监测体重、体脂率等指标，若出现较大波动，密切关注认知功能改变。

5. 心脑血管疾病 不同类型的脑血管疾病，包括脑出血、脑梗死、脑小血管病等，不仅可以导致血管性认知障碍，也会增加AD的发病风险。队列研究表明，有脑卒中史的老年人AD发病风险是无脑卒中史者的两倍。心血管病也与认知障碍发病风险的增高相关。房颤或心衰等心血管疾病患者的认知障碍发病风险升高。加强心脑血管疾病及其危险因素的防治，可降低老年认知障碍的发生率。

（五）其他可干预危险因素的管理

1. 教育水平管理 早年的受教育水平是晚年痴呆风险相关的潜在可干预危险因素。目前，大量纵向研究证实，教育水平与各种类型痴呆的患病风险呈负相关。低教育水平增加了痴呆的风险且与更高的AD患病率相关，这可能与教育程度高者有更高的认知储备有关，同时教育程度高者有更健康的行为和生活方式，从而避免了由心脑血管病等造成的脑损伤。如果能增加早年受教育年限、消除低教育水平，预计可使痴呆患病率降低7%。

2. 听觉障碍的管理 研究表明，听力丧失的老年人痴呆发病风险约为无听力障碍者的1.5~1.7倍。轻度、中度或重度听力受损分别使患痴呆的风险增加2倍、3倍或5倍。可能的机制是声音编码受损会影响大脑结构和功能，增加认知负荷，导致社交活动减少。应加强宣传以提高老年人群对听力损伤和听力康复的认识，建议老年人定期进行听力损伤相关筛查并佩戴助听器或使用人工耳蜗。

3. 脑外伤管理 研究显示，脑外伤史，特别是伴随意识丧失超过30分钟以上的严重脑外伤史，能够增加AD的发病风险。脑外伤后及时进行认知康复训练是预防脑外伤后认知障碍的重要环节。建议对有脑外伤史的老年人尽早进行认知康复训练。

4. 空气污染 交通尾气中的二氧化氮和细颗粒物 $PM_{2.5}$ 与痴呆发病率上升有关。治理空气污染，预计可使痴呆患病率降低2%。

5. 其他 除上述危险因素外，社会经济地位、衰弱、精神紧张和高同型半胱氨酸血症等其他因素与认知障碍的关系仍有待进一步的证据支持。

柳叶刀委员会在2020年的报告中提出12个在不同生命阶段可干预的痴呆危险因素，包括早年的受教育水平，中年期的听力受损、创伤性脑损伤、高血压、大量饮酒和肥胖，以及老年期的糖尿病、吸烟、空气污染、抑郁状态、缺乏社交和体力活动，并认为如果能去除这些危险因素的一项，痴呆患病率可降低1%~8%。通过对12项危险因素进行干预，全球可能会有多达40%的痴呆被有效预防，治疗相关危险因素从而延缓痴呆发病将带来巨大的个人和社会效益，这对痴呆发病率更高的低收入和中收入国家尤为有益。

（六）多因素联合干预对老年认知障碍的作用

老年认知障碍的发生发展与多种因素相关。除了控制单一危险因素降低认知障碍发生风险外，多因素联合干预研究也取得了较好的结果。其中，芬兰预防认知损害和残疾的老年干预研究对高风险人群进行了包括饮食、锻炼、认知训练、社会活动和血管/代谢危险因素管理五个领域的综合干预措施，结果显示，干预明显有益于痴呆的一级和二级预防。

人口老龄化导致的老年认知障碍给社会带来了沉重的经济负担，加之有效治疗药物的缺乏，更加突出了预防的重要性。因此，针对尚未出现病理改变和临床症状的中老年人群，通过识别和有效管理可控危险因素及加强保护性因素，精准降低痴呆的发生风险，即在正确的时间为正确的对象制订最佳的个体化干预措施，是预防痴呆的有效方法。其他多项预防和干预研究也在进行中，有望为认知障碍的防治带来新希望。

（褚　熙　于炳新）

参考文献

1. 贾建平, 陈生弟. 神经病学 [M]. 8 版. 北京: 人民卫生出版社. 2018.
2. 中国老年医学学会, 中国老年医学学会高血压分会, 中国老年医学学会认知障碍分会, 等. 老年高血压合并认知障碍诊疗中国专家共识 (2021 版)[J]. 中国心血管杂志, 2021, 26 (2): 101-111.
3. 中国痴呆与认知障碍诊治指南写作组, 中国医师协会神经内科医师分会认知障碍疾病专业委员会. 中国阿尔茨海默病一级预防指南 [J]. 中华医学杂志, 2020, 100 (35): 2721-2735.
4. 中华医学会神经病学分会痴呆与认知障碍学组. 阿尔茨海默病源性轻度认知障碍诊疗中国专家共识 2021 [J]. 中华神经科杂志, 2022, 55 (5): 421-440.
5. 中国痴呆与认知障碍诊治指南写作组, 中国医师协会神经内科医师分会认知障碍疾病专业委员会. 2018 中国痴呆与认知障碍诊治指南 (三): 痴呆的认知和功能评估 [J]. 中华医学杂志, 2018, 98 (15): 1125-1129.
6. 中国痴呆与认知障碍诊治指南写作组, 中国医师协会神经内科医师分会认知障碍疾病专业委员会. 2018 中国痴呆与认知障碍诊治指南 (五): 轻度认知障碍的诊断与治疗 [J]. 中华医学杂志, 2018, 98 (17): 1294-1301.
7. 中国医师协会神经内科医师分会认知障碍专业委员会,《中国血管性认知障碍诊治指南》编写组. 2019 中国血管性认知障碍诊治指南 [J]. 中华医学杂志, 2019, 99 (35): 2737-2744.
8. 倪秀石, 吴方, 宋娟等. 老年人认知障碍评估中国专家共识 (2022) [J]. 中华老年医学杂志, 2022, 41 (12): 1430-1440.
9. YU J T, XU W, TAN C C, et al. Evidence-based prevention of Alzheimer's disease: systematic review and meta-analysis of 243 observational prospective studies and 153 randomized controlled trials [J]. J Neurol Neurosurg Psychiatry, 2020, 91 (11): 1201-1209.
10. LIVINGSTON G, HUNTLEY J, SOMMERLAD A, et al. Dementia prevention, intervention, and care: 2020 report of the Lancet Commission. Lancet. 2020; 396 (10248): 413-46.

第六章　老年营养状况评价与健康管理

第一节　营养与老年健康

一、营养与抗衰老

营养不仅是维持人们生命活动和生产、日常生活、运动的必需物质，与人的衰老也有着十分密切的关系。合理营养与膳食是增进老年人身体健康、防治疾病、延年益寿的重要手段之一。

（一）控制糖类及热量的摄入

早在1935年McCay就已经提出“限制热量延缓衰老”的学说，引起了医学界和营养学界的广泛重视。这一学说的基本特点是在满足机体对各种营养素需要量的前提下，适当限制热量的摄入，能明显延缓衰老速度，延长寿命。随着年龄的增长，体力活动的减少，代谢强度下降，每天消耗的热量也会相应减少。因此，如果这个阶段的人从食物中摄取过多热量，很容易转变为脂肪贮存在体内，造成身体发胖。另外，糖类摄入过多，不仅会增加热量的摄入，加快机体衰老的速度，而且多余的糖类还会转化成脂肪，造成肥胖，进而引起高血压、糖尿病等各种慢性代谢性疾病的发生与发展。摄入糖的种类与衰老密切相关，应以淀粉为主，老年人最好不要过量食用精制糖，如葡萄糖、蔗糖和果糖等。

（二）控制脂类的摄入总量，增加不饱和脂肪酸的摄入

虽然脂肪摄入过多，会加速机体的衰老速度，但是摄入一定量的优质脂肪不仅不会加速衰老的进程，还可以延缓衰老。老年人要严格控制脂肪摄入量尤其是要控制动物性脂肪的摄入，多吃含不饱和脂肪酸的植物性脂肪（如菜籽油、豆油、麻油和芝麻油等）。人体不能合成必需的ω-3脂肪酸，补充充足的二十二碳六烯酸（docosahexaenoic acid，DHA）和二十碳五烯酸（eicosapentenoic acid，EPA）的（每日摄入量≥250mg）被视为许多衰老相关疾病防治的关键因素。

（三）保证充足优质蛋白质的摄入

虽然有研究发现摄入过量蛋白质会加速衰老，但老年人仍需摄入一定量的优质蛋白质以满足人体组织蛋白质的消耗。大豆是老年人获取蛋白质的理想食物。与肉、蛋等动物性蛋白质相比，大豆中的植物蛋白质能减少冠心病等慢性病的发病率。而且，大豆蛋白还有明显降低血清胆固醇的作用。另外，老年人还可多吃富含胶原蛋白的食物，如猪皮、鱼皮等动物性食物，有助于改善皮肤状态，延缓衰老。

（四）保证维生素的摄入

就脂溶性维生素而言，维生素A和维生素E具有抗衰老作用。维生素A缺乏可加速皮肤老化，所以应适当补充维生素A。维生素E具有强大的抗自由基作用，它是防止低密度脂蛋白胆固醇氧化反应最有效的抗氧化物，每天至少摄入360mg，才能显著预防低密度脂蛋白胆固醇被氧化。

就水溶性维生素而言，维生素B_6、维生素C也与人体衰老密切相关。维生素B_6缺乏可影响细胞免疫功能，使血液中的细胞减少、免疫功能下降也可直接加速衰老进程。而维生素C也是良好的抗氧化剂，能调节血脂代谢，强健血管和骨骼，增加血管壁弹性，调节人体血液循环，促进机体代谢，保护皮肤细胞和皮肤弹性，在一定程度上延缓人体衰老。临床上的许多皮肤病都与维生素缺乏或不平衡相关，因此平衡、足量摄入维生素对改善皮肤健康、延缓衰老有重要作用。

（五）保证无机盐的摄入

钙的缺乏容易诱发骨质疏松，因此要注意补钙，可以通过食用大豆及其制品、奶类、海产品等补充钙。铁的缺乏容易引起缺铁性贫血，因此老年人应注意适当食用含铁丰富的食物，如大豆、黑豆、菠菜、猪肝、桂圆等。另外，动脉样硬化、高血压、心脏病等老年慢性病患者，容易出现水肿，必须限制食盐的摄入。

（六）其他营养物质的摄入

纤维素和水对人体健康和抗衰老都有重要意义。纤维素虽然不能被人体消化、吸收和利用，却

具有降低血浆胆固醇、改善血糖生成、改善大肠功能等作用，对人体的健康和延缓衰老有着多方面的积极作用。

水在人体内最大的用途是为营养成分的运输提供介质，溶解营养成分并使之从血液进入细胞，为细胞内反应提供介质，以及将代谢产物转移至血液进行再分配或经尿液排出体外。因此，水也是抗衰老的一种重要营养物质。

二、营养与慢性病防治

慢性病全称为慢性非传染性疾病（noninfectious chronic disease，NCD），主要是指以心脑血管疾病（高血压、冠心病、脑卒中等），糖尿病，恶性肿瘤，慢性阻塞性肺部疾病（慢性气管炎、肺气肿等），精神疾病等为代表的一组疾病，具有起病缓、病程长、反复发作、治疗效果不显著、病因复杂、健康损害和社会危害严重等特点。

引起慢性病的危险因素包括年龄、膳食结构失衡、生活行为习惯不合理等，其中膳食结构失衡和不良生活方式（如吸烟、喝酒）等被认为是慢性病发生发展的主要危险因素。

2019 年，我国因慢性病导致的死亡人数占总死亡人数的 88.5%，为我国居民死亡的首要原因。《国民营养计划（2017—2030 年）》指出，营养是预防和治疗某些慢性病的重要手段，大力推动慢性病的营养防治可有效改善疾病结局。

（一）高血压的营养防治

根据国家心血管病中心发布的《中国心血管病健康与疾病报告 2022》，我国成人高血压患者已达 2.45 亿，高血压是导致其他脑血管疾病的第一归因危险因素。在心脑血管疾病死亡人群中，一半以上与高血压有关。对于高血压患者，要坚持健康的生活方式，包括合理膳食（限制钠摄入、限制总热量、营养均衡），控制体重，戒烟限酒，适量运动，保持心理平衡，从而达到防治高血压的目的。

（二）高血脂的营养防治

《中国血脂管理指南（2023 年）》显示，近几十年来我国居民血脂异常患病率明显增加，以高胆固醇血症的增加最为明显。营养治疗是治疗高脂血症的基础。改善过去不恰当的饮食习惯，保证食物多样化，每日膳食以谷类、蔬菜、水果为基础，适量选择奶类、干豆类、动物性食物，限量使用油、单糖、盐等食物。配合适量运动，达到控制体重、预防和治疗高脂血症的目的。多食用降低血脂的食物（如豆类、大蒜、洋葱、苹果、山楂、鱼类、海带、菌类、牛奶、燕麦等），烹饪时选用植物油。

（三）糖尿病的营养防治

糖尿病是一种病因尚不十分明确的慢性代谢性疾病，其治疗应该遵循“五驾马车”的综合治疗原则，指饮食营养治疗、运动治疗、健康教育与心理治疗、药物治疗和疾病监测五个方面。饮食营养治疗是糖尿病治疗中最基本的措施，总原则包括：在合理控制总热量的基础上，还要保证碳水化合物的摄入、增加膳食纤维的摄入、限制脂肪和胆固醇的摄入、适量蛋白质的摄入，以及注意宏量营养素的最佳比例（建议碳水化合物 50%~60%，脂肪 20%~30%，蛋白质 15%~20%）。

（四）癌症的营养防治

现在理论认为，癌症只是慢性病，它的本质是生物体的“内乱”，对待癌症应像对待慢性病一样。有研究指出，喜欢酸食和辣食，经常食用蒜类食物、新鲜蔬菜水果、豆类及其制品、蛋类、鱼类，经常摄入维生素以及胡萝卜素，经常饮茶是癌症发病的保护因素。关于膳食营养，要避免摄入高能量密度的食物，以植物来源的食物为主，限制红肉的摄入、避免食用加工的肉制品，限制饮用含乙醇的饮料等。

三、营养与认知保护

认知功能障碍表现为语言、记忆、推理等一个或多个认知领域的认知能力降低，已有研究表明，认知功能评分会随着年龄的增长而加速下降。老年认知功能衰退和阿尔茨海默病、帕金森病等神经退行性疾病的患病率逐年攀升，我国已成为全球痴呆人口最多的国家。以痴呆为主的认知功能障碍类疾病不仅与老年人身体健康状况和生活质量下降密切相关，还会给个人和社会带来沉重的经济负担。在我国人口老龄化趋势不断加剧的背景下，针对高风险老年人群进行积极的预防和早期治疗，已成为改善老年人认知功能、预防和延缓相关疾病发生和发展的关键。

膳食营养在延缓认知功能衰退、降低痴呆风险方面发挥重要作用。地中海膳食模式（mediteanean diet，MD）主要摄入大量蔬菜、水果、豆类、土豆、全麦、坚果和适量的鱼类、禽类、红肉、橄榄油等。遵循地中海膳食模式，摄入较多橄榄油或坚果的受试者，其简易精神状态检查平均得分更高。控制高血压膳食模式（dietary approaches to stop hypertension，DASH）依从程度越高的老年妇女认知功能越好，语言记忆也更强。延缓神经退变膳食模式（mediterranean-DASH intervention for neurodegenerative delay，MIND）与更好的语言记忆得分有关。一项探索地中海膳食模式与阿尔茨海默病进展关系的研究结果表明，地中海膳食模式可以减少认知下降及阿尔茨海默病的危险性，降低阿尔茨海默病患者的死亡率，其能够预防阿尔茨海默病和痴呆，有效成分可能是较高的单不饱和脂肪酸、ω-3多不饱和脂肪酸、鱼类及具有较高抗氧化剂的蔬菜和水果。

还有观点认为，我国老年人群认知功能受损与多种营养素缺乏有关。膳食中蛋白质、多不饱和脂肪酸、锌、B族维生素、维生素C等的缺乏是认知功能障碍的危险因素，给衰弱老年人补充蛋白质可以改善记忆或信息处理速度；补充蛋白水解肽可改善认知功能。饱和脂肪和高胆固醇水平也与阿尔茨海默病的患病风险有关联：饱和脂肪酸和反式脂肪酸的摄入量与阿尔茨海默病的发生风险呈正相关，每日增加4g饱和脂肪酸，阿尔茨海默病的发生风险可增加15%。

此外，社区老年人补充B族维生素、蓝莓和银杏叶提取物后，血清白蛋白及维生素C、维生素E水平均显著高于未补充者或补充前，且老年人的认知功能均有显著提高。联合补充叶酸、维生素B_6及维生素B_{12}可降低高同型半胱氨酸血症老人的血同型半胱氨酸水平，同时可改善认知功能。有趣的是，有学者证明益生菌可通过降低炎症等机制改善阿尔兹海默病或轻度认知功能障碍患者的认知能力。

第二节　老年人营养代谢特点

人群的营养需要因其生理与代谢不同而异，老年人在身体组成、生理功能与营养代谢方面均有其特点，故而对营养需要亦形成了特殊要求。人类各器官功能的发展在20~30岁达到高峰，从30岁后就逐渐衰退，60~65岁老化速度加快。但老化速度个体差异较大，营养是其中重要因素之一，机体的营养状况与老化是互相影响的。

一、老年人的生理及代谢改变

（一）身体成分改变

1. 细胞数量下降　突出表现为肌肉组织重量减少而出现肌肉萎缩。随着年龄的增长，身体组成成分发生改变，最明显的是体脂增加，瘦体重减少。瘦体重反映的是人体的肌肉、骨骼、皮肤和脏器的重量，男子壮年期瘦体重占总体重的45%，但到了70岁后降至27%。此外，脂肪在体内储存部位的分布也有所改变，有一种向心性分布的趋势，即由肢体逐渐转向躯干。肌肉纤维萎缩导致肌力衰退、易疲劳和腰酸腿痛等现象的发生，会出现肌肉减少症，导致动作笨拙，步履迟缓。构成血管组织的胶原蛋白变性，使血管弹性降低，管腔变窄，出现心脑血管硬化。肺泡和支气管的萎缩易形成肺气肿和支气管炎。

2. 身体水分减少　主要为细胞内液减少，影响体温调节，降低老年人对环境温度改变的适应能力。由于体细胞减少，水分含量也会降低，皮肤干瘪，弹性降低而松弛，又因皮肤胶原纤维变性而引起结缔组织收缩，使皮肤出现皱纹，在面部尤为显著。发根毛囊组织萎缩易导致毛发脱落，发中色素减少，使之发白，水分减少干燥。

3. 骨组织矿物质和骨基质均减少，骨密度降低、骨强度下降易出现骨质疏松症，极易发生骨折。与此同时，一些软骨变硬，失去弹性，使关节的灵活性降低，脊柱弯曲，形成驼背。老年人的身高一般比壮年时有所缩短。

（二）器官功能改变

随着年龄的增加，许多器官和组织的功能性细胞逐渐减少，细胞再生能力降低，甚至丧失。除细胞数量外，细胞的生理功能也会下降，可表现为肾血流量、肾小球滤过率和肾小管对葡萄糖的重吸收能力均随年龄增加而下降。当代谢物增多时，容易在体内潴留，造成水肿和氮质血症。

1. 消化系统　老年人的消化功能减退，因为牙齿脱落，咀嚼困难，味蕾萎缩，消化液分泌减少，消化酶功能下降，胃酸不足甚至缺乏，从而导致营养素的生物利用率下降，增加了机体对钙、铁、锌、叶酸、维生素B_6及维生素B_{12}的需要。胰液分泌减少和肝功能减退使脂肪消化不良。胃肠蠕动减慢，胃排空时间延长，容易引起食物在胃内发酵，导致胃肠胀气。肠黏膜萎缩和血管减少，导致消化道吸收能力降低。由于肠蠕动减慢，肠壁肌肉紧张度降低，胃肠道排空速率降低，大便通过肠道时间延长，增加肠道对水分的吸收，使大便变硬，从而造成慢性便秘。

2. 血管功能　老年人心率减慢，心脏每搏输出量减少，在运动时心脏负担增加，因此不宜进行超负荷的活动。随着年龄的增加血管逐渐硬化，导致血压升高，高血压患病率随年龄增加而增长。因而合理膳食已成为心脑血管疾病十分重要的防治措施。

3. 免疫功能　胸腺重量、T 淋巴细胞数目减少和功能均减退，使老年人的细胞免疫和体液免疫功能均有所下降，这就增加了感染的概率。还可产生自身免疫现象，表现为生成自身抗体或产生自身反应性 T 细胞，引起多器官损伤。

4. 其他改变　脑、肾和肝脏功能及代谢能力均随年龄增长而有不同程度的功能下降。视力和听力随衰老而下降，氧化应激可导致白内障。多数人在 70 岁后记忆力大大下降，对新近事物容易忘记，这主要是由于脑细胞减少。

（三）代谢功能降低

内分泌系统的变化使激素分泌发生改变，明显影响机体的代谢功能。糖代谢、钙代谢、肌肉组织功能下降，肾排泄功能减退，这些改变给老年人的物质代谢带来不良影响。

1. 基础代谢率降低　老年人体内的去脂组织或代谢活性组织减少，脂肪组织相对增加。与中年人相比，老年人的基础代谢率降低 15%~20%。老年人年龄每增长 10 岁，基础代谢率约降低 2%。75 岁时基础代谢率较 30 岁时下降 26%。因此老年人的能量供给应适当减少。

2. 合成代谢降低，分解代谢增高　合成与分解代谢失去平衡，引起细胞功能下降。

3. 脂质代谢能力降低　易出现血甘油三酯、总胆固醇和低密度脂蛋白胆固醇升高，高密度脂蛋白胆固醇下降的现象。这是由于组织吸收和脂蛋白的利用减少，因而发生了清除障碍。同时，随着年龄的增长，脂肪合成酶的活性增强，而分解酶的活性降低，造成老年人脂肪组织中脂肪积累增多，许多细胞膜的脂肪含量也增多。老年人机体内的抗氧化酶活性降低，自由基使脂质过氧化，产生大量丙二醛（malondialdehyde，MDA）和脂褐素（lipofuscin），对机体造成损伤，导致慢性病的发生。老年斑就是脂质过氧化物——脂褐素引起的。

4. 蛋白质合成代谢降低　在衰老过程中，氨基酸转化速度明显变慢，故蛋白质合成代谢降低，包括酶和激素的生成。酶的活性因酶蛋白结构发生变化而降低，如消化酶、代谢酶、乙酰胆碱酯酶、ATP 酶等的活性均随年龄的增长而下降。此外，激素的合成与分泌不仅随年龄的增长而下降，激素受体也因结构改变而对激素的敏感性降低，亲和力下降，从而导致激素的生理效应下降，如甲状腺素、肾上腺皮质激素、性激素等。

5. 糖代谢降低　老年人的糖代谢明显降低，同时，人体的糖耐量亦随年龄的增长而下降，其原因是胰岛素合成及胰岛 β 细胞对葡萄糖的敏感性均降低。胰岛素结合部位及其对胰岛素的亲和力与应答力亦降低，故老年人易患糖尿病。

6. 水盐代谢降低　人体水分总量随年龄的增高而减少，如从体液分布看，主要是细胞内液的减少。其原因是肾功能因肾小动脉硬化和肾小球破坏而发生了改变，从而不能调控水的平衡。细胞外液的主要成分钠和氯的总量没有年龄差，但细胞内液的主要成分钾、镁和磷的总量却随老年细胞内液的减少而降低，从而影响细胞外液的渗透压及酸碱平衡，故老年人易发生脱水、浮肿等现象。钙易沉着于软组织和动脉引起硬化。除摄入量不足外，老年人对钙的生物利用率降低，加上调控钙代谢的甲状旁腺素和维生素 D 合成不足，使之更容易缺钙，导致骨质减少而发生骨质疏松症和骨折。尤其是女性更加明显，40~50 岁骨质疏松发生率为 15%~30%，60 岁以上可达 60%。老年人对钙和维生素 D 的摄入均应增加。

7. 维生素代谢降低　维生素是维持身体健康、促进生长发育和调节生理功能所必需的一类营养素，人体对维生素的生理需要量虽然很少，但大多数维生素不能在体内合成或不能大量在组织中贮存，因此必须经常由食物供给。老年人由于食量减少，生理功能减退，易出现维生素 A、维生素 C、维生素 E 等抗氧化维生素缺乏，继而使老年人易患动脉粥样硬化、癌症、白内障等因氧化损伤引起的疾病。同时，老年人因户外活动减少，由皮肤形成的维生素 D 量降低，加之肝、肾功能衰退致使通过肝、肾转化为维生素 D 的活性形式减少，易出现维生素 D 缺乏。

二、老年妇女的特殊生理改变

女性在45岁以后性腺功能明显衰退，卵巢变小萎缩，雌激素分泌显著减少，正常情况下雌激素水平为50~120ng/mL，绝经后雌激素水平为0~15ng/mL。

妇女绝经后雌激素水平下降，比男性更容易患心血管疾病和骨质疏松症，因此，在一定意义上，老年妇女的营养和膳食更应该受到重视。

第三节　老年营养健康管理

一、营养状况评价

营养状况评价（nutritional assessment）是指对老年人的营养调查结果进行综合分析并做出判断的过程。营养调查的流程包括膳食调查（dietary intake assessment）、人体测量（anthropometric measurement）、临床检查（clinical observation）和实验室检查（biochemical test）四个部分。到目前为止，老年人的营养状况评价还没有金标准，临床上一般根据老年人的疾病情况，结合营养调查结果进行综合评价，以判断老年人营养不良的程度。

（一）膳食调查的基本方法

膳食调查的方法有定量和定性两大类。定量调查包括询问法、记录法、化学分析法等；定性调查主要指食物频率法，该法是询问法的一种，也可半定量地调查膳食摄入情况。

（二）膳食评价内容

无论采用哪种膳食调查方法，所获得的调查结果都要从能量和营养素摄入量、能量分配、膳食模式分析、蛋白质的食物来源、脂类的食物来源、矿物质和维生素的食物来源、餐次分配等方面评价其膳食是否满足健康或疾病状态下的营养需要。

（三）人体测量的基本方法

人体测量是评价人体营养状况的主要方法之一，可以反映老年人的营养状况，发现营养不良并评价营养治疗的效果。人体测量有两大范畴，一是生长发育测量，包括对头围、体重、身高（长）等的测量；二是机体组成测量，如对皮褶厚度、上臂围、腰围、臀围等的测量。

体重、身高是人体测量资料中最基础的数据，也是临床常用的营养状况评价指标。体重可以反映或长或短时间内营养状况的变化；而身高则反映长期的营养状况。短期的体重变化主要反映体液平衡的改变，较长期的体重变化则代表组织重量的变化。体重变化是将体重改变的幅度与速度综合分析的评价指标，它可以更好地反映机体能量与蛋白质代谢的改变，提示是否存在蛋白质-能量营养不良。BMI是目前最常用的体重指数，是评价肥胖和消瘦的良好指标。

人体组成的测定包括脂肪组织（fat mass，FM）的测量、无脂组织（fat free mass，FFM）的测量。临床常用的方法包括皮褶厚度测定、上臂围测定、生物电阻抗法等。其中基于生物电阻抗法（bioelectrica limpedance analysis，BIA）法的人体体成分检测是目前临床应用前景较好的营养状况检查方法。BIA检测具有快速、简便、无创、安全等特点，适用于各类人群，卧床老年人也可进行检测。另外，用BIA不仅可以算得体内总体水分含量，还可以正确估计某些特殊疾病状态下体内水分的异常分布。同时，临床上常用代谢车（间接能量测定仪）对老年病患者进行代谢检测，通过计算人体的能量消耗及三大营养素在能量消耗中的构成，得出其在人体的代谢情况与平衡状况，从而调整能量供给，改善患者的呼吸功能，减轻肝肾负担，增强患者体质并提高免疫力，为抢救、治疗、康复等工作提供科学有效的临床营养支持和保障。

（四）临床检查的基本要求

临床检查包括询问病史、主诉症状及寻找与营养状况改变有关体征。检查时通常要注意头发、面色、眼、唇、舌、齿、龈、面（浮肿）、皮肤、指甲，以及心血管、消化、神经等系统，常见营养缺乏病的临床表现，如表14-6-1。

表 14-6-1　营养缺乏的常见临床表现

部位	临床症状	营养素缺乏
全身	消瘦、发育不良	能量，蛋白质、维生素、锌
	贫血	蛋白质、铁、叶酸、维生素 B_{12}、维生素 B_6、维生素 C
头发	易脱、脆、干燥	能量、蛋白质
	稀疏、色素少	生物素、能量、蛋白质
	头发竖立	蛋白质
皮肤	干燥	维生素 A、必需氨基酸
	毛囊角化过度	维生素 A、必需氨基酸
	毛囊周围淤血	维生素 C、维生素 K
	皮炎	维生素 PP
	鼻唇沟皮脂溢出	维生素 PP、维生素 B_2、维生素 B_6
眼	干眼病、毕脱氏斑、夜盲	维生素 A
	眼睑炎	维生素 B_2
唇	干裂	维生素 B_6、维生素 B_2、烟酸
	口角炎	维生素 B_6、维生素 B_2、铁
牙龈	出血，肿胀	维生素 C
舌	品红色舌	维生素 B_2
	乳头萎缩	铁、维生素 PP、叶酸、维生素 B_6
	舌炎	铁、维生素 PP、叶酸、维生素 B_6、维生素 B_{12}
指甲	反甲	铁
皮下组织	水肿	蛋白质 - 能量营养不良，维生素 B_1
肌肉骨骼	肌肉消耗	蛋白质 - 能量营养不良
	弓形腿	维生素 D、钙
	肋骨串珠	维生素 D、蛋白质 - 能量营养不良
循环系统	水肿	维生素 B_1、蛋白质
	右心肥大，舒张压下降	维生素 B_1
其他	甲状腺肿	碘
	肥胖、高脂血症、动脉硬化、高血糖、饥饿	各种营养失调

（五）实验室相关检查结果的临床意义

实验室检查一般包括营养指标检查和免疫指标检查。常见的检查内容包括：①血液中营养素或其标志物含量的测定；②血液、尿液中营养素代谢产物含量的测定；③与营养素有关的血液成分或酶活性的测定。临床常用的免疫功能测定主要有总淋巴细胞计数（total lymphocyte count，TLC）和迟发型皮肤超敏试验（delayed cutaneous hypersensitivity，DCH）两种方法。

（六）营养状况综合评价方法

营养评价的目的是要准确判断老年人的营养状况，在营养治疗过程中监测营养状况的改善。需要把膳食调查、人体测量、临床检查和实验室检查结果相结合，进行营养状况综合分析。临床的综合评价方法有很多，可根据检测指标和评价目的进行选择。常用的有预后营养指数（prognostic nutritional index，PNI），住院老年人预后指数（hospital prognostic indicator，HPI）和主观综合评价（subjective global assessment，SGA）。

二、营养健康管理

随着社会经济和医学保健事业的发展，人类寿命将逐渐延长，老年人口比例不断增大，老年人合理营养有助于延缓衰老进程、促进健康和预防慢性退行性疾病，提高生命质量。2022 年版《中国居民膳食指南》中将 65 岁及以上的成年人定义为老年人，分为 65~79 岁为一般老年人和 80 岁及以上的为高龄老年人。

（一）老年人的营养健康管理

《中国居民膳食指南（2022）》中老年人膳食指

南核心推荐：①食物品种丰富，动物性食物充足，常吃大豆制品；②鼓励共同进餐，保持良好食欲，享受食物美味；③积极户外活动，延缓肌肉衰减，保持适宜体重；④定期健康体检，测评营养状况，预防营养缺乏。

除此之外，需要关注老年人的体重变化，定期测量；用体质指数（body mass index，BMI）评判，老年人的适宜 BMI 范围为 20.0~26.9kg/m^2。在没有主动采取减重措施的情况下出现明显体重下降时，要主动进行营养和医学咨询。老年人应根据自身情况定期到有资质的医疗机构参加健康体检，一般情况下每年可以参加 1~2 次健康体检。老年人应关注自己的饮食，经常自我测评营养状况，记录自己的饮食情况，尽可能达到膳食指南中每天 12 种、每周 25 种食物的推荐，主动健康，快乐生活。

（二）高龄老人的营养健康管理

高龄、衰弱老年人往往存在进食受限，味觉、嗅觉、消化吸收能力减弱，营养摄入不足的问题。因此，需要能量和营养密度高、品种多样的食物，多吃鱼、畜禽肉、蛋类、奶制品及大豆类等营养价值和生物利用率高的食物，同时配以适量的蔬菜和水果。

1. 多种方式鼓励进食，保证充足食物摄入 鼓励老年人和家人一起进食、力所能及地参与食物制作，融入家庭活动，有助于增进食欲和进食量。对空巢和独居老人强调营造良好的社会交往氛围，集体进餐改善心理状态，保持乐观情绪。

2. 选择适当加工方法，使食物细软易消化 高龄、衰弱老年人的咀嚼吞咽能力、消化功能减退更为明显，在食物选择上受到一定限制。因此食物不宜太粗糙、生硬、块大及油腻，应尽量选择质地松软易消化的食物。此外，高龄老年人的口腔分辨能力减弱，应选择少带刺、带骨的食物。

3. 经常监测体重，进行营养评估和膳食指导 老年人应经常监测体重，BMI 最好保持在 20~26.9kg/m^2 对于体重过轻或近期体重下降的老年人，应进行医学营养评估，常用营养风险筛查 2002 或微型营养评定简表，如表 14-6-2。

表 14-6-2 微型营养评估简表（MNA-SF）

指标	0分	1分	2分	3分	评分
食欲及食物摄入					
体重减少					
活动能力					
近三个月心理压力或急性疾病					
精神状况					
BMI/（kg·m^{-2}）					
小腿围*/cm					

注：评价标准。12~14 分：营养正常。8~11 分：营养不良风险。0~7 分：营养不良。

*不能获得 BMI 时，用小腿围替代。

4. 衰弱及其测评 衰弱（frailty）指老年人生理储备下降导致机体易损性增加、抗应激能力减退的非特异性状态，衰弱常为多种慢性病、某次急性事件或严重疾病的后果。除遗传因素外，增龄和营养不良是衰弱发生的重要危险因素。最常用的测评标准为 Freid 衰弱评估方法。

5. 合理使用营养品 关注老年人的进食情况，鼓励摄入营养密度高的食物。高龄和衰弱老年人进食量不足目标量 80% 时，可以在医生和临床营养师的指导下，合理使用特医食品。吞咽障碍的老年人选用及制作易食食品，有吞咽障碍的老年人，要调整饮食结构，流体食品黏度适当、固态食品不易松散、密度均匀顺滑，减少进食引起呛咳误吸的风险。

6. 坚持身体活动和益智活动 高龄老年人身体活动原则：少坐多动，动则有益；坐立优于卧床，行走优于静坐；建议每周活动时间不少于 150 分钟；活动量和时间缓慢增加，做好热身和活动后的恢复；强调平衡训练、有氧和抗阻活动有机结合；卧床老年人以抗阻活动为主，防止和减少肌肉萎缩；坚持脑力活动，如阅读、下棋、弹琴、玩游戏等，延缓认知功能衰退。

（李增宁 薛红妹）

参考文献

1. COLMAN R J, BEASLEY T M, KEMNITZ J W, et al. Caloricrestriction reduces age-related and all-cause mortality inrhesus monkeys [J]. Nature cmmunications, 2014, 5: 3557.
2. 王明刚, 左红云. 饮食营养抗衰老规范化指南 [J]. 中华老年病研究电子杂志, 2017, 4 (01): 1-4.
3. TROESCH B, EGGERSDORFER M, LAVIANO A, et al. Expert opinion on benefits of long-chain omega-3 fatty acids (DHA and EPA) in aging and clinical nutrition [J]. Nutrients, 2020, 12 (9): 2555.
4. PENG T C, CHEN W L, WU L W, et al. Sarcopenia and cognitive impairment: A systematic review and meta-analysis. Clin Nutr. 2020, 39 (9): 2695-2701.
5. 逄玥, 谢瑞瑞, 刘晨, 等. 我国老年人认知水平变化轨迹及其分化 [J]. 现代预防医学, 2022, 49 (12): 2223-2227.
6. BERENDSEN AAM, KANG JH, VAN DE REST O, et al. The Dietary Approaches to Stop Hypertension Diet, Cognitive Function, and Cognitive Decline in American Older Women [J]. J Am Med Dir Assoc. 2017, 18 (5): 427-432.
7. BERENDSEN A M, KANG J H, FESKENS E J M, et al. Association of Long-Term Adherence to the MIND Diet with Cognitive Function and Cognitive Decline in American Women [J]. J Nutr Health Aging. 2018, 22 (2): 222-229.
8. 孙长颢. 营养与食品卫生学 [M]. 北京: 人民卫生出版社, 2017.
9. 伯恩斯坦, 罗根. 老年营养学 [M]. 上海: 复旦大学出版社, 2012.
10. 中国营养学会. 中国居民膳食指南 (2022)[M]. 北京: 人民卫生出版社, 2022.

第七章 老年人群运动能力评价与运动健康管理

人的自然衰老不可避免，疾病会加速衰老进程，如何最大限度提高和延长健康生存寿命已是公共卫生部门面临的重要民生问题。进入成年阶段生理功能发育成熟后，老龄化进程就已经开始，尽管变化的速度因人而异，但在老龄化过程中各项生理功能均在不断减弱。

越来越多的循证医学数据表明，提升老年人运动功能可以延长预期寿命和健康生存寿命。鼓励老年人运动，提高运动素质有助于延缓衰老、改善生活质量，辅助慢性病的治疗与康复。这就涉及体能的概念，即日常生活活动能力和运动耐力，这些主动健康指标在既往健康管理中常被忽视。

无论健康老年人，或是运动功能加速减退、需要长期护理的老年人，运动能力都是一项非常重要的指标。经典理论和实践表明，适当参加有氧运动和肌肉运动，不仅可以保持或提高身体的独立性，有助于维持甚至改善老年人的生活质量。考虑到自然衰老的速度和慢性病的存在，老年人的运动锻炼不能简单照搬健康成人的方案。在健康管理行业中要积极推动老年人规范、科学的运动功能评估，更要积极倡导主动运动，鼓励老年人参与科学、精准、个性化的运动锻炼。

运动功能评估包括运动素质评估与心肺耐力评估。由于不同人群的运动习惯、疾病类型、用药情况不同，难以准确地设计自然衰老的评估体系，仅根据年龄进行标准化的评估。国外有学者做了相关研究，但并不适合于全面评估，只能用于理论研究和对老年人健康管理的思考。根据老年人的身体特点及健康状况进行评估，给予运动建议，进行运动干预，可以更为精准且易获得老年人的认可，同时具有推广和实施意义。

健康管理行业应向国人普及区别于有病无病的体能概念，即身体活动能力、运动耐力，也就是对个体的体能年龄进行评估。通过综合评估运动功能来对老年人的功能水平进行合理分级。

本章目的：建立关注老年人运动能力的认识，找到适用于老年人运动功能评估的内容、评估方法。对个人运动功能进行评估，才有可能提供安全有效的锻炼计划，提高运动的可实现性，激励老年人长期参与到运动锻炼中来，并客观评估运动效果，及根据评估结果调整锻炼计划。

人体的衰老过程是普遍的、全方位和不可避免的。老龄化由生活方式，特别是由无久坐的生活方式及日常身体活动（physical activity，PA）所决定。老龄化与久坐的生活方式、肌肉功能和心肺功能下降有关，导致各项身体活动受限和保持独立功能的能力受损。即使日常生活活动足量，仍存在随着年龄的增长肌肉保有量下降、有氧能力降低的现象，这一现象在衰老和许多慢性病的发生、发展中发挥着加速衰老的作用。所以，对患有心血管疾病、脑卒中、糖尿病、骨质疏松症和肥胖症的老年人，提升体能和有氧耐力对于改善活动能力、心理健康和生活质量以及降低死亡率等有着无法替代的临床益处。主动运动可改善营养状况差、肌耐力差、身体活动能力差等情况，从而优化老龄化期间的各种生理和心理功能。

应用主动运动的方式治疗及干预老龄化进程中的慢性病与自然衰老，需要采取医疗措施进行个体化的调整和控制，以确定运动强度与运动量，如图 14-7-1。研究显示，运动存在剂量反应效应，并可根据健康状况或医疗条件，使用不同的运动类型、运动强度及频率进行个体化运动干预。其中要点是运动为针对多个生理系统进行整体干预，并非药物治疗中仅针对单一结果。运动可以替代或部分替代药物治疗（如抑郁症），可在预防和治疗中发挥主要作用（如肌少症或阿尔茨海默病等）。

健康管理是促进老年人主动运动的重要手段。本章将对老年人运动健康的评估和促进提出一些思路和方法，用日常身体活动和多样化的运动促进老年人健康，以及疾病的预防和治疗。本章并不推荐以疾病为导向或以年龄性别划分的具体运动处方，因为运动对于个人有着不同的效果和风险，需要在功能评估后根据客观功能水平制订方案，才能确保运动干预的安全性和有效性。

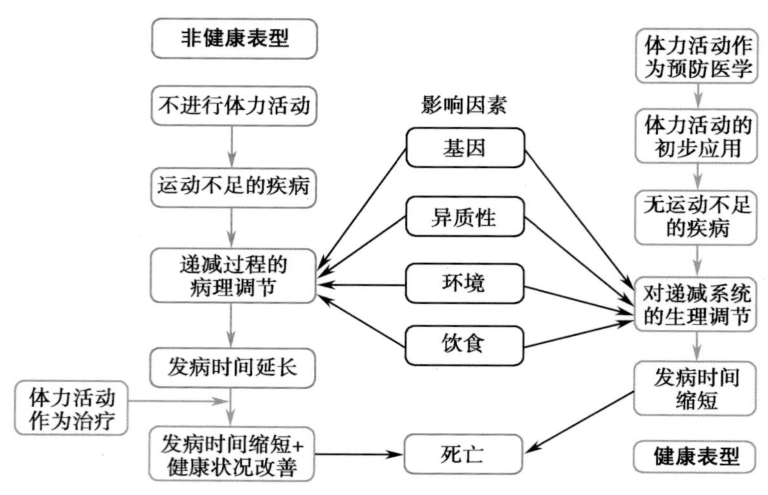

图 14-7-1　健康表型与非健康表型

第一节　老年人群的运动干预与运动控制

老龄化过程中的衰弱和体能衰退与疾病和功能障碍的过早发生、疲劳长期累积以及过度劳损有关。虚弱、肌少症和认知能力减退，是功能障碍和老龄化加速的前兆，会影响人群的全因死亡率，并增加心血管疾病、2 型糖尿病、肥胖、精神健康等问题在生命末期的发病率。

老年人参加日常体力活动可以作为一种预防措施，应培养终身运动习惯，并与其他生活方式因素（如饮食）相结合。应倡导老年人主动运动，以延缓运动功能下降和运动功能障碍，达到健康老龄化的目标。近几十年来，很多研究都表明老年人积极参与运动，会延缓老龄化进程、提高生活质量和减少死亡率。

老年人的人体成分研究表明，老龄化与骨骼和肌肉质量的显著下降以及脂肪组织的增加有关。随着年龄的增长，脂肪堆积会导致代谢功能障碍（肌肉质量和力量损失）、2 型糖尿病、心血管疾病，以及导致其他疾病发生风险的升高。

随着年龄的增长，肌肉功能和心肺功能下降，导致老年人进行日常活动和保持独立的能力受损、认知能力下降，特别是在推理、处理速度、注意力、执行功能和记忆方面，原因来自额叶和内侧颞叶包括海马体和杏仁核的结构老龄化。运动除了能改善老年人的肌肉力量、肌肉质量、骨密度和活动能力外，对认知功能也有好处。

老年人的运动干预方案必须考虑运动量和强度的剂量反应关系。例如，阻力负荷、有氧运动、平衡练习和体位转移训练等可以有效改善功能衰退，改善虚弱状态（体重、力量、耐力活动、身体活动水平、能量）和认知，优化老年人的功能水平。

肌肉动力输出（收缩力和运动速度的乘积）与日常生活任务中的身体功能密切相关。随着年龄增长，肌肉容积与力量急剧下降，因此在运动处方中需要尽可能进行足够强度的抗阻训练（又称“力量训练”）。肌少症的老年人（随着年龄的增长，肌肉质量、力量和功能的丧失）更需要全面评估后进行精准的高强度抗阻训练才能达到最佳的肌肉适应性。

设计健康老年人的运动干预方案，应与生活方式相结合，不能千篇一律，而要将其纳入日常生活活动中，提高可实现性。例如，尝试增加走楼梯时长而非完全采用电梯代步，洗碗等家务劳动时尝试交替移动身体重心甚至单腿站立，起坐动作中不用依靠手臂支撑而慢慢站立和坐下，这些活动不仅涵盖了有氧运动、平衡训练及肌肉力量增强等多方面内容，还能帮助老年人形成更加积极健康的运动习惯，从而更有效地促进身体健康。老年人运动干预应关注的基本理论框架与健康管理方向如下。

1. 背景概念　包括研究老年人姿势和运动障碍及神经心理学的系统方法。

2. 步行　包括步态的稳定性和老龄化改变；自然老龄化引起的步态与视觉控制变化；行走能力与敏捷性；平衡、步态失调、认知和跌倒风险的关系；帕金森病患者的步态；肌少症与肌肉疲劳对行走的影响。

3. 姿态及姿态恢复训练　包括视觉控制与触觉对老年人姿态稳定的影响；老年人的平衡控制；老年人的跌倒和姿势稳定性；运动训练最大限度地提高姿势控制能力并减少伤害；脑卒中引起的平衡失控与运动治疗；运动障碍老年人的运动与平衡；运动游戏有助于运动训练和康复；训练步态和体位控制；人工智能与站立平衡的神经控制。

4. 心肺耐力与肌肉耐力训练　包括心肺耐力概念与评估；峰值摄氧量（VO_{2peak}）是强有力的预测指标，负荷心肺运动试验，作为心脑血管运动警戒线的预测；提高心肺耐力有助于心脑血管康复与肿瘤康复。

第二节　评估老年人群的运动素质与身体活动能力

成年人在40岁即可出现通过医学检测可知的生理功能以及相关的解剖学自然衰老。例如，进行性认知衰退，影响记忆和学习；骨骼肌萎缩并逐渐变弱（称为“肌少症”）；与衰老相关的骨密度下降及其导致的骨质疏松症。鉴于老年人中普遍存在慢性病及身体机能下降等情况，重视并促进他们积极参与体育活动显得尤为重要。建议对中老年人开展定期的运动功能评估，了解其当前的健康状况，以及是否存在虚弱、渐进性虚弱和残疾，这样的评估是健康管理过程中极其关键的一环，对于预测未来可能出现的健康风险具有重要价值。

规律进行适度的体育活动有助于改善身体和精神功能，并辅助慢性病的治疗与康复，使老年人能够维持健康所需要的最低体力活动水平，具备独立进行日常身体活动的能力。为相对健康的老年人和身体虚弱者提供更多的公共卫生预防策略，促进老年人的体育活动，是健康管理中一项重要的工作内容。

规律进行适度体育活动对健康和体弱老年人是安全的，通过定期完成从低强度步行到更为剧烈的运动和阻力练习，可以降低患心血管疾病、代谢疾病、肥胖症、认知障碍、骨质疏松症和肌肉无力、跌倒的风险。然而，目前老年人参加体育活动的比例仍然很低，临床医生、家人或朋友的影响可使老年人更为积极地参加体育活动。

一、老年人的运动干预原则

老年人的运动方案需要具备有计划、有安全评估、可重复性强等特点。方案需要结合功能水平进行综合干预，通过有氧能力、肌肉力量和耐力、平衡、协调和灵活性训练，延缓老龄化和衰弱，改善或保持身体健康。

二、老年人运动功能简易评估

老年人体重指数较高，腹型肥胖较多，肌肉较少且较弱（以下肢更为显著），骨密度较低，心肺功能、代谢以及认知功能下降。研究表明，与年轻人相比健康老年人支配腿部肌肉的运动神经元减少30%~50%。衰老过程中出现的损失难以完全避免，但通过运动训练可改善心肺系统、新陈代谢系统和肌肉骨骼系统的功能和结构。鼓励老年人参加日常体力活动及运动锻炼，可有效保持肌肉耐力以及骨骼、肌肉、心肺、代谢和运动神经元的功能水平。

临床上，虚弱被认为是由全身各个系统的多种缺陷引起的老年综合征。体弱者的身体和精神功能受到严重损害，限制其完成日常生活必需活动的能力。这是老年人运动干预的普遍问题，因此必须进行功能评估才可以制订运动处方。通常根据五项指标来判定虚弱的程度：①未刻意干预的体重减轻；②体力活动水平降低；③步行速度慢；④疲惫和虚弱；⑤容易跌倒。虚弱是一种动态过程，需要定期进行功能评估，如表14-7-1。

三、老年人运动建议的制订

循证医学数据表明，对于久坐人群定时进行1分钟的超短时间活动，同样可以改善身体机能。剧烈活动不适合久坐的老年人，但专业运动员即使年龄已经偏大，仍然可以参加非常高强度的运动训练和比赛，且比赛期间发生不良事件的风险

表 14-7-1　身体虚弱简化指标及测量

指标	计量参考
步行速度	<0.8m/s 或步行 4 米需要 5 秒以上 不能走 804.672 米或无法独立上下楼梯
站立	在 30 秒起坐测试中，站立时间>10s 完成 5 次椅子起立需要 30 秒以上
肌肉强度和力量	男性握力<37kg 女性握力<21kg 站立跳跃<8cm
平衡	单腿站立平衡时间<10s
日常生活活动	难以完成繁重的家务劳动 久坐的生活方式和与社交功能受限 动作协调性不足
自我报告的健康状况	在 PRISMA 7 问卷中得分>3 分 在过去 3 个月中未经刻意干预体重下降>3kg 慢性疲惫或疲劳

与年轻人相似。这证实老年人不能顾及年龄而不敢进行运动。经常慢跑的老年人出现身体功能障碍的时间可推迟近 9 年，死亡风险降低。与中等强度运动相比，常规进行剧烈运动者，罹患心血管疾病的风险也较低，活动能力好的老年人更不容易发生心脑血管急性事件。每周大于 150 分钟的中等强度有氧运动，如散步或其他中等强度有氧运动的活动，与不运动相比，其发病率、死亡率和出现功能依赖的风险至少降低 30%。每周行走 5~7 天可降低 50%~80% 的运动障碍风险并使寿命延长约 4 年，无残疾预期寿命延长约 2 年。且以上健康作用是独立于体重指数改善而发生的。

更高强度的活动带来更大的健康获益，因此在健康管理中应进行更为精准的评估，使老年人可安全地进行和适应更高强度的活动，从而取得更大的健康获益。

为了优化运动干预的效果，必须进行精准评估，依照老年人行为特征和运动习惯，力求方案可长期坚持。方案设计要丰富多样，采用与每个老年人生活方式相关联的运动方式，必须考虑其娱乐性、团体化和个性化，把被动的疾病治疗变为主动的管理健康。

建议老年人进行增加肌肉容积及力量的运动，以对抗肌少症带来的影响。中等和高强度的力量训练（使用最大力量的 60%~80% 负荷的阻力）可以增加肌肉容积及功能，即使高龄衰弱的老年人也应重视肌肉力量练习。因低肌肉质量和力量与老年人的行动障碍有关，大多数的抗阻力量训练研究是针对大腿和上半身的肌肉而设计的，但训练踝跖屈肌（小腿肌肉）也很重要，因为该肌肉群的力量下降与步行速度降低有关，并且通过增加力量可以改善平衡功能，降低跌倒风险。

身体虚弱的老年人应该进行中等强度的下肢力量练习和功能训练，包括步行、椅上坐起、平衡和类似游戏的活动，每周 2~3 次，每次持续约 45 分钟。力量和耐力训练的结合改善了肌肉、心肺和代谢情况，有助于提高生活质量。中度功能障碍或虚弱的老年人应将阻力和耐力训练相结合，比单独的运动形式更有益于改善功能和活动性，改善行走姿势和平衡能力，并降低跌倒风险和发生代谢性疾病和心血管疾病的风险。此外，在身体虚弱的老年人中，建议进行 12 个月的综合训练，将有氧、力量、平衡和柔韧性组合起来进行，比单独的传统有氧训练更有效，并将行动不便的风险降低约 30%。

第三节 老年人群的运动方式

一、步态训练建议

高龄老年人应优先考虑保持步态能力，配合一定的有氧训练。如改变步伐和方向的行走、跑步机行走、踏步和爬楼梯等，是实现有氧适应性和改善步态、活动能力的方式。还可以将模拟现实生活活动（如负重相关的家务活动）与有趣的社区集体活动相结合，如广场舞是一种很好的有氧活动。严重关节炎或平衡障碍者推荐水中运动、坐式踏步机或卧式自行车等。

如果不能独立支撑体重或跌倒风险高，则优先选择抗阻训练，包括器械哑铃练习和自身重量抗阻，并可与八段锦、太极拳、瑜伽结合。可从平衡训练与行走配合开始。运动时间可以从 5~10 分钟（或更少）开始，逐步坚持到 20~30 分钟。运动强度可以从中等强度逐步增加到剧烈运动。对于因心律失常、服用 β 受体阻滞剂或植入心脏起搏器等原因不能以心率作为衡量运动强度标准的人群，可以通过感知劳累量表来评估运动强度。如果认知障碍导致无法使用主观感知消耗，可以用疲劳指数来观察运动者的呼吸频率、气促程度、说话能力、出汗或面部表情等进行评估。

二、抗阻力量训练建议

对于严重虚弱的老年人，高强度的阻力训练十分有效。为了最大限度地提高肌肉骨骼系统的适应性和时间效率，建议每周进行 2 或 3 次力量抗阻训练，从 1 或 2 组开始，逐渐增加到 2 或 3 组，重复 8~12 次。阻力训练应针对上身和下身参与功能和活动的主要肌肉群。运动程序可以包括多关节练习（抗阻屈伸膝、卧推等）和单一肌肉群（如肱三头肌伸膝、髋关节外展），以 6~10 个练习组成一个综合运动处方。对于刚开始运动者，可以进一步简化为 3 或 4 个练习。建议同一部位不连续训练，至少间隔休息一天，以使肌肉有时间恢复，逐步增加肌肉容积与力量。虽然老年人对力量训练有所顾忌，但循证医学证据表明，让老年人逐步适应高强度运动，安全地触及自身的最大力量，可以极大提高老年人的生命力，抵御疾病、防衰老，并减少慢性病的发展。

高强度训练通过测量肌肉力量的 1 次重复最大力量（repetition maximum，1RM）或个人在单次重复某一肌肉群时能以良好形式举起的最大重量来实现。在刚开始 1~2 周的训练中使用相当于 1RM 的 30%、50%、60% 的重量。研究显示，当老年人力量抗阻训练进展到 1RM 的 70% 和 80% 的强度，更能促进力量增长。需要训练者和被训练者知道如何感知主观劳累并客观评价运动强度。

积极的肌肉力量和爆发力的训练能显著提高老年人的身体功能，并能减少高龄人群的跌倒发生率。力量训练主张使用慢速的气阻器械力量训练，可以非常安全地提高肌肉力量，并刺激肌肉肥大，同时减少跌倒的发生。为了安全起见，建议多进行下肢阻力训练。下肢的力量训练可以达到 60%~70% 的峰值力量（1RM）。在爆发性阻力训练中使用高负荷是一种可行的策略，以同时改善老年人的肌肉力量、功率和耐力。低到中等强度（即 1RM 的 40%~60%）力量训练可以明显提高最大力量和心肺耐力，减少体弱老年人的跌倒风险。老年人训练不主张使用自由重量和重量机，而主张使用安全的气动阻力机，当能够承受自身体重的运动训练后，就可以进行下肢肌肉训练以确保进步。

三、有氧训练建议

研究表明，老年人峰值摄氧量（VO_{2peak}）的增加与死亡和许多其他慢性病的风险降低有关。老龄化与心肺耐力的下降有关，这主要与最大每搏量和心率减少引起的最大心输出量下降以及氧气动静脉差的变化有关。有氧训练可以抵消这些与年龄有关的现象，通过诱导中枢和外周神经系统的适应性，提高峰值摄氧量和骨骼肌通过氧化代谢产生能量的能力。老龄化期间，通过增加心肺功能，能最大程度地降低心脑血管事件的发生率。因此，有氧能力是身体健康的一个重要组成部分，特别适用于虚弱老年人。功能严重衰退的老年人在神经肌肉能力明显下降的情况下，可能无法进行足够的有氧训练，可以循序渐进地进行小重量、多频次、多组数的运动刺激，使老年人的有氧能力提高，使心脑血管、免疫功能有非常好的适应能力，达到健康老龄化的标准。

老年人的有氧运动可以包括改变步伐和速度的行走、平地走路、平板上行走、简易踏板台阶训练、短距离爬楼梯、固定式坐式自行车、跳舞或水上运动。骑自行车或水中有氧运动是更实用的选择。若患有脑卒中、腿部溃疡者，以及截肢或其他暂时或永久不能使用下肢，臂力训练可以作为有氧运动的替代品。

在训练的前几周，耐力练习可以从 5~10 分钟开始，逐步进展到 15~30 分钟，频率为每周 3~7 天，老年人低强度训练可以每天进行，不必间隔。改善有氧能力最好是进行中等强度到高强度的有氧运动，而高强度间歇训练（high-intensity interval training，HIIT）即 85%~95% 的峰值心率，间隔 1~4 分钟，对健身和一些健康结果的影响最大，也就是效果最好的，需要健康管理机构在训练前进行精密的心肺运动试验评估。

为了继续适应有氧运动，需要逐步增加训练强度，就像其他运动方式一样。①手握小重量重物负重摆臂行走。②快步走或增加步行坡度。③背包负重行走。④推车负重行走。⑤自行车骑行：可提高蹬车速度，增加踏板阻力，增加坡度。⑥水中活动：在划水时使用阻力设备以增加阻力。⑦网球：逐渐从双打比赛过渡为单打。⑧高尔夫球：尽可能独立携带球杆负重，采用自己步行的方式，而非依靠高尔夫球车。⑨舞蹈：增加动作的节奏，增加手臂和腿的动作。

四、平衡训练建议

老年人应在进行有氧运动和步态训练之前进行平衡训练。在不摔倒的情况下，尽可能练习平衡训练的姿势或动作（如单腿站立）。并在适应后不断增加难度，如闭眼单腿站立。与渐进式阻力训练中应用的原则相似，即适应负荷不感到疲劳后，可以逐步增加负荷，以确保运动的健康效果。即使是身体状况较为虚弱的老年人，通过正确实施平衡训练也能够显著提升自身的平衡能力。

第四节　老年人群长期体力活动和运动干预的安全性

循证医学证据表明，长期（>1 年）进行体育锻炼对老年人来说不仅不会增加健康问题、死亡、住院或骨折等风险，反而能够显著降低跌倒及其引起伤害的风险。力量抗阻训练可以改善肌肉力量、平衡、身体功能和认知能力。长期体育锻炼比长期维持较低的身体活动水平对老年人的危害更小。因此，长期体育锻炼对老年人来说是安全和有效的，且其健康获益与年龄、身体功能及认知状态无关。

低强度和中等强度的有氧运动对老年人来说风险较低，即便是更高强度的有氧运动，其风险也相对较小。研究证表明，有运动习惯的老年人，即使参与激烈竞技运动，其危险度也并不高于年轻人。据估计，由于运动的积极影响，每周进行适度短时间剧烈活动的人发生不良事件的总体风险与久坐不动的人相比大约减少 50%。

应鼓励老年人在安全的环境中成功地完成动作，使其回忆起年轻时完成过的动作，可以大大提高信心和自我效能。在开始体育活动时，还需要有参与集体活动的依从性，可选择集体散步或广场舞之类的活动。当老年人实现运动预期后，就会有很高的依从性，并能更好地长期进行群体性体育活动。

健康管理从业者、临床医生、家人或朋友等，应该鼓励老年人增加日常活动，保持身体活动能力，通过低成本和高乐趣的群体活动以及平衡和力量性训练，保持健康的身体姿态和日常生活活动能力，提高自我效能。

老年人的运动干预与健康管理应积极推动老年运动障碍的理论研究和实践推广，规范各类符合医学标准的功能评估及运动方案。通过宣传和实施老年人主动运动，可以成为推动健康中国和健康老龄化的最大动力。

（王　鹏　徐顺霖）

参考文献

1. BYLES J. Advanced age geriatric care: A comprehensive guide [J]. Australas J Ageing, 2020, 39 (1): 83.

2. LANGHAMMER B, LINDMARK B. Norwegian General Motor Function assessment as an outcome measure for a frail elderly population: A validity study [J]. Geriatr Gerontol Int, 2016, 16 (4): 432-9.
3. NUZUM H, STICKEL A, CORONA M. Potential Benefits of Physical Activity in MCI and Dementia [J]. Behav Neurol, 2020, 2020: 7807856.
4. AN H Y, CHEN W, WANG C W. The Relationships between Physical Activity and Life Satisfaction and Happiness among Young, Middle-Aged, and Older Adults [J]. Int J Environ Res Public Health, 2020, 17 (13): 4817.
5. MARZETTI E, CALVANIR, TOSATO M. Physical activity and exercise as countermeasures to physical frailty and sarcopenia [J]. Aging Clin Exp Res, 2017, 29 (1): 35-42.
6. MCPHEE J S, FRENCH D P, JACHKSON D. Physical activity in older age: perspectives for healthy ageing and frailty [J]. Biogerontology, 2016, 17 (3): 567-80.
7. NAKAGAICHI M, ANAN Y, HIKIJIY. Developing an assessment based on physical fitness age to evaluate motor function in frail and healthy elderly women [J]. Clin Interv Aging, 2018, 13: 179-184.

第八章　老年人常见心理问题与健康管理

第一节　老年人常见心理问题与健康管理措施

随着年龄增长，老年人对外界环境的适应能力逐渐减弱，当遇到负性生活事件时，具有易感性格特征的老年人容易出现孤独、恐惧、紧张不安、抑郁、暴躁等不良情绪。持久的压力或不良的心理状态对人体的健康、疾病的发生发展具有重大影响。

一、老年常见心理问题与危害

由于生理机能的衰退和社会环境的变化，老年人容易出现焦虑、抑郁、睡眠障碍等问题。由于经济收入较之前锐减，有的老年人会感到失落、自卑、无用。有的老年人面对身体健康状况的衰退，担心自己疾病缠身、拖累家人，若身体出现不适症状，会更加焦虑、恐惧、失眠，甚至产生抑郁、绝望的情绪。老年人在配偶去世后，如果不能适应新环境，容易产生孤独感，少语、少动，对未来悲观绝望。当孩子由于工作、学习、结婚等原因离家后，独守“空巢”的老人更容易产生孤独、被遗弃的心理。居住环境、家庭环境、人际关系、老年人的人格特征等都是导致老年人心理问题的重要因素。

人的心理功能和生理功能相互影响，现代医学认为心理社会因素在各种疾病的发生发展过程中均产生作用。强烈或持久的压力、负性情绪、心理冲突，会使身体内环境失衡，影响个体的神经免疫功能、心血管功能、胃肠功能、呼吸功能、皮肤功能等，导致或加重组织器官结构病理性改变，诱发各种心身疾病。目前，公认的与心理社会因素密切相关的心身疾病包括：高血压、冠心病、胃或十二指肠溃疡、肠道易激惹综合征、甲状腺功能亢进、偏头痛等。这些心身问题可显著影响患者生活质量，减少患者预期寿命，增加疾病负担，对老年人个体、家庭、社会带来不良影响。

二、老年常见心理问题的健康管理措施

对老年人的心理问题早期预防、早期发现、早期干预，是老年人健康管理的重要环节。老年常见心理问题的健康管理，通常包括以下措施。

1. 老年人对老年期的自然心理变化和环境变化，应采取正视和接纳的态度。保持乐观情绪和积极向上的心理状态是促进老年人心身健康、预防心身问题的重要基石。进入老年期后应积极转变角色，力争适应当下的社会和家庭环境。如老年人退休后要坚持参加社会活动，重新建立人际关系，在人际互动中相互理解支持，有利于个体保持心理健康。

2. 丰富老年人的精神生活，继续学习，延缓大脑衰老。老年人接受新事物的速度变慢，但并不代表老年人不能学习新事物。老年人可以学习保健知识、学习新的知识技术，如学习使用智能手机、学习上网、学习使用聊天软件、学习网络预约就医等等。老年人也可以通过各种媒介了解新闻资讯，了解社会变更，更新观念。社会各部门也可积极开发更多更方便老年人使用的产品，指导老年人通过学习掌握新产品、新技能，增强老年人的个体成就感、价值观，使老年人身心更加愉悦。

3. 老年人就医指导建议　当老年人出现很容易激动发脾气，持久的情绪低落、焦虑、失眠，或情感淡漠、反应迟钝、记忆力显著下降等症状，需要予以积极关注，请专业人员给予早期评估或到精神心理专科就诊。当老年人过度担忧躯体问题，出现严重疑病症状，严重的消极情绪、自杀念头；或敏感多疑，凭空耳闻人语，怀疑被害、怀疑钱财被偷盗，与事实不符，但患者坚信自己的想法，给予反复劝说仍不能纠正时，需要考虑患者有幻觉妄想等精神病性症状，应该尽快带患者到专科医院就诊，寻求专业医生帮助。

老年人的心理问题种类众多，本章主要介绍老年焦虑、抑郁、睡眠障碍、空巢综合征、老年人药物使用及其他心理问题的健康管理。

第二节　老年焦虑

焦虑是一种常见情绪，当焦虑严重程度与客观事件或处境不相称或持续时间过长时则为病理性焦虑。焦虑障碍是以病理性焦虑为主要特征的神经症，表现为没有事实根据也无明确客观对象和具体观念内容的提心吊胆和恐惧不安的心情，常伴有植物神经症状、肌肉紧张、运动性不安等。

老年人焦虑发生的原因既与先天的素质因素有关，也与外界的环境刺激有关。通常认为焦虑患者具有焦虑性人格特质，如自我评价低、缺乏自信、过于胆小谨慎、对轻微挫折容易紧张、交感神经容易兴奋等。长期的压力、人际关系紧张，加上患者缺乏恰当的应对方式，容易导致患者出现病理性焦虑。

一、老年焦虑的评估

广义的焦虑谱系障碍包括强迫障碍、疑病障碍、恐怖障碍等，其核心症状分别为强迫性思维/行为，坚信自己患了某种疾病反复就医检查，对特定对象的恐惧。本节主要介绍狭义的焦虑障碍，包括急性焦虑障碍和慢性焦虑障碍两种类型。

急性焦虑障碍，又称“急性惊恐发作”，是一种突如其来的强烈的惊恐体验，伴有濒死感、窒息感、失控感。急性焦虑障碍发作时，患者感觉心脏剧烈地跳动，胸口憋闷，喉头有堵塞感、呼吸困难，严重时有濒死的感觉。患者过度呼吸可造成呼吸性碱中毒，患者出现四肢麻木，口周发麻，面色苍白，腹部坠胀等症状，这些躯体症状进一步加重患者的紧张恐惧感，恐惧自己会马上死去。这类患者常常急诊就医，但到医院后身体相关检查无显著异常。一般急性惊恐发作持续几分钟或数小时，发作过后，症状可以完全缓解。如果一个月内患者有惊恐发作3次及以上，每次发作不超过2小时，排除了身体器质性因素，对患者的社会功能造成明显影响，则可以诊断为急性焦虑障碍。

慢性焦虑障碍，又称“广泛性焦虑障碍”，是老年人焦虑障碍最常见的类型。是以经常或持续的，缺乏明确对象或固定内容的紧张不安，或对现实生活中某些问题过分担心或烦恼，这种紧张不安、担心或烦恼与现实不相称，并有显著的自主神经症状、肌肉紧张及运动性不安。常见症状有担忧、恐惧、紧张、疲惫、心悸、气短、胸闷、头痛、震颤、多汗、恶心、腹胀、便秘、尿频尿急、睡眠差等。焦虑的躯体症状可发生于身体的各个系统，有时很难与躯体疾病鉴别；老年人的躯体疾病也常常并发焦虑症状，医师需要对患者的病情全面评估，以免误诊或漏诊。

老年人生理功能减退，身体会出现一些不适的症状，如头昏、乏力、疼痛等，相关身体检查表明其没有严重的躯体疾病，但患者如果焦虑严重，则会导致躯体症状持久存在或变化多端，迁延不愈。患者会进一步担心自己得了不治之症，心理负担日益重，甚至担心自己很快就会死去，出现睡眠障碍、消极抑郁情绪。焦虑症状常常与抑郁症状伴随，如果不能及时识别，患者会出现消极自杀行为，严重影响患者心身健康及生命质量。

对老年患者进行焦虑评估时，不仅要评估焦虑本身，还需要评估其躯体状况。需详细询问患者的病史，进行躯体检查，根据患者的症状完善相关实验室检查，如血液分析、血液生化、甲状腺功能、心电图、胃镜、肺部CT、脑部MRI等检查，评估患者的躯体问题及治疗药物是否与患者的焦虑症状有关。焦虑常用的评估量表有广泛性焦虑筛查量表(GAD-7)、状态-特质焦虑问卷(STAI)、综合性医院焦虑抑郁量表(HADS)、焦虑自评量表(SAS)、90项症状自评量表(SCL-90)，有条件的医院可选用汉密尔顿焦虑量表(HAMA)等他评量表。当量表评估提示中到重度焦虑时，需要由专业人员进一步评估，明确焦虑症状的发作情况、严重程度及持续时间，同时评估患者的焦虑是否伴有抑郁、认知功能下降、思维障碍等其他精神症状，与其他精神疾病进行鉴别。

二、老年焦虑的健康管理措施

1. 帮助和指导老年人培养兴趣爱好，积极参加活动锻炼等，尽量保持愉快而丰富的生活。良好的社会支持及家庭支持有利于帮助老年人消除孤单与寂寞，及时适应环境的变化，从而减少焦虑的发生，缓解焦虑症状。

2. 加强健康教育，帮助老年人认识焦虑，了解自我心理状态的变化，积极主动地配合干预治疗措施。

3. 如果患者的焦虑由躯体问题或药物导致，需要积极治疗相关躯体疾病，在病情允许范围内尽量减少或停止使用可能导致焦虑的药物。当患者焦虑严重或合并有其他较严重的精神症状时，需要到精神专科就诊。对于那些有明确心理社会因素、有明确改变动机、有认知能力以及愿意参与治疗的患者，心理治疗如认知行为治疗，是适宜的干预方式。焦虑症状严重或心理治疗无效的老年患者，需要酌情使用副作用小的抗焦虑药物。药物均应从小剂量开始，根据病情及患者身体状况逐渐缓慢增加剂量到有效治疗剂量。在用药过程中注意观察疗效及副反应，及时给予处理，提高患者的依从性及治疗的信心。老年人焦虑障碍常用的抗焦虑药物，如表14-8-1。

表14-8-1　老年焦虑、抑郁常用药物

药物种类	常用药物
抗焦虑药物	丁螺环酮、坦度螺酮 劳拉西泮、地西泮、阿普唑仑、氯硝西泮 阿米替林、多塞平、曲唑酮、米氮平、文拉法辛、帕罗西汀等
抗抑郁药物	阿米替林、多塞平、马普替林、米安色林 氟西汀、帕罗西汀、氟伏沙明、舍曲林、西酞普兰、艾司西酞普兰、曲唑酮、度洛西汀、文拉法辛、米氮平、伏硫西汀等

第三节　老年抑郁

老年抑郁常指首发于老年期，以情绪低落、兴趣减退、精力不足、思维迟缓、言语活动减少为主要表现的一种心理障碍。老年抑郁的发生目前认为与病前性格、遗传、生物学特质和社会心理因素等有关。抑郁障碍患者病前性格常为固执、依赖性强、心胸狭窄、办事认真等。多数患者发病前有社会心理诱发因素，常见的诱因有家庭问题、意外事件、配偶死亡、躯体疾病、社会支持不足等。老年抑郁常与高血压、糖尿病、帕金森氏病等共病，老年抑郁也是痴呆的重要危险因素。老年患者躯体疾病合并抑郁障碍，不仅导致躯体疾病治疗困难、死亡率增加，而且增加了护理难度，疾病负担增加。严重抑郁会导致患者出现自残或自杀行为。

一、老年抑郁的评估

老年抑郁的主要症状为心境低落，思维迟缓，意志活动减退，患者可伴有各种躯体症状，严重者出现消极自杀行为。老年抑郁患者的临床症状常常不典型，患者通常不主动述说抑郁的情感体验，更多的抱怨躯体不适、厌食、体重下降，常伴有焦虑、抑郁、失眠等，自杀风险高于年轻人。症状严重时可有疑病妄想、被害妄想等精神病性症状，有的患者伴有认知功能损害、假性痴呆。

某些药物，如降压药利血平、抗结核药异烟肼等可诱发抑郁；某些疾病，如脑梗死、阿尔茨海默病等也可导致抑郁的发生。因此，应详细询问病史及体格检查，完善相关实验室检查，如药物浓度、头颅CT或头颅MRI检测等，寻找导致患者抑郁的生物学危险因素。

对老年人进行抑郁的筛查评估时，需要获得老年人的信任，接触时态度温和、细致耐心，避免负性刺激。通过评估明确抑郁的发作情况、严重程度及持续时间。评估患者的抑郁是否伴有幻觉妄想等精神病性症状，是否伴有认知功能下降，这些症状是否达到其他精神疾病的诊断标准。评估患者自杀风险。常用的抑郁评估量表有2条目患者健康问卷（PHQ-2）、9条目患者健康问卷（PHQ-9）、贝克抑郁自评量表（BDI）、综合性医院焦虑抑郁量表（HADS）、抑郁自评量表（SDS）、90项症状自评量表（SCL-90）等自评问卷。有条件的医院可选用汉密尔顿抑郁量表（HAMD）等他评量表。通常在初步筛查评估后，有抑郁倾向的患者需要转介精神科专业人员进一步评估，以科学制定其干预方案。

二、老年抑郁的健康管理措施

1. 培养健康心理素质，增强老年人社会适应能力。促进老年人积极锻炼，参加集体活动，增强机体功能，使自己尽可能长时间地保持独立的生活能力，延缓残疾的发生，提高生命质量。

2. 对可能存在的社会心理因素进行心理疏导

与心理治疗。随着老年人生理功能、社会功能的减退,老年患者常有自责、内疚、自罪等负性心理。通过心理疏导与心理治疗使老年人认识到自己的价值,改变患者对目前处境、对他人态度的认知。为老年人提供良好的社会和家庭支持,理解与接纳老年人,减少不良生活事件。

3. 积极治疗与抑郁相关的疾病,改善与脑功能相关的问题,如睡眠障碍、脑缺血缺氧等。如果抑郁障碍诊断明确,特别是伴有自杀意念者需要到精神专科治疗。轻中度抑郁障碍患者可给予心理治疗,中重度患者可抗抑郁药物治疗或心理治疗联合抗抑郁药物治疗。老年期抑郁障碍常用的抗抑郁药物见表 14-8-1。艾司西酞普兰、舍曲林、文拉法辛等抗抑郁药物,可通过治疗抑郁症状改善患者的睡眠,但也可导致部分患者出现多梦、入睡困难、早醒等,睡眠障碍严重时需要及时调整治疗方案。由于老年人常常合并多种疾病,同时服用多种药物,故抗抑郁药物使用时要注意药物的相互作用。任何药物开始治疗均需要从小剂量起始,逐渐增加到治疗剂量。抑郁障碍治疗疗程比较长,急性期治疗症状改善后不能马上停药,需要原药物剂量进行巩固期治疗,然后再减量进行维持期的治疗,最后再完全停药。自杀倾向明显、严重激越、木僵拒食或用抗抑郁药物治疗无效的患者,在身体状况允许的情况下,可给予无痉挛电休克治疗。

第四节 老年人睡眠障碍

睡眠障碍指睡眠 - 觉醒过程中表现出来的各种障碍,包括许多类型,如失眠、过度嗜睡、睡眠呼吸暂停综合征、梦魇、睡行症及发作性睡病等。老年人睡眠障碍常与躯体疾病和其他精神障碍共存,焦虑障碍、抑郁障碍是睡眠障碍常见的共病类型。

一、老年人睡眠障碍的评估

老年人的睡眠结构较青壮年时期会发生变化,睡眠脑电图监测发现通常情况下,老年人入睡前的等待时间(即睡眠潜伏期)较前延长,慢波睡眠 1 期(思睡期)、2 期(浅睡期)增加,慢波睡眠 3 期(中睡期)、4 期(深睡期)减少,快波睡眠(REM,做梦)减少,较多的短片段,觉醒次数增加,睡眠效率下降。

失眠通常指患者对睡眠时间和 / 或质量不满意并影响白天社会功能的一种主观体验,表现为难以入睡、维持睡眠困难和早醒。难以入睡、维持睡眠困难、早醒,可单独发生,亦可合并出现。这些症状每周至少 3 晚,持续 1 个月以上,则达到失眠的诊断标准。失眠是老年人最为普遍的睡眠障碍,与心理因素密切相关,本节着重以失眠为例讨论老年人睡眠障碍。

老年人失眠发生的主要原因有机体老化睡眠模式改变、环境因素、社会心理因素、疾病因素、药源性因素等。嘈杂的声音、光线过强或熟悉的睡眠场所发生变化可以导致老年人睡眠障碍的发生。工作变动如退休、经济压力、人际关系冲突、子女就业婚姻等社会心理因素,可直接引起老年人睡眠障碍,也可因并发焦虑抑郁导致睡眠障碍。许多躯体疾病,如高血压、冠心病、胃炎、肠炎、膀胱炎、急慢性支气管炎、甲状腺功能亢进等,可以导致睡眠障碍的发生。咖啡因、糖皮质激素、利血平、可乐定等药物也可引起睡眠障碍。失眠的发生率随年龄的增长而增加,女性、离婚者、丧偶者或分居者更易出现。

老年人失眠常表现为睡眠潜伏期延长、觉醒次数增加、早醒,有效睡眠时间缩短,而日间容易困倦。老年人睡眠总时间减少,满意度下降,生活质量受到影响。严重失眠患者可出现头昏、头痛、耳鸣、心慌、乏力、憔悴、注意力难以集中、记忆力减退、紧张、担心、抑郁、情绪易烦躁激惹等。持续而严重的失眠,可使老年患者各项生理心理功能受损,可能诱发各种心身疾病,如高血压、冠心病、胃溃疡、糖尿病、甲状腺功能亢进等。

对睡眠障碍的老年患者应进行详细的病史询问,了解其既往病史、用药史、性格特征、社会心理应激史,以及患者是否合并有其他症状,以寻找引起睡眠障碍的潜在原因。

可使用睡眠障碍量表评估睡眠障碍的程度及类型,常用的量表有阿森失眠量表(athens insomnia scale,AIS),匹兹堡睡眠质量指数问卷(pittsburgh sleep quality index,PSQI)等。90 项症状自评量表(SCL-90)、焦虑自评量表、抑郁自评量表等各项心理测评量表也常配合使用,结合精神检查以与焦虑障碍、抑郁障碍等进行鉴别。如果条件具备,可给予患者夜间多项睡眠图检查,记录患者的睡眠情况,可客观评估患者睡眠障碍的类型、程度及伴发症状。

此外,需要根据患者的身体状态进行相关的躯体检查,如血常规、肝肾功能、电解质、血糖、心电图、胸部CT、头颅MRI等检查,以明确有无器质性因素导致睡眠障碍。

二、老年人睡眠障碍的健康管理措施

1. 积极治疗躯体疾病,改善社会心理因素。为老年人创造良好的睡眠环境,睡眠场所整洁、舒适、安静、安全。指导老年人养成良好的睡眠习惯,规律作息,劳逸结合。适当进行身体锻炼,多进行户外活动,保持心情愉悦。

2. 睡眠障碍患者可学习自我肌肉放松练习,伴有焦虑抑郁等心理问题的患者可给予心理治疗。

3. 睡眠症状迁延不愈,非药物治疗方法无效时,需要考虑使用药物治疗。对于入睡困难的患者,可用短效的药物,如唑吡坦、佐匹克隆、佑佐匹克隆、扎来普隆等;多恶梦、睡眠浅或夜间易醒的患者可用短中效药物,如艾司唑仑;早醒患者可用中长效药物,如阿普唑仑、氯硝西泮等。这类药物本身有镇静安眠的作用,但部分患者用药后可能出现睡眠觉醒节律紊乱,表现为白天多睡,夜间失眠;或有的老年人服药后夜间难以入眠、烦躁不安甚至出现幻觉、精神错乱等。因此,用药需严格控制药物剂量,按需服用,小剂量开始,使用最小有效剂量。首选副作用小的药物,严密观察药物使用后的不良反应,注意是否有跌倒倾向,积极采取预防措施。还要注意观察用药后有无药物依赖性,及时予以干预。

第五节　老年人空巢综合征

随着社会经济发展进步,人口流动增强,越来越多的年轻人离开父母外出求学工作或在外地居住生活。而随着经济医疗水平的发展提高,老年人预期寿命逐渐延长,独自生活的老年人也越来越多。空巢是指没有子女或子女都不在身边,剩下中老年人独自生活,既包括单身一人生活的老人,也包括只有夫妇二人共同生活的家庭。空巢综合征是指老年人难以适应“空巢”状态,从而出现心身问题。

一、老年人空巢综合征的评估

空巢综合征的老年人在空巢后,难以适应生活方式及生活节奏的改变。如原来忙碌有规律的生活,突然变得空虚无趣,生活失去了明确目标与意义,这种状态持续存在,则会出现情绪不稳、焦虑烦躁、消极抑郁等心理问题。有的老人自责、自卑,不愿与他人交往,有被抛弃感、无价值感,兴趣减退、悲观绝望,严重时出现抑郁自杀的想法和行为。受这些不良情绪的影响,还可出现各种躯体症状,如头痛头晕、失眠、食欲不振、心慌气短、尿频、身体疼痛等躯体化症状。

在对空巢老年人进行健康评估时,不仅关注躯体状况,也要关注心理状况。定期对空巢老人的心理状态予以检测、评估,评估的方法包括与老年人面谈、量表筛查等,及时发现有空巢综合征症状的老年人,早期识别其是否有焦虑、抑郁、睡眠障碍等问题。随着互联网时代的到来,越来越多的网络技术,如在线视频访谈等,可用于老年人空巢综合征的评估与健康管理。

二、老年人空巢综合征的健康管理措施

1. 为老年人的健身、娱乐提供必要的场所,组织开展有利于老年人参与的社会活动。让老年人能从空巢中走出来,积极参与,做自己感兴趣的事情,发挥其特长,从而获得充实感、价值感。

2. 改善老年人居住环境,在交通出行、居家设施等方面充分考虑老年人的特殊需求,如安装应急铃、紧急呼叫系统等,使空巢老人有足够的安全感。积极发展老年人医疗保健服务网,为老年人提供医学健康教育、送医送药、大病转诊等多种服务;提供代请保姆、家政、修理、陪聊等服务。解决空巢老年人遇到的困难,提高生活质量。

3. 在乡村、社区积极建设老年人服务中心,培训更多了解老年人心理状态的社区工作人员。工作人员定期看望空巢老人,引导老年人积极地看待空巢现象,早期给予干预。帮助空巢老人接

受和面对“空巢”，从期望依赖子女，转向依赖自己和寻求其他人及社会的支持。对于已有空巢综合征症状的老年人，积极处理其抑郁、焦虑和孤独等负性心理问题，如果这些心理问题显著或长时间持续不能缓解，需及时转介精神心理专科就医。

第六节　老年人药物使用及其他心理问题

随着年龄的增长，老年人的身体状况逐渐变差。许多老年人因同时罹患多种疾病，联合使用多种药物。有的药物本身可导致焦虑、抑郁、失眠等问题。降压药如利血平、可乐定，既可引起失眠，又可能导致抑郁综合征而造成严重失眠，老年人应避免使用这类降压药。有的患者心理上过度依赖药物，如抗生素、镇静安眠药物等，超剂量、超疗程使用，导致药物抵抗或各种不良反应。有的老年人则担心药物的副作用，自行减量或停药，如降压药物、降血糖药物等，导致疗效不足，病情加重或发生并发症。因此，对老年人进行用药知识教育，使老年人能正确按医嘱服药，提高治疗的依从性极其重要。

部分老年人由于对疾病的忧虑，寄希望于能强身健体或药到病除的“灵丹妙药”。老年人的这种心理有时会被不法分子利用，向老年人推销购买各种保健品、伪劣药品或器械。老年人辨控能力减退，加之孤独等心理，遇到能给予嘘寒问暖、体贴入微的人，容易上当受骗而购买。当老年人发现被骗后懊悔自责、郁郁寡欢，甚至出现精神紊乱症状（如应激所致精神障碍）。对骗子的不法行为须予以严厉打击，同时应关心老人，对老年人应给予健康宣传教育，使其能及时识别，防止上当受骗。

（成　敬）

参考文献

1. 高焕明, 李丽梅. 老年心理学 [M]. 2 版. 北京: 科学技术文献出版社, 2017.
2. 王高华, 曾勇. 会诊联络精神病学 [M]. 北京: 人民卫生出版社, 2016.
3. 武留信, 曾强. 中华健康管理学 [M]. 北京: 人民卫生出版社, 2016.

第九章　老年常见躯体问题

第一节　跌　倒

一、定义与概述

跌倒(falls)是指突发、不自主的非故意的体位改变,倒在地上或更低的平面上。按照国际疾病分类(ICD-10)对跌倒的分类,跌倒包括以下两类:①从一个平面至另一个平面的跌落;②同一平面的跌倒。

跌倒是老年人常见的健康问题,据报道,我国社区 65 岁以上老人跌倒的年发生率为 30%。跌倒是我国老年人意外伤害死亡的首位原因,是造成 65~74 岁老人死亡的第 6 位因素,跌倒过的老年人 1 年内发生再跌倒的风险高达 60%。8.7% 的老人因跌倒而致伤,常见的有骨折、硬膜下血肿、严重的软组织损伤、因恐惧跌倒不敢活动致躯体功能下降和行为退缩,骨折导致的长期卧床可引起肺部及泌尿系统感染、深静脉血栓形成、衰弱、压疮等并发症,进而导致失能或死亡。

二、风险因素

明确跌倒危险因素对于早期干预极其重要。肌肉无力、步态异常、视觉减退、关节炎、抑郁等是常见的风险因素,跌倒史、使用辅助工具、日常能力受损、高龄(>80 岁)等是次要危险因素。

(一) 内部因素

1. 年龄增长。

2. 慢性病和老年综合征　视力障碍、认知障碍、抑郁、谵妄、衰弱、肌少症、尿失禁、帕金森病、糖尿病、骨质疏松症、骨关节病和足病等。

3. 心理因素　害怕跌倒,进入“跌倒 - 害怕 - 更容易跌倒”的恶性循环。

(二) 外部因素

1. 多重用药　跌倒风险增加与近期药物和处方药物的总数目有关。①镇静催眠药(苯二氮䓬类药物可使跌倒风险增加 4 倍)、抗抑郁焦虑药、抗组胺药、抗精神病药及麻醉剂 / 肌松剂。②引起血容量相对不足(部分降压药、利尿剂、泻剂、血管扩张剂),服用降压药可使跌倒风险增加 1 倍。③引起低血糖(磺脲类降糖药)。

2. 鞋不合适　鞋底过厚、过软、过滑等。

3. 使用辅助工具不当。

4. 环境因素(室内、室外),尤其进入新环境 1 周内。

三、风险评估

半年内跌倒 ≥2 次,患有痴呆、帕金森病、衰弱,多重用药;住院、护理院患者或老年人均属于跌倒高风险对象。对老年患者进行跌倒的评估和处理,因所处环境(家、医院、养老院)而异。

(一) 筛查

询问行走和平衡有无困难,跌倒史(近 1 年内有无跌倒及跌倒次数)。

(二) 有上述问题之一者

1. 询问发生的地点、时间,跌倒时正在进行的活动、先兆,跌倒前有无眩晕、晕厥(如有此类情况,需要进行心脏或神经系统检查),用药史。

2. 体格检查。意识状态、体温、卧立位血压、心脏查体、血管杂音、神经系统查体、共济试验、四肢肌力和肌张力检查、关节活动度和足底检查。

(三) 进一步检查

1. 改良 Romberg 试验:双足前后错开半足距站立(semi-tandem stance),正常站立时间>10 秒;如不能完成,则做并足站立试验(side-by-side test),增加难度则做足跟抵足尖直线站立(full tandem stance)。

2. 5 次起坐试验(five-chair rising):双手抱肩,5 次起坐,测定下肢肌力和关节活动。正常参考时间<10 秒。

3. 起立和行走试验:可使用辅助工具,但不能搀扶。

4. Berger 平衡量表:满分 56 分,得分<45 分有跌倒风险。

(四) 辅助检查

针对性检查(如血红蛋白、肝肾功能、血糖、血清促甲状腺激素、维生素 B_2 水平、神经影像检查、24 小时动态心电图、心脏超声等)。

四、跌倒的现场处理

发现老年人跌倒不要急于扶起，分情况处理。

(一) 意识不清

立即拨打急救电话。有外伤出血，立即止血、包扎。呕吐者，将头偏向一侧，并清理口鼻腔呕吐物，保证呼吸通畅。抽搐者，移至平软地面或身体下垫软物，防止碰擦伤：牙列间垫硬物，防止舌咬伤；不要硬掰抽搐肢体，防止肌肉骨骼损伤。如呼吸心跳停止，立即行胸外心脏按压等急救措施。

(二) 意识清醒

立即拨打急救电话，不要随意扶起或搬动，注意保温。询问是否对跌倒过程有记忆；是否有剧烈头痛或口角歪斜、言语不利、手脚无力等脑卒中迹象；查看有无肢体疼痛、位置异常等，有无腰椎损伤或骨折迹象。如老人试图自行坐起或站起，可协助老人。如需搬动，应平卧移至平板上。

五、预防及干预

寻找跌倒的可治疗原因，采取有针对性的预防措施，可由多学科团队完成。

1. 及时治疗可能起跌倒的疾病。

2. 避免不适当用药　优化用药方案，监测用药反应。

3. 注意生活方式与行为的防护　上下楼扶扶手，转身及转头动作要慢，睡前少饮水，改善夜间光照，移走地面障碍物，浴室注意地面防滑，必要时安装防滑把手，穿防滑鞋等。

4. 营养建议　维生素 D 每日摄取 800~1 200U。维生素 D 可降低 22% 的跌倒风险，摄入足够蛋白质 1.2g/(kg·d)，预防肌少症。

5. 运动锻炼建议　进行抗阻运动和平衡运动可维持肌肉力量，提高平衡和反应能力，是老年人防跌倒及骨折的经济有效的途径之一。

6. 在社区广泛开展预防跌倒的宣传教育。

7. 建议高风险老年人定期做跌倒风险评估，可考虑的预防装置有跌倒报警器及髋保护器等。

第二节　视 听 障 碍

一、视力障碍

(一) 定义

视力障碍是指随着年龄的增长而导致患者眼球近距离工作的调节能力不足，而远距离屈光不正仍能充分矫正的情况。其发病机制是随着年龄的增长，晶状体逐渐硬化、弹性减弱，睫状肌功能逐渐下降，从而引起眼调节功能下降。

(二) 风险因素

有屈光不正(未行矫正的远视者较早发生，近视者较晚发生)和用眼方法不正确(近距离精细工作者易出现)等。

(三) 临床表现

1. 视力障碍通常起始发生于 40~45 岁人群。

2. 视近困难。

3. 视疲劳。

(四) 诊断

1. 年龄及临床表现。

2. 验光检查　到医院眼科进行显然验光，一般每隔 3 年应重新验光。原来无近视者视近需加用凸透镜，原来有近视者视近需降低原近视度数。

二、听力障碍

(一) 定义

听力障碍是最常见的老年性感觉障碍。建议行电测听以便量化听力水平。

(二) 风险因素

听力障碍与年龄增长相关，通常 65~75 岁老年人发病率可高达 60%。虽然其是一种良性疾病，但却妨碍交流，影响生活质量，可造成家庭不和、脱离社会、自尊心消失、出现愤怒和抑郁情绪；使病史采集和患者接受教育过程变得困难。流行病学研究显示，听力障碍与认知功能障碍以及行动能力下降之间存在相关性。

(三) 筛查评估

1. 注意对话过程中有无问题。

2. 询问有无听力异常　如平常与人交谈是否有听力问题；是否使用助听器。

3. 耳语测验　站在患者身后(距离一臂长),遮蔽非测试耳,充分呼气,用耳语声说出包含数字及字母的 3 个词(如 6-k-2),并让患者复述;如患者不能完整复述,则检测另一组,如患者不能复述 6 组中的至少 3 组,则提示听力减退。

4. 请筛查阳性患者去耳鼻咽喉科就诊。

5. 电测听　记录各频率听力损失的分贝数,确定听力损失的类型,确定是单侧还是双侧听力损害。

第三节　尿便失禁

一、尿失禁

(一) 定义与概述

尿失禁(urinary incontinence,UI)　是指客观存在的不自主的尿液排出,并对社会活动和卫生造成不良影响。23%~45% 的女性有不同程度的尿失禁,老年妇女(年龄>65 岁)中比例高达 56% 以上。因就诊率偏低,预计实际老年妇女的发病率可达 80%~90%。

(二) 风险因素

风险因素包括年龄增长、泌尿生殖系统疾病、共病、功能损害、多重用药、环境因素等。

(三) 筛查与评估

1. 筛查　可询问患者:①是否存在不能控制排尿而尿湿裤子的情况;② 1 年内是否超过 5 次;③是否已经对生活造成困扰需要治疗;④夜尿次数。

2. 评估　出现反复尿路感染甚至影响肾功能;出现盆腔炎、阴道炎、阴部湿疹、溃疡,跌倒、骨折等情况;出现抑郁、失眠等不良情绪,社交能力丧失;影响生活质量,同时也增加照料者的负担。

(四) 诊断

1. 病史及体格检查　一般情况,包括认知情况,询问泌尿系统病史、详细的医疗史、神经系统疾病病史以及药物史;体格检查,排除混杂因素或影响因素,包括尿道憩室、阴道分泌物等。

2. 诊断试验　腹直肌分离试验、感觉和运动神经系统反射检查、盆底肌功能检测、瓦氏试验、棉签试验、盐酸苯偶氮吡胺试验。

3. 排尿日记　连续记录 72 小时排尿情况,包括每次排尿时间、尿量、饮水时间、饮水量、伴随症状和尿失禁时间等。

4. 尿流动力学检查　可用于膀胱压、尿道压、膀胱感觉、膀胱最大充盈量、腹压性漏尿点压、逼尿肌异常兴奋、残余尿的测定及尿流率、压力流率分析。

5. 膀胱镜检查　怀疑膀胱内有肿瘤、憩室、膀胱阴道瘘等疾病时,需要做此检查。

(五) 预防

1. 健康教育　加强宣教,提高公众意识,注意心理辅导。

2. 避免危险因素　特别对于家族中有尿失禁发生史、肥胖、吸烟、高强度体力运动以及多次生育史者。

3. 产后及妊娠期间的盆底肌训练　妊娠 20 周起至产后 6 个月间,每天进行大于或等于 2~3 次盆底肌收缩,每次吸气、收缩阴道肛门 2~6s,呼气、放松 3s,重复上述动作,每次 20min。

4. 选择性剖宫产。

二、便失禁

(一) 定义与概述

便失禁(fecal incontinence,FI)是指不能自主控制的或不适当的排便,为排便功能紊乱的一种症状,65 岁以上老年人发病率为 1%~2%。女性比男性多见。FI 可造成局部皮肤腌渍和精神痛苦,严重影响生活质量。

(二) 病因

便失禁的原因包括耻骨直肠肌功能障碍、阴部神经反射障碍、肛门括约肌张力丧失、外伤(例如分娩过程中发生肛门括约肌撕裂)、大便性状改变、自主神经、认知障碍等。其中肛门括约肌萎缩、肛门压力下降起主要作用。经产老年女性患者更易患 FI。衰弱老人由于粪潴留或粪嵌顿引起左半结肠扩张、盆底神经麻痹,感觉减退,造成溢出性便失禁。认知障碍老人由于不能控制直肠收缩而出现便失禁,常伴有尿失禁。糖尿病自主神经病变、药物、卫生习惯差、心理障碍等亦可以引起 FI。

(三) 诊断

1. 临床表现　不自主排粪便和气体,咳嗽、走路、下蹲时更明显。并发症有会阴部、骶尾部皮肤炎症及压疮，污染尿道口、阴道口引起逆行感染，有些患者为此节食而导致营养不良，不愿外出社交等情况。

2. 诊断

(1) 病史：询问有无手术、外伤史（女性产伤史）、神经及泌尿系统疾病史，是否接受过放射治疗。

(2) 失禁的严重程度：排便次数及粪便性状、排便急迫性、憋便能力；是否具有区别排便和排气的能力、排便困难程度，有无直肠脱垂、疼痛等。

(3) 功能评估：老年综合评估，包括用药、尿失禁、步态、活动能力、衣着、卫生情况及认知功能。

3. 检查

(1) 肛诊：视诊肛门，指诊张力容量、粪便性状、有无直肠脱垂。

(2) 实验室检查：血常规、电解质、甲状腺功能等；便常规及潜血检查。

(3) 腹部 X 线平片：明确有无粪便过多引起结肠扩张或梗阻。

(4) 结肠镜检查：疑有结肠病变（肿瘤）时进行。

(5) 在必要时进行肛管直肠测压、肛管超声图、肌电图、排粪造影、生理盐水灌肠试验等检查。

第四节　便　　秘

一、定义与概述

便秘　是指一种（组）临床症状，表现为排便困难和/或排便次数减少、粪便干硬。排便困难包括排便费力、排出困难、肛门直肠堵塞感、排便不尽感、排便费时及需要手法辅助排便。我国 60 岁以上的老年人，慢性便秘发生率为 15%~24%。老年人长期便秘可导致痔血、肛裂，加重盆底功能障碍，焦虑烦躁，生活质量下降；出现粪嵌塞、溢出性大便失禁、直肠穿孔、乙状结肠扭转和尿潴留；痴呆患者可诱发激惹和谵妄；用力排便还可诱发老年人发生急性心脑血管事件，甚至猝死。

二、临床表现与分型

1. 慢传输型　便次少、硬便；肛门指诊直肠空虚。全胃肠通过时间延长。

2. 出口阻塞型　排便费力、费时、不尽感，需要手法助排；肛门指诊直肠内粪淤积。该型也可称为“排便障碍”。

3. 混合型　同时有两种分型的表现，主要问题是出口阻塞。

4. 其他表现　可伴腹痛或腹部不适。部分出口阻塞型患者会伴有失眠、焦虑等精神心理障碍。

三、筛查评估

1. 筛查　询问患者大便频率，是否费力、费时。

2. 评估　询问患者的饮食、生活习惯、心情，既往患病史、手术史，有无痔核、肛瘘及肛裂史，用药史（尤其是长期服用泻剂），大便习惯改变等。

3. 肿瘤　“报警”症状，包括便血、贫血、消瘦、发热、腹痛等，以及结直肠肿瘤家族史。如出现上述情况建议进一步检查。

4. 病因诊断　可分为器质性和功能性两类。

(1) 器质性便秘：肠道肿瘤、炎症或其他原因引起的肠腔狭窄或梗阻。

①直肠肛门病变：直肠黏膜脱垂、痔疮、直肠膨出、耻骨直肠肌肥厚、盆底病等。②系统性疾病：糖尿病、甲状腺功能低下、甲状旁腺疾病、硬皮病、低钾血症、高钙血症等。③神经系统疾病：脑卒中、多发硬化、脊髓损伤以及周围神经病变等（如痴呆、帕金森病、神经心理障碍）。④结肠神经 - 肌肉病变：假性肠梗阻、巨直肠等。

(2) 功能性便秘：①摄食量少，摄入纤维素或水分不足。②肠道功能紊乱。常见于肠易激综合征，部分患者可表现为便秘与腹泻交替。③肠管张力和蠕动减弱，腹肌、盆底肌、肛门括约肌的肌力减弱。④滥用泻药，形成药物依赖，造成便秘。⑤衰弱或功能残障导致如厕困难。

四、检查

1. 肛门直肠指诊（有肛裂和肛门脓肿禁做）　检查有无肠壁肿物、腹腔转移结节、有无粪便淤滞、肛门反向收缩。

2. 结肠镜检查或钡剂灌肠造影　适用于 50 岁以上或有报警症状，以及长期便秘史者，有助于确定有无器质性病变。

3. 特殊检查　出现难治性便秘时，可选择全胃肠通过时间、直肠肛门测压、盆底肌电图等检查。

第五节　慢性疼痛

一、定义与概述

慢性疼痛是老年患者常见的、影响日常活动的主诉之一，也是老年人长期失能的重要因素。国际疼痛协会（International Association for the Study of Pain，IASP）定义的慢性疼痛是指持续时间长达3~6个月以上的疼痛。目前，针对我国老年慢性疼痛发生率的调查还较为缺乏，国外既往研究表明，独立居住在社区中的老年人慢性疼痛的发生率为25%~76%，需要护理人员照顾的老年人慢性疼痛的发生率可达83%~93%。在慢性疼痛的老年人中，仅5%的老年人患有一种疼痛，多数老年人同时存在两种及两种以上疼痛，其中骨骼肌肉疼痛最常见。持续、反复发作的慢性疼痛严重降低了老年人的生活质量，可诱发老年人出现焦虑、抑郁、情绪应激等不良情绪。

二、分类

慢性疼痛根据疼痛性质可分为伤害感受性疼痛、神经病理性疼痛和混合性疼痛，其中混合性疼痛兼有伤害感受性疼痛和神经病理性疼痛，包括顽固性腰腿痛、慢性下背痛和癌痛。按病理生理分类可分为神经病理性疼痛、肌肉骨骼性疼痛、炎症性疼痛、机械性 / 压迫性疼痛等。

三、发病因素

老年人出现慢性疼痛的原因与老年人既往罹患的疾病有关。研究表明，骨关节炎占慢性疼痛发病原因的30.2%，其他导致慢性疼痛出现的原因包括癌症相关疼痛、糖尿病外周神经疼痛、外周血管疾病相关性疼痛、创伤相关疼痛等。此外，季节和职业也是慢性疼痛潜在的发病因素。老年人慢性疼痛常发生于春冬两季，重体力劳动职业者患有慢性疼痛的概率较轻体力劳动职业者明显增高。

四、慢性疼痛的特点

老年人常见慢性疼痛的特点包括：①持续时间长，可反复发作，且持续性疼痛状态的时间随年龄增长而明显增加；②疼痛常与基础病变不相符或没有可解释的器质性病变，疼痛部位多发，不仅限于一处；③常有多种表现疼痛的行为，包括声音、表情、走路姿势等；④疼痛的发生发展、持续以及加重与抑郁、焦虑、情绪应激等心理因素密切相关；⑤需要综合治疗，单一治疗不一定能缓解疼痛，效果不佳。

五、慢性疼痛的评估

正确的疼痛评估是确定疼痛治疗方案的前提。评估的主要目的是用恰当的诊断和治疗方案来明确疼痛的病因并指导治疗。根据2019年《中国老年人慢性疼痛评估技术应用共识》，疼痛评估首先可对患者进行详细的问诊，问诊内容包括疼痛发生的原因、发展过程、疼痛性质、强度、有无伴随症状、是否影响睡眠等。采用45区体表面积评分法对疼痛位置进行评估并进行定量分析。通过临床常用的方法包括视觉模拟评分法、口述描绘评分法，数字评分法对老年患者慢性疼痛的强度进行评估。

第六节　老年瘙痒症

一、定义与概述

皮肤瘙痒症在皮肤科常见，女性多于男性，多发于秋冬季节，其发病率随年龄增加而逐渐升高，国外流行病学研究显示，65岁门诊患者发病率为12%，85岁以上患者发病率为20%，作为老年人最常见的皮肤疾患，我国尚缺乏相关流行病学数据。

老年皮肤瘙痒症指：年龄 ≥ 60 岁、仅有皮肤瘙痒而无明显原发疹、每日或几乎每日瘙痒持续 6 周以上。老年皮肤瘙痒症分为全身性和局限性两种。

二、发病原因

尚不明确，可能与某些疾病有关，如糖尿病、肝胆病、肾病、便秘等；同时还与外界刺激有关，如寒冷温热、化纤织物等。

1. 内因　精神紧张、兴奋、忧郁、焦虑及生活环境的改变；皮温升高，皮脂腺分泌减少。

2. 外因　气候变化，如潮湿、寒冷、干燥等；蚊虫叮咬可导致虫咬性皮炎；食物过敏，如海鲜、牛羊肉等过敏。

三、分类

1. 局限性　外阴、肛周、头皮的瘙痒常见。

2. 全身性　季节性如冬季瘙痒症；老年人体内水分减少，引起皮肤干燥、易受环境温度变化的刺激，诱发瘙痒。

四、临床表现

1. 全身性瘙痒，最初局限于一处，逐渐至身体大部或全身。局限性瘙痒以肛门、阴囊及会阴等处多见。

2. 搔抓可出现抓痕、丘疹、血痂、色素沉着、湿疹样变及苔藓样变；也容易感染而发生疖肿或毛囊炎。

3. 阵发性剧烈瘙痒发作常有定时的特点，还有烧灼、虫爬及蚁行等感觉。

4. 感情冲动、温度变化及衣服摩擦都可引起瘙痒发作或加重。

5. 夜间瘙痒导致睡眠障碍。

第七节　常见皮肤异常问题

一、带状疱疹

(一) 定义与概述

带状疱疹是由长期潜伏在脊髓后根神经节或颅神经节内的水痘 - 带状疱疹病毒（varicella-zoster virus，VZV）经再激活引起的急性感染性皮肤病。带状疱疹是皮肤科的常见病，除皮肤损害外，常伴有神经病理性疼痛，常出现在年龄较大、免疫抑制或免疫缺陷的人群中，严重影响患者生活质量。

(二) 危险因素

高龄，细胞免疫缺陷，遗传易感性，机械性创伤，系统性疾病（如糖尿病、肾脏病、发热、高血压等），近期精神压力大，劳累等是常见诱因。女性发生带状疱疹的风险高于男性。

(三) 临床表现

发疹前有轻度乏力、低热、食欲不振等全身症状，患处皮肤自觉灼热感或神经痛，触之有明显的痛觉敏感，也可无前驱症状即发疹。好发部位为肋间神经（占 53%）、颈神经（占 20%）、三叉神经（占 15%）及腰骶部神经（占 11%）。患处先出现潮红斑，很快出现粟粒至黄豆大小丘疹，成簇状分布而不融合，继而迅速变为水疱，疱壁紧张发亮，疱液澄清，外周绕以红晕。皮损沿某一周围神经区域呈带状排列，多发生在身体的一侧，一般不超过正中线。病程一般 2~3 周，老年人为 3~4 周。水疱干涸、结痂脱落后留有暂时性淡红斑或色素沉着。神经痛为主要症状，可在发疹前、发疹时以及皮损痊愈后出现。疼痛可为钝痛、抽搐痛或跳痛，常伴有烧灼感，多为阵发性，也可为持续性。老年、体弱患者疼痛较为剧烈。

(四) 诊断

根据典型临床表现即可诊断。也可通过收集疱液，用 PCR 检测法、病毒培养予以确诊。无疹性带状疱疹病例的诊断较难，需要做 VZV 活化反应实验室诊断性检测。由于实验室诊断操作难度较大，目前主要依靠临床诊断。对于伴发严重神经痛或发生在特殊部位的带状疱疹，如眼、耳等部位，建议同时请相应专业科室会诊。对于分布广泛甚至播散性、出血性或坏疽性等严重皮损、病程较长且愈合较差、反复发作的患者，需要进行抗 HIV 抗体或肿瘤等相关筛查，以明确可能合并的基础疾病。

二、大疱性类天疱疮

(一) 定义与概述

大疱性类天疱疮（bullous pemphigoid，BP） 是

一个好发于老年人的自身免疫性大疱性皮肤病。临床上以躯干、四肢出现瘙痒性张力性大疱为特点。BP 好发于老年人，常在 60 岁以后发病，随着年龄增长发病率明显升高，男性明显多于女性。

（二）临床表现

BP 临床表现呈多形性，有红斑、斑丘疹、风团样皮疹、水疱和大疱。有些患者在出现典型张力性大疱确诊类天疱疮前，已有“湿疹”数月。

BP 典型损害为在正常皮肤或红斑基础上发生紧张性的厚壁大疱，圆形或椭圆形，直径为 1~4cm，也可约 10cm。疱液清亮，用手指轻轻挤压水疱，疱壁并不向周围扩展。水疱破溃后形成糜烂和结痂。皮损好发于躯干及四肢屈侧，早期皮损可仅表现为水肿性的红斑而没有水疱，易误诊为多形红斑或药疹。约 1/3 患者有口腔黏膜的损害，表现为口腔上颚黏膜、颊黏膜等处的水疱或糜烂面。患者自觉明显瘙痒。

有些患者仅在手足或胫前出现张力性水疱，其他部位不出现水疱和大疱。局部外用糖皮质激素制剂就可控制病情。

有些患者的 BP 可以由药物引起，涉及的药物主要有利尿药（如呋塞米）、镇痛药（如非那西丁）、抗生素（如阿莫西林、环丙沙星）和碘化钾等。老年人常因各种系统性疾病服药种类较多，因此，对 BP 患者必须详细询问用药史，以排除药物引起的可能。及时停用可疑药物，对这类 BP 的治疗至关重要。

（三）诊断

1. 老年人皮肤上出现张力性的大疱。

2. 病理检查示表皮下疱，并有嗜酸性粒细胞浸润。

3. 直接免疫荧光检查示基底膜带有 IgG 和 / 或 C3 沉积所致的线状荧光。

4. 血清抗 BP180 抗体滴度大于 1∶20。

（夏洪淼　刘　聪　唐世琪）

参考文献

1. 中国医师协会皮肤科医师分会带状疱疹专家共识工作组. 带状疱疹中国专家共识 [J]. 中华皮肤科杂志, 2018, 51 (6): 403-408.
2. 刘晓红, 康琳. 老年医学诊疗常规 [M]. 北京: 中国医药科技出版社, 2017.
3. 汪耀, 孙明晓. 实用老年病学 [M]. 北京: 人民卫生出版社, 2014.
4. 中国老年保健医学研究会. 中国老年人跌倒风险评估专家共识草案 [J]. 中国老年保健医学, 2019, 17 (4): 47-49.
5. 刘晓红, 朱鸣雷. 老年医学速查手册 [M]. 北京: 人民卫生出版社, 2014.
6. 中华医学会老年医学分会. 老年医学 (病) 科临床营养管理指导意见 [J]. 中华老年医学杂志, 2015, 34 (12): 1388-1395.
7. 中华医学会. 慢性便秘基层诊疗指南 (2019 年)[J]. 中华全科医师杂志, 2020. 19 (12): 1100-1107.
8. 于普林. 老年医学 [M]. 2 版. 北京: 人民卫生出版社, 2017.
9. 吴君, 杨支兰, 许娟. 老年慢性疼痛病人心理灵活性现状及其影响因素 [J]. 循证护理, 2021, 7 (6): 5.

第十章　不同场景老年健康管理与能力提升

第一节　不同场景的老年健康管理

不同场景的老年健康管理是指不同环境下给老年人提供适宜的生活条件，规避影响老年健康的影响因素，保障老年人具有安全、健康和舒适的生活条件，为老年人提供充分的健康保障。具体来讲，主要表现在基于家庭-社区-医院、基于居住环境下和社会环境下的老年健康管理，从影响健康的内在环境和外在环境着手，为老年人提供全方位的健康管理。

一、基于家庭-社区-医院的老年健康管理

基于家庭的老年健康管理是指通过家庭成员的共同努力，帮助老年人实现健康、舒适和独立的生活方式的管理模式。这种模式强调家庭在老年人健康管理中的重要性，通过协调家庭成员的资源和努力，使老年人在家庭中获得持续的支持和关爱，从而实现身体、心理和社会的健康。基于家庭的老年健康管理需要家庭成员具备一定的健康知识和管理能力，包括了解老年人的健康状况、掌握老年人的生活习惯、制订健康计划、提供适当的饮食、照顾老年人的生活和健康需求、管理老年人的药物使用等。此外，家庭成员还可以鼓励老年人参加社交活动、提供心理支持和安全保障等。基于家庭的老年健康管理可以促进老年人的健康，减轻医疗负担，提高生活质量，是一种可持续、实用和有效的健康管理模式。

2009年，我国启动基层公共卫生服务，明确提出将老年人健康纳入9项基本公共卫生服务内容，要求社区卫生服务机构对65岁以上老年人开展健康管理服务，并不断完善。老年人健康的社区管理，主要从以下角度进行展开。

1. 社区为老年人建立健康档案、持续跟踪老年人健康　定期对老年人进行健康体检，了解老年人健康状况与生活习惯；根据健康档案，针对老年人的实际健康状况为老年人提供定制化的卫生服务。

2. 社区组织专业的医疗服务团队　组建以社区社工参与、社区党员代表、医生以及社区政府参与的医疗保障服务团队。该团队熟悉社区老年人的社会背景、家庭状况，以及老年人健康状况，能够针对老年人提供专业、及时、合理的医疗保健服务。

3. 社区组织开展老年人健康教育及促进活动　社区积极开展健康教育不仅是宣传健康教育知识，还包括慢性病危险因素、流感疫苗接种知识、骨质疏松预防及防跌倒措施、意外伤害、用药安全和自救等。根据社区老年人实际的情况，开展健康教育促进活动，以现实中生动鲜活的事例，向老年人普及健康教育知识，帮助老年人进行危险因素防范，使老年人建立预防风险因素意识，积极地开展老年人健康管理。

4. 社区开展家庭护理工作　对部分健康状况较差的老年人，社区护理人员每日直接进行护理诊断、计划，实施护理程序，根据需要制订相关康复护理措施，指导家属陪护。对家属进行基本的护理、用药方法、生活注意事项等进行培训。社区的家庭护理工作，能为老年人健康提供便捷的医疗服务，为老年人的疾病防治提供及时的健康管理。

5. 构建社区心理健康服务　老年人由于面临生理、环境、家庭等方面的因素影响，很容易产生心理压力，有些老年人甚至有抑郁、焦虑、消极悲观等心理问题。社区不仅仅是老年人晚年居住的地方，也与老年人的精神生活息息相关。良好的社区环境，能为老年人构建一个舒适、愉悦的栖息场所，适当的心理疏导也能给老年人的心理健康提供支持和保障。社区为老年人提供心理健康服务，更能倾听老年人心理诉求，为老年人排忧解难，更容易打开老年人的心扉，获得老年人的认可。社区心理健康服务，也能为已发现患有心理障碍和精神疾患的居民提供及时干预和治疗，对可能发生的危机事件进行及时干预，积极帮助他们进行心理功能和社会功能恢复。

基于医院的老年健康管理是指医院为老年人

提供的综合性健康管理服务。由于老年人在健康方面面临许多特殊需求和挑战，医院通过提供个性化、全面的健康管理方案，旨在帮助老年人维持良好的身体和心理健康。

主要包括以下内容。

1. 健康评估　医院可以进行全面的健康评估，包括身体检查、疾病筛查、认知功能评估等，以了解老年人的整体健康状况和风险因素。

2. 健康咨询和教育　医院可以为老年人提供健康咨询和教育，包括营养指导、药物管理、疾病预防等方面的信息，以帮助他们更好地管理自己的健康。

3. 慢性病管理　老年人常常伴随着多种慢性病，如高血压、糖尿病、心脏病等。医院可以提供针对这些慢性病的管理方案，包括定期随访、药物管理、生活方式干预等，以控制疾病的进展。

4. 康复和护理服务　对于有需求的老年人，医院可以提供康复和护理服务，包括物理治疗、职业治疗、康复护理等，以帮助他们尽可能地恢复功能和提高生活质量。

5. 心理健康支持　老年人常常面临心理健康问题，如抑郁、焦虑等。医院可以提供心理咨询和支持服务，以帮助老年人应对情绪困扰和心理压力。

6. 紧急救援和急诊服务　老年人可能面临突发的健康危机，医院可以提供紧急救援和急诊服务，确保他们在遇到健康问题时能够及时得到专业的医疗援助。医院的老年健康管理服务需要协调医生、护士、营养师、康复师等多学科专业人员的合作，以提供综合性的护理和支持，为老年健康管理保驾护航。

二、基于居住环境下的老年健康管理

居住环境对老年健康管理具有重要影响，因为一个安全、舒适和适宜的居住环境可以为老年人提供理想的生活条件，促进他们的健康和福祉。针对老年人特殊的生理特征、心理特征和活动特征，舒适的居住环境对老年人的身心健康特别重要，对居住环境的管理，是老年健康管理不可或缺的部分。

主要包括以下内容。

1. 安全住房　确保住房设施安全，包括无障碍设计、防滑地板、扶手和护栏等，例如老年人的房间位置及适宜的家具材料，老年人喜欢安静，房间应尽量安排远离客厅和餐厅，老年人房间的门窗所用的材料隔音效果要好，居室地方应该平整，地面应该防滑，最好能采用地毯，为避免老人摔跤，应尽量把带独立卫生间的主卧室留给老人用，家具的摆放要尽量靠墙直立，床应设置在靠近门的地方，方便老人夜晚入厕，应选择圆滑、牢固造型的茶几或小桌面，应该选择稳定的单件家具或固定式家具，减少跌倒和其他意外事故的风险。

2. 室内空气质量　保持室内空气清洁和新鲜，定期通风换气，并注意防止霉菌和其他污染物的产生，例如老人卧室应安排朝阳的房间，方面老人有闲暇的时间和机会坐在家中可以享受阳光，老年人容易受到空气污染的影响，因此室内空气质量对他们的健康至关重要。

3. 温度调节　确保室内温度适宜，既不过热也不过冷，老年人对温度变化的适应能力可能较弱，特别是在极端天气条件下，例如冷热水龙头应以颜色区分清楚，方便老年人使用，防止烫伤。

4. 运动和活动空间　为老年人提供室内和室外的运动和活动空间，促进他们进行适度的体育锻炼和日常活动，这有助于维持心血管健康、肌肉力量和平衡能力。

5. 健康服务接入　确保老年人可以轻松访问医疗保健服务，包括定期体检、药物管理和紧急医疗援助。

6. 健康信息教育　提供针对老年人的健康信息教育，帮助他们了解常见疾病、健康饮食和日常生活中的健康习惯。

三、基于社会环境下的老年健康管理

基于社会环境下管理，首先，打造老年人宜居环境，社会各地要落实无障碍环境建设法规、标准和规范，将无障碍环境建设和适老化改造工程，纳入城市更新、城镇老旧小区改造、农村危房改造、农村人居环境整治提升统筹推进，让老年人参与社会活动更加安全方便。鼓励有条件的地方对经济困难的失能、残疾、高龄等老年人家庭，实施无障碍和适老化改造、配备生活辅助器具、安装紧急救援设施、开展定期探访。其次，加强老年人权益保障，各地在制定涉及老年人利益的具体措施时，应当征求老年人的意见。建立完善涉老婚姻家庭、侵权等矛盾纠纷的预警、排查、协调机制。加强老年人权益保障普法宣传，提高老年人运用法律手段保护权益意识，提升老年人“识骗防骗”能力，依法严厉打击电信网络诈骗等违法犯罪行为。

最后，强化社会敬老，实施中华孝亲敬老文化传承和创新工程。持续推进“敬老月”系列活动和“敬老文明号”创新活动，结合“时代楷模”、道德模范等评选，选树表彰孝亲敬老先进典型。将为老志愿服务纳入中小学综合实践活动和高校学生实践内容。加强老年人优待工作，再出行便利、公交优惠、就医等基础上，鼓励有条件的地方进一步拓展优待项目、创新优待方式，在醒目位置设置老年人优待标识，推广老年人凭身份证等有效证件享受各项优惠政策。

第二节　老年健康管理能力提升

老年健康管理能力的提升是指通过学习、再教育、培训以及辅助高科技等形式，提高老年人对健康的认知水平、掌握健康的基本知识、学习急救的基本技能等综合提高老年人对自身健康的管理能力。通常以老年大学为载体对老年健康管理能力的系统提升，以健康教育培训形式对老年健康管理知识和技能进行促进，以智能科技对老年健康能力进行赋能。

一、老年大学对老年健康管理能力的提升

老年大学是指为老年人群提供教育和学习机会的教育机构，其主要目的是满足老年人对知识、技能和社交交流的需求，促进他们的终身学习和积极老龄化。

老年大学通常提供各种类型的学习课程，包括学术课程、兴趣爱好课程、文化艺术课程等，这些课程可以涵盖各个领域，如人文科学、社会科学、自然科学、艺术和手工艺等。老年大学通常采用灵活的学习方式，允许老年学员按照自己的节奏和兴趣选择学习内容，不设年龄和学历的限制。老年大学源于对老年人权益和教育需求的关注，其认为老年人不仅是社会的资源，也是学习的主体，应该享有终身学习的机会和权益。老年大学为老年人提供了一个积极、有意义和充满活力的学习环境，促进了老年人的个人发展和社会参与。老年大学在不同国家和地区都有相应的发展，有些是由政府支持和组织，有些是由社会组织或大学设立和管理。无论形式如何，老年大学都在推动老年人的教育平等和老龄化社会的建设方面发挥着重要作用，也为老年健康管理能力的提升发挥中坚力量。

老年大学对老年健康管理能力的提升起着重要作用，主要表现在以下几个方面。①健康知识教育：老年大学提供健康知识的学习机会，包括老年健康问题、疾病预防、营养和健康生活方式等方面的知识，通过学习这些知识，老年人可以更好地了解自己的健康状况，并采取适当的健康管理措施。②疾病预防和管理：老年大学可以组织专门的课程或讲座，教授老年人如何预防和管理常见的慢性病，如高血压、糖尿病、心脏病等。老年人可以学习到如何正确使用药物、控制饮食、进行适当的体育锻炼等方法，提高自己的疾病管理能力。③健康促进活动：老年大学通常会组织各种健康促进活动，如健身操、瑜伽、舞蹈等，这些活动可以帮助老年人保持身体的灵活性和活力，增强身体的抵抗力，预防疾病的发生。④心理健康支持：老年大学提供了一个良好的社交平台，老年人可以在学习和交流中建立亲密的友谊和社交网络，这种社交支持对老年人的心理健康非常重要，可以减轻孤独感、焦虑和抑郁等问题。⑤健康管理技能培养：老年大学可以提供健康管理技能的培训，如健康记录的管理、健康评估的方法等。通过学习这些技能，老年人可以更好地管理自己的健康，及时察觉健康问题，并采取适当的措施。

综上所述，老年大学通过健康知识教育、疾病预防和管理、健康促进活动、心理健康支持以及健康管理技能培养等，提升老年人的健康管理能力，帮助他们保持健康、积极和独立的生活。

二、健康教育培训对老年健康管理能力的促进

健康教育培训是一种系统性的教育方法，旨在向个体或群体传授有关健康和疾病预防的知识、技能和态度，以促进他们的健康行为和健康管理能力，该培训通常由专业的医疗机构、健康组织、社区组织或相关机构提供，其目标是增加个体对健康问题的认识和理解，帮助他们做出健康的选择和决策，以及采取积极的健康行为。其涵盖各个年龄段和人群，

包括儿童、青少年、成人和老年人。在健康教育培训中，通常会包括健康知识的传授、健康行为的培养、自我管理能力的提升、社会支持和资源获取等。

其中，针对老年人健康教育培训主要包括以下内容。

1. 健康知识和常见疾病　给老年人提供相关的健康知识，包括常见疾病（如心脏病、脑卒中、糖尿病），营养需求，骨质疏松，认知功能等方面的知识，相关培训可以帮助老年人了解疾病预防、早期识别和治疗的方法。

2. 健康管理和自我照顾　教授老年人如何有效管理健康和进行自我照顾，包括合理用药、定期体检、药物相互作用的注意事项，饮食和营养的重要性，适度锻炼等方面的培训。

3. 心理健康和情绪管理　培训可以帮助老年人认识到心理健康的重要性，并提供心理健康管理的知识和技巧，包括积极的情绪管理、应对压力和焦虑、保持积极心态等方面的培训内容。

4. 社交参与和社区支持　教授老年人如何积极参与社交活动和社区组织，以提高社交支持和生活满意度，包括社交技巧的培养、兴趣爱好的发展、社区资源的介绍等方面的培训。

5. 疾病预防和安全知识　给老年人提供相关的疾病预防措施和安全知识，包括疫苗接种、个人卫生、预防跌倒、安全用药等方面的培训。

综上所述，健康教育培训是通过教育和培训提高老年人对健康问题的认识和理解，促进他们采取积极的健康行为和自我管理能力的一种方法，旨在提高整体的健康管理能力。

三、智能科技对老年健康管理的赋能

智能科技是指利用人工智能和相关技术，为设备、系统或软件赋予智能化能力的领域，其目标是使机器能够模拟人类智能的某些方面，如感知、理解、学习、推理、决策和交互等能力，主要是利用机器学习、自然语言处理、计算机视觉、机器人技术等高科技方法，实现科技为人类服务。

智能科技在老年健康管理方面提供了许多赋能，帮助老年人获得更好的健康照护和生活质量。主要表现为以下内容。

1. 远程医疗和健康监测　智能科技可以通过远程医疗和健康监测系统，让医生和护理人员远程监控老年人的健康状况。通过可穿戴心电监护仪、智能手环、智能机器人的传感器和移动应用，监测老年人的生命体征、活动水平、睡眠质量等，并及时提供医疗建议和干预措施。

2. 智能药物管理　老年人通常需要同时服用多种药物，而正确的用药管理对于健康至关重要。智能药物管理系统可以提醒老年人按时服药，并记录用药情况，以避免漏服或重复服药的情况发生。一些系统还可以与医疗机构和药店进行连接，自动订购和补充药物。

3. 应用程序和健康监测设备　智能手机和平板电脑上的健康应用程序可以帮助老年人跟踪和管理他们的健康状况。这些应用程序可以记录饮食、运动、血压、血糖等健康数据，并提供个性化的健康建议和目标设置。同时，可穿戴设备如智能手表、健康手环等也可以监测老年人的活动量和睡眠质量，并提供实时反馈。

4. 虚拟健康助手　智能语音助手和机器人助手可以与老年人进行语音交互，回答问题、提供健康建议，甚至进行简单的陪伴。这些虚拟助手可以帮助老年人记忆用药时间、提醒饮食和锻炼，还可以提供娱乐和社交功能，减少孤独感。

5. 老年人安全监测　智能科技还可以给老年人提供安全监测系统，如智能家居系统中的安全摄像头、智能床垫传感器等。这些设备可以监测老年人的活动，检测跌倒或紧急情况，并自动发送警报给家人或医护人员，及时让家人或医护人员做好预警提示或救治准备。

第三节　展　　望

随着全球老龄化趋势的加剧，老年健康管理变得尤为重要，针对不同场景，提出老年健康管理的需求和准则，将极大地提高老年人的生活质量，保障老年人健康。从家庭 - 社区 - 医疗的角度，家庭能为老年人提供稳定的生活环境，保障老年人基本的生活需求。社区能给老年人提供基本医疗和健康监测，同时提供社会互动和心理支持，通过建立社区护理网络，老年人能获得定期的健康评估、疾

病管理和预防控制，以提高他们生活质量。医疗机构能满足老年人特殊的医疗需求，提供定制化的医疗服务。基于适宜的家庭居住环境，能为老年人提供舒适健康的生活条件，避免意外事故对老年人造成的健康损害。良性健康的社会环境，为老年人提供晚年社会保障的支持，避免外界社会改变对老年人晚期生活权益造成的损失。

随着社会的发展，未来的老年大学除了给老年人提供健康管理服务外，还将为老年人提供多样化的课程，丰富老年人的兴趣和需求，支持在线学习，使更多的老年人参加网络课程，帮助老年人建立社交网络和保持积极的社交活动。加强对老年人的科技培训，帮助老年人适应数字化时代，并且还可以跨代交流，打破年龄壁垒，促进理解和尊重。

此外，随着人口老龄化的加剧和科技的快速发展，智能科技在老年健康管理方面扮演着越来越重要的角色。除了可以实现健康监测和远程医疗外，智能科技还可以构建智能健康管理平台，整合个体健康数据和信息，提供定制化的建议和指导。利用虚拟现实和增强现实技术可以为老年人提供身临其境的健康体检和康复训练，帮助改善老年人的记忆力和认知功能，预防老年痴呆的发生。个性化健康助手，利用语音助手与智能家居进行互联，为老年人的生活提供方便和实时的健康管理。

综上所述，通过老年大学、健康教育培训和智能科技等载体，致力于提升老年健康管理水平，以满足不同场景下的老年健康需求。展望未来，可以预见老年人的晚年生活将更加稳定、和谐，并充满幸福。

（李光明 谭晓东）

参考文献

1. 马国珍, 姜鹏君, 薛晶, 等. 新西兰医院- 社区- 家庭老年健康管理见闻与启示 [J]. 护理学杂志, 2020, 35 (11): 98-100.
2. 孙鹃娟, 冀云. 居住方式、居住环境与农村老年人生活满意度——基于 CLASS2016 调查数据的实证分析 [J]. 社会建设, 2022, 9 (4): 19-30.
3. 袁天蔚, 薛淮, 杨靖, 等. 从战略规划与科技布局看国内外人工智能医学应用的发展现状 [J]. 生命科学, 2022, 34 (8): 974-982.